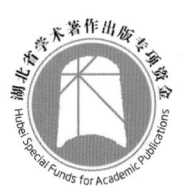 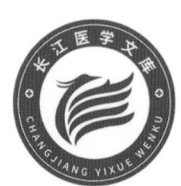 "十四五"国家重点出版物出版规划项目

急危重病临床救治

（第二版）

JIWEI ZHONGBING
LINCHUANG JIUZHI

主编◎张在其　黄子通

长江出版传媒　湖北科学技术出版社

内 容 简 介

　　本书共 10 篇 45 章 448 节，内容涉及内科、外科、妇产科、儿科、五官科、麻醉科、皮肤科、中毒、理化因素损伤、其他等方面的常见急危重病，由国内 306 位从事临床工作的资深专家、学者共同完成，其中编写 205 人，审稿 101 人。

　　本书每章节自成体系，其中内科篇、外科篇、妇产科篇、儿科篇、五官科篇、麻醉科篇、皮肤科篇、理化因素损伤篇等章节均从"基本概念、常见病因、发病机制、临床特征、辅助检查、诊断思路、临床诊断、鉴别诊断、救治方法、诊疗探索、病因治疗、最新进展"12 个方面进行编写；中毒篇章节均从"基本概念、中毒原因、毒性大小、中毒机制、临床特征、辅助检查、诊断思路、临床诊断、鉴别诊断、救治方法、诊疗探索、最新进展"12 个方面进行编写。以上重中之重是"临床特征、临床诊断、救治方法、诊疗探索、最新进展"5 个方面，犹以"诊疗探索、最新进展"为突出。本书其他篇影像学章节均从"文字表述、图像印证、特殊表现、诊断分析"4 个方面进行编写，该篇其他章节由作者自行决定编写框架。

　　本书主要适用于各级各类医疗卫生机构的临床医师，尤其是急诊医师，同时也适用于医学院校的教师和学生，对广大有志于自救、灾难救援及急救的人员也有借鉴作用，因此，是一部极其有实用价值的恢宏医学巨著。

大医精诚

大爱无疆

钟南山

肩承責任

恪遵誠信

厚積知識

服務人民

王一錘

提升急危重症救治水平

守护人民群众生命安全

李戈乡

严谨求精医学昌盛

厚德博学救急福民

李竞柿书

提高急救水平　　造福危重病人

张在其书

主 编 简 介

张在其

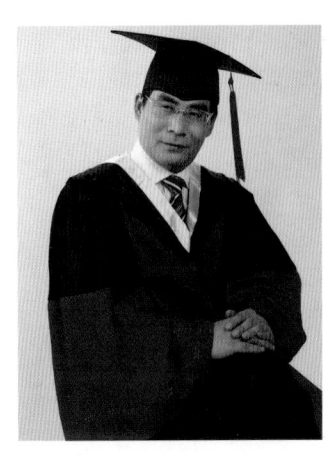

一、基本情况

男，1967 年 2 月 26 日出生，湖南省溆浦县人，中共党员，急诊医学博士后，内科学博士研究生毕业，医学博士学位，高级管理人员工商管理硕士，主任医师，教授，博士研究生导师，曾任怀化市第二人民医院党委委员、副院长、洪江医院院长（兼任），怀化医学高等专科学校党委委员、副校长，湖南医药学院党委委员、副院长，宁夏医科大学党委常委、副校长（挂职）等职务，现任湖南医药学院党委书记。

二、社会地位

第一届湖南省怀化市洪江区人大代表，第三届湖南省怀化市政协委员，侗医药研究湖南省重点实验室主任，湖南医药学院侗医药研究所所长，怀化市呼吸疾病研究所所长，怀化市呼吸疾病研究重点实验室主任，湖南省"双一流"建设应用特色学科临床医学学科带头人。

三、高等教育

急诊医学博士后毕业于中山大学，获博士后证书；内科学博士研究生毕业于广州医学院，获医学博士学位；内科学硕士研究生毕业于广东医学院（在广东药学院培养），获医学硕士学位，并荣获广东省优秀研究生称号暨曾宪梓奖学金一等奖；卫生部现代医院高级管理人员工商管理硕士毕业于中共卫生部党校，获 EMBA 证书；大学毕业于永州职业技术学院；曾分别在中国医学科学院中国协和医科大学北京协和医院急诊科和暨南大学医学院第四附属医院呼吸内科研修。

四、国外访学

曾在哈佛大学、洪堡大学、柏林自由大学、吕纳堡大学等知名学府做访问学者，夯实追求真理和坚持科学精神。

五、培训经历

曾在中共中央党校（国家行政学院）、国家教育行政学院、中共湖南省委党校（湖南行政学院）、中国紧急救援训练中心培训，淬炼党性，提高政治觉悟；曾在上海接受特训和在新疆、青海从事科学研究工作，锻造刚毅果敢品性。

六、学会任职

担任中国优生优育协会孕产妇与儿童创伤专业委员会名誉主任委员、中国研究型医院学会卫生应急学专业委员会副主任委员、中国医师协会急救复苏和灾难医学专业委员会副主任委员、中国中西医结合学会灾害医学专业委员会副主任委员及化学伤害救治专业组全国副组长、中国医学救援协会教育分会副会长、中国民族医药协会医药现代化与临床转化专业委员会副主任委员及副会长、中国民族医药学会理事、中国民族医药学会科研分会常务理事、中国民族医药学会侗医药分会副会长、中国医师协会医学科学普及分会常务委员、中华预防医学会灾难预防医学分会常务委员、中华医学会灾难医学分会委员、中国毒理学会中毒与救治专业委员会委员、湖南省中医药和中西医结合学会灾害医学专业委员会主任委员、湖南省教育科学研究工作者协会常务理事、湖南省医学教育科技学会毕业后医学教育专业委员会副主任委员、湖南省医学教育科技学会中西医结合专业委员会副主任委员、湖南省怀化市医学会重症医学专业委员会主任委员、湖南省怀化市抗癌协会副会长、《中华卫生应急电子杂志》编委及湖南工作站站长、《中南医药》主编。

七、业务能力

先后在儿科、急诊科、呼吸内科、心血管内科、重症医学科等专业从事临床工作多年，熟练掌握常见病和疑难杂症诊疗，精通各种急危重症救治；熟练掌握纤维支气管镜的操作并能开展介入治疗；熟练掌握锁骨下静脉穿刺并能开展中心静脉压及肺毛细血管楔压测定；熟练掌握气管插管及呼吸机应用；熟练掌握肺功能测定；熟练掌握血气分析技术；熟练掌握体外膜氧合技术；受过长期科研培训，具有开展临床和基础研究的能力。

八、人才培养

在宁夏医科大学招收内科学及全科医学硕士研究生和内科学博士研究生，在徐州医科大学招收急诊医学硕士研究生，在南华大学、吉首大学招收内科学硕士研究生。始终坚守"严谨、求精、勤奋、奉献"的治学态度，培养的研究生质量较高。

九、管理水平

接受规范化管理培训，有较深的理论基础；担任市级医院领导多年，具有较丰富的医院管理经验；担任多所高校领导，分管科学研究、学科建设、科技平台、研究生教育、继续教育、职业教育、图书信息、资产管理、基建规划、后勤总务、新校区建设等工作，具有较丰富的高校管理经验。

十、学术成就

主持国家级、省部级、厅市级科研课题32项；以第一完成人荣获省部级、厅市级科技成果奖12项；以第一作者和（或）通讯作者在国内外医学专业杂志发表学术论文108篇，其中SCI论文18篇；主编出版《临床急症诊断思路与治疗》（121万字）、《急危重病临床救治》（350万字）、《灾难与急救》（212万字）、《急危重病临床救治》（第二版）（455万字）等4部大型临床医学专业著作和《实用处方手册》（30万字）1部药学著作；副主编出版《新型冠状病毒肺炎预防手册》1部科普著作（6万字）；独著出版《雨中云诗词集》（10万字）、《雨中云诗词续集》（15万字）、《雨中云诗词续集二》（25万字）、《雨中云诗词集四》（47万字）和一套诗词集《雨中云诗词集一》至《雨中云诗词集九》（415万字）等诗词集，以上著作共计1686万字；荣获"十一·五"灾害医学突出贡献奖1项；荣获2004－2014年度灾害医学杰出贡献奖1项；荣获中国卫生应急医学突出贡献奖2项；荣获全国少数民族医药工作表现突出的个人。

十一、业余爱好

受"至乐莫如读书，至要莫如教子"的家风影响，个人业余爱好广泛，上知天文，下知地理，文经武律，以立其身，尤其对诗词歌赋和琴棋书画情有独钟，并先后得到多位名家指点，进步较快并有所成就。

十二、其他荣誉

长江学者奖励计划评审专家，湖南省科技成果评审专家，湖北省科技成果评审专家，江西省自然科学基金评审专家，国家健康科普专家，爱心义诊大使，慈善爱心大使，湖南省新冠肺炎高级专家组第一副组长，新冠肺炎湖南医药学院"抗疫英雄"。

黄子通

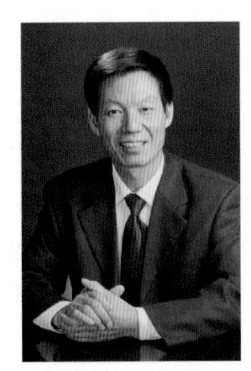

男，中山大学二级教授，急诊医学及生物医学工程博士生导师，中山大学孙逸仙纪念医院急诊科学科带头人，中山大学心肺脑复苏研究所所长，中山大学名医。

担任国际人道救援医学学会理事，世界华人医师协会急诊医师协会副会长，粤港澳大湾区急诊医师联盟主任，中国医师协会急诊医师分会副会长，广东省医师协会急诊医师分会名誉主任委员，中华医学会急诊医学分会第六、七届副主任委员，中国卫生信息学会远程医疗信息化专业委员会常务委员，中国中西医结合学会急救专业委员会常务委员，广东省急诊医学医疗质量控制中心主任，广东省生物医学工程学会第八届理事长，广东省医疗大数据工程技术研究中心主任，《岭南急诊医学杂志》主编。

担任国家卫生健康委员会及教育部同行评议专家、突发事件卫生应急专家咨询委员会委员、全国医疗事故鉴定委员会专家、国家卫生健康委员会"健康中国 2020 战略规划"研究专家。

在国内外发表论著 240 多篇，其中 SCI 收录 50 篇；主编急诊医学专著 10 部、国家卫生健康委员会规划教材 7 部；先后获首届中国急诊医师奖和首届急诊事业坚守奖，广东医师奖；承担并完成国家、省部级项目 20 多项；获省部级科技奖 7 项，教学成果奖 2 项，国家专利 10 项（其中发明专利 3 项），广东省五一劳动奖章。

副主编简介

陈建荣，男，大学本科，主任医师，教授，南通市第一人民医院院长、党委副书记；先后获国务院政府特贴专家、"国之名医"等多种荣誉；担任中华医学会灾难医学分会、中国中西医结合学会灾害医学专业委员会委员等各级各类委员、副主任委员；担任《中华急诊医学杂志》编委；主持和参与国家级、省市级课题 10 余项；在省级以上杂志发表论文 220 余篇，其中 SCI 论文 6 篇；参加编写专著 12 部，计 50 万字；获江苏省医学新技术引进奖 3 项及国家、省市科技进步奖 13 项。

邓长辉，男，大学本科，主任医师，长沙市第三医院副院长；担任湖南省医学会肝胆外科专业委员会青年委员、湖南省健康管理委员会肝胆胰健康管理专业委员会委员、湖南省医院协会医保管理委员会常务委员、湖南省中医药和中西医结合学会灾害医学专业委员会副主任委员、长沙市急诊质量控制中心副主任；主持和参与省市级科研课题多项；在国家级及省级刊物发表专业论文 7 篇；主编《急诊科工作流程管理手册》《护理风险防范应急预案与处理流程》，副主编《康复医学工作管理手册》《医院工作流程管理图集》，参编专著 2 本。

付守芝，女，三级主任医师、教授，硕士研究生导师，武汉市第三医院光谷院区急诊科/重症医学科学科带头人、科主任；担任中国研究型医院学会卫生应急学专业委员会常务委员、中国中西医结合学会灾害医学专业委员会委员、湖北省医学会急诊医学分会常务委员、武汉市医师协会急诊医师分会副主任委员、中国医学救援协会重症医学分会常务委员、湖北省重症医学分会委员；担任《湖北医药学院学报》《内科急危重症杂志》《中华卫生应急杂志》《临床急诊杂志》编委；主持省级项目 2 项、市级项目 4 项；发表学术论文 22 篇。

何忠杰，男，医学博士，主任医师，硕士研究生导师，解放军总医院第四医学中心重症医学科主任；建立"时效学－急救全链条干预－白金十分钟急救理论和实践体系"；参与国家及省部级科研课题 10 余项；获省部级二等奖 2 项及其他奖 6 项；主编参编著作 30 余部；发表论文 130 余篇；研制骨髓输液器、便携式环甲膜穿刺针；荣立二等功 1 次及三等功 5 次；在灾害、卫生应急、医学救援等学会任副主任委员，担任白金十分钟时效应急技术研究院专业委员会主任委员。

胡卫建，男，学士学位，主任医师；曾任四川省人民医院急诊科（四川省急救中心）主任、国家（四川）紧急医学救援队首任队长；现任四川省急诊急救质量控制中心业务主任、四川省卫生健康委员会紧急医学救援专家组办公室首席专家；擅长急诊创伤急救、应急医学救援、急诊体系管理；担任四川省医学会急诊医学专业委员会（第二、三、四、六届）主任委员、四川省医师协会急诊医师分会（第一、二届）会长、中华医学会急诊医学分会（第七届）常务委员兼灾难医学学组组长、四川省医院协会急救中心（站）管理分会会长、中华医学会灾难医学分会常务委员。

胡艳娟，女，湘潭市第一人民医院急诊科主任、主任医师，南华大学兼职教授，吉首大学硕士研究生导师；担任中国中西医结合学会灾害医学专业委员会常务委员、湖南省中医药和中西医结合学会灾害医学专业委员会副主任委员及急诊医学专业委员会委员、湖南省炎症及病理生理学专业委员会委员、湘潭市医学会急诊医学专业委员会主任委员、湘潭市专业技术骨干人才；主持和参与 5 项省部级、市级医学科研项目；获湘潭市医学科技进步一等奖 1 项。

蒋龙元，男，研究生学历，主任医师，中山大学孙逸仙纪念医院急诊科主任、住院医师规范化培训基地主任；担任中国中西医结合学会灾害医学专业委员会副主任委员、中华医学会急诊医学分会委员、中国医师协会急诊医师分会委员、广东省医师协会急诊医师分会主任委员、广东省医学会急诊医学分会副主任委员、广东省航空医疗救援联盟副理事长、广东省急诊医疗质控中心副主任；担任《岭南急诊医学杂志》副主编、《中华急诊医学杂志》编委；主持省部级科研项目 5 项；发表 SCI 论文 15 篇；主编专著 3 部；获广东省科技成果二、三等奖各 1 项。

梁华平，男，博士，研究员，博士研究生导师，陆军军医大学创伤、烧伤与复合伤国家重点实验室常务副主任兼办公室主任，中国人民解放军特色医学中心一室主任；先后承担国家 863、重大新药创制、国家自然科学基金项目 26 项；主编、副主编专著 8 部；发表论文 420 篇，其中 SCI 论文 44 篇；获国家科技进步一等奖 1 项、二等奖 2 项、省部级科技进步奖 6 项；获国家发明专利授权 13 项；担任世界中医药联合会急症专业委员会副会长、中国中西医结合学会灾害医学专业委员会副主任委员、重庆市中西医结合学会灾害医学专业委员会主任委员等职务。

宁宗，男，医学博士，主任医师，广西医科大学第一附属医院急诊科副主任，急诊医学、全科医学硕士研究生导师，学术带头人；担任广西医师协会急诊医师分会急救复苏专业委员会主任委员、广西院前急救质量控制中心副主任委员；擅长急危疾病、急性中毒救治；专注蛇毒、除草剂等毒物所致急性肺损伤及毒理的基础研究，致力"急救技能民众科普"项目；副主编《灾难与急救》，参编教材《毒理学基础》和《临床毒理学—案例版》；发表文章 50 篇；主持国家、省厅级课题 8 项。

王永剑，男，主任医师，硕士研究生导师，南方医科大学深圳医院急诊医学部主任；担任中国医学救援协会卫生健康信息化分会副主任委员、中国中西医结合学会灾害医学专业委员会青年委员及全国创伤外科专家组常务委员、广东省中西医结合学会灾害医学专业委员会副主任委员、广东省医师协会急诊医师分会常务委员、深圳市医师协会急诊医师分会副主任委员、广东省医学会急诊医学分会委员、深圳市医学会急诊医学分会副主任委员；主持和参与省市科研课题10余项；参编著作2部；发表学术论文20余篇及SCI论文6篇。

易高，男，主任医师，医学博士，硕士研究生导师，广州医科大学附属第五医院呼吸与危重症医学科主任；担任广东省医师协会呼吸医师分会委员、广东省医师协会重症医学医师分会委员、广州医科大学呼吸病学系常务委员、广州市医学会内科学分会委员、广州市医疗事故鉴定专家、广州市呼吸疾病医疗质量控制中心专家组成员、广东省自然科学基金评审专家；主持国家自然科学基金面上项目1项，广东省自然科学基金1项，其他厅市级项目3项；发表SCI论文7篇。

周荣斌，男，医学博士，解放军总医院第七医学中心教授，主任医师，博士研究生导师；担任中国医师协会急诊医师分会总干事、中国急诊专科医联体秘书长、中国红十字会救护工作指导专家委员会委员；主持973国家重大课题分课题、军队十二·五课题、军队卫生后勤重大专项研究课题及首都医学发展基金重点专项课题等10余项科研课题；发表论文150余篇；主编、副主编专著和教材30多部；获军队医疗成果一等奖1项、省部级科技进步三等奖3项。

主 编 感 言

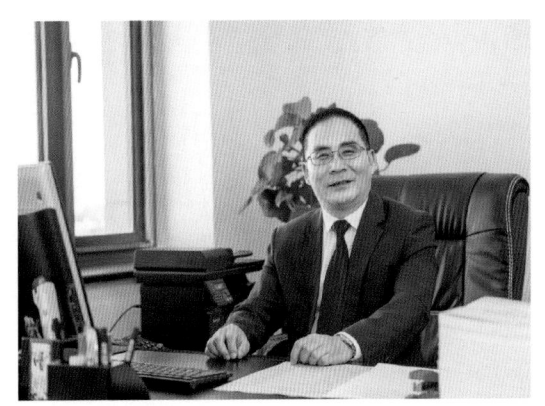

　　急诊医学在我国通过四十余年的发展，已经成为二级学科，急危重病是急诊医学的重要组成部分。由于在临床工作中，对急危重病患者的抢救，既可以在急诊科，也可以在重症监护室，甚至可以在任何科室，有时还在院前事发现场，因此，急救技能不仅是急诊医师应该熟练掌握的，而且也是其他临床医师甚至广大救援人员应该具备的。

　　为方便广大临床医师及时更新急救知识，普及推广急救技能，编委会对《急危重病临床救治》进行了修订，在保留原来10篇42章406节名称的基础上，新增3章42节，共计10篇45章448节。原则上，每章节修订工作由原作者负责完成，对于少数因身体原因不能承担的，编委会邀请了新增人员来完成。205位编写专家的书稿汇总后，根据学科专业分送101位审稿专家进行质量把关。

　　尽管本书306位编写、审稿人员都是在急诊医学、重症医学等领域中工作多年，且有丰富的理论基础和实践经验，但是由于每位专家的编写风格不一样，要做到在内容上科学、新颖、实用，在形式上统一、规范、严谨，在修订和审校过程中遇到了非常大的困难。秉承对广大读者负责的态度，编委会尽一切努力克服诸多困难，使本著作得以及时出版。虽然付出了艰辛，但是能为临床医师提供一部内容丰富新颖的大型参考书，我从内心深处感到欣慰。

《急危重病临床救治》

（第二版）

编 委 会

顾 问	钟南山 梁 仁 陈荣昌 张 辛
主 任 委 员	张在其 黄子通
副主任委员	梁华平 陈建荣 邓长辉 付守芝 何忠杰 胡卫建
	胡艳娟 蒋龙元 宁 宗 王永剑 易 高 周荣斌
常 务 委 员	白祥军 蔡 辉 曹 钰 陈纯波 陈 锋 陈建荣
	邓跃林 邓长辉 董士民 董谢平 都定元 费东生
	付守芝 何忠杰 胡卫建 胡艳娟 黄子通 菅向东
	蒋龙元 孔月琼 李 军 李 锐 梁华平 梁诗颂
	刘 涛 卢中秋 路晓光 尼 玛 宁 宗 彭吾训
	寿松涛 王凌峰 王永剑 王振杰 薛春牛 杨利荣
	易 高 张 斌 张剑锋 张在其 赵中辛 赵忠岩
	周荣斌 朱继红 邹圣强
秘 书 长	张在其（兼）
秘 书	黄雪霜 阳大庆 杨 勇 易 高 吴卫华 张荔茗

编 委 （以姓氏拼音为序）

白祥军	华中科技大学同济医学院附属同济医院	教授
	创伤外科	
卞晓星	江苏大学附属武进医院神经外科	教授/主任医师
蔡 辉	甘肃省人民医院外科	主任医师
蔡贤华	中部战区总医院骨科	教授/主任医师
蔡泽云	怀化市第二人民医院普外科	主任医师
曹 钰	四川大学华西医院急诊科	主任医师
曾慧兰	暨南大学附属第一医院血液科	主任医师
曾祥彬	怀化市第二人民医院骨科	主任医师

柴湘平	中南大学湘雅二医院急诊医学科	主任医师
陈纯波	广东省人民医院危重病监护二科	主任医师
陈大庆	温州医科大学附属第二医院急诊医学科	主任医师
陈锋	福建省立医院/福建省急救中心急诊科	主任医师
陈建荣	南通大学第二附属医院急诊科	教授/主任医师
陈晓辉	广州医科大学附属第二医院急诊科	教授
初海滨	山东省文登整骨医院急诊科/重症医学科	主任医师
崔红	首都医科大学附属北京友谊医院儿科	教授/主任医师
崔彦	解放军第306医院普通外科	教授/主任医师
戴北鸿	怀化市第二人民医院普通外科	主任医师
戴永雨	北京医院口腔科	教授/主任医师
邓跃林	中南大学湘雅医院急诊科	教授/主任医师
邓长辉	长沙市第三医院普通外科	主任医师
丁邦晗	广东省中医院急诊科	教授
丁永慧	宁夏医科大学总医院妇科	主任医师
董士民	河北医科大学第三医院急诊科	教授/主任医师
董谢平	江西省人民医院骨科	主任医师
都定元	重庆大学附属中心医院/重庆市急救医疗中心胸心外科	教授/主任医师
窦清理	深圳市宝安区人民医院急诊医学科	主任医师
付守芝	武汉市第三医院/武汉大学同仁医院急诊科/重症医学科	教授/主任医师
葛自力	苏州大学附属第一医院口腔科	教授/主任医师
耿德勤	徐州医科大学附属医院神经内科	教授/主任医师
公保才旦	海南省肿瘤医院/青海省人民医院/青海省急救中心急救外科	教授/主任医师
顾承东	北京中日友好医院急诊科	主任医师
郭宏庆	宁夏医科大学总医院耳鼻咽喉头颈外科	主任医师
郭民侠	陕西省人民医院老年神经内科	主任医师
哈玲芳	宁夏医科大学总医院眼科	主任医师
韩继媛	华中科技大学协和医院急诊医学科	教授/主任医师
何庆	西南交通大学医学院	教授
何荣国	广州市职业病防治院/广州市第十二人民医院皮肤科	主任医师
何武兵	福建省立医院急诊外科	副教授/主任医师

何忠杰	解放军总医院第四医学中心重症医学科	主任医师
胡德喜	益阳市中心医院急诊科	主任医师
胡辉莹	广州总医院附属157医院皮肤科	主任医师
胡卫建	四川省人民医院急救中心	主任医师
胡艳娟	湘潭市第一人民医院急诊科	主任医师
黄 河	深圳市第二人民医院呼吸与危重症医学科	主任医师
黄雪霜	湖南医药学院科技处	教授
黄渊旭	怀化市第一人民医院急诊科	主任医师
黄子通	中山大学孙逸仙纪念医院急诊科	教授/主任医师
惠 杰	苏州大学附属第一医院心内科	主任医师
贾进明	莆田市涵江医院急诊重症医学科	主任医师
菅向东	山东大学齐鲁医院急诊科	主任医师
姜 骏	佛山市第一人民医院急诊科	主任医师
蒋建文	怀化市第二人民医院医学影像科	主任医师
蒋龙元	中山大学孙逸仙纪念医院急诊科	教授/主任医师
蒋泽生	南方医科大学珠江医院肝胆外科	主任医师
孔令文	重庆大学附属中心医院/重庆市急救医疗中心胸心外科	教授/主任医师
孔月琼	海南医学院第一附属医院心血管内科	教授
赖 维	中山大学附属第三医院皮肤科	教授
蓝光明	东莞市人民医院急诊科	主任医师
雷春湘	怀化市中医医院	主任医师
冷云霞	华南理工大学附属第二医院眼科	主任医师
李 冰	吉林市中心医院肿瘤科	主任医师
李国民	江苏大学附属金坛医院重症医学科	教授/主任医师
李建国	中山大学孙逸仙纪念医院呼吸内科	教授
李 军	新疆维吾尔自治区人民医院口腔颌面外科	主任医师
李 莉	郑州大学第一附属医院急诊医学部	教授/主任医师
李连弟	青岛大学附属医院重症医学科	主任医师
李奇林	南方医科大学珠江医院急诊科	教授/主任医师
李青华	怀化市第二人民医院产科	主任医师
李 锐	陕西省人民医院神经内科	主任医师
李小兵	天津市第一中心医院整形与烧伤科	主任医师
李雄文	梧州市妇幼保健院急诊科	主任医师
李英斌	南京医科大学第二附属医院神经外科	主任医师

李永平	怀化市第一人民医院骨科	主任医师
李芝晃	解放军 535 医院呼吸重症医学科	主任医师
李自力	兰州大学第二医院急救中心	主任医师
梁华平	陆军军医大学野战外科研究所	研究员
梁 剑	永州市第一人民医院重症医学科	主任医师
梁诗颂	宁夏回族自治区人民医院急诊科	主任医师
梁子敬	广州医科大学附属第一医院急诊科	教授/主任医师
廖晓星	中山大学附属第七医院急诊与灾难医学中心	教授/主任医师
林敏瑜	福州市第二医院心血管内科	主任医师
林珮仪	广州医科大学附属第二医院急诊科	教授/主任医师
林绍彬	厦门大学附属福州第二医院心内科	主任医师
刘 宁	苏州大学附三院重症医学科	主任医师
刘保池	上海市公共卫生临床中心普外科	教授
刘仁水	怀化市第二人民医院呼吸内科	主任医师
刘世平	川北医学院附属医院急诊科	主任医师
刘 涛	河南省人民医院急危重症医学部	教授/主任医师
刘湘群	洪江市人民医院内分泌科	主任医师
刘移民	广州市职业病防治院/广州市第十二人民医院职业与环境卫生研究所	主任医师
刘 毅	解放军联勤保障部队第 940 医院全军烧伤整形外科中心	教授/主任医师
卢秀兰	湖南省儿童医院重症医学科	主任医师
卢中秋	温州医科大学附属第一医院急诊科	教授/主任医师
路晓光	大连大学附属中山医院急诊科	主任医师
吕仁发	解放军 184 医院骨科	主任医师
马 云	宁夏医科大学总医院血液内科	主任医师
宁 宗	广西医科大学第一附属医院急诊科	主任医师
欧 珊	成都市第一人民医院麻醉科	主任医师
欧阳茜香	衡阳市中心医院急诊医学科	主任医师
潘东峰	宁夏回族自治区人民医院急诊科	主任医师
彭吾训	贵州医科大学附属医院急诊创伤骨科	教授/主任医师
彭志强	广州市番禺区中心医院脑卒中中心	主任医师
彭祝军	湖南省直中医医院重症医学科	主任医师
钱 欣	福建省立医院/福建省急救中心急诊科	主任医师
乔光伟	宁夏医科大学总医院口腔颌面外科	主任医师

秦伟毅	南部战区总医院急诊科	主任医师
邱泽武	解放军 307 医院中毒救治科	主任医师
任新生	天津市泰达医院急诊科	主任医师
芮庆林	江苏省中医院急诊中心	教授
申桂华	北京医院妇产科	教授/主任医师
沈爱东	北京友谊医院心血管中心	主任医师
寿松涛	天津医科大学总医院急诊科	主任医师
舒 平	北京大学深圳医院急诊科	主任医师
舒清伟	溆浦县人民医院肝胆外科	主任医师
宋海涛	北京医院耳鼻咽喉科	主任医师
宋 熔	中国人民解放军联勤保障部队第 942 医院 重症医学科	主任医师
宋 涛	大连大学附属中山医院儿科	教授/主任医师
孙培龙	复旦大学附属金山医院普外科	主任医师
孙志扬	同济大学附属东方医院神经外科	主任医师
唐接福	湖南医药学院第一附属医院创伤中心	主任医师
唐林国	广州市妇女儿童医疗中心生殖健康与计划 生育服务部	主任技师
唐喜成	溆浦县人民医院肝胆外科	主任医师
唐昭喜	湘西自治州人民医院急诊科	主任医师
童培建	浙江中医药大学附属第一医院骨伤科	教授
汪 茜	解放军总医院第三医学中心急诊科	主任医师
王朝昕	上海交通大学医学院社会医学与卫生 管理学系	教授
王大明	常州市第一人民医院急诊科	主任医师
王建华	陕西省人民医院普外科	教授/主任医师
王凌峰	内蒙古医科大学第三附属医院/内蒙古 烧伤医学研究所	教授
王阳顺	广州医科大学附属脑科医院重症医学科	主任医师
王永剑	南方医科大学深圳医院急诊部	主任医师
王振杰	蚌埠医学院第一附属医院急诊医学科	教授/主任医师
魏 丹	武汉市第一医院神经内科	主任医师
温建立	遵义市第一人民医院重症医学科	主任医师
吴 湘	湖南省妇幼保健院妇一科	主任医师
冼乐武	广州医科大学附属肿瘤医院重症医学科	主任医师

肖 华	南方医科大学附属花都医院神经外科	主任医师
肖 敏	十堰市太和医院急诊科	主任医师
肖长江	湖南省中医药研究院附属医院心血管内科	主任医师
肖政辉	湖南省儿童医院急救中心	主任医师
谢晓华	广州中医药大学第一附属医院二外科	主任医师
熊旭东	上海中医药大学附属曙光医院重症医学科	教授/主任医师
熊 勇	怀化市第二人民医院神经内科	主任医师
徐建华	广州中医药大学顺德医院	主任技师
徐 杰	天津市泰达医院急诊科	主任医师
徐颖鹤	台州市中心医院重症医学科	主任医师
徐自强	郴州市第一人民医院急诊科	主任医师
许 铁	徐州医科大学附属医院急诊科	教授
薛春牛	晋城市弘博医院胸外科	主任医师
严文华	苏州大学附属儿童医院心内科	主任医师
杨利荣	云南新昆华医院重症康复医学中心	主任医师
杨全坤	怀化市第二人民医院重症医学科	主任医师
杨双石	解放军海军陆战队医院创伤骨科中心	教授/主任医师
杨 勇	湖南中医药大学药学院	教授
姚元章	华泰国际医院创伤急救中心	教授/主任医师
叶晓东	汕尾市逸挥基金医院急危重症医学部	主任医师
叶泽兵	广东省第二人民医院急诊科	主任医师
易 高	广州医科大学附属第五医院呼吸内科	主任医师
易文中	怀化市第一人民医院医学影像中心	教授/主任医师
阴赪宏	首都医科大学附属北京妇产医院内科	教授/主任医师
尹辉明	湖南医药学院第一附属医院呼吸与危重症医学科	教授/主任医师
岳茂兴	解放军306医院特种医学中心/江苏大学附属常州市武进人民医院急诊科	教授/主任医师
翟华章	江苏大学附属常州市武进人民医院普外科	主任医师
詹 红	中山大学附属第一医院急诊科	主任医师
张 斌	青海省人民医院急救中心	主任医师
张 川	成都市第三人民医院重症医学科	主任医师
张剑锋	广西医科大学第二附属医院急诊科	主任医师
张进祥	华中科技大学同济医学院附属协和医院急诊外科	教授/主任医师

张克云	湖南医药学院第一附属医院骨科	主任医师
张荔茗	湖南医药学院党政办	教授
张 谦	苏州市中医医院重症医学科	主任医师
张文武	深圳市宝安区人民医院急诊医学科	主任医师
张新超	北京医院国家老年医学中心急诊科	教授
张衍敬	奉新第二中医院骨科	主任医师
张 悦	温州医科大学附属第一医院耳鼻咽喉头颈外科	主任医师
张在其	湖南医药学院侗医药研究湖南省重点实验室/湖南医药学院第一附属医院急诊科/呼吸与危重症医学科	教授/主任医师
赵兴吉	重庆市医师协会	教授/主任医师
赵中辛	同济大学附属东方医院外科	教授
赵忠岩	吉林大学中日联谊医院重症医学科	主任医师
郑爱华	湖南中医药大学第二附属医院危急重症科	主任医师
郑大伟	怀化市第二人民医院重症医学科	主任医师
郑 海	华中科技大学同济医学院附属协和医院急诊创伤外科	主任医师
周从阳	南昌大学第一附属医院急诊科	教授/主任医师
周 宁	湛江中心人民医院急诊科	主任医师
周荣斌	解放军总医院第七医学中心急诊科	主任医师
周永来	怀化市妇幼保健院外科	主任医师
周泽民	怀化市第一人民医院乳腺甲状腺外科	主任医师
朱继红	北京大学人民医院急诊科	主任医师
朱 宁	暨南大学附属第一医院血液科	主任医师
朱形好	温州医科大学附属第一医院口腔科	主任医师
卓么加	青海省人民医院急救中心	主任医师
宗建平	宁波市第一医院急诊科	主任医师
邹圣强	江苏大学附属镇江三院传染病重症医学科/灾难与急救医学系	教授

《急危重病临床救治》

（第二版）

编写人员

主　　编　张在其　黄子通

副 主 编　梁华平　陈建荣　邓长辉　付守芝　何忠杰　胡卫建

　　　　　　胡艳娟　蒋龙元　宁　宗　王永剑　易　高　周荣斌

参编人员（以姓氏拼音为序）

邓　丽	宁夏回族自治区人民医院检验诊断中心	副主任医师
白丽丽	解放军 307 医院中毒救治科	主治医师
白祥军	华中科技大学同济医学院附属同济医院 创伤外科	教授
卜晓星	江苏大学附属武进医院神经外科	教授/主任医师
蔡　辉	甘肃省人民医院外科	主任医师
蔡贤华	中部战区总医院骨科	教授/主任医师
蔡泽云	怀化市第二人民医院普外科	主任医师
曹　钰	四川大学华西医院急诊科	主任医师
曾慧兰	暨南大学附属第一医院血液科	主任医师
曾祥彬	怀化市第二人民医院骨科	主任医师
柴文昭	北京协和医院重症医学科	副主任医师
柴湘平	中南大学湘雅二医院急诊医学科	主任医师
陈纯波	广东省人民医院危重病监护二科	主任医师
陈大庆	温州医科大学附属第二医院急诊医学科	主任医师
陈　锋	福建省立医院/福建省急救中心急诊科	主任医师
陈继松	湖南医药学院康复医学与保健学院	副主任医师
陈建荣	南通大学第二附属医院急诊科	教授/主任医师
陈建时	温州医科大学附属第二医院重症医学科	主治医师
陈　勉	海南医学院第一附属医院重症医学科	副主任医师
陈晓辉	广州医科大学附属第二医院急诊科	教授
陈　新	南方医科大学珠江医院呼吸与危重症医学科	副教授/副主任医师

陈育全	广州市职业病防治院/广州市第十二人民医院 职业病中毒科	主治医师
谌洪飞	怀化市妇幼保健院新生儿科	副主任医师
初海滨	山东省文登整骨医院急诊科/重症医学科	主任医师
慈红波	新疆维吾尔自治区人民医院血管外科	副主任医师
崔　红	首都医科大学附属北京友谊医院儿科	教授/主任医师
崔　彦	解放军第 306 医院普通外科	教授/主任医师
戴北鸿	怀化市第二人民医院普通外科	主任医师
戴飞跃	湖南省中医药大学第一附属医院重症医学科	副主任医师
戴永雨	北京医院口腔科	教授/主任医师
邓开兴	怀化市第二人民医院洪江医院耳鼻咽喉科	副主任医师
邓跃林	中南大学湘雅医院急诊科	教授/主任医师
邓长辉	长沙市第三医院普通外科	主任医师
丁邦晗	广东省中医院急诊科	教授
丁永慧	宁夏医科大学总医院妇科	主任医师
董士民	河北医科大学第三医院急诊科	教授/主任医师
董谢平	江西省人民医院骨科	主任医师
都定元	重庆大学附属中心医院/重庆市急救医疗 中心胸心外科	教授/主任医师
窦清理	深圳市宝安区人民医院急诊医学科	主任医师
方向韶	中山大学孙逸仙纪念医院急诊科	副教授
费东生	哈尔滨医科大学附属第一医院重症医学科	副主任医师
符　岳	佛山市第一人民医院急诊科/全科医学科	副主任医师
付守芝	武汉市第三医院/武汉大学同仁医院急诊科/ 重症医学科	教授/主任医师
甘浩然	江西省人民医院骨科	住院医师
葛自力	苏州大学附属第一医院口腔科	教授/主任医师
耿德勤	徐州医科大学附属医院神经内科	教授/主任医师
公保才旦	海南省肿瘤医院/青海省人民医院/青海省 急救中心急救外科	教授/主任医师
顾承东	北京中日友好医院急诊科	主任医师
郭宏庆	宁夏医科大学总医院耳鼻咽喉头颈外科	主任医师
郭建奎	怀化市第二人民医院洪江医院儿科	副主任医师
郭民侠	陕西省人民医院老年神经内科	主任医师
郭庆山	陆军特色医学中心创伤外科	副教授

哈玲芳	宁夏医科大学总医院眼科	主任医师
韩继媛	华中科技大学协和医院急诊医学科	教授/主任医师
何 飞	江西省人民医院骨科	住院医师
何 庆	西南交通大学医学院	教授
何荣国	广州市职业病防治院/广州市第十二人民医院皮肤科	主任医师
何武兵	福建省立医院急诊外科	副教授/主任医师
何永祥	汕头大学医学院附属粤北人民医院急诊科	副主任医师
何忠杰	解放军总医院第四医学中心重症医学科	主任医师
胡 北	广东省人民医院急诊科	副主任医师
胡德喜	益阳市中心医院急诊科	主任医师
胡辉莹	广州总医院附属157医院皮肤科	主任医师
胡卫建	四川省人民医院急救中心	主任医师
胡艳娟	湘潭市第一人民医院急诊科	主任医师
黄 河	深圳市第二人民医院呼吸与危重症医学科	主任医师
黄立锋	首都医科大学附属北京朝阳医院重症医学科	副教授/副主任医师
黄 薇	湖南省人民医院妇科	副主任医师
黄小忠	怀化市第二人民医院感染科	副主任医师
黄雪霜	湖南医药学院科技处	教授
黄渊旭	怀化市第一人民医院急诊科	主任医师
黄子通	中山大学孙逸仙纪念医院急诊科	教授/主任医师
惠 杰	苏州大学附属第一医院心内科	主任医师
贾进明	莆田市涵江医院急诊重症医学科	主任医师
菅向东	山东大学齐鲁医院急诊科	主任医师
江 勇	重庆南桐矿业有限责任公司总医院创伤外科	副主任医师
姜 骏	佛山市第一人民医院急诊科	主任医师
姜小兵	北京明德医院耳鼻咽喉科	副主任医师
姜玉峰	战略支援部队特色医学中心创面修复科	副主任医师
蒋建文	怀化市第二人民医院医学影像科	主任医师
蒋龙元	中山大学孙逸仙纪念医院急诊科	教授/主任医师
蒋泽生	南方医科大学珠江医院肝胆外科	主任医师
阚宝甜	山东大学齐鲁医院老年病科	副主任护师
康 新	大连大学附属中山医院急诊科	副主任医师
孔令文	重庆大学附属中心医院/重庆市急救医疗中心胸心外科	教授/主任医师

孔月琼	海南医学院第一附属医院心血管内科	教授
赖荣德	广州医科大学附属第一医院急诊科	副主任医师
赖维	中山大学附属第三医院皮肤科	教授
蓝光明	东莞市人民医院急诊科	主任医师
雷春湘	怀化市中医医院	主任医师
冷云霞	华南理工大学附属第二医院眼科	主任医师
李冰	吉林市中心医院肿瘤科	主任医师
李东	怀化市第二人民医院五官科	副主任医师
李功辉	南方医科大学珠江医院心内料	主治医师
李国民	江苏大学附属金坛医院重症医学科	教授/主任医师
李贺	安徽医科大学第二附属医院急诊外科	副主任医师
李基岩	怀化市第二人民医院泌尿外科	副主任医师
李建国	中山大学孙逸仙纪念医院呼吸内科	教授
李军	新疆维吾尔自治区人民医院口腔颌面外科	主任医师
李莉	郑州大学第一附属医院急诊医学部	教授/主任医师
李连弟	青岛大学附属医院重症医学科	主任医师
李萌芳	温州医科大学附属第一医院急诊科	主治医师
李奇林	南方医科大学珠江医院急诊料	教授/主任医师
李青华	怀化市第二人民医院产科	主任医师
李锐	陕西省人民医院神经内科	主任医师
李湘波	长沙市第三医院医务科	副主任医师
李潇	广州市番禺区中心医院脑卒中中心	住院医师
李小兵	天津市第一中心医院整形与烧伤科	主任医师
李雄文	梧州市妇幼保健院急诊科	主任医师
李英斌	南京医科大学第二附属医院神经外科	主任医师
李永平	怀化市第一人民医院骨科	主任医师
李芝晃	解放军535医院呼吸重症医学科	主任医师
李自力	兰州大学第二医院急救中心	主任医师
李自强	长沙泰和医院外科	副主任医师
梁华平	陆军军医大学野战外科研究所	研究员
梁剑	永州市第一人民医院重症医学科	主任医师
梁尚华	上海中医药大学中医文献研究所	副教授
梁诗颂	宁夏回族自治区人民医院急诊科	主任医师
梁子敬	广州医科大学附属第一医院急诊科	教授/主任医师
廖晓星	中山大学附属第七医院急诊与灾难医学中心	教授/主任医师

林敏瑜	福州市第二医院心血管内科	主任医师
林珮仪	广州医科大学附属第二医院急诊科	教授/主任医师
林绍彬	厦门大学附属福州第二医院心内科	主任医师
凌　峰	湖南中医药高等专科学校附属第一医院 急诊科	副主任医师
刘　宁	苏州大学附三院重症医学科	主任医师
刘保池	上海市公共卫生临床中心普外科	教授
刘　斌	湖南医药学院第一附属医院急诊急救中心	副主任医师
刘飞德	解放军总医院第四医学中心普外科	副主任医师
刘　明	长沙市中心医院泌尿外科	副主任医师
刘仁水	怀化市第二人民医院呼吸内科	主任医师
刘世平	川北医学院附属医院急诊科	主任医师
刘　笋	常德市第一人民医院急诊科	副主任医师
刘　涛	河南省人民医院急危重症医学部	教授/主任医师
刘湘群	洪江市人民医院内分泌科	主任医师
刘向东	江西省人民医院骨科	住院医师
刘晓蓉	天津市泰达医院急诊科	副主任医师
刘养洲	同济大学附属东方医院急诊创伤外科	副主任医师
刘移民	广州市职业病防治院/广州市第十二人民 医院职业与环境卫生研究所	主任医师
刘　毅	解放军联勤保障部队第940医院全军烧伤 整形外科中心	教授/主任医师
刘　宇	北京中医药大学东直门医院急诊科	副主任医师
卢秀兰	湖南省儿童医院重症医学科	主任医师
卢中秋	温州医科大学附属第一医院急诊科	教授/主任医师
路晓光	大连大学附属中山医院急诊科	主任医师
罗凤奇	湖南医药学院第一附属医院急诊科	副主任医师
吕仁发	解放军184医院骨科	主任医师
马　敏	成都市第六人民医院心血管内科	主治医师
马　云	宁夏医科大学总医院血液内科	主任医师
孟　建	广州军区广州总医院急诊科	主治医师
莫百军	浙江湖州爱尔眼科医院	副主任医师
尼　玛	拉萨市人民医院院办	副主任医师
宁　琼	济南医院职业病科	副主任医师
宁　宗	广西医科大学第一附属医院急诊科	主任医师

欧 珊	成都市第一人民医院麻醉科	主任医师
欧阳茵香	衡阳市中心医院急诊医学科	主任医师
欧阳密霞	湖南省妇幼保健院妇产科	主治医师
潘东峰	宁夏回族自治区人民医院急诊科	主任医师
彭 巍	怀化市第二人民医院门诊部	副主任医师
彭吾训	贵州医科大学附属医院急诊创伤骨科	教授/主任医师
彭晓波	解放军307医院中毒救治科	主治医师
彭元忠	怀化市第二人民医院超声科	副主任医师
彭志强	广州市番禺区中心医院脑卒中中心	主任医师
彭祝军	湖南省直中医医院重症医学科	主任医师
钱洪津	广州军区广州总医院急诊科	副主任医师
钱 欣	福建省立医院/福建省急救中心急诊科	主任医师
乔光伟	宁夏医科大学总医院口腔颌面外科	主任医师
钦 华	怀化市第五人民医院手术室	主治医师
秦 利	陕西省人民医院产科	副主任医师
秦伟毅	南部战区总医院急诊科	主任医师
邱泽武	解放军307医院中毒救治科	主任医师
任新生	天津市泰达医院急诊科	主任医师
任英莉	山东省中医院东院急诊与重症医学科	主治医师
芮庆林	江苏省中医院急诊中心	教授
申桂华	北京医院妇产科	教授/主任医师
沈爱东	北京友谊医院心血管中心	主任医师
盛小明	南通大学附属医院急诊外科	主治医师
施沈平	南通大学附属医院急诊外科	副主任医师
寿松涛	天津医科大学总医院急诊科	主任医师
舒 平	北京大学深圳医院急诊科	主任医师
舒清伟	溆浦县人民医院肝胆外科	主任医师
宋凤卿	中山大学孙逸仙纪念医院急诊科	副主任医师
宋海涛	北京医院耳鼻咽喉科	主任医师
宋 熔	中国人民解放军联勤保障部队第942医院重症医学科	主任医师
宋 涛	大连大学附属中山医院儿科	教授/主任医师
孙培龙	复旦大学附属金山医院普外科	主任医师
孙亚威	解放军307医院中毒救治科	主治医师
孙志扬	同济大学附属东方医院神经外科	主任医师

谭　兵	广东省食品药品监督管理局	主治医师
唐接福	湖南医药学院第一附属医院创伤中心	主任医师
唐林国	广州市妇女儿童医疗中心生殖健康与计划生育服务部	主任技师
唐陆军	邵东县人民医院泌尿外科	副主任医师
唐喜成	溆浦县人民医院肝胆外科	主任医师
唐昭喜	湘西自治州人民医院急诊科	主任医师
陶伍元	深圳市宝安区人民医院急诊医学科	主治医师
童华生	解放军南部战区总医院重症医学科	副主任医师
童培建	浙江中医药大学附属第一医院骨伤科	教授
童伟林	株洲市中心医院急诊科	副主任医师
涂玉亮	解放军总医院第四医学中心肝胆胰外科	副主任医师
汪　茜	解放军总医院第三医学中心急诊科	主任医师
汪孝永	张家界市人民医院急诊科	副主任医师
王朝昕	上海交通大学医学院社会医学与卫生管理学系	教授
王承志	怀化市第二人民医院消化内科	副主任医师
王大明	常州市第一人民医院急诊科	主任医师
王　华	南方医科大学珠江医院重症医学科	副主任医师
王吉文	中山大学孙逸仙纪念医院呼吸内科/重症医学科	副主任医师
王　建	南通大学附属医院急诊外科	副主任医师
王建华	陕西省人民医院普外科	教授/主任医师
王凌峰	内蒙古医科大学第三附属医院/内蒙古烧伤医学研究所	教授
王阳顺	广州医科大学附属脑科医院重症医学科	主任医师
王　瑛	同济大学附属东方医院急诊创伤外科	主治医师
王永剑	南方医科大学深圳医院急诊部	主任医师
王振杰	蚌埠医学院第一附属医院急诊医学科	教授/主任医师
魏　丹	武汉市第一医院神经内科	主任医师
魏　薇	四川大学华西医院急诊科	副主任医师
温建立	遵义市第一人民医院重症医学科	主任医师
吴　强	蚌埠医学院第一附属医院重症医学科	副主任医师
吴卫华	湖南医药学院药学院	副教授
吴　湘	湖南省妇幼保健院妇一科	主任医师

冼乐武	广州医科大学附属肿瘤医院重症医学科	主任医师
向忠良	怀化市第二人民医院洪江医院儿科	主治医师
肖 华	南方医科大学附属花都医院神经外科	主任医师
肖 敏	十堰市太和医院急诊科	主任医师
肖长江	湖南省中医药研究院附属医院心血管内科	主任医师
肖政辉	湖南省儿童医院急救中心	主任医师
谢晓华	广州中医药大学第一附属医院二外科	主任医师
谢 治	广西壮族自治区人民医院皮肤性病科	副主任医师
熊旭东	上海中医药大学附属曙光医院重症医学科	教授/主任医师
熊 勇	怀化市第二人民医院神经内科	主任医师
徐建华	广州中医药大学顺德医院	主任技师
徐 杰	天津市泰达医院急诊科	主任医师
徐颖鹤	台州市中心医院重症医学科	主任医师
徐自强	郴州市第一人民医院急诊科	主任医师
许 铁	徐州医科大学附属医院急诊科	教授
薛春牛	晋城市弘博医院胸外科	主任医师
严文华	苏州大学附属儿童医院心内科	主任医师
阳大庆	湖南医药学院检验医学院	副教授
杨宏华	黔江民族医院泌尿外科	副主任医师
杨华喜	怀化市第二人民医院洪江医院检验科	副主任技师
杨利荣	云南新昆华医院重症康复医学中心	主任医师
杨全坤	怀化市第二人民医院重症医学科	主任医师
杨荣萍	深圳市南山区人民医院消化内科	副主任医师
杨双石	解放军海军陆战队医院创伤骨科中心	教授/主任医师
杨 勇	湖南中医药大学药学院	教授
杨正飞	中山大学孙逸仙纪念医院急诊科	副主任医师
杨志前	广州市职业病防治院/广州市第十二人民医院职业病科	副主任医师
姚为学	湛江中心人民医院急救中心	副主任医师
姚元章	华泰国际医院创伤急救中心	教授/主任医师
叶晓东	汕尾市逸挥基金医院急危重症医学部	主任医师
叶泽兵	广东省第二人民医院急诊科	主任医师
叶 子	中山大学附属第一医院急诊科	主治医师
易 高	广州医科大学附属第五医院呼吸内科	主任医师
易建国	湖南医药学院口腔医学院	副主任医师
易文中	怀化市第一人民医院医学影像中心	教授/主任医师
阴赪宏	首都医科大学附属北京妇产医院内科	教授/主任医师

尹辉明	湖南医药学院第一附属医院呼吸与危重症医学科	教授/主任医师
于宝国	武警后勤学院救援技术教研室	副教授
余星亮	江西省人民医院骨科	住院医师
余长林	解放军总医院第5医学中心南院血液科/全军放射病救治研究所	副主任医师
岳茂兴	解放军306医院特种医学中心/江苏大学附属常州市武进人民医院急诊科	教授/主任医师
翟华章	江苏大学附属常州市武进人民医院普外科	主任医师
詹 红	中山大学附属第一医院急诊科	主任医师
张 斌	青海省人民医院急救中心	主任医师
张 程	广州市职业病防治院/广州市第十二人民医院职业病科	主治医师
张 川	成都市第三人民医院重症医学科	主任医师
张 贵	怀化市第一人民医院心内科	主治医师
张海涛	晋城市弘博医院急诊科	副主任医师
张剑锋	广西医科大学第二附属医院急诊科	主任医师
张进祥	华中科技大学同济医学院附属协和医院急诊外科	教授/主任医师
张 靖	深圳市盐田区人民医院急诊科	主治医师
张克云	湖南医药学院第一附属医院骨科	主任医师
张荔茗	湖南医药学院党政办	教授
张 畔	长沙民政职业技术学院医学院	主治医师
张 谦	苏州市中医医院重症医学科	主任医师
张书喜	唐山南湖医院外科	副主任医师
张文武	深圳市宝安区人民医院急诊医学科	主任医师
张 喜	怀化市第二人民医院急诊科	副主任医师
张向东	苏州工业园区疾病防治中心体检科	副主任医师
张霄翔	江西省人民医院骨科	住院医师
张新超	北京医院国家老年医学中心急诊科	教授
张衍敬	奉新第二中医院骨科	主任医师
张玉泉	怀化市第二人民医院洪江医院影像科	副主任医师
张元维	江西省人民医院骨科	住院医师
张 悦	温州医科大学附属第一医院耳鼻咽喉头颈外科	主任医师
张在其	湖南医药学院侗医药研究湖南省重点实验室/湖南医药学院第一附属医院急诊科/呼吸与危重症医学科	教授/主任医师

张忠臣	山东大学齐鲁医院中毒与职业病科	主治医师
赵兴吉	重庆市医师协会	教授/主任医师
赵中辛	同济大学附属东方医院外科	教授
赵忠岩	吉林大学中日联谊医院重症医学科	主任医师
郑爱华	湖南中医药大学第二附属医院危急重症科	主任医师
郑大伟	怀化市第二人民医院重症医学科	主任医师
郑 海	华中科技大学同济医学院附属协和医院急诊创伤外科	主任医师
郑亮亮	北京医院国家老年医学中心急诊科	主治医师
郑晓燕	首都医科大学附属北京友谊医院北京热带医学研究所	主治医师
周从阳	南昌大学第一附属医院急诊科	教授/主任医师
周利平	中南大学湘雅医院急诊科	副主任医师
周 宁	湛江中心人民医院急诊科	主任医师
周荣斌	解放军总医院第七医学中心急诊科	主任医师
周永来	怀化市妇幼保健院外科	主任医师
周泽民	怀化市第一人民医院乳腺甲状腺外科	主任医师
朱纲华	中南大学湘雅二医院耳鼻咽喉头颈外科	副主任医师
朱继红	北京大学人民医院急诊科	主任医师
朱 军	徐州市中心医院急诊科	副主任医师
朱 宁	暨南大学附属第一医院血液科	主任医师
朱形好	温州医科大学附属第一医院口腔科	主任医师
卓么加	青海省人民医院急救中心	主任医师
宗建平	宁波市第一医院急诊科	主任医师
邹圣强	江苏大学附属镇江三院传染病重症医学科/灾难与急救医学系	教授

序 言 1

急危重病的特征是病情重、变化快，病死率高。如何提高抢救成功率，降低死亡率和致残率是医学界非常关注的问题。对于急危重病的处理，医护人员的专业水平和应急能力是非常重要的，提高这种素质需要经常性的理论学习和日常性的规范化培训。

由主编张在其博士领衔修订的《急危重病临床救治》（第二版），不仅对原有的章节内容进行深入的修改，而且增加了新的章节，因此体系更加完善。该书包括临床各专业常见的急危重病，其内容科学新颖、简明实用，其形式条理清晰、规范统一，并且特别突出"诊疗探索和最新进展"，因此是一部很有价值的急诊医学著作，对提高医护人员的素质必将大有帮助。

我坚信本书可以成为急诊医护人员的良师益友，同时也为临床各学科急危重病治疗及科研提供了很好价值的参考，在此，对 306 位专家、学者付出的辛勤劳动表示敬意和感谢！

中国工程院院士
呼吸疾病国家研究中心主任

序 言 2

张在其教授/主任医师先后曾在国内8所大学就读，获博士研究生学历、医学博士学位、高级管理人员工商管理硕士学位、急诊医学博士后证书；曾在怀化市第二人民医院、怀化医学高等专科学校、宁夏医科大学、湖南医药学院等工作；曾赴哈佛大学、洪堡大学、柏林自由大学、吕纳堡大学等访问，是一位求学和工作经历非常丰富、治学严谨的专家学者。

由其组织国内306位同仁们共同编写的《急危重病临床救治》（第二版）是一部匠心之作，阵容强大，专家素质高，涉及内科、外科、妇产科、儿科、五官科、麻醉科、皮肤科、中毒、理化因素损伤、其他等方面，共10篇45章448节。

本书每章节均自成体系，重点突出"临床特征、临床诊断、救治方法、诊疗探索、最新进展"5个方面内容，是一部非常规范、特色鲜明的恢宏医学巨著。

本书对各级各类医疗卫生机构的临床医师，尤其是急诊医师具有指导意义，同时对医学院校的广大教师、学生们也有参考作用。

原中华医学会急诊医学分会主任委员
南京医科大学第一附属医院终身教授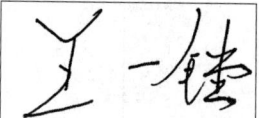

序言 3

急诊医学优秀才俊，急诊医学博士后、医学博士、高级管理人员工商管理硕士张在其教授/主任医师主编修订的《急危重病临床救治》（第二版）是一部颇具特色的急诊专业著作。该书采用学科专业分类的方式进行编排，内容包括临床各专业常见的急危重病，每章节自成体系，重点突出"临床特征、临床诊断、救治方法、诊疗探索、最新进展"，尤其是"诊疗探索、最新进展"最为特别，这在同类书籍中是极其少见的。

本书在内容和形式上做到了科学、新颖、实用、统一、规范、严谨，既便于读者学习，又便于急救时查阅。本书既是临床实际工作经验的总结，同时又吸收了近年急诊医学的新技术、新观点，可读性强，适合各科临床医师，尤其是急诊医师使用，对其他非医学人员也有借鉴作用。我坚信此书一定能在临床诊疗工作中发挥非常有益的作用。

此书的出版，既是国内 205 位编写专家及 101 位审稿专家辛勤劳动的结晶，又是急诊医学界的一大盛事，它必将对我国临床医学，尤其是急诊医学及灾害医学的发展产生深远的影响。他们拜托我为本书作序，为感谢他们付出的辛劳，乐而为之序。

中华医学会急诊医学分会主任委员
山东大学齐鲁医院院长
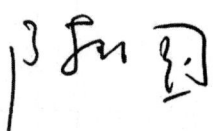

序言 4

　　由急诊医学博士后、医学博士、高级管理人员工商管理硕士张在其教授/主任医师组织国内急诊医学、重症医学、灾难医学等领域专家编写的《急危重病临床救治》已出版十余年，曾多次重印，深受广大医务工作者钟爱，这次修订出版，是一件可喜可贺的急诊医学界大事、盛事和喜事。

　　本书内容包括临床各专业常见的急危重病，每章节自成体系，重中之重是"临床特征、临床诊断、救治方法、诊疗探索、最新进展"等方面，犹以"诊疗探索、最新进展"最为突出，因此，是一部非常有价值的急诊医学专业著作。

　　本书科学新颖、规范统一，作者们所积累的经验，对临床上急危重病救治必将有着很好的启示和借鉴。坚信必将成为临床医师的良师益友，也必将对推动急诊医学和灾难医学的发展产生深远影响。为感谢本书 306 位专家辛勤的劳动，我非常乐意为本书作序。

　　　　中国研究型学会卫生应急学专业委员
　　　　会主任委员
　　　　中华医学会中华卫生应急电子杂志
　　　　总编辑
　　　　江苏大学附属武进医院特聘专家
　　　　解放军 306 医院特种医学中心顾问

序 言 5

　　急危重病的抢救是临床上非常重要的工作，医师扎实的基础、高超的水平往往决定患者的生死。张在其教授曾在广州学习、工作多年，先后完成硕士、博士学位及博士后经历，有着丰富的急救经验和组织管理才能。

　　由其主编的《急危重病临床救治》已出版十余年，反复重印多次，深受临床医师的推崇。这次修订出版，不仅更新了原有章节内容，而且新增章节，因此体系更加至善完美。205 位参编者和 101 位审稿者严谨求精的治学态度，确保了本书的质量上乘。

　　本书除极少数章节之外，绝大多数章节都是按照统一框架进行编撰和修订，医学术语和药物名称统一规范，国际单位采用标准的简写，并都有中英文及缩写的附录，因此其规范性是很多著作难以望其项背的。

　　我通读修订稿后，被 306 位参编、审稿人员的负责精神所感动，尤其对主编张在其教授/主任医师逐句逐字修改所付出的心血敬佩有加。为此，向广大临床医务工作者及其他人士推荐这部不可多得的医学巨著。

中国中西医结合学会灾害医学专业
委员会主任委员
南方医科大学珠江医院急诊科主任
医师、教授

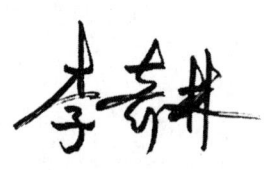

前　言

　　《急危重病临床救治》于 2010 年 10 月出版，前后重印 3 次，深受广大临床医师尤其是急诊医师推崇，几乎成了各级医院急诊科必备的工具书。由于医学进展很快，为了及时更新内容，编委会于 2018 年 1 月启动修订工作，历时 5 年余完成修订、审稿及校对任务。

　　本书对第一版 10 篇 42 章 406 节内容进行了较大程度的更新，有的甚至重写，同时新增 3 章 42 节，总的篇幅为 10 篇 45 章 448 节，包括内科篇 10 章 82 节、外科篇 6 章 70 节、妇产科篇 2 章 11 节、儿科篇 2 章 10 节、五官科篇 3 章 36 节、麻醉科篇 2 章 4 节、皮肤科篇 2 章 4 节、中毒篇 8 章 111 节、理化因素损伤篇 3 章 6 节、其他篇 7 章 114 节。

　　本书编写、审稿人员共 306 人，其中编写 205 人，审稿 101 人，遍及全国 31 个省市自治区，可谓是阵容非常强大，绝大多数都为三甲医院从事临床工作多年的资深专家、学者，部分还是硕士研究生或博士研究生导师，其丰富的理论基础和临床经验确保本书的科学性、新颖性、学术性、实用性。

　　本书编委会有顾问 4 人，主任委员 2 人，副主任委员 12 人，常务委员 45 人，秘书长 1 人（兼），秘书 6 人。编委会主任委员、秘书长、第一主编张在其先生系急诊医学博士后、医学博士、高级管理人员工商管理硕士，从事临床、科研、教学及管理工作达 30 余年，是资深的主任医师、教授，曾主编多部大型专业著作，有较为丰富的组织管理经验。在本书的修订中，张在其教授担任策划、组织、编写、统稿、审校及筹措出版经费等大量工作。为了保障著作的严谨、科学和规范，张在其教授对著作从头至尾逐字阅读和修改，尤其对专业术语、药物的中英文及缩写进行了一丝不苟的审校，为本书的出版付出了巨大心血，做出了巨大的贡献，其严谨的治学态度和兢兢业业的工作作风使本书成为不可多得的临床大型实用参考书籍。

　　本书内容及形式新颖实用、见解独特、进展突出、结构严密、逻辑合理、条理清晰、规范统一，为各科临床医师对急危重病患者进行迅速的诊断和救治提供参考，有利于提高临床急救能力和学术水平，相信本书必将成为临床医师，尤其是急诊医师的良师益友。

《急危重病临床救治》（第二版）编委会

目 录

第一部分 内 科 篇

第二部分　外　科　篇

第三部分　妇产科篇

第四部分　儿科篇

第五部分 五官科篇

第六部分 麻醉科篇

第七部分 皮肤科篇

第八部分 中 毒 篇

第九部分 理化因素损伤篇

第十部分 其 他 篇

第一部分

内科篇

第一章 呼吸内科

第一节 咯血

一、基本概念

咯血是指声门以下呼吸道或肺组织出血，经口腔咳出，临床表现为痰中带血或大咯血。临床上常根据患者咯血量的多少，将其分为小咯血、中量咯血和大咯血。但三者之间国内外尚无统一的界定标准，通常认为 24 h 内咯血量≤100 mL 者为小咯血；24 h 内咯血量为 100～500 mL 者为中量咯血；24 h 内咯血量＞500 mL 或一次咯血量≥100 mL 者为大咯血。咯血是许多疾病的一个症状。咯血量无论大小均可能引起窒息，且小咯血后也可发生大咯血，威胁到患者的生命，是呼吸内科急症。咯血量的多少与疾病的严重程度不完全一致，而且咯血常骤然发生而吐出，患者又容易将血液吞入胃，加上唾液混杂，使咯出血液不易收集和正确估量。因此，不仅对大咯血要采取有效止血及抢救措施，对小咯血也应详询病史、细致检查、查明原因、妥善处理。

二、常见病因

在临床上，引起咯血的常见病因主要为支气管扩张、肺结核、肺脓肿、支气管肺癌等。其他病因主要涉及支气管与肺的炎症、肿瘤、血管病变、血液因素、心脏因素及免疫等多方面，简单分类如下。

（一）支气管疾病

1. 支气管扩张。
2. 支气管内膜结核。
3. 支气管动脉破裂。

（二）肺部疾患

1. 肺结核。
2. 原发性或转移性支气管肺癌。
3. 肺炎。
4. 肺脓肿。
5. 肺曲菌球。
6. 肺隔离症。
7. 先天性肺囊肿。

（三）心血管疾病

1. 肺栓塞。
2. 肺动-静脉瘘。

3. 急性左心力衰竭。

4. 二尖瓣狭窄。

（四）血液疾病

1. 原发性或继发性血小板减少症。

2. 再生障碍性贫血。

3. 白血病。

4. 血友病。

5. 弥散性血管内凝血。

（五）传染性疾病

1. 肺出血型钩端螺旋体病。

2. 流行性出血热。

（六）其他疾病

1. 肺出血-肾炎综合征。

2. 韦格内肉芽肿。

3. 系统性红斑狼疮等。

三、发病机制

引起咯血的主要发病机制可归纳为以下几个方面。

（一）血管通透性增高

如肺部感染、中毒或血管栓塞等。

（二）血管壁侵蚀和破裂

如肺部感染、肿瘤、结核等。

（三）血管瘤破裂

如支气管扩张、肺结核空洞等。

（四）肺瘀血

如二尖瓣狭窄、肺动脉高压、高血压心脏病等。

（五）止凝血功能障碍

如白血病、血小板减少性紫癜、血友病等。

（六）其他

如肺挫伤、肺出血-肾炎综合征等。

四、临床特征

（一）支气管扩张

多于幼年时发病，至少有过半患者在病程中发生咯血，一般以多次中、小咯血较常见，有时炎症波及支气管动脉或扩张的血管瘤可引起大咯血。有时患者仅有咯血症状而无咳脓性痰和复发性肺炎的表现，称为"干性支气管扩张"，常见于上叶引流较好的部位。

（二）肺结核空洞或结核性支气管扩张

可引起反复大咯血。当肺结核空洞内血管瘤破裂时，可引起大咯血，严重时可因窒息或失血性休克导致死亡。

(三) 肺部肿瘤

最常见为支气管肺癌，约有 1/3 患者以咯血为首发症状，以小量持续咯血为多见。如侵及较大肺血管而引起血管破裂时，可出现大咯血。肺部转移瘤咯血最多见于绒毛膜上皮癌和恶性葡萄胎，咯血量多少不等。

(四) 急性肺水肿

见于急性心肌梗死、高血压心脏病、重度二尖瓣狭窄、肾小球肾炎等患者，可咯出大量粉红色泡沫样痰，肺部听诊有湿啰音，以双肺底部多见。

(五) 急性肺栓塞

多发生在 6～24 h 内，临床表现为突然胸痛、咳嗽、气促、发热及小咯血或痰中带血。以急性肺心病、栓塞等危重患者多见。

(六) 肺动-静脉瘘

破裂可引起致死性大咯血。如果动-静脉瘘较大，在胸壁上可听到血管杂音。

(七) 原发性肺动脉高压

多见于女性患者，发病年龄在 20～40 岁。病因不明，咯血一般不多见，但可发生大量致死性咯血。

(八) 肺脓肿

急性肺脓肿患者可大咯血而无脓性痰，但常伴有高热等中毒症状。慢性肺脓肿可反复咯血，常同时咳大量脓性痰，但发热等中毒症状常不明显，在患病过程中由于引流不畅等可有急性发作。

(九) 胸主动脉瘤

破入气管或支气管可引起致死性大咯血。

(十) 心血管系统疾患

常引起慢性反复咯血，多见于风湿性心瓣膜狭窄与某些先天性心脏病（先心病），前者咯血特点为血量较多，粉红色泡沫痰更为多见；后者多自幼年起开始咯血。

(十一) 肺出血-肾炎综合征

主要见于儿童及青壮年男性患者，常以复发性肺出血为首发临床表现，继之发生进行性肾小球肾炎。全部患者均有咯血，病初为痰中带血，以后咯血量逐渐增加，甚至大咯血，发生窒息死亡。

(十二) 肺炎

肺炎双球菌性肺炎患者于发病 1～2 d 咯铁锈色痰，并持续数天，可咯出典型脓稠冻样痰。金黄色葡萄球菌性肺炎患者咯血较多见。肺曲菌球患者可咯带血的脓痰，曲菌球多见于结核空洞内，咯血可为首发症状。

(十三) 肺隔离症

是一种少见的先天发育异常，其实质是有异常动脉供血的肺囊肿症。多发生在肺下叶后基底段，以左肺居多。多见于青少年，男性多于女性。

(十四) 肺出血型钩端螺旋体病

是由不同型别的致病性钩端螺旋体引起的急性人畜共患传染病。临床表现轻重不一，以起病急骤、高热、剧烈肌痛、结膜充血、弥散性肺出血、肝肾功能损害为特征，而肺弥散性出血、肝肾功能衰竭是主要致死原因。

（十五）韦格内肉芽肿

是一种坏死性肉芽肿性血管炎，属于自身免疫性疾病。大部分患者以上呼吸道病变为首发症状，肺部受累是本病基本特征之一，大部分病例有肾脏病变，多数患者有皮肤黏膜损伤，发病时约30%的患者有关节病变。

五、辅助检查

（一）血液学检查

大量或长期慢性咯血的患者血常规可有红细胞减少、血红蛋白降低；凝血功能异常提示全身系统疾病或血液病；炎症时白细胞总数常增多，并有核左移。如果发现有幼稚细胞则应考虑白血病的可能。嗜酸性粒细胞增多常提示有寄生虫病的可能。

（二）痰液检查

通过痰涂片和培养查找一般致病菌、结核杆菌、真菌、寄生虫卵及肿瘤细胞等。

（三）X线检查

对咯血的诊断意义重大，应作为常规检查项目。胸部X线片上出现沿支气管分布的卷发状阴影，多提示支气管扩张；液平多见于肺脓肿；实质性病灶多考虑肺部肿瘤。值得注意的是，在病灶大量出血时血液可被咽入邻近支气管，此种吸入可导致肺泡充盈，形成血液吸入性肺炎，在早期易与肺部实质性病变相混淆，但血液吸入性肺炎常在1周内吸收，故再次摄片有助于两者鉴别。

（四）计算机断层扫描检查

是一项非侵袭性检查，对肺功能障碍者较为安全，但对活动性大咯血患者，一般应在咯血停止后进行。与胸部X线片相比，在发现与心脏及肺门血管重叠的病灶及局部小病灶等方面，CT检查有其独特的优势。在评价稳定期支气管扩张患者方面，胸部高分辨CT已取代了支气管造影。

（五）支气管镜检查

对大咯血病因诊断不清或经内科保守治疗止血效果不佳者，目前多主张在咯血期间及早施行支气管镜检查。其依据：

1. 早期施行支气管镜检查可准确地确定出血部位。

2. 可显著提高咯血病因诊断的正确率。

3. 为治疗方法（如外科手术、支气管动脉栓塞术等）的选择和实施提供依据。

4. 可直接对出血部位进行局部止血。应当强调，咯血期间进行支气管镜检查具有一定危险性，因此，检查前应做好必要的抢救准备，尤其是对窒息的抢救准备。同时应注意检查过程中的给氧及心电图、血压、氧饱和度等的监测，减少不良后果的发生。

（六）支气管造影

随着胸部CT及纤维支气管镜的广泛应用，现已能够对直径仅几毫米的气道进行直视观察；加上支气管造影检查的操作过程具有造成患者低氧和支气管痉挛的潜在危险，大咯血患者往往难以耐受。因此，对于近期或活动性咯血患者而言，其诊断价值相当有限。目前支气管造影主要用于：

1. 证实局限性支气管扩张（包括隔离肺叶）的存在。

2. 排除拟行外科手术治疗的局限性支气管扩张患者存在更广泛的病变。

（七）选择性支气管动脉造影

咯血绝大部分来自支气管动脉系统，选择性支气管动脉造影不仅可以明确出血的准确部位，同时还能够发现支气管动脉的异常扩张、扭曲变形、动脉瘤形成及体循环-肺循环交通支的存在，从而为支气管动脉栓塞治疗提供依据。

（八）肺动脉造影

对空洞型肺结核、肺脓肿等疾患所引起的顽固性大咯血，以及怀疑有侵蚀性假性动脉瘤、肺动脉畸形存在者，应在做选择性支气管动脉造影的同时，增加肺动脉造影。

（九）核素扫描

出血停止后行通气/灌注扫描有助于肺栓塞的诊断。

（十）其他检查

如果经过上述检查仍不能确诊，则需补充筛选检查程序：①动脉血气分析检查；②B超探查；③酶学检查；④核医学检查；⑤基因检查。

六、诊断思路

（一）询问病史

详细询问患者既往病史和现病史，寻找诱发因素，有助于咯血原发病的诊断。应重点检查耳、鼻、咽喉、肺部、心脏、躯干及四肢。除考虑常见病与多发病之外，还应考虑少见病与罕见病，以避免误诊。目前，我国咯血病因往往以肺结核、支气管扩张、肺部肿瘤、肺内感染、心源性疾病、胸部创伤等较多见。对于反复咯血伴有慢性咳痰、痰量较多、且胸部X线片上有环状或条纹状阴影或有囊肿形成，则多考虑支气管扩张；年轻患者，尤其是女性患者，反复发作的慢性咯血而无其他症状者，多支持支气管腺瘤的诊断；40岁以上男性吸烟患者，伴有声嘶、呛咳、体重减轻，应高度怀疑原发性支气管肺癌；既往有结核病史，近期在咯血的同时伴有低热、咳嗽、消瘦等症状，多提示空洞性肺结核可能；咯血伴发热、咳臭痰提示有肺脓肿存在的可能；有近期胸部钝性外伤史应考虑肺挫伤；对于咯血伴有急性胸膜炎性胸痛者，应考虑急性肺栓塞及其他累及胸膜的病变；出现皮肤、黏膜、牙龈出血，常提示有凝血机制障碍；流行季节应考虑是否有钩端螺旋体病和流行性出血热可能。

（二）快速估计咯血量和判断咯血程度及来源

肺脏有两组循环血管，即肺循环和支气管循环。起于右心室动脉圆锥的肺动脉及其分支为低压系统，提供肺脏约95%的血供。支气管动脉发自于主动脉，为高压系统，一般向肺脏提供约5%的血液，主要向气管和支撑结构供血。据统计，在大咯血患者中90%的出血来自支气管循环，而咯血来自肺循环者仅占10%左右。如果24 h量内咯血＞500 mL或一次咯血量≥100 mL，则为大咯血，超过1 800～2 500 mL可因休克或窒息而死亡，是急救的关键信号和最佳抢救时机。如果24 h内咯血量≤100 mL，则为小咯血，应稳定病情，进一步寻查病因。需要强调的是，病情严重程度的判断，不能单凭咯血量的多少，而应结合患者的生命体征、基础疾病和营养状态等综合因素判断。首先要把握咯血的量和速度，咯血相对呕血来讲引起出血性休克的少见，但因其引起窒息的危险性大，且咯血的量与死亡率呈正相关，对100 mL以上的大咯血，需要紧急处理。

当出现以下情况时意味病情危重：咯血突然停止或减少，伴烦躁不安、意识改变、面色发绀、大汗淋漓、呼吸音消失，严重者呼吸停止；血压下降、面色苍白、周身湿冷、脉搏细速、尿量减少等。

（三）体格检查

咯血开始时患侧肺呼吸音常减弱、粗糙或出现湿性啰音，健侧肺呼吸音多正常。支气管疾病所引起的出血，一般出血量较大，听诊时患侧常可闻及各种不同性质的啰音，全身症状不严重。胸膜摩擦音的出现提示病变累及胸膜的疾病，如肺梗死、肺脓肿等。肺动脉压增高提示为原发性肺动脉高压、二尖瓣狭窄、反复慢性的肺栓塞等。体循环动、静脉交通或在肺野区闻及血管杂音者，支持遗传性出血性毛细血管扩张症伴肺动脉畸形。局限于较大支气管部位的哮鸣音，多提示有致该处支气管不完全阻塞的疾病存在，如支气管肺癌或支气管异物。此外，咯血也可为全身疾病临床表现的一部分，全面细致的体格检查将有助于咯血的病因诊断。

（四）辅助检查

根据需要给予患者血液学、痰液、胸部 X 线、胸部 CT、支气管镜、支气管造影、选择性支气管动脉造影、肺动脉造影、核素扫描等检查，有助于临床诊断。

七、临床诊断

大咯血常见病因的临床诊断主要依据其病史、临床表现、体格检查及相关检查来进行，其诊断条件如下。

（一）支气管扩张

1. 临床表现。①慢性咳嗽；②大量脓痰；③间断咯血；④反复肺部感染；⑤肺部持续存在局限性湿啰音；⑥排除阻塞性炎症、肺脓肿等引起上述改变的疾病。

2. 辅助检查。①胸部 X 线平片符合支气管扩张的改变；②胸部薄层 CT 扫描或支气管碘油（或碘水）造影可见扩张的支气管。

（二）肺结核

1. 临床表现。多数病例有结核中毒症状和呼吸道症状，如午后潮热、盗汗、消瘦、咳嗽、咳痰、咯血等。支气管内膜结核者主要表现为顽固性刺激性咳嗽，逐渐出现气促或喘息。

2. 胸部 X 线改变。

3. 痰细菌学检查。痰找抗酸菌，荧光抗体找结核杆菌和结核杆菌培养。

4. 结核纯蛋白衍生物皮试。

5. 实验室检查。①血抗结核抗体；②血腺苷脱氨酶；③红细胞沉降率。

6. 支气管镜检查和病理活检。

（三）肺脓肿

1. 临床表现。

（1）起病大多急骤，周身不适、畏寒、寒战，高热可达 39℃ 以上，咳嗽带痰，精神萎靡，食欲不振，可有胸痛。

（2）发病持续 1 周左右，开始咯吐大量脓性痰，每天总痰量可达数百毫升。

（3）如发展为慢性消耗性病变，仍有咳嗽、咯脓痰，痰量时多时少，且有反复咯血及不规则发热、消瘦等，甚者出现贫血。

2. 血象检查。急性期白细胞计数（$20\sim30$）$\times10^9$/L，中性粒细胞明显增高；慢性患者可无明显改变。

3. 患者痰液恶臭，为厌氧菌所致。如无明显臭气，为需氧菌所致。

4. 病变范围较小，且部位较深者，可无异常体征；病变范围较大，伴有大量炎症时，叩诊呈浊音或实音，听诊可闻呼吸音减低，或有湿性啰音。

5. X 线检查。①早期呈大片状密度增高的阴影；②成脓期可见单个圆形空洞，内有液平面；③溃脓期可见空洞壁变厚；④恢复期可见纵隔向患侧移位，胸膜增厚。

6. 痰涂片、痰培养检查，有助于确定病原菌及选择药物。

（四）支气管肺癌

1. 临床表现。

（1）老年人持续剧烈干咳，治疗2～3周无效。

（2）原有呼吸道疾病，近来咳嗽性质改变。

（3）持续或不规则痰中带血而无其他原因可解释。

（4）反复发作的同一部位肺炎。

（5）原因不明的关节疼痛，杵状指、趾。

（6）X线上发现局限性肺气肿、肺不张。

（7）肺内孤立性圆形病灶和单侧肺门增大。

（8）血性胸腔积液。

（9）原来已经稳定的结核病灶，病变增大或其他部位又出现了新的病灶。

2. 脱落细胞检查。从痰里找癌细胞是确诊支气管肺癌简便易行的办法，随送检次数的增多阳性率增高，一般送检4～6次以上，阳性率可达80％。

3. 纤维支气管镜检查。十几年来纤维支气管镜诊断支气管肺癌已被广泛应用，患者痛苦少，确诊率高。可直观支气管肿物和钳取活检标本，也可刷检或冲洗做细胞学诊断。

4. 经以上检查不能确诊的，可对肺内肿块或锁骨上、纵隔淋巴结或胸膜做针吸活检。

5. 查血中相关抗原如癌胚抗原等，但仅能为诊断提供参考指标。

6. X线检查。可了解肺内肿块及肿块大小、形态、肿块与肺门淋巴结的关系等。如果发现分叶状团块影像、偏心空洞、孤立结节影像、双肺弥散性粟粒状结节，支气管断层发现气管受压，常提示周围型支气管肺癌。中央型支气管肺癌有局限性肺气肿、阻塞性肺炎、肺不张等间接征象。癌瘤如长在右上叶支气管可出现有诊断意义的倒S征。如发现膈肌有矛盾运动、血性胸腔或心包积液、骨破坏、肺门纵隔淋巴结肿大，提示支气管肺癌已有转移。

（五）肺炎

1. 新近出现的咳嗽、咳痰，或原有呼吸道疾病症状加重，并出现脓性痰；伴或不伴胸痛。

2. 发热。

3. 肺实变体征和（或）湿性啰音。

4. 白细胞＞10×10^9/L 或＜4×10^9/L，伴或不伴核左移。

5. 胸部X线检查显示片状、斑片状浸润性阴影或间质性改变，伴或不伴胸腔积液。以上1～4项中任何一项加第5项，并排除肺结核、肺部肿瘤、非感染性肺间质性疾病、肺水肿、肺不张、肺栓塞、肺嗜酸性粒细胞浸润症、肺血管炎等，可建立临床诊断。

（六）肺栓塞

1. 病史。有创伤、骨折、长期卧床、血栓性静脉炎及妊娠和分娩等病史。有远端静脉发生血栓、脂肪栓、羊水栓、菌栓、瘤栓、空气栓的可能性，常有久病卧床后突然离床活动或胸腹腔用力过度等诱因。

2. 临床表现。发病急骤，重者突然出现心悸、呼吸困难、恐惧不安、剧烈胸痛、干咳、咯血，也可出现支气管哮喘、恶心、呕吐、头晕、晕厥，甚至休克与猝死。轻者仅有活动后呼吸困难。肺部栓塞区可出现干性啰音、湿性啰音、胸膜摩擦音或胸腔积液征。重者可有发绀、休克和急性右心力衰竭征象。

3. 胸部 X 线检查。常见 X 线征象为栓塞区域的肺纹理减少及局限性透过度增加。肺梗死时可见楔形、带状、球状、半球状肺梗死阴影，也可呈肺不张影。另外可以出现肺动脉高压征，即右下肺动脉干增粗及残根现象。急性肺心病时可见右心增大征。

4. 心电图。动态出现 $S_I Q_{III} T_{III}$ 征及 V_1、V_2 的 T 波倒置、肺型 P 波及完全或不完全性右束支传导阻滞。

5. 动脉血气分析。可出现低氧血症和低碳酸血症。

(七)肺出血-肾炎综合征

1. 发病前不少患者有呼吸道感染，以后有反复咯血，大多数出现在肾脏病变之前，长者数年，短者数月，少数则在肾炎后发生。X 线检查见两肺有弥散性或结节状阴影，自肺门向周围扩散，肺尖及近膈肌处清晰，常一侧较重，有的无咯血史，但经痰含铁血黄素及胸部 X 线片检查证实有出血。在咯血时肺弥散功能减退，出现低氧血症，贫血常见。

2. 肾脏表现。每例均有蛋白尿、红细胞及管型。可有肉眼血尿，肾功能减退，然而进展速度不一。有的患者可在 1～2 d 内呈现急性肾功能衰竭，大多数在数周至数月内发展至尿毒症，少数演变较慢，有稳定在原水平或缓解以后又复发者。

3. 血清学检查。抗肾小球基底膜抗体效价均增高而其他自身抗体均阴性，个别病例有免疫球蛋白增高，抗基底膜抗体浓度不一定和肺、肾病变的严重度成比例。根据反复咯血、血尿、X 线征象及痰中含铁血黄素细胞阳性即可做出诊断，单纯有肺部表现则要和特发性肺含铁血黄素沉着症鉴别。肾脏症状出现后诊断较易，但要和坏死性血管炎有肺及肾表现者、尿毒症伴咯血者鉴别。

(八)肺出血型钩端螺旋体病

1. 流行病学史。发病前 1～30 d 接触疫水或动物尿或血。

2. 早期主要症状和体征。

(1) 发热：起病急，可有畏寒。短期内体温可高达 39℃左右，常为弛张热。

(2) 肌痛：全身肌痛，特别是腓肠肌痛。

(3) 乏力：全身乏力，特别是腿软明显。

(4) 眼结膜充血：轻者主要在眼球结膜、外眦及上下穹隆部，重者除角膜周围外的全球结膜血管扩张呈网状，无分泌物，不痛，不畏光。

(5) 腓肠肌压痛：双侧腓肠肌压痛，重者拒按。

(6) 淋巴结肿大：主要为表浅淋巴结及股淋巴结，一般为 1～2 cm，质偏软，有压痛，无化脓。

3. 实验室诊断。

(1) 从血液或脑脊液或尿液分离到钩端螺旋体。

(2) 从血液或尿液或脑脊液检测到钩端螺旋体核酸。

(3) 患者恢复期血清比早期血清抗钩端螺旋体抗体效价 4 倍或 4 倍以上升高。

(九)韦格内肉芽肿

1. 无症状患者可通过血清学检查抗中性粒细胞胞浆抗体及鼻窦和肺脏的 CT 扫描进行诊断。

2. 上呼吸道、支气管内膜及肾脏活检是诊断的重要依据，病理显示肺及皮肤小血管和类纤维蛋白变性，血管壁有中性粒细胞浸润、局灶性坏死性血管炎，上、下呼吸道有坏死性肉芽肿形成，肾病理为局灶性、节段性、新月体性坏死性肾小球肾炎，免疫荧光检测显示无或很少免疫球蛋白及补体沉积。

3. 当诊断困难时，可进行胸腔镜或开胸活检以提供诊断的病理依据。

目前韦格内肉芽肿的诊断标准仍采用 1990 年美国风湿病学院分类标准：

（1）鼻或口腔炎症痛性或无痛性口腔溃疡，脓性或血性鼻腔分泌物。

（2）胸部 X 线片显示结节、固定浸润病灶或空洞。

（3）尿沉渣异常镜下血尿或出现红细胞管型。

（4）病理性肉芽肿性炎性改变动脉壁或动脉周围，或血管（动脉或微动脉）外区有中性粒细胞浸润。符合 2 条或 2 条以上时即可诊断，其敏感性和特异性分别为 88.2% 和 92%。

八、鉴别诊断

（一）咯血与上呼吸道出血的鉴别

上呼吸道（包括口腔部位）的出血吸入后再行咯出易误诊为咯血，除病史资料外，应仔细检查口腔、鼻咽部，包括鼻镜及间接喉镜，必要时请专科医生协助检查，并予以局部治疗。

（二）咯血与呕血的鉴别

咯血与呕血的鉴别见表 1-1-1。

表 1-1-1　咯血与呕血的鉴别

	咯血	呕血
病史	肺结核、支气管扩张、支气管肺癌等	消化性溃疡、胃癌、肝硬化等
症状	喉痒、胸闷、咳嗽、呼吸困难等	上腹部不适、恶心、呕吐等
血液	鲜红色，泡沫状伴有痰液，性状呈碱性	暗红色，伴食物残渣，性状呈酸性
大便	大咯血后常持续痰血数天，除非咽入大量血液，否则少见黑便	呕血停止后无持续痰血，但常有黑便，甚至便血

九、救治方法

（一）治疗原则

咯血的急诊处理应着重及时止血和维持呼吸道通畅，防止窒息。此外，也应同时或咯血停止后进行病因治疗。

（二）一般处理

稳定患者情绪，保持环境安静。大咯血患者应绝对卧床休息，一般取患侧卧位，以减少出血和避免血液流向健侧。咯血期间，应尽可能减少一些不必要的搬动，以免途中因颠簸而加重出血，或发生窒息致死。同时，还应鼓励患者咳出滞留在呼吸道内的陈旧积血，以免造成呼吸道阻塞和肺不张。如患者情绪紧张、烦躁可适当给予镇静药，如地西泮 2.5 mg，3 次/d 口服或 10 mg 肌内注射。对于频发或剧烈咳嗽者，可给予镇咳药，如喷托维林 25 mg，口服，3 次/d；或依普拉酮 40 mg，口服，3 次/d；必要时可给予可待因 15～30 mg，口服，3 次/d，但对年老体弱患者不宜给予镇咳药。对肺功能不全者，禁用吗啡、哌替啶，以免抑制咳嗽反射，造成窒息。对于危重者则给予吸氧治疗。应密切观察患者，做好大咯血和窒息的各项抢救准备。定期记录患者咯血量，监测呼吸、脉搏和血压，若有口渴、烦躁、厥冷、面色苍白、咯血不止或窒息表现者，应及时进行抢救，防止死亡。

（三）药物治疗

1. 垂体后叶素。有"内科止血钳"之称，无禁忌证应首先使用。其疗效迅速而显著，可使肺小动脉收缩、血流量下降，有利于肺血管破裂处血栓形成而止血。用法：大咯血时以垂体后叶素 10～12 U＋

25％葡萄糖注射液 20～40 mL 缓慢静脉注射（10～15 min 注射完毕），若出现头痛、面色苍白、心悸、恶心、出汗、胸闷、腹痛、便意和血压升高等副作用，应减慢注射速度，甚至停止注射。咯血持续或短期内反复咯血者可用垂体后叶素 10～20 U＋5％葡萄糖注射液 250～500 mL 缓慢静脉滴注。禁忌证：高血压、冠心病、孕妇、对该药过敏。

2. 普鲁卡因。用于对垂体后叶素有禁忌者，本品可扩张外周血管、降低肺循环压力而止血。躯体血管扩张，使肺内血流向四肢、躯干，起到"内放血"作用，可和垂体后叶素联用。用法为普鲁卡因 150～350 mg＋5％葡萄糖注射液 500 mL 缓慢静脉滴注，1～2 次/d。应用普鲁卡因时须注意皮试。

3. 酚妥拉明。酚妥拉明 10～20 mg＋5％葡萄糖注射液 250～500 mL 缓慢静脉滴注，1 次/d，可用于合并高血压、冠心病及心源性咯血患者，但有引起血压降低的副作用，故应十分谨慎，用药期间应密切观测血流动力学变化。

4. 纠正凝血障碍药物。主要为抑制蛋白酶原的激活因子，使纤维蛋白原不能激活为纤维蛋白溶酶，从而抑制纤维蛋白的溶解，达到止血作用。即使止血作用不如上述药物明显，多用于持续咯血者，但多数咯血者无凝血障碍，故疗效不一。常用药物包括：氨基己酸 6 g＋5％葡萄糖注射液 250 mL 静脉滴注，2 次/d；氨甲苯酸 100～200 mg＋25％葡萄糖注射液 40 mL 静脉注射，1～2 次/d，或 250 mg＋5％葡萄糖注射液 500 mL 静脉滴注；氨甲环酸 250 mg＋25％葡萄糖注射液 40 mL 静脉注射，1～2 次/d，或 750 mg＋5％葡萄糖注射液 500 mL 静脉滴注。

5. 鱼精蛋白。本药为肝素拮抗剂，使肝素迅速失效，加速凝血过程。用于凝血功能障碍和肝功能不全的咯血患者，常用剂量为鱼精蛋白 50～100 mg＋25％葡萄糖注射液 40 mL 缓慢静脉注射，1～2 次/d，部分患者可出现过敏反应，应慎用。

6. 凝血酶。对于出血量中等或小量患者，可立即注射凝血酶 1～2 kU，然后每 10 h 再注射 1 次，连用 3 次，临床应用效果很好。

7. 凝血酶原复合物。用于凝血机制障碍、凝血酶原时间延长者，疗效较为显著，剂量为 10～20 mL，开始缓滴，以后可稍快，1 h 左右滴完。

8. 其他药物。卡巴克络 10 mg 肌内注射，2 次/d 或 5 mg，3 次/d；维生素 C 200～300 mg，3 次/d；路通片 20 mg，3 次/d，可起辅助作用。

9. 中医中药。云南白药 0.5～1 g，3 次/d；或三七片 2～3 片，3 次/d。

（四）支气管镜和纤维支气管镜在大咯血治疗中的应用

对采用药物治疗效果不佳的顽固性大咯血患者，应在咯血暂时缓解的间隙期及时进行纤维支气管镜检查。其目的：一是明确出血部位；二是清除气道内的陈旧积血；三是配合血管收缩剂、凝血酶、气囊填塞等方法进行有效的止血。但操作时可能刺激患者咳嗽而促发咯血，应做好各种急救措施的准备。出血较多时，一般先采用硬质支气管镜清除积血，然后通过硬质支气管镜应用纤支镜，找到出血部位进行止血。目前借助支气管镜采用的常用止血措施如下：

1. 支气管灌洗。采用 4℃的 0.9％氯化钠 50 mL，通过纤支镜注入出血的肺段，留置 1 min 后吸出，连续数次。一般每个患者所需的灌洗液总量以 500 mL 为宜。其止血机制为冰盐水灌洗使局部血管收缩，血流减慢，从而促进了凝血。

2. 局部用药。通过纤支镜将 1：2 000 肾上腺素溶液 1～2 mL，或 1 000 U/mL 凝血酶溶液 5～10 mL 滴注到出血部位，可起到收缩血管和促进凝血的作用，止血效果肯定。如果在 1 000 U/mL 的凝血酶溶液 5～10 mL 中，加入 2％的纤维蛋白原溶液 5～10 mL，混匀后滴注在出血部位，其止血效果更好。

3. 气囊填塞。经纤支镜将 Fogarty 气囊导管送至出血部位的肺段或亚段支气管后，通过导管向气囊内充气或充水，致使出血部位的支气管填塞，达到止血的目的。一般气囊留置 24～48 h 以后，放松气囊，观察几小时后未见进一步出血即可拔管。操作过程中应注意防止因气囊充气过度及留置时间过长而引起的支气管黏膜损伤和阻塞性肺炎的发生。

（五）选择性支气管动脉造影和支气管动脉栓塞术

1. 理论基础。由于肺脏血液供应分别来自支气管动脉和肺动脉，两套循环系统间常存在潜在交通管道，并具有时相调节或相互补偿的功能。因此，当支气管动脉栓塞后，一般情况下不会引起支气管与肺组织的坏死，此即支气管动脉栓塞术治疗大咯血的理论基础。近几十年来，支气管动脉栓塞术已广泛应用于大咯血患者的治疗，尤其是对于双侧病变或多部位出血、心肺功能较差不能耐受手术或晚期支气管肺癌侵及纵隔和大血管者，支气管动脉栓塞治疗是一种较好的替代手术治疗的方法。

2. 适应证。①内科治疗无效的急性大咯血；②非大咯血，但不适合手术治疗或不愿手术者；③不明原因且反复咯血者；④手术后又出现咯血者；⑤反复咯血，不适合手术或拒绝手术者。

3. 禁忌证。①碘变态反应者；②一般情况差，不能平卧者；③严重肺动脉狭窄或闭塞的先心病患者；④与脊髓动脉有交通支，且又不能超过脊髓动脉开口者。

4. 操作方法。

（1）导管、导丝的选择：一般选用 5～6F Cobra、Headhunter 或 C 型导管，导管长度不少于80 cm，因支气管动脉起始部内径大多在 2 mm 左右，故应选择管头外径≤2 mm 的导管，管头圆钝，管壁光滑，导丝应与导管配套。

（2）操作方法：采用 Seldinger 法，在腹股沟韧带下 1～2 cm 处常规消毒、铺单、麻醉，在股动脉搏动最强处经皮穿刺。穿刺成功后，插入导丝、导管，在电视监视下，将导管送至第 4 胸椎平面以上，并上、下、左、右缓慢移动导管，寻找支气管动脉开口；必要时，将导管送至第 2 胸椎平面，逐步向下缓慢移动导管；当导管头有嵌顿感或有挂钩感时，表明导管可能插入支气管动脉，此时注射造影剂 3 mL 左右，在透视监视下观察是否进入靶动脉；准确无误时，先做支气管动脉造影，了解该动脉的解剖、走向、与邻近血管的相互关系、有无与脊髓动脉共干等。支气管动脉造影，可见病变区域支气管动脉分支增生、扩张、变形，并与肺动脉分支交通。

（3）支气管动脉栓塞：对靶动脉解剖、走向等情况弄清后，将导管头尽量嵌入支气管动脉，反复"冒烟"证实造影剂无反流、脊髓动脉无显影后方可行栓塞治疗。栓塞剂常采用单纯吸收性明胶海绵、吸收性明胶海绵联用聚乙烯醇微粒、吸收性明胶海绵联用海藻酸钠微球、氧化纤维素、聚氨基甲酸乙酯或无水乙醇等栓塞材料，将可疑病变的动脉尽可能全部栓塞，以控制支气管动脉出血。栓塞时应少量多次，预防反流，栓塞程度以大部分病理血管不显影为准，切勿过量栓塞。如果在支气管及附属系统动脉栓塞以后，出血仍持续存在，需考虑到肺动脉出血的可能。最多见的是侵蚀性假性动脉瘤、肺脓肿、肺动脉畸形和肺动脉破裂，此时还应对肺动脉进行血管造影检查，一旦明确病变存在，主张同时做相应的肺动脉栓塞。

5. 疗效。支气管动脉栓塞术治疗大咯血的近期效果肯定，但毕竟只是一种姑息疗法，不能代替手术、抗感染、抗结核等病因治疗。

6. 并发症。支气管动脉栓塞术并发症主要有两个方面：其一是脊髓损伤，因此，当支气管造影显示脊髓动脉是从出血的支气管动脉发出时，栓塞是禁忌的，否则将造成脊髓损伤和截瘫；其二是意外栓塞，发生在栓塞剂反流至主动脉的情况下。

（六）人工气腹

适用于反复大咯血、经上述各种治疗未能控制者，以病变在两肺中、下肺野疗效显著，若肺组织纤维化则疗效较差。首次注入气量为 1 000～1 500 mL，必要时隔 1～2 d 重复注气 1 次。

（七）手术治疗

绝大部分大咯血患者，经过上述各项措施的处理后出血都可得到控制。然而，对部分虽经积极的保守治疗仍难以止血、且其咯血量大直接威胁生命的患者，应考虑外科手术治疗。

1. 适应证。①肺部病变所引起的致命大咯血，如 24 h 内咯血量超过 1 500 mL，或 24 h 内一次咯血量达 500 mL，经内科治疗无止血趋势；②反复大咯血，有引起气道阻塞和窒息先兆时；③一叶肺或一侧肺有明确的慢性不可逆性病变如支气管扩张、空洞性肺结核、肺脓肿、肺曲菌球等。

2. 禁忌证。①两肺广泛的弥散性病变（如两肺广泛支气管扩张、多发性支气管肺囊肿等）；②全身情况差，心肺功能代偿不全；③非原发性肺部病变所引起的咯血；④凝血功能障碍。

3. 时机选择。手术之前应对患者进行胸部 X 线平片、CT、纤维支气管镜等检查，明确出血部位。同时应对患者的全身健康状况、心肺功能有一个全面的评价。对无法接受心肺功能测试的患者，应根据病史、体格检查等进行综合判断，尤其是肺切除后肺功能的估计，力求准确。手术时机以选择在咯血的间隙期为好，这样手术并发症少、成功率高。

（八）输血

对于持续大咯血患者出现循环血容量不足现象，如收缩压降至 85 mmHg 以下应及时补充血容量，宜少量、多次输新鲜血（100～200 mL/次）。输血除能补充血容量外，尚有止血作用。

（九）大咯血窒息的抢救

大咯血窒息是引起患者死亡的主要原因，应及早识别和抢救。

1. 临床表现。

（1）患者在咯血时突然感觉胸闷、烦躁不安、气促、发绀、咳血不畅，或见暗红血块。

（2）突然呼吸困难伴明显痰鸣声，神情呆滞，血液咯出不畅，或在大咯血过程中咯血突然停止，口唇、指甲发绀。

（3）咯血突然终止，呼吸增速，吸气时锁骨上窝、肋间隙和上腹部凹陷；或仅从鼻腔、口腔流出少量暗红血液，旋即张口瞪目，面色灰白转绛紫，胸壁塌陷，呼吸音减弱或消失。

2. 抢救措施。重点是保持呼吸道通畅和纠正缺氧，具体措施如下：

（1）迅速让患者平卧头偏向一侧，用压舌板、张口器撬开口腔，并用舌钳将舌拉出，清除口、咽部血块，拍击胸背部，使堵塞的血液（块）咯出。也可采用体位引流疏通呼吸道，方法：迅速将患者抱起，使其头朝下，上身与床沿成 45°～90°。助手轻托患者的头部使其向背部屈曲，以减少气道的弯曲，并拍击患者背部，尽可能倒出滞留在气道内的积血。

（2）用导管自鼻腔插至咽喉部，用吸引器吸出血液或血块，并刺激咽喉部，使患者用力咯出堵塞于气管内的血液或血块。在直接喉镜下做硬质支气管镜直接插管，通过冲洗和吸引，也可迅速恢复呼吸道通畅。估计需较长期治疗者，则做气管切开。

（3）吸入较高浓度的氧（吸入氧浓度 30%～40%）或做高频通气治疗，如自主呼吸弱或消失，则需用呼吸机替代治疗。

（4）窒息解除后迅速建立静脉通道，最好建立两条静脉通道，并根据情况给予呼吸兴奋剂、止血药物及补充血容量控制休克。

（5）处理脑水肿、肾功能衰竭、呼吸道感染、肺不张等有关并发症。

（6）加强监测血压、心率、心电、呼吸与血氧饱和度等生命体征，准备好气管插管及呼吸机等器械，防止窒息再度发生。

（十）失血性休克治疗

若患者因大咯血而出现脉搏细速、四肢湿冷、血压下降、脉压差减少，甚至意识障碍等失血性休克的临床表现时，应按照失血性休克的治疗原则进行抢救。

（十一）吸入性肺炎治疗

咯血患者常因血液被吸收而出现 38℃ 左右体温或持续高热不退，咳嗽剧烈，白细胞总数升高、核左移，胸部 X 线片显示病变较前增多，常提示有吸入性肺炎或结核病灶播散，应给予充分的抗生素或抗结核药物治疗。

（十二）肺不张治疗

由于大咯血，血块堵塞支气管；或因患者极度虚弱，镇静剂、镇咳剂的用量过度，妨碍了支气管内分泌物和血液排出，易造成肺不张。其治疗方法：首先是引流排血或排痰，并鼓励和帮助患者咳嗽。若肺不张时间不长，可试用氨茶碱、糜蛋白酶等雾化吸入，湿化气道，以利于堵塞物的排出。消除肺不张的最有效办法，是在纤维支气管镜下进行局部支气管冲洗，清除气道内的堵塞物。

十、诊疗探索

下面一些诊断、药物和方法的尝试有其理论基础，根据病情合理使用对疑难和难治性大咯血可能有较好的诊疗效果，但有待更多的临床资料证实。

（一）多层螺旋 CT 血管造影

可提供准确的、详细的胸内血管系统的影像学资料，甚至能提供比数字减影血管造影更准确和详细的支气管动脉和非支气管动脉的影像学资料。在咯血患者中，血管的分析包括区分支气管与非支气管动脉和肺动脉循环。通过该检查，作为责任血管的支气管动脉和非支气管动脉检查发现率分别为 100% 和 62%。对于咯血的病变部位和病因均有较高的敏感度，这对支气管动脉栓塞治疗具有重要的提示作用。在治疗前，通过该检查可对支气管动脉数目和起始进行评估，另外也可明确是否有非支气管动脉供血，这有助于制定数字减影血管造影路径，可提高支气管动脉栓塞的成功率，减少咯血的复发。

（二）肺曲菌球致反复咯血

单纯药物治疗效果欠佳，多主张早期手术。也有通过经皮或经支气管留置导管将药物直接注入空洞内控制大咯血。张言斌等对 38 例肺曲菌球患者采用经纤维支气管镜钳夹清除曲菌球，同时全身及局部使用抗真菌药物，结果 30 例肺曲菌球全部清除，咯血症状完全消失无复发。提示纤维支气管镜可作为除手术之外治疗肺曲菌球的另一有效方法。

（三）支气管扩张咯血合并高血压

联合使用垂体后叶素和扩血管药，如酚妥拉明、硝苯地平等控制咯血已有较多报道。从理论上讲，两药联用可达到相辅相成的作用，但联用的副作用有待临床验证。

（四）垂体后叶素雾化吸入

直接进入小气道，作用于出血部位，促进局部血管收缩止血，避免了全身用药副作用，有效率达 90%。

（五）催产素

缓慢静脉注射，10～20 min 后大部分咯血明显减少，有效率达 89.7%。其机制是直接扩张血管，减少回心血量。但妊娠合并咯血者禁用。

（六）抗胆碱药

阿托品加普萘洛尔治疗咯血。其原理可能是阿托品能阻断迷走神经节后末梢释放的乙酰胆碱，解除全身小动脉收缩，减少回心血量。普萘洛尔可对抗阿托品加快心率的副作用，减少肺循环血量，两者有协同作用。

（七）糖皮质激素

糖皮质激素治疗难治性咯血已多有研究，尤其用于肺结核伴难治性咯血的文献较多，如应用得当大多疗效良好。但应加强对原发病的治疗。

（八）利尿剂

有报道在咯血病因治疗及应用垂体后叶素基础上给予呋塞米静脉注射，有效率达78.6％。据称其除能增加尿量浓缩血液、提高凝血因子浓度、促进血管收缩和血栓形成外，对体内血管活性物质也有影响：

1. 促进肾素释放，血管紧张素-Ⅱ生成增多。

2. 血管紧张素-Ⅱ除能收缩血管外，还能使内皮素释放增多，该物质有强烈缩血管作用，尤其对肺、肾动脉。

（九）H₂-受体拮抗剂

西咪替丁静脉用药，有效率达90.38％。机制可能与其阻滞组胺引起的血管扩张作用有关，减轻炎性物质对血管壁的侵蚀。

（十）奥曲肽

目前广泛用于上消化道大出血，但用于治疗大咯血的机制未明，推测可能主要与其减少内脏血流量和降低肺循环压力有关。此外奥曲肽具有激素活性，也可维持细胞膜的稳定性，具有高效、安全、使用方便等特点，尤其对高血压、冠心病及内科常规止血药物治疗无效，而患者又不耐受手术或创伤治疗时应用价值更大。

（十一）凝血酶雾化吸入

疗效较好，如为大咯血联合酚妥拉明静脉滴注可提高疗效。

十一、病因治疗

（一）支气管扩张

1. 保持呼吸道引流通畅。可采用祛痰剂及支气管扩张剂稀释脓痰。促进排痰，可经体位引流或纤支镜吸痰以减少继发感染和减轻全身中毒症状。主要方法：

（1）全面作用于黏液纤毛清除系统的药物。

（2）祛痰剂。

（3）体位引流。

（4）雾化吸入。①β₂-激动剂和（或）M-受体阻滞剂，可帮助痰液排出。②抗生素：不推荐常规应用，仅用于少数慢性长期感染者（如铜绿假单胞菌带菌者）。③糜蛋白酶的吸入，不推荐常规应用，对气道痉挛者禁用。④纤维支气管镜吸痰：适用于经以上方法治疗后，脓痰仍然难以排出者。

2. 控制感染。急性加重期，宜应用有效的抗菌药物控制感染（如含酶抑制剂的青霉素类、二代或三代头孢菌素类、喹诺酮类等）。反复感染，治疗效果不佳者，宜反复做痰细菌学检查（包括结核杆菌检查）。注意混合感染的可能，如厌氧菌＋非厌氧菌。慢性长期治疗的选择：

（1）一般性的治疗，如全面作用于黏液纤毛清除系统的药物、体位引流，预防感染等。

（2）可长期口服小剂量茶碱、大环内酯类或试用吸入表面激素。

（3）反复感染者可试用免疫增强剂，如必思添、泛福舒等。

3. 手术治疗。反复呼吸道急性感染或大咯血患者，其病变范围比较局限，经药物治疗效果不明显，而全身情况良好，可行手术治疗。

（二）肺结核

1. 抗结核化学药物治疗。原则是早期、联用、适量、规律和全程用药。初治方案为强化期2个月/巩固期4个月，常用方案：2S（E）HRZ/4HR；2S（E）HRZ/4H₃R₃；2S₃（E₃）H₃R₃Z₃/4H₃R₃；2S（E）HRZ/4HRE。复治方案为强化期3个月/巩固期5个月，常用方案：2SHRZE/1HRZE/

5HRE；2SHRZE/1HRE/5H₃R₃E₃；2S₃H₃R₃Z₃E₃/1H₃R₃Z₃E₃/5H₃R₃E₃。

2. 对症治疗。干酪性肺炎、急性粟粒性肺结核、结核性脑膜炎、结核性胸膜炎患者有高热等严重结核毒性症状，均应卧床休息、及早使用抗结核药物。抗结核药物的作用方式、效力、剂量见表1-1-2。也可在使用有效抗结核药物的同时，加用糖皮质激素，以减轻炎症及过敏反应，促进渗液吸收，减少纤维组织形成及胸膜粘连。一般使用泼尼松治疗，剂量30 mg/d，疗程4~6周。

3. 手术治疗。对＞3 cm的结核球与支气管肺癌难以鉴别、复治的单侧纤维厚壁空洞、长期内科治疗未能使痰菌阴转者，或单侧的毁损肺伴支气管扩张、已丧失功能并有反复咯血或继发感染者，可做肺叶或全肺切除。

表 1-1-2　抗结核药物的作用方式、效力、剂量

抗结核药物	作用模式	效力	推荐剂量（mg/kg）		
			1次/d	3次/周	2次/周
异烟肼	杀菌	高	5	10	15
利福平	杀菌	高	10	10	10
吡嗪酰胺	杀菌	低	25	35	50
链霉素	杀菌	低	15	15	15
乙胺丁醇	抑菌	低	15	30	45

（三）支气管肺癌

1. 手术治疗。早期检查、早期发现、早期手术是提高支气管肺癌5年生存率和改善生活质量的关键，有时对于通过正电子发射计算机断层扫描确诊的原位支气管肺癌、超早期支气管肺癌，手术可以达到治愈效果。外科手术治疗主要适用于非小细胞支气管肺癌患者，对小细胞支气管肺癌患者并不起主要作用。

2. 化学药物治疗（简称化疗）。化疗可以用于手术后及不适合手术的支气管肺癌患者，是重要的治疗手段。不同病理类型的支气管肺癌对化疗的反应不同，主要用于小细胞支气管肺癌的治疗。

3. 放射治疗（简称放疗）。主要用于不能手术的支气管肺癌患者。手术前、中、后使用放疗的效果明显不同。术前放疗综合手术并没有提高切除率和远期生存率，可以说没有使患者受益，临床上已不全为常规采用。手术中将医用放射性同位素（¹²⁵I或²²²Rn）植入开胸探查不能切除的支气管肺癌中，取得满意的疗效。术后放疗对生存率有重要损害，对根治切除的Ⅰ～Ⅱ期非小细胞支气管肺癌的生存率有害无益，因此不宜常规采用。

4. 其他局部治疗方法。如经支气管动脉和（或）肋间动脉灌注加栓塞治疗、经纤支镜用电刀切割瘤体治疗等。

5. 生物缓解调节剂治疗。主要调节人体的免疫功能，提高生存、生活质量，甚至可以提高5年生存率。

6. 中医药治疗。中医认为本病是正气内虚、邪毒犯肺所致。故治疗上多以行气活血、化痰软坚或益气养阴、化痰清热为主。如果患者因放疗及化疗后瘀毒未清，瘀血与邪毒凝聚，结于肺脏，阻于气道的话，则气短、喘促、发绀、胸部闷痛，肺失肃降则咳嗽不爽，热伤于肺络则痰中带血，适宜使用第一种治疗手法，行气活血，化痰软坚。"宣肺化瘀汤"治之：麻黄（9 g）、甘草（10 g）、鱼腥草（30 g）、地龙（18 g）宣肺化痰，丹参（18 g）、赤芍（18 g）、红花（10 g）、全虫（10 g）、蜈蚣（3条）活血化瘀，夏枯草（30 g）、炒山甲（10 g）、牡蛎（30 g）、海藻（18 g）软坚散结。若服药6~8剂后，气短、胸痛明显减轻，仍咳嗽、痰中有血丝、心烦、口干、便结、舌红、脉细数，为瘀毒渐除，阴虚

痰毒之象显露时。以"养阴救肺汤"治之：沙参（30 g）、麦冬（18 g）、生地（18 g）、玄参（18 g）、牡丹皮（12 g）养阴清热，川贝（15 g）、瓜蒌（18 g）化痰散结，鱼腥草（30 g）、夏枯草（30 g）、蜈蚣（3 条）、甘草（10 g）清热解毒抗癌。若是痰血未尽，可加田七末（3 g 冲服）、白芍（12 g）以收敛止血。如果患者是因为支气管肺癌手术切除后真元大伤，而导致气阴两亏、痰热互结未消，适宜使用第二种治疗手法，益气养阴，化痰清热。用生脉散合化痰解毒之品治之：党参（30 g）、沙参（18 g）、黄芪（18 g）、麦冬（18 g）、五味子（18 g）益气养阴，山药（18 g）健脾补中，何首乌（18 g）补血，川贝（15 g）、僵蚕（15 g）化痰止咳，花粉（15 g）、全虫（10 g）、鱼腥草（30 g）清热解毒。

（四）肺脓肿

1. 抗菌治疗。选用强有力抗菌药物控制感染是急性肺脓肿的主要治疗措施。急性肺脓肿的感染细菌包括绝大多数的厌氧菌，都对青霉素敏感，疗效较佳，故最常用。剂量根据病情，严重者静脉滴注 240 万～1 000 万 U/d，一般可用 160 万～240 万 U/d，每天分 2～3 次肌内注射。在有效抗生素治疗下，3～10 d 体温可下降至正常。一般急性肺脓肿经青霉素治疗均可获痊愈。脆性类杆菌对青霉素不敏感，可用林可霉素 0.5 g，3～4 次/d 口服；或 0.6 g，2～3 次/d 肌内注射。病情严重者可用林可霉素 1.8 g 加于 5％葡萄糖注射液 500 mL 内静脉滴注，1 次/d；或克林霉素 0.15～0.3 g，4 次/d 口服；或甲硝唑 0.4 g，3 次/d 口服。嗜肺军团杆菌所致的肺脓肿，红霉素治疗有良效。抗生素疗程一般为 8～12 周，或直至临床症状完全消失，X 线片显示脓腔及炎性病变完全消散，仅残留条索状纤维阴影为止。在全身用药的基础上，加用局部治疗，如环甲膜穿刺、鼻导管气管内或纤维支气管镜滴药，常用青霉素 80 万 U（稀释 2～5 mL），滴药后按脓肿部位采取适当体位，静卧 1 h。

2. 痰液引流。祛痰药如氯化铵 0.3 g、沐舒坦 30 mg、化痰片 500 mg、祛痰药 10 mL，3 次/d 口服，可使痰液易咳出。痰浓稠者，可用气道湿化如蒸汽吸入、超声雾化吸入等以利痰液的引流。一般情况较好、发热不高者，体位引流可助脓液的排出。使脓肿部位处于高位，在患部轻拍，2～3 次/d，10～15 min/次。有明显痰液阻塞征象，可经纤维支气管镜冲洗并吸引。

3. 手术治疗。肺脓肿病程超过 3 个月、内科治疗不能减少脓腔并有反复感染、大咯血内科治疗无效和伴有支气管胸膜瘘经抽吸冲洗疗效不佳者，应采用手术治疗。

（五）各种肺炎

1. 一般支持治疗。患者应卧床休息，注意保暖，进食易消化食物。发热者应多饮水，必要时静脉补液。高热者应物理降温或用退热药。有气急、发绀等缺氧症状者，以鼻导管给氧刺激性咳嗽剧烈者可给可待因 15～30 mg，2～3 次/d。祛痰可用氯化铵、棕色合剂。

2. 抗菌药物治疗。抗生素可用于各种细菌性肺炎及预防病毒性肺炎合并细菌感染，针对致病菌并结合药敏试验用药。

（1）肺炎双球菌性肺炎：首选青霉素。成年轻症患者 80 万 U 肌内注射，3 次/d。较重者，宜 240 万～480 万 U 静脉滴注，每 6 h 1 次，重症及并发脑膜炎时，加至 1 000 万～3 000 万 U/d，均分 4 次静脉滴注。或用第一代或第二代头孢菌素类，如头孢噻吩、头孢唑啉、头孢孟多等。青霉素类及头孢菌素类用药前均应做皮肤过敏试验。对青霉素类过敏者，轻症可用红霉素 1.5 g/d 静脉滴注；或用林可霉素 2 g/d 静脉滴注。病情好转后可口服复方磺胺甲噁唑 2 次/d，2 片/次；或头孢氨苄 0.5 g，每 6 h 1 次。

（2）葡萄球菌：可用青霉素 300 万～1 000 万 U/d，分 4 次肌内注射或静脉滴注。对于院内和部分院外感染耐青霉素的葡萄球菌者，应投予 β-内酰胺抗生素，如苯唑西林、氯唑西林 4～6 g/d，分 2 次肌内注射或静脉滴注。还可用万古霉素 1～2 g/d 静脉滴注。红霉素、林可霉素或克林霉素也有一定疗效，头孢菌素类抗生素也可试用于耐青霉素的菌株。氨基糖苷类可与上述药物合用，并发脓胸、脑膜炎、心内膜炎及肾、脑、心肌转移性脓肿时，可用青霉素 1 000 万～3 000 万 U/d，分 4～6 次静脉滴注。

（3）克雷伯菌性肺炎：首选氨基糖苷类，如庆大霉素、卡那霉素、妥布霉素、阿米卡星等。哌拉西林与氨基糖苷类联用效果较好。重症宜加用头孢菌素类如头孢孟多、头孢西丁、头孢噻肟等。部分病例使用氯霉素、四环素及复方磺胺甲噁唑也有效。

（4）流感嗜血杆菌性肺炎：治疗应选择氨苄西林 100～150 mg/(kg·d) 肌内注射或静脉注射，或加用氯霉素 50～100 mg/(kg·d)。当细菌对氨苄西林耐药时可改用头孢菌素类如头孢曲松 100 mg/(kg·d) 或头孢呋辛 75 mg/(kg·d)。另外有人推荐用利福平 20 mg/(kg·d)，认为可减少儿童再次感染流感嗜血杆菌时对氨苄西林的耐药性。

（5）绿脓杆菌性肺炎：病死率高，宜联合使用抗生素。羧苄西林 20～30 g/d 静脉滴注；或采用头孢他啶、氨基糖苷类等抗生素治疗。

（6）肺炎支原体性肺炎：常用药物是红霉素，成人 500 mg，每 6 h 1 次；8 岁以下儿童 30～50 mg/(kg·d)。也可选用罗红霉素或阿奇霉素治疗。

（7）真菌性肺炎：治疗药物可选择两性霉素 B、米康唑、酮康唑、氟康唑、伊曲康唑等药物治疗。

（六）肺栓塞

1. 一般治疗。卧床休息，吸氧，严重胸痛时予以吗啡 5～10 mg 皮下注射。

2. 溶栓治疗。常用药物包括尿激酶和重组组织型纤溶酶原激活剂。采用尿激酶 2 万 U/kg 加入 100 mL 的 0.9%氯化钠或 5%葡萄糖注射液中，于 2 h 滴完，每 4 h 测 1 次活化部分凝血活酶时间，当其恢复至对照组 1.5～2.5 倍时，给予低分子量肝素 0.3～0.4 mL 皮下注射，2 次/d，共 7 d。

3. 抗凝治疗。首选肝素，其用法为 2 000～3 000 U/h 静脉滴注，继之以 1 000～1 200 U/h 维持；或用肝素 500 U/h 静脉注射，每 6～8 h 使用 1 次，24 h 后剂量减半。

4. 手术治疗。主要用于大肺动脉栓塞、处于严重休克或低氧血症经内科治疗无效者、抗凝或溶栓治疗有禁忌者。

（七）肺出血-肾炎综合征

1. 糖皮质激素和免疫抑制剂。两者联合应用，能有效地抑制抗基底膜抗体的形成，可迅速减轻肺出血的严重性和控制威胁生命的大咯血。一般可用甲泼尼龙冲击治疗，同时加用免疫抑制剂，如环磷酰胺或硫唑嘌呤；也可一开始即口服泼尼松加用免疫抑制剂如环磷酰胺或硫唑嘌呤。病情控制后，可停用免疫抑制剂，泼尼松缓慢减至维持量 5～15 mg/d 继续治疗。

2. 血浆置换疗法。联合应用免疫抑制剂和中等剂量的糖皮质激素，可有效地抑制肺出血和改善肾功能。对于急进性患者，如能在尚未发生少尿、血清肌酐＜530.4 μmol/L 之前进行，则疗效更佳。已进入终末肾脏病期、血清肌酐高于 530.4 μmol/L 需要透析治疗维持生命者，则疗效欠佳。每天置换血浆 2～4 L，时间和频度可根据循环抗基底膜抗体水平而定。再加上口服剂量的泼尼松（60 mg/d）和免疫抑制剂，80%的患者肾功能改善；对曾予冲击治疗而难于控制的肺出血，经血浆置换后，均有不同程度的缓解。

3. 肾脏替代治疗。对于常规治疗无效或治疗较迟而进入终末期肾脏病者，应予血液透析或腹膜透析以维持生命。如病情稳定，血循环抗基底膜抗体降低，可考虑肾移植。肾移植后可有复发者，其精确的发生率尚难估计，可能复发率不高。有人认为肾移植前先行双侧肾切除术，但是否能减少肾移植后复发，目前尚无足够的证据。

4. 其他。确诊为本病的患者，如肾活检证明为非可逆性损害，大剂量激素冲击疗法和血浆置换法难于控制的肺出血，可考虑双侧肾切除。既往认为抗凝治疗对病情有一定的改善作用，但新近也有学者认为抗凝治疗有加重肺出血的可能性而不宜采用。

（八）肺出血型钩端螺旋体病

1. 西医药治疗。

（1）抗感染治疗：首选青霉素 160 万 U/d，分 4 次肌内注射，疗程至少 7 d。可合用糖皮质激素，其他如庆大霉素、红霉素、多西环素、氨苄西林也可选用。

（2）对症、支持治疗：维持水、电解质平衡及补充维生素 D、维生素 C 等；出血者给予止血剂；肝功能损害者保肝治疗；心、肝、肾功能衰竭者参照有关章节治疗。

（3）后发症治疗：眼后发症可局部用药；闭塞性脑动脉炎应用大剂量青霉素和糖皮质激素及血管扩张剂。

2. 中医药治疗。

（1）热毒发黄：黄疸出血，神昏，舌红苔黄，脉弦数。治法：清热解毒退黄。方药：茵陈 15 g、大黄 15 g、生山栀 10 g、生地 30 g、丹皮 10 g、赤芍 15 g、生石膏（先煎）60 g、水牛角（先煎）15 g、白茅根 30 g。

（2）热伤肺络：烦热口渴，咳嗽咯血，胸闷胸痛，舌全苔黄，脉滑数。治法：清热泻火，凉血止血。方药：水牛角（先煎）15 g、生地 30 g、丹皮 10 g、赤芍 15 g、黄芩 10 g、黄连 10 g、生山栀 10 g、白茅根 30 g、知母 10 g、三七粉（冲）2 g。

（九）韦格内肉芽肿

1. 糖皮质激素。活动期用泼尼松 1～1.5 mg/(kg·d)，时间 4～6 周，病情缓解后减量并以小剂量维持。对严重病例如中枢神经系统血管炎、呼吸道病变伴低氧血症如肺泡出血、进行性肾功能衰竭，可采用冲击疗法：甲泼尼龙 1 g/d×3 d，第 4 天改口服泼尼松 1～1.5 mg/(kg·d)，然后根据病情逐渐减量。

2. 免疫抑制剂。

（1）环磷酰胺：通常给予每天口服 1.5～2 mg/kg，也可用 200 mg，隔天 1 次。对病情平稳的患者可用 1 mg/kg 维持。对严重病例给予 1 g 冲击治疗，每 3～4 周 1 次，同时给予每天口服 100 mg；或每 2 周给予静滴 0.6～0.8 g。

（2）硫唑嘌呤：为嘌呤类似药，有抗炎和免疫抑制双重作用，有时可替代环磷酰胺。一般用量为 1～4 mg（kg·d），总量不超过 200 mg/d。但需根据病情及个体差异而定，用药期间应监测不良反应。

（3）氨甲喋呤：一般用量为 10～25 mg，一周 1 次，口服、肌注或静注疗效相同，如环磷酰胺不能控制可合并使用之。

十二、最新进展

（一）应用材料和器械

新型气道内双腔球囊导管，其阀门系统可与导管分离，导管全长 170 cm，直径 2 mm，其末端包绕乳胶球囊（直径最大膨胀至 21 mm）。阀门系统有两个开口，一是带阀门的通向球囊的开口，最多可注入 3 mL 的 0.9% 氯化钠以膨胀球囊；二是导管开口，设有阀门可注入药物和清洗积血。放置球囊所需器械为纤支镜，其工作通道直径为 2.8 mm。

（二）操作方法

1. 做好术前准备。

2. 以 2% 利多卡因做咽喉部充分局麻 20 min。

3. 先经鼻插入纤支镜，根据气道内血迹仔细寻找并确定出血部位后，从纤支镜活检孔（即工作通道）注入 2% 利多卡因 3 mL 局部麻醉支气管黏膜，将预先涂有利多卡因胶浆的球囊导管通过纤支镜工作通道准确送至出血部位，用注射器向球囊注入 0.9% 氯化钠，当球囊膨胀扩张至恰好堵塞管腔、压迫出血部位、镜下确定出血停止后，准确记录注入的液体量，先拆除阀门系统，缓缓退出纤支镜，再装上阀门，及时向球囊内注入 0.5 mL 液体，以补充重新安装阀门后球囊内液体的自然损失。

4. 经口插入纤支镜到达出血部位，确认球囊膨胀情况后退出。

5. 于鼻翼处用丁型胶布固定导管并记录导管在鼻孔外的刻度。

6. 术后 1 h 开始通过鼻侧导管开口抽吸所压迫管腔的积血和分泌物，如仍有新鲜血吸出，则缓慢注入凝血酶 200 U。再每 2 h 重复上述操作 1 次，直至无血性分泌物抽出。每 6～8 h 放空球囊液体 15 min，防止局部黏膜坏死。注意注药前明确球囊未破裂并且处于膨胀状态；先缓慢注入少量利多卡因后再注药，可防止刺激咳嗽使球囊导管移位失去压迫作用而降低疗效。

（三）气道内双腔球囊导管特殊优点

可于纤支镜直视放置，以达到准确压迫出血部位、立即止血、防止窒息的目的。同时由于其阀门系统可拆卸，便于纤支镜退出后球囊导管留置体内发挥其压迫止血作用。阀门系统的导管开口，可长时间监测出血情况，必要时注入药物。

张在其　方向韶　张海涛　黄子通

第二节　自发性气胸

一、基本概念

胸膜腔为不含气体的密闭的潜在腔隙，当气体进入胸膜腔，造成积气状态，称为气胸。气胸分为自发性、外伤性和医源性三类。自发性气胸又分成原发性和继发性，前者常发生在无基础肺疾病的健康人，后者常发生在有基础肺疾病如慢性阻塞性肺病的患者。外伤性气胸系胸壁的直接或间接损伤所致，医源性气胸由诊断和治疗操作所致。发生气胸后，胸膜腔内负压可变成正压，致使静脉回心血流受阻，产生程度不同的心、肺功能障碍和相应的症状。

二、常见病因

自发性气胸分为原发自发性气胸和继发自发性气胸。常见病因分述如下。

（一）原发自发性气胸

即特发性气胸，多见于无基础肺病和体型瘦长的年轻人，发生机制主要是肺尖部胸膜下存在肺大疱，此种胸膜下肺大疱的原因尚不清楚，可能与吸烟、身高和小气道炎症有关，也可能与非特异性炎症瘢痕或弹性纤维先天性发育不良有关。在用力屏气等肺内压增高的情况下造成肺大疱的破裂，发生气胸。

（二）继发自发性气胸

多见于有基础肺部病变者，由于病变引起细支气管不完全阻塞，形成肺大疱破裂，导致气胸发生。常见病变有慢性阻塞性肺病、支气管哮喘、肺结核。其他疾病有肺化脓性病变、支气管胸膜瘘（常出现液气胸、肺间质纤维化、恶性肿瘤、子宫内膜异位）。此外机械通气所致的气压伤，是因为正压机械通气时，肺内压增加，造成肺泡破裂而发生气胸。

三、发病机制

1. 胸膜下肺大疱的破裂，发生气胸，多见于瘦高体型的男性青年。

2. 继发于基础肺部病变，如慢性阻塞性肺病、支气管哮喘、肺结核。

3. 偶因胸膜上有异位的子宫内膜，脱落时发生气胸。

4. 肺脏层胸膜破裂或胸膜粘连带撕裂，使其中的血管破裂，可形成血气胸。

四、临床特征

（一）临床类型

1. 闭合性气胸（单纯性气胸）。胸膜破裂口较小，随肺萎缩而关闭，空气不再继续进入胸膜腔。抽气后，压力下降而不复升，表明其破裂口不再漏气。胸膜腔内残余气体将自行吸收，压力即可维持负压，肺也随之复张。不必特殊治疗，一般很少引起严重后果。

2. 交通性气胸（开放性气胸）。破裂口较大或因两层胸膜间有粘连或牵拉，使破口持续开启，吸气与呼气时，空气自由进出胸膜腔。抽气后观察数分钟，压力维持不变。

3. 张力性气胸（高压性气胸）。破裂口呈单向活瓣或活塞作用，吸气时胸廓扩大，胸膜腔内压力变小，呼气时胸膜腔内压升高，压迫活瓣使之关闭，可发生纵隔摆动，最终影响呼吸和循环，危及生命。

（二）临床表现

1. 症状。起病前患者有持重物、屏气、剧烈体力活动等诱因。也有在睡眠中发生气胸者。突感一侧胸痛、气促、憋气，可有咳嗽。小量闭合性气胸通常先有气促，数小时后渐趋平稳。若积气量大或原已有较严重的慢性肺疾病者，则呼吸困难明显，甚至不能平卧。如果侧卧，则被迫使气胸患侧在上，以减轻呼吸困难。呼吸困难的程度与积气量多少及原来肺内病变范围有关。张力性气胸时，迅速出现严重呼吸循环障碍，患者表情紧张、胸闷、挣扎坐起、烦躁不安、发绀、冷汗、脉速、虚脱、心律失常，甚至发生意识不清、呼吸衰竭。

2. 体征。体检显示气管向健侧移位，胸部有积气体征，患侧胸部隆起，呼吸运动与触觉语颤减弱，叩诊呈过度清音或鼓音，听诊呼吸音减弱或消失。右侧气胸可使肝浊音界下降。有液气胸时，相应部位呼吸音减弱或消失。血气胸如失血量过多，可使血压下降，甚至发生失血性休克。

3. 为了便于临床观察和处理，根据临床表现把自发性气胸分成稳定型和不稳定型，稳定型气胸的表现需符合以下几项条件。①呼吸频率＜24 次/min；②心率为 60～120 次/min；③血压正常；④呼吸室内空气时动脉血氧饱和度＞90%；⑤两次呼吸间说话成句。

五、辅助检查

胸部 X 线片检查是诊断气胸的重要方法，可显示肺受压程度、肺内病变情况及有无胸膜粘连、胸腔积液和纵隔移位等。纵隔旁出现透光带提示有纵隔气肿。气胸线以外透亮度增高，无肺纹可见。大量气胸时，肺脏向肺门回缩呈弧形或分叶，与中央型支气管肺癌鉴别。CT 上气胸常表现为胸膜腔内出现极低密度的气体影，伴有肺组织不同程度的压缩萎陷改变。

气胸容量的大小可根据后前位胸部 X 线片判断，侧胸壁至肺边缘的距离为 1 cm 时，约占单侧胸腔容量的 25%，2 cm 时约为 50%，故从侧胸壁到肺边缘的距离≥2 cm 为大量气胸，＜2 cm 为小量气胸。如从肺尖气胸线到胸腔顶部估计气胸的大小，则距离≥3 cm 为大量气胸，＜3 cm 为小量气胸。

六、临床诊断

1. 根据临床症状、体征及胸部影像学表现（X 线或 CT）即可做出气胸的诊断。

2. X 线或 CT 显示气胸线是确诊的依据，如果病情危重无法搬动而又无法床边照胸部 X 线片时，应立即在患侧胸部体征最明显处试穿，如抽出气体，可证实为气胸。

3. 自发性气胸如果发生在老年人和原有心、肺慢性基础疾病者，临床表现酷似其他心肺急症，必须认真鉴别。

七、诊断思路

患者突感一侧胸痛、气促、憋气、咳嗽。或者慢性肺疾病患者突发呼吸困难，不能平卧。如发生张力性气胸，迅速出现严重呼吸循环障碍，患者表情紧张、胸闷、挣扎坐起、烦躁不安、发绀、冷汗、脉速、虚脱、心律失常，甚至发生意识不清、呼吸衰竭。应考虑气胸的可能，如体检显示气管向健侧移位，胸部有积气体征，患侧胸部隆起，呼吸运动与触觉语颤减弱，叩诊呈过度清音或鼓音，听诊呼吸音减弱或消失。则进一步支持气胸的判断。此时应立即做胸部 X 线片或 CT 检查，证实气胸的诊断和严重程度并采取相应的处理措施。

八、鉴别诊断

（一）支气管哮喘与阻塞性肺气肿

支气管哮喘常有反复发作的病史，呈阵发性，阻塞性肺气肿的呼吸困难呈长期缓慢进行性加重。当支气管哮喘及肺气肿患者突发严重呼吸困难、冷汗、烦躁，一般支气管舒张药、抗炎药物等治疗效果不好，且症状加剧时，应考虑并发气胸的可能。X 线检查有助于鉴别。

（二）急性心肌梗死

急起胸痛、胸闷、呼吸困难、休克等临床表现与气胸相似，但急性心肌梗死常有高血压、动脉粥样硬化、冠状动脉粥样硬化性心脏病史等。体征、心电图、X 线检查和血清酶学检查有助于诊断。

（三）肺栓塞

有胸痛、呼吸困难、发绀等，但患者往往有咯血及低热，并常有下肢或盆腔栓塞性静脉炎、骨折、严重心脏病、心房颤动等病史，或发生于长期卧床的老年患者。体检、X 线及放射性核素检查可助鉴别。

（四）肺大疱

位于肺周边部位的肺泡在 X 线下易被误认为气胸。通常起病缓慢，呼吸困难并不严重。从不同角度做胸部透视，可见肺大疱或支气管源性囊肿为圆形透光区，在大疱的边缘看不到发丝状气胸线，泡内有细小的条状纹理，为肺小叶或血管的残遗物。肺大疱向周围膨胀，将肺压向肺尖区、肋膈角等。

九、救治方法

治疗目的：解除胸腔积气对呼吸循环的障碍，使肺尽量舒张，恢复功能。

（一）保守治疗

若气胸量<20%，且为闭合性，症状较轻，动脉血氧分压>70 mmHg 时，经保守治疗多可治愈，应严格卧床休息，酌情给予镇静、镇痛等药物，吸氧有助于胸腔内气体的吸收。

（二）排气治疗

1. 闭合性气胸，积气量少于该侧胸腔容积的 20% 时，气体在 2～3 周可自行吸收，不需抽气。气量较多、肺压缩>20% 的闭合性气胸，呼吸困难较轻、心肺功能尚好者，可选用胸腔穿刺排气。

2. 高压性气胸（即张力性气胸），病情严重可危及生命，需立即穿刺排气。可用人工气胸器同时测压及排气。气量较多时，每天或隔天抽气 1 次，每次抽气不超过 1 L。

3. 张力性气胸、交通性气胸，或心肺功能较差、自觉症状重的闭合性气胸，无论其肺压缩多少，均应尽早行胸腔闭式引流。反复发生的气胸，也应首选胸腔闭式引流。为确保有效持续排气，通常应用胸腔闭式水封瓶引流。

4.复发性气胸和难治性气胸的处理。手术或经胸腔镜结扎肺大疱或切除病变肺组织或胸膜粘连术。

（三）并发症及其处理

1.脓气胸。由金黄色葡萄球菌、铜绿假单胞菌等引起的坏死性肺炎、肺脓肿、干酪性肺炎等可发生。积极使用抗生素（全身与局部），必要时应根据具体情况考虑手术。

2.血气胸。胸膜粘连带内血管破裂形成。肺完全复张后，出血多能自行停止，若继续出血不止，除抽气排液及适当输血外，应考虑开胸结扎出血的血管。

3.纵隔气肿与皮下气肿。高压气体进入纵隔，又进入皮下组织和胸腹部皮下，可引起皮下气肿。X线可见皮下和纵隔旁缘透明带。皮下气肿及纵隔气肿随胸腔内气体排出减压而自行吸收。吸入浓度较高氧可增加纵隔内氧浓度，有利于气肿消散。若纵隔气肿张力过高影响呼吸及循环，可做胸骨上窝穿刺或切开排气。

十、诊疗探索

（一）影像学诊断的探索

胸部X线片是最常应用于诊断气胸的检查方法，但其检出气胸的敏感性较CT差。尤其是高分辨CT能克服众多不利因素，在诊断<0.5 cm的病变时，准确性大为提高。根据同侧肺大疱数量和伴有双侧气肿样改变积分，胸部CT还可预测气胸复发的危险性。

（二）治疗的探索

1.吸氧。吸氧能使气体吸收率提高3倍，气胸量大时吸收率增加更明显。因为吸氧提高了胸腔和组织之间气体的压力梯度，在促进氧气吸收同时，也促进了胸腔内其他气体的吸收。此外，发生气胸后可伴有通气/灌注比例失调、解剖分流和无效腔，而且在施行引流术后通气灌注比例可暂时发生恶化，需30～90 min后才改善，更强调吸氧治疗的必要性。因此吸氧应成为气胸治疗的基本措施，通常吸氧量为3～6 L/min。

2.胸腔闭式引流。胸腔闭式引流术简单易行，适用于经单纯抽气治疗失败的绝大部分患者，是目前治疗各种气胸最为常用的方法。胸腔引流管留置时间一般不超过10 d，通过观察气泡判断漏气情况，在气泡消失后停止吸引并闭管观察24 h，胸部X线片复查若无气胸，观察1 d出院。若10 d后气胸仍存在，进行手术或经胸腔镜喷洒滑石粉治疗。传统主张在引流后当漏气不止或肺未能复张时，应持续负压吸引5～7 d。但有研究表明，在胸管引流后5 h和48 h停止漏气的患者，复发率约62%；而当持续漏气时间>48 h，不论是原发性自发气胸还是继发性自发气胸，即使延长胸管引流和吸引时间也很难使漏气停止。因此，在胸管引流48～72 h后漏气仍未停止，应采取更为积极的治疗措施。为了尽早发现漏气停止，以便及时撤除胸管，有人设计了一种能够检出漏气量减少仅0.01 L的吸引泵，从而使吸引时间从8.1 d减少至4.8 d，住院时间从10 d缩短为6.5 d。其效益来自准确掌握漏气情况，克服了在漏气尚未停止就夹闭胸管或在漏气停止后仍进行无效引流的不足。

3.胸膜硬化治疗（胸膜粘连术）。由于气胸痊愈后易复发。近年有人主张在漏气停止、肺复张后经胸管注入化学药物以防止高危病例的气胸复发。除非存在较大量气体可能阻碍药液的自由分布，注药后是否转动体位并不影响药液在胸腔内的分布。选择药物时需注意药效、应用途径和毒性反应。由于四环素已退出市场，临床已转向使用米诺环素和多西环素。动物研究显示3种药物的致胸膜纤维化作用，胸膜粘连的临床疗效大致相等。多西环素剂量为250～2 000 mg，米诺环素为300 mg。近年治疗气胸时，滑石粉大有取代抗菌药物的趋势，据综合分析，滑石粉预防气胸复发的疗效高达91%。治疗不良反应包括发热、胸痛和脓胸。常用剂量为5 g/次，以干粉喷洒或混悬剂注入胸腔的疗效相同。剂量过大可能引起急性呼吸窘迫综合征。肺大疱直径<2 cm容易导致治疗失败。若病情并不限制使用小口径胸管，经小口径胸管进行胸膜粘连术的疗效与大口径胸管相同。

4.手术治疗。剖胸或胸腔镜术间结合其他操作是预防自发性气胸复发的主要手段。如剖胸术间进行胸膜机械性摩擦或胸膜剥离术后的气胸复发率可分别降低至2%～5%和1%。两种操作的目的都是为了消除大疱促使裂口愈合。适应证包括：持续漏气、复发性气胸、自发性双侧气胸及首次发生气胸但从事高危职业的患者，如潜水员或飞行员。

5. 胸腔镜下消除大疱的方法。包括电凝、激光、缝合结扎、钳夹器械、通过机械摩擦、药物或滑石粉促使胸膜硬化。与剖胸术比较，胸腔镜手术治疗的优点包括肺复张更快、术后发生肺功能不全的危险性减少、疼痛减轻、住院时间缩短。平均随访时间为4年的研究表明，经剖胸术结合机械胸膜剥离术（肺尖和全部）和大疱切除术治疗后的气胸复发率<1%。223例手术的严重并发症为3.8%，包括死亡3例，均系接受全胸膜剥离术的病例，呼吸衰竭4例，大出血2例。原发疾病为慢性阻塞性肺病的患者并发症的危险性显著增加。目前认为全胸膜剥离术加大疱切除术仍然是预防气胸复发的最好方法。

十一、病因治疗

原发自发性气胸：发生机制主要是肺尖部胸膜下存在肺大疱。可应用胸腔镜或手术切除胸膜下肺大疱，防止复发。

继发自发性气胸：多见于有基础肺部病变者，由于病变引起细支气管不完全阻塞，形成肺大疱破裂，导致气胸发生。常见病变有慢性阻塞性肺病、支气管哮喘、肺结核。其他疾病有肺化脓性病变、支气管胸膜瘘（常出现液气胸、肺间质纤维化、恶性肿瘤、子宫内膜异位）。此外机械通气所致的气压伤，是因为正压机械通气时，肺内压增加，造成肺泡破裂而发生气胸。因此，尽量控制好上述基础病变，可减少气胸的发生。

十二、最新进展

自发性气胸的发病率呈上升趋势。部分病例可在首次发病后第1个月内复发。若无有效预防措施，5年内的复发率，原发性自发性气胸为28%，继发性自发性气胸为43%。

（一）影像学诊断的进展

1. CT检查的优势。虽然胸部X线片是最常应用于诊断气胸的检查方法，但其检出气胸的敏感性显然不如CT。据最近的CT研究表明，在无吸烟史、无抗胰蛋白酶缺乏症的原发性自发性气胸患者中，伴有双侧气肿样改变的比例高达80%，而无原发性自发性气胸对照组未检出双侧气肿样改变，显示在发现气胸病因方面CT也占有优势。CT检出气胸的敏感性受扫描器、层厚和观察者经验等因素的影响。高分辨CT能克服众多不利因素，尤其在诊断<0.5 cm的病变时，准确性大为提高。根据同侧肺部大泡数量和双侧气肿样改变积分，CT还可预测气胸复发的危险性。

2. CT在气胸定量方面的意义。胸部X线片气胸定量的准确性较差，有研究表明CT气胸定量的诊断准确性非常高。虽然部分学者主张根据气胸范围指导治疗，但多数强调治疗的决定应综合临床资料，而不仅仅是胸部X线片和CT发现的气胸量大小。

（二）治疗的进展

1. 单纯观察和单纯抽气。

（1）经严格选择，无呼吸困难、气胸量<15%的小型气胸可单纯观察待其自行吸收。但部分患者因为病情进展仍需要安置胸管引流。简单观察等待气胸自行吸收的方法无创伤，容易为患者接受。但如何监测气胸进展，避免延误病情，及时发现需要安置胸管的病例十分重要，然而迄今尚缺乏可靠指标。因此只限用于对其他治疗存在禁忌证的病例，如凝血功能异常、重度免疫功能抑制和临终病例。

（2）经局部消毒和麻醉后，在锁骨中线第2肋间或腋前线第4、5肋间置入一小号导管，与三通接头相连接，进行抽气，直至不能抽出气体或发生突然咳嗽时停止。术毕停留导管，可根据胸部X线片结果决定是否再抽气。凡单侧气胸量超过15%的自发性气胸患者可首先考虑这一治疗。其优点是简单和费用低廉。不足之处是不能防止复发。抽气治疗失败者应安置胸管治疗。最近一项研究认为，治疗自发性气胸住院患者，延迟 72 h 抽气（以等待肺实质裂口愈合）的疗效与立即安置胸管相近，主张抽气作为一线治疗。但 10 d 内气胸未复发的成功率与胸管组相比较低，分别为 67％ 和 93％。为了识别抽气治疗能够治愈的病例，有人主张让患者吸入同位素标志的气体，胸腔内不出现这种气体的患者经抽气治疗即可治愈。但方法烦琐，费用昂贵，实用价值较小。由于单纯抽气治疗的失败率较高，而且难以预测治疗结果，其临床应用价值比较有限。

2. 胸管引流。

（1）作用：胸管引流术简单易行，适用于经单纯抽气治疗失败的原发性自发性气胸和绝大部分继发性自发性气胸患者，是目前治疗各种气胸最为常用的方法。

（2）胸管的大小：选取胸管的大小取决于若干因素，包括持续漏气的可能性、漏气量的大小，以及是否应用或准备使用通气治疗等。机械通气会增加气胸量。虽然有使用＜14 号小口径胸管治疗成功的报道，但小口径胸管有易堵塞、脱出、气胸量较大时引流不畅等缺点，仅适用于漏气量较小、未使用机械通气和容易发生导管堵塞的非渗出性胸腔积液病例，准备机械通气应使用≥28 号大口径胸管。

（3）与胸管相连接的装置：安置胸管后若漏气持续而肺又未复张应连接引流装置。通常先进行引流，若漏气不停止再连接负压吸引。

杨正飞 王吉文 钱 欣 刘仁水 张在其

第三节 哮喘持续状态

一、基本概念

支气管哮喘发作持续 24 h 以上，经治疗仍不能缓解，称为哮喘持续状态。此时患者呼吸困难，呼吸时张口点头，十分痛苦，口唇发绀，满头冷汗，烦躁不安，呈"端坐呼吸"，严重者可昏迷甚至死亡。哮喘持续状态并不是一个独立的支气管哮喘类型，而是它的病理生理改变较严重，如果对其严重性估计不足或治疗措施不适当常有死亡的危险。患者的临床表现：患者不能平卧、心情焦躁、烦躁不安、大汗淋漓、讲话不连贯、呼吸频率＞30 次/min、胸廓饱满、运动幅度下降、辅助呼吸肌参与工作（胸锁乳突肌收缩、三凹征）、心率＞120 次/min，常出现奇脉（＞25 mmHg），可出现成人的呼气峰流速低于本人最佳值的 60％ 或＜100 L/min、动脉血氧分压＜60 mmHg、动脉血二氧化碳分压＞45 mmHg、血 pH 值下降，X 线表现为肺充气过度。

二、常见病因

（一）引起哮喘持续状态的原因

1. 支气管哮喘合并呼吸道感染或感染没及时控制，因炎症反应不断的刺激，使支气管局部充血肿胀、分泌物增多及支气管平滑肌痉挛，故一般支气管解痉剂难以奏效。

2. 周围环境中某些过敏原物质的持续存在和吸入，使患者支气管一直处于高反应状态。

3. 患者发作时出汗过多、张口呼吸及应用茶碱类药物后的利尿作用，使体内水分损失较多，致使痰液变黏稠，阻塞大小气道，形成恶性循环。

4. 某些药物使用不当，如突然停用糖皮质激素等。

5. 严重缺氧、二氧化碳潴留、酸中毒、电解质代谢紊乱等，使支气管解痉剂起不到应有的疗效。

6. 由于精神紧张、情绪反应、饮食过敏或其他疾病的影响等综合因素。

（二）诱发支气管哮喘的因素

1. 接触过敏原。过敏原种类很多，一般来自体外，如植物的花粉、房屋的尘土、螨虫、工业粉尘、动物毛屑、鱼、虾、油漆、染料等。

2. 呼吸道感染。如肺、支气管、气管、鼻旁窦炎症感染。

3. 气候改变。寒冷季节发病率增加，因为秋冬气候转变较频繁而且又多骤变，病毒性呼吸道感染较多；有些可以致敏的植物花粉，在春秋二季分布浓度增高；温度、湿度高的时候容易使细菌繁殖；气压低的时候可以使花粉、有害粉尘、刺激性气体等聚集在地面，浓度增加，容易吸入。

4. 精神因素。情绪激动、条件反射可以诱发支气管哮喘。

5. 其他因素。冷空气、煤气的物理、化学性刺激，剧烈运动或咳嗽后，某些药物如阿司匹林、吲哚美辛等，都可能诱发支气管哮喘。

三、发病机制

1. 近年来认为支气管哮喘是持续支气管壁炎症病变引起支气管黏膜高反应性，这些炎症，不仅限于病毒或细菌所致，也包括了变态反应、免疫及化学物质所引起细胞损害，使支气管收缩、黏膜水肿及分泌亢进，以致气道发生广泛狭窄，形成呼气性喘鸣、呼气延长及呼气性呼吸困难，反复发作。哮喘持续状态指的是常规治疗无效的重症支气管哮喘发作，持续时间一般在 24 h 以上。死于支气管哮喘的尸检资料表明，最显著的异常是肺的过度膨胀，气道内有广泛的黏液栓，由黏液、脱落的上皮细胞和炎症细胞所组成。气道壁增厚，有大量的嗜酸性粒细胞浸润，平滑肌和黏膜下腺体肥厚和增生，从而导致弥散性气道狭窄。弥散性气道狭窄所带来的病理生理改变是最大呼气流速减低、气道阻力增加和肺容积增加。肺容积的增加其主要原因是狭窄周围气道的提前关闭，因而呼气延长，在吸气开始时肺泡内的气体尚未完全排出，呼气末肺泡内呈正压，这种现象称为"内源性呼气末正压"或"autoP-EEP"，其结果是功能残气量增加。功能残气量和气道阻力的增加使肺泡压逐渐加大，有时肺泡破裂而出现气胸和纵隔气肿。肺的过度膨胀使膈肌处于低平位置，膈肌活动在不利的机械位置上常常收缩无力，因而辅助呼吸肌参与呼吸活动。此外，通气分布实验表明，重症支气管哮喘发作时，气道通气分布极不均匀，这种不均匀的通气势必造成通气/血流比例不均匀，既可引起高 V/D 区域，也可引起低 V/D 区域。前者导致生理无效腔扩大（往往由于过度充气的肺区域使血管受压血流减少）；后者导致肺内分流和低氧血症。哮喘持续状态对循环系统的影响主要与胸腔内压增高和肺过度膨胀有关。用力呼气时胸膜腔内压明显增加，右心回心血量减少，而吸气期形成的巨大负压又使右心回心血量明显增加，右室充盈增加，室间隔左移，使舒张期左室充盈不全，这样，胸内压在呼气与吸气过程中的大幅度变化而引起奇脉。此外，肺泡压的升高使肺小血管受压，为了维持肺循环，肺动脉压必须高于肺泡压，因此肺动脉压升高，右室负荷过重。重度支气管哮喘患者的肺泡和动脉血二氧化碳分压呈特征性地低于正常，说明维持呼吸的驱动力明显增加，试图利用通气的增加来抵偿肺泡-动脉氧压差加大所致的低氧血症。因此，肺泡过度通气是支气管哮喘急性发作的典型表现。当出现动脉血二氧化碳分压升高，提示严重的气道阻塞、呼吸肌疲劳或全身疲劳，需要采取紧急抢救措施。

2. 乳酸性酸中毒常在哮喘持续状态时出现，提示呼吸肌发生疲劳，严重的呼吸衰竭即将出现。乳酸水平的增高原因：①周围组织缺氧；②呼吸肌负荷过重，呼吸肌内乳酸的产生增多。除乳酸升高以外，肌酸磷酸激酶活性升高也是呼吸肌剧烈活动的代谢标志。哮喘持续状态常有两者的同时升高。

3. 哮喘持续状态的主要表现是呼吸急促，多数患者只能单音吐字，常心动过速、肺过度充气、喘鸣、辅助呼吸肌收缩、奇脉和出汗。

（1）诊断哮喘持续状态需排除心源性哮喘、慢性阻塞性肺病、上呼吸道梗阻或异物及肺栓塞。测定气道阻塞程度最客观的指标是呼气峰流速和（或）第 1 秒用力呼气肺活量。

（2）提示支气管哮喘危重的临床指征：充分药物治疗下病情仍恶化；呼吸困难影响睡眠和说话；辅助呼吸肌收缩；意识改变；气胸或纵隔气肿；脉率＞120 次/min；呼吸频率＞30 次/min；奇脉＞25 mmHg；第 1 s 用力呼气肺活量＜0.5 L；用力肺活量＜1 L；呼气峰流速＜120 L/min；动脉血氧分压＜60 mmHg；动脉血二氧化碳分压＞45 mmHg。

四、临床特征

哮喘持续状态患者的临床表现：患者不能平卧、心情焦躁、烦躁不安、大汗淋漓、讲话不连贯、呼吸频率＞30 次/min、胸廓饱满、运动幅度下降、辅助呼吸肌参与工作（胸锁乳突肌收缩、三凹征）、心率＞120 次/min，常出现奇脉（＞25 mmHg），可出现成人的呼气峰流速低于 60％或＜100 L/min，动脉血氧分压＜60 mmHg、动脉血二氧化碳分压＞45 mmHg、血 pH 值下降，X 线或胸部 CT 表现为肺充气过度、气胸或纵隔气肿，心电图可呈肺型 P 波、电轴右偏、窦性心动过速。病情更危重者嗜睡或意识模糊、胸腹呈矛盾运动（膈肌疲劳）、哮鸣音可从明显变为消失。多数支气管哮喘患者的肺功能是在几天内逐渐恶化的，但也有少数患者的支气管哮喘急性发作病情演变迅速，在几分钟到数小时内即可出现呼吸、循环衰竭危象。因此有人将发生急性呼吸衰竭的支气管哮喘分成两类，即急性重症支气管哮喘和急性窒息性支气管哮喘。

五、辅助检查

（一）血液检查

嗜酸性粒细胞增高，并发感染时白细胞总数升高及中性分叶比例增高。

（二）痰液检查涂片

见较多嗜酸性粒细胞，可见尖棱结晶、黏液栓。

（三）呼吸功能检查

有关呼气流速的全部指标均显著下降。

（四）动脉血气分析

动脉血氧分压降低，动脉血二氧化碳分压下降，pH 值上升，表现呼吸性碱中毒。重症支气管哮喘，病情进一步发展，可有缺氧及 CO_2 潴留，动脉血二氧化碳分压上升，表现呼吸性酸中毒。如缺氧明显，可合并代谢性酸中毒。

（五）胸部 X 线检查

可见两肺透亮度增加，呈过度充气状态；在缓解期多无明显异常。如并发呼吸道感染，可见肺纹理增加及炎性浸润阴影。同时要注意是否有肺不张、气胸或纵隔气肿等并发症的存在。

（六）其他

特异性变应原补体检测试验、皮肤敏感试验等可有帮助。

六、诊断思路

1. 当患者出现不能平卧、心情焦躁、烦躁不安、大汗淋漓、讲话不连贯、呼吸频率＞30 次/min、胸廓饱满、运动幅度下降、出现三凹征、心率＞120 次/min、奇脉等症状时，要考虑哮喘持续状态。

2. 并进一步做 X 线或胸部 CT、肺功能、心电图和动脉血气分析等检查。结果显示呼气峰流速低于 60％或＜100 L/min，动脉血氧分压＜60 mmHg、动脉血二氧化碳分压＞45 mmHg、血 pH 值下降，X 线或胸部 CT 表现为肺充气过度、气胸或纵隔气肿，心电图可呈肺型 P 波、电轴右偏、窦性心动过速。

3. 排除心源性哮喘、慢性阻塞性肺病、上呼吸道梗阻或异物及肺栓塞的情况下，并用常规治疗无效的重症支气管哮喘发作，持续时间一般在 24 h 以上，可确诊哮喘持续状态。

病情更危重者嗜睡或意识模糊、胸腹呈矛盾运动（膈肌疲劳）、哮鸣音可从明显变为消失。当出现动脉血二氧化碳分压升高，甚至正常的动脉血二氧化碳分压均提示严重的气道阻塞、呼吸肌疲劳或全身疲劳，需要采取紧急措施。

七、临床诊断

（一）支气管哮喘的诊断依据

1. 反复发作的喘息、呼吸困难、胸闷或咳嗽，多与接触变应原、冷空气、物理性刺激、化学性刺激、病毒性上呼吸道感染、运动等有关。

2. 发作时在双肺可闻及散在或弥散性、以呼气相为主的哮鸣音，呼气相延长。

3. 上述症状可经治疗或自行缓解。

4. 症状不典型者至少应有下列三项中的一项阳性：①支气管激发试验或运动试验阳性；②支气管舒张试验阳性；③呼气流量峰值日内变异率或昼夜波动率≥10%。

5. 排除其他疾病所引起的喘息、胸闷和咳嗽。

（二）诊断要点

1. 主要症状、体征（必须反复出现＞3 次）：①喘息、气短或胸闷；②阵发性咳嗽；③肺部出现哮鸣音。

2. 参考条件：①喘息发作往往有一定好发季节（春、秋季最多）或时间特点（夜间发作多、重）；②有相应诱发原因；③往往有个人或家族（指一、二级亲属）过敏史。

3. 应用支气管扩张剂后，喘息症状将得到减轻或缓解。第 1 秒用力呼气肺活量可增加 15% 以上。

（三）哮喘持续状态

支气管哮喘发作时出现严重呼吸困难，端坐呼吸，呼吸频率开始变慢，肺部呼吸音及哮鸣音减低甚至消失，发绀严重，供氧不见改善，说话困难，大汗淋漓，肢端发冷，心率速，脉细、速、弱，甚至意识不清。在合理应用拟交感神经药物和茶碱类药物，超过 24～48 h 不能缓解，呈一种持续性的重症支气管哮喘状态，结合有反复支气管哮喘发作史者，也可因呼吸衰竭或循环衰竭而致死。

八、鉴别诊断

（一）心源性哮喘

常见于左心力衰竭，多有高血压、冠状动脉粥样硬化性心脏病、风心病等病史和体征。阵发性咳嗽，常咳出粉红色泡沫痰，两肺可闻广泛的湿啰音和哮鸣音，左心界扩大，心率增快，心尖部可闻及奔马律。胸部 X 线检查时，可见心脏增大，肺瘀血征。可先注射氨茶碱缓解症状。

（二）喘息型慢性支气管炎

多见于中老年人，有慢性咳嗽史，喘息长年存在，有加重期。有肺气肿体征，两肺可闻及湿啰音。

（三）支气管肺癌

中央型支气管肺癌致支气管狭窄伴感染或类癌综合征时，可出现喘鸣样呼吸困难。支气管肺癌的呼吸困难及喘鸣症状进行性加重，常无诱因，咳嗽可有血痰，痰中可找到癌细胞。胸部 X 线摄片、CT 或磁共振成像检查或纤支镜检查常可明确诊断。

（四）变态反应性肺浸润

多有致病原接触史，致病原因为寄生虫、花粉、职业粉尘等。症状较轻，患者常有发热，胸部 X

线检查可见多发性、此起彼伏的淡薄斑片浸润阴影，可自发消失或再发。

（五）肺栓塞

有胸痛、呼吸困难、发绀等，但患者往往有咯血及低热，并常有下肢或盆腔栓塞性静脉炎、骨折、严重心脏病、心房颤动等病史，或发生于长期卧床的老年患者。体检、胸部增强 CT 及放射性核素检查可助鉴别。

九、救治方法

（一）吸氧

可用鼻导管、面罩吸氧，严重时呼吸机给氧，吸氧时湿化。

（二）支气管扩张剂联合应用

包括吸入 β-受体激动剂或口服长效 β-受体激动剂，并给予氨茶碱 0.25 g 加 25%～50% 葡萄糖注射液 40～60 mL 缓慢静脉注射，并于 30 min 后以每小时 1 mg/kg 的剂量静脉滴入，持续 5 h，同时给氢化可的松或者甲泼尼龙等激素治疗。

（三）祛痰和排痰

畅通呼吸道，减轻痰液对呼吸道的刺激与阻塞。补充体液、纠正脱水是重症支气管哮喘祛痰最重要措施。根据病情，每天补液 2 000～3 000 mL（40～60 滴/min）。

（四）纠正酸碱失衡及电解质紊乱

可根据动脉血气分析及血生化检查，决定补给剂量，维持水电解质酸碱平衡。

（五）抗感染

选择有效的抗生素，积极控制感染。

（六）处理呼吸衰竭

可给予机械通气治疗。

（七）处理并发症

如有气胸、纵隔气肿、心力衰竭等并发症应积极处理。

（八）其他

祛除病因及诱因；中医中药治疗；脱离变应原，消除病因。

十、诊疗探索

1. 长期以来，人们对支气管哮喘的治疗进行着不断的研究和探索，取得了一定进展，最近人们提出了一些治疗支气管哮喘的新药物，其中包括靶位治疗，即阻断支气管哮喘发病机制中的某些环节，为进一步控制支气管哮喘症状、改善预后提供了可能。

2. 对于哮喘持续状态来说，由于其发病急，是临床急症，如不及时抢救，患者会在短时间内死亡，所以寻找一种快速解除支气管痉挛、迅速缓解支气管哮喘症状的药物或治疗方法，具有重要的临床意义。近年来，国内外应用硫酸镁治疗支气管哮喘已陆续有报道，但对于硫酸镁治疗支气管哮喘的确切疗效和作用机制，目前尚没有突破性进展。

3. 诊疗和护理过程中还应注意以下几方面。

（1）环境保持：保持病室适宜的温度、湿度，注意室内空气流通，不用羽毛枕头、羊毛毯，避免接触一切可疑的变应原，晚间护理时防止尘土飞扬，床单采用湿式打扫，以免患者吸入尘埃而诱发或加重支气管哮喘。

（2）体位调节：协助患者采取适宜的体位，可取半卧位或坐位，并设置带床上小桌的床，使患者能舒适地伏在床上小桌上休息，从而使患者感觉通气轻松。

（3）药物预防：根据病情的需要，使用糖皮质激素，如甲泼尼龙等药物在睡前使用，从而降低迷走神经的兴奋性，预防支气管哮喘的发作。

（4）心理调节：夜间护士做好床头交接班，定时巡回。如发现患者紧张、烦躁、恐惧等，护士必须采用温和的态度为患者提供服务，安慰患者，提供良好的心理支持，使其产生信任和安全感，患者身心得到放松，情绪稳定，有利于症状缓解。

（5）通畅气道：加强排痰和湿化，以保持呼吸道的通畅。因夜间易发生痰液浓缩及积聚，加之排痰功能的降低，咳嗽、咳痰反射的减弱，呼吸道分泌物难以排出，使气道阻力增加，从而使肺的呼吸功能减弱，加重病情。

十一、病因治疗

支气管哮喘是一种气道慢性变态反应性炎症，诱发因素很多，除与遗传有关外，还与过敏原感染、生物化学因素、内分泌有关，甚至心理变化也能诱发支气管哮喘发作。

1. 食物过敏。牛奶、鸡蛋、鱼、虾、蟹、贝类、花生、黄豆、巧克力等。

2. 营养不良。饮食中长期缺乏铁、锌等微量元素，可引起免疫功能下降从而诱发支气管哮喘发作。

3. 感染。呼吸道感染诱发支气管哮喘发作最为常见，尤其是婴幼儿。

4. 药物。药物引起的支气管哮喘有特异性和非特异性过敏两种，阿司匹林是引起特异性支气管哮喘的最常见药物之一。

5. 冷空气。寒冷刺激可使气道处于高反应状态，从而促发支气管哮喘。

6. 运动。大多数支气管哮喘患者在持续运动后支气管哮喘发作，剧烈的长跑最容易促使潜在性支气管哮喘发作。

7. 心理因素。兴奋、紧张、发脾气可促使支气管哮喘发作，一般来说单独的心理因素不会诱发支气管哮喘，但支气管哮喘也可导致心理障碍，两者常常互为因果。

8. 生物化学因素。尘螨、花粉、真菌、动物皮毛、昆虫排泄物（以蟑螂多见），以及各种刺激性气体如煤气、烟雾、汽车废气、油漆、涂料或粉尘。

病因治疗上应该祛除上述诱因，即祛除诱发哮喘持续状态的各种因素，同时采用下列措施。

1. 吸氧。氧流量 $4\sim5$ L/min，氧浓度以 40% 为宜，不必太浓，用面罩雾化吸入较好。

2. 应用支气管扩张剂。

（1）0.5% 沙丁胺醇雾化吸入：剂量：$1\sim4$ 岁 0.25 mL，$5\sim6$ 岁 0.5 mL，$7\sim12$ 岁 0.75 mL，>12 岁 1 mL，加蒸馏水至 2 mL，一般每隔 $6\sim8$ h 吸入，如病情严重，开始阶段可隔 $1\sim2$ h 雾化吸入 1 次。

（2）氨茶碱静脉滴注：$4\sim5$ mg/kg，加入葡萄糖注射液中静脉滴入，6 h 后可重复给药 1 次。如在 $6\sim8$ h 内用过茶碱，开始剂量应减半。

（3）糖皮质激素应用：对降低死亡率、及早控制发作有重大意义，应用 3 h 可起到平喘作用。氢化可的松，$5\sim8$ mg/kg，每 6 h 1 次，加入 5% 葡萄糖注射液中静脉滴注，或地塞米松，0.25 mg/kg，每 6 h 1 次，加入 5% 葡萄糖注射液中静脉滴注。

（4）异丙肾上腺素的应用：上述治疗效果不显著才选用。每分钟 0.1 μg/kg 缓慢静脉滴注，每隔 $10\sim15$ min 剂量加倍，心率超过 $180\sim200$ 次/min 时应停药。一般应在 $30\sim36$ h 逐渐停药，以防支气管哮喘复发。

3. 纠正脱水及电解质紊乱。重症支气管哮喘患者易发生脱水，导致痰液黏稠不易咯出，堵塞小支气管，加重呼吸困难；同时脱水状态下，对肾上腺素常呈无反应状态。一般补液量可按 $60\sim80$ mL/（kg·d）计算，开始可用1/3～1/2等张液体,以后用1/5～1/2等张含钠液维持,有尿后补钾。哮喘持续状态常同时有呼吸性及代谢性酸中毒,呼吸性酸中毒靠改善通气来纠正,轻度代谢性酸中毒通过给氧及补液来纠正,只有存在明显的代谢性酸中毒时才补给碳酸氢钠。剂量为5%的碳酸氢钠0.5 mL/kg静脉滴注,以后根据动脉血气分析结果决定是否再使用。

十二、最新进展

(一)概念和病情评估

哮喘持续状态是指支气管哮喘严重急性发作24 h,经常规治疗症状不能改善并继续恶化或伴发严重并发症者。支气管哮喘患者急性发作的速度、严重性、恶化和持续时间极不一致。部分患者发作很突然,病情也很严重,但经治疗可迅速得到缓解;而另一些患者的支气管哮喘症状逐渐加重(很少表现为迅速恶化),但即使给予治疗,呼吸生理功能仍持续恶化,发展为重症支气管哮喘。需要注意的是,患者属于任何一级严重度,甚至间歇发作的支气管哮喘,都可以发生严重、甚至是致命的支气管哮喘发作。

(二)肺功能和动脉血气检查

对哮喘持续状态患者应及时进行肺功能和动脉血气检查,可以确定气流阻塞和严重程度,了解换气状态。肺功能测定有助于了解严重程度,并观察呼气峰流速以判断疗效。哮喘持续状态的肺活量通常<50%/预计值,第1秒用力呼气肺活量<30%/预计值,不少患者伴有低碳酸血症。若第1秒用力呼气肺活量继续降低<15%/预计值时增加2倍(第1秒用力呼气肺活量为0.5～1 L,则发生CO_2潴留和呼吸性酸中毒。随气体陷闭逐渐进展,残气量可高达预计值的400%),使呼气末肺容积增加,进一步加重呼吸困难。

(三)β₂-受体激动剂应用

1. 雾化吸入短效β₂-受体激动剂是重要的治疗措施,特别对5岁以下儿童和老年人尤其适宜。国外采用雾化吸入β₂-受体激动剂作为急性重症支气管哮喘发作的一线治疗,已广泛应用于急诊科、重症监护病房、呼吸科病房及家庭。雾化吸入短效β₂-受体激动剂的临床应用:全乐宁雾化液2.5～5 mg/次,吸入20 min,1次/2 h×4次;或5～10 mg+100 mL的0.9%氯化钠,以1～2 mg/h速率持续雾化吸入,约8 h。间隙雾化吸入和持续雾化吸入比较:间隙雾化吸入特布他林4 mg/次吸入20 min,1次/2 h×4次;持续雾化吸入特布他林16 mg,持续吸入8 h。结果:用药后血药浓度、心血管生理反应两组无显著差异。

2. 联合用药:与吸入激素合用。80例儿童支气管哮喘,急性中、重度发作者,雾化吸入沙丁胺醇+布地奈德。结果:联合用药组疗效优于单用沙丁胺醇者,尤其对治疗前未用过激素者。

3. 联合用药:与抗胆碱药合用。对没有用过β₂-受体激动剂者,合用有相加作用。对重症支气管哮喘发作者,联合用药无协同作用。对危重症患者由于卧床或活动减少而呼吸道分泌物不易排出,或胸部手术、外伤患者咳嗽受到限制者,均可通过雾化吸入祛痰剂,使黏液溶解而易于排出。

(四)气道雾化吸入疗法

进行机械通气的患者通过人工气道雾化吸入相关药物,可大大提高临床疗效。雾化吸入糖皮质激素是重症支气管哮喘治疗的首选,但危重患者必须及时采用静脉途径给药。一般认为,首次用药4～8 h后方产生疗效,但也有人观察到大部分病例用药后2 h已发生作用。甲泼尼龙在肺泡上皮衬液中的分布容积最大,浓度最高,滞留时间最长,应优先应用。推荐的剂量为甲泼尼龙60～80 mg,开始48 h每6～8 h 1次。若有效,剂量减少50%。当病情稳定后改为口服泼尼松30～60 mg/d,直至第1 s用力呼气肺活量或呼气峰流速达60%～70%预计值。

（五）茶碱治疗效果

临床应用的结果褒贬不一，有关其治疗作用存在争议。目前主张仅应用于住院的重症支气管哮喘，或经 β_2-受体激动剂、糖皮质激素和异丙托品联合应用仍无效的病例。茶碱的有效血浓度为 $10\sim15\ \mu g/mL$，$<15\ \mu g/mL$ 时很少发生不良反应，而当血清浓度达 $15\sim20\ \mu g/mL$ 时，毒副反应发生率为 $15\%\sim20\%$。因此必须密切监测血药水平。未口服茶碱者初始剂量为 $5\ mg/kg$，$30\ min$ 内注射完毕，可使血浓度达 $10\sim15\ \mu g/mL$。$30\sim60\ min$ 后测定血浓度。维持剂量为 $0.6\ mg/(kg\cdot h)$，并在用药后 $6\sim8\ h$ 再次测定血清药物浓度。

（六）氦-氧混合气应用

氦-氧混合气中氦占 $60\%\sim80\%$，比氮-氧混合气体密度低，80：20 氦-氧混合气体密度仅为空气的 1/3，通过降低气体密度而降低涡流阻力，并减少涡流的形成，能有效地缓解因为上气道梗阻而发生的呼吸窘迫，减少奇脉和降低肺泡-动脉氧梯度、增加峰呼气流速。氦还可能在更远更小的气道中发挥作用，并能有助于插管和非插管患者气雾途径给药，减少支气管肺发育不全婴儿的呼吸功能。氦-氧混合气体不适用于需要高浓度气疗的患者，此外，氦-氧混合气体有可能增加严重阻塞肺泡的气流，加重动态性肺泡过度膨胀。无创机械通气在急性呼吸衰竭中的应用渐趋增多，若能正确应用，能够减少插管机械通气的需要。但应用病例有限，目前尚不推荐普遍应用于急性支气管哮喘。

（七）其他

有人认为无创机械通气应用不当延误及时插管也可能增加病死率。强调在使用无创机械通气的同时，应做好插管通气的各种准备，以应付意外。有创机械通气适应证：应该尽量避免做出插管通气的决定，因气管插管可加重气道痉挛，正压通气会显著增加气压伤和循环衰竭的危险。发生呼吸性酸中毒即行气管插管的传统主张现已摒弃。但是，确有插管需要时，应当机立断，避免延误治疗时机，指征为发生心搏或呼吸骤停，严重低氧血症和精神状态急剧恶化为插管通气的绝对指征。经积极治疗仍持续恶化者为相对指征。不应只根据动脉血气分析做出插管通气的决定，因为伴有高碳酸血症不行机械通气也可能得到缓解。反过来，不论是否有高碳酸血症，部分高度衰竭的支气管哮喘患者仍需施行机械通气。在应用呼吸机治疗哮喘持续状态时，以医生守候床边认真观察的意义最为重要。

杨正飞　钱欣　刘仁水　张在其

第四节　急性重症感染性肺炎

一、基本概念

肺炎是指终末气道、肺泡和肺间质的炎症，可由病原微生物、理化因素、免疫损伤、过敏及药物等所致。细菌性肺炎是最常见的肺炎，也是最常见的感染性疾病之一。肺炎包括社区获得性肺炎和医院获得性肺炎。社区获得性肺炎是指在医院外罹患的感染性肺实质（含肺泡壁即广义上的肺间质）炎症，包括具有明确潜伏期的病原体感染而在入院后平均潜伏期内发病的肺炎。医院获得性肺炎，是指患者入院时不存在、也不处于感染潜伏期，而于入院 48 h 后在医院（包括老年护理院、康复院）内发生的肺炎。尽管近年来抗菌药物和肺炎疫苗应用广泛，新药层出不穷，但肺炎发病率未见降低，其中相当部分的患者发展成为重症肺炎，使死亡率居高不下。据文献报道，在美国细菌性肺炎占常见死因的第 6 位，在我国占第 5 位。重症肺炎目前尚无统一的定义，一般指在急性肺炎的发生发展过程中，出现严重的局部和（或）全身症状的一种肺炎，患者常常需要呼吸支持（急性呼吸衰竭、气体交换恶化伴高碳酸血症或持续低氧血症和循环支持、血流动力学障碍、外周低灌注），因此需要在重症监护病房接受治疗。

二、常见病因

（一）重症社区获得性肺炎的常见致病病原体

根据 2016 年国内社区获得性肺炎指南指出，需收住重症监护病房的重症社区获得性肺炎患者中，青壮年且无基础疾病的患者中常见致病菌为肺炎链球菌、金黄色葡萄球菌、流感病毒、腺病毒、军团菌等。

（二）重症医院获得性肺炎的常见致病病原体

主要包括铜绿假单胞菌、耐甲氧西林金黄色葡萄球菌、不动杆菌、肠杆菌科细菌、厌氧菌等。医院获得性肺炎病原体分布与患者特异性危险因素有一定关系。

1. 特异性危险因素。

（1）宿主：老年人、慢性肺部疾病或其他基础疾病、恶性肿瘤、免疫受损、昏迷、吸入及近期呼吸道感染等。

（2）医源性：长期住院特别是久住重症监护病房、人工气道和机械通气、长期经鼻留置胃管、胸腹部手术、长期抗生素治疗、糖皮质激素、细胞毒药物和免疫抑制剂、H_2-受体拮抗剂和制酸剂应用者。

2. 医院获得性肺炎的病原体分布与特异性危险因素的关系。金黄色葡萄球菌感染的危险因素包括：昏迷、头部创伤、近期流感病毒感染、糖尿病、肾功能衰竭及糖皮质激素治疗。医院获得性耐甲氧西林金黄色葡萄球菌感染的危险因素包括：当地耐甲氧西林金黄色葡萄球菌检出率高、耐甲氧西林金黄色葡萄球菌感染或定植病史、密切接触耐甲氧西林金黄色葡萄球菌感染患者、长期住院或在护理院生活，以及有创性治疗、透析、插管、机械通气超过 7 d，肠道营养和长期使用抗菌药物特别是氟喹诺酮类。铜绿假单胞菌感染的危险因素包括：长期住重症监护病房和机械通气、长期应用糖皮质激素、长期抗生素应用、肺结构破坏性疾病（如支气管扩张、营养不良、粒细胞缺乏、晚期获得性免疫缺陷综合征等）。军团菌感染的危险因素包括：应用糖皮质激素、地方性或流行性因素。厌氧菌感染的危险因素包括：腹部手术、可见的吸入。

三、发病机制

（一）重症肺炎的共同发病机制

病原体可通过下列途径引起社区获得性肺炎：空气吸入、血流播散、临近感染部位蔓延及上呼吸道定植菌的误吸。细菌等病原体进入下呼吸道并定植是医院获得性肺炎发生的先决条件，口咽部细菌的误吸和气管导管套囊周围细菌的漏入是细菌进入医院获得性肺炎患者下呼吸道的主要途径，而胃和鼻窦是口咽部和气管内定植菌的细菌库。一般肺炎的发病机制：细菌透过上述途径进入下呼吸道滋生繁殖，引起肺泡毛细血管充血、水肿，肺泡内纤维蛋白渗出及细胞浸润。重症肺炎的病理生理特征是肺部感染导致肺泡毛细血管损伤和肺水肿、通气/血流比例失调、肺内分流、肺顺应性降低，从而导致难治性低氧血症，最终可发生呼吸衰竭。此外，重症肺炎患者由于严重感染，释放各种血管扩张性递质并损害血管内皮，导致血管内液体向组织间隙渗漏，进而导致脓毒症性休克的发生；各种递质所引起的心肌收缩功能抑制可进一步加重循环障碍的程度。脓毒症性休克常可引起多器官功能障碍综合征。此外，病原体毒素的直接毒性作用、缺血、缺氧、内环境紊乱、血容量不足及休克、血管内皮细胞损伤等因素可导致急性肾功能损伤、中毒性肝炎、中毒性脑病和凝血功能障碍/弥散性血管内凝血等病理生理过程。

（二）按病原体划分的发病机制

1. 肺炎链球菌性肺炎。典型的病理变化分为 4 期：早期主要为水肿液和浆液析出；中期为红细胞渗出；后期有大量白细胞和吞噬细胞集聚，肺组织实变；最后为肺炎吸收消散。抗菌药物应用后，发展至整个肺叶的大叶性炎症已不多见，典型的肺实变则更少，而代之以肺段性炎症。病理特点是在整个病变过程中没有肺泡壁和其他肺结构的破坏或坏死，肺炎消散后肺组织可完全恢复正常而不遗留纤维化或肺气肿。其他细菌性肺炎虽也有上述类似病理过程，但大多数伴有不同程度的肺泡壁破坏。

2. 金黄色葡萄球菌性肺炎。细菌产生的凝固酶可在菌体外形成保护膜以对抗吞噬细胞的杀灭作用，而各种酶的释放可导致肺组织的坏死和脓肿形成。病变侵及或穿破胸膜则可形成脓胸或脓气胸，病变消散时可形成肺气囊。

3. 革兰阴性杆菌性肺炎。多为双侧小叶性炎症，常有多发坏死性空洞或脓肿，部分患者可发生脓胸。消散常不完全，可引起纤维增生、残余性化脓灶和支气管扩张等。

4. 肺炎支原体性肺炎。它通过接触感染，生长在纤毛上皮之间，不侵入肺实质，其细胞膜上有神经氨酸受体，可吸附于宿主的呼吸道上皮细胞表面，抑制纤毛活动和破坏上皮细胞，同时产生过氧化氢进一步引起局部组织损伤。其致病性可能与患者对病原体或其代谢产物的过敏反应有关。

5. 真菌性肺炎。真菌在肺内的感染途径可分为 3 种类型：①内源性感染，即从正常人口腔和上呼吸道寄生的真菌进入下呼吸道导致感染；②外源性感染，患者吸入带有真菌孢子的粉尘引起感染；③继发性感染，体内其他部位存在真菌感染，经过血行或淋巴系统播散至肺，或者邻近器官的真菌感染直接蔓延侵犯肺脏。其共同的病理改变包括过敏、化脓性炎症反应或慢性肉芽肿形成。和其他类型病原引起的感染相同，真菌感染的发生也取决于真菌致病力和机体抵抗力两个方面。真菌的致病力包括真菌本身的毒理效应和患者所获得感染的途径、感染剂量等方面。机体的抵抗力往往和患者基础疾病状态、长期使用免疫抑制药物或患有免疫缺陷性疾病等有关。

6. 病毒性肺炎。在病理上多数为间质性肺炎，肺泡隔有大量单核细胞，肺泡水肿，表面覆盖含蛋白及纤维素的透明膜，肺泡弥散距离增宽。病变范围或局限或弥漫，随着病情进展可导致肺实变，吸收后可留有纤维化。

四、临床特征

（一）肺炎链球菌性肺炎

是重症社区获得性肺炎最为常见的病原体，通常占 30%～70%。肺炎链球菌容易感染老年人或身体虚弱的成年人，也能对所有年龄组的人群产生感染。典型的肺炎链球菌性肺炎表现为肺实变、寒战，体温＞39.4℃，多汗和胸痛。老年患者中肺炎链球菌性肺炎的临床表现隐匿，常缺乏典型的临床症状和体征。肺炎链球菌性肺炎的典型 X 线表现为肺叶、段的实变，约 30%的患者表现为支气管肺炎的影像学改变。

（二）军团菌性肺炎

本病在社区获得性肺炎中占 1%～16%，平均 5%；在医院获得性肺炎中占 2%～15%。老年人、慢性病及免疫低下患者是本病高危人群。起病初感乏力、肌痛、头痛，24～48 h 后体温升高至 39～40℃，呈稽留热型，伴反复寒战。咳嗽有少量黏痰，有时见脓痰或血痰。部分患者有胸痛、呼吸困难，或有恶心、呕吐、水样腹泻和消化道出血。重症患者出现呼吸、循环或肾功能衰竭。患者呈急性病容，出汗，呼吸急促，发绀，肺部湿啰音或实变体征。X 线表现为斑片状影或肺段实变，偶有空洞形成和胸腔积液。军团菌性肺炎诊断在于临床上提高识别能力，凡肺炎患者肺外症状明显、相对缓脉、低钠血症和低磷血症及 β-内酰胺类抗生素治疗无效都应警惕本病。

（三）金黄色葡萄球菌性肺炎

起病急骤，病情发展迅速。寒战、高热（39～40℃），呈稽留热型，常有大汗淋漓。病初咳嗽多较轻微，以后出现黏稠黄脓痰或脓血痰。胸痛、呼吸困难和发绀也较常见。全身毒血症状除高热外，尚有精神萎靡、意识模糊、体质衰弱、脉搏速弱，常并发循环衰竭，并发脓胸或脓气胸时胸痛、呼吸困难症状加重。病程早期可无胸部体征，常与严重中毒症状及呼吸道症状不平行。随着病变进展可闻及散在湿性啰音，病变融合则有肺实变体征。并发脓胸或脓气胸则有相应体征。肺浸润、肺脓肿、肺气囊肿和脓（气）胸是葡萄球菌尤其是金黄色葡萄球菌性肺炎的四大 X 线特征，在不同类型和病期以不同的组合出现。

（四）肠杆菌科细菌性肺炎

肠杆菌科细菌感染可见于社区获得性肺炎，但更多见于医院获得性肺炎，大多是条件致病菌。近年来由于三代头孢菌素类在临床上的广泛应用，导致细菌耐药性的不断增加，大肠埃希菌、肺炎克雷伯菌等肠杆菌科细菌产生 β-内酰胺酶特别是超广谱 β-内酰胺酶及肠杆菌科细菌产头孢菌素酶，造成对常用抗菌药产生多重耐药问题是目前肠杆菌科细菌感染面临的最大问题。医院获得性肺炎肠杆菌科细菌感染以肺炎杆菌和大肠杆菌较为常见，但分离率有下降趋势；阴沟杆菌耐药率极高，近年发病增加，甚至成为重症监护病房的重要流行株；沙雷菌可污染呼吸器械导致医院获得性肺炎暴发流行；肺炎克雷伯菌属是引起肺炎的最常见革兰阴性杆菌，医院内或医院外感染均与吸入有关，易发生于酗酒者、慢性呼吸系统疾病患者及衰弱者，突发的临床过程却较为危重，虽经积极治疗其死亡率仍可高达40%～50%。临床表现有明显的中毒症状，典型的胶冻状痰并不多见。X 线所见具有特征性表现但不具特异性。胸部 X 线的典型表现为右上肺叶的浓密浸润阴影、边缘清楚，早期即可有脓肿形成。口咽部肺炎克雷伯菌属定植率高，单纯痰培养阳性，诊断需谨慎，只有血培养阳性才可以确立诊断。

（五）衣原体肺炎

肺炎衣原体是社区获得性肺炎的第三或第四位常见病因，有 5%～15% 的社区获得性肺炎病例为肺炎衣原体所致，约占所有门诊和住院社区获得性肺炎患者的 10%。肺炎衣原体感染所致的社区获得性肺炎患者临床症状相对较轻，死亡率较低。肺炎衣原体常常与其他病原体发生共同感染，特别是肺炎链球菌。老年患者感染肺炎衣原体时的临床症状常常较重，有时可为致死性感染。此外，肺炎衣原体感染可能参与慢性阻塞性肺病的发病，重症和中等程度慢性阻塞性肺病患者的肺炎衣原体感染率分别为 71% 和 46%。其临床表现为发热、咳嗽，肺部可闻及湿啰音，也可有咽痛、声嘶、头痛等非肺部症状。

（六）支原体肺炎

肺炎支原体是呼吸道感染的常见病因，主要见于 5～9 岁的儿童和青年人，在老年社区获得性肺炎患者占 2%～30% 不等。常见症状有发热、寒战、头痛和咽痛等前驱症状，以后出现干咳或咳黏液样痰。咳嗽以夜间为重，可持续 3～4 周。肺外的临床表现有冷凝集反应、溶血性贫血、恶心、呕吐、肌痛、皮疹及多种神经性综合征。

（七）流感嗜血杆菌性肺炎

多见于慢性肺部疾病（慢性阻塞性肺病、囊性肺纤维化）、糖尿病、慢性肾脏病、丙种球蛋白缺乏症、酒精中毒等患者。起病前常有上呼吸道感染症状。在有慢性疾病的成人中，其起病较缓慢，发热，咳嗽加剧，咳脓性痰或痰中带血，严重者出现呼吸困难和呼吸衰竭。在免疫低下患者中本病多急性起病，临床表现类似肺炎链球菌性肺炎，但更易并发脓胸。正常人鼻咽部常常有流感嗜血杆菌寄植，所以普通的痰细菌培养结果不能作为诊断的依据，必须依靠痰细菌定量培养或在避开咽部污染的条件下，直接取下呼吸道的分泌物培养。

（八）铜绿假单胞菌性肺炎

临床中毒症状明显，高热，多呈弛张热型，心率相对缓慢，可伴有精神、神经症状。呼吸道症状有咳嗽、咳痰，痰呈翠绿色或黄脓性。呼吸困难、发绀常见，严重者导致呼吸衰竭。合并脓毒症时皮肤可见中央坏死性出血疹，有特征性。胸部 X 线片显示支气管肺炎型、实变型和肺脓肿型等不同类型。体检肺部闻及啰音，大片实变或肺脓肿形成时可有实变体征。因为痰培养铜绿假单胞菌分离率甚高，临床意义难以肯定。合格痰标本多次纯培养且浓度$>10^6$ cfu/mL，有参考价值。防污染下呼吸道分泌物或血液、胸液培养阳性生长是诊断铜绿假单胞菌性肺炎的依据。

（九）不动杆菌性肺炎

不动杆菌是一种重要的条件致病菌，主要是鲍曼不动杆菌，是医院获得性肺炎的重要多耐药病原菌。社区获得性鲍曼不动杆菌相对少得多，其独特的临床特征包括：菌血症、急性呼吸窘迫综合征和弥散性血管内凝血发生率及高致死性等。感染源可以是患者自身（内源性感染），也可以是不动杆菌感染者或带菌者，尤其是双手带菌的医务人员。传播途径有接触传播和空气传播。在医院里，污染的医疗器械及工作人员的手是重要的传播媒介。在使用呼吸机者中，不动杆菌性肺炎发生率为 3%～5%。其临床表现常有发热、咳嗽、胸痛、气急及血性痰等，肺部可有细湿啰音。肺部影像常呈支气管肺炎的特点，也可为大叶性或片状浸润阴影。

（十）嗜麦芽窄食单胞菌性肺炎

嗜麦芽窄食单胞菌是一种非发酵的革兰阴性杆菌，为条件致病菌，多见于长期接受广谱抗生素治疗、白血病及免疫力受损的患者，特别是建立人工气道、接受通气治疗的危重病患者。该菌产生 IV 型 β-内酰胺酶，对多种 β-内酰胺类抗生素，包括碳青霉烯类抗生素如亚胺培南均耐药，故临床治疗十分困难。

（十一）呼吸道病毒性肺炎

如冠状病毒、腺病毒、呼吸道合胞病毒、流感病毒、麻疹病毒、巨细胞病毒、单纯疱疹病毒等。其中 SARS 冠状病毒和 H_5N_1 禽流感病毒所致的重症社区获得性肺炎具有重要的临床和流行病学意义。巨细胞病毒是免疫缺陷患者重症社区获得性肺炎的重要致病病原体。病毒性肺炎好发于病毒疾病流行季节，临床症状通常较轻，与肺炎支原体性肺炎的症状相似，但起病较急，发热、头痛、全身酸痛、倦怠等较突出，患者可有咳嗽、少痰或白色黏液痰、咽痛等症状。小儿或老年人易发生重症病毒性肺炎，表现为呼吸困难、发绀、嗜睡、精神萎靡，甚至发生休克、心力衰竭和呼吸衰竭等并发症，也可发生急性呼吸窘迫综合征。本病常无显著的胸部体征，病情严重者有呼吸浅速、心率增快、发绀、肺部干湿性啰音。外周血白细胞计数可正常、减少或略增高，淋巴细胞多升高（SARS 冠状病毒感染淋巴细胞降低），胸部 X 线检查见斑点状、片状或均匀阴影，多见于两侧下 2/3 肺野，胸膜很少累及。

（十二）卡氏肺孢子虫性肺炎

现在认为卡氏肺孢子虫是一种真菌，而不是寄生原虫，仅当宿主防御功能受损时引起疾病，最常见的是血液系统恶性疾病、淋巴增生性疾病、肿瘤化疗和获得性免疫缺陷综合征等引起的细胞免疫缺乏。获得性免疫缺陷综合征患者早期约 30% 有卡氏肺孢子虫性肺炎，如不予预防性治疗，$>80\%$ 的获得性免疫缺陷综合征患者在其病程的某一时期出现这一感染。人类免疫缺陷病毒感染患者中，当 CD4 辅助细胞计数$<200/\mu L$ 时，易患本病。卡氏肺孢子虫性肺炎常常是诊断获得性免疫缺陷综合征的初步依据。其典型临床表现有干咳、发热和在几周内逐渐进展的呼吸困难。患者肺部症状出现的平均时间约为 4 周，其进展相对较为缓慢，可区别于普通细菌性肺炎。胸部 X 线表现为双侧间质浸润、有高

度特征性的"磨玻璃"样表现，但30%的患者胸部X线片可无明显异常，因此卡氏肺孢子虫性肺炎成为唯一有假阴性胸部X线片表现的肺炎。

（十三）真菌性肺炎

肺脏是深部真菌感染最常见的靶器官之一。目前我国尚无肺部真菌感染发病率的统计资料，但从文献上看，我国肺部真菌感染中大多数为条件致病性真菌，以念珠菌和曲菌最为常见，其次为新型隐球菌和毛霉菌。肺部真菌感染时临床症状缺乏特征性。肺部真菌感染的影像学检查除了曲菌感染形成曲菌球容易明确诊断外，其他真菌感染均缺少特征性的改变。

1. 侵袭性肺部真菌感染的宿主因素。

（1）外周血中性粒细胞减少，中性粒细胞计数$<0.5\times10^9$/L，且持续>10 d。

（2）体温$>38℃$或$<36℃$。并伴有以下情况之一：①之前60 d内出现过持续的中性粒细胞减少（>10 d）；②之前30 d内曾接受或正在接受免疫抑制剂治疗；③有侵袭性真菌感染病史；④患有获得性免疫缺陷综合征；⑤存在移植物抗宿主病的症状和体征；⑥持续应用类固醇激素3周以上；⑦有慢性基础疾病，或外伤、手术后长期住重症监护病房，长期使用机械通气，体内留置导管，全胃肠外营养和长期使用广谱抗生素治疗等。

2. 侵袭性肺部真菌感染的临床特征。

（1）主要特征：①侵袭性肺曲霉感染的胸部X线和CT影像学特征为早期出现胸膜下密度增高的结节实变影，数天后病灶周围可出现晕轮征，10～15 d后肺实变区液化、坏死，出现空腔阴影或新月征；②肺孢子菌肺炎的胸部CT影像学特征为两肺出现磨玻璃样肺间质病变征象，伴有低氧血症。

（2）次要特征：①肺部感染的症状和体征；②影像学出现新的肺部浸润影；③持续发热96 h，经积极的抗菌治疗无效。

五、辅助检查

（一）血液学检查

白细胞总数可高达（10～20）$\times10^9$/L，中性粒细胞可占80%以上，并有核左移，细胞内可见中毒颗粒，甚至出现类白血病反应；年老体弱、酗酒、免疫功能低下者白细胞计数可不增高，但中性粒细胞的百分比仍高。血小板和凝血功能的检测有利于早期发现并发的凝血功能障碍和弥散性血管内凝血。

（二）痰液检查

痰标本采集方便，是最常用的下呼吸道病原学标本。通过痰涂片和培养查找一般致病菌、结核杆菌、真菌，痰培养24～48 h可以确定病原体。室温下采集后应在2 h内送检。先直接涂片，光镜下观察细胞数量，如每低倍视野鳞状上皮细胞<10个，白细胞>25个，或鳞状上皮细胞：白细胞<1：2.5，可作为污染相对较少的"合格"标本接种培养。痰定量培养分离的致病菌或条件致病菌浓度$\geq10^7$ cfu/mL，可认为是肺炎的致病菌；$\leq10^4$ cfu/mL，则为污染菌；介于两者之间，建议重复痰培养。如连续分离到相同细菌，浓度10^5～10^6 cfu/mL，两次以上，也可认为是致病菌。抗菌治疗后，任何来自呼吸道分泌物的培养结果都不可信，尤其是培养困难的所谓"苛生菌"如肺炎链球菌和流感嗜血杆菌。痰的涂片检查时间短，简便易行，但要与培养相互印证。痰培养的标本必须取深部痰，并在最短的时间（数小时）内进行处理。另外，也可通过人工气道吸引、纤维支气管镜或配合防污染毛刷、支气管肺泡灌洗等方式获得下呼吸道标本。经纤维支气管镜或人工气道吸引的标本培养到细菌浓度$\geq10^5$ cfu/mL，支气管肺泡灌洗液标本$\geq10^4$ cfu/mL，防污染毛刷标本或防污染支气管肺泡灌洗标本$\geq10^3$ cfu/mL可判定为致病菌。

（三）血清电解质和生化检查

重症肺炎的患者常伴有水、电解质紊乱，血钾、钠、氯、钙、镁、磷的检测是判断内环境稳定与否的重要内容。肝、肾功能和心肌酶谱等生化指标的检测有利于客观评估和监测重要脏器的功能状态。

(四) 动脉血气分析

是判断是否有呼吸衰竭及呼吸衰竭的类型、是否需要气管插管、并指导纠酸治疗的重要依据。重症肺炎患者可出现动脉血氧分压下降和代谢性酸中毒，过度通气的患者也可出现呼吸性碱中毒，肺部病变进展迅速或合并慢性阻塞性肺病时，因肺泡换气不良可出现呼吸性酸中毒。

(五) 血清炎症指标的检测

血清 C 反应蛋白和降钙素原的测定是鉴别细菌感染和病毒感染及支原体感染的重要指标。新近研究表明，二者可用于系统性炎症的客观评估和治疗效果的连续追踪。

(六) 免疫学检测

对于疑似军团菌感染的重症肺炎病例，可用直接免疫荧光法检测痰、胸腔积液和气管抽吸物中的军团菌抗原，也可用间接免疫荧光法检测血清中的军团菌抗体。血清嗜肺军团菌间接荧光抗体阳性的严重社区获得性肺炎患者，应检测尿军团菌抗原。补体结合试验支原体抗体滴度≥1：64，冷凝集素滴度≥1：64 则支持肺炎支原体的感染。肺炎衣原体 IgM 抗体单次增高≥1：16，或双份血清肺炎衣原体抗体滴度呈 4 倍或 4 倍以上增高可考虑肺炎衣原体感染。

(七) 血培养

对于伴有发热的重症社区获得性肺炎患者，尽量在应用抗菌药物之前在不同部位连续抽血 3 次以上做细菌和（或）真菌培养加药敏试验；对于重症医院获得性肺炎，不管有无发热，都应该做 3 次细菌和（或）真菌培养加药敏试验。肺炎患者血和痰培养分离到相同细菌，可确定为肺炎的病原菌。如仅血培养阳性，但不能用其他原因如腹腔感染、静脉导管相关性感染等解释，血培养的细菌也可认为是肺炎的病原菌。虽然血培养的阳性率低（5％～6％），但特异性高，并有助于对预后的判断。

(八) 胸部 X 线检查

胸部 X 线片可用于明确重症肺炎的诊断及有无并发症（胸腔积液、多叶病变）存在。胸部 X 线片的表现通常比临床表现的变化出现得慢，重症社区获得性肺炎在重症监护病房住院期间复查胸部 X 线片的目的旨在评估气管内插管或中心静脉插管的位置，排除机械通气或中心静脉置管后出现的气胸，并明确重症社区获得性肺炎对治疗无反应的原因，如并发气胸、浸润加重、空洞形成、肺水肿或急性呼吸窘迫综合征等。

(九) 胸部 CT 检查

胸部 CT 是一项非侵袭性检查，对肺功能障碍者较为安全。与胸部 X 线片相比，在发现与心脏及肺门血管重叠的病灶及局部小病灶等方面，CT 检查有其独特的优势。

(十) 纤维支气管镜检查

纤维支气管镜在重症肺炎的救治中有着重要的作用。首先，纤维支气管镜可以辅助重症肺炎患者的经鼻气管插管；其次，可用于下呼吸道分泌物的收集，配合使用防污染毛刷可以提供合格的下呼吸道标本，也可进行灌洗以获得支气管肺泡灌洗液；对于重症肺炎患者实施支气管镜检查前必须对其风险进行充分的评估和防范，并进行严密的生命体征监测。

(十一) 经皮肺穿刺活检

对于特殊病原体的诊断有十分重要的意义，但其是一项风险性大的临床操作，对大多数的重症肺炎患者来说不能实施。

（十二）胸腔积液培养

胸腔积液培养是简单易行的肺炎病原学诊断方法，阳性的细菌可认为是肺炎的致病菌。对于合并胸腔积液的重症肺炎患者要重视胸液诊断性穿刺，进行细菌培养及乳酸脱氢酶等检查，不仅有助于病原学诊断，对决定是否需要胸腔插管引流也有指导意义。

六、诊断思路

（一）询问病史

对于重症社区获得性肺炎患者，要特别重视危险因素：年龄＞65岁，男性，免疫抑制剂和（或）糖皮质激素的应用，存在基础疾病或相关因素如慢性阻塞性肺病、糖尿病、慢性心、肾功能不全、慢性肝病、肿瘤患者、精神或神经系统疾病，1年内住过院，吸入或易致吸入因素，意识异常，脾切除术后状态，长期嗜酒或营养不良等。医院获得性肺炎多为急性起病，但不少可被基础疾病掩盖，或因免疫功能差、机体反应削弱致使起病隐匿。咳嗽、脓痰常见，部分患者因咳嗽反射抑制致咳嗽轻微甚至无咳嗽；有的仅表现为精神萎靡或呼吸频率增加；机械通气患者常表现为需要加大吸氧浓度或出现气道阻力上升；发热最常见，有时会被基础疾病掩盖，应注意鉴别。

（二）体格检查

呼吸频率＞30次/min；脉搏≥120次/min；血压＜90/60 mmHg；体温≥40℃或＜35℃；意识障碍；存在肺外感染病灶如脑膜炎，甚至脓毒症。

（三）辅助检查

血白细胞计数＞20×10^9/L或＜4×10^9/L，或中性粒细胞计数＜1×10^9/L；呼吸空气时动脉血氧分压＜60 mmHg、PaO_2/FiO_2＜300 mmHg，或动脉血二氧化碳分压＞50 mmHg；血清肌酐＞106 μmol/L或血清尿素氮＞7.1 mmol/L；血红蛋白＜90 g/L或红细胞比容＜0.3；人血白蛋白＜25 g/L；感染中毒症或弥散性血管内凝血的证据，如血培养阳性、代谢性酸中毒、凝血酶原时间和活化部分凝血活酶时间延长、血小板减少；胸部X线片病变累及一个肺叶以上、出现空洞、病灶迅速扩散或出现胸腔积液。

七、临床诊断

（一）重症社区获得性肺炎

1. 2016年版《中国成人社区获得性肺炎诊断和治疗指南》的定义。出现下列征象中1项或以上者可诊断为重症社区获得性肺炎，需密切观察，积极救治，有条件时，建议收住重症监护病房治疗。①意识障碍；②呼吸频率≥30次/min；③动脉血氧分压＜60 mmHg，PaO_2/FiO_2＜300 mmHg，需行机械通气治疗；④收缩压＜90 mmHg；⑤并发脓毒性休克；⑥胸部X线片显示双侧或多肺叶受累，或入院48 h内病变扩大≥50%；⑦少尿，尿量＜20 mL/h，或＜80 mL/4 h，或并发急性肾功能衰竭需要透析治疗。

2. 2007年版《美国成人社区获得性肺炎诊断治疗指南》的定义。

（1）主要标准：①有创性机械通气；②感染性休克，须使用血管升压类药物。

（2）次要标准：①呼吸频率≥30次/min；②PaO_2/FiO_2≤250 mmHg；③多肺段浸润；④意识模糊/定向障碍；⑤尿毒血症（BUN≥20 mg/dL）；⑥白细胞减少（白细胞计数＜4×10^9/L）；⑦血小板减少（血小板计数＜100×10^9/L）；⑧低体温（深部体温＜36℃）；⑨低血压，须进行积极的液体复苏。对于符合1项以上的主要标准或3项以上次要标准，可确诊为重症社区获得性肺炎。

（二）重症医院获得性肺炎

诊断标准同重症社区获得性肺炎。晚发性医院获得性肺炎、呼吸机相关性肺炎（入院＞5 d、机械通气＞4 d）和存在高危因素者，大多为多重耐药菌感染，不论其是否达到重症诊断标准，抗感染治疗按重症医院获得性肺炎处理。

八、鉴别诊断

（一）肺结核

多有全身中毒症状，如午后低热、盗汗、疲乏无力、体重减轻、失眠、心悸等。胸部 X 线片见病变多在肺尖或锁骨上下，密度不匀，消散缓慢，且可形成空洞或肺内播散。痰中可找到结核杆菌。一般抗菌药物治疗无效。

（二）支气管肺癌

多无急性感染中毒症状，有时痰中带血丝。血白细胞计数不高，若痰中发现癌细胞可以确诊。支气管肺癌可伴发阻塞性肺炎，经抗生素治疗后肺部炎症不易消散，或可见肺门淋巴结肿大，有时出现肺不张。若经过抗生素治疗后肺部炎症不易消散，或暂时消散后于同一部位再出现肺炎，应密切随访，对于有吸烟史及年龄较大的患者，尤须加以注意，必要时进一步做 CT、MRI、纤维支气管镜和痰脱落细胞等检查，以免贻误诊断。

（三）急性肺脓肿

早期临床表现与肺炎链球菌性肺炎相似。但随着病程进展，咳出大量脓臭痰为肺脓肿的特征。X线片显示脓腔及气液平，易与肺炎鉴别。

（四）肺栓塞

多有静脉血栓的危险因素，如血栓性静脉炎、心肺疾病、长期服用避孕药物、创伤、手术和肿瘤等病史，可发生咯血、晕厥，呼吸困难较明显，颈静脉充盈，胸部 X 线片显示区域性肺纹理减少，有时可见尖端指向肺门的楔形阴影，动脉血气分析常见低氧血症及低碳酸血症。D-二聚体、CT 肺动脉造影、放射性核素肺通气/灌注扫描和 MRI 等检查可帮助进行鉴别。

（五）心源性肺水肿

好发于有器质性心脏病的患者，卧位时呼吸困难加重，咳粉红色的泡沫痰，肺湿性啰音多在肺底部，对强心、利尿等治疗效果较好，胸部 X 线片显示肺部阴影吸收"奇快"。可通过检测肺毛细血管楔压、超声心动图测定心室功能做出判断并指导此后的治疗。

（六）非心源性肺水肿

有明确的大量输液、抽胸腔积液或气体过多、过快的病史，肺水肿的症状、体征和 X 线征象出现较快，治疗后消失也快，低氧血症一般不重。

（七）急性间质性肺炎

通常发生于以往身体健康者，男女受累比例相等，大多数患者＞40 岁，死亡率＞60%；大多数患者出现临床表现后 6 个月内死亡。急性间质性肺炎类似于急性呼吸窘迫综合征的表现，且可定为它的一个亚型，肺底部可闻及爆裂性细湿性啰音。CT 扫描示两肺斑片状对称性分布的磨玻璃样阴影，有时为双侧性气腔实变，分布以胸膜下为主，也可见到肺的轻度蜂窝样变。当患者有特发性急性呼吸窘迫综合征临床综合征及经剖胸或胸腔镜活检，病理上证实有机化性弥散性肺泡损害时，即可诊断急性间质性肺炎。

（八）其他非感染性肺部浸润

还需排除其他非感染性肺部疾病，如肺间质纤维化、肺水肿、肺不张、肺嗜酸性粒细胞浸润症和肺血管炎等。

九、救治方法

（一）治疗原则

"重锤猛击"的初始经验性治疗，微生物学指引的针对性治疗，全面的支持治疗，积极处理并发症。

（二）一般处理

1. 保持呼吸道通畅。对于重症肺炎患者保持呼吸道通畅的措施包括：①根据病情进行翻身、拍背。②保持呼吸道湿化，保证患者足够液体摄入是保持呼吸道湿化最有效的措施。目前已有多种提供气道湿化用的湿化器或雾化器装置，可以直接使用或与呼吸机连接应用。湿化是否充分最好的标志就是观察痰液是否容易咳出或吸出。应用湿化装置后应当记录每天通过湿化器消耗的液体量，以免湿化过量。③酌情使用祛痰剂。④缓解支气管痉挛，使用支气管扩张药物β₂-受体激动剂和（或）M-受体阻滞剂，可帮助痰液排出。⑤如分泌物严重阻塞气道时，应立即进行机械吸引，必要时纤维支气管镜吸痰。⑥必要时建立人工气道。

2. 氧疗。氧疗一般以生理和临床的需要来调节吸入氧浓度，使动脉血氧分压达 60 mmHg 以上，或动脉血氧饱和度为 90% 以上。Ⅰ型呼吸衰竭的患者，可给予高浓度氧（>50%）；Ⅱ型呼吸衰竭的患者，应采取低浓度（<30%～35%）持续吸氧。给氧的方式包括：鼻塞或鼻导管给氧，面罩给氧，无创和有创机械通气给氧。

3. 镇静。对于重症肺炎患者，未建立人工气道之前慎用有呼吸抑制作用的镇静安眠剂，尤其对于伴有Ⅱ型呼吸衰竭的慢性阻塞性肺病患者更是如此。对于进行机械通气的重症肺炎患者，常常需要良好的镇静和（或）镇痛。可予咪达唑仑 3～5 mg 首次负荷剂量，再予每小时 0.05～0.2 mg/kg 泵入维持，或以丙泊酚 1 mg/kg 首次负荷剂量后，继以每小时 1～4 mg/kg 泵入维持。丙泊酚可使收缩压下降 30%，应予充分注意。此外，临床上确实存在镇静剂耐药的问题，因此常常需要二者交替泵入维持。必要时需要配合间断使用阿片类药物如芬太尼、苏芬太尼和吗啡等镇痛剂。对血流动力学稳定患者，镇痛应首先考虑选择吗啡；对血流动力学不稳定和肾功能不全患者，可考虑选择芬太尼。肌松药有延长机械通气时间的危险，应避免使用。理想的镇静深度为 Ramsay 评分 3～4 级，重症肺炎合并急性呼吸窘迫综合征可能需要更深的镇静。无论是间断静脉注射还是持续静脉给药，每天均需中断或减少持续静脉给药的剂量，以使患者完全清醒，并重新调整用药剂量，即所谓"每天唤醒计划"。但患者清醒期间须严密监测和护理，以防止患者自行拔除气管插管或其他装置。大剂量使用镇静药治疗超过1周，可产生药物依赖性和戒断症状，为防止戒断症状，停药不应快速中断，而是有计划地逐渐减量。

4. 维持水、电解质和酸碱平衡。补充液体 2 000～3 000 mL/d。并发代谢性酸中毒时，根据血气结果，输入 5% 碳酸氢钠予以纠酸。由二氧化碳潴留所引起的呼吸性酸中毒，主要以改善通气功能为主，呼吸性酸中毒 pH 值<7.25 时，也可同时适当给予碳酸氢钠。根据电解质监测结果纠正电解质紊乱。

5. 营养支持。重症肺炎患者处于高分解代谢状态，能量消耗增加，必须进行积极的营养支持，以利于改善呼吸肌功能、增强机体抗感染的能力、缩短机械通气的时间。进行机械通气的患者每天能量需要量约为 25 kcal/kg，推荐的营养构成比例：蛋白质 20%（1～2 g/kg），糖类 60%～70%，脂肪20%～30%。过量的葡萄糖可使 CO_2 生成增多而增加呼吸功，因此对于未进行机械通气的慢性阻塞性肺病患者，糖类的补充要适当控制。高血糖损害机体的体液免疫机制，血糖水平与严重感染患者的预后存在明显相关性，严格控制血糖能够明显降低危重患者病死率，因此对于重症肺炎的高血糖要积极控制在正常水平；同时注意适当补充钾、钙、镁、磷及维生素和微量元素。对于存在低蛋白血症的患者需要适当补充人血白蛋白以维持一定的胶体渗透压。肠内营养对于改善机体免疫状态和减少肠源性感染有十分重要的意义，因此只要胃肠功能允许，即应早期进行部分或全部肠内营养。

6. 免疫调节。重症肺炎患者静脉使用丙种球蛋白是目前较为确切的免疫调节治疗，也可酌情使用胸腺素和新鲜冰冻血浆以增强机体免疫力。

7. 器官功能的维持。对于重症肺炎患者，各重要器官功能的维持显得特别重要。多器官功能障碍综合征的发生较为隐袭，往往先表现为急性呼吸窘迫综合征，再出现肝、肾功能障碍。多为急性呼吸窘迫综合征发生后 2～5 d，肾功能突然恶化，少尿，血清肌酐及血清尿素氮很快升高，并发生高钾血症，代谢性酸中毒。肝脏功能衰竭，常与肾功能衰竭同时出现，表现为血胆红素升高、黄疸及肝功能异常。多器官功能障碍综合征晚期可发生急性胃黏膜损伤、上消化道出血，弥散性血管内凝血出现是患者临终前的表现，预示病情不可逆。多器官功能障碍综合征一旦发生，病情即相当严重，因此早期预防有重要意义，积极针对各发生衰竭的器官进行治疗。

8. 必要时要严格隔离消毒，防止交叉感染。

(三) 药物治疗

1. 初始经验性治疗。近年来，对重症肺炎的初始经验性治疗强调"重拳猛击，一步到位"，即要求最初经验性治疗的"广覆盖"。

(1) 重症社区获得性肺炎抗菌药物选择。①不存在铜绿假单胞菌感染高危因素者：β-内酰胺类如头孢噻肟、头孢曲松＋大环内酯如阿奇霉素/氟喹诺酮类；②存在铜绿假单胞菌感染高危因素者：抗假单胞菌 β-内酰胺类如头孢吡肟、亚胺培南、美罗培南、哌拉西林/他唑巴坦＋抗假单胞菌喹诺酮类如环丙沙星，或抗假单胞菌 β-内酰胺类如头孢吡肟、亚胺培南、美罗培南、哌拉西林/他唑巴坦＋氨基糖苷类＋大环内酯类如阿奇霉素。如果对 β-内酰胺类过敏，可以用氨曲南代替所列出的 β-内酰胺类，联合使用一种氨基糖苷类和一种抗假单胞菌氟喹诺酮类药物。

(2) 重症医院获得性肺炎抗菌药物选择。喹诺酮类或氨基糖苷类联合下列药物之一。①抗假单胞菌 β-内酰胺类如头孢他啶、头孢哌酮、哌拉西林、替卡西林、美洛西林等；②广谱 β-内酰胺类/β-内酰胺酶抑制剂如替卡西林/克拉维酸、头孢哌酮/舒巴坦、哌拉西林/他唑巴坦等；③碳青霉烯类如亚胺培南；④必要时联合万古霉素针对耐甲氧西林金黄色葡萄球菌；⑤当估计真菌感染可能性大时应选用有效抗真菌药物。呼吸机相关性肺炎是重要的医院获得性肺炎，治疗困难，病死率高。呼吸机相关性肺炎最初经验性抗生素治疗不足或不合理是影响其预后的独立危险因素，主要是未能覆盖铜绿假单胞菌、不动杆菌属细菌、耐甲氧西林金黄色葡萄球菌及产超广谱 β-内酰胺酶的革兰阴性杆菌等。呼吸机相关性肺炎最初经验性抗生素治疗应当策略性地按早发与晚发区别对待，对于无危险因素的早发性呼吸机相关性肺炎宜选用 β-内酰胺/β-内酰胺酶抑制剂和第二、三代头孢菌素类，且预后良好。对于伴有危险因素的早发性和晚发性呼吸机相关性肺炎则应当选择覆盖其核心细菌的广谱抗生素，即前述的"猛击"策略。

(3) 专家提出以下 10 项措施来优化初始经验性抗生素治疗，减少细菌耐药的产生：①了解当地细菌耐药性特点；②了解前期所用抗生素可能产生的耐药性对治疗的影响；③及时恰当的抗感染治疗；④采用适当的治疗剂量；⑤必要时应用适当的联合治疗；⑥抗感染控制措施（如限制应用抗生素）；⑦抗生素轮替使用；⑧降阶梯和及时停药；⑨缩短治疗时间；⑩抗生素选择多样化（如选用不同的抗生素）。

(4) 初始经验性治疗失败的原因：①抗菌谱未能有效覆盖致病菌，特殊病原体感染，如结核杆菌、真菌、卡氏肺孢子虫、病毒等；②致病菌耐药；③抗生素局部浓度低（药动学原因）；④二重感染（肺内、肺外），存在肺脓肿、脓胸等并发症；⑤细菌生物被膜的产生；⑥忽视早期的细菌培养，而晚期细菌出现耐药且难以培养；⑦出现系统性炎症反应综合征和肺损伤；⑧患者免疫力低下；⑨非感染性疾病误诊为肺炎，如恶性肿瘤、肺栓塞、肺水肿等。经验性抗感染治疗失败后，应重新对患者进行全面的临床评估，如社区获得性肺炎或医院获得性肺炎诊断、治疗的病原是否正确、是否有耐药等，因此应进行病原学、影像学等检查。临床医师应选择覆盖面更广、控制非典型病原体及耐药菌更有效的抗菌药物。

2. 针对性治疗。初始治疗 48～72 h 后应对患者的病情和诊断进行评价，如体温下降、呼吸道症状改善，提示治疗有效。根据细菌培养及药敏结果，降级换用相对窄谱的抗生素治疗，以最大限度减少耐药的发生，并优化治疗的成本效益比。"降阶梯"的基本原则：①明确病原体及其敏感性，同时也应考虑到微生物学结果可能的局限性（如获得药敏报告所需的时间）；②根据药敏结果评估初始抗生素治疗，必要时做相应调整；③个体化的治疗疗程。

3. 糖皮质激素的应用。由于可增加感染扩散的危险，糖皮质激素仅在重症肺炎并发急性肺损伤或急性呼吸窘迫综合征，出现难治性低氧血症及感染中毒性休克，以一般的补液和血管活性药物抗休克效果不佳时才考虑使用。一般的剂量为 160～320 mg/d，个别情况下可高达 500 mg/d，维持 3～5 d 后逐步减量。

（四）机械通气

1. 无创通气。对于中等程度低氧血症的社区获得性肺炎或医院获得性肺炎患者，可以应用面罩进行无创性机械通气以纠正低氧血症，其常用的模式包括持续气道正压通气和双水平正压通气。其优点是可避免部分患者气管插管并减少机械通气的并发症。持续气道正压通气或双水平正压通气可以复张塌陷和通气不良的肺泡，因而能改善肺内分流和肺通气灌注比例失调。如患者有呼吸肌疲劳的发生，则面罩通气可为患者提供压力支持通气，增加患者的潮气量，并增加肺泡内压力以纠正低氧血症。应用无创通气时，应对患者进行持续的呼吸监测，必要时及时改用有创机械通气。总体来说，重症肺炎使用无创通气的效果不尽如人意。

2. 有创机械通气。在重症监护病房治疗的重症社区获得性肺炎或医院获得性肺炎患者，如伴有严重的呼吸衰竭，则应进行气管插管和机械通气。判断是否行机械通气可参考以下条件：呼吸衰竭一般治疗方法无效者；呼吸频率 > 35～40 次/min 或 < 6～8 次/min；呼吸节律异常或自主呼吸微弱或消失；呼吸衰竭伴有严重意识障碍；严重肺水肿；动脉血氧分压 < 50 mmHg，尤其是吸氧后仍 < 50 mmHg；动脉血二氧化碳分压进行性升高，pH 值动态下降。机械通气初期可给 100% 的吸入氧浓度，以后再尽快降低到 60% 以下。临床上常用的通气模式为同步间歇指令通气和辅助控制通气模式，给予恰当的呼吸频率。根据低氧血症的严重程度和顺应性降低的程度来选择适当水平的呼气末正压。

（五）并发症的处理

1. 重症肺炎合并急性呼吸窘迫综合征。

（1）机械通气：合理、适时地应用机械通气，可能是使急性呼吸窘迫综合征由早期 90% 以上病死率降至目前 50% 左右的主要原因之一。若间歇正压通气仍不能使动脉血氧分压维持在 50 mmHg 以上时，则应采用适当水平的呼气末正压。在密切观察下，调整呼气末正压至最佳呼气末正压，即能使 QS/QT 降至最小、心排量最大、动脉血氧分压维持在最佳时的最低呼气末正压。使用呼气末正压时要注意观察气道内压力，心排血量，以减少气压伤和影响回心血量的不利作用。

（2）体液控制：由于输入液体不当时，可继续渗漏入肺间质而使肺水肿加重，故一般均采取严格观察液体的出入量，限制入水量，酌情使用利尿剂。适当地维持液体负平衡，补充的液体成分以晶体为主，有低蛋白血症时，可补充人血白蛋白和血浆。在有条件单位则可用漂浮导管取得必要的血流动力参数以指导治疗。不然，则需严格细致观察尿量作为参数。

（3）原发病即抗感染的治疗：是至关重要的治疗。

（4）其他药物治疗：应用糖皮质激素，以早期、大量、短程为原则。

（5）注意纠正酸碱失衡、电解质紊乱。

2. 重症肺炎合并呼吸衰竭。

（1）建立通畅的气道：在氧疗和改善通气之前，必须采取各种措施，使呼吸道保持通畅。

（2）氧疗：氧疗一般以生理和临床的需要来调节吸入氧浓度，使动脉血氧分压达 60 mmHg 以上，或动脉血氧饱和度为 90％以上。

（3）无创或有创机械通气，增加通气量、提高氧分压，减少 CO_2 潴留。

（4）纠正酸碱平衡失调和水、电解质紊乱。

（5）合理使用利尿剂。

3. 重症肺炎合并脓毒症性休克。在早期宜积极扩容，保持充分的有效循环血量和尿量，24 h 补液量可达 2 500～3 500 mL，液体选择以晶体液（0.9％氯化钠、5％葡萄糖氯化钠注射液、乳酸钠林格注射液）为主，必要时可适当补充胶体溶液如人血白蛋白、低分子右旋糖酐、706 羧甲淀粉和新鲜冰冻血浆等。在补充血容量基础上酌情应用血管活性药物如多巴胺、多巴酚丁胺、间羟胺或东莨菪碱等。也可使用小剂量氢化可的松（200～300 mg/d）静脉滴注。

4. 重症肺炎合并中毒性心肌炎、急性心功能不全、心律失常。除抗感染、给氧、祛痰、镇静等一般处理外，应及早选用速效强心苷类制剂如毛花苷 C、毒毛花苷 K。应用强心苷类期间慎用钙剂，可联合应用利尿剂如呋塞米。改善心肌代谢，适当给予营养心肌药物如葡萄糖-胰岛素-钾极化液、能量合剂、1, 6-二磷酸果糖和辅酶 Q10，并补充维生素 C 和维生素 B 族。按中心静脉压监测结果补充液体。维持水、电解质和酸碱平衡，动态监测并适当补充钾、镁。积极处理有临床意义的心律失常。

5. 重症肺炎合并肾功能不全。严格控制水、钠摄入量，量出而入，宁少勿多。血钠的监测为补液量提供依据，不明原因的血钠骤降提示入液量过多，尤其是输入水分过多，导致稀释性低钠血症。治疗高血钾：轻度高钾血症（＜6 mmol/L）只需密切观察及严格限制含钾量高的食物和药物的应用。如血钾＞6.5 mmol/L，心电图出现 QRS 波增宽等不良征兆时，应及时处理。措施有静脉注射 10％葡萄糖酸钙 10～20 mL，2～5 min 内注射完毕；静脉注射 5％碳酸氢钠 100 mL，5 min 注射完，有心功能不全者慎用；50％葡萄糖注射液40 mL静脉注射，并皮下注射普通胰岛素 10 U；或及早行透析治疗。纠正代谢性酸中毒。持续性肾替代治疗，目前主张早做、多做。

6. 重症肺炎合并凝血功能障碍和弥散性血管内凝血。治疗上以控制感染，改善血液循环，补充凝血因子如新鲜冰冻血浆、冷沉淀、凝血酶原复合物、纤维蛋白原和血小板等；在机体处于高凝状态时可予适量肝素或低分子量肝素，维持国际标准化比率在 1.5～2、血小板＞50×10^9/L、纤维蛋白原＞1～1.5 g/L、临床无出血表现。

7. 重症肺炎合并中毒性脑病。尽力消除引起脑病的原因，如缺氧、二氧化碳潴留、感染、中毒等，应早期发现，及时治疗。有脑水肿者用 20％甘露醇注射液 125 mL，快速静脉滴注，每 6～8 h 1 次，用 1～3 d；也可与呋塞米交替或同时使用。

8. 重症肺炎合并中毒性肝损害。慎用肝损害的药物，补充维生素 B 族和维生素 C，有出血倾向加用维生素 K_1，分别给予护肝治疗如还原型谷胱甘肽、甘草酸二铵、促肝细胞生长素等。

9. 重症肺炎合并肺脓肿、脓胸。常常由下列细菌引起：金黄色葡萄球菌，革兰阴性细菌，厌氧菌，结核杆菌和曲霉菌等。对合并肺脓肿的患者处理如下：

（1）抗感染治疗是基本治疗，疗程 6～8 周。

（2）体位引流是重要的处理措施，即将病变部位放在高位，使引流支气管方向向下，依重力作用，促使痰液排出，缓解症状。

（3）局部给药。用环甲膜穿刺或经鼻插入导管行管内滴药，注药前先排痰，注药后取与体位引流相反位静卧 30 min，一般先注入 2%普鲁卡因或利多卡因 2 mL，后再注入青霉素 80 万 U，1 次/d。

（4）支持疗法及对症处理。加强营养，贫血严重者输血，给予充分液体，给祛痰剂以利排痰。

（5）手术治疗。慢性肺脓肿经内科治疗脓腔不缩小，并发支气管扩张、脓胸及支气管胸膜瘘者，需手术治疗。对于合并脓胸的患者，在积极抗感染治疗的基础上，需及时排脓引流和胸腔内注射抗生素。

10. 重症肺炎合并消化道出血。主要病因是应激性溃疡，为了及时发现隐匿的消化道出血，应经常观察大便，并做潜血试验及监测红细胞比容。选择 H_2-受体拮抗剂（如西咪替丁、雷尼替丁和法莫替丁等）或质子泵抑制剂（奥美拉唑、兰索拉唑）可明显地防止重症肺炎的胃肠道出血。重症肺炎的消化道大出血与一般消化道大出血处理措施相同。

十、诊疗探索

下面一些方法的尝试有其理论基础，根据病情合理用于重症肺炎的治疗可能有较好疗效，但有待更多的临床资料证实。

（一）侧卧位通气和俯卧位通气

重症肺炎患者中，有时需要特殊的机械通气，尤其当患者出现广泛的单侧肺脏受累时。肺叶实变的患者常可发生严重低氧血症，多见于肺炎链球菌感染所致的重症社区获得性肺炎，在这些重症肺炎患者中，由于肺血管严重低氧性收缩的消除（常因氧疗之后），血流灌注到通气不良或无通气的肺泡，因而产生明显的肺内分流，往往进一步加重低氧血症。对于这类单侧重症肺炎的患者，可通过调整体位，使患侧的肺部位置朝上，而健侧的肺部位置朝下，通过重力作用增加健侧肺叶的血流灌注，从而达到通气和灌注的最佳比例，改善氧合。俯卧位通气的机制是俯卧位能促使患者重力依赖区（俯卧位时靠近背侧的区域）萎陷的肺泡复张，从而使部分肺组织通气趋于均匀，减少肺内分流。临床研究发现，间歇性改变患者体位，明显改善氧合，动脉血氧分压可提高 10 mmHg 以上，而且也可防止肺不张和肺损伤的加重，促进气道分泌物的清除。但由于患者依从性较差，易造成呼吸机管道扭曲、移位和脱出，同时也给吸痰等护理操作带来不便，故临床应用受到限制。严重的低血压、室性心律失常、颜面部创伤及未处理的不稳定性骨折为俯卧位通气的相对禁忌证。当然，体位改变过程中可能发生如气管插管及中心静脉导管意外脱落等并发症，需要予以预防，但严重并发症并不常见。俯卧位通气用于急性肺损伤或急性呼吸窘迫综合征，可使塌陷不张的肺泡复张，不同肺区间气体均匀分布，有利于提高患者氧合。俯卧位通气简便易行、经济有效、实施安全，具有明显的临床应用价值。有研究表明，侧卧位通气和俯卧位通气改善氧合作用的效能类似，而侧卧位在临床上相对容易实施。

（二）分侧肺通气

单侧肺炎所产生的严重低氧血症，可使用该技术。方法是用一个特殊的双腔气管插管来代替常规气管插管，这样就可以对每一侧肺分别进行不同模式和参数的机械通气，通常应用两台呼吸机对两侧肺做独立的机械通气。两侧肺通气可同步进行，有时也可异步进行。对每侧通气时，可以根据其不同的呼吸力学特点设置不同的呼吸机模式和参数。病变肺通气常顺应性较差，需要较高的呼气末正压以复原微小的肺不张和改善肺顺应性；而未受累侧的肺脏可以进行常规机械通气，以防止肺过度扩张导致的呼吸机相关性肺损伤。有人认为，分侧肺通气时，两侧肺之间潮气量之差为 20% 时，其通气效果最佳。其缺点：需要双腔气管插管，插管技术难度较大，且双腔气管插管管径较小，容易发生阻塞；此外，双机通气时对呼吸机的机器性能、两机之间协调的要求较高。

（三）雾化吸入抗生素

呼吸道局部抗生素药动学的研究表明，气雾吸入或气管内注射抗生素并不能到达无通气肺部（因可能存在支气管阻塞、肺不张或实变）。吸入或气管内注入药物后其代谢和清除研究甚少，黏液纤毛清除可能是主要途径，少量可以借被动弥散机制在支气管黏膜被吸收。局部给药过程中，药液逐渐稀释、气道黏液纤毛清除、组织渗透等因素使得抗生素浓度逐步减低，以至达到感染局部的浓度可能低于最低抑菌浓度，从而易于导致细菌耐药。因此，呼吸道局部抗微生物治疗的临床应用是有争议的。但是也有相反的证据，在重症监护病房内接受机械通气的患者由于呼吸道防御机制损害，几乎不可避免地发生革兰阴性杆菌定植，减少定植和预防医院获得性肺炎常可显著改善患者的预后。有研究表明，应用多黏菌素 B 气雾吸入，其气管革兰阴性杆菌定植率为 21％，而安慰剂组为 68％。类似的两项研究表明，气道局部给药后医院获得性肺炎总体发病率降低，但未能降低病死率，且于 7 个多月的研究期间出现了多黏菌素耐药菌株和与之有关的致死性肺炎。庆大霉素 80 mg、3 次/d 气管内注入的双盲对照研究表明，局部用药组革兰阴性杆菌定植率、肺炎发生率和相关病死率均显著低于安慰剂对照组。总而言之，从药物动力学角度而言，局部给药以提高呼吸道局部药物浓度，特别是对于治疗指数较低的药物而又缺少其他更多选择余地时，呼吸道局部给药可以是一种选择。但由于局部用药易于产生耐药，而且临床效果除 HIV 感染/AIDS 患者雾化吸入喷他脒（戊烷咪）疗效肯定外，其余均尚待进一步评价，故目前不主张普遍推荐。

（四）液体通气

是在常规机械通气的基础上经气管插管向肺内注入相当于功能残气量的全氟碳化合物有机液体作为气体的媒介，以降低肺泡表面张力，促进肺重力依赖区塌陷肺泡复张。全氟碳液化学性能稳定，与氧亲和力高，表面张力低，对机体无毒副作用。完全液体通气是将相当于肺总量的氟化碳注入肺内，部分液体通气是肺泡内灌注大约 20 mL/kg 的氟化碳使肺组织达到功能残气位，再用常规正压通气方式将潮气量送入肺泡，实际上氟化碳是作为液体形式的呼气末正压，可防止肺泡萎陷。有研究证实液体通气可明显改善氧合，减少肺泡灌洗液内的白细胞数量。

（五）体外膜肺氧合

属于肺外气体交换技术，通过体膜肺将从机体引出的静脉血进行氧合、排出 CO_2，再泵回体内，使肺处于休息状况。该技术设备复杂、价格昂贵，未普及使用。此技术是采用静脉-膜肺-静脉的模式，经双侧大隐静脉根部用扩张管扩张后分别插入导管深达下腔静脉，现发展为血管内氧合器/排除 CO_2 装置，以具有氧合和 CO_2 排除功能的中空纤维膜经导管从股静脉插至腔静脉，用一负压吸引使氧通过血管内氧合器/排除 CO_2 装置，建立体外循环后可减轻肺负担、有利于肺功能恢复、能改善气体交换。配合机械通气可以降低机械通气治疗的一些参数，减少机械通气并发症，但并未明显降低病死率。

（六）重症肺炎

患者的持续性肾脏替代治疗重症肺炎患者血液内存在着大量的炎症递质，可以导致器官功能障碍，尤其是并发严重脓毒症的患者，由于炎症细胞的过度激活，最终导致机体对炎症反应失控而引起一系列的临床表现。持续性肾脏替代治疗使用的高通透性滤器可以清除大量的细胞因子，如肿瘤坏死因子-α、白介素-1、白介素-6、白介素-8、补体 C_{3a}、D 因子、血小板活化因子等。此外持续性肾脏替代治疗对重症肺炎也可以有下列帮助：

1. 减少肺水，降低肺水肿。

2. 持续性肾脏替代治疗中的低温，可以使重症肺炎患者减少氧耗，使 CO_2 生成减少。

十一、病因治疗

（一）抗感染药物的选择

1. 金黄色葡萄球菌。首选：苯唑西林或氯唑西林单用或联合利福平、庆大霉素；替代：头孢唑啉或头孢呋辛、克林霉素、复方磺胺甲噁唑、氟喹诺酮类。耐甲氧西林金黄色葡萄球菌。首选：去甲万古霉素或万古霉素单用或联合利福平或奈替米星；替代（须经体外药敏试验）：氟喹诺酮类、碳青霉烯类、夫西地酸钠和利奈唑胺。

2.肠杆菌科细菌。首选：第二、三代头孢菌素类联合氨基糖苷类（参考药敏试验可以单用）；替代：氟喹诺酮类、氨曲南、亚胺培南、β-内酰胺类/β-内酰胺酶抑制剂。对于产生超广谱β-内酰胺酶的细菌可首选亚胺培南，也可选用阿米卡星、头孢霉素类（如头孢美唑、头孢西丁）、舒普深等。

3.流感嗜血杆菌。首选：第二、三代头孢菌素类、大环内酯类、复方磺胺甲噁唑、氟喹诺酮类；替代：β-内酰胺类/β-内酰胺酶抑制剂如氨苄西林/舒巴坦、阿莫西林/克拉维酸等。

4.铜绿假单胞菌。首选：氨基糖苷类、抗假单胞菌β-内酰胺类/β-内酰胺酶抑制剂如哌拉西林/他唑巴坦、替卡西林/克拉维酸、美洛西林、头孢他啶、头孢哌酮/舒巴坦等及氟喹诺酮类；替代：氨基糖苷类联合氨曲南、亚胺培南。

5.不动杆菌。首选：亚胺培南或氟喹诺酮类联合阿米卡星或头孢他啶、头孢哌酮/舒巴坦。

6.军团杆菌。首选：红霉素或联合利福平、环丙沙星、左氧氟沙星；替代：大环内酯类联合利福平、多西环素联合利福平、氧氟沙星。

7.产超广谱β-内酰胺酶的革兰阴性杆菌。首选：亚胺培南；替代：β-内酰胺类/β-内酰胺酶抑制剂，头霉素类、氧头孢烯类。

8.嗜麦芽窄食单胞菌。首选：多西环素、复方磺胺甲噁唑；替代：左氧氟沙星，环丙沙星、复方替卡西林。

9.厌氧菌。首选：青霉素联合甲硝唑、克林霉素、β-内酰胺类/β-内酰胺酶抑制剂；替代：替硝唑、氨苄西林、阿莫西林、头孢西丁。

10.真菌。首选：氟康唑，新型隐球菌、念珠菌和组织胞质菌属大多对氟康唑敏感；两性霉素B抗菌谱最广，活性最强，但不良反应重，当感染严重或上述药物无效时可选用。替代：氟胞嘧啶（念珠菌、新型隐球菌）、米康唑（芽生菌属、组织胞质菌属、隐球菌属、部分念珠菌）、伊曲康唑（曲菌、念珠菌、隐球菌属等）、伏立康唑、两性霉素B及其他抗真菌药物卡泊芬净和米卡芬净等。

11.巨细胞病毒。首选：更昔洛韦单用或联合静脉用免疫球蛋白；替代：膦甲酸钠。

12.卡氏肺孢子虫。首选：复方磺胺甲噁唑，其中磺胺甲噁唑100 mg/(kg·d)、甲氧苄啶20 mg/(kg·d)，口服或静脉滴注，每6h1次；替代：喷他脒2～4 mg/(kg·d)肌内注射，氨苯砜100 mg/d，联合甲氧苄啶20 mg/(kg·d)，口服，每6h1次。

(二) 疗程

疗程应个体化。其长短取决于感染的病原体、严重程度、基础疾病及临床治疗反应等。一般流感嗜血杆菌10～14 d；肠杆菌科细菌、不动杆菌14～21 d；铜绿假单胞菌21～28 d；金黄色葡萄球菌21～28 d，其中耐甲氧西林金黄色葡萄球菌可适当延长疗程；卡氏肺孢子虫14～21 d；军团菌、肺炎支原体及肺炎衣原体14～21 d。

十二、最新进展

(一) 社区获得性耐甲氧西林金黄色葡萄球菌肺炎

目前我国大陆耐甲氧西林金黄色葡萄球菌肺炎较少，仅限于儿童及青少年少量病例报道。在皮肤软组织金黄色葡萄球菌感染中，耐甲氧西林金黄色葡萄球菌所占比例也较低。我国台湾地区社区获得性肺炎住院患者分离出耐甲氧西林金黄色葡萄球菌的比例为4.3%，日本为3.3%，而美国一项调查结果为6.2%～8.9%，估计耐甲氧西林金黄色葡萄球菌肺炎的发病率为（0.51～0.64）/10万人。耐甲氧西林金黄色葡萄球菌肺炎病情严重，病死率高达41.1%。易感人群包括与耐甲氧西林金黄色葡萄球菌感染者或携带者密切接触者、流感病毒感染者、监狱服刑人员、竞技类体育运动员、近期服兵役的人员、男性有同性性行为者、经静脉吸毒的人员、蒸汽浴使用者及在感染前使用过抗菌药物的人群。

耐甲氧西林金黄色葡萄球菌肺炎病情进展迅速，其临床症状包括流行性感冒症状、发热、咳嗽、胸痛、胃肠道症状、皮疹，严重者可出现咯血、意识模糊、急性呼吸窘迫综合征、多器官衰竭、休克等重症肺炎表现。也可并发酸中毒、弥散性血管内凝血、深静脉血栓、气胸或脓胸、肺气囊、肺脓肿及急性坏死性肺炎，耐甲氧西林金黄色葡萄球菌肺炎影像学特征为双侧广泛的肺实变及多发空洞。流行性感冒后或既往健康年轻患者出现空洞、坏死性肺炎，伴胸腔积液快速增加、大咯血、中性粒细胞减少及红斑性皮疹时需疑诊耐甲氧西林金黄色葡萄球菌肺炎。糖肽类或利奈唑胺是耐甲氧西林金黄色葡萄球菌肺炎的首选药物。

（二）无反应性肺炎

其定义为在接受抗感染治疗的情况下，社区获得性肺炎患者没有获得显著改善的一种临床情况。临床上无反应性肺炎病例并不少见，总的来看，6%～15%的社区获得性肺炎患者对于最初的经验性抗感染治疗无效。根据定义，无反应性肺炎主要有两种类型。第一种是进展型无反应性肺炎，即临床表现为进行性恶化的肺炎。其中一部分是初治重症社区获得性肺炎患者，患者通常在发病 72 h 之内出现急性呼吸衰竭需要机械通气和（或）存在感染性休克，因此具备进入重症监护病房的指征。另一部分进展型患者则是在其他科室治疗过程中由于病情恶化而具备进入 ICU 指征的，这部分患者一般发病超过 72 h，呼吸衰竭和低血压的情况多数是由于治疗过程中出现的并发症导致的。据统计，在最终有进入重症监护病房指征的所有社区获得性肺炎患者中，约 45% 的病例都属于此类。第二种类型的特点是病情呈持续性或无反应。另外，既往曾经把出现社区获得性肺炎症状后肺内浸润阴影持续＞30 d 的肺炎称为无反应或慢反应性肺炎，这类患者中，20% 患者在重新评估后能发现社区获得性肺炎以外的疾病。无反应性肺炎病因中感染性因素占到约 40%，致病病原体包括耐药菌（如肺炎链球菌、金黄色葡萄球菌、铜绿假单胞菌）、军团菌、少见病原体（如结核杆菌、曲菌/真菌、奴卡菌）；非感染性因素占约 15%，主要原因有新生物、肺出血、肺水肿、闭塞性细支气管炎伴机化性肺炎、嗜酸性粒细胞肺炎、药物诱发浸润和肺血管炎；此外，病因不明者占45%。对无反应性肺炎采用抗生素联合治疗方案，应覆盖厌氧菌、铜绿假单胞菌和金黄色葡萄球菌，同时要保证对肺炎双球菌和军团菌的疗效。

（三）重症腺病毒性肺炎

既往认为，其易发生于婴幼儿及免疫缺陷成人，近年发病率有升高趋势。文献报道的非免疫缺陷成人腺病毒肺炎的暴发及散发病例逐渐增多，且病死率高。腺病毒感染的临床表现没有特异性，随宿主的年龄和免疫功能而异。与儿童腺病毒感染不同，成人腺病毒感染常导致急性呼吸道疾病，一般具有自限性，一旦进展为重症肺炎，死亡率极高。对于中青年男性，在冬春季节出现类似流行性感冒的症状，影像学表现类似细菌性肺炎，但细菌培养阴性、应用抗生素治疗无效的重症社区获得性肺炎患者需警惕腺病毒感染。病原学检测主要包括传统的病毒培养、抗原检测、免疫学方法的血清学检测和分子生物学方法的核酸检测等。病原体通常从患者口咽拭子、咽喉分泌物、痰液、肺泡灌洗液、血液及各种活检标本中分离。核酸检测，尤其是聚合酶链式反应技术和二代测序技术，因具有高敏感性，在早期诊断中具有重要价值。非免疫缺陷成人重症腺病毒性肺炎尚无有效的治疗方法，主要以针对病原学治疗及对症支持治疗为主。尽管通过积极的对症支持治疗，患者死亡率依然很高。对于免疫抑制人群，静脉应用西多福韦及免疫球蛋白可改善预后。但目前尚无随机对照试验验证西多福韦的有效性。

黄河　黄立锋　朱军　张斌　张在其

第五节 严重急性呼吸综合征

一、基本概念

严重急性呼吸综合征，国内也称传染性非典型肺炎，病原体为新型冠状病毒，世界卫生组织已将此病毒正式命名为 SARS 冠状病毒。严重急性呼吸综合征是一种发病急、传染性极强的呼吸道传染病。2002 年 11 月 16 日，该病首先在中国广东佛山市被发现。当时由于其症状与典型性肺炎有着显著的区别，故暂被命名为"非典型性肺炎"。在其后的几个月内，该病相继在全世界 30 多个国家和地区暴发流行，尤其是在我国流行较重。截至 2003 年 5 月 31 日 10 时，报告有疫情的省份共有 26 个，共有临床诊断病例 5 328 个，其中死亡 332 例。该病的主要特点是起病急、高热、有呼吸道症状、胸部 X 线片可见肺部阴影、外周血白细胞降低（尤其是淋巴细胞减少）等。部分患者病程进展迅猛，如无及时有效的治疗，可迅速恶化发展为急性呼吸窘迫综合征或多器官功能衰竭而导致患者死亡。

二、常见病因

2003 年 3 月 12 日，世界卫生组织向全球正式发出一些地区出现严重急性呼吸综合征的警报后，中国、德国、加拿大、法国、美国、日本、荷兰、英国和新加坡 9 个国家和地区的 13 个实验室与世界卫生组织通力合作、潜心研究，得出如下结论：

1. 许多实验室已经分离到冠状病毒，该病毒与已知的冠状病毒属病毒有所差别。
2. 已经在不同国家的许多严重急性呼吸综合征患者中分离到该病毒。
3. 该病毒可在 Vero 细胞和 FRhk-4 细胞引起病变并被患者双份血清所抑制。
4. 电镜可在严重急性呼吸综合征患者呼吸道标本和组织培养中看到病毒。
5. 严重急性呼吸综合征患者血可以和该病毒的组织培养物产生荧光。
6. 该冠状病毒和数百份正常人血清不反应，许多病毒（TGEV、FIPV、MHV 和 229E）抗血清可以抑制其细胞培养。
7. 许多实验室的序列测定显示该病毒可能为冠状病毒的新属。世界卫生组织的专家认为，从严重急性呼吸综合征的病理特征和传播情况来看，该病是进入 21 世纪以来对人类具有严重威胁的疾病。SARS 冠状病毒的源头是中国广东佛山市，起于 2002 年 11 月 16 日。中国疾病预防控制中心流行病学首席科学家曾光教授在美国第 52 届流行病学情报服务会议的报告中指出，此次"非典"的传播途径，分为面对面的飞沫直接传播和非直接传播两种，主要通过鼻、口、眼、手等途径。此外，该病临床症状最重时传染力最强，而发病初期，一般相对较弱。
8. 由我国专家完成的严重急性呼吸综合征研究揭示出 SARS 冠状病毒传播的五大特点。
(1) 有慢性病的老年人感染严重急性呼吸综合征后易成为超级传播者。
(2) 所有感染者均与上一代患者有症状期的接触。
(3) 接触越密切，越容易被感染。
(4) 未发现潜伏期严重急性呼吸综合征患者具有传染性。
(5) 隔离患者后终止了进一步的传播。SARS 冠状病毒的第一代潜伏期为 4~5 d，第二代在 10 d 左右。经过调查，现已寻找到严重急性呼吸综合征的一些流行病学规律：男女之间发病无差别，从年龄看青壮年占 70%~80%，这一点与既往的呼吸道传染病患者中体弱的老少患者居多不同；因最初该病流行初期防护措施不够，医务人员是严重急性呼吸综合征高发人群，但经采取措施后医务人员的感染率从最初的 33% 左右下降到 24% 左右；该病在家庭和医院有聚集现象。

三、发病机制

易被 SARS 冠状病毒感染的细胞表面有病毒的特异性受体即 CD13，该受体又称氨基肽酶 N，是一种 150～160 kD 糖蛋白类金属蛋白酶。SARS 冠状病毒通过其表面的 S 糖蛋白与易感细胞表面上的受体 CD13 结合，S 蛋白诱导病毒包膜与组织细胞膜融合，从而导致病毒的穿入和脱壳，在细胞内进行复制增殖，导致细胞损伤。主要表现在 SARS 冠状病毒诱导细胞凋亡。SARS 冠状病毒侵入人体后，开始破坏器官正常的组织细胞。人体内没有 SARS 冠状病毒的天然免疫力，病毒"超抗原"诱导机体产生超常的免疫反应，产生大量的细胞因子，导致肺组织细胞的严重破坏，出现急性肺功能损伤。通过对肺组织中主要淋巴细胞亚群的分析，发现肺内浸润的淋巴细胞大多数为细胞毒性 T 细胞，患者肺内主要以细胞免疫反应为主。经分子生物学和免疫学技术研究发现 SARS 冠状病毒与人体肺组织细胞存在某些相似的抗原成分；严重急性呼吸综合征患者体内有抗肺组织的自身抗体，因此自身免疫损伤是导致患者肺等组织器官免疫损害的原因之一，动物实验也证实了这一点。SARS 冠状病毒可感染多种靶细胞，引起全身多器官的感染。这可能与这些细胞表面都存在 CD13 受体有关。主要靶器官是肺脏、免疫器官及全身小静脉。患者死亡原因主要是肺泡腔充满大量脱落的肺泡上皮细胞、渗出的炎症细胞及蛋白性渗出物，肺泡腔内广泛性透明膜形成，双肺实变，有效呼吸面积急骤减少，出现呼吸窘迫及免疫功能下降继发全身性感染所致。

尸检患者的肺组织能观察到不同程度的进行性病理改变。肺组织学检查发现整个肺均有不同程度肺泡损伤的病理变化。患者的肺部充血，透明膜形成，肺泡上皮增生，肺间质中有炎性细胞浸润，肺泡细胞脱屑。部分患者肺组织中还发现肺泡内出血、毛细支气管中炎症坏死碎片、进行性肺炎，甚至肺泡中可发现多核的融合细胞和包涵体，有些患者的淋巴结和脾脏还出现了明显的萎缩，这说明患者的免疫功能明显下降，因此才会在短时间内病情急转直下，有些患者从发病到死亡只有短短数天。

四、临床特征

(一) 临床表现

严重急性呼吸综合征的潜伏期为 2～12 d，通常为 4～5 d。主要临床表现为起病急，发热为首发症状，体温一般＞38℃，也可持续 39℃ 以上数天，偶有畏寒，同时伴有头痛、关节酸痛和全身酸痛、乏力、腹泻。有明显的呼吸道症状：干咳、少痰，个别患者偶有血丝痰，部分患者出现呼吸加快、气促、肺部闻及湿性啰音等。部分患者进展为急性呼吸窘迫综合征，极个别患者出现呼吸衰竭或导致多器官功能衰竭，如延误诊治或无及时有效的治疗可导致死亡。

严重急性呼吸综合征的临床表现没有一般流行性感冒的流涕、咽痛等症状，也没有普通感冒常见的白色或黄色痰液。白细胞正常或降低，大多数严重急性呼吸综合征患者淋巴细胞计数绝对值减少。特别是胸部 X 线片特点与临床状况分离，一般的肺炎先有很重的临床表现，后在胸部 X 线片上看到肺部有阴影变化；但严重急性呼吸综合征在临床症状还不很严重时，X 线片中已显示患者肺部有絮状阴影，并呈快速发展趋势；通常高烧患者应用抗生素时大多会有明显的效果，但严重急性呼吸综合征患者用抗生素无效，大多数患者可自愈，个别患者病情凶险，约有 7% 的患者需要呼吸支持。

此外，聚集发病是严重急性呼吸综合征的流行病学特征，除了关系密切的聚发病例外，该综合征也有可能在其他患者中传播，其早期临床表现不易与其他常见冬季呼吸道病毒感染相区别。但是，一些严重急性呼吸综合征特征值得注意：没有上呼吸道症状，只有干咳，听诊表现轻微，胸部 X 线片显示实变。在遇到这种临床表现组合时，医生要高度警觉是否有严重急性呼吸综合征可能。出现白细胞减少、淋巴细胞减少、血小板减少、肝酶和肌酸磷酸激酶升高时，也要怀疑有严重急性呼吸综合征可能。

（二）临床分期

1. 早期。一般为病初的 1～7 d。起病急，以发热为首发症状，体温一般高于 38℃，半数以上的患者伴有头痛、关节肌肉酸痛、乏力等症状，部分患者可有干咳、胸痛、腹泻等症状，但少有上呼吸道卡他症状，肺部体征多不明显，部分患者可闻及少许湿啰音。胸部 X 线片的肺部阴影在发病第 2 天即可出现，95% 以上的患者在病程 7 d 内出现肺部影像改变。

2. 进展期。多发生在病程的 8～14 d，个别患者可更长。在此期，发热及感染中毒症状持续存在，肺部病变进行性加重，表现为胸闷、气促、呼吸困难，尤其在活动后明显。胸部 X 线片检查显示肺部阴影发展迅速，且常为多叶病变。少数患者（10%～15%）出现急性呼吸窘迫综合征而危及生命。

3. 恢复期。进展期过后，体温逐渐下降，临床症状缓解，肺部病变开始吸收，多数患者经 2 周左右的恢复，可达到出院标准，肺部阴影的吸收则需要较长的时间。少数重症患者可能在相当长的时间内遗留限制性通气功能障碍和肺弥散功能下降，但大多可在出院后 2～3 个月内逐渐恢复。

（三）并发症

1. 继发感染。继发肺部感染是严重急性呼吸综合征重要的并发症，可使病变影像的范围增大及病程延长。在疾病恢复过程中，继发感染可使肺内片状影再次增多。继发肺部感染也可引起空洞及胸腔积液，一般在发病 2～3 周以后。空洞可为单发及多发，病原诊断需要经相应的病原学检查。有的患者在出院后复查时发现合并空洞及胸腔积液。据报道也有并发颅内感染的病例。当患者出现中枢神经系统的症状和体征时，建议做颅脑 CT 或 MRI 检查。

2. 肺间质改变。少数患者在肺内炎症吸收后残存肺间质纤维化，表现为局部的不规则高密度斑片、索条状及蜂窝状影像，可引起牵拉性支气管扩张。严重的肺间质增生使肺体积缩小。肺间质纤维化的影像表现是不可逆的。炎症吸收过程中在 X 线上可能出现肺纹理增多和条状阴影，在高分辨 CT 上可出现支气管血管束增粗、小叶间隔和小叶内间质增厚、胸膜下弧线影等。在疾病的康复过程中这些改变多数可以逐渐吸收。

3. 纵隔气肿、皮下气肿和气胸。纵隔气肿表现为纵隔间隙有气体影，呈条状或片状，气体量较多时可位于食管、气管、大血管等结构周围。皮下气肿较为明显。气胸的量一般较少。部分病例的纵隔气肿、皮下气肿和气胸发生在使用呼吸机之后。

4. 胸膜病变。肺内病变可引起邻近胸膜的局限性胸膜增厚，或轻度幕状粘连。胸膜改变可随肺内病变的吸收而消退。明显的胸腔积液通常较少见。

5. 心影增大。可能为心肌病变所致。判断心影大小要根据标准的立位后前位胸部 X 线片。床旁胸部 X 线片要注意心脏横位及心影放大的影响。

6. 骨质缺血性改变。患者在治疗后若出现关节疼痛和活动受限等症状，建议做 CT 或 MRI 检查。骨质异常改变以髋关节多见，也可发生在膝、肩等关节和长骨骨干。

（四）严重急性呼吸综合征致死的高危因素

1. 年龄超过 50 岁。

2. 存在心脏、肾脏、肝脏或呼吸系统的严重基础疾病，或患有恶性肿瘤、糖尿病、严重营养不良、脑血管疾病等其他严重疾病。

3. 近期外科大手术史。

4. 外周血淋巴细胞计数进行性下降。

5. 经积极治疗，血糖仍持续居高不下。

五、辅助检查

(一) 外周血象

1. 外周血细胞分析辅助诊断严重急性呼吸综合征参考值。

(1) 多数患者白细胞计数在正常范围内，部分患者白细胞计数减低。

(2) 大多数严重急性呼吸综合征患者淋巴细胞计数绝对值减少，呈逐步减低趋势，并有细胞形态学变化。

2. 结果解释。

(1) SARS-CoV 主要作用于淋巴细胞（特别是 T 淋巴细胞），使外周血淋巴细胞数减低，而淋巴细胞在白细胞总数中占的比例较低［参考值范围为（0.2～0.4）×10⁹/L］，当淋巴细胞明显减少时，严重急性呼吸综合征患者的白细胞计数不会受到明显的影响，但此时淋巴细胞计数绝对值会有明显变化。另外，白细胞计数还受其他因素影响，如严重急性呼吸综合征患者合并感染时，中性粒细胞（占白细胞的 50% 以上）增多可使白细胞计数明显升高。因此，对初诊严重急性呼吸综合征患者观察淋巴细胞计数绝对值的变化更有诊断意义。由于大多数严重急性呼吸综合征患者血细胞均有形态的变化，可影响自动化仪器对白细胞的分类结果，因此在进行血细胞分析时应重视血细胞的显微镜检查，须注意做好防护。

(2) 判断淋巴细胞计数减低的临界值为 $1.2 \times 10^9/L$。淋巴细胞计数绝对值 $< 0.9 \times 10^9/L$ 可作为诊断严重急性呼吸综合征的辅助诊断指标。

(二) SARS-CoV 特异性抗体检测

1. 特异性抗体检测诊断严重急性呼吸综合征标准。符合以下两者之一即可诊断为严重急性呼吸综合征。

(1) 平行检测急性期血清抗体和恢复期血清抗体发现抗体阳转。

(2) 平行检测急性期血清抗体和恢复期血清抗体发现抗体滴度升高≥4 倍。

2. 结果解释。

(1) 有些严重急性呼吸综合征患者急性期血清标本采集较晚，此时抗体［IgG 和（或）IgM 抗体］滴度已达到高峰，恢复期血清抗体滴度升高不足 4 倍，但这些患者双份血清存在高滴度的 SARS-CoV 抗体［IgG 和（或）IgM 抗体］，可结合临床进行诊断。

(2) 未检测到 SARS-CoV 抗体不能排除 SARS-CoV 感染。

(3) 血清学抗体检测不能用于严重急性呼吸综合征的早期诊断。

(4) 检测及分析结果时应考虑试剂盒的质量，因为目前世界卫生组织还无法推荐一种特异性和敏感性均满意的血清学试剂盒，建议对只有血清特异性抗体滴度 4 倍或以上升高，而无聚合酶链式反应或病毒分离结果的患者，以及低流行区或暴发区每一个严重急性呼吸综合征传播链的首发患者进行抗体中和试验确认。抗体中和试验应在生物安全 3 级实验室中完成。

(三) SARS-CoV RNA 检测

1. SARS-CoV RNA 阳性判断标准。应用聚合酶链式反应方法，符合下列三项之一者可判断为检测结果阳性。

(1) 至少需要两个不同部位的临床标本检测阳性。

(2) 收集至少间隔 2 d 的同一种临床标本送检检测阳性（如 2 份或多份鼻咽分泌物）。

(3) 在每一个特定检测中对原临床标本使用两种不同的方法，或从原标本新提取 RNA 开始重复聚合酶链式反应检测阳性。

2. 聚合酶链式反应检测结果的确认。①使用原始标本重复聚合酶链式反应试验；②在第二个实验室检测同一份标本。

（四）SARS-CoV 特异性抗原 N 蛋白检测

用于 SARS-CoV 感染的早期辅助诊断。

1. 检测结果为阳性，要密切结合临床指征及其他测定结果进行综合分析，包括 SARS-CoV RNA 的测定和 SARS-CoV 特异性抗体的检测。

2. 可疑及阳性血清标本应进行第 2 次试验来复核，并进行双孔测定。另外，可疑样本应进行连续采样检测。

3. 检测结果为阴性的标本，不能完全排除 SARS-CoV 感染。

4. 严重急性呼吸综合征患者病程早期（3～10 d）的标本，SARS-CoV N 蛋白有相对较高的阳性检出率；发病 10 d 以上患者的标本，阳性率逐渐下降，此时应当同时进行抗体检测。

（五）T 淋巴细胞亚群检测

T 淋巴细胞介导的特异性细胞免疫功能低下是严重急性呼吸综合征患者的主要免疫病理改变之一，主要表现为 T 淋巴细胞及其亚群明显受损，其中以 CD3$^+$、CD4$^+$、CD8$^+$ 尤为明显。因此，严重急性呼吸综合征患者外周血 T 淋巴细胞亚群（主要为 CD3$^+$、CD4$^+$、CD8$^+$）的动态检测，有助于 SARS-CoV 致病机制的研究和诊断，并且对预后的判断具有重要价值。T 淋巴细胞的受损程度与病情严重程度有明显相关性，即重症严重急性呼吸综合征患者较普通型明显，死亡病例 T 淋巴细胞亚群下降更为显著。严重急性呼吸综合征患者 T 淋巴细胞的减低为可逆性改变，恢复期病例的 T 淋巴细胞及其亚群可逐渐接近或达到正常水平。

（六）影像学检查

影像学检查是严重急性呼吸综合征临床综合诊断的主要组成部分，也是指导治疗的重要依据。影像学检查的目的在于疾病的早期发现、鉴别诊断、监视动态变化和检出并发症。

1. 基本影像表现：严重急性呼吸综合征的 X 线和 CT 基本影像表现为磨玻璃密度影和肺实变影（图 1-1-1）。

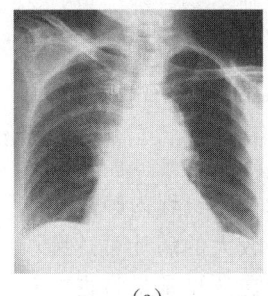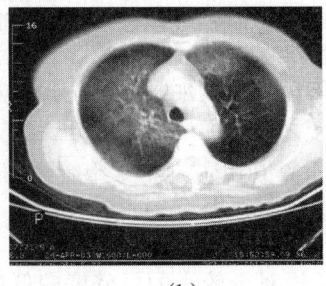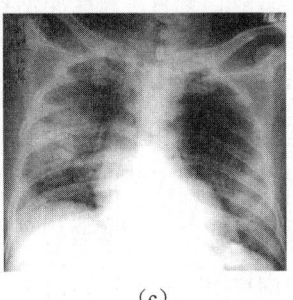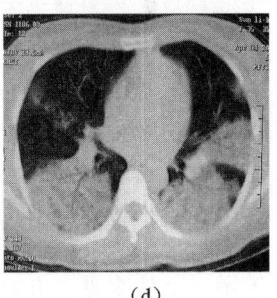

（a） （b） （c） （d）

图 1-1-1 严重急性呼吸综合征的 X 线和 CT 基本影像表现

（a）严重急性呼吸综合征患者发病后 10 d 的胸部 X 线片，右肺上叶有大片磨玻璃密度影，阴影内可见血管影像，左肺上叶内带有小片状磨玻璃密度影；（b）病例（a）发病后 2 周胸部 CT 片，两肺上叶多发磨玻璃密度影，病变内可见血管影像；（c）严重急性呼吸综合征患者发病后 10 d 的胸部 X 线片，两肺多发大片状肺实变阴影，病变密度比血管密度高；（d）病例（c）发病后 2 周胸部 CT 片，两肺多发肺实变影，密度比血管密度高，可见空气支气管征。

（1）磨玻璃密度影：磨玻璃密度影在 X 线和 CT 上的判定标准为病变的密度比血管密度低，其内可见血管影像。在胸部 X 线片上磨玻璃密度影也可采用低于肺门的密度作为识别标准。磨玻璃密度影的形态可为单发或多发的小片状、大片状，或在肺内弥散分布。在 CT 上有的磨玻璃密度影内可见细线和网状影，为肺血管分支、增厚的小叶间隔及小叶内间质的影像。磨玻璃密度影内若合并较为广泛、密集的网状影，称为"碎石路"征。有的磨玻璃密度影内可见含有气体密度的支气管分支影像，称为空气支气管征。

（2）肺实变影：在X线和CT上肺实变影的判定标准为病变的密度接近或高于血管密度，其内不能见到血管影像，但有时可见空气支气管征。在胸部X线片上肺实变影又可以等于或高于肺门阴影的密度作为识别的依据。病变可为小片状或大片状，单发或多发。

2. 不同发病时期的影像表现。在影像表现上，严重急性呼吸综合征的病程分为早期、进展期和恢复期（图1-1-2）。

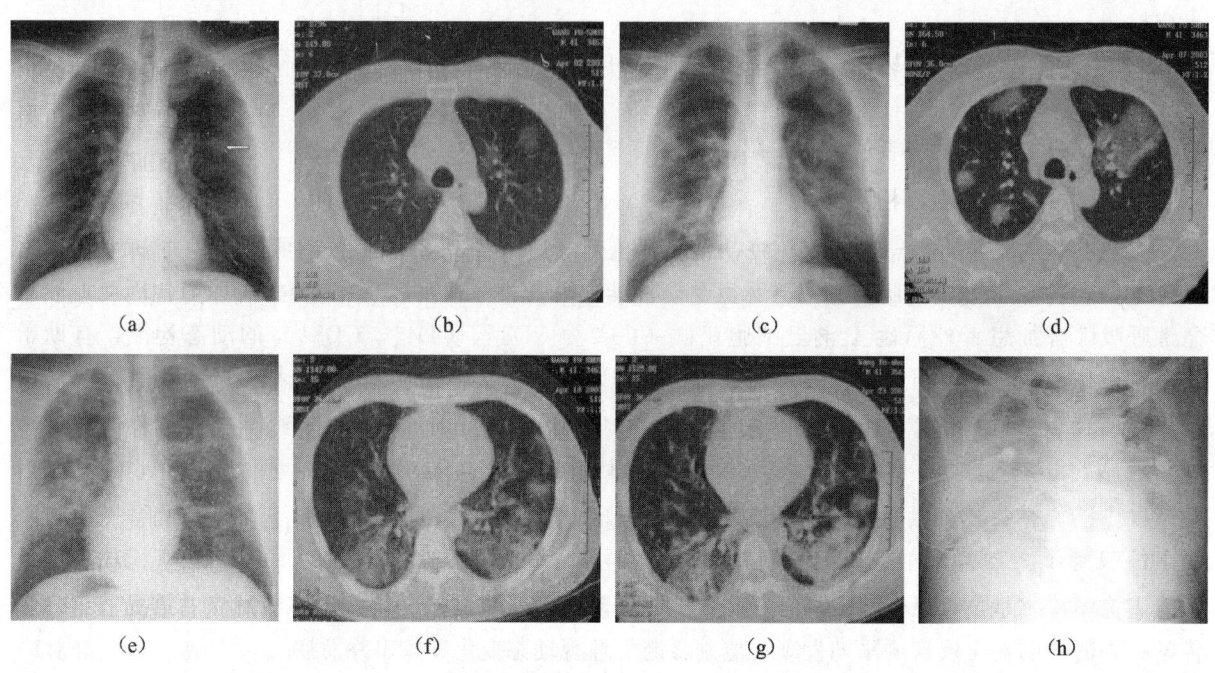

（a）   （b）   （c）   （d）

（e）   （f）   （g）   （h）

图1-1-2　严重急性呼吸综合征不同发病时期的影像表现

（a）严重急性呼吸综合征患者发病后3 d的胸部X线片，肺内有小片状磨玻璃密度影（箭头）；（b）病例（a）发病后3 d胸部CT片，肺内有小片状磨玻璃密度影；（c）病例（a）发病后9 d的胸部X线片，两肺有多发片状磨玻璃密度影；（d）病例（a）发病后9 d胸部CT片，两肺有多发片状磨玻璃密度影，有"碎石路"征；（e）病例（a）发病后20 d的胸部X线片，两肺弥漫磨玻璃密度影；（f）病例（a）发病后20 d胸部CT片，两肺有多发大片状磨玻璃密度影；（g）病例（a）发病后25 d胸部CT片，两肺病变密度增高，左肺为肺实变影像；（h）为严重急性呼吸综合征患者发病后14 d的胸部X线片，两肺病变密度明显增高，仅在肺尖和肋膈角处有少许透光阴影。

（1）早期：从临床症状出现到肺部出现异常影像时间一般为2～3 d。X线及CT表现为肺内小片状影，一般为磨玻璃密度影，少数为肺实变影。病变以单发多见，少数为多发。较大的病灶可达肺段范围，但较少见。有的病例病变处肺血管影增多。X线对于较小的、密度较低的病灶显示率较低，与心影或横膈重叠的病变在后前位胸部X线片上有时难以显示。病变以两肺下野及肺周围部位较多见。

（2）进展期：肺部影像改变多在发病3～7 d后进行性加重，多数患者在2～3周进入最为严重的阶段。X线和CT显示发病初期的小片状影发展为大片状影，单发病变进展为多发或弥散性病变。病变可由一个肺野扩散到多个肺野，由一侧肺发展到双侧肺。病变以磨玻璃密度影多见，或可合并实变影。病变部位以两肺下叶明显多见。大部分患者病变在肺野的内、中、外带混合分布。有的重症患者胸部X线片显示两侧肺野密度普遍增高，心影轮廓消失，仅在肺尖及肋膈角处有少量透光阴影，此为严重的急性呼吸窘迫综合征表现。有的患者在1～2 d内病变大小即可有改变；有的病例当某一部位病灶吸收后，又在其他部位出现新的病灶；有的病例病变影像明显吸收后，短期内再次出现或加重；也有的患者病变影像延续时间较长，可比一般患者增加1倍，甚至持续更长的时间。

（3）恢复期：病变吸收一般出现在发病2～3周后，影像表现为病变范围逐渐减小，密度减低，以至消失。肺部病变影像的吸收过程约为 2 周。在炎症吸收过程中，随着片状影像的减少，胸部 X 线片上可能出现肺纹理增重和条状阴影，在高分辨 CT 上可出现支气管血管束增粗、小叶间隔和小叶内间质增厚、胸膜下弧线影等。在疾病的康复过程中这些改变多数可以逐渐吸收。有的患者虽然临床症状明显减轻或消失，胸部 X 线片已恢复正常，但 CT 检查仍可见肺内有斑片或索条状病灶影像。肺内病变影像的完全消失需要较长的时间。

（七）动脉血气分析

部分严重急性呼吸综合征患者出现低氧血症和呼吸性碱中毒，重者出现 I 型呼吸衰竭。

（八）血生化和电解质

血生化及电解质，多数严重急性呼吸综合征患者出现丙氨酸氨基转移酶、天门冬氨酸氨基转移酶、乳酸脱氢酶、肌酸磷酸激酶升高，少数严重急性呼吸综合征患者人血白蛋白降低，肾功能及血清电解质大都正常，严重病例也可出现异常。

六、诊断思路

（一）询问病史

严重急性呼吸综合征是一种传染病，大部分患者可以追踪到流行病学接触史，即有被传染和（或）传染他人的可能性或证据。常以发热为首发和主要症状，体温一般高于 38℃，常呈持续性高热，可伴有畏寒、肌肉酸痛、关节酸痛、头痛、乏力。咳嗽不多见，表现为干咳、少痰，少数患者出现咽痛。可有胸闷，严重者渐出现呼吸加速、气促，甚至呼吸窘迫。常无上呼吸道卡他症状。呼吸困难和低氧血症多见于发病 6～12 d 以后。其他方面症状：部分患者出现腹泻、恶心、呕吐等消化道症状。

（二）体格检查

严重急性呼吸综合征患者的肺部体征常不明显，部分患者可闻及少许湿啰音，或有肺实变体征。偶有局部叩浊、呼吸音减低等少量胸腔积液的体征。

（三）辅助检查

外周血白细胞计数一般正常或降低，常有淋巴细胞计数减少，尤其低于 $0.9 \times 10^9/L$ 时，对严重急性呼吸综合征诊断的提示意义较大，部分患者血小板减少。严重急性呼吸综合征早期即可见 CD4[+]、CD8[+] 细胞计数降低，两者比值正常或降低。早期肺部出现不同程度片状、斑片状磨砂玻璃样密度影，少数呈实变影，阴影常为多发和（或）双侧改变，并于发病过程中呈进展趋势，部分患者进展迅速，短期内融合成大片状阴影。从患者血清内检测到 SARS 冠状病毒特异性 IgG 抗体，尤其从进展期至恢复期抗体阳转或抗体滴度呈 4 倍及以上升高时，具有病原学诊断意义。若从患者呼吸道分泌物、血液或粪便等人体标本中检测出 SARS 冠状病毒核糖核酸（聚合酶链式反应法），尤其多种标本、多种试剂盒和多个实验室检测阳性，对病原学的诊断也有重要支持意义。

七、临床诊断

（一）传染性非典型肺炎临床诊断标准

2003 年 5 月在我国广东、北京等地诊断治疗传染性非典型肺炎经验的基础上，根据医学专家提出的意见，卫生部对同年 4 月 14 日发布的《传染性非典型肺炎临床诊断标准（试行）》进行了修改，增加了重症传染性非典型肺炎诊断标准和出院参考标准。

1. 流行病学史。①与发病者有密切接触史，或属受传染的群体发病者之一，或有明确传染他人的证据；②发病前 2 周内曾到过或居住于报告有传染性非典型肺炎患者并出现继发感染疫情的区域。

2. 症状与体征。起病急，以发热为首发症状，体温一般＞38℃，偶有畏寒；可伴有头痛、关节酸痛、肌肉酸痛、乏力、腹泻；常无上呼吸道卡他症状；可有咳嗽，多为干咳、少痰，偶有血丝痰；可有胸闷，严重者出现呼吸加速、气促，或明显呼吸窘迫。肺部体征不明显，部分患者可闻少许湿啰音，或有肺实变体征。注意：有少数患者不以发热为首发症状，尤其是有近期手术史或有基础疾病的患者。

3. 实验室检查。外周血白细胞计数一般不升高或降低；常有淋巴细胞计数减少。

4. 胸部 X 线检查。肺部有不同程度的片状、斑片状浸润性阴影或呈网状改变，部分患者进展迅速，呈大片状阴影；常为多叶或双侧改变，阴影吸收消散较慢；肺部阴影与症状体征可不一致。若检查结果阴性，1~2 d 后应予复查。

5. 抗菌药物治疗无明显效果。

（二）严重急性呼吸综合征分类诊断标准

1. 医学隔离观察者。无严重急性呼吸综合征临床表现但近 2 周内曾与严重急性呼吸综合征患者或严重急性呼吸综合征疑似患者接触者，列为医学隔离观察者，应接受医学隔离观察。

2. 疑似病例。对于缺乏明确流行病学依据，但具备其他严重急性呼吸综合征支持证据者，可以作为疑似病例，需进一步进行流行病学追访，并安排病原学检查以求印证。对于有流行病学依据、有临床症状，但尚无肺部 X 线影像学变化者，也应作为疑似病例。对此类病例，需动态复查胸部 X 线片或胸部 CT，一旦肺部病变出现，在排除其他疾病的前提下，可以做出临床诊断。

3. 临床诊断和确定诊断。对于有严重急性呼吸综合征流行病学依据、相应临床表现和肺部 X 线影像改变，并能排除其他疾病诊断者，可以做出严重急性呼吸综合征临床诊断。在临床诊断的基础上，若分泌物 SARS-CoV RNA 检测阳性，或血清（或血浆）SARS-CoV 特异性抗原 N 蛋白检测阳性，或血清 SARS-CoV 抗体阳转，或抗体滴度升高≥4 倍，则可做出确定诊断。

（三）重症非典型肺炎诊断标准

根据《传染性非典型肺炎临床诊断标准（试行）》，符合下列标准中的 1 条即可诊断为重症非典型肺炎。

1. 呼吸困难，呼吸频率>30 次/min。

2. 低氧血症，在吸氧 3~5 L/min 条件下，动脉血氧分压<70 mmHg，或脉搏血氧饱和度<93%，或已可诊为急性肺损伤或急性呼吸窘迫综合征。

3. 多叶病变且病变范围超过 1/3 或胸部 X 线片显示 48 h 内病灶进展>50%。

4. 休克或多器官功能障碍综合征。

5. 具有严重基础性疾病或合并其他感染或年龄>50 岁。

（四）非典型肺炎出院诊断参考标准

同时具备下列 3 个条件的严重急性呼吸综合征患者可考虑出院。

1. 未用退热药物，体温正常 7 d 以上。

2. 呼吸系统症状明显改善。

3. 胸部影像学有明显吸收。

八、鉴别诊断

（一）感冒

普通感冒患者可有发热、咳嗽、外周血白细胞计数正常等表现，需与严重急性呼吸综合征早期相鉴别。与严重急性呼吸综合征的鉴别要点包括：普通感冒发病时多伴有明显的上呼吸道卡他症状如鼻塞、流涕、打喷嚏等；胸部 X 线动态检查无异常发现；病程自限，预后良好，经对症治疗后临床症状可逐渐消失。

（二）流行性感冒

于冬春季节高发，发热、头痛、肌痛、乏力等全身症状突出，外周血白细胞总数可正常或降低，重症患者可发生肺炎和呼吸困难，有传染性，可引起暴发流行，抗生素治疗无效，因此需与严重急性呼吸综合征鉴别。鉴别要点：在全身症状之外常有明显的上呼吸道卡他症状；体格检查可有眼球结膜充血、眼球压痛、口腔黏膜疱疹等体征；外周血淋巴细胞比例常增加；发病48 h内投以奥司他韦可减轻症状、缩短病程；采用免疫荧光试验可从鼻咽洗液的黏膜上皮细胞涂片中检出流感病毒抗原；采用血凝抑制试验或补体结合试验检测急性期和恢复期血清，可发现流感病毒特异性抗体滴度呈4倍或以上升高。

（三）人禽流感

具有传染性，重症病例可出现肺炎和急性呼吸窘迫综合征，外周血白细胞计数及淋巴细胞计数也可减少，病死率高，应注意与严重急性呼吸综合征鉴别。鉴别要点包括：人禽流感的传染源主要为已患禽流感或携带禽流感病毒的禽类（特别是家禽），详细询问病史可了解到相关的流行病学依据，包括发病前1周内曾到过禽流感暴发的疫区，或曾接触过被感染的禽类，或曾与被感染禽类的羽毛、排泄物、分泌物等有密切接触，或曾接触过不明原因病死禽类等；常有明显的流涕、鼻塞等上呼吸道卡他症状；发病48 h内应用抗病毒药物奥司他韦或扎那米韦可减轻病情、缩短病程、改善预后；采用间接荧光抗体试验或酶联免疫吸附试验可从呼吸道分泌物中检出禽流感病毒核蛋白抗原和H亚型抗原；发病初期和恢复期双份血清抗禽流感病毒抗体滴度呈4倍或以上升高。

（四）细菌性肺炎

多以发热、咳嗽起病，胸部X线检查有炎症浸润影（可为大片实变影或小的斑片影），可伴头痛、肌肉酸痛、乏力等全身症状，部分重症病例可有气急、发绀，甚至出现中毒性休克，因此需与严重急性呼吸综合征鉴别。鉴别要点包括：细菌性肺炎无传染性，通常为散发病例，一般不会出现群体性发病；咳嗽时常有脓性痰，某些细菌性肺炎还常常有特征性的脓性痰，如铁锈色痰提示肺炎链球菌感染、果酱样痰提示肺炎克雷伯菌属感染、黄色脓痰提示金黄色葡萄球菌感染、黄绿色脓痰提示铜绿假单胞菌感染；常有明显肺部体征，以局部湿啰音多见，部分病例可有肺实变体征；大多数病例往往同时有外周血白细胞计数升高和中性粒细胞比例增加，老年体弱者外周血白细胞计数可不升高，但一般均有中性粒细胞比例增加；胸部X线检查显示肺段或肺叶的大片实变影而不合并磨玻璃密度影；痰涂片革兰染色和痰细菌培养可发现致病菌；合理选择抗菌药物进行治疗可迅速控制体温，并促使肺部阴影迅速吸收。

（五）肺炎支原体性肺炎和肺炎衣原体性肺炎

多呈散发，也可在学校或社区中发生小规模流行。常见的临床症状包括发热、干咳、咽痛、声嘶、头痛、肌痛、乏力等，外周血白细胞计数和中性粒细胞比例大多正常，肺部病变的X线影像常为斑片状浸润，而且往往吸收较慢。因此，单纯依据临床症状、血常规及胸部X线检查常较难与严重急性呼吸综合征鉴别。鉴别诊断的关键是特异性血清抗体检测和抗菌药物的治疗效果。血清肺炎支原体特异性IgM阳性，或双份血清肺炎支原体特异性IgG滴度升高≥4倍，可诊断为近期肺炎支原体感染。微量免疫荧光试验血清肺炎衣原体特异性IgG≥1∶512或特异性IgM≥1∶32，或双份血清抗体滴度升高≥4倍，可诊断为近期肺炎衣原体感染。大环内酯类或喹诺酮类治疗有效，有助于明确肺炎支原体性肺炎或肺炎衣原体性肺炎的诊断。

（六）军团菌性肺炎

好发于夏秋季，多见于中老年人，可在中老年人比较集中的单位如养老院中发生暴发流行。以高热起病，头痛、乏力、肌痛等全身中毒症状较重，呼吸道症状相对较轻，但重症病例可出现呼吸困难，可伴有相对缓脉、精神症状、水样腹泻等消化道症状，部分病例继发肾功能损害，胸部X线检查早期为外周性斑片状浸润影，病变进展可累及双肺，胸腔积液并不少见。大环内酯类、喹诺酮类、利福平、多西环素等抗菌药物治疗有效。确诊有赖于血清学检查，IFA 法血清特异性抗体阳性且双份血清抗体滴度升高≥4 倍，可明确诊断。

（七）真菌性肺炎

为散发病例，不会出现群体性发病。常见于体质较差或有严重基础疾病者，真菌感染前往往有较长时间使用广谱抗生素、糖皮质激素或免疫抑制剂的病史，起病相对缓慢，虽有发热，但体温多呈渐进性升高。痰多而黏稠、不易咯出是其重要的临床特征。胸部 X 线检查可发现斑片状浸润影，重者可累及双肺。痰培养有真菌生长、痰涂片发现真菌菌丝是诊断真菌性肺炎的重要依据。抗真菌药物治疗有助于其与严重急性呼吸综合征的鉴别。

（八）病毒性肺炎

常见的致病病毒包括腺病毒、鼻病毒、呼吸道合胞病毒等，多发生于冬春季，散发病例居多，但也可在婴幼儿或老人比较集中的单位发生暴发流行。常以发热起病，出现肺炎前往往有咽干、咽痛、鼻塞、流涕等上呼吸道感染症状，咳嗽通常为干咳，可有气急、胸痛和咯血丝痰等症状，重症病例可有显著呼吸困难。肺部病变主要为间质性肺炎，严重时表现为双肺弥散分布的网结节状浸润影。外周血白细胞计数正常或减少，但淋巴细胞计数往往相对增多，与严重急性呼吸综合征有所区别。血清特异性病毒抗体检测有助于明确诊断和与严重急性呼吸综合征鉴别。

（九）肺结核

多为散发病例。起病大多较为隐匿，病情进展较严重急性呼吸综合征慢，发热往往有一定规律，多为午后低热，持续高热相对较为少见，常有体重减轻、乏力、盗汗、食欲减退等结核中毒症状。血白细胞一般正常。胸部 X 线影像有一定特征，病灶多位于双上肺，形态不规则，密度不均匀，可有空洞和钙化。皮肤结核纯蛋白衍生物试验、血清结核抗体检测、痰集菌找抗酸杆菌有助于鉴别诊断，必要时可进行诊断性抗结核治疗。

九、救治方法

（一）治疗原则

虽然严重急性呼吸综合征的致病原已经基本明确，但发病机制仍不清楚，目前尚缺少针对病因的治疗。基于上述认识，临床上应以对症支持治疗和针对并发症的治疗为主。应避免盲目应用药物治疗，尤其应避免多种药物（如抗生素、抗病毒药、免疫调节剂、糖皮质激素等）长期、大剂量地联合应用。

（二）一般处理

卧床休息，注意维持水、电解质平衡，避免用力和剧烈咳嗽。密切观察病情变化（不少患者在发病后的 2～3 周内都可能属于进展期）。一般早期给予持续鼻导管吸氧（吸氧浓度一般为 1～3 L/min）。根据病情需要，每天定时或持续监测脉搏血氧饱和度。定期复查血常规、尿常规、血电解质、肝肾功能、心肌酶谱、T 淋巴细胞亚群（有条件时）和胸部 X 线片等。

（三）对症治疗

1. 体温高于 38.5℃，或全身酸痛明显者，可使用解热镇痛药。高热者给予冰敷、酒精擦浴、降温毯等物理降温措施。儿童禁用水杨酸类解热镇痛药。

2. 咳嗽、咳痰者可给予镇咳、祛痰药。

3. 有心、肝、肾等器官功能损害者，应采取相应治疗。

4. 腹泻患者应注意补液及纠正水、电解质失衡。

5. 对疑似病例，应合理安排收住条件，减少患者担心院内交叉感染的压力；对确诊病例，应加强关心与解释，引导患者加深对本病的自限性和可治愈性的认识。

6. 有些严重急性呼吸综合征患者存在一些原有疾病，如慢性乙型病毒性肝炎、肺结核、慢性支气管炎、支气管哮喘、肺气肿、糖尿病、高血压、甲状腺功能亢进等，应酌情给予相应的治疗。

（四）药物治疗

1. 抗病毒治疗。见"病因治疗"。

2. 糖皮质激素的使用。目的在于抑制异常的免疫病理反应，减轻严重的全身炎症反应状态，防止或减轻后期的肺纤维化。具备以下指征之一时可考虑应用糖皮质激素：①有严重的中毒症状，持续高热不退，经对症治疗 5 d 以上最高体温仍超过 39℃；②胸部 X 线片显示多发或大片阴影，进展迅速，48 h 之内病灶面积增大＞50％且在正位胸部 X 线片上占双肺总面积的 1/4 以上；③达到急性肺损伤或急性呼吸窘迫综合征的诊断标准。成人推荐剂量相当于甲泼尼龙 $2 \sim 4$ mg/(kg·d)，具体剂量可根据病情及个体差异进行调整。开始使用糖皮质激素时宜静脉给药，当临床表现改善或胸部 X 线片显示肺内阴影有所吸收时，应及时减量停用。一般每 $3 \sim 5$ d 减量 1/3，通常静脉给药 $1 \sim 2$ 周后可改为口服泼尼松或泼尼松龙，一般不超过 4 周，不宜过大剂量或过长疗程。应同时应用制酸剂和胃黏膜保护剂，还应警惕骨缺血性改变和继发感染，包括细菌和/或真菌感染，以及原已稳定的结核病灶的复发和扩散。

3. 免疫治疗。胸腺素、干扰素、静脉用丙种球蛋白等非特异性免疫增强剂对严重急性呼吸综合征的疗效尚未肯定，不推荐常规使用。严重急性呼吸综合征恢复期血清的临床疗效尚未被证实，对诊断明确的高危患者，可在严密观察下试用。

4. 抗菌药物的使用。抗菌药物的应用目的主要有两个，一是用于对疑似患者的试验治疗，以帮助鉴别诊断；二是用于治疗和控制继发细菌、真菌感染。鉴于严重急性呼吸综合征常与社区获得性肺炎相混淆，而后者常见致病原为肺炎链球菌、肺炎支原体、流感嗜血杆菌等，在诊断不清时可选用喹诺酮类或 β-内酰胺类联合大环内酯类试验治疗。继发感染的致病原包括革兰阴性杆菌、耐药革兰阳性球菌、真菌及结核杆菌，应有针对性地选用适当的抗菌药物。

（五）重症严重急性呼吸综合征的治疗

尽管多数患者的病情可以自然缓解，但大约有 30％的病例属于重症病例，其中部分可能进展至急性肺损伤或急性呼吸窘迫综合征，甚至死亡，因此对重症患者必须严密动态观察，加强监护，及时给予呼吸支持，合理使用糖皮质激素，加强营养支持和器官功能保护，注意水、电解质和酸碱平衡，预防和治疗继发感染，及时处理并发症。

1. 监护与一般治疗。一般治疗及病情监测与非重症患者基本相同，但重症患者还应加强对生命体征、出入液量、心电图及血糖的监测。当血糖高于正常水平时，可应用胰岛素将其控制在正常范围，可能有助于减少并发症。

2. 呼吸支持治疗。对重症严重急性呼吸综合征患者应该经常监测脉搏血氧饱和度的变化。活动后脉搏血氧饱和度下降是呼吸衰竭的早期表现，应该给予及时的处理。

1）氧疗：对于重症病例，即使在休息状态下无缺氧的表现，也应给予持续鼻导管吸氧。有低氧血症者，通常需要较高的吸入氧流量，应使脉搏血氧饱和度维持在 93％或以上，必要时可选用面罩吸氧。应尽量避免脱离氧疗的活动（如上洗手间、医疗检查等）。若吸氧流量≥5 L/min 或吸入氧浓度≥40％条件下，脉搏血氧饱和度＜93％，或经充分氧疗后，脉搏血氧饱和度虽能维持在 93％或以上，但呼吸频率仍在 30 次/min 或以上，呼吸负荷仍保持在较高的水平，均应及时考虑无创人工通气。

2）无创正压通气：可以改善呼吸困难的症状，改善肺的氧合功能，有利于患者度过危险期，有可能减少有创机械通气的应用。应用指征如下。

(1) 呼吸频率＞30 次/min；②吸氧≥5 L/min 条件下，脉搏血氧饱和度＜93％。禁忌证：①有危及生命的情况，需要紧急气管插管；②意识障碍；③呕吐、上消化道出血；④气道分泌物多和排痰能力障碍；⑤不能配合无创正压通气治疗；⑥血流动力学不稳定和有多器官功能损害；⑦颜面部创伤。

(2) 无创正压通气常用的模式和相应参数如下：①持续气道正压通气，常用压力水平一般为 4～10 cmH$_2$O；②压力支持通气＋呼气末正压通气，呼气末正压水平一般为 4～10 cmH$_2$O，吸气压力水平一般为 10～18 cmH$_2$O。吸入氧浓度＜0.6 时，应维持动脉血氧分压≥70 mmHg，或脉搏血氧饱和度≥93％。应用无创正压通气时应注意以下事项：选择合适的密封的鼻面罩或口鼻面罩；全天持续应用（包括睡眠时间），间歇应少于 30 min。开始应用时，压力水平从低压（如 4 cmH$_2$O）开始，逐渐增加到预定的压力水平；咳嗽剧烈时应考虑暂时断开呼吸机管道，以避免气压伤的发生；若应用无创正压通气 2 h 仍没达到预期效果（脉搏血氧饱和度≥93％，气促改善），可考虑改为有创机械通气。

3) 有创正压人工通气：①使用无创正压通气治疗不耐受，或呼吸困难无改善，氧合功能改善不满意，动脉血氧分压＜70 mmHg，并显示病情恶化趋势；②有危及生命的临床表现或多器官功能衰竭，需要紧急进行气管插管抢救。人工气道建立的途径和方法应该根据每个医院的经验和患者的具体情况来选择。为了缩短操作时间，减少有关医务人员交叉感染的机会，在严格防护情况下可采用经口气管插管或纤维支气管镜诱导经鼻插管。气管切开只有在已经先行建立其他人工气道后方可进行，以策安全。实施有创正压人工通气的具体通气模式可根据医院设备及临床医生的经验来选择。一般可选用压力限制的通气模式。比如，早期可选压力调节容量控制＋呼气末正压、压力控制或容量控制＋呼气末正压，好转后可改为同步间歇指令通气＋压力支持通气＋呼气末正压，脱机前可用压力支持通气＋呼气末正压。

4) 通气参数应根据"肺保护性通气策略"的原则来设置：①应用小潮气量（6～8 mL/kg），适当增加通气频率，限制吸气平台压＜35 cmH$_2$O；②加用适当的呼气末正压，保持肺泡的开放，让萎陷的肺泡复张，避免肺泡在潮气呼吸时反复关闭和开放引起的牵拉损伤。治疗性呼气末正压的范围是 5～20 cmH$_2$O，平均为 10 cmH$_2$O 左右。同时应注意呼气末正压升高对循环系统的影响。在通气的过程中，对呼吸不协调及焦虑的患者应予充分镇静，必要时予肌松药，以防止氧合功能下降。下列镇静药可供选用：①咪达唑仑，先予 3～5 mg 静脉注射，再予 0.05～0.2 mg/(kg·h) 维持；②丙泊酚，先予 1 mg/kg 静脉注射，再予 1～4 mg/(kg·h) 维持。在此基础上可根据需要间歇使用吗啡，必要时加用肌松药。肌松药可选维库溴铵 4 mg 静脉注射，必要时可重复使用。

3. 糖皮质激素的应用。对于重症且达到急性肺损伤标准的病例，应该及时规律地使用糖皮质激素，以减轻肺的渗出、损伤和后期的肺纤维化，并改善肺的氧合功能。目前多数医院使用的成人剂量相当于甲泼尼龙 80～320 mg/d，具体可根据病情及个体差异来调整。少数危重患者可考虑短期（3～5 d）甲泼尼龙冲击疗法（500 mg/d）。待病情缓解或胸部 X 线片显示病变有吸收后逐渐减量停用，一般可选择每 3～5 d 减量 1/3。

4. 临床营养支持。由于大部分重症患者存在营养不良，因此早期应鼓励进食易消化的食物。当病情恶化不能正常进食时，应及时给予临床营养支持，采用肠内营养与肠外营养相结合的方法，非蛋白热量 105～126 kJ/(kg·d)，适当增加脂肪的比例，以减轻肺的负荷。中/长链混合脂肪乳对肝功能及免疫功能的影响小。蛋白质的入量为 1～1.5 g/(kg·d)，过多对肝肾功能可能有不利影响。要补充水溶性和脂溶性维生素。尽量保持人血白蛋白在正常水平。

5. 预防和治疗继发感染。重症患者通常免疫功能低下，需要密切监测和及时处理继发感染，必要时可慎重地进行预防性抗感染治疗。

（六）严重急性呼吸综合征并发症的治疗

1. 急性呼吸窘迫综合征。严重急性呼吸综合征病例可出现急性呼吸窘迫综合征，可因急性心、肺功能衰竭而死亡。因此，应紧急采取机械通气吸氧、应用激素等措施进行抢救治疗。同时，应做动脉血气分析、血压与中心静脉压测定等，根据检测结果调整治疗方案。

2. 细菌感染。由于 SARS 冠状病毒感染后患者的免疫力常明显降低，较易继发呼吸道、消化道和泌尿道等细菌感染。此时应根据感染的部位、菌种及时地应用抗菌药物，如头孢菌素类、青霉素类、万古霉素、氟喹诺酮类等。同时应注意增强患者的体质和免疫能力。

3. 真菌感染。严重急性呼吸综合征患者由于免疫功能下降，也容易继发真菌感染。其中最常见的口腔白色假丝酵母菌感染。若病情进一步发展，有可能发生呼吸道感染、消化道感染。严重时白色假丝酵母菌还有可能进入血液，形成白色假丝酵母菌脓毒症。成年患者每天口服或静脉滴注氟康唑 $0.2\sim0.4\,g$ 有良好疗效。由于两性霉素 B 的不良反应较多、较重，故一般不宜应用。

4. 气胸。当患者采用持续气道正压给氧治疗时，因为剧烈咳嗽，易在通气中产生顶流现象，导致气胸或纵隔气肿。治疗上可予以镇咳药，教会患者咳嗽时拿开管道来预防。最常用的治疗气胸方法是胸腔闭式引流。一般自发性气胸、肺压缩在 30％ 以下，无伴随症状多不需要特殊治疗。严重急性呼吸综合征患者由于肺功能损害，肺压缩 10％ 时已有临床症状，尤其是人工通气患者，气胸会很快形成，所以多需行胸腔闭式引流。常在锁骨中线第 2 肋间置胸腔闭式引流管。若伴有胸膜粘连，则视胸部 X 线片结果定位置管。应用持续负压吸引，压力为 $-51\sim-25.5\,cmH_2O$，以增加胸膜腔负压，使肺组织膨胀。对胸腔闭式引流不能愈合的患者，可做手术修补治疗。纵隔气肿则应排气减压，以防影响心脏功能。

5. 肝功能损害。本病患者的肝功能损害发生率较高，占 50％～60％，多为丙氨酸氨基转移酶、天门冬氨酸氨基转移酶、γ-谷氨酰转肽酶、碱性磷酸酶等升高，较少出现总胆红素升高。适当静脉滴注葡萄糖注射液、甘草酸二铵、复方氨基酸等，口服复方丹参五味子片、云芝胞内糖肽、消炎利胆片等可在很大程度上改善肝功能。

6. 腹泻。30％～50％ 的严重急性呼吸综合征患者可发生腹痛、腹泻等并发症，主要表现为腹部不适、持续而且呈阵发性加剧的腹痛，常伴胃纳减退、恶心，偶有呕吐。粪便多为水样便或稀烂便，每天排便可达 10 次以上，有里急后重感。粪便培养无致病菌生长。曾用氟喹诺酮类、头孢菌素类、四环素和哌拉西林等多种抗菌药物治疗，但都无明显疗效。适当应用抗 M_2 受体的药物，如阿托品、山莨菪碱、东莨菪碱等可改善症状。不宜应用收敛止泻药物，如鞣酸蛋白、碱式碳酸铋等。

7. 心功能异常。重症严重急性呼吸综合征患者较常出现心功能异常，如心律不齐、期前收缩、心动过速、心力衰竭等，应及时做相应治疗。心律失常可应用抗心律失常药物，如利多卡因、胺碘酮、普罗帕酮、普萘洛尔等。心力衰竭可应用毛花苷 C、毒毛花苷 K、地高辛等，同时注意适当限制输液量和输液速度，给予利尿药、心肌营养药物等。

8. 肾功能不全。重症严重急性呼吸综合征患者可发生急性肾功能不全，应适当给予利尿药物，酌情静脉滴注含有多巴胺 20～80 mg、呋塞米 20～100 mg、酚妥拉明 5～10 mg 的利尿合剂，1 次/d。一般都能逐渐恢复，多不必用血液透析治疗。

9. 股骨头坏死。重症严重急性呼吸综合征患者于大剂量、长疗程应用激素后可发生股骨头坏死。临床表现为髋关节部位疼痛，髋关节活动受限致屈曲挛缩性跛行。患者多可用非手术治愈。非手术治疗包括患肢避免负重、运动塑形、功能锻炼、患肢牵引、高压氧疗法、脉冲电磁疗法、中医药治疗和介入疗法等。使用活血化瘀的中药可改善血液的黏稠度，改善股骨头缺血，消除充血和水肿，有利于股骨头的骨质修复。必要时才酌情采用股骨头再造、人工髋关节置换等手术治疗方法。

10. 贫血。有些严重急性呼吸综合征患者于病愈后出现正细胞正色素性贫血。发生贫血的原因尚未明确，可能是 SARS 冠状病毒感染的结果，也可能与所用的药物、暂时性营养不良、细菌毒素、体内毒性代谢产物的积蓄等有关。一般病情不太严重，经过适当增加营养、合理休息与锻炼后多可在数月后恢复正常。必要时可酌情应用叶酸、葡萄糖酸亚铁等治疗。

（七）严重急性呼吸综合征的中医药治疗

本病符合《素问·刺法论》"五疫之至，皆相染易，无问大小，病状相似"的论述，属于中医学瘟疫、热病的范畴。其病因为疫毒之邪，由口鼻而入，主要病位在肺，也可累及其他脏腑。其基本病机为邪毒壅肺、湿痰瘀阻、肺气郁闭、气阴亏虚。中医药治疗的原则是早预防、早治疗、重祛邪、早扶正、防传变。

1. 辨证论治。

（1）疫毒犯肺证。多见于早期。①症状：初起发热，或有畏寒、头痛、身痛、肢困、干咳、少痰，或有咽痛、乏力、气短、口干，舌苔白腻，脉滑数。部分患者在发热前可有前驱症状，如疲乏、食欲缺乏、周身不适等。②治法：清肺解毒，化湿透邪。③基本方及参考剂量：银花 15 g，连翘 15 g，黄芩 10 g，柴胡 10 g，青蒿 15 g，白蔻 6 g，（炒）杏仁 9 g，薏苡仁 15 g，沙参 15 g，芦根 15 g。④加减：无汗者加薄荷、荆芥；热甚者加生石膏、知母、滑石、寒水石；苔腻甚者加藿香、佩兰、草果、苍术；腹泻者加黄连、炮姜；恶心呕吐者加制半夏、竹茹；此外，恶心、呕吐严重者可用灶心土 150 g 煎水，取上清液煎苏叶、黄连各 3 g，频频呷服。

（2）疫毒壅肺证。多见于早期、进展初期。①症状：高热，汗出热不解，咳嗽，少痰，胸闷，气促或腹泻，或恶心呕吐，或脘腹胀满，或便秘，或便溏不爽，口干不欲饮，气短，乏力，甚则烦躁不安，舌红或绛苔黄腻，脉滑数。②治法：清热解毒，宣肺化湿。③基本方及参考剂量：生石膏 45 g（先煎），知母 10 g，炙麻黄 6 g，银花 20 g，炒杏仁 10 g，薏苡仁 15 g，浙贝母 10 g，太子参 10 g，生甘草 10 g。④加减：烦躁、舌绛口干有热入心营之势者，加生地、赤芍、丹皮；气短、乏力、口干重者去太子参，加西洋参；脘腹胀满、便溏不爽者加焦槟榔、木香；便秘者加全瓜蒌、大黄；若伴有不能进食者，可将口服汤药改成直肠滴注式灌肠给药。此外，部分女性患者因热扰血室、月经失调，表现为月经淋漓不净者，可加紫草、仙鹤草。

（3）肺闭喘憋证。多见于进展期及重症严重急性呼吸综合征。①症状：高热不退或开始减退，呼吸困难，憋气胸闷，喘息气促，或有干咳、少痰、痰中带血、气短、疲乏无力、口唇紫暗，舌红或暗红，苔黄腻，脉滑。②治法：清热泻肺，祛瘀化浊，佐以扶正。③基本方及参考剂量：葶苈子 15 g，桑白皮 15 g，黄芩 10 g，全瓜蒌 30 g，郁金 10 g，草薢 12 g，鱼腥草 25 g，丹参 15 g，败酱草 30 g，西洋参 15 g。④加减：气短疲乏喘重者加山萸肉；脘腹胀满、食欲缺乏者加厚朴、麦芽；口唇紫暗加三七、益母草、泽兰；气短、脉缓者加黄芪。

（4）内闭外脱证。见于重症严重急性呼吸综合征。①症状：呼吸窘迫，憋气喘促，呼多吸少，语声低微，躁扰不安，甚则神昏谵语，汗出肢冷，口唇紫暗，舌暗红，苔黄腻，脉沉细欲绝。②治法：益气敛阴，回阳固脱，化浊开闭。③基本方及参考剂量：红参 10～30 g（另煎兑服），炮附子（先煎）10 g，山萸肉 30 g，麦冬 15 g，郁金 10 g，三七 6 g。④加减：高热、神昏恍惚，甚则神昏谵语者上方送服安宫牛黄丸（或胶囊）；痰多、喉间痰鸣者加用猴枣散；汗出淋漓者加煅龙骨、煅牡蛎、浮小麦；肢冷甚者加桂枝、干姜。

（5）气阴亏虚、痰瘀阻络证。多见于恢复期。①症状：胸闷，气短，神疲乏力，动则气喘，或见咳嗽，自觉发热或低热，自汗，焦虑不安，失眠，纳呆，口干咽燥，舌红少津，舌苔黄或腻，脉象多见沉细无力。②治法：益气养阴，化痰通络。③基本方及参考剂量：党参 15 g，沙参 15 g，麦冬 15 g，生地 15 g，赤芍 12 g，紫菀 15 g，浙贝母 10 g，麦芽 15 g。④加减：气短气喘较重、舌暗者加黄芪、三七、五味子、山萸肉；自觉发热或心中烦热加青蒿、山栀、丹皮；大便溏者加茯苓、炒白术；焦虑不安者加醋柴胡、香附；失眠者加炒枣仁、远志；肝功能损伤血清转氨酶升高者加五味子；骨质损害者加龟板、鳖甲、生龙骨、生牡蛎、骨碎补。

2. 中成药的应用。应当辨证使用中成药，可与中药汤剂配合应用。

（1）退热类：适用于早期、进展期发热。可选用瓜霜退热灵胶囊、新雪颗粒、柴胡注射液等。

（2）清热解毒类：适用于早期、进展期的疫毒犯肺证、疫毒壅肺证、肺闭喘憋证。可选用清开灵注射液、双黄连粉针、鱼腥草注射液、清开灵口服液、双黄连口服液、梅花点舌丹、紫金锭等。

（3）清热、化痰、开窍类：适用于重症的高热、烦躁、谵语等。可选用安宫牛黄丸（或胶囊），1 丸/次，2～3 次/d，口服或化水鼻饲；也可选用紫血丹、至宝丹。痰多痰黏稠者可选用猴枣散。

（4）活血化瘀祛湿类：适用于进展期肺闭喘憋证。可选用复方丹参注射液、血府逐瘀口服液（或颗粒、胶囊）、藿香正气软胶囊（或丸、水）等。

（5）扶正类：适用于各期有正气亏虚者。可选用生脉注射液、参麦注射液、参附注射液、黄芪注射液、生脉饮、百令胶囊等。

（八）严重急性呼吸综合征的康复治疗

该患者于恢复期后可能仍存在一些器官功能损害，如气促、肝功能异常、贫血、失眠、头昏、记忆力下降等，应酌情对症给予康复治疗，包括心理的康复治疗。

（九）严重急性呼吸综合征的预防与控制

目前严重急性呼吸综合征已被列入法定传染病管理，属乙类传染病，但需采取甲类传染病的防控措施。控制疫情的主要手段是早发现、早诊断、早隔离、早治疗。世界卫生组织提出"全球警惕，采取行动-防范新出现的传染病"。具体防控措施如下：

1. 保持工作、生活环境通风换气（特别是高档装修和使用中央空调的单位要定时开窗通风），必要时可对室内环境进行消毒（使用 15% 过氧乙酸熏蒸，7 mL/m^3，1～2 h/d）。

2. 尽量减少到人群集中的地方活动。

3. 不要去探访已明确诊断为"严重急性呼吸综合征"的患者，接触患者须戴 16 层棉纱口罩，4 h 更换 1 次。最好隔窗探视。

4. 注意个人卫生，经常用肥皂和流动水洗手。

5. 注意增减衣物，加强户外锻炼，增强体质。

6. 一旦发生发热、咳嗽等症状，及时就医，早期诊断治疗。据广东经验，续发的第二代、第三代患者的病原、毒力减弱，病情减轻，因此不要随意服用预防药物。食醋熏蒸和服用板蓝根不能阻止该病传播，滥用药物有害无益。

十、诊疗探索

（一）免疫组织化学法检测 SARS 冠状病毒抗原

免疫组织化学法可以检测组织或细胞内的 SARS 冠状病毒抗原。用严重急性呼吸综合征恢复期患者血清抗体检测以严重急性呼吸综合征患者标本感染的 Vero E6 细胞，显示细胞质和细胞膜上有强的染色，说明病毒抗原主要在细胞质和细胞膜上表达。此类方法可以直接检测患者呼吸道分泌物中细胞内（或活检或尸检组织内）的 SARS 冠状病毒抗原，特异性较强，但敏感度不高。如果采集标本的种类和时机合适，有可能做到早期诊断。

（二）SARS 冠状病毒分离培养

病毒的培养是活体病毒存在的直接证据。病毒分离所选用的标本有口咽部冲洗液、痰液、鼻咽洗液、肺活组织检查（活检）材料、支气管肺泡灌洗液及尸检时所取的肾脏标本等。从发病1周以内和1周左右采集的标本及从死亡病例标本中，都有可能分离出 SARS 冠状病毒。如果培养和鉴定的结果为阳性，表明被检样本或组织中有活体 SARS 冠状病毒的存在；但阴性培养结果可能由于取材、培养条件的掌握及鉴定方法本身的局限性等而不能排除 SARS 冠状病毒感染的可能性。病毒培养对实验条件的要求很高，且具有很高的传染性，必须在生物安全度3级或以上的实验室中进行，目前仅适合于对 SARS 冠状病毒的专门研究。

十一、病因治疗

本病的病原体是一种变异的冠状病毒——SARS 冠状病毒，目前尚未发现针对 SARS-CoV 的特异性药物。临床回顾性分析资料显示，利巴韦林等常用抗病毒药对严重急性呼吸综合征无效。蛋白酶抑制剂类药物洛匹那韦及利托那韦的疗效尚待验证。临床上较常用的抗核糖核酸病毒药物，如利巴韦林、阿糖腺苷对该病毒均无明显抑制作用。下列药物可试验性地用于严重急性呼吸综合征的病因治疗，但需要进一步地严格验证其疗效。

（一）膦甲酸钠

是一种广谱抗病毒药物，通过直接抑制病毒的逆转录酶而发挥作用。在严重急性呼吸综合征流行期间，于疾病早期使用该药 120 mg/(kg·d)，分2次静脉滴注，疗程2周，有一定临床疗效。

（二）胸腺素

成人 160～200 mg/d，或人工化学合成的胸腺素-α_1 1.6 mg，皮下注射 2～3 次/周，疗程2周，可明显地改善患者的细胞免疫功能，一般无明显不良反应，对 SARS 冠状病毒的复制可能有抑制作用，但也未能被确定。

（三）恢复期患者血清

特异性抗体有可能抑制该病病毒的复制，但只在少数患者中应用过，尚缺乏大样本病例的治疗研究，疗效尚未明确，暂不主张推广应用。

十二、最新进展

（一）二代测序技术

近年来，对于传染病疫情或者威胁，病原微生物基因组测序逐渐成为临床微生物领域的重要工具与手段，其应用包括：①病原体快速鉴定（特别是对未知或者无法培养的病原）；②通过病原体基因组变异，研究病原体随时间的变异情况，有助于疫情起源追踪与疫情监测；③研究病原体的耐药情况、毒力因子、与宿主的相互作用等，辅助疾病治疗与防控。在二代测序技术问世前，病原微生物基因组分析主要借助于桑格测序技术，实验周期较长，检测成本也较高。科学发展与技术进步为病原体鉴定与分析提供了更加简洁高效的手段，二代测序技术就是最好的例子。如今，二代测序技术已经迅速成为临床实验室的重要检测平台，延展提高了经典微生物方法的检测能力。

（二）严重急性呼吸综合征疫苗的研制

我国研制的严重急性呼吸综合征减毒活疫苗已经进行了Ⅰ期临床试验，患者接种后可以产生特异性 SARS 冠状病毒抗体，未见受试者出现严重局部反应和全身反应，实验室指标未见异常，表明疫苗具有良好的安全性。原则上该疫苗还要经过Ⅱ和Ⅲ期临床试验才能商业化应用，但由于2003年以后无新发严重急性呼吸综合征病例，该疫苗的有效性尚未得到确认。

黄河　姜骏　张斌　张在其

第六节 急性呼吸窘迫综合征

一、基本概念

（一）概述

急性呼吸窘迫综合征是各种肺内或肺外原因如严重感染、创伤、休克及烧伤等导致肺毛细血管内皮细胞和肺泡上皮细胞损伤引起弥散性肺间质及肺泡水肿，以进行性低氧血症、呼吸窘迫为特征的临床综合征，胸部 X 线片呈现斑片状阴影为其影像学特征；肺容积减少、肺顺应性下降和严重的通气/血流比例失调为病理生理特征。

（二）急性呼吸窘迫综合征流行病学的变迁

1967 年 Ashbaugh 等首先在 *Lancet* 杂志上报道了一组不同病因导致的以急性呼吸困难、难治性低氧血症、双肺浸润性阴影、肺顺应性降低为特征的临床综合征，共 12 例急性起病的呼吸困难患者，均表现为常规氧疗难以纠正的低氧血症伴随呼吸系统顺应性降低，胸部 X 线呈现出弥散性渗出病变，后来这一系列临床表现被称为急性呼吸窘迫综合征。自急性呼吸窘迫综合征首次提出至今，已过去了 52 年。

近期在全球范围开展的 LUNG-SAFE 研究表明，在重症监护病房住院的患者中，急性呼吸窘迫综合征患病率约为 10.4%，而重度急性呼吸窘迫综合征的病死率高达 46%，急性呼吸窘迫综合征的漏诊率达 40%。与其他综合征（如脓毒症）一样，由于个体间异质性的存在，诊断标准仍很难涉及病因层面，从而也导致现有的流行病学调查与临床研究很难从根本上变革急性呼吸窘迫综合征的治疗，改善患者生存率。

1988 年提出的 Murray 肺损伤评分首次对急性呼吸窘迫综合征进行定义及严重程度分层。1992 年美国胸科学会和欧洲重症医学会召开联席会议，即欧美共识会议，提出急性肺损伤和急性呼吸窘迫综合征诊断标准。急性肺损伤的诊断标准：①急性起病；②动脉 $PaO_2/FiO_2 \leqslant 300\ mmHg$（不论是否使用呼气末正压）；③胸部 X 线片显示双肺浸润影；④肺毛细血管楔压 $\leqslant 18\ mmHg$ 或无左房高压的临床证据。急性呼吸窘迫综合征的诊断标准除 $PaO_2/FiO_2 \leqslant 200\ mmHg$ 外，其余与急性肺损伤相同，简单明了，临床上广泛应用。

统一的定义也推动了临床研究的开展，目前为数不多的有循证依据可改善急性呼吸窘迫综合征患者生存结局的治疗策略——小潮气量保护性通气及俯卧位策略，均是在欧美共识会议定义基础上进行的。此外，临床研究数量多但阳性结果鲜有的局面也在一定程度反映了该定义的局限性，如关于"急性起病"的具体含义及未设置任何呼吸支持水平的氧合指数定义，均有待完善。

2011 年，欧洲重症医学会倡议，美国胸科学会和欧洲重症医学会共同参与的专家组，对来自 4 个多中心临床研究数据库的 4 188 例急性呼吸窘迫综合征患者及 3 个单中心生理学研究数据库的 269 例急性呼吸窘迫综合征患者的数据行荟萃分析，历时 4 个月通过讨论达成了共识，形成了 ARDS-Berlin 诊断标准，并于 2012 年 6 月在 *JAMA* 杂志上公布了最新的诊断标准。在欧美共识会议标准的基础上，Berlin 标准主要做了以下几方面的修订：①将高危因素致急性呼吸窘迫综合征的发病时间界定为 1 周；②取消了"急性肺损伤"术语，将氧合指数介于 $200\sim300\ mmHg$ 者纳入急性呼吸窘迫综合征标准，并归类为轻度急性呼吸窘迫综合征；③计算氧合指数时，对呼气末正压的最小值做了界定；④根据不同的氧合指数对急性呼吸窘迫综合征的病情程度进行了分级；⑤提出胸部 CT 诊断急性呼吸窘迫综合征双肺致密影的特异性高于胸部 X 线片，在条件允许的情况下，优先选择 CT 检查；⑥鉴于肺毛细血管楔压的不可靠性及临床可操作性差，剔除了肺毛细血管楔压，引入其他客观指标排除心源性肺水肿。

（三）柏林定义

柏林定义对急性呼吸窘迫综合征的严重程度进行轻、中、重度分级（表 1-1-3），提出了分层诊断的概念。

表 1-1-3　急性呼吸窘迫综合征的柏林标准

	轻度	中度	重度
起病时间	1 周内急性起病的或者加重的呼吸系统症状		
低氧血症	200 mmHg<PaO_2/FiO_2≤300 mmHg 且 PEEP 或 CPAP≥5 cmH_2O	100 mmHg<PaO_2/FiO_2≤200 mmHg 且 PEEP 或 CPAP≥5 cmH_2O	PaO_2/FiO_2≤100 mmHg 且 PEEP 或 CPAP≥5 cmH_2O
肺水肿来源	呼吸衰竭无法用心功能不全或液体过负荷解释，如果没有危险因素，需要客观指标（如 UCG）排除高静水压性肺水肿		
胸部影像学	双侧浸润影，不能由胸腔积液、结节、肿块、肺叶塌陷所完全解释		

注：PaO_2/FiO_2：氧合指数；PEEP：呼气末正压；CPAP：持续气道正压通气；UCG：超声心动图；胸部影像学包括 X 线片和 CT；如海拔高于 1 000 m，氧合指数需校正，即校正氧合指数＝氧合指数×（760/实际大气压）。

该定义强化了急性呼吸窘迫综合征定义的可靠性、有效性和可行性（表 1-1-4）。无论急性呼吸窘迫综合征的定义如何变迁与完善，其焦点始终仅涉及发病时机、胸部 X 线片表现、氧合水平及肺水肿等临床相关指标，从未提出单一或者可用于分类的潜在病理生理机制。

表 1-1-4　急性呼吸窘迫综合征的欧美共识会议定义局限性及柏林定义解决方案

项目	AECC 定义	AECC 局限性	柏林定义解决方案
时机	急性起病	无针对急性的定义	说明了急性起病的时间窗
ALI	所有患者 PaO_2/FiO_2≤300 mmHg	PaO_2/FiO_2 201～300 mmHg 的患者可以导致 ALI/ARDS 分类错误	根据疾病严重程度将 ARDS 分为互不包含的 3 个亚组；取消了 ALI 的概念
氧合	PaO_2/FiO_2≤300 mmHg （无论有无 PEEP）	不同的 PEEP 和（或）FiO_2 对 PaO_2/FiO_2 比值的影响不一致	各个亚组中加入了有关最小 PEEP 的内容；在重度 ARDS 组，FiO_2 的作用不甚重要
胸部 X 线片	正位片示双肺浸润影	不同医师对胸部 X 线片的解读一致性差	明确了胸部 X 线片的标准；建立了胸部 X 线片的临床实例
PCWP	≤18 mmHg 或无 LAP 升高的临床表现	PCWP 升高与 ARDS 可以并存；不同医师对于 PCWP 及 LAP 升高的评估一致性差	取消了 PCWP 的要求；静水压升高的肺水肿不是呼吸衰竭的主要原因；建立了临床实例以帮助排除静水压升高的肺水肿
危险因素	无	定义中未提及	纳入诊断标准；当未能确定危险因素时，需要客观排除（如心脏超声检查）静水压升高的肺水肿

注：ARDS：急性呼吸窘迫综合征；AECC：欧美共识会议；ALI：急性肺损伤；PaO_2：动脉血氧分压；FiO_2：吸入氧浓度；PaO_2/FiO_2：氧合指数；PEEP：呼气末正压；PCWP：肺毛细血管楔压；LAP：左房压。

严重急性呼吸窘迫综合征的定义为 Murray 肺损伤评分＞3，并且在实施肺保护性通气策略的前提下出现下列任一情况：顽固性的低氧血症（吸入氧浓度＞80％时动脉血氧饱和度＜90％并且持续 1 h 以上）；顽固性呼吸性酸中毒（pH 值＜7.1 并且持续 1 h 以上）；潮气量 4～6 mL/kg 时气道平台压持续升高＞40.8～47.6 cmH₂O。

二、常见病因

急性呼吸窘迫综合征的病因非常多，每类又有若干种疾病或致病因素。

1. 休克。脓毒性、出血性、心源性、过敏性。

2. 创伤。灼伤、脂肪栓塞、肺挫伤、非胸廓创伤（尤其是头部创伤）。

3. 溺水。

4. 感染。革兰阴性杆菌所致脓毒症、病毒性肺炎、细菌性肺炎、真菌性肺炎、卡氏肺孢子虫性肺炎、粟粒性肺结核。

5. 误吸胃内容物（尤其是 pH 值＜2.5）。

6. 吸入有毒气体。高浓度氧、烟、氮氧化合物、光气、氨、有机氟、镉。

7. 药物过量。海洛因、美沙酮、丙氧芬（镇痛剂）、乙氯戊烯炔醇（安眠剂）、噻嗪类、秋水仙碱、水杨酸盐、巴比妥类。

8. 代谢性紊乱。尿毒症、糖尿病酮症酸中毒。

9. 其他。胰腺炎、大量输血、弥散性血管内凝血、白细胞凝聚反应、子痫、空气或羊水栓塞、肺淋巴管癌、心肺转流术（体外循环）。

三、发病机制

（一）致病机制

急性呼吸窘迫综合征的病因各异，但是病理生理和临床过程基本上并不依赖于特定病因，共同基础是肺泡-毛细血管的急性损伤。肺损伤可以是直接的，如胃酸或毒气的吸入、胸部创伤等导致内皮或上细胞物理化学性损伤。而更多见的则是间接性肺损伤。虽然肺损伤的机制迄今未完全阐明，但已经确认它是系统性炎症反应综合征的一部分。在肺泡毛细血管水平由细胞和体液介导的急性炎症反应，涉及两个主要过程，即炎症细胞的迁移与聚集，以及炎症递质的释放，它们相辅相成，作用于肺泡毛细血管膜的特定成分，从而导致通透性增高。

1. 炎症细胞的迁移与聚集。几乎所有肺内细胞都不同程度地参与急性呼吸窘迫综合征的发病，而作为其急性炎症最重要的效应细胞之一的则是多形核白细胞。在创伤、脓毒症、急性胰腺炎、理化刺激或体外循环等情况，由于内毒素脂多糖、C₅ₐ、白介素-8 等因子作用，多形核白细胞在肺毛细血管内大量聚集，首先是附壁流动并黏附于内皮细胞，再经跨内皮移行到肺间质，然后借肺泡上皮脱屑而移至肺泡腔。这一过程有多种黏附分子的参与和调控。多形核白细胞呼吸暴发和释放其产物是肺损伤的重要环节。肺泡巨噬细胞除作为吞噬细胞和免疫反应的抗原递呈细胞外，也是炎症反应的重要效应细胞，参与急性呼吸窘迫综合征的发病，经刺激而激活的肺泡巨噬细胞释放白介素-1、肿瘤坏死因子-α 和白介素-8 等促使多形核白细胞在肺趋化和聚集很可能是急性肺损伤的启动因子。血小板聚集和微栓塞是急性呼吸窘迫综合征常见病理改变，推测血小板及其产物在急性呼吸窘迫综合征发病机制中也起着重要作用。近年发现肺毛细血管和肺泡上皮细胞等结构细胞不单是靶细胞，也能参与炎症免疫反应，在急性呼吸窘迫综合征在次级炎症反应中具有特殊意义。

2. 炎症递质释放。炎症细胞激活和释放递质是同炎症反应伴随存在的，密不可分，这里仅为叙述方便而分开讨论。以细菌 LPS 刺激为例，它与巨噬细胞表面受体结合，引起细胞脱落和细胞小器释放众多递质，包括：①脂类递质，如花生四烯酸代谢产物、血小板活化因子；②反应性氧代谢物有超氧阴离子（O_2^-）、过氧化氢（H_2O_2）、羟基（OH^-）和单体氧（IO_2）。③肽类物质，如 PMNs/Ams 蛋白酶、补体底物、参与凝血与纤溶过程的各种成分、细胞因子，甚至有人将属于黏附分子家族的整合素也列入此类递质。前些年对前两类递质研究甚多，而近年对肽类递质尤其是炎前细胞因子和黏附分子更为关注，它们可能是启动和推动急性呼吸窘迫综合征"炎症瀑布"、细胞趋化、跨膜迁移和聚集、炎症反应和次级递质释放的重要介导物质。

3. 肺泡毛细血管损伤和通透性增高。维持和调节毛细血管结构完整性和通透性的成分包括细胞外基质、细胞间连接、细胞骨架及胞饮运输与细胞底物的相互作用。急性呼吸窘迫综合征的直接和间接损伤对上述每个环节都可以产生影响。氧自身基、蛋白酶、细胞因子、花生四烯酸代谢产物及高荷电产物（如中性粒细胞主要阳离子蛋白）等可以通过下列途径改变膜屏障的通透性：①裂解基底膜蛋白和（或）细胞黏附因子；②改变细胞外系纤维基质网结构；③影响细胞骨架的纤丝系统，导致细胞变形和连接撕裂。

（二）病理改变

Ashbaugh 等对急性呼吸窘迫综合征具有里程碑意义的贡献不仅仅在于首次报道了急性呼吸窘迫综合征的临床表现，同时还描述了该组患者肺组织的病理特征——肺泡结构破坏及透明膜形成。1972年，Katzenstein 等将其定义为弥散性肺泡损伤，并提出急性呼吸窘迫综合征早期的弥散性肺泡损伤表现为毛细血管瘀血、肺泡内出血、水肿、肺泡塌陷等，而机械通气超过 72 h 后则可表现为肺泡内单核细胞渗出、肺泡上皮增生及间质纤维化。从此，伴随有透明膜形成的弥散性肺泡损伤作为特征性的病理学改变成为急性呼吸窘迫综合征临床定义以外非常重要的诊断参考。

弥散性肺泡损伤是急性呼吸窘迫综合征的特征性病理改变，是急性呼吸窘迫综合征的病理诊断依据。弥散性肺泡损伤的主要病变是肺泡透明膜形成（富含蛋白的肺泡和间质水肿），同时存在下列 4 项中至少一项，包括 I 型肺泡上皮细胞或肺毛细血管内皮细胞坏死、广泛的炎性细胞浸润、明显的间质纤维化、II 型上皮细胞增生（晚期）。

然而，随着肺活检数量的不断增加，研究发现在组织学上符合弥散性肺泡损伤表现的急性呼吸窘迫综合征患者比例逐渐降低（45％左右），即使被柏林定义诊断为重度急性呼吸窘迫综合征的患者，也仅有 58％的患者肺活检呈现弥散性肺泡损伤表现。当然，由于急性呼吸窘迫综合征总体的肺活检比例有限，并且不同病因甚至不同病程阶段的肺组织病理学表现千差万别，弥散性肺泡损伤是否能成为急性呼吸窘迫综合征诊断的"金标准"仍值得商榷，但已有的研究表明，病理学上出现弥散性肺泡损伤表现的急性呼吸窘迫综合征病情更重，氧合水平更低，肺动态顺应性更差，且更多地提示患者处于病程的相对后期。

也正是根据肺活检的病理学表现，急性呼吸窘迫综合征的自然病程常被分为渗出期、增生期与纤维化期。

渗出期：见于发病后第 1 周。肺呈暗红或暗紫的肝样变，可见水肿、出血，肺重量明显增加。24 h 内镜检见肺微血管充血、出血、微血栓形成，肺间质和肺泡内有蛋白质水肿液及炎症细胞浸润。若为感性病因引起者，肺泡腔多形核白细胞聚集和浸润更为明显。72 h 后由血浆蛋白凝结、细胞碎化、纤维素形成透明膜，灶性或大片肺泡萎陷不张。在急性渗出期 I 型细胞受损坏死。

增生期：损伤后 1～3 周，肺 II 型上皮细胞增生覆盖剥落的基底膜，肺泡囊和肺泡管可见纤维化，肌性小动脉出现纤维细胞性内膜增生，导致血管腔截面积减少。

纤维化期：生存超过 3～4 周的急性呼吸窘迫综合征患者肺泡隔和气腔壁广泛增厚，散在分隔的胶原结缔组织增生致弥散性不规则纤维化。肺血管床发生广泛管壁纤维增厚，动脉变形扭曲，肺行血管扩张。即使非感染性病因引起的急性呼吸窘迫综合征，在后期也不避免地合并肺部感染，常见有组织坏死和微小脓肿。

研究发现，其实这 3 个阶段并非相互独立地先后出现，我们在临床中也越来越多地发现急性呼吸窘迫综合征患者早期（起病 7~10 d）肺间质纤维化的出现，加之机械通气等呼吸支持手段对肺组织产生的"二次打击"的影响，急性呼吸窘迫综合征的病程发展欠典型。但渗出期改变绝大多数发生在高危因素作用后的 1 周之内，这也是柏林诊断标准将急性期定义为起病 1 周之内的重要理论依据。近年来肺组织活检更多地观察到纤维化的病理学表现，而以渗出及增生为主的弥散性肺泡损伤比例较前有所降低，一定程度上也得益于保护性机械通气策略的广泛实施，从而使越来越多的急性呼吸窘迫综合征患者避免了起病早期死亡。明确急性呼吸窘迫综合征的动态病程不仅有助于急性呼吸窘迫综合征的早期识别与诊断，同时有助于及时调整呼吸支持的策略及发现潜在治疗手段的合理干预时机。

（三）急性呼吸窘迫综合征的病理生理特点

肺泡及间质水肿、肺泡表面活性物质减少及肺泡塌陷导致的肺容积减少、肺顺应性降低和严重的通气/血流比值失调，特别是肺内分流明显增加，是急性呼吸窘迫综合征的病理生理特征。

1. 肺容积减少。急性呼吸窘迫综合征患者早期就存在肺容积减少，表现为肺总量、肺活量、潮气量和功能残气量）均明显低于正常；实际参与通气的肺泡减少甚至达 50% 以上，不当的机械通气可导致气道平台压力过高，加重肺及肺外器官的损伤。

2. 肺顺应性下降。肺顺应性下降是急性呼吸窘迫综合征的病理生理特征之一，肺顺应性降低主要与肺泡表面活性物质减少引起的表面张力增高、肺水肿、肺不张导致的肺容积减少有关。

3. 通气/血流比值失调。是急性呼吸窘迫综合征重要的病理生理特征，与急性呼吸窘迫综合征预后相关。分流和无效腔样通气均是急性呼吸窘迫综合征中通气/血流比值失调的表现。通气/血流比值<0.8 的分流效应是导致急性呼吸窘迫综合征患者严重低氧血症的主要原因。急性呼吸窘迫综合征患者大量肺泡萎陷，间质性肺水肿压迫小气道，引起相应肺泡通气不足，导致通气/血流比值比例降低，即功能性分流。广泛的肺不张和肺泡水肿引起局部肺泡只有血流而无通气，导致真性分流，是导致顽固低氧血症的重要原因。通气/血流比值>0.8 的无效腔样通气同样存在，无效腔增加与急性呼吸窘迫综合征病死率正相关。急性呼吸窘迫综合征患者肺微血管痉挛或狭窄、广泛肺栓塞、血栓形成等引起部分肺单位周围的毛细血管血流量明显减少甚至中断，过大的气道压导致原正常通气区出现部分肺泡过度膨胀，均可引起无效腔样通气，导致通气/血流比值失调。无效腔分数与患者病情严重程度和预后相关，重度急性呼吸窘迫综合征患者无效腔分数可高达 60%。

四、临床特征

除相应的发病征象外，当肺刚受损的数小时内，患者可无呼吸系统症状。随后呼吸频率加快，气促逐渐加重，肺部体征无异常发现，或可听到吸气时细小湿啰音。胸部 X 线片显示清晰肺野，或仅有肺纹理增多模糊，提示血管周围液体聚集。动脉血气分析示动脉血氧分压和动脉血二氧化碳分压偏低。随着病情进展，患者呼吸窘迫，感胸部紧束、吸气费力、发绀，常伴有烦躁、焦虑不安，两肺广泛间质浸润，可伴奇静脉扩张，胸膜反应或有少量积液。由于明显低氧血症引起过度通气，动脉血二氧化碳分压降低，出现呼吸性碱中毒。呼吸窘迫不能用通常的氧疗使之改善。如上述病情继续恶化，呼吸窘迫和发绀继续加重，胸部 X 线片显示肺部浸润阴影大片融合，乃至发展成"白肺"（图 1-1-3）。呼吸肌疲劳导致通气不足，二氧化碳潴留，产生混合性酸中毒。心搏骤停。部分患者出现多器官衰竭。

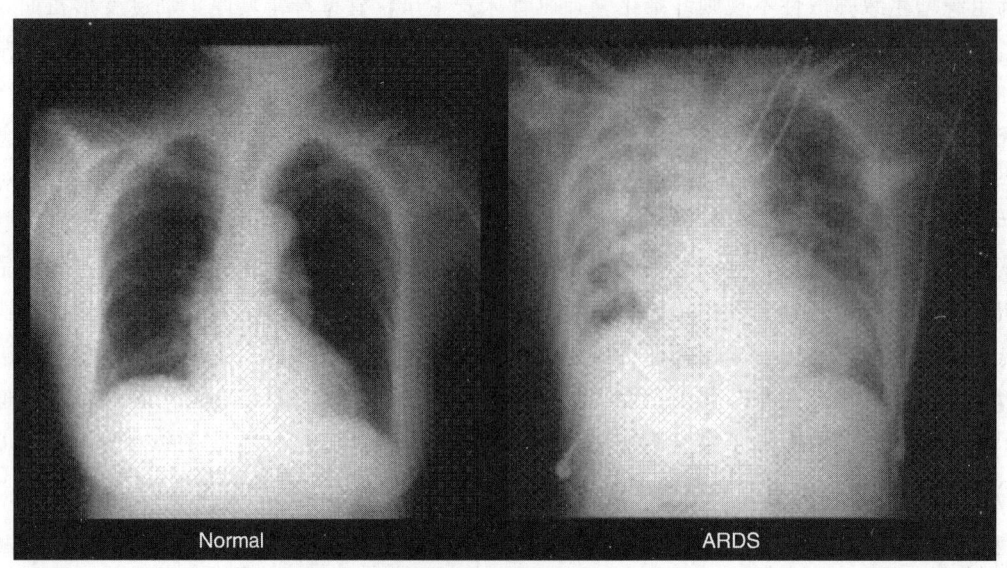

图 1-1-3　急性呼吸窘迫综合征患者胸部 X 线片

五、辅助检查

(一) 肺功能测定

1. 肺量计测定。肺容量和肺活量、残气量、功能残气量均减少。呼吸无效腔增加，若无效腔量/潮气量＞0.6，提示需机械通气。

2. 肺顺应性测定。在床旁测定的常为胸肺总顺应性，应用呼气末正压通气的患者，可按下述公式计算动态顺应性。顺应性检测不仅对诊断、判断疗效，而且对监测有无气胸或肺不张等并发症均有实用价值。Cdyn＝潮气量/最大气道内压－呼气末正压。

3. 动脉血气分析动脉血氧分压降低，是急性呼吸窘迫综合征诊断和监测的常用指标。根据动脉血氧分析可以计算出肺泡-动脉氧分压差、静-动脉血分流、呼吸指数、氧合指数等派生指标，对诊断和评价病情严重程度十分有帮助。如 Qs/Qt 曾被提倡用于病情分级，以高于 15%、25% 和 35% 分别划分为轻、中、重不同严重程度。呼吸指数参照范围为 0.1～0.37，＞1 表明氧合功能明显减退，＞2 常需机械通气。氧合指数参照范围为 400～500 mmHg，急性呼吸窘迫综合征时降至 200 mmHg。

(二) 肺血管通透性和血流动力学测定

1. 肺水肿液蛋白质测定。急性呼吸窘迫综合征时，肺毛细血管通透性增加，水分和大分子蛋白质进入间质或肺泡，使水肿液蛋白质含量与血浆蛋白含量之比增加，若比值＞0.7，考虑急性呼吸窘迫综合征，＜0.5 为心源性肺水肿。

2. 肺泡-毛细血管膜通透性测定。

(1) 应用双核素体内标记技术，以 ^{113}In 自体标记转铁蛋白，用以测定肺的蛋白质积聚量，同时以 ^{99m}Tc 自体标记红细胞，校正胸内血流分布的影响。分别算出 ^{113}In、^{99m}Tc 的肺心放射计数比值，观察 2 h 的变化得出血浆蛋白积聚指数。健康人参考值为 $0.138×10^{-3}$/min。

(2) 随着有创血流动力学监测技术的进步和完善，尤其是脉搏指示剂连续心排量监测技术的进步，可根据热稀释曲线计算出血管外肺水、心脏舒张末期总容积量、胸腔内总血容量及肺内血容量，并根据公式计算肺血管通透性指数。其中，肺血管通透性指数可用来反映肺毛细血管通透性。一旦能够量化反映肺毛细血管通透性这一急性呼吸窘迫综合征特征性病理生理改变，就会使诊断的特异性和准确性明显提高。

　　肺血管通透性指数可以反映肺毛细血管的损伤程度和通透性,有助于鉴别肺水肿的类型。急性左心力衰竭和高容量状态导致的高静水压性肺水肿不仅血管外肺水明显增加,肺内血容量也会明显增加,故肺血管通透性指数正常或降低;相反,急性呼吸窘迫综合征引起的高通透性肺水肿,血管外肺水增加,而肺内血容量增加不明显或者正常,肺血管通透性指数明显升高。因此,肺血管通透性指数是反映肺毛细血管通透性、鉴别急性呼吸窘迫综合征与高静水压性肺水肿(心源性肺水肿)的标志性指标。Monnet 等对 48 例急性呼吸衰竭患者的回顾性研究显示,36 例急性肺损伤/急性呼吸窘迫综合征患者肺血管通透性指数明显高于高静水压性肺水肿患者,若以肺血管通透性指数>3 为临界值,则该指标诊断急性呼吸窘迫综合征的敏感性为 85%,特异性高达 100%。Kushimoto 等在三级医院 23 个重症监护病房开展了一项多中心、前瞻性的临床研究,共选择 266 例氧合指数≤300 mmHg 的危重病患者(其中 207 例急性呼吸窘迫综合征,26 例心源性肺水肿,33 例胸腔积液合并肺不张),采用脉搏指示剂连续心排量技术测定血管外肺水和肺血管通透性指数,在入选的所有患者中血管外肺水≥10 mL/kg。研究结果发现急性呼吸窘迫综合征、心源性肺水肿和胸腔积液患者的血管外肺水分别为 18.5 mL/kg、14.4 mL/kg 和 8.3 mL/kg,三组之间差异有统计学意义;急性呼吸窘迫综合征患者的肺血管通透性指数也显著高于心源性肺水肿和胸腔积液的患者(分别为 3.2、2 和 1.6);若以肺血管通透性指数>2.6 为临界值,则该指标诊断急性呼吸窘迫综合征的敏感性为 64%,特异性高达 90%,若以肺血管通透性指数>2.85 为临界值,则敏感性为 54%,特异性高达 95%;若以肺血管通透性指数<1.7 为排除急性呼吸窘迫综合征诊断的临界值,特异性高达 95%。Morisawa 等在上述研究的基础上,进一步研究发现相对于肺外原因(如脓毒症)引起的急性呼吸窘迫综合征,内源性急性呼吸窘迫综合征患者肺血管通透性指数更高。因此,目前的研究发现与 Berlin 诊断标准相比,肺血管通透性指数诊断急性呼吸窘迫综合征的特异性明显增加。

　　3. 血流动力学监测。通过通入四腔漂浮导管,可同时测定并计算肺动脉压、肺毛细血管楔压、肺循环阻力、静脉血氧分压、混合静脉血氧含量、Qs/Qt 及热稀释法测定心排血量等,不仅对诊断、鉴别诊断有价值,而且对机械通气治疗,特别是呼气末正压对循环功能影响,也是重要的监测指标。急性呼吸窘迫综合征患者平均脉动脉压增高>200 mmHg,肺动脉压与肺毛细血管楔压之差(PAP-PC-WP)增加(>5 mmHg),肺毛细血管楔压一般<9 mmHg,若>12 mmHg,则为急性左心力衰竭,可排除急性呼吸窘迫综合征。

　　4. 肺血管外含水量测定。血管外肺水指分布于肺血管外的液体,包括细胞内液、肺泡内液和肺间质液组成,由于细胞内液变化较少,而肺泡内液和肺间质液反映肺水肿的程度。因此,血管外肺水改变与肺水肿的程度具有高度的相关性,与胸部影像学表现、氧合指数和中心静脉压相比具有明显的优势。有研究表明,血管外肺水与急性呼吸窘迫综合征严重程度、机械通气天数、住重症监护病房时间及病死率明确相关。Kushimoto 等按照 Berlin 定义标准共入选 195 例急性呼吸窘迫综合征患者,利用脉搏指示剂连续心排量监测技术测定患者的血管外肺水,研究发现血管外肺水与患者的病情程度明显相关,轻、中、重度患者的血管外肺水分别为 16.1 mL/kg、17.2 mL/kg、19.1 mL/kg。另有研究显示血管外肺水在鉴别心源性和非心源性呼吸困难中有一定的指导意义,心源性呼吸困难患者血管外肺水与中心静脉压之间有一定的相关性,而非心源性呼吸困难患者血管外肺水与中心静脉压无明显的相关性。临床上常见的引起低氧血症的疾病,如重症肺炎、肺栓塞、间质性肺炎/肺间质纤维化、肺结核、肿瘤浸润、肺脓肿、肺不张和肺气肿等,患者血管外肺水正常或仅轻度增加。因此,借助血管外肺水可以提高急性呼吸窘迫综合征诊断的特异性。

　　(1)脉搏指示剂连续心排量根据热稀释曲线计算出血管外肺水。

（2）还可用染料双示踪稀释法测定，由中心静脉或右心导管注入 5 cm 靛氰绿染料葡萄糖液 10 mL，然后在股动脉通过与热敏电阻连接的导管记录热稀释曲线，并用密度计检测染料稀释曲线，再通过微机处理计算肺水量。

（3）肺超声评估血管外肺水：采用肺超声评分（B 线的半定量法）进行评估，肺超声征象-B 线被定义为起自胸膜线，与屏幕垂直，激光样的混响伪像，无衰减延伸至屏幕底端，并随呼吸做同步往返运动。B 线是一种超声伪象，产生机制尚不明确，目前认为 B 线与肺间质气/液比有关，肺部渗出增加，B 线随之增多。

B 线半定量法：B 线数量的增多伴随着肺内空气含量的降低，肺水量不同，检测到的 B 线也有差异。最常用的 B 线测量方法是胸壁 28 点法，该测量方法是让患者取仰卧位，用超声探头扫描患者前胸壁 28 个点，包括第 2～4 肋间（右侧为第 2～5 肋间）胸骨旁线、锁骨中线、腋前线、腋中线各点的 B 线数量，计算 B 线总数。此测量方法操作时间＜3 min，观察者内和观察者间的变异性分别为 5％和 7％，测定价值较大。

用胸壁 28 点法获得定量或半定量 B 线评分：正常≤5（记 0 分）；轻度 6～15（记 1 分）；中度 16～30（记 2 分）；重度＞30（记 3 分）（0 分被定义为 B 线在屏幕区域完全缺乏）。

5. 食道压的测量。食管压测定，可作为一种替代胸腔压的测量方式，从而估计跨肺压。这种测量方式在设置调节呼气末正压时可能很有价值，可以帮助临床医生在呼吸支持的过程中评估肺顺应性。

在急性呼吸窘迫综合征患者的呼吸支持过程中通过食道压间接评估胸腔压，调节呼气末正压使呼气末跨肺压＞0，维持肺泡在呼气末的开放状态，限制吸气末跨肺泡压低于 25 cmH$_2$O。

六、诊断思路

1. 起病时间。已知临床病因后 1 周之内或新发/原有呼吸症状加重。

2. 胸部影像。胸部 X 线片或 CT 扫描，可见双侧阴影且不能完全用胸腔积液解释、肺叶/肺萎陷、结节。

3. 肺水肿。其原因不能通过心力衰竭或水负荷增多来解释的呼吸衰竭；如果有危险因素，就需要客观评估排除静水压水肿。

4. 缺氧程度。

轻度：200 mmHg＜PaO$_2$/FiO$_2$≤300 mmHg，PEEP 或 CPAP≥5 cmH$_2$O。

中度：100 mmHg＜PaO$_2$/FiO$_2$≤200 mmHg，PEEP≥5 cmH$_2$O。

重度：PaO$_2$/FiO$_2$≤100 mmHg，PEEP≥5 cmH$_2$O。

七、临床诊断

急性呼吸窘迫综合征的分层诊断：柏林标准包括急性起病、低氧血症程度、肺水肿来源和影像学表现四个方面。

与既往的欧美共识会议标准比较，明确了急性起病是指在 1 周内出现或加重的呼吸系统症状，急性呼吸窘迫综合征可以合并存在心功能不全，非常重要的是依据改良的氧合指数将急性呼吸窘迫综合征进行轻、中、重度分层诊断，不再保留急性肺损伤的概念，有利于早期发现急性呼吸窘迫综合征，进行早期诊断和治疗干预。

急性呼吸窘迫综合征柏林标准分层诊断可反映患者疾病严重程度，与欧美共识会议标准相比，柏林标准能有效细化急性呼吸窘迫综合征的严重程度，有利于分层诊断和早期治疗；分层诊断也为临床分层治疗提供了依据。急性呼吸窘迫综合征严重程度越高，死亡率越高，机械通气时间明显延长。根据柏林诊断标准，轻度急性呼吸窘迫综合征患者病死率为 10%，中度为 32%，重度急性呼吸窘迫综合征病死率高达 62%，接受机械通气的中位时间随着病情严重程度而逐渐延长（分别为 5 d、7 d 和 9 d）。

采用诊断急性呼吸窘迫综合征 24 h 后的吸入氧浓度和氧合指数进行再次评估有利于预后的判断。急性呼吸窘迫综合征患者存在明显的不均一性，不同急性呼吸窘迫综合征患者对治疗的反应不同，急性呼吸窘迫综合征治疗 24 h 后氧合情况对患者的预后具有良好的预测价值。Villar 等按照患者 PaO_2/FiO_2 是否<150 mmHg、呼气末正压是否>10 cmH_2O 将急性呼吸窘迫综合征患者分为 4 组，部分患者氧合明显改善，部分患者氧合恶化。治疗 24 h 后氧合明显改善，如呼气末正压<10 cmH_2O 时，PaO_2/FiO_2>150 mmHg 的患者病死率最低（23.1%），氧合不改善甚至恶化的部分患者病死率高达 60.3%。因此，急性呼吸窘迫综合征患者 24 h 内对治疗的反应直接与预后相关。

八、鉴别诊断

急性呼吸窘迫综合征的诊断标准并非特异性的，建立诊断时必须排除大片肺不张、自发性气胸、上气道阻塞、急性肺栓塞和心源性肺水肿等。通常能通过详细询问病史、体检和胸部 X 线片等做出鉴别。

（一）充血性心力衰竭

由于肺毛细血管内静水压力升高，可引起肺水肿和影像学表现为以肺门为中心向外放射的斑片状阴影，同时由于可伴有肺部浸润影的重力依赖性分布和难以纠正的低氧血症，很难与急性呼吸窘迫综合征鉴别（表 1-1-5）。但与急性呼吸窘迫综合征相比，充血性心力衰竭较少伴有发热和白细胞升高，较易合并胸腔积液。鉴别有困难时，应进行血流动力学测定。急性呼吸窘迫综合征时左房压正常，肺毛细血管楔压≤12 mmHg，出现充血性心力衰竭时肺毛细血管楔压>18 mmHg。虽然肺毛细血管楔压≤18 mmHg 可排除心源性肺水肿，但肺毛细血管楔压>18 mmHg 却不能只诊断为心源性肺水肿而排除急性呼吸窘迫综合征，因为两者也可同时存在。如果此时只诊断为心源性肺水肿，势必造成急性呼吸窘迫综合征漏诊，进而影响其预后。

表 1-1-5　急性呼吸窘迫综合征与充血性心力衰竭的鉴别

特点	ARDS	CHF
双肺浸润性阴影	+	+
重力依赖性分布现象	+	+
发热	+	可能
白细胞增多	+	可能
胸腔积液	-	+
吸纯氧后分流	较高	可较高
PCWP	正常	高
肺泡液体蛋白	高	低

注：ARDS：急性呼吸窘迫综合征；CHF：充血性心力衰竭；PCWP：肺毛细血管楔压。

（二）弥散性肺部感染

很多病原微生物可引起弥散性肺部感染，均可引起发热、白细胞增高和两肺斑片状阴影，严重者还可引起难以纠正的低氧血症，与急性呼吸窘迫综合征临床表现相似（表 1-1-6）。但肺部感染时某些病原微生物可伴有特征性改变，如寄生虫感染可伴有嗜酸性粒细胞升高，单纯弥散性肺部感染胸部 X 线片大多不是双肺对称的浸润性阴影，很少伴肺水肿。即使两者均有低氧血症，但肺部感染引起的低氧血症通常较轻，提高吸氧浓度和常规机械通气即可改善。肺部感染的低氧血症发生和病程进展也较急性呼吸窘迫综合征缓慢，对抗生素治疗的反应和预后均较好。

表 1-1-6 急性呼吸窘迫综合征与弥散性肺部感染的特征

特点	ARDS	DPI
发热	+	+
白细胞增多	+	+
双肺浸润性阴影	+	可能
重力依赖性分布现象	常见	不常见
胸腔积液	—	可能
吸纯氧后分流	较高	常较低
抗生素治疗反应	较差	较好
肺泡液体蛋白	高	高

注：ARDS：急性呼吸窘迫综合征；DPI：弥散性肺部感染。

（三）急性肺栓塞

常以呼吸困难为突出表现，胸部 X 线片可有肺部阴影，动脉血氧分压下降、肺泡-动脉氧分压差增大，与急性呼吸窘迫综合征颇为相似。但急性肺栓塞患者：

1. 常有血栓性静脉炎、心脏病、肿瘤、羊水栓塞、减压病等病史。

2. 除呼吸困难外，尚有胸痛、咯血、晕厥等临床表现，肺动脉第二心音亢进、有胸膜摩擦音。

3. 肺部阴影多见于下叶，可呈楔形改变（底部与胸膜相连，顶端指向肺门），一侧膈肌抬高，常伴有胸膜反应，肺动脉增粗和局限性肺纹理减少。

4. 心电图和心向量图有右心受累的表现。

5. 肺动脉造影发现有血管腔内充盈和肺动脉截断现象可明确诊断。

（四）特发性肺纤维化

该病以进行性呼吸困难和持续性低氧血症为临床特征，有时易与急性呼吸窘迫综合征混淆。但本病多属慢性过程，少数呈亚急性；肺部听诊可闻及持续存在的爆裂性湿啰音；胸部 X 线片可见双肺野弥散性网状条索状和斑点状阴影，如合并肺部感染可有斑片状浸润阴影，晚期有蜂窝状改变；肺功能检查呈限制性通气功能障碍和弥散功能减退；吸氧可改善低氧血症。

九、救治方法

急性呼吸窘迫综合征治疗的关键在于积极的病因治疗，在保证器官灌注的基础上进行限制性液体管理，肺外器官功能支持是急性呼吸窘迫综合征的基础治疗措施，并根据患者急性呼吸窘迫综合征严重程度进行分层治疗。

1. 积极治疗原发病至关重要。急性呼吸窘迫综合征是由多种病因导致的临床综合征。在积极支持治疗的基础上，原发病的治疗及转归往往决定患者最终的预后。因此，针对导致急性呼吸窘迫综合征的病因的原发疾病进行有效的治疗至关重要。如处理好创伤、及早找到感染灶、针对病原学资料应用敏感的抗菌药物、制止炎症反应进一步对肺的损伤等。

2. 评估急性呼吸窘迫综合征严重程度。首先需要对急性呼吸窘迫综合征患者进行严重程度评估。急性呼吸窘迫综合征严重程度的评估是分层治疗的基础，不同严重程度需要的治疗不尽相同。根据柏林标准分为轻、中、重度急性呼吸窘迫综合征，在治疗 24 h 后依据呼气末正压及氧合情况进行再次评估，有利于选择合适治疗措施。

3. 轻度急性呼吸窘迫综合征可尝试采用无创正压通气和高流量氧疗。当患者意识清楚、血流动力学基本稳定，在严密监测下可以尝试无创正压通气治疗。预计病情能够短期缓解的早期急性呼吸窘迫综合征的患者和合并有免疫功能低下的急性呼吸窘迫综合征患者早期可首先试用无创正压通气治疗。而对于某些中度急性呼吸窘迫综合征患者，如简化急性生理学评分Ⅱ＜34 且并不是由肺炎引起的急性呼吸窘迫综合征年轻患者也可选用无创通气。

无创正压通气可改善急性低氧血症患者早期的氧合情况，但由于疾病的严重程度、患者的依从性、技术问题等，非侵入式通气往往会失败，为提高患者的救治率，现提倡头盔式代替面罩式无创机械通气，可显著降低急性呼吸窘迫综合征的气管插管率和 90 d 病死率。研究显示，对于轻度急性呼吸窘迫综合征患者，无创通气成功率可达 70%，无创正压通气明显改善轻度急性呼吸窘迫综合征患者的氧合，有可能降低气管插管率，有改善患者预后趋势。需要注意的是，当急性呼吸窘迫综合征患者存在休克、严重低氧血症和代谢性酸中毒，常常预示无创正压通气治疗失败。因此，无创正压通气期间需要严密监测，观察 1~2 h 后病情不能缓解，迅速转为有创机械通气。

采用有创机械通气的患者，其通气模式如容量控制通气和压力控制通气对急性呼吸窘迫综合征患者的结局没有差别。临床医务人员可以根据个人经验选择压力控制通气或容量控制通气模式。

最近容量控制通气和压力控制通气的国内外研究综述发现两者在生理学指标和临床转归方面差异均无统计学意义。因此，急性呼吸窘迫综合征机械通气时，没有哪种通气模式明显优于其他模式，临床医务人员可根据自己的经验选择容量控制通气或压力控制通气，但更为重要的是应仔细地评估患者病情并进行个体化的参数设置，如潮气量、呼气末正压、平台压、吸气流量、吸气时间和吸入氧浓度等参数。

高流量氧疗在轻度急性呼吸窘迫综合征患者应用逐渐引起重视。近期多项研究显示其临床简便易行，与无创通气和常规氧疗比较，高流量氧疗降低了无创通气相关并发症，同样改善低氧血症，改善高碳酸血症，对病情稍重的急性呼吸窘迫综合征患者降低气管插管率，甚至降低 90 d 病死率，但仍然需要更多的临床研究证实。

4. 有关高频震荡通气。严重急性呼吸窘迫综合征，肺可以呈现"婴儿肺"特点。常规通气中使用高气道压、高呼气末正压和高吸入氧浓度仍无法改善患者氧合，此时可以采用高频震荡通气，其工作原理：

（1）容积运动：输出气体进入大气道的主要方式。

（2）整体对流：是指气体在管道内流动时，中央部分或管壁的一侧部分的气体将运动至起始点前面，而管壁附近部分或另一侧部分将同步退至起始点之后，即新鲜气体向远端气道运动，而呼出气向外周运动。

（3）前两种情况皆可通过气体的直接流动进入肺泡，也称为直接肺泡通气。

（4）摆动性对流搅拌作用：是指肺内不同肺区之间的气体流动方式。高频震荡通气时气体交换除肺泡与外界外，肺段内及肺段间也可能通过此种方式进行气体交换。

（5）对流性扩散或流动：吸气和呼气时气体在管道内会产生一双向性气流，由此产生的气体移动，在高频震荡通气的一个振动周期中占有重要地位。

（6）扩散：又称分子扩散，即气体通过分压差由高分压的部分向低分压的部分流动，是外周小气道内、终末气道与肺泡之间、肺泡内气体的混合方式。

（7）Talor 扩散：无论是层流还是湍流，扩散速度与气流速度和气道的内径正相关，靠近周边气道的气流为有一定流速的层流，流动的存在促进扩散的进行；靠近大气道为较弱的湍流，对流也较弱，但也促进气体的混合和扩散。

应用高频震荡通气注意事项：充分镇静镇痛，甚至肌松；保证患者气道通畅；尽量少吸痰；不建议同时使用雾化治疗。

但最新的专家共识不推荐常规使用高频震荡通气，认为高频震荡通气可以降低严重低氧血症的发生，但并不降低随访结束时病死率和重症监护病房病死率，且会延长机械通气使用时间，增加低血压的发生和肌松剂的使用。但在有经验的单位，对于难治性低氧血症急性呼吸窘迫综合征患者仍可将高频震荡通气作为改善氧合的补救措施。

5. 肺保护性通气策略。采用小潮气量并限制气道平台压：小潮气量通气是急性呼吸窘迫综合征肺保护性通气策略的重要措施，也是预防急性呼吸窘迫综合征的重要手段。

肺顺应性降低时，要增加通气量，必须增加气道峰压，发生肺损伤的可能性增加。不增加 PIP，通气量降低，PCO_2 增加。刻意减少潮气量，限制气道压力，适当提高 PCO_2，称为"允许性高碳酸血症"。PCO_2 控制在 $68 \sim 136\ cmH_2O$，最好 $\leqslant 95.2 \sim 108.8\ cmH_2O$。

通常采用小潮气量通气和限制气道压实现：Vt 选择 $6 \sim 8\ mL/kg$，平台压在 $40.8 \sim 47.6\ cmH_2O$ 以下，维持 pH 值在 $7.25 \sim 7.35$。缺点：主要影响心脑血管系统，影响颅内压。

小潮气量通气策略的实施可参考 ARMA 研究的设置方法。逐渐降低潮气量水平至 $6\ mL/kg$（理想体重）。理想体重的计算方法：男性为理想体重（kg）＝$50+0.91\times$［身高（cm）-152.4］；女性为理想体重（kg）＝$45.5+0.91\times$［身高（cm）-152.4］。

调节潮气量后，应注意监测平台压大小，目标水平应低于 $30\ cmH_2O$。（避免自主呼吸干扰）若平台压 $>30\ cmH_2O$，应逐渐以 $1\ mL/kg$ 的梯度减少潮气量至最低水平 $4\ mL/kg$。降低潮气量后应逐渐增加呼吸频率以维持患者分钟通气量，呼吸频率最大可调节至 35 次/min，同时应注意气体陷闭的发生。

2000 年的 ARDS-net 研究显示，小潮气量降低急性呼吸窘迫综合征患者病死率，明显改变了临床医生的临床行为。实施小潮气量通气的同时，需要限制平台压在 $28\ cmH_2O$ 以下，减少肺损伤。最近的研究显示，限制驱动压在 $15\ cmH_2O$ 以下可明显改善患者预后。因此，以驱动压导向的潮气量设定可能成为未来的方向，更好实现肺保护。

虽然大多数研究采用 $6\ mL/kg$ 小潮气量通气的标准，但对于重度急性呼吸窘迫综合征患者，$6\ mL/kg$ 的潮气量仍可能会加重肺损伤，其原因可能是由于不同急性呼吸窘迫综合征患者正常通气肺组织容积差异较大，因而会出现同一潮气量通气时不同急性呼吸窘迫综合征肺组织所受应力水平存在显著差异。

部分重症急性呼吸窘迫综合征患者可能需要更小的潮气量，实施超级肺保护性通气策略。Terragni 等研究显示 $6\ mL/kg$ 的潮气量仍可导致 1/3 的急性呼吸窘迫综合征患者出现肺泡过度膨胀，将潮气量进一步降低至 $4\ mL/kg$ 左右、平台压控制在 $25 \sim 28\ cmH_2O$ 时，肺部炎症反应进一步减轻，肺损伤明显减轻。因此，对于设定 $6\ mL/kg$ 小潮气量的患者，若平台压在 $28\ cmH_2O$ 以上，需要进一步减少潮气量，减缓肺损伤。急性呼吸窘迫综合征患者减少潮气量的同时，不可避免地导致肺泡通气量下降，当肺泡通气量下降不能通过增加呼吸频率代偿时，出现高碳酸血症。"允许性高碳酸血症"是小潮气量保护性通气不良反应之一。目前通过体外二氧化碳清除技术可以部分克服"超级肺保护性通气"（$3 \sim 4\ mL/kg$）导致的高碳酸血症。临床可通过动静脉（无泵）或静静脉低流量 CO_2 清除系统实现 CO_2 清除。

因此，急性呼吸窘迫综合征患者潮气量的选择应强调个体化，应综合考虑患者病变程度、平台压水平（低于 $30\ cmH_2O$）、胸壁顺应性和自主呼吸强度等因素的影响。

小潮气量通气不仅适用于急性呼吸窘迫综合征患者，对于非此类患者也可预防其发生，减少肺内外并发症。近期多项研究显示，对于非急性呼吸窘迫综合征手术患者，术中采用小潮气量保护性通气明显降低患者肺部及肺外并发症。因此应重视对非急性呼吸窘迫综合征的患者实施保护性通气策略。

6. 肺可复张性评估。是评估急性呼吸窘迫综合征患者是否需要肺复张及呼气末正压设置的前提。可复张性是指肺组织具有的可被复张并且保持开放的能力。急性呼吸窘迫综合征患者之间肺组织的可复张性差异很大，可复张的肺组织从几乎可以忽略到超过 50% 不等，均值为（13±11）%。可复张性低的急性呼吸窘迫综合征患者即使采用肺复张手法也很难实现塌陷肺组织的开放，对于此类患者，积极的肺复张还可能导致过度膨胀，同时也无须设置高呼气末正压。反之，对于可复张性高的急性呼吸窘迫综合征患者，肺复张及高呼气末正压可能有益。

因为不同急性呼吸窘迫综合征患者肺组织的可复张性差异较大。若急性呼吸窘迫综合征患者出现了下列情况之一，即可认为肺可复张性高。①PaO_2/FiO_2 在呼气末正压＝5 cmH$_2$O 时<150 mmHg；②呼气末正压由 5 cmH$_2$O 增加至 15 cmH$_2$O 20 min 后，患者出现两种或以上的下述情况：动脉血氧分压增加、呼吸系统顺应性增加和无效腔量降低。

急性呼吸窘迫综合征可复张性受到多种因素的影响，急性呼吸窘迫综合征病因、病程和病变类型等都影响肺的可复张性。一般来说，肺外源性、早期、弥散性病变的急性呼吸窘迫综合征肺可复张性高。CT 法仍是评价肺可复张性的金标准，一般可复张肺组织超过 10% 为高可复张性。氧合法临床应用操作较简单，根据肺复张后患者氧合是否改善进行初步判断，肺复张后氧合改善的患者肺可复张性较高。此外床旁还可以通过 P-V 曲线、超声、功能残气量或氧合法进行评估。

7. 肺复张。肺复张是指通过短暂地增加肺泡压和跨肺压以复张萎陷肺泡，从而达到显著改善氧合的一种方法。肺复张是治疗急性呼吸窘迫综合征患者的重要手段。肺复张可以降低急性呼吸窘迫综合征患者的重症监护病房病死率，也有降低住院病死率和 28 d 病死率的趋势；在重要指标中，肺复张还可以降低严重低氧事件发生的风险，且不会增加气压伤的发生风险，对机械通气时间、重症监护病房住院时间和住院时间都无明显影响。

可复张性高的急性呼吸窘迫综合征患者可积极采用肺复张手法，以复张塌陷肺泡和改善肺内分流及低氧血症。临床常用的方法包括控制性肺膨胀、呼气末正压递增法和压力控制法（表 1-1-7）。不同的肺复张方法对血流动力学的影响不同，以控制性肺膨胀较为明显。虽然随机对照临床研究并未显示肺复张对预后的影响，但 Meta 分析显示肺复张可能降低急性呼吸窘迫综合征病死率。肺复张的不良反应包括人机不同步、低血压、低脉搏血氧饱和度和气胸，在临床实施过程中需要密切监测。

表 1-1-7　临床常见肺复张方法

实施方法	方法描述
SI/CPAP 法	CPAP 水平 30～50 cmH$_2$O，维持 20～40 s
PCV 法	PCV 模式，调节吸气压 10～15 cmH$_2$O 和 PEEP 25～30 cmH$_2$O，使峰压达 40～45 cm H$_2$O，维持 2 min
叹气法（Sign）	每分钟 3 次连续的叹气呼吸，叹气呼吸时调节潮气量使平台压达 45 cmH$_2$O
增强叹气法	逐步增加 PEEP 水平（每次 5 cmH$_2$O，维持 30 s），同时降低潮气量，直到 PEEP 水平达 30 cmH$_2$O，维持 30 s，然后以相同方式降低 PEEP 水平和增加 Vt 直到恢复基础通气
间断 PEEP 递增法	间断（每分钟连续 2 次）增加 PEEP 水平至预设水平

注：SI：控制性肺膨胀；PCV：压力控制通气；CPAP：持续气道正压通气；PEEP：呼气末正压。

8. 滴定最佳呼气末正压。肺复张后使用恰当的呼气末正压避免去复张是急性呼吸窘迫综合征肺保护性通气策略的重要内容，也是维持氧合的重要手段。

在急性呼吸窘迫综合征患者中，单纯增加吸入氧浓度不但解决不了氧合的问题，过高的氧浓度引起氧中毒反而加重肺损伤。此时应采用其他方式改善氧合，以达到增加氧合、降低氧浓度的目的。呼气末正压是行之有效的方式。

利用呼气末正压可达到的目的：增加功能残气量，提高氧合；使血管外肺水重新分布；使萎陷的肺泡重新开放并维持；改善通气血流比。

呼气末正压的选择应根据气体交换、血流动力学、肺复张潜能、呼气末跨肺压和驱动压。轻度急性呼吸窘迫综合征患者应避免使用高水平呼气末正压治疗，于中、重度急性呼吸窘迫综合征患者早期可采用较高呼气末正压（$>12\,cmH_2O$）治疗。呼气末正压（$>12\,cmH_2O$）不能改善整体急性呼吸窘迫综合征患者的病死率，但可能有益于中、重度急性呼吸窘迫综合征患者。

由于急性呼吸窘迫综合征肺部病变的不均一性，呼气末正压的选择需要临床医生在维持肺泡开放及避免过度膨胀的效应间进行权衡。临床常用的设置呼气末正压的方法包括 ARDS-net 的 $PEEP/FiO_2$ 表法、最大肺顺应性法、最大氧合法、肺牵张指数法、食道压法、跨肺压法、Express 法和超声监测法等，临床应用各有利弊。根据 ARDS-net 的 $PEEP/FiO_2$ 表法简单，但是欠个体化。最大肺顺应性法通过呼气末正压递减法滴定选择最大顺应性所在呼气末正压，临床操作较复杂。最大氧合法需要频繁抽取血气，临床应用受限。肺牵张指数法可根据容控恒流下压力时间曲线进行初步判断，患者压力上升曲线呈现出线性的呼气末正压为最佳，但是准确监测需要特殊工具或软件。食道压法、跨肺压法需要留置食道压监测导管和设备，临床应用受到一定的限制。

（1）P-V 曲线法：P-V 曲线又称静态 P-V 曲线，具体操作方法：让患者处于安静状态，痰液清理干净，用慢流速（1～10 L），逐步增加潮气量的方法，注意测定在不同潮气量下的平台压，绘制出 P-V 曲线（图 1-1-4）。有的呼吸机有专门用于绘制 P-V 曲线的按钮，方便 P-V 曲线绘制。因正常人不存在低位拐点，因而拐点的测定具较大意义。

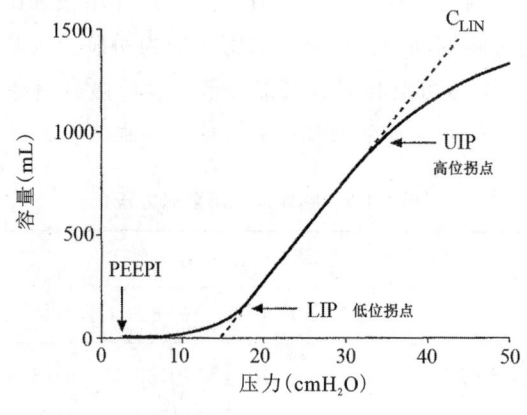

图 1-1-4　P-V 曲线

（2）肺复张方法：目前研究显示，根据氧合法进行呼气末正压的床边滴定与肺可复张性相关性最佳，以脉搏血氧饱和度代替氧合是临床简便易行的呼气末正压滴定措施，将脉搏血氧饱和度维持在 88%～92% 与将脉搏血氧饱和度维持在 95% 以上相比，对机械通气的患者是安全的，不增加器官功能衰竭发生率，对患者预后也没有显著影响。

所谓的肺复张是指将有萎陷趋势的肺泡复张并在整个通气过程中维持开放的方法。一般用短时间高吸气压将肺泡强行开放，再降低吸气压至安全水平的方式。可以开放萎陷的肺泡，改善通气血流比，改善氧合，降低吸入氧浓度，减少肺泡吸-呼之间引发的剪切伤，减轻肺水肿。常用方法如下。

（1）持续充气法：持续气道正压通气或自主呼吸模式，持续气道正压通气增加到 $40.8\sim54.4\ cmH_2O$（甚至可到 $68\ cmH_2O$），持续 $30\sim120\ s$。

（2）压力控制通气逐步增加呼气末正压法：压力控制通气模式，吸气压力为 $20\ cmH_2O$ 左右，呼气末正压从 $15\ cmH_2O$ 开始逐步增加，每次增加 $5\ cmH_2O$，$2\sim5\ min$ 增加 1 次，直到 PIP 达 $40\sim60\ cmH_2O$，后又逐步降低呼气末正压。待肺复张后，逐步降低呼气末正压，每次降低 $2\sim3\ cmH_2O$，$2\sim5\ min$ 调整 1 次。当降低呼气末正压后出现氧合下降时，说明此时的呼气末正压已经不足以打开陷闭的肺泡，此时的呼气末正压成为其阈值。那么个性化的最佳呼气末正压＝呼气末正压阈值＋$2\ cmH_2O$。

（3）PEEP- FiO_2 图表法：根据 ARDS-net 的 PEEP/FiO_2 图表法虽简单（表1-1-8），但是欠个体化。

表 1-1-8　PEEP-FiO_2 图表法

FiO_2	0.3	0.4	0.4	0.5	0.5	0.6	0.7	0.7
PEEP	5	5	8	8	10	10	10	12
FiO_2	0.7	0.8	0.9	0.9	0.9	1.0	1.0	1.0
PEEP	14	14	14	16	18	20	22	24

注：PEEP：呼气末正压；FiO_2：吸入氧浓度。

9. 重度急性呼吸窘迫综合征早期不应保留自主呼吸。早期重度急性呼吸窘迫综合征，由于牵张反射引起过强的自主呼吸可能导致跨肺压过大，增加应力并导致肺损伤。重度急性呼吸窘迫综合征早期充分镇静并应用神经肌肉阻滞剂抑制自主呼吸，可能避免自主呼吸努力过强导致的肺损伤，可能是通过改善重症急性呼吸窘迫综合征患者人机同步性，降低跨肺压，减轻呼吸机相关性肺损伤，改善患者预后；对于轻、中度急性呼吸窘迫综合征患者而言，适当保留自主呼吸可通过膈肌活动增加改善重力依赖区肺泡通气，从而改善通气血流比例，改善氧合。因此应根据急性呼吸窘迫综合征的严重程度决定是否需要保留自主呼吸，在发挥自主呼吸有利效应的同时避免加重肺损伤。

中、重度患者在急性期可使用肌松药。恰当的肌松药应用能增加胸壁顺应性，促进人机同步，减少机体氧耗和呼吸功，甚至可能会降低呼吸机相关性肺损伤的发生；但肌松药的不合理应用也会导致痰液引流障碍、肺不张、通气血流比例失衡、呼吸机相关膈肌功能不全和重症监护病房获得性衰弱等严重并发症的发生。

保留适度的自主呼吸能显著改善轻、中度急性呼吸窘迫综合征患者的生理学指标，如改善气体交换功能、降低呼吸机相关性肺损伤发生风险、维持循环的稳定、降低镇静镇痛和肌松药物的使用和降低 VRDD 的发生等，但对临床转归的影响亟待进一步证实。在保留自主呼吸时，应避免患者自主吸气努力程度过大导致跨肺泡压（即肺泡压与胸腔内压之间的压差）的显著增加和肺组织的过度牵张，若此时急性呼吸窘迫综合征病情较重（PaO_2/FiO_2<$150\ mmHg$）应考虑短时间（<$48\ h$）应用肌松药。当状态改善时应减少镇静剂用量，使用部分机械通气支持。

对于中、重度患者，保持氧合目标为动脉血氧分压为 $70\sim80\ mmHg$ 或者动脉血氧饱和度为 92％～97％即可，以避免高氧血症导致不良后果；一旦氧合改善，应及时降低吸入氧浓度。临床中，对于严重的低氧血症，为达到该氧疗目标可能需进行高浓度吸氧，甚至需调节至 100％。此时虽有可能会出现氧中毒，但目前未有临床研究证实单独高浓度吸氧会加重急性呼吸窘迫综合征肺损伤，而不及时纠正严重的低氧血症会危及患者的生命安全。此外，一些已发表的大规模临床研究也提示，当患者出现严重低氧血症时上调吸入氧浓度不会增加患者的病死率。因此，当急性呼吸窘迫综合征患者出现危及生命的低氧血症时，应积极上调吸入氧浓度维持基本氧合（动脉血氧饱和度为 92％～97％和动脉血氧分压为 70~80 mmHg），保证机体氧供。

另外，对于不同病情的急性呼吸窘迫综合征患者，氧疗目标的设定还应根据患者是否存在组织缺氧的危险因素进行适当调整，如血色素下降、血容量不足和心排血量降低等。

10. 俯卧位通气。是重症急性呼吸窘迫综合征肺保护及肺复张的重要手段，是经典肺复张手法的延伸和补充，也可明显改善肺部的分泌物引流。其可能机制：①背侧通气改善，肺内通气重分布，通气/血流比值更加匹配；②血流及水肿的重分布；③功能残气量的增加；④减少心脏的压迫；⑤俯卧位局部膈肌运动改变及俯卧位更利于肺内分泌物的引流；⑥血液被重新分布到通气较好的区域；⑦血液的重新分布也可能改善原先闭合的肺区域的肺泡复张。⑧俯卧位改变了心脏的位置，使其不再将重量压肺组织上胸腔压被更均一地分布，从而改善肺泡复张；⑨俯卧位改变了局部区域的膈肌运动。

操作方法：由 3~4 名经过培训的专业医护人员实施体位治疗。转换俯卧位时，先将患者平移至床一侧，向病床对侧翻转，使患者侧卧，而后将臀部、肩部后移转至俯卧位。头偏向一侧，用头圈固定；双肩下垫软枕，骨盆下垫一大三角软枕，使腹部悬空，防止腹主动脉受压，影响静脉回流，两侧手臂向上伸直放于头两侧，整个过程必须保证气管导管、呼吸机管道、静脉导管及其他引流管等通畅。

目前对俯卧位通气的持续时间仍无明确报道，不同患者其治疗时间与效果之间存在差异，这可能与患者每阶段病理变化的程度不同有关。每天俯卧位的次数及其每次俯卧位的时间尚无定论，多采取 1~2 次/d，每次持续的时间取决于患者对俯卧位通气的反应和耐受程度及氧合改善的效果。判断治疗有效的唯一指标是动脉血氧分压。

进行翻身操作时注意：①检查气管插管或气管切开处敷料胶布固定是否安全可靠；②检查动静脉管路是否妥善固定，保证输液管路的长度，避免针管脱出；③每次翻身前应夹闭各种引流管（如腹腔引流管，尿管），防止反流，翻身后及时开放并妥善固定，防止受压，检查各种导线是否完好；④翻身前吸净口咽部分泌物；⑤保持眼部清洁，局部可涂抹眼膏润滑眼睛，避免角膜磨损；⑥翻身时支垫的方法要正确得当，避免胸腹部受压，保持肩关节及上下肢一定的活动度，防止臂丛神经、胫神经的受压损伤，不正确的支垫会造成通气的呼吸阻力和气道压增大，可能导致气压伤和治疗失败。

翻身后注意：①按医嘱给予适当镇静药物，以减轻患者的不适，必要时给予适当约束，或者追加镇静和肌松药物。②俯卧位通气时呼吸道分泌物会增加，给吸痰操作带来困难，所以保持呼吸道通畅甚为重要。可加强湿化，给患者拍背，使痰液松动促使气体分布均匀，加强气体交换。③俯卧位通气对患者的呼吸、血流动力学影响不大，但必须加强监测，尤其是血流动力学不稳定的患者。④俯卧位的特殊体位，使颜面部处于较低位置，易发生颜面部水肿，可将头部垫高。⑤易引起皮肤黏膜的压迫受损，发生皮肤损害的部位通常为前额、眼、面颊、鼻及下颌、双侧耳郭、双侧肩部、双侧髂前上棘、双肘关节、膝关节髌骨面及足趾。

俯卧位通过体位改变改善肺组织压力梯度，明显减少背侧肺泡的过度膨胀和肺泡反复塌陷-复张、改善局部肺顺应性和肺均一性、改善氧合，并可能减少肺复张的压力和呼气末正压水平，降低应力和应变，避免或减轻呼吸机相关肺损伤。俯卧位持续时间长短与患者病情的严重程度及导致急性呼吸窘迫综合征的原因有关，重症及肺内原因的急性呼吸窘迫综合征需要俯卧位时间长。Guerin 多中心随机对照临床研究具有里程碑意义，对于严重低氧血症（$PaO_2/FiO_2 < 150$ mmHg，$FiO_2 \geq 0.6$，呼气末正压 ≥ 5 cmH$_2$O）的急性呼吸窘迫综合征患者，早期长时间俯卧位治疗显著降低病死率。俯卧位通气需要有经验的团队实施，以期减少并发症，改善预后。

中、重度患者使用俯卧位通气可以降低急性呼吸窘迫综合征患者 28 d 病死率，延长其使用时间（>12 h）和采用肺保护性通气策略可以降低急性呼吸窘迫综合征患者随访结束时的病死率。俯卧位通气扩张肺泡具有时间依赖性，与病死率呈一定的负相关。

压疮和气管插管堵塞是俯卧位通气的常见并发症，应加强监测。

禁忌证：癫痫、头部外伤、脊柱外伤、进展期关节炎、心室辅助装置或体外膜肺管路、肋骨骨折、近期心搏骤停、颌面手术、脑水肿、颅内高压、急性出血、锁骨骨折、面部骨折、近期腹部手术、眼内压升高、出血、骨盆骨折、胸腔或腹腔开放、妊娠和严重血流动力学不稳定的患者，建议不要采用俯卧位通气（这类患者不能耐受剧烈的体位改变）。

相对禁忌证：对肥胖患者实施俯卧位通气有一定的困难；另外，对于气管切开患者，可能出现气管切开脱落，所以列为相对禁忌证。

11. 吸入一氧化氮。最先被应用于治疗新生儿持续肺动脉高压而引起的低氧性呼吸衰竭。对于存在肺动脉高压的急性呼吸窘迫综合征患者，也可以尝试一氧化氮吸入治疗。

可能的并发症：①没有效果或产生相反的效果（有的患者吸入一氧化氮后氧合无改善，有的则出现更严重的低氧血症）；②高铁血红蛋白血症；③左室充盈压增加；④有一定心血管异常者的并发症（如急性主动脉收缩）；⑤肺水肿；⑥右心后负荷急剧降低；⑦反弹性低氧血症，肺动脉高压。

12. 体外膜肺氧合成为重症急性呼吸窘迫综合征患者有效治疗措施。在保护性通气基础上，充分肺复张等措施仍然无效的重症急性呼吸窘迫综合征患者，若病因可逆应尽早考虑体外膜肺氧合，可改善预后。

综合上述急性呼吸窘迫综合征治疗方法可小结出"ADRS 六步法"，具体实施过程如下。

步骤 1：小潮气量肺保护性通气（6 mL/kg，如果气道平台压仍高于 30 cmH$_2$O，则潮气量可逐渐降低至 4 mL/kg），测量气道平台压，如果＜30 cmH$_2$O，进入步骤 2a。如果＞30 cmH$_2$O，则进入步骤 2b。

步骤 2a：实施肺复张和（或）使用高呼气末正压通气。

步骤 2b：实施俯卧位通气或高频振荡通气。

步骤 3：评价氧合改善效果，静态顺应性和无效腔通气。如果改善明显则继续上述治疗。如果改善不明显，则进入步骤 4。

步骤 4：吸入一氧化氮，如果数小时内氧合及顺应性改善不明显，则进入步骤 5。

步骤 5：小剂量糖皮质激素（须权衡利弊）。

步骤 6：考虑实施体外氧合。入选患者进行高压机械通气时间＜7 d。

急性呼吸窘迫综合征六步法可使重症医生在及时、准确判断急性呼吸窘迫综合征患者病情严重程度的基础上，规范、有序地实施小潮气量通气、肺复张等治疗措施，将提高 ARDS 规范化治疗的可行性和依从性，有望降低患者死亡率。

13. 有关气管切开和脱机。氧合指数＞200 mmHg，呼气末正压＜10 cmH$_2$O 时应考虑撤机。

14. 急性呼吸窘迫综合征的非机械通气治疗。手段虽多，但至今尚未确定其可靠疗效。非机械通气治疗手段包括：肺水清除与液体管理、肺泡表面活性物质补充疗法、β-受体激动剂应用、他汀类药物应用、糖皮质激素应用、抗凝剂应用、抗氧化剂与酶抑制剂的应用、血液净化治疗、营养干预等；其有效治疗方法仍在继续探索。

十、诊疗探索

1. 治疗急性肺损伤的新药物。目前的治疗主要采用各种机械通气支持方案，尚缺乏有效的药物治疗方案。能促进细胞增殖分化和在细胞间质间形成维持细胞骨架稳定作用的角质细胞生长因子曾给我们带来了新的希望。但是，于 2017 年公布的角质细胞生长因子治疗急性呼吸窘迫综合征的 2 期临床研究表明，角质细胞生长因子治疗的急性呼吸窘迫综合征患者的生存率反而更低。

2. 预防策略。多项研究表明，激素和β-受体激动剂的联合应用，对急性呼吸窘迫综合征可能存在一定的预防作用，因此，急性呼吸窘迫综合征相关的预防措施，同样值得引起我们的注意。

3. 肺表面活性物质替代疗法。目前国内外有自然提取和人工制剂的表面活性物质，治疗婴儿呼吸窘迫综合征有较好效果，外源性表面活性物质在急性呼吸窘迫综合征仅暂时使动脉血氧分压升高。

4. 氧自由基清除剂、抗氧化剂及免疫治疗。根据急性呼吸窘迫综合征发病机制，针对发病主要环节，研究相应的药物给予干预，减轻肺和其他脏器损害，是目前研究热点之一。超氧化物歧化酶、过氧化氢酶，可防止 O_2 和 H_2O_2 氧化作用所引起的急性肺损伤，尿酸可抑制 O_2、OH 的产生和多形核白细胞呼吸暴发；维生素 E 具有一定抗氧化剂效能，但会增加医院内感染的危险。脂氧化酶和环氧化酶途径抑制剂，如布洛芬等可使血栓素 A_2 和前列腺素减少，抑制补体与多形核白细胞结合，防止多形核白细胞在肺内聚集。免疫治疗是通过中和致病因子，对抗炎性递质和抑制效应细胞来治疗急性呼吸窘迫综合征。目前研究较多的有抗内毒素抗体、抗肿瘤坏死因子、白介素-1、白介素-6、白介素-8，以及抗细胞黏附分子的抗体或药物。以上治疗在 2017 年急性呼吸窘迫综合征欧洲专家共识中均不作推荐。

十一、病因治疗

1. 全身性感染、创伤、休克、烧伤、重症急性胰腺炎等是导致急性呼吸窘迫综合征的常见病因。严重感染患者有 25％～50％ 发生急性呼吸窘迫综合征，而且在感染、创伤等导致的多器官功能障碍综合征中，肺往往也是最早发生衰竭的器官。目前认为，感染、创伤后的全身炎症反应是导致急性呼吸窘迫综合征的根本病因。控制原发病，遏制其诱导的全身失控性炎症反应，是预防和治疗急性呼吸窘迫综合征的必要措施。

2. 胃肠黏膜屏障功能受损，可致胃肠道内的细菌移位而感染。胃肠黏膜的完整性是分隔机体内外环境免受细菌侵袭的天然免疫屏障。小肠绒毛的营养血管呈发夹状，顶部营养较差；小血管从母支呈直角分出，如血流过快时红细胞可有"跳跃现象"，极易产生缺氧，发生胃肠黏膜屏障衰竭，而致细菌移位。因此及早给予胃肠道进食，建立胃肠道屏障，恢复胃肠道菌群失调。

十二、最新进展

1. 急性呼吸窘迫综合征机械通气新理念。神经电活动辅助通气在急性呼吸窘迫综合征肺保护方面具有显著优势，是通过监测膈肌电活动信号感知患者的实际通气需要，并提供相应的通气支持。神经电活动辅助通气可改善人机同步性，降低呼吸肌负荷，有利于个体化潮气量选择，增加潮气量和呼吸频率变异度，促进塌陷肺泡复张，指导呼气末正压选择，减轻呼吸机相关性肺损伤和肺外器官损伤。

2. 生物标志物和基因组学在急性呼吸窘迫综合征诊治中的作用。急性呼吸窘迫综合征是多病因导致的临床综合征，其特异性的生物标志物尚不明确。如肺表面活性物质相关蛋白 D、上皮细胞的 Clara 细胞蛋白、介导炎症反应的抗诱捕受体 3 及中性粒细胞的肽酶抑制剂-3 等的诊断价值尚不清楚。基因组学研究在急性呼吸窘迫综合征领域也有一定的认识和理解，其易感基因如血管紧张素转化酶基因多态性在急性呼吸窘迫综合征发病过程中的意义等，仍需要临床大规模研究证实。

3. 干细胞移植和基因治疗是急性呼吸窘迫综合征治疗的方向。干细胞移植和基因治疗仍是急性呼吸窘迫综合征极具潜力的治疗方法，可能减轻肺组织损伤、减轻肺纤维化，尽早恢复肺泡上皮细胞或内皮细胞功能，目前仍处于实验研究阶段。干细胞移植和基因治疗携带何种关键基因、自身免疫反应、远期效果和副反应均需要进一步探索。

陈新　赵忠岩　符岳　冼乐武　张在其

第七节 急性放射性肺炎

一、基本概念

放射性肺炎是由放射线引起的肺部非感染性炎症反应而发生干咳、呼吸困难，或伴有发热等症状的一组临床综合征，常出现在胸部恶性肿瘤的放射治疗（放疗）后，也可见于骨髓移植预处理及核辐射事故后。2002 年由国家卫生健康委员会制定和发布的《急性放射性肺炎诊断标准》中关于"急性放射性肺炎"的定义是指肺部受到一次或数天内多次照射 8 Gy 以上（含 8 Gy）后所致肺组织的间质改变为主要病变的急性炎症性疾病。

肺是对放射线敏感的器官，早在 1922 年就有辐射引起肺纤维化的报告，1966 年 Rubin 等提出了放射性肺炎这一概念。此后大量的研究证实放射性肺损伤有两个类型：放射性肺炎和放射性肺纤维化，肺泡为其主要损伤部位，前期病变以渗出性炎症为主，表现为肺泡充血、水肿、肺间质增厚，照射后 6～12 周出现间质性肺炎；后期以肺泡间质的进行性纤维化为特征，逐渐出现肺泡萎缩并代之以结缔组织。放射性肺炎是否发生及病情轻重与肺受照射容积、总照射剂量等诸多因素相关。近年来国外有学者提出将放射性肺炎改称之为放射性肺炎。发生放射性肺炎对基础疾病如胸部恶性肿瘤等的治疗造成很大障碍，严重影响患者的生活质量，甚至危及生命。国内有报道，接受放疗患者放射性肺损伤的发生率为 7.4%（103/1093），其中急性放射性肺炎 72 例，无急性过程而仅表现为慢性肺纤维化 31 例。

二、常见病因

放射性肺炎是肺脏各种靶细胞接受照射后的综合反应，起病时表现为渗出性炎症，后出现间质性炎症，可持续数月，最终形成肺纤维化。放射线是放射性肺炎的主要原因。放射性肺炎的发生及其严重性与肺受照容积、辐射剂量、剂量率、分割方式、照射部位、治疗前肺原发疾病和放疗时使用化疗药物等因素有关，其中肺受照容积是放射性肺损伤发生的决定性因素。

（一）放射性肺炎与受照容积的关系

临床上放射性肺损伤的严重程度与受照射的容积相关。据估计，在所有接受胸部放射治疗的患者中，5%～20% 会出现不同程度的临床放射性肺炎。部分肺组织受到照射时，放射性肺损伤的阈值一般为 20～30 Gy，而全肺受到照射时，阈值则很低，为 6～8 Gy。研究表明，肺组织的受照容积超过 10% 即可产生明显的肺损伤。有人通过对 120 例放射性肺病患者的临床观察发现：照射野≥180 cm²，放射性肺炎发生率为 15.3%（98/640），照射野<180 cm² 时为 5.7%（22/387）。常规分割 2 Gy/次时，肺在受照射体积为 1/3、2/3、3/3 时的 TD_5 分别为 45 Gy、30 Gy 和 17.5 Gy。受照射的容积不仅与放射性肺炎的发生率相关，而且与放射性肺炎的严重程度有明显相关性。

（二）放射性肺炎与放射总剂量的关系

研究资料显示，当接受分割放射 20～30 次，总剂量达 40 Gy 或以上时，8%～15% 的患者可能发生临床严重的急性放射性肺炎，通常放射总剂量越大，放射性肺炎的发生率越高。剂量低于 20 Gy 很少发生放射性肺炎，照射剂量达 60 Gy 时几乎均有不同程度的放射性肺炎出现。临床观察发现，虽然剂量和反应之间有一定的关系，但也存在较大的个体差异，偶尔低剂量放射也会引起严重的肺损伤。全肺分割放射的情况更加复杂，肺部受很小剂量放射时，就可以发生亚临床性病理改变。

(三) 分次放射剂量大小

单次大剂量照射与多次小剂量照射两者的放射生物效应不同，后者的放射耐受性明显高于前者。如全肺单次照射，安全剂量为 7 Gy，TD_5 是 8.2 Gy，TD_{50} 为 9.3 Gy，而在实施分割剂量为 1.5 ～ 2 Gy 的全肺照射时，其 TD_5 为 26.5 Gy，TD_{50} 为 30.5 Gy。说明每次分割照射剂量越小，肺的损害越少，耐受量越高。目前临床上建议双肺放射单次极限剂量为 700 cGy，且已很少用较大的单次剂量照射肺脏。

(四) 两次照射间隔时间

两次照射间隔时间的长短直接影响肺的放射性损伤。若间隔时间太短，第 1 次照射产生的肺组织损伤尚未修复，第 2 次照射可加重肺放射性损伤。不同组织修复的速度不一样，肺的半修复时间 $t_{1/2}$ 为 30 min 至数小时。因此在支气管肺癌超分割放疗中，两次照射时间应根据 $t_{1/2}$ 尽可能延长，其正常组织的修复时间＞6 h。

(五) 照射部位

肺底部放射性损伤比肺上部更常见，肺下部的平均受量预测放射性肺炎的价值高于肺上部平均受量的价值。肺门、纵隔区放疗发生放射性肺炎概率大，有报道肺门合并纵隔照射，约 15% 的病例出现放射性肺炎，这可能是放疗使肺门和纵隔内淋巴管狭窄或闭塞，引起肺部淋巴循环障碍所致。

(六) 放疗技术

平行野照射较切线野照射或成角野照射，连续放疗较分段放疗更易于产生放射性肺炎。而三维适形放疗、强调放疗在胸部放疗中的应用，不仅提高了临床疗效，也减少了放射性肺炎的发生。

(七) 遗传因素

放射治疗后，在一定剂量下，并非所有的患者都发生放射性肺损伤，不同个体对放疗所致放射性损伤的敏感性是不一样的，一小部分敏感个体决定了对放疗人群的限制剂量。动物实验证实，小鼠 17 号染色体上主要组织相容性复合物区域的一个基因位点与放射性肺损伤有关。

(八) 其他影响因素

前期或伴随性的抗肿瘤化疗增加急性放射性肺炎的发生率。某些化疗药物对放疗有增敏作用，但增加了放射性肺炎的危险。易诱发放射性肺损伤的药物包括博来霉素、放线菌素 D、多柔比星、洛莫司汀、环磷酰胺、吉西他滨和紫杉醇等，其中一些药物可独立引起急性肺泡损伤。吸烟状况、肺部感染、阻塞性肺炎、肺不张、慢性支气管炎、肺气肿、心脏病史和照射前的肺功能情况也影响肺对放射线的耐受性，上述情况的存在增加放射性肺炎的危险。一般状况、年龄、性别和治疗前肺功能与放射性肺炎有相关性。年老体弱者肺的放射耐受性差，女性放射性肺炎的发生率明显高于男性，可能女性肺体积相对较小，同样的照射野更容易发生放射性肺损伤。儿童患者出现放射性肺炎概率较高。

三、发病机制

(一) 发病机制的有关学说

对于放射性肺损伤的发病机制，较早的主要观点为"靶细胞学说"；随着细胞学和分子生物学的发展提出了"细胞因子学说"，该学说认为放射性肺损伤的发生和发展是由细胞因子介导的多细胞间相互作用而产生的。虽然关于放射诱发的肺急性炎症反应及其后继晚期效应的确切机制尚未完全阐明，但目前一个较普遍的观点是放射性肺损伤的发生是多因素所引起的，既牵涉到辐射所损伤的多个靶细胞，又涉及这些靶细胞所释放出来的多种细胞因子，诸多因素共同存在、相互影响和综合作用，从而导致肺损伤的发生与发展。

1. 分子生物学机制。放射性肺损伤被认为是由Ⅱ型肺泡上皮细胞、血管内皮细胞，巨噬细胞和成纤维细胞等肺内效应细胞参与，白介素-1、白介素-6、肿瘤坏死因子-α、表皮生长因子、血小板源性生长因子、成纤维细胞生长因子-β、巨噬细胞生长因子和纤维连接素等介导的炎症和纤维化过程。这些细胞因子参与早期的炎性反应，并刺激成纤维细胞增生、促进胶原基因启动，导致肺纤维化的形成。其中以成纤维细胞生长因子-β最为重要，能刺激单核巨噬细胞合成释放肿瘤坏死因子、白介素-1等细胞因子，产生细胞因子的瀑布效应。肺受放射后纤维组织内的成纤维细胞生长因子-β增加可促使成纤维细胞向损伤部位移动、增生、胶原合成增加。据认为，成纤维细胞生长因子-β水平的高低反映了放射性肺损伤发生风险的高低，照射后随着时间延长，成纤维细胞生长因子-β在肺组织中的表达也逐渐增强。而肿瘤坏死因子是细胞因子调节网络的启动因子，可诱导中性粒细胞、淋巴细胞等炎细胞的渗出，引发白介素-1、白介素-6等其他细胞因子的合成释放，在放射性肺炎的发生和发展过程中起重要作用。

2. 肺泡Ⅱ型上皮细胞损伤学说。肺泡Ⅱ型上皮细胞是肺组织细胞中对放射线最敏感的细胞之一，它在肺受放射后最早出现形态学变化，并在放射后 6 个月内持续存在损伤变化。肺受 10～30 Gy 放射后 1 个月内即可观察到Ⅱ型上皮细胞坏死脱落，放射后 2～3 个月时Ⅱ型上皮细胞明显增生，增殖指数升高，而在放射后 6 个月时Ⅱ型上皮细胞数目明显减少。有实验研究发现兔子胸部放射后 1 h 内肺泡表面活性物质的释放是对照组的 2～3 倍，提示放射后肺表面活性物质分泌异常是射线对肺Ⅱ型上皮细胞的直接作用。多数学者认为表面活性物质早期增多是肺对放射的一种应激性保护作用，它与肺受照射后后期变化的相关机制尚不清楚。正常肺泡Ⅱ型上皮细胞分泌前列腺素 E_2，对成纤维细胞的生长起抑制作用，放射后肺Ⅱ型上皮细胞的异常变化可能使 PGE_2 水平降低，对成纤维细胞的抑制减少，从而使成纤维细胞增生。

3. 肺血管内皮细胞损伤学说。毛细血管内皮细胞是放射性肺损伤最重要的靶细胞之一。亚致死剂量照射后早期即可出现微血管的形态改变。血管内皮细胞的形态变化主要是血管内皮细胞空泡化，随着放射剂量增加与时间延长，空泡扩大成囊状，把细胞膜推挤至对侧的毛细血管壁上，以致阻塞管腔，几天后细胞破裂、脱落，在细胞脱落的内皮损伤部位有血小板附着，造成毛细血管的栓塞。稍后可见胶原纤维在管腔内堆积，造成阻塞和纤维化。照射后 2～3 个月毛细血管可出现再通、内皮再生。血管内皮细胞能合成前列环素、血管紧张素转换酶、血浆素原激活因子、血栓素 A_2，照射后血浆素原激活因子和血管紧张素转换酶降低，能直接削弱纤溶能力，血管紧张素转换酶下降还可以加重血管通透性的增加，使血液中的细胞和体液成分渗出，造成肺间质水肿和炎性细胞浸润而导致放射性肺炎。血浆素原激活因子能激活血浆素原使之转变成血浆素，血浆素能水解多种蛋白质如纤维蛋白和纤维蛋白原。血浆素原激活因子降低使积聚的纤维蛋白不能被溶解，刺激成纤维细胞侵入纤维蛋白凝块并分泌胶原而造成纤维化。

4. 自由基产生过多学说。实验发现，放疗后肺内自由基含量增加，吞噬细胞受炎性分泌物刺激后产生的过量自由基随放射后时间延长而本底值降低，激活值增高，是导致肺组织脂质过氧化损伤和刺激成纤维细胞增殖的重要原因。氧自由基能增加肺泡-毛细血管膜的通透性，导致肺组织间渗出增加，渗出液中含有溶解的纤维蛋白，该物质持续刺激成纤维细胞增生并分泌胶原蛋白，导致胶原化形成。氧自由基还可以通过调节肺脯氨酰羟化酶活性，影响胶原合成而致纤维化形成。另外，临床上观察到少数放射性肺炎患者呼吸困难与肺照射面积不相符，肺部照射野之外出现阴影，不仅受照射肺野的支气管肺泡灌洗液中细胞总数及淋巴细胞百分率增高，对侧未照射肺野支气管肺泡灌洗液中细胞总数和淋巴细胞百分率也增高，有人称之为"散发性放射性肺炎"。其确切机制尚不清楚，可能是放射性损伤产生的细胞因子激活了淋巴系统，由淋巴细胞介导的肺部超敏反应，也可能是细胞因子引起照射野外其他细胞产生氧自由基增加所致。照射野外反应可自发消失，通常无纤维化的长期后遗症。

（二）病理变化

放射性肺损伤的病理改变是一个动态发展过程，包括急性放射性肺炎和放射性肺纤维化，随着照射后时间的延长逐渐加重。肺泡是主要损伤部位，基本病变为肺泡充血、水肿、肺间质增厚及肺泡腔萎陷变小。后期肺损伤以肺泡间隔的进行性纤维化为特征，逐渐出现肺泡萎缩并由结缔组织填充。肺毛细血管的病变严重程度与放射剂量的大小有关，1周内可见到血管腔阻塞和内皮细胞空泡变性，1个月后可出现血管内皮细胞破裂分解，毛细血管基底膜增厚，3个月后微血管进行性消失。有人把放射性肺损伤的病理改变分为渗出期、肉芽生长期、纤维增生期和胶原化期。渗出期见于放射后1个月内，毛细血管通透性增高，肺泡充血、水肿、肺间质水肿增厚。电镜下主要改变是肺泡Ⅰ型、Ⅱ型上皮细胞脱落到肺泡腔，肺毛细血管扩张，内皮细胞内吞噬小泡增多，细胞间隙增宽，微血管管壁通透性增加，血浆蛋白呈伪足状向肺泡腔及肺泡间隔内渗出，致肺泡充血、水肿及肺泡内巨噬细胞浸润，肺泡间隔增厚。1周内也可见到血管腔阻塞和内皮细胞空泡变性。肉芽生长期肺泡腔变小，肺泡壁中度增厚，壁内成纤维细胞和毛细血管数目增多，并可见多种细胞，电镜下见Ⅱ型肺泡上皮细胞数增多，板层小体体积增大，Ⅱ型肺泡上皮细胞内线粒体肿胀，膜破裂、嵴断裂、空化、巨噬细胞内溶酶体颗粒增多，浆细胞聚集，肥大细胞增多。纤维增生期见于放射后3～6个月，肺泡壁增厚，肺泡腔明显变小，纤维细胞及成纤维细胞较多，电镜下肺泡Ⅱ型上皮细胞板层小体形状各异、数量多，肥大细胞数增多，可见"脱颗粒"现象，肺泡腔内有纤维蛋白样物质出现。胶原化期发生于放射后6个月，局部肺泡壁可完全被胶原组织代替，肺泡腔极度萎缩甚至消失，细胞数目减少。电镜下见肺泡Ⅱ型上皮细胞、肥大细胞等细胞数量减少。放射过的肺泡中有时会出现一种透明玻璃样膜，包括多层细胞及衬于肺泡管内的不同厚度的嗜酸性物质和一些气泡。其他原因所致的肺损伤透明玻璃样膜改变不如急性放射性肺炎显著。因此，病理学家把"透明玻璃样膜"的存在作为人类急性放射性肺炎的典型特征，与其他引起急性弥散性肺泡损伤的疾病相区别。

传统观点认为：肺部的急性放射性炎症和之后的放射性肺纤维化是同一个病理过程中发生和发展的不同阶段，认为它们是一个线性的连续发展过程。但现在认为，放射性肺损伤过程是一个网状交织的过程，整个过程十分复杂。射线引起多种靶细胞的损伤，细胞损伤后立即引起各种细胞信号因子和炎性因子的表达，并且激活机体的免疫机制（现在的证据多为 CD4$^+$ T 细胞），这些细胞因子和免疫细胞会引起照射区对侧或同侧非照射区发生无菌性炎症，同时就在放射性肺炎发生的早期，损伤的靶细胞（如成纤维细胞等）就在一些相应的细胞因子的调节下开始分泌Ⅲ型原胶原多肽，照射区肺组织的肺纤维化的进程也就开始了，肺纤维化过程是和炎性过程同时进行的，而并不是在放射性肺炎之后放射性肺纤维化才开始发生。放射性肺炎和放射性肺纤维化这两者之间既不是两个完全独立的病理改变，也不完全是一个线性的前后关系，这两者是在各种靶细胞和细胞信号因子的共同作用下相互影响、相互调节的。

四、临床特征

（一）放射性肺炎

典型的放射性肺炎多发生于放疗开始后1～3个月，平均发病时间约为50 d。急性放射性肺炎的临床表现与一般肺炎相似，症状的严重性决定于肺受累的程度和范围，常见症状有刺激性咳嗽、咳少量白色黏液样痰、胸闷、气短等非特异性呼吸道症状，有的可伴有低热。严重者有胸痛、剧烈咳嗽、咯血痰、高热、呼吸困难、发绀、不能平卧。胸部体征：在放疗照射的局部常见放射性损伤造成的皮肤萎缩及色素沉着，可有局部肺实变征或呼吸音减低，吸气性爆裂音或湿性啰音，有的伴胸膜摩擦音和少量胸腔积液的体征。更严重病例可并发急性呼吸窘迫综合征或急性心功能不全，甚至呼吸衰竭而死亡。急性放射性肺炎症状持续时间相对较短，急性期过后可表现一潜伏期，临床症状减轻。也有部分患者可无明显症状，而胸部 X 线片或 CT 出现肺部炎症改变。

根据 1995 年美国放射肿瘤学协作组制定的急性放射性肺炎的分级标准，分为：0 级，无变化；1 级，轻微的干咳或用力时呼吸困难；2 级，持续性咳嗽，需要麻醉性镇咳药，轻微用力时出现呼吸困难，X 线检查无变化或有轻微棉絮状或片状影；3 级，严重咳嗽，用麻醉性镇咳药无效，安静时出现呼吸困难，X 线检查呈致密影，需要间断性吸氧或激素治疗；4 级，出现呼吸衰竭，需要持续吸氧和辅助通气；5 级，致命性。

（二）放射性肺纤维化

于放疗后 2 个月开始形成，6 个月时最显著，也可发生于照射后 9 个月或更晚。后期放射性肺纤维化一般由急性放射性肺炎发展而来，一小部分患者也可无急性放射性肺炎的症状而由隐性肺损伤发展为放射性肺纤维化。临床症状为活动性气短，进行性加重的呼吸困难，发展为重症肺纤维化并发肺动脉高压及肺心病时，可出现明显发绀、端坐呼吸、颈静脉怒张、肝大及压痛等表现。

五、辅助检查

（一）实验室检查

1. 血常规可有外周血白细胞总数升高、中性粒细胞增高、淋巴细胞降低、红细胞沉降率加快。

2. 纤维支气管镜检查。经纤维支气管镜肺活检的病理检查可见有特征性的病理改变。支气管肺泡灌洗检查显示，放疗后 4～6 周，照射侧支气管肺泡灌洗液中细胞总数、淋巴细胞比例明显提高，巨噬细胞比例降低。发生放射性肺炎者支气管肺泡灌洗液中细胞总数、淋巴细胞比例增高更显著，中性粒细胞及嗜酸性粒细胞也增多。放射性肺炎患者的支气管肺泡灌洗液中淋巴细胞几乎均为 T 淋巴细胞（CD2+、CD3+），T 淋巴细胞主要为 CD4+ 的 T 辅助细胞，CD8+ 抑制细胞的比例不增高。这些 CD4+ 细胞几乎同时表达 CD45RA（94%）和 CD45RO（95%），提示细胞的近期激活。还发现接受照射和未接受照射的另一侧肺支气管肺泡灌洗液中淋巴细胞数同时明显增多，两肺无明显差异，反映出放射性肺炎是免疫介导的超敏性肺炎。

（二）肺功能指标

放射性肺炎肺功能异常取决于肺受累的范围，肺脏较大面积受累常出现肺功能异常，表现为用力肺活量下降和弥散功能障碍。当肺受累范围增大时，肺容量降低，小气道阻力增加，肺顺应性降低，气血屏障增大，可见肺总量、肺残气量、第 1 秒用力呼气肺活量、肺活量下降，出现低氧血症，肺泡-动脉血氧分压差增大，动脉血二氧化碳分压正常或降低，后期肺严重纤维化患者动脉血二氧化碳分压可升高。通常肺弥散功能降低最显著，可有肺一氧化碳弥散量降低和残气/肺总量增加。在轻症患者的肺活量、第 1 秒用力呼气肺活量、最大呼气中段流量、最大通气量改变不明显，原因可能是当部分受照射肺无功能时，通气良好的未受照射部分肺代偿性过度通气，使肺体积增大。

（三）影像学特征

1. 胸部 X 线片表现。

（1）急性放射性肺炎：多发生在放疗后 1～3 个月之内。为肺内渗出性实变和肺间质增厚的影像，主要表现为照射野内肺纹理增粗、模糊，肺纹理间可见散在斑片状密度增高阴影，边界不清，有的表现为与照射野形态一致的大片密度增高影，与正常肺组织分界清楚，此为放射状肺炎的特有的征象。有的仅见肺纹理增粗、模糊改变。部分患者可有胸腔积液表现。

（2）放射性纤维化：照射野内为较纤细的网状或细条状阴影，1 个月后逐渐增多，病变范围扩大，可呈不规则索条影、网格影、散在结节影，阴影长短不一，粗细不等，也可融合成致密的块状阴影，病灶与正常肺之间常出现边缘锐利的界限。肺纹理紊乱，可伴肺叶或肺段不张，胸膜肥厚及心包增厚，可出现纵隔向患侧移位现象。

2. CT 表现。CT 在显示放射性肺损伤的影像征象上较胸部 X 线片更为敏感，根据病灶出现的时间顺序，可将放射性肺损伤在 CT 上的表现分为 3 型。

（1）片状磨玻璃型：放射性肺炎的急性期表现，见于放疗结束后 4~5 个月。表现为放射野内片状、淡薄、均匀的云雾状模糊影，与周围正常肺组织界线欠清楚，病变密度浅淡。高分辨 CT 上病灶内显示多个梅花瓣状融合的改变，其内可见点状空泡影，与周围正常肺组织界线较清楚，周围胸膜均无改变。其病理基础主要是渗出性病变和间质肺水肿形成。

（2）斑片状实变型：见于放疗后 1 个月~1 年。表现为放射野内的斑片实变区，密度较高，形态呈补丁状，部分边缘呈星状，实变影内很少见气影，与周围胸膜有牵拉。高分辨 CT 可见实变影外有磨玻璃样改变。其病理改变以肺泡内纤维素渗出、肉芽生长或透明膜形成为主，所以密度较磨玻璃样征象高，边缘也比较清楚。

（3）纤维化型：多见于放疗半年后，为慢性期表现，此期病变趋向稳定，病理上形成不可逆的纤维化改变。包括含气不全征象及浓密纤维化，含气不全征象表现为照射野内跨肺叶、肺段分布的长条块状或类三角形致密影，边缘整齐，其内见空气支气管征、小叶间隔增厚、支气管肺泡束及血管束增厚，周围见长条索影与胸膜牵拉移位。随着索条影进一步增加，肺容积缩小。含气不全征象形成的原因一方面与大量的纤维化对肺组织的牵拉有关；另一方面可能是胸部照射后肺泡 Ⅱ 型细胞损伤导致表面活性物质缺乏，使肺泡不稳定塌陷发生肺萎陷的结果。浓密纤维化表现为放射野内正常肺和照射野之间常形成锐利的边缘，出现"刀切样"改变，肺容积进一步缩小，其内支气管扩张，同时伴有同侧胸膜增厚及支气管、肺门、纵隔的牵拉、移位，对侧肺野出现代偿性气肿征象。

部分患者急性期可有胸腔积液和心包积液，慢性期有胸膜增厚和心包增厚，此类表现在照射野内明显。接受放疗的纵隔恶性肿瘤患者常有心包积液和（或）心包增厚，主要是心包在照射野内。

另外，临床上观察到少数患者照射野外或对侧肺野出现放射性肺炎的阴影。其机制可能是免疫介导的超敏反应。照射野内激活的淋巴细胞迁徙至放射野外的区域或对侧肺，引起照射野以外的放射反应，称为"远地伴随效应"。

六、诊断思路

（一）放疗病史

患者有因支气管肺癌、乳腺癌、食管癌及纵隔肿瘤等接受胸部放疗的病史，这是诊断放射性肺炎必备的条件。尤其是受照容积和照射剂量比较大的患者，更易于发生放射性肺炎。在放疗同时接受化疗的患者发生放射性肺炎的可能性也增大。患者为女性或儿童，有吸烟史、伴发肺部感染、阻塞性肺炎、肺不张、胸腔积液、慢性支气管炎、肺气肿、心脏病，或基础肺功能差也会增加对放射性肺炎的易感性，这些都是在诊断放射性肺炎时需要考虑的因素。此外，暴露于辐射事故、造血干细胞移植预处理中的全身照射、核事故与核武器爆炸条件下照射后也可引起急性放射性肺炎，在诊断中也是有参考价值的重要病史。

（二）临床特征

接受放疗后 1 个月，出现刺激性咳嗽、胸闷、气短，有时伴低热症状。严重时有剧烈咳嗽、胸痛、逐渐加重的呼吸困难、发绀、不能平卧，甚至高热。体检在胸部可见放射部位皮肤萎缩和硬结，局部毛细血管扩张及色素沉着，胸部有呼吸音低或有吸气性爆裂音或湿性啰音，有的伴胸膜摩擦音。应用抗生素治疗无明显效果，对激素治疗有反应，这些临床特征是诊断放射性肺炎的重要参考。

（三）实验室检查

外周血白细胞总数升高，中性粒细胞增高，红细胞沉降率加快。重症患者有低氧血症，更严重时可伴二氧化碳潴留。血浆血管紧张素-Ⅱ活性升高。血浆内皮素-1活性升高。血浆和（或）肺组织中抗肿瘤坏死因子-α、白介素-1β、细胞间黏附分子-1可增高。必要时可行经纤维支气管镜肺活检病理检查及支气管灌洗液细胞分析，有助诊断。但一般情况下并不需要纤维支气管镜检查，多数患者依据放疗史、临床特征和影像学改变可以做出诊断。

（四）影像学改变

胸部X线片显示肺内照射野范围散在斑片状密度增高阴影，边界不清。有的表现为与照射野形态一致的大片密度增高影，与正常肺组织分界清楚，为放射状肺炎的特有征象。有的仅见有纹理增粗、模糊改变。部分患者可有胸腔积液表现。

CT显示放射野内片状、均匀的云雾状模糊影，呈磨玻璃样改变，与周围正常肺组织界线欠清楚，此为放射性肺炎的急性期表现。CT上也可表现为超出放射野内的斑片实变区，密度较高，形态呈补丁状，部分边缘呈星状，实变影内很少见气影，与周围胸膜有牵拉。随着病程延长可表现为在放射野内的长条块状、不典型的三角形影，边缘整齐，其内见支气管征、小叶间隔增厚、支气管肺泡束及血管束增厚，周围见长条索影与胸膜牵拉移位。晚期呈肺纤维化改变，肺容积缩小。

七、临床诊断

根据患者有胸部接受较大剂量或较广范围照射的放射治疗史，在放疗后1个月出现相应的症状和体征，以及特征性的影像学改变，并排除了其他肺部疾病时可以做出放射性肺炎的诊断。2002年卫生部制定和发布的《中华人民共和国国家职业卫生标准》中关于"急性放射性肺炎诊断标准"如下。

（一）诊断标准

1. 诊断指标。

（1）肺部受照剂量为8Gy以上（含8Gy）。

（2）一般于照后1～6个月发病。

（3）有咳嗽、胸闷、胸痛、呼吸困难和低热等临床症状。

（4）体征：轻者可无明显异常，重者呼吸音减弱，出现干、湿性啰音。

（5）X线检查发现受照射肺部出现网状、边缘不整齐的模糊状阴影。

（6）实验室检查轻者可无明显异常，重者见白细胞总数升高或降低，动脉血气分析见动脉血氧分压下降，动脉血二氧化碳分压升高。

（7）肺功能检查时轻者无异常，重者见肺顺应性减低，伴肺通气量/血灌流量比例降低和弥散功能降低。

2. 参考指标。

（1）可伴有造血、免疫和消化系统等辐射损伤一系列生理、病理和临床表现。

（2）血管紧张素-Ⅱ活性升高。

（3）血浆内皮素-1活性升高。

（4）血浆和（或）肺组织中肿瘤坏死因子-α、白介素-1β、细胞间黏附分子-1可增加。

（5）必要时行穿刺活检、支气管灌洗液和气道分泌物病理检查，可有助诊断。

（二）临床分度标准

1. 轻度放射性肺炎。满足下述2条以上基本可做出轻度诊断。

（1）病变范围局限或程度较轻微。

（2）临床症状轻微或不明显。

（3）体检无异常发现或局灶性呼吸音降低和干、湿性啰音。

（4）实验室检查和肺功能检查无明显改变。

（5）X 线见肺部仅有少量局灶性云雾状阴影。

2. 重度放射性肺炎。满足下述 2 条以上基本可做出重度诊断。

（1）病变范围弥散或程度较严重。

（2）有明显的呼吸功能障碍症状，如咳嗽、胸闷、气急、胸痛和呼吸困难。

（3）肺部呼吸音降低，并可闻及干、湿性啰音。

（4）可有低热、白细胞升高或降低。

（5）肺功能检查有明显呼吸功能障碍，表现为肺顺应性降低，肺通气量/血流量比例下降，动脉血气分析见动脉血氧分压下降，动脉血二氧化碳分压升高。

（6）X 线征象：肺部见明显边缘不清的模糊状阴影，呈团块状、网状或条索状。

国家卫生健康委员会发布的"急性放射性肺炎诊断标准"中对其适用范围进行了说明，引述如下："本标准适用于肺部受到一次或数天内多次大剂量（≥8 Gy）照射，包括辐射事故、造血干细胞移植预处理中的全身照射、核事故与核武器爆炸条件下照射后引起的急性放射性肺炎诊断和处理；临床肿瘤患者接受放射治疗后引起的放射性肺炎的诊断和处理也可参照使用。"从该说明可以看出，此诊断标准的适用范围主要为辐射事故、造血干细胞移植预处理中的全身照射、核事故与核武器爆炸条件下照射后引起的急性放射性肺炎，对临床肿瘤患者接受放射治疗后引起的急性放射性肺炎的诊断作为参照使用。

八、鉴别诊断

急性放射性肺炎应与下列疾病相鉴别，要点是结合病因、病史、临床表现、实验室及影像检查等综合判断。

（一）感染性肺炎

包括肺炎支原体性肺炎、肺炎双球菌性肺炎、葡萄球菌性肺炎、克雷伯菌性肺炎等。因胸部肿瘤接受放疗的患者常常伴有免疫功能低下，易于继发肺部感染，其临床表现和影像学改变与放射性肺炎具有相似性，两者鉴别有一定困难。感染性肺炎多有咳黄脓痰，且痰培养常可获得阳性结果；胸部 X 线片或 CT 显示肺部炎症阴影不一定位于照射野部位，一般按肺段或肺叶分布，边缘模糊，密度浅淡，其内可见支气管或血管征；血常规的白细胞多有升高；用抗生素治疗有明显疗效。而放射性肺炎的阴影主要位于照射野内，呈磨玻璃样淡密度絮状阴影，或呈密度较高的片状阴影，与正常组织分界清楚，可跨段、叶分布，对抗感染治疗无反应。需要指出的是肺部感染是诱导放射性肺炎发生的原因之一，两者可以并存，此时治疗应两者兼顾。

（二）间质性肺炎

某些抗癌药物如博来霉素、丝裂霉素等可引起药物性间质性肺炎，出现干咳、呼吸困难等症状和肺部阴影，但药物性间质性肺炎的肺部阴影多呈两肺弥散性分布，并不局限于照射野范围内。

（三）肺结核

如果放射性肺炎发生在肺尖或锁骨下区时，应与结核区别。结核病灶发生较散，形态多样，密度高低不均。而放射性肺炎呈一团，其内见点状气影，密度高而均匀。放疗病史和照射野内是鉴别的参考依据。痰细菌学检查及必要时的纤维支气管镜检查有助鉴别诊断。

（四）肺部肿瘤

放射性肺损伤的发生给观察该处肿瘤放疗效果及肿瘤是否复发带来困难，两者有时也不易区别。一般来说，放射性肺炎的分布和照射野一致，而无明显肿块影，从时间上讲，放射性肺炎 4～6 个月后病灶开始趋向稳定或缩小，密度增高，内有支气管扩张，范围不再扩大。而肿瘤复发常超出放射野之外，肿块内可有空洞，但无空气支气管征，随访复查则肿块不断增大。如果鉴别困难，可行增强扫描以协助诊断。

九、救治方法

（一）一旦诊断为放射性肺炎，应及时脱离射线

放疗所致的放射性肺炎发生时放疗通常已结束，如此时正在进行化疗应停止。

（二）对症处理

如有低氧血症者给予吸氧；发热者给退热药；干咳者给镇咳药；咳痰者给祛痰剂如氨溴索，能刺激肺表面活性物质形成及分泌，不仅可以促进巨噬细胞吞噬病原菌，降低痰黏液度，促进排痰，抑制病原菌黏附，而且表面活性物质具有隔离黏膜上皮与空气、形成保护层、降低气道阻力、减少呼吸用功、促进无纤毛区域外来颗粒的排出作用，从而减轻放射性肺炎的症状。注意维持水电解质和酸碱平衡、增加营养等。

（三）尽早预防和控制并发症

对肺部感染诱发的放射性肺炎，或放射性肺炎发生后继发肺部感染，须积极抗感染治疗，初始可选用广谱抗菌药物，而后根据痰细菌学检查的结果针对性选用抗菌药物。如发现有巨细胞病毒等感染的征象，应及时抗病毒治疗。

（四）糖皮质激素的应用

仍是目前治疗放射性肺炎最常用而有效的药物，特别在早期能减轻实质细胞的损害和微血管的改变，减轻肺泡内水肿从而能改善症状，并可抑制肺纤维化的形成。常用泼尼松 $30\sim50$ mg/d，分 $3\sim4$ 次口服。症状严重者可用泼尼松 $60\sim100$ mg/kg，分次口服，或用甲泼尼龙 $40\sim80$ mg/d，或地塞米松 $10\sim20$ mg/kg，1 次或分 2 次静脉注射，可大大缓解临床症状。有人主张放射性肺炎激素用药时间应维持 4 周以上。但有研究显示用药时间＞14 d 者其继发肺部感染率明显高于用药时间短于 14 d 者，而两组的临床疗效相似。在激素的使用剂量上也有不同观点，有人主张大剂量长疗程，有人认为甲泼尼龙 $20\sim40$ mg/kg 或泼尼松 $30\sim50$ mg/kg 已经足够。临床大多数意见认为剂量应根据患者病情轻重，重症患者激素剂量宜大，一旦症状缓解，则快速撤减，疗程依据患者对治疗的反应而定。

（五）其他药物

吲哚美辛、阿司匹林等非甾体类药物可有效地降低放射性引起的血管内皮细胞损伤，使血管渗透性产物的产生减少，阻断放射性肺炎的发生。另外，非甾体类药物还可抑制前列腺素和白三稀的产生，后者在放射性损伤中也起一定作用。干扰素-γ 被认为是一种抗纤维化的细胞因子，它能减少成纤维细胞的胶原合成，抑制肺纤维化的进展，研究表明对放射性肺炎有一定的治疗作用。

（六）应用中药辅助治疗

放射性肺炎症状大致类属于中医"肺痿"范畴。从中医观点看，电离辐射（放射治疗）是一种热性杀伤物质，此热可化火灼津而造成阴虚证候，电离辐射之"火"与癌毒相搏，伤败之物与热互结，瘀积成毒，"阴虚"与"热毒"是放射治疗的最常见的副反应。故中医药治疗重点放在养阴及清热解毒两个方面，两者并重。具体治法主要有养阴清肺法、清肺化痰法、解毒散结润肺法等。所用方剂有沙参麦冬汤、清燥救肺汤、参芪补肺汤、百合固金汤、小青龙汤、贝母瓜蒌散、千金苇茎汤、桃红四物汤等。根据患者的临床症状可选用以下方剂。

（1）养阴生津：沙参 $15\sim20$ g，生地 $20\sim30$ g，麦冬 $10\sim15$ g，石斛 $10\sim15$ g，玉竹 $10\sim15$ g，天花粉 $20\sim30$ g。

（2）清热解毒：金银花 $15\sim30$ g，鱼腥草 $20\sim30$ g，生石膏 $20\sim40$ g，野菊花 $10\sim20$ g。

（3）益补肺汤：冬虫夏草9g，黄芪20g，茯苓10g，白术12g，陈皮10g，麦冬10g，木蝴蝶10g，西洋参9g，五味子6g，百合10g，沙参10g，甘草3g。

（4）百合固金汤加减：生地12g，热地黄12g，麦冬15g，北沙参15g，白芍15g，百合12g，玄参12g，桔梗12g，川贝母12g，当归12g，甘草6g。

（5）清热解毒，养阴清肺兼顾脾胃，佐以活血化瘀止痛法，药用：金银花30g，黄连6g，沙参30g，天冬12g，芦根30g，杷叶30g，橘皮10g，百合12g，生薏仁30g，焦三仙各9g，生甘草6g，三七粉30g（另包冲服）。

另外，一些中成药对放射性肺炎也有较好的疗效，举例如下。

（1）鱼腥草注射液：具有镇痛、止血、促进组织再生和伤口愈合及镇咳等作用，并能增强白细胞吞噬能力，提高机体免疫力，有抗感染及抗病毒作用。动物实验和临床研究发现鱼腥草注射液能降低肺部转化生长因子-β_2及增加肺部组织巨噬细胞，减轻放射性肺炎的临床症状及影像学改变。用法：鱼腥草注射液200 mL静脉滴入，1次/d。

（2）痰热清注射液：由黄芩、熊胆粉、山羊角、金银花、连翘组成的纯中药制剂具有清热解毒、化痰止咳、抑菌消炎的作用。实验研究发现痰热清注射液降低急性肺损伤肺含水量，升高动脉血氧分压，减轻肺泡壁及间质细血管损伤。临床上对放射性肺炎有一定疗效。用法：痰热清注射液20 mL加入5%葡萄糖注射液中静脉滴注，1次/d。

（3）川芎嗪片：川芎嗪为中药川芎提取成分，它可以通过保护肺毛细血管内皮，改善血管通透性，抑制细胞因子转化生长因子-β_2的释放，从而抑制胶原合成。临床研究发现川芎嗪可抑制放疗患者血浆转化生长因子-β_2的过度表达，减轻肺弥散功能的下降程度。用法：川芎素片，口服3粒/次（含川芎嗪150 mg），3次/d。

（4）生脉注射液：主要成分为人参、麦冬、五味子。用法：生脉注射液25～40 mL静脉滴注，1次/d，10～15d为1个疗程。

（七）重症患者出现呼吸衰竭时应及时给予机械通气治疗

首选无创正压通气，使用面罩或鼻面罩进行人机连接，通气模式可用压力支持通气加呼气末正压通气，起初给予低水平的压力支持通气和呼气末正压，逐渐加大至动脉血氧饱和度＞90%～92%，且患者能耐受。若应用无创正压通气后患者病情及动脉血气不能改善或进一步加重，须及时改用气管插管有创机械通气。

十、诊疗探索

（一）血管紧张素转换酶抑制剂和血管紧张素-Ⅱ受体阻滞剂

两者可以通过对抗放射线对肺内皮细胞、成纤维细胞、巨噬细胞的毒性作用以调控肺组织内的各种细胞因子，从而起到避免放射性肺炎和肺纤维化发生的作用。实验表明血管紧张素转换酶抑制剂能减轻^{60}Coγ射线胸部放射后大鼠的内皮细胞功能紊乱和肺纤维化，以卡托普利减轻放射性肺损伤的作用最明显。在放疗后大鼠发生慢性肺病和纤维化的治疗中，卡托普利、依那普利均能影响血管生成和炎症过程，调节血管和外膜中胶原沉积，抑制肺间质胶原表达，但不影响胸膜和大的支气管。血管紧张素转换酶抑制剂具有降血压的作用，注意本类药物对血压的影响。

（二）阿米福汀

可以抑制放射产生的过氧化物而减少放射性肺损伤的发生。此外，阿米福汀还可降低与纤维化相关的羟脯氨酸含量，转化生长因子-β的水平也下降。实验研究发现，阿米福汀能保护正常组织免受或少受放射线与化疗药物的损害，显著增加肺组织对放射性损伤的耐受。且毒性反应轻，不影响肿瘤的辐射敏感性，但其安全剂量梯度小，也有一定的副作用（如体重下降）。

（三）己酮可可碱

通过对 40 例胸部照射患者进行的双盲随机试验发现，放疗前预防性应用己酮可可碱患者放射性肺损伤明显减轻，肺功能较对照组显著改善，己酮可可碱主要是通过阻止血小板聚集而抑制放射性肺损伤。

（四）他汀类药物

是 3-羟基 3-甲基戊二酰辅酶 A 还原酶抑制剂，包括氟伐他汀、阿托他汀、辛伐他汀、洛伐他汀等，该类药物除能降低胆固醇外，还能抑制多种细胞增生，对损伤细胞有修复作用，动物实验显示放射治疗组随着照射后时间延长，转化生长因子-β_2 在肺组织表达逐渐增强，他汀类药物干预组转化生长因子-β_2 的表达不随病情发展而增强，发现他汀类药物可通过抑制转化生长因子-β_2 的表达抑制肺成纤维细胞的增生和过量基质产生。

（五）维 A 酸

对各种炎症和免疫细胞的功能具有调节作用，同时对细胞损伤有修复作用；对稳态及转化生长因子-β_2 刺激的肺成纤维细胞产生胶原有明显抑制作用。研究显示维 A 酸联合氟伐他汀较维 A 酸单用能更好地减轻放射性肺炎，从转录水平抑制转化生长因子-β_2，抑制胶原增生。

（六）青霉胺

是一种螯合剂，在体内能阻止盐溶性的胶原向不溶性胶原的成熟过程，对肺组织有显著亲和作用，能减轻放射性肺损伤，对放疗后的肺纤维化患者的症状，X 线改变和肺功能均有改善作用。β-氨基丙腈和 α_2-氨基丙腈也有类似作用。

（七）中西医结合疗法

在应用西医西药（如糖皮质激素/抗生素等）治疗的同时，联合中医中药可明显减轻症状，改善预后。如在放疗初期患者出现口干唇燥、咽痛干咳、胸闷气急、发热心烦、喜冷饮、舌红、苔薄黄少津、脉细数等热盛伤津之证时，运用百合固金汤、沙参麦冬汤等方剂加减以清热润肺，药用：桃仁、红花、苦杏仁、地龙各 10 g，丹参、鱼腥草、黄芪各 30 g，当归 12 g，苏木 9 g，沙参、麦冬、赤芍、生地黄、百合、黄精各 15 g。放射治疗 3～4 周后，肺部出现急性渗出性炎症，患者出现发热口苦、咳嗽痰多、痰黏色黄、咳吐不爽、口干咽燥、气喘乏力、舌红苔黄、脉弦滑数等热毒炽盛之证时，给予千金苇茎汤、小陷胸汤等方剂加减以清热解毒、润肺化痰，药用：芦根、薏苡仁、白花蛇舌草、鱼腥草、金银花各 30 g，冬瓜子、瓜蒌、葶苈子、连翘、百合各 15 g，黄连 8 g，半夏 12 g，桔梗、桃仁、鼠妇各 19 g，炒蜂房 9 g。在放疗末期及结束后，为防止和减轻肺纤维化的形成，而采用益气养阴、养血活血之法，此时患者出现胸痛胸闷、咳喘憋气、口干咽燥、气短乏力、舌淡红苔白、脉细数或细弱，药用：生黄芪、鸡血藤、丹参各 30 g，太子参、白术、黄精、沙参、生地黄、百合、瓜蒌各 15 g，当归、桔梗各 12 g，苏木、鼠妇、炒蜂房各 10 g，生甘草 9 g。

十一、病因治疗

（一）细胞因子抑制剂

许多细胞因子参与放射性肺损伤的病理过程。因此，有人尝试采用细胞因子抑制剂治疗放射性肺损伤。巨噬细胞分泌的白介素-1 既可以介导肺泡炎期损伤，又可以促进肺纤维化。肿瘤坏死因子-α 与白介素-1 有协同作用，介导肺泡炎期的炎症反应，同时刺激成纤维细胞增生。白介素-1 受体拮抗剂可以竞争性与白介素-1 受体结合，从而阻断白介素-1 活性。有人研究用肿瘤坏死因子-α 抗体来抑制肿瘤坏死因子-α 的活性，治疗弥散性肺泡损伤，肿瘤坏死因子-α 抗体也有一定抗肺纤维化作用。成纤维细胞生长因子-β 是肺纤维化的主要促进因子，有研究证实，成纤维细胞生长因子-β 抗体或抗血清可以抑制成纤维细胞生长因子-β 的生物活性，对肺纤维化有抑制作用。动物实验发现，将血小板-内皮黏附分子抗体通过静脉注射能够明显降低实验小鼠的放射性肺纤维化的发生率。细胞因子抑制剂治疗肺损伤是一种有前途的治疗方法，但目前仅处于尝试阶段。

（二）抗氧化剂

肺受辐射后，毒性氧化物生成过多、自由基过量产生是导致放射性肺炎的重要因素。谷胱甘肽是细胞内重要的抗氧化剂，N-乙酰半胱氨酸是一种还原剂。服用 N-乙酰半胱氨酸可使细胞内谷胱甘肽明显增高，起到抗氧化作用，从而抑制肺纤维化。谷胱甘肽一方面与体内的自由基结合，使之转化成易代谢的酸类物质，从而加速自由基的排泄；另一方面可以中和氧自由基，避免产生过氧化脂质，防止细胞的损伤，并促进正常细胞蛋白质的合成，起到保护正常细胞的作用；同时，谷胱甘肽含有谷氨酰胺键，可维持分子的稳定性，减轻自由基对 DNA 分子的损伤。通过以上机制，谷胱甘肽减少了放射后自由基的含量，从而减轻了放疗对正常组织的损伤。放疗同时加用谷胱甘肽后放射性肺纤维化的发生率明显下降，说明谷胱甘肽有较好的减轻和预防放射性肺损伤的作用。

（三）硒

是谷胱甘肽过氧化酶的辅基，还可直接清除体内过多的自由基。补硒可以明显抑制照射引起的肺组织羟脯氨酸含量增高，减轻 γ 射线辐射引起的肺充血、出血和渗出性变化。有研究显示硒制剂如硒维尔对放射性肺损伤有保护作用。

（四）辅酶 Q10

是线粒体中有氧代谢的一个辅酶，在呼吸链和氧化磷酸化偶联电子转移过程中具有关键性作用，动物实验研究发现，照射前胃内灌入辅酶 Q10 溶液，能有效减轻胸部辐照引起的大鼠放射性肺损伤。

十二、最新进展

（一）放射性肺炎发生的早期预测指标

1. 放射治疗学指标。国外有研究根据剂量体积直方图参数预测放射性肺损伤。常用参数包括：V_{20}、V_{30}、平均肺剂量、正常组织并发症概率，它们与放射性肺炎的相关性已经得到了证明。

（1）V_{20} 和 V_{30}：V_{20} 及 V_{30} 分别指照射总剂量高于 20 Gy 或 30 Gy 的肺体积占全肺总体积的百分数。美国放射肿瘤学协作组在一个前瞻性的研究中发现，V_{20} 的大小不仅与放射性肺炎的发生率相关，而且与放射性肺炎的严重程度明显相关。$V_{20} < 20\%$ 时，无放射性肺炎发生；V_{20} 为 20%～31% 时，8% 的患者可发生 II 级放射性肺炎，无 III 级以上的放射性肺炎；而当 $V_{20} \geqslant 32\%$ 时，会发生 III 级以上的放射性肺炎；$V_{20} > 40\%$ 时，23% 的患者可出现 III～V 级放射性肺炎。在一项包含 71 例支气管肺癌患者的回顾性研究中发现，$V_{20} \leqslant 20\%$、21%～25%、26%～30% 及 $\geqslant 31\%$ 时，6 个月放射性肺炎发生率分别为 8.7%、18.3%、51% 及 85%。为避免发生重度放射性肺炎，推荐 V_{20} 应 < 25%。另一项包含 90 例非小细胞支气管肺癌患者的前瞻性研究发现，V_{20}、V_{30}、V_{40} 分别 > 18%、13%、10% 时，发生放射性肺炎的风险明显增加。

（2）平均肺剂量和平均标准总剂量：前者是指全肺受照射的平均剂量，后者是指全肺受照射的名义平均剂量，即根据剂量体积直方图算出的肺平均生物学剂量。目前的研究显示，平均肺剂量与放射性肺炎的发生有相关性，并且平均肺剂量与 V_{20} 呈显著正相关。有学者分析了 201 例支气管肺癌患者，结果发现平均肺剂量在 < 10 Gy、10～20 Gy、21～30 Gy 及 > 30 Gy 时，放射性肺炎发生率分别为 10%、16%、27% 及 44%。急性放射性肺炎发生组和未发生组的平均标准总剂量分别为 20.66 Gy 和 16.98 Gy。需要说明的是上述物理参数单独不能成为预测放射性肺损伤的标准，可用于临床参考。

2. 分子生物学指标。

（1）转化生长因子-β_2：放射性肺炎患者在放疗结束时，其血浆转化生长因子-β_2含量持续升高。研究显示在放射治疗结束时转化生长因子-β_2血浆水平较放射治疗开始时升高较多的患者，发生辐射诱导肺损伤的概率较大，因此转化生长因子-β_2可作为放射性肺炎的危险预测因子。

（2）表面活性蛋白-A 和表面活性蛋白-D：研究发现在发生放射性肺炎的患者中，血清表面活性蛋白-A 和表面活性蛋白-D 水平在放射剂量达 30～40 Gy 时开始升高，到 50～60 Gy 时达最高水平，而在未发生放射性肺炎的患者中未见类似相关性。可认为血清表面活性蛋白-A 和表面活性蛋白-D 含量是早期发现放射性肺炎的一个实用有效的指标，且表面活性蛋白-D 水平对监测放射性肺炎的发生更加敏感。

（3）白介素-26：研究发现，胸部肿瘤放疗患者在放疗后血浆白介素-26 水平较放疗前下降，但发生放射性肺炎的患者其血浆白介素-26 水平在放疗前后均显著高于未发生放射性肺炎的患者。提示放疗前白介素-26 的含量是一个预测发生放射性肺炎危险性的有效指标。

（4）血清内皮素-21：研究发现，胸部照射后血清内皮素-21 开始增高，并随着放射性肺炎的加重逐渐升高，与放射性肺炎的病理变化程度相关。故认为血清内皮素-21 可作为放射性肺损伤早期诊断及动态监测病情变化的一种标志物。

（5）黏连蛋白：研究发现，胸部照射后，在纤维增生期前，黏连蛋白已经在血清中升高，因此认为黏连蛋白可以作为放射性肺损伤早期标志物预测 RPF 的发生。

（6）血栓调节蛋白：能与凝血酶结合并且抵消了凝血酶的许多功能。一项包含 17 例支气管肺癌患者的前瞻性研究中，测量放疗前、中、后血清血栓调节蛋白含量发现，在发生放射性肺炎的患者中，放疗后 1 周的血栓调节蛋白明显下降，认为血栓调节蛋白是一个早期检测指标。

（二）放射性肺炎治疗的最新进展

1. 前列腺素 E_1。能通过抑制血小板的黏附、聚集，直接保护血管内皮细胞及微血管系统；通过抑制中性粒细胞的活性，提高超氧化物歧化酶及过氧化氢酶的活性，降低对血管内皮的损伤；促进红细胞变形能力，使红细胞易于通过毛细血管，有效改善微循环；减少氧自由基的产生和蛋白水解酶的释放，降低血栓素 A_2 的合成，从而降低肺血管通透性，减轻肺间质水肿，提高心排血量，改善氧合，促进肺损伤的修复。

2. 氨磷汀。是一种含巯基的正常组织细胞保护剂，它可以通过清除电离辐射产生的自由基而达到防治放射性肺病的目的。动物实验发现，在放射前给予氨磷汀，动物血浆的转化生长因子-β_2 水平及呼吸频率均得到降低。临床研究发现在放化疗的同时加用氨磷汀，可显著降低肺损伤的发生率，同时可明显减轻肺损伤的程度。但是迄今的临床试验对此还没有定论，氨磷汀在人体内的药物代谢动力学和用于防治放射性肺病的最佳剂量还有待进一步研究。

3. 褪黑激素。研究显示，褪黑激素可以直接清除氧自由基的活性氧，还能通过与次氯酸反应解除其对过氧化氢酶的毒性、抑制一氧化氮合酶活性，间接减少活性氧，抑制射线引起的放射性肺损伤。

4. 角质细胞生长因子。动物实验证实放射线照射后立即给予重组人角质细胞生长因子治疗可以保护肺组织免受电离辐射损伤，其机制可能是通过 rHuKGF 促进肺泡Ⅱ型上皮细胞的增殖，同时增加Ⅱ型肺泡上皮细胞的功能，下调成纤维细胞生长因子-β 介导的纤维化过程。作为一种细胞辐射保护剂，角质细胞生长因子在防治放射性肺损伤方面可能有着重要的临床意义。其疗效还需进一步的临床试验来证实。

5. 细胞外超氧化物歧化酶。正常含量的细胞外超氧化物歧化酶对放射性肺损伤有促进作用，其在机体内的过量表达将大大降低放射性肺损伤的发生，有动物实验证实细胞外超氧化物歧化酶对放射性肺损伤有保护作用，其是否能成为放射保护剂还需要进一步的临床研究。

6. 卤夫酮。近年来有研究表明卤夫酮能够通过抑制成纤维细胞生长因子-β信号通路而改善电离辐射造成的肺纤维化。

7. 基因治疗。已成为治疗放射性肺损伤研究的新热点。

尹辉明　丁邦晗　张在其

第八节　急性间质性肺炎

一、基本概念

急性间质性肺炎是一种突发且病因未明的重症呼吸系统疾病，起病急骤、病情危重，以肺部弥散性浸润并迅速发展为呼吸衰竭为特征，常并发急性呼吸衰竭而死亡。急性间质性肺炎最突出的临床特点是患者既往体健，无明显诱因发病，出现两肺弥散性渗出性病变，肺活检病理组织学为弥散性肺泡损伤改变。1935 年，Hamman 和 Rich 报道了 4 例以暴发起病并快速进展为呼吸衰竭而迅速死亡为特征的肺部疾病。虽然这类患者的胸部 X 线片提示有广泛的肺部弥散性浸润影，但病理检查中并无类似于细菌性肺炎的肺泡腔中大量炎性细胞，当时命名为"急性弥散性间质纤维化"，也叫 Hamman-Rich Syndrome。从临床角度看，该综合征可以等同于不明病因的急性呼吸窘迫综合征，从组织学上它又属于弥散性肺泡损伤，在一段时间内，人们对它应该归属何类疾病一直存在争议。1986 年，Katzenstein 报道了 8 例相似病例，组织病理上主要为肺泡间隔增厚水肿，炎症细胞浸润，活跃的成纤维细胞增生但不伴成熟的胶原沉淀，广泛的肺泡损伤和透明膜形成，并正式提出以"急性间质性肺炎"名称取代已使用多年的 Hamman-Rich 综合征等相关名词，纳入特发性肺纤维化范畴，并与特发性肺纤维化表现为其他病理类型的慢性疾病加以区别。2002 年，美国胸科学会和欧洲呼吸病学会共同提出了特发性间质性肺炎的概念，而急性间质性肺炎与特发性肺纤维化等并列成为特发性间质性肺炎中的一种类型，并指出急性间质性肺炎为临床概念，弥散性肺泡损伤是其组织病理学特点。

二、常见病因

急性间质性肺炎至今病因不明。在间质性肺病的分类中，急性间质性肺炎属于特发性间质性肺炎中的一种。特发性间质性肺炎为一组病因不明，病理组织学改变各具特点，影像学征象和临床表现既有相似又有不同的肺部间质性疾病。在过去的很多年中，人们对特发性间质性肺炎概念的理解和对分类的认识经历了一个漫长和不断修订的过程。谈到急性间质性肺炎的病因，必然要谈及特发性间质性肺炎分类的历史演变过程。1969 年 Liebow 首次提出了一组原因不明的弥散性间质性肺炎的 5 种经典病理组织学类型，即寻常型间质性肺炎、脱屑性间质性肺炎、闭塞性细支气管炎伴间质性肺炎、淋巴细胞性间质性肺炎和巨细胞性间质性肺炎。此后，其分类经过数次变更，闭塞性细支气管炎伴间质性肺炎的概念被闭塞性细支气管炎伴机化性肺炎所代替，巨细胞性间质性肺炎因与重金属有关而被剔除。1998 年 Katzenstein 和 Myers 对这种弥散性的间质性肺疾病以特发性肺纤维化命名，重新提出了新的 5 种病理类型，除了保留寻常型间质性肺炎和脱屑性间质性肺炎外，新增加了呼吸性细支气管炎伴间质性肺病、急性间质性肺炎和非特异性间质性肺病。而淋巴细胞性间质性肺炎、巨细胞性间质性肺炎和闭塞性细支气管炎伴机化性肺炎这 3 个类型从特发性间质性肺炎家族中被剔除，原因是淋巴细胞性间质性肺炎是一种与免疫缺陷相关的淋巴增殖性疾病，而巨细胞性间质性肺炎是重金属尘肺的表现，闭塞性细支气管炎伴间质性肺炎/闭塞性细支气管炎伴机化性肺炎从病理学角度来看主要表现为肺泡病变而非间质病变。2000 年美国胸科学会和欧洲呼吸病学会发表了有关特发性肺纤维化诊断和治疗的多国专家综合意见，对特发性肺纤维化的分类和诊断提出了新的国际共识，认为寻常型间质性肺炎是与特发性肺纤维化相一致的组织病理类型，因此特发性肺纤维化即特指寻常型间质性肺炎，而脱屑性间质性肺炎、呼吸性细支气管炎伴间质性肺病、非特异性间质性肺炎和急性间质性肺炎等为不同的独立疾病实体，它们与寻常型间质性肺炎/特发性肺纤维化一同属于特发性间质性肺炎，此即 2000 年特发性间质性肺炎的美国胸科学会/欧洲呼吸病学会分类。时隔 2 年，2002 年美国胸科学会和欧洲呼吸病学会又发表了对美国胸科学会/欧洲呼吸病学会分类的修订意见，对特发性间质性肺炎的亚型重新界定，指出特发性间质性肺炎除了包括寻常型间质性肺炎/特发性肺纤维化、非特异性间质性肺炎、脱屑性间质性肺炎、呼吸性细支气管炎伴间质性肺病和急性间质性肺炎外，还应包括特发性淋巴细胞性间质性肺炎和隐源性机化性肺炎。隐源性机化性肺炎与特发性闭塞性细支气管炎伴机化性肺炎为同一概念。尽管这个分类的适用性和合理性还有待实践的检验和完善，但是，新的美国胸科学会/欧洲呼吸病学会分类统一了既往病理和临床对特发性间质性肺炎概念及分类的不同看法和认识，有利于特发性间质性肺炎的诊治及国际的科研合作。新分类强调，特发性间质性肺炎各型的明确诊断依赖于电视辅助胸腔镜外科/开胸肺活检，但最后的病理诊断应密切联系临床资料和影像学，即临床-影像-病理诊断，单独由临床医师、放射科医师或病理科医师做出诊断都有可能是片面的，应尽可能进行临床-影像-病理诊断。

在有些文献中可见急性间质性肺炎这一名称用于某些全身性疾病，尤其是结缔组织病并发急性肺损伤时，其原因是这些患者发生了病情迅速进展的间质性肺炎，出现呼吸衰竭和病理组织学上的弥散性肺泡损伤，也有人称为"结缔组织病相关性急性间质性肺炎"。可见于皮肌炎、多发性肌炎、硬皮病、类风湿性关节炎、系统性红斑狼疮。有些血管炎如结节性多动脉炎、显微镜下多动脉炎、白塞病等有时也出现类似急性间质性肺炎的临床征象。在药物所致间质性肺病中，某些化疗药物如氨甲喋呤、环磷酰胺、阿糖胞苷、吉西他滨及卡马西平等也可引起弥散性肺泡损伤及其相应的临床表现。认识并区别"单纯的"急性间质性肺炎和继发于全身疾病及药物所致弥散性肺泡损伤是非常重要的，前者是特发性的即原因不明的，后者是有明确病因的，并非真正意义上的急性间质性肺炎。

三、发病机制

急性间质性肺炎主要的病理组织学反应是弥散性肺泡损伤，与其他原因导致的急性肺损伤一样，表现为单次发病时肺间质和肺实质大面积的受累，其临床表现的严重程度和肺损伤的范围及程度相一致。但迄今，急性间质性肺炎的发病机制尚不清楚。目前仅知道有一些递质与急性间质性肺炎的发病机制有关，包括促炎因子如一些细胞因子、活化因子、氧自由基及补体产物，抗炎因子如白介素受体拮抗因子、白介素-10 和前列环素等。金属蛋白酶及其组织抑制因子也参与了急性间质性肺炎的发病。实验发现当弥散性肺泡损伤时 p53、WAF1 和 BAX 参与 Ⅱ 型肺泡细胞凋亡的调节，Bcl-2 参与成纤维细胞活化的调节。

另有研究报道，部分患者肺组织周边淋巴细胞、淋巴滤泡及浆细胞中有自身抗体，肺泡壁上有免疫复合物沉积，故认为急性间质性肺炎的发生可能与炎症免疫过程有关。急性间质性肺炎时出现的弥散性肺泡损伤，主要表现为肺泡上皮及血管内皮细胞损伤、肺水肿、透明膜形成。急性期在 6 d 内出现肺泡间隔水肿，肺泡腔内渗出或出血。亚急性期从 4～10 d 的渗出期开始，以成纤维细胞及纤维细胞增生为主，并见肺泡 Ⅱ 型细胞增生，这种病变不仅见于肺间质内，也可见于肺泡腔内，即由渗出期移行到增殖期。增殖型早期可见肺泡 Ⅱ 型上皮增生，透明膜形成及间质纤维化，此期，间质病变机化及渗出同时存在。慢性纤维化期发生在 8 d 后，由于成纤维细胞增生及胶原纤维组织增生导致间质纤维化及囊腔形成。普通型间质性肺炎（寻常型间质性肺炎/特发性肺纤维化）、脱屑性间质性肺炎和非特异性间质性肺炎共同病理特点是纤维化区域内多为成熟的胶原纤维束，活化的成纤维细胞很少出现，而急性间质性肺炎的病理特点是成纤维细胞多，胶原纤维少，呈弥散性的肺泡损伤。寻常型间质性肺炎/特发性肺纤维化的典型表现是局灶性的正常肺组织，慢性炎症、纤维化及蜂窝同时存在。急性间质性肺炎时蜂窝囊腔被覆肺泡上皮，而寻常型间质性肺炎/特发性肺纤维化蜂窝囊腔被覆细支气管上皮。急性间质性肺炎组织学所见与急性呼吸窘迫综合征相似，其病理学的研究大多为尸解材料，少部分为开胸活检材料。

四、临床特征

文献报道急性间质性肺炎在8～83岁范围内的各年龄组均有发病，以成人居多，平均年龄54岁，无性别差异。绝大部分患者既往身体健康，无粉尘及有害气体接触史，也无长期服药史。急性间质性肺炎起病突然、进展迅速，在较短时间内出现呼吸衰竭，患者平均存活时间很短，大部分在1～2个月死亡。在起病初期有类似上呼吸道病毒感染的症状，可持续1 d至几周。几乎所有病例临床初发症状有咳嗽，干咳或咳少量白黏痰，继发感染时可有脓痰，半数以上伴有发热、乏力，似流行性感冒样综合征。随之出现气急，伴胸闷、胸部紧迫感，数天内出现进行性加重的呼吸困难，发绀，迅速陷入呼吸衰竭，部分患者很快出现杵状指（趾），双肺底闻及Velcro啰音或散在捻发音，有的患者肺部可听到喘鸣音。个别患者可出现气胸或胸腔积液。抗生素治疗无效。

急性间质性肺炎患者共同的临床特点是从发生呼吸困难发展到急性呼吸衰竭，在出现急性呼吸衰竭到需要机械通气，均在出现症状后的1个月内。急性间质性肺炎预后较差，多死于出现临床症状2周至6个月。

五、辅助检查

（一）实验室检查

急性间质性肺炎的实验室检查通常不具有特异性。大多数患者外周血白细胞总数增高 ［(12～45) × 10^9/L］，少数有嗜酸细胞轻度增高，红细胞沉降率多增快，C反应蛋白升高，乳酸脱氢酶可出现高值。免疫球蛋白IgG和IgM常升高，IgA降低，血清蛋白电泳显示γ-球蛋白升高。痰和血培养及血清学的相关检查不能检出细菌、支原体、衣原体及病毒等病原体感染的证据。但继发感染时可有病原学检查阳性结果。

有研究发现急性间质性肺炎患者血清细胞角蛋白-19水平明显升高，特发性肺纤维化和胶原血管疾病相关性肺纤维化患者血清细胞角蛋白-19水平高于抽烟的健康对照者，而急性间质性肺炎患者血清细胞角蛋白-19水平明显高于特发性肺纤维化和PF-CVD患者及抽烟的健康对照者。

动脉血气分析多提示Ⅰ型呼吸衰竭，动脉血氧分压进行性降低，常规氧疗不能改善低氧血症，肺泡-动脉氧分压差增大，氧合指数常＜200 mmHg。动脉血二氧化碳分压降低，到后期肺部已形成明显机化性病变时可见动脉血二氧化碳分压升高，出现Ⅱ型呼吸衰竭。急性间质性肺炎急性期危重患者少见肺功能检查的报道，仅有部分存活患者恢复期的检测结果，表现弥散功能受损，一氧化碳弥散量降低，有限制性通气功能障碍，肺活量降低，第1秒用力呼气容积百分率（第1秒用力呼气肺活量%）正常或增大。小气道功能降低。

早期急性间质性肺炎患者病情允许情况下可经纤维支气管镜行支气管肺泡灌洗检查，分析显示细胞总数增高，以中性粒细胞百分比增高为主，也可有嗜酸粒百分比轻度增高。有报道支气管肺泡灌洗液中可见不典型上皮细胞，有明显核仁，胞质内有成串的宽大空泡形成，细胞外见Papanicolaou染色嗜蓝的无定形物质。这种不典型上皮细胞也可见于急性呼吸窘迫综合征患者的支气管肺泡灌洗液中，提示有弥散性肺泡损伤发生。

（二）影像学特征

影像检查包括胸部 X 线片和胸部 CT。

1. 胸部 X 线片。急性间质性肺炎的胸部 X 线片表现无特异性。早期部分患者的胸部平片可以正常，多数为双肺中下野散在或广泛的点片状、斑片状阴影，此时与支气管肺炎不易鉴别。随着病情的进行性加重，双肺出现不对称的弥散性网状、条索状及斑片状浸润性阴影，并逐渐扩展至中上肺野并融合，尤以外带明显，但肺尖部病变相对少见。肺门淋巴结不大。偶见气胸、胸腔积液及胸膜增厚。

2. 胸部 CT。多为双肺纹理增厚、结构紊乱、小片状阴影，并可见支气管扩张征，也有双侧边缘模糊的磨玻璃样阴影，或双侧广泛分布的线状、网状、小结节状甚或实变阴影，偶见细小蜂窝样影像。高分辨 CT 对急性间质性肺炎的诊断不具有特异性，其对于特发性肺纤维化的分类诊断方面有一定价值。对急性间质性肺炎病程不同阶段 CT 表现与病理学改变之间关系的研究有如下发现。

（1）磨玻璃密度影：磨玻璃密度影范围与病期有关系。急性间质性肺炎磨玻璃影见于急性间质性肺炎 3 个不同期。渗出期病理基础是肺泡间隔水肿及肺泡壁透明膜形成，增殖期病理基础是肺泡内及间质机化，纤维化期病理基础是肺泡间隔纤维化。磨玻璃密度影可与气腔实变同时存在。磨玻璃密度影可分布肺内带，肺外侧或无规则散在分布，可两肺对称分布。气腔实变影可分布在肺上区、肺底或胸膜下，或弥散分布。磨玻璃密度影呈斑片状与未受累肺部相间，状似地图，急性间质性肺炎病变呈磨玻璃阴影的发生为 100%。

（2）小叶间隔增厚：此征可出现在磨玻璃密度区，在病理组织学上为邻近小叶间隔增厚、肺泡萎陷，及增殖期或纤维化期发生的机化。渗出期肺泡萎陷的邻近小叶间隔水肿。急性间质性肺炎患者小叶间隔增厚占 89%。支气管血管束增厚占 86%。

（3）牵拉性支气管扩张：在病理上的渗出期及增殖期早期，高分辨 CT 上磨玻璃密度区内不见支气管及细支气管扩张。牵拉性支气管扩张见于纤维增殖期及纤维化期。牵拉性支气管扩张分布肺段数及支气管扩张分级数与病理有明显关系，有时在急性呼吸窘迫综合征急性期可见磨玻璃阴影内气道扩张。牵拉性支气管扩张的出现表示急性间质性肺炎进展。

（4）蜂窝状影像：表现厚壁囊腔，为远端气腔重建及间质纤维化。此表现与纤维化期符合，急性间质性肺炎此症少见，可见于病程后期。有报告一组 36 例急性间质性肺炎中，5 例有此征象，占 14%。急性间质性肺炎蜂窝影像发病率较普通间质性肺炎低。

（5）其他表现：CT 上斑片状磨玻璃密度影之间呈灶状无明显变化区域，与磨玻璃影并存形似的图状者，占 67%。此区在病理上肺泡间隔轻度水肿，轻度炎性浸润及透明膜形成，为弥散性肺损伤的渗出期。有一组急性间质性肺炎患者报告，CT 上结节阴影占 86%，小叶内网状影占 78%，这两种表现经常见于磨玻璃密度病变区。胸膜渗出占 31%，肺气肿占 25%，淋巴结增大占 8%。

有学者观察了急性间质性肺炎患者 CT 上病变阴影的动态变化，根据症状出现时间，将患者分为 3 组：1 周以内、1～3 周及 3 周以上，除第 1 周无蜂窝状改变外，余无明显差别。其中 5 例患者从开始 CT 扫描，随访 16 d 至 18 个月，有 1 例初期 CT 表现弥散性磨玻璃密度影。在斑片状病灶内见轻度网状结构及轻度牵拉性支气管扩张，53 d 后，患者仍接受机械通气表现网状影及牵拉支气管扩张范围增加，并出现较广泛蜂窝状影，其余 4 例磨玻璃密度影及实变影范围缩小。2 人随访 16～50 d 见不规则小叶间隔增厚，小叶内网状影及牵拉支气管扩张增加。2 人随访 3～18 个月后肺部病灶阴影明显改善，后来残存病灶由片状转为磨玻璃密度影，小叶间隔增厚及小叶内网状影，病变主要在胸膜下，该组急性间质性肺炎患者共 36 例，最后 4 例恢复，32 例死亡。

六、诊断思路

（一）急性间质性肺炎诊断

由于急性间质性肺炎的临床特征与急性呼吸窘迫综合征及全身疾病引起的弥散性肺泡损伤相似，又不易获得病理组织学结果，因此确定诊断是医师常感到棘手的问题。在进行诊断时，首先要确定急性间质性肺炎起病是无原因和诱因的；其次，要明确是弥散性间质性肺病，两肺的病变进行性进展呈弥散性；再次，临床表现符合特发性急性呼吸窘迫综合征，即原因不明急性呼吸窘迫综合征的特征。如能获得病理组织学证据则使诊断易于确定。

（二）急性间质性肺炎诊断注意事项

1. 诊断前要充分熟悉病史和临床资料，必须排除已知原因所致的弥散性肺泡损伤后才能诊断急性间质性肺炎，因此，详尽的病史和相关的实验室检查（如动脉血气分析）对于提示诊断是必不可少的。

2. 影像学对诊断有重要的参考价值，尤其是影像表现的动态变化，急性间质性肺炎是双肺的弥散性疾病，其病变缺乏特征性，单靠胸部 X 线片难以全面观察到肺部病变的特征，需要胸部 CT 检查。胸部 CT 能很好地显示双肺的弥散性间质性病变，有助于与其他类型的弥散性间质性肺病鉴别，如寻常型间质性肺炎和非特异性间质性肺炎的病变以双中、下肺野胸膜下为主，而淋巴细胞性间质性肺炎往往以双中、上肺野为主，隐源性机化性肺炎为双肺的小结节影（肺泡充填影像）。高分辨 CT 对疑难病例的鉴别诊断有较高价值，如双肺的牵拉性支气管扩张改变。

3. 活组织检查是确定诊断的关键，经皮肺穿刺活检和经支气管肺活检不能获得提供诊断的足够标本材料，电视胸腔镜或开胸肺活检才能够提供足够大的组织标本进行病理诊断，在有呼吸机可以实施机械通气的保障之下，电视胸腔镜或开胸肺活检并无很大危险。

七、临床诊断

目前国内外尚无统一的急性间质性肺炎诊断标准，以下几点有助于急性间质性肺炎的诊断：

（1）既往健康，无慢性肺部疾病史，无全身性疾病或可引起急性呼吸窘迫综合征的任何原因，如胶原血管疾病、药物、有毒气体吸入、大剂量放射线治疗、重症肺部感染、脓毒症等。

（2）起病急骤，出现进行性加重的呼吸困难和低氧血症，常规氧疗不能纠正，在数天至数周内陷入呼吸衰竭，临床表现与急性肺损伤/急性呼吸窘迫综合征极为类似。

（3）影像学检查显示肺部磨玻璃样阴影及肺泡实变阴影，范围进行性增大呈两肺弥散性，高分辨 CT 示小叶间隔增厚，病程后期有牵拉性支气管扩张。

（4）对包括抗生素在内的各种治疗无效，对糖皮质激素治疗也反应不佳，常需要机械通气治疗。

（5）肺活检病理学检查证实有弥散性肺泡损伤的组织学改变。如无肺组织活检的病理证实，具备上述前四点，结合实验室检查，临床也可以考虑急性间质性肺炎的诊断。由于急性间质性肺炎病情进展急剧，对于开胸肺活检多数医生存有担心，但有学者认为在机械通气前提之下进行局部开胸肺活检还是安全的。也有人提出在排除了所有可引起急性肺损伤/急性呼吸窘迫综合征的原因后，当临床符合急性肺损伤/急性呼吸窘迫综合征的诊断标准时，就可以诊断为急性间质性肺炎。

八、鉴别诊断

任何引起呼吸衰竭的双肺弥散性渗出性病变均需要与急性间质性肺炎鉴别，如急性肺损伤/急性呼吸窘迫综合征、特发性肺纤维化急性加重、胶原-血管疾病、闭塞性细支气管炎伴机化性肺炎、过敏性肺炎、急性嗜酸性粒细胞性肺炎、肺泡出血综合征、药物与毒物诱发肺疾病和感染等。

对于可疑急性间质性肺炎患者早期行支气管肺泡灌洗液检查十分重要，可确定是否存在弥散性肺泡出血，可做病原体培养排除感染，可行细胞分类检查对弥散性肺病做出初步分类。如果细胞分类以中性粒细胞增高为主应考虑急性间质性肺炎或特发性肺纤维化急性加重，淋巴细胞增高为主要考虑隐源性机化性肺炎和过敏性肺炎，而嗜酸性粒细胞增高为主则考虑急性嗜酸性粒细胞性肺炎。病理组织学诊断急性间质性肺炎常需要开胸或经胸腔镜肺活检，但是肺活检揭示弥散性肺泡损伤的病理结果只能支持急性间质性肺炎的诊断而并不是确诊的唯一依据，因此鉴别诊断时必须结合临床表现和影像学检查进行综合考虑，即临床-影像-病理诊断。以下疾病需要与急性间质性肺炎鉴别。

（一）特发性肺纤维化急性加重

通常特发性肺纤维化进展缓慢，但部分患者在病程中可能出现难以预料、暴发性并且常是致命性的迅速恶化，这种现象被称之为特发性肺纤维化急性加重或特发性肺纤维化的加速期。特发性肺纤维化急性加重与急性间质性肺炎鉴别的要点如下：①有明确的特发性肺纤维化病史；②原有的呼吸困难症状在 1 个月内急性恶化；③胸部 X 线片或 CT 检查在原有特发性肺纤维化病灶基础上出现新的肺部浸润；④肺功能检查用力肺活量下降超过 10%，或动脉血气分析测定在相似条件下动脉血氧分压下降超过 10 mmHg，或氧合指数＜225 mmHg；⑤缺乏可确认的病因，如感染或心力衰竭等。其中有明确的特发性肺纤维化病史是与急性间质性肺炎鉴别的关键。开胸肺活检标本显示寻常型间质性肺炎和弥散性肺泡损伤叠加是特发性肺纤维化急性加重的病理特征，有人认为对既往无明确特发性肺纤维化病史者，若外科肺活检有寻常型间质性肺炎和弥散性肺泡损伤并存的病理特征也可诊断为特发性肺纤维化急性加重。

（二）急性呼吸窘迫综合征

临床表现与急性间质性肺炎非常相似，但急性呼吸窘迫综合征有明确的危险因素。

1. 可诱发急性呼吸窘迫综合征的危险因素。主要包括：①直接肺损伤因素如严重肺部感染、胃内容物吸入、肺挫伤、吸入有毒气体、溺水、氧中毒等；②间接肺损伤因素如严重感染、严重的非胸部创伤、重症急性胰腺炎、大量输血、体外循环、弥散性血管内凝血等。

2. 急性呼吸窘迫综合征具有以下临床特征可作为其诊断要点。①急性起病，在直接或间接肺损伤后 12～48 h 内发病；②$PaO_2/FiO_2 \leqslant 200$ mmHg（不管呼气末正压水平），常规吸氧后低氧血症难以纠正；③肺部体征无特异性，急性期双肺可闻及湿啰音，或呼吸音减低；④早期病变以间质性为主，胸部 X 线片常无明显改变。病情进展后，可出现肺内实变，表现为双肺野普遍密度增高，透亮度减低，肺纹理增多、增粗，可见散在斑片状密度增高阴影，即弥散性肺浸润影；⑤无心功能不全证据，即肺毛细血管楔压≤18 mmHg，或无左心房压力增高的临床证据。如 $PaO_2/FiO_2 \leqslant 300$ mmHg 且满足上述其他标准，可诊断急性肺损伤。其中与急性间质性肺炎鉴别最重要的是必须有明确的直接肺损伤和间接肺损伤因素存在。

（三）胶原-血管疾病引起的弥散性肺泡损伤

某些结缔组织病和血管炎如皮肌炎、多发性肌炎、硬皮病、类风湿性关节炎、系统性红斑狼疮和结节性多动脉炎、显微镜下多动脉炎、白塞病等有时可发生病理组织学上的弥散性肺泡损伤，出现病情急速进展的间质性肺炎，表现为进行性加重的气促，呼吸困难，并进展为呼吸衰竭，临床特征酷似急性间质性肺炎。这些全身性疾病并发弥散性肺泡损伤时与急性间质性肺炎鉴别的主要之处在于有确定的相应病史，或其临床表现和相关的试验室检查及病理组织学检查结果符合相应的结缔组织病或血管炎的诊断。如皮疹，肌肉无力，关节肿胀、畸形、功能障碍，发热，肾功能异常，特异性自身抗体（如类风湿因子、抗核抗体、抗中性粒细胞胞浆抗体等）阳性或滴度增高等，病变部位活检标本的病理组织学检查对于这些结缔组织病和血管炎的诊断具有重要价值。确定某种结缔组织病或血管炎的诊断是将其与急性间质性肺炎鉴别的关键。

(四) 药物所致急性肺损伤

某些药物如氨甲喋呤、环磷酰胺、阿糖胞苷、吉西他滨、氨苯砜、卡马西平等可引起用药者发生弥散性肺泡损伤,出现与急性间质性肺炎极为相似的临床表现,如发热、气急、呼吸困难,并在较短时间内发生低氧血症及呼吸衰竭,需要机械通气治疗。明确的用药史是鉴别药物所致弥散性肺泡损伤和急性间质性肺炎的主要依据。需要注意的是当用了某种药物后发生了与急性间质性肺炎非常相似的临床征象,但因文献中无该药物引起弥散性肺泡损伤的记载,而无法确定所用药物和发病之间是否有关系时,应先停用该药物并给予积极治疗,包括大剂量的糖皮质激素和必要时的机械通气治疗。一般来讲,药物所致弥散性肺泡损伤在及时停用药物并给予积极治疗后,预后较急性间质性肺炎要好,这也是药物所致弥散性肺泡损伤与急性间质性肺炎的一个不同之处。

(五) 隐源性机化性肺炎

实质上是特发性的闭塞性细支气管炎伴机化性肺炎。2002 年美国胸科学会/欧洲呼吸病学会关于特发性间质性肺炎最新专家共识意见中,将闭塞性细支气管炎伴机化性肺炎/隐源性机化性肺炎列为特发性间质性肺炎中的一种。隐源性机化性肺炎大多数呈亚急性起病,病程在 2 个月内。最常见的临床表现为程度不同的干咳和呼吸困难,另外还有体重减轻、周身不适等全身症状。肺功能检查示限制性通气功能障碍和弥散功能降低,约有 90% 病例出现低氧血症。但极少数患者呈急性起病,表现为进行性加重的呼吸困难,在数天内发生严重低氧血症及呼吸衰竭,需要与急性间质性肺炎鉴别。通常糖皮质激素治疗隐源性机化性肺炎的效果显著,在数天内症状可明显改善。胸部 X 线片大部分表现为双侧或单侧斑片状或大叶实变影,多个段、叶分布,主要分布于胸膜下及肺野外带,少数患者表现为小结节或网结节状影。部分患者在病程中表现为游走性的多发斑片状影,是本病较为特征性的 X 线改变。胸部 CT 表现为气腔实变影或不规则线状、条索状影,以及随机分布的磨玻璃样影,通常伴有气腔实变影,在实变区内可见空气支气管征,也可表现为小多发结节状影,沿支气管血管束分布。隐源性机化性肺炎病理特点是病灶呈斑片状分布,病变中央是小气道。肺泡内、肺泡管见疏松的胶原样的结缔组织增生,形成 Masson 小体,增生的结缔组织时相一致,其中可见单核细胞、巨噬细胞及少量的肥大细胞、嗜酸性粒细胞、中性粒细胞,肺泡内见部分巨噬细胞泡沫状、Ⅱ型肺泡上皮细胞增生。可伴或不伴终末和呼吸性细支气管内结缔组织肉芽栓的形成。隐源性机化性肺炎特征性的影像学表现和对糖皮质激素治疗的明显反应是与急性间质性肺炎鉴别的主要条件,活检标本的病理组织学特征对隐源性机化性肺炎有确诊价值。

(六) 过敏性肺炎

又称外源性变应性肺泡炎,它包括了一组由于机体反应性增高和反复吸入某种抗原所致的远端支气管和肺泡发生的慢性肉芽肿样炎症,致病抗原包括哺乳类和鸟类的蛋白、真菌、嗜热性细菌及某些低分子量化合物等,可表现为急性、亚急性及慢性发病。急性发病通常是在接触相应抗原物质 4~8 h 后,出现呼吸急促、刺激性干咳、全身不适和肌肉的酸痛,伴有寒战、发热。体检可闻及双侧肺下叶啰音。胸部 X 线片可见弥散性的小结节状、网状或网状结节状阴影,尤以肺下部较为显著。肺功能试验显示限制性呼吸功能障碍,肺顺应性降低,弥散功能受损。如果脱离抗原,上述症状一般持续几天后自行缓解。每次重复接触抗原后均可发生,症状的严重程度轻重不一,严重者可由于血管渗透性增加出现肺水肿致明显呼吸困难及呼吸衰竭,需要机械通气辅助呼吸治疗,此时需要与急性间质性肺炎鉴别。过敏性肺炎的病理表现为急性期肺泡壁和细支气管壁水肿,有大量淋巴细胞、中性粒细胞、浆细胞及不同数量散在的泡沫样肺泡巨噬细胞浸润,包括肺泡内这些炎症细胞的浸润,以淋巴细胞为主。亚急性期可见肺间质有非干酪坏死性肉芽肿形成。支气管肺泡灌洗液分析显示白细胞总数及淋巴细胞百分比明显增高,CD3$^+$ 和 CD8$^+$ 细胞增高,CD4$^+$/CD8$^+$ <1。明确的抗原接触史及其与接触抗原密切相关的临床症状,血清特异性抗体阳性,影像学表现的特征和支气管肺泡灌洗液中细胞分类及病理组织学特点是诊断过敏性肺炎并与急性间质性肺炎鉴别的要点。

（七）急性嗜酸性粒细胞性肺炎

是一种特发性的临床症状比较严重的嗜酸性粒细胞肺炎，常发生于既往健康人群，可累及任何年龄。临床表现为急性起病，出现发热、肌痛、咳嗽、呼吸困难，听诊两肺可闻及弥散性爆裂音。严重者可有呼吸窘迫、发绀，出现低氧血症，或明显呼吸衰竭，甚至需要机械通气。临床表现与急性间质性肺炎有些相似。实验室检查可见外周血白细胞总数中度升高，嗜酸性粒细胞通常增高并不很明显，这一点与其他嗜酸性粒细胞性肺炎不同。部分患者血清 IgE 水平中度增高。CT 上可见弥散性肺实质浸润影，沿支气管血管束和间隔分布，可有小至中等量双侧胸腔积液，肺功能可呈限制性通气功能障碍伴弥散功能障碍。而支气管肺泡灌洗液中嗜酸性粒细胞百分比增高明显，可达 25%～50%。

（八）传染性非典型肺炎

世界卫生组织命名为"严重急性呼吸综合征"，已明确由 SARS 冠状病毒引起。传染性非典型肺炎中的重症患者可出现急性呼吸窘迫综合征样的临床表现、严重的呼吸困难、呼吸窘迫、常规氧疗不能纠正的低氧血症，其病理基础仍为弥散性肺泡损伤。包括胸部 X 线片和 CT 的影像学表现为两肺磨玻璃密度影和实变影，动态观察表明，传染性非典型肺炎肺部影像学的变化较快，大部分患者在 1～3 d 复查胸部 X 线片可见肺部影像有变化，多数患者病变初期的小片状阴影迅速发展为单侧肺或两肺多发、弥散性阴影，有些患者的肺部阴影明显吸收后，短期内再次出现或加重。

1. 根据近 2 周内有与传染性非典型肺炎患者接触的流行病学史、临床表现和影像学特征，如 SARS 冠状病毒抗体检测符合以下两项之一即可诊断为传染性非典型肺炎。①平行检测进展期血清抗体和恢复期抗体发现 SARS 冠状病毒抗体转为阳性；②平行检测进展期血清抗体和恢复期抗体发现 SARS 冠状病毒抗体滴度升高 4 倍及 4 倍以上。

2. SARS 冠状病毒抗原检测，可应用聚合酶链式反应方法，符合下列 3 项之一者可判断为检测结果阳性而诊断传染性非典型肺炎。①至少需要 2 个不同部位的临床标本（鼻咽分泌物和粪便或血液）检测阳性；②收集至少间隔 2 d 的同一种临床标本送检，检测阳性；③在每一个特定检测中对原临床标本使用两种不同的方法，或重复聚合酶链式反应方法检测阳性。检测结果的确认可使用原始标本重复聚合酶链式反应，或在第二个实验室检测同一份标本。

九、救治方法

（一）一般治疗和对症处理

患者应卧床休息，有高热者可用退热药或物理降温，低氧血症者给予吸氧，注意维持水电解质平衡。

（二）防治并发症

继发肺部感染时及时使用抗生素。并发心功能不全时应予抗心力衰竭治疗。积极纠正酸碱失衡。

（三）糖皮质激素治疗

糖皮质激素可以抑制参与弥散性肺泡损伤发生的各种促炎因子的合成和释放，并可通过抑制成纤维细胞的增生和多种致纤维化因子而抑制肺组织的纤维化过程。早期、大量和长程应用糖皮质激素，对急性间质性肺炎有一定临床疗效，因此，糖皮质激素现在仍是临床治疗急性间质性肺炎占主流的治疗方案。少数轻症患者可用泼尼松 40～80 mg，口服 1 次/d，持续 3 个月。但大多数患者症状严重，病情凶险，需要大剂量糖皮质激素冲击治疗，如甲泼尼龙 500～1 000 mg/d 静脉滴注，持续 3～5 d，病情稳定后逐渐减量改口服，维持时间视病情发展而定，如果减量过程中病情复发加重，需重新加大剂量控制病情，疗程不宜短于 1 年。

（四）机械通气治疗

急性间质性肺炎患者进入呼吸衰竭时须实施机械通气治疗，起初轻度呼吸衰竭可先选用无创正压通气，如病情进一步恶化应及时气管插管进行有创机械通气，通气模式常需要压力支持，参数的调节与急性呼吸窘迫综合征时的应用方法相同，选用小潮气量的肺保护性通气策略，通常潮气量 6～8 mL/kg，加用呼气末正压，从低水平起逐步上调，一般在 8～16 cmH$_2$O。保持动脉血氧饱和度＞90%～92%水平，在机械通气过程中根据病情及血气变化动态调节通气模式和参数。

十、诊疗探索

1. 免疫抑制剂。由于糖皮质激素治疗效果并不十分确切，部分患者对大剂量糖皮质激素仍反应不佳，此时可联合应用免疫抑制剂，如甲泼尼龙 500 mg/d 静脉滴注，连用 3～5 d，首天加用环磷酰胺 1 000 mg/m^2 静脉滴注；或加长春新碱 1.5 mg/m^2，1 次/周静脉滴注；或甲泼尼龙 250 mg，1 次/d 静脉滴注，首天加环磷酰胺 1 500 mg 和长春新碱 2 mg 静脉滴注，病情好转后逐步撤减糖皮质激素。部分患者可获满意疗效。免疫抑制剂的应用剂量和疗程视病情而定，在应用免疫抑制剂期间，注意复查血象和肝功能。

2. 西维来司他钠。西维来司他钠是一种弹性蛋白酶抑制剂，能选择性抑制弹性蛋白酶，对弹性蛋白酶引起的血管内皮细胞损伤和肺损伤具有保护作用，常应用于急性肺损伤及急性呼吸窘迫综合征。一些临床研究提示其可改善急性嗜酸性粒细胞性肺炎患者的氧合。

3. 中医药。中医学认为本病为本虚标实之症，证候复杂多变，呈虚实夹杂的特点。急性期常以实证为主，治疗以清热、化痰、通络、活血化瘀、软坚散结为主，补虚为辅；稳定期常以虚证为主，治疗以补气（肺脾肾）、养阴、温阳为主，祛除痰、热、瘀、毒为辅。

十一、病因治疗

由于急性间质性肺炎至今病因不明，因此病因治疗尚不能实现。

十二、最新进展

用于急性呼吸窘迫综合征治疗的一些新方法如应用表面活性物质、抗细胞因子抗体也可用于急性间质性肺炎的治疗。一氧化氮吸入也有探索，通过相对较好的肺组织时可以选择性扩张该区肺血管，从而改善通气血流比例，增加氧分压和氧含量。研究认为一氧化氮吸入能选择性扩张肺动脉，改善通气血流比值。鉴于目前治疗的治疗方法对急性间质性肺炎收效有限，有学者提出了用肺移植的方法治疗急性间质性肺炎。Robinson 等率先在 1996 年对一例 49 岁的有病理诊断依据的急性间质性肺炎患者实施右侧单肺移植手术，术后患者肺功能明显改善，而且影像学显示未做移植的左肺原有间质改变的阴影也有部分消失，考虑是否与术后使用的免疫抑制剂有关。此后 Kim 等在 2009 年对一例皮肌炎合并急性加重的间质性肺炎患者行肺移植手术成功，术后 11 个月随访时患者一般情况良好，尚无复发迹象。此后，有专家认为肺移植是治疗间质性肺炎的一种有效的治疗方法。因而可以考虑对激素治疗较差的难治性急性间质性肺炎患者行肺移植手术来延长生命。

以往文献报道急性间质性肺炎的平均病死率高（60%～100%），在各种原因引起的急性呼吸衰竭中居首位，少数存活患者的预后有 4 种：肺功能完全恢复、肺功能异常但不发展、肺纤维化进行性恶化和病情复发。近期国外有两组急性间质性肺炎病例报告，实施早期诊断和尽早治疗，包括大剂量激素或联合免疫抑制剂，及时进行机械通气，采用保护性通气策略，可使病死率降至 12.5%～20%，长期随访患者肺功能呈轻至中度异常，无进行性恶化和复发，这些结果为急性间质性肺炎治疗带来了新的希望。

尹辉明　丁邦晗　张在其

第九节 急性肺栓塞

一、基本概念

肺栓塞是内源性或外源性栓子阻塞肺动脉引起肺循环障碍的临床和病理生理综合征，包括肺血栓栓塞症、脂肪栓塞综合征、羊水栓塞、空气栓塞、肿瘤栓塞等。其中肺血栓栓塞症是最常见的肺栓塞类型，指来自静脉系统或右心的血栓阻塞肺动脉或其分支所致疾病，以肺循环和呼吸功能障碍为主要临床表现和病理生理特征，占肺栓塞的绝大多数，通常所称的肺栓塞即指肺血栓栓塞症。深静脉血栓形成是引起肺血栓栓塞症的主要血栓来源，深静脉血栓形成多发于下肢或者骨盆深静脉，脱落后随血流循环进入肺动脉及其分支，肺血栓栓塞症常为深静脉血栓形成的并发症。由于肺血栓栓塞症与深静脉血栓形成在发病机制上存在相互关联，是同一种疾病病程中两个不同阶段的临床表现，因此统称为静脉血栓栓塞症。资料显示，美国每年有 65 万～70 万新发患者。社区普通人群发病率：美国，深静脉血栓形成为 1‰，肺血栓栓塞症为 0.5‰，静脉血栓栓塞症年发病 20 万人；法国，静脉血栓栓塞症年发病数＞10 万；英国，住院肺血栓栓塞症病例为 6.5 万/年。我国阜外医院：242 例住院肺血管疾病调查，肺血栓栓塞症占第一位。静脉血栓栓塞症年发病率为（100～200）/10 万人。我国急性肺栓塞防治项目 1997—2008 年全国 60 多家三甲医院住院患者中肺栓塞发生率为 0.1%。急性肺栓塞发生风险与年龄相关，40 岁以上，每增加 10 岁，发生风险增加约 1 倍。

由于栓子的大小、形状、数量及流入速度决定了堵塞血管床的面积，而这个面积的大小左右着临床症状和体征。因此肺栓塞的临床表现谱较宽，缺乏特异性，易与其他疾病相混淆。肺栓塞在临床上并不少见，而漏诊、误诊率高，原因还在于医师对该病的认识不足和（或）诊断技术应用不当。因此肺血栓栓塞症基本特点可归纳为高发病率、高病死率、高致残率、"多发而少见"——根源：高漏诊率、高误诊率、后果严重。及时准确诊断、规范治疗至关重要。

二、常见病因

肺栓塞的易患因素较多。由于其是静脉系统或右心栓子阻塞肺动脉，所以栓子的来源或成因是肺栓塞的重要危险因素。

（一）下肢深静脉血栓形成

据报道是肺栓塞最常见的并发症。年龄、性别、长期卧床或活动减少有相关性。

（二）创伤

骨折、软组织损伤、烧伤等。

（三）妊娠

服用避孕药妇女；静脉使用雌激素等均可诱发肺栓塞。

（四）心肺疾病

特别是心房颤动伴心力衰竭；肺包囊虫病等。

（五）血液及代谢疾病

1. 凝血功能异常。
2. 肥胖。
3. 糖尿病。

（六）肿瘤

近来肿瘤和肺栓塞间的关系也受到人们的重视。所谓 Trousseau 综合征，即指癌症患者血液凝固异常，特别易并发血栓栓塞症，尤其是支气管肺癌，占该综合征的 25%。

（七）遗传性危险因素

最常见的是活化蛋白 C 抵抗或因子 V 突变；其次是凝血酶原变异体，它在人群中的发生率为 1%～2%；获得性危险因素，包括伴随狼疮样抗凝物质增多而产生的抗心磷脂抗体，以及为进行体外受精而刺激卵巢时产生的抗心磷脂抗体等。静脉血栓栓塞症的危险因素包括 Virchow 三要素：血流瘀滞、血液高凝、血管内膜损伤。新的三要素：血管内皮、血小板、可溶性凝血因子。静脉血栓栓塞症的危险因素：遗传性（原发性），遗传变异引起 V 因子突变、蛋白 C 缺乏、蛋白 S 缺乏、抗凝血酶缺乏；获得性（继发性），继发于某种临床情况如骨折、创伤、手术、恶性肿瘤、口服避孕药、制动、高龄、吸烟、产妇、肾病综合征。结合易患因素与肺栓塞的关系强度分层分析如下。强易患因素（相对危险度 OR>10）：重大创伤、外伤、手术、下肢骨折、关节置换和脊髓损伤、3 个月内发生过心肌梗死或因心力衰竭、心房颤动、心房扑动住院等。中等易患因素（OR 为 2～9）：膝关节镜手术、自身免疫疾病、遗传性血栓形成倾向、炎症性肠道疾病、肿瘤、口服避孕药、激素替代治疗、中心静脉置管、卒中瘫痪、慢性心力衰竭或呼吸衰竭、浅静脉血栓形成、应用促红细胞生成因子。弱易患因素（OR <2）：妊娠、卧床>3 d、久坐不动（如长时间乘车或飞机旅行）、老龄、静脉曲张。

三、发病机制

（一）肺栓塞

常是静脉血栓形成的并发症。栓子通常来源于下肢和骨盆的深静脉，通过循环到肺动脉引起栓塞。但很少来源于上肢、头和颈部静脉。血流瘀滞、血液高凝、血管内皮损伤是血栓形成的促进因素。

（二）心脏病

心脏病为我国肺栓塞的最常见原因，占 40%。几乎遍及各类心脏病，合并心房颤动、心力衰竭和亚急性细菌性心内膜炎者发病率较高。以右心腔血栓最多见，少数也源于静脉系统。细菌性栓子除见于亚急性细菌性心内膜炎外，也可由起搏器感染引起。前者感染性栓子主要来自三尖瓣，偶尔先心病患者二尖瓣赘生物可自左心经缺损分流进入右心而到达肺动脉。

（三）肿瘤致肺栓塞

在我国为第二位原因，占 35%，远较国外 6% 为高。以支气管肺癌、消化系统肿瘤、绒癌、白血病等较常见。恶性肿瘤并发肺栓塞仅约 1/3 为瘤栓，其余均为血栓。据推测肿瘤患者血液中可能存在凝血激酶及其他能激活凝血系统的物质如组蛋白、组织蛋白酶和蛋白水解酶等，故肿瘤患者肺栓塞发生率高，甚至可为首发症状。

（四）妊娠和分娩致肺栓塞

在孕妇数倍于年龄配对的非孕妇，产后和剖宫产术后发生率最高。妊娠时腹腔内压增加和激素松弛血管平滑肌及盆静脉受压可引起静脉血流缓慢，改变血液流变学特性，加重静脉血栓形成。羊水栓塞也是分娩期的严重并发症。

（五）其他病因

其他少见的病因有长骨骨折致脂肪栓塞、意外事故和减压病造成空气栓塞、寄生虫和异物栓塞。没有明显的促发因素时，还应考虑到遗传性抗凝因素减少或纤维蛋白溶酶原激活抑制剂的增加。

四、临床特征

（一）常见临床征象

表现多样（症状、轻重不一），缺乏特异性。①呼吸困难及气促（80%～90%），中央型急性肺栓塞患者中急剧而严重，小的外周型急性肺栓塞通常短暂且轻微。②胸痛：胸膜炎性胸痛（40%～70%）；心绞痛样疼痛（4%～12%）；急性肺栓塞的常见症状，多为远段肺栓塞引起的胸膜刺激所致，中央型急性肺栓塞胸痛表现可类似心绞痛，多因右心室缺血所致。③晕厥（11%～20%）不常见，有时是急性肺栓塞唯一首发症状。④烦躁不安、惊恐、濒死感（55%）。⑤咯血（11%～30%），提示肺梗死，多在肺梗死后24h内发生，呈鲜红色，数日内发生呈暗红色。⑥咳嗽（20%～37%）。⑦心悸（10%～18%）。

（二）体征

呼吸急促（70%）；心动过速（30%～40%）；血压变化，重者可出现血压下降、休克；发热（43%）；颈静脉充盈或异常搏动（12%）；哮鸣音（5%），细湿啰音（18%～51%）；呼吸音减低；胸腔积液的相应体征（24%～30%）；P_2亢进，三尖瓣区收缩期杂音。

（三）疑诊肺血栓栓塞症者，注意其深静脉血栓形成的症状、体征

患肢肿胀、周径增粗、疼痛或压痛；注意测量双侧大小腿周径；浅静脉扩张；皮肤色素沉着；行走后患肢易疲劳或肿胀加重。

五、辅助检查

（一）D-二聚体

是一种特异的纤维蛋白降解产物，其水平的升高常提示一定程度的凝血过程的活化或纤维蛋白降解产物的清除受损，因此可用于肺栓塞的诊断。欧洲和我国急性肺栓塞的诊断与治疗指南均使用ELISA法检测血浆中的D-二聚体。肿瘤、创伤、感染、心脑血管病、恶性肿瘤、感染性疾病及年龄等诸多因素均可使D-二聚体升高。文献报道，D-二聚体升高的特异性在30～39岁年龄段为72%，而在80岁以上年龄段特异性降至9%。所以，D-二聚体>500 $\mu g/L$对肺栓塞的阳性预计值较低，不能用来诊断肺栓塞。血浆D-二聚体阴性结果，可基本排除急性肺栓塞。

（二）动脉血气分析

肺栓塞发生时，由于栓塞远端的肺组织不能进行良好的气体交换，因此，低氧血症、肺泡-动脉氧分压差增大在肺栓塞患者中很常见。有报道确诊的52例肺栓塞患者81.18%的动脉血氧分压<80.15 mmHg，8%的动脉血二氧化碳分压和动脉血氧分压均正常，提示血气指标尚不能作为确诊本病的主要依据。

（三）心电图

肺栓塞的心电图改变是非特异性的，但如能结合病情、仔细观察心电图动态变化则是颇有价值的。其心电图常是一过性的、多变的，需动态观察。结合临床症状、体征，可作为初步筛选肺栓塞的常规检查方法。下列表现，结合临床症状可诊断为肺栓塞，但无特异性。$V_{1\sim4}$、Ⅱ、Ⅲ、avF导联ST段压低和T波倒置；V_1呈QR型，$S_1Q_{\parallel}T_{\parallel}$，不完全或完全性右束支传导阻滞，窦性心动过速（占40%），房性心律失常尤其心房颤动也较多见。这些异常的心电图尤其注意与冠心病不稳定型心绞痛、急性及陈旧性心肌梗死鉴别。年龄较大的急性肺栓塞患者，如果有胸痛，同时心电图一些导联出现T波改变，易首先考虑"冠心病、心绞痛"，但是肺栓塞多伴有不同程度的呼吸困难，动脉血气分析及放射性核素肺扫描常常能有助于诊断。有学者认为，肺栓塞患者溶栓治疗成功后心电图的改变常为电轴进一步左移、S_1变浅、右心导联（$V_1\sim V_3$）T波倒置加深，其机制是复极记忆现象还是复极过程M区至心内膜与心外膜间相反电位差变化的影响，尚待进一步研究论证。故而心电图在肺栓塞诊断中只能起到辅助作用。

（四）影像学技术

1. 胸部X线照片。典型肺栓塞可见到区域性肺气管纹理的稀疏、纤细，肺透亮度增加，未受累

部分可呈现纹理相应增多。累及范围较大时可出现肺动脉高压征象，如中心肺动脉突出、右下肺动脉干增宽伴截断征、肺动脉段膨隆及右心室扩大征。其他非特异性表现有肺实变或肺不张、胸膜渗出。尽管这些改变不能作为肺栓塞的诊断标准，但仍有助于与肺栓塞症状相似的其他心肺疾病的鉴别诊断。

2. 螺旋 CT。CT 检查肺栓塞一直以来就有其重要的意义。国外有学者认为，平扫中心肺动脉内高密度影可以为急性肺栓塞的表现。而螺旋 CT 的优点在于能连续快速取像，影像不受呼吸运动的影响，而且能做回顾性重建和血管增强造影。它可以清晰地显示主肺动脉和叶肺动脉中的栓子，以及部分段和亚段肺动脉中的栓子。应用肺血管造影作为金标准对螺旋 CT 在肺栓塞诊断中的价值进行判定，结果其整体敏感性为 72%，特异性为 95%。近期的国外学者认为，D-二聚体检测和多层螺旋 CT 的应用对肺栓塞的排除诊断有极大的战略意义。近年又发展了电子束 CT，更进一步提高了肺栓塞的诊断水平。Gupta A 等报道 60 例可疑肺栓塞患者其诊断的敏感性及特异性均接近 100%。同时，随着 CT 技术的不断发展，又出现了 CT 血管造影，即应用增强螺旋 CT 扫描获取原始图像，经重建可视三维显示肺血管的一种影像学技术。增强螺旋 CT 可以直接显示左、右肺动脉，以及肺段血管内血栓部位、形态与管壁关系及内腔受损状况。有资料显示，CT 血管造影对所有血管内肺栓塞诊断的敏感性为 53%～100%，特异性为 75%～100%。Baile EM 等应用猪模型研究：在检查肺栓塞，包括亚段血管内的栓塞中，CT 血管造影与肺血管造影间无区别，并且有着侵入性低、价钱便宜等优点，可以广泛应用。现在还有了新发展起来的一项诊断技术即增强 CT 肺动脉造影，据文献报道，其对段以内肺栓塞诊断的准确率可达 100%，其结果阴性对排除肺栓塞也是可靠的，可以取代数字减影血管造影术作为急性肺栓塞的一线检查方法。

3. 通气-灌注肺扫描。本检查简便安全，敏感度高，可作为可疑肺栓塞患者的筛选手段。PIOPED 表明，在扫描呈高度可能性，则确诊为肺栓塞的概率为 88%，若同时与临床一起分析则可达 90%。而呈中度可能性和低度可能性时均为非诊断性的表现，这也就增加了临床诊断的难度。

4. 肺血管造影。多年以来，肺血管造影在肺栓塞诊断中一直被认为是金标准。肺血管造影直接征象为肺动脉腔内充盈缺损或完全阻断，间接征象为造影剂流动缓慢、局部低灌注、静脉回流延迟等。肺血管造影的敏感性超过 98%，特异性为 90%～98%，但随血管口径的变小，其准确性下降，在段以下血管仅为 66%。肺血管造影为有创检查，有 6% 的并发症及 0.15% 的病死率，仅极少数医院可做此项检查，且重症肺栓塞患者几乎不可能做此项检查，而使其应用价值受限，主要用于临床高度怀疑而无创性检查又不能确诊者。

（五）血管内介入检查

血管内超声可以获得血管的横截图像，分析血管壁与血管腔的结构状态。此法有利于整体评价肺动脉，与其他慢性肺动脉高压进行鉴别，同时有利于改进肺栓塞的手术治疗方法。至于血管内窥镜，缺点在于有创，可引起心律失常、心搏骤停等严重不良反应，故临床上较少使用。更多应用超声心动图检查。直接征象：肺动脉近段或右心腔血栓；间接征象：右心负荷过重的表现，如右心室局部运动幅度下降、右心室和（或）右心房扩大、三尖瓣反流速度增快、室间隔左移、肺动脉干增宽等。

（六）MRI

本检查主要利用 MRI 的流空效应，区别流动的血液和不流动的血栓以诊断肺栓塞。但是缓慢的血流由于产生类似于高信号强度灶，故在一定程度上影响其结果，再加上心脏和呼吸活动人为的影响，故而磁共振血管造影有更大的优势。有研究表明，其在肺栓塞诊断中，敏感性为 75%～100%，特异性为 42%～100%。现在又出现了三维动态增强磁共振肺血管成像，国外报道其对于中心、叶和段的肺动脉栓塞有很高的敏感性和特异性。MRI 检查无辐射、无创伤、无对比剂过敏危险，显示周围型肺栓塞效果好，也可同时显示肺栓塞对肺组织的低灌注区，而且，随着磁共振新序列和新型对比剂的开发和应用，有理由相信，它将成为未来诊断肺栓塞首选的影像学方法。

六、诊断思路

(一)早期诊断

详细的病史询问，认真的体格检查有时是早期诊断肺栓塞的关键，如关于肺栓塞易发因素病史的询问、下肢静脉和颈静脉的物理检查等都非常重要。肺栓塞的临床症状体征虽无特异性，但敏感性较高。根据美国多中心经肺动脉造影证实的肺血栓栓塞症前瞻性研究表明：97％的患者至少存在呼吸困难、胸痛或呼吸急促中任一项。如出现以下情况应警惕肺栓塞的发生：

1. 突发原因不明的气短或劳力性呼吸困难，呼吸频率加快，特别是伴有一侧或双侧不对称性下肢肿胀；或与心、肺体征不相称难以用基础心肺疾病解释。

2. 明显的呼吸困难，但患者又可平卧。

3. 突发不明原因的晕厥或休克、低血压。

4. 突发胸痛、咯血。

5. 急性右心室负荷增加的临床表现。

6. 心电图提示有明显的右心室负荷过量的表现，既往无慢性肺部疾病史。

7. 超声心动图提示肺动脉高压和右心室负荷增加的表现但无右心室肥厚，尤其是当左心室功能正常时。

8. 手术或创伤后突发性呼吸困难，伴胸部 X 线片显示肺部阴影或胸膜炎。

9. 突然出现的低氧血症，但胸部 X 线片无异常，发病前也无心肺疾病史。

(二)典型的临床表现

由多种诱因起病，涉及临床多个学科，临床症状缺乏特异性，有典型的肺栓塞或肺梗死的临床表现者不足 1/3，多数仅有 1～2 个症状。因此，如过分依靠典型的临床表现会发生漏诊。以往认为肺栓塞的三联征包括咳嗽、胸痛和晕厥；胸痛、发热和咯血；心率、呼吸和体温增加；心动过速、咯血和休克等，也可以发生于肺炎或其他呼吸系统疾病、急性心肌梗死和心力衰竭等，凭此诊断会造成误诊。

(三)血清乳酸脱氢酶

在 85％的肺梗死和 15％的肺栓塞患者中升高，因此有利于肺梗死和急性心肌梗死的鉴别，但对肺梗死诊断价值不大。血浆 D-二聚体急性肺栓塞罕见低于 500 μg/L，低于此值时多可排除急性肺栓塞诊断，也可以排除慢性栓塞性肺动脉高压急性加重患者有新血栓形成。D-二聚体检测可简化肺血栓栓塞症的诊断过程，但除肺血栓栓塞症外在手术后 1 周、急性心肌梗死、肿瘤、一些系统性疾病和脓毒症患者中，D-二聚体也可升高，因其特异性低，诊断价值有限，尤其在老年患者中。动脉血气分析是筛选肺栓塞的有用方法，无低氧血症时不能排除肺栓塞，但当动脉血氧分压和动脉血二氧化碳分压两者均正常时有人认为可作为排除肺栓塞的依据。肺动脉造影显示肺动脉阻塞程度和动脉血氧分压有良好相关性，动脉血氧分压下降通常是肺动脉阻塞13％～25％的早期临床表现。

(四)心电图

肺栓塞的心电图改变多为一过性的，多数有符合急性肺血栓栓塞症的改变，但有时也可出现类似急性心肌梗死的典型图形，观察心电图的动态变化更有利于提示肺栓塞的诊断及与急性心肌梗死的鉴别。心电图无 $S_I Q_{III} T_{III}$ 不能排除肺栓塞。

(五)右心功能检查

伴有右心功能不全的肺栓塞患者复发率、死亡率高，因此及时检查右心功能对肺血栓栓塞症者的危险分层、溶栓抗凝治疗方案选择具有重要意义，而超声心动图检查是监测右心室负荷增高快速及敏感的无创技术。此外，对因胸痛、呼吸困难、晕厥、低血压、休克、急性肺心病而可疑肺血栓栓塞症的患者，需与急性心肌梗死、主动脉夹层、急性心包填塞等心血管疾病鉴别，如果有急性肺动脉高压及右室负荷过重的征象，就有理由相信急性肺血栓栓塞症是引起血流动力学改变的原因。血流动力学极不稳定的患者仅靠超声心动图检查有肺血栓栓塞症的直接或间接征象即可给予溶栓治疗。总之，超声心动图检查已成为监测肺栓塞右心功能的常规手段。右心功能异常应高度怀疑发生了急性肺栓塞，但不能作为肺血栓栓塞症的正确诊断标准。若在右房或右室发现血栓，同时临床表现符合肺血栓栓塞症可以做出诊断，UCG 可作为划分大面积肺血栓栓塞症的依据。经食道超声心动图更能清楚显示右心负荷增高的征象。

（六）胸部 X 线检查

胸部 X 线检查虽对诊断无特异性，但对排除气胸和类似肺栓塞的其他疾病具有重要意义，因此是肺栓塞的常规检查，对肺栓塞可做初步评价。胸部 X 线检查与肺灌注显像检查结合，有利于肺栓塞的正确诊断。对肺栓塞可疑者应连续做 X 线检查，一般于 13～36 h 或数天内可出现某些异常改变，如正常不能排除肺栓塞。肺梗死的典型 X 线征象发生率不足 20%，如发现楔状的实变阴影才考虑是肺栓塞的 X 线征象将使大部分患者漏诊。

（七）V/Q 显像

V/Q 显像由于无创伤、安全、简便、较敏感，是重要的肺栓塞诊断方法，一般肺亚段以下的病变均可发现，因此特别适用于周围性肺动脉血栓栓塞。因为属于功能性检查，不能做正确的解剖诊断，可能出现假阳性或假阴性。肺灌注显像时由于肺局部的放射性微粒数与该部位的血流灌注成正比，包括肺动脉某一支阻塞在内的任何可使肺血流灌注减少的原因均可引起肺灌注缺损，如血管腔受压（支气管肺癌、胸腔积液、气胸、肺不张）、支气管-肺动脉吻合（支气管扩张、慢性肺部炎症）、缺氧引起的肺血管收缩（肺气肿、慢性支气管炎）、肺血管阻力增加（肺心病、心力衰竭）、肺组织纤维化（陈旧性肺结核、结节病、肺间质纤维化）、肺切除术后等，因此还需行肺通气显像，以避免肺栓塞的误诊。肺通气和灌注显像可有四种类型。

1. 肺通气正常，而灌注显像呈典型缺损，如结合典型临床表现可确诊肺栓塞。

2. 病变部位肺通气及灌注均缺损，或两者缺损不匹配，此时不能诊断也不能排除肺栓塞，必要时做下肢深静脉有关检查和肺动脉造影进一步确诊。

3. 肺通气显像异常，灌注显像正常，为肺实质性疾病。

4. 肺通气与灌注显像均正常，可排除肺栓塞。为进一步提高肺栓塞诊断的准确性，V/Q 显像还应结合病史和胸部 X 线片。根据最近美国多中心肺栓塞诊断的 V/Q 显像与肺动脉造影对照前瞻性研究表明，V/Q 显像为肺栓塞中度或低度可能性者不能除外肺栓塞诊断。因此今年有人主张不用上述名称，将包括正常和肺栓塞高度可能性两者之间的肺显像统称为非诊断性异常显像，对临床可疑肺栓塞患者应进一步做下肢深静脉检查或 CT 肺动脉造影，以确定或检查可在注入 1 次显像剂后完成。V/Q 显像在下述情况时诊断意义也有限：①既往有肺栓塞史；②有慢性心肺疾病史，如肺间质纤维化患者，肺灌注显像明显异常而肺通气显像可无异常，因此被误诊肺栓塞。

（八）阻抗体积描记法检查

肺栓塞的栓子 70%～90% 来自下肢深静脉，有下肢深静脉血栓形成的患者 51% 发生肺栓塞，但仅 10% 深静脉血栓形成患者可通过病史询问发现。因此，下肢深静脉血栓形成的物理检查和实验室检查是诊断肺栓塞的重要组成部分。如患者出现不明原因的气短而查体发现一侧下肢深静脉血栓形成，或下肢深静脉实验检查阳性，就应高度怀疑肺栓塞。少数可因置入中心静脉导管可发生上肢深静脉血栓形成。目前认为，对经肺核素显像不能确诊的临床肺栓塞高度可疑者，如下肢静脉检查结果阳性，即可诊断肺栓塞，开始抗凝治疗。肢体静脉造影是测定下肢深静脉血栓最精确的方法，可清楚显示静脉阻塞的部位、范围、侧支循环和静脉功能状态；但如果下肢静脉血栓全部抵达肺部形成肺栓塞时下肢静脉造影可显示正常，且该方法属于有创性。^{99m}Tc 标记的人血白蛋白静脉显像与静脉造影的符合率达 90%，对鲜血血栓也可用^{131}I 标记的纤维蛋白原方法检查，局部放射活性＞20%，表示该处深静脉有血栓形成。多普勒血管超声即可获得血管壁、血管腔和管周结构图像，又可动态观察血流状况和侧支循环情况，可判断血栓部位，确定病变部位，了解管腔阻塞程度，其诊断敏感性为 88%～98%，特异性 97%～100%，而且简单无创，因此是诊断肺栓塞过程中一项常规检查。但多普勒血管超声对于无症状的下肢深静脉血栓形成和小腿深静脉血栓形成检出率低，阳性预测值为 66%，对于高度可疑深静脉血栓形成而多普勒血管超声阴性者应 4～7 d 后复查，并向上追查髂静脉及盆腔静脉、下腔静脉。阻抗体积描记法诊断闭塞性深静脉血栓形成和有症状的下肢近端静脉（腘静脉、股静脉和髂静脉等主干静脉）血栓形成的敏感性、特异性很高，分别达 92%～98% 和 95%，对诊断复发性和慢性深静脉血栓形成特别有用。由于阻抗体积描记法仅能检测使静脉血回流完全受阻的血栓形成，因此对无症状的深静脉血栓形成诊断敏感性为 12%～65%；对有症状的、小的非闭塞性下肢近端静脉血栓形成和大多数小腿深静脉血栓形成也诊断困难，敏感性仅 20%。因此一次阻抗体积描记法检查阴性不能排除非广泛性、非闭塞性的下肢深静脉血栓形成，下列情况可出现假阳性：

1. 动脉血流量减少。充血性心力衰竭、心源性休克、严重周围动脉性疾病（动脉硬化）。

2. 中心性静脉压增高（双侧下肢阻抗体积描记法假阳性）。心包填塞、严重腔静脉阻塞或受压、慢性阻塞性肺病、肺心病。

3. 非栓塞性静脉血液回流受阻。妊娠、腹部包块、盆腔包块、下肢肌肉紧张。

4. 腹腔内压增高。过度肥胖、大量腹腔积液。阻抗体积描记法不适用于上肢深静脉血栓形成的诊断。也不能作为深静脉血栓形成与其他疾病的鉴别诊断手段，对身体有人工固定装置者也不适用。

（九）MRI 检查

MRI 检查能够评估包括盆腔静脉在内的整个静脉系统，能进行双侧下肢检查并可重复，患者不接受放射线和造影剂，是近年用于诊断深静脉血栓形成的新方法。对有症状急性深静脉血栓形成诊断的敏感性和特异性均可达 90%～100%，也可用于无症状下肢深静脉血栓形成及小的非闭塞性静脉血栓形成的诊断。近期认为 MRI 对诊断有症状的急性小腿深静脉血栓形成的敏感性和特异性至少和多普勒血管超声相似，而优于阻抗体积描记法；诊断下肢近端深静脉血栓形成优于多普勒血管超声；诊断盆腔静脉血栓形成优于多普勒血管超声、阻抗体积描记法及静脉造影，在与静脉血管造影对照研究中，MRI 诊断大腿和骨盆等不同部位的深静脉血栓形成也显示敏感性、特异性高。MRI 的优点还在于能同时进行肺动脉和下肢深静脉检查（确定有无肺栓塞和栓子来源），因此也特别适用于无下肢深静脉血栓形成临床表现怀疑有肺栓塞的患者，此外还可以鉴别急性深静脉血栓形成还是慢性深静脉血栓形成（在栓塞的静脉周围前者有炎症反应，后者无水肿）；MRI 不适合以下情况：过度肥胖、因手术或创伤体内有金属装置者。

（十）CT 静脉造影

是近年来出现的新的深静脉血栓诊断方法，是在静脉注射造影剂行 CT 肺动脉造影后的延续，无须再次注射造影剂，可同时行肺动脉、腹部、盆腔和下肢深静脉检查，明确有无肺栓塞及下肢深静脉血栓，操作简便，快捷无创，而且与血管多普勒超声检查方法有良好的对比性，敏感性和特异性均在 90% 以上，所以目前已成为诊断深静脉血栓形成的常用方法。特别对于肺部症状不明显的肺栓塞或仅有下肢深静脉血栓形成症状的患者，可极早发现深静脉血栓形成并尽早行抗凝治疗，与单独行 CT 肺动脉造影比较，CT 静脉造影的进行可增加近 26% 需抗凝治疗的患者。国外有报道多普勒血管超声诊断下肢深静脉血栓形成的敏感性和特异性分别是 87% 与 97%，CT 静脉造影的敏感性和特异性分别是 93% 和 97%。此外，CT 静脉造影还有助于观察血管壁的情况，并有助于与其他静脉疾病的鉴别诊断。但 CT 静脉造影增加了放射剂量及费用，且结果的判断往往也需要有经验的放射科医生。据北京协和医院 CT 静脉造影材料分析，腹部、盆腔静脉血栓形成也是发生肺栓塞的重要栓子来源，CT 静脉造影对其检出率高，明显优于其他检查方法，诊断价值较高。10%～30% 深静脉血栓形成患者可发现静脉栓塞后综合征，由于缺乏静脉瓣功能、静脉结构破坏，使患者虽进行抗凝治疗但仍能发生肺血栓栓塞症。

（十一）应用螺旋 CT 和电子束 CT

经静脉注射对比剂行 CT 肺动脉及其栓子扫描。目前的新型多层螺旋 CT 可快速多层扫描，完全可达到电子束 CT 的效果。CT 肺动脉造影诊断主肺动脉至肺段动脉的栓子具有高度准确性，但对亚段及周围型肺栓塞效果不理想，结果阴性时不能排除肺栓塞。鉴于其比肺动脉造影简单、安全，可应用于严重肺动脉高压、病情严重的患者。CT 肺动脉造影可作为诊断肺栓塞特别是中心性肺动脉血栓栓塞首选的检查方法。螺旋 CT 的效价比好，其与下肢超声检查结合可作为肺栓塞筛查的最佳方法，而 MRI 在有螺旋 CT 的条件下可作为二线检查方法。肺动脉造影是公认的诊断肺栓塞的金标准，它不仅可直接诊断肺栓塞，还可确定肺动脉阻塞的部位、范围、程度和肺循环的某些功能状态，对肺动脉及大支栓塞诊断无问题，但对肺段以下的小支肺动脉栓塞诊断有一定限度（分叉解剖变异和相互重叠），如能应用叶、段选择性肺动脉造影和斜位投照，可以看到直径为 2 mm 的细小分支，放大技术更有利于观察局部区域的细小分支病变，一般不易发生漏诊。肺动脉造影属有创伤性检查，因此目前主要用于临床上经无创伤检查尚不能明确诊断者及疑难病例的鉴别诊断，一般可作为诊断过程中的最后确诊步骤。肺动脉造影有 4% 的并发症，尤其见于伴有中、重度肺动脉高压者。为避免肺动脉造影发生危险，应先测肺动脉压。对中、重度肺动脉高压造影的指征选择应从严掌握，根据病情做好术前准备、术中处理和术后监测。肺动脉造影时还可得到其他辅助诊断的资料，如肺毛细血管楔压、心排血量等。随着无创伤性的 CT 和 MRI 技术的发展，肺动脉造影有可能逐步被取代。

（十二）总结思路

应改变过去认为我国肺血栓栓塞症少见而长期束缚肺血栓栓塞症诊断水平提高的观点，在临床实践中重视肺血栓栓塞症危险因素，提高诊断意识，在有关心肺疾病的鉴别诊断上应警惕本病的可能。根据临床表现和常规实验室检查可疑肺血栓栓塞症的患者中有 15%～35% 最终确立肺血栓栓塞症的诊断。为合理利用有关检查，凡临床有肺血栓栓塞症线索者，应先行常规检查，包括胸部 X 线片、心电图、动脉血气分析、血浆 D-二聚体、深静脉检查、超声心动图等。如有异常，临床高度可疑肺血栓栓塞症，再根据条件选择特异性检查：肺灌注通气显像、螺旋 CT、CT 肺动脉造影、CT 静脉造影、MRI 和肺动脉造影。临床医生应认识这些检查的意义和限度，根据患者的病史和临床情况综合分析以明确或排除肺血栓栓塞症，对在急诊室怀疑肺血栓栓塞症者，首先测定血浆 D-二聚体，其次选下肢超声探查深静脉血栓形成和螺旋 CT 或肺显，无条件者可采用超声心动图检查。该三项检查可对 89% 的患者明确或排除肺血栓栓塞症的诊断，使血管造影要求率降至 11%，而肺动脉造影有被 CT 静脉造影取代的趋势。对于不明原因发生急性肺栓塞或深静脉血栓形成者，应寻找病因和危险因素，特别需警惕部分有潜在恶性肿瘤存在可能（以消化道、肺、乳腺、前列腺等部位多见），应进行包括胸部 X 线、B 超、大便潜血、血癌胚抗原、消化道内镜等多项仔细检查，对阴性者仍需密切观察至少 2 年。而对较年轻的患者无明显诱因或反复发生静脉血栓栓塞症或呈家族遗传倾向者，还应注意做相关遗传学检查，临床上还有一部分患者危险因素不能明确。

七、临床诊断

对怀疑急性肺栓塞的患者采用"三步走"策略临床可能性评估：常用的临床评估标准有加拿大 Wells 评分（表 1-1-9）和修正的 Geneva 评分（表 1-1-10）；初始危险分层；逐级选择检查手段明确诊断。

（一）常用的临床评估标准

表 1-1-9　加拿大 Wells 评分简化版

	Wells 评分		原始版（分）	简化版（分）
	PE 或 DVT 病史		1.5	1
	心率≥100 次/min		1.5	1
	4 周内制动或手术		1.5	1
	咯血		1	1
	活动性癌症		1	1
	DVT 的症状与体征		3	1
	肺栓塞较其他的诊断更可能		3	1
临床可能性	三级评分	低	0～1	N/A
		中	2～6	N/A
		高	≥7	N/A
	两级评分	PE 可能性低	0～5	0～2
		PE 可能性高	≥6	≥3

注：PE：肺栓塞；DVT：深静脉血栓形成。

表 1-1-10　修正的 Geneva 评分简化版

	修正的 Geneva 评分		原始版（分）	简化版（分）
	DVT 或 PE 病史		3	1
心率	75～94 次/min		3	1
	≥95 次/min		5	2
	1 个月内手术或骨折		2	1
	咯血		2	1
	活动性癌症		2	1
	单侧下肢疼痛		3	1
	下肢深静脉触痛及单侧下肢水肿		4	1
	修正的 Geneva 评分		原始版	简化版
	年龄>65 岁		1	1
临床可能性	三级评分	低	0～3	0～1
		中	4～10	2～4
		高	≥11	≥5
	两级评分	PE 可能性低	0～5	0～2
		PE 可能性高	≥6	≥3

注：PE：肺栓塞；DVT：深静脉血栓形成。

（二）初始危险分层

主要根据患者当前的临床状态，只要存在休克或持续低血压即为可疑高危急性肺栓塞（表 1-1-11，图 1-1-5）；如无休克或持续性低血压则为可疑非高危急性肺栓塞（表 1-1-12，图 1-1-6）。

表 1-1-11 PESI 和 SPESI 比较

参数	PESI（分）	SPESI（分）
年龄	以年龄为分数	1（如年龄≥80 岁）
男性	10	—
癌症	30	1
慢性心力衰竭	10	1
慢性肺病	10	
脉搏≥110 次/min	20	1
收缩压<100 mmHg	30	1
呼吸>30 次/min	20	—
体温<36℃	20	—
精神状态改变	60	—
动脉血氧饱和度<50%	20	1
危险分层	Ⅰ级：≤65 30 d 死亡风险低（0～1.6%） Ⅱ级：66～85 低死亡风险（1.7%～3.5%） Ⅲ级：86～100 中等死亡风险（3.2%～7.1%） Ⅳ级：106～125 高死亡风险（4%～11.4%） Ⅴ级：>125 极高死亡风险（10%～24.5%）	0：30 d 死亡风险 1%（95%CI：0～2.1%） ≥1：30 d 死亡风险 10.9%（95%CI：8.5%～13.2%）

注：PESI：肺栓塞严重指数；SPESI：简化肺栓塞严重指数。

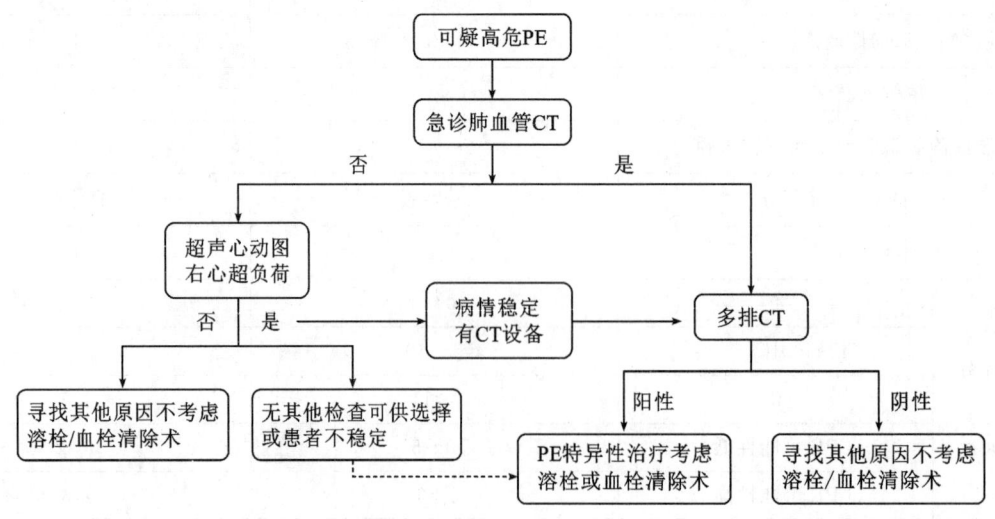

图 1-1-5 可疑高危肺栓塞诊治流程

注：PE：肺栓塞。

表 1-1-12　肺栓塞的进一步危险分层

早期死亡风险		危险参数和评分			
		休克或低血压	PESI Ⅲ~Ⅴ级或 SPESI>1分	检查显示右心室功能障碍	心脏实验室生物学检查
高危		+	+	+	+
中危	中高危	−	+	均阳性	
	中低危	−	+	1个阳性或均阴性	
低危		−	−	选择性评估；如评估，均阴性	

注：PESI：肺栓塞严重指数；SPESI：简化肺栓塞严重指数。

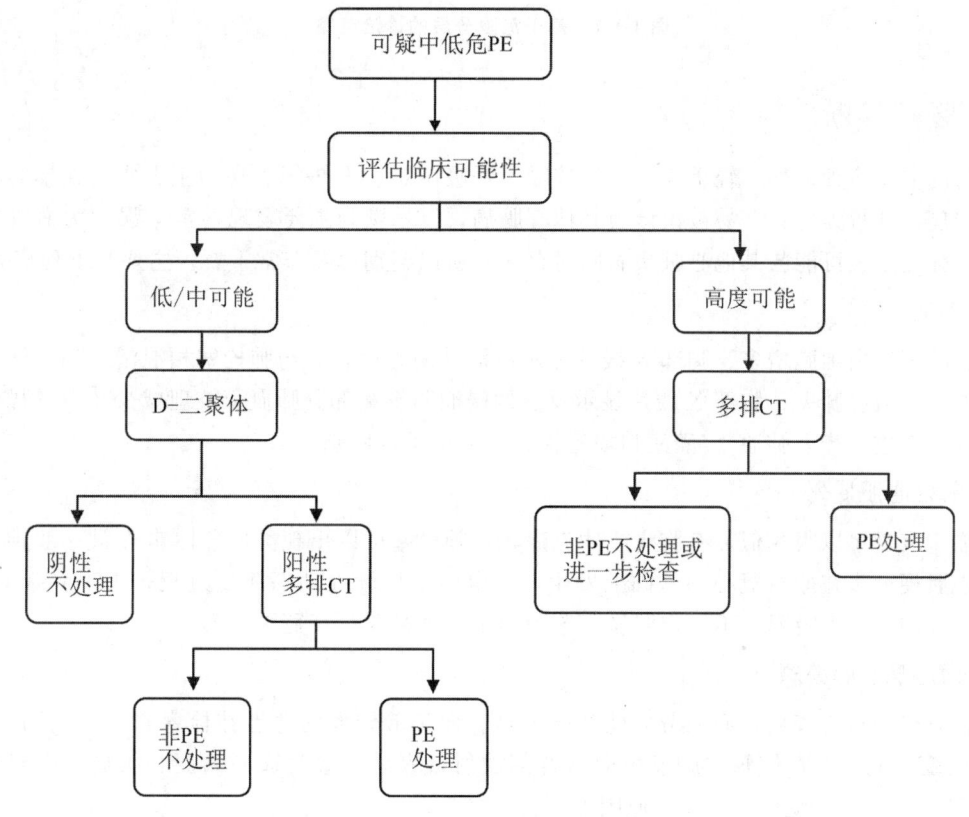

图 1-1-6　可疑中低危肺栓塞诊治流程

注：PE：肺栓塞。

（三）逐级选择检查手段明确诊断

如果患者病情危重，只能进行床旁检查，不考虑行急诊 CT，经食道超声心动图对存在右心负荷过重的肺栓塞（经螺旋 CT 确诊）患者，肺动脉内血栓的检出率明显增加；床旁多普勒血管超声检出深静脉血栓形成有助于决策。

肺栓塞的抗凝治疗，段以上肺动脉血栓 CT 可以做出诊断，如果单层螺旋 CT 不支持肺栓塞诊断，需要进行下肢多普勒血管超声检查，以便安全排除肺栓塞，如果临床高可能性的患者多层螺旋 CT 是阴性，在停止抗凝治疗之前应进一步检查（图 1-1-7）。

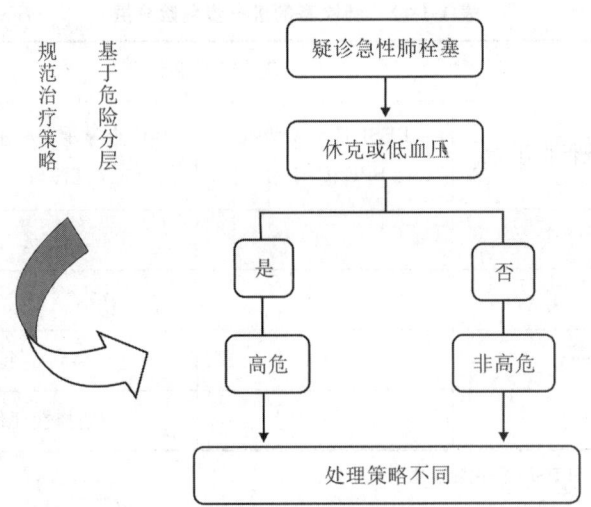

基于危险分层 规范治疗策略

疑诊急性肺栓塞
↓
休克或低血压
↓
是   否
↓   ↓
高危   非高危
↓   ↓
处理策略不同

图 1-1-7 基于危险分层的诊治策略

八、鉴别诊断

肺栓塞的症状多种多样、轻重不一，以咳嗽、呼吸困难、发热等表现为主者常被误诊为其他肺部疾病；以胸痛、气短为主者，易被误诊为其他心脏病，以晕厥为主要表现的常被误诊为血管神经性晕厥。此外，肺栓塞又可能与其他心脏疾病同时存在，所以鉴别诊断非常重要。主要与下列疾病鉴别。

（一）肺炎

发热、咳嗽、白细胞增多、胸部 X 线片显示浸润性阴影最容易与肺栓塞相混淆。如能注意较明显的呼吸困难、下肢静脉炎、胸部 X 线片显示反复的浸润阴影和部分肺血管纹理减少及血气异常等，应疑有肺栓塞，再进一步做肺通气/灌注扫描等检查，多可予以鉴别。

（二）急性心肌梗死

两者临床表现可以很相似，有胸痛或休克症状，肺栓塞可以出现类似急性非 Q 波心肌梗死心电图图形。但心肌梗死多在原有冠心病基础上发生，心电图呈持续性动态演变过程，出现异常 Q 波、ST 段抬高、T 波倒置，呼吸困难不一定明显，鉴别困难时若必要可行冠脉造影。

（三）冠心病、心绞痛

典型者有劳力型心绞痛，而无劳力性呼吸困难。而年龄较大的急性肺栓塞患者心电图可出现 ST 段和 T 波改变，同时存在气短，胸痛可向肩背部放射，容易误诊为冠心病、心绞痛，服硝酸甘油无效。约 19％的肺栓塞可发生心绞痛。原因如下：

1. 大面积肺栓塞时，血流动力学障碍，心排血量明显下降，造成冠状动脉供血不足，心肌缺血。

2. 右心室压力升高，循环内皮素增多造成冠状动脉痉挛。所以诊断冠心病、心绞痛时，如发现患者有肺栓塞的易发因素，则需考虑肺栓塞的可能性。

（四）结核性胸膜炎

约 1/3 肺栓塞患者可发生胸腔积液。在国外有人认为它是胸腔积液的第三位原因，易被诊断为结核性胸膜炎。但是并发胸腔积液的患者缺少结核病的全身中毒症状，胸腔积液常为血性，是渗出液或漏出液（可能继发于心力衰竭），常伴有出血或间皮细胞增多，白细胞可在（0.1~50）×10^9/L。一般量少、消失也快（1~2 周内自然吸收），胸部 X 线片可同时发现吸收较快的肺浸润影或梗死阴影。

（五）主动脉夹层

急性肺栓塞患者剧烈胸痛、上纵隔阴影增宽（上腔静脉扩张引起）伴休克、胸腔积液时要与主动脉夹层鉴别，后者起病急骤，疼痛呈刀割样或撕裂样，部位广泛，与呼吸无关，因剧烈疼痛而焦虑不安，大汗淋漓，面色苍白，心率加快，血压同时升高；有些患者临床上有休克表现，但血压下降情况与病情轻重不平行，发绀不明显；同时可出现夹层血肿压迫症状和体征。病变部位有血管性杂音和震颤，周围动脉搏动消失或两侧脉搏强弱不等；如主动脉夹层累及主动脉瓣，可引起急性主动脉瓣关闭不全的症状和体征。超声心动图可进行鉴别。

（六）慢性支气管炎、肺心病

有时会与慢性栓塞性肺动脉高压混淆，但仔细询问病史，进行肺功能和动脉血二氧化碳分压测定两者不难鉴别。如肺动脉高压伴有严重低氧血症，而动脉血二氧化碳分压不随之上升甚至降低，肺通气功能、肺容量也大致正常时，应警惕慢性栓塞性肺动脉高压。

（七）原发性肺动脉高压

与慢性栓塞性肺动脉高压难以区别，但患者年龄较轻，女性多见，肺灌注显像正常或普遍稀疏，无肺段分布性缺损，肺动脉造影无"剪枝样"改变有助于原发性肺动脉高压诊断，必要时有赖于开胸活检鉴别。

（八）急性心脏压塞

可表现为胸痛、气短、焦躁不安及心动过速等，快速出现的心包积液可引起急性心脏压塞症状，表现为呼吸困难、面色苍白、烦躁不安、发绀、乏力，心动过速甚至休克症状与急性肺栓塞症状相似，但体检心浊音界扩大、心音遥远，并可出现颈静脉怒张、肝颈静脉反流征阳性等体循环瘀血表现，心电图呈低电压，普遍性 ST 段弓背向下抬高，T 波改变，超声检查可见心包积液，可与肺栓塞鉴别。

（九）血管神经性及其他原因晕厥

13％肺栓塞患者因脑供血不足出现晕厥，因肺栓塞导致急性右心力衰竭，左室充盈受限，心排血量减少或血流动力学不稳定引起严重心律失常。肺栓塞晕厥容易被误诊为血管神经或其他原因晕厥。单纯性晕厥多见于体质瘦弱的女性，多有诱因及前期症状，容易在炎热拥挤的环境疲劳状态下发生；排尿性晕厥多见于年轻男性，发生于排尿时或排尿后；咳嗽性晕厥多见于存在慢性肺病的中老年男性；心源性晕厥多有心脏病史，发作时心电图呈心动过缓、心室扑动或心室颤动甚至停搏。对不明原因的晕厥同时存在下肢深静脉血栓危险因素的患者，一定要警惕肺栓塞的发生。

（十）癫痫

部分大面积肺栓塞表现为癫痫样发作，而且病程长者可因下肢深静脉血栓的长期慢性脱落，造成反复的癫痫样小发作，被误诊为癫痫而长期服用抗癫痫药物。但这些患者既往体健，存在肺栓塞危险因素如下肢深静脉血栓形成、手术、骨折等。癫痫与肺血栓栓子阻塞中心肺动脉导致低氧血症、呼吸性碱中毒及肺栓塞导致右心力衰竭引起脑部低灌有关。对突然出现的癫痫发作，同时伴有严重低氧血症、心动过速、呼吸急促的患者应警惕肺栓塞的可能。

（十一）脂肪性肺栓塞

下肢外伤患者出现肺栓塞应注意脂肪栓塞可能，以下有助于脂肪栓塞的诊断。有创伤史；胸部 X 线片显示两中、下肺野弥散性斑点或斑片状阴影，似暴风雪样，常在创伤后 1～2 d 出现，如无并发症则在 1 周后即消失；可出现谵妄、昏睡、昏迷等神经症状；红细胞沉降率增快，血脂肪酶升高，血有游离脂肪，血小板减少；尿或痰可见脂肪球。如难以确定可试用溶栓治疗。

（十二）其他

肺栓塞还需与心肌病、心源性休克、心肌炎、急性左心力衰竭、食管破裂、张力性气胸、纵隔气肿、支气管哮喘、高通气综合征、原发性肺动脉血管内皮细胞瘤、单侧肺动脉瘤栓栓塞、大动脉炎累及单侧肺动脉、术后肺不张和肋软骨炎等鉴别。

九、救治方法

(一) 治疗原则

对大块肺栓塞或急性肺心病患者的治疗包括及时吸氧、缓解肺血管痉挛、抗休克、抗心律失常、溶栓、抗凝及外科手术等治疗。对慢性栓塞性肺动脉高压和慢性肺心病患者，治疗主要包括阻断栓子来源、防止再栓塞、行肺动脉血栓内膜切除术、降低肺动脉压和改善心功能等方面。

(二) 急性肺栓塞的治疗

1. 急救措施。肺栓塞发病后头 2 d 最危险，高危患者应收入重症监护病房，连续监测血压、心率、呼吸、心电图、中心静脉压和血气等。

2. 一般处理。使患者安静、保暖、吸氧；为镇静、止痛，必要时可给予吗啡、哌替啶、可待因；为预防肺内感染和治疗静脉炎应用抗生素。如患者情绪紧张、烦躁可适当给予镇静药，如地西泮 2.5 mg，3 次/d 或 10 mg 肌内注射。对肺功能不全者，禁用吗啡、哌替啶，以免抑制咳嗽反射，造成窒息。对于危重者则给予吸氧治疗。应密切观察患者，监测呼吸、脉搏和血压。

3. 药物治疗。

(1) 缓解迷走神经张力过高引起的肺血管痉挛和冠状动脉痉挛，静脉注射阿托品 0.5～1 mg，如不缓解可每 1～4 h 重复 1 次，也可给罂粟碱 30 mg 皮下、肌肉或静脉注射，1 次/h，该药也有镇静和减少血小板聚集的作用。

(2) 抗休克：合并休克者给予多巴胺 5～10 μg/(kg·min)、多巴酚丁胺 3.5～10 μg/(kg·min) 或去甲肾上腺素 0.2～2 μg/(kg·min)，迅速纠正引起低血压的心律失常，如心房扑动、心房颤动等。维持平均动脉血压>80 mmHg，心脏指数>2.5 L/(min·m^2) 及尿量>50 mL/h。同时积极进行溶栓、抗凝治疗，争取病情迅速缓解。需指出，急性肺栓塞 80% 死亡者死于发病后 2 h 以内，因此，治疗抢救须抓紧进行。

(3) 改善呼吸：如并有支气管痉挛可应用氨茶碱等支气管扩张剂和黏液溶解剂。也可用酚妥拉明 10～20 mg 溶于 5%～10% 葡萄糖注射液 100～200 mL 内静脉滴注，既可解除支气管痉挛，又可扩张肺血管。呼吸衰竭严重低氧血症患者可短时应用机械通气治疗。

4. 溶栓治疗。30 年前急性肺栓塞溶栓疗法被介绍到医学界时是作为一项复杂的、英勇的、孤注一掷的最后治疗手段，需要巨大的人力、物力及财力支持。尽管在 1977 年和 1978 年美国食品药物管理局已先后批准链激酶和尿激酶用于肺栓塞的治疗，但直到 20 世纪 80 年代中期实际上是很少使用的。急性心肌梗死溶栓治疗的成功使肺栓塞溶栓疗法进行再检查，并随后的一系列临床试验已使肺栓塞当代的溶栓疗法变得比较安全、迅速、简便和更为有效。在美国，目前估计尚不足 10% 的肺栓塞患者用了溶栓治疗，该疗法的不够普及可能是肺栓塞病死率长期不降的重要原因之一。我国在 20 世纪 90 年代逐渐开展了急性肺栓塞溶栓治疗，特别是经过 1997—1999 年"急性肺栓塞尿激酶溶栓、栓复欣抗凝多中心临床试验"研究后，溶栓方法已趋向规范化。溶栓疗法是药物直接或间接将血浆蛋白纤溶酶原转变为纤溶酶，迅速裂解纤维蛋白，溶解血块；同时通过清除和灭活凝血因子Ⅱ、Ⅴ和Ⅷ，干扰血液凝血作用，增强纤维蛋白和纤维蛋白原的降解，抑制纤维蛋白原向纤维蛋白转变及干扰纤维蛋白的聚合，发挥抗凝效应。

(1) 常用的溶栓药：①链激酶是从丙组 β 溶血性链球菌分离纯化的细菌蛋白，与纤溶酶结合形成激活型复合物，使其他纤溶酶原转变成纤溶酶。链激酶具有抗原性，至少 6 个月内不能再应用，作为循环抗体可灭活药物和引起严重的过敏反应。②尿激酶，是从人尿或培养的人胚肾细胞分离所得，无抗原性，直接将纤溶酶原转变成纤溶酶发挥溶栓作用。③重组组织型纤溶酶原激活剂，是新型溶栓剂，用各种细胞系重组 DNA 技术生产，重组组织型纤溶酶原激活剂也无抗原性，直接将纤溶酶原转变成纤溶酶，对纤维蛋白比链激酶或尿激酶更具有特异性（较少激活全身纤溶酶原）。

（2）美国食品药物管理局批准的肺栓塞溶栓治疗方案：①链激酶负荷量 25 万 U/30 min，继 10 万 U/h，持续 24 h 滴注。②尿激酶负荷量 4 400 U/（kg·10 min），继 4 400 U/（kg·h），持续滴注 12～24 h。③重组组织型纤溶酶原激活剂 100 mg/2 h，持续外周静脉滴注。1992 年 Goldhaber 等比较了尿激酶负荷剂量 100 万 U/10 min，继 300 万 U/2 h 静脉滴注方案与重组组织型纤溶酶原激活剂 100 mg/2 h 静脉滴注方案，结果对急性肺栓塞的疗效与安全性方面两方案相似。国内"急性肺栓塞尿激酶溶栓、栓复欣抗凝多中心临床试验"规定的溶栓方案是尿激酶 2 万 U/(kg·2 h)，外周静脉滴注。

（3）溶栓疗法的优点：①比单用肝素血块溶解得快。②可迅速恢复肺血流和右心功能，减少并发休克大块肺栓塞的病死率。③减少血压和右心功能正常肺栓塞患者的病死率和复发率。④加快小的外周血栓的溶解，改善运动血流动力学反应。

（4）急性肺栓塞溶栓治疗的适应证：①大块肺栓塞（超过两个肺叶血管）。②不管肺栓塞的解剖学血管大小伴有血流动力学改变者。③并发休克和体动脉低灌注（即低血压、乳酸性酸中毒和（或）心排血量下降）者。④原有心肺疾病的次大块肺栓塞引起循环衰竭者。⑤有症状的肺栓塞。

（5）肺栓塞溶栓治疗的绝对禁忌证：①近期活动性胃肠道大出血。②2 个月内的脑血管意外、颅内或脊柱创伤或外科手术。③活动性颅内病变（动脉瘤、血管畸形、肿瘤）。

（6）相对禁忌证：①未控制的高血压（收缩压≥180 mmHg，舒张压≥110 mmHg）。②严重肝、肾功能不全者。③近期（10 d 内）外科大手术、不能被挤压止血血管的穿刺、器官活检或分娩。④近期大小创伤、包括心肺复苏。⑤感染性心内膜炎。⑥妊娠。⑦出血性视网膜病。⑧心包炎。⑨动脉瘤。⑩左房血栓。

（7）肺栓塞溶栓治疗的具体实施：①溶栓前必须确定诊断，可用无创方法，如放射性核素肺灌注（或加通气）扫描及增强 CT，必要时做肺动脉造影检查明确诊断。有时患者病情不允许搬动去做进一步检查或医院无必要的设备去确诊，此时主要依靠临床做出评估，最重要的是询问提示肺栓塞的症状，观察颈静脉，做下肢深静脉检查，结合心电图、胸部 X 线片及动脉血气等改变，认真全面做床旁超声心动图检查（经胸和食管）去发现肺栓塞的直接与间接征象，并为排除需鉴别的疾病做出判断。②急性肺栓塞最适宜的溶栓时间窗，与急性心肌梗死不同，肺栓塞溶栓的主要目的是溶解血栓，而不完全是保护肺组织，因肺组织有双重血运供给，并又可直接从肺泡摄氧，故肺组织缺氧坏死一般多不发生，即使发生也相对较轻。因此，只要血栓尚未机化均有血栓溶解的机会。应该说，发病后或复发后愈早溶栓效果愈好，最初溶栓时间限在 5 d 以内，后来发现第 6～14 天溶栓也有一定疗效，故现已将肺栓塞的溶栓时间窗延长至 14 d。③审慎考虑溶栓治疗的适应证与禁忌证，特别要仔细采集神经系统疾病史，如有无发作性右或左手无力、说话困难、头痛、视觉改变等和相关治疗史及其他禁忌证。④溶栓前检验血型和备血，输血时要滤出库存血血块。⑤溶栓前用一套管针做静脉穿刺，保留此静脉通道至溶栓结束后第 2 天，此间避免做静脉、动脉穿刺和有创检查。⑥选择任一溶栓药均可，国内应用较多的是尿激酶。重组组织型纤溶酶原激活剂的作用似略好于其他两种，但价格较贵。药物剂量通常按体重调节。一般经外周静脉给药，Verstraete 等比较了 34 例肺栓塞患者重组组织型纤溶酶原激活剂周围静脉与肺动脉内给药的结果，未发现肺动脉内给药比周围静脉给药更优越，两个用药途径的溶栓速度，出血及周身溶栓状态均相似。但在一些特殊情况，如有相对禁忌证或潜在出血的患者肺动脉内给药剂量较小可达到与周身大剂量给药相同的效果，出血的危险性也相对较小，但需做心导管检查，增加穿刺部位的出血。⑦溶栓过程尽量减少患者搬动。⑧与心肌梗死不同，肺栓塞溶栓过程不用肝素，溶栓药剂量固定，故不需监测活化部分凝血活酶时间、纤维蛋白原水平或其他凝血指标。溶栓完成后应测活化部分凝血活酶时间，如小于对照值 2 倍（或＜80 s）开始应用肝素（不用负荷剂量），活化部分凝血活酶时间维持在对照值的 1.5～2 倍，如＞2 倍则每 2～4 h 测 1 次活化部分凝血活酶时间，直至治疗范围再开始使用肝素。如不能及时测定活化部分凝血活酶时间，可于溶栓结束后即刻给予肝素，再根据活化部分凝血活酶时间调整剂量。溶栓疗法的疗效文献报道不一，"急性肺栓塞尿激酶溶栓，栓复欣抗凝多中心临床试验"有肺灌注扫描和（或）肺动脉造影复查结果的 101 例患者应用了国产尿激酶，溶栓疗效为 86.1%。

（8）溶栓疗法最重要的并发症是出血，各家统计不一，平均为 5%～7%，致命性出血约为 1%。三种溶栓药大出血的发生率相似，重组组织型纤溶酶原激活剂、尿激酶和链激酶分别为 13.7%，10.2% 和 8.8%。最严重的是颅内出血为 1.2%，约半数死亡，舒张压升高是颅内出血另一个危险因素。腹膜后出血症状不多，比较隐匿，多表现为原因不明的休克，应注意观察。另外较重要的出血是肺动脉造影股静脉穿刺部位，多形成血肿。"急性肺栓塞尿激酶溶栓、栓复欣抗凝多中心临床试验" 101 例患者应用尿激酶溶栓无一例发生大出血，5 例穿刺部位出血。一般小量出血者可不予处理，严重出血时即刻停药，输冷沉淀和（或）新鲜冷冻血浆及氨基己酸等。颅内出血请神经外科医师紧急会诊。溶栓药其他副作用还可能有发热、过敏反应、低血压、恶心、呕吐、肌痛、头痛等。过敏反应多见于用链激酶患者。当代肺栓塞溶栓疗法已有很大进步，安全、有效，治疗方案趋向简便和规范化，不一定都必须做肺动脉造影确诊，治疗时间窗延长至 14 d，剂量固定或按体重给药，外周静脉 2 h 滴注，不做血凝指标监测，可在普通病房实施。因此，溶栓疗法应积极推广、普及。

5. 抗凝治疗。肺栓塞抗凝治疗是有效的、重要的。根据一组 516 例肺栓塞患者的统计，抗凝治疗组的生存率为 92%，复发率为 16%，而非抗凝治疗组分别为 42% 和 55%，差别非常显著。抗凝治疗 1～4 周，肺动脉血块完全溶解者为 25%，4 个月后为 50%。常用的抗凝药物有肝素和华法林。

（1）肝素：是一高硫酸酯黏多糖，由猪肠黏膜或牛肝部纯化所得，其分子量为 3 000～30 000 Da，平均 15 000 Da。低分子量肝素是肝素的断片，比肝素与血浆蛋白和内皮细胞结合的较少。因此，低分子量肝素有较大的生物利用度、较好的可预测的剂量反应和较长的半衰期。肝素主要通过与抗凝血酶-Ⅲ 起作用，后者是一酶，抑制凝血酶（因子 Ⅱa）、Ⅹa、Ⅸa、Ⅻa，继而促使 AT-Ⅲ 构形变化，提高其活性为 100～1 000 倍。预防附加血栓的形成，使内源纤维蛋白溶解机制溶解已形成的血块，但肝素不能直接溶解已存在的血栓。35 例肺栓塞患者随机比较了肝素和安慰剂的效果，结果 16 例肝素治疗的患者中无 1 例复发，而 19 例应用安慰剂的患者中 10 例复发肺栓塞，其中 5 例死亡，表明肺栓塞使用肝素治疗是有效的。不过肝素的作用是有限的，因为结合凝血酶的血块可不受肝素-抗凝血酶-Ⅲ 的抑制，因此肝素与血浆蛋白结合可能出现肝素抵抗。肝素是治疗急性肺栓塞的基础，治疗前应考虑出血的危险因素，如既往应用抗凝剂的出血史、血小板减少症、维生素 K 缺乏、基础疾病及合并用药等。最常忽视的检查是大便潜血阳性的直肠检查。文献报道，Raschke 给药方案（表 1-1-13）可达快速、有效和安全肝素化。应用肝素开始几天为达到充分的抗凝作用，肝素滴注常需达每小时 1 500～2 000 U。用肝素治疗需要监测，活化部分凝血活酶时间至少要大于对照值的 1.5 倍（通常是 1.5～2 倍），在有效抗凝范围内给予最小肝素治疗剂量。测定血浆肝素水平在两种情况特别有用：①监测由于狼疮抗凝血或抗心磷脂抗体基线活化部分凝血活酶时间增加的患者。②监测深静脉血栓形成和肺栓塞每天需要大剂量肝素的患者。用药期限以急性过程平息、临床情况好转、血栓明显溶解为止，通常为 7～10 d。肝素治疗过程少数患者可发生血小板减少，因此，每 3～4 d 需复查血小板计数 1 次，血小板计数在 (70～100)×10⁹/L 时肝素仍可应用，＜50×10⁹/L 时应停止用药。肝素最严重的副作用是出血，其危险性除基础血小板计数外，与年龄、基础疾病、肝功能不全及并用药物等也有关。多数中等量出血终止肝素治疗已足够，因肝素半衰期仅为 60～90 min，活化部分凝血活酶时间通常在 6 h 内恢复正常。重新应用肝素或以小剂量开始或交替给药，主要决定于出血的程度、再栓塞的危险和出血的范围。威胁生命的事件或颅内出血，停止肝素的同时应用鱼精蛋白，后者与酸性肝素结合形成稳定的复合物，逆转抗凝活性。鱼精蛋白的用量大约 100 U 肝素需用 1 mg，缓慢静脉滴注（如 50 mg/10～30 min）。

鱼精蛋白可引起过敏反应，特别是既往暴露于鱼精蛋白的糖尿病患者。与肝素有关的副作用还有血小板减少、骨质疏松及血清转氨酶升高等。

表 1-1-13　根据活化部分凝血活酶时间监测结果调整静脉肝素用量的方法

APTT	初始剂量及调整剂量	APTT 测定时间（h）
治疗前测基础 APTT	予 80 U/kg 静注，然后按 18 U/(kg·h) 静滴	4～6
＜35 s（＜1.2 倍正常值）	予 80 U/kg 静注，然后增量 4 U/(kg·h) 静滴	6
35～45 s（1.2～1.5 倍正常值）	予 40 U/kg 静注，然后增量 2 U/(kg·h) 静滴	6
46～70 s（1.5～2.3 倍正常值）	无须调整剂量	6
71～90 s（2.3～3 倍正常值）	减量 2 U/(kg·h) 静滴	6
＞90 s（＞3 倍正常值）	停药 1 h，然后减量 3 U/(kg·h) 静滴	6

注：APTT：活化部分凝血活酶时间；表内肝素剂量为国外用量，国人酌情使用。

（2）华法林：是维生素 K 的拮抗剂，阻止凝血因子Ⅱ、Ⅶ、Ⅸ和Ⅹ的 γ 酸醋的激活。华法林抗凝的第 5 天，即使凝血酶原时间很快延长，其作用仍可能是不充分的。凝血酶原时间延长最初可能反映凝血因子Ⅶ的耗竭，其半期约 6 h，而凝血因子Ⅱ的半衰期为 5 d。在活动性血栓形成过程开始应用华法林治疗时，C 蛋白和 S 蛋白减少，使凝血酶原产生潜在功能，经过肝素与华法林重叠治疗 5 d，非对抗性华法林的前凝血作用可被抵消。一组随机研究发现单用口服抗凝药组比口服药加肝素治疗组深静脉血栓形成的复发率高 3 倍，表明在活动性血栓形成状态华法林应与肝素重叠应用。调整华法林剂量，应根据国际标准化比率，而不是凝血酶原时间比率或以秒表示的凝血酶原时间调整。用国际标准化比率监测比用凝血酶原时间比率监测发生出血并发症者少。

肝素通常应用 5～7 d，活化部分凝血活酶时间证明已达到有效治疗范围的第 1 天始用华法林，首次剂量一般为 3 mg，以后根据国际标准化比率调整剂量，长期服用者国际标准化比率宜维持在 2～3。周身疾病患者常伴维生素 K 缺乏，易致抗凝过量。口服抗凝药至少持续 6 个月。停用抗凝剂应逐渐减量，以避免发生反跳，增加血凝。应用抗凝疗法的禁忌情况有活动性胃肠道出血、创伤、术后、感染性心内膜炎、未控制的重症高血压、脑血管病、潜在出血性疾病等。华法林最主要的毒副作用是出血，发生率约为 6%，大出血为 2%，致死性出血为 0.8%。出血按照国际标准化比率增加而增多，出血的危险因素有肝、肾疾病、酒精中毒、药物相互作用、创伤、恶性肿瘤和既往胃肠道出血等。年龄也是一个重要因素。威胁生命的大出血需紧急用冷沉淀或新鲜冷冻血浆治疗，使国际标准化比率正常，即刻止血。不太严重的出血可应用维生素 K_1 10 mg 皮下或肌内注射，在 6～12 h 内逆转华法林的作用。然而，此项治疗将使使者长达 12 周对华法林相对耐药，给再应用华法林治疗带来困难。伴国际标准化比率延长的轻度出血只需中断华法林治疗，不需输冷冻血浆，一直至国际标准化比率恢复适宜的治疗范围。如果国际标准化比率在治疗范围内发生出血时，应疑有和排除隐匿性恶性肿瘤疾病的可能。

（三）慢性栓塞性肺动脉高压的治疗

慢性栓塞性肺动脉高压的发病率尚不清楚，过去认为是一少见的疾病，目前认为比预料的多，占肺栓塞的 1%～5%。国内的发生率可能更高。慢性栓塞性肺动脉高压可来自急性肺栓塞的后果，更多来自反复的肺栓塞。起病多缓慢或隐匿，临床表现类似原发性肺动脉高压，放射性核素肺通气/灌注扫描、增强 CT、磁共振血管造影、肺动脉造影及下肢静脉检查等有助于二者的鉴别。

慢性栓塞性肺动脉高压的治疗包括手术、抗凝（口服抗凝药）、血管扩张药，吸氧及强心、利尿等。

1. 对慢性大血管血栓栓塞性肺动脉高压患者可行肺动脉血栓内膜切除术治疗。选择手术患者的主要标准如下：

（1）静息肺血管阻力至少＞300 dyn·s·cm^{-5}，或者4个Wood单位。

（2）肺动脉造影和血管镜检查确定外科手术可以达到的血栓，如主肺、肺叶和肺段动脉血栓。在此以外的血栓不能做动脉内膜切除术。

（3）无合并肾脏病、冠心病、血液病、明显的间质性肺病或脑血管病，以减少围手术期的死亡率。术前数天需常规安装滤器，除非明确除外血栓来自下肢和盆腔，通常，需做下肢静脉造影，选择从何侧股静脉途径放置滤器，以避免血栓脱落。肺动脉血栓内膜切除术在体外循环深低温麻醉下进行。手术死亡率已降到10％或更低。值得指出的是，慢性栓塞性肺动脉高压一般不适于血管成形术，也不适用溶栓治疗。

2. 抗凝治疗。促使下肢静脉血栓机化，防止肺栓塞再发，并可能促进部分血栓溶解、再通。常用的药物为华法林，疗程6个月以上，我院长期随诊患者中用药最长者已达4年，其中有的患者因停药后症状加重，仍在继续应用，多数患者病情稳定。

3. 血管扩张药等治疗。栓塞性肺动脉高压除机械堵塞因素外，体液因素也可能参与部分作用、具有部分可逆性。临床可以试用硝苯地平，地尔硫䓬等血管扩张药。

4. 心力衰竭的治疗。当右心房压升高，有明显右心力衰竭时可应用地高辛、利尿剂、血管紧张素转换酶抑制剂及多巴胺等治疗。早期患者疗效比较满意。

十、诊疗探索

(一)诊断探索

1. 胸部X线。肺血管纹理变细、稀疏或消失；肺野局部浸润影；以胸膜为基底的实变影（Hampton's隆起）；盘状肺不张，患侧膈肌抬高；胸腔积液；胸膜增厚粘连等；右下肺动脉干增宽或伴截断征；肺动脉段膨隆；右心室增大。以上X征象有临床提示价值，不能明确诊断，但有助于排除其他原因导致的呼吸困难和胸痛。

2. 血浆D-二聚体。敏感性达92％～100％；含量低于500 μg/L，可基本排除急性肺血栓栓塞症；酶联免疫吸附试验为可靠检测方法，特异性低，老年人、孕妇、外周血管疾病、肿瘤和感染性疾病同样可能出现假阳性，检测阴性能避免不必要的影像学检查；溶栓治疗过程中，升高-可以作为疗效判断指标；陈旧血栓不升高，根据这一点可以作为新旧血栓判断指标。每一家医院都应该提供本医院D-二聚体检测敏感性和特异性的相关资料。低度可疑的急性肺栓塞患者，高敏或中敏方法检测D-二聚体水平正常可排除肺栓塞。中度可疑的急性肺栓塞患者，D-二聚体阴性仍需进一步检查。高度可疑急性肺栓塞的患者不主张进行D-二聚体检测，因为此类患者，无论采取何种检测方法、血浆D-二聚体检测结果如何，都不能排除肺栓塞，均需采用CT肺动脉造影等进行评价。D-二聚体的特异性随年龄增长而降低，80岁以上患者降至约10％。建议使用年龄校正的临界值以提高老年患者D-二聚体的评估价值。年龄校正的临界值（50岁以上年龄×10 μg/L）在保持敏感度的同时，使特异性从34％～46％增加到97％以上。使用年龄校正的D-二聚体临界值，代替以往的标准500 μg/L临界值，排除肺栓塞的可能性由6.4％升至29.7％，没有其他假阴性发现。

3. 心脏超声。可以直接显示肺动脉主干及左右分支的栓塞；实时、动态观察左、右心室功能和估测肺动脉压；典型的节段性室壁运动异常提示急性心肌梗死，具有与急性肺栓塞鉴别诊断意义。外周血管超声检查：可以探测到较大的下肢深静脉血栓，作为临床DVT患者的最初检查，减少对肺部影像学检查的需要。

4. CT 肺动脉造影。可以安排急诊检查，由此带来了一次在诊断方法上的革命，能准确地显示近端血栓和急性右心室扩张；可以做定量分析，同时分析结果与临床严重程度的相关性；直接显示血管内血栓，间接显示继发效应：楔形阴影或特征性的右心室改变；当排除肺血栓栓塞症时可能做出其他的正确诊断；高质量 CT 肺动脉造影检查阴性不进行抗凝治疗是安全的。超声心动图：直接征象为肺动脉近段或右心腔血栓；间接征象包括右心负荷过重的表现，如右心室局部运动幅度下降、右心室和（或）右心房扩大、三尖瓣反流速度增快、室间隔左移、肺动脉干增宽等。无创可重复、并可以床旁检查是肺栓塞诊断技术的拓展与进步。

影像学诊断策略：下肢超声检查可以作为确诊 DVT 的手段；CT 肺动脉造影可以作为首选的肺部影像学检查手段，大面积肺血栓栓塞症可在 1 h 之内完成，非大面积肺血栓栓塞症可在 24 h 之内完成；CT 肺动脉造影或超声心动图检查能准确诊断大面积肺血栓栓塞症，高质量 CT 肺动脉造影检查阴性不需要进一步检查或治疗，肺核素显像正常，能可靠排除肺血栓栓塞症。

肺栓塞不仅临床表现不特异，常规检查如胸部 X 线片、心电图、动脉血气、超声心动图等也缺乏特异性。多排螺旋 CT、放射性核素肺通气灌注扫描、肺动脉造影常能明确诊断，但费用高，尤其肺动脉造影具有侵入性，许多基层医院尚不具备检查条件。结合我国实际情况，推荐对怀疑急性肺栓塞的患者采取"三步走"策略，首先进行临床可能性评估，再进行初始危险分层，然后逐级选择检查手段以明确诊断。

（二）治疗探索

1. 肺血栓栓塞症的溶栓治疗。临床问题：患者病情严重不允许搬动去做进一步检查，或者医院无确诊的必要设备，这时如何处理？我们应该尽量争取检查，同时依靠临床做出评估；尊重家属知情同意权，审慎溶栓治疗！溶栓治疗有效的主要指标：症状（呼吸困难）好转；血流动力学（心率，血压，脉压）好转；机体氧合改善。溶栓所致出血及其他可能副反应：出血为 1.9%～22%，平均为 5%～7%，致死性出血约为 1%，颅内出血为 1.2%，约半数死亡，腹膜后出血隐匿，多表现为原因不明的休克，肺动脉造影股静脉穿刺部位，多形成血肿；发热、过敏反应、复栓、深静脉血栓形成脱落等。猝死病例的"盲溶"问题：低血压、酸中毒或心搏骤停，同时伴有右心力衰竭；非创伤性猝死中有 10% 因肺血栓栓塞症；ECG 显示电机械分离型、心搏骤停者中 50% 因肺血栓栓塞症；院内发生的心搏骤停临床高度怀疑大面积肺血栓栓塞症无其他原因可以解释，应疑及肺血栓栓塞症可能；以上情况应该立即静脉注射 50 mg 负荷量重组组织型纤溶酶原激活剂。

2. 肺血栓栓塞症的抗凝治疗。抗凝药物有肝素、低分子量肝素、华法林。其中使用肝素的时机：疑诊肺血栓栓塞症时，即开始使用；尿激酶或链激酶治疗结束后，活化部分凝血活酶时间达正常上限的 2 倍时加用；重组组织型纤溶酶原激活剂溶栓者，可否与肝素共同使用未作要求。肝素的监测指标：活化部分凝血活酶时间，有效血浆肝素水平为 0.2～0.4 U/mL。肝素的副反应：出血。低分子量肝素根据体重给药，皮下注射，1～2 次/d。华法林：低分子量肝素开始应用的第 1～3 天加用，肝素达有效治疗水平后加用，初始剂量为 3～5 mg/d，依国际标准化比率调节；与肝素/低分子量肝素重叠至少 4～5 d；国际标准化比率连续 2 d 后停用。监测方法为 PT-INR，持续应用时间视致栓原因而定，通常 >3～6 个月。

3. 肺血栓栓塞症的手术和介入治疗。肺动脉血栓切除术：严格掌握适应证及标准，手术死亡率高。介入治疗：经肺动脉导管碎解和抽吸血栓，主要适用于溶栓治疗禁忌证者。腔静脉滤器，应用指征待做进一步评价，近端深静脉血栓形成而抗凝禁忌或有出血并发症；充分抗凝后仍反复发生肺血栓栓塞症；近端高危血栓溶栓治疗前；伴有肺动脉高压的慢性反复性肺血栓栓塞症；行肺动脉血栓及内膜剥脱术的病例。

十一、病因治疗

(一) 深静脉血栓形成的治疗

70%～90%急性肺栓塞的栓子来源于深静脉血栓形成的血栓脱落,特别是下肢深静脉尤为常见,因此,对急性肺栓塞患者的治疗绝不能忽视深静脉血栓形成的检查和处理,以防肺栓塞的再发。深静脉血栓形成的治疗原则是卧床、患肢抬高、抗凝(肝素和华法林),消炎及使用抗血小板集聚药等。至于深静脉血栓形成患者的溶栓治疗尚不够成熟。多数患者对溶栓疗法有禁忌,如果溶栓药从外周静脉给予,完全堵塞的静脉血栓形成不能溶开。因此,美国食品药物管理局批准的深静脉血栓形成溶栓方案(链激酶25万 U 静脉滴注,继10万 U/h 维持24～72 h),效果是不满意的,因为延时链激酶滴注经常引起过敏反应,以及链激酶的浓度需 2～4 倍才能达到维持周身溶栓状态。尿激酶可能作用会好一些。因此,深静脉血栓形成的溶栓治疗应视情况个体化实施。

(二) 心房颤动

1. 原发疾病的治疗。风心病是心房颤动的最常见病因,因此要高度重视风湿热的分级预防。

2. 抗凝治疗。华法林:是维生素 K 的拮抗剂,阻止凝血因子Ⅱ、Ⅶ、Ⅸ和Ⅹ的 γ 酸醋的激活。华法林抗凝的第 5 天,即使凝血酶原时间很快延长,其作用仍可能是不充分的。凝血酶原时间延长最初可能反映凝血因子Ⅶ的耗竭,其半衰期约 6 h,而凝血因子Ⅱ的半衰期为 5 d。在活动性血栓形成过程开始应用华法林治疗时,C 蛋白和 S 蛋白下降,使凝血酶原产生潜在功能,经过肝素与华法林重叠治疗 5 d,非对抗性华法林的前凝血作用可被抵消。一组随机研究发现单用口服抗凝药组比口服药加肝素治疗组深静脉血栓形成的复发率高 3 倍,表明在活动性血栓形成状态华法林应与肝素重叠应用。根据凝血酶原时间调整华法林剂量,应根据国际标准化比率,而不是凝血酶原时间比率或以秒表示的凝血酶原时间调整。用国际标准化比率监测比用凝血酶原时间比率监测发生出血并发症者少。肠溶阿司匹林:血小板聚集抑制剂,100 mg,1 次/d;也可试用噻氯匹定或血小板膜糖蛋白Ⅱb/Ⅲa 抑制剂。

十二、最新进展

(一) CT 静脉造影

是近年来出现的新的深静脉血栓诊断方法,是在静脉注射造影剂行 CT 肺动脉造影后的延续,无须再次注射造影剂,可同时行肺动脉、腹部、盆腔和下肢深静脉检查,明确有无肺栓塞及下肢深静脉血栓,操作简便,快捷无创,而且与血管多普勒超声检查方法有良好的对比性,敏感性和特异性均在90%以上,所以目前已成为诊断深静脉血栓形成的常用方法。特别对于肺部症状不明显的肺栓塞或仅有下肢深静脉血栓形成症状的患者,可极早发现深静脉血栓形成并尽早行抗凝治疗,与单独行 CT 肺动脉造影比较,CT 静脉造影的进行可增加近 26%需抗凝治疗的患者。

目前的新型多层螺旋 CT 可快速多层扫描,完全可达到电子束 CT 的效果。CT 肺动脉造影诊断主肺动脉至肺段动脉的栓子具有高度准确性,但对亚段及周围型肺栓塞效果不理想,结果阴性时不能排除肺栓塞。鉴于其比肺动脉造影简单、安全,可应用于严重肺动脉高压、病情严重的患者。CT 肺动脉造影可作为诊断肺栓塞特别是中心性肺动脉血栓栓塞首选的检查方法。螺旋 CT 的效价比好,其与下肢超声检查结合可作为肺栓塞筛查的最佳方法,而 MRI 在有螺旋 CT 的条件下可作为二线检查方法。肺动脉造影是公认的诊断肺栓塞的金标准,它不仅可直接诊断肺栓塞,还可确定肺动脉阻塞的部位、范围、程度和肺循环的某些功能状态,对肺动脉及大支栓塞诊断无问题,但对肺段以下的小支肺动脉栓塞诊断也有一定限度(分叉解剖变异和相互重叠),如能应用叶、段选择性肺动脉造影和斜位投照,可以看到直径 2 mm 的细小分支,放大技术更有利于观察局部区域的细小分支病变,一般不易发生漏诊。肺动脉造影属有创伤性检查,因此目前主要用于临床上经无创伤检查尚不能明确诊断者及疑难病例的鉴别诊断，一般可作为诊断过程中的最后确诊步骤。肺动脉造影有 4% 的并发症，尤其见于伴有中、重度肺动脉高压者。为避免肺动脉造影发生危险，应先测肺动脉压。对中、重度肺动脉高压造影的指征选择应从严掌握，根据病情做好术前准备、术中处理和术后监测。肺动脉造影时还可得到其他辅助诊断的资料，如肺毛细血管楔压、心排血量等。随着无创伤性的 CT 和 MRI 技术的发展，肺动脉造影有可能逐步被取代。超声心动图：直接征象是肺动脉近段或右心腔血栓；间接征象包括右心负荷过重的表现，如右心室局部运动幅度下降、右心室和（或）右心房扩大、三尖瓣反流速度增快、室间隔左移、肺动脉干增宽等。无创可重复、并可以床旁检查是肺栓塞诊断技术的拓展与进步。

（二）手术治疗

1. 肺动脉血栓摘除术。用于伴有休克的巨大肺动脉栓塞，收缩压低到 100 mmHg，中心静脉压增高，肾功能衰竭，内科治疗失败或不宜内科治疗者。在体外循环下手术，手术死亡率较高。

2. 导管破碎肺栓塞。一般用特制的猪尾旋转导管破碎伴休克的大块急性肺栓塞，也可同时合用局部溶栓。破碎后休克指数下降，48 h 肺动脉平均压明显下降，有效率为 60%，死亡率为 20%。多用于溶栓和抗凝治疗禁忌的患者。

3. 安装下腔静脉滤器。下腔静脉滤器主要用于已证实栓子来源于下肢或盆腔者，用以防止肺栓塞的复发。

4. 证实有肺栓塞并抗凝治疗禁忌。①活动性出血；②担心大出血者；③抗凝引起的并发症；④计划加强癌症化疗者。

5. 尽管已充分治疗而抗凝失败者（如肺栓塞复发）。

（三）高危患者的预防

1. 广泛、进行性静脉血栓形成。

2. 行导管介入治疗或外科血栓切除术者。

3. 严重肺动脉高压或肺心病者。多数无漂动的深静脉血栓形成很少发生栓塞，可以单纯行肝素抗凝治疗。因滤器只能预防肺栓塞复发，并不能治疗深静脉血栓形成，因此安装滤器后仍需抗凝，防止进一步血栓形成。最近，有可以取出的滤器用于预防溶栓过程栓子脱落导致的肺栓塞再发，效果较好，并发症也较少。

（四）特殊情况急性肺栓塞的诊断与治疗

1. 肺栓塞与妊娠。肺栓塞是妊娠相关孕产妇死亡的主要原因。由于顾虑胎儿的电离辐射暴露影响 CT 等检查，肺栓塞可能会被漏诊，这可导致高危肺栓塞的妊娠患者致命性后果。

（1）妊娠肺栓塞的诊断。妊娠不改变肺栓塞的临床表现，但由于妊娠妇女常有气促主诉，解读该症状需谨慎。动脉血气标本应在直立体位抽取，因为妊娠末 3 个月时仰卧位的氧分压会降低。建议采用有效的肺栓塞诊断评分法则进行诊断评估。D-二聚体检测阴性同非妊娠患者具有相同的临床意义，但因为整个妊娠期间血浆 D-二聚体水平都会生理性增高，其阳性预测价值有限。如果 D-二聚体结果异常，需行下肢加压超声，发现近端深静脉血栓形成可进一步证实肺栓塞诊断，提示需抗凝治疗，从而避免不必要的胸部影像学检查。疑诊肺栓塞妊娠患者，若胸部 X 线片正常，应行肺通气/灌注显像以排除肺栓塞。多个回顾性分析表明，正常的肺通气/灌注显像结果具有与 CT 结果阴性相同的价值，可排除妊娠肺栓塞。若胸部 X 线片异常或肺通气/灌注显像也无法进行，可考虑 CT 肺动脉造影。一般认为引起胎儿损伤的危险阈值为 50 mSv，常规胸部 X 线片和 CT 肺动脉造影都低于这一数值。肺动脉造影术对胎儿的放射暴露过高（2.2～3.7 mSv），妊娠期间应避免。

（2）妊娠肺栓塞的治疗。抗凝：无休克或低血压妊娠患者，推荐应用低分子量肝素抗凝治疗，需要根据体重调整剂量，一般无须监测，但对于极端体重或者肾病患者应监测抗 Xa 因子活性。也可使用肝素，但需要监测活化部分凝血活酶时间，长期应用可能会导致骨质疏松。由于缺乏证据，不建议使用磺达肝癸钠。VKA 能通过胎盘，妊娠早期会引起胚胎病，妊娠晚期会引起胎儿和新生儿出血及胎盘早剥，整个妊娠期间华法林都有引起中枢神经系统异常可能。新型口服抗凝剂禁用于妊娠患者。产后可用 VKA 替代肝素治疗，抗凝治疗至少维持至产后 6 周，总的治疗时程最低 3 个月，VKA 可用于哺乳期母亲。溶栓：多数采用重组组织型纤溶酶原激活剂 100 mg，2 h 给药，出现并发症的风险与非妊娠人群相似。除非情况危急，围生期禁用溶栓治疗。

2. 肺栓塞与肿瘤。肿瘤患者静脉血栓栓塞症的总体风险是普通人群的 4 倍，支气管肺癌、结肠癌和前列腺癌发生静脉血栓栓塞症的绝对数量最大，而多发性骨髓瘤、脑部肿瘤和胰腺癌的静脉血栓栓塞症相对风险最高，分别为正常对照人群的 46、20 和 16 倍，转移阶段的胃癌、膀胱癌、子宫癌、肾癌和支气管肺癌也是静脉血栓栓塞症的高发人群。肿瘤术后最初 6 周静脉血栓栓塞症的风险较健康对照人群增高 90 倍以上，仅次于髋关节或膝关节置换术，且在术后 4～12 个月仍维持较高水平，可达 30 倍。多因素分析显示，肿瘤使肺栓塞患者 30 d 死亡、休克或肺栓塞复发的风险增加 3 倍。RIETE 注册研究显示，肿瘤和非肿瘤肺栓塞患者 3 个月全因死亡率分别为 26.4% 和 4.1%，35 000 多例静脉血栓栓塞症患者中，肿瘤是全因死亡率和肺栓塞相关死亡率最强烈的独立危险因素。

（1）肿瘤患者肺栓塞的诊断：D-二聚体阴性与非肿瘤患者具有同样的阴性诊断价值，但多数肿瘤患者 D-二聚体水平非特异性增高。一项研究中，将 D-二聚体的界值提高至 700 $\mu g/L$ 或使用年龄校正的界值水平，使肿瘤患者肺栓塞的排除比例由 8.4% 分别提高至 13% 和 12%，而相应的假阴性比例也不高。

（2）肿瘤患者肺栓塞的治疗：肿瘤患者初发肺栓塞应与有症状的肺栓塞采取相同的治疗策略，抗凝药物的选择及抗凝治疗的时程见前文。慢性期抗凝包括续用低分子量肝素、换用 VKA 或停止抗凝，需综合考虑抗肿瘤治疗成功与否、预期静脉血栓栓塞症复发风险、出血风险及患者意愿，制定个体化的治疗决策。低分子量肝素或 VKA 治疗的肿瘤患者静脉血栓栓塞症复发时，可考虑换用最高允许剂量的低分子量肝素或选用静脉滤器植入。如因出血无法抗凝时，可首先考虑静脉滤器植入，但肿瘤患者在缺乏抗凝剂的情况下，植入滤器血栓形成的发生率非常高。

李芝晃　彭祝军　张在其

第十节　急性呼吸衰竭

一、基本概念

呼吸衰竭是指各种原因引起的肺通气和（或）换气功能严重障碍，以致在静息状态下也不能维持足够的气体交换，导致低氧血症伴（或不伴）高碳酸血症，进而引起一系列病理生理改变和相应临床表现的综合征。其临床表现缺乏特异性，明确诊断有赖于动脉血气分析：在海平面、静息状态、呼吸空气条件下，动脉血氧分压<60 mmHg，伴或不伴动脉血二氧化碳分压>50 mmHg，并排除心内解剖分流和原发于心排血量降低等所致低氧血症，可诊为呼吸衰竭。按照发病急缓分类，可分为急性呼吸衰竭和慢性呼吸衰竭。急性呼吸衰竭是由于某些突发的致病因素，如严重肺疾患、创伤、休克、电击、急性气道阻塞等，使肺通气和（或）换气功能迅速出现严重障碍，在短时间内引起呼吸衰竭。因机体不能很快代偿，若不及时抢救，会危及患者生命。

二、常见病因

呼吸系统疾病如严重呼吸系统感染、急性呼吸道阻塞性病变、重度或危重支气管哮喘、各种原因引起的急性肺水肿、肺血管疾病、胸廓外伤或手术损伤、自发性气胸和急剧增加的胸腔积液，导致肺通气和（或）换气功能障碍；急性颅内感染、颅脑外伤、脑血管病变（脑出血、脑梗死）等直接或间接抑制呼吸中枢；脊髓灰质炎、重症肌无力、有机磷类农药中毒及颈椎外伤等可损伤神经-肌肉传导系统，引起通气不足。上述各种原因均可造成急性呼吸衰竭。

三、发病机制

各种病因通过引起肺泡通气不足、弥散障碍、肺泡通气/血流比例失调和肺内动-静脉解剖分流增加四个主要机制，使通气和（或）换气过程发生障碍，导致呼吸衰竭。临床上单一机制引起的呼吸衰竭很少见，往往是多种机制并存或随着病情的发展先后参与发挥作用。

四、临床特征

临床表现主要是低氧血症所致的呼吸困难和多器官功能障碍综合征。

（一）呼吸困难

是呼吸衰竭最早出现的症状。多数患者有明显的呼吸困难，可表现为呼吸频率、节律和幅度的改变。较早表现为呼吸频率增快，病情加重时出现呼吸困难，辅助呼吸肌活动加强，如三凹征。中枢性疾病或中枢神经抑制性药物所致的呼吸衰竭，表现为呼吸节律改变，如潮式呼吸、间停呼吸等。

（二）发绀

是缺氧的典型表现。当动脉血氧饱和度低于90%时，可在口唇、指甲出现发绀；另应注意，因发绀的程度与还原型血红蛋白含量相关，所以红细胞增多者发绀更明显，贫血者则发绀不明显或不出现；严重休克等原因引起末梢循环障碍的患者，即使动脉血氧分压尚正常，也可出现发绀，称作外周性发绀。而真正由于动脉血氧饱和度降低引起的发绀，称作中央性发绀。发绀还受皮肤色素及心功能的影响。

（三）精神神经症状

急性缺氧可出现精神错乱、躁狂、昏迷、抽搐等症状。

（四）循环系统表现

多数患者有心动过速；严重低氧血症、酸中毒可引起心肌损害，也可引起周围循环衰竭、血压下降、心律失常、心搏停止。

（五）消化和泌尿系统表现

严重呼吸衰竭对肝、肾功能都有影响，部分病例可出现丙氨酸氨基转移酶与血清尿素氮升高；个别病例可出现尿蛋白、红细胞和管型。因胃肠道黏膜屏障功能损伤，导致胃肠道黏膜充血水肿、糜烂渗血或应激性溃疡，引起上消化道出血。

五、辅助检查

呼吸衰竭因病因不同，病史、症状、体征和实验室检查结果都不尽相同。除原发疾病和低氧血症导致的临床表现外，呼吸衰竭的诊断主要依靠动脉血气分析，尤其是动脉血氧分压和动脉血二氧化碳分压的测定。

（一）动脉血气分析

呼吸衰竭的诊断标准是在海平面、静息状态、呼吸空气条件下，动脉血氧分压<60 mmHg，伴或不伴动脉血二氧化碳分压>50 mmHg。单纯动脉血氧分压<60 mmHg为Ⅰ型呼吸衰竭；若伴有动脉血二氧化碳分压>50 mmHg，则为Ⅱ型呼吸衰竭。pH值可反映机体的代偿状况，有助于对急性或慢性呼吸衰竭加以鉴别。当动脉血二氧化碳分压升高、pH 值正常时，称为代偿性呼吸性酸中毒；若动脉血二氧化碳分压升高、pH 值<7.35，则称为失代偿性呼吸性酸中毒。

（二）肺功能检测

尽管在某些重症患者，肺功能检测受到限制，但肺功能检测有助于判断原发疾病的种类和严重程度。通常的肺功能检测是肺量测定，包括肺活量、用力肺活量、第 1 秒用力呼气肺活量和呼气峰流速等，这些检测简便易行，有助于判断气道阻塞的严重程度。呼吸肌功能测试能够提示呼吸肌无力的原因和严重程度。

（三）胸部影像学检查

包括胸部 X 线片、胸部 CT 和放射性核素肺通气/灌注扫描等，有助于分析引起呼吸衰竭的原因。

六、诊断思路

（一）病史

有发生呼吸衰竭的病因，如气道阻塞性疾病、肺实质浸润、肺水肿、肺血管疾病、胸廓和胸膜疾病、麻醉药过量、神经肌肉疾病或睡眠呼吸暂停综合征等。有可能诱发急性呼吸衰竭的病因，例如严重感染、腹膜炎、胰腺炎等，以及重度创伤、脓毒症、大面积烧伤、过多输入液体、大量输入库血、大手术等。

（二）临床表现

有缺氧或伴有二氧化碳潴留的临床表现如呼吸困难、发绀、精神神经症状、心血管系统表现等。

（三）动脉血气分析

呼吸衰竭的诊断很大程度依靠动脉血气分析的结果。一般来说在海平面、静息状态、呼吸空气条件下，动脉血氧分压<60 mmHg，动脉血二氧化碳分压正常或低于正常时即为低氧血症型或 I 型呼吸衰竭；若动脉血氧分压<60 mmHg，动脉血二氧化碳分压>50 mmHg 时即为高碳酸血症或 II 型呼吸衰竭。

（四）胸部 X 线

是明确呼吸衰竭的发生原因和病变范围、程度的重要的辅助检查。根据胸部 X 线能了解心脏及气管的状态、骨折、气胸或血胸的存在，以及有无肺炎、肺水肿、肺实变、肺不张等改变。但需注意的是，胸部 X 线片所见与临床上呼吸衰竭或动脉血气分析，在时间上可能不同步或不一致。

（五）其他检查

胸部 CT 和放射性核素肺通气/灌注扫描等，有助于分析引起呼吸衰竭的原因。

七、临床诊断

急性呼吸衰竭常见病因的临床诊断主要依据其病史、临床表现、体格检查及相关检查来进行，其诊断条件如下。

（一）慢性阻塞性肺病引起的呼吸衰竭

是在慢性呼吸衰竭的基础上，因合并呼吸系统感染、气道痉挛或并发气胸等情况，病情急性加重，在短时间内出现动脉血氧分压显著下降和动脉血二氧化碳分压显著升高，称为慢性呼吸衰竭急性加重，其病理生理学改变和临床情况兼有急性呼吸衰竭的特点，但仍归属于慢性呼吸衰竭。

（二）支气管哮喘引起的急性呼吸衰竭

危重支气管哮喘患者常不能讲话，嗜睡或意识模糊，呼吸浅快，胸腹矛盾运动，哮鸣音减弱乃至无，脉率＞120 次/min 或脉率变慢或不规则，无奇脉，提示呼吸肌疲劳，动脉血气表现为严重低氧血症和呼吸性酸中毒，提示危险征兆，患者呼吸可能很快停止，死亡风险极高。

（三）重症肺炎引起的急性呼吸衰竭

1. 意识障碍。

2. 呼吸频率＞30 次/min。

3. 动脉血氧分压＜60 mmHg、PaO_2/FiO_2＜300 mmHg，需行机械通气治疗。

4. 血压＜90/60 mmHg。

5. 胸部 X 线片显示双侧或多肺叶受累，或入院 48 h 内病变扩大≥50％。

6. 少尿。尿量＜20 mL/h，或＜80 mL/4 h，或急性肾功能衰竭需要透析治疗。

（四）肺栓塞引起的急性呼吸衰竭

1. 病史。有创伤、骨折、手术、久病卧床、血栓性静脉炎及妊娠和分娩等病史。有远端静脉发生血栓、脂肪栓、羊水栓、菌栓、瘤栓、空气栓的可能性，常有久病卧床后突然离床活动或胸腹腔用力过度等诱因。

2. 临床表现。发病急骤，重者突然出现心悸、呼吸困难、恐惧不安、剧烈胸痛、干咳、咯血，也可出现支气管哮喘、恶心、呕吐、头晕、晕厥，甚至休克与猝死。轻者仅有活动后呼吸困难。肺部栓塞区可出现干、湿性啰音、胸膜摩擦音或胸腔积液征。重者可有发绀、休克和急性右心力衰竭征象。

3. 胸部 X 线检查。常见 X 线征象为栓塞区域的肺纹理减少及局限性透亮度增加。肺梗死时可见楔形、带状、球状、半球状阴影，也可呈肺不张影。另外可以出现肺动脉高压征，即右下肺动脉干增粗及残根现象。急性肺心病时可见右心增大征。

4. 心电图。动态出现 $S_I Q_{III} T_{III}$ 及 V_1、V_2 的 T 波倒置、肺型 P 波及完全或不完全性右束支传导阻滞。

5. 动脉血气分析。可出现低氧血症和低碳酸血症。

（五）急性脑血管病引起的呼吸衰竭

脑部受到重大的创伤，代偿失常，颅内压增高，肺部感染，神经源性脑水肿，水、电解质失衡，呼吸障碍，可出现长吸式呼吸、间停呼吸、潮式呼吸、呼吸停止。

（六）手术、外伤引起的急性呼吸衰竭

有手术或外伤史及其相应症状、呼吸障碍、低氧血症和（或）高碳酸血症症状。

（七）重症肌无力引起的急性呼吸衰竭

局部或全身骨骼肌活动后疲劳无力，休息后缓解，当重症肌无力患者出现呼吸肌无力，导致呼吸、吞咽困难，不能维持正常通气或发生呼吸衰竭时为重症肌无力危象。可出现咳嗽无力、语言和进食无力、上呼吸道分泌物增多、烦躁、发绀等通气不足表现。动脉血气表现动脉血氧分压降低和动脉血二氧化碳分压升高。

八、鉴别诊断

急性呼吸衰竭主要应与心源性肺水肿和肺部感染鉴别。

（一）心源性肺水肿

发生的原因主要是急性左心力衰竭。凡是引起急性左心力衰竭的疾病，都可导致急性肺水肿的发生，引起呼吸困难，出现与呼吸衰竭相似的临床表现。如急性心肌炎、急性心肌梗死、高血压心脏病、风心病。心源性肺水肿，多数患者无急性感染的临床表现，肺水肿的出现是一种慢性进行性过程，患者除了慢性呼吸困难和长期肺部湿性啰音不能吸收外，尚有心脏病的各种体征，如高血压、心

脏扩大、明显的杂音、心律不齐、心电图等异常表现，胸部 X 线显示心界扩大，两侧肺门血管扩张增粗、阴影扩大，并自肺门向外呈扇形扩散。而急性呼吸衰竭并无这些特征，且经强心、利尿、扩血管等措施纠正心力衰竭后，肺水肿可吸收好转，呼吸困难可缓解，肺部湿性啰音可减轻或消失。因此，鉴别诊断一般并不困难。

（二）肺部感染

急性肺部感染常表现为突然寒战、高热、胸痛、咳嗽、气急、咳铁锈色痰。多数为局灶性或大叶性；有正常肺组织进行代偿，因此很少出现明显的呼吸困难和发绀。急性呼吸衰竭是肺部的管状呼吸音、湿性啰音、哮鸣音比较广泛，常涉及两侧肺野。X 线表现为两肺广泛透光度降低，而肺部感染多数为局部体征，X 线示局灶透光度降低。此外，急性呼吸衰竭经抗感染和一般吸氧治疗，效果较差。而肺部感染常可较快见效，动脉血氧分压也可明显提高。

九、救治方法

（一）治疗原则

在保持呼吸道通畅的条件下，纠正缺氧、CO_2 潴留和酸碱失衡所致的代谢功能紊乱，从而为基础疾病和诱发因素的治疗争取时间和创造条件。

（二）保持呼吸道通畅

呼吸衰竭治疗的开始，第一步就是要保持呼吸道通畅，通畅的呼吸道是进行各种呼吸支持治疗的必要条件，在重症急性呼吸衰竭尤其是意识不清的患者，咽部肌肉失去正常的肌肉张力，软组织松弛，舌根后坠，均可阻塞上呼吸道。此外，呼吸道黏膜水肿、充血、分泌物积聚及胃内容物误吸或异物吸入，都可以成为急性呼吸衰竭的原因或使呼吸衰竭加重。可让患者采取头偏向一侧，频频做深呼吸动作。如严重呼吸困难的应进行气管插管，多适用于意识不清的患者；或气管切开，多用于意识清醒的患者。当有大量痰液、血液、误吸的胃内容物等阻塞气道时，充分有效的负压吸引和体位引流常可立即解除梗阻，改善通气。有支气管痉挛时要用平喘解痉药以扩张支气管，可选用 β_2-肾上腺素受体激动剂、抗胆碱药、糖皮质激素或茶碱类药物等，如氨茶碱、甲泼尼龙。在急性呼吸衰竭时，主要经静脉给药。排痰不畅可用祛痰药口服或雾化吸入湿化呼吸道，利于排痰。对久病体弱的老人无力咳痰或呼吸道感染，因缺氧或二氧化碳潴留而意识不清咳嗽反射消失者或咳嗽反射不灵敏的危重症，呼吸道分泌物用纤维支气管镜吸出，对于气道内痰液黏稠不能吸出的病例可行支气管肺泡灌洗取得疗效。

（三）氧疗

通过增加吸入氧浓度来纠正患者缺氧状态的治疗方法即为氧疗。对于急性呼吸衰竭患者，应给予氧疗。确定吸氧浓度的原则是保证动脉血氧分压迅速提高到 60 mmHg 或脉搏血氧饱和度达 90％以上的前提下，尽量减低吸氧浓度。I 型呼吸衰竭的主要问题为氧合功能障碍而通气功能基本正常，较高浓度（＞35％）给氧可以迅速缓解低氧血症而不会引起 CO_2 潴留。对于伴有高碳酸血症的急性呼吸衰竭，往往需要低浓度给氧。

（四）机械通气

急性呼吸衰竭时予以机械通气主要目的是保证适合患者代谢所需的肺泡通气量、充分供氧和纠正低氧血症。急性呼吸衰竭患者昏迷逐渐加深，呼吸不规则或出现暂停，呼吸道分泌物增多，咳嗽和吞咽反射明显减弱或消失时，应行气管插管使用机械通气。主要并发症为通气过度，造成呼吸性碱中毒；通气不足，加重原有的呼吸性酸中毒和低氧血症；出现血压下降、心排血量下降、脉搏增快等循环功能障碍；气道压力过高可致气压伤，如气胸、纵隔气肿等；有创人工气道长期存在，可并发呼吸机相关肺炎。近年来，经鼻/面罩行无创正压通气，无须建立有创人工气道，简便易行，用于急性呼吸衰竭的治疗取得良好的效果，与机械通气相关的严重并发症的发生率低，但患者应具备以下基本条件：

1. 清醒能够合作。
2. 血流动力学稳定。
3. 不需要气管插管保护（即患者无误吸、严重消化道出血、气道分泌物过多且排痰不利等情况）。
4. 无影响使用鼻/面罩的面部创伤。
5. 能够耐受鼻/面罩。

（五）呼吸兴奋剂

呼吸兴奋剂的使用原则：必须保持气道通畅，否则会促发呼吸肌疲劳，并进而加重二氧化碳潴留；脑缺氧、水肿未纠正而出现频繁抽搐者慎用；患者的呼吸肌功能基本正常；不可突然停药。主要适用于以中枢抑制为主、通气量不足引起的呼吸衰竭，对以肺炎、肺水肿、弥散性肺纤维化等病变引起的以肺换气功能障碍为主所导致的呼吸衰竭患者，不宜使用。常用的药物有尼可刹米和洛贝林，用量过大可引起不良反应。近年来这两种药物在西方国家几乎已被淘汰，取而代之的有多沙普仑，该药对于镇静催眠药过量引起的呼吸抑制和慢性阻塞性肺病并发急性呼吸衰竭有显著的呼吸兴奋效果。

（六）控制感染

严重感染、脓毒症、感染性休克及急性呼吸道感染等往往是引起呼吸衰竭的主要原因，不仅如此，在急性呼吸衰竭病程中，常因气管切开、机体抵抗力下降等原因而并发肺部感染，甚至全身感染。因此，控制感染是急性呼吸衰竭治疗的一个重要方面。存在感染时需合理地选用抗生素。无感染的临床症状时，不宜将抗生素作为常规使用。危重患者为预防感染，可适当选用抗生素。原则上抗生素选择应根据病原菌的种类，患者的血、尿、便、痰、分泌物、脑脊液等标本的细菌培养结果，以及对抗生素敏感试验结果来加以选择。临床上，由于病情不允许、情况紧急等，一般是根据肺部感染病原的流行病学特点选用抗生素。对严重感染、混合感染及中枢神经系统感染，均应联合应用抗生素，并兼顾患者全身状况及肝肾功能状态，以增加疗效及减少不良反应。抗生素除采用静脉、肌肉途径给药外，还可局部给药如雾化吸入和经气管内滴入，以提高疗效。

（七）一般支持疗法

电解质紊乱和酸碱平衡失调的存在，可以进一步加重呼吸系统乃至其他系统器官的功能障碍，并可干扰呼吸衰竭的治疗效果，因此应及时加以纠正。急性呼吸衰竭较慢性呼吸衰竭更易合并代谢性酸中毒，应积极纠正。对重症患者常需转入重症监护病房，集中人力物力积极抢救。危重患者应监测血压、心率，记录液体出入量。采取各种对症治疗，预防和治疗肺动脉高压、肺心病、肺性脑病、肾功能不全和消化道功能障碍等，特别要注意防治多器官功能障碍综合征。

十、诊疗探索

（一）东莨菪碱、纳洛酮救治急性有机磷类农药中毒致急性呼吸衰竭

东莨菪碱为中枢性抗胆碱药物，能解除平滑肌痉挛，抑制呼吸道腺体过度分泌，减轻气道阻塞，从而使通气得以改善；尚具有调节血管改善微循环的功能，起到活血化瘀的效果，既是呼吸循环的兴奋剂，又是微循环的疏通剂；更重要的是东莨菪碱对中枢神经系统有显著镇静作用，对呼吸中枢有兴奋作用，这是其他呼吸中枢兴奋所不具备的分离现象，用它来治疗急性有机磷类农药中毒所致急性呼吸衰竭，避免了一般呼吸中枢兴奋剂因对大脑皮质兴奋而加重抽搐的缺点。东莨菪碱与纳洛酮协同救治急性有机磷类农药中毒所致急性呼吸衰竭，可有效兴奋呼吸中枢，并镇静大脑皮质使患者安静，有

效拮抗纳洛酮所致躁动不安等副作用。临床研究发现，当发生急性有机磷类农药中毒患者在应激状态时，严重脑缺氧、脑水肿等因素引起体内释放内源性阿片样物质的量增加，抑制前列腺素和儿茶酚胺的心血管效应，严重抑制呼吸中枢，从而诱发或加重急性呼吸衰竭。纳洛酮是内源性阿片样物质的专一拮抗剂，可解除 β-内啡肽抑制前列腺素，增加心脏输出量，兴奋心肌，改善心功能；通过兴奋交感-肾上腺髓质系统，增强儿茶酚胺类物质的作用；并直接兴奋呼吸中枢，可使中毒患者呼吸频率增加，通气量增加。临床研究证明，纳洛酮静脉注射 1～2 min 后，即能有效逆转药物对中枢神经系统和呼吸中枢的抑制，其快速改善中毒所致的昏迷及严重的呼吸抑制效果是肯定的。此外，纳洛酮还可有效改善细胞三磷酸腺苷代谢，使细胞内环磷酸腺苷增多，血乳酸水平降低，稳定细胞膜，保护细胞功能。

（二）纤维支气管镜

主要应用于临床危重症的抢救，迅速有效。危重患者多因体衰无力或意识障碍，导致咳痰无力、咳嗽反射减弱或消失，使其排痰困难，甚至痰栓形成，气道阻塞而使通气功能障碍加重，易发生呼吸衰竭危及生命。常规吸痰术因吸痰管不易通过声门进入下呼吸道，吸痰效果不佳。建立人工气道者行机械通气后常由于湿化不够，气道干燥，使气道分泌物黏稠，引流不畅易致气道阻塞，通气阻力增加，通气效果不好。此时吸痰管虽可经气管套管进入下呼吸道，但仍为盲目吸引，部位、深度难以掌握，效果差；而应用纤支镜治疗，不仅可在直视下了解气道阻塞部位、程度，并明确阻塞原因，可迅速解除气道阻塞，畅通气道，纠正呼吸衰竭。另通过纤支镜局部注入有效抗生素，有利于控制感染，从而达到缩短住院时间、提高抢救成功率及减少死亡的目的。由于呼吸衰竭患者心肺功能一般较差，纤支镜操作为侵入性，对呼吸循环系统有潜在的危险性，操作过程存在着并发症，可发生严重并发症，如严重心律失常、心搏骤停等，因此应严格掌握适应证与禁忌证。对于急性呼吸衰竭患者，如果气道分泌物多不易自行咳出或合并肺不张时，及时给予纤支镜清除分泌物及灌洗，有利于迅速解除气道阻塞，改善肺部通气。支气管灌洗技术是目前较为安全、有效、简便及易被患者接受的治疗方法，值得临床推广应用。

十一、病因治疗

（一）慢性阻塞性肺病

1. 稳定期治疗。

（1）教育和劝导患者戒烟。因职业或环境粉尘、刺激性气体所致者，应脱离污染环境。

（2）支气管舒张药。包括短期按需应用以暂时缓解症状，及长期规则应用以预防和减轻症状。①β$_2$-肾上腺素受体激动剂：主要有沙丁胺醇气雾剂，100～200 μg/次，雾化吸入，疗效持续 4～5 h，每 24 h 不超过 8～12 喷。特布他林气雾剂也有同样作用。②抗胆碱药：是慢性阻塞性肺病常用的制剂，主要品种为异丙托溴铵气雾剂，雾化吸入，起效较沙丁胺醇慢，持续 6～8 h，40～80 μg/次，3～4 次/d。③茶碱类：茶碱缓释或控释片，0.2 g，早、晚各 1 次；氨茶碱，0.1 g，3 次/d。除以上支气管舒张剂外，尚有沙美特罗、福莫特罗等长效 β$_2$-肾上腺素受体激动剂，以及噻托溴铵等长效抗胆碱药，可用于慢性阻塞性肺病稳定期的维持治疗。

（3）祛痰药。对痰不易咳出者可应用，常用药物有氨溴索，30 mg，3 次/d，或羧甲司坦 0.5 g，3 次/d。

（4）长期家庭氧疗对慢性阻塞性肺病慢性呼吸衰竭者可提高生活质量和生存率。对血流动力学、运动能力、肺生理和精神状态均会产生有益的影响。其指征：①动脉血氧分压≤55 mmHg 或动脉血氧饱和度≤88％，有或没有高碳酸血症。②动脉血氧分压为 55～60 mmHg，或动脉血氧饱和度<89％，并有肺动脉高压、心力衰竭或红细胞增多症（红细胞比容>0.55）。一般用鼻导管吸氧，氧流量为 1～2 L/min，吸氧时间>15 h/d。目的是使患者在海平面、静息状态下，达到动脉血氧分压

≥60 mmHg 和（或）使动脉血氧饱和度升至 90％以上。

2. 急性加重期治疗。

（1）确定急性加重期的原因及病情严重程度。最多见的急性加重原因是细菌或病毒感染。

（2）根据病情严重程度决定门诊或住院治疗。

（3）支气管舒张药：药物同稳定期，应选择速效支气管扩张剂。有严重喘息症状者可给予较大剂量雾化吸入治疗，如应用沙丁胺醇 2 500 μg 或异丙托溴铵500 μg通过小型雾化吸入器给患者吸入治疗以缓解症状。

（4）控制性吸氧：发生低氧血症者可经鼻导管吸氧，或通过面罩吸氧。鼻导管给氧时，吸入的氧浓度与给氧流量有关，估算公式为吸入氧浓度（％）＝21＋4×氧流量（L/min）。一般吸入氧浓度为28％～30％，应避免吸入氧浓度过高引起二氧化碳潴留。

（5）抗生素：当患者呼吸困难加重、咳嗽伴痰量增加、有脓性痰时，应根据患者所在地常见病原菌类型及药物敏感情况积极选用抗生素治疗。如给予 β-内酰胺类/β-内酰胺酶抑制剂；第二代头孢菌素类、大环内酯类或喹诺酮类。如门诊可用阿莫西林/克拉维酸、头孢唑肟 0.25 g，3 次/d、头孢呋辛0.5 g，2 次/d、左氧氟沙星 0.5 g，1 次/d、莫昔沙星 0.4 g，1 次/d；较重者可应用头孢曲松 2 g 加于0.9％氯化钠中静脉滴注，1 次/d。住院患者当根据疾病严重程度和预计的病原菌更积极地给予抗生素，一般多静脉滴注给药。

（6）糖皮质激素：对需住院治疗的急性加重期患者可考虑口服泼尼松龙 30～40 mg/d；也可静脉给予甲泼尼龙，连续 5～7 d。

（二）支气管哮喘

其治疗目的为控制症状，防止病情恶化，尽可能保持肺功能正常，维持正常活动能力（包括运动），避免治疗副作用，防止不可逆气流阻塞，避免死亡。

1. 脱离变应原。部分患者能找到引起支气管哮喘发作的变应原或其他非特异性刺激因素，应立即使患者脱离变应原。这是防治支气管哮喘最有效的方法。

2. 药物治疗。

（1）缓解支气管哮喘发作：主要作用为舒张支气管，也称支气管舒张药。①β$_2$-肾上腺素受体激动剂（简称 β$_2$-受体激动剂）：主要通过作用于呼吸道的 β$_2$-受体，激活腺苷酸环化酶，使细胞内的环磷酸腺苷含量增加，游离 Ca^{2+} 减少，从而松弛支气管平滑肌，是控制支气管哮喘急性发作症状的首选药物。常用的短效 β$_2$-受体激动剂有沙丁胺醇、特布他林和非诺特罗，作用时间为 4～6 h。长效 β$_2$-受体激动剂尚具有一定的抗气道炎症，增强黏液-纤毛运输功能的作用。肾上腺素、麻黄碱和异丙肾上腺素，因其心血管不良反应多而已被高选择性的 β$_2$-受体激动剂所代替。用药方法可采用吸入、口服或静脉注射。首选吸入法，常用剂量为沙丁胺醇或特布他林气雾剂吸入，3～4 次/d，1～2 喷/次。通常5～10 min 即可见效，可维持 4～6 h。长效 β$_2$-受体激动剂如福莫特罗 4.5 μg，2 次/d，1 喷/次，可维持 12 h。持续雾化吸入多用于重症和儿童患者，如沙丁胺醇 5 mg 稀释在 5～20 mL 溶液中雾化吸入。沙丁胺醇或特布他林一般口服用法为 2.4～2.5 mg，3 次/d，15～30 min 起效，但心悸、骨骼肌震颤等不良反应较多。β$_2$-受体激动剂的缓释型及控释型制剂疗效维持时间较长，用于防治反复发作性支气管哮喘和夜间支气管哮喘。注射用药，用于重症支气管哮喘。一般每次用量为沙丁胺醇0.5 mg，滴速为 2～4 μg/min，易引起心悸，只在其他疗效无效时使用。②抗胆碱药：吸入抗胆碱药如异丙托溴铵为胆碱能 M 受体拮抗剂，可以阻断节后迷走神经通路，降低迷走神经兴奋性而起舒张支气管作用，并有减少痰液分泌的作用。与 β$_2$-受体激动剂联合吸入有协同作用，尤其适用于夜间支气管哮喘及多痰的患者，可用气雾剂吸入，3 次/d，25～75 μg/次或用 100～250 μg/mL 的溶液持续雾化吸入，约10 min 起效，维持 4～6 h，不良反应少，少数患者有口苦或口干感。选择性 M$_1$-受体、M$_3$-受体拮抗剂如噻托溴铵作用更强，持续时间更久（可达 24 h），不良反应更少。③茶碱类：氨茶碱剂量为 $6\sim10$ mg/(kg·d)，用于轻、中度支气管哮喘。静脉注射氨茶碱首次剂量为 $4\sim6$ mg/kg，注射速度不超过 0.25 mg/(kg·min)，静脉滴注维持量为 $0.6\sim0.8$ mg/(kg·h)。日注射量一般不超过 1 g。静脉给药主要应用于重、危症支气管哮喘。

（2）控制支气管哮喘发作：主要治疗支气管哮喘的气道炎症，也称抗炎药。①糖皮质激素：当前控制支气管哮喘发作最有效的药物，可分为吸入、口服和静脉用药。吸入治疗是目前推荐长期抗炎治疗支气管哮喘的最常用方法。常用吸入药物有倍氯米松、布地奈德、氟替卡松、莫米松等。长期使用较大剂量糖皮质激素者应注意预防全身性不良反应，如肾上腺皮质功能抑制、骨质疏松等。为减少吸入大剂量糖皮质激素的不良反应，可与长效 β_2-受体激动剂、控释茶碱或白三烯受体拮抗剂等联合使用。口服剂有泼尼松、泼尼松龙，用于吸入糖皮质激素无效或需要短期加强的患者。起始 $30\sim60$ mg/d，症状缓解后逐渐减量至 $\leqslant10$ mg/d，然后停用，或改用吸入剂。静脉用药：重度或重症支气管哮喘发作时应及早应用氢化可的松，注射后 $4\sim6$ h 起作用，常用量 $100\sim400$ mg/d，或甲泼尼龙（$80\sim160$ mg/d）起效时间更短（$2\sim4$ h）。地塞米松因在体内半衰期较长、不良反应较多，宜慎用，一般 $10\sim30$ mg/d。症状缓解后逐渐减量，然后改口服和吸入制剂维持。②LT 调节剂：扎鲁司特 20 mg，2 次/d，或孟鲁司特 10 mg，1 次/d。③色苷酸钠：为非糖皮质激素抗炎药物。色苷酸钠雾化吸入 $3.5\sim7$ mg 或干粉吸入 20 mg，$3\sim4$ 次/d。④其他药物：酮替芬和新一代组胺 H_1 受体拮抗剂阿司咪唑、曲尼司特、氯雷他定对轻症支气管哮喘和季节性支气管哮喘有一定效果，也可与 β_2-受体激动剂联合用药。

3. 急性发作期的治疗。

（1）轻度：每天定时吸入糖皮质激素（如 $200\sim500$ μg 倍氯米松），出现症状时吸入短效 β_2-受体激动剂，可间断吸入。效果不佳时可加用口服 β_2-受体激动剂控释片或小量茶碱控释片（200 mg/d），或加用抗胆碱药如异丙托溴铵气雾剂吸入。

（2）中度：吸入剂量一般为 $500\sim1\,000$ μg/d 倍氯米松，规则吸入 β_2-受体激动剂或联合抗胆碱药吸入或口服长效 β_2-受体激动剂。也可加用口服白三烯受体拮抗剂，若不能缓解，可持续雾化吸入 β_2-受体激动剂（或联合用抗胆碱药吸入），或口服糖皮质激素。必要时可用氨茶碱静脉注射。

（3）重度至危重度：持续雾化吸入 β_2-受体激动剂，或合并抗胆碱药；或静脉滴注氨茶碱或沙丁胺醇，加用口服白三烯受体拮抗剂；静脉滴注糖皮质激素如氢化可的松或甲泼尼龙，待病情得到控制和缓解后（一般 $3\sim5$ d），改为口服给药。注意维持水、电解质平衡，纠正酸碱失衡，当 pH 值 <7.2，且合并代谢性酸中毒时，应适当补碱；给予氧疗，如病情恶化缺氧不能纠正时，进行无创或有创机械通气。如并发气胸时，机械通气需在胸腔引流气体条件下进行。

4. 支气管哮喘的长期治疗。每天定量吸入糖皮质激素（$500\sim1\,000$ μg/d）。除按需吸入 β_2-受体激动剂，效果不佳时加用吸入型长效 β_2-受体激动剂，或口服 β_2-受体激动剂控释片，或口服小剂量控释茶碱或白三烯受体拮抗剂等，也可加用吸入长效抗胆碱药。若仍有症状，需规律口服泼尼松或泼尼松龙的长期服用者，尽可能将剂量维持于 $\leqslant10$ mg/d。或给予抗 IgE、抗白介素-5 等治疗。以上方案为基本原则，但必须个体化，联合应用，以最小的剂量、最简单的联合、最少的不良反应达到最佳控制症状为原则，每 $3\sim6$ 个月对病情进行 1 次评估，然后再根据病情进行调整治疗方案，或升级或降级治疗。

5. 免疫疗法。

（三）各种肺炎

1. 一般支持治疗。患者应卧床休息，注意保暖，进食易消化食物。发热者应多饮水，必要时静脉补液。高热者应物理降温或用退热药。有气急、发绀等缺氧症状者，以鼻导管给氧刺激性咳嗽剧烈者可给可待因 15～30 mg，2～3 次/d。祛痰可用氯化铵、棕色合剂。

2. 抗菌药物治疗。抗生素可用于各种细菌性肺炎及预防病毒性肺炎合并细菌感染，针对致病菌并结合药敏试验用药。

（1）肺炎双球菌性肺炎：首选青霉素。成年轻症患者 80 万 U 肌内注射，3 次/d。较重者，宜 240 万～480 万 U 静脉滴注，每 6 h 1 次，重症及并发脑膜炎时，加至 1 000 万～3 000 万 U/d，均分 4 次静脉滴注。或用第一代或第二代头孢菌素类，如头孢噻吩、头孢唑啉、头孢孟多等。青霉素类及头孢菌素类用药前均应做皮肤过敏试验。对青霉素类过敏者，轻症可用红霉素 1.5 g/d 静脉滴注；或用林可霉素 2 g/d 静脉滴注。病情好转后可口服复方磺胺甲噁唑，2 次/d，每次 2 片；或头孢氨苄 0.5 g，每 6 h 1 次。

（2）葡萄球菌性肺炎：可用青霉素 300 万～1 000 万 U/d，分 4 次肌内注射或静脉滴注。对于院内和部分院外感染耐青霉素的葡萄球菌者，应投予 β-内酰胺抗生素，如苯唑西林、氯唑西林 4～6 g/d，分 2 次肌内注射或静脉滴注。还可用万古霉素 1～2 g/d 静脉滴注。红霉素、林可霉素或克林霉素也有一定疗效，头孢菌素类抗生素也可试用于耐青霉素的菌株。氨基糖苷类可与上述药物合用，并发脓胸、脑膜炎、心内膜炎及肾、脑、心肌转移性脓肿时，可用青霉素 1 000 万～3 000 万 U/d，分 4～6 次静脉滴注。

（3）克雷伯菌性肺炎：首选氨基糖苷类，如庆大霉素、卡那霉素、妥布霉素、阿米卡星等。哌拉西林与氨基糖苷类联用效果较好。重症宜加用头孢菌素类如头孢孟多、头孢西丁、头孢噻肟等。部分病例使用氯霉素、四环素及复方磺胺甲噁唑也有效。

（4）流感嗜血杆菌性肺炎：治疗应选择氨苄西林 100～150 mg/(kg·d) 肌内注射或静脉注射，或加用氯霉素 50～100 mg/(kg·d)。当细菌对氨苄西林耐药时可改用头孢菌素类如头孢曲松 100 mg/(kg·d) 或头孢呋辛 75 mg/(kg·d)。另外有人推荐用利福平 20 mg/(kg·d)，认为可减少儿童再次感染嗜血杆菌时对氨苄西林的耐药性。

（5）绿脓杆菌性肺炎：病死率高，宜联合使用抗生素。羧苄西林 20～30 g/d 静脉滴注；或采用头孢拉定、氨基糖苷类等抗生素治疗。

（6）肺炎支原体性肺炎：常用药物是红霉素，成人 500 mg，每 6 h 1 次；8 岁以下儿童 30～50 mg/(kg·d)。也可选用罗红霉素或阿奇霉素治疗。

（7）真菌性肺炎：治疗药物可选择两性霉素 B、米康唑、酮康唑、氟康唑、伊曲康唑等药物治疗。

（四）肺栓塞

1. 一般治疗。卧床休息，吸氧，严重胸痛时予以吗啡 5～10 mg 皮下注射。

2. 溶栓治疗。适用于高危患者，可采用尿激酶 2 万 U/kg 加入 100 mL 的 0.9％氯化钠或 5％葡萄糖注射液中，于 2 h 滴完，每 4 h 测 1 次活化部分凝血活酶时间，当其恢复至对照组 1.5～2.5 倍时，给予低分子量肝素 0.3～0.4 mL 皮下注射，2 次/d，共 7 d。

3. 抗凝治疗。首选肝素，其用法为 2 000～3 000 U/h 静脉滴注，继之以 1 000～1 200 U/h 维持；或用肝素 500 U/h 静脉注射，每 6～8 h 使用 1 次，24 h 后剂量减半。

4. 手术治疗。主要用于大肺动脉栓塞、处于严重休克或低氧血症经内科治疗无效者、抗凝或溶栓治疗有禁忌者。

（五）急性脑血管疾病

根据各种不同病因引起的脑血管疾病采取相应的治疗措施，对呼吸衰竭的治疗，急性脑血管疾病所引起的呼吸衰竭，同其他系统疾病所引起的呼吸衰竭并不完全相同。

1. 降低颅内压。

（1）甘露醇：一般以 25％的甘露醇 250 mL 静脉滴注，最好在 30 min 内滴完，在紧急情况下可静脉注射，一般 2～3 次/d，必要时可增加一点，但 24 h 总量最多不要超过 1 500 mL。提倡小剂量用药，以防肾脏损害。多次连续使用甘露醇应密切观察病情变化，防止加重肺水肿、过度脱水、电解质紊乱，有冠心病、心肌梗死、肾功能不全者应慎用。

（2）甘油：对于成年患者，10%复方甘油 500 mL，1 次/d，最好不要超过 2 次，滴注速度每分钟不要超过 2 mL。滴速过快可能出现溶血现象，发生血红蛋白尿，应严格控制滴注速度，一旦发生血尿或血红蛋白尿，应及时停药，恢复后可以继续使用。

（3）呋塞米：主要用于脑疝已经形成、呼吸已将停止的紧急情况下，或者心功能不全及肾功能衰竭、不宜用甘露醇者，或者甘露醇用后乃不足以降低颅内压者，则应用或加用呋塞米。20～80 mg/次肌内注射或静脉滴注，可 4～8 h 1 次，其剂量、时间可根据病情而定，在脑疝已形成，呼吸已经停止或者将要停止的情况下，1 次可用 100 mg 或者更大，可以 1 h 甚至半小时重复 1 次。

（4）人血白蛋白：应用上述脱水剂效果不佳时，可加用人血白蛋白 5～10 g，溶解于 0.9%氯化钠 250 mL，1～2 次/d，连用 5～10 d。

（5）糖皮质激素：地塞米松 10～20 mg，加入 5%的葡萄糖注射液内静脉注射或者静脉滴注，在紧急情况下，1 次剂量可加大到 60 mg 以上。在急性及血管意外的患者，一般情况下，不主张连续的长期使用激素，以避免其副作用。

2. 调整血压。在急性脑血管病时，特别是出血性脑血管病，尤其是蛛网膜下腔出血的患者，新近的大量动物和临床研究证明，不再提倡降低血压，或者控制高血压，只需要适当调整血压即可。

3. 控制感染。急性脑血管意外患者不一定都要常规进行抗感染治疗，但是只要发生呼吸衰竭的患者，不管是否有全身或局部感染的征象，都应该常规进行抗感染治疗，要早做细菌培养和药物敏感试验，选择敏感的抗生素，一般情况下，呼吸衰竭的患者，选用抗生素的级别要高一些。

4. 纠正水、电解质失衡。治疗原则：

（1）要求合理用药，在重症脑血管意外患者，一旦发生呼吸衰竭，要多进行几次血气、电解质的检查，一旦发现异常更应及时处理。

（2）一定不要按经验进行治疗，切忌缺什么补什么。

（3）对于钾、钠宁可偏低勿高的原则。

（4）对于酸、碱宁可偏酸勿碱的原则。

（六）重症肌无力

1. 药物治疗。

（1）抗胆碱酯酶药物：如口服新斯的明。

（2）极化液加新斯的明 0.5～2 mg、地塞米松 5～15 mg 静脉滴注，1 次/d，10～12 次为 1 个疗程。

（3）免疫抑制剂：根据免疫功能情况分别应用：如①口服泼尼松；②静脉滴注环磷酰胺；③硫唑嘌呤。

2. 胸腺治疗。可考虑胸腺切除术，或^{60}Co 做放射源行胸腺放射治疗。

3. 血液疗法。有条件时可使用血浆置换疗法。

十二、最新进展

近年来，通过鼻罩或面罩连接呼吸机和患者的无创正压通气技术得到广泛使用，并成为慢性阻塞性肺病急性加重期、急性肺损伤、急性呼吸窘迫综合征、急性心源性肺水肿、重症支气管哮喘等所致急性呼吸衰竭的重要呼吸支持手段。

（一）适应证

目前有关无创正压通气的适应证尚无统一标准，与呼吸衰竭的严重程度、基础疾病、意识状态、感染的严重程度、是否存在多器官功能损害等多种因素相关，也与应用者的经验和治疗人力设备条件有关。在没有紧急插管、危及生命情况或明确的禁忌证的前提下，可试行无创正压通气1~2 h，根据治疗后的反应来决定是气管插管还是继续无创正压通气。目前，国内外在慢性阻塞性肺病急性加重期应用无创正压通气较多，疗效确切，无创正压通气主要适合于轻、中度呼吸衰竭的患者。无创正压通气的禁忌证可分为绝对禁忌证和相对禁忌证。

（二）绝对禁忌证

1. 心跳或呼吸停止。
2. 自主呼吸微弱、昏迷。
3. 误吸危险性高，不能清除口咽及上呼吸道分泌物，呼吸道保护能力差。
4. 鼻咽腔永久性的解剖学异常。
5. 合并其他器官功能衰竭（血流动力学不稳定、不稳定的心律失常、消化道大出血或穿孔、严重脑部疾病等）。
6. 颈面部创伤、烧伤及畸形。
7. 近期面部、颈部、口腔、咽腔、食道及胃部手术后。
8. 不合作。

（三）相对禁忌证

1. 气道分泌物多和（或）排痰障碍。
2. 严重感染。
3. 极度紧张。
4. 严重低氧血症（动脉血氧分压<45 mmHg）、严重酸中毒（pH值≤7.2）。
5. 近期上腹部手术后（尤其是需要严格胃肠减压者）。
6. 严重肥胖。
7. 上呼吸道机械性阻塞。昏迷患者仍应首选气管插管有创机械通气，应避免对有绝对禁忌证的患者应用无创正压通气。而对于相对禁忌证者，应该权衡利弊，综合考虑。具体来说，在没有绝对禁忌证的呼吸衰竭患者中，应用无创正压通气治疗1~4 h，如果临床状况和血气好转（动脉血二氧化碳分压下降>16%，pH值>7.3，氧合指数>164 mmHg），则继续应用无创正压通气，如动脉血气分析无好转，则预示无创正压通气失败，应立即改为有创机械通气。

（四）无创正压通气的参考操作程序

1. 评估患者及选择合适的监护条件。
2. 对患者说明无创正压通气的必要性，鼓励患者积极配合。
3. 患者取坐位或卧位（头高30°以上，注意上呼吸道的通畅）。
4. 选择合适的连接器（罩或接口器等）。
5. 佩带头带（鼓励患者扶持罩，避免固定带的张力过高）。
6. 选择呼吸机和通气模式。
7. 开启和连接呼吸机。
8. 开始应用时用较低压力，用自主触发的模式，吸气压8~12 cmH_2O，呼气压3~5 cmH_2O。
9. 逐渐增加吸气压至10~20 cmH_2O，直到患者能够耐受的最高压力或潮气量达10~15 mL/kg，最终以达到缓解呼吸困难，减慢呼吸频率，增加潮气量和理想的人机同步性为目标。
10. 监测患者的血氧饱和度，需要时加大氧流量，使动脉血氧饱和度>90%。
11. 经常检查是否漏气。
12. 注意观察是否有不良反应的出现并及时处理。

13. 对躁动的患者，慎重使用浅镇静剂。

14. 间歇检测血气（开始 1～2 h 后按需而定）。

李建国　陈锋　张在其

第十一节　慢性呼吸衰竭

一、基本概念

慢性呼吸衰竭指一些慢性疾病，如慢性阻塞性肺病、肺结核、间质性肺疾病、神经肌肉病变等，其中以慢性阻塞性肺病最常见，造成呼吸功能的损害逐渐加重，经过较长时间发展为呼吸衰竭。早期虽有低氧血症或伴高碳酸血症，但机体通过代偿适应，生理功能障碍和代谢紊乱较轻，仍保持一定的生活活动能力，动脉血气分析检查 pH 值在正常范围（7.35～7.45）。另一种临床较常见的情况是在慢性呼吸衰竭的基础上，因合并呼吸系统感染、气道痉挛或并发气胸等情况，病情急性加重，在短时间内出现动脉血氧分压显著下降和动脉血二氧化碳分压显著升高，称为慢性呼吸衰竭急性加重。

二、常见病因

慢性呼吸衰竭多由支气管-肺疾病引起，如慢性阻塞性肺病、严重肺结核、肺间质纤维化、尘肺等。胸廓和神经肌肉病变如胸部手术、外伤、广泛胸膜增厚、胸廓畸形、脊髓侧索硬化症等，也可导致慢性呼吸衰竭。

三、发病机制

各种病因通过引起肺泡通气不足、弥散障碍、肺泡通气/血流比例失调和肺内动-静脉解剖分流增加四个主要机制，使通气和（或）换气过程发生障碍，导致呼吸衰竭。临床上单一机制引起的呼吸衰竭很少见，往往是多种机制并存或随着病情的发展先后参与发挥作用。

四、临床特征

慢性呼吸衰竭的临床表现与急性呼吸衰竭大致相似，但以下几个方面有所不同。

（一）呼吸困难

慢性阻塞性肺病所致的呼吸衰竭，病情较轻时表现为呼吸费力伴呼气延长，严重时发展成浅快呼吸。若并发 CO_2 潴留、动脉血二氧化碳分压升高过快或显著升高以致发生 CO_2 麻醉时，患者可由呼吸过速转为浅慢呼吸或潮式呼吸。

（二）精神神经症状

慢性呼吸衰竭伴 CO_2 潴留时，随动脉血二氧化碳分压升高可表现为先兴奋后抑制现象。兴奋症状包括失眠、烦躁、躁动、夜间失眠而白天嗜睡（昼夜颠倒现象）。但此时切忌用镇静或催眠药，以免加重 CO_2 潴留，发生肺性脑病。肺性脑病表现为意识淡漠、肌肉震颤或扑翼样震颤、间歇抽搐、昏睡、甚至昏迷等。也可出现腱反射减弱或消失，锥体束征阳性等。此时应与合并脑部病变作鉴别。

（三）循环系统表现

CO_2 潴留使外周体表静脉充盈、皮肤充血、温暖多汗、血压升高、心排血量增多而致脉搏洪大；多数患者有心率加快；因脑血管扩张产生搏动性头痛。

五、辅助检查

慢性呼吸衰竭和急性呼吸衰竭大致相同。呼吸衰竭因病因不同，病史、症状、体征和实验室检查结果都不尽相同。除原发疾病和低氧血症导致的临床表现外，呼吸衰竭的诊断主要依靠动脉血气分析，尤其是动脉血氧分压和动脉血二氧化碳分压的测定。

（一）动脉血气分析检查

呼吸衰竭的诊断标准是在海平面、静息状态、呼吸空气的条件下，动脉血氧分压<60 mmHg，伴或不伴动脉血二氧化碳分压>50 mmHg。单纯动脉血氧分压<60 mmHg 为Ⅰ型呼吸衰竭；若伴有动脉血二氧化碳分压>50 mmHg，则为Ⅱ型呼吸衰竭。pH 值可反映机体的代偿状况，有助于对急性呼吸衰竭或慢性呼吸衰竭加以鉴别。当动脉血二氧化碳分压升高、pH 值正常时，称为代偿性呼吸性酸中毒；若动脉血二氧化碳分压升高、pH 值<7.35，则称为失代偿性呼吸性酸中毒。

（二）肺功能检测

尽管在某些重症患者，肺功能检测受到限制，但肺功能检测有助于判断原发疾病的种类和严重程度。通常的肺功能检测是肺量测定，包括肺活量、用力肺活量、第 1 秒用力呼气肺活量和呼气峰流速等，这些检测简便易行，有助于判断气道阻塞的严重程度。呼吸肌功能测试能够提示呼吸肌无力的原因和严重程度。

（三）胸部影像学检查

包括胸部 X 线片、胸部 CT 和放射性核素肺通气/灌注扫描等，有助于分析引起呼吸衰竭的原因。

六、诊断思路

（一）病史

有发生慢性呼吸衰竭的病因，由支气管-肺疾病引起，如慢性阻塞性肺病、严重肺结核、肺间质纤维化、尘肺等。胸廓和神经肌肉病变如胸部手术、外伤、广泛胸膜增厚、胸廓畸形、脊髓侧索硬化症等，也可导致慢性呼吸衰竭。

（二）临床表现

有缺氧或伴有二氧化碳潴留的临床表现如呼吸困难、发绀、精神神经症状、心血管系统表现等。

（三）动脉血气分析

呼吸衰竭很大程度依靠动脉血气分析的结果。一般说来在海平面、静息状态、呼吸空气条件下，动脉血氧分压<60 mmHg，动脉血二氧化碳分压正常或低于正常时即为低氧血症型或Ⅰ型呼吸衰竭；若动脉血氧分压<60 mmHg，动脉血二氧化碳分压>50 mmHg 时即为高碳酸血症或Ⅱ型呼吸衰竭。慢性呼吸衰竭的动脉血气分析和急性呼吸衰竭大致相同，但在临床上Ⅱ型呼吸衰竭患者还常见于另一种情况，即吸氧治疗后，动脉血氧分压>60 mmHg，但动脉血二氧化碳分压仍升高。

（四）胸部 X 线

是明确呼吸衰竭的发生原因和病变范围、程度的重要的辅助检查。根据胸部 X 线能了解心脏及气管的状态、骨折、气胸或血胸的存在，以及有无肺炎、肺水肿、肺实变、肺不张等改变。但需注意的是，胸部 X 线片所见与临床上呼吸衰竭或动脉血气分析在时期上不同步或不一致。

（五）其他检查

胸部 CT 和放射性核素肺通气/灌注扫描等，有助于分析引起呼吸衰竭的原因。

七、临床诊断

（一）慢性阻塞性肺病引起的慢性呼吸衰竭

1. 临床表现。

（1）慢性阻塞性肺病原有的临床表现：慢性咳嗽、咳痰，常晨间明显，夜间有阵咳或排痰，一般为白色黏液或浆液性泡沫性痰，气短或呼吸困难，喘息和胸闷。可出现桶状胸，呼吸变浅，频率增快，呼吸音减弱，呼气延长，部分患者可闻及干湿性啰音。在疾病过程中，短期内咳嗽、咳痰、气短和（或）喘息加重、痰量增多，呈脓性或黏液脓性，可伴发热等症状为急性加重期。

（2）缺 O_2 和 CO_2 潴留所致的各脏器损害：呼吸功能紊乱，发绀，神经精神症状，心血管功能障碍，肝肾功能障碍，酸碱失衡及电解质紊乱。

2. 实验室检查。胸部 X 线，肺功能检查 $FEV_1/FVC<70\%$ 及第 1 秒用力呼气肺活量 $<80\%$ 预计值可确定为不能完全可逆的气流受限，动脉血气分析结果缺 O_2 和 CO_2 潴留伴有呼吸性酸中毒。

（二）肺结核

1. 临床表现。多数病例有结核中毒症状和呼吸道症状，如午后潮热、盗汗、消瘦、咳嗽、咳痰、咯血等。支气管内膜结核者主要表现为顽固性刺激性咳嗽，逐渐出现气促或喘息。

2. 胸部 X 线改变。

3. 痰细菌学检查。痰找抗酸菌，荧光抗体找结核杆菌和结核杆菌培养。

4. 结核纯蛋白衍生物皮试。

5. 实验室检查。①血抗结核抗体；②血腺苷脱氨酶；③红细胞沉降率。

6. 支气管镜和病理活检。

（三）间质性肺疾病

1. 病史。既往有职业接触史和用药史，职业性的粉尘接触可以在 10～20 年后才出现间质性肺疾病的症状。

2. 临床表现为渐进性劳力性呼吸困难、限制性通气功能障碍伴弥散功能降低、低氧血症和影像学上的双肺弥散性病变，病程多缓慢进展，逐渐丧失肺泡-毛细血管功能单位，最终发展为弥散性肺纤维化和蜂窝肺，导致呼吸衰竭而死亡。

3. 肺活检。通过经支气管肺活检或外科肺活检获取肺组织进行病理学检查，是临床上诊断间质性肺疾病的重要手段。

八、鉴别诊断

（一）心源性肺水肿

发生的原因主要是由于急性左心力衰竭。凡是引起急性左心力衰竭的疾病，都可导致急性肺水肿的发生，引起呼吸困难，出现与呼吸衰竭相似的临床表现。如急性心肌炎、急性心肌梗死、急性心力衰竭、高血压心脏病、风心病。心源性肺水肿，多数患者无急性感染的临床表现，肺水肿的出现是一种慢性进行性过程，患者除了慢性呼吸困难和长期肺部湿性啰音不能吸收外，尚有心脏病的各种体征，如高血压、心脏扩大、明显的杂音、心律不齐、心电图等异常表现，胸部 X 线显示心界扩大，两侧肺门血管扩张增粗、阴影扩大，并自肺门向外呈扇形扩散。而慢性呼吸衰竭并无这些特征，且经强心、利尿、扩血管等措施纠正心力衰竭后，肺水肿可吸收好转，呼吸困难可缓解，肺部湿性啰音可减轻或消失。

（二）慢性阻塞性肺病

既往有慢性阻塞性肺病危险因素的接触史，慢性咳嗽、咳痰，常晨间明显，夜间有阵咳或排痰，一般为白色黏液或浆液性泡沫性痰，气短或呼吸困难，喘息和胸闷。可出现桶状胸，呼吸变浅，频率增快，呼吸音减弱，呼气延长，部分患者可闻及干湿性啰音。通过胸部 X 线检查及肺功能检查可明确诊断，使用支气管扩张剂后 $FEV_1/FVC<70\%$ 可以确认存在不可逆的气流受限。确诊需要根据第 1 秒用力呼气肺活量占预计值的百分比进行功能分级。给予支气管舒张药能明显减轻症状。慢性呼吸衰竭时，除了有呼吸困难等症状外，动脉血气分析结果常显示缺 O_2 和 CO_2 潴留伴有呼吸性酸中毒。氧疗、机械通气有利于慢性阻塞性肺病患者减轻症状。

九、救治方法

慢性呼吸衰竭多有一定的基础疾病，但急性发作可直接危及生命，必须进行及时而有效的抢救。呼吸衰竭处理的原则是保持呼吸道通畅条件下，改善缺 O_2 和纠正 CO_2 潴留，以及代谢功能紊乱，从而为基础疾病和诱发因素的治疗争取时间和创造条件，但具体措施应结合患者的实际情况而定。

（一）建立通畅的气道

在氧疗和改善通气之前，必须采取各种措施，使呼吸道保持通畅。如用多孔导管通过口腔、咽喉部，将分泌物或胃内反流物吸出。痰黏稠不易咳出，用溴己新喷雾吸入，也可保留环甲膜穿刺塑料管，注入 0.9% 氯化钠稀释分泌物，或用支气管解痉剂扩张支气管，必要时可给予糖皮质激素吸入缓解支气管痉挛；还可用纤支镜吸出分泌物。如经上述处理效果差，则采用经鼻气管插管或气管切开，建立人工气道。

（二）氧疗

是通过提高肺泡内氧分压，增加 O_2 弥散能力，提高动脉血氧分压和血氧饱和度，增加可利用的氧。

1. 缺氧不伴二氧化碳潴留的氧疗对低肺泡通气、氧耗量增加，以及弥散功能障碍的患者可较好地纠正缺氧；通气/血流比例失调的患者提高吸入氧浓度后，可增加通气不足肺泡氧分压，改善它周围毛细血管血液氧的摄入，使动脉血氧分压有所增加。对弥散性肺间质性肺炎、间质性肺纤维化、肺间质水肿、肺泡细胞癌及癌性淋巴管炎的患者，主要表现为弥散损害、通气/血流比例失调所致的缺氧，并刺激颈动脉窦、主动脉体化学感受器引起通气过度，动脉血二氧化碳分压偏低，可给予吸较高氧浓度（35%～45%），纠正缺氧，通气随之改善。但晚期患者吸高浓度氧效果较差。对肺炎所致的实变、肺水肿和肺不张引起的通气/血流比例失调和肺内动脉分流性缺氧，因氧疗并不能增加分流静脉血的氧合，如分流量<20%，吸入高浓度氧（>50%）可纠正缺氧；若超过 30%，其疗效差，如长期吸入高浓度氧会引起氧中毒。

2. 缺氧伴明显二氧化碳潴留的氧疗其氧疗原则应给予低浓度（<35%）持续给氧。

3. 氧疗的方法常用的氧疗为鼻导管或鼻塞吸氧，吸入氧浓度与吸入氧流量大致呈如下关系：$FiO_2=21+4\times$ 吸入氧流量（L/min）。但应注意同样流量，鼻塞吸入氧浓度随吸入每分通气量的变化而变化。如给低通气量吸入，实际氧浓度要比计算的值高；高通气时则吸入的氧浓度比计算的值要低些。

面罩供氧是通过 Venturi 原理，利用氧射流产生负压，吸入空气以稀释氧，调节空气进量可控制氧浓度在 25%～50% 范围内，面罩内氧浓度稳定，不受呼吸频率和潮气量的影响。其缺点是进食、咳痰不便。

氧疗一般以生理和临床的需要来调节吸入氧浓度，使动脉血氧分压达 60 mmHg 以上，或动脉血氧饱和度为 90% 以上。氧耗量增加时，如发热可增加吸入氧浓度。合理的氧疗提高了呼吸衰竭的疗效，如慢性阻塞性肺病呼吸衰竭患者长期低浓度氧疗（尤在夜间）能降低肺循环阻力和肺动脉压，增强心肌收缩力，从而提高患者活动耐力和延长存活时间。

（三）增加通气量、减少 CO_2 潴留

CO_2 潴留是肺泡通气不足引起的，只有增加肺泡通气量才能有效地排出 CO_2。机械通气治疗呼吸衰竭疗效已肯定；而呼吸兴奋剂的应用，因其疗效不一，尚存在争论。现简介如下：

1. 合理应用呼吸兴奋剂。呼吸兴奋剂刺激呼吸中枢或周围化学感受器，通过增强呼吸中枢兴奋性，增加呼吸频率和潮气量以改善通气。与此同时，患者的氧耗量和 CO_2 产生量也相应增加，且与通气量成正相关。由于其使用简单、经济，且有一定疗效，故仍较广泛使用于临床，但应掌握其临床适应证。患者低通气量若因中枢抑制为主，呼吸兴奋剂疗效较好；慢性阻塞性肺病呼吸衰竭时，因支气管-肺病变、中枢反应性低下或呼吸肌疲劳而引起低通气量，此时应用呼吸兴奋剂的利弊应按上述三种因素的主次而定。在神经传导系统和呼吸肌病变，以及肺炎、肺水肿和肺广泛间质纤维化的换气功能障碍者，则呼吸兴奋剂有弊无利，不宜使用。在应用呼吸兴奋剂的同时，应重视减轻胸、肺和气道的机械负荷，如分泌物的引流、支气管解痉剂的应用、消除肺间质水肿和其他影响胸肺顺应性的因素。否则通气驱动会加重气急和增加呼吸功，同时需增加吸入氧浓度。此外，还要充分利用一些呼吸兴奋剂的意识恢复作用，要鼓励患者咳嗽、排痰，保持呼吸道的通畅。必要时可配合鼻或口鼻面罩机械通气支持。尼可刹米是目前常用的呼吸中枢兴奋剂，增加通气量，也有一定的促醒作用。嗜睡的患者可先静脉缓慢注射 $0.375 \sim 0.75$ g，随即以 $3 \sim 3.75$ g 加入 500 mL 液体中，按 $25 \sim 30$ 滴/min 静脉滴注。密切观察患者的睫毛反应、意识改变，以及呼吸频率、幅度和节律，随访动脉血气，以便调节剂量。如出现皮肤瘙痒、烦躁等副反应，须减慢滴速。若经 $4 \sim 12$ h 未见效，或出现肌肉抽搐严重反应，则应停用，必要时改换机械通气支持。

2. 合理应用机械通气。随着呼吸生理和病理生理的发展，鼻和口鼻面罩、人工气道、呼吸监护和呼吸机性能的不断完善，机械通气可使呼吸衰竭患者的生存率明显提高。实践证明，机械通气治疗呼吸衰竭的成败，除与呼吸机的性能有关外，更重要的是医务人员能随时掌握呼吸衰竭患者的病理生理变化，合理应用机械通气。通过增加通气量和提供适当的氧浓度，可在一定程度上改善换气功能和减少呼吸功的消耗，使呼吸衰竭患者缺氧、CO_2 潴留和酸碱平衡失调能得到不同程度的改善和纠正，一般不致死于呼吸衰竭。还应注意防治可能致死的气道感染、分泌物阻塞气道、高压肺创伤等并发症。即使在一些严重的呼吸衰竭合并多脏器功能衰竭的患者，经机械通气治疗后，由于改善了患者心、脑、肾、肝等脏器的供氧和机体内在环境，再给予鼻饲或静脉营养支持，为患者恢复创造条件，拯救了不少垂危患者的生命。

对轻、中度意识尚清，能配合的呼吸衰竭患者，可做鼻或口鼻面罩机械通气；病情严重，意识虽清但不合作、昏迷或有呼吸道大量分泌物的患者，应及时建立人工气道，如经鼻（或口）气管插管机械通气，选用带组织兼容性好的高容低压气囊（<33.66 cmH$_2$O）的聚氯乙烯或硅胶导管，导管能保留半月以上，避免使用乳胶低容高压的气囊的橡皮导管，因其反应大，可引起气道黏膜明显充血、水肿、糜烂，乃至溃疡。在肺功能极差、反复发生呼吸衰竭、分泌物多、机体极度虚弱、营养不良、需长期机械通气支持的患者，可做气管切开，长期留置气管套管进行机械通气治疗。

在使用呼吸机之前医务人员一定要了解患者呼吸的病理生理，给予相适应的潮气量、呼吸频率和呼吸之比等各种参数，如阻塞性通气需潮气量偏大，频率慢，呼气稍长的呼吸，而限制性通气患者则相反。可通过手捏简易呼吸囊做辅助呼吸过渡，随后再进行机械通气，并监测患者的临床表现，如胸廓活动度、气道压和血氧饱和度的变化等，一般 20 min 后随访动脉血气再进一步调整呼吸机参数。在机械通气的不同时期，应选用不同的通气方式，如相当于手控呼吸囊辅助通气的控制或称辅助间歇正压通气、呼气末正压通气、同步间歇指令通气、压力支持通气。还可将不同通气形式组合，如呼气末正压＋压力支持通气相结合为双水平正压通气。呼气末正压改善换气功能，同步间歇指令通气和压力支持通气有利脱离呼吸机，以达到避免过度通气或通气不足。减少对循环系统的影响。在机械通气期间要加强呼吸道和呼吸机管理。如做好呼吸道的湿化、分泌物的吸引，保持呼吸道通畅；呼吸机的清洁消毒和维修，避免交叉感染等。特别要强调的是必须加强呼吸和循环的监护，及早发现问题，分析

问题，并妥善给予解决，从而充分发挥机械通气治疗呼吸衰竭的积极作用，做到合理而又有效地应用机械通气，提高其疗效，减少并发症的发生。

（四）纠正酸碱平衡失调和电解质紊乱

在呼吸衰竭的诊治过程中，常见有以下几种类型的酸碱平衡失调。

1. 呼吸性酸中毒。由于肺泡通气不足，CO_2 在体内潴留产生高碳酸血症，改变了 $NaHCO_3/H_2CO_3$ 的正常比例 1/20，产生急性呼吸性酸中毒。慢性呼吸衰竭患者，通过血液缓冲系统的作用和肾脏的调节（分泌 H^+，吸收 Na^+ 与 HCO_3^- 相结合成 $NaHCO_3$），使 pH 值接近正常。呼吸性酸中毒并代谢性酸中毒可以用碱剂（5％$NaHCO_3$）暂时纠正 pH 值，但会使通气减少，进一步加重 CO_2 潴留，所以没有去除产生酸中毒的根本原因。只有增加肺泡通气量才能纠正呼吸性酸中毒。

2. 呼吸性酸中毒合并代谢性酸中毒。由于低氧血症、血容量不足、心排血量减少和周围循环障碍，体内固定酸如乳酸等增加，肾功能损害影响酸性代谢产物的排出。因此在呼吸性酸中毒的基础上可并发代谢性酸中毒。阴离子中的固定酸增多，HCO_3^- 相应减少，pH 值下降。酸中毒使钾离子从细胞内向细胞外转移，血 K^+ 增加，HCO_3^- 减少，血 Cl^- 出现扩张性升高，Na^+ 向细胞内移动。治疗时，除了因酸中毒严重影响血压，或是在 pH 值＜7.25 时才补充碱剂，因 $NaHCO_3$ 会加重 CO_2 潴留危险（$NaHCO_3 + HAC \rightarrow NaAC + H_2O + CO_2$）。此时应提高通气量以纠正 CO_2 潴留，并治疗代谢性酸中毒的病因。

3. 呼吸性酸中毒合并代谢性碱中毒。在慢性呼吸性酸中毒的治疗过程中，常由于应用机械通气，使 CO_2 排出太快；补充碱性药物过量；应用糖皮质激素、利尿剂，以致排钾增多；或者因为纠正酸中毒，钾离子向细胞内转移，产生低钾血症。呕吐或利尿剂使血氯降低，也可产生代谢性碱中毒，pH 值偏高，BE 为正值。治疗时应防止以上发生碱中毒的医源性因素和避免 CO_2 排出过快，并给予适量氯化钾，以缓解碱中毒，一旦发生应及时处理。

4. 呼吸性碱中毒。此为无呼吸系统疾病的患者，发生心跳呼吸停止使用机械通气，因通气过度排出 CO_2 过多所致的呼吸性碱中毒。

5. 呼吸性碱中毒合并代谢性碱中毒。系慢性呼吸衰竭患者机械通气，在短期内排出过多 CO_2，且低于正常值；又因肾代偿，机体碳酸氢盐绝对量增多所致。

还可因处理不当，呼吸衰竭患者在呼吸性酸中毒和代谢性酸中毒基础上，又因低钾、低氯引起代谢性碱中毒的三重酸碱平衡失调。

（五）合理使用利尿剂

呼吸衰竭时，因肺间质、肺泡，以及细支气管黏膜水肿引起肺泡萎陷、肺不张而影响换气功能，又因呼吸衰竭时体内醛固酮增加和机械通气的使用增加抗利尿激素增多所致的水钠潴留。所以在呼吸衰竭心力衰竭时，试用呋塞米 10～20 mg 后，如有血氧饱和度上升，证实有使用利尿剂的指征。不过一定要在电解质无紊乱的情况时使用，并及时给以补充氯化钾、氯化钠（以消化道给药为主），以防发生碱中毒。

综上所述，在处理呼吸衰竭时，只要合理应用机械通气、给氧、利尿剂和碱剂，鼻饲和静脉补充营养和电解质，特别在肺心病较长期很少进食、服用利尿剂的患者更要注意。所以呼吸衰竭的酸碱平衡失调和电解质紊乱是有原因可查的，也是可以防治的。

（六）抗感染治疗

呼吸道感染常诱发呼吸衰竭，又因分泌物的积滞使感染加重，尤在人工气道机械通气和免疫功能低下的患者可反复发生感染，且不易控制感染。所以呼吸衰竭患者一定要在保持呼吸道引流通畅的条件下，根据痰菌培养及其药敏试验，选择有效的药物控制呼吸道感染。还必须指出，肺心病患者反复感染，且往往无发热、血白细胞水平不高等中毒症状，仅感气急加重、胃纳减退，如不及时处理，轻度感染也可导致失代偿性呼吸衰竭发生。

（七）防治消化道出血

对严重缺氧和 CO_2 潴留患者，应常规给予西咪替丁或雷尼替丁口服，以预防消化道出血。若出现大量呕血或柏油样大便，应输新鲜血，或胃内灌入去甲肾上腺素冰水。须静脉给 H_2-受体拮抗剂或奥美拉唑。防治消化道出血的关键在于纠正缺氧和 CO_2 潴留。

（八）休克

引起休克的原因繁多，如酸中毒和电解质紊乱、严重感染、消化道出血、血容量不足、心力衰竭，以及机械通气气道压力过高等，应针对病因采取相应措施。经治疗未见好转，应给予血管活性药如多巴胺、间羟胺等以维持血压。

（九）营养支持

呼吸衰竭患者因摄入热量不足和呼吸功增加、发热等因素，导致能量消耗增加，机体处于负代谢。时间长，会降低机体免疫功能，感染不易控制，呼吸机疲劳，以致发生呼吸泵功能衰竭，使抢救失败或病程延长。故抢救时，常规给鼻饲高蛋白、高脂肪和低碳水化合物，以及多种维生素和微量元素的饮食，必要时做静脉高营养治疗。

十、诊疗探索

（一）抗凝治疗

慢性呼吸衰竭因缺氧继发红细胞增加，血液"浓黏聚"，易发生微循环障碍，加重组织缺氧。目前研究提示慢性呼吸衰竭过程中，内环境促使血小板过度活化，黏附释放功能加强，释放多种活性物质及抗凝、纤溶因子的变化，促使机体处于高凝状态，致局部血栓形成。因此，适当拮抗血小板活化和治疗高凝状态有利于呼吸衰竭改善。对于卧床、红细胞增加、脱水患者，无论是否有栓塞病史，均需考虑使用低分子量肝素。患者出现低血压和（或）高流量吸氧后氧分压不能升高至 60 mmHg 以上，提示肺栓塞可能，应做有关检查，一旦确诊应进行抗凝或溶栓治疗。

（二）纳洛酮的应用

临床常用于阿片类药物复合麻醉术后、阿片类药物过量、乙醇中毒。目前用于慢性呼吸衰竭机制如下：纳洛酮可兴奋慢性阻塞性肺病呼吸衰竭患者的呼吸，并能增加呼吸中枢对动脉血二氧化碳分压的敏感性，从而解除呼吸抑制及高碳酸血症，取得平喘，改善肺通气功能明显疗效。纳洛酮为阿片类受体拮抗剂，β-内啡肽来源于阿皮黑素系统，主要分布于下丘脑和垂体。张波等研究发现，肺心病急性加重期阿皮黑素系统处于激活状态，呼吸衰竭组患者血中 β-内啡肽较非呼吸衰竭组明显升高。也有资料显示呼吸衰竭组患者体内 β-内啡肽水平明显升高，且与患者的中枢呼吸驱动、动脉血氧分压、动脉血二氧化碳分压及病情具有良好的相关性，提示 β-内啡肽参与该类患者的呼吸调控。纳洛酮能竞争性阻止并取代 β-内啡肽与受体结合，从而阻断其作用，故只要呼吸衰竭存在或并心脑损害者，不论程度如何，只要 CO^2 潴留就可在常规治疗基础上应用纳洛酮，常用量 0.4～1.2 mg，无效 3～5 min 重复用。皮下注射、肌内注射或静脉给药，资料提示一次用 12 mg 无不良反应，资料还表明纳洛酮 1 h 用 1.2 mg 以上，可抑制呼吸道腺体分泌，降低气道阻力，使气道通畅，治疗呼吸衰竭肺性脑病有快速促醒作用，病死率明显下降，有观察文章提示大剂量纳洛酮治疗 Ⅱ 型呼吸衰竭肺性脑病疗效明显优于小剂量纳洛酮，且呼吸衰竭缓解所需时间短且安全。纳洛酮的应用可避免长期应用呼吸兴奋剂致医源性碱中毒，个别患者 1 h 用 0.8 mg 就可致恶心、呕吐、躁动、血压升高、心律失常，应引起注意。孕妇、新生儿禁用，有的有惊厥、癫痫发作等，偶见。

（三）一氧化氮吸入

慢性呼吸衰竭患者存在肺动脉高压，一氧化氮进入平滑肌细胞，激活鸟苷酸环酶，使三磷酸鸟苷转化为环鸟苷酸，后者激活平滑肌细胞钙泵，降低细胞内钙离子，使平滑肌松弛，可用于各种原因的肺动脉高压，对肺血管选择性扩张而对体循环无影响。20 世纪 90 年代以来，吸入一氧化氮降低肺动脉压和提高血氧已成为治疗呼吸衰竭的热点。早期运用效果好，只能短期用，长期吸入产生酯类过氧化物反应及吸入浓度过高对肺表面活性物质失活。

十一、病因治疗

（一）慢性阻塞性肺病

1. 稳定期治疗。

（1）教育和劝导患者戒烟：因职业或环境粉尘、刺激性气体所致者，应脱离污染环境。

（2）支气管舒张药：包括短期按需应用以暂时缓解症状，以及长期规则应用以预防和减轻症状两类。①β_2-肾上腺素受体激动剂。主要有沙丁胺醇气雾剂，$100\sim200~\mu g$/次，雾化吸入，疗效持续 $4\sim5~h$，每 24 h 不超过 $8\sim12$ 喷。特布他林气雾剂也有同样作用。②抗胆碱药。是慢性阻塞性肺病常用的制剂，主要品种为异丙托溴铵气雾剂，雾化吸入，起效较沙丁胺醇慢，持续 $6\sim8~h$，$40\sim80~\mu g$/次，$3\sim4$ 次/d。③茶碱类。茶碱缓释或控释片，0.2 g，早、晚各 1 次；氨茶碱，0.1 g，3 次/d。除以上支气管舒张剂外，尚有沙美特罗、福莫特罗等长效 β_2-肾上腺素受体激动剂，必要时可选用。

（3）祛痰药：对痰不易咳出者可应用，常用药物有氨溴索，30 mg，3 次/d；或羧甲司坦 0.5 g，3 次/d。

（4）长期家庭氧疗对慢性阻塞性肺病慢性呼吸衰竭者可提高生活质量和生存率。对血流动力学、运动能力、肺生理和精神状态均会产生有益的影响。其指征：①动脉血氧分压≤55 mmHg 或动脉血氧饱和度≤88%，有或没有高碳酸血症。②动脉血氧分压 $55\sim60$ mmHg，或动脉血氧饱和度<89%，并有肺动脉高压、心力衰竭水肿或红细胞增多症（红细胞比容>0.55）。一般用鼻导管吸氧，氧流量为 $1\sim2$ L/min，吸氧时间>15 h/d。目的是使患者在海平面，静息状态下，达到动脉血氧分压≥60 mmHg 和（或）使动脉血氧饱和度升至 90%。

2. 急性加重期治疗。

（1）确定急性加重期的原因及病情严重程度。最多见的急性加重原因是细菌或病毒感染。

（2）根据病情严重程度决定门诊或住院治疗。

（3）支气管舒张药：药物同稳定期。有严重喘息症状者可给予较大剂量雾化吸入治疗，如应用沙丁胺醇 2 500 μg 或异丙托溴铵 500 μg，或沙丁胺醇 1 000 μg 加异丙托溴铵 $250\sim500~\mu g$ 通过小型雾化吸入器给患者吸入治疗以缓解症状。

（4）控制性吸氧：发生低氧血症者可经鼻导管吸氧，或通过面罩吸氧。鼻导管给氧时，吸入的氧浓度与给氧流量有关，估算公式为吸入氧浓度（%）＝21＋4×氧流量（L/min）。一般吸入氧浓度为 28%～30%，应避免吸入氧浓度过高引起二氧化碳潴留。

（5）抗生素：当患者呼吸困难加重、咳嗽伴痰量增加、有脓性痰时，应根据患者所在地常见病原菌类型及药物敏感情况积极选用抗生素治疗。如给予 β-内酰胺类/β-内酰胺酶抑制剂、第二代头孢菌素类、大环内酯类或喹诺酮类。如门诊可用阿莫西林/克拉维酸、头孢唑肟（0.25 g，3 次/d）、头孢呋辛（0.5 g，2 次/d）、左氧氟沙星（0.2 g，2 次/d）、莫昔沙星或加替沙星（0.4 g，1 次/d）；较重者可应用头孢曲松 2 g 加于 0.9%氯化钠中静脉滴注，1 次/d。住院患者当根据疾病严重程度和预计的病原菌更积极的给予抗生素，一般多静脉滴注给药。

（6）糖皮质激素：对需住院治疗的急性加重期患者可考虑口服泼尼松龙 $30\sim40$ mg/d，也可静脉给予甲泼尼龙，连续 $5\sim7$ d。

（二）肺结核

1. 抗结核化学药物治疗。原则是早期、联用、适量、规律和全程用药。初治方案：强化期 2 个月/巩固期 4 个月，常用方案有 2S（E）HRZ/4HR、2S（E）HRZ/4H$_3$R$_3$、2S$_3$（E$_3$）H$_3$R$_3$Z$_3$/4H$_3$R$_3$、2S（E）HRZ/4HRE。复治方案：强化期 3 个月/巩固期 5 个月，常用方案：2SHRZE/1HRZE/5HRE、2SHRZE/1HRE/5H$_3$R$_3$E$_3$、2S$_3$H$_3$R$_3$Z$_3$E$_3$/1H$_3$R$_3$Z$_3$E$_3$/5H$_3$R$_3$E$_3$。抗结核药物的作用方式、效力、剂量见表 1-1-14。

2. 对症治疗。干酪性肺炎、急性粟粒性肺结核、结核性脑膜炎、结核性胸膜炎患者有高热等严重结核毒性症状，均应卧床休息及早使用抗结核药物，也可在使用有效抗结核药物的同时，加用糖皮质激素，以减轻炎症及过敏反应，促进渗液吸收，减少纤维组织形成及胸膜粘连。一般使用泼尼松治疗，剂量 30 mg/kg，疗程 4～6 周。

3. 手术治疗。对＞3 cm 的结核球与支气管肺癌难以鉴别、复治的单侧纤维厚壁空洞、长期内科治疗未能使痰菌阴转者，或单侧的毁损肺伴支气管扩张、已丧失功能并有反复咯血或继发感染者，可做肺叶或全肺切除。

表 1-1-14　抗结核药物的作用方式、效力、剂量

抗结核药物	作用模式	效力	推荐剂量（mg/kg）		
			1 次/d	3 次/周	2 次/周
异烟肼	杀菌	高	5	10	15
利福平	杀菌	高	10	10	10
吡嗪酰胺	杀菌	低	25	35	50
链霉素	杀菌	低	15	15	15
乙胺丁醇	抑菌	低	15	30	45

（三）间质性肺疾病

1. 激素治疗。泼尼松口服治疗，根据具体病情选择剂量和疗程，有效后逐渐减量至维持量。对于特发性肺纤维化，如激素治疗效果不好或不能耐受者，可考虑应用细胞毒制剂，如环磷酰胺，也可选用硫唑嘌呤，秋水仙碱对特发性肺纤维化的治疗作用与激素相似。

2. 治疗并发症。抗感染治疗，根据病原菌选择抗生素。

3. 支气管扩张剂。氨茶碱、沙丁胺醇等。

4. 氧疗、机械性通气。

十二、最新进展

双水平正压通气鼻（面）罩呼吸机是在压力支持通气基础上进一步发展的无创正压通气，可提供 4 种工作模式：持续气道正压通气模式；自主模式（S）；自主/定时模式（S/T）；定时模式。通过正压通气，克服气道阻力，使患者吸入充足的潮气量，减少呼吸做功和氧耗量，在一定程度上使危重患者避免气管插管或气管切开。无创正压通气对慢性阻塞性肺病并呼吸衰竭具有良好的治疗作用。药物加辅助通气治疗比药物加鼻导管吸氧疗效更好。经过多年改进，双水平正压通气呼吸机体积更小，重量更轻，操作也更为简单，便于外出抢救及家庭使用，值得进一步推广。近年来由于提高压力或流量传感器触发灵敏度，加上面罩的改进，使其无效腔减小，应用半固态硅黏胶更适合不同面型，具有更好的密闭性，从而提高机械通气的同步性和依从性，原则上面罩机械通气可应用于多种类型的呼吸衰竭，从而减少创伤性气管插管。但当患者呼吸道分泌物多，引流不畅，有明显精神症状，不能配合面罩机械通气，或顽固性气道痉挛，气道压力＞30 cmH$_2$O，以及全身衰竭，需长期呼吸支持的患者，应建立人工气道经鼻气管插管或气切开机械通气，近年来随着呼吸肌疲劳研究的深入，胸甲或夹克式

体外负压通气可使疲劳呼吸肌得到休息，呼吸功和全身代谢水平降低，呼吸中枢对低氧和高碳酸血症的敏感性增高，提高肺泡通气量，有利于肺部血流重新分布。故体外负压机械通气再度受到重视。

非创伤性面罩及体外负压机械通气有利于慢性阻塞性肺病缓解期等患者的康复锻炼和肺呼吸功能的维护。

李建国　陈锋　张在其

第十二节　新型冠状病毒肺炎

一、基本概念

新型冠状病毒肺炎，简称"新冠肺炎"，是一种急性感染性肺炎，其病原体是一种先前未在人类中发现的新型冠状病毒，即"2019 新型冠状病毒（2019-nCoV）"。患者初始症状多为发热、乏力和干咳，并逐渐出现呼吸困难等严重表现。多数患者预后良好，部分严重病例可出现急性呼吸窘迫综合征或脓毒症休克，甚至死亡。

新冠肺炎自 2019 年 12 月从湖北省武汉市首发以来，迅速扩散至我国其他地区，说明其传染性很强。该病作为急性呼吸道传染病已纳入《中华人民共和国传染病防治法》规定的乙类传染病，按甲类传染病管理，世界卫生组织将其确定为国际关注的突发公共卫生事件。

二、常见病因

（一）病原学特点

2019-nCoV 属于 β 属的冠状病毒，有包膜，颗粒呈圆形或椭圆形，常为多形性，直径为 60～140 nm。其基因特征与 SARS 病毒（SARS-CoV）和中东呼吸综合征冠状病毒（MERS-CoV）有明显区别。目前研究显示与蝙蝠 SARS 样冠状病毒（bat-SL-CoVZC45）同源性达 85% 以上。体外分离培养时，2019-nCoV 在 96 h 左右即可在人呼吸道上皮细胞内发现，而在 VeroE6 和 Huh-7 细胞系中分离培养需约 6 d。

对冠状病毒理化特性的认识多来自对 SARS-CoV 和 MERS-CoV 的研究。病毒对紫外线和热敏感，56℃ 30 min、乙醚、75% 乙醇、含氯消毒剂、过氧乙酸和氯仿等脂溶剂均可有效灭活病毒，氯己定不能有效灭活病毒。

（二）流行病学特点

1. 传染源。目前所见传染源主要是 2019-nCoV 感染的患者，无症状感染者也可能成为传染源。

2. 传播途径。经呼吸道飞沫和密切接触传播是主要的传播途径。在相对封闭的环境中长时间暴露于高浓度气溶胶情况下存在经气溶胶传播的可能。由于在粪便及尿中可分离到 2019-nCoV，应注意粪便及尿对环境污染造成气溶胶或接触传播。

3. 易感人群。人群对 2019-nCoV 没有免疫力，因此普遍易感。

三、发病机制

（一）冠状病毒结构及入侵门户

冠状病毒具有包膜结构，上面有 3 种蛋白：刺突糖蛋白、小包膜糖蛋白和膜糖蛋白，少数种类还有血凝素糖蛋白。刺突糖蛋白在识别并结合宿主细胞表面受体，并介导病毒包膜与细胞膜融合的过程中起到关键性作用；膜糖蛋白则参与了病毒包膜的形成与出芽过程；血凝素糖蛋白则是构成包膜的短凸起，可能与冠状病毒早期吸附有关，某些冠状病毒的血凝素糖蛋白可引起红细胞的凝集及对红细胞的吸附。

冠状病毒的核酸为正链单链 RNA，其特点是可以以自身为模板，指导合成病毒相关蛋白质。病毒进入宿主细胞后，首先以病毒 RNA 为模板表达出 RNA 聚合酶，随后 RNA 聚合酶完成负链 RNA 的转录合成、各种结构蛋白 mRNA 的合成，以及病毒基因组 RNA 的复制。

SARS-CoV 是通过病毒包膜表面的刺突糖蛋白与人体的血管紧张素转化酶Ⅱ相互作用而入侵人体的。科研人员将 2019-nCoV 的序列与 SARS-CoV 进行比对，发现两者十分相似，对比两者的刺突糖蛋白，再通过计算机建立模型，发现虽然相互作用的 5 个氨基酸中有 4 个都发生了突变，但是 2019-nCoV 的刺突糖蛋白与人体的血管紧张素转化酶Ⅱ依旧存在相互作用的可能，这就说明，2019-nCoV 很有可能也是通过刺突糖蛋白与人体的血管紧张素转化酶Ⅱ相互作用的分子机制完成感染的。

(二) 尸体解剖结果

华中科技大学同济医学院法医学系刘良教授自新冠肺炎疫情发生以来，一直大力呼吁开展尸体系统解剖。经多方努力，刘良教授及其团队在国家政策许可的条件下，于 2020 年 2 月 16 日起，在全国率先开展了新冠肺炎死亡尸体的系统解剖（图 1-1-8）。

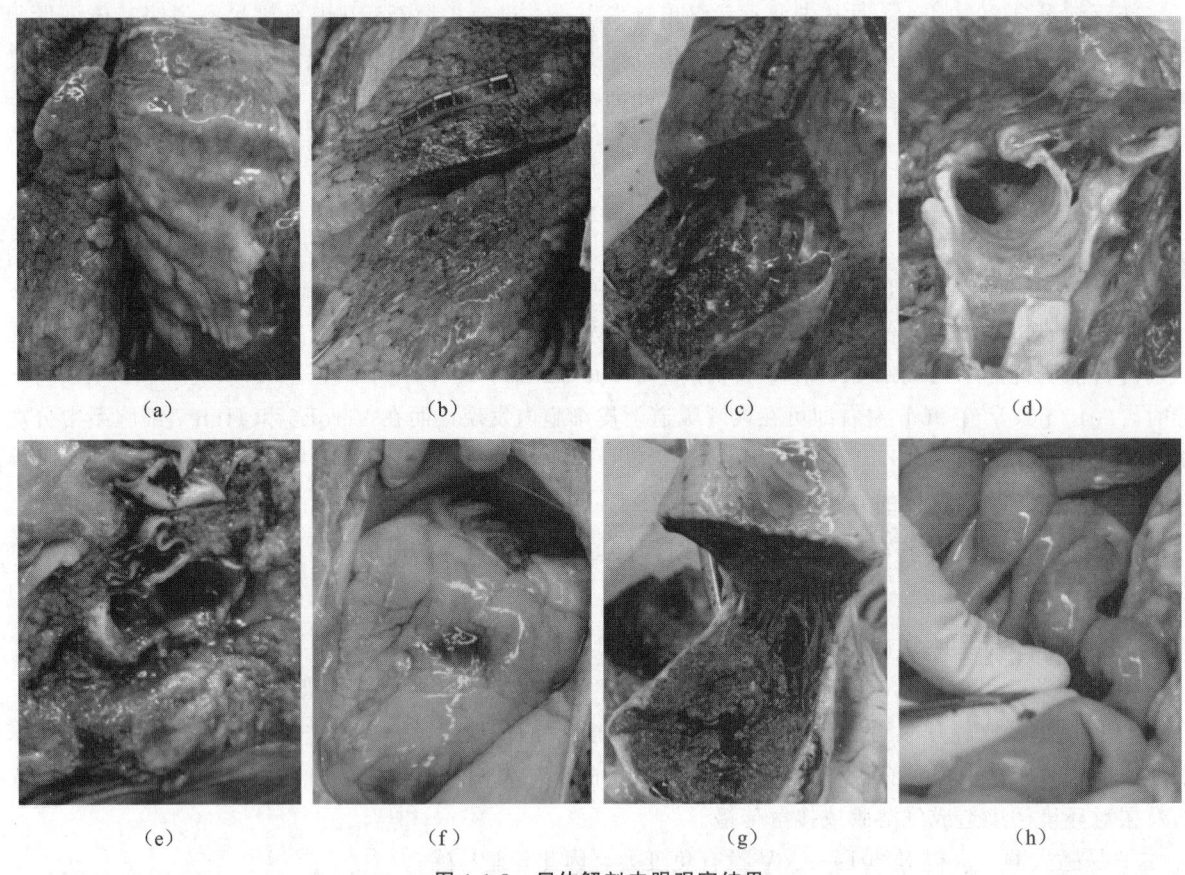

图 1-1-8　尸体解剖肉眼观察结果

（a）右侧胸膜增厚，与右肺广泛粘连；（b）左肺灰白色斑片状病灶；（c）肺切面灰白色黏稠液体溢出，并可见纤维条索；（d）气管腔内见白色泡沫状黏液；（e）右肺支气管腔内见胶冻状黏液附着；（f）心包腔内见淡黄色清亮液体，右心耳充盈饱满；（g）心肌切面呈灰红色鱼肉状；（h）小肠节段性扩张与狭窄相间。

（摘自：刘茜，王荣帅，屈国强，等．新型冠状病毒肺炎死亡尸体系统解剖大体观察报告［J］．法医学杂志，2020，36（1）：1-3.）

（三）病理改变

北京大学解放军 302 医院王福生教授在全球范围内首先报道了新冠肺炎病理解剖结果（图 1-1-9）。

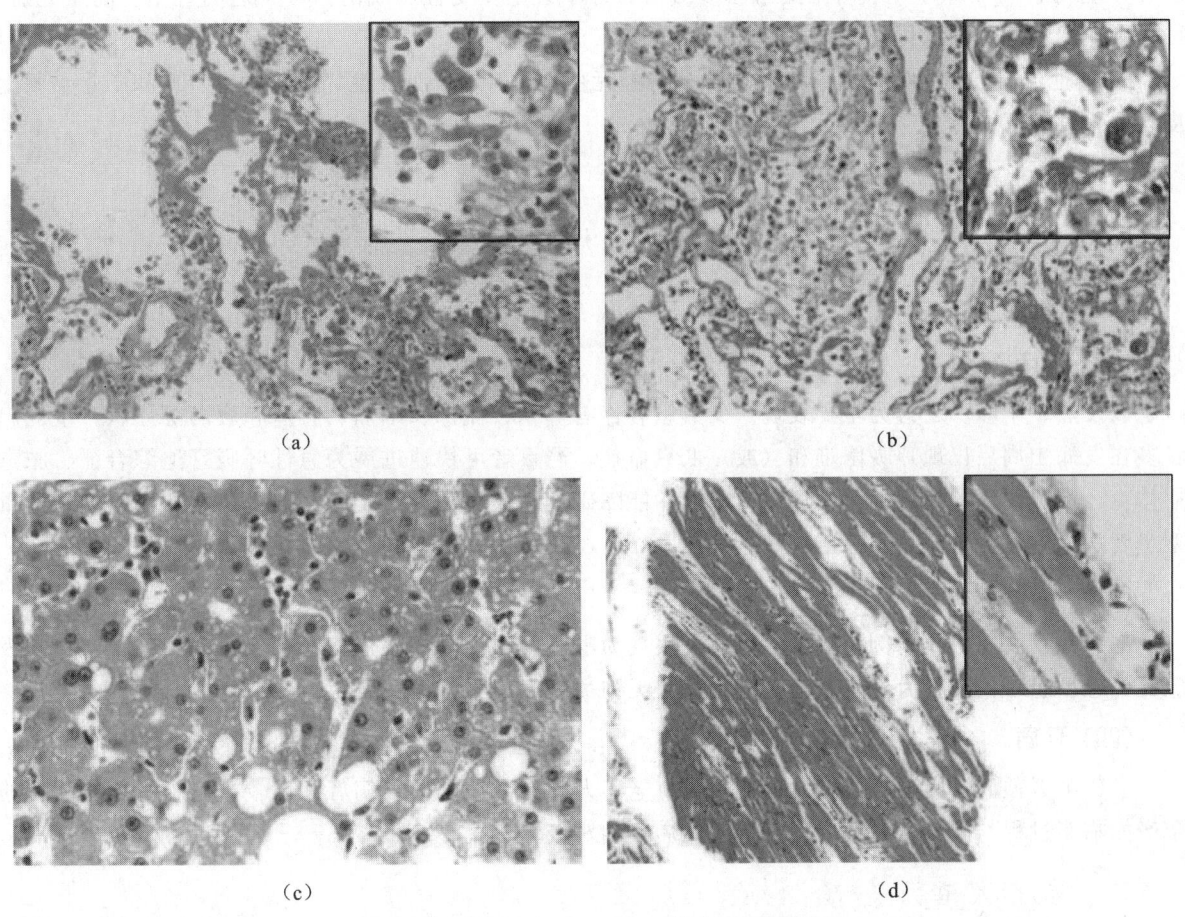

（a） （b） （c） （d）

图 1-1-9 新冠肺炎死亡患者尸检病理解剖结果

（a）、（b）肺组织；（c）肝组织；（d）心肌组织。

（摘自：王福生. 全球首例新冠肺炎病理解剖结果. 365 医学网，文章号：W510135.）

1. 肺脏。呈不同程度的实变。

（1）肺泡腔内见浆液、纤维蛋白性渗出物及透明膜形成；渗出细胞主要为单核和巨噬细胞，易见多核巨细胞。Ⅱ型肺泡上皮细胞显著增生，部分细胞脱落。Ⅱ型肺泡上皮细胞和巨噬细胞内可见包涵体。肺泡隔血管充血、水肿，可见单核和淋巴细胞浸润及血管内透明血栓形成。肺组织灶性出血、坏死，可出现出血性梗死。部分肺泡腔渗出物机化和肺间质纤维化。

（2）肺内支气管黏膜部分上皮脱落，腔内可见黏液及黏液栓形成。少数肺泡过度充气、肺泡隔断裂或囊腔形成。

（3）电镜下支气管黏膜上皮和Ⅱ型肺泡上皮细胞胞质内可见冠状病毒颗粒。免疫组化染色显示部分肺泡上皮和巨噬细胞呈 2019-nCoV 抗原阳性，RT-PCR 检测 2019-nCoV 核酸阳性。

2. 脾脏、肺门淋巴结和骨髓。脾脏明显缩小。淋巴细胞数量明显减少，灶性出血和坏死，脾脏内巨噬细胞增生并可见吞噬现象；淋巴结淋巴细胞数量较少，可见坏死。免疫组化染色显示脾脏和淋巴结内 CD4$^+$ T 和 CD8$^+$ T 细胞均减少。骨髓三系细胞数量减少。

3. 心脏和血管。心肌细胞可见变性、坏死，间质内可见少数单核细胞、淋巴细胞和（或）中性粒细胞浸润。部分血管内皮脱落、内膜炎症及血栓形成。

4. 肝脏和胆囊。体积增大，暗红色。肝细胞变性、灶性坏死伴中性粒细胞浸润；肝血窦充血，汇管区见淋巴细胞和单核细胞浸润，微血栓形成。胆囊高度充盈。

5. 肾脏。肾小球球囊腔内见蛋白性渗出物，肾小管上皮变性、脱落，可见透明管型。间质充血，可见微血栓和灶性纤维化。

6. 其他器官。脑组织充血、水肿，部分神经元变性。肾上腺见灶性坏死。食管、胃和肠管黏膜上皮不同程度变性、坏死、脱落。

四、临床特征

（一）潜伏期

基于目前的流行病学调查，潜伏期为 1～14 d，多为 3～7 d。

（二）临床表现

以发热、干咳、乏力为主要表现。少数患者伴有鼻塞、流涕、咽痛、肌痛和腹泻等症状。重症患者多在发病 1 周后出现呼吸困难和（或）低氧血症，严重者可快速进展为急性呼吸窘迫综合征、脓毒症休克、难以纠正的代谢性酸中毒和出凝血功能障碍及多器官功能衰竭等。值得注意的是重型、危重型患者病程中可为中低热，甚至无明显发热。

（三）特殊情况

部分儿童及新生儿病例症状可不典型，表现为呕吐、腹泻等消化道症状或仅表现为精神弱、呼吸急促。轻型患者仅表现为低热、轻微乏力等，无肺炎表现。

（四）预后

多数患者预后良好，少数患者病情危重。老年人和有慢性基础疾病者预后较差。患有新冠肺炎的孕产妇临床过程与同龄患者相近。儿童病例症状相对较轻。

五、辅助检查

（一）一般检查

发病早期外周血白细胞总数正常或减少，可见淋巴细胞计数减少，部分患者可出现肝酶、乳酸脱氢酶、心肌酶和肌红蛋白增高；部分危重者可见肌钙蛋白增高。多数患者 C 反应蛋白和血沉升高，降钙素原正常。严重者 D-二聚体升高、外周血淋巴细胞进行性减少。重型、危重型患者常有炎症因子升高。

（二）病原学及血清学检查

1. 病原学检查。采用 RT-PCR 和/或 NGS 方法在鼻咽拭子、痰和其他下呼吸道分泌物、血液、粪便等标本中可检测出 2019-nCoV 核酸。检测下呼吸道标本（支气管肺泡灌洗液或气道抽取物）更加准确。标本采集后尽快送检。

2. 血清学检查。2019-nCoV 特异性 IgM 抗体多在发病 3～5 d 后开始出现阳性，IgG 抗体滴度恢复期较急性期有 4 倍及以上增高。

（三）胸部影像学

CT 识别新冠肺炎早期征象具有重大的诊疗价值和疫情防控意义。根据病程进度，将 CT 影像分为 4 期（以下 CT 图片由湖南医药学院第一附属医院提供）。

1. 早期。在确诊病例动态监测中，患者起病后 CT 检查首次发现病灶，或者为密切接触无症状者筛查发现病灶，且病灶相对局限（单叶病灶未达肺叶 1/2 范围，多叶多发病灶且最大病灶未达到肺段范围），纳入早期范畴。

（1）病灶分布：病灶以肺外围背侧为主，以两肺下叶为主，与胸膜常紧贴，提示新冠肺炎病变多首先侵犯皮质肺组织的细支气管及肺泡上皮，病灶分布逐步从外周向中央扩展（图1-1-10）。

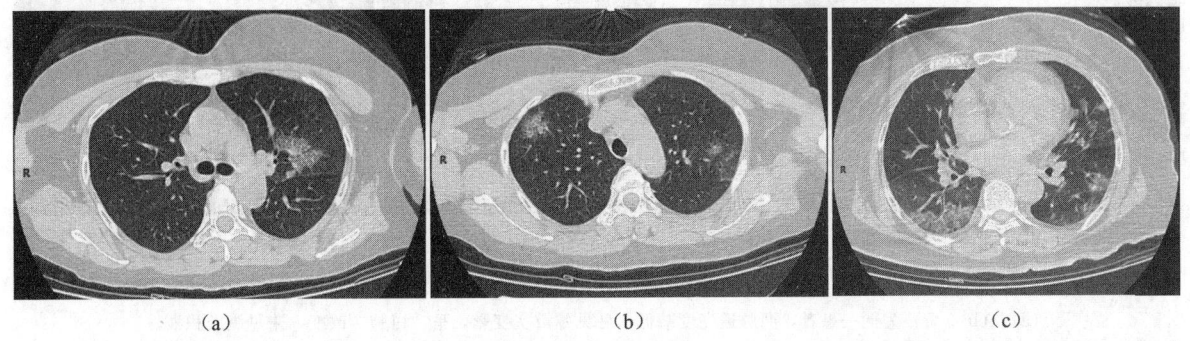

（a）　　　　　　　　　（b）　　　　　　　　　（c）

图 1-1-10　病灶分布

（a）左肺上叶磨玻璃样密度增高影，小叶间隔增厚，病变贴近斜裂胸膜；（b）两肺上叶磨玻璃样密度增高影，病变位于胸膜下；（c）两肺多发磨玻璃样密度增高影，病变跨叶跨段，胸膜下分布，两肺下叶明显。

（2）病灶形态：以3种类型为主，即多叶多灶分布病灶、单叶片状病灶和孤立性类圆形病灶（图1-1-11）。

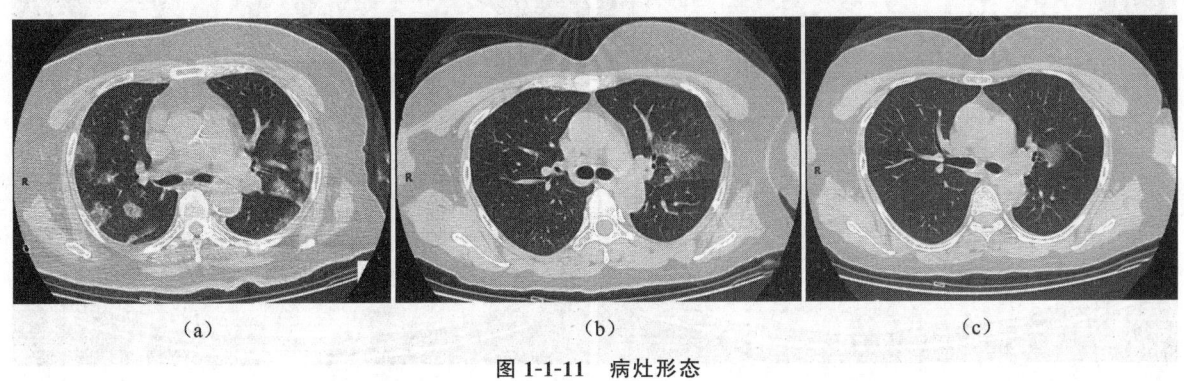

（a）　　　　　　　　　（b）　　　　　　　　　（c）

图 1-1-11　病灶形态

（a）多叶多灶分布病灶；（b）单叶片状病灶；（c）孤立性类圆形病灶。

2．进展期。指在早期基础上病灶进一步增多、扩大。表现为病灶数目明显增多，范围明显扩大，密度增高，病灶分布由外周向中央推进（图1-1-12）。

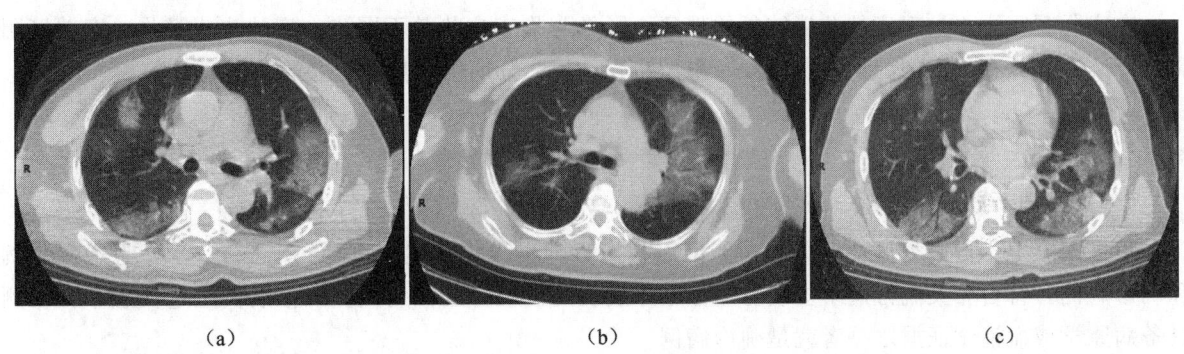

（a）　　　　　　　　　（b）　　　　　　　　　（c）

图 1-1-12　进展期

（a）两肺多发片状磨玻璃样密度增高影，左肺上叶呈大片状；（b）两肺多发大小不等磨玻璃样密度增高影，部分较密实；（c）两肺多发病变，左发下叶病变较密实，右肺下叶病变内可见充气支气管影。

3. 重症期。指病灶发展达到高峰，一般在发病 2 周左右。少部分病例急剧进展，病变累及双侧全肺，呈白肺征象，其内可见空气支气管征，双侧胸腔可有少量胸腔积液（图 1-1-13）。

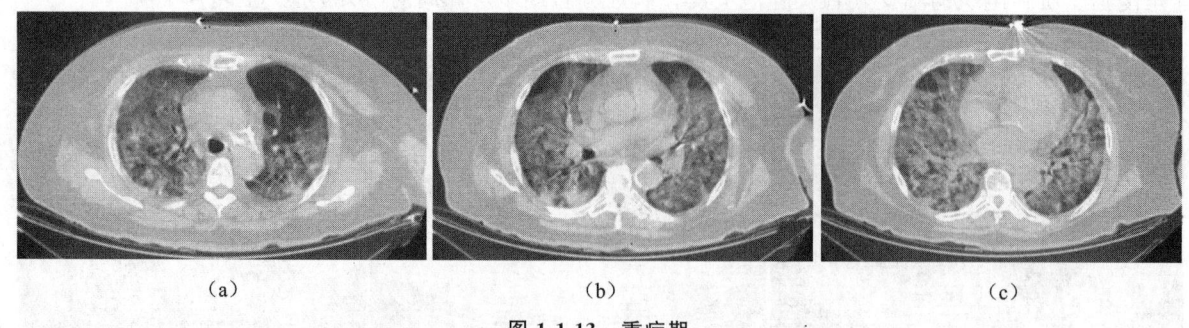

（a）　　　　　　　　　　　（b）　　　　　　　　　　　（c）

图 1-1-13　重症期

（a）、（b）、（c）为同一患者，两肺透亮度减低，可见弥散实变影，呈"白肺"改变，未见胸腔积液。

4. 消散期。指病灶趋于吸收、纤维化过程。多数病例在 14 d 后进入病灶消散期，表现为病灶逐步吸收，可遗留少许条索状高密度影，提示纤维化。少部分病例病程较短，影像可由早期表现直接进入消散期（图 1-1-14）。

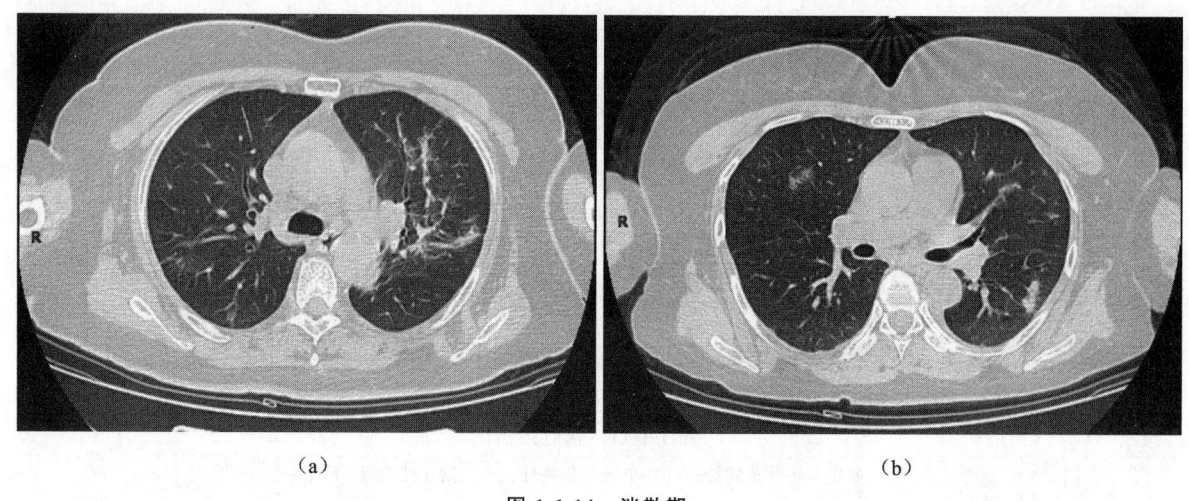

（a）　　　　　　　　　　　　　　　　　　　　　　　（b）

图 1-1-14　消散期

（a）右肺上叶残留少许纤维条索影，左肺上叶支气管血管束牵拉变形；（b）两肺上叶残留少许小片状密度增高影，边界清晰。

在实际观察中也发现病灶此消彼长的现象、影像与临床症状并不同步、病灶快速吸收、磨玻璃阴影与纤维病灶并存的案例，但为方便判断影像演变进程，分期仍然具有较好的参考意义。

六、诊断思路

（一）我国新冠肺炎诊断思路

根据国家卫生健康委员会颁布的《新型冠状病毒肺炎诊疗方案（试行第七版）》，分为疑似病例和确诊病例。符合相关流行病学史或有疑似临床表现的被视为疑似病例。疑似病例经过任意一种检测具备病原学或血清学证据之一者就是确诊病例。

（二）美国新冠肺炎诊断思路

根据美国疾病控制与预防中心网站的最新介绍，对于疑似病例，临床医生可以送到美国食品药品监督管理局授权的卫生实验室进行检测，也可以使用临床医生辖区内的公共卫生实验室进行检测。

关于疑似病例如何确诊，美国疾病控制与预防中心给出的指导意见是，临床医生根据专业知识确定病患是否感染 2019-nCoV，是否应该接受检测。决定患者检测应该基于当地新冠疫情的发病情况及诊断流程。帮助临床医生决定是否进行检测的流行病学因素包括疑似患者在 14 d 内与确认病例有过密切接触，或 14 d 内有到疫区的旅行史。

七、临床诊断

(一) 疑似病例

1. 流行病学史。①发病前 14 d 内有病例报告地区的旅行史或居住史；②发病前 14 d 内与 2019-nCoV 感染者（核酸检测阳性者）有接触史；③发病前 14 d 内曾接触过来自有病例报告地区的发热或有呼吸道症状的患者；④聚集性发病（2 周内在小范围如家庭、办公室、学校班级等场所，出现 2 例及以上发热和（或）呼吸道症状的病例）。

2. 临床表现。①发热和（或）呼吸道症状；②具有上述新冠肺炎影像学特征；③发病早期白细胞总数正常或降低，淋巴细胞计数正常或减少。

有流行病学史中的任何 1 条，且符合临床表现中任意 2 条。无明确流行病学史的，符合临床表现中的 3 条。

(二) 确诊病例

疑似病例同时具备以下病原学或血清学证据之一者：

1. 实时荧光 RT-PCR 检测 2019-nCoV 核酸阳性。
2. 病毒基因测序，与已知的 2019-nCoV 高度同源。
3. 血清 2019-nCoV 特异性 IgM 抗体和 IgG 抗体阳性；血清 2019-nCoV 特异性 IgG 抗体由阴性转为阳性或恢复期较急性期 4 倍及以上升高。

(三) 临床分型

1. 轻型。临床症状轻微，影像学未见肺炎表现。
2. 普通型。具有发热、呼吸道等症状，影像学可见肺炎表现。
3. 重型。

(1) 成人符合下列任何一条：①出现气促，呼吸≥30 次/min。②静息状态下，脉搏血氧饱和度≤93%。③动脉血氧分压（PaO_2）/吸入氧浓度（FiO_2）≤300 mmHg。高海拔（海拔超过 1 000 m）地区应根据以下公式对 PaO_2/FiO_2 进行校正：$PaO_2/FiO_2×$［大气压（mmHg）/760］。④肺部影像学显示 24～48 h 内病灶明显进展＞50%者按重型管理。

(2) 儿童符合下列任何一条：①出现气促（＜2 个月，呼吸≥60 次/min；2～12 个月，呼吸≥50 次/min；1～5 岁，呼吸≥40 次/min；＞5 岁，呼吸≥30 次/min），除外发热和哭闹的影响；②静息状态下，脉搏血氧饱和度≤92%；③辅助呼吸（呻吟、鼻翼翕动、三凹征），发绀，间歇性呼吸暂停；④出现嗜睡、惊厥；⑤拒食或喂养困难，有脱水征。

4. 危重型。符合以下情况之一者：①出现呼吸衰竭，且需要机械通气；②出现休克；③合并其他器官功能衰竭需 ICU 监护治疗。

(四) 重型、危重型临床预警指标

1. 成人。①外周血淋巴细胞进行性下降；②外周血炎症因子如白介素-6、C 反应蛋白进行性上升；③乳酸进行性升高；④肺内病变在短期内迅速进展。

2. 儿童。①呼吸频率增快；②精神反应差、嗜睡；③乳酸进行性升高；④影像学显示双侧或多肺叶浸润、胸腔积液或短期内病变快速进展；⑤3 个月以下的婴儿或有基础疾病（先天性心脏病、支气

管肺发育不良、呼吸道畸形、异常血红蛋白、重度营养不良等），有免疫缺陷或低下（长期使用免疫抑制剂）。

八、鉴别诊断

1.2019-nCoV 感染轻型表现需与其他病毒引起的上呼吸道感染相鉴别。

2. 新冠肺炎主要与流感病毒、腺病毒、呼吸道合胞病毒等其他已知病毒性肺炎及肺炎支原体感染鉴别，尤其是对疑似病例要尽可能采取包括快速抗原检测和多重 PCR 核酸检测等方法，对常见呼吸道病原体进行检测。

3. 还要与非感染性疾病，如血管炎、皮肌炎和机化性肺炎等鉴别。

九、救治方法

（一）根据病情确定治疗场所

1. 疑似及确诊病例应在具备有效隔离条件和防护条件的定点医院隔离治疗，疑似病例应单人单间隔离治疗，确诊病例可多人收治在同一病室。

2. 危重型病例应当尽早收入 ICU 治疗。

（二）一般治疗

1. 卧床休息，加强支持治疗，保证充分热量；注意水、电解质平衡，维持内环境稳定；密切监测生命体征、脉搏血氧饱和度等。

2. 根据病情监测血常规、尿常规、C 反应蛋白、生化指标（肝酶、心肌酶、肾功能等）、凝血功能、动脉血气分析、胸部影像学等。有条件者可行细胞因子检测。

3. 及时给予有效氧疗措施，包括鼻导管、面罩给氧和经鼻高流量氧疗。有条件可采用氢氧混合吸入气（H_2/O_2：66.6%/33.3%）治疗。

4. 抗病毒治疗。可试用干扰素-α（成人 500 万 U/次或相当剂量，加入灭菌注射用水 2 mL，2 次/d 雾化吸入）、洛匹那韦/利托那韦（成人 200 mg/50 mg/粒，2 粒/次，2 次/d，疗程不超过 10 d）、利巴韦林（建议与干扰素-α 或洛匹那韦/利托那韦联合应用，成人 500 mg/次，2～3 次/d 静脉滴注，疗程不超过 10 d）、氯喹（18～65 岁成人：体重>50kg，500 mg/次，2 次/d，疗程 7 d；体重<50kg，第 1～2 天，500 mg/次，2 次/d；第 3～7 天，500 mg/次，1 次/d）、阿比多尔（成人 200 mg/次，3 次/d，疗程不超过 10 d）。

要注意上述药物的不良反应、禁忌证（如患有心脏疾病者禁用氯喹）及与其他药物的相互作用等问题。在临床应用中进一步评价目前所试用药物的疗效。不建议同时应用 3 种及以上抗病毒药物，出现不可耐受的毒副作用时应停止使用相关药物。对孕产妇患者的治疗应考虑妊娠周数，尽可能选择对胎儿影响较小的药物，以及是否终止妊娠后再进行治疗等问题，并知情告知。

5. 抗菌药物治疗。避免盲目或不恰当使用抗菌药物，尤其是联合使用广谱抗菌药物。

（三）重型、危重型病例的治疗

1. 治疗原则。在对症治疗的基础上，积极防治并发症，治疗基础疾病，预防继发感染，及时进行器官功能支持。

2. 呼吸支持。

（1）氧疗：重型患者应当接受鼻导管或面罩吸氧，并及时评估呼吸窘迫和（或）低氧血症是否缓解。

（2）高流量鼻导管氧疗或无创机械通气：当患者接受标准氧疗后呼吸窘迫和（或）低氧血症无法缓解时，可考虑使用高流量鼻导管氧疗或无创通气。若短时间（1～2 h）内病情无改善甚至恶化，应当及时进行气管插管和有创机械通气。

（3）有创机械通气：采用肺保护性通气策略，即小潮气量（6～8 mL/kg）和低水平气道平台压力（≤30 cmH$_2$O）进行机械通气，以减少呼吸机相关肺损伤。在保证气道平台压≤35 cmH$_2$O时，可适当采用高呼气末正压，保持气道温化湿化，避免长时间镇静，早期唤醒患者并进行肺康复治疗。较多患者存在人机不同步，应当及时使用镇静及肌松药。根据气道分泌物情况，选择密闭式吸痰，必要时行支气管镜检查采取相应治疗。

（4）挽救治疗：对于严重急性呼吸窘迫综合征患者，建议进行肺复张。在人力资源充足的情况下，每天应当进行12 h以上的俯卧位通气。俯卧位机械通气效果不佳者，如条件允许，应当尽快考虑体外膜肺氧合（ECMO）。其相关指征：①在FiO$_2$＞90％时，PaO$_2$/FiO$_2$＜80 mmHg，持续3～4 h以上。②气道平台压≥35 cmH$_2$O单纯呼吸衰竭患者，首选VV-ECMO模式；若需要循环支持，则选用VA-ECMO模式。在基础疾病得以控制，心肺功能有恢复迹象时，可开始撤机试验。

3. 循环支持。在充分液体复苏的基础上，改善微循环，使用血管活性药物，密切监测患者血压、心率和尿量的变化，以及动脉血气分析中乳酸和碱剩余，必要时进行无创或有创血流动力学监测，如超声多普勒法、超声心动图、有创血压或脉搏指示剂连续心排量监测。在救治过程中，注意液体平衡策略，避免过量和不足。

如果发现患者心率突发增加大于基础值的20％或血压下降大约基础值20％以上时，若伴有皮肤灌注不良和尿量减少等表现时，应密切观察患者是否存在脓毒症休克、消化道出血或心功能衰竭等情况。

4. 肾功能衰竭和肾替代治疗。危重症患者的肾功能损伤应积极寻找导致肾功能损伤的原因，如低灌注和药物等因素。对于肾功能衰竭患者的治疗应注重体液平衡、酸碱平衡和电解质平衡，在营养支持治疗方面应注意氮平衡、热量和微量元素等补充。重症患者可选择持续性肾脏替代治疗。其指征包括：①高钾血症；②酸中毒；③肺水肿或水负荷过重；④多器官功能不全时的液体管理。

5. 康复者血浆治疗。适用于病情进展较快、重型和危重型患者。用法用量：200～500 mL（4～5 mL/kg）。

6. 血液净化治疗。血液净化系统包括血浆置换、吸附、灌流、血液/血浆滤过等，能清除炎症因子，阻断"细胞因子风暴"，从而减轻炎症反应对机体的损伤，可用于重型、危重型患者细胞因子风暴早、中期的救治。

7. 免疫治疗。对于双肺广泛病变者及重型患者，且实验室检测白介素-6水平升高者，可试用托珠单抗治疗。首次剂量4～8 mg/kg，推荐剂量为400 mg＋0.9％生理盐水稀释至100 mL，输注时间＞1 h；首次用药疗效不佳者，可在12 h后追加应用1次（剂量同前），累计给药次数最多为2次，单次最大剂量不超过800 mg。注意过敏反应，有结核等活动性感染者禁用。

8. 其他治疗措施。

（1）对于氧合指标进行性恶化、影像学进展迅速、机体炎症反应过度激活状态的患者，酌情短期内（3～5 d）使用糖皮质激素，建议剂量不超过相当于甲泼尼龙1～2 mg/(kg·d)，应当注意较大剂量糖皮质激素由于免疫抑制作用，会延缓对2019-nCoV的清除；可静脉滴注血必净100 mL/次，2次/d治疗；可使用肠道微生态调节剂，维持肠道微生态平衡，预防继发细菌感染。

（2）儿童重型、危重型病例可酌情考虑给予静脉滴注丙种球蛋白。

（3）患有重型或危重型新冠肺炎的孕妇应积极终止妊娠，剖宫产为首选。

（4）患者常存在焦虑恐惧情绪，应当加强心理疏导。

（四）中医治疗

本病属于中医"疫"病范畴，病因为感受"疫戾"之气，可根据病情、当地气候特点及不同体质等情况，参照下列方案进行辨证论治。

1. 医学观察期。

（1）乏力伴胃肠不适。推荐中成药：藿香正气胶囊（丸、水、口服液）。

（2）乏力伴发热。推荐中成药：金花清感颗粒、连花清瘟胶囊（颗粒）、疏风解毒胶囊（颗粒）

2. 临床治疗期（确诊病例）。

1）清肺排毒汤：适用于轻型、普通型、重型患者，在危重型患者救治中可结合患者实际情况合理使用。基础方剂：麻黄9g、炙甘草6g、杏仁9g、生石膏15～30g（先煎）、桂枝9g、泽泻9g、猪苓9g、白术9g、茯苓15g、柴胡16g、黄芩6g、姜半夏9g、生姜9g、紫菀9g、冬花9g、射干9g、细辛6g、山药12g、枳实6g、陈皮6g、藿香9g。服法：传统中药饮片，水煎服。1剂/d，早晚各1次（饭后40 min），温服，3付1个疗程。

如有条件，每次服完药可加服大米汤半碗，舌干津液亏虚者可多服至一碗（如患者不发热则生石膏的用量要小，发热或壮热可加大生石膏用量）。若症状好转而未痊愈则服用第2疗程，若患者有特殊情况或其他基础病，第2疗程可以根据实际情况修改处方，症状消失则停药。

2）轻型：

（1）寒湿郁肺证。临床表现：发热，乏力，周身酸痛，咳嗽，咯痰，胸紧憋气，纳呆，恶心，呕吐，大便黏腻不爽。舌质淡胖齿痕或淡红，苔白厚腐腻或白腻，脉濡或滑。推荐处方：生麻黄6g、生石膏15g、杏仁9g、羌活15g、葶苈子15g、贯众9g、地龙15g、徐长卿15g、藿香15g、佩兰9g、苍术15g、云苓45g、生白术30g、焦三仙各9g、厚朴15g、焦槟榔9g、煨草果9g、生姜15g。服法：1剂/d，水煎600 mL，分3次服用，早中晚各1次，饭前服用。

（2）湿热蕴肺证。临床表现：低热或不发热，微畏寒，乏力，头身困重，肌肉酸痛，干咳痰少，咽痛，口干不欲多饮，或伴有胸闷脘痞，无汗或汗出不畅，或见呕恶纳呆，便溏或大便黏滞不爽。舌淡红，苔白厚腻或薄黄，脉滑数或濡。推荐处方：槟榔10g、草果10g、厚朴10g、知母10g、黄芩10g、柴胡10g、赤芍10g、连翘15g、青蒿10g（后下）、苍术10g、大青叶10g、生甘草5g。服法：1剂/d，水煎400 mL，分2次服用，早晚各1次。

3）普通型：

（1）湿毒郁肺证。临床表现：发热，咳嗽痰少，或有黄痰，憋闷气促，腹胀，便秘不畅。舌质暗红，舌体胖，苔黄腻或黄燥，脉滑数或弦滑。推荐处方：生麻黄6g、苦杏仁15g、生石膏30g、生薏苡仁30g、茅苍术10g、广藿香15g、青蒿草12g、虎杖20g、马鞭草30g、干芦根30g、葶苈子15g、化橘红15g、生甘草10g。服法：1剂/d，水煎400 mL，分2次服用，早晚各1次。

（2）寒湿阻肺证。临床表现：低热，身热不扬，或未热，干咳，少痰，倦怠乏力，胸闷，脘痞，或呕恶，便溏。舌质淡或淡红，苔白或白腻，脉濡。推荐处方：苍术15g、陈皮10g、厚朴10g、藿香10g、草果6g、生麻黄6g、羌活10g、生姜10g、槟榔10g。服法：1剂/d，水煎400 mL，分2次服用，早晚各1次。

4）重型：

（1）疫毒闭肺证。临床表现：发热面红，咳嗽，痰黄黏少，或痰中带血，喘憋气促，疲乏倦怠，口干苦，恶心不食，大便不畅，小便短赤。舌红，苔黄腻，脉滑数。推荐处方：生麻黄6g、杏仁9g、生石膏15g、甘草3g、藿香10g（后下）、厚朴10g、苍术15g、草果10g、法半夏9g、茯苓15g、生大黄5g（后下）、生黄芪10g、葶苈子10g、赤芍10g。服法：1～2剂/d，水煎服，100～200 mL/次，2～4次/d，口服或鼻饲。

（2）气营两燔证。临床表现：大热烦渴，喘憋气促，谵语神昏，视物错瞀，或发斑疹，或吐血、衄血，或四肢抽搐。舌绛少苔或无苔，脉沉细数，或浮大而数。推荐处方：生石膏30～60g（先煎）、知母30g、生地30～60g、水牛角30g（先煎）、赤芍30g、玄参30g、连翘15g、丹皮15g、黄连6g、竹叶12g、草房子15g、生甘草6g。服法：1剂/d，水煎服，先煎石膏、水牛角后下诸药，

100～200 mL/次，2～4 次/d，口服或鼻饲。

（3）推荐中成药。喜炎平注射液、血必净注射液、热毒宁注射液、痰热清注射液、醒脑静注射液。功效相近的药物根据个体情况可选择一种，也可根据临床症状联合使用两种。中药注射剂可与中药汤剂联合使用。

5）危重型：

（1）内闭外脱证。临床表现：呼吸困难、动辄气喘或需要机械通气，伴神昏，烦躁，汗出肢冷，舌质紫暗，苔厚腻或燥，脉浮大。推荐处方：人参15 g、黑顺片10 g（先煎）、山茱萸15 g，送服苏合香丸或安宫牛黄丸。

（2）出现机械通气伴腹胀便秘或大便不畅者，可用生大黄5～10 g。出现人机不同步情况，在镇静和肌松药使用的情况下，可用生大黄5～10 g和芒硝5～10 g。

（3）推荐中成药。血必净注射液、热毒宁注射液、痰热清注射液、醒脑静注射液、参附注射液、生脉注射液、参麦注射液。功效相近的药物根据个体情况可选择一种，也可根据临床症状联合使用两种。中药注射剂可与中药汤剂联合使用。

6）重型和危重型中药注射剂推荐用法：

（1）病毒感染或合并轻度细菌感染。0.9%氯化钠250 mL加喜炎平注射液100 mg静脉滴注，2次/d；或0.9%氯化钠250 mL加热毒宁注射液20 mL静脉滴注，2次/d；或0.9%氯化钠250 mL加痰热清注射液40 mL静脉滴注，2次/d。

（2）高热伴意识障碍。0.9%氯化钠250 mL加醒脑静注射液20 mL静脉滴注，2次/d。

（3）全身炎症反应综合征和/或多器官功能衰竭。0.9%氯化钠250 mL加血必净注射液100 mL静脉滴注，2次/d。

（4）免疫抑制：5%葡萄糖注射液250 mL加参麦注射液100 mL或生脉注射液20～60 mL静脉滴注，2次/d。

7）恢复期：

（1）肺脾气虚证。临床表现：气短，倦怠乏力，食欲缺乏，呕恶，痞满，大便无力，便溏不爽。舌淡胖，苔白腻。推荐处方：法半夏9 g、陈皮10 g、党参15 g、炙黄芪30 g、炒白术10 g、茯苓15 g、藿香10 g、砂仁6 g（后下）、甘草6 g。服法：1剂/d，水煎400 mL，分2次服用，早晚各1次。

（2）气阴两虚证。临床表现：乏力，气短，口干，口渴，心悸，汗多，食欲缺乏，低热或不热，干咳少痰。舌干少津，脉细或虚无力。推荐处方：南北沙参各10 g、麦冬15 g、西洋参6 g、五味子6 g、生石膏15 g、淡竹叶10 g、桑叶10 g、芦根15 g、丹参15 g、生甘草6 g。服法：1剂/d，水煎400 mL，分2次服用，早晚各1次。

（五）出院标准

1. 体温恢复正常3 d以上。
2. 呼吸道症状明显好转。
3. 肺部影像学显示急性渗出性病变明显改善。
4. 连续两次痰、鼻咽拭子等呼吸道标本核酸检测阴性（采样时间至少间隔24 h）。
满足以上条件者可出院。

（六）出院后注意事项

1. 定点医院要做好与患者居住地基层医疗机构间的联系，共享病历资料，及时将出院患者信息推送至患者辖区或居住地居委会和基层医疗卫生机构。

2. 患者出院后，建议应继续进行14 d的隔离管理和健康状况监测，佩戴口罩，有条件的居住在通风良好的单人房间，减少与家人的近距离密切接触，分餐饮食，做好手卫生，避免外出活动。

3. 建议在出院后第 2 周和第 4 周到医院随访、复诊。

十、诊疗探索

（一）氯喹

2004 年，比利时鲁汶大学的一篇论文提出氯喹能够抑制 SARS-CoV。2005 年，美国疾病控制与预防中心的另一篇论文，从细胞层面上证实了氯喹之所以对 SARS-CoV 有抑制作用的机制。SARS-CoV 和 2019-nCoV 都属于冠状病毒，相当于是一个家族里面的兄弟姐妹。对 SARS-CoV 有效的药物，能否对 2019-nCoV 也起作用呢？

针对这个问题，中山大学附属孙逸仙医院呼吸内科主任江山平教授在国内首次提出用氯喹治疗新冠肺炎设想。2020 年 1 月 27 日，在广州再生医学与健康广东省实验室主任徐涛院士主持的科技攻关会议上，科学家们共同提出了将氯喹用于治疗新冠肺炎的设想，得到了政府部门和医院的支持，决定在中山大学附属第五医院开展临床试验，并证明了其疗效，后被纳入国家卫生健康委员会的诊疗指南中。

2020 年 3 月 28 日，美国食品药品监督管理局发布了一项针对新冠肺炎药物的紧急使用授权，氯喹可用于治疗新冠肺炎。

（二）瑞德西韦

瑞德西韦是美国吉利德公司针对 Ebola Virus 的在研药物，是一种核苷酸类似物前药，对 SARS-CoV 和 MERS-CoV 均有药理活性。这些病毒均属于冠状病毒，且与 2019-nCoV 的结构相似。

2020 年 1 月 31 日，《新英格兰医学杂志》报道了美国首例 35 岁的男性患者在医疗中使用瑞德西韦后，病情出现好转。

我国瑞德西韦临床试验牵头单位为中日友好医院，临床研究从 2020 年 2 月 6 日开始，4 月 27 日结束，入组患者共 761 例，其中轻、中症患者 308 例，重症患者 453 例，执行严格的随机、双盲对照试验。实验结果显示瑞德西韦治疗新冠肺炎有较好的临床效果。

十一、病因治疗

新冠肺炎的病因是 2019-nCoV，因此抗病毒治疗是主要方向，尽管确切的效果难以证实，但总可以进行一些尝试。目前，在临床上用于抗病毒的药物主要有干扰素-α、洛匹那韦/利托那韦、利巴韦林、氯喹、瑞德西韦等。

十二、最新进展

（一）CT 检查与病毒核酸检测互补性

病毒核酸检测阳性结果具有一定的滞后性，有专家推荐 CT 影像作为目前新冠肺炎的主要诊断依据。美国食品药品监督管理局提示，核酸检测阴性结果并不能够排除 2019-nCoV 感染，而且这些检测结果不应作为治疗或患者管理决策的唯一依据。

目前核酸检测是主要的检测方式，检测结果存在滞后性或报道中的"假阴性"，原因在于核酸检测技术受制于感染病程、取样方法、检测试剂、判读标准等。特别是试剂方面，由于时间紧促，不同厂家产品的质量和稳定性差别很大，将影响检测效果。另外，人体在感染病毒后，体液中病毒的含量、分布与症状严重程度是否呈正相关尚不明确。

根据《新型冠状病毒肺炎的放射学诊断：中华医学会放射学分会专家推荐意见（第一版）》，临床实践观察可以表现为：①新型冠状病毒核酸检测阳性，但是首次放射学检查阴性，复查时则发现肺内有异常表现；②无症状，但是有接触史，CT 平扫发现肺内病变，后经新型冠状病毒核酸检测阳性证实；③有流行病学史，肺内有明显的病变，新型冠状病毒核酸检测前几次阴性，最终为新型冠状病毒核酸检测阳性。

新冠肺炎具有一定的明显影像学特征，应将 CT 检查与核酸检测相结合，这将有助于新冠肺炎的临床准确判断。同时将 CT 检查作为排查疑似患者的重要手段，这将对所有疑似患者进行及时收治具有重要价值。高分辨 CT 对于检出病灶非常敏感，甚至早于临床症状和核酸检测阳性，应当发挥 CT 检查在临床前期的筛查、早期诊断及监测治疗效果中的重大作用，通过识别早期影像学特征，提供临床决策依据，达到早诊断、早控制、早治疗的目的，有效遏制疫情发展。

（二）新上市试剂盒

在核酸检测方面，最新上市的一款基于恒温扩增芯片技术的一次能对 6 种呼吸道病毒进行快速检测的试剂盒，和原有的核酸检测相比有 3 个突出优点：一是能够快速对多种呼吸道常见病毒进行一并检测；二是检测速度更快，只需要在 1.5 h 就完成所有检测；三是临床应用方面可以非常好地帮助临床医务人员做鉴别诊断，迅速区分哪些患者是 2019-nCoV 感染，哪些患者是其他病毒感染，把合并感染、交叉感染这样的情况加以区分。

（三）干细胞治疗

2019-nCoV 感染肺泡上皮细胞后对肺泡上皮屏障的直接破坏损伤，以及感染激发的全身炎症反应——炎症瀑布对肺泡-毛细血管屏障的破坏，造成弥散性肺泡炎性渗出、肺组织水肿，是导致急性呼吸窘迫综合征发生的重要致病机制。如何积极有效地调控机体炎症反应，遏制机体肺部炎性渗出水肿、改善氧合、减轻脏器损伤；同时有效提升这类患者的基础免疫功能，提升机体内抗病毒的免疫应答，就成了 2019-nCoV 感染重症患者救治成功的关键。

以往研究表明，干细胞具有重要的免疫调控与损伤修复调节的作用，一方面能够调控 T 淋巴细胞的活化与增殖及抗原呈递细胞的活化与成熟；另一方面能够调节气道上皮细胞损伤后修复，缓解肺部炎症程度，改善肺部纤维化程度。

我国新冠肺炎干细胞治疗的临床研究，首先在北京、哈尔滨、上海、娄底等多家医院进行，继后受科研攻关组大力支持的多支团队抵达武汉，继续扩大临床应用，临床显示安全、有效。

张在其　尹辉明

第二章 心血管内科

第一节 急性心力衰竭

一、基本概念

（一）急性心力衰竭的定义

随着对心力衰竭研究的深入，其定义也在不断更新，目前对心力衰竭的定义是一种由于心脏结构或功能异常所致的使心排血量绝对或相对低于全身组织代谢需要的临床综合征，其病理生理学特征为肺瘀血和（或）体循环瘀血，以及组织器官低灌注，患者具有典型的症状（如气短、踝部水肿和疲乏），伴有颈静脉压升高、肺部湿啰音和外周性水肿等体征。可导致患者静息/应激状态下心排血量减少和（或）心腔内压力升高。而急性心力衰竭是指突发的心力衰竭症状和（或）体征的加重和恶化，需要紧急处理的情况。

（二）急性心力衰竭的分类

可发生在原有心脏病基础上或作为第一症状首次发作。其临床分类没有统一的标准，既往多根据病因分类。

1. 在美国心脏协会指南中，将急性心力衰竭按起病的形式分为3类。①代偿期慢性心力衰竭的突然恶化，占住院急性心力衰竭的70%。②新发心力衰竭，如在急性心肌梗死后；左室舒张功能减退的基础上血压的突然升高，占急性心力衰竭住院的25%。③晚期心力衰竭（顽固性心力衰竭）伴心功能进行性恶化，占急性心力衰竭住院的5%。但这一分类较为笼统，对治疗没有指导意义。

2. 欧洲心脏病学会将急性心力衰竭按其临床特征进行了更详细的分类，共分为6类。

（1）失代偿性心力衰竭：新发或慢性心力衰竭失代偿，伴有急性心力衰竭的症状、体征，轻到中等度心力衰竭，未达到心源性休克、肺水肿或高血压危象的标准。

（2）高血压型急性心力衰竭：急性心力衰竭的症状和体征，同时伴有血压升高，左室功能部分失代偿，胸部X线片提示符合急性肺水肿的改变。

（3）肺水肿（X线证实）：伴有严重的呼吸困难，双肺湿啰音和端坐呼吸，未吸氧时氧饱和度<90%。

（4）心源性休克：指在纠正前负荷的情况下，由于心力衰竭导致的组织低灌注。尽管对这一型心力衰竭的血流动力学指标没有明确的定义，但心源性休克通常表现为血压下降（收缩压<90 mmHg，或平均动脉压下降>30 mmHg）和（或）少尿<0.5 mL/(kg·h)，心率>100次/min，伴或不伴器官充血的证据。低心排量综合征与心源性休克呈连续性变化，缺乏明确的界线。

（5）高心排量心力衰竭：指心排量增加，通常伴有心率增快，如心律失常、甲状腺功能亢进、贫血、佩吉特病、医源性或其他机制，外周组织温暖，肺充血，在感染性休克时，有时可出现血压下降。

（6）右心力衰竭：特点为低心排量，颈静脉压增加，肝脏增大和低血压。

3. 除了以上分类外，欧洲心脏病学会还将心力衰竭按前后负荷改变和累及的左右心室分类，分别为左或右前向心力衰竭、左或右的后向心力衰竭及两者共存的心力衰竭。这一分类类似于通常的左心力衰竭、右心力衰竭和全心力衰竭。2016年欧洲心脏病学会心力衰竭指南中根据左室射血分数，除既往已有的两种外［射血分数降低的心力衰竭（LVEF＜40％）、射血分数保留的心力衰竭（LVEF≥50％）］，新增射血分数中间范围的心力衰竭（LVEF40％～49％）。射血分数中间范围的心衰占心力衰竭群体的10％～20％，与射血分数降低的心力衰竭和射血分数保留的心衰相比，有着独特的临床、超声、血流动力学和生物标记物特征。

（三）急性心力衰竭的分级

根据心力衰竭的严重程度可将其分为不同级别，慢性心力衰竭通常采用纽约心脏协会心功能分级法。但急性心力衰竭采用了不同的分级方法，特别是在冠心病监护病房和重症监护病房，通常采用其他分级法对急性心力衰竭进行分级：最常用的是Killip分级法，它主要根据临床体征和胸部X线片进行分类，另外一种分类法是Forrester分级法，它主要根据临床体征和血流动力学分类。以上两种分类法被AHA认可用于急性心肌梗死后的心力衰竭分级，因此最适用于新发心力衰竭。第三种分级法是心力衰竭临床严重度分级，以临床表现为分类依据，主要用于心肌病的心力衰竭分级，因此也适用于慢性失代偿心力衰竭分级。

1. Killip分级。Ⅰ级：没有心力衰竭，没有心脏失代偿的临床表现。Ⅱ级：有心力衰竭，可闻及啰音，S_3奔马律和肺充血；啰音局限在双下1/2肺野。Ⅲ级：严重心力衰竭，明显的肺水肿，伴满肺湿啰音。Ⅳ级：心源性休克，低血压（收缩压＜90 mmHg），外周血管收缩的表现，如少尿、发绀和出汗。这一分级法在急性心肌梗死患者中常用，对判断心肌受累的面积和患者的预后有帮助。同时对是否选择积极再通治疗有指导价值。心力衰竭分级越严重，再通治疗效益越明显。

2. Forrester分级。这一分级法也用于急性心肌梗死患者，根据临床表现和血流动力学改变分为4组（即正常组、低血容量性休克、肺水肿、心源性休克）。临床表现主要有外周组织低灌注的程度（脉搏细弱、心动过速、意识谵妄、少尿）和肺瘀血的程度（啰音与胸部X线片改变），血流动力学改变以心脏指数下降（2.2 L/min·m²）和肺毛细血管楔压升高（＞18 mmHg）为主。这一分类需要有创性监测，不利于广泛推广，但对预后判断和指导治疗有重要价值。

3. 临床严重程度分级。临床严重程度分级主要是根据周围循环（灌注）和肺部听诊情况。患者可分为：Ⅰ级（A组），肢体温暖和肺部干净［心脏指数＞2.2 L/(min·m²)，肺毛细血管楔压＜18 mmHg］；Ⅱ级（B组），肢体温暖和肺部湿啰音［心脏指数＞2.2 L/(min·m²)，肺毛细血管楔压＞18 mmHg］；Ⅲ级（L组），肢体冷和肺部干净［心脏指数＜2.2 L/(min·m²)，肺毛细血管楔压＜18 mmHg］；Ⅳ级（C组），肢体冷和肺部啰音［心脏指数＜2.2 L/(min·m²)，肺毛细血管楔压＞18 mmHg］。这一分类主要用于心肌病的预后判断，也适用于所有慢性心力衰竭严重程度的分类。

二、常见病因

（一）基本病因

1. 急性弥散性心肌损害引起心肌收缩无力，如急性重症心肌炎、广泛性心肌梗死、药物所致心肌损伤与坏死、围生期心肌病等。

2. 急起的机械性阻塞，引起心脏压力负荷加重，排血受阻，如严重的瓣膜狭窄、心室流出道梗阻、心房内血栓或黏液瘤嵌顿、动脉总干或大分支栓塞等。

3. 急起的心脏容量负荷加重，如外伤、急性心肌梗死或感染性心内膜炎引起的瓣膜损害，腱索断裂，心室乳头肌功能不全，间隔穿孔，主动脉窦动脉瘤破裂入心腔，静脉输血或输入含钠液体过快或过多。

4. 急起的心室舒张受限制，如急性大量心包积液或积血、快速的异位心律等。

5. 严重的心律失常，如心室颤动和其他严重的室性心律失常、显著的心动过缓等，使心脏暂停排血或排血量显著减少。

6. 高血压危象。

7. 主动脉夹层。

（二）诱因

1. 感染。最常见为呼吸道感染，在老年人中慢性阻塞性肺病急性加重占首位。其次为风湿热，在儿童风湿热则占首位。女性患者中泌尿系统感染也常见。亚急性感染性心膜炎也常因损害心瓣膜和心肌而诱发心力衰竭。

2. 过度体力活动和情绪激动。

3. 钠盐摄入过多。

4. 心律失常，特别是快速性心律失常，如伴有快速心室率的心房颤动、心房扑动。

5. 妊娠和分娩时代谢/激素水平变化（如甲状腺功能亢进、糖尿病酮症酸中毒、肾上腺皮质功能不全、妊娠、围生期、严重贫血等）。

6. 输液（特别是含钠盐的液体）、输血过快和（或）过多。

7. 洋地黄过量或不足。

8. 药物作用。①使用抑制心肌收缩力的药物，如 β-受体阻滞剂、体内儿茶酚胺的消耗物质（如利血平）、交感神经节阻滞剂和某些抗心律失常药物。②水钠潴留、激素和药物的应用，如糖皮质激素等造成水钠潴留。③具有心脏毒性的化疗药物，如长春新碱、阿霉素等。

9. 其他，如出血、肺栓塞、室壁瘤、心肌收缩不协调、乳头肌功能不全等。

三、发病机制

（一）急性衰竭心脏的恶性循环

急性心力衰竭综合征的最终共同特征是重度心肌收缩无力，心排血量不足以维持末梢循环的需要。如不考虑引起急性心力衰竭的根本原因，不进行合理治疗，将导致恶性循环，从而引起慢性心力衰竭和死亡。

（二）心肌顿抑

是在较长时间的心肌缺血后发生的心肌功能不全。当正常血流恢复后仍可持续一个很短时间。心肌顿抑的强度和持续时间与前述缺血刺激的严重程度和持续时间相关。

（三）心肌冬眠

是由于冠状动脉血流严重减少引起的心肌功能损伤，但心肌细胞仍是完好的。通过改善血流和组织氧合，冬眠心肌可以恢复其正常功能。心肌冬眠和心肌顿抑可以同时存在。当顿抑心肌保留收缩能力并对收缩刺激有反应时，冬眠心肌可以通过血流的再通和组织摄氧的恢复及时恢复。这些机制取决于心肌损伤的持续时间，要逆转这些病理生理学改变，必须尽快恢复组织摄氧和血流。

四、临床特征

根据心力衰竭类型，心脏排血功能减退的程度、速度和持续时间的不同，以及代偿功能的差别，有下列 5 种不同表现。

（一）急性肺水肿

为急性左心力衰竭的主要表现。多因突发严重的左心室排血不足或左心房排血受阻引起肺静脉及肺毛细血管压力急剧升高所致。当肺毛细血管压升高超过血浆胶体渗透压时，液体即从毛细血管漏到肺间质、肺泡甚至气道内，引起肺水肿。典型发作为突然、严重气急；每分钟呼吸可达 30～40 次，端坐呼吸，阵阵咳嗽，面色灰白，口唇青紫，大汗，常咳出泡沫样痰，严重者可从口腔和鼻腔内涌出大量粉红色泡沫液。发作时心率、脉搏增快，血压在起始时可升高，以后降至正常或低于正常。两肺内可闻及广泛的湿啰音和哮鸣音。心尖部可听到奔马律，但常被肺部湿啰音所掩盖。

（二）晕厥

心脏本身排血功能减退，心排血量减少引起脑部缺血、发生短暂的意识丧失，称为心源性晕厥。晕厥发作持续数秒钟时可有四肢抽搐、呼吸暂停、发绀等表现，称为阿-斯综合征。发作大多短暂，发作后意识常立即恢复。主要见于急性心脏排血受阻或严重心律失常。

（三）休克

由于心脏排血功能低下导致心排血量不足而引起的休克，称为心源性休克。心排血量减少突然且显著时，机体来不及通过增加循环血量进行代偿，但通过神经反射可使周围及内脏血管显著收缩，以维持血压并保证心和脑的血供。临床上除一般休克的表现外，多伴有心功能不全、肺毛细血管楔压升高、颈静脉怒张等表现。

（四）心搏骤停

为严重心功能不全的表现。主要表现为突发意识丧失、大动脉搏动消失、呼吸停止、抽搐等，如不及时救治将迅速死亡。

（五）急性右心功能不全

主要由慢性持续性瘀血引起各脏器功能改变所致，常并发于急性肺栓塞，典型的表现有疲乏无力、下肢凹陷性水肿、上腹压痛（肝瘀血所致）、气促（胸腔积液）和腹胀（伴腹腔积液）。严重者可出现全身水肿伴肝功能损害和少尿。

五、辅助检查

（一）实验室检查

包括血常规、生化、动脉血气分析、D-二聚体、凝血功能、心肌损伤标志物、BNP/NT-proBNP等。此类检查有助于心力衰竭的病因诊断和严重度评估。

（二）心电图检查

急性心力衰竭时心电图常有改变。心电图检查可显示心脏节律变化，有助于了解心力衰竭的病因和心脏的负荷状态。对急性冠状动脉综合征患者，心电图检查尤为重要。心电图可提示左右心室心房的负荷、心包炎、心肌炎及心脏的基础状态如左右心室肥大或扩张型心肌病。

（三）X 线检查

左心力衰竭 X 线显示肺静脉扩张，肺门阴影扩大且模糊，肺野模糊，肺纹理增强，两肺上野静脉影显著，下野血管变细，呈血液再分配现象。当肺静脉压达 25～30 mmHg 时，可产生间质性肺水肿，显示 Kerley-B 线，肺门影增大，可呈蝴蝶状，严重者可见胸腔积液。右心力衰竭继发于左心力衰竭者，X 线显示心脏向两侧扩大；单纯右心力衰竭，可见右房及右室扩大，肺野清晰。

（四）超声心动图

是评价心脏结构和功能改变的重要手段，对心力衰竭的病因诊断有重要帮助。可用于诊断心包、心肌或心脏瓣膜疾病。定量分析：包括房室内径、心脏几何形状、心室壁厚度、室壁运动及心包、心脏瓣膜疾病和血管结构，定量心脏瓣膜疾病狭窄、关闭不全程度，测量左室射血分数、左心室舒张末期和收缩末期容量。左室射血分数可反映左心室功能，初始评估心力衰竭或有可疑心力衰竭症状患者均应测量。区别舒张功能不全和收缩功能不全，发现左心室肥厚和左心房扩大也有助于诊断左心室舒张功能不全，估测肺动脉压。

（五）血流动力学监测

血流动力学监测一般分为无创性和有创性两大类：无创性监测方法使用安全方便，患者易于接受，可获得相关的心血管功能参数；有创性监测包括动脉内血压监测、肺动脉导管、脉搏指示剂连续心排量等，能够获得较为全面、准确的血流动力学参数，有利于深入和全面地了解病情，尤其适用于危重患者的诊治，其缺点是对机体有一定损伤，操作不当会引起并发症。

（六）其他检查

1. 与急性冠脉事件有关的心力衰竭应行冠脉造影，在长时间急性心力衰竭患者中，常规检查不能发现问题时也应该考虑冠脉造影。

2. 肺动脉导管可以协助心力衰竭的诊断和治疗效果的监测。

3. 心脏磁共振成像。疑诊心肌病、心脏肿瘤（或肿瘤累及心脏）或心包疾病时，心脏磁共振成像有助于明确诊断，对复杂性先心病患者则是首选检查。心脏磁共振成像还可用于评估心肌病变或瘢痕负荷，在检测心腔容量、心肌质量和室壁运动的准确性和可重复性方面被认为是"金标准"。

4. 核素心室造影及核素心肌灌注。心室造影可准确测定左心室容量、左室射血分数及室壁运动。核素心肌灌注可诊断心肌缺血和存活心肌，对鉴别扩张型心肌病或缺血性心肌病有一定帮助。新发心力衰竭的无症状冠心病患者，建议以核素心肌灌注评估心肌活性和有无心肌缺血。合并冠心病的心力衰竭患者计划血运重建前建议行心肌活性评估。

5. 心肌活检。临床应用很少，主要用于诊断心肌炎性或浸润性病变，如心肌淀粉样变性、结节病、巨细胞性心肌炎。

六、诊断思路

（一）前向急性心力衰竭

其症状从轻中度劳累性疲乏到严重的静息状态下的无力，意识模糊、嗜睡、皮肤苍白和发绀、皮肤湿冷、低血压、脉细数、少尿及心源性休克。这一类型的心力衰竭包含多种病理情况。详细的病史能对主要诊断提供重要帮助。

1. 相关的危险因素、病史和症状能提示急性冠状动脉综合征。

2. 近期的急性病毒感染史提示急性心肌炎的诊断。

3. 慢性瓣膜病和瓣膜手术病史及可能的心内膜炎感染或胸部创伤提示急性瓣膜功能失调。

4. 相关的病史和症状提示肺栓塞。

体格检查对明确诊断也有重要帮助。颈静脉充盈和奇脉提示心包填塞；心音低沉提示心肌收缩功能障碍；人工瓣声音消失和特征性杂音提示瓣膜病变。

（二）左心后向心力衰竭

其症状包括不同程度的呼吸困难，从轻中度劳力性呼吸困难到急性肺水肿，皮肤苍白到发绀，皮肤湿冷，血压正常或升高。肺部常可闻及细湿啰音。胸部X线片提示肺水肿。

这一类型心力衰竭主要与左心的病变有关，包括慢性心脏病引起的心肌功能异常；急性心肌损害如心肌缺血或梗死；主动脉或二尖瓣功能失调；心律失常；左心的肿瘤。心外的病理改变包括严重高血压、高输出状态（贫血和甲状腺功能亢进）、神经源性病变（脑肿瘤和创伤）。

心血管系统的体格检查如心尖搏动、心音的性质、杂音、肺部的细湿啰音及呼气哮鸣音（心源性哮喘）对病因诊断有重要意义。

（三）右心后向心力衰竭

右心力衰竭综合征与肺和右心功能异常有关，包括慢性肺部疾病伴肺动脉高压病情加重或急性的大面积肺部疾病（如大面积肺炎和肺栓塞）、急性右室梗死、三尖瓣功能损害（创伤和感染）和急性或亚急性心包疾病。晚期左心疾病发展到右心力衰竭，长期慢性先心病发展到右心力衰竭都是右心后向心力衰竭的原因。非心肺疾病的情况包括肾病综合征和终末期肝病。其他少见原因是分泌血管活性肽的肿瘤。

典型的表现有疲乏无力、下肢凹陷性水肿、上腹压痛（肝瘀血所致）、气促（胸腔积液）和腹胀（伴腹腔积液）。本型心力衰竭的终末期综合征包括全身水肿伴肝功能损害和少尿。

病史和体格检查可以明确急性右心力衰竭综合征诊断或对进一步的检查提供线索。

七、临床诊断

1. 有基础心脏病史，如高血压心脏病、冠心病、心肌病、心瓣膜病等病史。
2. 有一定的诱发因素，如血压突然升高、情绪变化、水电解质紊乱、感染等。
3. 有上述左或右前向心力衰竭、左或右的后向心力衰竭的典型临床症状和体征。
4. X线检查、心电图、超声心动图和有创性血流动力学监测有相应表现。

八、鉴别诊断

主要应与其他原因（特别是血管功能不全）引起的晕厥、休克和肺水肿鉴别。晕厥当时的心律失常，如心率有无明显过缓、过速、不齐或暂停，有无引起急性心功能不全的心脏病基础。心源性休克时静脉压和心室舒张末期压升高，与其他原因引起的休克不同。肺水肿伴肺部哮鸣音时应与支气管哮喘鉴别，此时心尖部奔马律有利于肺水肿的诊断。其他原因引起的肺水肿，如化学或物理因素引起的肺血管通透性改变（感染、低蛋白血症、过敏、有毒气体吸入和放射性肺炎等）、肺间质淋巴引流不畅（肺淋巴组织癌性浸润等）或胸腔负压增高（胸腔穿刺放液过快或过多）、支气管引流不畅（液体吸入支气管或咳嗽反射消失）等，根据相应的病史和体征不难与急性心功能不全引起的肺水肿鉴别。但心脏病患者可由非心源性原因引起肺水肿，而其他原因引起的肺水肿合并心源性肺水肿的也并不罕见。应全面考虑，做出判断。

九、救治方法

（一）治疗原则

传统的急性心力衰竭的治疗目标单纯，主要是降低肺毛细血管楔压和增加心排血量。急性心力衰竭的治疗原则包括：控制基础病因和矫治引起心力衰竭的诱因；缓解各种严重症状；稳定血流动力学状态；纠正水、电解质紊乱和维持酸碱平衡；保护重要脏器如肺、肾、肝和大脑，防止功能损害。

根据心力衰竭的发生形式，主要分为慢性心力衰竭的急性发作和新发心力衰竭，对于慢性心力衰竭的急性发作，主要是控制和消除诱发因素，治疗措施与慢性心力衰竭治疗基本相同，主要区别在于用药途径由口服改为静脉应用。而对于新发心力衰竭，多数由急性心肌缺血引起，治疗重点是原发病的处理，同时辅以药物治疗，必要时应用辅助机械装置和外科手术治疗。

（二）一般处理

1. 体位。使患者取坐位或半卧位，两腿下垂，使下肢静脉回流减少。

2. 氧疗。肺充血与肺顺应性降低，使肺水肿患者呼吸做功与耗氧量增加，而黏膜充血、水肿又妨碍了气体在终末呼吸单位交换。面罩给氧较鼻导管给氧效果好。对常规治疗无效，临床症状严重且氧分压显著降低的患者应予加压给氧，即应用呼气末正压或持续气道正压通气，不仅能纠正缺氧，还可通过增高肺泡和胸腔内压力减少静脉回心血量，肺泡内的正压也可减轻肺泡水肿的形成或进一步恶化。同时静脉回流受阻还使周围静脉压增高，有利于液体自血管内漏入组织间隙，循环血量也因此减少。但肺泡内压力过高可能影响右心室搏出量，引起心搏量减少，血压降低。此时宜调整给氧的压力，缩短加压给氧的时间，延长间歇时间。故在应用呼气末正压时应注意：对血容量不足的患者，应补充足够的血容量以代偿回心血量的不足；但又不能过量，否则会加重肺水肿；使用呼气末正压须从低水平开始，先用 $3\sim5\ cmH_2O$，逐渐增加至合适的水平。

3. 控制感染。进行性急性心力衰竭患者易并发感染，通常是呼吸道和泌尿系统感染、脓毒症或院内革兰阳性细菌感染。必须认真控制感染和保证皮肤的完整性。建议常规进行血培养，一旦结果确定，应迅速使用抗生素。

4. 合并糖尿病的处理。急性心力衰竭伴有代谢异常，常有高血糖。此时应停止常规降糖药的使用，而使用短效胰岛素，根据反复测量血糖结果来控制血糖。正常的血糖水平有助于糖尿病危重患者的存活。

5. 分解代谢状态的监测。急性心力衰竭过程中常出现能量缺乏和负氮平衡。这与肠道吸收减少导致热量摄入减少有关。应进行监测，并保证能量和氮平衡。人血白蛋白浓度及氮平衡可能有助于监测代谢状态。

6. 合并肾功能衰竭的处理。急性心力衰竭和肾功能衰竭经常同时相关，两者可以相互促进、加剧，影响彼此的预后，必须严密地监测肾功能。对于这些患者，在选择合理治疗措施时应主要考虑保护肾功能。

7. 合并肺部疾病的处理。合并存在各种肺部疾病均可加重急性心力衰竭或使之难治。如为慢性阻塞性肺病伴呼吸功能不全，在急性加重期首选无创机械通气，安全有效；对急性心源性肺水肿也有效。

（三）药物治疗

1. 吗啡及其类似物的使用。吗啡一般用于严重急性心力衰竭的早期阶段，特别是患者不安和呼吸困难时。吗啡能够迅速扩张体静脉，减少静脉回心血量，降低周围动脉阻力，减轻左室后负荷，增加心排血量，还能减轻烦躁不安与呼吸困难（使静脉扩张，也能使动脉轻度扩张，并降低心率）。多数研究中，一旦建立静脉通道，立即注射吗啡3 mg，必要时还可以重复应用1次。慎用大剂量，因可促使内源性组胺释放，使外周血管扩张导致血压下降。伴 CO_2 潴留者使用，可产生呼吸抑制而加重二氧化碳潴留。伴明显和持续性低血压、休克、意识障碍、慢性阻塞性肺病等患者禁忌使用。老年患者慎用或减量。也可应用哌替啶50～100 mg肌内注射。

2. 抗凝治疗。抗凝治疗对伴有或不伴有急性心力衰竭的急性冠状动脉综合征患者的作用已经明确，抗凝对于心房颤动的患者也有利。但是单纯急性心力衰竭的患者应用肝素或低分子量肝素的证据不多。一项大规模的安慰剂对照研究发现，对于急性起病的住院患者，其中包括急性心力衰竭的患者，40 mg 的低分子肝素钙注射液皮下注射没有产生明显的临床症状改善效果，但静脉血栓减少。对于心力衰竭使用肝素患者应密切监测凝血系统，因为多数心力衰竭患者合并严重的肝功能异常。内生肌酐清除率＜30 mL/min 的患者禁用低分子量肝素。

3. 血管扩张剂的使用。对大多数急性心力衰竭患者，如果表现有低灌注时仍可维持正常的血压，又有少尿及瘀血体征，血管扩张剂常作为一线药，它可以用来开放外周循环，降低前负荷（表 1-2-1）。

表 1-2-1　急性心力衰竭患者血管扩张剂的应用指征和剂量

血管扩张剂	指征	剂量	主要副作用	其他
硝酸甘油	急性心力衰竭而血压正常或升高时	开始 20～200 μg/min，可增加到 200 mg/min	低血压，头痛	连续应用产生耐受
单硝酸异山梨酯	急性心力衰竭而血压正常或升高时	开始 1 mg/h，可增加到 10 mg/h	低血压，头痛	连续应用产生耐受
硝普钠	高血压危象，心源性休克时与正性肌力药合用	从 0.3 μg/(kg·min) 开始滴注，逐渐加量至 1 μg/(kg·min)，再到 5 μg/(kg·min)	低血压，异氰酸盐中毒	药物对光敏感
乌拉地尔	急性心力衰竭而血压较高时	静脉注射 25 mg，之后静脉滴注 0.4～2 mg/min	低血压	/

（1）硝酸盐：急性左心力衰竭时，硝酸盐在不减少每搏量和增加心肌氧耗的情况下能减少肺瘀血，特别适用于急性冠状动脉综合征的患者。低剂量时，它仅仅扩张静脉，但随着剂量的增加，它也能引起动脉包括冠脉的扩张。在使用合适剂量时，硝酸盐能平衡循环中静脉和动脉的扩张，由此可以降低左室前负荷和后负荷，而不影响周围组织灌注。它对心排血量的影响在于它对前负荷和后负荷的预处理，以及心脏对压力感受器诱导的交感张力升高的反应。急性心力衰竭时，最初给硝酸盐通常是口服，但静脉给药也可以很好地耐受。在急性心力衰竭的两个随机试验证实了静脉给予硝酸盐联合呋塞米的有效性，同时也表明，静脉滴注最高血流动力学可耐受剂量的硝酸盐加低剂量的呋塞米，优于单独使用高剂量的利尿药。其中有一个随机试验验证了联合静脉注射呋塞米和单硝酸异山梨酯，结果表明静脉应用高剂量的硝酸异山梨酯对控制严重肺水肿比呋塞米更有效。硝酸盐的缺点主要是很快发生耐受性，特别是静脉使用高剂量时，使它的有效期限制在 16～24 h。硝酸盐的使用剂量应取得最佳的扩血管效应，由此增加心脏指数，降低肺毛细血管楔压。而不恰当的扩血管可导致血压显著下降，导致血流动力学不稳定。硝酸甘油可以口服或吸入。静脉给予硝酸盐（硝酸甘油从 20 μg/min 或硝酸异山梨酯 1～10 mg/h）的量应极为小心，须密切监测血压，静脉滴注的剂量应防止血压下降。对于主动脉狭窄的患者，虽然在复杂情况下使用硝酸盐会有所帮助，但应特别谨慎。如果收缩压降至 90～100 mmHg 以下，硝酸盐应减量，如果血压降得更多，则长时间停止使用。从临床实践观点看，应使平均动脉血压降低 10 mmHg。

（2）硝普钠：对于严重心力衰竭患者和原有后负荷增加的患者，如高血压型急性心力衰竭或二尖瓣反流，推荐使用硝普钠，从 0.3 μg/(kg·min) 开始滴注，逐渐加量至 1 μg/(kg·min)，再到 5 μg/(kg·min)。应该小心滴注，通常需要密切监测血压。长期使用时，其代谢产物硫代氰化物和氰化物会产生毒性反应，特别是在严重肝、肾功能衰竭的患者，应避免使用。

（3）α-受体阻滞剂：酚妥拉明静脉滴注 0.1～1 mg/min，也有迅速降压和减轻后负荷的作用，但可致心动过速，且降低前负荷的作用较弱，近年来已较少采用。乌拉地尔为 α₁-受体阻滞剂，通常静脉注射 25 mg，如血压无明显降低，可重复注射，然后予 50～100 mg 加入 100 mL 液体中静脉滴注维持，速度为 0.4～2 mg/min，根据血压调节滴速。

（4）钙通道阻滞剂：在急性心力衰竭治疗中，不推荐使用钙通道阻滞剂。地尔硫䓬、维拉帕米和二氢吡啶类应视为禁忌。

4.血管紧张素转换酶抑制剂。

（1）适应证：①所有左室射血分数下降的心力衰竭患者必须且终生使用，除非有禁忌证或不能耐受；②心力衰竭高发危险人群（阶段 A）应考虑使用血管紧张素转换酶抑制剂预防心力衰竭。

（2）作用效应和机制：血管紧张素转换酶抑制剂对血流动力学的影响主要在于它能减少血管紧张素-Ⅱ的形成，增加缓激肽的水平，而缓激肽能降低全身外周血管的阻力，并且增加尿钠的排泄。它的短期效应主要是降低血管紧张素-Ⅱ和醛固酮活性，增加血管紧张素-Ⅰ和血浆肾素活性。至今还没有血管紧张素转换酶抑制剂用于急性心力衰竭有效治疗的研究。对心肌梗死后心力衰竭患者使用血管紧张素转换酶抑制剂的研究着重于它的长期影响。最近一项荟萃分析观察 30 d 内的死亡率，发现血管紧张素转换酶抑制剂组较之安慰剂组相对危险降低 7%。这项试验选择高风险患者，发现血管紧张素转换酶抑制剂能较明显地降低死亡率。

（3）实际应用：应该避免静脉使用血管紧张素转换酶抑制剂。其最初剂量应较低，发病 48 h 内监测血压和肾功能，在早期情况稳定后才可逐渐加量。治疗的期限从开始至少持续 6 周。在心排血量处于边缘状况时，血管紧张素转换酶抑制剂应谨慎使用，因为它可以明显降低肾小球滤过率。当联合使用非甾体类抗炎药物，以及出现双侧肾动脉狭窄时，不能耐受血管紧张素转换酶抑制剂的风险增加。

5. 利尿剂的使用。

（1）适应证：急性心力衰竭和失代偿性心力衰竭的急性发作，伴有液体潴留的情况是应用利尿剂的指征。

（2）作用效应：静脉使用袢利尿剂也有扩张血管效应，在使用早期（5~30 min）它降低肺阻抗的同时也降低右房压和肺毛细血管楔压。如果快速静脉注射大剂量（>1 mg/kg）时，就有反射性血管收缩的可能。它与慢性心力衰竭时使用利尿剂不同，对严重失代偿性心力衰竭患者，使用利尿剂能使容量负荷恢复正常，可以在短期内减少神经内分泌系统的激活。特别是对急性冠状动脉综合征的患者，应使用低剂量的利尿剂，最好给予扩管治疗。

（3）实际应用：由小剂量开始，逐渐增加剂量至尿量增加，根据瘀血症状和体征、血压、肾功能调整剂量，每天减轻体重 0.5~1 kg 为宜。一旦症状缓解、病情控制，即以最小有效剂量长期维持，预防再次液体潴留，并根据液体潴留的情况随时调整剂量。每天体重变化是最可靠的监测利尿剂效果和调整利尿剂剂量的指标。应用利尿剂前应首先检测患者肾功能和电解质，在开始应用或增加剂量1~2 周后应复查血钾和肾功能。可以指导患者根据病情需要（症状、水肿、体重变化）调整剂量。利尿剂的使用可激活内源性神经内分泌系统，故应与血管紧张素转换酶抑制剂/血管紧张素-Ⅱ受体阻滞剂、β-受体阻滞剂联用。静脉使用袢利尿剂，如呋塞米、托拉塞米，它有强效快速的利尿效果，在急性心力衰竭患者优先考虑使用。在入院以前就可安全使用，应根据利尿效果和瘀血症状的缓解情况来选择剂量。开始使用负荷剂量，然后继续静脉滴注呋塞米或托拉塞米，静脉滴注比静脉注射更有效。噻嗪类和螺内酯可以联合袢利尿剂使用，低剂量联合使用比高剂量使用一种药更有效，而且继发反应也更少（表 1-2-2）。将袢利尿剂和多巴酚丁胺、多巴胺或硝酸盐联合使用也是一种治疗方法，它比仅仅增加利尿剂更有效，副反应也更少。

表 1-2-2　利尿剂的剂量和应用

体液潴留严重程度	利尿剂	剂量	注意事项
中度	呋塞米	20~40 mg	根据临床情况口服或静脉注射
	布美他尼	0.5~1 mg	根据临床反应调整剂量
	托拉塞米	10~20 mg	监测 Na^+、K^+、肌酐和血压
重度	呋塞米	40~100 mg	静脉注射
	呋塞米静滴	5~40 mg/h	较大剂量静脉注射
	布美他尼	1~4 mg	口服或静脉注射
	托拉塞米	20~100 mg	口服

续表

体液潴留严重程度	利尿剂	剂量	注意事项
袢利尿剂抵抗	加氢氯噻嗪	25～50 mg，2 次/d	合用较单独用高剂量袢利尿剂好
	美托拉宗	2.5～10 mg，1 次/d	内生肌酐清除率＜30 mL/min 时，美托拉宗更有效
	螺内酯	25～50 mg，1 次/d	肾功能正常及血钾正常或低时螺内酯为最佳选择
如果合并碱中毒对袢利尿剂和噻嗪类抵抗	乙酰唑胺加多巴胺扩肾血管，或多巴酚丁胺强心	0.5 g，1 次/d	静脉注射，合并肾功能衰竭时考虑血液滤过或血液透析

（4）利尿剂抵抗：在尚未达到治疗目标（缓解水肿）时，利尿剂效应已经减弱或消失。出现利尿剂抵抗往往预后很差。虽然有报道，它可伴发于静脉使用袢利尿剂后引起的急性容量丢失，但是更常见的是出现在慢性严重心力衰竭长期使用利尿剂治疗后。许多因素（表 1-2-3）可引起利尿剂抵抗。已发现有一些治疗措施（表 1-2-4）可克服利尿剂抵抗，针对个体采取不同的治疗策略可能有效。

表 1-2-3　利尿剂抵抗原因

序号	原因
1	血管内容量丢失
2	神经内分泌激活
3	容量丢失后钠的再摄取
4	远端肾单位肥大
5	肾小管分泌减少
6	肾脏灌注减少（低心排血量）
7	肠道功能损害影响口服利尿剂吸收
8	药物和饮食不配合（摄入高钠）

表 1-2-4　利尿剂抵抗的治疗对策

序号	治疗对策
1	限制钠水的摄入，保持电解质稳定
2	在低血容量时补足血容量
3	增加利尿剂的剂量或给药频次
4	使用静脉给药，如快速静脉注射，或静脉滴注
5	呋塞米＋氢氯噻嗪
6	呋塞米＋螺内酯
7	美托拉宗＋呋塞米（这种联用在肾功能衰竭时也有效）
8	将利尿剂和多巴胺或多巴酚丁胺联用
9	减少血管紧张素转换酶抑制剂剂量或使用很低剂量的血管紧张素转换酶抑制剂，如果对上述治疗无效则考虑超滤或血液透析

（5）副作用、药物的相互作用：虽然利尿剂可安全地用于大多数患者，但它的副作用也很常见，甚至可威胁生命。它包括：神经内分泌系统的激活，特别是肾素-血管紧张素-醛固酮系统和交感神经系统的激活；低血钾、低血镁和低氯性碱中毒，可能导致严重的心律失常；可以产生肾毒性及加剧肾功能衰竭。过度利尿可过分降低静脉压、肺毛细血管楔压及舒张期灌注，由此导致每搏量和心排血量下降，特别见于严重心力衰竭和以舒张功能不全为主的心力衰竭或缺血所致的右室功能障碍。

6.β-受体阻滞剂。

（1）适应证和基本原理：根据 20 多项安慰剂随机对照试验，纳入的患者均有收缩功能障碍（左室射血分数<35%～45%），纽约心脏协会心功能分级主要为 Ⅱ 或 Ⅲ 级，也包括病情稳定的 Ⅳ 级和心肌梗死后心力衰竭患者。长期应用 β-受体阻滞剂的效果包括下列几方面：①可明显改善心力衰竭患者的预后，降低死亡率和住院率。CIBIS-Ⅱ、MERIT-HF 和 COPER-NICUS 分别应用比索洛尔、美托洛尔、卡维地洛，病死率相对危险及再住院率均降低。②显著降低猝死率。③改善左心室功能和左室射血分数。④缓解症状，改善临床情况。在歌德堡美托洛尔研究中，急性心肌梗死后早期静脉使用美托洛尔或安慰剂，接着口服治疗 3 个月。美托洛尔组发展为心力衰竭的患者明显减少。如果患者有肺底部啰音的肺瘀血征象，联合使用呋塞米、美托洛尔治疗可产生更好的疗效，降低死亡率和并发症。适应证：①结构性心脏病，伴左室射血分数下降的无症状心力衰竭患者；②有症状或既往有症状的纽约心脏协会心功能分级 Ⅱ～Ⅲ 级、左室射血分数下降、病情稳定的慢性心力衰竭患者应终生应用，除非有禁忌或不能耐受；③纽约心脏协会心功能分级 Ⅳ 级心力衰竭患者在严密监护和专科医师指导下也可应用。

（2）实际应用：推荐应用美托洛尔、比索洛尔、卡维地洛，这 3 种药物均有改善心力衰竭患者预后的证据。左室射血分数下降的心力衰竭患者一经诊断，在症状较轻或得到改善后即应尽早使用 β-受体阻滞剂。①起始和维持：起始剂量宜小，一般为目标剂量的 1/8，如患者能耐受前一剂量，每隔 2～4 周剂量可加倍，滴定的剂量及过程需个体化。此用药方法由 β-受体阻滞剂治疗心力衰竭发挥独特的生物学效应决定。这种生物学效应往往需持续用药 2～3 个月才逐渐产生，而初始用药主要产生的药理作用是抑制心肌收缩力，可能诱发和加重心力衰竭，为避免这种不良影响，起始剂量须小，递加剂量须慢。②在药物上调期间，需密切观察患者生命体征、呼吸困难及瘀血的症状及体征、每天的体重。患者有液体潴留或最近曾有液体潴留史，必须同时使用利尿剂，预防 β-受体阻滞剂治疗初期液体潴留恶化。一旦出现体重增加即应加大利尿剂剂量，直至恢复治疗前体重，再继续加量。如前以较低剂量治疗出现不良反应，可延迟加量至不良反应消失。③在慢性心力衰竭失代偿期，可以继续使用 β-受体阻滞剂，应根据患者病情减少剂量，休克及严重低血压患者应停用，但在出院前应再次启动 β-受体阻滞剂治疗。④即使 β-受体阻滞剂未能改善症状，仍应长期治疗。突然停用 β-受体阻滞剂会导致病情恶化，应避免使用。β-受体阻滞剂可用于气道反应性疾病或无症状心动过缓患者，但对于有持续症状的患者应谨慎使用。

（3）目标剂量的确定：β-受体阻滞剂治疗心力衰竭应达到目标剂量或最大可耐受剂量，目标剂量是在既往临床试验中采用、达到证实有效的剂量。静息心率是评估心脏 β-受体有效阻滞的指标之一，通常患者心率降至 55～60 次/min 的剂量为 β-受体阻滞剂应用的目标剂量或最大可耐受剂量。我国人群个体差异很大，因此 β-受体阻滞剂的治疗宜个体化。

7. 正性肌力药。

（1）临床适应证：适用于低心排血量综合征，如伴症状性低血压或心排量降低伴有循环瘀血的患者，可保证重要脏器的血流供应，缓解组织低灌注所致的症状。血压较低伴心排血量降低或低灌注时应尽早使用，对血管扩张药及利尿剂不耐受或者反应不佳的患者尤其有效，血压正常又无器官和组织灌注不足的患者不宜使用。当器官灌注恢复或循环瘀血则应尽快停用。

（2）常用的主要正性肌力药物。①多巴胺：静脉注射小剂量 [<2 μg/(kg·min)] 仅作用于外周多巴胺

受体，直接或间接降低外周阻力。在此剂量下，对于肾脏低灌注和肾功能衰竭的患者，它能增加肾血流量、肾小球滤过率、利尿和增加钠的排泄，并增强对利尿剂的反应。静脉注射大剂量 $[>2\,\mu g/(kg\cdot min)]$ 直接或间接刺激 β-受体，增加心肌的收缩力和心排血量。当剂量 $>5\,\mu g/(kg\cdot min)$ 时，它作用于 α-受体，增加外周血管阻力。此时，虽然它对低血压患者很有效，但它对急性心力衰竭患者可能有害，因为它增加左室后负荷，增加肺动脉压和肺血管阻力。多巴胺可以作为正性肌力药 $[>2\,\mu g/(kg\cdot min)]$ 用于急性心力衰竭伴有低血压的患者。当静脉滴注低剂量 $[\leqslant2\sim3\,\mu g/(kg\cdot min)]$ 时，它可以使失代偿性心力衰竭伴有低血压和尿量减少的患者增加肾血流量，增加尿量；但如果无反应，则应停止使用。②多巴酚丁胺：主要作用机制是通过刺激 $β_1$-受体和 $β_2$-受体剂量依赖性的正性变时、正性变力作用，并反射性地降低交感张力和血管阻力，其最终结果依个体而不同。小剂量时，多巴酚丁胺能产生轻度的血管扩张反应，通过降低后负荷而增加射血量。大剂量时，它可以引起血管收缩。心率通常呈剂量依赖性增加，但增加的程度弱于其他儿茶酚胺类药物。但在心房颤动的患者，心率可能增加到难以预料的水平，因为它可以加速房室传导。全身收缩压通常轻度增加，但也可能不变或降低。心力衰竭患者静脉滴注多巴酚丁胺后，观察到尿量增多，这可能是它提高心排血量而增加肾血流量的结果。多巴酚丁胺用于外周低灌注（低血压，肾功能下降）伴或不伴有瘀血或肺水肿，使用最佳剂量的利尿剂和扩管剂无效时。多巴酚丁胺常用来增加心排血量。它的起始静脉滴注速度为 $2\sim3\,\mu g/(kg\cdot min)$，无须负荷量。静脉滴注速度根据症状、尿量反应或血流动力学监测结果来调整。它的血流动力学作用和剂量呈正比，速度可以增加到 $20\,\mu g/(kg\cdot min)$。在静脉滴注停止后，它的清除也很快。但对接受 β-受体阻滞剂美托洛尔治疗的患者，多巴酚丁胺的剂量必需增加到 $15\sim20\,\mu g/(kg\cdot min)$，才能恢复它的正性肌力作用。多巴酚丁胺的正性肌力作用增加了磷酸二酯酶抑制剂作用。联合使用磷酸二酯酶抑制剂和多巴酚丁胺能产生比单一用药更强的正性肌力作用。持续静脉滴注多巴酚丁胺 $24\sim48\,h$ 以上会出现耐药，部分血流动力学效应消失。而突然终止其使用很困难，因为这可能会出现低血压、瘀血或肾脏灌注不足。此时，可以通过缓慢减量，如每隔 $1\,d$ 剂量就降低 $2\,\mu g/(kg\cdot min)$ 或者优化口服扩血管药 [如肼屈嗪（hydralazine）和（或）血管紧张素转换酶抑制剂] 的使用来试行解决。有时，在此阶段必须耐受肾灌注不足和低血压。静脉滴注多巴酚丁胺常伴有心律失常发生率的增加，可来源于心室和心房，因此心动过速时使用多巴酚丁胺要慎重，多巴酚丁胺静脉滴注可以促发冠心病患者的胸痛。现在还没有关于急性心力衰竭患者使用多巴酚丁胺的对照试验，一些试验显示它增加不利的心血管事件。③磷酸二酯酶抑制剂、米力农和依诺西蒙是两种临床上使用的磷酸二酯酶-3 抑制剂。在急性心力衰竭时，它们能产生明显的正性肌力、松弛性及外周扩管效应，由此增加心排血量和搏出量，同时伴随有肺动脉压、肺毛细血管楔压的下降，全身和肺血管阻力下降。它在血流动力学方面介于纯粹的扩血管剂（如硝普钠）和主要的正性肌力药（如多巴酚丁胺）之间。因为它们的作用部位远离 β-受体，所以在使用 β-受体阻滞剂的同时，磷酸二酯酶抑制剂仍能够保留其效应。磷酸二酯酶-3 抑制剂用于低灌注伴或不伴有瘀血，使用最佳剂量的利尿剂和扩管剂无效时，用来维持血压。当患者在使用 β-受体阻滞剂和（或）对多巴酚丁胺没有足够的反应时，磷酸二酯酶-3 抑制剂可能优于多巴酚丁胺。其过度的外周扩管效应引起的低血压常在低充盈压的患者中观察到，由此产生不利影响。这可以通过开始时采用静脉滴注而不是静脉注射来解决。血小板功能不全在使用米力农和依诺西蒙时并不常见。有关磷酸二酯酶抑制剂治疗对急性心力衰竭患者的远期疗效目前尚不充分，但人们已提高了对其安全性的重视，特别是对缺血性心脏病心力衰竭患者。米力农，首剂 $25\sim50\,\mu g/kg$ 静脉注射（$>10\,min$），继以 $0.25\sim0.5\,\mu g/(kg\cdot min)$ 的速度静脉滴注。氨力农首剂以 $0.5\sim0.75\,\mu g/(kg\cdot min)$ 的速度静脉注射（$>10\,min$），继以 $5\sim10\,\mu g/(kg\cdot min)$ 静脉滴注。常见的不良反应有低血压和心律失常。④肾上腺素：属于儿茶酚胺类，它对 $β_1$-受体、$β_2$-受体和 α-受体都有很高的亲和力。肾上腺素：通常用于多巴酚丁胺无效而且血压又很低时，以 $0.05\sim0.5\,\mu g/(kg\cdot min)$ 的速度滴注。建议通过 PAC 直接监测动脉血压和血流动力学效应。⑤洋地黄：对急性心力衰竭，洋地黄轻度增加心排血量并降低充盈压。对于那些急性失代偿多次发作的严重心力衰竭患者，洋地黄能有效减少其复发。患者治疗获益的预测因子是急性心力衰竭发作时发现第三心音、左室明显扩大和颈静脉怒张。然而，研究表明洋地黄对急性心肌梗死伴心力衰竭患者具有不利的作用。而且，急性心肌梗死后接受洋地黄治疗的患者其肌酸磷酸激酶的增加更加显著。此外，使用洋地黄类药常预示威胁生命心律失常事件的发生。因此在伴随急性心肌梗死的急性心力衰竭时，不推荐给予具有正性肌力作用的洋地黄类药物。在急性心力衰竭，对心动过速如心房颤动诱发的心力衰竭，若其他药如 β-受体阻滞剂不能有效地控制心率，是使用洋地黄的一个指征。在急性心力衰竭时，严格控制快速心律失常的心率能缓解心力衰竭的症状。洋地黄的禁忌证包括心动过缓，Ⅱ度或Ⅲ度房室传导阻滞，病态窦房结综合征，颈动脉窦过敏综合征，预激综合征，肥厚梗阻型心肌病，低钾血症和高钙血症。

正性肌力药物虽然可较快改善急性心力衰竭患者的血流动力学和临床状态，但也有诱发一些不良的病理生理反应，甚至导致心肌损伤和靶器官损害，应用时需要全面权衡。

（四）通气支持

通气支持有两种方法：持续气道正压通气或无创正压通气。后者是一种无须气管插管的机械通气方法。

1. 无气管插管的通气支持（无创性通气）。

（1）基本原理：使用持续气道正压通气能够使肺复张，也可增加功能性残气量。提高肺顺应性，降低横膈活动幅度，减少膈肌运动，这样能够减少呼吸做功，由此减少机体代谢需求量。无创正压通气是一种需要呼吸机的更高级的技术，在呼吸支持中加入呼气末正压形成持续气道正压通气模式（也就是双水平正压通气）。这种通气模式的生理益处和持续气道正压通气一样，而且它还包括通气支持，能进一步减少呼吸做功和全身代谢需求。

（2）在左心力衰竭时使用持续气道正压通气和无创正压通气的证据：对最初的 3 个试验的系统回顾提示，与单纯的标准化治疗相比，持续气道正压通气能够减少插管的需要量，降低住院的死亡率。但目前还缺乏关于持续气道正压通气潜在有害性的研究。目前已有 3 个关于急性心源性肺水肿使用无创正压通气的随机控制试验，结果显示无创正压通气能减少气管插管的需要，但并不表示它能够降低死亡率和改善远期功能。

2. 气管插管机械通气。有创性机械通气（气管插管）不应该用于能通过给氧、持续气道正压通气或无创正压通气恢复的低氧血症，而用于由急性心力衰竭所致的呼吸肌疲劳。后者是使用气管插管机械通气的最常见的原因。呼吸肌疲劳可以通过呼吸频率下降、高碳酸血症及意识不清来诊断。有创性机械通气仅仅用于急性心力衰竭对扩血管剂、给氧和（或）持续气道正压通气或无创正压通气无反应时。另一需要马上使用有创机械通气的情况是继发于 ST 段抬高型急性冠状动脉综合征所致的肺水肿。

（五）血液净化治疗

包括血液滤过、血液透析和血液灌流等。对急性心力衰竭有益，但并非常规应用手段。出现以下情况可考虑采用：①高容量负荷如肺水肿或严重的外周组织水肿，且对袢利尿剂和噻嗪类利尿剂抵抗；②低钠血症（血钠<110 mmol/L）且有相应的临床症状如意识障碍、肌张力减退、腱反射减弱或消失、呕吐及肺水肿等，上诉两种情况应用单纯血液滤过即可；③肾功能进行性减退，血清肌酐>500 μmol/L 或符合血液透析指征的其他情况。

（六）外科治疗

急性心力衰竭是许多心脏疾病的严重并发症（表 1-2-5）。对于某些疾病，紧急或及时的外科治疗能改善患者预后。外科治疗手段包括：冠状动脉血运重建术，解剖异常的纠正术，瓣膜置换或修补及心脏移植术。在所有诊断程序中，超声心动图检查是最重要的。

表 1-2-5 需要外科手术治疗的心脏疾病

序号	心脏疾病
1	多支病变的缺血性心脏病患者合并急性心肌梗死后心源性休克
2	梗死后室间隔穿孔
3	心室游离壁破裂
4	心脏瓣膜疾病患者的急性失代偿
5	人工瓣失效或血栓
6	主动脉夹层或主动脉夹层破裂到心包腔
7	由下列情况引起的二尖瓣反流：缺血性乳头肌断裂、缺血性乳头肌功能不全、黏液性腱索断裂、心内膜炎
8	由下列情况引起的急性主动脉反流：心内膜炎、主动脉夹层、胸部闭合伤
9	Valsava窦瘤破裂

（七）机械辅助装置

适应证：临时的机械循环辅助适用于那些对常规治疗无反应，且有心肌功能恢复可能的急性心力衰竭患者；或作为心脏移植前一种过渡措施或介入治疗，可有利于心功能的明显改善。将来，机械辅助装置的短期和长期应用将随着其设计和功能的改善而大大增加。

1. 主动脉内球囊反搏。反搏已成为心源性休克或严重左心力衰竭标准治疗的一部分，它适用于：①对补液、扩血管和强心治疗短期反应不佳；②并发严重二尖瓣反流或室间隔破裂，为了获得血流动力学稳定以利进一步确定诊断或治疗；③严重心肌缺血，准备行冠状动脉造影术和血运重建术。同步主动脉内球囊反搏是通过经股动脉放置于胸主动脉的30~50 mL气囊反复充胀和放气而实现的。舒张期气囊充胀增加主动脉舒张期压力和冠状动脉血流，而在收缩期气囊放气减少后负荷并有利于左心室排空。主动脉内球囊反搏能显著改善血流动力学，但它的使用应严格限制在那些基础疾病可以被治疗（如冠状动脉成形、换瓣或心脏移植）纠正或可能自然恢复（如急性心肌梗死或开心手术后早期心肌顿抑、心肌炎）的患者。严重的周围血管疾病、难以纠正的心力衰竭和多脏器功能衰竭者不宜使用。

2. 心室辅助装置。心室辅助装置是可部分代替心室肌工作的一种机械泵。它能减轻心室的负荷，减轻心肌做功并泵血至动脉系统，以增加外周和终端器官的血流灌注。有些装置还包括体外给氧系统。设计用于治疗慢性（不是急性）心力衰竭的新型装置能够限制心室的不断扩张。目前已经开发出许多新型心室辅助装置用于急性失代偿性心力衰竭的短期循环支持。

如果患者不可能从急性心力衰竭中恢复或不能行心脏移植，则使用心室辅助装置是不可接受的。随机临床试验表明：左心室辅助装置与常规治疗相比，前者能改善终末期心力衰竭患者的预后，但费用昂贵且常合并频发感染和栓塞并发症。辅助装置的置入和护理需要经验，目前应限制在医学研究机构内使用。血栓形成、出血和感染是使用心室辅助装置最常见的并发症。溶血和装置故障也多见。

十、诊疗探索

沙库巴曲-缬沙坦是首个血管紧张素脑啡钠肽酶抑制剂类药物，也是其代表药物，它是血管紧张素-Ⅱ受体阻滞剂缬沙坦和脑啡肽酶抑制剂沙库巴曲两种成分以1∶1摩尔比例结合而成的盐复合物，同时具有血管紧张素-Ⅱ受体阻滞剂和脑啡肽酶抑制剂的作用，可以通过同时抑制血管紧张素受体和脑啡肽酶，起到利钠利尿、舒张血管及预防和逆转心肌重构的作用。

（一）抑制肾素-血管紧张素-醛固酮系统

心力衰竭时心排血量降低，肾血流量随之减低，肾素-血管紧张素-醛固酮系统即被激活，血管紧张素-Ⅱ和醛固酮分泌增加，从而导致全身水钠潴留，同时也启动了心肌细胞和组织的重塑，加速了心功能的恶化。血管紧张素转换酶抑制剂和血管紧张素-Ⅱ受体阻滞剂抑制循环肾素-血管紧张素-醛固酮系统可达到扩张血管、抑制交感神经兴奋的作用，进而改善心力衰竭时的血流动力学、减轻瘀血症状；而抑制心脏组织中肾素-血管紧张素-醛固酮系统，则可改善和延缓心室重构，延缓心力衰竭进展，降低其远期死亡率，改善预后。

（二）利钠肽主要包括心房利钠肽、脑啡肽酶和 C 型利钠素

心房利钠肽主要存在于心房组织中；B 型利钠肽主要存在于脑组织、心房心室组织中，心肌肥厚时，心房和心室中表达增加。心房利钠肽和 B 型利钠肽可结合并激活利钠肽受体，使环磷酸鸟苷生成增多而发挥血管舒张、尿钠排泄和利尿的生理作用，另外还可抑制肾素的分泌和醛固酮的产生，减少心肌血管重构、细胞凋亡、心室肥厚和纤维化，减少肾脏纤维化，改善肾脏血流动力学。心房及心室扩张、心室功能障碍和心力衰竭时心房利钠肽和 B 型利钠肽表达显著增加，作用于心脏、脉管系统、脑、肾脏和肾上腺等组织即可发挥相应作用。重组人 B 型利钠肽具有扩张静脉和动脉（包括冠状动脉）、促进钠排泄和利尿、抑制肾素-血管紧张素-醛固酮系统和交感神经系统等多重作用，静脉应用可改善血流动力学，我国指南推荐用于急性失代偿性心力衰竭。由于在既往的一些脑啡肽酶抑制剂的临床试验中血管性水肿的发生率高，建议血管紧张素脑啡钠肽酶抑制剂不用于有血管性水肿史的患者（Ⅲ类推荐）。

十一、病因治疗

（一）冠状动脉疾病

①因心肌缺血而诱发和加重的急性心力衰竭：如患者血压偏高，心率增快，可在积极控制心力衰竭的基础治疗上应用 β-受体阻滞剂，有利于减慢心率和降低血压，减少心肌耗氧量，改善心肌缺血和心功能。② ST 段抬高心肌梗死：及早行血运重建有利于急性心力衰竭病情的控制。已出现急性肺水肿和明确呼吸衰竭的患者，应首先纠正肺水肿和呼吸衰竭。心肌梗死后无明显心力衰竭或低血压的患者，β-受体阻滞剂可缩小梗死范围，降低致死性心律失常的发生风险，适用于反复缺血发作、伴高血压、心动过速或心律失常的患者。③非 ST 段抬高型急性冠脉综合征：建议早期行血运重建。④不稳定型心绞痛或心肌梗死后并发心源性休克：在经皮冠状动脉介入和溶栓治疗无效的前提下，可考虑在积极抗心力衰竭药物治疗、机械通气等辅助下，甚至在体外循环支持下立即行急诊冠状动脉旁路搭桥术。所有心肌梗死患者有心力衰竭症状和体征时，应当进行超声心动图检查以评定局部和整体心室功能及瓣膜功能（主要是二尖瓣反流）并排除其他疾病（如心包炎、心肌病和肺栓塞）。

为证实存在可逆的缺血心肌，特殊检查有时是必要的。因急性冠状动脉综合征引起的心源性休克，冠脉造影和血运重建术应尽早进行。

经适当的补液、主动脉内球囊反搏、正性肌力药物、硝酸酯和机械通气治疗，患者的病情可暂时稳定。应当反复取血监测电解质、血糖、肾功能和动脉血气，尤其是糖尿病患者。不推荐予以高糖、胰岛素和钾能量支持治疗（糖尿病除外），除非有急性心肌梗死的大规模临床研究证实其疗效。

若血流动力学不稳定达数小时，可以考虑置入肺动脉导管，反复经肺动脉导管测量混合静脉血氧饱和度是有用的。当所有措施不能使循环稳定时，可考虑置入左室机械辅助装置，特别是打算行心脏移植的患者。

左心力衰竭/肺水肿的急性处理和其他原因引起的肺水肿处理是一样的。正性肌力药物可能使病

情恶化，可考虑主动脉内球囊反搏治疗。

长期的治疗措施包括冠状动脉血运重建术和对有左室功能减退者予长期的肾素-血管紧张素-醛固酮系统抑制剂及β-受体阻滞剂治疗。急性右心力衰竭通常与急性冠状动脉综合征所引起的急性右心室缺血有关，急性右心室心肌梗死主要由右冠状动脉闭塞（约占85％）和左冠状动脉优势型的回旋支闭塞（约占10％）所致。急性右心室心肌梗死所致急性右心力衰竭应积极治疗冠状动脉心脏病，包括冠状动脉血运重建，并遵循下述原则。

（1）慎用或避免使用利尿剂和血管扩张剂，以避免进一步降低右心室充盈压，除非合并急性左心力衰竭。

（2）优化右心室前、后负荷：在无左心力衰竭、肺水肿征象的情况下，首选扩容治疗。快速补液直至右房压升高而心排血量不增加或肺毛细血管楔压≥18 mmHg时，停止补液。若无Swan-Ganz导管监测条件，可在严密观察下试验性快速补液，200～300 mL/次，依靠血压、心率、周围灌注、肺部啰音作为治疗的判断指标。经扩容治疗后仍有低血压者，建议使用正性肌力药如多巴酚丁胺、多巴胺、米力农和左西孟旦。

（二）瓣膜疾病

急性心力衰竭可由和急性冠状动脉综合征无关的瓣膜病变引起，如急性二尖瓣或主动脉瓣关闭不全，心内膜炎引起的急性瓣膜关闭不全，如主动脉瓣或二尖瓣狭窄、人工瓣血栓形成和主动脉夹层。由于心脏瓣膜病患者本身存在器质性损害，任何内科治疗均不能使其消除或缓解。因此，所有有症状的心脏瓣膜病伴慢性心力衰竭（纽约心脏协会心功能分级Ⅱ级以上）、心脏瓣膜病伴急性心力衰竭及重度主动脉瓣病变伴晕厥或心绞痛的患者均需手术置换或修补瓣膜。尚无证据证明药物治疗可以提高此类患者的生存率，更不能替代手术治疗。

严重的主动脉瓣或二尖瓣反流时，应尽早外科手术治疗。心内膜炎伴严重急性主动脉瓣反流是急诊手术的适应证。

（三）人工瓣膜血栓

人工瓣膜血栓形成引起的急性心力衰竭死亡率极高。所有具备心力衰竭症状并怀疑人工瓣膜血栓形成的患者应当进行胸部透视和超声心动图检查，后者一般经胸途径，若人工瓣图像不清晰则经食管途径。

急性血栓形成治疗仍有争议。溶栓通常针对右心人工瓣和手术风险高的患者。对左心人工瓣血栓形成则建议手术。若患者的血栓巨大或呈活动性，溶栓治疗有相当高的大血管栓塞或卒中的危险。外科干预可作为治疗手段之一。在决定治疗措施之前，应通过经食管超声排除血管翳形成或人工瓣结构缺损。溶栓治疗后所有患者应行超声心动图检查。虽然反复溶栓治疗是手段之一，但如果溶栓不能解决梗阻，应当考虑手术治疗。

（四）主动脉夹层

可能表现为心力衰竭症状，伴或不伴疼痛。疼痛过后，心力衰竭可能成为主要症状。急性心力衰竭通常与高血压危象或急性主动脉瓣关闭不全有关。及时诊断和外科会诊是必要的。经食管超声是评价瓣膜形态和功能最好的方法。及时手术治疗至关重要。

（五）急性心力衰竭和高血压

急性心力衰竭是高血压急症的常见并发症。高血压危象相关的急性心力衰竭几乎总表现有肺瘀血，其程度可为轻度至重度的肺水肿。由于它发作迅速，所以被称作"闪电肺水肿"。必须给予快速针对性的治疗。

因高血压、肺水肿住院的患者收缩功能相对较好（50％以上患者左室射血分数＞45％），常表现为左室顺应性减退的舒张功能异常。

高血压急性肺水肿治疗的目标是降低左室前后负荷，减轻心肌缺血，保持足够的通气，以利肺水肿的消除。应立即开始治疗并遵循下列顺序：氧疗、非侵入性通气，必要时短期使用侵入性机械通气。静脉给予抗高血压药。

应把握适当的降压速度，快速降压会加重脏器缺血。如病情较轻可于24～48 h内逐渐降压，若病情严重且伴肺水肿的患者，应于1 h内使平均动脉压较治疗前降低≤25％，2～6 h降至160/（100～110）mmHg，24～48 h使血压逐渐降至正常。不要试图恢复至正常血压值，因为那可能恶化器官灌注。如果高血压持续，单独或联合使用以下药物可迅速降低血压。

1. 静脉注射袢利尿剂，尤其适用于有明确的长期慢性心力衰竭引起的液体负荷过重的患者。

2. 静脉滴注硝酸甘油或硝普钠，从而减轻静脉前负荷和动脉后负荷并增加冠脉血流。

3. 当患者伴有后负荷增加的舒张功能不全时，可以考虑钙通道阻滞剂。

当合并有肺水肿时不建议使用β-受体阻滞剂。然而在某些情况下，尤其是嗜铬细胞瘤相关的高血压危象，缓慢静脉注射拉贝洛尔10 mg，同时监测心率和血压，随后静脉滴注50～200 mg/h可能有效。

（六）肾功能衰竭

心力衰竭和肾功能衰竭常合并存在，并且相互影响。心力衰竭可以直接和通过激活神经内分泌机制引起肾脏低灌注。联合使用利尿剂、血管紧张素转换酶抑制剂和非甾体类抗炎药物治疗可能加重肾功能不全。

尿液分析可由于肾功能衰竭病因的不同而表现不一。当肾功能衰竭继发于低灌注时，尿液特征性的表现是尿钠/尿钾<1。急性肾小管坏死可通过尿钠增加、尿中尿素氮浓度减少和典型的尿沉淀而诊断。

轻度至中度的肾功能损害通常是无症状的，且耐受良好。然而，电解质失衡和代谢性酸中毒应当纠正，因为它们可引起心律失常，降低对治疗的反应并恶化预后。肾功能衰竭也影响患者对心力衰竭治疗（如地高辛）、血管紧张素转换酶抑制剂、血管紧张素-Ⅱ受体阻滞剂和螺内酯的反应和耐受性。应检查是否存在肾前性动脉狭窄和肾后性梗阻。对合并肾功能衰竭的患者给予血管紧张素转换酶抑制剂治疗可增加肾功能恶化和高钾血症的危险。血清肌酐增加>25％～30％和（或）血清肌酐水平>266 μmol/L是继续使用血管紧张素转换酶抑制剂的相对禁忌证。

中、重度的肾功能衰竭（如血清肌酐>190～226 μmol/L）是心力衰竭患者死亡的重要预测因子，并引起利尿剂治疗反应的下降。此时逐渐增加袢利尿剂的剂量和（或）加用另一作用机制的利尿剂是必要的。然而这有可能导致低钾血症和肾小球滤过率进一步下降。

对于严重肾功能衰竭和顽固性体液潴留患者，连续性静脉-静脉血液滤过可能是必要的。联用正性肌力药可增加肾血流，改善肾功能并恢复利尿剂的疗效。这样可增加尿量，减轻症状，减少左、右心室充盈压，减少交感刺激，改善肺功能和实验室结果异常（如低钠血症），以及改善对利尿剂治疗的反应。肾功能丧失可能需透析治疗，特别是存在低钠血症、酸中毒和明显的顽固性体液潴留时。选择腹膜透析、血液透析或超滤通常取决于技术条件和基础血压水平。在给予造影剂后，心力衰竭患者具有肾损害的高度危险性。广泛使用的预防措施如造影操作前后的水化可能使患者难以耐受且造影剂的渗透压及容量负荷可能加重肺水肿。其他耐受性较好的预防措施包括尽可能使用最小剂量等渗造影剂，避免使用肾毒性药物如非甾体类抗炎药物，以及使用N-乙酰半胱氨酸和（或）选择性多巴胺受体激动剂非诺多泮预处理。造影前后行血液透析可有效预防严重肾功能不全患者的肾损害。

（七）肺部疾病和支气管痉挛

急性心力衰竭出现支气管痉挛时应当应用支气管扩张剂。这种情况经常出现于合并肺部疾患如支气管哮喘、慢性阻塞性支气管炎和肺部感染的患者。支气管扩张剂可能改善心功能，但不能取代心力衰竭的针对性治疗。初始治疗通常包括 2.5 mg 沙丁胺醇喷雾吸入＞20 min。若有必要可在治疗的最初数小时内每小时重复 1 次。心力衰竭并发肺部疾病尤其是慢性阻塞性肺病较常见。慢性阻塞性肺病和支气管哮喘还与较差的功能状态和不良预后相关，可加重急性心力衰竭或使之难治。此类患者的治疗应按心力衰竭指南进行。某些治疗心力衰竭的药物可引起或加重肺 症状，如血管紧张素转换酶抑制剂可引起持续性干咳，β-受体阻滞剂可加重支气管哮喘患者支气管痉挛症状。但慢性心力衰竭伴慢性阻塞性肺病而无支气管哮喘患者仍可从使用 β-受体阻滞剂中获益，建议使用高度选择性 β_1-受体阻滞剂，如比索洛尔、美托洛尔。目前尚无证据表明慢性阻塞性肺病与心力衰竭、冠心病、心房颤动、高血压同时存在时，心血管疾病与慢性阻塞性肺病的治疗较常规治疗有所不同。

（八）心律失常和急性心力衰竭

缓慢性心律失常急性心力衰竭时，心动过缓最常见于急性心肌梗死，特别是右冠状动脉阻塞的患者。心动过缓的治疗通常首先应用阿托品 0.25～0.5 mg 静脉注射，必要时重复使用。在房室阻滞伴心室率低下时，可以考虑应用异丙肾上腺素 2～20 μg/min，但在缺血状态下应当避免使用。心房颤动时心室率过缓，可通过静脉注射茶碱随后静脉滴注维持 0.2～0.4 mg/（kg·h）得以改善。在药物治疗无效时应当置入临时起搏器。在置入起搏器前后应尽可能改善缺血。

室上性快速心律失常可能是急性心力衰竭的原因或并发症。少数情况下持续的房性心动过速可引起心力衰竭失代偿而需住院治疗。同样，心房颤动合并快速心室率可能导致扩张型心肌病发生急性心力衰竭。

急性心力衰竭合并室上性快速心律失常治疗建议：急性心力衰竭伴心房颤动时控制心室率很重要，特别是患者存在舒张功能不全时。然而，伴舒张限制和心脏压塞时心率的迅速降低可能会使病情突然恶化，应根据需要迅速控制心室率或复律。心房颤动的治疗取决于心房颤动持续的时间。

急性心力衰竭伴心房颤动的患者应该予以抗凝治疗，治疗原则如下。①预防血栓栓塞：无论心房颤动类型如何，均应根据血栓栓塞的评估结果决定是否抗凝或选择适当的抗凝策略。高危患者应选择抗凝药物治疗，中危患者优先推荐抗凝药物治疗，低危患者可服用阿司匹林或不予抗栓治疗。②控制心室率：一般适合合并器质性心脏病、心脏明显扩大、持续时间很长的老年患者。③转复心房颤动并维持窦性心律：节律控制一般适合相对年轻、心房扩大不明显、近期发生、心房颤动症状较重而不伴明显器质性心脏病的患者。④心房颤动的上游治疗。在最初的检查和情况稳定后，应考虑药物或电复律。如果心房颤动超过 48 h，应予以抗凝并争取满意的心室率控制，3 周后再行药物/电复律。如果患者血流动力学不稳定，必须予以紧急电复律。在电复律前应当经食道超声心动图排除有心房血栓。

在急性心力衰竭时应当避免应用维拉帕米和地尔硫䓬，因为它们可能加剧心功能不全和引起Ⅲ度房室传导阻滞。胺碘酮和 β-受体阻滞剂已成功用于心房颤动的心室率控制和防止再发。

在轻度心室收缩功能不全患者，可以考虑使用维拉帕米治疗心房颤动或窄 QRS 波的室上性心动过速。对于射血分数低的患者，应避免应用Ⅰ类抗心律失常药物，特别是宽 QRS 波的患者。

如果患者能耐受 β-受体阻滞剂，可以考虑在室上性心动过速中试用。对于宽 QRS 波的心动过速，静脉给予腺苷可以用来尝试终止心律失常。室上性心动过速引起急性心力衰竭伴低血压时可以考虑镇静后电复律。心肌梗死后急性心力衰竭及舒张功能不全的患者对于快速室上性心律失常耐受性差。

威胁生命心律失常的治疗心室颤动和室性心动过速需要立即复律，可使用呼吸机支持。若患者清醒，则使用镇静剂。胺碘酮和 β-受体阻滞剂能预防这些心律失常的复发。血钾、血镁的水平应纠正至正常，特别是对室性心律失常的患者。

对于室性心律失常反复发作和血流动力学不稳定的患者，应立即进行血管造影和电生理检查。如果存在局灶性的心律失常基质，射频消融可能消除心律失常，但长期的影响难以评定。

十二、最新进展

（一）血管紧张素脑啡肽酶抑制剂

双重抑制血管紧张素-Ⅱ受体和脑啡肽酶。脑啡肽酶是一种中性内肽酶，降解几种内源性血管活性肽，包括利钠肽、缓激肽和肾上腺髓质素。血管紧张素脑啡钠肽酶抑制剂抑制脑啡肽酶可升高这些物质的水平，对抗神经内分泌过度激活导致的血管收缩、钠潴留和心脏重构。目前临床试验表明血管紧张素脑啡钠肽酶抑制剂与血管紧张素转换酶抑制剂治疗射血分数降低的心力衰竭患者疗效的比较，血管紧张素脑啡钠肽酶抑制剂主要终点事件发生率、死亡率、因心力衰竭住院的风险方面优于血管紧张素转换酶抑制剂治疗组。与依那普利比较血管紧张素脑啡钠肽酶抑制剂可进一步降低有症状的射血分数降低的心力衰竭患者心血管死亡或心力衰竭再住院率。血管紧张素脑啡钠肽酶抑制剂的不良反应主要是低血压、肾功能不全、血管神经性水肿。在临床应用中，血管紧张素脑啡钠肽酶抑制剂不能与血管紧张素转换酶抑制剂合用，启动血管紧张素脑啡钠肽酶抑制剂治疗前，需停用血管紧张素转换酶抑制剂至少 36 h，减少发生血管神经性水肿风险（Ⅲ类推荐）。2016 年欧洲心脏病学会急慢性心力衰竭诊治指南和 2017 年美国心脏病学会/美国心脏协会/美国心力衰竭协会联合发布的心力衰竭管理指南均对血管紧张素脑啡钠肽酶抑制剂的使用作了推荐。2016 年欧洲心脏病学会指南建议对于血管紧张素转换酶抑制剂、β-受体阻滞剂和醛固酮受体拮抗剂优化治疗后仍有症状的射血分数降低的心力衰竭非卧床患者，推荐使用血管紧张素脑啡钠肽酶抑制剂替代血管紧张素转换酶抑制剂，以进一步降低心力衰竭住院和死亡风险（B）。2017 年美国心脏病学会/美国心脏协会/美国心力衰竭协会心力衰竭管理指南推荐左室射血分数≤35％的心力衰竭患者可以使用血管紧张素脑啡钠肽酶抑制剂治疗（ⅠB），推荐所有纽约心脏协会心功能 Ⅱ～Ⅲ级、可以耐受血管紧张素转换酶抑制剂/血管紧张素-Ⅱ受体阻滞剂治疗的慢性症状性射血分数降低的心力衰竭患者更换为血管紧张素脑啡钠肽酶抑制剂（ⅠA）。结合当前各国指南和相关临床试验，推荐符合下列条件的患者可考虑使用血管紧张素脑啡钠肽酶抑制剂：①左室射血分数≤40％；②纽约心脏协会心功能Ⅱ～Ⅳ级；③既往无因血管紧张素转换酶抑制剂/血管紧张素-Ⅱ受体阻滞剂治疗导致的血管性水肿或不可接受的副作用，推荐采用100 mg，2 次/d 的起始剂量，当患者耐受，2～4 周后加倍至目标维持剂量 200 mg。对于部分血压低或未使用过血管紧张素转换酶抑制剂/血管紧张素-Ⅱ受体阻滞剂的患者，推荐采用 50 mg，2 次/d 的起始剂量；对于在估算肾小球滤过率<5.4 mmol/L 的患者不可启动治疗。但需要注意的是，目前大多数沙库巴曲-缬沙坦相关研究来源于国外Ⅲ期临床药物试验，国内研究对象人数较少，仍有诸多问题需要注意、思考。

（二）伊伐布雷定

是心脏窦房结起搏电流（If）的一种选择性特异性抑制剂，以剂量依赖性方式抑制 If 电流，降低窦房结发放冲动的频率，从而减慢心率，而对心内传导、心肌收缩力或心室复极化无影响。目前临床试验表明在目前指南导向的心力衰竭评估与管理的基础上，加用伊伐布雷定。与标准治疗组比较，伊伐布雷定组使心血管死亡和心力衰竭恶化住院风险降低，患者左心室功能和生活质量均显著改善。建议对纽约心脏协会Ⅱ、Ⅲ级的慢性稳定性心力衰竭患者，左室射血分数≤35％，已使用血管紧张素转换酶抑制剂/血管紧张素-Ⅱ受体阻滞剂、醛固酮受体拮抗剂，β-受体阻滞剂已达到推荐剂量或最大耐受剂量，窦性心律，静息心率仍然≥70 次/min，加用伊伐布雷定能够降低心力衰竭再住院率（Ⅱa 类推荐）。临床中，对于对 β-受体阻滞剂不能耐受或禁忌者，若窦性心律，静息心率≥70 次/min，应推荐使用伊伐布雷定。

（三）托伐普坦

终末期心力衰竭患者常合并低钠血症，抗利尿激素（又称精氨酸血管升压素）异常分泌是其重要机制之一。新型利尿剂托伐普坦是血管升压素 V_2 受体拮抗剂，具有只排水不利钠的作用，推荐用于充血性心力衰竭、常规利尿剂治疗效果不佳的顽固性水肿、有低钠血症或有肾功能损害倾向的患者，可显著改善充血相关症状，目前的证据未发现该药有严重短期和长期不良反应。

（四）重组人松弛素-2

是一种新型血管活性肽激素，具有扩张血管、减轻心脏负荷、增加心排血量及肾血流量等多种生物学和血流动力学效应。RELAX-AHF 研究表明：静脉滴注该药 48 h［速度为 30 μg/（kg·h）］治疗急性心力衰竭。已有证据表明：该药可以缓解患者呼吸困难症状，降低心力衰竭恶化病死率，耐受性和安全性良好，对心力衰竭再住院率无影响。更多的相关研究正在进行中。

（五）左西孟旦

作为一种新型钙增敏剂，它直接结合在心肌肌钙蛋白 C 的末端区域，为选择性收缩期 Ca^{2+} 增敏作用，在增加心肌收缩力的同时不影响舒张功能和细胞内 Ca^{2+} 浓度，无细胞内 Ca^{2+} 超负荷致心律失常的问题，由于不需要增加细胞内 Ca^{2+} 的转运能力，故不引起心肌耗氧量增加。左西孟旦可开放血管平滑肌细胞膜及线粒体上三磷酸腺苷敏感型 K^+ 通道，可使血管扩张，使肺动脉压、肺毛细血管楔嵌压、总外周阻力下降，从而降低心脏前后负荷，增加每搏量、心排血量，而心率和心肌耗氧量不增加；同时可抵抗心肌缺血的损伤，并降低细胞因子的含量以此预防心肌细胞的重构；具有促进一氧化氮的合成、抗炎、抗氧化、抗心肌细胞凋亡及轻度抑制磷酸二酯酶的作用。其正性肌力作用独立于 β-肾上腺素能刺激，可用于正接受 β-受体阻滞剂的患者。

（六）体外膜肺氧合

也叫人工膜肺，主要原理是将静脉血引出体外，经过人工心泵驱动，血液流经人工膜肺进行氧合，然后回输体内，从而替代心肺功能进行生命支持。体外膜肺氧合可以提供中短期心肺辅助，使心脏、肺脏得到休息，提供体外氧合，有效排除二氧化碳，维持血流动力学稳定，与传统的药物治疗相比，优势巨大。体外膜肺氧合在心源性休克治疗中，主要适用于以下 6 种情况：急性心肌梗死后心源性休克、心血管术后心源性休克、心脏移植围术期循环支持、急性心肌炎心源性休克、心肺复苏、急性肺栓塞。

蒋龙元　张喜　董士民　林敏瑜　张在其

第二节　慢性心力衰竭

一、基本概念

（一）慢性心力衰竭的定义

是各种病因所致心脏疾病的终末阶段，近年来对其病理生理机制的研究和临床治疗取得了重要进展。美国心脏协会把慢性心力衰竭定义为一种复杂的临床综合征，是各种心脏结构或功能疾病损伤心室充盈和（或）射血能力的结果。心力衰竭是一种临床综合征，有特定的症状（呼吸困难和乏力）和体征（体液潴留）。主要表现为收缩功能障碍的主要指标是左室射血分数下降（通常<40%）；而舒张功能障碍的患者左室射血分数相对正常，一般心脏无明显扩大并有一项或多项心室充盈指标的受损。2016 年欧洲心脏病学会心力衰竭指南中根据左室射血分数，除既往已有的两种外［射血分数降低的心力衰竭（LVEF<40%）、射血分数保留的心力衰竭（LVEF≥50%）］，新增射血分数中间范围的心力衰竭（LVEF 40%～49%）。射血分数中间范围的心衰占心力衰竭群体的 10%～20%，与射血分数降低的心力衰竭和射血分数保留的心衰相比，有着独特的临床、超声、血流动力学和生物标记物特征。

射血分数保留的心力衰竭是老年心力衰竭患者中最常见的心力衰竭类型，在老年女性新发心力衰竭病例中射血分数保留的心力衰竭所占比例高达90%。近年来，射血分数保留的心力衰竭占心力衰竭人群的比例也呈逐年上涨趋势，1986年射血分数保留的心力衰竭只占40%以下，2010年已经超过55%，同射血分数降低的心力衰竭一样有较高的发病率和死亡率。

（二）慢性心力衰竭的分级

美国纽约心脏协会根据患者自觉症状的分级。Ⅰ级：体力活动不受限，一般体力活动不引起过度的乏力、心悸、气促和心绞痛。Ⅱ级：轻度体力活动受限，静息时无不适，但低于日常活动量即致乏力、心悸、气促或心绞痛。Ⅲ级：体力活动明显受限，静息时无不适，但低于日常活动量即致乏力、心悸、气促或心绞痛。Ⅳ级：不能进行任何体力活动，休息时可有心力衰竭或心绞痛症状，任何体力活动都加重不适。需要注意的是心力衰竭患者的左室射血分数与心功能分级症状并非完全一致。

（三）慢性心力衰竭的分期

美国心脏协会和美国心脏病学会修订了慢性心力衰竭诊断与治疗指南，建议将慢性心力衰竭分为A、B、C、D四期。A期（心力衰竭易损期）：存在发生心力衰竭的高危因素，没有明显心脏结构和功能的异常，没有心力衰竭的症状和体征。危险因素包括高血压、冠状动脉粥样硬化、糖尿病、酗酒及服用对心脏有毒害作用的药物、风湿热史、心肌病家族史。B期（无症状心力衰竭期）：器质性心脏病，无心力衰竭的症状和体征，如左心室肥厚和纤维化、左心室扩大和收缩力降低、无症状的瓣膜性心脏病、陈旧性心肌梗死等。C期（心力衰竭期）：器质性心脏病，近期或既往出现过心力衰竭的症状和体征。D期（顽固性或终末期心力衰竭期）：器质性心脏病严重，即使合理用药，静息时仍有心力衰竭的症状，需特殊干预。如长期或反复因心力衰竭住院治疗，拟行心脏移植，需持续静脉用药缓解症状，需辅助循环支持等。新的分期法涵盖了整个心力衰竭的发生发展全过程。将更多的注意力转移到预防心力衰竭的发生。在高危人群中，早期干预初始的心肌损害，这一战略性转移具有深远的意义。它并非取代纽约心脏协会分级，而是对其分级的补充和延展。

二、常见病因

成人慢性心力衰竭的主要病因主要是冠心病、高血压、瓣膜病和扩张型心肌病。其他较常见的病因有心肌炎和先心病。较少见的易被忽视的病因有心包疾病、甲状腺功能亢进与减退、贫血、脚气病、动静脉瘘、心房黏液瘤和其他心脏肿瘤、结缔组织病、高原病及少见的内分泌病等。在费明翰研究中，90%心力衰竭的原因归之于冠心病和高血压。在发达国家的人群或临床随访研究认为，冠心病占心力衰竭病因的60%（男性）与50%（女性）。在一些发展中国家心脏瓣膜病和营养性心脏病可能是更常见的原因。从病理生理学的角度来看，具体可分为以下几类。

（一）原发性心肌收缩力受损

心肌梗死、心肌炎、变性或坏死（如风湿性或病毒性心肌炎、白喉性心肌坏死）、心肌缺氧或纤维化（如冠心病、肺心病、心肌病等）、心肌的代谢、中毒性改变等，都可能使心肌收缩力减弱而导致心力衰竭。

（二）心室的压力负荷（后负荷）过重

肺及体循环高压，左、右心室流出道狭窄，主动脉或肺动脉瓣狭窄等，均能使心室收缩时阻力增高、后负荷加重，引起继发性心肌舒缩功能减弱而导致心力衰竭。

（三）心室的容量负荷（前负荷）过重

瓣膜关闭不全、心内或大血管间左至右分流等，使心室舒张期容量增加，前负荷加重，也可引起继发性心肌收缩力减弱和心力衰竭。

(四) 高动力性循环状态

主要发生于贫血、体循环动静脉瘘、甲状腺功能亢进、脚气性心脏病等，由于周围血管阻力降低，心排血量增多，也能引起心室容量负荷加重，导致心力衰竭。

(五) 心室前负荷不足

二尖瓣狭窄、心脏压塞和限制型心肌病等，引起心室充盈受限，体、肺循环充血。

三、发病机制

(一) 代偿机制

在心力衰竭的发生和发展过程中，可出现一系列代偿过程，它们在一定程度上可能对心力衰竭的血流动力学有益，但过度代偿即为有害，其中以神经体液和受体的调节最为显著。当心肌收缩力减弱时，为保证正常的心排血量，机体通过以下的机制进行代偿。

1. Frank-Staling 机制。即增加心脏的前负荷，使回心血量增多，心室舒张末期容积增加，从而增加心排血量及提高心脏做功量。心室舒张末期容积增加，意味着心室扩张，舒张末压力也增高，相应的心房压、静脉压也随之增高。待后者达到一定高度时即出现肺或腔静脉系统的充血。正常左心室的心搏量或心排血量随其前负荷（左心室舒张末压或容量）的增加而增加，直至储备耗竭。

2. 心肌肥厚。当心脏后负荷增高时，常以心肌肥厚作为主要的代偿机制，心肌肥厚时心肌细胞数并不增加，以心肌纤维增多为主。细胞核及作为供给能源的物质线粒体也增大和增多，但程度和速度均落后于心肌纤维的增多。心肌从整体上显得能源不足，继续发展，终至心肌细胞坏死。心肌肥厚使心肌收缩力增强，克服后负荷阻力，使心排血量在相当长时间内维持正常。患者可无心力衰竭症状，但这并不意味着心功能正常。心肌肥厚者，心肌顺应性差，舒张功能降低，心室舒张末压升高，客观上已存在心功能障碍表现。

3. 神经体液的代偿机制。

(1) 交感神经-肾上腺系统激活：心搏量的降低或低血压通过动脉压力感受器引起的减压反射激活交感神经-肾上腺系统，使肾上腺儿茶酚胺分泌增多，产生下列改变。①心率增快。在一定限度内可使心肌收缩力相应增强。②心肌 β-受体兴奋，心肌收缩性增强。③全身外周血管收缩，静脉收缩使回心血量增多，选择性小动脉收缩则起维持血压并保证重要脏器血供的作用。通过上述改变可部分代偿心力衰竭血流动力学异常，但交感神经张力持续及过度的增高可引起 β-受体下调，使 β-受体介导的腺苷酸环化酶活性降低，并激活肾素-血管紧张素-醛固酮系统。β-受体功能及密度的改变在心力衰竭的负性循环中具有重要作用。④肾交感神经活性增高所致肾灌注压下降，刺激肾素释放，激活肾素-血管紧张素系统。⑤兴奋 α-受体和 β-受体，促进心肌生长。血浆去甲肾上腺素水平增高程度反映交感神经-肾上腺素系统激活程度。

(2) 肾素-血管紧张素-醛固酮系统激活：是心力衰竭中另一重要的神经体液调节过程。心力衰竭时肾血流灌注的降低及肾小球旁器中 β-交感受体的刺激可能是肾素-血管紧张素-醛固酮系统激活的主要机制。近年的研究表明，肾素-血管紧张素-醛固酮系统被激活后，相应增加的醛固酮使心肌、血管平滑肌、血管内皮细胞等发生一系列变化，称之为细胞和组织的重构。心肌上血管紧张素-Ⅱ通过各种途径使新的收缩蛋白合成增加；细胞外的醛固酮刺激成纤维细胞转变为胶原纤维，使胶原纤维增多，促使心肌间质纤维化。血管中血管紧张素-Ⅱ使平滑肌细胞增生，管腔变窄，同时降低血管内皮细胞分泌一氧化氮的能力，使血管舒张受影响。这些不利因素的长期作用，可导致慢性心力衰竭患者心力衰竭的恶化，促进死亡。

(二) 心力衰竭时各种体液细胞因子的改变

近年来不断发现一些新的肽类因子参与心力衰竭的发生和发展。

1. 血管升压素。由下丘脑分泌，心搏量下降或低血压严重影响组织灌注时，通过神经反射作用，血管升压素分泌增多。发挥缩血管、抗利尿、增加血容量的作用，也属于心力衰竭的代偿机制之一。但过强的作用可导致稀释性低钠血症。

2. 心钠素。又称心房利钠因子主要由心房合成和分泌，具有利钠排尿，扩张血管及抑制肾素和醛固酮作用。心力衰竭时外周血中该激素水平比正常对照组高出 2～10 倍。促使心房利钠因子释放的因素包括：心力衰竭引起左右心房压力增加；心力衰竭时细胞外容量扩大，进而导致心房容量增大。观察证明，外周血心房利钠因子浓度与心力衰竭严重程度呈正相关，病情好转，心房利钠因子水平迅速下降。但国内最近报道，在心力衰竭后期、病程较长的患者，外周血心房利钠因子反而降低，认为可能与长期分泌亢进导致耗竭有关。

3. 脑钠素。是由心室分泌的心肌激素，具有强大的利钠排尿、扩血管及抑制肾素-血管紧张素系统的作用。心室压力增高或室壁张力增高时，刺激脑钠素分泌。一般来说，脑钠素与左室功能不良的程度呈正相关，但是也受其他生物性因素的干扰，如年龄、性别和舒张功能不全。

4. 缓激肽。心力衰竭时缓激肽生成增多与肾素-血管紧张素系统激活有关。血管内皮细胞受缓激肽刺激后，产生内皮依赖性释放因子即一氧化氮，有强大的扩血管作用，在心力衰竭时参与血管舒缩的调节。

5. 炎性细胞因子。如肿瘤坏死因子能诱发心力衰竭，在体外能减弱细胞内 Ca^{2+}。炎性细胞因子白介素-1 能诱导心肌细胞肥厚和一氧化氮合酶表达，使一氧化氮水平升高，一氧化氮能减弱心肌细胞对 β-肾上腺素能受体激动剂的正性变力性效应，促进心肌细胞肥厚与凋亡。

（三）心肌重构和心室重塑

1. 心肌重构。由心室壁应力增高的机械信号、肾上腺素能或 β-受体刺激和血管紧张素-Ⅱ 受体刺激等化学信号及各种肽类生长因子所触发。这些信号经过肌膜通道和微管系统环磷酸腺苷等的传递，抵达细胞核的 DNA 后，引起基因表达的改变。于是心肌细胞的蛋白合成加速，胶原蛋白合成超过分解，心肌细胞肥大，成纤维细胞增殖，心肌内微血管平滑肌增生，中层增厚。其结果是心肌肥厚、蛋白结构成分改变，心肌兴奋-收缩耦联过程改变，生化反应和功能发生相应变化。这些变化既具有益的方面，也存在不利的方面。心肌重构时非心肌细胞成分的重构可影响心肌硬度。冠脉微血管周围纤维变化还使心肌血供受损，冠脉储备降低。

2. 心室重塑。是指心室由于心肌损伤（包括心肌梗死、中毒、炎症和代谢异常）或负荷（容量或压力）增加所产生的大小、形状和组织结构的变化过程。这一过程虽然病因各异，但所产生的病理生理过程相同，即左室进行性扩大和收缩功能降低，最终导致心力衰竭。

（1）压力超负荷时，肥大心肌的肌节横向增多，细胞直径增大，室壁增厚而心腔容积不变或缩小，形成向心性肥厚。

（2）容量超负荷时，肥大心肌的肌节纵向增多，细胞变长，心室壁相对变薄，胶原与心肌细胞成比例地生长，或胶原降解增多，心室腔顺应性增高、容积增大，形成离心性肥厚。

室壁肥厚开始时有助于纠正增高的收缩期和舒张期室壁应力，使之恢复正常，但一定程度的室壁应力增高将持续存在。心腔扩大开始时有助于调整降低的心排血量，使之有所增高，但室壁舒张期应力增高。持续心室重塑则肥厚心肌重构所致的生化反应与功能异常，以及心肌硬度的增高，心腔顺应性的改变，使心室舒缩功能进行性减退。此外，冠脉储备降低还使心肌重构所致能量供需失衡的矛盾加剧，心肌细胞数量减少，使残存的心肌所承受的负荷更重，如此形成的恶性循环，促使心力衰竭的发生和发展。

（四）舒张功能改变

心室充盈量减少，弹性回缩力降低和心室壁僵硬度增加都可以引起心室舒张功能降低。心脏舒张功能不全的机制，大体上可分为两大类。一类是主动舒张功能障碍，其原因多为 Ca^{2+} 不能及时地被肌浆网回摄及泵出胞外，因为这两种过程均为耗能过程，所以当能量供应不足时，主动舒张功能即受影响。如冠心病有明显心肌缺血时，在出现收缩功能障碍前即可出现舒张功能障碍。另一类舒张功能不全是由于心室肌的顺应性减退及充盈障碍，它主要见于心室肥厚如高血压及肥厚型心肌病时，这一类病变将明显影响心室的充盈压，当左室舒张末压过高时，肺循环出现高压和瘀血，即舒张性心功能不全，此时心肌的收缩功能尚可保持较好，心排血量无明显降低。由于临床上这种情况可发生在高血压及冠心病，而目前这两种病又属多发病，因此这一类型的心功能不全渐渐受到重视。但需要指出的是，当有容量负荷增加心室扩大时，心室的顺应性是增加的，此时即使有心室肥厚也不致出现此类舒张性心功能不全。

(五) 高原心脏病

包括高原肺水肿和慢性高原心脏病。高原肺水肿是由于快速进入高原或从高原进入更高海拔地区，肺动脉压突然升高，肺毛细血管内皮和肺泡上皮细胞受损、通透性增加，液体漏至肺间质和（或）肺泡，严重时危及生命的高原地区特发病。慢性高原心脏病是由慢性低压低氧引起的肺组织结构和功能异常，肺血管阻力增加，右心扩张、肥大，伴或不伴右心力衰竭的心脏病。

四、临床特征

心力衰竭的主要临床表现是"充血"，其次是周围组织灌注不足。临床上习惯于按心力衰竭开始发生于哪一侧和充血主要表现的部位，将心力衰竭分为左心力衰竭、右心力衰竭和全心力衰竭。心力衰竭开始发生在左侧心脏和以肺充血为主的称为左心力衰竭；开始发生在右侧心脏并以肝、肾等器官和周围静脉瘀血为主的，称为右心力衰竭。两者同时存在的称全心力衰竭。

(一) 左心力衰竭

可分为左心室衰竭和左心房衰竭两种。左心室衰竭多见于高血压心脏病、冠心病、主动脉瓣病变和二尖瓣关闭不全。急性肾小球肾炎和风湿性心肌炎是儿童和少年患者左心室衰竭的常见病因。二尖瓣狭窄时，左心房压力明显增高，也有肺充血表现，但非左心室衰竭引起，因而称为左心房衰竭。

1. 症状。

(1) 呼吸困难：是左心力衰竭最主要的症状。肺充血时肺组织水肿，气道阻力增加，肺泡弹性降低，吸入少量气体就使肺泡壁张力增高到引起反射性启动呼气的水平。这就造成呼吸困难，且浅而快。不同情况下肺充血的程度有差异，呼吸困难的表现有下列不同形式。①劳力性呼吸困难。开始仅在剧烈活动或体力劳动后出现呼吸急促，如登楼、上坡或平地快走等活动时出现气急。随肺充血程度的加重，可逐渐发展到更轻的活动或体力劳动后、甚至休息时，也发生呼吸困难。②端坐呼吸。一种由于平卧时极度呼吸困难而必须采取的高枕、半卧或坐位以解除或减轻呼吸困难的状态。程度较轻的，高枕或半卧位时即无呼吸困难；严重的必须端坐；最严重的即使端坐床边，两腿下垂，上身向前，双手紧握床边，仍不能缓解严重的呼吸困难。③阵发性夜间呼吸困难。又称心源性哮喘，是左心室衰竭早期的典型表现。呼吸困难可连续数夜，每夜发作或间断发作。典型发作多发生在夜间熟睡后，患者因气闷、气急而惊醒，被迫坐起，可伴阵咳、哮鸣性呼吸音或泡沫样痰。发作较轻的采取坐位后十余分钟至 1 h 左右呼吸困难自动消退，患者又能平卧入睡，次日白天可无异常感觉。严重的可持续发作，阵阵咳嗽，咳粉红色泡沫样痰，甚至发展成为急性肺水肿。由于早期呼吸困难多在夜间发作，开始常能自动消退，白天症状可不明显，因而并不引起患者注意。即使就医，也常因缺少心力衰竭的阳性体征而被忽视。发作时伴阵咳或哮鸣的可被误诊为支气管炎或支气管哮喘。④急性肺水肿。其表现与急性左心功能不全相同。

(2) 倦怠、乏力、运动耐量下降：可能为心排血量低下、骨骼肌血供不足的表现。

（3）潮式呼吸：见于严重心力衰竭，预后不良。呼吸有节律地由暂停逐渐增快、加深，再逐渐减慢、变浅，直到再停，0.5～1 min 后呼吸再起，如此周而复始。发生机制是心力衰竭时脑部缺血和缺氧，呼吸中枢敏感性降低，呼吸减弱，二氧化碳潴留到一定量时方能兴奋呼吸中枢，使呼吸增快、加深。随二氧化碳的排出，呼吸中枢又逐渐转入抑制状态，呼吸又减弱直至暂停。脑缺氧严重的患者还可伴有嗜睡、烦躁、神志错乱等精神症状。

2. 体征。

（1）原有心脏病的体征。

（2）左心室增大，心尖搏动向左下移位，心率增快，心尖区有舒张期奔马律，肺动脉瓣区第二心音亢进，其中舒张期奔马律最有诊断价值，在患者心率增快或左侧卧位并做深呼气时更容易听到。左室扩大还可形成相对性二尖瓣关闭不全，产生心尖区收缩期杂音。

（3）交替脉：脉搏强弱交替。

（4）肺部啰音：虽然部分左心力衰竭患者肺间质水肿阶段可无肺部啰音，肺充血只能通过 X 线检查发现，但两侧肺底细湿啰音至今仍被认为是左心力衰竭的重要体征之一。阵发性呼吸困难或急性肺水肿时可有粗大湿啰音，满布两肺，并可伴有哮鸣音。

（二）右心力衰竭

多继发于左心力衰竭。出现右心力衰竭后，由于右心室排血量减少，肺充血现象常有所减轻，呼吸困难也随之减轻。单纯右心力衰竭多由急性或慢性肺心病引起。

1. 症状。主要由慢性持续瘀血引起各脏器功能改变所致，如长期消化道瘀血引起食欲不振、恶心、呕吐等；肾脏瘀血引起尿量减少、夜尿多、蛋白尿和肾功能减退；肝瘀血引起上腹饱胀、甚至剧烈腹痛，长期肝瘀血可引起黄疸、心源性肝硬化。

2. 体征。

（1）原有心脏病的体征。

（2）心脏增大，以右心室增大为主者可伴有心前区抬举性搏动。心率增快，部分患者可在胸骨左缘相当于右心室表面处听到舒张早期奔马律。右心室明显扩大可形成功能性三尖瓣关闭不全，产生三尖瓣区收缩期杂音，吸气时杂音增强。

（3）静脉充盈：颈外静脉充盈为右心力衰竭的早期表现。半卧位或坐位时在锁骨上方见到颈外静脉充盈，或颈外静脉充盈最高点距离胸骨角水平 10 cm 以上，都表示静脉压增高，常在右侧较明显。严重右心力衰竭静脉压显著升高时，手背静脉和其他表浅静脉也充盈，并可见静脉搏动。

（4）肝大和压痛：出现也较早，大多发生于皮下水肿之前。质地较软，具有充实饱满感，边缘有时扪不清，叩诊剑突下有浊音区，且有压痛。压迫肝脏或剑突下浊音区时可见颈静脉充盈加剧（肝颈静脉反流现象）。随心力衰竭的好转或恶化，肝大可在短时期内减轻或增剧。右心力衰竭突然加重时，肝脏急性瘀血，肝小叶中央细胞坏死，引起肝脏急剧增大，可伴有右上腹与剑突下剧痛和明显压痛、黄疸，同时血清丙氨酸氨基转移酶常显著升高，少数人甚至高达 1 000 U 以上。一旦心力衰竭改善，肝大和黄疸消退，血清转氨酶也在 1～2 周恢复正常。长期慢性右心力衰竭引起心源性肝硬化时，肝触诊质地较硬，压痛可不明显，常伴黄疸、腹腔积液及慢性肝功能损害。

（5）下垂性水肿：早期右心力衰竭水肿常不明显，多在颈静脉充盈和肝大较明显后才出现。先有皮下组织水分积聚，体重增加，到一定程度后才引起凹陷性水肿。水肿最早出现在身体的下垂部位，起床活动者以脚、踝内侧和胫前较明显，仰卧者骶部水肿；侧卧者卧侧肢体水肿显著。病情严重者可发展到全身水肿。

（6）胸腔积液和腹腔积液：胸膜静脉回流至上腔静脉、支气管静脉和肺静脉，右心力衰竭时静脉压增高，可有双侧或单侧胸腔积液。双侧胸腔积液时，右侧量常较多，单侧胸腔积液也以右侧为多见，其原因不明。胸腔积液含蛋白量较高（2～3 g/100 mL），细胞数正常。大量腹腔积液多见于三尖瓣狭窄、三尖瓣下移和缩窄性心包炎，也可于晚期心力衰竭和右心房球形血栓堵塞下腔静脉入口时。

（7）心包积液：少量心包积液在右心力衰竭或全心力衰竭时不少见。常于超声心动图或尸检时发现，并不引起心脏压塞症状。

（8）发绀：长期右心力衰竭患者大多有发绀。可表现为面部毛细血管扩张、青紫和色素沉着。发绀是血供不足时组织摄取血氧相对增多、静脉血氧低下所致。

（9）晚期患者可有明显营养不良、消瘦甚至恶病质。

3. 舒张性心力衰竭。舒张性心力衰竭的临床表现可从无症状、运动耐力下降到气促、肺水肿。急性心肌缺血或高血压未满意控制的患者可出现急性舒张功能不全所致的急性肺水肿。

4. 全心力衰竭。主要表现为心排血量减少、器官血液灌注不良及体循环瘀血的症状和体征，而肺瘀血的表现反而不明显。

五、辅助检查

（一）实验室检查

1. 常规实验室检查。有助于对心力衰竭的诱因、诊断与鉴别诊断提供依据，指导治疗。①末梢血液检查：贫血为心力衰竭加重因素，白细胞增加及核左移提示感染，为心力衰竭常见诱因。②尿常规及肾功能：有助于与肾脏疾病所致的呼吸困难和肾病性水肿的鉴别。③水电解质紊乱及酸碱平衡的检测：低钾、低钠血症及代谢性酸中毒等是难治性心力衰竭的诱因。

2. 肝功能。有助于与门脉性肝硬化所致的非心源性水肿的鉴别。

3. 甲状腺功能。甲状腺功能亢进与减退是心力衰竭的病因和诱发加重因素；NT-proBNP 和脑钠素可用于心力衰竭的诊断和鉴别诊断、危险分层、预后评价：①用于疑为心力衰竭患者的诊断和鉴别诊断。BNP<100 pg/mL，NT-proBNP<300 pg/mL 为排除急性心力衰竭的切点；BNP<35 pg/mL，NT-proBNP<125 pg/mL 时不支持慢性心力衰竭的诊断，但其敏感性和特异性低于急性心力衰竭。诊断急性心力衰竭时 NT-pro BNP 的水平应根据年龄和肾功能不全进行分层；50 岁以下的成人血浆 NT-proBNP>450 pg/mL；50 岁以上的成人血浆 NT-proBNP>900 pg/mL；75 岁以上的成人血浆 NT-proBNP>1800 pg/mL；肾功能不全患者 GFR<60 mL/min 患者血浆 NT-proBNP>1 200 pg/mL。②评估病情严重程度和预后：利钠肽水平升高与慢性心力衰竭纽约心脏协会心功能分级相关。急性心力衰竭患者 NT-proBNP>5 000 pg/mL 提示短期死亡率较高，NT-proBNP>1 000 pg/mL 提示长期死亡率较高。③评价治疗效果：研究显示脑钠素指导治疗可以降低<75 岁患者的死亡率，降低中期（9～15 个月）心力衰竭患者的住院风险。

（二）心电图检查

心力衰竭本身无特异性变化，但有助于心脏基本病变的诊断，如提示心房、心室肥大、心肌劳损、心肌缺血从而有助于各类心脏病的诊断；确定心肌梗死的部位，对心律失常做出正确诊断，为治疗提供依据。

（三）二维超声及多普勒超声检查

心力衰竭诊断中最有价值的单项检查，可诊断心包、心肌或心瓣膜病；定量或定性房室内径、心脏几何形状、室壁厚度、室壁运动、心包、瓣膜及血管结构，瓣膜狭窄和关闭不全程度，测量左室射血分数，左室舒张末期容量和左室收缩末期容量；区别收缩功能不全和舒张功能不全。左室射血分数及左室收缩末期容量是判断收缩功能和预后最有价值的指标。舒张功能减退时，EF 斜率（二尖瓣前叶舒张中期关闭速度）降低，左室快速充盈期缩短和左室缓慢充盈期延长，舒张晚期与早期流速峰值之比（即 A/E）增大，左室射血分数正常。

（四）核素心室造影及核素心肌灌注显像

核素心室造影可准确测定左室容量，左室射血分数及室壁运动。核素心肌灌注显像可诊断心肌缺血和心肌梗死，对鉴别扩张型心肌病和缺血性心肌病有一定帮助。

（五）X线检查

左心力衰竭X线表现为心脏扩大，心影增大的程度取决于原发的心血管疾病，并根据房室增大的特点，可作为诊断左心力衰竭原发疾病的辅助依据。肺瘀血的程度可判断左心力衰竭的严重程度。左心力衰竭X线显示肺静脉扩张，肺门阴影扩大且模糊，肺野模糊，肺纹理增强，两肺上野静脉影显著，下野血管变细，呈血液再分配现象。当肺静脉压为 25～30 mmHg 时产生间质性肺水肿，显示Kerley-B线，肺门影增大，可呈蝴蝶状，严重者可见胸腔积液。右心力衰竭继发于左心力衰竭者，X线显示心脏向两侧扩大；单纯右心力衰竭，可见右房及右室扩大，肺野清晰。

（六）血流动力学监测

血流动力学监测一般分为无创性和有创性两大类：无创性监测方法使用安全方便，患者易于接受，可获得相关的心血管功能参数；有创性监测包括动脉内血压监测、肺动脉导管、脉搏指示剂连续心排量等，能够获得较为全面、准确的血流动力学参数，有利于深入和全面地了解病情，尤其适用于危重患者的诊治，其缺点是对机体有一定损伤，操作不当会引起并发症。

六、诊断思路

1. 评估可能的致病因素，对病因做出诊断。应详细询问高血压、冠心病、风心病、糖尿病、先心病、心肌病、甲状腺功能亢进等病史。

2. 根据患者心力衰竭的症状、体征并结合辅助检查对心力衰竭作出临床诊断。

3. 对心力衰竭进行分类，明确左、右心力衰竭，收缩性、舒张性心力衰竭。

4. 对心功能进行评价，明确心功能的分级和分期。

七、临床诊断

（一）左心力衰竭的诊断

1. 有引起左心力衰竭的基础病。如冠心病、高血压心脏病、风心病、心肌病、甲状腺功能亢进性心脏病等。

2. 有肺循环充血和心排血量下降的症状和体征。

3. 胸部X线片可表现为心影增大、肺瘀血甚至肺水肿的征象。

4. 心电图可有左室肥大的表现，也可表现为广泛导联低电压。

5. 超声心动图左室射血分数下降，常<50%，可有左室增大的征象。

6. 有创性血流动力学检查可发现肺动脉舒张压、肺毛细血管楔压升高。

（二）右心力衰竭的诊断

1. 有引起右心力衰竭的基础病，如肺心病等。

2. 有体循环瘀血的症状和体征。

3. 胸部X线片有肺动脉高压的征象。

4. 心电图有右室、右房肥大的表现。

5. 超声心动图有右室肥大的征象。

6. 有创性血流动力学检查发现中心静脉压升高。

（三）舒张性心力衰竭的诊断

1. 有典型心力衰竭的症状和体征。

2. 左室射血分数正常（＞45％），左心腔大小正常。

3. 超声心动图有左室舒张功能异常的证据。

4. 超声心动图检查无心瓣膜疾病，并可排除心包疾病、肥厚型心肌病、限制性心肌病等。

（四）全心力衰竭的诊断

其诊断依据：严重的心脏病史；出现心排血量减少和体循环瘀血的相关症状和体征，而肺瘀血的表现不明显。

八、鉴别诊断

（一）支气管哮喘

左心力衰竭夜间阵发性呼吸困难（即心源性哮喘）多见于老年人且有高血压或慢性心瓣膜病史，发作时必须坐起，重症者肺部有干湿性啰音，甚至咳粉红色泡沫痰；支气管哮喘多见于青少年有过敏史，发作时双肺可闻及典型哮鸣音，咳出白色黏痰后呼吸困难常可缓解。

（二）心包积液、缩窄性心包炎

同样可以引起颈静脉怒张、肝大、下肢水肿等表现，根据病史、心脏及周围血管体征可鉴别，超声心动图检查可得以确诊。

（三）肝硬化腹腔积液并下肢水肿

肝硬化腹腔积液伴下肢水肿与慢性右心力衰竭鉴别时，除基础心脏病体征助于鉴别外，非心源性肝硬化不会出现颈静脉怒张等上腔静脉回流受阻的体征。

九、救治方法

（一）治疗原则

慢性心力衰竭的治疗在过去10年中已有了非常值得注意的转变，从短期血流动力学/药理学措施转为长期的、修复性的策略，心力衰竭的治疗目标不仅仅是改善症状、提高生活质量，更重要的是针对心肌重构的机制，防止和延缓心肌重构的发展，从而降低心力衰竭的死亡率和住院率。目前慢性心力衰竭的治疗是以拮抗神经内分泌系统过度激活为主的综合性治疗策略。

（二）一般处理

1. 去除或缓解基本病因。所有心力衰竭患者都应对导致心力衰竭的基本病因进行评价。凡有原发性瓣膜病伴心力衰竭纽约心脏协会心功能Ⅱ级及以上，主动脉疾病伴晕厥、心绞痛的患者均应予以手术修补或瓣膜置换。缺血性心肌病心力衰竭患者伴心绞痛，左室功能低下，但证实有存活心肌的患者，冠状动脉血管重建术有望改善心功能。其他如有效控制高血压、甲状腺功能亢进的治疗、室壁瘤的手术矫正等。

2. 去除诱发因素。须预防、识别与治疗能引起或加重心力衰竭的特殊事件，特别是感染。在呼吸道疾病流行或冬春季节，可给予流行性感冒、肺炎链球菌疫苗以预防呼吸道感染。肺梗死、心律失常特别是心房颤动并快速心室率、电解质紊乱和酸碱失衡、贫血、肾功能损害等均可引起心力衰竭恶化，应及时处理或纠正。

3. 监测体重。每天测定体重以早期发现液体潴留非常重要。如在3 d内体重突然增加2 kg以上，应考虑患者已有钠、水潴留（隐性水肿），需加大利尿剂剂量。

4. 调整生活方式。

（1）限钠：心力衰竭患者的潴钠能力明显增强，限制钠盐摄入对于恢复钠平衡很重要。要避免成品食物，因为这种食物含钠量较高。钠盐摄入轻度心力衰竭患者应控制在 $2\sim3$ g/d，中到重度心力衰竭患者应 <2 g/d。盐代用品则应慎用，因常富含钾盐，如与血管紧张素转换酶抑制剂合用，可致高钾血症。

（2）限水：严重低钠血症（血钠 <130 mmol/L，液体摄入量应 <2 L/d）。

（3）营养和饮食：宜低脂饮食，肥胖患者应减轻体重，需戒烟。严重心力衰竭伴明显消瘦（心脏恶病质）者，应给予营养支持。心力衰竭患者存在维生素 B_1 缺乏的风险，摄入较多的膳食叶酸（Folic Acid）和维生素 B_6，与心力衰竭及卒中死亡风险降低有关，同时有可能减少高同型半胱氨酸血症的发生。

（4）休息和适度运动：失代偿期需卧床休息，多做被动运动以预防深部静脉血栓形成。临床情况改善后，应鼓励在不引起症状的情况下进行体力活动，以防止肌肉的"去适应状态"，但要避免用力的等长运动。较重患者可在床边围椅小坐。其他患者可每天多次步行，$5\sim10$ min/次，并酌情逐步延长步行时间。纽约心脏协会心功能 $\mathrm{II}\sim\mathrm{III}$ 级患者，可在专业人员指导下进行运动训练，能改善症状，提高生活质量。

5. 心理和精神治疗。压抑、焦虑和孤独在心力衰竭恶化中发挥重要作用，也是心力衰竭患者死亡的主要预后因素。综合性情感干预包括心理疏导可改善心功能状态，必要时可考虑酌情应用抗抑郁药物。

6. 密切观察病情演变及定期随访。

7. 避免应用某些药物。下列药物可加重心力衰竭症状，应尽量避免使用。

（1）非甾体类抗炎药物和 COX-2 抑制剂，可引起钠潴留、外周血管收缩，减弱利尿剂和血管紧张素转换酶抑制剂的疗效，并增加其毒性。

（2）糖皮质激素。

（3）Ⅰ类抗心律失常药物。

（4）大多数钙通道阻滞剂，包括地尔硫草、维拉帕米、短效二氢吡啶类制剂。

（5）"心肌营养"药，这类药物包括辅酶 Q10、牛磺酸、抗氧化剂、激素（生长激素、甲状腺激素）等，其疗效尚不确定，且和治疗心力衰竭的药物之间，可能有相互作用，不推荐使用。

8. 吸氧。适用于低氧血症和呼吸困难明显，尤其是动脉血氧饱和度 $<90\%$ 的患者。应尽早使用，使患者动脉血氧饱和度 $\geqslant95\%$（伴慢性阻塞性肺病者动脉血氧饱和度 $>90\%$）。无低氧血症的患者不应常规应用，可能导致血管收缩和心排血量下降。吸氧方式：①鼻导管吸氧，低氧流量（$1\sim2$ L/min）开始，若无 CO_2 潴留，可根据动脉血氧饱和度调整氧流量达 $6\sim8$ L/min。②面罩吸氧，适用于伴呼吸性碱中毒患者；必要时还可采用无创性或气管插管呼吸机辅助通气治疗。

9. 患者教育。心力衰竭患者及家属应得到准确的有关疾病知识和管理的指导，内容包括健康的生活方式、平稳的情绪维持、适当的诱因规避、规范的药物服用、合理的随访计划等。

（三）药物治疗

1. 利尿剂。利尿剂通过抑制肾小管特定部位钠或氯的重吸收，遏制心力衰竭时的钠潴留，减少静脉回流和降低前负荷，减轻肺循环和（或）体循环瘀血从而改善心功能。在利尿剂开始治疗后数天内，就可降低颈静脉压、减轻肺瘀血、腹腔积液、外周水肿和体重，并改善心功能和运动耐量，但单一利尿剂治疗不能保持长期的临床稳定及对远期转归的影响（如生存率等）不明。至今尚无利尿剂治疗心力衰竭的长期临床试验，不过多数心力衰竭干预试验的患者均同时服用利尿剂。试图用血管紧张素转换酶抑制剂替代利尿剂的试验皆导致肺和外周瘀血。心力衰竭时利尿剂应用要点：

（1）利尿剂是唯一能充分控制心力衰竭患者液体潴留的药物，是标准治疗中必不可少的组成部分。

（2）所有心力衰竭患者有液体潴留的证据或原先有过液体潴留者，均应给予利尿剂。阶段 B 患者因从无液体潴留，不需应用利尿剂。

（3）利尿剂必须最早应用。因利尿剂缓解症状最迅速，数小时或数天内即可发挥作用，而血管紧张素转换酶抑制剂、β-受体阻滞剂需数周或数月。

（4）即使患者应用利尿剂后心力衰竭症状得到控制，也应当尽早与血管紧张素转换酶抑制剂和 β-受体阻滞剂联合应用。

（5）祥利尿剂应作为首选，噻嗪类仅适用于轻度液体潴留、伴高血压和肾功能正常的心力衰竭患者。

（6）利尿剂通常从小剂量开始逐渐加量。氢氯噻嗪 100 mg/d 已达最大效应，呋塞米剂量不受限制。一旦病情控制（肺部啰音消失，水肿消退，体重稳定）即以最小有效量长期维持。在长期维持期间，仍应根据液体潴留情况随时调整剂量，每天体重的变化是最可靠的检测利尿剂效果和调整利尿剂剂量的指标。

（7）长期服用利尿剂应严密观察不良反应的出现，如电解质紊乱、症状性低血压、肾功能不全、氮质血症、神经内分泌激活。特别在服用剂量大和联合用药时。利尿剂引起低钾、低镁血症而诱发心律失常。合并使用血管紧张素转换酶抑制剂，并给予保钾利尿剂特别是醛固酮受体拮抗剂螺内酯常能预防钾、镁的丢失，补充钾盐、镁盐更为有效，且易耐受。

（8）在应用利尿剂过程中，如出现低血压和氮质血症而患者已无液体潴留，则可能是利尿剂过量、血容量减少所致，应减少利尿剂剂量。如患者有持续液体潴留，则低血压和液体潴留很可能是心力衰竭恶化，终末器官灌注不足的表现，应继续利尿，并短期使用能增加肾灌注的药物。

（9）长期服用噻嗪类利尿药可并发高尿酸血症、高脂血症和糖耐量降低，螺内酯长期服用可致男子女性型乳房、阳痿、性欲减退和女子月经失调。

（10）出现利尿剂抵抗时（常伴有心力衰竭症状恶化），可用呋塞米静脉注射 40 mg，继以持续静脉滴注 10～40 mg/h，2 种或 2 种以上利尿剂联合使用，或短期应用小剂量的增加肾血流的药物如多巴胺 100～250 μg/min。

2. 正性肌力药物。正性肌力药减轻症状、改善运动耐量和心功能分级的效果明显，但多中心随机对照慢性心力衰竭患者长期临床治疗试验结果表明除洋地黄外，大多具有增高病死率与室性心律失常发生率的倾向。

（1）洋地黄类：地高辛是唯一经过安慰剂对照临床试验评估的洋地黄制剂，也是唯一被美国食品药品管理局确认能有效治疗慢性心力衰竭的正性肌力药，目前应用最为广泛。洋地黄类药物虽然长期应用不能提高心力衰竭患者的生存率，但可以改善症状，增加活动能力。长期以来，洋地黄对心力衰竭的治疗均归因于正性肌力作用。即洋地黄通过抑制衰竭心肌细胞膜 Na^+-K^+-ATP 酶，使细胞内 Na^+ 水平升高，促进 Na^+-Ca^{2+} 交换，提高细胞内 Ca^{2+} 水平，从而发挥正性肌力作用。然而，洋地黄的有益作用可能部分是与非心肌组织 Na^+-K^+-ATP 酶的抑制有关。副交感传入神经的 Na^+-K^+-ATP 酶受抑，提高了位于左室、左房与右房入口处、主动脉弓和颈动脉窦的压力感受器的敏感性，抑制性传入冲动的数量增加，进而使中枢神经系统下达的交感兴奋性减弱。此外，肾脏的 Na^+-K^+-ATP 酶受抑，可减少肾小管对钠的重吸收，增加钠向远曲小管的转移，导致肾脏分泌肾素减少。目前认为其有益作用可能是通过抑制神经内分泌系统的过度激活而发挥治疗心力衰竭的作用。地高辛在心力衰竭的应用要点：①应用地高辛的主要目的是改善慢性收缩性心力衰竭的临床状况，适用于慢性射血分数降低的心力衰竭已应用利尿剂、血管紧张素转换酶抑制剂（或血管紧张素-Ⅱ受体阻滞剂）、β-受体阻滞剂和醛固酮受体拮抗剂、左室射血分数≤45%、持续有症状的患者，伴快速心室率的心房颤动患者尤为适合。②地高辛也适用于伴有快速心室率的心房扑动患者，但加用β-受体阻滞剂，对运动时心室率增快的控制更为有效。③地高辛没有明显的降低心力衰竭患者死亡率的作用，因而不主张早期应用，也不推荐应用于纽约心脏协会心功能Ⅰ级患者。④急性心力衰竭并非地高辛的应用指征，除非并有快速室率的心房扑动。⑤急性心肌梗死后患者，特别是有进行性心肌缺血者，应慎用或不用地高辛。⑥地高辛不能用于窦房传导阻滞、Ⅱ度或高度房室阻滞患者，除非已安置永久性起搏器；与能抑制窦房结或房室结功能的药物合用时须谨慎。⑦地高辛需采用维持量疗法，0.25 mg/d。70 岁以上，肾功能减退者宜用 0.125 mg/d 或隔天 1 次。⑧与传统观念相反，地高辛是安全的，耐受性良好。不良反应主要见于大剂量时，不良反应包括：①心律失常，最常见为室性期前收缩，快速性房性心律失常伴传导阻滞是洋地黄中毒的特征性表现；②胃肠道反应（厌食、恶心、呕吐）；③神经精神症状（视觉异常、定向力障碍、昏睡及精神错乱）。不良反应常见于血清地高辛药物浓度＞2 ng/mL 时，也见于地高辛药物浓度较低时，如低钾、低镁、心肌缺血、肾功能不全、高钙、甲状腺功能减退时。治疗心力衰竭并不需要大剂量。

（2）环磷酸腺苷依赖性正性肌力药：包括β-肾上腺素能激动剂如多巴胺、多巴酚丁胺，以及磷酸二酯酶抑制剂如米力农。由于缺乏有效的证据并考虑到药物的毒性，对慢性心力衰竭患者即使在进行性加重阶段也不主张长期间歇静脉滴注此类正性肌力药。对阶段 D 的难治性终末期心力衰竭患者，可作为姑息疗法应用。对心脏移植前终末期心力衰竭、心脏手术后心肌抑制所致的急性心力衰竭，可短期应用 3～5 d。

3. 血管紧张素转换酶抑制剂。属神经内分泌抑制剂，通过竞争性抑制血管紧张素转换酶而发挥作用。血管紧张素转换酶是一种非特异性酶，除可使血管紧张素-Ⅰ转化为血管紧张素-Ⅱ外，还催化缓激肽等肽类扩血管物质的降解。因此，在血管紧张素转换酶的作用下，循环和组织中的 Ang-Ⅱ 浓度升高、缓激肽水平降低。

（1）血管紧张素转换酶抑制剂在心力衰竭时的应用要点：①所有左室射血分数下降的心力衰竭患者必须且终生使用，除非有禁忌证或不能耐受；②心力衰竭高发危险人群（阶段 A）应考虑使用血管紧张素转换酶抑制剂预防心力衰竭。

（2）血管紧张素转换酶抑制剂使用禁忌证：①使用血管紧张素转换酶抑制剂曾发生血管神经性水肿（导致喉水肿）；②严重肾功能衰竭（未行替代治疗）；③双侧肾动脉狭窄；④妊娠期女性。下列情况须慎用：①血清肌酐＞265.2 μmol/L；②血钾＞5.5 mmol/L；③症状性低血压（收缩压＜90 mmHg）；④左室流出道梗阻（如主动脉瓣狭窄、肥厚梗阻型心肌病）。

（3）血管紧张素转换酶抑制剂一般与利尿剂合用，如无液体潴留也可单独应用，一般不需补充钾盐。

（4）血管紧张素转换酶抑制剂与β-受体阻滞剂合用有协同作用。血管紧张素转换酶抑制剂与阿司匹林合用并无相互不良作用，对 CHD 患者利大于弊。

（5）血管紧张素转换酶抑制剂的用法。应尽早使用，由小剂量开始，逐渐递增，直至达到目标剂量，采用临床试验中所规定的目标剂量，见表 1-2-6。一般每 2 周剂量倍增 1 次。住院患者在严密监测下可更快上调，滴定剂量及过程需个体化，调整至合适剂量应终生维持使用，避免突然停药。血管紧张素转换酶抑制剂突然停药会导致临床恶化。应监测血压，在开始治疗后 1～2 周检查血钾和肾功能，并每月定期复查生化指标，尤其是低血压、低钠血症、糖尿病、氮质血症、补钾治疗的患者。目前已有证据表明：血管紧张素转换酶抑制剂治疗慢性收缩性心力衰竭是一类药物的效应。在已完成的临床试验中几种不同的血管紧张素转换酶抑制剂并未显示对心力衰竭的存活率和症状的改善有所不同。临床试验中，血管紧张素转换酶抑制剂剂量不是由患者的治疗反应决定，而是增加至预定的目标剂量。在临床实践中可根据每例患者的具体情况而定，再根据临床情况的变化分别调整各自的剂量。临床医师应试图使用在临床试验中被证明可以减少心血管事件的目标剂量，如不能耐受，也可使用中等剂量或患者能够耐受的最大剂量。临床较常见的错误是剂量偏小，即给予起始剂量后不再递增。更重要的是，切忌因不能达到血管紧张素转换酶抑制剂的目标剂量而推迟β-受体阻滞剂的使用。血管紧张素转换酶抑制剂和β-受体阻滞剂应尽早联合使用。

表 1-2-6　治疗慢性心力衰竭的血管紧张素转换酶抑制剂及其剂量

药物	起始剂量	目标剂量
卡托普利	6.25 mg，3 次/d	50 mg，3 次/d
依那普利	2.5 mg，1 次/d	10~20 mg，2 次/d
福辛普利	10 mg/d	40 mg/d
赖诺普利	2.5 mg/d	20~40 mg/d
培哚普利	2 mg/d	4~8 mg/d
喹那普利	5 mg，2 次/d	20 mg，2 次/d
雷米普利	2.5 mg/d	5 mg，2 次/d 或 10 mg/d
西拉普利	0.5 mg/d	1~2.5 mg/d
贝那普利	2.5 mg/d	5~10 mg，2 次/d

4. 血管紧张素-Ⅱ受体阻滞剂。阻断心力衰竭患者血管紧张素-Ⅱ作用的另一种方法是使用血管紧张素-Ⅱ受体阻滞剂。这类药物可以干扰肾素-血管紧张素-醛固酮系统，而对激肽酶无抑制作用，从而发挥血管紧张素转换酶抑制剂的主要益处，但又尽可能减小了其不良反应。与血管紧张素转换酶抑制剂不同，血管紧张素-Ⅱ受体阻滞剂可阻断经血管紧张素转换酶和其他途径产生的血管紧张素-Ⅱ和血管紧张素-Ⅰ与受体结合。因此，理论上此类药物对血管紧张素-Ⅱ不良作用的阻断比血管紧张素转换酶抑制剂更直接、更完全。应用血管紧张素-Ⅱ受体阻滞剂后血清血管紧张素-Ⅱ水平上升与血管紧张素-Ⅱ受体结合加强，可能发挥有利的效应。血管紧张素-Ⅱ受体阻滞剂对缓激肽的代谢无影响，因此不能通过提高血清缓激肽浓度发挥可能对心力衰竭有利的作用，但也不会产生可能与之有关的咳嗽不良反应。应用血管紧张素-Ⅱ受体阻滞剂治疗心力衰竭希望疗效至少应等同于血管紧张素转换酶抑制剂，而不良反应更少。血管紧张素-Ⅱ受体阻滞剂在心力衰竭时的应用要点：①血管紧张素-Ⅱ受体阻滞剂推荐用于不能耐受血管紧张素转换酶抑制剂的射血分数降低的心力衰竭患者；②轻、中度射血分数降低的心力衰竭患者，因其他指征已用血管紧张素-Ⅱ受体阻滞剂者，可作为一线治疗血管紧张素转换酶抑制剂的替代选择；③经利尿剂、血管紧张素转换酶抑制剂和β-受体阻滞剂治疗后临床症状改善仍不满意，又不能耐受醛固酮受体拮抗剂的有症状心力衰竭患者，可以考虑加用一种血管紧张素-Ⅱ受体阻滞剂（Ⅱb类，A级）。禁忌证：①双侧肾动脉狭窄；②严重肾功能不全患者未行肾脏替代治疗，血清肌酐>265.2 μmol/L 慎用；③血钾>5.5 mmol/L；④妊娠；⑤胆汁梗阻性疾病和严重肝功能不全患者禁用替米沙坦。

5. β-受体阻滞剂。在治疗心力衰竭中的作用，已经在超过 20 项安慰剂对照的临床研究中证实了其疗效，心力衰竭患者总数超过 10 000 例。β-受体阻滞剂对心力衰竭的治疗有效，包括选择性 β-受体阻滞剂和全面阻滞肾上腺素能受体的 β-受体阻滞剂。大量的临床试验显示：长期使用 β-受体阻滞剂治疗可以减少心力衰竭症状，改善患者的临床状态，提高患者的一般状况。另外，β-受体阻滞剂可减少死亡的危险及降低死亡和住院的联合终点。不论患者是否有冠心病或糖尿病，β-受体阻滞剂治疗均可显示出这些益处。已经使用血管紧张素转换酶抑制剂治疗的患者同样显示出 β-受体阻滞剂的疗效，提示两类神经体液系统阻滞剂联合使用可以取得相加的作用。β-受体阻滞剂在心力衰竭时的应用要点：

（1）所有慢性收缩性心力衰竭，纽约心脏协会心功能 Ⅱ、Ⅲ 级病情稳定患者，以及阶段 B、无症状性心力衰竭或纽约心脏协会心功能 Ⅰ 级的患者（左室射血分数＜40％），均必须应用 β-受体阻滞剂，且需终身使用，除非有禁忌证或不能耐受。

（2）纽约心脏协会心功能 Ⅳ 级心力衰竭患者需待病情稳定（4 d 内未静脉用药，已无液体潴留并体重恒定）后，在严密监护下由专科医师指导应用。

（3）应在利尿剂和血管紧张素转换酶抑制剂的基础上加用 β-受体阻滞剂。应用低或中等剂量血管紧张素转换酶抑制剂时即可及早加用 β-受体阻滞剂，既易于使临床状况稳定，又能早期发挥 β-受体阻滞剂降低猝死的作用和两药的协同作用。

（4）禁用于支气管痉挛性疾病、心动过缓（心率低于 60 次/min）、Ⅱ 度及以上房室阻滞（除非已安装起搏器）患者。有明显液体潴留，需大量利尿者，暂时不能应用。

（5）起始治疗前患者应无明显液体潴留，体重恒定（干体重），利尿剂已维持在最合适剂量。

（6）推荐应用美托洛尔、比索洛尔和卡维地洛。必须从极小剂量开始（美托洛尔 12.5 mg/d、比索洛尔 1.25 mg/d、卡维地洛 3.125～6.25 mg/d），每 2～4 周剂量加倍。

（7）清晨静息心率 55～60 次/min，即为 β-受体阻滞剂达到目标剂量或最大耐受量之征。但不宜低于 55 次/min，也不按照患者的治疗反应来确定剂量。

（8）应用 β-受体阻滞剂时，需注意监测：①低血压。一般在首剂或加量的 24～48 h 内发生。首先停用不必要的扩血管剂。②液体潴留和心力衰竭恶化。起始治疗前，应确认患者已达到干体重状态。如在 3 d 内体重增加＞2 kg，立即加大利尿剂用量。如病情恶化，可将 β-受体阻滞剂暂时减量或停用。但应避免突然撤药。减量过程也应缓慢，每 2～4 天减 1 次量，2 周内减完。病情稳定后，必需再加量或继续应用 β-受体阻滞剂，否则将增加死亡率。如需静脉应用正性肌力药，磷酸二酯酶抑制剂较 β-受体激动剂更为合适。③心动过缓和房室阻滞。如心率＜55 次/min，或伴有眩晕等症状，或出现 Ⅱ、Ⅲ 度房室阻滞，应将 β-受体阻滞剂减量。

6. 醛固酮受体拮抗剂。进一步抑制患者肾素-血管紧张素系统作用的另一项措施就是阻断醛固酮的效应。已证实人体心肌有醛固酮受体。醛固酮除引起低镁、低钾外，可致交感神经激活而副交感神经活性降低。对大鼠研究表明，小剂量的螺内酯即能防止醛固酮引起的双室心肌纤维化。当仅有左室肥厚时，醛固酮可使左、右心室 Ⅰ、Ⅲ 型胶原 mRNA 表达增加，说明醛固酮对心肌纤维化的作用并非继发于心室负荷的增加。心力衰竭时，心室醛固酮生成及活化增加，且与心力衰竭的严重程度成正比。因而，醛固酮促进心肌重构，特别是心肌纤维化，从而促进心力衰竭的发展。心力衰竭患者短期应用血管紧张素转换酶抑制剂时，可降低血醛固酮水平，但长期应用时，血醛固酮水平却不能保持稳定、持续的降低，即所谓"醛固酮逃逸现象"。因此，如能在血管紧张素转换酶抑制剂基础上加用醛固酮受体拮抗剂，能进一步抑制醛固酮的有害作用，可望有更大的益处。醛固酮受体拮抗剂在心力衰竭时的应用要点：

（1）左室射血分数＜35％、纽约心脏协会心功能分级 Ⅱ～Ⅳ 级，已使用了血管紧张素转换酶抑制剂（或血管紧张素-Ⅱ受体阻滞剂）和 β-受体阻滞剂治疗，仍持续有症状的患者；急性心肌梗死后、左室射血分数≤40％、有心力衰竭症状或既往有糖尿病史者。

（2）用法为螺内酯起始量 10 mg/d，最大剂量为 20 mg/d，酌情也可隔天给予。

（3）本药应用的主要危险是高钾血症和肾功能异常。入选患者的血清肌酐浓度应在 176.8（女性）～221（男性）μmol/L 以下，血钾低于 5 mmol/L。

（4）一旦开始应用醛固酮受体拮抗剂，应立即加用袢利尿剂，停用钾盐，血管紧张素转换酶抑制剂减量。

7. 钙通道阻滞剂。是一类特殊的血管扩张剂，具有扩张全身和冠脉循环阻力型动脉血管的作用。这些作用在理论上应可改善心脏做功和缓解心肌缺血，但对照的临床试验未能证实这些可能的有益作用。临床上应用钙通道阻滞剂未能改善收缩性心力衰竭患者的症状或提高其运动耐量。很多钙通道阻滞剂短期治疗可导致肺水肿和心源性休克，长期应用则使心力衰竭患者心功能恶化和死亡的危险性增加。这些不良反应被归因于可能是药物抑制心脏收缩和激活内源性神经内分泌系统的作用，但其真正的机制及临床意义仍不明确。使用缓释剂型或长效药物或血管选择性药物，虽可减少心力衰竭的恶化作用，但两者仍未能预防钙通道阻滞剂相关的心血管并发症。现有的临床试验仅证实氨氯地平和非洛地平长期治疗心力衰竭具有较好的安全性，有令人信服的证据表明氨氯地平对生存率无不利影响，但不能提高生存率。钙通道阻滞剂在心力衰竭时的应用要点：

（1）由于缺乏钙通道阻滞剂治疗慢性收缩性心力衰竭有效的证据，此类药物不宜应用。

（2）心力衰竭患者并发高血压或心绞痛而需要应用钙通道阻滞剂时，可选择氨氯地平或非洛地平。

（3）具有负性肌力作用的钙通道阻滞剂如维拉帕米和地尔硫䓬，对心肌梗死后伴左室射血分数下降、无症状的心力衰竭患者可能有害，不宜应用。

（4）舒张性心力衰竭时使用钙通道阻滞剂可降低血压，改善左室舒张早期充盈，减轻心肌肥厚，尽管有一定程度的负性肌力作用，仍可尝试使用，但是尚缺乏大规模临床试验结果的支持。维拉帕米和地尔硫䓬可通过减慢心率而改善心肌的舒张功能。

8. 抗凝和抗血小板药物。心力衰竭时由于扩张且低动力的心腔内血液瘀滞、局部室壁运动异常，以及促凝因子活性的提高等，可能有较高血栓栓塞事件发生的危险，然而，临床研究并未得到证实。实际上心力衰竭时血栓栓塞事件的发生率很低，为（1%～3%）/年，因而限制了抗凝/抗血栓治疗对心力衰竭效益的评定。心力衰竭时抗凝和抗血小板药物的应用要点：

（1）心力衰竭伴有明确动脉粥样硬化疾病如冠心病或心肌梗死后、糖尿病和脑卒中而有二级预防适应证的患者必须应用阿司匹林，其剂量为 $75\sim150\,mg/d$，剂量低，出现胃肠道症状和出血的风险较小。

（2）心力衰竭伴心房扑动的患者应长期应用华法林抗凝治疗，并调整剂量使国际标准化比率为 2～3。

（3）有抗凝治疗并发症高风险，但又必须抗凝的心力衰竭患者，推荐抗血小板治疗。

（4）窦性心律患者不推荐常规抗凝治疗，但明确有心室内血栓，或者超声心动图显示左心室收缩功能明显降低，心室内血栓不能除外时，可考虑抗凝治疗。

（5）不推荐常规应用抗血小板和抗凝联合治疗，除非为急性冠状动脉综合征患者。

（6）单纯性扩张型心肌病患者不需要阿司匹林治疗。

（7）大剂量的阿司匹林和非甾体类抗炎药物都能使病情不稳定的心力衰竭患者加重。

（四）透析治疗

1. 腹膜透析。有些充血性心力衰竭由于伴有肾功能不全，利尿剂反复使用无效，大量的水钠潴留体内，导致容量负荷过重，形成顽固性心力衰竭。患者心功能极差，无法接受血液透析。腹膜超滤不增加心脏的后负荷，同时能快速清除体内潴留的液体，可有效减轻心脏前负荷，改善心功能，提高生活质量。可用高渗透析液，2 L/次，1～2 次/d。

2. 血液透析。可以清除体内潴留的过多的水分，从而减轻心脏负荷，用于治疗顽固性心力衰竭。

（五）心脏移植

心脏移植可作为终末期心力衰竭的一种治疗方式，主要适用于无其他可选择治疗方法的重度心力衰竭患者。尽管目前还没有对照性研究，但公认对于特定条件的患者而言，与传统治疗相比它会显著增加生存率，改善运动耐量和生活质量。除了供体心脏短缺外，心脏移植的主要问题是移植排斥，这是术后1年死亡的主要原因，长期预后主要受免疫抑制剂并发症的影响。近年的研究结果显示，联合应用3种免疫抑制治疗，术后患者5年存活率显著提高，可达70%～80%。

（六）射血分数保留的心力衰竭的治疗

目前临床上缺乏有效的治疗方法来改善射血分数保留的心力衰竭患者的预后，许多在射血分数降低的心力衰竭患者中被证明有效的药物均未能在射血分数保留的心力衰竭的临床试验中获得令人满意的结果。射血分数保留的心力衰竭的表型复杂，并发症较多，是慢性心力衰竭管理的难题，给公共卫生带来巨大的经济负担。针对射血分数保留的心力衰竭的血管紧张素转换酶抑制剂/血管紧张素-Ⅱ受体阻滞剂、β-受体阻滞剂、醛固酮受体拮抗剂、硝酸酯类药物的研究均未得到阳性结果。但传统药物并非无任何应用价值，Ⅰ-PRESERVE研究指出，厄贝沙坦对降低射血分数保留的心力衰竭患者的死亡率和再住院率无明显作用，但在一些利钠肽水平较低的亚组可能有获益。还有Meta分析指出，如将纳入患者范围扩大到EF>40%，β-受体阻滞剂可能对降低死亡率有益。而TOPCAT试验则显示螺内酯可降低射血分数保留的心力衰竭患者的心力衰竭住院率。利尿剂对于改善症状仍然有效，CHAMPION试验指出，对于有充血体征的患者，袢利尿剂的使用能改善射血分数保留的心力衰竭患者的症状。缬沙坦治疗高血压合并射血分数保留的心力衰竭的VALIDD试验表明，无论是否使用缬沙坦，积极控制血压可明显改善伴有高血压的射血分数保留的心力衰竭患者的左心室舒张功能。相较于射血分数保留的心力衰竭药物治疗的探索令人沮丧，射血分数保留的心力衰竭在非药物治疗方面的探索却有令人期待的进展。

1. 运动训练。有研究指出，射血分数保留的心力衰竭患者的运动不耐受，是一个独立的发病率和死亡率预测因子，运动训练可改善微血管及骨骼肌功能进而改善全身摄氧量，可作为一种潜在的治疗方式。在Kitzman的第二次独立、随机、单盲的临床试验中表明，持续4个月的肢体耐力运动训练可使峰值耗氧量显著增加。对于病情较稳定的射血分数保留的心力衰竭患者，运动训练是一种有效的非药物治疗，它可以通过外周机制提高运动耐量。

2. 植入式肺动脉压监测。可以早期发现心力衰竭患者血流动力学变化，指导医生在患者出现明显呼吸困难症状前及时干预。CHAMPION研究组对84例射血分数保留的心力衰竭患者的一项长达6个月的研究中指出，经股静脉植入无线肺动脉压监测装置来监测慢性射血分数保留的心力衰竭患者肺动脉压和心率，并根据监测结果调整治疗方案，使心力衰竭再住院率减少了37%。2017年发表在JACC上的真实世界研究证实，动态血流动力学监测降低射血分数保留的心力衰竭患者再住院率的结论同样成立，植入肺动脉压监测装置后6个月内心力衰竭再住院率减少45%，节约了大量医疗资源。

3. 以减少肺动脉压为靶点的介入治疗。如果射血分数保留的心力衰竭患者进展到晚期，肺动脉压显著升高，呼吸困难频繁发作，还可以通过心导管手术行左右房分流以减轻左房压力，进而减少肺动脉压力。REDUCE LAP-HF研究证实经左右房分流术后6个月内，有52%的患者静息肺毛细血管楔压降低，58%运动后肺毛细血管楔压降低，平均运动后肺毛细血管楔压在6个月后低于基线水平，心功能分级及六分钟步行试验均有所改善。这项技术可用于终末期射血分数保留的心力衰竭患者的姑息治疗。

4. 新型药物的探索。NO-cGMP-PKG通路相关靶点药物：NO-cGMP-PKG通路是目前射血分数保留的心力衰竭药物治疗的新靶点。相关研究药物有磷酸二酯酶抑制剂、可溶性鸟苷酸环化酶激动剂、吸入硝酸酯类和脑啡肽酶抑制剂等。

（1）磷酸二酯酶抑制剂：西地那非的RELAX研究试验结果提示西地那非不能改善射血分数保留的心力衰竭患者的六分钟步行试验距离和生活质量，而且能引起轻度肾功能损害和神经内分泌激活。研究失败可能原因是：入选患者晚期心力衰竭较多，此时射血分数保留的心力衰竭的进展可能是

cGMP 产生减少而不是 cGMP 降解过度所致。

（2）可溶性鸟苷酸环化酶激动剂：可稳定一氧化氮-可溶性鸟苷酸环化酶的结合，增加可溶性鸟苷酸环化酶对内源性一氧化氮的敏感性，或通过一氧化氮独立结合位点直接刺激可溶性鸟苷酸环化酶。CHEST 试验和 PATENT 试验证明利奥西呱可提高肺动脉高压患者的运动耐量，且不改变肺血管阻力和心率，但 DILATE-1 研究结果认为利奥西呱并不能改善射血分数保留的心力衰竭合并肺动脉高压患者的平均肺动脉压力峰值。

（3）吸入性无机亚硝酸盐：INDIE 研究纳入 105 名射血分数保留的心力衰竭患者，使用吸入性亚硝酸盐治疗 4 周后，患者运动耐量、心功能分级、超声心动图指标和血浆 NT-proBNP 水平无明显改变。Borlaug 认为研究失败可能原因是疗程不够长及亚硝酸盐需要运动触发才能转化为一氧化氮。因此，他将进行一个吸入性亚硝酸盐联合运动训练治疗射血分数保留的心力衰竭患者的临床试验，目前正在进行中。

（4）脑啡肽酶抑制剂：二期临床试验 PARAMOUNT 研究证实沙库巴曲-缬沙坦与缬沙坦治疗射血分数保留的心力衰竭对比，前者能有效降低 NT-proBNP 水平、减小左房容积和改善心功能分级。目前三期临床试验 PAREGON-HF 旨在比较沙库巴曲-缬沙坦与缬沙坦在改善射血分数保留的心力衰竭患者心血管死亡率、再住院率及安全性方面的效果，其研究正在进行中，结果令人期待。

5. 其他药物如下。

（1）晚期钠离子电流抑制剂：动作电位晚期钠离子电流可能在心力衰竭过程中被激活导致钙超载而损伤心肌舒张功能。雷诺嗪是一种晚期钠离子电流抑制剂，在一项纳入 20 例的 RALI-DHF 试验中表明用药 30 min 后可见左室舒张末压力及肺毛细血管楔压下降，但 2 周的治疗后显示，患者左室舒张功能指标、运动能力和血清 NT pro-BNP 水平均无明显改善。这类药物对射血分数保留的心力衰竭预后的影响还需更多循证医学证据。

（2）钠-葡萄糖共转运蛋白-2 抑制剂：EMPA-REGOUTCOME 试验入选 7020 名具有高心血管事件风险的 2 型糖尿病患者，经过 3.1 年的中位观察期发现，与安慰剂相比，钠-葡萄糖共转运蛋白-2 抑制剂恩格列净能降低这些患者的心力衰竭住院率。EMPEROR-PRESERVED 试验旨在证明恩格列净对射血分数保留的心力衰竭的治疗效果，目前仍在进行中。

（3）IF 电流选择性抑制剂：一项纳入 61 例患者的短期（7 d）临床试验证实伊伐布雷定能够降低射血分数保留的心力衰竭的左心室充盈压，增加患者的运动耐量。但之后的一项随机、双盲、安慰剂对照的 EDIFY 试验纳入 171 名射血分数保留的心力衰竭患者，经过 8 个月的治疗，试验组和安慰剂组间超声心动图指标、6 分钟步行试验和 NT-proBNP 水平的改变没有显著。

（七）高原心脏病

包括高原肺水肿和慢性高原心脏病。高原肺水肿治疗措施包括转运到低海拔地区、坐位、吸氧（使脉搏血氧饱和度＞90％）。如果无条件转运，可使用便携式高压氧舱。药物治疗包括解痉平喘、糖皮质激素、利尿剂、硝苯地平缓释片、β₂-受体激动剂，必要时可进行气管插管和呼吸机辅助呼吸、血液超滤等。慢性高原心脏病确诊后应尽快将患者送至平原。一般治疗包括吸氧、控制呼吸道感染、纠正右心力衰竭。针对高原肺动脉高压的药物治疗，临床大多参考肺高血压的治疗药物。

十、诊疗探索

（一）生长激素的应用

该激素在维持正常心血管生理功能中起重要作用，它可直接或间接通过胰岛素样生长因子-Ⅰ来发挥作用，是维持人体心脏功能的主要生理性调节因子。顽固性心力衰竭患者在常规治疗的基础上加用生长激素，第 1 个月为 4.5 U，隔天睡前皮下注射，第 2 个月为 2 次/周，第 3 个月为 1 次/周，治疗后患者症状明显减轻，左室舒张末内径缩小，射血分数增高。

（二）环磷酸腺苷葡甲胺的应用

该药是近年来合成的环磷酸腺苷的衍生物，是一种新型的非洋地黄、非儿茶酚胺类正性肌力药物。环磷酸腺苷葡甲胺可以直接补充心肌细胞内的环磷酸腺苷，使心肌细胞内的环磷酸腺苷含量增加。环磷酸腺苷作为第二信使，可激活依赖环磷酸腺苷的蛋白激酶，使钙离子内流增加，增加钙离子与肌钙蛋白的亲和力，从而扩张外周血管和冠状动脉，降低射血阻力，增加心肌收缩力，提高心排量。同时又能使缺氧状态心肌细胞中的乳酸脱氢酶活性下降，对缺氧心肌细胞的形态和功能有保护和改善作用，提高心肌细胞对氧的利用率，从而降低心肌耗氧量，使心肌细胞顺应性增加，提高舒张功能。

（三）改善能量代谢药物的应用

基础研究提示心肌细胞能量代谢障碍在心力衰竭的发生和发展中可能发挥了一定的作用。改善心肌能量代谢状态的药物种类较多，如曲美他嗪、左卡尼汀、辅酶Q10，也不断地进行了有益的探索，但缺少大样本的前瞻性研究。曲美他嗪在近几年国内外更新的冠心病指南中均获得推荐，故心力衰竭伴冠心病患者是可以应用的。

（四）中医中药治疗

中医学认为心力衰竭属"心悸""怔忡""咳喘""痰饮"等范畴，以心之阳气虚衰为本，瘀血阻滞和水液蓄结为标。病变脏腑以心为主，涉及肝、脾、肺、肾四脏。临床症见心悸怔忡，胸胁，腹胀痞满，气短，舌质紫暗，脉涩。治疗以益气强心、活血利水为主。补阳还五汤合生脉饮：生黄芪30 g，当归尾10 g，地龙10 g，川芎10 g，赤芍10 g，桃仁10 g，红花10 g，人参20 g，麦冬20 g，五味子20 g。1剂/d，水煎取汁分3次服用。4周为1个疗程。补阳还五汤重用生黄芪补益中气，意在气旺则血行，瘀去络通，利水消肿，药理研究表明本品可减少氧自由基对心肌细胞的损害，保护心肌细胞功能。黄芪苷属非洋地黄正性肌力药物，通过增加心肌收缩力，从而提高患者的心排血量及心肌指数，还可通过改善异常的血液流变学指标等综合作用以改善心功能。当归尾活血通络而不伤正；红花有"活血之王"的美称，能扩张冠状动脉，改善缺血心肌供血，降低血清胆固醇、甘油三酯，降低血黏度，改善微循环；赤芍、川芎、桃仁、红花协同当归尾以活血祛瘀；地龙通经活络，周行全身，以行药力。诸药合用标本兼顾，且补气而不壅滞，活血又不伤正，气旺、瘀消、络通，诸症自愈。生脉饮中人参甘温，益元气，补肺气，生津液为君药。药理研究表明，人参可以兴奋心肌，增加心肌收缩力，有与强心苷相似的强心作用，并能改善微循环，扩张血管，对血压、心率有双向调节作用。麦冬甘寒养阴清热，润肺生津；五味子酸温，敛肺止汗，生津止渴。三药合用，一补一润一敛，益气养阴，敛阴止汗，使气复津生，汗止阴存，气充脉复。有研究表明，中西医结合治疗慢性心力衰竭优于单纯西医治疗，值得临床应用。

十一、病因治疗

（一）冠状动脉疾病

急性冠状动脉综合征并发急性心力衰竭时，需要进行冠状动脉造影。急性心肌梗死再灌注治疗可明显改善或预防急性心力衰竭。急诊经皮冠状动脉介入或必要时手术治疗，应尽早考虑，如有适应证应及时进行。如果既没有PCI又无外科条件需要长时间等待，则推荐及早行溶栓治疗。所有心肌梗死患者有心力衰竭症状和体征时，应当进行超声心动图检查以评定局部和整体心室功能及瓣膜功能（主要是二尖瓣反流）并排除其他疾病（如心包炎、心肌病和肺栓塞）。为证实存在可逆的缺血心肌，特殊检查有时是必要的。因急性冠状动脉综合征引起的心源性休克，冠脉造影和血运重建术应尽早进行。经适当的补液、主动脉内球囊反搏、正性肌力药物、硝酸酯和机械通气治疗，患者的病情可暂时稳定。应当反复取血监测电解质、血糖、肾功能和动脉血气，尤其是糖尿病患者。不推荐予以高糖、胰岛素和钾能量支持治疗（糖尿病除外），除非有急性心肌梗死的大规模临床研究证实其疗效。若血流动力学不稳定达数小时，可以考虑置入肺动脉导管，反复经肺动脉导管测量混合静脉血氧饱和度是有用的。当所有措施不能使循环稳定时，可考虑置入左室机械辅助装置，特别是打算行心脏移植的患者。左心力衰竭/肺水肿的急性处理和其他原因引起的肺水肿处理是一样的。正性肌力药物可能使病情恶化，可考虑主动脉内球囊反搏治疗。长期的治疗措施包括冠状动脉血运重建术和对有左室功能减退者予长期的肾素-血管紧张素-醛固酮系统抑制剂及β-受体阻滞剂治疗。急性右心力衰竭通常与急性冠状动脉综合征所引起的急性右心室缺血有关，特别是急性右心室心肌梗死，其心电图或超声心动图有特征性改变。此时推荐早期行右冠及其心室支血运重建术。支持治疗主要是大量补液和应用正性肌力药物。

（二）瓣膜疾病

急性心力衰竭可由和急性冠状动脉综合征无关的瓣膜病变引起，如急性二尖瓣或主动脉瓣关闭不全，心内膜炎引起的急性瓣膜关闭不全，如主动脉瓣或二尖瓣狭窄、人工瓣血栓形成和主动脉夹层。对于心内膜炎患者，通常开始应用抗生素和其他治疗急性心力衰竭的药物行保守治疗。心肌炎可能使心功能不全恶化。然而，感染性心内膜炎患者最常见的急性心力衰竭的诱因是急性瓣膜关闭不全。此种心力衰竭应该迅速治疗，快速的诊断和治疗决策需要专家的会诊，外科会诊是必要的。严重的主动脉瓣或二尖瓣反流时，应尽早外科手术治疗。心内膜炎伴严重急性主动脉瓣反流是急诊手术的适应证。

（三）人工瓣膜血栓形成

人工瓣膜血栓形成引起的急性心力衰竭死亡率极高。所有具备心力衰竭症状并怀疑人工瓣膜血栓形成的患者应当进行胸部透视和超声心动图检查，后者一般经胸途径，若人工瓣图像不清晰则经食管途径。急性血栓形成治疗仍有争议。溶栓通常针对右心人工瓣和手术风险高的患者。对左心人工瓣血栓形成则建议手术。若患者的血栓巨大或呈活动性，溶栓治疗有相当高的大血管栓塞或卒中的危险。外科干预可作为治疗手段之一。在决定治疗措施之前，应通过经食管超声排除血管翳形成或人工瓣结构缺损。溶栓治疗后所有患者应行超声心动图检查。虽然反复溶栓治疗是手段之一，但如果溶栓不能解决梗阻，应当考虑手术治疗。

（四）主动脉夹层

可能表现为心力衰竭症状，伴或不伴疼痛。疼痛过后，心力衰竭可能成为主要症状。急性心力衰竭通常与高血压危象或急性主动脉瓣关闭不全有关。及时诊断和外科会诊是必要的。经食管超声是评价瓣膜形态和功能最好的方法。及时手术治疗至关重要。

（五）急性心力衰竭和高血压

急性心力衰竭是高血压急症的常见并发症。高血压危象相关的急性心力衰竭几乎总表现有肺瘀血，其程度可为轻度至重度的肺水肿。由于它发作迅速，所以被称作"闪电肺水肿"。必须给予快速针对性的治疗。因高血压、肺水肿住院的患者收缩功能相对较好（50%以上患者左室射血分数＞45%），常表现为左室顺应性减退的舒张功能异常。高血压急性肺水肿治疗的目标是降低左室前后负荷，减轻心肌缺血，保持足够的通气，以利肺水肿的消除。应立即开始治疗并遵循下列顺序：氧疗、持续气道正压通气或非侵入性通气，必要时短期使用侵入性机械通气。静脉给予抗高血压药。抗高血压治疗应于一开始迅速（数分钟内）使收缩压或舒张压减低 30 mmHg，随之更进一步降至高血压危象发生前的血压值，这可能需数小时。不要试图恢复至正常血压值，因为那可能恶化器官灌注。如果高血压持续，单独或联合使用以下药物可迅速降低血压：

1. 静脉注射袢利尿剂，尤其适用于有明确的长期慢性心力衰竭引起的液体负荷过重的患者。

2. 静脉滴注硝酸甘油或硝普钠，从而减轻静脉前负荷和动脉后负荷并增加冠脉血流。

3. 当患者伴有后负荷增加的舒张功能不全时，可以考虑钙通道阻滞剂。当合并有肺水肿时不建议使用 β-受体阻滞剂。然而在某些情况下，尤其是嗜铬细胞瘤相关的高血压危象，缓慢静脉注射拉贝洛尔 10 mg，同时监测心率和血压，随后静脉滴注 50~200 mg/h 可能有效。

（六）肾功能衰竭

心力衰竭和肾功能衰竭常合并存在，并且相互影响。心力衰竭可以直接和通过激活神经内分泌机制引起肾脏低灌注。联合使用利尿剂、血管紧张素转换酶抑制剂和非甾体类抗炎药物治疗可能加重肾功能不全。尿液分析可由于肾功能衰竭病因的不同而表现不一。当肾功能衰竭继发于低灌注时，尿液特征性的表现是尿钠/尿钾<1。急性肾小管坏死可通过尿钠增加、尿中尿素氮浓度减少和典型的尿沉淀而诊断。轻度至中度的肾功能损害通常是无症状的，且耐受良好。然而，电解质失衡和代谢性酸中毒应当纠正，因为它们可引起心律失常，降低对治疗的反应并恶化预后。肾功能衰竭也影响患者对心力衰竭治疗（如地高辛、血管紧张素转换酶抑制剂、血管紧张素-Ⅱ受体阻滞剂和螺内酯）的反应和耐受性。应检查是否存在肾前性动脉狭窄和肾后性梗阻。对合并肾功能衰竭的患者给予血管紧张素转换酶抑制剂治疗可增加肾功能恶化和高钾血症的危险。血清肌酐增加>25%~30%和（或）血清肌酐水平>266 μmol/L 是继续使用血管紧张素转换酶抑制剂的相对禁忌证。中、重度的肾功能衰竭（如血清肌酐>190~226 μmol/L）是心力衰竭患者死亡的重要预测因子，并引起利尿剂治疗反应的下降。此时逐渐增加袢利尿剂的剂量和（或）加用另一作用机制的利尿剂是必要的。然而这有可能导致低钾血症和肾小球滤过率进一步下降。对于严重肾功能衰竭和顽固性体液潴留患者，连续性静脉-静脉血液滤过可能是必要的。联用正性肌力药可增加肾血流，改善肾功能并恢复利尿剂的疗效。这样可增加尿量、减轻症状、减少左、右心室充盈压、减少交感刺激、改善肺功能和实验室结果异常（如低钠血症），以及改善对利尿剂治疗的反应。肾功能丧失可能需透析治疗，特别是存在低钠血症、酸中毒和明显的顽固性体液潴留时。选择腹膜透析、血液透析或超滤通常取决于技术条件和基础血压水平。在给予造影剂后，心力衰竭患者具有肾损害的高度危险性。广泛使用的预防措施如造影操作前后的水化可能使患者难以耐受，且造影剂的渗透压及容量负荷可能加重肺水肿。其他耐受性较好的预防措施包括尽可能使用最小剂量等渗造影剂，避免使用肾毒性药物如非甾体类抗炎药物，以及使用 N-乙酰半胱氨酸和（或）选择性多巴胺受体激动剂非诺多泮预处理。造影前后给予血液透析可有效预防严重肾功能不全患者的肾损害。

（七）肺部疾病和支气管痉挛

急性心力衰竭出现支气管痉挛时应当应用支气管扩张剂。这种情况经常出现于合并肺部疾患如支气管哮喘、慢性阻塞性支气管炎和肺部感染的患者。支气管扩张剂治疗可能改善心功能，但不能取代心力衰竭的针对性治疗。初始治疗通常包括 2.5 mg 沙丁胺醇喷雾吸入>20 min。若有必要可在治疗的最初数小时每小时重复 1 次。

（八）心律失常和急性心力衰竭

缓慢性心律失常急性心力衰竭时，心动过缓最常见于急性心肌梗死，特别是右冠状动脉阻塞的患者。心动过缓的治疗通常首先应用阿托品 0.25~0.5 mg 静脉注射，必要时重复使用。在房室阻滞伴心室率低下时，可以考虑应用异丙肾上腺素 2~20 μg/min，但在缺血状态下应当避免使用。心房颤动时心室率过缓，可通过静脉注射茶碱随后静脉滴注维持 [0.2~0.4 mg/(kg·h)] 得以改善。在药物治疗无效时应当置入临时起搏器。在置入起搏器前后应尽可能改善缺血。室上性快速心律失常可能是急性心力衰竭的原因或并发症。少数情况下持续的房性心动过速可引起心力衰竭失代偿而需住院治疗。同样，心房颤动合并快速心室率可能导致扩张型心肌病发生急性心力衰竭。急性心力衰竭合并室上性快速心律失常治疗建议：急性心力衰竭伴心房颤动时控制心室率很重要，特别是患者存在舒张功能不全时。然而，伴舒张限制和心脏压塞时心率的迅速降低可能会使病情突然恶化，应根据需要迅速控制心室率或复律。心房颤动的治疗取决于心房颤动持续的时间。急性心力衰竭伴心房颤动的患者应该予以抗凝治疗。对于阵发性心房颤动，在最初的检查和情况稳定后，应考虑药物或电复律。如果心房颤动超过48 h，应予以抗凝并争取满意的心室率控制，3周后再行复律。如果患者血流动力学不稳定，必须予以紧急电复律。在复律前应当经食道超声心动图排除有心房血栓。在急性心力衰竭时应当避免应用维拉帕米和地尔硫草，因为它们可能加剧心功能不全和引起Ⅲ度房室传导阻滞。胺碘酮和β-受体阻滞剂已成功用于心房颤动的心室率控制和防止再发。在轻度心室收缩功能不全患者，可以考虑使用维拉帕米治疗心房颤动或窄 QRS 波的室上性心动过速。对于射血分数低的患者，应避免应用Ⅰ类抗心律失常药物，特别是宽 QRS 波的患者。如果患者能耐受 β-受体阻滞剂，可以考虑在室上性心动过速中试用。对于宽 QRS 波的心动过速，静脉给予腺苷可以用来尝试终止心律失常。室上性心动过速引起急性心力衰竭伴低血压时可以考虑镇静后电复律。心肌梗死后急性心力衰竭及舒张功能不全的患者对于快速室上性心律失常耐受性差。威胁生命心律失常的治疗心室颤动和室性心动过速需要立即复律，可使用呼吸机支持。若患者清醒，则使用镇静剂。胺碘酮和 β-受体阻滞剂能预防这些心律失常的复发。血钾、血镁的水平应纠正至正常，特别是对室性心律失常的患者。对于室性心律失常反复发作和血流动力学不稳定的患者，应立即进行血管造影和电生理检查。如果存在局灶性的心律失常机制，射频消融可能消除心律失常，但长期的影响难以评定。

十二、最新进展

(一)心脏再同步化治疗

协调的左心室收缩依赖于正常的心室激动。当心力衰竭发生后，可出现异常的心室激动，导致心室收缩期延长和不协调，尤其在左束支传导阻滞时，心室收缩不协调更加明显。理论上讲，左右心室同步起搏即心脏再同步化治疗，可恢复正常的左右心室及心室内的同步激动，减轻二尖瓣反流，从而增加心排血量。心脏再同步化治疗功效的 2/3 是提高生活质量，1/3 是延长寿命。欧洲心脏病学会2016 新指南对心脏再同步化治疗适应证进行了修改：①对于优化药物治疗下左室射血分数≤35％的症状性心力衰竭患者，窦性心律，QRS 时限≥130 ms，QRS 波呈左束支传导阻滞图形，建议植入心脏再同步化治疗以改善症状、降低心力衰竭发生率和死亡率（Ⅰ类推荐，B 级证据；QRS 时限≥150 ms为 A 级证据）；②对于优化药物治疗后仍有症状的窦性心律患者，QRS 波间期≥150 ms、QRS 波呈非左束支传导阻滞图形、左室射血分数≤35％，可以考虑使用心脏再同步化治疗，以改善症状并降低发病率和死亡率（Ⅱa 类推荐，B 级证据；对于 QRS 波间期≥130 ms，Ⅱb 类推荐）；③对于射血分数降低的心力衰竭患者，无论纽约心脏协会分级如何，若存在心室起搏适应证和高度房室传导阻滞，推荐心脏再同步化治疗而不是右心室起搏（包括心房颤动患者）（Ⅰ类推荐）；④对于优化药物治疗 3 个月以上后左室射血分数≤35％，QRS 波群宽度≥130 ms，纽约心脏协会Ⅲ级或Ⅳa 级患者可考虑植入心脏再同步化治疗，如果是心房颤动患者，应采取相应的措施保证双心室起搏或预期患者将恢复窦律（Ⅱa，B）；⑤QRS 波群宽度＜130 ms 是植入 CRT 的禁忌证。目前有提出希氏束起搏可以作为心脏再同步化治疗的另一种方法。

(二)埋藏式心律转复除颤器

MERIT-HF 试验中纽约心脏协会分级不同患者的死因分析表明，轻、中度心力衰竭患者一半以上死于心律失常导致的猝死，因此埋藏式心律转复除颤器对预防心力衰竭患者的猝死非常重要，2016年 5 月，欧洲心脏病学会在新的心力衰竭诊断与治疗指南上，将心脏再同步化治疗列入心力衰竭并心室收缩不同步患者的Ⅰ类适应证。建议强调优化埋藏式心律转复除颤器程控，减少不必要放电和误放电。建议在更换埋藏式心律转复除颤器之前对患者再次评估置入埋藏式心律转复除颤器的必要性，以及对于高风险患者短期应用可穿戴式除颤器或将其作为置入埋藏式心律转复除颤器之前的过渡治疗。指南推荐：①二级预防，对于从室性心律失常所致的血流动力学紊乱中恢复，预期能以良好功能状态生存＞1年的患者，建议植入埋藏式心律转复除颤器以降低猝死和全因死亡风险（Ⅰ类推荐，A级证据）；②一级预防，对于症状性心力衰竭（纽约心脏协会分级Ⅱ～Ⅲ级），已接受≥3个月的优化药物治疗但左室射血分数≤35%，预期能以良好功能状态生存＞1年的患者建议，植入埋藏式心律转复除颤器以降低猝死和全因死亡风险；③不建议在急性心肌梗死发作40 d内植入埋藏式心律转复除颤器，此时植入埋藏式心律转复除颤器并不能改善预后（Ⅲ类推荐，A级证据）。对既往发生导致血流动力学不稳定的室性心律失常的，左室射血分数≤35%的症状性（至少给予最优化药物治疗3个月以上）的心力衰竭患者，推荐植入埋藏式心律转复除颤器，以降低猝死风险和全因死亡率。QRS波时限＜130 ms的心力衰竭患者，植入埋藏式心律转复除颤器不能改善预后。不推荐在心肌梗死后40 d内植入埋藏式心律转复除颤器，因为此时植入并不能改善预后。

蒋龙元　张喜　董士民　林敏瑜　张在其

第三节　严重心律失常

一、基本概念

临床上心律失常很常见，可发生于心脏病患者，也可发生于正常人，且大多心律失常并不影响血流动力学，并不需要进行干预；但有些心律失常可严重影响血流动力学，甚至危及生命，需积极、迅速地救治。因此，当心律失常发作严重影响血流动力学，或由于各种因素致心电不稳定，使某些原来并不影响血流动力学的心律失常进一步恶化，称之为严重心律失常或恶性心律失常。由于心电紊乱导致血流动力学严重恶化，从而引起重要脏器（心、脑、肾）缺血，表现为心源性休克、心绞痛、心源性脑缺氧综合征、急性肾功能不全甚至猝死，严重心律失常使临床症状恶化甚至危及生命，应及时诊断、救治。从临床治疗观点出发，常将其分为快速性心律失常及缓慢性心律失常。

（一）快速性心律失常

为最常见的心律失常形式，其中对血流动力学构成威胁的主要有心室颤动、心室扑动、室性心动过速、危险性室性期前收缩，因其可诱发室性心动过速甚至心室颤动。另外，部分快速心房颤动、心房扑动、阵发性室上性心动过速、预激综合征，也可影响血流动力学。

（二）缓慢性心律失常

缓慢性心律失常本身，或在此基础上伴发快速心律失常也可产生严重血流动力学障碍，导致相应的临床表现甚至猝死。其主要有房室传导阻滞、病态窦房结综合征、窦性停搏等。

二、常见病因

引起心律失常的原因甚多，包括生理性原因如运动、情绪激动、烟、酒、茶、咖啡等，病理性原因如心肌本身的病变、电解质紊乱、代谢紊乱、缺氧、药物、各种中毒等。另外，手术、导管检查、电击等也可导致严重心律失常。但临床上严重心律失常可发生于基础病变者，少数可发生在"健康人"或找不到病因的患者。

（一）器质性心脏病

急性心肌梗死、心肌炎、心肌病为最常发生心律失常的基础疾病。心肌梗死患者当冠状动脉内血栓自溶或经溶栓，以及急症介入治疗梗死相关血管再通时常诱发心律失常，称为"再灌注性心律失常"。窦房结功能衰竭也可出现各种类型心律失常。其他器质性心脏病，如风心病、先心病、感染性心内膜炎等，特别是在发生心力衰竭时多伴有心律失常。

（二）电解质紊乱和酸碱平衡失调

低钾血症、高钾血症、低镁血症和酸碱平衡紊乱常是严重心律失常的病因。低血钾常可引起严重的室性心律失常，如室性期前收缩、室性心动过速、心室扑动、心室颤动等；高血钾则可引起心室内传导阻滞、交界性逸搏心律、心室自身心律，甚至心搏骤停等。高血钙容易促发洋地黄中毒性心律失常。

（三）药物的毒性作用

某些药物可严重抑制心肌传导性，增加异位兴奋性，导致多种严重室性心律失常，如奎尼丁、普鲁卡因胺、锑剂、氯喹等；普萘洛尔、维拉帕米、胺碘酮等可抑制窦房结或房室结自律性与传导性，产生心动过缓、结性逸搏，甚至心搏骤停。洋地黄过量则可产生多种心律失常。此外，农药及其他有毒物质也可引起严重心律失常。

（四）自主神经功能紊乱

既可发生于正常人也可在器质性心脏病基础上发生。当交感与迷走神经失去相互制约与平衡，不论是交感兴奋或迷走亢进均可发生自律性与传导性改变，以及复极异常等。如原发性 QT 间期延长综合征、Brugada 综合征，并无器质性心脏病变，但可发生严重室性心律失常。

（五）其他疾病

甲状腺功能亢进或减退、嗜铬细胞瘤及肺、胆囊、肾脏等疾病可引起房性心律失常如房性心动过速或心房颤动。急性颅内病变，如蛛网膜下腔出血、高血压性脑出血等可发生严重室性心律失常，触电可发生心室颤动。

（六）手术、操作、麻醉及介入诊治术

特别是心脏手术过程，麻醉插管或低温麻醉时可出现各类心律失常。支气管镜检查、胃镜检查等操作过程可出现一过性室上性或室性心律失常；心导管检查及治疗有时也可发生严重致命性心律失常。

三、发病机制

（一）快速性心律失常

1. 折返激动。许多心动过速是由折返引起的，折返可发生在窦房结与邻近心房肌间、心房内、房室结内或房室间（经旁道），即广义的室上性心动过速；而折返环位于心室为室性心动过速。房室结内心肌纤维电生理性能不一致而分离成传导速度不等的快、慢通道，前者不应期长而后者不应期短。窦性心律或缓慢心房调搏时，心房下传的冲动主要经快通道传达希氏束。房早或快速心房调搏时，心房冲动在快通道受阻，改经慢通道下传，当冲动在慢通道缓慢下传的时间足够使快通道恢复应激，则可能为快通道逆传，形成房室结内折返环（慢-快折返）。少数房室结内折返呈快-慢型，即由快通道下传、慢通道逆传的折返环。旁道与正常房室传导系统的传导速度和不应期间的差别为心房冲动经旁道和房室结冲动传导的单向阻滞和传导延缓，即为房室间折返环的形成创造了有利条件。常见的折返形式为自房室结前向传导至心室，而沿旁道逆传至心房。少数可呈旁道前向传导，而沿房室传导系统逆传至心房的折返形式。局部心肌缺血、坏死或纤维化病变所致心肌细胞传导性能、应激性和不应期改变，与邻近正常心肌间电生理性能的不一致性，为形成折返提供了有利基础。

2. 异常自律性。异位心动过速的电生理机制大多为折返，少数属异常自律性或后除极触发激动。心房和（或）心室肌在病理状态下静息膜电位下降，转化为具慢反应细胞电生理特征时，传导减慢，并有异常自律性。

3. 触发活性。后除极触发激动引起的异位心动过速已经心肌细胞电生理证实，但在临床心律失常形成中的作用则尚在探索中。早期后除极可由细胞外钾离子浓度增高及普鲁卡因胺、儿茶酚胺等药物作用引起；而延迟后除极则可能与洋地黄中毒有关。多形性室性心动过速 QRS 波呈"尖端扭转"型的，QT 间期延长（不论是先天性或获得性）者，称为"尖端扭转型室性心动过速"，是介于室性心动过速与心室颤动间的恶性多形性室性心动过速，虽然发作时间短且可自行终止，但具有反复发作的特点，如不及时终止可演变为心室颤动。主要发作机制：①心室内存在多个异位兴奋灶，即"Deux Foyers Opposes"假说；②心肌复极严重障碍，不应期离散，从而形成局部阻滞及多处折返。③心肌细胞后除极电位，触发心肌不同部位期前收缩发生，使细胞复极不均、易损性增高，以致构成折返引发多形性室性心动过速。主要病因：①先天性 QT 间期延长综合征，多数为遗传性疾病。其中 Jervell-Lange-Nielson 综合征为常染色体隐性遗传，具有先天性耳聋、心律失常、昏厥及猝死的家族倾向，心电图有 QT 间期延长；Romano-Ward 综合征为常染色体显性遗传，除不具有先天性耳聋外，临床特征与前者相似；除遗传性疾病外也见有散发病例。②获得性 QT 间期延长综合征，常见于电解质紊乱如低钾、低镁、低钙；器质性心脏病如心肌缺血、心肌炎、心肌梗死、二尖瓣脱垂，尤其是伴有严重心动过缓或Ⅲ度房室传导阻滞者；中枢神经系统疾病如脑血管意外，特别是蛛网膜下腔出血；抗心律失常药物如 Ia、Ic、Ⅲ类药物等；抗精神病药物如吩噻嗪、三环或四环类抗抑郁药物，以及锑剂、有机磷类农药等。

（二）缓慢性心律失常

1. 病态窦房结综合征是因窦房结及其周围组织的器质性病变，导致窦房结冲动形成障碍和（或）冲动传出障碍，引起一系列心律失常（窦性心动过缓、窦房传导阻滞、窦性停搏）及相应的临床表现。

2. 房室传导阻滞是指心脏激动自心房下传心室的过程中异常受阻，而出现传导延迟、部分或完全中断，根据严重程度分为Ⅰ度、Ⅱ度、Ⅲ度房室传导阻滞。其阻滞部位可在心房、房室结、希氏束及束支水平。

四、临床特征

心律失常首次发作者，既往无明确疾病，则多为非器质性的，但患者可感觉症状严重，如心悸、头晕、胸闷、气短、呼吸困难等。若反复发作，患者又有心脏病或其他疾病，则为器质性，患者的感觉不一定很明显，但症状严重时也可出现气促、黑蒙、昏厥、抽搐等。在情绪激动、重体力劳动、剧烈运动和发热时出现，或在大量饮酒、饮茶、喝咖啡、连续吸烟、服用某些药物等情况下可诱发心律失常，若起病迅猛且持续时间较长，则多表现病情较急、较重，应及早明确诊断及时处理，心电图检查可明确心律失常的性质。另外，心律失常发作的频率与病情轻重关系密切，若发作时伴有头晕、胸闷、胸痛、气急、多汗、颜面苍白或青紫、四肢发冷、抽搐、昏厥等，多由器质性病变所致，应迅速救治。

（一）快速性心律失常

1. 室上性心动过速常突然起止，持续数秒至数小时或数天不等，多可反复发作。发作常与情绪激动、突然用力或改变体位、疲劳、饱餐等有关，也可无明显诱因。发作时常见症状为心悸、胸闷、胸痛、乏力、恶心呕吐、多尿、头晕、昏厥及原发病加重，严重时可诱发心源性休克、急性左心力衰竭。常见体征：心率 160～220 次/min，规则。房性心动过速伴房室传导阻滞或多源性房性心动过速，则心室率稍慢且不规则。

2. 快速心房颤动时其症状与基础心脏病及心室率的快慢有关。心室率明显增快者可有心悸、胸闷、气急，严重者可诱发心绞痛、肺水肿、心源性休克，甚至昏厥，心室率不快者可无明显症状。此外，体循环栓塞的并发症较窦性心律者高4～7倍，而以二尖瓣病变合并心房颤动者多见，栓塞并发症较正常人可高达14倍。心房颤动患者脑卒中危险因素的增高与左房增大、高血压、左心功能不全及高龄有关。体征：心率60～180次/min，心律绝对不齐，第一心音强弱不等，脉搏不规则并有脉搏短绌，即脉率＜心率。

3. 室性心动过速发作时，根据心室率不同，对患者血流动力学影响也有很大差异。轻者仅感轻度心悸或完全无不适之感；重者可出现气短、出冷汗、面色苍白、心前区疼痛、血压下降甚至发生晕厥或抽搐（阿-斯综合征）。体征：阵发性室性心动过速时心律基本整齐，心率120～180次/min，心率偏慢时由于房室脱节，听诊可能听到S_1强弱不等及观察到颈静脉不规则搏动，血压下降、脉搏细速、外周循环不良。

4. 心室扑动与心室颤动者临床可表现为突然意识丧失、抽搐、大动脉搏动消失、心音消失、血压测不出，继之呼吸停止、发绀、瞳孔散大。

（二）缓慢性心律失常

1. 病态窦房结综合征主要是由心率过慢或长间歇停搏使心排血量减少而导致不同程度的脑、心、肾等脏器供血不足。脑供血不足的表现：轻症或早期病例可无明显症状，或情绪性格改变、记忆力减退、头痛、失眠，严重者可有黑矇甚至昏厥。心脏及其他方面的表现主要有心悸、心绞痛、心力衰竭、全身乏力、尿量减少甚至慢性肾功能不全。症状慢性迁延，反复发作，病程一般较长。部分患者伴有快速室上性心律失常。

2. 房室传导阻滞常见于原发性传导束退化症和左侧心脏支架硬化、先心病、冠心病、心肌炎、洋地黄中毒等。发生心源性晕厥及阿-斯综合征者预后差。

五、辅助检查

心电图检查是心律失常诊断的"金标准"，迄今还没有任何一种方法可与心电图相比。

（一）阵发性室上性心动过速心电图特点

一系列快而规则的房性或交界性心搏，频率为150～220次/min，偶可高达260次/min。QRS波群形态多呈室上性，少数伴室内差异传导、室内传导阻滞或旁道前传而致QRS波形增宽畸形，ST-T可有继发性改变（图1-2-1）。

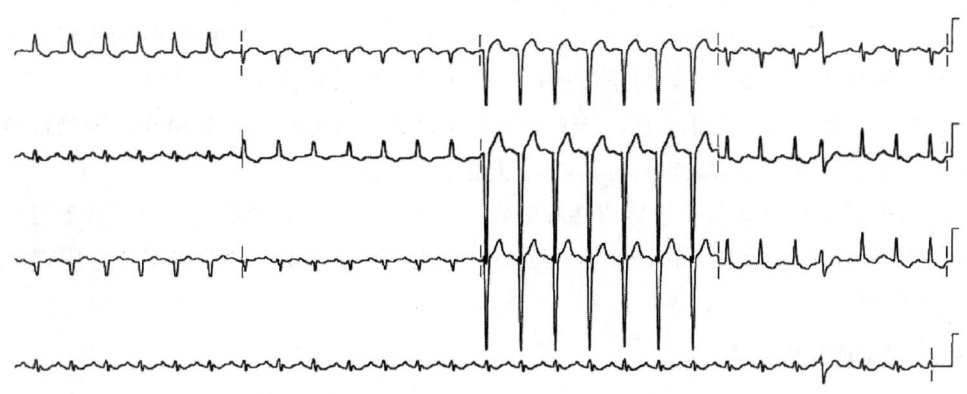

图1-2-1　阵发性室上性心动过速

1. 房室结折返性心动过速临床上有两种类型。

（1）慢-快型房室结折返性心动过速，占房室结折返性心动过速的 $90\%\sim95\%$，其发生机制是由房室结慢径为前传通道、快径为逆传通道所构成的折返性心动过速。心电图示：心率为 $160\sim220$ 次/min，QRS 波形为室上性，P′ 不显见或位于 QRS 波的终末部，部分可致 QRS 波的起始或终末形态略异。R-P′$<$P′-R，R-P′ 往往$<$60 ms。

（2）快-慢型房室结折返性心动过速，临床少见，占房室结折返性心动过速的 $5\%\sim10\%$，是由快径前传、慢径逆传而形成的折返，多为持续性房室结折返性心动过速。心电图示：心率为 150 次/min 左右，QRS 波形为室上性，逆行 P′ 显见，R-P′$>$P′-R，心动过速时可伴房室传导阻滞。

2. 房室折返性心动过速临床主要有两种类型。

（1）前传型房室折返性心动过速（也称顺向型、旁道逆传型），由房室结为前传通道、旁道为逆传通道所构成的房室折返。临床常见，约占房室折返性心动过速的 90%。心电图示：心率为 $160\sim220$ 次/min，规则，QRS 波形一般为室上性，QRS 波后可见逆行 P′，R-P′$<$P′-R，R-P′$>$60 ms。心动过速时如见有 R-R 间期长短交替或心动过速频率转换，提示可能合并房室结双径。窦性心律时，QRS 波可正常或呈预激形态。

（2）逆传型房室折返性心动过速（也称逆向型、旁道顺传型），由旁道顺传心室，房室结逆传心房所构成的房室折返，临床少见，但具有室性心动过速的血流动力学特点，应予以重视。心电图示：心率为 $150\sim240$ 次/min，规则，QRS 波群宽大畸形，时限$>$0.12 s，有明显 δ 波，逆行 P′ 波，窦性心律时呈典型预激综合征。

3. 房内折返性心动过速临床少见，约 50% 的患者有器质性心脏病，包括有心房手术史者。心电图示：心率为 $140\sim250$ 次/min，多数为 $140\sim150$ 次/min，P′-P′ 间期规则，无温醒（Warm-up）现象，P′ 与窦性 P 波不同，P′ 波固定出现在 QRS 波前，R-P′$>$P′-R，QRS 波正常，心房率快时可伴有室内差异传导或房室传导阻滞。因房室交界区不是房内折返性心动过速的折返组成部分，因此房室传导阻滞不影响房内折返性心动过速的持续。

4. 窦房折返性心动过速临床少见，可见于有器质性心脏病者，如病态窦房结综合征、冠心病等。与自律性窦性心动过速不同，发作多呈突发、突止，可反复发作。按摩颈动脉窦可使其突然终止。心电图示：心率为 $80\sim200$ 次/min，平均 130 次/min，节律规则，P′ 与窦性 P 波一致，多呈反复发作性，一次 $10\sim20$ 个心搏，间插数个正常的窦性心搏，窦性期前收缩的联律间期与心动过速发作开始时联律间期相同。

5. 自律性房性心动过速临床不常见，可分为两种类型。

（1）急性自律性房性心动过速，多因心肌缺血、代谢紊乱、饮酒等所致。心电图示：发作时多有预热现象，频率逐渐增加至一定水平，一般$<$200 次/min，R-P′$>$P′-R，可发生不同程度的房室传导阻滞。

（2）慢性自律性房性心动过速，可呈慢性持续发作或慢性反复发作，心率常在 $150\sim180$ 次/min，可稍不稳定，P′ 波较易辨认，在 Ⅱ、Ⅲ、aVF 导联常呈倒置，可伴房室传导阻滞。因慢性持续发作或反复发作，可致心脏扩大及心力衰竭，称为心动过速性心肌病。

6. 多形性房性心动过速多发生于器质性心脏病。心电图示：同一导联至少有 3 种形态及振幅不同的 P′ 波，心房率为 $130\sim150$ 次/min，可不规则，P-P 间有等电位线，可伴房室传导阻滞，此与心房颤动、心房扑动鉴别。

（二）心房颤动心电图特点

P 波消失，代之以形态、间距、振幅不等的心房颤动波（f 波），频率为 $350\sim600$ 次/min；QRS 波群为室上性、振幅不等、R-R 间距绝对不齐；部分 QRS 波可因伴室内差异传导而显增宽、畸形，当连续出现时则为差异的蝉联现象。

（三）心房扑动心电图特点

P波消失代之以形态、间距、振幅相同的锯齿样扑动波（F波），期间无等电位线，频率为250～350次/min，于Ⅱ、Ⅲ、aVF、V$_1$、V3R导联较明显，房室传导多为2∶1或4∶1，此时心律规则；当不同比例传导时，心室率不规则，偶见有1∶1传导。当心房扑动合并Ⅲ度房室传导阻滞时，F波与QRS波不成倍数关系，QRS波群形态呈室性。根据心房激动方向及F波形态，又将心房扑动分为：Ⅰ型（典型，普通型），其心房激动方向呈逆钟向运动，最先激动部位在房室交界区及冠状窦附近，F波在Ⅱ、Ⅲ、aVF导联倒置、呈锐角，频率为250～350次/min；Ⅱ型（不典型，罕见型）心房激动方向呈顺钟向，最早激动点在右心房上部，也有人认为是该部位自律性增高所致，F波在Ⅱ、Ⅲ、aVF导联直立，较圆凸，频率为350～430次/min；当F波频率、形态部分显示不规则时，称为不纯性心房扑动。

（四）预激综合征合并心房颤动心电图特点

P波消失代之以大小、形态、振幅不等的f波，同一导联内可见程度不同的心室预激波，形态多变，长周期后可见正常的QRS波，心室率可达180～200次/min以上，R-R间期绝对不规则（图1-2-2），可相差一倍以上。预激合并心房颤动的预后，即严重程度与最短R-R间期及平均心室率有关。心室率主要与旁道前向有效不应期和旁道的功能不应期有关。临床上常以最短R-R间期反映旁道功能不应期，当其≤250 ms为预测心室颤动的危险指标、≤180 ms被认为是高危指标。而电生理测定的旁道有效不应期预测心房颤动心室率、心室颤动危险性的敏感性、准确性较心房颤动时最短R-R间期的预测为低。

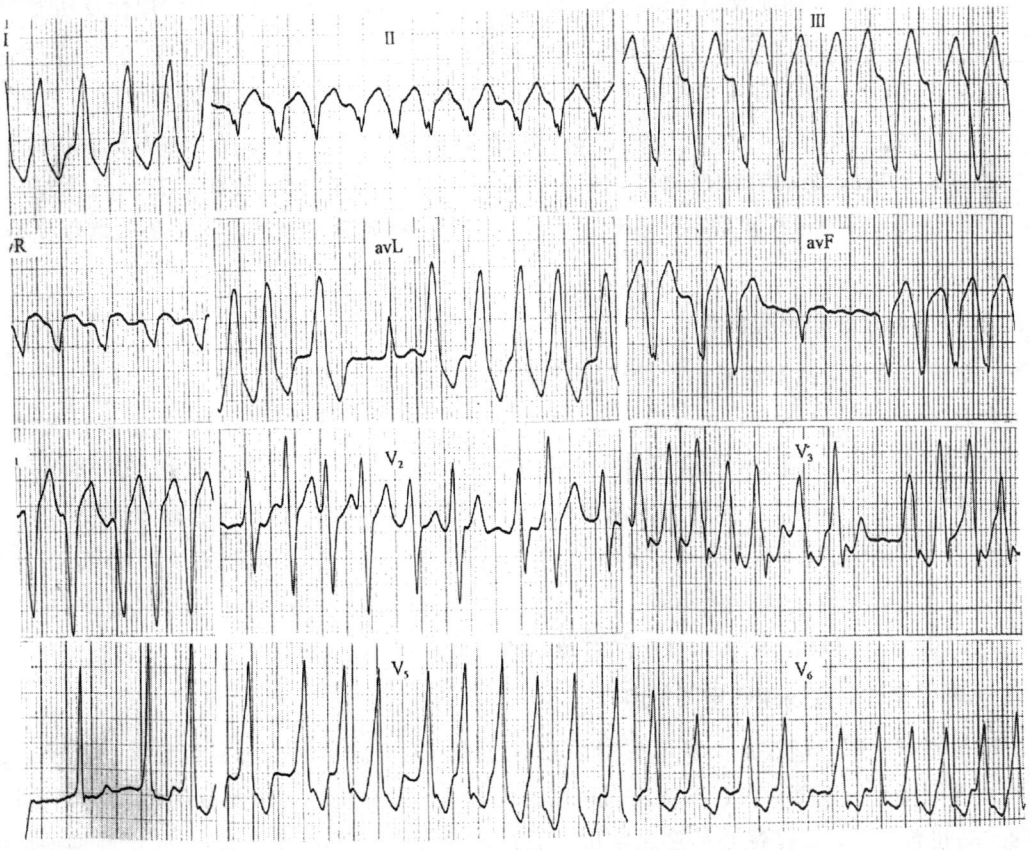

图1-2-2　预激综合征合并心房颤动

（五）危险性室性期前收缩基本心电图特点

为提前出现的 QRS-T 波，QRS 波畸形增宽，T 波与 QRS 主波方向相反，代偿间期完全。衡量室性期前收缩的潜在危险性常根据以下几方面：

1.Lown 分级系统曾被用于评价室性期前收缩的预后及治疗效果（表 1-2-7）。但是近年来的研究资料显示，Lown 分级中级别高的并不一定是病理性的，在一些健康人中也可出现，其危险性也不肯定。另外，Lown 分级没有考虑室性期前收缩的形态特点，而室性期前收缩的形态往往与心肌病变有关。总之，在器质性心脏病基础上，室性期前收缩的级别高，危险度相对也高。

表 1-2-7　Lown 分级

分级	心电图特点
0	无室性期前收缩
1	偶发的、单个的室性期前收缩，<30 次/min
2	频发的、单个的室性期前收缩，>30 次/min
3	多源的室性期前收缩
4A	连续的成对的室性期前收缩
4B	≥3 次的连续室性期前收缩
5	R-on-T（RV/QT<1）

2.Schamaroth 的室性期前收缩分类，按室性期前收缩的形态大致可区分为病理性及功能性室性期前收缩。病理性室性期前收缩的 QRS 波振幅较低，一般<10 mm，时限较宽常>0.14 s，且 QRS 波群常有切迹及顿挫，ST 段有等电位线，T 波与 QRS 主波方向一致；而功能性室性期前收缩的 QRS 波振幅可≥20 mm，时限<0.14 s，ST 段常无等电位线，T 波与 QRS 主波方向相反且双肢不对称。

3.室性期前收缩的提前指数 RV/QT，如短于 0.6～0.8；联律间期<280～320 ms 为高危室性期前收缩，如伴有 QT 间期延长常是室性心动过速及心室颤动的先兆。另外，某些舒张晚期室性期前收缩也可诱发恶性心律失常。

（六）室性心动过速心电图特点

连续 3 个或 3 个以上的室性异位搏动，QRS 波群宽大畸形，QRS 波时限>0.12 s，心室律基本匀齐，频率多为 140～200 次/min，可有继发性 ST-T 改变，有时可以见到保持固有节律的窦性 P 波融合于 QRS 波的不同部位，遇合适机会可发生心室夺获（图 1-2-3）。应注意与阵发性室上性心动过速伴室内差异传导、室内传导阻滞、旁道前传及预激合并心房颤动鉴别。QRS 波群时间>0.14 s，电轴左偏，当 QRS 波呈右束支阻滞形态时 V₁ 导联呈 qR、QR、RS（如呈 RSR′时 R>R′）、QRS 主波向下或为双向波；当 QRS 波呈左束支阻滞时，V₁ 的 R 波>30 ms，V₆ 呈 R 或 QS 波；心前区导联 QRS 主波一致向上或向下，均有利于判为室性心动过速。

（七）多形性室性心动过速心电图特点

1.尖端扭转型室性心动过速。多形性室性心动过速伴 QT 间期延长（长间歇依赖型），发作时：①QRS 波形围绕等电位线其极性、振幅呈周期性变化，形成尖端扭转，常要做多导联心电图才能观察到典型的尖端扭转图形；②室性心动过速常由一联律间距较长（500～700 ms）的室性期前收缩紧接着一个短联律的室性期前收缩引发，可在室性期前收缩的代偿周期时发生，即心动周期呈短-长-短顺

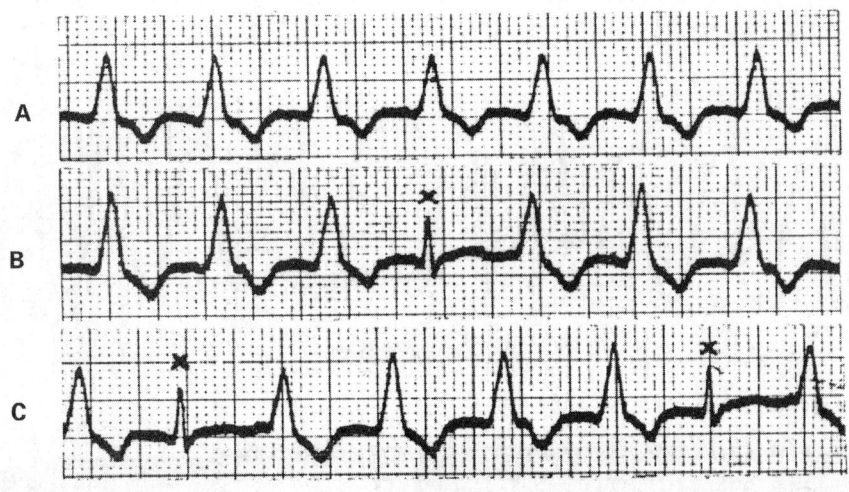

图 1-2-3　阵发性室性心动过速

序改变；③伴有 T、U 波增宽，特征性的巨大、双肢对称有时呈倒置的 T 波，QT 间期延长并有变化；④每次发作数秒至数分钟，可自行终止或复发，室性心动过速率为 150～280 次/min，平均 220 次/min，可进展为心室颤动（图 1-2-4）。

2. 多形性室性心动过速伴极短联律间期（短间歇依赖型）。诊断要点：①有反复室性心动过速发作但无器质性心脏病依据；②极短联律室性期前收缩诱发（250～320 ms）；③室性心动过速时心率常≥300 次/min；④交感兴奋剂可使病情恶化，维拉帕米可能有效。

3. 多形性室性心动过速伴 QT 间期正常。发作时：①QT 间期或 T、U 波正常；②无长联律室性期前收缩诱发现象，诱发的室性期前收缩联律间期不长；③交感兴奋剂如阿托品或异丙肾上腺素可致病情恶化；④Ⅰ类抗心律失常药物明显有效。

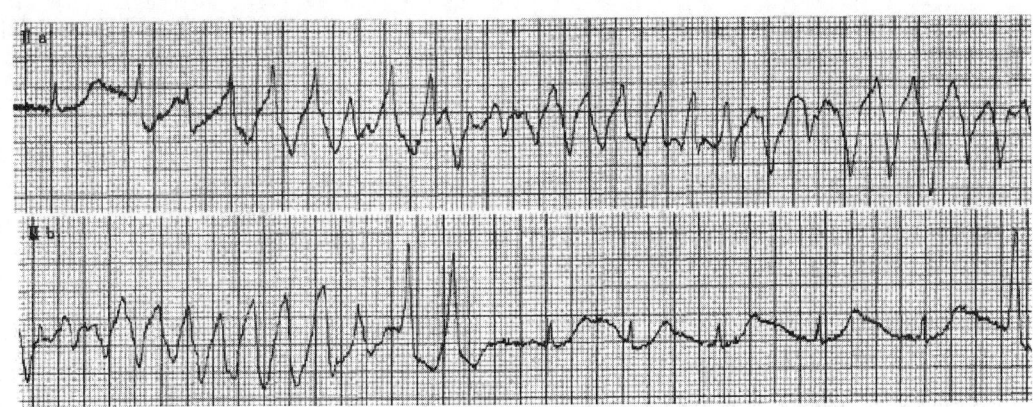

图 1-2-4　尖端扭转型室性心动过速

（八）心室扑动与心室颤动心电图特点

心室扑动：QRS 波与 T 波融合不能区分，形成较规则、振幅较高的快速扑动波，其间无等电位线，频率为 150～250 次/min；心室扑动常为暂时性，大多数转为心室颤动，是心室颤动的前奏。心室扑动与室性心动过速的辨认在于后者 QRS 波与 T 波能分开，波间有等电位线且 QRS 波时限不如心室扑动宽（图 1-2-5）。心室颤动：QRS-T 消失代之以大小、形态、间距不一的颤动波，频率为 250～500 次/min。根据心室颤动波振幅可分为粗颤型（波幅≥0.5 mV）和细颤型（波幅＜0.2 mV），预示患者存活机会极小，往往是临终前改变。心室颤动与心室扑动的识别在于前者波形及节律完全不规则，且电压较小（图1-2-6）。

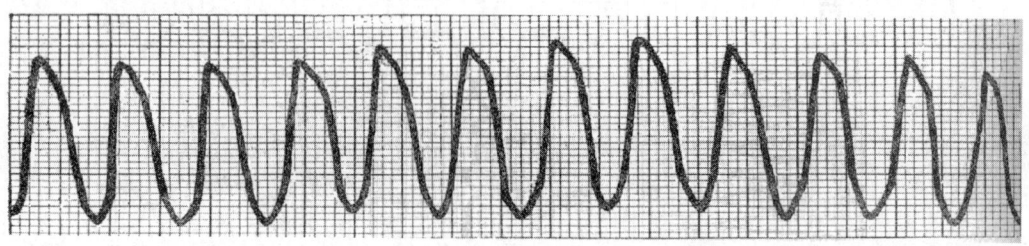

图1-2-5　心室扑动

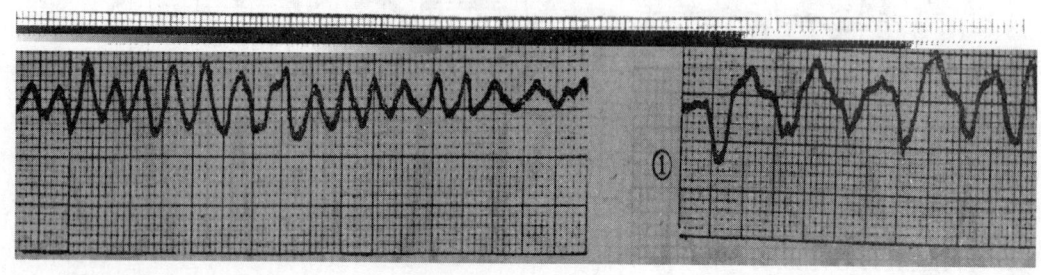

图1-2-6　心室颤动

（九）病态窦房结综合征

1.心电图特点。病态窦房结综合征除累及窦房结外，常涉及窦房结以外的传导系统，包括心房、房室交界区、房室束和心室。因此心电图可出现多种表现。

（1）严重而持久的窦性心动过缓，心率常低于40～45次/min，与当时的生理状态不相适应，不能被药物纠正。

（2）频发窦性停搏和窦房传导阻滞，严重者可有心房静止，如逸搏功能低下，可因心搏骤停而发生晕厥、阿-斯综合征甚至猝死。

（3）在显著窦性心动过缓、窦性停搏、窦房传导阻滞的基础上，伴有快速室上性心律失常，主要为房性心动过速、心房颤动、心房扑动和房室交界性心动过速等，当其终止时窦性心律不能及时出现，产生较长时间的停搏，称为心动过缓-心动过速综合征（慢-快综合征）。

（4）当合并房室交界区病变时，逸搏发生较迟常≥2 s，交界性逸搏心律频率常在35次/min以下，可并发Ⅱ度、Ⅲ度房室传导阻滞，称为双结病变。

（5）慢性心房颤动或复发性心房颤动、心房扑动，伴有缓慢心室率（30～50次/min），如能排除药物因素的影响，也可是病态窦房结综合征的表现之一，此时窦房结受抑，房室传导功能不良。

2.其他辅助检查。因病态窦房结综合征病程迁延、反复，给诊断带来一定困难，有时需配合窦房结功能测定、药物及运动试验、动态心电图等检查而确诊。

（1）窦房结功能测定。主要包括窦房结恢复时间测定，通常应<1 500 ms；校正窦房结恢复时间，即以SNRT减去自身心动周期长度，应<550～600 ms；窦房传导时间应<120 ms。

（2）药物及运动试验。异丙肾上腺素试验：给药速度为15～20 μg/min，持续30 min，如心率>100次/min即停止给药，以免引起心动过速及其他心律失常。阿托品试验：静脉注射阿托品10～15 mg，连续观察1～30 min心率；运动试验，根据体重按标准运动量作三倍二级梯运动（45 min）。判断标准。心率改变：心率<90次/min为阳性，>90次/min为阴性。心律改变：该三项试验后如出现窦房传导阻滞、窦性停搏≥2 s、房室交界性心律、心房颤动或Ⅱ度、Ⅲ度房室传导阻滞等改变为阳性。

（3）动态心电图。可较长时间观察心率及心律变化，提高病态窦房结综合征的诊断率。如发现与症状相关的有意义的心律失常，如严重而频发的窦性心动过缓、窦性静止、窦房传导阻滞，快速室上性心律失常终止时出现长间歇停搏等，则有肯定的诊断价值。

（十）房室传导阻滞心电图特点

1. 高度房室传导阻滞为连续出现两次或两次以上的 QRS 波群脱漏者，如 3：1、4：1 房室传导阻滞（图 1-2-7）。

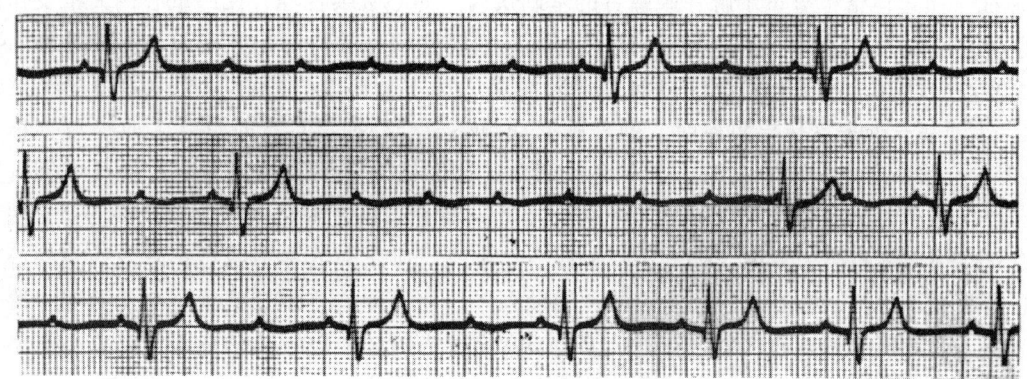

图 1-2-7　高度房室传导阻滞

2. Ⅱ度Ⅱ型房室传导阻滞，又称 Morbiz Ⅱ型。表现为 PR 间期恒定（正常或延长），几个 P 波之后脱落一个 QRS 波，呈 3：2、4：3 等传导阻滞。Ⅱ度Ⅱ型易发展成Ⅲ度房室传导阻滞（图 1-2-8）。

3. Ⅲ度房室传导阻滞又称完全性房室传导阻滞。P 波与 QRS 波无固定关系，PP 间期相等，房率高于室率，QRS 波群形态取决于逸搏点部位，频率为 20～40 次/min。心房颤动时，如果心室律慢而绝对规则，即为心房颤动合并Ⅲ度房室传导阻滞。诊断Ⅲ度房室传导阻滞时应注意，即使心室律规则，必须具备心室律足够慢（心率为 45 次/min 左右），以致有合适的传导条件而 P 波仍不能下传，即 P 波落在心动周期的任何时间均不能下传。

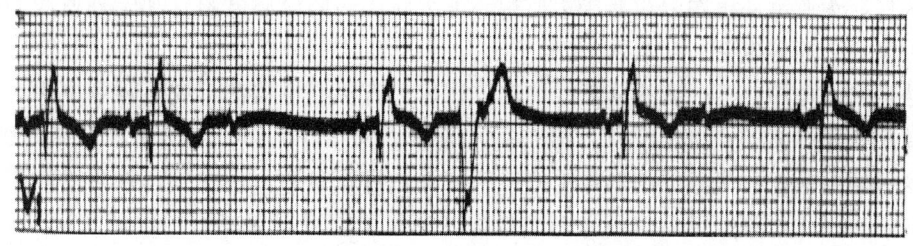

图 1-2-8　Ⅱ度Ⅱ型房室传导阻滞

六、诊断思路

对严重心律失常的病因诊断有赖于病史、症状、体征及其他有关的检查予以综合分析才能肯定。明确心律失常的性质则需心电图检查，必要时做运动心电图、动态心电图、心电监护、有创或无创电生理检查等。

（一）病史

1. 病因。除需了解心血管系统症状外，还应注意心血管系统以外的合并情况症状，尤其注意内分泌系统、呼吸系统、血液系统、感染、水电解质平衡情况及服药情况等。

2. 临床表现。大多数患者心律失常发作时往往不能及时被医生发现，尤其心律失常呈间歇性发作时。因此，向患者或知情者（包括目击者）详细问诊是非常必要的。重点了解过去发作时的症状、其发作与终止情况、持续时间、心律是否规则等。不仅要了解发作的诱因、次数、频度、历时、缓解方式或进程外，更重要的是要问清患者发生心律失常时的感觉、血压、心律（率）及有无心悸、头晕、黑蒙、晕厥、抽搐、气短、呼吸困难、胸闷、胸痛等情况。还须询问发作前的药物史，如洋地黄、利尿剂、交感神经兴奋剂或中药等。

（二）体格检查

1. 体征。通过体格检查可了解一些患者的基础疾病，如心脏杂音等。在严重心律失常发作时也能明确为心动过速或为过缓型、心律规则与否等。如仔细观察颈静脉搏动的频率与心搏一致性，可发现在阵发性室性心动过速，伴有完全性逆向传导阻滞形成房室分离时，颈静脉搏动的频率明显低于心搏；在 2∶1 或完全性房室传导阻滞时，颈静脉搏动频率多于心搏，且有时见巨大收缩波（称为大炮波），系因右心房与右心室同时收缩，在右房收缩时正遇上三尖瓣关闭，从而使右房血液反流入颈静脉所致；心房扑动时颈静脉可能显示急速浅弱的搏动，而心房颤动时的颈静脉搏动常不明显。另外，血压的变化在快速性心律失常中，阵发性室上性心动过速，血压降低常不明显；阵发性室性心动过速时，因心室收缩不协调、心房又失去正常的"辅助泵"作用，使心排血量减少，血压可明显降低，甚至出现休克；心房颤动时，心房失去有效收缩，心室充盈依赖舒张期的长短来调节，故心室率快血压相对低；心室率慢血压正常，因而心房颤动的血压常有明显波动。

2. 器质性心脏病的体征。有无心脏增大、心脏杂音及心力衰竭等表现。有助于心律失常的病因诊断。

3. 其他系统异常表现。如注意患者有无甲状腺肿大、肺动脉高压、贫血、感染等体征。

（三）特殊检查

1. 心电图检查。常规 12 导联心电图检查，对判断心律失常的性质有重要意义，且是最简单而可靠的方法，但它只能记录检查当时的心律（率）情况，对间歇性发作的心律失常诊断带来困难。

2. 监测心电图。主要弥补常规心电图不能长程［长时间和（或）远距离］记录心电变化之不足。根据所用仪器分为床边监测心电图、遥测监测心电图、动态心电图和电话传输心电图等；根据监测距离的远近分为医院内监测心电图（包括床边监测心电图和遥测监测心电图）和院外监测心电图（包括动态心电图和电话传输心电图）。

（1）床边监测心电图：通过有线或无线传输进行床边直接心电监测，或传输到中央心电监测系统连续不断地监测危重患者的心电图变化，通过实时显示于荧光屏上的心电图特征性参数变化（心率、心律、传导及心室复极）对患者的动态瞬间心电变化及时进行分析、诊断并报警，以便采取相应的医疗措施，同时根据连续观察心电变化趋势判断病情的变化及评价或监测对治疗的反应。1958 年 Safar 创建重症监护病房将床边心电图监测作为危重患者常规监测项目。1962 年 Day 首创冠心病监护病房应用床边心电图持续监测急性心肌梗死患者，及时发现与处理心律失常，使急性心肌梗死住院患者死亡率从 39% 降至 19%。因此，床边心电图监测、冠心病监护病房的医疗价值迅速得到承认。

（2）动态心电图检查（Holter）：是一种长时间连续记录心电图的方法，弥补了常规心电图的不足，它可连续记录患者 24～48 h 内的心律（率）变化，对患者心律失常的定性及定量诊断均有重要意义。动态心电图仪包括两个部分。①记录仪：为轻便的记录仪，可随身佩带，一般可连续记录 24～48 h 动态心电图。②分析仪：供回放分析。采用计算机分析，编辑产生报告。动态心电图的缺点：价格较贵、不能实时显示及受导联数目少的影响，不如常规心电图定位准确等，其识别能力有一定限度，尚不能完全脱离人力判断。

（3）电话传输心电图：将心电信号转换成声波信号，利用电话远距离传输技术显示、监测人体各种状态下的心电活动变化，又称心脏 BB 机（微型心电发送器）。目前，冠心病监护病房与重症监护病房床边心电图监测系统的功能已相当完善，成为当代心脏病学领域中最盛行、实用的诊断技术手段之一，不仅是评定心律失常的重要临床手段，也是评定有症状或无症状心肌缺血的重要辅助工具。电信事业的飞速发展和医院内重症监护病房的普及为电话传输心电图监测技术的临床推广应用创造了条件，对预防、急救或处理危重患者的突发心脏事件起重要作用。

（4）心电事件记录仪：某些患者有突发性及偶发性的症状，如晕厥、阿-斯综合征等，而除Holter、运动试验、直立倾斜试验乃至有创的电生理检查外，仍有相当一部分患者得不到明确诊断。应用植入式循环心电图记录仪，对不明原因晕厥患者的诊断有望进一步提高。其适应证：12 个月内有≥2 次晕厥或先兆晕厥，或一次晕厥伴严重外伤，多项诊断性检查未有结果者。而对于心肌梗死后EF<0.4；肥厚型心肌病尤其伴有流出道梗阻；主动脉瓣狭窄；已证实的直立性低血压；明确的血管迷走性晕厥、颈动脉窦过敏综合征等，则无须植入式循环心电图记录仪。植入式循环心电图记录仪价格昂贵，且为有创检查，限制了其在临床上的广泛应用，而国内开发了可记录 7 d 以上的 XSL 型心电信号记录仪，原理与植入式循环心电图记录仪相似，由患者激发并保存多段有症状时的心电信号，且有超前记录功能，可弥补其他心电记录仪及 Holter 等检测的不足。

3. 心率变异性。指心率的快慢差异性，即分析逐个心动周期的细微的时间变化及其规律。由于常规心电图记录时间过短无法反映整体的规律性。这种心率的波动并非偶然，而是受体内神经、体液的调控，为适应不同的生理状况或某些病理状态而做出的反应。心率变异性分析作为定量检测自主神经功能的指标，已被公认为预测心脏性猝死的一个独立因素。通过心率变异性研究有利于提高我们对一些生理现象、药物的作用及疾病的病理生理机制的了解。

4. QT 间期离散度。指体表 12 导联心电图各导联间 QT 间期存在的差异，即 12 导联心电图中最长 QT 间期与最短 QT 间期之差，主要反映心室肌复极的不均一性，可代表心室肌兴奋性恢复时间不一致的程度，或心室肌不应期差异的程度。心肌不应显著差异是折返形成的重要条件，而折返是造成多数严重心律失常，如室性心动过速、心室扑动、心室颤动的主要机制。由于 QT 间期离散度为简便、无创检测心肌复极的不均一性，是识别严重心律失常事件高危患者的重要指标，因而受到人们广泛的关注。QT 间期离散度的理论基础是心肌存在组织学上的区域性结构异常，造成不同部位心肌复极不均一，反映在体表心电图不同的导联上则表现为 QT 间期离散度增大，这种不均一性达到一定程度即可导致恶性心律失常。

5. 心室晚电位。是出现在 QRS 终末部和 ST 段的高频、低幅的多形尖波，在尖波间有时存在等电位线的一种电活动。应用计算机技术对心电信号叠加与平均，增强信号，减少噪声，能显示一般检查不易发现而有意义的信号。由于这种电活动发生在心室除极的晚期，故形象地称为晚电位。心室晚电位绝大多数发生于心肌梗死患者，梗死区有变性、坏死、纤维化病灶，与岛状存活心肌混杂相间，在组织形态学或电生理功能上都呈现不均匀状态。大量研究证明，体表检测晚电位是可信的，晚电位与心室内折返之间的关系已基本肯定。因此，晚电位是产生室性心律失常的解剖和电生理基础。晚电位阳性，有发生持续室性心动过速危险性，尤其是在心肌梗死患者，猝死机会增大；对心室晚电位阴性者也不能认为是"安全"的。特发性室性心动过速的患者心室晚电位大多为阴性，如心室晚电位阳性往往提示有心肌病变的基础，应进行进一步检查。因此，晚电位是预报恶性心律失常事件的一项有价值的指标。

6. 临床心电生理检查。在心脏自身心律或起搏心律时同步记录体表和（或）心腔内心脏电活动，分析其表现和特征，探讨心律失常的类型及发生机制，评价治疗措施、效果及预后判断的一项综合性检查。

（1）无创性心脏电生理检查：如食管心电图、经食管心房调搏。

（2）有创性心脏电生理检查：又称腔内心脏电生理检查，如心脏程序刺激法结合房室束电图（又称希氏束电图）记录。①食管心电图及经食管心房调搏：食管内放置电极导管可描记心电活动并可起搏心房（室），对某些复杂心律失常进行分析，并可诱发或予终止某些心动过速及了解其发生机制。经食管心房调搏诱发的心律失常类似临床自发的心律失常，因此，对某些潜在的心律失常可通过电刺激法显示出来，从而明确诊断。②腔内心脏电生理检查：将多根多电极导管经静脉和（或）动脉插入，放置在心脏不同部位，在窦性、起搏心律或心脏程序刺激时，同步记录多处的局部电活动，从而了解电冲动起源的部位、传导途径、速度、顺序，以及传导过程中出现的异常心电现象。并可测量不同组织的电生理参数，诱发心动过速，对不同治疗措施，如药物、起搏器或埋藏式心律转复除颤器、导管消融治疗的疗效做出预测与评价。

七、临床诊断

主要询问患者的发病情况，以及诱发因素、前驱症状、基础（心脏）疾病情况、用药情况，特别是洋地黄的应用情况。对心动过速发作时出现心悸、出冷汗、面色苍白、血压下降、心力衰竭加重及晕厥甚至反复发作阿-斯综合征的患者，应考虑室性心动过速；如出现心悸、头昏，黑蒙甚至晕厥、阿-斯综合征等，可能为病态窦房结综合征或房室传导阻滞；如突然意识丧失、抽搐、大动脉搏动消失、心音消失、血压测不出，继呼吸停止、发绀、瞳孔散大，多为心室扑动、心室颤动或心室停搏，心电图、动态心电图等记录一般可以确诊。

八、鉴别诊断

（一）快速性心律失常

1. 阵发性室上性心动过速常见于无器质性心脏病患者，有预激综合征者容易发作。其临床特点为突发突止、心率一般为 160～220 次/min，心律规则。心电图、心脏电生理检查能明确，并了解其机制。

2. 房性心动过速通常发生于器质性心脏病患者，如心肌梗死、慢性肺疾患、低血钾、酒精中毒等。房性心动过速不能被心房期前收缩刺激诱发或终止，但房内折返性心动过速可诱发和（或）终止发作；迷走神经刺激也不能终止心动过速，而房内折返性心动过速可使心动过速减慢或终止。

3. 心房扑动尤其 2∶1 规律传导者难与阵发性室上性心动过速区别，可以根据下列几点进行鉴别。①合并器质性心脏病：阵发性室上性心动过速常无，心房扑动常有。②刺激迷走神经反应：可使阵发性室上性心动过速发作突然停止或无效，心房扑动多数无效。③心房率：阵发性室上性心动过速时为160～220 次/min，心房扑动时为 250～350 次/min。④心电图等电位线：阵发性室上性心动过速时 P-QRS-T间可见等电位线，心房扑动时则无等电位线。⑤房室传导比例：阵发性室上性心动过速时多为 1∶1，心房扑动时多为 2∶1 或 3∶1、4∶1，极少 1∶1。⑥心室率：阵发性室上性心动过速时为160～220 次/min，心房扑动时常为 150 次/min 或更低。

4. 阵发性室性心动过速。绝大多数发生在有严重心肌损害的病例，尤以冠状动脉粥样硬化并发心肌梗死者为多见，也见于风心病、心肌炎、心肌病、二尖瓣脱垂、右室发育不全，或见于洋地黄、奎尼丁等药物中毒，以及严重的低钾血症、低镁血症。少数病例可无明显器质性心脏病。室性心动过速的发病机制涉及折返激动、自律性异常和触发活动 3 个方面，大多数室性心动过速的发生机制为折返激动。

（1）阵发性室上性心动过速伴室内差异传导：在这种情况下 QRS 波也宽大畸形，可与阵发性室性心动过速相混，但阵发性室上性心动过速伴室内差传者多见于青年人、常无器质性心脏病史、发作时心室率较快（160～220 次/min）、心电图 QRS 波规律而均匀、RR 间隔之差＜0.01 s、V₁ 导联 QRS 波多呈三相波、P 波与 QRS 波有密切关系、无心室夺获和室性融合波、刺激迷走神经可以终止发作或无效等，这些特点均与阵发性室性心动过速不同。

（2）特殊类型室性心动过速：①并行心律性室性心动过速是指窦房结与室性异位起搏点交替控制心室且室性异位起搏点具备并行心律特点（保护性传入阻滞）的一种心律失常，常见于窦性心动过缓的患者，其室性异位心律的频率常在 50 次/min 左右；②加速性室性自主心律是指室性异位兴奋点连续发放激动，控制心室收缩，心室率高于心室固有频率但达不到阵发性室性心动过速，患者心室率常在 60～100 次/min，常伴房室脱节（心房率略低于心室率），并可出现心室夺获或融合波，虽可与窦性心律交替出现，但无并行心律特点；③尖端扭转型室性心动过速是指多形室性波成串出现，且 QRS 波尖端方向经 3～10 次心搏后以基线为轴发生 180°扭转者，此扭转并非可见于全部导联，尤以胸导联表现明显，一般反复 2～3 次后便可自行终止发作，该患者常伴 QT 间期延长；④双向性室性心动过速是指发作时 QRS 波方向交替出现 180°旋转的心动过速，心室波形比较一致，其他特点类似于阵发性室性心动过速，常见于洋地黄中毒患者。

5. 扑动或颤动。是指心房肌或心室肌失去规律的舒缩运动，变为快速而规律的蠕动，严重影响心房或心室排血功能的一种状态而发生的心律失常。

（1）心房扑动：心房扑动在临床上应注意与窦性心动过速、阵发性室上速等鉴别（见前述）。

（2）心房颤动：为临床比较常见的心律失常类型之一，查体时根据典型"三不等"体征往往可以确立诊断，即心音强弱不等、心律绝对不等、脉率与心率不等（脉搏短绌）。但临床应根据心电图检查确定诊断，其心电图特征：P 波消失，代之以不规则（大小和间隔）的颤动波（f 波），f 波频率为 350～600 次/min，心室律绝对不规则，QRS 波群正常，但各波之间受心室充盈程度不同及 f 波影响而略有差异，伴有室内差异传导者也可呈宽大畸形，类似于室性异位心律。

（3）心室扑动：则是临床严重的心律失常之一，常为临终前的心律，心室扑动也常为暂时性，多数很快转为心室颤动，也有少数转为室性心动过速。发作时心脏完全失去排血能力，血流动力学方面等同于心搏骤停，故临床上表现为脉搏、心音消失，意识丧失，血压测不出。心电图特点为连续而规律的正弦样曲线，无法区分 QRS-T 波，也无法表明为正向或负向波；扑动频率常为 180～250 次/min。心室扑动应该注意与室性心动过速鉴别，后者心室率也常在 180 次/min 左右，但 QRS 波清楚，波间有等电位线，QRS 波与 T 波也能区分清楚，QRS 波时限较心室扑动波时限短。

（4）心室颤动：为临床最严重的心律失常，心电图上 P-QRS-T 波完全消失，代之以不规则的颤动波，颤动波之间无等电位线。心室颤动和心室扑动一样，往往也是患者临终前的表现。

6. 预激综合征是指窦房结发出的激动不仅通过正常房室传导系统下传心室，而且有一部分激动通过房室结以外的通道（旁道）以短路方式提前传抵心室，造成部分心室肌提前除极的现象。典型预激综合征通过心电图检查即可确诊，当预激图形间歇发生时不要误诊为束支传导阻滞；而合并阵发性室上速时，尤其呈房室交界区逆传型者，QRS 波群增宽畸形，容易与阵发性室性心动过速相混，此时可以根据下列几点鉴别。①病史：预激者多有心动过速发作史，而室性心动过速者多有器质性心脏病史。②发作时心室率：预激者常<200 次/min，阵发性室性心动过速者常<220 次/min。③心电图 P 波：预激可有 δ 波，且 RP'间距<RR 间距的 50%，室性心动过速时房室分离或无 P 波。④心电图 QRS 波：预激时形态变异大，可见 δ 波，室性心动过速时形态基本相同。⑤RR 间期：预激时均匀（RR 间隔之差<0.01 s），室性心动过速时轻度不均（RR 间隔之差 0.02～0.03 s）。⑥发作前后心电图：预激者可发现预激波（也可间歇发生），室性心动过速者可见图形相似的室性期前收缩。另外，需要与室上速伴室内差异传导相鉴别、逆向型房室折返性心动过速及预激合并心房颤动等心律失常相鉴别。

本征可见于任何年龄，并且发病有一定程度的家族性。患者器质性心脏病证据可有可无，临床上多数因其他情况做心电图检查时被发现，部分因发生阵发性室上速而被查出此征。预激综合征若不合并阵发性室上速、心房颤动、心房扑动和房性期前收缩大多无症状，预后一般良好。

（二）缓慢性心律失常

1. 病态窦房结综合征。由于窦房结激动形成或传导障碍所引起的一系列临床与心电图改变。患者可交替地出现缓慢的心律失常和快速的心律失常。心电图显示多种过缓型心律失常，少数有快速的心律失常，结合病史、心脏电生理检查明确诊断，对不明原因的晕厥者也应做详细的鉴别诊断。诊断病态窦房结综合征应排除迷走张力增高、药物、电解质紊乱等因素的影响。

2. 房室传导阻滞。QRS波群可以正常（交界处逸搏心律），也可宽大畸形（希氏束以下逸搏心律），后者往往是双束支或三束支传导阻滞的结果。完全性房室传导阻滞的阻滞部位多数发生在双侧束支。鉴别阻滞部位可从QRS波群是否畸形作为参考的依据（但应注意原先是否存在束支传导阻滞）。一般而言，在完全性房室传导阻滞时，若阻滞发生在房室交界处，则心室活动受交界处控制，QRS波形态同室上性，其起搏较稳定，少有发生心源性晕厥，运动或注射阿托品后心室率可增快，预后较好；如阻滞发生在希氏束或以下心室活动受心室自身节律控制，QRS波群宽大畸形，其频率往往更为缓慢（心室率<30次/min），可伴有心律不齐，运动或静脉注射阿托品心室率不增快，由于起搏点经常不稳定，节律也常略不规则，易发生阿-斯综合征，预后严重。阻滞区的精确定位有赖于希氏束电图上的特征改变，判断房室传导阻滞的严重程度不仅仅在于"度"，更重要的是阻滞部位。如Ⅰ度房室传导阻滞发生在房室结水平，预后较好，一般不需治疗，而发生于希氏束远端或双侧束支内，多属器质性病变所致，不可逆，并可导致严重症状。先天性Ⅲ度房室传导阻滞部位往往在房室结，逸搏心率较稳定，一般不致引起严重后果。通常认为Ⅰ度房室传导阻滞、Ⅱ度Ⅰ型房室传导阻滞及少数Ⅲ度房室传导阻滞的阻滞部位在房室结及希氏束上部；Ⅱ度Ⅱ型房室传导阻滞、Ⅲ度房室传导阻滞，尤其伴有QRS波增宽畸形，逸搏心率低于40次/min，对阿托品反应差者，阻滞部位往往在希氏束下部或束支内。

九、救治方法

（一）阵发性室上性心动过速

1. 兴奋迷走神经终止发作。主要用于有房室结及窦房结参与的折返性心动过速，而对房性心动过速仅能暂时减慢心室率，而不能终止心动过速。采取措施应有心电监护，心动过速终止后应及时停止操作，具体方法如下。

（1）刺激悬雍垂：以手指或压舌板刺激悬雍垂及舌根部，诱发恶心呕吐。

（2）压迫眼球：嘱患者平卧位，闭目向下看，操作者用拇指在眼眶下缘压迫右侧或左侧的眼球上部（避开角膜），逐渐加力达一定程度，产生痛胀感才能有效，一侧持续约10 s或心动过速终止。有青光眼及高度近视眼者禁用，以免发生视网膜剥离等危险。

（3）颈动脉窦按摩：患者卧位，操作者用手指探测颈上部颌下约甲状软骨上缘同一水平的颈动脉搏动最明显处，向后紧压在颈椎上并稍加以按摩，每次不超过6～7 s，常先试右侧，无效时可换对侧，通常按摩前应行颈动脉听诊，如有血管杂音应避免颈动脉按摩。对高血压病患者、脑血管病患者、老年人，不应采用此手段。

（4）增加胸腔内压力：包括Valsalva's动作，嘱患者深吸气后屏气，直至无法耐受时再做深呼气动作；Muler's动作，嘱患者深呼气后屏气，直至无法忍受时再深吸气。

（5）面部冷水浸浴：嘱患者将面部浸入10℃左右的冷水中达耳前水平，有时也能终止心动过速。

2. 采用药物提高迷走神经张力。

（1）升压药：如间羟胺，适用于青壮年，无高血压病，无器质性心脏病的房室结折返性心动过速、顺向型房室折返性心动过速。剂量：5～10 mg稀释后缓慢静脉注射，同时监测血压、心率，血压一般上升10～15 mmHg，转复成功率可达90%。副作用有头痛、头晕、胸痛、短暂窦性心律失常。

（2）毛花苷C：适用于老年人、心力衰竭者伴房室结折返性心动过速、顺传型房室折返性心动过速、自律性房性心动过速等，禁用于逆传型房室折返性心动过速及洋地黄过量所致的房性心律失常。剂量：0.4 mg稀释后缓慢静脉注射，30 min后可再给0.2～0.4 mg，总量一般不超过1.2 mg/d。

（3）三磷酸腺苷：可强力抑制窦房结及房室结的传导及自律性，用于治疗房室结折返性心动过速、房室折返性心动过速、窦房折返性心动过速等有效率可达80%～90%，但禁用于支气管哮喘、慢性阻塞性肺病、心绞痛、潜在窦房结、房室结功能低下、房性心动过速、室性心动过速。剂量：10 mg在1～2 s内快速静脉注射，多数患者在20 s左右转复。如无效可在1 min后重复注射。副作用有窦性心动过缓、房室传导阻滞、室性期前收缩及胸闷胸痛、呼吸困难、脸面潮红，一般持续短暂。腺苷作用机制同三磷酸腺苷。

3.抗心律失常药物应用。主要目的：

（1）终止心动过速。

（2）预防或减少心动过速发作。根据不同类型室上性心动过速的发生机制，抗心律失常药物的电生理作用及患者窦房结、房室结功能，心肌功能状况选择。房室结折返性心动过速、房室折返性心动过速、窦房折返性心动过速可选择Ⅳ、Ⅱ、Ic、Ⅲ类药物。通常，心动过速需即刻复律时采用静脉给药，预防发作则口服给药。

（3）选择药物。①维拉帕米5～10 mg稀释后缓慢静脉注射，30 min无效可再次注射5 mg。口服40～80 mg，3次/d。②普萘洛尔5～10 mg稀释后缓慢静脉注射。口服10～20 mg，3～4次/d。③艾司洛尔，是超短效的β_1-受体阻滞剂，100～150 mg在1～5 min内静脉注射，静脉滴注剂量为50～300 μg/(kg·min)。④普罗帕酮70～140 mg稀释后缓慢静脉注射，20 min无效可再次注射70 mg。口服0.1～0.2 g，3～4次/d。⑤胺碘酮150～300 mg稀释后缓慢静脉注射，或600～1 000 mg置于葡萄糖注射液中缓慢滴注，最大剂量不超过1 200 mg/d。口服0.2 g，3～4次/d，1～2周后逐渐减至维持量0.1～0.4 g/d。⑥索他洛尔静脉注射0.5～2 mg/kg稀释后缓慢注射，时间不短于10 min。口服治疗剂量80～160 mg，2次/d，最大剂量不超过640 mg/d。房性心动过速，如房内折返性心动过速、自律性房性心动过速等可选用Ⅰa、Ic、Ⅲ、Ⅳ类药物。根据心动过速时的心室率及心功能状态选择不同的用药途径。Ⅰa类药物可选用：普鲁卡因胺100～200 mg稀释后缓慢静脉注射，无效时可间隔5～10 min重复给药，直至有效或总量达1～2 g；口服剂量0.25～0.5 g，每4～6 h 1次，缓释剂每12 h 1次。奎尼丁一般先试服0.1 g，观察2 h无过敏反应，血压、心功能稳定，则可予0.2 g，每6～8 h 1次，心律失常纠正后可减至维持量0.2～0.4 g/d，分两次口服。使用抗心律失常药物应注意观察及预防其致心律失常作用、负性肌力作用及药物特有的毒副作用。如Ⅳ类、Ⅱ类药物可致严重缓慢性心律失常、心力衰竭加重及心源性休克等，两类药物尤其不能合用。Ⅰa、Ic、Ⅲ类药物除上述副作用外，偶有严重室性心律失常发生，应严格掌握适应证。若患者高龄，有潜在窦房结、房室结功能障碍或心肌功能不良，应慎用抗心律失常药物。另外，支气管哮喘及慢性肺部疾患禁用普萘洛尔、索他洛尔；长期应用胺碘酮及普鲁卡因胺可发生一些心脏外的副作用；奎尼丁的用药过程中可发生腹泻，应及时纠正等。

4.电转复。

（1）心房调搏：常选用经食道心房调搏，此是终止室上性心动过速的有效、安全的方法。可采用超速抑制法，以较心动过速快10～30次/min的频率S_1S_1起搏心房，10～20 s/次；成串快速刺激法即以超过心动过速约30次/min的频率快速刺激，10～20个刺激/次；期前收缩刺激法，可以S_1S_2、RS_2或S_2S_3刺激，使期前收缩侵入折返环而终止心动过速，其中以Burst刺激最为有效。

（2）同步直流电复律：对药物难治或伴有严重血流动力学障碍者，可予静脉浅麻醉后同步直流电复律，能量一般为25～50 J。

5.导管电凝法。应用导管直流电击法阻断引起严重心律失常的传导系统的某一部位。根据导管电凝部位不同可分为：①房室交界处的导管离断法；②副束的导管离断法；③室性心动过速灶的导管电凝切除法（射频消融）。自 1987 年射频消融首次应用于临床心律失常的治疗，目前已成为治疗室上速最安全有效的手段。对于房室结折返性心动过速主要采取房室结改良术，消融慢径、保留快径；而对于房室折返性心动过速则采取旁道消融术，成功率超过 95%，对房内折返性心动过速、窦房折返性心动过速也能达到治愈的疗效，且手术并发症发生率低。

（二）心房颤动

1. 控制心室率。用药前应排除窦房结功能障碍。

（1）阵发性心房颤动发作时间短暂，心率不太快，无器质性心脏病，能耐受者，可予休息，镇静药。

（2）阵发性心房颤动心室率快、症状明显者，可选用减慢房室结传导的药物以减慢心率，如：①毛花苷 C 0.4~0.8 mg 稀释后静脉注射，间隔 4~8 h 再给 0.2 mg，总量不超过 1.2 mg/d。②β-受体阻滞剂：艾司洛尔先以 250~500 μg/kg 静脉注射，1~5 min 注完，再持续静脉滴注 50 μg/(kg·min)，每隔 5~10 min 增加 50 μg/(kg·min) 直至 300 μg/(kg·min)；普萘洛尔 2.5~10 mg 静脉注射，5~10 min 注完；美托洛尔静脉注射总量 0.15 mg/kg，分次缓慢注射。③钙离子拮抗剂：维拉帕米 5~10 mg 静脉注射，5~10 min 注完，已用过 β-受体阻滞剂者在其作用未消除前不能应用。④胺碘酮 3~5 mg/kg 静脉注射，5~10 min 注完，间隔 15~30 min 可重复 1~2 次，再持续静脉滴注，总量不超过 1 200 mg/d。

（3）持续性心房颤动：对症状较轻微、能耐受者，则口服给药，地高辛 0.25 mg，连服 2~3 d，继 0.125~0.25 mg/d 维持，老年人及肾功能不全者可直接给维持量；阿替洛尔 12.5~50 mg，1~2 次/d；普萘洛尔 10~20 mg，3~4 次/d；美托洛尔 25~100 mg，2 次/d；维拉帕米 40~120 mg，每 6~8 h 1 次；地尔硫䓬可减慢心室率，少数可恢复窦性心律，口服 30~60 mg，3~4 次/d，静脉注射剂量为 0.1~0.3 mg/kg。其中对不伴心力衰竭者以 β-受体阻滞剂、维拉帕米控制心室率优于洋地黄，而伴有心功能不全者仍应首选洋地黄制剂，或在应用洋地黄的基础上合用 β-受体阻滞剂、维拉帕米。预激综合征合并心房颤动者禁用洋地黄，同时也应慎用 β-受体阻滞剂、维拉帕米。

2. 转复心律及维持窦性心律。

（1）60% 的急性心房颤动在起病 8 h 内自动复律，对无明显血流动力学障碍的急性心房颤动可暂不予复律治疗。

（2）心房颤动持续 7 d 以上，心房肌有效不应期明显缩短，使转复难度增大，故对初发心房颤动应及时进行复律治疗。

（3）持续性心房颤动，复律指征为：①病程短于 6 个月~1 年；②超声心动图示左房内径 < 45 mm，并排除心房附壁血栓；③基本病因有效纠正，如二尖瓣扩张术后、甲状腺功能亢进已较好控制、心力衰竭趋缓解、风湿活动控制等。

（4）复律的反指征：①病程长于 1 年；②超声心动图示左房内经超过 50 mm；③以往窦性心律不稳定或心房颤动心室率缓慢者；④3 个月内有体循环栓塞史；⑤心房颤动的基本病因未有效纠正；⑥风湿活动期；⑦复律后窦性心律不能有效维持，短期内复发者；⑧心功能不全或因其他因素不能耐受抗心律失常药物治疗者。

3. 复律方法。

（1）药物复律：奎尼丁宜在心室率减慢 24~48 h 后给药，0.2 g 口服，每 6~8 h 1 次，心力衰竭、血压过低、严重窦房结病变及房室传导阻滞、电解质紊乱等不用。丙吡胺 0.1~0.2 g，每 6~8 h 1 次，心力衰竭、肾功能衰竭者不宜；普鲁卡因胺，0.25~0.5 g，每 4 h 1 次。上述药物服用时可使心房颤动的颤动波减慢，房室结隐匿性传导减少，心率加快，故常同时予洋地黄、β-受体阻滞剂或钙通道阻滞剂，防止心室率过快。也可予普罗帕酮 0.1～0.2 g，每 6～8 h 1 次；氟卡胺 0.05～0.2 g，每 12 h 1 次；胺碘酮 0.2 g，3～4 次/d，有效后（1～2 周）减至维持量 0.2～0.4 g/d；索他洛尔 80～160 mg，每 12 h 1 次，最大剂量不超过 640 mg/d。如服药 5～7 d 仍不转复可考虑换药或电复律。

（2）电复律：如心室率很快，严重影响血流动力学，可行紧急电复律，而持续性心房颤动通常是在药物复律的基础上仍未转复窦律时实施。方法：患者平卧于硬板床，予地西泮 10～20 mg 静脉浅麻醉，100～200 J 直流电同步电击。有潜在窦房结功能不良及洋地黄过量者禁忌。另外，使用洋地黄的患者应停药 24 h 后方可复律，以防发生室性心律失常。

4. 预防血栓栓塞。华法林仍是心房颤动抗凝的第一线药物，研究表明华法林可使发生卒中的危险度降低 68%（使卒中的年发生率从 45% 降至 14%），而阿司匹林对危险度的降低仅为 36%，但是华法林的出血并发症高于阿司匹林，应根据基本病因、出血倾向、年龄合理选用。建议对非瓣膜病心房颤动行抗凝治疗。

（1）慢性心房颤动，合并危险因素，应用华法林，国际标准化比率为 2～2.5（不超过 3），或凝血酶原时间延长至正常的 1.3～1.5 倍，年龄＞75 岁者栓塞危险性更高，抗凝治疗的临床价值大，但出血并发症也高，因此应用抗凝剂时需密切观察。根据最新指南，对于非瓣膜性心房颤动患者可根据 CHA_2DS_2-VASc 进行血栓栓塞风险评分及根据 HAS-BLED 进行出血评分，根据评分的情况选用华法林或新型口服抗凝药物，如达比加群酯、阿哌沙班、利伐沙班等，后者的优势是无须检测国际标准化比率，缺点是如引起出血目前尚无可用于临床的拮抗剂。

（2）阵发性心房颤动，频发阵发性心房颤动者卒中的发生率与慢性心房颤动相近或略低，可按慢性心房颤动处理，非频发者可不做常规抗凝治疗。

（3）复律后栓塞并发症，此类栓塞的发生率为 0～7%，其危险因素有曾有栓塞史、二尖瓣狭窄、应用机械瓣。对心房颤动持续 2 d 以上并具危险因素者，应抗凝治疗 3 周后再复律，复律后抗凝治疗仍需维持 3～4 周。

（4）慢性心房颤动，无合并危险因素者，有抗凝反指征或治疗依从性差者，不宜用华法林，可用阿司匹林或新型口服抗凝药物。

（三）心房扑动

心率一般较快，常伴明显血流动力学障碍，药物控制心室率效果较差，如同时伴发心肌梗死、心绞痛、心力衰竭、心源性休克，应及时行同步直流电复律。

1. 同步直流电复律。是纠正心房扑动的最有效手段，成功率达 94%～95%。在静脉浅麻醉后，一般予 20～100 J 同步直流电击，复律后继续以普罗帕酮、β-受体阻滞剂或胺碘酮口服预防复发。复律前应了解是否用过洋地黄、血电解质情况等，避免室性心律失常。

2. 心房调搏。成功率为 70%～80%，可采用快频率 400～600 次/min 刺激，将心房扑动转为心房颤动，部分患者可在短时间内恢复窦律，或可再用洋地黄、β-受体阻滞剂等控制心室率；典型心房扑动采用心房程序刺激也可奏效。

3. 药物治疗。如无条件采用上述方法终止心房扑动时，或为反复短阵心房扑动，可选择药物治疗（参照心房颤动的药物治疗）：

（1）控制心室率：因心房扑动时心房内是有规律的折返，房室结的隐匿性传导较心房颤动少，心室率较心房颤动快且不易控制，用药剂量相对较大，常用药物有洋地黄、β-受体阻滞剂、钙离子拮抗剂。

（2）恢复窦性心律：常选用 Ⅰa、Ⅰc、Ⅲ 类药物。

4. 射频消融。对于典型心房扑动，采用射频消融，阻断其折返环，达到预防发作的目的，已取得了较好的疗效，但对于不典型心房扑动的射频消融，仍有待于进一步深入研究。

（四）预激综合征合并心房颤动

1. 电复律。预激合并心房颤动往往伴有严重的血流动力学障碍，如有条件，应及时进行同步直流电复律，此为最安全有效的方法。复律能量一般为 100～200 J。

2. 药物治疗。目的是阻断或延缓旁道前传，减慢心室率，并尽可能恢复窦性心律，故应选用延长旁道不应期的药物，如 Ia、Ic、Ⅲ类药物。可考虑选择：①普鲁卡因胺 100～200 mg 稀释后缓慢静脉注射，无效时间隔 5～10 min 再重复给药，直至有效或总量达 1～2 g；②丙吡胺 2 mg/kg，一次量不超过 150 mg，5～15 min 内静脉注射；③阿义吗啉 50 mg/次稀释后缓慢静脉注射，时间约 10 min；④阿普林定 20～25 mg/次缓慢静脉注射，静脉滴注 2 mg/min；⑤普罗帕酮 70～140 mg 稀释后缓慢静脉注射，若无效，20 min 后再予 70 mg；⑥莫雷西嗪 50～80 mg 稀释后缓慢静脉注射；⑦胺碘酮 5～10 mg/kg 稀释后缓慢静脉注射，时间约 5 min，静脉滴注 300～600 mg 置于 5% 葡萄糖注射液中缓慢滴注。预激合并心房颤动时，洋地黄应禁忌使用，因洋地黄可缩短旁道 ERP、减慢房室结传导，使室上性激动更多地沿旁道下传心室，致使血流动力学进一步恶化，甚至引起室性心动过速、心室颤动。维拉帕米、普萘洛尔也应慎用。

3. 射频消融。预激综合征合并有心房颤动发生者，尤其对发作时心室率快、旁道不应期短、血流动力学障碍严重者，应尽可能行射频消融术，将旁道完全阻断，避免复发。

（五）危险性室性期前收缩

1. 首先应控制基本病因及诱因，如改善心肌缺血、改善心功能、纠正电解质紊乱、停用相关药物，这样，不但减少室性期前收缩的形成，而且也降低了室性期前收缩的危险程度。

2. 急性心肌梗死早期，尤其 24 h 内发生的室性期前收缩，应积极治疗，一般首选利多卡因，胺碘酮、普鲁卡因胺也可酌情使用。

（六）室性心动过速

1. 基础治疗。积极治疗基础心脏病，纠正室性心动过速的诱发因素，如心功能不全、心肌缺血、电解质紊乱、低氧血症等。

2. 药物治疗。Ⅰ类、Ⅲ类药物均可选用。对心功能不全或伴血流动力学障碍者，应选用负性肌力作用较小的药物：①利多卡因 50～100 mg/次静脉注射，5～10 min 无效可重复注射，累积剂量 < 300 mg，有效后以 1～4 mg/min 静脉滴注维持；②胺碘酮 150～300 mg 稀释后缓慢静脉注射，有效后可继续静脉滴注维持，24 h 剂量不超过 1 200 mg；③普鲁卡因胺 100～200 mg 稀释后缓慢静脉注射，必要时重复注射，直至有效或剂量达 1000 mg，也可将普鲁卡因胺 800～1 000 mg 溶于 5% 葡萄糖注射液中静脉滴注；④普罗帕酮 70～140 mg 稀释后缓慢静脉注射，20 min 后可重复给药，剂量不超过 350 mg，有效后可以 0.3 mg/min 静脉滴注维持。以上药物除利多卡因可改为美西律口服，其他药物均可逐渐过渡为口服治疗维持。

3. 电复律。对血流动力学严重障碍或药物治疗反应较差者，可在药物治疗的基础上及时行同步直流电复律，能量一般选用 25～100 J，复律后仍需药物治疗维持。

4. 射频消融。因室性心动过速的折返途径不仅仅局限于心内膜，折返途径又相对复杂，对消融的能量及标测的要求较高，成功率较低，复发率较高，故有待于进一步深入研究。

5. 植入式心脏除颤器。对药物治疗无效、发作时伴有严重血流动力学障碍者，植入心脏除颤器可减少猝死危险性，提高生存率。

（七）多形性室性心动过速

1. 病因治疗。避免及纠正病因及诱发因素。

2. 控制发作。

（1）尖端扭转型室性心动过速的终止及防止发作：禁忌使用导致 QT 间期延长的药物，如 Ia、Ic 及Ⅲ类药物。应积极补钾、补镁，如系长间歇依赖型，可用异丙肾上腺素或心脏起搏以提高心室率、缩短 QT 间期、减少长间歇控制发作；Ib 类药物也可选用以减少室性期前收缩发生。如为短间歇依赖型，应选用 β-受体阻滞剂治疗。

（2）一般的多形性室性心动过速：可选用 Ib、Ia、Ic 及Ⅲ类药物，对伴极短联律间期的室性心动过速，可予维拉帕米 5～10 mg 稀释后缓慢静脉注射，必要时 30 min 后再重复注射，可能有效。

3. 电复律。因其发作多为反复短阵，有自限性，且病因及诱因不纠正，极易复发，故一般不主张电复律。发作时可行胸外按压，保证重要脏器的供血，不得已才在纠正病因的基础上行电复律。

4. 其他。先天性 QT 间期延长综合征，外科手术切除左胸交感神经节可能会部分缩短 QT 间期或使发作减少，必要时再合并使用 β-受体阻滞剂治疗。部分患者可接受植入式心脏除颤器治疗。

（八）心室扑动与心室颤动

1. 病因治疗。治疗基础心脏病，去除或逆转诱发因素。

2. 心肺复苏。应紧急施行。

3. 药物治疗。①肾上腺素可收缩外周血管，保证脑、心脏等重要脏器的血供，增强心肌收缩。常规剂量为 0.5～1 mg/次，每隔 5 min 重复 1 次，直至心搏恢复。近年来实验研究及临床观察表明，大剂量肾上腺素可增加心、脑的有效血液灌注，明显提高复苏的成功率。建议首次剂量为 1 mg，以后每次剂量可倍增。但肾上腺素可引起室性心律失常、增加外周阻力、增加心肌耗氧量；②溴苄胺对顽固性心室颤动有效，剂量一般为 5 mg/kg 静脉注射。③利多卡因及普鲁卡因胺（用法参照室性心动过速的治疗）。

4. 电除颤。此时应尽早以心电图诊断为依据，明确为心室扑动、心室颤动后，及时行异步直流电除颤，能量为 200～300 J。除颤后一般需经 30 s 心脏才能恢复正常节律，因此电击后应立即胸外按压，维持循环，改善通气。

5. 预防复发。①病因治疗：急性心肌梗死所致心室扑动一般对猝死危险不具预告价值，如系非心源性因素，如电解质紊乱、药物的致心律失常作用等应设法去除或逆转诱发因素；如因器质性心脏病所致，原则上应区分缺血性及非缺血性心脏病再针对性治疗。②抗心律失常药物治疗：尽可能通过电生理检查或 Holter 筛选有效药物。胺碘酮通常可成功地抑制室性心动过速及心室扑动的发作，且无负性肌力作用，可列为首选；β-受体阻滞剂拮抗儿茶酚胺，减少室性心律失常发生，对预防心室扑动、心室颤动有一定意义。③植入式心脏除颤器可有效地控制心室扑动、心室颤动，预防猝死。因此认为对药物治疗无效或不能耐受药物治疗的心室扑动、心室颤动，可考虑植入植入式心脏除颤器。

（九）病态窦房结综合征

1. 禁用 β-受体阻滞剂、钙通道阻滞剂、Ia、Ic、Ⅲ类药物，洋地黄也应慎用，以免进一步减慢心率。

2. 严重心率缓慢并伴有症状时，可暂时予阿托品、异丙肾上腺素等提高心室率改善症状，但该类药物均可引起快速心律失常及室性心律失常，应注意观察。

3. 如明确为病态窦房结综合征并伴有反复黑蒙、晕厥发作，因缓慢性心律失常导致心力衰竭、心绞痛、慢性肾功能不全、反复心动过缓-过速发作，应考虑植入永久起搏器。合理选择起搏模式将有助于维护患者良好的血流动力学。对于以窦房结功能不良为主者首选心房按需型起搏器，双结病变者应选用房室顺序型起搏器，心室按需型起搏器因价格相对低廉仍被广泛选用，但该起搏模式为非生理性起搏，故常可引起心力衰竭的发生。

（十）房室传导阻滞

对于Ⅱ度Ⅱ型房室传导阻滞、Ⅲ度房室传导阻滞，尤其伴有 QRS 波增宽畸形者，如出现血流动力学障碍而表现有黑蒙、晕厥、心力衰竭等，应及时治疗。

1. 药物治疗。阿托品、异丙肾上腺素可提高心室率，但对于Ⅱ度Ⅱ型房室传导阻滞伴 QRS 波增宽者应慎用阿托品，因其可提高心房率而使房室传导阻滞加重。另外，药物可增加心肌耗氧量，加重心肌缺血，诱发室性心律失常，多为临时使用。

2. 起搏治疗。如病因可逆或病情危急，可植入临时起搏器，否则应考虑永久起搏治疗，如窦房结功能尚好，可选择心房、心室感知，房室顺序型起搏器及心室按需型起搏器。

十、诊疗探索

多形性室性心动过速的 QRS 波呈"尖端扭转"型的，QT 间期延长（不论是先天性或获得性）者，称为尖端扭转型室性心动过速，是介于室性心动过速与心室颤动间的恶性多形性室性心动过速。虽然发作时间短且可自行终止，但具有反复发作的特点，如不及时纠正可演变为心室颤动。不伴 QT 间期延长者一般称之为多形性室性心动过速。主要发作机制：①心室内存在多个异位兴奋灶，即"Deux-Foyers-Opposes"假说；②心肌复极严重障碍，不应期离散，从而形成局部阻滞及多处折返；③心肌细胞后除极电位，触发心肌不同部位期前收缩发生，使细胞复极不均、易损性增高，以致构成折返引发多形性室性心动过速。

十一、病因治疗

临床上严重心律失常可发生于基础（心脏）病变者，心律失常先应针对病因进行治疗，即纠正心脏病理改变、调整异常病理生理功能（如冠心病、心脏瓣膜病、自主神经张力改变等），以及去除心律失常发作的诱因（如电解质紊乱、药物副作用等）。如心房颤动伴室性期前收缩由洋地黄过量所致者，应首先停用洋地黄类药物；低血钾者补充血钾，给予苯妥英钠口服或静脉用药。因此，治疗和预防原发疾病及诱发因素是一个不可忽视的重要方面。如治疗甲状腺功能亢进、二尖瓣手术、纠正电解质紊乱、避免过量饮酒抽烟、调整生活规律等，有助于心房颤动的复律及窦性心律的维持。射频消融治疗快速性心律失常，也为病因治疗，射频消融破坏了形成快速性心律失常的基础，从而根治了快速性心律失常。

十二、最新进展

（一）自动体外除颤器

20 世纪 90 年代，随着植入性转复除颤器的临床应用，根据这个原理设计的自动体外除颤器经过多年的实验研究，于 1999 年通过美国食品药品管理局认证。2000 年 5 月 25 日美国亚利桑那心脏医院使用自动体外除颤器抢救了第 1 例心搏骤停患者。自动体外除颤器的出现大大推动了早期除颤的实现，一些发达国家甚至开始在人口密集的公共场所配置自动体外除颤器，以便对突发心室颤动的患者进行及时救治并取得了较好的效果。美国心脏协会、美国国家心肺血液研究所和一些自动体外除颤器制造商共同进行的一项大型前瞻性随机试验发现，与早期医疗急救系统和早期心肺复苏所提供的程序相比，以公众设施为靶向的非专业急救人员心肺复苏术＋自动体外除颤器使院外心室颤动型心搏骤停患者的存活率成倍地增加。

1992 年美国心脏协会提出"生存链"时强调了早期除颤的重要性；2000 年美国心脏协会再次强调了早期除颤，并极力推荐使用自动体外除颤器；2005 年美国心脏协会发表的指南强调了心肺复苏术和自动体外除颤器的联合应用的重要性。明确提出在一次电击除颤后给予心肺复苏术可以提高患者生存率的可能性。

（二）射频消融

近年来对心房颤动恢复窦性心律进行多方面研究，包括外科的迷宫手术，切断心房的全部潜在折返环但保持窦房结至房室结的正常传导，达到根治心房颤动的目的；但手术创伤大、渗血多且术后复发率仍高达 40% 以上。射频消融也根据该原理，在心房内行线形消融以阻断房内的折返环达到治疗心房颤动的目的；但手术时间长、X 线照射量大、术后复发率高。也有采用阻断房室结传导并植入永久起搏器以改善部分症状，但可发生起搏综合征、栓塞及心功能不全等。研究发现双心房起搏，即于右心耳和冠状静脉窦同时起搏，较单心房起搏心房颤动的复发率明显低。经静脉置入心房自动复律装置，采用低能量心房复律，但不适当放电、复律时伴有疼痛及使用寿命等又使临床应用受到限制。

（三）抗心律失常药物

虽然近年来心律失常的治疗方法、手段发展较快，但限于某些医疗设备、医疗技术尚未完全普及，某些心律失常发生机制仍不十分明了，不能有效预防及根治，因此抗心律失常药物仍是临床医生控制心律失常的主要治疗手段。

抗心律失常药物的作用机制主要是通过影响心肌细胞膜的离子通道，改变心肌细胞的兴奋性、传导性而起作用的。某些抗心律失常药物作用于 α-受体、β-受体、M_2-受体、腺苷 A_1-受体及影响 Na^+-K^+-ATP 泵而发挥抗心律失常作用。

1. 理想的抗心律失常药物要求。①抗心律失常作用有效，能恢复并维持窦性心律，抑制并预防严重心律失常；②长期用药对血流动力学无影响，对心、肝、肾等重要脏器及神经、血液无明显毒性作用；③用药方便，有多种剂型供选择；④药物分布容积和清除的个体差异小，可不必过分强调用药个体化。但目前多数药物都存在程度不同的不良反应，有的还十分严重，应加以注意。

2. 抗心律失常药物的分类。随着抗心律失常药物的研究、开发，药物种类不断增加，因此尚无十分完善的药物分类，从提高基础理论、便于临床掌握及应用出发，简单介绍如下。

（1）Vaughan-Williams 分类：基于细胞电生理作用将抗心律失常药物分为 4 类：Ⅰ类药物改变跨膜电位，特别是 0 相上升速度，包括 3 个亚类——Ⅰa 类延长复极时间，Ⅰb 类缩短复极时间，Ⅰc 类对复极时间无明显作用；Ⅱ类药物为 β-受体阻滞剂，具拮抗交感神经作用；Ⅲ类药物延长动作电位时间；Ⅳ类药物阻断慢钙内流。该分类的缺点是过于简单，不能反映某些药物作用可跨越Ⅱ类以上；同Ⅰ类药物的作用也并不完全相同；未与心律失常发生机制相结合；未将某些具抗心律失常药物如洋地黄、三磷酸腺苷等药物考虑进去。但该分类法具有一定的理论基础，归纳性强，特点突出，便于记忆和应用，仍为临床医生所接受。

（2）Sicilian Gambit 分类：基于心律失常的发生机制及引起心律失常的因素（易损环节、离子通道、受体、离子交换泵等）、药物对治疗靶点（细胞水平的致心律失常易损环节）的作用等作为分类根据。新的分类策略反映了对心律失常机制和治疗的认识的深化，理论结合实际，包括了对新的药物的探索。但该分类侧重于分子生物学的观点，要求临床医生必须有丰富的电生理学和药理学知识。而且临床实践中确定心律失常发生机制尚存一定难度，相同的心律失常可有多种机制参与，一种机制可导致不同的心律失常；所以该策略理论性较强，临床实用价值尚待证实。

3. 心律失常药物治疗原则。

（1）确定心律失常的类型及预后。如某些心律失常可严重影响血流动力学而危及生命，某些心律失常可进展为危重心律失常，均须积极治疗；而一些心律失常症状轻微，预后良好，常不必特别治疗。

（2）了解病史。明确有无基础疾病及诱发因素，一方面有助于判断心律失常的危险程度，另一方面可积极治疗基础疾病，纠治诱发因素，有利于控制心律失常。

（3）明确治疗目标。对危及生命的心律失常如室性心动过速、心室颤动等应迅速有效的控制；对某些心律失常如心房颤动则可采取不同治疗手段，或恢复窦律，或控制心室率；对一些预后相对良好的心律失常则不必刻意治疗，可临床随访。

（4）应了解抗心律失常药物的致心律失常作用，权衡治疗的利弊。应尽量针对心律失常的发生机制选药，有条件时可根据电药理检查筛选有效药物。通常先用一种药物，小剂量开始，逐渐增加剂量，必要时可联合应用不同机制的药物，如 Ia＋Ic、Ib＋Ic、Ⅰ＋Ⅱ等。同一机制的药物原则上不同时使用，联合用药剂量宜适当减小。用药过程中应随访心电图、心功能等，避免心律失常及心功能恶化。

4. 抗心律失常药物的致心律失常作用。抗心律失常药物使原有的心律失常加重或产生新的心律失常。据统计不同药物的致心律失常作用的发生率为 5%～10%。

马敏　张向东　惠杰　宋熔　张在其

第四节　猝　死

一、基本概念

（一）猝死

猝死是指自然发生、出乎意料的突然死亡。世界卫生组织曾规定发病 24 h 内突然发生的自然死亡为猝死。1976 年世界卫生组织召开的病理学家讨论会认为，在症状出现之后 6 h 之内意想不到的死亡为猝死。1982 年 Goldenstein 建议发病后 1 h 内死亡为猝死，这个时间规定也被国内外学者普遍接受。导致猝死的原因可为心血管系统、中枢神经系统、呼吸系统、消化系统等疾病，以及代谢障碍、药物、酗酒、出血、过敏及中毒等，但以心血管疾病居多。猝死中不包括非自然死亡（即自杀、他杀、交通事故、自然灾害、暴力死等）。

（二）由心脏原因引起的自然死亡为心脏性猝死

占 75%～85%。患者以意识骤然丧失为特征，通常在 1 h 内发生自然死亡。从症状出现到死亡的时间越短，心脏性猝死的概率越高。死者可有或没有心脏病，但死亡的时间和方式是意外和不能预期的。很多死者平素健康，在死亡来临之前，他们根本不相信自己会突然离开人世。1 h 定义是人为的，也是心搏骤停的症状发作到死亡的时间，标志着病理生理学紊乱的过程。心脏性猝死是当前心血管病学中重要的研究课题。病理资料显示，心脏性猝死者常见有基础的心脏结构异常；临床和生理研究分析也揭示了一些暂时性功能性因素，使原有稳定的基础心脏结构异常并发不稳定的心脏情况。心脏性猝死发生率在经济发达国家较高，据统计，全世界每年有数百万人死于心脏病。美国每年出现的猝死者达万人以上，其中青壮年占 20%～40%，约 75% 的死者生前没有心脏病史。而在所有心脏性猝死中，冠状动脉粥样硬化及其并发症所致者高达 80% 以上，心肌病（肥厚性、扩张性）占 10%～15%，其他各种病因为 5%～10%。近 20 年来，各类心血管病发生比重发生变化，冠心病发病患者数增多，心脏性猝死的发病率也随之增加。尸检材料示猝死者多有严重的冠状动脉粥样硬化性狭窄。病理资料说明冠心病猝死多发生于冠脉严重狭窄的患者，然而不等同于心肌梗死，更不是急性心肌梗死。临床资料与病理所见一致，在抢救生存的患者中，心电图示急性心肌梗死改变者不及 20%。因此，在预防和治疗上是不同的。Cleveland 诊所的资料显示：即使冠脉狭窄≤50%，其猝死概率高于无冠脉病者 10 倍。另外，研究者发现有些心脏严重受损的患者仍然可以存活多年；而有些生前没有心脏病病史者，却因为心脏功能失常而突然死去。

（三）心脏性猝死与心搏骤停

有时被混淆，但两者有所不同，应将其区分。心脏性猝死是所有生物学功能不可逆转的停止，患者可有或无心脏病；而心搏骤停是指心脏射血功能的突然终止造成循环停顿，患者可表现突然意识丧失和（或）抽搐、脉搏与心音消失、呼吸停止。心搏骤停通过紧急干预治疗有逆转的可能。导致心搏骤停的病理生理机制最常见的是心室颤动，其次为缓慢性心律失常或心室停顿、持续室性心动过速，较少见的为无脉搏性电活动。心电图可明确显示为心室颤动，各种缓慢性心律失常、心电静止、无脉搏性电活动。

二、常见病因

（一）心脏性猝死

1. 先天性心脏异常。①先心病：如法洛四联征等；②先天性心脏传导系统异常：窦房及房室传导系统病变，房室旁路（预激综合征）伴发快速性心律失常；③先天性（家族性）QT 间期延长综合征。

2. 其他心脏病。①急性心肌炎；②心肌病，尤其是肥厚型心肌病、致心律失常型右室心肌病；③原发性传导系统的退行性病变；④冠状动脉病变，如急性心肌梗死、慢性心肌供血不足、心脏破裂等；⑤心脏瓣膜病，如主动脉瓣病变、肺动脉瓣狭窄、二尖瓣脱垂等；⑥心力衰竭。

3. 心律失常。各种危重心律失常，如原发性心室颤动、尖端扭转型室性心动过速、Brugada 综合征、Ⅲ度房室传导阻滞等。

4. 心脏肿瘤。心房黏液瘤、球瓣样血栓。

5. 急性心脏压塞症。如心包积血、心脏破裂。

6. 大血管病变。①肺动脉栓塞；②原发性肺动脉高压；③冠状动脉瘤或动静脉瘘破裂；④主动脉夹层瘤、主动脉瘤破裂。

7. 心脏介入诊疗术。心导管检查、心血管造影、起搏器安置与故障等。

（二）非心脏性猝死

1. 中枢神经系统疾病。颅内出血（高血压性脑出血、颅内动脉瘤或脑动静脉畸形破裂引起蛛网膜下腔出血）、第三脑室胶样囊肿及脑血栓或栓塞、癫痫等最常见。

2. 呼吸系统疾病。①呼吸道急性感染（急性喉炎、支气管肺炎、间质性肺炎、大叶性肺炎）；②自发气胸及肺结核空洞大出血；③哮喘持续状态、呼吸道吸入异物、喉头痉挛；④急性呼吸麻痹、多发性神经根炎、脊髓灰质炎等。

3. 消化系统疾病。食道静脉曲张破裂、胃或十二指肠溃疡出血（穿孔）、急性出血性胰腺坏死及急性黄色肝萎缩（除外中毒引起）等。在婴幼儿，急性胃肠炎也是常发生猝死的原因。

4. 泌尿生殖系统疾病。宫外孕破裂出血、子痫、羊水栓塞及因高血压引起的原发性固缩肾和尿毒症等。

5. 性猝死。高度兴奋的性生活易引起心肌缺血、心肌电生理不稳定，诱发严重室性心律失常而猝死。

6. 内分泌系统疾病。双侧肾上腺出血、肾上腺皮质功能减退、甲状腺功能亢进合并心力衰竭。

7. 某些传染病。如暴发型脑膜炎双球菌脓毒症、暴发型乙型脑炎、中毒性细菌性痢疾、逍遥型伤寒及肺型或肠型炭疽等。

8. 不明原因猝死。男性猝死综合征、婴儿猝死综合征、自发性脾破裂引起内出血、过敏性猝死及免疫异常等。

9. 电解质和酸碱平衡紊乱。低血钾、高血钾、低血镁、严重酸中毒等。

10. 药物过敏、中毒。①抗心律失常药物中毒：洋地黄、奎尼丁、普鲁卡因胺、普萘洛尔、维拉帕米等。②抗寄生虫药物中毒：酒石酸锑钾、依米丁、氯化奎宁、羟萘苄芬宁等。③中药中毒：一枝蒿、乌头类药物。④对青霉素、链霉素及血清制剂等过敏。⑤输注大量冷存血。

11. 麻醉与手术意外。①麻醉管理不善，呼吸道分泌过多；②硬膜外麻醉药物误入蛛网膜下腔；③全麻剂量过大、肌肉松弛剂使用不当；④局麻意外、低温麻醉时温度过低等；⑤心脏、腹部等手术，以及诊断性操作、治疗或微创手术引起的意外，如颈动脉窦压迫、气管插管、气管切开、支气管造影、支气管镜检查、胃镜检查、胸膜、心包穿刺等。

三、发病机制

心、脑、肺等重要脏器急剧而严重的功能障碍，导致突然终止活动而直接造成死亡。

（一）心脏性猝死

近年来，国内外许多医学研究机构对心脏性猝死进行了广泛深入的研究，对于其起因提出了各种假说。

1. 心电紊乱。正常情况下心肌细胞的电流处于均衡协调的状态，如果心电信号发生异常，破坏心脏内部电流的均衡状态，心肌细胞有序电活性失衡，心脏的舒缩规律即发生紊乱。这种心电异常一旦出现，心脏输出血量急剧减少，冠状动脉无法供给心肌血液，很快就会使心脏正常的舒缩功能消失。有人形象地把这种现象称为"心脏心电自杀"。

2. 神经和精神因素。这也是诱发心室颤动的重要因素。神经，尤其是中枢神经的功能变化可以影响局部心肌电稳定状态，从而诱发猝死。星状神经节是通向心脏的交感神经通道，在缺血动物模型中刺激左侧交感神经节能降低心肌心室颤动阈值。国内研究资料显示在迷走神经切断后，进行刺激交感神经节心室颤动阈值比对照组降低，而迷走神经兴奋可以提高心室颤动阈值。Lombardi 等观察在动物实验结扎左前降支，2 min 时心室颤动由 25 mV 下降到 16 mV（平均值）；切断交感输出纤维（结前神经）测定其活动，示脉冲由每秒 44 次增加至 63 次。此外，在动物实验中也获得证实，精神因素可以改变心肌心室颤动的易惹性。临床观察自主神经不平衡、情绪紧张等可使 ST 段和 T 波变化，出现室性异位搏动及血清儿茶酚胺增多，这些改变可以被 β-受体阻滞剂所抑制。"惊恐反应"：美国神经生理学家认为在大脑额叶中，存在着与心脏性猝死密切相关的化学物质，可能是一种神经传递物质，也可能是一种酶。额叶是大脑中管理思维的区域，额叶产生的化学物质与人的"惊恐反应"有关。由于控制心脏工作的一部分大脑发生故障，产生了引起心律失常的化学物质，使心律失常、失去控制，甚至导致心室颤动、心脏性猝死。究竟哪一些是导致心脏性猝死的物质？它们又是通过什么途径传递的？如果能从大脑中分离出引起猝死的物质，从而阻断大脑对心脏的这种联系，就可以预防心脏性猝死。

3. 心脏性猝死常见表现。

（1）心室颤动：1841 年 Erichsen 首先对心肌缺血与心室颤动的联系进行试验室观察。1889 年 MacWilliam 提出冠状动脉系统部分阻塞或阻断引起突发晕厥，很可能取决于心室出现的纤维性收缩，或者是其必然结果。心脏泵失灵，生命能量最终消散在心室壁持续、无序而极度混乱的活动中（心室颤动）。到 20 世纪才有强有力的证据证明急性心肌缺血可诱发心室颤动，心室颤动是患者猝死的原因，电击可消除心室颤动。冠状动脉病变时心肌血流量恒定减少，心肌代谢变化与电稳定性丧失均可致心律失常与猝死。左室心肌因长期处于压力超负荷状态，以及缺血损伤后细胞电生理异常，也易发生心室颤动。急性心肌缺血时心肌细胞膜被破坏、钾离子外溢、钙离子内流、酸中毒、肾上腺受体活性与自主神经调节改变，也可致电生理不稳定性增加。同时，缺血增加病变与正常组织的复极弥散性，诱发部分除极组织内的慢通道触发活动，最终导致心室颤动。①尖端扭转型室性心动过速：由法国医师 Dessertenne 于 1966 年首先发现，并以法文命名为 torsade de pointes，简称 Tdp。尖端扭转型室性心动过速与 QT 间期延长密切相关，为获得性 QT 间期延长综合征的重要组成部分。目前认为，心电图在形态上与尖端扭转型室性心动过速相似，但不伴 QT 间期延长的室性心动过速归类为多形性室性心动过速，而伴 QT 间期延长发生尖端扭转的多形性室性心动过速称之为尖端扭转型室性心动过速。随着心电生理学、分子遗传学、流行病学、临床医学等的深入研究，以及与之相关的心室颤动和心脏性猝死的研究进展，尖端扭转型室性心动过速已成为心血管领域的研究热点。②特发性 J 波和 Brugada 综合征：自 20 世纪 90 年代初以来，人们逐渐发现和报道了多组未发现心脏有器质性病变、心脏性猝死或心室颤动史，而仅在体表心电图上有特殊表现的病例。常规心电图上的 J 波是指 J 点上移，并呈特殊的形态，一般呈驼峰形或圆顶状，常起始于 R 波降支部分。这种呈特殊形态的 J 点上移，才是目前所谓的 J 波，在 1950 年首先由 Osborn 在低温患者中发现并报道，故一般也称为 Osborn 波。已知 J 波可在低温、高血钙、早期复极综合征、中枢神经系统病变等患者中出现，但一般认为这些原发病变引起的 J 波很少导致恶性心律失常和猝死。1994 年 Bjerregaad 和日本的 Aizawa 等分别报道了一些特殊的病例，无以上原发病变，也无器质性心脏病变和 QT 间期延长，仅在体表心电图上有 J 波，而都有心室颤动或猝死史。他们把此称为特发性 J 波，并认为这种特发性 J 波是发生恶性心律失常的指标。1992 年西班牙巴塞罗那大学的 Brugada 等报道了 8 例心脏性猝死患者都无器质性心脏病变，而在心电图上呈右束支阻滞伴 $V_1 \sim V_3$ 导联 ST 段抬高的病例。Brugada 认为这种心电图形是预测恶性室性心律失常的指标，而称此为 Brugada 综合征，此综合征强力提示发生恶性室性心律失常。β-受体阻滞剂和胺碘酮等药物对预防此类恶性室性心律失常无效，植入型心脏除颤器有效。

（2）缓慢性心律失常和心室停顿：常见于严重的心肌病患者。缺氧、酸中毒、休克、肾功能衰竭、损伤等导致细胞外钾离子浓度升高，使浦肯野系统细胞部分除极，4 相自发除极速率降低，失去自律性。长时间心室停搏最终演变成心室颤动或持续性心室停搏。

（3）无脉搏性电活动：指心脏保留心电的节律性，但丧失有效的机械功能，过去称为电机械耦联失效。原发者常见于严重心脏病的终末期、急性缺血和长时间心搏骤停复苏后。继发者可见于大面积肺梗死、人工心脏瓣膜急性失效、心包积血引起的突然心脏静脉回流中断。无脉搏性电活动与细胞内钙离子代谢障碍、细胞内酸中毒及三磷酸腺苷的缺失有关。

（4）急性心脏排血受阻：突发的大动脉、心室流出道或房室瓣重度梗阻，可使心脏排血突然受阻而导致猝死。致左心室突然排血受阻的疾病有主动脉瓣狭窄、特发性肥厚性主动脉瓣下狭窄及左房黏液瘤等。手术或久病卧床的患者可因下肢深静脉血栓脱落形成肺动脉栓塞而致右心室排血受阻，发生猝死。

（5）急性心包填塞：急性心肌梗死后心脏破裂，主动脉窦瘤、梅毒性升主动脉瘤及主动脉夹层等破裂至心包，引起急性心脏压塞和休克，患者可即刻或在半小时内死亡。

（6）休克：各种类型的休克均可发生猝死。急性心肌梗死后并发心源性休克的病死率很高。

（二）非心脏性猝死

主要为呼吸、循环中枢功能损伤，当严重的中枢神经系统疾病如颅内大出血、暴发性脑炎、延髓灰白质炎等皆可因直接损伤呼吸中枢和循环中枢而致猝死。其他各种非心脏性猝死原因均为影响中枢和（或）循环系统，引起呼吸、循环衰竭导致死亡。

四、临床特征

患者多无前驱症状，或仅有乏力、胸闷、心悸等非特异感觉，容易被忽略。有些运动员的猝死，让人们知道了一个"运动猝死"的概念，但运动员在运动场上的猝死仅仅是特殊个例。虽然他们的死亡是在运动过程中出现，但不能代表运动本身就是猝死的主要原因，只能说当时的"运动"诱发了他们身体内隐藏的疾患。因此，剧烈的体力活动不是常见的诱因，半数以上发生在一般活动的时候。猝死随年龄而增加，而冠心病患者随年龄发病也增多。

猝死多发生于院外，事先无明显症状。回顾动态心电图对发生当时的心电图记录，证实猝死当时是发生了严重的心律失常。1982 年，Pandis 与 Morganroth 报道了 72 例猝死心电图，快速性室性心律失常占绝大多数（90.3%）。其中心室颤动 54 例（75%），室性心动过速演变为心室颤动 11 例（15.3%），只有 7 例（9.7%）是缓慢性心律失常，如窦性静止、心室停搏或完全性房室传导阻滞。

猝死的临床经过可分前驱期、终末事件期、心搏骤停期和生物学死亡期 4 个时期，不同患者各期表现不同。

（一）前驱期

患者在发生心搏骤停前有数天到数月的前驱症状，如心绞痛、气急或心悸的加重，易于疲劳，以及其他非特异性的主诉，常见于任何心脏病发作之前。有资料显示 50% 的心脏性猝死者在猝死前 1 个月内曾就诊过，但其主诉常不一定与心脏有关。前驱症状仅提示有发生心血管病的危险，但不能确认发生心脏性猝死的亚群。

（二）终末事件期

是指心血管状态出现急剧变化到心搏骤停发生前的一段时间，自瞬间至持续 1 h 不等。典型表现包括：长时间的心绞痛或急性心肌梗死的胸痛，急性呼吸困难，突然心悸，持续心动过速或头晕目眩等。若心搏骤停瞬间发生，事前无预兆警告，则 95% 为心源性，并有冠状动脉病变。从心脏性猝死者所获得的连续心电图记录中可见在猝死前数小时或数分钟内常有心电活动的改变，其中以心率增快和室性期前收缩的恶化升级最为常见。猝死于心室颤动者，常先有一阵持续或非持续室性心动过速。这些以心律失常发病的患者，在发病前大多清醒并在日常活动中，发病期（自发病到心搏骤停）短。心电图异常大多为心室颤动。另有部分患者以循环衰竭发病，在心搏骤停前已处于不活动状态，甚至已昏迷，其发病期长；在临终心血管改变前常已有非心脏性疾病。心电图异常以心室停搏较心室颤动多见。

（三）心搏骤停期

由于心搏骤停引起血液循环突然中断，脑血流量不足而导致意识丧失、呼吸停止和脉搏消失。如不立即抢救，一般在数分钟内进入死亡期，罕有自发逆转者。心搏骤停期尚未到生物学死亡，如予及时适当的抢救，仍有复苏的可能。心室颤动或心室停搏，如在开始 4～6 min 内未予心肺复苏，则预后很差。

1. 临床死亡的标志。心搏骤停是临床死亡的标志，其症状和体征依次出现如下：①心音消失。②脉搏消失。③意识突然丧失伴/或有短阵抽搐。抽搐常为全身性，多发生于心搏骤停后 10 s 内，有时伴眼球偏斜，临床称作"阿-斯综合征"。④呼吸断续，呈叹息样，以后即停止。多发生在心搏骤停后 20～30 s 内。⑤昏迷，多发生于心搏骤停 30 s 后。⑥瞳孔散大，多在心搏骤停后 30～60 s 出现。

2. 复苏成功的取决因素。①复苏开始的迟早，如心搏骤停发生在可立即进行心肺复苏的场所，则复苏成功率较高。在医院或加强监护病房（重症监护病房、冠心病监护病房）可立即进行抢救的条件下，复苏的成功率很高。②心搏骤停发生的场所。③心电活动失常的类型（心室颤动、室性心动过速、无脉搏性电活动或心室停顿），其中以室性心动过速的预后最好（成功率达 67%），心室颤动其次（25%），心室停顿和无脉搏性电活动的预后很差。④在心搏骤停前患者的临床情况，若为急性心脏情况或暂时性代谢紊乱，则预后较佳；若为慢性心脏病晚期或严重的非心脏情况（如肾功能衰竭、肺炎、脓毒症、糖尿病或癌肿），则复苏的成功率并不比院外发生的心搏骤停的复苏成功率高。高龄也是一个重要的影响复苏成功的因素。

（四）生物学死亡期

从心搏骤停向生物学死亡的演进，主要取决于心搏骤停心电活动的类型和心脏复苏的及时性。如在开始 8 min 内未予心肺复苏，除非在低温等特殊情况下，否则几无存活。从统计资料来看，目击者立即施行心肺复苏和尽早除颤，是避免生物学死亡的关键。

心脏复苏后住院期死亡的最常见原因是中枢神经系统的损伤。缺氧性脑损伤和继发于长期使用呼吸机的感染占死因的 60%，低心排血量占死因的 30%，而由于心律失常的复发致死者仅占 10%。急性心肌梗死时并发的心搏骤停，其预后取决于为原发性抑或继发性：前者心搏骤停发生时血流动力学并无不稳定；而后者系继发于不稳定的血流动力学状态。因而，原发性心搏骤停如能立即予以复苏，成功率可达 100%；而继发性心搏骤停的预后差，复苏成功率仅约 30%。

急性心肌梗死患者的早期（发病 1 周内），可能发生危险的心律失常及猝死，若能及时抢救，预后较好，再犯概率很低（约 2%）。少部分急性心肌梗死患者可突然意识丧失，呼吸不规则，脉搏和血压不可测知。心电图记录开始心搏正常，随后心室活动减慢，P 波消失，QRS 波群增宽呈现心室自搏心律后心搏停止，称之心电-机械脱节（分离），常见于大面积梗死或心脏破裂。

冠脉缺血-再灌注动物实验模型证明，在正常和缺血心肌交界处记录到舒张期的电活动。这些电活动振幅低而不规则，称为碎裂电位。程序刺激诱发室性心动过速及（或）心室颤动前，碎裂电位时间延长甚至占据了整个舒张期。用多电极标测缺血区，可以记录到不完整的碎裂电位迂回往返的路线，证明缺血性室性心动过速及（或）心室颤动的机制是折返，也是心电不稳定的结果。

临床上通过动态心电图也可以发现心电不稳定的现象，如原发性心室颤动前，室性期前收缩或成串的室性搏动增多。临床电生理研究，采用导管电极进行心室内膜标测，程序刺激诱发室性心动过速之前也能记录到心内膜碎裂电位。证明了碎裂电位与室性心动过速及（或）心室颤动的关系，也是心电不稳定一种表现。

QT 间期是心肌复极时间，延长后心肌应激性的恢复分散不一致。过早激动使部分心肌除极造成有利于折返条件，发生快速室性心律失常。QT 间期延长综合征是一种家族性遗传疾病，表现为阵发性室性心动过速/心室颤动引起晕厥或猝死。其机制是周边交感神经不平衡活动的结果，右侧心脏交感神经活动减少及（或）左侧交感神经活动增强。动物实验中切断右侧交感星状神经节，刺激左侧星状神经节，可以引起 QT 间期延长。

五、辅助检查

(一) 心电图检查

心肌梗死的心电图有特征性改变，并有定位意义。从心脏性猝死者所获得的连续心电图记录中可见在猝死前数小时或数分钟内常有心电活动的改变，其中以心率增快和室性期前收缩的恶化升级最为常见。猝死于心室颤动者，常先有一阵持续或非持续室性心动过速。这些以心律失常发病的患者，在发病前大多清醒，发病期短（自发病到心搏骤停），心电图异常大多为心室颤动。另有部分患者以循环衰竭发病，在心搏骤停前已处于不活动状态，甚至已昏迷，其发病期长。在临终心血管改变前常已有非心脏性疾病，心电图异常以心室停搏较心室颤动多见。其他类型危重心律失常，如慢快综合征、高度房室传导阻滞、QT 间期延长综合征等都有特征性改变。

(二) 超声心动图检查

不仅可提供心腔、瓣膜及大血管的解剖信息，并能详尽地观察血流动力学变化及测量各种参数，简便无创，可迅速做出诊断。彩超可以动态显示心肌缺血或心肌梗死所引起的节段性室壁回声和运动异常，检测左室的局部和整体功能、乳头肌功能不全或断裂、室壁瘤形成及室间隔穿孔。

(三) 胸部 X 线检查

有助于发现心影大小或外形改变、心包腔及胸腔积液、肺栓塞、肺水肿或主动脉夹层等特征性表现。

(四) 放射性核素检查

放射性核素是一种对人体无害的原子示踪剂，检查时仅用微小的剂量注入静脉后，通过特殊的 γ

照相技术和图像分析，可以显示心肌和心脏的功能。用于心脏病诊断的核素检查主要有下述 3 种。

1. 放射性核素心血管造影。它是应用半衰期短的放射性核素注入静脉后，使其保留在心血池内，不与心肌细胞结合，然后用闪烁照相机快速摄片，记录放射性核素标记物通过心脏的量和分布情况，从而测定心脏的大小和功能。心脏功能测定对冠心病的诊断和预后的评估有一定意义。其次还可用于诊断室壁瘤、心肌病和传导异常等。

2. 心肌灌注显像。这是一种无创伤的检查心肌梗死和心肌缺血的方法。正常心肌有选择性摄取某些放射性药物的功能而显影，坏死心肌无摄取功能，表现为放射性缺损，称放射性"冷区"。心肌摄取该放射性药物的量与心肌血流灌注量成正比，故称为心肌灌注显像。常用的放射性药物有两种，一种是放射性核素 ^{201}TI，另一种是 ^{99m}Tc 标记的异腈类化合物。该项技术对于明确冠心病的诊断和提供急性心肌梗死的部位和范围有较高的价值。

3. 心肌梗死显像。利用急性坏死的心肌细胞可选择性摄取某些放射性药物，病灶表现异常增高的放射性浓集区称放射性"热区"，而正常心肌不显影，利用这种方法可以诊断心肌梗死。临床上常用的显像剂是 ^{99m}Tc 标记的焦磷酸盐（^{99m}Tc-PYP）。^{99m}Tc-PYP 心肌显像在以下情况对临床诊断更有价值：①在陈旧性心肌梗死基础上发生再梗死；②心肌梗死同时伴有左束支传导阻滞；③小范围非穿壁性心肌梗死；④冠状动脉旁路搭桥术后怀疑有急性心肌梗死；⑤老年人无痛性心肌梗死；⑥右心室心肌梗死。

（五）CT 检查

颅脑 CT 有助于发现脑血管病、颅内占位性病变或脑膜病变。胸腹部 CT 检查可以发现动脉瘤、主动脉夹层。冠状动脉 CT 作为无创性检查方式目前在临床上得到广泛的应用，其阴性预测值具有重要的临床诊断价值。

（六）MRI 检查

对主肺动脉，左、右肺动脉主干的栓塞诊断有一定价值。近年来心血管磁共振广泛的应用于临床各学科，技术相对成熟，同时近年来涌现出一批极具应用前景的新技术，如心血管磁共振特征性追踪技术、弥散张量成像、定量成像技术、细胞外间质容积分数、磁共振血流成像、化学交换饱和转移。

（七）选择性动脉造影检查

冠状动脉造影检查用以明确冠状动脉病变的分布及狭窄程度，有无冠状动脉先天性畸形。右心造影及左心造影有助于心脏瓣膜、心肌病、室壁瘤及先心病等诊断。主动脉造影检查可以发现动脉狭窄、动脉瘤。肺动脉造影检查对于肺栓塞诊断在临床上始终是"金标准"，但限于条件，不作为首选。

（八）多排螺旋 CT

特别是电子束 CT 可以直接显示肺血管，由于扫描速度快，没有移动伪影。与有创性肺动脉造影比较，对肺栓塞诊断的敏感性及特异性高，无创几乎没有并发症，尤为有价值。

（九）实验室检查

血清心肌酶谱包括肌酸磷酸激酶、肌酸磷酸激酶同工酶-MB、天门冬氨酸氨基转移酶、乳酸脱氢酶、乳酸脱氢酶同工酶-1 升高及肌钙蛋白 T 阳性等符合急性心肌梗死诊断。肌酸磷酸激酶、天门冬氨酸氨基转移酶或乳酸脱氢酶增高，抗心肌抗体增高符合病毒性心肌炎诊断。血尿淀粉酶检查用于鉴别急性胰腺炎。血电解质检查对因电解质紊乱而引发的恶性心律失常诊断有参考价值。动脉血气分析检查用于判断低氧血症、二氧化碳潴留、酸中毒程度。

（十）分子生物学方面检测技术

脑钠素是在心室肌细胞受到牵张刺激时由心室肌合成和释放的一种神经内分泌激素，血浆脑钠素水平高低对充血性心力衰竭早期诊断及不同程度充血性心力衰竭的评估和疗效的监测具有重要价值。

但该指标半衰期短，因此临床上常以其前体，即氨基末端 B 型利钠肽值的测量代替脑钠素的测量。C 反应蛋白水平高低对鉴定表面健康男子心脏性猝死风险具有一定价值。近年来，还有抗肌纤膜 Na^+-K^+-ATP 酶自身抗体检测、C 反应蛋白冠脉钙积分检测和数字动态心电图分析晚电位等方法应用于临床。

六、诊断思路

(一) 判断心搏骤停的依据

1. 临床特征。突然意识丧失、抽搐、深度昏迷、呼之不应、呼吸停止或断续、大动脉搏动消失、发绀、心音消失、血压测不出、瞳孔散大、对光反射消失、神经反射消失。

2. 辅助检查。

(1) 心电图表现：①心室颤动；②心室停搏；③无脉搏性电活动。

(2) 脑电图检查呈静止型。

(二) 猝死的病因诊断

从发作开始到死亡仅数秒或半小时以内者，多属心脏性猝死。40 岁以上男性发生在公共场所或工作地点的猝死，不论平素有无心脏病史，均应首先考虑冠心病的可能。对于既往有心脏疾患者，若近期出现心绞痛、晕厥或严重的心律失常，应警惕猝死的发生。女性猝死者较少见，以肺动脉高压引起者居多。婴幼儿猝死大多因窒息或先心病所致。发生于手术或侵入性检查过程中的猝死，以迷走神经张力过高引起的心搏骤停多见。药物过敏引起心搏骤停多发生在注射青霉素、链霉素等药物后 15 min 之内。药物中毒猝死多发生于使用抗心律失常药物或抗寄生虫药的静脉注射过程中，或于服药后数小时之内。

(三) 辅助检查及实验室检查依据

如心电图、胸部 X 线片、头颅 CT、MRI、心肌酶谱、血电解质、血常规、肾功能、胃镜、穿刺液、超声、动脉血气分析、D-二聚体等。必要时可行食道心房调搏、心内电生理、冠脉造影检查等。

七、临床诊断

(一) 病史

病史对于猝死的诊断非常重要，由于猝死者大多意识丧失，因此，病史往往只能向家属或"目击者"了解。主要询问患者的发病情况，以及诱发因素、前驱症状、基础疾（心脏）病情况、用药情况。从发作开始到死亡仅数秒或半小时以内者，多数属于心脏性猝死。

(二) 体格检查

猝死发生后血液循环立即停止，查体可发现心音消失、意识丧失、瞳孔散大、大动脉搏动消失，血压测不出，呼吸停止或断续等一系列症状和体征。在迅速体格检查的同时应立即展开积极抢救，进行心肺复苏等。

(三) 实验室检查

猝死患者的血酸度增高，另外，由电解质紊乱引起的猝死经血生化检查可发现相应的病因。如低血钾、高血钾、低血钙等。

(四) 器械检查

猝死的器械检查主要依靠心电图，不仅可对病因进行诊断，还能够对心肺复苏提供重要依据，猝死的心电图表现有以下 3 种类型。

1. 心室颤动。最为多见，特别是在心搏骤停的最初 4～6 min 内，多见于冠心病与其他器质性心脏病、低血钾、麻醉意外、电击、心脏手术、溺水等情况下。

2. 心室停搏。心电图呈直线，多发生于病态窦房结综合征，高度房室传导阻滞及高血钾基础上，持续者常是临终表现，短暂可发生于应用普萘洛尔或维拉帕米之后。

3. 电-机械分离。呈现缓慢而不规则的心室自主节律或电蠕动波，多见于器质性心脏病泵衰竭的临终期，或心肌梗死心脏破裂后，复苏常无效。

八、鉴别诊断

（一）心脏性猝死

1. 冠心病。是引起心脏性猝死最常见的疾病，且 60% 以上患者猝死前并无冠心病病史，命名为猝死型冠心病。一般见于 35～40 岁以上的男性，平素身体健康，但具有冠心病的一项或多项易患因素，如高血压、高血脂、吸烟、肥胖等。少数患者猝死前有冠心病发作史，如心绞痛发作频繁和加重、心电图发现恶性心律失常等。对于这些先兆症状，应积极采取有效措施，以减少猝死的发生。冠心病引起的猝死中 20%～40% 的患者初起时心电图表现为心肌梗死，可在发作后数分钟至数小时死亡，其余 60%～80% 的患者则表现为突发心搏骤停。

2. 心肌炎。包括感染性和非感染性，急性病毒性心肌炎是小儿和青年人猝死的一般病因，致病病毒包括柯萨奇 A 病毒、柯萨奇 B 病毒、埃可病毒、流感病毒等，其中，以柯萨奇 B 病毒侵犯心肌的机会最多。婴幼儿多于急性期猝死，而成人则以恢复期猝死居多。猝死前常有病毒感染的全身表现，如发热、呼吸道症状、全身酸痛等；心脏检查可有弥散性心肌受损的表现，如心界扩大、心肌活动减弱及心力衰竭等；重症患者可合并严重心律失常，如病态窦房结综合征、完全性房室传导阻滞等。

3. 心肌病。病因可以是特发性、家族遗传性、病毒/免疫性、酒精或中毒性，或者是已知心血管疾病的心肌功能损害程度不能以心脏负荷状态或缺血损害程度来解释即特异性心肌病。原发性心肌病引起的猝死常有家族史，男性多见，以原发性肥厚型心肌病为主，10%～25% 可发生猝死。可有心绞痛、晕厥等症状，胸骨左缘或心尖内侧常可闻及收缩中晚期杂音，含服亚硝酸异戊酯或异丙肾上腺素后杂音更响。心电图约 10% 患者可发现酷似心肌梗死的异常 Q 波。超声心动图可显示室间隔不对称性肥厚和收缩幅度减弱，是确诊本病的特异性发现。

4. 心脏瓣膜病变。由于先天性或后天性的原因造成的心脏瓣膜病变引起心脏血流障碍为主的病变。①先天性瓣膜病变：如室间隔缺损合并主动脉瓣关闭不全，主动脉窦瘤破裂合并主动脉瓣关闭不全，主动脉瓣，二尖瓣发育不良，三尖瓣畸形，马凡氏综合征主动脉瓣狭窄；②获得性瓣膜病变：风湿性瓣膜病、感染性瓣膜病（细菌、梅毒螺旋体）；③退行性病变：升主动脉瘤、主动脉钙化、二尖瓣脱垂。当心脏瓣膜出现病变时会出现两种情况：一是瓣膜口出现狭窄，血流在心内流通不畅；二是瓣膜关闭不全，使得心脏收缩时血流会向前、后两个方向流动。这两种情况的出现，均会造成心脏负担过重，导致心脏扩大、机体供血不足、肺部瘀血等，久而久之导致心力衰竭和一系列的机体损害，危及生命。年轻者多为风湿性主动脉瓣狭窄，常同时合并主动脉瓣关闭不全或二尖瓣狭窄，除非伴有风湿性主动脉炎，较少发生猝死。老年患者多为单纯性主动脉瓣狭窄，往往是发生在先天性二叶式或单叶式主动脉瓣环上的退行性瓣膜硬化和钙化。患者常有心绞痛发作史，主动脉瓣区可闻及收缩期杂音，X 线检查显示左心室肥厚，心电图有严重的心室内传导阻滞，极易发生猝死。

5. 特发性 QT 间期延长综合征。是一种病因不明，心电图表现为 QT 间期延长 > 0.44 s，可伴 T 波及 U 波异常的一组综合征，属遗传性心脏电生理异常，其最主要临床表现为晕厥及猝死。大多有家族遗传史，常发生于一个家庭的数个兄弟姐妹中。临床上常见两种类型：①Jervell-Lange-Nielsen 综合征。为常染色体隐性遗传，患者均有家族史和先天性耳聋，平时心电图检查可发现 QT 间期延长，

T 波宽大有切迹、高尖、双相或倒置，U 波高大等复极延缓的改变。本病初次发作常见于幼年，特别是婴儿期，也可延续到 10～30 岁首次发作，为健康的儿童和青年人猝死的原因之一，尤其是婴儿猝死的重要原因。②Romano-Ward 综合征。为常染色体显性遗传，患者有家族史和心脏改变但无耳聋。

6. 婴儿猝死综合征。是指 1 岁以内婴儿，平素健康，无明显病史突然死亡，而死后尸解找不到明显的致病因素。自 20 世纪 60 年代初期，各国学者就开始对其病因进行了广泛的研究，并提示了众多的病因学说，如睡眠窒息（睡眠姿势及包被过紧）、胃-食道反流误吸、心脏传导组织发育缺陷、肺发育不良、低血糖、低血钙、烟碱中毒、肾上腺异常等，但未发现特异性病因，一些规律还未被阐明。

（二）非心脏性猝死

1. 肺动脉栓塞。主要病因是肢体或盆腔静脉血栓形成后脱落所致。手术后或久病卧床的患者突然发生呼吸困难、咳嗽、烦躁并迅速转入休克、发绀、昏迷、呼吸停止而死亡，多为肺动脉栓塞所致。也常见于心血管造影术，脑外伤、胸外伤及人工气腹等过程中形成气栓进入心腔所致，死亡率达 25％左右。临床典型的三联征（呼吸困难、胸痛及咯血）患者不足 1/3。主要体征有呼吸急促（频率＞20 次/min）、心动过速（心率＞100 次/min）、发绀。此外，可见血压变化、颈静脉充盈或搏动、肺部哮鸣音和（或）细湿啰音及下肢深静脉血栓的体征等。心电图为 $S_I Q_{III} T_{III}$，右束支传导阻滞，肺型 P 波，电轴右偏，ST-T 删除改变，等。动脉血气分析为低氧血症、低碳酸血症、肺泡-动脉氧分压差增大。血浆 D-二聚体敏感性很高，但其特异性不强。手术、外伤、心肌梗死等均可使 D-二聚体升高。低于 500 μg/L 基本排除急性栓塞。胸部 X 线片缺乏特异性，如肺野局部浸润性阴影、尖端指向肺门的楔形阴影、肺不张或膨胀不全、右下肺动脉干增宽或伴截断征等。核素肺通气/灌注扫描是安全、无创的重要诊断方法。典型征象是呈肺段分布的肺灌注缺损，并与通气显像不匹配。但假阳性率高，须密切结合临床进行判读。CT 扫描：多排 CT 肺动脉造影可迅速、方便地确诊肺栓塞。

2. 急性呼吸窘迫综合征。指严重感染、创伤、休克等肺内外打击后出现的以肺泡毛细血管损伤为主要表现的临床综合征，导致猝死发生率达 50％以上。其临床特征：呼吸频速和窘迫，进行性低氧血症，X 线呈现弥散性肺泡浸润。

3. 脑血管意外。急性脑血管意外是常见急危重症，分缺血性和出血性两大类，是目前引起人类死亡的三大病因之一。

4. 重症急性胰腺炎。出血坏死型胰腺炎是引起青壮年猝死的重要疾病，病死率可高达 30％，剧烈腹痛可引起或加重休克，还可能导致胰-心反射，发生猝死。生前经过检查的少数患者有心绞痛病史，半数以上有心电图异常如期前收缩、ST-T 改变、传导阻滞等，个别病例甚至出现心肌梗死图形。

5. 低血钾和高血钾。血钾过低引起猝死，常见于长期禁食、大量液体引流、频繁呕吐或长期使用排钾利尿剂及大量类固醇药物，以及某些药物如奎尼丁、洋地黄等协同作用下。临床表现有倦怠、无力、腹胀、突然阵发晕厥、抽搐等。心电图检查可发现频发或多源性室性期前收缩、室性心动过速、心室颤动，还可以有 QT 间期延长、T 波低平或倒置、U 波巨大等复极延缓的表现。血钾浓度可低达 1.5～2.5 mmol/L。严重高血钾引起心搏骤停多见于重度溶血、大面积挤压伤、肾功能衰竭少尿期、严重酸中毒或长期单独使用保钾利尿剂等。当血钾浓度高达 7～8 mmol/L 时，心电图早期可表现为高尖而窄的帐幕状 T 波，随后 QRS 波群增宽、心率减慢，继而 P 波消失，最后出现缓慢而无效的室性自主心律或心室停搏而死亡。

6. 药物中毒或过敏。锑剂、奎尼丁、洋地黄等药物中毒都以严重心律失常而发生猝死，绝大多数以恶性室性心律失常为先兆而导致心室颤动，当机体处于低血钾状态时尤易发生。在快速静脉注射苯妥英钠、氯化钙、氨茶碱等过程中易发生心搏骤停，应予重视。在维拉帕米和普萘洛尔应用中并发心室停搏而致猝死者多见于原有窦房结功能低下的患者。青霉素、链霉素及某些血清制剂的使用可因过敏反应而导致心室停搏，发生猝死。

九、救治方法

猝死事件一旦发生，存活机会甚低，是直接危及人类生命的一大杀手，是现代医学面临的一个重要问题。心脏性猝死有两种类型，即心律失常性和循环衰竭性，其中绝大部分是心律失常性的。美国心脏协会在2000年心肺复苏指南提出"生存链"这一概念，用1个四环节的链来描述心室颤动所致心搏骤停患者复苏时间的重要性。2005年又推出第2个国际性心肺复苏指南，它是在前一个指南的基础上，应用循证医学证据，结合专家共识而形成的，具有可操作性和现实性。这些环节如下。

（1）早期识别心搏骤停，并立即呼叫医疗急救系统或当地急救反应系统，电话为"911"（国内为"120"）。

（2）早期由目击者实施心肺复苏。立即心肺复苏可以提高心室扑动的心搏骤停患者存活的机会2～3倍。

（3）早期除颤。发病3～5 min内给予心肺复苏及电除颤可使生存率提高至45%～75%。

（4）早期高级生命支持。复苏后，由医务人员早期给以高级生命支持。目击者可以实施4个生存链中的前3个。当目击者发现急症情况并呼叫医疗急救系统时，应确保专业急救人员能迅速准确到达。大多地区从呼叫医疗急救系统开始到急救人员到达需要7～8 min或更长时间。这意味着患者发病后存活的机会掌握在第一时间处在现场的目击者手中。缩短医疗急救系统的反应时间将增加心搏骤停患者的存活率，但如果医疗急救系统反应时间（即从接警到抵达现场的时间）超过5～6 min，急救效果就会很差。医疗急救系统应评估处置心搏骤停的应急预案，并缩短反应时间。每个医疗急救系统应监测心搏骤停患者的出院存活率，并用这些数据来评估不同程序对预后的影响。心搏骤停患者需要立即进行心肺复苏，心肺复苏为心脏及大脑提供了少量但极为关键的血液供应。心肺复苏延长心室扑动持续的时间，增加除颤成功的可能性，并使心脏重新恢复有效的节律跳动和对其他重要脏器的血流灌注。在未实施电击除颤或发病时间较长的情况下，心肺复苏就显得尤为重要。除颤的作用不是使心脏重新跳动，而是暂时终止心室颤动和其他心电活动，如果心脏仍处于存活状态，其正常起搏点会重新开始发放冲动，最终产生足够的血流。

（一）初级心肺复苏

又称为基本生命支持，是维持人体生命体征最基础的救生方法。旨在迅速建立有效的人工循环，给脑组织及其他重要脏器以氧合血液而使其得到保护。主要措施包括畅通气道、人工呼吸、胸外按压和体外电击除颤，被简称为ABCD程序。

（二）高级心肺复苏

又称为高级生命支持，是在基础生命支持上，应用辅助设备、特殊技术，建立有效的通气和血液循环。在高级心肺复苏中，包括初级和次级ABCD程序，见表1-2-8，这是贯穿于心搏骤停和各种围停搏期，如卒中、急性冠状动脉综合征等情况的纲领性原则。

表 1-2-8　高级生命支持应遵循的初级和次级 ABCD 程序

	初级 ABCD 程序		次级 ABCD 程序
A	检查呼吸，开放气道	A	气道评估管理：高级侵入性气道支持技术如喉罩、气管插管、食管插管技术等
B	进行通气	B	呼吸评估及管理：如检查插管位置和工作状态，使用基本检查或食管检测、呼吸末 CO_2 检测等装置
C	检查脉搏，开始胸外按压给药	C	建立静脉通道明确心律失常的诊断
D	除颤	D	对导致心搏骤停的可能原因分析并鉴别诊断，寻找主要目标

（三）复苏后处理

即心肺复苏的循环支持：心搏骤停时，急救人员进行基本生命支持、电除颤、适当的气道管理，然后再进行药物治疗。药物治疗是心搏骤停患者高级生命支持的重要部分，合理地选择和应用心肺复苏药物可以巩固基本生命支持的成果，提高患者的抢救成功率和远期存活率。

1. 心肺复苏给药途径。

（1）外周静脉给药（肘前静脉或颈外静脉）：为首选给药途径。优点是外周静脉穿刺易于操作，并发症少，且不需要中断心肺复苏，方便快捷。缺点是外周静脉给药到达中心循环的时间较长，药物峰值浓度较低，故复苏效果欠佳。推荐一种"弹丸式"给药方式：静脉给药后，在 $10\sim20$ s 内用 20 mL 的 0.9％氯化钠稀释后快速注射，可使循环时间缩短 40％，接近中心静脉的给药时间。

（2）中心静脉给药：颈内或锁骨下静脉给药达药物浓度时间、幅度及药效明显好于外周静脉，因此复苏易于成功。

（3）气管内给药：如果在静脉通道建立前已经完成气管插管，可经气管给药。气管内给药是心肺复苏最快捷的方式，适合脂溶性复苏药物，如肾上腺素、利多卡因、阿托品等。在人体气管内给药后的药物浓度较低，且达到药物浓度的时间延迟，但药力持久，提示气管内给药必须提高剂量，美国心脏病学会推荐气管内给药剂量是静脉给药剂量的 $2\sim2.5$ 倍。气管内给药时应将药物用 0.9％氯化钠或蒸馏水稀释至 $5\sim10$ mL 直接注入气道。

（4）心内注射：对需要紧急建立静脉通道的心搏骤停患者，其外周灌注不良，很难迅速建立静脉通道，可考虑心内注射给药的方式。

2. 改善心脏排血量和血流动力学给药。

（1）肾上腺素：首次剂量静脉注射 1 mg，如无效可增大剂量，可逐渐增加剂量（1 mg、3 mg、5 mg），或根据体重增加剂量（0.1 mg/kg），或直接使用中等剂量（5 mg/次）静脉注射，每 $3\sim5$ min 重复 1 次；气管内给药吸收作用良好，但适当给药剂量尚不清楚；心内注射因危险性较大，不推荐常规使用；有时可能需要持续静脉滴注，剂量与标准静脉注射法相似。

（2）血管升压素：一剂剂量为 40 U 静脉注射。

（3）去甲肾上腺素 4 mg 加入 250 mL 含盐或不含盐的平衡液中，产生的浓度为 16 µg/mL。起始剂量为 $0.5\sim1$ µg/min，逐渐调节至有效剂量。顽固性休克患者需要去甲肾上腺素量为 $8\sim30$ µg/min。需要注意的是给药时不能在同一输液管道内给予碱性液体，后者可以使药物失活。

（4）多巴胺：小剂量（每分钟按体重 $2\sim4$ µg/kg）到中等剂量（每分钟按体重 $5\sim10$ µg/kg）静脉滴注。

（5）多巴酚丁胺：从小剂量 2 µg/(kg·min) 加于 5％葡萄糖注射液或 0.9％氯化钠中稀释后，以滴速 $2.5\sim10$ µg/(kg·min) 给予，在 15 µg/(kg·min) 以下的剂量时，心率和外周血管阻力基本无变化；偶用 >15 µg/(kg·min)，但须注意过大剂量仍然有可能加速心率并产生心律失常。老年患者对多巴酚丁胺的反应性明显降低，>20 µg/(kg·min) 的给药剂量可使心率增加 10％，能导致或加重心肌缺血。当给药剂量达到 40 µg/(kg·min) 时，副作用增加，可导致中毒。

（6）氨力农或米力农：是磷酸二酯酶抑制剂，口服和静脉注射均有效。氨力农可在最初 $10\sim15$ min 内给予 0.75 mg/kg 的负荷剂量，随后给予 $5\sim15$ µg/(kg·min) 静脉滴注，30 min 内可以再次给予冲击量。米力农为氨力农的同类药物，作用机制与氨力农相同，但其作用较氨力农强 $10\sim30$ 倍。中等剂量米力农可与多巴酚丁胺配伍使用，增加正性肌力作用。用药时可先给 1 次静脉负荷量（负荷量：$25\sim75$ µg/kg），缓慢静脉注射 $5\sim10$ min 以上，然后以 $0.375\sim0.75$ µg/(kg·min) 维持静脉滴注 $2\sim3$ d，每天最大剂量不超过 1.13 mg/kg。

（7）钙剂：心搏骤停时常规不建议使用钙剂。当高血钾时，会出现低钾血症或钙离子通道受阻中毒时，此时应用钙剂对患者有益。如果需要钙离子，可按 8～10 mL/kg 的剂量给予 10％的氯化钙溶液，必要时可重复。

(8) 硝酸甘油：对怀疑心绞痛的患者应首先舌下含服 1 片硝酸甘油，如症状未缓解，3～5 min 可重复使用，总剂量不超过 3 片。静脉滴注硝酸甘油的起始剂量为 10～20 μg/min，每 5～10 min 增加 5～10 μg/min，直到达到最佳的血流动力学效应。

(9) 碳酸氢钠：推荐剂量1 mmol/kg,按"宜晚不宜早，剂量宜大不宜小，速度宜慢不宜快"的原则。仍有可能根据动脉血气分析或实验室检查结果得到的碳酸氢盐浓度和计算碱剩余来调整碳酸氢盐用量。

(10) 溶栓剂：临床上 70％的心搏骤停患者原发病为急性心肌梗死和大面积肺栓塞。研究表明，急性心肌梗死和大面积肺栓塞导致的心搏骤停和随后的心肺复苏都会导致凝血系统激活，而内源性纤溶系统却得不到相同程度的活化。因此，心肺复苏时给予溶栓剂治疗可使冠状动脉和肺动脉的血栓得到溶解；另外，溶栓治疗可改善微循环的再灌注，尤其是脑循环的再灌注。改善脑组织对缺血的耐受力。

3. 呼吸兴奋剂的应用。

(1) 尼克刹米：0.25～0.5 g/次，可以皮下、肌肉或静脉注射，一次静脉维持5～10 min，必要时可 1 h 重复用药，极限量 1.25 g。

(2) 洛贝林：静脉注射，常用量：成人 3 mg/次；剂量：6 mg/次，20 mg/d。小儿 0.3～3 mg/次，必要时每隔 30 min 可重复使用；新生儿窒息可注入脐静脉 3 mg。皮下或肌内注射，常用量：成人 10 mg/次；剂量：20 mg/次,50 mg/d。小儿 1～3 mg/次。

(3) 纳洛酮：常用剂量为 0.4～0.8 mg，加 0.9％氯化钠或 5％葡萄糖注射液稀释静脉注射，必要时重复给药。小儿剂量为 0.01 mg/kg。常用给药途径有静脉、肌内、皮下注射，以静脉注射为主。心肺复苏时 2 mg 加入 0.9％氯化钠 20 mL 静脉注射，可间隔半小时重复使用。

十、病因治疗

控制其基础病因与诱发因素是极其重要的，如纠正或改善心力衰竭、治疗心肌缺血、纠正酸碱失衡与电解质紊乱等。控制高血压，逆转左室肥厚，治疗脂质代谢异常，改善饮食习惯，进行有氧运动，少量饮酒，戒烟，治疗糖尿病，控制血糖。对先心病、慢性风心病尽早行介入或手术治疗，冠心病患者行血运重建术。近年日本报道：冠心病患者行血运重建术后，可降低总猝死率及心脏性猝死率。安置心脏起搏器可改善肥厚梗阻型心肌病远期血流动力学，并能逆转室间隔及左室壁肥厚，经导管无水酒精销蚀肥厚性室间隔已被证实是一种有效、低危险、痛苦小的新技术。诱发凝固性坏死，使室间隔变薄，解决流出道梗阻；对缓慢心律失常者植入心脏起搏器，对快速性心律失常者行射频消融术等。

十一、诊疗探索

猝死从基本病因来说，冠心病是导致猝死的第 1 位；猝死的直接原因是心电的不稳定性，不论是室性心动过速还是心室颤动。筛查出冠心病高危人群，即新发作的心绞痛或新近发生的心肌梗死、梗死后伴有心肌瘢痕组织、心功能不好的患者。对于高危人群采取必要的防治措施也很重要，自我防护意识同时也应重视，疾病发作时如何有效控制情绪，及时终止活动，运用药物及得到医疗救助。对于医生来讲，针对高危人群除了病因治疗以外，要给患者服用必要的抗心律失常药物。当抗心律失常药物不能奏效时，按患者具体情况，植入自动除颤器。早在 20 世纪 70 年代美国的 Mirowski 医生就已着手研发可植入到人体的自动除颤器，即埋藏式心律转复除颤器。目前临床上应用的埋藏式心律转复除颤器已是第3代、第4代产品，成为集电击除颤（针对心室颤动和血流动力学恶化的室性心动过速）、抗心动过速起搏（针对室性心动过速）、抗心动过缓起搏（针对心动过缓，作用类似一般心脏起搏器）功能于一身的精密电子装置。埋藏式心律转复除颤器系统主要包括两个基本部分：脉冲发生器和识别心律失常并释放能量的导线系统。近年来，随着埋藏式心律转复除颤器工程技术的不断进步，脉冲发生器的体积逐渐减小，重量逐渐减轻，现仅为70～130 g。目前的埋藏式心律转复除颤器为非开胸除颤系统，植入方法基本等同于一般永久起搏器，只需经静脉植入导线，将埋藏式心律转复除颤器脉冲发生器埋于左胸前的皮下或胸大肌下即可。手术过程一般需要1～2 h，手术在局麻下进行，患者是保持清醒的，但术中诱发心室颤动以测试除颤阈值时，为了减轻患者的痛苦，是要采用全麻的。埋藏式心律转复除颤器借助与心内膜接触的导线感知心脏电信号，时刻监测心脏节律，并可在必要时释放电刺激帮助心脏跳动，以及在需要时释放较高能量电击来治疗异常的快速心率，及时恢复心脏节律，达到自动心脏复苏目的，从而保障患者生命安全。

对于心功能不好的患者，如有心室收缩不同步的表现，心脏再同步化治疗事实上也是防止猝死的重要措施。心室颤动射频消融治疗是近几年出现的治疗方法，部分心室颤动是由起源于左右心室浦肯野纤维或右室流出道的室性期前收缩诱发，消融这些部位的室性期前收缩可减少80%心室颤动的发生。对于单形性持续室性心动过速，应在标测指导下行心内膜切除。室性心动过速的起源通常位于正常心肌与瘢痕之间的边缘部位，切除室性心动过速起源处的心内膜及其下的薄层心肌，能消除室性心律失常。

脑出血、肺栓塞也是猝死的常见原因。临床上急性大块肺栓塞特别是血流动力不稳定的患者虽经积极溶栓和肝素抗凝治疗，病死率仍高达18%～54%，而且部分患者由于各种原因很难或无法从溶栓治疗中获益。急诊外科肺动脉血栓切除术死亡率也高达20%～50%，况且并非随时可行。而近年发展起来的直接导管内介入治疗技术可以快速恢复肺血流，改善血流动力学状态，增加心排血量，对挽救患者生命至关重要，从而确立了介入治疗在急性大块肺栓塞患者治疗中的作用及价值。经导管肺动脉取栓技术具有简便、易行、比手术安全、创伤小等优势，弥补了溶栓、抗凝和外科手术的不足。

十二、最新进展

（一）心肺复苏研究进展

主动按压减压心肺复苏。是应用一特制的带吸盘的心脏按压泵，其前端有一柔软的真空杯连接圆形手柄，真空杯保证紧密贴于胸壁，在按压放松时，吸盘可主动提起胸壁，降低胸内压力以增加静脉回流。另外，吸气阻力阀装置防止在按压解除阶段吸入气流，以增加胸壁复位产生的负压，增强心肺复苏的效果。吸气阻力阀装置可以安装在呼吸回路中，位于面罩或气管插管和气源之间，指示灯指导施救者何时给予通气，有助于防止过度通气。不实施心肺复苏或成功复苏后不应继续使用吸气阻力阀装置。

相关研究发现，血管升压素能够更好地增加重要器官的灌流，增加脑组织的供氧，改善复苏成功率和复苏后的神经功能。TICA试验提示对于猝死患者早期给予溶栓剂能够改善复苏成功率。低温疗法能够改善院外猝死复苏后昏迷患者的预后，初始节律为心室颤动复苏后昏迷患者的体温应该控制在32～34℃且持续12～24 h。

（二）基础疾病诊疗进展

1. 免疫学治疗。扩张型心肌病患者抗心肌抗体介导心肌细胞损伤机制已阐明，临床常规检测抗心肌抗体进行病因诊断，有助于对扩张型心肌病早期患者进行免疫学治疗。心肌病诊断与治疗建议明确了扩张型心肌病免疫学治疗的观点。

（1）阻止抗体效应：在扩张型心肌病早期，针对扩张型心肌病患者抗 ANT 抗体阳性选用地尔硫䓬、抗 β_1-受体抗体阳性选用 β-受体阻滞剂，可以阻止抗体介导心肌损害，防止或逆转心肌病的进程，已得到循证医学证据支持。

（2）免疫吸附抗体：几项研究表明免疫吸附清除抗 β_1-受体抗体使扩张型心肌病患者左室射血分数和心功能明显改善，临床试验证明自身抗体在扩张型心肌病发病中有作用。

（3）免疫调节：新近诊断的扩张型心肌病（出现症状时间在 6 个月内）患者静脉注射免疫球蛋白，通过调节炎症因子与抗炎因子之间的平衡，产生良好的抗炎效应和改善患者心功能。这些治疗方法有助于扩张型心肌病患者的早期治疗，阻滞免疫病因介导心肌损害的进程。

2. 基因诊断及治疗。探索基因治疗有助于寻找遗传性心肌病的治疗方法。遗传性心肌病针对突变基因进行基因修饰有可能成为心肌病的基因治疗方法。2007 年底，美国国立心肺与血管研究所发表了关于由基因突变影响离子通道功能所致原发性心肌病的诊断、表型、分子机制和治疗手段的专家共识报告。目前，长 QT 间期综合征的大部分致病基因已明确，有望在不久的将来用基因治疗根治本病。

3. 分子生物学。离子通道病形成长 QT 间期综合征已被公认为是引起心脏性猝死的重要疾病。钠通道相关基因突变造成长 QT 间期综合征、Brugada 综合征和心内传导阻断。钾通道基因突变形成长 QT 间期综合征及家族性心房颤动。分子生物学的发展，为从分子水平解决心律失常的问题提供了理论依据，对有效选择抗心律失常药物提供指导。如分子伴侣的干扰作用，对防止突变通道的表达、分泌途径涉及运输颗粒分子等都有指导作用。由于心脏本身的通道蛋白形式异常，导致流向细胞外的钾电流减少或阻滞，或流向细胞内的钙或钠电流增加等，β-受体阻滞剂因具有抑制触发心律失常的作用而被首选。最近国内学者发现了一个与心律失常相关的新靶点 miRNA，并从分子生物学角度揭示了其致病机制：miRNA 的失衡是引发致死性心律失常的"祸首"。miRNA 是一种由大约 22 个核苷酸所组成的非遗传编码物质，以前人们对它的认识仅停留在"组织特异性、阶段依赖性表达及进化保守"的层面上，未能从根本上揭开其神秘的"面纱"。研究发现，与健康人相比，冠心病患者的 miRNA 表达可增高 2.8 倍。这种变化对心脏究竟是起保护作用还是具有损伤作用？研究者检测了心肌缺血大鼠的心脏，发现在心肌缺血区域，miRNA 的表达增高，而非缺血区的 miRNA 表达并没有改变。通过细胞转染技术，将 miRNA 转染于心律失常模型大鼠体内，结果发现，大鼠心律失常加重；当给予大鼠 miRNA 阻滞剂后，其心律失常则明显减轻；如果在转染 miRNA 的同时应用 miRNA 阻滞剂，同样会减少大鼠心律失常的发生；将 miRNA 转染到正常大鼠心脏，也会引发其心律失常。这些结果表明，miRNA 是心律失常的致病因子，并且会使心律失常加重。该研究还发现，miRNA 主要通过调节体内的某些蛋白质的变化而导致心律失常的发生。此项研究得出了 miRNA 是引发心律失常的"祸首"的结论，这为今后抗心律失常治疗方法的研究及相关新药的开发提供了新的思路。

4. 干细胞移植。已经取得了可喜的成绩，国内完成的干细胞移植，有效提高了心力衰竭患者的心功能，未见明显恶性心律失常的发生。但许多理论及技术问题尚待进一步解决。

5. 自动除颤器。包括埋藏式及体外自动除颤器，可以有效预防猝死的发生，且明显优于抗心律失常药物，并可进行长时间的监护；但尚存在误识别及误放电等缺点，尚需进一步完善。

6. 射频消融。对于心肌梗死后心室颤动的消融治疗、Brugada 综合征患者心室颤动消融治疗、特发心室颤动消融治疗，以及其他器质性心脏病及复杂并发症继发心室颤动的消融治疗取得了令人鼓舞的成绩，但是其复发率高。由于目前对心室颤动机制的认识尚不充分，缺乏长期疗效的证据，以及经验的不足，心室颤动的导管消融治疗仍不成熟。对于心室颤动而言射频消融只能作为对埋藏式心律转复除颤器治疗的补充，其技术、策略和适应证尚须进一步的探讨。

马敏　张向东　惠杰　宋熔　张在其

第五节　非 ST 段抬高型急性冠状动脉综合征

一、基本概念

近年来冠心病根据发病特点和治疗原则不同分为两大类：

1. 慢性冠脉疾病，也称慢性心肌缺血综合征。

2. 急性冠状动脉综合征，包括不稳定型心绞痛、非 ST 段抬高心肌梗死和 ST 段抬高心肌梗死。

不稳定型心绞痛、非 ST 段抬高心肌梗死是由于动脉粥样斑块破裂或糜烂，伴有不同程度的表面血栓形成、血管痉挛及远端血管栓塞所导致的一组临床综合征，合称为非 ST 段抬高型急性冠脉综合征。根据心肌损伤生物标志物（主要为心肌肌钙蛋白）测定结果分为非 ST 段抬高心肌梗死和不稳定型心绞痛。其发病机制和临床表现相当，但严重程度不同。其区别主要是缺血是否严重到导致心肌损伤，并且可以定量检测到心肌损伤的生物标志物。

根据临床表现不稳定型心绞痛可以分为以下 4 种：

（1）初发型心绞痛：病程在 2 个月内新发生的心绞痛（从无心绞痛或有心绞痛病史但近半年内未发作过心绞痛）、很轻的体力活动可诱发。

（2）恶化型心绞痛：病情突然加重，即胸痛发作次数增加，持续时间延长，诱发心绞痛的活动阈值明显降低。按加拿大心脏病学会劳力型心绞痛分级（表 1-2-9）加重Ⅰ级以上并至少达到Ⅲ级，硝酸甘油缓解症状的作用减弱，病程在 2 个月之内。

表 1-2-9　加拿大心脏病学会的劳力型心绞痛分级标准

分级	特点
Ⅰ级	一般日常活动例如走路、爬楼不引起心绞痛，心绞痛发生在剧烈、速度快或长时间体力活动或运动时
Ⅱ级	日常活动轻度受限，心绞痛发生在快步行走、登楼、餐后行走、冷空气中行走、迎风行走或情绪波动后活动
Ⅲ级	日常活动明显受限，心绞痛发生在平路一般速度行走时
Ⅳ级	轻微活动即可诱发心绞痛，患者不能做任何体力活动，但休息时无心绞痛发作

（3）静息型心绞痛：心绞痛发生在休息或安静状态，发作持续时间相对较长，通常＞20 min，含硝酸甘油效果欠佳，病程在 1 个月内。

（4）梗死后心绞痛：指急性心肌梗死后 1 个月内发生的心绞痛。

二、常见病因

大多数不稳定型心绞痛/非 ST 段抬高心肌梗死患者具有严重的冠脉病变，心肌需氧增加和（或）心肌供氧减少诱发心肌缺血事件，其产生有多种原因，它们相互关联。

（一）冠状动脉粥样硬化斑块上有非阻塞性血栓

这是最常见的发病原因，冠状动脉内粥样硬化斑块破裂或裂缝而诱发血小板聚集形成白色血栓使冠脉发生不完全性阻塞病导致不稳定型心绞痛/非 ST 段抬高心肌梗死。

（二）动力性冠脉阻塞

这是由于冠脉某一段的局灶性强烈收缩、痉挛所致冠脉狭窄或阻塞，心肌缺血产生不稳定型心绞痛/非 ST 段抬高心肌梗死。这种痉挛是由于血管平滑肌过强收缩和（或）内皮细胞功能紊乱所致。

（三）冠脉严重狭窄

但是没有痉挛或血栓，见于某些冠脉狭窄进行性发展的慢性冠脉疾病患者和 PCI 后再狭窄的患者。

（四）冠状动脉炎症

可能由感染引起，或与之有关。在炎症反应中感染因素可能也起一定作用，其感染物可能是巨细胞病毒和肺炎衣原体。

（五）继发性不稳定型心绞痛/非 ST 段抬高心肌梗死

这些患者原有冠脉粥样硬化性狭窄，结果心肌血流灌注受限，通常表现为慢性稳定型心绞痛，但由于下列因素存在即时发生不稳定型心绞痛/非 ST 段抬高心肌梗死：

1. 心肌需氧增加，如发热、心动过速、甲状腺功能亢进等。
2. 冠脉血流减少，如低血压、休克。
3. 心肌氧释放减少，如贫血、低氧血症。

三、发病机制

斑块破裂、炎症触发及发展、血栓形成、血管收缩与粥样斑块固定狭窄的程度及侧支循环状况的共同参与决定了不稳定型心绞痛/非 ST 段抬高心肌梗死的发生、发展。

（一）斑块破裂

斑块表面突然破裂、血栓形成是不稳定型心绞痛/非 ST 段抬高心肌梗死的主要原因。决定斑块破裂的主要因素在于斑块的组成和脆性，而不是狭窄的程度。小的即早期中度狭窄的斑块较晚期严重狭窄的斑块更易破裂。由新月形的脂质堆积形成，被纤维帽与血管腔分隔的偏心 Ⅱ 型斑块易于破裂，它们含有较高的胆甾烯酯，高于游离胆固醇结晶的含量；此外富含细胞外基质和平滑肌细胞的斑块并不一定含有很高的脂质，它们腐蚀、糜烂后同样也导致不稳定型心绞痛/非 ST 段抬高心肌梗死的发生；另外，纤维帽内的巨噬细胞通过吞噬作用减少胞外基质，分泌蛋白酶，削弱纤维帽，使斑块易于破裂。在许多的触发因子作用下，如心率、血压、心肌收缩力、冠状动脉流量和张力的增加等使斑块负荷加大，脆弱斑块可以破裂。但绝大多数不稳定型心绞痛/非 ST 段抬高心肌梗死患者破裂是在没有任何明显触发因素下发生的，斑块病变活动性增加和斑块疲劳起主要作用。病变活动性增加表现为巨噬泡沫细胞存在。斑块疲劳衰竭是反复的正常负荷后，在没有明显的触发因子下突然破裂。

（二）急性血栓形成

脆弱的斑块破裂或不稳定的斑块几何形状的迅速改变及随后的血栓形成导致血管近乎完全闭塞，从而引起不稳定型心绞痛/非 ST 段抬高心肌梗死的临床表现。在斑块破裂时，一些局部和全身的因素影响着血栓沉积的程度和时间，其局部因素包括血液流变学性能和动脉病变处的组织特征。血小板沉积量也与血流切变力成正比。各种斑块常暴露在高切变力的血流部位，它们的致血栓性增加，在大约 2/3 的不稳定型心绞痛/非 ST 段抬高心肌梗死患者，富含胆甾烯酯的斑块溃疡面是最强的致血栓物质和最强烈的组织因子。血管壁的组织特征包括损伤部位的深浅、面积、形状，胶原纤维的类型，组织凝血活酶，前列环素生成，凝血酶含量等。全身因素如感染、高胆固醇血症等可能和致血栓有关。有人提出在破溃的斑块中，血栓仅仅在循环或系统因素存在时才发生。

（三）血管收缩

虽然斑块破裂及随后的血栓在不稳定型心绞痛中起着主要的作用，但冠状动脉收缩也不可忽视。

在不稳定型心绞痛中，血管收缩是对深层动脉损伤或病灶部位本身斑块破裂的一种反应。在斑块破裂和血栓形成的部位，存在着血小板依赖性的和血栓依赖性的血管收缩因子。前者由5-羟色胺和血栓素A_2介导，而后者是血管平滑肌细胞对以上物质的直接反应。

冠脉直径进一步狭窄，导致心肌供氧减少，发生静息型心绞痛。血压升高和（或）心动过速也增加心肌耗氧量，诱发不稳定型心绞痛。血氧饱和度降低伴随着ST段降低时，才出现胸部症状，然后出现血压升高和（或）心率加快。而在一些不稳定型心绞痛中氧需增加和供氧减少可能同时发生。在严重冠脉病变患者中，心肌需氧的轻度增加和供氧的轻度减少即可产生不稳定型心绞痛。

四、临床特征

（一）症状

主要是心绞痛症状。典型的心绞痛表现一般在胸骨后，多在上部或中部，也有胸下部或心前区。多为钝痛而不是刺痛，疼痛时有压迫感、憋闷感、窒息感或伴恐惧感，多伴有放射性疼痛，通常放射至左肩、左臂内侧左小指或无名指。其他放射部位有左肩胛、咽部、左颈部、上腹部。休息和（或）舌下含硝酸甘油后能迅速（<5 min）缓解。不稳定型心绞痛患者具有典型心绞痛的所有特征，但具有以下特点之一。

1. 原为稳定型心绞痛，在1个月内疼痛发作的频率增加、程度加重、时限延长、诱发因素变化，硝酸酯类药物缓解作用减弱。

2. 1个月之内新发生的心绞痛，并因较轻的负荷所诱发。

3. 休息状态下发作或较轻微活动即可诱发心绞痛，发作时表现有ST段抬高的变异型心绞痛也属此列。有些患者可以没有胸痛，仅表现为下颌、耳颈、臂或上胸部疼痛不适。如果这些症状与情绪激动或劳力关系明确，而且含服硝酸甘油后能迅速缓解，则可诊断为心绞痛。孤立性或不能解释的新发或恶化的劳力性呼吸困难，是心绞痛的常见症状。其他的表现还有恶心、呕吐、出汗和不能解释的疲乏。需要注意的是，典型表现对心肌缺血的诊断价值很大，但不具备特征性胸痛的表现不能排除心绞痛的可能性。

（二）体格检查

体检的主要目的是发现可能加重的心肌缺血因素，如高血压、甲状腺功能亢进、肺病等。包括：检查生命体征（四肢血压、心律、体温），如有心力衰竭征象（两肺底湿啰音、S_3奔马律）或急性二尖瓣关闭不全，这些体征高度提示严重慢性冠脉疾病和预后不良。可能有期前收缩、轻度的杂音等非特异征象。

体检对胸痛患者的确诊至关重要，可以发现引起疼痛的非心绞痛疾。如背痛、胸痛、脉搏不整齐，心脏听诊发现主动脉瓣关闭不全的杂音，提示主动脉夹层。心包摩擦音提示急性心包炎，而奇脉提示心包填塞。气胸表现为气管移位、急性呼吸困难、胸膜疼痛和呼吸音改变。

（三）危险度分层

由于患者的严重程度不同，其处理和预后也有很大的差别，目前在临床上常用以下评估方案，根据患者的年龄、心血管危险因素、心绞痛程度和发作时间、心电图、心肌损伤标志物和有无心功能改变等因素将其分为低危组、中危组和高危组。

1. 低危组。须同时满足以下的4个条件：①无静息型心绞痛发作；②不属于梗死后心绞痛；③心肌损伤标志物正常；④胸痛时ST段无改变或轻微改变。

2. 中危组。符合以下1条即可：①梗死后心绞痛，或脑血管疾病合并心绞痛，或冠状动脉旁路搭桥术后心绞痛，或冠脉介入治疗后心绞痛1周内使用过阿司匹林；②静息胸痛长时间（＞20 min）目前缓解，并有高度或中度冠心病可能，或静息胸痛（＜20 min）或因休息或舌下含服硝酸甘油缓解；③心肌损伤标志物轻度升高；④年龄＞70岁；⑤T波倒置＞0.2 mV，病理性Q波。

3. 高危组。符合以下1条即可：①心肌损伤标志物明显升高（即肌钙蛋白T＞0.1 μg/L）；②缺血性症状在48 h内恶化；③静息胸痛持续时间≥20 min；④静息性胸痛发作时，心电图ST段动态压低≥0.05 mV，新出现束支传导阻滞或新出现持续性心动过速；⑤缺血引起的肺水肿，新出现二尖瓣关闭不全杂音或新出现啰音或原啰音加重，低血压、心动过缓、心动过速，年龄＞75岁。中华医学会心血管分会2016年制定出国内的不稳定型心绞痛危险分层，见表1-2-10。

表1-2-10 中华医学会心血管分会2016年制定出国内的不稳定型心绞痛危险分层

心绞痛类型		发作时ST段下降		肌钙蛋白T或肌钙蛋白I
		幅度（mm）	时间（min）	
低危组	初发型心绞痛、恶化型心绞痛、无静息时发作	≤1	＜20	正常
中危组	A：1个月内有静息型心绞痛，但48 h内无发作（多由劳力型心绞痛进展而来） B：梗死后心绞痛	＞1	＜20	正常或轻度升高
高危组	A：48 h内反复发作的静息型心绞痛 B：梗死后心绞痛	＞1	＞20	升高

《中华医学会心血管病学分会非ST段抬高型急性冠状动脉综合征诊断和治疗指南（2016）》建议使用确定的风险评分模型进行预后评估。常用的评分模型包括GRACE风险评分和心肌梗死溶栓试验风险评分。

1. GRACE风险评分。对入院和出院提供了最准确的风险评估。应用于此风险计算的参数包括年龄、收缩压、脉率、血清肌酐、就诊时的Killip分级、入院时心搏骤停、心脏生物标志物升高和ST段变化。在GRACE评分基础上，GRACE 2.0风险计算器可直接评估住院、6个月、1年和3年的病死率，同时还能提供1年死亡或心肌梗死联合风险。

2. 心肌梗死溶栓试验风险评分。包括7项指标，即年龄≥65岁、≥3个冠心病危险因素（高血压、糖尿病、冠心病家族史、高脂血症、吸烟）、已知冠心病（冠状动脉狭窄≥50%）、过去7 d内服用阿司匹林、严重心绞痛（24 h内发作≥2次）、ST段偏移≥0.5 mm和心肌损伤标志物增高，每项1分。该风险评分使用简单，但其识别精度不如GRACE风险评分和GRACE 2.0风险计算。

同时，指南还建议进行出血风险评估，可使用CRUSADE评分量化接受冠状动脉造影患者的出血风险（IIb，B）。CRUSADE评分：考虑患者基线特征（即女性、糖尿病史、周围血管疾病史或卒中）、入院时的临床数（即心率、收缩压和心力衰竭体征）和入院时实验室检查（即红细胞比容、校正后的内生肌酐清除率），评估患者住院期间发生严重出血事件的可能性。

五、辅助检查

（一）心电图

不稳定型心绞痛/非ST段抬高型急性冠脉综合征患者中，常有伴随症状而出现的短暂的ST偏移和（或）T波倒置，但不是所有不稳定型心绞痛/非ST段抬高型急性冠脉综合征患者都发生这种ECG改变。ECG变化伴随着胸痛的缓解而常完全或部分恢复。症状缓解后，ST段抬高或降低或T波倒置不能完全恢复，是预后不良的标志。伴随症状产生的ST-T改变持续超过12 h可提示非ST段抬高心肌梗死。此外临床表现拟诊为不稳定型心绞痛的患者，胸导联 T 波呈明显对称性倒置（≥0.2 mV），高度提示急性心肌缺血，系前降支严重狭窄所致。胸痛患者心电图正常不能排除不稳定型心绞痛的可能性。

ST 段和 T 波异常还有其他的病因：ST 段抬高者有左室室壁瘤、心包炎、早期复极、预激综合征。束支传导阻滞、心室肥厚等也可引起 ST-T 改变。此外，中枢神经事件，环类抗抑郁药物和吩噻嗪治疗等也可引起 T 波明显倒置。上述情况常表现为持续 ST-T 改变，并非伴随胸痛而出现可加重的 ST-T 改变。

（二）心肌酶谱

心肌酶谱升高二倍以上有助诊断心肌梗死，不稳定型心绞痛的心肌细胞损害尚不能达到使心肌酶谱升高的程度，可鉴别诊断。有认为轻度升高预示预后不良，未来发生心肌梗死或死亡的危险高，但多数认为心肌酶谱作为对不稳定型心绞痛的预后判断的特异性和敏感性较差。

（三）心肌损伤标志物检查

肌钙蛋白：肌钙蛋白复合物包括 3 个亚单位，如肌钙蛋白 T、肌钙蛋白 I 和肌钙蛋白 C，目前只有肌钙蛋白 T 和肌钙蛋白 I 应用于临床。不稳定型心绞痛患者约有 35％显示血清肌钙蛋白 C 水平增高，但其增高的幅度与持续时间与急性心肌梗死有差别。急性心肌梗死中肌钙蛋白 T＞3 ng/mL 者占 88％，无 Q 波性心肌梗死中仅占 17％。不稳定型心绞痛中无肌钙蛋白 T＞3 ng/mL 者。因此，肌钙蛋白 T 升高的幅度和持续时间可作为不稳定型心绞痛和急性心肌梗死的鉴别参考。

不稳定型心绞痛中肌钙蛋白 T 和肌钙蛋白 I 升高者较正常者预后差。临床怀疑不稳定型心绞痛者肌钙蛋白 T 定性试验为阳性结果者表明有心肌损伤（相当于肌钙蛋白 T＞0.05 μg/L），但如为阴性结果并不能排除不稳定型心绞痛的可能性。

（四）冠状动脉造影检查

目前仍是诊断冠状动脉粥样硬化性心脏病的金标准。在长期稳定型心绞痛的基础上出现的不稳定型心绞痛/非 ST 段抬高型急性冠脉综合征常为多支冠脉病变，而新发的静息型心绞痛可能为单支冠脉病变。冠脉造影结果正常的原因可能是冠脉痉挛、冠脉内血栓自发性溶解、微循环系统异常等原因引起，或冠脉造影病变漏诊。若条件允许，不稳定型心绞痛/非 ST 段抬高型急性冠脉综合征患者应做冠脉造影检查，目的是明确病变情况及指导治疗。

（五）心脏负荷实验

非 ST 段抬高型急性冠脉综合征急性发作期避免做任何形式的心脏负荷实验，应在病情稳定后进行，以免加重病情。

六、诊断思路

在诊断非 ST 段抬高型急性冠脉综合征时，须注意以下几点。

1. 诊断应根据心绞痛发作的性质、特点、发作时体征和发作时心电图改变及冠心病危险因素等，结合临床综合诊断，以提高诊断的准确性。

2. 发作时心电图 ST 段抬高和低压的动态变化最具诊断价值，应及时记录发作时和缓解后的心电图，动态 ST 段水平型和下斜型压低≥0.1 mV 或 ST 段抬高（肢导 0.1 mV，胸导≥0.2 mV）有诊断意义，如发作时倒置的 T 波呈伪善性改变（假正常化），发作后 T 波恢复原倒置状态；或以前心电图正常者近期内出现前区多导联 T 波倒置，在排除无 Q 波性心肌梗死后结合临床也应考虑不稳定型心绞痛诊断。当发作时 ST 段压低≥0.05 mV 但＜0.1 mV，仍需高度怀疑患本病。

3. 心肌损伤标志物的检查对于不稳定型心绞痛/非 ST 段抬高型急性冠脉综合征患者的危险度分

层及与急性心肌梗死的鉴别具有重要意义，应尽早进行。

七、临床诊断

（一）病史

在不稳定型心绞痛的诊断和分层中有十分重要的作用。如首次发作的或近 2 d 内反复发作的心绞痛，至少可诊断为不稳定型心绞痛；又如静息型心绞痛、渐进性心绞痛、卧位性心绞痛都是依靠过去病史诊断的。应该注意，不稳定型心绞痛也有不典型的疼痛症状，或非心绞痛类似心绞痛症状。而如患者的疼痛仅限于皮肤表浅部、指尖样一点，疼痛部位不固定、呈游走性，无诱因，每次仅发作几秒或几十秒，均不是心绞痛。

（二）病情的轻重缓急

不稳定型心绞痛很容易发展为急性心肌梗死或猝死，高危组的不稳定型心绞痛单从一般检查难与急性心肌梗死区分。这时应按心肌梗死处理，10 min 内做常规 18 导心电图，可发现是否为急性心肌梗死，避免漏诊。

（三）体格检查

可有期前收缩、轻度的杂音等非特异性征象，可有心力衰竭征象，并可排除非心绞痛性疾病。

（四）心电图

该检查在诊断中起关键性作用，尽管有假阳性和假阴性出现率，但对于有心绞痛发作的患者来说，心电图的变化不能认为是假阳性。不稳定型心绞痛发作时可有 ST 段压低及 T 波倒置，并且压低程度是临床危险分层的重要指标。在心绞痛缓解后可完全恢复或部分恢复。若 ST 段压低及 T 波倒置持续 12 h 以上没有恢复的迹象或进行性加重，预示为非 ST 段抬高心肌梗死。变异型心绞痛发作时心电图显示 ST 段暂时性抬高。

（五）化验

心肌酶谱可有轻度偏高。肌钙蛋白 T 和肌钙蛋白 I 也可有增高，但其增高的幅度、持续的时间与急性心肌梗死有差别。不稳定型心绞痛者肌钙蛋白 I<3 ng/mL。有肌钙蛋白 T 和肌钙蛋白 I 增高者较正常者预后差。

八、鉴别诊断

（一）其他心血管疾病

其他心脏病也可引起类似心绞痛的症状或轻重不等的胸痛，包括心包炎、二尖瓣脱垂、主动脉夹层、X 综合征。

（二）心脏神经症

患者常诉胸痛，但为短暂的刺痛或持久的隐痛，患者常喜欢不时地吸一大口气或做叹息样呼吸。胸痛部位多在左胸乳房下心尖部位，或经常变动。症状多在疲劳后出现，在不疲劳时做轻度体力活动反觉舒适，含硝酸甘油无效或 10 min 后才见效，常有心悸疲乏等其他神经衰弱综合征的症状。这一类女性患者多，ECG 可出现可疑阳性，必要时做心脏负荷实验。

（三）急性心肌梗死

疼痛部位与心绞痛相仿，但性质更剧烈，持续时间可达数小时，常伴有休克、心律失常及心力衰竭，并有发热，含用硝酸甘油多不能使之缓解。心电图示面向梗死部位的导联 ST 段抬高、并有异常 Q 波。实验室检查示白细胞计数、血清心肌酶谱、肌红蛋白、肌凝蛋白、肌钙蛋白增高，红细胞沉降率增快。

（四）消化系统疾病

常见有溃疡病，其引起的疼痛和饮食有关，常在空腹时，一般在上腹部而不在胸部；胆系疾病，如胆结石，引起的疼痛也十分剧烈，可向右肩放射，胆囊炎可有发热和黄疸；急性胰腺炎，发病急，疼痛剧烈，血淀粉酶升高。

（五）胸部疾病

肋软骨炎，可触及肋软骨处肿痛；带状疱疹，可见肋间隙有疱疹；胸腔疾病，如胸膜炎、气胸、肺梗死、纵隔肿瘤，胸部 CT 可鉴别。

（六）颈椎病

可压迫有关神经，引起类似心绞痛症状。

九、救治方法

非 ST 段抬高型急性冠脉综合征病情发展常难以预料，应使患者处于医生的监控之下，疼痛发作频繁或持续不缓解及高危组的患者应立即住院。

（一）一般处理

卧床休息，心电监测。消除紧张情绪和顾虑，有呼吸困难、发绀者应给氧吸入，对非 ST 段抬高型急性冠脉综合征合并动脉血氧饱和度＜90％、呼吸窘迫或其他低氧血症高危特征的患者，应给予辅助氧疗维持动脉血氧饱和度达 90％以上。积极处理可能引起心肌耗氧量增加的疾病，如感染、发热、甲状腺功能亢进、贫血、低血压、心力衰竭、低氧血症和快速型心律失常（增加心肌耗氧量）和严重缓慢型心律失常（减少心肌灌注）。如有必要应重复检测心肌坏死标记物。对没有禁忌证且给予最大耐受剂量抗心肌缺血药之后仍然有持续缺血性胸痛的非 ST 段抬高型急性冠脉综合征患者，可静脉注射吗啡。对非 ST 段抬高型急性冠脉综合征患者，住院期间不应给予非甾体类抗炎药物（阿司匹林除外），因为这类药物增加主要心血管事件的发生风险。

（二）抗心肌缺血药物治疗

1. 硝酸甘油。推荐舌下或静脉使用硝酸酯类药物缓解心绞痛，目的是通过扩张静脉，减轻心脏前负荷，减轻或控制心绞痛发作，但不降低病死率。在不稳定型心绞痛发作时，应口含硝酸甘油 1 片，若无效，可在 3～5 min 内追加 1 次，必要时可应用强镇痛剂缓解疼痛并静脉滴注硝酸甘油，剂量 5～10 μg/min 开始，每 5～10 min 增加 5 μg/min，最高剂量一般不超过 80～100 μg/min。若患者出现头痛或血压降低（收缩压＜90 mmHg）应注意减少剂量或滴速。心绞痛缓解 24～48 h 后，可改为硝酸酯类药物口服制剂。常用的有硝酸异山梨酯和单硝酸异山梨酯，前者 3～4 次/d 服用，对劳力型心绞痛应集中在白天服药。单硝酸异山梨酯 2 次/d 给药。如白天和夜间均有发作，可用硝酸异山梨酯每 6 h 给药 1 次，但宜短期用药，避免耐药产生。硝酸异山梨酯可以从 10 mg 开始，视病情逐渐增加剂量至 40 mg/次。症状控制后，则没有必要继续使用硝酸酯类药物，随机对照试验没有证实硝酸酯类可降低主要心血管事件。

2. β-受体阻滞剂。通过减慢心率、降低血压和减弱心肌收缩力而降低心肌耗氧量，缓解心绞痛症状，对改善近、远期预后均有益。应选用心脏选择性药物，如阿替洛尔 12.5～25 mg/次，2 次/d；美托洛尔 25～50 mg/次，2 次/d，或美托洛尔缓释片 47.5 mg，1 次/d；比索洛尔 5～10 mg，2 次/d。除少数症状严重者静脉用药外，一般口服用药，口服剂量应调整到使静息状态时心律 50～60 次/min。注意事项：肺水肿、病态窦房综合征、房室传导阻滞、支气管哮喘和严重左心功能不全及低血压（收缩压＜90 mmHg）者禁用。慢性左室功能不全的患者，在应用血管紧张素转换酶抑制剂、利尿剂和强心剂满意控制心力衰竭的基础上可小剂量开始，逐渐加量，增加至患者最大耐受剂量，长期服用。怀疑冠状动脉痉挛或可卡因诱发的胸痛患者，也应当避免使用，单纯变异型心绞痛不主张使用。

3. 钙通道阻滞剂。二氢吡啶类（硝苯地平和氨氯地平）主要通过扩张外周血管和冠状动脉缓解心绞痛，也能改善心室舒张和顺应性，对心肌收缩力、房室传导和心率几乎没有直接影响，但有负性肌力作用。非二氢吡啶类有减慢心率和减慢房室传导作用。钙通道阻滞剂治疗不稳定型心绞痛的适应证：①持续或反复缺血发作、并且存在 β-受体阻滞剂禁忌的非 ST 段抬高型急性冠脉综合征患者，非二氢吡啶类（如维拉帕米或地尔硫䓬）应作为初始治疗。②用硝酸甘油和 β-受体阻滞剂后仍有心绞痛发作。③已用 β-受体阻滞剂，但血压仍高。④可疑或证实血管痉挛性心绞痛的患者，可考虑使用钙通道阻滞剂和硝酸酯类药物，避免使用 β-受体阻滞剂。⑤在无 β-受体阻滞剂治疗时，短效硝苯地平不能用于非 ST 段抬高型急性冠脉综合征患者。注意事项：维拉帕米或地尔硫䓬与 β-受体阻滞剂合用可发生严重心动过缓和 AVB，如需要钙通道阻滞剂与 β-受体阻滞剂合用，应选择二氢吡啶类（如硝苯地平、氨氯地平、尼卡地平等）。患者有肺水肿或左室功能不全时不选用钙通道阻滞剂。

4. 及早使用他汀类调脂药物，以促进斑块稳定。

5. 尼可地尔。兼有三磷酸腺苷依赖的钾通道开放作用及硝酸酯样作用。推荐尼可地尔用于对硝酸酯类不能耐受的非 ST 段抬高型急性冠脉综合征患者。

6. 肾素-血管紧张素-醛固酮系统抑制剂。所有左室射血分数<40％的患者，以及高血压病、糖尿病或稳定的慢性肾脏病患者，如无禁忌证，应开始并长期持续使用血管紧张素-Ⅱ受体阻滞剂。血管紧张素转换酶抑制剂不具有直接抗心肌缺血作用，但通过阻断肾素-血管紧张素系统发挥心血管保护作用。

（三）抗血小板药治疗

1. 阿司匹林。抗血小板治疗的首选药，通过抑制环氧化酶影响血栓素 A_2 的合成，从而使血栓素 A_2 诱导的血小板聚集被抑制。临床实验证明阿司匹林可预防 UA 的心肌梗死发生和死亡。急性发作期阿司匹林应用剂量 150～300 mg/d，3 d 后改为小剂量即 50～150 mg/d 维持治疗；对阿司匹林禁忌者，可此采用噻氯匹定或氯吡格雷代替治疗。

2. P_2Y_{12} 受体抑制剂。作用机制为选择性抑制二磷酸腺苷诱导的血小板聚集，还能抑制二磷酸腺苷诱导的纤维蛋白原上与血小板 GPⅡb/Ⅲa 受体结合位点的暴露，故抑制血小板的作用比阿司匹林强。目前国内常用的口服 P_2Y_{12} 受体抑制剂包括氯吡格雷和替格瑞洛。氯吡格雷是一种前体药物，须通过肝细胞色素-P450 氧化生成活性代谢产物才能发挥抗血小板作用，与 P_2Y_{12} 受体不可逆结合。替格瑞洛是一种直接作用、可逆结合的新型 P_2Y_{12} 受体抑制剂，相比氯吡格雷，具有更快速、强效抑制血小板的特点。替格瑞洛（180 mg 负荷剂量，90 mg、2 次/d 维持）或氯吡格雷（负荷剂量 300～600 mg，75 mg/d 维持）。

3. 双联抗血小板治疗。接受药物保守治疗、置入裸金属支架或药物涂层支架、P_2Y_{12} 受体抑制剂治疗（替格瑞洛、氯吡格雷），能耐受双联抗血小板治疗、未发生出血并发症且无出血高风险的患者，应接受双联抗血小板治疗。建议非 ST 段抬高型急性冠脉综合征患者接受至少 1 年的双联抗血小板治疗，根据缺血或出血风险的不同，可以选择性地缩短或延长其时间。

4. 提前终止口服抗血小板治疗。

（1）服用 P_2Y_{12} 受体抑制剂且需进行择期非心脏手术的患者，手术前至少停服替格瑞洛或氯吡格雷 5 d，除非患者有高危缺血事件风险。

（2）择期非心脏手术应延迟到裸金属支架置入 30 d 后进行，最好在药物涂层支架置入 6 个月后进行，若必须接受手术治疗而停用 P_2Y_{12} 受体抑制剂，推荐在可能的情况下继续服用阿司匹林并在术后尽早恢复 P_2Y_{12} 受体抑制剂治疗。

（3）不能推迟的非心脏手术或存在出血并发症的情况下，置入裸金属支架最短 1 个月后停用

P_2Y_{12}受体抑制剂，或药物涂层支架最短 3 个月后停用。

（4）对围术期需要停止双联抗血小板治疗的患者，裸金属支架置入后 30 d 内、药物涂层支架置入后 3 个月内不应进行择期非心脏手术。

5. 血小板 GP Ⅱ b/Ⅲ a 受体拮抗剂。目前已用于临床的 GP Ⅱ b/Ⅲ a 受体拮抗剂有非特异性竞争性抑制剂阿昔单抗，为一种单克隆体和特异性竞争性抑制剂。有肽类抑制剂，其半衰期短，能快速抑制血小板和非肽类抑制剂替罗非班及合成的非肽类抑制剂拉米非班，具有高度选择性。

（四）抗凝治疗

不稳定型心绞痛时凝血系统激活特别是凝血酶活性增强，影响早期预后，因此，肝素已成为不稳定型心绞痛和非 Q 波急性心肌梗死的常规治疗。

1. 肝素。被广泛应用于非 ST 段抬高型急性冠脉综合征患者冠状动脉造影前的短期抗凝。

2. 低分子量肝素。与肝素相比，在降低不稳定型心绞痛患者的心脏事件发生方面更优或至少相同疗效，且出血并发症少，使用方便。0.6 mL 皮下注射，2 次/d，连续 7 d。

3. 磺达肝癸钠。非口服的选择性 Xa 因子抑制剂，可与抗凝血酶高亲和力并可逆地非共价键结合，进而抑制抗凝血酶的生成。

4. 比伐芦定。能够与凝血酶直接结合，抑制凝血酶介导的纤维蛋白原向纤维蛋白的转化。比伐芦定可灭活和纤维蛋白结合的凝血酶及游离的凝血酶。由不与血浆蛋白结合，其抗凝效果的可预测性比普通肝素更好。

5. 急性期后的抗凝治疗。接受经皮冠状动脉介入的患者中由于心房颤动、机械瓣膜置换术后或静脉血栓栓塞症等各种情况，须长期服用口服抗凝药物。对有口服抗凝治疗指征的患者，建议口服抗凝药物与抗血小板治疗联合使用。

（五）溶栓治疗

不稳定型心绞痛时应用溶栓疗法无益，甚至有害，故不稳定型心绞痛患者不主张溶栓治疗。

（六）介入性治疗

不稳定型心绞痛低危组患者，主要是内科保守治疗，或病情稳定后择期做冠脉造影，决定介入治疗。对个别病情严重，保守治疗效果不佳，心绞痛发作时 ST 段压低＞0.1 mV，持续时间＞20 min，或肌钙蛋白升高者可行急诊冠脉造影，考虑经皮冠状动脉介入治疗。

对于不稳定型心绞痛/非 ST 段抬高心肌梗死患者，是早期介入治疗还是择期介入治疗的问题，欧洲心脏病学会新的指南给出了治疗建议。

患者至少具备以下 1 项极高危标准：血流动力学不稳定或心源性休克；药物难治性胸痛复发或持续性胸痛；危及生命的心律失常或心搏骤停；心肌梗死机械性并发症；急性心力衰竭伴顽固性心绞痛或 ST 段下移；ST 段或 T 波重复性动态演变，尤其是伴有间歇性 ST 段抬高，推荐立即（＜2 h）行介入治疗。

患者至少具备以下 1 项高危标准：与心肌梗死对应的肌钙蛋白升高或降低；ST 段或 T 波动态演变（有症状或无症状）；GRACE 评分＞140，推荐早期（＜24 h）行介入治疗。

患者至少具备以下 1 项中危标准：患有糖尿病；肾功能不全 [GFR＜60 mL/(min·1.73 m^2)]；左室射血分数＜40%或充血性心力衰竭；早期心肌梗死后心绞痛；最近行经皮冠状动脉介入；之前行冠状动脉旁路搭桥术；109＜GRACE 评分＜140，或者非侵入性检查时复发心绞痛或缺血，推荐 72 h 内行介入治疗。

无上述危险指标及无症状复发的低危患者，推荐介入评估之前行非侵入性检查（优先选择影像学检查）。

（七）其他

戒烟；避免肥胖；通过饮食调节及应用药物将血压、血糖控制在正常范围。

十、诊疗探索

根据近年来临床研究的结果，《2020 年欧洲心脏病学会指南》针对特殊人群的非 ST 段抬高型急性冠脉综合征患者给予了管理推荐。

（一）高龄老年非 ST 段抬高型急性冠脉综合征患者诊疗建议

1. 推荐根据体重和肾功能制定抗血栓治疗。

2. 对所有高龄老年非 ST 段抬高型急性冠脉综合征患者，均须计算 GRACE 评分进行风险评估，以帮助临床选择救治策略；若考虑行侵入性检查，条件合适，可在仔细评估潜在风险和获益、预期生命期限、并发症、生活质量、体质及患者价值和偏好后进行血运重建。

（1）对极高危患者应给予急诊（＜2 h）经皮冠状动脉介入，但需积极应对极高的风险，可在主动脉内球囊反搏等循环支持保驾下实施，以保患者安全。

（2）对于高、中和低危患者，可在强化药物治疗基础上，根据医疗条件和患者病情及风险评估的实际情况，给予早期（＜24 h）、常规（≤72 h）或延迟（＞72 h 至出院前）即择期经皮冠状动脉介入策略。住院期间一旦心肌缺血复发，可随时行急诊经皮冠状动脉介入。

3. 调整硝酸酯类药物、β-受体阻滞剂、血管紧张素转换酶抑制剂、血管紧张素-Ⅱ受体阻滞剂和他汀药物剂量预防药物副作用。

（二）非 ST 段抬高型急性冠脉综合征合并慢性肾脏疾病患者治疗的若干建议

1. 建议对所有患者检查肾小球滤过率评估肾脏功能。

2. 对肾功能正常的患者给予一线抗栓治疗，根据具体情况进行计量调整。

3. 建议根据肾功能障碍的程度，将胃肠外抗凝药物更换为普通肝素或者调整磺达肝癸钠、低分子量肝素、比伐卢定和小分子 GPⅡb/Ⅲa 抑制剂的剂量。

4. 当肾小球滤过率＜30 mL/（min · 1.73 m²）时，将皮下注射或静脉注射的抗凝药物改为普通肝素输注。

5. 若患者预行有创检查或治疗，建议使用低渗或等渗造影剂。

6. 仔细权衡风险利益比，尤其是考虑到肾功能不全的严重程度之后，如果有必要的话，建议行冠脉造影检查。

7. 若患者预行经皮冠状动脉介入治疗，建议首选新一代的药物涂层支架，而不是裸金属支架。

8. 若患者有多支慢性冠脉疾病，且手术风险在可接受的范围内，预期寿命超过 1 年，则冠状动脉旁路搭桥术优于经皮冠状动脉介入。

9. 若患者有多支慢性冠脉疾病，但手术风险在超出了可接受的范围，预期寿命＜1 年，经皮冠状动脉介入优于冠状动脉旁路搭桥术。

（三）非 ST 段抬高型急性冠脉综合征急性心力衰竭和心源性休克患者的治疗建议

建议行紧急超声心动图检查以评估左心室和瓣膜功能，以及排查机械性并发症。对于难治性心绞痛、ST 段改变或心源性休克的急性心力衰竭患者，建议立即行冠脉造影。心源性休克的患者，如果心脏结构无异常，建议立即行经皮冠状动脉介入检查。如果冠脉结构不适于经皮冠状动脉介入，建议立即行冠状动脉旁路搭桥术。对心源性休克患者行短期机械性循环支持，若患者由于机械性并发症导致血流动力学不稳定或心源性休克，建议行主动脉内球囊泵植入。

（四）非 ST 段抬高型急性冠脉综合征患者诱发心力衰竭治疗的若干建议

患者病情稳定之后左室射血分数≤40%，建议使用血管紧张素转换酶抑制剂（如果不耐受则换为血管紧张素-Ⅱ受体阻滞剂）、β-受体阻滞剂、盐皮质激素受体拮抗剂，以减少死亡风险、复发 AMI 和因心力衰竭入院的概率。如果患者的左室射血分数≤35％且症状持续，建议使用盐皮质激素受体拮抗剂，以降低心力衰竭住院率和死亡率。有重度左心室功能不全者（左室射血分数≤35％），建议行辅助设备治疗（如埋藏式心律转复除颤器）。

（五）非 ST 段抬高型急性冠脉综合征合并糖尿病患者管理推荐

1. 血糖控制。对于血糖＞10 mmol/L 的急性冠状动脉综合征患者，应考虑降糖治疗，根据并发症制定降糖目标，避免低血糖发生。对于急性期患者及晚期心血管疾病、高龄、糖尿病病程长和存在多种并发症的患者，应考虑放宽降糖。

2. 抗栓治疗和介入策略。对于糖尿病和无糖尿病患者均推荐相同抗血栓治疗，优先推荐侵入性诊疗，基线肾脏损伤或服用二甲双胍的患者，推荐冠脉造影或经皮冠状动脉介入术后2～3 d监测肾功能。而行经皮冠状动脉介入的患者，推荐优先选择新一代药物涂层支架。多支冠脉稳定型病变，且手术风险在可接受范围内的患者，推荐优先选择冠状动脉旁路搭桥术。多支冠脉稳定型病变且 SYNTAX 评分≤22 分的患者，可考虑将经皮冠状动脉介入作为冠状动脉旁路搭桥术替代治疗方案。

（六）心房颤动合并非 ST 段抬高型急性冠脉综合征患者管理推荐

若无禁忌，推荐所有患者接受抗凝药物治疗。心房颤动合并肌钙蛋白水平升高的患者，应考虑检查是否存在心肌缺血。心房颤动合并快速心室率患者、血流动力学不稳定的患者，推荐电复律。心房颤动发作＜48 h 或经食道超声未见左心耳血栓或已抗凝至少 3 周的患者，对于非紧急恢复窦性心律的患者，推荐电复律或胺碘酮药物复律。血流动力学稳定的患者，推荐静脉注射 β-受体阻滞剂减少心室率，若 β-受体阻滞剂疗效不佳，可考虑静脉注射强心苷类药物控制心室率。未使用 β-受体阻滞剂且无心力衰竭征象的患者，可考虑静脉注射非二氢吡啶类钙离子拮抗剂（维拉帕米或地尔硫䓬）减慢心室率。不推荐使用Ⅰ类抗心律失常药物和维纳卡兰。

（七）非 ST 段抬高型急性冠脉综合征合并血小板减少患者管理推荐

患者在治疗过程中血小板降至＜$100×10^9$/L（或相比于基线降低超过 50％），推荐立即停用 GPⅡb/Ⅲa 抑制剂和（或）肝素（普通肝素、低分子量肝素或其他肝素产物）。对于接受 GPⅡb/Ⅲa 抑制剂治疗的患者，当出现严重活动性出血或严重无症状性血小板减少（血小板＜$10×10^9$/L）时，推荐输注血小板。既往或可疑发生肝素诱导的血小板减少症的患者，推荐采用非肝素抗凝。

十一、病因治疗和药物治疗

不稳定型心绞痛/非 ST 段抬高心肌梗死患者的病因主要在于冠脉内不稳定的粥样斑块继发病理改变，使局部心肌血流量明显下降，导致缺血加重。其他因素包括易损血液（易形成血栓的血液）和易损心肌（易出现致命性心律失常）等。因此，病因治疗的重点就在于稳定斑块，预防心肌梗死。

（一）全身性治疗

主要为药物治疗和基因治疗。

1. 调酯药物。常用的辛伐他汀等他汀类调酯药物能够降低低密度脂蛋白，升高高密度脂蛋白，主要是使斑块中脂质核减少，纤维帽增厚而稳定斑块。另外，还具有抑制斑块炎症、抗氧化、保护内皮等功能，从而增加了斑块的稳定性。

2. β-受体阻滞剂。稳定斑块机制在于：减低动脉血压，减少环管周压力；通过减慢心律，减少了斑块的僵硬度；具有抗血栓溶解或促进斑块生长而稳定斑块。

3. 血管紧张素转换酶抑制剂。通过下列机制稳定斑块，减少斑块的破裂发生：通过抑制血管紧张素-Ⅱ形成而降低血压，减少血液剪切力；抑制了 NF-κB、MMPs 基因的表达；增强了纤溶活性，抑制了血栓的形成。

4. 抑制血小板聚集药物。阿司匹林为最常用药物。

5. 抗炎药物。由于炎症是易损斑块的核心因素之一，因此，急性冠状动脉综合征的抗炎已被试用于临床。他汀类药物是其中之一。此外，AGI-1067 等一批新药正在研究中。

6. 基因治疗。是通过基因转染防治动脉斑块的破裂，恢复受损血管内皮的功能和防止血栓形成。

7. 其他药物治疗。西罗莫司、多西环素、中药通心络等具有稳定斑块作用。

（二）易损斑块的局部治疗

局部治疗的条件是必须证实血管中存在易损斑块，并且处于高危状态，极易导致急性心血管事件的发生。对于破裂危险较大的斑块采用支架植入或其他局部疗法可迅速预防急性事件，为作用较慢的全身疗法赢得时间。

十二、最新进展

（一）易损斑块的诊断技术

1. 颈动脉高频体表超声。检出的颈动脉斑块与冠状动脉造影检出的狭窄病变具有较好的相关性，颈动脉斑块的易损性可预示冠状动脉斑块的易损性。

2. 血管内超声与血管内超声弹性图。血管内超声技术弥补了传统的冠状动脉造影只能反映血管内径的不足，可准确显示斑块的大小、质地及斑块表面的破裂和溃疡。血管内超声弹性图可用于斑块弹力学特征的评价。

3. 冠状动脉血管镜。可观察到冠脉内富含脂质的黄色斑块、斑块糜烂和溃疡、内膜撕裂、白色的血小板血栓和红色的纤维蛋白血栓，是目前最为准确的观察血栓的手段。

4. 激光相干断层显像及其他的光波显像技术。是目前空间分辨率最高的技术。对于分辨厚度$<65\ \mu m$的纤维帽的敏感性和特异性均为 100%；对于检测脂质核心、钙化和巨噬细胞浸润与病理结果高度相关；可以检测出主动脉管壁中含有的胆固醇；对斑块内出血有诊断意义。

5. 其他对易损斑块诊断的技术。温度图、pH 值和乳酸生成量测定；计算机断层显像技术；磁共振显像技术；核素闪烁显像与免疫荧光显像等。

（二）治疗方法

新的治疗手段包括控制触发斑块活动的因素，控制斑块的炎症过程和防止斑块破裂，使用更好的抗凝药物和阻止缺血时细胞的死亡。

1. 抗炎和抗感染治疗。控制炎症过程可阻止血栓活化和血栓形成。白三烯、环氧合酶-2、金属蛋白酶、单细胞、黏附分子和基因转录激活分子的调节，如 NF-κB 等的抑制剂可能对疾病有潜在益处。纠正炎症触发和生物激活因素如自由基、病毒和细菌等。幽门螺杆菌、肺炎衣原体性肺炎、巨细胞病毒和其他疱疹病毒可能是感染的病原体。感染可能是远距离感染灶激活了机体免疫系统，产生交叉反应抗体，细胞因子的释放，内皮损伤和血栓形成，或是内皮细胞、平滑肌细胞或巨噬细胞和淋巴细胞的局部感染导致内皮损伤、细胞增殖和炎症发生。

2. 通过基因治疗。恢复受损血管内皮的功能和防止血栓形成，也是目前的研究热点之一。

3. 阻止细胞死亡。左室损害是急性冠状动脉综合征最强的独立影响短期和长期预后的因素。缺血性心肌损害早先表现为急性的炎症反应，中性粒细胞活动增强，释放细胞因子、白三烯、蛋白酶和自由基。阻止这些过程，清除自由基；阻止细胞因子、环氧合酶及各类黏附蛋白有利于减少梗死的范围。细胞缺血及再灌注导致的钙超载，可导致心肌细胞挛缩、肌纤维膜破裂和细胞死亡。

陈勉　孔月琼　李莉　张在其

第六节　急性心肌梗死

一、基本概念

急性心肌梗死是指冠状动脉血供急剧减少或中断使得心肌严重而持久的急性缺血导致心肌坏死。随着更敏感的心脏生物标志物的引入，欧洲心脏病学会和美国心脏协会合作，使用生物化学和临床的方法重新定义了急性心肌梗死。研究表明由心肌肌钙蛋白值升高定义的心肌损伤，在临床上经常遇到，并与不良预后相关。虽然心肌损伤是诊断急性心肌梗死的一个必备条件，但它本身也是一个实体。为了确立急性心肌梗死的诊断，需要除了生物标志物异常外的标准。非缺血性心肌损伤在继发于很多心脏情况如心肌炎时可以出现，或者可能伴有非心脏情况如肾功能衰竭。因此，对于肌钙蛋白值升高的患者，临床医生必须区别患者是患有非心脏心肌损伤还是急性心肌梗死亚型之一。不存在支持心肌缺血的证据，应当做出心肌损伤的诊断。而新的心肌梗死通用定义表示在有急性心肌缺血证据的情况下，存在有心脏生物标志物异常检出的急性心肌损伤。当存在急性心肌损伤伴有急性心肌缺血的临床证据，且检出了肌钙蛋白值升高和（或）下降、至少有一个值高于99%参考值上限时，并至少存在如下情况之一：

1. 急性心肌梗死的症状。

2. 新发缺血性心电图改变。

3. 出现病理性 Q 波。

4. 以与缺血性病因相一致的模式，存活心肌新丢失的影像学证据或新的节段性室壁运动异常。

5. 通过血管造影或尸检确定冠状动脉血栓（不适用于 2 型或 3 型急性心肌梗死），应使用急性心肌梗死一词。

新的定义将心肌梗死与心肌损伤进行了区分，强调了心脏和非心脏手术后的围手术期心肌损伤可能与心肌梗死无关。

心肌损伤的定义：血肌钙蛋白水平升高达到参考值上限第 99 百分位以上。损伤可以是急性的，证据是新检出的肌钙蛋白值高于 99%RL，并有动态升高和（或）下降的模式；或者是慢性的，肌钙蛋白水平呈持续性升高。

临床表现有持久的胸骨后剧烈疼痛、发热、白细胞计数和血清心肌酶谱增高及心电图进行性改变，可发生心律失常、休克或心力衰竭，是冠心病的严重类型。发病率逐年上升，死亡率极高，我国年发病率为 0.2‰~0.6‰。目前根据心电图表现将急性心肌梗死分为两大类，即 ST 段抬高心肌梗死和非 ST 段抬高心肌梗死。但临床诊断分型根据病因有更改。

二、常见病因

ST 段抬高心肌梗死的基本病因是冠状动脉粥样硬化（偶为冠状动脉栓塞、炎症、先天性畸形、痉挛、和冠状动脉口阻塞所致），致冠脉狭窄且侧支循环尚未充分建立，在此基础上，出现斑块破裂或血栓形成、冠脉痉挛，血管管腔急性闭塞，心肌血供进一步急剧减少或中断，心肌持久缺血达 1 h 以上发生心肌梗死，这些促使斑块破裂出血及血栓形成的原诱因如下。

1. 清晨起床后，交感活性增加，冠脉易痉挛，供血减少。

2. 饱餐后血脂增高，血小板黏附增强；血流慢，致血小板聚集，血栓形成阻塞血管。

3. 剧烈运动、情绪激动、高度紧张诱发斑块破裂、冠脉闭塞。

4. 休克、脱水、出血、外科手术或严重心律失常，心排出量骤减，冠脉流量减少。

5. 不稳定型心绞痛发展。

三、发病机制与病理特征

(一) 发病机制

主要病因是冠状动脉内血栓形成。冠状动脉粥样硬化的斑块破裂，致血栓形成的物质暴露，冠状动脉腔被纤维蛋白、血小板聚集物和红细胞集合而堵塞；或冠状动脉持续痉挛，使冠状动脉完全闭塞，最终接受该冠脉供血的心肌完全或几乎完全坏死。如有丰富的侧支循环存在，可防止心肌坏死发生，不出现症状。

冠脉闭塞几秒钟内，细胞代谢转向无氧糖酵解，心肌能量储备耗尽、收缩停止、损伤不可逆，细胞死亡，从心内膜扩展到心外膜终致透壁性心肌梗死，心电图出现 Q 波。一般 20～30 min 少数坏死，2～6 h 绝大部分坏死，6～8 h 从光镜看到损伤，12 h 梗死区边缘出现轻度细胞浸润，24 h 出现明显肌细胞断裂及凝固性坏死。第 4 天出现单核细胞浸润及肌细胞迁移，梗死心肌易于破裂或扩展。10～12 d 胶原纤维沉积于梗死周围。坏死组织在 6～8 周形成瘢痕愈合。

心肌梗死的血流动力学变化为心室肌舒张障碍，舒张末压力升高，受累的心室壁活动消失或活动障碍，进而使收缩功能障碍。梗死节段内室壁张力增高发生扩张及心室重塑、心壁变薄、心腔扩大、心力衰竭甚至心源性休克。

(二) 病理特征

心肌梗死在病理上被定义为由于长时间心肌缺血引起的心肌细胞坏死。心肌细胞超微结构改变在心肌缺血发作后 10～15 min 就可见到心肌细胞糖原减少、肌纤维松弛和肌纤维膜断裂。室性心动过速、心力衰竭、肾脏疾病、低血压/休克、低氧血症和贫血等临床情况也可导致心肌损伤的出现。已经提出了结构蛋白从心肌释放的各种原因，包括心肌细胞的正常周转、凋亡，细胞释放肌钙蛋白的降解产物，细胞壁通透性增高，膜状碎片的形成和释放及心肌细胞坏死。心肌损伤肌钙蛋白值升高的原因见表 1-2-11。

表 1-2-11　心肌损伤肌钙蛋白值升高的原因

序号	原因	
1	与急性心肌缺血相关的心肌损伤	
2	伴有血栓形成的动脉粥样硬化斑块破裂	
3	因为氧供/需失衡，与急性心肌缺血相关的心肌损伤	心肌灌注减少：冠脉痉挛、微血管功能障碍、冠脉栓塞、冠脉夹层、持续性缓慢性心律失常、低血压或休克、呼吸衰竭、重度贫血
		心肌氧需增多：持续性快速性心律失常、重度高血压伴或不伴左心室肥厚
4	心肌损伤的其他原因	心脏情况：心力衰竭、心肌炎、心肌病（任何类型）、应激性心肌病、冠脉血运重建手术、除了血运重建外的心脏手术、导管消融、除颤放电、心脏挫伤
		系统性情况：脓毒症、感染性疾病、慢性肾脏病、脑卒中、蛛网膜下腔出血、肺栓塞、肺动脉高压、浸润性疾病，如淀粉样变性、结节病、化疗药物、危重症患者、剧烈运动

急性心肌梗死引起的心力衰竭为泵衰竭，按 Killip 分级可分为：Ⅰ级，无明显心力衰竭；Ⅱ级，

有左心力衰竭，肺部啰音<50%肺野；Ⅲ级，有急性肺水肿；Ⅳ级，有心源性休克。

四、临床特征

（一）先兆

常有乏力、胸部不适、心绞痛等前驱症状，以新发生心绞痛或原有心绞痛加重为最突出。

（二）症状

1. 胸痛。程度重甚至难以忍受，时间长、常超过 30 min，休息或含硝酸甘油无效。疼痛的性质可有缩窄、压榨、压迫感，患者自觉窒息、压榨样痛或闷痛较常见，也有刺痛、刀割样、钻痛或烧灼等。疼痛的部位通常在胸骨后，多向胸廓两侧传播，左侧为甚。疼痛可向左臂尺侧放射，有些患者表现上腹部疼痛，易误诊为消化道疾病。也有一些患者疼痛放射到肩胛部、上肢、颈部。原有心绞痛的患者，梗死的疼痛常与心绞痛不一致，表现程度加重，时间延长。急性心肌梗死的疼痛一般止痛药难缓解，吗啡有效。疼痛由于围绕坏死中央部位的心肌缺血区神经纤维受刺激产生，而不是坏死的心肌引起，疼痛可作为心肌缺血的一种标志。

2. 全身症状。发热、心动过速、白细胞计数增加和红细胞沉降率增快，由坏死物质吸收所致。体温一般在 38℃左右，很少超过 39℃。

3. 胃肠道症状。疼痛剧烈时伴恶心、呕吐、上腹胀痛，由迷走神经张力高、心排量降低组织灌注不足引起。

4. 心律失常。最多见，尤其室性期前收缩；房室传导阻滞。

5. 低血压和休克。在疼痛期间血压下降未必是休克。疼痛缓解后出现的烦躁不安、面色苍白、皮肤湿冷、脉细快、大汗淋漓、尿量减少甚至昏厥为休克表现。休克主要为心源性，心肌广泛坏死>40%，心排血量急剧下降所致。

6. 心力衰竭。主要是急性左心力衰竭，为心脏收缩力显著减弱或不协调所致，严重者可发生肺水肿。急性右心室心肌梗死者一开始出现右心力衰竭表现，血压下降。

7. 无痛性心肌梗死。多见于无前驱心绞痛的患者，并合并糖尿病、高血压的老年患者。

（三）体征

1. 心脏体征。心界正常或轻至中度增大，心率多增快，少数可减慢；第一心音减弱，可出现第四心音奔马律、心包摩擦音、收缩期杂音。新出现的、心前区伴有震颤的全收缩期杂音提示可能有乳头肌部断裂。室间隔破裂的杂音和震颤胸骨左缘更明显。有的患者可有心包摩擦音。

2. 血压。几乎所有病人都有血压下降，原有高血压患者可出现血压正常，因疼痛焦虑也可使原血压高者更高。急性下壁心肌梗死者因副交感神经受刺激，易出现低血压、心动过缓；前壁梗死显示交感神经兴奋，有高血压、心动过速。

3. 左心力衰竭患者可出现肺部湿啰音，严重者两肺布满哮鸣音。呼吸频率可加快，常与左心力衰竭程度相关。

4. 广泛心肌梗死患者有发热，一般在梗死后的 24~48 h。

五、辅助检查

（一）心电图

1. ST 段抬高心肌梗死的心电图变化，据病理变化和心电图改变，可分 4 期。

（1）早期（超急性期）：①T 波高尖（胸导联 T>1 mV），两臂对称，可在 ST 段抬高前出现。②ST段抬高，先为上斜型抬高，继之弓背向上型抬高，ST 段抬高至 R 波时，可呈 QRS-T 单向曲线。

③损伤区除极延缓的表现，R 波上升慢，室壁激动时间延长≥0.045 s，QRS 波增宽，达 0.12 s。

（2）急性期：①坏死性，先出现小 Q 波，随 R 波降低，T 波倒置 Q 波增大，最后形成 QS。②ST 段抬高呈弓背向上型，对侧导联的 ST 段呈对称性压低。③T 波倒置。

（3）近期（亚急性期）：坏死性 Q 波仍存在，ST 段回到等电位线。T 波倒置加深。这种改变在 2～3 周最明显，5～9 个月后消退。

（4）陈旧期（愈合期）：坏死性 Q 波不变或变浅，ST 段正常，T 波倒置变浅或直立。图 1-2-9 为急性前壁心肌梗死的心电图，图 1-2-10 为急性下壁心肌梗死的心电图。心肌梗死 ECG 的演变及分期见表 1-2-12。

表 1-2-12 心肌梗死心电图 ECG 的演变及分期

分期	时间	心电图表现
超急性期	数分钟→数小时	ST 抬高，T 波高大，无 Q 波
急性期	数小时→数天→数周	T 波下降→倒置，ST 抬高→下降，Q 波出现
亚急期	数周→数月	ST 段正常，Q 波，T 波改变
陈旧期	3～6 个月后	ST-T 正常或 T 波稍异常，Q 波

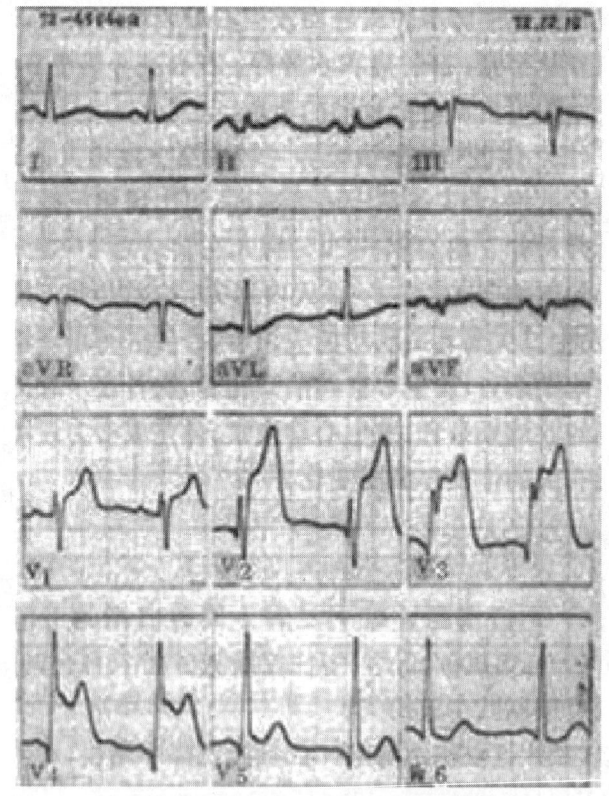

图 1-2-9 急性前壁心肌梗死的心电图

图示 V₃、V₄ 导联 QRS 波群呈 qR 型，ST 段明显抬高；V₂ 导联呈 qRS 型，ST 段明显抬高；V₁ 导联 ST 段也抬高。

2. 非 ST 段抬高心肌梗死的心电图有 2 种类型。

（1）无病理性 Q 波，有普遍性 ST 段压低≥0.1mV，但 aVR 导联（有时还有 V₁ 导联）ST 段抬高，或有对称性 T 波倒置，ST-T 改变持续存在数天或数周，为心内膜心肌病所致。

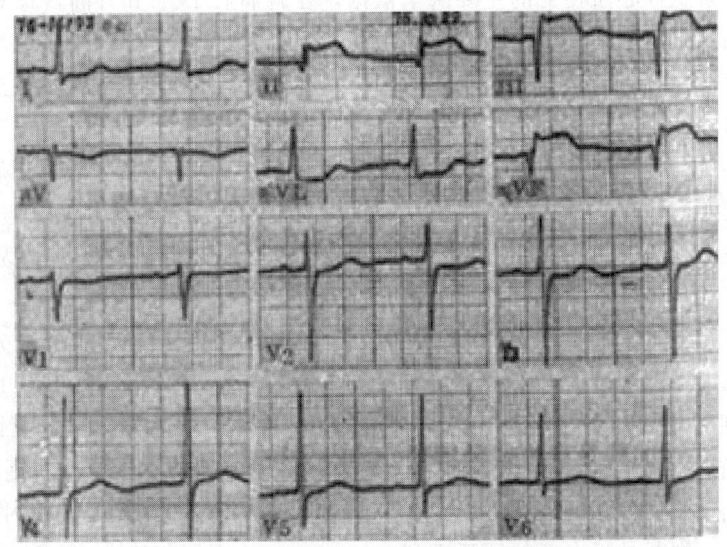

图 1-2-10　急性下壁心肌梗死的心电图

图示Ⅲ、aVF 导联 QRS 波群呈 Qr 型，ST 段抬高；Ⅱ导联呈 qRsr′型，ST 段抬高；Ⅰ、aVL 导联 ST 段压低。

（2）无病理性 Q 波，也无 ST 段变化，仅有 T 波倒置改变，可在数月后恢复。

3. 心电图对定位诊断的意义见表 1-2-13。心肌梗死的心电图演变可被其他心电图异常所掩盖，特别是左束支阻滞，表现有高度特异性，但不敏感。其心电图表现如下。

（1）Ⅰ、aVL、$V_3 \sim V_6$ 两个导联有病理性 Q 波。

（2）心前区导联 R 波逐渐变小。

（3）$V_1 \sim V_4$ 导联的 S 波升支有切迹。

（4）ST 段与 QRS 波同向偏移。

表 1-2-13　心肌梗死心电图的定位

梗死部位	心电图改变的导联	可能受累的冠脉
前间隔	$V_1 \sim V_3$	左前降支近段
前壁心尖部	$V_3 \sim V_5$	左前降支或其分支
前侧壁	$V_5 \sim V_7$、Ⅰ、aVL	左前降支中段或回旋支
广泛前壁	$V_1 \sim V_5$	左前降支近段
高侧壁	Ⅰ、aVL	左回旋支
下壁	Ⅱ、Ⅲ、aVF	右回旋支，前降支远端
正后壁	$V_7 \sim V_8$	后降支
右室	$V_{3R} \sim V_{5R}$、V_1	右冠脉

（二）一般化验检查

1. 血常规。白细胞增高，中性粒细胞增多；红细胞沉降率增快。

2. 血清心肌酶谱。

（1）肌酸磷酸激酶及同工酶：血清肌酸磷酸激酶升高是检出急性心肌梗死的敏感指标，肌酸磷酸激酶升高的量与心肌坏死量有直接关系。肌酸磷酸激酶有 3 种同工酶（肌酸磷酸激酶同工酶-MM、肌酸磷酸激酶同工酶-MB、肌酸磷酸激酶同工酶-BB），心肌内主要含肌酸磷酸激酶同工酶-MB，升高多考虑心肌受损,是诊断急性心肌梗死的主要酶学依据,在胸痛后1～6 h升高,16～24 h达峰值,36～72 h逐渐下降至基础水平。

(2) 乳酸脱氢酶:在起病8～10 h内升高,3～4 d达高峰,持续1～2周恢复正常。乳酸脱氢酶有5种同工酶LDH$_1$～LDH$_5$,LDH$_1$在心肌含量高,8～24 h可升高。

(3) 天门冬氨酸氨基转移酶:起病6～12 h升高,24～48 h达峰值,3～6 d降至正常。其假阳性高,在肝病、骨骼肌病、休克、肺栓塞时也出现升高,目前不作为常规诊断方法。

3. 肌红蛋白。在梗死发生1～4 h内即可查出,再灌注后上升更快,将其作为成功再灌注的指标及梗死范围大小的有意义指标。其缺点是缺乏特异性。

4. 心肌特异性肌钙蛋白。肌钙蛋白I和肌钙蛋白T是心肌细胞结构装置的成分,并且几乎没有例外地在心脏表达。肌钙蛋白I和肌钙蛋白T起病3～4 h后升高,肌钙蛋白I于11～24 h内达高峰,7～10 d降至正常,肌钙蛋白T于24～48 h达高峰,10～14 d降至正常。测定肌钙蛋白I、肌钙蛋白T,已作为诊断心肌梗死的新标准,其特异性和敏感性均高于其他酶学指标。肌钙蛋白I、肌钙蛋白T在正常情况下,在血液中不存在,只要超过参考值即有诊断意义。其缺点是持续时间可长达10～14 d,对在此期间出现胸痛,判断是否有新的梗死不利。

(三)超声心动图

在心电图不能确认心肌梗死时对诊断有帮助。出现明确的异常收缩区支持诊断。心肌梗死患者几乎都有室壁运动异常区。对心肌梗死后评价左室功能,诊断室壁瘤/乳头肌功能不全有帮助,可检测出心包积液及室间隔穿孔等并发症。

(四)放射性核素显像

放射性核素心血管造影、心肌灌注显像、梗死区核素闪烁显像和正电子发射断层显像已用于检查心肌梗死患者。核素心脏显像对检出估计梗死面积、侧支循环血流量和受损心肌范围有用。可用于评估室壁运动、室壁厚度和整体功能。

(五)心向量图

有QRS环的改变和ST向量的出现。QRS环的改变最有价值,其起始向量将指向梗死区的相反方向。ST向量的出现指QRS环的不闭合。T环的改变表现为与QRS环最大平均向量方向相反或夹角加大。

六、诊断思路

询问缺血性胸痛病史和描记心电图是迅速筛查急性心肌梗死的主要方法。

(一)缺血性胸痛病史

询问疼痛的部位、是否牵涉痛、疼痛的程度、持续时间、休息或含化硝酸甘油是否有效。除典型的缺血性胸痛外,还要注意非典型的缺血性胸痛,尤其常见于女性患者和老年人。

(二)相应的体格检查

心率多增快,少数可减慢;第一心音减弱,可出现第四心音奔马律、心包摩擦音、收缩期杂音。左心力衰竭患者可出现肺部湿啰音,咳粉红色泡沫痰。

(三)迅速评价18导心电图

应在10 min内完成。

1. 对ST段抬高或新发左束支传导阻滞的患者,应迅速评价溶栓禁忌证,也开始抗缺血治疗,有适应证者应尽快开始溶栓或经皮冠状动脉成形治疗。

2. 对ST段明显下移,T波倒置或有左支束传导阻滞,临床高度提示心肌缺血的患者,应入院抗缺血治疗，并做心肌损伤标志物及常规血液检查。

3. 对心电图正常或呈非特征性心电图改变的患者，应在急诊科继续对病情进行评价和治疗，并进行床旁检测，包括心电监护、迅速测定心肌损伤标志物的浓度及二维超声心动图检查等。

七、临床诊断

诊断必须且至少具备下列 3 条标准中的两条。

（1）缺血性胸痛的临床病史。

（2）心电图的动态演变。

（3）心肌坏死的血清心肌损伤标志物浓度的动态变化。

部分急性心肌梗死患者心电图不表现为 ST 段抬高，因此血清心肌损伤标志物浓度的测定对急性心肌梗死的诊断起更重要的作用。在应用心电图诊断急性心肌梗死时应注意到超急性期 T 波改变、后壁心肌梗死、右室梗死及非典型心肌梗死的心电图表现，伴有左束支传导阻滞造成心电图诊断急性心肌梗死困难。

如果已具备急性心肌梗死的典型表现，即开始急诊处理，如果心电图表现无决定性的诊断意义，早期血液化验结果为阴性，但临床表现高度可疑，则应进行血清心肌损伤标志物连续检测。

如果临床上存在心肌缺血或通过 ECG 检出与心肌损伤一致的改变，表现为肌钙蛋白值升高和（或）下降的趋势，诊断急性心肌梗死是适宜的。如果临床上不存在心肌缺血，如果呈现数值升高和（或）下降趋势，那么，肌钙蛋白值升高可能表示急性心肌损伤。如果趋势是不变的，或与慢性持续性损伤相关。

心肌梗死的临床分类：对于有胸部不适或其他缺血性症状、在相邻两个导联发生了新的 ST 段抬高，或新发束支传导阻滞伴有缺血性复极模式的患者，为了及时的治疗策略如再灌注治疗，实践中就将其确定为 ST 段抬高心肌梗死。而就诊时没有 ST 段抬高的患者通常被确定为非 ST 段抬高心肌梗死。除了这些分类外，根据病理的、临床的和预后差异连同不同的治疗策略，急性心肌梗死可被分成各种类型。

1.1 型急性心肌梗死。慢性冠脉疾病引起且通常由动脉粥样硬化斑块破裂（破裂或侵蚀）诱发的急性心肌梗死被确定为 1 型急性心肌梗死。病变的动脉粥样硬化和血栓形成的相对负荷变化很大，动态的血栓栓塞成分可导致远端冠脉栓塞引起心肌坏死。斑块破裂不仅由于腔内血栓形成而且还由于通过破口表面出血进入斑块而变复杂。

1 型急性心肌梗死的标准。检出肌钙蛋白值升高和（或）下降，至少有 1 次数值高于 99%URL，并至少伴有下述 1 项：急性心肌缺血的症状；新的缺血性 ECG 改变；发生病理性 Q 波；以与缺血性病因相一致的模式，新近存活心肌丢失的影像证据或新发节段性室壁运动异常；经冠脉造影包括冠脉内影像或经尸解确定的冠脉血栓。

根据当前的指南必须要结合 ECG 表现，将 1 型急性心肌梗死分成 ST 段抬高心肌梗死或非 ST 段抬高心肌梗死以便确定适宜的治疗。

2.2 型急性心肌梗死。在氧供与氧需不匹配的情况下，导致缺血性心肌损伤的病理生理机制一直被分类为 2 型急性心肌梗死。根据定义，急性粥样硬化血栓形成斑块破裂并不是 2 型急性心肌梗死的特征。当确定 2 型急性心肌梗死诊断时，应当考虑引起急性心肌缺血的心肌氧供/需失衡可能是多因素的，与下述因素有关：由于不伴斑块破裂的固定性动脉粥样硬化引起的心肌灌注减少、冠状动脉痉挛、冠脉微血管功能障碍（包括内皮功能障碍、平滑肌细胞功能障碍及交感神经分布调节异常）、冠脉栓塞、伴或不伴壁内血肿的冠脉夹层，或减少氧供的其他机制如严重的过缓性心律失常、伴有严重低氧血症的呼吸衰竭、重度贫血及低血压/休克；或由于持续性快速性心律失常或严重的高血压引起的心肌氧需增多，伴或不伴左室肥厚。

2 型急性心肌梗死的标准：检出肌钙蛋白值升高和（或）下降，至少有 1 次数值高于 99％URL，并且有与冠脉血栓形成不相关的心肌氧供/需之间失衡的证据，需要如下至少 1 项：急性心肌缺血的症状；新发的缺血性心电图改变；发生了病理性 Q 波；以与缺血性病因相一致的模式，新近存活心肌丢失的影像证据或新发节段性室壁运动异常。

3.3 型急性心肌梗死。患心脏性死亡的患者，症状提示心肌缺血伴有推测的新发缺血性心电图改变或心室颤动，但在能获得血液样本检测生物标志物之前，或者在心肌损伤标志物能被检出增高之前，患者已死亡，或者经尸解检出急性心肌梗死。

4.4a 型急性心肌梗死（与经皮冠脉介入治疗相关的急性心肌梗死）。单独的术后肌钙蛋白值升高足以确定手术心肌损伤的诊断，但不能确定 4a 型急性心肌梗死的诊断。对于基线值正常的患者，4a 型急性心肌梗死需要肌钙蛋白值升高＞99％URL 的 5 倍，或对于术前肌钙蛋白已升高、肌钙蛋白值稳定（≤20％变化）或下降的患者，术后肌钙蛋白值升高必须＞20％达到绝对值≥99％URL 的 5 倍。此外，应当有新的心肌缺血的证据，或心电图改变的证据，或影像学证据，或伴有冠脉血流减少的手术相关并发症的证据，如冠脉夹层、主要心外膜动脉闭塞或边支闭塞/血栓、侧枝血流中断、慢血流或无复流，或远端栓塞。

目标手术后≤48 h 经皮冠状动脉介入相关的急性心肌梗死（4a 型急性心肌梗死）的标准：对于基线值正常的患者，冠脉介入相关的急性心肌梗死是根据肌钙蛋白值升高≥99％URL 的 5 倍任意定义的。对于术前肌钙蛋白升高、其水平是稳定的（≤20％变化）或在下降的患者，术后肌钙蛋白升高必须＞20％。然而，术后绝对值还必须至少达到 99％URL 的 5 倍。此外，还需要具备下述各项之一：新的缺血性 ECG 改变；发生新的病理性 Q 波；呈现与缺血性病因相一致的模式，存活心肌新丢失的影像证据或新的节段性室壁运动异常；冠脉造影所见符合手术血流限制的并发症如冠脉夹层、主要心外膜动脉闭塞或边支闭塞/血栓、侧枝血流中断，或远端栓塞。

如果肌钙蛋白值已经升高和正在升高且≥99％URL 的 5 倍，孤立性发生新的病理性 Q 波满足 4a 型急性心肌梗死的标准。

尸解证实了罪犯动脉内存在手术相关的血栓，或宏观上存在大的局限性坏死区域，伴或不伴心肌内出血满足 4a 型急性心肌梗死的标准。

5.4b 型急性心肌梗死（与经皮冠脉介入治疗相关的支架内血栓形成）。经皮冠状动脉介入相关的急性心肌梗死的一个亚型是支架内血栓形成——4b 型急性心肌梗死。指出支架内血栓形成发生的时间与经皮冠状动脉介入术的时间相关。建议如下时间分类：在支架植入后，急性为 0～24 h；亚急性为 24 h～30 d；晚期为 30 d～1 年；很晚期：＞1 年。

6.4c 型急性心肌梗死（与经皮冠脉介入治疗相关的再狭窄）。有时急性心肌梗死发生于冠脉造影、在梗死区域支架内再狭窄或球囊冠脉成形术后再狭窄，这种经皮冠状动脉介入相关的急性心肌梗死类型被指定为 4c 型急性心肌梗死，定义为局灶性或弥散性再狭窄或一种复杂病变，伴有使用与 1 型急性心肌梗死所用的相同标准，肌钙蛋白值升高和（或）下降≥99％URL。

7.5 型急性心肌梗死（与冠状动脉旁路搭桥术相关的急性心肌梗死）：在目标手术后≤48 h 冠状动脉旁路搭桥术相关的急性心肌梗死的标准（5 型急性心肌梗死）。在基线肌钙蛋白值正常的患者中，冠状动脉旁路搭桥术相关的急性心肌梗死被任意定义为肌钙蛋白值升高＞99％URL 的 10 倍。对于术前肌钙蛋白值升高的患者，其中肌钙蛋白水平是稳定的（≤20％变化）或在下降，术后肌钙蛋白值必须升高＞20％。然而，绝对术后值仍然必须＞99％URL 的 10 倍。此外，还需要具备如下任意 1 项：发生了新的病理性 Q 波；血管造影证实了新的移植血管闭塞或新的自然冠脉闭塞；以与缺血性病因相一致的模式，存活心肌新丢失的影像证据或新的节段性室壁运动异常。

8. 复发性急性心肌梗死。偶发急性心肌梗死被定义为个体的首次急性心肌梗死。在一次偶发事件后头 28 d 内发生急性心肌梗死的特征时，作为流行病学目的，这第 2 次事件不再视为一次新发急性心肌梗死。如果急性心肌梗死的特征发生于偶发急性心肌梗死 28 d 以后，就认为是复发性心肌梗死。

9. 再梗死。临床上再梗死一词被用于在一次偶发或复发急性心肌梗死 28 d 内发生的急性心肌梗死。对于初始急性心肌梗死后根据临床体征和症状疑似再梗死的患者，推荐立即检测肌钙蛋白。此后 3～6 h 应获取第 2 次血液样本，或者用更敏感的肌钙蛋白检测方法应更早。如果肌钙蛋白浓度是升高的，但在疑似再梗死时是稳定的或在下降，再梗死的诊断需要第 2 次样本中肌钙蛋白值升高＞20%。

当复发 ST 段抬高≥1 mm，或至少在 2 个相邻导联出现新的病理性 Q 波，特别是伴有缺血症状时，应当考虑再梗死。

八、鉴别诊断

急性心肌梗死应与下列疾病鉴别。

(一) 心绞痛

疼痛时间短，程度轻，休息及用硝酸甘油可缓解。

(二) 主动脉夹层

撕裂样剧痛，放射至背部，常发生神经征候，可有脉搏丧失，可有主动脉瓣关闭不全，胸部及腹部 CT 扫描或主动脉造影可证实诊断。

(三) 急性肺栓塞

呼吸困难，低血压，发生肺梗死时，可出现胸膜疼痛，心电图为非特异性，乳酸脱氢酶可升高，但肌酸磷酸激酶不高，肺灌注扫描和肺动脉造影可肯定诊断。

(四) 心包炎

可先有病毒感染史，胸部锐痛，体位性和胸膜疼痛，前倾位可缓解，常有心包摩擦音，广泛 ST 段抬高而不发生 Q 波，肌酸磷酸激酶一般正常，偶可升高，常有心律失常。

(五) 骨骼神经病

包括肋骨炎症、脊神经炎：疼痛不典型、锐痛、局限性、活动可加重，无心电图改变。

(六) 胃肠道、食管疾病

餐后常发生，可伴有反酸、呕吐，用抗酸药可缓解，饮寒冷液体可诱发痉挛发作，硝酸酯类不缓解，上消化道钡餐、内镜或食管压力计可确定诊断。溃疡病、胰腺炎及胆囊炎时在腹部有相应部位的压痛，超声和血清淀粉酶的检查可有助于诊断。

(七) 气胸

突发胸膜性锐痛及呼吸困难，可有气管移位、病侧呼吸音消失，胸部 X 线检查可确诊。

(八) 胸膜炎

胸部锐痛，呼吸时加重，可有病侧摩擦音和叩浊音，胸部 X 线检查可确诊。

九、救治方法

(一) 急诊处理

心肌总缺血时间（即由胸痛发作开始至恢复有效心肌再灌注的总时间）决定 ST 段抬高心肌梗死的梗死面积和预后。由于 ST 段抬高心肌梗死患者心肌梗死面积与心肌总缺血时间密切相关，因此 ST 段抬高心肌梗死救治的核心理念是尽可能缩短心肌总缺血时间；并在此前提下，力争尽早开通梗死相关血管，恢复有效、持久的心肌再灌注，才能挽救存活心肌，缩小心肌梗死面积，减少并发症。因此 ST 段抬高心肌梗死救治应因时、因地制宜，选择合理的策略方法。

1. 迅速确立 ST 段抬高心肌梗死早期诊断。首次医疗接触（FMC）是近年提出的 ST 段抬高心肌梗死救治新理念，FMC 后应尽早、尽快确立 ST 段抬高心肌梗死诊断，应于 10 min 内完成 12 导联（必要时 18 导联）心电图记录和分析，同时送检心肌坏死标志物。

2. ST 段抬高心肌梗死诊断一旦确立，应在 FMC 20 min 内完成下列处置：①建立通畅的静脉通路，并同时同步进行静脉采血（应尽量避免肌内注射）；②可酌情考虑不同方式给氧（如鼻导管、面罩、无创辅助呼吸等）；③镇静止痛：ST 段抬高心肌梗死胸痛患者如无反指征，应给予镇静止痛治疗，如静脉注射吗啡 3 mg，必要时 5 min 重复 1 次，总量不宜超过 15 mg。根据病情需要，也可考虑应用其他镇静止痛药物，如地西泮、咪达唑仑、曲马多等。

3. 诊断明确后，即刻给予负荷量的阿司匹林、氯吡格雷或替格瑞洛、阿托伐他汀或瑞舒伐他汀嚼服。

4. 进行心电、血压监测，吸氧、建立静脉通道，和静脉输注硝酸甘油，做好再灌注治疗危险评估。同时依需要给予吗啡、硝酸甘油、β-受体阻滞剂、肝素等药物治疗。在确诊急性心肌梗死的过程中，应注意其鉴别诊断，排除主动脉夹层、急性肺栓塞、气胸和急腹症等其他重症疾病。急性心肌梗死患者的实验室检查应简单，包括血清心肌酶谱（不必等结果，先行再灌注治疗）、全血常规、血凝国际标准化比率、活化部分凝血活酶时间、电解质（含 Mg^{2+}）、血糖、肾功能及血脂全套检查。

（二）一般治疗和药物治疗

1. 卧床休息。对无并发症的患者一般卧床休息 1～3 d，对病情不稳定及高危患者卧床时间适量延长。

2. 吸氧。低氧血症的患者（动脉血氧饱和度＜90％）应吸氧。也可给发病 6 h 内的所有 ST 段抬高心肌梗死患者吸氧。发病超过 6 h、有低氧血症或肺瘀血的患者应继续吸氧，有严重慢性阻塞性肺病的患者慎用高流量吸氧。严重左心力衰竭、肺水肿和并发机械并发症患者，多有严重低氧血症，需面罩给氧或气管插管机械通气。

3. 镇痛。剧烈疼痛可使血压升高，心率加快，增加心肌耗氧，诱发快速型心律失常，应给予适当镇痛。吗啡 2～4 mg 缓慢静脉注射，间隔 5～15 min 后可增加 2～8 mg 重复静脉注射。须注意其副作用，如恶心、呕吐、低血压和呼吸抑制，一旦出现呼吸抑制可用纳洛酮 0.4 mg，每 3 min 1 次以拮抗。

（三）药物治疗

1. 硝酸酯类药物。该药的主要作用是松弛血管平滑肌扩张血管，可扩张动静脉，扩静脉作用更强。通过扩张动静脉减轻心脏前后负荷，减少心肌耗氧，扩冠脉增加心脏供血，并可预防左室重构。常用的有硝酸甘油、硝酸异山梨酯和单硝酸异山梨酯。急性心肌梗死患者治疗可轻度降低病死率，急性心肌梗死早期通常给予硝酸甘油静脉滴注 24～48 h。尤其适宜用于急性心肌梗死伴再发性心肌缺血、充血性心力衰竭和高血压患者。静脉滴注硝酸甘油应从低剂量开始，即 10 μg/min，以后酌情逐渐增加剂量，每 5～10 min 增加 5～10 μg，直至症状控制、正常者收缩压降低 10 mmHg 或高血压患者收缩压降低 30 mmHg 为有效剂量。最高剂量以不超过 100 μg/min 为宜，过高剂量可增加低血压危险。静脉滴注二硝基异山梨酯的剂量从 30 μg/min 开始，观察 30 min 以上，如无不良反应可逐渐增加剂量。静脉用药至症状改善可改用口服如硝酸异山梨酯 10～20 mg，3～4 次/d；或单硝酸异山梨酯 20～40 mg，2 次/d。下列情况不应使用硝酸酯类药物：①收缩压低于 90 mmHg 或较基础血压降低 30 mmHg 以上；②存在严重心动过缓（＜50 次/min）或心动过速（＞100 次/min）；③疑有右室梗死；④最近 24 h 内因勃起功能障碍用过磷酸二酯酶抑制剂。硝酸酯类药物常见的不良反应有头痛、低血压和心动过速。

2. 抗血小板治疗。在急性血栓形成中血小板活化起十分重要的作用，溶栓前应使用。

（1）阿司匹林：通过抑制血小板内环氧化酶使血栓素 A_2 合成减少，抑制血小板聚集。急性心肌梗死急性期，阿司匹林使用剂量应为 100～300 mg/d，维持剂量 75～150 mg/d。

（2）氯吡格雷是新型二磷酸腺苷受体拮抗剂。氯吡格雷初始剂量 300 mg，以后 75 mg/d 维持。接受急诊经皮冠状动脉介入的患者在应用阿司匹林基础上，应常规加用氯吡格雷，负荷量 300 mg，维持量 75 mg/d，持续使用时间在置入普通金属支架者≥1 个月。对药物涂层支架术后患者无出血者，最好持续 12 个月以上。

3. 抗凝治疗。凝血酶是使纤维蛋白原转变为纤维蛋白最终形成血栓的关键环节，抑制凝血酶至关重要。

（1）肝素：使用纤维蛋白特异性药物溶栓时，应常规使用肝素抗凝。使用纤维蛋白非特异性药物溶栓时，如体循环栓塞危险性较高（如大面积或前壁梗死、左室血栓、合并心房颤动、既往栓塞史），应使用肝素抗凝。可首先静脉注射 60 U/kg（不超过 4 000 U），继之 12 U/(kg·h)（不超过 1 000 U）静脉滴注维持，每 6 h 测定 1 次活化部分凝血活酶时间以调节肝素用量，使活化部分凝血活酶时间延长至正常对照的 1.5～2 倍（50～70 s），一般使用 48～72 h，以后可改用皮下注射 7 500 U 每 12 h 1 次，注射 2～3 d。

（2）低分子量肝素其抗 Ⅹ a 因子的作用强于肝素，但抗 Ⅱ a 的作用弱于后者。溶栓时低分子量肝素能否替代肝素尚有争议，年龄>75 岁、有严重肾功能不全的患者（男性血清肌酐>221 μmol/L，女性血清肌酐>176.8 μmol/L）不应使用低分子量肝素。

4. β-受体阻滞剂。通过减慢心率，降低血压，减弱心肌收缩力减少心肌耗氧，并改善心肌重构。若无禁忌证，所有急性心肌梗死患者均应尽早并长期口服 β-受体阻滞剂，也可先用静脉制剂，后口服制剂长期维持。若发病早期因禁忌证未能使用 β-受体阻滞剂，应在随后时间内重新评价使用 β-受体阻滞剂的可能性。常用的 β 阻滞剂有美托洛尔 20～50 mg，2 次/d，阿替洛尔 6.25～25 mg，2 次/d。使用剂量必须个体化。有下列情况时慎用 β-受体阻滞剂：①由吸食可卡因引起的急性心肌梗死；②心率<60 次/min；③收缩压<100 mmHg；④中度或重度心力衰竭；⑤休克或外周灌注差；⑥PR 间期>0.24 s；⑦Ⅱ度度房室传导阻滞或Ⅲ度房室传导阻滞；⑧支气管哮喘发作或气道高反应性疾病。

5. 血管紧张素转换酶抑制剂和血管紧张素-Ⅱ受体阻滞剂。血管紧张素转换酶抑制剂的主要作用机制是通过影响心肌重构，减轻心室过度扩张而减少充血性心力衰竭的发生率和死亡率。血管紧张素转换酶抑制剂的禁忌证包括：①收缩压低于 100 mmHg 或较基础血压下降 30 mmHg 以上；②中重度肾功能衰竭；③双侧肾动脉狭窄；④对血管紧张素转换酶抑制剂过敏。

6. 钙通道阻滞剂。如使用 β-受体阻滞剂有禁忌证或无效，可应用维拉帕米或地尔硫草以缓解持续性缺血或控制心房颤动、心房扑动的快速心室率，不宜使用硝苯地平快速释放制剂，有左心室收缩功能不全、房室传导阻滞或充血性心力衰竭时不宜使用地尔硫草和维拉帕米。

7. 镁制剂。有以下情况时可行补镁治疗，梗死前使用利尿剂、有低镁血症、出现 QT 间期延长的尖端扭转型室性心动过速，可在 5 min 内静脉注射镁制剂 1～2 g。如无以上临床表现，无论急性心肌梗死临床危险性如何，均不应使用镁制剂。

8. 洋地黄制剂。急性心肌梗死 24 h 之内一般不使用洋地黄制剂，目前一般认为，急性心肌梗死恢复期在血管紧张素转换酶抑制剂和利尿剂治疗下仍存在充血性心力衰竭的患者，可使用地高辛。对于急性心肌梗死左心室衰竭并发快速心房颤动的患者，使用洋地黄制剂较为合适，可首次静脉注射毛花苷 C 0.4 mg，此后根据情况追加 0.2～0.4 mg，然后口服地高辛维持。

（四）再灌注治疗

1. 溶栓治疗。冠脉完全闭塞至心肌透壁坏死的时间窗为 6 h，在该时间内使冠脉再通，可挽救濒临坏死的心肌。越早溶栓效果越好，病死率越低。

（1）优先溶栓治疗的指征。①急性心肌梗死患者来院早（发病≤3 h）；②不能行经皮冠状动脉介入（如导管室被占用，穿刺血管失败和无法转诊到导管室）者；③经皮冠状动脉介入耽误时间（完成经皮冠状动脉介入手术＞90 min），而溶栓治疗快时（完成经皮冠状动脉介入时间-溶栓所需时间＜1 h）。对在无急诊经皮冠状动脉介入条件的医院就诊者，可先给予溶栓（30 min 内），但应尽快转运到有条件的介入治疗中心行急诊经皮冠状动脉介入治疗。

（2）溶栓的适应证。①发病＜12 h；②心电图示至少 2 个连续的胸导联或相邻肢体导联 ST 段抬高＞0.1 mV、明确或可能新发左束支传导阻滞的患者应行溶栓治疗；③发病 12～24 h，心电图示至少 2 个连续的胸导联或相邻肢体导联 ST 段抬高＞0.1 mV，仍有持续性缺血症状的患者也可行溶栓治疗；④发病＞24 h，或 12 导联心电图示 ST 段降低者（正后壁心肌梗死除外）不应行溶栓治疗。

（3）溶栓的绝对禁忌证。①既往任何时间发生过出血性脑卒中，3 个月内发生过缺血性脑卒中（3 h 内急性缺血性脑卒中者例外）；②恶性颅内肿瘤（原发或转移瘤）；③可疑主动脉夹层；④活动性出血或出血体质（月经除外）；⑤3 个月内的头面部严重损伤。

（4）相对禁忌证。①入院时严重且未控制的高血压或慢性控制差的高血压（＞180/110 mmHg）；②3 个月以前发生过缺血性脑卒中；③3 周内曾行外科大手术，创伤性或较长时间的心肺复苏（＞10 min）；④活动性消化性溃疡或 2～4 周内发生过内脏出血；⑤近期（＜2 周）在不能压迫部位的大血管穿刺；⑥妊娠；⑦正在使用抗凝剂治疗；⑧曾用链激酶（＞5 d）或对其有过敏史者不宜重复使用链激酶。

（5）静脉用药的种类和方法。①尿激酶：为我国应用最广泛的溶栓药物，目前建议用量为 150 万 U（约 2.2 万 U/kg）用 10 mL 的 0.9％氯化钠稀释，再加入 5％～10％的葡萄糖注射液 100 mL 中于 30 min 内静脉滴入。酌情皮下注射肝素 7 500 U，每 12 h 1 次，或低分子量肝素皮下注射，2 次/d，持续 3～5 d。②重组组织型纤溶酶原激活剂国外较为普遍的用法是加速给药方案（即 GUSTO 方案），首先静脉注射 15 mg，继之在 30 min 内静脉滴注 0.75 mg/kg（不超过 50 mg），继之在 60 min 内以静脉滴注 20～35 mg。用药前配合给以肝素，以活化部分凝血活酶时间结果调整肝素的药剂量，使 APPT 维持在 60～80 s。

2. 介入治疗。

1）直接经皮冠状动脉介入：与溶栓治疗比较，梗死相关动脉再通率高，达到心肌梗死溶栓试验 3 级血流者明显增多，再闭塞率低，缺血复发少，且出血（尤其脑出血）的危险性低。但对发病 3 h 内的患者而言，溶栓的疗效并不亚于直接经皮冠状动脉介入治疗。

（1）急性心肌梗死优先直接经皮冠状动脉介入治疗的指征。①经皮冠状动脉介入条件好，可在 90 min 内完成经皮冠状动脉介入手术或完成经皮冠状动脉介入时间-溶栓所需时间＜1 h，有心外科支持；②高危患者，如心源性休克或合并心力衰竭，Killip≥Ⅲ级；③溶栓禁忌者（有出血或颅内出血风险）；④来院较晚者（发病＞3 h）；⑤疑诊为 ST 段抬高心肌梗死者。

（2）直接经皮冠状动脉介入的基本条件和要求。①患者发病≤12 h；②从入院到球囊扩张的时间＜90 min；③术者年施经皮冠状动脉介入手术的例数＞75 例；④指导医师年施经皮冠状动脉介入例数＞200 例，其中包括给 ST 段抬高心肌梗死患者做经皮冠状动脉介入手术＞36 例；⑤心外科手术支持。

（3）适应证。最佳适应证：①符合完成经皮冠状动脉介入手术时间＜90 min 的要求；②发病≤3 h 者，溶栓治疗慢而经皮冠状动脉介入治疗快，即完成经皮冠状动脉介入手术时间-溶栓治疗时间＜1 h。③发病＞3 h，完成经皮冠状动脉介入时间＜90 min。④心源性休克，发病＜36 h，休克＜18 h 者，＜75 岁，无禁忌，适合并同意行经皮冠状动脉介入。⑤急性左心力衰竭肺水肿者，发病＜12 h，完成经皮冠状动脉介入时间＜90 min＋者。次佳适应证：①心源性休克，发病＜36 h，休克＜18 h 者，年龄≥75 岁，同意并适合行经皮冠状动脉介入。②急性心肌梗死发病 12～24 h，伴心力衰竭、血流动力学或心电不稳定，或持续缺血状态者。

（4）禁忌证。①急性心肌梗死来院早、适合溶栓者，由技术欠熟练者（＜75 例/年）行经皮冠状动脉介入。②急性心肌梗死患者血流动力学稳定，做非梗死相关冠脉经皮冠状动脉介入。③急性心肌梗死发病＞12 h，无症状，且血流动力学和心电稳定者。

2）补救经皮冠状动脉介入：是指对溶栓后仍未开通的梗死相关动脉行经皮冠状动脉介入，补救经皮冠状动脉介入优于重复溶栓或保守治疗。因此，具有以下情况的患者应行补救性经皮冠状动脉介入治疗：①心肌梗死后 36 h 内发生休克，且能在休克发生 18 h 内开始手术；②发病不超过 12 h，有严重左心力衰竭（包括肺水肿）；③有持续心肌缺血症状、存在血流动力学紊乱或心电不稳定性。

3）溶栓治疗再通者行经皮冠状动脉介入：溶栓治疗再通的患者，如有缺血复发、再梗死、心源性休克或血流动力学紊乱，应择期（发病 7～10 d 后）行经皮冠状动脉介入治疗；有充血性心力衰竭，左室射血分数≤0.4，严重室性心律失常的患者也可行择期经皮冠状动脉介入治疗。对溶栓治疗再通的患者常规行经皮冠状动脉介入治疗尚有争议。

3. 急诊冠状动脉旁路搭桥术。有以下情况的患者应行急诊冠状动脉旁路搭桥术治疗：

（1）行经皮冠状动脉介入失败且有持续胸痛或血流动力学紊乱。

（2）有持续或难治性复发缺血，累及大量心肌但不适合行经皮冠状动脉介入和溶栓治疗。

（3）心肌梗死后有室间隔缺损或二尖瓣反流者行修补术时。

（4）年龄＜75 岁，有严重的三支病变或左主干病变，心肌梗死后 36 h 内发生休克，并能在休克发生 18 h 内开始手术。

（5）左主干狭窄 50％以上或三支病变，且存在危及生命的室性心律失常。有以下情况的患者也可行急诊冠状动脉旁路搭桥术治疗：①发病 6～12 h，不适合行溶栓和经皮冠状动脉介入治疗的 ST 段抬高心肌梗死进展期患者；②年龄≥75 岁，有严重的三支病变或左主干病变，梗死后 36 h 内发生休克，并能在休克发生 18 h 内开始手术。有持续性心绞痛，但血流动力学稳定，累及心肌面积较小的患者不宜行急诊冠状动脉旁路搭桥术治疗，心外膜血管已通但微循环灌注差的患者也不宜行急诊冠状动脉旁路搭桥术治疗。再灌注损伤：急性缺血性心肌再灌注时，可出现再灌注损伤，常表现为再灌注性心律失常。各种快速、缓慢性心律失常均可出现，应做好相应的抢救准备。

（五）并发症及处理

急性心肌梗死由于心肌大面积坏死或伴有不同程度缺血，可出现以下并发症：急性左心力衰竭肺水肿，低血容量性低血压，心源性休克，心律失常和机械并发症，包括室间隔穿孔、乳头肌断裂和心脏游离壁破裂。并发症治疗按常规进行：

1. 急性肺水肿治疗措施。吸氧，吗啡、呋塞米、硝酸甘油、多巴胺、多巴酚丁胺和血管紧张素转换酶抑制剂等药物治疗。

2. 低容量低血压的治疗措施。补液、输血、对因治疗和给予升压药等。

3. 心源性休克的治疗原则。升压并增加组织灌注。

4. 心律失常包括快速和缓慢心律失常，按常规处理。

5. 机械并发症应尽快行外科手术治疗。

十、诊疗探索

利多卡因在减少心室颤动和复杂的室性心律失常方面是有效的。利多卡因可使几乎 50％早期出现心室颤动的患者不再出现严重的室性心律失常。同时，由于 β 阻滞剂的应用，使得心室颤动的发生率已降到较低的水平。ISIS-Ⅲ的一项数据分析显示，利多卡因虽能降低心室颤动率，却同时有增加死亡率的倾向，这可能与对心脏收缩力减弱有关。一项荟萃分析和新临床证据支持这一观点，而使其在降低心室颤动方面的好处被抵消了。目前，不提倡利多卡因做预防性应用或治疗无症状预警性心律失常。

急性心肌梗死后的埋藏式心律转复除颤器，其置入指征：急性心肌梗死后48 h以上未发生心室颤动或室性心动过速，40 d以后左室射血分数<30%或左室射血分数30%~40%，合并心电不稳定加上电生理检查阳性者。应该看到，将急性心肌梗死患者伴左心室功能低下者列为埋藏式心律转复除颤器置入指征。但我国目前因费用太贵而较少应用。对于未能接受早期再灌注治疗、梗死相关血管持续闭塞的急性心肌梗死患者，目前倾向于采用介入治疗手段开通血管，使血运重建，可能起到改善左室重构，保护左室功能、增强电稳定性、提供侧支循环到其他血管等作用，达到减少主要心脏事件发生率的目的。但晚期经皮冠状动脉介入可能由于操作有关的并发症及动脉粥样硬化碎片或血栓所致的远端栓塞引起心肌损伤，而导致潜在的害处。

十一、病因治疗

(一)调脂治疗

将血脂控制在更低范围，可以显著降低主要心血管事件的发生率（包括致死性或非致死性心肌梗死、不稳定型心绞痛等）。所有患者均应进行饮食调节（饱和脂肪低于总热量的7%，胆固醇低于200 mg/dL，增加ω23脂肪酸、水果、蔬菜、可溶性纤维素的摄入），适当控制总热量的摄入以维持理想体重。如患者低密度脂蛋白胆固醇≥100 mg/dL，应在出院时加用药物治疗，首选他汀类药物。

(二)华法林

有持续性或阵发性心房颤动的患者需长期应用华法林抗凝，影像学检查发现左室血栓的患者，给华法林抗凝至少3个月。单用华法林抗凝，国际标准化比率应维持在2.5~3.5，与阿司匹林合用（75~150 mg），国际标准化比率应维持在2~3。有左室功能不全且存在大面积室壁运动不良的患者也可应用华法林抗凝。有阿司匹林禁忌证的患者应用华法林：无支架置入时作为氯吡格雷的替代品（国际标准化比率2.5~3.5）；有支架置入时与氯吡格雷（75 mg/d）合用（国际标准化比率2~3）。

(三)醛固酮受体拮抗剂

有左心力衰竭症状、左室射血分数<40%或并存糖尿病的患者具备下列条件时应长期使用醛固酮受体拮抗剂：无严重肾功能不全（男性血清肌酐≤221 μmol/L，女性血清肌酐≤176.8 μmol/L），已应用治疗剂量的血管紧张素转换酶抑制剂且无高钾血症（血钾≤5 mmol/L）。

(四)戒烟

所有ST段抬高心肌梗死患者必须彻底戒烟，包括主动吸烟和被动吸烟。

(五)血压控制

血压≥120/80 mmHg的患者均应改善生活方式，包括控制体重、饮食调节、适当活动和限制钠盐摄入。应使用抗高血压药物将患者的血压控制在140/90 mmHg以下，有糖尿病或慢性肾脏疾病的患者须控制在130/80 mmHg以下，不宜使用短效二氢吡啶类钙通道阻滞剂。

十二、最新进展

(一)生物可吸收支架

国外学者正从事生物可吸收支架的临床研究。生物可吸收支架可有多聚物和金属基质两种类型。两种都能被机体安全吸收，对周围组织无害。一旦疾病治愈，支架就消失。生物可吸收支架解决了迟发性血管血栓形成和需要长期抗血小板凝聚治疗的问题。另一个优点是它们不在MRI和CT扫描上显示，如果患者要求传统的重新介入治疗时，也不会出现需要发现非金属片段的问题。

(二)急性心肌梗死后立即进行干细胞移植

我国学者进行了这方面的研究。研究结果提示：急诊骨髓单个核细胞移植到梗死相关的冠状动脉内不仅安全而且可以明显改善整个左心室功能和心肌灌注，同时也减慢了已患急性心肌梗死6个月的患者左室重塑过程。在急性心肌梗死1周～6个月期间，骨髓细胞移植患者的心肌再灌注损伤分数下降，心肌灌注得到改善，对照组没有看到类似的结果。此研究尚需经过大规模的双盲、多中心临床试验证实。

(三)急性心肌梗死合并心源性休克患者临床治疗进展

患者因其治疗效果及预后差，死亡率居高不下，一直是临床心血管疾病治疗中的重点和难点。在当今再灌注治疗及机械循环支持应用年代，急性心肌梗死合并心源性休克患者30 d的死亡率仍在40％以上。国内外对于此部分患者诊治的探索也从未停顿。机械循环支持如主动脉内球囊反搏、体外膜肺氧合、左心室辅助装置在急性心肌梗死合并心源性休克患者的治疗中曾被寄予厚望，但研究结果不尽如人意。最新的2017年欧洲心肌梗死指南也因此将在急性心肌梗死合并心源性休克患者中常规应用机械循环支持如主动脉内球囊反搏作为Ⅲ类推荐，除非合并有心肌梗死后机械性并发症（急性二尖瓣反流、室间隔穿孔）。心源性休克患者合并短期内难以纠正的严重低氧状态时，可考虑使用体外膜肺氧合进行循环呼吸辅助。不提倡在非选择性患者中常规应用机械循环支持。将来仍需进一步探索对疾病病理生理转变的认识、寻找新的治疗方法、建立团队合作、扩大临床研究等各方面的研究，进一步改善患者的临床预后。

(四)ST段抬高心肌梗死

急诊经皮冠状动脉介入时行完全血运重建的建议级别从Ⅲ级提高至Ⅱa级。2012版指南不建议急诊经皮冠状动脉介入时常规处理非梗死相关血管，多项研究显示，无论是根据冠状动脉造影还是血流储备分数结果，在急诊经皮冠状动脉介入时处理有意义的非梗死相关血管，均可降低复合终点事件（主要是再次血运重建）发生率。2017版指南根据这些结果将ST段抬高心肌梗死患者急诊经皮冠状动脉介入时施行完全血运重建的建议从Ⅲ级提升为Ⅱa级。患者心血管预后有改善作用，对缩短住院时间、减少穿刺次数从而降低穿刺相关并发症的发生率均是获益的。但急诊经皮冠状动脉介入时达到完全血运重建并未降低死亡率。在ST段抬高心肌梗死患者行急诊经皮冠状动脉介入时，要量力而行，以成功处理梗死相关血管为第一要务，无须急于在急诊经皮冠状动脉介入时达到完全血运重建。

陈勉 孔月琼 李莉 张在其

第七节 感染性心内膜炎

一、基本概念

感染性心内膜炎是指病原微生物感染心内膜或心瓣膜而产生的炎症，其中细菌性心内膜炎临床最为多见，典型临床表现有发热、心脏杂音、贫血、栓塞、皮肤病损、脾肿大和血培养阳性等。感染性心内膜炎的发病率在我国不祥，在美国为每年11～15例次/10万人。本病以男性多见，男女发病比例约为2：1。传统上，感染性心内膜炎根据病程分为急性和亚急性，急性感染性心内膜炎是指未经治疗的患者发生严重全身中毒症状，在数天至数周内发展为瓣膜破坏和迁徙性感染；亚急性感染性心内膜炎是指未经治疗的患者病情较轻、中毒症状不重，病程数周至数月，很少引起迁徙性感染。临床上也有根据感染的解剖部位及有关致病危险因素把感染性心内膜炎进行分类的，且应用越来越广泛，如自体瓣膜心内膜炎、人工瓣膜心内膜炎、静脉药物成瘾者心内膜炎、医疗相关性心内膜炎；或根据病原体把感染性心内膜炎分类的，如草绿色链球菌心内膜炎、葡萄球菌性心内膜炎、肠球菌心内膜炎、真菌性心内膜炎等。

二、常见病因

急性感染性心内膜炎多由毒力强的化脓性细菌侵入心内膜所致，其中金黄色葡萄球菌几乎占50%以上。亚急性感染性心内膜炎在抗生素广泛应用于临床之前，80%由非溶血性链球菌引起，主要为草绿色链球菌的感染。近年来由于广谱抗生素的普遍使用，致病菌种有明显改变，草绿色链球菌的发病率下降（但仍占优势），金黄色葡萄球菌、肠球菌、表皮葡萄球菌、革兰阴性细菌或真菌的比例增高，过去罕见的耐药微生物病例也有增加。真菌感染尤多见于心脏手术和静脉药物成瘾者中，长期应用抗生素或激素、免疫抑制剂、静脉导管输注高营养液等也都可增加真菌感染的机会，其中以念珠菌、曲菌和组织胞质菌属较多见。

三、发病机制

（一）心脏病基础及易患因素

感染性心内膜炎中55%～75%的患者有基础疾病。作为感染性心内膜炎的基础心脏病，风心病在20世纪70年代和20世纪80年代占20%～25%，20世纪90年代以后仅占7%～10%。风心病中，感染性心内膜炎最常发生于二尖瓣和主动脉瓣，尤多见于轻至中度关闭不全者。先心病作为感染性心内膜炎的基础疾病，在青壮年中占10%～20%，其中动脉导管未闭、室间隔缺损、二叶主动脉瓣易于感染。二尖瓣脱垂作为主要的心脏结构异常，在无药物滥用或院内感染的成人中，占自体瓣膜心内膜炎病例的7%～30%。退行性心瓣膜病变者罹患本病的比例有所增加。此外，近年来感染性心内膜炎发生于无心脏基础病变者日益增多，尤其见于较长时间留置静脉导管、静脉药物成瘾、由药物或疾病引起免疫功能抑制的患者。人工瓣膜置换术后的感染性心内膜炎也有增多。瓣膜置换术后第1年人工瓣膜心内膜炎发生率为1%～4%，随后每年发病率约为1%。研究证实人工瓣膜材质和感染性心内膜炎的发生之间没有相关性，接受机械瓣或生物瓣人工瓣膜心内膜炎发生率相近。心内膜炎既往史是后来发生感染性心内膜炎的重要易感因素，与存在静脉导管或血管内侵入性操作相关的菌血症，可并发相关的心内膜炎。长期血液透析的患者具有显著的感染性心内膜炎风险。据报道，人类免疫缺陷病毒感染者中存在许多感染性心内膜炎病例。有人提出，人类免疫缺陷病毒感染是静脉药瘾者发生感染性心内膜炎的独立危险因素，然而其他报告尚未证实该观点。

（二）病原体黏附于非细菌性血栓性心内膜炎部位是发生感染性心内膜炎的早期关键问题

非细菌性血栓性心内膜炎在形成过程中有两个主要机制是关键的：内皮损伤和高凝状态。3种血流动力学条件可损伤内膜、促发非细菌性血栓性心内膜炎：

1. 高速喷射冲击内膜。

2. 血液从高压腔室流向低压腔室。

3. 血液高速流经狭窄的瓣膜口。若瓣膜表面的内皮受到损伤，止血机制激活，引起血小板和纤维素沉积，即形成所谓的非细菌性血栓性心内膜炎，这种血小板-纤维素复合物不仅使较完整的内皮更易受到病原体的植入，而且还可保护病原体不受宿主防御功能的作用。

（三）基于上述血流动力学在促发内皮损伤和高凝状态方面的影响

主动脉瓣关闭不全常见的感染部位为主动脉瓣的左室面和二尖瓣腱索上；二尖瓣关闭不全时感染病灶在二尖瓣的左房内膜上；室间隔缺损的感染病灶则在右室的内膜面，然而当缺损面积大到左、右心室不存在压力阶差或合并有肺动脉高压使分流量减少时，则不易发生本病。在充血性心力衰竭和心房颤动时，由于血液喷射力减弱，也不易发生本病。

(四) 菌血症及其他

尽管细菌在非细菌性血栓性心内膜炎部位黏附是发生感染性心内膜炎的早期主要环节，但菌血症与非细菌性血栓性心内膜炎同时存在，未必一定会导致感染性心内膜炎，短暂的有或无症状的菌血症患者很少发生感染性心内膜炎，感染性心内膜炎的发病往往是细菌持续存在，并在内膜上不断繁殖，同时重要的是机体的防御能力低下。

此外，反复的暂时性菌血症使机体产生循环抗体尤其是凝集素，它可促使少量的病原体聚集成团，易黏附在血小板-纤维素血栓上而引起感染。也有人认为是受体附着的作用，因为一些革兰阳性致病菌如肠球菌、金黄色葡萄球菌、表皮葡萄球菌等，有一种表面成分可与心内膜细胞表面的受体起反应，进而引起内膜的炎症。

(五) 病理改变

本病的基本病理变化是在心瓣膜表面附着由血小板、纤维蛋白、红细胞、白细胞和感染病原体沉着而组成的赘生物，后者可延伸至腱索、乳头肌和室壁内膜，赘生物底下的心内膜可有炎症反应和灶性坏死。病变严重时，心瓣膜可形成深度溃疡，甚至发生穿孔，偶见乳头肌和腱索断裂。以后感染病原体被吞噬细胞吞噬，赘生物被纤维组织包绕，发生机化、玻璃样变或钙化，最后被内皮上皮化。心脏各部分病变的愈合程度是不均一的，某处可能愈合，而他处的炎症却处于活动期，有些病灶愈合后还可复发，形成新的病灶。

本病的赘生物较风湿性心内膜炎所产生者大而脆，容易碎落成感染栓子，随体循环血流播散到身体各部产生栓塞，引起相应脏器的梗死或脓肿。栓塞阻碍血流或使血管壁破坏，管壁囊性扩张形成菌性动脉瘤，常为致命的并发症。

本病常有微栓塞或免疫机制引起的小血管炎，如皮肤黏膜瘀点、指甲下出血、Osler 小结和 Janeway 结节等。感染病原体和体内产生相应的抗体结合成免疫复合物，沉着于肾小球的基底膜上引起肾小球肾炎，后者可导致肾功能衰竭。

四、临床特征

(一) 感染性心内膜炎的病理生理特征

1. 心内感染的局部破坏作用。
2. 无菌或化脓的赘生物碎片引起远处栓塞，产生栓塞或感染。
3. 持续菌血症的血源性播散。
4. 对感染微生物的抗体反应，即由原先形成的免疫复合物或抗体-补体沉积物与组织中沉积的抗原相互作用造成的组织损伤。

(二) 自体瓣膜心内膜炎

发热最常见，热型多变，以不规则者为最多，可为间歇型或弛张型，伴有畏寒和出汗，体温大多在 $37.5 \sim 39 ℃$，$5\% \sim 15\%$ 的患者可仅有低热或体温正常，多见于老年和伴有栓塞或细菌性动脉瘤破裂引起脑出血或蛛网膜下腔出血及严重心力衰竭、尿毒症时。此外尚未诊断本病前已应用过抗生素、退热药、激素者也可暂时不发热。$80\% \sim 85\%$ 的患者有心脏杂音，其特征是原有心脏病的杂音性质或强度等有所改变或原来正常的心脏出现新的杂音。在病程中杂音性质的改变往往是由于贫血、心动过速或其他血流动力学的改变所致。约 15% 患者在发病初期没有心脏杂音，而在治疗期间可以出现杂音，少数患者直至治疗后 2~3 个月才出现杂音。

皮肤和黏膜的瘀点、甲床下线状出血、Osler 小结、Janeway 结节等外周表现在近 20～30 年来发生率均有明显下降。瘀点是毒素作用于毛细血管，使其脆性增加，破裂出血或由于微栓塞引起，多见于眼球结膜、口腔黏膜和肢端等处，常成群也可个别出现，持续数天，消失后可再现，其中心可发白。甲床下出血的特征为暗红、线状，远端不到达甲床前边缘，压之可有疼痛。Osler 小结是小而柔软的皮下结节，多发生于手指或足趾末端的掌面，呈紫或红色，稍高于皮面，小者可 1～2 mm，大者可 5～15 mm，常持续 4～5 d。Osler 小结并非本病所特有，在系统性红斑狼疮、伤寒、淋巴瘤中也可出现。在手掌和足底出现小的直径 1～4 mm、无压痛的出血性或红斑性损害，称为 Janeway 结节。Roth 点为椭圆形黄斑出血伴中央苍白。

70%～90% 的患者有进行性贫血，有时可达严重程度，甚至成为最突出的症状。贫血可引起全身乏力、软弱和气急。

脾常有轻至中度肿大，可有压痛。脾肿大的发生率已较前明显减少，为 15%～50%，且多见于病程较长的亚急性感染性心内膜炎。

全身栓塞是感染性心内膜炎常见的临床表现，占患者的 30%～40%。受损瓣膜上的赘生物被内皮细胞完整覆盖需 6 个月，故栓塞可在发热开始后数天至数月内发生。早期出现栓塞的大多起病急，病情危险。全身各处动脉都可发生栓塞，最常见部位是脑、脾、肾和冠状动脉。脾栓塞性梗死可引起左上腹疼痛、左肩痛和少量左侧胸膜渗出。肾栓塞可无症状，或出现腰痛或腹痛，并可见血尿或菌尿，但临床上极少致明显的肾功能不全。脑血管栓塞的发生率为 10%～20%，好发在大脑中动脉及其分支，偏瘫症状最常见。四肢动脉栓塞可引起肢体疼痛和明显的缺血反应如苍白而冷、发绀、甚至坏死。肺栓塞多见于右侧心脏心内膜炎，如果左侧心瓣膜上的赘生物小于未闭的卵圆孔时，也可到达肺部造成肺梗死，患者可有突发胸痛、气急、发绀、咳嗽、咯血或晕厥甚至休克等症状，胸部 X 线片上表现为不规则的小块阴影，也可呈大叶楔形阴影，动脉血气分析呈低氧血症。冠状动脉栓塞在尸检中常见，但很少有透壁性梗死。肠系膜动脉栓塞可发生腹痛、肠绞痛和大便隐血阳性。不到 3% 的患者可出现中心视网膜动脉栓塞引起突然失明。应当注意的是，上述所有栓塞表现均要与该脏器的其他疾病相鉴别。

关节痛、低位背痛和肌痛在起病时较常见，主要累及腓肠肌和股部肌肉及踝、腕等关节。若病程中有严重的骨痛，应考虑可能由于骨膜炎、骨膜下出血或栓塞、栓塞性动脉瘤压迫骨部引起。

30%～40% 的感染性心内膜炎患者表现有神经系统症状和体征，其中栓塞性卒中最常见、临床意义也最重要。金黄色葡萄球菌性感染性心内膜炎患者的神经系统表现多见。

(三) 人工瓣膜心内膜炎

在发达国家，其占感染性心内膜炎的 10%～20%。心脏瓣膜术后 60 d 内出现感染性心内膜炎症状者称为"早期"人工瓣膜心内膜炎，以后发生者则称为"晚期"人工瓣膜心内膜炎。早期人工瓣膜心内膜炎多由污染的人工瓣膜、缝合材料和器械及瓣膜手术并发症引起，晚期人工瓣膜心内膜炎主要由社区获得性感染引起；但有临床研究证实，人工瓣膜心内膜炎在心脏术后 2～12 个月的发病率和病原体谱与术后 2 个月内是相似的，因此把人工瓣膜心内膜炎分为"早期"或"晚期"以试图说明感染的途径及感染病原体的不同可能意义不大。此外，由于血液经过体外循环转流后吞噬作用受到破坏，机体对病原体的清除能力得以减弱是人工瓣膜心内膜炎重要的内在条件。瓣膜手术后各个时段都有可能发生培养阴性的感染，它们很大程度上是由于近期或同时进行的抗生素治疗的混杂效应。贝纳柯克斯体不常引起心内膜炎，但尤易引发人工瓣膜心内膜炎。因此，在贝纳柯克斯体流行地区，评估培养阴性迟发人工瓣膜心内膜炎的可能原因时须将其考虑在内。术后第 1 年内导致人工瓣膜心内膜炎的凝固酶阴性葡萄球菌几乎全是表皮葡萄球菌。术后 1 岁以上的人工瓣膜心内膜炎可能来自牙科、胃肠道和泌尿道的操作，或皮肤破损及间歇性感染所致的菌血症，其致病微生物与自体瓣膜心内膜炎相似，主要由各种链球菌属（以草绿色链球菌为主）、肠球菌、金黄色葡萄球菌引起，真菌（最常见为白色念珠菌，其次为曲菌）、革兰阴性杆菌、类白喉棒状杆菌也非少见。

双瓣膜置换术后人工瓣膜心内膜炎较单个瓣膜置换术后人工瓣膜心内膜炎发生率高，其中主动脉瓣的人工瓣膜心内膜炎高于二尖瓣的人工瓣膜心内膜炎，这可能与跨主动脉瓣压力阶差大、局部湍流形成明显有关。人工瓣膜心内膜炎的危险因素尚不确定，瓣膜移植后的最初几月内，机械瓣较生物瓣更具感染风险，但12个月后，生物瓣感染的危险性超过机械瓣。以往有自身瓣膜心内膜炎的患者特别是活动性患者，术后发生人工瓣膜心内膜炎的机会更高。人工瓣膜心内膜炎的病死率较高，约50%，其中，早期人工瓣膜心内膜炎病死率高于晚期人工瓣膜心内膜炎。

人工瓣膜心内膜炎的临床特征与非药物滥用的自体瓣膜心内膜炎表现相似，但早期人工瓣膜心内膜炎的症状和体征常为手术或其他手术并发症所掩盖，因为术后的菌血症、留置各种插管、胸部手术创口、心包切开综合征、灌注后综合征和抗凝治疗等也均可引起发热、出血点、血尿等表现。

人工生物瓣心内膜炎主要引起瓣叶的破坏，产生瓣膜关闭不全，很少发生瓣环脓肿。而机械瓣的感染主要在瓣环附着处，引起瓣环和瓣膜缝着处的缝线脱落裂开，形成瓣周漏，瓣环的弥散性感染甚至使人工瓣膜完全撕脱。由于出现溶血，使贫血加重。当瓣环脓肿形成时，容易扩展至邻近心脏组织，出现与自体瓣膜心内膜炎相似的并发症。人工瓣膜心内膜炎的早期，瓣膜尚无明显破坏时，可无杂音，因而不能因未闻新杂音而延误诊断。体循环栓塞可发生于任何部位，在真菌性人工瓣膜心内膜炎中（尤其是曲菌引起者），栓塞可能是唯一的临床发现。

（四）静脉药物成瘾者心内膜炎

多见于年轻男性（平均年龄30～40岁），60%～80%患者发病前无瓣膜病变。静脉药物成瘾者的感染性心内膜炎中，三尖瓣受累占60%～70%，其次为主动脉瓣（25%）和二尖瓣（20%），少数患者同时有左右心瓣膜受累。与成人自体瓣膜心内膜炎的病原体不同，静脉药物成瘾者心内膜炎的致病菌主要为金黄色葡萄球菌，占所有感染者的50%以上，由铜绿假单胞菌及其他革兰阴性杆菌引起的右心和左室瓣膜感染的发病率也在增加。三尖瓣心内膜炎多表现有胸膜性疼痛、呼吸急促、咳嗽、咯血，70%左右患者的胸部X线表现为脓毒性肺栓塞，不到半数的患者可闻及三尖瓣反流性杂音。静脉药物成瘾者心内膜炎中50%有人类免疫缺陷病毒感染，这些患者的死亡危险性与CD4$^+$数目负相关，CD4$^+$<200/mm^{3}者死亡危险成倍增加。

（五）医疗相关性心内膜炎

包括院内获得性感染性心内膜炎和一些由医疗措施引起的感染性心内膜炎，如长期留置静脉导管、起搏电极等。与心脏手术无关的医院获得性心内膜炎，在老年多见，占各种类型心内膜炎的5%～20%，近年呈不断增长趋势。常见致病菌为革兰阳性球菌，其中金黄色葡萄球菌占55%，其次为肠球菌和凝固酶阴性葡萄球菌，革兰阴性杆菌和真菌感染的院内获得性感染性心内膜炎虽不常见，但其发生率在逐渐增加。医疗相关性心内膜炎发病常为急性，典型体征少见，死亡率较高。

（六）并发症

充血性心力衰竭与心脏其他并发症。心力衰竭是本病最常见的并发症，其因在于：

1. 瓣膜尤其是二尖瓣和/或主动脉瓣被破坏甚或穿孔，以及其支持结构如乳头肌、腱索等受损，发生瓣膜功能不全。

2. 炎症、心肌局部脓肿或微栓子进入心肌血管。

3. 较大的栓子进入冠状动脉引起心肌梗死等。此外，感染的瓦氏窦瘤破裂造成心内分流也是充血性心力衰竭的少见原因。

病变在主动脉瓣的心内膜炎或发生在主动脉窦的菌性动脉瘤，感染可侵袭房室束或压迫心室间隔引起房室传导阻滞和束支传导阻滞。

心肌脓肿常见于金黄色葡萄球菌和肠球菌感染，特别是凝固酶阳性的葡萄球菌，可为多发性或单个大脓肿。心肌脓肿的直接播散或主动脉瓣环脓肿破入心包可引起化脓性心包炎、心肌瘘管或心脏穿孔。二尖瓣脓肿及继发于主动脉瓣感染的室间隔脓肿，常位于间隔上部，均可累及房室结和希氏束，引起房室传导阻滞或束支传导阻滞，宜及时做外科手术切除和修补。菌性动脉瘤：化脓性栓子阻塞血管并继发动脉炎和血管壁破坏或细菌经滋养层血管种植于血管壁均可引起菌性动脉瘤，其中以真菌性动脉瘤最为常见。菌性动脉瘤最常发生于主动脉窦，其次为脑动脉、已结扎的动脉导管、腹部血管、肺动脉、冠状动脉等。不压迫邻近组织的动脉瘤本身几无症状。脑部真菌性动脉瘤最常见于大脑中动脉的分支处，不能缓解的局限性头痛、不好解释的神经系统变化、局部神经系统异常都提示脑部真菌性动脉瘤的可能。脑的动脉滋养血管菌性动脉瘤，往往可突然破裂而引起脑室内或蛛网膜下腔出血导致死亡。

其他并发症还有免疫复合物引起的间质性肾炎和肾小球肾炎等。

五、辅助检查

（一）一般实验室检查

70％～90％患者有贫血，呈正细胞、正色素性，伴有血清铁和血清铁结合力下降，随着病程延长贫血加重。白细胞计数在无并发症的亚急性感染性心内膜炎患者可正常或轻度增高，在急性感染性心内膜炎则常有明显增多，并可见核左移。少数患者可见血小板减少。几乎所有的患者红细胞沉降率增快，但伴有心力衰竭、肾功能衰竭、弥散性血管内凝血者除外。半数以上患者可出现蛋白尿和镜下血尿，在并发急性肾小球肾炎、间质性肾炎或大的肾梗死时，可出现肉眼血尿、脓尿及血清尿素氮和血清肌酐的增高。循环免疫复合物、类风湿因子、免疫球蛋白定量、C反应蛋白等提示免疫刺激和炎症反应，与疾病的活动性相平行，但费用较大，而且不能作为感染性心内膜炎的诊断或监测治疗的反应。

（二）血培养

阳性血培养是诊断本病的最直接证据，也是感染性心内膜炎微生物学诊断的基础，持续低水平（＜100个细菌/mL）菌血症是感染性心内膜炎的典型表现。近期无使用抗生素的情况下，有效诊断所需血培养标本数至少为3套，3套血培养能检测出96％～98％的菌血症。应用抗生素治疗是感染性心内膜炎培养阴性的主要原因，特别是致病菌对抗生素高度敏感者。由于感染性心内膜炎患者的菌血症是持续性的，因此，不需强调发热时采血培养，但在寒战或体温骤升时取血可能会提高培养的阳性概率。此外，动脉与静脉血培养的阳性率相同。启用抗菌治疗前，应从不同的静脉穿刺部位采集至少3套血培养标本。若患者临床病情稳定，则可推迟抗感染治疗，同时等待血培养及其他诊断性检查的结果。若患者有临床病情不稳定的征象，则在采集血培养标本后启用经验性抗感染治疗是适当的。应在开始抗菌治疗后48～72 h复查血培养，每48～72 h重复1次，直到证实菌血症清除。每次取血至少20 mL（双瓶至少各10 mL），更换静脉穿刺部位，且不经输液通道（因其已被污染），皮肤严格消毒。血培养常规做需氧和厌氧菌培养，在人工瓣膜置换、较长时间留置静脉导管、导尿管或有静脉药物成瘾者，应加做真菌培养。观察时间至少2周，当培养结果阴性时应保持观察到3周。培养阳性者应做药物敏感试验，指导治疗。

（三）心电图

多无特异性表现，或呈现基础心脏病引起的异常。在并发栓塞性心肌梗死、心包炎时可显示特征性改变，并提示预后不良。在伴有室间隔脓肿或瓣环脓肿时可出现不全或完全性房室传导阻滞或束支传导阻滞。

（四）超声心动图

对于感染性心内膜炎的诊断十分重要，可检出赘生物所在部位、大小、数目和形态。经胸超声心动图对生物瓣人工瓣膜心内膜炎早期诊断的价值高于对机械瓣人工瓣膜心内膜炎的诊断，因为它能将前者的瓣膜形态很好显示出来，易于发现生物瓣上的赘生物，而对机械瓣的赘生物则因其超声回声表现为多条且多变而难以确定。经胸超声心动图难以检出直径<2~3 mm 的赘生物，对瓣膜上稀松的钙化或假性赘生物有时也难鉴别。近年来发展的经食道超声心动图较经胸超声心动图大大提高了诊断准确率，90％～100％的病例可发现赘生物甚至包括直径在1~1.5 mm 的赘生物，而且不受机械瓣造成的回声的影响。超声心动图还能探测瓣膜破坏的程度或穿孔、腱索的断裂，以及各种化脓性心内膜炎的并发症如主动脉根部或瓣环脓肿、室间隔脓肿、心肌脓肿、化脓性心包炎等，并有助于判定原来的心脏病变、评价血流动力学改变和左室功能、判断预后、确定是否需要手术及手术时机等。一般而言，对于疑似感染性心内膜炎的患者，经胸超声心动图是首选的诊断性检查方法，其敏感性较低（最高达75％），但其特异性接近100％。因此，经胸超声心动图上没有发现赘生物并不能排除感染性心内膜炎的诊断，但是经胸超声心动图上发现瓣膜的形态和功能均正常可大幅降低感染性心内膜炎的可能性。一项纳入134 例疑似感染性心内膜炎患者的研究显示，经胸超声心动图上未发现赘生物且瓣膜正常的患者中有96％的经食道超声心动图也为阴性。经食道超声心动图检测瓣膜赘生物的敏感性＞90％，且在检测心脏并发症（如脓肿、瓣叶穿孔和假性动脉瘤）方面优于经胸超声心动图。因此，经食道超声心动图在大多数情况下均有用，即使经胸超声心动图足以确诊感染性心内膜炎。值得注意的是，经食道超声心动图的特异性并非100％；当存在心脏肿瘤、附壁血栓或位于主动脉瓣的纤维束状物时，可出现假阳性结果。由于感染性心内膜炎早期病情变化较大，而亚急性感染性心内膜炎病程较长，因此，超声心动图检查应多次反复进行。

（五）放射影像学

胸部 X 线是非特异性检查，但对有心功能不全患者，可评价心脏大小及肺瘀血程度，以及可能合并的肺部感染，对肺栓塞的诊断也有帮助，同时有利于对手术时机的选择。CT 检查对疑有较大的主动脉瓣周脓肿有一定的诊断作用，但人工瓣膜的假影及心脏的搏动影响了其对瓣膜形态的评估，且依赖于造影剂和有限的横断面使其临床应用受限。MRI 不受人工瓣膜假影的影响，对超声心动图不能确定的主动脉根部脓肿检查可起辅助作用，然而费用昂贵。

（六）心导管检查和心血管造影

对诊断原有的心脏病变尤其是合并冠心病很有意义外，尚可评价瓣膜的功能；但心导管检查和心血管造影可能使赘生物脱落引起栓塞，或引起严重的心律失常，加重心力衰竭，须慎重考虑，严格掌握适应证。

（七）放射性核素⁶⁷Ga 心脏扫描

对心内膜炎的赘生物和心肌脓肿的诊断有一定帮助，但其敏感性差，显示结果需72 h，也不能准确解剖定位，临床应用价值不大。

六、诊断思路

本病"经典"的临床表现已不十分常见（表 1-2-14），且有些症状和体征在病程晚期才出现，加之患者多曾接受抗生素治疗及细菌学检查技术的受限，早期诊断并非易事，须结合基础疾病、易感因素等综合考虑。

首先，应熟悉易患感染性心内膜炎的各种基础疾病及近 10 年来感染性心内膜炎的易患人群已有较大变化。随着风湿性心瓣膜病发病的明显降低，风湿性心瓣膜病患感染性心内膜炎者相对减少，而行瓣膜置换术的患者在其后的岁月自然地就置于人工瓣膜心内膜炎的危险中；随着人群寿命的延长，退行性心瓣膜病也在成为感染性心内膜炎发病的主要原因。老年人基础疾病住院率高，较长时间留置静脉导管、心内植入起搏导线、血液透析等与医院内感染相关感染性心内膜炎者增多。此外，患者的中位年龄由应用抗生素前和应用抗生素早期年代的 30～40 岁逐渐上升到近 10 年的 50～70 岁。

其次，要充分认识感染性心内膜炎的不典型临床表现，如老年人、严重衰弱或曾接受抗生素治疗的感染性心内膜炎患者可不出现明显发热或仅表现为低热、贫血或全身衰竭等症状，部分感染性心内膜炎患者的首发症状是心脏外表现，如原因不明的贫血、肾功能不全、皮肤表现、脾肿大或栓塞症状等。

基于上述，临床上只要怀疑本病的可能，就应立即做血培养，并及时进行超声心动图等检查。阳性血培养具有决定性诊断价值，并为抗生素的选择提供依据。

表 1-2-14　感染性心内膜炎临床表现的变迁

特征	过去	现在
发热	持续	持续、间歇或不规则
杂音	明显	明显或不明显
脾肿大	常见	少见
Osler 小结	常见	少见
动脉栓塞	常见	仍不少见
Janeway 结节	常见	少见
Roth 点	常见	少见
病原菌	草绿色链球菌为主	其他菌种增多
瓣膜病变	自体瓣多见	自体瓣、异体瓣
起搏器导线感染	罕见	增多
静脉药物成瘾	罕见	增多

七、临床诊断

采用改良的 Duke 标准诊断感染性心内膜炎有较好的灵敏性和特异性，从指导治疗的角度讲，即使是患者临床诊断为感染性心内膜炎可能，也应按确诊处理。

（一）急性感染性心内膜炎

常发生于原本正常的心脏，在静脉药物成瘾者发生的右侧心脏的心内膜炎也多倾向于急性。病原体通常是毒力高的金黄色葡萄球菌或真菌。起病往往突然，伴高热、寒战，全身中毒症状明显，常是全身严重感染的一部分，病程多急骤凶险，易掩盖感染性心内膜炎的临床症状。由于心瓣膜和腱索的急剧损害，可短期内出现急性瓣膜关闭不全，进而迅速地发展为急性充血性心力衰竭甚至导致死亡。

在受累的心内膜上可附着大而脆的赘生物，尤其是霉菌性感染更为明显。脱落的带菌栓子可引起多发性栓塞和转移性脓肿，包括心肌脓肿、脑脓肿和化脓性脑膜炎等。若栓子来自感染的右侧心腔，则可出现肺炎、肺栓塞和肺脓肿。皮肤可有多形瘀斑和紫癜样出血性损害。

（二）亚急性感染性心内膜炎

大多数患者起病缓慢，多表现非特异性隐袭症状，如全身不适、疲倦、低热及体重减轻等。少数起病以本病的并发症形式开始，如栓塞、不能解释的卒中、心瓣膜病的进行性加重、顽固性心力衰竭、肾小球肾炎和手术后出现心瓣膜杂音等。

1.感染性心内膜炎改良 Duke 诊断标准。临床确诊：2 项主要标准，或 1 项主要标准与 3 项次要标准，或 5 项次要标准。临床可能：1 项主要标准加 1 项次要标准，或 3 项次要标准。若存在以下任何情况，则可能排除感染性心内膜炎的诊断：已做出一个明确的替代诊断；抗菌治疗 4 d 或不足 4 d 后出现临床表现消退；抗菌治疗 4 d 或不足 4 d 后，通过手术或尸检没有发现感染性心内膜炎的病理学证据；不满足疑诊或确诊感染性心内膜炎的临床标准。

2.主要标准。

（1）血培养阳性：感染性心内膜炎的典型致病菌（包括草绿色链球菌、牛链球菌、肠球菌、葡萄球菌）或 HACEK 菌群（嗜血杆菌、放线杆菌和人心杆菌、铜绿假单胞菌等）≥2 次持续阳性（采血间隔至少＞12 h），或所有 3 次或最多 4 次以上的不同培养，首次与最后 1 次抽血间隔至少 1 h 以上，或单次血培养贝纳柯克斯体阳性或Ⅰ相 IgG 抗体滴度＞1∶800。

（2）心内膜受累的证据：超声心动图表现阳性。摆动性团块（赘生物）位于瓣膜或支持结构上，或在反流喷射路线上，或在植入的材料上，而缺乏其他的解剖学解释，或者脓肿，或者人工瓣膜裂开；新出现的瓣膜反流。

3.次要标准。

（1）有临床易患因素：反流性心脏杂音，人工瓣膜等心脏病变，静脉药品成瘾或过去患过感染性心内膜炎。

（2）发热≥38℃。

（3）血管病变：脓毒性栓塞、Osler 小结、Janeways 结节、球结膜瘀斑等。

（4）免疫学反应：肾小球肾炎、类风湿因子阳性与 C 反应蛋白增高。

（5）超声心动图：有感染性心内膜炎的异常表现，但不符合主要诊断标准。

（6）微生物学证据：仅 1 次血培养发现典型致病菌，或与感染性心内膜炎一致的活动性细菌感染的血清学证据。

八、鉴别诊断

本病的临床表现多样，常易与其他疾病混淆。

1.以发热为主要表现而心脏体征轻微者须从发热的鉴别诊断全面考虑，注意排除支气管-肺部感染、结核、伤寒、风湿免疫病等。在风心病基础上发生本病，经足量抗生素治疗而热不退，心力衰竭不见好转，应怀疑合并风湿活动的可能，此时要检查心包和心肌方面的改变如心脏进行性增大伴奔马律、心包摩擦音或心包积液等；还应注意的是，此两病也可同时存在。

2.发热、心脏杂音、栓塞表现有时也需与心房黏液瘤相鉴别。

3.本病以神经或精神症状为主要表现者，在老年人中应注意与动脉硬化性脑病、脑血栓形成、脑出血等鉴别。

九、救治方法

有效的抗生素治疗是消除感染病原体、治愈本病的基础。外科干预，控制侵入性、破坏性的心内和心外并发症对于提高治愈率、降低死亡率同样至关重要。

（一）抗生素治疗

感染性心内膜炎病原体藏匿于赘生物中，后者无血管供应，人体内白细胞及防御功能难以发挥作用，因此，抗生素的使用应遵循以下原则：早治疗，但在应用抗生素治疗前应抽取足够的血培养。若病情许可，推迟抗生素治疗几小时乃至 1～2 d，并不影响本病的治愈率和预后。对于疑似感染性心内膜炎但不存在急性症状的患者，并不一定总是需要进行经验性治疗，可等到获得血培养结果后进行治疗。对于症状和体征强烈提示感染性心内膜炎的病情紧急的患者，可能需进行经验性治疗。只有在从不同穿刺部位至少抽取 2 套血培养（最好 3 套）标本之后才可进行经验性治疗，且抽取每套血培养样本之间的时间间隔最好为 30～60 min。抗生素的选择必须考虑制剂的杀菌能力及其最低抑菌浓度和最低杀菌浓度（24 h 内降低接种标准细菌 99.9%的最低浓度）。一般情况下，青霉素类、头孢菌素类、氨基糖苷类杀菌剂能穿透血小板-纤维素的赘生物基质，达到根治瓣膜的感染、减少复发风险的目的。静脉给药，剂量足。联合应用，以期获得更好的疗效。若血培养阳性，可根据药敏选择药物。疗效取决于致病菌对抗生素的敏感度。疗程足够长，力求治愈，一般为 4～6 周。必须给予充足的疗程方可根除瓣膜赘生物内生长的病原体。对于血培养最初为阳性的患者，疗程应从血培养转阴的第 1 天算起。

1. 草绿色链球菌心内膜炎。患者血清肌酐正常，以青霉素为首选，多数患者单独应用青霉素 960 万～1 600 万 U/d 已足够，对青霉素敏感性差者宜加用氨基糖苷类，如庆大霉素 12 万～20 万 U/d 或阿米卡星 1 g/d。青霉素属细胞壁抑制剂类，和氨基糖苷类合用，可增进后者进入细胞内起作用。血清肌酐增高的患者或对青霉素类过敏者可用头孢曲松 2～4 g/d，若患者对青霉素类和头孢菌素类都过敏，则可用万古霉素 20～30 mg/(kg·d)。

2. 葡萄球菌性心内膜炎。耐甲氧西林金黄色葡萄球菌对所有 β-内酰胺类抗生素耐药，需万古霉素治疗，替考拉宁是一种类似万古霉素的糖肽类抗生素，也是目前一个好的选择。利奈唑胺和达托霉素对耐甲氧西林金黄色葡萄球菌敏感，但目前缺少临床治疗的经验。目前尚未发表有关利奈唑胺和奎奴普丁-达福普汀对于人体感染性心内膜炎疗效的随机对照试验。对于耐甲氧西林金黄色葡萄球菌引起的感染性心内膜炎，可使用达托霉素代替万古霉素，有数个研究证实效果不劣于万古霉素治疗。此外，在耐甲氧西林金黄色葡萄球菌心内膜炎中，β-内酰胺类抗生素与氨基糖苷类的协同作用可加速赘生物和血液中葡萄球菌的死亡，为达到这种可能的优点，无明显并发症和病变局限于右心瓣膜的静脉药物滥用者，可在治疗的早期应用，如苯唑西林 8～10 g/d 合用庆大霉素 12 万～20 万 U/d，若对青霉素类过敏，可以万古霉素 20～30 mg/(kg·d) 与庆大霉素联用。

3. 肠球菌心内膜炎。最佳治疗需要针对靶向细菌细胞壁的抗生素如青霉素、氨苄西林、万古霉素等和具有致死效应的氨基糖苷类的杀菌协同作用，如青霉素 1 200 万～1 600 万 U/d 或氨苄西林 8～12 g/d加庆大霉素 12 万～20 万 U/d，若有青霉素类抵抗或患者对青霉素类过敏，可选用万古霉素 20～30 mg/(kg·d)与庆大霉素联用。近年来偶有出现对万古霉素耐药的菌株，应予高度警惕，宜早期行瓣膜置换。

4. 革兰阴性杆菌心内膜炎。虽较少见，但病死率较高。一般以 β-内酰胺类和氨基糖苷类联合应用。可根据药敏选用第三代头孢菌素类，如头孢哌酮 4～6 g/d、头孢噻肟 6～10 g/d、头孢曲松 2～4 g/d，也可以氨苄西林和氨基糖苷类联合应用。铜绿假单胞菌引起者以头孢他啶 4～6 g/d 最优，也可选哌拉西林和氨基糖苷类合用。沙雷菌属可用哌拉西林或氨苄西林加上氨基糖苷类。厌氧菌感染可用 0.5%甲硝唑 1.5～2 g/d。

5. 真菌性心内膜炎。死亡率高达 80%～100%，药物治愈极为罕见，应在抗真菌药物治疗期间早期手术切除受累的瓣膜组织，且术后继续抗真菌药物治疗才有可能提供治愈的机会。药物治疗以两性霉素 B 为优，0.1 mg/(kg·d) 开始，逐步增加至 1 mg/(kg·d)，总剂量 1.5～3 g。两性霉素 B 的毒性较大，可引起发热、头痛、明显胃肠道反应、局部血栓性静脉炎和肾功能损害，并可引起神经系统和精神方面的症状。氟胞嘧啶是一种毒性较低的抗真菌药物，单独使用仅有抑菌作用，且易产生耐药性；和两性霉素 B 合用，可增强杀真菌作用，减少两性霉素 B 的用量及减轻氟胞嘧啶的耐药性，后者用量为 150 mg/(kg·d) 静脉滴注。

6. 临床高度怀疑本病而血培养反复阴性者。可凭经验按肠球菌心内膜炎治疗方案，先选用氨苄西林和氨基糖苷类治疗 2 周，同时注意排除真菌、支原体、立克次体引起的感染。若无效，改用其他杀菌剂药物如万古霉素和头孢菌素类。

7. 人工瓣膜心内膜炎患者。应给予万古霉素、庆大霉素和利福平三联治疗，如此，其抗菌效力可覆盖金黄色葡萄球菌包括耐甲氧西林金黄色葡萄球菌、凝固酶阴性葡萄球菌与革兰阴性细菌。

8. 培养阴性感染性心内膜炎是指在标准血培养系统中接种 3 份血标本后，仍未获知病因的心内膜炎，如培养 7 d 后仍为阴性。对于所有培养呈阴性的感染性心内膜炎患者，医生均应仔细回顾流行病学因素、包括心血管感染在内的既往感染史、抗菌药物的使用情况、临床病程，以及心外感染灶。血培养阴性感染性心内膜炎最常见的病原体是苛养微生物；对于既往曾接受抗生素治疗的患者，还包括链球菌属。

（1）对于培养阴性的自体瓣膜心内膜炎患者，经验性治疗应覆盖革兰阳性和革兰阴性微生物，而且应请感染病专家会诊选择药物。美国心脏协会建议的方案如下：对存在急性临床表现的患者（即症状持续数日），抗菌治疗应覆盖金黄色葡萄球菌、乙型溶血性链球菌和革兰阴性厌氧杆菌感染。初始治疗的方案可经验性选择万古霉素和头孢吡肟。对于存在亚急性临床表现的患者（即症状持续数周），抗菌治疗应覆盖金黄色葡萄球菌、草绿色链球菌组、HACEK 细菌和肠球菌感染。初始治疗方案可经验性选择万古霉素和氨苄西林-舒巴坦。

（2）贝纳柯克斯体和巴通体是培养阴性心内膜炎相对常见的病原体。建议对 Q 热心内膜炎患者进行羟氯喹和多西环素的联合治疗。给药方案为：多西环素 100 mg，2 次/d；羟氯喹 600 mg，1 次/d 或 200 mg，3 次/d。不能耐受多西环素的患者可使用米诺环素，多西环素和羟氯喹治疗的最低持续时间为 18 个月。对于装有人工瓣膜的患者，通常建议治疗 24 个月。治疗期间应进行血清学检查，通常在治疗 1 个月后检测抗体滴度，之后每 3 个月检测1次。抗体血清水平下降非常缓慢。IgM 抗体（若存在）最早消失，其次是 IgA 抗体，而 IgG 抗体阳性会保持数年。血清学检测可用来帮助确定治疗的最终期限。如果抗 I 相抗原的 IgG 抗体滴度至少减少 3/4，那么可停止治疗。指南推荐采用以下方案治疗疑似巴通体感染所致的"培养阴性"心内膜炎：头孢曲松（2 g，静脉给药/肌内给药，1 次/d，持续 6 周），加庆大霉素（1 mg/kg，静脉给药，每 8 h 1 次，持续 14 d；应对庆大霉素的剂量进行调整，以使血药峰浓度为 3～4 μg/mL，血药谷浓度＜1 μg/mL），用或不用多西环素（100 mg，口服给药或静脉给药，2 次/d，持续 6 周）。若证实为巴通体感染，指南推荐采用多西环素（100 mg，静脉给药/口服给药，2 次/d，持续 6 周）联合庆大霉素（1 mg/kg，静脉给药，每 8 h 1 次，持续 14 d）的方案进行治疗。若患者不能使用庆大霉素，则应该用利福平（300 mg/d，静脉给药/口服给药，一天分两次给药）来代替庆大霉素。目前尚不知道其最佳疗程。虽然指南推荐进行总共 6 周的治疗，但鉴于巴通体性心内膜炎的严重性，治疗疗程相关资料的缺乏，以及口服多西环素的费用非常低，推荐延长口服多西环素治疗疗程，在联合治疗后将其单独应用 3～6 个月。此外，对于不能耐受多西环素的患者，推荐采用一种大环内酯类药物，优选阿奇霉素（500 mg，静脉给药/口服给药，1 次/d，疗程 3～6 个月）。对于行瓣膜手术且切除了所有受累心脏组织的患者，可以在术后进行 6 周的治疗。

（二）手术治疗

充血性心力衰竭是感染性心内膜炎患者的主要死亡原因，也是最重要的手术指征。自体瓣膜心内膜炎患者由新的或原有瓣膜恶化产生的瓣膜关闭不全并发中到重度充血性心力衰竭时，内科治疗的死亡率为 50%～90%，若辅助手术则其存活率达 60%～80%；而人工瓣膜心内膜炎并发瓣膜功能不全和充血性心力衰竭患者，仅用抗生素治疗，少有存活 6 个月以上者，若加上外科手术其存活率可达 50% 左右。急性主动脉瓣功能不全导致的充血性心力衰竭比二尖瓣功能不全更为严重且发展迅速。由于术后死亡率与术前血流动力学紊乱的严重程度相关，因而心内膜炎并发瓣膜反流和显著的心脏功能受损时，在严重难治的血流动力学紊乱之前，即使在抗生素治疗期间，也应考虑手术介入。当大剂量抗生素不能消除感染时，外科干预可改善几种心内膜炎的预后，甚至在某些情况下能抑制菌血症。当出现完全性或高度房室传导阻滞时，可给予临时或永久性人工心脏起搏。心脏外并发症的手术适应证主要为多发性栓塞、真菌性动脉瘤、化脓性并发症如脾脓肿等。

1. 感染性心内膜炎患者的心脏手术绝对指征。①瓣膜功能不全引起的中到重度充血性心力衰竭；②不稳定的人工瓣膜；③未能控制的感染，持续菌血症，抗生素治疗无效，真菌性心内膜炎理想治疗后的复发（人工瓣膜）。

2. 相对指征。①瓣膜周围感染扩展的金黄色葡萄球菌性心内膜炎（主动脉、二尖瓣、人工瓣膜）；②理想抗菌治疗后复发（自体瓣膜）；③培养阴性心内膜炎伴不能解释的持续发热（>10 d）；④巨大（>10 mm）赘生物。

术后抗菌治疗的时间根据术前治疗的时间、致病菌对抗生素的敏感性、是否存在瓣周侵入性感染及赘生物的培养情况而定，一般情况下，抗生素耐药而手术切除标本培养阴性细菌引起的心内膜炎，手术前加手术后的治疗至少达到一个全疗程；而手术后培养阳性的患者，术后进行全程治疗。

（三）抗凝治疗

人工瓣膜心内膜炎累及装置的患者应维持抗凝状态，给予持续的抗凝治疗。在人工瓣膜装置无须抗凝的人工瓣膜心内膜炎和自体瓣膜心内膜炎患者，阿司匹林和抗凝治疗不能预防感染性心内膜炎相关的血栓栓塞，并有可能引起颅内出血，尤其是在近期有脑梗死或真菌性动脉瘤的患者。自体瓣膜心内膜炎患者的抗凝治疗仅限于有明确指征和无已知增加颅内出血危险因素的患者。

（四）感染性心内膜炎患者的临床观察与评估

对于感染性心内膜炎，除常规观察病情变化外，一些临床观察仍值得强调，如病程早期每天记录一份心电图，以及时发现病变侵及瓣周而引起的传导系统障碍；每天仔细听诊心脏的杂音情况，特别是有无新出现的反流性杂音；突然出现脉压增宽提示急性主动脉瓣关闭不全，应考虑早期手术的可能；突然出现神经系统症状或体征，应想到脑部并发症。除此而外，还应注意：每周检测肾功能，一旦出现肾功能受损立即调整抗生素剂量或更换抗生素。合并使用氨基糖苷类者应定期监测血清药物浓度，并警惕前庭神经与听力受损。适当抗生素治疗后，感染性心内膜炎患者的发热仍可持续数天。半数患者在治疗后 3 d 退热，75%患者在 1 周末退热，90%在 2 周末退热。金黄色葡萄球菌、革兰阴性细菌与真菌性感染性心内膜炎，治疗后热退较慢。

感染性心内膜炎临床治愈的标准：体温正常，肿大的脾脏回缩，疲乏无力等自觉症状消失 4～6 周，每 2 周做血培养阴性，持续 2 个月尿检正常。除早期诊断，及时、有效抗生素治疗，以及必要的外科手术可显著改善感染性心内膜炎患者的预后外，感染性心内膜炎的预后还取决于感染病原体的类型、瓣膜类型、感染部位、患者的年龄及其并发症等。感染性心内膜炎引起的死亡与高龄（65～70 岁）、基础疾病、感染累及主动脉瓣、发生充血性心力衰竭、肾功能衰竭及中枢神经系统并发症有关。

（五）感染性心内膜炎的复发与再发

复发是指抗生素治疗结束后 6 个月内或治疗时期感染征象或血培养阳性再现，复发率 5%～8%。复发多可能是由于深藏于赘生物内的细菌不易被杀尽之故或在治疗前已有较长的病程或先前的抗生素治疗不够充分，因而增加了细菌的抗药性之故，也可能由于广谱抗生素应用后出现的双重感染。

再发是指在初次发病治愈 6 个月以后，感染性心内膜炎临床表现再现和血培养阳性。再发的病死率高于初发者。静脉药物滥用是反复性感染性心内膜炎最常见的危险因素。

十、病因治疗

（一）直接病因

鉴于感染性心内膜炎的直接病因是病原微生物尤其以细菌感染最常见，因此有效的抗生素治疗是治愈本病的基础（见上所述）。感染性心内膜炎多发生于一些先天或后天性心脏病基础上，手术纠正这些心脏异常如动脉导管未闭、室间隔缺损、法洛四联症、心脏瓣膜置换等，可降低感染性心内膜炎的发生率，有人工瓣膜的患者应及时清除体内感染病灶。此外，感染性心内膜炎的一些侵入性、破坏性的心内和心外并发症只有借助手术方能进行控制。

（二）"上医治未病"

对于感染性心内膜炎，有效预防的意义不容忽视。日常活动（如咀嚼食物、刷牙、牙线清洁、牙签剔牙、灌洗和其他活动等）引起菌血症比牙科操作相关菌血症更易诱发感染性心内膜炎，应当重点关注尤其感染性心内膜炎易感者的口腔护理和口腔健康，维持良好的口腔卫生可能比操作过程中的化学预防方案更为重要，一般不建议单纯基于感染性心内膜炎危险增加而应用抗生素药物预防。若存在下列感染性心内膜炎不良转归危险因素，当进行牙科操作时或涉及呼吸道的治疗操作时，也或受感染皮肤、皮肤结构、肌肉骨骼组织的治疗操作时，可进行感染性心内膜炎抗生素预防：

1. 有人工心瓣膜病。

2. 既往有感染性心内膜炎。

3. 未修补的发绀性先心病，经介入手术置入或采用假体或机械装置完全修补的先心病，但在补片、器械装置处或其毗邻部位有残留缺损。

4. 发生心瓣膜病的心脏移植受体。在胃肠道、泌尿生殖道的治疗操作，不建议进行单纯以预防感染性心内膜炎为目的的抗生素治疗。

十一、诊疗探索

在预防方面，目前正在研究的具有抗黏附特性的新的人工瓣膜材料或注入抗生素预防感染的生物材料已经在临床进行试验。

少许探索性的研究也见有报告，如疫苗或人工肽直接防止细菌黏附而干预瓣膜变形的实验获得了成功，但疫苗在细菌黏附的多样性和宿主免疫反应的能力方面尚有局限性。

十二、最新进展

感染性心内膜炎近年的进展主要是与疾病本身相关的易患人群、基础心脏病变、致病微生物及临床表现等所发生的变迁，已如上述。

此外，在诊断方面，多年来的临床研究证实，改良的 Duke 诊断标准不论是对自体瓣膜心内膜炎或人工瓣膜心内膜炎的诊断都有较好的灵敏性和特异性。治疗上，采取更为积极的外科手术，对于一些严重病例可获得良好的疗效和预后。

郑亮亮 张新超 赖荣德 张在其

第八节 主动脉夹层

一、基本概念

主动脉夹层是指在内因和（或）外力作用下造成主动脉内膜破裂，血液通过内膜的破口渗入主动脉壁的中层，并沿其纵轴延伸剥离形成夹层血肿，主动脉呈瘤样扩张，故又称主动脉夹层瘤。主动脉夹层是较少见但又是极为凶险的心血管急症，人群发病率在发达国家可达每年（100～200）/100 万人，如未能得到及时准确地诊断和治疗，早期死亡率约为每小时 1%，半数左右将死于发病后 48 h 内，大多数（60%～90%）死于发病后 1 周内。近年来由于诊断和治疗技术的进步，死亡率已大幅度下降。本病多见于中老年男性，发病高峰年龄在 50～70 岁，在此年龄段男性是女性的 2～3 倍；而在低于 40 岁发病者中，男女比例接近 1∶1。根据发病的急缓，主动脉夹层可分为急性夹层（即发病在 2 周内）和慢性夹层（即无急性病史或发病超过 2 周以上）。

二、常见病因

高血压、动脉粥样硬化、马凡综合征和埃当综合征（又称皮肤弹性过度综合征）、大动脉炎、动脉中层囊性坏死、先天性主动脉瓣畸形、主动脉缩窄、外伤及梅毒螺旋体、妊娠等都能使主动脉壁发生结构或功能缺陷，成为主动脉夹层的病因。临床病例中，西方国家以高血压为主，而国内既往认为年轻患者中高血压、动脉粥样硬化的因素没有那么重要，多为先天性主动脉中层发育不良如马凡综合征等；但近年来随着高血压、动脉粥样硬化发病年龄的提前，以高血压、动脉粥样硬化为病因的发病比例逐渐增高。

三、发病机制

正常成人的主动脉壁耐受压力颇强，使壁内裂开约需 67 kPa 以上的压力，因此，造成夹层裂开的先决条件是动脉壁尤其中层的先天或后天性缺陷。一般而言，除外伤之外，主动脉夹层的主要病理基础是血管中层肌肉的退行性病变或弹性纤维的缺少。动脉内膜撕裂、动脉管壁剥离及血肿在动脉壁中间蔓延扩大至全层是主动脉夹层发病的主要病理过程。目前尚不能确定启动事件是初始的内膜破裂继发中膜分离，还是中膜内出血继发上覆的内膜破裂。内膜的撕裂可起于主动脉的任何部位，但最常见的是升主动脉近心端、离主动脉瓣 2 cm 内和降主动脉起始部，即左锁骨下动脉开口附近，撕裂的长轴常与主动脉长轴相垂直。内膜一旦撕裂，由于血流的顺向和逆向冲击，夹层血肿顺行或逆行蔓延，病变可累及主动脉的各分支如无名动脉、颈总动脉、锁骨下动脉、肾动脉等。少数患者可能没有内膜破裂而只是中层滋养血管破裂出血形成夹层血肿。部分病例的夹层可破入胸腔、心包导致猝死或心包填塞致死，抑或破入主动脉内出现第 2 个开口，形成主动脉内的假腔流道。现在有两种不同的解剖系统分类可用于主动脉夹层的分型，分别是 DeBakey 分型系统和 Daily（Stanford）分型系统。根据内膜撕裂部位的不同，DeBakey 将主动脉夹层分为 3 型：Ⅰ型。内膜撕裂口位于升主动脉或弓部，剥离范围延伸至弓部和降主动脉可达髂动脉，其中包括破口位于左弓而内膜逆行剥离至升主动脉者，此型最常见，约 70%。Ⅱ型。内膜撕裂口同Ⅰ型，但剥离血肿只限于升主动脉和弓部，此型以马凡综合征多见。Ⅲ型。病变位于主动脉峡部、左锁骨下动脉开口远侧，此型又根据夹层是否累及膈下腹主动脉分为Ⅲa 和Ⅲb。在临床实践中应用更为广泛的是 Stanford 分型系统，根据手术需要将主动脉夹层分为 StanfordA、B 两型：A 型包括 DeBekayⅠ、Ⅱ型及破口位于左弓而逆行剥离至升主动脉者，此型约占

2/3；B 型指内膜撕裂位于主动脉弓峡部而向胸主动脉以下蔓延者（图 1-2-11），此型约占 1/3。此外，还有一种根据解剖特征的更为简单的描述性分类：近端夹层包括 DeBekay Ⅰ、Ⅱ型或 Stanford A 型，远端夹层包括 DeBekay Ⅲ型或 Stanford B 型。

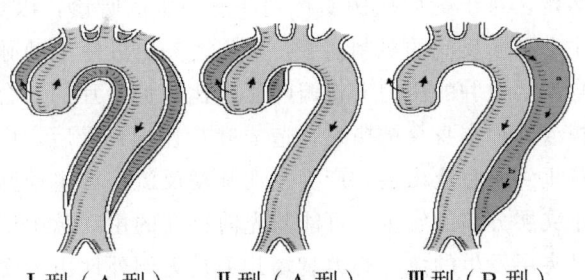

Ⅰ型（A型）　　　Ⅱ型（A型）　　　Ⅲ型（B型）

图 1-2-11　主动脉夹层的不同分型

四、临床特征

由于夹层累及部位、范围和程度的不同，加之不同基础疾病的影响，该症的临床表现多种多样。

（一）疼痛

突发剧烈的疼痛为发病时最常见的症状，发生于 70%～90% 的患者。疼痛的强度比其部位更具有特征性，从一开始发作即十分剧烈，难以忍受，呈撕裂或刀割样性质，并伴有烦躁不安、焦虑、恐惧和濒死感，且为持续性，一般剂量的镇痛药物难以缓解；本症的疼痛还有一个重要特点，即当夹层分离沿主动脉伸展时，疼痛具有沿着夹层分离的走向逐步向其他部位转移的趋势，这样的转移性疼痛可在 70% 的病例中见到。

疼痛部位对判断主动脉夹层的部位或许是有帮助的，因为局部症状能大体上反映受累的病变血管，如疼痛在前胸部，则 90% 以上累及升主动脉；若疼痛在肩胛之间，则 90% 以上累及降主动脉；颈、喉、颌、面部的疼痛强烈提示病变累及升主动脉；如病变累及腹主动脉及其大的分支，患者可出现腹痛尤其上腹痛，甚至类似急腹症表现，常同时伴有恶心、呕吐等；若血液渗入腹膜腔，还可表现腹膜刺激症状。

值得注意的是，部分病例因夹层远端内膜破裂使夹层中的血液重新回到主动脉管腔而疼痛可得以消失，但若疼痛消失后再次反复出现，应高度警惕主动脉夹层又继续扩展并有向外膜破裂的危险。此外，少数患者无明显疼痛症状，其因可能在于：

1. 发病早期便出现晕厥或意识严重改变而掩盖了疼痛。

2. 发病早期以主动脉瓣关闭不全、心力衰竭、脉搏缺如为首发症状。

3. 一发病即发生猝死。无疼痛夹层院内死亡率明显高于有疼痛的患者，因此，在诊断上要充分认识并重视该症的不典型情况。仅表现为阵发后背部皮肤刺痛的急性主动脉夹层患者，可能也属于本症的一种特殊表现，其机制尚不明确。

（二）休克

主动脉夹层急性期约有 1/3 的患者出现面色苍白、大汗淋漓、四肢皮肤湿冷、脉搏快弱等休克现象，但血压常不低甚至部分病例反而有所增高，此可能与肾缺血、主动脉腔不完全阻塞、剧痛反应或主动脉减压神经受损等有关。

（三）其他

除疼痛与休克表现外，主动脉夹层可能还表现：夹层分离累及主动脉大的分支时所引起相应脏器的供血不足、夹层血肿压迫周围组织所出现相应的压迫症状及夹层血肿向外膜破裂穿孔所具有的相应征象。

1. 心血管系统。主动脉瓣关闭不全是近端主动脉夹层的重要特征，其杂音具有乐音样特点，沿胸骨右缘比胸骨左缘听得更清楚，对于疑似病例要特别注意心脏的听诊，以免遗漏有意义的重要体征。与近端主动脉夹层相关的主动脉瓣反流的机制在于：首先，夹层可使主动脉根部扩张，瓣环扩大；其次，在非对称夹层中，来自夹层血肿的压力会将瓣叶压得比其他叶片的对合线低，结果使瓣膜关闭不全；再次，瓣叶的环状支撑或叶片本身会被撕裂，造成叶片连枷；最后，广泛的或环状内膜撕裂的情况下，无支撑的内膜片会脱垂到左室流出道，产生主动脉瓣反流。当主动脉瓣反流出现在远端主动脉夹层的患者时，它通常先于夹层分离的发生，可能与先前存在的主动脉中层囊性退行性病变致主动脉根部扩张有关。急性主动脉夹层发生的急性心力衰竭几乎是无例外地由近端主动脉夹层分离诱发的严重主动脉瓣反流引起的，此时患者的主动脉瓣反流杂音多被心力衰竭的征象如严重呼吸困难、心率增快，以及肺部湿啰音和哮鸣音等所掩盖。2/3患者的外周动脉搏动减弱或完全消失，其中近端主动脉夹层约占50%，而远端主动脉夹层只占15%（通常累及股动脉或左锁骨下动脉）。本症的动脉搏动短绌一般是非对称性的，在疾病的发展过程中可能是变化着的，动态观察四肢动脉搏动及血压变化不仅对提示主动脉夹层的诊断有益，同时对鉴别、除外大动脉炎等相关病症有重要帮助。部分患者在主动脉夹层累及部位可闻及血管性杂音。1%～2%的病例，近端主动脉夹层分离会累及冠状动脉开口，引起心肌梗死。由于夹层分离对右冠状动脉的影响大于左冠状动脉，临床上多见下壁梗死。需要特别说明，当继发心肌梗死发生时，使得原发的急性主动脉夹层的症状变得模糊不清，临床情况愈加复杂化，尤其是在临床包括心电图获有心肌梗死的证据时，更有可能忽略基本的主动脉夹层病变。此外，这样的误诊/漏诊可因为溶栓治疗而造成灾难性后果。主动脉夹层破入心包时可迅速发生心包填塞，导致猝死。

2. 神经系统。夹层累及主动脉弓部头臂动脉，可引起脑供血不足，甚至于昏迷、偏瘫等。降主动脉的夹层累及肋间动脉可影响脊髓供血引起截瘫。无神经定位体征的晕厥虽只占主动脉夹层分离的4%～5%，但几乎所有出现晕厥的患者均为近端（Stanford A型）夹层，这可能是一种不良预后的征兆，因其常与近端主动脉夹层破入心包腔引起心包填塞有关，也可能与降主动脉夹层破入胸腔有关。

3. 其他系统。夹层血肿压迫气管或支气管，可引起呼吸困难、咳嗽；主动脉夹层破裂到胸腔引起胸腔积血，一般多见于左侧，可出现胸痛、呼吸困难和咳嗽，并同时伴有失血性休克。夹层分离累及腹腔脏器分支则可引起肝供血不足、肝功能受损、类急腹症表现或消化道出血、肾功损害和肾性高血压等。

五、辅助检查

（一）实验室检查

1. 多数患者血、尿常规正常。部分患者发病急性期可出现白细胞升高、中性粒细胞增加，如血液从主动脉漏出，常有轻度贫血。部分病例尿常规检查尿蛋白阳性，也可出现管型及红细胞。

2. D-二聚体是一种主要的纤维蛋白降解产物，由交联纤维蛋白产生。D-二聚体血浆浓度升高提示最近出现或正在发生血管内凝血。作为非特异性血管内凝血指标，D-二聚体在许多疾病中均可能升高。D-二聚体可以作为一个有用的筛查工具，来识别没有急性主动脉夹层的患者，现已广泛使用500 ng/mL这一临界值，低于此值对排除夹层具有很好的预测性。然而，有研究发现，61例确诊的主动脉夹层患者中有18%的D-二聚体水平低于400 ng/mL。一项Meta分析的作者评论认为所观察的检测方案缺乏标准化，并且胸部症状急性发作后随时间推移D-二聚体水平会降低，这可能使D-二聚体的应用局限于主动脉夹层的风险低但临床诊断仍不确定的患者。

3. 由于假腔内的血液溶血，血清乳酸脱氢酶浓度可升高，但该结果不具特异性。从左胸膜腔抽出血液为夹层破入胸膜腔的重要线索。

4. 已在怀疑有主动脉夹层的患者中用 30 min 快速免疫测定评估了血清平滑肌肌球蛋白重链浓度。发病 3 h 内这种检测方法的敏感性和特异性与经胸超声心动图、常规 CT 及主动脉造影相似，甚至更优，但是低于经食道超声心动图、螺旋 CT 和 MRI。该检测方法的实用性需要进一步评估。

（二）影像学检查

1. 心电图。主动脉夹层的心电图结果是非特异性的，1/3 的心电图变化与左心室肥大一致，但由于以下两点理由，获取心电图在诊断上是重要的。①主动脉夹层分离患者出现非特异性胸痛，心电图无缺血性 ST-T 变化，会成为除心肌缺血外的理由，并提示其他胸痛综合征；②近端主动脉夹层，当夹层分离内膜片累及冠状动脉时，心电图可揭示急性心肌梗死。

2. 胸部 X 线片。缺乏特征性表现，胸部 X 线片"正常"者不能除外主动脉夹层。常见的异常征象为平片后前位和侧位显示胸部动脉增宽，占病例的 80%～90%，局限性的膨出往往出现于病变起始部位。部分患者在胸主动脉夹层走行区域可见钙化斑点或片状钙化阴影，并在透视下显示扩张性搏动。

3. 经胸超声心动图。能显示分离的内膜、真腔、假腔及附壁血栓，如为假性动脉瘤，则可以显示假性动脉瘤的破口、瘤腔及附壁血栓。对累及升主动脉的夹层血肿其敏感性高达 80%～100%，但对累及降主动脉的夹层，敏感性只有 35%～55%。该检查操作快捷，整个过程都能在床旁完成，是目前临床上开展较多的无创性检查，尤其对于诊断孕期主动脉夹层可能是最为有效、安全的检查方法。

4. 现在一些有条件的单位逐步推广应用经食道超声心动图诊断主动脉夹层，经食道超声心动图可以观察夹层内膜撕裂的位置、假腔内血栓及血流、心包内是否存在积液等，并可见真假腔间波动的内膜片。对于胸主动脉夹层及近段腹主动脉夹层分离的诊断，经食道超声心动图的敏感性可以高达 80%～100%，特异性为 60%～95%，但对腹主动脉及其分支夹层的敏感性则大为降低，仅为 40% 左右。经食道超声心动图检测主动脉夹层的优点包括到食管与胸主动脉更为接近，并且无肺和胸壁的干扰。虽然需要食管插管，但是经食道超声心动图检查仍然是一种便捷的操作，在急诊科实施起来也比较容易，从开始实施后几分钟内便可得出诊断。经食道超声心动图对特别不稳定的患者或不适用 MRI 的患者（如带有心脏起搏器或有其他禁忌证）尤其有用。经食道超声心动图通常需要程序镇静，对不稳定的患者可能会有不良的血流动力学影响。经食道超声心动图需要由经验丰富的操作人员（医生和技术人员）实施以保证结果的准确性。因为这个原因，经食道超声心动图在许多中心往往不能立即实施。由于经食道超声心动图受到检查者经验的限制，对于复查病例缺乏良好的对比是其缺点。

5. CT 检查能显示血管夹层的部位、大小及范围。近年应用超高速 CT 和螺旋 CT 用于诊断胸主动脉夹层，进行二维、三维重建可以显示夹层血肿与周围组织的毗邻，清晰识别头臂干血管情况，特别是对于降主动脉夹层逆行撕裂累及左侧锁骨下动脉的患者。其对降主动脉夹层的诊断敏感性为 80%～95%，特异性为 85%～100%，而对于升主动脉夹层的敏感性＜80%。检查一般可在 10 min 内完成，是 CT 检查的优势，其主要缺点是不利于撕裂口的位置及动脉分支血管情况的判断，对主动脉是否存在反流也不能做出判定。

6. MRI。传统 MRI 采用心电门控自旋回波 T_1 加权像，多平面多相位成像，受患者呼吸活动的影响，图像质量较差。近年来快速屏气条件下的 MRI 技术，克服了以上缺点，有利于主动脉疾病的动态显示，特别是主动脉内膜撕裂口及其假腔的观察。研究人员采用真实稳态快速梯度回波扫描技术、半傅立叶采集单次激发快速自旋回波及三维小角度激发快速梯度回波序列等技术快速诊断主动脉疾病，结果显示主动脉夹层可以得到清晰显现。可以认为，MRI 是目前显影主动脉以鉴别慢性主动脉夹层撕裂的最好的无创性方法，但其对急性患者不合适，因为显影所需时间较长；此外，危重患者在MRI室内不易监护。

7. 主动脉造影。可以显示主动脉夹层分离的真假腔、内膜破口及主动脉分支受累范围和主动脉瓣关闭不全，诊断准确率在95％以上。由于主动脉造影学的方法较为复杂，对急性期危重患者检查有较大危险，加之过量的显影剂存在肾毒性，因此近年在临床应用上有所下降。但对于存在主动脉分支闭塞的患者，该检查能够提供有价值的信息。此外，如果心电图提示病变可能累及冠状动脉造成心肌供血不足，可以考虑同时实施冠状动脉造影。各种影像技术诊断主动脉夹层的优、缺点比较见表1-2-15。

表 1-2-15 影像技术诊断主动脉夹层的鉴别

鉴别 \ 影像技术	TTUCG/TEUCG	CT	MRI	主动脉造影
敏感性	++	++	+++	++
特异性	++/+++	+++	+++	+++
内膜撕裂定位	++	+	+++	++
有无血栓	+	++	+++	+++
主动脉瓣反流	+++	—	++	+++
心包积液	+++	++	+++	—
主动脉分支受累	+	++	++	+++
冠状动脉受累	++	—	+	+++
床旁	+	—	—	—
快捷	+++	++	+	+
急诊应用	+++	+++	+	+

注：TTUCG：经胸超声心动图；TEUCG：经食道超声心动图。

六、诊断思路

早年对于主动脉夹层的认识不足，相应的检查手段不多，因而诊出率不高。在 Spittell 等的系列研究中，所有的主动脉夹层分离患者就诊时获得初步临床诊断的只有62％，其余38％首先被拟诊为心肌缺血、充血性心力衰竭、肺栓塞等，在其后确诊为主动脉夹层的38％的病例中，近1/3是在其他临床问题的诊断过程中偶尔发现并得以修正的。

基于对主动脉夹层临床表现复杂性的认识水平不断提高，尤其是无创性检查技术不断发展，目前多数主动脉夹层能得到早期诊断。尽管影像学技术在主动脉夹层的早期诊断中占有重要地位，但不能忽视的是，考虑诊断时不要总局限于某一表象，而应注意与主动脉夹层相关的任何风险因素、症状、体征，以及病情的发展变化。

凡症状发作一开始就表现为剧烈撕裂样疼痛；或虽有休克表现，但血压下降与之不平行，甚至血压有所升高；或周围动脉搏动减弱甚至消失或两侧不对称，病变部位有血管性杂音；或突然出现主动脉瓣关闭不全的体征、急腹症或神经症状等同时伴有血管阻塞现象，均提示本症的可能，结合辅助检查尤其是影像学可明确诊断。

与主动脉夹层分离相关的最典型体征：脉搏短绌、主动脉反流杂音、神经系统临床表现，更多的是近端主动脉夹层，而不是远端主动脉夹层分离的特点。

七、临床诊断

基于上述经食道超声心动图、CT、MRI 或主动脉造影技术在诊断主动脉夹层方面各自的优缺点，采用何种检查，必须考虑如何或能否获取下列的诊断信息：首先，必须确定或排除主动脉夹层；其次，明确夹层累及部位，是累及升主动脉（即 A 型夹层）还是只限于降主动脉或主动脉弓（即 B 型夹层）；再次，如果可能，尽量发现夹层的一些解剖特征包括夹层的范围、入口和出口、假腔内血栓、夹层累及的分支血管、是否存在主动脉瓣关闭不全及其严重程度、有无心包积液等。然迄今尚没有一种成像技术能够提供所有的解剖信息，因而，影像诊断技术的选择必定是以患者的临床表现为指导。一般情况下，如果经食道超声心动图、CT、MRI 和主动脉造影技术同时具备，可首先考虑 CT 检查，因其准确、安全、快速、方便。如 CT 发现了 A 型主动脉夹层，可立即将患者转运至手术室，在手术室进行经食道超声心动图检查，以全面评价主动脉解剖和主动脉瓣膜功能。当怀疑主动脉瓣病变或是不稳定的疑似主动脉夹层病例，经食道超声心动图可作为首选检查。如果明确分支血管对患者处理十分重要时或采用一种或几种影像技术仍不能明确诊断时，宜考虑主动脉造影。

八、鉴别诊断

已如上述，本症 1/3 首先被拟诊为心肌缺血、充血性心力衰竭、肺栓塞等，因此须和急性心肌梗死等病症相鉴别。除全面考虑临床病史与特征外，心电图与心肌损伤标记物如肌钙蛋白 T 或肌钙蛋白 I 等连续、动态检测有助于急性心肌梗死的诊断，动脉血气分析与 D-二聚体等相关辅助检查及螺旋 CT 有助于急性肺栓塞的诊断，超声心动图可助了解其他原因所致的主动脉瓣关闭不全，并同时发现可能的主动脉夹层。

九、救治方法

对于急性主动脉夹层，一经诊断，应立即进行监护治疗，在严密监测下采取有效干预措施如降血压或纠正休克，使生命指征包括血压、心率和心律等稳定，并监测中心静脉压及尿量，根据需要可测量肺毛细血管楔压和心排血量。病情一旦稳定，要不失时机做进一步检查，明确病变的类型与范围，为随后的治疗提供必要的信息。一旦出现威胁生命的并发症如主动脉破裂的先兆（心包、心腔积液）、侵及冠状动脉的先兆（缺血症状及心电图改变）、急性主动脉瓣关闭不全、心包填塞或损害了生命器官的血循环等，应立即考虑手术治疗。

（一）内科药物治疗

药物治疗起先只用于病情严重无法耐受手术的患者。由于夹层撕裂后最初数小时死亡率最高，而动脉高压和增快的左室收缩速率是夹层发生、发展及溃破的最主要因素，主动脉夹层早期处理的目标是控制疼痛，以及使用心率控制治疗来限制夹层扩展，因此，目前几乎所有患者在明确诊断之前都应先接受药物治疗，主要包括镇痛和降压，以降低动脉压和减慢左室收缩速率，控制内膜剥离。血压下降和疼痛缓解是主动脉夹层分离停止发展和治疗有效的重要指征。对一些患者，特别是远端夹层分离的患者，药物治疗是长期治疗的首选方法。前已述及，急性主动脉夹层分离是忌用抗凝和溶栓治疗的。

1. 镇痛。疼痛本身可以加重高血压和心动过速，一般对剧痛者可静脉使用较大剂量的吗啡或哌替啶，但应注意两药的降低血压和抑制呼吸等副作用。

2. 控制血压及左室收缩速率。通常联合应用硝普钠和 β-受体阻滞剂。硝普钠单纯使用可使心率增快，并可能增加左室收缩速率，而同时使用 β-受体阻滞剂则可对抗硝普钠的这种不良作用。硝普钠用连续静脉滴注，开始每分钟 20 μg，逐步增加剂量以控制血压，通常每分钟 200~300 μg，目标是将血压降到能维持足够的脑、心和肾的血流灌注的最低血压水平，一般收缩压在 $100\sim120$ mmHg，平均压 $60\sim70$ mmHg 水平。待血压稳定后可改口服药维持，但一般不应用血管紧张素转换酶抑制剂，因其咳嗽副作用可能加重病情。普萘洛尔 0.5 mg 先静脉注射，随之以每 $3\sim5$ min $1\sim2$ mg，直至脉搏减慢到 $60\sim70$ 次/min 或 $30\sim60$ min 内总剂量 0.15 mg/kg，以后每 $2\sim4$ h 重复静脉注射相同剂量以维持 β-受体阻滞作用。拉贝洛尔同时具有 α-受体和 β-受体阻滞作用，可以同时有效降低左室收缩速率和动脉压，对主动脉夹层分离的治疗特别有效。首剂 2 min 静脉注射 $10\sim20$ mg，然后每 $10\sim15$ min 追加 $20\sim60$ mg（直至总剂量达 300 mg）到心率和血压控制为止。静脉持续滴注拉贝洛尔，从 2 mg/kg 起直至 $5\sim20$ mg/kg，可以达到维持量。超短效 β-受体阻滞剂艾司洛尔对动脉血压不稳的患者，特别是要进行手术的患者十分有用，因为如果需要，可以随时停用。一般静脉滴注每分钟 $50\sim200$ μg/kg。当存在使用 β-受体阻滞剂的禁忌证，应当考虑使用其他降动脉压和左室收缩速率的药物。钙通道阻滞剂地尔硫䓬和维拉帕米都同时具有血管扩张和负性肌力作用，成为治疗急性主动脉夹层分离的合适药物。当夹层内膜片累及一侧或双侧肾动脉时，可引起顽固性高血压。这种情况下有效的降压药物可能是依那普利，通常剂量为每 6 h 给予 $0.625\sim1.25$ mg，然后根据需要增加剂量，最大量为每 6 h 给予 5 mg。关于妊娠期主动脉夹层的治疗：由于硝普钠的胎儿毒性，一般只用于产后或孕期对其他药物无效的患者，除此而外，可选用肼屈嗪替代。为避免主动脉夹层孕妇阴道分娩中的血压升高，建议在硬膜外麻醉下行剖宫产。

3. 纠正休克。若患者处于休克状态，血压明显降低，提示有夹层穿破的可能，可静脉输全血或血浆或液体，适当使用多巴胺等，但应同时注意药物可使心肌的应激性增高。

4. 心包填塞的处理。急性近端主动脉夹层常可伴有心包填塞，这是此类患者死亡的最常见原因之一。当主动脉夹层患者出现心包填塞而病情相对稳定时，心包穿刺的危险性可能超过得益，应尽快进行手术治疗。然而当患者表现电-机械分离或显著低血压时，行心包穿刺以抢救生命是合理的，但谨慎的做法是只抽出少量液体使血压上升至能保证组织器官血液供给的最低水平即可。

（二）外科治疗

除上述急性主动脉夹层出现了威胁生命的并发症应立即考虑手术治疗外，目前对 DeBakey Ⅰ、Ⅱ型主动脉夹层的治疗多主张急诊或择期手术，因为手术治疗的效果明显优于药物治疗。

1. 目前普遍认同的手术指征。

（1）急性近端夹层时首选。

（2）急性远端夹层合并下列情况：①疾病进展累及重要脏器；②破裂或即将破裂（如囊性动脉瘤形成）；③逆行撕裂至升主动脉；④马凡综合征合并夹层。

2. 药物治疗。

（1）无并发症的远端夹层的首选治疗。

（2）稳定的孤立性主动脉弓夹层。

3. 除疾病状态本身外，增加患者手术危险的因素还包括年龄、严重合并疾病（特别是肺气肿）、动脉瘤渗漏、心包填塞、休克或因心肌梗死、脑血管意外等在原有肾功能衰竭基础上导致的重要脏器损害。

对于Ⅰ、Ⅱ型主动脉夹层分离，特别是合并主动脉瓣关闭不全者，手术原则是切除内膜撕裂的部分主动脉，修复两端的剥离内膜，用人工血管移植接通主动脉管道；合并主动脉瓣关闭不全时，使用人工瓣膜置换。

对于Ⅲ型主动脉夹层的治疗，可采用降主动脉人工血管移植术，有相应器官受累时，应考虑血运重建，如肋间动脉、肾动脉或肠系膜上动脉重建术。对于破口局限者，可采用破口修复降主动脉成形术。鉴于胸主动脉支架设计的进步（如开窗装置）及去分支操作的应用，B 型复杂性主动脉夹层已很少需要开放式手术修复，需要此类手术的患者可能只包括：解剖结构不支持腔内支架植入者，以及存在高风险遗传相关疾病者。采取手术治疗的患者大多都存在并发症，所以他们的短期死亡率远高于内科治疗患者。

十、病因治疗

高血压、动脉粥样硬化是主动脉夹层的主要原因，有效地治疗高血压和动脉粥样硬化对于防控本病有积极意义。

十一、诊疗探索

近年来，实验室检查在急性主动脉夹层诊断中的应用价值也有探索性的报告。

1. 前文已提及，平滑肌肌凝蛋白重链单克隆抗体的免疫分析是一种诊断主动脉夹层的方法，在发病 12 h 内其诊断的敏感性和特异性分别达 90% 和 97%，并且能准确与急性心肌梗死鉴别。

2. 主动脉夹层时血管损伤释放组织因子，假腔血栓形成激活内源凝血级联瀑布反应，同时也必然激活与凝血系统相平衡的纤维蛋白溶解系统，交联纤维蛋白的降解产物 D-二聚体与血栓性疾病相伴行。D-二聚体显著升高不仅对急性主动脉夹层的诊断有重要的参考价值，还可能表明夹层撕裂的范围较广泛，不良预后风险增强，其应用及局限性仍需要进一步研究。

十二、最新进展

(一) 血管内超声检查

血管内超声检查是指经股动脉，在 X 线引导下将特制的超声探头送入血管达升主动脉进行检查的一种方法，其探测血管横径、对真假腔的鉴别、夹层撕裂漂浮物探测、血管壁内血肿的检出优于经胸超声心动图和经食道超声心动图。此外，尚可引导主动脉内支架的放置和对其位置是否合适进行判断。由于导管介入可能产生的并发症及受技术本身条件的限制等原因，该检查在急性主动脉夹层诊断中的作用与地位还待确定。

(二) 较新的手术方式

A 型主动脉夹层的一种综合修复法（有时称为"冷冻象鼻修复术"）采用开放式手术来修复升主动脉，同时植入支架治疗降主动脉。数项病例系列研究都比较过该技术与常规开放式修复术。一项病例系列研究显示，15 例患者中有 14 例的假腔在 3 个月内完全闭塞。在另一项病例系列研究中，30 例急性 A 型夹层患者在 3 条主动脉弓分支血管和降主动脉内植入了三分支支架。该手术在所有患者中都取得了技术上的成功，主动脉横断夹闭时间和下半身缺血时间分别为 84 min 和 31 min，总的来说都远低于常规开放式手术。虽然夹层的初始修复可能会解除外周缺血，但初始修复后仍有肠系膜缺血、肾缺血或外周缺血的患者可能需要支架植入和（或）夹层膜球囊开窗术。

(三) 主动脉夹层手术中体外循环技术及相关研究

Ⅰ、Ⅱ型主动脉夹层的手术治疗需要在体外循环下进行。因每个患者情况不尽相同，病变范围及受累区域可有很大差异，与常规心外科的体外循环比较，主动脉夹层的体外循环要求更高一些。一般情况下应遵循两个原则：其一要根据外科手术入路和方法选择，其二要始终注意保护重要脏器的功能。

在累及主动脉弓部手术时，中枢神经系统的保护与手术预后密切相关。早在 20 世纪 50 年代曾采用经头臂动脉插管选择性脑灌注，20 世纪 70 年代应用深低温停循环技术进行脑保护，但都由于中枢神经系统的并发症及相关的死亡率仍较高，因而对中枢神经系统保护方法的探索一直没有停止。1992 年 Ueda 等报告经上腔静脉逆行灌注脑保护后，国内学者将这一技术应用于弓部大血管手术的脑保护，已积累了不少成功的经验。我国学者也报告经锁骨下动脉插管进行心肺转流，当锁骨下动脉远端降主动脉阻断后直接经右锁骨下动脉选择性脑灌注，取得了较好的临床效果。近年来这些脑保护措施在临床逐步得到推广，但相关的基础研究报道甚少，对于脑保护方法的评价缺乏客观和公认的标准。

Ⅲ型主动脉夹层手术，根据病变部位及外科手术者的经验，可采用非转流和转流方法。转流技术包括全心肺转流深低温停循环或上下身分别灌注、股动静脉部分转流、左心转流等。北京安贞医院采用改良左心转流方法手术治疗Ⅲ型主动脉夹层，取得了较好的效果，可以降低全心肺转流及低温对机体的负面影响，使心、脑、肺、肾及脊髓等重要脏器功能得以保护。

（四）血管内介入治疗

近年来，由于无创性诊断技术的提高，对Ⅲ型主动脉夹层剥离的内膜可准确定位，血管内介入治疗渐成为更具研究前景的高危主动脉夹层的治疗方法之一。其中内膜片的球囊开窗术是将导丝穿过完整的内膜片，再将球囊沿导丝送入，然后通过球囊扩张使内膜片开窗，开窗后的孔道使假腔内血液可以重新回到真腔，从而使延伸的假腔关闭。另一种血管内介入治疗-经皮血管内支架技术已广泛用于降主动脉夹层的治疗，一般认为只要夹层距离左锁骨下动脉超过 2 cm，夹层本身无过度迂曲，介入通路通畅，假腔较小，就可以考虑采用覆膜支架介入治疗。这种方法可以减轻手术、麻醉、体外循环等对患者的创伤和应激，近期效果良好。Brunkwall 对文献报告的 642 例急慢性主动脉夹层采用血管内支架的结果进行分析显示，死亡率为 6.2%，对于急性夹层手术高危的患者尤其适合应用。

最近有研究报道，经皮股动脉穿刺技术放置血管内支架-移植物有望替代主动脉修补术，这项技术旨在关闭假腔的入口（内膜片），使假腔减压，促使假腔内血栓形成并解除夹层并发的动脉分支血管阻塞。已有两个系列的初步研究结果令人鼓舞，但终效果如何仍有待更多更长时间的研究观察。

总之，随着对主动脉夹层分离认识的不断提高，相应的无创性检查技术的不断进步，外科技术的不断改进，介入性治疗的逐步开展，相关的麻醉及体外循环、特别是对重要脏器保护方面研究的逐步深入，使得主动脉夹层分离的治疗迈上了一个新的台阶。急性期经治疗而存活的患者远期存活率 5 年为 60%，10 年为 40%。主动脉壁内血肿：是主动脉中层内的包裹性血肿，与典型主动脉夹层不同，它没有明显的内膜撕裂，在血肿和主动脉腔之间也没有活动性通道。主动脉壁内血肿的发病机制仍有争议，多数认为滋养血管破裂是壁内血肿的起因。壁内血肿的危险因素、症状和体征与典型的主动脉夹层相似，临床上很难与真正的主动脉夹层区分开来。此外，主动脉夹层的许多急性并发症如主动脉瓣关闭不全、血肿破入心包或胸腔，以及分支血管闭塞也可见于壁内血肿。由此，壁内血肿仅是主动脉夹层的一种形态学上的变异，还是具有不同病程和预后的独立疾病尚不清楚。影像学检查（如 CT、MRI、经食道超声心动图）中，壁内血肿表现为主动脉壁新月状或环状增厚，并且血肿内没有血液流动的迹象。由于经食道超声心动图难以发现升主动脉壁的增厚，CT 是显示壁内血肿最好的手段。应注意，经导管主动脉造影是不能发现壁内血肿的。壁内血肿有 4 种可能的自然病程：血肿持续存在（尽管管壁厚度可能会有改变）；可能被吸收，管壁恢复正常；可能导致主动脉瘤的形成；或可能转变为典型的主动脉夹层。关于壁内血肿的治疗策略与典型主动脉夹层相似，即对于近端壁内血肿采用手术治疗，对于远端血肿采用药物治疗，但对于症状持续或有进展迹象的远端血肿，可适当放宽手术指征。

郑亮亮　张新超　赖荣德　张在其

第九节 高血压危象

一、基本概念

高血压危象系指在原发性或继发性高血压疾病过程中，周围小动脉发生暂时性强烈痉挛，引起以收缩压升高为主的血压急骤升高而出现一系列临床表现的危急状态。全国联合委员会认为，依据靶器官结构或功能状态，必须在 1 h 内把血压降至安全水平，方能减轻患者生命危险。

高血压危象是高血压病程中的一种特殊临床征象，其易患因素复杂，病情表现多样。根据靶器官结构或功能状态，可将高血压危象分为以下两型。

(一)高血压急症

指血压短时间内严重升高 [通常收缩压＞180 mmHg 和（或）舒张压＞120 mmHg]并伴发进行性靶器官损害。高血压急症的靶器官损害主要表现为高血压脑病、急性脑卒中（缺血性、出血性）、急性冠状动脉综合征、急性左心力衰竭、主动脉夹层及子痫前期和子痫等。围手术期高血压急症和嗜铬细胞瘤危象也属于高血压急症范畴。高血压急症通常须立即进行降压治疗以阻止靶器官进一步损害。指南里特别指出的是：

1. 在临床上，若患者收缩压＞220 mmHg 和（或）舒张压＞140 mmHg，则无论有无症状均应视为高血压急症。

2. 对妊娠期妇女或某些急性肾小球肾炎患者，特别是儿童，高血压急症的血压升高可能并不显著，但对脏器损害更为严重。

3. 某些患者既往血压显著升高，已造成相应靶器官损害。未进行系统降压治疗，或者降压治疗不充分，而在就诊时血压未达到收缩压＞180 mmHg 和（或）舒张压＞120 mmHg，但检查明确提示已经并发急性肺水肿、主动脉夹层、心肌梗死或急性脑卒中者，即使血压仅为中度升高，也应视为高血压急症。

(二)高血压亚急症

指血压显著升高但不伴靶器官损害，通常不需住院，但应立即进行口服联合抗高血压药治疗，评估、检测高血压导致的心、脑、肾等靶器官损害并确定导致血压升高的可能原因。包括不伴靶器官损害、没有上述并发症的、舒张压＞120 mmHg 的重度高血压；高血压眼底病变Ⅰ度～Ⅱ度；术前未控制或未治疗的高血压和术后高血压。

二、常见病因

1. 可发生于缓进型或急进型高血压病，各种肾性高血压、嗜铬细胞瘤、库欣综合征、原发性醛固酮增多症、妊娠高血压综合征、卟啉病（血紫质病）。

2. 急性主动脉夹层。

3. 精神创伤、情绪激动、过度疲劳、寒冷刺激、气候变化或内分泌失调等诱因作用下，原有高血压的患者周围小动脉突然发生强烈痉挛，使周围阻力骤然增加，血压急剧升高。

4. 高血压患者在用单胺氧化酶抑制剂治疗中，如进食富含酪胺的食物（如干酪、扁豆、腌鱼、红葡萄酒、啤酒等）或应用拟交感神经药物及避孕药物，可促使积聚于节后交感神经末梢的儿茶酚胺释放，导致全身小动脉痉挛而发生高血压危象。

5. 突然停服降压药，尤其服可乐定 2 个月以上，突然停药；服用可卡因、苯丙胺、环孢素等，可致血压突然升高。

6. 子痫和先兆子痫。

三、发病机制

各种高血压危象的发病机制尚未完全阐明，主要考虑和以下几个因素相关。

1. 交感神经张力亢进和缩血管活性物质增加。各种应激状态下，交感神经张力亢进，血循环中血管收缩活性物质如肾素、血管紧张素-Ⅱ、去甲肾上腺素与血管升压素等增多，短期内诱发血压的急剧升高。

2. 局部或全身小动脉痉挛。如脑及脑细小动脉持久性或强烈痉挛诱发的高血压脑病；冠状动脉持久性或强烈痉挛诱发的急性冠状动脉综合征；肾动脉持久性或强烈收缩诱发的急性肾功能衰竭等。

3. 长期高血压导致脑血管粥样硬化，逐步形成栓子和微血管瘤，破裂后斑块或血栓进一步增大，最终导致动脉栓塞，发生急性脑血管病。

4. 其他因素。包括神经反射异常（如神经源性高血压危象）、内分泌激素水平异常（如嗜铬细胞瘤、库欣综合征、原发性醛固酮增多症等）、药物反应（如降压药物骤停综合征）、细胞膜离子转移功能异常（如烧伤后高血压危象等）。此外，内源性生物活性肽、血浆敏感因子、胰岛素抵抗、原癌基因表达增加、一氧化氮合成和释放不足及遗传性升压因子等均有一定作用。

四、临床特征

1. 起病急骤，患者表现有剧烈头痛、耳鸣、眩晕、视力模糊、心悸气促、面色苍白、多汗、恶心、呕吐、腹痛、尿频等。

2. 血压明显升高，收缩压＞180 mmHg 和舒张压＞120 mmHg，尤以收缩压升高显著，舒张压也可增高到 140 mmHg 以上。

3. 严重者可伴有以下表现。

（1）高血压脑病。出现抽搐、意识模糊、昏迷等症状，并有暂时性眼球震颤、Babinski 征阳性。局部性肢体无力或癫痫样抽搐等。

（2）急性左心力衰竭。有呼吸困难、端坐呼吸、咳喘、咯白色或粉红色泡沫样痰等，以及肺部湿性啰音、心脏奔马律等体征；如发生右心力衰竭，可有颈静脉怒张、肝脏肿大、周围水肿等。

（3）急性肾功能衰竭。有少尿或无尿，代谢紊乱和尿毒症等表现。

（4）急性脑卒中。包括脑梗死、脑出血、蛛网膜下腔出血等。

（5）急性冠状动脉综合征。急性胸闷、胸痛、放射性肩背痛、咽部紧缩感、烦躁、心悸，心电图有缺血表现，心肌梗死者肌钙蛋白可升高。

（6）子痫和子痫前期。孕妇在妊娠 20 周到分娩后第 1 周之间出现血压升高、蛋白尿或水肿，可伴有头晕头痛、视物模糊、上腹不适等症状，甚至发生抽搐和昏迷。

五、辅助检查

（一）血液学检查

血清尿素氮、血清肌酐、肾上腺素、去甲肾上腺素可增加，血糖也可升高。

（二）尿检查

发作时尿中出现少量蛋白和红细胞。

（三）眼底检查

眼底小动脉痉挛、可伴出血、渗出或视神经盘水肿。

（四）超声心动图、心电图、胸部 X 线片检查

可见高血压心脏病及心肌供血不足等临床征象。

（五）CT、MRI 检查

对神经系统并发症有鉴别诊断价值。

六、诊断思路

（一）询问病史

详细追问患者既往病史和现病史，寻找诱发因素，有助于高血压危象的诊断，尽快鉴别高血压急症和高血压亚急症。应重点检查靶器官功能状况等。除考虑常见病与多发病之外，还应考虑少见病与罕见病，以避免误诊。目前，在我国病因往往以高血压患者未规律服药或突然停药，尤其是停用可乐定、吸烟、滥用药物和酗酒、口服避孕药、交感活性药物中毒、急性肾小球肾炎、肾血管疾病、子痫、颅内肿瘤、嗜铬细胞瘤、外伤及手术等较多见。

（二）体格检查

血压明显升高，收缩压＞180 mmHg 和（或）舒张压＞120 mmHg，尤以收缩压升高显著，舒张压也可增高到 140 mmHg 以上。严重者可伴有：

1. 高血压脑病。有暂时性眼球震颤、Babinski 征阳性、局部性肢体无力或癫痫样抽搐等。

2. 心绞痛和急性左心力衰竭。有肺部湿性啰音、心脏奔马律等体征。如发生右心力衰竭，可有颈静脉怒张、肝脏肿大、周围水肿等。

3. 急性主动脉夹层。可伴有周围搏动的消失、主动脉瓣区舒张期杂音、脉压增宽等。

4. 子痫和子痫前期。先表现眼球固定，瞳孔放大，瞬即头扭向一侧，牙关紧闭，继而口角及面部肌颤动，数秒钟后发展为全身及四肢肌强直、双手紧握、双臂屈曲，迅速发生强烈抽动；抽搐时呼吸暂停，面色青紫。

（三）辅助检查

根据需要给予患者血液学、尿液、眼底检查、超声心动图、心电图、胸部 X 线片、CT、MRI 检查等，有助于临床诊断。

七、临床诊断

高血压危象常见病因的临床诊断主要依据其病史、临床表现、体格检查及相关检查来进行，其诊断条件如下。

（一）肾性高血压

1. 临床表现。

（1）长期高血压突然加剧或高血压突然出现，病程短、进展快，舒张期血压增高尤为明显，伴腰背或肋腹部疼痛。

（2）可在上腹部、患侧腰背部或肋缘下，听到连续的血管收缩期杂音，或伴轻度震颤。

2. 静脉肾盂造影。显示患肾较健肾小 1.5～2 cm、形态不规则，早期显影慢而淡、后期显影较浓。

3. 肾血管造影。显示动脉充盈缺损、狭窄的远侧血管腔扩张或无血管部分。

4. 分肾功能测定。显示患肾尿量少，尿钠低，血清肌酐或菊粉清除率降低。

5. 经皮穿刺用导管插入下腔静脉，分别采取两侧肾静脉血做肾素测定，患肾静脉血的肾素较高。

6. 肾图。呈现患侧曲线的血管段较低且延迟，排泄段延长。

（二）嗜铬细胞瘤

1. 临床表现。

（1）严重高血压或高、低血压反复交替发作。

（2）心血管系统：血容量不足，血管收缩现象缓解后血压即降低，可能出现休克；由于过量儿茶酚胺作用，尤其是去甲肾上腺素，使心肌呈退行性变、坏死、水肿和纤维化，因此可以发生严重的急性心力衰竭，以左心力衰竭为多见；可以出现多种心律失常，如期前收缩、房室传导阻滞、阵发性心动过速和心室颤动，并可致猝死。

（3）胃肠系统：经常因肠蠕动及张力减弱而出现便秘；血管严重收缩，胃肠道缺血，可引起消化道出血、溃疡、穿孔、肠梗阻；嗜铬细胞瘤位于直肠后者，排便时可以引起高血压发作。

（4）泌尿系统：病程较久者将出现肾功能衰竭；如果嗜铬细胞瘤位于膀胱，则排尿时可能引起高血压发作。

（5）代谢紊乱：糖耐量曲线呈糖尿病型者约占 60%，半数患者呈高脂血症，部分患者血钾偏低，近半数患者基础代谢率偏高，故患者多消瘦。

（6）其他：经常有头痛、失眠、烦躁、焦虑等症状，血压增高明显可诱发脑血管意外；少数患者可于腹部触及较大的包块-嗜铬细胞瘤，触压时可引起高血压发作，但较大的嗜铬细胞瘤多无显著的内分泌功能。

2. 尿香草基杏仁酸。对于持续性高血压型和每天频繁发作的阵发性高血压型患者可测 24 h 尿香草基杏仁酸排出量，正常人为 $<32\ \mu mol/24\ h$，高于 $50\ \mu mol/24\ h$ 为可疑，两次以上高于 $100\ \mu mol/24\ h$ 则有诊断意义。在偶然有短暂发作者，可以测包括发作期的 3 h 内尿香草基杏仁酸含量与间歇期 3 h 尿香草基杏仁酸含量对比，如显著升高也是有意义的。

3. 肾素活性和血管紧张素-Ⅱ测定。由于反馈关系，均呈显著低值，在鉴别高血压病因方面有较好价值。

4. 血、尿儿茶酚胺及其代谢物测定。肾上腺素和去甲肾上腺素及甲氧基肾上腺素和甲氧基去甲肾上腺素测定均明显高于正常范围；如果多次测定，甲氧基去甲肾上腺素明显升高，而甲氧基肾上腺素接近正常，则提示肾上腺外嗜铬细胞瘤的可能性较大。

5. 诱发试验。对观察期间无发作者可进行诱发试验，血压过高者禁用。检查前必须停用降压药和镇静剂 7～10 d。方法：患者平卧安静休息，静脉注射组胺 0.025～0.05 mg（相当于磷酸组胺 0.069～0.138 mg）或高血糖素 0.5～1 mg，每 30 s 测血压 1 次，5 min 后每分钟测 1 次，血压升高 45/20 mmHg 以上阳性。注意事项：①有发生药物过敏和组胺反应的可能；②可因血压急骤升高，导致脑血管意外、心肌梗死、急性心力衰竭、严重心律失常（如心室颤动）的可能；③低血压，休克。因此进行此项检查时应使用血压监护，准备好酚妥拉明注射液和除颤器，以防意外；阳性率约 50%，假阳性率约 10%，也可以用酪胺 0.5～2 mg 静脉注射代替组胺，副作用较轻，但假阳性率约 15%。

6. 酚妥拉明试验。准备情况同激发试验，适用于血压高于 180/106 mmHg 者，将酚妥拉明 5 mg 稀释于 0.9%氯化钠 10～20 mL 内，缓慢静脉注射，每 30 s 测血压 1 次，5 min 后每分钟 1 次；如果血压下降不明显，可以加快注射速度；如果血压下降超过 36/25 mmHg 者为阳性，血压降低可持续数分钟至数小时。假阴性率较低，但假阳性率较高，尤其是近期曾服用降血压剂如利血平、胍乙啶者，易出现假阳性。注意事项：可能发生血压显著降低，血容量不足，呈休克状态，引起心肌梗死和脑血管意外。

7. 定位检查。主要为影像学方法，如 B 超检查、CT 扫描、MRI 等，也可以做血管造影检查，对位于肾上腺者有意义。

（三）重度妊娠高血压综合征

1. 临床表现。①高血压：血压可高达 160/110 mmHg 或更高，经休息也不下降；②蛋白尿：24 h

尿内蛋白量达到或超过 2 g，甚至增加到 5 g；③水肿：水肿多由踝部开始，渐延至小腿、大腿、外阴部、腹部，按之凹陷，称凹陷性水肿。水肿程度与病情严重性不一定相应；④先兆子痫：在高血压及蛋白尿等的基础上，患者出现头痛、眼花、恶心、胃区疼痛及呕吐等症状；⑤子痫：在先兆子痫的基础上进而有抽搐发作，或伴昏迷。子痫典型发作过程为先表现眼球固定，瞳孔放大，瞬即头扭向一侧，牙关紧闭，继而口角及面部肌颤动，数秒钟后发展为全身及四肢肌强直，双手紧握，双臂屈曲，迅速发生强烈抽动；抽搐时呼吸暂停，面色青紫，持续 1 min 左右抽搐强度减弱，全身肌松弛，随即深长吸气，发出鼾声而恢复呼吸。抽搐临发作前及抽搐期间，患者意识丧失；抽搐次数少及间隔长者，抽搐后短期即可苏醒；抽搐频繁持续时间较长者，往往陷入深昏迷。

2. 血液检查。测血红蛋白、红细胞比容、血浆黏度比值、全血黏度比值，提示血液浓缩；测血小板数、凝血时间、凝血酶原时间、纤维蛋白原和血浆鱼精蛋白副凝试验，提示凝血功能异常。

3. 肝肾功能测定。丙氨酸氨基转移酶、血清尿素氮、血清肌酐及尿酸测定，综合判断肝肾功能；测定血电解质及 CO_2 结合力，了解电解质紊乱及酸中毒。

4. 眼底检查。视网膜小动脉痉挛，动静脉管径比由 2：3 变 1：2～1：4；严重时视网膜水肿、剥离，棉絮状渗出物及出血，出现视力模糊或突然失明，产后多能恢复。

5. 尿检查。测尿比重≥1.020 表示尿液浓缩，反映血容量不足，血液浓缩；尿蛋白定量≥5 g/24 h，表明病情严重；镜检注意有无红细胞及管型，如有则表明肾脏损害严重。

6. 心电图检查。了解心肌损害程度，有无低血钾或高血钾改变等。

7. B 超检查。一是了解胎儿发育情况，二是了解胎盘功能情况。妊娠高血压综合征 B 超检查的特征是胎盘提前成熟、老化，并发胎儿宫内发育迟缓，羊水过多者多见。

（四）急性主动脉夹层

1. 临床表现。

（1）胸痛和（或）背痛，呈刀割样、撕裂样或搏动样疼痛，呈持续性，疼痛开始即达高峰。

（2）血压异常。

（3）心血管系统症状：①主动脉瓣反流。是近端主动脉夹层的重要特征之一，可出现主动脉瓣区舒张期杂音、脉压增宽等；②脉搏异常出现脉搏减弱或消失，或两侧强弱不等，或两臂血压出现明显差别等血管阻塞征象；③其他心血管受损表现。夹层累及冠状动脉时，可出现心绞痛或心肌梗死；血肿压迫上腔静脉，可出现上腔静脉综合征；夹层血肿破裂到心包腔时，可迅速引起心包积血，导致急性心包填塞而死亡。

（4）神经系统症状：夹层血肿沿着无名动脉或颈总动脉向上扩展或累及肋间动脉、椎动脉，可出现头昏、意识模糊、肢体麻木、偏瘫、截瘫及昏迷；压迫喉返神经，可出现声嘶。

（5）压迫症状：主动脉夹层压迫腹腔动脉及其分支时出现腹痛、恶心、呕吐、黑便等；压迫颈交感神经节引起霍纳综合征；压迫喉返神经时出现声嘶，如破入气管或支气管，引起咳嗽、呼吸困难、大咯血、窒息，甚至死亡。

2. 辅助检查。

（1）心电图：显示非特异性 ST-T 改变。

（2）胸部 X 线片：可见上纵隔增宽，主动脉弓影增大，外形不规则，或局部有隆起。如有主动脉内膜钙化影且外膜间距>10 mm 以上（正常 2～3 mm），可肯定诊断。

（3）超声心动图：对主动脉夹层分离诊断有重要意义。最确切的超声心动图表现是在各角度发现内膜撕裂；当假腔有血栓时，内膜的钙化向中央移位也是夹层存在的依据；超声心动图可明确显示主动脉瓣关闭不全，心包、胸腔积血等；经食管超声诊断的敏感性和特异性更高。

（4）CT 可显示病变主动脉的扩张，发现主动脉钙化优于 X 线片，可清楚显示主动脉夹层的真假两腔；但 CT 对内膜破口的定位及确定主动脉分支血管的情况有困难。

（5）MRI 是敏感性、特异性均很高的诊断主动脉夹层的显像方法。可直接显示主动脉夹层的真假腔，清楚显示内膜破口位置，确定夹层范围及与主动脉分支的关系，识别主动脉反流及心包积液等；但不适宜血流动力学不稳定的患者。

（6）主动脉造影：包括选择性主动脉造影和数字减影血管造影两种方法，诊断率＞95％，可显示夹层真假两腔、分支血管受累的程度和范围及主动脉瓣关闭不全等，但急危重者主动脉造影有较大风险，须谨慎考虑；数字减影血管造影较为安全。

3. 实验室检查。视病变部位及累及脏器而定，可有白细胞增高，红细胞沉降率增快，心肌酶谱增高，脑脊液中红细胞增多，肾功能异常，血淀粉酶增高，尿蛋白、红细胞及管型等改变。

（五）某些诱因使血压急剧升高、小动脉舒缩障碍

1. 病史。既往有高血压病史。

2. 诱因。①精神创伤、情绪激动、过度疲劳、寒冷刺激、气候变化或内分泌失调等；②高血压患者在用单胺氧化酶抑制剂治疗中，进食富含酪胺的食物（如干酪、扁豆、腌鱼、红葡萄酒、啤酒等）或应用拟交感神经药物及避孕药物；③突然停服降压药，尤其服可乐定 2 个月以上，突然停药。

3. 实验室检查。血管收缩活性物质如肾素、血管紧张素-Ⅱ、去甲肾上腺素等增多。

八、鉴别诊断

（一）高血压脑病与高血压危象的鉴别

两者相同点均由于血压急剧升高所致，但两者有许多不同点，其鉴别要点见表 1-2-16。

表 1-2-16　高血压脑病与高血压危象的鉴别

鉴别点			高血压脑病	高血压危象
发病机制			脑血管的痉挛和（或）强烈收缩形成瘀斑状出血或微血栓；脑血管自动调节机制破坏，致脑灌注过多，造成脑水肿及颅内压增高	全身细小动脉暂时性痉挛性收缩影响心、脑、肾等器官血液供应，产生危急状态
血压改变			以舒张压增高为主	以收缩压增高为主
靶器官损害	心脏	心率	多为缓慢	多为增快
		心绞痛或心力衰竭	少见	多见
		交感神经兴奋症状	少有	多有
	肾脏	肾功能衰竭	少有	多有
	脑	抽搐偏瘫失语	多有	少有
		脑水肿及颅内压增高	有	少有（合并高血压脑病者除外）

（二）高血压危象与脑肿瘤的鉴别

高血压危象严重伴有高血压脑病时症状与脑肿瘤相似，须加以鉴别，脑肿瘤患者视神经盘有水肿及颅内占位性病变体征，X 线检查及 CT 检查可助鉴别。

（三）高血压危象与颅内出血的鉴别

后者患者常突然发病，意识障碍、呼吸深大、带鼾音、口角歪斜、肢体瘫痪，眼底检查可有视神

经盘水肿，但眼底动脉无痉挛表现。

九、救治方法

(一)治疗原则

明确诊断后，必须迅速降低血压和处理并发症。

(二)一般处理

消除恐惧心理，酌情使用镇静药，去除诱因，清淡、低盐饮食。

(三)高血压急症常见静脉药物治疗

1. 硝普钠。降压作用迅速，可在输入数秒内起效，但停药 3～5 min 作用即消失。该药对动静脉有直接扩张作用，周围血管与肺血管阻力降低，血压下降。同时容量血管床扩张，静脉压降低，静脉回流不增多。一般用量是 50～100 mg 加入 5％葡萄糖注射液 500 mL 中避光静脉滴注，起初以 15～25 μg/min 滴注，以后根据血压调节滴速，每 3～5 min 调节 1 次，一般最大量不超过 300 μg/min。但在用药过程中应注意：①必须严密监测血压，尤其在改变给药速率时；②硝普钠离子可转变为硫氰酸盐，后者血中浓度不应超过 1 mg/dL。长时间或大剂量使用硝普钠可导致精神病或精神错乱等中毒表现；③在严密观察下控制高血压而又不出现毒性作用时，一般可应用 2～3 d，但也有使用 21 d 的报道；④硝普钠应即配即用，每 6～8 h 更换新鲜配液。过去认为硝普钠是高血压急症伴急性肺水肿、严重心力衰竭、主动脉夹层的首选药物之一，但其长期大剂量使用或患者存在肝肾功能不全时，易发生氰化物中毒，故通常在初步控制病情后，应迅速改用其他药物。鉴于其严重不良反应，目前多数学者认为它只用于无法获取其他降压药物时和主动脉夹层等特殊情况，且患者肝肾功能正常；而且疗程应尽可能短，输注速度应控制在 2 μg/(kg·min) 以内，如＞4～10 μg/(kg·min)，则必须给予解毒药物硫代硫酸盐。

2. 拉贝洛尔。20 mg 加入 25％葡萄糖注射液 20 mL 静脉缓慢注射，必要时每隔 10 min 注射 1 次，直到血压降至满意水平或总剂量达 200 mg 为止。

3. 二氮嗪。其直接作用于血管平滑肌，使小动脉松弛，血压下降。用量 200～300 mg 静脉注射，15～30 s 注射完毕，血压可迅速下降，3～4 min 内达最大降压作用。作用可维持 3～8 h，如有必要可在 3～8 h 后再注射 1 次。该药可引起恶心、呕吐、头晕、出汗、心悸，也可导致钠潴留而发生水肿。

4. 咪噻吩。为快速作用的神经节阻滞药，可使肾小球滤过率下降，肾功能不全者慎用。用量：250～500 mg 加入 5％～10％葡萄糖注射液 250 mL 内静脉滴注，每分钟 1～4 mg；使用过程中应密切观察血压，血压不宜降得太低，停药后 10～30 min，多可使血压恢复原来的水平。

5. 酚妥拉明。为 α-受体阻滞剂。最适用于嗜铬细胞瘤引起的高血压危象，常用量为 2.5～5 mg 加入葡萄糖注射液中静脉注射，每 5 min 1 次。血压控制后可改为 10～20 mg 加入 5％葡萄糖注射液 250 mL 内静脉滴注。

6. 乌拉地尔。为 α_1-受体阻滞剂，一般用 10～50 mg 静脉注射，如血压无明显降低，可重复注射，然后用 50～100 mg 加入 100 mL 液体静脉滴注维持，滴速可根据血压调节（一般为 0.4～2 mg/min）。

7. 硫酸镁。更适用于高血压危象，尤其是妊娠高血压综合征患者，对合并心律失常或心力衰竭者效果更好。通常用 25％硫酸镁 10 mL 加入 10％葡萄糖注射液 20 mL，静脉缓注，过快或过量可引起呼吸麻痹和血压急降。

8. 制止抽搐药物。可用苯巴比妥 100 mg 肌内注射，或地西泮 10 mg 静脉注射，必要时 10～20 min 后重复 1 次；也可酌情选用水合氯醛。

9. 甘露醇。伴有高血压脑病者可用 20％甘露醇 250 mL 快速静脉滴注，必要时重复使用。也可用

50％葡萄糖注射液 40 mL 静脉注射，每 4～6 h 1 次，血糖高者禁用。

（四）高血压亚急症口服降压药物治疗

1. 卡托普利是口服血管紧张素-Ⅱ受体阻滞剂的代表药物，也可舌下含服；15 min 起效，作用持续 4～6 h；初次使用时极少引起急剧地血压效应，是治疗高血压亚急症的最安全口服降压药；同时给予祥利尿剂如呋塞米可增强卡托普利的效果；常用剂量为 12.5～50 mg/次，2～3 次/d。

2. 拉贝洛尔是 α1-受体和非选择性 β-受体阻滞剂，口服 200～400 mg，2 h 起效，其副作用主要是引起心脏传导阻滞，加重支气管痉挛；如患者有房室传导阻滞、心动过缓、慢性充血性心力衰竭时应慎用。

3. 可乐定是中枢 α2-受体激动剂，口服后 30～60 min 起效，2～4 h 达到最大效应，其最大副作用是嗜睡。

4. 哌唑嗪是 α-受体阻滞剂，可用于嗜铬细胞瘤患者的早期处理，其主要副作用包括晕厥、心悸、心动过速和立位地血压。

5. 硝苯地平是短效制剂，可口服、舌下含服或咀嚼，5～10 min 起效，持续 3～5 h，常用剂量为 5～10 mg/次，3 次/d。但因其能引起急剧且不可控制的低血压效应，反射性心动过速，增加心肌氧耗，恶化心肌缺血而可能危及生命，故目前认为应慎用于高血压危象。

十、诊疗探索

（一）诊断探索

高血压危象通常因一组复杂的临床症状伴随血压突然升高。应该尽快进行分类和体检，及早控制血压，防止靶器官进行性损害。高血压危象常见病因有某些使血压急剧升高的诱因（包括寒冷刺激、突然停服降压药等）、肾性高血压、重度妊娠高血压综合征等，其中嗜铬细胞瘤和急性主动脉夹层因起病急、病情重，易被漏诊、误诊，正日益受到大家的重视。嗜铬细胞瘤患者往往同时伴有心血管、消化系统症状，可通过检测尿香草基杏仁酸、肾素活性和血管紧张素-Ⅱ，以及血、尿儿茶酚胺及其代谢物等实验室检查来协助诊断，CT 扫描、MRI 等检查对位于肾上腺者嗜铬细胞瘤有意义。急性主动脉夹层患者常有突发胸痛、血压异常等症状，查体可发现主动脉瓣区舒张期杂音、脉压增宽，心电图可显示非特异性 ST-T 改变，超声心动图、胸部增强 CT 和胸部 MRI 对诊断有重要意义。

（二）治疗探索

高血压危象的各种并发症均可能发生，其中起决定性因素的是患者血压水平和临床表现，而不是导致高血压的原因。而且血压升高的速度要比血压水平更重要。在临床实践中，紧急降压指征并非取决于血压水平，而是增加高血压危险性的相关并发症（如主动脉壁夹层、肾脏功能衰竭、急性左心力衰竭等）。高血压危象治疗的理念，不仅仅是迅速降低血压，更重要的是阻止及逆转靶器官的损害。选用口服药物还是注射药物，取决于临床情况是否紧急及患者的总体状况。硝普钠为治疗本病的首选药物，作用迅速，降压幅度大；但用量过大或肾功能障碍时，可发生氰化物和硫氰酸盐的毒性反应，故使用时要慎重。其次静脉降压药硝酸甘油、酚妥拉明和乌拉地尔也较常用，其中使用酚妥拉明时须注意直立性低血压等副作用。有抽搐者，可用地西泮直接静脉注射；可选用甘露醇液快速静脉滴注，以降低颅内压、减轻脑水肿。

十一、病因治疗

（一）肾性高血压

治疗的目标包括：将血压控制在正常范围内；改善肾缺血状态，保护肾功能，防止肾功能衰竭；

其最终目的是提高患者生活质量，减少死亡率。

1. 药物治疗。针对肾性高血压的发病机制，在药物选择方面，凡能减少肾素释放或能抑制血管紧张素转换酶，或能扩张肾动脉，改善肾脏供血供氧的药物，以及减少血容量的药物，均可起到降低肾性高血压的作用。

(1) 常用于治疗肾性高血压的药物有以下几种：①抑制肾素活性的药物，如可乐定，甲基多巴等。②血管紧张素转换酶抑制剂，如卡托普利、依那普利、培哚普利、贝那普利等。③改善肾脏供血供氧，减少肾素释放的药物，如肼屈嗪、双肼屈嗪、米诺地尔等。④β-受体阻滞剂，为肾上腺素能β-受体阻滞剂，可抑制肾素分泌，对高肾素型高血压效果好，如普萘洛尔、阿替洛尔、美托洛尔等。⑤钙通道阻滞剂，通过降低细胞内钙的浓度而降低外周阻力，不影响心排血量，长期应用不会导致水钠潴留，甚至还有利尿效应，如硝苯地平、氨氯地平等。⑥利尿剂，一般用噻嗪类，若肾功能明显受损，应选择袢利尿剂，如呋塞米和布美他尼等。对于较顽固的高血压，可联合应用数种作用不同的降压药，以加强疗效，减少副作用。

(2) 目前认为，药物治疗的主要适应证：①手术或肾动脉血管成形术，术前控制血压；②手术或血管成形术，有禁忌或者拒绝手术；③手术或血管成形后血压仍不能控制者。

2. 手术治疗。手术方法主要是肾动脉重建术，常见的有动脉内膜切除术、腹主动脉-肾动脉搭桥术、肾动脉狭窄段切除术、自体肾移植术、肾切除术等。目前认为，下述情况肾切除术仍是治疗肾血管性高血压可供选择的方法：①肾动脉完全阻塞；②肾完全萎缩；③不能纠正的肾血管损害如动脉瘤、肾动脉弥散性疾病等。手术不仅能使患者血压恢复正常或显著下降，而且保护或显著改善肾功能，从而大大提高患者远期存活率。各种术式中，用自体大隐静脉或动脉移植片为材料建立主-肾动脉旁路是常选择的技术。采用肝、脾动脉移植术来重建动脉疗效也较满意，这种术式尤其适用于病情较重者。手术治疗的效果与患者年龄、性别、肾动脉狭窄的病理类型及术前高血压持续时间、肾功能状态密切相关，年龄在60岁以下、术前高血压持续时间不超过10年、轻度氮质血症肾功能正常、病理类型为肌纤维发育不良的男性患者有较高的治愈率。

3. 经皮腔内肾动脉血管成形术。在放射性引导下操作，将柔韧、能够扩张的球囊导管插入肾动脉狭窄处，使球囊充气膨胀达到适当压力（通常为5个大气压），直到肾动脉的解剖性狭窄得到明显改善。若球囊扩张获得成功，患者血压通常于术后4～6 h甚至几分钟内开始下降。其疗效的好坏，主要取决于狭窄损害的病理类型，肌纤维发育不良者明显优于动脉粥样硬化者；而弥散性动脉粥样硬化、肾动脉口狭窄或肾动脉弱性较差者效果极差；经皮腔内肾动脉血管成形术可增加有效肾血管流量，改善功能，因而常用于存在氮质血症的肾血管性高压患者。

(二) 嗜铬细胞瘤

1. 一般治疗。安静休息，避免对包块或可疑部位过重触压，以减少发作。加强护理，随时做好处理高血压危象及急性心力衰竭的准备。

2. 肾上腺素能受体阻滞剂。首选的α-受体阻滞剂如酚苄明10～60 mg/d，分2次口服，作用持续24 h至5 d。用药时血管收缩现象消失，故应同时纠正血容量不足。由于本药作用持续时间长，对用手术治疗的患者必须于术前2～3 d停用，以免术中出现难控制性低血压和休克。术前和术中应用酚妥拉明持续静脉滴注控制血压。主要副作用为鼻黏膜充血、鼻阻。高血压危象时，用酚妥拉明5 mg静脉注射，输液速度根据血压调节。β-受体阻滞剂：应用时必须先使用α-受体阻滞剂1～3 d，否则β-受体阻滞剂消除了儿茶酚胺β-受体的血管扩张作用后，α-受体的收缩血管作用不再受到拮抗，使血压更进一步升高，甚至出现心肌梗死和脑血管意外，必须严格注意。

3. 儿茶酚胺阻滞剂。α-甲基酪氨酸可与酪酸相竞争，抑制酪氨酸羟化酶，阻滞了儿茶酚胺的合成。剂量为600～1 200 mg/d。可能出现嗜睡、焦虑、震颤、口干、溢乳等副作用，持续用药数月后疗效渐差。

4. 补充血容量。嗜铬细胞瘤可表现为高、低血压反复交替发作，控制血管的过度收缩后，必须及时补充血容量，监测血流动力学指标。晶体溶液仅能短时间维持血容量，胶性液体可以维持较长时间，如全血、血浆、羟甲淀粉等，为进一步治疗创造了条件。

5. 手术治疗。能或基本能定位的嗜铬细胞瘤均应手术切除，或施探查手术。术前用 α-受体阻滞剂控制血压，纠正血容量不足，控制糖代谢紊乱。术中配合使用酚妥拉明和多巴胺静脉滴注，以保持血压稳定。切除肿瘤后血压应立即下降，不降则应考虑多发性嗜铬细胞瘤的可能性，给予探查。

（三）重度妊娠高血压综合征

根据妊娠高血压综合征好发因素及病理生理变化特点采取解痉、降压及适时终止妊娠等原则治疗。

1. 解痉药物。硫酸镁仍为治疗妊娠高血压综合征的首选药物，可以很好地控制和预防子痫的发作并发挥协同降压的作用。控制子痫抽搐，静脉用药负荷剂量为 4～6 g，以保证达到一定的血药浓度；对于重度子痫前期和子痫发作后的预防子痫发作，负荷剂量可以为2.5～5 g，维持剂量为静脉滴注 1～2 g/h；24 h 硫酸镁总量为 25～30 g；病情稳定者在 5～7 d 停止使用。

2. 扩张血容量。重度妊娠高血压综合征患者有不同程度的低血容量。在血容量下降同时常伴有不同程度的血黏稠度增加和血液浓缩，必导致子宫胎盘血流灌注不良，严重者可致先兆子痫或子痫，患者出现低排高阻抗性心力衰竭，所以对重症患者伴有血浆和全血黏度增加者应予扩容治疗。

3. 降压药物。用药原则：以不影响心排血量、肾血流量与胎盘灌注量为原则；对肾脏和胎盘-胎儿单位影响小，平稳降压；可以联合用药。凡收缩压＞160 mmHg 和（或）舒张压＞110 mmHg 者当予以静脉滴注。孕妇并发器官功能损伤时，则血压应控制在 140/90 mmHg，不可低于 130/80 mmHg，避免血压过快下降，影响胎儿血供。在出现严重高血压或发生器官损害如急性左心室功能衰竭时，紧急降压到目标血压范围，注意降压幅度不能太大，平均动脉压的 10%～25% 为宜，24～48 h 达到稳定。

（1）口服降压药物：拉贝洛尔、硝苯地平可单独或联合用药，无效时选择静脉给药。

（2）肼屈嗪：可阻断 α-受体，使外周血管扩张而血压下降。优点是使心排血量增加，肾、脑血流增加，其不良反应为心率加快、面部潮红，伴有恶心、心悸等不适。剂量为 12.5～25 mg 加入葡萄糖注射液 250～500 mL 静脉滴注，一般为每分钟 20～30 滴，血压维持在 90～140 mmHg 即需减慢滴速，以维持之。

（3）拉贝洛尔：为水杨酸氨衍生物，对 α、β-肾上腺素能受体有竞争性拮抗作用。优点为降压作用良好，血管阻力降低，肾血流量增加而胎盘血流量无减少，并有促进胎儿胎成熟、减少血小板消耗和增加前列环素水平等作用。静脉滴注时，血压可渐下降，但无心悸、潮红、呕吐等不良反应，较肼屈嗪更为患者所接受。剂量：50 mg 或 100 mg 加 5% 葡萄糖注射液 500 mL 静脉滴注，每分钟 20～40 滴，根据血压调整滴速，5 d 为 1 个疗程。血压稳定后，可改口服 100 mg，3 次/d。

（4）硝苯地平：为钙离子慢通道拮抗剂。可阻止钙离子进入细胞质，继之阻止三磷酸腺苷酶的激活及三磷酸腺苷的解裂，中断了平滑肌收缩所需的能量来源。药理作用的结果是使全身血管扩张，血压下降。另由于平滑肌收缩受抑制，所以对妊娠高血压综合征伴有稀弱宫缩者不仅使血压下降，而且有助于防止先兆早产。剂量：10 mg 含舌下，3 次/d 或每 6 h 1 次，24 h 总量不超过 60 mg；7 d 为 1 个疗程，可用 3～5 个疗程，疗程之间，不必间歇。经上述治疗后，平均动脉压可下降 12～21 mmHg，疗效较好，而且服用方便。

（5）卡托普利：为血管紧张素转换酶抑制剂，其作用机制使血管紧张素-Ⅰ不能转化成血管紧张素-Ⅱ，从而达到降压作用，并有抑制醛固酮的作用。剂量为 12.5～25 mg，2 次/d 口服，降压效果良好。但血管紧张素转换酶抑制剂和血管紧张素-Ⅱ受体阻滞剂类药物可能引起胎儿生长迟缓、羊水过少或新生儿肾功能衰竭，也可能引起胎儿畸形，应谨慎使用，妊娠中晚期禁止使用。

（6）硝普钠：少数重度妊娠高血压综合征患者血压很高，经上述药物治疗未能控制者，可在严密观察下使用本药。硝普钠主要作用于血管平滑肌，扩张动静脉，降低外周血管阻力及降低心脏舒张末期压力，使血压迅速下降和改善心功能，增加心排血量。必须注意的是硝普钠静脉滴注后，可迅速透过胎盘进入胎儿循环，而且胎儿血内浓度比母体高，另外硝普钠代谢产物可与红细胞的巯氢基结合而有毒性作用，可致胎儿氰化物中毒。所以对于重症妊娠高血压综合征患者只有在其他降压药物无效时，为母体安全而采用。剂量：50 mg 加 5％葡萄糖注射液 500 mL，相当于每毫升含硝普钠 100 μg，开始 6 滴/min，以后每分钟增加 2 滴（即 12 μg），直至出现满意的降压效果为止，一般使血压控制在 140/（90～100）mmHg，并需要 5～10 min 测量血压 1 次，最大剂量为 100 mg/24 h。

（7）哌唑嗪：为 α-受体阻滞剂，使小动脉扩张，外周血管阻力降低，血压下降，可使心脏前、后负荷降低，因而使左心室使终末期压力下降，改善心功能。首次剂量为 0.5 mg，以后可改为 0.5～1 mg，3 次/d 口服，并可逐加剂量。

（8）尼卡地平：其胎盘转移率低，长时间使用对胎儿无明显不良影响，尤其适用于先兆子痫患者。但应注意其可能抑制子宫收缩影响分娩，在与硫酸镁合用时可产生严重低血压和心肌抑制，应谨慎使用。

（9）青心酮：化学名称为 3，4-二羟基苯乙酮，由秃毛冬青叶中分离、提取的一种有效成分，具有扩张血管，调节 PGI_2-TXA_2 的平衡作用，体内及体外用药对由二磷酸腺苷诱导的血小板聚集皆有抑制作用，而且作用迅速、毒副作用极少。剂量：100 mg 加 5％葡萄糖注射液 500 mL，2 次/d 静脉滴注。

4. 镇静剂。

（1）地西泮：具有较强的镇静、抗惊厥、催眠、肌肉松弛等作用。对于子痫或临床表现即将发生抽搐的先兆子痫患者，可用地西泮 10～20 mg 加入 25％葡萄糖注射液 20～40 mL，缓慢静脉注射，5～10 min 内注射完毕，可迅速控制抽搐。

（2）异戊巴比妥钠：具有催眠和抗惊厥作用。对于已发生抽搐，经用硫酸镁未能控制者，可用异戊巴比妥钠 0.2～0.5 g 加 50％葡萄糖注射液 20 mL 静脉注射，5～10 min 注射完毕。

（3）吗啡：为较强的镇痛剂。子痫抽搐时，皮下注射 10～15 mg 可较快见效。由于可抑制呼吸，致呼吸性酸中毒，降低排尿量，并可增加颅内压，故近年来已较少用于控制子痫的治疗。

（4）苯巴比妥：具有一般巴比妥类的作用特点，大剂量有抗抽搐作用，如过量则有麻醉作用，甚至可抑制呼吸。本药的催眠作用较长，为 6～8 h，常用剂量：口服 0.03～0.06 g，3 次/d，或用 0.1～0.2 g 肌内注射。

5. 适时终止妊娠。妊娠高血压综合征患者治疗后，适时终止妊娠为重要措施之一。

（四）急性主动脉夹层

治疗的目的是减低心肌收缩力、减慢左室收缩速率和外周动脉压。治疗目标是保证脏器足够灌注的前提下，迅速（20～30 min）使收缩压控制在尽可能低的水平，至少降至 120 mmHg，在保证器官灌注的基础上，能够降至 100 mmHg，心率控制在 60 次/min 以下。这样能有效地稳定或终止主动脉夹层的继续分离，使症状缓解，疼痛消失。治疗分为紧急治疗与巩固治疗 2 个阶段。

1. 紧急治疗。①止痛：用吗啡与镇静剂；②补充血容量：有出血入心包：胸腔或主动脉破裂者输血；③降压：对合并有高血压的患者，可采用普萘洛尔 5 mg 静脉间歇给药与硝普钠静脉滴注 25～50 μg/min，调节滴速，使血压降低至临床治疗指标。血压下降后疼痛明显减轻或消失是夹层分离停止扩展的临床指征。其他药物如维拉帕米、硝苯地平、卡托普利及哌唑嗪等均可选择。利血平 0.5～2 mg 每 4～6 h 肌内注射也有效。此外，也可用拉贝洛尔，它具有 α 及 β 双重阻滞作用，且可静脉滴注或口服。需要注意的问题是：合并有主动脉大分支阻塞的高血压患者，因降压能使缺血加重，不可采用降压治疗。对血压不高者，也不应用降压药，但可用普萘洛尔减低心肌收缩力。硝普钠可引起左室收缩速率增加，从而加重血管内膜的撕裂，不建议单独用于主动脉夹层的治疗。

2. 巩固治疗。对近端主动脉夹层、已破裂或濒临破裂的主动脉夹层，伴主动脉瓣关闭不全的患者应进行手术治疗。对缓慢发展的及远端主动脉夹层，可以继续内科治疗。保持收缩压于 100～120 mmHg，如上述药物不满意，可加用卡托普利 25～50 mg，3 次/d 口服。

（五）某些诱因使血压急剧升高、小动脉舒缩障碍

1. 明确和去除导致高血压的诱因，了解靶器官功能状况，应使血压迅速而适度地下降，保护靶器官和处理器官功能障碍。在诱因未去除的情况下，不应急于使用强效降压药物。

2. 静脉给予降压药。尽快使血压降至足以阻止脑心肾等靶器官的进行性损害，且不导致重要器官灌注不足的水平。视临床情况的不同，开始 48 h 内使舒张压不要降至 100 mmHg 以下，收缩压不低于 160 mmHg，平均动脉压不低于 120 mmHg。不要使平均动脉压降低大于开始时的 25%，避免血压下降过快而加重心、脑和肾脏缺血。

十二、最新进展

高血压危象是高血压急症和亚急症的总称，靶器官的损害而非血压水平是区别两者和临床诊断的关键。应根据不同的靶器官损害，遵循个体化、依据降压目标值调整的原则，采取不同的紧急措施有计划、分步骤地快速平稳降低血压，以更好地保护靶器官，改善预后。高血压危象病因复杂，其中嗜铬细胞瘤和急性主动脉夹层因易被漏诊、误诊，正日益受到大家的重视。嗜铬细胞瘤患者往往同时伴有心血管、消化系统症状，可通过检测尿香草基杏仁酸、肾素活性和血管紧张素-Ⅱ，以及血、尿儿茶酚胺及其代谢物等实验室检查来协助诊断，CT 扫描、MRI 等检查对位于肾上腺者嗜铬细胞瘤有意义。急性主动脉夹层患者常有突发胸痛、血压异常等症状，查体可发现主动脉瓣区舒张期杂音、脉压增宽，心电图可显示非特异性 ST-T 改变，超声心动图、胸部增强 CT 和胸部 MRI 对诊断有重要意义。合理给予非口服抗高血压药物，能防止靶器官持续损害。为了减少死亡率，应该避免口服或舌下含服硝苯地平。硝普钠为治疗本病的首选药物，作用迅速，降压幅度大，但用量过大或肾功能障碍时，可发生氰化物和硫氰酸盐的毒性反应，故使用时要慎重。其次静脉降压药硝酸甘油、酚妥拉明和乌拉地尔也较常用，其中使用酚妥拉明时须注意体直立低血压副作用。有抽搐者，可用地西泮直接静脉注射；可选用甘露醇液快速静脉滴注，以降低颅内压、减轻脑水肿。

李萌芳　卢中秋　芮庆林　张在其

第十节　高血压脑病

一、基本概念

高血压脑病是指血压因某种诱因突然显著地增高（原发性或继发性高血压），突破了脑血管的自动调节机制，导致脑血流灌注过多，液体经血-脑屏障漏出到血管周围脑组织，导致脑水肿、颅内压增高，而发生的一种急性一过性以神经障碍为主的高血压危象。主要表现有剧烈头痛、烦躁、恶心呕吐、视力障碍、抽搐、意识障碍，甚至昏迷等症状，若不及时救治，常可导致死亡。

二、常见病因

1. 急进型或恶性高血压，尤其并发肾功能衰竭或脑动脉硬化者。
2. 急性肾小球及肾血管病。
3. 妊娠高血压综合征。
4. 嗜铬细胞瘤。

三、发病机制

关于本病的发病机制，目前认为是脑血管"自身调节崩溃"所致，一般情况下，脑动脉血管的舒缩维持相对的恒定，脑血流量多能通过"自主调节"维持恒定的血流量，如血压下降或 pH 值低时脑血管扩张，以保障大脑组织脑血流量供应；血压增高或 pH 值高时脑血管收缩，以防过分灌注及血管破裂。正常人平均动脉压在 60～120 mmHg 时脑血流量恒定不变。如压力降低，脑血流减少，脑灌注不足导致脑缺氧；如压力过高，超越了小动脉收缩极限，则可能灌注量过多发生脑水肿。当血压正常者短时间内血压突然急剧升高，可在相对较低水平下发生高血压脑病。但在慢性高血压患者，由于血压高而稳定，血管壁慢性增厚可耐受较高的血压，平均动脉压在一定范围内，还可以进行自主调节，若血压急剧增高，超出可耐受的高限则可发生高血压脑病。一般认为当平均动脉压>160～180 mmHg 时，则失去"自主调节"，引起脑血管调节功能丧失。致使脑血管发生强制性扩张，脑血流灌注增加，部分毛细血管也可损伤破裂，产生脑水肿及斑点状出血等，导致脑功能障碍，出现脑病症状。

四、临床特征

高血压脑病的病程长短不一，短则几分钟，长则可达数天之久。起病急骤，常因过度劳累、紧张和情绪激动所诱发；病情发展快，进行性加重，发病前常见有血压显著增高，剧烈头痛、恶心、呕吐，精神紊乱等先兆；发病后以脑水肿症状为主，大多数患者具有头痛、抽搐和意识障碍 3 大特征，称之为高血压脑病三联征。

（一）动脉压升高

通常在高血压的基础上突然出现血压急剧升高，舒张压往往升至 120 mmHg 以上，平均动脉压常在 150～200 mmHg。但在妊娠高血压造成的子痫患者及急性肾小球肾炎的儿童，脑病发作时血压可不高于 180/110 mmHg。血压升高的速率对本病的发生也起决定性作用，新近起病的高血压患者脑病发作时的血压水平常比慢性高血压脑病发作时血压为低。

（二）头痛

常为高血压脑病的早期症状，部位可限于后枕部，也可为全头性。多出现于早晨，在情绪紧张、咳嗽、用力时加重，严重者可伴有恶心、呕吐，当血压下降后头痛可有缓解。

（三）痫性发作

是相当常见的症状之一，其发病率在 10.5%～41%，有的可反复发作，断断续续，最后发展为癫痫持续状态，有些患者由于抽搐诱发心力衰竭而死亡。

（四）意识障碍

可表现为嗜睡、昏睡、木僵、谵妄、定向力障碍、精神错乱甚至昏迷。有些患者可出现暂时性的失语、偏瘫、偏身麻木、脑神经瘫痪甚至呼吸中枢衰竭症状。

五、辅助检查

1. 脑脊液检查压力大多增高（一般不做此项检查，除非必要时，宜选用细针穿刺），蛋白质可轻微增高，极少患者有少量红细胞或白细胞，余无异常。而脑出血时常为血性，蛛网膜下腔出血时则为明显血性。

2. 脑电图检查示弥散性慢波活动，其间有散在痫性放电，但异常脑电图对本病的诊断无特异性价值。

3. 头颅 CT 及 MRI 可见因脑水肿所致的弥散性白质密度降低和异常信号改变，脑 CT 影像显示的顶枕叶水肿是高血压脑病的一种特征，MRI 显示脑水肿比 CT 敏感，呈长 T_1 和 T_2 信号。

4. 眼底检查弥散性或部分性视网膜动脉痉挛，视神经盘水肿、渗出、出血。

六、诊断思路

（一）询问病史

详细追问患者既往病史和现病史，寻找诱发因素，有助于高血压脑病原发病的诊断。应重点检查心、脑。除考虑常见病与多发病之外，还应考虑少见病与罕见病，以避免误诊。目前，在我国病因往往以急进型恶性高血压最常见；尤其是并发肾功能衰竭或脑动脉硬化的患者。其次为急慢性肾炎、肾盂肾炎、子痫、原发性高血压、嗜铬细胞瘤等。个别抑郁症患者在服用单胺氧化酶抑制剂时可发生高血压脑病，吃含酪胺的食物可诱发。突然停用抗高血压药物，特别是可乐定也可导致高血压脑病。

（二）体格检查

血压显著升高，尤以舒张压升高为主（＞120 mmHg）。临床上出现以颅内压增高和局限性脑组织损害为主的神经系统的异常表现，表现为短期内（一般 12～24 h）进行性加重的剧烈弥散性头痛伴视力障碍、烦躁、意识模糊以至于昏迷、喷射性呕吐、抽搐、一过性偏瘫、失语；颈项强直，眼球震颤，呼吸困难或减慢，心动过缓，肢体无力、强直或瘫痪，Babinski 征阳性等。

（三）辅助检查

根据需要给予患者血液学、脑脊液、眼底检查、B 超、心电图、胸部 X 线片、CT、MRI 检查等，有助于临床诊断。

七、临床诊断

高血压脑病常见病因的临床诊断主要依据其病史、临床表现、体格检查及相关检查来进行，其诊断条件如下。

（一）肾性高血压

1. 临床表现。①长期高血压突然加剧或高血压突然出现，病程短、进展快，舒张期血压增高尤为明显，伴腰背或肋腹部疼痛；②可在上腹部、患侧腰背部或肋缘下，听到连续的血管收缩期杂音，或伴轻度震颤。

2. 静脉肾盂造影。显示患肾较健肾小 1.5～2 cm，形态不规则，早期显影慢而淡、后期显影较浓。

3. 肾血管造影。显示动脉充盈缺损、狭窄的远侧血管腔扩张或无血管部分。

4. 分肾功能测定。示患肾尿量少、尿钠低、血清肌酐或菊粉清除率降低。

5. 经皮穿刺用导管插入下腔静脉，分别采取两侧肾静脉血作肾素测定。患肾静脉血的肾素较高。

6. 肾图。呈现患侧曲线的血管段较低且延迟，排泄段延长。

（二）嗜铬细胞瘤

1. 临床表现。①严重高血压或高、低血压反复交替发作；②心血管系统：血容量不足，血管收缩现象缓解后血压即降低，可能出现休克。由于过量儿茶酚胺作用，尤其是去甲肾上腺素，使心肌呈退行性变、坏死、水肿和纤维化。因此可以发生严重的急性心力衰竭，以左心力衰竭和肺水肿为多见。

可以出现多种心律失常，如期前收缩、房室传导阻滞、阵发性心动过速和心室颤动，并可致猝死；③胃肠系统：经常因肠蠕动及张力减弱而出现便秘。血管严重收缩，胃肠道缺血，可引起消化道出血、溃疡、穿孔、肠梗阻。约20%合并胆石症。嗜铬细胞瘤位于直肠后者，排便时可以引起高血压发作；④泌尿系统：病程较久者将出现肾功能衰竭。如果嗜铬细胞瘤位于膀胱，则排尿时可能引起高血压发作；⑤代谢紊乱：糖耐量曲线呈糖尿病型者约占60%，半数患者呈高脂血症，部分患者血钾偏低，近半数患者基础代谢率偏高，故患者多消瘦；⑥其他：经常有头痛、失眠、烦躁、焦虑等症状，高血压可诱发脑血管意外。少数患者可于腹部触及较大的包块——嗜铬细胞瘤。触压时可引起高血压发作，但较大的嗜铬细胞瘤多无显著的内分泌功能。

2. 尿香草基杏仁酸。对于持续性高血压型和每天频繁发作的阵发性高血压型患者可测24 h尿香草基杏仁酸排出量，正常人为<32 μmol/24 h，高于50 μmol/24 h为可疑，两次以上高于100 μmol/24 h则有诊断意义。在偶然有短暂发作者，可以测包括发作期的3 h内尿香草基杏仁酸含量与间歇期3 h尿香草基杏仁酸含量对比。如显著升高也是有意义的。

3. 肾素活性和血管紧张素-Ⅱ测定。由于反馈关系，均呈显著低值，在鉴别高血压病因方面有较好价值。

4. 血、尿儿茶酚胺及其代谢物测定。肾上腺素和去甲肾上腺素及甲氧基肾上腺素和甲氧基去甲肾上腺素测定均明显高于正常范围。如果多次测定，甲氧基去甲肾上腺素明显升高，而甲氧基肾上腺素接近正常，则提示肾上腺外嗜铬细胞瘤的可能性较大。

5. 诱发试验。对观察期间无发作者可进行诱发试验，血压过高者禁用。检查前必须停用降压药和镇静剂7~10 d。方法：患者平卧安静休息，静脉注射组胺0.025~0.05 mg（相当于磷酸组胺0.069~0.138 mg）或高血糖素0.5~1 mg，每30 s测血压1次，5 min后每分钟测1次。血压升高45/20 mmHg以上阳性。注意事项：①有发生药物过敏和组胺反应的可能；②可因血压急骤升高，导致脑血管意外、心肌梗死、急性心力衰竭、严重心律失常（如心室颤动）的可能；③低血压，休克。因此进行此项检查时应使用血压监护，准备好酚妥拉明注射液和除颤器，以防意外。阳性率约50%，假阳性率约10%，也可以用酪胺0.5~2 mg静脉注射，代替组胺，副作用较轻，但假阳性率约15%。

6. 酚妥拉明试验。准备情况同激发试验，适用于血压高于180/106 mmHg者，将酚妥拉明5 mg稀释于0.9%氯化钠10~20 mL内，缓慢静脉注射，每30 s测血压1次，5 min后每分钟1次。如果血压下降不明显，可以加快注射速度。如果血压下降超过36/25 mmHg者为阳性。血压降低可持续数分钟至数小时。假阴性率较低，但假阳性率较高，尤其是近期曾服用降血压剂如利血平、胍乙啶者，易出现假阳性。注意事项：可能发生血压显著降低，血容量不足，呈休克状态，引起心肌梗死和脑血管意外。

7. 定位检查。主要为影像学方法，如B超检查、CT扫描、MRI等，也可以做血管造影检查，但对位于肾上腺者有意义。由于肾上腺外肿瘤可以做腔静脉导管，分段采血测定儿茶酚胺，以大致估计肿瘤部位。这在间歇期无意义。

（三）重度妊娠高血压综合征

1. 临床表现。①高血压：血压可高达160/110 mmHg或更高，经休息也不下降；②蛋白尿：24 h尿内蛋白量达到或超过2 g，甚至5 g；③水肿：水肿多由踝部开始，渐延至小腿、大腿、外阴部、腹部，按之凹陷，称凹陷性水肿。踝部及小腿有明显凹陷性水肿。水肿程度与病情严重性不一定相应；④先兆子痫：在高血压及蛋白尿等的基础上，患者出现头痛、眼花、恶心、胃区疼痛及呕吐等症状；⑤子痫：在先兆子痫的基础上进而有抽搐发作，或伴昏迷。子痫典型发作过程为先表现眼球固定，瞳孔放大，瞬即头扭向一侧，牙关紧闭，继而口角及面部肌颤动，数秒钟后发展为全身及四肢肌强直，双手紧握，双臂屈曲，迅速发生强烈抽动。抽搐时呼吸暂停，面色青紫。持续1 min左右抽搐强度减弱，全身肌松弛，随即深长吸气，发出鼾声而恢复呼吸。抽搐临发作前及抽搐期间，患者意识丧失。抽搐次数少及间隔长者，抽搐后短期即可苏醒；抽搐频繁持续时间较长者，往往陷入深昏迷。

2. 血液检查。测血红蛋白、红细胞比容、血浆黏度比值、全血黏度比值，提示血液浓缩；测血小板数、凝血时间、凝血酶原时间、纤维蛋白原和血浆鱼精蛋白副凝试验，提示凝血功能异常。

3. 肝肾功能测定。丙氨酸氨基转移酶、血清尿素氮、血清肌酐及尿酸测定，综合判断肝肾功能。测定血电解质及 CO_2 结合力，了解电解质紊乱及酸中毒。

4. 眼底检查。视网膜小动脉痉挛，动静脉管径比由 2：3 变 1：2～1：4。严重时视网膜水肿、视网膜剥离，棉絮状渗出物及出血，出现视力模糊或突然失明，产后多能恢复。

5. 尿检查。测尿比重，≥1.020 表示尿液浓缩，反映血容量不足，血液浓缩。尿蛋白定量≥5 g/24 h，表明病情严重。镜检注意有无红细胞及管型，如有则表明肾脏损害严重。

6. 心电图检查。了解心肌损害程度，有无低血钾或高血钾改变等。

7. B超检查。一是了解胎儿发育情况，二是了解胎盘功能情况，妊娠高血压综合征 B 超检查的特征是胎盘提前成熟、老化，并发胎儿宫内发育迟缓，羊水过多者多见。

（四）急性主动脉夹层

1. 临床表现。

（1）胸痛和（或）背痛，呈刀割样、撕裂样或搏动样疼痛，呈持续性，疼痛开始即达高峰。

（2）血压异常。

（3）心血管系统症状：①主动脉瓣反流。是近端主动脉夹层的重要特征之一，可出现主动脉瓣区舒张期杂音、脉压增宽、出现心力衰竭等；②脉搏异常出现脉搏减弱或消失，或两侧强弱不等，或两臂血压出现明显差别等血管阻塞征象；③其他心血管受损表现。夹层累及冠状动脉时，可出现心绞痛或心肌梗死；血肿压迫上腔静脉，可出现上腔静脉综合征；夹层血肿破裂到心包腔时，可迅速引起心包积血，导致急性心包填塞而死亡

（4）神经系统症状：夹层血肿沿着无名动脉或颈总动脉向上扩展或累及肋间动脉、椎动脉，可出现头昏、意识模糊、肢体麻木、偏瘫、截瘫及昏迷；压迫喉返神经，可出现声嘶。

（5）压迫症状：主动脉夹层压迫腹腔动脉及其分支时出现腹痛、恶心、呕吐、黑便等；压迫颈交感神经节引起霍纳综合征；压迫喉返神经时出现声嘶，如破入气管或支气管，引起咳嗽、呼吸困难、大咯血、窒息、甚至死亡。

2. 辅助检查。①心电图：显示非特异性 ST-T 改变；②胸部 X 线片：可见上纵隔增宽，主动脉弓影增大，外形不规则，或局部有隆起。如有主动脉内膜钙化影且外膜间距>10 mm 以上（正常 2～3 mm），可肯定诊断；③超声心动图：对主动脉夹层分离诊断有重要意义。最确切的超声心动图表现是在各角度发现内膜撕裂；当假腔有血栓时，内膜的钙化向中央移位也是夹层存在的依据。超声心动图可明确显示主动脉瓣关闭不全、心包、胸腔积血等。经食管超声诊断的敏感性和特异性更高；④CT 可显示病变主动脉的扩张，发现主动脉钙化优于 X 线片，可清楚显示主动脉夹层的真假两腔；但 CT 对内膜破口的定位及确定主动脉分支血管的情况有困难；⑤MRI 是敏感性、特异性均很高的诊断主动脉夹层的显像方法。可直接显示主动脉夹层的真假腔，清楚显示内膜破口位置，确定夹层范围及与主动脉分支的关系，识别主动脉反流及心包积液等。但不适宜血流动力学不稳定的患者；⑥主动脉造影：包括选择性主动脉造影和数字减影血管造影两种方法，诊断率>95%，可显示夹层真假两腔、分支血管受累的程度和范围及主动脉瓣关闭不全等，但急危重者主动脉造影有较大风险，须谨慎考虑，数字减影血管造影较为安全。

3. 实验室检查。视病变部位及累及脏器而定，可有白细胞增高，红细胞沉降率增快，心肌酶谱项目增高，脑脊液中红细胞增多，肾功能异常，血淀粉酶增高，尿蛋白、红细胞及管型等改变。

（五）某些诱因使血压急剧升高、小动脉舒缩障碍

1. 病史。既往有高血压病史。

2. 诱因。①精神创伤、情绪激动、过度疲劳、寒冷刺激、气候变化或内分泌失调等。②高血压患者在用单胺氧化酶抑制剂治疗中，进食富含酪胺的食物（如干酪、扁豆、腌鱼、红葡萄酒、啤酒等）或应用拟交感神经药物及避孕药物。③突然停服降压药，尤其服可乐定 2 个月以上。

3. 实验室检查。血管收缩活性物质如肾素、血管紧张素-Ⅱ、去甲肾上腺素等增多。

八、鉴别诊断

高血压脑病应与高血压危象、高血压性脑出血、蛛网膜下腔出血、脑栓塞、脑梗死、颅内肿瘤及尿毒症性脑病等鉴别，对降压治疗的反应作为重要鉴别点，若予以有效的降压后病情迅速恢复则支持本病诊断，反之其他疾病的可能性大。

（一）高血压脑病与脑血栓和脑栓塞的鉴别

脑血栓形成或脑栓塞起病前常无任何前驱症状，脑血栓形成常在平静中起病；而脑栓塞则起病急骤，由于脑血栓形成和脑栓塞部位一般比较局限，所以多不至于引起严重的脑水肿和颅内压增高，因此，头痛多不严重，昏迷少见，血压可不高或轻、中度升高，有明确的固定性神经体征如视力障碍或视野缺损、眼球运动障碍、失语或言语不清、特定躯体感觉运动障碍等，脑电图有局灶性脑实质损坏改变，CT 检查可发现局部脑梗死灶。

（二）高血压脑病与脑出血和蛛网膜下腔出血的鉴别

脑出血和蛛网膜下腔出血往往由长期血压升高并发脑的小动脉硬化，在某种因素诱发下血压骤升而引起，且因出血量往往较大，患者也可有严重脑水肿和颅内压升高，表现出严重头痛、昏迷等与高血压脑病相似的特征；但脑出血或蛛网膜下腔出血患者往往脑损伤程度更严重，故常迅速发生深昏迷，病情进展迅速，常在数分钟至数十分钟达到高峰，而且脑出血患者有明确的固定性神经体征如偏盲、偏身感觉障碍、偏瘫、失语等，蛛网膜下腔出血者有明显的脑膜刺激征，两者脑脊液检查都有脑脊液压力增高，脑脊液呈现血性，CT 检查可发现脑实质内（脑出血）及蛛网膜下腔内（蛛网膜下腔出血或脑出血破入蛛网膜下腔）有高密度区，这些在高血压脑病患者中均不多见，可资鉴别。

九、救治方法

（一）治疗原则

绝对卧床休息，尽快降低血压，控制惊厥，减轻脑水肿，降低颅内压，以防发生不可逆的脑损害，注意保护肾功能等。在脑病缓解之后，要积极治疗高血压及引起高血压的原发病，防止高血压脑病的复发。需要注意的是，高血压脑病的降压目标是（160～180）/（100～110）mmHg，给药开始 1 h 内将收缩压降低 20%～25%，不能＞50%，以使血压维持在避免高血压危害并保证器官适当灌注的范围。

（二）对症支持疗法

宜保持环境安静，卧床休息，避免精神紧张、情绪激动和烦躁不安。吸氧，清淡饮食，要注意水、电解质平衡，不可过多摄入食盐及含酪胺的食物。

（三）药物治疗

1. 降压药物的选择。

（1）拉贝洛尔是联合的 α-和 β-肾上腺素能受体拮抗剂，静脉用药 α 和 β 阻滞的比例为 1∶7。与纯粹的 β-受体阻滞剂不同的是，拉贝洛尔不降低心排血量，心率多保持不变或轻微下降，可降低外周血管阻力，脑、肾和冠状动脉血流保持不变。静脉注射 2～5 min 起效，5～15 min 达高峰，作用时间持续 2～6 h。脂溶性差，很少通过胎盘。用法：首次静脉注射 20 mg，接着 20～80 mg/10 min 静脉注射，或者从 2 mg/min 开始静脉滴注，最大累计剂量 24 h 内 300 mg，达到血压目标值后改口服。常见的副作用有恶心、乏力、支气管痉挛、心动过缓和直立性低血压等。

（2）乌拉地尔为苯哌嗪取代的脲嘧啶衍生物。具有外周和中枢双重的作用机制。在外周阻断突触后 α_1-受体，扩张血管，同时激活中枢 5-羟色胺受体，降低延髓心血管中枢的交感反馈调节而起降压作用。不干扰糖、脂肪代谢，不增加颅内压，对心率影响甚小，无血压反跳。用法：首先静脉注射 12.5～25 mg，观察 5～10 min，必要时再静脉注射 12.5～25 mg。为维持疗效或缓慢降压，可用 50～100 mg 加入 250～500 mL 液体内，以 100～400 μg/min 速度静脉滴注。可用于伴有肝肾功能不全及脑卒中等的高血压患者。主动脉狭窄或动静脉分流患者及孕妇哺乳期妇女禁用。

（3）尼卡地平是二氢吡啶类钙通道阻滞剂，能够减轻心脏和脑缺血，对有缺血症状的患者更为有利。降压作用起效迅速、效果显著、血压控制过程平稳、血压波动小；能有效保护靶器官；用量调节简便；副作用少且症状轻微，停药后不易出现反跳，长期用药也不会产生耐药性，安全性好。用法：静脉滴注 5～10 min，作用时间持续 1～4 h（长时间作用后持续时间可超过 12 h），起始剂量为 5 mg/h（可用剂量是 5～15 mg/h），然后逐渐增加剂量以达到预期治疗效果；也可以用 2 mg 静脉注射，快速控制血压后改为静脉滴注。一旦血压稳定于预期水平，一般不需要进一步调整药物剂量。副作用包括头痛、恶心、呕吐、面红、反射性心动过速等，在治疗合并冠心病的高血压脑病时宜加用 β-受体阻滞剂。

（4）酚妥拉明为 α-受体阻滞剂。治疗儿茶酚胺过多的高血压急症有良效，如嗜铬细胞瘤、可乐定撤药、可卡因过量等。但因其可增加心肌做功和耗氧量，故禁用于心肌梗死的患者。用法：5～10 mg 加入 25%～50% 葡萄糖注射液 20 mL 中静脉注射，继之用 40～80 mg 加入 5% 葡萄糖注射液 500 mL 中静脉滴注维持，根据血压情况调整滴速。常见副作用包括心动过速、直立性低血压等。

（5）卡托普利 25～50 mg 嚼碎舌下含化，5 min 后起作用，1～2 h 降压最明显，可持续 4～6 h。合用噻嗪类利尿剂可增加降压效果，对伴有心力衰竭者更为理想。硝普钠因可能引起颅内压升高，使用时需要谨慎。

2. 防治抽搐药物。有抽搐者，可用地西泮 10～20 mg 直接静脉注射，同时肌内注射苯巴比妥 0.2 g。

3. 降颅内压药物。可选用 20% 甘露醇液 250 mL 静脉注射或快速静脉滴注，以降低颅内压、减轻脑水肿依病情，每 4～8 h 1 次，可辅以应用呋塞米、地塞米松等。

十、诊疗探索

（一）诊断探索

高血压脑病常见病因有某些使血压急剧升高的诱因（包括寒冷刺激、突然停服降压药等），肾性高血压、重度妊娠高血压综合征等，其中嗜铬细胞瘤和急性主动脉夹层因起病急，病情重，易被漏诊、误诊，正日益受到大家的重视。嗜铬细胞瘤患者往往同时伴有心血管、消化系统症状，可通过检测尿香草基杏仁酸、肾素活性和血管紧张素-Ⅱ，以及血、尿儿茶酚胺及其代谢物等实验室检查来协助诊断，CT 扫描、MRI 等检查对位于肾上腺者嗜铬细胞瘤有意义。急性主动脉夹层患者常有突发胸痛、血压异常等症状，查体可发现主动脉瓣区舒张期杂音、脉压增宽，心电图可显示非特异性 ST-T 改变，超声心动图、胸部增强 CT 和胸部 MRI 对诊断有重要意义。

（二）治疗探索

大多数高血压脑病患者血压很高（收缩压＞160 mmHg，舒张压＞100 mmHg），快速降低血压有利于减少心、脑、肾血管床的压力；但是快速降压容易导致靶器官急性缺血和梗死，故降压的幅度不易过大，以防止低灌注时出现自身调节障碍。高血压脑病患者需要应用持续泵入短效降压药。因为不可预测药物的动力学，高血压脑病患者应该得到严密监测。对于临床表现很重和血压很不稳定者应该谨慎地监测动脉内血压。高血压脑病患者首先要针对病因治疗，其次要合理选用降压药。用药应从小量开始，逐渐加量，以免血压降得过快、过低，引起心肌梗死或加重脑灌注不良等不良后果。有抽搐者，可用地西泮直接静脉注射；可选用甘露醇液快速静脉滴注，以降低颅内压、减轻脑水肿。

十一、病因治疗

（一）肾性高血压

治疗的目标包括：将血压控制在正常范围内；改善肾缺血状态；保护肾功能，防止肾功能衰竭。

1. 药物治疗。

（1）针对肾性高血压的发病机制，在药物选择方面，凡能减少肾素释放或能抑制血管紧张素转换酶，或能扩张肾动脉，改善肾脏供血供氧的药物，以及减少血容量的药物，均可起到降低肾性高血压的作用。

（2）常用于治疗肾性高血压的药物有以下几种：①抑制肾素活性的药物，如可乐定、甲基多巴等；②血管紧张素转换酶抑制剂，如卡托普利、依那普利、培哚普利，贝那普利等。

（3）改善肾脏供血供氧，减少肾素释放的药物，如肼屈嗪、双肼屈嗪、米诺地尔等。

（4）β-受体阻滞剂，可抑制肾素分泌，对高肾素型高血压效果好，如普萘洛尔、阿替洛尔、美托洛尔等。

（5）钙拮抗剂，通过降低细胞内钙的浓度而降低外周阻力，不影响心排血量，长期应用不会导致水钠潴留，甚至还有利尿效应，如硝苯地平、氨氯地平等。

（6）利尿剂，一般用噻嗪类，若肾功能明显受损，应选择袢利尿剂，如呋塞米和布美他尼等。对于较顽固的高血压，可联合应用数种作用不同的降压药，以加强疗效，减少副作用。

（7）目前认为，药物治疗的主要适应证：①手术或肾动脉成形术术前控制血压；②手术或血管成形术有禁忌或者拒绝手术；③手术或血管成形后血压仍不能控制者。

2. 手术治疗。手术方法主要是肾动脉重建术，常见的有动脉内膜切除术、腹主动脉-肾动脉搭桥术、肾动脉狭窄段切除术、自体肾移植术、肾切除术等。肾切除术能纠正肾缺血所致的高血压。目前认为，下述情况肾切除术仍是治疗肾血管性高血压可供选择的方法：①肾动脉完全阻塞；②肾完全萎缩；③不能纠正的肾血管损害如动脉瘤、肾动脉弥散性疾病等。手术不仅能使患者血压恢复正常或显著下降，而且保护或显著改善肾功能，从而大大提高患者远期存活率。采用肝、脾动脉移植术来重建动脉疗效也较满意，这种术式尤其适用于病情较重者。手术治疗的效果与患者年龄、性别、肾动脉狭窄的病理类型及术前高血压持续时间、肾功能状态密切相关，年龄在60岁以下、术前高血压持续时间不超过10年、轻度氮质血症肾功能正常、病理类型为肌纤维发育不良的男性患者有较高的治愈率。

3. 经皮腔内肾动脉血管成形术。经皮腔内血管成形术在放射性引导下操作，将柔韧、能够扩张的球囊导管插入肾动脉狭窄处，使球囊充气膨胀达到适当压力（通常为5个大气压），直到肾动脉的解剖性狭窄得到明显改善。若球囊扩张获得成功，患者血压通常于术后4～6 h甚至几分钟内开始下降。经皮腔内肾动脉血管成形术疗效的好坏，主要取决于狭窄损害的病理类型，肌纤维发育不良者明显优于动脉粥样硬化者。而弥散性动脉粥样硬化、肾动脉口狭窄或肾动脉弱性较差者效果极差。经皮腔内肾动脉血管成形术可增加有效肾血管流量，改善功能，因而常用于存在氮质血症的肾血管性高压患者。

（二）嗜铬细胞瘤

1. 一般治疗。安静休息，避免对包块或可疑部位过重触压，以减少发作。加强护理，随时做好处理高血压危象及急性心力衰竭的准备。

2. 肾上腺素能受体阻滞剂。首选的 α-受体阻滞剂如酚苄明 10～60 mg/d，分 2 次口服，作用持续 24 h 至 5 d。用药时血管收缩现象消失，故应同时纠正血容量不足。由于本药作用持续时间长，对手术治疗的患者必须于术前 2～3 d 停用，以免术中出现难控制性低血压和休克。术前和术中应用酚妥拉明持续静脉滴注控制血压。主要副作用为鼻黏膜充血、鼻腔阻塞。高血压危象时，用酚妥拉明 5 mg 静脉注射，输液速度根据血压调节。β-受体阻滞剂：应用时必须先使用 α-受体阻滞剂 1～3 d，否则 β-受体阻滞剂消除了儿茶酚胺 β-受体的血管扩张作用后，α-受体的收缩血管作用不再受到拮抗，使血压更进一步升高，甚至出现心肌梗死和脑血管意外，必须严格注意。

3. 儿茶酚胺阻滞剂。α-甲基酪氨酸可与酪酸相竞争，抑制酪氨酸羟化酶，阻滞了儿茶酚胺的合成。剂量为 600～1 200 mg/d。可能出现嗜睡、焦虑、震颤、口干、溢乳等副作用，持续用药数月后疗效渐差。

4. 补充血容量。嗜铬细胞瘤可表现为高、低血压反复交替发作，控制血管的过度收缩后，必须及时补充血容量，嗜铬细胞瘤可表现为高、低血压反复交替发作，晶体溶液仅能短时间维持血容量，胶性液体可以维持较长时间，如全血、血浆、羧甲淀粉等，为进一步治疗创造了条件。

5. 手术治疗。能或基本能定位的嗜铬细胞瘤均应手术切除，或施探查手术。术前用 α-受体阻滞剂控制血压，纠正血容量不足，控制糖代谢紊乱。术中配合使用酚妥拉明和多巴胺静脉滴注，以保持血压稳定。如切肿瘤的主要静脉后血压应立即下降，不降则应考虑多发性嗜铬细胞瘤的可能性，给予探查。

（三）重度妊娠高血压综合征

根据妊娠高血压综合征好发因素及病理生理变化特点采取解痉、降压及适时终止妊娠等原则治疗。

1. 解痉药物。硫酸镁仍为治疗妊娠高血压综合征的首选药物，可以很好地控制和预防子痫的发作并发挥协同降压的作用。控制子痫抽搐，静脉用药负荷剂量为 4～6 g，以保证达到一定的血药浓度；对于重度子痫前期和子痫发作后的预防子痫发作，负荷剂量可以为 2.5～5 g，维持剂量为静脉滴注 1～2 g/h；24 h 硫酸镁总量 25～30 g；病情稳定者在 5～7 d 停止使用。

2. 扩张血容量。重度妊娠高血压综合征患者有不同程度的低血容量。在血容量下降同时常伴有不同程度的血黏稠度增加和血液浓缩，必导致子宫胎盘血流灌注不良，严重者可致先兆子痫或子痫，患者出现低排高阻抗性心力衰竭，所以对重症患者伴有血浆和全血黏度增加者应予扩容治疗。

3. 降压药物。用药原则：以不影响心排血量、肾血流量与胎盘灌注量为原则；对肾脏和胎盘-胎儿单位影响小，平稳降压；可以联合用药。凡收缩压＞160 mmHg 和（或）舒张压＞110 mmHg 者当予以静脉滴注。孕妇并发器官功能损伤时，则血压应控制在 140/90 mmHg，不可低于 130/80 mmHg，避免血压过快下降，影响胎儿血供。在出现严重高血压或发生器官损害如急性左心室功能衰竭时，紧急降压到目标血压范围，注意降压幅度不能太大，以平均动脉压的 10%～25% 为宜，24～48 h 达到稳定。

（1）肼屈嗪：可阻断 α-受体，使外周血管扩张而血压下降。优点是使心排血量增加，肾、脑血流增加，其不良反应为心率加快，面部潮红，伴有恶心、心悸等不适。剂量为 12.5～25 mg 加入葡萄糖注射液 250～500 mL 静脉滴注，一般为每分钟 20～30 滴，血压维持在 140/90 mmHg 即需减慢滴速，以维持之。

（2）拉贝洛尔：为水杨酸氨衍生物，对 α-肾上腺素、β-肾上腺素能受体有竞争性拮抗作用。优点为降压作用良好，血管阻力降低，肾血流量增加而胎盘血流量无减少，并有促进胎儿胎成熟、减少血小板消耗和增加前列环素水平等作用。静脉滴注时，血压可渐下降，但无心悸、潮红、呕吐等不良反应，较肼屈嗪更为患者所接受。剂量：50 mg 或 100 mg 加 5% 葡萄糖注射液 500 mL 静脉滴注，每分钟 20～40 滴，根据血压调整滴速，5 d 为 1 个疗程。血压稳定后，可改口服 100 mg，3 次/d。

（3）硝苯地平：为钙离子慢通道拮抗剂。可阻止钙离子进入细胞质，继之阻止三磷酸腺苷酶的激活及三磷酸腺苷的裂解，中断了平滑肌收缩所需的能量来源。药理作用的结果是使全身血管扩张，血压下降。另由于平滑肌收缩受抑制，所以对妊娠高血压综合征伴有稀弱宫缩者不仅使血压下降，而且有助于防止先兆早产。剂量：10 mg 含舌下，3 次/d 或每 6 h 1 次，24 h 总量不超过 60 mg；7 d 为 1 个疗程，可用 3～5 个疗程，疗程之间，不必间歇。经上述治疗后，平均动脉压可下降 12～21 mmHg，疗效较好，而且服用方便。

（4）卡托普利：为血管紧张素转换酶抑制剂，其作用机制为血管紧张素转换酶抑制剂使血管紧张素-Ⅰ不能转化成血管紧张素-Ⅱ，从而达到降压作用，并有抑制醛固酮的作用。剂量为 12.5～25 mg，2 次/d 口服，降压效果良好。由于可显著扩张血管，同时可扩张肾血管，增加肾血流量，且无不良反应。

（5）硝普钠：少数重度妊娠高血压综合征患者血压很高，经上述药物治疗未能控制者，可在严密观察下使用本药。硝普钠主要作用于血管平滑肌，扩张动静脉，降低外周血管阻力及降低心脏舒张末期压力，使血压迅速下降和改善心功能，增加心排血量。必须注意的是硝普钠静脉滴注后，可迅速透过胎盘进入胎儿循环，而且胎儿血内浓度比母体高，另外硝普钠代谢产物（氰化物）可与红细胞的巯氢基结合而有毒性作用。所以对于重症妊娠高血压综合征患者只有在其他降压药物无效时，为母体安全而采用，或用于产后重症患者控制血压。剂量：50 mg 加 5％葡萄糖注射液 500 mL，相当于每毫升含硝普钠 100 μg，开始 6 滴/min，以后每分钟增加 2 滴（即 12 μg），直至出现满意的降压效果为止，一般使血压控制在 140/（90～100）mmHg，并需要 5～10 min 测量血压 1 次，最大剂量为 100 mg/24 h。

（6）哌唑嗪：为 α-肾上腺素能受体阻滞剂，使小动脉扩张，外周血管阻力降低，血压下降，可使心脏前、后负荷降低，因而使左心室使终末期压力下降，改善心功能。首次剂量为 0.5 mg，以后可改为 0.5～1 mg，3 次/d 口服，并可逐加剂量。

（7）青心酮：化学名称为 3，4-二羟基苯乙酮，由秃毛冬青叶中分离、提取的一种有效成分，具有扩张血管，调节 PGI_2、TXA_2 的平衡作用，体内及体外用药对由二磷酸腺苷诱导的血小板聚集皆有抑制作用，而且作用迅速、毒副作用极少。剂量：100 mg 加 5％葡萄糖注射液 500 mL，2 次/d 静脉滴注。

4. 镇静剂。

（1）地西泮：具有较强的镇静、抗惊厥、催眠、肌肉松弛等作用。对于子痫或临床表现即将发生抽搐的先兆子痫患者，可用地西泮 10～20 mg 加入 25％葡萄糖注射液 20～40 mL，缓慢静脉注射，5～10 min 内注射完毕，可迅速控制抽搐。

（2）异戊巴比妥钠：具有催眠和抗惊厥作用。对于已发生抽搐，经用硫酸镁未能控制者，可用异戊巴比妥钠 0.2～0.5 g 加 50％葡萄糖注射液 20 mL 静脉注射，5～10 min 注射完毕。

（3）吗啡：为较强的镇痛剂。子痫抽搐时，皮下注射 10～15 mg 可较快见效。由于可抑制呼吸，致呼吸性酸中毒，降低排尿量，并可增加颅内压，故近年来已较少用于控制子痫的治疗。

（4）苯巴比妥：具有一般巴比妥类的作用特点，大剂量有抗抽搐作用，如过量则有麻醉作用，甚至可抑制呼吸。本药的催眠作用较长，约 6～8 h，常用剂量：口服 0.03～0.06 g，3 次/d，或用巴比妥钠 0.1～0.2 g 肌内注射。

5. 适时终止妊娠。妊娠高血压综合征患者治疗后，适时终止妊娠为重要措施之一。

（四）急性主动脉夹层

治疗的目的是减低心肌收缩力、减慢左室收缩速率和外周动脉压。治疗目标是保证脏器足够灌注的前提下，迅速（20～30 min）使收缩压控制在 100～120 mmHg，心率 60 次/min 以下。这样能有效地稳定或终止主动脉夹层的继续分离，使症状缓解，疼痛消失。治疗分为紧急治疗与巩固治疗 2 个阶段。

1. 紧急治疗。①止痛：用吗啡与镇静剂；②补充血容量：有出血入心包：胸腔或主动脉破裂者输血；③降压：对合并有高血压的患者，可采用普萘洛尔 5 mg 静脉间歇给药与硝普钠静脉滴注 25～50 μg/min，调节滴速，使血压降低至临床治疗指标。血压下降后疼痛明显减轻或消失是夹层分离停止扩展的临床指征。其他药物如维拉帕米、硝苯地平、卡托普利及哌唑嗪等均可选择。利血平 0.5～2 mg，每 4～6 h 肌内注射也有效。此外，也可用拉贝洛尔，它具有 α 及 β 双重阻滞作用，且可静脉滴注或口服。需要注意的问题是：合并有主动脉大分支阻塞的高血压患者，因降压能使缺血加重，不可采用降压治疗。对血压不高者，也不应用降压药，但可用普萘洛尔减低心肌收缩力。硝普钠可引起左室收缩速率增加，从而加重血管内膜的撕裂，不建议单独用于主动脉夹层的治疗。

2. 巩固治疗。对近端主动脉夹层、已破裂或濒临破裂的主动脉夹层，伴主动脉瓣关闭不全的患者应进行手术治疗。对缓慢发展的及远端主动脉夹层，可以继续内科治疗，保持收缩压于 100～120 mmHg。如上述药物不满意，可加用卡托普利 25～50 mg，3 次/d 口服。

（五）某些诱因使血压急剧升高、小动脉舒缩障碍

1. 明确和去除导致高血压的诱因，了解靶器官功能状况，使血压迅速而适度的下降，保护靶器官和处理器官功能障碍。在诱因未去除的情况下，不应急于使用强效降压药物。

2. 静脉给予降压药。尽快使血压降至足以阻止脑心肾等靶器官的进行性损害，且不导致重要器官灌注不足的水平。视临床情况的不同，开始 48 h 内使舒张压不要降至 100 mmHg 以下，收缩压不低于 160 mmHg，平均动脉压不低于 120 mmHg，避免血压下降过快、过猛，而加重心、脑和肾脏缺血。

十二、最新进展

高血压脑病起病急，病情重，须及时明确诊断。其中嗜铬细胞瘤和急性主动脉夹层因易被漏诊、误诊，正日益受到大家的重视。嗜铬细胞瘤患者往往同时伴有心血管、消化系统症状，可通过检测尿香草基杏仁酸、肾素活性和血管紧张素-Ⅱ，以及血、尿儿茶酚胺及其代谢物等实验室检查来协助诊断，CT 扫描、MRI 等检查对位于肾上腺者嗜铬细胞瘤有意义。能定位的嗜铬细胞瘤均应手术切除。嗜铬细胞瘤降压和术前治疗首选 α 肾上腺素能受体阻滞剂如酚妥拉明、乌拉地尔，还可选用硝普钠；如果存在心律失常和心动过速，可在 α-受体阻滞剂基础上加用 β-受体阻滞剂。急性主动脉夹层患者常有突发胸痛、血压异常等症状，查体可发现主动脉瓣区舒张期杂音、脉压增宽，心电图可显示非特异性 ST-T 改变，超声心动图、胸部增强 CT 和胸部 MRI 对诊断有重要意义。治疗的目的是减低心肌收缩力、减慢左室收缩速度和外周动脉压，需止痛、补充血容量、降压。静脉降压药物首选 β-受体阻滞剂，如血压仍不达标，可联用其他血管扩张剂，如乌拉地尔、拉贝洛尔、硝普钠等，应避免反射性心动过速。

李萌芳　卢中秋　芮庆林　张在其

第十一节　急性心肌炎

一、基本概念

急性心肌炎是指由各种病原微生物感染或物理化学因素引起的以心肌细胞变性、坏死和间质炎性细胞浸润为主要表现的急性心肌炎症性疾病，常为各种全身疾病表现的一部分。炎症可累及心肌细胞、间质及血管成分、心瓣膜、心包，最后可导致整个心脏结构损害，引起的心肌的局限性或弥散性炎症。重症心肌炎也称暴发性心肌炎，临床起病急骤，但病情严重而迅速恶化，导致心源性休克、急性心功能不全和严重心律失常，后者可导致阿-斯综合征发作，甚至猝死发生。引起暴发性心肌炎的病因很多，诸如病毒、细菌、真菌、寄生虫、免疫反应，以及物理、化学因素等，但以病毒感染为主。由于急性炎症累及心肌组织的广泛性及严重程度不同，其临床表现和结局差异甚大。目前临床上以病毒感染所引起的心肌炎最为常见。

二、常见病因

由于引起急性心肌炎的病因较多，诸如病毒、细菌、真菌、寄生虫、免疫反应，以及物理、化学因素等均可引起心肌炎。为便于描述，现根据发病因素的不同，将急性心肌炎类型分述如下。

（一）感染性心肌炎

即各种病原微生物在人体内感染引发的心肌炎。引发心肌炎的病原体可为细菌、病毒、真菌、立克次体、螺旋体或寄生虫。既往的报告中，细菌感染常见白喉棒状杆菌、溶血性链球菌、葡萄球菌、肺炎双球菌、结核杆菌、破伤风杆菌、伤寒杆菌、布氏杆菌等感染。以白喉感染为最，成为该病最严重的病因；伤寒性心肌炎不少见；细菌感染时心肌容易受到细菌毒素的损害；细菌性心内膜炎或心肌炎可以延及心肌，伴发心肌炎。脑膜炎双球菌菌血症、脓毒症等偶尔可侵犯心肌而引起炎症。多种霉菌如放线菌属、白色念珠菌、组织胞质菌属、隐球菌属等都可引起心肌炎，但均少见。原虫性心肌炎如弓形体病、锥虫病、疟疾和黑热病原虫引起的心肌炎。立克次体病如斑疹伤寒也可有心肌炎。蠕虫也可以对心肌产生损害。螺旋体感染中如梅毒螺旋体、钩端螺旋体，近来梅毒性心肌炎有上升趋势。由于近些年来抗生素在临床上广泛应用及卫生防疫工作的大力开展，目前临床上感染性病因中以病毒性心肌炎最为常见，并受到高度重视，是当前我国最常见的心肌炎。可引起心肌炎的病毒种类颇多，其中最常见的是柯萨奇病毒、致肠细胞病变人孤儿病毒、风疹病毒、流感病毒、副流感病毒、肝炎病毒、流行性出血热、腮腺炎病毒等。近年来，甲流 H_1N_1、EV_{71}、人类免疫缺陷病毒、人类疱疹病毒-6 感染报道逐渐增加。

（二）变态反应性心肌炎

临床常用的药物：抗生素如青霉素、磺胺类、四环素、链霉素、金霉素等；消炎药如保泰松、吲哚美辛等；抗抑郁药如阿米替林，以及破伤风抗毒素、牛痘疫苗等，都可因变态反应而致心肌炎。系统性红斑狼疮、皮肌炎、风湿性心肌炎属于此类。

（三）理化因素或药物性心肌炎

有毒的化学物质或某些药物如依米丁、奎尼丁、奎宁、多柔比星、去甲肾上腺素、乌头、一氧化碳、氰化物、有机磷、河豚毒素、蛇毒、砷、锑、酒精、钴、汞、磷、铅等，或电解质平衡失调如缺钾或钾过多时，均可造成心肌损害。心脏区过度放射照射，也可引起类似的心肌炎性变化。

（四）其他

孤立性心肌炎也称特发性心肌炎。由于病变仅侵犯心肌，不累及心内膜及心包，至今原因不明。因其首先由 Fiedler（1899 年）所描述，又称 Fiedler 心肌炎。多见于 20～50 岁的青、中年人。本病来势凶险，病程进展迅速，可在短期内发生心脏扩大，可因突然发生心力衰竭、心源性休克致死。

三、发病机制

（一）直接损伤作用

细菌产生的毒素、病毒直接溶解心肌细胞、竞争抑制心肌细胞蛋白质的合成和分泌、阻断长链脂肪酸运入线粒体。

（二）细胞因子介导和调节免疫应答

T细胞介导免疫损伤、自然杀伤细胞的杀伤作用、单核巨噬细胞的杀伤与抗原呈递作用。

（三）自由基-脂质过氧化反应的损伤

氧自由基作用于细胞膜中的多不饱和脂肪酸，引发脂质过氧化反应，破坏心肌细胞，并形成恶性循环。

（四）自身免疫损伤作用

诱导产生抗心肌纤维膜抗体、抗肌凝蛋白重链抗体、抗线粒体膜二磷酸腺苷/三磷酸腺苷载体抗体，破坏心肌细胞。

四、病理改变

根据病灶范围大小，心脏可以呈现弥散性或局灶性损害。弥散性损害者可见心脏增大，心腔扩大，质量略有增加，心肌松弛，切面颜色呈现呈苍白或黄色。病变如在心包下区域则可合并心包炎。局灶性病变者检查时心肌无异常发现。显微镜下所见：心肌纤维之间与血管四周的结缔组织中可发现细胞浸润，可分为中性粒细胞性、淋巴细胞性、嗜酸性或巨细胞性心肌炎等类型。显微镜下心肌细胞水肿、凋亡、炎性细胞浸润，点片状心肌细胞坏死。病变不仅涉及心肌与间质，也可涉及心脏的起搏与传导系统如窦房结、房室结、希氏束和左右束支，传导组织细胞发生变性坏死，容易发生心律失常。

五、临床特征

（一）病毒性心肌炎

病毒性心肌炎的常见致病病毒为柯萨奇病毒和腺病毒，还有流感病毒、腮腺炎病毒、肝炎病毒、副流感病毒等。直接的或病毒介导的心肌细胞功能障碍和免疫介导的组织损伤，免疫系统的异常激活最终引起心肌炎、坏死和心室功能障碍的发生。儿童和青少年是好发人群，40岁以下占80％以上。国内外流行病学调查显示，在病毒感染的人群中，2％～5％有轻重不一的心脏症状，大多病情较轻，属于亚临床型，少数患者病情严重，可发生猝死。

（二）暴发性心肌炎

是一种十分凶险的疾病，是急性心肌炎的一种严重的表现形式。该疾病多有呼吸道、肠道近期病毒感染史。该病发病率低，可发生于任何年龄，男女发病率没有差别。发病早期临床表现不典型，与急性上呼吸道感染、肠道病毒感染有类似的症状，但是疾病迅速恶化。没有得到及时而明确的诊断和治疗，死亡率高达70％以上。但是如果能够被迅速发现，并且进行及时有效的治疗，超过90％的暴发性心肌炎患者会完全康复，长期预后良好。

（三）白喉性心肌炎

白喉是一种由白喉棒状杆菌引起的急性呼吸道传染病，是儿童较为常见的传染病，接种百白破疫苗后发病率明显下降。临床上以咽扁桃体炎和（或）喉炎、咽喉部典型灰白色假膜形成及其外毒素所致中毒症状为主要特征，严重者可合并心肌炎，称为白喉性心肌炎，系白喉最严重的并发症和主要死亡原因。主要由空气中的呼吸道飞沫传染，也可经受到污染的玩具、衣服和用具间接传播。白喉的征象包括发热、恶心、呕吐，呼吸困难或吞咽困难，犬吠样咳嗽，在咽、喉、鼻，偶尔在皮肤及其他部位有白喉假膜形成，颈部由于出现一定程度上的局部淋巴结肿大，可出现"牛颈"等。

（四）伤寒性心肌炎

重症伤寒可并发伤寒性心肌炎，系伤寒杆菌的内毒素对心肌损伤的结果，严格来讲应称为中毒性心肌炎。出现高热、消化道症状、神经系统症状、肝脾肿大、皮疹等症状。一般发生于病程的第 2~3 周，患者持续高热，体温可持续保持在 40℃左右，多数患者出现相对缓脉，重症患者常常伴有心肌炎，儿童多表现为心动过速，成人则有心音低钝、脉搏细弱。偶有心脏扩大、心力衰竭的表现。大多数患者有心电图的异常表现，包括各种传导阻滞、心律失常、ST-T 改变。

（五）葡萄球菌、链球菌属、脑膜炎双球菌等感染性心肌炎

这些化脓性细菌侵袭人体，进入人血液后，在血中不断生长繁殖和释放毒素，引起严重的中毒表现如高热、寒战、精神萎靡、贫血等。这些细菌还可侵犯心脏，引起心内膜炎或心包炎，并波及心肌使其发炎。其中葡萄球菌，尤其为金黄色葡萄球菌毒力最强，可引起心脏瓣膜发生溃疡或穿孔，以致在短期内出现心脏杂音，甚至早期发生心力衰竭。有时受损的心内膜附着有细菌堆积而成的栓子，这些带菌的栓子极容易脱落，随着血流飘至脑、肝、肺和肾脏组织在那里引起发炎、化脓，形成多发性脓肿。心肌内也可有脓肿样改变，在超声心动图上容易发现。在用大量抗生素前抽血做培养比较容易获得这些细菌的生长。一般来说，由细菌引起的心肌炎通常病情偏重，常常是弥散性心肌受损，心电图以 ST-T 改变及严重的心律失常尤其以房室传导阻滞多见，当然也可以出现类似病毒性心肌炎时的各类异常心电图改变。但根据上述一系列的临床表现，往往不难区分，容易诊断。

（六）砷中毒性心肌炎

急性砷中毒常称砒霜中毒，多因误服或药用过量中毒。生产加工过程吸入其粉末、烟雾或污染皮肤中毒也常见。一般先有胃肠道症状，之后出现中毒性肝炎及中毒性心肌炎等临床症状。

（七）酒精中毒性心肌炎

急性过量饮酒，尤其是长期的饮酒，可以引起急性酒精中毒，也可引起中毒性心肌炎。饮酒后 2 h 酒精被全部吸收，致死量为 250~500 g，使呼吸中枢麻痹而死亡。此外可使心脏发生心室颤动致心搏骤停。

（八）一氧化碳中毒性心肌炎

常见于煤气中毒的意外情况。由于心肌缺氧及一氧化碳直接对心肌细胞有毒性作用，严重者引起心肌坏死。患者表现为气急、心悸和心绞痛、心电图示 ST 段改变，室性期前收缩、心房颤动、心室颤动。严重者甚至窒息死亡。

（九）汞中毒性心肌炎

出现心脏表现者主要为急性中毒，无机汞中毒一般均有误服升汞的病史，有机汞中毒一般有接触汞的职业史或农田杀虫时引起的中毒病史。

（十）氟中毒性心肌炎

生产和使用氟及氟化物，特别是炼铝、制造磷肥时可排放出大量的含氟烟尘，污染周围大气、水源和土壤。氟及氟化物主要以气体及粉尘形态经呼吸道和消化道进入体内。氢氟酸则可经完整的皮肤少量吸收。出现心肌炎症状者多有过量或频繁使用含氟气雾剂史。

（十一）多柔比星心肌炎

有用多柔比星治疗肿瘤等病史，可供区别。

（十二）风湿性心肌炎

特别是某些单纯性风湿性心肌炎，与病毒性心肌炎有极其显著的相似之处。两种心肌炎均可出现发热、心悸、头晕、出汗、咽痛、关节痛、心脏杂音、心律失常等。病毒性心肌炎也可出现抗链球菌溶血素 O 滴定度升高，红细胞沉降率增快，极易误诊为风湿性心肌炎。目前，多数学者认为，没有风湿性多关节炎或舞蹈症的心肌炎，常系病毒引起或原因不明。临床上，两种心肌炎的鉴别必须结合病史、流行病学、体检、心电图、X 线等进行全面分析，有条件者可进行病毒病原学检测以资鉴别。

（十三）结缔组织疾病性心肌炎

结缔组织病的临床表现极为广泛，各病之间又可相互重叠，均可影响关节、血管、皮肤、黏膜等，心肌损害只是全身性疾病的一种表现。类风湿性关节炎是一种全身性结缔组织疾病，可出现心包、心肌及心脏瓣膜损害。系统性红斑狼疮较易侵犯心脏，引起狼疮性心肌炎、心包炎，这些结缔组织病均系自身免疫反应所致，且常为多系统损害，临床上不难与病毒性心肌炎鉴别。

（十四）代谢性疾病性心肌炎

如维生素 B_1 缺乏（脚气病）、糖尿病等，可引起心肌损害，但这些疾病均有其特殊的病史及临床表现，通过实验室检查及对治疗的反应不难确诊。

六、辅助检查

（一）实验室检查

1. 白细胞计数在病毒性心肌炎可正常，偏高或降低，在细菌感染中是升高的。

2. 红细胞沉降率大多增快，C 反应蛋白大多增高。

3. 急性期或心肌炎活动期大部分患者天门冬氨酸氨基转移酶、丙氨酸氨基转移酶、乳酸脱氢酶、CK-MB 升高，几天之内即下降，和急性心肌梗死的心肌酶谱急剧升高形成对比。急性心肌炎 BNP 或 ProBNP 如果严重升高，可以判定伴有心力衰竭，通过 BNP 或 ProBNP 变化可以了解心力衰竭有无好转或恶化，有助于评估预后。

4. 肌钙蛋白升高，持续时间较长。肌钙蛋白 I 或肌钙蛋白 T 检测对心肌损伤的诊断具有较高的特异性和敏感性，其定量检查有助于心肌损伤范围和预后的判断。动脉血气的检测和动态变化，反映酸碱紊乱、电解质紊乱的变化。

（二）影像学检查

1. 胸部 X 线片。由于病变范围及病变严重程度不同，放射线检查也有较大差别，1/3～1/2 心脏扩大，多为轻中度扩大，明显扩大者多伴有心包积液，心影呈球形或烧瓶状，心搏动减弱、肺间质和肺充血或肺水肿、胸腔积液。

2. 心脏超声。心脏压塞罕见，但有时可见心包积液。根据超声心动图的观察，15％的病毒性心肌炎患者可以出现心室血栓。可有左室收缩或舒张功能异常、节段性及区域性室壁运动异常、室壁厚度增加、心肌回声反射增强和不均匀、右室扩张及运动异常。

3. 心脏 MRI。可以发现受损心肌的密度异常。最近研究发现，镓扫描诊断心肌炎敏感性和特异性可达 83％。

4. 核素检查。2/3 患者可见到左室射血分数减低。

（三）其他检查

1. 心电图。异常的阳性率高，且为诊断的重要依据。ST-T 变化：T 波低平或倒置很常见，有时可呈缺血型 T 波变化；ST 段可有轻度下移。其他有低电压，QT 间期延长，病理性 Q 波等。心律失常：除窦性心动过速与窦性心动过缓外，异位心律与传导阻滞常见。房性、室性、房室交界性期前收缩均可出现，约 2/3 出现室性期前收缩，室性期前收缩可以是心肌炎的唯一表现；也可发生阵发性室上性心动过速或阵发性室性心动过速，但比较少见，阵发性室性心动过速有可能引起晕厥。阵发性心房颤动与心房扑动也可见到，但后者相对较少见。期前收缩可有固定的联律间距，但大多数无固定的联律间距，这种无固定联律间距的期前收缩可能反映异位兴奋性，患者除期前收缩外无其他发现，可能来自局灶性病变。期前收缩可为单源性，也可为多源性。上述各种快速心律可以短阵发作，也可呈持续性。心室颤动较少见，但为猝死的主要原因。窦房结、房室结、心室内传导阻滞都可以发生，约 1/3 患者起病后迅速发展为Ⅲ度房室传导阻滞，成为猝死的另一原因。上述各种心律失常可以合并出现。心律失常可以见于急性期，在恢复期消失，也可随瘢痕形成而造成持久的心律失常。瘢痕灶是引起期前收缩反复出现的基础之一。

2. 心导管检查。常可见到冠状动脉正常、局部室壁运动障碍及射血分数降低，与非创伤性超声心动图相比，心导管检查并无优势，但可以鉴别冠心病。

3. 心内膜活检。具有诊断意义。典型表现为广泛淋巴细胞浸润，伴有心肌细胞坏死、溶解。因为心肌炎呈灶性分布，往往存在取样误差。临床怀疑心肌炎的患者中，仅有 30% 活检呈阳性表现。

4. 病毒分离或抗体测定。从机体其他部分如咽拭子或大便分离出病毒颗粒，对诊断有帮助。还可以从心肌、心包积液和其他部分的体液处，通过聚合酶链式反应鉴别病毒感染，帮助诊断，如应用酶联免疫吸附试验检测血清中柯萨奇病毒 B-IgM 抗体，检测速度快、敏感性高，可用于早期诊断，用免疫荧光法找到特异抗原，或在电镜检查下发现病毒颗粒。若怀疑有系统性疾病，如系统性红斑狼疮，抗核抗体和其他免疫指标也将有助于诊断。肝炎病毒血清学检查对心肌炎病原学诊断也有临床价值。

5. 病因学检查。砷、汞中毒时，对血液、胃内容物、尿、便标本做毒物分析，可以检测到毒物；伤寒时，血、大便培养伤寒杆菌呈阳性；脓毒症或菌血症时，血培养有细菌生长。

七、诊断思路

(一) 临床表现

临床上有心脏扩大、心律失常及/或心力衰竭的临床表现，如果出现以下情况，考虑急性心肌炎的诊断。

1. 排除原发性心脏疾病。如高血压病、冠心病、先心病、风心病、心肌病、肺心病、克山病、高原心脏病、心包疾病引起的一系列心肌损害表现。

2. 了解发病前有无基础疾病。①发病前有基础疾病，要明确基础疾病的病因，如在风湿热、甲状腺功能亢进、结缔组织病等之后出现的心脏损害表现；②没有基础疾病，询问近期有关感冒、腹泻等病毒感染病史，心脏损害表现距离病毒感染时间如果在 1~3 周，出现心动过速，心动过速与发热不成比例，要考虑急性心肌炎诊断。

3. 近期及长期接触、使用的有害物质、有害药品、肿瘤的化疗药物，并出现心脏损害的临床表现。

4. 病程中有传染病的流行病学特征和地方性流行病特征，如白喉、伤寒，并出现心脏损害表现。

(二) 体格检查

临床体检中，暴发性心肌炎与其他疾病引起的心脏扩大、心律失常、心力衰竭和休克在心肺的表现有相似之处，也有不同的地方。除了心脏损害外，白喉咽喉或鼻部有乳白色或灰色假膜，伤寒有发热、相对缓脉，系统性红斑狼疮常常出现不规则的长期低热、蝶形红斑等，可以鉴别。

(三) 辅助检查

1. 实验室检验。病原学检查可见上呼吸道病毒感染的相应 IgM 检测抗体阳性；心肌损害标志物心脏生化即心肌酶谱明显升高，但是没有特异性。特异性标志物是心肌肌钙蛋白 I 或肌钙蛋白 T 明显升高；心脏功能损害标志物脑钠素与脑钠素前体严重升高；病毒血清学指标升高，但不作为临床诊断依据；肝肾功能损害和电解质异常，可以出现肝肾功能衰竭，观察凝血功能的变化，为临床治疗提供帮助；通过动脉血气分析的变化，可以指导纠正酸碱平衡紊乱、电解质紊乱。

2. 心脏超声。心脏超声可以反映心脏受损情况和心脏结构的变化，虽然没有特异性，但是可以作为临床治疗效果、心脏功能变化的评估指标，可以作为鉴别其他心脏疾病如心肌病、先心病和瓣膜性心脏病的主要方法。心肌炎时心腔扩大、心室壁厚度稍有增厚、弥散性室壁运动减弱、心脏射血分数和缩短分数明显下降、心包有多少不等的积液量。

3. 心电图。广泛的非特异性 ST-T 改变，尤其是广泛导联的 ST 段抬高需要与急性心肌梗死鉴别。频发的各种类型的期前收缩、房室传导阻滞、阵发性心房扑动和心房颤动、阵发性室性心动过速，甚至心室颤动。胸部 X 线片或胸部 CT 平扫：发现肺部感染、肺水肿，以及肺部其他病变，心力衰竭时心脏外形轻度增大。

4. 心脏磁共振成像。可以发现心脏扩大、心室壁变薄，判定心脏功能，还能够直接观察心肌组织的病理改变，提供包括心肌水肿、充血、坏死及纤维化等多种病理图像证据，是一种有意义的无创性检查方法。

5. 心内膜心肌活检。可以明确病因诊断，但是急性期病情较重，临床不推荐检查。

八、临床诊断

(一) 症状

开始有病毒感染样症状，继之出现严重的心律失常、休克、心力衰竭，甚至猝死。发热是常见症状，热度不太高。心动过速，常与体温升高不成比例。心前区针刺样疼痛、疲乏、胸闷、心悸、气短、头晕、晕厥。

(二) 体征

呼吸急促，病情较重者有左心力衰竭体征、颈静脉怒张、双侧肺底啰音、外周水肿、呼吸困难、口唇发绀、第三心音和奔马律、第一心音减弱表明有较重的左心力衰竭、心源性休克，出现心源性休克预后很差，心包摩擦音是伴发心包炎的体征，可发展至心脏压塞的体征：低血压、颈静脉怒张更显著、心音低钝等，但很少见。

(三) 辅助检查

通过实验室检查、心电图、胸部 X 线片、胸部 CT 平扫、心脏超声、细菌培养、体液分泌物毒物检测、心肌酶谱、心脏磁共振检查、心内膜心肌活检、病毒分离等有助于心肌炎的分类和诊断。

(四) 常见类型

1. 急性病毒性心肌炎。常常在上呼吸道感染、肠道病毒感染后 2～3 周发病，是临床最常见的感染性心肌炎。因不明原因的心悸、胸闷、气短、心前区刺痛、头晕、乏力、肌痛、食欲下降、腹泻、易出汗等症状而就诊。心电图检查可见 ST-T 改变、心律失常。体格检查时心脏有轻度扩大，伴有心动过速，偶有心动过缓、心律不齐、心音低钝及奔马律。有心包炎者可闻及心包摩擦音。实验室检测显示心脏生化升高或肌钙蛋白 I 和肌钙蛋白 T 阳性。

2. 暴发性心肌炎。前驱期与急性病毒性心肌炎类似。如气短、心前区刺痛、极度乏力、心悸、食欲下降、腹泻、头昏或晕厥，容易引起重视不够和忽视。突然出现无征兆的快速病情恶化，持续室性心动过速等严重的心律失常，阿-斯综合征，迅速出现心源性休克、严重的急性心力衰竭，甚至猝死，猝死的原因多为心室颤动，并可伴有呼吸衰竭和肝肾功能衰竭。实验室检测显示心肌严重受损、心脏生化明显升高，心肌损伤标志物肌钙蛋白 I 和肌钙蛋白 T 明显升高，心肌功能损害标志物脑钠素与脑钠素前体明显升高。超声心动图可见弥散性室壁运动减弱。有以上临床特点即可诊断暴发性心肌炎。

3. 白喉性心肌炎。由白喉棒状杆菌引起的比较严重的全身症状，但主要有咽喉或鼻部的乳白色或灰色大片假膜，假膜不易剥离。白喉性心肌炎常发生于病程的第 2～3 周，患者突然出现皮肤苍白或发绀，脸部水肿，呼吸急促，不能平卧。肺部有湿啰音，心音低钝，心动过速，可出现奔马律或出现严重的致命性心律失常如室性心动过速、完全性房室传导阻滞、心室颤动、肝脏肿大等。虽然白喉发病率已明显下降，但白喉性心肌炎预后严重，是白喉死亡的主要原因。

4. 伤寒性心肌炎。一般发生于病程的第 2～3 周，患者持续高热，体温可持续保持在 40℃左右，多数患者出现相对缓脉，重症患者常常伴有心肌炎，儿童多表现为心动过速，成人则有心音低钝、脉搏细弱。偶有心脏扩大、心力衰竭的表现。大多数患者有心电图的异常表现，包括各种传导阻滞等心律失常、ST-T 波改变。凡伤寒患者出现心血管表现应考虑伤寒性心肌炎。实验室检查：白细胞总数常降低，$(3～5) \times 10^9/L$，分类计数见中性粒细胞减少伴核左移，淋巴、单核细胞相对增多；嗜酸性粒细胞减少或消失。细菌培养：进行伤寒杆菌的病原学检查是确诊伤寒的依据。检材可取自血液、骨髓、尿、便及玫瑰疹刮出液等。伤寒血清凝集试验阳性。酶联免疫吸附试验可检测伤寒杆菌的各种抗体。

5. 砷中毒性心肌炎。出现中毒性心肌炎者一般为急性中毒，多见于口服砒霜的中毒事故，均先有胃肠道症状，以后出现中毒性肝炎及中毒性心肌炎等症状。有中毒史，起病急骤，口服中毒者消化系统症状突出，注意有无腹痛、呕吐、水样或血性腹泻、吞咽困难、流涎等，口腔或呕吐物有无大蒜样气味。注意有无神经精神症状、休克、心肌损害、肝肾功能损害及出血倾向等。吸入中毒者呼吸道刺激症状显著。急性砷化氢中毒者应注意结膜、呼吸道黏膜刺激症状，急性溶血表现（苍白、乏力、头痛、胸闷、气急、肢端麻木、腰痛、震颤、血浆游离血红蛋白升高、黄疸、血红蛋白尿等），及急性肾功能衰竭表现。取胃内容物、尿、便标本做毒物分析。尿砷含量＞0.2 mg/L，应视为砷中毒。

6. 酒精中毒性心肌炎。近期反复饮酒史或过量饮酒史，心悸、胸闷，少数患者出现不规律性胸疼或晕厥。心电图检查发现各种类型的心律失常，如期前收缩，尤其是频发室性期前收缩，部分出现恶性心律失常。能排除其他心脏病即应考虑本病。强制性戒酒 4～8 周，积极治疗后病情迅速改善也支持酒精中毒性心肌炎的诊断。实验室检查：心肌心内膜活检很难发现与酒精中毒性心肌炎有关的特异性改变，但其线粒体与冠状动脉内壁的水肿出现率高，对诊断有一定的帮助。

7. 一氧化碳中毒性心肌炎。常见于煤气中毒的意外情况。由于心肌缺氧及一氧化碳直接对心肌细胞有毒性作用，严重者引起心肌坏死。患者表现为气急、心悸和心绞痛、心电图示 ST 段改变，室性期前收缩、心房颤动、心室颤动。严重者甚至窒息死亡。

8. 汞中毒性心肌炎。服毒史，注意有无急性腐蚀性口腔炎、食管炎和胃肠炎表现，如流涎，口内金属味，口腔黏膜变色、水肿、烧灼感、胸骨后及上腹部疼痛、呕吐、腹泻、便血等。注意有无神经精神症状，心肌损害、肝功能损害和肾脏损害表现。通过对胃内容物、血、尿汞含量测定可以明确。

9. 氟中毒性心肌炎。吸入含氟气体或氟化氢时可迅速出现眼、鼻及上呼吸道黏膜的刺激症状，如眼刺痛、流泪、流涕、打喷嚏、咽痒及刺痛、声音嘶哑、咳嗽、胸闷、心悸等。同时可反射性地产生恶心、呕吐、腹痛等。吸入浓度高时可产生化学性肺炎和中毒性肺水肿。骤然吸入极高浓度时甚至可引起反射性窒息。出现心肌炎症状者多有过量或频繁使用含氟气雾剂史。

10. 多柔比星心肌炎。多柔比星对细胞的直接毒性作用造成心肌细胞的炎性改变，有肿瘤病史及用多柔比星治疗，以及无其他原因可以解释的心肌炎表现。

11. 系统性红斑狼疮。当其表现为心肌炎改变时，被称为狼疮性心肌炎或心肌病，因此注意与病毒性心肌炎相区别。系统性红斑狼疮是一种自身免疫性疾病，以青年女性多见，发病年龄在 14～35 岁占 70%。本病可侵犯身体的多种器官，病情反复，迁延不愈，死亡率较高。系统性红斑狼疮患者一般都有轻重不等的心脏损害，可以侵犯心肌，也可侵犯心包和心内膜。以累及心包膜多见，几乎所有的患者在疾病过程中都会有轻重不等的心包炎，大多无症状，经超声心动图检查可见心包积液。临床上出现心肌炎表现的患者约占 10%，可出现心悸、气短、心前区痛、不能平卧、心动过速、心音减弱，以致心脏扩大、心力衰竭等表现。有的患者还可出现心律不齐，心电图上显示房室或束支传导阻滞、各型心律失常、ST-T 改变等表现，需要与病毒性心肌炎相区别。另外红斑狼疮常有不规则的长期低热，有特殊性皮肤损害的表现，如两侧面颊部可有红斑，红斑可跨过鼻梁互相沟通，形如"蝴蝶形"称蝶形红斑，或者脸面部有盘状的皮肤损害。肾脏也常常被侵犯，出现蛋白尿、血清蛋白降低等。血中找到狼疮细胞则更有利于诊断。

12. 风湿性心肌炎。特别是某些单纯性风湿性心肌炎，与病毒性心肌炎有极其显著的相似之处。两种心肌炎均可出现发热、心悸、头晕、出汗、咽痛、关节痛、心脏杂音、心律失常等。病毒性心肌炎也可出现抗链球菌溶血素 O 滴定度升高，红细胞沉降率增快，极易误诊为风湿性心肌炎。目前，多数学者认为，没有风湿性多关节炎或舞蹈症的心肌炎，常系病毒引起或原因不明。临床上，两种心肌炎的鉴别必须结合病史、流行病学、体检、心电图、X 线等进行全面分析，有条件者可进行病毒病原学检测以资鉴别。

九、鉴别诊断

(一) 先心病

临床上一些非青紫型及杂音不明显的先心病有时容易误诊为病毒性心肌炎，如房间隔缺损、肺动脉口狭窄，常因合并不完全右束支传导阻滞及 I 度房室传导阻滞而误诊。一般采用彩色超声心动图检查不难鉴别。

(二) 先天性心脏传导异常

先天性心脏传导系统异常包括先天性房室传导阻滞、先天性病态窦房结综合征、先天性 QT 间期延长综合征及预激综合征等，其心电图与临床特征均与心肌炎有相似之处，如先天性房室传导阻滞，预激综合征易于发生阵发性室上性心动过速等。临床上极易误诊为心肌炎。一般经深入仔细地检查，结合病史、家族史等便可做出鉴别。

(三) 心内膜弹力纤维增生症

多发生于 1 岁以内小儿。是一种原因不明的心内膜心肌病，以心内膜及心内膜下的弹力纤维和胶原纤维增生为主要病理改变，临床以充血性心力衰竭、心脏明显扩大为主要表现，与重症病毒性心肌炎的临床特征非常接近。超声心动图、心内膜心肌活检也有助于本病的诊断。

(四) 原发性心肌病

是一种原因不明，病变主要位于心肌，临床以病变进展缓慢、心脏增大、心律失常及心功能不全为主要表现的疾病。临床上如见有心脏扩大、充血性心力衰竭、发生体循环、肺循环动脉栓塞而无其他原因可寻者，均应考虑本病之可能。超声心动图与心内膜心肌活检有助于本病的诊断。

(五) 克山病

临床征象具有易变、突变、多变的特点，以心肌受损为主要表现，如心脏扩大、搏动减弱、奔马律、急性心力衰竭或慢性心力衰竭、心电图可表现为严重心律失常、ST 段改变等。临床上与心肌炎易于混淆，如在克山病流行地区连续居住 3 个月以上，出现上述情况时应首先考虑克山病的可能性。

(六) 高原心脏病

有短期和长时间高原居住史。急性者可致肺水肿，但慢性者可表现为发绀、杵状指、红细胞增多、右心力衰竭等。心电图表现为右房右室肥大。X 线显示肺动脉段膨隆、右心室增大、肺门阴影扩大、肺纹理加重等。

(七) 冠心病

发病年龄较大、病程长而且呈渐进性，常伴有高血压、高血脂、糖尿病、家族史等易患因素。常有心绞痛发作，含服硝酸甘油可以缓解。可发生心肌梗死，甚至猝死。常规心电图可见 ST-T 呈缺血性改变，不难鉴别，但有病理性 Q 波时，要注意鉴别。

(八) 结核性心包炎

多为年轻人，起病缓慢，午后发热、胸痛、消瘦、盗汗。临床以心包摩擦音、心包积液及相应的

X线、超声心动图、心电图表现为特征。一般预后良好。临床上应与化脓性心包炎等鉴别，抽取心包穿刺液做病原学检测即可确诊。

（九）良性期前收缩

无心脏病史，常偶然发现；临床无自觉症状，活动如常，心脏不大，无器质性杂音；期前收缩在夜间或作息时多，活动后心率增快，期前收缩明显减少或消失；心电图示期前收缩呈单源性，无R-on-T现象，无其他心电图异常。良性期前收缩既可由疲劳、精神紧张、自主神经功能不稳定而引起，也可因左室游离腱索牵拉刺激而导致。在临床判断良性期前收缩时必须慎重。应结合临床进行系统检查，综合分析而明确诊断，必要时还应随诊观察。

（十）β-受体功能亢进症

多见于年轻女性，临床无器质性心脏病的证据，有心悸、胸闷、乏力及心电图ST改变、期前收缩等，有时可误诊为心肌炎。但本病有明显的交感神经张力过高表现，如失眠、多汗、易激动、血压偏高、第一心音亢进等。且心脏不扩大，与病毒感染无关，普萘洛尔试验阳性，借此不难与心肌炎鉴别。

（十一）迷走神经张力过高所致房室传导阻滞

迷走神经张力过高可引起Ⅰ度房室传导阻滞或Ⅱ度房室传导阻滞，临床上极易误诊为心肌炎。其特点是除房室传导阻滞外，无其他异常改变，可无症状，或有轻微的胸闷、乏力等，传导阻滞白天活动时减轻或消失，夜间卧床时加重。应用阿托品后，房室传导阻滞消失，临床应注意鉴别。

（十二）电解质紊乱引起的心电图改变

电解质紊乱可以引起心电图异常改变。如低钾血症时可出现T波增宽、低平或倒置，出现U波，QT间期延长，ST段下降，房性或室性期前收缩甚至发生室性或室上性心动过速、心室颤动，有时还可出现心动过缓和房室传导阻滞等；高钾血症时，可出现T波高尖、P波低平增宽、PR间期延长、ST段下降或抬高，甚至发生室性心动过速、心室扑动或心室颤动等。低钙血症时可出现ST段延长、QT间期延长等。与心肌炎时的心律失常相似，通过电解质检查，容易做出鉴别。

十、救治方法

（一）一般治疗

休息很重要。一般急性患者尽早卧床休息，卧床休息至症状消失或2～3个月，并给予适量的高蛋白、高维生素食物，饮食清淡，低盐饮食，少吃多餐。排大便困难者，给予开塞露20～40 mL纳肛，避免加重心脏负担，对于病情不稳定者则再延长休息时间。有心功能不全或心脏扩大者应绝对卧床休息，休息时间为3～6个月，以希望心脏能恢复到正常大小。待病情好转、心脏缩小后再逐渐恢复运动。伴有高热者，可用物理降温，或用小剂量阿司匹林、牛磺酸等。避免使用吲哚美辛、布洛芬等非类固醇类解热镇痛药，防止加重病情。危重病例烦躁不安者，为保证休息减轻心脏负荷，可使用哌替啶、吗啡等强力镇静剂；一般病例休息不好者，也可适当应用镇静剂。重症病例应及时给予心电监护、氧气吸入，可以使用气管插管、呼吸机辅助呼吸。心力衰竭或合并肺部感染痰多又不能自己咳出者，应及时吸痰。对于紧张、烦躁、治疗不能良好配合的患者给予咪达唑仑20 mg微量泵缓慢静脉注射，可以减轻心脏负荷，降低心肌细胞氧耗，有利于严重并发症的治疗和心肌细胞的修复。

（二）心力衰竭的治疗

1. 有心力衰竭症状者可以按一般心力衰竭治疗。一般采用平卧或半卧体位，控制水和钠盐的摄入。在必须使用洋地黄类药物治疗时要慎重，由于心肌炎患者对洋地黄制剂极为敏感，易出现中毒，因此，临床上多选用速效制剂，剂量也偏小，常用药物为地高辛、毛花苷C。地高辛0.125～0.25 mg，1次/d口服；毛花苷C，0.2～0.4 mg/次，加入0.9%氯化钠20 mL中缓慢静脉注射，如果效果不佳，可以于 2～4 h 后再次给予 1 次，一般应用常规剂量的 1/2 即可。当急性心力衰竭控制后即可停药。慢性心力衰竭宜用小剂量维持直至病情明显改善为止。使用洋地黄治疗心力衰竭疗效不佳，可以使用非洋地黄类正性肌力药物米力农、新活素治疗。米力农负荷量 25～50 $\mu g/kg$，5～10 min 缓慢静脉注射，以后 0.25～1 $\mu g/(kg \cdot min)$ 微量泵持续静脉注射维持，最大剂量不超过 1.13 mg/(kg $\cdot$ d)。新活素即冻干重组人脑利钠肽，先负荷量 1.5 $\mu g/kg$ 静脉注射，然后以 0.007 5 $\mu g/(kg \cdot min)$ 微量泵持续静脉注射维持，一般不超过 72 h。利尿剂的使用也应谨慎，要注意补钾，防止诱发严重心律失常。近年来应用血管扩张剂治疗顽固性心力衰竭取得一定疗效。常用药物有硝普钠、酚妥拉明、硝酸甘油、贝那普利。贝那普利能抑制血管紧张素-Ⅰ转换为血管紧张素-Ⅱ，结果使血管阻力降低，醛固酮分泌减少，血浆肾素活性增高。也可抑制缓激肽的降解，降低血管阻力。贝那普利从小剂量开始，2.5 mg/次口服，1 次/d，用药 3～5 d。无不良反应后改为 5 mg/次，1 次/d，可以作为心力衰竭的辅助治疗。血管扩张剂与正性肌力药物联合适用于心力衰竭伴有低血压或休克者，一般采用与 β 兴奋剂如多巴胺、多巴酚丁胺等联合使用，以免发生低血压等不良影响。硝普钠以 50 mg 加入 5% 葡萄糖注射液 50 mL 持续微量泵缓慢静脉注射，一般开始以 12.5～25 $\mu g/min$ 静脉注射，根据病情每 10～15 min 增加 5～10 μg，直至心排血量增加，给予 25～250 $\mu g/(kg \cdot min)$，最大剂量 300～800 $\mu g/(kg \cdot min)$ 维持，避光使用，用药时间以 3～4 d 为宜，避免出现氰化物中毒。酚妥拉明以 50 mg 加入 0.9% 氯化钠 40 mL 持续微量泵缓慢静脉注射，开始剂量为 0.1 mg/min，然后每 5～15 min 增加 0.1 mg/min，逐渐增加至 1～5 mg/min。硝酸甘油以 5～10 mg 加入 0.9% 氯化钠 46～48 mL 持续微量泵缓慢静脉注射，一般以 10 $\mu g/min$ 开始，每 5～10 min 增加 5～10 $\mu g/min$，最大剂量为 200 $\mu g/min$。

2. 急性肺水肿的处理。尤其是有呼吸窘迫时，应及时进行气管插管呼吸机辅助呼吸，便于纠正缺氧。静脉注射吗啡 5～10 mg、皮下或肌内注射哌替啶 50～100 mg，使患者安静。对于仍然处于烦躁不安、不能配合者，咪达唑仑 20 mg 或右美托咪定 200 μg 微量泵缓慢静脉注射。意识不清、已有呼吸抑制、休克或合并肺部感染者禁用。静脉给予作用快而强的利尿剂如呋塞米或托拉塞米。微量泵静脉注射硝普钠或酚妥拉明以降低肺循环压力，但应注意勿引起低血压，也可舌下含化硝酸甘油降低肺循环静脉压。近期未用过洋地黄类药物者，可静脉注射快速作用的洋地黄类制剂，如毛花苷 C、毒毛花苷 K 等，对二尖瓣狭窄所引起的肺水肿，除伴有心室率快的心房颤动外，不用强心药，以免因右心室输出量增加而加重肺充血。对伴有支气管痉挛者可选用氨茶碱微量泵静脉缓慢注入，可减轻支气管痉挛、扩张冠状动脉、改善心功能和加强利尿。氢化可的松 100～200 mg 或地塞米松 10～20 mg 加入 5% 葡萄糖注射液中静脉滴注也有助肺水肿的控制。如果肺水肿和心力衰竭不能纠正，尽早使用体外膜肺氧合治疗和主动脉内球囊反搏治疗。对于急性心力衰竭合并急性肾功能衰竭的患者，由于心力衰竭和肾功能衰竭常常并存，互为因果，及时采取持续性肾脏替代治疗，有利于改善肾功能，消除肺水肿、外周水肿，清除血液中大量的炎性因子、细胞毒性产物，急性肝肾功能损害产生代谢产物，减轻心肌的进一步损伤，促进心力衰竭的纠正。

（三）控制心律失常

心肌炎中，心电图表现以期前收缩为多见。如果症状不明显，可以不治疗。有学者认为急性心肌炎很少使用抗心律失常药物治疗，除非出现恶性心律失常威胁生命时再考虑治疗。要使用疗效高、副作用少的药物。先使用一种药物，如果口服使用时间在 1 周以上，治疗无效再改为另一种药，急性期用药以连续 3 个月为好，疗效好可以逐渐减量，不能于心律失常消失后马上停药，而出现心律失常再发，并有可能导致病情恶化。一种抗心律失常药物无效时可加用或换用另一种，一般不宜超过两种，联合用药应相应减少剂量。可以加另一种副作用少、不同药理、不同毒副作用的药物。

1. 期前收缩。频发及多源性期前收缩或室性期前收缩发生过 R-on-T，应及时控制。室上性期前收缩可选用美托洛尔 25 mg，2 次/d，维拉帕米 40～120 mg，3 次/d，普罗帕酮 100～150 mg，3 次/d，胺碘酮 0.2～0.4,3 次/d 口服。室性期前收缩可选用胺碘酮、普罗帕酮等。胺碘酮 0.2～0.4,3 次/d 口服，也可以使用注射液，以 0.15 加入 5% 葡萄糖注射液 20 mL 中缓慢静脉注射，并以 0.3 加入 5% 葡萄糖注射液 44 mL 持续微量泵缓慢静脉注射维持。利多卡因以 50～100 mg 加入 0.9% 氯化钠 20 mL 中缓慢静脉注射，并以 500 mg 持续微量泵缓慢静脉注射维持。普罗帕酮以 100～150 mg,3 次/d 口服，也可以 70 mg 加入 0.9% 氯化钠 20 mL 中缓慢静脉注射，并以 210 mg 持续微量泵缓慢静脉注射维持。一般单源性期前收缩即使呈联律出现，如无症状、心功能正常，可不用抗心律失常药物，往往随病情缓解而自行消除。

2. 室上性心动过速。兴奋迷走神经措施包括用压舌板等刺激咽后壁诱发恶心呕吐。深吸气后屏气，再用力做吸气动作。冰袋敷于患者面部，交替按压一侧颈动脉窦或眼球。静脉用药，可选胺碘酮、维拉帕米、毛花苷 C 静脉注射，维拉帕米婴儿慎用，低血压及心力衰竭者禁用。直流电复律适用于并发心力衰竭或心源性休克者，一般不超过 3 次。无效者，可用心房超速起搏治疗。心房扑动或颤动者，电击复律效果好，多数一次电击成功。复律后用地高辛或胺碘酮口服维持治疗。

3. 心房扑动、心房颤动时使用胺碘酮 0.15 加入 5% 葡萄糖注射液 20 mL 中缓慢静脉注射纠正，毛花苷 C 0.4 mg 加入 0.9% 氯化钠 20 mL 中缓慢静脉注射控制心室率。

4. 严重室性心律失常。包括室性心动过速、心室扑动及颤动，应及时终止发作。药物治疗在心电图监测下可采用下列药物治疗：胺碘酮、利多卡因静脉注射，每 15 min 可重复使用，转复后用微量泵缓慢静脉注射维持，普罗帕酮也可选用。合并 QT 间期延长的尖端扭转型室性心动过速，可先用异丙肾上腺素 1 mg 加入 0.9% 氯化钠 48 mL 持续微量泵缓慢静脉注射，或与利多卡因交替应用，无效者立即复苏治疗或电击复律。但是洋地黄中毒所致者禁用。电击治疗无效，可采用安装临时起搏器超速右室起搏以终止发作。

5. Ⅰ度房室传导阻滞、Ⅱ度房室传导阻滞。心室率在 50 次/min 以上，束支传导阻滞、窦房传导阻滞不引起心功能障碍者不必特殊处理。严重房室传导阻滞、心室率在 45 次/min 以下，可用阿托品 0.3～0.6 mg 口服或异丙肾上腺素 10 mg 舌下含服以提高心率，无效者可用异丙肾上腺素 1 mg 加入 0.9% 氯化钠 48 mL 持续微量泵缓慢静脉注射。对Ⅲ度房室传导阻滞尤有阿-斯综合征患者，可根据病情采用永久性或暂时性心脏起搏器。

(四) 糖皮质激素的应用

病毒性心肌炎的发生与机体免疫失控有关。细胞毒 T 淋巴细胞的溶细胞作用，心肌自身抗体及抗体参与的免疫反应在发病中都有重要作用。糖皮质激素等免疫抑制剂能抑制淋巴细胞增生及降低淋巴细胞活性，从而用于治疗免疫性疾病。有关免疫抑制剂治疗病毒性心肌炎的研究较多，但无论是实验研究还是临床观察其疗效都还有争议。由于糖皮质激素等免疫抑制剂可以引起病毒扩散，加剧病毒的直接溶细胞作用，因此多数学者主张在病程早期 10 d 内不使用。暴发性心肌炎患者出现房室传导阻滞等严重心律失常、心源性休克等危及生命的严重并发症，糖皮质激素仍宜早期应用，以度过危重时期。但经应用其他方法治疗效果不佳者，以及证实心肌病变确系免疫反应引起时可试用激素，时间选择为发病后早期使用甲泼尼龙 200 mg 加入 5% 葡萄糖注射液或 0.9% 氯化钠 100 mL 中静脉滴注,1～2 次/d,连用 3 d；也可以使用地塞米松 10～20 mg,氢化可的松 100～200 mg 加入 5% 葡萄糖注射液或 0.9% 氯化钠 100 mL 中静脉滴注,1 次/d,连用 3 d。泼尼松用于其他治疗无效病例，或反复发作、病情迁延者，方法为 10 mg,3 次/d 口服，时间为 3～4 周，症状改善后逐渐减量。

(五) 心源性休克处理

首先患者要绝对卧床休息，面罩给氧、无创呼吸机给氧或气管插管，呼吸机辅助呼吸，可以应用镇静剂咪达唑仑或右美托咪定微量泵静脉注射以减少氧耗量。心源性休克为重症心肌炎的并发症之一，多发生于疾病早期，起病急骤，因心功能不全来不及代偿而引起全身供血不足而出现，必须及时正确地抢救和防范，否则可在数小时至数天内死亡。

1. 补充血容量。应避免输液过快过多，一般限制在 1 000～2 000 mL/d，估计有血容量不足，或中心静脉压和肺毛细血管楔压低者，用低分子右旋糖酐或 5%～10% 葡萄糖注射液等静脉滴注，输液后如中心静脉压上升＞180 mmHg，肺毛细血管楔压＞15～18 mmHg，则应停止。

2. 升压药或血管扩张剂的应用。当补足血容量后，血压仍不升，收缩压＜90 mmHg 而肺毛细血管楔压和心排血量正常，患者四肢温热者，提示低排低阻，周围血管张力不足，可予多巴胺 4～10 μg/（kg·min）或用多巴酚丁胺 5～15 μg/（kg·min）微量泵静脉注射，无效可用间羟胺、去甲肾上腺素微量泵静脉注射，注意观察血压，根据血压变化调整滴速；如果补足血容量后，血压仍不升，而肺毛细血管楔压增高，心排血量低或周围血管显著收缩致四肢厥冷、皮肤苍白或发绀、出冷汗、烦躁、脉压差小、尿少等，为低排高阻现象，可用血管扩张剂微量泵静脉注射，最常用硝普钠（15～100 μg/min），也可用硝酸甘油、酚妥拉明。也可联合应用多巴胺或多巴酚丁胺。

3. 纠正酸中毒。休克时大多合并代谢性酸中毒，酸中毒可降低心肌收缩力，引起心律失常，故常用 5% 碳酸氢钠 100～250 mL 静脉滴注。

4. 糖皮质激素应用。经补液及升压药物应用酸中毒纠正后，症状仍无好转者，可考虑用甲泼尼龙或地塞米松静脉滴注。但一般激素应用不超过 72 h。

5. 机械性心肺辅助装置支持治疗。上述治疗无效时，尽早使用体外膜肺氧合治疗及主动脉内球囊反搏进行辅助循环。

（六）改善机体免疫功能

病毒性心肌炎病例常伴有机体免疫功能特别是细胞免疫功能的低下，易于反复感染而使病情加重，病毒 DNA 在心肌内持续存在更使病情易于反复甚至发展成扩张型心肌病，因此，调节与增强机体免疫功能，既可预防反复感染，又可能有利于消除在细胞内持续存在的病毒颗粒，加速病情痊愈。

1. 黄芪。一种补气的中药，现代药理学研究证实，黄芪含有 2，4 二羟基-5，6-二甲氧基异黄酮、胆碱、甜菜素、氨基酸、蔗糖、葡萄糖醛酸、微量叶酸、β-谷甾醇、亚油酸及亚麻酸等化学成分。具有双向调节免疫功能作用，激活干扰素、提高心脏的氧利用率、增强心肌的收缩力、扩张冠状动脉、减轻感染对心肌细胞的损伤、改善内皮细胞生长、利尿和镇静等作用。此外，黄芪的上述化学成分对多种细菌及一些病毒如流感病毒、腮腺炎病毒和柯萨奇病毒等病毒也有较强的抑制作用。可以口服黄芪 25～30 g，每天水煎服，3～6 个月为 1 个疗程。也可以使用黄芪注射液 10～20 mL，加入 5% 葡萄糖注射液 250～500 mL 中，1 次/d 静脉滴注，共 3～4 周。

2. 转移因子。是从健康人的白细胞或人脾脏中的淋巴细胞提取的含有多种核苷酸和小分子肽类物质，可将细胞免疫活性转移给受体以提高后者的细胞免疫功能，无抗原性，不存在输注免疫活性细胞的配型和互相排斥问题。每支 1 mg，1～2 支/次，加用注射用水 2 mL，1～2 次/周，1 个月后改为每 2 周 1 次，皮下注射或臀部肌内注射。

3. 免疫核糖核酸。存在于淋巴细胞中，可以从人肿瘤组织免疫的羊或其他动物的脾脏、淋巴结提取，也可从正常人外周血白细胞和脾血白细胞中提取，能使未致敏的淋巴细胞转变为免疫活性细，也不存在输注免疫活性细胞的配型和互相排斥问题。1～2 支/次，1～2 次/周，1 个月后改为每 2 周 1 次，皮下注射。

4. 胸腺素。是从小牛或猪胸腺提取的有非特异性免疫效应的小分子多肽，可使骨髓产生的干细胞转化为 T 淋巴细胞，能连续诱导 T 淋巴细胞的分化发育增强成熟淋巴细胞对抗原的反应性，提高机体细胞免疫功能。每支 20 mg，10～20 mg/次，1 次/d 或隔天 1 次或 2～3 次/周肌内注射，用前皮试，6～9 个月为 1 个疗程，作用可维持 2 年左右。

5. 干扰素。是从人白细胞制备而得的一种糖蛋白，系一多肽分子，是目前公认的广谱抗病毒药，其抗病毒机制是与细胞表面特殊受体结合，通过一系列中间代谢，阻断病毒的蛋白核酸合成，阻断复制病毒所需要的酶的合成，使病毒受到抑制。此外，干扰素还能引起宿主细胞产生抗病毒状态，调节宿主免疫反应，包括对 T 细胞介导的细胞毒、自然杀伤细胞活性、单核吞噬细胞功能及抗体合成的调节。使用赛若金 30～60 μg，1 次/d 肌内注射。2 周为 1 个疗程。

6. 人免疫球蛋白。从人血或胎盘中提取的人免疫球蛋白，含有健康人血清所具有的各种抗体，具有增强机体抵抗力以预防感染的作用，从而减轻心肌细胞损伤、改善左心室功能、减少恶性心律失常发生和死亡。10～20 g/次，最大剂量可以用到 40 g，1 次/d 静脉滴注，连用 3 d，用于暴发性心肌炎和反复感染病例。

7. 卡介菌多糖核酸。是卡介菌经热酚法提取多糖、核酸，配以灭菌生理盐水制成。通过调节机体内的细胞免疫、体液免疫，刺激网状内皮系统，激活单核-巨噬细胞功能，增强自然杀伤细胞功能来增强机体抗病能力。1 mL/次肌注，2～3 次/周，3 个月为 1 个疗程。

(七) 改善心肌代谢药物的应用

病情较重或危重病例可以选用以下药物。疗程依病情而定。

1. 辅酶 Q10，10 mg/次，3 次/d 口服，有改善心肌代谢、营养心肌作用。

2. 维生素 E，1 粒/次，3 次/d 口服，对心脏有抗氧化性的作用。

3. 曲美他嗪 20 mg，3 次/d 口服，可减轻心肌细胞内自由基损害、酸中毒，提高心肌细胞对缺血缺氧的耐受性，增加心肌收缩力，改善心功能。

4. 维生素 C，2～5 g/次，加入 5％葡萄糖注射液 100 mL 中静脉滴注，1 次/d。大剂量维生素 C 可有效防止毒性氧化物产生，保护心肌线粒体，促进心肌修复，清除自由基，缩短心肌缺血时间，减少心肌坏死，改善预后。

5. 能量合剂具有加强心肌营养、改善心肌功能的作用。常常联合三磷酸腺苷 20～40 mg、辅酶 A 100 U，加入 10％葡萄糖注射液中静脉滴注。

6. 极化液促进心肌组织对糖的利用及蛋白质的合成。内含普通胰岛素 8 U、10％氯化钾 10 mL、10％葡萄糖注射液 500 mL，1 次/d 静脉滴注。

7. 1,6-二磷酸果糖为葡萄糖代谢过程中的重要中间产物。外源性 1,6-二磷酸果糖可作用于细胞膜，通过激活膜上的磷酸果糖激酶，增加细胞内高能磷酸键和三磷酸腺苷含量，促进 K^+ 内流，恢复细胞静息状态，有益于休克、缺血、缺氧、损伤、体外循环、输血等状态下的细胞能量代谢和对葡萄糖的利用，以促进修复、改善细胞功能。临床用 5～10 g/次，1 次/d 静脉滴注。

8. 磷酸肌酸钠 1 g 加入 5％葡萄糖注射液或 0.9％氯化钠 100 mL 中静脉滴注，30～40 min 内输入完，1～2 次/d。可为机体提供大量外源性三磷酸腺苷，维持体内三磷酸腺苷水平，改善心肌营养，还可稳定细胞膜，减轻心肌细胞损伤，保护受损心肌，减轻心肌损害，促进损伤心肌修复，改善心脏收缩和舒张功能。

9. 左卡尼汀 3 g 加入 5％葡萄糖注射液 250 mL 中静脉滴注，1 次/d，14 d 为 1 个疗程。左卡尼汀是一种氧自由基清除剂，在缓解氧化应激、减少脂质过氧化中均具有明显的保护作用，可改善心肌代谢，增强心肌收缩力，降低心肌耗氧量。

十一、诊疗探索

(一) 参麦

使用参麦 100 mL 静脉滴注，1 次/d，连用 2 周。对心肌炎治疗有较好的疗效。参麦由红参、麦冬提取精制而成，提升机体免疫力、抗休克、改善重要器官的血液供应、减轻心肌耗氧量。

（二）免疫抑制剂

有报道认为环磷酰胺联合免疫球蛋白治疗小儿病毒性心肌炎，治愈率达90%。认为环磷酰胺抑制病毒细胞DNA合成，在病毒性心肌炎临床治疗中药效机制有针对性。但该结论有待进一步观察。另有硫唑嘌呤、环孢素、他克莫司等免疫抑制剂治疗病毒性心肌炎有一定疗效。目前还存在争议。

（三）依达拉奉

研究指出依达拉奉能够减少氧自由基的产生，提高氧自由基的清除能力，减少心肌酶谱的释放，从而减轻心肌缺血再灌注损伤。病毒性心肌炎发病过程中，损伤产生大量的氧自由基，导致心肌过氧损伤。依达拉奉作为一种新型自由基清除剂，具有比传统抗氧化剂更强的抑制过氧化损伤作用，治疗病毒性心肌炎具有一定的疗效。

（四）硒酵母

有研究认为重症心肌炎的发生与低硒的生态环境有一定的关系。锌硒制剂对心肌炎有一定的治疗意义。补充适量的硒，可使心肌炎患者康复加快。硒酵母0.143～0.286 g，1～2次/d口服。多吃富硒食物如海参、扇贝、蘑菇、鸡肝、大蒜、桂圆。

（五）热毒宁注射液

热毒宁注射液0.6 mL/kg加入5%葡萄糖注射液静脉滴注，1次/d，连用2周，治疗病毒性心肌炎有效率88.89%。热毒宁注射液是由中药青蒿、金银花、栀子的有效成分提取制成的中药注射剂，有显著的清热疏风解毒作用，同时具有确切抑制柯萨奇病毒、埃可病毒等的作用，还有调节免疫抗炎作用。再配合清热抗毒、活血通络中药口服，治疗病毒性心肌炎疗效明显。

十二、病因治疗

（一）抗病毒治疗

病毒性心肌炎和暴发性心肌炎及早给予抗病毒治疗，可选用以下药物治疗。

1. 奥司他韦75 mg，2次/d口服。

2. 帕拉米韦300～600 mg，1次/d静脉滴注。

3. 阿昔洛韦0.2～0.4 g，3次/d口服。对于没有检测感染病毒种类的患者，可以联合使用奥司他韦或帕拉米韦加阿昔洛韦。对于肠道病毒感染者，使用干扰素。

（二）病毒性心肌炎

基础治疗和抗病毒治疗。可以给予调节细胞免疫功能药物治疗，如黄芪、胸腺素、转移因子等。给予辅酶Q10、曲美他嗪口服，维生素C、1，6-二磷酸果糖、极化液、磷酸肌酸钠静脉滴注，改善心肌营养，促进心肌细胞修复。对于严重的并发症心律失常、心力衰竭、心源性休克、急性肾功能衰竭，按照相应的治疗方法治疗。

（三）暴发性心肌炎

在基础治疗和抗病毒治疗的同时，实时心电监护、血压、血氧监测。合并感染者使用抗生素抗感染。暴发性心肌炎时已经没有病毒复制，尽早足量使用糖皮质激素冲击治疗。糖皮质激素具有抑制免疫反应、抗炎、抗休克、抗多器官损伤等作用，消除变态反应，抑制炎性水肿，减轻毒素和炎症因子对心肌的不良影响。常用甲泼尼龙200 mmg加入5%葡萄糖注射液或0.9%氯化钠100 mL中静脉滴注，或地塞米松10～20 mg，或氢化可的松100～200 mg加入5%葡萄糖注射液或0.9%氯化钠100 mL中静脉滴注连续使用3～5 d后根据病情减量或改为泼尼松口服维持。尽早使用人免疫球蛋白20～40 g/d，持续3 d，之后10～20 g/d，持续用药5～7 d。维生素C 2～5 g加入5%葡萄糖注射液100 mL

中静脉滴注，1次/d，连用3～5 d。尽早给予生命支持。出现肺水肿尽早使用气管插管、呼吸机辅助呼吸，改善肺功能，减轻受损心脏的负荷和改善心脏供血和心功能。急性心功能不全、心源性休克尽早给予体外膜肺氧合、主动脉内球囊反搏治疗，体外膜肺氧合与主动脉内球囊反搏有协同作用。体外膜肺氧合改善机体供氧，弥补了因心力衰竭导致的心排血量减少，改善器官及组织灌注，同时在静脉-动脉（V-A）转流模式下还能通过血液分流减轻心脏前负荷，进一步减少心肌氧耗；主动脉内球囊反搏减少心肌氧耗，增加冠脉灌注，增加心肌氧的供应，减轻心脏的后负荷，增加冠脉灌注。合并急性肾功能衰竭者尽早使用持续性肾脏替代治疗，有利于改善肾功能，消除肺水肿、外周水肿。与此同时，心源性休克积极给予血管活性药物多巴胺5～15 μg/(kg·min) 及或去甲肾上腺素5～12 μg/(kg·min) 持续微量泵静脉注射治疗。心力衰竭时给予新活素，即冻干重组人脑利钠肽、小剂量毛花苷C强心，并给予利尿治疗。严重心律失常给予抗心律失常药物治疗。出现Ⅲ度房室传导阻滞或室内三支阻滞、症状性Ⅱ度Ⅱ型房室传导阻滞、Ⅱ度Ⅰ型房室传导阻滞伴有血流动力学不稳定，或窦性停搏、严重的窦房传导阻滞等使用异丙肾上腺素微量泵缓慢静脉注射，药物治疗无效，反复出现阿-斯综合征发作，安装临时心脏起搏器。Ⅲ度房室传导阻滞或室内三支阻滞基础上又合并了室性心动过速或多源频发室性期前收缩、R-on-T型室性期前收缩等，先安装临时心脏起搏器，然后再应用利多卡因、胺碘酮等抗心律失常药物治疗，这样既有效控制了异位心搏又保证了心脏不停搏。病情完全控制后Ⅲ度房室传导阻滞、严重的窦房传导阻滞、严重的窦性心动过缓、窦性停搏不能恢复，考虑安装永久心脏起搏器。出现快速性心房颤动、室性心动过速时，使用胺碘酮静脉注射复律；复律不成功时，使用除颤仪行心脏直流电复律。心室扑动、心室颤动时一边心肺复苏，一边使用除颤仪行心脏直流电复律。复律成功后以胺碘酮静脉注射维持，预防严重心律失常再发。严密监控生化指标和动脉血气，及时纠正酸碱平衡紊乱和水电解质紊乱。

（四）白喉性心肌炎

积极治疗原发病，如给予白喉抗毒素4万～10万U肌内注射或稀释后静脉滴注。抗生素首选青霉素40万～80万U肌内注射，1次/d，疗程7～10 d。青霉素类过敏者改用红霉素40 mg/(kg·d)，分4次口服，疗程同上。此外，利福平、克林霉素也有效。

（五）伤寒性心肌炎

可应用氯霉素、氨苄西林及头孢菌素类药物。伤寒性心肌炎一般不需要做特殊处理，可酌情应用营养和改善心肌代谢的药物，若并发严重心律失常或心功能不全，则做相应处理。

（六）葡萄球菌、链球菌属、脑膜炎双球菌等感染性心肌炎

链球菌属：选用氨苄西林400 mg/(kg·d)，分次静脉注射，热退5 d后停药，疗程10～14 d。肺炎双球菌：青霉素80万～100万U/(kg·d)静脉滴注，氨苄西林150～400 mg/(kg·d)，或红霉素50～60 mg/(kg·d)，分次静脉滴注；若青霉素类过敏，可换头孢匹林80 mg/kg，分4次静脉注射。葡萄球菌：头孢匹林，青霉素用于敏感菌株。

（七）砷中毒性心肌炎

口服中毒者立即催吐，洗胃。洗胃前给予口服新鲜配制的砷化物沉淀剂氢氧化铁溶液（12%硫酸亚铁，20%氧化镁悬液，用时等量混合），每5～15 min给1匙，直至呕吐停止，或服蛋清水（4只蛋清加水200 mL），服后再将胃洗净，然后给予硫酸镁或硫酸钠导泻。也可用药用炭悬液洗胃。接触或吸入中毒，立即脱离中毒环境，并选用下列解毒药之一：二巯基丙磺酸钠5 mg/kg肌内注射或静脉注射，每4～6 h 1次，次日1次/8 h，第3天1～2次/d，疗程5～7 d。二巯基丁二钠首剂2 g，溶于0.9%氯化钠20 mL静脉注射，以后1 g/6 h，4～5次后，1 g/d，疗程3～5 d。二巯丙醇2.5～4 mg/kg，每4 h 1次肌内注射，48 h后改为2次/d，疗程7～14 d。本品疗效较上述二药稍差，副反

应略多。必要时，2～3周后可用二巯基丙磺酸钠或二巯基丁二钠继续排砷。如腹痛严重可肌内注射阿托品 0.5 mg 加哌替啶 50～100 mg。

（八）酒精中毒性心肌炎

本病治疗的关键是戒酒。急性中毒者给予纳洛酮 0.4～0.8 mg 加入 20 mL 的 0.9％氯化钠中静脉注射，然后给予纳洛酮 4 mg 加入 5％葡萄糖注射液 500 mL 中静脉滴注。并给予呋塞米 20 mg 静脉注射，促进酒精排泄。

（九）急、慢性一氧化碳中毒性心肌炎

迅速纠正缺氧状态吸入高浓度氧气，或者使用高压氧治疗可加速碳氧血红蛋白解离加快一氧化碳的排出。

（十）汞中毒性心肌炎

立即催吐，可用 2％碳酸氢钠洗胃，忌用 0.9％氯化钠洗胃，后者可增加毒物吸收。洗胃时应轻巧，以免引起被腐蚀的胃壁穿孔。内服磷酸钠及醋酸钠混合液（磷酸钠 1～2 g，醋酸钠 1 g，加水 200 mL）1 次/h，共 4～6 次（可使升汞还原成毒性较低的甘汞）；或内服蛋清水、牛奶、豆浆以延缓汞剂吸收；也可内服药用炭悬液。无腹泻者以硫酸镁或硫酸钠导泻。解毒剂可用二巯基丙磺酸钠、二巯基丁二钠、二巯丙醇等（用法见砷中毒）。严重肾功能损害者，剂量应慎重。如无上述药物，也可用青霉胺 300 mg（青霉素类过敏者禁用）及维生素 B_6 30 mg，口服 3～4 次/d；或 10％硫代硫酸钠 10 mL 静脉注射，每 4～8 h 1 次，疗程 5～7 d，必要时可考虑血液透析。

（十一）氟中毒性心肌炎

首先改饮含氟低的水及吃低氟食品，仅靠药物治疗效果不好，常用药物有钙剂、镁剂、铝剂、硼剂，或甘草氯化钾疗法。

1. 钙剂。氟与钙有较强的亲和力，在肠道内两者可形成溶解性较差的氟化钙随粪便排出，因此可使氟吸收减少。

2. 镁剂。饮水中镁的含量与体内氟的吸收呈反比。增加镁的摄入，可使氟的抑制作用减轻。

3. 铝剂。铝是氟的强力络合剂，肠道中 40％～60％的氟可被铝结合，小剂量的氢氧化铝可增加氟的排出。体内铝增加后不易排出，可影响钙磷代谢，导致血磷降低、骨磷释放，出现骨软化症。

4. 硼剂。硼与氟形成 BF_4 复合物后易于排出。

（十二）多柔比星心肌炎

心脏毒性与累积剂量有关。避免长时间、大剂量使用相关药物，无特异性治疗。

（十三）系统性红斑狼疮并发心肌炎

1. 糖皮质激素适用于急性活动性病例，特别是有狼疮性肾炎、血管炎、心肌炎、肺炎、中枢神经系统狼疮及急性自身免疫性溶血和血小板减少性紫癜者。可用泼尼松 1 mg/(kg·d)，分 3 次服，或予相当量的其他制剂静脉滴注。亚急性者，泼尼松可按 0.5 mg/(kg·d) 给药。待临床症状和实验室检查明显好转后，每周递减 5 mg；至 30 mg/d 时，每周递减 2.5 mg。如有活动倾向即在先前剂量上增加 5～10 mg/d。大多数经 6～12 个月后可减至 15 mg 以下。然后以最小剂量 7.5～10 mg/d 维持数年。病情危重或顽固者用静脉冲击治疗，甲泼尼龙 1 g/d，加入 5％葡萄糖注射液 250 mL，30～60 min 滴完，连用 3 d，换用泼尼松 1 mg/(kg·d) 口服。冲击疗法的主要并发症为感染，因此有感染或营养极差者不宜采用此法。大剂量甲泼尼龙滴注过快可导致心搏骤停，应予警惕。

2. 免疫抑制剂适应证同糖皮质激素。一般在糖皮质激素不宜使用、疗效不佳时，加用下列一种免疫抑制剂：

（1）环磷酰胺 1～2.5 mg/(kg·d)，口服或静脉注射。为减少肾组织纤维化，稳定肾功能，防止

肾功能衰竭，可采用环磷酰胺冲击治疗，剂量 0.5～1 g/m² 体表面积，每月冲击一次，待狼疮性肾炎蛋白尿转阴以后改为每 3 个月静脉冲击一次，总量 6～8 g。

（2）硫唑嘌呤 1～2 mg/(kg·d)，顿服。

（3）苯丁酸氮芥 0.1～0.2 mg/(kg·d)，顿服，总量一般为 300～500 mg。

（4）环孢素剂量 5 mg/(kg·d)，分 2 次口服。有效 3 个月后，每隔 1～2 个月减少 0.5～1 mg/(kg·d)，以最低有效剂量予以维持。注意事项：除环孢素外，其他免疫抑制剂均有骨髓抑制作用，用药期间每周至少查白细胞计数 2 次，白细胞 $<4×10^9$/L 时，即应减量，$<3×10^9$/L 暂停用药；未控制的高血压患者，不可用环孢素；用药过程中，谨防肝损害。

3. 静脉注射免疫球蛋白 400 mg/(kg·d) 连用 3 d，然后改为每月 1 次，持续 12 个月。

4. 血浆置换疗法适用于重型系统性红斑狼疮伴有高水平循环免疫复合物和急性弥漫增殖性肾炎而肾小球硬化不严重。本法常与泼尼松及环磷酰胺配合使用。一次置换 2～4 L 血浆，隔天 1 次，持续 2～3 周。置换液为正常人血浆或 4% 人血白蛋白。

5. 全身性淋巴放射治疗适用于大剂量激素及免疫抑制剂治疗无效的严重狼疮性肾炎患者。

（十四）风湿性心肌炎

清除链球菌属感染首选青霉素肌内注射 80 万～120 万 U/d，疗程至少 2 周，甚至连续 1～2 个月；随后注射苄星青霉素 120 万 U/周，用 2 个月后逐渐改为每 2 周 1 次，连续 2～4 个月；以后每月肌内注射 120 万 U，至少应预防注射 5～10 年。同时应清除咽部及口腔内的慢性病灶，对于扁桃体是否应予摘除，应视具体情况而定，若有反复化脓性扁桃体炎发作者应予手术摘除，手术前后各应用青霉素 1 周。抗风湿药物治疗近年无明显进展，无明显心肌炎者可首选水杨酸，其中最常用药物是阿司匹林，其次是水杨酸钠，前者一般剂量为成人 3～6 g/d，儿童 0.1 g/(kg·d)，后者成人 6～8 g/d，儿童 0.1～0.15 g/(kg·d)，均分 3～4 次饭后口服。水杨酸盐抗风湿的机制未明，此外，本药还有稳定溶酶体作用，使溶酶体内酸性水解酶不能释放出来，从而阻止致炎递质的形成。但目前尚无足够证据证实水杨酸制剂和糖皮质激素能防止心脏瓣膜病变的形成和减轻心脏的损害。服用水杨酸制剂后若有胃部刺激症状，如恶心、呕吐、食欲减退等，可加用氢氧化铝或三硅酸镁 1 g，3～4 次/d，或改用阿司匹林肠溶片。一般不宜加用碳酸氢钠，因它能降低水杨酸制剂的吸收并增加肾脏的排泄。用药至症状消失、红细胞沉降率正常后减半量，直至风湿活动停止后 2 周，一般疗程为 6～12 周。临床上确诊为风湿性心肌炎者，或用其他抗风湿药物治疗效果欠佳时，可应用糖皮质激素，有溃疡病、糖尿病、高血压者则应慎用。用药过程中应适当限钠和补充钾盐，并应严密观察有无副反应。常用制剂有泼尼松 10～15 mg、地塞米松 1.5～3 mg、泼尼松龙 10～15 mg、甲泼尼龙 8～12 mg、倍他米松 1.2～1.8 mg，均 3 次/d，也有人主张 1 次顿服。用药 2～4 周，待症状基本消失后，逐渐减为维持量，疗程一般为 6～8 周，严重病例需 8～12 周甚至更长。严重心肌炎者可静脉滴注氢化可的松 200～400 mg/d，或地塞米松 10～30 mg/d，分 2～3 次静脉注射，待症状控制后改用口服。为减轻激素的副反应及防止减量或停药后反跳现象，即风湿活动重现或加重，激素也可与上述抗风湿药物联用，剂量约各单独用量的 1/3～1/2，或当激素开始减量时即加用水杨酸制剂，停用激素后继续使用抗风湿药 4～8 周。

（十五）代谢性疾病性心肌炎

代谢性疾病如维生素 B_1 缺乏（脚气病）、糖尿病等，可引起心肌损害。补充缺乏的维生素，治疗原发病。

十三、最新进展

截至 2013 年，中国心力衰竭患者达到 1 600 多万人，而 1 年大约能做 300 例心脏移植手术。对于终末期心脏病患者，治疗的有效方法只能选择循环辅助装置维持生命和心脏移植，无其他有效的疗法。由于心脏供体太少，大量心脏病患者在等待中死去。人工心脏是全世界公认的各类终末期心力衰竭的最有效治疗方法。从 20 世纪 60 年代第 1 代气动血泵、第 2 代轴流血泵，发展到现在的第 3 代悬浮血泵，经历了几代科学家艰辛的研究历程。近期中国科学家研制出了第 3 代全磁悬浮人工心脏。2017 年 6—10 月期间，阜外医院胡盛寿院士团队以人道主义豁免形式通过伦理审批，将具有完全自主知识产权研制成功的第 3 代全磁悬浮人工心脏用于救治 3 例危重心脏病患者，均获得成功。第 1 例患者目前已健康存活 9 个月，每天都像正常人一样锻炼运动；第 2 例患者佩带人工心脏 5 个月后，找到合适心脏供体，完成了心脏移植；第 3 例患者在人工心脏的帮助下，自体心脏逐渐恢复正常，5 个月后摘掉人工心脏回归常人生活。对此，因各种病因引起的心肌炎在晚期发展为严重心力衰竭和严重心律失常，甚至需要行心脏移植手术的患者，可以期待第 3 代全磁悬浮人工心脏的植入从而挽救生命。以前心肌炎并发严重心脏病的患者，急性期不能施行心脏移植手术，因手术后容易再发心肌炎，损坏移植的心脏；现在移植全人工心脏治疗，成为可以期待的最有效方法。

秦伟毅　孟健　尼玛　沈爱东　胡德喜　张在其

第十二节　心　肌　病

一、基本概念

心肌病是在排除冠状动脉疾病、高血压、瓣膜病和先心病的情况下心肌在结构和功能上异常的心肌疾病。主要是直接累及心肌本身并引起心功能不全的一组疾病，其独特的临床与血流动力学特征，是临床上致死致残的重要病因之一。心肌病分类繁多，1995 年世界卫生组织和国际心脏病学会联合会专题小组根据病理生理学特征，将心肌病分为原发性心肌病和继发性心肌病两类，前者又分为 5 型：

(一) 扩张型心肌病

以左心室或双心室扩张伴收缩功能受损为特征。临床表现为：心脏逐渐扩大、心室收缩功能降低、心力衰竭、室性和室上性心律失常、传导系统异常、血栓栓塞和猝死。主要分为原发性扩张型心肌病和继发性扩张型心肌病。原发性扩张型心肌病主要有家族性扩张型心肌病、获得性扩张型心肌病。获得性扩张型心肌病包括免疫性扩张型心肌病、酒精性心肌病、围生期心肌病和心动过速性心肌病。特发性扩张型心肌病，符合扩张型心肌病临床诊断标准但病因不明。继发性扩张型心肌病指全身性系统性疾病累及心肌，主要有免疫性、代谢内分泌性和营养性心肌病、其他器官疾病并发心肌病。

(二) 肥厚型心肌病

是一种原发于心肌的遗传性心脏病，是以左心室肥厚为特征，常为不对称肥厚并累及室间隔。二维超声心动图测量的室间隔或左心室壁厚度≥15 mm，或者有明确家族史者厚度≥13 mm，通常不伴有左心室腔的扩大，确诊时须排除高血压、主动脉瓣狭窄和先天性主动脉瓣疾病等引起的左心室壁增厚。根据超声心动图检查时测定的左心室流出道压力阶差，可将肥厚型心肌病分为梗阻性肥厚型心肌病、非梗阻性肥厚型心肌病及隐匿梗阻性肥厚型心肌病 3 种类型。安静时左心室流出道压力阶差＞30 mmHg 为梗阻性；安静时左心室流出道压力阶差正常，但负荷运动时左心室流出道压力阶差＞30 mmHg 为隐匿梗阻性；安静或负荷时左心室流出道压力阶差均＜30 mmHg 为非梗阻性。近年研究表明，近 2/3 的肥厚型心肌病患者具有家族遗传史，是由于心脏肌小节蛋白突变的常染色体显性遗传引起，5%～10% 的肥厚型心肌病患者是由于其他遗传疾病引起，如遗传性代谢和神经肌肉疾病、染色体异常和遗传综合征等，有 25％～30％病因不明。临床表现症状差异很大，从无症状到心脏性猝死。常见的临床表现有劳力性呼吸困难、胸痛、心悸、晕厥等，都不具有特征性，诊断主要依靠影像学检查（X 线、超声或磁共振）发现心脏左室壁增厚。

（三）限制型心肌病

是一种由于心肌僵硬度升高导致以舒张功能严重受损为主要特征的心肌病，表现为心室舒张末容积正常或缩小、心室壁厚度正常或轻度增加而收缩功能大多正常或仅有轻度受损。本病较扩张型心肌病和肥厚型心肌病少见，分为原发性限制型心肌病和继发性限制型心肌病。原发性限制型心肌病多找不到病因，继发性限制型心肌病常继发于全身性疾病累及心肌（包括浸润性和贮积性疾病）、心内膜（心内膜纤维化、嗜酸性粒细胞性心内膜炎、心内膜弹力纤维增生症），以及心肌和心内膜同时受累（放射线损害）均可导致限制型心肌病。约 30％病例有家族发病倾向，家族性限制型心肌病与常染色体显性遗传有关。现已发现编码心脏肌节蛋白（包括肌钙蛋白 I 和肌钙蛋白 T）的基因突变是限制型心肌病的重要原因；而另一些家族中，限制型心肌病与编码结蛋白基因突变有关，患者通常合并有肌肉的受累。

（四）致心律失常型右室心肌病/发育不良

是一种罕见遗传性心肌病，以右室心肌细胞逐渐被脂肪和纤维组织代替。右室流出道、心尖部和下壁为其好发部位，称之为"心肌发育不良三角区"。病变晚期可累及左心室，但室间隔较少受累。造成右心室壁变薄，心室腔扩大，患者以心律失常表现为主，包括室性期前收缩，持续室性心动过速和非持续室性心动过速。病变可累及双侧心室，导致心功能不全，是运动员和 35 岁以下年轻人心脏性猝死的主要病因之一。临床上致心律失常型右室心肌病/发育不良一般分四期：第一期为隐匿期，患者无明显症状，几乎无形态学改变；但可发生猝死，常于剧烈运动时发生，多见于年轻人。第二期为症状明显期，临床上以反复发作的右心室源性室性心律失常为主要特征，可见明显的右心室形态与功能异常。第三期为右心室弥漫加重期，表现为右心室整体收缩功能异常，右心力衰竭，但无明显左心室受累表现。第四期为双室受累期，为疾病的晚期，双室受累，形态及功能呈现扩张型心肌病样改变。

（五）不定型心肌病

包括一些不完全符合上述任何一组的心肌病（如心内膜弹力纤维增生症、非致密性心肌病、收缩功能不全但心室仅略扩张者等）。

二、常见病因

（一）扩张型心肌病

1. 遗传因素。扩张型心肌病患者亲属系统性心脏筛查证实 20％～35％为家族发病。约 60％家族性扩张型心肌病中有 50 个以上与扩张型心肌病相关的遗传基因标记物改变，最常见的是心脏肌联蛋白基因和核纤层蛋白 A/C 基因的异常。遗传方式以常染色体显性遗传、X 性连锁、常染色体隐性遗传和母系遗传等方式。近年通过高通量基因测序技术可确定更多的致病突变的基因。

2. 非遗传因素。①感染因素，病毒（包括柯萨奇病毒、人类免疫缺陷病毒）和细菌［包括莱姆病、分枝杆菌、真菌、寄生虫（Chagas 氏病）］等。②药物和毒素，常见的抗肿瘤药物中的蒽环类、抗代谢药、烷化剂、紫杉醇、低甲基化剂、单克隆抗体、酪氨酸、激酶抑制剂、免疫调节剂等，精神病治疗药物的氯氮平、奥氮平、氯丙嗪、利培酮、哌甲酯、三环类抗抑制药等，长期大量饮酒可导致酒精性心肌病，可卡因、安非他明、兴奋剂、砷、钴等中毒。③心肌炎，根据有关报道，约 30％心肌炎患者可发展为扩张型心肌病。④自身免疫性疾病，巨细胞性心肌炎、多发性肌炎、皮肌炎、变应性肉芽肿性血管炎、韦格内肉芽肿、系统性红斑狼疮、结节病等。⑤代谢内分泌性和营养性疾病继发的心肌病，多见于硒缺乏（克山病）、维生素 B_1 缺乏（脚气病）、锌、铜缺乏、低钙血症、低磷血症、低钾血症和高钾血症、嗜铬细胞瘤、柯兴/爱迪森病、肢端肥大症、甲状腺疾病、糖尿病、尿毒症、贫血、淋巴瘤浸润、妊娠围生期所致的围生期心肌病等。

3. 其他病因未明的扩张型心肌病，也称为特发性扩张型心肌病，约占扩张型心肌病的50%。综上所述，病毒感染、免疫反应失调、遗传基因是目前的主要发病学说，而劳累、感染、血压增高等可能为诱发因素。还有许多问题尚未明了，有待进一步研究。

（二）肥厚型心肌病

病因未明。目前认为遗传因素是主要病因，其依据是本病有明显的家族性发病倾向，常合并其他先天性心血管畸形，有些患者出生时即有本病。肥厚型心肌病的遗传特征为常染色体显性遗传，约60%的成年肥厚型心肌病患者可检测到明确的致病基因突变，40%～60%为编码肌小节结构蛋白的基因突变。心肌间质和局灶性纤维化是肥厚型心肌病的标志，纤维化导致肥厚型心肌病患者舒张和收缩功能受损。肥厚型心肌病发病的形式可以是无症状的心肌不对称性肥厚，也可有典型的梗阻症状。

（三）限制型心肌病

本型的特征为原发性心肌及（或）心内膜纤维化，或是心肌的浸润性病变，引起心脏充盈受阻的舒张功能障碍。病因迄今未明。除浸润性病变外，非浸润性的本型心肌病的发病机制研究，集中于嗜酸性粒细胞，在热带与温带地区所见的一些本型患者不少与嗜酸性粒细胞增多有关。早期为坏死期，心肌内嗜酸性粒细胞增多，一般在5周以内；达10个月时，心内膜增厚并有血栓形成，即血栓形成期；2年以后进入纤维化期，致密纤维沉积在心内膜及其下 1/3 心肌内，增厚的心内膜可达 4～5 mm。致密组织常延伸至房室瓣的乳头肌和腱索中，导致二尖瓣和三尖瓣关闭不全。

三、发病机制

心肌病的常见急症包括急性心力衰竭、严重心律失常、栓塞、猝死和心源性休克等。心肌受累包括收缩及传导系统，主要表现为心肌功能的下降及心律失常的发生。当病情恶化时会出现急性心力衰竭、心源性休克、严重心律失常和猝死，以及栓塞等并发症，危及生命。因此，对这些急性并发症的及时诊断和治疗是临床中非常重要的工作。

（一）心力衰竭

1. 心肌的病变使心肌的收缩和（或）舒张功能受损是扩张型心肌病心力衰竭的最主要发病机制，心肌的病变常常是不可逆的，且进行性加重，因而预后较差。

2. 心脏压力负荷过度，肥厚型心肌病左室流出道狭窄使心脏收缩时承受的阻力负荷增加。

3. 限制型心肌病和肥厚型心肌病的患者心室舒张受阻，心室舒张期顺应性减低而导致心力衰竭。心力衰竭常于感染（以呼吸道感染为主）、心律失常、体力活动、情绪激动、输液过多及电解质紊乱等诱发因素下发生。

（二）心律失常

心肌病是心肌的病变，常累及起搏和传导系统，心律失常常见且类型复杂，几乎可见于各种心律失常，包括快速性和缓慢性。据报道，扩张型心肌病的患者80%～90%伴有各种心律失常；肥厚型心肌病的患者有75%可发生室性心律失常，25%～50%可发生室上性心律失常，5%～10%可发生心室颤动；限制型心肌病的患者心律失常以窦性心动过速和心房颤动为多见。严重的恶性室性心律失常往往是心肌病患者死亡的主要原因之一。房性心律失常如房性心动过速、心房扑动和心房颤动也较常见。心肌病的缓慢性心律失常除了各种窦房传导阻滞、房室传导阻滞以外，缓慢发生的束支和分支传导阻滞也很常见，有的甚至表现为双支或三支病变。

（三）栓塞

心肌病血流动力学变化，尤其并发有心房颤动的患者发生栓塞的概率明显增加，在限制型心肌病中，由于心内膜下嗜酸细胞浸润、脱颗粒变性，其蛋白构成可能对心肌有毒，并影响凝血系统，产生大的附壁血栓。临床上可见于肺栓塞、脑栓塞、肠系膜血管栓塞和肢体动脉栓塞等。

（四）猝死

主要原因为心律失常。肥厚型心肌病的猝死率达 55％～67％，尤以青壮年为多，病情危急而凶险，预后差，心电图有肥厚劳损及晕厥史。

（五）心源性休克

由于心肌本身的广泛病变、恶性心律失常、心脏舒张功能受限及肺栓塞等均可导致心功能急剧恶化，发生心源性休克。

四、临床特征

（一）扩张型心肌病

各年龄均可发病，但以中年居多。起病多缓慢，临床分为 3 个阶段，早期（心力衰竭前期）、中期（心力衰竭期）、晚期（难治性心力衰竭期）。最初检查时发现心脏扩大，心功能代偿而无自觉不适。经过一段时间后症状逐步出现，这一时期有时可达 10 年以上。以充血性心力衰竭为主，症状以气促、心悸、乏力、水肿、腹胀、晕厥、胸痛等常见。最初在劳动或劳累后气急，以后在轻度活动或休息时也有气急，或有夜间阵发性气急。由于心排血量低，患者常感乏力。体检见心率加速，心尖搏动向左下移位，可有抬举性搏动，心浊音界向左扩大，常可听得第三音或第四音，心率快时呈奔马律。由于心腔扩大，可有相对性二尖瓣或三尖瓣关闭不全所致的收缩期吹风样杂音，此种杂音在心功能改善后减轻。血压多数正常，但晚期病例血压降低，脉压小，出现心力衰竭时舒张压可轻度升高。交替脉的出现提示左心力衰竭。脉搏常较弱。心力衰竭时两肺基底部可有啰音。右心力衰竭时肝脏肿大，水肿的出现从下肢开始，胸腔积液和腹腔积液在晚期患者中不少见。各种心律失常都可出现，为首见或主要的表现，并有多种心律失常合并存在而构成比较复杂的心律，可以反复发生，有时甚顽固。高度房室传导阻滞、心室颤动、窦房传导阻滞或暂停可导致阿-斯综合征，成为致死原因之一。此外，尚可有脑、肾、肺等处的栓塞。

（二）肥厚型心肌病

起病多缓慢。约 1/3 有家族史。症状大多开始于 30 岁以前。男女同样罹患。主要症状如下：

1. 劳力性呼吸困难。多在劳累后出现，是由于左心室顺应性减低，舒张末期压升高，继而肺静脉压升高，肺瘀血之故。与室间隔肥厚并存的二尖瓣关闭不全可加重肺瘀血。

2. 心前区痛。多在劳累后出现，似心绞痛，但可不典型，是由于肥厚的心肌需氧增加而冠状动脉供血相对不足所致。

3. 频发一过性晕厥。多发生于较重的体力活动或突然站立时，可自行缓解，常为猝死的前兆。晕厥的原因是由于左室顺应性下降和左室流出道梗阻，压差增大，心排出量下降，引起脑供血不足所致。活动时心率加快，使原已舒张期充盈欠佳的左心室舒张期进一步缩短，加重充盈不足，活动或情绪激动时由于交感神经作用使肥厚的心肌收缩加强，加重流出道梗阻，心排血量骤减而引起症状。

4. 猝死。4％～6％发生在 14 岁之前，多在剧烈运动或其后发生，猝死前多无征兆，部分患者有晕厥史，心电图可见室性心律失常。

5. 心力衰竭。多见于晚期患者，由于心肌顺应性减低，心室舒张末期压显著增高，继而心房压升高，且常合并心房颤动。晚期患者心肌纤维化广泛，心室收缩功能也减弱，易发生心力衰竭与猝死。

（三）限制型心肌病

此型主要发生于热带与亚热带地区包括非洲、南亚和南美。我国已发现的也多数在南方，呈散发分布。起病比较缓慢。早期可有发热，逐渐出现乏力、头晕、气急。病变以左心室为主者有左心力衰竭和肺动脉高压的表现，如气急、咳嗽、咯血、肺基底部啰音、肺动脉瓣区第二心音亢进等；病变以右心室为主者有右心室回血受阻的表现，如颈静脉怒张、肝大、下肢水肿、腹腔积液等。心脏搏动常减弱，浊音界轻度增大，心音低，心率快，可有舒张期奔马律及心律失常。心包积液也可存在。内脏栓塞不少见。

五、辅助检查

（一）扩张型心肌病

1. X 线检查示心影扩大，多以全心扩大为主。早期多向左侧扩大，心胸比＞50％，晚期外观如球形，说明各心腔均增大，外形颇似心包积液。少数患者以左心室、左心房或右心室增大为主，外观类似二尖瓣病变。透视下见心脏搏动较正常为弱。主动脉一般不扩大。病程较长的患者常有肺瘀血和肺间质水肿，两肺肋膈角处可有间隔线，肺静脉和肺动脉影可扩大，胸腔积液不少见。

2. 心电图检查在有症状的患者中几乎都不正常，无症状者不少已有心电图改变，改变以心脏肥大、心肌损害和心律失常为主。左心室肥大多见，常合并心肌劳损，晚期常有右心室肥大；也可有左或右心房肥大。心肌损害常见，以 ST 段压低、T 波平坦、双相或倒置为主要表现，有时 T 波呈缺血型改变。少数患者可有病理性 Q 波，类似心肌梗死，其部位多在前间隔（V_1、V_2 导联），可能为间隔纤维化的结果。心律失常常见，以异位心律和传导阻滞为主。异位心律可来自心房、房室交接处或心室，由期前收缩逐步演变为心动过速，以至扑动或颤动；也可有窦房病变、房室交接处逸搏或逸搏心律，或心室自身心律等。Ⅰ度房室传导阻滞至Ⅲ度房室传导阻滞和 Q-T 间期延长均可发生。心室内传导阻滞常见，左、右束支或左束支分支的传导阻滞都可出现，动态心电图可见复杂性心律失常，包括多源性室性期前收缩、成对室性期前收缩和室性心动过速。近年提出了碎裂 QRS 波的概念，是指由于各种原因导致心室肌细胞出现异常，并因此出现的非典型束支传导阻滞心电图，即体表心电图中 QRS 波出现顿挫波，与心肌瘢痕密切相关。碎裂 QRS 波的出现得越多，扩张型心肌病患者室性心律失常的复发率也越高，碎裂 QRS 波与 SCD 的发生率和全因死亡率存在相关性，可作为 SCD 的风险标识。

3. 超声心动图检查是扩张型心肌病常用的重要检查方法，在本病早期即可见到心腔轻度扩大，尤其是左心室，后期各心腔均扩大，室壁运动普遍受抑。二尖瓣、三尖瓣收缩期不能退至瓣环水平，彩色血流多普勒显示二尖瓣和三尖瓣反流。左室射血分数常＜45％，心肌短轴缩短率（LVFS）＜25％，合并有右室收缩功能下降时，三尖瓣环位移距离（TAPSE）＜1.7 cm，右室面积变化分数（FACS）＜35％。心尖部常可见到附壁血栓，可有少量心包积液等。

4. 心脏磁共振成像，在心肌病病因诊断、危险分层及预后判断上具有独特价值，已成为心肌病最理想的无创性检查手段。左心室腔扩大、室壁变薄及运动功能减低伴室间隔壁间强化是扩张型心肌病常见的心脏磁共振成像征象。基于不同组织固有的磁性和钆对比剂延迟强化，能对心脏形态和功能进行准确评估，能识别部分心肌病。26％～42％的扩张型心肌病患者会出现钆对比剂延迟强化，其中以室间隔壁间细线状强化最常见，也可呈点片状或弥散状强化，多呈沿外膜下或中层内分布。钆对比剂延迟强化与左心室壁所受应力及心肌质量密切相关，提示更严重的左心室重构。心脏磁共振成像异常可能与心肌水肿、脂肪存积、铁储存、淀粉样浸润、心肌纤维化有关。

5. 核素心室造影也可显示心腔扩大与室壁运动减弱，左室射血分数减小，运动后更为明显。收缩时间间期早期即可不正常，左心室射血时间缩短，射血前期延长、射血前期/左室射血分数增大。近年利用^{201}TI和^{67}Ga放射性核素显像诊断心脏结节病，并监测治疗效果。

6. 心导管检查早期近乎正常，左右心室舒张末期压增高。有心力衰竭时心排血指数减小，动静脉血氧差大，肺动脉及心房压增高。心血管造影示心腔扩大，室壁运动减弱。

（二）肥厚型心肌病

1. 心电图表现。

（1）ST-T改变见于80%以上患者，大多数冠状动脉正常，少数以心尖区局限性心肌肥厚的患者由于冠状动脉异常而有巨大倒置的T波。

（2）左心室肥大征象见于60%患者，其存在与心肌肥大的程度与部位有关。

（3）异常Q波的存在。V_5、V_6、I、aVL导联上有深而宽的病理性Q波，反映不对称性室间隔肥厚，不能误认为心肌梗死。有时在II、III、aVF、V_1、V_2导联上也可有类似的Q波，其发生可能与左室肥厚后心内膜下与室壁内心肌中冲动不规则和延迟传导所致。

（4）左心房波形异常，可能见于1/4患者。

（5）部分患者合并预激综合征。

2. 超声心动图表现。

（1）左心室心肌任何节段或多个节段室壁厚度≥15 mm，或室间隔厚度与左室后壁厚度之比＜1.3～1.5，或室间隔厚度＞15 mm，排除引起心脏负荷增加的其他疾病，如高血压、瓣膜病等就应考虑肥厚型心肌病可能。不对称性室间隔肥厚，病变部位室壁运动幅度减低，收缩期增厚率减小，严重者心室腔变小明显，收缩期甚至成闭塞状。虽然肥厚型心肌病的心肌肥厚大多呈非对称性或不均匀性，早年曾特别强调非对称性左室壁肥厚在诊断肥厚型心肌病中的价值。但近年来研究发现，少数患者可表现为弥散性对称性肥厚，诊断时需结合临床排除能导致左室肥厚的各种原因，如主动脉瓣口狭窄、原发性高血压等。心尖肥厚型心肌病为1976年日本学者Yamaguchi等首先报道。肥厚限于心尖部，前侧壁心尖部尤其明显，最厚处可达14～32 mm。若不按照常规作系列标准切面很容易漏诊，尤其是心电图异常的患者必须对心尖部做仔细检查。

（2）二尖瓣前叶或腱索在收缩期前移（SAM现象），从而形成左室流出道狭窄。

（3）左心室舒张功能障碍，包括顺应性减低，快速充盈时间延长，等容舒张时间延长。对于静息左心室流出道压力阶差＜50 mmHg的有症状患者，推荐在站立位、坐位和半仰卧位的运动过程中行超声心动图检查，检测左心室流出道梗阻和运动诱导的二尖瓣反流，运用多普勒法可以了解杂音的起源和计算梗阻前后的压力差。

3. 胸部X线片可能见左心室增大，也可能在正常范围。X线或核素心血管造影可显示室间隔增厚，左心室腔缩小。核素心肌扫描则可显示心肌肥厚的部位和程度。

4. 心导管检查示心室舒张末期压增高。有左室流出道梗阻者在心室腔与流出道之间有收缩期压力阶差。

（三）限制型心肌病

1. X线检查示心影扩大，可能见到心内膜心肌钙化的阴影。心室造影见心室腔缩小。

2. 心电图检查示低电压，心房或心室肥大，束支传导阻滞，ST-T改变，心房颤动，也可在V_1、V_2导联上有异常Q波。

3. 超声心动图可见下腔静脉和肝静脉显著增宽，心肌心内膜结构超声回声密度异常。左、右心房扩大，右心室心尖部心内膜增厚，甚至心腔闭塞，形成一僵硬变形的异常回声区，使整个心腔变形。心肌壁可以增厚，也可正常或厚度不均，室壁收缩活动减弱。当病变累及房室瓣时，可引起二尖瓣和三尖瓣反流。心包膜一般不增厚。

4. 心导管检查示心室的舒张末期压逐渐上升，造成下陷后平台波型，在左室为主者肺动脉压可增高，在右室为主者右房压高，右房压力曲线中显著的 v 波取代 a 波。收缩时间间期测定不正常。

5. 心内膜活检可见：心内膜可呈炎症、坏死、肉芽肿、纤维化等多种改变；心肌细胞可发生变性坏死并可伴间质性纤维化。

六、诊断思路

（一）扩张型心肌病

1. 临床有心脏扩大、心力衰竭与心律失常表现，心电图示左室肥厚、超声心动图检查示心腔明显扩大、室壁运动普遍减弱，左室 EF<0.4，可见心腔附壁血栓。病史（家族遗传倾向、毒物接触史、自身免疫性疾病、心肌炎病史）有助于病因分析。

2. 需除外风心病、冠心病、先心病、肺心病、高血压心脏病或心包疾病。

3. 病情危重指标判断：年龄 55 岁以上，心胸比超过 0.55，心脏指数<3 L/(min·m²)，每搏指数<40 mL/m²，EF<0.3，左室舒张末压>20 mmHg，则预后不良。多次心力衰竭发作史，左心力衰竭及右心力衰竭同时存在，体肺循环栓塞史，严重心律失常如心房颤动、频发多源性室性期前收缩、室性心动过速、传导阻滞、二尖瓣反流、三尖瓣反流同时存在，均提示病情严重。

（二）肥厚型心肌病

1. 根据本病的主要症状即呼吸困难、心绞痛及晕厥，体格检查所见可做出临床诊断，心电图可作为初步筛选检查，有可疑者再做超声心动图检查。如还不能确诊，可做核素、MRI 检查，并区分出类型。

2. 对可疑患者应仔细询问家族病史，包括有无同类患者及猝死者。对确诊者，应对其直系血缘家族进行有关检查。

3. 病情危重指标。超声心动图特征性 SAM 现象显著，有持续室性心动过速或非持续室性心动过速，家族中有因肥厚型心肌病猝死者，曾发生过晕厥或猝死，左室流出道梗阻严重，压力差>50 mmHg，运动后发生低血压，重度二尖瓣反流者，左房内径>50 mm，阵发性心房颤动，并存预激综合征，有心肌再灌注异常证据的。存在上述情况者须进行预防性治疗。

（三）限制型心肌病

1. 本病诊断困难，热带地区多发，发病年龄轻，男性居多，早期无症状或头晕、乏力、劳累后心悸，心力衰竭症状进展缓慢。多数患者就诊时表现为右心力衰竭或全心力衰竭的症状和体征，以颈静脉怒张、肝大、胸腹腔积液、双下肢水肿等表现首诊，X 线无心包钙化，超声心动图是诊断 RCM 最重要的检查手段。突出特点是心房增大，而心室大小正常或者减小。心脏磁共振成像是另一项对于诊断限制型心肌病非常有意义的无创检查，是超声心动图最重要的补充。心脏磁共振成像有助于限制型心肌病和缩窄性心包炎的鉴别，心脏磁共振成像结合⁶⁷Ga 显像显示的早期强化有助于诊断心肌淀粉样变性；心脏磁共振成像可以显示铁在心肌的浸润，有助于诊断含铁血黄素病所致的限制型心肌病。核素或造影显示室腔小，心尖部闭塞。心导管能够检测心室或心房收缩压和舒张压的变化及呼吸对压力的影响，提供鉴别的依据，同时通过心导管可以进行心内膜心肌活检，是诊断一些特殊的继发性心肌病的金标准，如心肌淀粉样变等。

2. 病情危重指标。出现心力衰竭症状与年龄相关，越早期预后越差。自症状发生后仅 17% 可存活 3 年以上，右室受累者较左室受累者预后更差。

七、临床诊断

（一）扩张型心肌病

按中华医学会心血管分会、中国心肌炎心肌病协作组在《临床心血管杂志》2018，34（5）发布的《中国扩张型心肌病诊断与治疗指南》（简称新指南），提出的诊断标准：有心室扩大和心肌收缩功能降低的客观证据：①左心室舒张末内径＞5 cm（女性）和左心室舒张末内径＞5.5 cm（男性）或大于年龄和体表面积预测值的117％，即预测值的2倍SD＋5％；②左室射血分数＜45％（Simpsons法）；③LVFS＜25％，发病时除外高血压、心脏瓣膜病、先心病或缺血性心脏病。

新指南强调病因诊断，有利于采取针对性的治疗手段治疗病因明确的扩张型心肌病。目前按病因诊断分类的扩张型心肌病主要有以下几种。

(1) 家族性扩张型心肌病：对于符合扩张型心肌病临床诊断标准的患者，尤其有以下情况者：一个家系中（包括先证者在内有）≥2例扩张型心肌病患者；在扩张型心肌病患者的一级亲属中有尸检证实为扩张型心肌病或有不明原因的50岁以下猝死者，推荐开展扩张型心肌病遗传标记物和心肌自身抗体的检测，为家族性扩张型心肌病基因诊断提供证据。

(2) 免疫性扩张型心肌病：患者除符合扩张型心肌病外，血清免疫标志物AHA检测为阳性；经心肌活检证实有炎性浸润的病毒性心肌炎病史者或存在心肌炎自然演变为心肌病的病史；肠病毒RNA持续表达者应考虑为免疫性扩张型心肌病。

(3) 酒精性心肌病：符合扩张型心肌病临床诊断标准；长期大量饮酒，饮酒量女性＞40 g/d，男性＞80 g/d饮酒时间＞5年，既往无其他心脏病病史，早期发现并戒酒6个月后扩张型心肌病的临床症状得到缓解。

(4) 围生期心肌病：多发生于妊娠期的最后1个月或产后5个月内。

(5) 心动过速性心肌病：符合扩张型心肌病临床诊断标准，具有发作时间≥每天总时间的12％～15％的持续性心动过速，包括窦房折返性心动过速、房性心动过速、持续性交界性心动过速、心房扑动、心房颤动和持续室性心动过速等，心室率多＞160次/min。

(6) 特发性扩张型心肌病：符合扩张型心肌病临床诊断标准，病因不明，AHA在41％～85％特发性扩张型心肌病患者中被检测为阳性。

(7) 继发性扩张型心肌病主要有以下几型：①自身免疫性心肌病；②代谢内分泌性和营养性疾病继发的心肌病；③其他器官疾病并发心肌病，上述继发性扩张型心肌病符合扩张型心肌病临床诊断标准，但具备原发病的所有诊断特征如系统性红斑狼疮、胶原血管病或白塞病、嗜铬细胞瘤、甲状腺疾病、肉毒碱代谢紊乱或微量元素（如硒）缺乏导致心肌病、尿毒症性心肌病、贫血性心肌病、淋巴瘤浸润性心肌病等。

(二) 肥厚型心肌病

成人肥厚型心肌病诊断标准为影像学（包括超声心动图、心脏磁共振成像或CT）检测显示一个或多个左室壁节段厚度≥15 mm且心脏负荷增加为非独立致病因素。部分患有遗传性或非遗传性疾病的患者，左室壁肥厚程度可能较轻（13～14 mm），此时需评估患者家族史，并结合心脏外症状和体征、心电图变化、实验室检查和多种心脏显像，再做出诊断。超声心动图检查是极为重要的无创性诊断方法，无论对梗阻性与非梗阻性的患者都有帮助。室间隔明显肥厚并有二尖瓣前叶或腱索收缩期前移，运用连续多普勒测量左室流出道压差，足以区分梗阻性与非梗阻性病例。心导管检查显示左心室流出道压力差可以确立诊断。心室造影对诊断也有价值。临床上在胸骨下段左缘有收缩期杂音应考虑本病，用生理动作或药物作用影响血流动力学而观察杂音改变有助于诊断。约60％的肥厚型心肌病患者存在肌球蛋白基因突变，有家族史的患者检获致病基因的概率极高，因此对肥厚型心肌病患者家族成员进行基因学筛查非常重要。

(三) 限制型心肌病

由于本型的临床表现早期不明显，诊断较困难。患者心室表现为限制性舒张功能障碍，心室的舒张末及收缩末容积正常或减小，室壁厚度正常或轻度增加；同时需除外缺血性心肌病、瓣膜性心脏病和先心病。临床症状出现后则依靠各项检查可以确诊，超声心动图常见双心房明显扩大、心室壁厚度增厚、室壁运动幅度明显降低，有时可见左心室心尖部内膜回声增强，甚至血栓使心尖部心腔闭塞。典型的多普勒征象有：①二尖瓣（M）和三尖瓣（T）血流：E 峰升高（M>1 m/s，T>0.7 m/s）；A 峰降低（M<0.5 m/s，T<0.3 m/s；E/A≥2）；二尖瓣舒张早期充盈时间（EDT<160 ms）和等容舒张时间（IVRT<70 ms）缩短。②肺静脉和肝静脉血流：收缩期速度低于舒张期速度；吸气时肝静脉舒张期逆向血流增加；肺静脉逆向血流速度和持续时间增加。③二尖瓣环间隔部组织多普勒显像：收缩速度下降；舒张早期速度下降。如果二尖瓣瓣环间隔和侧壁平均的收缩期及舒张早期速度峰值均<8 cm/s，对于诊断限制型心肌病的敏感度为 93%，特异度为 88%。CT 扫描、MRI 能够准确测定心包厚度，可以用来鉴别 RCM 和缩窄性心包炎。心脏磁共振成像能够提供有关心肌和心包结构的较为精确的空间分辨率，提供了更为全面准确的解剖和组织学信息，是诊断限制型心肌病中非常有用的无创检查方法。通过延迟增强磁共振成像可以直观判断和评价心内膜心肌的纤维化程度；延迟增强磁共振成像提供较为特征的心内膜下广泛强化（斑马征）将有助于心肌淀粉样变的诊断。对于诊断困难病例可做心导管检测心室或心房收缩压和舒张压的变化及呼吸对压力的影响，提供鉴别的依据。同时可进行心室造影和心内膜心肌活检，是确诊限制型心肌病的重要手段。根据心内膜心肌病的不同阶段，可有坏死、血栓形成、纤维化 3 种病理改变。心肌心内膜活组织检查，如有阳性的特异性发现，有助于诊断，也可能发现浸润性病变。

八、鉴别诊断

（一）扩张型心肌病

1. 冠心病。中年以上患者，若有心脏扩大、心律失常或心力衰竭而无其他原因者须考虑冠心病和心肌病。有高血压、高血脂或糖尿病等易患因素，室壁活动呈节段性异常者有利于诊断冠心病。心肌活动普遍受抑则有利于诊断扩张型心肌病。由于冠状动脉病变引起心脏长期广泛缺血而纤维化，发展为心功能不全称之为缺血性心肌病，若过去无心绞痛或心肌梗死，与心肌病难以区别，且心肌病也可有病理性 Q 波及心绞痛，此时鉴别须靠冠状动脉造影。

2. 风心病、心肌病也可有二尖瓣或三尖瓣区收缩期杂音，但一般不伴舒张期杂音，且在心力衰竭时较响，心力衰竭控制后减轻或消失，风心病则与此相反。心肌病时常有多心腔同时扩大，而风心病以左房、左室或右室为主。心脏超声检查有助于鉴别诊断。

3. 先心病。先天性三尖瓣下移畸形有三尖瓣区杂音，并可有奔马律、心搏减弱、右心扩大与衰竭，需与心肌病区别，超声心动图检查可明确诊断。

4. 左室致密化不全。是一种较少见的先天性疾病，有家族发病倾向，其特征包括左心室扩大，收缩舒张功能减退，左心腔内有丰富的肌小梁和深陷其中的隐窝，交织成网状，其间有血流通过。伴或不伴右心室受累。病理检查发现从心底到心尖致密心肌逐渐变薄，心尖最薄处几乎无致密心肌组织。受累的心室腔内显示多发、异常粗大的肌小梁和交错深陷的隐窝，可达外 1/3 心肌。病理切片发现病变部位心内膜为增厚的纤维组织，其间有炎症细胞，内层非致密心肌肌束粗大紊乱，细胞核异形，外层致密心肌肌束及细胞核形态基本正常。扩张型心肌病的左心室腔内没有丰富的肌小梁和交织成网状的隐窝，超声检查有助于诊断。除上述外，还须排除引起心肌损害的其他疾病，包括心包疾病、系统性疾病、肺心病和神经肌肉性疾病等。

（二）肥厚型心肌病

1. 高血压心脏病。高血压患者也可出现左室对称甚至非对称性肥厚表现，与本病的鉴别较困难。

但原发性高血压患者，一般不伴有左室流出道梗阻。有无肥厚型心肌病的家族史至为重要。

2. 心室间隔缺损。收缩期杂音部位相近，但为全收缩期，心尖区多无杂音，超声心动图、心导管检查及心血管造影可以区别。

3. 主动脉瓣狭窄。症状和杂音性质相似，但杂音部位较高，并常有主动脉瓣区收缩期喷射音，第二心音减弱，还可能有舒张早期杂音。X线示升主动脉扩张。生理动作和药物作用对杂音影响不大。左心导管检查显示收缩期压力差存在于主动脉瓣前后。超声心动图可以明确病变部位。

4. 风湿性二尖瓣关闭不全。杂音相似，但多为全收缩期，血管收缩药或下蹲使杂音加强，常伴有心房颤动，左心房较大，超声心动图显示二尖瓣病变。

5. 冠心病。心绞痛、心电图 ST-T 改变与异常 Q 波为二者共有，但冠心病无特征性杂音，主动脉多增宽或有钙化，高血压及高血脂多见；超声心动图上室间隔不增厚，但可能有节段性室壁运动异常。

6. 肥厚型心肌病相关综合征临床罕见，心肌肥厚是其特点之一，临床上出现特殊征象（如智力发育迟缓、感音神经性聋、视力受损、步态失衡、感觉倒错、感觉异常、神经性疼痛、腕管综合征、肌无力、雀斑样痣/咖啡牛奶斑、血管角质瘤等）时，要完善相关检查，明确肥厚型心肌病相关综合征等情况，基因诊断是主要的鉴别手段之一。

（三）限制型心肌病

目前没有公认的标准，一般要求诊断限制型心肌病的患者具有心力衰竭的表现，同时心室并无明显扩张或者肥厚，左心室收缩功能正常而舒张功能下降。超声心动图检查、CT 扫描及 MRI 有助于诊断和鉴别诊断。在临床上需与缩窄性心包炎鉴别，尤其有心室病变为主的限制型心肌病，二者临床表现相似。有急性心包炎史、X线示心包钙化、胸部 CT 或 MRI 检查示心包增厚，支持心包炎；心电图上心房或心室肥大、束支传导阻滞，收缩时间间期不正常支持心肌病，超声心动图对二者的鉴别有较大帮助，此外，限制型心肌病尚需与扩张型心肌病、肥厚型心肌病、埃布斯坦畸形相鉴别。

九、救治方法

（一）扩张型心肌病

其防治宗旨是阻止基础病因介导心肌损害，有效控制心力衰竭和心律失常，预防猝死和栓塞，提高患者的生活质量及生存率。治疗主要针对临床表现：疾病的早期阶段可针对病因进行治疗，针对心室重构进行早期药物干预，包括 β-受体阻滞剂和血管紧张素转换酶抑制剂/血管紧张素-Ⅱ受体阻滞剂，可减少心肌损伤和延缓病变发展，显著改善扩张型心肌病患者的预后。对于已经出现心力衰竭的患者治疗如下：

1. 必须十分强调休息及避免劳累，如有心脏扩大、心功能减退者更应注意，宜长期休息，以免病情恶化。

2. 有心力衰竭者治疗原则与一般心力衰竭相同，采用强心药、利尿药和血管扩张药，由于心肌损坏较广泛，洋地黄类、利尿药有益，在低肾小球滤过时，氢氯噻嗪可能失效，此时需用袢利尿药呋塞米等。扩血管药，如血管紧张素转换酶抑制剂也有用，用时须从小剂量开始，注意避免低血压。针对心力衰竭病理生理机制的三大系统（交感神经系统、肾素-血管紧张素-醛固酮系统、利钠肽系统）的异常激活，采用三大类神经激素拮抗剂：β-受体阻滞剂、血管紧张素转换酶抑制剂/血管紧张素-Ⅱ受体阻滞剂、醛固酮受体拮抗剂治疗被证实能够降低心力衰竭患者的患病率和病死率。经上述治疗心力衰竭症状仍然不能缓解的晚期阶段患者，可考虑静脉滴注正性肌力药物和血管扩张剂，前者如多巴胺 $2\sim5\ \mu g/(kg\cdot min)$；多巴酚丁胺 $2\sim5\ \mu g/(kg\cdot min)$、米力农 $25\sim50\ \mu g/kg$ 负荷量，继以 $0.375\sim0.75\ \mu g/(kg\cdot min)$ 维持或左西孟旦 $12\ \mu g/kg$ 静脉注射 10 min，继以 $0.1\ \mu g/(kg\cdot min)$，后者如硝酸甘油 5~10 μg/min、硝普钠 0.3~5 μg/(kg·min)、重组人 β-型脑钠素 1.5~2 μg/kg 静脉注射，继以 0.01 μg/(kg·min) 维持，药物仍未能改善症状者，建议进行超滤治疗或左室机械辅助装置。

3. 心律失常和猝死的防治。室性心律失常是扩张型心肌病常见的临床表现，预防猝死主要是控制诱发室性心律失常的可逆性因素：①纠正心力衰竭，降低室壁张力；②纠正低钾低镁；③改善神经激素功能紊乱，选用血管紧张素转换酶抑制剂和 β-受体阻滞剂（有直接抗心律失常作用）；避免药物因素如洋地黄、利尿剂的毒副作用。严重心律失常药物控制效果不佳者可考虑应用植入型心律转复除颤器。

4. 有心腔明显扩大伴低射血分数、纽约心脏协会心功能Ⅳ级、长期卧床、有血管栓塞史或深静脉有血栓形成者可使用华法林抗凝，但须及时监控凝血酶原时间，使国际标准化比率控制在 2~3 为妥。

5. 改善心肌代谢的药物如维生素 C、三磷酸腺苷、辅酶 A、环磷酸腺苷、辅酶 Q10 等可作为辅助治疗。抗病毒和免疫治疗药物如黄芪、生脉注射液、牛磺酸等对改善左心功能有一定疗效。

6. 起搏器同步化治疗主要适用于药物效果不佳、QRS 波群时限延长＞150 ms、EF 值≤0.35，QRS 波呈完全性左束支传导阻滞或心室内传导阻滞的扩张型心肌病患者，可考虑安装左右心室同步起搏的双腔、三腔或四腔心腔起搏治疗扩张型心肌病难治性心力衰竭，通过调整左右心室收缩顺序，改善心功能，缓解症状。对伴顽固性持续快速室性心律失常的患者可考虑安置心脏自动复律除颤器。

7. 左室减容成形术。通过切除部分扩大的左心室，同时置换二尖瓣，减小左室舒张末容积，减轻反流，以改善心功能，被认为是难治性患者的可选方法之一。但减容手术后心力衰竭加重和心律失常有关的死亡率较高，从而妨碍该手术在临床上的应用。

8. 左心机械辅助循环。左心机械辅助循环是将左心的血液通过机械性装置引入主动脉，以减轻左心室做功。为晚期扩张型心肌病患者维持全身循环、等待有限心脏供体及不能进行心脏移植患者的一种有效治疗方法。目前的左心机械辅助循环装置由于价格昂贵，其广泛使用受到一定限制。

9. 心脏移植。对长期心力衰竭，内科治疗无效者应考虑做心脏移植，术后积极控制感染，改善免疫抑制，纠正排斥，1 年后生存率可达 85% 以上。限制心脏移植的主要原因是供体严重短缺。

（二）肥厚型心肌病

治疗的目标为解除症状和控制心律失常。现用的治疗包括：

1. β-受体阻滞剂。使心肌收缩减弱，从而减轻流出道梗阻，减少心肌氧耗，增加舒张期心室扩张，且能减慢心率，增加心搏出量。普萘洛尔应用最早，开始 10 mg/次，3~4 次/d，逐步增大剂量，以求改善症状而心率、血压不过低，最多可达 200 mg/d 左右。近来使用 β-受体阻滞剂有阿替洛尔、美托洛尔等。

2. 钙通道阻滞剂。既有负性肌力作用以减弱心肌收缩，又能改善心肌顺应性而有利于舒张功能。维拉帕米 120~480 mg/d，分 3~4 次口服，可使症状长期缓解，对血压过低、窦房功能或房室传导障碍者慎用。地尔硫䓬治疗也有效，用量为 30~60 mg，3 次/d。钙通道阻滞剂常用于 β-受体阻滞剂疗效不佳患者。但对左心室流出道压力阶差严重升高（＞100 mmHg）、严重心力衰竭或窦性心动过缓的患者，维拉帕米应慎用。除 β-受体阻滞剂外（或合并维拉帕米），丙吡胺可以改善静息或刺激后出现左心室流出道梗阻患者的症状。

3. 抗心律失常药。用于控制快速室性心律失常与心房颤动，以胺碘酮较为常用。药物治疗无效时可考虑电复律。

4. 治疗急性低血压时对液体输入无反应的梗阻性肥厚型心肌病患者，推荐静脉用去氧肾上腺素或其他单纯血管收缩剂。

5. 静息时或刺激后左心室流出道梗阻的患者应避免使用地高辛、动静脉扩张剂，包括硝酸盐类药物和磷酸二酯酶抑制剂。

6. 其他治疗。对晚期已有心室收缩功能损害而出现充血性心力衰竭者，其治疗与其他原因所致的心力衰竭相同。对诊断肯定，药物治疗效果不佳者考虑经皮室间隔心肌消融术和外科手术治疗，做室间隔肌纵深切开术和肥厚心肌部分切除术，部分患者需要同时进行二尖瓣置换术或成形术以缓解症状。药物疗效不佳者还可以通过心导管注射无水酒精闭塞冠状动脉间隔支，造成肥厚的心肌坏死，以减轻梗阻。

7. 肥厚型心肌病患者心脏性猝死危险分层和预防是临床上最为重要的问题，目前认为安装植入型心律转复除颤器是预防肥厚型心肌病患者心脏性猝死的唯一可靠的方法。肥厚型心肌病患者应避免参加竞技性体育运动，可能有助于预防心脏性猝死。药物预防心脏性猝死效果不明确，胺碘酮可能有效。肥厚型心肌病患者初始评估时均应进行综合心脏性猝死危险分层，若存在下述情况任意一项均建议安装埋藏式心律转复除颤器：①有心室颤动、持续室性心动过速或心搏骤停的个人史。②早发心脏性猝死家族史，包括室性快速心律失常的埋藏式心律转复除颤器治疗史。③不明原因的晕厥。④动态心电图证实的非持续室性心动过速。⑤左心室壁最大厚度≥30 mm。

（三）限制型心肌病

治疗以对症为主。有心房颤动者可给洋地黄类；有水肿和腹腔积液者宜用利尿药，应用利尿药或血管扩张药时应注意不使心室充盈压下降过多而影响心功能。为防止栓塞可用抗凝药。

十、诊疗探索

（一）扩张型心肌病

1. 诊断方面。近年由于基因检测技术和心脏磁共振技术的进步，尽管临床上通过心脏核磁共振，放射性同位素或心内膜心肌活检检测出一些临床上具有重要意义的心肌疾病，在遗传基因检测中发现许多个体突变携带者或抗心肌抗体阳性的亲属在潜伏期没有心脏异常表达，但之后发展成左心室的扩大和收缩功能障碍。因此，将扩张型心肌病临床表现分为临床前期或早期阶段，和临床期。临床前期主要分为无心脏表达型（有基因突变携带和（或）AHA阳性，无心脏的扩大或心律失常）、孤立性心室扩张型（心室扩张，但无收缩异常）、心律不齐心肌病（表现为心律不齐和传导阻滞）；临床期分为两种类型，收缩功能降低性非扩张型心肌病和扩张型心肌病。这样分型可以使一些交叉各型之间的患者纳入心肌病观察的范围，便于早期诊断和治疗。

2. 治疗方面。

（1）免疫学治疗：①阻滞抗体致病作用的治疗，新指南推荐了针对抗β-IAR抗体和抗L-CaC抗体阳性的扩张型心肌病患者早期应用β-受体阻滞剂和地尔硫䓬治疗，可以改善症状和降低病死率。②免疫吸附治疗近20年来免疫吸附和免疫球蛋白补充（IA/IgG）治疗扩张型心肌病，治疗AHA阳性患者取得了较好的临床效果。③免疫调节治疗，应用中药芪苈强心胶囊治疗新近诊断的扩张型心肌病患者具有免疫调节和改善患者心功能的作用；党参、黄芪和葛根等也具有降低扩张型心肌病血浆炎性因子表达和改善心功能的作用。

（2）心肌代谢药物治疗。曲美他嗪能抑制游离脂肪酸β-氧化，促进葡萄糖有氧氧化，利用有限的氧产生更多三磷酸腺苷，优化缺血心肌能量代谢作用。辅酶Q10参与氧化磷酸化及能量的生成过程，并有抗氧自由基及膜稳定作用，使心力衰竭患者能够显著改善运动耐量和心功能，降低病死率。

（3）心力衰竭的超滤治疗。床边超滤技术可以充分减轻扩张型心肌病失代偿性心力衰竭患者的容量负荷，缓解心力衰竭的发生发展，特别是对利尿剂抵抗或顽固性充血性心力衰竭患者疗效更为显著，可减少心力衰竭患者的住院时间、降低患者再住院率。

（4）左室辅助装置治疗。主要用于心力衰竭晚期在等待心脏移植期间可考虑使用左室辅助装置

（LVAD）进行短期过渡性治疗。

（5）心脏移植。扩张型心肌病患者出现难治性心力衰竭，对常规内科或其他方法治疗无效时可选择心脏移植。

（二）肥厚型心肌病

1. 经皮经腔间隔心肌消融术是近年来正在发展中的新技术，主要通过在冠状动脉左前降支的第一间隔支内注入无水酒精使其产生化学性闭塞，导致前间隔基底段心肌梗死，使该处心肌变薄，以达到减少或消除心室内压与左室流出道压力阶差及左心室肥厚的目的。

2. 外科室间隔心肌切除术。国内外大量的队列研究证实，肥厚型心肌病患者接受外科手术治疗后，远期生存率接近于正常人群。

十一、病因治疗

（一）扩张型心肌病

由于病因未明，预防较困难。部分扩张型心肌病由病毒性心肌炎演变而来，因此预防病毒感染有实际意义。因扩张型心肌病常伴有心力衰竭，呼吸道感染可作为导致心力衰竭发作或加重的一种诱因，也应预防和及时治疗。

（二）肥厚型心肌病

由于病因不明，预防较困难。超声心动图检出隐性病例后进行遗传咨询可做研究。为预防发病应避免劳累、激动、突然用力。凡增强心肌收缩力的药物如洋地黄类、β-受体兴奋药如异丙肾上腺素等，以及减轻心脏负荷的药物如硝酸甘油等使左心室流出道梗阻加重，尽量不用。如有二尖瓣关闭不全，应预防发生感染性心内膜炎。肥厚型心肌病患者，特别是年龄＜60岁者，应每年进行临床检查，包括详细询问患者及其家属病史、超声心动图检查、24或48 h动态心电图、直立运动试验时的血压反应等，以进行危险性评估。

（三）限制型心肌病

预防仅限于避免并发症，不宜劳累，防止感染。

十二、最新进展

（一）扩张型心肌病

1. 近年来发现本病有心力衰竭时用β-受体阻滞剂有效，其机制可能是慢性心力衰竭时肾上腺素能神经过度兴奋，受体密度下调，在本病中其程度大于心肌梗死后，用β-受体阻滞剂后肾上腺素能神经过度兴奋的有害作用被去除，心肌内β-受体密度上调，已知有 β_1 选择性和血管扩张作用者较好，起始用极小剂量，然后缓慢加大剂量，此种治疗可以延长患者寿命。

2. 近来研究报道钙通道阻滞剂（如地尔硫䓬）能够调节钙离子循环，改善心功能，可用于治疗本病患者的心力衰竭。

3. 起搏器同步化治疗主要适用于药物效果不佳、QRS波群时限延长＞120 ms、EF值≤0.35，QRS波呈完全性左束支传导阻滞或心室内传导阻滞的扩张型心肌病患者，可考虑安装左右心室同步起搏的双腔、三腔或四腔心腔起搏器治疗扩张型心肌病难治性心力衰竭，通过调整左右心室收缩顺序，改善心功能，缓解症状。对伴顽固性持续快速室性心律失常的患者可考虑安置心脏自动转复除颤起搏器。

（二）肥厚型心肌病

近年来应用双腔永久起搏器做右心房室顺序起搏以缓解梗阻型患者的症状，取得一定疗效，但目前尚无证据表明双腔起搏器能够降低肥厚型心肌病患者心脏性猝死率，或改善非梗阻性肥厚型心肌病患者的症状。

（三）限制型心肌病

近年来用手术切除纤维化增厚的心内膜，房室瓣受损者同时进行人造瓣膜置换术，可有较好的效果。

秦伟毅　钱洪津　胡德喜　张在其

第三章　消化内科

第一节　消化道出血

一、基本概念

消化道出血是临床常见的症状。根据出血部位分为上消化道出血和下消化道出血。上消化道出血是指屈氏韧带以上的食管、胃、十二指肠和胰胆等病变引起的出血，胃空肠吻合术后的空肠上段病变所致出血也属此范围。屈氏韧带以下的肠道出血称为下消化道出血。临床根据失血量与速度将消化道出血分为慢性隐性出血、慢性显性出血和急性出血。急性大量出血死亡率约占 10%，60 岁以上患者出血死亡率高于中青年人，占 30%～50%。

二、常见病因

消化道出血可因消化道本身的炎症、机械性损伤、血管病变、肿瘤等因素引起，也可因邻近器官的病变和全身性疾病累及消化道所致。现按消化道解剖位置分述如下。

（一）上消化道出血的病因

临床上最常见的出血病因是消化性溃疡、食管胃底静脉曲张破裂、急性糜烂出血性胃炎和胃癌，这些病因占上消化道出血的 80%～90%。

1. 食管疾病。食管炎（反流性食管炎、食管憩室炎）、食管溃疡、食管肿瘤、食管贲门黏膜撕裂症、器械检查或异物引起损伤、放射性损伤、强酸和强碱引起化学性损伤。

2. 胃、十二指肠疾病。消化性溃疡、急慢性胃炎（包括药物性胃炎）、胃黏膜脱垂、胃癌、急性胃扩张、十二指肠炎、残胃炎、残胃溃疡或癌；还有淋巴瘤、平滑肌瘤、息肉、肉瘤、血管瘤、神经纤维瘤、膈疝、胃扭转、憩室炎、钩虫病、杜氏损害。

3. 胃肠吻合术后的空肠溃疡和吻合口溃疡。

4. 门静脉高压、食管胃底静脉曲张破裂出血、门脉高压性胃病、门静脉炎或血栓形成的门静脉阻塞、肝静脉阻塞（Budd-Chiari 综合征）。

5. 上消化道邻近器官或组织的疾病。①胆道疾病：胆管或胆囊结石、胆道蛔虫、胆囊或胆管癌、肝癌、肝脓肿或肝血管病变破裂；②胰腺疾病累及十二指肠：胰腺脓肿、胰腺炎、胰腺癌等；③胸或腹主动脉瘤破入消化道；④纵隔肿瘤或脓肿破入食管。

6. 全身性疾病在胃肠道表现出血。①血液病：白血病、再生障碍性贫血、血友病等。②尿毒症。③结缔组织病：血管炎。④应激：严重感染、手术、创伤、休克、糖皮质激素治疗及某些疾病如脑血管意外、肺心病、重度心力衰竭等引起的应激性溃疡和急性糜烂出血性胃炎等。⑤急性感染性疾病：

流行性出血热、钩端螺旋体病。

（二）下消化道出血病因

据国内资料分析，引起下消化道出血的最常见病因为结肠癌和大肠息肉，其次是肠道炎症性疾病和血管病变，憩室引起的出血少见。值得指出的是，近年来，血管病变作为下消化道出血病因的比例在上升。但在西方国家，血管病变和消化道憩室是下消化道出血最常见病因，其次是结肠肿瘤和炎症性肠病。

1. 肛管疾病。痔、肛裂、肛瘘。

2. 直肠疾病。直肠的损伤、非特异性直肠炎、结核性直肠炎、直肠肿瘤、直肠类癌、邻近恶性肿瘤或脓肿侵入直肠。

3. 结肠疾病。细菌性痢疾、阿米巴痢疾、慢性非特异性溃疡性结肠炎、憩室、息肉、肿瘤和血管畸形。

4. 小肠疾病。急性出血坏死性肠炎、肠结核、克罗恩病、空肠憩室炎或溃疡、肠套叠、小肠肿瘤、胃肠息肉病、小肠血管瘤及血管畸形。

三、发病机制

（一）消化性溃疡

溃疡边缘与基底的血管被侵蚀，可发生不同程度的出血，它标志着病变具有高度活动性。出血的量与速度取决于被侵蚀血管的种类和内径、血管的舒缩状态及患者的凝血机制。动脉出血一般较急、量大，常见呕吐鲜血；静脉出血则一般缓慢，往往表现为黑便。慢性胃溃疡出血，多位于胃小弯后壁，胃左动脉分支也常受累。较大静脉或动脉出血，一般不易获得自然止血，须采用内镜下止血或手术。

（二）急性胃黏膜病变

内源性因素包括严重感染、严重创伤、颅脑病变、严重烧伤、大手术、休克、脓毒症，以及心、肺、肝、肾功能衰竭等严重疾患，还有精神紧张、过度劳累等。其中严重烧伤所致的应激性溃疡称Curling溃疡。颅脑外伤、脑肿瘤和颅脑手术引起的应激性溃疡称为Cushing溃疡。外源性因素包括非甾体类抗炎药物使用、酒精、胆汁反流、放射损伤及幽门螺杆菌感染等。

（三）肝硬化食管胃底静脉曲张

在肝硬化门静脉高压所引起的侧支循环中，以食管与胃底静脉曲张最为重要，此处曲张静脉破裂出血为肝硬化最常见和最严重的并发症之一。促进其形成和破裂的机制如下。

1. 食管静脉邻近门静脉主干，最直接和重点地受门静脉高压的影响。

2. 曲张静脉仅由不结实的黏膜下层支持，严重时在曲张静脉表面有网状的毛细血管（红色征）。

3. 食管静脉除受门静脉高压的影响外，在呼吸时因胸腔负压的影响，胃冠状静脉的血间歇地被吸入食管静脉，使静脉曲张加重。

4. 粗糙食物及频繁的食管收缩、恶心、呕吐，极易损伤曲张静脉。

5. 如再并发门静脉内膜炎或血栓形成，则将使门静脉压力进一步增高，就更易导致食管曲张静脉破裂。

6. 胃酸反流可产生食管炎而侵蚀静脉。

（四）胃癌

由于癌组织缺血性坏死，表面发生糜烂或溃疡，侵蚀血管而产生出血。息肉型和溃疡型胃癌易致出血。一般认为胃癌出血多为持续性小量出血，约5%患者可发生大出血。

（五）食管贲门黏膜撕裂综合征

剧烈干呕、呕吐和腹内压骤然增高的其他情况，可造成胃的贲门、食管远端的黏膜和黏膜下层撕裂，并发大量出血。目前，随着诊断技术的提高，其在消化道出血病因中所占比例逐渐上升，其撕裂多为纵行撕裂，裂伤多单发，但也有多发。裂伤一般长 3～20 mm，宽 2～3 mm，基底部为血凝块和黄色坏死组织所覆盖，边缘清楚，黏膜轻度水肿，因系动脉出血，故出血量大，严重时可引起休克和死亡；也有出血很少，甚至仅在食物中含有血丝或仅有黑便和无呕血。

（六）肿瘤和息肉

恶性肿瘤有癌、类癌、恶性淋巴瘤、平滑肌肉瘤、纤维肉瘤、神经纤维肉瘤等；良性肿瘤有平滑肌瘤、脂肪瘤、血管瘤、神经纤维瘤、囊性淋巴管瘤、黏液瘤等。这些肿瘤以癌最常见，多发生于大肠；其他肿瘤少见，多发生于小肠。息肉多见于大肠，主要是腺瘤性息肉，还有幼年性息肉病及 Peutz-Jeghers 综合征。

（七）炎性病变

感染性肠炎有肠结核、伤寒、细菌性痢疾及其他细菌性肠炎等；寄生虫感染有阿米巴、血吸虫、蓝氏贾第鞭毛虫所致的肠炎，由大量钩虫和鞭虫感染所引起的下消化道大出血国内外均有报道。非特异性肠炎有溃疡性结肠炎、克罗恩病、结肠非特异性孤立溃疡等。此外还有抗生素相关性肠炎、坏死性肠炎、缺血性肠炎、放射性肠炎等。非甾体类抗炎药物引起的小肠溃疡也偶有所见。

（八）血管病变

如血管瘤、毛细血管扩张症、血管畸形（其中结肠血管扩张常见于老年人，为后天获得，常位于盲肠和右半结肠，可发生大出血）、静脉曲张（注意门静脉高压所引起的罕见部位静脉曲张出血可位于直肠、结肠和回肠末端）。

（九）肠壁结构性病变

如憩室（其中小肠 Meckel 憩室出血不少见）、肠重复畸形、肠气囊肿病（多见于高原居民）、肠套叠等。

（十）肛门病变

痔和肛裂。

（十一）全身疾病累及肠道

白血病和出血性疾病；风湿性疾病如系统性红斑狼疮、结节性多动脉炎、白塞病等；恶性组织细胞增多症；尿毒症性肠炎；腹腔邻近脏器恶性肿瘤浸润或脓肿破裂侵入肠腔可引起出血。

四、临床特征

消化道出血的临床表现取决于出血病变的性质、部位、失血量与速度，与患者的年龄、心肾功能等全身情况也有关。

（一）呕血、黑便和便血

呕血、黑便和便血是消化道出血特征性临床表现。上消化道急性大量出血多数表现为呕血，如出血后血液在胃内潴留，因经胃酸作用变成酸性血红蛋白而呈咖啡色；如出血速度快而出血量多，呕血的颜色呈鲜红色。小量出血则表现为粪便隐血试验阳性。黑便或柏油样便是血红蛋白的铁经肠内硫化物作用形成硫化铁所致，常提示上消化道出血。但如十二指肠部位病变的出血速度过快时，在肠道停留时间短，粪便颜色会变成紫红色。右半结肠出血时，粪便颜色为暗红色；左半结肠及直肠出血，粪便颜色为鲜红色。在空回肠及右半结肠病变引起小量渗血时，也可有黑便。

(二) 失血性周围循环衰竭

消化道出血因失血量过大，出血速度过快，出血不止可致急性周围循环衰竭，临床上可出现头昏、乏力、心悸、恶心、口渴、出冷汗、黑蒙或晕厥；皮肤灰白、湿冷；按压甲床后呈现苍白，且经久不见恢复；静脉充盈差，体表静脉瘪陷；脉搏细弱、四肢湿冷、心率加快、血压下降，甚至休克，同时进一步可出现精神萎靡、烦躁不安，甚至反应迟钝、意识模糊。老年人器官储备功能低下，加之老年人常有慢性疾病，即便出血量不大，也可引起多器官功能衰竭，增加死亡率。

(三) 贫血

慢性消化道出血可能仅在常规体检中发现有原因不明的缺铁性贫血。较严重的慢性消化道出血患者可能出现贫血相关临床表现，如疲乏困倦、软弱无力、活动后气促心悸、头昏眼花及皮肤黏膜、甲床苍白等。急性大出血后早期因有周围血管收缩与红细胞重新分布等生理调节，血红蛋白、红细胞数量和红细胞比容的数值可无变化。此后，大量组织液（包括水分、电解质、蛋白质等）渗入血管内以补充失去的血浆容量，血红蛋白和红细胞因稀释而数值降低。这种补偿作用一般在出血后数小时至数天内完成，平均出血后 32 h，血红蛋白可稀释到最大程度。失血会刺激造血系统，血细胞增殖活跃，外周血网织红细胞增多。

(四) 氮质血症

可分为肠源性、肾性和肾前性氮质血症 3 种。肠源性氮质血症指在大量上消化道出血后，血液蛋白的分解产物在肠道被吸收，以致血中氮质升高。肾性氮质血症是由于严重而持久的休克造成肾小管坏死（急性肾功能衰竭），或失血更加重了原有肾病的肾脏损害，临床上可出现尿少或无尿。肾前性氮质血症是由于失血性周围循环衰竭造成肾血流暂时性减少，肾小球滤过率和肾排泄功能降低，以致氮质潴留。在纠正低血压、休克后，血清尿素氮可迅速降至正常。

(五) 发热

大量出血后，多数患者在 24 h 内常出现低热，持续数天至 1 周。发热的原因可能由于血容量减少、贫血、周围循环衰竭、血分解蛋白的吸收等因素导致体温调节中枢的功能障碍。分析发热原因时要注意寻找其他因素，如有无并发肺炎等。

五、辅助检查

(一) 内镜检查

是消化道出血定位、定性诊断的首选方法，其诊断正确率达 80%～94%，可解决 90% 以上消化道出血的病因诊断。内镜检查前胃灌洗和肠道清洁准备有助于提高内镜检查的阳性率：内镜下诊断活动性出血是指病灶有喷血或渗血（Forrest Ⅰ型）；近期出血是指病灶呈黑褐色基底、粘连血块、血痂或见隆起的小血管（Forrest Ⅱ型）；仅见到病灶，但无上述表现，如能排除其他出血原因，也考虑为原出血灶（Forrest Ⅲ型），内镜检查见到病灶后，应取活组织检查或细胞刷检，以提高病灶性质诊断的正确性。重复内镜检查可能有助于发现最初内镜检查遗漏的出血病变。超声内镜、色素内镜等均有助于明确诊断，提高对肿瘤、癌前期病变等的诊断准确率。

胃镜检查可在直视下观察食管、胃、十二指肠球部直至降部，从而判断出血的部位、病因及出血情况。一般主张在出血 24～48 h 内进行检查，称急诊胃镜。急诊胃镜最好在生命体征平稳后进行，尽可能先纠正休克、补足血容量、改善贫血。结肠镜是诊断大肠及回肠末端病变的首选检查方法。它诊断敏感性高，可发现活动性出血，并取活检病理检查判断病变性质。原来应用的小肠镜主要有 2 种：一种是推进式，即经口插入，插至屈氏韧带以下 60～100 cm 处，可以对近端空肠黏膜病变做出诊断，13%～46% 患者可找到出血病灶；另一种是探条式，它徐徐送进胃肠道，需 6～8 h，能对全小肠做观察，对小肠出血诊断率为 $26\% \sim 50\%$，但对黏膜的观察有盲区。最近发明的双气囊推进式小肠镜，具有操作相对简便、患者痛苦少等特点，可经口或结肠插入。如操作人员技术熟练，70% 左右经口插入者能顺利到达回肠末端。

胶囊内镜是近期开发的一种全新的消化道图像诊断系统，它由类似胶囊的图像捕获发射系统、体外的图像接受系统及图像分析系统 3 个部分组成。"胶囊"被吞服后，借助胃肠蠕动，通过消化道，期间将其连续捕获的图像以数字形式发送至体外的接收机加以保存，以备检查结束后的图像还原和观察，还原的图像清晰度与内镜图像相仿。胶囊内镜主要用于小肠疾病的诊断，但因其检查费用昂贵，且不能活检等，应用受限。

（二）X 线钡剂检查

仅适用于出血已停止和病情稳定的患者，其对急性消化道出血病因诊断的阳性率不高。食管吞钡检查可发现静脉曲张，但不能肯定是否本次出血的原因。钡灌肠 X 线检查可发现 40% 的息肉及结肠癌，应用气钡双重造影可提高检出率。插管的小肠钡灌肠造影较通常口服钡餐检查，其诊断正确性在一定程度上有所提高，可用于不明原因小肠出血的诊断。

（三）放射性核素显像

近年应用放射性核素显像检查法可发现 $0.05 \sim 0.12$ mL/min 活动性出血的部位，其方法是静脉注射 ^{99m}Tc 标记的自体红细胞后作腹部扫描，以探测标记物从血管外溢的证据，创伤小，可起到初步的定位作用，对 Merkel 憩室合并出血有较大诊断价值。

（四）血管造影

选择性血管造影对急性、慢性或复发性消化道出血的诊断及治疗具有重要作用。根据脏器的不同可选择腹腔动脉、肠系膜动脉或门静脉造影，该项造影术最好在活动性出血的情况下，即出血速率 >0.5 mL/min 时，才可能发现真正的出血病灶。对确定下消化道出血的部位（特别是小肠出血）及病因更有帮助，也是发现血管畸形、血管瘤所致出血的可靠方法。

（五）其他

对疑为小肠活动性出血者，可予吞线试验，即将一根长约 2 m 埋于胶囊内且末端有一金属小球的白色棉线让患者吞服，棉线的末端固定在面颊，$12 \sim 24$ h 后经 X 线透视核定棉线头端位置后拉出棉线，进行隐血试验，测量门齿至隐血试验阳性开始处之间的距离，可大致推算出出血部位。该项检查适于上段空肠以上部位的出血。胃管留置并抽吸胃液检查，血性胃液提示活动性上消化道出血，非血性胃液多为下消化道出血，该方法适用于病情严重不宜行急诊胃镜检查者。

（六）剖腹探查

各种检查均不能明确原因时应剖腹探查。术中内镜是明确诊断不明原因消化道出血，尤其是小肠出血的可靠方法，成功率达 $83\% \sim 100\%$。术中内镜可在手术中对小肠逐段进行观察和透照检查，肠壁血管网清晰显露，对确定血管畸形、小息肉、肿瘤等具有很大价值。另外，可在术中行选择性血管造影或注射亚甲蓝，以帮助明确诊断。

（七）实验室检查

急性消化道出血时，实验室检查不仅有助于判定出血程度，而且还有助于明确病因。常用化验项目包括胃液或呕吐物或粪便隐血试验、外周血红细胞计数、血红蛋白浓度、红细胞比容等。为明确病因、判断病情和指导治疗，尚需进行凝血功能试验（如凝血时间、凝血酶原时间）、血清肌酐和血清尿素氮、肝功能、肿瘤标志物等检查。

1. 胃液、呕吐物或粪便隐血试验对于慢性隐性出血者有诊断价值，一般认为出血量 5 mL 以上隐血试验即为阳性。放射性核素或免疫学测定法则可提高隐血试验的敏感性。需要强调的是，胃液或胃管抽取物隐血试验阳性有一定的假阳性，尤其是有时胃管损伤食管或胃黏膜后可有少量出血，不可仅据抽取物隐血试验阳性而确诊上消化道出血。

2. 血红蛋白浓度、红细胞计数、红细胞比容和网织红细胞计数对判断出血量、有无活动性出血有较高的价值。上消化道出血后数小时内，血红蛋白浓度、红细胞计数、红细胞比容无变化；3～4 h后组织液渗入循环血液内，使血液稀释，血红蛋白浓度、红细胞数和红细胞比容下降；32 h后血红蛋白浓度稀释到最大程度。因此，血常规检查不能作为早期诊断和病情评估的依据。大出血后2～5 h，白细胞计数可增高，出血停止后3 d左右恢复正常。但肝硬化食管胃底静脉曲张破裂出血者，如原有脾功能亢进，则白细胞计数可不增高。大出血后24 h网织红细胞计数升高，4～7 d时达高峰；并可见骨髓增生征象，表现为晚幼红细胞、嗜多染色性红细胞和网织红细胞增多，后者在出血后4～5 d可达5%～15%。

3. 血清尿素氮的监测也可用于判断出血量、有无活动性出血和是否发生肾功能衰竭。上消化道出血后一方面大量血液进入小肠，肠内积血中的蛋白成分经消化后的含氮产物被吸收；另一方面由于血容量减少导致肾血流量及肾小球滤过率下降。因而，大出血数小时后血清尿素氮可升高，24～48 h达高峰，但大多不超出 6.7 mmol/L。出血量>1 000 mL时，血清肌酐一般低于 133 μmol/L，血清尿素氮高于 14 mmol/L。72 h左右后降至正常，称为肠源性氮质血症。若无活动性出血证据，且血容量已基本纠正而尿量仍少，血清尿素氮持续增高者，应考虑因休克时间过长或原有肾脏病变基础，已发生肾功能衰竭。

六、诊断思路

(一) 消化道出血的识别

一般情况下呕血和黑便常提示有消化道出血，但在某些特定情况下应注意鉴别。首先应与鼻出血、拔牙或扁桃体切除后咽下血液所致者加以区别。也需与肺结核、支气管扩张、支气管肺癌、二尖瓣狭窄所致的咯血相区别。此外，口服禽兽血液、骨炭、铋剂和某些中药也可引起粪便发黑，应注意鉴别。少数消化道大出血患者在临床上尚未出现呕血、黑便而首先表现为周围循环衰竭，因此凡患者有急性周围循环衰竭，除排除中毒性休克、过敏性休克、心源性休克或急性出血坏死性胰腺炎，以及子宫异位妊娠破裂、自发性或创伤性肝、脾破裂、动脉瘤破裂、胸腔出血等疾病外，还要考虑急性消化道大出血的可能。直肠指检有助于较早发现尚未排出的血便。有时尚需进行上消化道内镜的检查。

(二) 出血严重程度的估计和周围循环状态的判断

临床上对出血量的精确估计比较困难，每天出血量5～10 mL时，粪隐血试验可呈现阳性反应；每天出血量达50～100 mL以上，可出现黑便。胃内积血量250～300 mL时，可引起呕血。一次出血量不超过400 mL时，一般无全身症状；出血量超过500 mL，失血又较快时，患者可有头昏、乏力、心动过速和血压过低等表现。严重性出血指3 h内需输血1 500 mL才能纠正其休克。持续性的出血指在24 h之内的2次胃镜所见均为活动性出血。

对于上消化道出血的估计，主要根据血容量减少所致周围循环衰竭的临床表现，特别是对血压、脉搏的动态观察。根据患者的血红细胞计数、血红蛋白及红细胞比容测定，也可估计失血程度。

(三) 出血是否停止的判断

有下列临床表现，应认为有继续出血或再出血，须及时处理：

1. 反复呕血，甚至呕血转为鲜红色，黑便次数增多，粪便稀薄，粪色呈暗红色，伴有肠鸣音亢进。

2. 周围循环衰竭的表现经积极补液输血后未见明显改善，或虽有好转而又恶化；经快速补液输血，中心静脉压仍有波动，或稍有稳定后再下降。

3. 红细胞计数、血红蛋白测定与红细胞比容持续下降，网织红细胞计数持续增高。

4. 补液与尿量足够的情况下，血清尿素氮持续或再次增高。

七、临床诊断

消化性溃疡患者80%～90%都有慢性、周期性、节律性上腹疼痛或不适史，并在饮食不当、精神疲劳、使用一些药物如非甾体类抗炎药物等诱因下并发出血，出血后疼痛可减轻，急诊或早期胃镜检查可发现溃疡出血灶。有服用非甾体类抗炎药物或糖皮质激素史或处于应激状态（如严重创伤、烧伤、手术、脓毒症等）者，其出血以急性胃黏膜病变为可能。呕出大量鲜血而有慢性肝炎、血吸虫等病史，伴有肝掌、蜘蛛痣、腹壁静脉曲张、脾大、腹腔积液等体征时，以门脉高压伴食管胃底静脉曲张破裂出血为最大可能。应当指出的是，肝硬化患者有上消化道出血，不一定都是食管胃底静脉曲张破裂出血所致，有一部分患者出血可来自消化性溃疡、急性糜烂出血性胃炎、门脉高压性胃病、异位静脉曲张破裂出血等。45岁以上慢性持续性粪便隐血试验阳性，伴有缺铁性贫血、持续性上腹痛、厌食、消瘦，应警惕胃癌的可能性。50岁以上原因不明的肠梗阻及便血，应考虑结肠肿瘤。60岁以上有冠心病、心房颤动病史的腹痛及便血者，缺血性肠病可能性大。突然腹痛、休克、便血者要立即想到动脉瘤破裂。黄疸、发热及腹痛伴消化道出血时，胆源性出血不能除外，常见于胆管结石或胆道蛔虫。

八、鉴别诊断

如存在出血则应分清是上消化道出血还是下消化道出血，多数下消化道出血有明显血便，结合临床及必要实验室检查，通过结肠镜全结肠检查，必要时配合X线小肠钡剂造影检查，确诊一般不困难。经胃镜及结肠镜检查均未能发现出血病变的持续或反复消化道出血称不明原因消化道出血，多为小肠出血，诊断常有困难。应在出血停止期，对小肠做重点检查，高质量的小肠钡灌双重气钡造影是诊断的主要手段；在出血发作期，应及时做核素扫描或腹腔动脉造影；有条件可做小肠镜或胶囊内镜检查；出血不止危及生命者可行手术探查，探查时可辅以术中内镜检查。

下消化道出血一般为血便或暗红色大便，不伴呕血。但出血量大的上消化道出血也可表现为暗红色大便；高位小肠出血乃至右半结肠出血，如血在肠腔停留较久也可呈柏油样，遇此类情况，应常规做胃镜检查排除上消化道出血。少数消化道出血患者在临床上尚未出现便血、黑便而首先表现为周围循环衰竭，因此凡患者有急性周围循环衰竭，除排除中毒性休克、过敏性休克、心源性休克或急性出血坏死性胰腺炎，以及子宫异位妊娠破裂、自发性或创伤性肝、脾破裂、动脉瘤破裂、胸腔出血等疾病外，还要考虑急性消化道出血可能。直肠指检有助于较早发现尚未排出的血便。

九、救治方法

（一）一般治疗

卧床休息，严密监测患者生命体征，如心率、血压、呼吸、尿量及意识变化，必要时行中心静脉压测定。观察呕血及黑便情况。定期复查血红蛋白浓度、红细胞计数、红细胞比容与血清尿素氮。对老年患者视情况实施心电监护。保持患者呼吸道通畅，避免呕血时引起窒息，必要时吸氧。大量出血者宜禁食，少量出血者可适当进流质。多数患者在出血后常有发热，一般无须使用抗生素。插胃管可帮助确定出血部位，了解出血状况并可用冰盐水洗胃止血；及时吸出胃内容物；预防吸入性肺炎；灌注铝镁合剂或其他止血剂；鼻饲营养液，但对肝硬化、食管胃底静脉曲张破裂出血及配合度差的患者留置胃管时应慎重，避免操作加重出血。

（二）补充血容量

及时补充和维持血容量，改善周围循环，防止微循环障碍引起脏器功能障碍。防治代谢性酸中毒是抢救失血性休克的关键。以输入新鲜全血最佳，在配血同时可先用右旋糖酐或其他血浆代用品

500～1 000 mL 静脉滴注，同时适量滴注 5％葡萄糖氯化钠注射液及 10％葡萄糖注射液。有酸中毒时可用碳酸氢钠静脉滴注。但要避免输血输液量过多而引起急性肺水肿，以及对肝硬化门静脉高压的患者门静脉压力增加诱发再出血，肝硬化患者宜用新鲜血。进行液体复苏及输血治疗需要达到以下目标：收缩压 90～120 mmHg；脉搏＜100 次/min；尿量＞40 mL/h；血钠＜140 mmol/L；意识清楚或好转；无显著脱水貌。对于大量失血的患者输血达到血红蛋白 80 g/L，红细胞比容 25％～30％为宜，不可过度，以免诱发再出血。血乳酸水平与严重休克患者的预后及病死率密切相关，不仅可作为判断休克严重程度的良好指标，而且还可以用来观察复苏的效果，血乳酸恢复正常是良好的复苏终点指标。

（三）上消化道大出血的止血处理

1. 胃内降温。通过胃管以 10～14℃水反复灌洗胃腔，可使胃降温。胃血管收缩、血流减少并可使胃分泌和消化受到抑制，胃纤溶酶活力减弱，从而达到止血目的。

2. 口服止血剂。消化性溃疡的出血是黏膜病变出血，采用血管收缩剂如去甲肾上腺素 8 mg 加于 0.9％氯化钠或冰盐水 150 mL 分次口服，可使出血的小动脉收缩而止血。此法不主张对老年人使用。

3. 抑制胃酸分泌和保护胃黏膜。H_2-受体拮抗剂如西咪替丁和质子泵抑制剂如奥美拉唑，对急性胃黏膜病变及消化性溃疡出血具有良好的防治作用。西咪替丁 0.6 g 或法莫替丁 20～40 mg，1～2 次/d 静脉滴注；奥美拉唑 40 mg，1～2 次/d 静脉注射。

4. 内镜直视下止血。局部喷洒 5％孟氏液（碱式硫酸铁溶液），可使局部胃壁痉挛，出血面周围血管发生收缩，并有促使血液凝固的作用，从而达到止血目的。或 1％肾上腺素液，凝血酶 500～1 000 U 经内镜直视下局部喷洒。也可在出血病灶注射 1％乙氧硬化醇、高渗盐水、肾上腺素或凝血酶。内镜直视下高频点灼血管止血适用于持续性出血者。内镜下激光治疗，使组织蛋白凝固，小血管收缩闭合，立即起到机械性血管闭塞或血管内血栓形成的作用，有氩激光和掺钕钇铝石榴石激光两种。氩激光对组织浅表（1～2 mm）具有凝固作用，安全性大。掺钕钇铝石榴石激光穿透性深，尤适宜于较大较深血管的止血，因它的穿透力强，注意避免穿孔。此外近年开展的内镜下治疗还包括热探头、微波、止血夹等。

5. 食管静脉曲张破裂出血的非外科治疗。

（1）气囊压迫：是一种有效的，但仅是暂时控制出血的非手术治疗方法。近期止血率为 90％，可为进一步抢救、治疗赢得时间。三腔二囊管压迫止血的并发症：①呼吸道阻塞和窒息；②食管壁缺血、坏死、破裂；③吸入性肺炎。

（2）药物治疗：可选用的药物有血管收缩剂和血管舒张剂两种。①血管升压素及其衍生物，以垂体后叶素应用最普遍。剂量为 0.2～0.4 U/min。止血后每 12 h 减 0.1 U/min。可降低门脉压力 8.5％，止血成功率为 50％～70％，但出血复发率高。另外药物本身可能引起门静脉系统内血栓形成、冠状动脉血管收缩等并发症，可与硝酸甘油联合使用。本品衍生物有八肽加压素、甘氨酰赖氨酸加压素。②生长抑素及其衍生物：人工合成的奥曲肽，是八肽生长抑素，半衰期为 1.5～2 h，能减少门脉主干血流量 25％～35％，降低门脉压 12.5％～16.7％，又可同时使内脏血管收缩及抑制胃泌素和胃酸的分泌。对于肝硬化食管静脉曲张的出血，其止血成功率为 70％～87％。静脉缓慢注射 100 μg，继而每小时静脉滴注量为 25 μg；或以 0.6 mg/d 剂量，分次静脉、肌肉或皮下注射。另一种 14 肽生长抑素半衰期较短，仅数分钟，用法为：先静脉注射 250 μg，以后以 250 μg/h 连续静脉滴注维持。生长抑素及其衍生物也可用于消化性溃疡出血，其止血率为 90％左右。③血管扩张剂：不主张在大量出血时用，与血管收缩剂合用或止血后预防再出血时用较好。常用硝苯地平与硝酸盐类如硝酸甘油等，有降低门脉压力的作用。

（3）内镜下硬化剂注射和套扎术：经内镜注射硬化剂（如鱼肝油酸钠、乙醇胺），既可控制急性出血，又可以治疗食管静脉曲张。硬化剂可以用于血管内注射，也可用于血管外黏膜下注射。胃底静脉曲张破裂出血，尚可注射组织黏合剂或选用金属夹。此类治疗一般无并发症，但是，在注射硬化剂的部位，局部可出现浅表糜烂，2～3周后自行修复。止血率为86%～95%。在内镜下用圈套器结扎曲张的食管静脉，国内外也已广泛开展，并有良好疗效。

（4）介入治疗：经股静脉胃冠状静脉栓塞术可用于经加压素治疗或气囊压迫止血失败的食管胃底静脉曲张破裂出血患者，经皮经颈静脉做肝内门体分流术已有较多开展，是一种有效缓解门脉高压的治疗方法，但10%～20%发生肝性脑病。

（四）下消化道大量出血的处理

基本措施是输血、输液、纠正血容量不足引起的休克。再针对下消化道出血的定位及病因诊断而做出相应治疗。如有条件内镜下止血治疗，如局部喷洒5%孟氏液（碱式硫酸铁溶液）、去甲肾上腺素、凝血酶或给予电凝、激光等治疗。对弥散性血管扩张病变所致的出血，内镜下治疗或手术治疗有困难，或治疗后仍反复出血，可考虑雌激素/孕激素联合治疗。选择性动脉造影术后动脉内输注血管升压素可以控制90%的憩室和血管发育不良的出血，但有心血管方面的毒副反应。动脉内注入栓塞剂可引起肠梗死，对拟进行肠段手术切除的病例，可暂时止血用。

（五）手术处理

1. 食管胃底静脉曲张破裂出血。经非手术治疗仍不能控制出血者，应做紧急静脉曲张结扎术，如能同时做门体静脉分流手术或断流术可能减少复发率。择期门体分流术的手术死亡率低，有预防性意义。由严重肝硬化引起者也可考虑做肝移植术。

2. 溃疡病出血。当上消化道持续出血超过48 h仍不能停止；24 h内输血1 500 mL仍不能纠正血容量不足、血压不稳定；保守治疗期间发生再次出血者；内镜下发现有动脉活动出血而止血无效者；中老年患者原有高血压、动脉硬化，出血不易控制者应尽早行外科手术。

十、诊疗探索

消化道出血不仅要明确出血部位和出血病因，而且还应对患者的病情进行评估，并根据再出血的危险性和病死率的高低进行分级。失血量和活动性出血是评估病情的重要方面。

（一）失血量的评估

一般呕血和黑便的量难以准确估计失血量。因为呕吐物与黑便分别混有胃内容物与粪便，此外部分血液尚贮留在胃肠道内，仍未排出体外。临床可以根据血容量减少导致周围循环的改变（伴随症状、脉搏和血压、实验室检查）来判断失血量。根据失血量的多少分为大量出血（急性循环衰竭，需输血纠正者）、显性出血（呕血/黑便，不伴循环衰竭）和隐性出血（粪隐血试验阳性）。

1. 伴随症状。失血量在400 mL以下时，血容量轻度减少，可由组织液及脾贮血所补偿，循环血量在1 h内即得改善，故可无自觉症状。急性失血在400 mL以上时，则出现头晕、心慌、口干等。急性失血1 200 mL以上时，可有晕厥、肢冷、尿少、烦躁等。急性失血达2 000 mL以上时，可出现呼吸急促、无尿等。

2. 脉搏和血压。脉搏和血压是评估失血量的主要指标。大量出血时，脉细弱，每分钟增至100～120次以上，失血量为800～1 600 mL；脉细微或不能触及时，失血量1 600 mL以上。某些患者出血后，出现直立性低血压，即平卧位时脉搏、血压接近正常，但坐位或立位时，脉搏会立即增快，出现头晕、冷汗，提示大量失血。若无直立性低血压，且中心静脉压正常，则可排除大量出血。急性失血800 mL（血容量20%）以上时，收缩压可正常或稍升高、脉压差缩小。急性失血800～1 600 mL时（血容量20%～40%），收缩压可降至70～80 mmHg、脉压差进一步缩小。急性失血1 600 mL以上时（血容量40%），收缩压可降至50～70 mmHg，甚至降至0。有人主张用休克指数来估计失血量，休克指数=脉率/收缩压，血容量正常时为0.58；失血800～1 200 mL（血容量20%～30%）时，休克指数等于 1；失血 1 200～2 000 mL（血容量 30%～50%）时，休克指数＞1。某些情况下，大量出血的上消化道出血患者，仅表现为急性周围循环衰竭或休克，此时应注意排除心源性休克、感染性休克或过敏性休克，以及腹腔内出血（宫外孕或主动脉瘤破裂）等。

3. 实验室检查。血红蛋白测定、红细胞计数、红细胞比容可评估失血量，但如前所述，早期不敏感。如出血前无贫血，血红蛋白在短时间内下降至 70 g/L 以下，表示出血量大，在 1 200 mL 以上。如血清肌酐在 133 μmol/L 以下，而血清尿素氮增至 14 mmol/L 以上时，提示失血量在 1 000 mL 以上。

（二）活动性出血的判断

消化道出血多为间歇性，临床上不能单凭血红蛋白下降或柏油样大便来判断出血是否继续。因为一次出血后，血红蛋白的下降有一定过程。而出血 1 000 mL，柏油样便可持续 1～3 d，大便隐血可达 1 周；出血 2 000 mL，柏油样便可持续 4～5 d，大便隐血达 2 周。有下列表现，应认为有继续出血：

1. 反复呕血，或黑便次数增多，或排出暗红以至鲜红色血便。

2. 周围循环衰竭的表现经补液输血而血容量未见明显改善，或虽暂时好转而又恶化，经快速补液输血，中心静脉压仍有波动，稍有稳定又再下降。

3. 红细胞计数、血红蛋白测定与红细胞比容继续下降，网织红细胞计数持续增高。

4. 补液与尿量足够的情况下，血清尿素氮持续或再次增高。

5. 胃管抽出物有较多新鲜血。

6. 伴有肠鸣音活跃，但该指征仅作参考，因肠道内有积血时肠鸣音也可活跃。如果患者自觉症状好转，能安稳入睡而无冷汗及烦躁不安，脉搏及血压恢复正常并稳定不再下降，则可以认为出血已减少、减慢甚至停止。Adamopoulos 提出对活动性出血的危险因子进行计分：鼻胃管抽出新鲜血性胃液计 6 分、血流动力学不稳定计 4 分、血红蛋白＜80 g/L 计 4 分、白细胞计数＞12×10⁹/L 计 3 分。总积分＜7 分提示不存在活动性出血，积分≥11 分表示存在活动性出血。该方法具有很高的敏感性（96%）、特异性（98%）、阳性预测值（96%）和阴性预测值（98%）。

（三）预后的评估

患者的预后主要取决于再出血危险性和病情的严重程度。不同原发病引起的上消化道再出血的危险性差别很大，如食管胃底静脉曲张破裂出血者，近期再出血率和病死率高达 30%～50% 以上；而非食管胃底静脉曲张破裂出血者，约 80% 上消化道出血患者出血会自行停止，仅 20% 上消化道出血会再出血或持续出血，并具有较高的病死率。国外一般根据患者的临床特征、实验室检查和内镜特征，将上消化道出血患者的持续出血率、再出血率和病死率的高低进行分级。在内镜检查前，根据患者的临床特征，可以初步进行再出血和病死率的分级。一般根据年龄、伴发病、失血量等指标将上消化道出血分为轻、中、重度（表 1-3-1）。Barkun 等统计分析认为：年龄超过 65 岁、休克、总体健康状况差、并发症、初始血红蛋白水平低、黑便、需要输血、粪便或胃管抽取物中存在新鲜血者，再出血危险性增高。而年龄超过 60 岁、休克、总体健康状况差、并发症、持续出血或反复出血、粪便或胃管抽取物中存在新鲜血、因其他疾患住院期间发生上消化道出血、血清尿素氮或血清肌酐或血清转氨酶升高者，病死率增高。Blatchford 等根据患者入院时血红蛋白浓度、血清尿素氮浓度、脉搏、收缩压、晕厥、黑便、合并肝病、心力衰竭等进行分级。根据内镜特征进行分级常比根据临床特征进行分级对判断预后、指导治疗更加准确，临床实用价值更高。如消化性溃疡出血者，内镜下一般采用 Forrest 分级方法，初步确定再出血的概率（表 1-3-2）。文献报告 Forrest 分级预测再出血总准确性为 71%，预测早期再出血（＜48 h）敏感性为 90%，迟发再出血的（≥48 h）敏感性为 65%。目前出现一些将临床特征与内镜特征相结合，以评估并进行分级的评分系统，如 Rockall 危险度评分、Baylor 出血评分、Longstreth 评分、Saeed 评分等。其中以 Rockall 危险度评分（表 1-3-3）应用最为广泛，也最为可靠。根据 Rockall 评分系统，将患者分为高危组或低危组，积分＜3 分者，再出血率仅 4%，病死率仅 0.1%，预后良好；总分＞8 分者，再出血 29%，病死率 25%，预后极差。Rockall 评分系统参考指标包括如下内容。

1. 年龄。病死率和年龄有密切相关性。40 岁以下患者罕见死亡，90 岁以上患者的死亡危险性为 30%。

2. 伴发病。上消化道出血病死者一般均具有显著的全身性并发症，出血导致该全身性并发症失代偿。并发症的数量和严重程度与上消化道出血住院者的病死率密切相关。合并晚期肝肾疾病和癌肿播散的上消化道出血患者预后差。肝病患者的预后与肝病严重程度相关。

3. 休克。定义为脉率（P）＞100 次/min，收缩压（SBP）＜100 mmHg。

4. 内镜检查结果。内镜检查正常、食管贲门黏膜撕裂综合征或基底洁净的消化性溃疡上消化道出血患者的再出血和死亡危险性极低。发生休克的活动性出血性溃疡患者的继续出血或死亡的危险性为 80%。

表 1-3-1　消化道出血严重程度的分级

分级	年龄	伴发病	失血量（血容量）	血压	脉搏	血红蛋白	症状
轻度	＜60 岁	无	＜500 mL（15%）	基本正常	正常	无变化	头昏
中度	＜60 岁	无	800～1 000 mL（20%）	下降	100 次/min	70～100 g/L	晕厥、口渴、少尿
重度	＞60 岁	有	＞1 500 mL（＞30%）	收缩压＜80 mmHg	＞120 次/min	＜70 g/L	肢冷、少尿、意识模糊

表 1-3-2　消化性溃疡出血 Forrest 分级

Forrest 分级	溃疡病变	再出血概率（%）
Ⅰa	喷泉样出血	55
Ⅰb	活动性渗血	55
Ⅱa	血管显露	43
Ⅱb	附着血凝块	22
Ⅱc	黑色基底	10
Ⅲ	基底洁净	5

表 1-3-3　急性上消化道出血患者的 Rockall 再出血和死亡危险性评分系统

变量	评分			
	0	1	2	3
年龄（岁）	＜60	60～79	≥80	/
休克	无休克（收缩压＞100 mmHg，P＜100 次/min）	心动过速（收缩压＞100 mmHg，P＞100 次/min）	低血压（收缩压＜100 mmHg，P＞100 次/min）	/
伴发病	无	/	心力衰竭、缺血性心脏病和任何主要的伴发病	肝功能衰竭、肾功能衰竭和癌肿播散
内镜诊断	食管贲门黏膜撕裂综合征综合征，无病变，无显著近期出血迹象	所有其他诊断	上消化道恶性疾病	/
内镜下近期出血征象	无或有黑点	/	上消化道中有血液，黏附血凝块，可见血管或喷血	/

十一、病因治疗

消化道出血急性期和缓解期的治疗方案视出血病因、严重程度和出血活动状况而定。约 80％上消化道患者出血会自行停止，仅 20％上消化道会再出血或持续出血、具有较高的病死率。因此，国外根据患者的临床特征、实验室检查和内镜特征，将上消化道出血患者的持续出血率、再出血率和病死率的高低进行分级，给予个体化治疗，不仅可以提高治疗方案的针对性和疗效，而且可以避免浪费医疗资源。分级标准前文已经述及。Longstreth 等报告认为无高再出血危险性内镜特征、无食管胃底静脉曲张和无门脉高压性胃病的上消化道出血者，可予门诊治疗；无体质虚弱、无直立位低血压、无严重肝病、无其他重度合并疾患、无凝血机制障碍、无严重的活动性出血、无严重的贫血和家庭照顾困难的上消化道出血患者也可予门诊治疗。此举可降低上消化道出血住院率 15％，平均每例诊疗费用减少990 美元。

目前主张上消化道急性期低危患者以门诊治疗为主，中危患者可住入普通病房，高危患者应按临床重症进行处理，宜收入重症监护病房，实施重症监测和救治。高危上消化道出血的救治应由富有经验的急诊医师、内科医师、普通外科医师、内镜医师、高年资护士等多学科协作实施。实施高危上消化道出血救治的医院应具备上消化道内镜诊疗设备和技术；血库应备有 O 型 Rh 阴性血液，并可提供24 h 输血服务；常规配备吸引设备，救治人员应具备气管插管技术，以备意识障碍的上消化道出血患者误吸时急救。

急性期治疗方案包括生命体征和出血状况的监测、液体复苏和止血治疗。血流动力学稳定的患者可以饮水和进食清淡食物。缓解期治疗方案主要取决于出血的病因，如需要长期服用非甾体类抗炎药物者，一般推荐同时服用质子泵抑制剂；H. pylori 阳性者应根除 H. pylori 治疗；食管胃底静脉曲张者应行预防性曲张静脉套扎或硬化剂注射治疗，或口服非选择性 β-受体阻滞剂（普萘洛尔），息肉、肿瘤患者及时内镜或手术治疗。

十二、最新进展

与安慰剂或药物治疗相比较，内镜治疗上消化道出血起效迅速、疗效确切，能显著减少具有高危特征的上消化道出血患者再出血危险性、输血量、手术需求和病死率。内镜治疗不仅可作为上消化道出血的初始治疗，对于再出血者重复内镜治疗也具有确切的效果。内镜治疗方法可包括药物喷洒和注射、热凝治疗（高频电、微波、热探头、激光、氩气血浆凝固术等）和止血夹等。其中，联合注射治疗、热凝治疗或血管夹治疗某些上消化道出血患者疗效可能更佳。

（一）药物止血

药物治疗是于内镜直视下通过内镜孔道将喷洒导管或塑料导管对准出血灶喷洒止血药物，或经注射针将止血药物注入出血灶内或出血灶边缘，以实现止血目的的方法。该方法简便、安全、疗效确实，不需特殊设备，因而是治疗非静脉曲张性上消化道出血的首选方法。一般认为药物止血有效率在80％左右，但有一定的再出血率。具体包括：

1. 喷洒止血。主要适用于黏膜或肿瘤糜烂渗血、面积较大但出血量不大的渗血。所用止血药物包括冰 0.9％氯化钠、去甲肾上腺素加 0.9％氯化钠（80 mg/L）、5％孟氏溶液（碱式硫酸铁溶液）、凝血酶等。此外，尚有羟基氰化丙烯酯、聚氨酯等。冰 0.9％氯化钠和去甲肾上腺素加 0.9％氯化钠通过收缩胃黏膜血管，延缓血流速度，实现止血的目的。孟氏溶液是强烈的表面收敛剂，遇血后凝固，具有收缩出血灶周围血管和促进血液凝固的作用。

2. 注射止血。适用于多种类型的出血。止血药物包括 1：10 000 肾上腺素溶液、1％乙氧硬化醇、5％鱼肝油酸钠、高渗钠-肾上腺素盐水溶液。此外，尚有无水乙醇、纤维蛋白胶和凝血酶等。高渗钠-肾上腺素盐水溶液为 1.5％氯化钠注射液 20 mL 加 0.1％肾上腺素 1 mL，为减少疼痛可酌情加 2％利多卡因。荟萃分析显示内镜下注射不同药物的疗效间差异无统计学意义，但以注射肾上腺素疗效确切、使用简便，而应用最为广泛。

（二）电凝止血

内镜直视下将电极与出血灶接触，通以高频电时，电极处产生大量热能，致使组织蛋白凝固和血管收缩，出血停止。适用于喷射状出血、活动性渗血、血管显露等情况，但对食管静脉曲张出血，不适宜电凝止血。根据电流回路途径可分为单极电凝头止血和双极电凝头止血。日本文献报告止血率在 80％以上，我院采用高频电止血 42 例，有效率为 92.6％。

（三）激光止血

激光照射止血病灶后，光子被组织吸收，转为热能，使蛋白质凝固，小血管内血栓形成，血管收缩闭塞而致出血停止。近年可供止血的激光有氩激光及掺钕钇铝石榴石激光两种。适用于急性胃黏膜病变出血、可见血管的新近出血等。但对食管静脉曲张性出血、胃内深大溃疡基底部的出血、内镜视野不清的出血慎用。文献报告止血有效率 90％以上。由于价格昂贵、携带不便，现已少用。

（四）微波止血

微波是波长很短的无线电波，波长介于超短波和红外线之间。生物体细胞属有机电解质，其中极性分子在微波场作用下引起极化，并随着微波电场的交替变换而来回转动，在转动过程中与相邻分子产生类似摩擦的热耗损，使组织加热到一定温度而发生凝固。一般使用 30～50 周微波发生器，照射时间 5～30 s，微波组织凝固区范围直径达 3～5 mm，凝固深度视电极插入的深度而定，一次照射后组织修复可在 2～4 周完成，无穿孔等并发症。对于较大创面的出血，须在其不同部位做多点凝固，方能达到止血目的。佐藤报告上消化道出血病例微波止血有效率为 100％，但受治的病例数和病种不多，尚待进一步总结临床经验。

（五）热探头止血

是将特制的探头通过内镜孔道插入消化道，在直视下接触并轻压出血病灶，通过主机加热探头，最高温度可达 150℃，从而使病灶处组织蛋白凝固，出血停止。该方法简便、安全，疗效确实，设备价格低廉。利用热探头治疗 89 例非静脉曲张性上消化道出血，止血成功率为 97.8％。Kasapidis 报告出血性 Dieulafoy 病变经热探头单一或联合肾上腺素注射治疗 9 例，无 1 例复发出血，表明内镜下热探头治疗是 Dieulafoy 病变的有效的止血方法。

（六）氩等离子凝固术

系于内镜直视下将由特氟隆管和钨丝组成的氩等离子凝固术探头对准出血病灶（距离病灶为 0.5～1 cm），通以高频电使氩气电离，将热量传导至组织产生凝固止血效应。氩等离子凝固术穿透组织较浅（2～3 mm），相当安全。适用于多种原因引起的消化道出血，止血有效率为 95％。

（七）放置止血夹

该方法系将携有金属止血夹的持夹钳通过内镜活检孔道，以与靶组织＞45°的夹角，将出血病灶和附近组织夹紧，以阻断血流实现止血的目的。适用于内镜下息肉摘除术后、胃肠道黏膜血管畸形、食管贲门黏膜撕裂综合征等所致的出血，是小动脉出血或局灶性涌血的首选治疗方法。具有创伤小、操作简便、止血效果好的优点。

（八）内镜套圈结扎法

内镜套圈结扎法一般较少用于非食管胃底静脉曲张性上消化道出血的治疗，但近期 Matsui 等报告内镜套圈结扎法治疗 27 例非静脉曲张性上消化道出血（Dieulafoy 溃疡、食管贲门黏膜撕裂综合征、息肉切除后胃溃疡和胃血管发育不良），所有病例止血成功，平均止血时间为 17 min，无严重并发症发生。初步表明内镜套圈结扎法有效、简便、安全。

肖敏 邓长辉 李湘波 卞晓星 张在其

第二节 急性出血性坏死性肠炎

一、基本概念

急性出血性坏死性肠炎是以肠道出血坏死为特征性表现的急性非特异性暴发性消化道急病，主要病变在小肠，以空肠居多，其次在回肠，有时可累及十二指肠、结肠、直肠甚至全消化道。其主要临床表现为腹痛、腹泻、便血、发热、呕吐和腹胀，严重者可有休克、肠麻痹等中毒症状和肠穿孔、腹膜炎等并发症。本病发病急、病情重、病程短，除血便外，缺乏特异性体征及检查手段，以致误诊、漏诊率高，可达 50％以上。由于延误诊治或者治疗失当，患者可于数天至数周内死亡，因此病死率较高。病理改变以肠壁节段性出血坏死为特征者占 10％～40％。因病变肠管呈节段性肠壁充血、水肿，严重者片状坏死、穿孔等不同病理变化，因而过去曾又被称为"急性节段性肠炎"、"节段性出血性坏死性肠炎"和"急性坏死性肠炎"；但其病变主要为急性炎症，而不一定发生肠坏死，临床上常以血便为主要的症状之一，因此，本病命名为"急性出血性肠炎"可能更为妥当，但国内尚无统一规范，也有学者称其为"坏死性小肠炎"。

本病呈散发性，农村的发病率显著高于城市，发展中国家多于发达国家，特别是以亚非国家比例较高，多见于糖尿病、胰腺相关疾病或素食者。全年皆可发病，尤其多见于夏秋两季，儿童和青少年发病较成人多见。我国自 20 世纪 60 年代首次有本病报告以来，很多省市都有散在性发病报告，如川、滇、黔、鄂、浙、赣、鲁等省，但以辽宁和广东两省报道的病例数居多，目前国内尚无确切全面统计学数据。在广东和辽宁的两组 733 例中，男性 463 例，女性 270 例，男女之比为 1.7∶1，年龄分布为 8～82 岁，其中＜15 岁者占 60.5％。本病在巴布亚新几内亚、乌干达、泰国、印度、新加坡和斯里兰卡等发展中国家均有报道。虽以散在发病为主，但也曾有两次大的暴发流行，一次发生于第二次世界大战后的德国；另一次在 20 世纪 60 年代，发生于巴布亚新几内亚，均由于吃了未煮熟或变质的肉类引起。

二、常见病因

急性出血坏死性肠炎自 1891 年首次报道以来，本病的病因尚未完全阐明，一般认为与变态反应及病原体感染有关。研究发现肠壁小动脉的纤维素样坏死及较多嗜酸性粒细胞浸润病理变化符合变态反应的特点，而且糖皮质激素治疗常常有效，故认为先有变态反应，才有继发感染。通过粪便细菌培养和生化检测表明本病的发病与感染有关。关于引起感染的细菌种类，各家意见不一，多数人认为由产气夹膜杆菌引起，也有人认为是由铜绿假单胞菌、痢疾杆菌、肠球菌及克雷伯菌属等菌种引起。产气荚膜杆菌是一种革兰阳性、杆状、孢子形成的耐氧厌氧菌，为典型的条件致病菌，广泛分布于土壤、污水、饲料、食物、人畜粪便及肠道中，可以引起地区性流行，也有散发性报道。致病物质主要是外毒素、酶（如胶原酶、透明质酸酶、多糖酶等），依据不同外毒素可分为 A、B、C、D、E、F6 种，其中主要是 A、C 和 F 型毒素致病。家兔感染的通常是 A 型，长毛兔感染此病原体发病率可达

90.5％以上，而致死率最高可达 100％。出血性坏死性肠炎患者分离出的是 C 型，产气荚膜杆菌 C 型分离株通过产生两种主要毒素 α-毒素和 β-毒素，此外，C 型分离株可能分泌其他毒素，如 $β_2$-毒素、穿孔溶解素、肠毒素。细菌产生的 β-毒素使肠黏膜上的绒毛麻痹，干扰了正常肠道的冲洗作用，使病原体得以附着于绒毛，破坏肠黏膜致肠道组织坏死，产生坏疽性肠炎。产气荚膜杆菌还能产生分泌型肠毒素，可以与小肠刷状上皮细胞快速结合，发挥特征性的细胞毒作用，破坏肠上皮细胞，从而导致腹泻及痉挛性腹痛。另外其产生的 α-毒素是一种磷脂酶，能溶解红细胞的膜磷脂、上皮细胞及肌细胞，也是组织血管充盈不足、供血减少的主要因素之一，从而引起肠上皮坏死，肠出血及肠麻痹等。国外许多报道在患者排泄物中检测到该细菌，尽管产气荚膜杆菌在本病致病方面是肯定的，但并不是致病的绝对因素，还可能与患者体内的胰蛋白酶水平低有关。动物实验表明，经胃管灌注产气荚膜杆菌液，动物并不致病；但若同时灌注含有胰蛋白酶抑制因子的生甘薯粉或生大豆粉则可致病，并产生与急性出血坏死性肠炎相同的组织病理学改变。动物实验还证明，含有胰蛋白酶的狗胰提取液能防止和减轻本病的发生和发展。以上提示，本病的发生除了进食污染有致病菌的肉类食物外，也还有其他饮食因素，如饮食习惯突然改变，从多吃蔬菜转变为多吃肉食，使肠内生态学发生改变，有利于产气荚膜杆菌的繁殖；或如饮食以甘薯为主，肠内胰蛋白酶抑制因子的大量存在，使 β-毒素的破坏减少，也是增加本病发生的因素。在本病发病率颇高的巴布亚新几内亚高原地区，研究发现，当地居民肠腔内蛋白酶浓度低下，这和低蛋白饮食及当地作为主食的甘薯中所含的耐热性胰蛋白酶抑制因子有关。在发达国家中发病率较高的糖尿病患者群中也检测到患者胰蛋白酶水平的降低，当然此类患者发病率较高的原因可能还与糖尿病患者营养不良、微血管病变、抵抗力低下容易感染等有关。还有一些学者发现病变肠壁的炎症向周围扩散，特别是沿着淋巴和血液循环的途径蔓延。结合迅速发生感染中毒症状甚至休克等，又似革兰阴性杆菌及其由毒素对机体所致的损害，且流行病学显示患者多来自低蛋白饮食（使消化酶合成减少）的农村或不发达地区和常发生于免疫力较低的儿童和青少年，这也支持感染在本病发病中所起的重要作用。当然实际临床上患者排泄物能检测出或培养出病原体的很少，但并不只有产气荚膜杆菌，痢疾杆菌、沙门杆菌也占有不少比例，因此对于本病的病因尚需更进一步的研究。另外一些研究发现服药也可诱发本病，如服驱虫药、吲哚美辛、氯氮平等。

三、发病机制

急性出血坏死性肠炎的病变多从黏膜层开始，逐渐向肠壁深层组织发展，累及黏膜肌层，甚至达浆膜，表现为明显的肠壁出血和坏死、常呈节段性分布，可局限于肠的一段，也可呈多发性。病变处肠壁增厚，质地变硬，严重者可致肠溃疡和肠穿孔。黏膜肿胀，广泛出血，皱襞顶端常被覆污绿色假膜，浆膜面充血及少量出血，并常被覆纤维素性渗出物。病变黏膜与正常黏膜分界清楚，常继发溃疡形成。镜下肠黏膜呈深浅程度不同的组织坏死，轻者仅累及绒毛顶端，重者可累及黏膜全层，坏死组织周围有淋巴细胞、中性粒细胞和嗜酸性粒细胞浸润，黏膜下层除广泛出血外，可发生严重的水肿、瘀血和炎细胞浸润。肌层、浆膜层出血轻微，肌层平滑肌纤维肿胀、断裂，并可发生坏死。血管壁可发生纤维素样坏死，常伴血栓形成。肠壁肌神经丛细胞可有营养不良性改变。除肠道病变外，尚可有肠系膜局部淋巴结肿大、软化；肝脏脂肪变性、急性肝炎、间质性肺炎、肺水肿，个别病例尚伴有肾上腺灶性坏死。本病特征性病理改变为肠壁小动脉内类纤维蛋白沉着、栓塞而致小肠出血和坏死。

四、临床特征

(一)诱因

起病急，发病前多有不洁饮食、暴饮暴食或饮食习惯改变史，部分有服药史。受冷、劳累、肠道蛔虫感染及营养不良为诱发因素。

(二)临床表现

1. 腹痛。常为首发症状，90%以上以此起病，起病急骤，突然出现腹痛，多在脐周或左中上腹呈阵发性绞痛，其后1~2 d内逐渐转为全腹持续性痛并有阵发性加剧，严重者可产生腹膜刺激征。

2. 腹泻与便血。腹痛发生后即可有腹泻，起始粪便常为糊状而带较多粪质，其后渐为黄水样，继之即呈白水状或呈赤豆汤和果酱样，粪质少而且具特殊恶臭味，每天数次到十几次，甚至多达几十次，不伴里急后重。12~72 h后出现血便，便血发生率为68%~80%，可呈鲜血状或暗红色血块，出血量多少不定，轻者可仅有腹泻，或仅为粪便隐血阳性而无便血；严重者1 d出血量可达数百毫升，血便有时可自止，腹泻和便血时间短者仅1~2 d，长者可达1个月余，且可呈间歇性发作，或反复多次发作。但应注意的是有报道腹泻1个月后才出现便血，此时极易误诊。腹泻严重者可出现脱水和代谢性酸中毒等。后期因中毒症状重发生肠麻痹时则便次减少，甚至停止，但肛门指检发现血便为本病特征之一。

3. 恶心呕吐。常与腹痛、腹泻同时发生，较频繁。呕吐初为胃内容物，继而可为黄水样，严重者呈咖啡样或血水样，也可呕吐胆汁，农村儿童有时可呕吐蛔虫，干扰诊断。

4. 全身中毒症状。起病后即可出现全身不适、发热等。发热一般在38~39℃，少数可达41~42℃，但发热多于4~7 d渐退，偶有持续2周以上者，伴有休克者体温可下降。严重者常伴有头晕、四肢厥冷、皮肤花斑、血压下降等中毒性休克表现，也有抽搐、呼吸困难、意识淡漠或嗜睡等意识改变。

5. 腹部体征。相对较少，常与严重全身中毒症状不相符，容易忽视。腹膨隆，有时可见肠型，早期脐周即可有压痛，有时可触及腹部包块，听诊肠鸣音活跃，继而脐周和上腹部压痛明显，肠鸣音可亢进，而后可减弱或消失，伴肠梗阻时可闻及气过水声或金属音，伴腹膜炎时肠鸣音减弱或消失。

(三)临床分型

1. 胃肠炎型。见于疾病的早期或轻型病例，病变仅累及黏膜和黏膜下层。以腹泻为主，伴有腹痛、低热、恶心呕吐，便血不明显。腹部X线示小肠充气、扩张、肠曲间隙增宽。常不引起注意，最容易漏诊。

2. 肠出血型。此型最多见，病变黏膜广泛坏死脱落。以血水样或暗红色血便为主，量多少不定，可多达1~2 L，明显贫血和脱水，可有腹痛、发热等症状。误以为消化道出血、肠套叠、过敏性紫癜、绞窄性肠梗阻等。

3. 肠梗阻型。病变以浆肌层为主，肠管肌层严重受损而肿胀僵硬。有腹胀、腹痛、呕吐频繁、排便排气停止、肠鸣音亢进或消失，出现鼓肠等肠梗阻表现，有时与肠梗阻难以区别。

4. 腹膜炎型。浆肌层病变加重甚至累及全层。有明显腹痛、恶心、呕吐、腹胀，局部压痛，甚至广泛压痛、反跳痛等急性腹膜炎征象，受累肠壁坏死或穿孔，腹腔内有血性渗出液。应与急性胃肠道穿孔，急性坏死性胰腺炎等急腹症鉴别。

5. 中毒性休克型。此型以全身中毒症状为主要表现，起病急骤，进展迅速，较早出现高热、寒战、意识淡漠、嗜睡、谵语甚至休克等表现，常在发病1~5 d内发生。应与中毒性痢疾、肠系膜血管栓塞及肠梗阻等鉴别。

本病临床表现多样，多互相关联，因此临床上各种分型只是指病例的个别主要症状较为突出而言，同时各型之间常常互相转化，最常见的为肠出血型，最严重的为中毒性休克型和腹膜炎型。

五、辅助检查

(一)血常规

周围血白细胞增多，一般为（10~20）$\times 10^9$/L，中毒症状严重者，白细胞可达（20~30）$\times 10^9$/L，

以中性粒细胞增多为主，常有核左移，部分出现中毒颗粒。红细胞及血红蛋白常降低，严重者血红蛋白可低至 30 g/L。肠坏死或腹膜炎时可出现类白血病反应。

（二）粪便检查

外观呈暗红或鲜红色，或隐血试验强阳性，镜下见大量红细胞、白细胞，偶见脱落的肠系膜，可有少量或中等量脓细胞。细菌培养部分病例可有产气荚膜杆菌阳性，痢疾杆菌、沙门氏菌属等有时也可检测到。

（三）尿常规

可有蛋白尿、红细胞、白细胞及管型。

（四）心电图

轻型患者大致正常，并发心肌炎者常有 ST 段偏移及 T 波变化。

（五）X 线检查

腹部平片可显示肠麻痹或轻、中度肠扩张，可有液气平面，伴肠穿孔者可见膈下游离气体。钡剂灌肠检查可见肠壁增厚，水肿明显，结肠袋消失，肠间隙增宽，蠕动减弱。在部分病例尚可见到肠壁间有气体，此征象为部分肠壁坏死，是细菌侵入组织发生气肿所引起；或可见到溃疡或息肉样病变和僵直。部分病例尚可出现肠痉挛、狭窄和肠壁囊样积气。急性期及严重肠道扩张者一般不宜做胃肠钡餐或钡剂灌肠检查以免诱发肠穿孔。

（六）其他检查

尿淀粉酶可升高，腹腔穿刺液淀粉酶值可＞500 Somogyi（单位）。抽血检查血清转氨酶、心肌酶谱也可升高，血钾、钠等电解质异常等。腹腔镜检查仅适用于轻型患者或怀疑外科情况（如考虑阑尾炎）拟行腹腔镜手术者，可发现肠管充血、渗出、血管扩张、水肿、出血、管壁僵硬、粗糙、坏死、粘连等。

六、诊断思路

由于急性出血坏死性肠炎的临床表现与其他胃肠道疾病相似，检查缺乏特异性，易发生误诊，详细采集病史、全面体格检查及必要的辅助检查有助于本病的诊断。

（一）询问病史

询问患者的发病年龄、性别，是否有不洁饮食或进食变质肉类史及饮食习惯有无改变，寻找其可能的诱发因素。详细询问起病情况，发生腹痛急缓、腹痛部位、性质；是局部痛还是全腹痛，疼痛呈持续性、阵发性或是进行性加剧等。

除询问腹泻次数外，更要着重询问粪便变化情况，可根据患者叙述判断是糊状便、黄水样便、果酱样或血水样便、还是鲜血便，有无难闻腥臭味、黏液脓血便、里急后重等。对于其他伴随症状如恶心、呕吐、发热等也应详细询问。

（二）体格检查

详细记录患者生命体征，如血压、脉搏、呼吸、体温、出入水量等，腹部触诊注意有无腹肌紧张、压痛及反跳痛，是否有移动性浊音，根据肠鸣音的变化情况如亢进、减弱或消失判断有无并发肠梗阻，对于疑似患者应进行常规肛门指检以了解有无血便等异常。

（三）辅助检查

根据病情需要可行血常规、大便常规、大便潜血、大便细菌培养、血生化、腹部 X 线检查、并应动态观察可协助临床诊断。

七、临床诊断

本病诊断主要根据病史、临床症状、体征及辅助检查进行。

1. 多见于青少年,起病急,发病前多有不洁饮食、服药或饮食习惯改变史。受冷、劳累、肠道蛔虫感染及营养不良为诱发因素。

2. 突发腹痛,明显有腹泻和不同程度便血,特别是呈特殊腥臭气味血水样便而无明显里急后重者,伴恶心呕吐、发热,或腹痛后出现休克或麻痹性肠梗阻等。

3. 临床症状重但腹部体征少,随病情发展,腹部可有膨隆、肠型、不同程度压痛、肌紧张和反跳痛等腹膜炎征象或有肠梗阻、肠穿孔表现。

4. X线腹部透视及摄片可见局限性小肠胀气和气液平面及小肠壁增厚、黏膜不规则,肠间隙增宽,肠穿孔者膈下游离气体等改变。

5. 血常规示白细胞增多,以中性粒细胞增多明显,可伴有贫血改变。粪便镜检见大量红细胞,隐血试验强阳性,厌氧菌培养可分离出产气荚膜杆菌。

八、鉴别诊断

本病发病迅速、复杂多变、无特异性症状、体征及检查手段易与其他疾病混淆,漏诊和误诊高达50%,多数诊为痢疾、胃肠炎、肠梗阻,也有误诊为阑尾炎、过敏性紫癜、肝胆疾病,除以上疾病须鉴别外,还需与急性克罗恩病、绞窄性肠梗阻、肠套叠、急性胰腺炎、阿米巴肠病及肠息肉病等鉴别。

(一)中毒型细菌性痢疾

中毒性休克型应与中毒型细菌性痢疾区别,中毒型细菌性痢疾也有不洁饮食史,起病开始既出现高热、惊厥、意识不清、面色苍白、血压下降,数小时后出现黏液脓血便,脓多于血,常见假膜状物,并有明显里急后重感;疼痛以左下腹为主,常无明显腹肌紧张、压痛、反跳痛等腹膜刺激征;X线检查无小肠积气、液平面等肠梗阻征象;镜下排泄物可见大量中性粒细胞。而急性出血坏死性肠炎,腹痛可以在脐周、左上腹、右下腹。大便为果酱样或血水样,黏液较少,血多于脓,具有特殊的腥臭味,很少有里急后重;大便镜检以红细胞居多,白细胞较少;X线检查可见小肠积气、液平面等肠梗阻征象。

(二)克罗恩病

起病相对缓慢,多见于青壮年并有慢性腹痛病史,主要症状为腹痛、低热,偶尔也有腹泻,多无血便。急性发作时常有肠穿孔和肠梗阻表现,一般无休克与中毒症状,急性发作后呈慢性病程。症状时轻时重,愈后可再次发病,晚期患者有腹部包块,腹内外瘘管及肛门脓肿形成。血常规检查白细胞常增高,但无核左移。X线钡灌肠造影呈"鹅卵石"现象,镜检有非干酪样坏死物的肉芽肿形成,裂隙状深达黏膜下层的溃疡。而急性出血性肠炎起病急,腹痛、腹泻、便血明显,治疗后极少复发。

(三)急性胰腺炎

腹痛多位于上腹部,呈持续性,可伴腰背部条束带疼痛,屈曲躯体疼痛减轻,多无腹泻及血便,血、尿淀粉酶升高,腹腔若有渗出液,测其淀粉酶含量及胰腺CT检查即可确诊。急性出血坏死性肠炎有时血、尿淀粉酶也升高,腹腔穿刺液淀粉酶甚至超过500 Somogyi(单位)。但血便、腹泻、阵发性疼痛仍可助鉴别。

(四)绞窄性肠梗阻

肠梗阻型急性出血坏死性肠炎有时与绞窄性肠梗阻难以鉴别,同样都有腹痛、呕吐及排血便等表现；但绞窄性肠梗阻腹痛突出而剧烈，腹胀呕吐更严重，肛门无排气，血便出现较晚，且血便量及次数明显少于急性出血坏死性肠炎。钡灌肠发现结肠内无气体呈萎陷状，X线有特征性的肠袢扩张及阶梯状气液平面，可助鉴别。且绞窄性肠梗阻多有腹部手术史。急性出血坏死性肠炎早期出现肠梗阻是由于病变侵及肠壁肌层，引起节断性运动功能障碍而出现不完全性肠梗阻。后期因肠管僵硬、狭窄、粘连、坏死等原因而引起完全性肠梗阻，但此前常有腹泻、便血等临床症状。

（五）肠套叠

多见于男性儿童，成人多为继发，主要以肠梗阻及血便为主要表现，3/4 的患者腹部检查可触及腊肠样包块，全身无中毒症状，X线钡剂灌肠可见钡剂受阻有"杯口"状征象。

（六）过敏性紫癜

腹型过敏性紫癜以腹痛、便血起病，与本病相似；但无腹泻或发热，中毒症状不重，待皮肤出现紫癜后即确诊。

九、救治方法

（一）治疗原则

本病治疗以内科保守治疗为主，加强全身支持疗法、纠正水电解质失常、解除中毒症状、积极防治中毒性休克和其他并发症。必要时可给予手术治疗。

（二）非手术治疗

1. 一般处理。心电监护、严密监测病情、急性期应卧床休息和禁食、腹胀和呕吐严重者胃肠减压，直至呕吐停止、便血减少，腹痛减轻时方可进流质饮食，以后逐渐加量。但过早摄食可能导致疾病复发，严重者应在大便隐血试验阴性后再进食。进食流饮食有时也可诱发腹痛、再出血、穿孔或休克，过迟恢复进食又可能影响营养状况，延迟康复。因此，严重者禁食时间一定要 1 周左右。

2. 支持治疗。禁食期间应使患者得到足够营养支持，如 10% 葡萄糖、复方氨基酸、水解蛋白及维生素 B 族、维生素 C 及钙剂等。贫血或便血严重者输鲜血、血浆或羧甲淀粉。失水、失钠和失钾者较多见。可根据病情酌情制定输液总量和成分。儿童补液量 $80\sim100$ mL/(kg·d)，成人 $2\,000\sim3\,000$ mL/d，低血钾且尿量 $1\,000$ mL/d 以上者，补充氯化钾 $3\sim5$ g/d，少数严重低钾者（血钾<20 mmol/L），可补充氯化钾 $8\sim12$ g/d。有代谢性酸中毒者可酌情予 5% 碳酸氢钠纠正。重症及营养不良者，可予以全胃肠道外营养。

3. 抗休克。迅速补充有效循环血容量。除补充晶体溶液外，应适当输血浆、新鲜全血或人血白蛋白等胶体液，最好予以监测中心静脉压。当中心静脉压<5 mmHg 时，提示血容量不足，在血容量补足前提下血压仍不升者可酌情应用血管活性药物治疗，如多巴胺、多巴酚丁胺、山莨菪碱、东莨菪碱等。山莨菪碱可以松弛小肠平滑肌，缓解腹痛，又能解除肠系膜及肠壁血管痉挛，改善肠管血运；同时还能疏通微循环，逆转休克，但腹胀明显者应慎重。根据病情变化，每隔 $5\sim30$ min 静脉滴注东莨菪碱 $0.02\sim0.03$ mg/kg 或山莨菪碱 0.5 mg/kg，直至皮肤紫花纹消失、四肢转温、心率波动在正常范围，血压回升，再逐渐减量并延长给药时间。

4. 防止感染。由于本病与细菌感染有关，针对病原菌选择有效抗生素，控制肠道内感染可减轻临床症状，常用的抗生素有氨苄西林、氯霉素、庆大霉素、卡那霉素、第三代头孢菌素类和喹诺酮类，抗厌氧菌感染可用甲硝唑或替硝唑，一般选 2 种联合应用。疗程 1 周以上。

5. 糖皮质激素的应用。可减轻中毒症状，抑制变态反应，改善和提高机体应激能力，对纠正休克也有帮助，因此对于高热伴毒血症状明显者可以早期应用，休克者在积极抗感染前提下常规使用地塞米松或氢化可的松可改善病情。儿童用氢化可的松每 $4\sim8$ mg/(kg·d) 或地塞米松 $1\sim2.5$ mg/d；成人用氢化可的松 200～300 mg/d 或地塞米松 5～20 mg/d，均由静脉滴入。一般应用不超过 3～5 d，病情控制或休克纠正并稳定后停药。因糖皮质激素有加重出血和促发肠穿孔危险，故须慎用。

6. 对症疗法。腹痛者可予阿托品、罗通定，剧痛者可予哌替啶，顽固性腹痛者也可使用冬眠疗法或用 0.25% 普鲁卡因做一侧或双侧肾囊封闭；高热时可予物理降温或解热药；烦躁者可在纠正休克前提下给予吸氧、镇静药。出血者可以使用止血药如维生素 K_1 或输血，补充凝血因子和血小板。出现手足搐溺症立即给 10% 葡萄糖酸钙 10 mL 稀释后缓慢静脉滴注。

7. 抗毒血清。采用产气荚膜杆菌抗毒血清 42 000～85 000 U 静脉滴注，有较好疗效。但尚未在临床广泛使用。

8. 中医中药。本病在中医属肠风、肠毒、温病蓄血范畴，根据辨证施治原则，以清热、解毒、行气、止血为主。对热毒瘀滞型，常采用白头翁汤加味；对热毒结腑型，则以大黄、川丰、枳壳、地榆、槐花等为主。中西医结合治疗较单一疗法疗效好。

9. 其他治疗。

（1）胰蛋白酶：可以水解产气荚膜杆菌 β-毒素，减少吸收，减弱其致病作用。用法：0.6～0.9 g 口服，3 次/d；重者可以用针剂 1 000 U 肌内注射，1～2 次/d。

（2）色甘酸钠：本病与变态反应有关，有报道试用色甘酸钠治疗有较好疗效。用法：色甘酸钠 10～20 mg，4 次/d，疗程 1 周左右。

（3）驱虫治疗：对诊断肠蛔虫感染者，在出血停止、全身情况改善后予以驱虫治疗，可口服左旋咪唑 150 mg，2 次/d，疗程为 2 d。

（三）外科手术治疗

1. 下列情况可考虑手术治疗。①肠穿孔；②严重肠坏死，腹腔内有脓性或血性渗液；③反复大量肠出血，并发失血性休克；④经内科积极治疗无好转，肠梗阻、肠麻痹加重者；⑤诊断不明，不能排除其他急需手术治疗的急腹症。

2. 手术方法根据病情选择。①肠管内无坏死或穿孔者，可予普鲁卡因肠系膜封闭，以改善病变段的血循环；②病变严重而局限者可做肠段切除并一期吻合；③肠坏死或肠穿孔者，可做肠段切除、穿孔修补、腹腔引流或肠外置术。

（四）预后

轻中症病者经积极内科治疗一般经 5～10 d 可以康复，但有中毒性休克伴脑水肿和呼吸衰竭、肠穿孔、腹膜炎、急性肾功能衰竭等严重并发症者是导致本病病死率高的主要原因。非典型病例及重症无特殊临床特征者常易误诊、漏诊，得不到及时治疗也是导致死亡原因之一。死亡率高达 10%～40%。

十、诊疗探索

急性出血坏死性肠炎误诊漏诊率高的一个重要原因是缺乏特异性检查，虽然 X 线在协助诊断特异性不高，但 X 线的表现与急性出血坏死性肠炎的严重程度有关，早期多数可有不同程度的肠腔充气扩张、肠间隙轻度增宽。由于肠壁水肿黏膜炎性渗出而造成肠壁内缘模糊，随着病情进展可发现肠壁积气的影像表现，一般认为由肠腔内气体通过受损黏膜进入黏膜下或浆膜下所致，渗出增多肠间隙随之加宽。晚期多表现有固定而扩张的肠袢、门静脉积气、腹腔积液、气腹等。动态观察腹部肠袢 X 线变化往往对判断肠管的生机有所帮助。钡剂灌肠 X 线检查因在急性期会加重出血或引起穿孔，应列为禁忌。纤维肠镜检查可早期发现肠道炎症和出血情况。有学者认为胃肠炎时 B 超所见积气通常位于结肠内，而急性出血坏死性肠炎则以小肠为主并可见肠壁水肿，增厚呈"双边征"等典型改变，若结合 X 线能够提高诊断率，为急性出血坏死性肠炎的早期诊断提供了另一辅助手段。

有文献报道在禁食、维持水电解质平衡及纠正酸中毒、抗感染等综合治疗的基础上，加用云南白药 0.4～0.6 g，再以 0.9%氯化钠 15～20 mL 稀释注入肠内保留性灌肠，1 次/d，连用 2～3 d，取得较好的效果。其机制可能是云南白药对炎症过程中的递质释放、白细胞的游离抑制作用有关，从而减轻炎症细胞的浸润、组织的充血水肿和坏死，发挥治疗效果。

另有文献报道利用生大黄含蒽醌类苷药物，促使正常肠壁分泌增加，蠕动好转，从而清除肠道内容物；同时利用大黄含有鞣酸的收敛作用，能减轻局部病变的炎性渗出；另外，较高浓度的大黄液，具有一定的抗生素作用，能抑制致病菌的生长和繁殖。因此对于未并发肠穿孔、大出血的急性坏死性肠炎的治疗有效。但由于生大黄有极强的收敛作用，当患者排气排便后，须减量或停止使用，以防便秘的发生。对不排气排便或并发肠穿孔、大出血等无效。其他尚有利用中药黄连、黄芩、金银花、连翘、板蓝根、当归、白芍、三七等配伍达到解毒清热杀菌，健脾益阴补血，散瘀止血等功效来治疗 C 型产气荚膜杆菌及其外毒素，有显著作用。

根据现有资料，本病肠道内各种蛋白酶（特别是胰蛋白酶）水平降低与发病有明显关系。在解痉止痛时过多使用阿托品，可抑制腺体分泌消化液，抑制肠蠕动，加重肠麻痹及腹胀。有学者认为维生素 K 既有解痉作用，同时可供肝脏合成凝血酶的原料，有利于止血，故代替阿托品肌内注射，取得良好的效果。

十一、病因治疗

加强饮食卫生，避免摄取变质肉食与隔夜宿食，和饮食不当引起者纠正饮食习惯，如纠正低蛋白饮食或长期食用甘薯等含胰蛋白酶抑制因子食物；胰蛋白酶可以水解产气荚膜杆菌 β-毒素，减少吸收，减弱其致病作用并能清除坏死组织，故可用来治疗本病，胰蛋白酶片 0.6～0.9 g，3 次/d，重者可肌内注射 1 000 U，1 次/d；异地迁移或饮食习惯突然改变时可口服抗生素预防，患病时可选用头孢菌素类，氟喹诺酮类等治疗；对症状明显者采用产气荚膜杆菌抗毒血清 42 000～85 000 U 静脉滴注，有较好疗效。

十二、最新进展

过去几十年内通常认为产气荚膜杆菌产生的具有磷脂酶样作用的 α-毒素是导致急性出血坏死性肠炎的主要致病因子之一。但最近的研究认为并非如此，通过基因敲除突变技术实验认为关键的致病因子是 NetB，而不是通常认为的 α-毒素，它的氨基酸序列与之前发现的 α-毒素、β-毒素分别有 31%、38%的相似度。实验表明天然的 NetB 毒素及人工重组体均能导致鸡明显的坏死性小肠炎表现，而突变 NetB 则不能导致病变，这充分说明 NetB 毒素在鸡坏死性肠炎的致病作用，而减毒的 NetB 的突变体则成为制作疫苗制备的理想选材，只是目前只有 A 型产气荚膜杆菌中能分离出此毒素。但很多研究结果仍然显示 β-毒素是急性出血坏死性肠炎必不可少的致病因子。新近研究显示碳水化合物的分解代谢与产气荚膜杆菌的趋向性运动特性密切相关，在脑心浸液丙酮肉汤或在除去 2%葡萄糖的 TGYA 递质中培养的产气荚膜杆菌均能观察到滑移运动，但在含 2%葡萄糖的 TGYA 递质或脑心浸液丙酮肉汤中没有观察到此现象。这充分说明葡萄糖能抑制产气荚膜杆菌的滑移运动。实验发现其他快速分解的糖类也有此作用，如果糖、乳糖、蔗糖，只有浓度>2%的淀粉有此作用，而棉子糖不管浓度多少均无此作用。研究进一步发现葡萄糖的阻遏效应是通过抑制基因 pilT 和 pilD 的表达起作用的，它们的表达产物是产气荚膜杆菌滑移运动的必要因素，但分解产物控制蛋白 A 发挥关键的调节作用，因为在分解产物控制蛋白 A 基因敲除的葡萄糖培养液中滑移运动并不能抑制，一旦引入含分解产物控制蛋白 A 基因的质粒抑制又被恢复。此外葡萄糖还能抑制芽孢的生长及毒素的释放，此发现为产气荚膜杆菌的预防与治疗提供了新的思路。产气荚膜杆菌的分离培养须做厌氧菌培养，粪便培养需时较长，一般要 7～10 d，不能及时为临床提供细菌学诊断根据。有文献报道，使用间接免疫荧光法和免疫酶标组织化学法可快速诊断产气荚膜杆菌感染，但不能分型；还有文献报道多重聚合酶链式反应反应体系能够得到产气荚膜杆菌的特异序列，同时能够鉴定分型 3 种对人致病的毒素序列，为进一步开展基因早期诊断打下基础。利用聚合酶链式反应技术从 C 型产气荚膜杆菌基因组 DNA 中，扩增出约 0.7 kD 的基因，将其克隆至 pGEM-T 载体上，聚合酶链式反应定点突变技术进行 234 位半胱氨酸-苷氨酸的定点突变。结果显示其突变基因 699 位核苷酸由 T 突变为 G，说明已成功克隆了 β-毒素基因，并准确实施了预期定点突变。为研究毒素基因结构与功能的关系，进一步开展 C 型产气荚膜杆菌 β-毒素的分子生物学研究及研制预防坏死性肠炎的基因工程疫苗奠定了基础。

林佩仪　罗凤奇　韩继媛　张在其

第三节　急性感染性腹泻

一、基本概念

腹泻是指排便次数 >3 次/d，便质稀薄、水样，每天排便量超过 200 g，或虽少于 200 g，但排便次数多于 3 次，可伴有肛门周围不适，里急后重或大便失禁。急性腹泻发病急剧，但病程多呈自限性，常 1～2 d 自愈，病程在 2 周以内，重症者除腹泻外还可伴有发热、重度脱水及明显中毒症状或严重并发症等。慢性腹泻病程在 2～4 周。腹泻物的性状可有水样便、血便、脓液便、洗米水样便、洗肉水样便等。

急性感染性腹泻为全球第 2 位常见死亡原因，儿童死亡的首位病因。据世界卫生组织统计，除中国外，全世界每年有 10 亿人患腹泻，其中 5 亿人发生在发展中国家，导致每年 500 万小儿死亡。在发达国家，成人腹泻症的发病率为每人每年 0.5～2 次。在发展中国家或贫困国家，成人腹泻症的发病率远远超出该数值。国家卫生健康委员会防疫司曾组织全国 20 个省、市入户调查，经分析，我国腹泻病年发病率约为 0.7 次/人，5 岁以下小儿的年发病率为 1.9 次/人；对 21 个省、市调查估计，我国每年有 8.36 亿人次患腹泻，其中 5 岁以下小儿有 3 亿人次。儿童、老人、集体就餐者、旅游者和获得性免疫缺陷综合征患者及免疫抑制者是感染性腹泻的易感人群。一年四季均可发病，一般夏秋季多发。发病前多有不洁饮食、水和（或）与腹泻患者、腹泻动物、带菌动物接触史，或有去不发达地区旅游史，如为食物源性则常为集体发病及有共进可疑食物史。某些沙门菌（如鼠伤寒沙门氏菌等）、肠致病性大肠埃希菌、A 组轮状病毒和柯萨奇病毒等感染则可在医院产房、婴儿室、儿科病房及托幼机构引起暴发流行。而霍乱弧菌曾引起 8 次暴发流行，遍布五大洲。虽然霍乱在美洲和非洲及欧洲大部分地区消失，但在其他地区仍有散发病例甚至暴发流行，如 1991 年的秘鲁、1992 年的印度马德拉斯。1992 年发现了一种新的霍乱弧菌，分类为 O139 血清群，临床症状与其他霍乱弧菌有所不同。还有一些新的病原菌不断出现，而且临床表现比较严重，如肠出血性大肠埃希菌 O157：H7 感染。

二、常见病因

目前已知引起腹泻的病原体有数十种之多，虽然不同自然环境和生产、生活方式，不同的国家、地区，同一国家不同时期都各有差异，但总体上感染率最高的是病毒，寒冷季节婴幼儿腹泻 80% 有病毒感染所致。据世界卫生组织报道，5 岁以下儿童腹泻年发病率为 13 亿次，因腹泻死亡 320 万例。轮状病毒、腺病毒、诺如病毒及星状病毒等 4 种肠道病毒是引起婴幼儿非细菌性急性腹泻的主要病因，其中以轮状病毒最常见，全球每年约有 1.4 亿人发生轮状病毒腹泻，并导致每年约有 87 万儿童死亡，导致成人急性腹泻的病毒主要是诺如病毒和 B 组轮状病毒。细菌性腹泻病原体以大肠埃希菌、沙门菌与志贺菌为主，其余还有霍乱弧菌、副溶血性弧菌、空肠弯曲菌、蜡样芽孢杆菌、产气荚膜杆菌、小肠结肠炎耶尔森菌等。其中肠致泻性大肠杆菌目前共发现 5 种：

1. 致病性大肠杆菌，引起婴幼儿水样或蛋花汤样便，在热带国家中严重者可致死。

2. 产毒性大肠杆菌是 5 岁以下儿童及旅游者腹泻的重要病原菌，引起患者霍乱样水样便。

3. 侵袭性大肠杆菌，在表型和致病性方面与致贺菌密切相关，主要侵犯儿童和成人，患者发生脓血便及里急后重等细菌性痢疾样便。

4. 出血性大肠杆菌，为出血性肠炎和溶血性尿毒综合征的病原体，患者早期为水样便，后为血便。

5. 黏附大肠杆菌，该菌与小儿持续性腹泻有关。

寄生虫以蓝氏贾第鞭毛虫、溶组织内阿米巴、隐孢子虫、环孢子虫、血吸虫等。

三、发病机制

病原微生物多是经手-口传播，随污染的食物或饮水进入消化道，也可通过污染的日常生活用具、小儿玩具或带菌者传播，进入体内的微生物能否引起感染取决于患者防御功能强弱，感染病原的多少，毒力大小。

胃肠道的防御机制有唾液中的糖蛋白和免疫球蛋白、胃液中的胃酸、肠上皮细胞分泌的黏附因子、三叶肽及分泌型 IgA，都有抑菌或杀菌作用，保证了机体在正常情况下少量病原体进入体内而不引起感染，但一旦防御机制减弱或遭受破坏或病原体数量、毒力强便会引起感染。

（一）细菌肠毒素的作用

近年来，发现肠道上皮细胞表面刷状缘的特殊受体上有许多感染性腹泻病的致病菌相黏附，使细菌在上皮细胞外繁殖，释放出毒素作用于上皮细胞而致腹泻。根据肠毒素的作用机制，可分为两种。①不耐热肠毒素：由部分产毒性大肠杆菌、沙门氏菌属及亲水气单孢菌产生者为不耐热肠毒素，经 $60℃10 \, min$ 处理即可破坏，其分子量大，主要与小肠上皮细胞膜上的受体结合后激活肠上皮细胞内的腺苷酸环化酶系统，致使细胞内三磷酸腺苷转变为环磷酸腺苷增加，聚积在小肠黏膜上皮细胞内抑制小肠绒毛上皮细胞吸收 Na^+、Cl^- 和水，并促进肠腺分泌 Cl^-，致使隐窝细胞对水、氯和碳酸氢盐分泌增强，还可通过神经反射增加小肠细胞释放 5-羟色胺而增加肠液分泌而引起腹泻，典型的不耐热肠毒素致分泌型腹泻是霍乱肠毒素。②耐热肠毒素：由另外一部分产毒性大肠杆菌产生，该毒素以 $100℃30 \, min$ 处理仍保留毒性，其分子量小，耐热肠毒素与小肠上皮细胞受体结合，激活鸟苷环化酶系统，使该酶活性增强，使三磷酸鸟苷向环磷酸鸟苷的转变增强，从而使环磷酸鸟苷含量不断增加，导致小肠黏膜上皮细胞水与电解质分泌增加，对 Na^+ 和水吸收减少，并促进肠腺分泌 Cl^- 从而引起小肠液增加，超过结肠的吸收限度而发生腹泻。有些产毒性大肠杆菌同时产生不耐热肠毒素及耐热肠毒素，产生两种肠毒素的产毒性大肠杆菌菌株相比于只能产生一种肠毒素的菌株毒力大，导致的腹泻病情重，病程也较长。产生一种还是两种肠毒素主要与它们所携带的质粒密切相关。

细胞毒性肠毒素：可使肠上皮细胞变性、坏死，产生溃疡和脓血便。

（二）病原体侵袭肠黏膜

侵袭性大肠杆菌、空肠弯曲菌、鼠伤寒沙门氏菌引起炎性病变，水肿、炎性细胞浸润、溃疡，破坏肠黏膜的完整性造成大量体液渗出引起腹泻；侵袭性大肠杆菌主要病变累及结肠，空肠弯曲菌肠炎主要病变在空肠和回肠；鼠伤寒沙门氏菌病变主要在回肠和结肠，此时炎症渗出虽然占重要地位，但因肠壁组织炎症及其他改变而导致肠分泌增加、吸收不良和运动加速等病理生理过程，在腹泻中也发挥很大作用，某些菌株还可同时产生肠毒素。因此，临床可见细菌性痢疾样大便，也可发生水样泻。

（三）病毒性肠炎

各种病毒侵入肠道后，在小肠绒毛顶端的柱状细胞内复制，使绒毛上皮细胞空泡样变性和坏死，造成绒毛肿胀、排列紊乱、萎缩、变短、脱落致使小肠上皮遗留不规则的裸露病变。对实验动物和患者十二指肠、空肠活检的病理检查可见小肠近端，以十二指肠和空肠最严重，且可波及局部淋巴结。轮状病毒肠炎病理集中于小肠绒毛，电镜下观察到有空泡的内质网间隙及病毒颗粒。感染后病变小肠广泛瘀血，绒毛肿胀，固有层嗜酸细胞浸润，继而许多绒毛变短、肿胀，伴有炎症细胞浸润、绒毛上皮呈锯齿形改变，部分绒毛上皮细胞消失或萎缩平坦。由于小肠上皮细胞受到破坏脱落致上皮不完整或部分上皮可有来自下层的立方形隐窝细胞上移代替脱落的绒毛上皮，一方面，减弱了小肠对水、电解质和营养物质的吸收；另一方面，上移的隐窝细胞只有分泌功能而无吸收功能也导致了肠液的增加。另外绒毛上皮的破坏使麦芽糖酶、蔗糖酶、碱性磷酸酶活性降低，含量减少，影响葡萄糖的运送和降低了葡萄糖促进钠、水吸收的功能，不能使乳糖转化为单糖，使乳糖在肠道内聚集并形成高渗性环境，从而使分泌增加，导致渗透性腹泻。

（四）寄生虫

寄生虫群机械性损害肠黏膜，竞争营养、滋养体，通过吸盘吸附于肠黏膜上造成的刺激与损伤，在不同程度上可使肠功能失常。

四、临床表现

（一）轮状病毒

多发生在6～24个月婴幼儿，成人腹泻轮状病毒对人群普遍易感，但主要在青壮年中造成流行。潜伏期1～3 d，起病急，多无发热或仅有低热，以腹泻、腹痛、腹胀为主要症状。腹泻3～10次/d不等，为黄水样或米汤样便，无脓血。部分病例伴恶心、呕吐等症状。多呈自限性，病程3～6 d，偶可长达10 d以上。呕吐、腹泻严重者出现脱水、酸中毒和电解质紊乱，可并发病毒性脑炎、病毒性心肌炎、无热惊厥、癫痫发作等引起死亡。有证据表明轮状病毒可引起重症监护婴幼儿室坏死性肠炎的暴发流行。

（二）霍乱弧菌

潜伏期为1～3 d，短者数小时，长者5～6 d。大多数感染者没有临床症状或者仅有腹泻，呕吐次数少，皮肤和口舌干燥，眼窝稍陷，意识无改变等轻症表现者与其他感染性腹泻不易鉴别。典型患者多急骤起病，严重的水样腹泻、呕吐和脱水为特征，腹泻每天10余次至数十次，甚至大便从肛门直流而出，难以计数。大便初为黄色稀便，迅速变为"米泔水"样或无色透明水样便，少数重症患者可有洗肉水样便。呕吐一般为喷射性、连续性，呕吐物初为胃内食物残渣，继之呈"米泔水"样或清水样。一般无发热或低热，共持续数小时或1～2 d进入脱水期。由于剧烈吐泻致大量体液丢失、每小时可达500 mL，甚至1 L，患者迅速呈现脱水和周围循环衰竭的表现。重度脱水则出现"霍乱面容"、眼窝凹陷、两颊深凹、口唇干燥、皮肤皱缩湿冷、弹性消失、舟状腹、脉搏细速或不能触及、血压下降、心音低弱、呼吸浅促、尿量减少或无尿、血清尿素氮升高、极度烦躁或意识淡漠甚至不清等休克表现。当大量丢失钠、钾盐等致电解质紊乱时，可引起肌肉痛性痉挛，以腓肠肌、腹直肌最为突出；还有肌张力减低、反射消失、腹胀鼓肠、心律不齐等表现。脱水严重者有效循环血量不足，出现肾功能衰竭、明显尿毒症和酸中毒，表现为呼吸急促、Kussmaul呼吸，危重者可出现肺水肿。病情进展未有效抢救者可几天内死亡。未经治疗者死亡率高达50%～75%。

（三）中毒型细菌性痢疾

典型细菌性痢疾起病急，畏寒、发热，体温可达39℃以上，同时或数小时后出现腹痛及腹泻，腹泻每天十余次至数十次。大便初呈水样，以后排出脓血便，量少、黏稠、鲜红色或粉红色，伴有里急后重。中毒型细菌性痢疾以2～7岁儿童较为多见，成人也可偶发，潜伏期1～2 d，起病急，发展快，突发寒战、高热（达 40℃以上），精神极度萎靡，嗜睡、惊厥、昏迷，也可有面色青灰、四肢厥冷发绀、脉搏细速、血压下降等休克症状；部分患者可出现突然呼吸加深加快，烦躁，发绀，严重者呼吸停止；严重时可有毒血症和中毒性脑炎症状为主的表现（瞳孔大小不对称、呼吸不规则、循环和呼吸衰竭等）。根据临床上主要特点，可区分为 4 型：

1. 休克型。此型以成人尤其老年人多见，主要表现为面色苍白、四肢发凉、口唇发绀、皮肤花斑、尿量少或无尿、脉搏细速、血压下降或测不到、精神极度萎靡、嗜睡等休克表现。

2. 脑水肿型。早期表现为头痛，呕吐，嗜睡，面色苍白，反复或持续惊厥、意识昏迷，瞳孔不等大，对光反射迟钝或消失，呼吸深浅不一、节律不整、甚至呼吸停止。

3. 肺型。此型少见，常在脑型或休克型基础上出现进行性呼吸困难、呼吸频率过快、发绀、氧分压降低等呼吸衰竭表现。

4. 混合型。同时存有上述 2 型或以上表现。

(四) 空肠弯曲菌

腹痛腹泻为最主要症状。病变累及空肠，有时右下腹痉挛性绞痛，似急腹症，但罕见反跳痛。腹泻占 91.9%，一般初为水样稀便，继而呈黏液或脓血黏液便，可有里急后重。重者可达 20 余次，伴反复恶心、呕吐、嗳气、腹胀、食欲减退、持续高热明显血便或下消化道大出血，部分患者呈中毒性巨结肠炎或伪膜性结肠炎的表现。重者及免疫功能低下者肠道内细菌迁移也可引起肠道外感染，经血行感染，发生脓毒症、血栓性静脉炎、心内膜炎、心包炎、肺炎、脑膜脑炎、脑脓肿、脑血管意外、蛛网膜下腔出血、脑脊液呈化脓性等改变，致下肢水肿、坏死，心律失常、心音低钝、呼吸困难、意识障碍等以致死亡。近年来发现空肠弯曲菌感染后可发生格林巴利综合征，严重者可出现饮水呛咳、咽喉麻痹及呼吸肌麻痹等，该病病死率约为 5%，约 15% 的病例致残。

(五) 大肠埃希菌

大肠杆菌感染严重者，可在 2 h 内出现呕吐、腹泻，每天达数十次以上，为黄绿水样便或米汤样便，有腥臭味。除严重胃肠道症状外有体温不规则升高，呈中高热，可达 40℃以上，脱水严重可致水电解质紊乱、酸碱失衡、肾功能损害、休克表现等。出血性大肠杆菌感染后可发生溶血性尿毒综合征或血栓性血小板减少性紫癜，主要表现为发热、微血管病性急性溶血性贫血、血小板减少性出血（严重者有颅内出血）、紫癜，急性肾功能损害，重症者伴有心动过速、心律失常、高血压、充血性心力衰竭等心血管系统并发症，心电图可出现心肌劳损及左心室增大等表现；还可伴有易激怒、昏睡或昏迷，全身或局部抽搐、偏瘫、失语，去大脑强直等神经系统损害。

(六) 沙门菌

临床表现轻重不一，主要分胃肠炎、脓毒症、伤寒型 3 型。除腹泻、呕吐胃肠道症状较轻型加重外，严重者起病多急骤，寒战、高热等脓毒症中毒症状明显，热型呈弛张热或不规则发热，伤寒型多呈稽留热型，可伴有惊厥甚至意识障碍，并可有黄疸、肝脾肿大及皮肤出血点，呕吐腹泻严重时可伴脱水、酸中毒、电解质紊乱、全身衰竭、意识障碍表现。如伴有肠道外化脓性病变如化脓性脑膜炎、化脓性骨髓炎或关节炎、支气管肺炎、脓胸、肾盂肾炎、心包炎和软组织脓肿等并发症多预后较差，病死率高，存活者后遗症多。

(七) 产气荚膜杆菌

严重者其主要临床表现为剧烈腹痛、腹泻、呕吐、大量便血、发热和腹胀，可有休克、肠麻痹等中毒症状和肠穿孔、肠梗阻、腹膜炎等并发症，病死率高达 40%。

(八) 阿米巴肠病

阿米巴肠病多起病缓慢，可有发热、腹痛、腹泻、里急后重，有脓血便或典型的果酱样大便，重者并发中毒性巨结肠，肠管胀气，腹部膨隆；增生性病变可引起急性肠套叠、肠梗阻；急性爆发型阿米巴肠病多发生于体弱、营养不良、妊娠妇女和免疫抑制治疗者，起病急骤、高热、寒战、谵妄、显著腹痛、里急后重感明显，频繁呕吐，腹泻 $20 \sim 30$ 次/d，甚至大便失禁，大便呈血水样、肉汁样，同时大块肠黏膜脱落伴恶臭味。腹部压痛感明显。75%患者可以发生单一或多发结肠穿孔，易并发出血，如处理不及时，$5 \sim 10$ d 可因毒血症、水电解质紊乱及脱水而死亡。

五、辅助检查

（一）血常规检查

病毒感染者白细胞多数正常或轻度升高，以淋巴细胞升高为主，细菌感染者白细胞计数和中性粒细胞大多增高，血便严重者可有中至重度贫血。

（二）粪便常规检查

粪便可为稀便、水样便、黏液便、血便或脓血便。镜检可有多量红细胞、白细胞，也可有少量细胞或无细胞。

（三）粪便病原学检查

1. 病毒检测方法。电镜检查（包括直接法、免疫法、超薄切片法）、病毒 ELISA（间接法、双抗夹心法、双夹心法、竞争法）、补体结合试验、对流免疫电泳技术、放射免疫试验、空斑测定试验、细胞培养法、免疫荧光检查法、核酸探针术等。

2. 细菌及其他致泻性微生物。可通过直接镜检及染色后镜检、分离培养、血清学检查（凝集反应、沉淀反应、补体结合反应）检测。

（四）X 线检查

可见肠管扩张充气，伴有穿孔、梗阻者可见阶梯状液平面或膈下游离气体、肠套叠者钡剂灌肠可见杯口状表现。

（五）血清抗原、抗体检查

病毒感染者急性期、恢复期双份血清特异性抗体检查对比可增高 4 倍以上，用酶联免疫吸附法和核酸探针术可检测到病毒颗粒和抗原。

（六）生化检查

血钠、钾、氯及二氧化碳结合力都偏低，动脉血气分析呈代谢性酸中毒，呕吐严重者可有代谢性碱中毒，肝肾功能损害及心肌酶谱升高。

（七）其他检查

结肠镜检查可见肠黏膜充血、水肿、点状或片状出血、溃疡形成等不同表现；空肠弯曲菌、沙门菌等感染并发脓毒症时血培养可检测到病原体，空肠弯曲菌、沙门菌并发脑炎时脑脊液检查可见白细胞、中性粒细胞升高，涂片或培养可发现致病菌；在并发心肌炎时心电图可发现心律失常、心肌缺血改变。出血性大肠杆菌感染后可发生溶血性尿毒综合征或血栓性血小板减少性紫癜，可有蛋白尿、镜下血尿和管型尿、溶血性贫血、血小板减少等。腹膜炎者腹腔穿刺液检查和病原体培养可发现渗出性改变和相关病原体。

六、诊断思路

详细追问患者有无不洁饮食、水和（或）与腹泻患者、腹泻动物、带菌动物接触史，或有去不发达地区旅游史。如食物源性腹泻则常为集体发病及有共进可疑食物史。如肉毒中毒常由食用变质的罐头食物、腊肠、腊肉、家制臭豆腐及豆瓣酱等致病；副溶血性弧菌常见于鱼、虾、蟹、贝类和海藻等海产品；沙门菌在咸肉、鸡和鸭蛋及蛋粉中可存活很久；葡萄球菌中毒主要由食用污染的乳制品、蛋及蛋制品、各类熟肉制品引起，而变形杆菌食物中毒常由隔夜剩饭菜及变质的肉类、鱼类致病。

询问粪便性状，若为水样、蛋花样无臭粪便多为病毒性感染所致；黏液便、血便或脓血便伴奇臭多为细菌感染；先泻后吐，"米泔水"样或无色透明水样便则为典型霍乱弧菌所致；粪便镜检见多量脂肪滴伴腐臭味者则为消化不良功能性腹泻。疑为感染性腹泻者应视腹泻、呕吐、便血量多少、脱水程度及有无神经系统症状判断病情轻重。当呕吐腹泻频繁出现面色苍白、四肢发凉、口唇发绀、皮肤花斑、尿量少或无尿、脉搏细速或不及、血压下降或测不到、精神极度萎靡、嗜睡应想到血容量不足；当阵发性腹痛加剧或转为持续性腹痛伴腹部压痛反跳痛时应考虑并发腹膜炎、肠穿孔；腹胀明显、呕吐更甚而腹泻反而有所减轻伴胃肠型时应注意到肠梗阻可能；头痛明显、烦躁、精神萎靡、嗜睡、惊厥、昏迷等中枢神经系统症状时则考虑到并发脑炎或脑膜脑炎出现脑水肿或出血可能，应行头颅 CT 或脑脊液检查。大量便血者应与肿瘤、血液病、溃疡穿孔或肝病致出血相鉴别，本病出血常伴黏液粪便，粪质与血相互混合并多伴发热、而溃疡穿孔，肝病出血者多有溃疡、肝病病史；血液病出血者多有他处出血表现；肿瘤者在近期进行性体重减轻；营养不良的老年人多见。还可根据并发症辅助判别病原体。如伴有 Riter 综合征则多为志贺菌、空肠弯曲菌所致；并发格林巴利综合征可见于空肠弯曲菌；出血性大肠杆菌感染后可发生溶血性尿毒综合征或血栓性血小板减少性紫癜，也可见于志贺菌感染。

七、感染性腹泻病的诊断

感染性腹泻病的诊断包括临床诊断和病原学诊断，后者不仅为合理治疗提供依据，还为流行病学调查及预防和控制腹泻病的传播和流行提供线索。多数急性腹泻病患者病程较短，且医院就诊率较低。据调查，在我国急性腹泻病的就诊率仅为 30%～40%。

(一) 流行病学史

感染性腹泻病的季节特征和地区特征比较明显，夏季多见细菌性感染，秋季多见诸如病毒和轮状病毒性腹泻，冬春季节也多见各种病毒性腹泻。养老机构、集体单位或局部地区腹泻病流行或暴发流行，应首先考虑急性感染性腹泻。近期旅行史是诊断感染性腹泻的重要线索，尤其是从卫生条件较好的发达地区前往欠发达地区旅行。动物宿主、患者及带菌者的粪便污染食品和水，是感染性腹泻病原体的主要传染源。弧菌、气单胞菌和邻单胞菌主要存在于水环境中；弧菌耐盐主要通过海产品传播；气单胞菌和邻单胞菌主要通过淡水产品传播；诸如病毒也可以通过海产品传播。

(二) 临床表现

不同病原体感染或不同个体感染后的预后差异甚大，轻者为自限性过程，重者可因严重脱水、中毒和休克等致死。

1. 腹泻。病毒性腹泻一开始表现为黏液便，继之为水样便，一般无脓血，次数较多，量较大。细菌性痢疾多表现为黏液脓血便。如果细菌侵犯直肠，可出现里急后重的症状。某些急性细菌性腹泻病可有特征性的腹泻症状，如副溶血性弧菌感染表现为洗肉水样便，霍乱可以先出现米泔水样便，后为水样便。细菌毒素所致腹泻病多为水样便，一般无脓血，次数较多。极少数出血性大肠杆菌感染患者表现为血便而无腹泻的表现。

2. 腹痛。根据感染肠道部位和病原体的不同，腹痛的部位和轻重有所不同。病毒性腹泻者，病毒多侵犯小肠，故多有中上腹痛或脐周痛严重者，表现为剧烈的绞痛，局部可有压痛，但无反跳痛；侵犯结直肠者，多有左下腹痛和里急后重；侵犯至结肠浆膜层者，可有局部肌紧张和反跳痛，并发肠穿孔者，表现为急腹症。

3. 全身症状。病毒血症和细菌毒素可干扰体温调节中枢，因此腹泻伴发热很常见；中毒型细菌性痢疾患者可能仅有高热而无腹泻。乏力、倦怠等表现可以与发热同时出现，也可以与发热无关，系全身中毒症状的一部分。

4. 脱水、电解质紊乱和酸碱失衡。成人急性感染性腹泻一般无严重的脱水症状。一旦出现严重脱水表现，多提示病情严重，或有基础疾病，或未及时就诊、未及时有效补液。较长时间高热又未得到液体的及时补充，也可导致或加重水电解质紊乱。脱水分型如下：①无脱水。意识正常、无眼球凹陷、皮肤弹性好、无口干。②轻度脱水。脉搏加快、烦躁、眼球凹陷、皮肤弹性差、口干。③严重脱水。血压下降或休克、嗜睡或倦怠、眼球凹陷、皮肤皱褶试验 2 s 不恢复、少尿或无尿。感染性腹泻从肠道失去的液体多为等渗液体；如果伴有剧烈呕吐，则可出现低氯性碱中毒、低钾性碱中毒；严重脱水、休克未得到及时纠正可引起代谢性酸中毒。

（三）辅助检查

1. 粪便常规检测。简便易行，临床实用价值大。肉眼观腹泻物性状，如是否为水样便，是否有脓血和黏液便等，即可大致判断腹泻的病因；光学显微镜高倍视野下见多个红细胞和大量脓细胞，或白细胞≥15/高倍视野者，有助于确定急性细菌性腹泻。粪便光学显微镜检查可发现虫卵、滋养体、包囊和卵囊，是确诊肠阿米巴病、贾第虫感染和隐孢子虫病的重要方法。

2. 乳铁蛋白和钙卫蛋白检测。乳铁蛋白是中性粒细胞颗粒中具有杀菌活性的单体糖蛋白，其在粪便中含量升高，提示结肠炎性反应。钙卫蛋白是中性粒细胞和巨噬细胞中的一种含钙蛋白，因此粪便钙卫蛋白含量与粪便中白细胞数呈正比，也是结肠炎性反应的重要指标。研究显示，乳铁蛋白和钙卫蛋白用于诊断感染性肠道炎，其敏感性和特异性均优于隐血试验。该两项试验可用于肠道炎性病变与功能性肠病的鉴别诊断，但不能区分感染性腹泻病与炎性肠病。

3. 粪便细菌培养。应根据流行病学、临床表现、腹泻物性状、病情轻重和粪便常规检查结果，初步判断后再决定是否做细菌培养。对疑似霍乱的患者，必须采集腹泻标本检测霍乱弧菌；对发热和（或）脓血便的患者，应采集腹泻标本分离病原体并做药物敏感试验，有助于经验治疗后调整治疗方案。粪便细菌分离培养结果的数据分析和积累在腹泻病流行病学和病原学监测方面有重要意义。

4. 分子生物学诊断技术的应用。基于聚合酶链式反应的基因诊断技术，具有快速、特异和敏感的特点。粪便提取物检测轮状病毒和诺如病毒特异性基因，不仅有助于诊断，也是病毒性腹泻病分子流行病学调查的主要手段。该技术还可用于致泻病原体特异性毒力基因检测。

八、鉴别诊断

（一）肠道易激综合征

各项检查无异常，肠镜检查也缺少可以解释患者症状的异常发现。临床表现为稀便、水样便或黏液便，无血便或脓血便。腹泻在白天多见，夜间缓解，与精神紧张和情绪变化有关，也可能与摄入某种特定食物有关，语言暗示可以诱发或缓解。其发病率超过 10%，在我国的漏诊或误诊率较高，常被误诊为感染性肠炎而误用或滥用抗菌药物。

（二）炎性肠病

病因未明，可能为免疫异常或与病毒感染有关，表现为慢性病程，但可以急性发作，发作可能与饮食成分或情绪有关。腹泻表现为黏液血便或脓血便，脱水不明显。可有胃肠道外表现，也可有发热等全身症状。肠镜检查有特征性的表浅溃疡。该病初次发作很容易与细菌感染性腹泻病（如细菌性痢疾）混淆，尤其是在炎性肠病合并细菌感染时。

（三）流行性乙型脑炎

中毒型细菌性痢疾常以消化道症状起病，流行性乙型脑炎以头痛为首发症状；前者粪便检查可发现志贺菌，后者无；后者脑脊液检查蛋白及白细胞增多，补体结合试验阳性，而前者无。

（四）甲状腺功能亢进危象

也有高热、恶心、呕吐、腹泻、烦躁不安、谵妄、嗜睡、昏迷、心率加快，达 140 次/min 以上，可伴有期前收缩、心房颤动，以至心力衰竭、肺水肿等表现，易与重症感染性腹泻相混淆。但甲状腺功能亢进史及有严重感染、精神刺激、妊娠、手术、放射性碘治疗等诱因可资鉴别。

（五）过敏性紫癜

出血性大肠杆菌感染后可发生溶血性尿毒综合征或血栓性血小板减少性紫癜，其与过敏性紫癜两者都可有腹痛、便血、皮肤紫癜、肾功能损害，但血常规、粪便病原体检查及毛细血管试验有助于鉴别。

（六）其他

药物不良反应（胃肠道反应）、憩室炎、缺血性肠炎、消化不良、肠道肿瘤等可表现为急性腹泻，通过询问病史用药史、病程、腹泻特征、肠道检查等加以鉴别。

九、救治方法

腹泻病的治疗原则：早诊断、早治疗、早隔离、及时纠正脱水、电解质紊乱、合理用药、预防、治疗并发症。

（一）采样做病原学和（或）血清学检查

尽快查明传染来源，采取隔离患者相应措施，切断传播途径，阻断疫情发展。

（二）一般治疗

绝大多数未发生脱水的腹泻病患者可通过多饮含钾、钠等电解质且有一定含糖量的运动饮料及进食苏打饼干、肉汤等补充丢失的水分、电解质和能量。急性感染性腹泻患者一般不需要禁食，如有较严重呕吐的患者则需要禁食，口服补液疗法或静脉补液开始后 4 h 内应恢复进食，少吃多餐（建议6 餐/d），进食少油腻、易消化、富含微量元素和维生素的食物（谷类、肉类水果和蔬菜），尽可能增加热量摄入。避免进食罐装果汁等高渗性液体，以防腹泻加重。

（三）纠正水电解质紊乱

本病失水、失钠和失钾者较多见。可根据病情酌情增加输液总量和成分。补液应早期、快速、足量、先盐后糖、先快后慢、适当补充电解质。轻度脱水患者及无临床脱水证据的腹泻患者也可正常饮水，同时适当予以口服补液治疗。水样泻及已发生临床脱水的患者应积极补液治疗，尤其在霍乱流行地区。口服补液盐应间断、少量、多次，不宜短时间内大量饮用，口服剂量应是累计丢失量加上继续丢失量之和的 1.5～2 倍。世界卫生组织推荐的标准口服补液盐配方：氯化钠 3.5 g、柠檬酸钠 2.9 g或碳酸氢钠 2.5 g、氯化钾 1.5 g、蔗糖 40 g 或葡萄糖 20 g，加水至 1 L。口服补液盐中含 Na^+ 90 mmol/L、K^+ 20 mmol/L、Cl^- 80 mmol/L、HCO_3^- 30 mmol/L、无水葡萄糖 111 mmol/L，电解质渗透压为220 mmol/L，总渗透压为 311 mmol/L。近年来世界卫生组织推荐一种更加有效的低渗透压口服补液盐，在安全性方面，低渗口服补液盐比标准口服补液盐更好。成人急性感染性腹泻患者，应尽可能鼓励其接受 ORT，但有下述情况应采取静脉补液治疗：

1. 频繁呕吐，不能进食或饮水者。
2. 高热等全身症状严重，尤其是伴意识障碍者。
3. 严重脱水，循环衰竭伴严重电解质紊乱和酸碱失衡者。
4. 其他不适于口服补液治疗的情况。静脉补液量、液体成分和补液时间应根据患者病情决定。脱水引起休克者的补液应遵循"先快后慢、先盐后糖、先晶体后胶体、见尿补钾"的原则。儿童补液量约 150～180 mL/(kg·d)，成人 4 000～12 000 mL/d 或 10～15 mL/min；一旦患儿能饮水，应尽量改口服补液疗法，代谢性酸中毒者可酌情按 3～5 mL/kg 使用 5％碳酸氢钠静脉滴注。出现手搐搦症立即给 10％葡萄糖酸钙 10 mL 稀释后缓慢静脉滴注，出现低镁血症时采用 25％硫酸镁，0.2 mL/kg，1 次/d，深部肌内注射，必要时一天可给 2 次。

（四）止泻治疗

1. 肠黏膜保护剂和吸附剂。蒙脱石、果胶和活性炭等有吸附肠道毒素和保护肠黏膜的作用。蒙脱石对消化道内的病毒、细菌及其毒素有固定和抑制作用，对消化道黏膜有覆盖能力，并通过与黏液糖蛋白相互结合，提高肠黏膜屏障对致损伤因子的防御能力，促进肠黏膜修复，可以减轻急性感染性腹泻的症状，并缩短病程。用法为 3 g/次，3 次/d 口服。

2. 益生菌。肠道微生态失衡可能是成人急性感染性腹泻的诱发因素，也可以是后果。近年来已有较多证据表明，由肠道益生菌组成的特殊活性微生物制剂，不仅对人体健康有益，还可以用于治疗腹泻病。免疫功能缺陷及短肠综合征为禁忌证。益生菌的活菌制剂，应尽可能避免与抗菌药物同时使用。

3. 抑制肠道分泌。①次水杨酸铋。其为抑制肠道分泌的药物，能减轻腹泻患者的腹泻、恶心腹痛等症状。②脑啡肽酶抑制剂。脑啡肽酶可降解脑啡肽，而脑啡肽酶抑制剂（如消旋卡多曲）则可选择性、可逆性地抑制脑啡肽酶，从而保护内源性脑啡肽免受降解，延长消化道内源性脑啡肽的生理活性，减少水和电解质的过度分泌。口服消旋卡多曲作用于外周脑啡肽酶，不影响中枢神经系统的脑啡肽酶活性，且对胃肠道蠕动和肠道基础分泌无明显影响。使用方法为 100 mg，3 次/d，餐前口服，治疗时间不超过 7 d。

4. 肠动力抑制剂。①洛哌丁胺。直接作用于肠壁肌肉，抑制肠蠕动和延长食物通过时间，还能减少粪便量，减少水、电解质丢失，多用于无侵袭性腹泻症状的轻、中度旅行者腹泻，可以缩短 1 d 的腹泻病程；但对于伴发热或明显腹痛等疑似炎性腹泻及血性腹泻的患者应避免使用。成人初始剂量为 4～8 mg/d，分次给药，根据需要调整剂量；如果给药数天后无改善，应停止用药。②地芬诺酯。其为合成的哌替啶衍生物，对肠道的作用类似于吗啡可减少肠蠕动而止泻，但无镇痛作用。该药可直接作用于肠平滑肌，通过抑制肠黏膜感受器，消除局部黏膜的蠕动反射而减弱肠蠕动；同时可增加肠的节段性收缩，使肠内容物通过迟缓，利于肠液的再吸收。黄疸、肠梗阻及伪膜性结肠炎或产肠毒素细菌引起的急性感染性腹泻者禁用。如果用药 200 mg/d，连续 10 d，仍未见症状改善，则停止用药。

（五）抗感染药物

抗感染药物应用原则：急性水样泻患者，排除霍乱后，多为病毒性或产肠毒素性细菌感染，不应常规使用抗菌药物。轻、中度腹泻患者一般不用抗菌药物。以下情况考虑使用抗感染药物：①发热伴有黏液脓血便的急性腹泻；②持续的志贺菌属、沙门氏菌属、空肠弯曲菌感染或原虫感染；③感染发生在老年人、免疫功能低下者、脓毒症或有假体患者；④中、重度的旅行者腹泻患者可先根据患者病情及当地药物敏感情况经验性地选用抗感染药物。研究表明，有适应证的重度细菌感染性腹泻患者，在培养结果和药物敏感试验结果明确之前采取经验性抗菌治疗，可缩短 1～2 d 的病程。但应结合药物不良反应、正常肠道菌群是否被抑制、是否诱导志贺毒素产生，以及是否增加抗菌药物耐药性等情况来权衡利弊。使用抗菌药物前应首先行粪便标本的细菌培养，以便依据分离出的病原体及药物敏感试验结果选用和调整抗菌药物。

（六）中医中药治疗

中医药制剂治疗急性腹泻在我国应用广泛，如盐酸小檗碱（盐酸黄连素）对改善临床症状和缓解病情有一定效果，但尚需设计严谨、执行严格的大样本 RCT 来验证其抗腹泻效果。

十、诊疗探索

经验性治疗。伴发热或血便的社区获得性腹泻：环丙沙星 500 mg 口服，2 次/d，连用 1～5 d；诺氟沙星 400 mg 口服，2 次/d，连用 1～5 d；左氧氟沙星 500 mg 口服，2 次/d，连用 1～5 d。严重医院获得性腹泻：尚无艰难梭状芽孢杆菌毒素检测结果，避免使用破坏肠道菌群平衡的抗生素。甲硝唑 250 mg 4 次/d，500 mg 3 次/d，10 d（艰难梭状芽孢毒素检测阳性。如果艰难梭状芽孢杆菌毒素检测阴性，应立即停用甲硝唑）。旅行者腹泻是成人急性感染性腹泻的一种重要类型。可自行医治，多无发热。治疗推荐环丙沙星 750 mg，2 次/d 口服，1～3 d；或左氧氟沙星 500 mg，1 次/d，1～3 d；或氧氟沙星 300 mg，2 次/d 口服，3 d；或利福霉素 200 mg，3 次/d 口服，3 d。建议加用洛哌丁胺 4 mg 1 次，以后每次腹泻后 2 mg，最大量 16 mg。有研究认为烟酸在治疗霍乱患者时有明显减少其肠道分泌和排便量的作用，虽然具体机制不明确，推断可能与抑制霍乱毒素及耐热毒素有关，每小时服用烟酸 500 mg 者，16 h 后可减少腹泻 31%～47%。

十一、病因治疗

(一) 预防

要注意加强体质锻炼，注意饮食卫生，提高抵抗力，隔离传染源，暴发流行时可口服疫苗等。

(二) 病原体治疗

病毒性腹泻为自限性疾病，一般不用抗病毒药物和抗菌药物。

细菌性感染：喹诺酮类为首选（次选复方磺胺甲噁唑），具体方案：环丙沙星 500 mg，每 12 h 1 次，口服；或左氧氟沙星 500 mg，1 次/d 口服；或复方磺胺甲噁唑（双剂量）3～5 d。

急性寄生虫感染性腹泻的治疗：

1. 贾第虫病。可使用替硝唑，2 g/次，1 次/d 口服；或甲硝唑，200 mg/次，3 次/d，疗程 5 d。

2. 急性溶组织内阿米巴肠病。甲硝唑 400～600 mg，3 次/d 口服，共 10 d；或替硝唑 2 g，1 次/d，共 3 d；随后加用腔内杀虫剂巴龙霉素 25～35 mg/(kg·d)，分 3 次口服，共 7 d；或二氯尼特 500 mg，3 次/d 口服，10 d 为 1 个疗程，以清除肠内包囊。疗程结束后粪便检查随访，每月 1 次，连续 3 次，以确定是否清除病原体，必要时可予复治。

3. 隐孢子虫病。螺旋霉素 1 g，3 次/d 口服。

十二、最新进展

(一) 抗生素相关性腹泻

指应用抗生素后发生的、与抗生素有关的腹泻，其病因和发病机制复杂，目前尚未完全清楚。可能的原因：①肠道菌群紊乱。②抗生素干扰糖和胆汁酸代谢。③抗生素的直接作用。轻型抗生素相关性腹泻患者仅表现为解稀便 2～3 次/d，持续时间短，无中毒症状；中型患者常有明显的肠道菌群失调，腹泻次数较多；重型患者有大量水样泻，腹泻次数可达 30 次/d。部分患者可排出斑片状伪膜，称伪膜性结肠炎，可伴发热、腹部不适、里急后重；少数极其严重者除有腹泻外还可发生脱水、电解质紊乱、低蛋白血症或脓毒症等，甚至出现中毒性巨结肠，可发生肠穿孔。其中以艰难梭菌感染最常见，其治疗方案为：首先应停止正在使用中的抗菌药物，但对于不能停用抗菌药物治疗的患者，最好能改用与艰难梭菌感染相关性相对较小的抗菌药物，如氨苄西林、磺胺类、红霉素、四环素、第一代头孢菌素等。抗动力止泻药（如洛哌丁胺）可能增加发生中毒性巨结肠的风险，应避免使用。甲硝唑是中型艰难梭菌感染治疗的首选药物，用法为 500 mg，3 次/d 口服，疗程 10～14 d。对于重型艰难梭菌感染，或甲硝唑治疗 5～7 d。失败的患者应改为万古霉素治疗，用法为万古霉素 125 mg，4 次/d

口服；合并肠梗阻、中毒性巨结肠、严重腹胀的重症患者，建议增加万古霉素剂量，并联合甲硝唑。用法为万古霉素 500 mg，4 次/d 口服；或 500 mg，溶于 100 mL 的 0.9%氯化钠注射液中，保留灌肠，每 6 h 1 次；联合静脉使用甲硝唑，用法为 500 mg 静脉滴注，每 8 h 1 次。

（二）治疗进展

1. 近年来研发出一种用于分泌型腹泻的新药克罗梅勒，其主要成分是南非巴豆树茎皮乳胶中提取的化合物，通过阻断囊性纤维化跨膜调节因子和钙激活氯离子通道来抑制消化道分泌。且不被消化道吸收，仅引起轻微的消化道不适。该药用于霍乱、旅行者腹泻等以分泌型腹泻为主要表现的腹泻，能有效减轻腹泻症状，缩短腹泻时间。

2. 利福昔明是一种广谱、不被肠道吸收的抗菌药物。该药系利福霉素衍生物，对革兰阳性需氧菌中的金黄色葡萄球菌、表皮葡萄球菌及粪链球菌；对革兰阴性需氧菌中的沙门氏菌属、大肠埃希菌、志贺菌属、小肠结肠炎耶尔森菌等有良好抗菌活性；对变形杆菌、艰难梭状芽孢杆菌、革兰阴性厌氧菌中的拟杆菌属，均有较高抗菌活性。该药口服不被吸收，在肠道内保持极高浓度，不良反应较少，对细菌性腹泻的抗感染治疗有较强适应证，但不可用于对利福霉素过敏者。

3. 硝唑尼特对病毒性腹泻有一定治疗作用。有研究显示，给予硝唑尼特500 mg，2 次/d，连服 3 d，治疗经确诊为诺如病毒、轮状病毒和腺病毒感染门诊腹泻患者，能使患者的症状改善，缩短治疗组患者的症状时间且无明显不良反应。

林佩仪 罗凤奇 韩继媛 张在其

第四节 肝功能衰竭

一、基本概念

肝功能衰竭，是多种因素引起的严重肝脏损害，导致其合成、解毒、排泄和生物转化等功能发生严重障碍或失代偿，出现以凝血功能障碍、黄疸、肝性脑病、腹腔积液等为主要表现的一组临床综合征。

二、常见病因

急性肝功能衰竭的病因极为复杂，不同地区其病因构成存在很大差异，引起肝功能衰竭的病因主要包括肝炎病毒，在中国主要是乙型肝炎病毒，其次是药物或肝毒性物质。已知全球有 1 100 多种上市药物具有潜在肝毒性，常见的包括非甾体类抗炎药物、抗感染药物（含抗结核药物）、抗肿瘤药物、中枢神经系统用药、心血管系统用药、代谢性疾病用药、激素类药物、某些生物制剂、中草药引起肝功能衰竭日益引起人们重视。在欧美国家药物是引起急性肝功能衰竭、亚急性肝功能衰竭的主要原因，特别是对乙酰氨基酚所引起的肝毒性是美国急性肝功能衰竭的最常见的原因。酒精则常导致慢性肝功能衰竭；其他病原体感染、妊娠急性脂肪肝、自身免疫性肝病也可引起肝功能衰竭等。儿童肝功能衰竭多病因不明，包括遗传代谢性疾病、肝豆状核变性、半乳糖血症、酪氨酸血症、瑞氏综合征及新生儿血色病 a_1-抗胰蛋白酶缺乏症等。

三、发病机制

导致肝功能衰竭病因多，发病机制复杂，包括以下机制。

（一）直接及间接肝毒性损伤

其直接引起毒性损伤的机制或者因外来肝毒性物不能通过生物转化作用被解毒，或因生物转化作用解毒速度慢引起，肝毒性会直接破坏肝细胞结构，比如通过中间代谢过程酶活性失活，细胞蛋白变性或通过脂质过氧化造成肝损害，引起脂肪浸润或肝细胞坏死。间接毒性肝损伤是由于外来物质代谢（严格讲就是代谢产物）受干扰，机体与代谢过程之间产生的特异性反应。这种原发代谢异常，蛋白质的烷基化和酰基化作用缺乏三磷酸腺苷或三磷酸尿苷，继而阻断受体与核蛋白结合，随后这些异常导致结构损伤，肝细胞脂肪变性或坏死、胆汁瘀积和肿瘤形成。乙型肝炎病毒感染是肝功能衰竭发病的重要启动因子，乙型肝炎病毒的复制在乙型肝炎相关肝功能衰竭的发生和发展中起着始动或主导作用。药物和（或）代谢产物通过理化作用直接破坏肝细胞的结构和功能或者间接干扰肝细胞的代谢途径导致肝损伤。

（二）免疫机制

通常是通过肝脏免疫细胞或细胞因子、内毒素等介导免疫损伤。宿主免疫是乙型肝炎病毒感染人体后引起大量肝细胞死亡、发生肝功能衰竭的重要原因。当基础肝病遭受各种肝损伤诱因急性打击时，患者首先出现肝功能严重损伤，继而出现全身和肝脏免疫系统异常应答，免疫系统异常应答又可分为早期的全身炎症反应综合征和中晚期的代偿性抗炎反应综合征，最终演变为终末阶段的多脏器功能衰竭而导致死亡。经典肝细胞死亡分为坏死和凋亡，坏死由于各种损伤导致肝细胞三磷酸腺苷耗竭，细胞肿胀溶解；凋亡是三磷酸腺苷依赖程序性死亡，染色质固缩，DNA 断裂成规律片段，并形成凋亡小体。坏死和凋亡是并存的。

（三）内毒素及细胞因子作用

内毒素血症与肝内微循环障碍为肠道黏膜屏障功能损伤和肠道菌群失调导致肠源性内毒素产生吸收增加，肝脏灭活内毒素的减少，导致肠源性内毒素血症的产生。内毒素主要与肝内 Kupffer 细胞表面的 Toll 样受体结合，诱导其产生肿瘤坏死因子-α，诱导肝细胞坏死或凋亡。内毒素血症加速了肝细胞的死亡。在肝功能衰竭的发生机制中，细胞因子风暴具有十分重要的作用，在免疫反应和炎症反应中起着重要的作用；促炎细胞因子的级联激活，细胞因子风暴在肝功能衰竭发生、发展中具有十分重要的作用。各相关细胞及细胞因子相互影响、共同作用，最终导致肝组织的严重损伤和坏死。肿瘤坏死因子-α、干扰素-γ和白介素-6 等细胞因子被认为发挥了重要作用，肿瘤坏死因子-α 可促进白介素-2、集落刺激因子和干扰素-γ 等淋巴因子产生，并刺激中性粒细胞引起噬菌作用、脱颗粒作用和呼吸暴发活动。干扰素-γ 是单核巨噬细胞活化的重要炎症递质，具有抗病毒和促炎症双重效应。白介素-6 是一种多功能炎症因子，参与调节 T 细胞活化、分化和肝细胞的再生过程。

四、临床特征

我国《肝功能衰竭诊治指南（2012 年版）》，根据病理组织学特征和病情发展速度，肝功能衰竭可分为 4 类：急性肝功能衰竭、亚急性肝功能衰竭、慢加急性（亚急性）肝功能衰竭和慢性肝功能衰竭。

（一）急性肝功能衰竭

急性起病，2 周内出现Ⅱ度及以上肝性脑病（按Ⅳ度分类法划分）并有以下表现者：①极度乏力，有明显厌食、腹胀、恶心、呕吐等严重消化道症状；②短期内黄疸进行性加深；③出血倾向明显，血浆凝血酶原活动度≤40%（或国际标准化比率≥1.5），且排除其他原因；④肝脏进行性缩小。

（二）亚急性肝功能衰竭

起病较急，2～26 周出现以下表现者：①极度乏力，有明显的消化道症状；②黄疸迅速加深，血清总胆红素大于正常值上限 10 倍或每天上升≥17.1 μmol/L；③伴或不伴有肝性脑病；④出血倾向明显，凝血酶原活动度≤40%（或国际标准化比率≥1.5）并排除其他原因者。

（三）慢加急性（亚急性）肝功能衰竭

在慢性肝病基础上，短期内发生急性或亚急性肝功能失代偿的临床综合征，表现如下。①极度乏力，有明显的消化道症状；②黄疸迅速加深，血清总胆红素大于正常值上限 10 倍或每天上升≥17.1 μmol/L；③出血倾向，凝血酶原活动度≤40%（或国际标准化比率≥1.5），并排除其他原因者；④失代偿性腹腔积液；⑤伴或不伴有肝性脑病。

（四）慢性肝功能衰竭

在肝硬化基础上，肝功能进行性减退和失代偿，表现如下：①血清总胆红素明显升高；②人血白蛋白明显降低；③出血倾向明显，凝血酶原活动度≤40%（或国际标准化比率＞1.5），并排除其他原因者；④有腹腔积液或门静脉高压等表现；⑤肝性脑病。

根据临床表现的严重程度，亚急性肝功能衰竭和慢加急性（亚急性）肝功能衰竭可分为早期、中期和晚期。

1. 早期。①有极度乏力，并有明显厌食、呕吐和腹胀等严重消化道症状；②黄疸进行性加深（血清总胆红素≥171 μmol/L 或每天上升≥17.1 μmoL/L）；③有出血倾向，30%＜凝血酶原活动度≤40%，或 1.5＜国际标准化比率≤1.9；④未出现肝性脑病或其他并发症。

2. 中期。在肝功能衰竭早期表现基础上，病情进一步发展，出现以下两条之一者。①出现Ⅱ度以下肝性脑病和（或）明显腹腔积液、感染；②出血倾向明显，20%≤凝血酶原活动度≤30%，或 1.9＜国际标准化比率≤2.6。

3. 晚期。在肝功能衰竭中期表现基础上，病情进一步加重，有严重出血倾向，凝血酶原活动度≤20%，或国际标准化比率≥2.6，并出现以下四条之一者：肝肾综合征、上消化道大出血、严重感染、Ⅱ度以上肝性脑病。

五、辅助检查

（一）实验室检查

1. 病原学检查。虽然肝功能衰竭病因较多，但国内肝炎病毒感染占很大的比重。通过免疫学检测及聚合酶链式反应等方法可发现肝炎病毒感染的证据及病毒复制状态。

2. 肝功能检查。

（1）血清总胆红素。肝功能衰竭患者由于肝细胞严重损伤、胆小管阻塞及破裂等原因，血清总胆红素明显升高（＞171 μmol/L）或在短期内迅速升高。直接胆红素与间接胆红素均有升高。

（2）血清酶学检查。各种原因所致的肝细胞损伤都会导致血清丙氨酸氨基转移酶及天门冬氨酸氨基转移酶活性增高。但肝功能衰竭时，由于肝细胞大量坏死，丙氨酸氨基转移酶及天门冬氨酸氨基转移酶活性反而迅速下降。与此形成对比的是，血清总胆红素显著升高，此现象称为"胆酶分离"现象。急性肝炎时，血胆碱酯酶活性增高，但肝功能衰竭时由于肝细胞严重损害与坏死，此酶活性显著降低。此外，血碱性磷酸酶及 γ-谷氨酰转肽酶可有不同程度增高。

（3）蛋白代谢检查。肝脏是体内合成白蛋白的场所，肝细胞大量坏死可导致人血白蛋白降低，其逐渐下降者多预后不良，但这种变化的敏感度不高，主要是因白蛋白的半衰竭可达 3 周，其合成明显降低需 2～3 周才逐渐显现。球蛋白含量比例增高提示慢性肝病的存在。

（4）血清总胆汁酸。急性肝炎、慢性肝炎、肝功能衰竭及胆道梗阻时，胆汁酸的合成、摄取及排泄均存在障碍，因此血清胆汁酸水平明显升高。最高的血清总胆汁酸水平见于重症肝炎和肝外胆道梗阻。

3. 凝血功能检查。

（1）凝血酶原时间。凝血因子Ⅰ、Ⅱ、Ⅴ、Ⅶ、Ⅹ中任何一种缺乏均可致凝血酶原时间延长。凝血酶原时间的表示方法有 3 种：凝血酶原时间延长的秒数，比对照值延长 3 s 为异常；国际标准化比率，即通过一定的校正系数计算患者凝血酶原时间与正常对照者凝血酶原时间的比值≥1.5；凝血酶原活动度由凝血酶原时间计算而来。急性肝功能衰竭患者由于肝脏合成上述凝血因子障碍，凝血酶原时间明显延长，凝血酶原活动度≤40%。

（2）活化部分凝血活酶时间。参与内源性凝血系统的任何因子缺乏时均可致活化部分凝血活酶时间延长。活化部分凝血活酶时间延长首先提示因子Ⅷ、Ⅸ、Ⅺ、Ⅻ缺乏，但也提示Ⅰ、Ⅱ、Ⅴ、Ⅹ因子缺乏。肝功能衰竭时活化部分凝血活酶时间延长较为常见。

（3）纤维蛋白原定量。失代偿性肝硬化及急性肝功能衰竭时，由于肝细胞合成能力降低及并发弥散性血管内凝血等原因，可出现血浆纤维蛋白原含量降低。

4. 血氨测定。肝功能衰竭时，肝细胞合成尿素功能障碍，体内氨不能被清除，加之门体分流使来自肠道的氨直接进入体循环，因此可出现血氨增高。

5. 血清电解质测定。肝功能衰竭时，血清电解质平衡紊乱极为常见，其中以低钾血症、低钠血症及低氯血症最为常见，但有时也可出现高钾血症、高钠血症及高氯血症。

6. 酸碱平衡检查。急性肝功能衰竭时常出现酸碱平衡失调，其中以呼吸性碱中毒较为常见，其次是代谢性碱中毒。

（二）多普勒超声

肝脏多普勒超声可见肝脏明显缩小，脾可增大。

（三）影像学检查

腹部 CT 或 MRI 和 CT 灌注成像可对肝脏的储备功能进行全面评估，常用可测量肝脏体积与标准肝脏体积的比值（ELV/SLV）反映肝脏体积的变化，预测急性肝功能衰竭患者预后。此外，急性肝功能衰竭患者肝脏体积越小，其预后越差。动态增强 MRI、单光子发射计算机断层成像、同位素扫描等技术可更精确地估测肝脏储备功能。

（四）经皮肝活检（凝血功能障碍禁忌）

组织病理学检查发现肝细胞坏死百分比是唯一具有显著预后价值的组织学参数。

六、诊断思路

根据病史、临床表现、体格检查和辅助检查综合进行诊断。

（一）病史

患者常有病毒性肝炎、药物性肝损伤、自身免疫性肝病等病史。

（二）临床表现

1. 肝功能衰竭的患者，早期会出现极度乏力，有明显厌食、恶心、呕吐和腹胀等消化道症状。
2. 患者皮肤巩膜颜色发黄（黄疸），并逐渐加深，小便颜色加深。
3. 患者可出现皮肤出血点、瘀斑、呕血、便血、鼻出血等症状，且出血不易止住。
4. 部分患者可出现腹腔内积水。
5. 病情继续发展可出现肝性脑病的相关症状，如性格改变、行为失常、精神错乱、扑翼样震颤、意识障碍直至昏睡、昏迷等，是肝功能衰竭患者的特征性表现。

（三）体格检查

在慢性肝病或肝硬化基础上发生的暴发性肝功能衰竭可有肝病面容、肝掌及皮肤血管蜘蛛痣等；

肝性脑病表现，如性格改变、行为异常、烦躁和言语无逻辑性，出现扑翼样震颤，直至昏迷。由中毒引起者可有相应的中毒体征，由肝豆状核变性引起者可有角膜 K-F 环，由肿瘤浸润引起者可有原发肿瘤的体征。

（四）辅助检查

主要有凝血功能异常（凝血酶原活动度≤40%），血清总胆红素大于正常值上限 10 倍或每天上升≥17.1 μmol/L，人血白蛋白明显降低。

七、鉴别诊断

主要与可能与肝功能衰竭及其并发症临床表现及体征相似的相关疾病鉴别，如肝性脑病与其他昏迷鉴别，如严重感染引起的脑病，而颅内出血也可出现意识异常，需要鉴别。肝肾综合征应与引起尿少的疾病鉴别，如休克、原有肾病可导致尿量减少甚至无尿进而出现肾功能衰竭；还需要和引起上消化道出血的疾病鉴别，如十二指肠球部溃疡等。自发性腹膜炎应与继发性腹膜炎鉴别；还需要与引起黄疸的其他疾病鉴别，如胆管结石等。

八、救治方法

（一）治疗原则

除了早期诊断、早期治疗、病因治疗、加强支持、改善内环境并积极防治各种并发症，注意评估肝功能受损严重程度和预测病情可能发展走势，临床症状是否持续存在，黄疸的深浅及上升的速度，凝血酶原时间的长短，及时发现并发症及其他潜在的导致病情加重的诱因并处理，维持内环境稳定。

（二）一般处理

1. 重症监护与对症支持治疗。

监测生命体征、肝肾功能、凝血功能、血氨、电解质、血气等，保护重要脏器功能，减少并发症的发生，减轻肝脏负担。严格执行消毒隔离制度，防止交叉感染。

2. 营养支持。

对患者进行营养状况评价，按个体化原则给予适当的营养支持，改善患者的营养状态和肝功能，可有效降低并发症和病死率。患者肝糖原的储备减少、糖异生功能降低，易出现低血糖，保证每天总热量达到 6 272 kJ 以上。以碳水化合物为主，血氨正常，无肝性脑病的患者，蛋白质的来源应以优质蛋白为主；血氨升高或肝性脑病患者，应限制或禁食蛋白质。提倡食用富含支链氨基酸、产氨少的植物蛋白，早期合理的肠内营养支持能增加肝功能衰竭患者的能量摄入，促进蛋白质合成和肝脏修复，耐受肠内营养时，及时给予肠外营养。中长链脂肪乳对胆红素与凝血功能影响较小。同时注意补充各种维生素。

（三）并发症处理

1. 感染者因全身免疫功能低下、肠道微生态失调、门静脉高压导致肠道细菌易位等导致患者容易发生感染，以自发性细菌性腹膜炎、肺炎、尿路感染等最为常见，也是引起患者死亡的主要原因之一。对无明确感染指征的患者，密切监测血常规、C 反应蛋白、降钙素原等炎症因子水平及其他部位感染迹象，可根据经验预防性使用抗生素治疗。对有感染指征的患者，及时给予抗生素治疗，治疗前进行血培养和腹腔积液培养，根据培养结果进行针对性的治疗。急性肝功能衰竭患者发生疑似感染时，可给予广谱抗生素治疗，效果不好时可考虑加用抗真菌药物。出血注意监测出血征象、及时液体复苏、选择止血药物及补充凝血因子，肝功能衰竭常合并维生素 K 缺乏，推荐常规使用维生素 K。使用降低门静脉压力和使用抑酸类药物、必要时三腔二囊管压迫止血、内镜下止血治疗及经颈静脉肝内门体分流术治疗控制出血。

2. 肝性脑病。积极去除诱因，如纠正电解质紊乱及酸碱失衡；保持大便通畅，减少肠内氮源性毒物的生成与吸收。乳果糖、肠道非吸收抗生素、门冬氨酸、鸟氨酸、支链氨基酸、微生态调节剂可通过各自不同的作用靶点和环节，减少肠道来源的有害物质的产生，视情况选择精氨酸等降氨药物及酌情应用支链氨基酸。

3. 肝肺综合征。临床三联征包括基础肝病、动脉血氧合功能障碍或低氧血症、肺内血管扩张或分流，原发肝病治疗的基础上予以氧疗，于气管插管并且行机械通气的急性肝功能衰竭患者，保持小潮气量通气可降低呼吸机相关性损伤的风险。

4. 肝肾综合征。肝功能衰竭患者一旦出现尿量突发显著减少伴血清肌酐水平升高，均为发生肝肾综合征的早期征象，必须给予及时处理，还可采用肾脏替代治疗，连续透析模式优于间断透析模式。

（四）人工肝治疗

其主要作用在于清除体内各种有害物质，补充人体必需物质，暂时替代衰竭肝脏的部分功能，同时改善内环境，为肝胞再生及肝功能恢复创造条件或等待机会进行肝移植。目前按照其组成和性质分为非生物型、生物型和混合型 3 类。人工肝治疗主要适用于各种原因引起的早、中期肝功能衰竭，如凝血酶原活动度 20%～40%，国际标准化比率 1.5～2.5，血小板＞$50×10^9$/L。有些患者虽然未达肝功能衰竭标准，但有肝功能衰竭倾向，也可考虑早期干预。晚期肝功能衰竭患者（国际标准化比率＞2.5 或凝血酶原活动度＜20%）也可治疗，但风险大，需评估利弊后决定。

1. 非生物型人工肝借助机械、理化或生物的装置，清除患者体内蓄积的各种有害物质，补充必需物质，维持内环境稳定，临时替代肝脏的功能，使肝细胞有机会再以重生，促进肝功能恢复，使晚期患者过渡到肝移植。非生物型人工肝主要用血液透析、血浆置换、血液灌流等技术清除体内有毒代谢产物，维持内环境稳态，并补充凝血因子、人血白蛋白等必需物质，改善肝功能。

血液透析是利用某些中、小分子物质可以通过半透膜的特性，借助膜两侧的浓度及压力梯度将血液中的毒素和小分子物质清除至体外。

血液滤过是模仿肾小球的滤过功能，以对流方式清除血液中过量的水和有毒物质，HF 具有滤过膜生物兼容性好、中分子物质清除率高等诸多优点。连续性血液净化因其持续且缓慢清除体内毒素及炎症递质、对血流动力学影响小，可提供充分的营养支持，改善组织代谢，清除炎性递质，保持水、电解质平衡等优点，临床上主要用于多器官功能障碍综合征等危重患者的救治，对肝性脑病、脑水肿、肝肾综合征有较好的治疗作用。

血浆置换是分离并弃去患者血浆，再补充等量的新鲜冷冻血浆或人血白蛋白，可以清除代谢毒素而且补充人血白蛋白、凝血因子等物质，显著改善高胆红素血症及凝血功能障碍血液灌流是将血液或分离后的血浆送入灌流器，通过活性炭或树脂等的吸附作用清除毒性物质。血液灌流可较好地吸收与蛋白质结合的物质、胆红素及短链脂肪酸等。

分子吸附再循环系统是被全世界广泛应用的人工肝系统，1993 年开始研制，2001 年首次在我国使用。患者血液被引至体外后流经 Marstlux 透析器，白蛋白结合毒素和水溶性毒素通过透析膜转运到白蛋白透析液再循环回路，通过活性炭（主要吸附 5 000D 以内的中小分子水溶性物质）和（或）树脂（可吸附中分子物质、蛋白结合毒素、脂溶性毒素）的吸附作用，使白蛋白透析液可再生利用并进入下一个循环。白蛋白透析利用白蛋白与亲脂性毒素呈配位键结合原理，在透析液中加入人血白蛋白，使之与血浆中的白蛋白竞争结合毒素，达到跨膜清除亲脂性毒素的目的。它可以清除蛋白结合毒素及水溶性毒素，维持电解质及酸碱平衡，改善肝性脑病和肝肾综合征，每一种治疗方法的应用有一定的选择性。

2. 生物型人工肝以培养肝细胞为生物材料的生物人工肝系统，它包括细胞材料、生物反应器和体外循环装置 3 部分，可以分为肝细胞、肿瘤源性肝细胞、永生化肝细胞、干细胞等，生物人工肝临床应用的瓶颈是肝细胞来源问题，已完成二期与三期前瞻性的临床试验。

3. 组合型人工肝。目前还处于研究及临床起步阶段，将来发展前景广阔。

（五）肝移植治疗

肝移植是治疗中晚期肝功能衰竭最有效的治疗手段，由于供体短缺、费用昂贵、手术并发症及免疫抑制等限制了该项技术的广泛开展，我国指南建议各种原因所致的中晚期肝功能衰竭经内科综合治疗及人工肝治疗疗效差者可行肝移植治疗，目前，肝移植治疗的手术方式主要有原位肝移植、辅助肝移植和活体肝移植。肝移植后仍面临感染、病毒再感染或复发、免疫排斥、胆汁淤积等并发症有待进一步研究。供肝来源短缺依然是国际性问题，严重制约了肝移植技术的推广应用。

九、诊疗探索

（一）预后评估

急性（亚急性）肝功能衰竭与慢加急性肝功能衰竭发病特点有所不同，肝功能衰竭患者早期、准确的预后评估对临床决策、挽救患者的生命及维持患者的长期生存质量极为重要。MELD 评分系统主要由国际标准化比率、总胆红素、血清肌酐水平和病因等 4 部分组成，容易获得，目前 MELD 评分系统被很多地区和国家用于肝移植供体分配系统，这些评分系统的共同特点是敏感性高而特异性较差，能够较好预测死亡而对存活的预测较差，因此，尽可能地针对每种病因的肝功能衰竭分别建立预后评估模型，才有可能准确预测预后。由于目前临床和实验室检查尚不能确切预测肝功能衰竭预后，许多学者致力于研究发现其他一些与肝脏损伤和肝细胞再生相关的生物学标志作为预后的标志物，血清甲胎蛋白与肝脏再生有关，美国肝功能衰竭研究小组发现甲胎蛋白比值（入院第 3d/入院时）的升高预后良好，需综合利用这些预后评估系统或指标，建立适合我国各类型肝功能衰竭患者的早期预后预测模型。

（二）肝功能衰竭各学科综合治疗

可由多种因素引起。除了常见的肝炎病毒感染以外，还包括药物及肝毒性物质、细菌感染、自身免疫、代谢异常、缺血缺氧、创伤、辐射等，需要多个学科互相合作，加强肝病及血液净化方面的专业培训，开展学科间的密切合作。

（三）糖皮质激素

是治疗重型肝炎肝功能衰竭的方法之一，但激素疗法目前在临床上尚存较大争议。亚急性肝功能衰竭、慢性肝功能衰竭若肝功能衰竭病程早、中期病情发展较缓和，不宜使用糖皮质激素；病情发展迅猛，急性肝功能衰竭没有合并消化道出血、细菌感染或真菌感染及其他激素使用禁忌证可以使用。如自身免疫性肝炎和药物性肝损伤，可考虑使用泼尼松。

十、病因治疗

（一）抗病毒治疗

乙型肝炎病毒所致肝功能衰竭，若患者血清乙型肝炎病毒-DNA 阳性，理论上可使用核苷（酸）类药物抗病毒治疗，有助于遏制因病毒复制导致的免疫应答，阻断肝细胞坏死的继续进展。APASL 推荐拉米夫定可短期应用，但是考虑长期效果和耐药等问题可选用恩替卡韦。对确诊或疑似疱疹病毒或水痘、带状疱疹病毒感染引发的急性肝功能衰竭者，可用阿昔洛韦治疗。

（二）药物导致肝损伤治疗

药物性肝损伤是指由各类处方或非处方的化学药物、生物制剂、传统中药、天然药物、保健品、膳食补充剂及其代谢产物乃至辅料等诱发的肝损伤。通常可概括为药物的直接肝毒性和特异质性肝毒性作用。急性药物性肝损伤的临床表现通常无特异性，潜伏期差异很大，可短至 1 至数日、长达数月。患者可无明显症状，仅有血清丙氨酸氨基转移酶、天门冬氨酸氨基转移酶及碱性磷酸酶、γ-谷氨酰转肽酶等肝脏生物化学指标不同程度升高。慢性药物性肝损伤在临床上可表现为慢性肝炎、肝纤维化、代偿性和失代偿性肝硬化、慢性肝内胆汁瘀积和胆管消失综合征等。对初次发病、用药史明确，及时停用可疑的肝损伤药物是最为重要的治疗措施。怀疑药物性肝损伤诊断后立即停药，约 95％患者可自行改善甚至痊愈；少数发展为慢性。

（三）中毒的急性肝功能衰竭患者治疗

可使用相对应的特殊解毒剂，早期洗胃、导污，并加用吸附剂、利尿剂，必要时血液净化治疗。

（四）妊娠急性脂肪肝/HELLP 综合征治疗

妊娠合并重型肝炎是目前我国孕产妇死亡的主要原因之一，常于孕晚期发病，肝功能失代偿的发生是与怀孕有关的。包括妊娠高血压综合征肝损害和非妊娠高血压综合征肝损害。一旦出现即预示着病情严重，死亡率高。孕产妇病死率高达 75％～80％，围生儿病死率为 90％，建议立即终止妊娠。

（五）酒精性肝病治疗

酒精性肝病是由于长期大量饮酒导致的肝脏疾病。初期通常表现为脂肪肝，进而可发展成酒精性肝炎、肝纤维化和肝硬化，继而导致肝功能衰竭。其治疗在于戒酒，减轻酒精性肝病的严重程度；改善已存在的继发性营养不良，对症治疗酒精性肝硬化及其并发症。

十一、最新进展

（一）干细胞治疗

干细胞是一类未完全分化，具有自我增殖能力的多潜能细胞，按细胞发育阶段可分为胚胎干细胞、多能干细胞、成体干细胞等 3 类，通过转分化为肝细胞、促进肝再生、减少肝细胞凋亡、抑制肝纤维化、免疫调节、搭载基因等在肝功能衰竭治疗中发挥作用，免疫和炎症反应在肝功能衰竭中扮演重要角色，干细胞的免疫调节功能可能是其治疗肝功能衰竭的最重要因素，干细胞移植治疗肝功能衰竭前景一片光明，不过目前仍有一系列问题有待解决，如干细胞移植的时机、干细胞输注的途径、干细胞的输注次数和数量、疗效的精确评估方法、干细胞体外标记和体内示踪、干细胞在体内的功能评估等。

（二）人工肝进展

李氏人工肝从 20 世 80 年代开始研究，2007 年至今，李氏人工肝不断开拓、创新，其核心肝功能衰竭诊治技术获得新提升，首次系统地将血浆置换、血浆灌流、血液过滤、血液透析等应用于肝功能衰竭患者的治疗，并创新性地提出在临床实践中要根据不同病情进行不同组合、能暂时替代肝脏的主要功能，改善肝功能衰竭并发症，明显提高患者生存率的新型非生物型人工肝系统。血浆分离器实现了血浆置换的功能，能够清除病毒和有毒物质，补充蛋白质、凝血因子，调整血氨比例；活性炭吸附器吸附中分子物质；树脂吸附器降低胆红素、胆汁酸、游离脂肪酸等水平。血浆过滤器实现血浆的过滤功能，改善水电解质平衡，清除小分子炎症递质，改善患者炎症状态。目前已完成了网络化中心控制，能够将治疗监测数据转移存储和打印输出，并可对接医院信息系统，获得国际社会广泛认可。大数据、人工智能、3D 打印技术、物联网等技术在人工肝中的应用仍需进一步开展研究。

（三）促进肝细胞再生

促肝细胞生长物质可刺激肝细胞增殖和 DNA 合成而促进肝细胞再生，阻断肝细胞坏死及减轻内毒素血症和并发症的发生，且增强肝细胞线粒体功能。如前列腺素可保护肝细胞，防止实验性肝损害，减少肝细胞坏死，改善肝脏的血液循环，促进肝细胞再生。新型药物还需进一步研究。

任新生 徐杰 刘晓蓉 何庆 张在其

第五节 原发性腹膜炎

一、基本概念

原发性腹膜炎又称为自发性细菌性腹膜炎，是指腹腔内没有原发感染灶或脏器穿孔的急性弥散性腹膜炎，以此与阑尾炎、胆囊炎等引起的继发性腹膜炎鉴别。其病原菌主要来自肠道，以革兰阴性杆菌为主，通过血行、淋巴系统和女性生殖系统等途径扩散到腹膜，引起腹膜弥散性炎症，故原发性腹膜炎多见于患有基础疾病的患者。目前临床发病率较低。原发性腹膜炎主要发生于重症肝病合并腹腔积液的患者，肝硬化腹腔积液患者合并原发性腹膜炎的发生率高达 20%，常是肝硬化患者的致命并发症；非肝硬化原发性腹膜炎常发生于儿童，因儿童病史描述不详和身体发育不成熟致查体不明确等原因，其临床表现也不典型，已引起临床医生的关注；而成人非肝硬化原发性腹膜炎目前临床发病率较低，但有着自身的特点。

二、常见病因

本病的发生多能找到原发病灶，20 世纪 50 年代以前原发性腹膜炎的致病菌主要是革兰阳性细菌，多数是肺炎双球菌和溶血性链球菌，少数属革兰阴性的大肠杆菌。近年来发现，由肺炎双球菌和溶血性链球菌引起的原发性腹膜炎逐渐减少，而由革兰阴性细菌引起的原发性腹膜炎呈上升趋势，约占 49%。特别是采用厌氧培养方法后，发现合并有厌氧菌感染的原发性腹膜炎的病例增多。过去认为原发性腹膜炎是单一细菌感染，并以此作为原发性腹膜炎的特点之一。而现在却发现有部分原发性腹膜炎是由混合感染所致。在临床上，原发性腹膜炎多见于患有基础疾病的患者，常见病因主要有两类：

（一）重症肝病

原发性腹膜炎几乎都发生于重症肝病合并腹腔积液的患者，有报道 78% 发生于失代偿期病毒性肝炎后肝硬化病程中，其余肝病有各种病因导致的肝硬化、暴发性肝功能衰竭、酒精性肝炎等。

自发性细菌性腹膜炎是肝硬化等终末期肝病患者常见的并发症（40%～70%），肝硬化腹腔积液患者住院即行腹腔穿刺检测，其发生率约 27%，有该病史的肝病患者 12 个月内复发率可高达 40%～70%。

（二）非肝硬化原发性腹膜炎

较少见，作为诱因的基础疾病有上呼吸道感染、泌尿系统感染、生殖系感染（女性较多尤其是不洁性生活、产褥期及妇科炎症等）、肠道感染和慢性肾脏病；有病例报道的诱因有糖尿病、原发性脾肿大、猩红热、大面积烧伤、伤寒、细菌性痢疾、腹股沟淋巴结炎、腹型荨麻疹等；少数病例诱因不明。

三、发病机制

引起原发性腹膜炎的主要发病机制可归纳以下几个方面。

（一）致病菌由原发病灶进入腹腔的途径

1. 血源性感染。占绝大多数，其中链球菌属和肺炎双球菌可能来自呼吸道或泌尿系统感染的血源性播散。

2. 逆行性感染。如女性生殖道感染可通过输卵管直接向上扩散至腹腔。

3. 邻近组织或脏器感染的直接扩散。肺部、胰腺或泌尿系统感染时，细菌可通过脏腹膜扩散至腹膜腔。

4. 肠道细菌透过肠壁扩散至腹腔（即细菌移位）。①腹泻、黏液脓血便时，由于肠黏膜受损及肠道菌群的改变，细菌可透过肠壁进入腹腔，自身消化道的菌群易位；②门静脉高压使肠道瘀血，淋巴流量增加，肠黏膜屏障功能障碍，肠道细菌可通过肠壁、腹腔淋巴结移位至血液或腹腔；③由于细菌和内毒素通过肠黏膜屏障转移到血液循环导致了免疫炎性防御的激活，而这种反应又是难以控制和不平衡的，从而造成组织损伤和多器官衰竭，这也可促成菌群的移位；④抗生素的滥用在很大程度上也造成了体内菌群失调和肠道菌群的移位。

（二）肝硬化合并原发性细菌性腹膜炎的致病因素

1. 所有腹腔感染均发生在原有腹腔积液的基础上，腹腔积液的存在为细菌繁殖提供良好的培养环境，是形成自发性细菌性腹膜炎的重要条件。

2. 肝硬化患者低蛋白血症、门脉高压易造成肠壁瘀血、水肿甚至糜烂，肝硬化时，肠道细菌尤其是肠杆菌过度增殖，且常存在肠道菌群失调或移位等因素，肠道细菌可通过淋巴系统或直接通过屏障作用减弱的肠壁进入腹腔而导致自发性细菌性腹膜炎。

3. 由于门-体侧支循环开放，肠道细菌可逃避肝脏 Kupffer 细胞的吞噬作用而入血引起菌血症甚至脓毒症，形成血源播散性自发性细菌性腹膜炎。

4. 胆道、肺部、软组织及尿路等部位的感染也可能是自发性细菌性腹膜炎病原菌的来源。

5. 肝硬化患者多有脾脏肿大与脾功能亢进，白细胞数减少，中性粒细胞功能也减退。这也是容易发生自发性细菌性腹膜炎的一个条件。

6. 由肝实质细胞合成的多种补体（C_2、C_3、C_4、C_5、C_6、C_8 和 C_9）和纤维蛋白黏连素减少，它们在血清和腹腔积液中的含量下降，导致补体传统激活及替代途径功能均有障碍，调理作用变弱；腹腔积液的调理活性降低，单核巨噬细胞的吞噬功能颇难发挥作用，也易发生腹腔感染；补体不足也会使细胞趋化因子减少，粒细胞向炎症部位聚集的趋化活性降低。吞噬作用减弱的后果，则不能有效参与杀灭或溶解某些需氧革兰阴性杆菌，为自发性细菌性腹膜炎的发生提供了机会。

四、临床特征

（一）临床分型

根据原发性腹膜炎的病理改变及临床表现特点，可分为两种类型。

1. 轻症型。患者病情进展缓慢，腹痛较轻微，行剖腹探查见腹膜及肠壁轻度充血、水肿，无明显脓苔，腹腔内有少量淡黄色、无臭味稀薄脓汁，患者轻度脱水，体温 $37.8 \sim 38.5℃$，无明显中毒症状。检查：腹部轻度腹胀，无明显腹肌紧张，肠鸣音减弱。白细胞计数多在 $(12 \sim 20) \times 10^9/L$。

2. 重症型。起病急骤，表现为急性腹痛、突发高热或休克等，腹痛稍剧烈，有胃肠道刺激症状如呕吐、腹泻。多数患者呈谵妄或昏迷状态，特别是肝硬化腹腔积液患者更为严重。呼吸急促、脉速、体温 $39℃$ 以上，严重者可达 $41℃$。全腹膨胀，腹肌紧张较明显，有压痛及反跳痛，肠鸣音消失，多数患者表现为麻痹性肠梗阻。白细胞计数多为 $(20 \sim 60) \times 10^9/L$，但重危者可降至 $6 \times 10^9/L$ 以下。部分患者由于大量毒素吸收引起机体中毒及脓毒症，甚而导致死亡。

（二）临床特点

成人原发性腹膜炎与儿童原发性腹膜炎相比，具有如下特点。

1. 重症型占多数，这与老年人反应能力低，延迟诊断有关。特别是肝硬化肝功能不良，网状内皮系统消除细菌能力降低有关。

2. 易误诊为继发性腹膜炎，尽管近年来成人原发性腹膜炎有增多趋势，但发生率仍然较低，这是临床上易忽略的疾病，所以往往延误诊断，最终延误治疗造成严重后果。

3. 伴发病严重，如结节性肝硬化腹腔积液、肾病综合征等，治疗效果不佳，往往造成死亡。

4. 病死率高，哈尔滨医科大学附属第二医院曾报告儿童原发性腹膜炎 48 例，死亡 1 例，病死率为 2.1%。特别值得提出的是肝硬化腹腔积液患者合并原发性腹膜炎的病死率更高。

（三）临床类型

根据起病时的主诉或表现，可将自发性细菌性腹膜炎分为以下几种类型。

1. 急腹症型。最常见，突然剧烈腹痛（常在半夜发生），随后有发热、腹腔积液增长，或有休克发生。

2. 腹腔积液骤增型。腹腔积液急剧增长、腹胀痛，伴发热。

3. 休克型。突然表现为休克，腹痛、发热相对较轻。

4. 肝性脑病型。发热、腹痛常不明显，而突出表现精神症状和意识障碍。这些病例多数肝功能原有明显损害。

5. 轻型。感染较轻，而患者体质和肝功能较好，仅有轻度腹痛和发热，腹部深触诊方有压痛。急腹症型临床常见，发生腹痛、腹肌紧张等易被发现及早诊治，后 4 种类型因其表现不典型常延误诊断。临床诊疗过程中如果出现以下情况应警惕原发性腹膜炎的发生。①不明原因发热、腹痛、腹泻；②不明原因休克；③意识障碍；④腹腔积液突然增多且利尿效果非常差；⑤腹腔积液白细胞明显增多或中性粒细胞增多。

五、辅助检查

（一）血液学检查

末梢白细胞明显增高，全身中毒症状重。

（二）腹部 X 线片

由于弥散性腹膜炎致麻痹性肠梗阻，可见到阶梯状液平面或肠腔大量积气，未见到膈下游离气体，说明没有消化道穿孔的可能性。

（三）腹部 B 超

可显示腹腔为透声不佳的液性暗区，可排除腹内实质器官病变。

（四）腹部 CT 检查

CT 显示腹腔为低密度影，肠壁间隙不清。

（五）腹腔穿刺术

对本病的诊断及鉴别诊断有重要意义。诊断性腹穿可抽出脓性液体，涂片检查可发现革兰阳性球菌或阴性杆菌，则有利于原发性腹膜炎的诊断。腹腔积液常规检查呈不典型渗出液改变（被漏出液稀释），比重多在 1.010～1.016，很少超过 1.018；Rivalta 试验多数阳性，但阴性不能排除本病；蛋白质定量常低于 25 g/L；腹腔积液白细胞总数多在 $(0.3～1) \times 10^9/L$（可以更高），多形核白细胞占多数。有报道同时测定血清和腹腔积液中体液气体分析，腹腔积液中 CO_2 较血清中显著增高，有助于诊断原发性腹膜炎。另可做腹腔积液涂片和细菌培养。

六、诊断思路

(一) 询问病史

绝大部分患者有原发病灶史，如上呼吸道感染、肠炎、尿路感染、生殖器炎症等。特别是伴有严重疾病如肝硬化腹腔积液、肾病综合征的患者易发生原发性腹膜炎。

(二) 临床症状

轻型者病情进展缓慢，重症型者发病急骤。先发热而后腹痛，先发热可能是原发病灶或腹膜炎早期所致，多数有高热（39℃以上），严重者可出现意识不清、谵妄等脓毒症表现。

(三) 体格检查

本病开始时即有广泛腹部压痛；继发性腹膜炎必定先有一个明显的原发灶部位的固定压痛点，而后才扩大至全腹。轻症型者腹肌紧张不着，压痛也不明显，早期易误诊为感冒之腹部表现而致漏诊。重症型者腹痛稍剧烈，腹部压痛、反跳痛明显，腹肌紧张较明显，肠鸣音消失；但腹膜刺激征不如继发性腹膜炎明显。

(四) 辅助检查

根据需要给予患者血液学、腹部 X 线、B 超及 CT、腹腔穿刺等检查，有助于临床诊断。

七、临床诊断

(一) 病史

诊断原发性腹膜炎应仔细追踪分析病史，结合相关辅助检查可降低误诊。应注意以下几点。

1. 患者患病前均有原发病或诱发因素存在。
2. 先发热后腹痛，多数有高热（39℃以上）。
3. 广泛腹痛，腹膜刺激征明显，无明确的固定压痛区。
4. 末梢血白细胞明显增高，全身中毒症状重。
5. X 检查肠腔大量积气，伴肠麻痹时肠腔内可见气液平面。B 超可排除腹内实质器官病变。
6. 诊断性腹穿可抽出脓性液体，涂片检查可发现阳性球菌或阴性杆菌。
7. 能排除继发性腹膜炎。

(二) 诊断标准

自发性细菌性腹膜炎临床表现缺乏特异性，积极主动其证据非常重要。目前早期诊断主要基于以下几个方面.

1. 有以下症状或体征之一。①急性腹膜炎：腹痛、腹部压痛或反跳痛、腹肌张力增大、呕吐、腹泻或肠梗阻；②全身炎症反应综合征的表现：发热或体温不升、寒战、心动过速、呼吸急促；③无明显诱因肝功能恶化；④肝性脑病；⑤休克；⑥顽固性腹腔积液或对利尿剂突发无反应或肾功能衰竭；⑦急性胃肠道出血。

2. 有以下实验室检查异常之一。①腹腔积液多形核白细胞 $>0.25 \times 10^9$/L；②腹腔积液细菌培养阳性；③降钙素原 >0.5 ng/mL，排除其他部位感染。

国内报道，体温、腹部压痛、外周血中性粒细胞百分比、总胆红素、腹腔积液多形核白细胞计数5 个指标联合对早期筛查无症状自发性细菌性腹膜炎具有一定的应用价值。

重症型自发性细菌性腹膜炎诊断：符合以上诊断标准，同时满足以下任何 2 条临床表现或实验室检查则为重症型：①高热、寒战、体温 >39.5℃；②感染性休克；③急性呼吸窘迫综合征；④不明原因急性肾损伤；⑤外周血白细胞＞$10×10^9$/L；⑥降钙素原＞2 ng/mL。

（三）自发性细菌性腹膜炎临床特殊类型

1. 腹腔积液培养阴性的中性粒细胞增多性腹腔积液其诊断标准：①腹腔积液细菌培养阴性；②腹腔积液多形核白细胞＞$0.25×10^9$/L；③排除继发性腹膜炎；④30 d 内未使用过抗生素。这类患者的临床症状、体征、腹腔积液分析、病死率及对抗菌药物治疗的反应性与腹腔积液培养阳性的自发性细菌性腹膜炎患者并无区别，因此认为培养阴性的中性粒细胞增多性腹腔积液和自发性细菌性腹膜炎是同一个疾病。

2. 中性粒细胞不增高的单株细菌性腹腔积液。其诊断标准：①腹腔积液细菌培养阳性；②腹腔积液多形核白细胞＜$0.25×10^9$/L；③排除继发性腹膜炎。过去认为细菌性腹腔积液大多无症状，无须治疗，不会发展为自发性细菌性腹膜炎或培养阴性的中性粒细胞增多性腹腔积液。根据 Runyon 统计，仅 34％的患者无症状，多数患者有症状，且临床表现、实验室指标、腹腔积液检查指标、住院病死率均与自发性细菌性腹膜炎及培养阴性的中性粒细胞增多性腹腔积液相似。现在认为有症状的细菌性腹腔积液是自发性细菌性腹膜炎的一种变型，须采取与自发性细菌性腹膜炎同样的治疗方法；而无症状的细菌性腹腔积液患者与无菌性腹腔积液相似，故可认为仅是短暂的细菌定植，无须治疗。

八、鉴别诊断

腹腔积液中性粒细胞升高主要需考虑腹腔感染，此外还需注意排除鉴别腹膜转移瘤、胰腺炎、腹腔内出血、腹腔结核等。

引起腹腔感染的因素中，自发性细菌性腹膜炎的发生率远高于继发性腹膜炎，仅从临床症状、体征两者有时很难鉴别，须仔细鉴别。例如大量腹腔积液存在时即便是发生结肠穿孔，典型的外科腹膜炎体征有时也不会出现，这是因为典型的腹部体征需要接触到炎症病变的内脏及其包膜，当大量腹腔积液存在时，腹腔积液可阻隔接触而不出现相应体征。当腹腔积液检查发现中性粒细胞升高，且满足以下两条需考虑肠道穿孔：①总蛋白＞10 g/L；②腹腔积液葡萄糖＜2.8 mmol/L；③乳酸脱氢酶超过血清的正常上限。另外，腹腔积液淀粉酶超过血清水平 5 倍以上也提示肠道穿孔可能。若腹腔积液呈棕色，腹腔积液胆红素水平＞102 μmol/L，且超过血清水平提示胆道或近端小肠穿孔。一旦疑诊，须立即行腹部 CT 明确和定位穿孔部位，确诊后须紧急外科手术干预。一旦患者出现感染性休克，预后极差。

对抗感染的治疗反应也有助于鉴别原发性和继发性腹膜炎，抗感染治疗 48 h 后自发性细菌性腹膜炎可快速控制病情，复查腹腔积液多形核白细胞明显下降、腹腔积液培养转阴，而继发性腹膜炎单用抗感染治疗很难控制。

（一）原发性腹膜炎与其他继发性腹膜炎

原发性腹膜炎开始时即有广泛腹部压痛；继发性腹膜炎必定先有一个明显的原发灶部位的固定压痛点，而后才扩大至全腹，多因伤寒、消化性溃疡等内脏穿孔引起，有原发病相关症状，腹腔积液中细胞和蛋白质含量相对更高，腹腔积液培养有多种菌生长，特别是查获厌氧菌。部分患者腹部立位平片表现为膈下游离气体，极易误诊为空腔脏器穿孔，忽略了部分肠杆菌与厌氧菌也有产气功能及女性生殖系统与腹腔相通的特点。

（二）原发性腹膜炎与肝硬化合并结核性腹膜炎

患者起病较缓，腹腔积液量不多时可触及腹部肿块或柔韧感。腹腔积液白细胞分类以单核为主（多形核白细胞＜30％），腺苷脱氨酶明显增高。有腹膜外结核病灶可寻，腹腔镜检查及活检可以确诊。腹腔积液抗酸杆菌培养或接种报告需时较久，无助于早期诊断。

（三）原发性腹膜炎与肝硬化并肝癌腹膜转移

可通过甲胎蛋白及 B 超等加以确定。

（四）其他

极少情况下被误诊为急性盆腔炎、急性肠炎、细菌性痢疾、宫外孕等。

（五）综合文献分析得出的误诊原因

1. 对本病的认识不全面，根据资料，本病以儿童多见，故忽略了成人原发性腹膜炎的存在。

2. 对病因认识不清，只注意到溶血性链球菌或肺炎双球菌感染引起的上呼吸道症状，而没有认识到肠道杆菌等其他细菌感染引起的泌尿、生殖和肠道炎症也同样可引起本病。

3. 对病史了解不详细，特别是一些诱发因素及在机体抵抗力下降时感染的可能性，如经期、淋病、妊娠期不洁性生活等。

4. 满足于表面现象，急于下诊断，不进行必要的检查，如妇科检查、腹腔穿刺、涂片和细菌培养等。

九、救治方法

（一）治疗原则

早期、合理、足量、足疗程联合使用抗生素是治疗的关键。此外，也应同时进行病因治疗。

（二）一般处理

患者严格卧床休息，给予半坐卧位，必要时给予胃肠减压，摄入足量热能，补充各种维生素，维持水、电解质平衡，静脉滴注支链氨基酸，必要时补给人血白蛋白、新鲜血浆。

（三）抗菌治疗

对确诊自发性细菌性腹膜炎者应立即抗菌治疗，控制感染是关键。由于肝硬化自发性细菌性腹膜炎患者病死率高，早期经验性正确使用抗菌药物，对于降低病死率非常重要。随着抗生素的广泛应用，耐药菌株不断增多，使临床的抗菌治疗难度增加。在获得致病菌之前，以经验性使用抗生素为主，一旦培养出致病菌，则应根据药敏实验选择抗生素。

1. 自发性细菌性腹膜炎的经验性抗菌治疗应遵循以下原则。①区别社区获得自发性细菌性腹膜炎与院内感染自发性细菌性腹膜炎，对经验性抗菌治疗的选择很重要；②广谱，对引起自发性细菌性腹膜炎的常见细菌有效；③药物在腹腔积液中能够达到足够浓度；④肾毒性小，诱发二重感染概率小。

2. 经验性抗菌治疗方案。

（1）对于社区获得性自发性细菌性腹膜炎，其经验治疗须覆盖革兰阴性杆菌和革兰阳性球菌，并尽可能选择可以覆盖厌氧菌的抗生素。轻中度社区获得性自发性细菌性腹膜炎推荐头孢西丁、莫昔沙星、替卡西林/克拉维酸单药方案，联合方案推荐头孢唑啉、头孢呋辛、头孢曲松或头孢噻肟联合甲硝唑及氟喹诺酮类联合甲硝唑；重度社区获得性自发性细菌性腹膜炎，单药方案推荐亚胺培南、哌拉西林/他唑巴坦，联合方案推荐头孢他啶、头孢吡肟联合甲硝唑、氟喹诺酮类联合甲硝唑。

（2）对于医院获得性自发性细菌性腹膜炎经验性抗菌药物治疗，应根据当地微生物学调查结果来确定，为实现经验性覆盖，需要使用包含广谱抗革兰阴性细菌和厌氧菌的多药联合治疗方案。这些药物包括：亚胺培南/西司他汀、美罗培南、哌拉西林/他唑巴坦、头孢他啶、头孢吡肟联合甲硝唑，也可需要替加环素或黏菌素类药物。但是长期经验性应用三代头孢抗菌药物为基础的治疗方案，增加细菌耐药的风险及较差的临床预后。推荐医院获得性自发性细菌性腹膜炎经验抗菌治疗首选碳青霉烯类为基础的联合治疗，可显著降低病死率。

3. 抗生素的给药途径。多数抗生素经常规给药途径进入体内后能很快进入腹腔，腹腔积液中抗生素浓度常可达血浓度 50% 以上，甚至高达 90%，足以达到抗菌水平，一般不需腹腔穿刺局部给药。根据病情选择口服、肌内注射或静脉注射（滴注）即可。既往报道腹腔内注射抗生素的疗效，但抗生素局部用药，易诱导细菌多重耐药，目前已不再应用。

4. 疗程。目前尚无对照实验以确定最佳疗程。有人提议革兰阳性球菌感染时以 10 d 为 1 个疗程，对革兰阴性杆菌感染则应将疗程延长至 3 周。另有人强调疗程不宜少于 2 周；若并发脓毒症或休克，剂量应适当增加，疗程则应延长，停药过早极易复发。目前临床上已有短程疗法的探讨，一项随机对照研究共纳入 100 例自发性细菌性腹膜炎或培养阴性的中性粒细胞增多性腹腔积液患者，发现 5 d 抗感染疗效与 10 d 相当。推荐治疗期间隔 48 h 后腹腔穿刺复查多形核白细胞记数，如较前次降低 50% 以上，提示治疗有效，继续用药，否则应更换抗生素。

5. 预防用药。即近年来人们提出的选择性肠道去污染以预防自发性细菌性腹膜炎复发，能直接增加腹腔积液和血清中的杀菌活力，并清除肠道中的潜在病原。近年研究结果提示，长期预防性服用喹诺酮类成本效果分析是可取的，但应限于严格选择的易感自发性细菌性腹膜炎的肝硬化患者。

6. 抗菌治疗的不良反应及副作用。只要合理选用抗生素，使用疗程适当，治疗中加强监测，一般说来很少发生严重不良反应及副作用，应特别注意避免长时间使用广谱抗生素所导致的菌群失调及二重感染。

（四）人血白蛋白静脉治疗

研究显示，33% 自发性细菌性腹膜炎患者出现急性肾损伤。自发性细菌性腹膜炎可导致腹腔一氧化氮合成增加，全身血管扩张，有效动脉血流量下降（相对血流量不足），造成肾血流量减少，最终导致急性肾损伤。在感染确诊早期，静脉滴注人血白蛋白（第 1 天为 1.5 g/kg 体重、第 3 天为 1 g/kg 体重）联合抗感染治疗，能有效减少急性肾损伤的发生风险，病死率明显下降。

（五）腹腔局部处理

1. 腹腔注射抗生素。抗生素局部用药，易诱导细菌多重耐药，目前已不再应用。

2. 腹腔穿刺放液及腹膜腔灌洗。若患者发生利尿剂抵抗，或腹腔积液明显混浊、有絮状物，或呈血性腹腔积液时，可行腹腔穿刺放液及腹膜腔穿刺灌洗。单纯排放腹腔积液易产生低血容量、低钠血症、肾功能损害和肝性脑病等并发症，须在大量放液的同时输入足量的人血白蛋白扩充血容量，可防止全身血流动力学和肾功能损害，显著减少并发症。一次性将腹腔积液排尽，排液后按 1 L 腹腔积液补给 10 g 人血白蛋白的比例静脉输注人血白蛋白。若每次排放 3~5 L，可适当减少人血白蛋白用量，按 1 L 腹腔积液补充 6~8 g 人血白蛋白的比例给予。腹腔穿刺放液后，用温生理盐水反复灌洗腹膜腔，直至洗脱液变清为止，可明显提高自发性细菌性腹膜炎的治愈率。其他合成的胶体扩容剂在体内的半衰期低于 24 h，在血管内存留时间短，故不能满意地预防排放腹腔积液后所导致的循环功能紊乱。

（六）利尿治疗

利尿能增加腹腔积液总蛋白质和补体浓度，提高腹腔积液调理素活性。但自发性细菌性腹膜炎患者腹腔积液常为难治性，利尿药效果不佳时不应盲目加大利尿剂用量。对严重电解质紊乱，合并肝性脑病、肝肾综合征的患者尤应慎用之。

（七）支持治疗

持续胃肠减压，改善因腹胀而引起的呼吸循环功能障碍；对重要器官功能予以支持治疗，改善有效循环血量，纠正酸中毒及电解质紊乱，预防应激性溃疡等并发症。

（八）手术治疗

1. 适应证。发病时间长的重症型患者；经非手术治疗观察 24 h 病情未好转者；诊断困难而又不能摒除继发性腹膜炎者。

2. 手术目的。清洗和引流腹腔，又可进一步明确诊断。手术应着重处理好以下几个问题：

（1）选择切口，剖腹探查切口能保证充分探查腹腔和处理脓液，便于放置有效引流，如误诊为急性化脓性阑尾炎而取右下腹麦氏切口，可因腹腔脓液处理欠佳致术后残余脓肿形成，须再次开腹行脓肿引流。

（2）进入腹腔后应首先吸取腹腔渗出液做细菌学培养，以便术后选择有针对性的抗生素，这是非常重要的。

（3）充分探查腹腔，以大量盐水、络合碘盐水反复冲洗腹腔后放置有效引流管，做到引流彻底。还应重视术后全身支持治疗，合理使用抗生素，提高治愈率。

3. 手术方法。剖腹后吸出脓液，如肠管表面有纤维素及脓苔应尽量予以清除。然后再用温 0.9% 氯化钠反复冲洗腹腔，直至吸出液成为"清水"状为止。肠管表面纤维素及脓苔不能彻底切除者，腹腔应放置橡胶管引流，术后仍可行腹腔灌洗术。

4. 合并休克的重症原发性腹膜炎，如立即手术，手术死亡率极高，宜暂行保守治疗，经有效的抗感染、抗休克治疗，病情有所改善，再行手术，可防止病情再度恶化。

十、诊疗探索

下面一些药物和方法的尝试有其理论基础，根据病情合理使用对难治性原发性腹膜炎可能有较好疗效，但有待更多的临床资料证实。

（一）肝硬化腹腔积液并原发性腹膜炎早期诊断

大多数自发性细菌性腹膜炎起病隐匿，腹膜刺激征常不典型，这可能是由于肝硬化患者全身反应较差及腹腔积液稀释等原因所致。腹腔积液培养阳性率常常较低也与细菌被大量腹腔积液稀释有一定的关系，早期使用抗生素也影响了腹腔积液培养结果。但有研究值得注意的是自发性细菌性腹膜炎发生后全身乏力、食欲缺乏、腹腔积液等肝病征象明显加重，甚至出现少尿、肝肾综合征、肝性脑病等并发症；而且，有时这些可能是自发性细菌性腹膜炎主要表现；所以肝硬化，尤其是失代偿性肝硬化患者近期出现不明原因的症状加重，肝功能恶化，尿量减少且利尿反应差，腹腔积液不减少甚至增加，或出现肝肾综合征、肝性脑病等，应警惕并发自发性细菌性腹膜炎的可能。目前，腹腔积液常规检查是诊断自发性细菌性腹膜炎的主要实验室指标。除此之外，还有一些指标对诊断有意义。

1. 白细胞酯酶试纸。是一种快速反映腹腔积液中白细胞水平的方法，已广泛用于脑膜炎、尿路感染及腹膜透析后的腹膜炎诊断。其原理为：多形核白细胞释放出白细胞酯酶，可水解三羟五苯吡咯氨基酸酯，水解出的三羟五苯吡咯与重盐反应，生成一种紫罗兰色的含氮染料，该含氮染料的多少与多形核白细胞计数正相关，可以根据颜色的深浅来估算多形核白细胞数量。研究表明，白细胞酯酶试纸敏感性为 45%～100%，特异性为 81%～100%，阳性预测值为 42%～100%，阴性预测值为 87%～100%。尽管白细胞酯酶试纸仍不能完全取代传统的多形核白细胞计数法，但白细胞酯酶试纸操作简单、方便、快速、价格便宜，对使用的环境无特殊要求，可作为自发性腹膜炎的初筛方法应用于临床。

2. 补体及免疫球蛋白。Yildirim 等研究报道自发性腹膜炎患者血清和腹腔积液 C_3、C_4、IgM、IgA 及 IgG 均明显升高，而且该项检测简便、经济，可常规检测来反映是否存在腹腔积液感染。但非特异改变，血清和腹腔积液补体及免疫球蛋白升高也可见于结核性腹膜炎和癌性腹腔积液。

3. 腹腔积液乳铁蛋白。在体液中与中性粒细胞呈比例出现，因此考虑可作为腹腔积液是否感染的一项指标。Parsi 等报道自发性细菌性腹膜炎患者腹腔积液乳铁蛋白明显高于非自发性腹膜炎患者，当临界值为 242 ng/mL 时，敏感性和特异性分别为 96% 和 97%，因此腹腔积液乳铁蛋白有望成为简单且快速诊断自发性细菌性腹膜炎敏感且特异的指标。

（二）氧氟沙星对自发性细菌性腹膜炎的治疗效果

对肝硬化并发原发性细菌性腹膜炎，在腹腔积液培养及药敏结果尚未出来前选用氧氟沙星治疗，经济方便，而且安全有效；早期应用可明显提高治愈率，降低病死率，可作为首选治疗药物。

（三）酚妥拉明

在选择有效抗生素联合用药的同时，应用酚妥拉明药物治疗具有一定临床意义，它不但可扩张血管、解除毛细血管痉挛、改善微循环，同时又可促进腹膜和肠管的炎症吸收，对患者胃肠道功能的恢复起到了积极作用。

十一、病因治疗

（一）针对基础病变预防性治疗

既往自发性细菌性腹膜炎的平均病死率较高，可达 55%（37%～77%），由于对疾病的早期诊断及治疗，目前死亡率较低（<10%）。但由于基础病变仍存在，故 51% 的患者于初次自发性细菌性腹膜炎治愈后复发一次或数次，且每况愈下，终至不治。有自发性细菌性腹膜炎史者其 1 年生存率明显低于无自发性细菌性腹膜炎者。预防发生自发性细菌性腹膜炎发生的原则：

1. 积极治疗基础病，改善肝功能。
2. 控制感染。采取利尿等措施，减少或消除腹腔积液，并提高腹腔积液蛋白质浓度。
3. 对自发性细菌性腹膜炎高危患者给予预防性治疗。高危患者：①以往有自发性细菌性腹膜炎病史；②腹腔积液患者合并肠道、胆道、泌尿道或呼吸道感染；③腹腔积液蛋白质总量低于 10 g/L，或腹腔积液补体 C_3 明显降低；④近期发生消化道出血，特别是采用了气囊压迫和（或）血管升压素治疗；⑤必须进行创伤性检查或频繁静脉穿刺的患者。

（二）针对病原体预防性用药

自发性细菌性腹膜炎病原菌主要来自肠道，故传统用新霉素以清除肠道细菌；由于新霉素随剂量增加可能引起耳、肾损害，现已少用。目前推荐使用诺氟沙星，它选择性地清除需氧革兰阴性杆菌，并能增加腹腔积液中总蛋白质和补体 C_3 的浓度，从而加强机体的杀菌能力。大肠杆菌对之不产生耐药性，毒副反应少，费用相对低廉。诺氟沙星剂量 0.2～0.4 g，2 次/d，连续 7 d，或用至高危因素（如腹泻、消化道出血等）消除为止。近报道，长期间歇服用环丙沙星（750 mg，1 次/周，连用 6 个月），对高危因素长期存在，如腹腔积液蛋白质浓度低，对利尿剂不敏感的患者，能有效预防自发性细菌性腹膜炎。

十二、最新进展

利福昔明是目前预防肝硬化自发性细菌性腹膜炎最新方法。利福昔明是利福霉素的衍生物，是一种不可吸收的广谱抗菌药物，几乎无耐药发生，可强效抑制肠道内细菌生长，具有杀菌/抑菌、免疫调节和抗炎活性。利福昔明-a 晶型已被美国食品药品管理局批准治疗肝性脑病，同时可减少内毒素血症和改善肝硬化患者的血流动力学。对肝硬化自发性细菌性腹膜炎防治具有一定效果。一项回顾性研究纳入了 404 例肝硬化腹腔积液既往无自发性细菌性腹膜炎病史患者，排除服用利福昔明外的其他抗生素预防自发性细菌性腹膜炎者，入组患者根据有无服用利福昔明分组观察，49 例（12%）为利福昔明组，两组患者在年龄、性别、种族、肝脏功能评价等方面相匹配。随访 4.2 个月，利福昔明组自发性细菌性腹膜炎发生率为 11％，而对照组为 32％，并且利福昔明组无移植生存率显著高于对照组（72％ vs 57％）。如前文所述，诺氟沙星目前广泛用于自发性细菌性腹膜炎的二级预防，但长期大量应用可导致喹诺酮耐药率和革兰阳性细菌所致的自发性细菌性腹膜炎发病率显著增高。来自埃及坦塔大学的随机对照研究比较了利福昔明（1 200 mg/d，持续 6 个月）和诺氟沙星（400 mg/d，持续 6 个月）预防肝硬化伴有自发性细菌性腹膜炎病史患者的自发性细菌性腹膜炎复发率，结果显示，利福昔明组自发性细菌性腹膜炎复发率较诺氟沙星组显著降低（3.88％ vs 14.13％），并且利福昔明组病死率较诺氟沙星组显著降低（13.74％ vs 24.43％）。利福昔明组副作用显著减少。

谭兵　杨荣萍　胡艳娟　张在其

第四章 肾内科

第一节 急性肾功能衰竭

一、基本概念

急性肾功能衰竭是肾脏本身或肾外原因引起肾脏泌尿功能急剧降低，以致机体内环境出现严重紊乱的临床综合征。主要表现为少尿或无尿、氮质血症、高钾血症和代谢性酸中毒。

目前急性肾功能衰竭已基本由急性肾损伤取代。因为在致病因子作用下患者出现急性肾功能异常，损伤由轻到重呈现不同的表现形态，历经不同的病程，肾功能衰竭只是其最严重的阶段。"急性肾损伤"包含了从肾功能标志物的轻微改变，到肾功能严重损伤需要肾脏替代治疗的整个范畴。故把"衰竭"改为"损伤"，这样命名能更贴切地反映疾病的基本性质，对于早期诊断、早期治疗及降低病死率具有更积极的意义。急性肾损伤发病率在综合性医院为 3%～10%，在重症监护病房则高达30%～60%，重症急性肾损伤死亡率高达 30%～80%。急性肾损伤是危重症患者最常见的并发症之一，是影响和决定重症患者预后的关键因素之一。2005 年，急性肾损伤网络于荷兰阿姆斯特丹制定了急性肾损伤共识，定义急性肾损伤为不超过 3 个月的肾脏功能或结构方面的异常，包括血、尿、组织检测或影像学方面的肾损伤标志物的异常。2012 年改善全球肾脏病预后组织关于急性肾损伤指南对急性肾损伤网络的诊断及分级标准进行了修订，将急性肾损伤定义为：①血清肌酐在 48 h 以内增加$\geqslant$26.5 μmol/L；②或者在 7 d 内血清肌酐增加$\geqslant$基线值的 1.5 倍；③或者尿量每小时<0.5 mL/kg持续超过6 h，符合以上 3 条之一均可诊断为急性肾损伤。

二、常见病因

（一）肾前性因素

在社区获得性急性肾损伤患者中占 40%～70%，而在医院获得性急性肾损伤中约为 40%。

1. 低血容量。如严重外伤、烧伤、腹泻、大出血、大量使用利尿剂引起严重失血、脱水、低血容量性休克；或肝功能衰竭、肾病综合征、脓毒症、应用血管扩张剂；或麻醉剂、手术、过敏性休克等引起的有效血容量减少。

2. 心排血量减少。由于严重心律失常、心肌梗死或其他心脏疾病所致充血性心力衰竭、心源性休克、急性心包填塞及急性肺梗死所致。

3. 肾血管阻塞或调节紊乱。如肾动脉发生栓塞、前列腺素抑制剂、血管紧张素转换酶抑制剂、环孢素的异常作用。以上原因引起肾灌流量急剧减少（肾缺血）而导致的泌尿功能障碍，此时肾无器质性病变；如肾灌流量及时恢复，则肾功能也随即恢复正常，称为功能性急性肾功能不全或肾前性急性肾损伤。

（二）肾性因素

占急性肾损伤的 10%～50%。

1. 肾小管疾病。以急性肾小管坏死最为常见，病因如下。

（1）肾中毒：引起急性肾功能衰竭的毒物种类可归纳为以下 4 类。①重金属化合物，如汞。②有机化合物，如敌敌畏等。③生物毒物，如鱼胆、蛇毒和毒蕈等。④肾毒性药物，如肾毒性抗生素、碘造影剂。

（2）肾缺血：肾前性因素持续存在，出现急性肾缺血性损伤，主要表现为急性肾小管坏死，是急性肾功能衰竭临床上最常见原因。

（3）血管内溶血（如黑尿热、伯氨喹所致溶血、蚕豆病、血型不合的输血、氧化砷中毒等）释放出来的血红蛋白，以及肌肉大量创伤（如横纹肌溶解症、肌肉炎症）时的肌红蛋白，通过肾脏排泄，可损害肾小管而引起急性肾小管坏死。

2. 肾小球疾病。如急性肾小球肾炎，急进性肾小球肾炎。

3. 急性肾间质性疾病。如感染变态反应性急性间质性肾炎、药物变态反应性急性间质性肾炎等。

4. 肾脏小血管炎。如全身性坏死性血管炎、过敏性紫癜性肾炎。

（三）肾后性疾病

约占急性肾损伤 10%。各种原因引起的急性尿路梗阻等，如输尿管结石、乳头坏死组织、肿瘤压迫堵塞输尿管、尿路损伤，或尿路手术后尿道狭窄、膀胱颈梗阻、前列腺肿大等。

急性肾损伤也可是多器官功能障碍综合征的组成部分。其发病的原因除了全身血流动力学及应激激素变化导致肾血流减少外，还有内毒素、炎症递质和其他脏器损伤的影响。另外在慢性肾脏病的基础上由于各种原因导致短期内肾小球滤过率迅速下降，目前被称为慢性肾脏病基础上的急性肾损伤。

三、发病机制

急性肾损伤的发病机制十分复杂，急性肾损伤可分为肾前性、肾性和肾后性。肾前性急性肾损伤主要与血容量减少，有效动脉血容量减少和肾内血流动力学改变导致的肾脏灌注不足有关；肾性急性肾损伤是指肾实质损伤导致的急性肾损伤；肾后性急性肾损伤通常是肾盂到尿道任一水平的急性尿路梗阻引发的急性肾损伤。这三大类急性肾损伤在临床上常相互混杂，使疾病更加复杂。以下为常见致病因素的发病机制。

（一）缺血-再灌注与急性肾损伤

肾脏缺血-再灌注损伤在肾前性急性肾损伤最为常见。病理改变为急性肾小管坏死。目前认为多种因素可导致肾血管收缩、氧化应激、细胞凋亡和炎症刺激及缺血-再灌注损伤。其中，缺血使细胞内的三磷酸腺苷浓度显著降低，并且通过增加细胞的氧化应激和炎症反应启动细胞损伤。过多的细胞因子、表面黏附分子超表达、趋化性蛋白使血流中的炎症细胞聚集到肾组织，在近端小管，包括促炎性细胞因子、趋化性细胞因子等多种炎症递质引发炎症级联反应使内皮功能紊乱，内皮细胞极性、刷状缘消失，细胞内出现再分配，丧失自生能力的细胞脱落入管腔，导致管腔阻塞，降低肾小球滤过率。并且肾脏缺血-再灌注损伤中炎症的多变性和持久性引发机体初始非免疫损害。Fang 等认为血管紧张素转换酶-Ⅱ在缺血-再灌注介导的肾脏应答中起着决定性作用。肾脏连续损伤，促使血管紧张素原和血管紧张素-Ⅰ在血管紧张素转换酶-Ⅱ的作用下产生血管紧张素-Ⅱ，使血管收缩、组织产生氧化应激，炎症反应及纤维化。

（二）手术与急性肾损伤

大手术（如心脏手术、妇女骨盆手术等）可引起急性肾损伤，特别是冠状动脉旁路搭桥术后发生。急性肾损伤是比较常见且严重的并发症。手术造成的急性肾损伤多为肾前性损伤，其发病机制主要是手术导致肾血流量降低刺激肾血管收缩，导致内皮细胞肿胀，小叶间动脉外膜和入球小动脉外膜增厚、纤维化，肾素、腺苷、血栓素 A_2 和内皮素等血管收缩因子活性增加及肾上腺素系统敏感性增加使肾小球滤过率降低。体外循环期间，由于血液和血管路人工材料表面接触、手术创伤应激、中性粒细胞激活、内皮损伤和凝血途径的激活可刺激机体产生炎症递质，诱发全身炎症反应，加速肾脏损伤。体外循环过程中，由于心内吸引、泵管挤压，以及其他异物的接触，红细胞与非生理性递质相接触并产生剪切力，使红细胞破坏、溶解，释放出血红蛋白和部分脂质，两者可形成微栓堵塞肾毛细血管，导致肾缺血。同时，血红蛋白经肾小球滤过可形成血红蛋白管型，使肾小管上皮细胞发生坏死，堵塞肾小管。并且堵塞部位近端的小管腔内压和肾小球囊内压升高，当升高到使肾小球内跨膜压差显著降低或为零时，肾小球便停止滤过。

（三）对比剂与急性肾损伤

随着冠状动脉造影术和经皮冠状动脉介入的广泛应用，对比剂使用频率日益增加，对比剂致急性肾损伤也随之升高，该损伤也称为对比剂肾病，是住院患者新发急性肾损伤的第 3 位原因，仅次于肾脏低灌注和肾毒性药物，占 11%。对比剂肾病发病率在普通人群中较低，仅有 0.6%～2.3%，但在合并有慢性肾脏病、糖尿病、行冠状动脉造影和经皮冠状动脉介入治疗的患者中，其发病率可高达50%。对比剂可导致作用于血管的物质（如腺苷和内皮素与一氧化氮和前列腺素）比例失调引发肾血管收缩而导致肾脏缺血。对比剂应用后尿液渗透压增高及尿液增加，使肾小管管内压力和血管周围静水压增高，导致肾髓质血流降低而致髓质缺氧细胞凋亡；高渗透负荷导致肾近端小管细胞肿胀、液化可加重肾损伤。氧化损伤、脂质过氧化反应也可能是发生肾组织损伤的原因之一。

（四）横纹肌溶解与急性肾损伤

近 10 年来，全球各地的自然灾害频繁发生，横纹肌溶解的发病也在上升。横纹肌溶解症是一个潜在威胁人类生命的综合征。其特点是肌肉坏死并释放肌酸磷酸激酶、肌红蛋白等肌细胞内成分进入细胞外液及血循环。创伤和非创伤因素（如酒精、药物滥用、癫痫发作、剧烈运动、高热、电解质紊乱、糖尿病酮症酸中毒昏迷、严重感染、甲状腺功能减退等）均可引起横纹肌溶解。13%～50%的横纹肌溶解症患者会发展成急性肾损伤。发病机制复杂，主要包括中毒性肾损伤、肾缺血损伤及肌红蛋白致使肾小管梗阻。当肌肉受到损伤时刺激钙离子内流进入肌细胞，随后肌肉溶解释放肌红蛋白并在肾脏集聚，随着肌红蛋白浓度增加，在酸性环境下与 Tamm-Horsfall 蛋白相互作用产生沉淀堵塞肾小管，降低肾小球滤过率；同时肌红蛋白还可以通过清除具有扩血管作用的一氧化氮从而促进肾内血管收缩，加重肾缺血损伤；并且肌红蛋白同血红蛋白一样是运输氧的载体，它的分子量为 17.8kDa，但大量肌红蛋白释放大量亚铁血红素致肾毒性。除肌红蛋白外，脂质过氧化物酶和异前列素子代产物同样可以表现出过氧化物酶类似物酶活性引起不受控制的生物分子氧化。另外还有来自其他细胞内的化合物如炎性递质、磷、钾、核苷酸、尿酸前体等从受损的肌肉释放入血，在横纹肌溶解致急性肾损伤中也发挥了重要作用。

（五）药物与急性肾损伤

药物所致的肾毒性占住院急性肾损伤患者的 20%。其表现包括酸碱异常、电解质失衡、尿液沉积物异常、蛋白尿、血尿、脓尿，最常见的是肾小球滤过率下降。如氨基糖苷类、对比剂、常规的非选择性非甾体类抗炎药物、选择性环加氧酶-2 抑制剂、两性霉素 B、血管紧张素转换酶抑制剂及多种中药如马兜铃酸等，都会引起肾脏不同程度的损伤。药物引起肾毒性机制因药物种类的不同而不同。非甾体类抗炎药物可引起肾近端小管毒性作用，因其可引起前列腺素合成，过敏性肾炎和肾乳头状坏死而致血流动力学异常。两性霉素 B 介导的肾毒性因肾小管的损伤而致血浆滤过率降低，尿酸盐脱氢酶活性增高，而高代谢活性又可干扰线粒体基质的利用率，降低细胞的抗氧化能力。β-内酰胺抗生素等广谱抗生素进入肾小管细胞使线粒体基质发生氧化，细胞抗氧化损耗及脂质过氧化反应而导致肾小管坏死。大量摄取含有马兜铃酸的中草药可引起急性肾损伤，Bau-doux等通过动物实验观察到一定剂量的马兜铃酸可致单核细胞浸润，肾小管上皮细胞萎缩、凋亡或坏死，肾间质纤维化致马兜铃酸肾病。大多数药物，特别是亲水性药物和它们的代谢产物可通过肾脏排出。药物致肾毒性可引起血流动力学改变、肾小球疾病、间质肾炎，细胞毒性可直接导致肾小管细胞死亡，小管内沉淀的药物可导致阻塞性肾病。

（六）感染与急性肾损伤

生活中，各种原因导致感染是很常见的，如细菌、病毒、寄生虫及真菌等。严重感染可导致脓毒症、脓毒症。19%～51%的脓毒症和脓毒症休克患者会发展成急性肾损伤。脓毒症和脓毒症休克也是重症监护病房中引起急性肾损伤的常见原因，其病死率可高达70%。感染致急性肾损伤的发病机制是很复杂的，包括肾血流动力学改变、内皮功能障碍、炎症细胞浸润，肾实质、肾小球血栓形成，小管坏死细胞和碎片形成。感染可刺激机体释放炎症递质（如白介素-1、白介素-6/肿瘤坏死因子），使血小板异常增多，微血管血栓形成，并且炎症推动血小板激活中性粒细胞从而加剧炎症反应。释放的肿瘤坏死因子、白介素-7和白介素-1等内毒素和炎症递质诱导一氧化氮合酶在肾髓质表达，使肾小球系膜细胞和肾动脉内皮细胞强烈持续释放一氧化氮。一氧化氮浓度增加使血管舒张并降低肾血管阻力。同时感染致脓毒症酸中毒使内皮平滑肌细胞三磷酸腺苷降低，细胞超极化和钾离子通过三磷酸腺苷依赖的膜通道增加，加剧血管舒张效应，使肾灌注不足，引起肾损伤。以往认为急性肾损伤是一种急性可逆性损伤，受损后的肾脏组织结构能够逐渐恢复正常，但近年来对于急性肾损伤患者远期预后的临床研究结果显示，急性肾损伤患者出院后肾功能存在不同程度的损伤，与未发生急性肾损伤患者相比，急性肾损伤患者快速进展为慢性肾脏病终末期肾脏疾病，甚至死亡的风险度明显增高。相较基础肾功能正常的急性肾损伤，在慢性肾脏病基础上发生的急性肾损伤（A/C）更易进展至终末期肾脏疾病。

四、临床特征

不同的病因导致的急性肾损伤有不同的特点，急性肾小管坏死为最典型的临床类型。它的临床过程分为4期，即起始期、少尿或无尿期、多尿期和恢复期。中毒所致者可无起始期。

（一）起始期

本期以血容量不足和肾血管痉挛为主，临床上只有原发病的表现和尿少。本期对预防急性肾功能衰竭的进展很重要，如能及时发现并进行妥善处理，即能避免发展至器质性肾功能衰竭阶段。

（二）少尿或无尿期

致病因素持续存在即可引起肾实质的损害，主要是肾小管上皮细胞的变性与坏死，从而进入少尿或无尿期。凡24 h尿量少于400 mL者称为少尿，少于100 mL者称为无尿。本期的主要临床表现：

1. 水的排泄紊乱。

（1）少尿或无尿：少尿期一般持续7～14 d。少数患者仅持续数小时，延长者可达3～4周。少尿期愈短，预后愈好。少尿期长，则肾损害重，如超过1个月，提示有广泛的肾皮质坏死可能。非少尿型急性肾损伤的病例尿量并不减少。本期尿液呈酸性反应，比重固定在1.010上下、一般均在1.014以下。尿内钠含量增高，尿素及肌酐浓度减低。尿检查可有蛋白，镜检有白细胞、颗粒或红细胞等管型。溶血或横纹肌溶解症所致急性肾损伤患者可出现血红蛋白尿或肌红蛋白尿。

（2）水中毒：肾脏排尿减少，摄入过量液体和钠盐，代谢旺盛而产生过多内生水导致水中毒。临床表现为全身软组织水肿、急性肺水肿和脑水肿。肺水肿时早期仅有肺底部啰音及呼吸音减低，严重时全肺满布湿啰音，并有呼吸困难、口唇青紫等。合并脑水肿时头痛、呕吐、意识不清和抽搐。水中

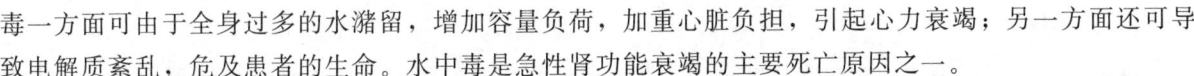

毒一方面可由于全身过多的水潴留，增加容量负荷，加重心脏负担，引起心力衰竭；另一方面还可导致电解质紊乱，危及患者的生命。水中毒是急性肾功能衰竭的主要死亡原因之一。

2. 电解质紊乱。

（1）高钾血症：是急性肾损伤最严重的并发症，也是主要的死因之一。高血钾的原因主要是排出减少、内生和摄入增加所致。少尿期尿钾排出减少引起钾在体内蓄积。组织损伤、感染和热量不足所致旺盛的细胞分解代谢、代谢性酸中毒和缺氧皆可使钾从细胞内外逸，使血钾浓度升高。如再摄入含钾食物或大量输入库血时，血钾更高。高钾血症的主要表现为循环系统的征象，如心率缓慢、心律不齐、血压下降、严重时可致心搏骤停。其次表现为烦躁、意识恍惚、反应迟钝、手足感觉异常、肌肉酸痛、肢体麻木等。心电图改变往往在临床症状尚未明显之前就已显示。如 T 波高耸、P 波消失、QRS 波增宽，甚至心室颤动、心搏骤停等。高血钾症状的出现与患者血钠和血钙的浓度有关。血钠和血钙浓度正常时症状不一定明显，而血钠和血钙浓度降低时容易出现症状。如同时有酸中毒，则高血钾的症状更易出现。

（2）低钠血症：多为稀释性低钠血症。其原因为细胞外液增加，钠被稀释，钠离子用于中和酸性物质随尿排出及由细胞外进入细胞内与钾离子置换等。只有在发生急性肾功能衰竭前有呕吐、腹泻、大面积烧伤等情况时，才可能发生真正的缺钠性低钠血症。一般轻、中度低钠血症常无症状，或仅表现为倦怠、眼窝下陷、头晕、意识淡漠等。严重时可发生脑水肿，导致低渗性昏迷。

（3）高磷血症：是急性肾损伤常见的并发症。在高分解代谢或伴大量细胞坏死者（如横纹肌溶解、溶血或肿瘤溶解），高磷血症可能更明显（3.23～6.46 mmol/L）。高磷血症它本身并不产生症状，但可影响血中钙离子的浓度，使之更趋下降。

（4）低钙血症：由于磷从肾脏排泄发生障碍而改由肠道排泄，并与钙结合成不吸收的磷酸盐而形成低钙血症。急性肾损伤时常存在酸中毒，钙的游离度增加，故不出现临床症状，如一旦酸中毒被纠正，则可出现口周感觉异常、肌肉抽搐、癫痫发作、幻觉和昏睡等症状。

（5）高镁血症：常见于顺铂、两性霉素 B 和氨基糖苷类所致的急性肾损伤，镁排泄障碍导致高镁血症。血镁浓度＞3 mmol/L 时，腱反射减弱或消失；＞4.8 mmol/L 时，发生肌无力，四肢肌肉软瘫，影响呼吸肌时，可发生呼吸衰竭，呼吸停止；＞6 mmol/L 时，可发生严重的中枢抑制，如昏睡、木僵、昏迷。

3. 代谢性酸中毒。急性肾功能衰竭时由于酸性物质的滞留消耗过多的碱储备，加上肾小管泌氢制氨能力下降，致钠离子和碱性磷酸盐不能回收和保留，导致代谢性酸中毒。常表现为深大呼吸（Kussmaul 呼吸），严重酸中毒可以伴随心律失常，心动过速或过缓。血 pH 值、碳酸氢根和二氧化碳结合力降低，由于硫酸根和磷酸根潴留，常伴阴离子间隙升高。

4. 氮质血症。急性肾功能衰竭时体内蛋白质代谢产物不能从肾脏排泄，加上感染、创伤、不能进食等情况，体内蛋白质分解代谢旺盛，引起血内非蛋白氮的含量大幅度地增加，临床上即出现氮质血症及中毒症状。轻度者无显著临床症状。中度者恶心呕吐，进而出现腹胀、腹泻等消化道症状。重者嗜睡、昏迷乃至死亡。

5. 高血压。急性肾功能衰竭患者中，约有 2/3 病例出现不同程度的高血压，其原因是水钠潴留和肾脏缺血而产生过多的升压物质。

6. 心力衰竭。是少尿期的主要并发症之一，表现为高血压、急性肺水肿。

7. 出血倾向。急性肾功能衰竭时由于血小板的缺陷、毛细血管脆性增加，凝血酶原的生成受到抑制，可有明显的出血倾向，主要表现为鼻衄、皮下瘀斑、口腔牙龈及消化道出血。

8. 贫血。几乎所有病例都有进行性贫血现象。产生贫血的原因，一方面是由于创伤、出血、溶血等造成红细胞的过多损失和破坏；另一方面是由于尿毒症的毒性物质抑制了骨髓红细胞的生成。

（三）多尿期

患者如能得到正确的治疗而安全度过少尿期，已坏死变性的肾小管上皮细胞逐渐再生修复，未被损害的肾单位逐渐恢复其功能，肾功能逐渐恢复而进入多尿期。其主要表现：

1. 多尿。尿量增多是多尿期的主要特点，每天尿量达 2 500 mL（可多达 4 000～6 000 mL/d）。其原因是再生的肾小管缺乏浓缩尿液的能力，加上潴留于血中的高浓度尿素的渗透性利尿作用，以及体内潴留的水分、电解质和代谢产物的利尿作用。尿量增加的速度和程度与患者肾功能恢复情况和体内的含水量有关，如患者在少尿期间水肿较重、给水较多、肾功能恢复缓慢，则多尿期尿量可突然增加很多；如患者在少尿期间已有脱水，则尿量逐步增加；如肾脏有陈旧性病灶，则尿量缓慢增加，到500～700 mL 后即不再上升，此种情况常表明预后不良。

2. 水、电解质紊乱。由于大量排尿若不注意补充，患者可发生脱水。当每天尿量超过 4 000 mL时由于肾小管功能尚未健全，使大量钾离子随尿排出，如补充不足，可发生低钾血症。此外，多尿期间由于大量钠离子的排泄也可导致缺钠性低钠血症。

3. 氮质血症。多尿期早期血中非蛋白氮仍可不断上升，其原因为肾脏对于溶质的滤过及排泄虽已增加，但在短期内尚不足以清除蓄积在体内的代谢产物；此外尚有部分氮代谢产物由肾小管回渗而加重氮质血症。此后随着肾功能的继续恢复，血中非蛋白氮、血清尿素氮、血清肌酐等才能很快下降。患者的全身情况即开始迅速好转，精神转佳，食欲逐渐增进。

（四）康复期

随着肾功能的逐渐恢复，血非蛋白氮降至正常，电解质紊乱得到纠正，尿量恢复至正常水平，患者情况日见好转。但由于病程中的消耗，仍有无力、消瘦、贫血等症状。肾脏的浓缩能力未完全恢复，低比重尿将持续数月。

五、辅助检查

（一）血液与尿检查

1. 血常规示轻、中度贫血，部分和体液潴留、血液稀释有关；血清尿素氮和血清肌酐可进行性上升，高分解代谢者上升速度较快，横纹肌溶解引起的血清肌酐上升较快；血钾浓度可升高（>5.5 mmol/L），部分正常，少数偏低；血 pH 值常低于 7.35，碳酸氢根离子浓度多低于 20 mmol/L，甚至低于 13.5 mmol/L；血钠浓度可正常或偏低；血钙可降低，血磷升高。尿常规检查尿蛋白多为＋～＋＋，常以中小分子蛋白为主。尿沉渣检查可见脱落的肾小管上皮细胞和少许红、白细胞。上皮细胞管型和颗粒管型提示肾缺血或肾毒性药物引起的急性肾小管坏死。尿红细胞或者蛋白质阳性，或者尿沉渣镜检时出现变形的红细胞或者红细胞管型，提示肾小球肾炎。尿沉渣镜检时出现嗜酸性粒细胞提示急性间质性肾炎。血红蛋白尿常提示急性肾功能衰竭与溶血或横纹肌溶解有关。尿中出现大量白细胞管型则见于急性肾盂肾炎、间质性肾炎或肾小球肾炎。尿比重、尿渗透压、尿钠含量、肾功能衰竭指数、滤过钠分数在肾前性急性肾损伤和急性肾小管坏死鉴别见表 1-4-1。

表 1-4-1　肾前性急性肾损伤和急性肾小管坏死的鉴别

检查项目	肾前性急性肾损伤	急性肾小管坏死
尿比重	>1.020	<1.016
尿渗透压（mOsm/L）	>500	<350
尿钠浓度（mmol/L）	<20	>20
血清尿素氮/血清肌酐	>40	<20

续表

检查项目	肾前性急性肾损伤	急性肾小管坏死
肾功能衰竭指数	<1	>1
滤过钠分数	<1	>1
尿沉渣	正常	尿蛋白＋～＋＋，可见脱落的肾小管上皮细胞和少许红、白细胞，上皮细胞管型和颗粒管型

注：滤过钠分数＝（尿钠×血清肌酐）/（血钠×尿肌酐）×100％；肾功能衰竭指数＝尿钠×血清肌酐/尿肌酐。

2. 血免疫学检查。①抗核抗体和抗双链 DNA 抗体，系统性红斑狼疮和其他自身免疫性疾病时，抗核抗体阳性。抗双链 DNA 抗体对系统性红斑狼疮的特异性较高。②抗中性粒细胞胞浆抗体与系统性血管炎有关。③补体水平。系统性红斑狼疮、急性感染后肾小球肾炎和冷球蛋白血症时补体水平低。④抗肾小球基底膜抗体。肺出血-肾炎综合征时阳性。⑤抗链球菌溶血素 O 和抗 DNA 酶 B 滴度。链球菌属感染后升高。

（二）急性肾损伤早期的生物学标记

1. 反映肾脏滤过功能障碍的生物标志物，如血清胱抑素 C。

2. 反映蛋白质滤过增加的生物标志物，如尿白蛋白。

3. 反映肾小管损伤重吸收障碍的生物标志物，如尿白蛋白、尿 N-乙酰-β-氨基葡萄糖苷酶、血清胱抑素 C。

4. 反映受损细胞释放分子的标志物，如尿谷胱甘肽-S-转移酶、尿Ⅳ型胶原。

5. 反映细胞和（或）组织损伤适应性上调的生物标志物，如尿中性粒细胞明胶酶相关性脂质运载蛋白、尿肾损伤分子-1、尿肝型脂肪酸结合蛋白、尿白介素-18。结合这些新发现的损伤标志物和传统急性肾损伤分期，或可进一步提高急性肾损伤诊断水平。

（三）影像学检查

尿路超声显像对排除尿路梗阻和慢性肾功能衰竭很有帮助。必要时行 CT 或 MRI 检查显示是否存在尿路梗阻扩张。如尿路有扩张怀疑梗阻所致，可行逆行肾盂造影。怀疑肾动脉梗阻（栓塞、血栓形成、动脉瘤）时可行肾动脉造影。

（四）肾活检

在排除了肾前性及肾后性原因后，没有明确引起肾缺血、肾毒性致病原因的急性肾损伤都有指征行肾活检，以明确是否为肾小球肾炎（急性或急进性）、系统性血管炎、急性过敏性间质性肾炎或其他疾病。

六、诊断思路

诊断过程中一般首先明确是否存在急性肾损伤，注意与慢性肾功能不全鉴别；接着鉴别是否为肾后性急性肾损伤或肾前性急性肾损伤；然后再对肾实质性疾病进行逐一的鉴别诊断；最后明确有无并发症并评价其严重程度。

1. 注意引起急性肾损伤的诱因及易患因素，出现如下征象时应考虑急性肾损伤的可能。

（1）突发的少尿或无尿。

（2）原因不明的充血性心力衰竭、急性肺水肿。

（3）原因不明的电解质紊乱和代谢性酸中毒。

（4）突发全身水肿或水肿加重。

（5）血清肌酐急性升高。常合并轻度贫血、双侧肾脏增大。对于那些不知道既往血清肌酐水平、初次就诊的血清肌酐升高的患者，须动态观察血清肌酐变化才能得出诊断。注意依据尿量的变化诊断急性肾损伤必须排除尿路梗阻和其他引起尿量减少的可逆因素。明确诊断急性肾损伤的依据是肾小球滤过率快速下降。检测患者尿肌酐排泄量对于早期发现急性肾损伤具有重要意义，无论是否尿量减少，如果患者尿肌酐排泄量明显或进行性减少，则应高度警惕急性肾损伤的发生。

2. 鉴别急性肾损伤是肾前性、肾性还是肾后性（参见鉴别诊断）。

3. 急性肾损伤患者如果除外肾后性急性肾损伤和肾前性急性肾损伤，则可诊断为肾性急性肾损伤。应进一步区分病因：

（1）肾小球肾炎合并急性肾损伤。患者病史中存在血尿、蛋白尿，常有血压明显升高，尿沉渣镜检时出现变形的红细胞或者红细胞管型，强烈提示肾小球肾炎。肾脏病理常有肾小球毛细血管内皮细胞明显增殖、毛细血管受压管腔塌陷和（或）新月体形成。

（2）急性肾小管坏死。患者病史中有明显低血压过程或应用肾毒性药物及服用生鱼胆等毒性物质，肾脏病理可见肾小管上皮细胞坏死、脱落。

（3）急性间质性肾炎。患者存在感染或药物等过敏病史，临床上伴有发热、皮疹及关节痛等症状，肾脏病理可见肾间质炎性细胞浸润和水肿。尿沉渣镜检时出现嗜酸性粒细胞提示急性间质性肾炎。

（4）肾血管性急性肾损伤。分为急性肾脏梗死和急性肾静脉血栓。患者存在心房颤动、静脉血栓或膜性肾病的病史，临床上表现为肾脏绞痛、血尿和突发的少尿或无尿。临床上疑诊肾血管性急性肾损伤的患者应实施肾动脉和（或）肾静脉血管超声检查，必要时可实施磁共振三维成像检查以明确诊断；而无论疑诊肾小球肾炎合并急性肾损伤，还是疑诊急性肾小管坏死或急性间质性肾炎，均应尽早实施肾脏组织活检，以明确原发病诊断，指导治疗。

4. 分析急性肾损伤的程度。不同程度的急性肾损伤，治疗的原则和预后判断有所不同。因此，在对急性肾损伤患者治疗前应评估患者肾损伤的程度。急性肾损伤的分级标准见表 1-4-2。

表 1-4-2　急性肾损伤的分级标准

程度	血清肌酐标准	尿量标准
危险	SCr 绝对升高≥26.4 μmol/L 或相对升高≥50%	尿量<0.5 mL/(kg·h)，持续 6 h
损伤	SCr 相对升高>200%～300%	尿量<0.5 mL/(kg·h)，持续 12 h
衰竭	SCr 相对升高>300%，或在≥353.6 μmol/L 基础上再急性升高≥44.2 μmol/L	少尿<0.3 mL/(kg·h)>24 h 或无尿>12 h

注：SCr：血清肌酐。

5. 明确有无并发症。各种并发症是急性肾损伤患者的主要死亡原因。急性肾损伤常见的并发症：

（1）感染。呼吸道、泌尿道及消化道感染。

（2）高容量负荷。肺水肿、心力衰竭、恶性高血压等。

（3）高钾血症、代谢性酸中毒等离子代谢紊乱及心律失常。

（4）多脏器功能不全。

（5）消化道出血。

七、临床诊断

2012 年 3 月，改善全球肾脏病预后组织指南确立了最新的急性肾损伤诊断标准：48 h 内血清肌酐水平升高≥26.5 μmol/L 或超过基础值的 1.5 倍及以上，且明确或经推断上述情况发生在 7 d 之内；或持续 6 h 尿量＜0.5 mL/(kg·h)。单用尿量改变作为诊断标准时，排除尿路梗阻及其他导致尿量减少的原因。

KDIGO-AKI 诊断标准融合了先前的急性透析质量倡议——风险、损伤、衰竭、丢失和终末期肾功能衰竭标准和急性肾损伤网络标准的各自优点，与传统的急性肾功能衰竭定义相比，急性肾损伤把肾功能受损的诊断提前，利于早期救治。根据血清肌酐和尿量的变化，急性肾损伤按以下标准对严重程度进行分级，见表 1-4-3。

表 1-4-3　急性肾损伤严重程度分级

分级	血清肌酐标准	尿量标准
1	升高达基础值的 1.5～1.9 倍；或升高值≥26.5 μmol/L	＜0.5 mL/(kg·h)，持续 6～12 h
2	升高达基础值的 2～2.9 倍	＜0.5 mL/(kg·h)，持续≥12 h
3	升高达基础值的 3 倍；或升高值≥353.6 μmol/L；或开始肾脏替代治疗；或对于＜18 岁的患者，其估计的肾小球滤过率下降至＜35 mL/(min·1.73 m²)	＜0.3 mL/(kg·h)，持续≥24 h；或无尿≥12 h

八、鉴别诊断

（一）急性肾损伤与慢性肾功能衰竭鉴别

以下几点可作为鉴别依据。

1. 临床表现。

（1）是否有夜尿多病史？夜尿多系指夜间尿量超过全天尿量的 1/2，合并尿比重下降，提示远端肾小管浓缩功能障碍，多为慢性肾功能衰竭。

（2）是否早期出现少尿？少尿系指每天尿量少于 400 mL。急性肾损伤患者在肾损伤尚欠严重即出现少尿，而慢性肾功能衰竭病例唯有到终末期（内生肌酐清除率＜10 mL/min）才呈现少尿，因此，病程早期即出现少尿多提示为急性肾损伤。

（3）是否出现贫血？慢性肾功能衰竭几乎均有贫血，肾小球性及肾血管性急性肾损伤可出现贫血，但程度较轻。而肾小管性及肾间质性急性肾损伤则多无贫血或仅轻度贫血，因此不伴贫血的肾功能衰竭，多提示肾小管性或肾间质性急性肾损伤。严重贫血者慢性肾功能衰竭可能性大。

2. 影像学检查。急性肾损伤时肾脏常明显充血、水肿，故双肾体积常增大；而慢性肾功能衰竭时肾小球硬化、肾小管萎缩及间质纤维化，故双肾体积常缩小。为此，双肾体积增大者多为急性肾损伤，而双肾体积缩小者均为慢性肾功能衰竭。但是，必须注意有时急性肾损伤及慢性肾功能衰竭早期，患者肾脏体积并无增大或缩小，免疫球蛋白沉积性肾病、肾脏淀粉样变性、多囊肾及糖尿病肾病引起的慢性肾功能不全，肾脏也无明显缩小或增大。此时影像学检查对急、慢性肾功能衰竭鉴别则无帮助，而必须依赖病史及其他检查。

3. 实验室检查。血清肌酐检查是目前用于急性肾损伤与慢性肾功能衰竭鉴别较为准确的化验，尿肌酐正常而血清肌酐明显增高者，提示急性肾损伤；尿肌酐及血清肌酐均增高者，提示慢性肾功能衰竭。在上述检查仍不能准确鉴别急性肾损伤与慢性肾功能衰竭时，则可行肾活检病理检查。

（二）急性肾损伤分为肾前性、肾后性或肾性

这3种急性肾损伤的治疗及预后明显不同，急性肾损伤确诊后，即应鉴别它是哪种急性肾损伤。

1. 是否为肾前性急性肾损伤。肾前性急性肾损伤是各种病因导致肾脏血流灌注不足而起引起的功能性肾功能不全。因此有如下临床特点：

（1）具有导致肾脏缺血的明确病因（如脱水、失血、休克、严重心力衰竭、严重肝功能衰竭或严重肾病综合征等）。

（2）患者尿量减少（不一定达到少尿），尿钠排泄减少（＜20 mmol/L，尿比重增高（＞1.020），尿渗透压增高（＞500 mOsm/L）。

（3）血清肌酐及血清尿素氮增高，且二者增高不成比例，BUN 增高更明显（当二者均以 mg/dL 为单位时，SCr：BUN＞1∶10。

（4）患者尿常规化验正常。肾脏血流灌注不足，即可导致肾小球滤过率减低，代谢产物体内蓄积；肾脏缺血使原尿生成减少，原尿在肾小管中流速减慢，导致肾小管对水、钠及血清尿素氮重吸收增加，故而产生上述实验室检查表现。长时间的肾脏缺血可使肾前性急性肾损伤发展成急性肾小管坏死，即从功能性急性肾功能不全发展成器质性急性肾损伤，二者治疗方案及预后有明显区别，因此，应及时鉴别急性肾前性急性肾损伤与急性肾小管坏死。尿诊断指数化验对此鉴别有很大帮助。

（5）除此而外，也可做补液试验或呋塞米试验帮助鉴别。①补液试验：可给予5％碳酸氢钠或生理盐水 200～250 mL 快速静脉滴注，观察 2 h。若尿量增加至每小时 40 mL 则提示为肾前性急性肾损伤，若无明显增加则提示为急性肾小管坏死。②呋塞米试验：补液试验后尿量无明显增加者，还可再做呋塞米试验进一步鉴别。即静脉注射呋塞米 40～100 mg，观察 2 h，同补液试验标准判断结果。

2. 是否为肾后性急性肾损伤。肾后性急性肾损伤是由尿路梗阻引起的肾功能不全。尿路梗阻后梗阻上方压力增高，导致肾小囊压增高，滤过压减少，从而肾小球滤过率显著下降，体内代谢产物潴留。肾后性急性肾损伤常有如下临床特点：

（1）有导致尿路梗阻的因素存在。尿路梗阻多由尿路器质性疾病引起（如尿路内、外肿瘤，尿路结石、血块或坏死肾组织梗阻，前列腺肥大等），但也可由尿路功能性疾病导致（如神经源性膀胱）。

（2）临床上常突然出现无尿，部分患者早期可先无尿与多尿交替，然后完全无尿。血清肌酐及血清尿素氮迅速上升。

（3）影像学检查常见双侧肾盂积水，双输尿管上段扩张。若为下尿路梗阻，还可见膀胱尿潴留。若尿路梗阻发生非常迅速（如双肾出血血块梗阻输尿管，或双肾结石碎石后碎块堵塞输尿管等），因肾小囊压迅速增高，滤过压迅速减少，患者立即无尿，此时则见不到肾盂积水及输尿管上段扩张。

九、救治方法

急性肾损伤总体治疗原则是去除致病因素和诱因，促进肾脏恢复，防治并发症，降低病死率，缩短病程。

（一）一般治疗

1. 无论何种原因引起的急性肾损伤，都必须尽快纠正肾前性因素，包括静脉补充生理盐水、改善低蛋白血症、降低后负荷以改善心排血量、调节外周血管阻力至正常范围等。

2. 停用影响肾灌注药物和肾毒性药物，包括血管紧张素转换酶抑制剂、血管紧张素受体阻滞剂、非甾体类抗炎药物和钙调磷酸酶抑制剂等。

3. 容量复苏。根据2012年改善全球肾脏病预后组织指南：①在没有失血性休克的情况下，建议使用等张晶体液而非胶体液（人血白蛋白或淀粉）作为急性肾损伤高危患者或急性肾损伤患者扩容治疗的初始选择；②对于血管舒张性休克合并急性肾损伤或急性肾损伤高危患者，推荐联合使用升压药物和输液治疗；③建议对有急性肾损伤高危因素患者或急性肾损伤患者进行血流动力学及尿量检测，防止容量不足和容量负荷过重。既往有充血性心力衰竭史者，容量复苏时更须小心，注意补液速度，以免诱发心力衰竭；④高危患者在围手术期或发生脓毒性休克期间应该设定必须达到的血流动力学和氧合参数的基础目标，脓毒性休克时液体复苏的靶目标是平均动脉压≥65 mmHg，且需根据年龄、基础血压及其他并发症情况等进行调整，应在复苏6 h内达标。老年人平均动脉压至少在75～80 mmHg以防止急性肾损伤进展或恶化。

4. 袢利尿剂与血管扩张剂。目前研究证实袢利尿剂对预防急性肾损伤无显著益处，对急性肾损伤严重程度也无减轻作用，对急性肾损伤患者住院死亡率、透析风险、透析时间等均无改善，且大剂量袢利尿剂（>1 g/d）易引起耳聋等并发症，预防性应用袢利尿剂甚至可增加急性肾损伤患病率。因此，除非是针对容量过负荷状态，不应使用利尿剂来预防或治疗急性肾损伤。基于目前研究结论，不建议使用小剂量多巴胺、非诺多巴、心房利钠肽预防或治疗急性肾损伤。

（二）营养支持治疗

所有急性肾损伤患者均应卧床休息，加强支持对症治疗。维持机体营养状况和正常代谢，有助于损伤细胞的修复和再生，提高急性肾损伤患者存活率。优先考虑肠内营养途径提供营养。急性肾损伤任何阶段总能量摄入为83.7～134.6 kJ/(kg·d)，能量供给包括碳水化合物3～5 g/(kg·d)［最高7 g/(kg·d)］、脂肪0.8～1 g/(kg·d)。不需要肾脏替代治疗、非高分解代谢的患者，蛋白质摄入量为0.8～1 g/(kg·d)；肾脏替代治疗患者，蛋白质摄入量为1～1.5 g/(kg·d)。高分解、行持续性肾脏替代治疗的患者，蛋白质摄入最大量可达1.7 g/(kg·d)。氨基酸的补充应包括必需和非必需氨基酸。静脉补充脂肪乳以中、长链混合液为宜。长时间肠外营养支持者需适时使用含谷氨酰胺的肠内营养剂。营养支持总量与成分要根据临床情况增减，以争取最佳治疗效果。

（三）处理并发症

1. 高钾血症。

（1）钙剂的应用：钙离子不能使血钾降低，但能对抗钾离子对心脏的抑制有加强心肌收缩的作用。可用10%葡萄糖酸钙10～20 mL或5%氯化钙10 mL加入等量10%葡萄糖注射液中静脉注射。可多次使用，注意注射速度勿过快（>5 min）。

（2）5%碳酸氢钠，因其除对抗钾离子的作用外，能同时纠正代谢性酸中毒，有利于高钾血症的治疗。

（3）高渗葡萄糖和胰岛素的应用：可使细胞外钾离子转入细胞内以减轻高钾血症。一般比例为每3 g葡萄糖加1 U胰岛素。

（4）钠型/钙型磺酸聚苯乙烯树脂灌肠：每克树脂可交换3毫当量钾。用20～60 g树脂加于150～400 mL水中保留灌肠可脱钾60～180毫当量。或用聚苯乙烯磺酸钙15 g，1次/d与泻药同服。

（5）血液透析。

2. 肾性高血压与心力衰竭。患者对利尿剂反应差，药物治疗以扩血管为主，尤以扩张静脉减轻前负荷的药物为主，可静脉使用硝酸酯类药物，急性左心力衰竭可使用小剂量吗啡（2.5～5 mg）静注。容量负荷过重的最有效的治疗是进行透析治疗。

3. 代谢性酸中毒。危害性很大，严重时应予纠正。一般应用5%碳酸氢钠静滴，必要时透析治疗。

4. 氮质血症及尿毒症的防治。

（1）供给足够的热量：不少8 372 kJ/d，其中葡萄糖应在150 g以上。控制蛋白质的摄入。

（2）使用促进蛋白质合成代谢的药物：如丙酸睾酮及苯丙酸诺龙等。

（3）中药灌肠：生桂枝、生大黄、槐花各 30 g 水煎 150～200 mL，灌肠，每 6 h 1 次。

（4）如血清尿素氮≥36 mmol/L 应采用透析疗法。

5. 上消化道出血。①制酸：可使用质子泵抑制剂；②补充凝血因子，可输冷沉淀，必要时输血；③透析有助于止血。

（四）血液净化（肾替代）治疗

1. 肾替代治疗指证。

①氮质血症：BUN≥36 mmol/L；②尿毒症并发症：合并有尿毒症性脑病、心包炎、出血；③高钾血症 K^+≥6 mmol/L 和（或）心电图异常；④高镁血症 Mg^{2+}≥4 mmol/L；⑤严重代谢性酸中毒 pH 值≤7.15；⑥尿量<200 mL/12 h 或无尿；⑦容量超负荷利尿剂抵抗性器官水肿（肺水肿）。

2. 血液净化时间与方式。

（1）开始肾脏替代治疗时机：当出现危及生命的容量、电解质和酸碱平衡改变时，应紧急开始肾脏替代治疗。作出开始肾脏替代治疗的决策时，应当全面考虑临床情况，是否存在能够被肾脏替代治疗纠正的情况，以及实验室检查结果的变化趋势，而不应仅根据 BUN 和血清肌酐的水平。可选持续性肾脏替代治疗、血液透析、腹膜透析、持续缓慢血液透析。根据患者具体情况选择不同的治疗模式、治疗剂量。对于血流动力学不稳定、伴有急性脑损伤或其他原因导致的颅内压增高、泛发脑水肿的急性肾损伤患者，建议使用持续性肾脏替代治疗。急性肾损伤的发生与肾血管床的功能障碍有关，仅纠正全身低血压或肾脏低灌注状态不能预防急性肾损伤。而持续性肾脏替代治疗特别是高容量血液滤过不仅有调节容量、电解质及酸碱平衡作用，更为重要的是对炎症递质的非选择性清除，有利于控制炎症进展，恢复内环境稳态。从控制脓毒症炎症反应的角度，置换剂量和治疗时程是实施持续性肾脏替代治疗需要重点考虑的两个方面。

（2）结束肾替代时间：肾功能恢复可以满足患者治疗的需要，引起急性肾损伤的原发疾病好转，表现为：尿量增加（不适用于非少尿患者），或血清肌酐水平自行下降；内生肌酐清除率>12 mL/min 可以考虑停止肾脏替代，>20 mL/min 可以停止肾脏替代；按"撤机程序"，逐渐减少治疗剂量和频次，改变治疗方式。建议不要用利尿剂来促进肾功能恢复，或通过利尿减少肾脏替代治疗频率。

十、诊疗探索

（一）急性肾损伤早期预测与诊断

急性肾损伤早期生物标志物的检测：

（1）肾损伤分子-1 是一种 I 型跨膜糖蛋白。在肾毒性及缺血导致的肾损伤后，在去分化的近端肾小管上皮表达。肾脏肾损伤分子-1 的大量释放在结构重建中起着积极的作用，它能使有新生能力的去极化细胞散布到裸露的基底膜而重新形成连续的上皮质。肾损伤分子-1 在肾脏损害 4～6 h 就可出现改变，正如同心肌酶谱作为诊断早期心肌梗死指标一样。解放军第 456 医院肾脏病中心的应用研究表明，与 NAG 酶比较，尿液肾损伤分子-1 测定对早期诊断急性肾损伤具有显著特异性，该分子在肾前性少尿、慢性肾功能衰竭、肾病综合征均不增高，与急性肾损伤的严重程度、预后密切相关。

（2）富含半胱氨酸蛋白-61 是富含半胱氨酸与肝素结合的分泌蛋白。使用原位杂交等方法发现，在肾脏缺血 2 h，富含半胱氨酸蛋白-61mRNA 在外髓质区即可被诱导，主要位于近端肾小管；动物模型中肾脏缺血后富含半胱氨酸蛋白-61 可迅速升高，在缺血后 3～6 h 富含半胱氨酸蛋白-61 即在尿中分泌，6～9 h 达到高峰，然后降低。而肾前性氮质血症不增，其出现要早于肾损伤分子-1。但目前有两个限制因素限制了其临床应用：实验性缺血-再灌注模型中发现即使肾损伤继续并加重，尿富含半胱氨酸蛋白-61 随后很快下降。

（3）Na^+/H^+ 交换体-3。在肾小管顶端膜钠转运体最多见，在肾小管损伤后通过胞吐形式进入尿液中，其在氯化钠重吸收中起着主要作用。研究显示，急性肾功能衰竭患者尿 Na^+/H^+ 交换体-3 排泄增加，肾前性氮质血症尿 Na^+/H^+ 交换体-3 可见增高，而急性肾小管坏死患者增高更加明显。Na^+/H^+ 交换体-3 可以作为严重小管损伤的特异性标志，可作为区分肾前性急性肾损伤及肾性急性肾损伤的指标，比滤过钠分数更有优势。且其在尿中检测方便。

（4）细胞因子与受体及生长因子。①白介素-6、白介素-8 及白介素-18 动物试验均表明，炎症反应参与肾脏缺血-再灌注损伤过程。Kwon 等研究中发现，尿中白介素-6 及白介素-8 的分泌与肾缺血的免疫状态相一致并能预测所导致的急性肾功能衰竭。Vyacheslav 等发现在实验性缺血性急性肾功能衰竭模型中，白介素-18 起着有害作用，可能与其能增加中性粒细胞对肾实质的浸润有关，提示检测尿中白介素-18 对预测 AKI 可能有帮助。②抗肿瘤坏死因子Ⅰ类和Ⅱ类受体（TNF-RI 和 TNF-RⅡ）：近来的证据表明，肿瘤坏死因子-α 介导肾脏缺血-再灌注损伤，其可能通过聚集中性粒细胞等炎症细胞来完成的，并有两个受体参与。大多的细胞毒性凋亡是通过受体Ⅰ，而增殖及抗凋亡效应是通过受体Ⅱ。在多中心的 Norasept 临床试验中，对多种细胞因子及其受体进行多参数分析表明，升高的可溶性肿瘤坏死因子受体可以代表血中早期及短暂的肿瘤坏死因子-α 高峰水平，也仅有肿瘤坏死因子受体的水平是发生急性肾功能衰竭的独立指标。

（5）肾小管酶类。①亚精胺/精胺 N-（1）-乙酰基转移酶：是多胺分解代谢中的必需酶，Zahedi 等在鼠缺血-再灌注模型中使用 Northern blot 方法显示，缺血后 12 h 亚精胺/精胺 N-（1）-乙酰基转移酶的 mRNA 水平在皮质及髓质分别增加 3 倍及 5 倍，48 h 后恢复正常；与 Western blot 分析的 SSAT 蛋白水平一致。体外实验表明，亚精胺/精胺 N-（1）-乙酰基转移酶 mRNA 的表达在肾小管上皮细胞三磷酸腺苷去除及缺血-再灌注模型中分别增高 3.5 及 10 倍。亚精胺/精胺 N-（1）-乙酰基转移酶虽未在动物尿液中进行进一步的研究，但该发现为区分肾前性与肾性功能衰竭可能提供了一种新的方法。②其他尿蛋白酶正常，尿含酶量极少，肾脏疾患时血液中及肾组织中的某些酶可在尿中出现，从而使尿酶活性发生改变。其中 γ-谷氨酰转肽酶和丙氨酸氨基肽酶是反映近端肾小管刷状缘功能的酶，而溶菌酶、N-乙酰-β-氨基葡萄糖苷酶、β-葡萄糖苷酸酶等的测定可反映近端肾小管的损伤。在这些尿酶中以 N-乙酰-β-氨基葡萄糖苷酶比较稳定且敏感，检测也相对简易可靠，但尿酶的检测受多种因素影响，对客观反映肾脏早期急性损伤尚缺乏敏感性和特异性。

（二）治疗研究

1. 防治缺血及中毒性肾损害。

（1）血管活性物质调节剂。①内皮素-A 受体拮抗剂：动物实验报道，内皮素-A 受体拮抗剂 BQ123 可明显改善缺血致肾功能衰竭者的病程。②一氧化氮合酶抑制剂：包括 L-硝基精氨酸甲酯和反义寡脱氧核苷酸。L-硝基精氨酸甲酯虽具有保护肾小管免受缺氧性损伤及升高血压的作用，但因存在降低心脏指数，增加微血管栓塞而使肾功能恶化等不良反应，故应用时尤须谨慎。实验性大鼠缺血性急性肾功能衰竭模型研究表明，反义寡脱氧核苷酸有保护肾小管的作用。③前列腺素 E：能够扩张肾血管，增加肾血流量和肾小球滤过率，拮抗抗利尿激素作用从而发挥利尿利钠的作用，并可抑制血小板聚集。

（2）肾毒性物质阻滞剂。如 Polyasparagine 和 Polyaspartic Acid 为一种多聚阴离子，在体外可抑制庆大霉素与肾小管细胞腔面膜的结合；当用为体内注射时，对肾皮质氨基糖苷类药物浓度增高者具肾保护作用。

2. 维护肾小管细胞功能，减轻肾脏损伤程度，人工合成精氨酸-甘氨酸-天冬氨酸多肽使 β_1 整合素的受体饱和，可抑制肾小管上皮细胞脱落、黏附及聚集。Goligorsky 使用环状精氨酸-甘氨酸-天冬氨酸多肽治疗大鼠缺血性急性肾功能衰竭模型，结果显示治疗组尿中的肾小管上皮细胞散在，而对照组则聚集成团。组织学检查显示治疗组肾小管仅轻度阻塞无扩张，而对照组有明显阻塞及扩张，肾小管上皮细胞坏死的程度两组无差异，但内生肌酐清除率有明显改善。在缺血-再灌注后立即给药和 2 h 后给药效果一致，内生肌酐清除率恢复较快；在再灌注后 8 h 给药效果大减。这表明精氨酸-甘氨酸-天冬氨酸多肽应在急性肾损伤早期应用，期望达到有效的治疗作用，否则急性肾功能衰竭晚期脱落肾小管上皮细胞已经阻塞管腔时，精氨酸-甘氨酸-天冬氨酸多肽的治疗效果大减。但人工的精氨酸-甘氨酸-天冬氨酸多肽仍处于实验阶段，其是否影响血小板功能紊乱、TEC 的修复和功能和副作用有待进一步观察。

3. 促进肾小管细胞再生。动物实验发现，采用表皮生长因子、肝细胞生长因子或胰岛素样生长因子-Ⅰ可加速肾功能与组织的恢复，降低病死率。实验鼠模型研究进一步发现，当阻断两侧肾脏血流 30 min 时，表皮生长因子不仅在增加肾脏与胸腺嘧啶脱氧核苷的结合后可减轻接踵而至肾功能衰竭的程度，并且加速肾脏恢复的进程。胰岛素样生长因子-Ⅰ是一种能够扩张肾脏血管、促进有丝分裂及合成代谢的多肽。3 个双盲、安慰剂对照的 RCT 评价了胰岛素样生长因子-Ⅰ在急性肾损伤高危患者中的情况，并未观察到预防急性肾损伤或加速急性肾损伤恢复的作用。迄今尚未见到本类药物成功应用于人类治疗的报道。动物研究显示促红细胞生成素可能对防治急性肾损伤有效，在不同急性肾损伤的啮齿类动物模型中，促红细胞生成素均能够改善肾功能。促红细胞生成素的肾脏保护作用涉及多种机制，包括抗凋亡和抗氧化、刺激细胞增生和干细胞动员。

十一、病因治疗

（一）对比剂致急性肾损伤的防治

通常定义为应用对比剂之后 48 h，血清肌酐上升≥44 μmol/L 或较基线值增加 25%。基础肾功能损害是发生对比剂致急性肾损伤最重要的危险因素。其他危险因素包括糖尿病、高血压、慢性心力衰竭、高龄、容量不足、血流动力学不稳定，同时使用肾毒性药物，以及应用过大剂量或高渗对比剂。如果可能的话，应该在患者的循环衰竭或者慢性心力衰竭所导致的血流动力学不稳定的状态得到纠正之后，再使用对比剂。最好停用同时使用的肾毒性药物，尤其是非甾体类抗炎药物、氨基糖苷类、两性霉素 B、大剂量的袢利尿剂和抗病毒药。推荐在高危患者选择等渗或低渗含碘对比剂，而不应用高渗含碘对比剂。在对比剂致急性肾损伤的高危患者给予静脉扩容治疗，可以静滴等渗氯化钠或碳酸氢钠溶液并口服 N-乙酰半胱氨酸来预防。不提倡使用呋塞米和甘露醇预防。

（二）急性肾炎并发急性肾损伤

只要病理表现为非新月体型肾炎仅需对症治疗。但如果并发新月体型肾炎，则应予免疫抑制剂治疗，可使用甲泼尼龙与环磷酰胺合用。急进性肾小球肾炎病理类型为新月体性肾炎，应在早期诊断基础上及时予以强化免疫抑制剂治疗。

1. 甲泼尼龙冲击疗法。静脉滴注 10~15 mg/kg，每天或隔天 1 次，共 3~4 次，必要时可用 1~2 个疗程。接着口服泼尼松 1 mg/（kg·d），并于数周后逐渐减量。该方法适用于所有类型的 RPGN，但对Ⅱ、Ⅲ型效果较好。应用甲泼尼龙冲击疗法时应密切观察患者，常见的副作用有水钠潴留、高血压、血糖升高、消化道出血和感染等。

2. 环磷酰胺。2 mg/（kg·d），总量为 8 g 左右。也有报道应用环磷酰胺静脉滴注，可根据病情第 1 个月应用 600~800 mg，静脉滴注 1~3 次；以后每月 600~800 mg 共 6 个月；再减为每 3 个月 1 次，总量仍为 8 g。该药物对Ⅱ、Ⅲ型效果较为肯定。环磷酰胺常见的副作用为肝功能损害、骨髓抑制、消化道症状、性腺抑制、出血性膀胱炎和致癌作用。其他细胞毒药物还有氮芥、硫唑嘌呤和吗替麦考酚酯等。

（三）急性间质性肾炎

由多种原因引起，对引起急性间质性肾炎的感染积极治疗，立即停用引起过敏反应和对肾脏有毒性的药物，避免再次使用同类药物。对药物过敏和免疫反应引起的急性间质性肾炎可用糖皮质激素治疗：一般剂量为泼尼松 30～50 mg/d，用药 1 个月左右，用药剂量不宜过大、时间不宜过长。有报道使用糖皮质激素治疗后患者尿量增多，血清肌酐下降，肾功能恢复时间缩短；但也有报道泼尼松对 AIN 无明显疗效。若肾活检确诊为抗肾小球基底膜抗体性肾炎，在使用激素加免疫抑制剂的同时可行血浆置换或加免疫吸附治疗。

（四）肾后性急性肾损伤

又称梗阻性肾病，应尽快解除梗阻，机械性应手术治疗，如病情不允许手术可先行造瘘术，保证尿液引流通畅，待病情好转择期再手术。

十二、最新进展

（一）诊断进展

改善全球肾脏病预后组织在 2012 年有关 AKI 临床指南中首次提出急性肾脏病的概念。2015 年 11 月 8—10 日，在美国圣地亚哥举行了第 16 届急性疾病质量倡议会议，对急性肾脏病有关临床问题达成了共识。急性肾脏病是指急性肾损伤发作后，急性或亚急性肾功能损害和（或）下降持续 7～90 d，其预后有痊愈、急性肾损伤复发、恶化或死亡。包括：①不完全满足急性肾损伤诊断标准，如不明原因或亚急性肾病；②超过 7 d 仍未完全恢复正常甚至恶化的急性肾损伤；③某些情况下，急性肾损伤、急性肾脏病和慢性肾脏病是同一种疾病不同阶段，急性肾损伤（尤其是持续性急性肾损伤）可进展为急性肾脏病，当急性肾脏病持续超过 90 d 时可诊断为慢性肾脏病。

（二）治疗进展

1. 药物治疗。

（1）他汀类药物，临床药理学研究证实，他汀类药物具有抗炎、抗氧化、改善血管内皮功能、抑制血小板聚集和降低凝血因子水平等作用。Haslinger-Loftier B 等通过对急性肾损伤小鼠模型进行研究发现，普伐他汀具有缓解肾缺血-再灌注损伤症状的作用。Attallah N 等在临床研究中发现，他汀类药物可显著降低造影剂肾病的发生率。Molnar AO 等的临床研究结果显示，使用他汀类药物进行预防性治疗的重大手术患者，其术后急性肾损伤的发生率降低 16%，其血液透析急性并发症的发生率降低 17%，其死亡率降低 21%。这些研究数据表明，他汀类药物可预防重大手术患者发生术后肾脏并发症，从而可降低其死亡率。

（2）腺苷受体拮抗剂。在缺血性急性肾损伤早期，远端肾小管内氯离子浓度升高、激活管球反馈。作为管球反馈的一部分，腺苷释放和肾小球腺苷 A1 受体结合，导致入球小动脉收缩、肾血流量和肾小球滤过率减少及水钠潴留。围生期窒息的新生儿中约 60% 发生急性肾损伤，试验研究显示腺苷对于暴露在二氧化碳正常的缺氧新生儿肾脏、腺苷介导的血管收缩发挥重要作用。茶碱是一种非选择性腺苷受体拮抗剂，3 个随机、安慰剂对照的临床试验探讨了茶碱在围生期窒息中的肾脏保护作用，研究共纳入 171 名足月新生儿。在出生第 1 h 内，静脉注射 1 次剂量的茶碱（5 mg/kg）。在出生 3～5 d 内，3 个研究均观察到，与安慰剂组相比，茶碱治疗组肾小球滤过率更高、尿量更多、液体负平衡更明显、尿 β_2-微球蛋白浓度更低。在每个研究中，茶碱治疗均与严重肾功能不全风险降低显著相关（17%～25% 比 55%～60%，RR 0.3～0.41）。目前建议，对于严重围生期窒息的新生儿给予一次剂量的茶碱发生以减少急性肾损伤的风险。

2. 肾脏替代治疗在急性肾损伤抢救中的应用。把透析治疗作为一种肾脏支持的方式，而不是肾脏替代治疗，显得更为合理。实际上，一些传统的透析指标（如尿毒症性心包炎，肺炎，脑病，凝血障碍）更应该考虑为急性肾损伤的并发症，而不是肾脏替代治疗的指征。另外，决定开始肾脏替代治疗的时候，还应考虑治疗的目标，除了考虑透析的一般目的，还应特别注意每一个病例的特点。急性肾损伤进行肾脏替代治疗的目标如下：①维持体液、电解质、酸碱的稳态；②预防肾脏的进一步损伤；③有利于肾脏恢复功能；④使其他的治疗（如抗生素、营养支持）不受限制，不出现并发症。决定开始肾脏替代治疗的其他的因素包括基础疾病的严重程度（影响肾功能的恢复）、其他器官衰竭的程度（影响对容量负荷的耐受程度）、代谢产物的负荷（如溶瘤综合征）及营养支持和药物治疗所需的液体量。早期发现和准确预测哪些患者需要肾脏替代治疗，可在需要的患者早期开始治疗，使不需要治疗的患者避免伤害。

3. 血糖控制。应激性高血糖是重症患者的重要临床标志。应激递质、中心和周围胰岛素抵抗会引起应激性高血糖的发生。炎症递质与反调节激素会阻碍胰岛素信号通路中的关键组分。在这种情况下，应用外源性胰岛素能够使血糖降至正常，可纠正急性重症患者的肝脏胰岛素抵抗。对于急性肾损伤高危患者和业已出现急性肾损伤的患者，严格的血糖控制能够降低急性肾损伤的发生率和严重程度。考虑到潜在获益和严重低血糖的风险，改善全球肾脏病预后组织建议在重症患者、需使用胰岛素治疗的危重病患者的胰岛素治疗靶目标为血浆葡萄糖 $6.1 \sim 8.3$ mmol/L。

何永祥　李雄文　张在其

第二节　慢性肾功能衰竭

一、基本概念

慢性肾功能衰竭又称慢性肾功能不全，简称慢性肾功能衰竭，是指由原发性或继发性肾脏疾病所致的慢性肾功能损害而出现的一系列症状和代谢紊乱所组成的临床综合征。慢性肾功能衰竭是各种慢性肾脏疾患肾功能恶化的结果，按其病程可分为 4 期：

1. 肾功能不全代偿期。除原发病外，无特殊症状。

2. 肾功能不全失代偿期。乏力加重，贫血明显，夜尿增多，消化道不适。

3. 肾功能衰竭期。表现为典型各系统症状。

4. 尿毒症期。各系统症状严重，为慢性肾功能衰竭终末期。

2001 年，美国肾脏病基金会制定了《慢性肾脏病及透析的临床实践指南》。首次提出慢性肾脏病概念，将无论何种原因，只要存在肾损害或肾功能下降，且持续时间≥3 个月都可诊断为慢性肾脏病。其中肾损害指肾脏结构或功能异常，伴或不伴肾小球滤过率降低，表现为下列之一：肾脏病理形态学异常，具备肾损害的指标，包括血或尿成分异常或肾脏影像学检查异常；肾功能下降指肾小球滤过率 < 60 mL/(min·1.73 m²) 3 个月以上，伴或不伴肾损害表现。提出慢性肾脏病的概念，其意义在于：更早期地关注肾脏病，更早期地发现、预防和治疗肾脏病，从而延缓肾脏病的进展，降低肾功能不全终末期的发生率，提高肾功能不全患者的生存质量。

二、常见病因

（一）原发性肾小球肾炎

发展中国家目前仍为发病的首位病因。以 IgA 肾病最常见，膜性肾病也多见。

（二）继发性肾小球病变

高血压肾病、糖尿病肾病、狼疮性肾炎等。在发达国家，糖尿病肾病、高血压肾小动脉硬化已成为慢性肾功能衰竭的主要病因。在发展中国家也有增多趋势。

（三）肾小管间质病变

慢性肾盂肾炎、慢性尿酸性肾病、梗阻性肾病、药物性肾病等。

（四）遗传性肾病

如多囊肾、遗传性肾炎。

（五）肾血管病变

双侧肾动脉狭窄或闭塞所引起的缺血性肾病，在老年慢性肾功能衰竭的病因中占有较重要的地位。

（六）其他

有些患者起病隐匿，就诊时已到肾功能衰竭晚期，此时双肾已固缩，往往不能明确病因。

三、发病机制

慢性肾功能衰竭是各种病因引起的慢性肾脏病进行性恶化的结果。其发生与以下因素有关。

（一）肾脏本身基础病变的发展

原发性肾小球肾炎进展与病理类型有关，如急进性肾炎、局灶硬化性肾炎、膜增殖性肾炎等。继发性肾小球疾病与病因治疗控制的好坏有关，如糖尿病肾病、高血压肾损害、狼疮性肾炎、乙型肝炎病毒相关性肾炎、过敏性紫癜性肾炎、肿瘤性肾损害等。

（二）当肾功能损害到一定程度

一般认为肾小球滤过率下降至正常的 25% 左右，则肾功能会继续不停减退，直至尿毒症，这是所有慢性肾功能衰竭的"共同途径"。其机制常用以下学说解释：

1. 健存肾单位学说和肾小球高滤过学说。各种原因引起的肾实质疾病，导致大部分肾单位破坏，残余的"健存"肾单位为了代偿，必须加倍工作以维持机体正常的需要，从而导致"健存"肾单位发生代偿性肥大。"健存"肾单位的入球小动脉阻力下降，而出球小动脉阻力增加，导致肾小球内高压力、高灌注和高滤过（三高）。肾小球高压使小动脉壁增厚和毛细血管壁张力增高，引起缺血和内皮细胞损害，系膜细胞和基质增生，最终导致肾小球硬化而丧失功能。随着"健存"肾单位逐渐减少，肾功能逐渐减退，就出现肾功能衰竭的临床表现。

2. 尿毒症毒素学说与矫枉失衡学说。所谓尿毒症毒素，是肾功能衰竭时蓄积在体内的多种物质，包括：①小分子含氮物质。如胍类、尿素、尿酸、胺类、吲哚类等蛋白质代谢废物。②中分子毒素物质。包括血内潴留过多的激素（如甲状旁腺激素等）、正常代谢产生的中分子产物、细胞代谢紊乱产生的多肽等。③大分子毒性物质。由于肾降解和排泄能力下降，致使某些多肽及小分子蛋白质积蓄，如生长激素、高血糖素、β_2-微球蛋白、溶菌酶等。现已知慢性肾功能衰竭时体内有 200 种以上物质水平比正常人增高，这些物质可以导致尿毒症症状。1972 年 Bricker 提出，肾功能不全时机体呈现一系列病态现象（不平衡），为了矫正它，机体要做相应调整，特别是引起某些物质增加（矫枉，也称平衡适应）。这些代偿改变却又导致新的不平衡，即失衡，由此产生一系列临床症状。典型的例子是磷的代谢改变。慢性肾功能衰竭时肾小球滤过率下降，尿磷排泄减少，出现高磷血症，刺激甲状旁腺分泌甲状旁腺激素，作用于肾小管，增加尿磷排出，使血磷降低，恢复正常水平。但随着肾小球滤过率进一步下降，为维持血磷水平，势必不断增加甲状旁腺激素水平，导致继发性甲状旁腺功能亢进。最终由于肾功能丧失过多，甲状旁腺激素在细胞外液水平不断升高，仍难以纠正高磷血症；同时引起血清钙磷乘积升高，细胞内钙增加，造成钙磷在全身多系统广泛沉积，其中也包括肾脏本身，引起肾性骨病、周围神经病变、皮肤瘙痒和转移性钙化等一系列失衡症状。肾功能不全时，肾小球滤过率下降，钠排泄有减少倾向，残余肾单位代偿性肥大，尿素蓄积引起之渗透性利尿已不能调节钠平衡；此时利钠激素分泌增加，使钠排泄分数增高，近曲小管钠重吸收减少。但利钠激素对 Na^+ - K^+ -ATP 酶有抑制作用，故其升高又可使许多组织细胞对钠和其他一些物质的主动转运发生障碍，形成新的损害。甲状旁腺激素、利钠激素本身都不是"毒性"物质，但在上述情况下，其在体内水平不断升高，形成一种新的"毒素"。

3. 肾小管高代谢学说。近年来已证实，慢性肾功能衰竭的进展和肾小管间质损害的严重程度密切相关。慢性肾功能衰竭时残余肾单位的肾小管，尤其是近端肾小管，其代谢亢进，氧自由基产生增多，细胞损害，引起肾小管-间质炎症；间质淋巴细胞和单核细胞的浸润与释放某些细胞因子和生长因子，并刺激间质母细胞，加速间质纤维化，使肾小管-间质病变持续发展，肾单位功能丧失。

4. 近年研究结果发现血管紧张素-Ⅱ在慢性肾功能衰竭进行性恶化中起着重要的作用。血管紧张素-Ⅱ是强有力血管收缩剂，慢性肾功能衰竭时不论是全身循环还是肾脏局部，血管紧张素-Ⅱ均增多，可导致全身和肾小球毛细血管压力增高，损伤肾小球。除此之外，血管紧张素-Ⅱ还通过与血压无关的作用参与细胞外基质合成和肾小球局灶性节段性硬化。如增加转化生长因子-β、血小板源性生长因子、白介素-6、血小板活化因子、血栓素 A_2 等生长因子和炎症因子的表达，而成纤维细胞生长因子-β 是肾脏细胞外基质合成和纤维化的决定性递质。细胞外基质的过度蓄积，则将会发生肾小球硬化。肾小球毛细血管血压增高，导致静水压上升时，会引起肾小球通透性发生改变，因而出现蛋白尿和微蛋白尿。过多蛋白从肾小球滤出，近曲小管细胞通过胞饮作用将其吸收后，可使前炎症分子的表达增加或激活，引起肾小管损害、间质炎症及纤维化，以致肾单位功能丧失。

四、临床特征

慢性肾功能衰竭代偿期除血清肌酐升高外常无临床症状。失代偿期症状仍不典型，常见的症状有乏力、厌食、恶心、食欲减退、上腹饱胀。可出现夜尿增加、贫血、高血压等。尿毒症期症状明显。

(一)尿毒症毒素引起的各系统症状

1. 消化道表现。

是患者最早、最常见的症状。初为厌食，后有恶心、腹泻、呃逆，晚期口腔黏膜溃烂，呼出气带尿（氨）味，消化道出血也较常见，其发生率比正常人明显增高，多是由于胃黏膜糜烂或消化性溃疡，尤以前者为最常见等。

2. 精神神经表现。

（1）尿毒症性脑病，早期表现为疲乏、头痛、注意力不集中、性格改变、记忆力减退、判断错误。进而精神萎靡、烦躁或其他精神症状，如抑郁、幻觉，最后出现嗜睡或呈木僵、谵妄、昏迷，此时常伴肌震颤、抽搐。病程中可出现脑水肿、颅内压升高。

（2）周围神经病变，常表现下肢感觉异常，如麻木、灼热感，触觉、痛觉减退，深反射迟钝或消失，并可有神经肌肉兴奋性增加，如肌肉震颤、痉挛、不宁腿综合征等。

3. 心血管系统表现。

大量研究证实慢性肾脏病是心血管疾病的独立危险因素。心血管疾病以高血压为最常见，长期高血压引起心脏扩大、心律失常、心力衰竭，少数发生高血压脑病，慢性肾脏病易致动脉粥样硬化和血管钙化，眼底检查可见视网膜动脉硬化、渗出和出血，因而影响视力。心力衰竭和心律失常是慢性肾功能衰竭的主要死亡原因之一。尿毒症性心包炎和尿毒症性心肌病为晚期表现，尿毒症性心包炎多为纤维素性心包炎，常有心包摩擦音，可因心包积液增多致心包填塞。尿毒症性心肌病表现为心脏扩大、心律失常、心力衰竭。心力衰竭、心肌病、心包炎并有电解质紊乱（特别是高血钾）和代谢性酸中毒等均可引起严重心律失常。

4. 造血系统表现。贫血为必有症状。中、重度贫血甚为多见，贫血程度与肾功能损害的程度呈平行关系。贫血的原因：①肾脏产生促红细胞生成素减少；②红细胞寿命缩短；③存在抑制红细胞生成的物质；④造血物质缺乏。常有出血表现：鼻衄、牙龈出血、月经量增多、皮肤瘀斑及呕血、便血。因血小板功能差与数量减少，血纤维蛋白降解产物增多及多种凝血因子异常导致出血倾向。

5. 呼吸系统表现。由于代谢产物潴留可引起尿毒症性支气管炎、肺炎、胸膜炎。因代谢性酸中毒而呼吸快，重者呈酸中毒性深大呼吸。

6. 皮肤表现。皮肤色素沉着，面色深，因贫血而又萎黄，加上水肿而形成本病特有面容。常见皮肤瘙痒，因继发性甲状旁腺功能亢进，引起钙沉着于皮肤和周围神经，以及尿素自汗中排出后，沉着于皮肤表面，结晶形成尿素霜刺激皮肤而致。

（二）水、电解质及酸碱平衡失调的表现

1. 脱水或水肿。尿毒症时对水的调节能力及耐受性均差，易发生脱水或水肿。当水摄入不足及（和）呕吐、腹泻丢失水钠过多时易导致脱水，重者出现低血压、晕厥等。在肾功能不全的早期，肾小管浓缩功能先受损，因此较早出现夜尿多、多尿、尿比重低，若加之上述因素则更易脱水。当水摄入量过多时，易发生水肿，引起体重增加和稀释性低钠血症。尿毒症晚期毁损肾单位数多，肾小球滤过率低及肾稀释功能损害，引起少尿甚至无尿，若摄入水多则更易水肿并诱发心力衰竭，甚至水中毒。

2. 低钠血症或高钠血症。尿毒症时肾对钠的调节功能差，在食入钠盐少、腹泻、应用利尿剂时易引起低钠血症（血钠＜130 mmol/L）。若钠摄入过多，而肾排钠能力差，致使钠、水潴留，引起水肿、高血压、心力衰竭。

3. 低钾血症或高钾血症。尿毒症晚期有高血钾倾向。此时健存肾单位少，导致排钾少，酸中毒使细胞内钾外逸，若加之长期用保钾利尿剂或含钾量高的药物，感染及一次摄入钾过多则可引起高钾血症，表现为嗜睡、软弱无力、心动过缓，当血钾＞6.5 mmol/L 时可发生严重心律失常或心搏骤停。心电图是监测高钾血症的快速而准确的方法。若钾的摄入少，而丢失多，则易发生低钾血症，表现为肌无力、腹胀、腱反射消失，重者心律失常、心搏骤停。低钾血症常同时伴低氯血症。

4. 低钙血症和高磷血症。极常见。尿毒症时血磷升高。肾形成活性的 1, 25-二羟维生素 D_3 [1, 25-$(OH)_2D_3$] 减少，使肠钙吸收减少，加上厌食，出现低钙血症。高血磷和低血钙引起继发性甲状旁腺功能亢进，后者引起骨质脱钙（致骨质疏松）、骨软化、纤维囊性骨炎等肾性骨病。X 线检查可见骨骼囊样缺损（如指骨、肋骨）及骨质疏松（如脊柱、骨盆、股骨等）的表现。尿毒症代谢性酸中毒时，血 pH 值低，使游离钙增多，可接近正常，故一般不出现症状，当用碱性药纠正酸中毒后，游离钙减少则引起手足搐搦症。

5. 代谢性酸中毒。尿毒症时均有代谢性酸中毒。引起原因：①酸性代谢产物潴留；②肾小管重吸收碳酸氢盐减少；③肾小管排泌氢离子和生成氨的能力减退；④腹泻造成碱性肠液丢失。患者临床表现为食欲差、恶心、呕吐、嗜睡、呼吸快，重者呈酸中毒性深大呼吸、渐进入昏迷、休克和心搏骤停。

（三）代谢、内分泌紊乱和免疫功能低下的表现

1. 体温过低。因基础代谢率下降。当患者体温为 37.5℃时，即有可能是感染引起。

2. 蛋白质、糖、脂肪等代谢紊乱。尿毒症时，因长期食欲差、呕吐、蛋白尿等，常呈负氮平衡和低蛋白血症及体内必需氨基酸减少。尿毒症患者空腹血糖大多正常，葡萄糖耐量可有降低，可发生自发性低血糖。血甘油三酯常增高，极低密度脂蛋白增高，高密度脂蛋白降低，长期高脂血症使动脉粥样硬化进展迅速。尿酸主要由肾清除，肾功能衰竭时引起高尿酸血症。

3. 内分泌紊乱。尿毒症时有很多激素分泌异常，如甲状旁腺激素、胰岛素、降钙素、胃泌素等增高；甲状腺激素和糖皮质激素减少及性腺功能减退，故有女性患者月经失调，男性患者阳痿、睾丸萎缩及生长障碍等临床表现。

4.继发感染。尿毒症患者免疫功能低下，极易继发感染，以呼吸道和泌尿系统感染最常见。皮肤感染也常见，易发展成脓毒症。感染可加重尿毒症，成为主要死因之一。感染发生后常可无明显的全身症状，尤以重症患者，因此临床应特别注意观察。

五、辅助检查

（一）尿常规与尿液分析

1.尿渗透压降低，多在 450 mOsm/L 以下，比重低，多在 1.018 以下，严重时固定在 1.010～1.012，做尿浓缩稀释试验时夜尿量大于日尿量，各次尿比重均不超过 1.020，最高和最低的尿比重差＜0.008。

2.尿蛋白定量增加，晚期因肾小球绝大部分已毁坏，尿蛋白反而减少。

3.尿沉渣检查，可有多少不等的红细胞、白细胞、上皮细胞和颗粒管型，蜡样管型最有意义。

（二）血常规

血红蛋白和红细胞计数减少，红细胞比容和网织红细胞计数减少，部分患者血三系细胞减少。

（三）肾功能检查

1.内生肌酐清除率下降，可反映肾排泄功能降低。

2.浓缩稀释试验。浓缩稀释试验可反映肾小管重吸收功能，肾功能衰竭时尿浓缩稀释功能受损。

3.肾图。呈无功能曲线。

（四）影像学检查

B超示双肾体积缩小，肾皮质回声增强；CT或者核磁共振显示肾脏大小、形状或者数量异常，如肾脏萎缩、多囊肾、只有一个肾（先天性或者后天性如手术、创伤）。核素肾动态显像示肾小球滤过率下降及肾脏排泄功能障碍；核素骨扫描示肾性骨营养不良征；胸部X线可见肺瘀血或肺水肿、心胸比例增大或心包积液、胸腔积液等。

（五）肾活检

可能有助于早期慢性肾功能不全原发病的诊断。

六、诊断思路

（一）慢性肾功能衰竭的诊断

有慢性肾脏病史和肾功能进行性减退，出现慢性肾功能衰竭症状，诊断不困难。但早期患者肾小球滤过率及肾小管浓缩功能稍有降低，机体尚处于代偿、平衡状态，仅有血清尿素氮轻度升高无任何临床症状，诊断较为困难。如多囊肾病情进展到晚期症状才明显，常易误诊。有的病史不清，患者只是因一些常见的内科症状如乏力、厌食、恶心、胃纳不佳、贫血、高血压等来就诊，医生如想不到慢性肾功能衰竭，如不做尿检和肾功能检查，可能误诊、漏诊。由于肾功能衰竭是一切慢性肾脏病病变自然进展的共同结局，慢性肾脏病的早期干预治疗可延缓肾脏功能的损害，降低病死率。近年来国际肾脏病学界的工作重点已由慢性肾功能衰竭及其替代治疗转向慢性肾脏病的早期诊断和早期防治。因此提高对慢性肾脏病的诊断的重视，详细询问病史，积极寻找慢性肾脏病的原发病因及危险因素、认真体检和必要的实验室检查对及早发现慢性肾功能衰竭非常必要。

询问病史有无多尿、夜尿多等慢性肾功能衰竭的早期症状，有无水肿、蛋白尿、低热、腰痛、糖尿病、高血压及家族史、滥用药物如解热止痛药和对肾有毒的药物等，为慢性肾功能衰竭诊断提供线索。体格检查也可提供慢性肾脏病的诊断信息，还可推断慢性肾功能衰竭的程度及有无并发症的存在。理化检查对慢性肾功能衰竭的诊断至关重要。很多情况下只要想到慢性肾功能衰竭的可能性，做一些必要的理化检查，即可避免漏诊、误诊。慢性肾脏病的早期阶段可通过随访和定期检查特别是常规实验室检查（如尿常规、蛋白定量、尿沉渣镜检等）及肾脏影像学检查来发现。对于有慢性肾脏病的患者和有慢性肾脏病高危因素的人应检测尿沉渣和进行肾脏影像学检查。在慢性肾脏病患者随诊中24 h尿蛋白定量是必需的。目前的研究提示应用随机尿样的尿蛋白/肌酐比值与24 h尿蛋白定量检测有较好的相关性，且方便易行。检查结果异常在一定程度上提示肾脏受累，当予以重视。肾小球滤过率是评价肾功能最好的指标。对于成人可以运用MDRD方程和Cockcroft-Gault公式计算。对于儿童可以运用Schwartz和Counahan-Barratt方程计算。单独血清肌酐浓度不能准确评价肾功能。

（二）慢性肾功能衰竭的病因诊断

1.原发病诊断线索病史。如有长期慢性肾小球肾炎、高血压动脉硬化、肾盂肾炎、糖尿病、结缔组织疾病、慢性肾小管间质性肾炎、肾结核等病史。反复低热腰痛，提示有慢性肾盂肾炎。老年人多以继发性肾脏病为主，如高血压、肾动脉硬化、糖尿病性肾损伤。梗阻性肾病、遗传性肾炎、多囊肾等常有家族史。滥用解热镇痛药物和其他肾毒性药物对药物性肾病有重要价值。

2.体格检查对肾功能衰竭原发病诊断有一定帮助。患者有无水肿或近期内体重急剧增加，腹部检查可触及多囊肾、肾肿块、肾积水，肾区有无叩击痛，一些先天性肾脏疾病可伴有其他的病变特征。如遗传性肾炎多伴有耳聋；淀粉样变有巨舌、胃肠病变、心脏肥大、肝脾肿大、皮肤呈苔藓样黏液水肿、易皮下出血及关节僵硬等。系统性红斑狼疮所致肾功能衰竭体检有时有皮肤红斑、紫癜等，均有助于原发病的诊断。

3.理化检查对原发病的诊断可提供重要的依据，如蛋白定量多少对区分小球小管疾病有一定帮助，尿红细胞形态可用来寻找血尿的来源，抗核抗体谱、补体等有助于SLE诊断。腹部X线、肾盂静脉造影、肾图、B超均有助于梗阻性肾病的诊断。B超能了解肾脏的形态，如双肾萎缩、外形光整，常提示双肾弥散性病变；如双肾大小不一、萎缩程度不等，提示先天性肾发育不全、慢性肾盂肾炎和肾结核等。B超对多囊肾、肾脏畸形等疾病也有较高的诊断价值。CT和MRI检查对肾脏原发病诊断出现疑难时有一定价值。

慢性肾功能衰竭的病因诊断明确后，还要判断原发病是否活动，如狼疮肾、肾结核病变仍在活动，针对病因治疗才能取得较好疗效；如已不活动进入终末期，只好透析或肾移植。判断其是否活动，除根据临床表现外，比较准确的方法应是进行肾穿刺或肾组织病理活检。但应肾脏无明显萎缩，无肾穿刺禁忌证，才可进行。

（三）肾功能衰竭的诱发因素

病情恶化大多有诱发因素，应努力寻找，如为可逆、常纠正后可扭转病程，改善肾功能，防止慢性肾功能衰竭进展。常见的诱发因素：

1.血容量不足。常见原因有呕吐、腹泻、使用利尿剂等引起失钠失水，导致有效循环血容量不足，导致肾血流量减少，肾小球滤过率下降，从而加速慢性肾功能衰竭恶化。有慢性肾功能衰竭而血压正常者，须特别注意有此可能性，如有直立性低血压、心动过速等表现，则可能性极大。如有消化道大量出血也可引起。

2.感染。由于慢性肾功能衰竭患者免疫功能减退、营养不良等因素导致机体抵抗力下降，常易并发各种感染。常见的如呼吸道感染和尿路感染，前者易于发现；而后者常可无发热、血白细胞增高、尿频、尿急等尿路感染症状，因而不易被发现。但能潜在地加速残余肾单位的毁损，尿路或全身感染均可增加机体的额外负担，促使慢性肾功能衰竭患者肾功能恶化。因此，慢性肾功能衰竭者应每3个月做1次尿液细菌培养，以发现隐匿性的尿路感染。

3.尿路梗阻。包括完全性或不完全性梗阻，常致患者尿量突然减少，肾功能恶化导致尿毒症。故应提高警惕性，常见的为尿路结石，且常合并感染；其次为前列腺肥大、肿瘤、尿道瓣膜病变、神经性膀胱等。因此应注意检查，老年人要除外前列腺和肿瘤疾患，一般患者要除外结石。

4. 高血压和心力衰竭。高血压常导致肾小动脉，尤其是入球小动脉的痉挛，心力衰竭使肾血流量减少，二者均导致肾小球滤过率下降。且高血压可致心力衰竭，使慢性肾功能衰竭恶化加速。降压过快，对于长期高血压者来说，也可造成肾血流量急剧减少，肾功能恶化。须注意心力衰竭有时不典型。

5. 肾毒性药物。病肾组织对肾毒性药物耐受性差，氨基糖苷类和 X 线造影剂等肾毒性药物在血中潴留，并与肾组织结合，可致肾近端小管细胞溶酶体的破坏和细胞坏死，加速慢性肾功能衰竭的进展。

6. 水电解质和酸碱失衡。如水中毒、高钠和低钠血症（低盐饮食，尤其是间质疾患）、高钾和低钾血症、酸中毒等，均可导致慢性肾功能衰竭进一步恶化。

7. 肾脏负担突然加重。骤然增加的蛋白质饮食，急性应激状态（如严重创伤、大手术）可致蛋白质代谢废物数量急剧增加，病肾承受负担过重，残余肾单位受到破坏，慢性肾功能衰竭加剧。

8. 高凝或高黏滞血症。也可使慢性肾功能衰竭恶化，而且高凝和高黏滞在慢性肾功能衰竭较为常见，表现为血液黏滞度增加及纤维蛋白溶解障碍，肾小球内凝血或微血栓形成。

（四）确定慢性肾功能衰竭的临床分期

见表 1-4-4。

表 1-4-4 我国慢性肾功能衰竭与《慢性肾脏病及透析的临床实践指南》慢性肾脏病分期比较

中国慢性肾功能不全分期		《慢性肾脏病及透析的临床实践指南》慢性肾脏病分期		
描述与分期	GFR [mL/(min·1.73 m²)]	分期	描述	GFR [mL/(min·1.73 m²)]
/	/	1 (G₁)	正常	≥90
代偿	50～80	2 (G₂)	肾功能轻度下降	60～89
失代偿	25～50	3 (G₃)	肾功能中度下降	30～59
RF	10～25	4 (G₄)	肾功能严重下降	15～29
UP	<10	5 (G₅)	RF	<15 或透析

注：GFR：肾小球滤过率；RF：肾功能衰竭；UP：尿毒症期。

七、临床诊断

无论何种原因，只要存在肾损害或肾功能下降，且持续时间≥3 个月都可诊断为慢性肾脏病。"肾损害"指肾脏结构或功能异常，伴或不伴肾小球滤过率降低，表现为下列之一：病理异常、血或尿成分异常或影像学检查异常；功能下降指肾小球滤过率<60 mL/min 伴或不伴肾损害。但对这一标准，国内学者有不同意见，认为该标准过于宽松不够严谨。根据这一标准单个肾囊肿、肾脏肿瘤、先天性单侧肾脏或后天性因外伤行单侧肾切除均可能诊断为慢性肾脏病。但这些疾病与一般的慢性肾功能损害肾功能不全治疗的差异很大。由于正常人群的肾小球滤过率随着年龄升高而下降，80 岁时下降到60 mL/min 左右，在高龄人群中很难鉴别肾小球滤过率下降时由于慢性肾脏疾病还是高龄所致。既有肾损害表现又有肾小球滤过率下降（<80 mL/min）应考虑诊断为慢性肾功能衰竭。在此基础上应积极寻找原发病因行病因诊断。

八、鉴别诊断

慢性肾功能衰竭当无明显肾脏病史、起病急骤者应与急性肾损伤鉴别。慢性肾功能衰竭常有慢性肾脏病或全身系统疾病累及肾脏的病史，肾功能渐进性恶化。而急性肾损伤常起病较急，有中毒或肾脏缺血的病史，或有脓毒症、心源性休克、心脏等大手术、大剂量造影剂使用等诱因。慢性肾功能衰竭贫血和低蛋白血症较重，钙磷代谢异常比较重，有肾性骨病或生长障碍常提示慢性肾功能衰竭。贫血常不明显或轻微，低蛋白血症和钙磷代谢异常较轻。肾脏大小对鉴别两者有重要价值，急性肾损伤肾脏大小如常或增大，而肾脏缩小提示慢性肾功能衰竭，必要时行指甲肌酐检查了解 3 个月前肌酐水平。实在困难时可在充分准备后行经皮肾穿刺活检或开放性肾活检。膀胱、尿道、前列腺、睾丸、附睾的炎症及肿瘤等都可引起尿成分异常；而肾脏肿瘤和肾脏血管病变（如动静脉瘘）及出血性疾病等都可以导致血尿的长期存在，在诊断慢性肾脏病时应注意与这些疾病鉴别。慢性肾功能衰竭伴发急性肾损伤：如果慢性肾功能衰竭较轻，而急性肾功能衰竭相对突出，且其病程发展符合急性肾功能衰竭演变过程，则可称为"慢性肾功能衰竭合并急性肾功能衰竭"，其处理原则基本上与急性肾功能衰竭相同。如慢性肾功能衰竭本身已相对较重，或其病程加重过程未能反映急性肾功能衰竭演变特点，则称之为"慢性肾功能衰竭急性加重"。

九、救治方法

（一）治疗原则与治疗计划

1. 治疗原则。对已有的肾脏疾患或可能引起肾损害的疾患（如糖尿病、高血压病等）进行及时有效的治疗，防治慢性肾功能衰竭的发生（第一级预防）。对已有轻、中度慢性肾功能衰竭的患者及时进行治疗，延缓、停止或逆转慢性肾功能衰竭的进展，防治尿毒症的发生（第二级预防）。对尿毒症患者及早采取治疗措施，防止尿毒症的某些严重并发症的发生，提高患者生存率和生活质量（第三级预防）。尿毒症晚期主要依靠血液净化疗法或肾移植来维持生命。

2. 治疗计划。《慢性肾脏病及透析的临床实践指南》根据慢性肾脏病的分期提出了治疗计划，见表 1-4-5。

表 1-4-5 　《慢性肾脏病及透析的临床实践指南》慢性肾脏病的分期治疗计划

分期	GFR（mL/min）	治疗计划
1	≥90	诊断和治疗原发病治疗并发症延缓疾病进展，减少心血管疾患危险因素
2	60～89	减慢 CKD 进展，降低心血管病风险
3	30～59	减慢 CKD 进展，评价和治疗并发症
4	15～29	综合治疗，治疗并发症
5	<15 或 HD	透析前准备及 RRT

注：GFR：肾小球滤过率；CKD：慢性肾脏病；HD：血液透析；RRT：肾脏替代治疗。

（二）延缓慢性肾功能不全发生和进展

1. 饮食。为优质低蛋白、高热量、低磷、多维生素、易消化饮食。

（1）低蛋白饮食可降低肾小球内高灌注、高压力及高滤过，减少蛋白尿，从而减慢慢性肾功能衰竭患者肾小球硬化及间质纤维化的进展。优质（富含人体必需氨基酸）低蛋白质饮食可使机体重新利用尿素的氨氮，合成非必需氨基酸和蛋白质，从而有利于纠正负氮平衡，同时又可减轻消化道症状，并且有利于防治高磷血症、高钾血症和代谢性酸中毒，从而防止和减缓尿毒症的发展。蛋白入量：慢性肾脏病第 1、2 期宜减少饮食蛋白，推荐蛋白入量 0.8 g/(kg·d)。从慢性肾脏病第 3 期起即应开始低蛋白饮食治疗，推荐蛋白入量 0.6 g/(kg·d)，并可补充复方 α-酮酸制剂 0.12 g/(kg·d)。若肾小球滤过率已重度下降 [<25 mL/(min·1.73 m²)]，且患者能够耐受，则蛋白入量还可减至 0.4 g/(kg·d) 左右，并补充复方 α-酮酸制剂 0.2 g/(kg·d)。维持性血液透析患者推荐蛋白入量为 1.2 g/(kg·d)。当患者合并高分解状态的急性疾病时，蛋白入量应增加至 1.3 g/(kg·d)；维持性腹膜透析患者推荐蛋白

入量为 1.2～1.3 g/(kg·d)，可同时补充复方 α-酮酸制剂 0.075～0.12 g/(kg·d)。

（2）慢性肾功能衰竭患者应供给高热量，以减少蛋白质分解。热量摄入推荐 146.4 kJ/(kg·d)。60 岁以上、活动量较小、营养状态良好者，可减少至 125.5～146.4 kJ/(kg·d)。在低蛋白饮食中，优质蛋白质如蛋类、牛奶、瘦肉及鱼等食物应占摄入总蛋白量的 50％以上，少食含非必需氨基酸的植物蛋白。

（3）作为热卡主要来源的主食，应选含植物蛋白少的食物，如麦淀粉、马铃薯、红薯等，尽量少食面粉、米、黄豆。不足的热卡可由糖、食油提供。对于有高血压和水肿的患者应该限制盐的摄入。血脂异常的患者应进行饮食调整，必要时应予以降脂药物治疗。应补充足够的维生素 B、维生素 C、维生素 D、叶酸及适量的钙、锌和铁等微量元素。

2. 控制血压。《慢性肾脏病临床实践指南》及 JNCVⅡ指南对慢性肾脏病高血压治疗的靶目标均定为＜130/80 mmHg。根据以往的经验，蛋白尿＞1 g/d 的患者降压靶目标为 125/75 mmHg。

3. 纠正慢性肾功能衰竭急剧加重的因素。慢性肾功能衰竭是缓慢进展的疾病，慢性肾脏病患者对因多种危险因素的易感性较高，在病程中可能会有肾功能的恶化。常见的危险因素：

（1）血容量不足与心力衰竭，包括脱水、低血压、休克等；当有血容量不足有及时有效液体复苏。

（2）严重感染、脓毒症。合并感染时应及时使用适合的有效抗生素，忌用对肾有损害的抗生素如庆大霉素、卡那霉素等氨基糖苷类及多黏菌素、磺胺类等。内源或外源性毒素的肾损害；泌尿道梗阻；肾毒性药物，如非甾体消炎止痛药、减肥药和部分含马兜铃酸的中草药有肾脏毒。认真鉴别引起肾功能加速进展的原因并采取针对性治疗，有助于肾功能好转。

4. 改变生活方式。

（1）戒烟、戒酒、适当体育活动、控制体重。

（2）调脂与降血尿酸。血脂异常是促进慢性肾脏病进展的重要因素，也是介导慢性肾脏病患者心脑血管病变、肾动脉粥样硬化和靶器官损害的主要危险因素。他汀类或依折麦布适用于 50 岁以上的慢性肾脏病未透析（G_1～G_5 期）患者、成人肾移植和开始透析时已经使用这类药物的患者。对 18～49 岁、未透析肾移植患者，他汀类用于有以下 1 项或以上者：冠心病（心肌梗死或冠状动脉重建术）、糖尿病、缺血性脑卒中。高甘油三酯血症患者，建议改变生活方式治疗，包括饮食、运动。高尿酸血症是心血管事件危险因素，也是肾功能损害的独立危险因素，可引起急性尿酸性肾病、慢性尿酸性肾病及尿酸结石，并加速慢性肾脏病的进展。慢性肾脏病继发高尿酸血症患者，当血尿酸＞480 μmol/L 时应干预治疗。控制目标值：尿酸性肾病患者，血尿酸＜360 μmol/L；对于有痛风发作的患者，血尿酸＜300 μmol/L。

（三）慢性肾功能衰竭并发症的治疗

1. 纠正水、电解质和酸碱平衡失调。

（1）维持水、钠平衡。水和钠的入量根据尿量、有无水肿、高血压情况而定。无少尿和水肿者给予足够水分，以保证尿量在 1 500 mL 以上，若无高血压则不必严格限盐。脱水和低钠血症轻者，及时口服补充，钠盐入量 4～6 g/d；重者静脉滴注适量 5％葡萄糖氯化钠注射液，须防止过量。尿毒症晚期尿少，应限制水、钠摄入，液体入量以 500～600 mL/d（不显性失水）加前一天尿量。钠盐每天 2～3 g，水肿明显可用呋塞米，严重水肿伴心力衰竭一般治疗无效时，应及时采用透析疗法。

（2）低钾血症和高钾血症治疗。低钾血症轻者，去除诱因，多食含钾食物，口服氯化钾或枸橼酸钾 1～2 g，3 次/d，严重者静脉滴注氯化钾，浓度＜3 g/L，每分钟滴 2～3 mL。高钾血症应停用含钾食物和药物，给予足够热量，控制感染，纠正酸中毒，用呋塞米利尿或导泻排钾。重症（血钾＞6.5 mmol/L）应紧急采用下列措施：①普通胰岛素与葡萄糖按 1 U∶3～5 g 的比例静脉滴注；

②5％碳酸氢钠 100 mL，静脉缓慢注射，或用 11.2％乳酸钠；③10％葡萄糖酸钙 10～20 mL，等量 5％葡萄糖注射液稀释静脉缓慢注射；④血液透析是为最有效降血钾疗法。

（3）纠正代谢性酸中毒。轻度酸中毒给予碳酸氢钠 1～2 g 口服，3 次/d，当碳酸氢根降至 13.5 mmol/L 以下时，应静脉补碱。补碱速度不宜过快，防止纠正酸中毒后发生低血钙而手足搐搦，以及低血钾。

2. 心血管疾病的防治。严格控制血压、血脂、血糖，避免容量过度负荷，纠正不良生活习惯（如吸烟、活动量过少等）均有助于减少心血管并发症的发生。降低血压，以不影响肾血流量和肾小球滤过率为度，降压不宜过快。肾功能不全早期可选用血管紧张素转换酶抑制剂或血管紧张素-Ⅱ受体阻滞剂；也可选用甲基多巴、钙离子拮抗剂、肼屈嗪、哌唑嗪等。慢性肾功能衰竭时常合并肾性高血压、心力衰竭，多数为容量依赖性，在消除水钠潴留后，血压多可恢复正常，心力衰竭纠正。出现高血压急症、急性心力衰竭时，可用呋塞米利尿及应用血管扩张剂如硝酸甘油、酚妥拉明等。如利尿效果差，可用透析疗法脱水。洋地黄制剂易蓄积中毒，当出现心力衰竭时因此宜选用作用快制剂如毛花苷 C、毒毛花苷 K，剂量要小。

3. 纠正贫血。重度贫血可输少量新鲜血液或红细胞。血红蛋白少于 60 g/L，除应予小剂量输血外，可加用重组人促红细胞生成素治疗，通常 3 000～5 000 U/次，皮下注射 2～3 次/周，连用 4～8 周。同时还应补充铁剂、叶酸和维生素 B$_{12}$等。重组人促红细胞生成素治疗目标：患者血红蛋白/红细胞比容应达到 11 g/33％，其副作用主要是高血压、头痛和血管栓塞。

4. 防治肾性骨病。通过限制饮食中磷的摄入，应用磷结合剂纠正高磷血症。同时要纠正低血钙，补充钙剂，可口服碳酸钙 1～2 g，3 次/d。有低血钙搐搦，可用 10％葡萄糖酸钙 10 mL 静脉缓慢注射。有甲状旁腺功能亢进者，在控制血磷的基础上可以考虑给予 1，25-二羟维生素 D$_3$ 治疗，用药过程中应密切检测血钙、磷及全段甲状旁腺激素水平，其目标值为 150～300 pg/mL（正常参考值为 10～65 pg/mL，但尿毒症患者维持正常的骨转化需要比正常人高的甲状旁腺激素水平），同时避免高血钙和转移性钙化的发生。

（四）肠道清除法

正常情况下血中氮质代谢产物 25％由肠道排出。增加排出，减少从肠道的重吸收，从而降低血清尿素氮。采用：

1. 吸附疗法。常用包醛氧化淀粉 5～10 g，2～3 次/d，饭后冲服，在肠道内与氨、氮结合从粪中排出。也可用氧化纤维素、活性炭等。

2. 腹泻疗法。口服胃肠透析液，使血液中蓄积的氮质、电解质、水经透析作用进入肠道，再排出体外。也可用中药大黄煎剂口服或灌肠，使粪便氮排出增加。

（五）中医中药治疗

本症多系阴阳气血俱虚，阳虚偏重者予健脾益肾、气血双补，并可加用仙茅、淫羊藿、菟丝子等助阳药。

（六）追踪随访

必须定期随访患者以便对病情发展进行监测，一般至少每 3 个月随访 1 次。可通过检测血清肌酐监测肾功能减退的进展速度，当血清肌酐≥707 μmol/L 或血清尿素氮≥35.7 mmol/L 时，须考虑透析治疗。

（七）血液净化疗法

即用人工方法代替失去的肾功能，使血液得到净化。它可以帮助可逆性尿毒症度过危险期；维持终末期尿毒症患者的生命；为肾移植术前做准备，也是术后保障措施。由肾功能衰竭引起的难以纠正的高血容量、水肿、心力衰竭、高钾血症、严重代谢性酸中毒、尿毒症性心包炎、尿毒症性脑病等并发症及终末期患者均为本疗法的适应证。血液净化疗法常用的有：

1. 血液透析。透析2～3次/周，4～5 h/次，以透析充分为目的。

2. 腹膜透析。有持续性非卧床腹膜透析和间歇性腹膜透析两种。持续性非卧床腹膜透析方法简单，经训练患者可在家庭自行操作，每次向腹腔输入透析液2 L，停留数小时后，交换一次透析液，1 d换4次。主要并发症是腹膜炎及低蛋白血症。

（八）肾移植

对于慢性肾功能衰竭失代偿患者来说肾移植是恢复健康而有活力生命的最佳选择。成功的肾移植受者在生活的满意度、体力和情感的舒适性及重新工作的能力等方面均显著优于透析患者。

十、诊疗探索

（一）控制肾小管损伤和间质纤维化

1. 环加氧酶-2抑制剂。环加氧酶可将花生四烯酸代谢成一系列具有活性的脂肪酸即前列腺素，其中环加氧酶-1为原生型，人体内存在广泛；而环加氧酶-2为诱生型，主要存在于肾脏致密斑、髓袢升支，参与肾脏水钠代谢。当肾脏组织损伤时，环加氧酶-2表达明显上升。环加氧酶-2抑制剂主要抑制由炎症因子或炎症细胞所引起的一系列反应，减轻肾小球硬化及肾小管-间质纤维化程度，并使尿蛋白下降。其机制可能与改善肾脏血流动力学、减少成纤维细胞生长因子-β及单核细胞趋化蛋白-1的生成有关，确切机制有待进一步证实。

2. 骨桥蛋白-7。慢性肾脏病以肾小球硬化、肾小管萎缩及间质纤维化为特征，成纤维细胞生长因子-β是介导肾间质纤维化的主要因子，原位成纤维细胞激活和肾小管上皮细胞向成纤维细胞的转化是其主要机制。骨桥蛋白-7作为成纤维细胞生长因子-β的生理性拮抗剂，在受损肾脏组织中的表达是明显减少的。外源性骨桥蛋白-7可使单侧输尿管梗阻大鼠模型肾小管上皮细胞凋亡速率减低，抑制肾小管上皮细胞分泌细胞外基质和延缓成纤维细胞的转化，减少肾小管上皮细胞前炎症因子的释放，研究显示骨桥蛋白-7可抑制纤维化的进展。

3. 肝细胞生长因子。最初被认为是肝细胞的促有丝分裂剂，现已证实，给予特异性抗体阻断内源性肝细胞生长因子可以使肾功能恶化，并且引起形态学损伤。外源性肝细胞生长因子可阻断上皮细胞向成纤维细胞转分化，并激活基质降解途径，发挥抗纤维化作用。目前认为，肝细胞生长因子、骨桥蛋白-7和肾素-血管紧张素系统的阻断是抑制肾小管上皮转分化和间质纤维化的3种不同途径，均能促进肾组织修复，肾素-血管紧张素系统的阻断目前已获得临床肯定。推测肝细胞生长因子、骨桥蛋白-7在延缓慢性肾脏病进展方面将成为新的热点。

4. 过氧化物酶体增殖活化受体激动剂。具有调节脂肪代谢、糖代谢、细胞周期、细胞分化及炎症和细胞外基质重塑等功能。肾脏组织中可检测出多种PPAR异构体，其中肾小球系膜细胞、髓质集合管等都存在过氧化物酶体增殖活化受体。实验证实其激动剂如罗格列酮不仅可以改善异常代谢，同时还可以减轻某些肾脏病的病变程度。罗格列酮可以增强糖尿病大鼠肾脏局部过氧化物酶体增殖活化受体的表达，从而下调成纤维细胞生长因子-β的表达，抑制细胞增殖及细胞外基质堆积，改善肾功能，阻止和延缓肾脏病变进展。

（二）中医药治疗

1. 专方治疗。目前临床治疗慢性肾功能衰竭的专方很多，以下为一些常用且疗效且较为公认的专方。

（1）尿毒清颗粒/冲剂：由大黄、黄芪、何首乌、丹参、白术、茯苓等组成。动物实验研究表明其能提高动物血清中蛋白质、葡萄糖含量，具有补益作用；能增加24 h尿量，降低血清尿素氮、Cr。

（2）百令胶囊：其内含虫草菌丝。李氏等用其治疗慢性肾功能衰竭96例，经治疗前后自身对照及同时与西药组进行对照，结果治疗组在血清肌酐、血红蛋白、甘油三酯等指标上治疗前后均有显著差异（$P<0.05$）。

（3）肾功能衰竭冲剂：由党参、黄连、丹参、陈皮、制大黄等组成。何氏等应用该方对肾切除诱发的慢性肾功能衰竭动物进行实验，发现其能明显改善肾脏细胞结构，增加肾小球血流量，改善肾小球功能，延缓肾功能衰竭进展。

（4）扶正降浊汤：由人参、黄芪、丹参、大黄、淫羊藿、当归等组成。王氏等经过3～57个月的长期观察发现治疗后直线回归斜率（1/SCr）大于治疗前，治疗后3个月、6个月血清肌酐显著低于治疗前，治疗后3年进入终末期肾病的危险性降低了46.15%。

2. 单味药治疗。

（1）大黄：通过多种机制延缓慢性肾功能衰竭进展，几乎成了中医治疗慢性肾功能衰竭必用之药。其作用机制包括：①降低血清肌酐和血清尿素氮。黎氏、杨氏等对151例慢性肾功能衰竭患者的前瞻性研究表明，大黄短期疗效为降低血清尿素氮水平及BUN/SCr比值，改善尿毒症症状，长期随访示慢性肾功能衰竭的进展被控制。②抑制肾小球系膜细胞增生，减少细胞基质合成，改善脂质代谢。

（2）冬虫夏草：实验表明其可升高血浆总蛋白和白蛋白，降低血清肌酐和血清尿素氮水平，改善肾功能，减轻残余肾单位代偿性肥大，延缓肾小球硬化进度，减轻肾组织的病理损害程度。还可以调节细胞免疫，提高机体免疫力。

（3）川芎：其有效成分川芎嗪能改善血液流变和高凝状态，增加肾血流量，提高内生肌酐清除率，降低血清尿素氮，使肾功能恢复。临床观察川芎还可降低血浆内皮素，从而改善慢性肾功能衰竭的肾功能状态。

十一、病因治疗

（一）高血压肾病与高血压的治疗

高血压除导致高血压肾病外也是影响慢性肾功能衰竭进展的最重要因素。高血压可引起肾脏高灌注、肾小球内高压及高滤过，并且引起小动脉改变可致肾缺血，这些均可致肾小球损伤，促使肾小球硬化。研究显示，在慢性肾脏疾病患者，未经治疗的高血压（平均动脉压119 mmHg）每年肾功能丧失的速度比血压良好控制者（平均动脉压95 mmHg）快7倍。高血压合并糖尿病的慢性肾脏病患者血压控制在<140/90 mmHg，如患者能够耐受，血压目标值可以再适当降低为<130/80 mmHg。尿白蛋白≥30 mg/24 h时，血压控制在≤130/80 mmHg。老年患者：60～79岁高血压合并慢性肾脏病患者血压目标值<150/90 mmHg，如患者能够耐受，可进一步降为<140/90 mmHg。≥80岁高血压合并慢性肾脏病患者血压目标值<150/90 mmHg，如患者能够耐受，可以降至更低，但应避免血压<130/60 mmHg。透析患者：我国建议，血液透析患者透析前收缩压<160 mmHg（含药物治疗状态下）。腹膜透析患者血压目标值<140/90 mmHg，年龄>60岁患者血压控制目标可放宽至<150/90 mmHg。降压药物有以下几种：

1. 血管紧张素转换酶抑制剂。由于其独特的降低蛋白尿，减轻肾脏损害作用，将其列为降低高血压、延缓肾病进展的首选药物。血管紧张素转换酶抑制剂对代谢无不良影响，且有改善机体对胰岛素敏感性的特点，特别适合糖尿病伴有高血压的患者。

2. 血管紧张素-Ⅱ受体阻滞剂。除了具有血管紧张素转换酶抑制剂类似的保护肾脏的作用外，其对肾脏肾小球滤过率影响较小，咳嗽等副作用也较少。当内生肌酐清除率＞30 mL/min 时，可首选血管紧张素-Ⅱ受体阻滞剂，必要时联合使用其他降压药物。当患者的内生肌酐清除率降至 30 mL/min 以下时，应用血管紧张素转换酶抑制剂和血管紧张素-Ⅱ受体阻滞剂可能引起肾小球内低灌注压而使肾小球滤过率过低，故对非透析的慢性肾脏病患者应慎用。

3. 钙通道阻滞剂。降压作用非常肯定，且可减少细胞钙离子内流和氧自由基的产生，有保护肾脏功能的作用。目前主张选用长效钙通道阻滞剂，二氢吡啶类钙通道阻滞剂对肾小球血管以扩张入球小动脉为主，易引起肾小球内高压，不利于肾单位的保护，但在使用血管紧张素转换酶抑制剂或血管紧张素-Ⅱ受体阻滞剂的前提下可放心使用。非二氢吡啶类钙通道阻滞剂（如地尔硫䓬等）对肾小球入球小动脉的影响和血管紧张素转换酶抑制剂相似，应优先选用。

4. 其他降压药物。如 α-受体阻滞剂、β-受体阻滞剂、利尿剂等。一般需用 1 种以上，甚至 3 种药物方能使血压控制达标，首选血管紧张素转换酶抑制剂/血管紧张素-Ⅱ受体阻滞剂，常与钙通道阻滞剂、小剂量利尿剂、β-受体阻滞剂联合应用。当血清肌酐＞2 mg/dL 时，推荐使用袢利尿剂。

（二）糖尿病肾病

是糖尿病最常见、最严重慢性并发症。糖尿病肾病一经诊断即应给予良好的治疗使血糖稳定地控制在良好水平。糖尿病患病时间短、预期寿命长、无心血管并发症并能很好耐受治疗者，尽可能使患者的糖化血红蛋白＜6.5％；预期寿命较短、存在并发症或低血糖风险者，糖化血红蛋白目标值可放宽至 7％以上。格列喹酮为首选口服降糖药，因为该药主要在肝脏代谢，且日剂量范围大（15～200 mg），对糖尿病肾病各期均可选；其次是格列吡嗪，虽其代谢产物部分经肾脏排出，但其活性弱，不易引起低血糖反应，比较安全；格列本脲和格列齐特的活性代谢产物均部分经肾脏排出，当肾功能不全时排出延迟，可引起顽固的低血糖反应，尤其是老年人均应慎用；氯磺丙脲因半衰期长（32 h），而且 20％～30％以原形由肾脏排出，因此糖尿病肾病患者禁用；双胍类中苯乙双胍对已有蛋白尿的临床糖尿病肾病患者不宜用，因其以原形由尿排出可引起乳酸性酸中毒；对于单纯饮食和口服降糖药控制不好并已有肾功能不全的患者应尽早使用胰岛素，但应注意在患者出现氮质血症时，因为患者食欲减退而进食减少。另外胰岛素的 30％～40％在肾脏代谢，当肾功能减退时胰岛素在肾脏降解明显减少，血循环中胰岛素半衰期延长，故应减少其用量，避免发生低血糖反应。肾小球滤过率为 10～50 mL/(min·1.73 m^2) 时胰岛素用量宜减少 25％，肾小球滤过率＜10 mL/(min·1.73 m^2) 时，胰岛素用量应减少 50％。

（三）狼疮性肾炎

1. 系统性红斑狼疮目前仍病因不明，因此狼疮性肾炎目前尚无病因治疗，不能根治，但经合理的治疗后可以得到缓解。治疗的目的：控制狼疮性肾炎的活动，保护肾脏功能，延缓肾组织纤维化的进程。

2. 药物的选择及治疗方法。

（1）糖皮质激素：是治疗狼疮性肾炎的一线药物，其具有抗免疫、抗炎的作用，为狼疮性肾炎的主要治疗药物。现在主张狼疮活动时，激素用量要足，如泼尼松 1 mg/(kg·d)，时间要久，用药数月（6 个月以上），待病情稳定后再渐渐撤下。近年来又发展应用甲泼尼龙冲击治疗（1 g/d 静脉滴注，3～5 d 为 1 个疗程），继以中等剂量的泼尼松口服维持，用于治疗急进性狼疮性肾炎，可以很快地控制病变活动。其应用的指征：①大量蛋白尿或进行性肾功能低下；②血清抗 DNA 抗体及免疫复合物增高；③低补体血症；④活检病理改变为弥漫增殖型。研究者认为，病情稳定后应于 1～2 年内将泼尼松撤减完毕，以利下次病变活动时用药。最好在停药前重复肾脏活检，以断定组织学上确实已经无活动性病变。

（2）免疫抑制剂：比较公认的是环磷酰胺或硫唑嘌呤辅助糖皮质激素治疗，可以加强疗效，使激素易于减药，从而提高肾脏存活率。环磷酰胺：为狼疮性肾炎治疗的一线药物，一般配合糖皮质激素使用。可口服 [2 mg/(kg·d)] 或静脉注射（隔天 200 mg）。主要副作用：骨髓和生殖腺抑制，肝脏损伤，消化道症状和出血性膀胱炎。环磷酰胺冲击疗法：可明显提高狼疮性肾炎的缓解率，并减少同剂量环磷酰胺的副作用。美国国立卫生研究院推荐方案：0.5～1 g/m²，每个月 1 次，连续 6 个月后，同剂量每 3 个月 1 次，持续 2 年，总疗程 30 个月。硫唑嘌呤：适用于糖皮质激素抵抗、依赖或环磷酰胺不耐受的狼疮性肾炎患者。常用剂量 2～3 mg/(kg·d)，口服，与糖皮质激素联合用药。近年有主张环磷酰胺冲击治疗 6～8 次后，改用此药与糖皮质激素合用，控制病情后撤下。环孢素：可用于某些激素加环磷酰胺治疗无效或因种种原因不能使用环磷酰胺治疗的患者。吗替麦考酚酯：适用于其他免疫抑制剂不耐受的患者，能提高狼疮性肾炎的缓解率。丁磊等使用吗替麦考酚酯联合糖皮质激素治疗弥漫增生性狼疮性肾炎，发现其可以通过下调黏附分子减少单核巨噬细胞和淋巴细胞浸润，抑制细胞增殖，从而减轻活动性炎症病变，但长期疗效未明，暂不宜作为治疗狼疮性肾炎的一线药物。

十二、最新进展

肾功能衰竭是一切慢性肾脏病病变自然进展的共同结局。大量研究证明慢性肾脏病的早期干预治疗可延缓肾脏功能的损害，减少心血管并发症，降低慢性肾脏病患者总体的病死率。临床上如何早期诊断并延缓慢性肾脏病的进展已成为当前肾脏病学者热切关注的课题。其进展简介如下。

（一）诊断技术进展

1. 尿白蛋白检测。是反映肾小球疾病和损伤的一个灵敏的指标，尤其是微量白蛋白尿。《慢性肾脏病及透析的临床实践指南》将微量白蛋白尿定义为 24 h 尿白蛋白 30～300 mg/L，随机尿白蛋白/肌酐比值在 30～300 mg/g；将显性白蛋白尿定义为 24 h 尿白蛋白＞300 mg/L，随机尿白蛋白/肌酐比值＞300 mg/g。《慢性肾脏病及透析的临床实践指南》建议在对成人进行慢性肾脏病危险性筛查时，可应用随机尿白蛋白/肌酐比值。研究证明，24 h 尿白蛋白排出量与随机尿白蛋白/肌酐比值密切相关，故目前临床上很多关于尿白蛋白的研究均使用随机尿白蛋白/肌酐比值来代替 24 h 尿白蛋白排出率。随机尿白蛋白/肌酐比值测定是一种灵敏、简便、快速的测定方法，易于在常规实验室中广泛应用，对早期肾损害的诊断远远优于尿白蛋白常规定性或半定量试验。而且该方法与留取过夜晨尿标本方法比较，因可随机留取，故留取标本更方便，人群依从性更好，适用于门诊患者和大规模人群的筛查。由于白蛋白尿与不良预后存在密切联系，将肾小球滤过率及随机尿白蛋白/肌酐比值两者同时用作慢性肾脏病分期的指标，将会显著提高风险预测力。

2. 肾小球滤过率。是直接反映肾脏滤过功能的指标，公认的检测肾小球滤过率的金标准是同位素法，但其放射性污染、价格和设备昂贵等缺点大大限制了临床的广泛应用；血清肌酐一直广泛应用于评价肾功能，但其干扰因素多、灵敏度低，不适于早期慢性肾功能衰竭检测；24 h 尿标本测内生肌酐清除率在标本留取时易出现误差，且肾小管分泌 Cr 可导致肾功能的高估，尤其是对于中重度慢性肾功能衰竭患者，目前除一些特殊情况外已较少采用。

（1）公式法校正肾小球滤过率：通过建立不同的数学模型，从血清肌酐能较简便、准确地计算肾小球滤过率或内生肌酐清除率，其中以 Cockroft-Gault 和 MDRD 公式为代表。Cockroft-Gault 公式建立于正常人群，评价慢性肾功能衰竭时可能出现高估；MDRD 公式则考虑了年龄、性别、种族等多因素，在中、重度慢性肾功能衰竭中应用有较好准确性，但其建立于肾病患者中，一般不适用于儿童、老人（＞70 岁）、孕妇、正常人、肌病患者及急性肾功能衰竭等情况。Cockroft-Gault 公式：内生肌酐清除率（mL/min）＝ [（140−年龄）×体重（kg）× （0.85 女性）] / [72×SCr（mg/dL）]。

MDRD 公式：肾小球滤过率 $[\text{mL}/(\min \cdot 1.73 \text{ m}^2)] = 186 \times (\text{SCr}) - 1.154 \times (\text{年龄}) - 0.203 \times (1.212 \text{ 黑人}) \times (0.742 \text{ 女性})$。

（2）碘海醇血浆清除率：碘海醇是一种应用成熟的非离子型水溶性造影剂，肾毒性小。其进入人体后完全分布于细胞外，蛋白结合率<1%，自由经肾小球滤过，不被肾小管分泌和吸收，100%以原型由尿排出，即使在重度慢性肾功能衰竭排泄时间延长时，肾外排泄仍可忽略不计，故其血浆清除率理论上应等于肾小球滤过率。结合高效液相法，在 5 mL 注射剂量下最低检测浓度达 $1 \sim 10 \text{ } \mu g/\text{mL}$，灵敏度和准确性仅次于同位素法。由于是单次采血且无须尿样，受检者的依从性好，加之无放射性、简便、准确、经济，已成为一项较成熟的临床肾小球滤过率评估指标。

3. 膜性肾病基因检测。膜性肾病是中国慢性肾脏病的主要病因之一，磷脂酶-A_2 受体是膜性肾病中主要的足细胞抗原，开展基因检测有利于早期诊断。

（二）治疗进展

1. IgA 肾病的靶向药物治疗。Fellström 等进行了一项双盲、随机对照试验，旨在评估新型布地奈德靶向释放剂（TRF-布地奈德）远端回肠靶向定位给药治疗 IgA 肾病的安全性和有效性。该研究对 2012 年 12 月至 2015 年 6 月间 150 例活检确诊原发性 IgA 肾病和持续性蛋白尿的患者（年龄≥18 岁）进行分析，按 1∶1∶1 的比例随机分成 3 组，分别给予 TRF-布地奈德 16 mg/d、TRF-布地奈德 8 mg/d 和安慰剂，1 次/d，早餐前 1 h 服用。试验期间受试者继续行肾素-血管紧张素系统优化阻断治疗。主要终点为治疗 9 个月患者尿蛋白/肌酐比相比基线的平均变化值。研究结果显示，治疗 9 个月时，TRF-布地奈德组（16 mg/d＋8 mg/d）患者尿蛋白/肌酐比相比基线降低 24.4%，而安慰剂组患者尿蛋白/肌酐比相比基线仅降低 0.74%。TRF-布地奈德 16 mg/d 组患者尿蛋白/肌酐比平均降低 27.3%；TRF-布地奈德 8 mg/d 组患者尿蛋白/肌酐比平均降低 21.5%；安慰剂组患者尿蛋白/肌酐比增加 2.7%。3 组患者不良事件发生率差异无统计学意义：TRF-布地奈德 16 mg/d 组 88%，TRF-布地奈德 8 mg/d 组 94%，安慰剂组 84%。TRF-布地奈德严重不良事件为深静脉血栓形成和肾功能不明原因恶化。研究者认为 TRF-布地奈德 16 mg/d 联合肾素-血管紧张素系统阻断优化治疗可降低 IgA 肾病患者蛋白尿，继而降低病情进展风险。TRF-布地奈德有望成为首个靶向作用于肠黏膜免疫系统治疗 IgA 肾病的特异性药物。

2. 狼疮性肾炎。而越来越多的证据表明，他克莫司（又称 FK506）用于狼疮性肾炎具有较好的疗效和安全性，为狼疮性肾炎的治疗提供了新的选择。2017 年公布了《他克莫司在狼疮性肾炎中应用的中国专家共识》。他克莫司治疗狼疮性肾炎的适用范围：Ⅲ、Ⅳ、Ⅴ及混合型狼疮性肾炎的诱导缓解及维持治疗；以蛋白尿为突出表现的难治性狼疮性肾炎。难治性狼疮性肾炎是指糖皮质激素联合环磷酰胺冲击或吗替麦考酚酯诱导治疗后仍反应不佳或无效的狼疮性肾炎。他克莫司治疗狼疮性肾炎的治疗方案如下。

（1）诱导缓解：起始剂量为 $2 \sim 3$ mg/d ［体重≥60 kg，3 mg/d；体重<60 kg，2 mg/d 或 0.05 mg/(kg·d)］，可逐渐增大剂量至 0.1 mg/(kg·d)，建议维持药物谷浓度为 $6 \sim 10$ ng/mL。

（2）维持治疗：维持剂量为 $2 \sim 3$ mg/d，药物谷浓度为 $3 \sim 6$ ng/mL。

（3）使用方法及安全性推荐：①顿服或分 2 次服用，餐前 1 h 或餐后 2 h 服用；②肝酶异常患者须降低他克莫司用量，避免血药浓度过高；③血清肌酐超过正常值 20% 或肾小球滤过率<40 mL/(min·1.73 m²) 患者应慎用，如果必须使用，须控制药物谷浓度≤4 ng/mL，严密监测肾功能；④治疗期间应监测血糖；⑤用药前应全面了解患者免疫状态，如已属免疫低下或缺陷应谨慎使用该药；⑥应注意药物相互作用，凡是影响 P4503A 酶系统的药物均可影响他克莫司药物谷浓度。

何永祥　李雄文　张在其

第三节　肾小管性酸中毒

一、基本概念

肾小管性酸中毒是由于各种病因导致肾脏酸化功能障碍而产生的一种临床综合征，主要表现：

1. 高氯性、正常阴离子间隙代谢性酸中毒。

2. 电解质紊乱。

3. 骨病。

4. 尿路症状。多数患者无肾小球的异常，在一部分遗传疾病中，肾小管性酸中毒可能是最主要或仅有的临床表现。

本病按病变部位、病理生理变化和临床表现的综合分类：Ⅰ型肾小管性酸中毒；Ⅱ型肾小管性酸中毒；Ⅲ型肾小管性酸中毒，兼有Ⅰ型和Ⅱ型的特点；Ⅳ型肾小管性酸中毒，伴有高钾血症。

二、常见病因

(一) Ⅰ型肾小管性酸中毒

其原发疾病：①自身免疫性疾病（如高球蛋白血症、冷球蛋白血症、干燥综合征、慢性淋巴细胞性甲状腺炎、慢性活动性肝炎、原发性胆汁性肝硬化等）；②遗传性系统病（如镰状红细胞性贫血、骨质硬化症、Ehlers-Danlos综合征等）；③软组织钙化（如甲状旁腺功能亢进或甲状旁腺功能减退、维生素D中毒、遗传性果糖不耐受等）；④肾病变（如肾钙盐沉着症、慢性肾盂肾炎、间质性肾炎、髓质海绵肾等）；⑤肾移植后；⑥药物（如两性霉素B、非甾体类止痛剂、锂盐等）；锂盐可损害远曲小管的重吸收功能，导致肾性尿崩症或肾小管性酸中毒。锂盐主要损害 AQP 和 Na^+/H^+ 交换体-1功能，也可能与肾小球的间质细胞前列腺素或 GSK3β 调节障碍有关，并促进主质细胞增殖和微囊肿形成；⑦肿瘤（如支气管肺癌）；⑧获得性免疫缺陷综合征；⑨其他。

(二) Ⅱ型肾小管性酸中毒

其原发疾病：①遗传性系统性疾病（如肝豆状核变性、Lowe综合征、骨质硬化症等）；②甲状旁腺功能减退；③维生素D缺乏；④肾病变（如肾病综合征、慢性肾盂肾炎、肾淀粉样变性等）；⑤肾移植后；⑥药物（如磺胺类、四环素、庆大霉素等）。

(三) Ⅲ型肾小管性酸中毒

其特点是Ⅰ型和Ⅱ型肾小管性酸中毒的临床表现均存在。高血氯性代谢性酸中毒明显，尿中大量丢失碳酸氢根，尿可滴定酸及氨离子排出减少，治疗与Ⅰ型和Ⅱ型相同。

(四) Ⅳ型肾小管性酸中毒

此型多见于慢性肾功能不全患者，偶尔见于系统性红斑狼疮患者。一般是由于醛固酮缺乏或远曲小管对醛固酮作用不敏感所致。

三、发病机制

(一) Ⅰ型肾小管性酸中毒

此类型由远端肾小管泌 H^+ 功能障碍引起，主要表现为管腔与管周液无法形成高 H^+ 梯度。导致此障碍的主要机制：

1. 分泌缺陷型。肾小管上皮细胞的 H^+ 泵衰竭，主动分泌 H^+ 入管腔减少。

2. 梯度缺陷型。由肾小管上皮细胞通透性异常，导致泌入腔内的 H^+ 又被动扩散至管周液。

3. 基底侧膜上的 Cl^--HCO_3^- 交换障碍。

4. 速度障碍。氢泵运转障碍，导致泌 H^+ 速度降低。

（二）Ⅱ型肾小管性酸中毒

此类型由 HCO_3^- 重吸收障碍导致，主要机制：

1. 肾小管上皮细胞管腔侧 Na^+-H^+ 交换障碍。

2. 肾小管上皮细胞基底侧 Na^+-HCO_3^- 协同转运障碍。

3. 碳酸酐酶活性异常。

4. 由近端小管管腔侧广泛转运功能障碍，导致复合性近端肾小管功能缺陷。

5. 先天遗传性肾小管功能缺陷和各种后天性肾小管-间质疾病引起。

（三）Ⅳ型肾小管性酸中毒

本病发病机制尚不清楚，本病发病机制中醛固酮分泌减少或远端肾小管对醛固酮反应减弱可能起重要作用，本型主要由后天性获得性疾病导致：肾上腺皮质疾病和肾小管-间质疾病或某些物质导致远端小管泌 H^+、K^+ 作用减弱。

四、临床特征

（一）Ⅰ型

1. 高血氯性代谢性酸中毒。

2. 低钾血症。

3. 钙磷代谢障碍。

（二）Ⅱ型

1. 阴离子间隙正常的高血氯性代谢性酸中毒。

2. 低钾血症。

3. 比远端肾小管性酸中毒有更小的概率产生尿路结石和肾钙化。

（三）Ⅲ型

高血氯性代谢性酸中毒明显，尿中大量丢失碳酸氢根，尿可滴定酸及铵离子排出减少，治疗与Ⅰ型、Ⅱ型相同。

（四）Ⅳ型

患者除有高血氯性代谢性酸中毒外，主要临床特点为高钾血症，血钠降低。患者因血容量减少，有些患者可出现直立性低血压。因远端肾小管泌 H^+ 障碍，尿液中 NH_4^+ 减少，尿液 pH 值＞5.5。

各型肾小管性酸中毒除上述临床表现外，在继发性患者中还有原发性疾病的临床表现。

五、辅助检查

（一）血液生化

只有不完全性Ⅰ型肾小管性酸中毒患者血 pH 值可在正常范围内，其余各型患者都有血 pH 值降低。Ⅰ型、Ⅱ型肾小管性酸中毒血钾降低，Ⅲ型肾小管性酸中毒则正常，Ⅳ型肾小管性酸中毒则增高。在严重远端肾小管性酸中毒时可有继发性血氨增高。

（二）尿常规

Ⅰ型肾小管性酸中毒患者尿 pH 值经常在 5.5 以上，常增到 7（尽管有血液明显酸中毒），不完全性者在氯化铵负荷试验后才出现此种情况。Ⅱ型肾小管性酸中毒患者只有在严重酸中毒时尿 pH 值才升高，酸中毒不严重时尿 pH 值可＜5.5。Ⅲ型、Ⅳ型肾小管性酸中毒患者尿 pH 值均＜5.5。除Ⅰ型外，其余类型尿中可滴定酸和尿氨均降低。除Ⅲ型肾小管性酸中毒尿钾排泄不增加外，其余各型的尿钠、钾、钙、磷均增高。除Ⅱ型肾小管性酸中毒患者有尿糖和氨基酸增加外，其余各型的尿糖和尿氨基酸均不增加。Ⅰ型、Ⅱ型肾小管性酸中毒的肾小球滤过率正常，Ⅲ型、Ⅳ型肾小管性酸中毒减低。

（三）氯化铵负荷试验

若 5 次尿样 pH 值均＞5.5，可诊断Ⅰ型，一般尿液 pH 值在 6～7。本试验只适用于不典型或不完全的肾小管性酸中毒，否则会加重患者本身的酸中毒。

（四）碳酸氢根离子重吸收排泄实验

Ⅱ型、Ⅲ型肾小管性酸中毒＞15％，Ⅰ型肾小管性酸中毒＜3％～5％。

（五）肾功能

早期为肾小管功能降低。待肾结石、肾钙化导致梗阻性肾病时，可出现肾小球滤过率下降，血清肌酐和血清尿素氮升高。

（六）心电图

低钾血症者有 ST 段下移，T 波倒置，出现 U 波。

（七）X 线

1. 骨骼检查。骨质疏松、软化明显，以下肢和骨盆为重。部分呈现骨折改变。核素骨骼扫描可见核素吸收稀疏、不均匀。

2. 泌尿系。可能存在肾结石、泌尿系结石、肾钙化。

（八）动脉血气分析

阴离子间隙正常，Ⅰ型、Ⅱ型肾小管性酸中毒血钾降低，Ⅲ型肾小管性酸中毒正常，Ⅳ型肾小管性酸中毒增高。血钠及血钙可正常或降低。

六、诊断思路

（一）询问病史

详细追问患者现病史、既往史及家族史，判断是否为原发性肾小管性酸中毒或继发性，寻找发病原因，有助于肾小管性酸中毒原发病的诊断。除考虑常见病与多发病之外，还应考虑少见病与罕见病，以避免误诊。Ⅰ型肾小管性酸中毒若为原发性肾小管功能障碍则多有先天性缺陷，可为散发，但大多为常染色体显性遗传，也有隐性遗传及散发病例；若为继发性则主要因自身免疫性疾病、遗传系统性疾病、与肾钙化相关的疾病、药物及毒物导致的小管损伤、小管间质病、慢性肾盂肾炎、梗阻性肾病、高草酸尿、肾移植等疾病导致。

Ⅱ型肾小管性酸中毒的病因比较复杂。凡是累及到肾小管功能的各种原发病均能导致近端肾小管性酸中毒。如多发性骨髓瘤、肝豆状核变性、甲状旁腺功能亢进等。此外某些药物、毒物也可以通过损伤小管间质而诱发本病。Ⅲ型肾小管性酸中毒特点是Ⅰ型和Ⅱ型肾小管性酸中毒的临床表现均存在。高血氯性代谢性酸中毒明显，尿中大量丢失碳酸氢根，尿可滴定酸及铵离子排出减少，治疗与Ⅰ型、Ⅱ型相同。Ⅳ型肾小管性酸中毒的主要原因：醛固酮缺乏伴有糖皮质激素缺乏；单纯醛固酮缺乏；醛固酮耐受。此型肾小管性酸中毒在成年人中多为获得性。醛固酮绝对不足可以是由于原发的肾上腺功能异常，也可继发于各种轻、中度肾功能不全导致的低肾素血症；醛固酮相对不足多与梗阻性肾病、移植肾排异和药物损害所引起的慢性间质性肾病有关。

（二）体格检查

患者有酸中毒的主要体征，如呼吸加深加快、心律失常等。Ⅰ型、Ⅱ型肾小管性酸中毒可因低钾严重导致低钾性麻痹、心律失常，消化道可以出现肠蠕动减慢，轻度缺钾者只有食欲缺乏、腹胀、恶心和便秘；严重缺钾者可引起麻痹性肠梗阻。而Ⅳ型肾小管性酸中毒则出现高钾血症相关体征。由于钙磷代谢障碍，患者很可能出现继发性甲状旁腺功能亢进的体征，严重者常引起骨病（骨痛、骨畸形）、肾结石等并发症。

（三）辅助检查

根据血液生化检查诊断患者酸中毒情况，并通过尿常规、酸碱负荷等检查对肾小管性酸中毒进行分型，必要时给予患者心电图、X线检查诊断肾小管性酸中毒引起的并发症。

七、临床诊断

肾小管性酸中毒的临床诊断主要依据相关辅助检查来进行，其诊断条件如下。

（一）Ⅰ型肾小管性酸中毒

出现阴离子间隙正常的高血氯性代谢性酸中毒、低钾血症，化验尿中可滴定酸及 NH_4^+ 减少，尿pH 值＞5.5，Ⅰ型肾小管性酸中毒诊断即成立。如出现低血钙、低血磷、骨病、肾结石或肾钙化，则更支持诊断。对不完全性Ⅰ型肾小管性酸中毒患者，可进行氯化铵负荷试验（有肝病者可用氯化钙代替），若获阳性结果（尿 pH 值不能降至 5.5 以下）则本病成立。另外，尿与动脉血二氧化碳分压比值（尿 PCO_2/血 PCO_2）测定、中性磷酸钠、硫酸钠、呋塞米试验等，对确诊Ⅰ型肾小管性酸中毒均有帮助。

（二）Ⅱ型肾小管性酸中毒

出现阴离子间隙正常的高血氯性代谢性酸中毒、低钾血症，化验尿中 HCO_3^- 增多，Ⅱ型肾小管性酸中毒成立。对疑诊病例可做碳酸氢盐重吸收试验，患者口服或静脉滴注碳酸氢钠后，HCO_3^- 排泄分数＞15％即可诊断。

（三）轻、中度肾功能不全患者

出现阴离子间隙正常的高血氯性代谢性酸中毒及高钾血症，化验尿 NH_4^+ 减少，诊断即可成立。血清醛固酮水平降低或正常。

八、鉴别诊断

（一）与 Gitelman 综合征的鉴别

Gitelman 综合征主要临床表现以低钾血症碱中毒为主要临床表现，血管紧张素-Ⅱ及醛固酮增高，还常伴有低血钙、低血镁，多在婴幼儿因生长迟缓、抽搐而发现。

（二）与 Bartter 综合征的鉴别

Bartter 综合征以低血钾性碱中毒为主要表现，血肾素、醛固酮增高但血压正常，肾小球旁器增生和肥大为特征。早期表现为多尿、烦渴、便秘、厌食和呕吐，多见于 5 岁以下小儿，已认为是由离子通道基因突变引起的临床综合征。

（三）与肾素瘤的鉴别

常表现为高血压合并低血钾，血浆肾素增高，选择性肾动脉造影可直接或间接显示肿瘤部位并排除肾血管异常引起的高血压。

（四）与 Liddle 综合征的鉴别

Liddle 综合征的特征：严重的高血压、低钾血症、代谢性碱中毒、低肾素血症，表现为高钠碱中毒。

九、救治方法

1. 积极治疗原发病。

2. 对症治疗。

（1）祛除诱发及加重因素。禁用磺胺类、肾毒性药物。及早积极治疗结石、尿路梗阻，加强营养，防治感染。

（2）低钾血症的处理。如有低钾血症存在，应补充相应的电解质及其他对症处理。补充钾盐常用枸橼酸钾口服，一般 20 mL/次，3 次/d。用量依血钾水平而异，需长期维持。但不可口服氯化钾，只有明显低血钾（即重症低钾患者）引起危及生命的心律失常时，才可考虑静脉滴注葡萄糖氯化钾溶液，至血钾达 3.5 mmol/L 时即刻停用，一般补充氯化钾 1.5~4.5 g/d。少数低钾血症患者同时存在低镁血症，可口服镁制剂，如门冬氨酸钾镁（一般 0.5 g/次，3 次/d）。大多数肾小管性酸中毒患者同时存在低钾血症和代谢性酸中毒，但必须优先给予补钾治疗，在低钾血症明显好转后再给予碳酸氢钠，以免在纠正酸中毒的治疗过程中加重低钾血症。

（3）代谢性酸中毒的处理。纠正代谢性酸中毒与补充钾盐同时进行，口服或静脉滴注碳酸氢钠的用量依血 HCO_3^- 水平及呼吸代偿能力、血 pH 值综合判断。轻度酸中毒患者单用口服 10% 枸橼酸钠，10 mL/次，3 次/d；或用碳酸氢钠，1 g/次，3 次/d。对于严重酸中毒患者，应小剂量分次静脉滴注碳酸氢钠，待病情稳定后再改为口服碱性药物。肾小管性酸中毒（尤其Ⅰ型）患者常伴有尿枸橼酸盐排出增多，故可给予口服苏氏合剂（枸橼酸钠-枸橼酸合剂），一般 10~20 mL/次，3 次/d，此合剂不仅可纠正碱不足，还可减少肾结石的发生。如出现明显肾功能不全，则尿枸橼酸盐排出减少，此时以应用碳酸氢钠为宜。

（4）低磷血症、低钙血症和高钾血症的处理。对低磷血症患者，须补充无机磷缓冲液（用磷酸氢二钠、磷酸二氢钾和蒸馏水配制而成），10~20 mL/次，3~5 次/d。纠正低钙血症或骨软化症可长期口服维生素 AD 或维生素 D，0.5 g/次，1 次/d，同时加用钙剂（可口服碳酸钙或醋酸钙、枸橼酸钙等）。须定期监测血钙水平，以防发生高钙血症。对于Ⅳ型高钾血症患者，可给予口服呋塞米（20~60 mg/d）、布美他尼（1~6 mg/d）或氢氯噻嗪（25~75 mg/d），以增加尿钾排出。也可同时口服聚苯乙烯磺酸钠或聚苯乙烯磺酸钙，5~10 g/次，3 次/d，以增加肠道钾排出。

十、诊疗探索

近年来，在肾小管性酸中毒的病因、发病机制等方面的研究有了多项进展。肾小管性酸中毒的病因比较复杂，分为原发性和继发性两类，原发性占 25%，继发性 75%。原发性肾小管性酸中毒少见，病因目前尚未完全明确。近年来的研究显示，它多为常染色体显性遗传病，也有一部分属于常染色体隐性遗传病和基因突变。原发性肾小管性酸中毒多见于儿童，又分为 4 型：Ⅰ型、Ⅱ型、Ⅲ型和Ⅳ型。Ⅰ型肾小管性酸中毒是由于远端肾小管泌 H^+ 障碍引起的以代谢性酸中毒为表现的临床综合征。Ⅰ型肾小管性酸中毒有多种遗传方式，包括：

1. 常染色体显性Ⅰ型肾小管性酸中毒（Ⅰa 型）。为编码阴离子 Cl^-/HCO_3^- 交换体 AE1 的基因 SLCAA1 突变，使 AE1 结构异常，从而引起远端肾小管泌 H^+ 障碍。

2. 常染色体隐性Ⅰ型肾小管性酸中毒。又分为Ⅰ型肾小管性酸中毒伴耳聋（Ⅰb 型）和不伴耳聋（Ⅰc 型）两种亚型。前者是由于编码 H^+-ATP 酶 B1 亚单位的 ATP6V1B1 基因突变使正常 B1 亚单位蛋白结构和功能异常所致,而后者与编码相对分子质量为 116 000 的肾脏特异性的质子泵异构体的基因 ATP6VOA4 突变有关。肾小管性酸中毒可继发于各种肾脏疾病,也可继发于多种非肾脏疾病,如自身免疫性疾病、糖尿病、高血压病、慢性肝病(包括肝硬化)、遗传性疾病(肝豆状核变性、遗传性椭圆细胞增多症)等。还有些肾小管性酸中毒是由于药物(如环孢素、阿德福韦酯、两性霉素 B)中毒引起。据报道,低剂量阿德福韦酯可引起可逆性 Ⅱ 型肾小管性酸中毒及低血磷性骨软化症,具体致病机制不明。其中最为常见的继发性原因为干燥综合征。Ⅰ 型肾小管性酸中毒的病理生理机制是远端肾小管乃至集合管 H^+ 分泌异常降低(存在泌 H^+ 速率下降或 H^+ 返漏),血与管腔尿液不能建立适当的 H^+ 浓度,肾脏酸化尿液发生障碍,即便体内存在酸中毒,尿 pH 值>6。Ⅱ 型肾小管性酸中毒是因近端肾小管重吸收 HCO_3^- 障碍所致。此外,也可引起近端肾小管对其他物质重吸收功能下降,导致范可尼综合征,如出现肾性糖尿、磷酸盐尿、尿酸尿、氨基酸尿等。Ⅲ 型肾小管性酸中毒兼有 Ⅰ 型和 Ⅱ 型的特点。Ⅳ 型肾小管性酸中毒主要是由于远端肾小管分泌 H^+ 功能障碍和分泌 K^+ 受阻导致的。患者常伴有慢性肾小球肾炎、肾盂肾炎、糖尿病等。该型肾小管性酸中毒的主要特点是高血氯性代谢性酸中毒伴高钾血症,Ⅳ 型肾小管性酸中毒发病的病理生理基础在于其肾小管功能紊乱与醛固酮功能不全。

十一、病因治疗

积极治疗原发病,对继发性肾小管性酸中毒治疗至关重要,是其治疗的决定性因素之一。对于类风湿性关节炎合并肾小管性酸中毒的治疗以非甾体类抗炎药物为主;对于干燥综合征、混合性结缔组织病、系统性红斑狼疮、血管炎等免疫性疾病合并肾小管性酸中毒,一般主张应用激素和(或)免疫抑制剂(皮质激素无效者,可试用免疫抑制剂),既可以治疗肾小管性酸中毒又能延缓免疫性疾病的进展。国内有学者通过使用氨甲喋呤联合复方甘草酸苷注射液治疗干燥综合征合并肾小管性酸中毒,发现该治疗模式效果较好,且不良反应轻微、耐受性好。

十二、最新进展

1. 肾小管性酸中毒。多见于成年女性,发病率呈上升趋势。患者就诊科室较为分散,主要包括内分泌科、风湿免疫科及肾内科。

2. 肾小管性酸中毒。

病因复杂,成人以继发性肾小管性酸中毒多见,明确肾小管性酸中毒的诊断后,应进一步排查自身免疫性疾病、肾脏疾病等潜在疾病。儿童以原发性多见,早期起病,应加以重视。部分患儿可继发于原发性干燥综合征及系统性遗传代谢病,应避免漏诊。

3. 成人患者若同时出现低钾血症表现及尿液浓缩障碍,应警惕肾小管性酸中毒。干燥综合征合并低钾血症时应警惕远端肾小管性酸中毒。婴幼儿及学龄前儿童出现难以解释的代谢性酸中毒、生长发育迟缓及佝偻病应警惕原发性肾小管性酸中毒。应提高儿科医师的认知程度,早期识别及干预,防止骨关节畸形、肾功能不全等并发症的发生。

4. 除高血氯性代谢性酸中毒外,大多数患者出现低钾血症,半数以上患者出现低钙血症,患者血钠水平往往正常,治疗上应注意及时纠正水电解质酸碱失衡,避免严重低钾血症、低钙抽搐等发生。

5. 肾小管性酸中毒可导致多种并发症,且漏诊率及误诊率高,临床上应仔细辨别。绝大多数肾小管性酸中毒患者经积极治疗后症状缓解、实验室指标好转,短期预后良好。

6. 免疫抑制剂联合应用在内的多种新型治疗方案,对处于病变活动期患者具有很好的治疗效果。

7. 针对不同病因引起的肾小管性酸中毒治疗如下。

(1)Ⅰ 型肾小管性酸中毒治疗。首先,补充碱剂以纠正酸中毒。与近端肾小管性酸中毒不同,补碱量较少,但仍然需要补充足够的碱以平衡酸的产生,常用枸橼酸钾,也可以用碳酸氢钠,但是钠盐有可能加剧低钾血症。补充钾盐以纠正低钾血症，如氯化钾片剂、氯化钾缓释胶囊、枸橼酸钾等。再次，防治肾结石、肾钙化和骨病。

（2）Ⅱ型肾小管性酸中毒的治疗。能进行病因治疗者，首先对因治疗。患者丢失较多的碳酸氢根，因此需要补充的碱量也比较大（24 h补充10～20 mmol/kg）。目前推荐使用枸橼酸钠-枸橼酸钾混合物，因为枸橼酸代谢可以产生碳酸氢根，需要注意每天剂量应分多次服用，尽可能保持日夜复合平衡。但是补碱治疗的药物剂量大且口感差，因此患者长期依从性差。合用噻嗪类利尿剂可以减少碱的用量，但缺点是可能使低钾血症加剧。

（3）Ⅳ型肾小管性酸中毒治疗。治疗方法和预后取决于潜在的病因，应了解患者的病史，特别是药物史。除此之外，控制血钾至关重要，避免任何潴钾的药物和高钾饮食。补充盐皮质激素，不仅可纠正高血氯性代谢性酸中毒，而且可以纠正高钾血症。常用药物为氟氢可的松。呋塞米可增加尿钠Na^+、Cl^-、K^+和H^+排泄，故也可用以治疗Ⅳ型肾小管性酸中毒患者，与氟氢可的松联合应用可增强疗效。

（4）Ⅲ型肾小管性酸中毒的治疗。同Ⅰ型和Ⅱ型肾小管性酸中毒的治疗。

宁宗 郑爱华 刘斌 张在其

第五章　内分泌科

第一节　酮症酸中毒

一、基本概念

（一）酮体

是脂肪酸在肝细胞进行 β-氧化时特有的中间产物，包括乙酰乙酸、β-羟丁酸和丙酮，它是肝脏输出能源的一种形式。酮体溶于水，分子小，能通过血-脑屏障及肌肉毛细血管壁。脑组织不能氧化脂肪酸，却能利用酮体，所以在糖供应不足或利用障碍的情况下，酮体成为脑组织和肌肉主要的能量来源。

（二）酮症酸中毒

正常情况下，血中仅含少量酮体，为 $0.03 \sim 0.5$ mmol/L。在葡萄糖供能不足的情况下，脂肪动员，酮体生成增加，血酮含量明显升高，叫酮血症。当酮体生成进一步增加，超过肝外组织利用的能力，酮体大量堆积，使体内酸负荷超过了血浆和组织液内的缓冲系统的缓冲能力，导致代谢性酸中毒，叫酮症酸中毒。

二、常见病因

（一）糖尿病

在临床上，引起酮症酸中毒最常见病因为控制不良的糖尿病。主要见于：

1. 并发感染。
2. 胰岛素使用不当。
3. 合并妊娠。
4. 各种应激状态（包括手术、麻醉、外伤等）。由于胰岛素难以发挥作用，脂肪分解加速，酮体生成加速，导致酮症酸中毒。

（二）酗酒

乙醇作为乙醛和乙酸的前体，在体内代谢过程中可直接诱发酮症；另外，饮酒后，进食减少也是触发酮症的诱因。

（三）饥饿或饮食失调和胃肠疾病

尤其是伴有严重呕吐、腹泻及厌食（神经精神性）和高热等，更易发生。

（四）糖原累积病

经典的糖原累积病按发现的先后顺序有 Ⅰ、Ⅱ、Ⅲ、Ⅳ、Ⅴ、Ⅵ、Ⅶ、Ⅷ和 O 共 9 个类型。其中与低血糖和酮症酸中毒相关的主要为 I 和 O 型。

三、发病机制

(一) 胰岛素对脂代谢的作用

1. 促进脂肪的合成。胰岛素能增加脂肪酸合成的酶系，使脂肪酸合成加强。

(1) 由于葡萄糖-6-磷酸生成增加，经过氧化和磷酸戊糖生成乙酰辅酶 A 及 $NADPH_2$ 增多，从而增加脂肪酸合成的原料。

(2) α-磷酸甘油的生成能抑制脂肪酰辅酶 A 进入线粒体氧化，有利于 α-磷酸甘油和 FA-CoA 合成脂肪。

2. 抑制脂肪组织释放脂肪酸。

(1) 抑制脂肪酶的活性。

(2) 促进脂肪酸再酯化：主要是通过糖酵解作用增加 α-磷酸甘油，因脂肪组织缺甘油激酶，不能合成 α-磷酸甘油，故无胰岛素，则脂肪酸不能再酯化。

(3) 促进脂肪组织从血中摄取脂肪：主要是能增加脂蛋白脂酶的活性。此酶被脂肪细胞合成后释放出来，附着在血管壁上，能使流经此处的血浆脂蛋白中的脂肪水解为脂肪酸，脂肪酸进入脂肪细胞再重新被酯化为脂肪而贮存，故胰岛素有降低血脂含量的作用。

(4) 减少酮体生成：乙酰乙酸、β-羟丁酸和丙酮统称酮体，在肝脏生成，是肝脏分解脂肪酸的产物，通过血液运往肝外组织进一步氧化，胰岛素减少脂肪分解而使酮体生成减少。

(5) 胆固醇合成：脂肪酸大量分解，产生大量乙酰辅酶 A，不易完全进入三羧酸循环而彻底氧化。此时，乙酰辅酶 A 既可生成酮体，又可缩合成胆固醇。

(二) 高血糖素对代谢的影响

肝脏是高血糖素作用的主要靶器官。对糖、蛋白质和脂肪代谢的作用与胰岛素相反。

1. 激活肝内磷酸化酶，促使肝糖原迅速分解为葡萄糖；能迅速促进糖原异生。因此，它能在几分钟内使血糖升高 50% 左右，约需 1 h 才能恢复原有水平。

2. 促进蛋白质分解增加及合成下降，使组织蛋白质含量减少。

3. 能活化脂肪组织中的脂肪酶，促进脂肪分解，使血浆中的游离脂肪酸含量升高，酮体增加。

(三) 胰岛素分泌的调节

1. 胰岛内的旁分泌调节。高血糖素刺激胰岛素分泌，胰岛素抑制高血糖素分泌，生长抑素抑制胰岛素和高血糖素分泌。正常 A-细胞可能受高血糖素所引起的胰岛素与生长抑素释放的约束，而高血糖素所引起的生长抑素释放可能减少高血糖素刺激胰岛素的分泌。因此，在氨基酸刺激下引起高血糖素分泌时，可防止胰岛素的倾泻与低血糖症。通过这种反馈的联系调节着胰岛素-高血糖素的相对含量。

2. 血糖浓度的调节。B-细胞膜上存在葡萄糖受体。血浆生理浓度的葡萄糖既刺激胰岛素的分泌，又增加胰岛素的合成。实验证明：葡萄糖可以使胰岛素原基因密码在核内被 RNA 聚合酶转录，mRNA 的产生、前胰岛素原的产生乃至释放胰岛素整个合成过程都加速。口服葡萄糖后刺激胃肠道激素的分泌，如胃泌素、胆囊收缩素、促胰酶素和高血糖素，也促进胰岛素分泌。氨基酸可通过刺激高血糖素分泌而促进胰岛素的分泌，也有人认为是直接刺激了 B-细胞膜受体所致。

3. 能拮抗胰岛素作用的其他激素。主要包括与应激有关的激素，如儿茶酚胺、糖皮质激素和孕激素和生长激素等。

(四) 酮症酸中毒的发病机制

机体依赖胰岛素和高血糖素对糖、酯类和蛋白质代谢的精细调控来维持能量的供应。任何因素导致胰岛素作用降低，不足以抑制高血糖素的分解作用，均可使脂肪分解加快，酮体生成增多。当机体利用酮体的能力下降后，就使酮体在体内堆积，进而导致代谢性酸中毒-酮症酸中毒。不同的病因发病机制略有不同现分述如下。

1. 糖尿病酮症酸中毒。胰岛素绝对量减少见于胰岛素依赖型或不完全依赖型患者，如突然停用胰岛素，几种升糖的激素在应激情况下分泌增多。高血糖素使糖原异生和糖原分解增加，皮质醇和儿茶酚胺对抗胰岛素作用，促进脂肪分解，糖原异生，使血糖升高。脂肪酸大量分解，产生大量乙酰辅酶 A，不易完全进入三羧酸循环而彻底氧化，此时，乙酰辅酶 A 既可缩合成胆固醇，又可生成酮体。但严重糖尿病患者，可能是因磷酸戊糖途径也发生了障碍，合成胆固醇需要的 NADH（还原型辅酶Ⅱ）生成减少，导致胆固醇合成反而下降，酮体大量生成。包括乙酰乙酸、β-羟丁酸和丙酮，其中 β-羟丁酸占 70%，乙酰乙酸占 30%，而丙酮含量极微。主要见于 1 型糖尿病和酮症倾向的 2 型糖尿病。

2. 酒精性酮症酸中毒。临床少见，是 Dillon 等人于 1940 年首先描述的，以后陆续有所报道，多数病例集中在美国，国内报道更少。可能与人们的认知不足有关。确切的发病机制尚不明了。毫无疑问，酒精的作用不可忽视。首先，发病前患者都有过一段时间的低碳水化合物膳食并摄入过量酒精，机体的热量供应主要由酒精提供。在这种临床背景下，由于乙醇的氧化导致 NADH/NAD 比值升高（体现在外周血 β-羟丁酸和乙酰乙酸比值升高），肝糖异生受阻，肝糖原储备下降。当停止饮用酒精后，机体热量供应不足，大量的消耗刺激了分解代谢反应。胰岛素分泌下降，同时皮质醇、生长激素，或许还有高血糖素和儿茶酚胺的浓度升高，造就了一个利于脂肪分解的激素环境（表现在甘油浓度的升高）。由于低血浆胰岛素和大量消耗损害了酮体的清除，同时酮体的生成增加，导致酮体特别是 β-羟丁酸迅速堆积，形成酸中毒。其次酒精引起的胃炎、胰腺炎和肝功能损害也参与了酒精性酸中毒的形成。还有人观察到：酒精性酮症酸中毒患者发病期存在糖耐量损害和随机血糖的升高，这可能是一个重要的发病因素。据报道，未治疗的酒精性酮症酸中毒患者胰岛素分泌延迟和减少，当酒精性酮症酸中毒纠正后胰岛素分泌恢复正常，可能与胰岛素拮抗激素的分泌有关。

3. 饥饿性酮症酸中毒。由于胃肠道的葡萄糖来源不足，肝糖原异生难以维持正常血糖。血糖的降低抑制了胰岛素的合成和分泌。脂肪分解加速，酮体生成加速，这本是机体的代偿适应机制，但酮体生成过量便导致酮症酸中毒。

4. 糖原累积病。引起酮症酸中毒发病机制与饥饿性酮症酸中毒类似，但更严重。

（1）Ⅰ型糖原累积病：葡萄糖-6-磷酸酶缺乏为最早发现，也是最常见和最严重的临床类型。葡萄糖-6-磷酸酶催化糖原分解的终末反应，将葡萄糖-6-磷酸分解为葡萄糖和无机磷，可提供肝糖原输出葡萄糖的 90%，在维持血糖稳定方面起主导作用。所以，该酶缺乏，将导致患者严重的低血糖，进而诱发脂肪分解和酮症酸中毒，由于低血糖导致高血糖素分泌增加，糖原分解加速，葡萄糖-6-磷酸又不能降解而堆积，通过酵解途径导致乳酸增加从而导致乳酸性酸中毒；又通过戊糖途径导致嘌呤合成增加，引起高尿酸血症；所以酸中毒更严重。

（2）O 型糖原累积病：糖原合成酶缺乏。糖原合成酶由 2 个基因分别在不同组织编码两个同工酶（GYS1 和 GYS2），前者主要分布于心脏和骨骼肌，后者主要分布于肝脏。临床表现决定于哪个基因缺陷，前者主要表现为心肌病和运动不耐受；后者主要表现为餐后糖原合成受阻，体现为白天餐后高血糖而夜间低血糖，同时糖异生作用增强，易引起酮症和乳酸性酸中毒。严重者在出生后几小时出现低血糖，治疗不及时可致死亡。其他表现包括骨质疏松和生长发育延迟。

四、临床特征

（一）临床表现

1. 糖尿病酮症酸中毒。

（1）酮症发展期：原有糖尿病症状如多尿、烦渴、无力等加重，或者仅有合并感染的症状。

（2）酮症酸中毒早期（代偿期）：食欲不振，头痛，轻度脱水；上腹不适或疼痛，可伴恶心呕吐，有时表现为"阑尾炎"等急腹症；呼吸较深。

（3）酮症酸中毒晚期（失代偿期）：病情进一步加重，脱水明显；pH 值降低，出现呼吸深大（Kussmaul 呼吸），呼气有烂苹果味；唇红脉速，可出现不同程度的意识异常。失水超过体重的 10%，可出现血容量减少。由于酸中毒导致心肌收缩力下降，外周血管扩张，血压下降，呈休克状态，最后循环衰竭。

2. 酒精性酮症酸中毒。临床表现与糖尿病酮症酸中毒基本相同。患者多有长期酗酒或嗜酒的病史，且近期突然停用酒精。常伴有更严重的呕吐和腹痛等症状，多腹壁柔软。由于大量呕吐和深大呼吸，使得酸碱平衡紊乱更为复杂和严重，常合并代谢性碱中毒和（或）呼吸性碱中毒。

（二）病理生理

1. 代谢紊乱。

（1）水盐失衡：由于大量的酮体和（或）葡萄糖从尿中排出（酮体系不能被肾小管重吸收的阴离子，常以钠盐或钾盐的形式从尿中排出），造成渗透性利尿。此外，随着呼吸的加深加快，从呼吸道也会丢失大量的水分。呕吐也会导致消化液的丢失。加之不能进食，常导致机体严重脱水。渗透性利尿还常导致其他离子特别是磷离子的排出增加。值得注意的是，尽管机体严重缺钾，血钾的测定常正常或高于正常。可能的原因主要是：①由于酸中毒的存在，细胞外 H^+ 向细胞内转移使细胞内 K^+ 移向细胞外；②细胞外高渗，水移向细胞外时钾被带出肌细胞外；③胰岛素的缺乏，使钾向细胞内转移受阻。

（2）酸碱失衡：首先由于大量酮体的生成，解离出大量 H^+，与血清 HCO_3^- 结合，生成水和二氧化碳，后者经呼吸代偿由肺排出。HCO_3^- 的减少由酮体阴离子取代，导致阴离子间隙明显增加，即形成阴离子间隙增高型代谢性酸中毒。若伴严重呕吐（特别是酒精性酮症酸中毒），由于大量胃液丢失，使血清 Cl^- 浓度下降，可以同时合并代谢性碱中毒。如合并严重感染和（或）循环功能障碍，组织严重缺氧时，可同时合并乳酸性酸中毒。另外，如出现过度换气，还可同时合并呼吸性碱中毒。呼吸中枢被抑制时（pH 值＜7），可出现呼吸性酸中毒。总之，病程越长，病情就越重，酸碱失衡就越复杂越严重，诊断和治疗就越困难。

（3）组织缺氧：酸中毒时，血红蛋白氧合曲线右移（Bohr 效应）使得血红蛋白与氧的结合力下降，能增加外周循环的氧的释放，但却降低了肺泡血与氧的结合，使血红蛋白带氧能力下降；相反，碱中毒时血红蛋白氧合曲线左移使得血红蛋白与氧的结合力升高，降低了外周循环的氧的释放，也导致组织供氧不足。由于红细胞中磷的减少，2,3-二磷酸甘油酸的合成减少，也使血红蛋白氧合曲线左移。另外，血红蛋白的糖化也使其带氧能力下降。如果合并血容量不足、加之酸中毒导致的心肌收缩力下降和外周血管扩张而出现休克或合并感染性休克，会更加重组织缺氧。

（4）分解代谢增加：主要是脂肪分解的代谢产物增加，如血中游离脂肪酸、甘油三酯和酮酸明显增加。磷脂、胆固醇和脂蛋白也相应增加；肌肉组织中蛋白质分解加速。

2. 重要脏器的改变。

（1）呼吸系统：由于对代谢性酸中毒的代偿，主要表现为深大呼吸。由于丙酮从肺呼出，所以在呼出的气体中有烂苹果味。当呼吸中枢被抑制时（pH 值＜7，或合并脑水肿），可出现呼吸麻痹而呼吸减慢。

（2）心血管系统：主要是在酸中毒的情况下，心肌收缩力下降，加之外周血管壁的平滑肌张力降低，血红蛋白带氧能力下降。表现为心动过速、唇红脉速、血压下降和心律失常。严重者可同时合并心肌梗死。有些酒精性酮症酸中毒容易出现无脉搏性电活动现象，却没有心肌梗死、心包填塞和肺栓塞的证据，可能与严重的代谢性酸中毒、血容量不足、低氧血症及大出血有关。

（3）中枢神经系统：神经系统功能异常主要是由于缺氧和脑水肿。脑脊液内 H^+ 浓度升高，刺激呼吸中枢，导致呼吸加深加快（Kussmaul 呼吸）。随着病情的逐步进展，主要由于上述带氧机制障碍，加之脱水使血液黏度增加，使脑组织缺血缺氧加重；再加上脑细胞的脱水，脑功能被抑制，进一步出现昏迷，甚至出现呼吸抑制。经治疗后，如血浆渗透压下降过快，脑细胞内相对高渗，可促使水分转移到脑细胞内，可发生脑水肿。另外，酒精性酮症酸中毒的患者可出现抽搐现象，可能与酒精的撤退有关。有些患者表现出乙醇中毒性痴呆，这些与维生素 B_1 等的缺乏有关。

（4）消化系统：主要表现为上腹痛、恶心、频繁呕吐和消化道出血，酒精性酮症酸中毒的患者的症状更为严重。其机制可能与慢性酒精中毒导致的胃炎、急性胰腺炎和肝损害（慢性酒精性肝炎、脂肪肝或酒精性肝硬化）有关。腹痛症状严重者，酷似急腹症，有的甚至出现"膈下游离气体"的 X 线征象（机制不明）。

五、辅助检查

确定酮症酸中毒的诊断，最主要依赖于代谢指标的检查。包括血尿常规、血生化、动脉血气分析及必要的影像学检查。

（一）血尿常规

1. 血常规。增高的血象往往提示感染的存在，严重的感染往往提示进一步血培养的必要；血红蛋白的升高提示脱水或血液浓缩。

2. 尿常规。可以提示尿糖强阳性，尿酮体阳性。尿酮的阳性是诊断酮症的充分条件。但值得注意的是如合并糖尿病肾病，特别在脱水明显的情况下，肾小球滤过率明显下降，由于肾小管重吸收功能相对正常，可使尿糖显示为阴性。另外，酒精性酮症酸中毒患者，由于严重饥饿，血糖通常不高而尿糖阴性。尿比重升高可间接提示血容量不足和血浆高渗及可能存在肾小球灌注不足。尿常规镜检还能提示泌尿系统感染的相关证据。尿常规还能提示尿蛋白及胆红素等代谢指标的变化信息。值得强调的是：临床常规的尿酮测定多是采用亚硝酸铁氰化钠进行半定量试验，它与尿中乙酰乙酸呈紫色反应，与 β-羟丁酸无反应，所反映的是尿中乙酰乙酸的含量。随着糖尿病酮症酸中毒治疗的进行，β-羟丁酸不断被氧化生成乙酰乙酸。所以，尿酮随之增加，易误认为病情加重。

（二）血生化检查

主要包括代谢指标、水盐代谢指标和酶学指标。

1. 常用代谢指标。

（1）糖代谢：糖尿病酮症酸中毒患者的血糖常明显升高。而对于酒精性酮症酸中毒患者的血糖表现多样，可高于正常、正常或低于正常，这是因为酒精性酮症酸中毒患者不存在原发的糖利用障碍，而是热量提供不足。由于患者发病时往往已停用酒精多天，血清乙醇的浓度往往不可测定。乳酸是糖酵解的产物，缺氧或服用双胍类药物者尤为明显，如超过 2 mmol/L，应当考虑合并乳酸性酸中毒。

（2）脂肪分解的代谢产物：游离脂肪酸、甘油三酯和胆固醇升高，脂蛋白及磷脂也相应升高。首先升高的是游离脂肪酸，随后甘油三酯、磷脂和胆固醇相继升高，甘油三酯可达 1 000 mg/dL 以上。血酮体定性呈强阳性。

2. 水盐代谢。由于渗透性利尿，Na^+ 常偏低，一般 <135 mmol/L，也可正常。如果失水为主，可 >145 mmol/L。如 >150 mmol/L，有合并高渗昏迷的可能。由于酸中毒的影响，K^+ 常正常或偏高，经补液、胰岛素的使用和酸中毒的纠正，会出现明显的低钾血症，从而诱发心律失常，应引起高度重视。此外，血磷的改变也是一个重要方面。总体来讲，血磷的丢失也是增加的，但临床检验血磷的变化也较大。早期高血糖、高血浆渗透压促使细胞内磷转移到细胞外，血磷水平升高，经补液和胰岛素的治疗后血磷降至正常或低于正常，低血磷可损害心肌和骨骼肌的收缩力。由于酮盐从尿排出代替了氯的排出，氯的丢失相对较少。另外，血清尿素氮、血清肌酐和血浆蛋白的升高反映出血液浓缩和细胞外液减少，补液治疗后可迅速降至正常。相反，充分补液后血清尿素氮、血清肌酐不能下降，常提示急性肾小管坏死（应先排除慢性肾功能不全）。尿酸升高一方面是因为脱水，另一方面是因为酮体从肾脏排出时竞争性抑制了尿酸的排出，所以，尿酸的升高与血清尿素氮不成比例。血浆渗透压的计算：总渗透压 mOsm/L＝2×（Na^+＋K^+）mmol/L＋BS mmol/L＋BUN mmol/L，正常值：（290±5）mOsm/L；有效渗透压 mOsm/L＝2×（Na^+＋K^+）mmol/L＋BS mmol/L，正常值：（285±5）mOsm/L。（Na^+＋K^+）×2 是因为还必须计算它们相对应的阴离子。血清尿素氮能自由进入细胞，故而不能计算在有效渗透压内。由于血糖升高时，将水从细胞内渗出使血 Na^+ 稀释。所以，有必要用血糖值对血 Na^+ 浓度进行纠正。相应公式：血清 Na^+ ＝实测 Na^+ ＋1.6×（BS mmol/L－5.5）/5.5。血糖和血清尿素氮不同计量单位间的换算：BS mmol/L＝mg/dL/18；BUN mmol/L＝mg/dL/2.8。

3. 酶学变化。心肌酶谱的动态变化是排除心肌梗死的重要依据，特别是上腹痛伴呕吐的患者，应排除急性下壁心肌梗死。值得注意的是：糖尿病患者合并神经病变时，发生心肌梗死没有明显胸痛而表现为心律失常和心源性休克。所以，酮症酸中毒的患者建议常规心肌酶谱的动态观察，有条件还可测定肌钙蛋白或肌红蛋白。对于酒精性酮症酸中毒患者，肝酶谱的测定可了解肝细胞受损的情况，包括天门冬氨酸氨基转移酶、丙氨酸氨基转移酶、碱性磷酸酶和 γ-谷氨酰转肽酶等。淀粉酶和脂肪酶的测定对急性胰腺炎的诊断提供线索，但糖尿病酮症酸中毒时升高的淀粉酶系非胰源性的。

（三）动脉血气分析

早期代偿阶段，pH 值可维持正常，失代偿后降低，严重时可＜7；碳酸氢盐（HCO_3^-）、碱剩余均降低；动脉血二氧化碳分压因呼吸代偿而降低。值得注意的是：正常的呼吸代偿时，HCO_3^- 和动脉血二氧化碳分压之间存在一定关系，预计代偿值为：$PaCO_2$＝1.5×HCO_3^-＋8（±2）。如所测值低于预计值，提示存在过度换气，有合并存在急性呼吸窘迫综合征的可能，这时常伴低氧血症；如只有过度换气而无低氧血症，是提示可能合并早期脓毒症的线索。动脉血二氧化碳分压高于预计值，提示通气障碍且合并呼吸性酸中毒，应警惕呼吸麻痹的存在。Cl^- 降低见于频繁呕吐的患者，提示合并代谢性碱中毒。阴离子间隙明显增加是酮症酸中毒的主要特点，正常阴离子间隙包括带负电荷的蛋白质和有机酸（乳酸、酸和硫酸等）。计算公式：AG＝Na^+-（Cl^-＋HCO_3^-），正常值 6～12 mmol/L。酮症酸中毒时常＞17 mmol/L。

（四）心电图和影像学检查

心电图检查可以帮助排除心肌梗死和心律失常，应结合酶学改变给予动态观察，尤其是使用胰岛素治疗或合并低钾血症时，以及时纠正致命性的心律失常。普通胸部 X 线片和胸部 CT 可排除原发肺部的疾病，或者确定是否存在肺部感染和自发性气胸等。腹部的 B 超检查可了解有无肝硬化或腹部及盆腔的化脓性感染病灶。

六、诊断思路

（一）询问病史

典型的病例通过病史询问可以得到一定线索。糖尿病酮症酸中毒患者一般有明确的糖尿病史，且多见于 1 型糖尿病，长期使用胰岛素治疗。2 型糖尿病在应激状态下也可发生。在糖尿病酮症酸中毒的发生发展过程中，往往伴有烦渴、多饮多尿症状的加重，进一步出现呕吐、腹痛及气促等症状，病情进展较快，通常 24 h 内出现脱水、无力和意识障碍。一部分患者以酮症酸中毒为首发症状，对于不明原因的脱水、休克、酸中毒和腹痛、气促和意识障碍的患者应注意排除酮症酸中毒。酒精性酮症酸中毒患者有明确的长期饮酒的历史，且近期突然停用酒精。饥饿性酮症酸中毒有明确禁食的病史。肝型糖原累积病的诊断线索：儿童或婴幼儿肝大、生长发育迟缓及频发低血糖，高血糖素实验［空腹快速静脉注射高血糖素 0.03 mg/kg（总量＜1 mg），血糖升高＜2 mmol/L 有意义］。任何症状性高血糖或尿糖阳性的儿童，均应考虑本病的可能，确诊需肝活检。

（二）体格检查

与酮症酸中毒相关的体征：皮肤干燥、弹性减退，唇红脉速、Kussmaul 呼吸、呼出气中有烂苹果味，血压下降和意识障碍，腹部有压痛反跳痛，酷似急腹症。

（三）辅助检查

酮症酸中毒的症状体征缺乏足够的特异性。所以，酮症酸中毒的诊断主要依赖于客观检查。主要从以下 4 个方面入手：

1. 确定是否存在酮症。主要的依据或线索是尿酮和（或）血酮体的测定。尿酮定性相对简单，血酮的测定需做血清分离，较为烦琐。但尿酮阴性不能排除酮症酸中毒，须进一步测血酮加以证实。

2. 确定是否存在酸中毒并明确其性质。主要依据为动脉血气分析和电解质测定。常用指标：pH 值、碳酸氢盐（HCO_3^-）、碱剩余、动脉血氧分压和动脉血二氧化碳分压、Na^+、K^+、Cl^- 及阴离子间隙。

3. 确定病因或诱发因素。对于糖尿病酮症酸中毒常见的诱发因素有：①感染：占 30%～40%。尤其是急性全身性严重感染，如肺部感染、胃肠道感染、胆道感染、腹膜炎、泌尿系统感染和皮肤化脓性感染及其相关的脓毒症。②胰岛素使用不当：占 15%～20%。包括胰岛素使用过量，如 Somogyi 现象，因诱发低血糖，而引起各种升糖激素大量分泌，可出现酮症。更多的情况是胰岛素使用不足，患者在出现各种伴发病的情况下，没有相应增加胰岛素的用量，或自行停用胰岛素。③各种应激状态：占 10%～15%。包括手术、麻醉和外伤；并发脑血管意外、急性心肌梗死、胰腺炎和各种休克及其他应激状态。④妊娠和分娩。⑤原因未明。

4. 确定是否存在其他并发症和（或）合并症。并发症主要源于失水和血浆高渗及水盐失衡和组织缺氧。常见并发症：心血管系统有心肌梗死、心律失常；中枢神经系统有脑梗死、脑水肿；消化系统有消化道出血，胃炎和急性胰腺炎（多见于酒精性酮症酸中毒）；呕吐严重时可合并代谢性碱中毒；缺氧明显或服用双胍类药物的患者可合并乳酸性酸中毒；饥饿性酮症酸中毒和酒精性酮症酸中毒常合并低血糖症；失水患者可并发高渗性昏迷，严重时出现低血容量性休克和肾功能不全，进一步出现呼吸循环衰竭；感染诱发者应警惕合并脓毒症和急性呼吸窘迫综合征。酒精性酮症酸中毒患者还可能出现精神异常，包括谵妄、痴呆等，有些还出现抽搐（与酒精撤退有关）。有报告称，酒精性酮症酸中毒患者在各项代谢指标异常改善后出现心搏骤停，原因尚不明了。据文献报道：有相当一部分糖尿病酮症酸中毒患者并发肺栓塞。

七、临床诊断

糖尿病酮症酸中毒的临床诊断主要依据其病史、临床表现、体格检查及相关检查来进行，其诊断条件如下。

（一）诊断依据

1. 血糖＞13.9 mmol/L，尿糖（＋＋～＋＋＋＋）。

2. 尿酮或血酮阳性。

3. pH 值＜7.3 或 HCO_3^-＜18 mmol/L。

4. 阴离子间隙＞17 mmol/L。

（二）酒精性酮症酸中毒的诊断依据

1. 明确的长期酗酒的病史，且近期已停止饮酒。

2. 尿酮或血酮阳性，血糖很少＞13.9 mmol/L。

3. pH值＜7.35或HCO₃⁻＜23 mmol/L（但一般不低于18 mmol/L，pH值也可能正常或升高）。

4. 阴离子间隙升高更明显，常＞25 mmol/L。

八、鉴别诊断

（一）与酮症酸中毒有关症状的鉴别

1. 昏迷的鉴别。

（1）高血糖性高渗状态：也是糖尿病的急性并发症，也常以各种应激因素为诱因，临床表现与酮症酸中毒极其相似。主要见于体内胰岛素缺乏相对较少的2型糖尿病患者。由于体内存在足够的胰岛素，抑制了酮体的生成，所以尿酮、血酮检查阴性。患者年龄较大、发病相对较缓。其主要发病机制是高血糖和高血钠而形成的血浆高渗透压。临床表现为烦渴多饮、多尿加重，皮肤干燥、弹性减退，可出现意识淡漠直至昏迷。可与酮症酸中毒互为诱因而同时存在。诊断依据为：血糖＞33.3 mmol/L并持续24 h以上，血钠＞145 mmol/L，血浆总渗透压＞320 mOsm/L。

（2）低血糖昏迷：多由于胰岛素或口服降糖药使用过量的或者进食过少的糖尿病患者。也可见于酒精性酮症酸中毒。典型的低血糖症起病突然，表现为饥饿、多汗、震颤及心动过速等交感神经兴奋，可出现昏迷。合并神经病变时，常缺乏交感神经兴奋的症状而直接进入昏迷。诊断依赖于低血糖相关症状、血糖＜3.9 mmol/L及补充葡萄糖后症状缓解。如不能缓解，则往往提示合并脑水肿、维生素B₁缺乏或永久性脑组织损伤。

（3）脑血管意外：可分为出血性和缺血性脑血管意外。起病急，有神经系统症状和体征。糖尿病患者以缺血性病变多见（脑梗死），大面积脑梗死可出现昏迷。确诊依赖于头部CT或MRI扫描。

2. 腹痛的鉴别。腹痛可表现为酮症酸中毒的首发症状，可伴有压痛和反跳痛，有时甚至呈现出"膈下游离气体"的X线征象（机制不明），酷似急腹症。这些表现可能就是酮症酸中毒的表现。也可能同时合并某种急腹症（包括急性胰腺炎、阑尾炎、腹膜炎及胃肠道穿孔等）。应注意密切观察腹部体征的变化，同时注意从病史、体征及实验室检查动态观察以做出相应的判断。

（1）急性下壁心肌梗死：可表现为持续性上腹痛，伴恶心呕吐，常伴有心律失常和（或）血流动力学障碍（表现为肺水肿或心源性休克）。确诊依赖于心电图和心肌酶谱的动态观察。

（2）急性胰腺炎：表现为上腹部持续胀痛并呈束带样向腰背部牵扯，常伴呕吐，可合并血糖升高。血、尿淀粉酶测定及上腹部CT可确诊（值得注意的是：部分糖尿病酮症酸中毒患者可同时合并急性胰腺炎）。

（3）急性阑尾炎：早期表现为上腹痛，可伴呕吐及发热，随病情进展出现转移性右下腹痛，麦氏点压痛、反跳痛，实验室检查血象升高。右下腹阑尾区B超可提供相应的线索。

（4）肠系膜淋巴结炎：表现与急性阑尾炎极其相似，但多见于儿童，发热先于腹痛出现。

3. 气促的鉴别。

（1）肺栓塞：轻度可无任何临床症状，重者表现为突起的胸痛、气促、伴有或不伴有咯血及心源性休克，极重者可表现为猝死。抽血化验D-二聚体阳性，典型心电图表现为SᵢQ_IIIT_III及V₁、V₂T波倒置、肺型P波及完全或不完全性右束支传导阻滞，心脏B超示肺动脉增宽，肺部CT可见楔形、带状、球状、半球状阴影，也可呈肺不张影像学改变。确诊有赖于肺血管造影。

（2）自发性气胸：多继发于肺结核及慢性阻塞性肺病患者。表现为突起的一侧胸痛伴气促，伴有病侧胸廓饱满、叩诊呈鼓音，呼吸音和语音传导减弱，气管向健侧移位及皮下气肿。胸部X线片可确诊。

（3）哮喘：分为支气管哮喘和心源性哮喘。均表现为气促、双肺广泛的干湿啰音，伴心率加快，伴有或不伴有口唇发绀。前者以呼气困难为主，有呼吸音降低等肺气肿体征。后者平卧时症状加重，严重时咯粉红色泡沫痰。而酮症酸中毒时表现为呼吸深大，呼吸音粗，呼出气有烂苹果味，合并肺部感染时，可在局部闻及湿性啰音。

（二）有关酸中毒代谢指标的鉴别

1. 阴离子间隙升高。阴离子间隙升高除见于酮症酸中毒外还可见于乳酸性酸中毒、水杨酸类中毒、甲醇中毒等。

（1）乳酸性酸中毒：常见于各种休克、严重感染及严重缺氧，尤其易见于服用双胍类的糖尿病患者，合并慢性肾功能不全和慢性阻塞性肺病的患者更明显。所以，酮症酸中毒与乳酸性酸中毒可同时存在也可以单独发生。如阴离子间隙升高而血尿酮体阴性或难以用酮症酸中毒解释时应考虑乳酸性酸中毒。确诊的依据是血乳酸浓度>2 mmol/L。

（2）水杨酸类及其他药物中毒：这类药物摄入过多同样导致阴离子间隙升高，严重时也可合并乳酸性酸中毒。病史中有明确的服药史。血药浓度测定可以协助诊断。类似的情况还有甲醇和乙二醇中毒。嗜酒患者可出现乙二醇中毒，除阴离子间隙升高外，在尿中形成大量结晶，导致少尿甚至肾功能衰竭。

2. 高血氯性代谢性酸中毒。主要见于慢性肾功能不全患者，由于肾小管对 HCO_3^- 重吸收障碍，导致血 Cl^- 升高，此时阴离子间隙不高。在糖尿病酮症酸中毒恢复过程中可出现一过性的高氯血症，这是因为随着酮体随尿排出时，没有伴随 HCO_3^- 重吸收的增加，为了维持电中性，增加了 Cl^- 的重吸收。一过性的高氯血症是酮症恢复的迹象，不必处理。

九、救治方法

（一）治疗原则

包括补充血容量、抑制酮体的生成、纠正内环境紊乱、去除诱因及防治并发症。

（二）一般处理

适用于早期轻症患者。若患者估计脱水$<10\%$，无循环衰竭和意识障碍，仅给予足量胰岛素，适当静脉补液，并鼓励多饮水，同时去除病因，一般均能得到控制。

（三）补液治疗

对于中、重症患者，如出现二氧化碳结合力$<20\%$的容积，$HCO_3^-<10$ mmol/L，pH 值<7.35，血酮>5 mmol/L，伴有或不伴有循环衰竭和意识障碍，应当积极抢救，迅速补液。液体治疗的目的：

1. 补充血容量。

2. 恢复肾脏血流，促进酮体由肾脏排出。

3. 纠正高渗状态。主要用 0.9%氯化钠或复方氯化钠注射液；血 $Na^+>150$ mmol/L 时，使用 0.45%氯化钠注射液；血糖<13.9 mmol/L 时，可用 5%葡萄糖注射液或 5%葡萄糖氯化钠注射液；血压不升时可用胶体或血浆。头 2 h 内补液速度 $250\sim1\,000$ mL/h 为宜。估计脱水量，头 4 h 补总量的 $1/4\sim1/3$；头 $8\sim12$ h 补总量的 $2/3$ 以上，48 h 内补足；24 h 内补液量$<$体重的 10%。补液期间，应密切注意血流动力学和心功能的变化（包括血压、心率、中心静脉压和尿量等变化），记 24 h 出入水量。每 4 h 测定血糖、血 Na^+、二氧化碳结合力和血浆渗透压及尿糖、尿酮的变化，随时调整输液方案（输液的种类和速度），应特别注意避免血浆渗透压下降过快（每小时>3 mOsm/L）从而导致细胞内相对高渗引起溶血的发生和加重脑水肿。

（四）胰岛素的使用

1. 目的。抑制脂肪及蛋白质的分解，增加组织葡萄糖的利用，以降糖和减少酮体生成。

2. 方法。小剂量胰岛素疗法：1977 年，Schade 研究，0.1 U/(kg·h) 静脉滴注。可使血清胰岛素浓度上升到 120 μg/mL，此浓度时体内脂肪和蛋白质分解成酮体的作用会受到最大抑制；同时使血糖缓慢下降，以免发生细胞外血糖水平下降快。细胞内山梨醇、果糖降解慢所发生的细胞内相对高渗而继发细胞内水肿，同时降低低血糖和低血钾的严重程度和发生率。值得注意的是保持胰岛素的独立静脉通道十分必要。因为胰岛素是多肽类激素，输注液的 pH 值、液体成分等诸多因素会影响到胰岛素的生物效价。因此，输注液体以 0.9% 氯化钠和 5% 葡萄糖注射液为宜，尽量不与其他药物配伍。

3. 方案。

（1）静脉法：①首剂冲击量，静脉注射胰岛素 8～16 U；小儿按体重 0.25 U/kg。②然后将胰岛素加入 0.9% 氯化钠，以 0.1 U/(kg·h) 的速度维持。③血糖 < 13.9 mmol/L 后，改 0.9% 氯化钠为 5% 葡萄糖氯化钠注射液维持，速度不变。④如经 2～4 h 治疗，血糖下降不足治疗前值的 30%，则胰岛素加倍。⑤尿酮转阴后胰岛素滴速可减为 1～3 U/h。

（2）皮下或肌内注射法：用于早期或恢复期脱水不明显，可以口服液体的患者，其剂量、间隔时间同静脉法。

（五）补钾

酮症酸中毒的机体总体缺钾，但治疗前血钾可能正常甚至高于正常。补液和胰岛素治疗后，血钾会明显降低。因此，除非有下列情况之一：

1. 心电图证实有高血钾。

2. 实测血钾 > 6 mmol/L。

3. 经导尿证实无尿。在胰岛素治疗开始时即应补钾，通常给予每升溶液加钾 20～30 mmol（氯化钾占 2/3，K_3PO_4 占 1/3，以降低 Cl^- 的负荷量）。如患者存在明显低血钾，应将血钾补充到 3.3 mmol/L 后再开始胰岛素治疗，以免出现致命性心律失常和呼吸麻痹。应 2～4 h 复查一次血钾，以调整补钾速度。

（六）纠正酸中毒

轻者不需补碱。pH 值 < 7 或 HCO_3^- < 10 mmol/L 者，用 5% $NaHCO_3$ 制成 1.3% 的等渗液，缓慢静脉滴注。按 60 kg 体重补 1 g $NaHCO_3$，使二氧化碳结合力上升 1 mmol/L 的量给，比实际需要量低，但安全。在 1～2 h 给完后再复查。

（七）补磷

糖尿病酮症酸中毒常伴磷丢失。酸中毒高血糖纠正后可致极度肌无力、心肌无力或呼吸肌麻痹。静脉补磷可致低血钙，最安全的补充方法是进食牛奶。

（八）使用肝素

老年或严重高渗状态者给小剂量肝素可预防血栓形成或弥散性血管内凝血，5 000 U 皮下注射每 8 h 1 次或每 12 h 1 次。

（九）酒精性酮症酸中毒的治疗

1. 目的。纠正脱水和酸碱平衡紊乱，治疗并发症。

2. 方法。静脉给予钠盐、钾盐、葡萄糖及维生素 B_1，通常不需要胰岛素和碳酸氢钠的治疗。

（1）补充盐水：静脉输注 0.9% 氯化钠的速度依然取决于脱水的程度。伴有循环衰竭时，应快速输入 0.9% 氯化钠 1 000～2 000 mL，之后可改用 5% 葡萄糖注射液，同时补充氯化钾。

（2）补充维生素 B_1：长期酗酒患者常伴维生素 B_1 缺乏，从而继发乳酸性酸中毒和 Wernicke's 脑病。

（3）代谢性碱中毒的治疗：呕吐严重者常伴代谢性碱中毒。严重代谢性碱中毒的死亡率并不像严重酸中毒那样得到公认，有文献报道：pH 值介于 7.55～7.56 时，死亡率为 41%；pH 值 > 7.64 时，死亡率为80％。代谢性碱中毒能够破坏肺的血流通气比值并使氧合离解曲线左移（Bohr 效应），导致潜在性组织缺氧。纠正代谢性碱中毒，可使氧合离解曲线右移，并通过减少血流通气比值（可能是继发于肺血管床的收缩）而增加血的氧合。通常治疗低氯性代谢性碱中毒的方法是补充0.9％氯化钠，但患者如合并慢性低钠血症、充血性心力衰竭和肾功能衰竭时大量补充0.9％氯化钠可能使问题复杂化。当积极的碱中毒治疗必须时，对于无肝肾疾病的患者，可以考虑使用氯化铵和精氨酸。铵离子可在肝脏迅速代谢为 H^+ 和尿素，与过剩的 HCO_3^- 结合，形成 CO_2 和水。前者经肺呼出，尿素由肾脏排出，Cl^- 替代被消耗的 HCO_3^-。氯化铵不能用于肝肾功能不全的患者，因为损害的肝代谢将导致氨的堆积可能出现肝性昏迷；同样，肾功能不全可能导致尿素堆积，弥散入肠道后经细菌转化为氨和其他含氮类废物，同样导致肝性脑病。精氨酸与氨结合生产尿素，也许能用于肝功能不全或昏迷患者。对于肾功能不全的患者，尿素的升高会进一步加重高钾血症，因为精氨酸诱导细胞内钾向细胞外转移，像精氨酸之类的阳离子氨基酸替代细胞内钾离子。可能的机制：竞争性结合细胞内位点或竞争同一转运通道或者是进入细胞的能量供应，这一细胞内钾的取代与肾脏钾的排泄的增加相关联。如肾功能不正常则可发生严重高血钾。1955年有人首次报道用 HCl 治疗代谢性碱中毒，以后一系列的研究描述了其安全和有效。HCl 比其他方法能更快地纠正代谢性碱中毒，但必须经中心静脉导管给予。HCl 直接发挥其作用，解离氢离子与过剩的 HCO_3^- 结合，形成 CO_2 和水，氯离子维持 HCO_3^- 消耗后的电中性，不会产生尿素等含氮类物质，可用于肝、肾功能衰竭的患者。外周静脉注射 HCl 或错误放置中心静脉导管的潜在的并发症是血栓性静脉炎和皮肤及皮下组织的坏死。过快或过浓输注 HCl 可导致溶血。也有报道称缓慢注射 HCl 导致中心静脉导管溶解，注射装置的金属部分被少量溶解。所以，套管和注射装置应避免任何金属材料。近来，用复方氨基酸和脂肪乳溶液缓冲 HCl 可以安全地进行外周静脉注射。1 L 的复方氨基酸加入150 mmol 的 HCl 和 20％脂肪乳 500 mL 通过分支连接的套管输注，注射速度设定为 10 h 输完。用胰岛素和0.9％氯化钠治疗糖尿病酮症酸中毒可以纠正其酸中毒，但也会加重其碱中毒。低钠血症的患者大量使用0.9％氯化钠可能导致渗透性脱髓鞘病。对于有肝肾功能障碍的糖尿病酗酒者给予 HCl 优于氯化铵和精氨酸。

十、诊疗探索

下面一些诊疗方法的尝试有其理论基础，但有待更多的临床资料证实。

（一）$\Delta AG/\Delta HCO_3^-$ 计算的临床意义

在糖尿病酮症酸中毒的诊疗中，大量补充0.9％氯化钠容易产生高血氯性代谢性酸中毒。Adrogue 等提出用 $\Delta AG/\Delta HCO_3^-$ 的值来划分酮症酸中毒的类型，它反映了由于阴离子间隙潴留导致的 HCO_3^- 不足的情况。若比值＞0.8，提示 HCO_3^- 减少主要由阴离子间隙潴留所致；而比值在0.4～0.8，提示存在混合性酸中毒。反之，若比值＜0.4，提示存在高血氯性代谢性酸中毒，此时应减少盐水的输注，而改为含胰岛素的5％葡萄糖注射液。注：$\Delta AG = AG - 12$，$\Delta HCO_3^- = HCO_3^- - 24$。

（二）胰岛素泵的应用

有人用诺和灵 R 笔芯持续皮下输注，将全天量的40％～50％以基础量的形式由泵持续地输入皮下，根据人胰岛素分泌的生理特点设置清晨8：00－晚间20：00时段量最大，夜间0：00－3：00时段最小。根据血糖水平、尿酮水平给予临时胰岛素用量，与常规小剂量静脉持续滴注诺和灵 R 比较，其低血糖的发生率降低6.67％。

（三）黄芪注射液

有药理研究表明：黄芪具有双向调节血糖的作用，可使葡萄糖负荷后小鼠的血糖水平显著下降，并能明显对抗肾上腺引起的小鼠血糖升高反应，而对胰岛素性低血糖无明显影响；黄芪还可以促进 β-细胞分泌功能，提高血清胰岛素水平，抑制胰岛素拮抗激素如高血糖素等的分泌，促使周围组织及靶器官对糖的利用。有人用黄芪注射液 50 mL 加入 0.9％氯化钠 250 mL 静脉滴注，1 次/d，收到疗效。据悉，黄芪注射液可扩血管，降压，增加血流量，降低血小板的黏附性，改善微循环，清除自由基，抗氧化及免疫调节作用。在综合治疗的基础上加用黄芪注射液，可缩短治疗时间。

(四) 立体定向治疗

有人尝试用立体定向法，损毁部分核团，破坏奖赏环路以戒除酒瘾，取得疗效。但费用昂贵，有条件可以尝试用于酒精性酮症酸中毒的病因治疗。

十一、病因治疗

(一) 糖尿病的管理

糖尿病酮症酸中毒的主要病因是糖尿病控制不佳，有效控制血糖是防治的最好措施。下面根据中华医学会糖尿病学分会制定的《中国 2 型糖尿病防治指南（2007 版）》进行归纳。

1. 糖尿病的筛查。由于糖尿病酮症酸中毒可以表现为糖尿病的首发症状，尤其 2 型糖尿病患者有时没有典型的三多一少症状。所以，对高危人群的糖尿病筛查尤为重要。重点人群：

（1）年龄≥45 岁，BMI≥24，以往有 IGT 或 IFG 者。

（2）有糖尿病家族史者，尤其是 2 型糖尿病的一级亲属。

（3）有高密度脂蛋白胆固醇降低（≤0.91 mmol/L）和（或）高甘油三酯血症（≥2.75 mmol/L）者。

（4）有高血压（成人血压≥140/90 mmHg）和（或）心脑血管病变者。

（5）年龄≥30 岁的妊娠妇女；有妊娠糖尿病史者；曾有分娩巨大儿（出生体重≥4 kg）者；有不能解释的滞产者；有多囊卵巢综合征的妇女。

（6）常年不参加体力活动者。

（7）使用一些特殊药物者，如糖皮质激素、利尿剂等。

2. 糖尿病教育。糖尿病的管理除了包括根据糖尿病的自然病程和病情及时调整糖尿病的治疗方案外，还包括对糖尿病患者的教育、帮助患者掌握糖尿病自我管理的技巧、对糖尿病并发症的监测和治疗。内容包括：①疾病的自然进程；②糖尿病的症状；③并发症的防治，特别是足部护理；④个体化治疗目标；⑤个体化生活方式干预措施和饮食计划；⑥规律运动和运动处方；⑦饮食、运动与口服药、胰岛素治疗或其他药物之间的相互作用；⑧自我血糖检测，血糖结果的意义和采取的相应干预措施；⑨发生紧急情况时，如疾病、低血糖、应激和手术时应如何应对；⑩糖尿病妇女妊娠的管理。

3. 糖尿病的饮食管理。饮食治疗是所有糖尿病治疗的基础，是糖尿病自然病程中任何阶段预防和控制糖尿病必不可少的措施。饮食治疗的目标和原则：①控制体重在正常范围内。②单独或配合药物治疗来获得理想的代谢控制（包括血糖、血脂、血压），有利于对糖尿病慢性并发症的预防。③饮食治疗应个体化。即在制订饮食计划时，除了要考虑到饮食治疗的一般原则外，还要考虑到糖尿病的类型、生活方式、文化背景、社会经济地位、是否肥胖、治疗情况、并发症和个人饮食的喜好。④膳食中来自脂肪的热量应小于总热量的 30％，应使饱和脂肪酸的摄入量小于总热量的 10％，食物中的胆固醇含量应＜300 mg/d。⑤碳水化合物所提供的热量应占总热量的 55％～60％，应鼓励患者多摄入复合碳水化合物及富含可溶性食物纤维素的碳水化合物和富含纤维的蔬菜。对碳水化合物总热量的控制比控制种类更重要。在碳水化合物总热量得到控制的前提下，没有必要严格限制蔗糖的摄入量。⑥蛋白质不应超过需要量，即不多于总热量的 20％。有微量白蛋白尿的患者，蛋白质的摄入量应限制在低于 0.8～1 g/kg 体重之内。有显性蛋白尿的患者，蛋白质的摄入量应限制在低于 0.8 g/kg 体重。⑦限制饮酒，特别是肥胖、高血压和（或）高甘油三酯血症的患者。为防止酒精引起的低血糖，饮酒的同时应摄入适量的碳水化合物。⑧可用无热量非营养性甜味剂。⑨食盐限量在 6 g/d 以内，尤其是高血压患者。⑩妊娠的糖尿病患者应注意叶酸的补充以防止新生儿缺陷。钙的摄入量应保证 1 000～1 500 mg/d，以减少发生骨质疏松的危险性。

4. 运动。具有充沛体力活动的生活方式可加强心血管系统的功能和体能感觉，改善胰岛素的敏感性，改善血压和血脂。经常性的运动可改善血糖的控制并减少降糖药物的用量。因此，运动治疗应成为所有糖尿病患者管理方案中的一个必不可少的组成部分。运动治疗的原则是适量、经常性和个体化。以保持健康为目的的体力活动为至少 150 min/周中等强度的活动，如慢跑、快走、骑自行车、游泳等。但是，运动项目要和患者的年龄、健康状况、社会、经济、文化背景相适应，即运动的项目和运动量要个体化。应将体力活动融入日常的生活中，如尽量少用汽车代步和乘电梯等。运动的强度可根据运动 1 h 后的心率与预期最大心率间的关系（有自主神经病变者不适用）来估计。

5. 药物治疗。包括口服降糖药和胰岛素。

1）口服降糖药。

（1）磺脲类。作用机制是促使 β-细胞释放胰岛素，增加胰岛素与受体结合，改善血黏度。因此，这类药物须在外源胰岛素或内源胰岛素存在的条件下才能发挥作用。副作用是低血糖、致畸胎作用，少数患者有肝功能损害或胃肠反应。常用药物有格列齐特、格列喹酮和格列本脲等。

（2）双胍类。作用机制是抑制肠吸收葡萄糖和氨基酸，抑制糖原异生，促进周围组织糖酵解。对正常人不降血糖，但有减少食欲和增加糖的无氧酵解导致乳酸性酸中毒的副作用；还可能使肺动脉压升高，对肺心病患者不利。肝肾功能不良者，此药可在体内蓄积，引致乳酸性酸中毒。与磺脲类共用可增加疗效，也可与胰岛素合用。可用于 1 型、2 型患者，对肥胖者可减肥。常用药物有二甲双胍、苯乙双胍。

（3）胰岛素增效剂（噻唑烷二酮衍生物）。能使糖原分解下降，脂肪细胞、肌细胞增加葡萄糖利用，增加胰岛素靶细胞敏感性。作用机制可能与过氧化物酶体增殖活化受体有关。该受体是转录基因的一部分，被结合后可刺激某些基因的转录，控血糖的生成、转运和利用。用于 2 型糖尿病。常用药物有罗格列酮、吡格列酮。

（4）其他新型非磺脲类药降糖药。瑞格列奈：商品名诺和龙，通过抑制钾外流，导致钙内流增加，促进胰岛素颗粒的释放而发挥作用。口服吸收快，经肝代谢，90% 经胆排泄，半衰期短 45～90 min。适用于 2 型患者降餐后血糖，可单独或与除磺脲类以外的其他降糖药合用。

（5）阿卡波糖。可抑制肠黏膜细胞的 α-葡萄糖苷酶（此酶水解淀粉、蔗糖为单糖吸收）。还可降血脂。副作用有腹胀、腹痛、腹泻。用法：100 mg，3 次/d。类似药物还有：伏格列波糖抑制麦芽糖酶和蔗糖酶，通常成人 1 次 0.2 mg（1 粒），3 次/d，餐前口服，服药后即刻进餐；米格列醇抑制小肠 α-葡萄糖苷酶。用法：无固定的剂量。须参照其疗效与患者耐受量具体而定，但不可超过最大推荐量（100 mg，3 次/d）。

2）普兰林泰系稳定的内源性胰岛淀粉样多肽的非聚合异构体，酷似胰岛淀粉样多肽的作用，可降低胰岛素依赖和非依赖患者的餐后血糖。胰岛淀粉样多肽与胰岛素共存于分泌颗粒中，由胰岛 B-细胞随胰岛素共同释放。健康人中，胰岛淀粉样多肽与胰岛素在禁食状态和餐后的模式相似。胰岛淀粉样多肽通过以下作用机制影响餐后葡萄糖的产生：①延迟胃排空；②抑制高血糖素的分泌，防止餐后血浆高血糖素升高；③产生饱胀感导致热量摄入降低和体重下降。用法：皮下注射，用于糖尿病的辅助治疗，主降餐后血糖。1 型糖尿病的辅助治疗用量：起始剂量为 15 μg，临主餐前给药；维持剂量从 15 μg 起增至 30～60 μg 可耐受为止。2 型糖尿病的辅助治疗：起始剂量为 60 μg，临主餐前给药；维持剂量为 120 μg（如可耐受）。值得注意的是：本药与胰岛素联用可增加胰岛素诱导严重低血糖的风险，尤其是 1 型糖尿病患者，故本药不可单独与基础胰岛素联用。低血糖通常发生在注射后 3 h 内，严禁与胰岛素混合（应分别注射）。

3）胰岛素的使用：正常人胰岛素的生理性分泌可分为基础胰岛素分泌和餐时胰岛素分泌。基础胰岛素分泌占全部胰岛素分泌的 40%～50%，其主要的生理作用是调节肝脏的葡萄糖输出速度以达到与大脑及其他器官对葡萄糖需要间的平衡。餐时胰岛素的主要生理作用为抑制肝脏葡萄糖的输出和促进进餐时吸收的葡萄糖的利用和储存。①1 型糖尿病患者的胰岛素替代治疗。1 型糖尿病患者因体内自身胰岛素分泌的绝对缺乏，基本或完全需要靠外源性胰岛素替代来维持体内血糖的代谢和其他体内需要胰岛素的生命活动。因此，无论是采用多次的胰岛素注射还是连续皮下胰岛素输注来补充，均要模拟体内生理的胰岛素分泌方式。目前，常采用中效或长效胰岛素制剂提供基础胰岛素（睡前和早晨注射中效胰岛素或注射 1～2 次/d 长效胰岛素，采用短效或速效胰岛素来提供餐时胰岛素。如无其他的伴随疾病，1 型糖尿病患者的胰岛素需要量约为 0.5～1 U/(kg·d) 体重。在出现其他的伴随疾病时（如感染等），胰岛素的用量要相应增加。儿童在生长发育期对胰岛素的需要量相对增加。②2 型糖尿病的胰岛素补充治疗。2 型糖尿病患者的基本病因之一为胰岛 B-细胞功能的缺陷且进行性减退。在2 型糖尿病病程的早期，因高血糖导致的葡萄糖毒性可抑制 B-细胞的胰岛素分泌，体内可出现严重的胰岛素缺乏。如患者对饮食控制和药物治疗效果不佳，可采用短期的胰岛素强化治疗使血糖得到控制并减少葡萄糖对 B-细胞的毒性作用。随后，多数 2 型糖尿病患者仍可改用饮食控制和口服药物治疗。但是，随着病程的进展，大多数的 2 型糖尿病患者需要补充胰岛素来使血糖得到良好的控制。在口服降糖药效果逐渐降低的时候，可采用口服降糖药和中效或长效胰岛素的联合治疗。当上述联合治疗效果仍差时，可完全停用口服药，而改用每天多次胰岛素注射治疗或连续皮下胰岛素输注治疗（胰岛素泵治疗）。此时胰岛素的治疗方案同 1 型糖尿病。有些患者因较严重的胰岛素抵抗需要使用较大量的胰岛素［如 1 U/(kg·d) 体重］，为避免体重明显增加和加强血糖的控制，可加用二甲双胍、格列酮类或 α-糖苷酶抑制剂等药物。

6. 糖尿病酮症酸中毒有关的特殊情况的管理。

1) 感染：糖尿病易并发各种感染。一般根据药敏来决定抗生素的使用。没有培养结果时依据感染部位和经验来决定抗生素的使用。常见感染：①泌尿系统感染。常可进一步引起更严重的并发症如肾盂肾炎、肾及肾周脓肿、肾乳突坏死和脓毒症。常见致病菌为大肠杆菌和克雷伯菌属。②呼吸道和肺部感染。致病菌包括葡萄球菌、链球菌属及革兰阴性细菌。毛霉菌及曲菌等真菌也常感染糖尿病患者呼吸道。③皮肤感染。常见感染之一为葡萄球菌，多见于下肢。足部溃疡的常见致病菌为葡萄球菌、链球菌属、革兰阴性细菌及厌氧菌。外耳道炎是常常被忽略的感染灶。

2) 围手术期的管理：大约 50% 的糖尿病患者一生中至少要经历一次手术，其中许多手术与糖尿病的并发症相关，如肾移植、截肢和溃疡的清创。糖尿病患者手术所造成的主要并发症为感染和心血管疾病，也是诱发酮症酸中毒的因素。因此，应在糖尿病患者手术前对糖尿病患者的健康状况和血糖控制做全面评估，并在围手术期保持良好的血糖控制。

(1) 术前管理。①手术前应尽量使血糖达到良好控制（<8 mmol/L）。要了解有无心脏病和肾脏损害、自主和外周神经损伤、增殖期视网膜病变。对口服降糖药控制不佳者，应及时调整为胰岛素治疗。②主要评估血糖水平及有无酸碱、水盐失衡，并及时纠正。

(2) 术中处理。①饮食或口服药物控制血糖良好的患者可接受小手术治疗，术中不必接受胰岛素治疗。②中型手术中，须静脉使用胰岛素并加强血糖监测，血糖控制目标为 5～11 mmol/L。采用含葡萄糖-胰岛素-钾的液体静脉输液。手术当日早晨开始输液直到恢复正常饮食和皮下胰岛素注射。开始恢复进餐时，于餐前皮下注射胰岛素 1 h 后停止输液。大手术或血糖控制不好的患者术中应每小时测毛细血管葡萄糖 1 次。③术后管理。术后要尽早对心功能、肾功能状态和感染进行评估。恢复正常饮食之前仍须静脉注射胰岛素，加强血糖监测，重症患者尽可能将血糖控制在 4.5～6 mmol/L，中小手术后血糖控制在 5～11 mmol/L。

(二) 糖原累积病的治疗

1. I 型糖原累积病：①防治低血糖：急性发作时立即静脉注射 25% 葡萄糖，维持血糖于 2.22～

6.66 mmol/L。每 2～3 h 进食高蛋白、低脂肪饮食 1 次，婴儿期用持续静脉营养，儿童期用生玉米淀粉（3 g/kg 体重，4～6 h 1 次）。②防治酸中毒：血乳酸高，应服碳酸氢钠。③防治感染。④别嘌醇治疗高尿酸血症。⑤对症治疗：出血用精氨酸血管升压素。

2.O 型糖原累积病：白天频繁进食高蛋白低糖饮食，夜间用生玉米淀粉延缓糖吸收。有条件可行器官移植。

十二、最新进展

（一）β-羟丁酸的测定

临床上传统的酮体检测是采用硝普盐法（硝普钠），此法系半定量检测，硝普钠主要与乙酰乙酸发生颜色反应，与丙酮反应差，与 β-羟丁酸无反应。而血酮体中 β-羟丁酸占 70% 以上，乙酰乙酸只占 30%，丙酮含量极微。另一方面酮症酸中毒时 β-羟丁酸的改变要早于尿酮，随着治疗的进行，β-羟丁酸不断被氧化生成乙酰乙酸。所以，尿酮随之增加，易误认为病情加重。同时，硝普盐法还受多种药物影响，如含巯基的药物可出现假阳性，大量维生素 C 的使用可使标本出现假阴性结果。因此，β-羟丁酸的测定才能反应体内酮体含量和酸中毒的真实情况。美国糖尿病协会认为：现有的尿酮体检测对糖尿病酮症酸中毒的诊断和治疗监测不可靠，血 β-羟丁酸的测定是取代尿酮体检测的一个可靠而有用的方法，对病情的诊断及疗效的判定起重要作用。有文献报道：胰岛素治疗过程中，血 β-羟丁酸比血糖早两小时降至正常。所以，根据血 β-羟丁酸的变化来指导胰岛素的治疗可能更精确。值得高兴的是，目前已有市售的快速血糖血酮仪使血酮的监测更为方便快捷。广东省中医院柯培峰等人的研究发现：血 β-羟丁酸 ≥3 mmol/L 可作为糖尿病酮症酸中毒的诊断阈值，并且可作为其病情严重程度的判断指标。

（二）β-羟丁酸/乙酰乙酸的测定

据报道：酒精性酮症酸中毒的患者 β-羟丁酸/乙酰乙酸比值明显高于糖尿病酮症酸中毒，前者为 5.2～7.2，后者为 2.8～3。如酒精性酮症酸中毒伴有高血糖和 β-羟丁酸/乙酰乙酸比值 <5，必须考虑同时合并糖尿病酮症酸中毒。

（三）糖原累积病的诊断

对于肝型糖原累积病的确诊依赖于肝活检而检测相关酶的活性，Bachrach 等人通过白细胞 DNA 变异分析来诊断糖原累积病，是一种微创的诊断方式。

（四）胰岛素类似物的使用

随着对胰岛素研究的进一步深入和开发，人们发现将人胰岛素的分子结构稍加改变，在保留其生理功能不变的情况下，可使其注射后的吸收过程更接近于胰岛素的生理分泌，在更好地控制血糖的前提下，降低了低血糖的发生率。或者使胰岛素的吸收更稳定，作用时间更长。常见制剂如下：

1. 速效胰岛素类似物。门冬氨酸胰岛素（诺和锐），用门冬氨酸替代 B 链上第 28 位的脯氨酸而成，以单体形式存在（普通人胰岛素为六聚体），所以吸收更快，更接近于胰岛素生理分泌的第一相。

2. 长效胰岛素类似物。现有的中效和长效胰岛素都是不溶于水的结晶体，在注射前需要重新混悬，容易在注射部位凝结引起局部的巨噬细胞浸润。这些因素可导致每天的胰岛素吸收差异，不能得到稳定可靠的血糖控制，新型的长效胰岛素类似物甘精胰岛素在人胰岛素链末端增加了两个精氨酸，改变了等电点，因此在酸性制剂中是可溶性的，避免了注射前混悬的弊端。注射后在 pH 值中性的皮下组织中形成结晶，可发挥长效作用。由于其制剂为酸性，易导致注射部位疼痛且皮下的结晶同样会引起胰岛素吸收的不均匀。因此理想的长效制剂应该是可溶性长效制剂。由于药物的分子量越大，在皮下的弥散速度和穿过毛细血管壁的速度越慢，因此可以通过加大胰岛素分子大小的方法制备长效可溶性胰岛素类似物。目前的技术有两种，一种是使胰岛素分子与大分子的蛋白结合，另一种是增加胰岛素分子间的交联。当然也可以将两种方法联合应用。Detemir 就是在人胰岛素 B 链上第 29 位的赖氨酸上增加了一个肉豆蔻酸侧链，使得每个 Detemir 的六聚体可在皮下与一个白蛋白分子结合，两个这样的六聚体-白蛋白分子即构成分子量约为 206 kD 的大分子单位。由于 Detemir 是可溶性分子，吸收较中性鱼精蛋白锌胰岛素和甘精胰岛素更为稳定，对血糖控制的个体差异更小。Detemir 的药代动力学曲线平缓，没有明显的作用高峰，因此发生夜间低血糖的危险性也较小。而且，目前的临床资料显示长期的 detemir 治疗无论是对 1 型患者还是 2 型糖尿病患者都不增加体重甚至可降低体重。

（五）关于高血糖素样多肽

与高血糖素一样，均来源于前高血糖素原基因。该基因在不同组织中表达的终产物各异。在胰岛 A-细胞，主要产物为高血糖素（proGg36～61）和含有高血糖素样多肽-1 及高血糖素样多肽-2 顺序的高血糖素原片段。在肠道 L 细胞，产生肠高糖素、抑胃肽及高血糖素样多肽-1（proGg78～108）和 GLP-2（proGg126～158）。高血糖素样多肽-1（proGg1～37）的生物活性甚低，去除 N 端 6 肽后成为具有高度活性的高血糖素样多肽-1（proGg7～37），其主要作用为刺激胰岛素分泌，这种从肠道释放，刺激胰岛素分泌的活性物质称增泌素。抑胃肽也为机体天然增泌素，但有效浓度比高血糖素样多肽高 2 个数量级，且在体内很快被二肽基肽酶降解而失活。早在 20 世 60 年代，麦金太尔和埃尔里克等人就发现，口服葡萄糖对胰岛素分泌的促进作用明显高于静脉注射，这种额外的效应被称为"肠促胰素效应"，而珀利等人进一步研究证实，这种"肠促胰素效应"所产生的胰岛素占进食后胰岛素总量的 50％以上。1986 年，瑙克等人发现，2 型糖尿病患者肠促胰素作用减退，这提示，肠促胰素系统异常可能是 2 型糖尿病的发病机制之一。研究已证实，肠促胰素以葡萄糖浓度依赖性方式促进胰岛 B 细胞分泌胰岛素，并减少胰岛 A 细胞分泌高血糖素，从而降低血糖。正常人在进餐后，肠促胰素开始分泌，进而促进胰岛素分泌，以减少餐后血糖的波动。但对于 2 型糖尿病患者，其"肠促胰素效应"受损，主要表现为进餐后高血糖素样多肽-1 浓度升高幅度较正常人有所减小，但其促进胰岛素分泌及降血糖的作用并无明显受损，同时研究发现高血糖素样多肽-1 还具有保护 B 细胞的作用。高血糖素样多肽-1 可作用于胰岛 B 细胞，促进胰岛素基因的转录、胰岛素的合成和分泌并可刺激胰岛 B 细胞的增殖和分化，抑制胰岛 B 细胞凋亡，增加胰岛 B 细胞数量。此外，高血糖素样多肽-1 还可作用于胰岛 A 细胞，强烈地抑制高血糖素的释放，并作用于胰岛 D 细胞，促进生长抑素的分泌，生长抑素又可作为旁分泌激素参与抑制高血糖素的分泌。高血糖素样多肽-1 通过多种途径产生降低体重的作用，包括抑制胃肠道蠕动和胃液分泌，抑制食欲及摄食，延缓胃内容物排空。此外，高血糖素样多肽-1 还可作用于中枢神经系统（特别是下丘脑），从而使人体产生饱胀感和食欲下降，高血糖素样多肽-1 还具有许多其他生物学特性及功能，例如，高血糖素样多肽-1 可能发挥降脂、降压作用，从而对心血管系统产生保护作用；它还可通过作用于中枢增强学习和记忆功能，保护神经。因此高血糖素样多肽-1 及其类似物可以作为 2 型糖尿病治疗的一个重要的新靶点。利拉鲁肽注射液商品名：诺和力是一种高血糖素样多肽-1 类似物，起始剂量为 0.6 mg/d。至少 1 周后，剂量应增加至 1.2 mg。预计一些患者在将剂量从 1.2 mg 增加至 1.8 mg 时可以获益，根据临床应答情况，为了进一步改善降糖效果，在至少 1 周后可将剂量增加至 1.8 mg。本品可用于与二甲双胍联合治疗，而无须改变二甲双胍的剂量。本品可用于与磺脲类药物联合治疗。当本品与磺脲类药物联用时，应当考虑减少磺脲类药物的剂量以降低低血糖的风险。同类药物还有艾塞那肽注射液商品名：百泌达起始剂量为 5 μg/次，2 次/d，在早餐和晚餐前 60 min 内（或每天的 2 顿主餐前；给药间隔大约 6 h 或更长）皮下注射。不应在餐后注射本品。根据临床应答，在治疗 1 个月后剂量可增加至 10 μg/次，2 次/d。每次给药应在人腿、腹部或上臂皮下注射。针对类似物半衰期短，研究者们进一步开发了二肽基肽酶-4 抑制剂，如沙格列汀是一种高效二肽基肽酶-4 抑制剂，通过选择性抑制二肽基肽酶-4，可以升高高血糖素样多肽-1 和葡萄糖依赖性促胰岛素释放多肽水平，从而调节血糖，服用二肽基肽酶-4抑制剂可以使内源性高血糖素样多肽-1水平升高3~4倍，有效降低糖化血红蛋白和餐后血糖，且不影响体重，没有明显的低血糖风险。多项沙格列汀临床研究相继发表，一致证实了其降低糖化血红蛋白、空腹血糖、餐后血糖水平及良好的耐受性和安全性作用。同类药物还有西格列汀：配合饮食控制和运动，用于改善2型糖尿病患者的血糖控制，可与二甲双胍联合使用，推荐剂量为100 mg，1次/d。不得用于1型糖尿病患者或治疗糖尿病酮症酸中毒。中重度肾功能不全时适当减量。

（六）钠-葡萄糖共转运蛋白-2抑制剂

钠-葡萄糖共转运蛋白-2介导葡萄糖在肾脏近曲小管的重吸收，血液中的葡萄糖仅1%通过尿液排出。钠-葡萄糖共转运蛋白-2抑制剂使肾小管中的葡萄糖不能顺利重吸收进入血液而随尿液排出，从而降低血糖浓度。代表药物有：达格列净、坎格列净与恩格列净，可单用或联合胰岛素或其他口服降糖药使用，有效降低糖化血红蛋白和空腹血糖，同时还可带来减重和降血压血脂等额外获益，这可以减少糖尿病患者的心血管事件及肾病进展从而能降低心血管死亡风险，但同时也增加了低血糖风险，另外还增加了生殖器真菌感染及泌尿道感染的风险。建议使用时监测肾功能和血钾。

刘湘群　戴飞跃　张在其

第二节　高渗性非酮症糖尿病昏迷

一、基本概念

高渗性非酮症糖尿病昏迷是糖尿病急性代谢紊乱的另一临床类型。多见于2型糖尿病，常发生于老年人，男女发病率无明显差异。临床上以高血糖、高血钠、高血浆渗透压、严重脱水伴不同程度意识障碍为主要特征。此类患者无明显酮症酸中毒，也无明显糖尿病症状或仅有轻微糖尿病症状，2/3患者无糖尿病史。死亡率高达40%~70%。随着现代化医疗技术的发展，其病死率由过去的40%~70%下降到8%~25%，约1/3患者在最初的24 h死亡。

二、常见病因

（一）基本病因

胰岛素相对不足或胰岛素抵抗为其基本病因。即胰岛素分泌的绝对量未降低，但胰岛素处理葡萄糖的能力/生物活性下降。

（二）诱因

1.血糖升高因素。

（1）应激状态：急性感染、外伤、手术、大面积烧伤、脑血管意外等。

（2）用药不当：糖皮质激素的大量应用、静脉输入大量葡萄糖。

（3）饮食不当：口服大量含糖饮料。

（4）降低胰岛素分泌及其敏感性因素：主要是药物，如免疫抑制剂、氯丙嗪、苯妥英钠、普萘洛尔和糖皮质激素等。

（5）升高胰岛素反调节激素因素：库欣综合征、甲状腺功能亢进等。

（6）其他如急性肾功能衰竭、慢性肾功能衰竭、糖尿病肾病等，由于肾小球滤过率下降，对血糖清除率下降。

2. 引起脱水因素。

（1）水摄入不足。

（2）失水过多：呕吐、腹泻、血液透析及大量使用利尿剂、甘露醇等。

三、发病机制

（一）血糖升高

尽管患者无明显糖尿病基础，但在各种不当诱因、有害因素作用下，一方面短时间内应激强度大，交感-肾上腺轴充分活跃导致肝糖原分解，引起血糖大量分泌；另一方面由于老年人胰岛素受体数目减少、敏感性降低、B 细胞功能老化衰竭，应激使胰岛素抵抗进一步恶化，导致胰岛素分泌及其敏感性下降。再加上肾脏病变，致尿糖排出减少，老年人口渴敏感性降低摄水能力障碍。结果引起机体内血糖明显升高。

（二）血钠升高

高血糖诱发渗透性利尿、发热、呕吐、腹泻等导致水分大量丢失，血容量明显减少，使血浆浓缩，进而激活肾素-血管紧张素-醛固酮系统，引起继发性醛固酮增多，促使肾脏保钠排钾，失水大于失盐，导致血钠明显升高。

（三）血浆渗透压明显升高

由于影响血浆渗透压的两个主要因素血糖和血钠明显升高，进而引起血浆渗透压也明显升高。

（四）多器官功能损害

由于血糖、血钠和血浆渗透压急剧上升，致神经细胞严重脱水，出现神经系统功能紊乱症状；另外，由于严重脱水导致末梢循环衰竭，出现休克，致各脏器供血不足、功能受损，尤其肾脏。

（五）无明显酮症

由于此类患者多为 2 型糖尿病患者，机体胰岛素多为相对不足。即自身胰岛素虽不能满足应激等状态对糖代谢的需要，但仍能抑制脂肪的分解。另外，肝糖原产生增加，生长激素和糖皮质激素减少，严重高血糖、高渗脱水对抗酮体生成，因而致血酮升高不明显。

四、临床特征

（一）常有明显的病因或诱因

昏迷前常有急性感染、外伤、手术、大面积烧伤、脑血管意外等应激状态，或大量补糖，或使用免疫抑制剂、氯丙嗪、苯妥英钠、普萘洛尔和糖皮质激素等药物史。

（二）有逐渐加重的糖尿病症状

出现明显的多饮、多尿，但多食不明显或反而食欲减退。另外还出现恶心、呕吐、腹痛、腹泻等消化道症状。

（三）有神经精神症状

早期出现轻度精神症状，如反应迟钝、嗜睡、意识淡漠、烦躁等，后期昏迷。

（四）有明显脱水症状

患者体重明显下降，皮肤黏膜极度干燥、少弹性，出现中枢性高热，体温可达 40℃ 以上。出现呼吸急促、心动过速、休克等。

（五）有多脏功能损害

如高渗状态未能及时控制，可并发全身炎症反应综合征，严重时可并发多器官功能障碍综合征。

血浆渗透压与多器官功能障碍综合征发生率成正相关。有研究发现，血浆渗透压＞400 mOsm/L 时，均合并多器官功能障碍综合征。

五、辅助检查

（一）血常规

白细胞明显升高，红细胞比容也增高。高渗性非酮症糖尿病昏迷患者的血白细胞计数常增高，可达 $50×10^9/L$；血细胞比容增高，反映脱水和血液浓缩。

（二）血糖

常超过 33.3 mmol/L。

（三）电解质

一般情况下，血钠正常或升高，也可降低。血钾正常或降低，也可升高；可有钙、镁、磷的丢失。患者血钠和血钾的水平，取决于其丢失量和在细胞内外的分布状态，以及其失水的程度。

（四）血浆渗透压

可达 330～460 mOsm/L，一般在 350 mOsm/L 以上。

（五）尿检查

尿酮体阴性或弱阳性；尿糖强阳性，若肾功能损害使肾糖阈升高或严重脱水时尿糖可呈弱阳性；尿比重升高；尿量早期增多，晚期尿少或无尿。

（六）动脉血气分析

血 pH 值大多正常或稍偏低于 7.35。

（七）血清尿素氮和血清肌酐

常显著升高，其程度反映严重脱水和肾功能不全。

六、诊断思路

患者入院后应仔细询问病史和发展过程，根据病情发展快慢、原发病、伴随症状、体格检查及理化检查等可明确诊断。

1. 确立感染性还是非感染性。发病前有发热、头痛等症状；体检有脑膜刺激征；脑脊液蛋白增高、脑脊液细胞数增多、脑脊液葡萄糖降低或正常等，即可考虑为感染性昏迷。否则为非感染性昏迷。

2. 非感染性时，确立是脑肿瘤、脑卒中，还是代谢性昏迷脑卒中患者，常有心脑血管基础病，起病急，多有明显的定位体征，头颅 CT 或 MRI 可明确诊断。如脑梗死时 CT 显示局灶性低密度影；脑出血时 CT 显示局灶性高密度影。脑肿瘤患者发病较缓，但头颅 CT 或 MRI 可发现明显占位。如排除脑肿瘤和脑卒中，应考虑代谢性因素。

3. 考虑代谢性因素引起昏迷时，区别是糖尿病酮症酸中毒昏迷还是高渗性非酮症糖尿病昏迷：前者患者常年龄较小，多为 1 型糖尿病；临床表现有明显糖尿病症状和深大呼吸，呼气有酮味；尿糖阳性，尿酮阳性，血 pH 值降低，血钠多正常，血渗透压多增高不十分明显。而后者往往患者年龄偏大，多为 2 型糖尿病；临床表现无明显糖尿病症状和深大呼吸，呼气无酮味；尿酮阴性或弱阳性，血 pH 值多正常，血糖、血钠和血浆渗透压明显升高。

七、临床诊断

1. 有相关病史和诱因。

2.出现相应的临床表现。进行性加重的糖尿病症状、胃肠道症状、中枢神经系统症状和循环系统衰竭症状。

3.实验室检查符合。血糖＞33.3 mmol/L；有效血浆渗透压＞330 mOsm/L；血钠正常或升高。

八、鉴别诊断

(一)糖尿病酮症酸中毒

多发生于青少年1型糖尿病患者，多有降糖药和胰岛素应用史；有明显深大呼吸，呼气有酮味；血糖明显升高、尿酮阳性、血 pH 值降低。

(二)乳酸性酸中毒

常有肝肾功能不全、缺氧病史，有服用双胍类药物史；血乳酸常＞5 mmol/L。

(三)脑卒中

患者多有高血压、动脉粥样硬化病史，发病较快、突然，除严重患者出现呕吐外，多无明显胃肠道症状；多有明显神经系统定位体征；血糖、血钠和血浆渗透压常无明显升高，头颅 CT 或 MRI 有明确诊断。

(四)中枢神经系统感染

患者发病前常有发热、头痛症状；体检可有脑膜刺激征；脑脊液检查及头颅 CT 或 MRI 有助于明确诊断。

九、救治方法

高渗性非酮症糖尿病昏迷抢救的关键是迅速补充水分，尽快恢复有效循环血量，纠正高血糖及高钠血症，缓慢降低血浆渗透压。

(一)治疗原则

1.尽快补液以恢复血容量，纠正失水状态。

2.控制血糖。

3.消除诱因。

4.纠正电解质及酸碱失衡。

5.积极防治并发症。

(二)补充血容量

1.液体种类。有学者主张先给 0.45％氯化钠。为避免低渗诱发脑水肿，多数学者认为应用等渗溶液，如 0.9％氯化钠。如有休克，可补胶体溶液，如羟乙基淀粉等。

2.液体量。视脱水情况而定。估计补液量国内外观点差异较大，国外估计补液量约为体重的8％～9％；国内钱氏估计补液量为体重的12％～15％。通常 24 h 可达 6 000～10 000 mL。

3.补液速度。视心脑血管、血压、尿量和年龄等因素而定，或根据中心静脉压监测来调整输液速度。一般行先快后慢原则。前 2 h 输 1 000～2 000 mL；12 h 补总量 1/2＋当天尿量。其余 24 h 内输入。老年人心肾肺功能差，补液速度不宜过快。

(三)降血糖

1.胰岛素种类。目前均采用短效胰岛素。

2.胰岛素量。目前主张小剂量胰岛素疗法。因为胰岛素用量过大，易导致血糖下降过快，引起脑水肿、低血糖、低血钾等；另外大剂量胰岛素使血糖、渗透压急剧下降，液体返回细胞内致血容量进一步下降,甚至休克。若使用中效胰岛素吸收后 6～8 h 达高峰,夜间易发生低血糖,且不易调整剂量,胰岛素用量大,如果频繁发生低血糖进一步加重脑损害,使病情恶化。

3. 胰岛素使用方法。一般以血糖每小时下降 3.9～6.1 mmol/L [或 0.1 U/(kg·h)] 为宜,每 1～2 h 复查血糖 1 次,如无效,可加大胰岛素剂量。

4. 葡萄糖应用时机。初期不能使用葡萄糖。当血糖降至 16.9 mmol/L 时,开始补葡萄糖。

5. 葡萄糖补充方法。一般使用 5%葡萄糖注射液,并按每 2～4 g 葡萄糖加入 1 U 胰岛素进行静脉滴注。

(四) 纠正电解质及酸碱失衡

根据动脉血气分析结果补碱,一般不必补碱。患者总体钠和钾均为减少,根据血钾水平、尿量决定是否补钾,补钾要及时;补钠根据血钠水平决定是应用低张或高张钠溶液。

(五) 防治并发症

1. 脑水肿。及时给予甘露醇等降低颅内压。

2. 心力衰竭。给予毛花苷 C 等强心;呋塞米、硝酸甘油等减轻心脏前后负荷。

3. 肾功能衰竭。及时给予血液透析治疗;血栓形成患者脱水,血浆呈高渗、黏滞状态,应注意预防血栓,如应用小剂量胰岛素。

十、诊疗探索

(一) 血液透析

有研究发现,血液透析治疗高渗性非酮症糖尿病昏迷患者,能明显降低血糖、血钠、血清尿素氮、血浆渗透压,患者清醒时间较传统方法提前,并能有效地降低心力衰竭、脑水肿和肺水肿的发生。

1. 优点。

(1) 传统治疗采用静脉输注大量 0.9%氯化钠,治疗后易加重高钠血症和诱发心力衰竭;而血液透析可调节血液电解质和渗透压的稳定,很快地缓解高血钠、高血氯及氮质血症,并减轻体内水分过多所致心脏负担过重。

(2) 当患者伴休克或血压明显下降时,多为严重的高渗状态,只能输入等渗的 0.9%氯化钠扩容,待休克纠正后再改为输注低渗液,这样则延误了高渗状态的抢救;而血液透析有利于大量快速补液,纠正高渗状态,有效地清除体内多余的水分和代谢残余物质。

(3) 患者血压正常伴明显的高渗状态时,若静脉快速补入大量低渗液可使血浆渗透压下降过快易致脑水肿、溶血等情况;血液透析则可避免此类并发症的发生。

(4) 静脉补钾时难以调控;血液透析对血钾的调整简便易行。

(5) 静脉使用胰岛素往往致血糖下降过快,剂量难以准确掌握,而血液透析可以缓慢匀速减低血糖,效果肯定。

2. 方法。采用不同类型透析机,透析液 Na^+ 浓度为 132 mol/L,透析液流量 500 mL/min,透析血流量为 225±25 mL/min。患者入院后即进行第 1 次血液透析,透析时间为 2 h,如患者病情反复,再出现血生化明显异常,8 h 后进行第 2 次甚至第 3 次透析。注意事项:①对有活动性出血的患者,尽可能采用无肝素透析,避免肝素化后导致出血增加。②对严重低血压或休克的患者,一旦血管通路建立,即应早期开始透析治疗,为避免透析初期血压继续下降,可以先从透析管路静脉端快速输注生理盐水。③严格掌握透析间期,若透析间期监测血浆渗透压仍持续升高,可在间隔 4 h 后行 2 次、3 次透析。④不断改进透析技术,通过调节跨膜压、超滤、透析液钠离子浓度、血流量等,可以安全快速补液,这样既可纠正脱水,又可避免心肺功能衰竭等并发症发生。⑤对老年人、心肺功能不全、多器官功能障碍、血浆渗透压升高明显及严重电解质紊乱患者，单纯补液一般无效，建议尽早行血液透析治疗。

（二）胃肠道补液＋低渗葡萄糖盐水（5%葡萄糖注射液＋0.45%氯化钠）

1. 优点。由于低渗葡萄糖盐水高于人体体液的渗透压，因此输入体内不会发生溶血；而胃肠道补液不受量和速度的限制，克服了单纯大量静脉补液加重心脏负荷的弊端。胃肠道补充的温水经胃肠道吸收入血后补充了低渗溶液，能缓解高血钠、高血糖所致血浆高渗状态，起到降低血浆渗透压的作用。研究发现经胃肠道为主的患者比静脉为主的患者摄入更多的液体，能迅速纠正患者的脱水情况；且患者血钠恢复正常的时间显著短于静脉补液，血钾水平较少波动，较少出现低血钾，其死亡率显著低于静脉补液组。

2. 不足之处。需额外增加胰岛素用量。注意事项有胃肠道疾病患者不宜或以胃肠道疾病为本次发病诱因的患者不宜应用胃肠道补液。

3. 方法。建立双通道静脉通路，一条静脉通路应用小剂量胰岛素；另一条静脉通路输注低渗葡萄糖盐水。胃肠道补水的方法为鼻饲温开水，100 mL/h。第1天总补液量为3 000～6 000 mL。

十一、病因治疗

1. 降糖治疗见前述。

2. 使用广谱强有力抗生素，迅速控制感染。注意抗生素选择时要考虑老年人和肾功能不全等因素，避免抗生素对肾脏的毒性。

3. 停止葡萄糖的过量摄入。

4. 及时补充水分。

5. 手术等应激状态时，应动态监测血糖，必要时给予胰岛素跟踪治疗。

6. 及时停用升高血糖和降低胰岛素分泌及敏感性药物，如免疫抑制剂、氯丙嗪、苯妥英钠、普萘洛尔和糖皮质激素等。

7. 积极治疗原发病。

十二、最新进展

（一）微量泵输入胰岛素

1. 原理。胰岛素泵又称持续皮下胰岛素输注，通过连接导管及皮下埋置针头持续泵入基础胰岛素。它是模拟人体生理胰岛素分泌的一种胰岛素输注系统，通过持续输入基础胰岛素、进食时脉冲式释放大剂量胰岛素和在高血糖时给予临时大剂量胰岛素，控制血糖达到或接近正常水平。

2. 优点。胰岛素泵是目前最符合生理状态的胰岛素输注方式，较以往皮下注射胰岛素有很大的优越性。

（1）无论是血糖下降速度和血糖控制的稳定性，还是消除酮体、改善代谢紊乱及避免低血糖发生，胰岛素泵均较胰岛素静脉滴注治疗效果显著。

（2）胰岛素用量较胰岛素静脉滴注小。

（3）对输液总量影响小，满足临床需限制液体输入患者。如老年患者和有心脑血管疾病患者。

（4）操作简单、方便，易掌握。

（二）胃肠补液

1. 理由。

（1）单纯用静脉补液以纠正脱水，补液体量往往较大，而此类患者又大多为老年人，常合并高血压、冠心病、脑血管意外、肾功能不全等，在一定程度上限制了静脉补液量和速度。

（2）单纯静脉输入 0.9％氯化钠，可加重高钠血症及高渗状态并致高氯血性代谢性酸中毒。

（3）输入 5％葡萄糖注射液可加重高糖血症，同时增加胰岛素用量。

（4）补充低渗盐水易诱发溶血和脑水肿。

2. 优点。缓解高血钠、高血糖所致血浆高渗状态，并克服了单纯大量静脉补液加重心脏负荷的弊端。

（1）水分通过生理性吸收，平稳降低血浆渗透压；很快缓解高钠血症。

（2）胃肠道补充纯水，实质上是补充低渗溶液，避免静脉滴注低渗盐水引起的溶血和脑水肿。

（3）胃肠道具有强大的调节功能，能根据机体的状况缓慢地吸收水分，降低心力衰竭、脑水肿的发生和死亡率，缩短苏醒和血压恢复时间。

（4）胃肠补液需留置胃管，这样能提供足够营养，同时刺激胃肠蠕动，防止呕吐和误吸，有利于病情恢复。

（5）胃肠补液弥补了静脉补液的不足。

（6）因高渗昏迷患者丢失的体液中，约 50％来自细胞内，补充细胞内液需要游离水，早期应用温开水能提供足够游离水，有利于细胞及各脏器功能的恢复。

3. 原理。采用鼻饲温开水使胃肠黏膜在脱水、高渗透状态下利用渗透压差原理迅速吸收水分，补充自由水分的丢失，达到自然调节作用，从而缓解高渗状态。

4. 方法。补液总量按脱水程度估计，根据丢失量及生理需要量补液，100 mL/h，占总量 1/3～1/2。

周从阳　张谦　张在其

第三节　低血糖昏迷

一、基本概念

低血糖症指由多种原因引起的静脉血浆葡萄糖（简称血糖）低于 2.8 mmol/L 导致脑细胞缺糖而引起的以交感神经兴奋和中枢神经系统功能障碍为突出表现的临床综合征。低血糖早期症状以自主神经尤其是交感神经兴奋为主，表现为心悸、乏力、出汗、饥饿感、面色苍白、震颤、焦虑等，较严重的低血糖常有中枢神经系统缺糖的表现，如嗜睡、意识模糊、精神失常、肢体瘫痪、大小便失禁、昏睡、昏迷等。持续严重低血糖造成意识障碍者称为低血糖危象或低血糖昏迷。

二、常见病因

引起低血糖症的原因很多，大致可分为以下几类。

（一）空腹低血糖

1. 葡萄糖利用过度。

（1）高胰岛素血症：临床上内生或外用胰岛素引起的低血糖症最常见，糖尿病患者发生严重的低血糖昏迷是胰岛素过多引起的。低血糖发生常见于：①延迟进餐；②剧烈的体力活动；③胰岛素用量过大；④由于胰岛素注射部位不同，药物吸收不均匀；⑤由于自主神经病变存在，拮抗调节机制被破坏。糖尿病患者服用磺酰脲类降糖药也可引起低血糖，肾清除减低的患者更容易发生。在非糖尿病患者中，由胰岛 B 细胞瘤过多的释放内生胰岛素是不可忽视的胰岛素引起低血糖昏迷的原因。①胰岛素瘤、胰岛细胞增生、胰岛细胞癌、异位胰岛素分泌瘤。②肥胖型糖尿病患者的新生儿（母亲有高胰岛素血症）、胰岛素自身免疫性低血糖。③药物：过量应用胰岛素、磺酰脲类降糖药；药物中毒（乙醇、水杨酸盐、磺胺类、β-受体阻滞剂、双异丙苄胺、单胺氧化酶抑制剂等）。

（2）伴有低血糖的胰外肿瘤：如巨大间质瘤、原发性肝癌、胃肠道肿瘤及淋巴肉瘤等。

2. 葡萄糖生成不足。①内分泌疾病：对抗胰岛素的内分泌激素不足见于垂体前叶功能减退症、肾上腺皮质功能减退、甲状腺功能减低等；②糖原累积病；③严重肝病及肝瘀血：肝细胞疾病（肝硬化、急性黄色肝萎缩等），于减少进食的同时，大量饮酒可以引起严重的低血糖，这是由于肝糖原的耗竭及糖原异生减少的缘故；④晚期肾病；⑤其他：长期酗酒（抑制糖原异生）、脓毒症、饥饿、恶病质、剧烈运动及原因未明者。

（二）餐后（反应性）低血糖

1. 反应性低血糖症。功能性低血糖（情绪不稳定和神经质，中年女性多见）、营养性低血糖（如肠外营养治疗）。反应性低血糖是成人较常见的低血糖症，以早期糖尿病及功能性低血糖多见，仅有肾上腺素增多表现，但不严重，很少有意识障碍。

2. 滋养性胰岛素功能亢进。如胃切除手术的倾倒综合征、幽门成形术及胃空肠吻合术后。

3. 儿童特发性自发性低血糖。

4. 轻型早期糖尿病（胰岛素峰值延迟）。早期糖尿病由于胰岛细胞反应迟缓所致的反应性低血糖。

5. 先天性糖代谢酶缺乏。①半乳糖血症：因半乳糖-1-磷酸尿嘧啶核苷转化酶缺陷，使半乳糖不能转化为葡萄糖。②遗传性果糖不耐受性低血糖。患者先天缺乏果糖-1-磷酸醛缩酶，摄入果糖后出现低血糖症，不进食果糖时无症状。

三、发病机制

（一）激素对葡萄糖的调节

人体内维持血糖正常有赖于消化道、肝、肾及内分泌腺体等多器官功能的协调一致。肝是糖原贮存和异生的重要场所，肝功能正常是维持血糖正常的必要条件。内分泌腺体对糖代谢有重要的调节作用，胰岛素可增加肝糖原的合成、促进葡萄糖在周围组织利用、抑制肝糖原的异生和分解，属降血糖激素。糖皮质激素可增强肝糖原的异生，高血糖素和肾上腺素增加糖原分解及异生，肾上腺素还刺激高血糖素分泌、抑制胰岛素分泌，甲状腺激素促进葡萄糖吸收，生长激素可抑制葡萄糖利用，这些均属升糖激素。任何原因造成胰岛素分泌过多或升糖激素缺乏，都可发生低血糖症。

（二）脑组织依赖血浆葡萄糖

多数情况下，脑组织依赖血浆葡萄糖作为它的代谢能源。血-脑屏障保护脑组织，避免与血浆白蛋白结合的游离脂肪酸接触，由于酮体转运至脑组织太慢太少，明显不能满足脑的能量需求，除非正常空腹血浆酮体水平明显升高。血糖在正常调节下维持一定水平，保证以足够速率转运至脑组织。胰岛素不参与调节脑组织对葡萄糖的利用。中枢神经系统内调节中枢通过迅速增加肾上腺素能神经系统功能，促进肾上腺素释放来调节血糖水平，并对潜在缺糖做出有效反应。其他的神经内分泌反应包括促进生长激素和皮质醇分泌，抑制胰岛素分泌。肝糖输出增多，非神经系统组织对葡萄糖利用减少。低血糖急性反应期，肾上腺素能神经兴奋和高血糖素起关键作用，而生长激素和皮质醇分泌反应较迟，作用较小，但这些激素长期缺乏可损害对低血糖的正常反向调节作用。如果出现中枢神经系统严重血糖缺乏，则高级中枢功能降低，以减少脑组织对能量的需求。若意识丧失的低血糖患者未立即治疗，可导致癫痫发作及不可逆的神经损伤。高血糖素是A细胞分泌的一种肽类激素，在人类存在于胰岛、肠道等组织。生理浓度的高血糖素仅在肝脏发挥作用，可迅速促进肝糖原分解，促进葡萄糖释放入血。它也可刺激糖原异生作用，激活长链脂肪酸进入线粒体的转运系统，以进行氧化和生酮。罕见的个别婴儿低血糖症是由于相对高血糖素不足，伴有相对高胰岛素血症。

（三）低血糖发生的病理生理机制

分为药物诱导（最常见原因）和非药物诱导。

1. 药物诱导低血糖症。胰岛素、乙醇、磺酰脲类药引起的低血糖占住院患者的大多数。酒精性低血糖的特征是意识障碍、木僵、昏迷，发生在血酒精含量明显升高的患者，主要是由低血糖造成的。肝酒精氧化作用可抑制葡萄糖异生过程中血浆底物利用（乳酸，丙氨酸），从而使肝糖输出减少，血糖降低，后者可使血浆游离脂肪酸和血酮水平升高。常伴有血浆乳酸升高及代谢性酸中毒。酒精性低血糖需立即治疗。即使血液酒精含量低于合法安全驾车规定界线 22 mmol/L，也可诱发低血糖。快速静脉注射 50％葡萄糖注射液 50 mL，然后 5％葡萄糖氯化钠注射液静脉滴注后，意识会很快清醒，继而代谢性酸中毒得以纠正。其他不常引起低血糖的药物，包括水杨酸盐（最常见于儿童）、普萘洛尔、喷他脒、丙吡胺、存在于未成熟西非荔枝果中的降糖氨酸 A（牙买加呕吐病），恶性疟疾患者使用的奎宁。

2. 非药物诱导低血糖症。饥饿性低血糖特点是中枢神经系统症状往往在禁食或锻炼时发作。反应性低血糖特点是进食引起的肾上腺素能神经兴奋症状。饥饿性低血糖的血糖值较反应性低血糖更低，持续时间更长。有些低血糖以主要在儿童或婴儿中发生为特点，另一些低血糖则主要出现在成人。

（1）婴儿和儿童中饥饿性低血糖的病因包括先天性肝脏酶缺乏（葡萄糖-6-磷酸酶、磷酸化酶、丙酮酸羧化酶、磷酸烯醇式丙酮酸羧激酶、糖原合成酶），使肝糖输出减少。先天性脂肪酸氧化缺陷包括由于系统性卡尼汀缺乏和遗传性生酮缺陷（3-羟-2-甲基戊二酰 CoA 裂解酶缺乏）导致低血糖症，因为非神经组织在锻炼和饥饿时能量需求来自游离脂肪酸和血酮，在先天性脂肪酸氧化缺陷引起游离脂肪酸水平降低到一定界限时，非神经组织只有摄取异常高比率的血糖。

（2）婴儿和儿童的酮症低血糖症的特征是反复发作的饥饿性低血糖伴血浆游离脂肪酸水平和血酮水平升高，血乳酸水平一般正常，血浆丙氨酸水平偏低。正常婴儿和儿童引起异常低血糖所需饥饿持续时间远远少于成人；酮症性低血糖患者因为肝糖异生所需原料不足，出现低血糖所需时间更短。胰岛细胞增生症特点是胰管上皮胰岛素分泌细胞出现弥散性突起和这些细胞的微腺瘤，胰岛细胞增生引起的饥饿性低血糖在婴儿中是罕见的，在成人中更为罕见。

（3）胰岛细胞瘤或癌并不常见，主要发生在成人，引起的饥饿性低血糖往往是可以治愈的。它可作为一个独立疾病或作为多发性内分泌腺瘤-Ⅰ型的一部分。恶性病变占总的胰岛素瘤 10％。胰岛素瘤的低血糖源于胰岛素分泌的调节障碍，在饥饿和锻炼时出现临床症状。虽然血浆胰岛素绝对值不会明显升高，但在低血糖和长期饥饿时血浆胰岛素会不适当地升高。

（4）巨大非胰岛素分泌肿瘤，最常见是腹膜后或胸膜恶性间皮瘤，可引起低血糖症。这种肿瘤分泌异常的胰岛素样生长因子-Ⅱ，这类胰岛素样生长因子不与血浆蛋白结合，这样升高的 IGF-Ⅱ便可通过胰岛素样生长因子-Ⅰ受体或胰岛素受体引起低血糖效应。当肿瘤完全或部分切除后，低血糖症好转；当肿瘤重新生长，低血糖症可能复发。

（5）广泛性肝病可引起饥饿性低血糖（非心源性肝硬化患者引起低血糖罕见）。非糖尿病患者中出现自身免疫性低血糖罕见，发病机制不清楚。在胰岛素抵抗的糖尿病患者出现的胰岛素受体抗体及黑棘皮病有时出现的胰岛素受体抗体，有类似胰岛素的作用，可诱发饥饿性低血糖。

（6）慢性肾功能衰竭患者有时出现饥饿性低血糖，一般无特殊原因。胰岛素治疗中的糖尿病肾病的患者，由于胰岛素降解减少及对胰岛素需求减少，可出现低血糖症。任何年龄的恶病质和内毒素休克患者可出现饥饿性低血糖症。伴生长激素和皮质醇缺乏的垂体功能低下患者可出现饥饿性低血糖症。在非糖尿病患者中，Addison 病（原发性肾上腺皮质功能不足）引起低血糖罕见，但在饥饿时可出现，在 1 型糖尿病患者中发生率增高，经常出现低血糖症及对胰岛素需要量减少。

（7）遗传性果糖不耐受，半乳糖血症，儿童亮氨酸敏感症，由于摄入特殊食物而引起反应性低血糖症。遗传性果糖不耐受和半乳糖血症中，由于先天性缺乏肝脏酶，当进食果糖和半乳糖时，迅速抑制肝葡萄糖输出。在亮氨酸过敏症儿童，亮氨酸可激发进餐时胰岛素分泌过多，出现反应性低血糖。

（8）伴发 2 型糖尿病的反应性低血糖特点是神经症状出现在进餐后 4～5 h，在开始用餐后高血糖持续一定时间后出现异常低血糖。这是胰岛素分泌时间延迟和过度分泌造成的。

（9）滋养性低血糖症是另一类反应性低血糖症，常发生在有胃肠道手术史患者（胃切除术、胃-空肠吻合术、迷走神经切除、幽门成形术），食物进入肠道加快，肠道对食物吸收也加快，进餐诱发的胰岛素分泌反应增强，常出现在进餐后 1～3 h。特发性餐后滋养性低血糖见于未曾有胃肠道手术患者，十分罕见。

（四）低血糖昏迷的病理生理机制

当血糖下降至 2.5～2.8 mmol/L 时，大脑皮质明显受到抑制，继而累及皮质下中枢包括基底节、下丘脑及自主神经中枢，最后累及延髓。当大脑皮质受抑制时可发生意识朦胧、定向力与识别力障碍、嗜睡、肌张力低下、精神失常等；当皮质下中枢受抑制时，可出现躁动不安、舞蹈样动作或幼稚动作等，瞳孔散大，甚至强直性惊厥、锥体束征阳性；当中脑累及时可有痉挛、阵发性惊厥等；当延髓累及时进入严重昏迷阶段，可出现去大脑强直、反射消失、瞳孔缩小、肌张力降低等。低血糖如能及时纠正，按上述顺序逆向恢复，如低血糖持续不纠正，将难以逆转，可造成永久性脑损伤，甚至死亡。低血糖昏迷的患者血糖常低于 2.2 mmol/L。

四、临床特征

（一）低血糖综合征

患者的病史、症状及体征取决于低血糖发生的速度、个体差异、年龄、性别（女性耐受力较强）及原发疾病。低血糖对机体来说是一种强烈的应激，患者表现交感神经兴奋感知低血糖而主动进食；持续低血糖使中枢神经系统缺少能量来源，出现许多功能障碍。患者发病之初觉头晕、头痛、饥饿感、软弱无力、肢体湿冷，继之意识朦胧、定向力障碍、抽搐以至昏迷，也可以表现为精神错乱及偏瘫。

1. 交感神经兴奋综合征。急性低血糖及病程短者呈交感神经兴奋症候群，如激动不安、饥饿、软弱、出汗、心动过速、收缩压轻度升高、舒张压降低、震颤、一过性黑蒙、意识障碍，甚至昏迷。

2. 中枢神经系统功能障碍。亚急性及缓慢血糖下降者呈脑病症状，形式多种多样，但同一患者每次发作往往呈同一类型的症状。多数患者表现为大脑皮质及（或）小脑的症状，如头痛、头晕、焦虑、激怒、嗜睡、注意力涣散、定向障碍、震颤、癫痫大发作或小发作、人格改变、异常行为、共济失调等，最后木僵、昏迷。长期严重低血糖可致永久性脑损害。

（二）本病的临床症状

主要表现为低血糖综合征，由于不同的病因，低血糖的发病各有特点。

1. 特发性（功能性）餐后低血糖。多见于中年女性，主要见于一些自主神经功能不稳定或处于焦虑状态的人，并常伴有胃肠道运动及分泌功能亢进的表现，是低血糖的常见类型。一般早上空腹时不发作，常在早餐后 1.5～3 h 发作，可有心悸、心慌、出汗、面色苍白、饥饿、软弱无力、手足震颤、血压偏高等症状，而午餐及晚餐后则较少出现。每次发作时间为 15～20 min，可自行缓解。患者能耐受 72 h 禁食，这与胰岛 B 细胞瘤有明显不同。

2. 胰岛 B 细胞瘤。此病会引起慢性、反复发作性低血糖，严重时可危及生命或造成难以逆转的脑部损害。常在饥饿和运动后出现，多在清晨空腹或下半夜发生，少数患者也可在午饭前或午饭后 3～4 h 后发生，此病多在成年发病，男女大致相等。发病时可有心慌、心悸、饥饿、软弱无力、手足颤抖、皮肤苍白、出汗、心率增加、血压轻度升高等症状。脑细胞常因葡萄糖供应不足伴有脑缺氧，可由轻度思维受损以至昏迷、死亡。初时精力不集中，思维和语言迟钝，头晕、嗜睡，视物不清、步态不稳；可出现幻觉、躁动、易怒、行为怪异等精神失常表现。病情继续进展，可出现意识不清，动作幼稚，肌肉震颤及运动障碍，甚至出现癫痫样抽搐，瘫痪，并出现病理反射，昏迷、体温降低、瞳孔对光反射消失。多起病缓慢，早期症状较轻，可自然进食后缓解，以后发作次数增多，症状也加重。

3. 内分泌疾病。对抗胰岛素的内分泌激素不足。

（1）慢性肾上腺皮质功能减退。由糖皮质激素不足导致低血糖。患者的低血糖反应常在空腹时出现，但也有在餐后 1～2 h 发生的。

（2）垂体前叶功能减退症。产后大出血导致垂体前叶缺血性坏死者常在空腹时发生低血糖。垂体性侏儒症也可表现血糖较低。

（3）甲状腺功能减退。黏液性水肿与呆小病患者空腹血糖较低，但症状一般不严重。

4. 药物所致低血糖。

（1）胰岛素：注射过量或注射后摄食量过少、活动量相对过度，均可产生典型的急性低血糖反应。在诊断时要注意与糖尿病酮症酸中毒昏迷相区别。

（2）磺酰脲类药物：这些药物引起低血糖的程度与药物半衰期、代谢速度等有关。特别是氯磺丙脲，如迅速加量，则较易诱发低血糖，大多数患者在服用 1 周内出现。服用格列本脲的患者可在剂量不变，几周甚至几个月后出现低血糖。当患者有饮食减量、肝肾病变、肾上腺皮质功能不足时，均应警惕出现低血糖的可能。

（3）乙醇：当连续大量饮酒而其他食物摄入较少时，可产生低血糖。若在长期饥饿状态下大量饮用乙醇，甚至可因严重低血糖导致死亡。

（4）其他：①糖尿病患者及正常人大剂量应用水杨酸（4～6 g/d）时血糖可降低。②应用普萘洛尔和其他 β-受体阻滞剂也可发生低血糖。接受胰岛素治疗的同时应用普萘洛尔者更易导致严重低血糖。可诱发低血糖的药物还有巴比妥、喷他脒、甲氧西林、四环素、氟哌啶醇、沙利度胺等。此外，对肝脏有毒性的物质如氯仿、辛可芬、对乙酰氨基酚、乌拉坦、杀虫剂等均可引起低血糖。

5. 新生儿低血糖。见于出生后 72 h 内、病情控制不佳的糖尿病母亲所产的新生儿。

6. 儿童期酮症性低血糖。发病于 2～5 岁，如 8～16 h 不进食，可出现低血糖和高酮血症。

7. 胰岛素自身免疫综合征。其特征为严重低血糖、高胰岛素血症、胰岛素抗体阳性及从未接受外源性胰岛素治疗。Hirata 等于 1970 年首次报告，至 1994 年 10 月，全世界已陆续报道 200 余例，其中 197 例为日本人，国内 1985 年首次报道 1 例。胰岛素自身免疫综合征是低血糖类疾病的新成员，在日本低血糖疾病发病因素中胰岛素自身免疫综合征居第三位，西方国家少见，国内近年来报道有增多的趋势，可能与对该病的认识的增加有关。其低血糖发作有时与胰岛细胞瘤极为相似，胰岛素自身免疫综合征低血糖发作呈自限性，国外报道多为 1～3 个月，82% 不经治疗可于 1 年内自行缓解。值得指出的是，暂时性和自限性并不意味着不严重。胰岛素自身免疫综合征的发病机制尚不清楚，一般认为在易感基因（如 HLA-DR4 等位基因）的基础上，由于自身免疫缺陷或药物诱发产生胰岛素抗体而导致。其过程是体内胰岛素与胰岛素抗体可逆性结合，清除减少，体内不断生成胰岛素以维持血中胰岛素的有效游离水平，当胰岛素与胰岛素抗体分离时，血中胰岛素水平上升，导致反应性低血糖的发生。

五、辅助检查

（一）血糖的测定方法

1. 葡萄糖氧化酶法。特异性强、价廉、方法简单。其正常值：空腹全血为 3.6～5.3 mmol/L，血浆为 3.9～6.1 mmol/L。

2. 邻甲苯胺法。结果较可靠，由于血中绝大部分非糖物质及抗凝剂中的氧化物同时被沉淀下来，因而不易出现假性过高或过低。其正常值：空腹全血为 3.3～5.6 mmol/L，血浆为 3.9～6.4 mmol/L。

3. 福林-吴氏法。此法测得之血糖含量，并非全部为葡萄糖，有不少是非糖的还原物质。因而测得的数值比实际高，本法已趋向淘汰。空腹血糖正常值为 4.4～6.7 mmol/L。临床出现疑似低血糖症状和（或）体征时是测定血糖的最佳时机，多次测定也有早期发现低血糖临床意义。

（二）延长口服葡萄糖耐量试验

正常人空腹血糖波动范围为 3.9～6.1 mmol/L，临床上做糖尿病的诊断试验时，通常是测定静脉空腹血糖。当静脉空腹血糖＜5 mmol/L，可排除糖尿病；当静脉空腹血糖≥7 mmol/L 并且有临床症状时，则可以诊断为糖尿病；而当静脉空腹血糖在 5.5～7.0 mmol/L 之间并且怀疑糖尿病时，就应该进一步做口服葡萄糖耐量试验。是一种口服葡萄糖负荷试验，用以了解人体对进食葡萄糖后的血糖调节能力。通过口服葡萄糖耐量试验，可以早期发现糖代谢异常，早期诊断糖尿病。而延长口服葡萄糖耐量试验主要用于鉴别 2 型糖尿病早期出现的餐后晚发性低血糖症。方法：口服 75 g 葡萄糖，测定服糖前、服糖后 30 min、1 h、2 h、3 h、4 h 和 5 h 的血糖、胰岛素和 C 肽。该试验可判断有无内源性胰岛素分泌过多，有助于低血糖症的鉴别诊断。

（三）C 肽的测定

在研究胰岛功能过程中，发现胰岛 B-细胞分泌胰岛素时，首先合成一种胰岛素前体物质，谓之胰岛素原，在酶的作用下，裂解为一个分子的胰岛素和同样一个分子的连接肽，简称 C 肽。

1. C 肽没有胰岛素的生理作用，而胰岛 B-细胞分泌胰岛素和 C 肽呈等分子关系。换言之，分泌几个胰岛素分子，同时必然分泌几个 C 肽分子。所以通过测定患者血中的 C 肽量的多少，可以反映胰岛细胞的功能。

2. 临床价值。

（1）C 肽不受胰岛素抗体干扰，在接受胰岛素治疗的患者，可直接测定 C 肽，以判断病情。

（2）可鉴别各种低血糖原因。如 C 肽超过 200 pmol/L，可认为是内源性胰岛素分泌过多所致；如胰岛素明显增高而 C 肽低于正常，则提示外源性胰岛素的作用。检测 C 肽指标，对诊断胰岛细胞瘤很有临床价值。

（3）定期测定 C 肽浓度，对了解患者胰岛功能，病情轻重及临床治疗效果，都有其重要意义。

（4）可判断胰岛瘤手术效果。若手术后血中 C 肽水平仍很高，说明有残留的瘤组织。若在随访中，C 肽水平不断上升，提示肿瘤复发或转移的可能性很大。

（四）48～72 h 饥饿试验

若临床无发作，多次测空腹血糖不低，在严密观察下进行，一般禁食 12～18 h 后约 2/3 患者血糖降至 3.3 mmol/L，禁食 24～36 h 加运动或单纯禁食 48 h 后几乎全部胰岛素瘤患者发生低血糖，若禁食 72 h 后仍不发生低血糖症，且血糖不低于 3.3 mmol/L 者可排除胰岛素瘤诊断。方法：开始前取血标本测血糖、胰岛素、C 肽和胰岛素原（如有条件），之后每 6 h 测 1 次，若血糖≤3.3 mmol/L 时，应改为每 1～2 h 测 1 次；血糖＜2.8 mmol/L 且患者出现低血糖症状时结束实验；如已证实存在 Whipple 三联征，血糖＜3 mmol/L 即可结束，但应先抽取血标本，测定血糖、胰岛素、C 肽和 β-羟丁酸浓度。

（五）兴奋试验

仅用于饥饿试验未能确诊者，以探查 B 细胞有无过强反应。如高血糖素试验、D860 试验等可作为参考，但要注意假阳性。对于注射胰岛素伪造低血糖者，可发现 C 肽水平明显受抑制，而胰岛素正常或升高。高血糖素试验的方法：静脉推注高血糖素 1 mg，每 10 min 测血糖。注射高血糖素后血糖升高幅度 <1.4 mmol/L 为胰岛素介导的低血糖。

（六）其他

血糖和免疫反应性胰岛素浓度测定。血中胰岛素抗体及胰岛素受体抗体测定，可以排除胰岛素自身免疫综合征。

六、诊断思路

（一）询问病史

1. 低血糖的诊断过程中，仔细询问病史，首先应明确患者是否是糖尿病患者。

2. 寻找可以证明患糖尿病的资料（如有些患者腕部、颈部、佩戴或携带有疾病卡片，或带有降糖药物、糖尿病门诊病历记录等），这对发现和警惕糖尿病相关的低血糖有很好的参考。

（二）体格检查

1. 仔细观察临床表现。

（1）中度低血糖（血糖 1.96～2.80 mmol/L）患者，可以没有心动过速、出汗、皮肤潮湿，如果出现这些表现是有价值的诊断低血糖的线索。肾上腺素能阻滞剂能阻止这些低血糖早期表现的出现。这种类型患者发作时面及手部常有感觉异常，容易兴奋，并有饥饿感。

（2）严重的低血糖（血糖 1.68～1.96 mmol/L），主要表现为中枢神经系统功能障碍，包括有精神紊乱及奇怪动作、癫痫、昏迷，大多无 Kussmaul 呼吸，轻度体温降低（32～35℃），后者常见，也是有价值的诊断线索。

2. 血葡萄糖浓度低于 2.8 mmol/L，并出现低血糖表现。饥饿感、软弱无力、出汗、焦虑、心慌、肢体震颤等交感神经兴奋症状和（或）精神失常、恐惧、慌乱、幻觉、健忘、木僵等脑部症状时，接诊医生应注意鉴别可能存在的病因：①是否患有胰岛 B 细胞瘤；②有无垂体、肾上腺皮质、甲状腺及胰腺 A 细胞的病变造成升血糖激素分泌不足；③低血糖是器质性病变还是功能性改变；④有无急慢性肝肾疾患影响血糖浓度的调节；⑤近期内是否使用过影响血糖浓度的药物等重要问题。血糖检查固然重要，但测定需要一段时间，而低血糖处理不容久等。

3. 临床怀疑有低血糖可能，可从以下几方面进一步考虑。

（1）对有糖尿病病史者，先考虑降糖药物过量引起。要注意与酮症酸中毒和非酮症高渗昏迷的鉴别。对同时并有神经性膀胱的患者，有尿潴留时，尿糖检查可以阳性，应当注意。

（2）很多胰岛素瘤患者表现为空腹及慢性低血糖，而缺少儿茶酚胺增多的征象，仅有性格改变、记忆力减退、精神症状。这种情况可存在数年不被注意，往往在一次严重发作时送来急诊。

（3）反应性低血糖其血糖值常下降不多，很少低于 2.24 mmol/L，为餐后发病，多数缺乏中枢神经系统受损表现。

（4）肝功能不全患者有意识障碍时，考虑肝性脑病的同时，应想到有低血糖的可能。低血糖多在空腹时发生，在等待血糖结果同时，试行注射 50% 葡萄糖注射液 40～60 mL，如症状很快改善，对低血糖诊断是有力的支持。

（5）升糖激素缺乏（Addison 病、垂体前叶功能减退等）引起的低血糖在空腹时发生，主要为脑功能障碍表现。根据病史、原发病表现及有关的实验室检查、不难明确诊断。

（6）乙醇中毒时，如果患者长时间未能进食，可从酒精中毒性昏迷转为低血糖昏迷。这种转化，患者往往无任何意识好转期。

（7）低血糖症的临床表现是多种多样的，忽视了这一点就可能延误诊断时机，应提高警惕。

总之，低血糖昏迷易误诊为糖尿病酮症酸中毒；药物引起的低血糖是较常见的，凡用胰岛素及口服降糖药均有发生低血糖昏迷的危险；对意识不清的糖尿病患者，要想到低血糖的可能；乙醇不仅可引起低血糖，也可引起酮症，有时乙醇引起的低血糖及酮症可误认为糖尿病酮症酸中毒，这些都是诊断时需注意的。

七、临床诊断

（一）低血糖综合征临床表现分为两种类型

1. 肾上腺素能症状。包括出汗、神经质、颤抖、无力、心悸、饥饿感等，归因于交感神经活动增强和肾上腺素释放增多（也可发生于肾上腺切除患者）。

2. 中枢神经系统的表现。包括意识混乱、行为异常（可误认为酒醉）、视力障碍、木僵、昏迷和癫痫；低血糖昏迷常伴有体温降低，引起交感神经症状的血糖降低速率较引起中枢神经症状的快，但低血糖程度轻，无论哪一种类型，血糖水平都有明显个体差异。

（二）实验室检查

1. 发作时血糖<2.8 mmol/L，注射葡萄糖后症状缓解。

2. 不典型病例可测饥饿16 h血糖3次，作过筛试验，如>3.9 mmol/L可排除空腹低血糖，如<2.22 mmol/L肯定诊断。2.22～3.9 mmol/L为可疑低血糖，连续饥饿至72 h加运动直到低血糖发作。

（三）诊断程序

1. 确定是否患有低血糖症。根据低血糖典型表现（Whipple三联征）可确定：①低血糖症状；②发作时血糖浓度低于2.8 mmol/L；③供糖后低血糖症状迅速缓解。

2. 空腹低血糖发作还是餐后发作。根据低血糖发作与进餐的关系初步确定是功能性的还是器质性的。对于已确定为低血糖症的患者首先要问低血糖发作与进餐的关系。若是进餐后发作的低血糖，多数情况下是功能性的。系因食物刺激下，迷走神经兴奋，胰岛B细胞释放过多胰岛素引起低血糖；相反，空腹发作的低血糖，说明胰岛B细胞自主性地释放过多胰岛素，多为器质性病变，尤其要警惕胰岛B细胞瘤。

3. 进一步确定餐后低血糖发作。若低血糖发作于进餐后发生，宜行5 h口服葡萄糖耐量试验，其中任意一次血糖浓度低于2.8 mmol/L，证实为餐后低血糖；若所有各测血糖值均>2.8 mmol/L，应注意在5 h内是否出现低血糖临床表现。若有低血糖临床表现，宜重复进行5 h口服葡萄糖耐量试验。重复试验过程中只要一次血糖<2.8 mmol/L，仍然确定有餐后低血糖。若5 h口服葡萄糖耐量试验过程中血糖始终>2.8 mmol/L且无低血糖表现可视为正常。

4. 寻找餐前低血糖发作的器质性病变的证据。空腹出现的低血糖样症状时首先怀疑胰岛B-细胞瘤，其次应排除胰外病变引起的低血糖。

（1）先进行饥饿试验：饥饿12 h测血糖，若血糖>2.8 mmol/L延长至72 h，同时定期采血测胰岛素及葡萄糖浓度并计算胰岛素释放指数，即胰岛素（mU/L）与葡萄糖（mg/dL）之比（I/G）。①I/G在0.3以下，血葡萄糖浓度>2.8 mmol/L可视为正常，随访观察。②I/G在0.3以上，不论血葡萄糖浓度是否低于2.8 mmol/L均应疑及胰岛B细胞瘤。③I/G在0.3以下，血葡萄糖浓度<2.8 mmol/L，应根据有无饮酒史、营养物摄取情况、肝功能检查结果排除酒精中毒、营养不良及肝功能衰竭所致低血糖。

（2）若无上述病因，应寻找胸腹腔恶性肿瘤的证据，排除这些肿瘤产生胰岛素样物质所引起的低血糖。

5. 还应注意检查垂体、肾上腺皮质功能，排除席汉-西蒙综合征、Addison病所致的低血糖。

6. 进一步确定胰岛B细胞瘤。在实验室检查发现低血糖患者有高胰岛素血症，I/G比例>0.3。

(四) 低血糖昏迷

1. 临床表现。

(1) 多汗、面色苍白、皮肤湿冷、手颤腿软、全身无力，是低血糖刺激肾上腺素分泌增多所致。

(2) 意识障碍、嗜睡甚至昏迷，可供葡萄糖后缓解。

(3) 癫痫发作，甚至出现癫痫持续状态。

(4) 可有精神障碍，如举止失常、性格怪异、定向力障碍、识别力和记忆力减退，伴恐惧慌乱、躁狂、木僵。

2. 脑电图。呈弥散性慢波，有癫痫发作者出现痫样放电，脑脊液检查压力增高，糖含量降低。

3. 符合 Whipple 三联征的低血糖诊断标准。

4. 可查出常见低血糖原因。胰岛素过量、胰岛 B 细胞瘤、重症肝病、糖原累积病、胃大部分切除术后、酒精中毒、肾上腺皮质或垂体前叶疾病等。

八、鉴别诊断

(一) 应确定为器质性或功能性低血糖及其病因

1. 临床上最常见的低血糖症顺序为功能性、胰岛素瘤、早期轻症糖尿病。无论患者出现不能解释的中枢神经系统症状，还是不能解释的交感神经症状，确诊时需要证据表明这些症状与低血糖有关，并且血糖升高后症状好转。低血糖实验室诊断标准通常为：男 < 2.78 mmol/L，女 < 2.5 mmol/L（饥饿 72 h 后正常男性，女性最低值），婴儿和儿童 < 2.22 mmol/L。大多数低血糖见于胰岛素或磺酰脲类药治疗患者或新近饮酒者，诊断一般没有困难。

(1) 器质性者多为空腹低血糖，发作时间较长（大多 > 30 min），且多呈顽固性、进行性、罕见自愈。

(2) 功能性者多有自主神经不稳定的症状，餐后 1～4 h 发作，每次发作 < 30 min，呈间歇性、非进行性，可自愈。

2. 最初监测。对不能解释的意识损害（或癫痫）患者进行快速血糖测定，若有明显低血糖，应立即注射葡萄糖。随着血糖升高，中枢神经症状迅速缓解（见于大多数患者），可确诊为空腹低血糖和药物诱导低血糖。第一份血标本的一部分应以冰冻血浆保存，可用来测定血浆胰岛素，胰岛素原及 C 肽水平，需要时可做药物监测。应测定血乳酸、pH 值和血酮。

3. 实验室检查可鉴别不同病因。

(1) 胰岛素分泌胰腺肿瘤患者（胰岛素瘤，胰岛细胞癌）常有胰岛素原和 C 肽与胰岛素平行增加。

(2) 服用磺酰脲类药物患者，C 肽水平应升高，血中药物浓度也应升高。

(3) 外源性胰岛素诱发低血糖患者（常为糖尿病患者的家属或服务人员），胰岛素原正常，C 肽水平下降。

(4) 罕见的自身免疫低血糖患者，在低血糖发作期间，血浆游离胰岛素明显升高，血浆 C 肽受抑，易检测到血浆胰岛素抗体。

4. 胰岛素瘤与其他原因的空腹低血糖的区别在于，经常出现的突发意识模糊或丧失，在病程中发作可变得更频繁。发作特点是进食超过 6 h 后或过夜空腹后发作，有时锻炼促发（如早餐前快速步行）。可自发缓解，常有患者摄入液体或糖类后病情好转的病史。血浆胰岛素水平升高（> 42 pmol/L）伴低血糖，若排除使用磺酰脲类药和胰岛素时，则有利于提示胰岛素瘤存在。

5. 48～72 h 饥饿试验。若阵发性中枢神经系统症状的其他病因不明显，患者可住院做饥饿试验，监测其血糖、胰岛素、胰岛素原、C 肽水平。79% 的胰岛素瘤患者在 48 h 内出现症状，而 98% 的胰岛素瘤患者在 72 h 内出现症状。若饥饿可重新出现症状，给予葡萄糖时迅速好转，在症状出现时伴有低血糖和高胰岛素血症，则可确诊胰岛素分泌肿瘤。其他诊断方法（如静脉注射甲苯磺丁脲）只在有使用经验的咨询中心进行，很少采用。一般来说，胰岛素瘤极小，标准 X 线或 CT 难以探及。拟诊患者在术前应去咨询中心，由经验丰富的医生做评估。

6. 餐后低血糖症。应考虑有胃肠道手术史的患者，其餐后肾上腺素能症状可被选择性摄入碳水化合物而缓解。可通过家庭血糖监测来评估症状和血糖间关系（如餐后 1、2 h 及每当症状出现时测血糖）。口服葡萄糖耐量试验不是诊断餐后低血糖症的可靠方法。

（二）低血糖脑损伤的鉴别

低血糖症的症状与体征常为非特异性表现，通常以交感神经兴奋症状为先，易于识别，但以脑缺糖而表现为脑功能障碍为主者，可误诊为精神病、神经疾患（如癫痫、短暂性脑缺血发作或脑血管意外等）。只有通过详细询问病史、全面体检和有关血糖等实验室资料，仔细分析才能明确低血糖症及其复杂的多样性，并与非低血糖症相鉴别。为了明确病因需深入检查，特别是鉴别胰岛 B-细胞瘤（或增生）与功能性原因不明性低血糖症，临床上有时有困难。胰外肿瘤有时也不易鉴别，肝源性者大多有肝病及肝功能损害等佐证，内分泌源者有相应特殊症状群可助分析。

九、救治方法

（一）急症处理

轻者速给糖类食物或饮料，不能口服或症状严重者立即静脉注射 50％葡萄糖注射液 40 mL，继以 5％～10％葡萄糖注射液滴注。

1. 一般治疗。确定患者气道是否通畅，必要时做相应处理；有癫痫发作时须防止舌部损伤。

2. 紧急处理。

（1）患者尚有吞咽动作时，可喂些糖水，多数可迅速改善症状。已经昏迷者应即刻静脉注射葡萄糖注射液，以每分钟 10 mL 速度静脉注射 50％葡萄糖注射液 50 mL。对大多数患者用 20～60 mL 50％葡萄糖注射液足以纠正低血糖。于快速注入大量糖时，可以产生症状性低钾血症。大多数低血糖患者注糖后 5～10 min 内可以醒转。如果低血糖严重，持续时间较长，神经功能很长时间也不能完全恢复。患者清醒以后，尽早食用果汁及食物以维持血糖正常。

（2）在患者使用中效胰岛素或长效胰岛素或氯磺丙脲时可有低血糖反应，对这些患者，清醒后为防止再度出现低血糖反应，需要观察 12～48 h。

（3）如果静脉注射葡萄糖对低血糖昏迷效果不明显，对补充葡萄糖无明显反应者可能为：①长期低血糖；②低血糖伴有发热者；③内分泌功能减退的低血糖。须补充更大量的葡萄糖，并加用氢化可的松 100～200 mg 与葡萄糖混合滴注。还可用高血糖素肌内注射或静脉注射。

（4）高血糖素对急症治疗很有效，但维持时间较短。肌内注射高血糖素 1 mg，通常 10～15 min 后患者意识可以恢复。高血糖素是粉剂，需用稀释剂稀释。成人常用剂量是 0.5～1 U，皮下、肌肉或静脉注射；儿童为 0.025～0.1 mg/kg（最大剂量1 mg）。①若高血糖素有效，低血糖症的临床症状通常在 10～25 min 内缓解。②若患者对 1 U 高血糖素在 25 min 内无反应，再一次注射不可能有效，不主张第二次注射。主要副作用是恶心、呕吐。高血糖素的疗效主要取决于肝糖原储存量，高血糖素对饥饿或长期低血糖患者几乎没有疗效。

3. 需要注意的几个问题。

（1）注射葡萄糖不足：单一剂量 50％葡萄糖注射液静脉注射无效，并不能否定低血糖的诊断。治疗反应固然是诊断的一个重要根据，但在一些胰岛素分泌量大的胰岛素瘤患者、口服大量降糖药或注射大量胰岛素的患者，以及升糖激素严重缺乏的患者，50％葡萄糖注射液 40～60 mL 可能不足以纠正低血糖症。此时应当持续静脉滴注 10％葡萄糖注射液，间以 50％葡萄糖注射液静脉注射。如果仍不能使血糖在 5.56 mmol/L 以上维持 4～6 h，应考虑用氢化可的松静脉滴注（氢化可的松 100～200 mg 加入 500～1 000 mL 液体中）。另外，长时间严重的低血糖可以造成脑水肿，使昏迷不易纠正，可以加用脱水剂，如 20% 甘露醇静脉注射或地塞米松静脉滴注。

（2）再度昏迷：临床上可见到低血糖症抢救成功后再度发生昏迷的病例，这是治疗中重要的、也是易被忽略的问题。①对口服降糖药引起的低血糖症患者，其症状易反复发生，有条件时应留医院观察。意识恢复后应鼓励进食，睡前加餐，不能进食或进食量少时应静脉注射葡萄糖，以避免再度昏迷。②处理低血糖时，应仔细核对患者发病前的胰岛素用量和种类，适当估计作用时间，开始治疗时就应给以足量的葡萄糖。另外，要根据患者临床表现及化验结果适时恢复降糖药治疗，避免出现低血糖被纠正继之发生酮症的情况。

4. 胰岛素瘤患者的处理。临床不能排除胰岛素瘤引起的低血糖发作，立即取血测血糖以后，应即刻注射葡萄糖，待患者醒转、结果回报疑诊此症时，如有条件应收入院进一步检查确诊、手术治疗。

5. 乙醇中毒。患者不能进食时，应保证每小时输入 10 g 左右葡萄糖，以防止发生低血糖，因为人的大脑每小时需消耗葡萄糖 5～6 g。

（二）病因治疗

见后述。

（三）预防低血糖的发生

糖尿病患者发生低血糖的主要原因，是注射胰岛素过多或口服降糖药过量引起的。因此，患者必须掌握和熟悉这些药物的特性和使用方法，了解容易发生低血糖的原因。低血糖的发生是可以预防的，具体措施如下：

1. 合理使用胰岛素。根据其作用时间长短，分为长效、中效和短效。胰岛素剂量最好请医生根据病情、食量协助合理调整。除剂量外，还要注意作用时间。使用普通胰岛素，应在进食前 15 min 用药，但最早不能超过进食前 30 min，否则可能发生低血糖。如使用中效或长效胰岛素，则应请医生注明胰岛素的最强作用时间，不应放在夜间空腹时，否则可能发生夜间低血糖。如使用短效和中长效胰岛素，更应注意二者的重叠作用的最强作用时间，不要空腹或夜间使用，以免引起低血糖。注意清晨高血糖，不能排除夜间低血糖。

2. 注射混合胰岛素的患者，要特别注意按时吃晚饭及在晚睡前少量加餐，以防止夜间出现低血糖。容易在后半夜及清晨出现低血糖的患者，在晚睡前要多吃些主食或鸡蛋、豆腐干等吸收缓慢的含蛋白质多的食物。

3. 做好病情观察记录，尿糖连续几天阴性，要考虑酌情减少胰岛素用量，并在胰岛素作用最强时刻以前和活动多时及时加餐。

4. 劳动量增加或活动特别多时，要减少胰岛素的用量或及时加餐。口服降血糖药物的患者，也同样要减少用量或及时加餐。

5. 经常注意饮食，要与胰岛素的作用相呼应，特别注意观察尿糖变化，在胰岛素作用最强时刻以前，及时加餐。

6. 所有糖尿病患者要经常随身携带一些水果糖、饼干，以便随时纠正低血糖反应。

7. 向家属和周围的同志介绍有关糖尿病低血糖的一些知识，使他们对低血糖的症状和处理比较了解，以便低血糖时及时处理。

8. 口服降糖药中，尤其格列本脲引起低血糖机会较多，应注意预防。应从小剂量开始，1 次/d，最多 2 次，晚间药量宜小。

9. 患者应随身携带一张硬卡片，标明患者姓名、疾病诊断、病情说明、单位地址、家庭住址和电话号码，以便发生低血糖时，人们可以根据卡片上的资料给予适当处理。

十、诊疗探索

（一）GlucoWatch 生物描记仪

检测低血糖灵敏度高。GlucoWatch 生物描记仪不仅可以自动监测血糖，而且其对低血糖的连续评估优于目前应用的间断性手指针刺血糖检测法。在进行胰岛素强化治疗时，即使每天测量 7 次也可能遗漏低血糖状态。而 GlucoWatch 可在 12 h 的连续工作期间每 20 min 测量 1 次血糖，同时可以根据事先调整的低血糖水平设置报警信号。

研究现状：根据受试者工作特征曲线，寻找一个可触发低血糖报警信号的最佳值。结果发现，将低血糖定义为血糖＜3.9 mmol/L 时，5 305 次血糖测量中发生 247 次低血糖，其中 160 次可见成对的记录。如果将 3.9 mmol/L 作为低血糖警戒水平，仪器能正确识别 24％的低血糖，99％的时间仪器能正确识别高于阈值的血糖值。当改变阈值后，研究人员发现理想值为 5.6 mmol/L，其特异性为 75％且假阳性率减到最小。但是，如此高的阈值可能会导致血糖即使不在低血糖范围时也会触发警报，不过，它仍可提供一个早期低血糖趋势的信号。当出汗增多时，GlucoWatch 可能出现记录误差。但是，仅 4.5％的指血测定的低血糖未被该仪器发现。目前，指血测定发现的症状性低血糖仅是一个偶发事件。研究人员称，如果将 4.4 mmol/L 作为该仪器的阈值时，与大多数糖尿病患者常规每天测定 2 次血糖相比，其敏感性更高。目前仍需进一步改善方法以提高真阳性和假阳性之间的平衡并改善强化治疗的结果。该仪器为患者有效控制糖尿病、避免或减少严重低血糖的发生率提供了重要的工具。

（二）胰岛素类似物可降低发生夜间低血糖的危险

对 2 型糖尿病患者用长效胰岛素类似物 Lantus 和中性鱼精蛋白锌胰岛素的安全性和有效性进行比较的实验发现：Lantus 可使夜间低血糖的危险降低 25％。该研究指出：较低的夜间低血糖危险反映了 Lantus 具有持续平稳释放的特性，而当睡眠时给予中性鱼精蛋白锌胰岛素时可导致夜间胰岛素达到最大浓度。Lantus 组仅有 1 位患者发生严重低血糖（0.4％），而中性鱼精蛋白锌胰岛素组有 6 位发生（2.3％），有一定差异。在实验前，这些患者都用长效胰岛素治疗，合用或不用短效胰岛素。Lantus 每天睡前皮下注射 1 次，适用于需用胰岛素控制血糖的 2 型糖尿病患者或有 1 型糖尿病的成年或儿童患者（年龄≥6 岁）。这是一项有 59 个中心、随机化、开放性的比较实验，以 518 位年龄在 40～80 岁、曾接受过中性鱼精蛋白锌胰岛素治疗 3 个月以上的 2 型糖尿病患者为研究对象。使这些患者随机接受 Lantus（$n=259$）1 次/d，或中性鱼精蛋白锌胰岛素（$n=259$）1～2 次/d，共治疗 28 周。剂量根据既定目标（空腹血糖＜6.7 mmol/L）调整。在实验末，两组的每天注射胰岛素总量的中位数都为 0.75 U/kg。治疗后，Lantus 组的夜间低血糖发生率降低了 25％（26.5％ vs 35.5％），并且体重增长少于中性鱼精蛋白锌胰岛素组（0.4 kg vs 1.4 kg）。两组的糖化血红蛋白改善水平相似，并且空腹血糖降低水平和出现的轻度症状性低血糖水平相似。Lantus 的副作用包括低血糖、脂质营养不良、皮肤反应（如注射部位反应、瘙痒、皮疹）和过敏反应。胰岛素治疗有时也可出现钠潴留和水肿。在临床研究中，较多成年患者可发生突发性注射部位疼痛（Lantus 组为 2.7％，而中性鱼精蛋白锌胰岛素组为 0.7％）。

（三）奥曲肽可以作为磺酰脲诱导的低血糖症的一线治疗药物

过量服用磺酰脲的糖尿病患者可能出现潜在的危及生命的低血糖症，这种状况用传统治疗方法很难处理。用奥曲肽就能快速而安全地逆转低血糖。美国新墨西哥州大学健康科学中心的 Steven A. McLaughlin 博士及其同事研究报告：这种新解毒剂价格便宜、高效而且安全。奥曲肽有可能改善患者病情、减少监控强度及减低该组患者住院的费用。研究人员回顾性地调查了 9 位磺酰脲诱导的低血糖症患者的结果，这些患者接受皮下注射奥曲肽治疗。这是迄今报道的最大一组患者。他们发现，除了两位患者之外，奥曲肽使血糖快速稳定，并防止低血糖反弹，同时减少了葡萄糖的使用量。两例治疗失败的患者是因为在奥曲肽疗法中使用剂量不足或过早停药，而不是因为解毒剂本身。研究认为，在治疗磺酰脲诱导的低血糖症中，奥曲肽与其他疗法（如二氮嗪）相比还具有一些优点，包括它的安全性、价格，以及皮下或静脉给药方式的可选择性。基于这些资料，McLaughlin 博士和他的同事推荐对磺酰脲诱导的低血糖症患者治疗的三步法：第一步，用活性炭净化胃腔，以阻止更多的药物进入患者的机体组织；第二步，给予葡萄糖将患者的血糖提高至正常水平；第三步，给予奥曲肽以阻止低血糖症进一步发作。

（四）利用脑功能成像技术早期识别无症状性低血糖脑损伤

无症状性低血糖是指患者无典型低血糖症症状但血糖＜3.9 mmol/L，在老年 2 型糖尿病患者中较为常见。MRI 是目前诊断低血糖性脑损伤较敏感及特异性高的检查方法。在常规 MRI，儿童低血糖性脑损伤在顶、枕叶白质区见长 T_1、长 T_2 信号；成人低血糖性脑损伤病变主要位于大脑皮质、尾状核、豆状核、黑质和（或）海马回，为长 T_1、长 T_2 信号。功能磁共振成像是一项无创性活体脑功能检测技术，包括弥散加权成像、灌注加权成像、血氧水平依赖性磁共振功能成像及磁共振波谱成像等。弥散加权成像和表观弥散系数均可发现早期低血糖性脑损伤，弥散加权成像显示异常高信号区，而早期双枕叶表观弥散系数值降低，随后表观弥散系数值可逐渐恢复。研究表明弥散加权成像在早期低血糖性脑损伤病变范围的显示上优于常规 MRI，且提示预后。磁共振波谱成像可直接分析低血糖对脑代谢的影响，对预后的评估是否比弥散加权成像更准确尚待研究。血氧水平依赖性磁共振功能成像分析低血糖对脑功能的影响，为低血糖性脑损伤引起脑功能障碍提供客观依据。灌注加权成像可观测低血糖时脑血流变化，反应脑代谢的变化。脑功能成像技术有助于分析糖尿病无症状性低血糖患者大脑功能特性及其对脑皮质功能的影响，进而指导临床早期治疗。

十一、病因治疗

（一）功能性及反应性低血糖的治疗

宜给低糖、高脂、高蛋白饮食，少食多餐，并给少量镇静剂及抑制迷走神经的药物。肿瘤等其他原因引起的低血糖须做相应的病因治疗。对疑诊低血糖症的患者，在等待血糖测定结果的同时就应开始治疗。通常急性肾上腺素能症状和早期中枢神经系统症状给予口服葡萄糖或含葡萄糖食物时能够缓解。

1. 胰岛素或磺酰脲药治疗患者若突然出现意识混乱，行为异常，建议饮用一杯果汁或加 3 匙糖的糖水或一杯牛奶也可奏效。建议胰岛素治疗患者随时携带糖果或葡萄糖片。磺酰脲药治疗患者，尤其是长效药和氯磺丙脲，若饮食不足，可在数小时或数天内反复低血糖发作。当口服葡萄糖不足以缓解低血糖时，可静脉注射葡萄糖注射液或高血糖素。

2. 症状严重或患者不能口服葡萄糖时，应静脉注射 50％葡萄糖注射液 50～100 mL，继而 10％葡萄糖注射液持续静脉滴注（可能需要 20％或 30％葡萄糖注射液）。开始使用 10％葡萄糖注射液静脉滴注几分钟后用血糖仪监测血糖，以后要反复多次测血糖，调整静脉滴注速率以维持正常血糖水平。对有中枢神经系统症状的儿童，开始治疗用 10％葡萄糖注射液，以每分钟 3～5 mg/kg 速率静脉滴注，根据血糖水平调整滴速，保持血糖水平正常。一般而言，儿科医生不主张对婴儿或儿童用 50％葡萄糖注射液静脉注射或用＞10％葡萄糖注射液静脉滴注，因为这样可引起渗透压改变，在某些患者中可诱发明显高糖血症及强烈兴奋胰岛素分泌。

（二）肿瘤、内分泌等其他原因引起的低血糖须做相应的病因治疗

1. 非胰岛素分泌间质瘤对手术切除疗效好，患者睡前及夜间多次摄入碳水化合物时，可长时间不

出现症状性低血糖（有时数年）；当肿瘤大部分切除有困难或肿瘤重新长大至一定体积时，出现低血糖症，这时可能需要胃造口术，需 24 h 不断给予大量碳水化合物。

2. 胰岛素瘤需要手术治疗，最多见单个胰岛素瘤，切除可治愈，但肿瘤定位困难（约 14% 胰岛素瘤为多发性），常需再次手术或胰腺部分切除。术前，二氮嗪和奥曲肽可用于抑制胰岛素分泌。有胰岛素分泌的胰岛细胞癌患者一般预后差。

3. 由于摄入果糖、半乳糖或亮氨酸激发的低血糖症，治疗方法是限制或阻止这些物质的摄入。

4. 发生在胃肠道术后或特发性餐后低血糖需要多次、少量高蛋白、低碳水化合物饮食。

5. 内分泌疾病。对抗胰岛素的内分泌激素不足见于垂体前叶功能减退症、肾上腺皮质功能减退、甲状腺功能减低等要分别处理原发病。

十二、最新进展

（一）基础胰岛素替代方案

1. 低血糖的危害是胰岛素治疗的一大障碍，在糖尿病治疗过程中，低血糖作为一种严重的临床事件往往被低估。在所有低血糖事件中，一半都是在糖尿病患者睡眠中发生的，虽然另一半事件在清醒时发生，但其中一半属于未感知性低血糖。而一次严重的医源性低血糖或由此诱发的心血管事件可能会抵消一生维持血糖在正常范围所带来的益处，因此医务工作者必须重视低血糖的防治，特别是无症状性低血糖。

2. 低血糖事件的防治策略。为了避免低血糖发生，建议患者经常监测血糖水平，必要时可进行持续血糖监测，同时加强患者教育，如建议避免餐间零食等。糖尿病患者应选用符合生理性胰岛素分泌模式的基础胰岛素替代方案，即基础胰岛素＋餐前胰岛素。理想的基础胰岛素应该可以模拟正常人的生理性胰岛素分泌，而且作用平稳，可持续 24 h，重复性和可预测性好，低血糖发生率低，1 次/d 皮下注射，使用方便。

3. 从低血糖事件看基础胰岛素来得时的优势，INSIGHT 研究结果显示，来得时＋口服降糖药组与优化口服降糖药组相比，连续 2 次糖化血红蛋白≤6.5% 的患者比例分别为 17.5% 和 10.1%，连续 2 次 HbA1c≤7% 的比例分别为 43.7% 和 27.1%，两组患者低血糖发生率相似。由此可见，与优化口服降糖药治疗方案相比，来得时＋口服降糖药组患者的糖化血红蛋白达标率更高，且不增加低血糖危险。另一项与中性鱼精蛋白锌胰岛素比较的 LEAD 研究，旨在比较来得时（每晚睡前 1 次）＋格列苯脲与中性鱼精蛋白锌胰岛素（每晚睡前 1 次）＋格列苯脲的疗效与安全性。中国亚组研究结果显示，两组糖化血红蛋白下降幅度相当，但所有症状性低血糖（包括严重低血糖和夜间低血糖）发生率有显著差异，来得时组在治疗达标的同时，还可以更好地兼顾安全性。

最新美国糖尿病协会指南建议：应尽早启用基础胰岛素治疗，低血糖反应是胰岛素治疗的一大障碍，尤其是 2 型糖尿病患者，选择符合生理性胰岛素分泌模式的基础胰岛素是减少低血糖危险的关键环节。来得时作为理想的基础胰岛素，不论与口服降糖药还是速效胰岛素联用，达标率均很高，而且低血糖发生危险低，是糖尿病胰岛素治疗的理想选择。此外，来得时具有良好的安全性，临床医师可通过积极的剂量调整使患者血糖尽快安全达标。

（二）血糖监测的最新进展

目前全球关于血糖监测的最新进展，也是关于监测血糖的最新信息。采用电化学的方法测血糖已成为血糖监测的主导，尽管尚有不便之处，但临床上仍广泛使用。什么样的监测更理想，科学家们正在强力推进，各种新的监测装置也在研发中，今就新的进展予以搜索，并进行相应的比较，为完美的监测系统提供更准确的信息。

1. 近红外光谱法血糖监测。近红外光谱是采用近红外光谱无创实时测定血糖的方法。主要透过法或扩散反射法技术，并对测得的数据使用统计分析法，对血液成分进行定量分析，确定血糖值的水平。在这种测定法中，使用什么波长是至关重要的，另外光源和检测机件的结合也十分关键的。因为红外线在水中时会被大量吸收，所以透过性不好，但是在靠近可见光的那段范围内，其透过性则很好，这个波段叫作 SWNIR 域，也称为"光之窗"。这种近红外分光装置的特点是不需要使用分类亮度计，可利用于涉及溴钨灯，但也有使用半导体激光或固体激光的。最近更利用各种调谐激光器发光二极管，也是近红外线的重要光源，但成功光源目前还是溴钨灯。光源把玻璃光纤照射手指尖，将透过光导入硅陈列传感器来测定。关键在于目前关于波长开发在国际上正在研究。

2. 葡萄糖手表（糖表）。以一种手表略大的监测仪，采用无创的办法，测定组织液的血糖值。主要通过表背面一渗透填片接触皮肤再由糖表测定血糖值，每 10 min 自动显示一次糖量，血糖过高过低均会自动发出警告声。经实验证明准确性不如袖珍血糖仪，反应迟钝，尚在临床推广困难，只做袖珍的补充。但是已经是一种进步：①可连续测定为动态开路；②可显示血糖波动曲线和趋势；③为无创。因目前尚需改进，在美国已用于 7～17 岁青少年患者。目前多种人工智能在糖尿病管理和预防低血糖发生的监测上有一定的进展，国内发展和应用相对较少。

（三）动态血糖监测系统

近年已用于临床，可以全天候跟踪监测观察，这是人类第一次了解到血糖变化的趋势。动态血糖监测系统是血糖检测领域的一个新突破，连续 72 h 动态监测无痛苦，不影响工作与生活，目前以雷兰为主。目前国内多用于新生儿血糖监测，避免发生低血糖。

（四）人工胰岛（闭环）

由美国梅特罗尼克研制（美国医疗技术公司），可自动监测和自动注射胰岛素。

（五）胰岛素自身免疫综合征

是一种罕见导致低血糖的疾病之一，主要表现为反复发作的低血糖，血中胰岛素、胰岛素抗体水平升高，常合并其他自身免疫性疾病，发病前多有服用特殊药物史。截至目前，全球报道胰岛素自身免疫综合征病例 400 余例，以日本发病率最高。目前胰岛素自身免疫综合征的遗传易感性已被证实，研究表明，胰岛素自身免疫综合征与人白细胞抗原相关，主要是 HLA-DR4/DQ3，其遗传易感基因在不同种族有所不同。目前关于其遗传易感性的研究在日本更多，在日本，胰岛素自身免疫综合征与 HLA-DR4/DQ3 高度相关，其中携带 DRB1 * 0406 基因的人群有更高发生胰岛素自身免疫综合征的风险。胰岛素自身免疫综合征的发病被广泛认为在遗传易感基因的背景下，与自身免疫缺陷、使用含巯基药物致使机体产生胰岛素自身抗体相关。在辅助检查方面，血浆胰岛素抗体浓度明显升高，以发作性低血糖时最明显；免疫活性胰岛素水平显著升高是该病最显著的特征，常＞1 000 mU/L；C 肽水平也显著升高，但远低于胰岛素浓度，呈胰岛素与 C 肽分离现象；口服葡萄糖耐量试验可有糖耐量减低；病理组织学可见胰岛肥大增生。胰岛素自身免疫综合征的最终治疗目的是消除胰岛素抗体，减少内源性胰岛素与胰岛素抗体的结合。胰岛素自身免疫综合征的预后较好，大多数患者治疗 1～3 个月内可好转。因药物诱发的胰岛素自身免疫综合征，约 80% 患者可于停用相关药物后 3 个月内不再出现低血糖症状，但再次使用该药可复发，应停用。日本多数患者停药或经饮食治疗后可好转，国内患者多数需要使用激素控制，这可能与目前对该病认识不足及患者病情严重程度不同相关。

詹红　叶子　于宝国　张在其

第四节 垂体危象

一、基本概念

(一) 腺垂体功能减退

即垂体前叶功能减退,指各种病因损伤下丘脑、下丘脑-垂体通路、垂体而引起的一种或多种垂体激素分泌不足而继发性腺、甲状腺、肾上腺皮质功能低下的一类疾病。临床上较常见,病因和临床表现多种多样,可长期延误诊断,但补充所缺乏的激素后症状可迅速缓解。成人腺垂体减退症又称西蒙病,生育后妇女因产后腺垂体缺血性坏死所致者称为席汉综合征,儿童期发生腺垂体功能减退可因生长发育障碍而导致垂体性矮小症。

(二) 垂体危象

是指在原有垂体前叶功能减退的基础上,因腺垂体部分或多种激素分泌不足,如糖皮质激素和(或)甲状腺激素缺乏,使机体应激能力下降,在遇到感染、呕吐、腹泻、脱水、寒冷、饥饿等应激情况下,或因垂体严重功能减退自发地发生休克、昏迷和代谢紊乱的危急征象,又称垂体前叶功能减退危象。应用安眠药或麻醉剂及垂体卒中等诱因作用下也可诱发危象。若不及时诊断及治疗,常迅速危及生命。

(三) 垂体卒中

垂体肿瘤突发瘤内出血、梗死、坏死,致瘤体膨大,引起的急性神经内分泌病变称垂体卒中,是垂体危象的病因之一,在临床上也并非少见,垂体卒中多见于垂体大腺瘤,但并非所有的垂体卒中均会导致垂体危象。

二、常见病因

(一) 垂体危象

常见的垂体前叶功能减退的病因可分两大主要原因,由垂体本身病变引起者称原发性腺垂体功能减退,由下丘脑以上神经病变或垂体门脉系统障碍引起者称继发性腺垂体功能减退。常见病因可归纳如下 (表 1-5-1)。

表 1-5-1 垂体前叶功能减退的常见病因

	原发性	继发性
病因	垂体肿瘤治疗后 垂体手术 放射治疗 垂体肿瘤 无功能性腺瘤 功能性腺瘤 垂体转移性肿瘤 垂体梗死	肿瘤 颅咽管瘤 脑膜瘤 神经胶质瘤 松果体瘤 转移瘤 放疗/化疗 发育异常

续表

原发性	继发性
产后坏死（席汉综合征） 化疗 肉芽肿 结节病 结核病 梅毒 组织细胞病 X 自身免疫	下丘脑生长激素释放因子缺乏 下丘脑促性腺素释放激素缺乏 卡尔曼综合征 脑性共济失调与视网膜色素沉着 外伤 伴垂体柄损伤的颅外伤 肉芽肿 同原发性

（病因行在左侧表头跨行）

1. 原发性。

（1）垂体肿瘤：①鞍内肿瘤；②鞍旁肿瘤。

（2）缺血性坏死：①产后；②糖尿病；③其他如颞动脉炎、动脉粥样硬化等。

（3）感染：脑膜炎、脑炎、流行性出血热、结核、梅毒螺旋体、真菌等。

（4）医源性：①手术切除，如垂体瘤术后等；②放射治疗，如垂体瘤、鼻咽癌等放射治疗。

（5）垂体卒中：多见于垂体瘤内出血、梗死、坏死所致。

（6）垂体浸润：血色病、组织细胞增生症中汉-许-克病等肉芽肿。

（7）先天遗传性：如卡尔曼综合征、弗勒赫利希综合征、普拉德-威利综合征等。

（8）其他：海绵窦血栓、颈内动脉血管瘤、空泡蝶鞍、自身免疫性病变。

2. 继发性。

（1）垂体柄破坏：①创伤、手术；②肿瘤及血管瘤。

（2）下丘脑及中枢神经疾患：①肿瘤，如原发性及转移性淋巴瘤、白血病等；②炎症，如关节病等。

（3）浸润：如淋巴瘤、白血病。

（4）肉芽肿：如结节病等。

（5）营养不良：如饥饿、神经性厌食等。

（6）外源激素抑制：如长期使用糖皮质激素治疗。

（7）其他：病因不明、遗传性等。

（二）垂体卒中

广义的垂体卒中包括带瘤垂体及非瘤垂体的梗死、坏死或出血，狭义的垂体卒中是指垂体梗死、坏死或出血。其病因主要为：

1. 垂体腺瘤性垂体卒中。垂体瘤是最常见的原因。垂体腺瘤可以自发出现垂体卒中。某些诱因包括外伤、脑脊液压力变化（腰穿、咳嗽、潜水等）、动脉血压的变化（血管造影及情绪激动）、雌激素水平的升高、应用抗凝剂、溴隐亭治疗、垂体腺瘤的放射治疗及垂体功能试验均可诱发垂体卒中。

2. 非垂体腺瘤性垂体卒中。非垂体腺瘤性垂体卒中的原因很多，产时或产后大出血、糖尿病、动脉硬化、高血压病、结核、甲状旁腺功能减退、破伤风、心力衰竭、急性溶血反应、脑膜炎、颞动脉炎、颅内高压等均可引起。

三、发病机制

垂体位于鞍膈下方，由垂体囊包裹，分腺垂体和神经垂体两部分。前叶腺垂体是重要的内分泌器官；神经垂体是下丘脑的直接延伸。

腺垂体是脑基底部靠近视丘下部的樱桃状的一个器官，是体内最重要的内分泌腺。分泌的多种激素可以刺激视丘下部激素的分泌。已知腺垂体分泌的激素有 7 种：生长激素、催乳素、促黑素、促甲状腺激素、促肾上腺皮质激素、β-促脂素及促性腺激素。促甲状腺激素作用在甲状腺，促肾上腺皮质激素作用在肾上腺皮质，促性腺激素作用在男、女性腺（睾丸和卵巢）。促性腺激素包括促卵泡激素和促黄体生成素。神经垂体储存并释放两种激素即精氨酸血管升压素或称抗利尿激素与催产素。

部分性垂体功能减退症较全部垂体功能减退症为多见。分泌的受累次序一般先是黄体生成素、生长激素，而后为促卵泡激素、促肾上腺皮质激素、促甲状腺激素，最后是精氨酸血管升压素。催乳素分泌缺乏较少见，但分娩后垂体坏死除外。高泌乳素血症可能源于肿瘤（如泌乳素腺瘤），但更多见的是由于下丘脑的功能异常，使正常腺垂体分泌催乳素增加。在有下丘脑病变的患者，尿崩症也是较常发生的，当下丘脑-垂体病变足以损害促肾上腺皮质激素分泌时，尿崩的多尿症状可以缓解而被隐匿。

未经治疗的垂体前叶功能减退对于各种应激是很敏感的，如感染、手术、麻醉、酒精中毒等，这些应激容易使机体发生垂体危象，严重者可危及生命。

四、临床特征

（一）腺垂体功能减退及并发症

1. 临床综合征。据估计，约 50％以上的腺垂体组织遭破坏时有症状，75％破坏时较明显，95％左右破坏时症状常严重。一般而论，促性腺激素及催乳素的分泌受累常最早出现且较严重；促甲状腺激素受累次之；促肾上腺皮质激素缺乏更次之。垂体细胞的累及可以是单一的，但多数是复合性的，形成临床上复杂的症状群。

（1）卵泡刺激素、黄体生成素和催乳素分泌不足症状群：产后无乳、乳房萎缩，长期闭经不育为本症特征。毛发常脱落，尤以腋毛、阴毛为明显，眉毛也可脱去，成年男子胡须稀少，常诉阳痿，男女性欲均减退甚至消失，如发生在青春期前可有第二性征发育不全，检查呈生殖器萎缩，男子睾丸松软缩小，肌力减弱，女子宫体缩小，会阴部和阴道黏膜萎缩，常伴阴道炎。

（2）促甲状腺激素分泌不足症状群：甲状腺继发性功能减退，但通常无甲状腺肿。患者常诉畏寒，趋向肥胖，皮肤干而粗，较苍白，少汗，少弹性。重病例可呈黏液性水肿、食欲不振、易患便秘、精神淡漠、抑郁，有时精神失常，有幻觉、妄想、木僵，甚而躁狂，心率缓慢、心电图示低电压、T 波平坦或倒置等。

（3）促肾上腺皮质激素分泌不足症状群：可继发肾上腺皮质功能减退，常有极度疲乏，体力孱弱，有厌食、恶心、呕吐，体重大减，抵抗力低，脉搏细弱，血压偏低。重病患者有低血糖症发作，对胰岛素非常敏感。肤色浅淡，由于促肾上腺皮质激素 β-促脂素中黑色素细胞刺激素减少所致，故与原发性肾上腺皮质功能减退症中肤色变黑相反。

（4）生长激素分泌不足症状群：成人中一般无特殊症状，部分患者可有肌肉减少、乏力、腹型肥胖、易疲劳、注意力及记忆力衰退等表现，在儿童中则生长激素分泌不足可引起生长障碍。

（5）垂体内或其附近肿瘤压迫症状群：最常见者为头痛及视神经交叉受损引起偏盲甚而失明等。X 线片示蝶鞍扩大，床突被侵蚀与钙化点等病变，有时有颅内压增高征群，不少垂体瘤或垂体柄受损，门脉被阻断时由于多巴胺作用减弱，催乳素分泌增多，呈乳溢。

2. 腺垂体功能减退并发症。有继发性肾上腺皮质功能减退者及混合性病例可发生下列并发症：

（1）感染。

（2）垂体危象及昏迷：各种应激如感染、腹泻、呕吐、失水、饥饿、寒冷、手术、外伤及使用各种镇静、安眠剂、降血糖药等均可诱发垂体危象。症状可呈：①高热型（＞40℃）；②低温型（＜30℃）；③低血糖型；④低血压、循环衰竭型；⑤水中毒型；⑥混合型。各型可伴有相应的临床症状，主要表现为消化系统、循环系统和神经系统方面的症状，如精神失常、谵妄、高热、低温、恶心、呕吐、低血糖症、昏迷等症状群。

（二）垂体危象临床特征

1. 垂体前叶功能减退的临床特征与下列因素有关。①腺垂体破坏的程度；②受累激素的种类；③相应靶腺萎缩程度；④原发疾病。

2. 因缺乏的垂体激素不同，症状和体征也不相同。患者可以是单纯糖皮质激素缺乏或甲状腺激素缺乏，也可二者同时出现。主要表现为胃肠道、心血管及中枢神经系统等多系统症状。通常发病较为隐匿，在机体应激时病情恶化，可以发生在应激后数小时至数天不等。

（1）消化系统：糖皮质激素缺乏可以导致胃酸分泌减少、吸收不良及电解质失衡，患者可在原有的厌食、腹胀、腹泻的基础上，发展为恶心、呕吐，甚至不能进食。甲状腺激素缺乏可加重上述症状，同时降低患者对外界刺激的反应性，加重病情。

（2）循环系统：糖皮质激素和（或）甲状腺激素缺乏，可使水钠大量丢失，出现严重低钠血症，血容量降低，表现为脉搏细弱、皮肤干冷、心率过快或过缓、血压过低、直立性低血压、虚脱，甚至休克。低血糖患者可表现为无力、出汗、视物不清或复视、低血糖性昏迷。

（3）精神神经系统：患者可出现精神萎靡、烦躁不安、嗜睡、意识不清或谵妄、昏迷，有些患者可因表现为精神错乱而被误诊为精神病。单纯糖皮质激素缺乏的患者因感染可表现为高热，而合并甲状腺激素缺乏的患者表现为低体温。

（4）呼吸系统：合并甲状腺激素缺乏的患者可因黏液性水肿出现阻塞性呼吸困难，严重时可出现限制性通气障碍，导致呼吸衰竭。

（5）其他表现：①中枢神经系统抑制药可诱发昏迷。一般剂量的镇静剂和麻醉药即可使患者陷入长时期的昏睡乃至昏迷。②低温性昏迷多因冬季寒冷诱发，特征为体温过低及昏迷。③因本病原有排水障碍，进水过多可引起水中毒，出现水中毒性昏迷，主要表现为水潴留、低血钠及红细胞比容降低。④表现为垂体卒中，见下文。

（三）垂体危象的类型

由于垂体前叶功能减退症对于各种应激因素的反应能力低下，故感染、腹泻、呕吐、脱水、饥饿、创伤、手术、麻醉、寒冷及安眠、镇静剂等均可诱使原有症状加重而出现危象，垂体危象的临床表现有以下几种类型。

1. 低血糖型。最为常见，可为自发性的，由于进食减少或不进食引起，合并感染时容易发生。也可因采用高糖饮食或注射大量葡萄糖后，引起内源性胰岛素分泌而导致低血糖。患者可呈软弱无力、头晕目眩、心慌、出汗、面色苍白，或头痛、恶心、呕吐，也可烦躁不安或意识迟钝，瞳孔对光反射存在，膝反射消失，巴宾斯基征阳性，可有肌张力增强或痉挛、抽搐，严重时陷入昏迷。血糖测定可低至 2.75 mmol/L 以下。有时血糖并不过低，在 3.33 mmol/L 左右，即发生症状。有垂体功能减退病史，检测血糖过低可以确诊。该类患者由于氢化可的松不足，升糖和拮抗胰岛素的作用均缺失，肝糖原储备少，胰岛素敏感性增加，如果同时合并甲状腺功能不足，极易出现低血糖，而且不易纠正。

2. 休克型。常因感染诱发昏迷，表现为高热、血压过低，甚至昏迷和休克。本病患者由于多种激素缺乏，主要是缺乏皮质醇，机体抵抗力差，容易发生感染。在并发感染发生高热时，则较正常人易于发生意识不清甚至昏迷。

3. 失钠型。各种原因如胃肠功能紊乱、手术、感染引起钠丧失，可促发如同原发性肾上腺皮质功能减退症中的危象。此型危象昏迷伴周围循环衰竭。患者在开始应用糖皮质激素的最初几天内发生钠的丧失，可能是由于肾小球滤过率原来很低，经治疗后被提高之故。此外，在单独应用甲状腺制剂，尤其是大量应用时，由于代谢率增加，机体对糖皮质激素的需要量增加，其缺乏更加严重。另一方面，甲状腺制剂于甲状腺功能减退者，有促进溶质排泄作用，从而引起机体失水、失钠。

4. 水中毒型。由于缺乏皮质醇，机体对水负荷的利尿反应减退，在进水过多时，水分不能及时排出，可发生水潴留，使细胞外液稀释而造成低渗状态，于是水进入细胞内，引起细胞内水分过多，细胞代谢及功能发生障碍。神经细胞内水分过多，可引起一系列神经系统症状，如软弱无力、嗜睡、食欲减退、恶心呕吐、精神紊乱、抽搐等，进而出现昏迷。此型昏迷与失盐后的危象不同，患者无失水征，反而可有水肿，体重增加，如不伴有明显失钠，循环可保持正常。红细胞比积降低，血钠浓度降低，血钾正常或降低，一般无酸中毒或氮质血症。

5. 低体温型。由于甲状腺功能减退，甲状腺激素的缺失对低温不能耐受或不能保证正常的体温。多见于暴露在寒冷时可诱发昏迷，或使已经发生的昏迷更加延长。患者体温甚低，可低达30℃左右，皮肤干冷，面色苍白，脉搏细弱。

6. 垂体切除术后昏迷。因垂体肿瘤、转移性乳腺癌而做垂体切除治疗后，患者可发生昏迷。手术前已有垂体前叶功能减退者更易发生，是由于不能耐受手术所致的严重刺激，或是由于手术前后水和电解质紊乱。患者手术后意识多不能恢复，呈嗜睡、昏睡状态，可持续数天至数周。脉率偏低，体温可低可高或正常，血钠、血糖正常或偏低。因此，对围手术期的垂体手术患者，建议进行适当的激素补充和替代，以预防手术中和手术后垂体危象的发生。

7. 垂体卒中（垂体内急性出血）。由于垂体瘤内急性出血所致，下丘脑及其他生命中枢被压迫，起病急骤，表现为头痛、眩晕、呕吐、视力下降、失明，甚至休克、昏迷。

8. 镇静与麻醉剂所致昏迷。本病患者对镇静剂、麻醉剂甚为敏感，有时常规剂量即可致昏睡或昏迷。而且持续时间延长。

（四）垂体卒中临床表现

1. 垂体卒中主要临床表现。①突然发生颅内压增高的症状。②常有蝶鞍邻近组织压迫的症状，如向上压迫视觉通路、间脑和中脑，引起视力下降、视野缺损及生命体征改变；向下压迫丘脑引起血压、体温、呼吸及心律失常；压迫侧面进入海绵窦引起眼外肌麻痹、三叉神经症状及静脉回流障碍。③下丘脑-垂体功能减退的症状。尚有不少垂体卒中患者缺乏原有垂体腺瘤的症状，因此遇到原因不明的突发颅内压增高，尤其伴视力障碍、眼肌麻痹等压迫症状者，应警惕垂体卒中。

2. 垂体腺瘤性垂体卒中。

（1）病理变化：垂体卒中的主要病理变化为瘤内水肿、坏死、出血，严重者可引起急性蝶鞍扩大，垂体前叶功能减退，同时出现脑膜刺激症状和鞍周结构受压症状（如视野缺损、眼球运动神经麻痹等）。有些患者可以表现为没有临床症状，称为沉寂性垂体卒中。

（2）垂体卒中可以是垂体腺瘤的首发表现：①大多数患者最先出现的症状为剧烈头痛，多伴有恶心、呕吐。头痛的产生可能与脑膜刺激、蝶鞍侧壁脑膜受牵拉有关。②若有出血，使血肿压迫下丘脑，可使体温调节、呼吸、血压、心律出现异常。③增大的垂体还可向上压迫中脑和脑干，患者出现意识障碍，表现为嗜睡、昏睡或昏迷。④另外还有部分患者可以有发热，可能为血液或坏死组织进入蛛网膜下腔所致。⑤视觉异常和视神经受累：约一半以上的患者出现，表现为视力下降和视野缺损，重者全盲，极少数患者可表现为嗅觉丧失。⑥垂体卒中可加重原有的垂体前叶功能减退。文献报道，约70%的患者出现急性肾上腺皮质功能减退，甚至垂体危象；80%出现生长激素缺乏；40%出现甲状腺功能减退；几乎所有的患者均出现性腺功能减退。⑦垂体后叶常常受累，但是出现一过性尿崩症的患者仅有 4%，出现永久性尿崩症者约占 2%，极少数患者出现抗利尿激素异常分泌综合征。

3. 非垂体腺瘤性垂体卒中。以垂体前叶功能减退为主要表现。包括肾上腺皮质功能减退、甲状腺功能减退、性腺功能减退、生长激素缺乏等临床症状。

五、辅助检查

（一）腺垂体功能不足

1. 直接证据。腺垂体激素测定促卵泡激素、黄体生成素、促甲状腺激素、促肾上腺皮质激素、催乳素及生长激素血浆水平低于正常低限，但因垂体促激素多呈脉冲样分泌，故宜相隔 15～20 min 连续抽取等量抗凝血液 3 次，等量相混后送检测，常需做兴奋试验方能了解垂体贮备功能，并可鉴别垂体功能减退系垂体性抑或下丘脑性。

（1）促甲状腺激素和催乳素贮备功能：可用促甲状腺激素释放激素或甲氧氯普胺兴奋试验刺激下丘脑-垂体分泌。静脉快速注射促甲状腺激素释放激素 100～200 μg 或甲氧氯普胺 10 mg 后，正常时 15～30 min 后促甲状腺激素或催乳素达高峰，其增加为基值的 3～5 倍以上，而垂体功能减退者常无增加，或仅为基础值的 1～2 倍，延迟至 60 或 90 min 上升者提示病变可能由于下丘脑病所致。

（2）促卵泡激素、黄体生成素的贮备功能：可用促黄体素释放激素兴奋试验，静脉注射 100 μg 促黄体素释放激素后 15～30 min，血浆黄体生成素升高 3～5 倍于基础值者提示正常，无升高者提示腺垂体病，连续促黄体素释放激素刺激 3 d 后延迟上升者可能为下丘脑病。

2. 间接证据。

靶腺激素测定。①甲状腺功能试验：如血清甲状腺素（TT_4 或 FT_4）、三碘甲状腺原氨酸（TT_3 或 FT_3）低于正常，且放射免疫法促甲状腺激素结果低于正常者，可诊断为垂体性促甲状腺激素分泌不足；促甲状腺激素增高者为原发性甲状腺疾病所致。②肾上腺皮质功能试验：常用者有 24 h 尿 17-羟类固醇、皮质醇及尿游离皮质醇测定，结果均低于正常，再经促肾上腺皮质激素兴奋试验，皮质醇不能升高者为肾上腺皮质本身疾病，延迟上升者为垂体性促肾上腺皮质激素贮备功能不足。进行促肾上腺皮质激素试验时须注意肾上腺皮质功能减退可能加剧，导致不良反应，可在使用地塞米松 0.75 mg/d 保护下进行。③性功能试验：阴道涂片、基础体温和精液检查等方法可反映卵巢和睾丸的分泌功能。男、女性激素均可用放射免疫法进行测定，但其正常低限常与功能低下者重叠，且女性激素尚有周期性波动，在有月经的妇女，尚须参考不同周期，如卵泡期、排卵期等的结果，进行综合分析，尚须辅以前述下丘脑-垂体功能动态试验，以明确性功能异常系原发性或继发性。

（二）垂体危象辅助检查

1. 血液常规及血生化测定。

（1）伴有严重感染的患者白细胞总数和中性粒细胞数明显升高。

（2）严重的低钠血症最为常见，血钠通常低于 120 mmol/L，并可出现高钾血症。

（3）合并甲状腺功能减退的患者可出现贫血，表现为红系或三系均减低。

（4）同时伴有进食减少或腹泻，可出现低钾血症。

（5）患者空腹血糖降低，二氧化碳结合力降低。

2. 激素水平检测。

（1）血促肾上腺皮质激素、皮质醇、24 h 尿游离皮质醇、促甲状腺激素、T_3、T_4、FT_3、FT_4、促卵泡激素、促黄体生成素、雌二醇、睾酮均降低。

（2）基础状态的生长激素水平不能够反映生长激素缺乏患者的真实情况，应当做生长激素兴奋试验。

（3）合并肾上腺轴和甲状腺轴功能减退的患者，应当在充分替代治疗后，再做生长激素水平的评价。在做生长激素兴奋试验时，应当选择左旋多巴、精氨酸或可乐定试验，而避免使用低血糖兴奋试验，避免诱发垂体危象。

3. 鞍区的影像学检查。

（1）MRI 薄层扫描：通常作为首选的影像学检查。对于鞍区结构异常的阳性检出率最高。根据病因不同，可以表现为下丘脑及垂体的占位病变、弥散性病变、囊性变或空泡蝶鞍。

（2）CT 增强扫描：无条件或不能够做 MRI 检查的患者可以选择鞍区 CT 扫描。与 MRI 相比，其阳性检出率不高。但是对于有鞍底骨质破坏的患者及垂体卒中急性期的患者，CT 比 MRI 有价值。

（3）X 线平扫及断层：可以表现为蝶鞍扩大、鞍底骨质破坏等，现在已经被 CT 及 MRI 逐步取代。

（三）垂体卒中辅助检查

1. 实验室检查。垂体卒中的内分泌异常主要表现为垂体前叶功能减退。

2. 常见特点。

（1）生长激素缺乏及催乳素升高。由于这两种激素异常在成人的临床表现不明显，常常不需要紧急治疗。

（2）临床常见的功能减退症状依发生率自高至低依次为性腺功能减退、甲状腺功能减退及肾上腺皮质功能减退。

3. 影像学检查。

（1）腺瘤性垂体卒中的头颅 X 线片主要表现为蝶鞍扩大、鞍底变薄、破坏、鞍底骨折。

（2）垂体腺瘤卒中的急性期，CT 显示出清晰的高密度圆形病灶，数天后病灶的密度逐渐降低。CT 还可显示出血量、是否破入蛛网膜下腔及垂体周围组织结构受累的情况。

（3）MRI 不能显示急性出血，故不作为急诊首选。随着红细胞的破坏，脱氧血红蛋白转变为高铁血红蛋白，它可使 T_1 和 T_2 加权图像的信号增强，所以血肿信号密度随着时间的推移而逐渐增加。通常，<7 d 的血肿 T_1、T_2 加权信号为低或等信号病灶；7～14 d 血肿边缘信号密度增加，但血肿中心区域仍然为低信号；14 d 后整个血肿在 T_1、T_2 加权图像上均为高信号区。

（4）产后大出血导致垂体卒中的特点：垂体缺血、坏死，在影像学上表现为垂体缩小或空泡蝶鞍。

六、诊断思路

（一）基本检查

根据病史、症状、体征及垂体与靶腺的激素测定，并选择适当的功能试验，可确定本病的诊断。

（二）实验室及其他检查

1. 周围腺体功能。

（1）肾上腺皮质功能：①24 h 尿 17-酮类固醇、尿 17-羟类固醇及尿游离皮质醇均低于正常值。②促肾上腺皮质激素兴奋试验促肾上腺皮质激素 25 U 溶于 5％葡萄糖氯化钠注射液 500 mL 静脉滴注，维持 8 h，本病患者呈延迟反应，即需连续静脉滴注 2～3 d 后，尿 17-酮类固醇与尿 17-羟类固醇才逐渐升高。

（2）甲状腺功能：①血清 T_3、T_4 及甲状腺摄^{131} I 率低于正常。②促甲状腺激素兴奋试验，促甲状腺激素 10 U 肌内注射，1 次/d，共 3 d。本病患者甲状腺摄^{131} I 率及血清 T_3、T_4 可有增高，但不如正常人显著，呈延迟反应。

（3）性腺功能：男性血清睾酮、尿 17-酮类固醇，女性血清雌二醇与尿雌激素（雌酮、雌二醇、雌三醇）水平低下。阴道细胞学涂片检查显示雌激素活性减退。

2. 垂体前叶功能。

（1）血清促甲状腺激素、黄体生成素、促卵泡激素、促肾上腺皮质激素及生长激素可低于正常值。

（2）促肾上腺皮质激素分泌试验：①甲吡酮试验：甲吡酮为11β-羟化酶抑制剂，可阻断皮质醇的合成与分泌，反馈性刺激垂体前叶分泌促肾上腺皮质激素。甲吡酮 750 mg，每 4 h 1 次，垂体前叶功能减退时，血浆促肾上腺皮质激素不升高。②胰岛素低血糖兴奋试验，胰岛素导致的低血糖可刺激垂体前叶分泌促肾上腺皮质激素、生长激素与催乳素。静脉注射胰岛素 0.1 U/kg，30 min 后抽血查促肾上腺皮质激素。正常人促肾上腺皮质激素应＞200 pmol/L，平均为 300 pmol/L；本症的促肾上腺皮质激素呈低下反应或缺乏。本试验有一定危险性，一般慎用。

（3）生长激素分泌试验：①胰岛素低血糖兴奋试验，正常反应峰值出现于静脉注射胰岛素后 30～60 min，为（35±20）μg/L；垂体病变时反应减低或无反应。②左旋多巴兴奋试验，口服左旋多巴 0.5 g，服药后 60～120 min，血生长激素应＞7 μg/L。③精氨酸兴奋试验，5％精氨酸 500 mL 静脉滴注。正常生长激素峰值见于滴注后 60 min，可达基础值的 3 倍；本病反应低下或缺乏。④高血糖素试验：1 mg 肌内注射。正常人在 2～3 h 峰值，＞7 μg/L 本病多无明显反应。

（4）催乳素分泌试验：①促甲状腺激素释放激素兴奋试验，静脉注射促甲状腺激素释放激素 500 μg 后 15 min，血催乳素出现高峰，男性可增高 3～5 倍，女性可增高 6～20 倍。垂体前叶功能低下时，其基础值低，兴奋后也不能上升。②甲氧氯普胺试验，口服甲氧氯普胺 10 mg，结果判断同促甲状腺激素释放激素兴奋试验。③胰岛素低血糖兴奋试验，正常血催乳素于静脉注射胰岛素 1 h 后达高峰，最高可至（40～50 ng/mL），女性更高；本病基础值低，且反应差。

（5）促性腺激素分泌试验：静脉注射促黄体激素释放激素 100 μg 后 15～30 min，黄体生成素与促卵泡激素峰值在女性为基础值的 3 倍以上，男性为 2 倍左右。无反应或低反应提示为垂体前叶功能减退；峰值出现于 60～90 min 为延迟反应，提示为下丘脑病变。

（6）促甲状腺激素分泌试验：静脉注射促甲状腺激素释放激素 500 ng 后 30 min，血促甲状腺激素出现峰值为 10～30 m U/L；垂体病变时无反应。

3. 其他。

（1）糖代谢：空腹血糖常偏低。糖耐量试验多为低平曲线。

（2）电解质代谢。血钠偏低，血氯也可偏低，血钾多正常。

（3）水代谢。水负荷试验阳性，并可用可的松纠正。方法为晨起排尿后，饮水 20 mL/kg，饮水后每 20 min 排尿 1 次，共 8 次。如每分钟尿量＜10 mL，则第 2 天重复做水负荷试验，但于试验前 4 h 及 2 h 各服可的松 50 mg，如果服用可的松后尿量增加至 10 mL/min 以上即为阳性，提示肾上腺皮质功能不足。

（4）脂代谢。空腹游离脂肪酸低于正常，血胆固醇一般正常或偏高。

（5）颅脑 CT 或蝶鞍 X 线照片可显示下丘脑-垂体有关器质性病变、蝶鞍大小与骨质破坏情况。MRI 检查也有较大诊断意义。

七、临床诊断

诊断本病应力求查明病因。根据临床表现结合实验室资料和影像学发现，一般可做出诊断。

（一）腺垂体功能减退诊断和鉴别诊断

本病诊断须根据病史、症状、体征，结合实验室检验和影像学发现。须除下列疾病外：

1. 周围靶腺疾病，尤其是多发性靶腺功能减退。

2. 类似本症的全身性疾病，如神经性厌食、营养不良等慢性消耗性疾病，也可能引起腺垂体功能减退。在神经厌食中，精神症状和恶病质表现较突出，而阴毛、腋毛如常人，均为有用的鉴别要点。

（二）垂体危象

1. 对于有垂体前叶功能减退病史的患者，如同时存在感染、创伤、呕吐、腹泻、脱水、饥饿及寒冷等诱因，患者病情加重并出现休克、昏迷表现，诊断不难。

2. 对于既往病史不清的患者，若有下述急症症状，如临床表现不重，而出现严重的循环衰竭、低血糖、淡漠、昏迷、难以纠正的低钠血症、高热及呼吸衰竭，应当考虑垂体危象。

（三）垂体卒中

1. 垂体腺瘤患者出现剧烈的头痛、呕吐，应考虑垂体卒中。

2. 若同时有视力减退、视野缺损及眼运动功能障碍，更应高度怀疑垂体卒中。此时，应立即做CT检查，明确诊断。

八、鉴别诊断

（一）垂体危象应与内科急症如感染性休克、神经科急症相鉴别

1. 垂体前叶功能减退需与原发性性腺、甲状腺、肾上腺皮质功能减退、精神性厌食和营养不良等疾病相鉴别。根据病史、症状、体征，结合化验资料和影像学相鉴别。

（1）原发性慢性肾上腺皮质功能减退：又称 Addison 病。因双侧肾上腺皮质破坏，糖皮质激素和盐皮质激素分泌缺乏引起。主要原因是肾上腺皮质萎缩（与自体免疫有关）和肾上腺结核，其他如双侧肾上腺切除、真菌感染、白血病细胞浸润和肿瘤转移等引起者少见，多见于成年人。起病缓慢，早期表现易疲倦、乏力、记忆力减退，逐渐出现皮肤色素沉着、全身虚弱、消瘦、低血糖、低血压、直立性晕厥、心脏缩小、女性腋毛和阴毛稀少或脱落。在应激（外伤、感染等）时容易产生肾上腺危象。经血生化、肾上腺皮质贮备功能试验，定位检查可明确诊断。治疗上为激素替代治疗及对因治疗。促肾上腺皮质激素试验探查肾上腺皮质贮备功能，具诊断价值，并可鉴别原发性及继发性肾上腺皮质功能不全。有多种不同方法，常用者为静脉滴注促肾上腺皮质激素 25 U，历时 8 h，观察尿 17-羟类固醇和游离皮质醇变化。正常人在兴奋第 1 天较对照日增加 1～2 倍，第 2 天增加 1～2.5 倍。对于病情较严重，疑有肾上腺皮质功能不全者，同时静脉注射地塞米松及促肾上腺皮质激素，在注促肾上腺皮质激素前后测皮质醇，如此在其开始治疗时可同时进行诊断检查。为鉴别原发及继发性肾上腺皮质功能减退，需连续静脉注射促肾上腺皮质激素 3 d，前者尿 17-羟类固醇无明显变化，后者逐天增加。血浆基础促肾上腺皮质激素测定，原发性肾上腺皮质功能减退者明显增高，超过 55 pmol/L，常介于 88～440 pmol/L，正常人低于 18 pmol/L 而继发性肾上腺皮质功能减退者，在皮质醇下降的条件下，促肾上腺皮质激素浓度也甚低。

（2）原发性甲状腺功能减退：最常见类型是自身免疫性疾病，通常发生于桥本甲状腺炎。第二个多见类型是治疗后甲状腺功能减退，尤其因甲状腺功能亢进而行放射性碘和外科治疗。丙硫氧嘧啶、甲巯咪唑和碘过度治疗所致甲状腺功能减退，终止治疗后往往可恢复。轻度甲状腺功能减退常见于老年妇女。①继发性甲状腺功能减退少见，常常由于下丘脑-垂体轴病变影响其他内分泌器官。已知甲状腺功能减退妇女，继发性甲状腺功能减退的线索是闭经（而非月经过多）和在体检时有些体征提示区别。继发性甲状腺功能减退者皮肤和毛发干燥，但不粗糙；皮肤常苍白；舌大不明显；心脏小，心包无渗出浆液积贮；低血压；因为同时伴有肾上腺功能不足和生长激素缺乏，所以常常出现低血糖。②实验室评估：Ⅰ. 继发性甲状腺功能减退者低血促甲状腺激素水平（虽然放射免疫测定促甲状腺激素水平可以正常，但生物活性降低），而原发性甲状腺功能减退，对垂体无反馈抑制，血清促甲状腺激素水平增高。血清促甲状腺激素是诊断原发性甲状腺功能减退最简单和最敏感的指标。原发性甲状

腺功能减退血清胆固醇常增高，而继发性甲状腺功能减退很少如此。其他垂体激素和其相应靶腺激素可以降低。Ⅱ. 促甲状腺激素释放激素兴奋试验（见前甲状腺功能实验室检查）有助于区别继发于垂体功能衰竭和继发于下丘脑衰竭的甲状腺功能减退，后者对促甲状腺激素释放激素反应是促甲状腺激素释放。Ⅲ. 甲状腺功能减退 TT_3 测定值得注意。除了原发性甲状腺功能减退和继发性甲状腺功能减退外，另外一些疾病有血 TT_3 减低特征，包括甲状腺激素结合球蛋白降低，某些药物影响和由于急慢性疾病，饥饿，低碳水化合物摄入的正常甲状腺功能病态综合征。Ⅵ. 较严重甲状腺功能减退患者 T_3 和 T_4 均低。然而许多原发性甲状腺功能减退患者（高血清促甲状腺激素，低血清 T_4）可以有正常循环 T_3，这大概是因为持续兴奋衰竭的甲状腺，导致优先合成和分泌生物学有活性 T_3。

2. 感染性休克。常以严重感染为诱因，合并菌血症或脓毒症，甚至弥散性血管内凝血。有时临床上难以区分，治疗原则相似，可以进行治疗性诊断，待病情平稳后再做病因诊断。

3. 动脉瘤破裂、脑脓肿、脑炎及球后视神经炎等。急性期也与本病临床症状相似。根据患者影像学、血生化检测、脑脊液检测、垂体激素检测，以及对糖皮质激素、甲状腺激素的治疗反应等，不难做出鉴别诊断。

（二）其他

垂体卒中应与蛛网膜下腔出血、细菌性脑膜炎、脑出血、脑梗死、垂体转移性肿瘤、视交叉性卒中、球后视神经炎等鉴别。

九、救治方法

（一）治疗原则

治疗原则包括激素替代疗法、病因治疗及垂体危象治疗。本病病情危重，若不能除外垂体危象，都应尽快予以诊治，则临床治疗效果明显。主要的治疗应取决于垂体功能衰竭的原因，激素缺乏者应做长期激素替代治疗。若为垂体肿瘤导致的垂体前叶功能低下，应根据病情考虑外科手术治疗或放射治疗。

1. 治疗原则为积极补充糖皮质激素，剂量为开始足量，根据病情的缓解程度逐渐减量直至替代剂量。

2. 同时合并甲状腺功能减退，应当在补足糖皮质激素的基础上，由小剂量开始，逐渐增加甲状腺激素的用量，直到生理替代剂量。

3. 严重的甲状腺功能减退，黏液性水肿昏迷的患者，可以静脉补充 T_3（目前国内尚未引进此剂型），或口服（胃管内给药）甲状腺干粉，以降低患者的病死率。

（二）治疗方法

1. 腺垂体功能减退的治疗，积极防治产后大出血及产褥热。垂体瘤手术、放疗中也须注意此症预防。

（1）注意营养与滋补调理：患者宜进高热量、高蛋白与维生素膳食。平时注意生活规律，保持身心健康，尽量预防感染，过度劳累与激动。

（2）内分泌治疗：激素治疗因人而异。下丘脑和垂体激素治疗仅限于生长激素和促肾上腺皮质激素；促黄体素释放激素主要用于下丘脑性功能减退，大多数患者采用靶腺激素替代治疗。①补充糖皮质激素：最为重要，且应先于甲状腺激素的治疗，以防止肾上腺危象的发生。首选药物为氢化可的松，而可的松、泼尼松等制剂均需经肝脏转化为氢化可的松而生效。剂量须视病情而个体化，较重病例可给全量补充，即约 30 mg/d，相当于可的松 37.5 mg，泼尼松 7.5 mg，服法应模仿生理分泌，故每天上午 8 时前服 2/3，下午 2 时服 1/3 较为合理，随病情调节剂量，过量时易致欣快感，失眠等精神症状。如有感染等应激时，应该加大剂量。②补充甲状腺激素：须从小剂量开始，以免增加代谢率而加重肾上腺皮质负担，诱发危象。开始时，甲状腺干粉 15～30 mg 口服，1 次/d；或 T_4 25 μg 或 T_3

5 μg，1 次/d，隔 4～7 d 增加 1 次，每次增加甲状腺干粉 15～30 mg，达维持量时约 60～180 mg/d；T₄ 每次增加 25 μg，达维持量时 100～200 μg/d。剂量较大时可分二三次口服，随时注意反应和心率等，以免过量。③补充性激素：育龄女性，病情较轻者需采用人工月经周期治疗。每晚睡前服炔雌甲醇 5～20 μg，或己烯雌酚 0.5～1 mg 或结合雌激素 0.6～1.25 mg，每晚 1 次，共 20～25 d，继以肌内注射黄体酮 10 mg/d，共 5 d，停药后可出现撤退性出血，如是可维持第二性征和性功能，也可较好调节精神与体力。可用人尿促性素或人绒毛膜促性腺激素以促进生育。如下丘脑病患者还可用促黄体素释放激素（以输液泵作脉冲样给药）和氯米芬，以促进排卵。男性患者须以丙酸睾酮 2 次/周，25～50 mg/次肌内注射，或甲睾酮，10 mg/次，2～3 次/d 口服，或用长效睾酮每 3～4 周肌内注射 200 mg，可改善性功能与性生活，促进蛋白合成，增强体质。也可用人尿促性素，人绒毛膜促性腺激素或促黄体素释放激素以促进生育。④危象处理（见下文）。

（3）病因治疗：包括垂体瘤手术切除、药物或放疗等；对于鞍区占位性病变，首先必须解除压迫及破坏作用，减轻和缓解颅内高压症状。

2. 垂体危象的治疗。

（1）低血糖症：一般先静脉注射 50% 葡萄糖注射液 40～60 mL，继以 10% 葡萄糖注射液 500～1 000 mL，内加氢化可的松 100～300 mg 滴注，但低温性昏迷者氢化可的松用量不宜过大，可用 50～100 mg 静脉滴注。

（2）低温型者：治疗与黏液性水肿昏迷者相似，可将患者放入 24～35℃ 温水中，渐加热水温至38～39℃，当病员体温回升至 35℃ 以上时，擦干保暖，并开始用小剂量甲状腺制剂。但必须注意用甲状腺激素之前（至少同时）加用适量氢化可的松。此外，严禁使用氯丙嗪、巴比妥等中枢抑制剂。

（3）严重低钠血症者：需静脉补含钠液体，但是最关键的措施是补充糖皮质激素。

（4）合并尿崩症者：胃管内给予去氨加压素 100 μg，每 8 h 1 次，服药同时应当根据患者的尿量情况给予补液。

（5）水中毒性昏迷者：水中毒者用口服泼尼松 10～20 mg 或可的松 50～100 mg 或氢化可的松40～80 mg 以后每 6 h 泼尼松 5～10 mg，不能口服者用氢化可的松加入 50% 葡萄糖注射液 40 mL 中缓慢静脉注入。

（6）高温者用各种降温治疗。

（7）补液：如因腹泻，呕吐导致失水与低血容量者，应补充乳酸钠林格注射液、5% 葡萄糖氯化钠注射液，其量视病情而定。

（8）抗感染与抗休克：有感染者，酌情选用抗生素。休克者，适当用升压药物。

（9）禁用或慎用镇静剂与麻醉剂：巴比妥类、吗啡、氯丙嗪等中枢神经抑制剂及各种降糖药物应禁用，以防诱发昏迷。

3. 垂体卒中的治疗。

（1）对症治疗：①垂体卒中一经确诊，必须立即给予大量糖皮质激素，处理同垂体危象，直到病情稳定后才考虑减量。大剂量糖皮质激素有助于改善视力。②应用止血剂以防继续出血。③有颅内压增高的患者应该给予甘露醇降低颅内压。遇严重颅内压增高、视力减退、昏迷、病情进行性恶化者，应手术减压。④有尿崩症或抗利尿激素分泌异常者要检验水盐代谢。⑤有电解质紊乱者应给予相应的治疗。⑥重症患者还应给予抗生素。⑦仅有轻度头痛而无神经系统、消化系统症状的患者可以仅给予内科治疗，但应密切关注病情变化。

（2）手术治疗：视力改变明显或病情急剧恶化的患者应立即行手术治疗以缓解鞍周组织受压。一般可采用经蝶手术，若垂体肿瘤向鞍上扩展，应采取经颅手术。早期减压可以使垂体功能完全或部分恢复，可使部分患者免除终身的替代治疗。手术还可以防止卒中的再次发作，并可切除肿瘤。

（3）放射治疗：急性期患者不考虑放射治疗，待病情平稳后，可根据肿瘤类型选用放射治疗。

（三）中医治疗

1. 本病属中医"虚劳"范畴。中医对于本病从其病因及主要临床表现看，可将其归为"产后虚劳"、"产后血晕"、"虚劳"、"闭经"、"血枯经闭"和"劳瘵"等范畴。中医认为本病多见于产后大量出血或由于难产所致出血过多，以致损伤脉络，气血暴虚，未得平复；或因劳伤，惊恐致血暴崩；或因多产，失血过多而体质虚弱，以致脏腑俱伤，气不摄血，伤及冲任，冲任受损，引起月经久停，毛发脱落；失血也可伤及肝阴，波及肾阴，造成肾阴虚，阴病及阳、肾阳也虚，则命门火衰；肾病及脾，则引起虚脾。

2. 中医治疗原则。①本病神经精神障碍出现的迟早及症状的轻重，不但与病程有关，而且与垂体损害的程度及是否获得适当的治疗有关。所以，早期诊断、及时治疗是防止晚期患者出现严重神经精神障碍的有效措施之一。②治疗本病当以双补气血、调整阴阳、滋养肝肾、调理脾胃为法。注重补气养血，将其贯穿始终，紧扣本病气血亏损之病本，同时培补先天之本。③由于本病由精血耗失而得，脏腑虚弱，属慢性消耗性疾病，证候复杂多变，相互掺杂，在治疗中要审证求因，纠偏救弊，无论从阴阳或从气血论治，都应根据辨证分型，审其阴阳气血虚损的先后轻重分别主次，辨证选方用药。在选药过程中，应注意选用血肉之品以大补精血，同时适当辛温壮阳。④中医治疗拟温肾补阳、温暖胞宫及大补元气、回阳救逆，配合以上抢救措施，佐以短期替代疗法，可使危象得到控制。

3. 中医治疗优势。①以温壮肾阳和益气养血、祛风通络、健脾益肾为主，可用十全大补汤或补中益气汤加减。甘草、人参煎剂也有良好效果。席汉综合征若能坚持上述治疗，患者的生活和工作能力可望接近常人。②采用纯中药方剂治疗此病比较好，标本兼治，采用中医药治疗，治疗效果稳定、理想且无任何副作用，治愈后不易复发。中医根据患者的证候辨证施治，制定出治疗方案，控制病情，缓解症状，使患者逐渐康复，患者生活中要注意保健。

4. 常用中药。

（1）人参：其可促进垂体前叶细胞功能，增加促激素的分泌，从而兴奋垂体与周围腺体轴的功能，也可直接作用于垂体与周围靶腺。

（2）紫河车：含有激素，同时也能增强垂体与靶腺的分泌功能。

5. 调节护理。注意休息，保持身心健康，尽量避免感染、过度劳累与精神激动等应激状态。多予高能量饮食，多食含高蛋白、多种维生素的食物，适当补充电解质。慎用或禁用巴比妥类、氯丙嗪等中枢神经抑制药。

十、诊疗探索

垂体瘤通常又称为垂体腺瘤，是常见的神经内分泌肿瘤之一，占中枢神经系统肿瘤的 10％～15％，其中泌乳素腺瘤和无功能腺瘤发病率最高，约占垂体瘤发病率的 2/3。绝大多数的垂体腺瘤都是良性肿瘤。垂体瘤的检出率是非常高的，只是多数患者没有表现出临床症状而已。

垂体瘤可以按照肿瘤的大小和激素分泌的功能不同来分类。根据肿瘤大小的不同，垂体瘤分为垂体微腺瘤（肿瘤的直径≤1 cm）和垂体大腺瘤（肿瘤直径＞1 cm），垂体瘤直径超过 4 cm 或者肿瘤直径超过 3 cm 且肿瘤体积≥10 cm³ 称为巨大腺瘤。根据分泌激素的不同，又可以分为功能型腺瘤和非功能型腺瘤。功能型腺瘤可导致一系列临床症候：肢端肥大症（生长激素腺瘤）、闭经-泌乳综合征（泌乳素腺瘤）、库欣综合征（促肾上腺皮质激素腺瘤）、继发性甲状腺功能亢进（促甲状腺激素腺瘤）、性腺激素分泌异常（促黄体生成素腺瘤、促卵泡激素腺瘤）等。非功能型腺瘤可有占位效应，导致垂体功能低下，但没有内分泌特点。根据影像学表现、生物学行为及病理学特点，垂体瘤分为侵袭性垂体腺瘤和非侵袭性垂体腺瘤。根据垂体瘤与颈内动脉海绵段（C4）和床突上段（C2）的关系，可对垂体瘤进行侵袭性分级（Knosp 法，0～4 级）。根据垂体瘤良恶性，分为良性垂体瘤和恶性垂体瘤（垂体癌、垂体转移瘤等）。

垂体激素的分泌节律对取血的时间有特殊要求。在垂体分泌的激素当中，生长激素、促肾上腺皮质激素和催乳素的分泌有明显的昼夜节律，并且都是应激激素。其中生长激素和促肾上腺皮质激素的临床取血时间应该为早晨8时（空腹），并且取血前应该在安静的状态下休息半个小时以上。而血催乳素的测定应该是在上午10时至下午2时之间取血，测定的催乳素结果为谷值，这样测定的值可以反映患者非应激状态下的血清催乳素水平。

垂体瘤诊断方面，影像学检查是非常重要的手段，其中以鞍区的MRI检查对垂体瘤的检出率最高。通过鞍区薄层（每1 mm扫描一层）增强影像的MRI检测，若结合动态造影MRI检测，直径小至2~3 mm的垂体微腺瘤也可以显像。鞍区增强CT显像对于部分垂体大腺瘤显像效果好，可以了解鞍底骨质的破坏程度及蝶窦气化的程度。MRI优于CT，MRI不仅在显示肿瘤大小、形态与邻近结构的关系方面较强，而且在显示肿瘤内部的改变如出血、坏死方面也较CT优越，对显示出血的范围和程度上具有多平面多参数成像及极高的软组织对比。

多科合作的垂体瘤治疗中心治疗效果明显优于单一专科。

关于垂体瘤的治疗，主要根据肿瘤的大小、是否分泌激素及有无并发症的情况决定治疗方案。垂体瘤的治疗是一个多科室协作的综合治疗过程。垂体瘤治疗涉及的科室主要有内分泌科、神经外科、放疗科、眼科、影像诊断科等科室。从国内外的回顾性临床资料可以看出，多学科合作的垂体瘤治疗中心比单一专科治疗中心可提高垂体瘤患者的治疗效果。因此，应该根据患者垂体瘤的大小、激素分泌的情况、并发症和共患疾病的情况、患者的年龄、是否有生育要求及患者的经济情况制定个体化的治疗方案。

垂体瘤的治疗主要包括手术、药物及放射治疗3种治疗方法。

（1）垂体瘤的手术治疗是传统的治疗方法。自从20年前经口鼻蝶窦入路手术治疗垂体瘤的术式广泛应用于临床后，垂体瘤患者手术后的损伤感染病例明显减少，治愈率明显提高。近年来先进的神经外科导航技术的应用，使得神经外科手术切除垂体瘤的比例明显提高。目前垂体瘤经蝶外科治疗主要包括内镜经蝶手术和显微经蝶手术（经鼻中隔入路和经唇下入路）。大宗回顾性研究和Meta分析报道支持内镜技术在垂体瘤全切率方面更具有优势，但两种手术对视野改善率无明显差异。脑脊液漏一直被认为是内镜手术致命的弱点，然而多个系统回顾性研究发现内镜手术脑脊液漏发病率与显微镜手术相比无明显统计学差异。对于侵袭性垂体瘤，尤其是功能型垂体瘤，术后的复发率可以高达50%以上，往往需要辅以药物及放射治疗，然而传统治疗常常无效，给临床治疗带来极大的挑战，近年来研究发现替莫唑胺可以作为难治性垂体瘤的一种有效治疗手段，对替莫唑胺敏感的大多数肿瘤低表达甚至不表达O^6-甲基鸟嘌呤-DNA-甲基转移酶，因此通过免疫方法评估其表达水平，可作为替莫唑胺治疗难治性垂体瘤的重要参考指标。

（2）关于放射治疗，由于垂体瘤属于腺瘤，本身对放疗的敏感性较差，传统放射治疗后将近70%~80%的患者出现垂体功能低下，部分患者容易出现视力减退、颞叶放射性坏死、血管相关性疾病、认知记忆障碍和继发性肿瘤等并发症，降低了患者的生活质量，所以放疗治疗只适用于手术残余、不能耐受手术、对药物不敏感、有共患疾病不能够接受手术或药物治疗的患者。普通放射治疗很大程度上被立体定向放射治疗及立体定向放射外科所取代，γ刀、X刀、重粒子束等立体放射外科快速发展并用于垂体瘤的治疗。

（3）垂体瘤的药物治疗策略与效果。对于垂体泌乳素分泌型肿瘤，现在的观点认为，90%以上的患者（无论是微腺瘤还是大腺瘤）都可以用多巴胺受体激动剂（短效制剂溴隐亭，长效制剂卡麦角林）控制催乳素水平，使肿瘤的体积缩小。与溴隐亭相比，卡麦角林应用剂量小，半衰期长（65 h），副作用轻，可作为长期治疗策略，卡麦角林还可以用于治疗有生育要求的垂体瘤妇女，且治疗过程中没有发现增加流产、畸形及难产等风险。只有那些对该类药物过敏或药物不耐受、肿瘤压迫导致的急性症状需要急诊手术解压或患者不愿意接受药物治疗的泌乳素腺瘤患者，才选择手术治疗。在服用溴隐亭治疗期间，应该逐渐增加溴隐亭的剂量，直到血清催乳素水平降至正常水平以后，调整剂量长期维持治疗。对于有生育要求的患者，应该在怀孕后停用溴隐亭。孕期定期复查视野，直至产后恢复溴隐亭的治疗。对于怀孕后停用溴隐亭出现流产或死胎的患者，应该坚持服药，直到生产后调节溴隐亭的剂量。已经有大量的临床经验证明，孕妇服用溴隐亭期间所生的小孩尚未见明显的畸形和智力的障碍。由于麦角胺派生物可能会引起多发纤维变性（心脏瓣膜纤维变性等），长期服用溴隐亭和大剂量卡麦角林（＞2 mg/周）时需要定期行超声心动图检查。库欣病的治疗包括降低促肾上腺皮质激素的产生或者减少肾上腺皮质醇的释放。多巴胺受体激动剂（溴隐亭或卡麦角林）可用于库欣病的治疗；生长抑素类似物帕瑞肽、肾上腺阻断药物（酮康唑、美替拉酮、密妥坦和依托咪酯等）及糖皮质激素受体拮抗剂（米非司酮，为抗孕激素，可与黄体酮受体及糖皮质激素受体结合）有可能成为治疗库欣病的一种策略。由于酮康唑的肝脏毒性等副作用，国内已很少使用。

对于生长激素腺瘤，近20年的主要进展是生长抑素类似物的应用。该药物的临床应用，使得生长激素腺瘤的治愈率明显提高。近年生长抑素类似物长效制剂如长效奥曲肽、索马杜林等用于临床，使得患者的依从性大为提高。术前应用该类药物可以迅速降低患者的血清生长激素水平，减轻患者的症状、缩小肿瘤的体积，为手术彻底切除肿瘤创造良好的术前条件。生长抑素类似物用于生长激素腺瘤术后的适应证包括：术后残余患者、放疗后生长激素尚未降低至正常的患者的过渡治疗。应用生长抑素类似物后，对于那些因伴有心力衰竭、呼吸睡眠暂停、控制不良的高血糖、高血压的患者，因不能耐受麻醉的患者，提供了术前准备的治疗机会。在国外，由于不必担心医疗费用问题，很多不愿意接受手术治疗的患者长期应用生长抑素治疗控制肿瘤，也达到了满意的治疗效果。生长抑素类似物用于促甲状腺激素分泌型肿瘤也取得了满意的治疗效果。应用药物治疗生长激素腺瘤后，现在已经公认，将生长激素腺瘤患者的生长激素水平降至＜1 ng/dL（服糖后的生长激素值），胰岛素样生长因子-Ⅰ降至年龄匹配的正常人的水平是生化治愈的目标。生长激素腺瘤的患者不论接受何种治疗，都应该达到以下几个治疗目标：消除肿瘤，减少肿瘤的复发，生长激素达标，缓解临床症状，尽量保全垂体功能，提高患者的生活质量，延长患者的生存寿命。

垂体瘤患者都应终身随诊：随着年龄的不同，垂体前叶激素分泌的水平各不相同，所以术后1年，应该根据患者的具体情况，每年做全面的垂体激素的测定和评估，根据情况替代已经低减的垂体激素。尤其是在有糖皮质激素低减的患者，在应激的情况下（发热、劳累、疾病等）应该将泼尼松的剂量（通常替代治疗的剂量为2.5~7.5 mg/d）增加至替代治疗剂量的3~5倍，以防发生垂体危象。其他激素的替代剂量一般是L-T₄50~150 μg/d，并且要在肾上腺皮质功能正常的情况下开始替代治疗较为安全。至于性激素的替代治疗，在泌乳素腺瘤的患者，由于肿瘤为性激素依赖性，在药物控制泌乳素水平的同时，并不主张性激素的替代治疗。在其他原因导致的垂体功能低减的患者，补充男性激素时，应该监测血液中前列腺特异性抗原的水平，使之维持在较低的水平较为安全。垂体肿瘤手术或放疗后导致的生长激素缺乏，儿童可以表现为生长迟缓，成人生长激素缺乏也会引起相应的临床症状（见垂体瘤的临床表现）。儿童患者在确认肿瘤没有复发的情况下，可以用生长激素促生长治疗。在成人生长激素缺乏的患者，若是经济条件允许，在已切除原发肿瘤或没有明确的其他肿瘤的家族史，也可以用生长激素替代治疗。国外已经有成人生长激素替代治疗10余年的临床经验，国内在成人生长激素缺乏治疗方面才开始起步。随着生长激素制剂价格的下降，更多的成人生长激素缺乏的患者将会从中受益。综上所述，垂体瘤是通过手术、药物和放疗等多种方法治疗，可以有效控制的一组神经内分泌的肿瘤性疾病，鉴于其生长部位的特殊性，在对患者进行诊断和治疗的同时，应该针对患者垂体瘤性质的不同特点，在多学科（内分泌科、神经外科、放疗科、眼科、放射影像科等）密切配合下，根据患者的不同需求，制定出个性化的治疗方案。最终使患者的肿瘤得以切除，在终身随诊中，避免肿瘤的复发，尽量保全患者的垂体功能，使升高的分泌激素降至正常范围，使降低的垂体激素替代至与年龄相匹配的正常范围，提高患者的生存质量，延长患者的寿命。

十一、病因治疗

（一）明确病因，治疗原发病

1. 治疗应取决于垂体功能衰竭的原因，激素缺乏者应做长期激素替代治疗。

2. 预防产后大出血。

3. 垂体肿瘤的手术切除或放射治疗；下丘脑部位肿瘤应行手术治疗。

4. 其他。炎症或肉芽肿性病变等可做相应治疗。

5. 颅脑外伤的外科处理；感染或炎症的抗感染治疗。

6. 全身性疾病（白血病、淋巴瘤、脑动脉硬化、营养不良）及免疫性垂体炎等的对症处理。

（二）垂体腺瘤治疗方法

须根据腺瘤性质及瘤体大小，采用手术治疗、放射治疗及（或）药物治疗。

1. 手术治疗。除泌乳素腺瘤外，应首先考虑及早手术。

2. 放射治疗。适于瘤体小、无鞍上鞍外等侵蚀压迫，经手术治疗无效或不愿手术治疗者，也可用于术后辅助放疗。近年来应用 X 刀、γ 刀立体放疗。

3. 药物治疗。可用溴隐亭治疗泌乳素腺瘤、肢端肥大症；赛庚啶（抑制血清素刺激促肾上腺皮质激素释放激素）治疗库欣病；生长抑素类似物奥曲肽治疗肢端肥大症及促甲状腺激素肿瘤，或于手术切除腺瘤后辅以放疗或药物治疗。

十二、最新进展

（一）自身免疫性垂体炎

又称淋巴细胞性垂体炎，是一种少见的、垂体有淋巴细胞浸润的慢性自身免疫性疾病。

1. 病因和分类。淋巴细胞性垂体炎是一种器官特异性自身免疫性疾病。

（1）证据如下。①垂体组织学改变以 CD4$^+$T 淋巴细胞浸润为主，混有单核细胞和组织细胞的慢性炎症性细胞，而不见肉芽肿和巨噬细胞；②常合并其他自身免疫性疾病，如桥本病、无痛性甲状腺炎、淋巴细胞性肾上腺炎等；③自身抗体如抗垂体抗体及其他抗甲状腺抗体、抗肾上腺抗体、抗胃壁抗体等可呈阳性；④在免疫学上不稳定的妊娠末期和产褥期发病者多见。与妊娠、分娩相关的机制尚不明。可能与妊娠末期垂体肿大易受伤害，且血管增生使垂体抗原易向血中释放有关，产后母体失去胎儿免疫抑制物质，致使免疫调节紊乱，也使垂体炎易发。

（2）自身免疫性垂体炎可分为炎症仅局限于垂体前叶的淋巴细胞性腺垂体炎，以及炎症局限于垂体柄和垂体后叶的淋巴细胞性漏斗神经垂体炎，淋巴细胞性炎症波及前叶和漏斗垂体后叶的罕见病例也有报告，称之为淋巴细胞性全垂体炎。

2. 临床表现。本病起病隐匿，男性罕见，各年龄阶段均可发病，约 68％见于妊娠晚期和产后期妇女。临床表现多变，与炎症的侵犯范围和严重程度密切相关，最常见的是垂体前叶功能低下；其次是垂体增大向鞍上发展推挤视交叉，常有头痛、视力下降和视野缺损等；少数可侵犯海绵窦导致脑神经麻痹；本病更多累及垂体前叶而不影响后叶，尿崩症不常见。自然病程难以预测，即使获得成功治疗后，仍有复发可能，部分病例可以自行缓解，并能正常妊娠，产后不再复发。有的垂体病变自行缩小，约 30% 病例的垂体前叶功能逐步恢复，小部分病例尿崩症得以改善。因此，对于无鞍区占位或垂体功能低下症状的患者推荐观察随访。本病也可伴有其他的自身免疫性内分泌疾病，而出现相应的表现。本病所导致的肾上腺皮质功能减退继发于腺垂体功能减退，与促肾上腺皮质激素分泌不足有关，是本病的主要死因。由于促肾上腺皮质激素 β-促脂素中黑色素细胞刺激素分泌减少，使患者肤色变浅，是其与 Addison 病的鉴别要点。

3. 治疗。目前对自身免疫病本身尚无有效的治疗方法，对自身免疫所致肾上腺皮质功能减退的治疗包括激素的生理剂量替代治疗和应激危象时的急诊治疗，以及病因治疗。

（1）慢性肾上腺皮质功能减退治疗。诊断明确，尽早给予糖皮质激素替代治疗，并注意以下几点：坚持长期替代治疗；模拟激素昼夜节律用药，根据病情及激素水平，予以个体化治疗；食盐摄入充分，必要时加用盐皮质激素；给患者佩带急救卡；应激时增加；激素剂量，有恶心、呕吐不能进食时应静脉给药。替代治疗通常采用氢化可的松或可的松口服，早上剂量分别为 20 mg 和 25 mg，下午分别为 10 mg 和 12.5 mg，并在此基础上适当调整。如果患者有明显的低血压，可加用盐皮质激素，口服氟氢可的松 $0.05 \sim 0.2$ mg/d。

（2）肾上腺危象治疗。应立即采取抢救措施，主要是静脉输注糖皮质激素，纠正水和电解质紊乱，纠正低血糖等。第 $1 \sim 2$ 天迅速静脉滴注 5% 葡萄糖氯化钠注射液 $2\,000 \sim 3\,000$ mL/d，初 24 h 可静脉滴注氢化可的松 100 mg/6 h，如果病情改善，可减至 50 mg/6 h，在 $4 \sim 5$ d 内恢复原来的口服维持量。如果并发症持续存在，则保持初始剂量或增加至 $200 \sim 400$ mg/24 h，同时积极处理诱因、抗感染及支持治疗。

（3）病因治疗。治疗原则也以激素替代治疗为主。免疫调节疗法研究领域之一的内分泌自身免疫性疾病同工激素疗法也取得了一些进展。该疗法通过给予靶器官的激素产物而达到调节自身免疫的目的，可能通过反馈抑制腺体功能、诱导相关激素免疫耐受等机制起作用。免疫治疗包括激素冲击治疗、免疫抑制剂的使用和靶向治疗。靶向治疗包括利妥昔单抗和英利昔单抗。利妥昔单抗是针对 B 淋巴细胞表面 CD20 的单克隆抗体，通过特异性结合 CD20 杀伤 B 淋巴细胞。英利昔单抗是一种拮抗肿瘤坏死因子-α 的单克隆抗体，通过抑制肿瘤坏死因子-α 的活性达到抑制 T 淋巴细胞活化的目的。近年来，靶向治疗已成功用于治疗淋巴细胞性垂体炎。

研究发现，在 Addison 病的潜伏期短期给予一定量的糖皮质激素可以抑制肾上腺自身抗体的表达，可以预防进行性肾上腺破坏。目前在胰岛素治疗自身免疫性糖尿病和甲状腺激素治疗自身免疫性甲状腺疾病方面，均取得了初步的成功。由于自身免疫性垂体炎的病程无法预测，其治疗尚无确定的方案，包括随访观察、药物治疗、垂体活检和手术治疗等。出现垂体功能减退时应进行针对性治疗，适当补充糖皮质激素等，避免肾上腺危象，降低死亡率。

（二）侵袭海绵窦垂体腺瘤

因肿瘤累及海绵窦内重要血管、神经而导致其目前临床治疗效果欠佳。

1. 定义与判断。目前对于侵袭海绵窦垂体腺瘤的诊断主要是根据术前 MRI 影像，按照 Knosp 分级诊断标准来判断肿瘤是否侵袭海绵窦或者根据术中直视所见判断海绵窦是否受侵袭。Knosp 分级采用测量海绵窦冠状位 MRI 上垂体腺瘤与颈内动脉海绵窦段（C4）及床突上段（C2）血管管径的连线的关系，来判断肿瘤与海绵窦的关系。

2. 侵袭海绵窦垂体腺瘤的治疗进展。侵袭海绵窦垂体腺瘤的治疗包括手术治疗、药物治疗及放射治疗等，手术治疗是大多数侵袭海绵窦垂体腺瘤的首选方式，但多需采取综合治疗。

（1）手术治疗：因海绵窦内存在静脉丛、颈内动脉及Ⅲ～Ⅵ对颅神经，侵袭海绵窦垂体腺瘤的手术治疗难度大、风险高已被普遍认同；随着放射治疗的发展，有学者对侵袭海绵窦垂体腺瘤的外科治疗不甚积极。近来研究表明，外科手术尽可能切除海绵窦内肿瘤，对于术后放射治疗控制肿瘤生长，达到内分泌缓解有明显作用。目前关于侵袭海绵窦垂体腺瘤外科手术治疗的研究，主要集中在经鼻内镜、多技术辅助内镜经鼻方面，关于显微镜下切除侵袭海绵窦垂体腺瘤的报道很少。

（2）药物治疗：目前临床上对于侵袭海绵窦垂体腺瘤的药物治疗方案并无统一标准，且大多数治疗方案仍来自对非侵袭性垂体腺瘤的研究。溴隐亭已经证实其在泌乳素腺瘤安全有效，且价格相对便宜，其可作为国内治疗泌乳素腺瘤首选，但临床上有部分患者口服溴隐亭达 15 mg/d 效果仍不理想，此部分患者的耐药机制有待进一步研究。目前有关泌乳素腺瘤口服药物治疗持续时间尚无统一标准。

目前治疗生长激素腺瘤的药物主要包括生长抑素类似物、多巴胺受体激动剂和生长激素受体拮抗剂三大类。无功能型垂体腺瘤的治疗主要依赖手术治疗和必要的放射治疗，药物治疗仅能作为最后的补充治疗；目前认为治疗有效的药物主要包括多巴胺受体激动剂与生长抑素类似物，但治疗效果不如生长激素腺瘤与泌乳素腺瘤明显；2017 年 Greenman 在欧洲内分泌杂志中提出了一个治疗理念上的转变，关于药物治疗无功能腺瘤的目的是稳定肿瘤大小、阻止肿瘤生长，而非缩小肿瘤体积。替莫唑胺可作为放疗后仍呈侵袭性生长的无功能腺瘤患者的补救治疗。

（3）放射治疗：侵袭性垂体腺瘤难以手术全切除，即使达到内镜下全切除，其术后复发率也远高于非侵袭性垂体腺瘤；临床上有一部分患者尽管在影像学上已达到全切除，但其内分泌检验并未缓解；更甚有一部分肿瘤手术无法全切除，药物治疗也无法达到内分泌缓解。因此，对于这些患者术后行进一步放射治疗很有必要。常用的放射治疗方式包括传统的常规外放射治疗与立体定向放射外科治疗。相比于立体定向放射外科治疗，常规外放射治疗效果确切，但有一定的垂体功能减退及放射性脑损伤发生率。γ 刀是立体定向放射外科治疗垂体腺瘤主要方式，可单独也可辅助用于治疗垂体腺瘤，安全、可靠。目前临床指南推荐有生长趋势，或累及海绵窦的小型无功能腺瘤可首选立体定向放射外科治疗。目前关于术后残留的无功能腺瘤是否需早期行放射治疗仍存在争议。

詹红 叶子 于宝国 张在其

第五节 甲状腺功能亢进危象

一、基本概念

甲状腺功能亢进危象是指原有甲状腺功能亢进的症状在遭受应激反应后触发而突然加重，病情急速恶化的一种多系统器官代谢功能紊乱的临床综合征，是内分泌领域中的急症。其主要临床特征为高热、心动过速、烦躁或昏睡，重者出现心力衰竭、休克、昏迷或危及生命。甲状腺功能亢进危象在甲状腺功能亢进患者中的发生率为 $1\%\sim2\%$；然而若未能及早识别危象的先兆征象，并未给予正确及时的救治往往会导致死亡。合并甲状腺功能亢进心脏病及老年患者的死亡率为 $60\%\sim80\%$。甲状腺手术后并发甲状腺功能亢进危象的死亡率为 $5\%\sim15\%$，近年来已有明显下降。

二、常见病因

绝大多数甲状腺功能亢进危象的发生有比较明确的诱发因素，大致有以下几种：

（一）细菌感染

最常见的细菌感染是肺部下呼吸道感染，其次为消化道如胆系、肠道感染和泌尿系统感染等。合并糖尿病及老年人免疫功能下降的患者较为多见。严重的炎症反应引起发热、缺氧、失水，机体处于严重的应激状态，交感神经系统兴奋性增高，而肾上腺皮质功能低下，从而诱发危象的发生。

（二）甲状腺功能亢进手术后

甲状腺功能亢进危象大多发生在术后 12～36 h 内，发生率约为 1%，是甲状腺功能亢进手术后引起死亡的重要原因之一。甲状腺功能亢进病情未能得到有效的控制，术前准备不充分，加上麻醉和手术的创伤、创口感染等应激反应是诱发甲状腺功能亢进危象的主要原因。以往认为术中过分挤压甲状腺组织使甲状腺激素大量释放入血而诱发甲状腺功能亢进危象。近年来否认了这种观点，但发病的确切原因仍未阐明，有人认为甲状腺功能亢进的长期病程中糖皮质激素的合成和分泌代谢加速，久之使肾上腺皮质功能衰竭，不能适应创伤的应激反应而诱发甲状腺功能亢进危象。

（三）妊娠期甲状腺功能亢进

当妊娠期甲状腺功能亢进未得到控制而终止妊娠，或在分娩时发生产程延长、流产、滞产、失血过多及产科意外等均可诱发甲状腺功能亢进危象。

（四）进行^{131}I 放疗后

合并甲状腺功能亢进性心脏病患者或年龄较大的重症患者，在投以^{131}I 前未经抗甲状腺药物治疗或用药时间较短，在进行放疗后的头 1 周内，由于高浓度^{131}I 集聚于甲状腺组织内，放出 β 及 γ 射线的辐射作用破坏腺泡上皮，使甲状腺激素大量释放进入血循环而诱发危象的发生。

（五）停用抗甲状腺药物

甲状腺功能亢进病情未控制突然停用或不坚持断续服用硫脲类抗甲状腺药物有时可诱发甲状腺功能亢进危象。服用碘剂治疗的甲状腺功能亢进患者在停药后可使甲状腺功能亢进的临床症状很快加重，甚至诱发危象。这是因为碘的化合物可抑制甲状腺激素结合球蛋白水解，使甲状腺激素释放减少。细胞内碘化物的浓度达到一定水平，可使甲状腺激素合成抑制。由于突然停用碘剂，使滤泡上皮细胞内的碘化物浓度下降，抑制合成效应消失，使甲状腺内原贮存的碘又重新合成甲状腺激素并释放进入血循环中，导致病情加重，甚至诱发危象。

（六）其他应激反应

严重车祸、大手术创伤、精神极度紧张、过度劳累、并发心脑血管事件（如卒中、心肌梗死、肺栓塞等）均可诱发危象。甲状腺功能亢进合并糖尿病的患者，在血糖不能控制、并发酮症酸中毒时可诱发甲状腺功能亢进危象，病情表现更加复杂和严重。此外，严重的药物反应（如肝、肾功能损害）也可诱发危象。

三、发病机制

甲状腺激素的受体存在于靶细胞核内。甲状腺激素与特异的核受体相互作用，影响组织特异细胞代谢变化的基因表达。过多的甲状腺激素-核受体，在分子水平上相互作用，当甲状腺激素进入细胞增多并和受体结合发挥效应，是导致甲状腺功能亢进危象可能的发生机制。由于甲状腺激素与儿茶酚胺的分子结构极为相似（图 1-5-1、图 1-5-2），可增加交感神经系统的活性，并可增加肾上腺素能受体与儿茶酚胺的结合能力。甲状腺功能亢进患者血浆儿茶酚胺水平虽属正常范围，但其受体的数量增加，因而心脏及神经系统对血液循环中的儿茶酚胺高度敏感。甲状腺功能亢进患者血清 T_3 及 T_4 与 TBG 的结合能力降低，使游离的 T_3 及 T_4 增多。以往多认为甲状腺功能亢进危象是甲状腺激素浓度急剧升高引起的，但近年来观察到，绝大多数甲状腺功能亢进危象患者血清 T_3、T_4 浓度并不比未发生危象的甲状腺功能亢进患者高，故不能支持危象是单纯生成过多的 T_3、T_4 引起这一观点。

甲状腺功能亢进危象确切的发病机制和病理生理尚未完全阐明，目前认为危象的发生是由多种因素综合作用所引起，可能与下列原因有关。

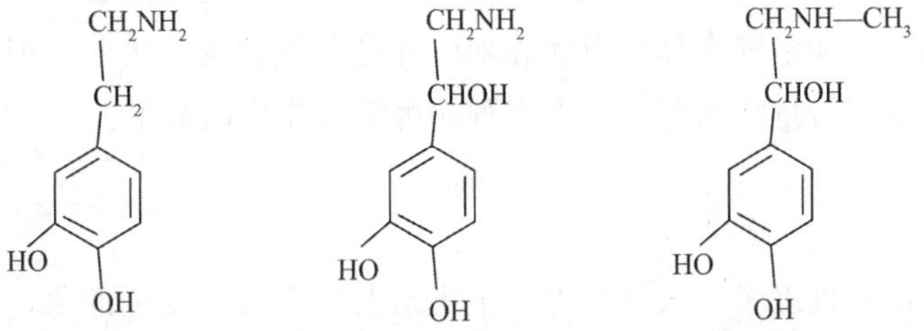

多巴胺　　去甲肾上腺素　　肾上腺素

图 1-5-1 儿茶酚胺的分子结构

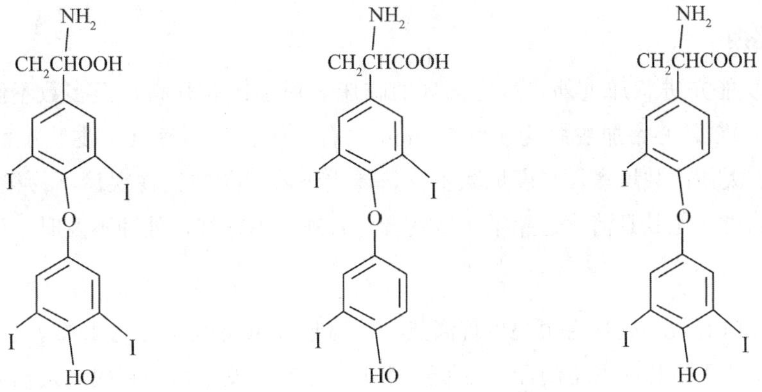

T_4　　T_3　　rT_3

图 1-5-2 甲状腺激素的分子结构

（一）循环血液中的甲状腺激素浓度过高

正常人群和部分甲状腺功能亢进患者，摄入大量甲状腺激素可产生危象。曾有报道 130 余位村民食用加工后的猪颈圈肉（未清除甲状腺组织）引起集体食物中毒，症状与甲状腺功能亢进危象类似。

（二）儿茶酚胺受体

数量增多，导致交感神经系统敏感性加强。部分甲状腺功能亢进危象患者甲状腺激素与未发生危象时相比并无显著升高。在动物实验或给甲状腺功能亢进患者做交感神经阻断，或应用抗交感神经或β-肾上腺素受体阻滞剂，均可使甲状腺功能亢进的症状和体征得到改善。表明患者细胞内儿茶酚胺受体数量增多使儿茶酚胺的作用增强，从而导致危象。

（三）应激反应

如严重感染、甲状腺以外的其他部位手术、严重创伤等使机体处于应激反应状态，导致交感神经系统兴奋，释放过多儿茶酚胺，后者使脂肪分解加速，产热过多。甲状腺功能亢进危象患者采用β-肾上腺素受体阻滞剂治疗后，血中增高的游离脂肪酸水平可迅速下降，危象的临床症状同时得到改善。

（四）肾上腺皮质功能减退

甲状腺功能亢进时糖皮质激素的合成与分泌代谢加速，久之促使肾上腺皮质功能减退；在遇到应激反应时则出现肾上腺皮质功能不全，糖皮质激素分泌不足。在危象救治中，应用糖皮质激素取得较好的疗效即证明这种观点。

（五）肝脏清除甲状腺激素的能力减退

甲状腺功能亢进患者合并感染、存在其他慢性疾病尤其是肝、肾疾病、进食热量不足，均可促使

T_4清除减少。有报道称感染时常有半数以上的T_4清除率下降，造成血循环中甲状腺激素含量增加。

上述所列举的原因，仅能解释大部分甲状腺功能亢进危象的发生机制，但不能概括所有危象发生机制，所以说甲状腺功能亢进危象的产生是由多种病因综合作用的结果。

四、临床特征

各年龄组甲状腺功能亢进患者，无论是青少年还是老年人均可发生危象，但以中年女性甲状腺肿大显著者较多见，老年患者以甲状腺功能亢进心脏病者多见。突出的临床表现是发热，体温可高达40℃以上，伴有心率加快或心律失常和大量出汗等多系统、多器官代谢功能紊乱。根据临床表现发生的迟早可分为2个阶段，危象先兆期和危象期。

（一）危象先兆期

除原有甲状腺功能亢进状加重外，最先出现的临床表现是体温升高，但多数不超过39℃，除非由感染诱发者可超过39℃，心率加快多为120次/min左右，伴有颜面潮红，皮肤湿润出汗，食纳减少，恶心、呕吐、腹痛、大便次数增多，轻度烦躁不安，体重下降。此期往往误诊不易被察觉，甚至可误诊为急腹症或急性胃肠炎，尤其是消化道感染所诱发者，若观察不仔细，处理不及时，可进展为危象期。

（二）危象期

先兆期未得到及时有效的处理将很快出现高热，体温超过40℃甚至可达42℃，且持续不退，出汗增多，大汗淋漓。病情严重恶化时发生闭汗、皮肤弹性小、湿冷，发生循环衰竭，是预后不良的征兆。

1. 循环表现。心率加快，脉率>160次/min，可达200次/min，血压升高，以收缩压升高为主，脉压增大。心音增强，常发生心房颤动，心房扑动，频发期前收缩，可伴有I～II度房室传导阻滞。约25%的危象患者发生充血性心力衰竭。一般来讲，合并甲状腺功能亢进性心脏病的患者易发生甲状腺功能亢进危象；当发生危象后促使心功能更加恶化。若出现休克、心力衰竭、肺水肿时表示预后恶劣。

2. 消化系统表现。厌食、恶心及频繁呕吐、腹痛、腹泻、大便次数每天可超过10次，多为黏液样稀便。肝脏可肿大，肝功能异常。随着病情进展，出现黄疸和肝细胞功能衰竭则预示着病情恶化，死亡率增高。

3. 中枢神经系统表现。极度烦躁不安，甚至谵妄、意识障碍，部分病例可表现为昏睡或昏迷、抽搐。有时可合并甲状腺功能亢进性肌病。

4. 水、电解质紊乱。因厌食摄入量过少，加上吐泻及大量出汗导致严重的脱水和电解质紊乱，多数危象患者发生低钾血症，约1/5的患者发生低钠血症，并出现轻、中度代谢性酸中毒。

（三）不典型甲状腺功能亢进危象的表现

临床上有一小部分患者的甲状腺功能亢进危象表现极不典型，尤其是老年人极易导致误诊。通常所指的是淡漠型甲状腺功能亢进危象，突出的征象是表情淡漠、反应低下，嗜睡状态。体温不升或仅有低热，全身极度虚弱，血压不升高，脉压缩小，常被诱发疾病所掩盖。有时仅表现为顽固的呕吐或者腹泻，一天大便数十次，很快陷入恶病质，最后进入昏迷而死亡。此类患者甲状腺仅有轻度肿大，可无明显的杂音及突眼，临床医师应高度警惕。因此，对疑似淡漠型甲状腺功能亢进危象的患者应急诊测定甲状腺激素水平和甲状腺2 h吸[131]I率。

五、辅助检查

外周血象中白细胞总数升高，可达（30～50）×10^9/L，以中性粒细胞增高为主，伴有核左移。有黄疸及肝功能损害时血胆红素及血清转氨酶升高。甲状腺激素水平升高，其中T_3、T_4、rT_3虽高于正常水平但与一般无危象发生的甲状腺功能亢进患者并无明显差异，且与病情危重的程度不相一致。所以，测定 T_3、T_4、rT_3 对甲状腺功能亢进危象的诊断帮助并不大。近有报道认为，甲状腺功能亢进危象时，甲状腺激素与 TBG 的结合能力下降，使 FT_3、FT_4 水平明显升高，极少数危象患者的 FT_3 可在正常范围。当检测到甲状腺激素水平显著高于正常时，则对判断预后有一定的意义。血生化可见低钾、低钠及代谢性酸中毒变化。心电图示窦性心动过速、频发房、室性期前收缩，阵发性或持续性心房颤动、房室传导阻滞等心律失常改变。伴有甲状腺功能亢进性心脏病者可能有心室肥厚及 ST-T 的改变。

六、诊断思路

对于每一位甲状腺功能亢进患者来说，不论有无明确的诱发疾病，只要发生病情突然加重并伴有体温升高，都应该想到甲状腺功能亢进危象的可能性，决不可掉以轻心，尤其是对绝经期妇女和老年患者。一般说来，甲状腺功能亢进危象的诊断并不困难，关键是要想到本病的可能。严重的甲状腺功能亢进和甲状腺功能亢进危象之间的界限有时混淆不清。因此，有的作者建议对患者症状严重而体温＜38℃时可应用丙硫氧嘧啶加碘治疗，能更快地降低甲状腺激素的水平，使症状得到迅速的缓解。

1. 病史和体征。患者个人的甲状腺功能亢进病史、服药史、家族史和一些特征性的临床体征如突眼、甲状腺肿、颈部血管杂音，以及胫骨前黏液性水肿等对诊断有帮助。

2. 实验室检查。均非甲状腺功能亢进危象所特有，当怀疑有本病时，可快速测定甲状腺激素或急行测定甲状腺2 h吸^{131}I率。但测定结果仅资参考，即使在一般甲状腺功能亢进范围内，甚至正常也不能排除诊断。故最具诊断价值的是临床表现，而不能绝对依赖于实验室报告。

3. 应激。甲状腺手术后 4～16 h 发生危象者，要考虑危象与手术有关；而危象于 16 h 后出现者，尚需寻找感染病灶或者其他原因。

4. 北京协和医院内分泌科通过多年的临床实践经验制订出临床表现的分期诊断指标，至今仍广泛应用（表 1-5-2）。

表 1-5-2 甲状腺功能亢进危象临床表现分期

临床表现	危象前期	危象期
体温	＜39℃	＞39℃
脉搏	120～159 次/min	＞160 次/min
出汗情况	多汗	大汗淋漓
意识	烦躁，嗜睡	躁动、谵妄、昏迷
消化系统症状	食欲差、恶心	厌食、恶心、呕吐
大便	排便增多	严重腹泻

5. 临床诊断一经成立，应即开始治疗，以免错失良机；由于甲状腺激素水平与甲状腺功能亢进危象的严重程度并不一致，因此，临床症状才是唯一可靠的诊断依据，需仔细观察。

七、诊断标准

目前甲状腺功能亢进危象的诊断尚无统一的诊断标准，不同地区和不同的临床医师也有不同的认识和诊断标准。多数作者认为甲状腺功能亢进危象的诊断主要建立在临床表现上，实验室检查只能作为辅助诊断的一种必不可少的手段。1993 年 Burch 提出以临床表现记分的方式进行量化评估，至今仍适用于甲状腺功能亢进危象的诊断（表 1-5-3）。

表 1-5-3　甲状腺功能亢进危象记分诊断表

项目		临床表现	分数
体温（℃）		37.5	5
		37.8	10
		38.3	15
		38.9	20
		39.4	25
		≥40	30
心血管系统表现	心率（次/min）	99～109	5
		110～119	10
		120～129	15
		130～139	20
		≥140	25
	充血性心力衰竭	无	0
		轻度（脚肿）	5
		中度（双肺底湿啰音）	10
		重度（肺水肿）	15
	心房颤动	无	0
		有	10
	中枢神经系统症状	无	0
		轻度（焦虑、不安）	10
		中度（谵妄、昏睡）	20
		重度（癫痫、昏迷）	30
	消化系统症状	无	0
		中度（腹痛、腹泻、恶心、呕吐）	10
		重度（不能解释的黄疸）	20
	诱因	无	0
		有	10

计分结果：积分≥45 分为甲状腺功能亢进危象；积分 25～44 分为甲状腺功能亢进危象先兆期；积分＜25 分则排除甲状腺功能亢进危象。

1. 甲状腺功能亢进患者在诱发因素（如急性感染、严重创伤、甲状腺手术后、放射性碘治疗后及停用抗甲状腺药物等）的作用下出现症状加重。

2. 出现严重的高代谢症状群和神经精神症状，包括：①发热。体温高达 39℃ 以上，皮肤潮湿多汗。②心动过速，心率在 120～180 次/min，可有频发室性期前收缩，心房颤动，重者出现心力衰竭。血压升高，以收缩压升高为主，脉压增大。③食欲减退或者厌食，并伴有呕吐，腹泻，重者有黄疸及肝功能损害。④烦躁、谵妄、昏睡甚至昏迷等中枢神经系统症状；大多数患者呈危象先兆期的典型变化。

3. 有一些患者既往无明确的甲状腺功能亢进病史，当出现上述症状，同时发现甲状腺肿，有血管杂音或有突眼等体征则可支持本病的诊断。较少见的老年淡漠型甲状腺功能亢进发生危象时，临床表现比较特殊，体温不高，心率不加快，应高度重视。

4. 认识分析辅助检查的资料，血 T_3、T_4、rT_3 及 FT_3、FT_4 水平升高，目前有条件的单位采用先进的荧光技术、生物化学发光技术能快速检测 FT_3、FT_4 对急诊诊断有很大的帮助。此外，白细胞总数升高，核左移，血钾、钠浓度减低，代谢性酸中毒等对诊断有帮助。

八、鉴别诊断

由于甲状腺功能亢进危象的临床表现并不局限于某一系统，因此对某一系统的突出表现必须综合分析，注意与各种感染、急性心肌梗死、急性危重型胃肠炎、精神系统疾病，甚至应和严重的慢性消耗性疾病（如晚期癌症等）鉴别。合并糖尿病患者应与酮症酸中毒昏迷鉴别。

(一) 感染性疾病

因有感染诱因存在，高热、烦躁不安、血中白细胞升高等特征与急性感染中毒症状颇为相似，应鉴别是甲状腺功能亢进危象还是普通的甲状腺功能亢进合并感染。胸部 X 线片、血培养、骨髓培养、咽拭子培养、尿常规培养，必要时请妇科会诊常有助于感染的诊断。当鉴别有困难时，可一方面积极抗感染治疗，另一方面按危象处理，即使非危象也不会有不良影响。

(二) 中暑

在夏季高温环境下发生的甲状腺功能亢进危象应与中暑相鉴别，两者都有高热、心率加快及意识改变。但本病情体温虽升高而皮肤湿润多汗，而中暑则为灼热、干燥。这种情况往往会在基层乡镇卫生院造成误诊，笔者就遇到过此种现象，关键是临床医生对中暑机制不明确之故。

(三) 急性胃肠炎

危象先兆期，体温多<39℃，有腹痛及吐泻症状，血中白细胞升高，若在夏秋季节发病加上临床医师警惕性不高，极易误诊为一般的急性胃肠炎。因此，仔细的询问病史和服药史，注意颈部甲状腺及眼征是不难鉴别的。比较困难的是老年人的淡漠型甲状腺功能亢进危象，此时唯一借助的甲状腺激素报告就显得十分重要了。

(四) 神经精神病

危象常发生烦躁、焦虑、幻觉、谵妄等神经精神症状，易被误诊为神经精神病。依据既往的甲状腺功能亢进病史和服药史、新出现的高代谢临床证据及甲状腺肿大或眼征有助于诊断。

九、救治方法

(一) 治疗原则

注意避免诱发危象的各种因素，及时控制感染，一旦危象的诊断建立，应积极处理，而不应等待甲状腺激素的检验结果，以免坐失良机。在对症处理的配合下迅速抑制甲状腺激素的合成和转化，减少甲状腺激素的释放，并采用拮抗甲状腺激素作用的措施，快速缓解症状，减少死亡率。

(二) 一般处理

1. 吸氧。甲状腺功能亢进危象时代谢过盛，氧耗极大，部分患者出现发绀，应予每例患者氧疗，这对老年患者保护心肺功能十分重要。

2. 全身支持治疗。因患者高热、大量出汗及厌食、呕吐、腹泻等易引起严重失水，故应保证足够热量的摄入及补充体液。评估失水程度及心肺功能承受能力，补液 3 000～5 000 mL/d，静脉滴注葡萄糖和 0.9%氯化钠，及时纠治低钾血症，并适当补充镁（如门冬氨基酸钾镁注射液）；能口服者鼓励患者口服补液。并予能量合剂、多种氨基酸也可酌情使用。老年患者有恶病质者可静脉滴注乳化脂肪，必要时可输新鲜全血或者血浆。应补充大量维生素 B 族和维生素 C。心功能不全或伴有肺水肿时应使用快速洋地黄制剂及利尿剂等配合输液治疗。

3. 退热和镇静治疗。高热可采用冰帽、33%乙醇（酒精）擦浴、冰袋置双侧颈部、腋窝等处，冰盐水灌肠等物理降温措施。必要时可采用人工冬眠疗法（异丙嗪 50 mg＋哌替啶 50 mg＋5%葡萄糖氯化钠注射液 250 mL）缓慢持续静脉滴注。退热药物应用要慎重，防止退热过快而致出汗加重，丢失体液过多。忌用水杨酸类如阿司匹林，因其剂量过大可加重患者的新陈代谢，并与 T_3、T_4 竞争结合甲状腺激素结合球蛋白，致使 FT_4 水平升高而加重病情。对过度兴奋、烦躁不安者可行肌内注射或静脉注射地西泮 5～10 mg。

4. 抗生素的应用。有明确细菌感染者，应采用广谱抗菌药物治疗。有必要对甲状腺功能亢进危象患者适当放宽使用抗生素治疗指征。考虑到甲状腺功能亢进危象的发病机制中，肾上腺皮质功能减退，在救治过程中又必须较大剂量应用糖皮质激素，容易招致二重感染，因此有的作者主张不论有无感染存在，均应常规使用抗生素治疗。

5. 治疗诱发因素。甲状腺功能亢进患者若选择外科手术治疗或伴有其他疾病拟择期手术者，应先用抗甲状腺药物治疗，待甲状腺功能正常后再进行手术。如遇某些特殊情况必须急诊手术时，术前快速给予大剂量抗甲状腺药物及 β-受体阻滞剂，经短期准备后方可进行手术，并在术中、术后按甲状腺功能亢进危象发作处理。女性甲状腺功能亢进患者如欲妊娠，应在甲状腺功能亢进状完全控制、抗甲状腺药物减至最小维持量后再考虑，多数作者认为应在抗甲状腺药物开始治疗后 2 年左右。

（三）药物治疗

1. 抑制甲状腺激素的合成。一旦危象诊断成立后，应即采取有效治疗措施，以降低循环中甲状腺激素水平。从理论上讲应首先给予大剂量丙硫氧嘧啶，因其不但能阻断甲状腺激素的合成，而且还能干扰外周血中 T_4 脱碘转化为 T_3，而 T_3 的活性比 T_4 强 3 倍，是组织中发挥作用的主要甲状腺激素。妊娠期甲危患者首选丙硫氧嘧啶。实验证明，一次给予丙硫氧嘧啶 100 mg 作用仅维持 2～3 h，一次给予 500～1 000 mg 则可维持 12 h。首剂给予 600 mg，以后每 6～8 h 授以 200 mg，直到 3 d 后症状缓解，减量维持。不能口服者可将药片研末后经胃管注入或者灌肠。如无丙硫氧嘧啶可用其他硫脲类或咪唑类抗甲状腺药物替代（表 1-5-4）。由于丙硫氧嘧啶或者甲巯咪唑半衰期较短，分别为 2 h 和 6 h，故在 24 h 应多次重复给药，也有的作者主张丙硫氧嘧啶首剂 400 mg，以后每 4 h 重复给予 300～400 mg，可根据病情来决定；有报道，对极严重的甲状腺功能亢进危象患者，首剂丙硫氧嘧啶增大到 1 200 mg 获得成功。

2. 抑制甲状腺激素的释放。因丙硫氧嘧啶不能阻止已合成的甲状腺激素继续向血循环中释放（甲状腺激素恢复到正常水平需 1 个月左右），显然不能满足危象抢救的要求，故必须用碘制剂抑制其释放。从理论上讲，在应用丙硫氧嘧啶后至少 1 h 才能给予碘剂，因为若未阻断其合成的途径，碘剂又将成为合成甲状腺激素的原料，从而导致更多的激素被合成。事实上，碘抑制甲状腺激素的释放较之丙硫氧嘧啶抑制甲状腺激素的合成迅速，故当危象的病情比较严重时，碘剂可与硫脲类药物同时应用。将复方碘溶液（Lugol 液）30～60 滴稀释于温开水 100～150 mL 中鼻饲，每 6 h 1 次或滴在饼干上嚼服，再用温开水过口。术后禁食或病情严重者也可用碘化钠 1 g（10% 10 mL）加入 5%葡萄糖氯化钠注射液 500 mL 中静脉滴注，1～3 g/d；连用 3～7 d，病危结束后可停用。

3. 阻断外周组织对甲状腺激素-儿茶酚胺的效应。甲状腺激素可增强儿茶酚胺的效能。外周组织中效应最大的甲状腺激素为 FT_3。甲状腺功能亢进危象所表现的症状群实际上反映了周围组织对儿茶酚胺作用的高度敏感性及交感神经系统亢进。丙硫氧嘧啶、β-受体阻滞剂普萘洛尔，碘剂及糖皮质激素都具有抑制外周组织中 T_4 向 T_3 转化的作用，从而快速降低甲状腺激素的生物活性。另外，普萘洛尔，利血平，胍乙啶等作为肾上腺素能受体阻滞剂，还可以对抗甲状腺激素的拟交感活性或耗竭组织中的儿茶酚胺，使心率减慢，对缓解症状有很大益处。

（1）普萘洛尔：20～80 mg，每4～6 h 1次口服，或以注射剂5～10 mg溶于20～40 mL的5％葡萄糖注射液中，以1 mL/min的速度缓慢注射。临床实践证明，使用本品应个体化，年龄与剂量宜偏大，而对老年人或合并心脏病（如心功能不全、传导阻滞）慎用。有作者主张甲状腺功能亢进危象矛盾突出者即使合并心功能不全在心电监护下也可使用，必要时加用洋地黄类强心药。但有支气管哮喘的患者禁用。

（2）利血平：可使外周组织中贮存的儿茶酚胺消耗，用量较大时能阻断其作用，从而控制症状，如降压、减慢心率、敛汗；并因能透过血-脑屏障而有镇静作用，对躁动、震颤者尤适宜。一般剂量为1～2 mg口服或者肌内注射，每4～6 h 1次。但剂量过大可引起意识模糊，有合并肺部感染者应慎用。

（3）胍乙啶：能使组织中的儿茶酚胺耗竭，并促使节后肾上腺素能神经释放儿茶酚胺；因其不透过血-脑屏障，故无中枢神经抑制作用。胍乙啶只有片剂仅供口服，剂量为1～2 mg/(kg·d)，用药后24 h发挥作用，心率减慢、体温下降、症状减轻。用药3～6 d后可获得全部药理作用。如和利血平联合应用时，两药都应减少剂量，以免发生直立性低血压，故应密切监测血压变化。

（4）糖皮质激素的应用：因甲状腺功能亢进患者糖皮质激素的降解廓清加速，存在皮质功能的相对不足。危象发作时的应激状态对糖皮质激素的需求量增加，因此多数人认为大剂量糖皮质激素对改善应激反应、降温、止汗有效，并可抑制外周组织中 T_4 的脱碘转化作用，并具有抑制甲状腺激素释放的作用。常用氢化可的松200～400 mg加入5％葡萄糖注射液250～500 mL中静脉滴注，1次/d，直到症状完全缓解。也可选用地塞米松5～10 mg稀释在5％葡萄糖注射液中静脉注射，2～3次/d。

（四）妊娠期甲危处理

甲状腺功能亢进危象是严重的妊娠期并发症，易发于未经治疗或治疗不充分的甲状腺功能亢进患者，病死率高达20％。妊娠期甲危患者的处理与非孕期基本相同，积极去除诱因是关键，尤其要注意积极防治感染和做好充分的术前准备。应将患者转至重症监护病房，由重症医学科医师和产科医师组成的专业团队共同治疗，尽早控制病情，适时终止妊娠。以下为具体的治疗原则：

1. 母体治疗。具体治疗方法和非妊娠期患者相同。

2. 胎儿监护。

（1）超声检查：超声是目前公认的首选检查方法，有条件的医院均应进行这项检查。对于甲状腺功能亢进危象孕妇的胎儿行超声检查主要有以下3个目的：①评估胎儿的宫内状况及生长发育情况：甲状腺功能亢进的患者病情控制不好可能导致流产、早产、宫内生长受限、胎死宫内等不良结局，而甲状腺功能亢进危象的发生进一步增加了风险。②了解是否存在胎儿畸形：抗甲状腺药物均可以通过胎盘屏障，对胎儿有一定的致畸风险，可能的畸形包括：皮肤发育不全和"甲巯咪唑相关的胚胎病"，包括鼻后孔和食管的闭锁、颜面畸形，在超声检查时需要重点进行相关检查，以排除胎儿畸形。③测量胎儿甲状腺和评估胎儿甲状腺功能：促甲状腺激素受体抗体滴度是判断 Graves 病治疗效果的主要标志，甲状腺功能亢进危象患者均需测定促甲状腺激素受体抗体滴度。促甲状腺激素受体抗体滴度升高（高于参考值上限3倍以上）提示胎儿及新生儿可能发生甲状腺功能亢进或甲状腺功能减退（取决于通过胎盘的促甲状腺激素受体抗体是以刺激性受体为主，还是以抑制性受体为主），须要对胎儿行密切随访。胎儿甲状腺功能亢进主要有两个体征：甲状腺肿和心动过速，胎儿甲状腺肿往往发生在胎儿心动过速之前。胎儿甲状腺肿大时较易为超声所识别，超声检查如果发现胎儿持续呈"头部过度仰伸"姿势或出现羊水过多时，均需要考虑胎儿甲状腺肿的可能，如果考虑存在胎儿甲状腺功能亢进，则需与内分泌专业医师和儿科医师会诊协商胎儿的宫内治疗。

（2）胎心监护：甲状腺功能亢进危象时孕妇体温增高及心率增快，可能导致胎儿的心动过速，因此，建议对于围生期的孕妇行持续胎心监护，可以评价胎儿的宫内状况。另外，在排除了母亲心动过速的影响以外，胎儿心动过速（当心率＞170 次/min，持续 10 min 以上）是怀疑胎儿甲状腺功能亢进的最早体征，此时需要内分泌专业医师和儿科医师会诊协商治疗。

3. 终止妊娠的时机和方式。在甲状腺功能亢进危象急性发作时，胎儿宫内状况可能不稳定，但是随着孕妇甲状腺功能亢进危象症状的缓解，胎儿宫内的状态可能随之改善。因此，在甲状腺功能亢进危象发生时，应尽量避免急于结束分娩。如果胎儿宫内状况稳定，可在严密监护下继续妊娠。如无其他妊娠并发症，可考虑预产期前终止妊娠。分娩方式取决于产科因素及甲状腺功能亢进患者的病情，若无产科因素且病情稳定的患者可考虑阴道分娩。如至预产期仍未临产者需提前入院引产，提前制订产程计划，产程中密切监测生命体征，尽量缩短产程，避免产妇过度疲劳；对于需要剖宫产终止妊娠者，做好充分的术前准备。妊娠期甲状腺功能亢进危象患者病情危重且复杂，治疗困难。所以积极治疗甲状腺功能亢进是预防甲状腺功能亢进危象的基础。

表 1-5-4　丙硫氧嘧啶及其他抗甲状腺药物的用法

药物名称		危象时首次剂量	维持剂量（每 6～8 h）
硫脲类	丙硫氧嘧啶	500～1 000 mg	200 mg
	甲硫氧嘧啶	600 mg	200 mg
咪唑类	甲硫咪唑	60 mg	20 mg
	卡比马唑	60 mg	20 mg

十、诊疗探索

1. 对高热伴烦躁不安、抽搐或严重震颤者，在采用人工冬眠降温时发挥镇静作用较慢，可应用地西泮作为快速冬眠诱导。方法是将地西泮注射液 10 mg 直接静脉注射（不可稀释），然后接上冬眠合剂缓慢滴注。在治疗过程中应密切观察心率、呼吸、血压变化。

2. 对碘剂有过敏者可改用碳酸锂，剂量为 500 mg（250 mg/片），3 次/d 口服，也可研末后溶于水中鼻饲。锂盐为抗躁狂药物，和碘剂一样，均有抑制甲状腺激素释放的作用，并有抑制去甲肾上腺素释放作用。此外，碳酸锂有刺激肺组织产生集落刺激因子，促进骨髓粒细胞的生成增加，对白细胞减少的甲状腺功能亢进危象患者特别是老年人尤为适用。

3. 有些病例虽经上述治疗病情依然严重，甚至出现多脏器功能衰竭的现象。这种情况常与血中存在高浓度的甲状腺激素有关（或检验结果证实甲状腺激素水平过高），因此，可采取特殊措施迅速去除血浆中的甲状腺激素。由于甲状腺具有存储已合成激素的功能，虽经硫脲类药及碘剂抑制其合成与释放，但外周组织中的甲状腺激素因半衰期较长（尤其是 T_4）一时不能被清除，仍然发挥毒性作用。在这种情况下可考虑下列方法处置。

（1）新鲜血液置换法。此法优点是输入新鲜血的血浆蛋白和红细胞均未被 T_4 饱和，可从组织中吸回一部分甲状腺激素。另外，新鲜血中的血浆蛋白又可结合血中游离的激素，使其水平下降。具体方法是，先抽出患者血液，再等量回输，根据病情 1～2 次/d，150～300 mL/次。有人估计，换血500 mL 可使血中 T_4 降低 25%。

（2）部分血浆清除法。抽取患者血液 500 mL（应加抗凝剂），将其迅速离心，弃去含有大量甲状腺激素的血浆，然后将细胞成分加入复方氯化钠注射液再输注，在 12～24 h 内可重复多次，可很快使甲状腺激素水平降至接近正常水平。此法使用于采取各种治疗措施 24 h 以上仍不见效的个别病例，较血液透析法为优。整个过程应严格执行无菌条件下操作，由于成功例数较少，确切疗效及远期后果尚须进一步验证。

（3）透析法。由于甲状腺激素与血浆蛋白结合紧密，除血浆清除法外尚可采用血液透析和腹膜透析，其原理与方法和肾功能衰竭时的透析方法相同，可快速清除血浆中的有毒物质，T_4 浓度可降低 $40\%\sim50\%$。优点是操作较血浆清除简便，安全。

十一、病因治疗

（一）一般治疗

忌用含碘量较高的食物和药物，适当休息，补充足够热量和营养，尤以补充维生素 B 族，对焦虑不安或失眠者应予镇静剂。要对患者宣传口服抗甲状腺药物的重要性，不能在病情尚未控制时随便停药。鼓励患者树立战胜疾病信心，提高治疗依从性。

（二）特殊治疗

包括抗甲状腺药物、放射性 ^{131}I 和甲状腺次全切除术。根据甲状腺功能亢进的类型、患者具体情况及伴随疾病进行个体化治疗方案。

1. 内科治疗。

（1）抗甲状腺药物：目前临床上应用最广的主要有甲巯咪唑和丙硫氧嘧啶。适用于老、中、青、体弱及合并妊娠或术前准备用药的患者。但是效果较慢，疗程需长达 1.5～2 年，甚至可延长到 3～5 年，应定期检查白细胞。甲巯咪唑剂量为 10～15 mg，3 次/d；维持量为 5 mg/d 或者＜5 mg/d。丙硫氧嘧啶剂量为 100～150 mg，3 次/d，好转后每 2～4 周减 50～100 mg，维持量为 50 mg/d。

（2）联合应用甲状腺激素：对合并严重突眼、甲状腺明显肿大的患者，治疗中可能会使其加重。因此，有主张治疗后血清促甲状腺激素水平升高者，可联合小剂量甲状腺激素治疗，不仅有助于保持甲状腺激素水平的稳定，同时还可以使抗甲状腺药物在相对较大的剂量下治疗更长的时间，从而有利于甲状腺功能亢进的缓解。甲状腺激素的用法是甲状腺干粉 20～40 mg/d；左甲状腺素 25～50 μg/d，分 2～3 次口服。

（3）其他治疗：心功能正常而心率加快（窦性心动过速）可加用普萘洛尔 10～20 mg，3 次/d；心功能不全可加用洋地黄类、利尿剂及血管活性药；有肝脏损害，血清转氨酶升高者可予护肝治疗。

2. 放射性 ^{131}I 治疗。对应用抗甲状腺药物治疗效果欠佳、出现多次反复或合并心、肝、肾功能损伤及无法使用抗甲状腺药物的患者可以考虑放射治疗，应放宽放疗适应证。对甲状腺肿大明显、血管杂音严重者，通常将所需的治疗剂量分次给予服用。

3. 外科治疗。下列情况之一者可作为甲状腺次全切除的手术指征：①经正规内科药物治疗依然无效或者反复复发；②甲状腺肿大压迫气管或胸骨后甲状腺肿并伴甲状腺功能亢进者；③结节性甲状腺肿伴甲状腺功能亢进；④疑似有癌变可能者。

十二、最新进展

1. 随着放射免疫技术、酶免法及化学发光法的检验手段不断改良，检出突眼型甲状腺功能亢进（Graves 病）患者体内的甲状腺刺激性抗体和促甲状腺激素阻断性抗体的阳性率＞90%，证明其是一种特异性自身免疫性疾病。近年研究发现抗甲状腺药物（硫脲类和咪唑类）不但具有阻止甲状腺激素的合成作用，还具有免疫抑制和调节作用，能使血循环中甲状腺刺激性抗体转阴，这为长期接受抗甲状腺药物治疗提供理论依据。

2. 近年研究发现，甲巯咪唑和血浆蛋白几乎不结合，因而血浆半衰期较长（4～6 h）；而丙硫氧嘧啶 80%～90% 与血浆蛋白结合，血浆半衰期仅为 1～2 h。故前者在治疗甲状腺功能亢进时每天仅需口服一次单剂量即可保持作用 24 h 以上，即 1 d 1 次服药；而后者需 3 次/d 服药。

3. 口服造影剂碘番酸可抑制外周组织 T_4 向 T_3 转化。在甲状腺功能亢进危象常规治疗的基础上加用本品,如在甲巯咪唑、普萘洛尔、地塞米松治疗的同时,加用碘番酸500 mg,4 次/d,可迅速缓解症状。

4. 在甲状腺功能亢进危象的救治过程中,联合应用低剂量的左旋卡尼汀,同样收到良好的效果。

王大明　叶泽兵　张在其

第六节　甲状腺功能减退危象

一、基本概念

甲状腺功能减退危象,又称黏液性水肿昏迷,是原发性或继发性甲状腺功能减退严重而少见的一种并发症。主要发生在老年人,因长期甲状腺激素水平低下,未能及时获得诊断和治疗,在冬季气候寒冷时发病。主要表现为嗜睡或者昏迷,并伴有低体温、低血压、低血糖、低钠血症,并发呼吸衰竭而导致死亡,死亡率高达50%~70%,是临床内科领域里比较罕见的急诊之一。

二、常见病因

(一)基本原因

由于甲状腺功能长期低下失去代偿,部分病例被伴随的慢性疾病如慢性支气管炎、慢性阻塞性肺病、冠心病等所掩盖未能及时诊治,或用药中断等原因在各种诱发疾病与诱发因素的作用下,致使心血管系统及中枢神经系统发生致命性的功能衰竭,从而导致昏迷。

(二)常见诱因有

1. 感染。尤其是肺部细菌感染为最多见,其他感染也可诱发。
2. 外科性应激状态。手术、麻醉、严重创伤如车祸所致复合性损伤及外科感染等。
3. 心脑血管事件。急性心肌梗死、非致死性脑卒中,严重心律失常及心力衰竭。
4. 药物。麻醉药、安眠药及镇静安定剂的过量应用,抗躁狂药碳酸锂、抗心律失常药胺碘酮等。锂盐及含碘药物具有抑制甲状腺激素的释放作用,使血循环中甲状腺激素水平降低。气候寒凉、居室温度过低。

三、发病机制

甲状腺功能减退危象的发生是由于甲状腺激素的缺乏在应激反应的介导下综合作用而诱发的结果。

(一)体温

机体基础代谢明显减低,氧耗和体热产生相应下降,故患者多表现为体温过低。此外,患者大脑有退行性病变及水肿,水肿物质沉积于下丘脑,使体温调节中枢受抑制,在寒冷的环境下体温不升。

(二)心血管系统

甲状腺功能减退患者的心肌细胞间质有黏蛋白及酸性黏多糖沉积引起水肿,使心脏泵血能力减退,心室松弛、心肌假性肥大,心排血量下降,心率缓慢。危象发作时循环血量可减少20%,可达1 000 mL,血压下降,脉压缩小。

（三）神经系统

脑血流量减少，脑细胞代谢迟缓，致使多种重要的脑酶系统活性受到抑制，大脑皮质功能紊乱，容易引起嗜睡，即使一般的常规剂量麻醉药或镇静剂也可引起意识昏迷。虽然循环的儿茶酚胺（去甲肾上腺素和肾上腺素）水平正常，但终末器官对儿茶酚胺的反应性明显低下。β-肾上腺素能反应性低下主要由于β-受体数量减少（甲状腺功能亢进时相反，β-受体数增多），G蛋白调节异常和磷酸二酯酶活性增加。相反在β-肾上腺素能反应受损的同时α-肾上腺素能活性却完整地保持正常。当输入小剂量肾上腺素时，正常人表现为心动过速和血管扩张；但在甲状腺功能减退危象患者则表现为血管收缩与高血压反应。β-肾上腺素能活性低下，也损害了热能产生的反应能力，一旦热量丢失过多，就不能保持正常体温。

（四）呼吸系统

甲状腺功能减退时呼吸肌无力，呼吸中枢对高碳酸血症的呼吸反应能力受损，导致通气量低下，极易发生 CO_2 潴留；当发生肺部感染时，极易发生缺氧和 CO_2 麻痹及呼吸性酸中毒。

（五）肾功能

利尿功能受损，易发生稀释性低钠血症。水潴留主要由于抗利尿激素水平过高和肾血流量低下所致。后者与功能性血容量减少、心排血量降低有关。血钠过低，常加重老年患者中枢神经系统损害，加重危象患者意识昏迷症状。

（六）代谢系统

在应激状态下，甲状腺激素不足及糖皮质激素相对缺乏，胰岛素清除率降低和肝糖原生成减少，均可造成低血糖。另外，低血糖对肾上腺素与高血糖素的反应能力也受到损害，使自我调节能力丧失，多数情况下须人工帮助纠正。在多数情况下，几乎各种药物代谢清除率都是降低的，从而易导致药物中毒。许多常用药物如洋地黄制剂、利尿药、镇静药等，在普通剂量的应用时也会发生过量或者中毒。此外，各种活性酶包括血清转氨酶、肌酸磷酸激酶和乳酸脱氢酶及其异构体均呈现升高。这些血浆肌酶的升高，可能是由于从骨骼肌向外渗漏及清除率降低所造成的。

（七）骨髓造血系统

骨髓造血功能轻度受抑，呈正细胞性贫血，红细胞比容在30％～35％。贫血是因为红细胞生成素下降与红细胞生成减少所引起。一般白细胞总数多正常，可有粒细胞核轻度右移现象。

四、临床特征

（一）一般特征

以老年患者，尤其是女性较多见，半数患者年龄在60～70岁。

（二）意识改变

甲状腺功能减退患者一般情况只是精神萎靡、面无表情，不会出现意识昏迷。在危象早期阶段可出现定向力障碍、感觉异常、意识模糊、肌肉痉挛、共济失调及精神症状。当危象进展至晚期阶段时可有嗜睡或昏迷。昏迷一旦发生常常难以恢复。意识的变化与体温调节功能损害和心血管系统适应能力的损害是相平行的。当使用镇静药物稍过量、CO_2 潴留、严重感染、心脑血管事件等应激状态时，其意识改变常进行性加重。

（三）低体温

是甲状腺功能减退危象患者第二个基本特征。一般体温多在35℃以下，而以32～34℃常见，最低可至30℃以下，普通体温表不易测出，需用特殊体温计测量。低体温程度与病情的严重程度相一致。但若有严重感染时体温也可正常。

（四）低血压

是甲状腺功能减退危象又一个基本特征。表现为心率缓慢，血压降低，以收缩压降低为主，舒张压正常或者轻度升高，以至于脉压缩小。

（五）低血糖

危象早期阶段血糖可正常，恶化时血糖可低于 3.8 mmol/L，在临床上极易与低血糖昏迷相混淆。

（六）低钠血症及水中毒

表现为稀释性低钠血症，四肢软弱无力。

（七）呼吸抑制

呼吸浅而慢，呼吸道分泌物增多，呈低通气状态，缺氧和 CO_2 潴留，并发缺氧性脑病，加重、加深昏迷。

（八）皮肤黏膜出血

牙龈肿胀有渗血，舌大有血肿。

（九）重要体征

有典型的甲状腺功能减退面容，如面色萎黄、水肿、呆滞、唇厚、鼻宽、头发稀少、干枯，缺少光泽，眉毛淡而少。皮肤发凉、弹性差，有水肿但无压陷性。腋毛和阴毛稀疏和脱落。甲状腺可有肿大，但非特征。可有颈部甲状腺手术所特有的瘢痕见到。心音低钝，心动过缓，常＜50 次/min。四肢软弱、肌肉松弛，肌腱反射迟钝或消失，但无定位神经损害的阳性特征。

（十）其他

患者可因神经肌肉张力降低，出现尿潴留和麻痹性肠梗阻。晚期患者尚可有少尿及无尿。感染的症状与体征常常被严重的代谢紊乱症所掩盖。若昏迷持续时间长，合并感染，而体温不超过 34℃，或合并明显的呼吸循环衰竭等，则提示病情危重，预后恶劣。

五、辅助检查

（一）血常规

正细胞性贫血，红细胞比容下降（如＜30％时多伴有营养不良性贫血、上消化道出血等因素）。白细胞减少并伴有核右移，分类中以粒细胞减少为主。感染存在时，白细胞总数极少超过 10×10^9/L，也不会有典型的核左移。如果出现细胞核的左移现象则提示脓毒症可能。

（二）血生化

低血糖、低血钠、低血氯，血钾正常或略升高。血胆固醇升高，血清转氨酶、肌酸磷酸激酶、乳酸脱氢酶可升高。部分肾功能不全者可有血清尿素氮增高。

（三）动脉血气分析

可见低氧血症、高碳酸血症、呼吸性或混合性酸中毒。

（四）甲状腺功能

甲状腺激素包括 TT_3、TT_4、FT_3、FT_4、rT_3 等水平明显减低，甚至测不出。促甲状腺激素升高者为原发性甲状腺功能减退；促甲状腺激素不增高则为下丘脑垂体功能减退所致。甲状腺吸 ^{131}I 率降低，甲状腺核素扫描吸收 ^{99m}Tc 功能降低。

（五）心电图

肢体导联低电压，胸导联也可表现为电压偏低。窦性心动过缓，房室传导阻滞，QT 间期延长，T 波平坦甚至倒置。

（六）影像学检查

超声心动图可发现心包积液，射血分数降低。胸部 X 线显示心影扩大，部分病例有胸腔积液。继发性甲状腺功能减退患者蝶鞍 CT 或 MRI 可发现鞍体增大的表现。

六、诊断思路

（一）病史采集

主要是向家属或监护人详细询问病史，昏迷前常有长时间的乏力、疲倦、反应迟钝、食欲减退、便秘、体重增加、声音粗哑、听力下降等，少数患者在昏迷前则表现为情绪低落，甚至胡言乱语、行为怪异，酷似老年精神分裂症的表现。如有甲状腺疾病史者，应收集下列佐证：服药史、放射性碘治疗史、甲状腺手术史（颈部瘢痕）或颈部放射线照射痕迹。如能提供分娩大出血与休克病史或其他垂体及下丘脑疾病的既往史则有助于继发性甲状腺功能减退的临床诊断。

（二）查找诱发因素

由于甲状腺功能减退危象多见于老年患者，常合并有各种慢性疾病，从而可能忽略提示存在甲状腺功能减退的各种症状，加上患者未能得到及时诊断与治疗，直到疾病进入严重的终末阶段，进入昏迷状态才进行诊治，给临床医师带来诊断困难。此时查找诱发因素或诱发疾病就十分重要，诸如环境温度低下，严重感染尤其是肺部感染、全身感染等常无体温升高、血象正常而误诊，较大的创伤、剧烈疼痛、脑卒中或心肌梗死、强烈精神刺激等应激状态，使用麻醉、镇静药等剂量稍大均对诊断危象有价值。

（三）临床表现

嗜睡或昏迷的患者具有典型的三低表现，即低体温、低血压、低血糖伴黏液性水肿所特有的体征，对诊断甲状腺功能减退危象有极大帮助。对以往确诊为甲状腺功能减退的患者，只要有比较明确诱因，一旦发生昏迷，则只要体温偏低也可确定诊断，而血压和血糖并不作为必备条件。此时应急查甲状腺激素。

（四）实验检查

血清 T_3、T_4 明显降低，且与病情程度相一致。有条件的单位采用先进的快速检测技术，如免疫荧光法、生化发光技术可在数小时有结果报告。

（五）其他

胸部摄 X 线片及采集尿液镜检常有感染证据可提供。

七、临床诊断

1. 因甲状腺功能减退危象在临床上比较少见，既要大胆考虑本病存在的可能性又要谨慎处置。目前我国人口老龄化比较普遍，提高本病的警惕性很有必要。

2. 凡有甲状腺功能减退病史发生意识障碍或昏迷者，可参酌下列情况做出临床诊断：

（1）有明确诱发原因，如严重感染、服用过量麻醉药或镇静剂。

（2）患者体温不升，血压降低，心音低钝和心率缓慢，呼吸浅表者。

（3）有典型的黏液性水肿面容，全身有非压陷性水肿、毛发稀少、枯萎、易脱落。

（4）低血糖（至少不应该是血糖升高）、低血钠、低动脉血氧饱和度，动脉血二氧化碳分压升高，血 pH 值降低。

（5）甲状腺激素谱水平明显低下，促甲状腺激素明显升高。

（6）有心包积液、胸腔积液、尿潴留、麻痹性肠梗阻者。另外，对无明确甲状腺功能减退病史的老年患者，尤其是老年妇女在气候寒冷的环境中发生昏迷者，应综合分析有无上述六种临床表现，在甲状腺激素谱未发出报告时做出诊断。

八、鉴别诊断

（一）低血糖昏迷

与甲状腺功能减退危象低血糖极为相似，属于急救医学中重要的项目。当确定为低血糖后首先予以纠正，而后再进行鉴别方面的工作，包括详细采取病史和检查，决不能贻误抢救时机导致不良的后果。

（二）脑血管意外

脑出血和大面积梗死表现为昏迷，但血压升高。尤其是神经定位体征可以和甲状腺功能减退危象鉴别。困难的是部分脑血管意外患者同时伴有甲状腺功能减退，因为甲状腺功能减退患者可引起血压异常，由此而加重或引起脑血管意外。在高度疑似两者并存时，可检测甲状腺激素和促甲状腺激素以明确有无甲状腺功能减退的存在。

（三）垂体危象

严重的垂体前叶功能减退者也可在应激状态下诱发危象，其可涉及甲状腺、肾上腺、性腺等多个垂体-靶腺轴系统。其临床表现除昏迷外，可能有多个靶腺功能减低的临床表现及实验室检查结果，可能存在分娩时大出血、头颅外伤、垂体手术、放射治疗史。若为孤立性的垂体-甲状腺功能减低则促甲状腺激素水平较低或正常，这点是与甲状腺功能减退危象的最主要的鉴别之处。

（四）高渗性非酮症糖尿病昏迷

本综合征和甲状腺功能减退危象都发生在老年患者，往往都在昏迷前无确切的病史可询，容易被其他伴发疾病所掩盖。但本征患者多为脱水严重、皮肤干燥、无低体温、心率也增加，这些表现与甲状腺功能减退危象较容易区别。如立即测血糖、血生化或快速检测甲状腺激素可明确诊断。

（五）严重躯体性疾病

一些慢性消耗性疾病晚期（如肺结核、胰腺癌等）也可表现为意识障碍、低体温、低血压等，可有血清 T_3、T_4 降低，但 rT_3 常升高，促甲状腺激素正常可资鉴别。

（六）其他

甲状腺功能减退危象毕竟为临床少见，在本危象的鉴别中还必须同其他原因引起的昏迷鉴别如中毒，包括镇静剂、安眠药物的过量中毒、糖尿病酮症酸中毒等。一般来说根据病史、体征及实验检查不难做出诊断。

九、救治方法

（一）治疗原则

尽快补充甲状腺激素，及时提高其水平以纠正甲低状态；加强升温措施，适当给予糖皮质激素、抗感染、治疗诱发疾病和防治并发症。

（二）一般处理

1. 升温保暖措施。首先应将患者置于空调病房内，但室温不宜超过 22℃，但应避免使用电热毯，因其可以导致血管扩张，血容量不足。升温速度不能过快，通常以每小时体温上升 0.5℃ 为宜。升温过快可引起外周血管扩张而加重休克。由于多数危象发生在老年，皮肤感觉迟钝加上意识不清，使用热水袋保暖易引起烫伤，最好不用。

2. 改善呼吸。每例昏迷患者均予吸氧，保持呼吸畅通。应做常规血气监测，必要时采用人工辅助呼吸。

3. 纠正水与电解质紊乱。因甲状腺激素严重缺乏，常有水潴留，故全天补充液体总量宜控制在 600～1 000 mL，补液过多或速度过快可导致充血性心力衰竭和肺水肿。低血糖可静脉注射 50％ 葡萄糖注射液（不计入全天补液总量）。有明显低钠血症时可使用 2.5％～3％ 高渗氯化钠。休克严重者经补液、输血浆（或全血）无改善可考虑加用多巴胺和（或）间羟胺适当提升血压，增加外周循环灌注量，有利于体温上升，但应慎重，升压幅度不能过大、过快以免加重心脏负荷。

4. 糖皮质激素应用。无论原发性甲状腺功能减退或继发性甲状腺功能减退患者均存在不同程度的肾上腺皮质功能不全状态；危象救治时使用甲状腺激素后又促进机体对糖皮质激素的需求量增加，同时，糖皮质激素对纠正低血压、低血糖、低血钠有很大的帮助。所以许多作者认为，在救治甲状腺功能减退危象时及时给予糖皮质激素治疗应视为常规措施。一般多选用氢化可的松，首剂静脉注射 100 mg（以 5％～10％ 葡萄糖注射液 20～40 mL 稀释后），以后间隔 6 h 滴注 50～100 mg，第 1 天总量可为 300～500 mg。第 2 天后可酌减。待患者意识转清、病情稳定以后可逐渐撤停，但垂体性甲状腺功能减退（继发性甲状腺功能减退）患者应改为口服维持。

5. 其他治疗措施。积极治疗并发症，去除诱因。所有甲状腺功能减退危象患者均应考虑到细菌感染存在的可能性，白细胞计数很少超过 $10 \times 10^9/L$，细胞核也很少左移。任何轻度的核左移，均应理解为严重细菌感染的存在。患者对感染通常无发热反应。因此，对所有危象的患者均应采集各种标本做细菌培养，并在培养结果未出来之前，静脉给予广谱抗生素治疗。若培养阳性，又无其他更多的感染征象，可以停用抗生素。如有心力衰竭，不论有无合并心肌梗死，都应谨慎使用强心剂，但剂量应酌减；经补液、输血、纠正低钠血症后可考虑使用利尿剂，以减轻心脏后负荷。同时，补充足够的热量、维生素 C 和维生素 B 族等。

（三）药物治疗

诊断一经建立，应即采用甲状腺激素补充治疗。

1. 三碘甲状腺原氨酸。目前有两种制剂，均为人工合成的甲状腺激素。T$_3$ 商品名为碘塞罗宁，碘赛罗宁。另一种为左旋三碘甲状腺原氨酸。二种制剂均有片剂及注射剂，L-T$_3$ 注射剂作用更加迅速，生物利用度更强，尤其适合本病的抢救用药。但作用维持时间较短，须重复多次静脉注射（因肌内注射吸收较差）用法：T$_3$ 或 L-T$_3$ 首剂静脉注射 40～120 μg（有配制稀释液），以后间隔 6～8 h 注射 5～15 μg，第 2 天剂量减半，使用 2～3 d，待患者清醒后改为口服。

2. 甲状腺素。目前多用左甲状腺素，商品名雷替斯。可单独或与 T$_3$ 联合使用。单用时剂量为：首次静脉注射 300～500 μg（因作用维持时间长，只需 1 次/d），以后注射 50～100 μg/d，2～3 d 后患者意识清醒改为口服。如无注射剂，也可用片剂研末后等量加水鼻饲给药。注意事项：因 L-T$_4$ 注入体内后，进入组织较为缓慢，同时在甲状腺功能减退时 T$_4$ 转化 T$_3$ 受抑制，另外在糖皮质激素应用后更加重此抑制作用，故临床起效较慢，不可盲目随意加大剂量。有报道，在合并严重冠状动脉狭窄的老年患者，大剂量的甲状腺激素有引发急性心肌梗死的危险。此外，在静脉注射时，应在 10～15 min 内注完。

3. 甲状腺干粉。系动物（猪）甲状腺干粉制片，含 T$_3$ 及 T$_4$ 成分，在无 L-T$_3$ 及 L-T$_4$ 制剂的基层医院也可采用。将甲状腺干粉研末后加水调匀后经胃管鼻饲，每隔 6 h 1 次，40～80 mg/次（1～2 片/次）。三种甲状腺激素的等效剂量参见表 1-5-5 所示。

表 1-5-5　甲状腺激素制剂的等效剂量

甲状腺干粉（mg）	L-T$_4$（μg）	L-T$_3$（μg）
15	25	12.5
30	50	25
60	100	50
90	150	75
120	200	100
180	300	150

注：L-T$_4$：左旋甲状腺素；L-T$_3$：左三碘甲状腺原氨酸。

十、诊疗探索

（一）CO$_2$ 潴留及缺氧

甲状腺功能减退危象患者最常见 CO$_2$ 潴留与低氧血症。CO$_2$ 潴留及缺氧加重了心功能，促发心力衰竭。因此，改善肺的通气功能十分重要。但尽管采取了气管内插管与辅助呼吸，部分患者仍不能纠正低氧血症，此因发生了肺内动脉分流所致。当低氧血症伴贫血时，缺氧对患者的危害性更大，若红细胞比积＜30％时，可输注适量的红细胞纠正贫血。肺部感染严重的患者应及时切开气管。

（二）反复多次小量输注新鲜全血

输注当天采集的新鲜全血，60～80 mL/次，每 6 h 1 次可快速提高甲状腺激素水平，对提升体温、纠正贫血及低血压倾向、改善呼吸、循环功能和促进意识清醒有良好的效果。

（三）纳洛酮的应用

经前各种治疗措施后，如 24～48 h 患者仍处于昏迷状态，可考虑应用纳洛酮治疗。以 5％葡萄糖注射液 100～200 mL 加纳洛酮 0.8～2.0 mg 静脉滴注。甲状腺功能减退危象治疗的目标是在 24～48 h 内拯救患者与稳定病情。24～48 h 是甲状腺激素开始逆转甲状腺功能减退危象受损的代谢状况所必需的最短时间，若仍不清醒应高度怀疑脑血管意外的存在。

十一、病因治疗

（一）甲状腺功能减退应首选 L-T$_4$ 治疗

尽管动物甲状腺干粉制剂也有效，且曾比较普遍地用于临床，我国目前许多基层医院仍在使用。但由于不同批号间的成分和效价因生产流程操作落后而不同，故现已不推荐使用。L-T$_4$ 剂量范围 50～200 μg/d，平均 1.6 μg/（kg·d）。T$_4$ 在外周组织细胞内转化形成 T$_3$，因此体内既有 T$_4$，也有 T$_3$。人工合成的 T$_4$ 性能稳定，保质期长，药效均衡，口服吸收率达 80％以上，1 次/d 即可达稳定的 T$_3$、T$_4$ 和促甲状腺激素水平。开始剂量为 75～100 μg/d，每 2～3 周调整剂量以期达到目标替代水平。对老年人及伴有冠心病的患者不能耐受甲状腺激素时，T$_4$ 剂量减小至 1/3～1/2，初始为 12.5～25 μg/d，以后每 4～6 周增加 25～50 μg 使基础代谢率缓慢地提高，避免冠状动脉血供和心肌代谢需要之间的失衡（诱发心绞痛）。如果患者有吸收不良，或正在服用下列药物：含铝制酸药（硫糖铝、氢氧化铝）、考来烯胺、洛伐他汀、利福平、硫酸亚铁时需要量增加。妊娠期间需将 L-T$_4$ 剂量增加 30％～50％，产后将剂量降到正常水平。用 L-T$_4$ 替代治疗简便易行，基本上无副作用，症状一旦改善，患者依从性较好，但应告知患者，替代治疗可能将持续终生。接受长期 L-T$_4$ 治疗时，应每年测定甲状腺功能 1～2 次，判断是否到达及维持正常甲状腺素水平。如促甲状腺激素水平过低，表示原发性甲状腺功能减退患者服药剂量过大，高于正常水平表明剂量尚不够。甲状腺素长期过量，可加快骨骼的更新，这对女性患者是一特殊问题，但目前尚无任何证据表明可增加骨折发生率。

（二）T$_3$ 片剂及复方 T$_4$ 和 T$_3$ 片剂

除 L-T$_4$ 外，复方 T$_4$ 和 T$_3$ 片剂也可用于甲状腺功能减退的治疗。前者在 T$_4$ 口服吸收不良、效果不佳时可应用。T$_3$ 还适用于甲状腺癌切除手术后进行放射治疗者，因进行 ^{131}I 治疗时须暂停甲状腺制剂，T$_3$ 半衰期短，易掌握。一般不用 T$_3$ 作长期的替代治疗，因 T$_3$ 抑制促甲状腺激素的作用较弱。有研究提示，T$_4$ 和 T$_3$ 联合应用，对改善自觉症状的效果比 T$_4$ 单药好（单用 T$_4$ 须 2～3 周才起效），但长期益处尚未确定。

（三）T$_4$ 治疗

对亚临床甲状腺功能减退（又称临床前甲状腺功能减退或代偿性甲状腺功能减退），若 TSH＞10 mU/L或者血脂异常，以 25～50 μg/d 的 T$_4$ 进行治疗，可纠正升高的促甲状腺激素，防止其进展为临床甲状腺功能减退。

（四）中医疗法

中医对甲状腺功能减退的认识：中医认为，原发性甲状腺功能减退属"虚劳"范畴，即先天禀赋不足、胞胎失养造成。因体质不强，肾阳亏虚；或瘿病日久不愈，损伤气血，脾肾失养，阳气不足；或甲状腺功能亢进经放射性核素治疗后伤于气血、脾肾亏虚；或瘿病手术伤及正气、气血不足、脾肾亏损；或药物损伤，脏腑受损，脾肾亏虚等诸多因素，致全身功能不足而发为本病，病位重在脾肾。由于肾阳是人体诸阳之本，五脏之阳皆取助于肾阳才能发挥正常功能活动，所以肾阳虚是甲状腺功能减退病机之根本。肾阳虚，继则可出现气滞血瘀，痰浊内停，蒙蔽心窍。患者畏寒肢冷，神疲乏力，面色苍白乃因脾肾阳气虚衰引起的元气匮乏、气血不足之虚寒征象；而周身水肿，腹胀纳少，尿少便难也为脾肾二脏阳气虚衰，不能运化水谷精微之故，且脾肾阳虚，不能运化水湿则易聚而成痰，此由患者舌脉之象，甲状腺肿大有结块及胆固醇升高等可得验证。患者有心动过缓、脉沉迟无力之症，此乃心阳不振之临床表现，是因"肾命不能蒸运，心阳鼓动无能"所致。甲状腺功能减退由脾肾阳气虚衰所致，故临床常表现为一系列因阳气不足而致的虚寒症候，针对本虚之症，当温阳益气以治其本。又因虚体受邪，正气受损而无力驱邪外出，故可内生水湿、痰饮、瘀血等病理产物而凝结阻滞于机体。

中医对甲状腺功能减退的治疗：根据其病情发展演变，中医学将甲状腺功能减退分为气血两虚、脾肾阳虚、心肾阳虚、阴阳两虚等 4 个证型。临床治疗时应先确定其类型及症候，做到辨证施治、对症用药。气血两虚证型宜采用益气养阴、气血双补药物；脾肾阳虚证型宜采用健脾益气、温肾助阳药物；心肾阳虚证型宜采用温补心肾、强心复脉药物；阴阳两虚证型宜采用滋阴补阳药物。

十二、最新进展

由于甲状腺功能减退危象本身发病率较低，诊断主要还是依靠临床医生丰富的经验和在诊断时想到该病的可能性，如能及时确诊，疗效肯定。故目前在病因、诊断、治疗技术上尚无更多进展。笔者今后将随时关注这方面的进展。

王大明　叶泽兵　张在其

第七节　肾上腺危象

一、基本概念

肾上腺危象是指由各种原因导致糖皮质激素分泌不足或缺如而引起的一系列临床症状，病情凶险，进展急剧，如不及时救治可致休克、昏迷、死亡，是严重的内科急症之一。临床表现为高热、胃肠功能紊乱、周围循环衰竭、意识淡漠、萎靡或躁动不安、谵妄甚至昏迷、休克、极度无力，严重腹痛，腰背痛和下肢痛；外周循环虚脱，最后肾功能减退伴氮质血症，诊治稍失时机将耽误患者生命。虽然由于感染可发生严重高热，但体温可以低于正常。危象大多由急性感染（尤其是脓毒症）、外伤、手术和大汗失钠所诱发。

二、常见病因

（一）慢性肾上腺皮质功能减退（Addison病）

40%～70%的患者能提供相关原发病史。病因包括：

1. 肾上腺皮质自身免疫性疾病，占70%～80%。在美国，约70%艾迪生病是特发性肾上腺皮质萎缩，大概是自身免疫过程所致。与本病有关的病史可有甲状旁腺功能减退、甲状腺功能减退或甲状腺功能亢进、糖尿病、恶性贫血、慢性肝炎、重症肌无力、类风湿性关节炎、干燥综合征、白癜风与斑秃等。

2. 肾上腺结核、炎症。

3. 肿瘤，尸检发现27%～40%为恶性转移肿瘤，原发肾上腺肿瘤较少。

4. 真菌感染。

5. 先天性肾上腺皮质增生。

6. 急性肾上腺皮质出血、坏死血栓形成，可因局部感染，或全身性感染致肾上腺静脉细菌性血栓形成、全身出血性疾病、如流行性出血热、严重烧伤和弥散性血管内凝血等引起。

7. 淀粉样变。

8. 药物类。与阻止了类固醇合成或导致皮质功能减退有关，包括：酮康唑、甲地孕酮（剂量＞160 mg/d）、甲羟孕酮、氨鲁米特、米托坦、依托咪酯和大剂量的氟康唑（剂量≥400 mg）。原发性肾上腺功能减退，因肾上腺产生肾上腺素、醛固酮，或同时2种激素障碍，下丘脑-垂体-肾上腺轴功能存在，因此，原发性常以低皮质醇为特征，血清促肾上腺皮质激素升高，继而又造成其他类同化学结构的激素分泌增多，如黑色素刺激激素，致使皮肤黏膜的高色素沉着。同时，患者易出现直立性低血压、低血钠、高血钾、代谢性酸中毒等。这些患者常常因感染、创伤和手术等应激情况，或停服激素而诱发肾上腺皮质功能急性减低。

（二）长期大量糖皮质激素治疗

抑制下丘脑-垂体-肾上腺功能，即使停药1年，其功能仍处于低下状态，尤其对应激的反应性差。Oyama研究长期用类固醇治疗的14例患者在麻醉诱导前、诱导后30 min和手术后1 h测血皮质醇，分别为（107±18）μg/L、（108±15）μg/L和（148±25）μg/L。而对照组10例在这3个时间的血皮质醇分别为（108±14）μg/L、（175±16）μg/L和（263±18）μg/L。因此长期接受糖皮质激素治疗的患者，遇到应激时，如不及时补充或增加激素剂量，也将发生急性肾上腺皮质功能减退。

（三）肾上腺手术后

因依赖下丘脑垂体的肾上腺皮质增生或肾上腺外疾病（如转移性乳腺癌），作肾上腺切除术；或者肾上腺腺瘤摘除术后，存留的肾上腺常萎缩。下丘脑-垂体-肾上腺的功能，由于腺瘤长期分泌大量皮质醇而受抑制，其功能的恢复，需时至少 9 个月或 1 年以上，如不补充激素或在应激状况下不相应增加激素剂量，也可引起急性肾上腺皮质功能减退。

（四）急性肾上腺出血

常见的为严重脓毒症，主要是脑膜炎双球菌脓毒症，引起肾上腺出血，与弥散性血管内凝血有关。其他细菌所致脓毒症、流行性出血热等也可并发肾上腺出血。

（五）先天性肾上腺皮质增生

至今已知有 9 种酶的缺陷与其相关，有 21-羟化酶、11β-羟化酶、17α-羟化酶、18-羟化酶、18-氧化酶、Δ5-3β-羟类固醇脱氢酶、22-碳链酶、17β-羟类固醇脱氢酶、18-氧化酶。多数酶均为皮质醇合成所必需。其中 Δ5-3β-羟类固醇脱氢酶、22-碳链酶与 18-羟化酶和 18-氧化酶等缺陷也可影响潴钠激素的合成。

（六）其他与肾上腺危象有关药物

图 1-5-3 为下丘脑-垂体-肾上腺皮质轴调节作用示意图。除糖皮质激素以外，还有其他药物如孕激素药物甲羟孕酮和甲地孕酮通过下丘脑-垂体-肾上腺轴抑制糖皮质激素的合成。皮质醇合成抑制剂则包括酮康唑、依托咪酯等，可直接抑制糖皮质激素的合成。酶诱导剂利福平和卡马西平则通过促进糖皮质激素的清除而降低肾上腺功能。

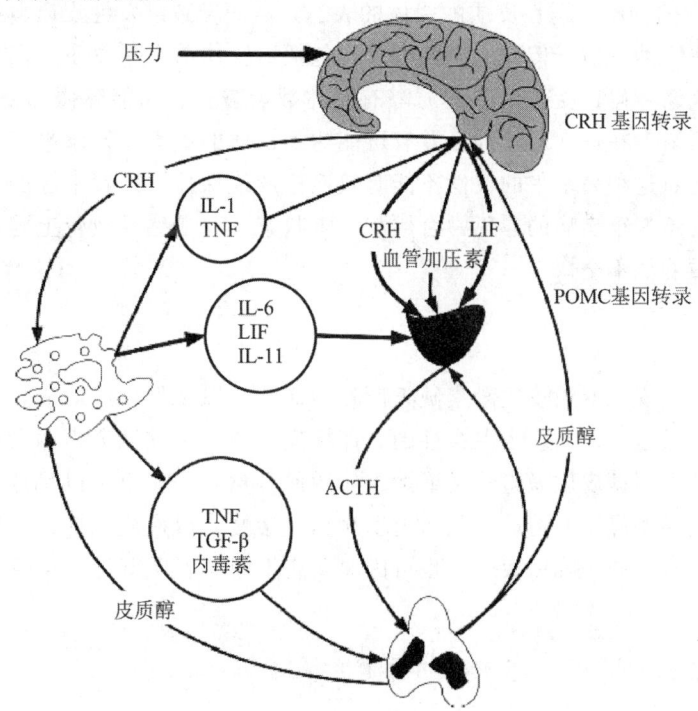

图 1-5-3　下丘脑-垂体-肾上腺皮质轴调节作用示意图

（七）诱发因素

在上述肾上腺绝对和相对功能不全的基础上，常由应激原，如感冒、过劳、大汗、创伤、手术、分娩、呕吐、腹泻、变态反应或骤停可的松类药物治疗诱发加重，特别是严重感染、中毒、休克、创伤、手术和麻醉等应激期间，出现肾上腺皮质激素水平的绝对或相对供给不足而导致本症，而原发和继发性慢性肾上腺皮质功能不全患者，在下列情况下可发生肾上腺危象。

1. Addison 患者和肾上腺次全切除术后患者，在感染、劳累、外伤、手术、分娩、呕吐、腹泻和饥饿等应激情况下可致肾上腺危象。

2. 长期激素替代治疗患者突然减停激素。

3. 垂体功能减低患者如席汉综合征在未补充糖皮质激素情况下给予甲状腺激素或胰岛素时也可能诱发肾上腺危象。

三、发病机制

糖皮质激素是维持人的生命活动所必需的。肾上腺危象的主要发病机制是急性的肾上腺皮质激素分泌绝对或相对不足。正常人在严重应激情况下皮质醇分泌增加 10 倍于基础水平，但慢性肾上腺皮质功能减低、肾上腺皮质破坏的患者则不仅没有相应增加，反而糖皮质激素严重不足。当盐皮质激素不足时，肾小管重吸收 Na^+ 不足，失水、失 Na^+，而 K^+、H^+ 潴留；糖皮质激素不足除糖原异生减弱致低血糖外，也有与盐皮质激素对水盐相同的作用，由于失 Na^+、失水引起血容量减少，血压下降以致虚脱和休克，引起肾上腺危象。

重症患者发生肾上腺危象的主要机制可能与以下几点有关：①脓毒症和全身炎症反应综合征所引起的继发性肾上腺皮质功能减退。脓毒症期间，大量的细胞因子和炎性递质的释放导致促肾上腺皮质激素、促肾上腺皮质激素释放激素和皮质醇合成降低及释放减少。②有相当一部分重症患者的皮质醇和促肾上腺皮质激素浓度并不降低，甚至显著升高，实际存在"糖皮质激素抵抗"现象。其发生机制与全身性感染或创伤应激状态下，高浓度的促炎因子，如白介素-2、白介素-4、白介素-8 或肿瘤坏死因子-α 可以在不同类型的细胞中诱导皮质醇受体的表达，从而导致继发性皮质醇抵抗的发生。重症患者对激素的"抵抗现象"涉及信号传导的全部过程，包括：受体前水平皮质醇向炎症部位转运障碍和炎症部位糖皮质激素代谢障碍、受体水平皮质醇有受体数量减少、功能障碍和受体基因变异等影响。③尽管机体糖皮质激素浓度在炎症后增加，并有可能达到机体的最大代偿水平，但其增加程度仍落后于疾病的严重程度，同时这种高水平的代偿不能有效而持续地保持，即肾上腺的代偿能力不能随病情进展而增加。这种继发于严重疾病的非正常合成与分泌状态，并最终导致肾上腺皮质代偿不足或代偿耗竭者称为相对性皮质功能不全。

四、临床特征

肾上腺危象的临床表现包括糖皮质激素缺乏所致的症状，以及促发或造成急性肾上腺皮质功能减退的疾病表现。糖皮质激素缺乏大多为混合性的，即糖皮质激素和潴钠激素两者皆缺乏。肾上腺危象的发病可呈急性型，即可因糖皮质激素缺乏或严重应激而骤然发病；也可以呈亚急性，主要由于部分糖皮质激素分泌不足或轻型应激所造成，临床上发病相对缓慢，但疾病晚期也可以表现为严重的急性型。发生危象时，即具有共同的临床表现，也可因原发病不同而表现出各自的特点。共同的表现有：

（一）发热

多见，可有高热达 40℃ 以上，有时体温可低于正常。

（二）消化系统

厌食、恶心、呕吐等常为早期症状，如能及时识别，加以治疗，常很快好转。也可有腹痛、腹泻等症状。

（三）神经系统

软弱（99％的患者有此表现）、萎靡、无欲、淡漠、嗜睡、极度衰弱状，也可表现为烦躁不安、谵妄、意识不清，甚至昏迷。

(四)循环系统

心率快速，可达 160 次/min，四肢厥冷，循环虚脱、血压下降，陷入休克。由于本病存在糖皮质激素和潴钠激素两者均缺乏，因此比 Sheehan 危象更容易、更快速地出现周围循环衰竭。多数患者意识改变与血压下降同时出现，少数患者意识改变在前，随之出现血压下降。我们观察到意识和血压的改变最早出现在诱因发生后 4 h，1/3 和 2/3 的患者分别在 24 h、48 h 内出现。

(五)脱水征象

常不同程度存在，严重脱水细胞外液容量丧失约 1/5。

(六)泌尿系统的改变

常有少尿、无尿及肾功能衰竭。

(七)电解质紊乱

以高血钾为最重要，可出现严重的心律失常及呼吸麻痹，常伴有低血糖和低钠血症。

五、辅助检查

(一)普通检查

应完成血常规，电解质，血清尿素氮，血清肌酐，皮质醇，血清钙，外周血嗜酸性粒细胞，甲状腺功能检查。腹部 CT 可显示肾上腺出血，钙化或转移。继发性肾上腺危象头颅 CT 或 MRI 可示垂体破坏（如空蝶鞍综合征）或垂体占位。

(二)促肾上腺皮质激素兴奋试验

包括 8 h 静滴法及快速法。8 h 静滴法：试验前空腹静息时抽血测血皮质醇和（或）收集 24 h 尿液，测尿游离皮质醇（尿 17-羟类固醇和尿 17-酮类固醇），然后静脉给予人工合成的促肾上腺皮质激素 25 U，维持 8 h，正常人在兴奋第 1 天血皮质醇较对照日增加 1～2 倍，第 2 天增加 3～4 倍。尿 17-羟类固醇和尿 17-酮类固醇排泄量比对照日升高 1～2 倍，第 2 天比对照日升高 2～3 倍，第 3 天比对照日升高 3～4 倍。肾上腺皮质功能不全者皮质醇维持不变。危象时可用快速法确诊。在静脉注射人工合成的促肾上腺皮质激素 0.25 mg 前及后 30 min 测皮质醇，正常人皮质醇增加 276～552 nmol/L。如此既可补充糖皮质激素，又可进行诊断检查。注意：怀疑肾上腺危象时不可因完成检查而延误治疗，应用地塞米松以避免干扰皮质醇水平。

(三)血浆基础促肾上腺皮质激素测定

明显增高，超过 55 pmol/L，常介于 88～440 pmol/L，正常人低于 18 pmol/L。

本症的实验室检查特点：三低，即低血糖、低血钠、低皮质醇；三高，即高血钾、高尿素氮、高嗜酸性粒细胞。

(四)影像学检查

X 线摄片、CT 或 MRI 检查肾上腺增大、出血。

六、诊断思路

肾上腺危象不太常见，临床上不易诊断。每个急诊医师均应牢记在心，因误诊或延误诊断将导致患者致残或死亡。为了确诊而延误治疗是不能被接受的。

(一)病史

仔细询问有无长期应用激素近期停用史或基础的肾上腺疾病。肾上腺皮质功能不全的患者可能平常并无临床症状因而并未被诊断，在应激下才会出现相应表现。

（二）症状

发热等许多症状特异性并不强。例如术后发热通常认为是感染或炎症反应综合征，但实际上可能是肾上腺危象的早期潜在征象。延误治疗可能会导致不可挽回的后果。临床怀疑的基础上即可开始治疗，而不应等到建立确定的诊断。凡有低钠、容量缺失、常规治疗无反应均应考虑。

（三）体格检查

体征轻微，无特异性。可见皮肤色素沉着，尤其阳光照射或受压部位。

（四）辅助检查

根据需要给予患者血液学、痰液、胸部 X 线、胸部 CT、支气管镜、支气管造影、选择性支气管动脉造影、肺动脉造影、核素扫描等检查，有助于临床诊断。

七、临床诊断

肾上腺危象的临床诊断主要依据其病史、临床表现、体格检查及相关检查来进行，其诊断条件如下：

（一）原发性肾上腺危象

1. 临床表现。①乏力；②色素沉着，体毛稀少；③体重下降；④呕吐；⑤腹痛或腹泻；⑥便秘；⑦晕厥、虚脱或休克；⑧昏迷。

2. 辅助检查。①低血糖、低血钠，促肾上腺皮质激素兴奋试验呈无反应；②腹部 CT 可显示肾上腺出血，钙化或转移。

（二）继发性肾上腺危象

1. 临床表现。①乏力；②无色素沉着，苍白无华；③体重下降；④呕吐；⑤腹痛或腹泻；⑥便秘；⑦晕厥、虚脱或休克；⑧昏迷。

2. 辅助检查。①低血糖、低血钠，促肾上腺皮质激素兴奋试验呈正常反应或稍延迟；②头颅 CT 可示垂体破坏（如空蝶鞍综合征）或垂体占位。

（三）医源性肾上腺危象

1. 临床表现。①乏力；②体重下降；③呕吐；④腹痛或腹泻；⑤便秘；⑥晕厥、虚脱或休克；⑦昏迷。

2. 存在突然停用激素，或使用抑制激素作用的药物如孕激素，酶诱导剂，皮质醇合成抑制剂。

简而言之，凡有慢性肾上腺皮质功能减退、皮质醇合成不足的患者，一旦遇有感染、外伤或手术等应急情况时，出现明显的消化道症状、意识改变和循环衰竭即可诊断为危象。

八、鉴别诊断

由于大多数肾上腺危象患者表现有恶心、呕吐、脱水、低血压、休克、昏迷，需与其他病因的昏迷鉴别，如糖尿病酮症酸中毒、高渗性昏迷、急性中毒及急性脑卒中等，此类患者血糖高或正常，而肾上腺危象患者表现为血糖低，嗜酸性粒细胞升高等可资鉴别。由于本病患者常有显著的消化道症状，因此也必须和常见的急腹症鉴别，如胃肠道穿孔、急性胆囊炎、出血性坏死性胰腺炎、肠梗阻等，这些急腹症皮质醇值正常，CT 无肾上腺或垂体相应改变可以资鉴别。若患者同时血钾高、嗜酸性粒细胞升高和皮质醇减低，则提示有肾上腺危象的可能。详细询问病史在鉴别诊断中是关键。

九、救治方法

（一）一般处理

保持气道通畅、给氧、维持呼吸和循环稳定。给予昏迷三联（葡萄糖注射液、硫胺素、纳洛酮），给予积极补液（5％葡萄糖氯化钠注射液）。

（二）补充糖皮质激素

即刻注射氢化可的松 100 mg，继以氢化可的松 200～400 mg 溶入 500～2 000 mL 液体中静脉滴注，第一个 24 h 内氢化可的松用量可达 300～600 mg。危象控制后可逐渐减少，第 2 天用第 1 天的 2/3 量，第 3 天用第 1 天的 1/2 量。因氢化可的松在血浆中半衰期为 90 min，故应持续静脉滴注或微量泵泵入。当病情稳定能进食时，糖皮质激素改为口服，每 6 h 口服氢化可的松 200 mg 或可的松 25 mg，约半月减至维持量。一般情况下，可的松 25～75 mg/d 或泼尼松 5～10 mg/d 即可。上午用全量的 2/3，下午用全量的 1/3。如仍有低钠血症或收缩压不能回升至100 mmHg，可考虑加用盐皮质激素如 9α-氟氢化可的松 0.05～0.20 mg/d 口服。促肾上腺皮质激素兴奋试验期间，可改用地塞米松以避免干扰体内血液可的松水平。

（三）纠正水和电解质平衡

肾上腺危象易于出现低血容量、低钠血症、低血糖、高钾血症、高钙血症。根据尿量、尿比重、血压、红细胞比积、心肺功能状况补充血容量，一般第一个 24 h 补液量为 3 000 mL 左右，以 5％葡萄糖氯化钠注射液为主，低血糖症时给予 50％葡萄糖注射液。一般在补液、补充糖皮质激素及葡萄糖以后血钾可恢复正常。若血钾持续不降，>6.5 mmol/L 时，易发生心律失常，甚至心搏骤停，此时可给予呋塞米、葡萄糖胰岛素疗法及 5％碳酸氢钠 100 mL 静脉滴注等方法以降低血钾。血钾降低迅速会导致死亡，在治疗过程中应引起注意。

十、病因治疗

对原发性肾上腺皮质功能减退和继发性肾上腺皮质功能不全者应坚持激素替代疗法规律用药，避免突然停药。

（一）替代疗法

由于肾上腺、垂体和下丘脑引起者，采用激素终生替代疗法。对于医源性肾上腺危象，激素替代直至下丘脑-垂体-肾上腺皮质轴恢复。至于最佳剂量，治疗时间和选用何种激素，文献一直存在争论，无统一意见。继发性肾上腺危象补充盐皮质激素如氟氢可的松。

（二）术前和应激前用药预防肾上腺危象

术前和应激前应用激素。由于术前需要空腹，因而采用静脉途径给药更为可靠。用药思路可分为两种：

1. 传统大剂量用药（如大手术氢化可的松 200 mg/d）。

2. 根据预计不同手术和应激程度下机体的可的松合成水平。近期越来越多的研究支持后者。具体方法见表 1-5-6 和表 1-5-7。

表 1-5-6　常用激素的药理特性

激素	生物半衰期	血浆半衰期	相对活性	生理效应剂量
氢化可的松	8～12 h	90 min	1	20 mg

续表

激素	生物半衰期	血浆半衰期	相对活性	生理效应剂量
可的松	8~12 h	30 min	0.8	25 mg
泼尼松	18~36 h	60 min	4	5 mg
地塞米松	36~54 h	100~300 min	25~50	0.75 mg

表 1-5-7 常用激素的用法、用量

手术应激	激素剂量	内科应激	激素剂量
微型手术如局麻手术、<1 h 的牙科操作、皮肤活检	常规替代治疗：氢化可的松 15~30 mg/d	轻微内科疾病如非发热性咳嗽	常规替代治疗：氢化可的松 15~30 mg/d
小手术如疝气修补、结肠镜、局麻超过 1 h 的牙科操作	术前静脉用氢化可的松 25 mg 或等量其他激素手术后常规用药	轻度内科疾病如支气管炎、无并发症的尿道感染、无并发症的蜂窝组织炎	正常剂量的 2 倍或 3 倍直至恢复（如氢化可的松 40~60 mg/d 分次口服）
中等手术如开放式胆囊摘除术、结肠部分切除、全关节置换、子宫全切术	手术当天静脉用氢化可的松 75 mg/d（如 25 mg 每 8 h 1 次），对于无并发症患者 1~2 d 转为常规剂量	中度内科疾病如胃肠炎、肺炎、肾盂肾炎	静脉用氢化可的松 25 mg/次，3 次/d 直至恢复
大型手术如心胸手术、胰十二指肠切除术（Whipple's 手术）、食管胃切除术	手术当天静脉用氢化可的松 150 mg/d（如 50 mg 每 8 h 1 次），对于无并发症患者 2~3 d 内转为常规剂量	胰腺炎、心肌梗死、分娩	静脉用氢化可的松 150 mg/d 直至临床稳定改为正常剂量
危重病或严重并发症	50 mg 每 6 h 1 次，或持续静脉滴注，最大 200 mg/d	危重病、脓毒症性休克	50 mg 每 6 h 1 次，或持续静脉滴注，最大 200 mg/d

3. 积极治疗基础病，去除诱因，并防治感染，应用足够有效的抗生素，纠正心肾功能不全。

十一、诊疗探索

下面一些药物和方法的尝试有其理论基础，根据病情合理使用对肾上腺危象可能有较好疗效，但有待更多的临床资料证实。

1. 提出了危重病相关性肾上腺皮质功能不全及肾上腺危象的概念。特指在危重病时肾上腺皮质功能不全和组织皮质醇抵抗引起的以迟发的严重促炎反应为特征的临床综合征。诊断方法：给予替可克肽后皮质醇<9 μg/dL 或随机总皮质醇<10 μg/dL。促肾上腺皮质激素刺激实验不被推荐用于危重病相关性肾上腺皮质功能不全及肾上腺危象。原因在于危重病时总皮质醇与病情严重程度相关性不强，且重复性不强，不能反映出下丘脑-垂体-肾上腺皮质轴对应激的反应水平。研究报道显示，在危重症时，独立于促肾上腺皮质激素的调节因素会导致皮质醇增加，而不是激活下丘脑-垂体-肾上腺轴的作用。调节机制之一是抑制肝脏和肾脏中皮质醇代谢酶的表达和活性而减少皮质醇的分解。这一下游调节机制增加了皮质醇的浓度，确保了反馈性抑制促肾上腺皮质激素的释放，若持续 1 周，则会对整个肾上腺皮质和功能有不良影响。

2. 糖皮质激素应积极参与脓毒症休克的治疗中，尤其对于液体复苏和血管活性药物无反应的患者。美国内分泌学会指南（2016年）推荐：对于可疑肾上腺危象的成年患者，应立即给予氢化可的松100 mg静脉注射治疗，随后进行适当补液，并于24 h内再给予200 mg氢化可的松治疗。

国内有文献：先静脉注射氢化可的松100 mg，然后每6 h静点50～100 mg，前24 h总量为200～400 mg，多数患者病情24 h内得到控制。此时可将氢化可的松减至50 mg，每6 h 1次，在第4～5天后减至维持量

3. 中度剂量的糖皮质激素可以用于急性呼吸窘迫综合征发病不超过2周，氧合指数<200 mmHg的患者。

4. 脓毒症性休克患者，氢化可的松应分四次给予200 mg/d，或先给予100 mg再予以10 mg/h。

5. 脓毒症性休克及急性呼吸窘迫综合征激素的理想应用时间尚不清楚。根据已发表的文献，对脓毒症性休克，如果再发，激素在症状缓解之前至少使用1周。对于急性呼吸窘迫综合征，在症状缓解之前应长达2周。

6. 激素应逐步停用，不可突然终止。氟氢可的松50 mg口服，1次/d，是理想的药物。地塞米松不被推荐用于脓毒症性休克及急性呼吸窘迫综合征。

十二、最新进展

（一）概念

提出了危重病相关性肾上腺皮质功能不全及肾上腺危象的概念，强调危重病时肾上腺皮质功能不全和组织皮质醇抵抗引起的以迟发的严重促炎反应为特征。

（二）诊断

认识到相对性肾上腺皮质功能不全及肾上腺危象时的病理生理特点。在诊断危重病相关性肾上腺皮质功能不全及肾上腺危象时，重视皮质醇的价值。

（三）治疗

激素在危重病的价值仍然被肯定，但需要严格选择指征。推荐对液体和血管活性药物反应不佳的患者使用。仍然支持在急性呼吸窘迫综合征中合理使用激素，但剂量和药物都应适当选择。

长期应用激素而需要撤退或停用时，应制订计划以减少并发症，如继发性肾上腺危象等。目前没有肯定的方法来决定时机和措施，需要进一步的前瞻性研究来明确。

（四）预防

注意对危重病患者识别和早期诊断相对性肾上腺皮质功能不全及肾上腺危象。在长期使用激素患者中要注意停药策略。突然停药可以诱发肾上腺危象，过慢停药也是继发性肾上腺皮质功能不全及肾上腺危象的因素之一。

（五）预后

明显增高的皮质醇和对促肾上腺皮质激素刺激缺乏反应均是预后不良的独立危险因素。

（六）教育和自救

必须提高对患者的宣教水平。患者（或主治医生）武断中断氢化可的松治疗是危象的常见原因之一。建议每位患者都应该携带急救卡并且配有急救包，可以进行氢化可的松自我注射。指导患者在突发危急时刻进行氢化可的松的自我注射。但是一些患者认为，危象发展太快以至于在意识到需要注射时，已经太虚弱而无法完成。欧洲一项调查显示：有医生对急救卡重视程度不够，或者尽管患者配有急救包也得不到氢化可的松的注射。这提示医生和患者都应该提高对这方面认识。

付守芝　顾承东　张在其

第八节　儿茶酚胺危象

一、基本概念

儿茶酚胺危象是指由于内源性或外源性肾上腺素能受体激动剂刺激肾上腺素能受体导致的以高血压、心动过速、低钾血症、快速性心律失常等为特征的临床综合征。

二、常见病因

（一）内源性儿茶酚胺释放

如嗜铬细胞瘤。

（二）外源性儿茶酚胺摄入

包括沙丁胺醇、特布他林、异丙肾上腺素、麻黄碱、伪麻黄碱。

（三）其他

具有抑制儿茶酚胺重摄取，增强儿茶酚胺活性的物质如可卡因的摄入。

三、发病机制

可分为 α-受体儿茶酚胺危象、β-受体儿茶酚胺危象及嗜铬细胞瘤危象。α-儿茶酚胺受体激动剂兴奋 α-儿茶酚胺受体可导致高血压和局部血管收缩。β-受体儿茶酚胺危象则以心动过速，低钾血症，快速性心律失常等为特征。

（一）嗜铬细胞瘤危象

嗜铬细胞瘤起源于肾上腺髓质、交感神经节、副交感神经节或其他嗜铬细胞中，由于阵发性分泌大量去甲肾上腺素和肾上腺素，引起阵发性高血压和代谢紊乱。早期诊断可以治愈，如长期误诊可发生双目失明、心力衰竭、肾功能衰竭等，并可引起危象发生。以 20～50 岁男性为多，也可见于儿童。此病在高血压患者中占 0.5%～1%。此肿瘤有 75%～90% 位于肾上腺髓质，大多为一侧，少数为双侧或与肾上腺外的肿瘤并存。多发性嗜铬细胞瘤多见于儿童和家族性患者，5% 以常染色体显性遗传方式遗传。异位瘤多位于腹主动脉前、腰椎旁间隙、肠系膜下动脉开口处、主动脉旁的嗜铬体、肾上腺、肾门、肝门、胰头附近、膀胱或卵巢内等部位。多为良性，包膜完整，直径 0.6～40 cm，重 1 克至数千克（良性多数在 15～100 g），棕红色，细胞为多边形及棱形，胞质颗粒可被重铬酸染色呈棕红色，恶性占 10%，可浸润包膜及邻近器官，也可远处转移。肾上腺髓质的嗜铬细胞瘤可产生去甲肾上腺素和肾上腺素，而肾上腺外者只产生去甲肾上腺素（主动脉旁嗜铬体例外）。近年来有肾上腺髓质双侧或单侧增生的报道，其表现与肿瘤相似。由于肿瘤分泌肾上腺素、多巴胺等儿茶酚胺类物质激动儿茶酚胺受体，产生相应症状。

（二）α-受体儿茶酚胺危象

过量选择性或非选择性儿茶酚胺 α-受体激动剂摄入如苯丙醇胺、去氧肾上腺素、麻黄碱、美芬丁胺、甲氧明、间羟胺、伪麻黄碱等。也可发生在应用 β-儿茶酚胺受体阻滞剂基础上应用正常剂量的选择性或非选择性儿茶酚胺受体激动剂。

（三）β-受体儿茶酚胺危象

过量选择性或非选择性儿茶酚胺 β-受体激动剂摄入。

四、临床特征

临床表现根据兴奋的受体不同而迥异：α-受体儿茶酚胺危象表现为高血压和局部血管收缩，β-受体儿茶酚胺危象则表现为心动过速、低钾血症、快速性心律失常。

(一) α-受体儿茶酚胺危象

包括高血压、心动过缓（反射所致）。高血压通常伴有头痛，甚至并发脑出血。致命性室性心律失常（如房室传导阻滞和室性心动过速）也会出现。可发生皮肤局部青紫、冰冷、惊厥、心肌梗死和急性肾功能衰竭。

(二) β-受体儿茶酚胺危象

包括窦性心动过速、低钾血症和快速性心律失常，以及高糖血症、震颤、大汗、昏睡、高血压或低血压、惊厥、横纹肌溶解症和急性肾功能衰竭。

(三) 嗜铬细胞瘤危象

此病变化多端，由于分泌儿茶酚胺方式不同（持续或间断）、量的多少、质的区别（肾上腺素，去甲肾上腺素及多巴胺的比例）及血中浓度等因素的影响，症状也轻重不同。多以急症或危象出现，分为以下几种类型：

1. 高血压。为主要表现，多为阵发性，也可呈持续性，收缩压达 $200 \sim 300$ mmHg，舒张压可达 $130 \sim 180$ mmHg，发作时剧烈头痛、面色苍白、大汗淋漓、心动过速、心前区紧缩感、心律失常、焦虑、恶心、呕吐、视力模糊，严重者可并发急性左心力衰竭、脑血管意外或眼底出血，对常用降压药效果不佳，但对 α-受体阻断药、钙拮抗药、硝普钠有效。发作后出现面颊及皮肤潮红、全身发热、血压下降。诱因为触及肿瘤、激动、创伤、吸烟、饱食、弯曲身体、灌肠、排便、注射组胺等。发作历时数秒，数分钟，也有长达 1 周。早期每隔 $2 \sim 3$ 个月发作一次，以后发作频繁，1 d 可达 20 多次，也可转为持续性高血压，但仍有阵发性加重特点。

2. 高血压与低血压休克交替。可能由于肿瘤较大，出现坏死、出血，导致大量儿茶酚胺释放，从而血压急剧上升。儿茶酚胺过多时会引起血管强烈收缩，组织缺氧，血浆渗出，血容量减少，血压则下降，以至休克；也有人认为肾上腺素 β-感受器效应比 α-感受器效应更为持久，当肿瘤分泌停止时，β-感受器的扩张血管效应仍存在而引起休克；嗜铬细胞瘤分泌多种扩血管物质，如舒血管肠肽、肾上腺髓质素等使血压进一步下降导致休克；休克的副反馈又引起儿茶酚胺分泌增多，于是血压再迅速升高。对此种反复出现的低血压，不能用缩血管药治疗，而应当采用 α-受体阻滞剂，必须同时补充血容量。

3. 心脏。儿茶酚胺，尤其是去甲肾上腺素，可使少数患者发生心肌炎，呈退行性变、坏死、水肿、炎性细胞浸润及心肌纤维变化。可引起阵发性心动过速、心律失常、奔马律。患者可因心室颤动而猝死。左心力衰竭不少见。并可引起冠状动脉收缩，出现心绞痛、急性心肌梗死等。

4. 代谢紊乱。肝糖原分解加速及胰岛素分泌受抑制，引起血糖过高，糖耐量减退，尿糖出现，可误诊为糖尿病。患者由于脂肪分解加速，常表现为消瘦。儿茶酚胺可促使 K^+ 进入细胞内，少数患者可有低血钾。文献报道，有时患者可出现低血糖，可能由于儿茶酚胺刺激高血糖后引起胰岛素分泌过多所致；也可能由于血中含有大量胰岛素类似物所致。基础代谢率增高可达 40%，体温可升高达 38℃，可能与氧化游离脂肪酸增多有关。可有红细胞增多症，由于肿瘤分泌红细胞生长素样肽类，刺激骨髓而引起。

5. 膀胱嗜铬细胞瘤。可引起无痛性血尿。本病特点是当膀胱中尿液胀满或排尿时，出现阵发性高血压、脉速、面色苍白、出汗、头痛、昏厥等症状。待膀胱排空后，症状逐渐缓解。

6. 儿童嗜铬细胞瘤。起病急，可有急性高血压或高血压脑病表现，如剧烈头痛、视力减退、明显消瘦，可有家族倾向。位于肾上腺外嗜铬细胞瘤及多发性或恶性机会较中年人为多。

7. 家族性嗜铬细胞瘤。报道日渐增多，占此瘤的 6% 以上。可伴有甲状腺髓样癌和甲状旁腺功能亢进，定名为多发性内分泌腺瘤-Ⅱa 型，又称雪泼综合征；可伴有甲状腺髓样癌及黏膜多发性神经瘤，称多发性内分泌腺瘤-Ⅱb 型。

8. 恶性嗜铬细胞瘤。患者有明显消耗症状和转移症状。

9. 妊娠期嗜铬细胞瘤。妊娠前可无症状，而妊娠时子宫壁有嗜铬细胞瘤或子宫长大时压迫邻近的嗜铬细胞瘤而出现头痛、恶心、呕吐、多汗、焦虑、高血压等症状，常误诊为妊娠毒血症、神经官能症、甲状腺功能亢进等病，而造成母体和胎儿很高的死亡率（48% 以上），因此任何高血压孕妇应排除此病的可能性，特别是在分娩过程中或产后，出现未能预料的休克时。如妊娠 3 个月内发现，最好采取选择性人工流产；妊娠末期，则以剖宫产为佳，如可能应同时摘除肿瘤。

五、辅助检查

常规生化检查，包括血钾和血糖、肌酸磷酸激酶活性、心电图、血清肌酐等项目，为了确诊应进行如下检查。

（一）实验室检查

1. 24 h 尿香草基苦仁酸测定。方法简便，诊断价值高。参考值范围：为 5.1～45.4 μmol/24 h 尿。超过 45.4 μmol/24 h 尿有诊断意义，非发作日可正常。可靠性约 90%。

2. 24 h 尿儿茶酚胺测定。患者升高。

（1）多巴胺：参考值范围为 424～2612 nmol/24 h。

（2）去甲肾上腺素：参考值范围为 0～590 nmol/24 h。

（3）肾上腺素：参考值范围为 0～820 nmol/24 h。

（4）儿茶酚胺总量：①高效液相，正常值<650 nmol/24 h；②荧光分析法，正常值<1 665 nmol/L。

3. 血浆游离儿茶酚胺测定。患者升高。

（1）多巴胺：参考值范围为<888 pmol/L。

（2）去甲肾上腺素：参考值范围为 615～3240 pmol/L。

（3）肾上腺素：参考值范围为<480 pmol/L。

4. 尿 3-甲氧基肾上腺素。患者升高。参考值范围为 0.5～8.1 μmol/24 h。

5. 血浆去甲-2-甲氧基肾上腺素。患者升高。参考值范围为（6.6±0.55）nmol/L。在进行以上各项测定时，应停止食用香蕉、四环素、氯丙嗪、水杨酸、降压药、β-受体阻滞剂等 1 周以上，以免影响结果。

（二）药理试验

1. 可乐定试验。它为一种作用于中枢 α_2-受体激动剂，使 α_2-受体激活，使儿茶酚胺释放减少，正常人或原发性高血压患者引起的儿茶酚胺增高，可被可乐定所抑制。此患者由于肿瘤释放大量的儿茶酚胺入血，不能被可乐定所抑制，用以鉴别。方法：口服可乐定 0.3 mg，于服前及服后 1 h、2 h、3 h 分别测血浆儿茶酚胺，原发性高血压患者，血中儿茶酚胺抑制在<500 pg/mL；此患者>500 pg/mL。做此试验前应停用普萘洛尔等 β-受体阻滞剂及降压药，防止低血压发生。

2. 高血糖素刺激试验。试验前停用降压药及镇静药，应先作冷加压试验，观察血压波动情况。试验时给患者静脉注射高血糖素 1 mg，注射前、后测血压及血儿茶酚胺，注后 1～3 min 内，如为此病，血浆儿茶酚胺增加 3 倍以上或升至 2 000 pg/mL；血压的上升较冷加压试验中的升压反应高出 20/18 mmHg 以上。此试验仅用于高血压不明显的可疑患者。

3. 酚妥拉明阻滞试验。它为 α-受体阻滞剂，能阻滞去甲肾上腺素和肾上腺素的升压作用。方法：

试验前 1 周停用各种降压药、镇静药，试验时卧床休息，静脉滴注 0.9％氯化钠保持通道，每分钟测血压 1 次，直到平稳，并持续在 170/110 mmHg 以上。于输液管中历时 1 min 注入酚妥拉明，先用 1 mg，无反应再用到 5 mg，每 30 s 测血压 1 次，直到血压恢复到原水平为止。结果：正常人注后 2 min 内血压下降＜32/21 mmHg；嗜铬细胞瘤患者血压下降＞32/21 mmHg，且持续＞3 min 者为阳性。此试验可有假阳性，可引起严重低血压、心肌梗死，如已确诊，不宜做此试验。需准备去甲肾上腺素，血压过低时用。

（三）定位诊断

1. CT 扫描。阳性率达 90％以上，但在注射造影剂时，可引起高血压发作，应予以注意。

2. B 超检查。直径 1 cm 以上肿瘤多可显示。

3. 间碘苄胍闪烁扫描。因其结构与儿茶酚胺相近，可被交感神经组织摄取，故可用来显示嗜铬细胞瘤及恶性嗜铬细胞瘤的转移病灶。这是一种功能性而非解剖性的定位检查，因而特异性较强，敏感度可达 90％左右，尤其对极小的嗜铬细胞瘤定位十分敏感。

4. MRI。对显示肾上腺内、外，包括心脏内嗜铬细胞瘤，有较高诊断价值，对于合并妊娠患者也可应用。

5. 经静脉导管选择性多处采血测儿茶酚胺用于不能定位的疑难病例。

6. 膀胱嗜铬细胞瘤可用膀胱镜检查。

六、诊断思路

（一）询问病史

详细追问患者既往病史和现病史，确定是否存在儿茶酚胺危象及分类。对不明原因突发高血压、窦性心动过速者应考虑该病，仔细了解近期有无过量儿茶酚胺类药物的使用史，或者在 β-受体阻滞剂基础上使用非选择性儿茶酚胺类药物如肾上腺素等。对存在不明原因心肺功能异常者，尤其是 β-受体阻滞剂加重病情者需要重点考虑。

（二）评价各脏器功能

对那些容易出现功能障碍的脏器应该进行评估，如心肌梗死、脑出血、脑梗死、呼吸衰竭、心力衰竭、肾功能衰竭等。尤其是肾脏，评估其透析的必要性。

（三）体格检查

观察有无皮肤青紫。胸部听诊细湿啰音、心音低钝、奔马律等支持心功能不全。

（四）辅助检查

根据需要给予患者 ECG、心肌酶谱、肾功能、电解质等检查，有助于临床诊断和治疗。

七、临床诊断

儿茶酚胺危象的临床诊断主要依据其病史、临床表现、体格检查及相关检查来进行，其诊断条件如下：

（一）α-受体儿茶酚胺危象

1. 近期有过量使用选择性或非选择性儿茶酚胺类物质的病史。

2. 临床表现。①突发性高血压或较前明显升高，无其他原因可以解释；②有局部青紫缺血的证据；③可有心肌梗死或脑卒中等并发症。

3. 儿茶酚胺类物质血药浓度升高。

（二）β-受体儿茶酚胺危象

1. 近期有过量使用选择性或非选择性儿茶酚胺类物质的病史。

2. 突发快速性心律失常、震颤、大汗、昏睡、无其他原因解释。

3. 儿茶酚胺类物质血药浓度升高。

（三）嗜铬细胞瘤危象

有以下情况应考虑嗜铬细胞瘤危象：

1. 急进性恶性高血压，尤其是发生在儿童或青年人中，有嗜铬细胞瘤家族史者。

2. 血压波动大，在持续性高血压基础上伴有阵发性加重，或出现直立性低血压者。

3. 高血压患者伴有畏寒、低热、基础代谢增高、情绪激动、焦虑者。

4. 高血压患者有明显的头痛、心悸、出汗三联征者。

5. 高血压患者有体重持续性下降、消瘦者（少数嗜铬细胞瘤患者肥胖）。

6. 高血压伴有不明原因休克、阵发性心律失常、剧烈腹痛者。

7. 使用降压药效果不明显，对胍乙啶、利血平、甲基多巴等药物呈反常反应者（因可促进儿茶酚胺释放）。

8. 高血压伴有糖耐量下降、白细胞升高者。

9. 自发、麻醉中或手术中突发高血压或快速性心律失常。

10. 血、尿儿茶酚胺及其代谢产物测定阳性，激发或抑制试验阳性；B超、CT或MRI、同位素扫描发现患者有瘤体存在。

八、鉴别诊断

（一）高肾素、继发高醛固酮分泌

如肾素瘤恶性高血压、肾疾病、肾动脉狭窄等。

（二）低肾素、高醛固酮分泌

如原发性醛固酮增多症、肾上腺癌、异位促肾上腺皮质激素分泌瘤、Ⅱβ-羟化酶缺乏症等。

（三）抗胆碱能药物中毒

临床症状相似，但有明确药物服用史，利尿及对症处理容易缓解。患者体内无分泌儿茶酚胺物质的占位性病变，无儿茶酚胺类物质接触史。

（四）甲状腺功能亢进

此病临床容易混淆，但 T_3、T_4 升高及促甲状腺激素降低。无儿茶酚胺类物质接触史，无嗜铬细胞瘤病史。

（五）双硫样反应

有用头孢菌素类或甲硝唑等药物后服用酒精史，无儿茶酚胺类物质接触史，无嗜铬细胞瘤病史。

九、救治方法

（一）α-受体儿茶酚胺危象

1. 对无症状或症状轻微患者，可仅密切观察生命体征。

2. 收缩压高于 220 mmHg 或有靶器官损害证据，应给予针对性短效降压治疗，以控制收缩压在 150 mmHg 以下。硝普钠：全身血管扩张药，剂量以 0.5 μg/（kg·min）持续滴注，最大至 10 μg/（kg·min）。注意：必须予以密切监护，持续监测血压。注意避光，防止降解。酚妥拉明：竞

争性 α-受体阻滞剂，剂量：2.5～5 mg 静脉注射每 5 min 1 次，直至达到目标血压。继以 25～100 mg 静脉滴注 12 h 同时密切监护血压。注意：禁用阿托品和 β-受体阻滞剂。

3. 治疗快速性心律失常和惊厥。

（二）β-受体儿茶酚胺危象

1. 对无症状或无并发症的窦性心动过速，仅需要观察。

2. 纠正低钾和脱水。

3. 对持续性有症状窦性心动过速，应用选择性 β_1-受体拮抗剂如艾司洛尔 50～100 μg/(kg·min) 静脉用药，也可给予 500 μg/kg 的初试负荷量以更快起效。也可应用阿替洛尔或美托洛尔，后者可用于支气管哮喘患者。

4. 哮喘患者的治疗。如用阿替洛尔则在 2.5 min 内静脉注射 2.5 mg，然后每 5 min 重复 1 次，直至观察到满意反应，总剂量宜为 5 mg，不得超过 10 mg。如应用美托洛尔，则在 2.5 min 内予以 5 mg 静脉注射，然后每 5 min 重复 1 次，直至观察到满意反应，总剂量不得超过 20 mg。

5. 室性心动过速。利多卡因 1 mg/kg 弹丸式注射，必要时继以 0.5 mg/kg 注射。如症状持续，可以 20～40 μg/(kg·min) 静脉滴注，无效者应予以电转复。

6. 中枢神经系统兴奋和惊厥。惊厥发作时应用地西泮。

（三）嗜铬细胞瘤危象

立即给氧，静脉注射酚妥拉明 1～5 mg（加入 5％葡萄糖注射液 20 mL 中），缓慢注射密切观察血压、心率、心律及心电监护，待病情稳定后，继以酚妥拉明 10～50 mg，溶于 5％葡萄糖氯化钠注射液中静脉缓滴，以维持正常血压。同时准备去甲肾上腺素以防血压过低时用。及时处理高血压脑病及防治并发感染等。高血压与低血压休克交替时开放两条静脉通道，一条通路加入酚妥拉明，另一条通路应用多巴胺与多巴酚丁胺，根据血压变化情况调整用药的速度及种类。

十、诊疗探索

下面一些药物和方法的尝试有其理论基础，根据病情合理使用可能有较好疗效，但有待更多的临床资料证实。

（一）嗜铬细胞瘤术中高血压的控制

在常规药物治疗无效的患者中，单用硫酸镁证实有效控制血压，使手术顺利完成。

（二）肾上腺嗜铬细胞瘤并发心源性休克可能与低钙血症有关

作者观察到患者存在低钙血症，予以补钙可迅速改善，暂停补钙会立即发作心源性休克，恢复补钙可以迅速逆转病情。嗜铬细胞瘤发生低钙与肿瘤消耗钙增多有关，因为患者无内分泌性因素（甲状旁腺激素增加维生素 D 正常）和肠道丢失钙等因素。低钙的机制：

1. 肿瘤释放分泌颗粒需要钙的参与，增加了钙的消耗。

2. 肿瘤分泌肾上腺髓质素，增加了骨沉积，钙消耗增加。

十一、病因治疗

手术治疗为根本治疗。切除肿瘤为本病根治方法。如为双侧增生，一侧肾上腺全切，一侧次切除。必要时可探查整个交感神经链及两侧肾上腺，以防多发性肿瘤。

（一）术前准备

一旦诊断明确，需立即给予肾上腺素能阻滞剂治疗，使血压下降，血容量扩张，减少手术时血压波动过大的危险性，术前准备至少 2 周。对于最近患过心肌梗死、儿茶酚胺心肌病或妊娠末期的患者，应进行较长时间的内科治疗，情况改善后再考虑手术。常用药物如下：

1. 酚苄明。为非选择性 α-受体阻滞剂，半衰期长。用法：10 mg，1～2 次/d，必要时可逐渐增加用量，可加到 100 mg/d，分 2～3 次服用，维持量约为 60 mg/d。开始治疗时注意较严重的直立性低血压，但在继续治疗中可减轻。血压明显下降即可，不一定降到正常水平。副作用为心动过速、心律失常，术前可用少量普萘洛尔治疗，5～10 mg/次，3～4 次/d。在用 β-受体阻滞剂的同时，必须用 α-受体阻滞剂，否则可引起 α-受体失去拮抗，引起血压极度升高。术中不用普萘洛尔。

2. 哌唑嗪。由于酚苄明半衰期较长，为 36 h，当需要快速变更药物在血浆中的浓度时，就不够理想，而哌唑嗪作用时间短可代替之。但哌唑嗪为 α-受体阻滞剂，故非对所有患者均有效。用法：4～12 mg/d，术前 2 周服用，可控制高血压，增加血容量，防止术后低血压。可单独用，也可和酚苄明合用。如心率快需加用普萘洛尔时，也应在用此药之后加用。此药副作用小，但需从小剂量开始，否则可引起"首剂效应"，即用哌唑嗪后出现心动过缓、低钠血症，持续性痛性阴茎勃起等。

3. 特拉唑嗪。选择性 $α_1$-受体阻滞剂，效果优于哌唑嗪，用量为 2 mg/d。

（二）术中处理

满意的术前准备可防止麻醉及手术并发症，术中连续监测患者血压、心电图、注意血容量变化及监测中心静脉压，补血量应超过出血量 500 mL 以上。必要时用酚妥拉明降压。当肿瘤摘除后血压突然下降应加大输血量，去甲肾上腺素应用宜慎重。输血量较大时，宜加用葡萄糖酸钙以防凝血障碍。

（三）术后处理

术后血压多降至 90/60 mmHg，应继续扩容治疗。术后 5 年生存率 95%，复发率降低 10%，75%高血压可恢复正常。

（四）恶性嗜铬细胞瘤治疗

手术未能完全切除或有转移患者可长期用酚苄明或哌唑嗪，也可用 α-甲基-对-酪氨酸，为酪氨酸羟化酶抑制剂，可阻滞儿茶酚胺合成，600～1 200 mg/d，分次口服，可使血压下降，症状改善。副作用为嗜睡、焦虑、口干、腹泻等。骨转移者可用放射治疗。

十二、最新进展

（一）嗜铬细胞瘤诊断方法

1. 对于直径<2 cm 的肾上腺髓质内的或直径较小的肾上腺髓质外的嗜铬细胞瘤，特别是间碘苄胍显像假阴性的患者，18F-DOPA-2PET 显像则有很高的灵敏度和特异性，是一种很好的诊断方法。

2. 基因诊断。遗传型嗜铬细胞瘤：多发性内分泌瘤病 Ⅱ 型，主要相关基因为 RET 基因；von-Hppel-Lindau 病，主要相关基因为 VHL 基因；多发性神经纤维瘤病 Ⅰ 型，相关基因为 NF1 基因；副神经节瘤综合征，其 1、2、3 型的相关基因分别为 SDHD、SDHC 和 SDHB 基因。

3. 在嗜铬细胞瘤组织中发现并分离了一种心血管活性多肽肾上腺髓质素，目前许多研究发现肾上腺髓质素具有多种生物学活性，可以扩张血管、改善血流动力学对心血管起保护作用，抑制心血管系统纤维化，抑制心肌细胞和血管内皮细胞的凋亡，抗氧化应激，在多种心血管疾病中起防御、代偿作用，并对内环境稳定有维持作用。

4. 嗜铬细胞瘤及一些神经内分泌细胞可有生长抑素表达，利用放射性核素标记的生长抑素类似物奥曲肽作闪烁现象，有助于定位诊断。

5. 嗜铬粒蛋白-A。是一个 48kD 的酸性、亲水性分泌蛋白，位于神经内分泌细胞的嗜铬性颗粒内。其属于嗜铬蛋白家族，存在于所有神经内分泌细胞内能分泌儿茶酚囊泡中，最初在肾上腺嗜铬粒细胞的分泌颗粒中发现。在肾上腺髓质嗜铬粒颗粒中，其与儿茶酚胺及钙等是共分泌的。检测血浆嗜铬粒蛋白-A，其敏感度为 86%，特异度为 74%，在被检测者内生肌酐清除率至少为 80 mL/min 时，如联合检测血浆儿茶酚胺的浓度，其阳性预测率高达 98%。

（二）嗜铬细胞瘤的手术治疗

1. 腹腔镜手术。手术是治疗嗜铬细胞瘤唯一有效的方法。由于嗜铬细胞瘤自身的特点，手术操作时可引起儿茶酚胺大量释放而致严重的高血压，而肿瘤切除后儿茶酚胺水平的突然下降又会引起低血压，因此手术的危险性较大。与传统的开放手术相比，腹腔镜手术具有住院时间短、并发症少、患者痛苦小、术后恢复快的特点。目前腹腔镜手术已成为多数学者推荐的治疗嗜铬细胞瘤的标准手术方式。尽管已有腹腔镜手术切除直径 8 cm 甚至 12 cm 的肾上腺肿物，但多数学者认为，腹腔镜用于直径 6 cm 以下的良性嗜铬细胞瘤的切除是安全、可行的。

2. 双侧肾上腺嗜铬细胞瘤的治疗。双侧肾上腺全切＋皮质自体移植是治疗双侧肾上腺嗜铬细胞瘤的最佳方法，但其远期效果仍值得探讨。

3. 术中及术后应注意的问题。手术中应严密监测血压变化，根据血压变化及时调整药物。切除肿瘤时会引起儿茶酚胺的大量释放，可能会导致严重的高血压，应用硝普钠可有效、迅速地控制血压。肿瘤切除后因儿茶酚胺水平突然下降，使血管扩张可致低血容量性休克，因此术中应足量输液，充分扩容，必要时可给予升压药。

4. 特殊类型嗜铬细胞瘤的手术治疗。①复发的嗜铬细胞瘤：多数主张肾上腺全切除。对遗传型，有人仍采取次全切除。②肾上腺外嗜铬细胞瘤：儿童占 35%，35%～50% 为恶性，主张肿瘤全切除。③恶性嗜铬细胞瘤：不论肾上腺内或外，对可切除的病例主张全切除肾上腺或肿瘤，并清除淋巴结；无法切除者争取姑息切除也可缓解症状，并可结合间碘苄胍治疗、化疗等。④妊娠期嗜铬细胞瘤：罕见，因胎盘富含转甲基酶，胎儿受到儿茶酚胺影响小；但因母体受子宫收缩、胎动、挤压等影响，易发生肺水肿、心肌梗死、脑出血，母亲和胎儿的死亡率为 12% 和 1%。妊娠 6 个月内可手术治疗，9 个月后先药物控制，建议剖宫产，分娩后再手术治疗。⑤嗜铬细胞瘤合并心脏病：风险大，治疗方法不一，如需心脏手术，部分学者认为可先行心脏手术，部分认为可先处理嗜铬细胞瘤，个别认为可同时手术。

（三）如何预防下一次肾上腺危象

1. 定期随访内分泌学专家，初期每月 1 次，后期每 6～12 个月 1 次。

2. 教育患者或患者家属对相关症状的关注意识及糖皮质激素替代剂量的正确调整：①对于发热的需要卧床休息或使用抗生素的患者，日常口服糖皮质激素的剂量需要加倍；②确保他们有足够多的、额外的氢化可的松，保证可双倍剂量服用 7 d；③在持久的呕吐或腹泻时，或结肠镜检查的准备，需要予以静推、肌注或静脉输注的糖皮质激素。

3. 提供患者类固醇激素急救卡，并鼓励他们佩戴医疗警报手环。

付守芝　顾承东　张在其

第六章　水电解质紊乱

第一节　高钠血症

一、基本概念

血钠浓度＞145 mmol/L 称为高钠血症，主要因失水、部分因钠摄入过多等引起。

二、常见病因

正常情况下，血钠浓度及血浆渗透压轻度升高即可被下丘脑和颈内动脉的压力感受器所感受，引起口渴感和抗利尿激素的释放，从而增加水摄入和肾集合管重吸收水，不会出现严重的高钠血症。即使在大量排出低渗尿（如尿崩症）的情况下（尿量可＞20 L/d），患者也可通过饮水来保持体内渗透压的平衡。因此，高钠血症通常发生在机体水分丢失后补充不及时，或不能饮水如水源断绝、渴感丧失、患者拒绝饮水或语言、躯体运动障碍等情况下。引起高钠血症的常见病因或致病因素包括：

（一）丢失低渗性体液或不显性失水过多

1. 发热。
2. 大量出汗。
3. 严重呕吐或婴幼儿慢性腹泻。
4. 过度通气如哮喘持续状态等。
5. 机械通气或气管切开状态。

（二）肾脏疾病

1. 肾性尿崩症。
2. 原发性醛固酮增多症。
3. 急、慢性肾功能衰竭。

（三）中枢神经系统疾病

1. 中枢性尿崩症。
2. 颅脑外伤、脑血管意外。
3. 中枢神经系统感染。
4. 神经外科手术。
5. Cushing 病。

（四）渗透性及非渗透性利尿

1. 血糖过高。

2. 大剂量使用甘露醇、高渗葡萄糖。

3. 静脉营养支持治疗。

4. 长期或大剂量应用非渗透性利尿剂。

（五）肾前性少尿

1. 顽固性心力衰竭。

2. 肾病综合征。

3. 肝硬化腹腔积液。

（六）电解质代谢紊乱

1. 高钙血症。

2. 低钾血症。

（七）钠摄入过多

1. 大量输入含钠液体。

2. 摄入过多的食盐或海水。

（八）其他

1. 特发性高钠血症（渗透压阈值升高），特点是细胞内钠、血清钠和渗透压均升高。

2. 使用去氧皮质酮、甘草类排钾保钠类药物等，同时摄入或输入过多的钠。

三、发病机制

（一）水丢失过多和（或）摄入不足

即低容量性高钠血症或高渗性失水，体内总钠减少，细胞内和血钠浓度增高，见于单纯性失水或失水大于失钠。对于某些单纯性失水，如经皮肤或呼吸道蒸发，细胞内液丢失较多，细胞外液丢失相对较少，血浆渗透压增高导致的血钠浓度升高，也称正常容量性高钠血症。

1. 水丢失的主要途径。

（1）肾外途径：①发热、过度通气或暴露于高温环境下时，经皮肤或呼吸道丢失；②严重呕吐、婴幼儿慢性腹泻可经胃肠道丢失。

（2）经肾丢失：①中枢神经系统疾病、肾性尿崩症等疾病使抗利尿激素分泌减少或抵抗，肾小管重吸收水减少；②未控制的高血糖、大量输注甘露醇、高渗葡萄糖或高蛋白致渗透性利尿，失水大于失钠；③高血钙可致肾脏小管间质性病变，低血钾时肾小管上皮细胞空泡变性或间质纤维化，尿浓缩功能受损。

2. 水摄入不足。①主动或被动摄入不足，见于昏迷、创伤、拒食、沙漠迷路或自然灾害时水源断绝等；②颅脑外伤、中枢神经系统感染或神经外科手术可致渴感迟钝或渗透压感受器不敏感，饮水减少。

（二）钠摄入过多

即高容量性高钠血症，较少见，主要因肾排钠减少和（或）钠摄入过多所致，体内水、钠均增多，钠增多大于水增多。

1. 医源性原因，见于大量输入高张氯化钠或碳酸氢钠。

2. 见于右心力衰竭、肾病综合征、肝硬化腹腔积液等所致的肾前性少尿。

3. 原发性醛固酮增多症或库欣综合征（糖皮质激素过多），血容量增多使下丘脑抗利尿激素分泌减少，肾排泄低渗性尿液增多。

4. 高钠血症还偶见于饮用海水或意外口服食盐。

四、临床特征

（一）低容量性高钠血症

临床最常见的类型。

1. 轻度失水（失水量为体重的 2%～4%）。表现为口渴和（或）尿量减少，为细胞外液容量减少和血浆渗透压增高，兴奋口渴中枢和刺激抗利尿激素释放、肾远曲小管和集合管重吸收水增多所致，但中枢性或肾性尿崩症引起的高钠血症尿量并不减少。

2. 中度失水（失水量为体重的 4%～6%）。表现为皮肤黏膜干燥、出汗减少、心率加快或直立性低血压等，原因为血容量减少、有效循环容量不足所致。由于继发性醛固酮增多，肾小管钠的重吸收也增多，血浆渗透压进一步升高，可出现严重的口渴、吞咽困难和声音嘶哑等症状。

3. 重度失水（失水量超过体重的 6%）。主要表现为神经方面的异常，因脑细胞脱水所致。血钠浓度改变的速度或程度越快，症状越明显。早期症状包括精神恍惚、烦躁不安、头痛、淡漠或易激惹等，逐步发展为震颤、抽搐、癫痫样发作甚至昏迷或死亡等。严重的脑细胞脱水可导致颅内静脉受牵拉而破裂出血，出现局灶性神经功能缺失征，可伴有低血容量性休克或急性肾功能衰竭的症状。特发性高钠血症的症状一般较轻。

4. 发热。脱水严重时可伴有发热。

（二）高容量性高钠血症

1. 以神经症状为主要临床表现。
2. 大剂量输入高张氯化钠或碳酸氢钠可出现血压升高、呼吸困难、咳嗽等症状。

五、辅助检查

（一）血液检查

血钠浓度＞145 mmol/L；血浆渗透压＞310 mOsm/L；血红蛋白和平均红细胞比容增高；严重者可出现酮症，血清尿素氮和血清肌酐增高，动脉血 pH 值降低。

（二）尿检查

高渗性失水时尿量减少，尿比重＞1.030，尿渗透压常＞800 mOsm/L。尿崩症时尿量增多，24 h 尿量一般在 5～10 L，尿比重在 1.005 以下，尿渗透压多＜200 mOsm/L。部分性尿崩症患者的 24 h 尿量一般不超过 5 L。

（三）影像学检查

蝶鞍摄片、头颅 CT 或 MRI 检查有助于发现垂体或附近的肿瘤，颅内出血，尤其硬脑膜下出血提示出现高钠血症并发症。

（四）禁水-加压素试验

中枢性尿崩症时，禁水后尿量仍多，尿比重可增高但一般不超过 1.010，尿渗透压不超过血浆渗透压。部分性尿崩症体内有一定量的抗利尿激素分泌，禁水后尿比重可＞1.015，尿渗透压可超过血渗透压，达 290～600 mOsm/L，但仍低于正常人水平。禁水后注射外源性加压素，中枢性尿崩症患者的尿渗透压进一步升高，肾性尿崩症患者的尿量不减少、尿比重和尿渗透压无变化。

六、诊断思路

高钠血症的早期症状多无特异性，诊断延迟或长时间的低血容量状态将使患者的预后变差。因此，早期确诊和治疗显得尤为重要，详细的病史询问和体格检查往往能找到高钠血症的病因或诊断线索。

（一）病史

询问病史要着重寻找有无肾外失水的疾病或原因，如大量出汗、呕吐、腹泻、烧伤和发热等；出现口渴、尿量减少并存在患者无法或不能饮水时提示高渗性脱水；烦渴、多饮或多尿则提示尿崩症或有渗透性利尿的因素，但应与精神性烦渴鉴别；尿崩症的患者喜好饮用冰水或冻饮料；渴感丧失提示中枢或下丘脑病变，应给予相应的检查明确病因及病变的性质；在婴幼儿尤其是新生儿，详细了解喂养配方、喂养方法及饮水、排便情况多能找到钠平衡失调的原因；住院患者曾经接受过的治疗是必须询问的内容，有心肺复苏病史、在代谢性酸中毒时过量输注 5％碳酸氢钠、输注 3％氯化钠注射液、管饲营养液钠的含量过高、使用甘露醇利尿等均是医源性高钠血症的常见原因。

（二）体格检查

检查黏膜的湿润度、皮肤弹性、呼吸的频率和深度、颈静脉的充盈情况、动脉血压和脉搏等可对患者体液状况做出初步评价，评估有无水、钠平衡失调；出现直立性低血压提示存在血容量不足或伴有高血浆渗透压；低血容量时可有心动过速、血压下降、休克体征；发现神经系统定位体征提示存在中枢性病变，是高钠血症的病因或并发症之一。

（三）辅助检查

血钠浓度增高程度有助于病因诊断，血钠浓度＞190 mmol/L 提示长期大量盐摄入，＞170 mmol/L 提示为尿崩症，在 150～170 mmol/L 则提示为脱水。尿渗透压检查也有助于明确病因，低于 300 mOsm/L 者多为尿崩症引起，包括中枢性和肾性尿崩症；300～800 mOsm/L 者为中枢性尿崩症伴血容量减少、部分中枢性尿崩症或肾性尿崩症及渗透性利尿所致；＞800 mOsm/L 则多为不显性失水、原发性饮水过少及钠盐输注过多等所致。血糖浓度增高提示渗透性利尿。

七、临床诊断

根据有失水或钠摄入过多的病史、临床症状、体格检查及血钠浓度和血浆渗透压增高可确定高钠血症的诊断。尿渗透压检查有助于进一步明确病因，禁水-加压素试验可区分中枢性和肾性尿崩症。

八、鉴别诊断

（一）高渗性非酮症糖尿病昏迷

多见于老年患者，好发年龄为 50～70 岁，2/3 的患者可无糖尿病病史或仅有轻度的症状。起病的诱因多为感染、脑血管意外、使用糖皮质激素或大量饮用含糖饮料等，表现为烦渴、多饮、多尿和食欲减退等，伴有失水和神经精神症状。实验室检查血钠、血浆渗透压增高，但尿糖强阳性，血糖在 33.3～66.6 mmol/L，可与单纯高钠血症所致昏迷鉴别。

（二）精神性烦渴

临床表现为烦渴、多饮、多尿、低比重尿，与尿崩症类似。症状可随情绪波动，并伴有其他精神异常。血钠浓度和血渗透压正常。

九、救治方法

对于大多数的高钠血症，及时补充水分或联合使用等张氯化钠注射液即可达到治疗的目的，治疗前应评估患者的体液容量状况或失水程度，确定补液的种类和补液量；此外，区别高钠血症是急性或慢性，给予不同的补液速度。

（一）纠正缺水

尽量通过口服或鼻饲管补充液体，以防止血浆渗透压纠正过快，出现脑水肿等并发症。对于高渗性失水的患者，以补水为主，可给予口服或静脉注射低张液体如 5% 葡萄糖注射液，或加入等量的等张液体如 0.9% 氯化钠，并适当补钾或补碱性溶液。纠正高钠血症的需水量可以通过下面的公式计算：需水量（L）＝［（血浆钠浓度/140）－1）×体液总量］。体液总量在年轻男性患者约占体重的 60%，在老年患者或年轻女性占体重的 50%，在老年妇女占体重的 40%。计算需水量时还应加上不显性失水和继续丢失的液量。

（二）去除过多的钠

潴钠性高钠血症可给予排钠性利尿剂和 5% 葡萄糖注射液，急性肾功能衰竭时给予透析治疗。

（三）血钠浓度和出入量监测

补液时，应每小时检测一次血钠浓度的变化，病情稳定后改为每 4 h 1 次并逐渐减少，要求每小时血钠浓度下降最大不超过 2 mmol/L 或 24 h 不超过 12 mmol/L。对于慢性高钠血症患者，由于脑细胞在高渗状态下释放有机溶质防止脱水，补液速度超过有机溶质消散速度会导致脑水肿。因此，纠正高钠血症的速度还应更慢，机体总需水量的输注时间一般要求在 48 h 以上。

（四）神经系统监测

监测患者的意识、精神或神经系统的指标，预防和治疗脑水肿或其他中枢神经系统并发症。

十、诊疗探索

（一）连续性静脉-静脉血液透析

治疗高钠血症能稳定降低血钠浓度，过程安全，疗效确切，避免了常规治疗容易导致的脑水肿或充血性心力衰竭等并发症。具体方法：

1. 配备连续肾替代血液滤过机和滤过器。

2. 在股静脉或颈内静脉放置单针双腔导管建立血管通路，血滤器每 24 h 更换，血流量平均 200 mL/min，置换液量 2 000 mL/h，给予小剂量肝素（首剂 10～20 mg/h，维持 3～10 mg/h），或低分子量肝素抗凝。

3. 配制置换液，使钠离子浓度在 135～145 mmol/L。0.9% 氯化钠 3 000 mL＋灭菌注射用水 750 mL＋5% 碳酸氢钠 200 mL＋50% 葡萄糖注射液 15 mL＋25% 硫酸镁 3.2 mL＋10% 氯化钾 0～12 mL；5% 氯化钙 15～20 mL/h 经另一通道泵入。

4. 调节置换液钠浓度。根据血钠水平，在置换液中加入 10% 氯化钠注射液调高置换液钠浓度（1 g 氯化钠＝17 mmol），同时抽出等量的灭菌注射用水。连续性静脉-静脉血液透析过程中每次下调置换液钠浓度的幅度 5 mmol/L，每 4～8 h 调整 1 次，使血钠浓度下降速度控制在每小时 2 mmol/L 以内，逐步恢复至正常水平。

5. 监测生命体征，每 1～2 h 检测 1 次血钠浓度及血浆渗透压等。

（二）肾性尿崩症的治疗

目前仍无特效办法，治疗以保证液体摄入量和适当限盐为主，维持血容量和血钠在正常范围。口服噻嗪类利尿剂对肾性尿崩症有一定疗效，在限盐的同时，给予氢氯噻嗪 0.5～1.5 mg/(kg·d)，可使尿量减少 40%～50%，依他尼酸钠也有同样的作用，但利尿的同时应注意补钾。

十一、病因治疗

（一）祛除致病因素

多数高钠血症在消除致病因素后血钠浓度均可恢复正常，如大量出汗者予及时脱离高温、高热环境，并补充水分；过度通气或气管切开者补液量应适当增加；血糖过高者给予胰岛素治疗；大量应用渗透性或非渗透性利尿剂、输入过多的氯化钠液及不恰当的高营养治疗，给予停用相关的药物或治疗措施；纠正高钙、低钾血症；护理精神异常或语言、行动障碍者时注意给予足够的饮水。

（二）治疗原发病

由基础疾病导致的高钠血症应根据不同的病因给予相应的治疗。感染性发热导致的高钠血症应给予积极的抗感染治疗；心力衰竭者给予强心、利尿和改善心功能；肾病综合征、肝硬化腹腔积液等给予纠正低蛋白血症和有效循环血容量不足；急、慢性肾功能衰竭给予透析治疗；激素替代治疗是中枢性尿崩症的主要疗法，精氨酸血管升压素抗利尿作用强，无升压作用，副作用少，是治疗尿崩症的首选药物，片剂：成人 0.1～0.4 mg/次，2～3 次/d；鼻腔喷雾吸入：10～20 μg/次，2 次/d；注射剂：1～4 μg/次，1～2 次/d；其他同类制剂还有血管升压素和垂体后叶素等，应用时需个体化，以防出现水中毒，另外，还可给予氢氯噻嗪（25 mg，2～3 次/d），或卡马西平（0.2 g，2～3 次/d）或氯磺丙脲（0.2 g，1 次/d）等抗利尿药物；由下丘脑或垂体肿瘤、脑外伤、白血病或肉芽肿性疾病引起的继发性尿崩症应积极治疗原发病；特发性高钠血症给予口服氢氯噻嗪（25～50 mg，3 次/d）治疗有效。

十二、最新进展

高钠血症是中枢神经系统常见的并发症之一，病死率高，如何预防和治疗是目前主要的研究点之一。研究发现若肿瘤侵犯或手术损伤了三脑室前腹侧区或垂体柄，术后高钠血症的发病率显著增高，而垂体柄保护好的病例术后多恢复良好，即使出现并发症程度也相对轻，其原因在于三脑室前腹侧区和垂体柄分别是调节水、钠代谢的中枢及连接下丘脑与垂体的枢纽，因此，减少术中损伤是预防术后出现严重水、钠代谢紊乱的关键。此外，研究发现，催产素不仅具有促进水、盐排泄作用，而且还能通过神经内分泌机制促进心肌细胞合成和释放心钠素，促进肾排钠，联合应用催产素和血管升压素能显著增加血浆心钠素的浓度，从而为高钠血症的治疗提供了新的靶点。

第二节　低钠血症

一、基本概念

血钠浓度<135 mmol/L 称为低钠血症，因水潴留或钠丢失引起。

二、常见病因

（一）泌尿系统疾病

急性肾功能衰竭、慢性肾功能衰竭、急性肾小球肾炎、肾病综合征、失盐性肾病、肾小管性酸中毒等。

（二）内分泌和代谢疾病

抗利尿激素异常分泌综合征、肾上腺皮质功能减退、糖尿病酮症酸中毒、甲状腺功能减退等。其中导致抗利尿激素异常分泌综合征的原因包括：

1. 下丘脑抗利尿激素生成增多。见于中枢神经系统疾病或手术，如脑外伤、炎症、出血、肿瘤及鞍区手术等。

2. 非下丘脑源性抗利尿激素增多。为肿瘤细胞自主合成和释放抗利尿激素所致，最多见于肺燕麦细胞癌，其他肿瘤包括鼻咽癌、胰腺癌、胃癌、前列腺癌、子宫癌、淋巴肉瘤、霍奇金淋巴瘤或胸腺瘤等；异位合成具有抗利尿激素生物学特性的肽类物质也是抗利尿激素增多的原因，如肺炎、活动性肺结核、肺脓肿或支气管哮喘时等肺组织合成抗利尿激素。

3.外源性抗利尿激素增多。见于过量使用垂体后叶素、精氨酸血管升压素等药物，尤其是静脉给药。

4.药物引起的抗利尿激素分泌增多或抗利尿激素作用增强。包括氯磺丙脲等降糖药物，环类抗抑郁药物，化疗药物如长春碱、环磷酰胺等，吗啡，巴比妥类，降脂药，前列腺素合成抑制剂如阿司匹林、吲哚美辛等。

5.其他引起抗利尿激素分泌增多的原因有心脏手术、剧烈疼痛、呕吐或机械通气等。

（三）循环系统疾病

急性心力衰竭、慢性心力衰竭、缩窄性心包炎等。

（四）消化系统疾病

肝硬化低蛋白血症，下腔静脉或门静脉阻塞，各种原因引起的呕吐、腹泻等。

（五）医源性因素

大量使用噻嗪类、呋塞米等排钠利尿药。

（六）渗透点重建

见于正常妊娠、抗利尿激素异常分泌综合征及部分严重营养不良者。

（七）其他

精神性多饮、大量出汗后，只补充低张性液体如饮用水或葡萄糖液、过量饮用啤酒等，偶见于大量饮水"保健排毒"。

三、发病机制

低钠血症的发病机制主要包括两个方面：水潴留或钠丢失。根据细胞外液容量的不同可分为三种类型。

（一）低容量性低钠血症

其特点是机体内同时丢失水及钠，而钠丢失多于水，体内总钠量和细胞内钠减少，血钠浓度降低，往往伴有继发性抗利尿激素分泌增多，产生水潴留。钠丢失的途径包括：

1.经肾失钠。如长期应用排钠性利尿药或渗透性利尿而又限盐者；或患失盐性肾病、肾上腺皮质功能不全等；或脑外伤、颅内出血、神经外科手术后并发脑性耗盐综合征，水、钠经肾流失。

2.经肾外途径。丢失的途径包括经胃肠道丢失如呕吐、腹泻、胃肠造瘘、引流等；经皮肤丢失如大量出汗、烧伤等。

（二）高容量性低钠血症

其特点是随着总体钠的增加水也明显增加，且水的增加超过了钠的增加，以细胞外液容量增多为特征。常见于急、慢性肾功能衰竭及排水障碍时不限水或补液过多。在顽固性心力衰竭、肾病综合征、肝硬化晚期等疾病时，有效循环血容量减少，肾排水减少且饮水增多。

（三）等容量性低钠血症

其特点是患者的总体钠量无明显异常，血容量基本不增加或增加有限，但其实此时患者体内总的体液是增多的，其增多的水分大多位于细胞内（占2/3），仅1/3蓄积在细胞外。多见于肾上腺皮质功能减退、甲状腺功能减退和抗利尿激素异常分泌综合征等。抗利尿激素异常分泌综合征是正常容量性低钠血症常见的原因，不恰当的抗利尿激素分泌增多或活性增强导致水潴留。

（四）特发性低钠血症

见于恶性肿瘤、严重营养不良等慢性消耗性疾病晚期，因细胞内蛋白质分解消耗，渗透压降低，水从细胞内移向细胞外。

四、临床特征

1. 低钠血症的症状及其严重程度与低钠血症发生的速度及程度有关。数天或数周内缓慢发生的低钠血症，即使血钠浓度低至 110 mmol/L 也不会表现出明显的症状，而在 24～48 h 内急剧发生的低钠血症可迅速出现严重的中枢神经系统损害的症状，病死率超过 50％。临床表现包括原发疾病和低钠血症本身所致的改变。低钠血症的症状无特异性，血钠浓度＜125 mmol/L 可出现厌食、恶心、呕吐、头痛或肌肉痉挛等症状，严重时（血钠浓度＜120 mmol/L）出现明显的精神状态或意识的改变，包括定向力障碍、反应迟钝、甚至错乱、谵妄或癫痫发作等，短时间内急剧发生的低钠血症（血钠浓度＜110 mmol/L）可出现严重的脑水肿、脑疝、抽搐、昏迷以至死亡。

2. 特发性低钠血症较少见，多表现为原发病的症状，较少出现低钠血症的症状。

五、辅助检查

（一）血液检查

血钠浓度＜135 mmol/L；血浆渗透压＜280 mOsm/L。低渗性失水时红细胞比容、血红蛋白量、血清尿素氮量增高，血清尿素氮/血清肌酐比值＞20∶1，水过多时降低。

（二）尿检查

尿渗透压可高或低，精神性多饮时尿渗透压多＜100 mOsm/L，尿比重＜1.004；其他原因时尿渗透压＞100 mOsm/L，尿比重＞1.004。尿钠可高可低，肾外原因导致的低钠血症尿钠多在 20 mmol/L以内，若为肾性失钠、肾功能衰竭或抗利尿激素异常分泌综合征，尿钠多在 20 mmol/L 以上。

（三）影像学检查

胸部 X 线检查可发现肺水肿等病变；头颅 CT 或 MRI 检查可发现颅内出血、脑疝等并发症。

六、诊断思路

包括确立低钠血症诊断和寻找病因，从而根据不同的病因给予相应的治疗。

（一）确立诊断

血钠浓度降低可因实验室测量误差或在输注低张氯化钠注射液或葡萄糖注射液的部位抽血标本等造成，对结果持异议时应及时复查。大量输注球蛋白溶液、异常高球蛋白血症或血脂浓度过高使血浆含水量相对减少，血钠浓度测量值偏低；高血糖对血钠浓度测量也有一定影响，血糖每升高 5.6 mmol/L，血钠降低 1.6 mmol/L。此外，输注甘露醇或注射造影剂等也会造成血钠浓度偏低，应进一步检查血浆渗透压，若正常可排除低钠血症。

（二）评估体液状态并寻找病因

低渗性失水患者皮肤弹性差，血压偏低或下降，红细胞、血红蛋白、血清尿素氮增高。尿钠测定有助于判断是肾性或肾外失钠。在缺钠性低钠血症，肾外因素导致的缺钠如呕吐、腹泻或胃肠造瘘等多伴有血容量降低，肾重吸收水、钠增多，尿钠＜20 mmol/L；肾性失钠如患失钠性肾病、应用排钠利尿药或肾上腺皮质功能不全的患者也伴有血容量不足，但尿钠＞20 mmol/L。在水过多引起的高容量性低钠血症，若伴水肿、腹腔积液或胸腔积液征，同时尿钠＜20 mmol/L 时提示为肝硬化、肾病综合征、充血性心力衰竭等所致；若伴尿少、血清尿素氮或血清肌酐明显升高，同时尿钠＞20 mmol/L 提示肾功能衰竭；若有低钠血症又无水过多或脱水、皮肤弹性及血压正常，尿钠＞20 mmol/L 则提示为正常容量性低钠血症，常见于抗利尿激素异常分泌综合征等内分泌系统疾病。

（三）完善检查，进一步明确诊断

抗利尿激素异常分泌综合征时尿渗透压多＞100 mOsm/L；原发性甲状腺功能减退者血促甲状腺激素水平升高；原发性肾上腺皮质功能减退者促肾上腺皮质激素试验显示皮质功能储备低下。

七、临床诊断

低钠血症的临床表现无特异性，诊断主要根据：有引起水潴留或钠丢失的病因；低钠血症的临床表现；血钠浓度检测；尿钠和尿渗透压检测结果。

八、鉴别诊断

（一）假性低钠血症

见于严重的高脂血症、高血糖及氮质血症等，血中溶质过高使血钠浓度相对过低，但体内钠总量并不减少，血浆渗透压正常可资鉴别。

（二）抗利尿激素异常分泌综合征与脑性耗盐综合征的鉴别

均可因中枢性病变导致，两者临床表现相似，常规生化指标检验相同，但治疗原则相悖。

1. 抗利尿激素异常分泌综合征诊断标准。血钠浓度＜130 mmol/L；血浆渗透压＜270 mOsm/L；尿渗透压/血浆渗透压比值＞1；尿钠＞20 mmol/L；无心、肝、肾、肾上腺、甲状腺功能异常；无水肿；血抗利尿激素增高对诊断有重要意义。

2. 脑性耗盐综合征诊断标准。存在颅内病变或神经外科手术史；血钠浓度降低；盐摄入或补给正常情况下血钠浓度＜130 mmol/L；血容量＜70 mL/kg；尿钠＞20 mmol/L 或 80 mmol/24 h；肺毛细血管楔压＜8 mmHg 或中心静脉压＜6 mmHg；血浆心钠素增高；排除肝、肾、甲状腺、肾上腺皮质功能异常引起的继发性肾性失钠。鉴别困难时可诊断性补液或限水治疗，补液治疗后症状改善者为脑性耗盐综合征；否则为抗利尿激素异常分泌综合征；限水后血浆渗透压升高，尿钠排出减少者为抗利尿激素异常分泌综合征，症状加重者为脑性耗盐综合征。

九、救治方法

（一）低容量性低钠血症

轻症或清醒患者可给予口服氯化钠或静脉滴注 0.9％氯化钠，或联用 10％的葡萄糖注射液及 5％碳酸氢钠，在补钠的同时纠正血容量不足；必要时可补充人血白蛋白、血浆等胶体物质；对于伴有意识改变或出现脑疝先兆的重症患者可静脉滴注 3％～5％高渗氯化钠 200～300 mL，在前 1～2 h 内将血钠浓度提高 4～6 mmol/L，或将血钠浓度恢复至 120 mmol/L 左右，可防止病情进一步恶化。快速提升血钠浓度（尤其是在慢性低钠血症时），会导致中枢性脑桥脱髓鞘病，引起昏迷和四肢瘫痪等严重的神经系统后遗症，故主张血钠提升的速度以每小时 0.5 mmol/L 为宜，或 24 h 内不超过 12 mmol/L，然后逐步恢复至正常水平。

（二）高容量性低钠血症

多伴有水潴留，治疗以限水为主，使每天的摄入量少于尿量，必要时可加用袢利尿药，如依他尼酸钠 25～50 mg，稀释后缓慢静脉注射；或呋塞米 20～60 mg/d，分 3～4 次口服，严重者 20～80 mg，每 6 h 静脉注射 1 次，一般足以纠正低钠血症。若血钠浓度过低，可适当补充 3％氯化钠注射液。

（三）纠正低钠所需的钠量可参照下列公式计算

补钠量（mmol/L）＝［血钠正常值（mmol/L）－血钠实测值（mmol/L）］×体重（kg）×0.6（女性为 0.5）；估算出体内缺钠量后，按 17 mmol 钠离子相当于 1 g 氯化钠折算成盐水量。一般当天先给予缺钠量的 1/3～1/2 加每天生理需要量 4.5 g，同时监测血钠、尿钠和 24 h 出入量，作为进一步治疗的参考。

十、诊疗探索

（一）连续性静脉-静脉血液滤过

能有效清除体内溶质和多余的水分，通过调节透析液钠浓度可连续、缓和地纠正低钠血症，对急、慢性肾功能衰竭等存在排水障碍、肾病综合征伴高度水肿、肝硬化晚期大量腹腔积液或顽固性心力衰竭等原因导致的低钠血症，疗效显著优于传统方法，能改善脑水肿、避免出现脑桥中央脱髓鞘病及髓鞘溶解，是治疗重症低钠血症的有效方法。具体方法：配备持续肾替代血液滤过机和滤过器；在股静脉或颈内静脉放置单针双腔导管建立血管通路，血滤器每 24 h 更换，血流量 180～230 mL/min，置换液量 2 000 mL/h，给予小剂量肝素（首剂 10～20 mg/h，维持 3～10 mg/h），或低分子量肝素抗凝。置换液配方：0.9％氯化钠 3 000 mL＋灭菌注射用水 750 mL＋5％碳酸氢钠 200 mL＋50％葡萄糖注射液 15 mL＋25％硫酸镁 3.2 mL＋10％氯化钾 0～12 mL；5％氯化钙 15～20 mL/h 经另一通道泵入。置换液钠浓度调节：根据血钠水平，从置换液中抽出 0.9％氯化钠（100 mL 含氯化钠 15 mmol），同时加入等量的灭菌注射用水。首次置换液钠离子浓度维持在 120 mmol/L，连续性静脉-静脉血液滤过过程中每 4～8 h 调整 1 次，每次上调钠浓度的幅度 5 mmol/L，逐步上调至 135～140 mmol/L 并维持，血钠浓度上升速度控制在 0.5～1 mmol/L。

（二）选择性抗利尿激素受体拮抗剂

伴有水潴留的低钠血症多为抗利尿激素增多所致，减少抗利尿激素分泌或阻断其在肾脏的生物学效应是治疗的方向之一。近年上市的血管升压素 V₂ 受体拮抗剂盐酸考尼伐坦有促进肾排水的作用，很少导致水、电解质失衡，对稀释性低钠血症包括抗利尿激素异常分泌综合征有较好的疗效。也有报道促甲状腺释放激素能够抑制抗利尿激素合成与释放，对抗利尿激素异常分泌综合征的治疗有一定的作用。

十一、病因治疗

（一）纠正低血容量状态

经胃肠道、皮肤、造瘘引流丢失低渗液体，或在心力衰竭、肝硬化、肾病综合征等疾病时体液分布至第三体腔均可造成有效循环血容量不足，通过神经内分泌机制刺激饮水及增加水重吸收。对于这部分患者，正确判断血容量状况，维持水、电解质平衡，积极治疗原发病和纠正低蛋白血症等是防止低钠血症发生的根本措施。

（二）肾功能衰竭

排水能力明显降低时应限制水、钠摄入，出现水中毒、酸碱失衡或尿毒症的临床表现时给予血液净化治疗。

（三）抗利尿激素异常分泌综合征

1. 治疗原发疾病。中枢神经系统或肺部疾病引起的抗利尿激素异常分泌综合征常为一过性，随基础病好转而消失；肿瘤、炎症或肺结核等原因引起者给予手术切除肿瘤、化学或放射治疗、抗感染或抗结核治疗，抗利尿激素异常分泌综合征可减轻或消失；外源性 ADH 增多或药物导致的作用增强应停用相关药物。

2. 纠正低钠血症和水过多。治疗原则同稀释性低钠血症，但限水应更为严格，摄入水量控制在 800～1 000 mL/d，儿童 10 mL/kg，使体内水负平衡。

3. 抗利尿激素治疗。苯妥英钠抑制神经垂体释放抗利尿激素，对部分患者有效，但作用短暂，剂量为 0.1 g，3 次/d；地美环素拮抗抗利尿激素受体腺苷酸环化酶的作用，肾排水增多，常用剂量为 900～1 200 mg/d，分 3 次口服；近来上市的血管升压素 V_2 受体拮抗剂盐酸考尼伐坦能促使肾排出多余的水，极少引起电解质丢失，首剂给予 20 mg，30 min 内缓慢静脉注射，继以 20 mg 持续静脉滴注 24 h，维持 1～3 d，必要时剂量可增至 40 mg/d。

4. 妊娠引起的抗利尿激素异常分泌综合征为一过性；营养不良导致者以改善营养状况为主。

5. 甲状腺功能减退和肾上腺皮质功能减退引起的低钠血症与抗利尿激素继发增多有关，补充甲状腺激素或糖皮质激素后抗利尿激素异常分泌综合征改善。

(四) 脑性耗盐综合征

治疗原则同缺钠性低钠血症，应用氟氢可的松 0.2～0.4 mg/d 有促进肾重吸收钠的作用，但易出现低钾血症，应注意监测。

十二、最新进展

低钠血症的研究目前多集中于中枢性低钠血症的发病机制方面，中枢性低钠血症可分为抗利尿激素异常分泌综合征和脑性耗盐综合征，两者临床表现相似，大部分常规实验室检查指标相同，血抗利尿激素可同时升高，因而被认为是同一疾病。但研究表明，两者在发病机制、病理生理和治疗方面有诸多不同，具体表现：

1. 中枢性抗利尿激素异常分泌综合征的发病机制是由于脑出血、脑水肿、脑肿瘤或手术压迫或损伤下丘脑或垂体，抗利尿激素分泌增多，肾重吸收水增加，导致体液潴留，出现低钠血症和低血浆渗透压。脑性耗盐综合征的发病机制也与中枢神经系统病变密切相关，但表现为尿排钠增多、低钠血症和血容量不足，其原因与中枢或外周促尿钠排泄因子释放增多有关，促尿钠排泄因子包括心钠素、脑钠素、C 型利钠素和新近发现的 D 型利钠素等，利钠素使肾小管钠的重吸收减少。

2. 在诊断方面，由于抗利尿激素和心钠素在抗利尿激素异常分泌综合征或脑性耗盐综合征均可增高，因此激素水平测定对两者的鉴别意义不大，从病理生理角度可知，低血容量和负钠平衡才是脑性耗盐综合征区别于抗利尿激素异常分泌综合征的主要特征。

3. 抗利尿激素异常分泌综合征的治疗以严格限水、补高渗盐水、应用袢利尿剂和抗利尿激素治疗为主，而脑性耗盐综合征则以补水、补钠为主。

王华 姚元章 张在其

第三节 高钾血症

一、基本概念

血钾浓度>5.5 mmol/L 时称为高钾血症。其原因大多因肾功能减退不能有效地从尿内排出钾引起。

二、常见病因

(一) 肾脏排钾减少

见于严重休克、急性肾功能衰竭、慢性肾功能衰竭、肾上腺皮质功能不全及长期使用保钾利尿剂如螺内酯、氨苯蝶啶、阿米洛利等。

（二）钾摄入过多

如静脉内输入钾盐过多、过速或浓度过高，输入大量库存血。

（三）钾从细胞内移出过多

见于有效血容量减少，溶血，烧伤，组织创伤、坏死，急性酸中毒，组织缺氧，高血钾性周期性麻痹，肿瘤化疗时大量肿瘤细胞破坏、β-受体阻滞剂、琥珀酰胆碱和洋地黄使用过量。

（四）其他

限制肾脏排钾而产生高钾血症的药物，包括血管紧张素转换酶抑制剂、环孢素、锂、肝素和甲氧苄啶。

三、发病机制

高血钾对骨骼肌兴奋性产生先增高后降低的双相作用。其发生机制：急性轻度高血钾（血钾浓度 $5.5 \sim 6$ mmol/L）时，细胞外 K^+ 浓度升高，细胞膜内外 K^+ 浓度差减小，Em 绝对值减小，Em-Et 间距离变小，故肌肉兴奋性增高，出现肌肉轻度震颤、手足感觉异常。当重度高血钾（血钾浓度为 >7 mmol/L）时，细胞外 K^+ 浓度明显升高，Em 绝对值太小，接近 Et，快 Na^+ 通道失活，兴奋性明显降低，甚至消失，处于去极化阻滞，出现四肢疲乏无力、动作迟钝、腱反射减弱或消失。

高血钾对心肌的影响主要是引发多种心律失常，严重时可出现心室颤动、心搏骤停。其产生机制也与高血钾所致心肌电生理异常有关：

（一）心肌兴奋性改变

高钾血症时，细胞内外的 K^+ 浓度差变小，Em 负值变小，与 Et 差距缩小，兴奋性升高。但当 Em 达 $-55 \sim -60$ mV 时，快 Na^+ 通道失活，兴奋性反下降。

（二）传导性降低

由于 Em 绝对值减少，0 期去极化的速度减慢和幅度减小，传导性下降。

（三）自律性降低

细胞外液 K^+ 的浓度升高，使膜对 K^+ 的通透性升高，故 4 期 K^+ 外流增大，使 4 期 Na^+ 内流减少，导致自律性下降。

（四）收缩性降低

细胞外液 K^+ 浓度升高，干扰了平台期 Ca^{2+} 内流，使兴奋-收缩偶联障碍，心肌收缩性下降。

四、临床特征

高钾血症对机体的影响主要表现在神经肌肉和心功能的异常。

（一）心血管表现

常引起各种心律失常、心肌收缩力减弱，甚至心室颤动和心搏骤停，发生猝死。典型心电图改变为 T 波高尖，QRS 波增宽，P 波消失。

（二）神经肌肉表现

呈现兴奋后抑制的双相变化。患者表现为肠绞痛和腹泻；严重者出现肌肉轻度震颤、手足感觉异常；四肢疲乏无力、动作迟钝、腱反射减弱或消失，以致四肢肌肉软瘫和呼吸肌麻痹。

（三）代谢紊乱表现

与低钾血症相反，高钾血症者出现代谢性酸中毒和反常性碱性尿。

五、辅助检查

（一）实验室血钾浓度测定

在排除假性高血钾（假性高钾血症）的情况，血钾＞5.5 mmol/L 是诊断高钾血症的唯一可靠依据。

（二）心电图检查

高钾血症（血钾＞5.5 mmol/L）最初心电图改变是 QT 间期缩短和形成高耸、对称"T"波峰。进一步高钾血症（血钾＞6.5 mmol/L）产生结性和室性心律不齐，QRS 波群增宽，PR 间期延长和"P"波消失。最后，QRS 波群演变形成正弦波和室性停搏或心室颤动。

（三）其他检查

如电解质、pH 值、血清尿素氮、血清肌酐、内分泌激素测定、彩色超声等检查。

六、诊断思路

（一）询问病史

详细追问患者既往病史和现病史，寻找诱发因素，有助于高血钾病因的诊断。高血钾通常由实验室电解质血 K^+ 检查或心电图典型高血钾改变而发现；实验室检测出高血钾首先应排除溶血、静脉抽血操作不当、血小板过多症等原因导致的假性高钾血症；一旦明确高钾血症，应查明病因。

1. 高钾血症多见于少尿状态（尤其是急性肾功能衰竭）和伴随横纹肌溶解，灼伤，软组织或胃肠道出血和肾上腺功能减退。

2. 药源性高钾血症常见于使用保钾利尿剂如螺内酯、氨苯蝶啶，血管紧张素转换酶抑制剂，β-受体阻滞剂。

3. 通过详细病史询问，诊断不难。

4. 高血钾性周期性麻痹是罕见遗传病，其特点是发作性高血钾，四肢无力，常常由锻炼促发，若结合家族史特点，应考虑该病的可能。持续性高钾血症伴酸中毒可能是高血钾肾小管性酸中毒。

（二）判断高血钾程度

血钾浓度 5.5～6 mmol/L 为轻度高血钾，血钾浓度＞7 mmol/L 为严重高血钾。轻度高血钾常无心电图改变，一般不需紧急处理。经消除诱因、治疗原发病和限制饮食后，多能自行缓解、纠正。然而，在急性或慢性肾功能衰竭，血钾超过 5.5 mmol/L，就应该开始治疗。血钾浓度＞6 mmol/L 伴心脏毒性，应采取紧急治疗措施，防止心脏恶性事件发生。

（三）体格检查

严重高血钾体查可发现四肢肌张力降低，腱反射减弱或消失；肠鸣音减弱或消失；心脏听诊可有期前收缩、心动过速等心律失常。全面细致的体格检查将有助于高钾血症的病因诊断。

（四）辅助检查

根据需要给予患者血钾、电解质、pH 值、血清尿素氮、血清肌酐、内分泌激素测定和心电图、彩色超声等检查，有助于临床诊断。

七、临床诊断

1. 血钾水平＞5.5 mmol/L 可以诊断高钾血症。

2. 明确高钾血症诊断，首先排除溶血、血小板过多症等原因导致的假性高钾血症，并排除实验室误差。同时，行心电图检查以判断高血钾对心脏有无严重的毒性作用。若心电图检查发现有高血钾心肌毒性作用改变，往往提示危险的信号，应采取积极的治疗措施。

3. 应详细询问高血钾患者病史、体格检查及辅助检查以明确高钾血症病因。药物和肾功能不全是导致高钾血症常见原因。药源性高钾血症常见于使用保钾利尿剂如螺内酯、氨苯蝶啶，血管紧张素转换酶抑制剂、β-受体阻滞剂。持续性高钾血症伴酸中毒可能是高血钾肾小管性酸中毒。横纹肌溶解、灼伤、软组织或胃肠道出血和肾上腺功能减退也可导致高钾血症。罕见遗传病见于高血钾性周期性麻痹。

八、鉴别诊断

1. 鉴别假性高钾血症最常见的是溶血，由于从标本破坏的红细胞内释放出细胞内钾引起。因此，为避免溶血发生，静脉抽血应该当心，不要通过小口径针快速抽血或剧烈摇动血标本。

2. 假性高钾血症也可见于血小板过多症，由凝血过程中从血小板释放出钾所致。此假性高钾血症，血浆钾（非凝固血）与血清钾相反，因此，需检测血浆钾浓度以资鉴别。

九、救治方法

轻度高钾血症（血钾＜6 mmol/L）在消除诱因、积极治疗原发病和限制饮食后，多能自行缓解。然而，在急性或慢性肾功能衰竭，尤其有高分解代谢或组织损伤时，血钾超过 5.5 mmol/L，应该开始治疗。重度高钾血症，当血钾＞6 mmol/L，并出现心脏毒性时（ECG 发现），应迅速依次采取以下应急、紧急降血钾措施，而不必等待重复血钾检查，以保护心脏。

（一）应急措施

1. 给予钙剂。常用 10％葡萄糖酸钙或 5％氯化钙10～20 mL，以 25％～50％葡萄糖注射液等量稀释，静脉缓慢注射（5～10 min），一般数分钟起作用。因钙与钾有对抗作用，能缓解 K$^+$ 对心肌的毒性作用。必要时（10～20 min 无缓解）可重复使用。近期已用或拟用洋地黄治疗的患者不宜使用钙剂（可增加洋地黄的毒性）；但如心电图恶化，呈正弦波或停搏，10％葡萄糖酸钙可以快速静脉注射（5～10 mL 注射 2 min）。

2. 促使钾进入细胞内。可以应用 5％碳酸氢钠 100～200 mL 或 11.2％乳酸钠液 60～100 mL 快速静脉滴注；病情严重者也可静脉缓慢注射。注射过程中，宜密切观察病情变化，以防诱发肺水肿；心力衰竭患者应慎用。此外，可同时应用 25％～50％葡萄糖注射液 100 mL 静脉注射；或 10％葡萄糖注射液 500 mL，按每 3～4 g 葡萄糖用 1 U 胰岛素的比例加入普通胰岛素静脉滴注（1 h 左右滴完），每 3～4 h可重复给药。

以上应急措施需持续心电监护，严密观察病情变化，随时采取相应的急救措施。

（二）排钾措施

1. 肠道排钾。适用于轻症患者，使用阳离子交换树脂（常用聚磺苯乙烯口服，4 次/d，15 g/次）可从消化道携带走较多的钾离子。同时口服山梨醇或甘露醇导泻，以防发生粪块性肠梗阻。也可加 10％葡萄糖注射液 200 mL 做保留灌肠，使钾排出。

2. 肾排钾。包括高钠饮食，使用排钾利尿剂、盐皮质激素等；可按具体情况选用。如使用呋塞米，一般 40～80 mg 静脉注射，但肾功能不全者效果不佳。

3. 透析疗法。病情较重者需采用，以确保多余的钾排出体外，特别适用于肾功能不全排钾困难者。包括血液透析和腹膜透析，但腹膜透析除钾效果相对较差。如果血钾迅速上升并超过 7 mmol/L，肾功能衰竭患者经紧急措施后或紧急治疗无效后，应迅速进行血液透析治疗。使用低钾或无钾透析液进行血液透析，透析开始即可使血钾下降，透析 1～2 h 后几乎可恢复到正常血钾水平。必须强调，高血钾合并恶性心律失常或决定透析疗法的患者，首先均需采取应急措施，同时积极准备和施行血液透析治疗，以防心脏严重事件的发生。

十、诊疗探索

因兴奋交感神经系统可影响细胞内钾运动，β_2-受体激动剂，特别是选择性 β_2-受体激动剂，能促发钾向细胞内转移。因此高血钾在应急救治时可采用吸入大剂量 β_2-受体激动剂治疗：沙丁胺醇 $10\sim20$ mg（4 mL 生理盐水稀释）雾化吸入 10 min（浓度 5 mg/mL）。这种方法治疗高钾血症有效、安全，在 30 min 内开始作用，可持续 $2\sim4$ h。

十一、病因治疗

针对高钾血症的病因治疗，可避免进食富含钾的食物如肉类、鱼类、蔬菜、水果、咖啡等，停止口服或静脉输入氯化钾，停输库存血，清创和清除胃内积血，以减少钾摄入。停用保钾利尿剂如螺内酯、氨苯蝶啶，治疗肾功能衰竭及肾上腺皮质功能不全，促进钾的排泄。纠正酸中毒及停用血管紧张素转换酶抑制剂、β-受体阻滞剂、吲哚美辛可使钾上升的药物等。

十二、最新进展

透析疗法是目前治疗高钾血症疗效最好、效果最快的方法。其中包括血液透析和腹膜透析。血液透析效果虽好，但不适应休克、低血压等高钾血症患者。

近年来，随着血液净化技术的发展，连续性动静脉血液滤过技术得到了广泛的运用，特别对于危重症患者。连续性动静脉血液滤过技术用于危重症合并高钾血症的治疗是最新进展，且血流动力学稳定，可适应休克、低血压等危重症高钾血症患者治疗。该血液滤过技术是模拟正常肾小球的滤过原理，溶质以等渗性对流转运和水一起穿过滤过膜，并于滤器前或滤器后补充与细胞外液成分相似的电解质溶液，即置换液，达到血液净化的目的。如减少该置换液中某种电解质溶液的补充，则血清中该电解质浓度将持续下降。利用该原理，在连续性静脉-静脉血液透析治疗中，无钾或低钾置换液可有效地降低血钾浓度。沙玉霞、唐健等报道，采用连续性静脉-静脉血液透析治疗危重症合并严重高血钾患者，在连续性静脉-静脉血液透析治疗 $1\sim2$ h 后血钾浓度有所下降，6 h 全部达到正常范围，并且由高血钾引起的房室传导阻滞及频发室性期前收缩于治疗后全部消失。由于危重症患者常存在高分解代谢或细胞破坏增加而导致钾离子释放明显增加，常规的间歇性血液透析常常仅能短暂维持血钾浓度在正常范围，而连续性静脉-静脉血液透析能持续进行，且由于置换液配方中的电解质浓度可精确计算，可根据患者血清电解质情况及时调整配置，故而治疗过程中可保证血钾浓度持续稳定。因此，连续性动静脉血液滤过技术尤其适应休克、低血压、多器官功能障碍综合征等危重症高钾血症患者床旁治疗。

治疗药物方面，近年来，国外在高钾血症药物研发方面取得了巨大的进展。与我国现有降钾药物聚磺苯乙烯钠相比，Patiromer 和环桂酸锆钠的有效性、安全性及长期应用的效果均有更多数据支持。此外，美国还有一种新的钾离子结合剂 RDX7675 在研发中，动物试验表明其钾离子结合能力高于 Patiromer。在经历了长久停滞之后，高钾血症治疗药物迎来了巨大的发展，可为患者，特别是服用肾素-血管紧张素-醛固酮系统抑制剂的患者，提供更多、更好的选择。

郑大伟　王朝昕　张在其

第四节　低钾血症

一、基本概念

血钾浓度<3.5 mmol/L 称为低钾血症，主要由于机体总体钾贮备缺乏或钾异常运动进入细胞内引起。

二、常见病因

（一）摄入不足

常见于胃肠道梗阻、昏迷患者及胃肠手术后长期禁食又未注意补钾者。一般禁食 $3\sim4$ d 后，由于肾脏仍继续排钾，就可引起血钾降低。

（二）排出过多

通常是由于胃肠道钾丢失或肾钾丢失过多所致。

1. 经消化道丢失过多。见于频繁呕吐、严重腹泻、胃肠减压（吸出大量胃肠液）、肠瘘、胆瘘患者及滥用灌肠剂或缓泻剂等，罕见有结肠绒毛腺癌可引起胃肠道大量钾丢失。

2. 肾脏丢失过多。见于长期使用排钾利尿剂如依他尼酸钠、呋塞米、氢氯噻嗪等；肾脏疾病，如急性肾功能衰竭多尿期、肾小管性酸中毒、尿路梗阻解除后的利尿。

3. 糖皮质激素过多。如库欣综合征、原发性醛固酮增多症等。

（三）钾由细胞外转入细胞内

大量进餐及使用大量胰岛素及葡萄糖静脉滴注、代谢性或呼吸性碱中毒、家族性周期性麻痹症、低血钾甲状腺周期性瘫痪、钡中毒、急性应激状态及反复输入冷存洗涤过的红细胞等。

（四）其他可引起低钾血症药物

包括两性霉素 B，抗假单孢菌药物如羧苄西林和大剂量青霉素，以及急、慢性茶碱中毒。

三、发病机制

低血钾主要引起神经、肌肉细胞兴奋性降低。其产生机制：当急性低血钾时，细胞外液 K^+ 浓度迅速降低，细胞内 K^+ 来不及外逸而尚无改变，以致细胞内外钾浓度差增大，静息膜电位绝对值增大，与阈电位的距离加大，导致神经、肌肉细胞兴奋性降低，这种状态称为超极化阻滞。

低血钾对心肌的影响主要是引发多种心律失常，严重时可出现心室颤动。其产生机制与低血钾所致心肌电生理异常有关。

（一）心肌兴奋性增高

低钾血症时，心肌细胞膜的钾电导下降，对 K^+ 的通透性降低，细胞内 K^+ 外流减少，Em-Et 间距离缩小，兴奋所需的阈刺激变小，心肌兴奋性升高。

（二）心肌自律性增高

低钾血症时由于心肌细胞膜对 K^+ 的通透性降低，其 4 期 K^+ 外流减少，Na^+ 内流增加，自律细胞自动除极加快，心肌自律性增高。

（三）心肌传导性降低

低钾血症时可使心肌细胞 Em 上移和 Em-Et 间距离减小，造成动作电位 0 期除极化速度慢，锋电位减小，心肌传导性降低。

（四）心肌收缩性先增强后减弱

轻度低钾血症时，心肌细胞复极 2 期 K^+ 外流减少，Ca^{2+} 内流加速，通过兴奋收缩偶联使心肌收缩性增强。但重度低血钾时，心肌细胞内缺钾，其组织结构因代谢活动障碍而被破坏，以至心肌收缩性降低。

四、临床特征

临床表现的严重程度与低血钾的发展速度、程度及病程有关。轻度低血钾可以全无症状，血钾＜

3 mmol/L 时出现临床表现，如下：

（一）神经-肌肉表现

由神经肌肉兴奋性降低引起的症状为精神萎靡、倦怠、嗜睡、全身软弱无力、腱反射减弱或消失。肌肉无力一般由下肢开始，逐渐累及上肢，重者出现呼吸肌麻痹、软瘫、吞咽困难、呼吸困难、腹胀、尿失禁等。

（二）循环系统表现

胸闷、心悸、血压下降、心力衰竭甚至心脏停搏。可以出现室性期前收缩和房性期前收缩，室性和房性心动过速，Ⅱ度或Ⅲ度房室传导阻滞等心律失常。特征性心电图改变：T 波低平、倒置，QT 间期延长，ST 段下降，伴有增高 U 波。

（三）消化系统表现

神经肌肉兴奋性降低影响到胃肠道平滑肌，患者可出现恶心、呕吐、厌食、腹胀、肠鸣音减弱或消失，甚至出现肠麻痹。

（四）代谢紊乱表现

出现代谢性碱中毒伴有酸性尿。血钾降低使细胞内 K^+ 移至细胞外，细胞外 H^+ 移入细胞内，致细胞外碱中毒。由于肾小管上皮细胞排钾减少、排氢增多，进一步加重碱中毒，并使尿液呈酸性，出现反常性酸性尿。

（五）肾脏影响

持续性低钾血症可损害肾浓缩功能，引起多尿伴继发性烦渴。

五、辅助检查

（一）实验室血钾浓度测定

正常血钾浓度为 3.5～5.5 mmol/L。血钾浓度＜3.5 mmol/L 可诊断低钾血症。

（二）尿钾测定

一般尿钾浓度＜15 mmol/L，尿钾浓度＞20 mmol/L 表示肾钾丢失过多。

（三）心电图检查

低血钾典型的心电图改变为早期出现 T 波降低、变宽、双相或倒置，随后出现 ST 段降低、QT 间期延长和 U 波；其中 T 波低平、出现 U 波最为明显，T 波波幅＜U 波（同一导联），以 V_2、V_3 导联表现明显。且可以出现室性和房性期前收缩、室性和房性心动过速、房室传导阻滞等心律失常。注意：低钾血症患者不一定出现心电图改变，故不能单纯依赖心电图改变来判定有无低钾血症的存在。

（四）其他检查

电解质、pH 值及 T_3、T_4、促甲状腺激素等内分泌激素测定、彩色超声等检查。根据临床需要择项检查。

六、诊断思路

（一）询问病史

详细追问患者既往病史和现病史，寻找诱发因素，有助于低血钾病因的诊断。轻度低血钾可以全无症状，中-重度低钾血症（血钾＜3 mmol/L）可出现肌无力、痉挛、肌束自发性收缩，严重可导致呼吸肌麻痹、呼吸衰竭和严重心律失常。临床上大多数低血钾为轻度低血钾，往往因实验室检验发现，多表现基础疾病临床症状。临床低血钾急诊就医患者，常表现为肌无力、呼吸费力或心悸。以肌无力发病的常见病有家族性周期性麻痹症、低血钾甲状腺功能亢进周期性瘫痪。结合家族性、周期性发作肌无力或甲状腺功能亢进病史特点，诊断不难。有以胸闷、心悸、阿-斯综合征发作就诊，心电图发现有严重心律失常，应及时查血钾等电解质。同时应考虑低钾血症少见病与罕见病，如库欣综合征、原发性醛固酮增多症等，以避免误诊。

（二）判断低血钾程度及原因

血钾浓度 3～3.5 mmol/L 为轻度低血钾，血钾浓度 2.5～3 mmol/L 为中度低血钾，血钾浓度低于 2.5 mmol/L 为重度低血钾；其病情严重程度判定应结合心电图、骨骼肌受累情况。低血钾患者应查明病因，首先应排除由于异常白细胞吸收血浆中钾所致假性低钾血症。其次，应判断低血钾是否为钾由细胞外转入细胞内，如家族性周期性麻痹症、低血钾甲状腺周期性瘫痪、大量胰岛素及葡萄糖静脉滴注；或经消化道丢失过多，如频繁呕吐、严重腹泻、胃肠减压；或肾脏丢失过多，如使用排钾利尿剂呋塞米或摄入不足等原因。

（三）体格检查

低血钾体查可发现四肢肌张力降低，腱反射减弱或消失，肠鸣音减弱或消失。心脏听诊心音低钝，可有期前收缩、心动过速心律失常。若为低血钾甲状腺功能亢进周期性瘫痪，可发现甲状腺肿大。全面细致的体格检查将有助于低钾血症的病因诊断。

（四）辅助检查

根据需要给予患者血钾、电解质、pH 值及 T_3、T_4、促甲状腺激素等内分泌激素测定、心电图、彩色超声等检查，有助于临床病因诊断。

七、临床诊断

血钾水平<3.5 mmol/L 可以诊断低钾血症。血钾<2.5 mmol/L 为重度低钾血症。诊断低钾血症，首先应排除由于异常白细胞吸收血浆中钾所致假性低钾血症。再则应通过详细询问病史、体格检查及辅助检查以明确低钾血症病因。

低钾血症常见病因的临床诊断主要依据其病史、临床表现、体格检查及相关检查来进行。临床多因使用排钾利尿剂肾脏 K^+ 丢失，呕吐、腹泻消化液丢失及单纯输入大量葡萄糖未补充适当钾盐为主要病因；门急诊低钾血症临床多以肌无力表现就医，多见于低血钾家族性周期性麻痹症、低血钾甲状腺功能亢进周期性瘫痪。也有以胸闷、心悸、阿-斯综合征发作就诊，心电图发现有严重心律失常。其诊断条件如下：

1. 低血钾家族性周期性麻痹症。

（1）临床特点：①有家族发作史，一过性、周期性发作伴严重低钾血症为特征；②发作常伴有不同程度四肢肌麻痹、肌无力。典型有由大量进食碳水化合物或剧烈锻炼所促发，但变异型无这些表现；③体格检查发现肌张力降低，腱反射减弱或消失。

（2）辅助检查：①低血钾典型心电图改变；②实验室血钾浓度测定降低。

2. 低血钾甲状腺功能亢进周期性瘫痪。

（1）临床特点：①有甲状腺功能亢进病史；②一过性、周期性发作，发作常伴有不同程度肌无力、四肢肌麻痹，多因大量进食碳水化合物所促发，但可无明显诱因；③体格检查发现肌张力降低，腱反射减弱或消失，甲状腺肿大。

（2）辅助检查：①低血钾心电图改变；②实验室血钾浓度测定降低；③T_3、T_4、促甲状腺激素符合甲状腺功能亢进改变。

3. 其他低血钾。若合并酸中毒应考虑肾小管性酸中毒、糖尿病酮症酸中毒可能引起。若合并高血压，应考虑原发性醛固酮增多症、肾动脉狭窄、肾素瘤、Liddle综合征等引起，并进一步检查明确。

八、鉴别诊断

假性低钾血症，是异常白细胞吸收血浆中钾所致，而实际机体血浆或血钾浓度正常。多见于髓性白血病患者。鉴别方法：抽取血标本立即分离血浆或血清测定电解质，可以避免假性低血钾发生。

九、救治方法

（一）治疗原则

补充钾盐和防治并发症，治疗原发病；对严重低血钾出现呼吸肌麻痹、严重恶性心律失常者，应积极采取呼吸支持和严密心电监护等抢救措施，保障生命安全。

（二）治疗措施

1. 补充钾盐。首先应判断缺钾程度。轻度低血钾，一般不需紧急治疗。但对于以往存在明显心脏病患者和（或）接受洋地黄治疗患者有心脏传导阻滞危险，即使低钾血症状较轻，也应采取紧急措施。轻度低血钾补充钾盐，以口服氯化钾安全方便。一般给予10%氯化钾30～60 mL/d，饭后分次服用，可减少胃肠道的刺激。并尽量进食富含钾的食物如谷类、肉类、鱼类、蔬菜、水果等。患者不能正常饮食者，需静脉补充钾盐。中-重度或不能口服补钾者需静脉补钾：

（1）补钾浓度：一般40 mmol/L以下（即含10%氯化钾30 mL/1 000 mL液体），也即液体氯化钾浓度应<0.3%；最高限度为60 mmol/L。通常氯化钾用生理盐水稀释。

（2）补钾速度：补钾以每小时20 mmol（1.5 g的10%氯化钾）以内为宜或每分钟80滴以下，一般滴注速度20～40 mmol/h，不能超过50～60 mmol/h。在补钾过程中，需严密观察，特别是神经肌肉表现、心电图和血钾、尿量。在重度低血钾（<2.5 mmol/L，须进行持续心脏监护）合并严重恶性心律失常，尤其是发生阿-斯综合征、呼吸麻痹等危急情况时，可深静脉穿刺或插管采用精确的静脉微量输液泵匀速输注较高浓度的含钾液（最大为40 mmol/100 mL，相当于氯化钾3%浓度）；并且应该进行持续心脏监护和测定血钾1～2 h，避免严重高钾血症和（或）心搏骤停。绝对不能用10%氯化钾直接静脉注射。

（3）补钾总量：视病情而定。一般采取分次补钾，边治疗边观察的方法。一般缺钾者给予氯化钾3～6 g/d，严重缺钾者，一般不超过15 g/d，最多不超过200 mmol。其计算公式：需补钾量（mmol）=（4.5−测得钾）×体重（kg）×0.5。如60 kg体重女性，其血钾为2 mmol/L，需补钾量为：（4.5−2）×60×0.5=75 mmol，相当于氯化钾5.5 g（因1 g氯化钾相当13.4 mmol钾，此仅为理论计算值，临床补钾量远大于理论计算值）。补钾时需注意：①肾功能状态，见尿补钾原则：尿量在500 mL/d、30 mL/h以上才可经静脉补钾，肾功能欠佳而必须补钾者，应严密监测。②钾入细胞内较缓慢，一般需补钾4～6 d，严重者需10～20 d才能使细胞内缺钾矫正。应尽早由静脉补给改为口服。③对难治性低钾血症患者应注意有无合并碱中毒、低镁血症；纠正碱中毒及补充镁后，低钾血症可迅速矫正。因镁可保持细胞内钾的完整性，阻止肾钾丢失。④低钾血症与低钙血症并存时，低血钙的症状常不明显；补钾后可能出现手足搐搦，应补给钙剂。

2. 去除钾缺失的原因。如停用排钾利尿剂，治疗腹泻、肾动脉狭窄、肾素瘤等，原发性醛固酮增多症患者使用潴钾利尿剂等。

十、诊疗探索

（一）以下治疗措施可能对纠正低血钾有帮助

潴钾利尿剂治疗低钾血症患者，氨苯蝶啶100 mg/d或螺内酯25 mg，2～3次/d口服可能有用；

但注意应避免用于肾功能衰竭，糖尿病患者。患者尿多，可口服卡托普利，使醛固酮分泌减弱，尿钾减少，有保钾作用。

糖皮质激素可用于治疗原发性醛固酮增多症和先天性肾上腺皮质增生而盐皮质激素过多引起的低钾血症。但在其他疾病抢救中尽量不用糖皮质激素，有报道少数人可能会出现血钾进一步降低；其机制主要是激素促进肾脏排钾，而钾主要来自细胞内。

重症低钾血症抢救中除非有严重酸中毒外，一般不用碱性药物，因 pH 值每上升 0.1 通常可使 $0.1\sim1$ mmol 的 K^+ 转移至细胞内。因此，应在纠酸前补足钾，可防止 pH 值升高后血钾水平进一步降低。当伴酸中毒、高血氯或肝功能损害时，可静脉滴注谷氨酸钾，每支含钾 34 mmol。急性应激状态下交感过兴奋可引起钾的细胞内移导致低血钾，如甲状腺功能亢进周期性麻痹、头部受伤、茶碱过量等，可考虑使用大剂量非选择性 β-受体阻断剂普萘洛尔，$20\sim40$ md，2 次/d。

（二）关于氯化钾的稀释液及相关问题

1. 一般采用生理盐水作为稀释液。在血钾提高到 3 mmol/L 以上不能进食的患者可用糖水稀释，部分再加胰岛素，既可合成糖原贮存在肝脏、心肌和其他组织细胞内改善其功能，提供机体能量；又可避免血钾的波动。

2. 一般浓度补钾时不用糖水稀释。因为随后增高的患者血浆胰岛素水平可导致一过性低钾血症加重，症状加剧，甚至危及生命，特别是严重心脏病洋地黄化患者和重症低血钾家族性周期性麻痹症、低血钾甲状腺功能亢进周期性瘫痪患者危急状态下。而多主张采用 0.9% 氯化钠或 5% 甘露醇稀释氯化钾补充钾盐。姚健等主张如果口服和静脉补钾 4 h 后血钾仍未升高，可用 20% 甘露醇 125 mL 加 0.9% 氯化钠 375 mL 加氯化钾 1.5 g 进行补钾。任金生报道 1 例低血钾患者在补钾过程中使用葡萄糖和激素出现低血钾危象导致死亡。笔者曾多次会诊"顽固性低血钾"，其原因为补钾同时输入了较多的葡萄糖注射液。其中 1 例低血钾家族性周期性麻痹症患者 24 h 静脉补氯化钾达 20 g，血钾由 2.8 mmol/L 反而降至 1.6 mmol/L，并出现严重呼吸肌麻痹和颈肌麻痹，经改用 0.9% 氯化钠稀释氯化钾快速补充钾盐及呼吸支持治疗，患者转危为安。国内外文献有报道重度低血钾患者出现严重呼吸肌麻痹、尖端扭转型室性心动过速、心室颤动、心搏骤停的危急状态下采用极高浓度、大剂量补钾方法成功救治的病案：肖华等采用 1% 浓度氯化钾，以 <10 mmol/h 静脉输液泵静脉滴注治疗重度心力衰竭患者低钾血症效果好，安全性高。有多篇介绍用 5% 氯化钾缓慢静脉注射，谢佳利报道用微量输液泵氯化钾浓度高达 10%。王宏涛甚至在两条静脉通路常规补钾的情况下再静脉注射 5% 的氯化钾；大剂量补钾有 10 min 推入 1.5 g 氯化钾；李天真在 1 h 内滴入 4 g，24 h 内输入氯化钾 40 g。根据我们的抢救经验和文献报道用 1% 的浓度可以起到明显的救治作用，是否要用极高浓度的氯化钾值得商讨。

3. 采取高浓度、大剂量补钾应把握以下指征。

（1）患者应处于严重呼吸肌麻痹、尖端扭转型室性心动过速、心室颤动、心搏骤停的危急状态。

（2）采用 1% 以上浓度的氯化钾，可避免血钾过低造成死亡。用 0.3%～0.6% 浓度输注，由于浓度低、入钾量小、液体稀释反而可能出现血钾浓度进行性下降。

（3）患者心力衰竭不能补液太多，经口服或直肠给药常规静脉补钾仍不能纠正者。

（4）由缺钾引起的严重恶性心律失常，反复用抗心律失常药无效者。高浓度补钾时应注意，血钾浓度突然增高可致心搏骤停，因此，高浓度补钾时必需心电监护、专人监守。

4. 出现缓慢心率通常有两种情况。

（1）低钾可以引起窦性心动过缓或缓慢性心律失常，不应视为禁忌证，必须即时、快速补钾才能挽救生命。

（2）滴注氯化钾中出现心率缓慢，应立即停药并用异丙肾上腺素、阿托品治疗。必须强调，低血钾危象和静脉滴注高浓度氯化钾均可导致心搏骤停而死亡，若需静脉滴注高浓度氯化钾，应事先向患者家属告知并由直系亲属决定同意签字，以避免医疗纠纷。超高浓度补钾有违常规。总之，除非必要，应缓慢纠正低钾血症。

（三）临床上低钾血症因基础疾病不同在临床表现有显著不同的特征

其最严重的并发症是严重恶性心律失常和呼吸肌麻痹；临床观察发现以骨骼肌受累为主并出现呼吸肌麻痹（如低血钾家族性周期性麻痹症、低血钾甲状腺功能亢进周期性瘫痪）的患者，极少出现严重恶性心律失常；而以心肌受累为主并出现严重恶性心律失常的患者，骨骼肌受累症状常较轻，极少出现呼吸肌麻痹；其原因机制尚不清楚。以上特点，在临床工作中可帮助更好地把握病情，及时采取针对性的抢救措施。

十一、病因治疗

临床低血钾因使用排钾利尿剂肾脏 K^+ 丢失，可停用排钾利尿剂；因呕吐、腹泻消化液丢失及单纯输入大量葡萄糖未补充适当钾盐，可治疗呕吐、腹泻及补充钾盐；因低血钾甲状腺功能亢进周期性瘫痪则治疗甲状腺功能亢进，以及治疗肾动脉狭窄、肾素瘤；原发性醛固酮增多症患者使用潴钾利尿剂等。

十二、最新进展

低钾血症治疗目前最新进展是当血钾＜2.5 mmol/L 并/或出现严重恶性心律失常如尖端扭转型室性心动过速、心室颤动、心搏骤停危急状态下可采取输液泵或微量输液泵较高浓度、精确定量较大剂量补钾治疗。现代精确的静脉输液泵已减少了补高浓度氯化钾溶液的危险。原则：应急处理可在不短于 15～20 min 时间内给予 5～10 mmol 氯化钾，必要时重复；或 10 mmol 静脉注射，但注射时间不得少于 5 min，使血钾浓度达到 3 mmol/L 以上或恶性心律失常消失。非紧急情况应急处理，氯化钾浓度以不＞1% 为妥。有条件者，可安装临时起搏器以备不测，并进行持续心脏监护和血钾监测。

郑大伟　王朝昕　张在其

第五节　高镁血症

一、基本概念

一般认为，正常血镁离子浓度为 0.75～1.25 mmol/L。血镁离子浓度＞1.25 mmol/L 称为高镁血症。较少见于肾功能正常的患者。

二、常见病因

（一）肾排镁减少

1. 高镁的程度及患病率与肾功能衰竭的严重程度有关。
2. 严重脱水及少尿导致高镁血症。
3. 甲状腺功能减退。
4. 肾上腺皮质功能减退。

（二）细胞内镁大量移出

糖尿病酮症酸中毒时，由于缺乏胰岛素，组织分解代谢增强，细胞内镁大量移出。

（三）服用镁制剂过多

服用过多的含镁泻药及抗酸药，用含镁制剂（如硫酸镁）静脉注入或灌肠治疗新生儿手足抽搐、甲状腺功能亢进、心律失常及洋地黄中毒等应用过多。

（四）骨镁释出过多

骨的破坏性肿瘤或恶性肿瘤骨转移时，由于骨镁释放入血，可引起高镁血症。

三、发病机制

一般情况下，只有肾小球滤过率明显降低并伴有镁摄入增加（如服用含镁的抗酸剂和泻药）时才会出现有症状的高镁血症。有人认为肾小球滤过率<30 mL/min是发生高镁血症的阈值。由于避开了肠道调节，静脉给予镁剂比口服更容易出现高镁血症，尤其对于老年患者合并肾功能不好的情况下，有可能出现致命的高镁血症；酸中毒可加重高镁血症，可能是 H^+ 对蛋白结合镁和细胞内镁的置换所致；由于甲状腺激素可抑制肾小管对镁的重吸收，甲状腺功能减退时，可出现轻度高镁血症。

四、临床特征

（一）神经系统症状

过量的镁可阻断神经传导及在末梢神经部位阻断乙酰胆碱释放，减低神经肌肉接头的冲动传导，并使突触后膜反应性减低和轴索兴奋阈值增高，从而使神经肌肉功能减低。血镁为2 mmol/L时可出现镁中毒的早期表现，如恶心、呕吐，尿潴留、深腱反射减弱以至消失。血镁为2.5～5 mmol/L时，可出现嗜睡、木僵、精神错乱；超过5 mmol/L时可出现随意肌麻痹、反射减退、肌无力、呼吸抑制和昏迷。

（二）心血管系统症状

血镁为2 mmol/L时可出现镁中毒的早期表现，如心动过缓、皮肤血管扩张、可引起直立性低血压。镁浓度为2.5～5 mmol/L时，可发生心电图改变，出现PR间期延长和室内传导阻滞，伴有QRS波时限增宽和QT间期延长，P波低平；如超过7.5 mmol/L时可发生完全性传导阻滞，并可抑制心脏收缩而致心搏骤停。

五、辅助检查

（一）血镁测定

轻度高镁血症常无临床症状表现，一般血镁达2 mmol/L时，才开始出现症状或体征；血镁达2.5～5 mmol/L时出现反射减退、嗜睡等精神神经症状；血镁超过5 mmol/L时，才出现随意肌麻痹、传导阻滞等。

（二）红细胞镁的测定

一般患者在血镁升高以前，体内镁的含量已增加，测定红细胞镁有助于早期诊断。

六、诊断思路

高镁血症系一种少见的生化异常，肾功能损害是发生高镁血症最主要的病因，但大多数引起症状的高镁血症均与使用含镁药物有关。在重症监护病房，急性肾功能衰竭少尿期血镁恒定增高，如摄入镁盐或合并酸中毒时血镁可明显升高。横纹肌溶解、氮质血症和酸中毒是促发高镁血症的原因。在锂盐治疗过程中、大手术后、伴骨骼受累的肿瘤、甲状腺功能减退、甲状旁腺功能亢进伴肾损害、垂体性矮小及病毒性肝炎等患者，即使无肾功能不全，也可有血镁轻度升高。

七、临床诊断

由于镁代谢紊乱缺乏特异性症状，需要临床医师提高对它的认识和警惕性，依据相关病史和临床症状等线索，由实验室检查结果来确立临床诊断。

高镁血症最常见于尿毒症，其早期表现常与尿毒症症状相似而易被忽略。所有急性肾功能不全者，应常规测定血镁；慢性肾功能不全者也应定期检测。如肾功能不全患者出现神经肌肉麻痹、反射减退和（或）肌无力等症状或心电图示传导障碍，提示可能有危及生命的高镁血症，应给予紧急处置。有作者认为，在稳定期患者而阴离子间隙减低或严重酸中毒患者而阴离子间隙正常时，应疑有高镁血症，因为镁是未测定的阳离子。肾功能障碍患者，血镁升高以前，体内镁含量即可增加，因而测定红细胞镁有助于早期诊断。

八、鉴别诊断

（一）肾功能衰竭

急性肾功能衰竭少尿期和慢性肾功能衰竭的晚期（尿毒症期），一般诊断不难。但当上述患者出现神经肌肉症状及心电图显示传导障碍，不能用血钾、钙、磷异常解释时应想到本症。

（二）其他

1. 甲状腺功能减退、肾上腺皮质功能减退（Addison 病）。甲状腺激素和醛固酮都具有降低肾小管对镁的重吸收作用并促进其经肾排出，故黏液性水肿及 Addison 病的患者可致高镁血症。

2. 糖尿病酮症酸中毒。由于缺乏胰岛素，组织分解代谢增强，细胞内镁大量移出。

3. 骨肿瘤或恶性肿瘤骨转移。骨的破坏性肿瘤或恶性肿瘤骨转移时，由于骨镁释放入血，临床上可引起高镁血症。

九、救治方法

（一）一般治疗

高镁血症一经确立，应立即停止镁制剂的摄入、促进尿镁的排泄并积极治疗原发病。对肾功能正常者可给予利尿剂，如有脱水，应予纠正。

（二）药物治疗

对有症状的高镁血症应积极进行治疗。钙和镁之间有显著拮抗作用，可缓解或消除症状。静脉注射 10％葡萄糖酸钙 10～20 mL 或 10％氯化钙 5～10 mL 缓慢静脉注射可迅速改善毒性作用，但作用时间短暂。如注射后 2 min 仍未见效，应重复治疗。

（三）透析治疗

急性镁中毒致死多由呼吸衰竭及心搏骤停所致。因此，对所有效果不佳的严重高镁血症，应及时给予血液透析或腹膜透析，同时应做好心肺复苏的准备。

十、诊疗探索

高镁血症主要引起神经肌肉突触传导阻滞。其神经肌肉病症的早期表现与尿毒症相似，容易被忽略。如出现直立性低血压、心动过缓、深反射减弱以至消失、肌无力以至肌麻痹、心脏传导阻滞以至心搏骤停、嗜睡、昏迷时，应考虑到高镁血症。

十一、病因治疗

高镁血症常由肾功能衰竭、黏液性水肿、Addison 病、糖尿病酮症酸中毒、骨肿瘤或恶性肿瘤骨转移等病因引起，可根据情况给予相应病因治疗，详见相关章节。

十二、最新进展

1. 早期烧伤、大面积损伤或外科应激反应、严重细胞外液不足和严重酸中毒也可引起血镁增高。

2. 高镁血症可使神经末梢释放乙酰胆碱减少，应用胆碱酯酶抑制剂可使乙酰胆碱破坏减少，从而减轻高镁血症引起的神经-肌肉接头兴奋性的降低。可试用药物有新斯的明等。

3. 总体来说，轻度高镁血症是不是有益而无害，这一点一直存在争议，这种思考基于这样的新认识：镁因抑制甲状旁腺激素分泌而具有抗炎和抗细胞凋亡的作用。镁可以被动抑制羟磷灰石的形成而防止血管的钙化并积极抑制血管平滑肌细胞的转分化，它还与磷结合而改善内皮细胞功能。透析患者的中度高镁血症与生存获益有关，然而，这一点在其他研究人群中不可重复，如心力衰竭或进入重症监护病房的患者。尽管镁可能对心血管有益，但实际上没有确凿的证据表明，在普通人群中可以争取轻度高镁血症。应提醒的是，血镁浓度是细胞内镁浓度的一个很差的替代指标。此外，在终末期肾病患者中，由于较高的阴离子间隙及镁与血流中过量磷的结合，其生物活性的游离镁含量较低。因此，高镁血症与血镁离子层相对应的有益结果可能会有系统的偏差。无论如何，与优越的临床结果相关的血镁浓度取决于有针对性的研究人群。

刘湘群　徐颖鹤　张在其

第六节　低镁血症

一、基本概念

体内大部分镁元素存在于软组织（38％）和骨组织（60％），只有少部分（1％～2％）存在于细胞外液。20％～30％的镁元素与蛋白质结合，5％～15％以碳酸氢盐、柠檬酸盐、磷酸盐和硫酸盐形式存在。只有镁离子，占血镁55～70％，具有生物学活性。一般认为，正常血镁离子浓度为0.75～1.25 mmol/L。血镁离子浓度＜0.75 mmol/L称为低镁血症。值得注意的是即使血镁测定"正常"，也不能排除机体存在镁缺乏。

二、常见病因

1. 镁吸收不良（胃肠疾病）。
2. 镁丢失过多（肾脏疾病）。
3. 镁离子细胞内外的重新分布。
4. 其他因素。

三、发病机制

（一）镁代谢的平衡

推荐的日摄取量男性和女性分别为420 mg和320 mg，80％～90％的镁在空肠从细胞旁路以浓度驱动方式被动吸收，少部分在结肠通过镁吸收通道马司他丁瞬时受体主动吸收，低镁血症时，镁的主动吸收是增加的，但可随着镁摄入的增加而饱和。活性维生素D可增加肠道镁吸收。通过肾脏滤过的镁，70％在髓袢升支细段通过紧密连接被重吸收，其余部分在近端肾小管和集合管马司他丁瞬时受体主动重吸收，镁平衡的精细调节主要依靠集合管的最终尿镁排泄。低血镁时增加镁摄入，肠道镁吸收可从 40%增加到 80%，同时尿镁排泄可降低到 0.5%。疾病和药物因素可通过影响肠道镁吸收和肾脏镁排泄导致镁代谢的失衡。

（二）肠道因素

1. 镁吸收不良。主要见于各种消化系统疾病，如腹泻：镁的吸收较慢，其吸收率与其在肠道内停留的时间成正比。因此，在急、慢性腹泻，肠道切除或旁路成形术后，食物通过肠道时间短，易致镁缺乏；脂肪泻时，除腹泻丢失外，肠道内镁与脂肪形成碱性复合物而不易吸收。

2. 消化液丢失。消化液含镁量约 0.5 mmol/L，大量丢失可导致镁缺乏，如肠瘘、胆瘘及长期胃肠引流。

（三）肾脏因素

凡是对肾小管重吸收功能有损害的因素都可引起镁吸收障碍，从而导致低镁血症，常见因素如下：

1. 肾脏疾病。如慢性肾盂肾炎、肾小管性酸中毒的某些病例，肾盂积水、急性肾小管坏死、肾功能衰竭的多尿期等，且多伴有肾钾丢失和低钾血症。

2. 药物因素。髓袢利尿剂、噻嗪类及渗透性利尿剂均可使镁排泄增加，长期应用可致低镁低钾血症，而保钾利尿剂则有防止镁丢失作用。长期用氨基糖苷类可引起镁缺乏症，其原因可能与肾小管受损，使镁排泄增加有关。用替卡西林与免疫抑制剂环孢素治疗骨髓移植患者，可引起肾排镁增加，导致低镁血症。顺铂能直接损害肾小管导致尿镁丢失和低镁血症，发生率高达 90%。卷曲霉素、紫霉素、两性霉素 B 也能造成尿镁的丢失，尤其是长期大量使用两性霉素 B，能损伤肾小管功能而引起低镁血症和低钾血症。洋地黄治疗促使肾尿镁增加可致低镁血症。据报道，洋地黄治疗的患者，低镁血症的发生率可高达 19%。

3. 内分泌代谢因素。

（1）甲状腺功能亢进。甲状腺激素能抑制肾小管重吸收镁，同时促进全身代谢而增加镁的需要量。尽管甲状腺激素促进肠道吸收镁，但甲状腺功能亢进导致负镁平衡，使血镁下降。

（2）原发性醛固酮增多症。醛固酮能减少肠道镁吸收和肾近曲小管和 Henle 袢镁的重吸收，增加镁从尿和粪中的排泄，降低血镁水平，减少镁池贮量。

（3）生长激素。促进肠道吸收镁，降低肾小管重吸收镁，并能促进镁进入细胞内，增加镁的贮存量从而降低血镁浓度。

（4）甲状旁腺功能和高钙血症。高钙血症能抑制肾小管对镁的重吸收，可抵消甲状旁腺激素对肾小管重吸收镁的促进作用。所以，在甲状旁腺功能亢进及恶性肿瘤所致高钙血症时，故均可引起低镁血症。甲状旁腺功能减退时，由于伴有肠道镁吸收缺陷，也可出现明显的低血镁。

（5）糖尿病。一些大量糖尿和糖尿病酮症酸中毒的患者，镁从尿和粪丢失，使镁代谢呈负平衡。

（6）维生素 D 代谢异常。维生素 D 可增加肠道和肾小管钙、镁的吸收，同时也增加钙镁向骨骼转运。所以，对于血镁来讲，变化因人而异，而对于整体来讲应当是增加吸收的。维生素 D 吸收不良或羟化不良（肝肾疾病），如佝偻病、肝硬化等可导致镁缺乏。

（7）蛋白质营养不良。营养不良时常伴镁缺乏，而且以肌肉镁和尿镁降低为主，血镁可能不低，即呈慢性镁缺乏状态。

4. 遗传因素。

（1）伴高尿钙和肾钙质沉着的家族性低镁血症是一种常染色体隐性遗传性疾病，以低镁血症、高尿钙、严重的肾钙质沉着、低渗尿及进行性肾功能衰竭为特征的复合肾小管疾病。是位于 3q27 上的 *Paracellin*-1（PCLN-1）基因突变所致，该基因编码一种主要表达在髓袢升支粗段的肾脏紧密结合蛋白。该蛋白的缺陷导致髓袢升支粗段对二价阳离子的重吸收障碍。

（2）Gitelman 综合征也是一种少见的常染色体隐性遗传病，是由于编码噻嗪类敏感的 Na^+-Cl^- 协同转运体基因或 TSC 基因发生突变所致远端肾小管对镁和钾的重吸收发生缺陷。临床特点有肌无力发作，常伴腹痛和呕吐，发热时常发生搐搦。除低镁血症外，还有低钾血症和碱中毒，尿钙排泄降低。

（四）镁离子细胞内外的重新分布

1. 急性出血性胰腺炎。主要因大量镁盐沉着于胰腺脂肪组织中，使血镁下降。

2. 骨饥饿综合征。甲状旁腺功能亢进伴严重骨病时，甲状旁腺切除后，过量甲状旁腺激素清除使大量钙和镁离子进入骨细胞，可使血镁明显下降。

3. 其他。糖尿病酮症酸中毒经补液和胰岛素治疗后，可使大量镁离子进入细胞内，加重低血镁。

（五）其他因素

1. 慢性酒精中毒常可引起较轻低镁血症，主要机制可能由于乙醇对肾小管的作用，促进镁的排泄所致。这种作用即使在戒断饮酒以后也不能立即恢复正常。

2. 急性间歇性卟啉症，可能是由于精氨酸血管升压素异常分泌所致水潴留引起血液稀释。

3. 尿路梗阻解除后，镁从尿中大量丢失，可致低血镁。

4. 长期过量授乳，也可致低血镁。

（六）镁缺乏对体内电解质的影响

1. 低钾血症。如前所述，由于 Na^+-K^+-ATP 酶的活性不足，细胞得以维持 Na^+、K^+ 细胞内外浓度的能量供应不足。所以，低镁时，细胞内钠和钙离子升高，而镁和钾离子降低。

2. 低钙血症。低镁血症也是低钙血症的原因之一，主要由于低血镁使甲状旁腺激素分泌受损和骨组织和肾脏对甲状旁腺激素抵抗有关。可能的机制是环磷酸腺苷（甲状旁腺激素作用的第二信使）的激活因缺镁而受阻。

（七）镁缺乏对生理功能的影响及临床表现

镁作为 600 多种维持生命必需的酶活性的辅助因子是体内最多的阳离子之一，有重要意义的症状主要包括神经、肌肉和心血管系统的变化，具体表现为手足抽搐、癫痫、心律失常、高血压、支气管哮喘及子痫，同低钙血症大致相同。普遍和特异性症状为疲乏和嗜睡，神经肌肉症状源于神经刺激阈值的降低，严重低血镁（$<0.5\ mmol/L$）会抑制甲状旁腺激素的分泌，并增加肾脏和骨组织对甲状旁腺激素的抵抗，可能加重低血钙和潜在的神经肌肉症状。镁缺乏还导致活性维生素 D 的合成减少。低血镁可降低心律失常（包括心房颤动、室上性心动过速和心室颤动）发生的阈值，常见与低血镁相符的心电图变化包括 QT 和 PR 间期延长，QRS 波群增宽，T 波峰值低平和 ST 段下移。低镁血症导致尿钾排出增加而同时合并低血钾。适当的细胞内镁浓度对于维持 Na^+-K^+-ATP 酶活性至关重要，后者可阻断钾的消耗。

四、辅助检查

（一）血镁的测定

血镁的测定是评价镁代谢的最常用方法。值得注意的是，儿茶酚胺可使血镁略微下降约 0.1 mmol/L，故应激状态下血镁偏低。另外，血液浓缩、溶血及细胞溶解均可因血镁增加而掩盖细胞内镁的缺乏。

（二）尿镁的测定

在平衡状态下，尿镁排泄量与摄入量密切相关。正常人每天镁摄入量常超过生理需要，体液中过剩的镁主要由肾脏排出。一般情况下，正常尿排镁量男性为 4.1 mmol/d，女性为 3.6 mmol/d。临床疑有缺镁，而血镁正常，应做尿镁排泄量测定。如 24 h 尿镁排泄量低于 1.5 mmol，则诊断为镁缺乏症。尿镁排泄量在补镁后可见增加。由于 24 h 尿镁受摄入镁量的影响大，有人进行空腹 2 h 尿镁测定。清晨排空膀胱后，空腹饮蒸馏水 200 mL，收集 2 h 尿液测定，正常值为 0.072~0.947 mmol/L。

（三）镁耐量试验

已应用多年，似乎是评价镁代谢的一个准确方法。静脉内镁负荷试验有助于诊断。Thoren 报告，正常人每千克体重给予 0.125 mmol 镁负荷时，则负荷量的 80% 以上于 24 h 以内由尿排泄，48 h 完全排除。在镁缺乏症时，负荷镁的 40% 以上在体内保留。方法：

1.12 h 内静脉滴注含有 30 mmol 硫酸镁的葡萄糖注射液 500 mL，然后收集 24 h 尿液测定尿镁排泄量，若体内有＞50% 的镁保留则为缺镁，若＜30% 可排除缺镁。

2.1~2 h 内静脉滴注含有 20 mmol 镁的葡萄糖注射液 400 mL，收集 16 h 尿液测定镁含量，如尿镁为输入量的 20% 左右表示有缺镁；若为输入量的 70% 可排除缺镁。本试验对于肾脏因素所致的镁缺乏诊断意义不大。实验前，应尽量排除抑制肾小管镁重吸收的干扰因素（如髓袢利尿剂、噻嗪类及渗透性利尿剂等）。本实验忌用于有肾功能不全、心脏传导障碍或呼吸功能不全的患者。

（四）红细胞镁的测定

镁主要存在于细胞内，细胞外的镁不足总体镁的 1%。所以，和血钾一样，血镁不代表细胞内镁。红细胞镁含量为血镁的 2~3 倍，测定方法比较简便，对镁代谢和动态的了解及诊断可提供有用的信息。采血后取离心红细胞，直接测定，正常值为 2.33±0.33 mmol/L。

（五）肌肉镁含量测定

肌肉组织的镁含量约占有核细胞组织镁含量的 80%。骨骼肌的镁浓度与心肌相似，为 10~11.5 mmol/kg。动物实验表明，在急性缺镁时，可发生显著的低镁血症，但肌肉镁含量的变化不大；然而，在慢性缺镁时血镁可以正常，但肌肉镁含量则显著减少。所以，肌肉镁含量的测定有助于慢性镁缺乏的诊断。但检查方法复杂，不适于常规使用。

五、诊断思路

临床发生低镁血症的疾病很多，遍及体内各个系统。除常见的胃肠道疾病、肾脏疾病和代谢性骨病以外，还应考虑：甲状腺功能亢进、甲状旁腺功能亢进、糖尿病、肢端肥大症、肾小管性酸中毒、肾上腺疾病、Batter 氏综合征、肝脏疾病、蛋白质营养不良及恶性溶骨性疾病等；还有心血管系统疾病，尤其是顽固性心律失常、动脉粥样硬化、高血压病和冠心病及心肌梗死；呼吸系统疾病，如顽固的支气管哮喘或哮喘持续状态；妊娠子痫及不明原因的腹痛（痉挛）等。在排除上述原因后，特别对于婴幼儿患者，还应考虑先天性因素，应给予相应的遗传学检查。从症状来看，凡是有低血钙表现，而血钙正常，或虽有低血钙，而补钙治疗又无效的患者，即使是血镁测定"正常"，也应考虑存在镁缺乏。

六、临床诊断

低镁血症诊断确立依赖于实验室结果。但镁缺乏的诊断却相对困难。有时虽血镁＞0.75 mmol/L，仍不能否定低镁血症的存在。因其受酸碱度、蛋白和其他因素变化的影响，所以不一定能反映体内镁贮备状态。故在诊断上必须结合病史综合分析，有时应进一步做尿镁测定或镁负荷实验，必要时测定红细胞或肌肉内镁含量。

七、鉴别诊断

由于镁代谢紊乱症状缺乏特异性，又与钙、钾代谢紊乱的症状极其相似。且有可能同时合并钙、钾代谢紊乱。所以，确定镁代谢紊乱的同时，应当确定或排除有无钙、钾代谢紊乱。

（一）与低钙血症的鉴别

有如下类似低血镁的表现：

1. 神经肌肉兴奋性增高。表现为手足搐搦，Trousseau 征或 Chvostek 征阳性。

2. 自主神经兴奋。引起平滑肌痉挛，表现为高血压、支气管哮喘或腹痛（胃肠痉挛）。

（二）与低钾血症的鉴别

有如下类似低血镁的表现：

1. 神经肌肉兴奋性降低。表现为精神萎靡、淡漠和倦怠，四肢肌无力，严重者四肢肌张力降低，腱反射减弱或消失，甚至呼吸肌麻痹。

2. 对心脏的影响。主要为心律失常，心动过速，期前收缩（如室性期前收缩）、心室颤动；心电图改变较为特异：ST 段压低，T 波低平、倒置，U 波出现，QT 间期延长。有助于低钾的诊断。

八、救治方法

根据镁缺乏的急、慢性，可酌情采用不同制剂、不同剂量和不同途径，给予适当治疗。可用制剂：氧化镁、氢氧化镁或 10％硫酸镁，还有乳酸镁、甘油磷酸镁和门冬氨酸钾镁等。轻度无症状低血镁，如能正常进食，一般无须特殊治疗，只需积极治疗原发病。

（一）口服补镁

一般适用于慢性轻度低镁血症而无胃肠道镁吸收障碍者。可给予氧化镁（0.5 g，3～4 次/d）或氢氧化镁（0.2～0.3 g，3～4 次/d）或 10％硫酸镁（10 mL，3～4 次/d）。

（二）肌内注射

适用于有胃肠道镁吸收障碍者。一般采用 20％～50％硫酸镁，给予 30～50 mmol/d 或 1 mmol/(kg·d)，分次肌内注射，1～2 d 后酌情减量。应同时注意血镁浓度及心脏和血压情况的监测。

（三）静脉注射

适用于重度缺镁，伴严重手足搐搦、痉挛发作或室性心律失常者。可先用 10％～20％硫酸镁 10～15 mL 缓慢（5 min 以上）静脉注射，再用 2％硫酸镁 500 mL 静脉滴注，于 6 h 以上的时间滴完。静脉补充镁剂时速度应缓慢并在严密的心电监护下进行。如过快可引起短暂性低血压，部分是由于镁使皮肤肌肉的血管扩张所致。如静脉给予镁剂过量，可引起血压迅速下降、肌肉麻痹、呼吸衰竭和心搏骤停。若有镁剂过量，应立即静脉注射 10％氯化钙 5～10 mL。

（四）维持治疗

外源性镁进入体内，并不能很快在体内所有组织达成平衡，血镁浓度的恢复并不意味着机体镁缺乏已恢复正常，所以上述治疗应至少维持 3～7 d。按上述方案治疗，病情稳定后，还应根据患者的耐受量（不出现腹泻）给予口服维持，同时给予必要的血镁监测。

（五）肾功能不全患者的治疗

对于肾功能不全的患者，镁剂治疗应格外小心。如肾小球滤过率已有降低，镁剂剂量减半使用。每天监测血镁，发现高镁血症应立即停药。

九、诊疗探索

对于补镁治疗，必须防止矫枉过正，有人进行了积极有效的探索。一些方法的尝试有其理论基础，可能有较好疗效，但有待更多的临床资料证实。

1. 如对于口服不能耐受或不能吸收的患者，采用肌内注射镁剂，一般采用 20％～50％硫酸镁。

第1天肌内注射硫酸镁2g，每4h1次，共5次。第2～5天肌内注射1g，每6h1次，共注射26g，含镁105.5mmol。如病情需要可增加剂量，第1天肌内注射2g，每2h1次，共3次，然后每4h1次，共6次。第3～5天肌内注射1g，每6h1次，共注射32g，含镁130mmol。

2. 对于重度缺镁者，给予静脉注射。用硫酸镁（$MgSO_4 \cdot 7H_2O$），约含有10%的镁。硫酸镁1g含镁4.07mmol。首次以硫酸镁3g加于葡萄糖注射液1000mL，于6h静脉滴注，溶液中可加入所需其他电解质，继以3g加于葡萄糖注射液2000mL中缓慢滴注。第2～5天，给4g/d加于葡萄糖注射液2000mL继续静脉滴注。

3. 对于有惊厥、昏迷或严重室性心律失常者，可先给予硫酸镁1～1.25g加于5%葡萄糖注射液40mL中缓慢（5min）静脉注射，继以5g加于5%葡萄糖注射液1000mL中于10h静脉滴注完毕，在以后5d内可给5g/d加于5%葡萄糖注射液2000mL中缓慢静脉滴注。

4. 对于同时合并低血钾的患者补镁治疗的同时应适当给予钾的补充。

十、病因治疗

引起低镁血症的病因较多，可根据情况给予相应病因治疗，详见相关章节。

十一、最新进展

Sanda等人，先后用Deltec胰岛素泵和Curlin注射泵（可编程微量注射）持续皮下注射硫酸镁联合特立帕肽治疗伴严重低血钙和低血镁的常染色体显性遗传的甲旁减，取得满意疗效。同时避免了镁摄入过多，不失为一种安全有效的补镁途径。

甲状旁腺功能亢进或颈前手术而造成手术后继发性甲状旁腺功能减退的现象时有发生。有学者想到了将手术中切除的甲状旁腺的一部分移植到患者前臂或胸大肌的解决办法。对于肾性疾病导致的继发性甲状旁腺功能亢进患者，可以采取甲状旁腺次全切、甲状旁腺全切加自体甲状旁腺移植及甲状旁腺全切不进行自体甲状旁腺移植三种手术方案来尽量减少手术后继发性甲状旁腺功能减退的发生。但有学者认为不一定非要对继发于肾脏病的继发性甲状旁腺功能亢进患者同时施行自体移植甲状旁腺术来预防手术后继发性甲状旁腺功能减退的发生。

对于接受移植者、血糖控制不佳的糖尿病、蛋白尿的慢性肾脏病，在急性低血镁时对于镁的补充制剂非常抵抗，主要是尿镁排泄增加了。

还必须注意镁补充剂与某些药物之间药代动力学的相互作用，诸如非甾体类抗炎药物、氟喹诺酮类、四环素类、钙通道阻滞剂、氨基糖苷类和二磷酸盐，因为伴随摄取降低了镁补充剂的生物学效应。

根据最近的一项观察研究，对于心肌梗死后的患者推荐维持血镁浓度＞0.8mmol/L的建议遭到质疑，因为即使在调整肾功能之后，血镁浓度＞0.78mmol/L的患者的死亡率会增加。基于这一观察，对于血镁＜0.8mmol/L的心肌梗死患者，积极补镁好像没有指征。

刘湘群　徐颖鹤　张在其

第七节　高钙血症

一、基本概念

钙是人体含量最多的金属元素，是维持骨骼、神经，肌肉功能，影响心肌收缩功能的重要元素之

一．成人体内总钙量 $1000\sim1300\,g$，其中 99% 以上以磷酸钙或碳酸钙的形式存在于骨和牙中，细胞外液钙仅占总钙量的 0.1%，$1\,g$ 左右。成人总血钙水平为 $2.2\sim2.6\,mmol/L$，以 3 种形式存在：

1. 游离钙。约占总血钙的 50%，$1.1\sim1.34\,mmol/L$，是起直接生理功能作用的钙。

2. 蛋白结合钙。约占 40%，主要是与白蛋白结合。

3. 复合钙或可扩散结合钙。约占 10%，与有机酸阴离子结合。这 3 种形式的钙处于动态平衡中，游离钙值的变化与血液 pH 值有关，与氢离子的浓度成正比。

血清蛋白浓度正常时，血钙浓度高于 $2.6\,mmol/L$ 或离子钙浓度高于 $1.3\,mmol/L$ 称为高钙血症。血钙浓度高于 $3\,mmol/L$，临床出现疲劳、恶心等症状，当血钙 $>3.2\,mmol/L$ 时，出现肾功能不全表现，当血钙 $>3.75\,mmol/L$，会出现昏迷或心搏骤停等表现称为高血钙危象，是一种严重的内科急症，需要紧急处理。

二、常见病因

高钙血症 90% 以上由原发性甲状旁腺功能亢进和恶性肿瘤引起，国外报道有 $10\%\sim30\%$ 恶性肿瘤患者病程中伴发高钙血症，国内报道发病率相对较低，约 5%。

（一）原发性甲状旁腺功能亢进

1. 散发性。可由腺瘤增生、癌肿及多发性内分泌腺瘤病引起，有报道用锂剂治疗时也可合并轻度甲状旁腺功能亢进。

2. 家族性。多发性内分泌腺瘤 Ⅰ 型和 Ⅱa 型。

（二）恶性肿瘤

1. 支气管肺癌。

2. 乳腺癌。

3. 血液系统肿瘤。

4. 头颈部肿瘤。

5. 肾癌和前列腺癌。

6. 其他。

（三）内分泌疾病

1. 甲状腺功能亢进。

2. 肢端肥大症。

3. 嗜铬细胞瘤。

4. 肾上腺皮质功能不全。

5. 血管活性肠肽瘤。

（四）肉芽肿性疾病

1. 结节病。

2. 组织胞质菌病。

3. 球孢子菌病。

4. 结核。

5. 韦格内肉芽肿。

6. 放线菌病。

7. 念珠菌病。

8. 嗜酸细胞肉芽肿。

（五）药物诱导

1. 维生素 D 中毒。
2. 维生素 A 中毒。
3. 噻嗪类利尿药。
4. 碳酸锂。
5. 雌激素和抗雌激素制剂。
6. 雄激素和三苯氧胺（乳腺癌治疗药）。
7. 茶碱。
8. 生长激素。
9. 铝中毒（慢性肾功能衰竭时）。

（六）其他疾病

1. 长期制动（尤其在生长期儿童或 Paget 病患者）。
2. 急性肾功能衰竭和慢性肾功能衰竭。
3. 急性坏死性胰腺炎和横纹肌溶解症。
4. 家族性低尿钙高钙血症。
5. 特发性婴儿高钙血症。

三、发病机制

临床上出现高钙血症甚至高血钙危象的主要发病机制有以下几个方面。

（一）甲状旁腺激素或甲状旁腺激素样多肽增多

如原发性或三发性甲状旁腺功能亢进分泌甲状旁腺激素增多；一些恶性肿瘤如支气管肺癌、胰腺癌、肾癌、卵巢癌等能分泌甲状旁腺激素样多肽物质如甲状旁腺激素相关性多肽。甲状旁腺激素可使破骨细胞数目及活力增加，骨质吸收加快，加速钙释放入血，血钙升高，还促使肾脏重吸收钙增加和合成 1，25-二羟维生素 D_3 增多。有人认为在恶性肿瘤体液相关性高钙血症中存在一种高钙受体，起着重要作用。

（二）维生素 D 作用

如维生素 D 中毒、肉芽肿性疾病、肾功能障碍等，是由于不同原因引起的 1，25-二羟维生素 D_3 增多。

（三）内分泌激素改变

内分泌疾病引起轻度高钙血症的机制尚未完全清楚，可能为引起内分泌激素的改变影响破骨细胞的活力。

（四）骨溶解

主要是恶性肿瘤已发生骨转移如乳腺癌、多发性肌瘤、淋巴瘤等，与癌细胞产生的破骨刺激因子直接作用于骨表面有关。

（五）其他

如长期制动、长期服用噻嗪类利尿剂、急性坏死性胰腺炎、家族性低尿钙高钙血症、器官移植术后等。

四、临床特征

根据原发病因、高钙的程度和发生的速度及患者对高血钙的耐受能力而决定。血钙水平低于

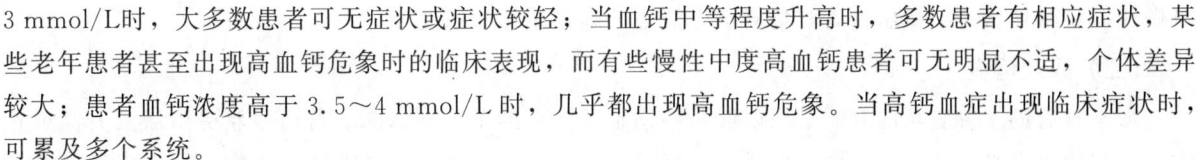

3 mmol/L时，大多数患者可无症状或症状较轻；当血钙中等程度升高时，多数患者有相应症状，某些老年患者甚至出现高血钙危象时的临床表现，而有些慢性中度高血钙患者可无明显不适，个体差异较大；患者血钙浓度高于 3.5~4 mmol/L 时，几乎都出现高血钙危象。当高钙血症出现临床症状时，可累及多个系统。

（一）神经肌肉系统

症状的轻重与高钙血症的程度有关。当血钙浓度超过 3 mmol/L 时容易出现症状。轻时表现为精神不集中、嗜睡、失眠、抑郁、倦怠、四肢无力、以近端肌肉明显，可出现腱反射迟钝、肌力降低、肌萎缩。严重时出现幻觉、狂躁甚至昏迷。脑电图有时能发现特殊的波形而协助诊断。因甲状旁腺激素引起者出现肌萎缩较多，称为甲状旁腺激素性肌病。

（二）心血管系统

血钙＜3.6 mmol/L 时心肌收缩力增加，超过此水平则心肌收缩功能受到抑制，自律性降低，心室收缩期缩短。有时可合并高血压。心电图异常最常见为 QT 间期缩短，也可有 PR 间期和 QRS 波时限延长，QRS 波电压增高，T 波低平、增宽，房室传导阻滞（当血钙浓度＞5 mmol/L 时逐渐发生，直至心搏骤停）。

（三）消化系统

食欲不振、恶心、呕吐及便秘常见，原因为胃肠动力受影响。可合并消化性溃疡和胰腺炎，原因为钙可促进胃泌素和盐酸的分泌，促使胰蛋白酶原转化成胰蛋白酶及钙盐易堵塞小胰腺管等。

（四）泌尿系统

高钙血症易导致肾脏尿液浓缩功能下降，多尿甚至脱水，其机制一方面是抑制了腺苷酸环化酶的活力，使抗利尿激素作用减弱；另一方面是引起 NaCl 在髓袢升支粗段的转运障碍，致使髓质渗透梯度不易建立等。而尿浓缩功能下降导致多尿甚至脱水，致钠、钾、镁、磷酸盐等丢失，磷酸盐丢失又使钙重吸收增加，形成恶性循环加重高钙血症。还可能合并肾钙化症、尿路结石以草酸钙和磷酸钙为主，甚至引起肾钙化导致肾功能衰竭。

（五）骨骼系统

原发性甲状旁腺功能亢进患者可出现骨痛，主要位于腰背部、髋部、肋骨和四肢，还可出现骨骼畸形和病理性骨折。还可合并轻度贫血，可能因骨骼受累引起。

（六）其他

软组织钙化影响肌腱、软骨等处可引起非特异性关节痛。皮肤钙盐沉积可引起皮肤瘙痒，在结膜可引起结膜炎，在关节可引起类似痛风的症状。钙盐也可沉着于肾、血管、肺、心肌等引起相关系统病变。

五、辅助检查

（一）血液学检查

血常规和红细胞沉降率有助于提示和发现肿瘤。肾功能异常时提示应考虑肾脏原因引起可能。人血白蛋白过高或过低时注意排除假阴性和假阳性。血甲状旁腺激素检查有助于鉴别诊断，水平降低者提示可能为维生素 D 代谢异常、非甲状旁腺激素恶性肿瘤或促使骨吸收增加等因素引起；甲状旁腺激素过高者则甲状旁腺功能亢进可能性最大。血磷、1,25-二羟维生素 D_3 检测也有助于鉴别诊断。内分泌激素检查如甲状腺激素及甲状腺自身抗体升高提示甲状腺功能亢进；生长激素升高提示肢端肥大症；血 24 h 儿茶酚胺增高提示嗜铬细胞瘤；糖皮质激素水平降低提示肾上腺病变。怀疑相关肿瘤时还可做相应特异性检查。血碱性磷酸酶测定也能辅助确定转移性病变。

（二）尿液检查

尿常规有助于肾脏功能判断。尿电解质特别是尿钙有助于鉴别诊断，若血甲状旁腺激素升高或正常，而尿钙也升高，就应考虑原发性或三发性甲状旁腺功能亢进，若尿钙低于正常，则考虑家族性低尿钙高钙血症。

（三）脑电图

有时能发现特殊波型协助诊断。

（四）心电图

协助诊断及判断病情的轻重，发生典型波型提示症状较重。

（五）X 线检查

有助于协助诊断甲状旁腺功能亢进和有无恶性肿瘤骨转移。

六、诊断思路

（一）详细询问病史

详细的询问既往病史和现病史。既往有口服药物史时应仔细询问口服药物的种类剂量和时间，以判断有无可能慢性中毒或引起副作用。起病急、重特别伴有恶病质表现者要高度怀疑恶性疾病引起。取血时止血带有无过紧，避免误差。有尿路结石病史有助于诊断。有无家族病史可以提示少数家族性遗传性疾病。有无多尿少尿腰痛等有助于肾脏疾病的鉴别。骨关节四肢皮肤的病变也有一定的提示。同时需根据考虑到可能的原发病因针对性询问。

（二）体格检查

高钙血症是疾病的伴有症状，本身主要引起神经肌肉系统改变，需结合可能原发病因进行仔细的检查。恶性肿瘤者可有消瘦，胃肠道症状明显，有骨转移者伴有骨痛。

（三）辅助检查

血尿电解质、甲状旁腺激素、肾功能对诊断和鉴别诊断价值较大，心电图、脑电图有助于诊断。还可以查血磷、1，25-二羟维生素 D_3、血常规、内分泌激素水平及肿瘤相关检查如 CT、B 超等。血磷正常或下降时如甲状旁腺激素升高，应考虑原发性甲状旁腺功能亢进或继发性甲状旁腺功能亢进；如甲状旁腺激素正常，则应测定甲状旁腺激素相关性多肽水平，如升高则有可能是恶性肿瘤体液相关性高钙血症。而当血磷升高，甲状旁腺激素下降时，如 1，25-二羟维生素 D_3 的检测升高，则有可能是维生素作用引起；如不高，而乳腺 CT 扫描或皮质素抑制试验是阴性，则可能为某些良性疾病如结节病、甲状腺功能亢进等；如果是阳性，则可能为某些恶性疾病。

七、临床诊断

血钙超过 2.6 mmol/L 或离子钙浓度高于 1.3 mmol/L 者可诊断为高钙血症，但需排出高蛋白血症引起的假性高钙血症及低蛋白血症时"正常"血钙。可应用校正公式：校正钙浓度（mmol/L）＝血钙（mmol/L）＋0.02×［40－人血白蛋白浓度（g/L）］。当高血钙患者出现恶心、呕吐及明显意识改变时应警惕出现高血钙危象，诊断高血钙危象可有以下几个标准：

1. 存在甲状旁腺功能亢进。
2. 血钙浓度超过 3.75 mmol/L 或离子钙浓度超过 1.87 mmol/L。
3. 临床出现危象表现。

4. 血甲状旁腺激素或甲状旁腺激素相关性多肽明显升高。病因诊断需结合病史、体检、实验室检查，包括家族史、用药史等资料。

八、鉴别诊断

鉴别诊断主要是高钙血症诊断明确之后对原发病因的诊断。

（一）原发性甲状旁腺功能亢进

1. 临床表现。①屡发活动性尿路结石或肾钙盐沉着；②骨痛，X线摄片有骨膜下皮质吸收、脱钙、囊肿样变化多发性骨折或畸形，好发于背部、脊椎、髋部、胸肋骨处或四肢。

2. 实验室检查。①血钙浓度平均在 2.7～2.8 mmol/L 以上；②血甲状旁腺激素明显增高；③尿钙、尿磷增多，血磷降低。

（二）恶性肿瘤

常见的是恶性肿瘤体液性高钙血症（即假性甲状旁腺功能亢进，包括异源性甲状旁腺激素综合征）和局部骨溶解性高钙血症。前者最常见的是支气管肺癌，特别是鳞状细胞癌，还包括肾脏、胰腺、乳腺、卵巢的腺癌和其他部位的鳞状细胞癌。后者多见于已发生骨转移的乳腺癌、多发性肌瘤、淋巴瘤等。恶性肿瘤的临床表现各异。但其血甲状旁腺激素、1, 25-二羟维生素 D_3 一般降低，血钙升高水平一般较高，病情严重（因一般已位于中晚期）。查血甲状旁腺激素相关性多肽为特异性检查，升高则为恶性肿瘤体液性高钙血症。

（三）内分泌疾病

有相关的临床特异性表现及内分泌激素检查可以明确诊断，血钙升高不明显。

1. 甲状腺功能亢进。主要是毒性弥散性甲状腺肿即 Graves 病：①高代谢症症群：交感神经系统兴奋性增高、特征性眼征与特征性甲状腺肿大具有诊断价值；②甲状腺功能试验，FT_3、FT_4 增高，促甲状腺激素水平降低提示甲状腺功能亢进，其他如促甲状腺激素释放激素兴奋实验、抗甲状腺球蛋白抗体、甲状腺刺激球蛋白阳性也有助于诊断；③影像学检查：B超可见甲状腺腺体呈现弥散性或局灶性回声减低，在回声减低处，血流信号加强，彩色多普勒血流成像呈"火海征"。

2. 肢端肥大症。①典型面貌：头皮及脸皮增粗增厚，嘴唇增厚，耳鼻长大，舌大而厚，脸部增长，下颌增大，眼眶上嵴、前额骨、颧骨和颧骨弓增大、突出，指（趾）粗而短，手足背厚而宽，皮肤粗糙增厚等。②影像学检查：X线片可见蝶鞍增大，床突被侵蚀，指端骨丛毛状，其他骨如颅骨、长骨和脊椎骨可见骨增厚、骨质疏松等改变。③内分泌检查如血、脑脊液生长激素水平升高，胰岛素样生长因子-Ⅰ水平明显升高，促甲状腺激素释放激素兴奋实验阳性。

3. 嗜铬细胞瘤。①阵发性或持续性高血压，易发生直立性低血压，舒张压升高明显；②24 h 尿液儿茶酚胺及其代谢物增高；③必要时可做酚妥拉明试验或胰升糖素激发试验，阳性有助于诊断；④影像学进行肿瘤定位，有 B超、CT、MRI、放射性核素标记的间碘苄胍等。

（四）肉芽肿性疾病

影像学、微生物学检查及临床表现有助于鉴别。

（五）药物引起

有明确的药物史，询问病史（药物名称、剂量、使用时间）多可明确诊断。

（六）三发性甲状旁腺功能亢进

较少见，是在继发性甲状旁腺功能亢进的基础上，由于甲状旁腺受到过度刺激或对刺激因素反应过度，腺体组织不断增生肥大，部分增生组织转变为腺瘤，自主性分泌过多的甲状旁腺激素，并引起明显的纤维骨炎。

（七）家族性低尿钙性高钙血症

又称家族性良性高钙血症，是一种常染色体显性遗传病。甲状旁腺对正常的钙抑制效应不敏感，甲状旁腺激素分泌增加，肾小管钙回吸收增加，导致低尿钙性高钙血症。儿童和成人均可发病。临床常无症状，或仅有轻度的便秘。一般在筛查中发现。尿钙排出量明显降低，血清钙增高，血镁增高，血清甲状旁腺激素降低。尿环磷酸腺苷排出减少。

（八）特发性婴儿高钙血症

又称小妖精面容综合征，是高钙血症的少见综合征，为钙代谢先天性缺陷。其特征为小下颌，上颌骨突出，鼻子上翘，上唇呈弓形，牙齿小呈钩状等，并可伴多种先天性心脏畸形如瓣膜上主动脉狭窄等。临床表现有发育停滞、食欲减退、便秘、血钙高、尿钙增多、长骨硬化、肾钙质沉着、肾功能不全。

九、救治方法

治疗高钙血症最根本的办法是祛除病因，药物引起者立即停用相关药物，原发肿瘤、内分泌疾病进行相应治疗后血钙多可下降。但高钙血症造成的多系统功能紊乱会影响病因治疗，特别是高血钙危象可危及生命，因此对症治疗也极为重要。

（一）补液扩容

高血钙危象时第1天需给0.9％氯化钠4～8L，最初6h输入总量的1/3～1/2，可使血钙降低0.25～0.75 mmol/L。0.9％氯化钠的作用一是纠正脱水，二是产生渗透性利尿作用，通过增加肾小球钙的滤过率及降低肾脏近、远曲小管对钠和钙的重吸收，使尿钙排泄增多。小儿、老年人及心肾功能不全者应慎重。

（二）利尿

需在细胞外液量补足后应用。呋塞米能提高大量输液的安全性，既可避免发生心力衰竭、肺水肿，又可抑制肾小管重吸收钙，应用呋塞米20～40 mg，每2～3h静脉注射1次，但同时需注意补充血容量及监测血尿电解质，否则血容量不足反而导致肾脏重吸收钙增加。但应尽量避免应用噻嗪类利尿剂，因其减少肾脏尿钙的排泄，加重高血钙。

（三）抑制骨吸收药物的应用

1. 二膦酸盐类。静脉使用二膦酸盐类是迄今最有效的治疗高钙血症的方法之一。高钙血症一经明确，建议尽早使用，因为二膦酸盐类起效需2～4 d，达到最大效果需4～7 d，60％～70％患者血钙能降至正常水平，效果可持续1～4周。常用药物有帕米膦酸钠：推荐剂量为30～60 mg溶于500 mL液体中，静脉滴注4h以上。浓度不超过15 mg/125 mL，滴速不得＞15～30 mg/2 h，过量或速度过快，可能引起低钙血症，出现抽搐、手指麻木症状，适量补钙后可缓解。疗效呈剂量依赖性，具体用量参考血钙浓度：血钙3.0 mmol/L、3.0～3.5 mmol/L、3.5～4.0 mmol/L、＞4.0 mmol/L，帕米膦酸钠剂量分别为15～30mg、30～60mg、60～90mg、90mg。不良反应为部分患者输液当天有肌肉酸痛，部分患者次日出现暂时性发热，少数患者可出现轻度恶心、胸痛、胸闷、头晕乏力及轻微肝肾功能改变，偶有暂时性白细胞降低、轻度无症状低钙及低磷血症。对二膦酸盐类过敏者忌用。由于本品超过50％的药物以原形从肾脏排泄，对肾脏有一定的毒性，因此要维持尿量2 L/d以上，肾功能不全者慎用。本品可进入母乳，可能影响婴幼儿骨骼生长，建议哺乳期孕妇和婴幼儿慎用。

2. 降钙素。抑制破骨细胞骨吸收，同时能减少肾小管钙的重吸收，增加尿钙排泄。起效较快，但效果不如二膦酸盐类显著。使用降钙素2～6 h内血钙可平均下降0.5 mmol/L，但不能使大多数患者的血钙水平降至正常。常用剂量：鲑鱼降钙素2～8 U/kg，鳗鱼降钙素0.4～16 U/kg，均为皮下或肌内注射，每 6～12 h 重复注射，停药后 24 h 内血钙水平回升。重复注射时应酌情增加剂量，如应用同一剂量的降钙素不能达到首次注射的降血钙效果，有逸脱现象。降钙素的使用相对安全，仅有少数患者有暂时性的轻度恶心、腹痛、肌痛及面色潮红。将降钙素与二膦酸盐类联合使用，效果更佳。

（四）补充电解质

注意监测血尿电解质，注意补充钠、钾、镁，维持电解质平衡，因大量补液、利尿有可能造成和加重电解质紊乱。

（五）糖皮质激素

病情许可时口服，必要时静脉输注氢化可的松或地塞米松。对肉芽肿性疾病、骨髓瘤引起者效果较好，通常对实性肿瘤或原发性甲状旁腺功能亢进引发的高钙血症无效。常用剂量为氢化可的松 200～300 mg/d 静脉输入，一般 3～5 d。

（六）普卡霉素

抑制骨细胞 mRNA 合成，从而阻断骨骼重吸收。应用期间需密切注意血钙、血磷变化及本药对肝肾骨髓的毒性作用。

（七）透析

首选血液透析，无条件时可行腹膜透析，但应用无钙或低钙透析液。对肾功能不全者效果较佳。

（八）手术

对于甲状旁腺功能亢进合并高血钙危象时，在积极对症治疗的同时，应对病变甲状旁腺抓紧定性和定位检查，一旦诊断明确，应立即手术治疗。恶性肿瘤患者如有可能，也可急诊或择期手术治疗，再辅以其他综合治疗。

（九）其他

如卧床患者应尽量增加活动，避免引起或加重制动引起的高钙血症，辐射防护药、钙受体激动剂等，较少应用。

十、诊疗探索

仅在严重高血钙或一般治疗无效时应用依地酸二钠，常用量为 50 mg/kg，加入 5% 葡萄糖注射液 500 mL 中静脉滴注，4～6 h 滴完。也可用硫代硫酸钠 1.0 g 加入 0.9% 氯化钠 100 mL 中静脉滴注，紧急情况下可直接以 5% 浓度静脉注射。输液过程中要监测血清钙。

200 mg 西咪替丁每 6 h 1 次降低血钙，也可作为甲状旁腺功能亢进手术前的准备。服用后血清肌酐上升，故肾功能不全或肾病继发性甲状旁腺功能亢进高血钙患者要慎用。

恶性肿瘤骨转移患者如前列腺癌、乳腺癌用 ^{89}Sr 或 ^{99}Tc-MDP 行放射治疗时对高血钙也有一定的治疗作用。

高钙血症心电图检查时发现 J 波提示病情较严重。J 波的心电图诊断标准是 J 点抬高 >0.1 mV 持续时间 >20 ms 可诊断 J 波。

肾移植患者术后应用他克莫司可有效降低高钙血症的发生率。

在肝移植患者的血钙水平不宜用于诊断高钙血症。

家族性低尿钙性高钙血症可能是因为钙离子感受器受体基因突变引起。

在动物试验中发现抑制表皮生长因子受体信号系统可以降低肺鳞状细胞癌分泌甲状旁腺激素相关性多肽引起的高钙血症。

在糖皮质激素不足引起 Crohn 患者中应用英利昔单抗效果明显。

硝酸镓已显示能有效地降低恶性肿瘤骨转移及体液性和甲状旁腺癌的高钙血症。硝酸镓似乎是抑制破骨细胞骨吸收。用镓治疗正常血钙平均持续时间约2周。硝酸镓滴注的指征是用盐水和袢利尿剂不能控制恶性肿瘤高钙血症后，虽然反复应用的效果未确立，长期治疗需进一步评估。硝酸镓除了有低钙血症、低磷血症和肾脏毒性外，似乎很少有副作用。硝酸镓可引起急性肾功能衰竭，因此不应用于严重肾脏损害患者或合并应用其他肾脏毒性药物。

氯喹 500 mg/d 口服可抑制 1,25-二羟维生素 D_3 合成和减少结节病患者血浆钙水平。

十一、病因治疗

(一) 原发性甲状旁腺功能亢进

1. 对于有高钙血症的症状和体征，或无症状但年龄在 50 岁以下或血钙＞3 mmol/L 的患者首选手术治疗。

(1) 甲状旁腺定位：术前进行无创检查定位，如甲状旁腺 B 超、同位素扫描和颈部 CT 或 MRI 等。

(2) 手术探查：仔细寻找四枚腺体，避免手术失败。

(3) 手术及术后治疗：术中做冷冻切片鉴定。如属腺瘤，应切除腺瘤，但须保留一枚正常腺体；如属增生则应切除 3 枚腺体，第四枚切除 50%；如属腺癌，应做根治手术；异位腺体大多位于纵隔，可沿甲状腺下动脉分支追踪搜寻，常不必打开胸骨。术后如出现低钙，则按低钙血症处理即可。

2. 对于部分无症状性甲状旁腺功能亢进患者如血钙低于 3.0 mmol/L、肾功能正常、年龄在 50 岁以上，可在定期随访下行内科治疗。多饮水，忌用可引起高钙血症药物，适当运动，定期复查。

(二) 恶性肿瘤

根据肿瘤的种类、大小、时期及患者的病情状况，选择手术、化疗、放疗或内外科综合治疗。

(三) 内分泌疾病

1. Graves 病。

1) 药物治疗。适应证：①病情轻、中度患者，甲状腺轻、中度肿大；②年龄＜20 岁；③孕妇、高龄或不适宜手术患者；④甲状腺次全切术后复发不适宜放射治疗患者；⑤手术或放射性碘治疗前准备。常用丙硫氧嘧啶初始剂量 300～400 mg/d，分 2～3 次口服，持续 6～8 周，然后根据病情减量，每 2～4 周减量 1 次，每次减量 50～100 mg/d，3～4 个月减至维持量，50～100 mg/d，一般需维持 1～2 年，个别需更长。常见不良反应有粒细胞减少、皮疹和药物性肝炎。

2) 放射碘治疗。

(1) 适应证：①中度甲状腺功能亢进；②年龄 25 岁以上；③经抗甲状腺药物治疗无效或过敏；④不适宜手术或不愿意手术者及术后复发者。

(2) 禁忌证：①妊娠、哺乳期妇女；②青少年；③重症浸润性突眼患者；④甲状腺功能亢进病情严重或合并其他严重疾患者。根据甲状腺大小、临床估测及摄[131]I 率计算剂量。

3) 手术治疗。

(1) 适应证：①中、重度甲状腺功能亢进，长期服药无效或停药复发或不能坚持服药者；②甲状腺明显肿大，压迫邻近器官；③胸骨后甲状腺肿；④结节性甲状腺肿伴甲状腺功能亢进或不能排除恶性病变者。

(2) 禁忌证：①曾进行过甲状腺手术；②妊娠期妇女尤其中、晚期妊娠；③重症突眼患者；④合并严重疾病不能耐受手术者。手术方式常为甲状腺次全切术，两侧各留下 2～3 g 甲状腺组织。

2. 肢端肥大症。①手术治疗：首选；②放射治疗：作为术后有残余肿瘤的辅助治疗；③药物治疗：作为辅助治疗，常用溴隐亭，小剂量开始，根据个体和病情调整剂量。

3. 嗜铬细胞瘤。①内科治疗：主要为降压治疗，降压药物可选择 α_1-肾上腺素能阻滞剂、钙通道阻滞剂、血管扩张剂和儿茶酚胺合成抑制剂、血管紧张素转换酶抑制剂等;②手术治疗:手术切除肿瘤为治疗的根本措施。

(四)肉芽肿性疾病

根据疾病的不同选择相应的治疗方案。如结核选择积极合理的抗结核治疗。

(五)药物

药物引起者停用相关药物或换用其他药物。

(六)家族性低尿钙高钙血症

对甲状旁腺次全切术反应不满意。因其临床症状较少,一般只需按照高钙血症处理即可。

(七)特发性婴儿高钙血症

主要是低钙饮食和糖皮质激素治疗,氢化可的松 10 mg/(kg·d),在 9～18 个月可使血钙正常。同时根据具体病情如其他症状和体征治疗。

(八)其他

适当增加活动,积极治疗肝脏肾脏病变等。

十二、最新进展

近年来晚期肿瘤骨转移高钙血症等患者的增多,特别是高钙血症危象患者的明显增加,高钙血症的研究取得了很多的进展,包括从遗传 DNA 变异到钙的代谢,再到高钙血症与疾病的关系,药物及其他治疗方式对血钙的影响,高钙血症的危象,高钙血症的治疗和预防等诸多方面都有进展。

(一)高钙血症的发病原因及机制

包括基因异常、钙的代谢异常、疾病对钙的影响等。遗传性疾病如钙敏感受体可以引起高钙血症和低钙血症,从基因水平找到了家族性高钙血症的基因,如 CASR 基因杂合子突变可引起严重新生儿原发性甲状旁腺功能亢进。从摄入单纯钙和应用影响钙代谢的药物等寻找高钙血症的原因,如每天摄入维生素 D>750 nmol/L 有毒性,<250 nmol/L 是安全的。肿瘤可以引起高钙血症,甲状旁腺激素相关性多肽是恶性肿瘤产生高钙血症的主要原因,但发生在怀孕、产褥和哺乳期的高钙血症不是由于恶性肿瘤而是因为甲状旁腺激素相关性多肽过度分泌有关。胰腺神经内分泌肿瘤也可引起高钙血症。结核病等增生性疾病也可引起高钙血症。一些治疗白血病等药物也可诱发高钙血症,如全反式维 A 酸结合氟康唑治疗急性白血病可以发生严重的高钙血症。血钙受很多因素的调节,甲状旁腺的钙感受器的基因变化是调节钙稳态的根本,钙敏感受体是 G 蛋白偶联的受体,它传递细胞外钙的变化和调节甲状旁腺激素的释放,降钙素受体在对抗高钙血症中起生理作用。

(二)高钙血症的治疗和预防

针对不同原因引起的高钙血症有不同的治疗方式,比如肿瘤引起的需要切除原发肿瘤,肿瘤骨转移引起的高钙血症需要应用二膦酸盐类药物,甲状旁腺功能亢进引起的需要射线和手术治疗。西那卡塞增强甲状旁腺钙通道对钙的敏感性,是美国食品药品管理局和欧洲批准用于治疗甲状旁腺功能亢进和由于肾功能衰竭晚期血液透析引起的继发性甲状旁腺功能亢进。西那卡塞治疗继发性甲状旁腺亢进症不是通过影响细胞色素 P450 的活性,而是通过抑制机体的免疫功能实现的,西那卡塞也可以治疗肾移植患者伴发的永久性继发性甲状旁腺功能亢进。唑来膦酸和帕米膦酸钠是另外几种二膦酸盐类药物,最新的研究发现它们可能引起急性中毒性肾小管坏死和断裂性局灶性阶段性肾小球硬化,Ibandronate 是另外一种二膦酸盐类药物,目前没有发现上述的副作用,但唑来膦酸治疗肿瘤骨转移引起的高钙血症安全有效,目前没有发现严重副作用。多发骨髓瘤引起的高钙和高心排心力衰竭需要用激素和血管活性药物治疗，常规利尿治疗无效。急性淋巴细胞性白血病引起的高钙血症危象需要应用大剂量甲泼尼龙，辅以水化、呋塞米、二膦酸盐类和降钙素。滑石粉胸膜固定术可以引起顽固性高钙血症，通过低钙饮食、低钙血液透析、酮替芬治疗。

(三) 高钙血症有很多并发症和后遗症

肾脏的钙负荷可以预测严重高钙血症伴皮下脂肪坏死患者肾钙质沉着的可能性。甲状旁腺功能亢进患者容易发生肾结石，需要手术治疗。高钙血症的急救治疗二膦酸盐类比呋塞米效果好。肾功能衰竭患者透析用醋酸钙好于碳酸钙，其发生高钙血症的概率下降。

(四) 高钙血症与一些疾病的关系

见于各种肉芽肿疾病，包括郝-伯氏肉芽肿，结核肉芽肿，铍中毒，麻风杆菌和真菌感染。肉芽肿内的活化的巨噬细胞增强肾外 25-羟胆钙化醇向 1，25-羟胆钙化醇的转换，这就是肉芽肿发生高钙血症的原因。慢性痛风可以引起症状性高钙血症，痛风肉芽肿也可以引起症状性高钙血症。来源于肛周巨大尖锐湿疣的鳞状细胞癌可以引起癌旁高钙血症。系统性霉菌感染也可出现高钙血症，同时伴有贫血、白细胞增高、球蛋白增高、白蛋白降低、氮质血症等。家族性红斑狼疮伴有高钙血症、低磷血症、难治性血小板减少、肾功能衰竭和肝功能衰竭。高钙血症是引起胰腺炎的病因之一，低钙血症也可以用来判断重症急性胰腺炎的严重程度。钙敏感通道的表达可以是肿瘤骨转移的一个敏感标志，可用来判断是否存在隐匿性骨转移。

欧珊　贾进明　张在其

第八节　低钙血症

一、基本概念

低钙血症是指各种原因所致的甲状旁腺激素分泌减少或其作用抵抗，维生素 D 缺乏或代谢异常，导致骨钙释放减少、肾小管重吸收和（或）肠道钙的吸收障碍等，从而引起血清游离钙浓度降低的一组临床综合征。发生低钙血症时，血钙浓度低于 2.25 mmol/L 和（或）离子钙浓度低于 1.1 mmol/L。低钙血症一般指游离钙浓度低于正常值。酸中毒或低蛋白血症时仅有蛋白结合钙降低；而碱中毒或高蛋白血症时，游离钙虽然有所降低，但是蛋白结合钙升高，故血钙仍可正常。据国外统计，低钙血症在住院患者中发病率达 18%，而在重症监护病房患者中则高达 85%。其临床表现主要为神经肌肉的兴奋性增高，严重者可致呼吸困难、心律失常，甚至猝死。

二、常见病因

正常的血清游离钙浓度由甲状旁腺激素对肾和骨的直接作用及对肠的间接作用来维持。根据甲状旁腺激素的高低，可将低钙血症大致分为两大类：

(一) 甲状旁腺功能减退

1. 原发性甲状旁腺功能减退。如先天性甲状旁腺发育不全或不发育、DiGeorge 综合征、自身免疫性多腺体综合征 I 型、甲状旁腺激素基因突变等。

2. 继发性甲状旁腺功能减退。较常见，包括：①甲状腺或甲状旁腺手术及颈部恶性肿瘤手术后；②恶性甲状腺肿瘤放射治疗时使甲状旁腺受损；③Graves 病患者接受放射性碘治疗；④甲状旁腺浸润性疾病如血色病、肝豆状核变性、转移性肿瘤等；⑤骨饥饿综合征也是术后导致低钙血症的原因之一，常见于严重甲状旁腺功能亢进伴骨病的患者在甲状旁腺切除后，造成甲状旁腺功能减退，使大量钙离子进入骨细胞引起。

3. 功能性甲状旁腺功能减退。如严重低镁血症，甲状旁腺手术后（暂时性）。

4. 甲状旁腺激素作用抵抗。如低镁血症，假性甲状旁腺功能减退Ⅰ、Ⅱ型。

5. 其他。如新生儿低钙血症可由先天性甲状旁腺功能减退引起，或由于母亲患有甲状旁腺功能亢进或家族性良性高钙尿症而存在高钙血症，从而引起新生儿暂时性的甲状旁腺功能减退。

(二)甲状旁腺功能正常或升高

1. 维生素 D 缺乏。如营养不良、少儿缺少阳光及慢性腹泻、脂肪泻、慢性胰腺炎、囊性纤维化、短肠综合征、胃大部切除术后引起的脂肪吸收不良等。

2. 维生素 D 羟化障碍。见于肾功能衰竭，遗传性 α_1-羟化酶缺陷，肝脏疾病，维生素 D 依赖性骨质软化症Ⅰ、Ⅱ型。

3. 肾脏疾病。如急性肾功能衰竭或慢性肾功能衰竭、肾病综合征、肾小管性酸中毒等。

4. 药物。①治疗高钙血症及骨吸收过多的药物，如普卡霉素、降钙素、磷酸盐等；②抗癫痫药物，如苯巴比妥、苯妥英钠等通过影响维生素 D 的代谢引起低钙血症；③钙螯合剂，如乙二胺四乙酸、枸橼酸钠、膦甲酸钠等；④其他如阿奇霉素、维生素 C、庆大霉素等，虽然少见，但也有报道。

5. 假性甲状旁腺功能减退。是由于周围组织对甲状旁腺激素作用抵抗，临床表现为低钙、高磷，与甲状旁腺功能减退表现类似，但甲状旁腺本身并无病变，反而因为低钙刺激甲状旁腺增生，PTH 分泌增加。

6. 恶性肿瘤。恶性肿瘤如前列腺癌或乳腺癌可发生骨转移，刺激成骨细胞增殖，加速骨的形成导致低钙血症；血液系统肿瘤如白血病使用化疗药物时大量组织破坏，磷酸盐释放入血，导致血钙明显下降，称为肿瘤溶解综合征。

7. 其他。如慢性肝胆疾病、代谢性酸中毒或呼吸性碱中毒、急性出血坏死性胰腺炎脂肪坏死、钙在其他部位沉积、横纹肌溶解征等。

三、发病机制

低钙血症的发生可能是因为以下一种或几种机制引起：

(一)甲状旁腺激素分泌缺乏

不管是因为原发性、继发性还是功能性的原因引起甲状旁腺激素的缺乏都将引起钙代谢的障碍，破骨作用减弱，骨吸收降低，钙离子进入骨细胞，肾脏重吸收钙减少而尿钙排出增加，肠道吸收钙减少，肾脏合成活性维生素 D 减少，从而导致血钙降低。

(二)甲状旁腺激素作用抵抗

如严重低镁血症、假性甲状旁腺功能减退等造成骨和肾组织对甲状旁腺激素作用抵抗，引起类似反应。

(三)维生素 D 代谢障碍

维生素 D 缺乏、羟化障碍、分解代谢加速都将引起活性维生素 D 的减少或缺乏，引起肠道钙吸收的减少，导致血钙降低。

(四)高磷血症

各种病因如肾功能衰竭、抗肿瘤药物等引起血磷升高，而钙磷乘积为常数，故血钙降低。

(五)直接降低血钙

如钙螯合剂与钙离子结合后直接降低血钙。

（六）钙盐沉积

一些疾病如急性出血坏死性胰腺炎、横纹肌溶解症等导致钙盐沉积于皮下，使血钙降低。

（七）其他

如前列腺癌或乳腺癌可发生骨转移，刺激成骨细胞增殖，加速骨的形成而导致低钙血症。

四、临床特征

低钙血症的症状与血钙降低的程度不完全一致，主要与血钙降低的速度有关，但血钙降低的程度和时间也有一定影响。有些血钙降低缓慢的患者如长期维持血液透析患者可无任何症状。该症的主要表现是神经肌肉的兴奋性增高，决定于血清游离钙降低的速度和程度，还可因其他电解质的异常而加重，尤其是低镁血症。

（一）神经肌肉系统

低钙血症导致神经肌肉兴奋性增高。最初出现指（趾）端或嘴面部麻木和刺痛感，手足和面部肌肉痉挛，严重时出现手足抽搐，喉、支气管痉挛，惊厥或癫痫样全身抽搐，特别是儿童更加常见和严重，有时甚至会出现呼吸暂停。有些患者还会出现锥体外系症状和颅内压增高症状。还可伴有精神症状如烦躁、抑郁、易激动或精神病。进行面神经叩击（Chvostek 征）和束臂加压实验可呈阳性反应。敲击患者耳前和颧弓的面神经，诱发同侧面肌收缩为 Chvostek 征阳性（约 10% 正常成人可有Chvostek 征，呈假阳性）；束臂加压实验用血压计袖套绑住上臂，将压力打至收缩压之上 $10\sim20\,mmHg$ 维持 $2\sim3\,min$，造成前臂缺血，阳性反应为拇指内收，腕及掌指关节屈曲，指间关节伸展或手足搐搦，有时当血压介于收缩压和舒张压之间也可出现阳性反应（在碱中毒、低镁血症、低钾血症及无电解质异常患者也可呈阳性）。低血钙患者 Chvostek 征和 Trousseau 征也常呈阴性。脑电图还可有非特异性的改变，如癫痫样波。

（二）心血管系统

表现为心肌收缩力下降和心力衰竭，还可加重洋地黄毒性反应，出现传导阻滞等心律失常，严重时甚至出现心室颤动等。心电图典型表现为 QT 间期和 ST 段明显延长，还可出现 T 波末端倒置及传导阻滞等表现。

（三）外胚层组织营养变性

长期低钙和高磷血症可引起白内障，且较常见，可影响视力，纠正低钙血症可使白内障不再发展。长期低钙血症还可伴有一些异常体征，如皮肤干燥、脱屑，毛发枯萎、易得念珠菌感染和指甲易碎、出现纵嵴。牙齿发育障碍、钙化不全、齿釉发育障碍，呈黄点、横纹、小孔等病变，牙齿异常的类型有助于判断低钙血症的初发年龄。在低血钙纠正后，上述症状可以好转。

（四）其他

甲状旁腺功能减退患者可发生不同程度的基底节（苍白球、壳核和尾状核）和大脑皮质钙化，常对称性分布，头颅 CT 扫描的发现率较头颅 X 线片高。颅内钙化可引起不同程度的神经精神或认知功能障碍。甲状旁腺功能减退患者骨转换减慢、骨钙动员减少、血磷升高，可引起韧带、肌腱和其他软组织钙化及骨质硬化。慢性低钙血症还可表现为骨痛、病理性骨折、骨骼畸形等，骨骼病变根据基本病因可以为骨软化、骨质疏松、佝偻病、纤维囊性骨炎等。

五、辅助检查

（一）血液学检查

血钙和（或）游离钙的测定可以明确低钙血症的诊断。血磷：高血磷常提示甲状旁腺功能减退、假性甲状旁腺功能减退、肾功能衰竭、恶性肿瘤，而低磷血症常见于维生素 D 代谢紊乱或肠道吸收障碍等。肾功能的检测对肾脏疾病的诊断有明确的意义。血甲状旁腺激素含量测定鉴别诊断意义重大，可帮助区分是否为甲状旁腺功能受损引起，降低代表甲状旁腺功能减退。白蛋白水平有助于辨别是否为假阳性或假阴性低钙血症。血碱性磷酸酶：甲状旁腺功能减退时，血碱性磷酸酶正常，肾功能衰竭、维生素 D 缺乏时血碱性磷酸酶可升高。血常规异常可提示血液系统肿瘤。

(二) 影像学检查

头颅 CT 或 X 线可以了解有无钙化或恶性肿瘤颅内转移。骨摄片可以了解骨病的性质和程度，同时还可确定有无因转移性肿瘤所致。甲状旁腺的影像学检查可以发现甲状旁腺病变的性质和程度。

(三) 心电图

可能发现心律失常，有助于诊断和治疗。

(四) 脑电图

可能发现癫痫样波型而协助诊断。

六、诊断思路

(一) 病史

用药史、既往病史（如肾脏疾病、甲状旁腺功能减退等）、手术史、输血史都应仔细询问，有助于明确原发病因。有神经肌肉兴奋性增高的表现提示存在低钙血症的可能。有胃肠道病变史、营养不良应考虑维生素 D 缺乏。服用药物史可提示有无药物因素引起。大量输血史提示可能是抗凝剂引起。颈部手术史需考虑甲状旁腺受损引起继发性甲状旁腺功能减退。有水肿、腰痛、少尿或多尿病史等提示肾脏疾病。

(二) 体格检查

Chvostek 征和 Trousseau 征阳性有助于协助低钙血症的诊断。明显骨骼病变，体形或骨骼异常应怀疑假性甲状旁腺功能减退和维生素 D 缺乏。

(三) 辅助检查

血钙浓度明确低钙血症的诊断。心电图、脑电图有助于提示诊断和辨别病情。

1. 当血磷、血碱性磷酸酶、血清尿素氮升高时，应考虑是慢性肾功能衰竭。

2. 当血磷降低、血碱性磷酸酶升高、血清尿素氮正常时，应进行维生素 D 的检查，如 25-羟维生素 D_3 降低，应考虑慢性肝胆疾病或药物因素引起；如 25-羟维生素 D_3、1，25-二羟维生素 D_3 均降低，应考虑营养性维生素 D 缺乏，维生素 D 依赖性佝偻病 I 型；若 25-羟维生素 D_3 正常或升高，1，25-二羟维生素 D_3 升高，应考虑维生素 D 依赖性佝偻病 II 型。此时如果甲状旁腺激素升高，应排除有无肾小管性酸中毒。

3. 当血磷升高、血碱性磷酸酶和血清尿素氮正常时，应考虑的是甲状旁腺相关性。有特征性体形的患者，而甲状旁腺激素有增高的，做甲状旁腺激素兴奋实验，结果不增高的应考虑假性甲状旁腺功能减退。无特征性体形的患者中：①无手术史、无放疗史而甲状旁腺激素下降、甲状旁腺影像阳性的患者，可能为甲状旁腺毁损型甲状旁腺功能减退症；②有手术史、放疗史的患者则要考虑术后或放疗后的甲状旁腺功能减退症；③无手术史、无放疗史而甲状旁腺激素下降、甲状旁腺影像阴性的患者，则应考虑特发性或先天性甲状旁腺功能减退症。

七、临床诊断

血钙浓度低于 2.25 mmol/L 和（或）离子钙浓度低于 1.1 mmol/L 时可诊断低钙血症，但需注意排除假阳性和假阴性。用总钙浓度时需用经人血白蛋白校正过的校正钙浓度：校正钙浓度（mmol/L）＝血钙（mmol/L）＋0.02×［40－人血白蛋白浓度（g/L）］。病因诊断需结合病史（手术史、用药史、既往病史等）、临床表现、体格检查及实验室检查（如血磷、甲状旁腺激素、肝肾功能、人血白蛋白、血镁等）。

八、鉴别诊断

低钙血症引起的病因较复杂，低钙血症诊断确立以后，主要是对其原发病因的鉴别诊断。

（一）原发性甲状旁腺功能减退

少见，多系自身免疫性疾病或先天性疾病。诊断标准：

1. 有甲状旁腺功能减退临床表现。

2. 甲状旁腺萎缩。

3. 慢性发作性抽搐史。

4. 血钙过低，血磷过高。

5. 血甲状旁腺激素明显低于正常。

6. Ellsworth-Howard 试验有排磷反应。

7. 无体态畸形。

（二）继发性甲状旁腺功能减退

1. 有甲状旁腺功能减退临床表现。

2. 血钙降低。

3. 有甲状腺或颈部手术史、颈部放射性治疗等可能导致甲状旁腺受损原因。

（三）功能性甲状旁腺功能减退

低镁血症有神经兴奋性增高表现，常伴低钾、血镁严重降低，并有较明显心电图改变如 PR 间期和 QT 间期延长。

（四）假性甲状旁腺功能减退

1. 包括 Ia、Ib 和 II 型。I 型病缺陷主要在于骨和肾的细胞膜受体，环磷酸腺苷生成障碍，对甲状旁腺激素完全无反应，而 II 型主要缺陷在于靶组织细胞对于环磷酸腺苷无反应，仅于滴注外源性甲状旁腺激素同时滴注钙才有尿磷增加，可与原发性甲状旁腺功能减退鉴别。

2. 因遗传缺陷所致体态异常如身材矮小、圆脸、斜视、短指（趾）、掌骨畸形、智力减退等多见。

（五）维生素 D 缺乏

1. 维生素 D 缺乏病史，如日光照射不足、维生素 D 摄入不足、维生素 D 吸收不良。

2. 临床表现。①佝偻病：精神症状如易激惹、烦躁不安、夜哭；动作发育迟缓；易出现低钙抽搐；骨骼改变如头颅骨软化、肋串珠、漏斗胸、手足镯、"O"或"X"形腿。②骨软化病：骨痛、肌无力、肌痉挛、骨压痛、鸭步。③其他如先天性佝偻病、晚发性佝偻病。

3. 血钙、血磷降低，血、骨碱性磷酸酶升高，骨矿含量下降。

4. X 线骨骼检查改变。佝偻病活动期典型改变为临时钙化带消失，骨骺软骨增宽呈毛刷样、杯口样改变，骨骺与干骺端距离加大，长骨骨干脱钙，骨质变薄，骨质稀疏，密度减低，骨小梁增粗，排列紊乱。可有骨干弯曲和骨折。骨软化病早期 X 线可无特殊变化，可有不同程度骨质疏松、骨密度下降、长骨骨质变薄。严重者可有骨骼畸形如脊柱前弯或侧弯。成人骨软化病较特征性改变为带状骨质脱钙：在 X 线片上出现从数毫米到数厘米长度不等的透光带，一般与骨表面垂直，常为双侧性和对称性，以耻骨、坐骨、股骨颈、肋骨和肩胛腋缘处较为典型。

（六）药物

仔细询问既往病史、用药史。如能找到可能引起低钙血症的药物，根据其用药时间和剂量诊断不难。

（七）肾脏疾病

1. 急性肾功能衰竭。是指肾小球滤过功能在数小时至数周内迅速降低而引起的以水、电解质和酸碱平衡失调及含氮废物蓄积为主要特征的一组临床综合征，按尿量多少可分为少尿型和非少尿型，传统病因分类分为肾前性、肾实质性和肾后性，常见的有急性肾小管坏死、强烈地震致肾功能衰竭（挤压综合征、创伤性横纹肌溶解综合征）、造影剂引起急性肾功能衰竭、老年性肾功能衰竭、梗阻性肾功能衰竭等。诊断：①原发病因；②血清肌酐绝对值每天平均增加 44.2～88.4 $\mu mol/L$，血清尿素氮每天升高 3.6～10.7 mmol/L，或在 24～72 h 内相对增加 25%～100%；③检查尿量，尿电解质，尿肌酐；④尿路影像学检查有助于明确病因，以 B 超为首选；⑤肾活检为诊断金标准，但需注意并发症和禁忌证。

2. 慢性肾功能衰竭。是指各种原发病或继发于慢性肾脏疾病患者进行性肾功能损害所出现的一系列症状和（或）代谢紊乱的临床综合征。一般分期为肾功能不全代偿期、肾功能不全失代偿期、肾功能衰竭期-尿毒症早期、肾功能衰竭终末期-尿毒症晚期。根据肾小球滤过率逐渐降低，血清肌酐缓慢升高为特征，结合基础病因诊断不难，贫血、尿毒症面容、高磷血症、低钙血症、血甲状旁腺激素浓度升高、双肾缩小有利于支持诊断，肾活检有利于诊断。

3. 肾病综合征。是由多种病因和多种病理类型引起的肾小球疾病中的一组临床综合征。诊断主要根据其典型临床表现：大量蛋白尿（≥3.5 g/d）、低蛋白血症（人血白蛋白＜30 g/L）、水肿伴或不伴高脂血症。

4. 肾小管性酸中毒。是由于各种病因导致肾脏酸化功能障碍而产生的一种临床综合征。主要表现：①高氯性、正常阴离子间隙代谢性酸中毒；②电解质紊乱：低钾、低钙；③骨病；④尿路症状。一般分为Ⅰ型、Ⅱ型、Ⅲ型、Ⅳ型。

九、救治方法

（一）治疗原则

急性低钙血症，立即升高血钙至正常低值，消除手足搐搦、喉痉挛、癫痫发作等症状，预防并治疗可能产生的心律失常；慢性低钙血症，逐渐纠正低钙血症，避免治疗后继发的高尿钙、高血钙，并预防因长期低钙血症造成的慢性并发症。同时积极查明并治疗引起低钙血症的原发病，如治疗甲状旁腺功能减退、纠正维生素 D 缺乏、低镁血症、碱中毒和高磷血症等。

（二）急性低钙血症

当低血钙患者发生手足搐搦、抽搐、喉痉挛、惊厥或癫痫大发作、低血压、Chvostek 征和 Trousseau 征阳性、心电图示典型表现，需紧急处理。即刻给予 10% 葡萄糖酸钙 10～20 mL 稀释后缓慢静脉注射（＞10 min），必要时 4～6 h 后重复注射，注射过程中须密切监测心率，以防发生继发性严重心律失常。发作严重时可短期内应用地西泮或苯妥英钠行肌内注射，以控制抽搐和痉挛。若症状反复发作，可静脉持续滴入 10% 葡萄糖酸钙，但浓度不应＞200 mg/100 mL，防止外渗刺激血管和软组织，输注时应密切监测血钙浓度，避免发生高尿钙、血钙。可同时口服补充 1 000～2 000 mg/d 元素钙，并服用快速起效的 1,25-二羟维生素 D_3 以促进钙的吸收。同时须注意其他电解质紊乱如镁、钾、磷。伴有低镁者，可用 25% 硫酸镁 10～20 mL 加入 5% 葡萄糖氯化钠注射液 500 mL 中静脉滴注或 10% 溶液肌内注射，剂量根据低镁程度而定，用时须注意监测心率、血镁浓度。

（三）慢性低钙血症

需根据病因治疗。对症治疗可给予钙剂和维生素 D 制剂，口服钙剂有葡萄糖酸钙、枸橼酸钙和碳酸钙，剂量视病情而定，可补充元素钙 $1\sim2$ g/d，维生素 D 制剂常用维生素 D_2，如效果不佳可给予活性维生素 D，如 1，25-二羟维生素 D_3 一般使用 $0.25\sim1$ μg/d。须同时监测血钙、尿钙浓度，防止发生高钙血症。钙剂在小剂量和酸性环境中吸收较好，宜少量多次，胃酸缺乏者，建议在进食后立即服用。血钙纠正到正常低值即可，纠正到正常值可能导致高钙尿症、尿路结石、肾钙质沉积等。

十、诊疗探索

1. 婴幼儿心电图检查测 ST/TP＞1 可作为低钙可能，ST/TP＞2 可作为低钙抽搐可能，可作为测定电解质结果前的快速诊断。

2. 动物实验发现大量服用维生素 K 可以降低钙离子血管内沉积。

3. 一侧甲状旁腺自体移植在 Graves 病行双侧甲状腺切除术患者中可以降低永久性甲状旁腺功能减退的发生率。

4. 甲状腺切除术中对甲状旁腺激素的检测是预报术后发生甲状旁腺功能减退的一个重要指征。

十一、病因治疗

（一）甲状旁腺功能减退

在甲状腺及甲状旁腺手术时，避免甲状旁腺损伤或切除过多，做放射性及碘治疗时注意防护及检测，以预防及避免继发性甲状旁腺功能减退的发生。治疗目的：控制症状；减少甲状旁腺功能减退并发症的发生；避免维生素 D 中毒，防止手足搐搦发作和异位钙化。

1. 搐搦发作期处理。按急性低钙血症处理。如属术后暂时性甲状旁腺功能减退症，则在数天至 $1\sim2$ 周，腺体功能有望恢复，故仅需补充钙盐，不必过早使用维生素 D（因作用时间较长，可达数月至 1 年），以免影响监测血钙浓度，从而影响诊断，如 1 个月后血钙浓度持续降低，搐搦反复发作，应考虑永久性甲状旁腺功能减退症，需补充维生素 D，升高血钙，预防搐搦发作。

2. 间歇期处理。①饮食：高钙、低磷饮食，避免影响钙吸收的食物和药物。②钙剂：可口服葡萄糖酸钙 $6\sim12$ g/d，或乳酸钙 $4\sim8$ g/d，分次口服。碳酸钙因长期服用后可引起碱中毒，加重低钙血症，不宜应用。血钙升高后，尿磷排出增加，血磷可下降，一般不需特别降磷处理。③口服维生素 D 及其衍生物：由于甲状旁腺激素缺乏，肾脏 α_1-羟化酶活性降低，25-羟维生素 D_3 转化成 1，25-二羟维生素 D_3 减少，故较严重病例一般需长期服用维生素 D，常用的制剂有骨化醇即维生素 D_2、阿法骨化醇即 25-羟维生素 D_3 及骨化三醇即 1，25-二羟维生素 D_3。根据病情选用，在用药期间需密切监测血尿钙浓度，以免发生异位钙化、肾脏病变及维生素 D 中毒。

3. 纠正低镁血症。一旦发现低镁血症，因可发生严重心律失常，需立即处理。可用 25% 硫酸镁 $10\sim20$ mL 加入 5% 葡萄糖氯化钠注射液 $500\sim1\,000$ mL 中静脉滴注或 10% 溶液肌内注射，剂量根据低镁程度而定，用药过程中需密切监测血镁浓度，避免过量。

4. 手术治疗。甲状旁腺移植，尚处于研究阶段，主要是供体寻找困难。

（二）维生素 D 缺乏

1. 预防。孕妇应注意食物补充含维生素 D 和钙丰富的食物，多晒太阳，必要时口服维生素 D 和钙剂。新生儿提倡母乳喂养，多接触阳光。对高发患者群如青少年、老年人、绝经期妇女、早产儿等适当补充维生素 D 和钙剂。

2. 治疗原则。强调早期诊断和治疗，及早控制佝偻病活动期并注意加强护理，防止产生骨骼畸形后遗症。

3. 药物治疗。①维生素 D：可口服或肌内注射。活动早期，婴幼儿 62.5～125 $\mu g/d$，成人 125～250 $\mu g/d$。活动极期，婴幼儿 125～250 $\mu g/d$，成人 250～500 $\mu g/d$。治疗 1 个月后维持治疗，婴幼儿每天 10～20 μg，成人 25 μg。当口服效果不佳或不能坚持者可考虑肌内注射治疗。活动早期或轻度患儿可肌内注射维生素 D_3 7 500 μg。中度至重度患者可肌内注射 2～3 次，每次间隔 1～2 个月。1 个月以后口服维持治疗，剂量同上。成人活动极期也可肌内注射维生素 D_3 15 000 μg，根据病情可在 1 个月后再追加 1 次。同样也需维持治疗。②钙剂：可从饮食补充和药物补充，药物口服有氯化钙和葡萄糖酸钙，急性低血钙时静脉应用 10% 葡萄糖酸钙 10～20 mL 稀释后缓慢静脉注射（>10 min）。

（三）药物引起者

立即停用或换用可能引起低钙血症的药物，一般血钙可逐渐回升。

（四）肾脏疾病

1. 急性肾功能衰竭。

1）纠正病因和可逆性致病因素，预防额外性损伤，防止治疗引起有效血容量不足或过多。

2）维持体液平衡，加强营养支持疗法。

3）积极防治高钾血症，一旦发生，立即紧急处理。

4）出现代谢性酸中毒时可补碱，一般用 5% 碳酸氢钠，必要时透析治疗。

5）防治感染，尽早使用抗生素。根据细菌培养和药物敏感试验选用对肾脏无毒性或毒性低的药物，并按内生肌酐清除率调整用药剂量。

6）出现心力衰竭时治疗与一般心力衰竭相同，但需调整剂量，因易发生洋地黄中毒。药物治疗以扩血管，减轻心脏前负荷为主。对于容量负荷过重的提倡尽早透析治疗。

7）透析治疗：可选用间歇性血液透析、腹膜透析或持续性肾脏替代治疗。

（1）紧急透析指征：①急性肺水肿或充血性心力衰竭；②严重高钾血症，血钾浓度在 6.5 mmol/L 以上或心电图已出现明显异位心律，并伴 QRS 波增宽。

（2）一般透析指征：①少尿或无尿 2 d 以上；②出现尿毒症症状；③高分解代谢状态；④体液潴留；⑤血 pH 值在 7.25 以下，HCO_3^- 在 15 mmol/L 以下或 CO_2 结合力在 13 mmol/L 以下；⑥血清尿素氮≥17.8 mmol/L，排除非肾脏因素引起；⑦对非少尿型患者出现心力衰竭症状，血钾高于 5.5 mmol/L 者，心电图疑有高血钾或心律失常等任一情形，都可考虑透析治疗。

8）多尿期治疗：重点为维持水、电解质和酸碱平衡，控制氮质血症，治疗原发病和防治并发症。

9）恢复期治疗：一般无特殊处理，定期随访肾功能，避免使用对肾脏有损害的药物。

2. 慢性肾功能衰竭。①强调早期预防和治疗。②治疗基础疾病和使慢性肾功能衰竭恶化的因素。③饮食治疗：对慢性肾功能衰竭患者进行营养状态监测和评估后选择合适的营养治疗方案。④中医药治疗：黄芪、川芎、冬虫夏草、大黄等在一定范围内可起到调节免疫、水盐代谢、减少尿毒症毒素积聚等作用，并能起到一定延缓病情、改善预后等作用。主证为脾肾气虚者，可用参苓白术散合右归丸加减；肝肾阴虚者，可用六味地黄丸合二至丸加减；气阴两虚者，可用参芪地黄汤加减；脾肾阳虚者，可用真武汤加减；阴阳俱虚者，可用肾气丸加减。兼证有湿浊者，在治本方中加化湿泄浊药；有瘀血者，加活血化瘀药。但在上述所有方剂中，一律加入大黄（后下）9～12 g，并随患者的个体差异进行剂量调节，使每天排软便 2 次为度。每天一剂，水煎服。⑤积极防治并发症：纠正水、电解质、酸碱平衡失调；控制系统性高血压及肾小球内高压；及时使用抗生素防治感染等。⑥替代治疗：可以延长寿命，提高患者生存质量如透析、肾移植。

3. 肾病综合征。

（1）一般治疗：卧床休息，优质蛋白、低盐饮食。

（2）对症治疗：①利尿：根据病情选择噻嗪类利尿剂、潴钾类利尿剂、袢利尿剂、渗透性利尿药，必要时也可输注血浆或人血白蛋白；②降压：一般选用血管紧张素转换酶抑制剂，也可选用血管紧张素-Ⅱ受体阻滞剂或长效二氢吡啶类钙通道阻滞剂。常用卡托普利 12.5～25 mg，2～3次/d。

（3）抗凝：可选用肝素 50～75 mg/d 和（或）尿激酶 2 万～8 万 U/d，小剂量开始，华法林 2.5 mg/d，口服，但均需密切监测凝血功能。一旦出现血栓需紧急治疗，根据病情选择溶栓或手术治疗。

（4）高脂血症：降脂药物可选择纤维酸类如非诺贝特或 HMG-CoA 还原酶抑制剂如普伐他汀。

（5）急性肾功能衰竭：一旦发生，按治疗急性肾功能衰竭原则处理。

（6）中医药治疗：适当联用中医药对治疗有益，如雷公藤总苷等。

（7）抑制免疫与炎症反应：①糖皮质激素：常用泼尼松 0.8～1 mg/(kg·d)，口服 8 周，治疗有效后逐渐减量，一般每 1～2 周减原剂量的 10%～20%，减至 20 mg/d 时应更加缓慢，激素维持治疗量和时间因个体而异，一般以不出现临床症状为宜，一般为 10 mg/d 左右。用药期间应密切观察，防止发生毒副反应；②细胞毒药物：常用环磷酰胺，剂量为 2～3 mg/(kg·d)，疗程 8 周，总用量 6～8 g；③其他如环孢素、吗替麦考酚酯等。

（8）针对原发疾病治疗。

4. 肾小管性酸中毒。以治疗原发疾病、纠正酸中毒、治疗低钾为主。根据临床表现及个体差异不同程度补碱，一般口服碳酸氢钠。

十二、最新进展

近年来由于环境、饮食、药物使用及甲状腺手术的增多等变化，特别是肿瘤患者大量应用二膦酸盐类药物，严重低钙血症临床已经比较容易见到，低钙血症的研究取得了很多的进展，包括遗传 DNA 变异到钙的代谢，再到低钙血症与疾病的关系，药物及其他治疗方式对血钙的影响，低钙血症危象的紧急处理和低钙血症的治疗及预防等诸多方面都有一些进展。

（一）低钙血症病因和机制

发生原因是多方面的，包括基因异常、钙的代谢异常、疾病对钙的影响等。遗传性疾病如钙敏感受体可以引起低钙血症和高钙血症，从基因水平找到了家族性低钙血症的基因，如染色体在 locus22q11-2 位点的微缺失形成 DiGeorge 综合征，伴有严重的低钙血症和先心病及常染色体异常致遗传性低钾血症。目前寻找低钙血症的原因已经从维生素 D_3 缺乏和甲状旁腺功能减退症，转移到维生素 D_3 和甲状旁腺激素抵抗及自身免疫性疾病如硬化病、重症急性胰腺炎、缺血缺氧、重症感染和严重电解质紊乱等危重患者出现低钙血症的机制，除上述一些疾病外，奥美拉唑、氟喹诺酮类等很多药物也可引起低钙血症。对于低钙血症的机制研究，目前认为甲状旁腺的钙感受器的基因变化是调节钙稳态的根本，钙敏感受体是 G 蛋白偶联的受体，它传递细胞外钙的变化和调节甲状旁腺激素的释放，降钙素受体在对抗高钙血症中起生理作用。一些疾病如重症急性胰腺炎、缺氧、低镁血症等引起的严重低钙血症有多种因素参与，包括细胞膜钙通道异常，大量的钙转移到细胞内，缺氧造成维生素 D_3 和甲状旁腺激素耐受，甚至肿瘤坏死因子等炎症递质也参与钙的调节，但具体机制有待进一步研究。

（二）低钙血症和一些疾病的关系

低钙血症临床上常见于维生素 D_3 缺乏和甲状旁腺功能减弱性疾病，如影响维生素 D_3 生成的各种因素，如食入钙不足和日晒不足、胃肠道疾病引起的吸收不足及肝肾功能障碍引起的活性维生素合成不足等。但临床常见的严重低钙血症主要见于重症急性胰腺炎、新生儿窒息、严重低镁血症和大量输血的危重患者及一些药物如二膦酸盐类、氟喹诺酮类等应用，很多时候低钙血症甚至可以帮助判断原发疾病的危重程度。严重低钙血症可以引起比较严重的危害。低钙血症可以引起钙依赖钾通道的异常，引起心室颤动阈值的降低，QT 间期延长等造成严重心律失常和心力衰竭，增加危重新生儿和危重患者的死亡率。低钙血症可以引起支气管痉挛和喉头痉挛，引起患者呼吸困难而死亡。

（三）低钙血症的治疗和预防

针对不同原因引起的低钙血症有不同的治疗方式，如维生素 D_3 缺乏引起的，补充维生素 D_3 的同时要考虑是否有药物和身体肝肾功能影响维生素 D_3 的生成和代谢，是否伴有严重的低镁血症等。如伴有低镁血症的患者必须同时纠正，否则低镁血症不纠正，低钙血症很难纠正。大量输血引起的低钙血症是由于柠檬酸盐与钙结合，造成游离钙低，需要通过静脉注射葡萄糖酸钙来纠正，奥美拉唑等药物引起的需要停止药物，否则低钙血症很难纠正。

（四）展望

低钙血症是临床上的常见病和多发病，随着环境饮食等多因素的变化明显增多，严重低钙血症也越来越多，近年来的一些研究虽然取得一些进展，但很多机制特别是信号转导及钙通道等方面进展缓慢，一些严重疾病如重症急性胰腺炎等的严重低钙血症机制尚不清楚，严重脑血管疾病和脑缺氧等疾病伴发的低钙血症患者是否需要补钙、补钙的程度是多少、补钙是否会影响钙离子的转运和代谢等，目前尚不清楚，需要进一步研究。

欧珊　贾进明　张在其

第九节　酸　中　毒

一、基本概念

人体 pH 值是血液内 H^+ 浓度的负对数值，正常为 7.35～7.45，平衡值为 7.4。体液中 H^+ 摄入很少，主要是在代谢过程中内生而来。机体对酸碱负荷有相当完善的调节机制，主要包括缓冲、代偿和纠正作用。碳酸/碳酸氢盐是体液中作用最重要最大的缓冲对，代谢性酸超负荷时，H^+ 与 HCO_3^- 结合成 H_2CO_3，H_2CO_3 极不稳定，大部分分解成 CO_2 和 H_2O，CO_2 通过呼吸排出体外，使血液中 HCO_3^- 与 H_2CO_3 的比值保持在 20:1，pH 值也将保持不变，可是代偿是有限度的，如果超过了机体所能代偿的程度，将会发生酸碱失衡。

酸中毒是体内血液和组织中酸性物质的堆积，其特点是血液中氢离子浓度上升，pH 值有低于正常值下限的趋势或低于下限，pH 值<7.35 称为失代偿性酸中毒，pH 值在正常值范围称为代偿性酸中毒。按发病原因可以分为：

1. 代谢性酸中毒。是细胞外液 H^+ 增加或 HCO_3^- 丢失而引起的以血浆原发性 HCO_3^- 降低（<21 mmol/L）和 pH 值降低（<7.35）为特征的最常见的一种酸碱平衡紊乱。

2. 呼吸性酸中毒。是以原发的动脉血二氧化碳分压增高及 pH 值降低为特征的高碳酸血症。

二、常见病因

（一）代谢性酸中毒的产生原因

1. 腹膜炎、休克、高热等酸性代谢废物产生过多，或长期不能进食，脂肪分解过多，酮体积累。

2. 腹泻、肠瘘、胆瘘和胰瘘等，大量 HCO_3^- 由消化道中丢失。

3. 急性肾功能衰竭，排 H^+ 和再吸收 HCO_3^- 受阻。当体内 H^+ 升高后，除体液缓冲系统作用外，主要由肺和肾调节。$H^+ + HCO_3^- \rightarrow H_2CO_3 \rightarrow H_2O + CO_2$，当 HCO_3^- 减少时，H_2CO_3 相对增高，离解出 CO_2，使动脉血二氧化碳分压升高，刺激呼吸中枢，引起呼吸深快，CO_2 排出增加，血中 H_2CO_3 相应减少以代偿；肾脏通过排出 H^+、NH_4^+ 和回收 HCO_3^-，以提高血浆中 HCO_3^-/H_2CO_3 的比值，pH 值仍属正常，称为代偿性代谢性酸中毒，若两者比值不能维持正常，pH 值降至 7.35 以下则为失代偿性代谢性酸中毒。

（二）呼吸性酸中毒系肺泡通气功能障碍所致

1. 呼吸中枢抑制。如麻醉药使用过量。

2. 呼吸道梗阻。如喉痉挛、支气管痉挛、呼吸道烧伤及异物、溺水、颈部血肿或包块压迫气管等。

3. 肺部疾患。如休克肺、肺水肿、肺不张、肺炎等。

4. 胸部损伤。如手术、创伤、气胸、胸腔积液等。

三、发病机制

（一）代谢性酸中毒

1. 酸性物质产生过多。

（1）乳酸性酸中毒：可见于各种原因引起的缺氧，其发病机制是缺氧时糖酵解过程加强，乳酸生成增加，因氧化过程不足而积累，导致血乳酸水平升高。这种酸中毒很常见。

（2）酮症酸中毒：是体脂大量动用的情况下，如糖尿病、饥饿、妊娠反应较长时间有呕吐症状者、酒精中毒呕吐并数天少进食物者，脂肪酸在肝内氧化加强，酮体生成增加并超过了肝外利用量，因而出现酮血症。酮体包括丙酮、β-羟丁酸、乙酰乙酸，后两者是有机酸，导致代谢性酸中毒。这种酸中毒也是阴离子间隙增加类正常血氯性代谢性酸中毒。因胰岛素缺乏而发生糖尿病的患者，可以出现严重的酮症酸中毒，甚而致死。因为正常时人体胰岛素对抗脂解激素，使脂解维持常量。当胰岛素缺乏时，脂解激素如促肾上腺皮质激素、皮质醇、高血糖素及生长激素等的作用加强，大量激活脂肪细胞内的脂肪酶，使甘油三酯分解为甘油和脂肪酸的过程加强，脂肪酸大量进入肝脏，肝脏生酮则显著增加。肝脏生酮增加与肉毒碱酰基转移酶活性升高有关。因为正常时胰岛素对此酶具有抑制性调节作用，当胰岛素缺乏时此酶活性显著增强。这时进入肝脏的脂肪酸形成脂肪酰辅酶 A，在此酶作用下大量进入线粒体，经 β-氧化而生成大量的乙酰辅酶 A，是合成酮体的基础物质。正常情况下，乙酰辅酶 A 经柠檬酸合成酶的催化与草酰乙酸缩合成柠檬酸而进入三羧酸循环，或经乙酰辅酶 A 羧化酶的作用生成丙二酰辅酶 A 而合成脂肪酸，因此乙酰辅酶 A 合成酮体的量是很少的，肝外完全可以利用。此外，糖尿病患者肝细胞中增多的脂肪酰辅酶 A 还能抑制柠檬酸合成酶和乙酰辅酶 A 羧化酶的活性，使乙酰辅酶 A 进入三羧酸循环的通路不畅，同时也不易合成脂肪酸。这样就使大量乙酰辅酶 A 在肝内合成酮体。非糖尿病患者的酮症酸中毒是糖原消耗补充不足，机体进而大量动用脂肪所致，如饥饿等。

2. 肾脏排酸保碱功能障碍。不论肾小管上皮细胞 H^+ 排泌减少和碳酸氢盐重吸收减少还是肾小球滤过率严重下降，不论急性肾功能衰竭或慢性肾功能衰竭，均能引起肾性代谢性酸中毒。由于肾脏是机体酸碱平衡调节的最终保证，故肾功能衰竭的酸中毒更为严重，也是不得不采取血液透析措施的临床危重情况之一。

（1）肾功能衰竭：如果主要是由于肾小管功能障碍所引起，则此时的代谢性酸中毒主要是因小管上皮细胞产 NH_3 及排 H^+ 减少所致。正常肾小管上皮细胞内谷氨酰胺及氨基酸由血液供应，在谷氨酰胺酶及氨基酸化酶的催化作用下不断生成 NH_3，NH_3 弥散入管腔与肾小管上皮细胞分泌的 H^+ 结合形成 NH_4^+，使尿液 pH 值升高，这就能使 H^+ 不断分泌入管腔，完成排酸过程。原尿中的 Na^+ 被

NH_4^+ 不断换回，与 HCO_3^- 相伴而重新入血成为 $NaHCO_3$。这就是肾小管的主要排酸保碱功能。当肾小管发生病变从而引起此功能严重障碍时，即可发生酸中毒。此类酸中毒因肾小球滤过功能无大变化，并无酸类的阴离子因滤过障碍而在体内潴留，其特点为阴离子间隙正常类高血氯性代谢性酸中毒。也就是说 HPO_4^{2-}、SO_4^{2-} 等阴离子没有潴留，故阴离子间隙不增加，而 HCO_3^- 重吸收不足，则由另一种容易调节的阴离子 Cl^- 代替，从而血氯上升。肾功能衰竭如果主要是肾小球病变而使滤过功能障碍，则一般当肾小球滤过率不足正常的 20% 时，血浆中未测定阴离子 HPO_4^{2-}、SO_4^{2-} 和一些有机酸均可因潴留而增多。这时的特点是阴离子间隙增加正常类血氯性代谢性酸中毒。HPO_4^{2-} 滤出减少，可以使可滴定酸排出减少，从而导致 H^+ 在体内潴留。

(2) 碳酸酐酶抑制剂：例如使用乙酰唑胺作为利尿时，由于该药物抑制了肾小管上皮细胞中的碳酸酐酶活性，使 $CO_2 + H_2O \rightarrow H_2CO_3 \rightarrow H^+ + HCO_3^-$ 反应减弱，H^+ 分泌减少，HCO_3^- 重吸收减少，从而导致阴离子间隙正常类高血氯性代谢性酸中毒。此时 Na^+、K^+、HCO_3^- 从尿中排出高于正常，可起利尿作用，用药时间长要注意上述类型酸中毒。

(3) 肾小管性酸中毒：是肾脏酸化尿液的功能障碍而引起的阴离子间隙正常类高血氯性代谢性酸中毒。目前按其发病机制可分四型。Ⅰ型：远端肾小管性酸中毒是远端小管排 H^+ 障碍引起的。此时远端小管不能形成并维持正常管内与管周液的 H^+ 陡峭浓度差。小管上皮细胞形成 H_2CO_3 障碍，且管腔内 H^+ 还可弥散回管周液。它可能是肾小管上皮细胞排 H^+ 的一系列结构、功能和代谢的不正常引起的。其病因有原发性、自身免疫性、肾钙化、药物中毒（如甲苯、锂化合物、某些镇痛剂及麻醉剂等中毒）、肾盂肾炎、尿路阻塞、肾移植、麻风、遗传性疾病、肝硬化等。Ⅱ型：近端肾小管性酸中毒是近端小管重吸收 HCO_3^- 障碍引起的。此时尿中有大量 HCO_3^- 排出，血浆 HCO_3^- 降低。如果我们人为地将这类患者的血浆 HCO_3^- 升至正常水平并维持之，即可达到 HCO_3^- 超滤过量的 15%，这是一个很大的量，因此可导致严重酸中毒。当血浆 HCO_3^- 显著下降，酸中毒严重时，患者尿中 HCO_3^- 也就很少了，用上述办法方可观测到其障碍之所在。此型 RTA 的发病机制可能系主动转运的能量不足所致，多系遗传性的代谢障碍。Ⅲ型：即Ⅰ-Ⅱ混合型，既有远端小管酸化尿的功能障碍，也有近端曲管重吸收 HCO_3^- 的障碍。Ⅳ型：据目前资料认为系远端曲管阳离子交换障碍所致。此时管腔膜对 H^+ 通过有障碍。患者有低肾素性低醛固酮血症，高血钾。K^+ 高时，与 H^+ 竞争，也使肾 NH_4^+ 排出下降，H^+ 潴留。常见于醛固酮缺乏症、肾脏对醛固酮反应性降低或其他如Ⅰ型或Ⅱ型的一些原因引起。

(4) 肾上腺皮质功能低下（阿狄森氏病）：一方面由于肾血流量下降，缓冲物质滤过减少，形成可滴定酸减少；另一方面由于 Na^+ 重吸收减少，NH_3 和 H^+ 的排出也就减少，因为 Na^+ 的重吸收与 NH_3 及 H^+ 的排出之间存在着一个交换关系。

3. 肾外失碱。肠液、胰液和胆汁中的 HCO_3^- 均高于血浆中的 HCO_3^- 水平。故当腹泻、肠瘘、肠道减压吸引等时，可因大量丢失 HCO_3^- 而引起阴离子间隙正常类高血氯性代谢性酸中毒。输尿管乙状结肠吻合术后也可丢失大量 HCO_3^- 而导致此类型酸中毒，其机制可能是 Cl^- 被动重吸收而 HCO_3^- 大量排出，即 Cl^--HCO_3^- 交换所致。

4. 酸或成酸性药物摄入或输入过多。氯化铵在肝脏内能分解生成氨和盐酸，用此祛痰剂日久量大可引起酸中毒。$NH_4Cl \rightarrow NH_3 + H^+ + Cl^-$。为阴离子间隙正常类高血氯性代谢性酸中毒。氯化钙使用日久量大也能导致此类酸中毒，其机制是 Ca^{2+} 在肠中吸收少，而 Cl^- 与 H^+ 相伴随而被吸收，其量多于 Ca^{2+}，Ca^{2+} 能在肠内与缓冲碱之一的 HPO_4^{2-} 相结合，使 HPO_4^{2-} 吸收减少。水杨酸制剂如阿司匹林在体内可迅速分解成水杨酸，它是一种有机酸，消耗血浆的 HCO_3^-，引起阴离子间隙增加类正常血氯性代谢性酸中毒。甲醇中毒时由于甲醇在体内代谢生成甲酸，可引起严重酸中毒，有的病例报告血 pH 值可降至 6.8。误饮含甲醇的工业酒精或将甲醇当作酒精饮用者可造成中毒。除甲醇的其他中毒危害外，阴离子间隙增加类正常血氯性代谢性酸中毒是急性中毒的重要死亡原因之一。积极使用

NaHCO$_3$抢救的道理就在于此。酸性食物如蛋白质代谢最终可形成硫酸、酮酸等。当然，在正常人并无问题。但是当肾功能低下时，高蛋白饮食是可能导致代谢性酸中毒的。这也是阴离子间隙增大型正常血氯性代谢性酸中毒。输注氨基酸溶液或水解蛋白溶液过多时，也可引起代谢性酸中毒，特别是氨基酸的盐酸盐，在代谢中会分解出HCl来。这些溶液制备时pH值均调至7.4，但其盐酸盐能在代谢中分解出盐酸这一点仍需注意。临床上根据情况给患者补充一定量NaHCO$_3$的道理就在于此。

5. 稀释性酸中毒。大量输入0.9%氯化钠，可稀释体内HCO$_3^-$并使Cl$^-$增加，因而引起阴离子间隙正常类高血氯性代谢性酸中毒。

（二）呼吸性酸中毒

1. 呼吸中枢抑制。一些中枢神经系统的病变如延髓肿瘤、延髓型脊髓灰质炎、脑炎、脑膜炎、椎动脉栓塞或血栓形成、颅内压升高、颅脑外伤等时，呼吸中枢活动可受抑制，使通气减少而CO$_2$蓄积。此外，一些药物如麻醉剂、镇痛镇静剂均有抑制呼吸的作用，剂量过大也可引起通气不足。碳酸酐酶抑制剂如乙酰唑胺能引起代谢性酸中毒前已述及。它也能抑制红细胞中的碳酸酐酶而使CO$_2$在肺内从红细胞中释放减少，从而引起动脉血二氧化碳分压升高。有酸中毒倾向的伤病员应慎用此药。

2. 呼吸神经、肌肉功能障碍。见于脊髓灰质炎、急性感染性多发性神经炎、肉毒中毒、重症肌无力、低钾血症或家族性周期性麻痹、高位脊髓损伤等。严重者呼吸肌可麻痹。

3. 胸廓异常。胸廓异常影响呼吸运动，常见的有脊柱后侧凸、连枷胸、强直性脊柱炎、心肺性肥胖综合征等。

4. 气道阻塞。常见的有异物阻塞、喉水肿和呕吐物的吸入等。

5. 广泛性肺疾病。是呼吸性酸中毒的最常见的原因。它包括慢性阻塞性肺病、支气管哮喘、严重间质性肺疾病等。这些病变均能严重妨碍肺泡通气。

6. CO$_2$吸入过多。指吸入气中CO$_2$浓度过高，如坑道、坦克等空间狭小通风不良之环境中。此时肺泡通气量并不减少。

四、临床特征

（一）代谢性酸中毒

代谢性酸中毒轻者可无症状，重者可有Kussmaul呼吸、循环功能障碍、心律失常、昏迷等，分系统阐述如下。

1. 心血管系统功能障碍。H$^+$离子浓度升高时，心血管系统可发生下述变化：

（1）毛细血管前括约肌在H$^+$升高时，对儿茶酚胺类的反应性降低，因而松弛扩张；但微静脉、小静脉都不如此敏感，因而仍能在一定H$^+$限度内保持原口径。这种前松后不松的微循环血管状态，导致毛细血管容量不断扩大，回心血量减少，血压下降，严重时可发生休克。

（2）心脏收缩力减弱，搏出量减少：正常时Ca^{2+}与肌钙蛋白的钙受体结合是心肌收缩的重要步骤，但在酸中毒H$^+$与Ca^{2+}竞争而抑制了Ca^{2+}的这种结合，故心肌收缩性减弱。既可加重微循环障碍，也可因供氧不足而加重已存在的酸中毒。

（3）心律失常：当细胞外液H$^+$升高时，H$^+$进入细胞内换出K$^+$，使血钾浓度升高而出现高钾血症，从而引起心律失常。此外酸中毒时肾小管上皮细胞排H$^+$增多，竞争性地抑制排K$^+$，也是高钾血症的机制之一。再就是肾功能衰竭引起的酸中毒，高钾血症更为严重。此种心律失常表现为心脏传导阻滞和心室纤维性颤动。

2. 神经系统功能障碍。代谢性酸中毒时神经系统功能障碍主要表现为抑制，严重者可发生嗜睡或昏迷。其发病机制可能与下列因素有关：①酸中毒时脑组织中谷氨酸脱羧酶活性增强，故γ-氨基丁酸生成增多，该物质对中枢神经系统有抑制作用；②酸中毒时生物氧化酶类的活性减弱，氧化磷酸化过程也因而减弱，三磷酸腺苷生成也就减少，因而脑组织能量供应不足。

3. 骨骼系统的变化。慢性代谢性酸中毒如慢性肾功能衰竭、肾小管性酸中毒均可长时间存在达数年之久，由于不断从骨骼释放出钙盐，影响小儿骨骼的生长发育并可引起纤维性骨炎和佝偻病。在成人则可发生骨质软化病。

4. 呼吸系统表现。为呼吸加快加深，典型者称为 Kussmaul 呼吸。因为酸血症通过对中枢及周围化学感受器的刺激，兴奋呼吸中枢，从而使 CO_2 呼出增多，动脉血二氧化碳分压下降，酸中毒获得一定程度的代偿。

5. 除上面 4 个系统的影响外，还可使蛋白分解增多，造成营养不良。

（二）呼吸性酸中毒

由于在呼吸性酸中毒时，血中 H_2CO_3 增高，肺不能起代偿作用，主要由缓冲系统和肾排酸保碱来调节。故临床表现主要如下：

1. 呼吸困难、换气不足、气促、发绀、胸闷、头痛等。

2. 酸中毒加重，出现意识变化，有嗜睡、意识不清、谵妄、昏迷等。

3. CO_2 过量积贮，除引起血压下降外，可出现突发心室颤动（由于 Na^+ 进入细胞内，K^+ 移出细胞内，出现急性高钾血症）。

4. 急性或失代偿者血 pH 值下降，动脉血二氧化碳分压增高，二氧化碳结合力、碱剩余、标准碱剩余、缓冲总碱正常或稍增加；慢性呼吸性酸中毒或代偿者，pH 值下降不明显，动脉血二氧化碳分压增高，二氧化碳结合力、碱剩余、标准碱剩余、缓冲总碱均有增加；血 K^+ 可升高。

五、辅助检查

主要根据动脉血气分析及血、尿电解质结果做出判断。

六、诊断思路

酸中毒的诊断必须根据病史及实验室检查而进行全面诊断：

（一）代谢性酸中毒

血浆中 HCO_3^- 原发性减少所致。动脉血气分析：pH 值降低，动脉血二氧化碳分压降低，标准碱剩余严重降低。任何原因引起的体内非挥发性酸积聚或碱性物质丢失，均可导致代谢性酸中毒。多见于休克、高热、禁食及腹膜炎患者。由于体内酸性产生物堆积、脂肪分解等，使酮体积累，HCO_3^- 为缓冲这些物质消耗过多所致。各种消化道瘘使消化液大量丧失，急性肾功能衰竭、酸性或呈酸性药物摄入过多均可致代谢性酸中毒。临床中，还可见某些患者因被大量输入 0.9% 氯化钠、复方氯化钠注射液，造成体内 HCO_3^- 被稀释和 Cl^- 增多而致的高血氯性代谢性酸中毒。

（二）呼吸性酸中毒

血浆 H_2CO_3 原发性增高所致。动脉血气分析：pH 值降低，动脉血二氧化碳分压重度升高，标准碱剩余升高或不变。各种原因引起的通气减少均可导致呼吸性酸中毒，如呼吸道梗阻、肺本身疾病等。

七、临床诊断

（一）代谢性酸中毒

根据患者有严重腹泻、肠瘘或休克等病史，又有深而快的呼吸，即应怀疑有代谢性酸中毒。做动脉血气分析可以明确诊断并可了解代偿情况和酸中毒的严重程度。

（二）呼吸性酸中毒

患者有呼吸功能受影响的病史，又出现胸闷、呼吸困难、躁动不安等，即应怀疑有呼吸性酸中毒。动脉血气分析可以明确诊断。

八、鉴别诊断

（一）代谢性酸中毒

代谢性酸中毒的病因鉴别诊断中值得特别提出的是肾小管性酸中毒。目前认为任何代谢性酸中毒的患者，如果是成年人尿液 pH 值高于 5.3，儿童尿液 pH 值高于 5.6，都应当怀疑有 I 型肾小管性酸中毒存在。IV 型肾小管性酸中毒尿液的 pH 值都＜5.3，且有醛固酮缺乏和高钾血症。II 型肾小管性酸中毒为近端肾小管 HCO_3^- 重吸收减少，其尿液 pH 值不定，当血浆的 HCO_3^- 或肾小球滤出的 HCO_3^- 高于肾小管的重吸收阈值时，尿液中的 HCO_3^- 增多可使尿液 pH 值＞5.3。相反滤出的 HCO_3^- 低于肾小管的重吸收阈值时，尿液 pH 值可＜5.3，后者与 IV 型鉴别不难，尿液 pH 值＞5.3 者应与 I 型鉴别。

（二）呼吸性酸中毒

呼吸性酸中毒除了需要鉴别急性和慢性及在慢性呼吸性酸中毒基础上合并急性呼吸性酸中毒以外，还需要与代谢性酸碱平衡紊乱及合并代谢性酸碱中毒的混合性酸碱失衡鉴别。一般通过血气检测结合病因分析诊断并不困难，但是机体内酸碱是不断变化的。正常情况下酸碱维持动态平衡，疾病情况下影响酸碱变化的因素更为复杂，如病理改变、药物与治疗措施、机体代偿能力的变化等，特别是呼吸性酸中毒其发展和变化很快，因此在一些情况下也可发生呼吸性酸中毒诊断和鉴别诊断的困难。由于呼吸性酸中毒机体的代偿形式主要是肾脏泌 H^+ 和重吸收 HCO_3^- 增加，特别是慢性高碳酸血症的患者血液中动脉血二氧化碳分压增高，HCO_3^- 也明显增高。当采取任何增强通气的有效治疗后，动脉血二氧化碳分压可以迅速降低而 HCO_3^- 不可能迅速降低，结果导致高碳酸血症后的代谢性碱中毒。

九、救治方法

（一）代谢性酸中毒

1. 治疗原则。治疗原发病，纠正酸中毒。

2. 静脉内输注碱性药液。常用药物如下。

（1）碳酸氢钠：作用迅速，疗效确切。进入体液后，离解为 Na^+、HCO_3^-，后者与体液中 H^+ 结合成 H_2CO_3，分解为 CO_2 和 H_2O，排出体外。常用剂量：5％ $NaHCO_3$ 125～250 mL 静脉滴注。参考公式：$NaHCO_3$（mmol）＝体重（kg）×碱剩余（mmol）×0.2。可先输入计算值的 50％，再根据血液生化及动脉血气分析结果考虑再补充。用量过大，可引起钠负荷过重、血浆渗透压增高、心肌抑制等副作用，应予注意。

（2）乳酸钠：进入体液后分离成氢氧化钠和乳酸，前者与酸作用，转化为 $NaHCO_3$ 和 H_2O，后者在肝脏经氧化转化为 CO_2 和 H_2O，并释放热量。在组织缺氧或肝功能损害等情况下，特别是在有乳酸性酸中毒时不易采用。常用制剂：1.9％乳酸钠。一般将 11.2％乳酸钠（20 mL/支）用 5％葡萄糖注射液稀释为 100 mL 静脉滴注。

（3）氨丁三醇：进入体液后与 CO_2 和 H_2O 结合，或与 H_2CO_3 反应生成 HCO_3^-，以提高体液的 pH 值。氨丁三醇是不含钠的强有力的缓冲剂，作用强于 $NaHCO_3$，能在细胞内、外液同时起作用，而纠正酸中毒。氨丁三醇很快从尿中排出，带走酸性物质，而有利尿作用。常用剂量：3.6％氨丁三醇等渗溶液静脉滴注。是最适用于限钠摄入的患者。注意：氨丁三醇具有高度碱性，pH 值＝10，对组织刺激性大，故静脉滴注如漏出血管外，可引起组织和皮肤坏死、肌肉痉挛等。大量快速输注时可致呼吸抑制、低血压、低血糖及低血钙。

（二）呼吸性酸中毒

1. 治疗原则。治疗原发病，改善肺泡通气，必要时插入气管插管行机械通气，以排出过多的 CO_2。

2. 如病情较重，伴有中枢神经系统及心血管系统的症状时，也可给予 $NaHCO_3$ 静脉滴注。由于 $NaHCO_3$ 输入后可使血浆动脉血二氧化碳分压进一步增高，而恶化病情，故必须保证患者有足够的通气，利于 CO_2 排出。人工通气过度时，动脉血二氧化碳分压下降过快，可使 HCO_3^- 相对增加而导致细胞外液碱中毒。如此，不仅易发生低钾血症、低钙血症，且可使 CO_2 经血-脑屏障迅速从脑扩散出来，导致中枢性昏迷，甚至死亡。

十、诊疗探索

（一）起病缓急

急症患者静脉补碱，速度可较快，必要时行血液透析或腹膜透析；慢性者（如慢性肾功能衰竭、肾小管性酸中毒）应以口服补碱为主，同时需要加强病因治疗。

（二）病情轻重

轻症者主要治疗原发病，可输入足量的 0.9％氯化钠、5％葡萄糖氯化钠注射液、复方氯化钠注射液以通过肾重吸收 Na^+，排出 H^+ 来纠正酸中毒，或口服碳酸氢钠，重者则需静脉补碱。

（三）其他脏器功能状况

少尿、心力衰竭时要限制补液量和补液速度，肾前性少尿者应尽快改善末梢循环灌注；肝肾功能不全者不使用乳酸钠。

（四）纠正其他代谢紊乱

伴失水者可给 15％碳酸氢钠；水过多时给 4％碳酸氢钠；高钾血症宜选用乳酸钠；限钠时宜使用氨丁三醇；伴低血钾者及时补钾。

（五）预期目标

急重者要迅速补碱，但速度不宜太快。一般的目标是二氧化碳结合力为 20 mmol/L，pH 值为 7.2 为宜。过快可导致：

1. 动脉血二氧化碳分压升高，CO_2 通过血-脑屏障，致脑脊液 pH 值下降，加重神经损害。

2. 氧解离曲线左移，加剧组织缺氧。

3. $HCO_3^-/PaCO_2$ 平衡时间需 12～24 h，过快可致一过性代谢性碱中毒。

4. 加重心脏负荷。

十一、病因治疗

（一）代谢性酸中毒病因治疗

1. 乳酸性酸中毒。若为急性循环衰竭所致，重点在治疗原发病，纠正休克、缺氧，补以碳酸氢钠，不用乳酸钠。

2. 糖尿病酮症酸中毒。主要是补液和使用胰岛素降低血糖，仅在十分严重者才静脉补充少量碳酸氢钠。

3. 肾功能衰竭。给予血液透析或腹膜透析治疗。

4. 其他。如饥饿性者补充葡萄糖；严重脱水所致者补充液体；酒精性酸中毒者补充 0.9%氯化钠和葡萄糖等。

（二）呼吸性酸中毒病因治疗

积极治疗原发病，改善肺泡通气，必要时气管插管行机械通气，以排出潴留的 CO_2。

十二、最新进展

（一）糖尿病酮症酸中毒

1. 目前国内外提倡小剂量胰岛素持续静脉滴注，每小时 4~6 U/h。据 Alberti 及 Kresisberg 等总结近代不少医家临床经验，每小时静脉滴注 1~12 U，已能控制大多重症，因此倡议每小时静脉滴注或肌内注射 5 U 为可靠有效剂量，或 0.05~0.1 U/kg，如采用肌内注射时尚须先给初剂量 20 U。例如，每小时输入 5 U 左右胰岛素，可用 500 mL 的 0.9%氯化钠加入 50 U 胰岛素，调节速度每分钟 15 滴左右，这样的浓度及滴速大致相当于每小时输入 5 U 胰岛素，这样的剂量大致可使患者血糖每小时下降 5.5 mmol/L 左右。也有采用间歇静脉注射或肌内注射，每小时注射 1 次，为 0.1 U/kg。但间歇注射很难发挥持续作用，因为普通胰岛素静脉注射的半衰期为 4 min，肌内注射为 2 h，且肌内注射在糖尿病酮症酸中毒时影响胰岛素的吸收。小剂量胰岛素静脉滴注可使血糖稳定下降，每小时降低 4.2~6.16 mmol/L，有感染时约下降 2.8 mmol/L。这种疗法不仅可靠、有效、简便、安全，且很少发生低血钾、脑水肿和后期低血糖等严重副作用，病死率明显减少。所以，传统的大剂量胰岛素应用是不必要的。

2. 补液。糖尿病酮症酸中毒由于渗透性利尿引起严重脱水、电解质丢失、组织微循环灌注不良，使胰岛素不能发挥生物效应，故在给胰岛素的同时输入足量的液体和电解质是治疗的关键。输液速度应视脱水程度和病情而定，最好在中心静脉压监测下进行。若无心血管病，在头 24 h 补液量为 3~8 L，在治疗开始 4~6 h 内给予 24 h 总液量的 1/3~1/2，余量在 18~20 h 内静脉滴注。如较重病例第 1 h 应快速输液 0.9%氯化钠 1000 mL，以迅速纠正脱水，恢复有效血容量，第 2 小时起速度减半，即 1~2 h 予 0.9%氯化钠 500~1000 mL，当血糖降到 14 mmol/L 时，改予 5%葡萄糖注射液以每 4~8 h 给 1000 mL 慢速静脉滴注，持续到患者能饮食为止。首选液体是 0.9%氯化钠，除非血钠>155 mmol/L，方可考虑 1/2 张盐水，如伴有休克禁用低渗液。补液注意点：

（1）迅速补液时，须严密观察临床脱水症状，准确记录出入量。

（2）糖尿病患者有渗透性利尿，虽有严重脱水，每小时尿量仍在 100 mL 以上，如尿量减少，说明补液量不足，但在大量补液情况下，尿量仍很少，需警惕心力衰竭和急性肾功能衰竭的可能。

（3）脱水明显需开放 2 条静脉，一条快速补液，一条持续小剂量静脉滴注胰岛素，但高龄及心、肾功能不全者，输液速度酌减。

（4）当患者能进食，应鼓励患者饮水或进食，以减少静脉补液和葡萄糖量。

（5）若患者有低血压，最常见的原因是缺钠，只要肾功能良好，给予 0.9%氯化钠或复方氯化钠注射液即可。

3. 补钾。在治疗开始时患者血钾可减低、正常、甚至偏高，这是由于细胞内钾转移到血浆、肝内糖原分解出钾与血液浓缩造成。因此治疗前血钾水平不能真实反映体内血钾的浓度。经积极补液，应用胰岛素，循环重建后一方面血钾继续由尿中排出；另一方面血钾又重新回到细胞内，故治疗中血钾将进一步减低。因此，本病的补钾量：如治疗前血钾低于正常，开始治疗即应补钾，在 2~4 h 每小时补氯化钾 1~1.5 g；如治疗前血钾正常，每小时尿量>40 mL，可在输液及应用胰岛素同时，开始补钾；如治疗前血钾高于正常，则在应用胰岛素 4 h 后，根据尿量适当补钾，一般浓度为 0.3%，24 h 补钾总量不宜超过 10 g，使血钾保持在 4~5 mmol/L 为好。停止输液后改为口服，1 g/次，3 次/d，连用 5～7 d，或口服钾盐 1 周左右。

4. 补磷。糖尿病酮症酸中毒时磷在细胞内结合受阻，易溢出细胞外随尿排出。成人无机磷平均丢失 0.5～1.5 mmol/kg，总量最高达 320 mmol。治疗前血磷浓度同血钾，可呈现假性正常或偏高，治疗后由于磷酸盐又回到细胞内，且尿中排出增加，血磷骤降。严重低磷抑制心肌收缩，甚至导致意识障碍、溶血、肌溶解。一般认为补磷是有益的，有助酸中毒得到迅速纠正，意识恢复较快，病死率降低。若在治疗前血磷就偏低，可予 K_2HPO_4 2 g，KH_2PO_4 0.5 g，加入 500～1 000 mL 的 0.9％氯化钠中滴注，若患者有肾功能不全则不予补磷。

5. 补镁。有资料证实，糖尿病酮症酸中毒患者经补充胰岛素和液体后常发生低血镁，低镁程度与胰岛素用量略成正比。低镁原因：①高血糖抑制肾小管 Mg^{2+} 重吸收；②尿中丢失；③胰岛素促进 Mg^{2+} 进入细胞内，当糖尿病酮症酸中毒患者经充分补钾，血钾仍不上升或血钾正常而心电图异常时，应考虑低血镁可能。如心室节律紊乱，并非由低钾引起时应补镁，以 10～20 mmol 的镁静脉注射做急救治疗。具体用法，50％的硫酸镁 2.5～5 mL，稀释于 100 mL 液体中，予 30～60 min 内注入，并用心电图监测，必要时再予另一剂量。

6. 碱性药物。适当应用虽有利酸中毒的缓解，但有诱发致命性低血钾的危险性。碱性药物应用不当可导致多种不良反应：①促使钾加速进入细胞内与氢进行交换；②使血碳酸氢盐浓度增加，由于血中碳酸氢盐不易透过血-脑屏障，而二氧化碳很快进入脑脊液，从而可导致脑脊液中 pH 值过度下降，加重患者的意识障碍；③由于碳酸氢盐治疗 pH 值升高，酸中毒对氧释放代偿作用丧失，加重组织缺氧；④反跳性碱中毒；⑤钠过度负荷。糖尿病酮症酸中毒主要由于胰岛素极度缺乏，乙酰乙酸和 β-羟丁酸积聚所致，一旦补充胰岛素和输液后，即可得到缓解。因此目前很多作者反对糖尿病酮症酸中毒常规应用碱性药物，并认为一般轻度中毒患者经输液和应用胰岛素后，血酮即下降，酸中毒自行纠正；故 Alberti 等认为除非 pH 值<7.1，否则不必采用 $NaHCO_3$ 液治疗。对重度糖尿病酮症酸中毒者，其动脉血 pH 值<7.1 或二氧化碳结合力<9 mmol/L 时考虑应用等渗碳酸氢钠，可在 0.45％氯化钠注射液 1 000 mL 中加入 5％的碳酸氢钠 75～150 mL 静脉滴注，1 h 后复查血液 pH 值，直到 pH 值达 7.2 或二氧化碳结合力升至 14 mmol/L 以上停止补碱。

（二）乳酸性酸中毒

一旦发生，病死率极高，对治疗反应不佳，因而预防比治疗更为重要，具体措施如下：

1. 在糖尿病治疗中不用苯乙双胍，糖尿病控制不佳者可用胰岛素治疗。

2. 积极治疗各种可诱发乳酸性酸中毒的疾病。

3. 糖尿病患者应戒酒，并尽量不用可引起乳酸性酸中毒的药物。

4. 乳酸性酸中毒一旦发展并达到目前通用的诊断标准后，即使通过治疗能使乳酸下降，也无法改善预后。

杨全坤　窦清理　张在其

第十节　碱　中　毒

一、基本概念

碱中毒是指机体由于碱性物质摄入、生成过多或排出过少，也可由酸性物质排出过多而引起 HCO_3^-/H_2CO_3 比值>20：1，pH 值有高于正常值上限的趋势或大于上限，pH 值>7.45 称为失代偿性碱中毒，pH 值在正常值范围内称为代偿性碱中毒。按发病原因可以分为：

1. 代谢性碱中毒。是指体内酸丢失过多或者从体外进入过多碱的临床情况，主要生化表现为血 HCO_3^- 过高，动脉血二氧化碳分压增高。

2. 呼吸性碱中毒是指由于肺通气过度使血浆 H_2CO_3 浓度或动脉血二氧化碳分压原发性减少，而导致 pH 值升高。

二、常见病因

（一）代谢性碱中毒的基本原因

1. H^+ 丢失过多：如持续呕吐（幽门梗阻），持续胃肠减压等。

2. HCO_3^- 摄入过多。如消化性溃疡时大量服用碳酸氢钠。

3. 利尿排氯过多。尿中 Cl^- 与 Na^+ 的丢失过多，形成低氯性碱中毒。当血浆 HCO_3^- 升高后，血 pH 值升高，抑制呼吸中枢，呼吸变慢变浅，以保留 CO_2，使血液 H_2CO_3 增加以代偿。同时肾小管减少 H^+、NH_3 的生成，HCO_3^- 从尿排出增加，使得血浆中 HCO_3^-/H_2CO_3 的比值恢复 20：1。

（二）呼吸性碱中毒的基本原因

过多丢失 CO_2。常见于低氧血症、肺疾患、人工通气不当、水杨酸类中毒等。

三、发病机制

（一）代谢性碱中毒

1. 氢离子丢失过多。

（1）胃液丢失：常见于幽门梗阻或高位肠梗阻时的剧烈呕吐，直接丢失胃酸（HCl）。胃腺壁细胞生成 HCl，H^+ 是胃腺壁细胞由 $CO_2+H_2O \rightarrow H_2CO_3 \rightarrow H^+ + HCO_3^-$ 反应而来，Cl^- 则来自血浆。壁细胞中有碳酸酐酶促进此反应能迅速进行。H^+ 与 Cl^- 在胃腺腔内形成 HCl 分泌入胃内。进入小肠后 HCl 与肠液、胰液、胆汁等碱性消化液中的 $NaHCO_3$ 中和。碱性液的分泌是受 H^+ 入肠的刺激引起的。因此，如果 HCl 因呕吐而丢失，则肠液中 $NaHCO_3$ 分泌减少，体内将有潴留；再者，已分泌入肠的 $NaHCO_3$ 不被 HCl 中和，势必引起肠液中 HCO_3^- 升高而使其重吸收增加。这就使血中 HCO_3^- 上升而导致代谢性碱中毒。胃液大量丢失时可伴有 Cl^-、K^+ 的丢失和细胞外液容量减少，这些因素也与此时的代谢性碱中毒发生有关。低血 Cl^- 时，同符号负离子 HCO_3^- 增多以补偿之，低血 K^+ 时由于离子转移而 H^+ 移入细胞内，细胞外液容量减少时由于醛固酮分泌增多而促进 Na^+ 重吸收而促使 H^+ 和 K^+ 排出，这些均能引起代谢性碱中毒。

（2）肾脏排 H^+ 过多：肾脏排出 H^+ 过多主要是由于醛固酮分泌增加引起的。醛固酮能促进远曲小管和集合管排出 H^+ 及 K^+，而加强 Na^+ 的重吸收。H^+ 排出增多则由于 $H_2CO_3 \rightarrow H^+ + HCO_3^-$ 的反应，HCO_3^- 生成多，与 Na^+ 相伴而重吸收也增加，从而引起代谢性碱中毒，同时也伴有低钾血症。醛固酮分泌增加见于下列情况：①原发性醛固酮增多症。②库欣综合征常由垂体分泌促肾上腺皮质激素的肿瘤、原发性肾上腺皮质增生或肿瘤等所引起。皮质醇等激素的生成和释放增多，皮质醇也有盐皮质激素的活性，故也能导致代谢性碱中毒。③先天性肾上腺皮质增生分为两型，17-羟化酶缺乏型（非男性化）和 11-羟化酶缺乏型（男性化）。因为这些酶缺乏而导致皮质醇合成减少，血皮质醇水平下降反馈地引起垂体分泌过多促肾上腺皮质激素，促进肾上腺皮质合成并分泌更多去氧皮质酮和皮质酮。DOC 则具有明显的盐皮质激素活性。④Bartter综合征是以近球小体增生而肾素分泌增多为特点的综合征。通过肾素-血管紧张素-醛固酮系统引起醛固酮分泌增多，患者无高血压是因为其血管对血管紧张素-Ⅱ的反应性降低。由于患者前列腺素分泌增多，故近年也提出交感神经兴奋而使前列腺素增多从而导致肾素分泌增多的机制。例如，使用吲哚美辛抑制前列腺素合成，可以降低患者肾素及醛固酮水平，并使代谢性碱中毒及 Na^+、K^+ 恢复正常。⑤近球小体肿瘤，其细胞能分泌大量肾素，引起高血压及代谢性碱中毒。⑥甘草及其制剂长期大量使用时，由于甘草酸具有盐皮质激素活性，故能引起类似醛固酮增多时的代谢性碱中毒。⑦细胞外液容量减少时引起醛固酮分泌增多以加强 Na^+ 重吸收而保容量，可引起代谢性碱中毒。常见于呋塞米、依他尼酸钠等髓袢利尿剂使用或大量胃液丧失时。此种情况下，细胞外液每减少 1 L，血浆 HCO_3^- 约增加 1.4 mmol/L。呋塞米和依他尼酸钠除可使细胞外液减少外，其抑制肾小管髓袢升支对 Cl^-、Na^+ 的重吸收能导致到达远端曲管的 Na^+ 增多而使远端曲管排 H^+ 换 Na^+ 过程加强，这也与代谢性碱中毒的发生有关。⑧创伤和手术应激反应时有糖皮质激素分泌增多，常伴以代谢性碱中毒。

2. 碱性物质摄入过多。

(1) 碳酸氢盐摄入过多：例如，溃疡患者服用过量的碳酸氢钠，中和胃酸后导致肠内 $NaHCO_3$ 明显升高时，特别是肾功能有障碍的患者由于肾脏调节 HCO_3^- 的能力下降可导致碱中毒。此外，在纠正酸中毒时，输入碳酸氢钠过量也同样会导致碱中毒。

(2) 乳酸钠摄入过多：经肝脏代谢生成 HCO_3^-。见于纠正酸中毒时输入乳酸钠过量。

(3) 柠檬酸钠摄入过多：输血时多用柠檬酸钠抗凝。每 500 mL 血液中有柠檬酸钠16.8 mEq，经肝代谢可生成 HCO_3^-。故大量输血时（如快速输入 3 000～4 000 mL）可发生代谢性碱中毒。

(4) 缺钾：各种原因引起的血钾减少，可引起血浆 $NaHCO_3$ 增多而发生代谢性碱中毒。其机制有：①血清 K^+ 下降时，肾小管上皮细胞排 K^+ 相应减少而排 H^+ 增加，换回 Na^+、HCO_3^- 增加。此时的代谢性碱中毒，不像一般碱中毒时排碱性尿，它却排酸性尿，称为反常酸性尿。②血钾下降时，由于离子交换，K^+ 移至细胞外以补充细胞外液的 K^+，而 H^+ 则进入细胞内以维持电中性，故导致代谢性碱中毒（此时细胞内却是酸中毒，当然细胞内缓冲物质可以缓冲进入细胞内的 H^+）。

(5) 缺氯：由于 Cl^- 是肾小管中唯一的容易与 Na^+ 相继重吸收的阴离子，当原尿中 Cl^- 降低时，肾小管便加强 H^+、K^+ 的排出以换回 Na^+，HCO_3^- 的重吸收增加，从而生成 $NaHCO_3$。因此低氯血症时由于失 H^+、K^+ 而 $NaHCO_3$ 重吸收有增加，故能导致代谢性碱中毒。此时患者尿 Cl^- 是降低的。另外，前述之呋塞米及依他尼酸钠能抑制髓袢升支粗段对 Cl^- 的主动重吸收从而造成缺 Cl^-。此时远端曲管加强排 H^+、K^+ 以换回到达远端曲管过多的 Na^+。故同样可导致代谢性碱中毒。此时患者尿 Cl^- 是升高的。呕吐失去 HCl，就是失 Cl^-，血浆及尿中 Cl^- 下降，通过上述原尿中 Cl^- 降低机制促使代谢性碱中毒发生。

(二) 呼吸性碱中毒

1. 精神性过度通气。这是呼吸性碱中毒的常见原因，但一般均不严重。严重者可以有头晕、感觉异常，偶尔有搐搦。常见于癔症发作患者。

2. 代谢性过程异常。甲状腺功能亢进及发热等时，通气可明显增加，超过了应排出的 CO_2 量，可导致呼吸性碱中毒，但一般也不严重。但都说明通气量并非单单取决于体液中 H^+ 和动脉血二氧化碳分压，也与代谢强度和需氧情况有关。此时的通气过度可能是肺血流量增多通过反射性反应引起的。

3. 乏氧性缺氧。乏氧性缺氧时的通气过度是对乏氧的代偿，但同时可以造成 CO_2 排出过多而发生呼吸性碱中毒。常见于进入高原、高山或高空的人；胸廓及肺病变如肺炎、肺栓塞、气胸、肺瘀血等引起胸廓、肺血管或肺组织传入神经受刺激而反射性通气增加的患者；此外，有些先心病患者，由于右至左分流增加而导致低张性低氧血症也能出现过度通气。这些均引起血浆 H_2CO_3 下降而出现呼吸性碱中毒。

4. 中枢神经系统疾患。脑炎、脑膜炎、脑肿瘤、脑血管意外及颅脑损伤患者中有的呼吸中枢受到刺激而兴奋，出现通气过度。

5. 水杨酸中毒。水杨酸能直接刺激呼吸中枢使其兴奋性升高，对正常刺激的敏感性也升高。因而出现过度通气。

6. 革兰阴性杆菌脓毒症。革兰阴性杆菌进入血路而繁殖的患者，在体温血压还没有发生变化时即可出现明显的通气过度。动脉血二氧化碳分压有低至 17 mmHg 者。此变化非常有助于诊断。其机制尚不清楚，因为动物实验中未能成功复制此一现象。

7. 人工呼吸过度。

8. 肝硬化。有腹腔积液及血 NH_3 升高者可出现过度通气。可能系 NH_3 对呼吸中枢的刺激作用引起的。当然，腹腔积液上抬横隔也有刺激呼吸的作用，但是非肝硬化的腹腔积液患者却无过度通气的反应。

9. 代谢性酸中毒突然被纠正。例如，使用 $NaHCO_3$ 纠正代谢性酸中毒，细胞外液 HCO_3^- 浓度迅速升至正常，但通过血脑浆屏障很慢，12～24 h，此时脑内仍为代谢性酸中毒，故过度通气仍持续存在。这就造成 H_2CO_3 过低的呼吸性碱中毒。

10. 妊娠。有中等程度的通气增加，它超过 CO_2 产量，目前认为系黄体酮对呼吸中枢的刺激作用，一些合成的黄体酮制剂也有此作用。妊娠反应期因呕吐、饮食不足可发生酮症酸中毒，妊娠反应期过后则可发生呼吸性碱中毒，有时引起手足抽搐。

四、临床特征

（一）代谢性碱中毒

1. 神经肌肉系统。血浆 pH 值升高时，脑内 γ-氨基丁酸血清转氨酶活性增高而谷氨酸脱羧酶活性降低，使 γ-氨基丁酸分解增强而生成减少，其对神经的抑制作用减低，出现烦躁不安、神经错乱、谵妄等。急性代谢性碱中毒，游离钙减少，神经肌肉应激性增高，表现为肌肉抽动、腱反射亢进等。

2. 心血管系统。K^+ 在碱中毒时容易从细胞外进入细胞内，形成低钾血症，患者可因此出现各种心律失常。

3. 呼吸系统。碱血症抑制呼吸中枢，换气量减少，使动脉血二氧化碳分压上升。一般 HCO_3^- 每上升 1 mmol，动脉血二氧化碳分压增加 0.7 mmHg。如果同时合并有慢性肺部疾患，可导致严重的低氧血症。

（二）呼吸性碱中毒

由于动脉血二氧化碳分压减低，呼吸中枢受抑制，临床表现呼吸由深快转为快浅、短促，甚至间断叹息样呼吸，提示预后不良。由于组织缺氧，患者有头痛、头晕及精神症状。由于血清游离钙降低引起感觉异常，如口周和四肢麻木及针刺感，甚至搐搦、痉挛、Trousseau 征阳性。

五、辅助检查

（一）代谢性碱中毒

1. 测血 pH 值和 HCO_3^- 含量增高，血钾、血氯降低。
2. 临床上代谢性碱中毒常由幽门梗阻所致，可做 X 线钡餐或胃镜检查确诊。

（二）呼吸性碱中毒

动脉血气分析显示 pH 值升高，动脉血二氧化碳分压降低。

六、诊断思路

（一）代谢性碱中毒

根据病史可做出初步诊断。一般无明显症状，有时可有呼吸变浅变慢，或精神异常。可有低钾血症和缺水的临床表现。动脉血气分析提示血液 pH 值和标准碱剩余均增高，二氧化碳结合力、缓冲总碱、碱剩余也升高，血 K^+、Cl^- 可减少。

（二）呼吸性碱中毒

根据是肺泡通气过度的病史，体内生成的 CO_2 排出过多，以致动脉血二氧化碳分压降低，最终引起低碳酸血症，血 pH 值上升。动脉血气分析显示 pH 值升高，动脉血二氧化碳分压降低。

七、临床诊断

（一）代谢性碱中毒

1. 有代谢性疾病史。

2. 呼吸浅慢。

3. 躁动、兴奋、有手足搐搦、腱反射亢进等。

4. 动脉血气分析提示血液 pH 值和标准碱剩余均增高，二氧化碳结合力、缓冲总碱、碱剩余也升高，血 K^+、Cl^- 可减少。

（二）呼吸性碱中毒

1. 有过度换气的病史。

2. 呼吸深快，头晕，胸闷，手足面部麻木。

3. 动脉血气分析显示 pH 值升高，动脉血二氧化碳分压降低。

八、鉴别诊断

通过动脉血气分析，代谢性碱中毒与其他类型的单纯性酸碱平衡紊乱鉴别不难，但对混合型酸碱平衡紊乱如代谢性碱中毒合并代谢性酸中毒、代谢性碱中毒合并呼吸性碱中毒、代谢性碱中毒合并呼吸性酸中毒，必须注意鉴别。如慢性高碳酸血症患者常可并发代谢性碱中毒。慢性高碳酸血症时 HCO_3^- 增高是机体的代偿，代谢性碱中毒时动脉血二氧化碳分压增高也是机体的代偿。因此患者是代谢性碱中毒，还是代谢性碱中毒合并慢性高碳酸血症，最简单的鉴别方法即是治疗代谢性碱中毒，随后复查动脉血二氧化碳分压，如果动脉血二氧化碳分压仍持续增高，患者合并高碳酸血症或呼吸性酸中毒。此外，计算肺泡-动脉氧分压差也有助于诊断（正常值为 5~15 mmHg），因慢性呼吸性酸中毒患者的 $P(A-a)O_2$ 经常是升高的，计算出 $P(A-a)O_2$ 如果正常，则表明是原发性代谢性碱中毒。但是 $P(A-a)O_2$ 增高也不能就肯定是慢性高碳酸血症或呼吸性酸中毒，因为许多急性和慢性肺疾患时可以有 $P(A-a)O_2$ 增高而不伴有二氧化碳潴留。高碳酸血症的程度对确定患者是否伴有慢性呼吸性酸中毒也有帮助，一般代谢性碱中毒在不合并高碳酸血症即呼吸性酸中毒的情况下动脉血二氧化碳分压在 55~60 mmHg 以上是极少见的。

九、救治方法

（一）代谢性碱中毒

1. 处理原发病。

2. 纠正低钾血症或低氯血症。如补充 KCl、NaCl、$CaCl_2$、NH_4Cl 等。其中 NH_4Cl 既能纠正碱中毒也能补充 Cl^-，不过肝功能障碍患者不宜使用，因 NH_4Cl 需经肝代谢。

3. 纠正碱中毒。轻度碱中毒可使用 0.9% 氯化钠静脉滴注即可收效，盐水中 Cl^- 含量高于血清中 Cl^- 含量约 1/3，故能纠正低氯性碱中毒。重症碱中毒患者可给予一定量酸性药物，如精氨酸、氯化铵等。计算需补给的酸量可采用下列公式：需补给的酸量（mmol）=（测得的 SB-CO_2CP 正常的 SB 或 CO_2CP）×体重（kg）×0.2，可使用碳酸酐酶抑制剂如乙酰唑胺以抑制肾小管上皮细胞中 H_2CO_3 的合成，从而减少 H^+ 的排出和 HCO_3^- 的重吸收。也可使用稀 HCl 以中和体液中过多的 $NaHCO_3$。

醛固酮受体拮抗剂可减少 H^+、K^+ 从肾脏排出，也有一定疗效。

（二）呼吸性碱中毒

1. 积极防治原发病。

2. 降低患者的通气过度，如精神性通气过度可用镇静剂。

3. 为提高动脉血二氧化碳分压可用纸袋或长筒袋罩住口鼻，以增加呼吸道无效腔，减少 CO_2 的呼出和丧失。也可吸入含 5% CO_2 的氧气，达到对症治疗的作用。

4. 手足搐搦者可静脉适量补给钙剂以增加血浆 Ca^{2+} 含量。

十、诊疗探索

（一）低碳酸血症与组织氧合

在组织和细胞水平上，低碳酸血症和呼吸性碱中毒可导致体内氧供需失调，加重患者组织缺血缺氧。虽然过度通气可增加肺泡氧分压，但呼吸性碱中毒可使支气管痉挛，抑制缺氧性肺血管收缩，使肺通气-血流比例失调和肺内分流增加，导致动脉血二氧化碳分压降低；低碳酸血症和碱中毒均可使氧离曲线左移，血红蛋白氧解离困难；低碳酸血症和碱中毒还可使体循环动脉血管收缩，导致组织血流灌注量减少。此外，碱中毒增加细胞兴奋性和肌肉收缩性，使组织耗氧量增加。

（二）低碳酸血症与脑

由于血液和脑脊液之间 CO_2 转移不受血-脑屏障的限制，呼吸性酸碱紊乱对脑脊液的影响较代谢性酸碱紊乱更为明显。低碳酸血症可导致明显脑脊液碱中毒，使得脑血管收缩和血流量减少，导致脑组织缺血缺氧，患者可出现明显精神症状。基于低碳酸血症和脑脊液碱中毒诱发脑血管收缩和血流量减少的原理，诱导性过度通气和中-重度低碳酸血症（动脉血二氧化碳分压 $20 \sim 25$ mmHg）常被临床用来防治颅脑外伤等原因所致脑水肿和颅内高压。

（三）低碳酸血症与肺

低碳酸血症对支气管和肺实质均有不同程度的影响。低碳酸血症可诱发支气管收缩和支气管黏膜毛细血管通透性增加从而增加气道的阻力。低碳酸血症是支气管哮喘急性发作时的临床特征之一，也是引起支气管痉挛的重要原因之一。动物实验发现支气管哮喘发作诱发的低碳酸血症加重了气道痉挛。临床研究发现支气管哮喘患者低碳酸血症的严重程度与其气道阻力有显著的关系，低碳酸血症进一步增加气道阻力，后者又加重肺过度通气和低碳酸血症。另外，低碳酸血症可能是部分难治性支气管哮喘发生的原因。

（四）低碳酸血症与心脏

低碳酸血症不仅可诱发冠状动脉收缩甚至痉挛，还可使血管通透性增加与血小板的聚集，导致冠状动脉及其分支阻力增加血流减少，使血氧供应较少；同时又因心肌兴奋性增加和收缩性增强导致耗氧量增加，从而发生心肌氧供需失调，导致心肌缺血缺氧。轻者导致患者胸部不适，重者诱发心绞痛，类似于冠脉综合征的表现。低碳酸血症所致的心肌缺血缺氧与危重病患者的心律失常的关系也十分密切，可表现为窦性心动过速或室上性心动过速，室性期前收缩与房性期前收缩等。

十一、病因治疗

（一）呼吸性碱中毒病因治疗

1. 发热给予退热处理。

2. 中枢神经系统损害给予脱水、降颅内压和神经生长因子等治疗。

3. 癔症给予镇静治疗。

4. 呼吸机通气过度给予调整参数，减少通气频率和（或）潮气量。

5. 肝病患者给予护肝及必要时降血氨治疗。

（二）代谢性碱中毒病因治疗

1. 剧烈呕吐者给予止吐治疗。

2. 过多使用利尿剂如氢氯噻嗪等需要立即停用，以防止进一步造成低钾、低氯。

3. 醛固酮增多给予螺内酯治疗。

4. 慢性高碳酸血症给予增加通气量，降低动脉血二氧化碳分压。

5. 原发性肾上腺皮质功能亢进给予相应处理。

十二、最新进展

巴特综合征是一种罕见的肾小管疾病，表现为高醛固酮血症、低钾性代谢性碱中毒和多尿、低血容量、低血压、肌无力及生长发育迟缓等一系列实验室和临床特征。巴特综合征为常染色体隐性遗传。到目前为止，发现至少 5 个基因序列与巴特综合征有关，分别构成了 5 种类型的巴特综合征：BS-1 型为 15 号染色体长臂（15q15～21.1）的 *SLC12A1* 基因突变；BS-2 型为 11 号染色体长臂（11q21～25）的 *KCNJ1* 基因突变；BS-3 型为 1 号染色体短臂（1p36）的 *ClCNKb* 基因突变；BS-4 型为 *BSND* 基因突变；BS-5 型为细胞外钙离子感受体（*CaR*）基因突变。不同分型的巴特综合征临床表现各异。到目前为止，巴特综合征不能治愈。治疗措施主要为纠正电解质失衡，如低钾血症和可能存在的低镁血症。

持续严重低碳酸血症不仅造成严重的酸碱失衡和电解质紊乱，还可以造成组织和器官缺血缺氧，对危重病患者脑、心、肺等重要器官的代谢和功能均有明显的负面效应，致使原发病加重，甚至影响患者的预后。治疗性低碳酸血症目前临床上仅限于抢救危及生命的颅内高压和新生儿肺动脉高压，而且在实施时须仔细权衡其利与弊。预防性低碳酸血症对于颅脑外伤等患者无益，应避免使用。对于因呼吸机等使用不当等所致的医源性低碳酸血症和呼吸性碱中毒应该及早发现并采取措施纠正。

杨全坤　窦清理　张在其

第十一节　混合性酸碱失衡

一、基本概念

混合性酸碱失衡是指患者同时存在两种或两种以上的单纯性酸碱平衡失常，包括二重性酸碱失衡和三重性酸碱失衡。在二重性酸碱失衡中通常把两种酸中毒或两种碱中毒合并存在，使 pH 值向同一方向移动的情况称为酸碱一致型或相加性酸碱失衡（呼吸性酸中毒合并代谢性酸中毒、呼吸性碱中毒合并代谢性碱中毒），如果是一种酸中毒与一种碱中毒合并存在（呼吸性酸中毒合并代谢性碱中毒、呼吸性碱中毒合并代谢性酸中毒、代谢性酸中毒合并代谢性碱中毒），使 pH 值向相反的方向移动时，称为酸碱混合性或相消性酸碱失衡。由于呼吸性酸、碱中毒不能同时存在，但代谢性酸、碱中毒却可并存，所以三重性酸碱失衡仅包括呼吸性酸中毒合并代谢性酸中毒、代谢性碱中毒和呼吸性碱中毒合并代谢性酸中毒及代谢性碱中毒两种类型。

二、常见病因

（一）呼吸性酸中毒合并代谢性酸中毒

1. 慢性呼吸性酸中毒。如阻塞性肺疾病同时发生中毒性休克伴有乳酸性酸中毒。

2. 心跳呼吸骤停。发生急性呼吸性酸中毒和因缺氧发生乳酸性酸中毒。

（二）呼吸性酸中毒合并代谢性碱中毒

慢性阻塞性肺疾病发生高碳酸血症，又因肺心病心力衰竭而使用利尿剂如呋塞米、依他尼酸钠等引起代谢性碱中毒的患者。

（三）呼吸性碱中毒合并代谢性酸中毒

1. 肾功能不全患者有代谢性酸中毒，又因发热而过度通气引起呼吸性碱中毒。

2. 肝功不全患者可因 NH_3 的刺激而过度通气，同时又因代谢障碍致乳酸性酸中毒。

3. 水杨酸剂量过大引起代谢性酸中毒，同时刺激呼吸中枢而导致过度通气。

（四）呼吸性碱中毒合并代谢性碱中毒

1. 发热呕吐患者，有过度通气引起的呼吸性碱中毒和呕吐引起的代谢性碱中毒。

2. 肝硬化患者有腹腔积液，因 NH_3 的刺激而通气过度，同时使用利尿剂或有呕吐。

（五）代谢性酸中毒合并代谢性碱中毒

可见于急性肾功能衰竭患者有呕吐或行胃吸引术时。

（六）呼吸性酸中毒合并代谢性酸中毒及代谢性碱中毒

可见于老年肺心病呼吸衰竭患者，如果感染控制不佳，呼吸道未及时畅通，则二氧化碳潴留造成呼吸性酸中毒；持续缺氧、进食少加之肾动脉硬化、肾功能不全、休克等可发生代谢性酸中毒；大量使用排钾利尿剂及糖皮质激素、呕吐等常致低钾、低氯，补碱过量可致代谢性碱中毒，这样在呼吸性酸中毒基础上合并代谢性酸中毒、代谢性碱中毒。

（七）呼吸性碱中毒合并代谢性酸中毒及代谢性碱中毒

可见于呼吸机使用不当，过度通气所致，多为医源性。

三、发病机制

（一）呼吸性酸中毒合并代谢性酸中毒机制

在通气障碍 CO_2 潴留基础上，由于低氧血症导致有机酸的产生增多，阴离子间隙增高。

（二）呼吸性酸中毒合并代谢性碱中毒机制

在通气障碍 CO_2 潴留基础上，又加其他原因如利尿、补碱、低钾、低氯血症，导致 HCO_3^- 增高超过代偿限度。

（三）呼吸性碱中毒合并代谢性酸中毒机制

代谢性酸中毒引起代偿性过度通气而发生呼吸性碱中毒。

（四）呼吸性碱中毒合并代谢性碱中毒机制

临床较少见，常在呼吸机治疗时发生。

（五）代谢性酸中毒合并代谢性碱中毒机制

在糖尿病或肾功能衰竭时因利尿、补碱、低钾、低氯血症发生。

四、临床特征

混合性酸碱失衡时，原有代偿反应不复存在，而病理生理变化比较复杂，临床表现可能不典型，因此，要通过仔细询问病史与动脉血气分析的结果做出初步诊断。混合性酸碱失衡可有多种组合，但显然不可能有呼吸性酸中毒和呼吸性碱中毒的合并发生。当两种原发性障碍使 pH 值向同一方向变动时，则 pH 值偏离正常更为显著，如代谢性酸中毒合并呼吸性酸中毒的患者其 pH 值比单纯一种障碍更低。当两种障碍使 pH 值向相反的方向变动时，血浆 pH 值取决于占优势的一种障碍，其变动幅度因受另外一种抵消而不及单纯一种障碍那样大。如果两种障碍引起 pH 值相反的变动正好互相抵消，则患者血浆 pH 值可以正常，如代谢性酸中毒合并呼吸性碱中毒。

五、辅助检查

根据动脉血气分析及血电解质结果做出判断。

六、诊断思路

（一）呼吸性酸中毒合并代谢性酸中毒动脉血气分析及血电解质结果特点

pH 值降低严重，HCO_3^- 降低，动脉血二氧化碳分压升高。

（二）呼吸性酸中毒合并代谢性碱中毒动脉血气分析特点

pH 值升高或降低或不变，HCO_3^- 重度升高，动脉血二氧化碳分压重度升高。

（三）呼吸性碱中毒合并代谢性碱中毒动脉血气分析特点

pH 值重度升高，动脉血二氧化碳分压降低，HCO_3^- 升高。

（四）呼吸性碱中毒合并代谢性酸中毒动脉血气分析特点

pH 值升高或降低或不变，HCO_3^- 严重降低，动脉血二氧化碳分压严重降低。

（五）代谢性酸中毒合并代谢性碱中毒动脉血气分析及血电解质结果特点

根据两种紊乱严重程度，血浆 pH 值、动脉血二氧化碳分压、HCO_3^- 都可正常或偏高、偏低。

（六）三重性酸碱失衡动脉血气分析特点

由于两种代谢性紊乱各自程度不同，血浆 HCO_3^- 浓度可以增加、减少或处于正常范围。血 pH 值和动脉血二氧化碳分压也同样因上升和下降的因素同时存在而无固定结果。由于三重性酸碱失衡比较复杂，必须在充分了解原发病及病情变化的基础上，结合实验室检查，进行综合分析才能得出正确结论。

七、临床诊断

混合性酸碱失衡比较复杂，必须在充分研究分析疾病发生发展过程的基础上才能做出判断。尽管如此，有少数混合性酸碱失衡仍然难以确定。

（一）二重性酸碱失衡

因为涉及机体代偿问题，需借助代偿预计公式判断。近年来国内外陆续发表了几种代偿公式，对判断结果影响不大，用 Carrol 公式判断更严密。如果测定值落在代偿值范围内表示代偿正常，如果低于或超过预计代偿范围表示存在二重性酸碱失衡。例如，实测动脉血二氧化碳分压值超过预计代偿值上限时，定为呼吸性酸中毒合并代谢性碱中毒；实测动脉血二氧化碳分压值低于预计代偿值下限时，定为呼吸性碱中毒合并代谢性酸中毒，在代偿范围内时，为单纯性代谢性酸中毒，其余可依法类推。

（二）三重性酸碱失衡

判断必须联合使用预计代偿公式、阴离子间隙和潜在 HCO_3^-。其判断步骤分为以下三步：首先确定呼吸性酸碱失衡类型，选用呼吸性酸中毒或呼吸性碱中毒预计代偿公式，计算 HCO_3^- 代偿范围。动脉血二氧化碳分压＞45 mmHg 为呼吸性酸中毒，动脉血二氧化碳分压＜35 mmHg 为呼吸性碱中毒。呼吸性酸中毒代偿公式：预计 $HCO_3^-=24+0.35×\Delta PaCO_2±5.58$；呼吸性碱中毒代偿公式：预计 $HCO_3^-=24+0.49×\Delta PaCO_2±1.72$。然后计算阴离子间隙，判断是否并发高阴离子间隙代谢性酸中毒。最后应用潜在 HCO_3^- 判断代谢性碱中毒，即将潜在 HCO_3^- 与呼吸性酸中毒或呼吸性碱中毒预计代偿公式计算所得 HCO_3^- 代偿范围相比，如果潜在 HCO_3^- 大于预计值，则判断为代谢性碱中毒。

八、鉴别诊断

1. 急性呼吸性酸中毒 HCO_3^- 最高不会超过 30 mmol/L，慢性呼吸性酸中毒由于肾脏参与代偿 HCO_3^- 最高可达 55 mmol/L。

2. 呼吸性碱中毒动脉血二氧化碳分压可因过度通气而下降，但一般不会低于 16～18 mmHg。

3. 代谢性酸中毒呼吸代偿动脉血二氧化碳分压下降成人一般不会低于 10～12 mmHg，儿童不低于 6～8 mmHg。

4. 代谢性碱中毒呼吸代偿动脉血二氧化碳分压上升一般不会超过 55 mmHg，超过这一数值会因动脉血二氧化碳分压的下降而刺激呼吸中枢兴奋。

5. 动脉血二氧化碳分压和 HCO_3^- 超过上述代偿极限多见于混合性酸碱失衡。

6. 不存在"代偿过度"，如呼吸性酸中毒不可能因代偿而升高到碱中毒水平。

九、救治方法

（一）代谢性酸中毒

1. 治疗原则。治疗原发病，纠正酸中毒。

2. 静脉内输注碱性药液。常用药物如下。

（1）碳酸氢钠：作用迅速，疗效确切。进入体液后，离解为 Na^+、HCO_3^-，后者与体液中 H^+ 结合成 H_2CO_3，分解为 CO_2 和 H_2O，排出体外。常用剂量：5％$NaHCO_3$125～250 mL 静脉滴注。参考公式：$NaHCO_3$（mmol）＝体重（kg）×碱剩余（mmol）×0.2。可先输入计算值的50％，再根据血液生化及动脉血气分析结果考虑再补充。用量过大，可引起钠负荷过重、血浆渗透压增高、心肌抑制等副作用，应予注意。

（2）乳酸钠：进入体液后分离成氢氧化钠和乳酸，前者与酸作用，转化为 $NaHCO_3$ 和 H_2O，后者在肝脏经氧化转化为 CO_2 和 H_2O，并释放热量。在组织缺氧或肝功能损害等情况下，特别是在有乳酸性酸中毒时不宜采用。常用制剂：1.9％乳酸钠。一般将 11.2％乳酸钠（20 mL/支）用 5％葡萄糖稀释为 100 mL 静脉滴注。

（3）氨丁三醇：进入体液后与 CO_2 和 H_2O 结合，或与 H_2CO_3 反应生成 HCO_3^-，以提高体液的 pH 值。氨丁三醇是不含钠的强有力的缓冲剂，作用强于 $NaHCO_3$，能在细胞内、外液同时起作用，而纠正酸中毒。氨丁三醇很快从尿中排出，带走酸性物质，而有利尿作用。常用 3.6％氨丁三醇等渗溶液静脉滴注，是最适用于限钠摄入的患者。注意：氨丁三醇具有高度碱性，pH 值为 10，对组织刺激性大，故静脉滴注如漏出血管外，可引起组织和皮肤坏死、肌肉痉挛等。大量快速输注时可致呼吸抑制、低血压、低血糖及低血钙等情况发生。

（二）呼吸性酸中毒

1. 治疗原则。治疗原发病，改善肺泡通气，必要时插入气管插管行机械通气，以排出过多的 CO_2。

2. 如病情较重，伴有中枢神经系统及心血管系统的症状时，也可给予 $NaHCO_3$ 静脉滴注。由于 $NaHCO_3$ 输入后可使血浆动脉血二氧化碳分压进一步增高，而恶化病情，故必须保证患者有足够的通气，利于 CO_2 排出。人工通气过度时，动脉血二氧化碳分压下降过快，可使 HCO_3^- 相对增加而导致细胞外液碱中毒。如此，不仅易发生低钾血症、低钙血症，且可使 CO_2 经血-脑屏障迅速从脑扩散出来，导致中枢性昏迷，甚至死亡。因而在治疗时，要注意使增高的动脉血二氧化碳分压逐渐下降。酸中毒严重时，如患者昏迷可给氨丁三醇治疗，以中和过高的 H^+。

（三）代谢性碱中毒

1. 处理原发病。积极防治引起代谢性碱中毒的原发病。

2. 纠正低钾血症或低氯血症。如补充 KCl、$NaCl$、$CaCl_2$、NH_4Cl 等。其中 NH_4Cl 既能纠正碱中毒也能补充 Cl^-，不过肝功能障碍患者不宜使用，因 NH_4Cl 需经肝代谢。

3. 纠正碱中毒。轻度碱中毒使用 0.9% 氯化钠静脉滴注即可收效，盐水中 Cl^- 含量高于血清中 Cl^- 含量约 1/3，故能纠正低氯性碱中毒。重症碱中毒患者可给予一定量酸性药物，如精氨酸、氯化铵等。计算需补给的酸量可采用下列公式：需补给的酸量（mmol）＝（测得的 SB 或 CO_2CP-正常的 SB 或 CO_2CP）×体重（kg）×0.2。可使用碳酸酐酶抑制剂如乙酰唑胺以抑制肾小管上皮细胞中 H_2CO_3 的合成，从而减少 H^+ 的排出和 HCO_3^- 的重吸收。也可使用稀 HCl 以中和体液中过多的 $NaHCO_3$。大约是 1 mEq 的酸可降低血浆 HCO_3^- 5 mEq/L 左右。醛固酮受体拮抗剂可减少 H^+、K^+ 从肾脏排出，也有一定疗效。

（四）呼吸性碱中毒

1. 积极防治原发病。

2. 降低患者的通气过度，如精神性通气过度可用镇静剂。

3. 为提高动脉血二氧化碳分压可用纸袋或长筒袋罩住口鼻，以增加呼吸道无效腔，减少 CO_2 的呼出和丧失。也可吸入含 5% CO_2 的氧气，以达到对症治疗的作用。

4. 手足搐搦者可静脉适量补给钙剂以增加血浆 Ca^{2+}（缓注 10% 葡萄糖酸钙 10 mL）。

十、诊疗探索

两种或者三种原发因素同时改变机体的酸碱状态时，可导致机体发生混合性酸碱失衡。一般情况下，阴离子间隙对混合性酸碱失衡能做出有无代谢性酸中毒的判断，对有无代谢性碱中毒则不能判断，需要计算血清 CO_2 的变化才能明确，这种计算称为碳酸氢盐间隙。

阴离子间隙是常规应用于代谢性酸中毒的一个重要指标。如果高阴离子间隙代谢性酸中毒是唯一的酸碱失衡，那么阴离子间隙的增加和碳酸氢盐（血清 CO_2）的降低之间的关系应该是 1∶1，即正常情况下，阴离子间隙增加的值（△AG）与血清 CO_2 降低值（$\triangle CO_2$）相等，即差值为 0（△AG－$\triangle CO_2$＝0），也就是碳酸氢盐间隙为零。反之，如果阴离子间隙升高且碳酸氢盐间隙明显偏离零，不论是正值还是负值，均提示患者有混合性酸碱失衡存在。方法：第一步按 $AG＝Na^+－（Cl^-＋CO_2）$，先计算出阴离子间隙值。如阴离子间隙升高，则进行下一步计算：$\triangle AG＝（AG－12）$ mmol/L；$\triangle CO_2＝（27－CO_2）$ mmol/L；碳酸氢盐间隙＝（△AG-$\triangle CO_2$）mmol/L。如碳酸氢盐间隙为正值，则有下列可能：高阴离子间隙代谢性酸中毒合并代谢性碱中毒和（或）呼吸性酸中毒的 HCO_3^- 的代偿性增加。如碳酸氢盐间隙为负值，则有下列可能：高阴离子间隙代谢性酸中毒合并高血氯性代谢性酸中毒和（或）呼吸性碱中毒的 HCO_3^- 的代偿性减少。一般以碳酸氢盐间隙＞6 mmol/L 或＜－6 mmol/L 为异常。

如果阴离子间隙正常，则无须计算碳酸氢盐间隙。本法不仅可判断二重性酸碱失衡，而且还可判断三重性酸碱失衡。

十一、病因治疗

（一）代谢性酸中毒病因治疗

1. 乳酸性酸中毒。若为急性循环衰竭所致，重点在治疗原发病，纠正休克、缺氧，补以碳酸氢钠，不用乳酸钠。

2. 糖尿病酮症酸中毒。主要是补液和使用胰岛素降低血糖，仅在十分严重时才静脉补充少量碳酸氢钠。

3. 肾功能衰竭。给予血液透析或腹膜透析治疗。

4. 其他。如饥饿者补充葡萄糖；严重脱水所致者补充液体；酒精性酮症酸中毒者补充 0.9% 氯化钠和葡萄糖等。

（二）呼吸性酸中毒病因治疗

积极治疗原发病，改善肺泡通气，必要时气管插管行机械通气，以排出潴留的 CO_2。

（三）代谢性碱中毒病因治疗

1. 剧烈呕吐者给予止吐治疗。

2. 过多使用利尿剂如氯噻嗪等须要立即停用，以防止进一步造成低钾、低氯。

3. 醛固酮增多给予螺内酯治疗。

4. 慢性高碳酸血症给予增加通气量，降低动脉血二氧化碳分压。

5. 原发性肾上腺皮质功能亢进给予相应处理。

（四）呼吸性碱中毒病因治疗

1. 发热给予退热处理。

2. 中枢神经系统损害给予脱水、降颅内压和神经生长因子等治疗。

3. 癔症给予镇静治疗。

4. 呼吸机通气过度给予调整参数，减少通气频率和（或）潮气量。

5. 肝病患者给予护肝及必要时降血氨治疗。

十二、最新进展

"一划三看简易判断法"是某些作者总结酸碱失衡类型判断的简易方法。"一划"：将多种指标简化成三项（pH 值、动脉血二氧化碳分压、HCO_3^-），并标示其升降。"三看"，即一看 pH 值定酸碱：pH 值升高为失代偿型碱中毒；pH 值降低为失代偿酸中毒；pH 值正常可能是酸碱平衡、代偿性单纯性酸碱失衡、混合性相消型酸碱失衡。二看原发因素定代呼：病史中有"获酸""失碱"或相反情况为代偿性代谢性酸碱失衡；病史中有肺过度通气或相反情况，为代偿性呼吸性酸碱失衡。三看"继发性变化"是否符合代偿规律："继发性变化"的方向与原发性变化方向一致为单纯型酸碱失衡，与原发性变化方向相反为混合性酸碱失衡；"继发性变化"在代偿预计值范围内为单纯型酸碱失衡，明显超过或低于代偿预计值，为混合性酸碱失衡。

杨全坤　窦清理　张在其　黄子通

第七章　神经内科

第一节　短暂性脑缺血发作

一、基本概念

短暂性脑缺血发作是脑、脊髓或视网膜局灶性缺血所致的，未发生急性脑梗死的短暂性神经功能障碍。

二、常见病因

（一）颅内大血管病变

1. 动脉粥样硬化。
2. 动脉夹层。
3. Moyamoya disease。
4. 免疫炎性动脉病变。

（二）颅外大动脉病变

1. 动脉粥样硬化。
2. 动脉夹层。
3. 肌纤维发育不良。
4. 免疫炎性动脉病变。
5. Takayasu 动脉炎。
6. 巨细胞动脉炎。

（三）凝血性疾病

1. 蛋白 S、蛋白 C、抗凝血酶-Ⅲ 缺乏。
2. 抗心磷脂抗体综合征。
3. 镰状细胞贫血。
4. 高凝状态等。

（四）小血管病

1. 脂质样变或动脉硬化。
2. 微栓塞。
3. 血管炎。

（五）心源性栓塞

三、发病机制

短暂性脑缺血发作主要有如下发病机制。

(一) 微栓子学说

来源于颈部和颅内大动脉，尤其是动脉分叉处的动脉粥样硬化斑块、附壁血栓或心脏的微栓子脱落，随血液流入脑中，引起颅内供血动脉闭塞，产生临床症状，当微栓子崩解或向血管远端移动，局部血流恢复，症状便消失。

(二) 脑血管痉挛、狭窄或受压

脑动脉粥样硬化导致血管腔狭窄，或脑血管受到各种刺激出现血管痉挛时，可引起脑缺血发作。颈椎骨质增生若压迫椎动脉，可导致椎-基底动脉缺血发作。

(三) 血流动力学改变

在颅内动脉粥样硬化和有严重狭窄的基础上，血压的波动可使原来靠侧支循环维持的脑区发生一过性缺血。血液黏度增高等血液成分改变，如纤维蛋白原含量增高、真性红细胞增多症等由于血液高凝状态或有形成分阻塞脑部微血管，也可引起短暂性脑缺血发作。

(四) 其他

无名动脉或锁骨下动脉狭窄或闭塞所致的椎动脉-锁骨下动脉盗血，也可引发短暂性脑缺血发作。

四、临床特征

本病好发于老年人，男性多于女性。

(一) 基本特征

1. 发病突然。
2. 局灶性脑、脊髓、视网膜功能障碍的症状。
3. 持续时间短，不超过 24 h。
4. 恢复完全，不遗留神经功能缺损体征。
5. 多有反复发作的病史。

(二) 常见症状体征

多种多样，取决于受累血管的分布。

1. 颈内动脉系统的短暂性脑缺血发作。视觉症状表现为一过性黑蒙，大脑半球症状多为一侧面部或肢体的无力或麻木，可以出现语言困难（失语）和认知及行为功能的改变。查体：有局灶性感觉缺失（包括深、浅感觉）、肢体肌力减弱、视野缺损、失语等。单眼黑蒙则瞳孔散大，对光反射消失。有时在病灶同侧可见不完全的霍纳氏征（眼裂略小、瞳孔略小），并在同侧颈动脉区可闻及收缩期杂音，提示该侧颈动脉狭窄。

2. 椎-基底动脉系统的短暂性脑缺血发作。通常表现为眩晕、构音障碍、跌倒发作、共济失调、复视、交叉性运动或感觉障碍、偏盲或双侧视力丧失。注意临床孤立的眩晕、头晕或恶心很少由短暂性脑缺血发作引起。椎-基底动脉缺血的患者可能有短暂的眩晕发作，但需同时伴有其他神经系统症状或体征，较少出现晕厥、头痛、尿便失禁、嗜睡、记忆缺失或癫痫等症状。查体：常可引出眼球震颤，包括水平、旋转、甚至垂直眼颤，少见耳鸣。若脑干受损可出现复视、眼球协调运动差、交叉性瘫痪或交叉型感觉障碍。脑桥腹侧结构受损可出现单肢或双侧下肢、甚至四肢锥体束征。小脑半球受损可有指鼻试验和跟-膝-胫试验不稳定。皮质盲为枕叶受损的特征。有时在锁骨上凹闻及收缩期杂音，提示椎动脉出口处狭窄。

五、辅助检查

（一）头颅 CT 和 MRI

头颅 CT 有助于排除与本病有类似表现的颅内病变；头颅 MRI 的阳性率更高。

（二）超声检查

1.颈动脉超声检查。应作为本病的基本检查手段，常可显示动脉硬化斑块。但对轻、中度动脉狭窄的临床价值较低，也无法辨别严重的狭窄和完全颈动脉闭塞。

2.经颅多普勒超声。是发现颅内大血管狭窄的有利手段。能发现严重的颅内血管狭窄、判断侧支循环情况、进行微栓子监测、在血管造影前评估脑血液循环的状况。

3.经食道超声心动图。可发现房间隔的异常、心房附壁血栓、二尖瓣赘生物及主动脉弓动脉粥样硬化等多种心源性栓子来源。

（三）脑血管造影

1.选择性动脉导管造影。是评估颅内外动脉血管病变最准确的手段（金标准）。但脑血管造影价格较昂贵，且有一定的风险，其严重并发症的发生率为 $0.5\% \sim 1\%$。

2.CT 血管造影和磁共振血管造影。是无创性血管成像新技术，但是不如选择性动脉导管造影提供的血管情况详尽，且磁共振血管造影可导致动脉狭窄程度的判断过度。

（四）其他检查

对于 50 岁以下的人群或未发现明确原因的短暂性脑缺血发作患者，或少见部位出现静脉血栓、有家族性血栓史的短暂性脑缺血发作患者，应做血栓前状态的特殊检查。如发现血红蛋白、红细胞比容、血小板记数、凝血酶原时间等常规检查异常，需进一步检查其他的凝血指标。

六、诊断思路

（一）符合短暂性脑缺血发作特点

1.起病突然。

2.脑或视网膜局灶性缺血症状。

3.持续时间短暂，颈内动脉系统短暂性脑缺血发作平均发作 14 min，椎-基底动脉系统短暂性脑缺血发作平均发作 8 min，多在 1 h 内缓解，最长不超过 24 h。

4.恢复完全。

5.反复发作。

6.CT 或磁共振检查未见病灶。

（二）排除假性短暂性脑缺血发作

1.局灶性癫痫。

2.偏头痛。

3.晕厥。

4.梅尼埃病。

5.脑肿瘤。

6.硬脑膜下血肿。

7.低血糖。

8.低血压等。

七、临床诊断

多数短暂性脑缺血发作患者就诊时临床症状已消失，故诊断主要依靠病史。中老年人特别是有动脉粥样硬化或高血压、糖尿病史者，突然出现的局灶性脑损害症状，符合颈内动脉系统与椎-基底动脉系统及其分支缺血后表现，持续数分钟或数小时，24 h 内完全恢复，应高度怀疑短暂性脑缺血发作。头部 CT 和 MRI 可以正常，在排除其他的疾病后，可以诊断短暂性脑缺血发作。弥散加权成像、灌注加权成像和单光子发射计算机断层成像等有助于短暂性脑缺血发作早期诊断。

八、鉴别诊断

以下常见疾病需进行鉴别。

（一）局灶性癫痫发作

常为刺激性症状，如抽搐、发麻症状，刻板发作，突发突止，不伴意识障碍，持续多不足 5 min。老年患者局灶性癫痫常为症状性，脑内常可查到器质性病灶。过去有癫痫病史或脑电图有明显异常（如癫痫波等），有助鉴别。

（二）有先兆的偏头痛

其先兆期易与短暂性脑缺血发作混淆，但多起病于青春期，常有家族史，发作以偏侧头痛、呕吐等自主神经症状为主。而局灶性神经功能缺失少见（但偏瘫性偏头痛除外），每次发作时间可能较长。

（三）内耳眩晕症

常有眩晕、耳鸣、呕吐。除眼球震颤、共济失调外，很少有其他神经功能损害的体征和症状。发作时间多较长，可超过 24 h，反复发作后常有持久的听力下降。一般起病年龄较轻（如梅尼埃病）。

（四）晕厥

也为短暂性发作，但多有意识丧失，持续时间很短（数秒钟到 1 min），无局灶性神经功能损害，发作时常先有眼前发黑、心慌、出汗、血压过低等症状。

（五）颅内占位病变

偶有颅内肿瘤、脑脓肿、慢性硬脑膜下血肿等占位病变，在早期或因病变累及血管时，引起短暂性神经功能损害。但详细检查可发现神经系统阳性体征，长期随访可发现症状逐渐加重或出现颅内压增高，脑成像（如头部 CT 等）和血管造影都有助于鉴别。

（六）眼科病

视神经炎、青光眼、视网膜血管病变等，有时因突然出现视力障碍而与颈内动脉眼支缺血症状相似（即发作性黑蒙），但多无其他局灶性神经功能损害。

（七）短暂性全脑遗忘症

为颞叶内侧海马部位的缺血性病变，常发生于中老年人，发作时出现顺行性遗忘，通常伴有逆行性遗忘，逆行性遗忘的时间可上溯达数周、数月、甚至更长。每次发作可持续数小时，之后患者恢复记忆并能回忆起过去的事情，但会永远忘掉发作期间的记忆。除了有些头痛、恶心、迷惑外，患者意识清楚，无其他神经系统症状。该病的预后很好，虽可以复发，但不会有引起较严重的脑血管病变的危险。

（八）原因不明的猝倒发作

常影响中老年女性，总是在行走时发作，发作前无先兆，无意识丧失，也无肢体无力。可以反复发作，也可神秘地消失。发作的原因不明，也无较严重的预后。突发的双下肢无力可见于脑干缺血及双大脑前动脉由同一侧颈内动脉供血而梗阻时。

(九) 精神因素

癔症性发作、严重的焦虑症、过度换气综合征等神经功能性紊乱有时类似短暂性脑缺血发作表现。猝倒症常在狂喜、受惊等精神刺激时发病。上述现象一般无神经功能损害的表现。

九、救治方法

1. 首先应明确短暂性脑缺血发作的诊断,结合 CT 可排除脑出血,同时应排除与短暂性脑缺血发作表现相似的其他疾病,如晕厥、癫痫、低血糖、眩晕等。

2. 对短暂性脑缺血发作患者应进行心电图、头颅 CT 等基本检查,同时应做一些基本化验,包括血常规、凝血酶原时间、血糖、活化部分凝血活酶时间等。这些检查有助于抗血小板及抗凝治疗。

3. 应维持有效血容量及控制血压,以保证正常脑灌注压。对于有大动脉狭窄所致的短暂性脑缺血发作患者,不能过度降低血压、以防止脑灌注压不足而诱发脑卒中。

4. 短暂性脑缺血发作患者持续 2~15 min,症状超过 1~2 h 者,弥散加权成像上不少患者已出现梗死灶。故短暂性脑缺血发作长时间不能缓解的患者必要时可行溶栓治疗。

5. 短暂性脑缺血反复发作且不符合溶栓条件的患者,可给予抗血小板和(或)抗凝治疗。

1) 抗血小板聚集药物。已证实对有卒中危险因素的患者行抗血小板药物治疗能有效预防卒中。对于非心源性短暂性脑缺血发作患者,尤其是反复发作者,应首先考虑选用抗血小板药物。

(1) 阿司匹林:环氧化酶抑制剂。75~150 mg/d 的治疗剂量有助于减少卒中再发。

(2) 双嘧达莫:其缓释剂联合应用小剂量阿司匹林可加强其药理作用。

(3) 噻氯匹定:抗血小板作用与阿司匹林或双嘧达莫不同,不影响环氧化酶,而抑制二磷酸腺苷诱导的血小板聚集。治疗时,可出现中性粒细胞减少等重要并发症,应引起注意。

(4) 氯吡格雷:与噻氯匹定的药理作用相同,但不良反应少,常用剂量为 75 mg/d。

(5) 其他:目前已有一些静脉注射的抗血小板药物,如奥扎格雷等,也可考虑选用。

(6) 建议:①首选阿司匹林治疗,推荐剂量为 75~150 mg/d。②也可使用小剂量阿司匹林(25 mg)加双嘧达莫缓释剂(200 mg)的复合制剂,2 次/d。③有条件者、高危人群或对阿司匹林不能耐受者,可选用氯吡格雷,75 mg/d。④发病 24 h 内,具有脑卒中高复发风险(ABCD2 评分≥4 分)的急性非心源性短暂性脑缺血发作,应尽早给予阿司匹林联合氯吡格雷治疗 21 d。⑤发病 30 d 内伴有症状性颅内动脉严重狭窄(狭窄率为 70%~99%)的短暂性脑缺血发作患者,尽早给予阿司匹林联合氯吡格雷治疗 90 d。

2) 抗凝药物。建议:

(1) 抗凝治疗不作为非心源性短暂性脑缺血发作患者常规治疗。

(2) 对于伴发心房颤动和冠心病的短暂性脑缺血发作患者,推荐使用抗凝治疗(感染性心内膜炎除外),常规应用华法林治疗,同时新型口服抗凝剂可作为华法林的替代药物。

(3) 短暂性脑缺血发作患者经抗血小板治疗,症状仍频繁发作,可考虑选用抗凝治疗。

(4) 伴有心房颤动的短暂性脑缺血发作患者,应根据缺血的严重程度和出血转化风险,选择抗凝时机。

(5) 对伴有急性心肌梗死的短暂性脑缺血发作患者,影像学检查发现左室附壁血栓形成,推荐至少给予 3 个月的华法林口服抗凝治疗。

6. 症状性大动脉粥样硬化性短暂性脑缺血发作的非药物治疗。

1) 颅外颈动脉狭窄:

(1) 对于近期发生短暂性脑缺血发作合并同侧颈动脉颅外段中重度狭窄(狭窄率≥50%)的患

者，如果预计围手术期死亡和卒中复发<6%，推荐进行颈动脉内膜切除术或颈动脉支架置入术治疗，具体手术方式选择应依据患者个体化情况。

（2）当短暂性脑缺血发作患者有行颈动脉内膜切除术或颈动脉支架置入术指征时，同时无早期再通禁忌证，建议在2周内进行手术。

2）颅外椎动脉狭窄伴有症状性颅外椎动脉粥样硬化狭窄的短暂性脑缺血发作患者，内科治疗无效时，可选择支架置入术治疗。

3）锁骨下动脉狭窄和头臂干狭窄：当短暂性脑缺血发作患者存在由锁骨下动脉狭窄或闭塞引起的后循环缺血（即锁骨下动脉盗血综合征）或颈总动脉、头臂干病变导致短暂性脑缺血发作，若标准内科药物治疗无效，同时无手术禁忌，可行支架置入术或外科手术治疗。

4）颅内动脉狭窄：对于症状性颅内动脉粥样硬化性狭窄≥70%，同时标准内科治疗无效的短暂性脑缺血发作患者，可行颅内动脉支架术。

7. 几种病因明确的短暂性脑缺血发作的处理。短暂性脑缺血发作的病因机制与缺血性卒中相似，也可按照 TOAST 分型。通过详细检查后判断属于哪种类型，有助于从病因机制方面针对性治疗。下列为常见的病因明确的几种短暂性脑缺血发作：

（1）血流动力学短暂性脑缺血发作。除抗血小板聚集、降脂治疗外，应特别重视血压管理，急性期应停用降压药物，必要时给以扩容治疗，可以考虑血管内及外科治疗。在大动脉狭窄已经解除的情况下，可以将血压控制在目标值以下。

（2）动脉栓塞性短暂性脑缺血发作。包括抗血小板聚集、稳定斑块及强化降脂治疗。建议对于无禁忌证的患者，联合使用阿司匹林（50~150 mg）或氯吡格雷（75 mg）及他汀类药物（低密度脂蛋白胆固醇降至 100 mg/dL）以内。

（3）非心源性栓塞性短暂性脑缺血发作。建议进行长期的抗血小板治疗。常用的药物为阿司匹林（50~150 mg），而有资料表明氯吡格雷（75 mg）或阿司匹林（25 mg）和缓释双嘧达莫（200 mg）的联合应用可能较阿司匹林更有效。

（4）心源性栓塞性短暂性脑缺血发作。建议长期口服抗凝治疗；若有禁忌，建议使用阿司匹林（50~150 mg）。

十、病因治疗

对于短暂性脑缺血发作患者要积极查找病因，针对可能存在的脑血管病的危险因素进行积极有效的治疗。同时树立健康观念，自愿采用有益于健康的行为和生活方式，从而预防疾病、提高生活质量是预防短暂性脑缺血发作复发的关键。

（一）危险因素的处理

1. 血压。高血压>140/90 mmHg 是短暂性脑缺血发作和卒中最重要的可治疗危险因素，不管患者有无高血压，抗高血压药均可降低卒中的危险性。在短暂性脑缺血发作和卒中发病2周后开始抗高血压治疗是合理的，除非收缩压>220 mmHg 或舒张压>120 mmHg，否则不应在卒中或短暂性脑缺血发作后立即（即在最初 24 h 内）积极治疗高血压。重要例外情况包括急性心肌梗死、急性左心力衰竭、高血压危象或高血压脑病、肾功能衰竭、主动脉夹层分离或视网膜出血。如无上述情况，应在数天内缓慢降低血压，以防加重脑缺血。由于颅内大动脉粥样硬化性狭窄（狭窄率≥70%）导致的短暂性脑缺血发作，推荐收缩压下降至 140 mmHg 以下，舒张压降至 90 mmHg 以下。由于低血流动力学原因导致的短暂性脑缺血发作患者，需权衡降压速度及幅度。

2. 吸烟。不同性别和年龄吸烟者发生卒中的危险性比不吸烟者高出50%，特别是对有过一次短暂性脑缺血发作的患者，医生及家人应协同鼓励病员积极戒烟。

3. 心脏病。风心病、二尖瓣狭窄、有或无瓣膜病变的心房颤动是短暂性脑缺血发作和卒中的一种易感因素，因长期高血压引起的左心室肥大可使卒中的危险性增加 4 倍。抗凝治疗在预防复发性卒中方面比阿司匹林更为有效。

4. 糖尿病及其前期是缺血性脑卒中患者脑卒中复发或死亡的独立危险因素，推荐 HbA1c 治疗目标为 $<7\%$，制定个体化降糖方案，同时避免低血糖发生。

5. 睡眠呼吸暂停。鼓励有条件的医院可以对短暂性脑缺血发作患者进行睡眠呼吸监测，应用持续气道正压通气可以改善合并睡眠呼吸暂停的短暂性脑缺血发作患者的预后。

6. 高同型半胱氨酸血症。可以通过补充叶酸、维生素 B_6 及维生素 B_{12} 降低同型半胱氨酸水平，但能否降低脑卒中复发目前尚无定论。

（二）抗血小板治疗

预防短暂性脑缺血发作和卒中的抗血小板药有阿司匹林、氯吡格雷、噻氯匹定和阿司匹林加双嘧达莫。除有心房颤动等特殊情况的患者外，抗凝治疗并不优于抗血小板治疗，可增加出血的危险性。

（三）抗凝治疗

多项研究表明抗凝药物有减少卒中再发的风险，但增加脑出血的危险，故两者相互抵消，总体上没有益处。但对一些特殊类型的卒中，如动脉夹层分离、心源性脑梗死、高凝血症、进展性短暂性脑缺血发作等是有益处的。

（四）女性短暂性脑缺血发作后的激素治疗

在对患过短暂性脑缺血发作或卒中的绝经妇女进行单用雌激素治疗研究中发现，雌激素疗法对非致死性卒中的发病率无影响。

十一、最新进展

（一）短暂性脑缺血发作新定义及其意义

2009 年，美国卒中协会将短暂性脑缺血发作定义更新为"脑、脊髓或视网膜局灶性缺血所致的、不伴急性梗死的短暂性神经功能障碍"。研究显示，在由传统定义诊断下的短暂性脑缺血发作患者中，弥散加权成像检查提示仍有近半数患者可见新发梗死病灶。新定义强调了有无梗死病灶作为鉴别短暂性脑缺血发作和脑梗死的唯一标准，而淡化了持续时间的概念，强调了"组织学损害"。本质上讲，短暂性脑缺血发作和脑梗死是缺血性脑损害的动态过程的不同阶段，在急诊时，建议对症状持续 >30 min 患者，应按急性缺血性卒中流程开始紧急溶栓评估，在 4.5 h 内症状不恢复者应考虑溶栓治疗。

（二）弥散加权成像对短暂性脑缺血发作诊断的作用

可以在超早期发现新发的脑梗死病灶，同时短暂性脑缺血发作合并弥散加权成像阳性患者复发性卒中风险增加，所以弥散加权成像有助于短暂性脑缺血发作的诊断，并有助于预测此类患者短期卒中风险。2016 年《中国短暂性脑缺血发作早期诊治指导规范》建议在有条件的医院，尽可能采用弥散加权成像作为主要诊断手段，如有明确的脑急性梗死证据，无论发病时间长短均不再诊断为短暂性脑缺血发作。而对于无急诊弥散加权成像诊断条件的医院，应尽快在 24 h 内完善其他影像学检查，判断有无急性脑梗死证据。

（三）短暂性脑缺血发作早期诊断与评价

发病后 2～7 d 为卒中的高风险期，该段时间的治疗关系到短暂性脑缺血发作患者的临床预后。研究结果显示，对短暂性脑缺血发作患者快速评估和诊断，同时对患者立即给予抗血小板治疗，能够明显降低 90 d 卒中发生率，同时早期的积极强化干预可显著减少患者住院天数、费用及残疾率。

（四）抗血小板及抗凝治疗

1. 对于非心源性栓塞性短暂性脑缺血发作患者，建议应用口服抗血小板药而非抗凝药物预防率中发生或复发。来自北京天坛医院的王拥军团队的 CHANCE 研究结果显示，针对短暂性脑缺血发作或小卒中高危人群，应用双联抗血小板治疗较单抗治疗组在卒中事件，相对风险，联合血管事件均有减少，而出血等不良事件的发生率无显著差异，同时指出双抗的真正获益是在短暂性脑缺血发作和小卒中急性期的前几天，而非长期二级预防阶段。

2. 对于心源性栓塞性短暂性脑缺血发作患者，可应用华法林或新型口服抗凝剂行抗凝治疗，预防再发血栓栓塞事件。对于抗凝时机，应根据缺血严重程度和出血转化风险，可在出现神经功能症状 14 d 内给予抗凝治疗预防脑卒中复发。

李连弟　邹圣强　张在其

第二节　脑　梗　死

一、基本概念

脑梗死又称缺血性脑卒中，是指各种原因引起的脑部血液供应障碍，使局部脑组织发生不可逆性损害，导致脑组织缺血、缺氧性坏死。缺血性脑卒中目前临床常用的分型方法是按发病机制，将脑梗死分为以下四种类型。

（一）动脉粥样硬化性血栓性脑梗死

在脑动脉粥样硬化等原因引起的血管壁病变的基础上，管腔狭窄、闭塞或有血栓形成，造成局部脑组织因血液供应中断而发生缺血、缺氧性坏死，引起相应的神经系统症状和体征，是脑梗死中最常见的类型。

（二）脑栓塞

是指血液的各种栓子（如心脏内的附壁血栓、动脉粥样硬化的斑块、脂肪、肿瘤细胞或空气等）随血流进入脑动脉而阻塞血管，当侧支循环不能代偿时，引起该动脉供血区脑组织缺血性坏死，出现局灶性神经功能缺损。脑栓塞占脑卒中的 15%～20%。

（三）腔隙性脑梗死

是指大脑半球或脑干深部的小穿通动脉，在长期高血压的基础上，血管壁发生病变，导致管腔闭塞，形成小的梗死灶。常见的发病部位有壳核、尾状核、内囊、丘脑及脑桥等。

（四）脑分水岭梗死

又称边缘带梗死，是指脑内相邻动脉供血区之间的边缘带发生的脑梗死。

二、常见病因

（一）动脉粥样硬化性血栓性脑梗死

1. 动脉粥样硬化是最常见的病因。

2. 高血压、糖尿病和血脂异常等。

3. 血管炎。①非感染性脑动脉炎，如巨细胞动脉炎、系统性红斑狼疮、多结节性动脉炎等；②感染性血管炎，如梅毒螺旋体性、获得性免疫缺陷综合征等。

4. 血液学异常。如红细胞、血小板或白细胞增多等有关的细胞性血液高黏度综合征；多发性骨髓瘤等有关的血浆蛋白浓度增高性血液高黏度综合征；高纤维蛋白原血症、抗凝血酶-Ⅲ缺乏、肿瘤、妊娠、蛋白 C/S 缺乏、抗磷脂抗体综合征等多种病因引起的血液高凝状态；镰状细胞病等血红蛋白病。

5. 其他。如高同型半胱氨酸血症、颈动脉或椎动脉夹层、药物滥用（如可卡因及海洛因等）、烟雾样血管病及偏头痛等。

（二）脑栓塞

1. 心源性脑栓塞。是脑栓塞中最常见的，约 75% 的心源性栓子栓塞于脑部。引起脑栓塞的常见的心脏疾病有心房颤动、心脏瓣膜病、感染性心内膜炎、心肌病、心脏手术、先心病等。

（1）心房颤动：是引起心源性脑栓塞的最常见原因。瓣膜病心房颤动占 20%，非瓣膜病心房颤动占 70%，其余 10% 无心脏病。瓣膜病心房颤动患者，脑栓塞的发生率是无心房颤动者的 14～16 倍。非瓣膜病心房颤动是指由各种非心脏瓣膜病，如急性心肌梗死、心力衰竭、心肌病、甲状腺功能亢进等引起的心房颤动，是心源性脑栓塞的独立危险因素，非瓣膜病心房颤动患者脑栓塞的危险性是无心房颤动者的 5～7 倍。左心房的附壁结构具有一定的收缩性，发生心房颤动后收缩性降低，血流缓慢瘀滞，易导致附壁血栓形成，栓子脱落引起脑栓塞。

（2）心瓣膜病：是指心瓣膜先天性发育异常或后天性疾病（如风湿性心内膜炎）引起的病变。由于血流动力学紊乱，瓣膜受损并有附壁赘生物形成，赘生物机化后，瓣膜纤维化及有斑痕形成。当该病变累及心房或心室内膜，导致附壁血栓的形成。

（3）感染性心内膜炎：心瓣膜表面形成含细菌的疣状赘生物，脱落后形成脑栓塞，有出血倾向。若栓子中细菌的致病力强，可引起继发性颅内感染。

（4）心肌梗死、心肌病：因为心内膜损伤或室壁瘤形成等原因，病变部位纤维化，容易导致附壁血栓的形成。

（5）心脏手术：体外循环过程中可能引起脑栓塞，栓子来源可能是空气、瓣膜组织或主动脉壁上的粥样斑块等。心脏瓣膜置换术后人工瓣膜上的血栓，可脱落引起脑栓塞。

（6）先心病：发生脑栓塞的机制有心律失常（如心房颤动）、细菌性心内膜炎和反常性栓塞。有房间隔或室间隔缺损者，来自静脉的栓子进入右心后，有时可跟随压力变化通过缺损进入左心，再沿动脉血流栓塞相应的分支，可导致脑栓塞，称作反常性栓塞。

（7）心脏黏液瘤：是最常见的原发性心脏肿瘤，多起源于左心房。20%～45% 的患者首发症状为栓塞，其中 50% 为脑栓塞。栓子的成分为黏液组织，或为黏附在肿瘤表面的血栓性物质。

2. 非心源性脑栓塞。动脉来源包括主动脉弓和颅外动脉（颈动脉和椎动脉）的动脉粥样硬化性病变，斑块破裂及粥样物从裂口溢入血流，能形成栓子导致栓塞；同时损伤的动脉壁易形成附壁血栓，当血栓脱落时，也可致脑栓塞。

3. 其他少见的栓子。有脂肪滴、空气、肿瘤细胞、寄生虫卵和异物等。

4. 来源不明的栓子。少数病例查不到栓子的来源。

（三）腔隙性脑梗死

主要为高血压引起的脑部小动脉玻璃样变、动脉硬化性病变及纤维素样坏死等。部分患者有糖尿病史，而发生小血管病变。病变血管是直径 $100～200\,\mu m$ 的深穿支，多为终末动脉，血管壁的病变引起管腔狭窄，当有栓形成或微栓子脱落阻塞血管时，由于侧支循环差，故发生缺血性梗死。腔隙性梗死为直径 $0.2～15\,mm$ 的囊性病灶，呈多发性，小梗死灶仅稍大于血管管径。坏死组织被吸收后，可残留小囊腔。

（四）脑分水岭梗死

脑边缘带（分水岭区域）的供血动脉是终末血管，在体循环低血压和有效循环血量减少时，边缘带最先发生缺血性改变。在脑动脉狭窄的基础上，当发生血流动力学异常，如血容量减少及体循环低血压等情况所致。常见病因有各种原因引起的休克、麻醉药过量、降压药使用不当、心脏手术合并低血压及严重脱水等。颈内动脉狭窄（>50%）或闭塞时，血管远端压力会受到影响。由于大脑前、中动脉的交界区血供相对薄弱，故容易出现边缘带梗死。其他原因有血管内微栓子随血液进入脑动脉皮质支，或构成 Willis 环的后交通动脉变异等。

三、发病机制

（一）动脉粥样硬化性血栓性脑梗死

1. 发病机制。急性脑梗死病灶由缺血中心区及其周围的缺血半暗带组成。缺血中心区的脑血流阈值为 10 mL/100（g·min），神经细胞膜离子泵和细胞能量代谢衰竭，脑组织发生不可逆性损害。缺血半暗带的脑血流处于电衰竭［约为 20 mL/100（g·min）］与能量衰竭［约为 10 mL/100（g·min）］之间，局部脑组织存在大动脉残留血流和（或）侧支循环，故脑缺血程度较轻，仅功能缺损，具有可逆性。缺血中心区和缺血半暗带是一个动态的病理生理过程，随着缺血程度的加重和时间的延长，中心坏死区逐渐扩大，缺血半暗带逐渐缩小。神经细胞在完全缺血、缺氧后十几秒即出现电位变化，20~30 s 后大脑皮质的生物电活动消失，30~90 s 后小脑及延髓的生物电活动也消失。脑动脉血流中断持续 5 min，神经细胞就会发生不可逆性损害，出现脑梗死。上述变化是一个复杂的过程，称为缺血性级联反应。严重缺血的脑组织能量很快耗竭，能量依赖性神经细胞膜的泵功能衰竭，脑缺血引起膜去极化和突触前兴奋性递质（主要是谷氨酸和天门冬氨酸）的大量释放，细胞外液中的 Ca^{2+} 通过电压门控通道和 N-甲基天冬氨酸受体门控通道进入细胞内，细胞内还由于三磷酸腺苷供应不足和乳酸中毒，使细胞内的结合钙大量释放，细胞内 Ca^{2+} 稳态失调在神经细胞缺血损害中起重要作用，称为细胞内钙超载。受 Ca^{2+} 调节的多种酶类被激活，导致膜磷脂分解和细胞骨架破坏，大量自由基的生成，细胞产生不可逆性损伤。由于缺血半暗带内的脑组织损伤具有可逆性，故在治疗和恢复神经系统功能上半暗带有重要作用，但这些措施必须在一个限定的时间内进行，这个时间段即为治疗时间窗。它包括再灌注时间窗和神经保护时间窗，前者指脑缺血后，若血液供应在一定时间内恢复，脑功能可恢复正常；后者指在时间窗内应用神经保护药物，可防止或减轻脑损伤，改善预后。缺血半暗带有的存在受治疗时间窗影响之外，还受到脑血管闭塞的部位、侧支循环、组织对缺血的耐受性及体温等诸多因素的影响，因此不同的患者治疗时间窗存在着差异。一般认为再灌注时间窗为发病后的 3~4 h 内，不超过 6 h，在进展性脑卒中可以相应地延长。神经保护时间窗包含部分或全部再灌注时间窗，包括所有神经保护疗法所对应的时间窗，时间可以延长至发病数小时后。

2. 病理变化。脑动脉闭塞的早期，脑组织改变不明显，肉眼可见的变化要在数小时后才能辨认。缺血中心区发生肿胀、软化，灰白质分界不清。大面积脑梗死时，脑组织高度肿胀，可向对侧移位，导致脑疝形成。镜下可见神经元出现急性缺血性改变，如皱缩、深染及炎性细胞浸润等，胶质细胞破坏，神经轴突和髓鞘崩解，小血管坏死，周围有红细胞渗出及组织间液的积聚。在发病后的 4~5 d 脑水肿达高峰，7~14 d 脑梗死区液化成蜂窝状囊腔。3~4 周后，小的梗死灶可被肉芽组织所取代，形成胶质斑痕；大的梗死灶中央液化成囊腔，周围由增生的胶质纤维包裹，变成卒中囊。局部血液供应中断引起的脑梗死多为白色梗死。由于脑梗死病灶内的血管壁发生缺血性病变，当管腔内的血栓溶解及侧支循环开放等原因使血液恢复后，血液会从破损的血管壁漏出，或引起继发性渗血或出血，导致出血性脑梗死，也称为红色梗死。

（二）脑栓塞

导致脑组织缺血缺氧的病理变化的机制与动脉粥样硬化性血栓性脑梗死类似。另外由于脑栓塞常突然阻塞动脉，易引起脑血管痉挛，加重脑组织的缺血程度。因起病迅速，无足够的时间建立侧支循环，所以栓塞与发生在同一动脉的血栓形成相比，病变范围大，供血区周边的脑组织常不能免受损害。脑栓塞引起的脑组织缺血性坏死可以是贫血性、出血性或混合性梗死，出血性更为常见，占30%～50%。脑栓塞发生后，栓子可以不再移动，牢固地阻塞管腔；但更为常见的是栓子分解碎裂，进入更小的血管，最初栓塞动脉的血管壁已受损，血流恢复后易从破损的血管壁流出，发生漏出性出血，形成出血性梗死。在栓子的来源未消除时，脑栓塞可以反复发作。某些炎性栓子可能引起脑脓肿、脑炎及局部脑动脉炎等。有时在血管内可以发现栓子，如寄生虫卵、脂肪球等。

（三）腔隙性脑梗死

脑组织缺血缺氧的病理变化的机制与动脉粥样硬化性血栓性脑梗死类似。

（四）脑分水岭梗死

最常见的发病部位是大脑中动脉与大脑后动脉之间的分水岭区，其次为大脑前、中动脉之间，大脑前、中、后动脉之间，偶见于侧脑室旁白质及小脑。皮质梗死的病灶呈楔形改变，尖端向侧脑室，底部向软脑膜面，以皮质损害为主。大脑前、中、后动脉之间的梗死灶，位于大脑皮质，由前至后呈"C"形分布。皮质下的病灶多呈条索状。梗死灶的病理演变过程与动脉血栓性脑梗死相似。

四、临床特征

（一）动脉粥样硬化性血栓性脑梗死

中老年患者多见，病前有脑梗死的危险因素，如高血压、糖尿病、冠心病及血脂异常等。常在安静状态下或睡眠中起病，约1/3患者的前驱症状表现为反复出现短暂性脑缺血发作。根据脑动脉血栓形成部位的不同，相应地出现神经系统局灶性症状和体征。患者一般意识清楚，在发生基底动脉血栓或大面积脑梗死时，病情严重，出现意识障碍，甚至有脑疝形成，最终导致死亡。不同部位脑梗死的临床表现有各自特点。

1. 颈内动脉系统（前循环）脑梗死。

（1）颈内动脉血栓形成：颈内动脉闭塞的临床表现复杂多样。如果侧支循环代偿良好，可以全无症状。若侧支循环不良，可引起短暂性脑缺血发作，也可表现为大脑中动脉及/或大脑前动脉缺血症状，或分水岭梗死（位于大脑前、中动脉或大脑中、后动脉之间）。临床表现可有同侧 Horner 征，对侧偏瘫、偏身感觉障碍，优势半球受累可出现失语。若距状裂因变异由大脑中动脉供血，则可出现双眼对侧同向性偏盲。当眼动脉受累时，可有单眼一过性失明，偶尔成为永久性视力丧失。颈部触诊发现颈内动脉搏动减弱或消失，听诊可闻及血管杂音。若颈内动脉主干闭塞引起大面积的脑梗死，故患者多有不同程度的意识障碍，脑水肿严重时可导致脑疝形成，甚至死亡。

（2）大脑中动脉血栓形成：大脑中动脉主干闭塞可出现对侧偏瘫、偏身感觉障碍和同向性偏盲，可伴有双眼向病灶侧凝视，优势半球受累可出现失语，非优势半球病变可有体象障碍。皮质支闭塞引起的偏瘫及偏身感觉障碍，以面部和上肢为重，下肢和足受累较轻，累及优势半球可有失语，意识水平不受影响。深穿支闭塞更为常见，表现为对侧偏瘫，肢体、面和舌的受累程度均等。

（3）大脑前动脉血栓形成：近段阻塞时由于前交通动脉的代偿，可全无症状。远段闭塞时，对侧偏瘫，下肢重于上肢，有轻度感觉障碍，主侧半球病变可有 Broca 失语，可伴有尿失禁（旁中央小叶受损）及对侧强握反射等。深穿支闭塞，出现对侧面、舌瘫及上肢轻瘫（内囊膝部及部分内囊前肢）。双侧大脑前动脉闭塞时，可出现淡漠、欣快等精神症状，双下肢瘫痪，尿潴留或尿失禁，以及强握等原始反射。

2. 椎-基底动脉系统（后循环）脑梗死。

（1）大脑后动脉血栓形成：大脑后动脉闭塞引起的临床症状变异很大，动脉的闭塞位置和 Willis 环的构成在很大程度上决定了脑梗死的范围和严重程度。主干闭塞表现为对侧偏盲、偏瘫及偏身感觉障碍，丘脑综合征，优势半球受累伴有失读。皮质支闭塞出现双眼对侧视野同向偏盲（黄斑回避），偶为象限盲，可伴有视幻觉、视物变形和视觉失认等。优势半球受累可表现为失读及命名性失语等症状，非优势半球受累可有体象障碍。基底动脉上端闭塞，尤其是双侧后交通动脉异常细小时，会引起双侧大脑后动脉皮质支闭塞，表现为双眼全盲，光反射存在，有时可伴有不成形的幻视发作；累及颞叶的下内侧时，会出现严重的记忆力损害。深穿支闭塞可表现为：①丘脑膝状体动脉闭塞出现丘脑综合征，表现为对侧偏身感觉障碍，以深感觉障碍为主，自发性疼痛，感觉过度，轻偏瘫，共济失调，舞蹈-手足徐动。②丘脑穿动脉闭塞出现红核丘脑综合征，表现为病灶侧舞蹈样不自主运动、意向性震颤、小脑性共济失调，对侧偏身感觉障碍。③中脑脚间支闭塞出现 Weber 综合征，表现为同侧动眼神经麻痹，对侧偏瘫；或 Benedikt 综合征，表现为同侧动眼神经麻痹，对侧不自主运动。

（2）基底动脉血栓形成：基底动脉主干闭塞，表现为眩晕、恶心、呕吐、眼球震颤、复视、构音障碍、吞咽困难及共济失调等，病情进展迅速而出现延髓型麻痹、四肢瘫、昏迷，并导致死亡。基底动脉分支的闭塞会引起脑干和小脑的梗死，表现为各种临床综合征，下面介绍几种常见的类型。①脑桥腹外侧综合征：基底动脉的短旋支闭塞，表现为同侧面神经和外展神经麻痹，对侧偏瘫。Foville 综合征是基底动脉的旁正中支闭塞，表现为两眼不能向病灶侧同向运动，病灶侧面神经和外展神经麻痹，对侧偏瘫。②闭锁综合征：脑桥基底部双侧梗死，表现为双侧面瘫、延髓型麻痹、四肢瘫、不能讲话，但因脑干网状结构未受累，患者意识清楚，能随意睁闭眼，可通过睁闭眼或眼球垂直运动来表达自己的意愿。③基底动脉尖综合征：基底动脉尖端分出两对动脉，即大脑后动脉和小脑上动脉，供血区域包括中脑、丘脑、小脑上部、颞叶内侧和枕叶。临床表现为眼球运动障碍、瞳孔异常、觉醒和行为障碍，可伴有记忆力丧失及对侧偏盲或皮质盲，少数患者可出现大脑脚幻觉。

（3）椎动脉血栓形成：若两侧椎动脉的粗细差别不大，当一侧闭塞时，通过对侧椎动脉的代偿作用，可以无明显的症状。约 10% 的患者一侧椎动脉细小，脑干仅由另一侧椎动脉供血，此时供血动脉闭塞引起的病变范围，等同于基底动脉或双侧椎动脉阻塞后的梗死区域，症状较为严重。延髓背外侧综合征：在小脑后下动脉，或椎动脉供应延髓外侧的分支闭塞时发生。临床表现为眩晕、恶心、呕吐和眼球震颤（前庭神经核受损），声音嘶哑、吞咽困难及饮水呛咳（舌咽、迷走神经，疑核受累），小脑性共济失调（绳状体或小脑损伤），交叉性感觉障碍（三叉神经脊束核及对侧交叉的脊髓丘脑束受损），以及同侧 Horner 征（交感神经下行纤维损伤）。还可能有一些不典型的临床表现。

（二）脑栓塞

任何年龄均可发病，多有风心病、心房颤动及大动脉粥样硬化等病史。一般发病无明显诱因，也很少有前驱症状。脑栓塞是起病速度最快的一类脑卒中，症状常在数秒或数分钟之内达到高峰，多为完全性卒中。偶尔病情在数小时内逐渐进展，症状加重，可能是脑栓塞后有逆行性的血栓形成。

起病后多数患者有意识障碍，但持续时间常较短。当颅内大动脉或椎-基底动脉栓塞时，脑水肿导致颅内压增高，短时间内患者出现昏迷。脑栓塞致急性脑血液循环障碍，引起癫痫发作，其发生率高于脑血栓形成。发生于颈内动脉系统的脑栓塞约占 80%，而发生于椎-基底动脉系统的约占 20%。临床症状取决于栓塞的血管及阻塞的位置，表现为局灶性神经功能缺损。大约 30% 的脑栓塞为出血性梗死，可出现意识障碍突然加重或肢体瘫痪加重，应注意意识变化。

由于导致脑栓塞的病因不同，除上述脑部症状外，常伴有原发病的症状。患者可有心房颤动、风湿性心内膜炎、心肌梗死等疾病的表现，或有心脏手术、介入性治疗及长骨骨折等病史。部分患者有皮肤、黏膜栓塞或其他器官栓塞的表现。

（三）腔隙性脑梗死

多见于中老年人，有长期高血压病史。急性或逐渐起病，一般无头痛及意识障碍。由于腔隙性梗死的病灶较小，许多患者并不出现临床症状，大约有 3/4 的患者是由尸检证实诊断的。Fisher 将本病的症状归纳为 21 种综合征。临床较为常见的有 4 种。

1. 纯运动性轻偏瘫。是最常见的类型，约占 60%。偏瘫累及同侧面部和肢体，瘫痪程度大致均等，不伴有感觉障碍、视野改变及语言障碍。病变部位在内囊、放射冠或脑桥等处。

2. 构音障碍-手笨拙综合征。约占 20%，表现为构音障碍、吞咽困难、病变对侧面瘫、手轻度无力及精细运动障碍。病变常位于脑桥基底部或内囊。

3. 纯感觉性卒中。约占 10%，表现为偏身感觉障碍，可伴有感觉异常，病变位于丘脑腹后外侧核。

4. 共济失调性轻偏瘫。表现为偏瘫，合并有瘫痪侧肢体共济失调，常下肢重于上肢。病变多位于脑桥基底部、内囊或皮质下白质。

本病常反复发作，引起多发性腔隙性脑梗死，称为腔隙状态。常累及双侧皮质脊髓束和皮质脑干束，出现假性延髓型麻痹、痴呆、帕金森综合征等表现。

（四）脑分水岭梗死

发病年龄多在 50 岁以上，病前可有高血压、动脉硬化、冠心病、糖尿病、低血压病史，部分患者有短暂性脑缺血发作史，起病时血压常偏低。皮质前型表现为以上肢为主的中枢性偏瘫及偏身感觉障碍，可伴有额叶症状，如精神障碍、强握反射等，优势半球受累有经皮质运动性失语。皮质后型以偏盲最常见，可有皮质感觉障碍、轻偏瘫等，优势半球受累有经皮质感觉性失语，非优势半球受累有体象障碍。皮质下型可累及基底节、内囊及侧脑室体部等，主要表现为偏瘫及偏身感觉障碍等症状。

后循环分水岭梗死主要发生于小脑交界区，多在小脑上动脉和小脑后下动脉之间，表现为轻度小脑性共济失调。脑干的分水岭梗死常见于脑桥被盖部和基底部连接处的内侧区，可表现为意识障碍、瞳孔缩小及双眼向病灶对侧凝视等。

五、辅助检查

（一）动脉粥样硬化性血栓性脑梗死

1. 血液化验及心电图。血液化验包括血常规、血流变、肾功能、电解质、血糖及血脂等。这些检查有利于发现脑梗死的危险因素和发病时的基础病理生理状况。

2. 头部 CT。脑梗死发病后的 24 h 内，一般无影像学改变。在 24 h 后，梗死区出现低密度病灶。脑梗死的超早期阶段（发病 6 h 内），CT 可以发现一些轻微的改变：大脑中动脉高密度征；皮质边缘，尤其在岛叶外侧缘，以及豆状核区灰白质分界不清楚；脑沟变浅等。这些改变的出现提示病变较大，预后较差，选择溶栓治疗应慎重。发病后 2 周左右，脑梗死病灶处因水肿减轻和吞噬细胞浸润可与周围正常脑组织等密度，CT 上难以分辨，称为"模糊效应"。对于急性卒中患者，头部 CT 是最常用的影像学检查手段，它对于发病早期脑梗死与脑出血的识别很重要。缺点是对小脑和脑干病变及小灶梗死显示不佳。

3. MRI。脑梗死发病数小时后，即可显示 T_1 低信号、T_2 高信号的病变区域。与 CT 相比，MRI 可以发现脑干、小脑梗死及小灶梗死。弥散加权成像和灌注加权成像，可以在发病后的数分钟内检测到缺血性改变，弥散加权成像与灌注加权成像显示的病变范围区域相同，为不可逆性损伤部位；弥散加权成像与灌注加权成像的不一致区，为缺血性半暗带。灌注加权成像-弥散加权成像不匹配对超早期溶栓治疗提供了科学依据。MRI 的最大缺陷是诊断急性脑出血不如 CT 灵敏，需应用梯度回波技术观察急性脑实质出血。

4. 血管造影。数字减影血管造影、CT 血管造影和磁共振血管造影可以显示脑部大动脉的狭窄、闭塞和其他血管病变，如血管炎、纤维肌性发育不良、颈动脉或椎动脉夹层及 Moyamoya 病等。作为无创性检查，磁共振血管造影的应用非常广泛，但对于小血管显影不清，尚不能替代数字减影血管造影及 CT 血管造影。

5. 经颅多普勒超声。对评估颅内外血管狭窄、闭塞、血管痉挛或者侧支循环建立的程度有帮助。

6. 单光子发射计算机断层成像和正电子发射计算机断层扫描。能在发病后数分钟显示脑梗死的部位和局部脑血流的变化。通过对脑血流量的测定，可以识别缺血性半暗带，指导溶栓治疗，并判定预后。

7. 脑脊液检查。一般正常，当有出血性脑梗死时，可见红细胞。在大面积脑梗死时，脑脊液压力可升高，细胞数和蛋白可增加。目前已不再广泛用于诊断一般的脑卒中。

（二）脑栓塞

1. 头部 CT 及 MRI。可显示脑栓塞的部位和范围。CT 检查在发病后的 24～48 h 内病变部位出现低密度的改变，发生出血性梗死时可见在低密度的梗死区出现 1 个或多个高密度影。

2. 脑脊液检查。压力正常或升高，在出血性梗死时细胞增多。亚急性细菌性心内膜炎产生含细菌的栓子，故脑脊液中白细胞增加，蛋白常升高，糖含量减低或正常。

3. 其他。应常规进行心电图、胸部 X 线片和超声心动图检查。怀疑亚急性感染性心内膜炎时，应进行血常规、红细胞沉降率及血细胞培养等检查。特殊检查还包括 24 h Holter 监护、经食道超声心动图等。颈动脉超声、颈部血管磁共振血管造影和数字减影血管造影检查对评价颅内外动脉的狭窄程度和动脉斑块有意义。

（三）腔隙性脑梗死

头部 CT 检查可发现病变部位出现低密度改变，对于小病灶或病灶位于脑干时，应进行头部 MRI 检查。影像学检查是确诊的主要依据。弥散加权成像、灌注加权成像和单光子发射计算机断层成像等对于诊断更有帮助，但这些检查的普及率较低。

（四）脑分水岭梗死

头颅 CT 显示梗死灶呈带状或楔形低密度影，底边靠外，尖端朝内。头部 MRI 的 T_1 呈低信号，T_2 呈高信号，并能明确显示梗死部位和形状。弥散加权成像和灌注加权成像能发现缺血损伤的程度和分布，并显示低灌注区域的范围。经颅多普勒超声可发现狭窄的脑动脉，血管造影检查可发现颈内动脉或其他脑内大动脉有严重狭窄或闭塞。

六、诊断思路

（一）询问病史

获取尽可能准确的发病时间，以辅助判断静脉溶栓的可能性。询问神经学症状和特征，排除高血压脑病、癫痫、偏头痛、低血糖、肝性脑病等疾病。对于中老年患者，既往有高血压、糖尿病、高脂血症，神经学症状和体征如在数小时或数天内达高峰考虑为动脉硬化性梗死。患者既往如有心房颤动、风湿性心内膜炎、心肌梗死，或有心脏手术、介入性治疗及长骨骨折等病史，起病急，症状在数秒或数分钟达到高峰，则脑梗死可能性大。

（二）体格检查

包括意识水平、视力或瞳孔变化、肢体活动程度、深浅感觉、病理征等，排除颅内出血性疾病和外伤，对病情进行分级判断及神经定位。检查有无颈动脉杂音、颈静脉怒张、心脏杂音、有无心房颤动，判断是否患有脑栓塞。

（三）辅助检查

尽管发病 24 h 内脑栓塞的 CT 影像不明显，但可直接排除颅内出血性疾病；24～48 h 出现低密度病灶。弥散加权成像有助于早期诊断，血管造影可发现狭窄或闭塞的动脉。脑脊液正常，可排除蛛网膜下腔出血或部分脑出血。经食道超声心动图、颈动脉超声、颈部血管磁共振血管造影和数字减影血管造影检查以评价颅内外动脉的狭窄程度和动脉斑块。此外包括心电图、血凝常规和肝肾功能等。

七、临床诊断

（一）动脉粥样硬化性血栓性脑梗死

中老年患者，有动脉粥样硬化及高血压等脑卒中的危险因素，安静状态下或活动中起病，病前可有反复的短暂性脑缺血发作，症状常在数小时或数天内达峰，出现局灶性的神经功能缺损，梗死的范围与某一脑动脉的供应区域相一致。一般意识清楚。头部 CT 在早期多正常，24～48 h 内出现低密度病灶。脑脊液正常。单光子发射计算机断层成像、弥散加权成像和灌注加权成像有助于早期诊断，血管造影可发现狭窄或闭塞的动脉。

（二）脑栓塞

本病任何年龄均可发病，以青壮年较多见，病前有风心病、心房颤动及大动脉粥样硬化等病史。起病急，症状常在数秒或数分钟达到高峰，表现为偏瘫、失语等局灶性神经功能缺损。头部 CT 和 MRI 有助于明确诊断。

栓塞综合征，提示栓塞的特点包括：

1. 突发症状，初期最严重。

2. 皮质或皮质下病灶定位（根据症状或影像）区域，由大脑前动脉、大脑中动脉、大脑后动脉的主要分支供血、无近端血管狭窄/闭塞。

3. 临床或影像证明多个血管区域或灰-白质交界处栓塞性梗死。

4. 豆纹动脉或丘脑膝状体动脉区域，超过 1 cm 的病灶应高度怀疑栓塞。

5. 小脑半球梗死。

6. 明确可能的栓塞源，如心脏（如左心房或心室血栓、心房黏液瘤、心房颤动、瓣膜性疾病、心肌病、急性心肌梗死）。未能发现高危栓塞源（约占所有缺血性卒中的 40%）并不能排除栓塞性机制。

7. 围手术期应明确已知的栓塞危险度（心脏手术、血管造影、血管内介入治疗）。

（三）腔隙性脑梗死

1. 症状符合临床腔隙性脑梗死综合征。

2. 脑影像与小血管闭塞疾病的表现一致。

3. 缺乏近端单侧血栓形成、大血管狭窄或闭塞的证据。

4. 有小血管闭塞性疾病的危险因素。

（四）脑分水岭梗死

1. 病史中有全身血压下降的佐证。

2. 由坐位或卧位变为直立位时起病。

3. 病史中反复一过性黑蒙。

4. 颈动脉检查发现有高度狭窄。

5. 影像学上发现符合分水岭梗死的表现。

八、鉴别诊断

（一）动脉粥样硬化性血栓性脑梗死

脑梗死需与下列疾病鉴别。

1. 脑出血。多见于中老年人，有高血压及动脉硬化史，多在动态（激动、活动）时发病，起病急，血压较高，首发症状常为急性颅内压增高表现，如头痛、恶心、呕吐甚至意识丧失等，并有局灶体征，可有脑膜刺激征。腰椎穿刺脑脊液压力高，血性或红细胞和蛋白含量增高。颅脑 CT 扫描可见高密度的出血灶影。

2. 蛛网膜下腔出血。可见于各年龄组，起病急，头痛剧烈、呕吐，多无意识障碍，脑膜刺激征阳性。腰椎穿刺脑脊液压力高，为血性。颅脑 CT 检查见蛛网膜下腔高密度影。

3. 硬脑膜下血肿或硬脑膜外血肿。多有头部外伤史，病情进行性加重，出现急性脑部受压的症状，如意识障碍，头痛、恶心、呕吐等颅高压症状，瞳孔改变及偏瘫等。某些硬脑膜下血肿，外伤史不明确，发病较慢，老年人头痛不重，应注意鉴别。头部 CT 检查在颅骨内板的下方，可发现局限性梭形或新月形高密度区，骨窗可见颅骨骨折线、脑挫裂伤等。

4. 颅内占位性病变。颅内肿瘤或脑脓肿等也可急性发作，引起局灶性神经功能缺损，类似于脑梗死。脑脓肿可有身体其他部位感染或全身性感染的病史。头部 CT 及 MRI 检查有助于明确诊断。

（二）脑栓塞

本病应与其他脑血管病和脑血栓形成等鉴别。

（三）腔隙性脑梗死

本病应与小量脑出血、脱髓鞘病、脑囊虫病及转移瘤等引起的腔隙性软化灶鉴别。

（四）脑分水岭梗死

与动脉粥样硬化性血栓性脑梗死类似。

九、救治方法

（一）动脉粥样硬化性血栓性脑梗死

1. 急性期治疗。要重视超早期（＜6 h）和急性期的处理，注意对患者进行整体化综合治疗和个体化治疗相结合。针对不同病情、不同发病时间及不同病因，采取有针对性的措施。总的来说，急性期治疗主要是通过两个途径实现的，即溶解血栓和脑保护治疗。

1）一般治疗。

（1）卧床休息，注意对皮肤、口腔及尿道的护理，按时翻身，避免出现压疮和尿路感染等。保持呼吸道通畅，对于有意识障碍的患者，应给予气道的支持及辅助通气。尽量增加瘫痪肢体的活动，避免发生深静脉血栓和肺栓塞，对出现此并发症的患者，最主要的治疗方法是抗凝，常用药物包括肝素、低分子量肝素及华法林等。

（2）调控血压：在急性期，患者会出现不同程度的血压升高，原因是多方面的，如脑卒中后的应激性反应、膀胱充盈、疼痛及机体对脑缺氧和颅内压升高的代偿反应等，且其升高的程度与脑梗死病灶大小、部位及病前是否患高血压病有关。脑梗死早期的高血压处理取决于血压升高的程度及患者的整体情况。如收缩压＜180 mmHg 或舒张压＜110 mmHg，不需降血压治疗，以免加重脑缺血；如血压持续升高至收缩压＞200 mmHg、舒张压＞110 mmHg，则应给予缓慢降血压治疗，并严密观察血压变化，防止血压降得过低，降压药物可选择拉贝洛尔、尼卡地平等静脉降压药物。此外如患者出现梗死后出血或合并高血压脑病、动脉夹层、肾功能衰竭、心力衰竭时，需考虑降压治疗。准备溶栓及桥接血管内取栓者，血压应控制在收缩压＜180 mmHg、舒张压＜100 mmHg。血压过低对脑梗死不利，应适当提高血压。

（3）控制血糖：脑卒中急性期血糖增高可以是原有糖尿病的表现或是应激反应。高血糖提示患者预后不良。当患者血糖增高超过 10 mmol/L 时，应立即给予胰岛素治疗，将血糖控制在 7.8～10 mmol/L。刚刚开始使用胰岛素时应 1～2 h 监测血糖 1 次。当血糖控制之后，通常需要给予 1 U/h

的胰岛素维持，以后可改为餐前皮下注射。急性卒中患者很少发生低血糖，可用10％～20％的葡萄糖口服或注射纠正低血糖。

（4）吞咽困难的处理：30％～65％的急性卒中患者会出现吞咽困难，吞咽困难治疗的目的是预防吸入性肺炎，避免因饮食摄取不足导致的液体缺失和营养不良，以及重建吞咽功能。所有卒中患者在给予饮食前均应确定有无吞咽困难或误吸的危险，简单有效的床旁试验为吞咽水试验。疲劳有可能增加误吸的危险，进食前应注意休息。患者进食时应坐起，一般采用软食、糊状或冻状的黏稠食物，并将食物置于舌根部以利于吞咽。为预防食管反流，进食后应保持坐立位0.5～1 h。可较早给予鼻饲，以避免发生营养不良。对于频繁呕吐、胃肠道功能减弱或有严重的应激性溃疡者，可给予肠外营养，补充葡萄糖、氨基酸及脂肪乳等。如果需要长期采用鼻饲，应考虑采用胃造瘘术。

（5）肺炎的处理：主要由误吸引起，肺炎是卒中患者死亡的一个主要原因。早期识别及处理吞咽问题和误吸，对预防吸入性肺炎作用显著。患者可采用仰卧位，平卧位时头应偏向一侧，以防止舌后坠和分泌物阻塞呼吸道，经常变换体位，定时翻身和拍背，加强康复活动，是防治肺炎的重要措施。肺炎的治疗主要包括进一步加强呼吸道管理和应用抗生素，必要时行气管插管和机械辅助通气。

（6）上消化道出血的处理：为脑卒中患者急性期临床上较常见的严重并发症，病死率较高，由胃、十二指肠黏膜出血性糜烂和急性溃疡所致。临床表现为呕血和柏油样便，严重时可以出现血压下降等末梢循环衰竭的表现，甚至合并各重要器官功能衰竭。上消化道出血的处理如下：①胃内灌洗：冰0.9％氯化钠100～200 mL，其中50～100 mL加入去甲肾上腺素1～2 mg口服；仍不能止血者，将另外的50～100 mL冰0.9％氯化钠加入凝血酶1 000～2 000 U口服。对于意识障碍或吞咽困难患者，可给予鼻饲导管内注入。也可用凝血酶、云南白药、酚磺乙胺、氨甲苯酸、生长抑素等。②使用制酸止血药物：加入西咪替丁200～400 mg静脉滴注，2～3次/d；也可选用奥美拉唑口服或静脉滴注。③防治休克：如有循环衰竭表现，应补充血容量，可采用输新鲜全血或红细胞成分输血。上述多种治疗无效情况下，仍有顽固性大量出血，可在胃镜下进行高频电凝止血或考虑手术止血。

（7）水电解质紊乱的处理：脑卒中时由于神经内分泌功能的紊乱、意识障碍、进食减少、呕吐、中枢性高热等原因，尤其是在脱水治疗时，常并发水电解质紊乱，进一步加重脑组织的损害，严重时可危及生命。水电解质紊乱主要有低钾血症、低钠血症和高钠血症。脑卒中患者应常规进行水电解质检验或监测，对于有意识障碍和脱水治疗的患者，尤其应该注意水盐平衡，出现水电解质紊乱时应积极纠正。轻至中度的低钾血症（血钾2.7～3.5 mmol/L）一般可采用氯化钾2～4 g，3次/d。当血钾低于2.7 mmol/L或血钾虽未降至2.7 mmol/L以下，但有严重肌无力症状或出现严重心律失常的患者，应在给予口服补钾的同时，予以静脉补钾。对于低钠血症的患者应根据病因分别治疗，注意补盐速度不能过快，应限制在0.7 mEq/（L·h），不超过20 mEq/（L·d），以免引起脑桥中央髓鞘溶解症。对于高钠血症的患者应限制钠的摄入，严重的可给予5％的葡萄糖注射液静脉滴注，纠正高钠血症不宜过快，以免引起脑水肿。

（8）心脏损伤的处理：脑卒中合并的心脏损伤是脑心综合征的表现之一，其发生机制尚不十分清楚，主要包括急性心肌缺血、心肌梗死、心律失常及心力衰竭等，是急性期脑血管病的主要死亡原因之一。脑卒中早期应密切观察心脏情况，必要时行动态心电监测及心肌酶谱测查，及时发现心脏损伤，进行必要的处理，以使患者安全度过急性期。

2）溶栓治疗。急性脑梗死溶栓治疗的目的是挽救缺血半暗带，通过溶解血栓，使闭塞的脑动脉再通，恢复梗死区的血液供应，防止缺血脑组织发生不可逆性损伤。溶栓治疗的时机是影响疗效的关键。临床常用的溶栓药物包括：重组组织型纤溶酶原激活剂和尿激酶等。

（1）3 h内重组组织型纤溶酶原激活剂静脉溶栓治疗。适应证：①有缺血性脑卒中导致的神经功能缺损症状；②症状出现＜3 h；③年龄≥18岁；④患者或家属签署知情同意书。禁忌证：①颅内出血（包括脑实质出血、脑室出血、蛛网膜下腔出血、硬脑膜下血肿）；②既往颅内出血史；③近3个月有严重头颅外伤史或卒中史；④颅内肿瘤、巨大颅内动脉瘤；⑤近期（3个月）有颅内或椎管内手术；⑥近2周内有大型外科手术；⑦近3周内有胃肠或泌尿系统出血；⑧活动性内脏出血；⑨主动脉夹层；⑩近1周内有在不易压迫止血部位的动脉穿刺；⑪血压升高：收缩压≥180 mmHg，或舒张压≥100 mmHg；⑫急性出血倾向，包括血小板计数低于$100×10^9$/L或其他情况；⑬24 h内接受过低分子量肝素治疗；⑭口服抗凝剂且国际标准化比率>1.7或凝血酶原时间>15 s；⑮48 h内使用凝血酶抑制剂或Ⅹa因子抑制剂，或各种实验室检查异常（如活化部分凝血活酶时间，国际标准化比率，血小板计数，凝血酶时间或Ⅹa因子活性测定等）；⑯血糖<2.8 mmol/L或>22.22 mmol/L；⑰头CT或MRI提示大面积梗死（梗死面积>1/3大脑中动脉供血区）。

相对禁忌证：下列情况需谨慎考虑和权衡溶栓的风险与获益（即虽然存在一项或多项相对禁忌证，但并非绝对不能溶栓）。①轻型非致残性卒中；②症状迅速改善的卒中；③惊厥发作后出现的神经功能损害（与此次卒中发生相关）；④颅外段颈部动脉夹层；⑤近2周内严重外伤（未伤及头颅）；⑥近3个月内有心肌梗死史；⑦孕产妇；⑧痴呆；⑨既往疾病遗留较重神经功能残疾；⑩未破裂且未经治疗的动静脉畸形、颅内小动脉瘤（<10 mm）；⑪少量脑内微出血（1～10个）；⑫使用违禁药物；⑬类卒中。

（2）2.3～4.5 h内重组组织型纤溶酶原激活剂静脉溶栓治疗。

适应证：①有缺血性脑卒中导致的神经功能缺损症状；②症状持续3～4.5 h；③年龄≥18岁；④患者或家属签署知情同意书。

禁忌证：同3 h内禁忌证。

相对禁忌证（在3 h内相对禁忌证基础上补充如下）：①使用抗凝药物，国际标准化比率≤1.7，凝血酶原时间≤15 s；②严重卒中（NIHSS评分>25分）。

3）抗凝治疗。主要目的是阻止血栓的进展，防止脑卒中复发，并预防脑梗死患者发生深静脉血栓形成和肺栓塞。目前抗凝疗法的有效性和安全性仍存有争议。临床常用的药物有肝素、低分子量肝素及华法林等。抗凝治疗对大血管动脉粥样硬化引起的卒中和有频繁栓子脱落引起的卒中可能有效，对于中度到重度卒中患者不推荐使用抗凝治疗。并发症主要为出血倾向和血小板减少等。

4）降纤治疗。降解血中的纤维蛋白原，增加纤溶系统的活性，抑制血栓形成。对不适合溶栓并经过严格筛选的脑梗死患者，特别是高纤维蛋白原血症者可选用降纤治疗。常用的药物包括巴曲酶及安克洛酶。用法：首次剂量为10 BU，之后隔天5 BU静脉注射，共用3次。每次用药之前需进行纤维蛋白原的检测。

5）抗血小板聚集治疗。对于不符合静脉溶栓或血管内取栓适应证且无禁忌证的患者，在发病早期给予抗血小板聚集药物阿司匹林（150～300 mg/d），可降低卒中的复发率，改善患者的预后，急性期后可改为预防剂量；溶栓治疗者，抗血小板药物应在溶栓后24 h开始使用；对于不耐受阿司匹林的患者，可改为氯吡格雷等抗血小板治疗；对于未接受溶栓治疗的轻型卒中患者，发病24 h内尽早启动双重抗血小板治疗并维持21 d。

6）脑保护治疗。①神经保护剂，已进行了许多试验和临床研究，探讨了各种神经保护剂的效果，不少神经保护剂在动物实验时有效，但缺乏有说服力的大样本临床观察资料。目前常用的有胞磷胆碱和依达拉奉等。②亚低温治疗，亚低温（32～34℃）可以降低脑氧代谢率，抑制兴奋性氨基酸释放和细胞内钙超载，减少自由基的生成，局部亚低温可能是有前途的治疗方法，全身亚低温因副作用较多，现已很少应用。

7）降颅内压治疗。脑水肿发生在缺血性脑梗死最初的24～48 h，水肿的高峰期为发病后的3～5 d，大面积脑梗死时有明显颅内压升高，应进行脱水降颅内压治疗。常用的降颅内压药物为甘露醇、呋塞米和甘油果糖。甘露醇的常用剂量为0.25～0.5 g/kg，每4～6 h使用1次，最大用量是2 g/(kg·d)；呋塞米（20 mg，每2～8 h 1次）有助于维持渗透压梯度；其他可用人血白蛋白辅助治疗。甘油果糖是一种高渗溶液，常用 250～500 mL 静脉滴注，1～2 次/d。对于大脑半球的大面积脑梗死，可施行开颅减压术和（或）部分脑组织切除术。较大的小脑梗死，尤其是影响到脑干功能或引起脑脊液循阻塞的，可行后颅窝开颅减压和（或）直接切除部分梗死的小脑，以解除脑干压迫，伴有脑积水或具有脑积水危险的患者应进行脑室引流。

8）其他。扩容或者血液稀释疗法治疗缺血性脑卒中还存在争议，使用这一类治疗时要注意避免神经系统和心血管系统的并发症，如加重脑水肿、引起心力衰竭等。一些使用钙通道阻滞剂进行扩血管治疗的研究，均未提示有显著疗效。

9）中医中药治疗。传统中医治疗脑血管病已经积累了丰富的经验，治疗原则主要是活血化瘀、通经活络，动物实验显示一些中药单成分或者多种药物组合可以降低血小板聚集、抗凝、改善脑血流、降低血黏滞度，并具有神经保护作用。药物有三七、丹参、川芎、葛根素、水蛭及银杏叶制剂等。也可用针灸治疗。

10）介入治疗。颈动脉内膜切除术和颈动脉支架置入术对无症状性颈动脉狭窄超过 70% 的患者治疗有效。介入性治疗包括颅内外血管经皮腔内血管成形术及血管内支架置入等，其与溶栓治疗的结合已经越来越受到重视。

11）设立脑卒中绿色通道和卒中单元：包括医院 24 h 内均能进行头部 CT 及 MRI 检查，与凝血化验有关的检查可在 30 min 内完成并回报结果及诊疗费用的保证等，尽量为急性期的溶栓及神经保护治疗赢得时间。

2. 恢复期治疗。

（1）康复治疗：康复目标是减轻脑卒中引起的功能缺损，提高患者的生活质量，应尽早进行。只要患者意识清楚，生命体征平稳，病情不再进展，48 h 后即可进行，康复应与治疗并进。在急性期，康复运动主要是抑制异常的原始反射活动，重建正常运动模式，其次才是加强肌肉力量的训练。此外，还应注意语言、认知、心理、职业与社会康复等。

（2）脑血管病的二级预防：卒中后在恢复期内尽早开始积极处理各项可进行干预的脑卒中危险因素，应用抗血小板聚集药物，降低脑卒中复发的危险性。

（二）脑栓塞

其治疗与动脉粥样硬化性血栓性脑梗死的治疗相同，包括急性期的综合治疗，尽可能恢复脑部血液循环，以及进行物理治疗和康复治疗。因为心源性脑栓塞容易再发，急性期应卧床休息数周，避免活动，从而减少再发的风险。

当发生出血性脑梗死时，要立即停用溶栓药、抗凝药和抗血小板聚集的药物，防止出血加重和血肿扩大；适当应用止血药物，治疗脑水肿，调节血压；若血肿量较大，内科保守治疗无效时，考虑手术治疗。对感染性栓塞应使用抗生素，并禁用溶栓和抗凝治疗，防止感染扩散。在脂肪栓塞时，可采用肝素、右旋糖酐、5% 碳酸氢钠及脂溶剂等，有助于脂肪颗粒的溶解。

对于脑栓塞的预防非常重要。主要是进行抗凝和抗血小板治疗，能防止被栓塞的血管发生逆行性血栓形成和预防复发。同时要治疗原发病，纠正心律失常，针对心脏瓣膜病和引起心内膜病变的相关疾病，进行有效防治，根除栓子的来源，防止复发。

（三）腔隙性脑梗死

与动脉粥样硬化性血栓性脑梗死的治疗类似，一般不用脱水治疗。腔隙性脑梗死的预后要好于大动脉区域梗死，因此对于简单的腔隙性卒中，多采用抗血小板性治疗（阿司匹林、氯吡格雷）或保守治疗。患者形成出血、血肿的危险性非常低。

（四）脑分水岭梗死

首先要纠正低血压，补足血容量，并改善患者的血液高凝状态，适当扩容治疗，输液可采用

0.9%氯化钠、右旋糖酐或其他血浆代用品。对脑分水岭梗死的治疗与血栓性脑梗死相同，同时要积极治疗原发病。

十、诊疗探索

手术治疗：对于大面积脑梗死内科治疗常不能遏止脑水肿→颅内压增高→脑疝→死亡的病理变化过程，临床上在患者出现脑疝症状时，才考虑外科手术治疗。外科的治疗手段包括去骨瓣减压手术和缺血脑组织切除术。目前临床上采用的大多是单纯去骨瓣减压手术。

（一）去骨瓣减压手术

去骨瓣减压手术是去除额颞顶的大骨瓣，剪开硬膜，减轻脑组织的压力，防止颞叶钩回疝的形成，增加脑灌注，可减轻或缓解由于颅内压升高引起的继发性脑损伤。早期的去骨瓣减压手术（<24 h）由于避免了大面积脑梗死后脑水肿对于脑干的压迫，可以减少死亡率，并且提高预后。一般认为应在出现脑疝之前进行手术，特别对<50岁的患者行去骨瓣减压手术是积极的，而对>50岁的患者是否行手术还需要以后的前瞻性随机实验来证实。但是，手术后的患者的生存质量受到争议。去骨瓣减压术并不能减轻缺血脑组织的局部损伤，也不能改善梗死灶引起的神经功能缺损，关于手术时间、患者状态、患者年龄及梗死部位等对于手术的影响方面一直存在不同的看法。但目前仍提倡进行去骨瓣减压手术。

（二）缺血脑组织切除术

切除缺血脑组织可减轻对健康脑组织的压迫，但手术中不易区分坏死脑组织与半暗带。并且，非重要功能区脑组织切除术，虽然可一期颅骨成形，但是，手术的目的是为了降低颅内压，术中切除部分脑组织后势必加重局部脑水肿，再加上脑梗死造成的脑水肿，术后颅内压必然会升高而起不到降低颅内压的作用。多数的学者认为应该慎用缺血组织切除术。

十一、病因治疗

主要是针对脑栓塞的二级预防。

（一）短暂性脑缺血发作的治疗

尽管短暂性脑缺血发作的临床症状及体征恢复极快，但可因反复脑缺血造成脑组织的病理损伤形成脑梗死。短暂性脑缺血的发作来源于动脉粥样硬化的颈动脉或椎动脉内的微血栓，循血流进入脑部小动脉，可以造成栓塞，而引起脑部缺血症状，这时如果侧支循环不足或者血管自身调节不能代偿时，缺血时间过长（平均4 h），脑梗死发生的概率将大大增加，每次发作时间长（0.5~4 h），发作次数较频，临床上表现为可逆性神经功能缺损，但是实际上脑组织存在持续性、缺血性损害，只是尚未达到脑CT能够显示的程度，应该视为患者处于脑卒中的高危状态，应予以积极治疗，以达到预防或者推迟脑卒中发生的目的。临床治疗手段主要为抗凝、抗血小板聚集，以及颈动脉内膜切除术/颈动脉支架置入术等。

（二）抗凝治疗

抗凝药物主要为低分子量肝素、华法林等。国际标准化比率为2~3，适用于较年轻的心房颤动患者的治疗和任何年龄患者的二级预防；而国际标准化比率为1.6~2.5则适合75岁以上的心房颤动患者的一级预防。预防心房颤动发生卒中，低分子量肝素对血小板数量及血液流变学无明显影响，临床上少见出血性副作用，也有人主张联合用药，低分子量肝素加华法林疗效更好。新型口服抗凝药可作为华法林的替代药物，其抗凝效果应不劣于华法林，出血并发症不多于华法林，具有良好的安全性，此外，它的药物食物相互作用较少，无须频繁检测，服用方法简单，无须调整剂量，具体选择何种药物应考虑个体化因素。

（三）降血脂

观察性研究显示，他汀类药物治疗可改善急性缺血性脑卒中患者预后。对于非心源性缺血性脑卒中患者，推荐高强度他汀长期治疗以减少卒中事件发生。有证据表明，当低密度脂蛋白胆固醇下降≥50%或低密度脂蛋白≤1.8 mmol/L 时，二级预防更有效。目前阿托伐他汀是神经内科用药证据最多的一种他汀类药物。

（四）颈动脉内膜切除术

被认为是防治脑梗死的有效方法，是近几年新兴的预防治疗措施。对预防短暂性脑缺血发作和缺血性脑卒中具有重要意义。但不能预防腔隙性及心源性卒中。

（五）颈动脉支架置入术

目前已有临床研究提示颈动脉支架置入术能够有效降低颈动脉狭窄患者脑卒中风险，远期预后与颈动脉内膜切除术无异。对于颈部解剖不利于内膜切除术的患者应选择支架置入术。

（六）抗血小板聚集药物

抗血小板实验者协作系统评价表明，抗血小板聚集药物能使卒中高危人群发生严重的心血管病的概率降低 25%。抗血小板聚集药物主要是阿司匹林。多项研究综合结果表明，阿司匹林可使缺血性卒中的绝对危险性降低 1%～2%。试验与临床随访研究均表明小剂量阿司匹林（75 mg/d）疗效确切，建议为首选药物，终身服用。

十二、最新进展

（一）脑梗死的溶栓治疗

1. 静脉溶栓。静脉溶栓治疗是急性缺血性脑卒中有效的恢复脑灌注、降低致残率及病死率的方法之一，主要的药物包括重组组织型纤溶酶原激活剂、尿激酶、替奈普酶。重组组织型纤溶酶原激活剂：已有多项临床试验证实在治疗时间窗包括 3 h 内、3～4.5 h、6 h 内应用重组组织型纤溶酶原激活剂静脉溶栓可以增加患者良好临床结局。对于醒后卒中或发病时间不明的卒中，虽然不推荐在接受影像学评估筛选后应用重组组织型纤溶酶原激活剂进行静脉溶栓治疗，但近期公布的 WAKE-UP 卒中研究结果表明，利用弥散加权成像/FLAIR 失匹配来筛选发病时间不明的患者进行静脉溶栓治疗，可以从中获益。替奈普酶较重组组织型纤溶酶原激活剂具有更长的半衰期和更强的纤维蛋白结合特异性，已被批准用于急性心肌梗死的治疗，在急性脑梗死的治疗方面仍处于探索阶段。NOR-TEST 结果显示替奈普酶有效性上不优于重组组织型纤溶酶原激活剂，而两者安全性相似，而通过汇总分析两项Ⅱ期临床研究显示，替奈普酶在 CT 血管造影上存在于大血管闭塞的患者上，血管再通率明显优于重组组织型纤溶酶原激活剂。

2. 动脉溶栓。动脉溶栓多采用超选择性血管内溶栓，与静脉溶栓相比，动脉溶栓具有用药剂量小、局部药物浓度高和全身不良反应少的优点。该治疗的循证医学证据主要来自 PROACT-Ⅱ及 MELT 两项 RCT 研究，提示动脉溶栓治疗可以获得更高的血管再通率及良好预后率，但在近期的血管内治疗试验中，动脉溶栓仅作为挽救性治疗，作用有限。

（二）脑梗死的血管内治疗

1. 急性缺血性脑卒中机械取栓治疗。支架取栓装置使用临时支架捕获血栓，通过支架嵌入血栓内部来将血栓取出而达到血管再通的目的。自 2015 年后，6 项关于支架取栓疗效的临床试验证实，对于前循环大血管闭塞的患者，静脉溶栓联合支架取栓治疗在即刻血管再通率、术后 90 d 良好预后率均优于单纯静脉溶栓组。目前针对急性缺血性脑卒中伴前循环大血管闭塞的患者，在发病 6 h 内，或者发病 16～24 h 并符合相关影像学检查标准，可行急诊机械取栓治疗，以达到恢复脑灌注、改善患者临床结局的目的。而针对后循环闭塞患者血管内治疗与单纯静脉溶栓治疗获益性的比较，仍缺少 RCT 研究证实，相关临床试验仍在进行中。

2. 颅内动脉粥样硬化性狭窄血管内治疗。主要方式有球囊血管成形术、球囊扩张式支架置入术、自膨式支架置入术。尽管 SAMMRIS 试验结果显示针对颅内动脉粥样硬化性狭窄的患者，单独积极内科治疗优于支架联合内科治疗方式，但有研究或学者认为真实世界颅内动脉粥样硬化性狭窄卒中复发率大于 SAMMRIS 试验内数据，并指出 SAMMRIS 研究筛选患者没有参考功能影像学标准。2018 版指南推荐症状性颅内动脉粥样硬化性狭窄患者，在狭窄率≥70％且存在供血区低灌注的情况下，可行血管内治疗，治疗方式的选择根据具体病变特点及路径而定。

（三）脑梗死的其他治疗

神经干细胞移植、骨髓间充质干细胞移植、基因治疗等方法尚存在许多问题，目前正在动物实验研究之中，近年来取得一定效果。临床实践表明，脑卒中患者早期康复治疗可使恢复进程加快，对预防"二次损伤"、废用综合征等有重要意义，康复治疗显著优于单纯传统的药物治疗。

李连弟 邹圣强 张在其

第三节 脑 出 血

一、基本概念

脑出血有外伤性和非外伤性两种，本节主要介绍非外伤性脑出血。非外伤性脑出血又称原发性脑出血或自发性脑出血，系指颅内或全身疾病引起脑实质内出血，占急性脑血管病的 20％～30％，以高血压性脑出血最常见，发病率为每年（60～80 人）/10 万人口，急性期病死率 30％～40％，是急性脑血管病中最高的。在脑出血中大脑半球出血约占 80％，脑干和小脑出血约占 20％。

二、常见病因

最常见的病因是高血压合并细、小动脉硬化，其他病因包括脑动静脉畸形、动脉瘤、血液病、梗死后出血、脑淀粉样血管病、烟雾病、抗凝或溶栓治疗、原发性或转移性脑肿瘤破坏血管等。

1. 高血压脑动脉硬化。
2. 脑淀粉样血管病。
3. 脑动脉瘤，脑动静脉畸形。
4. 原发性或转移性脑肿瘤。①胶质母细胞瘤；②黑色素瘤；③绒毛膜上皮癌；④肾上腺癌；⑤乳腺癌；⑥支气管肺癌。
5. 脑底异常血管网病。
6. 血液病。①再生障碍性贫血；②白血病；③血小板减少性紫癜；④血友病等。
7. 感染。①脑动脉炎；②静脉血栓脉管炎。
8. 药物。①维生素 C 和维生素 B 缺乏；②如抗凝及溶栓剂等。
9. 化学中毒。砷中毒。
10. 梗死后出血。

三、发病机制

1. 长期高血压使脑细、小动脉发生玻璃样变及纤维素性坏死，管壁弹性减弱，血压骤然升高时血管易破裂出血。

2. 在血流冲击下，血管壁病变也会导致微小动脉瘤形成，当血压剧烈波动时，微小动脉瘤破裂而导致脑出血。

3. 慢性高血压患者的脑血流自动调节代偿功能常丧失。当患者情绪波动或从事体力活动时，血压突然升高，引起血管壁破裂而导致出血。

4. 脑梗死区周围血液外渗。

5. 颅内肿瘤侵犯脑血管引起出血。

四、临床特征

脑出血的患者根据出血部位不同，临床表现各有特点，现分述如下。

（一）基底节出血

偏瘫或轻偏瘫、偏身感觉障碍和同向性偏盲（"三偏"），均发生于出血灶的对侧。此乃血肿压迫内囊。患者双眼向病变侧凝视，可有局灶性抽搐和失语（优势半球出血）。随着出血量增多，患者意识障碍加重，并出现颅内压增高症状，甚至小脑幕裂孔下疝，导致呼吸和循环衰竭而死亡。

（二）脑叶出血

也称为皮质下白质出血，可发生于任何脑叶。除表现头痛、呕吐外，不同脑叶的出血，临床表现也有不同。如出血位于脑中央区，有偏瘫、偏身感觉障碍，特别是辨别觉丧失。如出血在枕顶叶，可有同向偏盲。如发生在额叶，可有强握反射、吸吮反射、排尿困难、淡漠和反应迟钝。如有抽搐多为局灶性并限于偏瘫侧。优势半球出血者尚有失语、失读、记忆力减退和失认等。

（三）丘脑出血

临床表现似壳核出血，但有双眼垂直方向活动障碍或双眼同向上或向下凝视，犹如"落日"状，瞳孔缩小。患者长期处滞呆状态。如血肿阻塞第三脑室，可出现颅内压增高症状和脑积水。

（四）脑桥出血

发病后患者很快进入昏迷状态，可在数小时内死亡。出血常先自一侧脑桥开始，表现出血侧面瘫和对侧肢体迟缓性偏瘫（交叉性瘫痪）。头和双眼转向非出血侧，呈"凝视瘫肢"状。出血扩大并波及两侧脑桥，则出现双侧面瘫和四肢瘫痪。后者多为迟缓性，少数为痉挛性或呈去大脑强直，双病理征阳性，眼球自主活动消失，瞳孔小，为针尖样，对光反射迟钝或消失，此征见于1/3患者，为脑桥出血特征症状，系脑桥内交感神经纤维受损所致。持续高热（≥39℃），乃因出血阻断丘脑下部对体温的调节。由于脑干呼吸中枢受影响，常出现不规则呼吸和呼吸困难。如双瞳孔散大，对光反射消失，呼吸不规则，脉搏和血压异常，体温不断上升或突然下降，均示病情危重。

（五）小脑出血

大多数患者有头痛、眩晕、呕吐，伴共济失调，站立时向病侧倾倒，病侧肢体不灵活，但无偏瘫、无失语，有构词不良。少数患者发病迅速，短期内昏迷，出现脑干受压征、眼肌麻痹和小脑扁桃体下疝或急性脑积水表现。

（六）脑室出血

见于上述脑实质出血，如壳核或丘脑出血可破入侧脑室，量大可充满整个脑室和蛛网膜下腔。小脑或脑桥出血可破入第四脑室，量大可逆流入小脑幕上脑室系统。脑室出血者病情多危重，常在发病后1～2 h内进入昏迷，出现四肢抽搐或瘫痪，双侧病理征阳性。可有脑膜刺激征、多汗、呕吐、去大脑强直。呼吸深沉带鼾声，后转为不规则。脉搏也由缓慢有力转为细速和不规则，血压不稳定。如血压下降、体温升高则多示预后不良。

五、辅助检查

(一)脑脊液检查

在无条件进行 CT 检查时，对病情不十分严重、无明显颅内压增高的患者可进行腰穿。脑出血破入脑室或进入蛛网膜下腔，约 4/5 的患者在发病 6 h 后脑脊液是血性并伴压力增高的。当病情危重、有脑疝形成时，禁忌腰穿检查，疑有小脑出血者更应禁忌。

(二)头颅 CT

是确诊脑出血的首选检查，能准确显示出血的部位、大小、形态、脑水肿情况及是否破入脑室等，并可动态观察血肿的演变过程，它能区分脑出血和脑梗死，有助于脑出血病因的鉴别诊断，还可以其特定的形态和位置与其他颅内占位性病变相鉴别，有利于治疗方案的制订、预后判断和病情发展的随访。早期血肿在 CT 上表现为圆形或椭圆形的高密度影，边界清楚。一般新鲜血块的 CT 值是 70～80 Hu，为正常脑组织密度的 2 倍，随着时间增长，血肿吸收，其密度逐步变低。一般脑出血，平扫 CT 可以做出诊断。但是对下述患者应加做增强头颅 CT 检查，以利鉴别诊断：

1. 年龄≤40 岁。

2. 无高血压史。

3. 神经系统症状加重>4 h。

4. 有肿瘤、血液病、脉管炎和心内膜炎病史。

5. 蛛网膜下腔出血或非典型高血压性脑出血部位。

(三)头颅 MRI

发现新鲜出血的敏感性低，检查费时，故其对急性脑出血的诊断作用不如 CT。但是，对亚急性和慢性脑出血，MRI 的 T_1 和 T_2 加权成像有规律性信号改变，即由低或等信号逐渐演变为高信号。因此，对亚急性和慢性期脑出血、脑干和颅后窝血肿的诊断，MRI 对幕上出血的诊断价值不如 CT，对幕下出血的检出率优于 CT。MRI 的表现主要取决于血肿所含血红蛋白量的变化。发病 1 d 内，血肿呈 T_1 等或低信号，T_2 呈高或混合信号；第 2～7 天，T_1 为等或稍低信号，T_2 为低信号；第 2～4 周，T_1 和 T_2 均为高信号；4 周后，T_1 呈低信号，T_2 为高信号。此外，对脑出血不同病因的鉴别诊断，MRI 比 CT 更易发现脑血管畸形、肿瘤及血管瘤等病变。

(四)脑血管造影

对出血的原因与部位的确定常有诊断价值，特别对中、青年脑叶出血、蛛网膜下腔出血者常有必要，可排除血管畸形、动脉瘤破裂等所致的脑出血，但对病情危重、年龄在 60 岁以上的患者要慎重考虑。脑血管造影可见中线血管移位，大脑前动脉与中动脉间距较正常加宽，大脑中动脉向上或向下移位。磁共振血管造影、CT 血管造影和数字减影血管造影等可显示脑血管的位置、形态及分布等，并易于发现脑动脉瘤、脑血管畸形及脑底异常血管网病等脑出血病因。

(五)其他检查

血常规、尿常规、血糖、肝功能、肾功能、凝血功能、血电解质及心电图等检查，有助于了解患者的全身状态。

六、诊断思路

（一）首先确定是否脑出血

1. 病史要点。脑出血起病急骤，病情发展迅速，可发生在白天或夜晚。气候骤变、情绪紧张、工作劳累、饮酒、用力排便、性生活等均可能为诱因，也可无任何诱因。患者常突感头痛、头胀，随之呕吐，可很快出现意识和神经功能障碍，并进行性加重。起病前多无预感，仅少数患者发病前有头痛、头晕、动作不稳、口齿不清等症状。起病后多表现为剧烈头痛、头晕、呕吐、偏瘫、失语；脑干和小脑出血者，眩晕是主要症状。一般在数分钟至数小时达到高峰，出现意识障碍，随后陷入昏迷，常有尿失禁、抽搐发生。应注意询问患者现病史和既往史，有没有高血压病史，有没有原发肿瘤病史，成年妇女有没有月经不调、流产病史，有没有抗凝及溶栓剂治疗病史等。

2. 查体要点。应注意脑出血患者的意识障碍的程度；有没有"三偏"症状，即病变对侧肢体偏瘫、偏身感觉障碍及偏盲；有没有失语、肢体共济失调；注意瞳孔变化，有没有头和双眼转向非出血侧，呈"凝视瘫肢"状；四肢有无强直性抽搐，去大脑强直；有无脑膜刺激征、呼吸困难、脑疝等。

3. CT脑扫描。头颅CT扫描是目前诊断脑出血的最主要和最常用的方法之一。头部CT能迅速、准确和安全地诊断脑出血，诊断正确率几乎可达100%。CT检查能显示特征性的高密度出血灶，能直观地反映出血的部位、范围，周围脑组织受累的程度、脑水肿的程度及血肿扩展的范围；了解中线是否移位及脑室、脑池受压的继发性改变；对出血后颅内病变可进行动态观察。

4. 脑脊液检查。一般脑出血起病早期脑脊液中可无红细胞，但约4/5的患者在发病6 h后脑脊液常含血液，特别见于出血破入脑室或蛛网膜下腔者。

（二）确定出血部位

可根据不同的临床表现特点，初步判断出血部位。如壳核出血的出血量较多时，患者可出现"三偏"症状，即表现为对侧肢体偏瘫、偏身感觉障碍及偏盲。当血肿破入脑室者，患者常有不同程度的意识障碍、脑膜刺激征。丘脑内侧或下部出血者可出现典型的眼征，即垂直凝视麻痹，多为上视障碍、双眼内收下视鼻尖、眼球反向偏斜，出血对侧的眼球向下、内侧偏斜等。小脑出血的病变侧肢体共济失调，但无偏瘫、无失语。脑干出血患者很快进入昏迷状态，可在数小时内死亡，头和双眼转向非出血侧，呈"凝视瘫肢"状。四肢瘫痪或呈去大脑强直，双病理征阳性，眼球自主活动消失，瞳孔小，为针尖样，对光反射迟钝或消失，为脑桥出血特征症状。持续高热（≥39℃），乃因出血阻断丘脑下部对体温的调节。由于脑干呼吸中枢受影响，常出现不规则呼吸和呼吸困难。脑室出血可出现四肢强直性抽搐，去大脑强直，轻偏瘫或四肢瘫，瞳孔针尖样大小，高热，脑膜刺激征。脑叶出血可出现不同程度的意识障碍和神经系统定位体征，如偏瘫、失语、偏盲等。CT是本病的主要诊断方法，能准确显示血肿的部位、范围、形态，特别有助于脑室内、脑干和小脑出血的诊断。

（三）出血量的估算

根据头颅CT检查显示的血肿大小，采用多田公式计算法，估算血肿量。多田公式计算法：血肿量（mL）＝（π/6）×血肿最大长度（cm）×最大宽度（cm）×最大高度（cm）或层面数。另外，也可用简易计算法：血肿量（mL）＝1/2×长×宽×层面数，估算血肿量。

（四）确定引起脑出血的病因

高血压性脑出血最常见，对于有高血压病史，年龄在50岁以上，尤其是60~70岁的脑出血患者应考虑高血压性脑出血；对于正常血压的老年患者、出现痴呆和反复发作的多灶性脑叶出血时，要首先考虑脑淀粉样血管病的可能。脑出血前有脑瘤所致的各种症状如头痛、癫痫发作、局灶性神经症状、精神障碍等；颅内转移性肿瘤一般有原发肿瘤病史，在发病前有各种神经功能障碍及颅内压增高症状；成年妇女有月经不调、流产病史时考虑绒毛膜上皮癌的脑转移的可能。对于浅表脑出血、有癫痫、头痛和局灶体征者，应怀疑脑动静脉畸形，特别是青少年患者。虽然脑动脉瘤破裂主要引起蛛网膜下腔出血，但是对脑叶出血，应怀疑脑动脉瘤。头部 CT 能迅速、准确和安全地诊断本病，能准确显示血肿的部位、大小，能区分脑出血和脑梗死，有助脑出血病因的鉴别诊断。脑血管造影适用于寻找出血原因，特别对中、青年脑叶出血，可排除血管畸形、动脉瘤破裂等所致的脑出血。

七、临床诊断

(一) 高血压性脑出血

1. 患者年龄多在 50 岁以上，既往有高血压动脉硬化史。

2. 多在情绪激动或体力劳动中发病。

3. 起病突然，发病后出现头痛、恶心、呕吐，半数患者有意识障碍或出现抽搐、尿失禁。

4. 可有明显定位体征，如偏瘫、脑膜刺激征。

5. 发病后血压明显升高。

6. CT 扫描及 MRI 可见出血灶，脑脊液可呈血性。

(二) 脑淀粉样血管病相关性脑出血

1. 老年人多见，其发病率与人群年龄成正比。

2. 既往多无高血压病史，临床上可有慢性进行性痴呆。

3. 多发性、反复发生的脑出血（尤其脑叶出血）。

4. 无明显或仅有轻度高血压或脑动脉硬化征象。

5. 头部 CT。表现为多处脑叶（皮质或皮质下）出血，其深部中央灰质、胼胝体及小脑出血较少见，脑干出血几乎难以见到，可偶见单纯蛛网膜下腔出血或硬脑膜下血肿。

6. 排除肿瘤或血液系统疾病等情况。

(三) 脑动脉瘤破裂性脑出血

1. 突发、剧烈、前所未有的头痛，伴恶心呕吐、面色苍白、出冷汗、意识障碍。

2. 可有精神症状，如谵妄、木僵、定向障碍和痴呆等，并有部分出现癫痫大发作。

3. 体征。①脑膜刺激征，Kernig 征较颈项强直多见；②单侧或双侧锥体束征；③眼底出血，可为视网膜、玻璃体膜下或玻璃体内出血，引起视网膜中央静脉出血，是诊断蛛网膜下腔出血的重要依据之一。视神经盘水肿少见，一旦出现多提示颅内压增高。由于眼内出血，患者视力常下降。

4. 局灶体征可有一侧动眼神经麻痹、单瘫或偏瘫、失语、感觉障碍、视野缺损等。

5. 增强 CT 可显示增强的动脉瘤的占位效应。脑血管造影检查有助于发现颅内动脉瘤。

(四) 颅内血管畸形性蛛网膜下腔出血

1. 好发年龄 20~39 岁，男性 2 倍于女性。

2. 发病前就有头痛病史，可长期持续性或反复发作。

3. 突然起病，出现头痛、恶心、呕吐，有时甚至意识丧失。可发生抽搐，但是不发生蛛网膜下腔出血时也可抽搐，尤其是额、顶部脑动静脉畸形；可因脑盗血出现感觉障碍、运动障碍、智力障碍。

4. 体征。颈项强直、Kernig 征阳性，眼底检查有玻璃体膜下片状出血等。可以有颅内杂音，压迫同侧颈动脉可使杂音减弱，主要发生在颈外动脉系统供血的硬脑膜脑动静脉畸形患者，当影响海绵窦时可出现眼球突出。

5. 辅助检查。增强 CT 可显示增强的脑动静脉畸形；脑血管造影显示血管畸形而确诊。

(五) 脑肿瘤性脑出血

1. 病史中有脑瘤所致的各种症状如头痛、癫痫发作、局灶性神经症状、精神障碍等。

2. 颅内转移性肿瘤一般有原发肿瘤病史，在发病前有各种神经功能障碍及颅内压增高症状；成年妇女有月经不调、流产病史时考虑绒毛膜上皮癌的脑转移的可能。

3. 已知颅内肿瘤患者，病情突然加重，或表现为原有的神经系统症状、体征加重或出现新的神经系统功能障碍。

4. CT表现为脑瘤内均一的高密度区。若原有无效腔，急性出血后可显示出高密度液平面，并随体位转动而出现波动。这一所见为脑瘤出血的特殊CT表现。依CT表现，脑瘤出血可分为3型。Ⅰ型：即实体性出血，CT下无液平面所见，血肿边有增强的瘤体肿块。Ⅱ型：即脑瘤中央出血，CT平扫可见出血呈高密度区，增强后瘤体呈环状或部分强化。Ⅲ型：即出血已进入肿瘤原有的坏无效腔内，CT平扫示液平面，增强扫描可见肿瘤实体部分强化。

5. 对有脑内原发肿瘤或全身肿瘤脑转移的征象，有脑出血的临床表现，CT或MRI显示脑肿瘤或转移瘤，伴有脑出血的影像学改变，一般可以做出诊断。

（六）脑底异常血管网病

1. 各种年龄及男女均可发病，女性略多于男性。

2. 突然起病的脑出血、头痛、肢体瘫痪甚至意识障碍；也可为反复发作的昏厥或短暂的意识障碍。

3. 反复发作性肢体瘫痪或交替性双侧偏瘫。

4. CT和MRI表现：可表现为蛛网膜下腔出血、脑内出血及脑室出血；脑萎缩，多见于两侧额叶；增强扫描：冠状面显示脑底异常血管网，表现为扭曲或斑片状血管团，基底节或丘脑可见增粗、纤曲的小血管。

5. 脑血管造影显示颈动脉交叉处狭窄，脑底部尤其基底节下方有密集成网状异常血管影。

（七）抗凝或溶栓治疗相关性脑出血

1. 有慢性心房颤动或心脏瓣膜置换术后而服用华法林病史，或有溶栓治疗的病史。

2. 有脑出血的一般临床表现，突然头痛、肢体瘫痪甚至意识障碍，可合并其他部位的出血。

3. 血凝血功能测定：凝血酶原时间、国际标准化比率延长。

4. 头部CT扫描可见高密度出血灶，脑脊液可呈血性。

八、鉴别诊断

1. 与脑梗死、脑栓塞和蛛网膜下腔出血鉴别见表1-7-1。

表 1-7-1　常见脑血管病的鉴别诊断

类别	缺血性脑血管病		出血性脑血管病	
	CT	CE	CH	SAH
发病年龄	老年人（60岁以上）多见	青壮年多见	中老年（50～65岁）多见	各年龄组均见，以青壮年多
常见病因	动脉粥样硬化	各种心脏病	高血压及动脉硬化	动脉瘤（先天性、动脉硬化性）、血管畸形
TIA病史	较多见	少见	少见	无
起病时状态	多在静态时	不定，多由静态到动态时	多在动态（激动、活动）时	多在动态（激动、活动）时

类别	缺血性脑血管病		出血性脑血管病	
	CT	CE	CH	SAH
起病缓急	较缓（以时、天计）	最急（以秒、分计）	急（以分、时计）	急骤（以分计）
意识障碍	无或轻度	少见、短暂	多见、持续	少见、短暂
头痛	多无	少有	多有	剧烈
呕吐	少见	少见	多见	最多见
血压	正常或增高	多正常	明显增高	正常或增高
瞳孔	多正常	多正常	患侧有时大	多正常
眼底	动脉硬化	可见动脉栓塞	动脉硬化，可见视网膜出血	可见玻璃体膜下出血
偏瘫	多见	多见	多见	无
MIS	无	无	可有	明显
CSF	多正常	多正常	压力增高，含血	压力增高、血性
CT 检查	脑内低密度灶	脑内低密度灶	脑内高密度灶	蛛网膜下腔高密度影

注：CT：脑血栓形成；CE：脑栓塞；CH：脑出血；SAH：蛛网膜下腔出血；MIS：脑膜刺激征；CSF：脑脊液。

2. 与外伤性颅内血肿，特别是硬脑膜下血肿鉴别。这类出血以颅内压增高的症状为主，但多有头部外伤史，头颅 CT 检查有助于确诊。

3. 对发病突然、迅速昏迷、局灶体征不明显的患者，应与引起昏迷的全身性疾病鉴别，如中毒（一氧化碳中毒、酒精中毒、镇静催眠药中毒等）和某些系统性疾病（低血糖昏迷、肝性昏迷、肺性脑病、尿毒症等）。应仔细询问病史，并进行头颅 CT 检查以排除脑出血。

九、救治方法

（一）治疗原则

脱水降颅内压，减轻脑水肿；调整血压；防止继续出血；减轻血肿造成的继发性损害，促进神经功能恢复；防治各种并发症的发生，维持生命功能，消除加重病情的各种因素。

（二）一般治疗

使患者安静休息，就地诊治，避免长途搬动，尽量让患者安静卧床休息 2～4 周，除必要的急需检查外，避免或减少各种刺激。保持呼吸道通畅，昏迷患者应将头歪向一侧，以利于口腔、气道分泌物及呕吐物流出，并可防止舌根后坠阻塞呼吸道，随时吸出口腔内的分泌物和呕吐物，必要时行气管切开。有意识障碍、血氧饱和度下降或有缺氧现象的患者应给予吸氧。昏迷或有吞咽困难者在发病第 2～3 天应鼻饲。过度烦躁不安的患者可适量用镇静药，便秘者可选用缓泻剂。留置导尿时应做膀胱冲洗，昏迷患者可酌情用抗生素预防感染。病情危重时，应进行体温、血压、呼吸和心电监测。加强护理，定期翻身，防止压疮。注意维持水电解质平衡，加强营养。

（三）药物治疗

1. 甘露醇。渗透性脱水剂，是最重要的降颅内压药物。可减轻脑水肿、降低颅内压，防止脑疝形成。用法：20％的甘露醇用量为 125～250 mL，快速静脉滴注，每 6～8 h 1 次，使血浆渗透压维持在 310～320 mOsm/L，时间不宜过长，建议用 5～7 d。使颅内压控制在 200 cmH$_2$O 以下，并使脑灌注压不低于 70 cmH$_2$O。

2. 呋塞米。可与甘露醇交替使用。用法：20～40 mg 静脉注射，每6～8 h 1 次。用药过程中应该监测肾功和水电解质平衡。

3. 人血白蛋白。能提高血浆胶体渗透压，减轻脑水肿。另外，人血白蛋白可清除自由基，减少自由基对脑细胞的损伤。用法：20%人血白蛋白 50～100 mL 静脉滴注，1 次/d。但人血白蛋白价格昂贵，应用受限。

4. 甘油果糖。是一种高渗脱水剂。脱水作用温和，没有反跳现象。甘油果糖起到早期脱水、减轻脑水肿和供能的双重作用，从而有利于神经功能的恢复。并可通过血-脑屏障进入脑组织氧化成磷酸化基质，参与脑代谢的唯一热量源，长期反复使用不会在血肿周围组织蓄积，肾功能不全和活动性出血的患者也可应用。用法：甘油果糖500 mL静脉滴注，1～2 次/d。

5. 降压药。脑出血时常会出现血压升高，其原因与颅内压升高使血压反应性增高有关。一般来说，颅内压下降时血压也随着下降，所以首先应进行脱水、降颅内压治疗，暂不使用降压药。但血压过高时，容易增加再出血的危险性或加重脑缺血、水肿，则应及时控制高血压。主张采取个体化原则，根据患者年龄、高血压病史的长短、脑出血病因、发病后的血压情况、颅内压水平及距离发病的时间间隔等，进行血压调控。降颅内压治疗后，收缩压≥200 mmHg，舒张压≥110 mmHg 时，应降血压治疗，使血压维持在略高于发病前水平。常谨慎地使用硫酸镁，也可考虑加用利尿剂如呋塞米，钙离子拮抗剂和血管紧张素转换酶抑制剂也可选用。收缩压<180 mmHg 或舒张压<105 mmHg 时，可不必使用降压药。降压治疗时避免使用利血平等强降压药物，注意血压降低幅度不宜过大，防止因血压下降过快而造成脑的低灌注，加重脑损害。

6. 胰岛素。急性脑出血高血糖被认为是发病前糖尿病性血糖代谢的一种表现或一种应激反应，或者与其他机制有关，急性卒中后最初 24 h 内的持续性高血糖（>7.78 mmol/L）与转归不良有关，血糖浓度升高（>10.3 mmol/L），很可能在>7.78 mmol/L 时应给予胰岛素治疗。用法：胰岛素 16～24 U，加入 5%葡萄糖注射液 500 mL 中静脉滴注，1 次/d，一般用 15～30 d。血糖浓度控制在 7.78～10.3 mmol/L。

7. 止血剂。一般脑内动脉出血难以药物制止，但对点状出血、渗血，特别是合并消化道出血时，止血剂还是有一定作用的。可酌情选用抗纤维蛋白溶酶剂。

8. 尼莫地平。有动物实验认为该药能有效地改善脑出血后广泛的局部脑血流量下降和相应的缺血性脑损害。早期使用尼莫地平对改善高血压后局部脑血流量下降、提高临床疗效和减轻血肿周围水肿可能均有积极作用。有结果显示尼莫地平组在各个时点上神经功能缺损的平均减少分数及 CT 上血肿吸收率均优于对照组，认为尼莫地平是治疗急性脑出血的一种安全、有效的药物，在脑出血急性期应用尼莫地平治疗可明显改善其病情及预后，静脉滴注尼莫地平是治疗早期脑出血的较为理想药物。用尼莫地平治疗急性脑出血存在两种疑虑，一是再出血，二是加重脑水肿。尼莫地平治疗急性脑出血主要通过以下途径发挥作用：①改善脑出血后继发缺血性损害；②促进血肿吸收；③防治脑血管痉挛；④保护脑组织；⑤抗脑水肿作用。

（四）过度通气

过度通气是迅速降低颅内压最有效的方法之一。但无节制的过度使用这种治疗方法不仅无好处，而且易加重脑缺血。在患者过度通气超过 6 h 以后动脉血二氧化碳分压正常化能导致显著的反弹性颅内压增高。因此，只能间断和短期应用，不主张长期或持续应用。过度通气的动脉血二氧化碳分压目标水平为 30～35 mmHg，不推荐更低的动脉血二氧化碳分压水平。

（五）亚低温治疗

是脑出血的一种新的辅助治疗方法，能够减轻脑水肿，减少自由基产生，促进神经功能缺损恢复，改善患者预后，且无不良反应，安全有效。局部亚低温治疗实施越早，效果越好，建议在脑出血发病 6 h 内给予低温治疗，治疗时间应至少持续 48～72 h。

（六）再出血的防治

再出血的部位以脑叶多见，再出血的病因以脑淀粉样血管病多见。首次出血多以外科治疗为首选，且预后往往良好。再出血则以内科保守治疗为主。再出血的预防，目前尚缺乏有效措施。再出血的危险因素包括单纯脑叶出血、高血压、吸烟和糖尿病。对首次出血后存在上述危险因素者，应注意预防和干预。对高龄人的非高血压性出血（特别是脑叶出血）应高度警惕脑淀粉样血管病的可能性，必要时行脑活检，以及早确诊和给予相应的治疗。

（七）并发症的防治

肺部感染、上消化道出血、吞咽困难和水电解质紊乱治疗；中枢性高热，主要是由于丘脑下部散热中枢受损所致，表现为体温迅速上升，出现 39～40℃ 以上的高热，躯干温度高而肢体温度次之，解热镇痛剂无效，物理降温治疗有效。其他常见并发症有下肢深静脉血栓形成、肺栓塞、肺水肿、冠状动脉性疾病和心肌梗死、心脏损害、癫痫性发作等。要注意意识变化，并给予相应的治疗。

（八）外科治疗

传统上对高血压性脑出血的治疗旨在挽救患者生命，因此一般在内科治疗无效时方采用外科治疗，患者多病情危重，病死率高和疗效差。近来，由于对脑出血病理的深入研究，微创外科技术的发展和应用，使外科治疗显示了一定的优越性。外科治疗的主要目的是清除血肿，降低颅内压，挽救生命；其次是尽可能早期减少血肿对周围脑组织的压迫，使受压而未破坏的神经元恢复功能，降低致残率；对某些危重患者，不但可以挽救生命，而且可以提高生存质量。同时可以针对脑出血的病因，如脑动静脉畸形、脑动脉瘤等进行治疗。

1. 手术指征。有争论。一般来讲患者的基本情况、年龄、血肿的部位和大小是影响手术指征的重要因素。另外，在决定手术与否时，还应向患者亲属和有关人员说明手术利弊、可能发生问题，争取他们的理解和配合。

（1）脑叶出血：患者清醒、无神经障碍和小血肿（<20 mL）者，不必手术，可密切观察和随访。患者意识障碍、大血肿和在 CT 上有占位征，应手术。

（2）基底节和丘脑出血：大血肿、神经障碍者应手术。Kanaya 和复旦大学附属华山医院的经验证明，壳核出血中，如患者无昏迷和仅有轻微神经障碍时，内科治疗优于外科治疗；如患者昏迷，则外科治疗组病死率低于内科治疗组，分别为 35% 和 72%，但功能恢复两组相近。

（3）脑桥出血：原则上内科治疗。但对非高血压性脑桥出血如海绵状血管瘤，可手术治疗。

（4）小脑出血：易形成脑疝，血肿直径 ≥2 cm 者应手术，特别合并脑积水、意识障碍、神经功能缺失和占位征者。

（5）脑室出血：轻型的部分脑室出血可行内科保守治疗；对重症原发性脑室出血或丘脑内侧出血的血液大量破入脑室者，可行颅骨钻孔，脑室外引流加腰穿放液治疗。

2. 手术禁忌证。①深昏迷患者或去大脑强直；②生命体征不稳定如血压过高、高热、呼吸不规则，或有严重系统器质病变者；③脑干出血；④基底节或丘脑出血影响到脑干；⑤病情发展急骤，发病数小时即深昏迷患者。

3. 手术时机。目前尚无明确证据表明超早期颅骨切除术能改善功能转归或降低病死率。12 h 内手术清除血肿，特别是应用微创手术方法，已得到最多的支持性证据，但在这个时间窗内接受治疗的病例数极少。超早期颅骨切除术可能会增高再出血风险。相当确定的是，应用颅骨切除术延期清除血肿几乎无益。对于出现昏迷的深部出血患者，颅骨切除术清除血肿会使转归恶化。

4. 手术的方法。有以下几种：去骨瓣减压术、小骨窗开颅血肿清除术、钻孔或锥孔穿刺血肿抽吸术、内镜血肿清除术、微创血肿清除术和脑室出血穿刺引流术等。

5. 影响手术疗效的因素。

（1）意识状况：术前患者意识障碍越重，疗效越差。

（2）出血部位：深部出血如丘脑出血手术疗效较差，脑干出血的病死率更高，而皮质下出血、壳核出血手术效果均较好。

（3）出血量：出血量越多，预后越差，但还需要与出血部位结合起来分析。

（4）年龄：不能作为一个单独因素，必须结合并发症做具体分析。

（5）术前血压：血压≥200/120 mmHg并难以控制的患者，手术效果差。

（九）康复治疗

只要患者生命体征平稳，病情不再进展，康复治疗应尽早进行。最初 3 个月内神经功能恢复最快，是治疗的最佳时机。在患者处于昏迷状态时，被动活动可以防止关节挛缩和疼痛，降低压疮和肺炎的发生率。早期将患肢置于功能位，如病情允许，危险期过后，应及早进行肢体功能、言语障碍及心理的康复治疗。早期对瘫痪肢体进行按摩及被动运动，开始有主动运动时即应按康复要求按阶段进行训练，避免出现关节挛缩、肌肉萎缩和骨质疏松，对失语患者需加强言语康复训练，以促进神经功能恢复。

（十）中医中药治疗

本病属于中医学卒中、击仆、薄厥、偏枯等证范畴。多由于机体脏腑阴阳失调，或素体肝阳偏旺，加上劳倦内伤、忧思恼怒、饮酒饱食、用力过度、气候变化等，致阳化风动，血随气逆，冲击于脑，脑络破溢，引起昏仆不遂而为卒中。基本病机为气血逆乱，上犯于脑。辨证论治，可用至宝丹、羚羊角汤、牛黄清心丸、苏合香丸、参附汤、天麻钩藤饮、龙胆泻肝汤、安宫牛黄丸、星蒌承气汤、通窍活血汤等。神昏配合灌服牛黄清心丸或安宫牛黄丸，也可静脉滴注醒脑静注射液、清开灵、醒脑注射液（安宫牛黄注射液），脱证以生脉注射液、参脉注射液静脉滴注。

十、诊疗探索

（一）依达拉奉

是一种强效的自由基清除剂，能抑制黄嘌呤氧化酶和次黄嘌呤氧化酶的活性，可抑制脂质过氧化反应，减少自由基对神经细胞的损害，目前已广泛用于脑梗死的治疗。有研究显示，依达拉奉也能改善急性脑出血患者的神经功能缺损，特别是早期加用依达拉奉对脑出血神经功能康复有肯定的疗效，且安全性较好。

（二）肌氨肽苷

肌氨肽苷含有多肽、氨基酸、核苷和核苷酸等，具有改善血液循环障碍，降低血管阻力，增加氧利用率。对于包裹性脑出血在发病 24～72 h 出血停止后，加用肌氨肽苷可促进血肿吸收，促进神经功能恢复，减少致残率。

（三）醒脑静注射液

能通过血-脑屏障，直接作用于中枢神经系统，而发挥作用，有消除脑水肿、防止脑疝、改善大脑血氧供应、调节能量代谢、清除自由基反应及促进脑细胞康复等作用。对急性脑出血在促进醒脑、降低发热者的体温、防止感染抑制抽搐、增加血肿吸收等方面功效显著。

（四）乌司他丁

有改善循环与器官灌注、保护组织细胞等作用。乌司他丁通过抑制水肿区域单核-巨噬细胞、中性粒细胞过度释放的炎性递质及阻断缺血。再灌注时钙超载所致的磷脂酶激活途径，保护脑细胞，减少脑细胞凋亡。乌司他丁能减少缺血对运动神经传导速度的影响，并能抑制延迟性神经细胞死亡。乌司他丁通过抑制肠黏膜中过量的炎症递质，减少肠道细菌移位，保护肠道屏障；抑制肺内细胞因子的释放、氧自由基的生成和膜脂质过氧化，减轻肺部充血、出血、渗出和炎症细胞浸润，保护肺脏；还可以上调肾小管上皮细胞 Bcl-2 蛋白表达来发挥其抗氧化、增加膜稳定性作用，改善肾脏血液循环，保护肾功能。乌司他丁的这些脏器保护功效使其在 PCH 患者的应用中起到重大作用，对预后产生积极影响。

（五）尼莫地平

其对全身血管的扩张作用较弱，而对脑血管的扩张作用强，可以扩张颅内血管，增加血管床容积，升高颅内压；还可以解除脑血管痉挛，血肿本身对破裂血管的压迫止血效果，从而达到止血目的。后期则有防止再出血的可能。在高血压性脑出血，早期选用该药治疗，有利于减少再出血量，特别是在 2 h 之内效果更佳。同时该药有向血肿周围的神经组织增加供血供氧和防止钙超载的脑保护作用。该药在急诊抢救高血压性脑出血患者时应尽早使用，使收缩压控制在 140～170 mmHg，配合脱水降颅内压和常规应用止血剂可有效减少 24 h 内血肿体积的增大，减少患者的昏迷发生率，并不增加患者脑疝发生率和病死率，有利于高血压性脑出血患者在急诊抢救的成功。

（六）纳洛酮

作为阿片类受体的非特异性拮抗剂，能迅速通过血-脑屏障，竞争性地阻断阿片类受体后，通过抑制蛛网膜血管收缩，增加脑血流和脑灌注压；抑制缺血时细胞膜脂分解代谢，抑制氧自由基的产生和抗脂质过氧化作用，增加细胞膜稳定性；改善缺血时神经元内钙、镁离子紊乱，恢复线粒体氧化磷酸化和能量提供；抑制脑损伤时巨噬细胞的趋化活性，减少炎症递质生成；降低内皮素，增加降钙基因相关肽水平，保护神经元；减轻呼吸循环中枢抑制，改善血压、呼吸，改善创伤后应激状态等方面作用减轻和逆转神经系统功能损害。

（七）复方甘油

对于年龄偏大、心肾功能不佳者缓慢滴注复方甘油。早期使用甘露醇者病情相对稳定后可选用复方甘油继续治疗。因其在体内存留时间较长，可造成血容量增加、血压不降反升，且难以控制，可能继发血肿扩大、再发出血，危及生命。有研究显示复方甘油治疗后再出血比例较高。快速滴注复方甘油可出现血尿或蛋白尿。

（八）低分子右旋糖酐

能改善血肿周围缺血区血流，加快血流速度，促进侧支循环开放，有利于血肿与周围血管充分接触和吞噬细胞吞噬血肿分解产物，从而促进脑出血血肿的吸收和神经功能的恢复。认为低分子右旋糖酐早期（48 h 内）治疗高血压性脑出血是安全的。用法：低分子右旋糖酐 500 mL 静脉滴注，1 次/d，连用 14 d。

（九）微创开窗血肿清除术

创伤较骨瓣开颅小，具有手术时间短、出血少、脑组织损伤小等优点；较颅骨钻孔血肿清除术更能彻底地清除血肿，避免非直视状态下操作引起的脑血管损伤，并可对活动性出血予以止血。如血肿难以彻底清除，还可术中置引流管，便于术后冲洗引流。故微创开窗血肿清除术兼具骨瓣开颅和颅骨钻孔血肿清除术的优点，同时又摒弃了各自的缺点。

（十）CT 立体定向血肿引流及腔内注射尿激酶治疗

对于高血压小血肿手术宜在出血后 8～12 h 进行，此时血肿易于抽吸及引流，有利于脑功能恢复。在术中置管抽出血凝块后，观察无活动性出血，即用尿激酶 5 万 U 溶于 0.9%氯化钠 3 mL 注入血肿腔内，予以促进溶解清除脑内血肿，从而及时清除了血肿及血浆产物，减轻了进一步发生的继发脑损害，促进神经功能恢复。CT 立体定向脑内小血肿引流及早期应用尿激酶治疗，创伤小，手术时间短，对脑组织损伤小，术后并发症少，有利于脑组织功能的恢复。

（十一）双针穿刺微创清除术

根据 CT 下或 CT 片定位，确定两个体表穿刺点，在局麻下采用颅内血肿微创清除术进行血肿双针穿刺抽吸引流。总有效率为 80.1%，死亡率为 15.4%。对于脑出血量大的血肿，尤其>60 mL 以上的血肿，应选择双针穿刺。基底节区出血破入脑室量多者，可同时行血肿引流和侧脑室额角穿刺引流。双针穿刺较单针穿刺清除血肿多而快，能及早减轻血肿的占位效应，降低颅内压，清除大量血细胞及细胞分解产物，减轻脑水肿，防止脑血管痉挛，改善脑组织血液循环，避免神经细胞、神经纤维的大量变性坏死，从而减少后遗症。

十一、病因治疗

（一）高血压性脑出血

1. 手术适应证。对高血压性脑出血的手术适应证和禁忌证，尚无统一意见，一般按以下原则进行决定。①出血量：通常皮质下、壳核出血≥30 mL，丘脑出血≥10 mL，小脑出血≥10 mL。②出血范围：壳核出血发展到内囊后肢、累及丘脑或丘脑下部，破入或不破入脑室。③临床症状：患者处于昏睡、浅昏迷但无脑疝或脑疝早期、意识状态进行性加重、内科治疗无好转均应考虑手术。

2. 禁忌证。患者处于深昏迷、濒死状态、呼吸骤停、双侧瞳孔散大，有这些情况之一应暂缓手术。随着微创手术的发展，大大扩展了手术适应证，临床上除了那些濒临死亡及出血性疾病的病例不考虑手术外，一般情况下无手术禁忌证。

3. 手术时机。高血压性脑出血的手术时机多年来看法颇不一致，目前多数人主张早期或超早期手术。基础研究证明，高血压性脑出血一般在出血后 30 min 形成血肿，6～7 h 后血肿周围的脑组织由于血液凝固过程产生的凝血酶、血清蛋白的毒性作用及局部微血管缺血痉挛、渗漏等原因开始出现脑水肿，且顺着时间的增加而加重，临床症状不断恶化，血肿周围正常的脑组织由近及远地发生海绵样变性和坏死等一系列病理生理变化。在血肿周围脑组织发生水肿之前，即出血后 6～7 h 能及时进行急诊手术清除血肿，则可使周围的脑组织所遭受的继发性损害降低到最低程度。

4. 定位方法。准确的血肿定位定向方法，影响着手术治疗适应证的选择和治疗效果。目前主要有两种定位方法。

（1）粗略定位方法：它包括以下两个方面，一种是根据脑内血肿的常见部位及开颅入路，粗略定位即可满足临床需求，应用于临床传统开颅手术；另一种是采取 CT 或 MRI 上的数据，用自制的直角尺、弧形尺、简易定位尺等，进行简单的粗略定位手术治疗，目前国内多数医院尤其是基层医院开展的锥颅或钻孔血肿引流术多采用此种定位方法。

（2）三维立体定向法：主要包括简易头部三维定位法和立体定向仪定位法。①简易头部三维定位法：是以三维立体定位理论与颅脑解剖结构相结合，根据 CT 或 CT 片上提供的脑内血肿三维定位数据和解析几何原理，利用直角立体定位坐标尺在头部表面确立血肿三维形态及血肿中心靶点的空间位置，将经过血肿靶点的三维平面中任意二平面的交线作为入路到靶点的路径。②立体定向仪定位法：立体定向仪的工作原理是根据英国学者 Horslay 和 Clarke 在 1960 年提出的立体定向三维系统理论。该理论认为，脑内任一靶点都可在脑切面图谱上定位；欲使穿刺针尖达到脑内某一结构，只有与相应的 X、Y、Z 三维坐标点对应即可，而与颅骨空洞无特定关系。自从 20 世纪 70 年代 CT 问世以后，先进的立体定向仪借助 CT、MRI 引导，对靶点直接定位，定位误差<1 mm，扩大了脑出血适应证的范围。但由于操作较为烦琐，花费较高，尚未在国内广泛开展。

5. 手术方法。目前主要有以下 5 种手术方式。

（1）开颅血肿清除术：开颅血肿清除术是传统的手术方法，又分为骨瓣成形开颅及小骨窗血肿清除术。而在传统的开颅手术的基础上改进的小骨窗（直径 2.5～3 cm）血肿清除术，以其局麻、对血肿周围正常脑组织损伤小、入颅时间短的优点，引起了许多学者的重视。但因其视野小，深部血肿清除受限，多用于病情较轻、出血量不太大的皮质下或壳核出血。

（2）锥孔或钻孔血肿吸引术：此方法操作简便、创伤小、局麻、在紧急情况下可在急诊室或病房内施行。抽出部分血肿解除部分占位效应，可以缓解症状。但有时对固体血块难以抽出和在盲视操作下血肿清除不彻底，减压也不充分。且盲目穿刺和负压吸引有可能造成再出血。近年来，为了增加穿刺的准确性，有人采用 B 超引导穿刺抽吸脑内血肿，可以准确地穿刺到血肿的中心部分。同时结合溶栓剂的应用，使单纯钻孔引流术的血肿清除效果大为提高。

（3）立体定向血肿清除术：立体定向血肿清除术用于临床治疗脑出血，提高了穿刺的精确性，即使很深的血肿也能以最小的损伤达到目标。但依然存在着单纯穿刺抽吸引流术不能充分吸出血肿的缺陷，但这种方法的缺点是需要特殊设备，操作较复杂，创伤性略大，手术时间较长。对需要紧急处理的颅内高压患者仍不适用。

（4）内镜血肿清除术：内镜具有冲洗、吸引及直视下观察等优点，与内镜配套的止血技术，包括激光技术，对血肿清除后的止血提供了方便。内镜可以徒手或配合立体定向仪导入血肿腔内，也可在超声引导下导入。但是目前国内外仅将此内镜作为脑出血清除术的辅助装置，此项技术尚处于探索研究阶段。

（5）CT 下脑内血肿清除术：此方法是简易头部三维定位与 CT 相结合。此方法术前定位准确，术中又有 CT 监视，对大血肿可施多靶点、多径路手术，达到了仅清除脑内血肿而又不伤及血肿周边正常脑组织的目的。此方法不但定位准确、术中可监视血肿清除过程，而且缩短了疗程、降低了医疗费用。

（二）脑淀粉样血管病

目前尚无特效疗法。对合并脑出血者，一般主张内科保守治疗，治疗原则同高血压性脑出血。对有痴呆的患者可以应用脑细胞活化剂，促进脑细胞代谢，如阿米三嗪萝巴新片、双氢麦角毒碱片（喜得镇）、尼麦角林、茴拉西坦、胞磷胆碱等，也可用抗脑衰、银可乐等中药制剂进行治疗，但疗效尚不能确定。因为糖皮质激素可以加速淀粉样物质的沉积，治疗中应避免使用。手术治疗应该慎重对待，原因是淀粉样物质取代了动脉壁中层的结构，影响血管的收缩、止血过程，手术中易发生大出血。大量出血的患者仍可行手术治疗，手术过程中可同时进行病理活检。恢复后也要避免使用抗凝剂，慎用抗血小板类药物。部分血管炎患者使用免疫抑制剂如环磷酰胺治疗可能有效。对短暂性神经症状发作者可采用抗癫痫治疗。

（三）脑动静脉畸形

一旦确诊，应积极地进行外科手术治疗，如病变广泛深在或位于重要功能区域而难以切除者，以内科治疗为主。

1. 治疗原则。①小而浅表的脑动静脉畸形可直接手术切除；②小而深的脑动静脉畸形应采用放射外科治疗；③大的脑动静脉畸形（直径＞3 cm）首先采用血管内栓塞，使病灶体积缩小，然后再用放射外科或手术切除。如果脑动静脉畸形完全消失，不再进一步处理；如果直径仍＞3 cm，不应进行放射外科治疗，而手术切除又有很大危险者，行保守治疗；病灶体积明显缩小，浅表者手术切除，深部者则放射外科治疗。

2. 内科治疗。其目的是控制颅内出血和防止缺血，控制癫痫发作和改善受损的神经组织。保持生活规律，避免用力活动和控制情绪等，以防再出血。有高血压和癫痫发作者，可给予降压药和抗癫痫药物。

3. 外科治疗。手术切除是脑动静脉畸形治疗的首选方法，是杜绝再次脑出血的最佳方法。

（1）手术适应证：①有颅内出血史，史玉泉分级法属于Ⅲ～Ⅳ级及其以下的动静脉畸形；②无颅内出血者，脑动静脉畸形的直径<5 cm，位于大脑浅表非功能区、大脑内侧面等处的动静脉畸形；③无颅内出血史，但有顽固性癫痫，药物治疗无效或进行性神经功能障碍者；④巨大型、高流量的动静脉畸形，已经人工栓塞或一期部分主要供血动脉结扎术后，再行二期病灶切除。

（2）手术方法主要有以下两种：①动静脉畸形全切术，是首选的最合理和最常用的手术方法，既可达到杜绝出血的后患，也解除了脑盗血的根源；②动脉结扎术，对于不能进行病灶全切的巨大动静脉畸形者，采用动静脉畸形的供血动脉结扎术。

4. 动静脉畸形栓塞术。使用导管技术经颈动脉通过颈内动脉将栓塞材料注入脑动静脉畸形的主体部位，使脑动静脉畸形血管团发生人工栓塞，导致畸形血管团完全或不完全闭塞，从而使脑动静脉畸形消失，可以作为手术切除或放射治疗的先期治疗，特别是对大脑后动脉等深部动脉供血的畸形血管团，栓塞这些动脉可使手术切除容易得多。

5. 立体定向治疗。其机制是在射线照射畸形血管使其内皮细胞发生损伤，发生非特异性炎症反应，使畸形血管发生继发性血栓形成或血管变性坏死，最后导致畸形的血管闭塞。其适应证：直径<3 cm，位于脑深部，开颅手术或血管内治疗难度较大的动静脉畸形。常用的方法有γ刀、质子束或X刀等。

（四）脑底异常血管网病

轻型患者一般采用观察和内科治疗，其他患者可外科治疗。对已知病因者，应积极治疗原发疾病。对于单纯的脑室出血或脑实质出血破入脑室的出血，如果出血量较少，可以保守治疗，血量较大，可以行脑室外引流治疗。对于烟雾病合并动脉瘤的治疗，主要动脉型动脉瘤可行直接手术治疗或血管内栓塞治疗，以避免动脉瘤的再出血和扩大。对外周动脉型动脉瘤可予以保守治疗，但对反复脑室出血的患者，如果确定外周动脉型动脉瘤是出血的来源时，则有必要考虑手术治疗。外科治疗主要是进行血管重建，包括直接搭桥术，如颞上动脉-大脑中动脉搭桥术及间接搭桥术。血管重建术可改善局部脑血流，但其远期效果尚无可靠的研究依据。另外，可行颈交感神经切除术，解除血管痉挛，促进侧支循环，也可联合应用血管周围交感神经切除和颈上神经节切除术。颅内外动脉搭桥术，可用于解决脑供血不足；或将网膜移植到大脑表面，以使缺血的脑组织形成新生血管。

（五）脑肿瘤性脑出血

对于脑肿瘤伴出血的患者，减轻脑水肿，降低颅内压，脑细胞代谢的活化剂及针对并发症的处理，均与一般脑出血、脑梗死类似。对于脑肿瘤的手术治疗、放射治疗、化学治疗及γ刀等治疗，既可以清除瘤组织，起到减压作用，又可以减少继发瘤卒中的发生。

（六）脑动脉瘤破裂性脑出血

对于已破裂的动脉瘤的治疗方式主要有两种：开颅夹闭术和血管内弹簧圈栓塞术。

1. 开颅夹闭术。放置横跨颅内动脉瘤瘤颈的动脉夹是最确定的治疗。传统的夹闭术在全身麻醉下实施，将动脉瘤夹横放在动脉瘤的颈部使其与全身循环隔离。在弹簧圈栓塞动脉瘤技术出现之前，显微外科夹闭术一直是首选的治疗方法。同弹簧圈栓塞动脉瘤相比，夹闭术的创伤较大。对破裂动脉瘤的手术时机一直存有争议，临床上通常对 Hunt-Hess 1～4 级的动脉瘤破裂患者在 72 h 内处理动脉瘤，对如何治疗级患者仍有争议。

2. 血管内弹簧圈栓塞术。随着导管技术和栓塞材料的不断改进，介入技术逐渐成熟，目前已成为治疗颅内动脉瘤的重要方法。在全身麻醉下，将一根微导管头端送入动脉瘤内，随后将附在传送导丝上由铂金制成的可脱性弹簧圈经微导管送入动脉瘤内的合适位置，解脱弹簧圈脱离传送导丝。如此将多个不同长度和直径的弹簧圈填充在动脉 Hunt-Hess 5 级瘤中，以减少动脉瘤内的血量或阻止血液进入动脉瘤。同夹闭术相比，栓塞术的创伤较小。

（七）抗凝或溶栓治疗相关性脑出血

1. 华法林相关性脑出血患者的治疗问题是需要尽快逆转凝血缺陷，将血肿增大降至最低限度，以及确定重新开始口服抗凝药的需要和可行性。华法林相关性脑出血患者应接受静脉维生素 K_1 治疗以逆转华法林的抗凝作用，也可使用凝血因子替代治疗。中和华法林作用的措施包括使用维生素 K_1、新鲜冰冻血浆、凝血酶原复合物浓缩液。维生素 K_1 的使用方法是 10 mg 静脉给药。

2. 对于静脉应用肝素引起的脑出血，应使用鱼精蛋白逆转肝素相关性脑出血，使活化部分凝血活酶时间迅速恢复正常。剂量取决于肝素停止使用的时间，推荐剂量为 1 mg/100 U 肝素，需要根据上一剂肝素的给药时间调整剂量。如果肝素已停用 30～60 min，鱼精蛋白的剂量应为 0.5～0.75 mg/100 U 肝素；如果肝素已停用 60～120 min，鱼精蛋白的剂量应为 0.375～0.5 mg/100 U 肝素；如果肝素已停用＞120 min，鱼精蛋白的剂量应为 0.25～0.375 mg/100 U 肝素。鱼精蛋白应缓慢静脉注射，速度不超过 5 mg/min，总剂量不应超过 50 mg。

3. 溶栓治疗相关性脑出血的治疗包括输入凝血因子和血小板等紧急经验性治疗。目前推荐的治疗方法包括输注血小板（6～8 U）和含有Ⅷ因子的冷沉淀物，以迅速纠正组织型纤溶酶原激活物导致的全身纤溶状态。急性缺血性卒中溶栓后脑出血的外科手术治疗指南与脑出血在总体上相同，但应在输注足量血小板和冷沉淀物使颅内出血稳定之后才能开始手术。

十二、最新进展

（一）重组活化Ⅶ因子治疗急性脑出血

近年来，凝血因子的应用受到了人们的广泛重视，很多学者注意到早期血肿扩大是脑出血患者早期病情恶化的重要原因。活化Ⅶ因子是止血的天然起始因子，主要在损伤的血管和内皮细胞局部起作用，起效快，半衰期短（2.5 h），是脑出血超早期止血治疗的理想药物。有研究认为：在脑出血发病后 4 h 内进行重组活化Ⅶ因子（rFⅦa）治疗可限制血肿增大、降低病死率并改善 90 d 时的功能转归。在脑出血早期手术治疗同时，加用 rFⅦa 能够减少再出血可能，提高治疗效果。关于 rFⅦa，现正在全球进行多个大样本的随机、对照、双盲临床试验。rFⅦa 超早期治疗出血性卒中可以与组织蛋白溶酶原激活剂溶栓疗法在缺血性卒中治疗中的作用相提并论，今后它有可能成为脑出血的标准治疗方案。

（二）卒中单元的建立

1. 国外的研究和临床实践指出，卒中单元的建立是提高卒中患者医疗质量的有效途径。卒中单元是指改善住院卒中患者的医疗管理模式，专为卒中患者提供药物治疗、肢体康复、语言训练、心理康复和健康教育、提高疗效的组织系统。卒中单元的核心工作人员包括临床医师、专业护士、物理治疗师、职业治疗师、语言训练师和社会工作者。这个新的病房管理体系应该是一种多元医疗模式，患者除了接受药物治疗，还应该接受康复治疗和健康教育。但是，卒中单元并不等于药物治疗加康复治疗，它是一种整合医疗或组织化医疗的特殊类型。

2. 卒中单元的运作。

（1）医院的医疗环境建立卒中单元需要一定的医疗环境支持。欧洲卒中促进会的指南中要求，建立卒中单元的最低条件有 10 项：①24 h 内随时可以进行 CT 检查；②建立卒中治疗指南和操作程序；③在评价和治疗中需要神经内科、内科、神经放射科和神经外科的密切合作；④特殊培训的护理队伍；⑤早期康复包括语言治疗、作业治疗和物理治疗；⑥建立康复网络；⑦24 h 内完成超声检查（颅内和颅外血管、经颅多普勒超声）；⑧24 h 内完成 ECG 和超声心动图；⑨实验室检查（包括凝血参数）；⑩监测血压、动脉血气分析、血糖、体温。如果是大型中心还有其他要求，包括：①MRI/磁共振血管造影；②MRI 弥散和灌注加权成像；③CT 血管造影；④经食道超声心动图；⑤脑血管造影。

（2）病房设置和工作方式。①病房规模：一般6～15张病床，一些混合康复单元最多30张病床，具体根据医院情况和卒中患者数量而定。②患者选择标准：所有脑卒中患者。③住院时间：受床位数、周转率影响，各个医院有所不同。④工作方式：治疗小组至少开会1次/周，1～3 h/次，由卒中专家主持，患者或看护者不常规参加。卒中单元治疗专业组成员应当在患者住院1周内就积极与患者、家属、看护者沟通。看护者应参与治疗，受到卒中康复及护理技能培训，协助观察病情变化。⑤教育培训：是卒中单元的重要特点，包括病例讨论、每周进行非正式的培训活动、每年进行1～6 d的正式培训。

3. 卒中单元的优越性。优越性在于：

（1）将药物治疗、功能康复、健康教育、治疗后随访综合起来，使对脑卒中的治疗更具有整体性和连续性。

（2）强调"急"与"早"，使患者在第一时间内能够得到规范化的药物治疗及早期的个体化康复治疗，方案科学、可靠。

（3）不增加患者的住院费用，实现廉价、高效的治疗目的。

（4）对患者家属进行健康教育，使治疗得到理解和配合，提高治疗效果。随着循证医学的普及和推广，卒中单元对脑卒中患者治疗的积极作用日益被人们所认识，研究表明卒中单元可以使卒中患者的死亡率下降25%。

由于我国目前正逐步进入老龄化社会，建立有中国特色的卒中单元是目前脑血管病临床治疗的当务之急。尽管卒中单元在我国起步较晚，但发展势头强劲，估计未来几年将是我国卒中单元发展的关键时期。卒中单元概念的提出和完善为脑卒中患者的科学管理和治疗提供了全新的模式，建立卒中单元是卒中治疗的必然趋势和方向，许多国家卒中治疗指南都把患者是否进入卒中单元治疗作为评价卒中患者是否接受了最佳治疗的指标之一。

周宁　李小兵　张在其

第四节　蛛网膜下腔出血

一、基本概念

血液外溢到脑表面充满脑脊液的腔隙中形成蛛网膜下腔出血，临床上将其分为创伤性和自发性两类，后者又分为原发性与继发性两种。因脑实质内出血血液穿破脑组织流入蛛网膜下腔者称继发性蛛网膜下腔出血；由各种原因引起脑底部及脑表面血管破裂使血液流入蛛网膜下腔者称为原发性蛛网膜下腔出血。一般所谓的蛛网膜下腔出血、非创伤性或自发性蛛网膜下腔出血指原发性蛛网膜下腔出血。蛛网膜下腔出血占所有脑卒中的5%～10%，年发病率为（6～20）/10万。

二、常见病因

蛛网膜下腔出血的病因很多。颅内动脉瘤，最常见，占50%～85%；脑血管畸形，主要是脑动静脉畸形，青少年多见，占2%左右；脑底异常血管网病，约占1%；其他有动脉夹层、颅内静脉系统血栓形成、结缔组织病、血液病、颅内肿瘤、凝血障碍性疾病、抗凝治疗并发症等。

（一）血管病变

1. 颅内动脉瘤。

2. 脑动静脉畸形。

3. 动脉硬化。

4. 高血压。

5. 脑血栓。

6. 血管淀粉样变。

7. 巨细胞动脉炎。

8. 局灶性血管坏死。

9. 结节性多动脉炎。

10. 毛细血管扩张症。

11. 系统性红斑狼疮。

12. 血管瘤（Sturge-Weber 综合征）。

（二）静脉血栓形成

1. 妊娠。

2. 服用避孕药。

3. 创伤。

4. 感染。

5. 凝血系统疾病。

6. 消瘦。

7. 脱水。

（三）血液病

1. 白血病。

2. 霍奇金病。

3. 血友病。

4. 淋巴瘤。

5. 骨髓瘤。

6. 多种原因引起的贫血和凝血障碍。

7. 弥散性血管内凝血。

（四）过敏性疾病

1. 过敏性紫癜。

2. 出血性肾炎。

3. 亨诺-许兰综合征。

（五）感染

1. 细菌性脑膜炎。

2. 结核性脑膜炎。

3. 梅毒性脑膜炎。

4. 真菌性脑膜炎。

5. 多种感染。

6. 脑寄生虫病。

（六）中毒

1. 可卡因。

2. 肾上腺素。

3. 单胺氧化酶抑制剂。

4. 乙醇（酒精）。

5. 安非他明。

6. 乙醚。

7. CO。

8. 吗啡。

9. 烟碱。

10. 铅。

11. 奎宁。

12. 磷。

13. 胰岛素。

14. 蛇毒。

（七）肿瘤

1. 胶质瘤。

2. 脑膜瘤。

3. 血管网状细胞瘤。

4. 垂体瘤。

5. 脉络膜乳头状瘤。

6. 脊索瘤。

7. 血管瘤。

8. 肉瘤。

9. 骨软骨瘤。

10. 室管膜瘤。

11. 神经纤维瘤。

12. 肺源性肿瘤。

13. 绒癌。

14. 黑色素瘤。

（八）其他

1. 使用抗凝药物。

2. 维生素 K 缺乏。

3. 电解质失衡。

4. 中暑。

三、发病机制

（一）动脉壁先天性肌层缺陷或后天获得性内弹力层变性、断裂

如动脉瘤。病变血管可自发破裂，或因血压突然增高或其他不明显的诱因而导致血管破裂，血液进入蛛网膜下腔，通过围绕在脑和脊髓周围的脑脊液迅速播散，刺激脑膜引起脑膜刺激征。

（二）动静脉畸形破裂

如脑动静脉畸形是发育异常形成的畸形血管团，血管壁薄弱易破。

（三）凝血功能异常

四、临床特征

蛛网膜下腔出血在任何年龄均可发生。起病急骤，常无先兆。只有30％的患者是在情绪激动、运动、大小便或咳嗽时发生。主要表现是出血时患者突然有剧烈头痛、恶心、呕吐、意识障碍、抽搐、颈项强直、Kernig征及Brudzinski征呈阳性，有时出现脑神经障碍或偏瘫、失语等，眼底检查可发现蛛网膜下腔出血特征性改变，视网膜前玻璃体膜下片状出血。蛛网膜下腔出血由于病因不同临床表现也不相同。

（一）动脉瘤性蛛网膜下腔出血

不同部位颅内动脉瘤性蛛网膜下腔出血的临床特点。

1. 大脑前动脉瘤。可引起下丘脑症状，精神不同程度改变，视力视野障碍，有时瘫痪（下肢重于上肢），两侧锥体束征阳性或大小便障碍。

2. 床突下瘤。症状为Ⅲ、Ⅳ、Ⅵ障碍，还有眼球突出，可闻及搏动性杂音等。

3. 颈内动脉眼动脉段瘤。有不同程度视力、视野障碍，有的引起垂体功能障碍，有的引起偏瘫等。

4. 颈内动脉后交通动脉瘤。症状为Ⅲ颅神经障碍，如同侧眼睑下垂、瞳孔散大、对光反射消失、眼球外斜，同时眼眶部疼痛，少数可出现对侧轻瘫。

5. 颈内动脉分叉处瘤。可无症状，少数有黑蒙、偏盲、轻偏瘫等。

6. 大脑中动脉瘤：症状以大脑中动脉供血障碍症状及局部占位症状多见，如精神症状、轻偏瘫（上肢比下肢重）、优势半球者可有失语，抽搐是颅内动脉瘤中发生最多的一种。

7. 椎-基底动脉瘤。有后组颅神经障碍、脑干功能障碍、小脑与枕叶受损表现，部分患者有动眼神经受累症状。

8. 多发性动脉瘤。常以一侧动脉瘤破裂出现，以破裂侧动脉瘤症状为主。

（二）颅内血管畸形性蛛网膜下腔出血

最常见的是脑动静脉畸形。高峰年龄为20～39岁，男性2倍于女性。脑动静脉畸形性蛛网膜下腔出血多为静脉破裂，所以其症状较颅内动脉瘤性蛛网膜下腔出血引起的要轻。发病比较突然，出现头痛、恶心、呕吐，有时甚至意识丧失、颈项强直、Kernig征阳性，眼底检查有玻璃体膜下片状出血等。脑动静脉畸形性蛛网膜下腔出血病史中常有多次发作史，天幕下脑动静脉畸形性蛛网膜下腔出血的临床表现较幕上脑动静脉畸形性蛛网膜下腔出血的症状为少，突然出血时可引起呼吸骤停。患者可因脑盗血出现感觉障碍、运动障碍、智力障碍，有的患者在出血前就有头痛病史，可长期持续性或反复发作，并发蛛网膜下腔出血的头痛比原有头痛剧烈并有恶心、呕吐。脑动静脉畸形性蛛网膜下腔出血时可发生抽搐，但是不发生蛛网膜下腔出血时也可抽搐，尤其是额、顶部脑动静脉畸形。

（三）高血压和动脉硬化性蛛网膜下腔出血

多见于中年以上人群，有长期高血压史或全身动脉或脑动脉粥样硬化病史。高血压性蛛网膜下腔出血发病急骤，约1/3患者有不同程度的意识障碍，大部分有丘脑下部功能障碍等。而动脉硬化性蛛网膜下腔出血除2/3患者急性起病外，约1/3患者亚急性发病。动脉硬化性蛛网膜下腔出血一般症状较轻，神经系统有一些体征出现，如颅神经障碍、自主神经功能障碍等，一般无蛛网膜下腔出血再发。

（四）烟雾病性蛛网膜下腔出血

又称大脑基底异常血管网病或脑底异常血管网症，因为脑血管造影显示脑底异常血管网犹如烟雾状，其病因和发病机制目前尚不明确。以儿童为多，成人好发于30～37岁。通常情况下，主要有智力迟钝、头痛、突然抽搐、偏瘫、失语、不自主动作等。这些症状很快消失，不久又反复多次发作。烟雾病的临床表现缺乏特异性，主要以脑缺血或脑出血起病。出现蛛网膜下腔出血时，一般为剧烈头痛、呕吐，发生脑内出血或破入脑室时，患者可出现昏迷、偏瘫、感觉障碍等。

（五）肿瘤性蛛网膜下腔出血

由于肿瘤侵蚀脑血管引起蛛网膜下腔出血或肿瘤内新生血管破裂引起。各个年龄均可发生。颅内原发性或颅内转移的患者均可出现蛛网膜下腔出血。儿童患颅内肿瘤并发蛛网膜下腔出血发生率多于成人。病史中可反映蛛网膜下腔出血以前即有脑瘤所致的各种症状如头痛、癫痫发作、局灶性神经症状、精神障碍等。颅内转移性肿瘤发生蛛网膜下腔出血一般病程发展快，有原发肿瘤病史，在蛛网膜下腔出血前有各种神经功能障碍及颅内压增高症状。成年妇女有月经不调、流产病史时发生蛛网膜下腔出血要想到绒毛膜上皮癌的脑转移。

（六）感染中毒性蛛网膜下腔出血

各个年龄均可发生，但青年人发生率高，脑和脑膜的炎症包括化脓性，细菌、病毒、结核、梅毒螺旋体、钩端螺旋体、布鲁杆菌、炭疽杆菌、真菌等均可引起。发热、血液中白细胞及中性粒细胞的大量增加及 CSF 检查有利感染性诊断，详细询问病史则发热先于头痛、呕吐。此外流感病毒性蛛网膜下腔出血以冬春季多见，起病急骤，有脑膜刺激症状和意识障碍，局灶性神经症状如偏瘫、单纯颅神经Ⅲ～Ⅶ障碍等；细菌性蛛网膜下腔出血时有寒战、高热、头痛，皮肤黏膜有出血瘀点、皮疹，意识障碍和局灶神经症状等；梅毒螺旋体性蛛网膜下腔出血时发病急骤，有脑膜刺激症状，有多个颅神经受损表现；布鲁菌性蛛网膜下腔出血时，有头痛、脑膜刺激症状，患者血液白细胞明显减少，无局灶性神经症状；钩端螺旋体性蛛网膜下腔出血，夏秋季好发，有洪水后的疫水接触史，症状有头痛、呕吐、精神症状、偏瘫、失语、抽搐、意识障碍等，血清补体结合试验1：20即有诊断价值，血清凝集溶解试验效价超过1：400有诊断价值；流行性出血热性蛛网膜下腔出血多见秋冬季，少见春夏季，出现头痛、恶心、呕吐、脑膜刺激症状、抽搐、偏瘫、意识障碍等；血管性过敏反应性蛛网膜下腔出血，如系统性红斑狼疮、过敏性紫癜、出血性肾炎、急性风湿等，原发病史有助诊断；酒精中毒可发生蛛网膜下腔出血，由于血细胞渗出所致。

（七）抗凝药物引起的蛛网膜下腔出血

局部溶栓在发病后治疗越晚出血机会越多。有抗凝药物或局部溶栓病史。头痛、恶心、呕吐，有时甚至意识障碍。体征：颈项强直、皮下出血点或瘀斑，可合并全身其他器官出血。

（八）颅内静脉的血栓性蛛网膜下腔出血

分炎症性和非炎症性2类。炎症性以乙状窦和海绵窦多见，多因眼和五官部位的感染引起，幼童多见；非炎症性以上矢状窦多见，婴幼儿、产妇或老年人多见，有高热、寒战、全身酸痛、咳嗽、皮下瘀血及意识障碍、精神症状及脑膜刺激症状等，数字减影血管造影可确诊。

（九）妊娠并发蛛网膜下腔出血

约60%发生于初产妇，常发生于妊娠第7～9个月。有妊娠高血压、毒血症、子痫的患者发生率高。妊娠晚期若有高血压、全身水肿、尿中蛋白增高时突然头痛、恶心、呕吐、脑膜刺激症状阳性，则蛛网膜下腔出血诊断成立。

（十）中脑周围池出血性蛛网膜下腔出血

以突发性头痛为主要症状，持续性头痛少见；临床症状相对较轻，Hunt-Hess 分级均为Ⅰ～Ⅱ级；发生意识障碍者少见；无局灶性神经症状；出血后不再发出血，且一般不发生迟发性血管痉挛；预后较好。

五、辅助检查

（一）头颅 CT

是诊断蛛网膜下腔出血的首选方法，CT 平扫最常表现为基底池弥散性高密度影像。严重时血液可延伸到外侧裂、前、后纵裂池、脑室系统或大脑凸面。血液的分布情况可提示破裂动脉瘤的位置：如动脉瘤位于颈内动脉段常表现为鞍上池不对称积血；位于大脑中动脉段多见外侧裂积血；位于前交通动脉段则是前纵裂基底部积血；而脚间池和环池的积血，一般无动脉瘤，可考虑为原发性中脑周围出血。CT 还可显示局部脑实质出血或硬脑膜下出血、脑室扩大、较大而有血栓形成的动脉瘤和血管痉挛引起的脑梗死。动态 CT 检查还有助于了解出血的吸收情况，有无再出血等。CT 对蛛网膜下腔出血诊断的敏感性在 24 h 内为 90%～95%，3 d 为 80%，1 周为 50%。作用：

1. 明确蛛网膜下腔出血存在及程度，提示出血部位。

2. 增强 CT 可显示增强的脑动静脉畸形或动脉瘤的占位效应。

3. 显示脑内出血、脑室出血或阻塞性脑积水。

4. 随访治疗效果。

（二）头颅 MRI

当病后数天 CT 的敏感性降低时，MRI 可发挥较大作用。由于血红蛋白分解产物如氧合血红蛋白和高铁血红蛋白的顺磁效应，4 d 后，T_1 相能清楚地显示外渗的血液。T_1 相血液的高信号表现可持续至少 2 周，在液体衰减反转恢复相则持续更长时间。因此，当病后 1～2 周，CT 不能提供蛛网膜下腔出血的证据时，MRI 可作为诊断蛛网膜下腔出血和了解破裂动脉瘤部位的一种重要方法。

（三）脑脊液检查

CT 检查已确诊者，腰穿不作为常规检查。但如果出血量少或距起病时间较长，CT 检查无阳性发现时及临床疑为蛛网膜下腔出血且病情允许时，则需行腰穿检查脑脊液，最好于发病 12 h 后进行腰穿，以便与穿刺误伤鉴别。脑脊液呈均匀一致的血性，压力增高；初期红、白细胞比例为 700∶1，与外周血相似，数天后白细胞数可增加；蛋白含量可增高，糖和氯化物无明显变化。出血 12 h 后脑脊液出现黄变，送检的脑脊液离心后上清液呈黄色，可与穿刺伤鉴别。穿刺伤常表现为不均匀的血性脑脊液或发病 12 h 后的脑脊液没有黄变现象。发现吞噬了红细胞、含铁血黄素或胆红素结晶的吞噬细胞时也提示蛛网膜下腔出血。如果没有再出血，脑脊液的红细胞和黄变现象多于出血后 2～3 周消失。

（四）脑血管影像学检查

1. 脑血管造影。是确诊蛛网膜下腔出血病因特别是颅内动脉瘤最有价值的方法。数字减影血管造影效果最好，可清楚显示动脉瘤的位置、大小、与载瘤动脉的关系、有无血管痉挛等。血管畸形和烟雾病也能清楚显示。关于造影的最佳时机，尚有争议，多数认为在条件具备、病情容许时应争取尽早行全脑血管造影，以确定出血原因、决定治疗方法和判断预后。造影时机一般在出血 3 d 内或 3～4 周后，以避开脑血管痉挛和再出血的高峰期。首次脑血管造影阴性者，2 周后（血管痉挛消退）或 6～8 周（血栓吸收）后应重复脑血管造影。

2. CT 血管造影和磁共振血管造影。是无创性的脑血管显影方法，但敏感性和准确性不如数字减影血管造影。CT 血管造影的图像空间分辨率与数字减影血管造影相同，诊断效果更佳。目前 CT 血管造影和磁共振血管造影已经能够取代 X 线脑血管造影，成为确证蛛网膜下腔出血病因诊断的临床实用影像学方法。目前 CT 血管造影重建技术费时较长，对蛛网膜下腔出血急性期的病因诊断价值有限，主要用于有动脉瘤家族史或有动脉瘤破裂先兆者的筛查、动脉瘤患者的随访及急性期不能耐受数字减影血管造影检查的患者。磁共振血管造影是近来发展的无创性诊断手段，可作为蛛网膜下腔出血的筛选手段，能检出直径＞3～5 mm 的动脉瘤，目前磁共振血管造影对检出动脉瘤的敏感性在 81% 左右，特异性为 100%。但价格贵、操作费时是其缺点。

（五）经颅多普勒超声

对蛛网膜下腔出血后血管痉挛有诊断价值，目前已作为蛛网膜下腔出血后血管痉挛的常规监测手段。大脑中动脉的血流速度最常用来诊断血管痉挛。流速与血管痉挛程度呈正相关。大脑中动脉流速正常范围在 33～90 cm/s，平均为 60 cm/s 左右。流速高于 120 cm/s，与血管造影上轻、中度血管痉挛相似，高于 200 cm/s，为严重血管痉挛，临床上常出现缺血和梗死症状。因此大脑中动脉流速高于 120 cm/s，可作为判断脑血管痉挛的参考标准。与血管造影显示的血管痉挛比较，特异度为 100%，但敏感度为 59%。除了测定脑血流流速外，经颅多普勒超声还可用于评价脑血管的自动调节功能，但相应的监测指标和临床表现的一致性尚有待进一步研究。

六、诊断思路

（一）首先确定是否存在蛛网膜下腔出血

1. 病史要点。蛛网膜下腔出血多数起病急骤，可有情绪激动、用力、排便、咳嗽、房事等诱因。最常见的症状是剧烈头痛，难以忍受，恶心、呕吐，意识障碍，部分患者可出现精神症状和癫痫发作。对一些非典型的病例，起病时可无头痛，而表现为恶心、呕吐、发热和全身不适、胸背痛、腿痛和听觉突然丧失等。头痛、呕吐先于发热则有利于蛛网膜下腔出血的诊断或发热先于头痛、呕吐则有利于感染的诊断。老年人蛛网膜下腔出血的特点是起病相对缓慢，头痛不显著，意识障碍多见而且严重，常有颈项强直。儿童蛛网膜下腔出血的特点是头痛少见，发热、癫痫多见，常伴系统性疾病。

2. 查体要点。最常见的体征是脑膜刺激征，约 1/4 的患者在发病数小时至 2 d 内出现颈痛和颈项强直，Kernig 征及 Brudzinski 征呈阳性。脑神经损害以一侧动眼神经麻痹多见，患者常缺少其他局灶定位体征。眼底检查 4%～20% 的患者出现玻璃体膜下出血，常具特征性；而视神经盘水肿少见。

3. CT 脑扫描。头颅 CT 平扫是目前诊断蛛网膜下腔出血的首选检查。CT 检查除能明确蛛网膜下腔出血外，还能了解伴发的脑内、脑室出血或梗阻性脑积水，提示可能的出血来源。可动态观察病情，并通过对蛛网膜下腔出血的厚度来预计可能发生的脑血管痉挛程度。增强 CT 检查，有时能判断蛛网膜下腔出血病因，如显示增强的动静脉畸形病灶或动脉瘤的占位效应。

4. 脑脊液检查。也是诊断蛛网膜下腔出血的常用方法，对高度怀疑蛛网膜下腔出血的患者当 CT 检查阴性时，往往需行脑脊液检查。一般应在蛛网膜下腔出血 2 h 后做检查，过早检查可能为阴性；对颅内压增高的患者应先给予降颅内压治疗后再做检查。在检查中要特别注意与操作损伤引起的出血相区别，以免误诊。腰椎穿刺取得均匀血性脑脊液是可靠的方法。脑脊液发现红细胞，排除损伤，诊断蛛网膜下腔出血或脑出血就成立。蛛网膜下腔出血时，脑脊液中性粒细胞明显增高，有时红细胞、吞噬细胞、单核细胞激活，发病 3～5 d 后腰穿可见到含铁血黄素等，这样便可确诊蛛网膜下腔出血。

（二）确定引起蛛网膜下腔出血的各种病因

选择适当时机造影是核心问题，一旦患者经 CT 检查或腰穿脑脊液检查证实有蛛网膜下腔出血，就应考虑做脑血管造影来寻找出血源。一般采用 4 根血管的全脑血管造影检查，以防遗漏多发性动脉瘤或伴发的动静脉畸形。造影的时间，如病情许可尽量在发病后 3 d 内进行；否则需等待脑血管痉挛消退后，即蛛网膜下腔出血后 3 周进行。通过脑血管造影检查，从而发现蛛网膜下腔出血的病因，如脑动静脉畸形、颅内动脉瘤、肿瘤、血管、侧支循环的状态等。

（三）蛛网膜下腔出血临床分级

临床上常根据蛛网膜下腔出血患者的头痛程度、有无脑膜刺激症状、意识状态和神经功能损害等来进行临床分级，以便可能更好地评价各种治疗效果。目前最常用的有 3 种分级方法，即 Botterell 分级、Hunt-Hess 分级及世界神经外科联盟分级（表 1-7-2）。

表 1-7-2　蛛网膜下腔出血的临床分级

级别	Botterell 分级 （1956）	Hunt-Hess 分级 （1968）	世界神经外科联盟分级 （1988）	
			GCS	运动功能障碍
1	清醒，有或无 SAH 症状	无症状或头痛，颈项强直	15	无
2	嗜睡，无明显神经功能缺失	颅神经麻痹（如Ⅲ、Ⅳ），中至重度头痛、脑膜刺激征	13～14	无
3	嗜睡，神经功能丧失，可能存在颅内血肿	颈硬轻度局灶神经功能缺失，嗜睡或错乱	13～14	存在
4	因血肿出现严重神经功能缺失，老年患者可能症状较轻，但合并其他脑血管疾病	昏迷，中至重度偏瘫，去大脑强直早期或自主神经功能紊乱	7～12	存在或无
5	濒死，去大脑强直	深昏迷，去大脑强直，濒死	3～6	存在或无

　　注：GCS：格拉斯哥昏迷评分；SAH：蛛网膜下腔出血。如有高血压病、糖尿病、严重动脉硬化、慢性肺部疾病或血管造影显示血管痉挛，评级增加一级。

七、临床诊断

（一）动脉瘤性蛛网膜下腔出血

1. 好发年龄为 40～54 岁。

2. 可以再发。

3. 临床表现。常引起 2 类症状，即颅内动脉瘤致出血引起的症状及颅内动脉瘤刺激或压迫周围组织所出现的局灶性症状。颅内动脉瘤引起的局灶性症状包括：①动眼神经麻痹，最常见；②偏头痛；③眼球突出；④视野缺损；⑤丘脑下部综合征，有尿崩、体温调节功能障碍、脂肪代谢紊乱；⑥三叉神经痛或相应部位麻痹症状；⑦癫痫；⑧颅内杂音。

4. 不同部位动脉瘤性蛛网膜下腔出血的特点。

（1）大脑前动脉动脉瘤可引起下丘脑症状，精神不同程度改变，视力视野障碍，有时瘫痪（下肢重于上肢），两侧锥体束征阳性或大小便障碍。

（2）床突下动脉瘤症状为Ⅲ、Ⅳ、Ⅵ及Ⅴ或Ⅶ颅神经障碍，还有眼球突出，可闻及搏动性杂音等。

（3）颈内动脉眼动脉段动脉瘤有不同程度视力、视野障碍，有的引起垂体功能障碍，有的引起偏瘫等。

（4）颈内动脉后交通动脉动脉瘤症状为Ⅲ颅神经障碍，如同侧眼睑下垂、瞳孔散大、对光反射消失、眼球外斜，同时眼眶部疼痛，少数可出现对侧轻瘫。

（5）颈内动脉分叉处动脉瘤可无症状，少数有黑蒙、偏盲、轻偏瘫等。

（6）大脑中动脉动脉瘤症状以大脑中动脉供血障碍症状及局部占位症状多见，如精神症状、轻偏瘫（上肢比下肢重）、优势半球者可有失语，抽搐是颅内动脉瘤中发生最多的一种。

（7）椎-基底动脉动脉瘤有后组颅神经障碍、脑干功能障碍、小脑与枕叶受损表现，部分患者有动眼神经受累症状。

(8) 多发性动脉瘤常以一侧动脉瘤破裂出现，以破裂侧动脉瘤症状为主。

5. 辅助检查。CT 平扫最常表现为弥散性高密度影像，动脉瘤性蛛网膜下腔出血的出血部位多在大脑外侧裂、纵裂、基底池等；增强 CT 可显示增强的动脉瘤的占位效应。脑血管造影检查有助于发现颅内动脉瘤。

(二) 颅内血管畸形性蛛网膜下腔出血

1. 好发年龄为 20～40 岁，男性 2 倍于女性。

2. 发病前就有头痛病史，可长期持续性或反复发作。

3. 突然起病，出现头痛、恶心、呕吐，有时甚至意识丧失。可发生抽搐，但是不发生蛛网膜下腔出血时也可抽搐，尤其是额、顶部脑动静脉畸形；可因脑盗血出现感觉障碍、运动障碍、智力障碍。

4. 体征。颈项强直、Kernig 征阳性，眼底检查有玻璃体膜下片状出血等。可以有颅内杂音，压迫同侧颈动脉可使杂音减弱，主要发生在颈外动脉系统供血的硬脑膜脑动静脉畸形患者。脑动静脉畸形影响海绵窦时可出现眼球突出。

5. 辅助检查。增强 CT 可显示增强的脑动静脉畸形；脑血管造影显示血管畸形而确诊。

(三) 高血压和动脉硬化性蛛网膜下腔出血

1. 多见于中年以上人群。

2. 有长期高血压史或全身动脉或脑动脉粥样硬化病史者。

3. 临床表现。高血压性蛛网膜下腔出血发病急骤，而动脉硬化性蛛网膜下腔出血约 1/3 患者亚急性发病；高血压性蛛网膜下腔出血时约 1/3 患者有不同程度的意识障碍，大部分有丘脑下部功能障碍等，而动脉硬化性蛛网膜下腔出血则一般症状较轻。

4. 体征。如颅神经障碍、自主神经功能障碍等。

5. 辅助检查。CT 平扫表现为基底池弥散性高密度影像。

(四) 烟雾病性蛛网膜下腔出血

1. 以儿童为多，成人好发于 30～37 岁。

2. 临床表现。主要有智力迟钝、头痛、突然抽搐、偏瘫、失语、不自主动作等。这些症状很快消失，不久又反复多次发作。出现蛛网膜下腔出血时，一般为剧烈头痛、呕吐，发生脑内出血或破入脑室时，患者可出现昏迷、偏瘫、感觉障碍等。

3. 辅助检查。脑血管造影能清楚显示病变。

(五) 肿瘤性蛛网膜下腔出血

1. 各个年龄均可发生，儿童患颅内肿瘤并发蛛网膜下腔出血发生率多于成人。

2. 有原发肿瘤病史，在蛛网膜下腔出血前有各种神经功能障碍及颅内压增高症状；或病史中可反映蛛网膜下腔出血以前即有脑瘤所致的各种症状，如头痛、癫痫发作、局灶性神经症状、精神障碍等。在颅内原发性或颅内转移的患者均可出现蛛网膜下腔出血。

3. 颅内转移性肿瘤发生蛛网膜下腔出血一般病程发展快。

4. 成年妇女有月经不调、流产病史时发生蛛网膜下腔出血要想到绒毛膜上皮癌的脑转移。

5. 辅助检查。增强 CT 可显示增强的肿瘤的占位效应。

(六) 感染中毒性蛛网膜下腔出血

1. 各个年龄均可发生，但青年人发生率高。

2. 临床表现。发热先于头痛、呕吐。此外：①流感病毒性蛛网膜下腔出血以冬春季多见，起病急骤，有脑膜刺激症状和意识障碍，局灶性神经症状如偏瘫、单纯颅神经Ⅲ～Ⅶ障碍等；②细菌性蛛网膜下腔出血时有寒战、高热、头痛，皮肤黏膜有出血瘀点、皮疹，意识障碍和局灶神经症状等；③梅毒螺旋体性蛛网膜下腔出血时发病急骤，有脑膜刺激症状，有多个颅神经受损表现；④布鲁菌性蛛网膜下腔出血时，有头痛、脑膜刺激症状，无局灶性神经症状；⑤钩端螺旋体性蛛网膜下腔出血，夏秋季好发，有洪水后的疫水接触史。症状有头痛、呕吐、精神症状、偏瘫、失语、抽搐、意识障碍等；⑥流行性出血热性蛛网膜下腔出血多见秋冬季，少见春夏季，出现头痛、恶心呕吐、脑膜刺激症状、抽搐、偏瘫、意识障碍等。发病第5～8天后出现肾功能衰竭等。

3. 辅助检查。①血液中白细胞及中性粒细胞的大量增加，布鲁菌性蛛网膜下腔出血时患者血液白细胞明显减少；②钩端螺旋体性蛛网膜下腔出血患者血清补体结合试验1∶20即有诊断价值，血清凝集溶解试验效价超过1∶400有诊断价值，该试验还可鉴定钩端螺旋体的型别；③脑脊液检查有利感染性诊断。

（七）抗凝药物引起的蛛网膜下腔出血

1. 有抗凝药物或局部溶栓病史。

2. 临床表现。头痛、恶心、呕吐，有时甚至意识障碍。

3. 体征。颈项强直、皮下出血点或瘀斑，可合并全身其他器官出血。

4. 辅助检查。血凝血酶原时间、国际标准化比率延长，CT平扫表现为基底池弥散性高密度影像。

（八）颅内静脉的血栓性蛛网膜下腔出血

1. 炎症性以乙状窦和海绵窦多见。多因眼和五官部位的感染引起，幼童多见；非炎症性以上矢状窦多见，婴幼儿、产妇或老年人多见。

2. 临床表现。有高热、寒战、全身酸痛、咳嗽、皮下瘀血及意识障碍、精神症状及脑膜刺激症状等。

3. 辅助检查。数字减影血管造影可确诊。

（九）妊娠并发蛛网膜下腔出血

1. 多发生于妊娠第7～9个月，约60%发生于初产妇。

2. 有妊娠高血压、毒血症、子痫的患者发生率高。

3. 临床表现。妊娠晚期若有高血压、全身水肿、尿中蛋白增高时突然头痛、恶心呕吐、脑膜刺激症状阳性，则蛛网膜下腔出血诊断成立。

（十）中脑周围池出血性蛛网膜下腔出血

1. 突发头痛，头痛起病较轻。

2. Hunt-Hess分级为Ⅰ～Ⅱ级，发生意识障碍者少见。

3. 无再出血及脑缺血，一般不发生迟发性血管痉挛。

4. 早期CT表现发现蛛网膜下腔出血，且出血部位局限于中脑周围脑池。

5. 脑血管造影无阳性发现，未见动脉瘤，并排除可知原因的全脑血管造影阴性发现，同时MRI排除隐匿性血管畸形，即可诊断。

八、鉴别诊断

（一）蛛网膜下腔出血与其他脑卒中的鉴别

见表1-7-3。

表 1-7-3　蛛网膜下腔出血与其他脑卒中的鉴别

疾病	缺血性脑血管病		出血性脑血管病	
	CT	CE	CH	SAH
发病年龄	老年人（60 岁以上）多见	青壮年多见	中老年（50~65 岁）多见	各年龄组均见，以青壮年多
常见病因	动脉粥样硬化	各种心脏病	高血压及动脉硬化	动脉瘤（先天性、动脉硬化性）、血管畸形
TIA 史	较多见	少见	少见	无
起病时状态	多在静态时	不定，多由静态到动态时	多在动态（激动、活动）时	多在动态（激动、活动）时
起病缓急	较缓（以小时、天计）	最急（以秒、分钟计）	急（以分钟、小时计）	急骤（以分钟计）
意识障碍	无或轻度	少见、短暂	多见、持续	少见、短暂
头痛	多无	少有	多有	剧烈
呕吐	少见	少见	多见	最多见
血压	正常或增高	多正常	明显增高	正常或增高
瞳孔	多正常	多正常	患侧有时大	多正常
眼底	动脉硬化	可见动脉栓塞	动脉硬化，可见视网膜出血	可见玻璃体膜下出血
偏瘫	多见	多见	多见	无
MIS	无	无	可有	明显
CSF	多正常	多正常	压力增高，含血	压力增高、血性
CT 检查	脑内低密度灶	脑内低密度灶	脑内高密度灶	蛛网膜下腔高密度影

注：CT：脑血栓形成；CE：脑栓塞；CH：脑出血；SAH：蛛网膜下腔出血；TIA：短暂性脑缺血发作；MIS：脑膜刺激征；CSF：脑脊液。

（二）蛛网膜下腔出血与脑膜炎鉴别

结核、真菌、细菌或病毒性脑膜炎均可出现头痛、呕吐和脑膜刺激征。尤其是蛛网膜下腔出血发病后 1~2 周，脑脊液黄变，白细胞增多，因吸收热体温可达 37~38℃，更应与脑膜炎，特别是与结核性脑膜炎鉴别。根据脑膜炎发病一般不如蛛网膜下腔出血急骤，病初先有发热、脑脊液有相应的感染性表现、头颅 CT 无蛛网膜下腔出血表现等特点可以鉴别。

（三）其他

某些老年患者，头痛、呕吐均不明显，主要以突然出现的精神障碍为主要症状，应注意鉴别。

九、救治方法

（一）治疗原则

蛛网膜下腔出血的治疗原则：

1. 一般处理及支持和对症治疗。

2. 控制继续出血，防止再次出血。

3. 防治迟发性脑血管痉挛或脑缺血（梗死）。

4. 去除病因。

5. 治疗脑水肿、脑积水、抽搐等并发症。

(二) 一般处理

包括绝对卧床休息 28 d，床头抬高 30°；侧卧位可减少基底池的积血，每天侧卧位时间应不短于 12 h；监测生命体征和神经系统体征变化；保持呼吸道通畅，维持稳定的呼吸、循环系统功能；限制额外刺激，避免情绪激动和用力（如咳嗽或用力大便）；用轻缓泻剂保持大便通畅；被动活动肢体和翻身，轻轻拍背，以避免肺炎的发生；水床或气垫床对减少压疮和肺不张有利；烦躁者可给予地西泮镇静；注意液体出入量平衡，纠正水、电解质紊乱；痫性发作时可以短期应用抗癫痫药物如地西泮、卡马西平或丙戊酸钠。

(三) 颅内高压的治疗

蛛网膜下腔出血后颅内高压的原因常常是由于脑内或脑室内大血肿、缺血性病变的占位效应、脑水肿或脑积水所致。长期和显著的颅内高压能引起脑梗死或脑疝，与昏迷患者的死亡直接相关。故蛛网膜下腔出血患者急性期的治疗，有效降低颅内压是其关键。蛛网膜下腔出血急性期，如颅内压不超过 1.6 kPa，一般不需降低颅内压。对有颅内压增高者，则应适当地降低颅内压。适当限制液体入量、纠正低钠血症等有助于降低颅内压。临床常用脱水剂降颅内压，可用甘露醇、呋塞米、甘油果糖，一般应用 20% 甘露醇 1 g/(kg·次) 静脉滴注，也可以酌情选用人血白蛋白。伴发体积较大的脑内血肿时，应争取早期手术清除血肿，降低颅内压以抢救生命。

(四) 高血压的处理

高血压是蛛网膜下腔出血后的常见症状，可能与儿茶酚胺的升高或由于下丘脑功能障碍而使高血压蛋白酶产生增多有关。还可继发于抽搐、呕吐、躁动或疼痛。高血压可增加死亡率和再出血的危险，对过高的血压应作处理。如果为轻度高血压（MAP < 120 mmHg），不宜降压治疗；MAP > 120 mmHg 或收缩压 > 180 mmHg，应给予降压处理，目标血压是使 MAP 维持在 100～120 mmHg。对意识清醒的血压升高者给予口服降压药物，一般持续治疗数天到数周，避免突然停药。多数应用短效降压药物，由于蛛网膜下腔出血后常有脱水和低钠血症，应避免应用利尿剂。常用药物有 β-受体阻滞剂、血管紧张素转换酶抑制剂、肼苯达嗪，尼莫地平或尼卡地平也是常选药物。如果患者意识障碍不能口服或口服无效，可改用非肠道给肼苯达嗪 10～25 mg/(4～6) h。如患者血压明显升高或对上述治疗无效，可用拉贝洛尔或硝普钠静脉滴注，滴速根据血压反应调节。应用任何降压药物都应注意个体反应差异，蛛网膜下腔出血患者常常对降压药物非常敏感，血压下降往往大于预期血压水平，故剂量应小于其他高血压的急诊用量。

(五) 蛛网膜下腔出血后脑血管痉挛的防治

脑血管痉挛是蛛网膜下腔出血后出现的迟发性大动脉或小动脉狭窄，典型的血管痉挛发生于出血后 3～5 d，并在 7～10 d 后达到高峰，可持续 2～3 周。脑血管痉挛是最严重的蛛网膜下腔出血并发症，发生率高达 30%～90%，常引起迟发性缺血性脑损害，甚至导致脑梗死。脑血管痉挛的防治原则应包括病因治疗、预防为主、全程治疗、防治并发症等四个方面。

1. 清除蛛网膜下腔血凝块。早期尽可能地清除蛛网膜下腔的积血是预防蛛网膜下腔出血后脑血管痉挛的有效手段。在对动脉瘤等进行病因处理后，脑脊液引流可清除蛛网膜下腔积血及减少其他致痉物质，降低颅内压，预防脑积水。常用的方法包括反复腰穿引流血性脑脊液、脑池或脑室内持续引流、腰椎穿刺置管持续引流。近年采用在动脉瘤夹闭后，鞘内、脑池或脑室内注入溶栓剂，使积聚于脑池或脑室内的血块迅速溶解，再经引流管进行脑脊液置换。常用药物有组织型纤溶酶原激活物（首次注入 2 mg，以后 1～2 mg/d，用 3～5 d）、尿激酶（6 万 U/d，连用 7 d）。

2. 药物治疗。

（1）钙通道阻滞剂：通过阻止血管平滑肌细胞的钙异常内流来降低脑血管痉挛的发生率和严重程度，是临床防治脑血管痉挛的最常用的方法。目前临床推荐使用的主要是尼莫地平，该药是一种具有颅内血管高度选择性的第 2 代二氢吡啶类钙通道阻滞剂，对于颅内血管以外的其他血管扩张作用较弱。该药显著减少蛛网膜下腔出血后继发缺血症状，使脑血管痉挛所致的死亡和致残相对危险度均明显下降。使用应遵循早期、全程、足量、安全的原则：自发性蛛网膜下腔出血患者入院后应尽早开始给予尼莫地平，静脉输注的剂量根据体重而定，体重低于 70 kg 或血压不稳的患者：起始剂量为 0.5 mg/h，如耐受良好，2 h 后可增加至 1 mg/h；体重＞70 kg 的患者：起始剂量为 1 mg/h，如耐受良好，2 h 后可增加至 2 mg/h。静脉给药剂量为 24～48 mg/d。尼莫地平半衰期约 1.5 h，静脉给药建议采用输液泵持续给药，以便保持稳定的血药浓度。静脉滴注 14 d 后改为口服序贯治疗。口服推荐剂量为 60 mg，每 4 h 1 次。也可将新配置的尼莫地平稀释液加温至与血液温度相同后，于术中脑池滴注局部灌洗。尼莫地平目前也是美国、加拿大及意大利等多个国家和地区的蛛网膜下腔出血诊疗指南中推荐防治蛛网膜下腔出血后脑血管痉挛的首选药物。

（2）镁剂：硫酸镁对脑血管痉挛有一定的防治作用。起始剂量为 10 mg/kg 体重静脉滴注，维持剂量为 30 mg/（kg·d）。目前镁剂防治脑血管痉挛尚未得到其他指南推荐。

（3）罂粟碱：是一种血管扩张剂，局部应用可高度选择性作用于痉挛动脉，缺点为作用时间短暂，对老年患者的血管舒张作用下降。用法：0.3% 罂粟碱溶液 100 mL 以 0.1 mL/s 速度动脉内灌注。可用于血管内介入治疗时动脉内灌注或开颅手术中局部灌洗。

（4）其他药物：法舒地尔是一种蛋白激酶抑制剂，主要通过抑制 Rho 激酶活性，减少血管平滑肌细胞对细胞内钙离子浓度增高的敏感性，减少脑血管痉挛发生。应在导致蛛网膜下腔出血的颅内动脉瘤被夹闭或栓塞后再开始使用；而且用药时间不宜超过 2 周。法舒地尔的推荐用法为 2～3 次/d，30 mg/次静脉滴注 30 min。内皮素受体拮抗剂具有缓解血管痉挛的严重程度、降低脑缺血发生率的趋势。他汀类药物也能降低脑血管痉挛的发生率，改善预后，目前尚处于临床试验阶段。

3. 扩容、升压、血液稀释治疗。是临床较为常用的一种方法。目前一般采用的具体措施：

（1）升血压的常用药物为多巴胺，也可考虑采用多巴酚丁胺或肾上腺素。升高动脉压应该在颅内动脉瘤手术或栓塞治疗成功之后开始，收缩压可维持在 140～160 mmHg，根据临床症状改善程度加以调整。

（2）扩容治疗常用等渗晶体溶液、5% 人血白蛋白或羟乙基淀粉等，必须监测中心静脉压，维持在 8～10 cmH$_2$O。

（3）血液稀释治疗可选用胶体溶液，降低红细胞比容至 30%～35%。在治疗时，要加强监护措施，即相应的动脉压、中心静脉压、血常规、生化等动态监测手段，注意相应的并发症，如升高血压可增加心肌工作负荷，导致心肌缺血；循环容量增加可能导致肺水肿、血管源性脑水肿、低钠血症，血液黏稠度下降，血小板聚集能力减低可能诱发出血等。禁忌证：破裂的动脉瘤尚未夹闭或栓塞；CT 显示已经出现严重脑梗死；颅内压明显增高，合并严重脑水肿；患者合并严重的原发性心肾疾病等。

4. 对抗血管活性物质的治疗。多种血管活性物质对蛛网膜下腔出血后脑血管痉挛起重要作用，针对血管活性物质对血管壁有害作用的拮抗药物已在动物实验和临床中应用。放线菌素 D 能干扰内皮素 mRNA 的合成，能达到缓解脑血管痉挛的目的。蛛网膜下腔出血后降钙素基因相关肽降低，扩血管作用减弱，引发血管痉挛。用降钙素基因相关肽（10 mg/kg）直接基底池或鞘内注射，能使基底动脉管径扩张。降钙素基因相关肽也可静脉注射，但易引起低血压，用药剂量不易掌握。

5. 抗自由基损伤。脂质过氧化反应和炎症反应在血管痉挛的病理机制中起作用。近年应用于临床的 21-氨基类固醇替拉扎特为一种无糖激素，作为一种自由基清除剂，能有效抑制血管痉挛和神经元损害过程中的自由基反应。尼唑苯酮能降低脑代谢，减轻脑水肿，清除自由基，抑制血栓素 A_2 形成，降低蛛网膜下腔出血后血清 C_4 水平，对蛛网膜下腔出血后症状性脑血管痉挛有确切效果。抗炎药物如布洛芬、甲泼尼龙等对脑血管痉挛的防治效果仍有争议，还需进一步临床研究。

6. 血管内治疗。脑血管痉挛的血管内治疗有两种常用方法：球囊血管扩张成形术和动脉内血管扩张药物直接灌注。二者可单独或联合使用。球囊扩张技术的并发症与操作相关，包括造成急性动脉夹层、动脉瘤夹移位等，一般只适用于颅内大动脉的局限性痉挛。动脉内血管扩张药物直接灌注一般用 0.5 mg 尼莫地平、6 000～12 000 U 尿激酶灌注，然后用 0.3% 罂粟碱溶液 100 mL，以 0.1 mL/s 的速度，重复多次灌注。术中用数字减影血管造影监视，无效者 5 d 后可重复 1 次。当血管造影证实血管痉挛后，并在症状性血管痉挛出现以前进行治疗，一般应在蛛网膜下腔出血后出现血管痉挛 24 h 内进行治疗。

(六) 蛛网膜下腔出血后再出血的预防

再出血是蛛网膜下腔出血后最危险的致死原因，是发病后 2 周内引起死亡和病残的主要因素。预防再出血是内科治疗的一大目的，措施包括：

1. 绝对卧床休息 4～6 周，保持环境安静和避光。避免用力和情绪波动。及时应用镇静、镇痛、镇吐、镇咳等药物。

2. 控制血压使收缩压不超过 160 mmHg，在再出血危险期，使血压维持在一相对低水平；如果平均动脉压 >120 mmHg 或收缩压 >180 mmHg，可在密切监测血压下使用短效降压药物，保持血压稳定在正常或起病前水平。可选用钙通道阻滞剂、β-受体阻滞剂或血管紧张素转换酶抑制剂等。避免突然将血压降得太低。

3. 抗纤溶治疗。目的是保持动脉瘤周围的血凝块不被溶解，从而降低在等待手术期间再出血的危险性；为防止动脉瘤周围的血块溶解引起再出血，可酌情选用抗纤维蛋白溶解剂。①氨基己酸，初次剂量为 4～6 g，溶于 100 mL 的 0.9% 氯化钠或 5% 葡萄糖注射液中静脉滴注，15～30 min 内完成。以后静脉滴注 1 g/h，维持 12～24 h，以后 12～24 g/d。持续 7～10 d，逐渐减量至 8 g/d，共享 2～3 周；②氨甲苯酸，0.1～0.2 g 加入 0.9% 氯化钠或 5% 葡萄糖注射液 100 mL 中静脉滴注，2～3 次/d，共享 2～3 周。应注意该类药物引起脑缺血性病变的可能性，一般与尼莫地平联合使用。

4. 延迟血管造影。发病 6 h 内不行血管造影。1980—1985 年，国际上流行的早期手术治疗提倡早期血管造影，结果发病后 6 h 内脑血管造影的再出血发生率是非血管造影的 2 倍。因此，自 1986 年以后对 Ⅰ～Ⅳ 级的患者全部给予卧床休息处理，首次出血后 6 h 内禁止血管造影，结果再出血发生率从 1980—1985 年的 45% 下降到 5%。

5. 外科手术。动脉瘤的消除是防止动脉瘤性蛛网膜下腔出血再出血最好的方法。诊断为蛛网膜下腔出血后，可选择手术夹闭动脉瘤或介入栓塞动脉瘤。早期（3 d 内）或晚期病情稳定后手术或者更好，尚无充分的研究证据，目前多主张早期手术。

(七) 蛛网膜下腔出血后脑积水的防治

脑积水是蛛网膜下腔出血后重要的并发症，发生率为 6%～7%，是急性期引起颅内高压、慢性期导致大脑功能不全的主要原因，应采取措施预防脑积水的发生。脑积水主要以外科治疗为主。内科治疗以降低颅内压、溶解蛛网膜下腔或脑室内血凝块为主要治疗方法。

1. 药物治疗。轻度的急、慢性脑积水可药物治疗，给予乙酰唑胺 0.25 g，3 次/d，减少脑脊液分泌。还可选用甘露醇、呋塞米等药物。

2. 脑室穿刺脑脊液外引流术。紧急脑室穿刺脑脊液外引流术可以降低颅内压、改善脑脊液循环、减少梗阻性脑积水和脑血管痉挛的发生。脑脊液外引流术适用于经内科治疗后病情仍不见好转，出现意识障碍或进行性脑室扩大者，或因年老，有心、肺、肾等内脏严重功能障碍，不能耐受开颅手术者。单纯放置引流管容易被血凝块阻塞，可经引流管注入溶栓药物。溶栓药物国外以组织型纤溶酶原激活物、重组组织型纤溶酶原激活剂应用最多。引流管内注入溶栓药物既可溶解血凝块，又可防止引流管阻塞。

3. 脑脊液分流术。慢性脑积水经内科治疗多数可以逆转。如果内科治疗无效、CT 或 MRI 显示脑室明显扩大者，可行脑室心房或脑室-腹腔分流术，以免加重脑损害。

（八）外科手术

1. 外科治疗的目的。①去除病因；②清除积血与及时止血；③预防再次出血、血管痉挛（脑梗死）和脑积水等并发症。

2. 外科治疗的时机。多有争议，决定早期或延期外科治疗的因素至少有以下 4 个方面：①最重要的是神经外科医师的经验。②术后转归。Hunt-Hess 1、2 级患者，术前脑血管造影显示血管痉挛时，术后转归较好，可以积极手术。③手术时机。出血后第 1 天的再出血率最高，以后逐渐降低，10 d 内再出血率约为 35%。④术后血管痉挛。早期手术治疗时，诱发术后血管痉挛更多；但是，动脉瘤夹闭后可以更积极有效地治疗脑血管痉挛。

蛛网膜下腔出血 3 d 内或 10 d 后手术者，预后较好；出血 10 d 后手术疗效最好；且 10 d 后手术组病死率最低；7～10 d 手术组病死率最高，预后最差。对于动脉瘤破裂出血，有主张，出血 10 d 后手术。患者＜50 岁、Hunt-Hess 1、2 级和部分 3 级时，可以早期手术；患者＞50 岁，CT 扫描发现脑梗死、颅内压升高，同时存在高血压、心肺疾患时，晚期手术较好；脑血管造影发现广泛严重的痉挛时，最好延期手术。

如果蛛网膜下腔出血确诊为颅内动脉瘤破裂，应该在急性期（最好在 72 h 内）尽快采取积极的外科治疗措施。

（九）介入治疗

现代显微神经外科的发展，大多数脑动脉瘤（特别是位颈动脉系统者）可以成功夹闭，手术死亡率和病残率低，但是仍有一些难治脑动脉瘤如巨大型动脉瘤、宽颈动脉瘤、基底动脉瘤等不能夹闭。因此，血管内介入治疗的出现，增加了治疗脑动脉瘤的途径。与开颅手术比较，血管内介入创伤性较小，特别适用于不能耐受开颅手术者。随着导管技术和栓塞材料的不断改进，介入技术逐渐成熟，目前已成为治疗颅内动脉瘤的重要方法，使疗效不断提高。

（十）中医中药治疗

本病属于中医学头痛、眩晕、卒中等证范畴。常由情志剧变、突然用力、饮食不节而诱发，导致机体气血逆乱、脑络破损而见意识障碍，甚则昏朦，偏瘫失语等症候。辨证论治，可用活络效灵丹合方、羚羊钩藤汤、左金丸合方、半夏白术开麻汤、礞石滚痰丸合方、黑锡丹、独参汤。可配合静脉滴注川芎嗪、丹参粉针剂、清开灵注射液。针灸治疗，一般多在病后 3～4 周开始治疗，防止再出血。

十、诊疗探索

（一）经颅多普勒超声对蛛网膜下腔出血的微栓子监测

近年来研究表明，微栓子在蛛网膜下腔出血患者中并不少见，有最高达 70% 的病例，1/3 的监测血管出现微栓子。而且，微栓子的出现与临床出现症状密切相关，与经颅多普勒超声诊断的血管痉挛相关性尚不具统计学意义。但是它为蛛网膜下腔出血血管痉挛的病因、病理生理研究，症状性血管痉挛的准确诊断都提供了一个新的可能途径。一般选择发病第 3 天到 2 周内，在手术或介入治疗前后可以适当增加监测频率。多次监测可以增加微栓子检出的概率。

（二）脑脊液置换治疗蛛网膜下腔出血后脑血管痉挛

蛛网膜下腔出血后作侧脑室外引流及腰大池持续引流对预防脑血管痉挛的发生有显著作用。但在脑血管痉挛发生前患者可能不愿接受，而且一部分蛛网膜下腔出血患者并不发生脑血管痉挛或是无症状的较轻微的脑血管痉挛，而且持续引流有一定的创伤性及风险性。张乃崇等对 20 例外伤性蛛网膜下腔出血患者，采用脑脊液置换并鞘内注射地塞米松治疗，对脑血管痉挛引起剧烈头痛有显著的止痛效果，可维持 6～12 h 或更长时间，腰穿脑脊液置换 3～5 次后，脑脊液即可基本清澈，其对脑脊液循环的动力学影响较持续引流可能更为明显，且操作方便安全，患者易于接受，不失为较理想的方法。蛛网膜下腔埋管行脑脊液置换术治疗，临床疗效满意。

（三）脑脊液净化法治疗蛛网膜下腔出血

通过腰椎穿刺将脑室内和蛛网膜下腔内的积血分次引流排出，并注入等量 0.9％氯化钠于鞘内以维持脑脊液循环总量。脑脊液净化法治疗蛛网膜下腔出血，可以减少红细胞、血小板分解后产生的氧合血红蛋白、5-羟色胺、前列腺素等化学因子及血液本身的刺激，加速血液吸收，达到治疗和预防脑血管痉挛、脑室扩张及缓解头痛的目的。该方法可有效降低蛛网膜下腔出血的病死率及致残率。脑脊液净化法可迅速缓解症状，提高蛛网膜下腔出血治愈率。

（四）硫酸镁治疗蛛网膜下腔出血

镁离子是内源性的 N-甲基天冬氨酸受体拮抗剂，抑制血管平滑肌收缩，具有血管舒张作用，减少迟发性血管痉挛的发生。同时减少缺血性神经元钙离子内流，阻断"缺血瀑布"发生，此外，Mg^{2+}还具有抗氧化作用及对去极化的抑制，从而起到对蛛网膜下腔出血后的治疗作用。并且在临床应用中证明大剂量硫酸镁的应用是安全的，但仍需对其治疗方法（给药方式、时间及剂量）进一步进行研究，以期获得可靠的治疗效果。

（五）辛伐他汀治疗蛛网膜下腔出血

口服辛伐他汀后患者的神经功能缺损评分较对照组明显减低（$P<0.05$），差异有显著性意义，表明口服辛伐他汀能明显改善蛛网膜下腔出血患者神经功能。同时口服辛伐他汀组的脑血管痉挛的发生率也较安慰剂组脑血管痉挛的发生率明显降低（$P<0.01$），差异有显著性意义，提示口服辛伐他汀能明显减少蛛网膜下腔出血后脑血管痉挛的发生率。辛伐他汀改善蛛网膜下腔出血患者神经功能可能与减轻脑血管痉挛有关，其具体减轻脑血管痉挛的原因考虑可能是辛伐他汀能增加血管内皮一氧化氮，维持血管舒张，从而减轻脑血管痉挛。辛伐他汀能明显改善蛛网膜下腔出血患者神经功能缺损评分并能减轻脑血管痉挛。

（六）亚低温治疗

由于蛛网膜下腔出血早期存在脑细胞能量代谢障碍和酶过激反应导致的缺血性损害，亚低温能够通过降低糖代谢率和耗氧量，促进脑血管自动调节功能的恢复；抑制自由基生成和脂质过氧化反应；抑制缺血引起的各种非特异性炎症反应；抑制具有细胞毒性作用的花生四烯酸和白三烯等的生成和释放；保护血-脑屏障，减轻脑水肿；改善缺血后低灌注和防止过度灌注损伤；抑制神经元凋亡；改变脑缺血区 DNA 与转录因子的结合活性，抑制 DNA 裂解，促进蛋白质合成的恢复，从而在蛛网膜下腔出血急性期起到积极的脑保护作用。

（七）法舒地尔治疗蛛网膜下腔出血后脑血管痉挛

该药是盐酸异喹啉系的酰胺类化合物，是一种新型的钙离子拮抗剂、蛋白激酶抑制剂，抑制细胞内游离钙离子的活动，抑制肌球蛋白轻链磷酸化，扩张脑血管，从而防治脑血管痉挛，改善脑缺血症状，有效治疗痉挛引起的缺血性脑血管病。并且能保护脑神经细胞，改善预后，降低病死率的作用。法舒地尔注射液对治疗蛛网膜下腔出血后 CVS 起效快，疗效确切，能预防和缓解脑血管痉挛，降低CVS 病死率和致残率。近年来应用法舒地尔注射液治疗蛛网膜下腔出血术后脑血管痉挛，取得了良好的疗效，提高了治愈好转率，减少了死亡率。法舒地尔，2 mL（30 mg）/次，稀释于 100 mL 的

0.9%氯化钠，30 min 内静脉滴注，3 次/d，术后尽早开始使用，连用 14 d。法舒地尔用于蛛网膜下腔出血后脑血管痉挛的治疗比尼莫地平有更佳的疗效，但其疗效和安全性值得进一步临床研究。

十一、病因治疗

（一）颅内动脉瘤

目前，对于已破裂的动脉瘤的治疗方式主要有两种：开颅夹闭术和血管内弹簧圈栓塞术。治疗的最终目标是将动脉瘤囊从颅内循环中去除掉而保留载瘤动脉。

1. 开颅夹闭术。放置横跨颅内动脉瘤瘤颈的动脉夹是最确定的治疗。传统的夹闭术在全身麻醉下实施，将动脉瘤夹横放在动脉瘤的颈部使其与全身循环隔离。动脉瘤夹用与 MRI 兼容性合金制作，有多种规格以适应不同角度的动脉瘤瘤颈。在弹簧圈栓塞动脉瘤技术出现之前，显微外科夹闭术一直是首选的治疗方法。同弹簧圈栓塞动脉瘤相比，夹闭术的创伤较大。对破裂动脉瘤的手术时机一直存有争议，临床上通常对 Hunt-Hess 1～4 级的动脉瘤破裂患者在 72 h 内处理动脉瘤，对如何治疗 Hunt-Hess 5 级的患者仍有争议。

2. 血管内弹簧圈栓塞术。血管内弹簧圈技术栓塞动脉瘤已经成为手术夹闭动脉瘤外的另一种选择。随着导管技术和栓塞材料的不断改进，介入技术逐渐成熟，目前已成为治疗颅内动脉瘤的重要方法。血管内弹簧圈栓塞的目的是使动脉瘤腔完全消失。在全身麻醉下，将一根微导管头端送入动脉瘤内，随后将附在传送导丝上由铂金制成的可脱性弹簧圈经微导管送入动脉瘤内的合适位置，解脱弹簧圈脱离传送导丝。如此将多个不同长度和直径的弹簧圈填充在动脉瘤中，以减少动脉瘤内的血量或阻止血液进入动脉瘤。近年来，栓塞技术的进步使以往无法用弹簧圈处理的动脉瘤数量显著减少。同夹闭术相比，栓塞术的创伤较小。适应证：①颅内巨大动脉瘤，如颈内动脉海绵窦段、岩段、基底动脉或椎动脉动脉瘤；②梭形、宽颈或无瘤颈动脉瘤；③手术夹闭失败或夹闭后复发的动脉瘤；④全身情况不允许（如 Hunt-Hess 分级 4、5 级）或患者拒绝开颅的颅内动脉瘤患者；⑤多次蛛网膜下腔出血，瘤周粘连明显，开颅手术风险较大的颅内动脉瘤患者。近年来球囊再塑形技术、支架结合微弹簧圈技术、双微导管技术的应用使其治疗适应证更加拓宽。

3. 球囊再塑形技术。是指在球囊保护下将弹簧圈填入动脉瘤腔内的技术。将微导管插入动脉瘤腔内并将不可脱球囊置于动脉瘤开口处；在载瘤动脉内充盈球囊封闭瘤颈，同时经微导管向瘤腔内送入可脱弹簧圈；排空球囊，若弹簧圈稳定即予解脱，若不稳定则予调整或调换；重复上述过程，直至动脉瘤填塞满意为止。再塑形技术能有效防止弹簧圈经瘤颈逸入载瘤动脉，且反复充盈球囊能使弹簧圈紧密挤压，提高动脉瘤的完全栓塞率。但此技术需要在 1 根载瘤动脉内同时操作 2 根微导管（球囊导管和用于输送弹簧圈的微导管），因而技术难度增加，缺血性并发症的发生率也相应增加，术中持续灌洗导管和系统肝素化是必要的。

4. 支架结合弹簧圈技术。是指在支架保护下将弹簧圈填入动脉瘤腔内的技术，分顺序式、平行式和分期式 3 种。顺序式即先骑跨动脉瘤开口放置支架，再使微导管穿过支架网眼进入动脉瘤腔，送入弹簧圈栓塞动脉瘤，但支架的预置有时会阻碍微导管到位，且微导管的穿插有可能造成支架移位。平行式即先将微导管插入动脉瘤腔内，再骑跨动脉瘤开口放置支架，继而送入弹簧圈栓塞动脉瘤，但微导管的撤出仍可能造成支架移位。分期式即支架放置 1 个月后再行弹簧圈栓塞，此时支架因内膜化而相对固定，但支架放置后抗凝和抗血小板药物的应用有可能导致待栓塞动脉瘤破裂。

5. 双微导管技术。动脉瘤内放置 2 个微导管，交替送入弹簧圈，观察弹簧圈稳定后再解脱。交互编织的弹簧圈在动脉瘤腔内的稳定性强，不易突入载瘤动脉。由于在 1 根载瘤动脉内同时操作 2 根微导管，故技术难度增加，缺血性并发症的发生率也相应增加，术中必须注意持续灌洗导管和系统肝素化。

（二）脑动静脉畸形

脑动静脉畸形治疗包括手术和非手术治疗两种方法，最佳的治疗方法是手术治疗，非手术治疗主要用于病变形体过大或位于重要功能区的患者。临床上常用的外科治疗方法主要如下。

1. 手术切除。手术切除是脑动静脉畸形治疗的首选方法，是杜绝再次脑出血的最佳方法。不仅能杜绝出血的危险，而且能去除脑内盗血的根源。因此，为了减少术后死亡率及病残率，术前认真选择适应证是极为重要的。目前认为，手术切除的适应证：①有颅内出血史，史玉泉分级法属于Ⅲ～Ⅳ级及其以下的动静脉畸形；②无颅内出血者，脑动静脉畸形的直径＜5 cm，位于大脑浅表非功能区、大脑内侧面等处的动静脉畸形；③无颅内出血史，但有顽固性癫痫，药物治疗无效或进行性神经功能障碍者；④巨大型、高流量的动静脉畸形，已经人工栓塞或一期部分主要供血动脉结扎术后，再行二期病灶切除。手术操作过程的原则，是先结扎切断供血动脉，再分离脑动静脉畸形，最后结扎切断引流静脉。对于深部脑动静脉畸形或供血动脉深在的脑动静脉畸形，可以先分离畸形血管团，也可先结扎少数浅表的较小的引流静脉，以便尽快解剖出主要供血动脉夹闭之。但在主要供血动脉未处理之前，绝对不能损伤主要引流静脉，否则将带来脑动静脉畸形突然膨胀、破裂、大出血的麻烦，甚至手术失败。手术切除的难题是术中及术后出血及过度灌注现象，可用分期手术的方法治疗脑动静脉畸形，先行血管内栓塞或结扎供血动脉，在栓塞后5～7 d再行手术切除，使过度灌注现象发生尽量减少。

2. 介入治疗。介入治疗就是在X线导向下使用导管技术经颈动脉通过颈内动脉将栓塞材料注入脑动静脉畸形的主体部位，使脑动静脉畸形血管团发生人工栓塞，导致畸形血管团完全或不完全闭塞，从而使脑动静脉畸形消失。即使不完全消失，也可使畸形血管团内血流减少，减低盗血程度，最终使血管团体积缩小。栓塞术可以单独使用，但是，由于脑动静畸形结构复杂，尚不能保证完全闭塞动静脉畸形。单独使用栓塞法，脑动静脉畸形的完全栓塞率低（17%），故不作为根治方法。可以作为手术切除或放射治疗的先期治疗，它可以使手术切除相对容易，对脑组织的损伤减轻，术中失血也减少。在放射治疗前行血管内介入治疗是完全和有效的。

3. 放射外科治疗。目前认为放射外科治疗可作为脑动静脉脉畸形的治疗手段之一。其基本原理是使用大剂量高能射线立体交叉照射方法，选择性地集中破坏脑内某靶点组织，以达到手术切除目的，此法可使靶点病灶组织得到极高的放射剂量，而周围的正常组织不受损伤。无论是X线、质子束或γ射线，其治疗机制都是照射后畸形血管壁外膜胶原纤维增生，血管壁弹力组织及内皮细胞被胶原物质代替，血管壁变厚硬结，管腔狭窄形成血栓，使畸形团内组织坏死。目前认为，该技术可以作为脑动静畸形的治疗手段之一。其适应证：直径＜3 cm，位于脑深部，开颅手术或血管内治疗难度较大的动静脉畸形。也可作为开颅手术或血管内栓塞后残存病灶的补充治疗。脑动静脉畸形在放射外科治疗后畸形血管内血流减低，供血动脉及引流静脉变细，团块缩小。放射外科治疗的主要并发症是晚期的脑水肿。

4. 脑动静脉畸形治疗原则。①小而浅表的脑动静脉畸形可直接手术切除；②小而深的脑动静脉畸形应采用放射外科治疗；③大的脑动静脉畸形（直径＞3 cm）首先采用血管内栓塞，使病灶体积缩小，然后再用放射外科或手术切除，如果脑动静脉畸形完全消失，不再进一步处理；如果直径仍＞3 cm，不应进行放射外科治疗，而手术切除又有很大危险者，行保守治疗；病灶体积明显缩小，浅表者手术切除，深部者则行放射外科治疗。

（三）烟雾病性蛛网膜下腔出血

对于烟雾病的治疗，目前认为在出血的急性期，特别是有不自主运动症状的患者，可予甘露醇和皮质激素控制脑水肿。对出血型烟雾病的治疗，主要根据出血的部位及出血的原因进行治疗。对于单纯的脑室出血或脑实质出血破入脑室的出血，如果出血量较少，可以保守治疗；血量较大，可以行脑室外引流治疗。对于脑实质出血，可以选择是否行手术清除血肿。近年来认为烟雾病合并动脉瘤是烟雾病出血的重要原因。对于烟雾病合并动脉瘤的治疗，主要动脉型动脉瘤可行直接手术治疗或血管内栓塞治疗，以避免动脉瘤的再出血和扩大。对外周动脉型动脉瘤可予以保守治疗，但对反复脑室出血的患者，如果确定外周动脉型动脉瘤是出血的来源时，则有必要考虑手术治疗。但目前尚无任何保守治疗能够防止出血再次发作。

（四）中脑周围非动脉瘤性蛛网膜下腔出血

过去对该病采取与动脉瘤性蛛网膜下腔出血一样的治疗原则，近年来，随着对该病的进一步认识，治疗模式发生了变化。目前的治疗包括对症治疗、心电监护、血清生化指标监测、脑积水情况动态观察等。因出血少，极少引起迟发性脑动脉痉挛，一般认为可不必强调绝对卧床休息，不必预防血管痉挛。可予一般治疗（包括休息、镇静、适当营养、心电监护等）、脱水降颅内压、止血、预防感染及对症支持治疗，极少手术。本病预后良好，恢复期短，绝大多数患者经内科保守治疗后均能恢复正常。同时应指导患者正确认识病情，注意疏导，减少患者的思想负担，有利于病情尽快恢复。

十二、最新进展

脑动脉瘤的血管内治疗进展包括对现有技术的优化和改进、对新型支架装置的引进、对动脉瘤愈合机制的研究及对无症状未破裂动脉瘤最佳处理的持续探索。血管内覆膜支架置入技术是目前治疗脑动脉瘤的最新方法，采用覆盖率高的腔内网孔使血流转向从而诱导动脉瘤内血栓形成。

（一）材料与器械

球囊、微导管、覆膜支架。支架被覆共聚物薄膜即覆膜支架，又名人工血管。薄膜成分可以是可降解性共聚物（如聚乙醇酸、聚乳酸等），也可以是不可降解性共聚物（如聚氨酯、硅树脂、聚酯等）。

（二）操作方法

在局麻或全麻、全身肝素化下，患者术前均施行载瘤动脉闭塞试验。载瘤动脉闭塞试验阴性后，全麻下沿微导管，引入颅内覆膜支架及输送系统，路径图下推送覆膜支架跨越瘤颈，多角度造影，精确定位，明确支架和瘤颈的空间关系。透视下使用压力泵缓慢充盈球囊，在覆膜支架额定释放压 4 134～10 335 cmH$_2$O 时维持球囊充盈态 1 min，随后迅速回抽压力泵，透视下确认球囊完全瘪陷后再行造影，如有内漏，调整球囊位置，以 10 335～14 469 cmH$_2$O 充盈压再次扩张覆膜支架近或远端，以期达到覆膜支架的最大展径，提高支架的贴壁性能，消除内漏。

（三）覆膜支架治疗的优点

治疗行为不发生在动脉瘤腔，不存在与手术相关的动脉瘤破裂、再出血的风险；动脉瘤腔内不放置任何栓塞物质，解决了占位效应造成的神经功能损害；手术操作简单易行、手术耗时短；保留载瘤动脉通畅。覆膜支架有更强的诱导内皮增殖和致血栓的作用，能够在血循环中屏蔽动脉瘤并重建载瘤动脉，是治疗颅内巨大、宽颈或梭形动脉瘤的理想选择。

周宁　李小兵　张在其

第五节　癫痫持续状态

一、基本概念

癫痫持续状态是指一次癫痫发作（包括各种类型癫痫发作）持续时间大大超过了该型癫痫发作大

多数患者发作的时间，或反复发作，在发作间期患者的意识状态不能恢复到基线状态。从临床实际操作角度，全面性惊厥性发作持续超过 5 min，或者非惊厥性发作或部分性发作持续超过 15 min，或者 5~30 min 内两次发作间歇期意识未完全恢复者，即可以考虑为早期癫痫持续状态。

按照癫痫发作类型分类：

（1）惊厥性癫痫持续状态。根据惊厥发作类型进一步分为全面性及局灶性。

（2）非惊厥性癫痫持续状态。是指持续性脑电发作导致的非惊厥性临床症状，通常定义为＞30 min。

按照癫痫发作持续时间及对治疗的反应，可以对全面性惊厥性癫痫持续状态进行分类。①早期癫痫持续状态：癫痫发作＞5 min；②确定性癫痫持续状态：癫痫发作＞30 min；③难治性癫痫持续状态：对二线药物治疗无效，需全身麻醉治疗，通常发作持续＞60 min；④超难治性癫痫持续状态：全身麻醉治疗 24 h 仍不终止发作，其中包括减停麻醉药过程中复发。

二、常见病因

引起全身性惊厥癫痫持续状态的病因很多（表 1-7-4），抗癫痫药物的停用和不规范的抗癫痫治疗是慢性癫痫出现持续状态的最常见原因；头部外伤、中枢神经系统感染、脑梗死和脑出血常是出现全身性惊厥癫痫持续状态的原因；颅内肿瘤是继发性全身性惊厥癫痫持续状态的常见原因；自身免疫性脑炎、滥用药物和人类免疫缺陷病毒感染所导致的发病率增高的报道近年来有增加的趋势。

引起复杂部分发作持续状态的最常见的潜在因素是全身性强直阵挛发作和抗癫痫药物的改变，这种改变可以是患者依从性差或医嘱指导下的换药。各种神经系统的急性病变，如脑炎和脑卒中也可诱发复杂部分发作持续状态。已知癫痫患者出现复杂部分发作持续状态的原因和出现部分性发作的原因是一样的，包括胶质瘢痕、肿瘤、血管畸形、脑血管病、错构瘤及先天畸形。诱因包括：药物和乙醇戒断、感染、身体和精神压力、剥夺睡眠及代谢障碍。

表 1-7-4 癫痫持续状态的病因   单位：%

诱因	儿童（＜16 岁）	成人（＞16 岁）
脑血管疾病	3.3	25.2
药物改变	19.8	18.9
缺氧	5.3	10.7
乙醇/毒品	2.4	12.2
代谢性	8.2	8.8
未知	9.3	8.1
发热/感染	35.7	4.6
外伤	3.5	4.6
肿瘤	0.7	4.3
中枢神经系统感染	4.8	1.8
先天性	7	0.8

三、发病机制

多种因素，可能与长时间的强直阵挛癫痫持续状态和部分性癫痫持续状态有关：

1.细胞外环境的变化（如 K^+ 的增多）。

2. 抑制性神经递质减少。

3. 电压门控性钙通道的激活。

4. 癫痫发作活动的往返回荡，如在海马和海马旁结构之间。

而癫痫持续状态在生理学上的定义是在某些情况下，抽搐终止机制失效而出现抽搐持续存在或在生理和神经化学达到稳态前重新出现抽搐发作。有助于发作终止的神经元抑制机制包括 Ca^{2+}-依赖的 K^+ 电流，Mg^{2+} 对 N-甲基天冬氨酸受体的阻断，以及腺苷酸、阿片肽、γ-氨基丁酸的抑制效应。大量的研究表明，癫痫持续状态可带来一系列严重的神经病理学改变。在死于癫痫持续状态的患者的脑中发现主要涉及新皮质、海马、丘脑和小脑的神经元损伤。但是这些神经元的损伤又可能是造成持续状态的各种损害引起的，而非癫痫持续状态本身。过多的兴奋性氨基酸（谷氨酸）造成 N-甲基天冬氨酸受体对 Ca^{2+} 离子通道的开放。细胞内高浓度的 Ca^{2+} 离子带来了胞内的神经化学瀑布效应，造成细胞的损伤或死亡。癫痫持续状态的时间愈长，治疗的困难愈大。由于癫痫发作的进展，神经受体的功能发生变化对苯二氮䓬类的反应性下降。

四、临床特征

（一）全身性惊厥癫痫持续状态的临床特征

以阵发性或持续性运动症状为特征，运动症状可为强直、阵挛或为二者的结合，对称或不对称的，明显或不明显的。但它总是与明显的意识障碍和双侧的 EEG 改变（通常是不对称的）相关。临床发现，在早期强直-阵挛癫痫持续状态（I期）和晚期强直-阵挛癫痫持续状态（Ⅱ期）之间，证候学有所不同。从 I 期到 Ⅱ 期的转变通常在持续状态出现 $30\sim60$ min 之后发生。

1. I 期运动表现。包括强直期（肌肉持续性收缩）和随后的阵挛期（肌肉交替性收缩和松弛）。在 45% 的患者为双侧同步性癫痫发作。在其余的患者，发作表现为扭转性（头、眼或二者转向一侧）或发作开始为局灶性。

2. Ⅱ 期运动表现。当强直-阵挛癫痫持续状态持续时，癫痫发作的持续时间常愈来愈短，分布区更加局限。可以出现局灶性或一侧性的运动性活动，但不一定暗示有局灶性的病变。随后，运动性活动可能转变为短暂的面部、手或足的肌肉抽动（肌阵挛）或眼球的震颤性抽动。最后，当脑电图中出现明显的爆发性电活动时，不再出现运动性活动（电-机械分离）。发作间期的表现决定于全身性惊厥癫痫持续状态的发展时期。典型的单次抽搐常开始于强直期的僵直，最后以逐渐减少的阵挛结束。此时患者仍处于昏迷状况，假如患者真是处于发作间期（脑电图上没有发放，只显示低波幅慢波），意识状态会逐步恢复，脑电图逐渐恢复至背景活动。

3. 其他表现。在强直-阵挛癫痫持续状态其间，主要的全身表现如上所述，其他表现可能包括口腔外伤、头部外伤、吸入性肺炎、骨折（尤其是胸或腰椎的压缩性骨折）、肌红蛋白尿（因癫痫发作期间的肌肉撕裂引起）、肺水肿、心律失常、心肌梗死、脱水、弥散性血管内凝血、血白细胞增多和脑脊液白细胞总数增多。其中血白细胞增多和脑脊液白细胞总数增多，并加上发热，可能造成中枢神经系统感染的假象。

（二）复杂部分性发作持续状态的临床特征

在所有年龄段的患者，复杂部分性发作持续状态可能表现出两种类型：

1. 具有部分性反应的长时间的朦胧状态、言语损害和似乎有目的的自动症。

2. 表现为一系列的复杂部分性发作，凝视、反应完全丧失、言语停顿和刻板性的自动症，在癫痫发作之间呈现出一种朦胧状态。

（三）第三种类型

为长时间的复杂部分性癫痫持续状态，见于儿童患者。症状表现为反复出现的复杂部分性、单纯部分性和继发全面性的癫痫发作，伴有发作间期出现的异常的精神行为、幻觉、错觉、失语和自主神经系统症状，有时这些伴发症状持续时间较长。对抗癫痫药物的抗药性和快速耐受性是这类综合征的一个突出特征。

（四）其他类型

复杂部分发作持续状态的临床范围相当广，一定会有意识的损害，可从轻度的意识模糊到无反应，伴随的行为可从淡漠无反应到出现奇怪的激越动作甚至精神症状。特殊的病例包括持续可逆的Wernicke失语，儿童良性外侧裂癫痫的反复单侧失张力性发作，老年人意识模糊状态。

五、辅助检查

（一）血细胞检查

1. 癫痫持续状态期间，外周血白细胞计数增多，多为多形核白细胞，仅少数出现淋巴细胞升高。

2. 血生化。全身性惊厥癫痫持续状态和复杂部分发作持续状态发作后常会有一过性血清催乳素升高。

3. 测定动脉血气分析了解。①酸碱平衡，癫痫持续状态时酸中毒是明显的并发症；②血氧，癫痫持续状态时动脉血氧含量降低。

4. 监测肾功能，全身性惊厥癫痫持续状态中可出现急性横纹肌溶解，产生的肌球蛋白尿可造成肾损伤。

5. 监测血糖，癫痫持续状态早期可出现血糖升高，但晚期可发生继发性低血糖。

（二）脑电图

应用脑电图监测可以证实癫痫持续状态的诊断，确定治疗后脑电图是否仍有爆发性的放电活动。除非需要脑电图明确癫痫持续状态的诊断，否则不应因为脑电图的检查而延误治疗。在明显的强直-阵挛发作停止后，非惊厥性癫痫持续状态（强直-阵挛癫痫持续状态的Ⅱ期或部分性癫痫持续状态）可持续存在。脑电图对于这些状态的诊断十分必要，尤其是对一些强直-阵挛或部分性癫痫持续状态的患者，若在治疗后意识没有很快恢复，应检查脑电图。对于有条件的癫痫中心应在治疗中予以持续视频脑电检测，可以更加准确协助诊断、判断治疗效果、决定停药时机等。

（三）CT/MRI

所有出现癫痫持续状态的患者应当适时行头颅影像检查。对大多数已经明确患有癫痫的患者，头颅影像也可发现新的病灶。急诊患者头颅CT应用最广，不需要紧急行影像检查或患者既往曾行普通影像检查，MRI可作为首选检查。

（四）腰椎穿刺

在任何伴有发热的癫痫持续状态患者，中枢神经系统感染是主要原因，尤其在幼儿。除非有绝对禁忌证，如严重的颅高压、可疑的脑内占位病变或脑积水，都应进行腰椎穿刺检查。癫痫持续状态发作后，大约20%的患者脑脊液细胞数增多，白细胞计数可以高达$80\times10^6/L$。

六、诊断思路

（一）癫痫发作的诊断

在处理疑似癫痫患者时，首先要明确患者是否患有癫痫。癫痫持续状态发作类型的正确诊断最为重要，以便于患者能得到及时准确的治疗。癫痫持续状态发作类型参见前面的临床特征。特殊的癫痫综合征也应当明确。因为同一种癫痫发作类型在不同的癫痫综合征中治疗可能不同。

（二）病因学诊断

癫痫是一种综合征，不是一种疾病。一次癫痫持续状态发作可能是既往或近期的脑外伤、脑肿瘤、脑脓肿、颅内感染、自身免疫性脑炎、代谢障碍、药物中毒、撤停药物和许多其他的疾病过程的一个症状。识别和治疗患者癫痫持续状态的根本病因十分必要，以便一些可逆性脑部疾患得以发现，而且有利于癫痫持续状态的控制。

（三）诱发因素

除了确定患者发作性疾患的病因外，明确和处理诱因如焦虑、失眠和戒酒也非常重要。

（四）询问病史

诊断癫痫患者发作类型的最佳方法就是目击癫痫发作的整个过程，主要的鉴别诊断信息往往来自病史，包括通过患者本人、目击者或二者同时获得的病史。用于癫痫发作诊断的病史应当包括：患者本人和目击者提供的发作前、发作中和发作后的事件准确细节。部分性发作的症状和体征（运动、感觉、自主神经和精神）、意识变化、自动症、强直运动、阵挛运动或强直-阵挛运动、舌咬伤、尿失禁和发作后的行为均是重要的细节。发作持续时间、出现时机（如刚刚唤醒、困倦、睡眠期间）、癫痫发作的频率也非常重要。病因学诊断的病史应当包括询问患者的癫痫家族史、头部外伤、分娩时出现的并发症、热性惊厥、中耳感染和鼻窦感染（可能侵蚀穿透骨质引起脑部病灶）、酒精或药物滥用和恶性病症状。诱发因素包括发热、焦虑、失眠、月经因素、酒精、过度换气、闪光或看电视。

（五）体格检查

可以发现既往或近期的头部外伤、耳部和鼻窦感染、先天性异常（如偏侧萎缩症、结节性硬化的皮肤斑）、局灶性或弥散性神经系统异常、酗酒或药物滥用性皮肤斑和恶性病的证据。

（六）辅助检查

脑电图是诊断癫痫持续状态必需的，另根据需要给患者检查血液生化学、细胞学、抗癫痫药物血药浓度、头颅 MRI/CT 等，均有助于诊断。

七、临床诊断

1. 明显的全身性惊厥癫痫持续状态是指全身性的抽搐发作 2 次以上，而在发作间期意识状态没有恢复，或者发作表现出一次明显超过平素时长的发作。抽搐反复发作时，诊断不难，但常见的误诊是患者在下一次发作开始前正处于意识恢复阶段而漏诊。实际上，任何形式的意识障碍都表明抽搐引起的病理过程还存在着，在此情况下出现的任何抽搐的发作都属于癫痫持续状态。同时，临床观察到的现象和脑电图的变化类型可能是不一致的。因此当患者表现出单侧的抽搐时临床医生可能会做出局部运动性（单纯部分性）癫痫持续状态的错误诊断，实际上这类患者应考虑到全身性惊厥癫痫持续状态，除非在发作时患者的意识清楚。

2. 脑电图在诊断和治疗上是相当重要的。最初患者就可出现脑电图检查单个的痫性电位发放和明显的全身性抽搐。不及时处理，脑电图就会出现发作期节律性的连续性变化。通常是以连续的棘波和棘慢复合波，节律性的尖波或节律性的慢波形式出现；它常突然停止于周期性的低平电位，这种低平电位随着发作期的缩短而延长。最终，脑电图表现为在低平背景上出现的周期性癫痫样发作。这种脑电图变化对于诊断昏迷的全身性惊厥癫痫持续状态是很重要的，甚至在全身性惊厥癫痫持续状态早期。大多数的癫痫持续状态病例的处理应同步监测脑电图，如果临床发作已经终止而患者也已恢复正常的意识状态，脑电图监测没有必要。但是，如果临床症状已经消失，而患者的意识尚未恢复，那么脑电图证实是否还存在电位的发作是很重要的。而且，如果患者只有一次的发作但意识却没有恢复，那么，脑电图监测是关键性的。

3. 在全身性惊厥癫痫持续状态的初步处理后的诊断评估主要是找出癫痫持续状态发作的原因。如果全身性惊厥癫痫持续状态出现于已诊断为癫痫的患者，应找出此次发作的诱因：如抗癫痫药物血药浓度过低、并发感染、进展性的神经系统损伤，这些可通过血清抗癫痫药物浓度检查、全血细胞计数和检查毒性因子来确定。脑影像学检查可了解是否有占位性病变及其他情况。假如全身性惊厥癫痫持续状态的出现是首次的癫痫性发作，那么要作为新发病案进行病因评估：全身性惊厥癫痫持续状态的出现是否并发于全身系统性病变或脑病。依据年龄不同应考虑到中枢神经系统感染、脑梗死和占位病变、全身性代谢性疾病或药物滥用及是否存在其他一些致病因素。由于复杂部分发作持续状态的临床表现的多样性，除非临床症状非常明显的病例，其他的都需要有脑电图的结果作为诊断的依据。持续存在的不可解释的精神状态的改变是进行急诊脑电图的指征，其结果对进一步的处理有很大价值。脑电图的表现从周期性单侧癫痫样释放到弥散性棘慢复合波节律。只有少数的复杂部分发作持续状态患者的脑电图不明确。但应注意的是，由于脑电图表现的多样性，虽然脑电图是一种癫痫样表现，但它并不能说明是两种非惊厥性持续状态中的哪一种。

4. 脑电图证实是非惊厥性持续状态后，进一步的评估依赖于对患者情况的了解。如以前已经诊断为部分性癫痫且有额叶病灶，那么考虑复杂部分发作持续状态的诊断就有充分的理由，而不管脑电图的表现。相似的，假如一位健康的年轻人，曾被诊断为原发性全身性癫痫，现出现了意识障碍，脑电图显示弥漫的棘慢复合波节律，诊断应是急性癫痫持续状态。在这两者之间，有很多可能的诊断。全面地说，当明确复杂部分发作持续状态的诊断时，应考虑到感染、代谢性疾病、中毒、戒断症状，以及急性和慢性脑损伤。

5. 部分性发作患者以复杂部分发作持续状态出现而没有损害因素或合并存在的问题时，应考虑多种检查评估方法。这对于没有已知病灶的患者是特别重要的。CT 或 MRI 可显示一过性的具有诊断和定位依据，虽然在单次癫痫发作中很难进行，但在复杂部分发作持续状态时相对较容易。由于复杂部分发作持续状态易与急性癫痫持续状态相混淆，所以单光子发射计算机断层成像在不典型病例的鉴别中很关键。复杂部分发作持续状态的病例还可以选择正电子发射计算机断层扫描进行检查，它除了提供研究数据外，还可提供定位信息。

6. 假如第一步的评估提示病情恶化或紧急，比如可能从非惊厥性转变成惊厥性持续状态，应立即给予静脉抗癫痫药物治疗。大多数情况下，复杂部分发作持续状态不会造成持续的神经系统后遗症，因此治疗可稍稍延迟，以便进行一些重要的诊断测试。而治疗本身也可以是诊断性的。据认为，静脉注射地西泮对大多数的癫痫持续状态能快速控制，而复杂部分发作持续状态的反应是逐渐的，而且静脉注射地西泮可显示一些发作期广泛发放中的局限性脑电图异常的特征。

八、鉴别诊断

（一）一些实际是精神性发作甚至非常像癫痫持续状态，真正癫痫的 3 个主要特征很容易与精神性抽搐相区别

1. 抽搐过程中有行为的改变。
2. 固定类型的抽搐。
3. 无间歇的持续惊厥，典型的全身惊厥性抽搐常显示出从最初的强直到阵挛的演变过程。真正的癫痫性抽搐不会在明显的阵挛后出现强直性僵直，而后发作停止，虽然有的患者在强直阵挛发作开始时有轻微的阵挛样抽动。出现于下列发作末期的阵挛性抽动常在抽搐发展过程中频率下降而幅度增大，并突然停止，这些情况包括：阵挛发作、典型的强直阵挛发作或阵挛强直阵挛发作。当局部发作性抽搐的运动症状出现扩散时，应按运动皮质的运动区分布规律定位。假如抽搐的发展未按典型的特征进行，应考虑到精神源性发作的可能性。但是有一些惊厥，特别是起源于额叶的可能会呈现出奇异

的行为，比如发出奇怪的声音，上肢刻板动作，一侧到另一侧的点头运动，如具有性暗示的臀部运动。假如这些动作具有刻板倾向，尽管有奇怪的行为，仍要考虑到真正癫痫的可能。精神源性发作的运动症状有小的间歇期，而真正癫痫性抽搐的惊厥可一直持续到整个发作结束，最后确诊要靠脑电图。在明显的抽搐症状出现时脑后部区域的调节良好的 α 节律是精神源性发作的最好证据。在真正的全身性癫痫发作后会有脑电活动的慢化过程，虽然额叶癫痫的患者会很快恢复正常。

（二）复杂部分发作持续状态应与无反应或意识障碍的患者鉴别

在很多情况下，复杂部分发作持续状态常被漏诊，急性病过程中出现不可解释的精神迟钝现象时应考虑到复杂部分发作持续状态的可能性。复杂部分发作持续状态常被误诊为精神症状。复杂部分发作持续状态患者如果意识到行为的改变不是很明显，常易被漏诊。虽然复杂部分发作持续状态最常见于 20～40 岁的成年人，但是在老年患者和年轻患者也可出现。因此，当出现难解释的意识和行为改变时，不论患者的年龄和是否有既往的癫痫病史，都应考虑到复杂部分发作持续状态的可能性。

九、救治方法

癫痫持续状态是一种急症，需要立刻积极治疗，以阻止行为和电位发作，其治疗建议时间表见表 1-7-5。癫痫持续状态不仅引起一系列的系统并发症，而且可损害或导致神经元死亡。

表 1-7-5　癫痫持续状态治疗建议时间

时间（min）	临床操作
0～5	通过观察连续性的癫痫发作活动或一次额外的癫痫发作活动诊断癫痫持续状态，通过鼻腔内插管或面罩给氧；把患者的头部放在合适的使气道通畅的位置；如果需要辅助呼吸，考虑插管，在开始时，测量和记录生命体征，之后定期测量和记录；如果需要，控制任何异常；开始监测 ECG。建立静脉通道；取静脉血测定葡萄糖水平、血清化学、毒物过筛和测定抗癫痫药物浓度；定期做 ABGA，评价氧合情况
6～9	如果证实低血糖或血糖无法测定，给予葡萄糖；在成年患者，首先给予 100 mg 的维生素 B_1，之后直接静脉注射 50% 葡萄糖 50 mL；儿童患者，其剂量为 25% 葡萄糖 2 mL/kg
10～60	静脉给予劳拉西泮 0.1 mg/kg，速度为 2 mg/min（最大剂量为 8 mg）或地西泮 0.2 mg/kg，速度为 5 mg/min；如果给予地西泮，5 min 后癫痫发作不停止，可以重复使用。对所有给予地西泮的患者和在给予劳拉西泮后继续发作，静脉给予苯妥英的等值磷苯妥英 15～20 mg/kg。成年人，速度不要快于 150 mg/min。儿童，速度不快于 3 mg/(kg·min)。注射期间，监测 ECG 和血压。对给予劳拉西泮后发作停止的患者，缓慢给予苯妥英的等值磷苯妥英 15～20 mg/kg
>60	如果在给予苯妥英的等值磷苯妥英 20 mg/kg 后持续状态不停止，再给予 5 mg/kg，最大剂量为 30 mg/kg。如果持续状态仍得不到控制，静脉给予苯巴比妥 20 mg/kg，注射速度为 100 mg/min；当在给予地西泮后再使用苯巴比妥时，呼吸暂停或呼吸减弱的危险性很高，通常需要辅助呼吸。如果持续状态还持续存在，给予麻醉剂量的药物如戊巴比妥，必须给予辅助呼吸和血管收缩剂

注：ECG：心电图；ABGA：动脉血气分析。

（一）即刻治疗

对待任何无反应的患者，癫痫持续状态的即刻治疗包括支持生命 ABC（维持通气、支持呼吸、维持循环），建立输液通道，尽可能确认和治疗可能的原因。一旦确认为癫痫持续状态，应尽快监测体温、血压、心电图和呼吸功能。癫痫持续状态的处理应在抢救室或可得到持续规范护理的环境中进行。

1. 气道和给氧。患者的头部和下颌应置于有利于分泌物排出的位置，如有必要，应进行吸痰，以确保气道通畅。如果可行而不需过分用力，应建立口腔气道。通过鼻腔插管、面罩和气袋-活瓣-面罩空气调解器给氧。如果在气袋-活瓣-面罩空气调解器进行通气后，患者仍需要持久性的辅助呼吸，应考虑气管内插管。如需要神经肌肉接头阻滞剂协助插管，要使用短效药物（如维库溴铵），以便于经治医生能够迅速判断患者是否有临床上的癫痫发作。因在惊厥停止后，建立气道和辅助呼吸很容易完成，故应把抗癫痫药物的使用放在最重要的位置。

2. 血糖。尽管低血糖是癫痫持续状态中非常少见的原因，但它可使其他的促发因素变得复杂化，如酒精中毒。在大多数癫痫持续状态，有几种因素可以导致早期血糖升高，进而促进胰岛素的分泌。在癫痫持续状态的晚期（通常在 2 h 后），可能发生继发性的低血糖。因此，所有的患者均应快速测定血糖水平。如果证实出现低血糖或难以进行血糖测定，应通过留置的静脉导管给予葡萄糖。在成年患者，开始时应快速注射 50% 的葡萄糖 50 mL。儿童患者，应按 2 mL/kg 的剂量，给予 25% 的葡萄糖。在成年患者给予葡萄糖前，应肌内注射 100 mg 的维生素 B_1。

3. 血压。在癫痫持续状态发生的最初 30～45 min 内，通常会出现高血压；随后，血压恢复到正常水平或更低于基础水平。在时间较长的癫痫持续状态，如果需要的话，应当使用血管收缩剂，维持收缩压在正常或高于正常的水平。

4. 静脉输液。应当避免过度补液，因为这可能加重在强直-阵挛癫痫持续状态时经常出现的脑水肿。

5. 血液化验。应采血进行全血细胞计数、血清化学性检查（包括葡萄糖、钠、钙、镁和血清尿素氮测定）和抗癫痫药物浓度测定。对于疑似自身免疫性脑炎患者，应进行血和脑脊液的抗体检查。取尿和血标本进行毒物筛查。应通过血氧定量法或周期性的动脉血气分析测定适当的氧合情况。所有癫痫持续状态患者都会出现酸中毒，但常在癫痫持续状态结束后迅速恢复。出现酸中毒时，通常没有必要给予碳酸氢盐治疗。但当患者有严重的酸中毒时，应当予以考虑。

6. 体温。很多癫痫持续状态患者出现体温升高，有时高到令人吃惊的温度，主要原因是运动性活动增加。在整个治疗期间，应不断监测直肠温度。可通过被动冷却的方法迅速地降低体温，防止高温导致的脑损伤。

7. 促发因素的识别和治疗。大多数强直-阵挛癫痫持续状态患者并不是随意出现或起源于一种新发生的大面积的脑损害。相反，一种特定的促发因素能使一位已有癫痫发作的患者在一个特定的时间内发展成癫痫持续状态。停用抗癫痫药物和发热是强直-阵挛癫痫持续状态最常见的原因。其他的促发因素包括：①戒酒或停服镇静剂；②代谢性障碍（低血钙、低血钠、低血糖、肝功或肾功异常）；③睡眠剥夺；④急性新发生的脑损害（脑膜炎、脑炎、脑血管意外或脑外伤）；⑤药物中毒如可卡因、苯丙胺、苯环己哌定、环类抗抑郁药物或异烟肼等。在遇到癫痫持续状态的病例时，应全力以赴地寻找和处理促使癫痫发作的因素，以利于癫痫发作的控制，并确保引起脑功能障碍的任何可逆性原因在导致不可逆性脑损害之前得到治疗。

8. 脑电图的作用。应用脑电图检测可以证实癫痫持续状态的诊断，确定治疗后脑电图是否仍有爆发性的放电活动。这些信息非常有用。除非需要脑电图明确癫痫持续状态的诊断，否则不应因为脑电图的检查而延误治疗。

已经愈来愈多的人认识到，在明显的强直-阵挛发作停止后，非惊厥性癫痫持续状态（强直-阵挛癫痫持续状态的Ⅱ期或部分性癫痫持续状态）可持续存在。脑电图对于这些状态的诊断十分必要，尤其是对一些强直-阵挛或部分性癫痫持续状态的患者，若在治疗后意识没有很快恢复，应检查脑电图。

（二）药物治疗

1. 药物治疗的原则。理想的治疗癫痫持续状态的药物：①迅速地进入脑内；②抗癫痫作用立即开始；③不会明显地抑制意识或呼吸功能；④抗癫痫作用持续时间长，因此癫痫不会复发；⑤有效地阻断癫痫持续状态对运动系统、大脑和全身的影响。药物进入脑内的速率直接与非蛋白结合药物的血浆浓度、脂溶性和脑血流成比例。因此，应用静脉注射（获得较高的血浆浓度）脂溶性的抗癫痫药物治疗癫痫持续状态。药物的分布容积随着脂溶性的增加而扩大。在脑和血浆中的脂溶性药物，有再次分布进入体内脂肪的倾向。为了在血浆和脑内迅速达到并维持着治疗剂量的浓度，应当给予足够的负荷剂量，以获得整个分布容积内的理想浓度。药物的负荷剂量可以通过下面的简单方程式计算：负荷剂量（mg/kg）＝理想浓度（mg/L）×分布容积（L/kg）。这样，剂量为 20 mg/kg 的磷苯妥英（分布容积为 0.7 L/kg）产生的血浆浓度为 28.6 mg/L。上述的方程也可用于确定血浆浓度达到较高水平所需的剂量，来代替血浆浓度的换算，即期望增加的血浆浓度替代理想的血浆浓度。由此可知，剂量为 5 mg/kg 的磷苯妥英可以使血浆浓度升高达到 7 mg/L。

2. 可用的药物。地西泮、劳拉西泮、磷苯妥英和苯巴比妥为四种常用的药物，用于治疗强直-阵挛癫痫持续状态。地西泮和劳拉西泮是这组中脂溶性最强的药物，进入脑内最快，终止癫痫持续状态最迅速。因此，地西泮或劳拉西泮通常为首选药物，用于治疗活动性的癫痫持续状态。苯妥英和苯巴比妥的作用时间较长，用于癫痫发作的长期控制。

3. 苯二氮䓬类。地西泮和劳拉西泮可以迅速地进入脑内并终止癫痫持续状态，这使它们成为治疗活动性的癫痫持续状态的首选药物。然而，这些药物用于癫痫持续状态时，有抑制心跳呼吸（3%～10%）、降低血压（<2%）或意识损害（20%～60%）的风险。因此，在非活动发作的癫痫患者，一般不用苯二氮䓬类药物治疗，通常首选苯妥英或苯巴比妥。地西泮具有高度的脂溶性，可被脂肪组织迅速地吸收，由此使血浆和脑内药物浓度迅速下降，导致癫痫发作在 1 h 内复发。因此，在给予地西泮后，应当立即给予负荷剂量的作用时间较长的药物，通常选择苯妥英。劳拉西泮的作用时间比地西泮长（12～24 h），但不适于长期治疗强直-阵挛发作。对有反复出现强直-阵挛发作危险的患者（或癫痫持续状态不能用地西泮控制的患者），除使用劳拉西泮外，常静脉注射负荷剂量的苯妥英。由于劳拉西泮的长效作用（与地西泮相比），允许有更多的时间完成癫痫持续状态的诊断性研究，而且能减缓苯妥英的使用。地西泮已经获得美国食品药品管理局的批准，用于治疗癫痫持续状态。劳拉西泮没有获得批准，然而，由于劳拉西泮的长效作用，许多专家喜欢选用。地西泮和劳拉西泮的药代动力学、增量法、给药时机和副作用见表 1-7-6。

表 1-7-6 用于治疗癫痫持续状态的主要药物

主要药物		地西泮	劳拉西泮	苯妥英或磷苯妥英	苯巴比妥
成年人静脉注射剂量范围（mg/kg）（总剂量）		0.15～0.25	0.1	15～20	20
儿童静脉注射剂量范围（mg/kg）（总剂量）		0.1～1	0.05～0.5	20	20
最大给药速度（mg/min）		5	2	50（苯妥英）150（磷苯妥英）	100
终止癫痫持续状态所需的时间（min）		1～3	6～10	10～30	20～30
作用的有效时间（h）		0.25～0.5	>12～24	24	>48
消除半衰期（h）		30	14	24	100
分布容积（L/kg）		1～2	0.7～1	0.5～0.8	0.7
可能的副作用	意识抑制	10～30 min	几小时	没有	数天
	呼吸抑制	偶尔	偶尔	不频发	偶尔
	低血压	不频发	不频发	偶尔	不频发
	心律失常	没有	没有	在有心脏病患者中出现	没有

4. 苯妥英和磷苯妥英。苯妥英和苯巴比妥是唯一的可通过静脉注射给予负荷剂量的，用于治疗强直-阵挛和部分性癫痫发作的长效药物。在儿童和成年人，苯妥英常作为首选药物，而不是苯巴比妥。因为用苯妥英治疗癫痫持续状态时，出现的镇静作用较少，而且用苯妥英长期治疗这个年龄组的癫痫发作优于苯巴比妥。静脉注射给予负荷剂量的苯妥英可采用下面两种制剂中的任何一种：苯妥英钠或磷苯妥英。苯妥英钠水性较差，而且用含有浓缩的氢氧化钠（pH 值为 11～12）和丙烯甘油的载体配制。这种配制对静脉具有刺激性，并且在标准的静脉注射液内不溶解。苯妥英钠静脉注射液应当不加稀释的注射到大的静脉内，而且用 0.9% 氯化钠冲洗，以预防静脉炎，否则，外渗的药物可能引起局部组织的损害。磷苯妥英是苯妥英的一种磷脂性的前体药，用于替代标准的苯妥英钠。磷苯妥英是一种简单的水溶液，pH 值为 8.8。吸收之后，通过红细胞内和其他组织内的碱性磷酸酶使苯妥英从磷苯妥英中分离出来。磷苯妥英的优点值：①直接溶解在任何标准的静脉注射液中（可以连续输液，占用医务人员较少的时间，并且非常方便）；②磷苯妥英比苯妥英钠产生的局部毒性较少（疼痛、烧灼疼、瘙痒）；③快速注射磷苯妥英造成的低血压比苯妥英钠少；④据报道，静脉注射苯妥英钠可以造成手损害的"紫手套样综合征"，但目前还未见磷苯妥英引起这种损害的报道。鉴于这些原因，磷苯妥英现在作为首选药物。在成年人，苯妥英的负荷剂量为 20 mg/kg；在老年患者或心脏病患者，剂量减少至 15 mg/kg。在成年人，磷苯妥英的最大输液速度为 150 mg/min（苯妥英等值物），或 50 mg/min 的注射用苯妥英钠，即磷苯妥英的最大输液速度为苯妥英的 3 倍。在儿童，输液速度应降低。苯妥英可以引起低血压，尤其是有心脏病的老年患者，或血压处于正常边缘水平的严重疾患的患者。对已明确患有心脏传导性异常的患者，使用苯妥英应当小心。人和动物的研究表明，低血压的危险直接与苯妥英的血浆浓度有关。苯妥英的血浆峰浓度大约出现在注射负荷剂量的苯妥英钠（输液速度为 50 mg/min）或磷苯妥英（输液速度为 150 mg/min）30 min 之后。在给予负荷剂量的上述任何一种药物后，应检测血压至少 30 min。如果发生明显的低血压，应当减慢输液速度或停止输液。对于任何一位患者，在给予全部的苯妥英负荷剂量之前，如果癫痫发作停止，给药的速度应当减慢以减少并发症的危险。如果条件许可，在给药期间应当密切观察心电图。如果发生 QT 间期延长或心律失常，输液速度应当减慢。偶尔情况下，苯妥英可合并呼吸抑制，但与地西泮或巴比妥类相比，呼吸抑制并不常见。苯妥英与镇静类药物相比，损害意识的可能性也小。通过肌内注射磷苯妥英和苯妥英治疗癫痫持续状态，吸收太慢。然而，通过肌内注射磷苯妥英慢性给药的方式可以得到负荷剂量的苯妥英。肌内注射 9～12 mg/kg 负荷剂量的磷苯妥英，在 4 h 内产生苯妥英的最大血浆浓度为 12 μg/mL。

5. 苯巴比妥。在 6 岁以下的儿童，苯巴比妥常作为首选长效药物治疗强直-阵挛持续状态。在这个年龄组中，凭经验认为苯巴比妥可能比苯妥英更有效。当苯妥英不能控制发作或患者对苯妥英过敏时，苯巴比妥还可用于所有年龄段的癫痫发作。苯巴比妥的推荐剂量为 20 mg/kg，但可能需要增加剂量才能终止抽动。如果在给予全部剂量之前，抽动开始减少，给药速度应当减慢。

十、诊疗探索

难治性强直-阵挛癫痫持续状态：一般来讲，如果按照推荐的初始剂量，给予苯二氮䓬类、苯妥英和苯巴比妥后，仍然不能控制癫痫持续状态，应考虑用咪达唑仑、丙泊酚、苯巴比妥或硫喷妥钠对患者进行麻醉以抑制脑的发作期放电。禁忌给患者使用＞30 mg/kg 附加剂量的苯妥英，因为高剂量的苯妥英可以加剧癫痫发作。用咪达唑仑或丙泊酚治疗难治性癫痫持续状态的方案见表1-7-7。

表 1-7-7　咪达唑仑或丙泊酚治疗难治性癫痫持续状态的方案

序号	方案
1	气管插管并进行通气，允许进入重症监护病房
2	EEG 监测
3	如需要，进行动脉插管和中央静脉插管
4	给予负荷剂量的咪达唑仑 0.2 mg/kg（缓慢静脉注射），此后的剂量为 0.75～10 μg/(kg·h)。根据 EEG 监测结果，调整维持量。在整个治疗期间，持续监测 EEG（一旦患者对所选择的药物达到稳定的效果，每小时检查 EEG）。治疗主要的结束点为 EEG 棘波被抑制。如果血压适当，此后的结束点为爆发-抑制波型
5	持续维持苯妥英和苯巴比妥的剂量；追踪药物的浓度以确定适宜的剂量
6	通过静脉输液和低剂量多巴胺治疗低血压。如果需要，加用低剂量的多巴酚丁胺。如果发现心血管损害的任何体征，减少咪达唑仑或丙泊酚的剂量
7	12 h 后，逐渐减少输液量，以观察此后的癫痫发作活动。如果癫痫发作复发，应至少间隔 12 h 再恢复输液

注：EEG：脑电图。

十一、病因治疗

（一）抗癫痫药物治疗

1. 根据不同癫痫发作类型推荐选择抗癫痫药物，见表 1-7-8。

2. 常用剂量和不良反应。由于药物吸收、分布及代谢的个体差异可影响药物的疗效，用药应采取个体化原则。儿童需按体重（kg）计算药量。多数抗癫痫药物血药浓度与药效相关性明显大于剂量与药效相关性，因此，应进行治疗药物监测。所有抗癫痫药物都有不良反应，以剂量相关性不良反应最常见，多数常见的不良反应为短暂性的，缓慢减量即可明显减少，见表 1-7-9。

表 1-7-8　不同癫痫发作类型推荐选择的抗癫痫药物

发作类型	一线抗癫痫药物	二线或辅助抗癫痫药物
单纯及复杂部分性发作、全身性强直－阵挛发作	卡马西平、丙戊酸钠、苯妥英钠、苯巴比妥、扑痫酮	氯巴占、氯硝西泮
全身性强直阵挛发作	卡马西平、苯巴比妥、丙戊酸钠、苯妥英钠、扑痫酮	乙酰唑胺、奥沙西泮、氯硝西泮
特发性大发作合并失神发作	首选丙戊酸钠，其次苯妥英钠或苯巴比妥	/
继发性或性质不明的全身性强直－阵挛发作	卡马西平、苯妥英钠或苯巴比妥、失神发作丙戊酸钠、乙琥胺	乙酰唑胺、氯硝西泮、三甲双酮
强直发作	卡马西平、苯巴比妥、苯妥英钠	氯硝西泮、奥沙西泮、丙戊酸钠
失张力和非典型失神发作	丙戊酸钠、氯硝西泮、奥沙西泮	乙酰唑胺、苯妥英钠、苯巴比妥/扑痫酮
肌阵挛发作	丙戊酸钠、乙琥胺、氯硝西泮	乙酰唑胺、奥沙西泮、苯妥英钠

表 1-7-9　抗癫痫药物的剂量和不良反应

药物	成人剂量（mg/d）		儿童剂量 mg/(kg·d)	不良反应（剂量相关）	特异反应
	起始	维持			
苯妥英	200	300～500	4～12	胃肠道症状，毛发增生，面容粗糙，小脑征，复视，精神症状	骨髓、肝、心损害，皮疹
卡马西平	200	600～2 000	10～40	胃肠道症状，小脑征，复视，嗜睡，体重增加	骨髓与肝损害，皮疹
苯巴比妥	/	60～300	2～6	嗜睡，小脑征，复视，认知与行为异常	甚少见
扑痫酮	60	750～1 500	10～25	同苯巴比妥	同苯巴比妥
丙戊酸	500	1 000～3 000	10～70	肥胖，震颤，毛发减少，踝肿胀，嗜睡，肝功能异常	骨髓与肝损害，胰腺炎
乙琥胺	500	750～1 500	10～75	胃肠道症状，嗜睡，小脑征，精神异常	少见，骨髓损害
加巴喷丁	300	1 200～3 600	10	胃肠道症状，头晕，体重增加，步态不稳，动作增多	/
拉莫三嗪	25	100～500	/	头晕，嗜睡，恶心，神经症状（与卡马西平合并用时）	儿童多见
非尔氨酯	400	1 800～3 600	15	头痛，头晕，失眠，胃肠道症状	较多见，骨髓与肝损害
氨己烯酸	/	500～3 000	/	头痛，镇静，体重增加，视野缩小，精神异常（少见）	/
托吡酯	25	200～400	4～8	震颤，头痛，头晕，小脑征，肾结石，胃肠道症状，体重减轻，认知或精神症状	/

3. 坚持单药治疗原则。80％癫痫患者单药治疗有效，不良反应较小，治疗应从小剂量开始，缓慢增量至能最大限度控制发作而无不良反应或反应很轻的最低有效剂量。

4. 联合治疗。若一种药物出现不良反应时才能或仍不能控制发作，则需换用第二种抗癫痫药物，但化学结构相同的药物不宜联合使用。

5. 长期坚持。抗癫痫药物控制发作后必须坚持长期服药，除非出现严重不良反应，不宜随意减量或停药，以免诱发癫痫持续状态。

（二）手术治疗

患者经长时间正规单药治疗，或先后用两种抗癫痫药物达到最大耐受剂量，以及经过一次正规的、联合治疗仍不见效，可考虑手术治疗，最理想的适应证为癫痫放电始自大脑皮质，可为手术所及且切除后不会产生严重的神经功能缺陷的区域。20％～30％复杂部分性发作患者用多种抗癫痫药物治疗难以控制发作，如治疗 2 年以上，血药浓度在正常范围之内，每月仍有 4 次以上发作称为难治性癫病。难治性部分性发作最适宜手术治疗，是治疗效果最好的一种。常用的方法：

1. 前颞叶切除术。

2. 颞叶以外的脑皮质切除术。

3. 癫痫病灶切除术。

4. 大脑半球切除术。

5. 胼胝体部分切除术。

6. 多处软脑膜下横切除术等。

十二、最新进展

静脉注射丙戊酸钠针剂：是近年来用于癫痫持续状态临床抢救的重要手段之一。在丙戊酸钠与地西泮比较治疗难治性癫痫持续状态研究中发现：丙戊酸钠组的癫痫持续状态控制率为 80%，地西泮组为 85%，无显著性差异；平均控制癫痫持续状态的时间丙戊酸钠组 5 min，地西泮组 10 min，丙戊酸钠组明显快于地西泮组，而且丙戊酸钠组的患者没有出现呼吸或低血压的不良反应，但地西泮组则有 60% 需加用辅助通气，50% 出现低血压。有学者比较在地西泮无效的癫痫持续状态患者中使用静脉注射丙戊酸钠和苯妥英的效果得出：丙戊酸钠组有效率为 88%，苯妥英组有效率为 84%，无显著性差异，两组的副作用也无明显差异，而且当癫痫持续状态持续时间 <2 h 效果明显，丙戊酸钠组患者耐受性好，使用方便，故建议在地西泮无效的癫痫持续状态临床抢救中及早使用静脉注射丙戊酸钠。使用方法：15～40 mg/kg 静脉输注（>10 min），之后 1～2 mg/(kg·h)。

近几年新出现的抗癫痫药物左乙拉西坦在国外已有针剂，有学者试用于儿科患者癫痫持续状态的治疗，平均剂量为 50.5 mg/(kg·d)，平均使用时间为 4.9 d，结果发现 75% 的患者能有效控制。

早期癫痫持续状态多数发生于院外，院前治疗的选择为（无静脉通道情况下）：咪达唑仑肌注或地西泮（直肠给药）。

魏丹　张海涛　张在其

第六节　病毒性脑膜炎

一、基本概念

病毒性脑膜炎是由多种不同病毒引起的中枢神经系统感染性疾病，又称无菌性脑膜炎或浆液性脑膜炎。本病见于世界各地，其发病率为每年（11～27）/10 万。临床表现相似，主要为侵袭脑膜而出现脑膜刺激征，脑脊液中有以淋巴细胞为主的白细胞增多，多在 2 周以内，一般不超过 3 周。病程呈良性，有自限性，预后较好，多无并发症。病毒侵犯脑膜同时若也侵犯脑实质则形成脑膜脑炎。

二、常见病因

目前已知能引起脑膜炎的常见病毒有肠道病毒、腮腺炎病毒、淋巴细胞脉络丛脑膜炎病毒和单纯疱疹病毒，其次包括水痘-带状疱疹病毒、虫媒病毒、肝炎病毒、腺病毒、巨细胞病毒、EB 病毒、风疹病毒和人类免疫缺陷病毒等。上述病毒中，肠道病毒（脊髓灰质炎病毒、柯萨奇病毒、致肠细胞病变人孤儿病毒）占 80%～85%，其中柯萨奇病毒和致肠细胞病变人孤儿病毒最为常见（50%）。

三、发病机制

引起脑膜炎的病毒经胃肠道（肠道病毒）、呼吸道（流行性腮腺炎病毒）、皮肤（虫媒病毒、单纯疱疹病毒）或结合膜（某些肠道病毒）进入机体。病毒在侵入部位和局部淋巴结内复制后，于第 1 次或第 2 次病毒血症时经血行播散至中枢神经系统及其以外的组织。一般多在中枢神经系统以外部位经多次复制后，在第 2 次病毒血症时由血源性途径到达中枢神经系统。大量病毒直接破坏神经细胞，也可通过激发机体的免疫反应，选择性破坏神经髓鞘。

四、临床特征

1. 本病以夏秋季为高发季节，在热带和亚热带地区则终年发病率很高。本病以儿童多见，成人也可罹患。

2. 各种病毒性脑膜炎的临床表现大致相同。一般急性起病，多数患者首先出现类似上呼吸道感染和胃肠功能紊乱的症状，随后出现脑膜刺激症状，常有头痛、发热、恶心、呕吐、颈项强直等。还可出现畏光、眼球疼痛、乏力、肌痛、咳嗽、腹痛、腹泻、手足发麻等表现。症状的严重程度随年龄增长而增加，婴幼儿可仅有发热、易激惹和淡漠。

3. 神经系统查体时常发现颈项强直，Kernig 征和 Brudzinski 征可有可无，其他阳性体征少见。当出现昏迷、病理反射或局灶性神经症状和体征时，提示病变已累及脑实质。病毒性脑膜炎呈良性经过，病程 2～3 周，也可短至几天。

4. 不同病毒感染可出现各自特异的表现。某些肠道病毒感染时可出现皮疹，多与发热同时出现，柯萨奇 A 组病毒感染时有局部或多处斑丘疹，也可伴发疱疹性咽峡炎及腮腺炎。柯萨奇 B 组病毒感染可引起心肌炎和流行性肌痛。致肠细胞病变人孤儿病毒感染的皮疹可表现为斑丘疹，也可为瘀点，分布于面部、躯干，也可涉及四肢包括手掌及足底部。疱疹病毒感染时出现皮肤或生殖器疱疹。生殖器疱疹多出现在单纯疱疹病毒性脑膜炎起病时，也可在起病前出现，带状疱疹病毒性脑膜炎一般在出疹后 7～10 d 内起病，也可能起病后 1 周才出疹。腮腺炎病毒性脑膜炎可同时或先后出现腮腺肿大和胰腺炎、睾丸炎。EB 病毒感染可引起全身淋巴结肿大、黄疸及末梢血象中单核细胞增多、异型淋巴细胞超过 10%。

五、辅助检查

（一）血和脑脊液检查

1. 周围血象白细胞计数一般正常，可有轻度升高或降低，分类多无明显变化，在 EB 病毒感染时单核细胞增多，可达 60% 以上，其中异型淋巴细胞超过 10%。腮腺炎病毒感染时可出现血、尿淀粉酶增高。

2. 脑脊液检查对临床诊断病毒性脑膜炎十分重要，其脑脊液清亮，压力正常或轻度升高，白细胞数稍增加，一般为 $(10～1\,000) \times 10^6 / L$ 不等，很少超过 $1\,000 \times 10^6 / L$，分类以淋巴细胞为主，早期则多以中性粒细胞为主，几小时后转为淋巴细胞为主。肠道病毒感染时细胞计数多符合此特点，但在腮腺炎病毒感染时白细胞计数多高于此值，有时可达 $2\,000 \times 10^6 / L$。蛋白含量轻度至中度升高，常不超过 $1\,500\ mg/L$。糖和氯化物含量多为正常，但在腮腺炎病毒、淋巴细胞脉络丛脑膜炎病毒及疱疹病毒感染时可出现轻度糖含量降低。细菌和真菌涂片、培养均阴性。脑脊液上述改变多在 2 周内恢复正常。

（二）病毒学检查

1. 病毒分离。可取血、尿、便、咽拭子、脑脊液和局部分泌物、疱疹液等进行组织细胞培养、鸡胚培养或动物接种，现在多使用组织细胞培养法分离病毒，先观察细胞病变，再用特异性抗血清进行鉴定。脑脊液中分离出病毒，对病毒性脑膜炎有诊断意义。除虫媒病毒外，其他能引起脑膜炎的病毒（特别是肠道病毒和腮腺炎病毒）均可以从脑脊液中发现。

2. 血清学试验。由于病毒分离有一定困难，并不是每个实验室都具备病毒分离的条件，故临床也采用血清学试验检测病毒抗原及抗体。常用的检测方法有中和试验、补体结合试验、免疫荧光法、放射免疫法、酶联免疫吸附试验、间接血凝和血凝抑制试验。无论采用何种方法进行检测，恢复期比急性期血清抗体滴度有 4 倍升高即可确定为近期感染。若仅有单份标本，则出现特异性 IgM 抗体也提示近期感染。血清学试验的特异性取决于病毒的抗原性，应用提纯的病毒糖蛋白和多肽抗原可大大提高试验的特异性。肠道病毒因血清型较多，无共同抗原，若想确定或排除诊断，需要对 60 个血清型逐一鉴定，既费时又昂贵，不适于血清学试验。而血清学试验对虫媒病毒、疱疹病毒、腮腺炎病毒和淋巴细胞脉络丛脑膜炎病毒等则更为切实可行。

3. 分子生物学方法。可采用核酸分子杂交、聚合酶链式反应等方法检测病毒抗原片段进行病原学诊断。尤其对于病毒培养不成功或不易培养的，或血清中抗原量少及不产生抗体的，一般血清学方法无法检测的病毒性疾病，应用分子生物学技术均可获得诊断。

六、诊断思路

1. 多在夏季及初秋发病，有发热及各种原发感染症状（上呼吸道或肠道感染，以及腮腺炎、疱疹、麻疹、水痘等），患者呈急性或亚急性起病，出现以脑膜刺激症状为主的临床表现，常有发热、头痛、呕吐、腹泻、意识障碍甚至抽搐、昏迷等症状。

2. 有时可出现病理反射，可有轻度偏瘫或脑神经功能异常，多无明显的脑实质局灶损害体征。

3. 辅助检查。

（1）脑脊液外观清亮或微浑，压力轻度增高，细胞计数由数十至数百个，淋巴细胞占多数，蛋白轻-中度增高，糖正常或稍高，氯化物正常。脑脊液抗体或用荧光标记法检测抗原阳性。

（2）补体结合试验、血凝抑制试验及中和试验等血清学检查，恢复期滴度较急性期增高 4 倍以上。

（3）脑电异常，可见伴脑细胞损害的病毒性脑炎。

（4）影像学检查：CT、MRI 早期可正常，若伴脑炎时，MRI 可见异常。

七、临床诊断

对急性起病的中、青年患者，出现除原发感染病灶症状外，伴有明显脑膜刺激症状为主要临床表现，脑脊液检查淋巴细胞轻至中度增多，如排除其他疾病时，可做出本病的临床诊断。确诊须从脑脊液中分离出病毒或聚合酶链式反应检查的阳性结果。除虫媒病毒外，一般所有引起脑膜炎的病毒均可从脑脊液中发现。

八、鉴别诊断

（一）化脓性脑膜炎、结核性脑膜炎、真菌性脑膜炎

病毒性脑膜炎无明显全身毒血症状，周围血象正常或稍降低和脑脊液中糖不降低，蛋白质不明显升高，可供鉴别。

（二）肿瘤性脑膜炎

脑脊液中蛋白显著升高，糖降低，病程迁延，伴发颅内压增高，头颅 CT 可发现脑肿瘤原发病灶等。

（三）钩端螺旋体病脑膜炎

急性起病，寒战，弛张型发热，全身酸痛，肌痛（腓肠肌为主），淋巴结肿大，出血倾向，钩端螺旋体血清凝集试验和补体结合试验两次测定之间增高 1 倍以上等，可作鉴别。

（四）单核细胞增多症

发热，喉痛，全身淋巴结肿大，可有黄疸，周围血象中单核细胞增多为主，无脑脊液改变等，可作鉴别。

九、救治方法

（一）治疗原则

本病是一种自限性疾病，主要是对症治疗、支持治疗和防治并发症。

（二）一般治疗

1. 昏迷。

（1）立即吸氧，松衣领、宽皮带，头偏向一侧，取下假牙，必要时上开口器，备好弯盘、吸痰器、血压计。

（2）分泌物增多立即吸痰，注意吸痰的动作，插入时勿踏踩开关，插入一定深度后再吸，避免损伤气管黏膜，采用螺旋上升法，变换方位，每次吸痰不超过 15 s。

（3）对躁动、意识不清的患者注意安全防护，设置床挡，防锐、钝器物损伤，严重者四肢用绷带固定防护。

（4）静脉输入促醒剂，如甲氯芬酯、醒脑静注射液；能量合剂、肌苷、多种维生素。

2. 头痛、颅内压升高。

（1）床头抬高 15°～30°。

（2）静脉快速滴入 20％甘露醇或 25％山梨醇，1～2 g/kg，4～6 h 重复应用，观察瞳孔变化，有脑疝征兆者加大用量，或加用呋塞米或依他尼酸钠。必要时静脉滴注激素如地塞米松、氢化可的松，直到颅内压下降为止。

3. 补充液体。一般行双管输液，一组生理维持液，一组急救治疗静脉通道，补液多先晶后胶。为减少穿刺次数，小儿及静脉偏细者采用硅胶管留置法，平时套上套管，内置肝素，注意内置管的防污染和滑脱。并观察输液处局部皮肤的外渗情况，若发生外渗用热毛巾或 25％～50％硫酸镁局部热敷。

4. 纠正酸中毒。静脉给 2％～4％的碳酸氢钠、乳酸钠林格注射液、复方氯化钠注射液输入。

5. 生命体征的观察。

（1）意识不清重危者，置重症监护病房或单间监护室，采用留置导尿，注意消毒隔离操作，防尿路感染。

（2）严格记录出入量，实行一级护理或特护；严密观察生命体征 T、P、R、Bp、瞳孔大小、对光反射情况，呼吸节律、频率，是否出现深大呼吸、潮式呼吸；大小便、分泌物的排泄情况，其质地、色泽变化，每半小时做一次护理记录。

6. 气管插管或气管切开。

（1）若患者出现重度昏迷，呼吸困难时，应及时行气管插管或气管切开，必要时行人工呼吸，改善脑缺氧。

（2）术后注意气管内套管的消毒和防止脱管发生。每天早晚 2 次内套管的煮沸消毒，局部伤口清洁消毒及伤口敷料的更换；同时注意吸痰过程中伤口的保护及内套管放置的位置。

7. 做好急救准备。

（1）做好急救药品箱的药品配备、心肺复苏药物使用方法和剂量、药品及用物的有效期时间、吸痰器的消毒情况、吸痰管的消毒浸泡情况、氧表的压力情况、心脏起搏器装置功能情况及房间的消毒隔离情况。

（2）掌握每一个患者的病情演变及预后情况及目前的生理及病理状态情况，为进一步抢救患者做好一切必要准备工作。

8. 发热。

（1）物理降温：冷敷、放置冰袋、冷盐水灌肠等。

（2）药物降温：口服非甾体类抗炎药物，如对乙酰氨基酚、布洛芬、萘普生、塞来昔布等，小儿可用水合氯醛保留灌肠。

（3）亚冬眠疗法：异丙嗪、氯丙嗪各 1 mg/kg 肌内注射或静脉滴注。

（4）出汗护理：用药后观察发汗情况，防止液体的损失过多，出现低血压休克。观察皮肤的弹性、出入量记录，注意水电解质的补充。

（5）高能量、维生素 B 族、维生素 C 的补充：意识清醒者口服，昏迷者采用静脉补充。

（6）皮肤护理：保持干燥、清洁，勤换内衣裤，温开水擦拭皮肤，清除毛孔淤积物。

9. 惊厥-抽搐。一般多采用药物治疗惊厥，如地西泮、水合氯醛、苯巴比妥。加强各种生理营养素的补充，局部理疗、锻炼，促进肌力恢复。护理上注意安全防护，防止碰伤、坠床及肢体损伤。

10. 恶心呕吐。

（1）嘱患者放松情绪，深呼吸，并告知病变的生理演化，做好宣传解释工作，消除恐惧。

（2）患者呕吐时，护理人员应在一旁轻扣背部，备好呕吐盛器，不能呵斥、冷淡患者，刺激患者心理，加重病情演化。

（3）呕吐物按消毒隔离法进行及时的处理、消毒（石灰按比例搅拌）。

（4）污染衣物、被服进行更换，并加强口腔、皮肤的清洁护理。

（5）呕吐时防污物误入支气管，导致吸入性支气管肺炎。

（6）药物控制：脑膜脑炎患者出现恶心呕吐，首先要考虑是否合并颅内高压，如有颅内高压，要先脱水治疗，若无颅内高压，止呕可给予氯丙嗪、甲氧氯普胺肌内注射。

11. 精神护理。情绪因素往往对疾病的转归影响很大，积极的情绪、乐观的态度在康复中起到促进作用。护理人员除了做好本职工作外，还要做好疾病防治的宣教工作，让患者对医护人员信任，放心治疗护理。

12. 环境护理。危重患者应激性差，抵抗力低，良好的环境、适宜的温湿度、通风对流的空气、病室周围的安静，是保障患者康复治疗顺利进行的依托。护理人员操作上应做到"四轻"，注意各种医疗用品的消毒更换，同一病种之间的隔离制度，杜绝二重感染，保证患者的安全治疗。

（三）抗病毒治疗

抗病毒治疗疗效尚难肯定，仅在一定应用范围内取得满意效果。单纯疱疹病毒或水痘-带状疱疹病毒感染所致的脑膜炎，可使用阿昔洛韦、更昔洛韦、阿糖腺苷等治疗，其中阿昔洛韦较常用。其他抗病毒药物包括利巴韦林、干扰素及中药大蒜液、板蓝根等。

（四）免疫疗法

1. 聚肌胞 2～4 mg/次肌内注射，隔天 1 次。本品为一种合成的双链 RNA，具有诱导干扰素的能力和广谱抗病毒作用，还可特异地与病毒聚合酶结合，从而抑制病毒复制。

2. 干扰素。50 万～5 000 万 U/次肌内注射，1 次/d，连用 3～5 d。

3. 核糖核酸酶 0～1 岁，3 mg/次；2～3 岁，5～8 mg/次；4～6 岁，10～14 mg/次；7～10 岁，15～18 mg/次；11～15 岁，20 mg/次；15 岁以上 30 mg/次，每 4～6 h 肌内注射 1 次，连用 14 d。

十、诊疗探索

疑似脑膜炎或脑炎患者的脑脊液检查对诊断而言是至关重要的。淋巴细胞占优势提示病毒性病因；非创伤性穿刺时出现红细胞提示单纯疱疹病毒（HSV）或其他坏死性病毒性脑炎。对于脑炎患者，最重要的诊断考虑是 HSV，因为延迟对其的治疗可能影响并发症发病率和死亡率。

在实验室检查难以得出明确的病毒性感染结论，又不能排除细菌性感染的情况下适当使用抗生素，同时密切观察病情进展，直到细菌性感染的诊断被排除。诊治初期获得脑脊液和血培养结果之前，若脑脊液中白细胞数超过 $2\,500\times10^{6}/L$，且分类中 $80\%\sim90\%$ 为中性粒细胞，蛋白含量超过 $2\,500\ mg/L$，或糖含量很低，考虑细菌性脑膜炎可能性更大，应给予适当抗生素治疗；若病情较重，而又不能从脑脊液检查结果来区分病毒性脑膜炎和细菌性脑膜炎时，治疗应包括使用抗生素，直到获得脑脊液和血培养结果；当病情较轻，相隔 12 h 内脑脊液复查分类转为淋巴细胞为主时，可考虑停用抗生素。不管做出任何决定，均应密切观察病情变化与疗效，及时调整治疗计划。

十一、病因治疗

(一) 阿昔洛韦

该药为一种鸟嘌呤衍生物，是目前最常使用的一种选择性强、毒性小、效力高的抗病毒药。适用于单纯疱疹病毒和带状疱疹病毒脑膜炎的治疗。常用剂量为 $15\sim30\ mg/(kg\cdot d)$，分三次使用，连用 $14\sim21\ d$。副作用有谵妄、震颤、皮疹、血尿、血清转氨酶暂时性升高等。尽管阿昔洛韦在临床上已被证实治疗 HSV 脑膜炎有良好的疗效且毒副作用小，但近年来临床已发现耐阿昔洛韦的单纯疱疹病毒株，耐药性随药物疗程的延长有增长趋势。单纯疱疹病毒性脑膜炎治疗失败者几乎都伴有严重免疫缺陷。发生耐药有两种可能性：单纯疱疹病毒-胸苷激酶的减少或缺乏，这是临床发生耐药最常见的原因。多见于免疫力低下的且长期用药者；单纯疱疹病毒-DNA 多聚酶发生突变使单纯疱疹病毒-胸苷激酶发生特异性的改变，对阿昔洛韦不敏感。但迄今尚未发现有耐阿昔洛韦病毒质粒的传播。目前用酶扩增的 ELISA 法检测单纯疱疹病毒抗原可以快速检出耐阿昔洛韦的病毒株。多数耐阿昔洛韦的病毒株在试管中对膦甲酸钠和阿糖腺苷敏感，用这两种药物治疗获得性免疫缺陷综合征并耐阿昔洛韦的单纯疱疹病毒感染有较好的疗效，较少副作用，但停止治疗复发率高。

(二) 普来可那利

是一种新型的抗微小核糖核酸病毒药物，其作用机制在于阻止病毒脱衣壳及阻断病毒与宿主细胞受体的结合，从而达到抑制病毒复制的目的。普来可那利已被证实具有广泛的抗菌谱和潜在的抗肠道病毒和鼻病毒的作用，且口服的生物利用度高，临床实验证实该药能明显减轻病毒感染的症状，缩短病程。其用法：200 mg，$2\sim3$ 次/d。

(三) 阿糖腺苷

$5\sim20\ mg/(kg\cdot d)$ 缓慢静脉滴注（12 h 以上），连用 $10\sim14\ d$。本品磷酸化后及其代谢产物6-氧嘌呤阿糖苷能够抑制病毒 DNA 的合成。

(四) 阿糖胞苷

$1\sim4\ mg/(kg\cdot d)$，分 $1\sim2$ 次静脉注射，连用 $10\sim14\ d$。

(五) 利巴韦林

$10\sim15\ mg/(kg\cdot d)$，分 2 次使用，静脉滴注或肌内注射。

十二、最新进展

病毒性脑膜炎是临床常见的一类中枢神经系统病毒感染性疾病，由于病毒病原学检查一直是临床的一大难题，其临床诊断主要依靠临床症状、体征、脑脊液常规检验及其他辅助检查，但这些临床检查不能确定病原体。现代研究显示，某些 RNA 病毒被认为是导致病毒性脑炎的重要病原体，常用的病毒分离及经典血清学等实验手段检查 RNA 病毒存在许多问题，如病毒分离实验操作耗时费力费钱，一般不宜作为常规病毒检查方法；而血清学实验因抗体可持续升高多年，阳性仅能说明曾有过病毒感染，阴性也不能排除有病毒感染存在的可能。聚合酶链式反应技术敏感性高、特异性强，特别适合低拷贝病毒核酸的检测，为临床检测 RNA 病毒提供了强有力的手段。肠道小 RNA 病毒组和狂犬病毒等 RNA 病毒是导致急性病毒性脑膜脑炎的病原体，其中以肠道小 RNA 病毒组的 COX 组分更多见；逆转录 PCR 技术检测脑脊液标本 RNA 病毒方法，是具有实用价值的、便捷的病毒性脑膜炎病原学临床确证诊断方法；脑脊液标本逆转录 PCR 方法与血清标本 ELISA 方法联合应用，可以进一步提高实验诊断资料的准确性和可信性。

对于临床脑炎的患者，我们推荐针对单纯疱疹病毒-1 进行诊断性脑脊液聚合酶链式反应，以及针对西尼罗病毒在脑脊液和血清中检测 IgM 抗体。针对其他病毒性病原体的检查将取决于旅行史或对昆虫和动物的暴露史。在适当的临床情况下，也可考虑针对西尼罗病毒、腮腺炎病毒和 EB 病毒进行血清学检查。由于治疗延迟时单纯疱疹病毒性脑炎的死亡率高，所以对于此脑炎患者我们推荐快速开始阿昔洛韦治疗（静脉给药，10 mg/kg，3 次/d）。

从临床病例来看，单纯性病毒性脑膜炎较少见，常合并有病毒性脑膜脑炎，因为病毒分子量小，极容易通过血-脑屏障，感染脑细胞后出现神经细胞水肿、变性坏死，临床上表现为意识改变、性格变化，头痛明显，有时出现惊厥等。另外，机体感染病毒后在体内大量繁殖成病毒血症，诱导机体发生严重炎症反应，引起广泛脑内血管内膜损害，加重脑膜刺激症状和脑水肿，在后期部分免疫反应可导致部分神经髓鞘脱鞘样改变。治疗上，早期使用大量甲泼尼龙等激素短期内冲击治疗和丙种球蛋白进行免疫调理，可迅速改善症状和预后。

郑晓燕 阴赪宏 蓝光明 张在其

第七节 化脓性脑膜炎

一、基本概念

化脓性脑膜炎是由不同的化脓菌侵袭脑脊髓膜，引起的急性中枢神经系统感染性疾病。临床上具有起病急、高热、头痛、呕吐及脑膜刺激征等特点。如治疗不及时或不彻底，可因休克、弥散性血管内凝血危及生命或遗留失语、偏瘫和精神障碍等后遗症。病死率以肺炎双球菌性脑膜炎为最高，占 30%～60%。

二、常见病因

（一）病原菌

化脓性脑膜炎最常见的病原菌为肺炎链球菌、脑膜炎双球菌和流感嗜血杆菌，约占社区获得性脑膜炎病例数的 80% 以上。目前国内婴幼儿和儿童化脓性脑膜炎的发病率仍高于成人，且 2 岁以下的婴幼儿最多。疫苗应用之前，流感嗜血杆菌在化脓性脑膜炎各种病原菌中居首位，占 45%～48%。近年来国外广泛应用 B 型流感嗜血杆菌疫苗，流感嗜血杆菌性脑膜炎明显减少，目前其发病率低于肺炎链球菌、脑膜炎双球菌、B 组链球菌和李斯特菌引起的脑膜炎，从而使目前化脓性脑膜炎在婴幼儿和儿童的发病率低于成人。16 岁以上的患者中常见病原菌为肺炎链球菌、脑膜炎双球菌和单核细胞增多李斯特菌。肺炎链球菌性脑膜炎常见于儿童（特别是 6 岁以下）与老年人，常发生于该菌所致的其他部位感染之后，如肺炎、中耳炎、鼻窦炎、心内膜炎等。在合并某些基础疾病如脾切除术后、多发性骨髓瘤、低丙种球蛋白血症、酒精中毒、营养不良、恶性肿瘤、慢性肝病、肾病、糖尿病及人类免疫缺陷病毒感染时对本病易感，且病情较严重。

近期入住医院、护理院、幼儿园、福利院及其他公共场所也是易感因素。自1967年首次报道青霉素耐药肺炎链球菌以来，耐药肺炎链球菌在世界各国均有报道。肺炎链球菌对青霉素类耐药者往往对其他多种抗菌药物如大环内酯类同时耐药，目前国内也发现对青霉素类中度敏感及高度耐药的肺炎链球菌。脑膜炎双球菌也是化脓性脑膜炎重要的病原菌，发病率在化脓性脑膜炎中居第2或第3位。流行性脑膜炎好发于儿童，6个月～2岁为发病高峰年龄，也可发生于成人。其中脑膜炎双球菌血清型A、C可引起流行。近年来大规模的流行很少报道。B组链球菌是新生儿脑膜炎最常见的病原菌，新生儿脑膜炎患者中分离的链球菌属几乎均为B组链球菌，往往源于母体垂直传播。需氧革兰阴性杆菌如克雷伯菌属、大肠埃希菌、黏质沙雷菌、铜绿假单胞菌及沙门氏菌属等近年来有增多趋势，常见于脑外伤、神经外科手术后、新生儿、免疫功能受损及革兰阴性杆菌脓毒症患者。创伤或神经外科手术后早期可有金黄色葡萄球菌感染。脑脊液引流的患者合并脑膜炎的最常见病原菌为表皮葡萄球菌。厌氧菌感染见于合并邻近组织感染的患者，肠球菌感染多见于严重基础疾病的患者。

（二）机体的免疫缺陷

幼儿中枢神经系统发育不成熟、血-脑屏障功能不完善，如果患者有先天性免疫球蛋白、补体系统缺陷，脾功能异常或长期使用糖皮质激素等均可导致机体免疫功能低下而对各种化脓菌易感。

（三）解剖缺陷

先天性或获得性神经与皮肤的解剖异常，如脑脊膜膨出或皮肤窦道等均可使脑脊液与外界交通。

三、发病机制

（一）致病菌可通过多种途径侵入脑膜

1. 最常见的途径是通过血流，即菌血症播散所致，致病菌多数是由体内感染灶侵入血流，细菌多由上呼吸道侵入，先在鼻咽部隐匿、繁殖，继而进入血流，直接抵达营养中枢神经系统的血管，或在该处形成局部血栓，并释放出细菌栓子到血液循环中。新生儿皮肤、胃肠道黏膜或脐部也常是感染的侵入门户。

2. 少数也可由邻近组织感染扩散所致，如鼻窦炎、中耳炎、眶蜂窝织炎等。

3. 与颅腔存在直接通道，如颅骨骨折、皮样囊肿通道、脑脊膜膨出感染，细菌可直接进入蛛网膜下腔。

（二）化脓性病变

主要为脑膜表面血管极度充血、蛛网膜及软脑膜发炎，大量的脓性渗出物覆盖在大脑顶部、颅底及脊髓，并可发生脑室膜炎，导致硬脑膜下积液和（或）积脓、脑积水。炎症还可损害脑实质、颅神经、运动神经和感觉神经而产生相应的临床神经系统症状。

（三）脑组织与血液之间存在血-脑屏障

血-脑屏障的主要功能是保护脑脊液和中枢神经系统的各种结构免受细菌和其他病原菌的侵入。当病原菌侵入血液时，脑脊液仍可保持无菌；然而，当血-脑屏障受到破坏，或血液中病原菌的侵袭力强或产生毒素时，则可侵入脑脊液。脑膜为人体防御功能薄弱的区域，体液免疫和细胞免疫功能明显低下。病原菌侵入后，在细菌或其毒素作用下炎性细胞浸润，并释放多种细胞因子（如白介素-1、白介素-6、肿瘤坏死因子-α等）和趋化蛋白，促使神经细胞释放多种活性氨基酸，后者进一步刺激神经细胞产生一氧化氮、活性氧分子和毒性氮氧化物，最终导致线粒体功能障碍，神经细胞死亡。蛛网膜下腔发生炎症后，颅内压升高、脑血流改变，对中枢神经系统造成损伤，并出现一系列临床症状。

四、临床特征

化脓性脑膜炎典型的临床表现为发热、头痛、脑膜刺激征及不同程度的脑功能异常如精神错乱、嗜睡、谵妄甚至昏迷。病理征见于约 50% 的患者。10%～20% 的病例可有颅神经（特别是 Ⅷ、Ⅸ、Ⅺ、Ⅻ 对颅神经）受累或定位体征。30% 的病例可出现抽搐。部分患者出现延髓麻痹的症状体征，发病早期罕见视神经盘水肿，随着病情的进展，颅内压升高时可出现昏迷、高血压、心动过缓。因病原菌及宿主的免疫状态不同，临床表现可有差异。某些化脓性脑膜炎有其特殊的临床表现：约 3/4 脑膜炎双球菌性脑膜炎患者四肢可出现典型的皮疹。早期为红斑或斑疹，随后发展为瘀点并融合成瘀斑。颅底骨折伴脑脊液鼻漏或耳漏的患者可反复发生脑膜炎，最常见的病原菌为肺炎链球菌。

（一）婴幼儿和老年人化脓性脑膜炎的临床表现往往不典型

化脓性脑膜炎的表现在很大程度上取决于患者年龄，年长儿及成人的典型表现在婴儿中常不明显。

1. 儿童时期化脓性脑膜炎发病急，有高热、头痛、呕吐、食欲不振及精神萎靡等症状。起病时意识一般清醒，病情进展可发生嗜睡、谵妄、惊厥和昏迷。严重者在 24 h 内即出现惊厥、昏迷。体检可见患儿意识障碍、谵妄或昏迷、颈强直、克氏征与布氏征阳性。如未及时治疗，颈强直加重，头后仰、背肌僵硬甚至角弓反张。当有呼吸节律不整齐及异常呼吸等中枢性呼吸衰竭症状，并伴瞳孔改变时，提示脑水肿严重已引起脑疝。疱疹多见于流行性脑脊髓膜炎后期，但肺炎链球菌、流感嗜血杆菌性脑膜炎也偶可发生。

2. 婴幼儿期化脓性脑膜炎起病急缓不一。由于前囟尚未闭合，骨缝可以裂开，而使颅内压增高及脑膜刺激症状出现较晚，临床表现不典型。常先以易激惹、烦躁不安、面色苍白、食欲减低开始，然后出现发热及呼吸系统或消化系统症状，如呕吐、腹泻、轻微咳嗽，继之嗜睡、头向后仰、感觉过敏、哭声尖锐、眼神发呆、双目凝视，有时用手打头、摇头。往往在发生惊厥后才引起家长注意和就诊。前囟饱满、布氏征阳性是重要体征，有时皮肤划痕试验阳性。

3. 新生儿特别是未成熟儿，起病隐匿，常缺乏典型症状体征，体温可高可低，常出现拒食、吐奶、哭声低微、肌张力降低、少动、黄疸、发绀、呼吸不规则等非特异性症状。查体仅见前囟张力增高。前囟突起也出现较晚，故极易误诊。由于中枢神经系统广泛性炎症浸润和粘连。可出现多种并发症及后遗症，常见的有硬脑膜下积液、脑室膜炎、脑性低钠血症、脑积水、颅神经瘫痪及脑脓肿等。

4. 老年人特别是伴有基础疾病（如糖尿病、心肺疾病）时起病常隐匿，表现为嗜睡、反应迟钝，发热和其他脑膜炎的典型症状可缺如。

（二）各种致病菌的急性化脓性脑膜炎的特点

1. 流行性脑脊髓膜炎。为法定传染病，其病原体为脑膜炎双球菌。根据菌体表面荚膜多糖复合物化学成分的不同，目前已发现 13 个血清群，其中以 A、B、C、D 四个菌群为常见的致病血清群。欧美地区多由 B 群及 C 群引起流行，而亚非地区，包括我国则主要为 A 群。近些年来，B 群及 C 群的发病者增多。本病通过呼吸道经飞沫空气传播，患者及带菌者为传染源。B 群带菌者多，引起发病者少。病菌对干燥、湿热、寒冷及一般消毒剂均极敏感，在体外低于 37℃ 或高于 50℃ 环境中均易死亡，故收集血及脑脊液标本宜在床边直接接种，或在保温条件下送化验室接种，才能提高阳性率。6 个月前婴儿有来自母体的抗体，15 岁以上体内已有抗体存在，所以该年龄组儿童发病者少，婴幼儿发病高。本病在冬春季流行，地理条件不同，各地流行月份不同。

（1）发病过程：病菌经鼻咽部侵入。如机体抵抗力强，或有一定的免疫力，病菌只在鼻咽部繁殖，发生上呼吸道炎症反应，表现为一般上呼吸道感染，疾病可就此终止。但可成为带菌者。如体弱或病菌毒力强，则病菌由此侵入血液循环，发生菌血症或脓毒症。如病后积极治疗，病情得以控制，病菌被消灭，则病期终于菌血症，脑脊液无异常所见。如病情进一步发展，病菌侵入脑部，则发生脑脊髓膜炎，脑脊液呈异常所见。

（2）临床表现：从前面所述发病过程，感染后本病的发展可分为三期，即上感期、菌血症期和脑膜炎期，临床有时难以划分，因本病发病多急骤，就诊时已为菌血症期或脑膜炎期。①菌血症期：常见症状有高热、恶心、呕吐、头痛、全身痛、精神萎靡、面色灰白、婴儿可伴惊厥，一般无脑膜刺激征。此时血培养可呈阳性，脑脊液正常。说明上述表现非脑膜炎所致，而是全身中毒症状。特别要提出此期有诊断价值的是出血性皮疹，可见于 70% 左右的患儿。瘀点分布不均，多少不等，手压不褪色，大小不一，自针尖大至 1~2 cm。初呈红色，继而紫红，可扩大成瘀斑，瘀斑融合呈大片，中央紫黑色坏死，累及皮下组织者病愈后可留下瘢痕。全身各处均可见到，尤以肩、肘、臀等受压处多见。皮疹发展迅速，可在数小时波及全身。冬春季节，发热患儿、发病未超过 24 h 者，应仔细检查有无出血性皮疹，并应定时检查，即使只有 1~2 个可疑者，也应留观，随时检查，出血性皮疹是否增加。瘀点组织液涂片染色找病菌，阳性率高，应做常规检查。②脑膜炎期：菌血症期一般不超过 48 h，多数患儿在发病后 1~2 d 发展成脑膜炎，出现脑膜刺激征和颅内压增高表现。仍有高热，头痛加重，呕吐频繁，嗜睡或烦躁不安，昏迷，惊厥。脑膜刺激征阳性。脑脊液呈化脓性异常所见。③重型表现：临床往往根据病情轻重分为普通型及重型（也有称暴发型）。重型可分为三型：休克型、脑型（脑膜脑炎型）和混合型。休克型多见于 2 岁以内婴幼儿，多在病后 24 h 内发生，系菌血症期。发生时全身瘀点多，发展迅速，同时伴有循环衰竭表现。必须注意，有时瘀点不多，但休克严重。重点观察面色、皮肤色泽、手足温度、脉搏及心率、血压测定，意识多清楚。脑型多见于年长儿，以颅内压增高症状为主要表现。惊厥和意识改变为主症。重症见脑疝，发生中枢性呼吸衰竭，瞳孔散大、不等大，对光反射消失。混合型具有以上两型的表现。

2. 肺炎双球菌性脑膜炎。肺炎双球菌常呈双排列，又名肺炎双球菌，也可呈短链状排列，现称肺炎链球菌。现已知有 83 个血清型，其中Ⅰ、Ⅱ、Ⅲ型致病力强，为上呼吸道寄生菌，抵抗力低时发病。感染后可获短期免疫力，各型间无交叉免疫性，所以同一患儿可多次得病，多见于婴幼儿。

临床特点：①因病菌常寄生于上呼吸道，发病与呼吸道病流行季节有关，可常年见到，冬季多见。为非传染病，常继发于肺炎、中耳炎、乳突炎、头部外伤后，也可发生于脑脊膜膨出、椎管畸形等先天畸形，有时找不到原发病灶。②肺炎双球菌性脑膜炎发病较缓慢，起病与一般呼吸道感染难以鉴别，脑膜刺激症状不明显，早期易误诊。脑膜刺激征明显时已属中晚期。仅有低中度发热，值得注意的是热度不高但精神不振或烦躁哭闹、食欲减退、呕吐，特别要注意惊厥、凝视、婴幼儿尖叫。有时以腹泻为首发症状，加以呕吐而易误诊为肠炎，此时应注意前囟，不因失水而凹陷反而膨起，通过补液后精神状态未见好转，这种矛盾提示肠炎诊断不确切。③本病可出现几次、十几次至几十次复发。表现为体温下降后再次上升，症状减轻、消失后加重再现，脑脊液好转后又加重。有时间隔数月后再次发病，症状与首次发病相似。根据引起复发的原因不同，有两种可能：一是治疗不彻底，疗程不够，没有系统复查，脑脊液没有完全恢复正常而停止治疗，或颅内仍有小的化脓灶，多在短期内复发。另一种情况是存在先天性及后天性病灶，由此经常发生炎症，病菌由此进入颅内。如头、腰部先天性皮样窦道、筛板缺损，后天性头颅骨骨折、鼻或耳部慢性炎症等。复发的间隔时间长。④并发症多见于中晚期、治疗不规律的患者，常见硬脑膜下积液、积脓、脑积水。

3. 流感嗜血杆菌性脑膜炎。按其荚膜所含多糖类抗原不同，可分为 a~f 六型。致病者多为毒力强的 b 型，其次为 f 型。病菌常存在于鼻咽部。侵入血液引起脓毒症后，再发生脑膜炎。多发生于婴幼儿，尤以婴儿多见。四季均见发病，夏季少。临床发病缓慢，常有明显的前驱症状，以流涕、咳嗽等呼吸道症状为主，可伴呕吐、腹泻。典型脑膜刺激征出现晚，经数天甚至 1~2 周才呈现。因此，早期诊断困难。精神改变，意识反应，眼神活动，前囟状况，均为观察的重点。可疑病例，应取脑脊液检查。

4. 金黄色葡萄球菌性脑膜炎。常伴有皮肤化脓性感染，部分病例于疾病早期可见有猩红热或荨麻疹样皮疹。

5. 绿脓杆菌性脑膜炎。多见于颅脑外伤的病例，也可因腰椎穿刺或腰麻时消毒不严而污染所致。

6. 单核细胞增多李斯特菌性脑膜炎。感染早期抽搐发生率高，部分患者可有共济失调、眼球震颤和颅神经麻痹。

五、辅助检查

（一）血液学检查

白细胞总数大多明显增高，以中性粒细胞总数明显增高为主。但在感染严重或不规则治疗者，又可能出现白细胞总数的减少。

（二）病原学检查

1. 血培养。对所有疑似化脓性脑膜炎的病例均应做血培养，以帮助寻找致病菌。在抗生素应用之前行血培养，阳性率高。

2. 皮肤瘀斑、瘀点找菌。是发现脑膜炎双球菌重要而简便的方法。将瘀点部位挑破，渗出液涂片、染色找菌。脑膜炎双球菌感染者，其阳性率达 50%。

3. 脑脊液涂片染色找菌及细菌培养。脑脊液离心后涂片、染色找菌，简便快捷。细菌培养最好在使用抗生素之前采集脑脊液。标本在保温条件下迅速送检，应分别进行普通培养和厌氧培养。

（三）脑脊液检查

是确诊本病的重要依据，见表 1-7-10。

1. 典型病例表现为压力增高，外观混浊似米汤样。白细胞总数显著增多，$\geq 1\,000 \times 10^6/L$，但有 20% 的病例可能在 $250 \times 10^6/L$ 以下，分类中性粒细胞为主。糖含量常有明显降低，蛋白显著增高。确认致病菌对明确诊断和指导治疗均有重要意义，涂片革兰染色检查致病菌简便易行，检出阳性率甚至较细菌培养高。细菌培养阳性者应送药物敏感试验。以乳胶颗粒凝集法为基础的多种免疫学方法可检测出脑脊液中致病菌的特异性抗原，对涂片和培养未能检测到致病菌的患者诊断有参考价值。

2. 正常脑脊液中免疫球蛋白量很低，IgM 缺乏。化脓性脑膜炎患儿 IgM 明显增高，如 >30 mg/L，基本可排除病毒感染。

3. 正常脑脊液乳酸脱氢酶平均值：新生儿 53.1 U；乳儿 32.6 U；幼儿 29.2 U；学龄儿童 28.8 U。乳酸脱氢酶同工酶正常值：新生儿 LDH_1 27%，LDH_2 35%，LDH_3 34%，LDH_4 3%，LDH_5 1%。出生 1 个月后，LDH_1 37%，LDH_2 32%，LDH_3 28%，LDH_4 2%，LDH_5 1%。化脓性脑膜炎患儿乳酸脱氢酶值明显升高，同工酶中 LDH_4 及 LDH_5 明显上升。

4. 正常脑脊液乳酸平均为 159 mg/L，化脓性脑膜炎都超过 200 mg/L。将脑脊液中乳酸值 >350 mg/L 定为化脓性脑膜炎诊断标准，无假阳性与假阴性。乳酸不高常可排除化脓性脑膜炎。

（四）免疫学技术检查

利用免疫学技术检查患儿脑脊液、血、尿中细菌抗原，为快速确定病原菌的特异方法。特别是脑脊液抗原检测最重要。

1. 对流免疫电泳。此法系以已知抗体（特定的抗血清）检测脑脊液中的抗原（如可溶性荚膜多糖），特异性高，常用做流行性脑脊髓膜炎快速诊断，也用以检查流感嗜血杆菌、肺炎链球菌等，阳性率可达 70%~80%。

表 1-7-10 颅内常见感染性疾病的脑脊液改变特点

疾病类型	压力(cmH₂O)	常规分析			生化分析			其他
		外观	Pandy试验	白细胞(×10⁶/L)	蛋白(g/L)	糖(mmol/L)	氯化物(mmol/L)	
	正常:7~20 新生儿:3~8	清亮透明	-	0~10 婴儿:0~20	0.2~0.4 新生儿:0.2~1.2	2.8~4.5 婴儿:3.9~5	117~127 婴儿:110~122	
化脓性脑膜炎	不同程度增高	米汤样混浊	+~++++	数百至数千,多核为主	增高或明显增高	明显降低	多数降低	涂片 Gram 染色和培养可发现致病菌
结核性脑膜炎	不同程度增高	微浑,磨玻璃样	+~+++	数十至数百,淋巴为主	增高或明显增高	明显降低	多数降低	薄膜涂片抗酸染色及培养可发现抗酸杆菌
病毒性脑膜炎	不同程度增高	清亮,个别微浑	-~+	正常至数百,淋巴为主	正常或轻度增高	正常	正常	特异性抗体阳性,病毒培养可能阳性
新型隐球菌性脑膜炎	高或很高	微浑,磨玻璃样	+~++++	数十至数百,淋巴为主	增高或明显增高	明显降低	多数降低	涂片墨汁染色和培养可发现致病菌

2.酶联免疫吸附试验。用荧光素标记已知抗体，再加入待检抗原（如脑脊液、血液标本），然后用荧光显微镜观察抗原抗体反应。此法特异性高、敏感性强，可快速做出诊断，但需一定设备。

3.鲎珠溶解物试验。鲎试验可用于革兰阴性细菌脑膜炎的诊断，其敏感度和特异度分别为93％和99.4％，但不能区分具体病原菌。

4.聚合酶链式反应用于诊断由脑膜炎双球菌及李斯特菌所致的脑膜炎，敏感度和特异度均较高，尤其适用于脑脊液革兰染色阴性、细菌抗原检测及培养为阴性的患者，但也有假阳性报告。

（五）影像学检查

1.化脓性脑膜炎患者胸部X线片特别重要，可发现肺炎病灶或脓肿。颅脑和鼻旁窦平片可发现颅骨骨髓炎、鼻旁窦炎、乳突炎。病变早期CT或颅脑MRI检查可正常，有神经系统并发症时可见脑室扩大、脑沟变窄、脑肿胀、脑移位等异常表现。并可发现室管膜炎、硬脑膜下积液及局限性脑脓肿。增强MRI扫描时能显示脑膜渗出和皮质反应。

2.头颅CT检查。小儿化脓性脑膜炎最常见的病原菌为肺炎双球菌、流感嗜血杆菌，感染后易合并硬脑膜下积液。脑CT示颅骨内脑外间隙增宽，并半月状低密度影，邻近的脑组织受压变平；炎症扩散至脑组织形成脑膜脑炎时，CT示脑实质内局限性或弥散性低密度灶，多见于额叶；化脓性脑膜炎主要根据病史、临床表现、体征及脑脊液检查确定诊断。由于化脓性脑膜炎初期CT检查无特异改变，初期及治疗顺利者，不必做CT检查。但是，病情危重者或病情反复治疗不顺利者，应及时做CT检查，及早发现并发症，以及病变部位、范围、严重程度，指导临床选择适宜的治疗方案，同时判断预后。脑CT是化脓性脑膜炎并发症的重要诊断手段。

六、诊断思路

（一）各种细菌所致的化脓性脑膜炎临床表现

1.感染症状。发热最常见，除新生儿因反应能力差可无发热、甚至体温不升外，多为高热，但开始时可为中度发热或低热。不能根据热度的高低、热型、持久时间作为鉴别的依据，因与年龄、治疗早晚、抗生素的应用等有关。其他表现有精神萎靡、食欲不振、嗜睡、谵妄、哭闹、烦躁不安，但程度可有不同，随病情进展而加重。婴幼儿化脓性脑膜炎起病急缓不一，常伴呼吸道及消化道症状，易发生误诊。

2.颅内压增高症状。可见头痛、呕吐、精神方面的表现。应注意婴儿找不出原因的哭闹可为头痛的表现。体温不高而头痛、精神萎靡，喷射性呕吐，应加强重视。轻者眼神发呆、双目凝视、打头、摇头、嗜睡，重症昏迷、惊厥。脑水肿进一步加重，可发生脑疝，出现中枢性呼吸衰竭、呼吸节律不整及异常呼吸，瞳孔散大，两侧不等。眼底检查可见视神经盘水肿，如前囟未闭则可见隆起、张力增高。

3.脑膜刺激征。以颈强直最常见，其他如Kernig征和Brudzinski征阳性。

由于神经根受刺激而引起反射性颈背肌张力增强、全身感觉过敏所致表现。不仅见于化脓性脑膜炎，也可见于脑炎、蛛网膜下腔出血、各种原因引起的颅内压增高、脑疝等。婴儿因前囟未闭，脑膜刺激症状可不明显或出现较晚。小婴儿的哭声发直、尖叫，触摸或检查肢体时哭闹，甚至在走近他时会惊哭。临床常检查的病理反射为颈强直、克氏征和布鲁津斯基征。检查时患儿取仰卧位，去掉枕头，安静状态，动作要轻。化脓性脑膜炎时可呈阳性。早期可为阴性，应反复追随检查。

（二）辅助检查

立即对患者的脑脊液、血、尿中细菌抗原进行检测，明确病原体。可行头颅CT、MRI检查，有助于临床诊断。

七、临床诊断

化脓性脑膜炎的诊断需根据临床表现及脑脊液常规、生化、病原学及其他辅助检查结果综合判断。

（一）临床表现

凡发热、头痛、意识改变、脑膜刺激征的患者均应考虑化脓性脑膜炎的可能。继肺炎、中耳炎、鼻窦炎及脑外伤后发病可能为肺炎链球菌性脑膜炎；体弱儿童，继发于上感、肺炎、鼻窦炎、脓毒症后，或与流感嗜血杆菌感染者有密切接触者应怀疑流感嗜血杆菌性脑膜炎；冬春季节发病，与流行性脑脊髓膜炎患者有过密切接触，体检皮肤、黏膜有瘀斑者提示流行性脑脊髓膜炎；小儿精神改变、反应异常，也应警惕化脓性脑膜炎。住院患者合并恶性肿瘤、慢性肝病、肾脏病、糖尿病、多发性骨髓瘤、营养不良等基础疾病或神经外科手术后新出现神经系统症状和体征者，应予注意有无革兰阴性杆菌和葡萄球菌性脑膜炎的可能。所有患者均应行脑脊液检查以进一步明确诊断。

（二）脑脊液检查

化脓性脑膜炎 CSF 的典型改变为：压力增高，往往 ≥ 18 cmH_2O，白细胞总数 (1~5)×10^9/L，也可低于 0.1×10^9/L，分类中性粒细胞增多 ≥ 80%，约 10% 的患者以淋巴细胞为主。少数患者 CSF 细胞数可正常，主要见于新生儿。蛋白量增高，可达 1~5 g/L，糖和氯化物降低。革兰染色 60%~90% 阳性，培养 70%~85% 阳性，多数革兰阴性细菌脑膜炎鲎试验阳性。

（三）辅助检查

1. 血清学试验。对流免疫电泳用于快速检测脑膜炎双球菌（血清型 A、C、Y 和 W135）、B 型流感嗜血杆菌、肺炎链球菌（血清型 83），该检查特异性高，灵敏度达 50%~95%。近年来应用于临床的葡萄球菌凝集试验和乳胶凝集试验可于 15 min 内得出结果，灵敏度为对流免疫电泳的 10 倍。这些检查需要相应的设备，有条件的单位可以应用。

2. 聚合酶链式反应检测病原菌 DNA 具有灵敏度高、特异性强的优点，是非常有前途的实验室诊断方法。但应严格防止污染，避免假阳性。

3. 影像学检查。CT、MRI 等对化脓性脑膜炎的诊断价值并不大，需要排除肿瘤、脓肿、脑血管意外等疾病时可根据情况采用。

八、鉴别诊断

除化脓菌外，结核杆菌、病毒、真菌等皆可引起脑膜炎，并出现与化脓性脑膜炎某些相似的临床表现而须注意鉴别。脑脊液检查，尤其病原学检查是鉴别诊断的关键。

（一）结核性脑膜炎需与不规则治疗的化脓性脑膜炎鉴别

结核性脑膜炎呈亚急性起病，不规则发热 1~2 周才出现脑膜刺激征、惊厥或意识障碍等表现，或于昏迷前先有颅神经或肢体麻痹。具有结核接触史、结核纯蛋白衍生物试验阳转或肺部等其他部位结核病灶者支持结核诊断。脑脊液外观呈磨玻璃样，白细胞数多 < 500×10^6/L，分类淋巴为主，薄膜涂片抗酸染色和结核杆菌培养可帮助诊断确立。

1. 结核杆菌的形态。结核杆菌细长，微弯，两端钝圆，常呈分支状排列。其长 2~4 μm，宽 0.2~0.5 μm；在电子显微镜下可以见到菌体的最外层为细胞膜，内为细胞质膜，其中含有细胞质，内有许多颗粒，可能是线粒体类物质。结核杆菌用苯胺类染色后，不易为酸性脱色剂脱色，故又称抗酸杆菌。

2. 结核杆菌的生长特点。结核杆菌生长缓慢，其分裂繁殖周期为 14~22 h，主要营养要求是甘油、天门冬氨酸或谷氨酸，以及无机盐类如磷、钾、硫、镁和少量的铁等。为需氧菌，最适合生长环境 pH 值为 7.4、PO_2 值为 13.3～18.7 kPa，当 pH 值为不适宜及 PO_2 值为较低时，如闭合病灶及巨噬细胞内结核杆菌代谢不活跃，生长繁殖缓慢或停滞，但同时不易为抗结核药所杀灭而成为日后复发之根源。

3. 结核杆菌的分型。结核杆菌可分为 4 型：人型、牛型、鸟型和鼠型。对人有致病力者主要为人型，其次为牛型，感染鸟型者甚少，国内尚未见报道。牛型结核杆菌感染主要是因牛乳管理及消毒不善，饮用病牛的乳品而得，目前已少见。

4. 结核杆菌的抵抗力。结核杆菌抵抗力较强，在室内阴暗潮湿处能存活半年。结核杆菌在阳光直接照射下 2 h 死亡，紫外线照射 10～20 min。使用紫外线时，应注意照射范围大小及照射距离远近而决定照射时间，如范围 1 m²、距离 1 m、照射时间 20 min，即可杀死结核杆菌。结核杆菌对酸、碱和酒精等有较强的抵抗力，湿热对它杀菌力较强。在 65℃30 min，70℃10 min，80℃5 min，煮沸 1 min即可杀死。干热 100℃需 20 min 以上才能杀死，因此干热灭菌时温度要高，时间要长。一般说来，痰内结核杆菌消毒时间要长，因痰内粘白质在菌体周围形成一保护层，射线和消毒剂较难穿透，因此消毒痰用 5％石炭酸或 20％漂白粉，消毒须经 24 h 处理才较为安全。5％～12％来苏水接触 2～12 h，70％酒精接触 2 min 均可杀死结核杆菌。

（二）病毒性脑膜炎

临床表现与化脓性脑膜炎相似，感染中毒及神经系统症状均比化脓性脑膜炎轻，病程自限，大多不超过 2 周。脑脊液清亮，白细胞数从 0 至数百个，淋巴为主，糖及氯化物正常，蛋白稍增加。涂片及培养无细菌发现。外周血白细胞不高。脑脊液中特异性抗体和病毒分离有助诊断。

（三）新型隐球菌性脑膜炎

临床和脑脊液改变与结核性脑膜炎相似，但病情进展可能更缓慢，慢性进行性颅内高压症状比较突出，与脑膜炎其他表现不平等。本病较少见，故易误诊为结核性脑膜炎。确诊靠脑脊液涂片，用墨汁染色法可见圆形、具有厚荚膜折光的隐球菌孢子，沙保培养基上有新型隐球菌生长。新型隐球菌又名溶组织酵母菌，是土壤、鸽类、牛乳、水果等的腐生菌，也可存在人口腔中，可侵犯人和动物，一般为外源性感染，但也可能为内源性感染，对人类而言，它通常是条件致病菌。本菌在组织液或培养物中呈较大球形，直径可达 5～20 μm，菌体周围有肥厚的荚膜，折旋光性强，一般染料不易着色难以发现，称隐球菌，用墨汁阴性显影法镜检，可见到透明荚膜包裹着菌细胞，菌细胞常有出芽，但不生成假菌丝。本菌大多由呼吸道传入，在肺部引起轻度炎症，或隐性感染。也可由破损皮肤及肠道传入。当机体免疫功能下降时可向全身播散，主要侵犯中枢神经系统，发生脑膜炎、脑炎、脑肉芽肿等，此外可侵入骨骼、肌肉、淋巴结、皮肤黏膜引起慢性炎症和脓肿。

（四）脑脓肿

可发生于外伤、中耳炎、脓毒症、先心病伴右向左分流时，细菌可直接侵犯脑实质，或由于细菌栓塞引起脑脓肿，常有发热、颅内压增高及脑膜刺激症状，易误诊为脑膜炎。但一般脑脓肿起病较缓慢，脑脊液压力增高明显，细胞数正常或稍增加，蛋白略高。当脑脓肿向蛛网膜下腔或脑室破裂时，可引起典型化脓性脑膜炎。头颅 CT、MRI 等检查，有助进一步确诊。

（五）脑肿瘤

其病程较长，经过更隐蔽，一般有颅内高压综合征，且可有异常的局部神经体征，常缺乏感染表现。多依靠 CT、MRI 检查鉴别。

（六）急性中毒性脑病

系急性感染及毒素所引起的一种脑部症状反应，多因脑水肿所致，而非病原体直接作用于中枢神经系统，故有别于中枢神经系统感染。其临床特征为神志性情改变：如意识不清、胡言乱语、谵妄甚至抽搐，可有脑膜刺激症状或脑性瘫痪。脑脊液仅压力增高，其他改变不明显。

（七）Mollaret 氏脑膜炎

少见，以良性复发为其特征，详见肺炎双球菌性脑膜炎。

九、救治方法

（一）治疗原则

1. 尽早进行集落刺激因子检查，然后推测可能的病原菌立即给予经验治疗。
2. 应选用杀菌剂。
3. 选用易透过血脑屏障的药物。
4. 静脉给药。
5. 剂量足够，药物在 CSF 中的峰浓度达最低杀菌浓度 10 倍以上。临床症状减轻后不可立即减量。疗程视不同病原菌而异。

（二）一般处理

发热可物理降温：冷敷、冰帽、降温毯、冷盐水灌肠等，也可肌内注射或静脉滴注异丙嗪、氯丙嗪。惊厥抽搐者多采用地西泮、水合氯醛、苯巴比妥治疗惊厥。头痛、颅内压升高者床头抬高 $15°\sim30°$，静脉快速滴入 20% 甘露醇或 25% 山梨醇，或加用呋塞米或依他尼酸钠。

（三）药物治疗

抗菌药物在中枢神经系统中的分布与浓度：由于血-脑屏障的存在，抗菌药物在脑脊液中的浓度常明显低于血清浓度（表 1-7-11）。

表 1-7-11　抗菌药物在脑脊液中与血中药物浓度的百分比　　　　　　　　单位：%

抗菌药物	正常脑膜	脑膜炎症时	抗菌药物	正常脑膜	脑膜炎症时
青霉素	<1	3～5	妥布霉素	0	14～23
氨苄西林	少	5～10	氯霉素	66	＞66
羧苄西林	15	20	红霉素	1～12	7～25
哌拉西林	—	30	克林霉素	0	<1
头孢噻吩	0	13（CSF 蛋白＞500 mg/L 时）	万古霉素	0	20～30
头孢呋辛	—	6～16	磺胺甲噁唑	50～80	50～80
头孢孟多	0	0.5～20（CSF 蛋白＞1 000 mg/L 时）	甲氧苄啶	—	30
头孢噻肟	0	6～27	利福平	—	25
头孢他啶	<1	20～40	乙胺丁醇	—	25
头孢哌酮	—	5～9	异烟肼	—	90～100
头孢曲松	—	4～16	吡嗪酰胺	—	85～100

抗菌药物	正常脑膜	脑膜炎症时	抗菌药物	正常脑膜	脑膜炎症时
头孢吡肟	—	10	磷霉素	20	25
拉氧头孢	—	15～30	酮康唑	—	5
亚胺培南	1	18～31	氟胞嘧啶	—	60～90
美罗培南		21	氟康唑	70～80	＞70～80
阿米卡星	10～20	15～24	氧氟沙星	5	30～50
庆大霉素	0	10～30	环丙沙星	5	5～37
奈替米星	—	21～26	甲硝唑	16～43	100

注：CSF：脑脊液。

1. 根据脑膜通透性常用抗菌药物可分为以下 4 类。

（1）无论脑膜是否有炎症均易透过血-脑屏障，药物在脑脊液中达治疗浓度：氯霉素，磺胺嘧啶，磺胺甲噁唑，甲硝唑，异烟肼，利福平，乙胺丁醇，吡嗪酰胺，氟康唑。

（2）炎症时可达治疗浓度：青霉素，氨苄西林，哌拉西林，头孢呋辛，头孢噻肟，头孢他啶，头孢曲松，拉氧头孢，磷霉素，培氟沙星，氧氟沙星，环丙沙星，头孢吡肟，美罗培南。

（3）炎症时可达一定浓度：头孢哌酮，万古霉素，阿米卡星，庆大霉素，妥布霉素，奈替米星，红霉素，酮康唑（＞800 mg/d）。

（4）无论是否有炎症均不易透过血-脑屏障：两性霉素 B，多黏菌素，林可霉素，克林霉素。

2. 除药物对脑膜的通透性外，影响抗菌药物在炎性脑脊液中抗菌活性的其他因素：①脑脊液的 pH 值；②脑脊液中蛋白含量；③细菌在炎性脑脊液中的生长速度；④药物之间是否相互拮抗。

（四）各种病原菌性脑膜炎的治疗

1. 流行性脑脊髓膜炎。一般病例可用磺胺嘧啶口服，婴幼儿 150～200 mg/(kg·d)，儿童 100～150 mg/(kg·d)，总量不超过 6 g/d，分 3～4 次服用。首次量可用全天量的 1/3～1/2。重症 100～150 mg/(kg·d)，分 2 次肌内注射或静脉注射。也可用复方磺胺甲噁唑。应多用液体，以减少对肾脏的不良反应。青霉素也为常用，剂量为 15 万～20 万 U/(kg·d)，分 3～4 次静脉注射。疗程 2～3 d。对症处理，包括降温、止惊、脱水疗法、抗休克、纠正脱水酸中毒。

2. 肺炎双球菌性脑膜炎。首选为青霉素，用量 500 万～1 000 万 U/d，或 80 万 U/(kg·d)，分 4 次静脉注射。重症加用氨苄西林 300 mg/(kg·d)。对青霉素类过敏者可用万古霉素，40～60 mg/(kg·d)，头孢曲松，100 mg/(kg·d)，分 2 次静脉滴注。脑脊液正常后 2 周停药，全疗程 3～4 周。对症处理。慢性病灶切除以预防复发。

3. 流感嗜血杆菌性脑膜炎。抗菌治疗既往首选氯霉素，60～100 mg/(kg·d)，分 3～4 次静脉滴注，病情好转后 5～7 d 改口服，疗程 2 周以上。应常查血常规，防止粒细胞减少。现可用头孢曲松，100 mg/(kg·d)，分 2 次静脉注射，10～12 d。

十、诊疗探索

（一）鉴定

有研究报道，使用全基因组分析工具来鉴定细菌性脑膜炎病原体和密切相关的病原体，可以更确切、快速地鉴定出成千上万种引起细菌性脑膜炎的细菌，并且以秒或分钟为单位，而不是以小时或天为单位，准确率高达 99.97%。

（二）辅助治疗

目前，糖皮质激素（抗菌药使用前或伴随抗菌药物使用）为仅有的对人体有效的抗化脓性脑膜炎药物，1988—1996 年发布的地塞米松治疗化脓性脑膜炎患儿临床疗效研究的荟萃分析显示，地塞米松辅助治疗 B 型流感嗜血杆菌脑膜炎疗效显著（0.15 mg/kg，每隔 6 h 1 次，服用 2 d），尤其在预防失聪方面。然而，地塞米松对肺炎双球菌性脑膜炎的疗效还不确定。因此，糖皮质激素辅助治疗脑膜炎在肺炎双球菌盛行的地区一直受到争议。质疑地塞米松治疗肺炎双球菌性脑膜炎的原因有几点：埃及的荟萃分析研究发现了异常高的死亡率（28%），且没有评价＜5 岁儿童的失聪情况；土耳其的荟萃分析研究仅选择了年龄＞2 岁的儿童，且 6 周后中度和严重失聪无统计学差异，该研究中 53 例肺炎双球菌性脑膜炎患者（27 例接受地塞米松治疗，安慰剂组 26 例）的死亡率和神经后遗症无统计学差异，其中 1 名地塞米松治疗的深度失聪者在用药 3 个月后听力正常。

由于目前推荐万古霉素和第三代头孢菌素类联合治疗肺炎双球菌性脑膜炎，因此地塞米松的疗效更加受到质疑。这是因为，地塞米松可大大降低某些抗菌药物透过血-脑屏障的能力，从而降低脑脊液中抗菌药物的浓度。在动物模型中，若给予地塞米松治疗，脑脊液中万古霉素浓度将下降 44%～77%，从而延缓杀灭脑脊液中细菌的时间。糖皮质激素辅助治疗的成年患者，建议推荐以利福平代替万古霉素。

一项大规模的地塞米松治疗化脓性脑膜炎的随机双盲安慰剂对照研究，选择了 598 例儿童（年龄 2 个月～13 岁），其中 51% 接受地塞米松治疗，其余接受安慰剂治疗。在治疗后的 5～10 min，给予青霉素或氯霉素。上述患者的致病菌有肺炎链球菌（40%）、B 型流感嗜血杆菌（28%）、脑膜炎双球菌（11%）和沙门氏菌属（5%）。13% 患者脑脊液培养阴性。在分离的 229 株肺炎双球菌菌株中，39 株（17%）耐氯霉素、47 株（20%）耐青霉素。比较两组预后，在生存率和神经系统后遗症方面并无区别。由此得出，在非发达国家，糖皮质激素并不是治疗急性化脓性脑膜炎的有效辅助药物。两项针对不同动物模型的试验显示，肺炎双球菌性脑膜炎治疗中加入地塞米松会增加海马神经元凋亡。而且，地塞米松与学习能力及空间记忆力降低有关。因此，选择地塞米松辅助治疗时必须非常谨慎。目前，推荐用肺炎双球菌疫苗预防侵袭性感染并减少肺炎双球菌性脑膜炎的发生率，因此选择地塞米松辅助治疗的情况并不多见。

地塞米松是目前唯一一种在动物模型和儿童临床研究中广泛应用和研究的抗炎药物。另外还有一些炎症辅助治疗药物也能减轻化脓性脑膜炎患者的大脑损伤。它们包括：非甾体类抗炎药物，如酮咯酸，与氨苄西林联合使用能减少感觉神经性失聪；单克隆抗体抑制肿瘤坏死因子，能降低颅内压并减少脑脊液淋巴细胞的异常增多；缓激肽受体拮抗剂 RMP-7，能增加内皮细胞相关的血-脑屏障渗透性，增加抗菌药的中枢神经系统渗透性，上述药物目前尚处于研究阶段。

（三）预防

1. 化学预防。美国儿科学会推荐对如下情况采用化学预防：

（1）＜4 岁的未免疫或非全免疫者。

（2）＜12 个月未接种的儿童。

（3）家里有免疫缺陷的儿童（不管其免疫状况如何）。托儿所儿童及保育人员中，如 60 d 内出现 2 例或 2 例以上 B 型流感嗜血杆菌感染，建议采用化学预防，但如为＜2 岁的儿童或家庭成员中有与前辈感染者密切接触者，宜用食亲而不建议使用头孢噻肟或头孢曲松。

2. 疫苗接种。B 型流感嗜血杆菌疫苗在发达国家中的成功应用表明，其可对疾病产生免疫作用。对于肺炎链球菌来说，23 价的多糖疫苗已使用多年，并且对预防年长人群的侵袭性疾病十分有效。然而，这种疫苗对于＜2 岁的儿童（该年龄段侵袭性肺炎双球菌感染发生率最高）不能产生较好的免疫性。2000 年，上市了一种包含 7 种多糖抗原的肺炎双球菌疫苗，每一种都与白喉蛋白结合。这种蛋白结合疫苗在儿童呈现适度的 T 细胞反应，由此可有效抵制与侵袭性疾病相关的 7 种肺炎奈瑟球菌株感染。目前，已开发了抗 A、C、Y 和 W135 型脑膜炎双球菌的纯化荚膜多糖疫苗，其中有 A 单价和 C 单价疫苗，A/C 二价疫苗，A/C/Y/W135 四价疫苗。在美国，四价多糖疫苗是唯一得到认证并可使用的疫苗。A 型疫苗对任何年龄免疫有效，其可有效地终止 A 型脑膜炎双球菌性脑膜炎的传播。在英国，C 型结合疫苗约使 C 型脑膜炎双球菌性脑膜炎减少 80％，B 型疫苗尚在开发中。由于四价疫苗在儿童中是低免疫原性的，因此不推荐儿童常规使用。美国儿科学会推荐在那些功能性或解剖学无脾、补体成分或备解素缺乏及住校大学生中使用疫苗。尽管抗菌药物治疗和疫苗的研究有了新的进展，但化脓性脑膜炎仍是儿童患者死亡的主要原因。由于经济的制约，不能得到有益疫苗技术，B 型流感嗜血杆菌仍是非发达国家主要的致病菌，与此同时，发达国家由于广泛接种疫苗，B 型流感嗜血杆菌感染的发病率已显著降低。预防性疫苗将在临床推广使用。

十一、病因治疗

1. 经验治疗。如病史、体检及脑脊液检查结果提示化脓性脑膜炎应于送验血及脑脊液病原检查后立即给予经验治疗。根据最可能的病原菌、患者的年龄、诱发因素、基础疾病、脑脊液涂片革兰染色结果选用抗菌药物。年龄＜3 个月的患儿，病原菌以 B 组链球菌、单核细胞增多李斯特菌和大肠埃希菌可能性最大，应给予氨苄西林＋第三代头孢菌素类，如头孢噻肟或头孢曲松。年龄 3 个月～50 岁患者，病原菌可能为流感嗜血杆菌、肺炎链球菌和脑膜炎双球菌，经验用药为第三代头孢菌素类，如头孢曲松或头孢噻肟。年龄＞50 岁或免疫功能低下的患者，病原菌包括肺炎链球菌、单核细胞增多李斯特菌和革兰阴性杆菌。选用药物为氨苄西林＋第三代头孢菌素类。医院获得性感染，如神经外科手术后和脑脊液引流患者，病原菌以葡萄球菌、类白喉棒状杆菌和革兰阴性杆菌（包括铜绿假单胞菌）常见。应选用万古霉素或去甲万古霉素＋抗假单胞菌的第三代头孢菌素类，如头孢他啶。脑脊液涂片见革兰阴性球菌应用青霉素；革兰阳性球菌应用万古霉素或去甲万古霉素＋头孢曲松或头孢噻肟；革兰阳性杆菌选用氨苄西林或青霉素联合一种氨基糖苷类如庆大霉素；革兰阴性杆菌选用第三代头孢菌素类＋氨基糖苷类。

2. 不同病原菌的药物选择。

(1) 肺炎链球菌：国内对青霉素类耐药的菌株少见，首选青霉素类（剂量和给药间期见表 1-7-12）。青霉素类耐药者选用第三代头孢菌素类，如头孢噻肟或头孢曲松或联合万古霉素或利福平，美罗培南也可选用。动物实验及体外药敏试验显示喹诺酮类加替沙星对青霉素类耐药肺炎链球菌有良好的疗效，但临床资料不多。

表 1-7-12 同病原菌的药物选择及剂量、给药间期

病原菌	首选	可选	备注
肺炎链球菌	大剂量青霉素（400 万～500 万 U 静脉注射，每 6 h 1 次），或氨苄西林 2 g，每 4～6 h 静脉注射	头孢噻肟 2 g 静脉注射，每 6 h 1 次或头孢曲松 2 g 静脉注射，每 12 h 1 次	耐青霉素类肺炎链球菌高发区加万古霉素15 mg/kg 静脉注射，每 12 h 1 次，青霉素类过敏用万古霉素＋利福平 600 mg
脑膜炎双球菌	大剂量青霉素	头孢噻肟或头孢曲松	青霉素类过敏者用氯霉素 50 mg/kg，分 4 次静脉注射

病原菌	首选	可选	备注
革兰阴性杆菌	头孢他啶 2 g 静脉注射，每 8 h 1 次＋庆大霉素 1.7 mg/kg 静脉注射，每 8 h 1 次	氨曲南、环丙沙星、美罗培南	/
B 组链球菌	氨苄西林＋庆大霉素	头孢噻肟或头孢曲松	青霉素类过敏者用万古霉素
李斯特菌属	氨苄西林＋庆大霉素	青霉素类过敏者用复方磺胺甲噁唑，15～20 mg/(kg·d)，每 6～8 h 静脉注射＋庆大霉素	/
葡萄球菌	万古霉素 1 g 静脉注射，每 12 h 1 次＋利福平 600 mg，1 次/d	/	/

（2）脑膜炎双球菌：首选青霉素或氨苄西林，耐药者选用头孢噻肟或头孢曲松。

（3）流感嗜血杆菌：由于对氯霉素耐药及产 β-内酰胺酶的菌株不断增多，推荐应用第三代头孢菌素类，如头孢噻肟和头孢曲松。头孢吡肟与头孢曲松的疗效相似。美罗培南也可选用。

（4）B 组链球菌：首选氨苄西林与庆大霉素联合应用，头孢噻肟与头孢曲松也有效，青霉素类过敏者也可选用万古霉素。

（5）单核细胞增多李斯特菌：青霉素或氨苄西林与庆大霉素联合应用。青霉素类过敏者可用复方磺胺甲噁唑加氨基糖苷类，个案报道美罗培南加庆大霉素有效，第三代头孢菌素类通常无效。

（6）需氧革兰阴性杆菌：除流感嗜血杆菌外，多数为医院获得性感染，首选第三代头孢菌素类，其中头孢他啶对铜绿假单胞菌作用最强，或加用氨基糖苷类，如庆大霉素或阿米卡星。耐药者选用美罗培南，头孢吡肟与头孢匹罗也有效。

（7）葡萄球菌：医院感染绝大多数由耐甲氧西林金黄色葡萄球菌所致，苯唑西林通常无效，应首选万古霉素，并可加用利福平。新的糖肽类抗菌药物替考拉宁也可选用。

3. 鞘内给药。应尽量避免，以免产生抽搐等不良反应。如脑膜通透性差时选用药物可根据情况辅以鞘内给药，2～3 次/周，剂量为庆大霉素成人 5～10 mg/次，阿米卡星成人 25 mg/次，儿童为成人剂量的 1/10～1/2。

4. 疗程。肺炎链球菌性脑膜炎 10～14 d，流感嗜血杆菌与脑膜炎双球菌 7 d，B 组链球菌 14～21 d，单核细胞增多李斯特菌一般至少 21 d，肠杆菌科细菌及铜绿假单胞菌 21 d。其他细菌感染一般 10～14 d，需结合临床情况及患者治疗后的反应而定。

5. 辅助治疗。

（1）抗炎治疗：地塞米松等抗炎药物能减轻脑膜的炎症反应、脑水肿，降低颅内压，减轻脑实质的损害并减少并发症。激素作为流感嗜血杆菌性脑膜炎的辅助治疗能起到较明显的效果，但激素不宜常规地用于各种化脓性脑膜炎。

（2）其他对症治疗：颅内压升高时可予以甘露醇、甘油等降低颅内压，颅底骨折引起脑脊液漏时应进行手术。

十二、最新进展

肺炎双球菌和脑膜炎双球菌联合疫苗问世后，细菌性脑膜炎的发病率有所下降。在细菌性脑膜炎的诊断中，临床特征和实验室诊断的准确度有限，最终诊断主要依据于脑脊液检查。ESCMID 指南建议所有疑似脑膜炎病例在发病开始的 1 h 内经验性治疗，根据患者的年龄、危险因素和肺炎双球菌的局部耐药率来区分抗生素的选择。地塞米松是唯一被证明可以用于辅助治疗的药物，并应在病程开始就与抗生素一起应用。存活患者的随访应包括听力损失评估和肺炎双球菌疫苗接种，以防止复发。未来的研究前景包括进一步开发和实施疫苗，以及旨在进一步减少炎症反应的新疗法。

郑晓燕　阴赪宏　蓝光明　张在其

第八节　结核性脑膜炎

一、基本概念

结核性脑膜炎是由结核杆菌引起的脑膜非化脓性炎症，脑神经、脑实质、脑血管和脊髓也常受累。常继发于粟粒肺结核或其他脏器结核病变。部分病例也可由于脑实质内或脑膜内的结核病灶液化溃破，使大量结核杆菌进入蛛网膜下腔所致。结核性脑膜炎的主要病理变化是在软脑膜和蛛网膜上有结核结节形成，病灶周围有炎症和纤维蛋白性渗出物，并有干酪坏死，常以脑底部最为明显。在蛛网膜下腔内，有大量的黄色混浊胶样渗出物积聚，主要由浆液、纤维素、巨噬细胞、淋巴细胞组成。围绕脑干，可压迫和损害就近的颅神经，引起相应的颅神经受损症状。病变严重者可累及脑皮质而引起脑膜脑炎，引起多发性脑软化。未经适当治疗而致病程迁延的病例，由于蛛网膜下腔渗出物的机化而发生蛛网膜粘连，可使第四脑室正中孔和外侧孔阻塞，引起脑积水。在抗结核药物问世以前，其死亡率几乎高达 100%。我国自普遍推广接种卡介苗和大力开展结核病防治以来，本病的发病率较过去明显下降，预后有很大改善，若早期诊断和早期合理治疗，大多数病例可获痊愈。但如诊断不及时、治疗不恰当，其死亡率及后遗症的发生率仍然较高。

二、常见病因

结核性脑膜炎是由结核杆菌引起的脑膜非化脓性炎症。常继发于粟粒肺结核或其他脏器结核病变。既往以小儿多见，常为原发复合征血源播散的结果，或全身粟粒结核的一部分。成年发病率占半数以上，以青年发病率较高，但也可见于老年。除肺结核外，骨骼关节结核和泌尿生殖系统结核也常是血源播散的根源。

三、发病机制

多为全身性粟粒结核病的一部分，通过血行播散而来。北京儿童医院 1964—1977 年所见 1 180 例结核性脑膜炎中，诊断出粟粒型肺结核者占 44.2%。在这 14 年从 152 例结核性脑膜炎的病理解剖，发现有全身其他脏器结核病者 143 例（94%）；合并肺结核者 142 例（93.4%）（其中以粟粒型肺结核占首位）；合并肝脾粟粒结核约占 62%，肾粟粒结核 41%，肠及肠系膜淋巴结核约占 24%。结核病变波及脑膜主要通过血-脑脊液途径。结核性脑膜炎的发生与机体的高度过敏性有关。此外，结核性脑膜炎可因脑实质或脑膜干酪灶破溃而引起。偶见脊椎、颅骨或中耳与乳突的结核灶直接蔓延侵犯脑膜。脑膜弥漫充血，脑回普遍变平，尤以脑底部病变最为明显，故又有脑底脑膜炎之称。延髓、脑桥、脚间池、视神经交叉及大脑外侧裂等处的蛛网膜下腔内积存较多浓稠胶样渗出物，呈灰白色乃至灰绿色混浊状态。浓稠渗出物及水肿包围挤压颅神经可引起颅神经损害。炎症可波及脑干、脊髓及神经根。脑部血管周围有浆细胞及淋巴细胞浸润，早期主要表现为急性动脉炎。病程越长则脑血管增殖性病变越明显，可见闭塞性动脉内膜炎，以致脑梗死软化或出血。

四、临床特征

（一）典型结核性脑膜炎的临床表现

1. 前驱期（早期）。1～2周，一般起病缓慢，在原有结核病基础上，出现性情改变，如烦躁、易怒、好哭，或精神倦怠、呆滞、嗜睡，两眼凝视，食欲不振、消瘦，并有低热，便秘或不明原因的反复呕吐。年长儿可自诉头痛，初可为间歇性，后持续性头痛。婴幼儿表现为皱眉、以手击头、啼哭等。

2. 脑膜刺激期（中期）。1～2周，主要为脑膜及颅内压增高表现。低热，头痛加剧可呈持续性。呕吐频繁、常呈喷射状，可有感觉过敏，逐渐出现嗜睡或其他意识障碍。典型脑膜刺激征多见于年长儿，婴儿主要表现为前囟饱满或膨隆、腹壁反射消失、腱反射亢进。若病情继续发展，则进入昏迷状态，可有惊厥发作。此期常出现颅神经受累症状，最常见为面神经、动眼神经及外展神经的瘫痪，多为单侧受累，表现为鼻唇沟消失、眼睑下垂、眼外斜、复视及瞳孔散大，眼底检查可见视神经炎，视神经盘水肿，脉络膜可偶见结核结节。

3. 晚期（昏迷期）。1～2周，意识障碍加重反复惊厥，意识进入半昏迷、昏迷状态，瞳孔散大，对光反射消失、呼吸节律不整甚至出现潮式呼吸或呼吸暂停。常有代谢性酸中毒、脑性耗盐综合征、低钾血症等水、电解质代谢紊乱。最后体温可升至40℃以上，终因呼吸循环衰竭而死亡。

4. 慢性期（迁延期）。以上三期是结核性脑膜炎在无化疗时自然发展的临床过程，而慢性期是结核性脑膜炎经化疗后，特别是经不规则化疗后（也可因部分原发耐药，治疗效果不显著而致），使病情迁延数月之久，此时头痛、呕吐可以不显著或间断出现，意识可以清楚，脑脊液改变也相对较轻。但慢性期伴急性恶化时，临床症状及脑脊液改变又可重新加剧。如今化疗时代此期临床较常见。

（二）非典型结核性脑膜炎

1. 较大儿童患结核性脑膜炎时，多因脑实质隐匿病灶突然破溃，大量结核杆菌侵入脑脊液引起脑膜的急骤反应。起病急，可突然发热、抽搐，脑膜刺激征明显，肺及其他部位可无明显的结核病灶；外周血象白细胞总数及中性粒细胞百分率增高；脑脊液轻度混浊，白细胞数可≥$1×10^9$/L，以中性粒细胞占多数，易误诊为化脓性脑膜炎。

2. 有时表现为颅内压持续增高征象，低热、进行性头痛、逐渐加剧的喷射呕吐。可见视神经乳突水肿及动眼、外展、面神经受累症状，脑脊液压力增高、白细胞轻度增加、蛋白增多、糖减少、氯化物正常，脑CT显示脑室扩大，脑沟回消失，个别表现多发性、局灶高密度，易被误诊为脑脓肿或脑肿瘤。

3. 因中耳、乳突结核扩散所致者，往往以发热、耳痛、呕吐起病，易误诊为急性中耳炎，出现脑膜刺激征时易误为中耳炎合并化脓性脑膜炎，如出现局限性神经系统定位体征时，则易误为脑脓肿。

4. 6个月以下的小婴儿，全身血行播散性结核时，可继发结核性脑膜炎，或同时发生结核性脑膜炎、发热、肝脾淋巴结肿大，可伴有皮疹，但胸部X线片可见粟型肺结核。

（三）结核性脑膜炎的临床分型

目前尚无统一的分型标准，国内多根据病理改变结合临床进行临床病理分型。

1. 脑膜炎型。最常见，病变主要在脑膜，又根据渗出物的多少，蛛网膜下隙有无阻塞及脑室扩大、积水的程度分3类。①无明显梗阻：脑底结核性渗出物较少，脑室内及蛛网膜下隙脑脊液循环通路无明显阻塞，脑室无或仅有轻度扩张；②有梗阻：蛛网膜下隙结核性渗出物较多，影响脑脊液的流通或导水管变狭窄，脑室有轻度或中度扩张；③重度梗阻：蛛网膜下隙有大量结核性肉芽组织，严重影响脑脊液的流通，有重度脑室扩张、积水。

2. 脑内结核瘤型。脑实质内有明显的结核病灶（瘤），而蛛网膜下隙内仅有轻度的结核性炎症或未侵犯蛛网膜下隙，即以脑实质内结核灶为主。

3. 脊髓型。与脑膜病变相对而言，脊髓的病变较突出，脊髓外有厚层渗出物和结核病变，少数脊髓内有结核灶（瘤）。

4. 混合型。脑内有结核灶（瘤），同时脑膜的结核性渗出物也较多，临床上难以确定是以脑膜或脑内结核灶的病变为主。结核性脑膜炎的临床分型不是固定不变的，在临床病程发展过程中可转变，应动态判断。

五、辅助检查

（一）外周血象

可见白细胞总数及中性粒细胞比例升高，轻度贫血，红细胞沉降率增快。

（二）脑脊液检查

结核性脑膜炎时，脑脊液的变化出现较早，是诊断的重要依据之一。一般压力升高到 $18\sim20\,cmH_2O$ 以上，外观呈无色透明或磨玻璃状，也可呈浅黄色。静置 24 h 可有薄膜形成，对诊断结核性脑膜炎有一定价值，但此现象并非结核性脑膜炎特有。细胞数多在 $(100\sim1\,000)\times10^6/L$，早期可有短暂的中性粒细胞为主改变，随后转为以淋巴细胞为主的混合型细胞反应；治疗后，中性粒细胞消失，主要是淋巴细胞和单核细胞。糖含量一般低于 2.5 mmol/L；氯化物一般低于 120 mmol/L，氯化物降低比糖的指标灵敏，其诊断意义比糖含量降低更大，可作为结核性脑膜炎诊断的重要参考，病程越长，氯化物含量，诊断价值越大。蛋白含量一般在 $1\sim3$ g/L 以上。脑脊液中腺苷脱氨酶升高、溶菌酶升高、结核特异性抗原阳性及抗结核抗体阳性有助于结核性脑膜炎的诊断。脑脊液中干扰素-γ 释放试验阳性对诊断结核性脑膜炎更具意义。脑脊液的细菌学检查是确诊的根据，传统涂片与培养的方法阳性率低且费时，分子生物学检查方法可提高阳性率、缩短检查时间、并可检测耐药性。

（三）免疫学检查

结核杆菌素皮肤试验、外周血干扰素-γ 释放试验及结核杆菌抗体检查，阳性对诊断有参考价值，但阴性也不能排除有结核性脑膜炎。

（四）眼底检查

在视网膜上可有结核结节。视神经盘水肿可确定有颅内高压。

（五）X 线检查

肺部 X 线检查如发现原发活动性结核，特别是粟粒性结核，有助于结核性脑膜炎的诊断。

（六）CT、MRI 检查

可显示脑膜、脑实质中的粟粒病灶，结核瘤及干酪性病变，还可显示脑底部的渗出物，脑组织水肿、脑室扩张等。对结核性脑膜炎分型、判断愈后和指导治疗有重要意义。

六、诊断思路

（一）可根据以下两点考虑结核性脑膜炎的可能

1. 多数患者有新近感染结核的病史或有结核病的密切接触史。

2. 有发热、渐进性头痛、喷射性呕吐、颈项强直等颅内压增高和脑膜炎刺激征。直至意识不清，逐渐进入昏迷。

(二) 出现上述情况，则需要做如下检查辅助诊断

1. 腰穿检查脑脊液细胞学和生化变化。

2. 眼底检查视网膜上结核结节，有无视神经盘水肿。

3. 血清或脑脊液结核纯蛋白衍生物抗体 IgG 阳性对诊断有参考价值。

4. 肺部 X 线检查如有活动性结核，特别是粟粒性结核，有助于结核性脑膜炎的诊断。

5. 有条件时应进一步 CT 或 MRI 检查，对结核性脑膜炎分型、判断愈后和指导治疗有重要意义。

七、临床诊断

1. 密切的结核接触史。

2. 可有肺部、泌尿生殖、肠道等的结核病灶。

3. 发病缓慢，具有结核毒血症状，伴颅内高压、脑膜刺激症状及其他神经系统症状，脑脊液检查符合非化脓脑膜炎表现。

4. 血清或脑脊液结核纯蛋白衍生物抗体 IgG 阳性。

八、鉴别诊断

(一) 化脓性脑膜炎

最易混淆者为流感嗜血杆菌性脑膜炎，因其多见于 2 岁以下小儿，脑脊液细胞数有时不甚高。其次为脑膜炎双球菌性脑膜炎及肺炎双球菌性脑膜炎。鉴别除结核接触史、结核杆菌素试验及肺部 X 线检查可助诊断外，重要的还是脑脊液检查，在细胞数高于 $1\,000 \times 10^6/L$，且分类中以中性多形核粒细胞占多数时，应考虑化脓性脑膜炎。

(二) 病毒性中枢神经系统感染

1. 主要是病毒性脑炎、病毒性脑膜脑炎及病毒性脊髓炎均可与结核性脑膜炎混淆，其中各种病毒性脑膜炎的诊断要点：

(1) 常有特定之流行季节。

(2) 各有其特殊的全身表现，如肠道病毒可伴腹泻、皮疹或心肌炎。

(3) 脑脊液改变除细胞数及分类与结核性脑膜炎不易鉴别外，生化改变则不相同，病毒性脑膜脑炎脑脊液糖及氯化物正常或稍高，蛋白增高不明显，多低于 $1\,g/L$。

(4) 各种病毒性脑炎或脑膜炎有其特异的实验室诊断方法，如血清学检查及病毒分离等。

2. 轻型病毒脑炎和早期结核性脑膜炎鉴别比较困难，处理原则：

(1) 先用抗结核药物治疗，同时进行各项检查，如结核纯蛋白衍生物试验、肺 X 线片等以协助诊断。

(2) 不用激素治疗，如短期内脑脊液恢复正常则多为病毒脑炎而非结核性脑膜炎。

(3) 鞘内不注射任何药物，以免引起脑脊液成分改变增加鉴别诊断之困难。

(三) 新型隐球菌性脑膜炎

本病临床表现及脑脊液改变可酷似结核性脑膜炎，有时易误诊。慢性进行性颅内压高症状比较突出，与脑膜炎其他表现不平行等。对有鸽子密切接触史、有长期应用抗生素和免疫机制剂及糖皮质激素者应提高警惕。确诊靠脑脊液涂片，用墨汁染色黑地映光法可见圆形、具有厚荚膜折光的隐球菌孢子，培养基上有新型隐球菌生长。

(四) 脑脓肿

患儿多有中耳炎或头部外伤史，有时继发于脓毒症，常伴先心病。脑脓肿患儿除脑膜炎及颅内压

高症状外，往往有局灶性脑损害体征。脑脊液改变在未继发化脓性脑膜炎时，细胞数可从正常到数百，多数为淋巴细胞、糖及氯化物，多正常，蛋白正常或增高。鉴别诊断借助于脑 CT/MRI 平扫及增强等检查。

（五）脑瘤

与结核性脑膜炎的不同之处：

1. 较少发热。

2. 抽搐较少见，即使有抽搐也多是抽后意识清楚，与晚期结核性脑膜炎患儿在抽搐后即陷入昏迷不同。

3. 昏迷较少见。

4. 颅内压高症状与脑损害体征不相平行。

5. 脑脊液改变甚少或轻微。

6. 结核纯蛋白衍生物试验阴性，肺部正常。为确诊脑瘤应及时做脑 CT/MRI 扫描以协助诊断，个别甚至脑活检确诊。

（六）其他

如急性播散型脑脊髓炎：主要表现为发热、头痛，起病急，进展快，早期出现意识障碍、截瘫、括约肌功能障碍，而轻度脑脊液改变是其特征，应警惕本病。脑囊虫病：多以癫痫发作、精神障碍、颅内高压、脑脊液改变轻微为表现，嗜酸性粒细胞增高、脑 CT/MRI 检查、皮下结节等有助于鉴诊，脑脊液及血囊虫间凝试验阳性可确诊。

九、救治方法

（一）一般疗法

必须严格执行下列各项措施：

1. 切断与开放性结核患者的接触。

2. 严格卧床休息，营养必须丰富。

3. 细心护理。

（二）抗结核药物疗法

治疗原则为早期和彻底治疗。目前多采用链霉素、异烟肼、利福平、乙胺丁醇和吡嗪酰胺合并治疗。其中异烟肼为最主要的药物，整个疗程自始至终应用。疗程为 1～1.5 年，或脑脊液正常后不少于半年。

（三）糖皮质激素疗法

激素有抗炎、抗过敏、抗毒和抑制结缔组织增生，减少粘连及瘢痕形成的作用，可使中毒症状及脑膜刺激症状迅速消失，降低颅内压及减轻和防止脑积水的发生，减少后遗症，故为配合抗结核药物的有效辅助疗法。治疗原则为需与有效之抗结核药物同时应用，剂量和疗程要适中，在需要应用的病例越早用越好。可选用地塞米松 10～30 mg/d，静脉滴注 1 个疗程 1～2 周，激素于用药 4～6 周后缓慢减量，根据病情在 2～3 个月内减完。在已有脑脊液循环梗阻或有发生梗阻趋势者，可鞘内注射激素和（或）抗结核药物异烟肼。对制剂种类、注入剂量等问题要特别谨慎。

（四）对合并有脑积水、脑水肿、脑疝的治疗

除常规使用治疗激素外，可采取以下措施：

1. 侧脑室引流。适用于难治性高颅内压、脑积水，或疑有脑疝形成时。持续引流时间 1～3 周，一般做 1～2 次即可控制，引流量可达 50～200 mL/d。引流时应注意固定好侧脑室穿刺针，以免损伤脑组织，并经常观察脑脊液压力，防止压力过低引起脑出血，特别注意防止继发感染。

2. 脱水、利尿药物的应用。常用有呋塞米 20～40 mg 静脉注射，3～4 次/d。其他有 50％葡萄糖、20％甘露醇、甘油果糖、人血白蛋白或血浆等。

3. 分流手术。采用脑脊液引流法可缓解症状，防止脑疝的发生，长期应用难以坚持，此时在抗结核药物治疗，炎症得以控制，而脑积水仍难以控制者可考虑采用侧脑室-腹腔分流术。

（五）对症治疗

高热及惊厥不止时可用强效镇静剂。为了改善神经系统代谢过程可用谷氨酸、维生素 B_{12} 及大量维生素 C 等。

十、诊疗探索

1. 在结核性脑膜炎的早期（发病的 4 周内），影像学的检查包括 X 线片、脑 CT 扫描及 MRI 往往找不出阳性表现。临床表现结合 CSF 细胞学和生化检查有助于诊断。此外，近期研究发现氟代脱氧葡萄糖（^{18}F-FDG）正电子发射计算机断层扫描对发现全身的隐匿性结核病灶具有独特的优势，对其他常规检查呈阴性的高度疑似结核性脑膜炎患者可通过此检查予以进一步的排查。

2. 腺苷脱氨酶活性测定对早期诊断、病情变化及疗效判定有意义。国内学者测定 95 份脑脊液腺苷脱氨酶的活性，发现对结核性脑膜炎的敏感性为 96％，特异性为 98.9％。腺苷脱氨酶增高也见于蛛网膜下腔出血、神经型布氏杆菌病、淋巴瘤脑膜受累等情况，而在合并人类免疫缺陷病毒感染的结核性脑膜炎患者，腺苷脱氨酶反而不高。溶菌酶有研究以＞26 U/L 为标准，对诊断结核性脑膜炎的敏感性和特异性为分别 93.7％和 84.1％。结核纯蛋白衍生物皮肤试验阳性对结核性脑膜炎诊断的意义不大，血清结核纯蛋白衍生物抗体 IgG 阳性有助于诊断，如脑脊液抗 PPD-IgG 阳性则更有意义，多数报道敏感性在 50％～85％，特异性在 80％～90％。有研究使用 160 份脑脊液标本中的 65kD 热休克蛋白抗原来诊断结核性脑膜炎，其敏感性和特异性分别为 84％和 90％。但在不同的报道中，免疫分析的敏感性及特异性差异较大，可能与所用抗原、抗体的差异，检测方法的不同，以及机体免疫状况不一致有关。

3. 脑脊液中结核杆菌的分子生物学检查。用聚合酶链式反应技术检测脑脊液中结核杆菌 DNA，国内报告阳性检出率为 51％～85％，特异性为 98％～100％，显著高于涂片、培养法。同时分子生物学检查方法可做异烟肼、利福平等抗结核药物的耐药基因检测，能更好地指导临床治疗。由美国 Cepheid 公司研发的 Xpert Mtb/RIF 技术是一项基于实时聚合酶链式反应检测的快速全自动的核酸扩增技术，Xpert Mtb/RIF 技术是集标本处理、DNA 提取、核酸扩增、结核杆菌特异性核酸检测、利福平耐药基因 rpoB 突变检测于一体的结核病和利福平耐药结核病的快速诊断方法。手工操作部分仅需 5 min，并且由于整个过程在封闭的腔室内自动化完成，生物学安全有保障。近期一共计 6 026 例非呼吸样本的系统综述显示，Xpert Mtb/RIF 检查脑脊液样本的敏感性和特异性分别为 85％和 100％。故世界卫生组织推荐 Xpert Mtb/RIF 可以作为结核性脑膜炎的筛查诊断方法。因此，脑脊液中结核杆菌的分子生物学检查在结核性脑膜炎的早期诊断和鉴别诊断中具有重要的参考价值。

4. 干扰素-γ 释放试验。同时对患者脑脊液及外周血进行特异性干扰素-γ 释放试验检测比较显示，脑脊液的敏感性、特异性和阳性似然比分别为 92％、93％和 12.83，均高于外周血的 83％、82％和 4.67。故行脑脊液的干扰素-γ 释放试验较外周血的检测价值更高，尤其在结核高流行地区。关于干扰素-γ 释放试验在儿童结核病中的诊断价值其结论仍有分歧。微量营养素缺乏，尤其是缺锌，可能影响结核儿童的干扰素-γ释放试验检测结果。同时，很多研究显示，干扰素-γ释放试验在儿童结核病检测时的敏感性较低，如有国内研究用 T-SPOT. TB 检测了 102 例儿童结核病，发现敏感性为 58.8%。因此，以干扰素-γ释放试验辅助诊断儿童结核病应慎重，尤其在锌缺乏的高流行地区。

5. 治疗方面，可适当给予脑代谢活化剂如胞磷胆碱、三磷酸腺苷等，对改善脑代谢紊乱、促进脑功能恢复、防止和减少脑损害后遗症有帮助。

十一、病因治疗

主要针对抗结核的化学药物治疗：原则是早期、联用、适量、规律和全程用药。初治方案：强化期 2 个月/巩固期 4 个月，常用方案：2S（E）HRZ/4HR；2S（E）HRZ/4H$_3$R$_3$；2S$_3$（E$_3$）H$_3$R$_3$Z$_3$/4H$_3$R$_3$；2S（E）HRZ/4HRE。复治方案：强化期 3 个月/巩固期 5 个月，常用方案：2SHRZE/1HRZE/5HRE；2SHRZE/1HRE/5H$_3$R$_3$E$_3$；2S$_3$H$_3$R$_3$Z$_3$E$_3$/1H$_3$R$_3$Z$_3$E$_3$/5H$_3$R$_3$E$_3$。抗结核药物的作用方式、效力、剂量见表 1-7-13。

表 1-7-13　抗结核药物的作用方式、效力、剂量

抗结核药物	作用模式	效力	推荐剂量（mg/kg）		
			1 次/d	3 次/周	2 次/周
异烟肼	杀菌	高	5	10	15
利福平	杀菌	高	10	10	10
吡嗪酰胺	杀菌	低	25	35	50
链霉素	杀菌	低	15	15	15
乙胺丁醇	抑菌	低	15	30	45

十二、最新进展

结核性脑膜炎能否治愈，关键在于能否尽早开始抗结核治疗。国外学者发现开始治疗时病期不同，其病死率则明显不同。Ⅰ期患者病死率为 9%，Ⅱ期 25%，Ⅲ期达 73%。结核性脑膜炎的预后取决于抗结核药物治疗的早晚，以及开始治疗时的方法正确与否，所感染的结核杆菌是否耐药等多种因素。因此，抗结核治疗不必等待确诊之后再开始，只要不能排除结核性脑膜炎即应先行抗结核治疗。同时，尽可能运用分子生物学等检查手段，及早明确耐药情况，并根据本地区耐药流行情况、患者年龄、脏器功能状况等制定合适的抗结核治疗方案。联合化疗实践证明联合化疗可提高疗效，而且可延缓结核杆菌耐药性的发生。联合的原则是首选杀菌药，配用抑菌药，常用的杀菌药有异烟肼和利福平，这两者均为细胞内外杀菌药，是非耐药患者的首选药物组合。其他脑脊液浓度较高的杀菌药有吡嗪酰胺、左氧氟沙星、莫昔沙星、乙硫异烟胺和利奈唑胺等；脑脊液浓度较高的抑菌药有环丝氨酸等，可作为耐药患者的配伍组合选用。对于耐多药病例，虽然建议尽可能选用一些较新的抗结核药，如贝达喹啉、德拉马尼、特立齐酮，因为这些新药在耐多药肺结核患者中取得了可喜的疗效，然而这些药物的脑脊液浓度并不详，目前也缺乏治疗耐多药结核性脑膜炎的数据，临床疗效尚不明确。

陈晓辉　耿德勤　张在其

第九节 隐球菌性脑膜炎

一、基本概念

隐球菌性脑膜脑炎是一种由新型隐球菌引起的、最为常见的真菌性神经系统感染，脑膜与脑实质常同时受累。特征性临床表现有发热、头痛、精神异常，脑膜刺激征阳性，脑脊液检查压力明显增高，脑脊液涂片隐球菌阳性。

二、常见病因

新型隐球菌属于酵母菌，在脑脊液、痰液或病灶组织中呈圆形或椭圆形，直径为 $5\sim20\,\mu m$，周围包绕宽厚的荚膜，不形成菌丝和孢子，靠出芽生殖。将新鲜脑脊液置于玻片上，加一滴墨汁染色后，因荚膜不被着色，故呈现一种特有的形态，镜检可以查见。荚膜多糖有 A、B、C 和 D 4 种，荚膜抗原能溶解在脑脊液、血清及尿中，可用特异性血清检测。A 与 D 血清型称为新型隐球菌，B 与 C 血清型称为吉特新型隐球菌。前者致病力较强，于 37℃ 培养生长良好；后者致病力较弱，于 37℃ 培养生长不良或不生长。

本病分布遍及世界各地，新型隐球菌多存在于土壤、鸽粪、挤奶器械，污染未消毒的牛乳及正常人的皮肤和粪便中。在干燥环境中可生存达 1 年之久。鸽子是人类隐球菌病的重要传染源。

三、发病机制

人因吸入新型隐球菌孢子而被感染，可从肺部经血流侵入中枢神经系统，引起隐球菌性脑膜脑炎，单独侵犯神经系统可高达 80% 左右。也可从皮肤破损处侵入人体，若侵入的新型隐球菌不能被机体清除，则可经血流播散于全身各器官。隐球菌也可从鼻腔经嗅神经纤维及淋巴管传至脑膜。新生儿可能通过胎盘传染。本病常继发于恶性肿瘤、白血病、肾功能衰竭及其他慢性消耗性疾病，且常与长期应用抗生素、糖皮质激素、抗癌及免疫抑制药物有关。

基本病理变化有 2 种：早期为弥散性浸润渗出性病变，病灶组织中有大量隐球菌。由于该菌周围有胶样荚膜，抑制白细胞趋化因子，故组织炎症反应不明显，晚期为肉芽肿形成。颅底软脑膜病变较显著，蛛网膜下腔有广泛的渗出物积聚，内含单核细胞、淋巴细胞及隐球菌等。肉芽肿的形成常在感染数月之后出现，包括巨噬细胞及成纤维细胞增生，并有淋巴细胞和浆细胞的浸润，偶见坏死灶及小空洞形成。隐球菌感染主要侵犯中枢神经系统，以基底节及皮质的灰质受累最重。病原菌还可沿血管周围鞘膜侵入脑实质内，引起脑干的血管炎，导致局部脑组织缺血和脑组织软化。隐球菌也可在血管周围间隙中增殖并在灰质内形成许多肉眼可见的小空洞，小空洞内充满隐球菌。骨髓、肺脏及皮肤也可受累。

四、临床特征

1. 亚急性起病，病初可表现为轻度间歇性头痛，此后头痛逐渐呈爆裂样剧痛，常伴有恶心、喷射状呕吐。

2. 多数患者有发热、精神异常，病程长者有明显消瘦、虚弱等，少数患者有抽搐。

3. 1/3 患者有意识障碍，表现为嗜睡、谵妄、昏迷等。

4. 大多数患者脑膜刺激征明显阳性，部分患者病理征阳性。

5. 常有多颅神经受损的表现，如视力减退、视物重影、眼球活动障碍等。

6. 部分患者有肢体瘫痪，少数患者有突发脑疝形成、呼吸抑制而死亡。脑脊液压力明显增高，脑脊液涂片隐球菌阳性率高达 85%。

五、辅助检查

(一) 脑脊液检查

压力增加，慢性病例可在正常范围内。外观透明或微混。97% 病例的白细胞计数轻至中度增多，以淋巴细胞占优势，隐球菌往往混杂其中，如不经墨汁染色则可误认为淋巴细胞、单核细胞等，蛋白含量呈轻至中度增高，常在 2 g/L 以上，糖与氯化物均降低。糖降低较结核性脑膜炎更为显著。

(二) 病原检查

1. 墨汁染色。取脑脊液标本置玻片上，加一点墨汁，盖上盖玻片，显微镜下检查，早期脑膜炎的涂片阳性率可达 85% 以上，有时需反复多次取脑脊液检查。菌体直径 $4 \sim 6 \mu m$，外圈有一透光的厚壁，厚度一般为 $5 \sim 7 \mu m$，厚荚膜是致病性隐球菌的标志。近年从脑脊液中能查出隐球菌抗原或抗体，有助于鉴别诊断，对提示复发也有一定价值。

2. 活组织检查及真菌培养。将标本少许置于培养基（葡萄糖蛋白胨琼脂室温 $25 \sim 37℃$）上，培养 $3 \sim 4 d$ 可见菌落生长。

(三) 免疫学试验

隐球菌的厚荚膜内含特异抗原性的荚膜多糖抗原，约 95% 隐球菌脑膜炎患者的血清或脑脊液中可检出这一抗原或相应抗体。此诊断方法特异性强、快速、灵敏。乳胶凝集试验测定脑脊液抗原的阳性率达 95%，补体结合法阳性率达 63% 左右。从抗原滴度的升降可提示疗效、病程和预后。患病后抗原滴度上升，用药治疗后脑脊液中的抗原滴度下降，直至降到正常，提示疾病已痊愈。若抗原滴度不变或上升是疾病恶化和预后不良的反映；如果抗原滴度起伏则提示疾病的迁延反复；疾病痊愈后，如果血清学检验又多次出现抗原效价在 1：8 或以上，应需要考虑有复发的可能。

六、诊断思路

患者如有逐渐加重性的头痛和发热，体检发现有神经系统症状和体征，在问诊中了解到患者有接触鸽子或鸽粪，或有免疫缺陷性疾病和近期应用免疫抑制剂、皮质激素等，则需要考虑隐球菌性脑膜脑炎的可能。此时，需要行腰穿抽脑脊液检查，虽然脑脊液的细胞学和生化检查不具特征性表现，但一旦墨汁涂片镜检发现隐球菌则可以确诊。

七、临床诊断

(一) 流行病学资料

发病无明显季节性，多呈散发，有谷食禽类接触史，有免疫抑制性疾病和应用免疫抑制剂治疗者较易患本病。

(二) 临床诊断

潜伏期为数周至数月，多呈亚急性起病，以逐渐加重性头痛、发热、胃纳减退、颈痛、恶心、呕吐、疲乏、嗜睡和意识障碍等为主要症状。体检可发现脑膜刺激征，个别肢体肌力减弱、眼肌麻痹、眼球活动障碍、视力下降，部分患者出现听力下降，浅反射减弱或消失。

(三) 实验室诊断

1. 血象。周围血白细胞总数多在正常范围或轻度升高，淋巴细胞增加。

2. 脑脊液常规检查。腰穿脑脊液压力升高。脑脊液细胞数增多，以淋巴细胞为主，蛋白含量增加，糖和氯化物含量明显下降。

3. 头颅 CT 或 MRI 检查。患者的头颅 CT 或 MRI 检查可显示脑膜及脑实质病变的部位、大小及数量，有助于本病诊断。

4. 脑脊液墨汁涂片镜检。取脑脊液 2～4 mL，经离心沉淀后取沉淀物与适量写毛笔用的墨汁在载玻片上混匀，加盖玻片后用低倍或高倍显微镜检查。若在黑色背景下发现圆形或卵圆形、直径为 5～20 μm、外有一透明荚膜的细胞即为新型隐球菌。有时可见正处于发芽阶段的新型隐球菌。

5. 真菌培养。将脑脊液沉淀物接种于 2 支沙氏琼脂斜面上，分别置于 25℃ 和 37℃ 培养。经数天培养后可有新型隐球菌生长。

6. 动物接种。将脑脊液离心沉淀之悬液 0.5 mL 注入小鼠腹腔，经饲养 1～2 周小鼠出现病态后解剖，镜检可发现新型隐球菌。

八、鉴别诊断

(一) 化脓性脑膜炎

其中最易混淆者为流感嗜血杆菌性脑膜炎，因其多见于 2 岁以下小儿，脑脊液细胞数有时不甚高。其次为脑膜炎双球菌性脑膜炎及肺炎双球菌性脑膜炎。鉴别除了病史，临床表现外，重要的还是脑脊液检查，在细胞数高于 $1\,000\times10^6/L$，且分类中以中性多形核粒细胞占多数时，自应考虑化脓性脑膜炎。

(二) 病毒性中枢神经系统感染

主要是病毒性脑炎，病毒性脑膜脑炎及病毒性脊髓炎均可与结核性脑膜炎混淆，其中散发各种病毒性脑膜炎的诊断要点：

1. 常有特定之流行季节。

2. 各有其特殊的全身表现，如肠道病毒可伴腹泻、皮疹或心肌炎。

3. 脑脊液改变除细胞数及分类与结核性脑膜炎不易鉴别外，生化改变则不相同，病毒性脑膜脑炎脑脊液糖及氯化物正常或稍高，蛋白增高不明显，多低于 1 g/L。

4. 各种病毒性脑炎或脑膜炎有其特异的实验室诊断方法，如血清学检查及病毒分离等。

(三) 结核性脑膜炎

其临床表现、慢性病程及脑脊液改变可酷似隐球菌脑膜脑炎，但患者有其他部位结核病史，如肺结核病史，急性或亚急性起病，主要表现为发热、头痛、呕吐、全身乏力、食欲不振、精神差、脑膜刺激征阳性，病程后期可出现脑神经、脑实质受累表现。皮肤结核杆菌素试验阳性或胸部 X 片可见活动性或陈旧性结核感染证据。脑脊液检查可找到抗酸杆菌，高度怀疑结核者可以考虑诊断性治疗鉴别。

(四) 脑脓肿

患儿多有中耳炎或头部外伤史，有时继发于脓毒症。常伴先心病。脑脓肿患儿除脑膜炎及颅内压高症状外，往往有局灶性脑征。脑脊液改变在未继发化脓性脑膜炎时，细胞数可从正常到数百，多数为淋巴细胞，糖及氯化物多正常，蛋白正常或增高。鉴别诊断借助于超声波、脑电图、脑 CT 及脑血管造影等检查。

(五) 脑瘤

与结核性脑膜炎的不同之处：

1. 较少发热。

2. 抽搐较少见，即使有抽搐也多是抽后意识清楚，与晚期结核性脑膜炎患儿在抽搐后即陷入昏迷不同。

3. 昏迷较少见。

4. 颅内压高症状与脑征不相平行。

5. 脑脊液改变甚少或轻微。

6. 结核纯蛋白衍生物试验阴性，肺部正常。为确诊脑瘤应及时做脑 CT 扫描以协助诊断。

九、救治方法

（一）支持及对症治疗

注意营养，保持水、电解质与酸碱平衡。昏迷者应给予鼻饲。颅内压增高者应用 20％甘露醇做定期脱水，以降低颅内压，防止脑疝发生。高热时给予物理或药物降温。

（二）病原治疗

1. 两性霉素 B 是目前治疗隐球菌性脑膜脑炎的最有效药物。由于两性霉素 B 的毒副作用较强，故应从小量开始，据患者的耐受情况逐渐增加每天用药剂量。第 1 天常用 0.5～1 mg 加入 5％葡萄糖注射液中以每分钟 14～18 滴的速度缓慢静脉滴注，于 6～8 h 内滴完。于静脉滴注过程中应注意避光。可将适量肝素加入其中，以防治两性霉素 B 可能诱发的血栓性静脉炎。可用解热止痛药防治发热、头痛反应，也可用地塞米松减轻可能诱发的副反应。然而，地塞米松不宜长期应用，应于 1～2 周后逐渐停用。两性霉素 B 的用量最高不能超过 1 mg/(kg·d) 体重，最多不能超过 50 mg。应用总量则视患者的疗效和耐受性而定。一般应用至脑脊液中新型隐球菌转阴后再用 1～2 g，总量达 3 g 以上，以防复发。间中可加做鞘内注射，用量为 0.1～1 mg/次，并加入地塞米松 1～2 mg 缓慢注射。主要副反应为发热、头痛、注射部位静脉炎、皮疹、胃纳减退、恶心、呕吐、骨髓抑制、肾损害、肝损害、心肌炎和低钾血症等。在疗程中应密切观察，及时对发生的副反应做相应处理。

2. 氟胞嘧啶不能单独用于隐球菌性脑膜脑膜炎的治疗，但与两性霉素 B 或氟康唑合用都可增强疗效。口服用量为 100～150 mg/(kg·d)，可分 3 次或 4 次口服。主要副反应为胃纳减退、恶心、呕吐、腹痛、腹泻和肝功能损害。

3. 氟康唑是目前苯咪唑衍生物中对新型隐球菌抑制能力最强的一种。主要用于不能耐受两性霉素 B 治疗的患者和用两性霉素 B 治疗结束后预防复发的患者。成人用 200～400 mg/d，可口服或静脉滴注。作为治疗用药，常需长期应用。作为预防复发用药，可用 6～8 周。主要副反应为胃纳减退、恶心、呕吐、腹痛、腹泻、头痛和肝功能损害。

（三）康复治疗

当病情稳定后，可予以康复治疗。

十、诊疗探索

（一）本病治疗较为困难

死亡率较高（20％～30％），治疗成功与否与是否早期治疗、药物对隐球菌的敏感性及患者对药物的耐受性等因素有关。

（二）两性霉素 B 的应用

一定要从小剂量开始，让患者逐步适应，逐步加大剂量，如果反应明显，可以退回小剂量重新开始。微脂质体两性霉素 B 的不良反应较少，疗效与普通两性霉素 B 相当，但价格昂贵。

可以考虑两性霉素 B、氟胞嘧啶和大蒜素联合应用，用足疗程，必要时可单独或联合使用米康唑和氟康唑。经济条件许可时可首选氟康唑。

(三)疗效评价

治愈：症状体征消失、连续三次脑脊液生化常规检查正常及脑脊液墨汁涂片和隐球菌培养均未发现隐球菌，维持用药半年左右无复发。好转：症状体征明显好转或消失，但脑脊液生化常规检查仍不正常，脑脊液墨汁涂片和隐球菌培养仍可发现隐球菌，仍需进行抗真菌药物治疗。未愈：症状体征及脑脊液检查与治疗前比较无明显改善。

十一、病因治疗

参见救治方法中的病原治疗部分。

十二、最新进展

(一)检测新型隐球菌荚膜抗原

可用酶联免疫吸附试验或乳胶凝集试验，以抗新型隐球菌荚膜抗原的 IgG 抗体检测脑脊液和血清中新型隐球菌荚膜抗原。

1. 酶联免疫吸附试验。将已知特异性抗体吸附于聚氯乙烯板孔内，加入待检的脑脊液或血清温育，抗原抗体结合后，加入酶标特异性抗体，如能结合，最后加入适当基质使酶分解，从酶分解后出现的颜色反应可计算出待检标本的抗原含量。新型隐球菌荚膜主要成分为多糖，其中最重要的是葡萄糖醛酸木糖甘露聚糖，设计出针对多糖抗原的单克隆抗体非常关键。

2. 乳胶凝集试验。以高效价抗隐球菌抗体吸附于标准大小的乳胶上作为抗体，检测患者脑脊液或者血清标本中隐球菌荚膜多糖抗原，是目前诊断隐球菌感染比较有价值的快速诊断方法。乳胶凝集试验操作简单、快速，结果清晰、易读。约99％的中枢神经系统隐球菌感染患者起病时脑脊液的乳胶凝集试验为阳性。它可运用于隐球菌感染的早期快速诊断中，明显优于墨汁染色和标本真菌培养，且阳性率高，有利于早期发现感染者，防止漏诊。

3. 胶体金方法。隐球菌荚膜多糖抗原胶体金法试纸条是一种快速和简便的检测试剂，该法利用免疫层析技术，用胶体金标记单克隆抗体，检测特异性隐球菌抗原。若待测标本中存在隐球菌荚膜多糖抗体，则抗原抗体结合，并可在试纸表面迁移层析，检测线和质控线均显红色，则为阳性。胶体金法检测隐球菌方法简单，设备要求低，大多数实验室都可开展，因此近年来采用胶体金方法检测隐球菌感染的诊断逐渐得到推广。但是胶体金法存在一定的假阴性，因此该法通常作为隐球菌病的初筛方法。

(二)核酸检测

可用聚合酶链式反应检测脑脊液标本中新型隐球菌 DNA，若阳性有助于诊断。聚合酶链式反应是隐球菌病原体研究的主要分子技术。该方法的优点为临床检验快速、简便。缺点是感染阳性检出率低，因此可配合乳胶凝集试验进行可疑感染患者的初筛。

陈晓辉　耿德勤　张在其

第十节　急性感染性多发性神经炎

一、基本概念

急性感染性多发性神经炎又称急性炎性脱髓鞘性多发性神经炎或格林-巴利综合征。主要损害多数脊神经根和周围神经，也常累及颅神经，是以周围神经和神经根的脱髓鞘及小血管周围淋巴细胞及巨噬细胞的炎性反应为病理特点的自身免疫性神经病。年发病率为（0.6～1.9）/10万，男性稍高于女性，各年龄组均可发病，但以儿童和青壮年多见。发病无季节性，国内有报道以夏秋季为多。

二、常见病因

1. 确切病因尚不清楚。目前认为其可能是病毒感染或机体对病毒、细菌感染、预防接种后的变态反应或为自身免疫反应所致。

2. 多数患者发病前几天至几周有上呼吸道肠道感染症状，或继发于某些病毒性疾病如流行性感冒等之后，故本病疑为与病毒感染有关，但至今未分离出病毒。另外认为本病为自身免疫性疾病，可能因感染后引起免疫障碍而发病。也有报道注射疫苗后发病。也有认为本病非单一病因所致，而是多种病因，甚至包括中毒所引起的一种综合征。

3. 近期研究显示，本病与空肠弯曲菌的感染关系密切。尤其在我国，本病几乎与空肠弯曲菌感染的流行病学特点相符合，而且病前感染率达30%。此外，还有巨细胞病毒、EB病毒、肺炎支原体、乙型肝炎病毒和人类免疫缺陷病毒等。空肠弯曲菌感染常与急性运动轴索型神经病有关。

三、发病机制

主要病理改变的部位在脊神经根（尤以前根为多见且明显）、神经节和周围神经，偶可累及脊髓。病理变化为水肿、充血、局部血管周围淋巴细胞浸润、神经纤维出现节段性脱髓鞘和轴突变性。

（一）分子模拟机制

格林-巴利综合征的发病是由于病原体某些分子与周围神经组织相似，机体免疫系统发生错误的识别，产生自身免疫性T细胞和自身抗体，并针对周围神经组分发生免疫应答，引起周围神经髓鞘脱失。周围神经髓鞘抗原包括：

1. P2蛋白。致神经炎的作用最强。
2. P1蛋白。相当于中枢神经系统的髓鞘素碱性蛋白。
3. P0蛋白。致神经炎的作用最弱。
4. 髓鞘结合糖蛋白。抗原性较弱。

（二）自身免疫反应

多数学者认为自身免疫反应是本病的发病机制，即是由免疫介导的迟发性超敏反应。因本病可发生于疫苗接种之后或发病前常有前驱感染，在一段潜伏期之后出现神经症状，血清中发现有循环免疫复合物及抗周围神经髓鞘抗体；血淋巴母细胞数增高；脑脊液蛋白增高，包括免疫球蛋白G、M及A增高，以IgM增高显著，且出现寡克隆IgG；实验性变性反应神经炎具有与本病相似的病理、电生理和脑脊液改变。病理改变在脊神经根、后根神经节、周围神经和脑神经，以神经根、神经干及神经丛的改变更为明显。病理特征为节段性脱髓鞘，伴有血管（主要是小静脉）周围及神经内膜的淋巴细胞、单核细胞及巨噬细胞的浸润。轴索常无改变，严重病例可以见到轴索肿胀、扭曲和断裂。在同一条神经纤维中可以同时见到髓鞘脱失及再生髓鞘，脊膜有炎症反应，脊髓可有点状出血，肌肉呈失神经萎缩。重症患者中枢神经系统常可受累，脑神经运动核、脊髓前角细胞变性，脊髓、脑、脑干的血管周围有单核细胞浸润。

四、临床特征

本病可发生于任何年龄，男女发病率相似，我国北方似以儿童较多。四季均有发病，夏秋季节多见，起病呈急性或亚急性，少数起病较缓慢。主要表现有以下几种。

（一）前驱症状

半数以上的患者在发病前数天到数周有感染史及疫苗接种史。最常见的是咽痛、发热、鼻塞等上呼吸道感染及腹泻、呕吐等消化道症状。起病早期可有一过性肢体神经根刺激症状，患儿有时自诉有肢体痛、麻痹等感觉异常。

（二）运动障碍

多起病急，症状逐渐加重，在1～2周内达到高峰。80%以上患者首先出现双下肢无力，继之瘫痪逐渐上升、加重。严重者出现四肢瘫痪、呼吸肌麻痹而危及生命。

1. 肢体瘫痪。出现四肢呈对称性下运动神经元性瘫痪，且常自下肢开始，逐渐波及双上肢，也可从一侧发展到另一侧。多数于数天至2周内病情发展至最高峰。病情危重者在1～2 d内迅速加重，出现四肢完全性瘫痪。四肢无力常从远端向近端发展，或自近端开始向远端发展。四肢肌张力低下，腱反射减弱或消失，腹壁、提睾反射多正常。少数可因锥体束受累而出现病理反射征。起病2～3周后逐渐出现肌萎缩。

2. 躯干肌瘫痪。颈肌、躯干肌、肋间肌、膈肌也可出现瘫痪。当呼吸肌瘫痪时，可出现胸闷、气短、语音低沉、咳嗽无力、胸式或腹式呼吸动度减低、呼吸音减弱，严重者可因缺氧、呼吸衰竭或呼吸道并发症而导致昏迷、死亡。

3. 颅神经麻痹。如对称性瘫痪在数天内自下肢上升至上肢并累及脑神经，称为Landry上升性麻痹。约半数患者可有颅神经损害，以舌咽神经、迷走神经和一侧或两侧面神经的周围性瘫痪为多见，其次为动眼、滑车、外展神经麻痹。偶见视神经盘水肿，可能为视神经本身炎症改变或脑水肿所致，也可能和脑脊液蛋白显著增高阻塞了蛛网膜绒毛、影响脑脊液的吸收有关。除三叉神经感觉支外，其他感觉神经极少受累。

（三）感觉障碍

可为首发症状，以主观感觉障碍为主，多从四肢末端的异常感开始，常有主观感觉异常，如麻木、蚁走感、针刺感和烧灼感，可伴肌肉酸痛。检查时牵拉神经根常可使疼痛加剧（如Kernig征阳性），肌肉可有明显压痛，双侧腓肠肌尤著。但客观检查浅感觉缺损不明显，仅部分患者可有手套、袜套式感觉障碍，偶见节段性或传导束型感觉障碍。下肢可有振动觉及位置觉减退，常有腓肠肌压痛。感觉障碍远较运动障碍轻是本病特点之一。

（四）自主神经功能障碍

血管舒缩功能障碍为主，可见多汗、面色潮红、心律失常、血压不稳等，偶有短暂、大小便潴留或失禁，肢端皮肤干燥。初期或恢复期常有多汗、汗臭味较浓，可能系交感神经受刺激的结果。少数患者初期可有短期尿潴留，可能由于支配膀胱的自主神经功能暂时失调或支配外括约肌的脊神经受侵所致。大便常秘结。部分患者可出现血压不稳、心动过速和心电图异常等心血管功能障碍。

多数病例发病后3～15 d内达高峰，90%以上的患者在4周内病情不再进展，1～2个月后开始恢复。本病为自限性，恢复中可有短暂波动，极少复发。70%～75%的患者完全恢复，25%遗留轻微神经功能缺损，5%死亡，通常死于呼吸衰竭。有前期空肠弯曲菌感染证据者预后较差。

（五）分型

1. 变异型。

（1）眼肌麻痹型（Fisher综合征）：表现为全眼肌麻痹（中脑、脑桥损害），严重共济失调（小脑及小脑传导束损害）和深反射消失（下运动神经元损害）3个特征。眼肌麻痹以眼外肌为重。共济失调进展很快，呈现小脑共济失调。Romberg征阳性。

（2）脊髓周围神经型：在多发性周围神经炎基础上，伴有脊髓症状如膀胱、直肠轻度括约肌障碍，短暂病理反射阳性。此型甚为少见。

（3）中枢神经型：表现头痛、精神异常，有腱反射亢进及病理反射、视神经盘水肿、颅内压增高。可见脑、脊髓、周围神经的病理损害。为多发性神经炎与播散性脑脊髓炎之间的过渡型。

（4）咽颈臂神经病：系 Ropper 首报并命名。病初仅见咽、颈和臂部诸肌瘫痪，但不久症状逐渐扩展至全身，多数有眼肌麻痹和面双瘫。有的患者两下肢始终无瘫痪，两上肢无力也属轻度，无感觉异常，此型四肢神经电生理正常，下肢腱反射保持，脑脊液蛋白量轻度增高，恢复缓慢，可能有轴索损害，有的正中神经动作电位分散，传导速度减慢，可能有近端脱髓鞘病。

（5）截瘫型：表现两下肢瘫痪，腱反射消失，两上肢和脑神经不受累，电生理符合者即为本病变异型，但需排除脊髓压迫症和急性脊髓炎。

（6）纯运动型：此型症状始终停留在运动方面，无感觉异常或缺乏，其他症状呈本病典型表现，电检查近端传导阻滞，脑脊液蛋白增高。此型需与轴索性运动神经病区别。

2. 根据病损部位与临床表现分型。

（1）脊神经型：仅有四肢对称性弛缓性瘫痪，可为远端重或近端重或二者近似，可伴末梢感觉障碍，不伴脑神经受损和呼吸肌麻痹。

（2）脑神经型：以脑神经麻痹为主，常见为吞咽、迷走神经受损，其次为面神经、展神经、动眼神经受累，肢体无瘫痪或轻度瘫痪，可出现在脑神经麻痹之前或之后，肌力在Ⅲ级以上，感觉障碍可有可无。

（3）混合型：脊神经和脑神经同时受损，具有本病典型临床特征，四肢肌力在Ⅲ级以下，同时伴有脑神经和呼吸肌麻痹。临床上以此型较为多见。

（4）呼吸肌麻痹型：无论上述何型，凡合并呼吸肌瘫痪者均属此型。此型病死率高，属重型或凶险型。

（5）复发型：反复发病达 2 次以上者为复发型，但其临床表现仍属于上述类型之一，以脊神经型和混合型为多见，但症状往往较前次为重。

3. 根据发病形式与病程分型。

（1）急性暴发型：初起双下肢麻木，几小时至 2 d 内向上发展至四肢躯干瘫痪，伴呼吸肌麻痹、延髓麻痹。起病急剧，病情严重，易致死亡。

（2）急性或亚急性进行型：急性或亚急性起病，数天至数周内发展为四肢瘫痪，可伴脑神经麻痹，为本病的主要类型。

（3）急性再发型：间隔数月至数年后再发数次，每次表现与首发相似。

（4）缓慢进展型和慢性静止型：发病缓慢，前者病情逐渐加重，病程可长达 10 年。后者病情稳定，但长期未愈。

（5）缓慢加重型：症状起伏，进入慢性病程后也可急剧加重。

4. 根据损害程度分型。

（1）轻型：仅有肢体力弱，腱反射减弱，而无肢体瘫痪。

（2）中型：仅有肢体瘫痪，而无呼吸肌麻痹。

（3）重型：肢体瘫痪严重而广泛，并伴有脑神经受损，可突然发生呼吸麻痹。

5. 根据临床表现、病理及电生理表现分型。

（1）急性炎性脱髓鞘性多发性神经炎：是格林-巴利综合征中最常见类型，主要病变为多发神经病和周围神经节段性脱髓鞘。

（2）急性运动轴索型神经病：病变以广泛的运动脑神经纤维和脊神经前根及运动纤维轴索病变为主。

（3）急性运动感觉轴索性神经病：以广泛神经根和周围神经的运动与感觉纤维的轴索变性为主。

（4）Miller-Fisher 综合征：以眼肌麻痹、共济失调和腱反射消失为主要特点，不同于经典的格林-巴利综合征。

（5）急性泛自主神经病：以自主神经受累为主，此型较少见。

（6）急性感觉神经病：以感觉神经受累为主，此型少见。

五、辅助检查

（一）脑脊液

蛋白-细胞分离（即蛋白含量增高而白细胞数正常或轻度增加）为本病的典型症状之一。蛋白含量一般在 0.5～2 g/L 不等，常在发病后 7～10 d 开始升高，4～5 周后达最高峰，6～8 周后逐渐下降。此外，脑脊液和血液的免疫常有异常。有些病例脑脊液蛋白已恢复正常，瘫痪仍很严重；而另有些病例瘫痪已明显好转，脑脊液蛋白仍然高；有些患者则脑脊液蛋白含量始终正常，故脑脊液蛋白含量增高的幅度与病情并无平行关系。有 75% 的病例脑脊液的丙种球蛋白增高。脑脊液中糖与氯化物定量正常。

（二）血象及红细胞沉降率

白细胞总数增多和红细胞沉降率增快，多提示病情严重或有并发症。

（三）肌电图检查

其改变与病情严重程度及病程有关。急性期（病后 2 周内）常有运动单位电位减少、波幅降低，但运动神经传导速度可正常，部分患者可有末端潜伏期的延长。2 周后逐渐出现失神经性电位（如纤颤和/或正锐波），病程进入恢复期或更晚时，可见多相电位增加，出现小的运动单位电位（新生电位），运动神经传导速度常明显减慢，并有末端潜伏期的延长，感觉神经传导速度也可减慢。约有 2/3 病例，其肢体远端运动神经传导速度低于正常的 60%，肌电图的肌肉动作电位波幅可正常，而近端的肌肉动作电位可减低。1/3 病例运动神经传导速度在远端正常，近端则减慢。

六、诊断思路

（一）询问病史

追问患者本次发病的过程，约有半数以上的患者在发病前数天到数周有感染史及疫苗接种史。最常见的是咽痛、发热、鼻塞等上呼吸道感染及腹泻、呕吐等消化道感染症状。早期可有一过性神经根刺激症状，患儿有时自诉有肢体痛、麻痹等感觉异常。

（二）临床表现

大多数患者首先出现双下肢无力，继之瘫痪逐渐上升、加重，也可从一侧发展到另一侧，多数于数天至 2 周内病情发展至最高峰。病情危重者在 1～2 d 内迅速加重，出现四肢完全性瘫痪。严重者出现呼吸麻痹，可有胸闷、气短、语音低沉、咳嗽无力、胸式或腹式呼吸动度减低现象，可因缺氧、呼吸衰竭或呼吸道并发症而导致昏迷、死亡。约半数患者可有颅神经损害，以舌咽、迷走和一侧或两侧面神经的周围性瘫痪为多见，其次为动眼、滑车、外展神经麻痹。

部分患者有感觉障碍，可为首发症状，四肢末端常有主观感觉异常，如麻木、蚁走感、针刺感和烧灼感，可伴肌肉酸痛。另外有部分患者可见多汗、面色潮红、心律失常、血压不稳等，偶有短暂大小便潴留或失禁，肢端皮肤干燥等现象。

（三）体格检查

查体可见咽红肿、鼻黏膜充血及发热等上呼吸道感染征象。四肢下运动神经元瘫痪，腹壁、提睾反射多正常。少数可因锥体束受累而出现病理反射征。起病 2～3 周后逐渐出现肌萎缩。当呼吸肌瘫痪时，可出现语音低沉、咳嗽无力、胸式或腹式呼吸动度减低、呼吸音减弱，发绀。可见多汗、面色潮红、心律失常、血压不稳、尿潴留等自主神经功能障碍症状。

（四）辅助检查

根据需要给患者进行血液学、脑脊液、肌电图、胸部 X 线、头颅或脊髓 CT/MRI 等检查有助于诊断。

七、临床诊断

1. 病前 1～3 周有感染史，急性或亚急性起病并在 4 周内出现四肢对称性弛缓性瘫痪。多数由下肢开始，少数发展为上升性麻痹。可伴有轻度感觉异常，颅神经损害以运动性颅神经（Ⅶ、Ⅸ、Ⅹ、Ⅺ）障碍为主，且常呈双侧性。

2. 脑脊液多呈蛋白-细胞分离现象。

3. 肌电图检查呈神经源性损害，急性期 F 波或 H 反射延迟，远端潜伏期延长，神经传导速度减慢。

4. 头颅或脊髓 CT/MRI 排除了其他疾病。

八、鉴别诊断

（一）脊髓灰质炎

起病时多有发热，肌肉瘫痪多为节段性且较局限，可不对称，无感觉障碍，脑脊液蛋白和细胞均增多或仅白细胞计数增多。

（二）急性脊髓炎

有损害平面以下的感觉减退或消失，且括约肌功能障碍较明显，虽然急性期也呈弛缓性瘫痪，但有锥体束征。

（三）周期性瘫痪

呈发作性肢体无力，也可有呼吸肌受累，但发作时多有血钾降低和低钾性心电图改变，补钾后症状迅速缓解。

（四）重症肌无力

全身性重症肌无力可呈四肢无力以至瘫痪，但起病一般缓慢，症状有波动，疲劳试验及新斯的明试验阳性，脑脊液正常。

（五）多发性肌炎

多见于中年女性，全身肌肉无力、酸痛及压痛，以肢体近端肌肉为主，也可累及颈项肌及舌咽肌。红细胞沉降率加快，血清肌酶如肌酸磷酸激酶明显增高。肌电图可提示为肌源性损害，肾上腺皮质激素治疗通常有效。

（六）卟啉病伴周围神经病

血卟啉病系由先天性卟啉代谢紊乱，卟啉前体或卟啉在体内聚积所致。常有遗传因素。临床表现有腹痛、神经精神症状、光感性皮肤损害等。可有多种颅神经受损的症状，如抽搐、癫痫、双枕叶梗死至皮质盲。周围感觉运动神经症状：全身痛、四肢痛、背痛、行走困难、感觉异常、四肢瘫痪等症状。尿常呈红色（也可无色），但经暴露于阳光或酸化煮沸半小时后变为红色。实验室检查尿卟胆原定性或定量试验阳性。

（七）急性播散性脑脊髓炎

是一种广泛累及脑和脊髓白质的急性炎症性脱髓鞘疾病，又称感染后、出疹后、预防接种后脑脊髓炎。多数病例在感染或接种疫苗后 1～2 周急性起病，多散发，四季均可发病，患者均为儿童和青壮年，病情较严重，有些病例病情凶险。临床表现多样。

1. 脑实质损害（脑炎型）。表现脑和脊髓广泛、弥散性损害，如意识障碍、嗜睡、精神异常，可有惊厥，伴发热，也可有偏瘫、偏盲、视力障碍和共济失调等，严重病例可迅速出现昏迷和去脑强直发作等。

2. 脑膜炎型。脑膜受累时可出现头痛、恶心、呕吐和脑膜刺激征。

3. 脊髓炎型。可出现部分或完全性截瘫或四肢瘫，上升性麻痹，腱反射减弱或消失，传导束型感觉缺失，不同程度的膀胱和肠麻痹。发病后，后背中线部疼痛可为一突出的症状。辅助检查如下。

（1）血液检查：白细胞增多，红细胞沉降率增快。

（2）脑脊液：压力增高或正常，白细胞数增高，蛋白轻至中度增高，以 IgG 为主，可发现寡克隆带。

（3）脑电图检查：多见广泛性中度以上异常，常见 θ 波和 δ 波，也可见棘波和棘慢综合波。

（4）头颅 CT：可显示白质内弥散性、多灶性，大片或斑片状低密度区，急性期可有明显的增强效应。

（5）MRI：可发现脑和脊髓白质内有散在多发的长 T_1、T_2 信号病灶。

九、救治方法

（一）急性期

1. 脱水及改善微循环。一般先用 20％甘露醇或 25％山梨醇 250 mL 静脉滴注，2 次/d，7～10 次为 1 个疗程，以减轻受损神经组织的水肿，改善其血循环和缺氧状态。同时配合应用改善微循环的药物（706 羧甲淀粉或低分子右旋糖酐）、10～14 次为 1 个疗程。

2. 激素治疗。轻症可口服泼尼松 30 mg 或地塞米松 1.5 mg，1 次/d，3～4 周后逐渐减量或停服。重症以地塞米松 10～15 mg 或氢化可的松 200～300 mg 静脉滴注，1 次/d，持续 7～10 d。为避免激素应用的盲目性，在用前应查血及脑脊液的免疫功能，如免疫功能偏低者则不宜用激素，可用免疫增强剂。

3. 丙种球蛋白静脉注射和血浆置换疗法。后两种方法的适应证：①患者不能行走；②在发病 2 周内；③结合患者和疾病的个体特点。两种方法具有类似的效果，但患者出现抗 GM1、GM1b 时静脉注射人免疫球蛋白更有效，用量为 0.4 g/(kg·d)，连续应用 5 d。另外，也可用自体血紫外线照射充氧回输疗法，可增强机体免疫功能，改善细胞缺氧状态。如体液免疫功能增高患者，可用血浆替换疗法，通过血浆交换，去除血浆中自身循环抗体和免疫复合物等有害物质。

4. 大剂量维生素 B 族、维生素 C 及三磷酸腺苷、胞磷胆碱、辅酶 Q10 等改善神经营养代谢药物。

5. 加强呼吸功能的维护和肺部并发症的防治。如患者已出现呼吸肌麻痹和排痰不畅，应早期行气管切开术，充分痰液引流，并注意无菌操作，必要时应及早辅以机械通气，定期进行动脉血气分析，这是重症患者救治成功的关键。

6. 呼吸肌瘫痪的治疗。急性进展的患者应严密观察肌肉瘫痪情况、呼吸肌运动的情况及生命体征的变化，以便早期发现呼吸肌瘫痪。呼吸肌瘫痪可有两种类型。

（1）膈肌及肋间肌瘫痪：胸式呼吸完全消失或幅度减小。患者表现为呼吸困难或缺氧症状，如心率加快、血压升高、烦躁、口唇甲床发绀，此类患者在保证呼吸道通畅情况下也可用外罩式的呼吸器，同时吸氧。

（2）伴有吞咽肌肉，声带麻痹的患者：常有呼吸节律紊乱，呼吸道分泌物滞留，应早期行气管切开，合并用定压型或定容型呼吸器。做了气管切开应用呼吸机的患者最初应随时监测动脉血气分析、电解质情况，以确定此呼吸方式是否适宜；加强对气管切开的护理。

7. 预防和控制感染。注意水、电解质及酸碱平衡，保证患者的营养，若有延髓麻痹、吞咽困难者应给予鼻饲饮食。

8. 中医中药治疗。应根据病情给予辨证施治，急性期以清热、解毒、化湿为主。

9. 急救护理。密切观察心肺功能，尿潴留者应留置导尿管并定期开放，防止泌尿系统感染，避免压疮发生，对瘫痪肢体应放在功能位置，预防肢体挛缩。

（二）恢复期

可继续服用维生素 B 族及促进神经传导功能恢复的药物。加强瘫痪肢体的功能锻炼，并配合理疗、体疗、针灸，以防止肢体的畸形和促进肢体的功能恢复。病程和预后：本病虽较严重，经过及时而正确的救治，一般预后较良好。急性期后，轻者多在数月至 1 年内完全恢复，或残留肢体力弱、指趾活动不灵、足下垂和肌萎缩等后遗症；重者可在数年内才逐渐恢复。病死率约为 20％，多死于呼吸肌麻痹或合并延髓麻痹、肺部感染、心肌损害和循环衰竭等。

十、诊疗探索

（一）原因探索

目前大多数学者认为本病与自身免疫及微生物感染有关。

1. 病前存在感染。依据：

（1）感染与神经系统症状之间有一间隔期。

（2）实验室检查。格林-巴利综合征患者脑脊液中 IgM、IgG、IgA 增加，血清中也增高，特别是抗神经节甘酯 GM1 和 GM1b 抗体，GQ1b 抗体和 Fisher 综合征有关。GM1 抗体和轴索损害存在密切的关系。

（3）病理检查。周围神经病理检查发现淋巴细胞浸润。

2. 微生物感染学说。依据：

（1）发病特点。部分患者在发病前有上呼吸道或肠道感染症状。

（2）流行病学特点。可出现在急性感染之后，如巨细胞病毒（5％～15％）、EB 病毒（2％～10％）、肺炎支原体（1％～5％）和空肠弯曲菌（4％～66％），这 4 种微生物感染出现在约 2/3 的患者。由于空肠弯曲菌的脂多糖和周围神经的神经节甘酯具有类似的分子结构，这些细菌感染后通过分子模拟机制诱发人体产生抗神经节甘酯 GM1 抗体和 GM1b 抗体，抗体在对抗微生物的同时破坏轴索和髓鞘上的神经节甘酯。此外 IgG 阻断神经传导，导致出现临床表现。

（3）在某些区域有流行倾向。

（二）病理探索

本病的主要病理改变在运动及感觉神经根、后根神经节、周围神经及颅神经。组织学特点为局限性的节段性脱髓鞘，伴有血管（主要是小动脉）周围及神经内膜的淋巴细胞、单核细胞及巨噬细胞的浸润；严重病例可见轴索变性、碎裂，脊膜可有炎症反应，脊髓见点状出血，前角细胞及颅神经也有退行性变，肌肉失神经性萎缩。临床表现为急性、对称性、弛缓性瘫痪，腱反射消失、面瘫和延髓麻痹；部分患者伴有肢体感觉障碍，以感觉异常多见。相应的病理生理改变以神经传导阻滞为最主要特征。最近有报道指出，皮神经密度明显下降在患者中普遍存在。

十一、病因治疗

本病目前病因尚不清楚。病前多有胃肠道、上呼吸道感染史或疫苗接种史，最常见为空肠弯曲菌感染，约占 30％，此外还有巨细胞病毒、EB 病毒、肺炎支原体、乙型肝炎病毒和人类免疫缺陷病毒等。也有白血病、淋巴瘤和器官移植后应用免疫抑制剂出现格林-巴利综合征的报道，系统性红斑狼疮和桥本甲状腺炎等自身免疫病可合并格林-巴利综合征。其机制是由于病原体某些组分与周围神经组分相似，机体免疫系统发生错误的识别，产生自身免疫性 T 细胞和自身抗体，并针对周围神经组分发生免疫应答，引起周围神经髓鞘脱失。周围神经髓鞘抗原包括：

1. P2 蛋白。致神经炎的作用最强。

2. P1 蛋白。相当于中枢神经系统的髓鞘素碱性蛋白。

3. P0 蛋白。致神经炎的作用最弱。

4. 髓鞘结合糖蛋白。抗原性较弱。

由于有上述的病因基础，可用免疫调节及抗微生物感染的相关治疗。

十二、最新进展

(一) 诱发本病的因素

有许多学者倾向于病前的感染因素可能是导致本病的重要原因，尤其近几年空肠弯曲菌感染与本病发生的关系受到越来越多的关注，还有多种病原体感染后出现本病的报道。由某些疫苗导致的情况也有发生，但这方面意见争议较大。此外，还有其他疾病和医疗干预过程中出现急性感染性脱髓鞘性多发性神经病的病例。现在的观点认为主要是由细胞和体液免疫介导的自身免疫性疾病。可诱发本病的因素有多种，最主要的是空肠弯曲菌和其他病原体的感染，此外还有疫苗接种、神经系统病变及药物等，一些提示未知诱因的少见病例也有报道。在机制方面，就自身抗体在病变中的作用意义有较多的争论；细胞免疫也起重要作用；空肠弯曲菌导致本病的机制也是研究的热点之一。

(二) 以双侧面神经麻痹为主要表现的格林-巴利综合征

又称急性炎性脱髓鞘性多发性神经炎，是神经系统由体液和细胞共同介导的单相性自身免疫性疾病。神经系统的病变范围广泛而弥散，主要侵犯脊神经根、脊神经和颅神经，有时也累及脊膜、脊髓及脑部。临床表现为急性、对称性、弛缓性肢体瘫痪，腱反射消失，面瘫和周围性感觉障碍。脑脊液常有蛋白增高而细胞数正常。病情严重者出现延髓和呼吸肌麻痹，危及患者生命。以双侧周围性面神经麻痹为主要临床表现，而无四肢症状的病例较罕见。齐藤等将观察的 7 例双侧周围性面神经麻痹分为 3 组，一组为仅有双侧面神经麻痹伴有脑脊液蛋白-细胞分离（2 例），一组双侧面神经麻痹伴有四肢末梢神经轻度受损伴脑脊液蛋白细胞分离（4 例），一组双侧面神经麻痹可能与变态反应有关（1 例）。前两组被认为是格林-巴利综合征的一个类型—特发性多发性脑神经炎。元村等总结有以下特征：

1. 原因不明，可先有上呼吸道感染史。

2. 急性发病。

3. 主要有双侧运动性脑神经同时受累表现。

4. 无四肢末梢神经功能障碍，如果有也属一过性，症状轻微。

5. 预后良好。

6. 常有脑脊液蛋白-细胞分离，被认为是格林-巴利综合征的一个类型。

(三) 急性运动轴索型神经病

是本病的轴索型，主要病理改变为脊神经前根和周围神经运动纤维的 Wallerian 样变性；神经纤维和血管周围无明显的淋巴细胞浸润，髓鞘正常，轴索粗细不均、断裂、神经内膜血管充血、巨噬细胞浸润，而脊神经后根和神经节除极个别受累外均表现正常。颅神经中运动纤维也常受累，发生 Wallerian 样变性。脊髓前角运动神经元发生肿胀、中心染色质溶解及核偏位。这与经典型病例的病理有显著不同。

1. 急性运动性轴索型神经病的电生理特征。为运动神经传导速度正常或轻度减慢，伴有诱发电位波幅明显减低；F波潜伏期正常；感觉神经传导速度和诱发波幅正常；多有纤颤电位和正尖波。与经典型病例脱髓鞘的运动及感觉神经传导速度减慢的电生理改变不同。利用电生理诊断标准可确定急性炎症性脱髓鞘性多发性神经病、急性运动性轴索神经病、急性运动性感觉神经病等亚型，动态观察神经电生理变化，对治疗及预后判断有指导意义。

2. 目前国外新观点。急性运动轴索型神经病早期或轻度病变为 Ranvier 结区增宽，免疫抗体、补体沉积在轴膜上，推测此改变引起轴索损害轻微，尚未达到不可逆程度。免疫物质在 Ravier 结区轴膜沉积，可引起神经电生理上诱发电位波幅下降。1995 年，Takigawa 等用单神经电压钳夹技术证实抗 GM1 抗体、补体存在时，它通过逐级去极化使 K^+ 流上升速度和幅度提高。抗体和补体同时作用时，则抑制 Na^+ 而阻断动作电位的产生及破坏 Ranvier 结区轴膜。急性运动轴索型神经病早期或轻度改变时有 IgG 和补体在 Ranvier 结区轴膜上沉积，推测它可导致神经病理及电生理改变。如在此期损害得到治疗控制，致病抗体及时清除，损害轻微的结区得到恢复，电生理学上诱发波幅下降即可恢复。如果病变进一步加重，巨噬细胞侵入髓鞘腔内破坏轴索，致使广泛的运动轴索 Wallerian 样变性，则重症或晚期患者表现波幅进行性下降难以恢复。临床上表现神经功能恢复不良、预后差。因此，动态观察神经电生理变化，对治疗及预后判断有指导意义。

3. 电生理学对急性运动轴索型神经病治疗及预后的判断。Visser 等认为急性运动轴索型神经病型电生理学上很少或无脱髓鞘证据，半数患者有去神经活动性，如果前驱有空肠弯曲菌感染则对免疫球蛋白治疗效果好，但对血浆置换法则差，表明电生理学改变对治疗有指导意义。有学者认为急性运动轴索型神经病早期及其病变轻微者，仅表现运动神经纤维 Ranvier 结区损坏，使轴膜内、外离子渗漏，造成动作电位下降，此期及时治疗，病变可逆转恢复，动作电位波幅可恢复。

目前中国有格林-巴利综合征诊治指南，作为临床诊治该疾病的重要依据。

郭民侠 柴文昭 张在其

第十一节 急性感染中毒性脑病

一、基本概念

急性感染中毒性脑病系中枢神经系统以外器官或系统急性感染后，毒素引起的脑功能障碍综合征。在多种急性感染性疾病病程中或恢复期，突发出现脑炎样临床表现。临床以意识障碍、惊厥、脑水肿，同时伴有神经系统损害体征。多见于青少年和儿童。主要是人大脑对感染性病原体的毒素产生的一种中毒反应和继发性脑缺氧的结果。

二、常见病因

1. 急性细菌性感染性疾病，主要病因有肺炎、细菌性痢疾、伤寒、猩红热、白喉、肾盂肾炎及脓毒症等。

2. 其次由流感病毒、副流感病毒、呼吸道合胞病毒、腺病毒、柯萨奇病毒等引起的急性呼吸道感染、肠道感染性疾病及手足口病等。

3. 疟疾、肺炎支原体性肺炎及钩端螺旋体病也可引起本病。

三、发病机制

急性感染性疾病发病后，很快出现大脑受损害的症状。主要是病原体分泌的毒素导致显著的脑组织受损。由于毒素可使脑血管壁的通透性增强，以致神经细胞及血管周围的水分明显增多，产生急性弥散性脑水肿；毒素还可以使脑血管痉挛，引起脑组织的缺血和缺氧，导致头痛、呕吐、抽搐或昏迷等一系列的神经系统症状。毒血症、代谢紊乱和缺氧引起脑水肿为主要发病机制。脑的病理改变表现为弥散性脑水肿、点状出血、毛细血管扩张、大脑皮质神经细胞变性、染色体溶解、细胞固缩；软脑膜充血、水肿、静脉瘀血。

急性感染中毒性脑病与脑炎及脑膜炎的区别在于后者是致病微生物直接进入颅内或通过血-脑屏障，造成对脑细胞的侵害；而前者是因毒素进入脑内，损害脑细胞所致，故称为中毒性脑病。

四、临床特征

急性感染中毒性脑病可以发生在各年龄阶段，多见于 2～10 岁儿童，而且多数病情严重。

(一) 原发疾病

常在急性感染性疾病病程中或恢复期，且原发疾病比较危重，如中毒性肺炎、中毒性痢疾、伤寒、猩红热、白喉、脓毒症及流感病毒肠炎等疾病后，突发高热、头痛、呕吐、烦躁、谵语并出现失语、瘫痪和抽搐等脑部受损症状。

(二) 脑部受损症状

由于脑部病变的轻重不一，出现的临床症状也不完全一样。一般是脑部的症状突然出现，表现为高热（但也有体温正常）、头痛、呕吐、烦躁不安；严重者可以出现昏睡不醒、抽搐或昏迷，有的还会出现肢体瘫痪、失语、瞳孔异常等。常有腱反射亢进、减弱或消失，双侧病理反射阳性。少数患者可出现眼球震颤和共济失调等小脑体征。重症者常可发生癫痫大发作持续状态、去大脑性强直或迅速陷入昏迷、颈强直、瞳孔散大、对光反射迟钝或消失。轻症者常可在 1～2 d 逐渐恢复，不留任何脑部后遗症。少数危重者可高热不退、抽搐不止、意识障碍不断加深、呼吸循环功能衰竭而危及生命。一般而言，脑部损害症状持续时间越长，产生后遗症的可能性越大。急性感染中毒性脑病临床症状归纳为：

1. 可有嗜睡、朦胧、谵妄、昏迷和去皮质状态等各种意识障碍。

2. 失语、肢体瘫痪、延髓麻痹、眼球运动障碍、复视、面瘫、共济失调、脑膜刺激征、病理征、不自主运动等脑部受累症状与体征。自主神经功能紊乱，丘脑下部症状也可见。

3. 精神障碍，包括精神运动、言语思维、情感、感知和（或）智能障碍等。

4. 可有各型癫痫表现，重症者常可出现癫痫大发作持续状态。

五、辅助检查

(一) 常规检查

血常规、尿常规、粪常规检查，红细胞沉降率及血糖血脂和肝肾功能检查。

(二) 生物电检查

即心电图、脑电图及肌电图等项目检查。

(三) 脑脊液检查

可有压力和蛋白升高，糖和氯化物正常，白细胞计数可有轻度增高或正常，脑脊液中一般找不到致病菌。

(四) 影像学检查

1. 胸部 X 线片。

2. CT 或 MRI 检查。表现为脑室、脑沟、脑池变窄，脑室、脑沟、脑池消失，白质与灰质境界模糊不清。

六、诊断思路

(一) 询问病史

追问患者本次发病的过程，多为 2～10 岁儿童，常在危重性、急性感染性疾病病程中或恢复期，如中毒性肺炎、中毒性痢疾、伤寒、猩红热、白喉、脓毒症及流感病毒肠炎等疾病后，突发高热、头痛、呕吐、烦躁、谵语并出现失语、瘫痪和抽搐等脑部受损症状。

(二) 临床表现

突然出现高热、头痛、呕吐、烦躁不安，严重者可以出现昏睡不醒、抽搐或昏迷，有的还会出现肢体瘫痪、失语、瞳孔异常等。少数危重者可高热不退、抽搐不止、意识障碍不断加深、呼吸循环功能衰竭而危及生命。一般而言，脑部损害症状持续时间越长，产生后遗症的可能性越大。

(三) 体格检查

常有原发疾病的临床体征，因病而异。神经系统体查可有失语、肢体瘫痪、延髓麻痹、眼球运动障碍、复视、面瘫、共济失调，腱反射亢进、减弱或消失，双侧病理反射阳性、脑膜刺激征等脑部受累症状与体征。少数患者可出现眼球震颤和共济失调等小脑体征。重症者常可出现癫痫大发作持续状态、去大脑性强直或迅速陷入昏迷、颈强直、瞳孔散大、对光反射迟钝或消失。

(四) 辅助检查

根据需要给患者进行血液学、脑脊液、肌电图、胸部 X 线、头颅或脊髓 CT/MRI 等检查，有助于临床诊断。

七、临床诊断

根据患者有急性感染性疾病史，在疾病病程中或恢复期突然出现高热、头痛、呕吐、烦躁、谵语、失语、瘫痪和抽搐等脑部症状；腱反射亢进、减弱或消失，双侧病理反射阳性及颅神经损害等脑部神经体征；脑脊液压力增高而其常规、生化检测正常，头颅 CT 或 MRI 检查表现为脑室、脑沟、脑池变窄，脑室、脑沟、脑池消失，白质与灰质境界模糊不清，即可诊断。

八、鉴别诊断

(一) 病毒性脑炎

虫媒传染的病毒性脑炎见于夏、秋季。其他病毒性脑炎可为散发。多呈亚急性起病，脑脊液检查除压力升高外，还可见脑脊液轻微混浊、白细胞数增加和蛋白增高。

(二) 病毒感染后脑炎

于麻疹、流行性感冒、腮腺炎、水痘等病毒感染后 1～2 周，在原发病开始缓解时起病。病理改变后脑白质有散在小静脉周围灶性脱髓鞘和单核细胞浸润，脑脊液白细胞轻度增加、蛋白升高及出现寡克隆 IgG 区带。

(三) 急性细菌性脑膜炎

起病急、高热、剧烈头痛和呕吐，可迅速出现惊厥、精神障碍和意识障碍，脑膜刺激征明显。脑脊液改变显著，白细胞数明显增加，中性粒细胞占绝对优势，有时白细胞内还可见吞噬的细菌，蛋白量增高，糖及氯化物下降。

(四) 高热惊厥

多见于婴幼儿。一般在感染性疾病体温升至 38℃ 以上时即可发生，多呈全身强直或强直-阵挛样发作，往往一次发热仅发生一次，发作后不遗留明显脑损害。以后再发热还可发生。

（五）急性化学性中毒性脑病

1. 高浓度的毒物接触史。患者在短时间内接触大量毒物，如接触高浓度甲苯、汽油常迅速发病。而有机金属化合物，如四乙基铅、有机锡、有机汞、碘甲烷等。

2. 发病一般急骤。中毒常在数小时至数天发生，有些在2～3周后出现脑部症状。

3. 临床上早期多出现头痛、恶心、昏睡、乏力、烦躁、幻觉、定向力障碍。呈典型颅内压增高表现，如头部剧痛、喷射样呕吐、频繁抽搐、呼吸变慢、血压增高、瞳孔缩小、意识障碍加重等，且多呈昏迷，但眼底检查不一定见到视神经盘水肿。化学性中毒性脑病，一般均为弥散性损害，可以侵犯神经细胞、神经纤维及脑内血管。部分毒物可侵犯中枢（脑或脊椎）或外周神经系统。其基本病理损害属变性及毁坏性，反应性和炎性改变较少见。其临床表现常见有以下几种。

（1）以神经系统症状为主：患者有头昏、头痛、乏力、恶心、呕吐、视力模糊、视觉障碍、嗜睡、意识障碍、谵妄，甚至抽搐、昏迷。本类型最多见。

（2）以精神症状为主：临床表现为狂躁、忧郁、欣快、消沉等各种类型精神症状。以上中毒症状在四乙基铅、二硫化碳、汽油、有机锡中毒时较多见。

（3）运动障碍：患者可出现偏瘫、截瘫等临床表现，或可出现抽搐、震颤、舞蹈样手足多动症。如溴甲烷、碘甲烷、一氧化碳中毒，可出现这些症状。

4. 在脑病发生的同时，出现其他器官或系统损害的症状。

5. 脑电图常显示弥散性病变。α波减少，代之以θ波或δ波等慢波。

6. 有关毒物及特殊检验。如急性有机磷类农药中毒时，血胆碱酯酶活性降低；急性一氧化碳中毒时，血中碳氧血红蛋白增加等，均有助于中毒性脑病的病因诊断。

7. 排除其他病因所致的中枢神经系统疾病。如癫痫、脑血管意外、脑炎、颅脑外伤等。

（六）急性脱髓鞘性脑病

是有别于病因明确的病毒性脑炎的一组疾病，它是指对一种病毒或其他异种蛋白质的过敏反应而引起的大脑急性炎症。本病的发病率要比病毒性脑炎高，它的发病与性别、年龄和季节无明显关系，目前也没有发现该病有肯定的传染性，早期适当的治疗往往能收到较好的效果。临床表现：

1. 发病前多有呼吸道或胃肠道感染的症状，如咳嗽、腹泻等；大多数患者有发热、头痛、呕吐、头昏。

2. 半数左右有精神症状，甚至以精神失常为首发症状。

3. 癫痫发作常见，甚至呈癫痫持续状态。

4. 多数患者表现出大脑弥散性损害的症状，部分患者尚表现出小脑和/或脑干损害的症状。可表现为嗜睡、浅昏迷、深昏迷、视神经盘水肿、失语、肢体瘫痪、病理征、不自主运动等，也可见眼球运动障碍、面瘫、交叉性瘫痪、延髓麻痹、共济失调、自主神经功能障碍等，严重者可有脑疝形成。

5. 脑电图多为弥散性或以额颞叶部为主的高波幅慢波；少数呈现与体征一致的局灶性改变或有痫性放电。

6. 颅脑CT或MRI可于脑室周围白质内见多个或单个大小不等、形态不一、边界不清、部分融合成片的低密度区。

（七）急性播散性脑脊髓炎

是以脑和脊髓广泛的白质炎性脱髓鞘改变为病理特点的脱髓鞘疾病。可见于接种后（称为接种后脑脊髓炎），如见于狂犬疫苗接种后；也可见于感染后（称为感染后脑脊髓炎），以发生于病毒感染后为多见，见于儿童患发疹性病毒疾病，如麻疹、流行性腮腺炎、水痘等后，病前有上呼吸道感染者也不少见。有的患者病前感染症状可不明显，或是临床上的感染。一般是急性或亚急性起病，以弥散性脑损害的症状和体征为突出，如偏瘫、失语、颅神经麻痹、惊厥及精神障碍等，重者可发生意识障碍、去大脑或去皮质强直等，脑水肿严重时可出现颅内压增高的表现。有的患者症状局限于脑干或脊髓。脑脊液检查细胞、蛋白质可轻或中度升高。常规检查所见正常者也有不少脑电图检查出现弥散性的严重异常。CT 和 MRI 可显示主要位于脑白质的多发性脱髓鞘病灶。

九、救治方法

（一）积极治疗原发病

感染中毒性脑病多紧随原发病起病后发生，在诊断本病之后必须抓紧对原发疾病的治疗，如选择抗生素治疗细菌性感染，利巴韦林、干扰素治疗病毒性感染等。

（二）退热降温

在体温超过 39℃时应采取物理降温措施，如放置冰枕、冷毛巾、酒精擦浴等。如持续高热，在充分抗感染措施的前提下，可临时应用糖皮质激素，如地塞米松静脉滴注，还可应用小剂量吲哚美辛。

（三）预防及治疗惊厥

在体温升高至 39℃以上时，为减轻患者烦躁不安和预防惊厥，可予小剂量苯巴比妥口服或肌内注射。在出现惊厥时应予地西泮静脉缓注，还可用苯巴比妥肌内注射。对极度兴奋、反复抽搐或伴高热的患者可考虑用冬眠疗法。氯丙嗪和哌替啶应慎用。

（四）减轻脑水肿

1. 可使用甘露醇、50％甘油生理盐水、尿素等。首选 20％甘露醇 125～250 mL 静脉注射或快速静脉滴注，必要时 24 h 内可用 2～4 次。

2. 利尿剂。呋塞米 20～40 mg 肌内注射或静脉注射，2～3 次/d；或 120 mg 溶于 5％葡萄糖注射液 250 mL 中，1 h 滴完。依他尼酸钠 25～50 mg 溶于 10％葡萄糖注射液 20～40 mL，缓慢静脉注射，2 次/d。

3. 糖皮质激素。早期、适量、短程应用。地塞米松 30～60 mg/d 或氢化可的松 200～400 mg/d 加入输液中静脉滴注，有利于解除脑水肿和提高脑细胞对毒物与缺氧的耐受性。

（五）改善脑细胞代谢促进神经细胞功能恢复的药物

常用能量合剂静脉滴注，其组成有三磷酸腺苷 20～40 mg、细胞色素 C 15～30 mg、辅酶 A 50～100 U、维生素 B_6 100 mg 等。脑活素 10～30 mg 加入 5％～10％葡萄糖注射液 250 mL 中缓慢静脉滴注，60～120 min 滴完。1,6-二磷酸果糖 10 g 静脉滴注，1 次/d，1 周为 1 个疗程。也可输少量鲜血。

（六）注意全身情况

纠正水、电解质代谢及酸碱平衡的紊乱，防止吸入性肺炎，纠正心功能不全及预防压疮的发生。

（七）合理氧疗

可用常压面罩吸氧，最好用高压氧或液体氧。有呼吸道阻塞或呼吸抑制时，应立即做气管切开或插管。

（八）其他

急性期后，如遗留重要的神经功能缺损，应积极予以治疗。除针灸、中药外还可应用紫外线照射、血液疗法等。忌用对中枢神经系统有损害的药物。

十、诊疗探索

（一）中毒型细菌性痢疾

是以中毒症状为主的细菌性痢疾，3～5 岁的小儿多发，起病急，有高热、中毒、惊厥或休克等症状，严重时呼吸可突然停止而死亡，是由于脑细胞缺氧引起脑水肿产生脑疝所致。病儿在发生脑疝之前可因缺氧出现呼吸加快，若呼吸不规则或变慢，伴有面色变灰、心率突然减慢、昏迷突然加深，可能是脑疝的先兆。中毒型痢疾由于毒素对脑部的直接作用，病儿反复惊厥，可导致机体缺氧，脑细胞缺氧引起脑水肿、脑疝的发生，如抢救不及时，小儿可能突然呼吸停止而死亡，抢救成活的小儿智力发育肯定会受到影响。中毒型痢疾的治疗主要是抗感染，维持机体的水、电解质平衡，纠正酸中毒；同时降温、止惊。治疗脑水肿，出现呼吸衰竭时除应积极脱水、给氧外，立即气管插管，加压给氧，减轻缺氧对大脑的损害。

（二）重症肺炎并发中毒性脑病

重症肺炎是指除肺炎常见呼吸系统症状外，尚有呼吸衰竭和其他系统明显受累的表现。重症肺炎时由于脑缺氧，使脑血管痉挛，导致脑血流严重不足，进一步加重脑组织缺氧，致使脑组织代谢紊乱及脑水肿。出现下列症状与体征者，可诊断为肺炎并发中毒性脑病。

1. 昏睡、昏迷，以致惊厥（肺炎时高热和低钙均可引起惊厥，要注意鉴别）。
2. 烦躁不安、嗜睡或两者交替出现。
3. 有脑膜刺激征和颈强、布鲁津斯基征。
4. 呕吐呈喷射状。
5. 有瞳孔改变，对光反射迟钝或消失。
6. 肌张力增高。

中毒性脑病的病理、生理学基础是脑水肿，除继续治疗肺炎外，并予改善通气、吸氧，纠正水、电解质紊乱及镇静；有呼吸道梗阻或呼吸衰竭时，尽早做气管切开和使用呼吸机。

（三）脑型疟疾

是感染疟原虫所引起的传染病，早期有低热、乏力、畏寒、全身酸痛、消化不良等表现。出现典型症状，先为感觉寒冷，然后出现全身发抖、关节及肌肉酸痛、脸色发白、皮肤发绀、常有抽搐、脉搏细速，伴有恶心、呕吐等，寒战过后病儿出现发热，体温迅速升高到 39～41℃，面红耳热、双眼充血、头痛、烦躁不安、呼吸急促，患儿常出现言语杂乱、意识模糊、定向力丧失，甚至昏迷、抽搐，经过 1～8 h 进入退热期。恶性疟疾持续高热，严重者可出现脑型疟疾，有高热、言语杂乱、昏迷抽搐，神经系统检查有异常等脑病表现。如病情控制不好对小儿智力发育有一定的影响。本病的治疗，患者应卧床休息，供给营养丰富、富含维生素、易消化的饮食。使用有效的抗疟疾治疗药物，特别要注意对脑型疟疾的抢救，同时要设法控制高热和抽搐，减轻对脑部的损害。

（四）急性重型肝炎

目前发现的病毒性肝炎有甲、乙、丙、丁、戊等几个类型。急性重型肝炎又称为暴发型肝炎，以乙型肝炎引起的多见。起病时与急性黄疸型肝炎相似，病儿先有发热、精神差、乏力、食欲不振、厌食油腻、恶心、呕吐、右上腹不适或疼痛，逐渐出现尿黄、眼睛及皮肤黄染。在起病 2 周以内，小儿病情迅速恶化，表现为黄疸迅速加深，皮肤巩膜呈橘黄色，肝脏明显缩小，并出现中枢神经系统症状。早期常有精神、智力、行为异常，如性格改变、异常活动、行为幼稚、言语不清或言语重复、说一些与当时环境无关系的话、睡眠规律紊乱、突然食欲亢进或减退，都是肝性昏迷的早期表现。由于急性重型肝炎早期有精神、智力、行为异常，如果治疗不及时最终将引起昏迷。昏迷时间越长，脑细胞水肿越重，脑细胞缺氧越明显，故对抢救存活的小儿的智力发育是有一定影响的。小儿患急性肝炎后应住院治疗，住院过程中如小儿有性格改变、睡眠规律改变、行为异常、食欲突然亢进或减退应及时报告医生，尽快采取治疗措施。急性重型肝炎的治疗目的是要保持体内环境稳定，维持脑、心、肾、肺等重要器官的功能。还应治疗脑水肿、肾功能衰竭，控制出血，防治感染等。

（五）蛔虫并发中毒性脑病

患儿的发病特点为出现突然抽搐、呕吐、短暂意识丧失、精神萎靡等神经系统表现，查体无明显异常，粪便中有大量蛔虫卵。给患儿驱虫治疗，排出大量蛔虫后症状就会很快消失。蛔虫病导致中毒性脑病的发病机制，可能由于虫体代谢产物或崩解物被吸收，引起低热、精神萎靡，或兴奋不安、头痛、易怒、睡眠障碍、磨牙、易惊，甚至反复呕吐，个别感染较重的小儿，在某些应激因素作用下可突然发生惊厥、昏迷等中枢神经系统症状。

十一、病因治疗

（一）急性感染中毒性脑病

主要由急性细菌性感染性疾病、病毒感染性疾病及其他病原体感染引起。

1. 抗生素。应用抗生素时，应客观综合分析患者的病理、病情，在明确诊断的基础上，通过对微生物的药敏实验、药物的代谢途径、药物的毒性采用不同的给药途径、给药间隔和给药剂量及选用不同的抗生素。

2. 抗病毒。尚无理想的抗病毒药物，常用的抗病毒制剂有下列几种。

（1）利巴韦林：可抑制多种 DNA 及 RNA 病毒，为广谱抗病毒药物，毒性小。对腺病毒肺炎、呼吸道合胞病毒性肺炎均有效。

（2）干扰素：可抑制细胞内病毒的复制，中断炎症蔓延，提高巨噬细胞的吞噬能力。人干扰素-α，是用人血白细胞或类淋巴母细胞制备而成，治疗病毒性肺炎效果较好。

（3）核苷类化合物：如阿昔洛韦是一种合成的无环嘌呤核苷类化合物，可抑制多种脱氧核糖核酸病毒的增殖。

（4）中药具有良好的抗病毒作用，如大青叶、银花、黄连、鱼腥草、板蓝根等。

（二）特殊性急性脑病的治疗

1. 急性中毒性脑病。引起中毒性脑病的工业毒物品种较多，如四乙基铅、有机汞、有机锡、溴甲烷、磷化氢、一氧化碳、汽油、二氧化硫等。其基本病理损害属变性及毁坏性，反应性和炎性改变较少见。治疗主要为病因治疗。

（1）四乙基铅中毒性脑病的治疗：病因治疗可用巯乙胺 200～400 mg/d 肌内注射或缓慢静脉注射，或加入 5％葡萄糖注射液 250 mL 中静脉滴注，症状改善后，酌情减量。

（2）一氧化碳中毒性脑病的治疗：供氧非常重要，因为吸入氧浓度越高，血内一氧化碳分离越多，排出越快。故应用高压氧是治疗一氧化碳中毒最有效的方法。

（3）降低颅内压，改善脑水肿：严重中毒后，脑水肿可在 24～48 h 发展到高峰。静脉滴注 20％甘露醇或甘油果糖，重症者同时给予地塞米松。如有频繁抽搐、脑性高热或昏迷时间超过 10～21 h 者，首选药是地西泮，10～20 mg 静脉注射，给予抗痉挛药物。

（4）脑保护治疗：是一种系统治疗措施或者方法，最终的目的都是达到脑保护，因而它既不单指某种脑保护剂，也不是单指某项措施，而是一个系统工程，即通过各种手段、方法达到挽救除不可逆坏死以外的所有具有潜在生存能力的神经细胞。

2. 急性播散性脑脊髓炎。是以脑和脊髓广泛的白质炎性脱髓鞘改变为病理特点的脱髓鞘疾病。可见于接种后（称为接种后脑脊髓炎），如见于狂犬疫苗接种后；也可见于感染后（称为感染后脑脊髓炎），以发生于病毒感染后为多见。

急性期采取大剂量糖皮质激素冲击疗法，可抑制过度的自身免疫应答及炎性脱髓鞘病。血浆置换疗法和静脉注射免疫球蛋白对一些暴发型病例可能有效。对症处理如用甘露醇降低高颅内压、用抗生素治疗感染等。

十二、最新进展

(一) 急性感染中毒性脑病病因探讨

发现病毒入侵人体新途径：最近的一项研究发现了病毒在进化过程中产生的绕过免疫屏障的巧妙方法。普通造成脑膜炎和心脏炎症的病毒是采取"走后门"的方式绕过天然的免疫屏障，然后发出生物信号感染人体细胞。这项研究帮助解释了一种儿童传染疾病病原体——柯萨奇病毒是如何入侵细胞的。B 型柯萨奇病毒是一种在人类中常见的病毒，通常情况下它在引起轻微感染后就会被免疫系统消灭。但是，在少数情况下 B 型柯萨奇病毒也可以导致心肌炎，这是一种在儿童和成人中都可能导致心脏严重病变的疾病，更严重的后果是病毒可能侵袭脑部，导致脑膜炎。科学家发现病毒是通过进化演变成为一种迂回侵入的方式。病毒首先与一个容易通过细胞、位于上皮细胞表面的受体 DAF 结合后再进入细胞。与 DAF 受体结合后，病毒促发另外两个信号分子，从而导致了感染。一个信号分子帮助病毒穿过细胞之间的致密连接，然后与 CAR 结合；另一个信号分子帮助病毒更深入进入细胞，并释放出核酸完成感染过程。这是研究人员首次发现病毒依赖信号传导途径进行感染。更特别的是柯萨奇病毒可以激活激酶，通常激酶位于细胞中移动的结构部位。这种特殊的激酶在过去被认为在癌症中十分活跃，推测是其信号传导功能失控的缘故。但是，激酶都有一个基本的功能，就是作为激素或者生长因子的作用对象。在这项最新的研究中发现病毒可以指挥激酶调控的信号传导以完成感染过程。

(二) 内毒素诱发脑病发生的机制

1. 内毒素致血-脑屏障通透性增加。内毒素血症常可激活内外凝血系统而诱发弥散性血管内凝血，导致脑血管内凝固而发生微血栓，引起缺血、缺氧、毛细血管通透性增高；血管通透性增加，星状细胞肿胀，结果导致血-脑屏障通透性增加，毒性物质通过血-脑屏障进入脑组织增多，对大脑毒性作用增强。

2. 干扰脑细胞能量代谢。有研究提示，内毒素使溶酶体酶升高，线粒体肿胀，内膜、基质和酶均受损，破坏线粒体的完整性及氧化磷酸化代谢，造成脑细胞能量代谢障碍。

3. 神经递质异常。5-羟色胺是一种中枢神经抑制性递质，内毒素可导致色胺酸进入，5-羟色胺合成增加，血浆及脑组织中含量增高。5-羟色胺在脑内增多，不但作为一种抑制性神经递质影响大脑功能，还可使脑血管收缩、减少血流量、损害内皮细胞而促进肝性脑病的发生与发展。

郭民侠　柴文昭　张在其

第十二节　急性脊髓炎

一、基本概念

急性脊髓炎是非特异性炎症引起脊髓白质脱髓鞘病或坏死，导致急性横贯性脊髓损害，也称为急性横贯性脊髓炎，以病损水平以下肢体瘫痪、传导束性感觉障碍和尿便障碍为临床特征。

二、常见病因

病因不清，包括不同的临床综合征，如感染后脊髓炎、疫苗接种后脊髓炎、脱髓鞘性脊髓炎（急性多发性硬化）、坏死性脊髓炎和副肿瘤性脊髓炎等。

三、发病机制

多数患者在出现脊髓症状前 1～4 周有上呼吸道感染和发热、腹泻等病毒感染症状，但脑脊液未检出抗体，脊髓和脑脊液中未分离出病毒，可能与病毒感染后变态反应有关，并非直接感染所致，为非感染性炎症型脊髓炎。

四、临床特征

（一）急性横贯性脊髓炎

急性起病，常在数小时至 2～3 d 发展至完全性截瘫。可发病于任何年龄，青壮年较常见，无性别差异，散在发病。病前数天或 1～2 周常有发热、全身不适或上呼吸道感染症状，可有过劳、外伤及受凉等诱因。首发症状多为双下肢麻木无力、病变节段束带感或根痛，进而发展为脊髓完全性横贯性损害，胸髓最常受累。病变水平以下运动、感觉和自主神经功能障碍。

1. 运动障碍。早期常见脊髓休克，表现截瘫、肢体肌张力低和腱反射消失，无病理征。休克期多为 2～4 周或更长，脊髓损害严重、合并肺部及尿路感染并发症和压疮者较长。恢复期肌张力逐渐增高，腱反射亢进，出现病理征，肢体肌力由远端逐渐恢复。

2. 感觉障碍。病变节段以下所有感觉缺失，在感觉消失水平上缘可有感觉过敏区或束带样感觉异常，随病情恢复感觉平面逐步下降，但较运动功能恢复慢。

3. 自主神经功能障碍。早期尿便潴留，无膀胱充盈感，呈无张力性神经源性膀胱，膀胱充盈过度出现充盈性尿失禁；随着脊髓功能恢复，膀胱容量缩小，尿液充盈到 300～400 mL 时自主排尿，称为反射性神经源性膀胱。损害平面以下无汗或少汗、皮肤脱屑和水肿、指甲松脆和角化过度等。

（二）急性上升性脊髓炎

起病急骤，病变在数小时或 1～2 d 内迅速上升，瘫痪由下肢迅速波及上肢或延髓支配肌群，出现吞咽困难、构音障碍、呼吸肌瘫痪，甚至导致死亡。

五、辅助检查

（一）周围血象

急性期周围血象白细胞计数正常或轻度升高。

（二）腰穿

压颈试验通畅，少数病例脊髓水肿严重可呈不完全梗阻。脑脊液压力正常，外观无色透明，细胞数、蛋白含量正常或轻度增高，淋巴细胞为主，糖、氯化物正常。

（三）电生理检查

1. 视觉诱发电位正常，可与视神经脊髓炎鉴别。

2. 下肢体感诱发电位波幅可明显减低；运动诱发电位异常，可作为判断疗效和预后的指标。

3. 肌电图呈失神经改变。

（四）影像学检查

脊柱 X 线片正常。MRI 显示病变部脊髓增粗，病变节段髓内多发片状或斑点状病灶，呈 T_1 低信号、T_2高信号，强度不均，可有融合。有的病例可始终无异常。

六、诊断思路

根据病史、症状、体征、脑脊液和 MRI 检查，并且排除视神经脊髓炎、脊髓血管病、急性硬脊膜外脓肿、急性脊髓压迫症、亚急性坏死性脊髓炎、人类 T 淋巴细胞病毒 1 型相关脊髓病等疾病后做出诊断。

七、临床诊断

根据急性起病，迅速进展为脊髓完全横贯性或播散性损害，常累及胸髓；病变水平以下运动、感觉和自主神经功能障碍；结合脑脊液和 MRI 检查可以确诊。

八、鉴别诊断

需与以下引起急性肢体瘫痪的疾病鉴别。

(一)视神经脊髓炎

属于脱髓鞘疾病，除有横贯性脊髓炎的症状外，还有视力下降或视觉诱发电位异常，视神经病变可出现在脊髓症状之前、同时或之后。

(二)脊髓血管病

脊髓前动脉闭塞综合征容易和急性脊髓炎相混淆，病变水平相应部位出现根痛，短时间内发生截瘫、痛温觉缺失、尿便障碍，但深感觉保留，即脊髓前 2/3 综合征。脊髓出血临床少见，由脊髓外伤或血管畸形引起，起病急骤，迅速出现剧烈背痛、截瘫和括约肌功能障碍。腰穿脑脊液为血性，脊髓 CT 可见出血部位高密度影，MRI 可显示血肿的部位及范围，脊髓数字减影血管造影可发现脊髓血管畸形。

(三)急性硬脊膜外脓肿

可出现急性脊髓横贯性损害，病前常有身体其他部位化脓性感染，病原菌经血行或邻近组织蔓延至硬膜外形成脓肿。在原发感染数天或数周后突然起病，出现头痛、发热、周身无力等感染中毒症状，常伴根痛、脊柱叩痛。外周血白细胞数增高；椎管梗阻，脑脊液细胞数和蛋白含量明显增加；CT、MRI 有助于诊断。

(四)急性脊髓压迫症

脊柱结核或转移性肿瘤均可引起椎体骨质破坏和塌陷，压迫脊髓出现急性横贯性损害。脊柱结核常有低热、食欲缺乏、消瘦、萎靡、乏力等全身中毒症状和其他结核病灶，病变脊柱棘突明显突起或后凸成角畸形，脊柱影像学检查可见椎体破坏、椎间隙变窄和椎旁寒性脓肿阴影等典型改变。转移性肿瘤除脊柱影像学检查外可做全身骨扫描。

(五)亚急性坏死性脊髓炎

是脊髓血供障碍造成的进行性脊髓损伤，成人男性多见，缓慢进行性加重的双下肢无力、腱反射亢进、锥体束征阳性，常伴有肌萎缩，病变平面以下感觉减退，逐渐加重会出现完全性截瘫、尿便障碍，肌萎缩十分明显，肌张力低下，反射减退或消失。脑脊液内蛋白增高，细胞数多为正常。脊髓碘油造影可见脊髓表面有扩张的血管。此病可能是一种脊髓的血栓性静脉炎，脊髓血管造影可明确诊断。

(六)人类 T 淋巴细胞病毒 1 型相关脊髓病

是和人类 T 淋巴细胞病毒 1 型感染所致免疫异常相关的脊髓病变，以缓慢进行性截瘫为临床特征。

九、救治方法

本病无特效治疗，主要包括减轻脊髓损害、防治并发症及促进功能恢复。

（一）药物治疗

1. 糖皮质激素。针对可能与自身免疫机制有关的非特异性炎症，急性期可应用大剂量甲泼尼龙短程疗法，500～1 000 mg 静脉滴注，1 次/d，连用 3～5 次，控制病情发展，症状改善通常出现于 3 个月之后；或用地塞米松 10～20 mg 静脉滴注，1 次/d，10～20 d 为 1 个疗程；用上述两药后可改用泼尼松口服，40～60 mg/d，维持 4～6 周后或随病情好转逐渐减量停药。

2. 免疫球蛋白。急性上升性脊髓炎或横贯性脊髓炎急性期应立即使用，成人用量 0.4 g/(kg·d) 静脉滴注，连用 3～5 d 为 1 个疗程。

3. 抗生素。预防和治疗泌尿道或呼吸道感染。

4. 维生素 B 族有助于神经功能恢复，烟酸、尼莫地平、丹参等血管扩张剂，三磷酸腺苷、细胞色素 C、胞磷胆碱等也可选用，可能有益于促进恢复。

5. α-甲基酪氨酸可对抗酪氨酸羟化酶，减少去甲肾上腺素合成，预防出血性坏死发生。

（二）处理呼吸肌麻痹

急性上升性脊髓炎和高颈段脊髓炎可发生呼吸肌麻痹，轻度呼吸困难可用化痰药和超声雾化吸入，重症呼吸困难应及时清除呼吸道分泌物，保持通畅，必要时行气管切开，用人工呼吸机维持呼吸。

（三）精心护理可预防或减少并发症

1. 勤翻身、拍背，改善肺泡通气量，防止坠积性肺炎；瘫痪肢体应保持功能位，防止肢体痉挛和关节挛缩。

2. 在骶尾部、足跟及骨隆起处放置气圈，保持皮肤干燥清洁，经常按摩皮肤，活动瘫痪肢体。

3. 皮肤发红可用 70％酒精或温水轻揉，涂以 3％～5％安息香酊；已发生压疮者应局部换药并加强全身营养，促进愈合；忌用热水袋以防烫伤。

4. 排尿障碍应行无菌导尿，留置尿管，用庆大霉素 8 万 U 膀胱冲洗，预防尿路感染；高位脊髓炎吞咽困难应放置胃管。

（四）早期康复训练

对功能恢复及改善预后有重要意义，肢体被动活动与按摩，改善肢体血液循环，部分肌力恢复时应鼓励患者主动活动。晚期痉挛性瘫痪可口服巴氯芬 5～10 mg，2～3 次/d，或采取适当的康复性手术治疗。

十、诊疗探索

根据病史、症状、体征、脑脊液和 MRI 检查，并且排除视神经脊髓炎、脊髓血管病、急性硬脊膜外脓肿、急性脊髓压迫症、亚急性坏死性脊髓炎、人类 T 淋巴细胞病毒 1 型相关脊髓病等疾病后做出诊断。治疗上如果能明确病因，发病前做本病的预防和病因治疗，发病后在减轻脊髓损害、防治并发症及促进功能恢复的基础上做神经干细胞移植是探索本病治疗的方向。

十一、病因治疗

查找病因，如感染、疫苗注射、中毒、肿瘤等，根据病因积极治疗，如存在感染，应该给予有效的抗感染治疗。

十二、最新进展

干细胞移植后分化成神经细胞，促进神经细胞再生，干细胞进入损伤部位并对坏死组织发挥吞噬作用修复病变组织，促进局部新生血管生成和血管重建，改善神经营养，恢复正常的神经组织，改善功能。神经干细胞移植治疗对脊髓炎的治疗已成为现今最有效地使患者重新恢复健康生活的治疗方法，结合系统的功能康复锻炼，效果更加理想。干细胞移植可以治疗不同部位损伤的脊髓损伤类疾病。

熊勇　李英斌　张在其

第十三节　脊髓出血性疾病

一、基本概念

脊髓出血性疾病或称椎管内出血，它包括硬脊膜外出血、硬脊膜下出血、脊髓蛛网膜下腔出血和脊髓出血。以外伤为主要原因的硬脑膜外出血和硬脑膜下出血是比较多见的，但在脊椎管内无论是硬脊膜外出血或硬脊膜下出血都很少见。脊髓蛛网膜下腔出血和脊髓出血则与颅内蛛网膜下腔出血和脑内出血相似，分别出现以脊膜刺激征为主和以脊髓损害为主的临床症状。

二、常见病因

(一) 硬脊膜外出血

引起硬脊膜外出血的病因有外伤、脊髓血管畸形、血液病和抗凝治疗等。但也有些是原因不明的特发性出血。严重的或轻度的外伤皆可引起潜伏的异常静脉破裂出血。

(二) 硬脊膜下出血

硬脊膜下出血较硬脊膜外出血还要少见，病因有外伤、脊髓血管畸形、血液病和抗凝治疗等。

(三) 脊髓蛛网膜下腔出血

有各种病因，如外伤、腰椎穿刺、血液病、抗凝治疗、脊髓动静脉畸形、脊髓肿瘤等。蛛网膜下腔出血常为脊髓动静脉畸形的初起症状。伴发于脊髓肿瘤的蛛网膜下腔出血多发于腰段水平的室管膜瘤，因该部肿瘤血管丰富，结缔组织疏松容易出血。

(四) 脊髓出血

原因以外伤最多，其次为脊髓血管畸形、血液病、抗凝治疗和脊髓内肿瘤等。

三、发病机制

因外伤、脊髓血管畸形、脊髓肿瘤、腰椎穿刺、血液病和抗凝治疗导致出血。

四、临床特征

(一) 硬脊膜外出血

本病可见于任何年龄，以 50～70 岁比较多见。起病先感到出血部位的脊椎剧烈疼痛，并在数小时内出现双下肢感觉障碍，运动障碍、伴排便排尿障碍。

（二）硬脊膜下出血

其临床表现与硬脊膜外出血类似，起病突然，先有根性疼痛，随后出现脊髓受压症状；两下肢瘫痪伴感觉障碍，伴排便排尿障碍。

（三）脊髓蛛网膜下腔出血

临床表现为突然感到腰背部疼痛，为根性痛，脊椎两旁肌肉痉挛，脊柱活动受限，伴以颈项强直，克尼格征阳性。脊髓蛛网膜下腔出血与颅内蛛网膜下腔出血的不同点：

1. 腰背痛比头痛出现得早，而且剧烈。
2. 头痛与其他脑症状很快消退后，脊髓症状如故甚至继续加重。
3. 意识无障碍。
4. 有明显的神经根性体征。

（四）脊髓出血

立即出现急剧的背痛，并随即双下肢瘫痪、四肢全瘫、感觉消失和大小便失禁。过后才出现与出血髓节水平相应的肌肉颤动、肌腱反射消失，呈现脊髓休克现象。脊髓休克期过后转为痉挛性截瘫。因侧角损害可有脉搏波动、血压波动、体温升高、皮肤变红、多汗、腹胀等交感神经损害症状，甚至出现休克。脊髓出血要比脊髓梗死严重得多。上颈段髓内出血时严重影响呼吸，重症者可于数小时或数天内死亡。

五、辅助检查

（一）腰穿及脑脊液检查

常有压力增高、脊髓腔有不同程度阻塞，脑脊液内有红细胞且蛋白定量增高。

（二）诱发电位检查

下肢行体感诱发电位检测，可呈示脊髓传导功能受阻。

（三）脊髓血管造影

可发现动静脉畸形、动脉瘤、动脉炎、血肿、肿瘤等改变。

（四）脊髓造影检查

以碘油或碘水行脊髓腔造影，可发现脊髓呈不同程度的阻塞，或有肿块压迫，或有蚓状的血管影填充等异常征象。

（五）脊髓 CT 扫描或 MRI 检查

可发现出血性改变或相应病变的阳性影像特征。

六、诊断思路

根据病史、症状、体征，结合脑脊液、脊髓造影、CT、MRI、数字减影血管造影、诱发电位等检查，排除脊髓缺血性疾病、急性脊髓炎、脊髓硬膜外脓肿、脊柱结核或转移性肿瘤等疾病后来考虑。

七、临床诊断

1. 根据典型的发病、首发症、临床表现及其病程经过。
2. 腰穿及脑脊液检查发现有轻重不同的脊髓腔阻塞及轻重不一的血性脑脊液。
3. 影像学检查可发现有明确的脊髓血管出血的病因、病灶的大小、部位与性质。
4. 排除脊髓非出血性疾病。

八、鉴别诊断

(一)急性脊髓炎

病前常有感染史，起病急而非呈卒中样，由首症到病情高峰发展稍缓慢，脊髓腔阻塞征象不明显，脑脊液也不含红细胞。

(二)脊髓硬膜外脓肿

起病急而非卒中样，身体他处常有感染性病灶，多有明显发热、血中白细胞、红细胞沉降率增高，局部有叩、压痛，穿刺可抽出脓液。

(三)脊髓梗死

卒中样起病、神经根刺激症状不明显，症状符合脊髓血管分布区受损征，脑脊液非血性，影像学检查可发现梗死病灶。

九、救治方法

(一)治疗前首先要明确 3 个问题

1. 是否为出血。
2. 是哪一种类型的脊髓出血。
3. 引起出血的原因。

(二)一般处理

绝对静卧，减少搬动，停用一切抗凝、溶栓、扩管及抗血小板药物。保持呼吸道及大小便通畅，维持心肺正常功能，加强支持疗法，防治感染、压疮等。

(三)止血、脱水

消除脊髓水肿及应用止血药物，可参考出血性脑血管病治疗的有关章节。也可选用抗自由基、钙离子拮抗剂，并给予大量维生素 B_1、维生素 B_{12} 等。如病因明确后应针对病因进行适当治疗，如手术切除肿瘤、栓塞畸形血管等。

(四)对症治疗

对烦躁不安、疼痛明显的患者，可分别选用对呼吸无抑制作用的镇静剂及止痛剂。有呼吸肌麻痹者酌情给氧、人工辅助呼吸；必要时行气管插管或气管切开，再并用同步呼吸机。

(五)康复治疗

应早期开始。有人主张在脊髓蛛网膜下腔出血时，反复腰穿并放出一定量的血性脑脊液，可使症状缓解而获效。

十、诊疗探索

1. 硬脊膜外血肿或硬脊膜下血肿应紧急手术以清除血肿，解除对脊髓压迫症状，其他类型椎管内出血，应针对病因进行治疗，使用脱水剂、止血剂。

2. 脊髓血管畸形者应视畸形大小和分布范围选择导管介入治疗或手术切除治疗。后遗截瘫病者按脊髓炎恢复期办法进行康复治疗和护理。

十一、病因治疗

有高血压者，应先用有效药物进行调整并稳定，保持正常灌注压，忌血压大降。对血肿应早期手术治疗。对粘连、肿瘤应解除其对脊髓的压迫。动脉瘤、动静脉畸形患者有条件可行介入放射治疗或手术疗法。对各种炎症、中毒、血液病患者，宜选用各种有效的抗生素、解毒剂及对血液病进行治疗。

十二、最新进展

急性期应绝对卧床休息，予各种镇静止痛剂或止血剂，止血药物对防治继续出血有作用，但效果有限，糖皮质激素治疗有争论。急性期后注意防止并发症和促进功能恢复。如腰穿发现椎管阻塞者，应紧急做椎板减压术，手术越早效果越好，彻底清除血肿可使神经功能迅速恢复。临床工作中能及时正确诊断，对有适应证者尽早手术减压等，保护脊髓功能，将为患者的良好预后争取宝贵的时间。有报道：一旦脊髓血管畸形发生出血，在第 1 个月内再出血率约 10％，1 年内再出血约 40％，直接死于出血者至少 17.6％。因此，对于血管畸形者应于急性期过后行栓塞术或手术治疗以防止再出血。另外，神经干细胞移植治疗是脊髓出血性疾病所致脊髓损伤后遗症的一种有效治疗方法。

熊勇 李英斌 张在其

第十四节 破 伤 风

一、基本概念

破伤风是破伤风杆菌侵入伤口内繁殖、分泌毒素引起的急性特异性感染，主要表现为全身或局部肌肉的持续性收缩和阵发性痉挛。人和所有的哺乳动物都易感染。该病病死率很高，约 50％，新生儿和老年人尤高。

二、常见病因

破伤风杆菌感染是该病的病因，在自然界分布广泛，多存在于土壤、灰尘和动物粪便中。破伤风杆菌，梭形芽孢杆菌属，菌体细长，长 4～8 μm，宽 0.3～0.5 μm，周身鞭毛。芽孢呈圆形，位于菌体顶端，直径比菌体宽大，似鼓槌状，是本菌形态上的特征。繁殖体为革兰阳性，带上芽孢的菌体易转为革兰阴性。破伤风杆菌为专性厌氧菌，最适生长温度为 37℃，pH 值为 7～7.5，营养要求不高，在普通琼脂平板上培养 24～48 h 后，可形成直径 1 mm 以上不规则的菌落，中心紧密，周边疏松，似羽毛状菌落，易在培养基表面迁徙扩散。在血液琼脂平板上有明显溶血环，在疱肉培养基中培养，肉汤浑浊，肉渣部分被消化，微变黑，产生气体，生成甲基硫醇（有腐败臭味）及硫化氢。一般不发酵糖类，能液化明胶，产生硫化氢，形成吲哚，不能还原硝酸盐为亚硝酸盐。对蛋白质有微弱消化作用。本菌繁殖体抵抗力与其他细菌相似，但芽孢抵抗力强大。在土壤中可存活数十年，能耐煮沸 40～50 min。对青霉素敏感，磺胺类有抑菌作用。

三、发病机制

1. 破伤风杆菌感染易感伤口后，芽孢发芽生长成繁殖体。破伤风杆菌在伤口局部生长繁殖，产生的外毒素才是造成破伤风的原因。外毒素有痉挛毒素和溶血毒素两种，前者是引起症状的主要毒素，对神经有特殊的亲和力，能引起肌痉挛；后者则能引起组织局部坏死和心肌损害。破伤风的痉挛毒素经由血液循环和淋巴系统，并结合于血清球蛋白上到达脊髓前角灰质或脑干的运动神经核，到达中枢神经系统后的毒素主要结合在灰质中突触小体膜的神经节苷脂上，使其不能释放抑制性递质（甘氨酸或氨基丁酸），以致 α 运动神经系统失去正常的抑制性，引起特征性的全身横纹肌的紧张性收缩或阵发性痉挛。毒素也能影响交感神经，导致大汗、血压不稳定等。所以破伤风是一种毒血症。

2.破伤风杆菌与其他病原菌不同，无论菌体或其产生的外毒素，在伤口均不产生明显的病理改变，其是通过分泌出和扩散到全身的毒素而导致发病。其产生的外毒素有痉挛毒素，毒力强，对神经有特别的亲和力，经吸收后，分布于脊髓、脑干等处，与中间联络细胞的突触相结合，而抑制突触释放抑制性神经递质。运动神经元失去中枢的抑制，兴奋性增强，从而出现肌肉紧张性痉挛。

3.自然感染由于伤口污染含有破伤风杆菌芽孢的物质而引起。但并非所有伤口均可感染，必须具备一定条件。如小而深的创伤，伤口发生坏死或被粪便、土壤、淤泥块封盖，或创伤内组织坏死与需氧菌混合感染的情况下，破伤风杆菌才能在厌氧环境中繁殖，引起发病。此病是一种由伤口感染的中毒性传染病，由于猫不易感染破伤风，故该病不能由病猫直接传染于健康猫。

四、临床特征

破伤风多见于战伤。平时除创伤感染外，分娩时断脐不洁，手术器械灭菌不严，均可引起发病。新生儿破伤风（俗称脐风）尤为常见。破伤风潜伏期不定，短的为1~2 d，长的达2个月，平均为7~14 d。潜伏期越短，病死率越高。发病早期有发热、头痛、全身不适、肌肉酸痛等前驱症状，局部肌肉抽搐，出现张口困难、咀嚼肌痉挛，患者牙关紧闭，呈苦笑面容。继而颈部、躯干和四肢肌肉发生强直收缩，身体呈角弓反张，面部发绀、呼吸困难，最后可因窒息而死。根据疾病的不同阶段，可分为以下3期。

（一）潜伏期

长短不一，往往与曾否接受过预防注射，创伤的性质和部位及伤口的处理等因素有关。通常7~8 d，但也有短仅24 h或长达几月甚至数年。

（二）前驱期

乏力，头晕，头痛，咀嚼无力，反射亢进，烦躁不安，局部疼痛，肌肉牵拉，抽搐及强直，下颌紧张，张口困难。

（三）发作期

肌肉持续性收缩。最初是咀嚼肌，以后顺序是脸面、颈项、背、腹、四肢，最后是膈肌、肋间肌。声、光、震动、饮水、注射可诱发阵发性痉挛。患者意识始终清楚，感觉也无异常。一般无高热。

五、辅助检查

（一）病原学涂片镜检

于脐部未进行消毒处理和注射破伤风抗毒素之前，用无菌棉棒于脐部化脓部位深处取脓汁及坏死组织，至少应同时取两份标本，一份做涂片镜检，另一份做动物试验。革兰染色后镜检，观察菌体的大小、形态及特征，菌体长2~5 μm，宽0.4~0.5 μm，两端钝圆，无荚膜。本菌为革兰阳性细菌。鞭毛染色镜检，可见周身鞭毛。

（二）病原学分离培养和鉴定

破伤风杆菌为专性厌氧菌，需在厌氧培养设备（厌氧箱、厌氧罐或厌氧袋）中处理标本。将标本分别接种于数管肉渣汤及牛乳培养基上加盖凡士林，然后取其中1~2管加热80℃10 min以杀死无芽孢菌。其余各管不加热，皆放在37℃孵育，观察细菌生长情况，做涂片染色镜检。在37℃培养的标本，48 h后即能生成芽孢，成熟的芽孢为正圆形，未成熟的芽孢为卵圆形，芽孢较菌体直径大，芽孢位于菌体的顶端将菌体膨胀呈鼓槌状。另将标本涂于血琼脂平皿上（培养基中加适量新霉素以抑制杂菌生长）行厌氧培养，挑取菌落进行生化反应鉴定，包括：

1. 葡萄糖、麦芽糖、乳糖、蔗糖发酵（分解）试验。

2. 牛乳消化试验。

3. 水杨苷发酵试验。

4. 硝酸盐还原试验。

5. 触酶试验。

6. 甲基红试验。

7. 亚甲蓝试验。

8. 甲基乙酰甲醇试验等。

（三）动物试验

取肉渣汤培养物，经滤菌器除去培养物中的细菌，用滤液进行动物试验。方法：取 3 组小白鼠，每组 10 只。甲组于后腿后尾处肌内注射滤液 0.5 mL。乙组先由腹腔注射 1：10 的稀释的破伤风抗毒素 0.5 mL 1 h 后，再注射滤液 0.5 mL 作对照。丙组注射加温 100℃ 30 min 的滤液 0.5 mL。如果培养物滤过液中有破伤风毒素存在，甲组小白鼠将于 12～24 h 内发病，出现尾部举起，腿部强直痉挛或麻痹，也可能出现全身痉挛甚至死亡。其他两组小白鼠不发病。

六、诊断思路

（一）询问病史

尤其需要仔细询问发病前患者是否有外伤，确定患者是否存在开放性损伤感染史、外科手术史，对于新生儿出现相关的症状时，应仔细询问分娩的细节，确定是否存在新生儿脐带消毒不严和产后感染等。

（二）临床症状

如患者有肌肉持续性强直收缩及阵发性抽搐，最初出现咀嚼肌紧张、疼痛性强直、张口困难、苦笑面容甚至窒息等典型表现应考虑到破伤风。

七、临床诊断

（一）病史

患者有开放性损伤感染史，或新生儿脐带消毒不严，产后感染，外科手术史。

（二）症状

前驱期表现乏力、头痛、舌根发硬、吞咽不便及头颈转动不自如等，典型表现为肌肉持续性强直收缩及阵发性抽搐，最初出现咀嚼不便、咀嚼肌紧张、疼痛性强直、张口困难、苦笑面容、吞咽困难、颈项强直、角弓反张、呼吸困难、紧张，甚至窒息。局部型破伤风，肌肉的强直性收缩仅限于创伤附近或伤肢。

（三）诱发试验

轻微的刺激（强光、风吹、声响及震动等）均可诱发抽搐发作。

（四）实验室检查

病原学涂片镜检、病原学分离培养和鉴定、动物试验等辅助检查之一得到阳性结果可获充分诊断。

八、鉴别诊断

（一）化脓性脑膜炎

虽有"角弓反张"和颈项强直等症状，但无阵发性痉挛，患者有剧烈头痛、高热、喷射性呕吐等，意识有时不清，脑脊液检查有压力增高，白细胞计数增多等。

（二）狂犬病

有被疯狗、猫咬伤史，以吞咽肌抽搐为主，咽肌应激性增强，患者听见水声或看见水时咽肌立即发生痉挛，剧痛喝水不能下咽，并流大量口涎。

（三）其他

如颞颌关节炎、子痫、癔症等。

九、救治方法

并发症往往是造成患者死亡的重要原因。强烈的肌痉挛，有时可使肌断裂，甚至发生骨折。膀胱括约肌痉挛又可引起尿潴留。持续性呼吸肌群和膈肌痉挛，可以造成呼吸停止，以致患者死亡。由于喉头、呼吸肌持续性痉挛和黏痰堵塞气管可致窒息，喉头痉挛、呼吸道不畅，支气管分泌物淤积，不能经常翻身等，都可致肺炎、肺不张，呼吸不畅、换气不足而致呼吸性酸中毒。肌强烈收缩，禁食后体内脂肪不全分解，使酸性代谢产物增加，造成代谢性酸中毒。由于缺氧、中毒，可发生心动过速，时间过长后可形成心力衰竭，甚至发生休克或心搏骤停。

（一）防治原则

由于破伤风痉挛毒素能迅速与神经组织发生不可逆性结合，故一旦发病治疗困难，所以预防尤为重要。如遇到可疑伤口应做到清创、扩创，同时使用大剂量青霉素抑制细菌繁殖。用破伤风抗毒素对患者进行被动免疫紧急预防，对已发病的人要进行特异性治疗。易感人群如儿童、军人和易受外伤人群应接种破伤风类毒素，儿童应采用百白破三联疫苗进行接种预防。

（二）院外救治

对于一些小的伤口，可先用自来水或井水把伤口外面的泥、灰冲洗干净。有条件的，可在伤口涂上碘酒等消毒药水，然后在伤口上盖一块干净的布，轻轻包扎后再到医院进一步治疗。对于一些大的伤口，可先用干净的布压住伤口，然后迅速去医院治疗。注意产妇卫生。

（三）一般处理

单间隔离，加强护理，减少刺激，严防交叉感染。采用新法分娩方式，严格处理脐带和产妇伤口。

（四）伤口处理

彻底清创，用3％过氧化氢溶液或1∶1 000的高锰酸钾溶液冲洗，或湿敷伤口，敞开伤口，充分引流。

（五）免疫治疗

被动免疫是对伤前未做自动免疫的伤员，尽早皮下注射破伤风抗毒素。TAT作用短暂，维持时间为2～4 d，对深部创伤的患者，在1周后还应追加1次量。注射前做皮内过敏试验，如过敏应按脱敏法注射。人破伤风免疫球蛋白也可应用，可免于皮试。主动免疫方法为注射破伤风类毒素，使人体获得主动免疫，这种免疫力可保持10年以上。儿童免疫常与百日咳、白喉等免疫联合实行，即百白破疫苗的接种。对于外伤高危人群如潜水员、警察、军人等应当给予免疫接种，或已有外伤暴露且高危破伤风感染者也应接种。具体方法为分别于第0天、1个月、7个月时接种TT，0.5 mL/次，上臂外侧三角肌内注射。对于婴幼儿、妊娠期妇女等特殊群体的免疫目前有相关的国家规范，应遵照执行。

（六）并发症的处理

控制、解除肌肉强直性收缩，可用氯丙嗪或苯巴比妥，10％水合氯醛、地西泮、哌替啶等。抽搐严重时可用硫喷妥钠液体静脉注射。如出现代谢性酸中毒、心力衰竭、休克或心搏骤停等，可按相应的方法进行抢救治疗。

（七）预防性气管切开

有呼吸困难时应用，切开后应加强护理，及时吸痰，必要时可进行机械辅助呼吸维持呼吸功能。

（八）抗生素的应用

可使用青霉素、甲硝唑或头孢菌素类如头孢唑啉。

（九）全身支持疗法

应给患者以高碳水化合物、高蛋白质等高热量、高营养饮食，用大量维生素特别是维生素 B 族和维生素 C，以及足够的水分和电解质，并注意纠正酸碱平衡失调，必要时可输新鲜血或血浆。如患者不能进食，可采用鼻饲或静脉高营养疗法。

十、诊疗探索

1. 硫酸镁是一种前突触神经肌肉阻滞剂，可减少儿茶酚胺释放，降低受体的反应，并可抑制甲状旁腺激素释放，所以可降低血清钙，硫酸镁过量会导致肌无力和瘫痪。有报道表明，使用有效剂量的硫酸镁可治疗破伤风、控制症状。使用方法和剂量：首先静脉给予负荷剂量的硫酸镁 5 g，输注速度 >20 min，之后以 2 g/h 的速度静脉滴注或通过输液泵给药，直至控制痉挛症状。用药注意事项：用药开始的 4 h 内应每隔半小时检查 1 次患者的膝反射，如果膝反射可引出，即可继续治疗，同时使用过程中还需注意监测呼吸次数和尿量，查血镁浓度。痉挛症状消失后，可逐渐尝试减小药物剂量进行维持治疗。根据患者的症状，可每隔 12 h 检测 1 次患者的血钙和血镁浓度，避免引起过度的镇静、肌无力、瘫痪和血压降低。

2. 泮库溴铵是一种神经肌肉阻滞药，有报道用于减少单纯使用中枢性催眠镇静药无效的肌肉痉挛和强直性收缩。但该药可影响儿茶酚胺的再摄取，从而可能加重患者自主神经症状。有迹象表明在某些严重的患者中可引起高血压和心动过缓加重。维库溴铵的心血管作用轻微，但该药的作用时间较短。长期使用氨基神经肌肉阻滞剂（维库溴铵、罗库溴铵、泮库溴铵等）可引起严重的神经病和肌肉病变，但在破伤风患者中应用并未发现如此严重的药物不良反应。

3. 有个案报道丹曲林可治疗呼吸肌痉挛。使用该药后，患者的呼吸肌痉挛得以解除，可停用神经肌肉阻滞剂，而且患者的一般状况明显改善。

4. 丙泊酚的镇静麻醉作用可控制痉挛和强直，使用该药后可无须使用神经肌肉阻滞剂。通过肌电图和神经肌肉功能的测定显示，丙泊酚注射后肌电图活动下降 80%，而神经肌肉接头功能没有明显的改变。但该药物的有效剂量与麻醉水平接近，因此采用这种治疗时，应该进行机械通气。

5. 近年，艾司洛尔被成功用于救治具有明显自主神经障碍的破伤风患者。该药是一种短效的 β-受体阻滞剂，研究表明它可稳定心血管系统。然而，由于心脏性猝死是破伤风患者死亡的重要原因之一，而在这类患者中使用 β-受体阻滞剂有可能加大心脏性猝死的风险，因此单独使用长效的 β-受体阻滞剂并不被推荐。

6. 有一项研究表明，静脉滴注维生素 C（1 g/d）治疗，1～13 岁的患者中死亡率下降 100%，13～30 岁的患者中死亡率下降 45%。

十一、病因治疗

针对破伤风杆菌的治疗：可局部给予 3% 过氧化氢溶液或 1∶1 000 的高锰酸钾溶液冲洗，可有效抑制细菌生长繁殖并杀灭破伤风杆菌。如伤口有感染，可给予青霉素类或头孢菌素类抗生素治疗。

针对破伤风外毒素的治疗：注射破伤风抗毒素可有效中和体内游离的破伤风外毒素，从而对该病进行针对性的治疗。破伤风抗毒素10万～20万U加入5％葡萄糖注射液500～1000 mL静脉滴注，以后肌内注射5 000～10 000 U/d，直至症状好转。用前必须皮试，伤口周围也可注射 5 000～10 000 U，必要时鞘内注射 1 500～3 000 U，在1周后还应追加1次量。注射前做皮内过敏试验，如过敏应按脱敏法注射，也可应用人破伤风免疫球蛋白，使用时免皮试。

十二、最新进展

为更好地获得长期免疫保护作用，世界卫生组织于2006年发布了关于不同免疫方案的比较结果，同时提供了使用破伤风类毒素免疫程序的指南，见表1-7-14。

表 1-7-14　破伤风类毒素免疫程序的指南

推荐免疫程序	DTP	DTP	DTP	Td	Td	Td
	1岁前，尽量于出生6周后开始，每次免疫之间相隔≥4周			4～7岁	12～15岁	青年人
未进行过免疫的青少年和成人	Td	Td	Td	Td	Td	Td
	尽早	至少4周后	至少6个月后	至少1年后	至少1年后	/
未进行过免疫的孕妇	Td	Td	Td	Td	Td	/
	首次怀孕后尽早	至少4周后	至少6个月后或第2次怀孕时	至少1年后或第2次怀孕时	至少1年后或第2次怀孕时	
儿童期接受过3次DTP免疫的孕妇	Td	Td	Td	/	/	/
	尽早	至少4周后	至少1年后			
儿童期接受过4次DTP免疫的孕妇	Td	Td	/	/	/	/
	尽早，或首次怀孕时	至少1年后，或下一次怀孕时				
高危的育龄期妇女的强化免疫	Td	Td	Td	Td	Td	/
	在第1轮免疫时	在第2轮免疫时，至少在第1轮免疫后4周	在第3轮免疫时，至少在第2轮免疫后6个月	至少1年后或第2次怀孕时	至少1年后或第2次怀孕时	/

注：DTP：白喉-破伤风-百日咳疫苗；Td：为青少年和成人制备的低剂量白喉类毒素与破伤风类毒素疫苗

李锐　欧阳茴香　张在其

第十五节　狂　犬　病

一、基本概念

狂犬病，又称疯狗病、恐水症，是由狂犬病毒引起的人和所有温血动物（狼、犬、猫等）的一种直接接触性传染病。狂犬病毒主要通过破损的皮肤或黏膜侵入人体，临床大多表现为特异性恐风、恐水、咽肌痉挛、进行性瘫痪等。人一旦被含有狂犬病毒的犬咬伤，有30％～70％的概率感染，一旦发病其死亡率是百分之百，是世界上病死率最高的传染病。另外，猫、白鼬、浣熊、臭鼬、狐狸或蝙蝠也可能患病并传染。狂犬病从人传人极为少见，患狂犬病的人类患者多数会发病死亡，在 1971 年有 1 个痊愈的病例。2004 年在美国一个未诊断为狂犬病的患者过世之后捐献内脏，获得捐献的 3 个人因狂犬病死亡。

二、常见病因

导致狂犬病的病原体是单股负链 RNA 病毒目弹状病毒科狂犬病毒属的狂犬病毒。狂犬病毒是 RNA 病毒，完整的狂犬病毒呈子弹形，长度为 100～300 nm，直径约为 75 nm。整个病毒由最外层的囊膜和负载遗传信息 RNA 及紧密盘绕的蛋白共同构成具有转录、翻译功能的核衣壳两部分组成。实际上，狂犬病毒存在多种基因型，据此，国际病毒分类委员会已确定了 14 种不同基因型的狂犬病毒。目前普遍认为狂犬病毒有 4 个不同的血清型。

狂犬病毒有两种病毒株：一为能引起狂犬病的天然病毒株，毒力强，叫作自然病毒或街毒；一为经过兔脑多次传代的病毒株，叫作固定毒。固定毒对人的致病力明显减弱，但仍保持很好的抗原性，注入人体后可刺激抗体生成，故可用以制备疫苗。狂犬病毒抵抗力非常弱，在表面活性剂、甲醛、升汞、酸碱环境下会很快死去，并且对热和紫外线极其敏感，在 56℃ 30～60 min 或 100℃ 2 min 条件下即可灭活，但在 4℃ 和 0℃ 以下可分别保持活力达数周和数年。一般消毒方法，如日晒、紫外线、甲醛及季胺类消毒剂（新洁尔灭等）均能将其杀灭，故被狂犬咬伤的伤口可用新洁尔灭冲洗。狂犬病毒可在鸡胚、鸭胚、乳鼠脑及多种组织培养中生长，故可用这种方法从患者或病兽体内分离病毒和制备疫苗。所有温血动物均可感染本病，但大多数地区的传染源主要是病犬（约占 90%），病猫、病狼次之。在犬、猫狂犬病已经得到控制的地区，传染源主要是野生动物，如西欧、北美的狐、臭鼬，中南美的吸血蝙蝠、食虫蝙蝠等。患者传染健康人的可能性很小，但其唾液中也含有少量病毒，故也应注意隔离。病犬、病狼等的唾液中含病毒较多，于发病前数天即有传染性。病毒主要通过咬伤的伤口进入人体。也可通过皮肤损伤（抓伤、擦伤、冻裂等）和正常黏膜（口、鼻黏膜和眼结膜）而使人受染。患者和病兽的各组织和内脏中也含有病毒，故有可能通过屠宰动物或尸体解剖而感染本病。此外，被外表健康而唾液中带有病毒的狗咬伤也可患病。

三、发病机制

狂犬病毒进入人体后首先侵染肌细胞，在肌细胞中度过潜伏期，后通过肌细胞和神经细胞之间的乙酰胆碱受体进入神经细胞，然后沿着相同的通路进入脊髓，进而入脑，并不沿血液扩散。病毒在脑内感染海马区、小脑、脑干乃至整个中枢神经系统，并在灰质大量复制，沿神经下行到达唾液腺、角膜、鼻黏膜、肺、皮肤等部位。狂犬病毒对宿主的损害来自内基小体，即为其废弃的蛋白质外壳在细胞内聚集形成的嗜酸性颗粒，内基小体广泛分布在患者的中枢神经细胞中，也是本疾病实验室诊断的一个指标。

人受感染后并非全部发病，被病犬咬伤者 15%～20% 发病，被病狼咬伤者约 50% 发病，发病与否及潜伏期的长短与下列因素有关：

1. 咬伤的部位。咬伤头、颈、手者发病较多，潜伏期较短；咬伤在下肢者则相反。
2. 创伤程度。创伤大而深、有多处伤口者发病较多，潜伏期也较短。
3. 局部处理情况。经过适当处理者发病较少，潜伏期较长。
4. 衣着厚薄。咬伤处的衣着厚者发病较少，潜伏期较长。
5. 药物。应用糖皮质激素及精神过度紧张（如惧怕得狂犬病），有时可诱发本病。狂犬病毒对神经系统有强大的亲和力，病毒进入人体后，主要沿神经系统传播和扩散，病毒侵入人体后先在伤口的骨骼肌和神经中繁殖，这称为局部少量繁殖期，此期可长可短，最短为 72 h，最长可达数周、数月甚至更长。病毒在局部少量繁殖后即侵入神经末梢，以运输小泡为载体沿周围神经以每小时 3 mm 的速度向中枢神经推进，到达脊髓背根神经节后即大量繁殖，24 h后遍布整个神经系统。以后病毒又沿周围神经向末梢传播，最后到达许多组织器官，如唾液腺、味蕾、角膜、肌肉、皮肤等，由于头、面、颈、手等部位神经比较丰富，病毒易于繁殖，再加上离中枢神经较近，故这些部位被咬伤后发病者较多，潜伏期也较短；伤势越严重，也越容易发病。病毒在中枢神经中主要侵犯迷走神经核、舌咽神经核和舌下神经核等。这些神经核主要支配吞咽肌和呼吸肌，受到狂犬病毒侵犯后，就处于高度兴奋状态，当饮水时听到流水声，受到音响、吹风和亮光等刺激时，即可使吞咽肌和呼吸肌发生痉挛，引起吞咽和呼吸困难。若病毒主要侵犯延髓、脊髓时，则临床上不表现痉挛，而表现为各种麻痹（瘫痪型），但比较少见。

四、临床特征

与一般病毒性脑炎相似，最特异和具有诊断意义的变化是有内基小体（存在于80％狂犬病患者的神经细胞胞质中的一种嗜酸性包涵体），圆形或椭圆形，大小 3～10 μm，边缘整齐，内有 1～2 个状似细胞核的小点。最常见于大脑海马的锥体细胞及小脑的 Purkinje 细胞中。内基小体现已证实为病毒的集落，电子显微镜下可见小体内含有杆状的病毒颗粒。如果在人脑或动物脑细胞中发现这种小体，就可以确诊。

本病潜伏期从 5 d 至数年（通常 2～3 个月，极少超过 1 年），一般为 20～90 d。

临床分两型，狂躁型（典型）最常见，约占 2/3，麻痹型较少。由犬传播的狂犬病一般表现为狂躁型，而吸血蝙蝠传播的狂犬病一般表现为麻痹型。狂躁型又分前驱期、兴奋期和麻痹期，前驱期持续 2～10 d（通常 2～4 d），主要表现为局部感觉异常，在已愈合的伤口附近及其神经通路上有麻、痒或疼痛感，其远端可有间歇性放射刺痛，四肢有蚁走感；同时常出现全身症状，如低热、头痛、乏力、烦躁、恐惧不安等，继之对声、光、风等刺激敏感而有咽喉发紧。兴奋期持续 1～3 d，主要表现为怕水、怕风、怕声、怕光和兴奋不安，恐怖异常，最典型的症状为恐水：饮水、闻流水声甚至谈到饮水都可诱发严重的咽肌痉挛，因此常渴极而不敢饮，饮后也无法下咽。微风、音响、触摸等也可引起咽肌痉挛。痉挛严重者可伴呼吸肌痉挛而发生呼吸困难，甚至全身抽搐。自主神经系统功能也亢进，表现为大汗、心率增快、血压升高、唾液分泌增加。因不能饮水且多汗故常有脱水。体温常升高至 38～40℃。意识大多清晰，偶可出现精神失常、谵妄、幻听等，但咬人者少见。麻痹期持续 6～18 h，患者渐趋安静，痉挛发作停止，出现各种瘫痪，其中以肢体瘫痪较为多见。也可有眼肌、面肌及咀嚼肌瘫痪，表现为眼球运动障碍、下颌下垂、口流唾液，同时也可有失音、感觉减退、反射消失、瞳孔散大、呼吸微弱或不规则、昏迷，常因呼吸和循环衰竭而迅速死亡。整个病程平均 4 d，一般不超过 6 d，超过 10 d 者极少见。瘫痪型的前驱期同样表现发热、头痛、全身不适及咬伤部位的感觉异常，继之出现各种瘫痪，如肢体截瘫、上行性脊髓瘫痪等，最后常死于呼吸肌麻痹，本型病程可较长，7～10 d。按此，狂犬病的临床表现可分为 4 期。

（一）潜伏期

平均为 4～6 周，根据个人体质不同潜伏期的时间从几天到数年不等，在潜伏期中感染者没有任何症状。

（二）前驱期

感染者开始出现全身不适、发热、疲倦、不安、被咬部位疼痛、感觉异常等症状。

（三）急性神经症状期

患者各种症状达到顶峰，出现精神紧张、全身痉挛、幻觉、谵妄、怕光、怕声、怕水、怕风等症状，因此狂犬病又被称为恐水症，患者常因咽喉部痉挛而窒息死亡。

（四）麻痹期

如果患者能够度过兴奋期而侥幸活下来，就会进入昏迷期，本期患者深度昏迷，但狂犬病的各种症状均不再明显，大多数进入此期的患者最终衰竭而死。

五、辅助检查

（一）血、尿常规及脑脊液检查

周围血白细胞总数（12～30）$\times 10^9$/L，中性粒细胞一般占80％以上。尿常规检查可发现轻度蛋白尿，偶有透明管型。脑脊液压力可稍增高，细胞数稍增多，一般不超过200$\times 10^6$/L，主要为淋巴细胞/蛋白质增高，糖及氯化物正常。

（二）病原检测

1. 免疫荧光法检测抗原。患者的脑脊髓液、血清、颈后带毛囊的小块皮肤或唾液直接涂片、患者的角膜印片或咬伤部位皮肤组织或脑组织印片或冷冻切片，丙酮固定，通过直接免疫荧光法、直接快速免疫组化法检测狂犬病毒抗原。

2. 快速狂犬病酶联免疫吸附法检测抗原。用pH值为9.6的碳酸盐缓冲液稀释的抗狂犬病毒核衣壳IgG包被96孔酶标板，4℃过夜；用含0.3％牛人血白蛋白和5％蔗糖的pH值为9.6的碳酸盐缓冲液封闭30 min；将采集到的标本研磨，用pH值为7.4的PBS制成30％的悬液，离心取上清加入酶标板孔内，同时设阴性、阳性对照，200 μL/孔，37℃孵育1 h；洗板4次后加入纯化的酶标记抗狂犬病毒抗体200 μL/孔，37℃ 1 h后洗板，加入酶反应底物，室温作用30 min，2个月 H_2SO_4 终止反应，肉眼观察或酶标仪测定结果。

3. 病毒核酸检测。可用于早期诊断，以逆转录PCR检测体液（唾液、血清等）和脑组织等标本，但需要严格的质量控制以保证结果的准确性。

（三）病毒分离

抗原或核酸检测阳性标本可以进行病毒分离以便进行更深入的研究。

1. 细胞培养法分离病毒。将唾液、脑脊液、皮肤或脑组织标本研磨后，用PBS或MEM制成30％悬液→4℃ 2 000 r/min离心20 min→取上清接种在96孔或24孔培养板内已形成单层的敏感细胞（鼠神经传代细胞、Vero细胞或BHK21细胞）上，吸附2 h后补加含2％血清的维持液，37℃ 5％ CO_2 孵育4～5 d，丙酮固定感染后的细胞，用抗狂犬病毒单克隆抗体观察特异性荧光包涵体判断结果。阳性时吸取上清至一无菌容器内，－70℃保存备用或继续传代。病毒通过细胞的多次传代可以适应细胞培养并得到扩增。

2. 乳小白鼠接种法分离病毒。30％的患者或动物脑组织悬液，离心取上清，接种1～2 d龄乳鼠脑内，每个样品注射一窝乳鼠；注射后的乳鼠应在具有高效滤过装置的负压饲养柜内饲养。症状不典型时可于接种第一代后取脑继续传代，连续传代后潜伏期逐渐规律，一般为5 d左右。发病乳鼠若确定为狂犬病毒感染，无菌取脑，－70℃或用含50％甘油的PBS －20℃保存，也可研磨后加灭菌脱脂牛奶制成20％悬液，真空冷冻干燥，长期保存。未发病存活的鼠保留至21 d后杀死做免疫荧光检测。

（四）抗体检测

1. 特异性抗体检测。在自然感染情况下，狂犬病毒通常由被疯动物咬伤时通过其带有病毒的唾液进入机体伤口内，在入侵部位狂犬病毒基本上不增殖，一般也不侵入血流，故不能形成病毒血症。因此，在感染后的一段时间内狂犬病毒或其抗原不能与机体免疫系统广泛接触，不能有效刺激机体产生抗狂犬病毒感染的免疫应答反应。狂犬病的晚期因血-脑屏障作用被破坏，脑内大量病毒抗原得以进入血流，可以刺激机体的免疫系统产生大量特异性抗体。因此，许多狂犬患者在发病早期血清中查不到抗体或抗体滴度很低，狂犬病特异性抗体只在临床疾病的晚期出现。

2. 中和抗体检测。狂犬病疫苗免疫后血清中和抗体水平是测定疫苗免疫力程度的评判指标，世界卫生组织狂犬病专家委员会认为中和抗体水平等于或高于 0.5 U/mL 血清，表示能得到有效的保护。狂犬病毒中和抗体的检测可以用传统的小鼠中和试验或世界卫生组织推荐的快速荧光聚焦抑制试验。快速荧光聚焦抑制试验时倍比稀释已经灭活的血清样品，同时设阴、阳性血清对照。病毒用标准固定毒 CVS 株，细胞用 BHK21 细胞系。首先将稀释的被检及对照血清 0.1 mL 加入 96 孔细胞培养板中，再在各血清孔中加入 0.1 mL 标准病毒稀释液（100TCID50），37℃中和 1.5 h；然后每孔加入细胞，37℃、5%CO$_2$ 培养过夜后弃掉培养液，PBS 洗 1 次，丙酮固定。干燥后，加荧光素标记的抗狂犬毒抗体，37℃30 min，PBS 洗 3 次，荧光显微镜观察结果：比较实验组和阴性血清组的荧光灶，实验组中能使荧光灶抑制≥50%的血清最高稀释倍数，即为被检血清的中和抗体滴度。血清中和抗体于病后 6 d 测得，病后 8 d，50%血清为阳性，15 d 时全部阳性。疫苗注射后，中和抗体大多<10 U，而临床患者可达 640 U。

六、诊断思路

（一）流行病学调查

作为狂犬病感染的高危人群，狩猎者、兽医及饲养动物者更易感染。农村青少年与病兽接触机会多，故发病者也多。热带和亚热带地区任何季节均有本病发生，我国东北地区则以春夏季为多见。应积极询问患者是否有被犬、猫或其他宿主动物舔、咬史。国内的主要传染源是病犬，人狂犬病由病犬传播者占 80%～90%。但部分地区检测"健康犬"带毒率可达 17%以上，应引起关注。我国猪、猫及牛占有重要地位。狼（东欧）、獴（南非、加勒比海）、狐狸（西欧）及吸血蝙蝠（拉丁美洲）分别为世界各地区的传染源。就传播方式而言，可分为城市型，由未经免疫的犬、猫传播；森林型乃由臭鼬、狐狸、浣熊、獴、狼及蝙蝠引起。病犬、病猫等动物的唾液中含病毒较多，病毒通过被咬伤的伤口侵入体内。黏膜也是侵入门户，人也可因眼结膜被病兽唾液沾污、肛门黏膜被病犬触舔等而获得感染。此外，偶可通过剥病兽皮、进食染毒肉类而发病，尚有因吸入蝙蝠群聚洞穴中的含病毒气溶胶而得病者。因此，可通过详细地询问病史，依靠本地区流行病学资料，在患者出现相关症状时应考虑本病。

（二）注意典型的临床症状

如果患者存在局部感觉异常，伤口附近有麻、痒或疼痛感、间歇性放射刺痛、四肢有蚁走感及低热、头痛、乏力、烦躁、恐惧不安等应该积极进行相关的检查和鉴别诊断。如患者已出现恐惧、抽搐，继之对声、光、风等刺激敏感，怕水、怕风、怕声、怕光和兴奋不安、恐水时，诊断已不困难。

七、临床诊断

（一）诊断原则

主要依靠本病流行病学史及典型独特的临床表现即可做出临床诊断。

（二）诊断标准

流行病学史：有被犬、猫或其他宿主动物舔、咬史。

（三）临床症状

愈合的咬伤伤口或周围感觉异常、麻木发痒、刺痛或蚁走感。出现兴奋、烦躁、恐惧，对外界刺激如风、水、光、声等异常敏感。"恐水"症状，伴交感神经兴奋性亢进（流涎、多汗、心率快、血压增高），继而肌肉瘫痪或颅神经瘫痪（失声、失语、心律不齐）。

（四）实验室检查

免疫荧光抗体法检测抗原：发病第 1 周内取唾液、鼻咽洗液、角膜印片、皮肤切片，用荧光抗体染色，狂犬病毒抗原阳性。存活 1 周以上者做血清中和试验或补体结合试验检测抗体、效价上升者，若曾接种过疫苗，中和抗体效价需超过 1：5 000。死后脑组织标本分离病毒阳性或印片荧光抗体染色阳性或脑组织内检到内基氏小体。

（五）病例分类

1. 临床诊断病例。具备流行病学史加临床症状。

2. 确诊病例。具备流行病学史加实验室检查中的任一条。

国家卫生健康委员会 2008 年颁布的狂犬病诊断标准：

1）临床诊断病例，符合下列任一项即可诊断。

（1）典型的狂躁型狂犬病临床表现。

（2）明确的动物致伤史＋典型的麻痹型狂犬病临床表现。

2）确诊病例，临床诊断病例加下列任一项，即可确诊。

（1）直接荧光抗体法（或酶联免疫吸附试验）。检测患者唾液、脑脊液或颈后带毛囊的皮肤组织标本中狂犬病毒抗原阳性，或用逆转录 PCR 检测狂犬病毒核酸阳性。

（2）细胞培养方法。从患者唾液或脑脊液等标本中分离出狂犬病毒。

（3）脑组织检测。尸检脑组织标本，用直接荧光抗体法或酶联免疫吸附试验检测狂犬病毒抗原阳性、逆转录 PCR 检测狂犬病毒核酸阳性、细胞培养方法分离出狂犬病毒。

世界卫生组织的狂犬病诊断标准如下。

临床病例：病例具有急性神经性综合征（如脑炎），主要表现为功能亢奋（如狂躁型狂犬病）或者麻痹综合征（如麻痹型狂犬病），如果没有重症监护支持，患者通常会在首发症状出现后 7～11 d 内进行性发展为昏迷和死亡，常见死因为呼吸循环衰竭。

符合下列实验室标准中的 1 种或几种即可确诊：

（1）存在病毒抗原。

（2）细胞培养方法或实验动物接种中分离到病毒。

（3）未接种疫苗者的脑脊液或血清中存在病毒特异性抗体。

（4）通过分子生物学方法在活体或尸检样本（如脑活检样本、皮肤、唾液、浓缩尿）中检测到病毒核酸。

世界卫生组织的狂犬病病例分类如下。①疑似病例：符合临床病例定义的病例；②可能病例：疑似病例，同时具有与疑似狂犬病动物接触的可靠病史；③确诊病例：实验室确认的疑似病例或可能病例。

在缺少动物暴露史或临床疑似脑炎症状的情况下，如果实验室诊断检测明确，仍可进行确定性诊断。

八、鉴别诊断

（一）狂犬恐惧症

这些患者常是有狂犬病知识或是看见过狂犬病发作的人，对狂犬病十分恐惧，有咬伤部位的疼痛感且产生精神恐怖症状。但这种患者无低烧，也没有遇水咽喉肌肉真正的痉挛，没有恐水现象。

（二）破伤风

两者的症状有相似处，但破伤风潜伏期短，为 6～14 d，有外伤史。出现牙关紧闭、角弓反张及长时间的强直性全身痉挛等典型症状，而狂犬病以局部痉挛为主，持续时间也短。

（三）脑膜炎、脑炎

常易与狂犬病前驱的症状相混淆。但无咬伤史，精神状态为迟钝、嗜睡、昏迷及惊厥等，与狂犬病的意识清楚、恐慌不安等症状不同。

九、救治方法

（一）一般治疗

将患者严格隔离于较安静、光线较暗的单人病房，避免不必要的刺激。患者分泌物、排泄物严格消毒处理。加强对呼吸、循环等系统并发症的监护。

（二）对症处理

补充水电解质及热量，纠正酸碱平衡失调；对烦躁不安、痉挛者轮流使用各种镇静剂，如地西泮、苯巴比妥、水合氯醛及冬眠药物等。有脑水肿给脱水剂。防止呼吸肌痉挛导致窒息，必要时做气管切开，间歇正压给氧。有心动过速、心律失常、血压升高时，可用 β-受体阻滞剂或强心剂。

（三）预防为主

1. 管理传染源。加强犬的管理，野犬应尽量捕杀，家犬应进行登记与疫苗注射。狂犬立即击毙、焚毁或深埋。

2. 暴露后伤口处理。Ⅰ级暴露伤口无须特殊处理，Ⅱ级暴露伤口则须立即处理伤口，并按相关规定进行狂犬病疫苗接种。Ⅲ级暴露伤口应当立即处理伤口，同时立即给予狂犬病被动免疫制剂以迅速阻断狂犬病毒的播散和迁移，随后给予主动免疫措施（注射狂犬病疫苗）。伤口的外科处置方法：暴露后处置目标是预防狂犬病和预防伤口继发细菌感染。伤口处理包括冲洗、消毒及后续外科处置。伤口处理越早越好。处理伤口时可局部麻醉。①冲洗：用弱碱性清洗剂如肥皂水清洗，同时用流动清水冲洗至少 15 min 后用生理盐水冲洗干净。②消毒：冲洗彻底后用稀碘伏（0.025%～0.05%）或苯扎氯铵（0.005%～0.01%）涂擦或消毒伤口内部。③后续外科处置：在清洗、消毒，并使用狂犬病被动免疫制剂至少两小时后，再进行后续外科处置。外科处置主要根据致伤动物种类、受伤部位、伤口类型、伤者基础病等情况而定。目前尚无统一的外科处置规范。清创术：所有严重的伤口均须进行彻底的清创术。修复组织：咬伤后所致的神经、肌腱、骨、关节、血管等损伤，根据受损程度、感染可能等选择进行Ⅰ期、Ⅱ期或延期修复。伤口关闭：伤口是否进行Ⅰ期闭合则要考虑，如伤口感染概率、就诊时间、严重程度、部位、致伤动物、基础病等及医生对动物咬伤伤口处置的个人经验等因素综合考虑。如因犬、啮齿类动物咬伤，伤口位于头面部、口腔黏膜而且伤口浅表、清洁、新鲜，继发感染率较低者可以考虑Ⅰ期缝合；如果是猫、灵长类、猪等动物咬伤，且伤口位于手、足、胫前、关节部位，伤口属于穿刺伤、贯通伤、大面积撕裂伤、大面积皮肤软组织缺损等，以及老年、糖尿病、外周血管病、长期应用激素及免疫抑制剂等基础病而继发细菌感染率较高者应尽量避免Ⅰ期缝合，可选用透气性敷料覆盖创面，观察 3～5 d 后在根据伤口情况决定是否进行延期缝合或Ⅱ期缝合，同时应该考虑预防性使用抗生素。在后续清创时，伤口内应常规放置引流，以利于污染物及分泌物的排出。伤口较大而必须缝合时，可用松散稀疏的缝合方式，以便于继续引流。如果在外院已缝合伤口，原则上不主张拆除。但是如果缝合前没有浸润注射被动免疫制剂，仍应在伤口周围浸润注射被动免疫制剂。同时应根据伤口情况常规进行抗破伤风免疫预防处置。疫苗接种：由于狂犬病疫苗大多为暴露后预防的目的，因此，诱导机体快速产生特异性抗体的疫苗具有明显的优势。目前，我国广泛使用的有 Vero 细胞纯化疫苗、人二倍体细胞疫苗、纯化鸡胚细胞疫苗和原代地鼠肾细胞疫苗等，均可在初次接种后 14 d 内中和抗体阳转率达到 100%。接种方法有两种，分别称为五针法和 2-1-1 法，其中五针法指：咬伤者于 0 d（第 1 天，注射当天）、3 d（第 4 天，以下类推）、7 d、14 d、30 d 各注射疫苗 1 安瓿

（液体疫苗 2 mL，冻干疫苗 1 mL 或 2 mL），儿童用量相同。严重咬伤者，除按上述方法注射疫苗并应于第 0 天、第 3 天注射加倍量疫苗，并于 0 d 注射疫苗的同时合用抗狂犬病血清（伤口处理已述）。凡联合使用抗狂犬病血清者必须在全程疫苗注射完毕后再注射 2～3 针加强针，即在全程注射后第 15 天、第 75 天或第 10 天、第 20 天、第 90 天加强。注射部位：对于 2 岁及以上儿童和成人在上臂三角肌注射；2 岁以下儿童可在大腿前外侧肌注射。

（四）抗狂犬病免疫血清的应用

凡已知确系狂犬或其他患狂犬病动物舔咬者必须在注射疫苗的同时注射抗狂犬病血清或特异性免疫球蛋白。咬伤部位近中枢神经系统或伤情严重者需与疫苗同时应用。抗狂犬病血清应用剂量：人源性抗血清（特异性免疫球蛋白）20 U/kg。异源性抗血清 40 U/kg。应用异源性抗血清须做过敏试验，方法是使用抗血清 1/10～1/100 稀释血清 0.1 mL 做皮内注射，30 min 后皮丘红晕＜1 cm 为阴性，可注完全量。若为阳性可逐步加量脱敏注射用完全量。

（五）为易于接触到狂犬病毒的人群接种狂犬疫苗

其中妊娠妇女、儿童等均可正常产生正常的免疫应答。免疫接种对胎儿不会造成不良影响。人类免疫缺陷病毒感染者、免疫抑制剂使用者等特殊群体中使用狂犬疫苗有可能影响中和抗体的产生，应注意检测。

十、诊疗探索

（一）病毒核酸的实验室检测

当所取标本中病毒含量较少，或者由于其他原因无法进行直接免疫荧光等实验室检查时，可进行逆转录 PCR 检测病毒核酸，以得到快速的实验室结果。唾液、脑脊液、皮肤或脑组织标本及感染病毒后的细胞培养物或鼠脑均可用于病毒核酸的检测。基本步骤：待检标本用细胞总 RNA 分离试剂提取病毒 RNA，再通过逆转录反应合成与目的基因 RNA 序列互补的 cDNA，聚合酶链式反应循环特异性扩增目的基因 cDNA，电泳检测聚合酶链式反应扩增产物，判断检测结果。

（二）病毒的快速体外扩增方法

当样本含有少量的狂犬病毒而可能无法确定狂犬病毒存在时，可使用小鼠神经母细胞瘤细胞或幼仓鼠肾细胞提供一个良好的环境，为扩增狂犬病毒而无须使用动物。

十一、病因治疗

目前缺乏有效针对狂犬病毒的特异治疗，一旦病情发作，即使使用疫苗和狂犬病免疫球蛋白也不能改善预后，死亡率几乎 100%，因此，有效降低人狂犬病死亡率的策略应该重点放在预防上。

十二、最新进展

一般情况下，注射狂犬病疫苗后需要 7～10 d 才能产生中和性抗体，对于一个被带毒动物咬伤的患者，按照美国防疫咨询委员会的建议，应该首先给患者注射狂犬病免疫球蛋白，该药物可及时提供保护，根据半衰期，该药物的保护效应可持续 21 d 左右。这种免疫治疗模式可对患者提供无缝的保护措施，从而最大可能地避免罹病。

对疑诊狂犬病的患者进行颅脑 MRI 检查可能有助于诊断。不同类型狂犬病的患者颅脑脑干、海马、下丘脑和皮质下白质、灰质 T_2 加权成像出现模糊、略高的异常信号。昏迷状态的患者增强 MRI 更为清晰地显示上述改变，这可用于与中枢神经系统其他病毒性脑炎鉴别。

李锐 欧阳茴香 张在其

第八章　血液内科

第一节　急性溶血性贫血

一、基本概念

急性溶血性贫血是由于各种原因短时间内导致红细胞破坏速率增加，超过骨髓造血代偿能力而发生的贫血。起病急、病情重，以寒战、高热、面色苍白、腰酸背痛、血红蛋白尿、气促、乏力、烦躁为主要临床表现，也可出现恶心、呕吐、腹痛等胃肠道症状。严重者可发生急性肾功能衰竭，意识淡漠或昏迷、休克和心功能不全。

二、常见病因

(一)免疫性

自身免疫性溶血性贫血、血型不合输血、新生儿溶血病、免疫性药物性溶血性贫血。

(二)微血管性溶血性贫血

溶血性尿毒综合征、血栓性血小板减少性紫癜、弥散性血管内凝血。

(三)感染因素

原虫感染、细菌感染、病毒感染。

(四)物理因素

烧伤、人工心脏瓣膜、行军性血红蛋白尿症。

(五)化学因素

化学毒物、药物、蛇毒。

(六)获得性膜缺陷

阵发性血红蛋白尿症。

(七)红细胞酶缺乏

葡萄糖-6-磷酸脱氢酶缺乏、丙酮酸脱氢酶缺乏症、磷酸果糖激酶缺乏症、磷酸葡萄糖异构酶缺乏症等。

三、发病机制

(一)红细胞膜的破坏

膜面积减少、膜脂质流动性减低、膜蛋白的弹性减低、膜的改变被巨噬细胞识别和清除、膜的完整性遭到破坏。

(二)血管内溶血

急性溶血多有明显的致病因素，呈急性经过，肝脾肿大不明显，多为红细胞外存在着某种溶血因素，作用于正常的红细胞，致红细胞容易在血管内溶解。

(三)血管外溶血

血管外溶血多发生于脾、肝和骨髓内。红细胞损伤的类型和程度决定它被破坏的场所。脾能更有效地移除轻微损伤的红细胞，因脾所有独特的循环结构型，红细胞在相对静态的环境中易于接受脾巨噬细胞的识别。主要为红细胞的内在缺陷，容易在网状内皮系统内破坏，因而多具有血管外溶血的特点。

四、临床特征

(一)急性溶血

常突然发病，伴有寒战、高热、腰酸背痛、胸闷、气促、头痛、烦躁，也可出现恶心、呕吐、腹痛等胃肠道症状。可出现血红蛋白尿，随着溶血的发生和发展，尿色由淡黄→浓茶色→酱油色或偶尔呈鲜红色。病程中尿始终呈浓茶或茶色，虽然反应溶血较轻，但可能由于游离 Hb 被肝脏及时处理而不出现在尿中，反映持续溶血，可有轻度黄疸。急性大溶血，如血型不合输血反应等，可发生少尿、无尿和肾功能衰竭。贫血和缺氧严重时可出现意识淡漠或昏迷、休克和心功能不全。

(二)临床上对下列情况应注意除外溶血性贫血

1. 肝胆疾病有贫血者。
2. 黄疸胆红素增高。
3. "血尿"而尿镜检无或很少有红细胞者。
4. 贫血者配血实验有困难或红细胞自身凝集现象。
5. 不明原因的低色素贫血，铁剂治疗无效。
6. 缺铁性贫血患者血清铁正常或增多，总铁结合力正常或减低。
7. 贫血患者有血栓栓塞现象。
8. 服用药物或接触化学品或进食蚕豆后发生的贫血。
9. 劳累、大量运动或受寒后出现"血尿"。
10. 贫血患者输血后发生血红蛋白尿，能排除异性输血所致溶血反应；或输血后 Hb 很快降至输血前水平。
11. 家族中有多个贫血者，或自幼黄疸及贫血者。

五、辅助检查

急性溶血性贫血的实验室检查传统上可分为 3 类：
1. 红细胞破坏增加的检查。
2. 红细胞造血代偿性增加的检查。
3. 各种溶血性检查的特殊检查，用于鉴别诊断，见表 1-8-1。

表 1-8-1 急性溶血性贫血的一般实验室检查

类型	红细胞破坏增加的检查	红细胞生成代偿性增生的检查
检查	胆红素代谢（非结合胆红素升高）	网织红细胞计数（升高）

类型	红细胞破坏增加的检查	红细胞生成代偿性增生的检查
检查	尿分析（尿胆原升高） 血清结合珠蛋白（降低） 尿血红蛋白（阳性） 乳酸脱氢酶（升高） 外周血涂片（破碎和畸形红细胞升高） 红细胞寿命测定（缩短）	外周涂片（出现有核红细胞） 骨髓检查（红系造血增生） 红细胞肌酸（升高）

六、诊断思路

（一）询问病史

1. 地域性。某些溶血性贫血呈一定地域性分布，如红细胞 G6PD 缺陷主要见于广东、云南、四川、广西、福建、江苏等地区；海洋性贫血的分布与之相似，但长江以南各省也均有发现。故问诊时应注意患者的祖籍及双亲家系的迁徙情况。

2. 职业。查问职业能为毒物性溶血性贫血、行军性血红蛋白尿症等提供重要线索。

3. 药物接触史。多种药物可引起溶血性贫血，追查药物接触史十分重要。

4. 贫血史。长期反复贫血或黄疸见于遗传性溶贫；自身免疫性溶血性贫血等也常表现时轻时重；多数血管内溶血疾病如蚕豆病、伯胺喹啉性溶血性贫血、行军性血红蛋白尿症、寒冷性血红蛋白尿等，其溶血呈发作和缓解交替，发作过后贫血可自行纠正；而阵发性睡眠性血红蛋白尿等少数血管内溶血疾病则发作过后仍持续有贫血；褐色尿史常提示血红蛋白尿、双吡咯尿或卟啉尿；如曾患血红蛋白尿，应追问与睡眠、寒冷、长途奔走、服药、进食蚕豆及感染的关系。

5. 其他。自身免疫性溶血性贫血常继发于恶性淋巴瘤、传染性单核细胞增多症、系统性红斑狼疮等，红细胞破碎综合征可继发于人工心瓣膜置换术后。

（二）急性溶血诊断注意事项

1. 血管内与血管外溶血有时不易截然区分，二者常在不同程度上合并存在。如细胞外的某种溶血因素使部分红细胞在血管内溶破，另一部分虽遭受损伤但细胞膜尚完整，未在血管内破坏，但可被吞噬细胞辨认并吞噬。

2. 溶血性黄疸虽应以血清间接胆红素增高为主，但有时因肝细胞所承担的处理胆红素的负担过重、排泄不及时或由于贫血影响肝排泄功能，或由于胆红素过多瘀滞微细胆管，血中直接胆红素也可有所升高。

3. 急性溶血性疾患包括的病种很多，临床表现及轻重程度差异较大，近年来由于对疾病有了进一步认识，也出现一些新检测技术，但仍需强调按步骤进行。

4. 急性溶血性疾病确诊后须排除继发性因素，以免遗漏原发疾病，如慢性淋巴细胞白血病合并自身免疫性溶血性贫血、系统性红斑狼疮并发 Evans 综合征等。

5. 须了解每项实验的临床意义、假阳性与假阴性的原因、不典型和轻型病例的诊断特点等。不能因一项初筛试验结果阴性否定高度怀疑的疾病。

6. 药物性溶血和感染或其他诱因所致溶血，须明确是否在某些遗传性溶血病基础上发生，应分清诱因和原发病的关系。

七、临床诊断

（一）诊断

有下列任一情况，可考虑急性溶血性贫血：

1. 兼有红细胞过度破坏及幼红细胞代偿性增生者。

2. 虽然幼红细胞极度增生，但仍有持续性贫血者。

3. 贫血发生速度超过造红细胞功能者。

4. 有血红蛋白尿或其他血管内溶血征象者。

（二）确定急性溶血性贫血的病因，下列几点可供参考

1. 如有肯定的化学、物理因素的接触史或明确的感染史，一般病因诊断容易肯定。

2. 抗人球蛋白试验阳性者，应首先考虑自身免疫性溶血性贫血，进一步追究原因，并用血清学方法以探索抗体的性质。

3. 抗人球蛋白试验阴性，血片中发现大量球形细胞，患者可能为遗传性球形细胞增多症，可进一步检查红细胞渗透脆性试验及自体溶血试验，同时进行直系亲属的血象检查以肯定诊断。球形细胞增多症也可见于自身免疫性溶血性贫血及某些化学及感染因素所致者，应予以注意。

4. 周围血片发现有特殊红细胞畸形者，如有椭圆形细胞、大量红细胞碎片、靶形及低色素细胞，可相应考虑遗传性椭圆形细胞增多症、微血管病性溶血性贫血及海洋性贫血，并进行有关的各项检查以肯定之。

5. 患者既无红细胞畸形而抗人球蛋白试验又阴性，可进行血红蛋白电泳以排除血红蛋白病；热变性试验以排除不稳定血红蛋白；高铁血红蛋白还原试验以排除红细胞葡萄糖-6-磷酸脱氢酶缺乏。

八、鉴别诊断

（一）脓毒症

贫血呈低色素性，中性粒细胞有中毒颗粒，骨髓以粒细胞系统增生为主，血培养阳性。

（二）溶血危象

较常见于在慢性遗传性溶血性贫血的过程中，红细胞的破坏突然增加，超出了骨髓造血代偿能力，而引起的严重贫血，多因急性或亚急性感染、劳累、受冷等因素而诱发。临床上多见于遗传性球形红细胞增多症、地中海贫血等慢性遗传性溶血性贫血疾病过程中。溶血危象的临床表现：在慢性溶血性贫血过程中出现贫血、黄疸加重，伴有发热、腹痛、疲倦等症状，脾脏可有触痛，一般持续7～14 d可自然缓解。实验室检查：红细胞破坏增加；红细胞代偿性增生；生化检查有高、低钙、代谢性酸中毒；危象时有急性肾功能衰竭；骨髓检查：有核细胞增生旺盛，粒/红比值倒置，红细胞增生活跃，并以中晚幼细胞增生为主。

（三）下列各种情况易与急性溶血性疾患相混淆，在诊断时应鉴别之

1. 有贫血及网织红细胞增多者，如失血性、缺铁性或巨幼细胞贫血的恢复早期。

2. 兼有贫血及无胆色素尿性黄疸者，如无效性红细胞生成及潜在性内脏或组织缺血。

3. 患有无胆色素尿性黄疸而无贫血者，如家族性非溶血性黄疸。

4. 有幼粒-幼红细胞性贫血、成熟红细胞畸形、轻度网织红细胞增多，如骨髓癌转移等，骨髓活检常有侵袭性病变的证据。

九、救治方法

（一）治疗原则

急性溶血急诊处理包括去除病因，控制溶血，防止严重并发症。

（二）一般处理

1. 输血。首先要严格掌握输血的适应证，其次要选用合适的血液成分。如严重的急性溶血性贫血和缺氧危及生命时，输血是抢救生命的重要手段。为了减少输血反应，减轻心脏负担，最好输入浓集的红细胞或冷冻红细胞，这样可以输入较多的红细胞。输血时，应特别注意以下几种特殊情况的溶血性贫血。

（1）自体免疫溶血性贫血：输血可出现输入的红细胞被破坏，反而加重溶血和黄疸。万不得已需要输血时，应选用配血时凝集反应最小的血液，而且输血速度一定要慢，并随时密切观察，一有反应，立即停输。

（2）阵发性睡眠性血红蛋白尿：输血可能发生溶血危象和形成血栓，如果病情危重，必须输血，应采用多次洗涤过的红细胞或冷冻红细胞。

（3）Rh 因子同种免疫引起的新生儿溶血病：须做换血输血，这样一方面可纠正贫血，另一方面则更为重要，它可以换出血浆中的 Rh 抗体和高浓度胆红素，防止继续溶血和核黄疸。

2. 防止严重并发症。对溶血的并发症如肾功能衰竭、休克、心力衰竭等应早期预防、发现和处理。严重的血红蛋白尿有可能出现无尿和急性肾功能衰竭，主要见于血型不合发生的输血反应。对输血后血红蛋白尿症应及时采取补液、升压等措施，维持血压，防止休克。如已发生尿闭，须采取急性肾功能衰竭的措施，包括透析。

3. 维持内环境稳定。急性大量溶血特别是血管内溶血，大量红细胞 K^+ 被释放入血浆，应注意电解质平衡。

（三）药物治疗

1. 糖皮质激素。对免疫性溶血性疾病有效，对阵发性睡眠性血红蛋白尿频发型可减轻溶血发作，对其他型溶血性疾病常无效，避免滥用。

2. 免疫抑制剂。如环磷酰胺、硫唑嘌呤，只对少数自身免疫性溶血性贫血或个别阵发性睡眠性血红蛋白尿有效。近年来还有人试用抗淋巴细胞球蛋白、环孢素等。有时在自身免疫性溶血性贫血时应用大剂量静脉丙种球蛋白输注。

（四）脾切除

多用于慢性溶血性疾患，处于急性溶血期一般不提倡。

十、诊疗探索

葡萄糖-6-磷酸脱氢酶缺乏所致急性溶血性贫血的诊断标准：

1. 新生儿高胆红素血症。①生后早期（多为 1 周内）发生黄疸，成熟儿的血清总胆红素在 $205.2\,\mu mol/L$ 以上，未成熟儿在 $256.5\,\mu mol/L$ 以上，主要为间接胆红素增多；②有溶血的其他证据（如贫血、网织红细胞增多、尿胆原增加等）；③符合葡萄糖-6-磷酸脱氢酶缺乏的实验室诊断标准。具①、②、③项，又能排除其他原因所致之黄疸者可确诊；不具备②项或和有其他原因并存者，应疑诊为葡萄糖-6-磷酸脱氢酶缺乏所致的溶血。

2. 蚕豆病。①半月内有食蚕豆史；②有急性溶血的证据；③符合葡萄糖-6-磷酸脱氢酶缺乏的实验诊断标准。需符合上述 3 项方可诊断蚕豆病。

3. 药物性溶血。①2 d 内有服可疑药物史；②有急性溶血的证据；③符合葡萄糖-6-磷酸脱氢酶缺乏的实验诊断标准。需符合上述 3 项方可诊断为葡萄糖-6-磷酸脱氢酶缺乏所致的药物性溶血。

4. 其他诱因（如感染、糖尿病酮症酸中毒等）所致的溶血。①有急性溶血的证据；②符合葡萄糖-6-磷酸脱氢酶缺乏的实验诊断标准；③无常见诱因的存在（如蚕豆、药物等）；④有某种特定的诱因存在，且此种诱因能在其他葡萄糖-6-磷酸脱氢酶缺乏者可引起溶血。如符合上述 4 项，可考虑为其他诱因所致的葡萄糖-6-磷酸脱氢酶缺乏溶血性贫血。

十一、病因治疗

（一）急性溶血性输血反应

应立即停止输血，但必须保持静脉输液通道畅通，以便救治。寒战时应保暖，发高热时应降温。用输液、升压药、地塞米松等抗休克；用支气管扩张剂防治痉挛；用利尿剂，防止急性尿少性肾功能衰竭；用碱性药物或乳酸钠治疗急性肾功能衰竭；纠正水、电解质及酸碱平衡；可用肝素防治出血特别是弥散性血管内凝血。严重病例可用治疗性置换输血疗法。

（二）病毒感染

由于大多病毒感染所致的急性溶贫持续时间较短，治疗主要针对原发感染，而不一定需要应用免疫抑制剂或输血。

（三）细菌感染

治疗主要针对性地采用抗菌药物、加强支持治疗及处理并发症。

（四）生物毒素（蛇毒、蜂毒、蜘蛛毒素）

治疗以支持疗法为主，较大剂量的糖皮质激素，如泼尼松 100 mg/d 可能有效。

（五）烧伤

扩容、纠正水盐酸碱失衡，严重者可给予输血。

（六）温抗体型自身免疫性溶血性贫血

根治原发病（肿瘤性疾病的化疗、放疗甚至干细胞移植；对结缔组织的免疫抑制治疗、对各种感染灶的清除等），只有当原疾病得到控制时，自身免疫性溶血性贫血方可能缓解。糖皮质激素是首选，尽可能避免输血（包括成分血）。

（七）药物诱发的急性溶血

立即停用一切可疑药物，用糖皮质激素。

（八）新生儿溶血病

主要是针对高胆红素血症，防治胆红素血症的发生。

十二、最新进展

大剂量静脉滴注丙种球蛋白、环孢素、达那唑等目前也应用治疗自身免疫性溶血性贫血、细菌病毒感染等所致急性溶血，但丙种球蛋白有短期疗效，部分患者疗效不能持久。

血浆置换可用于冷抗体型自身免疫性溶血性贫血、输血后急性溶血。

彭巍　李自力　张在其

第二节　急性弥散性血管内凝血

一、基本概念

急性弥散性血管内凝血是由许多病因所引起的一种临床综合征，由于血液内凝血机制被弥散性激活，血液中过量蛋白酶生成，可溶性纤维蛋白形成和纤维蛋白溶解。另一方面由于凝血因子的消耗引起全身性出血倾向，临床主要表现为严重出血、血栓栓塞、低血压休克及微血管病性溶血性贫血，常数小时至 1～2 d 发病，病情极具凶险。

二、常见病因

临床上引起急性弥散性血管内凝血的常见病因：

1. 感染，如革兰阴性细菌脓毒症，其他细菌、真菌、病毒、立克次体、疟原虫等。
2. 产科并发症，如羊水栓塞、死胎滞留、胎盘早剥、妊娠高血压综合征等。
3. 恶性肿瘤，如胰腺癌、肝癌、急性早幼粒细胞白血病、其他肿瘤等。
4. 肝功能衰竭。
5. 急性胰腺炎。
6. 输血反应。
7. 急性呼吸窘迫综合征。
8. 蛇毒中毒。
9. 某些农药中毒。
10. 创伤、休克、脑损伤、挤压伤、烧伤、脂肪栓塞、外科手术等。
11. 血管疾病，如巨大血管肿瘤、血管肿瘤等。

三、发病机制

正常人体内有完整的凝血、抗凝及纤维蛋白溶解系统。凝血及抗凝，既对立又统一，保持着动态平衡。在正常人的血液中，如果有少量活性凝血中间产物形成，就迅速被单核-巨噬细胞系统消除，或被血液中的抗凝物质中和。纤溶系统能不断溶解在小血管破损处所形成的少量纤维蛋白。弥散性血管内凝血的发生是由于在各种致病因素的作用下，血循环内出现了促动和激活凝血的过程，产生过量的凝血酶，血液的凝固性过高，破坏了体内凝血与抗凝的平衡。其病理变化包括：

1. 全身微血管内有广泛的纤维蛋白沉着，形成微血栓，造成微循环障碍、红细胞机械性损伤及溶血。
2. 当微循环内发生凝血时，大量血小板和凝血因子被消耗，从而使高凝状态转变为低凝状态。
3. 体内的继发性纤维蛋白溶解产生大量纤溶酶，使纤维蛋白原裂解为 X 和 A、B、C 裂片，再进一步裂解为 Y、D、E 裂片，这些纤维蛋白降解产物的抗凝作用可加重出血；除大量出血外，微循环内的血栓可引起微循环阻塞，导致肺、肾、肝、脑、心等器官的功能衰竭。

四、临床特征

弥散性血管内凝血的发病原因虽然不同，但其临床表现均相似，除原发病的征象外，主要有出血、休克、栓塞及溶血 4 个方面的表现。

(一) 出血

出血是急性弥散性血管内凝血中最常见的临床表现之一。其特点是突发的多部位大量出血，仅少数为隐匿性。出血的发生率为 80%～90%，是本病诊断的重要依据之一。出血部位视原发病变而异，最常见于皮肤，呈一处或多处大片瘀斑及血肿。产科意外时有大量阴道流血，手术时则伤口渗血不止或血液不凝固，局部注射可有持续的针孔渗血。急性弥散性血管内凝血也可伴有严重的胃肠道、肺或泌尿道等出血。根据国内一组病例报道，出血部位中皮肤占 85.1%，牙龈出血、鼻衄、伤口及注射部位出血占 60.1%，消化道占 46.8%，呼吸道占 23.4%，泌尿道占 19.1%，颅内占 13.8%，阴道占 6.4%，多部位占 62.8%。血液可完全不凝。暴发性紫癜病例的出血以两下肢及臀部为主，且伴有皮肤坏死及下肢坏疽；慢性弥散性血管内凝血的出血不如急性的严重，常表现为反复发作的瘀斑或血肿，用一般的止血药无效。少数轻型或早期的弥散性血管内凝血可无出血。出血的机制：

1. 血管内广泛凝血后消耗大量血小板及凝血因子，引起凝血障碍。
2. 纤维蛋白大量降解。

3. 纤维蛋白原及纤维蛋白降解产物有多方面的抗凝作用。

4. 休克、栓塞、缺氧、酸中毒等使毛细血管受损，通透性增高。

（二）微血管栓塞症状

在少数急性病例中，微血管栓塞可为突出的表现，但多数在较晚期发生。慢性的可有反复发作。如微血管内有广泛血栓时，血循环发生障碍，导致组织器官缺血性损伤、缺氧、代谢功能障碍，甚至器官功能衰竭。临床表现根据受累的不同部位而异。表浅部位的皮肤栓塞引起干性坏死，出现手指、足趾、鼻、颊及耳部发绀。内脏栓塞以肺及肾脏最为常见。肾小球循环内有广泛血栓时，可出现急性肾功能衰竭，表现为腰痛、少尿、蛋白尿、血尿、管型尿，甚至无尿及尿毒症。肺内微循环栓塞可引起急性呼吸衰竭，表现为突然发作的呼吸困难、胸闷、发绀等呼吸窘迫综合征。胃肠道黏膜缺血、坏死引起消化道出血。肝有灶性坏死。脑栓塞者可有头痛、抽搐、昏迷、瞳孔大小不等。脑垂体、肾上腺皮质栓塞形成，则发生功能减退。

（三）低血压及休克

多见于急性型，休克的程度不一，与出血量不成比例。常发生于血管内皮损伤所引起的弥散性血管内凝血，以革兰阴性杆菌脓毒症最常见。国内几组报道发生率达 50%。休克常突然发生，病情迅速恶化，出现昏迷，肾、呼吸及循环功能衰竭。组织损伤及白血病等引起的很少发生休克。休克的发生机制主要由于肝、肺等内脏及周围小血管栓塞后，导致肺动脉及门静脉压力升高，回心血量减少，以致心排血量和组织血流灌注量减少。此外，内源性凝血系统促动时，激活因子Ⅻ，激肽释放酶原转变为激肽释放酶，后者使缓激肽原转变为缓激肽，引起血管扩张，也是血压下降的原因之一。一旦发生休克，又会加重弥散性血管内凝血，形成恶性循环。

（四）溶血

弥散性血管内凝血引起的溶血性贫血常较轻微，早期不易察觉。并发微血管病理改变时，因红细胞强行通过血管网状蛋白结构，受到机械损伤，可出现明显的溶血症状。急性发作时表现为寒战、高热、黄疸、血红蛋白尿，红细胞计数下降，网织红细胞计数增高，周围血内有大量红细胞碎片及盔形、三角形、多角形或球形等各种畸形红细胞。

原发病的症状可与弥散性血管内凝血的症状相混淆，上述 4 类表现可同时或相继出现。急性者常有上述任何的两种临床表现。在弥散性血管内凝血发病早期时，以休克及微血栓引起的脏器功能障碍为主；而在晚期，则以出血为突出的症状。

五、辅助检查

弥散性血管内凝血的检查项目繁多，但缺乏特异性、敏感性高而又简便、快速的方法。有些试验比较精确，但花费时间太多，难以适应急症诊断的要求。由于弥散性血管内凝血病情发展快，变化大，化验结果必须及时正确，必要时还要反复检查，动态观察，因为在弥散性血管内凝血的不同阶段其检验的结果不尽相同，由于机体代偿功能强弱不同所致。当检验结果与临床表现不一致时，要恰当评价检验结果的意义。有时临床表现可能比阳性的检验结果更为重要。弥散性血管内凝血的实验室检查主要分以下几种。

（一）有关消耗性凝血障碍的检查

1. 血小板减少。约 95% 的病例都有血小板减少，一般低于 $100 \times 10^9/L$。如在动态观察中发现血小板持续下降，诊断的意义较大。如弥散性血管内凝血未经彻底治疗，虽经输鲜血或血小板，血小板计数仍不增加。反之，如血小板数在 $150 \times 10^9/L$ 以上，表示弥散性血管内凝血的可能性不大。有些肝病或白血病患者，血小板在弥散性血管内凝血发生前已有明显降低，因此血小板计数无助于弥散性血管内凝血的诊断。

2. 凝血酶原时间延长。当外源系统因子Ⅱ、Ⅴ、Ⅶ、Ⅹ大量消耗，血浆中纤维蛋白降解产物及抗凝物质增多，凝血酶原时间明显延长，阳性率可达90%以上。除非在弥散性血管内凝血发生的极早期，凝血酶原时间测定正常，一般不支持弥散性血管内凝血的诊断。正常凝血酶原时间为12 ± 0.1 s，延长3 s以上则有意义。

3. 纤维蛋白原减少。约70%的弥散性血管内凝血病例，纤维蛋白原低于200 mg/dL。在原有较高纤维蛋白水平或弥散性血管内凝血的早期阶段，纤维蛋白原降低不显著，定量测定正常，动态观察就可见到纤维蛋白原有持续减少的倾向，一般低于150 mg/dL时，即有诊断意义。纤维蛋白原滴定度半定量的方法简便，有实用价值。

4. 其他。如出血时间延长、凝血时间延长、血块退缩不良、活化部分凝血活酶时间延长，对诊断也有参考意义，有助于弥散性血管内凝血的诊断。

（二）有关纤维蛋白溶解亢进的检查

1. 凝血酶时间延长。纤维蛋白原明显减少或纤维蛋白降解产物增多时，均使凝血酶时间延长，但测定的结果可受到肝素治疗的影响。采用连续凝血酶时间是诊断纤维蛋白降解产物的一项较敏感的指标。

2. 血浆蛇毒致凝时间。用从蛇毒中提取的酶代替凝血酶进行凝血酶时间测定。当纤维蛋白降解产物增多时，凝血时间延长，本方法的优点是不受肝素的影响。

3. 纤维蛋白降解产物的检查。正常人血清中仅有微量纤维蛋白降解产物。如纤维蛋白降解产物明显增多，即表示有纤维蛋白溶解亢进，间接地反映出弥散性血管内凝血。测定的方法很多，包括免疫法Fi试验（即乳胶颗粒凝集试验，正常滴度$<1:8$）、纤维蛋白降解产物絮状试验、放射免疫扩散法、葡萄球菌猬集试验［正常纤维蛋白降解产物值为(0.57 ± 0.1) μg/dL，弥散性血管内凝血时可高达60 μg/dL］、鞣酸比红细胞间接血凝抑制试验（正常血清纤维蛋白降解产物值<10 μg/dL，弥散性血管内凝血时超过20 μg/dL）、酶联免疫吸附试验等。如果纤维蛋白降解产物增多，表示有急性弥散性血管内凝血的可能。

4. 血浆鱼精蛋白副凝试验及乙醇胶试验。这是反映血浆内可溶性纤维蛋白复合体的一种试验。当血管内凝血时，纤维蛋白降解产物与纤维蛋白的单体结合形成可溶性复合物，不能被凝血酶凝固。鱼精蛋白可使复合物分离，重新析出纤维蛋白单体。结果发生纤维蛋白单体及纤维蛋白降解产物的自我聚合，形成肉眼可见的絮状沉淀，称为副凝固试验。乙醇胶试验与血浆鱼精蛋白副凝试验的原理相同，国内资料报告，血浆鱼精蛋白副凝试验阳性率为72.6%～88.2%，乙醇胶的阳性率低。两种方法均可有假阳性或假阴性结果。相比之下，乙醇胶试验敏感性差，但较可靠；而血浆鱼精蛋白副凝试验特异性差，假阳性多，如纤维蛋白降解产物裂片分子量较小时，血浆鱼精蛋白副凝试验也可为阴性。最好能把两者相互参考比较，意义就更大。

5. 优球蛋白溶解时间。优球蛋白是血浆在酸性环境中析出的蛋白成分，其中含纤维蛋白原、纤维蛋白溶解原及其活化素，但不含纤维蛋白溶解抑制物，可用以测定纤维蛋白溶酶原激活物是否增加。正常值应超过2 h。如在2 h内溶解，表示纤维蛋白溶解亢进。纤溶亢进时，纤溶酶原减少，纤溶酶增多，优球蛋白被大量纤溶酶加速溶解。国内资料报告阳性率为25%～42.9%。

（三）有关微血管病性的溶血检查

在血清中可见到畸形红细胞，如碎裂细胞、盔甲细胞等。血涂片检查见破碎及变形的红细胞比例超过2%时，对弥散性血管内凝血的诊断有参考价值。

（四）其他辅助检查

一些实验方法包括：

1. 抗凝血酶-Ⅲ含量测定。弥散性血管内凝血中，抗凝血酶-Ⅲ大量消耗，早期即有明显减少，测定结果不受纤维蛋白降解产物的影响，其测定方法有凝血活性及琼脂扩散法免疫活性两种方法。

2. 用^{51}Cr标记血小板或用^{125}I标记纤维蛋白原测定血小板寿命是否缩短。

3. 血小板 β-球蛋白及血小板第 4 因子含量的测定。两者增高反映血管内血小板功能亢进，消耗时则见降低。

六、诊断思路

（一）妇产科弥散性血管内凝血特点

妊娠期有多种凝血因子含量及活性增加，纤溶活性降低（处于高凝状态），分娩时有一过性纤溶亢进。羊水、胎盘等含有大量的组织因子样促凝血活性物质，在病理产科时可进入母体循环血流引发弥散性血管内凝血。妊娠并发弥散性血管内凝血起病急，发展迅猛，病情变化快，临床表现多为阴道倾倒性大出血（其他部位出血相对少见）及休克，弥散性血管内凝血病程及分期不明显，临床发现时可能已经进入纤溶亢进期，故阴道流出的血多不凝固。但如能及时处理常可获得较好疗效。病情危急又高度怀疑弥散性血管内凝血时应在检查结果出来前即进行弥散性血管内凝血的治疗，实验室检查尚未达标准者，可给予预防性治疗或试验性治疗。

（二）肿瘤合并弥散性血管内凝血特点

肿瘤细胞可产生促凝物质，诱导血小板聚集及活化，可直接侵犯血管壁损伤血管内皮细胞，某些肿瘤可分泌纤溶抑制物，如膀胱癌、结肠癌，另一些则引起纤溶亢进，如前列腺癌、早幼粒细胞白血病。多发生在肿瘤的晚期，化疗、感染、手术是促发弥散性血管内凝血的诱因。肿瘤所致弥散性血管内凝血以慢性型为多（65%），少于急性型（35%），慢性弥散性血管内凝血以纤溶过程占优势，临床常以某些部位持续少量出血为主要表现，部分患者出现大血管血栓形成。

（三）感染性弥散性血管内凝血特点

占弥散性血管内凝血病因的首位，其中流行性出血热和重症肝炎占 50%，细菌感染性脓毒症占 15%（革兰阴性细菌占 50%，革兰阳性细菌占 35%）。发展迅猛，病程凶险，病死率为 60%～70%。主要通过损伤血管内皮细胞，或直接激活因子ⅩⅡ启动凝血过程。目前倾向认为，内毒素引起肿瘤坏死因子水平升高，后者诱导血管内皮细胞及单核细胞表面表达 TF 或血管内皮下 TF 暴露于血循环，蛋白 C 系统功能减退及纤溶活性受抑在弥散性血管内凝血的发生中可能也起到重要作用。革兰阳性细菌进入血流黏附于内皮细胞表面，继而侵入细胞繁殖，其后导致内皮细胞损伤，金黄色葡萄球菌可分泌凝固酶直接引起凝血反应，故革兰阳性细菌脓毒症的预后较革兰阴性细菌脓毒症为差。多见于重症感染，早期出血不明显，低血压及休克对感染并发弥散性血管内凝血的诊断价值低于广泛性出血倾向，微血栓形成及栓塞症状、体征发生率更高、程度更重，多器官功能衰竭是其重要的表现之一。微血管病性溶血发生率也较高。有人提出感染合并弥散性血管内凝血的实验室指标：凝血酶原时间＜或＞3 s，活化部分凝血活酶时间＜或＞10 s，纤溶酶原活性＜70%，α_2-抗纤溶酶活性＜90%，抗凝血酶-Ⅲ活性＜0.5，血小板计数＜70×10⁹/L，D-二聚体＞200 mg/L。

（四）医源性弥散性血管内凝血

因医疗处理（包括药物）及医疗操作所致的弥散性血管内凝血，有报道占弥散性血管内凝血的第 3 位。输血：ABO 血型不符输血、血液污染。药物：抗肿瘤化疗，药物致溶血或过敏。大型复杂手术。临床特点：多呈急性重症型，出血倾向和肾功能衰竭甚为常见，对肝素等抗凝治疗的耐受及反应较好，预后较好。

七、临床诊断

（一）国内诊断标准（2012 版）

1. 临床表现。

（1）存在易引起弥散性血管内凝血的基础疾病。

（2）有下列一项以上临床表现：①多发性出血倾向；②不易用原发病解释的微循环衰竭或休克；③多发性微血管栓塞的症状、体征，如皮肤、皮下、黏膜栓塞性坏死及早期出现的肺、肾、脑等脏器衰竭。

2. 实验室检查指标。

同时有下列 3 项以上异常：①血小板 $<100\times10^9/L$ 或进行性下降，肝病、白血病患者血小板 $<50\times10^9/L$。②血浆纤维蛋白原含量 $<1.5\ g/L$ 或进行性下降，或 $>4\ g/L$，白血病及其他恶性肿瘤 $<1.8\ g/L$，肝病 $<1\ g/L$。③血浆鱼精蛋白副凝试验阳性或血浆纤维蛋白降解产物 $>20\ mg/L$，肝病、白血病纤维蛋白降解产物 $>60\ mg/L$，或 D-二聚体水平升高或阳性。④凝血酶原时间缩短或延长 3 s 以上，肝病、白血病延长 5 s 以上，或活化部分凝血活酶时间缩短或延长 10 s 以上。

（二）中国弥散性血管内凝血诊断积分系统

为进一步推进中国弥散性血管内凝血诊断的科学化、规范化，统一诊断标准，中华医学会血液学分会血栓与止血学组于 2014 年起通过多中心、大样本的回顾性与前瞻性研究，建立了中国弥散性血管内凝血诊断积分系统，见表 1-8-2。该系统突出了基础疾病临床表现的重要性，强化动态监测原则，简单易行，易于推广，使得有关弥散性血管内凝血诊断标准更加符合我国国情。

表 1-8-2　中国弥散性血管内凝血诊断积分系统

积分项			分数（分）
存在导致 DIC 的原发病			2
临床表现	不能用原发病解释的严重或多发性出血倾向		1
	不能用原发病解释的微循环障碍或休克		1
	广泛性皮肤、黏膜栓塞，灶性缺血性坏死、脱落及溃疡形成，或不明原因的肺、肾、脑等脏器功能衰竭		1
实验室指标	血小板计数	非恶性血液病	$\geqslant100\times10^9/L$	0
			$(80\sim100)\times10^9/L$	1
			$<80\times10^9/L$	2
			24 h 内下降$\geqslant50\%$	1
		恶性血液病	$<50\times10^9/L$	1
			24 h 内下降$\geqslant50\%$	1
	D-二聚体	$<5\ mg/L$	0
		$5\sim9\ mg/L$	2
		$\geqslant9\ mg/L$	3
	PT 及 APTT 延长	PT 延长$<3\ s$ 且 APTT 延长$<10\ s$	0
		PT 延长$\geqslant3\ s$ 且 APTT 延长$\geqslant10\ s$	1
		PT 延长$\geqslant6\ s$	2
	纤维蛋白原	$\geqslant1\ g/L$	0
		$<1\ g/L$	1

注：DIC：弥散性血管内凝血；PT：凝血酶原时间；APTT：活化部分凝血活酶时间；非恶性血液病：每天积分 1 次，$\geqslant7$ 分时可诊断 DIC；恶性血液病：临床表现第一项不参与评分，每天积分 1 次，$\geqslant6$ 分时可诊断 DIC。

八、鉴别诊断

（一）血栓性血小板减少性紫癜的临床表现

溶血性贫血、血小板减少性紫癜及中枢神经系统症状和体征等 3 大特点，则提示本病的可能性。本病的典型表现：

1. 血小板减少性紫癜，出血时间延长，血块回缩不良。
2. 急性溶血性贫血。
3. 反复出现神经症状。
4. 肾功能障碍。
5. 高热，有时呈脓毒症性热型。
6. 轻度黄疸，肝、脾肿大。
7. 有些病例周围血液中出现暂时性类白血病反应。

（二）原发性纤维蛋白溶解症（原纤溶症）

常见于严重的肝病、药物中毒、肝移植的无肝期等其他严重疾病，也有原因未明者。是由于某些不明因素使纤溶酶原活化素（血浆活化素及组织活化素）的活力增强，使大量纤溶酶原转化为纤溶酶，进而降解纤维蛋白原，致凝血因子减少，引起凝血障碍，临床表现为各种部位的出血。实验室检查血小板一般正常或轻度减少，血浆鱼精蛋白副凝试验或乙醇胶试验始终阴性，但优球蛋白溶解时间明显缩短。

（三）不伴弥散性血管内凝血的肝病

多数凝血因子和纤溶蛋白酶原是在肝脏合成，肝脏疾患时这些因子可生成不足，但肝病引起的凝血因子缺乏症不伴有纤维蛋白裂解产物增加和Ⅷ因子降低。

（四）血小板减少性紫癜

仅有血小板减少，但无凝血因子缺乏和纤溶现象。故不难鉴别。

九、救治方法

（一）治疗原则

1. 弥散性血管内凝血诊断一旦确定，积极治疗原发病至关重要。维持血流灌注，积极治疗休克，纠正低血容量，对生命体征、主要器官（心、肺、肾）进行监测。是否需要对弥散性血管内凝血本身采取治疗措施，将根据临床情况而定。弥散性血管内凝血治疗不能单纯以实验室指标为依据。羊水栓塞并发弥散性血管内凝血时应立即对肺、心血管进行有效的支持以挽救患者的生命。

2. 血栓栓塞为主要临床症状者有使用肝素的指征。若出血为主要临床症状，则应替代输注血小板和新鲜血浆，如治疗失败可考虑加用肝素，若再次失败则可考虑合并应用纤溶制剂。

3. 每 8～12 h 评估临床及实验室指标。

（二）一般处理

1. 治疗原发病是治疗弥散性血管内凝血的根本措施，控制原发病的不利因素也有重要意义，如积极控制感染、清除子宫内死胎及暂停抗肿瘤治疗等。其他如补充血容量、防治休克、改善缺氧及纠正水、电解质紊乱等，也有积极作用。输血时更应预防溶血反应。在去除病因后，病情可迅速缓解，消除弥散性血管内凝血的诱因也有利于防止弥散性血管内凝血的发生和发展。

2. 替代治疗。患者如有明显出血或者消耗低凝期和继发纤溶期，血小板、纤维蛋白原及凝血因子水平降低，应适当补充凝血因子，输注新鲜冰冻血浆、冷沉淀、浓缩血小板悬液或新鲜全血或凝血酶原复合物。推荐剂量8 U血小板浓缩物（1 U来自200 mL鲜血）、8 U冷沉淀。每8 h根据血小板数、纤维蛋白原、活化部分凝血活酶时间、PT、输入的容量而调整替代治疗剂量。

（三）药物治疗

1. 肝素治疗。肝素和血液中的抗凝血酶-Ⅲ形成复合体，加强抗凝血酶-Ⅲ对凝血酶及活性凝血因子Ⅸa、Ⅹa、Ⅺa及Ⅻa的灭活，发生抗凝作用。故在肝素治疗时，必须考虑到血中的抗凝血酶-Ⅲ水平。如抗凝血酶-Ⅲ水平过低时，即使给予大量肝素也不易见效。近年来发现肝素也有促进纤溶和阻碍血小板聚集的作用。

（1）关于肝素应用的指征包括：①弥散性血管内凝血诊断明确，包括原发病或病因不能控制或去除时，在后者作为弥散性血管内凝血的对症治疗；②如已证实发生弥散性血管内凝血而准备去除病因时，为防止术中或术后促凝物质进入血循环而加重弥散性血管内凝血，也可短期适当使用；③当准备应用纤维蛋白溶解抑制剂或补充凝血物质时，如有促凝物质已在血液中发挥作用，也应先用肝素，后给纤溶抑制剂、输血及纤维蛋白原等。对急性弥散性血管内凝血，特别是伴有新鲜创口、创面等病情较复杂的病例，肝素的应用要谨慎，如果使用不当，有加重出血的危险；对慢性或亚急性弥散性血管内凝血，没有血管损伤及新鲜创面，使用比较安全。对疑似弥散性血管内凝血的患者，如有弥散性血管内凝血的倾向而血浆鱼精蛋白副凝试验或其他化验检查阴性，或血浆鱼精蛋白副凝试验阳性而无临床出血症状者，可暂不用肝素，待检查结果及临床表现明确支持弥散性血管内凝血时，即用肝素治疗。目前对肝素应用的指征，看法尚无统一，但大多数人认为，凡诊断明确并有用药指征的，应争取早用。据上海瑞金医院1986年1组47例弥散性血管内凝血用肝素治疗的病例报道中，产科意外的治愈率高达72.2%，感染性疾病为42.2%。除上述疾病外，大多数弥散性血管内凝血病例用肝素治疗并无帮助，有时甚至有害。

（2）肝素治疗失败的因素包括：①用药指征不当，尤其是诊断不甚明确；②用药时间过晚，病情已成为不可逆性；③体内的抗凝血酶-Ⅲ耗竭，使肝素不能发挥正常的作用；④剂量掌握不当；⑤酸中毒未纠正，使肝素丧失活性。有下列情况时，应用肝素要特别谨慎，以免加重出血；⑥在弥散性血管内凝血后期，病理变化已转为以纤维蛋白溶解为主而出血主要涉及纤溶及大量纤维蛋白降解产物的关系，而不是凝血因子的消耗；⑦手术创口尚未愈合；⑧原有严重出血如肺结核咯血、溃疡病出血或脑出血等；⑨有明显肝肾功能不良者；⑩原有造血功能障碍和血小板减少者。

（3）肝素的剂量及用法：一般采用中等剂量，每4~6 h静脉注射50 mg或连续静脉滴注（每小时滴10 mg左右）。24 h用量为200~300 mg，每次静脉注射前需测凝血时间（试管法），使控制在20~30 min，适当调整肝素剂量，一直用至弥散性血管内凝血检查指标恢复正常。最近有主张肝素用量不宜太大，日本多用80~120 mg/d，对仍不能控制者，可能由于抗凝血酶-Ⅲ减少，要输血及血浆以提高抗凝血酶-Ⅲ的水平，才能奏效。关于肝素小剂量治疗方面，有人提出用肝素5 000 U/次，皮下注射2~3次/d。也可静脉给药。用小剂量肝素后，血中浓度在15~60 min后开始上升，1~5 h达高峰，7 h后逐渐消失，个体间可有差异。小剂量肝素治疗的优点是无出血并发症，不需要实验室的监测。有人提出对预防血栓采用超低剂量也可有效，每小时皮下注射1 U/kg。对肝素治疗有效者，一般在凝血缺陷纠正后，临床情况好转，如血压稳定，发绀消失，方可停药。如果凝血时间延长超出30 min，出血加重，说明肝素过量，应立即停药，并静脉输入鱼精蛋白中和，其用量相当于最后一次肝素用量或为其1/2量，每8~12 h 1次，1~2次后即可纠正。停药后要随访凝血时间连续3~5 d，了解有无复发情况。急性弥散性血管内凝血经用肝素有效者，凝血酶原时间可在24 h内恢复正常，纤维蛋白原等在1~3 d内上升，血小板上升较慢，约需7 d。

2. 抗血小板凝集药物。常用者为双嘧达莫，400~600 mg/d，分3次口服，或将100~200 mg置于100 mL葡萄糖注射液体中静脉滴注，每4~6 h重复1次。阿司匹林1.2~1.5 g/d，分3次口服。

两者合用则需减少剂量。适用于轻型弥散性血管内凝血或高度怀疑弥散性血管内凝血而未能肯定诊断者。低分子右旋糖酐降低血液黏滞度，抑制血小板聚集，一般用量为 500～1 000 mL 静脉滴注，主要用于早期弥散性血管内凝血，诊断尚未完全肯定者，也可与双嘧达莫合用。

3. 抗凝血酶-Ⅲ浓缩剂及合成抗凝血酶剂的应用。实验证明，抗凝血酶-Ⅲ下降到一定水平时，即使增加肝素量也不能提高其抗凝作用，有人认为抗凝血酶-Ⅲ水平低至正常的 50% 时，就应补充抗凝血酶-Ⅲ。日本有人在静脉滴注肝素 10 000 U/d，同时静脉滴注抗凝血酶-Ⅲ 1 500 U/d，相当于血浆 1 500 mL 的含量。

4. 补充血小板及凝血因子。在未用肝素前输血或给纤维蛋白原时，可为微血栓提供凝血的基质，促进弥散性血管内凝血的发展。但如凝血因子过低时，应用肝素可加重出血。应当输血（最好鲜血）或补充纤维蛋白原，后者每克制剂可提高血浆纤维蛋白原 25 mg/dL，纤维蛋白原浓度超过 100 mg/dL 时才有止血作用。

5. 抗纤溶药物的应用。在弥散性血管内凝血早期，纤溶本身是一种生理性的保护机制，故一般不主张应用抗纤溶药物。早期使用反使病情恶化可能。但在弥散性血管内凝血后期继发性纤溶成为出血的主要矛盾时，则可适当应用抗纤溶药物。这类药物应在足量肝素治疗下应用。只有当已无凝血消耗而主要为继发性纤溶继续进行时，方可单独应用抗纤溶药物。常用的药物包括氨基己酸 2～6 g/d 静脉滴注，氨甲苯酸 200～400 mg/d，或氨甲环酸 200～500 mg/d，用葡萄糖注射液稀释后缓慢静脉滴注或注射。有人主张血中有大量纤溶酶时可采用抑肽酶，试用剂量为 8 万～10 万 U 静脉注射，好转后减量，每 2 h 用 1 万 U。

6. 中医中药。常用的为活血化瘀的中药药物如复方丹参注射液、参附注射液等，对治疗弥散性血管内凝血中有一定疗效。

（四）其他治疗方法

妊娠期病情危急又高度怀疑弥散性血管内凝血时，应在弥散性血管内凝血实验室检查结果出来前即进行治疗，实验室检查尚未达标准者，可给予预防性治疗或试验性治疗。急性羊水栓塞：立即肝素 50 mg，随后维持；死胎滞留伴弥散性血管内凝血：肝素 50 mg，每 4 h 1 次～每 6 h 1 次；胎盘早剥：少量肝素预防；妊娠高血压综合征伴慢性弥散性血管内凝血或疑为凝血功能亢进，早期肝素治疗。在肝素化的基础上补充凝血因子，如伴有大出血，以补充新鲜全血或新鲜血浆为最佳，因存在子宫及产道的开放性伤口，肝素等强烈抗凝治疗措施不宜贸然使用。

肿瘤合并弥散性血管内凝血目前倾向于使用低分子量肝素，或微剂量肝素（10～25 mg/d）或小剂量肝素（50～120 mg/d），肝素除有抗凝作用外，还具有抗肿瘤作用：直接抗肿瘤作用；抗肿瘤血管生成作用；免疫调节作用，补充凝血因子。但应注意浓缩血小板制剂中，有一定数量损伤的血小板，有可能成为弥散性血管内凝血的诱发剂。抗纤溶治疗在肿瘤性弥散性血管内凝血治疗中有其特殊意义：病理上为纤溶过程为主型；多为慢性或亚急性弥散性血管内凝血；患者多无脏器功能衰竭。有大血管血栓栓塞者可进行溶栓治疗。

感染性弥散性血管内凝血肝素是否应用仍有争议，总的原则是短期、小剂量使用。急性重症弥散性血管内凝血早期、酸中毒、AT-Ⅲ减少时剂量宜偏大，肝肾功能障碍、血小板、凝血因子明显减少时减少用量。抗纤溶药物应用应更加小心，对感染疑及有弥散性血管内凝血发生可能性的患者，应禁止使用抗纤溶药，弥散性血管内凝血晚期有明确的明显继发纤溶亢进时，抗纤溶药的用量是常规用量的 1/2～3/4。可用糖皮质激素，如地塞米松 10～30 mg/d 或氢化可的松（200～400）mg/d×（3～5）d。

医源性弥散性血管内凝血对肝素等抗凝治疗的耐受及反应较好，预后较好。

十、病因治疗

(一)胎盘早剥

治疗首先应补血容量、输注红细胞和血浆，并清除子宫内容物。若严重低纤维蛋白，出血继续，而需要紧急治疗者，则输注冷沉淀或新鲜冷冻血浆能迅速止血。大量快速输注纯纤维蛋白原有时仅能诱发更活跃凝血及纤维蛋白在肾脏沉积，甚至发生迟发的肾功能衰竭。

(二)羊水栓塞

立即进行输液治疗以纠正低血容量性休克。急性呼吸窘迫综合征应及时给予机械通气支持，包括应用呼气末正压等通气模式。若心肺同时发生功能衰竭者，可以考虑建立中心静脉压检测，但要求操作熟练，防治中心静脉穿刺引起局部出血。输出冷沉淀物能提供纤维蛋白原，不失为一种有效的替代治疗。必要时，还需要加用子宫填塞等止血措施。有作者提议静脉输注肝素 3 000~5 000 U，但这一策略可能增加出血倾向，宜慎用。尽管采取上述措施，羊水栓塞死亡率仍居高不下。

(三)死胎综合征

胎死宫内的诊断成立后，有必要预防性清除子宫腔内容，必要时剖宫产。子宫腔清理后不久，血浆纤维蛋白原逐渐恢复正常。肝素 1 000 U/h 静脉滴注输入或者 5 000~10 000 U，2 次/d 皮下注射能抑制凝血酶生成，纠正大多数患者的低纤维蛋白原血症并有效预防出血。

(四)先兆子痫和子痫

主要针对妊娠毒血症。子痫合并溶血性贫血、血小板减少者血浆置换能明显改善症状，但缓解机制不明，肝素能增加出血倾向，不宜采用。

(五)溶血反应

输入错型血时应及时治疗，目的在于预防弥散性血管内凝血的发生和急性肾功能衰竭。除因合并开放性创伤和有应用肝素指征情况下，均应接受全剂量的肝素治疗并合并输注冷沉淀、新鲜血浆、血小板。若预计可能出现溶血反应时，可考虑预防应用肝素，以防止弥散性血管内凝血发生。

(六)感染性疾病与弥散性血管内凝血

全身感染诱发弥散性血管内凝血时，关键在于对原发病要不失时机地进行有效治疗。弥散性血管内凝血本身无特殊治疗。输注血小板浓缩制剂尽可能地保守，因为颅内出血发生率很低，只发生在全身感染伴有皮肤黏膜出血的患者，由于血小板消耗增多致血小板减少，替代性输注血小板在全身感染患者很少使血小板数上升。故血小板输注只用于伴有临床出血症状时。

(七)肝病合并弥散性血管内凝血

治疗困难，替代性治疗可以在危急阶段起到支持作用。但与此同时务必注意到提供更多的纤维蛋白原，意味着促使血管内凝血可能。输注凝血酶原复合物同样增加血管凝血过程。单独应用肝素以抑制血管内凝血过程，疗效不明显。应用肝素同时输注血浆以提高抗凝血酶-Ⅲ和肝素辅助因子可以取得较好的效果，但是肝素作用于肝病有血小板减少症的患者，常有促发活跃出血的危险。

十一、最新进展

(一)溶栓治疗

适应证：

1. 以血栓形成为主的弥散性血管内凝血，经上述治疗未能有效纠正者。

2. 弥散性血管内凝血后期，凝血及纤溶过程已基本终止，而脏器功能恢复缓慢或欠佳者。

3. 有明显血栓栓塞临床及辅助检查证据者，如尿激酶 4 000 U/kg 静脉注射，随后 4 000 U/h 维持滴注 3～5 d；组织型纤溶酶原激活物 90 万～150 万 U，30～60 min 内静脉滴注。

（二）其他治疗

弥散性血管内凝血并发休克的病例中，有报道用山莨菪碱、东莨菪碱或酚苄明能解除血管痉挛。低分子右旋糖酐对疏通血脉有良好疗效。糖皮质激素不作为常规使用，但下列情况可考虑：

1. 基础疾病须糖皮质激素治疗者。
2. 感染中毒性休克且弥散性血管内凝血已经抗感染治疗者。
3. 并发肾上腺皮质功能不全者。

彭巍　李自力　张在其

第三节　急性再生障碍性贫血

一、基本概念

再生障碍性贫血，通常指原发性骨髓造血功能衰竭综合征。年发病率在我国为 0.74/10 万人，可发生于各年龄组，老年人发病率较高，男、女发病率无明显差异。主要表现骨髓造血功能低下，全血细胞减少及贫血、出血、感染等。

二、常见病因

（一）化学因素

1. 种类繁多的药物，如氯霉素、土霉素等。
2. 化学药品，如苯及相关制剂。
3. 除草剂和杀虫剂。
4. 氧化染发剂和金属染发剂。

（二）物理因素

γ 射线和 X 射线产生的离子辐射能造成组织细胞损伤，骨髓是放射敏感组织，其抑制程度与放射呈剂量依赖性效应。

（三）生物因素

再生障碍性贫血的发病可能与多种病毒感染有关，如肝炎病毒、EB 病毒、微小病毒 B19、巨细胞病毒、登革热病毒及人类免疫缺陷病毒等。

三、发病机制

再生障碍性贫血的发病机制未完全阐明，呈异质性和重叠性的特征。目前认为 T 淋巴细胞异常活化、功能亢进造成骨髓损伤在获得性再生障碍性贫血发病机制中占主要地位。遗传背景在再生障碍性贫血发病及进展中也可能发挥一定作用，如端粒酶基因突变，也有部分病例发现体细胞突变。

（一）造血干细胞缺陷

主要是造血干细胞质的异常，尤其是造血干细胞数量减少。

（二）造血微环境缺陷和造血生长因子异常

再生障碍性贫血患者骨髓活检除发现造血细胞减少外，还有骨髓"脂肪化"，静脉窦壁水肿、出血，毛细血管坏死；部分再生障碍性贫血骨髓基质细胞体外培养生长情况差，其分泌的各类造血调控因子明显不同于正常人；骨髓基质细胞受损的再生障碍性贫血患者做造血干细胞移植不易成功。

（三）免疫功能紊乱

再生障碍性贫血患者免疫功能或细胞免疫功能出现异常，特别是 T 淋巴细胞免疫功能紊乱及异常导致造血干细胞功能衰竭。骨髓造血组织（造血干细胞）作为靶器官遭受免疫损伤是再生障碍性贫血发病的重要机制。

（四）分类

分为先天性和获得性两种。

先天性再生障碍性贫血罕见，主要为范可尼贫血、先天性角化不良、先天性纯红细胞再生障碍性贫血、Shwachmann-Diamond 综合征等。

绝大多数再生障碍性贫血属获得性，获得性骨髓造血功能衰竭分为原发性和继发性。

1. 原发性骨髓造血功能衰竭。①源于造血干细胞质量异常的骨髓造血功能衰竭，如 阵发性睡眠性血红蛋白尿和骨髓增生异常综合征；②自身免疫介导的骨髓造血功能衰竭，其中包括细胞免疫介导的骨髓造血功能衰竭和自身抗体介导的骨髓造血功能衰竭；③意义未明的血细胞减少，可发展为骨髓增生异常综合征或其他血液病，也可能是尚未认知的某疾病的某个阶段。

2. 继发性骨髓造血功能衰竭。①造血系统肿瘤，如毛细胞白血病、T 细胞型大颗粒淋巴细胞白血病、多发性骨髓瘤等；②其他系统肿瘤浸润骨髓；③骨髓纤维化；④严重营养性贫血；⑤急性造血停滞；⑥肿瘤性疾病因放化疗所致。

过去，根据病情急缓可以分为急性再生障碍性贫血和慢性再生障碍性贫血。1986 年，将急性再生障碍性贫血改称为重型再生障碍性贫血-Ⅰ型，将慢性再生障碍性贫血进展成的急性型改称为重型再生障碍性贫血-Ⅱ型。2017 年，据《再生障碍性贫血诊断与治疗中国专家共识（2017 年版）》，根据轻重分为重型再生障碍性贫血和非重型再生障碍性贫血，不再强调急性再生障碍性贫血和慢性再生障碍性贫血。

四、临床特征

（一）贫血

多呈进行性加重，面色苍白、乏力、头昏、心悸和气短等症状明显。

（二）感染

多数患者有发热，体温在 39℃ 以上，个别患者自发病到死亡均处于难以控制的高热之中。以呼吸道感染最常见，其次有消化道、泌尿生殖道及皮肤、黏膜感染等。感染菌种以革兰阴性杆菌、金黄色葡萄球菌和真菌为主，常合并脓毒症。

（三）出血

均有不同程度的皮肤、黏膜及内脏出血。皮肤表现为出血点或大片瘀斑，口腔黏膜有血疱，有鼻出血、牙龈出血、（球结膜）出血等。深部脏器出血时可见呕血、咯血、便血、血尿、阴道出血、眼底出血和颅内出血，后者常危及患者的生命。患者出血倾向，主要是因为血小板减少所致。

（四）罕有淋巴结和肝脾肿大

重型再生障碍性贫血起病急，进展快，病情重，半数以上患者有内脏出血，主要表现为消化道出血或血尿等。

五、辅助检查

（一）血象

全血细胞减少，或二系或一系细胞减少。贫血一般为正细胞、正色素性，少数为大细胞性，偶有血小板减少不明显者，诊断时宜慎重。网织红细胞百分比和计数降低。

（二）骨髓象

多部位骨髓穿刺：至少包括髂骨和胸骨（不同平面）。至少取 2 cm 骨髓组织（髂骨）。

1. 多部位穿刺涂片增生不良，脂肪滴等非造血成分增多，骨髓颗粒减少。三系造血有核细胞均减少。

2. 骨髓活检诊断价值优于骨髓穿刺，主要特点是骨髓脂肪变，三系造血细胞和有效造血面积均减少（<25％）。注意有无灶性 CD34$^+$ 细胞分布，是否存在肿瘤细胞的骨髓浸润、骨髓纤维化等。

3. 流式细胞仪检测骨髓 CD34$^+$ 细胞数量。

4. 细胞遗传学。染色体核型分析、荧光原位杂交检测 ［del（5q33）、del（20q）等］，遗传性疾病筛查（儿童或有家族史者推荐做染色体断裂试验），胎儿血红蛋白检测。

（三）免疫相关指标

T 淋巴细胞亚群（CD4、CD8、Th1、Th2、Treg 等）及细胞因子（如干扰素-γ、白介素-4、白介素-10 等）。

（四）血清铁蛋白、叶酸和维生素 B$_{12}$ 水平

（五）流式细胞仪

检测阵发性睡眠性血红蛋白尿克隆（CD55、CD59、Flaer）。

（六）生化及病毒学检测

肝、肾、甲状腺功能（包括肝炎病毒、EBV、CMV、微小病毒 B19 等），血清免疫固定电泳。

（七）其他检查项目

心电图、肺功能、腹部超声、超声心动图及其他影像学检查（如胸部 X 线或 CT 等）。

（八）可选检测项目

①骨髓造血细胞膜自身抗体检测；②端粒长度及端粒酶活性检测、端粒酶基因突变检测、体细胞基因突变检测。

六、诊断思路

（一）询问病史

尤其是询问有无特殊用药史，可疑化学和物理因素接触史。应重点询问检查全身出血情况，特别是皮肤出血瘀斑、牙龈出血、月经过多等情况。患者多有贫血貌，病情重时伴高热及不同系统的感染症状。据此检查血象和骨髓。同时积极排查其他表现为全血减少的疾病。若有淋巴结或脾肿大，再生障碍性贫血的诊断宜慎重。

（二）估计病情凶险程度

如是重型再生障碍性贫血，临床症状较重，多以出血、发热、感染为首发症状，常有各部位感染如口咽部及肛门周围严重感染，肺部感染。有内脏出血，主要表现为消化道出血、血尿、眼底出血及颅内出血。

（三）体格检查

皮肤黏膜出血点、瘀斑。为鉴别诊断须了解全身淋巴结及肝脾大小。

七、临床诊断

（一）必须检测项目

1. 血常规。全血细胞（包括网织红细胞）减少，淋巴细胞比例增高。至少符合以下三项中两项：血红蛋白＜100 g/L；血小板＜50×10⁹/L；中性粒细胞绝对值＜1.5×10⁹/L。

2. 骨髓穿刺。多部位（不同平面）骨髓增生减低或重度减低；小粒空虚，非造血细胞（淋巴细胞、网状细胞、浆细胞、肥大细胞等）比例增高；巨核细胞明显减少或缺如；红系、粒系细胞均明显减少。

3. 骨髓活检（髂骨）。骨髓增生减低，造血组织减少，脂肪组织和（或）非造血细胞增多，网硬蛋白不增加，无异常细胞。

4. 排除检查。必须排除先天性和其他获得性、继发性骨髓造血功能衰竭。

（二）再生障碍性贫血严重程度确定（Camitta标准）

1. 重型再生障碍性贫血诊断标准。

（1）骨髓细胞增生程度＜正常的25%；如≥正常的25%但＜50%，则残存的造血细胞应＜30%。

（2）血常规：须具备下列三项中的两项：中性粒细胞绝对值＜0.5×10⁹/L；网织红细胞绝对值＜20×10⁹/L；血小板＜20×10⁹/L。

（3）极重型再生障碍性贫血：中性粒细胞绝对值＜0.2×10⁹/L。

2. 非重型再生障碍性贫血。未达到重型标准的再生障碍性贫血。

八、鉴别诊断

1. 阵发性睡眠性血红蛋白尿。

依据疾病及阵发性睡眠性血红蛋白尿向再生障碍性贫血转化的阶段不同，患者的临床表现不同。检测外周血红细胞和白细胞表面GPI锚链蛋白可鉴别。

2. 低增生性骨髓增生异常综合征/急性髓系白血病。

具备如下特点：粒系、巨核系增生减低，外周血、骨髓涂片和骨髓活检中存在幼稚细胞。骨髓活检标本中，网状纤维、CD34⁺细胞增加及较多的残存造血面积提示为低增生性骨髓增生异常综合征而非再生障碍性贫血。若存在前体细胞异常定位则更加提示骨髓增生异常综合征。

3. 自身抗体介导的全血细胞减少。

包括Evans综合征等。可检测到外周成熟血细胞的自身抗体或骨髓未成熟血细胞的自身抗体，患者可有全血细胞减少并骨髓增生减低，但外周血网织红细胞或中性粒细胞比例往往不低甚或偏高，骨髓红系细胞比例不低且易见"红系造血岛"，Th1/Th2降低（Th2细胞比例增高）、CD5⁺B细胞比例增高，血清白介素-4和白介素-10水平增高，对糖皮质激素和（或）大剂量静脉滴注丙种球蛋白的治疗反应较好。

4. 霍奇金淋巴瘤或非霍奇金淋巴瘤。

可表现为全血细胞减少、骨髓增生减低、骨髓涂片可见局部淋巴瘤细胞浸润。再生障碍性贫血患者淋巴细胞显著增高，但系正常淋巴细胞，可通过免疫分型和基因重排检测与淋巴瘤细胞进行区分。淋巴结和脾肿大等特征也可作为鉴别的依据。

5. 骨髓纤维化。

常伴随泪滴样异常红细胞、幼稚细胞、脾肿大。骨髓纤维化不合并脾肿大的患者则提示有可能是继发于其他恶性肿瘤。

6. 分枝杆菌感染。

有时表现为全血细胞减少和骨髓增生减低，可见肉芽肿、纤维化、骨髓坏死和嗜血征象。结核杆菌一般没有特征性肉芽肿。抗酸杆菌属于不典型分枝杆菌感染，其常被泡沫样巨噬细胞吞噬。如果考虑结核，应行骨髓抗酸染色和培养

7. 神经性厌食或长期饥饿。

可表现为全血细胞减少、骨髓（删除）增生减低、脂肪细胞和造血细胞丢失，骨髓涂片背景物质增多，HE 染色为浅粉色，吉姆萨染色也可观察到。

8. 免疫性血小板减少症。

部分再生障碍性贫血患者初期仅表现为血小板减少，后期出现全血细胞减少，需与免疫性血小板减少症鉴别。这类再生障碍性贫血患者骨髓增生减低、巨核细胞减少或消失。这种表现在免疫性血小板减少症中并不常见。可用于鉴别早期再生障碍性贫血及免疫性血小板减少症。

9. MonoMac 综合征。

骨髓增生减低同时外周血单核细胞减低或极度减低可能提示该诊断。

10. 急性造血停滞。

是一种骨髓突然停止造血的现象。发病因素包括感染（尤其是微小病毒 B19）和药物。多见于溶血性贫血，称为溶血危象，但也可偶见于无溶血性贫血史的患者。发病较急，贫血迅速发生或加重，网织细胞明显减少或缺如，少数也可有白细胞和（或）血小板的减少。骨髓增生度自活跃到减低不等，以红系减少为著，偶可伴有其他细胞系的降低，可出现特征性的巨大原始红细胞。呈自限性经过，多数在 2～6 周内恢复，与再生障碍性贫血可资鉴别。

11. 嗜血细胞综合征。

又称为噬血细胞性淋巴组织细胞增多症，是由多种因素引起的淋巴细胞和组织细胞过度增殖、活化，产生大量炎症因子，从而引起的一种可危及生命的过度炎症反应状态。依据 HLH-2004 诊断标准，经分子生物学检查明确存在家族性或已知遗传缺陷（包括 PRFI、UNCl3D、STXll 及 STXBP2 等基因突变），以下 8 项指标中符合 5 项即可诊断为噬血细胞性淋巴组织细胞增多症。①发热：持续>7 d，体温>38.5℃；②脾脏肿大（肋缘下≥3 cm）；③血细胞减少（累及两系或三系）：Hb<90 g/L，血小板<100 ×10⁹/L，中性粒细胞<1 ×10⁹/L 且非骨髓造血功能减低所致；④甘油三酯升高>3 mmol/L 或高于同年龄参考值的 3 个标准差，和（或）纤维蛋白原降低，低于同年龄参考值的 3 个标准差；⑤骨髓、脾脏或淋巴结内找到噬血细胞；⑥自然杀伤细胞活性降低或缺如；⑦血清铁蛋白≥500 μg/L；⑧可溶性白介素-2 受体升高。

九、救治方法

（一）支持治疗

1. 保护措施。预防感染（注意饮食及环境卫生，必要时保护性隔离）；避免出血（防止外伤及剧烈活动）；杜绝接触各类危险因素（包括对骨髓有损伤作用和抑制血小板功能的药物）；必要的心理护理。

2. 对症支持治疗。

（1）纠正贫血：血红蛋白低于 60 g/L 为红细胞输注指征。老年（≥60 岁）、代偿反应能力低（如伴心、肺疾患）、需氧量增加（如感染、发热、疼痛等）、氧气供应缺乏加重（如失血、肺炎等）时红细胞输注指征可放宽为血红蛋白≤80 g/L，应防止输血过多过快，尤其老年患者。

（2）控制出血：用促凝血药（止血药），如酚磺乙胺等。合并血浆纤溶酶活性增高者可用抗纤溶

药，如氨基己酸（泌尿生殖系统出血患者禁用）。女性子宫出血可肌内注射丙酸睾酮。重型再生障碍性贫血预防性血小板输注指征为 血小板<20×10^9/L，病情稳定则为 血小板<10×10^9/L。发生严重出血者则不受上述标准限制。当血小板输注无效时，改输 HLA 配型相合的血小板。凝血因子不足（如肝炎）时，应予纠正。

（3）抗感染治疗：取可疑感染部位的分泌物或尿、大便、血液等做细菌培养和药敏试验，用广谱抗生素；待细菌培养和药敏试验有结果后再换用敏感窄谱的抗生素。欲进行移植及 ATG/ALG 治疗者建议给予预防性抗感染治疗。造血干细胞移植后需预防卡氏肺孢子菌感染，如用复方磺胺甲噁唑，但抗胸腺细胞球蛋白/抗淋巴细胞球蛋白治疗者不必常规应用。长期广谱抗生素治疗可诱发真菌感染和肠道菌群失调，可用两性霉素 B 抗真菌药物治疗。

（4）护肝治疗：再生障碍性贫血常合并肝功能损害，应酌情选用护肝药物。

（5）祛铁治疗：长期反复输血超过 20 U 和（或）血清铁蛋白水平增高>1 000 μg/L 达铁过载标准的患者，酌情予祛铁治疗。祛铁治疗主要为祛铁胺及地拉罗司。祛铁胺为静脉输注，地拉罗司为口服祛铁制剂，当与环孢素同时使用时须注意肾功能。

（6）疫苗接种：2017 年共识指南提醒有报道接种疫苗可导致骨髓造血衰竭或再生障碍性贫血病情复发，除非绝对需要否则不主张接种。

（二）针对发病机制的治疗

1. 免疫抑制治疗。

（1）抗胸腺细胞球蛋白/抗淋巴细胞球蛋白联合环孢素的适用范围：无 HLA 相合同胞供者的重型或极重型再生障碍性贫血患者；输血依赖的非重型再生障碍性贫血患者；环孢素治疗 6 个月无效患者。作用机制：去除抑制性 T 淋巴细胞抑制骨髓造血的作用，另一方面可能通过免疫刺激，促进造血生长因子如白介素-3 和粒细胞-巨噬细胞集落刺激因子的合成释放，促进造血功能恢复。剂量和疗程（因来源和生产厂家不同而异）：马源抗淋巴细胞球蛋白 10～15 mg/(kg·d)；兔源抗淋巴细胞球蛋白 3～4 mg/(kg·d)；猪源抗淋巴细胞球蛋白/抗胸腺细胞球蛋白 20～30 mg/(kg·d)；连用 5 d 为 1 个疗程，每天剂量维持滴注时间 12～18 h；单药治疗有效率为 30%～70%。副作用和对策：血清病反应（关节痛、肌痛、皮疹、轻度蛋白尿和血小板减少）、过敏反应、发热、寒战、静脉炎、低血压及液体潴留。患者床旁应备气管切开包、肾上腺素。联合应用糖皮质激素、抗组胺类药物等予以预防及治疗，用药前做过敏试验；用药过程中用糖皮质激素防治过敏反应；血小板下降时输注血小板。血清病反应一般出现在 ATG/ALG 治疗后 1 周左右，糖皮质激素应足量用至 15 d，出现血清病反应则用肾上腺糖皮质激素冲击治疗。

（2）环孢素。再生障碍性贫血发病机制涉及 T 淋巴细胞亚群失调，环孢素可抑制 T 细胞表达白介素-2 受体并抑制其生成白介素-2 和干扰素-γ，从而促进造血干细胞生长。剂量与疗程：3～5 mg/(kg·d)，每 1～2 周检测血环孢素浓度。一般目标血药浓度（谷浓度）为成人 100～200 μg/L、儿童 100～150 μg/L。建议逐渐缓慢减量，疗效达平台期后持续服药，至少服药 12 个月。副作用和对策：消化道反应、齿龈增生、色素沉着、肌肉震颤、肝肾功能损害，极少数出现低镁血症、头痛和血压变化，多数患者症状轻微或经对症处理减轻，可随环孢素减量或停药而消失；用药前应常规检查肝功能，肝炎病毒等检测，如有明显肝肾功能不好者须慎用。根据患者造血功能和 T 细胞免疫恢复情况、药物不良反应调整用药剂量和疗程。

（3）其他免疫抑制剂。①大剂量环磷酰胺：45 mg/(kg·d) ×4 d，有潜在高致死率和严重毒性，不推荐其用于不进行造血干细胞移植的初诊患者或抗胸腺细胞球蛋白/抗淋巴细胞球蛋白联合环孢素治疗失败的再生障碍性贫血患者。②霉酚酸酯：主要治疗难治性再生障碍性贫血。③普乐可复：与环孢素机制类似但作用更强、肾毒性更小，且无齿龈增生，值得探索。④西罗莫司：与环孢素有协同作用，西罗莫司联合环孢素治疗难治、复发再生障碍性贫血的临床研究正在进行。⑤阿伦单抗：仍缺乏大样本的临床研究数据，目前仅推荐作为二线方案治疗复发重型再生障碍性贫血。其对难治和复发再生障碍性贫血的有效率分别为 35% 和 55%。

2. 造血干细胞移植。移植前尽量减少输血次数，不输亲属来源的血源，确需输血时最好采用 HLA 相合的或经照射处理过的血制品。

（1）HLA 相合同胞供者造血干细胞移植适用条件：年龄 ≤35 岁、有 HLA 相合同胞供者的重型或极重型再生障碍性贫血患者；年龄超过 35 岁的重型再生障碍性贫血患者，在抗胸腺细胞球蛋白/抗淋巴细胞球蛋白联合环孢素治疗失败后也可采用。

（2）HLA 相合的无关供者造血干细胞移植适用条件，须同时满足以下：①有 HLA 完全相合（在 DNA 水平 I 类抗原和 II 类抗原）供者；②年龄 <50 岁（若为 50～60 岁，须一般状况良好）；③重型或极重型再生障碍性贫血患者；④无 HLA 相合的同胞供者；⑤至少 1 次抗胸腺细胞球蛋白/抗淋巴细胞球蛋白和环孢素治疗失败；⑥移植时无活动性感染和出血。干细胞数量：建议回输单个核细胞至少 3×10^8/kg 体重，CD34$^+$ 细胞至少 3×10^6/kg 体重。建议采用含骨髓移植物。HLA 相合同胞供者造血干细胞移植的预处理方案：环磷酰胺：50 mg/(kg·d)，5 d、4 d、3 d、2 d。抗胸腺细胞球蛋白：30 mg/(kg·d)，5 d、4 d、3 d，在静脉滴注环磷酰胺 12 h 后开始应用。

3. 大剂量丙种球蛋白。适应证：重型再生障碍性贫血合并感染血小板严重减少、出血，输血小板无效者。作用机制：暂时性封闭单核——巨噬细胞系统，封闭淋巴细胞上 IgG-Fc 受体的抗体，并作用于带有抑制性 T 细胞功能的 Fc 受体。剂量与疗程：0.4 g/(kg·d) ×5 d 或 1 g/(kg·d)×2 d 静脉滴注，间歇 1 个月后重复给药。

4. 大剂量甲泼尼龙。适应证：重型再生障碍性贫血，通常与抗胸腺细胞球蛋白/抗淋巴细胞球蛋白或大剂量丙种球蛋白等联合使用。作用机制：通过抑制淋巴细胞的增殖分化，增强自然杀伤细胞活性发挥作用。剂量与疗程：20～30 mg/(kg·d)，每 3 d 减半量，疗程为 1 个月。副作用：感染、高血压、高血糖、消化道出血等。

（三）促造血治疗

1. 造血生长因子。粒细胞集落刺激因子在再生障碍性贫血的治疗的利弊存有争议。《再生障碍性贫血诊断与治疗中国专家共识指南（2012 年版）》曾建议造血因子的疗程一般不宜过短，可 3 次/周连用 1 个月，2 次/周连用 1 个月，1 次/周连用 1 个月，总疗程一般不少于 3 个月。《再生障碍性贫血诊断与治疗中国专家共识（2017 年版）》则未就应用粒细胞集落刺激因子的疗程做具体说明。此外，应用粒细胞集落刺激因子的是否会引起恶性克隆演变也尚无定论。

2. 雄激素。①司坦唑醇 2 mg，3 次/d；②十一酸睾酮 40～80 mg，3 次/d；③达那唑 0.2 mg，3 次/d；④丙酸睾酮 100 mg/d 肌内注射。疗程及剂量应视药物的作用效果和不良反应（如男性化、肝功能损害等）调整。

3. 重组人血小板生成素及白介素-11 与免疫抑制治疗联合治疗再生障碍性贫血。

4. 促红细胞生成素与免疫抑制治疗联合治疗再生障碍性贫血。

5. 艾曲波帕：一种口服的血小板生成素受体激动剂，促进骨髓干细胞的增生和分化来增加血细胞数量。剂量：1 次/d，50 mg 顿服。

十、诊疗探索

（一）初诊时建议检测

①骨髓造血细胞膜自身抗体检测；②端粒长度及端粒酶活性检测、端粒酶基因突变检测、体细胞基因突变检测。

（二）重型再生障碍性贫血免疫抑制治疗与造血干细胞移植的选择

年龄＞35岁或年龄虽≤35岁但无人白细胞抗原相合同胞供者的患者首选免疫抑制治疗即抗胸腺细胞球蛋白/抗淋巴细胞球蛋白和环孢素；年龄≤35岁且有人白细胞抗原相合同胞供者，如无活动性感染和出血，首选相合同胞供者造血干细胞移植。人白细胞抗原相合无关供者造血干细胞移植仅用于抗胸腺细胞球蛋白/抗淋巴细胞球蛋白和环孢素治疗无效的年轻重型再生障碍性贫血患者。

（三）治疗过程药物及方案的调整

一种药物无效，换用另一种后，约半数患者仍可奏效。联合用药（同时或序贯均可）效果优于单一用药。抗胸腺细胞球蛋白/抗淋巴细胞球蛋白是异种蛋白，副作用有过敏反应和血清病等。而环孢素则对肝肾有损。文献报道免疫抑制治疗的远期副作用是获得性克隆性疾病，包括阵发性睡眠性血红蛋白尿、骨髓增生异常综合征和急性白血病。单用造血刺激因子治疗重型再生障碍性贫血效果不确切，联合免疫抑制配合治疗可提高疗效。

（四）加强Flaer及免疫指标的检测

2017年新版共识中加入多参数嗜水气单胞菌溶素变异体检测，以识别阵发性睡眠性血红蛋白尿克隆，分离出Flaer阴性的假阵发性睡眠性血红蛋白尿。强调对于免疫指标DC1/DC2检测，调节性T细胞，Th1/Th2等检测。

（五）加强密切随访

2017年《再生障碍性贫血诊断与治疗中国专家共识》强调接受抗胸腺细胞球蛋白/抗淋巴细胞球蛋白和环孢素治疗的患者定期检查，包括演变为克隆性疾病如阵发性睡眠性血红蛋白尿、MDS和急性髓系白血病等。随访观察点为用药后3个月、6个月、9个月、1年、1.5年、2年、2.5年、3年、3.5年、4年、5年、10年。

（六）新药的应用

1. 新型免疫抑制剂阿伦单抗。不推荐作为一线免疫抑制治疗，但建议当难治/复发再生障碍性贫血患者不能够进行第2疗程抗胸腺细胞球蛋白治疗或肾损害无法使用环孢素，以及无法进行造血干细胞移植时，考虑阿伦单抗作为替代治疗。

2. 血小板生成素受体激动剂艾曲波帕。2008年美国食品药品管理局批准上市，最初用于治疗免疫性血小板减少症，2014年美国食品药品管理局批准用于治疗重型再生障碍性贫血经免疫抑制治疗未完全痊愈者。2015年美国血液学会报道艾曲波帕联合免疫抑制治疗可作为一线方案治疗再生障碍性贫血，显著提高完全缓解和部分缓解率。难治性再生障碍性贫血给予艾曲波帕后可产生多系临床应答，且停药后可以维持正常造血功能。

十一、病因治疗

再生障碍性贫血发病原因不明确，可能的因素有病毒感染、化学因素、物理因素等，在治疗时尽量使患者避免对有害因素的继续接触。强化劳动保护法规，提高个人防护意识，减少或杜绝暴露于有害因素的机会。

十二、最新进展

1. 发病机制除免疫机制外，遗传背景在再生障碍性贫血发病中也可能发挥一定作用，如端粒酶基因突变及其他体细胞突变等，随年龄增长其发生率随之增加，近50%的再生障碍性贫血患者存在克隆性造血，最常见的单基因突变为DNMT3A基因突变。多数学者认为再生障碍性贫血存在克隆性细胞遗传学异常并不意味着其演变为克隆性疾病，约12%的再生障碍性贫血患者虽然存在克隆性细胞遗传学异常，却无骨髓增生异常综合征的特征。

2. 关于红系病态造血。在再生障碍性贫血中非常常见，不能据此鉴别骨髓增生异常综合征和再生障碍性贫血。

3. 伴明显阵发性睡眠性血红蛋白尿克隆的再生障碍性贫血。可检测到少量阵发性睡眠性血红蛋白尿克隆，骨髓细胞减少但并无溶血，仅单核细胞和中性粒细胞单独受累，且仅占很小部分。对这些患者的处理同无阵发性睡眠性血红蛋白尿克隆的再生障碍性贫血患者。若有明显阵发性睡眠性血红蛋白尿克隆（＞50％）及伴溶血临床及生化指标，慎用抗胸腺细胞球蛋白/抗淋巴细胞球蛋白。

4. 造血干细胞移植治疗的选择。最适合的供者为 HLA 完全相合的同胞亲缘供者，以北京大学人民医院黄晓军团队的"北京模式"半相合移植，解决了我国多为独生子女、亲缘供者少的问题。寻找非亲缘供者可借助中华骨髓库及国内数家脐血库。

曾慧兰　朱宁　马云　张在其

第四节　急性白血病

一、基本概念

白血病是一类造血干祖细胞的恶性克隆性疾病，因白血病细胞自我更新增强、增殖失控、分化障碍、凋亡受阻，而停滞在细胞发育的不同阶段。根据白血病细胞的成熟程度和自然病程将白血病分为急性白血病和慢性白血病。

急性白血病是由于造血干祖细胞在增殖发育过程中发生了一系列基因的改变，从而造成细胞增殖失去调控，分化停滞，大量原始细胞及幼稚细胞积聚在骨髓和外周血中，抑制正常造血细胞的生长，逐渐取代正常造血组织结构。疾病进展迅速，如果不及时治疗，通常在患病后数周或数月内死亡。

二、常见病因

白血病病因学的研究以流行病学调查和动物实验为主，目前对白血病的发生原因有逐步深入的研究。与以下 4 种因素有关。

（一）化学因素

苯的致白血病作用已肯定，如早年接触含苯胶水的制鞋工人发病率高于正常人群的 3～20 倍。抗癌药中的烷化剂可引起继发性白血病，乙双吗啉致白血病作用报道甚多，氯霉素、保泰松也可能有致白血病作用。

（二）放射因素

日本广岛和长崎两地区原子弹爆炸后已经发现，白血病的潜伏期为 5～21 年，患病危险年龄与接触射线时的年龄和射线剂量有关。

（三）病毒因素

几十年来，人们在人类白血病病毒研究中分离出人类 T 淋巴细胞病毒Ⅰ型 HTLV-Ⅰ并明确了其是引起成人 T 细胞白血病/淋巴瘤发生的原因。

（四）遗传因素

遗传因素在人类白血病发生中的作用是通过对家族白血病、孪生子和某些先天性疾病的白血病调查中进行分析和研究所获得。

单卵孪生子，如果一个人发生白血病，另一个人的发病率高达 1/5；双卵孪生子为 1/800。一些先天遗传性疾病如先天愚型、先天性再生障碍性贫血、先天性血管扩张红斑病及先天性丙球缺乏症等患者的白血病发病率均较高。

（五）其他因素

许多血液病如骨髓纤维化、骨髓增生异常综合征、恶性淋巴瘤、多发性骨髓病、阵发性睡眠性血红蛋白尿等最终可发展成白血病。

三、发病机制

发病机制尚不完全清楚。诸多因素致基因突变、染色体断裂和易位可使原癌基因的表达被激活，抑癌基因表达受到抑制或形成具有蛋白激酶活性的融合蛋白，导致白血病发生。总之，遗传学的不稳定性，药物和化学物质及环境因素等都可以成为白血病的发生因素，造血干祖细胞通过多个步骤获得对致白血病因子的敏感性，白血病的发生是一个多步骤的过程。

四、临床特征

急性白血病以儿童和青年多见，起病急骤，有高热、进行性贫血和严重出血倾向。

（一）正常骨髓造血功能受抑的症状

1. 感染。半数患者以发热为早期表现，可低热，也可高达 $39\sim40℃$ 以上，热型不定。感染最易发生在呼吸道和皮肤黏膜处，肺部感染、扁桃体炎、牙龈炎、咽峡炎最常见，肛周炎、肛旁脓肿也不少见。

2. 出血。约 40% 患者早期就有出血。出血的原因是血小板减少或凝血功能异常。出血可发生在身体各个部位，如皮肤瘀点瘀斑紫癜、鼻衄、牙龈出血、月经过多、眼底出血，甚至颅内出血。有资料表明急性白血病死于出血者占 62.24%，其中 87% 为颅内出血。

3. 贫血。呈进行性发展，为正常细胞性贫血，半数患者就诊时已有重度贫血。

（二）白血病细胞增殖浸润的症状

因为异常增生的白血病细胞对器官和组织浸润所致的各种临床表现。

1. 淋巴结和肝脾肿大。可有轻至中度肝脾肿大，淋巴结肿大以急性淋巴细胞白血病多见。

2. 骨骼和关节疼痛，尤以儿童多见。常有胸骨下段局部压痛。

3. 眼部改变。粒细胞白血病形成的粒细胞肉瘤（或称绿色瘤），可引起眼球突出、复视或失明。

4. 口腔和皮肤改变。急性单核细胞白血病、急性粒-单核细胞白血病时，白血病细胞浸润可使牙龈增生、肿胀；可出现蓝灰色斑丘疹或皮肤粒细胞肉瘤，局部皮肤隆起、变硬，呈紫蓝色皮肤结节。

5. 中枢神经系统。患者表现为头痛、恶心、呕吐、颈项强直，甚至抽搐、昏迷。脊髓浸润可发生截瘫。神经根浸润可产生各种麻痹症状。中枢神经系统白血病可发生在疾病各个时期，尤其是治疗后缓解期，以急性淋巴细胞白血病最常见。

6. 睾丸。睾丸受浸润，出现无痛性肿大，多为一侧性，另一侧虽不肿大，但活检时往往也可见其受到白血病细胞浸润。

7. 其他器官。白血病细胞可浸润其他各器官，如肺、心、消化道、泌尿系统等均可受累，但不一定有临床表现。

五、辅助检查

（一）血常规

大多数患者白细胞增多，可超过 $100\times10^9/L$，称为高白细胞性白血病。但也要注意白细胞不增多性白血病。血片分类可见原始或幼稚细胞，对诊断意义大。

（二）骨髓

多数病例骨髓象有核细胞显著增生，主要是原始和幼稚细胞，正常的幼红细胞和巨核细胞减少。特别注意约有 10% 急性白血病骨髓象增生低下，称为低增生性急性白血病。

（三）细胞化学

用于鉴别各类白血病细胞。常见白血病的细胞化学反应见表 1-8-3。

表 1-8-3 常见急性白血病类型的鉴别

细胞化学类型	ALL	AGL	AMoL
过氧化物酶	（－）	分化差的原始细胞（－）～（＋） 分化好的原始细胞（－）～（＋＋＋）	（－）～（＋）
糖原染色	（＋） 成块或颗粒状	弥散性淡红色 （－）/（＋）	颗粒细而散在 （－）/（＋）
NSE	（－）	NaF 抑制不敏感 （－）～（＋）	能被 NaF 抑制（＋）
NAP	增加	减少或（－）	正常或增加

注：ALL：急性淋巴细胞白血病；AGL：急性粒细胞白血病；AMoL：急性单核细胞白血病；NSE：非特异性酯酶；NAP：中性粒细胞碱性磷酸酶。

（四）免疫学检查

白血病细胞免疫学标志，可以区别急性淋巴细胞白血病与急性髓系白血病及各亚型的白血病细胞，见表 1-8-4。

表 1-8-4 急性白血病各亚型的免疫学鉴别

	M_1	M_2	M_3	M_4	M_5	M_6	M_7
CD13	＋	＋	＋	＋	＋	－	－
CD33	＋	＋	＋	＋	＋	－	－
CD14	－	±	－	＋	＋	－	－
CD41							＋
血型糖蛋白 A	－	－	－	－	－	＋	－
乳铁蛋白	－	＋	－	＋	－	－	－
/	/	/	/	/	/	/	/
	CD2	CD7	CD19		HLA-DR	CD3	
T	＋	＋	－		－	－	
B	－	－	＋		＋	－	

注：M_1：急性粒细胞白血病未分化型；M_2：急性粒细胞白血病部分分化型；M_3：急性早幼粒细胞白血病；M_4：急性粒-单核细胞白血病；M_5：急性单核细胞白血病；M_6：红白血病；M_7：急性巨核细胞白血病。

（五）染色体和基因改变

急性白血病常伴有特异的染色体和基因改变。例如，急性早幼粒细胞白血病常有 t（15；17）

（q22；q12）改变。某些急性白血病尚有 NRAS 癌基因点突变、活化，抑癌基因 p53、RB 失活等。

（六）粒单核系祖细胞半固体培养

急性髓系白血病骨髓粒单核系祖细胞集落不生成或生成很少，而集簇数目增多；缓解时集落恢复生长，复发前集落又减少。

（七）血液生化

高白细胞的急性白血病在化疗初期，血尿酸水平增高，尿中尿酸排泄量增加。中枢神经系统白血病时，脑脊液压力增高，白细胞数增多，蛋白含量增高，糖定量减少。脑脊液离心沉淀制成涂片中多可找到白血病细胞。

六、诊断思路

根据典型的临床表现，即发热、出血、贫血和组织浸润等，特别是血象和骨髓象等做出诊断。

急性白血病是一种生物学特征和临床异质性很大的疾病，以骨髓和淋巴组织中幼稚细胞的异常增殖和聚集为特点。根据主要受累的细胞系列将急性白血病分为急性淋巴细胞白血病和急性髓系白血病。1976 年，法、美、英协作组制订了急性白血病 FAB 分型，主要以细胞形态学为基础，根据细胞大小、核质比例、核仁大小及数量、细胞质嗜碱程度等，辅以细胞化学染色对急性白血病各亚型细胞特征进行描述。要求骨髓中原始细胞比例超过 30%。但是单纯的形态学诊断存在很大的局限性，准确性有限。此后建立 MICM 诊断体系，为细胞形态学、细胞化学、细胞遗传学、免疫表型（多参数流式细胞术）、分子细胞遗传学（荧光原位杂交，比较基因组杂交技术）、分子生物学（以聚合酶链式反应为基础的技术和测序）等相结合的 MICM 综合诊断模式。急性白血病诊断是逐步完善、多步骤的过程，这有助于精确的亚型诊断、确定预后分层、微小残留白血病的检测标记，设计针对性的治疗策略。

七、临床诊断

根据典型的临床表现，即发热、出血、贫血和组织浸润等，基于 FAB 分型骨髓原始细胞比例下限为 20%，结合 MICM 综合诊断模式。

（一）急性髓系白血病的 FAB 分型

急性髓系白血病共分为 8 型。

1. M_0（急性髓系白血病微分化型）。骨髓中原始细胞 $>30\%$，光镜下髓过氧化物酶阳性细胞 $<3\%$，在电镜下髓过氧化物酶阳性，CD33、CD13 等髓系抗原可呈阳性，淋系抗原通常为阴性，血小板抗原阴性。

2. M_1（急性粒细胞白血病未分化型）。原粒细胞（Ⅰ型＋Ⅱ型）占骨髓非红系有核细胞的 90% 以上，早幼粒细胞很少，中幼粒细胞以下阶段没有或罕见。

3. M_2（急性粒细胞白血病部分分化型）。分为两种。

（1）M_{2a}：原粒细胞（Ⅰ型＋Ⅱ型）占骨髓非红系细胞的 30%～89%，单核细胞 $<20\%$，早幼粒细胞以下阶段 $>10\%$。

（2）M_{2b}：骨髓中原始及早幼粒细胞明显增多，以异常的中幼粒细胞增生为主，其胞核常有核仁，有明显的核浆发育不平衡，此类细胞 $>30\%$。

4. M_3（急性早幼粒细胞白血病）。骨髓中以多颗粒的早幼粒细胞为主，此类细胞在非红系细胞中的比例 $\geq30\%$。

5. M_4（急性粒-单核细胞白血病）。

（1）M_{4a}：原始和早幼粒细胞增生为主，原、幼单核和单核细胞 $\geq20\%$。

（2）M_{4b}：原、幼稚单核细胞增生为主，原始和早幼粒细胞＞20％。

（3）M_{4c}：原始细胞既具粒细胞系，又具有单核细胞系形态特征者＞30％。

（4）M_4Eo：除上述特征外，嗜酸性粒细胞在 NEC 中≥5％。

6. M_5（急性单核细胞白血病）。分两种亚型。

（1）M_{5a}：未分化型。骨髓中原单核（Ⅰ型＋Ⅱ型）≥80％。

（2）M_{5b}：部分分化型。骨髓中原始和幼稚单核细胞＞30％，原单核细胞（Ⅰ型＋Ⅱ型）＜80％。

7. M_6（红白血病）。骨髓中红细胞系＞50％，且带有形态学异常，骨髓非红细胞系原粒细胞（或原始＋幼稚单核细胞）Ⅰ型＋Ⅱ型＞30％。

8. M_7（急性巨核细胞白血病）。外周血中有原始巨核（小巨核）细胞；骨髓中原始巨核细胞≥30％，原始巨核细胞有电镜或单克隆抗体证实；骨髓细胞少，往往干抽，活检有原始和巨核细胞增多，网状纤维增多。

（二）急性淋巴细胞白血病分型

共分 3 型。

1. L_1。原始和幼淋巴细胞以小细胞（直径≤12 μm）为主，其胞质较少，核型规则，核仁不清楚。

2. L_2。原始和幼淋巴细胞以大细胞（直径＞12 μm）为主，其胞质较多，核型不规则，常见凹陷或折叠，核仁明显。

3. L_3。原始和幼淋巴细胞以大细胞为主，大小较一致，胞质较多，细胞内有明显空泡，胞质嗜碱性，染色深，核型较规则，核仁清楚。

急性淋巴细胞白血病的形态学分类对疾病的诊断、治疗及预后判断有很多不足之处，而免疫表型分析可弥补其部分不足。通过免疫表型分析，急性淋巴细胞白血病不仅可以确定受累的系列（B 或 T 细胞系），还可以进一步分析临床重要的亚型。1994 年在法国召开欧洲白血病免疫学分型协作组会议，提出急性淋巴细胞白血病的 4 型 21 类法，即先按 T、B 淋巴细胞系和髓系抗原积分系统确定不同抗原积分，再按积分和抗原表达及分化程度把急性淋巴细胞白血病分为 4 大类型（裸型、纯型、变异型、多表型）、21 个亚型。1995 年发表简化后的 EGIL 分型、1998 年进行修改。在此基础上 99％病例可确诊；成人急性淋巴细胞白血病中，B-急性淋巴细胞白血病占 75％，T-急性淋巴细胞白血病占 25％，25％～30％的成人急性淋巴细胞白血病表达髓系相关抗原。

八、鉴别诊断

（一）骨髓增生异常综合征

共有 7 个亚型，其中 MDS-RAEB 亚型除病态造血外，全血细胞减少，外周血有幼稚细胞，染色体异常，易与白血病相混淆。但是骨髓中原始细胞＜20％。

（二）类白血病反应

最多见于某些细菌或病毒严重感染、恶性肿瘤、急性溶血及某些药物反应，外周血白细胞明显增多。外周血中出现少量幼稚细胞，可找到感染病灶或有基础疾病，抗感染治疗或原发病去除后，血象变化可恢复正常。一般无贫血和血小板减少。骨髓中无异常幼稚细胞，中性粒细胞碱性磷酸酶强阳性或活力显著增高。

（三）传染性单核细胞增多症

外周血中出现大量异形淋巴细胞，但形态与幼稚细胞不同，血清中嗜异性抗体效价逐步上升，病程短，可自愈。百日咳杆菌、风疹病毒等感染时，血象中淋巴细胞增多，但淋巴细胞形态正常，病程良性，多可自愈。

（四）再生障碍性贫血及免疫性血小板减少症

血象与白细胞不增多性白血病可能会混淆，但肝脾、淋巴结一般不肿大，骨髓象无异常的白血病细胞有助于鉴别。

（五）急性粒细胞缺乏症恢复期

在药物或某些感染引起的粒细胞缺乏症的恢复期，骨髓中原、幼粒细胞增多。但该症多有明确病因，血小板正常，原、幼粒细胞中无 Auer 小体。短期内骨髓成熟粒细胞恢复正常。

九、救治方法

（一）治疗原则

确诊后，医生应尊重患者的知情权，并兼顾保护性医疗制度。根据患方的意见、经济能力和本病的特点，选择并设计最佳、完整、系统的方案治疗。留置深静脉导管。适合造血干细胞移植者抽血做 HLA 配型，为造血干细胞移植做充分的准备。

（二）支持疗法

1. 防治感染。积极寻找感染病灶，如有发热，立即做血培养（细菌、厌氧菌及真菌），监测炎症指标，迅速（发热 1 h 内）进行经验性抗感染治疗，病原菌不明时，根据感染高危因素兼顾抗革兰阴性细菌、抗革兰阳性细菌及抗真菌药物治疗，使用广谱杀菌足剂量多药联合方案"重拳出击"，抗感染过程中据临床情况及药敏结果重新评估调整用药，需考虑少见不典型病原菌（如支原体立克次体等）、病毒可能，考虑多药耐药、泛耐药或全耐药菌感染可能。静脉注射人免疫球蛋白 $0.4 \sim 1$ g/（kg·d），$3 \sim 5$ d，以增强免疫力。

2. 紧急处理高白细胞血症，当血液中白细胞升高时，可产生白细胞瘀滞症，表现为呼吸困难，甚至呼吸窘迫、低氧血症、反应迟钝、言语不清、颅内出血、阴茎异常勃起等。病理学显示白血病血栓栓塞与出血并存。当白细胞 $>100 \times 10^9$/L 时，应紧急使用血细胞分离机，单采清除过高的白细胞，同时予小剂量化疗药物做预处理，预防肿瘤溶解综合征、高尿酸血症、酸中毒、电解质紊乱、凝血异常等并发症。按白血病类型予相应药物：急性淋巴细胞白血病用地塞米松 $10 \sim 15$ mg/d，静脉注射 $3 \sim 5$ d；急性髓系白血病用羟基脲 $1.5 \sim 3$ g/d，$3 \sim 5$ d，并充分水化碱化，待肿瘤负荷下降后再开始正规诱导化疗。但对于高白细胞的急性早幼粒细胞白血病，不推荐白细胞分离术。可给予水化及化疗药物。

3. 刺激骨髓造血，化疗放疗后骨髓造血抑制期，用重组粒细胞集落刺激因子 $3 \sim 5$ g/(kg·d) 或重组粒-巨噬细胞集落刺激因子促进粒细胞恢复，重组人血小板生成素 300 U/(kg·d) 及白介素-11 促血小板生成。

4. 纠正贫血。严重贫血（血红蛋白 <60 g/L）时输浓缩红细胞维持血红蛋白 >80 g/L。

5. 预防止血、控制出血。

（1）如果血小板过低（$<20 \times 10^9$/L），尤其重症减少（$<10 \times 10^9$/L），易引起自发出血甚至危及生命的内脏出血，须积极输注血小板。

（2）防治弥散性血管内凝血。积极治疗原发病，补充新鲜冰冻血浆、纤维蛋白原，必要时予小分子肝素，根据临床表现及弥散性血管内凝血指标应用抗纤溶治疗。

（3）鼻及牙龈出血用纱条填塞压迫止血，或吸收性明胶海绵局部止血。

（4）辅助使用促血小板生成药物：在原发病诱导缓解化疗后骨髓抑制期内，可使用血小板生成素或白介素-11。

（5）预防性使用止血药。

（6）输血前为防止异体免疫反应所致的无效输注和发热反应，可采用白细胞滤器去除成分血中的白细胞；对于造血干细胞移植患者，为预防其输血后移植物抗宿主病发生，须在输注前将血液照射25～30 Gy，以灭活其中的淋巴细胞。

6. 尿酸性肾病防治。急性白血病在化疗时大量破坏白血病细胞，血清和尿中尿酸浓度增高，积聚阻塞肾小管引起尿酸性肾病。鼓励患者多饮水，最好 24 h 持续静脉补液，使每小时尿量＞150 mL/m²。同时碱化，予静脉滴注或口服碳酸氢钠，必要时加用别嘌醇，抑制尿酸合成。少数患者对别嘌醇出现严重的皮肤过敏，应予注意。出现少尿和无尿时，应按急性肾功能衰竭处理。

7. 维持营养，保证热量供应。补充营养，维持水电平衡，纠正电解质紊乱及酸碱失衡，肠道予高蛋白、高热量、易消化食物，必要时静脉高营养。

8. 化疗前心电图、彩超心脏检查。注意避免蒽环类药物的心脏累积毒性（每次化疗前计算蒽环类药物已使用的累积剂量）。监测肝肾功能。

（三）化学治疗

1. 化学治疗策略。目的是达到完全缓解并延长生存期。

（1）完全缓解的标准：白血病的症状和体征消失，外周血中性粒细胞绝对值≥1.5×10⁹/L，血小板≥100×10⁹/L，白细胞分类中无白血病细胞；骨髓象：原粒细胞＋早幼粒细胞（原单＋幼单核细胞或原淋巴＋幼淋巴细胞）≤5%，红细胞及巨核细胞系列正常；无髓外白血病。

（2）化疗原则：早期、多药联合、间歇和分阶段。强调据预后分层个体化原则选择方案。

2. 化疗方案。常用的联合化疗方案见表 1-8-5、表 1-8-6。

表 1-8-5　抗急性白血病化疗药物的用法和毒副作用

药名	给药途径	常用剂量（mg）	给药期	主要毒副作用
环磷酰胺	口服 静脉注射	100 400～600	1次/d 2次/周	骨髓抑制，恶心呕吐，脱发，出血性膀胱炎，肝损害
6-巯基嘌呤	口服	100～150	1次/d	骨髓抑制，肝损害
6-硫代鸟嘌呤	口服	100～150	1次/d	骨髓抑制，肝损害
氨甲喋呤	口服 静脉注射 鞘内注射	5 10～20 5～10	2次/周 每3～5 d 1次 每3～5 d 1次	口腔及胃肠道黏膜溃疡，恶心呕吐，肝损害，骨髓抑制，巨幼红样变
阿糖胞苷	静脉或皮下注射 鞘内注射	100～150 50	2次/d，共5～7 d 每3～5 d 1次	口腔溃疡，消化道反应，脱发，骨髓抑制，巨幼红样变
安西他滨	静脉注射	200～400	1次/d，共5～7 d	同阿糖胞苷
羟基脲	口服	2 000～3 000	每天或每3～5 d 1次	胃肠道反应，口腔溃疡，骨髓抑制，巨幼红样变
长春新碱	静脉注射	1～2	1次/d	末梢神经炎，消化道反应
高三尖杉酯碱	静脉注射 肌内注射	2～6 1～2	1次/d，共5～7 d 1次/d，共5～7 d	骨髓抑制，消化道反应，心脏毒性
柔红霉素	静脉注射	40～60	1次/d，共2～4 d	骨髓抑制，消化道反应，心脏毒性，局部刺激

续表

药名	给药途径	常用剂量（mg）	给药期	主要毒副作用
多柔比星	静脉注射	40～60	1次/d，共2～4 d	骨髓抑制，消化道反应，心脏毒性，口腔黏膜炎，脱发
阿克拉霉素	静脉注射	20～40	1次/d，共3次	同多柔比星
米托蒽醌	静脉注射	10～15	1次/d，共3次	骨髓抑制，心脏毒性，肝损害
依托泊苷	静脉注射	100～150	1次/d，共5～7次	/
安吖啶	静脉注射	100～150	1次/d，共5～7次	骨髓抑制，消化道反应，肝损害
泼尼松	口服	40～60	2～3次/d	库欣综合征，高血压，高尿酸血症，糖尿病
维A酸（全反式）	口服	60～100	3～4次/d	皮肤干燥，脱屑，口角皲裂，恶心呕吐，肝损害

表 1-8-6　成人急性白血病诱导缓解的几种联合化疗方案

		药物	剂量（mg）	用法	备注
急性淋巴细胞白血病	VP方案	长春新碱	1～2	第1天，1次/周静脉注射	CR可达50%，至少2～3周，如病情未改善，改用下列方案
		泼尼松	40～60	每天分次，口服	/
	VDP方案	长春新碱	1～2	第1天，1次/周，静脉注射	CR 74%
		柔红霉素	40～60	第1～2天，1次/d，静脉注射	/
		泼尼松	40～60	每天分次，口服	/
	VDLP方案	长春新碱	1～2	第1天，3次/2周，静脉注射	小儿CR 92%，成人CR 77.8%
		柔红霉素	45	第1～3天，1次/d，静脉注射	/
		门冬酰胺酶	6 000～10 000 U/次	第16 d开始，1次/d，静脉注射	/
		泼尼松	40～60	每天分次，共35 d，口服	/

注：CR：完全缓解。

3. 每1个疗程结束后，间歇2～3周再进入第2疗程。因为白血病细胞大部分处于增殖周期，疗程中易被化疗杀灭。难以被化疗杀灭的静止期（G_0期）白血病细胞将在疗程间歇时补充进入增殖周期。化疗间歇有利于残留白血病细胞被下1个疗程化疗药物所杀灭。因大部分白血病细胞株的倍增时间较长，白血病细胞恢复慢于正常造血的恢复，所以适当的间歇时间对正常造血功能恢复有利。

4. 强调基于微小残留病灶的巩固维持治疗。急性白血病未治疗时体内白血病细胞的数量估计为 10^{10}～10^{13}。须经诱导治疗、巩固治疗和维持治疗3个阶段，逐步消灭微小残留病灶，实现防止复发、延长无病生存的目的。达到完全缓解标准时体内白血病细胞尚有微小残留病灶量为 $10^6 \sim 10^8$，常在髓外某些隐蔽之处（如中枢神经系统及睾丸），因此，完全缓解后应巩固治疗 4～6 个疗程，使微小残留病灶减少到 10^4 以下，然后进入维持阶段。

5. 急性淋巴细胞白血病诱导缓解化疗。最早的方案是两药联合 VP 方案：长春新碱或长春碱＋泼尼松。儿童完全缓解率达 80%～90%，成人的完全缓解率仅 50%，复发率较高。后演化为 3 药或 4 药联合方案即 VDP/VDLP 方案：VP 方案加柔红霉素或去甲氧柔红霉素、门冬酰胺酶或培门冬酶，成人完全缓解率提高到 72%～77.8%。高危患者建议采用 5 药联合即 VDCLP 方案：加环磷酰胺。

6. 急性髓系白血病诱导缓解化疗，如表 1-8-6 已述几种联合化疗方案。

7. 缓解后巩固治疗：①原诱导方案巩固 1～2 疗程。②以中或大剂量阿糖胞苷为基础的方案。可加柔红霉素、去甲氧柔红霉素、米托蒽醌等。③大剂量氨甲喋呤方案。用于急性淋巴细胞白血病。④用与原诱导治疗方案无交叉耐药的新方案。每 1～2 个月化疗 1 次，共计 2.5～3 年，以后定期随访监测微小残留病灶，如有复发再行进一步治疗。

8. 中枢神经系统白血病的防治。常见于急性淋巴细胞白血病，在急淋缓解后尽早开始预防性三联鞘内注射阿糖胞苷（40～50 mg/次）和（或）氨甲喋呤（5～15 mg/次）＋地塞米松（5～10 mg/次）。个别高危患者在诱导化疗开始之前建议先予鞘内注射。鞘内注射可引起急性化学性蛛网膜炎，患者有发热、头痛、脑膜刺激征，因此鞘注时宜加地塞米松 5～10 mg 减轻反应。

9. 睾丸白血病治疗。药物疗效欠佳，必须放射治疗。即使一侧睾丸肿大，也须采用两侧放射。

10. 其他。

（1）老年患者（＞60 岁），对化疗耐受差，常规剂量应适当减少。

（2）高白细胞的白血病，病情危重，应立即用血细胞分离机消除血中过多的白细胞，消除白细胞瘀滞状态后再用化疗。警惕并防治肿瘤溶解综合征。

（3）难治性及复发病例可采用中/大剂量阿糖胞苷（1～3 g/m²，每 12 h 1 次，共 6 次），加其他药物如柔红霉素、去甲氧柔红霉素、米托蒽醌、依托泊苷、氟达拉宾等。具体见后。

（4）造血干细胞移植的考虑和选择，见后详述。

十、治疗

（一）非急性早幼粒细胞白血病

1. 年龄＜60 岁。

（1）常规的诱导缓解方案：去甲氧柔红霉素 12 mg/(m²·d) ×3 d 或柔红霉素 60～90 mg/(m²·d) ×3 d，标准剂量阿糖胞苷 100～200 mg/(m²·d) ×7 d 联合。

（2）含中大剂量阿糖胞苷的诱导方案：①蒽环类药物（包括 IDA、DNR 等）联合中大剂量阿糖胞苷。蒽环类药物为 3 d 用药，剂量同下述化疗药物推荐使用剂量；阿糖胞苷用量为 1～2 g/m²，每 12 h 1 次，第 1、3、5 天或第 1～5 天。②含中剂量阿糖胞苷的 HAD 方案。高三尖杉酯碱 2 mg/(m²·d) ×7 d，柔红霉素 40 mg/(m²·d) ×3 d，阿糖胞苷前 4 d 为 100 mg/(m²·d)，第 5、6、7 天为 1～1.5 g/m²，每 12 h 1 次。

（3）其他诱导方案：①HA＋蒽环类药物的方案，如 HAA（HA＋阿克拉霉素）。②HAD（HA＋DNR）方案等。HA 为高三尖杉酯碱联合标准剂量阿糖胞苷方案。③FLAG（氟达拉滨＋Ara-C＋G-CSF）方案等。④含 G-CSF 的预激方案（如 CAG 方案：G-CSF＋Ara-C＋Acla）。

2. 年龄≥60 岁。

年龄为 60～75 岁患者的诱导治疗：据年龄、PS 评分及合并基础疾病、预后分层判断，分为两种情况。

1) 适合接受强烈化疗：

（1）无不良预后因素。

标准剂量化疗：阿糖胞苷 ［100 mg/（m² · d） ×7 d］联合去甲氧柔红霉素 ［8～12 mg/（m² · d）］或柔红霉素 ［40～60 mg/（m² · d）］ 或米托蒽醌 ［6～8 mg/（m² · d）］ 1～2 个疗程。

低强度化疗方案，具体方案见具有不良预后因素患者的低强度化疗方案。

（2）有不良预后因素。

地西他滨联合低强度化疗：地西他滨 20 mg/（m² · d），5～10 d；小剂量化疗±G-CSF（小剂量 Ara-C 为基础的 CAG、CHG、CMG 等方案。注：C 为 Ara-C；A 为 Acla；H 为 HHT；M 为 Mitox）。

标准剂量化疗：阿糖胞苷 ［100 mg/（m² · d） ×7 d］联合去甲氧柔红霉素 ［8～12 mg/（m² · d）］或柔红霉素 ［40～60 mg/（m² · d）］ 或米托蒽醌 ［6～8 mg/（m² · d）］ 1～2 个疗程。

2) 不适合标准剂量化疗：

（1）地西他滨联合低强度化疗。地西他滨 ［20 mg/（m² · d），5～10 d］；小剂量化疗±G-CSF（如小剂量阿糖胞苷为基础的 CAG、CHG、CMG 等方案）；小剂量阿糖胞苷 （20 mg，2 次/d，连用 10 d，4～6 周为 1 个疗程）。

（2）支持治疗。

年龄＞75 岁或有严重非血液学并发症患者的诱导治疗。

3. 急性髓系白血病患者中枢神经系统白血病的诊断、预防和治疗。

发生率远低于急性淋巴细胞白血病，一般不到 3%。在诊断时对无症状的患者不建议行腰椎穿刺检查。有头痛、精神错乱、感觉改变的患者应先行放射学检查 （CT/MRI），排除神经系统出血或肿块。这些症状也可能是白细胞瘀滞引起，可通过白细胞分离等降低白细胞计数的措施解决。若体征不清楚、无颅内出血的证据，可行腰穿。脑脊液中发现白血病细胞者，应在化疗同时鞘内注射阿糖胞苷 （40～50 mg/次） 和（或）氨甲喋呤（5～15 mg/次）＋地塞米松 （5～10 mg/次）。若症状持续存在，脑脊液无异常，应复查。

4. 复发难治急性髓系白血病的治疗 ［参考《复发难治性急性髓系白血病中国诊疗指南 （2017 年版）》］。

1) 复发性急性髓系白血病诊断标准：完全缓解后外周血再次出现白血病细胞或骨髓中原始细胞＞0.05 （除外巩固化疗后骨髓再生等其他原因） 或髓外出现白血病细胞浸润。

2) 难治性急性髓系白血病诊断标准：经过标准方案治疗 2 个疗程无效的初治病例；完全缓解后经过巩固强化治疗，12 个月内复发者；12 个月后复发但经过常规化疗无效者；2 次或多次复发者；髓外白血病持续存在者。

3) 复发难治急性髓系白血病的推荐化疗方案：综合考虑患者细胞遗传学、免疫表型、复发时间、患者个体因素 （年龄、体能状况、并发症、早期治疗方案） 及患者治疗意愿等因素。另外，完善分子表达谱的检测 （包括 FLT3 等基因突变） 以择合适方案。治疗原则：①使用无交叉耐药的新药组成联合化疗方案；②中、大剂量的阿糖胞苷组成的联合方案；③造血干细胞移植作为挽救治疗；④使用耐药逆转剂；⑤新的靶向治疗药物、生物治疗等。分为强烈化疗方案和非强烈化疗方案。

（1）强烈化疗方案。

①CLAG±M/I 方案：克拉屈滨 5 mg/m²，第 1～5 天；阿糖胞苷 1～2 g/m²，第 1～5 天，静脉滴注 3 h；G-CSF 300 μg/m²，第 0～5 天；加或不加米托蒽醌 10 mg/m²，第 1～3 天 （或去甲氧柔红霉素 10～12 mg/m²，第 1～3 天）。

②大剂量阿糖胞苷 （如果既往未使用过） 加或不加蒽环类药物：阿糖胞苷 1～3 g/m²，每 12 h 1 次，第 1、3、5、7 天；柔红霉素 45 mg/m² 或去甲氧柔红霉素 10 mg/m²，第 2、4、6 天或米托蒽醌或依托泊苷或阿糖胞苷 3 g/m²，每 12 h 1 次，1～6 d。

③FLAG 方案加或不加去甲氧柔红霉素。FLAG 方案：氟达拉滨 30 mg/m²，第 1～5 天；阿糖胞苷 1～2 g/m²，氟达拉滨用后 4 h 使用，第 1～5 天，静脉滴注 3 h；G-CSF300 μg/m²，第 0～5 天。

④MEA 或 EA 方案：米托蒽醌 10 mg/m²，第 1～5 天；依托泊苷 100 mg/m²，第 1～5 天；阿糖胞苷 100～150 mg/m²，第 1～7 天。

⑤CAG 预激方案：G-CSF 150 μg/m²，每 12 h 1 次，第 0～14 天；阿克拉霉素 20 mg/d，第 1～4 天；阿糖胞苷 20 mg/m²，分 2 次皮下注射，第 1～14 天。

（2）非强烈化疗方案。①低剂量阿糖胞苷：10 mg/m²，皮下注射，每 12 h 1 次，第 1～14 天。②去甲基化药物（地西他滨、阿扎胞苷）：地西他滨 20 mg/m²，第 1～5 天，28 d 为 1 个周期，直至患者出现疾病恶化或严重不良反应。阿扎胞苷 75 mg/m²，第 1～7 天，28 d 为 1 个周期，直至患者出现疾病恶化或严重不良反应。③伴 FLT3-ITD 基因突变，采用去甲基化药物（阿扎胞苷或地西他滨）联合索拉菲尼治疗。

（二）急性早幼粒细胞白血病的治疗

基于预后分层采取不同方案全程管理［中国急性早幼粒细胞白血病诊疗指南（2018 年版）］。

1. 急性早幼粒细胞白血病原发病的诱导、巩固及维持治疗。

1）预后分层。

（1）低危：白细胞<10×10⁹/L，血小板≥40×10⁹/L。

（2）中危：白细胞<10×10⁹/L，血小板<40×10⁹/L。

（3）高危：白细胞≥10×10⁹/L。

2）低（中）危急性早幼粒细胞白血病患者的治疗。

（1）首选全反式维 A 酸＋砷剂治疗方案。

①诱导治疗：全反式维 A 酸 25 mg/(m²·d)，联合三氧化二砷 0.16 mg/(kg·d) 或复方黄黛片 60 mg/(kg·d)，直到完全缓解，总计约 1 个月。治疗中白细胞>10×10⁹/L 时，酌情加用蒽环类药物或阿糖胞苷。

②巩固治疗：全反式维 A 酸 25 mg/(m²·d)×2 周，间歇 2 周，为 1 个疗程，共 7 个疗程。三氧化二砷 0.16 mg，(kg·d) 或复方黄黛片 60 mg/(kg·d)×4 周，间歇 4 周，为 1 个疗程，共 4 个疗程。总计约 7 个月。

③维持治疗（可用或不用）：每 3 个月为 1 周期。第 1 个月，全反式维 A 酸 25 mg/(m²·d)×2 周，间歇 2 周；第 2 个月和第 3 个月，三氧化二砷 0.16 mg/(kg·d) 或复方黄黛片 60 mg/(kg·d)×2 周，间歇 2 周。完成 3 个周期，共计约 9 个月。

（2）备选全反式维 A 酸＋砷剂＋其他化疗方案。

①诱导治疗：全反式维 A 酸 25 mg/(m²·d) 联合三氧化二砷 0.16 mg/(kg·d) 或复方黄黛片 60 mg/(kg·d)，直到完全缓解；蒽环类或蒽醌类药物控制白细胞增高。②巩固治疗（2～3 个疗程）。HA 方案：高三尖杉酯碱 2 mg/(m²·d)，第 1～7 天；阿糖胞苷 100 mg/(m²·d)，第 1～5 天。MA 方案：米托蒽醌 6～8 mg/(m²·d)，第 1～3 天；阿糖胞苷，100 mg/(m²·d)，第 1～5 天。DA 方案：柔红霉素 40 mg/(m²·d)，第 1～3 天；阿糖胞苷 100 mg/(m²·d)，第 1～5 天。IA 方案：去甲氧柔红霉素 8 mg/(m²·d)，第 1～3 天；阿糖胞苷 100 mg/(m²·d)，第 1～5 天。若第 3 次巩固化疗后未达到分子学转阴，可加用去甲氧柔红霉素［8 mg/(m²·d)，第 1～3 天］和阿糖胞苷（1 g/m²，每 12 h 1 次，第 1～3 天）。

③维持治疗：每 3 个月为 1 周期，第 1 个月：全反式维 A 酸 25 mg/(m²·d)×14 d，间歇 14 d。第 2 个月和第 3 个月：三氧化二砷 0.16 mg/(m²·d) 或复方黄黛片 60 mg/(m²·d)×14 d，间歇 14 d。完成 8 个周期，维持治疗期总计约 2 年。

2. 高危急性早幼粒细胞白血病患者的治疗。

(1) 全反式维 A 酸＋砷剂＋化疗诱导、化疗巩固、全反式维 A 酸/砷剂交替维持治疗。

①诱导治疗：全反式维 A 酸 25 mg/($m^2 \cdot d$) 联合三氧化二砷 0.16 mg/(kg·d) 或复方黄黛片 60 mg/(kg·d)，直到完全缓解；柔红霉素 45 mg/($m^2 \cdot d$) 或去甲氧柔红霉素 8 mg/($m^2 \cdot d$) 第 1~3 天。②巩固治疗（3 个疗程）：HA 方案：高三尖杉酯碱 2 mg/($m^2 \cdot d$)，第 1~7 d；阿糖胞苷 100 mg/($m^2 \cdot d$)，第 1~5 天。MA 方案：米托蒽醌 6~8 mg/($m^2 \cdot d$)，第 1~3 天；阿糖胞苷 100 mg/($m^2 \cdot d$)，第 1~5 天。DA 方案：柔红霉素 45 mg/($m^2 \cdot d$)，第 1~3 天；阿糖胞苷 100 mg/($m^2 \cdot d$)，第 1~5 天。IA 方案：去甲氧柔红霉素 8 mg/($m^2 \cdot d$)，第 1~3 天；阿糖胞苷 100 mg/($m^2 \cdot d$)，第 1~5 天。必须达到分子学转阴后方可开始维持治疗。③维持治疗：每 3 个月为 1 个周期，第 1 个月：全反式维 A 酸 25 mg/($m^2 \cdot d$)×14 d，间歇 14 d；第 2 个月和第 3 个月：三氧化二砷 0.16 mg/(kg·d) 或复方黄黛片 60 mg/(kg·d)×14 d，间歇 14 d。完成 8 个周期，维持期总计约 2 年。

(2) 全反式维 A 酸＋砷剂＋化疗诱导、全反式维 A 酸＋砷剂巩固、全反式维 A 酸/氨甲喋呤维持治疗。

①诱导治疗。全反式维 A 酸 25 mg/($m^2 \cdot d$)，第 1~36 天；三氧化二砷 0.16 mg/(kg·d)，第 9~36 天；去甲氧柔红霉素 6~12 mg/($m^2 \cdot d$)，第 2、4、6、8 天。②巩固治疗（2 个疗程）。全反式维 A 酸 25 mg/($m^2 \cdot d$)，第 1~28 天＋三氧化二砷 0.16 mg/(kg·d)，第 1~28 天；全反式维 A 酸 25 mg/($m^2 \cdot d$)，第 1~7 天、第 15~21 天、第 29~35 天＋三氧化二砷 0.16 mg/(kg·d)，第 1~5 天、第 8~12 天、第 15~19 天、第 22~26 天、第 29~33 天。③维持治疗（2 年）。每 3 个月为 1 个周期：全反式维 A 酸 25 mg/($m^2 \cdot d$)，第 1~14 天；氨甲喋呤 50~90 mg/($m^2 \cdot d$)，第 15~90 d；氨甲喋呤 5~15 mg/m^2，1 次/周，共 11 次。共 8 个周期，维持期总计约 2 年余。

2. 急性早幼粒细胞白血病的辅助支持治疗。

(1) 临床凝血功能障碍和出血症状严重者：输注单采血小板以维持血小板≥（30~50）×10^9/L；输注冷沉淀、纤维蛋白原、凝血酶原复合物和冰冻血浆维持纤维蛋白原＞1.5 g/L 及 PT 和活化部分凝血活酶时间值接近正常。监测弥散性血管内凝血指标直至凝血功能正常。如有纤溶异常，快速给予全反式维 A 酸。如有器官大出血，可应用重组人凝血因子Ⅶa。

(2) 高白细胞急性早幼粒细胞白血病患者：不推荐白细胞分离术。可予水化及化疗药物。

(3) 急性早幼粒细胞白血病分化综合征：有以下 7 个临床表现，包括不明原因发热、呼吸困难、胸腔或心包积液、肺部浸润、肾脏衰竭、低血压、体重增加 5 kg。通常发生于初诊或复发患者，白细胞＞10×10^9/L 并持续增长者，应停用或减量全反式维 A 酸或三氧化二砷，密切关注体液容量负荷和肺功能状态，尽早用地塞米松（10 mg 静脉注射，2 次/d）直至低氧血症解除。

(4) 砷剂不良反应监测：治疗前心电图（有无 QT 间期延长），肝肾功能检查；口服砷剂的消化道反应。

(5) 中枢神经系统白血病的预防和治疗：低中危急性早幼粒细胞白血病患者，全反式维 A 酸联合砷剂作为一线治疗方案中建议预防性鞘内治疗；高危急性早幼粒细胞白血病或复发患者，应进行至少 2~6 次预防性鞘内治疗。诊断中枢神经系统白血病，则按急性髓系白血病患者合并中枢神经系统白血病治疗方案。

(6) 急性早幼粒细胞白血病诱导治疗期间不主张应用粒细胞集落刺激因子。

(7) 肺、肾功能损害：治疗中密切注意，间断复查相关功能。

3. 复发急性早幼粒细胞白血病的治疗。

若首次复发，建议三氧化二砷±全反式维 A 酸±蒽环类化疗再诱导治疗。诱导缓解后必须鞘内注射，预防中枢神经系统白血病。再诱导形态学缓解，PML-RARα 融合基因阴性者行自体造血干细胞移植或三氧化二砷巩固治疗（不适合移植者）6 个疗程，融合基因阳性者进入临床研究或行异基因造血干细胞移植。再诱导形态学未缓解者可加入临床研究或行异基因造血干细胞移植。

（三）急性淋巴细胞白血病

1. 急性淋巴细胞白血病概述。

占成人急性白血病的 20％～30％，完全缓解率可达 70％～90％，3～5 年无病生存率达 30％～60％；美国癌症综合网于 2012 年首次公布急性淋巴细胞白血病的诊断治疗指南，我国 2012 年发表第 1 版《成人急性淋巴细胞白血病诊断与治疗的专家共识》，现有 2016 版《中国成人急性淋巴细胞白血病诊断与治疗的专家共识》。

2. 预后分层。

急性淋巴细胞白血病预后分层的标准各家不尽一致，MRC UKALLX II /ECOG E2993 临床研究中确定的高危组标准：①年龄超过 35 岁；②达完全缓解的时间超过 4 周；③诊断时白细胞计数：B-急性淋巴细胞白血病 $>30 \times 10^9/L$、T-急性淋巴细胞白血病 $>100 \times 10^9/L$。低危组标准：①年龄＜35 岁；②达完全缓解的时间＜4 周；③诊断时白细胞计数：B-急性淋巴细胞白血病 $<30 \times 10^9/L$、T-急性淋巴细胞白血病 $<100 \times 10^9/L$。根据这一标准。细胞遗传学分组参考 NCCN 2016：预后良好遗传学异常包括超二倍体（51～65 条染色体）、t（12；21）（p13；q22）和（或）ETV6-RUNX1；预后不良遗传学异常包括亚二倍体（＜44 条染色体）、t（v；11q23）、t（4；11）和其他 MLL 重排、t（9；22）（q34；q11.2）、复杂染色体异常。

3. Ph⁻-急性淋巴细胞白血病的治疗［参考《中国成人急性淋巴细胞白血病诊断与治疗指南（2016 年版）》］。

1）诱导治疗。

（1）治疗原则。年龄＜40 岁：临床试验或多药联合化疗（优先选择儿童特点方案）。年龄≥40 岁：①＜60 岁者，入组临床试验，或采用多药联合化疗；②≥60 岁者，入组临床试验，或采用多药化疗（不强调门冬酰胺酶的应用），或糖皮质激素诱导治疗。临床试验：如常规的、前瞻性系统治疗方案；CD20 阳性的急性淋巴细胞白血病患者可以采用化疗联合抗 CD20 的单克隆抗体治疗方案；其他有科学依据的探索性研究方案等。

（2）治疗方案。一般以 4 周方案为基础。至少应予长春新碱或长春地辛、蒽环/蒽醌类药物（如柔红霉素、去甲氧柔红霉素、阿霉素、米托蒽醌等）、糖皮质激素（如泼尼松、地塞米松等）为基础的方案（VDP）诱导治疗。VDP 方案联合环磷酰胺和左旋门冬酰胺酶或培门冬酶组成的 VDCLP 方案。也可用 Hyper-CVAD 方案。

2）完全缓解后的治疗。为减少复发、提高生存率，诱导治疗结束后应尽快开始缓解后的巩固强化治疗（诱导缓解治疗和缓解后治疗不要有过长的间歇期）。应根据患者的危险度分组情况判断是否需要行异基因造血干细胞移植。治疗原则如下。

年龄＜40 岁：①继续多药联合化疗（尤其是微小残留病灶阴性者）；②异基因造血干细胞移植（尤其是微小残留病灶阳性、高白细胞计数或伴预后不良细胞遗传学异常的 B-急性淋巴细胞白血病，T-急性淋巴细胞白血病患者）。

年龄≥40 岁：①＜60 岁，继续多药联合化疗（尤其是微小残留病灶阴性者）；或考虑异基因造血干细胞移植（尤其是微小残留病灶阳性、高白细胞计数或伴预后不良细胞遗传学异常的 B-急性淋巴细胞白血病，T-急性淋巴细胞白血病患者）。②≥60 岁或不适合强烈治疗者（高龄、体能状态较差、严重脏器并发症等）可考虑继续化疗。

3）维持治疗。急性淋巴细胞白血病患者强调维持治疗，维持治疗的基本方案：氨甲喋呤 60～75 mg/m²，1 次/d。注意：①氨甲喋呤晚上用药效果较好。可以用硫鸟嘌呤替代氨甲喋呤。维持治疗期间应注意监测血常规和肝功能，调整用药剂量。②急性淋巴细胞白血病的维持治疗既可以在完成巩固强化治疗之后单独连续进行，也可与强化巩固方案交替序贯进行。③自获得完全缓解后总的治疗周期至少 2 年。

4. Ph⁺-急性淋巴细胞白血病的治疗。

1) 非老年（<60 岁）Ph⁺-急性淋巴细胞白血病。

（1）诱导缓解治疗：①临床试验。②多药化疗＋酪氨酸激酶抑制剂。诱导治疗和一般 Ph⁻-急性淋巴细胞白血病一样，建议 VDP 方案：长春新碱或长春地辛、蒽环/蒽醌类、糖皮质激素为基础，可以不再用左旋门冬酰胺酶。自确诊之日起即加用酪氨酸激酶抑制剂（或酌情于 d8 或 d15），伊马替尼 400～600 mg/d、达沙替尼 100～140 mg/d。有异基因造血干细胞移植条件者，行人白细胞抗原配型，寻找供者。

尽早开始腰椎穿刺、鞘内注射，预防中枢神经系统白血病（可选择在血细胞计数达安全水平时进行）。

（2）完全缓解后的治疗：原则上参考 Ph⁻-急性淋巴细胞白血病，但可不再使用左旋门冬酰胺酶。酪氨酸激酶抑制剂优先推荐持续应用，至维持治疗结束。①有合适供者的患者可以选择异基因造血干细胞移植，移植后可用酪氨酸激酶抑制剂维持。②无合适供者的患者，按计划继续多药化疗联合酪氨酸激酶抑制剂。③无合适供者、BCR-ABL 融合基因转阴性者（尤其是3～6 个月内转阴性者），可考虑异基因造血干细胞移植，移植后予酪氨酸激酶抑制剂维持。④定期监测 BCR-ABL 融合基因水平。

（3）维持治疗：①酪氨酸激酶抑制剂为基础的维持治疗（可联合 VCR、糖皮质激素或氨甲喋呤；或联合干扰素），至完全缓解后至少 2 年。②不能坚持酪氨酸激酶抑制剂治疗者，采用干扰素维持，300 万 U/次，隔日 1 次（可联合长春新碱、糖皮质激素和（或）氨甲喋呤），缓解后至少治疗 2 年。或参考 Ph⁻-急性淋巴细胞白血病维持治疗。

维持治疗期间应尽量保证每3～6 个月复查 1 次骨髓象、融合基因（BCR-ABL）定量和（或）流式细胞术微小残留病灶。

2) 老年 Ph⁺-急性淋巴细胞白血病（≥60 岁）：原则上参考老年 Ph⁻-急性淋巴细胞白血病，同时联合酪氨酸激酶抑制剂维持治疗结束。

（1）诱导缓解治疗：①临床试验；②酪氨酸激酶抑制剂＋糖皮质激素；③酪氨酸激酶抑制剂＋多药化疗。

（2）完全缓解后治疗：继续酪氨酸激酶抑制剂＋糖皮质激素，或酪氨酸激酶抑制剂＋化疗巩固。之后参考非老年患者的维持治疗方案维持治疗。

5. 造血干细胞移植。

考虑异基因造血干细胞移植的患者应在一定的巩固强化治疗后尽快移植。无合适供者的高危组（尤其是微小残留病灶持续阴性者）、标危组（微小残留病灶阴性者）可考虑在充分的巩固强化治疗后进行异基因造血干细胞移植，其后应给予一定的维持治疗。

十一、诊疗探索

1. 当患者被证实有克隆性重现性细胞遗传学异常 t（8；21）（q22；q22）、inv（16）（p13q22）或 t（16；16）（p13；q22）及 t（15；17）（q22；q12）时，即使原始细胞<20%，也应诊断为急性髓系白血病。

2. 强调综合立体的 MICM 诊断体系，由于急性白血病的生物学特征和临床异质性，强调结合细胞形态学、细胞化学、细胞遗传学、免疫表型、分子细胞遗传学、分子生物学等相结合的综合诊断模式，强调基于精确的亚型诊断、预后分层选择个体化的治疗方案。

3. 微小残留病灶的监测。

1）监测的时机：急性白血病整个治疗期间应强调规范的微小残留病灶监测，并根据微小残留病灶监测结果进行危险度和治疗调整。

2）监测方法：经典的微小残留病灶检测技术。

（1）IG-TCR 的定量聚合酶链式反应检测（DNA 水平）。

（2）4～6 色的流式细胞术微小残留病灶检测。

（3）融合基因转录本的实时定量聚合酶链式反应（如 BCR-ABL）。新的高通量微小残留病灶检测技术：① 基于 EuroFlow 的≥8 色的二代流式细胞术；②IG-TCR 的高通量测序。

十二、病因治疗

1. 急性白血病的病因目前所探索到的病因有病毒感染、电离辐射、化学因素、遗传因素等。所以病因治疗中首先要考虑去除以上病因，或远离电离辐射及化学因素，预防病毒感染。

2. 随着分子生物学及细胞遗传学研究的进展，随着二代测序技术的运用，人们对急性白血病发生的分子机制有了深入的认识，发现了一些特异的、与疾病诊断和预后密切相关的基因改变及相应靶向治疗。

十三、最新进展

（一）急性髓系白血病最新进展

1. 对急性髓系白血病特殊亚型的认识。有再现性染色体易位的急性髓系白血病。①急性髓系白血病伴 t（8，21）（q22；q22），AMI（CBFα）/ETO；②急性早幼粒细胞白血病 [t（15；17）（q22；q11；12），PML/RAR2 及变异型]；③急性髓系白血病伴骨髓中异常嗜酸性粒细胞 [inv（16）（p13；q22）或 t（16；16）（p13；q11），CBFβ/MYH11]；④急性髓系白血病伴 11q23（mL）异常。

2. 急性髓系白血病靶向治疗。

（1）FLT3-ITD 基因突变阳性：采用去甲基化药物（阿扎胞苷或地西他滨）联合索拉菲尼治疗。

（2）IDH-2 基因突变阳性：2017 年 8 月美国食品药品管理局批准 Agios 和 Celgene 公司共同开发的异柠檬酸脱氢酶 2 抑制剂 AG-221 用于复发性和难治性急性髓系白血病，是第一个靶向肿瘤代谢治疗的药物。23% 的患者有治疗反应，中位持续时间达 8.2 个月，每月治疗费用约 25 000 美元。

（3）CD33+ 急性髓系白血病：麦罗塔 2017 年 10 月获美国食品药品管理局批准用于治疗复发性和难治性急性髓系白血病，麦罗塔是首个包括 2 岁儿童及以上 CD33 阳性急性髓系白血病患者的靶向药物。

3. 去甲基化治疗。阿扎胞苷或地西他滨联合小剂量化疗（如阿糖胞苷），用于老年急性髓系白血病或 MDS 转化的急性髓系白血病：患者可耐受，毒副作用相对较小，疗效较传统化疗有所提高，生存预后因此有所改善。

（二）急性淋巴细胞白血病最新进展

1. 急性淋巴细胞白血病常见染色体缺陷和分子异常。60%～80% 的 B-ALL 和 35%～60% 的 T-急性淋巴细胞白血病患者有染色体核型异常，分为倍体异常和结构异常。倍体异常指染色体数量的异常；结构异常最常见的是平衡易位，平衡易位常导致交叉基因的融合。这些基因重排常与不同的免疫学亚型有关，在儿童和成人急性淋巴细胞白血病中的发生率不同。成人急性淋巴细胞白血病最常见的细胞遗传学异常是 Ph+ 染色体，即 t（9；22）/BCR-ABL；发生率由儿童患者的 5% 至老年患者的 40%～50%。Ph+ 染色体常见于前体 B-急性淋巴细胞白血病，免疫表型常同时表达异常的髓系抗原。其他常见有 11q23 mLL 重组，t（1；19）（q23；p13）TCF3/PBX1，t（12；21）（p13；q22）ETV6/RUNX1 等。

2. 关于 Burkitt 淋巴瘤/白血病。世界卫生组织 2008 年分类将急性淋巴细胞白血病-L3 归入成熟 B 细胞肿瘤。因为急性淋巴细胞白血病-L3 和 Burkitt 淋巴瘤/白血病是同一疾病的两种不同临床表现，骨髓中原始细胞＞25％ 时诊断急性淋巴细胞白血病-L3，原始细胞≤25％ 时诊断为 Burkitt 淋巴瘤/白血病。强调形态学、遗传学、免疫表型 3 项指标均不能作为 Burkitt 淋巴瘤/白血病的金标准，不能仅依据一项指标诊断，而应综合考虑多项指标确诊。

3. 特殊类型 BCR-ABL1 样急性淋巴细胞白血病（BCR-ABL1-like ALL）。有以下特点：

（1）和 BCR-ABL1 阳性急性淋巴细胞白血病患者有相似的基因表达谱。

（2）共同特征是涉及其他酪氨酸激酶的易位、CRLF2 易位。

（3）涉及酪氨酸激酶突变的易位可以累及 ABL1（伙伴基因并非 BCR）、ABL2、PDGFRB、NTRK3、TYK2、CSF1R、JAK2 等，形成 30 余种伴侣基因。

（4）IKZF1 和 CDKN2A/B 缺失发生率较高。

4. 嵌合抗原受体修饰 T 细胞免疫疗法。是近年发展起来的一项引人瞩目的治疗新技术，尤其是 CD19 细胞治疗复发/难治性 B 淋巴细胞白血病已取得显著进展，但需要注意细胞因子风暴综合征的防治。

曾慧兰 朱宁 马云 张在其

第五节 急性免疫性血小板减少性紫癜

一、基本概念

血小板减少性紫癜是很常见的出血性疾病，其发病原因是多因素、错综复杂的，按照发生机制，主要包括：

1. 血小板生成减少，包括骨髓巨核细胞数量减少和巨核细胞不减少两种。巨核细胞减少的疾病：再生障碍性贫血，白血病，放化疗后骨髓抑制，干扰素治疗后，阵发性睡眠性血红蛋白尿。巨核细胞不减少的疾病：慢性酒精依赖，获得性免疫缺陷综合征，骨髓增生异常综合征，巨幼细胞性贫血等。

2. 血小板寿命正常，但是脾脏扣留过多。见于肝硬化引起的充血性脾脏肿大，骨髓纤维化伴髓样化生。

3. 血小板寿命缩短，机制包括免疫相关和非免疫相关。前者见于结缔组织病、药物（半抗原）相关、免疫性血小板减少性紫癜、人类免疫缺陷病毒感染、淋巴增殖性疾病、新生儿异基因同种免疫性血小板减少、输血后紫癜、妊娠、甲状腺疾病、自身免疫性疾病等。非免疫相关性疾病有急性弥散性血管内凝血、脓毒症、病毒性肝炎、EB 病毒感染、巨细胞病毒感染、急性呼吸窘迫综合征、溶血性尿毒综合征等。

4. 血液稀释，大量输注库存血（其中血小板含量减少）或者反复血浆置换。

上述疾病中较常见的有特发性血小板减少性紫癜，血栓性血小板减少性紫癜，药物诱导的血小板减少，妊娠性血小板减少。特发性血小板减少性紫癜是以出血及外周血血小板减少，典型患者骨髓巨核细胞数正常或增多并伴有成熟障碍为主要表现的常见出血性疾病，儿童患者具有自限性，多数在数周到数月自愈；成人患者自愈者罕见，血小板数量维持在 30×10^9/L 以上的患者生存质量大致正常。

二、常见病因

特发性血小板减少性紫癜为后天获得性出血性疾病。病因方面的研究表明，病毒感染是引起急性特发性血小板减少性紫癜的病因之一，能够导致急性特发性血小板减少性紫癜的病因有风疹病毒、麻疹病毒、水痘-带状疱疹病毒、流行性腮腺炎病毒、巨细胞病毒感染、传染性单核细胞增多症（EB病毒感染）及活病毒注射等。近年实验已证实某些病毒，如水痘-带状疱疹病毒可为急性特发性血小板减少性紫癜病因。主要是患者体内产生抗血小板自身抗体与血小板抗原结合，导致血小板迅速从循环中清除，多见于儿童和青年，女性发病率较高，慢性特发性血小板减少性紫癜病因仍未明。

三、发病机制

（一）感染

细菌或病毒感染与特发性血小板减少性紫癜的发病有密切关系，其佐证有：

1. 约80％的急性特发性血小板减少性紫癜患者，在发病前2周左右有上呼吸道感染史。

2. 慢性特发性血小板减少性紫癜患者，常因感染而致病情加重。

3. 病毒感染后发生的特发性血小板减少性紫癜患者，血中可发现抗病毒抗体或免疫复合物，并证实抗体滴度及免疫复合物水平与血小板计数及生存时间的长短呈负相关。

（二）免疫因素

感染不能直接导致特发性血小板减少性紫癜的发病。免疫因素的参与可能是特发性血小板减少性紫癜发病的重要原因：

1. 正常血小板输入特发性血小板减少性紫癜患者体内，其生存期明显缩短（12～24 h），而特发性血小板减少性紫癜患者血小板在正常血清或血浆中存活时间正常（8～10 d），提示患者血浆中可能存在破坏血小板的抗体。

2. 8％以上的特发性血小板减少性紫癜患者血小板表面可检测到抗体，称为血小板表面抗体，多为PAIgG。

3. 糖皮质激素及近年开展的血浆置换、静脉注射人免疫球蛋白等治疗对特发性血小板减少性紫癜有肯定疗效，也提示本病的发病与免疫因素有密切关系。

4. 感染与自身免疫发生的关系。

（1）感染造成人体免疫监视系统紊乱，导致自身抗体产生；或病毒作为半抗原，与某些血小板糖蛋白结合形成抗原，刺激血小板表面抗体产生，血小板表面抗体直接作用与血小板糖蛋白，导致血小板破坏。

（2）病毒抗原（主要为外壳蛋白）与血小板表面抗体结合形成免疫复合物，免疫复合物与血小板膜上的Fc等受体结合，导致血小板构型变化，随之被单核-巨噬细胞系统（脾）清除，感染可增强单核-巨噬细胞系统的吞噬功能，故可加重本病。

（3）固定于血小板表面的免疫复合物吸附补体，通过补体溶解反应破坏血小板。

（三）肝、脾的作用

肝脏是合成血小板生成素的器官，后者能促进骨髓巨核细胞产生血小板。正常情况下，外周血处于循环中的血小板的1/3滞留于脾脏，脾脏在特发性血小板减少性紫癜发生中的作用：

1. 体外培养证实，脾是特发性血小板减少性紫癜患者血小板表面抗体的产生部位。

2. 与血小板表面抗体或免疫复合物结合的血小板，其表面性状发生改变，在通过脾时易在脾窦中被扣留，增加了血小板在脾的滞留时间及被单核-巨噬细胞系统吞噬、清除的可能性。

（四）遗传因素

HLA-DRW9及HLA-DQW3阳性与特发性血小板减少性紫癜密切相关的事实表明其中有遗传因素的参与。

（五）其他因素

鉴于特发性血小板减少性紫癜在女性多见，且多发于 40 岁以前，推测本病的发病可能与雌激素有关。现已发现，雌激素有抑制血小板生成和（或）增强单核-吞噬细胞系统对与抗体结合的血小板的吞噬作用。

四、临床特征

1. 病前 1～6 周有病毒感染史，如上呼吸道感染、麻疹、水痘等。

2. 突然起病，出血以皮肤、黏膜自发性出血点及瘀斑为主，常见为皮肤、口腔黏膜、牙龈及眼结膜、鼻腔及外伤部位。胃肠道、泌尿道出血少见，偶见颅内出血。

3. 皮肤见针点样出血点、瘀点，少数病例轻度肝脾肿大。多数患者无脾脏肿大。

五、辅助检查

（一）血液检查

全血细胞计数及血小板计数分析，典型患者仅见外周血血小板数目明显减少，而其他细胞（白细胞计数及分类、红细胞计数及形态等）大致正常。急性型发作期血小板计数常低于 $20 \times 10^9 / L$，甚至低于 $10 \times 10^9 / L$。外周血涂片常规瑞士染色检查是必须的，外周血小板形态可有改变，如体积增大、形态特殊、颗粒减少、染色过深等。一些患者可伴血小板功能异常，表现为黏附聚集功能减低，红细胞计数一般正常。如有贫血，通常为正细胞性，并与血液丢失程度平行。

（二）骨髓检查

骨髓穿刺涂片检查并非强制检查项目，临床表现典型、外周血细胞分析结果典型的患者一般不要求做骨髓穿刺检查。出现以下情况应该做骨髓检查：临床表现不典型、全血细胞计数结果除血小板减少外发现其他可疑异常、年龄＞60 岁的患者。多数患者骨髓巨核细胞数目增多或正常，少数患者骨髓巨核细胞数量减少；产板巨核细胞减少，颗粒巨核细胞和裸核增多，不成熟巨核细胞胞质中颗粒减少，嗜碱性较强，产生血小板的巨核细胞明显减少或缺乏，胞质中出现空泡，变性。红系和粒系通常正常。

（三）抗血小板抗体

抗血小板抗体检测的临床意义不大，但是可以作为参考。在大部分特发性血小板减少性紫癜患者的血小板或血浆，可检测出抗血小板糖蛋白复合物抗体（IgG 和（或）IgM 型），包括抗 GPⅡb/Ⅲa、Ⅰb/Ⅸ、Ⅰa/Ⅱa。抗血小板抗体的检测是基于"抗原捕获"原理。即将抗特异的血小板膜糖蛋白单克隆抗体固定在固相支持物上，然后与患者血小板裂解物或特发性血小板减少性紫癜患者血浆敏感化的正常血小板裂解物相互作用，从而使得抗原或任何相关的人抗体被"捕获"在固相支持物上。然后用合适的标志的抗人免疫球蛋白加至该体系，通过放射免疫或酶联免疫吸附试验方法测定相应的抗血小板抗体。即使使用该方法，仍有 20% 的典型特发性血小板减少性紫癜无法检出抗血小板抗体。而且在继发于其他免疫性疾病引起的血小板减少，如系统性红斑狼疮抗血小板抗体也可阳性。由于血小板抗体分析存在假阴性和假阳性结果，加之抗体分析技术复杂、烦琐，临床应用不广泛，故特发性血小板减少性紫癜的诊断仍应以临床排除诊断为主。

（四）血小板生存时间

放射核素^{51}Cr 或^{111}In 血小板寿命显著缩短。

（五）心磷脂抗体检测

血小板可与心磷脂抗体结合，促使血小板破坏。

（六）止凝血检查

出血时间延长，血块退缩不佳，束臂试验阳性，凝血酶原时间和凝血时间正常。

六、诊断思路

特发性血小板减少性紫癜的诊断思路根据患者临床症状出现程度不等的出血，轻者全身性皮肤瘀点、瘀斑（通常位于下肢）；重者可有鼻出血，牙龈出血，月经过多或者月经不止，出血严重者可有咳血，消化道出血（呕血、黑便、暗红色血便等）；最严重的出血是颅内出血，可危及生命。出血程度通常与血小板的数量呈负相关：血小板 $>50 \times 10^9/L$，通常无出血表现或皮肤少量针尖样的小出血点。血小板计数 $(20 \sim 50) \times 10^9/L$，创伤后出血的风险增加，即使是轻微的磕碰或者创伤也可以引起瘀斑。血小板计数 $< (10 \sim 20) \times 10^9/L$，可引起自发性出血点及瘀斑等。血小板计数 $< 10 \times 10^9/L$，大出血的风险增加。由于特发性血小板减少性紫癜的诊断是排他性的诊断，因此血常规检查发现血小板明显减少可以提示有特发性血小板减少性紫癜的可能，必须进一步安排其他相关检查，以排除其他原因所致的紫癜，具体详见本文开头发病机制中介绍的相关疾病。

七、临床诊断

特发性血小板减少性紫癜血小板明显减少，通常 $<20 \times 10^9/L$。血小板寿命明显缩短，为 $1 \sim 6 \, h$。骨髓检查：多数病例巨核细胞增多或正常，其中幼稚巨核细胞明显增多。慢性病程的特发性血小板减少性紫癜患者多次化验血小板减少，多为 $(30 \sim 80) \times 10^9/L$。骨髓巨核细胞大多增加，大小基本正常，颗粒型增多，血小板形成明显减少。血小板表面抗体 IgG 增多，血小板相关补体 C_3。血小板寿命缩短，仅为 $1 \sim 3 \, d$。

诊断标准如下：

1. 至少两次血常规提示血小板计数减少，血细胞形态无异常。
2. 脾脏一般不增大。
3. 骨髓检查。巨核细胞数增多或正常，有成熟障碍。
4. 排除继发性血小板减少症。如自身免疫性疾病、甲状腺疾病、淋巴系统增殖性疾病、骨髓增生异常（再生障碍性贫血、骨髓增生异常综合征）、恶性血液病、慢性肝病脾功能亢进、常见变异性免疫缺陷病感染、药物或妊娠等相关、消耗性血小板减少、同种免疫性血小板减少、假性血小板减少、先天性血小板减少等。

八、鉴别诊断

（一）再生障碍性贫血

表现为发热、贫血、出血三大症状，肝、脾、淋巴结不大，与特发性血小板减少性紫癜伴有贫血者相似，但一般贫血较重，白细胞总数通常减少，其中淋巴细胞相对增多，中性粒细胞减少明显，网织红细胞不高或者减少。骨髓红、粒系造血功能减低，骨髓成熟淋巴细胞和非造血细胞增多，巨核细胞减少或缺如。

（二）急性白血病

特发性血小板减少性紫癜特别需与白细胞不增高的白血病鉴别，通过血涂片中可见各期幼稚白细胞及骨髓检查即可确诊。

（三）过敏性紫癜

为对称性出血斑丘疹，以下肢为多见，血小板计数正常，一般易于鉴别。

（四）红斑性狼疮

早期可表现为血小板减少性紫癜，有怀疑时应检查抗核抗体等，即可协助鉴别。

（五）Wiskortt-Aldrich 综合征

除出血及血小板减少外，合并全身广泛湿疹并易于感染，血小板黏附性减低，对二磷酸腺苷、肾上腺素及胶原不发生凝集反应。属隐性遗传性疾病，男婴发病，多于 1 岁内死亡。

（六）Evans 综合征

特点是同时发生自身免疫性血小板减少和溶血性贫血，Coombs 试验阳性，病情多严重，多数患者经激素或脾切除治疗有效。

（七）血栓性血小板减少性紫癜

见于任何年龄，基本病理改变为嗜酸性栓塞小动脉，以前认为是血小板栓塞，后经荧光抗体检查证实为纤维蛋白栓塞。这种血管损害可发生在各个器官。临床上表现为血小板减少性出血和溶血性贫血，肝脾肿大，溶血较急者可发热，并有腹痛、恶心、腹泻甚至出现昏迷、惊厥及其他神经系症状。临床上出现急性血小板减少、溶血伴有精神症状应该高度怀疑本病。网织红细胞增加，周围血象中出现破碎红细胞。血清抗人球蛋白试验一般阴性。可显示肾功能不良，如血尿、蛋白尿、氮质血症、酸中毒。糖皮质激素仅有暂时缓和作用，血浆置换可改善预后。

（八）继发性血小板减少症

严重细菌感染和病毒血症均可引起血小板减少。各种脾肿大疾病、骨髓受侵犯疾病、化学和药物过敏和中毒（药物可直接破坏血小板或抑制其功能，或与血浆成分合并，形成抗原复合物，继而产生抗体，再由抗原抗体发生过敏反应，破坏血小板。过敏反应开始时可见寒战、发热、头痛及呕吐等）、溶血性贫血均可伴有血小板减少，应仔细检查，找出病因，以与特发性血小板减少性紫癜鉴别。

九、救治方法

按照选择的先后顺序，通常有以下治疗方法：

1. 口服糖皮质激素。
2. 脾脏切除术。
3. CD20 单抗。
4. 血小板生成素及类似物。
5. 其他免疫抑制剂。
6. 严重出血，可以紧急输注单采血小板、大剂量丙种球蛋白、静脉输注糖皮质激素。
7. 其他治疗方案。

具体介绍如下：

（一）糖皮质激素

为治疗特发性血小板减少性紫癜最常用而有效的药物，口服泼尼松片 $1\sim1.5$ mg/(kg·d)，一般在 $2\sim6$ 周血小板计数恢复正常，反应率为 $50\%\sim75\%$，但继续治疗或减量后复发，总体 1/3 人有长久反应，成人能较好耐受低的血小板，如无症状，血小板在 30×10^9/L 以上不必处理。特发性血小板减少性紫癜转为慢性病程者，治疗目标不是治愈，而是保持血小板在止血的安全水平。治疗不仅仅注重血小板数，更主要是临床上有无出血表现，血小板在安全水平，尽量减少治疗，美国血液学会指引，患者如无危险因素，$(30\sim50)\times10^9$/L 是不发生临床出血的基线。除口服泼尼松片外，替代治疗方案，地塞米松 40 mg，口服 1 次/d，连续 4 d，每 4 周为 1 个疗程，可用 $4\sim6$ 个疗程，多数患者有效。对于常规剂量糖皮质激素无效者可采用大剂量甲泼尼龙冲击治疗，常用剂量为 1 g/d，连续 3 d，再根据血小板恢复情况逐渐减量。虽然大剂量甲泼尼龙冲击治疗简单、经济实惠，但疗效不如大剂量静脉注射人免疫球蛋白。

（二）脾脏切除术

虽然文献报道不一，但脾脏切除疗效肯定，至少使 1/3 的患者临床治愈，有报道 2/3 的患者得到治愈。但是不适合于血小板计数严重减少或者出血严重患者，轻度血小板减少也不需要做脾切除术。历史上对特发性血小板减少性紫癜治疗的主要方法是糖皮质激素和脾切除，对常规治疗无效者则要考虑脾切除，甚至有人认为最终 90％的特发性血小板减少性紫癜患者需要做脾切除。有报道 61 例特发性血小板减少性紫癜做脾切除，54 例随访（平均 7.6 年）。88％有立即反应（39 例完全缓解，9 例部分缓解），12％无反应，67％持续缓解（21 例完全缓解，5 例部分缓解），不需治疗，33％复发。提示对切脾有长期疗效的唯一指标是年龄<40 岁（$P<0.005$）。

1. 脾切除时机。尚无肯定的结论，有人认为在 3 个月内泼尼松的剂量要在 10～20 mg/d 以上才能维持血小板在 3 万以上者可考虑切脾。有人提出脾切除指征：①严重血小板减少（$<10\times10^9$/L），激素治疗 6 周无效；②激素治疗有效，但减量后血小板又下降；③3 个月内血小板总是<30×10^9/L，此为一般指引，多数人用激素后 2～4 周起效，也有一些人迟些才起效，因此切脾时机要个别化。

2. 切脾反指征。①早期患者的出血，尤其是儿童，有自然缓解可能；②心脏或其他并发症致手术危险性大者；③2 岁以下，切脾易导致暴发感染；④妊娠合并特发性血小板减少性紫癜；⑤急性特发性血小板减少性紫癜，不能控制的大出血，切脾后病死率高。也有人认为无法控制的出血是切脾的指征，应同时给激素及输血小板。

3. 切脾前准备。如血小板<20×10^9/L，术前应设法提升，静脉注射人免疫球蛋白、抗-D 免疫球蛋白、激素，血小板输注为预防切脾后感染。切脾前 2 周接受疫苗治疗：流感嗜血杆菌 B 结合疫苗，多价肺炎双球菌和 4 价脑膜炎双球菌多醣疫苗。切脾无效者的治疗可继续使用糖皮质激素、静脉注射人免疫球蛋白、抗-D 免疫球蛋白、达那唑，下一步为咪唑硫嘌呤或环磷酰胺，可联合使用几种药物，一些患者切脾前对治疗反应差，切脾后再用该药治疗会有反应。

4. 脾区放射。用于顽固特发性血小板减少性紫癜。脾照射可用于：①年龄大；②切脾有手术禁忌证；③作为切脾前准备，使血小板升至 50×10^9/L 以上。注意：部分患者将来切脾时可发现脾粘连。

5. 脾栓塞。行部分脾切除。

（三）利妥昔单抗

利妥昔单抗能够特异性地结合并溶解 CD20$^+$B 细胞，从而妨碍自身抗体产生，已广泛用于 B 细胞淋巴瘤的治疗。目前已经广泛用于治疗慢性难治性特发性血小板减少性紫癜，总体有效率达 80％。Perotta 等用利妥昔单抗 375 mg/m^2 静脉注射，1 次/周，连用 4 次治疗 10 例慢性特发性血小板减少性紫癜（其中 9 例脾切无效者），结果有 5 例血小板升至正常，有效率 50％。用利妥昔单抗治疗每 4 周为 1 个疗程，若有效，间歇 6 个月可重复使用。有推荐利妥昔单抗剂量减量到 100 mg/周，其他用法不变，疗效与 375 mg/m^2 类似。副作用一般轻微，包括发热、头痛寒战、恶心、呕吐、白细胞减少、支气管痉挛、皮疹等。可用异丙嗪、吲哚美辛减轻副作用，如有过敏反应，给予对症处理。

（四）血小板生成素及类似物

罗米司亭是血小板生成素的类似物，能有效促进并加快骨髓巨核细胞的发育成熟，从而促进小板的生成。2008 年 8 月 22 日美国食品药品管理局批准用于治疗成人难治性慢性特发性血小板减少性紫癜的长期维持治疗。难治性特发性血小板减少性紫癜主要指对糖皮质激素、静脉注射人免疫球蛋白、Rho（D）免疫球蛋白，或者脾脏切除无效的患者。1 次/周皮下注射，1～5 μg/kg，治疗目标是维持血小板在 50×10^9/L 以上，而不是维持到正常人的水平，因此如果治疗后血小板计数达 200×10^9/L 以上并持续 2 周，可以停药或者减量观察，直到下降到 200×10^9/L 以下，再继续用药。副作用包括：

肌痛、关节肢体不适、失眠、血栓形成、血小板增多、骨髓纤维化，后期可能导致红细胞减少。类似的药物还有艾曲波帕，是血小板生成素受体的小分子激动剂，加快巨核细胞的增殖和分化，从而提升血小板计数。2008 年 11 月 20 日美国食品药品管理局批准用于糖皮质激素、静脉注射人免疫球蛋白，或者脾脏切除无效的慢性特发性血小板减少性紫癜患者；2015 年 8 月 24 日批准用于＞1 岁的上述治疗无效的患儿；2017 年批准用于难治性再生障碍性贫血患者。用法：口服 1 次/d，50～75 mg/次。

（五）大剂量静脉注射人免疫球蛋白

儿童或者成人有严重出血者，为了快速升高血小板计数，可以给予大剂量静脉注射人免疫球蛋白。经典方案为 400 mg/(kg·d)，连用 5 d，目前推荐的方案是 1 g/kg，1 次/d，连用 1～2 d，多数患者在 2～4 d 后血小板计数开始升高，但反应期较短，只有 2～4 周。故有人主张每 2 周再用 400 mg/kg 冲击 1 次，以维持疗效，也有人主张每当血小板＜20×10⁹/L 时即用 800～1 000 mg/kg 冲击 1 次。对于常规剂量静脉注射人免疫球蛋白无效者可用更大剂量：3～5 g/kg 于 3～5 d 内输完或联合治疗，但是由于价格昂贵，一般不用静脉注射人免疫球蛋白作维持。

（六）抗-D 免疫球蛋白

主要用于 Rh（＋），剂量 50～75 mg/(kg·d)，可连用几天或只用 1 d，而于血小板＜30×10⁹/L 时重复使用，当第 1 次注射有不良反应时，则下一次用药前先给对乙酰氨基酚及（或）苯海拉明，偶可引起严重的血管内溶血（＜1％）。静脉注射人免疫球蛋白和抗-D 免疫球蛋白均可致 FCR 阻滞，这是血小板急性增加的机制，但它们阻滞的方法不同，故有不同的免疫效果，因此严重者可两者合用。

（七）免疫抑制剂

1. 对于糖皮质激素、静脉注射人免疫球蛋白及抗-D 免疫球蛋白治疗无效者可加用免疫抑制剂环磷酰胺。1～2 mg/(kg·d)，口服，治疗 2～6 个月，20％～40％患者有反应，调整剂量至发生轻度白细胞减少也可间歇静脉给药，1～1.5 g/m²，每 4 周 1 次，平均使用 2 个疗程（1～4 个疗程），65％患者获 CR，于平均 7 周内发生（1～16 周），因环磷酰胺副作用较大，故只适用于切脾无效或不适合切脾的重型病例及顽固病例。

2. 硫唑嘌呤。50～250 mg/d，过去曾有人认为效果不佳，主要是由于剂量过少所致，当然硫唑嘌呤可出现白细胞减少。起效后调至最低剂量以能保持血小板达止血水平，但停药后多复发。

3. 环孢素。近年来多使用此药做免疫抑制治疗，5～6 mg/(kg·d)，要长期用药，该药也有一定副作用。最近有人使用小剂量环孢素，治疗 12 例顽固特发性血小板减少性紫癜，起始 5 mg/(kg·d)，2 次/d，连用 6 d，然后减至 2.5～3 mg/(kg·d)，调整剂量使血浓度在 200～400 ng/mL。

4. 长春生物碱。长春新碱和长春碱可使 70％重症患者有短暂疗效，用药后 5～10 d 生效，曾有人提出静脉滴注较静脉注射效果好，但后来证明静脉滴注并无优点，且更易引起血管损伤。用法：长春新碱 1～2 mg 或长春碱 0.1 mg/kg，最大 10 mg 静脉注射，每 5～7 d 1 次，共 3 次。缺点：有临时效果，不能作维持用，最近有人认为长春生物碱现已少用，反应率低（3％～30％），作用短暂，神经毒副作用大。

（八）抗雌激素

雌激素可抑制血小板的生成，增强单核-巨噬细胞对血小板的破坏能力，拮抗雌激素治疗对部分特发性血小板减少性紫癜有效。

1. 达那唑是一种男性化作用较弱的雄激素，具有免疫调节作用。一般用 200 mg，3～4 次/d 口服，与泼尼松合用，因此药起效缓慢，至少要服 6 个月，其有效率为 26％～62％，有效后还要以 50～200 mg/d 维持 10 个月。

2. 他莫昔芬是一种非类固醇的雌激素竞争性抑制剂，剂量为 10 mg，3 次/d，至少要服药 3 个月才能决定是否有效。约50%患者有效，疗效稳定，副作用不明显。

(九) 其他

避免使用影响血小板功能药物，如阿司匹林及噻氯匹定等。氨基己酸：大剂量氨基己酸对特发性血小板减少性紫癜的出血有止血作用，使用氨基己酸首剂5g冲击后，每4h1g，口服或静脉给药，均能成功控制出血，该法安全有效。精氨酸血管升压素对于血小板减少的出血有效。

(十) 顽固特发性血小板减少性紫癜的联合治疗及紧急处理应用联合治疗指征

1. 过去对单独用药无效。

2. 患者须紧急提升血小板。血小板很低、出血高危组、严重出血者、湿紫癜（口腔黏膜渗血）、消化道出血、头颅外伤服用抗血小板药物，伴有其他出血性疾病患者须进行紧急手术，包括脾切除。

(1) 甲泼尼龙：30 mg/(kg·d)，最大剂量1 g/d，连用2～3 d；静脉注射人免疫球蛋白为1 g/(kg·d)，连用2～3 d，必要时用至5 d，以及（或）抗-D免疫球蛋白75 mg/kg，长春新碱1～1.5 mg静脉注射。输血小板，量为一般人的2～3倍，或持续输注血小板1 U/h。氨基己酸可减少出血。

(2) 单用静脉注射人免疫球蛋白无效者可获70%急性反应。

(3) 口服维持：达那唑600～800 mg/d，加用硫唑嘌呤2 mg/(kg·d)。

(4) 有反应者3～4个月时反应率>70%。

(十一) 妊娠期特发性血小板减少性紫癜

糖皮质激素治疗可加重糖尿病、骨质丢失、高血压，应避免切脾，如很必要应推迟至3个月后才执行，避免使用达那唑、环磷酰胺、长春新碱及其他致畸药物（硫唑嘌呤除外），抗-D免疫球蛋白经验不足，故常用静脉注射人免疫球蛋白，不必改变分娩方式，硬外麻血小板最低应在（50～100）×10^9/L之间，如新生儿血小板<30×10^9/L，应用静脉注射人免疫球蛋白、大量激素，重者输血小板。

十、诊疗探索

(一) 联合化疗

COP方案：环磷酰胺0.8～1 g/m² 静脉滴注，第1天；长春新碱2 mg静脉注射，第1天；甲泼尼龙1 000 mg静脉滴注，1次/d，连用1～3 d。必要时隔3～4周可重复应用1次。Williams用长春新碱2 mg静脉注射，1次/周；甲泼尼龙100 mg/m² 静脉注射，1次/周；环孢素5 mg/(kg·d)，分2次口服。Williams用上述3药联合治疗10例特发性血小板减少性紫癜，长春新碱和甲泼尼龙用至血小板>50×10^9/L，环孢素用至血小板正常后3个月，结果7例CR（血小板>50×10^9/L），2例部分缓解［血小板达（20～50）×10^9/L］，有效率为90%。

(二) 脾栓塞

常采用部分脾栓塞术，栓塞范围以70%～80%为宜，通过栓塞脾动脉分支，使部分脾组织坏死、机化，减少了脾脏对血小板的破坏及血小板抗体的产生。由于保留了部分脾组织，其免疫功能得以保留，优于脾切除，但副脾仍存在，则疗效不如脾切除术。脾栓塞创伤小，操作简单，适用于有严重心肺功能不全者或不适于手术的特发性血小板减少性紫癜患者。脾栓塞的副作用较多，如发热、疼痛、脾周围炎、腹膜炎等。

(三) 脾放疗

适用于对糖皮质激素治疗抵抗、依赖及对脾切除有禁忌者，或不愿切脾者。脾放疗的总剂量为600～1 000 Gy，分6～7次完成，一般放疗2次/周，放疗后血小板抗体减少，巨核细胞增多。副作用为脾周围炎，增加了今后脾切除的难度。

（四）幽门螺杆菌或病毒感染的治疗

特发性血小板减少性紫癜的发病机制至今尚未阐明，但部分患者的发病与感染有关。除了病毒感染，近年来特别对幽门螺杆菌的感染有较多的研究。文献报道，40％的特发性血小板减少性紫癜患者有 HP 的感染。有一篇报道 8 例特发性血小板减少性紫癜患者，其 HP 感染根治后，血小板恢复正常。也有报道 HP 感染治疗后对特发性血小板减少性紫癜的有效率为 43％～63％。第九届世界胃肠病大会推荐用碱式碳酸铋120 mg，4 次/d；甲硝唑400 mg，3 次/d；阿莫西林500 mg，4 次/d，共治疗 2 周。人类免疫缺陷病毒感染及丙型肝炎：二者均可致特发性血小板减少性紫癜，多数患者经抗病毒治疗后特发性血小板减少性紫癜病情可以得到改善。

（五）造血干细胞移植

对于经各种常规治疗无效并伴有血小板严重减少致出血症状显著的特发性血小板减少性紫癜患者可考虑造血干细胞移植。Patrick 等以自体造血干细胞移植治疗 14 例特发性血小板减少性紫癜（血小板$<20\times10^9$/L），结果 4 例获持续完全缓解（血小板$<100\times10^9$/L），4 例持续部分反应（血小板$<50\times10^9$/L），6 例未获反应，总有效率52％。但目前造血干细胞移植，多数患者疗效不佳。

（六）其他治疗

1. 氨苯砜的机制是通过破坏红细胞来阻断单核-巨噬细胞对血小板的破坏。常用剂量是 100 mg 口服，1 次/d，此药长期应用对部分慢性特发性血小板减少性紫癜患者有效。副作用有溶血性贫血、肝毒性、恶心、呕吐及周围神经炎等。

2. 氨肽素可促进巨核细胞成熟、释放血小板，常用剂量为 1 g/次，3 次/d 口服，连用 2 个月，也可与其他药物合用，无明显副作用。

十一、病因治疗

去除可能的病因，如控制感染、停用可疑药物等。

十二、其他治疗

（一）细胞因子

1. 干扰素。Proctor 于 20 世纪 80 年代末期首先用 IFN 治疗特发性血小板减少性紫癜有效，后来又总结了 33 例，总有效率为 69％。作用机制：

（1）调整 B 细胞活性，抑制抗体形成。

（2）转移除去封闭抗体。

（3）影响巨噬细胞，破坏血小板。张晋琳等报道用干扰素 300 万 U 皮下注射，1 次/d，连用12 d，后改用 300 万 U，1 次/周，连用 4 次，共治疗 11 例，显效 3 例，良效 4 例，进步 2 例，总有效率为81.8％。9 例有效者血小板在用干扰素 7～10 d 后开始血小板上升，血小板上升高峰需 12～23 d（平均17 d），出血缓解时间 7～11 d（平均8.5 d），治疗有效的病例骨髓涂片幼稚巨核细胞减少，产板巨核细胞增加。用干扰素起效时间最短为 1 周，最长 18 d，平均 13 d，如用干扰素治疗有效者，停药后血小板略有下降，再次用干扰素仍有效。

2. 血小板生成素和白介素-11。两者都可以刺激巨核细胞释放血小板。血小板生成素目前正在做临床试验，它可升高因化疗引起的血小板减少者，尚未用于临床。Bussel 等使用白介素-11 150 mg/(kg·d)×21 d 治疗特发性血小板减少性紫癜，其疗效不佳且价格昂贵。

3. 人白细胞因子。是从人新鲜血浆中提纯的一种核苷类生物活性物质，治疗类风湿因子阳性的免疫性特发性血小板减少性紫癜，有效率为 77％。

（二）蛋白 A 免疫吸附

是将患者的血浆经过葡萄球菌蛋白 A 柱过滤，去除血浆中的 IgG 或含 IgG 的免疫复合物后，再回输给患者的一种治疗方法，短期治疗效果显著。Cahill 等用此法治疗特发性血小板减少性紫癜 18 例患者后，血小板相关抗体的各项指标均下降，但此方法长期临床效果不佳，仅适宜特发性血小板减少性紫癜患者的紧急治疗。副作用为部分患者有过敏反应。

（三）血浆置换

此法可迅速清除患者血浆中的血小板抗体或免疫复合物，减少血小板的破坏，使血小板迅速升高，可暂时获得疗效。仅作为血小板严重减少的紧急治疗。

（四）血小板悬液输注

特发性血小板减少性紫癜患者、血小板 $<20\times10^9/L$、临床有严重出血症状或术前准备，预防术中、术后出血者需要输注血小板悬液。输入的血小板可被患者血液中的血小板抗体破坏，且反复输注血小板悬液可产生血小板抗体。因此，不宜多次输注血小板悬液。

（五）大剂量维生素 C

常用剂量为 $2\sim3\,g/d$ 口服或静脉滴注。其作用机制：

1. 促进毛细血管结缔组织中细胞间质的生成。
2. 促进未被血小板抗体结合的其他表面抗原的血小板产生。
3. 抑制单核-巨噬细胞对血小板的破坏。

朱继红 余长林 张在其

第六节 血栓性血小板减少性紫癜

一、基本概念

血栓性血小板减少性紫癜是先天性或获得性血管性血友病因子裂解酶即 ADAMTS-13 活性缺乏引起的一种严重的弥散性血栓性微血管病，以微血管病性溶血性贫血血小板减少为基本特征，同时可伴有多脏器（中枢神经系统、肾脏、消化道、心脏等）缺血性损伤的相应的临床表现。典型的临床表现有五大特征，即微血管病性溶血性贫血、血小板减少、中枢神经系统异常、发热及肾脏损害，并称之为血栓性血小板减少性紫癜五联征，仅有前三大特征的称为三联征。多数血栓性血小板减少性紫癜患者起病急骤，病情凶险，如不治疗死亡率高达 90%。

二、发病机制

绝大多数患者是由于 ADAMTS-13 活性缺乏所致。ADAMTS-13 的缺乏导致血浆中的超大分子血管性血友病因子不能被有效降解，导致血管性血友病因子多聚体在血流高剪切力血流状态下，诱使血小板聚集进而导致微血管内富含血小板和血管性血友病因子的血栓形成。ADAMTS-13 的活性缺乏的最主要的原因是体内产生了针对 ADAMTS-13 的自身抗体，而少数患者是由于 ADAMTS-13 的基因突变导致的先天性缺乏。血管性血友病因子水平过高还可造成慢性血管内皮细胞损伤，可导致血栓性疾病。

1982 年 Joel Moake 等最先从在血栓性血小板减少性紫癜患者的血清中发现并证实了存在一种超大分子血管性血友病因子。1996 年，Furlan 等学者从血清中分离出一种可以剪切血管性血友病因子的金属蛋白酶，在临床的研究中也发现血栓性血小板减少性紫癜患者缺乏这种蛋白酶。2001年，Geririseten等分别应用不同的方法纯化得到该酶，并命名为ADAMTS-13，并将其基因定位于9q34位点。通过这一系列的研究，深刻地揭示了血栓性血小板减少性紫癜的发病与ADAMTS-13有密切的关系，对于血栓性血小板减少性紫癜发病机制的认识也得到了更进一步的明确。ADAMTS-13在血栓性血小板减少性紫癜发病中起病因学作用，而其活性降低只是表现，本质的因素是其质、量或抗体存在。ADAMTS-13缺陷，活性下降，形成过多超大的血管性血友病因子多聚体，可触发病理性血小板聚集，导致血栓性血小板减少性紫癜。

血栓性血小板减少性紫癜根据病因分为遗传性和获得性，遗传性血栓性血小板减少性紫癜的基本原因为ADAMTS-13基因突变，获得性血栓性血小板减少性紫癜由一种自身抗体抑制因子引起。在获得性血栓性血小板减少性紫癜患者体内，ADAMTS-13含量可以正常，但血浆中存在抗ADAMTS-13的自身抗体，可中和（或）抑制ADAMTS-13的活性，诱发血小板血栓形成，导致血栓性血小板减少性紫癜的发生。

遗传性血栓性血小板减少性紫癜患者大部分是复合杂合子，也有个别纯合子的报道，还有部分血缘相关家族病例。大约10%的病例发生ADAMTS-13基因突变，引起遗传性的蛋白酶缺乏，导致家族性隐性血栓性血小板减少性紫癜。

临床上70%～80%的血栓性血小板减少性紫癜患者其ADAMTS-13缺乏是获得性的，是由一种短暂的随疾病缓解而消失的循环型自身抗体所抑制，97%～100%的患者可检测出ADAMTS-13自身抗体，该抑制性抗ADAMTS-13自身抗体主要是IgG，部分是IgG1和IgG4亚型，也可以是IgM和IgA型。最近的研究表明，获得性血栓性血小板减少性紫癜的抑制性自身抗体主要的作用位点在ADAMTS-13的半胱氨酸富集区和间隔区，但也有仅仅直接攻击抗原表位的，主要是前导肽、凝血酶敏感区和补体结合区。这些研究结果提示，获得性ADAMTS-13的缺失是一个多克隆的自身抗体反应。

在获得性血栓性血小板减少性紫癜中，分为特发性及继发性，如可继发于感染、药物、自身免疫性疾病、肿瘤、骨髓移植和妊娠等多种疾病和病理生理过程。原发性血栓性血小板减少性紫癜发病分子机制已阐明。

三、常见病因

（一）遗传性血栓性血小板减少性紫癜

是一种在新生儿和儿童极其罕见（其发生率约为百万分之一）的常常但非仅仅与常染色体隐性遗传相关的疾病，由9号染色体q34编码的金属蛋白酶ADAMTS-13基因的缺陷导致其合成或分泌异常，致使其活性严重缺乏，一般低于正常活性的5%～10%，无法降解高黏附性的超大分子量血管性血友病因子，从而引起血小板性微血管血栓的形成而发病。

（二）获得性血栓性血小板减少性紫癜

可根据诱发因素是否明确分为原发性血栓性血小板减少性紫癜和继发性血栓性血小板减少性紫癜。获得性血栓性血小板减少性紫癜患者中有很大一部分，尤其是原发性血栓性血小板减少性紫癜，可以检测到抗ADAMTS-13自身抗体的存在。这种自身抗体中和（或）抑制了AMADTS13的活性，同样有ADAMTS-13活性的降低，从而导致发病。

1. 原发性血栓性血小板减少性紫癜。发病率为33%～57%，90%的原发性血栓性血小板减少性紫癜患者发病时可以检测到抗ADAMTS-13自身抗体。

2. 继发性血栓性血小板减少性紫癜。发病率为43%～66%，可继发于感染、药物、自身免疫性疾病、肿瘤、骨髓移植和妊娠等多种疾病和病理生理过程。国外有报道在部分继发性血栓性血小板减少性紫癜患者体内也能检测到ADAMTS-13自身抗体，如部分药物（噻氯匹定、氯吡格雷等）相关性血栓性血小板减少性紫癜、妊娠相关性血栓性血小板减少性紫癜、胰腺炎诱发的血栓性血小板减少性紫癜、系统性红斑狼疮相关性血栓性血小板减少性紫癜、移植相关性血栓性血小板减少性紫癜等患者体内均发现有自身抗体，但部分继发性血栓性血小板减少性紫癜患者体内确实没有检测到抗ADAMTS-13 自身抗体。

四、临床特征

本病在任何年龄都可发病，新生儿和 90 岁以上老年人均可发病，但发病高峰年龄是 20～60 岁，中位年龄 35 岁。本病起病多急骤，少数起病缓慢，以急性暴发型常见，10％～20％表现为慢性反复发作型。根据患者的表现而在临床上分为：同时具有血小板减少、微血管病性溶血性贫血、中枢神经系统症状的三联征和三联征同时伴有肾脏损伤和发热的五联征。

（一）发热

90％以上患者有发热，在不同病期均可发热，多属低热或中等热。如果出现寒战伴高热，应警惕感性性疾病。发热的总体原因不明确，可能与下列因素有关：①继发感染，但血培养结果阴性；②下丘脑体温调节功能紊乱；③组织坏死；④溶血产物的释放；⑤抗原抗体反应使巨噬细胞及粒细胞受损，并释放出内源性致热源。

（二）神经系统改变

包括头痛、精神错乱或者精神失常、失语、抽搐、局部运动或感觉缺陷、视觉模糊甚至昏迷，其特点为症状变化不定，初期为一过性，部分患者可改善，可以反复发作。神经系统表现的多变性为血栓性血小板减少性紫癜的特点之一，其严重程度常决定血栓性血小板减少性紫癜的预后。

（三）血小板减少引起的出血

以皮肤黏膜为主，表现为瘀点、瘀斑或紫癜、鼻出血、视网膜出血、生殖泌尿道和胃肠出血，严重者颅内出血，其程度视血小板减少程度而不一。

（四）微血管病性溶血性贫血

不同程度的贫血、乏力、苍白（皮肤及结膜）。约有 1/2 的病例出现黄疸、20％有肝脾肿大，少数情况下有雷诺现象。出现黄疸者皮肤黏膜转为苍黄。

（五）肾脏损害

尿常规异常，蛋白尿、血尿、肉眼血尿不常见，合并肾功能不全。但罕见少尿及急性肾功能衰竭。

（六）心脏症状

血栓性血小板减少性紫癜患者可能发生心脏受累，但确切发病率可能难以确定。一项针对 65 例血栓性血小板减少性紫癜患者的病例系列研究中，14 例患者存在胸痛（22％）。其他病例系列研究报道了血栓性血小板减少性紫癜患者发生心律失常、心脏性猝死、心肌梗死、心源性休克和（或）心力衰竭。

（七）消化系统症状

由于胰腺及胃肠道微血栓可导致腹痛、恶心、呕吐或腹泻，但血性腹泻罕见。25％～50％的患者有肝、脾肿大。

（八）其他临床特征

还可能观察到其他器官受累，包括甲状腺、罕见肺部受累。可有乏力、关节痛、肌肉疼痛等全身非特异表现。

五、辅助检查

(一) 外周血

患者均有贫血的表现，为正细胞正色素性，1/3 的患者血红蛋白 < 60 g/L，红细胞比容 < 0.2；外周血涂片中可见破碎红细胞及碎片者占 95%，并可见球形红细胞。有核红细胞和网织红细胞明显增高。破碎红细胞是微血管病性溶血性贫血存在的最直接和最重要的证据。持续性血小板减少者 92%，中位数（8～40.4）× 10^9/L，多少患者血小板可以降到 30 × 10^9/L 以下。白细胞增高者占 60%，类白血病反应少见，但可有明显核左移，并可见幼稚粒细胞。

(二) 骨髓象

红细胞系统显著增生，巨核细胞数正常或增多，多数为幼稚巨核细胞，呈成熟障碍。

(三) 出凝血检查

一般而言，凝血酶原时间、活化部分凝血活酶时间和纤维蛋白原等凝血功能通常无明显异常。出血时间正常、血块收缩不佳、束臂试验阳性。约 20% 患者凝血酶原时间可延长，48% 凝血酶时间延长，约 8% 部分凝血活酶时间延长，纤维蛋白原可减少，少于 1.5 g/L 约为 7%，纤维蛋白原存活期和转换大多数正常，少数轻度缩短。70% 患者纤维蛋白降解产物阳性，但一般无典型弥散性血管内凝血的实验室变化，因子 V、Ⅷ 正常。前列环素降低。PAIgG 增高，且随病情的好转而下降。一般凝血实验，如活化部分凝血活酶时间、凝血酶原时间及弥散性血管内凝血检查多正常。

(四) 红细胞寿命

红细胞寿命明显缩短，正常红细胞用 ^{51}Cr 标记后在血栓性血小板减少性紫癜患者循环内半衰期仅 3 d（正常 25～26 d）。

(五) 血生化

间接胆红素和血清乳酸脱氢酶增高且与疾病病程和严重程度相平行。肌钙蛋白升高可提示心肌受损。

(六) 肾脏损害

患者可有蛋白尿，尿中可以出现红细胞、白细胞和各种管型，血清尿素氮、血清肌酐增高，40%～80% 有轻度氮质血症，内生肌酐清除率下降。

(七) 腰穿和 CT 检查

有神经系统症状患者行腰穿和 CT 检查多为阴性。

(八) 血管内溶血指标

血清总胆红素升高，以间接胆红素升高为主，血浆结合珠蛋白下降，游离血红蛋白升高，血红蛋白尿。

(九) 自身免疫性疾病相关指标

类风湿因子、抗核抗体、狼疮细胞等阳性，直接 Coombs 实验阴性，补体多正常。

(十) 脏器微血管栓塞相关指标

MRI、CT 可显示腔隙性脑梗死等。瘀点区皮肤病理活检：为最安全的病理诊断方法，表现为微血管透明血栓形成并含大量血管性血友病因子，阳性率为 50%。

(十一) 组织病理学检查

周身各器官的终末小动脉和前毛细血管广泛的透明血栓形成，血栓组成物质以血小板和血管性血友病因子为主，含变形红细胞及少量或无纤维蛋白。

（十二）ADAMTS-13 活性的检测

1. 正常人 ADAMTS-13 的活性水平下限大多＞50%，上限因测量方法不同而有所区别（40%～140%）。

2. 遗传性血栓性血小板减少性紫癜患者，其活性都低于正常活性的 5%～10%，甚至几乎为零；获得性血栓性血小板减少性紫癜患者大部分也有重度降低，仅少数患者只是轻度和中度下降。血浆酶的活性不能测出或很低时（＜10%），一般可以确定有遗传性或获得性血栓性血小板减少性紫癜。在血小板减少性疾病、弥散性血管内凝血、脓毒症、新生儿、手术后、肝硬化和慢性炎症等疾病情况下 ADAMTS-13 也可缺乏，但通常为中度或者轻度缺乏（10%～40%）。

3. ADAMTS-13 活性检测具有一定的特异性和敏感性，分别为 100% 和 97%。

六、诊断思路

初步诊断：当患者出现微血管病性溶血性贫血和血小板减少症且合理解释的原因是，应初步诊断血栓性血小板减少性紫癜。如果同时存在神经系统表现、肾脏损害或者发热，进一步支持血栓性血小板减少性紫癜。

确定诊断：当血浆 ADAMTS-13 活性显著降低（＜10%）后同时检出 ADAMTS-13 抑制物，可以确诊血栓性血小板减少性紫癜。

可以进行针对血栓性血小板减少性紫癜的诊断性试验，如全血细胞计数及血小板计数、外周血涂片检查、血清生化和血清肌酐检查、血清乳酸脱氢酶、血清总胆红素水平、血清结合珠蛋白水平、凝血试验（如凝血酶原时间、活化部分凝血活酶时间、纤维蛋白原、D-二聚体）、直接 Coombs 试验、ADAMTS-13 活性及抑制因子试验。

现已设计出了一种评分系统（PLASMIC 评分）用于预测成人 ADAMTS-13 活性＜10% 的可能性以支持血栓性血小板减少性紫癜诊断，见表 1-8-7。以下每项特征的评分均计 1 分。PLASMIC 评分较高（6～7 分），可预测 ADAMTS-13 活性＜10%，其敏感性约为 91%。此方法优于临床判断，PLASMIC 评分较低（0～4 分），提示 ADAMTS-13 活性并非＜10%，其特异性约为 99%。如果 PLASMIC 评分介于上述两个评分的中间（4～5 分），则预测其他疾病，如 DITMA、弥散性血管内凝血或溶血性尿毒综合征。评分为 6～7 分也与生存状况改善相关，这与血栓性血小板减少性紫癜的诊断相一致。虽然 PLASMIC 评分不能用于明确地证实或排除血栓性血小板减少性紫癜诊断，并且仍须在实施研究中进行评估，但如果不清楚诊断和（或）不清楚是否需要启动血栓性血小板减少性紫癜治疗，采用此评分系统可能有所帮助。在适当的临床情况下，发现 MAHA 伴血小板减少及 ADAMTS-13 严重缺乏和存在抑制因子已足以诊断获得性血栓性血小板减少性紫癜。

表 1-8-7　PLASMIC 评分

评价指标	评分
血小板计数＜$30×10^9$/L	1 分
溶血证据（网织红细胞＞2.5% 或 IBiL＞34.2 μmol/L 或结合珠蛋白消失）	1 分
无进展期恶性肿瘤	1 分
无实体器官移植或干细胞移植史	1 分
红细胞平均体积＜90fL	1 分
PT-INR＜1.5	1 分
SCr＜2 mg/dL（176.8 μmol/L）	1 分

注：IBiL：间接胆红素；PT：凝血酶原时间；INR：国际标准化比率；SCr：血清肌酐。

七、临床诊断

临床上可分为两个亚型：先天性血栓性血小板减少性紫癜，又称为 Upshaw-Schulman 综合征，是 ADAMTS-13 基因突变导致酶活性降低或者缺乏所致，常在感染、应急或者妊娠等诱因下发病。患者存在持续性 ADAMTS-13 活性严重缺乏（＜10％），且无 ADAMTS-13 抑制物抗体存在。基因检测可以证实存在 ADAMTS-13 基因的纯合突变或者双重杂合突变。获得性血栓性血小板减少性紫癜，又称免疫介导的血栓性血小板减少性紫癜。根据其有无继发因素可以分成原发性和继发性。原发性血栓性血小板减少性紫癜，患者在无明确基础疾病或者诱发因素的前提下，体内产生了针对 ADAMTS-13 的自身抗体（移植物），导致 ADAMTS-13 活性降低或者缺乏，是血栓性血小板减少性紫癜最常见的临床类型。继发性血栓性血小板减少性紫癜有明确的基础疾病或者诱发因素，常见的继发因素包括结缔组织病（如系统性红斑狼疮等）、感染（如人类免疫缺陷病毒、巨细胞病毒等）、妊娠或者药物（如噻氯匹定、奎宁、辛伐他汀、甲氧苄啶、干扰素等）。目前临床上诊断尚无"金标准"。大部分患者有典型的"三联征"、仅仅极少数患者有典型的"五联征"，1/3 的患者无中枢神经系统表现。"五联征"代表已经进入晚期或者危重阶段，因此"五联征"不利于早期诊断，也不利于早期治疗，而早期诊断、早期治疗（如血浆置换、糖皮质激素治疗）是治疗成功的关键。

（一）主要诊断依据

1. 血小板减少。

（1）血小板计数明显降低（通常 $30×10^9/L$ 以下），血片中可见巨大血小板。

（2）皮肤、黏膜和（或）其他部位出血。

（3）骨髓中巨核细胞数正常或增多，可伴成熟障碍。

（4）血小板寿命缩短。

2. 微血管病性溶血性贫血。

（1）正细胞正色素性中、重度贫血。

（2）血片中出现多量裂解红细胞，小红细胞多见，有红细胞多染性，偶见有核红细胞。

（3）网织红细胞计数明显升高。

（4）骨髓红系高度增生，粒/红比下降。

（5）黄疸、高胆红素血症，以非结合胆红素为主。

（6）血浆结合珠蛋白、血红素结合蛋白减少或测不出，乳酸脱氢酶明显升高，其酶谱显示 LDH_1、LDH_2、LDH_4、LDH_5 增多。

（7）深色尿、尿胆红素阴性。偶有高铁血红蛋白、血红蛋白尿与含铁血黄素尿。

以上 1、2 两项合称为血栓性血小板减少性紫癜二联征，是血栓性血小板减少性紫癜诊断的核心指标。

3. 无明显原因可以解释的上述二联征，具备以上 1～3 项即可初步诊断。

（二）其他诊断依据

1. 神经精神异常。精神异常与血小板减少、微血管病性溶血性贫血同时存在称为血栓性血小板减少性紫癜三联征。

2. 肾脏损害。蛋白尿，镜下血尿。

3. 发热。多为低中度发热，如有寒战、高热常不支持原发性血栓性血小板减少性紫癜-溶血性尿毒综合征的诊断。

肾脏损害、发热与三联征同时存在称为血栓性血小板减少性紫癜五联征。

4. 消化系统症状。由于胰腺及胃肠道微血栓可导致腹痛,25%～50%的患者有肝、脾肿大。

5. 软弱无力。

6. 辅助检查。

(1) ADAMTS-13 测定:重度减低者具有诊断价值。

(2) 组织病理学检查:可作为诊断辅助条件,无特异性。典型病理表现为小动脉、毛细血管中有均一性"透明样"血小板血栓,PAS 染色阳性,并含有 vWF 因子,纤维蛋白/纤维蛋白原含量极低。此外,还有血管内皮增生、内皮下"透明样"物质沉积、小动脉周围同心性纤维化等,栓塞局部可有坏死,一般无炎性反应。目前已很少应用,除非为寻找原发性疾病。

(3) 凝血象检查:有条件应争取检查以辅助诊断。本病凝血酶原时间、纤维蛋白原等基本正常,D-二聚体、纤维蛋白降解产物、凝血酶-抗凝血酶复合体、纤溶酶原活化因子抑制物、血栓调节蛋白等均可轻度增高。

(4) 直接 Coombs 实验:本病绝大多数应为阴性,最好每例都查,以助于鉴别诊断。

(5) 其他:血浆中 vWF 因子升高,可发现抗血小板抗体、抗 CD36 抗体、UL-vWF 等,肝血清转氨酶也可增高。如果怀疑溶血性尿毒综合征时,应进行大肠杆菌的细菌学检查。

八、鉴别诊断

(一) 弥散性血管内凝血

血栓性血小板减少性紫癜首先需要鉴别的疾病是弥散性血管内凝血。弥散性血管内凝血发病多有严重临床疾病先驱表现,可有严重出血、血小板减少及脏器功能衰竭等,但无遗传因素,无严重的溶血现象,ADAMTS-13 活性无明显降低,实验室检查有严重的凝血因子功能障碍。

(二) 溶血性尿毒症综合征

与血栓性血小板减少性紫癜的关系,目前认为是分立的但又不是独立的综合征。血栓性血小板减少性紫癜与溶血性尿毒综合征的鉴别目前可以通过 ADAMTS-13 的活性检测区分,即血栓性血小板减少性紫癜患者的 ADAMTS-13 活性多有严重缺乏,而溶血性尿毒症综合征患者其活性均只是轻度或中度减少。但有学者主张不必细分二者,因为这两种疾病目前治疗上都采用血浆置换疗法,故常被合称为血栓性血小板减少性紫癜-溶血性尿毒症综合征。

(三) Evans 综合征

自身免疫性溶血性贫血伴免疫性血小板减少性紫癜。可有肾功能损害的表现,Coombs 试验阳性,无畸形和破碎红细胞,无神经症状。

(四) HELLP 综合征

是一种与妊娠期高血压相关的严重并发症,病理表现为血栓性微血管性改变,临床上表现为溶血、肝功能异常和血小板减少,与 ADAMTS-13 缺乏无关,可能与自身免疫机制有关。但是在遗传性或获得性 ADAMTS-13 缺乏的妇女,妊娠本身可以诱发急性血栓性血小板减少性紫癜。

九、救治方法

血栓性血小板减少性紫癜是医疗急症,如果没有立即采取适当的治疗,血栓性血小板减少性紫癜几乎是致命的;如果采取适当的治疗,其生存率可能达 90%。应尽早诊断血栓性血小板减少性紫癜并开始血浆置换治疗。在等待确证性试验结果期间不应推迟血浆置换这种可能挽救生命的治疗。

(一) 血浆疗法

血浆疗法包括血浆置换和血浆输注。研究表明,血浆置换的效果要优于血浆输注,有效反应率分别为 78% 和 48%，死亡率分别为 22% 和 37%。目前，血浆置换是血栓性血小板减少性紫癜患者的首选疗法。采用血浆置换治疗，不仅可以补充血栓性血小板减少性紫癜患者体内所缺乏的 ADAMTS-13 的活性，同时也能清除体内抗 ADAMTS-13 自身抗体、过多超大的血管性血友病因子多聚体、一些促炎性因子、毒素及一些未知的血管内皮细胞损伤因子。而血浆输注治疗往往需要的血浆量很大，容易导致液体负荷过重且并发症较多。

1. 血浆置换。

（1）机制：纠正酶的缺乏，去除导致内皮细胞损伤和血小板聚集的不利因子和自身抗体。

（2）适应证：继发性血栓性血小板减少性紫癜、家族性血栓性血小板减少性紫癜急性发作期的首选治疗方法。

（3）使用原则：早期、足量、优质、联合。早期：只要患者有明显的血小板减少与微血管病性溶血性贫血，不能用其他的疾病解释时，即开始使用。足量：血浆置换的量应相当于患者体内血浆的总量，约 2 000 mL，或 40～80 mL/(kg·d)，1 次/d，直至血小板减少和神经系统症状缓解，血红蛋白稳定，血清乳酸脱氢酶水平正常，然后在 1～2 周逐渐减少置换量直至停止。优质：血浆替代品多选用冷沉淀上清或新鲜冰冻血浆。有学者认为血浆置换疗法中不宜用冷沉淀物，以免大量血管性血友病因子触发血管内血小板聚集，输注血小板应列为禁忌。联合：多与糖皮质激素、静脉注射人免疫球蛋白、环孢素等联合使用，血浆置换对慢性反复发作的家族性血栓性血小板减少性紫癜患者疗效欠佳。

不良反应/并发症：过敏反应（40%），枸橼酸钠相关毒性（30%），静脉穿刺相关并发症（16.7%）。

疗效判断：血小板计数趋于正常和乳酸脱氢酶值降低可以作为缓解的指标。

2. 血浆输注。

（1）机制：纠正酶的缺乏。

（2）适应证：①家族性血栓性血小板减少性紫癜缓解期的维持治疗；②无条件进行血浆置换时的替代治疗，但疗效不如血浆置换。

（3）血浆制品选择：血浆冷沉淀上清去除了 UL-vWF、纤维蛋白原，故疗效优于新鲜冰冻血浆。

（4）剂量：血栓性血小板减少性紫癜急性发作期 30 mL/(kg·d)；对于家族性血栓性血小板减少性紫癜缓解期的维持治疗，每 2～3 周 1 次，10～15 mL/kg。

（二）糖皮质激素

1. 机制。稳定血小板和内皮细胞膜，抑制 IgG 产生。

2. 使用原则。一般与血浆置换同时应用，一直持续到病情缓解，再逐渐减量。

3. 剂量。泼尼松 1～2 mg/(kg·d) 或地塞米松 20 mg/d，也可用大剂量甲泼尼龙 1 000 mg/d 静脉滴注。

（三）大剂量免疫球蛋白

1. 机制。抑制血小板聚集和脾脏对血小板和红细胞的破坏。

2. 剂量。1 g/(kg·d)，连用 5 d。此法不宜为一线治疗措施，一般与血浆置换联用。

（四）抗血小板药物

常用阿司匹林（600～2 400 mg/d）、双嘧达莫（400～600 mg/d）。在综合治疗中起辅助作用，完全缓解后做维持治疗。有研究表明能降低急性血栓性血小板减少性紫癜的病死率，但有待大样本证实。

（五）利妥昔单抗

1. 机制。清除 B 细胞克隆产生的 ADAMTS-13 抑制性抗体，导致疾病缓解。

2. 适应证。获得性难治性血栓性血小板减少性紫癜，慢性复发性血栓性血小板减少性紫癜。

3. 用法。通常和血浆置换联用，剂量：375 mg/(m²·w)，平均约 4 疗程。血浆置换应在利妥昔单抗使用后 24 h 再应用。

4. 评估。严重的副作用不常见，大约 10％的患者在 9 个月~4 年复发，再治疗仍可有效缓解。但价格较高。通常不推荐用于妊娠血栓性血小板减少性紫癜。

（六）环孢素

1. 机制。通过抑制 Calcineurin 介导的去磷酸化作用而抑制辅助性 T 细胞的功能，从而抑制 B 细胞的分化和产生效益型抗体。

2. 适应证。获得性血栓性血小板减少性紫癜。

3. 用法。通常与血浆置换联用。

（七）其他免疫抑制剂和细胞毒药物

1. 长春新碱。改变血小板表面的糖蛋白受体，阻止血管性血友病因子多聚体的附着，抑制血小板聚集，防止 IgG 型抗体对内皮细胞的损伤。用于难治性复发性血栓性血小板减少性紫癜，一般与血浆置换、激素联合应用。

2. 其他细胞毒类药物。环磷酰胺和硫唑嘌呤。

（八）脾切除

脾脏在血栓性血小板减少性紫癜的发病机制中的确切作用并不清楚，作为网状内皮系统，脾脏是自身抗体产生和抗原抗体复合物清除的主要场所，因此，通过脾切除术可以去除抗体产生部位。在 PE 使用前曾作为主要治疗方法，与糖皮质激素联合作为血栓性血小板减少性紫癜的一线治疗方案，其治疗反应率约 50％，死亡率高达 40％。由于疗效不十分肯定，目前较少采用，多用于其他疗法无效或多次复发者。新近的回顾性资料显示，脾切除对于复发或难治性血栓性血小板减少性紫癜仍不失为一种可以选择的治疗手段，采用脾切除术治疗复发性和难治性血栓性血小板减少性紫癜其总体并发症和死亡率均低于其他治疗措施，分别为 6％和 10％，1.2％和 5％；脾切除术后的复发率在复发性血栓性血小板减少性紫癜为 17％，在难治性血栓性血小板减少性紫癜其无反应率为 8％。有报告指出采用腹腔镜治疗的 22 例患者，无一例出现并发症。大宗病例资料研究表明，脾切除术后血栓性血小板减少性紫癜的复发率由 0.74/（人·年）下降到 0.1/（人·年）。术前积极的血浆置换治疗是减少脾切除并发症和死亡率的重要手段和有效措施。

（九）成分输血

严重贫血者可输注压积红细胞或洗涤红细胞。血小板输注可加重血小板聚集和微血管血栓，只有在血小板严重减少致颅内出血或危及生命的出血症状时才考虑选用，且最好应在血浆置换治疗后进行。

十、诊疗探索

在治疗方面，补充血浆纯化 ADAMTS-13 蛋白不失为一种有前景的治疗方法。克隆 ADAMTS-13 基因，获得功能性的 ADAMTS-13 重组蛋白，仍处于实验研究阶段，为目前最具前景的血栓性血小板减少性紫癜治疗方法。理论上讲，采用 rh-ADAMTS-13 对遗传性血栓性血小板减少性紫癜患者行替代治疗将是一种有着良好前景的治疗手段，而治疗剂量可能是输注相当于正常人 ADAMTS-13 蛋白酶活性水平 5％~10％的量。另外，通过基因工程手段改造并生产带有活性部位但已失去自身抗体结合表位的各种 rh-ADAMTS-13 片段，利用这些片段进行替代治疗有望成为治疗原发性血栓性血小板减少性紫癜的新的手段。

十一、病因治疗

重组 ADAMTS-13 理论上是遗传性血栓性血小板减少性紫癜治疗的理想药物，可以避免血浆制品的输注反应。对于遗传性血栓性血小板减少性紫癜，有Ⅰ期临床研究在开展，目前认为安全性及耐受性良好。获得性血栓性血小板减少性紫癜患者常伴有自身免疫性疾病、感染、肿瘤、骨髓移植、药物、妊娠等原发疾病或诱发因素，但仍有约一半患者诱发因素不明确。对所有获得性血栓性血小板减少性紫癜应积极排查诱发因素，如抗核抗体系列、肿瘤指标、感染指标等，尽可能明确原发疾病并针对原发疾病进行相应治疗，如果原发疾病控制不佳，如感染加重、肿瘤进展等情况，往往治疗效果不理想。

十二、最新进展

利妥昔单抗过去仅用于存在严重、难治性或复发性疾病的特定个体。如今，对于根据 ADAMTS-13 活性＜10％而支持血栓性血小板减少性紫癜诊断和（或）存在临床特征支持血栓性血小板减少性紫癜诊断的所有患者，我们建议初始治疗包含利妥昔单抗，除非患者存在禁忌证。因为新出现的证据表明利妥昔单抗可降低恶化和复发的风险并可能加速治疗起效。先前的治疗方法已随时间推移而改进。Caplacizumab：是一种人源化的抗血管性血友病因子的单可变区免疫球蛋白，阻止血管性血友病因子的 A1 区与血小板 GPIb 结合。其疗效和安全性在一项Ⅱ期随机对照研究 TITAN 中得到证实，Caplacizumab 组（10 mg/d，皮下注射）血小板计数恢复正常的时间缩短，该药可快速阻断血管性血友病因子介导的血小板聚集，减少急性期血栓事件的发生，但出血相关不良事件比例增加，对于 ADAMTS-13 活性持续低下的患者停药后容易复发。现在对于这类患者延长 Caplacizumab 用药时间的Ⅲ期临床试验 HERCULES 还在进行中。

第九章　免疫内科

第一节　成人斯蒂尔病

一、基本概念

成人斯蒂尔病，1987 年前也称为变应性亚败血症，是一病因未明的，以长时间歇性发热、一过性多形性皮疹、关节炎或关节痛、肌痛、咽痛、淋巴结肿大为主要临床表现，并伴有周围血白细胞总数及粒细胞增高、血小板增多，严重者伴有系统损害的临床综合征。在风湿科，以发热为主诉的鉴别诊断中，成人斯蒂尔病是最常见的疾病之一。由于无特异诊断标准，常常须排除感染、肿瘤后才考虑其诊断，因此临床上诊断成人斯蒂尔病十分困难。某些患者即便诊断为成人斯蒂尔病，还需要在治疗中密切随诊，以进一步除外感染和（或）肿瘤性疾病。本病男女患病率相近，散布世界各地，好发年龄为 16～35 岁，高龄发病也可见到。

二、常见病因

其病因尚不明确，但一般认为与下列因素有关。

（一）感染

70％的患者伴有咽喉炎、牙龈炎、抗链球菌溶血素 O 增高。许多患者齿槽中可培养出溶血性链球菌。

（二）免疫紊乱

成人斯蒂尔病患者血液中 T 淋巴细胞总数减少，血清中肿瘤坏死因子、白介素-1、白介素-6 增加，疾病活动期出现高球蛋白血症。提示存在细胞免疫和体液免疫紊乱，且已证实在本病的发病中起到重要作用。

（三）遗传

研究发现与 HLA-DR4～8、HLA-B8、HLA-BW35 有关。

三、发病机制

1. 成人斯蒂尔病的易感性与遗传因素。虽然无文献报道证实患病有家族倾向性，但一些研究发现，成人斯蒂尔病患病的易感性与遗传因素密切相关，尤其是与特定的人白细胞抗原基因型的关联性密切。研究发现，成人斯蒂尔病患者与 HLA-B17、HLA-B18、HLA-B35 和 HLA-DR2 有关。也有研究则发现，HLA-DR5 和 HLA-DQ1 与成人斯蒂尔病有关。除此之外，炎性因子基因多态性也与成人斯蒂尔病患病的易感性相关。巨噬细胞移动抑制因子基因的多态性能够影响成人斯蒂尔病患者血清巨噬细胞移动抑制因子水平，且可能会导致疾病易感性增加。

2. 成人斯蒂尔病的免疫病理机制。其特点是中性粒细胞和巨噬细胞活化，中性粒细胞的活化标志物白细胞分化抗原-64 升高与成人斯蒂尔病活动相关；钙网蛋白、巨噬细胞移动抑制因子和细胞间黏附分子-1 又称之为 CD54，可能是成人斯蒂尔病病情活动和疾病严重性的指标。成人斯蒂尔病患者血清中的白介素-1β 水平显著高于健康人。高水平的可溶性白介素-2 受体是 T 淋巴细胞活化的标志，Choi 等的研究表明，成人斯蒂尔病活动期可溶性白介素-2 受体水平显著升高，提示其可作为疾病活动性的指标。成人斯蒂尔病患者血清白介素-6 浓度增高，其与 C 反应蛋白水平、峰型热、斑丘疹和疾病的活动性及严重性相关；且白介素-6 可促进铁蛋白及其他急性时相反应蛋白的产生。白介素-8 是一种促炎细胞因子，具有炎症时趋化和激活中性粒细胞的作用。白介素-8 在成人斯蒂尔病患者血清中浓度高于健康对照组，而与疾病活动性无关；而在成人斯蒂尔病慢性关节症状型患者中的水平升高则可预测关节炎持续存在。白介素-18 是白介素家族的一个成员，是干扰素-γ 诱导因子，有激活自然杀伤细胞、促进 T 淋巴细胞活化的功能。大量研究表明，成人斯蒂尔病患者血清及关节滑膜液中白介素-18 浓度显著升高，且与疾病的活动性和严重程度明显相关；在有效治疗后恢复正常，故其可作为疾病诊断和疗效监测的重要指标。此外，白介素-18 还具有诱导 Fas 配体和 p53 途径促进淋巴细胞凋亡的功能，未经治疗的成人斯蒂尔病组 Fas 和 FasL 水平高于健康对照组，并且也与疾病活动性有关。

在成人斯蒂尔病患者中，存在 T 淋巴细胞等多种免疫细胞的功能异常。新近一项研究提示，未经治疗的活动期成人斯蒂尔病患者外周血辅助性 T 淋巴细胞-17 细胞比例显著高于健康对照者，且与疾病活动度评分及血清铁蛋白水平呈显著正相关；而在治疗有效的成人斯蒂尔病患者中，Th17 细胞比例及血清白介素-17 水平显著下降。另一项研究则发现，成人斯蒂尔病患者外周血 CD4[+]、CD25[+] 调节性 T 淋巴细胞比例及转化生长因子-β 水平较健康对照组显著降低；反复发作、出现慢性关节病变的成人斯蒂尔病患者 CD4[+]、CD25[+] 调节性 T 淋巴细胞比例及转化生长因子-β 水平较单次发作后持续缓解的患者显著偏低；表明调节性 T 淋巴细胞在发挥抑制性细胞免疫及免疫耐受中起重要作用，其异常与疾病发生和发展存在关联。

四、临床特征

(一) 发热

是本病最常见、最早出现的症状，其他表现如皮疹、关节肌肉症状、外周血白细胞增高等可能在出现发热数周甚至数月后才陆续表现出来。80％以上的患者呈典型的峰热，通常于傍晚体温骤然升高，达 39℃ 以上，热型多为弛张热，体温波动幅度大，日差可达 2～4℃，热程可有间歇，常持续数周、数月以至数年。少数呈稽留热或不规则热，高热时可有畏寒，但罕有寒战和抽搐。发热与患者中毒症状不相平行，热程虽长，但一般情况尚好，高热时患者意识清醒，热退后如同常人。未经退热处理次日清晨体温可自行降至正常。

(二) 皮疹

是本病的另一主要表现，约见于 85％以上患者，典型皮疹为橘红色斑疹或斑丘疹，有时皮疹形态多变，可呈荨麻疹样皮疹。皮疹主要分布于躯干、四肢，也可见于面部。皮疹的特征是常与发热伴行，常在傍晚开始发热时出现，次日晨热退后皮疹也消失，也有体温下降而皮疹不退者。皮疹大小不一、形状不定、反复出现，为斑丘疹、麻疹样、猩红热样或多形红斑等。皮疹呈淡红色，容易消失（即一过性），1 d 之中仅存数小时，偶可持续 24 h 或更长时间。午后、傍晚、发热至高峰时易见。初起皮疹分布广泛，但以后趋于局限，主要累及四肢和躯干，也可累及颈面部，掌趾处少见，每次发疹程度不一，呈多变性，消失后不留痕迹。另一皮肤异常是由于衣服、被褥皱褶、搓抓等机械刺激或热水浴，使得相应部位皮肤呈弥散红斑并可伴有轻度瘙痒，这一现象即 Koebner 现象，约见于 1/3 的患者。

（三）关节症状

儿童病例累及关节者较少，而成人则较多。几乎100%患者有关节疼痛，关节炎在90%以上，以膝关节最早和最易受累，腕、肘、踝、髋关节等也常累及。近端指间关节、掌指关节及远端指间关节也可受累。发病早期受累关节少，以后可增多呈多关节炎。不少患者受累关节的软骨及骨组织可出现侵蚀破坏，故晚期有可能出现关节僵直、畸形。多数患者发热时出现不同程度肌肉酸痛，约占80%以上，部分患者出现肌无力及肌酶轻度增高。关节疼痛常随体温升降而出现，部分伴有暂时性关节肿胀，一般不留后遗症。

（四）淋巴结肿大

常见于病初，发生率为60%左右，系全身性。肿大的淋巴结多见于颈侧、腋下、腹股沟等处，如黄豆至蚕豆大、活动可、无压痛。如累及肠系膜淋巴结，可引起腹痛。淋巴结肿大历时数天至数月，常随全身症状缓解而消失。

（五）咽痛

多数患者在疾病早期有咽痛，有时存在于整个病程中，发热时咽痛出现或加重，退热后缓解。可有咽部充血，咽后壁淋巴滤泡增生及扁桃体肿大，咽拭子培养阴性，抗生素治疗无效。

（六）其他临床表现

高热时约有半数病例出现心前区功能性收缩期杂音。部分累及心包形成心包炎，但无心包积液，极少累及心肌而发生心肌炎。部分患者有肝脾大，肝脏质地柔软，肝功能轻度损害。少数患者可有腹痛（少数似急腹症）、胸膜炎及脑部症状等。部分患者可出现急性呼吸衰竭、充血性心力衰竭、心包填塞、缩窄性心包炎、弥散性血管内凝血、严重贫血及坏死性淋巴结病，较少见的有肾、中枢神经异常、周围神经损害。

五、辅助检查

（一）血液常规检查

在疾病活动期，90%以上的患者中性粒细胞增高，80%左右的患者血白细胞计数$\geq 15 \times 10^9$/L。约50%的患者血小板计数升高，嗜酸性粒细胞无改变。多数患者有轻、中度正细胞正色素性贫血，其原因是：

1. 病程时间长。
2. 营养缺乏。
3. 水杨酸类及激素引起消化道出血。

（二）尿液常规检查

高热时可有蛋白尿出现，热退后可消失，持续不消者应考虑肾受累可能。

（三）病原学检查

血、骨髓细菌培养阴性。而骨髓检查显示粒细胞增生，胞质有毒性颗粒及空泡，提示感染性骨髓象。

（四）生化检查

部分患者有轻度肝功能异常，很少有肾功能损害。测血清蛋白电泳，多数患者α_2、γ-球蛋白增高，一般早期α_2-球蛋白增高，后期γ-球蛋白增高。滑液和浆膜腔积液白细胞增高，呈炎性改变，其中以中性粒细胞增高为主。

（五）血清铁蛋白和糖化铁蛋白

血清铁蛋白增高，且其水平与病情活动相关。因此血清铁蛋白不仅有助于本病诊断，而且对观察病情是否活动及判定治疗效果有一定意义。成人斯蒂尔病诊断中铁蛋白糖基化部分是比铁蛋白更具特异性的指标。糖基化是防止铁蛋白被蛋白水解酶类水解的过程，健康人糖化铁蛋白占铁蛋白的 50%～80%。炎症性疾病时，由于发生铁蛋白糖基化的饱和，糖化铁蛋白的比例降低至 20%～50%。成人斯蒂尔病时血清铁蛋白糖基化比例低于 20%，提示除了糖基化饱和机制外，还存在其他机制，如单核-巨噬细胞系统对非糖基化蛋白清除能力下降。糖化铁蛋白在疾病活动期及疾病缓解后几月内均存在降低。因此，不能用于评价疗效和疾病活动期监测。

（六）血清免疫学检查

无特异性。抗链球菌溶血素 O 多数正常。抗核抗体、狼疮细胞、类风湿因子等均为阴性，仅少数人可呈低滴度阳性。几乎 100% 患者红细胞沉降率增快，多在 40～100 mm/h，有的高达 130 mm/h，红细胞沉降率与发热无明显平行关系。病变活动期 IgG、血清 C 反应蛋白及黏蛋白增高，为病变活动指标。

（七）放射学表现

在有关节炎的患者，可有关节周围软组织肿胀和关节骨端骨质疏松。随病情发展，可出现关节软骨和骨破坏，关节间隙狭窄，这种改变最易在腕关节出现。软骨下骨也可破坏，最终可致关节僵直、畸形。

六、诊断思路

成人斯蒂尔病无特异性诊断方法，诊断思路为排除性诊断。在详细询问病史、体格检查的基础上，如出现下列临床表现及阳性的实验室检查结果，与脓毒症、风湿热、类风湿性关节炎、系统性红斑狼疮、药物热、结核病、白血病及淋巴瘤等鉴别后，应疑及本病：

1. 发热是本病最突出的症状，出现也最早，典型的热型呈峰热，一般 1 次/d。

2. 皮疹于躯干及四肢多见，也可见于面部，呈橘红色斑疹或斑丘疹，通常与发热伴行，呈一过性。

3. 通常有关节痛和（或）关节炎，早期呈单发关节炎，也可发展为多关节炎。肌痛症状也很常见。

4. 外周血白细胞显著增高，主要为中性粒细胞增高，血培养阴性。

5. 血清学检查多数患者类风湿因子和抗核抗体均阴性。

6. 多种抗生素治疗无效，而糖皮质激素有效。

七、临床诊断

成人斯蒂尔病是一种自身免疫性风湿病，临床上以发热、关节痛、皮疹、白细胞增高为主要特征；实验室检查主要显示非特异性的炎症反应；患者还常出现咽喉疼痛、肝功能损害、肝脾淋巴结肿大等，而类风湿因子和抗核抗体往往阴性。本病无特异性诊断方法，国内外曾制定了许多诊断或分类标准，但至今仍未有公认的统一标准。推荐应用较多的是美国 Cush 标准和日本初步诊断标准。

（一）Cush 标准

1. 必备条件。①发热≥39℃；②关节痛或关节炎；③类风湿因子<1∶80；④抗核抗体<1∶100。

2. 另须具备下列任何 2 项。①血白细胞≥$15×10^9$/L；②皮疹；③胸膜炎或心包炎；④肝大或脾大或淋巴结肿大。

（二）日本初步诊断标准

1.主要条件。①发热≥39℃并持续1周以上；②关节痛持续2周以上；③典型皮疹；④血白细胞≥$15×10^9$/L。

2.次要条件。①咽痛；②淋巴结和（或）脾肿大；③肝功能异常；④类风湿因子和抗核抗体阴性。

3.此标准须排除感染性疾病（尤其是脓毒症和传染性单核细胞增多症）、恶性肿瘤（尤其是恶性淋巴瘤、白血病）、其他风湿病（尤其是多发性动脉瘤，有关节外征象的风湿性血管炎）。符合5项或更多条件（至少含2项主要条件），可做出诊断。

须强调指出的是成人斯蒂尔病的诊断是建立在排除性诊断基础上的，至今仍无特定的统一诊断标准，即使在确诊后，仍要在治疗、随访过程中随时调整药物，以改善预后并注意排除感染、肿瘤和其他疾病，从而调整治疗方案。

八、鉴别诊断

在诊断成人斯蒂尔病之前应注意排除下列疾病。

（一）感染性疾病

病毒感染（乙型肝炎病毒、风疹病毒、微小病毒、柯萨奇病毒、EB病毒、巨细胞病毒、人类免疫缺陷病毒等），亚急性细菌性心内膜炎，脑膜炎双球菌菌血症，淋球菌菌血症及其他细菌引起的菌血症或脓毒症，结核病，莱姆病，梅毒螺旋体和风湿热等。

（二）恶性肿瘤

白血病、淋巴瘤、恶性组织细胞病等血液系统肿瘤。成人斯蒂尔病患者65％可出现淋巴结病。骨髓穿刺检查及淋巴结活检虽然在成人斯蒂尔病中无特异性，但本病诊断须排除其他疾病，对于反复发作、治疗效果不明显者，一定要多次行骨髓穿刺及淋巴结活检，以减少误诊、漏诊，尤其应注意淋巴瘤。还有随访报道支气管肺癌、纵隔肉瘤样癌、腹膜后网织细胞肉瘤等。常规体检基础上可予胸部X线片、腹部及妇科超声、胸腹部CT、肿瘤标志物等筛查肿瘤，骨髓穿刺、骨扫描是排除肿瘤的有效手段，必要时辅以胃镜及肠镜等内窥镜、正电子发射计算机断层扫描、淋巴结活检及皮肤活检等病理组织检查。

（三）结缔组织病

系统性红斑狼疮、原发性干燥综合征、多发性肌炎、混合性结缔组织病等，还有血管炎：如结节性多动脉炎、韦格内肉芽肿、血栓性血小板减少性紫癜、大动脉炎等。这些疾病有各自特点，对于持续有关节炎症状的患者，定期行X线摄片，类风湿因子、抗核周因子、抗角蛋白抗体、抗环瓜氨酸肽抗体等自身抗体检查排除类风湿关节炎，并观察成人斯蒂尔病是否向类风湿关节炎转化，抗核抗体谱、抗中性粒细胞胞浆抗体等自身抗体的检查有助于鉴别诊断。到目前为止尚未发现成人斯蒂尔病有相对特异的自身抗体出现，这对于与其他结缔组织病鉴别极为重要。

（四）血管炎

结节性多动脉炎、韦格内肉芽肿、血栓性血小板减少性紫癜、大动脉炎等。

（五）其他疾病

血清病、结节病、原发性肉芽肿性肝炎、克罗恩病等。其常见鉴别诊断如下：

1.脓毒症。发热前常有寒战，中毒症状重；皮疹多见为出血性，呈瘀点或瘀斑，病程持续而非一过性和间歇性；血常规示白细胞总数和中性粒比例增高且伴嗜酸性粒细胞减少或消失；血培养阳性，合理抗生素治疗有效。

2. 风湿热。有发热和关节症状。皮疹主要为环状红疹或皮下结节，罕见反复发作性和一过性皮疹。心肌炎和舞蹈症为其主要特点，常伴心内膜炎并遗留心瓣膜病变。

3. 类风湿性关节炎。以侵犯四肢小关节、顽固性关节肿痛与遗留畸形为特点，少有高热等全身症状；血清类风湿因子阳性，关节摄片可见侵蚀性改变及骨质疏松。

4. 系统性红斑狼疮。具备长期发热、皮疹及关节症状等特点，但皮疹以面部蝶形水肿性红斑为主，血象白细胞总数减少，血清抗核抗体阳性，滴度高，多伴较明显的内脏损害如狼疮性肾炎等。

5. 淋巴瘤。表现为长期发热、淋巴结肿大及多种皮疹。但淋巴结肿大常为进行性，皮疹多为浸润性斑丘疹、结节、斑块和溃疡。取淋巴结和皮肤组织病理检查可明确诊断。

九、救治方法

本病尚无根治方法，但如能及早诊断、合理治疗，可以控制发作、防止复发，用药方法与类风湿关节炎相似。

常用的药物有非甾体类抗炎药物、糖皮质激素、改善病情抗风湿药物等。

（一）非甾体类抗炎药物

急性发热炎症期可首先使用非甾体类抗炎药物，一般需用较大剂量，病情缓解后应继续使用1～3个月，再逐渐减量。定期复查肝肾功能及血常规，注意不良反应。可使用吲哚美辛或肠溶阿司匹林等，对退热和减轻关节症状均能取得较好疗效。成人斯蒂尔病患者约有1/4经合理使用非甾体类抗炎药物可以控制症状，使病情缓解，通常这类患者预后良好。

（二）糖皮质激素

对单用非甾体类抗炎药物无效，症状控制不好，或减量复发者，或有系统损害、病情较重者应使用糖皮质激素。是本症最有效药物，常用泼尼松 0.5～1 mg/(kg·d)。待症状控制、红细胞沉降率、黏蛋白和C反应蛋白等恢复正常，病情稳定1个月以后可逐渐减量，然后以最小有效量维持3～6个月。对于危及生命的重症斯蒂尔病患者，可用甲泼尼龙冲击治疗。长期服用激素者应注意感染、骨质疏松等并发症，及时补充防治骨质疏松的相关药物，如抑制破骨细胞的二磷酸盐、活性维生素D。

（三）改善病情抗风湿药物

激素仍不能控制发热或激素减量即复发者，或关节炎表现明显者，应尽早加用。

1. 氨甲蝶呤。口服、肌内注射或静脉注射均有效。口服60%吸收，每天给药可导致明显的骨髓抑制和毒性作用。临床多采用1次/周给药。常用剂量为 7.5～20 mg/w，个别重症患者可以酌情加大剂量。常见的不良反应有恶心、口腔炎、腹泻、脱发、皮疹，少数出现骨髓抑制、肝功能受损和肺间质病变，也可引起流产、畸胎和影响生育能力。服药期间，应定期查血常规和肝功能。

2. 来氟米特。剂量为 10～20 mg/d，主要不良反应有腹泻、瘙痒、高血压、肝酶增高、皮疹、脱发和一过性白细胞、血小板下降等。也有引起间质性肺炎的临床报道，服药初期应定期查肝功能和血常规。因有致畸作用，故孕妇禁服。

3. 抗疟药。有氯喹（每片 250 mg）和羟氯喹（每片 100 mg 或 200 mg）2 种。该药起效慢，服用后 3～4 个月疗效达高峰，至少连服 6 个月后才能宣布无效，有效后可减量维持。用法：氯喹 250 mg/d，羟氯喹 200～400 mg/d。本药有蓄积作用，服药半年左右应查眼底。另外，为防止心肌损害，用药前应常规查心电图，有窦房结功能不全、心率缓慢、传导阻滞等心脏病患者应禁用。其他不良反应有头晕、头痛、皮疹、瘙痒和耳鸣等。国外报道羟氯喹安全性较氯喹明显提高。

4. 硫唑嘌呤。口服后约 50% 吸收。常用剂量为 1～2 mg/(kg·d)，一般 100 mg/d，维持量为 50 mg/d。不良反应有脱发、皮疹、骨髓抑制（包括白细胞及血小板减少、贫血）。胃肠道反应有恶心、呕吐等。服药期间应定期查血常规和肝功能等，用药最初前 8 周，应每周至少复查全血细胞计数

1次。

5. 柳氮磺吡啶。一般服用4～8周后起效。从小剂量逐渐加量有助于减少不良反应。使用方法：250～500 mg/d开始，之后每周增加500 mg，直至2 g/d，如疗效不明显可增至3 g/d，如4个月内无明显疗效，应改变治疗方案。主要不良反应有恶心、呕吐、厌食、消化不良、腹痛、腹泻、皮疹、无症状性血清转氨酶增高和可逆性精子减少，偶有白细胞、血小板减少，对磺胺过敏者禁用。服药期间应定期查血常规和肝功能。常见的不良反应包括高血压、肝毒性、肾毒性、神经系统损害、继发感染及胃肠道反应等。

6. 环磷酰胺。重症患者使用。有冲击疗法及小剂量用法，两者相比较。冲击疗法不良反应较小。冲击疗法为500～1 000 mg/m² 体表面积。每3～4周1次，均经静脉滴注。小剂量为1～2 mg/(kg·d)，一般100 mg/d，维持量为50 mg/d。常见的不良反应包括：恶心呕吐、骨髓抑制、出血性膀胱炎、膀胱癌（我国较少见）、肝损害、黄疸、脱发感染、致畸及性腺抑制。

改善病情抗风湿药物用药过程中，应密切观察所用药物的不良反应，如定期观察血常规、红细胞沉降率、肝功能、肾功能。还可定期观察血清铁蛋白，如临床症状和体征消失，血常规正常，红细胞沉降率正常，血清铁蛋白降至正常水平，则提示病情缓解。病情缓解后首先要将激素减量，但为继续控制病情，防止复发，改善病情抗风湿药物应继续应用较长时间，剂量可酌减。

（四）生物制剂

是难治、复发、重症和高度活动的成人斯蒂尔病的治疗新途径，抗肿瘤坏死因子-α、抗白介素-1受体制剂和抗白介素-6受体制剂等国外已开始用于治疗成人斯蒂尔病。

（五）中医中药治疗

常以养阴清热、活血解毒为原则，有使用清骨散合青蒿鳖甲散或秦艽鳖甲散治疗本症报道。也可使用雷公藤制剂、昆明山海棠片等。

十、诊疗探索

（一）激素助减剂

多年来，人们一直在免疫抑制剂中寻找激素助减剂，包括环磷酰胺、硫唑嘌呤、环孢素等，均因不良反应或疗效的原因，不甚理想。也有报道，静脉输注大剂量免疫球蛋白有效，但价格昂贵，且疗效难以持久，仅适用于急性期的重症患者。

近几年不断有报道显示氨甲喋呤具有明显的激素助减作用。根据氨甲喋呤治疗类风湿关节炎具有良好疗效和安全性的经验，预计氨甲喋呤治疗成人斯蒂尔病有良好前景。近年来，成功地运用尼美舒利与氨甲喋呤联合治疗成人斯蒂尔病，获得比激素更佳的疗效和更少的不良反应，有希望结束长期依靠大剂量激素治疗成人斯蒂尔病的现状。方法：尼美舒利50 mg（无效者可改为100 mg），每12 h 1次；泼尼松10 mg，1次/d；0.9%氯化钠40 mL＋氨甲喋呤15 mg（首剂10 mg）静脉注射，1次/周。出汗过多者适当减少尼美舒利剂量，并须注意水、电解质平衡；有肝功能损害者慎用；用药期间注意观察食欲和检测肝功能。尼美舒利是一种非甾体类抗炎药物，退热是其最具特征性的药理作用之一。有研究显示，尼美舒利的退热作用优于对乙酰氨基酚和布洛芬，对控制成人斯蒂尔病的发热具有独特的作用。但氨甲喋呤是一种慢作用药，治疗成人斯蒂尔病起效相对较慢，需要与快速起效的激素或非甾体类抗炎药物联合使用。非甾体类抗炎药物的不良反应低于大剂量激素。成人斯蒂尔病在治疗前任何医生都难以排除感染性发热，这时候使用非甾体类抗炎药物的风险也将明显低于大剂量激素。因此，尼美舒利和氨甲喋呤的联合使用，将很有可能取代传统依靠大剂量激素治疗成人斯蒂尔病的现状，值得临床进一步的总结和应用。在有明显内脏损害的成人斯蒂尔病，如血管内凝血、肝功能恶化、巨噬细胞活化综合征或其他危重情况，还是需要大剂量激素，甚至需要激素冲击治疗。成人斯蒂尔病的诊治近年已取得一些进展。尽管如此,人们对该病的认识依然不足,非典型病例的漏诊及误诊率相当高,疾病的预后也不容乐观。进一步提高成人斯蒂尔病的诊治水平,将对解决发热等疑难病例有重要的临床意义。

(二)白介素-1受体拮抗剂

被认为是难治性成人斯蒂尔病的主要生物治疗药物,可显著改善患者临床症状和实验室检测指标。目前常用的有阿那白滞素、康纳单抗和利纳西普。

1. 阿那白滞素为短效白介素-1受体拮抗剂,具有同时阻断白介素-1α、白介素-1β与白介素-1受体的结合的作用,是以全身症状为主难治性成人斯蒂尔病的推荐首选,临床病例报告显示阿那白滞素能快速有效地缓解患者的全身症状。阿那白滞素的常用剂量为100 mg/d,但对于合并巨噬细胞活化综合征、重症心肌炎等危及生命并发症的难治性成人斯蒂尔病患者,需要大剂量的阿那白滞素以控制病情,防止症状进一步恶化。阿那白滞素在大多数患者中耐受性良好,常见的不良反应为注射部位的自限性红斑,但感染、肝毒性、肝功能衰竭等严重不良反应也有报道。由于阿那白滞素半衰期短(4~6 h),需每天或隔日皮下注射,在对阿那白滞素反应不足的情况下,可以考虑利纳西普和康纳单抗。

2. 康纳单抗是针对白介素-1β的单克隆抗体,作为白介素-1的一种长效抑制剂,是阿那白滞素治疗效果欠佳时成人斯蒂尔病患者的一种选择,且不良反应小。由于缺乏临床对照实验,康纳单抗的安全性、有效性及停药后功效的持续性都有待进一步研究。

3. 利纳西普的可溶性诱饵受体可与白介素-1β结合,阻止其与细胞表面受体结合,而起到中和作用,对于阿那白滞素及改善病情抗风湿药物治疗无效的成人斯蒂尔病患者具有良好效果,且能够促进激素逐渐减量。

(三)静脉注射人免疫球蛋白研究显示

静脉注射人免疫球蛋白对于成人斯蒂尔病具有治疗作用,但由于缺乏随机对照实验,静脉注射人免疫球蛋白对于成人斯蒂尔病的功效不确切。但在孕期的成人斯蒂尔病患者或出现危及生命并发症时可尝试进行静脉注射人免疫球蛋白治疗。

十一、病因治疗

本病病因尚不肯定,目前认为与感染、免疫紊乱、遗传因素等有关,变态反应贯穿于全病程,无根治方法,以对症支持、免疫抑制为主。

十二、最新进展

(一)肿瘤坏死因子-α抑制剂

最新研究发现,肿瘤坏死因子可诱导血清铁蛋白的合成或释放,是引起成人斯蒂尔病患者高血清铁蛋白血症的原因之一。因此,国外有学者运用肿瘤坏死因子-α抑制剂联合小剂量激素和(或)免疫抑制剂治疗成人斯蒂尔病,获得较好疗效。目前主要使用的肿瘤坏死因子-α抑制剂有英夫利昔单抗、依那西普和阿达木单抗。

1. 英夫利昔单抗是一种人鼠嵌合型IgG1抗肿瘤坏死因子单克隆抗体,是治疗以关节症状为主难治性成人斯蒂尔病的首选药物。英夫利昔单抗可快速缓解成人斯蒂尔病患者的全身及关节症状,促进激素节减量,其对于激素和氨甲喋呤耐药的患者有效,且对于合并重症肝炎、膜性肾小球肾炎、自身免疫性肝炎的成人斯蒂尔病患者效果良好。

2. 依那西普是与免疫球蛋白G的Fc部分连接的人肿瘤坏死因子-α受体的重组可溶形式,已被用于难治性成人斯蒂尔病的治疗,可有效缓解成人斯蒂尔病患者的关节炎症,其对于激素、改善病情抗风湿药物等常规治疗反应不佳的患者效果良好。临床研究显示,依那西普联合激素及改善病情抗风湿药物可有效控制患者病情，减少激素用量，且不良反应轻微。

3. 阿达木单抗是抑制肿瘤坏死因子-α 的完全人源化单克隆抗体，关于阿达木单抗治疗效果的临床数据较缺乏。临床报道显示阿达木单抗可有效治疗难治性成人斯蒂尔病，还可用于依那西普疗效欠佳的患者。但也有患者在接受阿达木单抗治疗后出现了巨噬细胞活化综合征。总体来说，肿瘤坏死因子-α 抑制剂对于成人斯蒂尔病及其并发症效果良好，而对关节症状的功效优于全身症状。多数文献都报道了肿瘤坏死因子-α 抑制剂的有利作用，但文献检索中也发现了肿瘤坏死因子-α 抑制剂治疗无效的病例。所以，肿瘤坏死因子-α 抑制剂在成人斯蒂尔病治疗中的安全性及有效性仍需进一步临床研究来评估。

（二）白介素-6 受体拮抗剂

托珠单抗是针对白介素-6 受体的人源化单克隆抗体，其能够识别白介素-6 受体的膜结合和可溶形式，能特异性地阻断白介素-6 的活动。临床研究显示托珠单抗对于难治性成人斯蒂尔病患者全身和关节症状都有良好效果，且激素节减作用显著，应用托珠单抗后患者反应迅速，可获得持续的临床缓解，停药后功效还可持续 ≥ 6 个月，托珠单抗安全性和耐受性良好。托珠单抗还可用于合并巨噬细胞活化综合征的难治性成人斯蒂尔病患者。托珠单抗通常以 5～8 mg/kg 的剂量每 2～4 周 1 次皮下注射，仍需更大的随机研究以进一步确定拖珠单抗的最佳治疗方案。

（三）其他生物制剂

T 细胞活化在成人斯蒂尔病发病机制中起重要作用，阿巴西普成功治疗难治性成人斯蒂尔病的病例已有报道。利妥昔单抗是一种特异性抑制 B 淋巴细胞（CD20）的人鼠嵌合抗单克隆抗体，已被证实可用于难治性成人斯蒂尔病的治疗。然而二者治疗成人斯蒂尔病的相关资料有限，仍需进一步的临床研究来明确其功效。

（四）自体外周血干细胞移植

用自体外周血干细胞移植治疗难治性成人斯蒂尔病而获得完全缓解的治疗方法近年也有报道，但这种治疗方法目前尚未成熟，有待临床研究的进一步证实。

王阳顺　廖晓星　张在其

第二节 系统性红斑狼疮

一、基本概念

系统性红斑狼疮起病隐匿或急骤，发作比较凶险，且极易复发，迁延不愈。系统性红斑狼疮为一种自身免疫病，目前认为红斑狼疮这一疾病是自然发病，病因不明，有遗传因素、环境因素参与，好发于育龄妇女、身体的多个器官出现病变，临床表现多种多样，在血液中可以检测出多种高滴度自身抗体，并且出现相应身体组织（靶器官）受侵害后的有关症状、病变组织中有大量淋巴细胞和浆细胞浸润，应用糖皮质激素及免疫抑制剂药物有疗效。系统性红斑狼疮这一类以自身免疫介导的、以免疫性为突出变现的弥散性结缔组织病，应归属于风湿病学科的范畴内。

二、常见病因

（一）遗传性因素

过去 20 多年的研究表明遗传因素在系统性红斑狼疮的病因中起着重要作用。系统性红斑狼疮是一种多基因参与、多种自身免疫反应重叠的系统性疾病。系统性红斑狼疮呈现家族聚集性，10％～12％的系统性红斑狼疮患者其一级亲属也同患此病；同卵双生子和异卵双生子的发病率不完全一致性——同卵双生子患系统性红斑狼疮的一致率为 24％～69％，而异卵双生子仅为 2％～9％；基因缺陷如 Fas 和 Bcl-2 与系统性红斑狼疮的易感性有关；绝大多数系统性红斑狼疮患者携带多个遗传易感基因。全基因组关联分析和候选危险基因分析现已鉴定出超过 40 个与系统性红斑狼疮相关的基因。这些基因参与了凋亡和凋亡物质或免疫复合物的清除、天然免疫和获得性免疫的功能、细胞因子的分泌及趋化因子和黏附分子的产生。带有人白细胞抗原位点 DR2 和 DQwl 的系统性红斑狼疮患者，发病年龄小，对单链和双链 DNA 及 Ro（不伴 La）抗原的反应增强；而带有 HLADR 和 DQw 2 L位点的系统性红斑狼疮患者，起病年龄晚，抗 Ro 和抗 La 抗体的发生率高。HLADQ 位点直接参与系统性红斑狼疮发病，而 HLADR 与系统性红斑狼疮发病无直接的关系。但一些高突变的基因，如补体片段 C_{1q}、C_2、C_{4a}、C_{4b} 和 FcγR ⅢB 在系统性红斑狼疮中的发生率仅有 1％～2％。再者，X 染色体编码的 CD40 L（CD40 配体）在系统性红斑狼疮女性患者中的过度表达可能参与了 T 细胞和 B 细胞之间的相互作用，影响了系统性红斑狼疮的易感性。

（二）环境因素

现已发现，许多环境因素可能参与介导了系统性红斑狼疮的发病过程，包括化学药物、金属、毒素、氨基酸、脂肪、紫外线、吸烟、病毒、细菌及其产物、肠道微生物等，环境因素只有在遗传性因素的基础上才起其诱导作用，可能是通过表观遗传学修饰而成为系统性红斑狼疮发病的诱因。

（三）内分泌因素

目前的研究提示，内分泌、神经及免疫 3 个系统之间相互联系、相互影响；另外，女性患者的狼疮发病率明显高于男性，妊娠时及分娩后狼疮性肾炎可以加重，这可能与雌激素水平有关。

三、发病机制

系统性红斑狼疮是一种多系统、多器官损害的自身免疫性疾病。在免疫学上最突出的特点是 B 细胞功能亢进，自发产生大量多克隆免疫球蛋白和自身抗体。其主要的病理改变是由于大量自身抗体与抗原结合形成免疫复合物并激活补体而引起的血管炎症。但确切的发病机制目前尚不完全清楚。一般认为系统性红斑狼疮的发病受复杂的遗传、免疫及环境等因素影响，是多种因素综合的结果。系统性红斑狼疮的免疫发病机制包括 B 淋巴细胞异常、抗 DNA 抗体异常、T 淋巴细胞异常、补体系统异常和细胞凋亡程序异常等。

（一）B 淋巴细胞异常

骨髓中多克隆 B 细胞的过度产生，导致多克隆抗体分泌过多，自身抗体的水平与系统性红斑狼疮的疾病活动性明显相关。

（二）抗 DNA 抗体异常

由于系统性红斑狼疮患者体内并无游离的 DNA，因此许多学者认为凋亡细胞可能是系统性红斑狼疮患者 DNA 抗体产生的原因。现已发现系统性红斑狼疮患者外周血内可溶性 Fas 的水平异常增高，提示可能存在着免疫细胞凋亡机制的障碍。

（三）T 淋巴细胞异常

抑制性 T 细胞减少及其对 B 淋巴细胞调节功能的异常，也可能与细胞凋亡的紊乱有关。T 淋巴细胞的异常又可以引起细胞因子的表达紊乱，产生异常的免疫、炎症反应。

（四）补体系统异常

系统性红斑狼疮患者的补体系统缺陷，可导致免疫复合物不能被迅速吞噬而清除，从而导致免疫复合物异常沉积。

(五)雌激素对淋巴细胞凋亡的影响

系统性红斑狼疮患者常有雌激素代谢异常,临床上雌激素的变化可以影响系统性红斑狼疮的病程经过。妊娠或口服雌激素的药物可诱发或加重系统性红斑狼疮。雌激素在系统性红斑狼疮患者体内可能的作用是诱导细胞凋亡,凋亡小体膜破裂释放寡聚核小体入血刺激机体产生抗核抗体,与稳定的系统性红斑狼疮患者相比,活动期系统性红斑狼疮患者吞噬凋亡细胞的巨噬细胞的百分比有意义地降低;雌激素还参与对免疫功能的调节,降低自身耐受性,降低抑制 T 淋巴细胞的活性,增加多克隆 B 细胞的活性和自身抗体(IgG、IgM)的形成。

(六)Fas 基因、Bcl-2 对自身反应性 T、B 淋巴细胞凋亡影响

Fas 基因、Bcl-2 基因在自身反应性淋巴细胞凋亡的信息传递中起重要作用。Fas 通过与其配体的结合诱导细胞发生凋亡,而 Bcl-2 表达的增加能防止或抑制多种因素或因子触发的细胞凋亡,延长细胞寿命。Fas 基因、Bcl-2 基因的异常将导致自身反应性 T、B 淋巴细胞凋亡的异常,引起自身免疫性疾病。

(七)自由基对细胞凋亡的影响

系统性红斑狼疮患者的起病多与日光照射、手术、感染、妊娠等诱因有关。这些诱因均可引起患者体内自由基增多,活动性系统性红斑狼疮患者机体抗氧化功能降低,活性氧基水平增高,机体的抗氧化功能与自身抗体的滴度呈负相关。自由基在活动性系统性红斑狼疮患者体内可能通过诱导细胞凋亡而产生大量自身抗原,刺激机体产生自身抗体。此外,自由基还可能增加对组蛋白、DNA 进行修饰而增加其抗原性,有利于刺激机体产生自身抗体。自由基还可使抑制 T 淋巴细胞功能降低,最终导致多克隆激活。

(八)细胞因子调节网络异常

系统性红斑狼疮细胞因子是指由免疫细胞和某些非免疫细胞经刺激后合成、分泌的一类生物活性物质。作为细胞间信号传递分子,主要介导和调节免疫应答及炎症反应,刺激造血功能,并参与组织修复等。系统性红斑狼疮患者体内存在多种细胞因子表达异常,其发病过程中存在明显的细胞因子网络失调,细胞因子谱偏移。

(九)细胞黏附分子异常与系统性红斑狼疮

黏附分子是一类介导细胞与细胞、细胞与细胞外基质间黏附作用的膜表面糖蛋白。它们在胚胎的发育和分化、正常组织结构的维持、炎症与免疫应答、伤口的修复、凝血及肿瘤的浸润和转移等多种生理、病理过程中均具有重要的作用。研究表明黏附分子与系统性红斑狼疮的发病密切相关。

综上所述,系统性红斑狼疮的发病机制是十分复杂的,从细胞水平到分子水平,构成一个错综复杂的免疫调节网络。

四、临床特征

(一)全身症状

起病可急可缓,多数早期表现为非特异的全身症状,患者常常有发热,尤以低热常见,且可能是系统性红斑狼疮活动的表现,但应排除感染,尤其是在免疫抑制剂治疗的期间。全身不适、乏力、体重减轻也是常见症状,也是容易忽略的症状,常是系统性红斑狼疮活动的先兆。系统性红斑狼疮的自然病程多表现缓重交替出现。感染、日晒、药物、精神创伤、手术、怀孕等均可诱发或加重。

(二)皮肤和黏膜

皮疹常见,约 40% 患者的鼻梁和双颊有面部典型红斑称为蝶形红斑,无瘙痒感。急性期有水肿、

色鲜红，略有毛细血管扩张及鳞片状脱屑，严重者出现水疱、溃疡、皮肤萎缩和色素沉着。手掌大小鱼际、指端及指（趾）甲周红斑，身体皮肤暴露部位有斑丘疹、紫斑等。出现各种皮肤损害者约占总患病数的 80%，毛发易断裂，可有斑秃。15%～20%患者有雷诺现象。口腔黏膜出现水泡、溃疡，约占 12%。少数患者病程中发生带状疱疹。

（三）关节、肌肉

约 90%以上患者有关节肿痛，且往往是就诊的首发症状，最易受累的是手近端指间关节，膝、足、踝、腕关节均可累及。关节肿痛多呈对称性。约半数患者有晨僵。通常不会引起骨质破坏，X 线检查常无明显改变，仅少数患者有关节畸形。肌肉酸痛、无力是常见症状。

（四）肾脏

狼疮性肾炎，50%～70%患者有肾脏疾病临床表现，如蛋白尿、血尿、管型尿、白细胞尿、低比重尿、水肿、血压增高、血清尿素氮和血清肌酐增高等，但电镜和免疫荧光检查、肾活检提示几乎100%系统性红斑狼疮患者有肾脏病理学异常，依病理特点将狼疮性肾炎分为局灶增殖型、弥漫增殖型、膜型、系膜型。各型的临床、转化、恶化、缓解、预后及死亡率各不相同。狼疮性肾炎对系统性红斑狼疮的预后影响甚大，肾功能衰竭是系统性红斑狼疮的主要死亡原因之一。

（五）神经系统

神经系统损害约占 20%，一旦出现，多提示病情危重。大脑损害可出现精神障碍，如兴奋、行为异常、抑郁、幻觉、强迫观念、精神错乱等癫痫样发作。偏瘫及蛛网膜下腔出血等较多见，约占神经系统损害的 70%，脊髓损害发生率为 3%～4%，临床表现为截瘫、大小便失禁或感觉运动障碍，一旦出现脊髓损害症状，很少恢复。颅神经及周围神经损害约占 15%，表现肢体远端感觉或运动障碍。系统性红斑狼疮伴精神病者中，多与神经元抗体、抗核糖体蛋白抗体有关，约 30%有脑脊液异常，表现有蛋白或和细胞数增加。在临床上可出现脑功能不良、精神异常、肢体瘫痪、麻木、疼痛、步态不稳、抽搐、头痛、视力障碍、面瘫、肌肉萎缩等症状。在疾病诊断方面，中枢的反应可有慢性认知功能不良、急性狼疮性脑炎、脑血管意外（卒中）、脊髓炎、运动障碍（舞蹈投掷症、帕金森病，共济失调）、癫痫、假性脑瘤、无菌性脑膜炎、头痛等。在周围神经的反应可有急性或慢性多发性脱髓鞘性神经根型神经病（格林-巴利综合征）、末梢性多发性神经病或多数性单神经病。其他或可累及肌肉系统，而发生重症肌无力。

（六）胃肠道

一部分患者有胃肠道症状，表现为恶心、呕吐、腹痛、腹泻或便秘，其中以腹泻较常见；个别患者有蛋白丢失性肠炎，并引起低蛋白血症，可表现为上消化道出血、便血、腹腔积液、麻痹性肠梗阻等；有时其表现类似急腹症，此常为系统性红斑狼疮并发胃肠道的血管炎，如肠系膜血管炎：肠系膜血管的动、静脉伴行，支配胃肠营养和功能。如发生病变，则所支配的部位产生相应症状，严重时危及生命。肠系膜血管炎可以导致胃肠道黏膜溃疡、小肠和结肠水肿、梗阻、出血、腹腔积液等，出现腹痛、腹胀、腹泻、便血和黑便、麻痹性肠梗阻等临床表现。如不及时诊断、治疗，可致肠坏死、穿孔，造成严重后果。

（七）肝

系统性红斑狼疮引起的肝损害主要表现为肝大、黄疸、肝功能异常及血清中可存在多种自身抗体等。其中，肝大占 10%～32%，多在肋下 2～3 cm，少数可明显肿大。红斑狼疮引起黄疸的原因很多，主要有溶血性贫血、合并病毒性肝炎、胆道梗阻及急性胰腺炎等。30%～60%的红斑狼疮患者可有肝功能试验异常，主要表现为血清转氨酶水平升高、人血白蛋白水平降低、球蛋白水平及血脂水平升高等。红斑狼疮合并肝损害常常为轻、中度肝功能异常，严重肝损害者较少见。系统性红斑狼疮可并发

Ⅰ型自身免疫性肝炎（狼疮性肝炎），多发生于年轻的女性，临床上可表现为乏力、关节痛、发热、肝脾肿大、黄疸等。

（八）心脏

10%～50%患者出现心脏病变，可由于疾病本身，也可能由于长期服用糖皮质激素治疗。心脏病变包括心包炎、心肌炎、心内膜及瓣膜病变等。依个体病变不同，表现有胸闷、胸痛、心悸、心脏扩大、充血性心力衰竭、心律失常、心脏杂音等，多数情况下患者的心肌损害不太严重，但重症者可伴有心功能不全，为预后不良指征。少数患者导致冠状动脉梗死，除了冠状动脉炎可能参与发病外，长期使用糖皮质激素加速了动脉粥样硬化和抗磷脂抗体导致动脉血栓形成，可能是冠状动脉病变的另两个主要原因。

（九）肺

肺和胸膜受累约占50%，其中约10%患狼疮性肺炎。胸膜炎和胸腔积液较常见，如合并胸腔积液其性质为渗出液。肺实质损害多数为间质性肺炎和肺间质纤维化，引起肺不张和肺功能障碍。狼疮性肺炎的肺实质浸润的放射学特征是阴影分布较广、易变，与同等程度X线表现的感染性肺炎相比，系统性红斑狼疮肺损害的咳嗽症状相对较轻，痰量较少，一般不咯黄色黏稠痰。如果系统性红斑狼疮患者出现明显的咳嗽、黏稠痰或黄痰，提示呼吸道细菌性感染。结核感染在系统性红斑狼疮表现常呈不典型性。对持续性发热的患者，应警惕血行播散性粟粒性肺结核的可能，系统性红斑狼疮所引起的肺脏间质性病变主要是急性和亚急性期的磨玻璃样改变和慢性期的纤维化，表现为活动后气促、干咳、低氧血症，肺功能检查常显示弥散功能下降。少数病情危重者、伴有肺动脉高压或血管炎累及支气管黏膜者可出现咯血。系统性红斑狼疮合并弥散性出血性肺泡炎死亡率极高。系统性红斑狼疮还可出现肺动脉高压、肺梗死、肺萎缩综合征。后者表现为肺容积的缩小、横膈上抬、盘状肺不张、呼吸肌功能障碍，而无肺实质、肺血管的受累，也无全身性肌无力、肌炎、血管炎的表现。

（十）血液系统

几乎全部患者在某一阶段发生一项或几项血液系统异常，依次有贫血、白细胞减少、血小板减少、血中抗凝物质引起出血现象等，贫血的发生率约80%，正细胞正色素或轻度低色素性。贫血的原因是复合性的，包括肾脏疾病、感染、药物、红细胞生成减慢、骨髓铁利用障碍、溶血等。溶血常属自身免疫性溶血，部分患者Coombs试验直接阳性。缺铁性低色贫血多与服阿司匹林或可的松引起隐匿性消化道出血有关。白细胞减少不仅常见，且是病情活动的证据之一。约60%患者开始时白细胞持续低于（4～5）×10⁹/L，粒细胞和淋巴细胞绝对值均减少。粒细胞减少可能因血中抗粒细胞抗体和免疫复合物在粒细胞表面沉积有关。血中存在抗淋巴细胞抗体导致淋巴细胞（T、B细胞）减少。约50%患者出现血小板减少伴轻重不等的出血倾向，血中有抗血小板抗体和循环免疫复合物固定在血小板表面，继之破坏它，是血小板减少的原因。10%患者血中有抗凝物质，当合并血小板减少或低凝血酶原血症时，可出现出血症状。

（十一）其他特征

部分患者在病变活动时出现淋巴结、腮腺肿大。眼部受累较普遍，结膜炎、葡萄膜炎、眼底改变、视神经病变等。眼底改变包括出血、视神经盘水肿、视网膜渗出等，视神经病变可以导致突然失明。患者可有月经紊乱和闭经。系统性红斑狼疮常伴有继发性干燥综合征，有外分泌腺受累，表现为口干、眼干，常有血清抗SSB、抗SSA抗体阳性。系统性红斑狼疮症状不尽相同，与免疫复合物沉积于不同的脏器有关。

五、辅助检查

（一）血常规检查

多数患者可出现不同程度贫血，一般是正色素性或正常细胞贫血，少数患者可发生自身免疫性溶血性贫血。半数患者白细胞减少，低于 $4\times10^9/L$，淋巴细胞绝对计数降低，常有血小板减少。

（二）尿常规

在系统性红斑狼疮病程中，几乎全部患者的肾脏均有不同程度受累。当狼疮性肾炎缓解时，尿液少有异常，因此血尿和蛋白尿的增加，反映活动性狼疮性肾炎的存在。

（三）红细胞沉降率

约90％以上的活动期系统性红斑狼疮患者的红细胞沉降率增快，并随病情好转与恶化而减慢或增快，因此红细胞沉降率检查可作为观察病情变化的一项指标。

（四）活体检查

1. 肾活检。对鉴定肾脏病的类型、确定治疗方案很重要。尤其是对指导狼疮性肾炎的治疗有重要意义。如肾组织示慢性病变为主，而活动性病变较少者，对免疫抑制治疗反应差，反之治疗效果好。狼疮性肾炎的肾脏免疫荧光多呈现多种免疫球蛋白和补体成分沉积，被称为"满堂亮"，有这个特点者有助于诊断系统性红斑狼疮。

2. 狼疮带试验。约90％系统性红斑狼疮患者有活动性皮损，在表皮与真皮连接处可见到免疫球蛋白或补体成分，呈颗粒状的"带条"，即为狼疮带阳性。此外，50％～70％系统性红斑狼疮患者在临床上未累及的皮肤也可显示狼疮带阳性。

（五）蛋白质与补体测定

多数系统性红斑狼疮患者丁球蛋白增高，约1/3患者有低蛋白血症。总补体 CH_{50} 可反映系统性红斑狼疮的临床活动程度。当疾病活动，尤其是肾炎时，CH_{50} 降低，病情改善后 CH_{50} 上升。血清补体降低见于急性患者，活动性狼疮性肾炎及累及中枢神经系统、广泛累及皮肤的患者，其中以补体成分中 C_3 水平最敏感，可随病情控制恢复正常。

（六）抗核抗体谱

免疫荧光抗核抗体是系统性红斑狼疮的筛选检查。对系统性红斑狼疮的诊断敏感性为95％，特异性相对较低为65％。抗核抗体谱是针对细胞核内不同抗原物质的一组抗体，无器官和种属特异性。主要为免疫球蛋白G，也可为免疫球蛋白M和免疫球蛋白A。与系统性红斑狼疮有关的试验如下：

1. 抗核抗体。是系统性红斑狼疮的标准筛选试验，它能反映抗各种核成分的抗体。其特异性不强。95％以上系统性红斑狼疮患者出现抗核抗体阳性，但其滴度与疾病活动性不一定完全平行。抗核抗体阳性还可见于其他自身免疫性疾病，如类风湿关节炎、硬皮病、慢性活动性肝炎等。

2. 抗双链DNA抗体。50％～80％的系统性红斑狼疮患者可出现阳性，并且滴度较高时仅见于该病，故对此病的诊断特异性较高。在系统性红斑狼疮活动期，抗双链DNA抗体的结合率高于20％，病情缓解期结合率可下降。故此项检查不仅可以作为该病的诊断指标之一，还可借此动态观察病情变化。

3. 抗Sm抗体。抗Sm抗体阳性几乎仅见于系统性红斑狼疮患者，具有特异性，故称之为标记性抗体，但阳性率仅为20％～30％。它以被最早发现此抗体的患者Smith的前两个英文字母命名。此抗体常不因病情好转而转阴，故可作为系统性红斑狼疮的回顾性诊断。

4. 抗核糖体抗体。是系统性红斑狼疮少数细胞质抗原的抗体，有一定的特异性。在系统性红斑狼疮的阳性率为10％～25％。

5. 其他。系统性红斑狼疮患者还可出现抗 SSA、抗 SSB、抗组蛋白、抗白细胞、抗血小板及抗心磷脂抗体。

6. 狼疮细胞。60％左右的系统性红斑狼疮患者呈阳性。它并非高度特异，不但出现在系统性红斑狼疮，还可见于其他自身免疫性疾病，如类风湿关节炎、硬皮病、慢性活动性肝炎和结节性多动脉炎。目前这一检查方法已很少应用，逐渐被抗核抗体检测等更敏感的试验所替代。

六、诊断思路

(一) 询问病史

详细追问患者既往病史和现病史、家族史，寻找诱发因素，询问病史症状应有次序地问诊全身系统的症状，尤其是皮肤症状、泌尿系统症状和神经系统症状，有多系统受累表现（具备上述两个以上系统的症状）和有自身免疫的证据，应警惕狼疮。早期不典型系统性红斑狼疮可表现为：原因不明的反复发热，抗感染退热治疗往往无效；多发和反复发作的关节痛和关节炎，往往持续多年而不产生畸形；持续性或反复发作的胸膜炎、心包炎；抗生素或抗结核治疗不能治愈的肺炎；不能用其他原因解释的皮疹，网状青紫，雷诺氏现象；肾脏疾病或持续不明原因的蛋白尿；血小板减少性紫癜或溶血性贫血；不明原因的肝炎；反复自然流产或深静脉血栓形成或脑卒中发作等。对这些可能为早期不典型系统性红斑狼疮的表现，需要提高警惕，避免诊断和治疗的延误。病史症状和体查阳性体征均有助于系统性红斑狼疮的诊断和分型、预后估计。注意排除其他免疫性疾病和相关疾病，以避免误诊。

(二) 体格检查

应重点检查躯干及四肢、面部皮肤、肺部、心脏、骨关节肌肉、神经系统、眼底情况。系统性红斑狼疮患者约 80％在病程中出现皮肤损害，皮肤检查可见典型的皮肤损害，如盘状红斑。也可有广泛或局限斑丘疹，也可以表现为各式各样的皮疹，如红斑、红点、丘疹、紫癜或紫斑、水疱和大疱。部分患者还可以有口腔溃疡。肺部检查：干性胸膜炎时可听到胸膜摩擦音；如肺部叩诊出现实音则考虑患者并发胸腔积液；发生狼疮肺炎时可在肺部听到湿啰音，但注意排除肺部感染。心脏检查可以发现心包炎体征，如为纤维素性心包炎，可以在心前区听到心包摩擦音，吸气相明显；如为心包积液，可出现心界扩大，心尖搏动减弱，可有 Ewart 征。有少数患者会有指关节变形。神经系统检查可发现患者偏瘫征，或颅神经检查有阳性体征。少数患者可出现蛛网膜下出血，此时可发现相应的神经系统体征。少数患者可扪及浅表淋巴结肿大，为无痛性中度肿大，边界清，活动性可，以颈部和腋下多见。眼底检查也不能忽视，约 15％患者可有眼底变化，如出血、视神经盘水肿、视网膜渗出等，视力可出现下降。

(三) 辅助检查

须进行血常规、尿常规和红细胞沉降率、肝肾功能的检查，相关的免疫检查和活体检查如肾活检、皮肤活检尤其重要，是确诊的重要依据，也是判断病情和预后的重要依据。还须根据患者的需要进行头颅和肺部的影像学检查、心脏的超声检查。

七、临床诊断

自 20 世纪 60 年代以来，人们一直在探讨、寻找一个对系统性红斑狼疮诊断敏感、特异且能反映系统性红斑狼疮病情的诊断标准。

(一) 系统性红斑狼疮诊断标准

目前应用最广的是美国风湿病学会 1982 年修订的系统性红斑狼疮诊断标准，其诊断的敏感性和特异性均为 96％左右。

1. 颧部红斑。遍及颈部的扁平或高出皮肤固定性红斑，常不累及鼻唇沟部位。

2. 红斑。隆起红斑上覆有角质性鳞屑和毛囊损害，病灶可有皮肤萎缩。

3. 光过敏。光照射引起皮肤过敏。

4. 口腔溃疡。口腔或鼻咽部无痛性溃疡。

5. 关节炎。非侵蚀性关节炎，累及 2 个或 2 个以上的周围关节，特征为关节的肿、痛或渗液。

6. 浆膜炎。胸膜炎：胸痛、胸膜摩擦音或胸膜渗液；心包炎：心电图异常，心包摩擦音或心包渗液。

7. 肾脏病变。蛋白尿 $>0\sim5$ g/dL 或 $3+$，细胞管型、颗粒管型或混合管型。

8. 神经系统异常。抽搐或精神病：非药物或代谢紊乱，如尿毒症、酮症酸中毒或电解质紊乱所致。

9. 血液学异常。溶血性贫血伴网织红细胞增多，白细胞 $<4\times10^9$/L，至少 2 次；淋巴细胞 $<(1\sim5)\times10^9$/L，至少 2 次；血小板减少 $<100\times10^9$/L（排除药物的影响）。

10. 免疫学异常。狼疮细胞阳性，抗双链 DNA 抗体阳性，抗 Sm 抗体阳性，梅毒血清试验假阳性。

11. 抗核抗体。免疫荧光抗核抗体滴度异常或相当于该法的其他试验滴度异常，排除药物性狼疮。

在以上 11 项标准中，符合 4 项或 4 项以上者，即可诊断为系统性红斑狼疮。早期可很不典型，应注意误诊，尤其在育龄妇女出现肾脏损害，应警惕系统性红斑狼疮的可能，如有可疑，应做相关检查辅助诊断。

（二）诊断明确后应评定系统性红斑狼疮活动的严重程度

1. 癫痫发作、精神异常、脑血管病。

2. 多关节炎、关节痛。

3. 蛋白尿、血尿、管型尿、血清肌酐升高。肾活检组织的活动性病变。

4. 皮疹、皮肤血管炎、口腔溃疡。

5. 胸膜炎、心包炎。

6. 溶血性贫血、血小板减少、白细胞减少、淋巴细胞绝对值减少。

7. 全身症状，如发热（$>38℃$）、疲倦、乏力。

8. 血清 C_3、C_4 水平下降。

9. 抗双链 DNA 抗体升高。

10. 红细胞沉降率加快。

上述指标要动态观察，才能准确判断系统性红斑狼疮活动度。如上述指标恶化，表示系统性红斑狼疮活动；如好转，表示系统性红斑狼疮趋向缓解。狼疮活动度的严重程度的判断是指导治疗和估计疗效的依据。

国际上通用的几个系统性红斑狼疮活动性判断标准包括 SLEDAI、SLAM 等。其中以 SLEDAI 最为常用，其理论总积分为 105 分，但实际绝大多数患者积分 <45 分，活动积分在 20 分以上者提示很明显的活动。

（三）系统性红斑狼疮病情轻重程度的评估

1. 轻型系统性红斑狼疮诊断明确或高度怀疑者，但临床稳定，所累及的靶器官（包括肾脏、血液系统、肺脏、心脏、消化系统、中枢神经系统、皮肤、关节）功能正常或稳定，呈非致命性。

2. 重型系统性红斑狼疮。①心脏：Libman-Sacks 心内膜炎，心肌炎，心包填塞，恶性高血压。②肺脏：肺动脉高压，肺出血，肺炎，肺梗死，肺萎缩，肺间质纤维化。③消化系统：肠系膜血管炎，急性胰腺炎。④血液系统：溶血性贫血，粒细胞减少（$<1\times10^9$/L），血小板减少（$<50\times10^9$/L），血栓

性血小板减少性紫癜，动静脉血栓形成。⑤肾脏：肾小球肾炎持续不缓解，急进性肾小球肾炎，肾病综合征。⑥神经系统：抽搐，急性意识障碍，昏迷，脑卒中，横贯性脊髓炎，单神经炎/多神经炎，精神性发作，脱髓鞘综合征。⑦其他：包括皮肤血管炎，弥散性严重的皮损、溃疡、大泡，肌炎，非感染性高热有衰竭表现等。狼疮危象是指急性的危及生命的重症系统性红斑狼疮，包括急进性狼疮性肾炎、严重的中枢神经系统损害、严重的溶血性贫血、血小板减少性紫癜、粒细胞缺乏症、严重心脏损害、严重狼疮性肺炎、严重狼疮性肝炎、严重的血管炎等。系统性红斑狼疮活动性和病情轻重程度的评估是治疗方案拟订的先决条件。

八、鉴别诊断

本病应与其他结缔组织病，各种皮炎，细菌或病毒感染性疾病，组织细胞增生症 X，恶性网状内皮细胞增多症，血小板减少症，溶血性贫血，各种类型的肾脏病，肝炎，心肌-心包炎，神经系统疾病相鉴别。尤需与类狼疮综合征、新生儿红斑狼疮综合征鉴别。

（一）类狼疮综合征

其中最常见者为药物引起的系统性红斑狼疮。本综合征可见类似系统性红斑狼疮的一些症状、体征及实验室检查结果，有时难以区别。以下一些情况有助于鉴别：服用有关药物史，性别差异不明显，临床症状轻，内脏受累，肾脏病变、蝶形红斑、口腔溃疡、脱发，以及白细胞、血小板减少，低补体血症均少见，抗 Sm 抗体和抗 nDNA 抗体阴性。最主要的特点是停药后临床症状和实验室征象消失，再用药时复现。有时抗核抗体存在时间较长，一般预后良好。

（二）新生儿红斑狼疮综合征

本病见于 6 个月以下婴儿。患儿母亲中多数患系统性红斑狼疮或其他结缔组织病，血清中存在 Ro 抗原（干燥综合征 A 抗原）及 La 抗原（干燥综合征 B 抗原）。患儿生后即有症状，主要表现为先天性传导阻滞、狼疮样皮炎、自身溶血性贫血，体内 Ro 及 La 抗原阳性。此外，常伴先心病，各种缺损及心内膜弹力纤维增生症，白细胞及血小板减少。皮损的典型表现为鳞屑状和环形红斑，见于暴露部，即头顶、颈及眼睑处，似为盘状红斑。本病为自限性疾病，血液异常多在 6 周内好转，皮损可于 6 个月内消失。除伴心脏病患儿外，一般预后良好。有报道青春期可成为系统性红斑狼疮者，原因尚不清楚。

九、救治方法

系统性红斑狼疮目前虽然不能根治，但是合理治疗后可以缓解，尤其是早期患者。故宜早期诊断，早期治疗。但首先需要明确的是，狼疮的治疗是一个长期、连续的过程，对于系统性红斑狼疮的治疗，目前主张依个人的病情严重程度及对症治疗的反应，实施个体化治疗，努力做到以最小的副作用，达到最好的治疗效果。治疗原则是活动且病情重者，予强有力的药物控制，病情缓解后，则接受维持性治疗。治疗过程中要密切注意患者病情变化，定期动态观察病情活动度，同时应注意药物的不良反应。

（一）一般原则

包括急性期患者宜卧床休息为主，病情稳定者适当活动，注意劳逸结合，积极治疗感染，避光及积极治疗并发症等。

（二）早期轻型系统性红斑狼疮患者或非典型系统性红斑狼疮

可用中药或非激素类抗炎治疗。

（三）糖皮质激素治疗

为治疗系统性红斑狼疮的主要药物，具有强力的抗炎、抗增生及免疫抑制作用。适用于急剧发病的多系统受损的狼疮、其他方法不能控制的非感染性狼疮高热、明显的血细胞减少、肾炎、中枢神经系统病变、间质性肺炎及重度肝炎。糖皮质激素的用量、给药途径及疗程，须根据患者的病情轻重、全身状况、合并用药及对治疗的反应而定。

1. 典型系统性红斑狼疮伴狼疮性肾炎者。泼尼松为首选药物，目前推荐小剂量长疗程方案：泼尼松 <20 mg/d，清晨顿服，出现疗效后，逐渐减量，每 2~4 周减量 2.5~5 mg/d，直至 5~10 mg/d，长期维持。对伴有活动性较重狼疮性肾炎者，须同时用环磷酰胺治疗。

2. 重型系统性红斑狼疮患者。指急性暴发性狼疮、急性中枢神经系统狼疮、狼疮性肾炎近期内肾功能恶化（血清肌酐 >265.2 μmol/L）及血小板减少性出血者，经一般剂量治疗无效，则适合大剂量甲泼尼龙冲击疗法，以 500~1000 mg 加入 5%~10% 葡萄糖液 500 mL 中，4 h 内静脉滴注完，1 次/d，连续 3 d 为 1 个疗程，以后用一般剂量的泼尼松维持。部分患者同时并用环磷酰胺 200 mg 静脉注射，2 次/周。冲击治疗可有短期加强激素作用的效果，冲击给药时仍应口服一般剂量或原用剂量，停止冲击后继续原服用量。本疗法主要并发症为感染，因此有感染和营养极差者不宜采用此法。

系统性红斑狼疮的激素疗程较漫长，应注意保护下丘脑-垂体-肾上腺，避免使用对该轴影响较大的地塞米松等长效和超长效激素。激素的副作用除感染外，还包括高血压、高血糖、高血脂、低钾血症、骨质疏松、无菌性骨坏死、白内障、体重增加、水钠潴留等。治疗开始应记录血压、血糖、血钾、血脂、骨密度、胸部 X 线片等作为评估基线，并定期随访。应指出对重症系统性红斑狼疮患者，尤其是在危及生命的情况下，股骨头无菌性坏死并非是使用大剂量激素的绝对禁忌。大剂量甲泼尼龙冲击疗法常见副作用包括脸红、失眠、头痛、乏力、血压升高、短暂的血糖升高；严重副作用包括感染、上消化道大出血、水钠潴留、诱发高血压危象、诱发癫痫大发作、精神症状、心律失常。有因注射速度过快导致突然死亡的报道，所以甲泼尼龙冲击疗法应强调缓慢静脉滴注 60 min 以上；用药前须注意水电解质和酸碱平衡。

（四）非甾体类抗炎药物

在系统性红斑狼疮的治疗过程中，大多用于有发热、关节酸痛、肌痛、乏力等症状，而无明显内脏或血液系统受影响的轻症患者。正确地使用此类药物能缓解症状，减少糖皮质激素的用量及其副作用。布洛芬、尼美舒利、美洛昔康、双氯芬酸钠、萘普酮等都可以选择应用。但本类药物有消化道反应、肾脏损害、肝酶升高等不良反应，疗程不宜过长。对系统性红斑狼疮肾病患者应慎用，以免加重肾脏损害。

（五）抗疟药

抗疟药氯喹和羟氯喹，具有抗感染、免疫抑制、抗光过敏和稳定核蛋白的作用。尤其适用于系统性红斑狼疮患者的低热、关节炎、皮疹，并有减缓和稳定狼疮非致命性病变进展的作用。如与泼尼松同用，则可减少泼尼松的剂量。以关节炎症状为主者，可与非甾体类抗炎药物同用。常用剂量为氯喹0.25 g，1 次/d，口服；羟氯喹 0.2~0.4 g，每天分 1~2 次口服。部分患者每周服 5 d 即可。待症状控制后，可改为隔天服药，或每周服 2 d 维持。一般在服药后 1~2 个月达到疗效高峰。由于抗疟药物排泄慢，组织亲和性强，尤其在眼，引起角膜沉积和视网膜病变，如及时停药可以逆转。一般应服药后每隔 6 个月做一次眼科检查。

（六）免疫抑制剂

用于治疗系统性红斑狼疮的免疫抑制剂有环磷酰胺、硫唑嘌呤、苯丁酸氮芥、氨甲喋呤、长春新碱和环孢素等。常用于重症和难治性系统性红斑狼疮，如狼疮性肾炎和中枢性狼疮。

1. 环磷酰胺是主要作用于 S 期的细胞周期特异性烷化剂，通过影响 DNA 合成发挥细胞毒作用。其对体液免疫的抑制作用较强，能抑制 B 细胞增殖和抗体生成，且抑制作用较持久，是治疗重症系统性红斑狼疮的有效的药物之一，尤其是在狼疮性肾炎和血管炎的患者中。环磷酰胺与激素联合治疗能有效地诱导疾病缓解，阻止和逆转病变的发展，改善远期预后，一般剂量 2～3 mg/kg 静脉注射或50～100 mg/d，口服。目前普遍采用标准环磷酰胺冲击疗法：0.5～1 g/m² 体表面积，加入生理盐水250 mL 中静脉滴注，每 3～4 周 1 次，个别难治、危重患者可缩短冲击间期。多数患者 6～12 个月后病情缓解，而在巩固治疗阶段，常需要继续环磷酰胺冲击治疗，逐渐延长用药间歇期，至约 3 个月 1 次维持数年。过去认为环磷酰胺累积剂量不应超过 9～12 g 以上，最新的研究提示，环磷酰胺累积剂量并不受此限制。但是，由于各人对环磷酰胺的敏感性存在个体差异，年龄、病情、病程和体质使其对药物的耐受性有所区别，所以治疗时应根据患者的具体情况，掌握好剂量、冲击间隔期和疗程，既要达到疗效，又要避免不良反应。白细胞计数对指导环磷酰胺治疗有重要意义，治疗中应注意避免导致白细胞过低，一般要求白细胞低谷不<3×10⁹/L。环磷酰胺冲击治疗对白细胞影响有一定规律，一次大剂量环磷酰胺进入体内，第 3 天左右白细胞开始下降，7～14 d 至低谷，之后白细胞逐渐上升，至 21 d 左右恢复正常。对于间隔期少于 3 周者，应更密切注意血象监测。大剂量冲击前须查血常规。

2. 硫唑嘌呤：为嘌呤类似物，可通过抑制 DNA 合成发挥淋巴细胞的细胞毒作用。疗效不及环磷酰胺冲击疗法，尤其在控制肾脏和神经系统病变效果较差，而对浆膜炎、血液系统、皮疹等较好。用法：1～2.5 mg/(kg·d)，常用剂量为 50～100 mg/d。副作用包括：骨髓抑制、胃肠道反应、肝功能损害等。少数对硫唑嘌呤极敏感者用药短期就可出现严重脱发和造血危象，引起严重粒细胞和血小板缺乏症，轻者停药后血象多在 2～3 周恢复正常，重者则须按粒细胞缺乏或急性再生障碍性贫血处理，以后不宜再用。

3. 氨甲蝶呤为二氢叶酸还原酶拮抗剂，通过抑制核酸的合成发挥细胞毒作用。疗效不及环磷酰胺冲击疗法，但长期用药耐受性较佳。剂量为 10～15 mg，1 次/周，或依据病情适当加大剂量。主要用于关节炎、肌炎、浆膜炎和皮肤损害为主的系统性红斑狼疮。其副作用有胃肠道反应、口腔黏膜糜烂、肝功能损害、骨髓抑制，偶见氨甲喋呤导致的肺炎和肺纤维化。

4. 环孢素：可特异性抑制 T 淋巴细胞白介素-2 的产生，发挥选择性的细胞免疫抑制作用，是一种非细胞毒免疫抑制剂。对狼疮性肾炎（特别是 V 型狼疮性肾炎）有效，环孢素剂量为 3～5 mg/(kg·d)，分两次口服。用药期间注意肝、肾功能及高血压、高尿酸血症、高血钾等，有条件者应测血药浓度，调整剂量，血清肌酐较用药前升高 30%，需要减药或停药。环孢素对狼疮性肾炎的总体疗效不如环磷酰胺冲击疗法，且价格昂贵、毒副作用较大、停药后病情容易反跳等。

5. 霉酚酸酯为次黄嘌呤单核苷酸脱氢酶抑制剂，可抑制嘌呤从头合成途径，从而抑制淋巴细胞活化。治疗狼疮性肾炎有效，能够有效地控制 Ⅳ 型狼疮性肾炎活动。剂量为 10～30 mg/(kg·d)，分 2 次口服。

（七）免疫调节剂

转移因子及左旋咪唑等，但疗效不确切。

（八）其他免疫治疗方法

尚有一些与免疫学有关的治疗方法，如血浆置换和免疫吸附疗法、大剂量免疫球蛋白静脉冲击治疗、白细胞置换疗法等，尚处于研究阶段。

（九）中医药治疗

中医中药已广泛地应用于治疗系统性红斑狼疮，单味药物目前以雷公藤多用。雷公藤多苷片10 mg/次，3 次/d，对轻症系统性红斑狼疮的关节痛、肌炎、蛋白尿都有一定疗效，但停药后易复发。具体中药方用药多按辨证论治进行。

1. 阴虚内热。相当于系统性红斑狼疮慢性活动期。治法：养阴清热。方药：生地 30 g、生石膏（先煎）30 g、麦冬 12 g、玄参 12 g、黄芩 15 g、生苡仁 30 g、知母 12 g、忍冬藤 30 g、虎杖 30 g、川牛膝 12 g、生甘草 3 g。

2. 气营热盛。相当于系统性红斑狼疮急性发作期。治法：清热泻火。方药：生石膏、寒水石、滑石、生地、苡仁各30g，玄参、银花、知母各12g，黄芩、丹皮各15g，赤芍、人中黄各10g。

3. 热郁饮积。相当于系统性红斑狼疮引起心脏损害，表现为心包炎、心肌炎及胸膜炎等。治法：清热蠲饮。方药：葶苈子、桑白皮、生地、生苡仁各30g，沙参15g，黄芩、知母、猪苓、茯苓、杏仁、枳壳各12g，郁金10g，甘草6g。

4. 瘀热痹阻。本症相当于系统性红斑狼疮慢性活动期手足血管炎并有狼疮性肾炎。治法：清热凉血，活血散瘀。方药：生地、红藤、丹参、落得打、六月雪、接骨木各30g，知母12g，黄芩15g，川芎、川牛膝各10g，甘草6g。

5. 脾肾两虚。见于狼疮性肾炎、低蛋白血症、肾性高血压、肾功能不全。治法：滋肾填精，健脾利水。方药：生地、熟地、脱水草各30g，赤小豆、黑大豆、大腹皮各15g，麦冬、龟板（先煎）、黄芪、白术、猪苓、泽泻、枳壳、川牛膝各12g。

6. 气血两亏。症状以血红细胞减少为临床突出表现。治法：益气养阴补血。方药：生地、熟地、藕节、女贞子各30g，何首乌、黄芪、白术、知母、白芍各12g，山萸肉、陈皮、甘草各6g。

7. 脑虚瘀热。症状以轻度脑损害为主。治法：健脑化瘀。方药：生地、蒺藜各30g，枸杞子、麦冬、何首乌、蔓荆子、赤芍、川芎、泽兰叶、茯苓、半夏各12g，知母、天麻各10g，陈皮、甘草各6g。

十、诊疗探索

系统性红斑狼疮为一自身免疫性疾病，因其病因尚不明确，为本病的根治带来了困难。随着对其发病机制的进一步研究及医疗水平的不断提高，新的药物及治疗方法不断涌现。

（一）环磷酰胺静脉冲击疗法

对于肾脏存在病变的狼疮患者，特别是Ⅳ型的狼疮性肾炎患者，环磷酰胺静脉冲击疗法仍为十分有效的方法，其副作用主要为胃肠道反应及对骨髓的抑制作用。长期随访显示，虽然患者肾功能改善较好，但远期总体生存率并未提高，且这种强免疫抑制剂的疗效通常在治疗几年后才较明显。此外，环磷酰胺治疗所致的不良反应也很突出，最明显的不良反应包括感染危险增加、性腺早衰、恶性肿瘤发生率增加等。最近，欧洲一些医学中心开始采用环磷酰胺小冲击方案（0.5g，每1~2周1次），并在维持治疗阶段用其他免疫抑制剂代替环磷酰胺，如硫唑嘌呤，使患者总体生存率有所提高。

（二）透析治疗和肾脏移植

小部分狼疮性肾炎患者进入肾功能衰竭时期，此时除了传统的透析治疗外，肾脏移植也不失为一个好的方法。目前的研究显示，系统性红斑狼疮患者行肾移植，其成功率与其他原因行肾移植术的患者相仿。故对于条件许可的患者，可考虑行肾移植术，以改善生活质量。

（三）血浆置换

对于危重的系统性红斑狼疮患者，可行血浆置换作为辅助，其原理是通过交换装置，将患者的血浆置换成正常人的血浆，从而去除其中的自身抗体。通过这样的治疗，许多危重患者的症状可缓解。但费用较大，易并发严重的感染等限制了其应用。

（四）环孢素和麦考酚吗乙酯

用于治疗狼疮性肾炎有较好的疗效，但因其对肾脏有一定的毒性，环孢素故须慎用。麦考酚吗乙酯是一种新的免疫抑制剂，无肾毒性，在狼疮肾的治疗方面有较好的应用前景。

（五）来氟米特

是嘧啶合成途径的抑制物。近年来不少研究表明来氟米特治疗系统性红斑狼疮也可获得很好的疗效，降低患者疾病活动度，尤其是对以关节炎为主要表现的系统性红斑狼疮疗效确切。

（六）静脉注射人免疫球蛋白的作用机制

包括封闭效应细胞上 Fc 受体，以及 Fab 段提供的抗独特型抗体对病理性免疫反应的负调控作用。静脉注射人免疫球蛋白对难治性、重症系统性红斑狼疮，如肺出血、白细胞破碎性血管炎、多神经病变等有一定的疗效，但也存在不良反应，尤其是导致肾功能不全加重，原因与制剂中的蔗糖成分引起的渗透性肾病有关。但目前尚缺少大规模随机对照研究，且不同制剂静脉注射人免疫球蛋白的效价（Fab 段含有的抗独特型抗原的数目）有所不同，增加了疗效比较的难度。

（七）他克莫司和环孢素

均可阻断白介素-2 转录，抑制 T 细胞活化。它们均可减少患者尿蛋白，改善肾功能。但对于改善整体病情活动度及改善低补体血症的疗效，目前尚不肯定。在膜性肾病治疗中，环孢素可起到减少激素用量的作用，但对该类患者进行二次肾活检时，并未发现病理学指标的改善。环孢素对难治性系统性红斑狼疮皮疹有效。但这两种药物治疗系统性红斑狼疮的大规模临床研究还很少。此外，对系统性红斑狼疮合并血液系统损害者，尤其是对其他免疫抑制剂治疗反应差的难治性血小板减少患者，小剂量环孢素治疗有效，且可减少激素用量，维持血小板长期稳定。

十一、病因治疗

1. 系统性红斑狼疮的治疗除了对症治疗缓解症状外，还须进行病因治疗，如使用糖皮质激素及免疫抑制剂。免疫抑制治疗有了很大的进步，新药物不断发现，用于临床。对轻型的系统性红斑狼疮，采用小剂量泼尼松、氯喹、氨甲喋呤的联合治疗，可以明显减轻副作用。

2. 早期诊断及有效治疗可改善疾病的预后。死亡的三大主要原因为感染、肾功能衰竭、中枢神经系统病变。系统性红斑狼疮合并感染时要及时应用抗生素控制感染、防治其他并发症等。

3. 男性的睾丸发育不全患者常发生红斑狼疮，在红斑狼疮患者中无论男女均有雌酮羟基化产物增高。系统性红斑狼疮动物模型 NZB/NZW 鼠中雌性鼠病情较雄性重，用雄激素治疗可使病情缓解，而用雌激素治疗可使病情恶化。

十二、最新进展

（一）系统性红斑狼疮发病机制和病情发展机制的研究新进展

1. 系统性红斑狼疮发病机制新发现。德国 Urbonaviciute 等发现，来源于凋亡细胞的核小体含有一种叫 HMGB1 的核酸 DNA-连接蛋白，可作为内源性的佐剂诱导巨噬细胞活化，从而通过诱导对核小体的自身免疫反应而参与发病。刘泽星教授等发现，系统性红斑狼疮患者外周血中原本应参与诱导免疫耐受的浆细胞样树突状细胞数目增多，并增强凋亡细胞来源的抗原刺激 T 细胞增殖，分泌细胞因子的种类也出现变化，推测浆细胞样树突状细胞参与狼疮发病。此外，他们还发现，在活动性系统性红斑狼疮患者外周血中，参与诱导细胞免疫的髓样树突状细胞数量减少和功能减弱，推测可能是系统性红斑狼疮患者感染机会增多的原因之一。其他一些有关基因的研究是，Namjou 等发现，位于 19p13 的一个在干扰素和细胞因子信号途径中有重要作用的非受体酪氨酸激酶 2 基因与欧洲裔美国人的系统性红斑狼疮相关，尤其见于抗双链 DNA 抗体阳性者。Bastian 等发现，活检证实的狼疮性肾炎进展为终末期肾病与 FCGR3A．GG 等位基因相关。

2. 系统性红斑狼疮患者发生动脉粥样硬化的原因探索。动脉粥样硬化是系统性红斑狼疮患者的主要死亡原因之一。加拿大 Urowitz 等认为早期动脉粥样硬化由多种因素促成，包括系统性红斑狼疮疾病本身和治疗带来的危险因素，以及导致冠状动脉硬化的因素和遗传因素。这些危险因素多于系统性红斑狼疮发病的第 1 年出现。他们进行了一项为期 3 年的研究，观察这些危险因素随时间的改变而出现的变化。9个国家26个研究中心参与该项研究，共观察852例系统性红斑狼疮患者，其中232例患者完成全程3年的研究。结果显示，所有粥样硬化危险因素在3年以后均增加，甚至带来其他危险因素。存在的危险因素中只有高血压得到良好治疗，而2/3的高脂血症患者没有得到治疗。因此，须提高对动脉粥样硬化危险因素预防控制的重视程度。美国Kirou等则认为系统性红斑狼疮快速进展的粥样硬化与传统的心血管危险因素无关，而与干扰素途径的活化及一些炎性细胞因子（如白介素-8）相关。有研究认为，对于少数系统性红斑狼疮患者，即使是亚临床粥样硬化都有可能在短期内进展，这分别与年龄大、病程长及高半胱氨酸水平高相关。因此研究者认为，对存在这些因素的亚临床粥样硬化患者应该和临床粥样硬化患者一样采取积极治疗方案；而高半胱氨酸水平的高低可作为延缓粥样硬化进展的潜在指标。此外也有报告显示，异常的前炎性高密度脂蛋白与颈动脉粥样斑块形成间显著相关，可作为亚临床粥样硬化危险指标之一。有研究显示，患者血循环中凋亡内皮细胞数量与粥样硬化相关，可作为早期心血管受累的观察指标。

3. B细胞与系统性红斑狼疮。瑞典Jonsdottir等在发现CD20人鼠嵌合性利妥昔单抗联合环磷酰胺可用于治疗难治性重症系统性红斑狼疮的基础上，探讨了预测良好疗效的指标。他们发现，在治疗初期B细胞数目少的患者更容易有良好疗效，血清学和临床的改善出现得早，疗效持续时间更持久。此外在较早期出现的抗DNAIgA型抗体滴度大幅下降，与随后出现的良好疗效相关。临床缓解持久患者，在治疗几年后都有持续高数目的过渡型B细胞，而CD27记忆B细胞则减少；另外此类患者在治疗前往往无抗核蛋白抗体。新的抗B细胞药物有抗B淋巴细胞刺激因子抗体。

（二）系统性红斑狼疮药物治疗新进展

1. 自体干细胞移植治疗系统性红斑狼疮的最新进展是增加了B细胞抗体的应用。Auto-HSCT治疗存在一定的复发，提示T、B淋巴细胞去除不够理想。美国最近用此新方案治疗了6例难治性、有主要器官受累的系统性红斑狼疮患者，其中2例横断性脊髓炎、1例视网膜血管炎、3例Ⅳ型肾炎患者皆为活动性系统性红斑狼疮并对静脉用环磷酰胺无反应。结果发现在以往的氟达拉宾和环磷酰胺基础上增加利妥昔单抗来清除B细胞，可获几乎完全的淋巴组织和外周血免疫清洗，所有6例患者都获得初步缓解，但在临床上疗效是否能持久尚需观察。

2. 利妥昔单抗是一种Ⅰ型抗CD20单克隆抗体，可以诱导类风湿关节炎和系统性红斑狼疮的不完整B细胞衰竭。用于人体后可产生"人抗嵌合物反应"的不良反应。体外研究表明，Ⅱ型单克隆抗体比Ⅰ型单克隆抗体可更有效地加速类风湿关节炎和系统性红斑狼疮患者中的血清B细胞衰竭，发现利妥昔单抗内化可影响衰竭效率，FcγRⅡb和B细胞受体可调节此内化过程。利妥昔单抗内化可能是系统性红斑狼疮患者的抵抗机制。因此Ⅱ型单克隆抗体被认为是非传统的B细胞衰竭剂。临床研究表明，利妥昔单抗对难治性系统性红斑狼疮如中枢神经系统、肾脏、血液系统受累及血管炎有效。国外多中心临床研究评估系统性红斑狼疮患者使用利妥昔单抗的有效性和安全性，结果发现再次使用利妥昔单抗，不良事件发生率上升，尤其是输液反应和感染。在一组非标准治疗的年轻系统性红斑狼疮患者中，发现利妥昔单抗可减少疾病活动性及糖皮质激素累积剂量。一组回顾性研究表明利妥昔单抗治疗引起的淋巴细胞减少与B细胞衰竭时间延长及预后良好相关。同时有研究发现利妥昔单抗对慢性皮肤红斑狼疮患者无效。

3. 贝利木单抗是一种完全人源化单克隆抗体，可阻止B淋巴细胞刺激因子。一项前瞻性多中心观察性研究评估了贝利木单抗在临床实践中的安全性和有效性，也是第1次将这些因素在儿童患者中评估。研究还发现在使用6个月贝利木单抗各种种族系统性红斑狼疮患者中，均具有很好的耐受性且临床和实验室预后均得以改善。类似的改善也在儿童系统性红斑狼疮患者中发现。在这种情况下，大约35%患者在使用贝利木单抗后能够终止类固醇的治疗。

4. 阿塞西普75 mg组和安慰剂组在疾病活动度和疾病初发方面并无明显差异，但是150 mg组与安慰剂组存在差异，后试验因安全问题被终止。两种剂量的阿塞西普与总蛋白水平、抗双链 DNA 抗体减少，C_3 和 C_4 水平增加相关。

5. 硼替佐米是一种蛋白酶抑制剂，在一组开放的标签研究中，Alexander 等发现硼替佐米可诱导活动性难治性系统性红斑狼疮临床相关的浆细胞衰竭，还观察到硼替佐米可明显减少外周血和骨髓浆细胞的数量（50%），以及单核细胞 Siglec-1 表达显著下降。

6. 基因治疗。遗传背景在系统性红斑狼疮发病的重要作用已不容置疑。目前已发现在第 1 号和第 6 号染色体的 2 个区有系统性红斑狼疮易感基因，因此，人们也设想通过改变易感基因的表达来阻止系统性红斑狼疮发病。

王阳顺　廖晓星　张在其

第三节　多发性肌炎及皮肌炎

一、基本概念

多发性肌炎及皮肌炎，是指横纹肌非化脓性炎症性疾病，是一种以肌无力、肌痛为主要表现的自身免疫性疾病。主要临床表现是对称性四肢近端肌群、颈肌及咽肌等肌组织出现炎症、变性改变，导致对称性肌无力和一定程度的肌萎缩，可累及多个系统和器官，也可伴发肿瘤。无皮肤损害的肌炎称为多发性肌炎，伴皮疹的肌炎称为皮肌炎。根据目前流行病学调查资料，多发性肌炎、皮肌炎发病率在 $(0.5 \sim 8)$ /10 万，其发病率有种族差异，在美国和英国的发病率为 $(0.1 \sim 0.6)$ /万人，日本为 0.5/10 万人，美国黑人的发病率是白人的 4 倍。成年男女发病率之比为 1：2.5。我国发病率不详，但并不少见。

本病可发生于任何年龄，但其发病年龄有两个高峰，第 1 个高峰在 $5 \sim 14$ 岁，第 2 个高峰在 $45 \sim 64$ 岁。本病伴发肿瘤的平均年龄为 60 岁，而合并其他结缔组织病者的平均年龄则在 35 岁左右。

二、常见病因

确切病因尚不清楚，可能与感染、机体免疫异常、血管病变、遗传等因素有关。另外，恶性肿瘤、免疫接种、药物、酒精中毒、创伤、手术及一些内分泌疾病也可引起以皮肤、肌肉为主要病变的非特异性炎症，诱发本病的发生。

（一）感染

1. 病毒感染。可能相关的病毒有小核糖核酸病毒（包括柯萨奇、埃可病毒、脊髓灰质炎等肠道病毒）、流感病毒、逆转录病毒等。这些病毒的感染本身可引起肌炎，不过这种肌炎是自限的，和慢性肌炎并不相同。

2. 其他感染源。如细菌、寄生虫等。现在认为细菌的可能性较小。因为发现对弓形体病的病原体和对引起莱姆病的 Borrelia Burgdorferi 螺旋体的抗体出现在一些肌炎患者血清中，且滴度较高，故不能排除肌炎是上述感染的后期表现。

（二）遗传因素

HLA-B8、HLA-DR3、HLA-DRW52 与多发性肌炎相关，即它们在多发性肌炎患者中的频率高于正常人群。HLA 与炎性肌病的自身抗体关联更为紧密。有抗 Jo-1 抗体的患者的 HLA-DRW52 检出率明显增高，说明抗 Jo-1 抗体的阳性率是和 HLA 相关的。故患者肌炎的易感性可能是以 HLA 为基础的，易感者在某些病毒或其他因素的作用下可能发生肌炎病变。

（三）药物

引起多发性肌炎及皮肌炎的药物有乙醇、氯喹、秋水仙碱、可卡因、降脂药、青霉胺、齐多夫定等。

（四）恶性肿瘤

可引起机体免疫失调。肿瘤性免疫复合物和（或）抗肌肉反应等均可引起肌炎。

（五）其他

免疫接种、酒精中毒、肌肉过度劳累、创伤、情绪压力、手术及一些内分泌疾病等也可引起以皮肤、肌肉为主要病变的非特异性炎症，成为肌炎发病的诱因。

三、发病机制

（一）免疫学研究

多发性肌炎和皮肌炎是一种自身免疫病，其免疫异常表现在以下方面。患者血清免疫球蛋白增高，肌肉活检标本显示微小血管内有 IgG、IgM 和 C_3 及补体膜攻击复合物 $C_5 \sim C_9$ 沉积，沉积的程度似与疾病活动性相关。有学者证实在皮肌炎的炎症性病灶中有 B 细胞的显著增多，提示局部体液效应的增强。但也有人认为这些抗体的沉积是肌肉损伤的后果而非原因。也有学者发现患者周围血淋巴细胞在加入横纹肌抗原后其转化率及巨噬细胞移动抑制试验较对照组为高，且与其活动度呈正相关，经用糖皮质激素后减低，患者周围血淋巴细胞在体外组织培养对肌母细胞有细胞毒作用，其损伤作用可能是释放淋巴毒素或直接黏附和侵入肌纤维。

有人认为本病与系统性红斑狼疮和硬皮病等有许多共同的临床和免疫学异常，如部分病例可找到 LE 细胞、抗核抗体和类风湿因子检测阳性，用荧光抗体技术在表皮基底膜、血管壁可见免疫球蛋白沉积，且血清中发现有抗多发性肌炎抗原-1 和抗肌凝蛋白抗体，故提出自身免疫疾病学说。

又如在伴发恶性肿瘤患者中，肿瘤切除可使本病症状缓解，用患者肿瘤提取液做皮内试验呈现阳性反应，且被动转移试验也为阳性。患者血清中发现有对肿瘤的抗体，这些恶性肿瘤作为机体自身抗原而引起抗体的产生。肿瘤组织可与体内正常的肌纤维、腱鞘、血管、结缔组织间发生交叉抗原性，因而能与产生的抗体发生交叉的抗原抗体反应，导致这些组织的病变，从而作为本病自身免疫疾病学说的依据。

1. 细胞免疫异常。无论是多发性肌炎、皮肌炎、包涵体肌炎患者的周围血或肌炎局部都有淋巴细胞、巨噬细胞等异常，但皮肌炎和多发性肌炎及包涵体肌炎的细胞异常表现不同。

（1）周围血。在多发性肌炎及包涵体肌炎患者的周围血中活化的 T 淋巴细胞明显增多，但其功能下降，表现为对有丝分裂素和自身混合性淋巴细胞反应性降低；T 细胞向肌炎局部移动的量增加。皮肌炎的活化 T 细胞不如多发性肌炎；活化 B 细胞却明显增多。

（2）肌肉病变组织。在多发性肌炎/包涵体肌炎的肌细胞和肌内膜下有大量的浸润细胞，主要为激活的 $CD8^+$ 的细胞毒 T 淋巴细胞和巨噬细胞；在肌束膜和血管周围区则为 $CD4^+$ 的 T 淋巴细胞，B 淋巴细胞很少；肌纤维细胞表达主要组织相容性复合物（正常肌纤维不表达）。皮肌炎突出表现在血管周区有大量 B 细胞，血管壁有膜攻击复合物的沉积，肌内膜及肌细胞内 $CD8^+$ T 细胞明显少。多发性肌炎和皮肌炎细胞表现出不同的免疫异常，可能与它们的发病机制不一定有关。在多发性肌炎的发病机制中细胞免疫异常占主要地位。其可能过程是：病毒感染使干扰素介导的肌纤维细胞膜表达主要组织相容性复合物，当它与某种抗原结合后，促使 $CD8^+$ 的细胞毒 T 淋巴细胞活化，引起免疫反应而使肌纤维受损。

2.体液免疫异常。

（1）补体。皮肌炎的肌肉损伤主要继发于小血管的损害。在肌肉损伤前，小血管就出现内皮细胞肿胀、坏死、栓塞、管腔堵塞。继以血管周围出现大量 B 淋巴细胞和 $CD4^+$ T 淋巴细胞的浸润。这些小血管病变可能与膜攻击复合物有关。所谓膜攻击复合物是指补体代谢的最末几个成分，包括 $C_{5b}\sim$ C_9，它们不论在补体的经典或旁路途径都可以形成。当它们在血管壁沉着时就导致血管内皮细胞损伤。在皮肌炎的肌肉标本的小血管壁可以明确看到膜攻击复合物的沉积。说明皮肌炎的发病机制更多与体液免疫和小血管病变有关。

（2）免疫球蛋白。多发性肌炎和皮肌炎的周围血中免疫球蛋白升高。肌组织的肌内膜和肌束膜处都可看到免疫球蛋白的沉积。

（3）自身抗体。本病可以出现多种自身抗体，它们对本病的诊断、亚型的分类、临床表现和预后都有很大帮助。部分抗体对肌炎有较高的特异性。另一部分抗体则多见于与其他结缔组织病重叠的肌炎。自身抗体出现在与恶性肿瘤相关的肌炎（Ⅲ类）和与包涵体肌炎（Ⅵ类）中是很少的。

自身抗体在肌炎发病中的作用至今未明。有人认为前述的某些小核糖核酸病毒的基因内含有 tRNA 合成酶样结构，通过分子模拟和免疫原性复合物引起人的发病。但由于肌炎自身抗原为多种细胞内常见的各种成分（包括 tRNA 合成酶），因此不能以相应自身抗体的作用而引起肌炎改变来解释。目前的假设是病毒（或其他病因）引起了最初时的肌肉损伤，同时也引起了自身抗体。自身抗体是否使肌炎延续则有待更多的观察和证据，因为报道抗 Jo-1 抗体滴度与肌炎活动性相关的材料尚少。

（二）感染学说

近年来有学者将患者的肌肉和皮损做电镜观察，发现肌细胞核内，血管内皮细胞、血管周围的组织细胞和成纤维细胞胞质和核膜内有类似黏病毒或副黏病毒的颗粒，近报告从 11 岁女孩病变肌肉中分离出柯萨奇 A9 病毒，故提出感染学说。然而在动物实验中至今未能证明注射患者的肌肉、血浆而导致肌肉炎症，从患者血液中也不能测出抗病毒的抗体。在小儿皮肌炎患者中，发病前常有上呼吸道感染史，抗链球菌溶血素 O 值增高，以抗生素合并糖皮质激素治疗可获得很好疗效，而提出感染变态反应学说。

（三）血管病变

任何弥散性血管病变都可以产生横纹肌缺血，从而引起单个纤维的坏死和肌肉的梗死区。在皮肌炎/多发性肌炎特别儿童患者中有毛细血管的内皮细胞损伤和血栓的证据，且有免疫复合物沉积在肌肉内血管中，以及毛细血管基底膜增厚，毛细血管减少，特别在肌束周区更为多见。

（四）遗传机制

由于在兄妹中同时发生皮肌炎/多发性肌炎，单合子双生儿和皮肌炎/多发性肌炎患者的亲属中也有此情况，提示本病有基因遗传倾向。在儿童皮肌炎和成人多发性肌炎曾报道有 HLA-B8 频率增高，也有人发现在成人皮肌炎和伴同胶原血管病变的病例中有 HLA-B14 频率的增高，其他报告在白人多发性肌炎中有 HLA-B8 和 HLA-DR3，在黑人中有 HLA-B7 和 HLA-DRW6 的增高，而皮肌炎中未见差异。

（五）病理改变

肌炎的主要病理改变为受累肌肉组织有炎症细胞的浸润和肌纤维的退行性或坏死性病变。所出现的炎症细胞主要为淋巴细胞，但其他细胞也可见到，在多发性肌炎时它们多聚集在肌细胞内或肌内膜周围，而在皮肌炎时它们多出现在小血管周围。肌纤维的退行性病变如肌纤维束的大小不等及肌纤维坏死和再生，往往较炎症细胞浸润更为多见。这种肌纤维的病变多在靠近肌束膜处。在皮肌炎，尤其是儿童期皮肌炎，除间质小血管周围有淋巴细胞浸润外，尚有血管内皮细胞的增生，血管腔内出现栓塞。在病程较长的慢性肌炎，则炎症性改变往往不太明显而主要表现为肌纤维和间质的纤维化，甚至是脂肪性变。

国外材料：显示在118例肌炎的肌病理结果中，65％出现肌纤维破坏和再生，同时有炎症细胞浸润，8％只有肌纤维的改变，11％只有肌萎缩的改变，17％呈正常组织。包涵体肌炎的主要特点为肌组织中出现空泡或包涵体。合并恶性肿瘤的肌炎常常看不到肌肉有肌炎的病变。

四、临床特征

（一）肌肉病变

本病累及横纹肌，对称性近端肌无力是其主要临床表现，几乎100％的患者有肌无力表现。早期可有肌肉肿胀、压痛，晚期可出现肌萎缩。多数患者无远端肌受累。肌无力可以突然发生，并持续进展数周到数月以上，受累肌肉的部位不同可出现不同的临床表现。具体表现如下：

1. 颈部肌肉无力。平卧时抬头困难；端坐位时无力仰头，头常呈后仰状态。

2. 肩带肌及上肢近端肌无力。上肢不能平举、上举，梳头、穿衣困难或不能。

3. 骨盆带肌及下肢近端肌无力。抬腿不能或困难；不能上车、上楼，坐下或下蹲后起立困难。

4. 喉部肌肉无力。发音困难、声哑等；咽、食管上端横纹肌受累引起吞咽困难，饮水发生呛咳、液体从鼻孔流出；眼肌受损，可出现复视。

5. 呼吸肌无力。出现气短、呼吸困难，并可能引起急性呼吸功能不全。

（二）皮肤病变

多发性肌炎无皮肤损害，皮肌炎除有肌肉症状外还有皮肤损害，轻重不一，约7％患者有典型皮疹，但始终无肌无力和肌痛，且肌酶谱正常，称之为"无肌病性皮肌炎"。皮肤病变往往是皮肌炎患者首先注意到的症状。

1. 向阳性紫红斑。上眼睑水肿伴暗紫红皮疹，病变可延及眼眶周围，见于60％～80％皮肌炎患者，它是皮肌炎的特异性体征。可扩展到面颊部、颈部、上胸及后肩颈部等暴露部位。

2. Gottron征。由Gottron首先描述而命名，被认为是皮肌炎的特异性皮疹，发病率约为70％。皮疹位于关节伸面，多见于肘、掌指、近端指（趾）间关节处，也可出现于膝与内踝皮肤，表现为伴有鳞屑的花边状或紫罗兰色斑丘疹，可有不同程度的皮肤萎缩、色素减退。

3. 技工手。部分皮肌炎患者双手外侧掌面皮肤出现角化、裂纹、脱屑，表现同技术工人的手相似，故称技工手。

4. 其他一些皮肤病变虽非特有症状，但有时出现，包括：指甲两侧呈暗紫色充血皮疹，指端溃疡、坏死，雷诺现象，多形性红斑等。慢性患者有时出现多发角化性小丘疹，斑点状色素沉着、毛细血管扩张、轻度皮肤萎缩和色素脱失，称为血管萎缩性异色病性皮肌炎。少数患者出现全身弥散性肿胀红斑，头面部较明显，此红斑常提示合并恶性肿瘤。

5. 光过敏。多数患者经紫外线照射后，暴露部位皮肤出现红色斑丘疹（伴痛痒）。

（三）关节病变

20％～40％的多发性肌炎及皮肌炎患者出现关节痛和关节炎，多为对称性手部小关节，其他受累的关节有膝、腕、踝、肩。偶有关节畸形出现，但X线并不出现骨关节的破坏。

（四）消化道病变

因食管、咽部横纹肌受累，食管平滑肌蠕动异常及胃排空时间延长，可出现吞咽困难、返酸、腹胀等症状，食管、胃、十二指肠、结肠均有血管炎而引起缺血坏死者，可发生胃肠道溃疡而出血。

（五）肺部病变

本病常可侵及肺脏，约30％患者有急性或慢性的肺间质改变。急性表现为发热、呼吸困难、干咳及发绀，继之出现呼吸衰竭。慢性起病隐匿，出现缓慢进行性呼吸困难、干咳，易继发感染及少量咯血。肺部病变早期体征不明显。由肺部受累者预后差，肺病变与肌无力程度无相关性。

（六）心脏病变

半数患者心电图异常，常有 ST-T 改变，可有房性、室性心律失常，程度不同的房室传导及束支传导阻滞。但出现症状者少。个别患者可有心肌炎、心包炎、充血性心力衰竭表现。

（七）肾脏病变

很少见，但极少数暴发性起病者，因横纹肌溶解，可出现肌红蛋白尿、急性肾功能衰竭。

（八）钙质沉着

多见于慢性皮肌炎患者，尤其是儿童。沿深筋膜钙化多见，钙化使局部软组织出现发木或发硬的浸润感，严重者影响该肢体的活动。钙质在软组织内沉积，X线显示钙化点或钙化块。若钙质沉积在皮下，则在沉着处溃烂可有石灰样物流出，并可继发感染。

（九）伴恶性肿瘤

约有 20％的患者，特别是 50 岁以上患者，可伴恶性肿瘤，男性多见。皮肌炎发生肿瘤的明显多于多发性肌炎，肿瘤多为实体瘤如：支气管肺癌、胃癌、乳腺癌、卵巢癌等，也可出现血液系统肿瘤，如淋巴瘤等。肿瘤切除后肌炎症状可得到改善。

（十）伴其他结缔组织病

约 20％患者可伴有其他结缔组织病，如系统性硬化症、系统性红斑狼疮、干燥综合征、结节性多动脉炎等，少数患者伴有慢性甲状腺炎、甲状腺功能亢进、炎性肠病和白塞病等。

（十一）儿童皮肌炎/多发性肌炎

儿童肌炎以皮肌炎多见，起病急，临床症状为肌肉水肿、疼痛明显，可有视网膜血管炎，并常伴有胃肠出血、黏膜坏死，出现呕血或黑便，甚至穿孔。疾病后期，可出现皮下、肌肉钙质沉着，肌萎缩。

五、辅助检查

（一）血液学检查

1. 血常规。可见血红蛋白轻度降低，白细胞和嗜酸性粒细胞增多。

2. 半数患者血沉增快。

3. 生化检查可见人血白蛋白减少，α_2、γ-球蛋白增高。

4. 血清肌酶。绝大多数患者在病程某一阶段可出现肌酶活性增高，因此血清肌酶的测定是诊断本病的重要指标之一。肌酶包括肌酸磷酸激酶、醛缩酶、乳酸脱氢酶、天门冬氨酸氨基转移酶、碳酸酐酶等，其中以肌酸磷酸激酶最敏感。95％的患者会出现肌酸磷酸激酶增高。肌酸磷酸激酶有 3 种同工酶：肌酸磷酸激酶同工酶-MM、肌酸磷酸激酶同工酶-MB、肌酸磷酸激酶同工酶-BB。肌酸磷酸激酶同工酶-MM 大部分来源于横纹肌、小部分来自心肌；肌酸磷酸激酶同工酶-MB 主要来源于心肌，极少来源于横纹肌；肌酸磷酸激酶同工酶-BB 主要来源于脑和平滑肌。其中肌酸磷酸激酶同工酶-MM 活性占肌酸磷酸激酶总活性的 95％～98％。皮肌炎/多发性肌炎主要以肌酸磷酸激酶同工酶-MM 的改变为主。碳酸酐酶为唯一存在于横纹肌的同工酶，横纹肌病变时升高，但未作为常规检测。其他肌酶同时来源于其他组织器官对多发性肌炎和皮肌炎的诊断帮助不如肌酸磷酸激酶，可作为诊断、疗效监测及预后的评价指标。肌酶的升高常早于临床表现数周，晚期肌萎缩肌酶不再释放，肌酶可正常。一些慢性肌炎和广泛肌肉萎缩的患者，即使处于活动期，其肌酶水平也可正常。但因肌酸磷酸激酶受到其他因素的影响（长期剧烈运动、心肌梗死、肝炎、药物），故其特异性也有一定的限度，须结合临床表现进行诊断。

5. 肌红蛋白测定。仅存于心肌与横纹肌，当肌肉出现损伤、炎症、剧烈运动时肌红蛋白可升高。多数肌炎患者的血清中肌红蛋白水平增高，且与病情呈平行关系，有时比肌酸磷酸激酶更为敏感。

6. 尿肌酸测定。24 h 尿肌酸增加，部分患者可见肌红蛋白尿，提示肌肉急性坏死的可能。

7. 自身抗体测定。

（1）抗核抗体：皮肌炎/多发性肌炎中 ANA 阳性率为 20%～30%，对肌炎诊断不具特异性。

（2）抗 Jo-1 抗体：是诊断皮肌炎/多发性肌炎的标记性抗体，阳性率为 25%，在合并有肺间质病变的患者中其阳性率可达 60%。抗 Jo-1 阳性的皮肌炎/多发性肌炎患者，临床上常表现为抗合成酶抗体综合征：肌无力、发热、间质性肺炎、关节炎、雷诺征和"技工手"。

（3）抗 Mi-2 抗体：为皮肌炎的特异性抗体，阳性率为 20%。

（4）其他抗体：抗 SRP 抗体（对多发性肌炎特异性高，但检出率只有 5% 左右），抗 PM-Scl 抗体（见于 10% 多发性肌炎患者，其中一半合并硬皮病）；抗 RNP 抗体（阳性率为 5%～15%，见于与混合性结缔组织病重叠患者），抗 SSA 抗体，抗 SSB 抗体（多见于与干燥综合征重叠患者）。

（二）尿检查

多数患者正常，少数可出现蛋白尿及管型尿。

（三）肌电图检查

几乎所有肌炎患者有肌电图异常，表现为肌源性损害的改变，即在肌肉松弛时出现纤颤波、正锐波、插入激惹及高频放电；在肌肉轻微收缩时出现短时限低电压多相运动电位；最大收缩时出现干扰相。可作为肌炎诊断及随诊其活动性时采用。

（四）肌活检

应在所有临床疑有肌炎的患者中进行。取受损肢体近端肌肉如三角肌、股四头肌及有压痛和中等无力的肌肉送检为好，应避免在肌电图插入处取材。因肌炎常呈灶性分布，必要时须多部位取材以提高阳性率。肌肉标本常有以下病理改变：

1. 肌纤维间质、血管周围有炎性细胞浸润，以淋巴细胞为主，其他有组织细胞、浆细胞、嗜酸性粒细胞、多形核白细胞出现。

2. 肌纤维破坏变性、坏死、萎缩，肌横纹不清。

3. 肌束间有纤维化，肌细胞可有再生。

4. 血管内膜增生。

（五）MRI

作为一种非创伤性技术，MRI 已用于许多神经肌肉疾病的诊断，多发性肌炎与皮肌炎的受累肌群的信号表现基本相似，主要表现为 2 种信号改变，即 T_2W_1 呈高信号、T_1W_1 呈低信号或 T_2W_1 与 T_1W_1 均呈高信号提示肌肉的炎性水肿样改变。对于诊断早期或局限的皮肌炎/多发性肌炎有绝对优势，可提高早期诊断率，并对于病情、疗效判断及疾病随访有重要意义。

（六）胸部 X 线片

诊断及病情发展时应该拍摄。

（七）钡餐检查

可评估食道运动功能障碍。

（八）肌肉超声检查

也被建议用于评估，但还未被广泛接受。

（九）CT 检查

有助于评估恶性肿瘤的可能性，因为肌炎可能伴发恶性肿瘤。

（十）其他检查

如心电图检查、肺功能检查、食管测压术等可根据情况选择进行。

六、诊断思路

（一）询问病史

详细询问病史有助于疾病诊断。患者常以皮损为首发症状，大约有 40% 的患者皮损首先出现在足底，也可并发肌肉损害，可出现在皮损之前，或在皮损出现后几周到几年才出现。皮疹易出现在暴露皮肤表面，通常伴瘙痒，可影响睡眠。患者可有鳞状头屑或一定程度的脱发。肌肉受累常表现为近端肌肉无力。患者通常在上楼、行走、从坐位起立、梳头或够取肩高度以上的物品时感到肌肉疲劳或无力。可能会出现肌肉压痛或可出现全身表现，因此，应询问是否存在关节炎、关节痛、呼吸困难、吞咽困难、心律不齐及发声困难等。皮肌炎患者可能会伴发恶性肿瘤，在 60 岁以上的患者中更常见，对此类患者要追问相关病史。儿童患者起病隐匿不易诊断，直到清楚地观察到皮肤病变才能确诊。钙质沉着症是青少年皮肌炎的一种并发症，但是在起病初期很少见到，应注意询问有关皮肤硬瘤的问题。

（二）体格检查

皮肌炎/多发性肌炎是一种原发于皮肤和肌肉的疾病，但可影响其他器官系统。紫红色皮疹和 Gottron 丘疹是皮肌炎的皮肤特点，是其特征甚至可能是特异性表现。其他的皮肤特点包括面颊上的红斑，皮肤异色病（如色素沉着症、毛细血管扩张致色斑等）呈光敏性分布，在伸肌部位表面的紫色斑块及甲周和表皮的改变，也都是本病的特点，但缺乏特异性。

肌肉典型的表现包括近端肌肉无力，有时还有压痛。其他全身特征包括关节增大，该变化伴随雷诺现象及心肺的异常。眼周皮肤对称分布深浅不一的紫红色皮疹伴或不伴水肿。这种表现有时不明显，可能仅沿眼睑边缘出现很轻的变色。在其他征候中很少见到紫红色皮疹；因此，其存在高度提示皮肌炎。Gottron 丘疹常在骨的凸出部位出现，特别是掌指关节、近端指间关节和（或）末端指间关节。该丘疹也可以出现在肘部、膝部，甚至足部。其造成的损伤包括紫色微小隆起丘疹及鳞屑。甲褶改变包括甲周毛细血管扩张症，也可包括一种特征性的表皮改变，即角质层肥大并于肥大区域出现小面积出血梗死。甲周毛细血管扩张症在临床表现上较明显，毛细血管显微镜检查可观测到。皮肤异色病可能出现于暴露部位的皮肤，如臂部伸肌表面，也可呈 "V" 字形见于颈前、上胸部及背部（如披肩形）。皮肌炎也会出现面部红斑。需与红斑狼疮、酒渣鼻、脂溢性皮炎或特异性皮炎相鉴别。皮肌炎中头皮受累较常见，并常表现为紫色红斑样银屑病性皮炎，与脂溢性皮炎或银屑病区别时有困难。一些患者会出现秃发症，这种现象经常在一种系统性疾病突然发作后出现。肌肉病变以近端对称性肌无力显现出来。患者可能在从椅子或蹲位起身时感到困难。作为代偿，患者有时会在起立时动用未受累肌肉，细心的检查者会注意到这种表现。肌力测验是每个患者在诊断时都需做的一项内容，手臂部的伸肌比屈肌更易受累。远端肌群的力量通常可存留。皮肤或肌肉的钙质沉着症在成人不常见，但可发生于约 40% 的儿童或青少年皮肌炎患者。皮内钙质沉着症的存在已被明确证实，通常是黄色或肉色的骨质的突出小瘤。这种小瘤偶尔可以从皮表挤出，此时可引起继发性感染。有些皮肌炎患者可出现关节肿胀，手部的小关节最易受累。影响到肺部疾病的皮肌炎患者可有异常的呼吸音（来源于肺间质纤维化或肺炎的湿啰音）。伴发恶性肿瘤的皮肌炎患者可有与受累器官相关的体征表现。

（三）辅助检查

根据需要进行血液学、肌电图、肌活检、胸部 X 线片、CT、MRI 检查，有助于临床诊断。

七、临床诊断

目前多发性肌炎和皮肌炎的诊断标准采用 Bohan 和 Peter（1976 年）提出的诊断标准：

1. 对称性近端肌无力，伴或不伴吞咽困难和呼吸肌无力。
2. 血清肌酶升高，特别是肌酸磷酸激酶升高。
3. 肌电图异常。
4. 肌活检异常。
5. 特征性的皮肤损害。

具备上述 1、2、3、4 者可确诊多发性肌炎，具备上述 1～4 项中的 3 项可能为多发性肌炎，只具备 2 项为疑诊多发性肌炎。具备第 5 条，再加 3 项或 4 项可确诊为皮肌炎；第 5 条，加上 2 项可能为皮肌炎；第 5 条，加上 1 项为可疑皮肌炎。

八、鉴别诊断

对典型病例诊断不难，对不典型病例需要与其他原因引起的肌病，如运动神经元病、重症肌无力、进行性肌营养不良、风湿性多肌痛等疾病鉴别。

（一）运动神经元病

肌无力从肢体远端开始，进行性肌萎缩，无肌痛，肌电图为神经源性损害。

（二）重症肌无力

为全身弥散性肌无力，在进行性持久或反复运动后肌力明显下降，血清肌酶、肌活检正常，血清抗乙酰胆碱受体抗体阳性，新斯的明试验有助诊断。重症肌无力是一种神经肌肉接头传递障碍的自身免疫性疾病，多以眼外肌无力为首发症状，肢体无力时伴有明显的波动性，朝轻暮重，劳累后加重，休息后可短暂减轻；疲劳试验阳性，抗胆碱酯酶药物治疗有效。

（三）肌营养不良症

肌无力从肢体远端开始，无肌肉压痛，有遗传家族史。多发性肌炎起病快，可有缓解，有全身性无力及肌萎缩，特别易累及颈肌及出现吞咽困难，肌肉有疼痛和压痛，且可有皮肤改变及雷诺氏现象，无家族遗传史，均可进行性肌营养不良鉴别。

（四）风湿性多肌痛

多在 50 岁以后发病，表现为颈、肩胛带及骨盆带等近端肌群疼痛、乏力及僵硬，红细胞沉降率在 50 mm/h 以上，但肌酶、肌电图及肌肉活检均正常，中小剂量糖皮质激素治疗有明显疗效。

（五）感染性肌病

肌病与病毒、细菌、寄生虫感染相关，表现为感染后出现肌痛、肌无力等症状。

（六）内分泌异常所致肌病

如甲状腺功能亢进引起的周期性瘫痪，以双下肢乏力多见，为对称性，伴肌痛，活动后加重，发作时出现低血钾，补钾后肌肉症状缓解；甲状腺功能减退所致肌病，主要表现为肌无力，也可出现进行性肌萎缩，常见为嚼肌、胸锁乳突肌、股四头肌及手的肌肉，肌肉收缩后弛缓延长，握拳后放松缓慢。

（七）流行性肌痛症

系病毒感染所致，流行区有相同患者，以呼吸痛及胸部肌肉压痛为主。

（八）肌球蛋白尿症

全身或局部肌肉疼痛、软弱，尿色变红，尿中肌球蛋白阳性。

（九）系统性红斑狼疮

也有肌无力、颜面水肿性红斑，半数病例可有肌肉疼痛和压痛，常累及多个器官，但以肾脏损害多见，血清抗核抗体、抗双链DNA抗体、抗Sm抗原阳性。而皮肌炎以肢体近端肌肉累及为主，声音嘶哑和吞噬困难也较常见，此外血清肌酶和尿肌酸排出量的测定在皮肌炎患者有明显增高，需要时肌电图和肌肉活组织检查可资鉴别。

（十）硬皮病

皮肌炎的后期病变如皮肤硬化、皮下脂肪组织中钙质沉着，组织学上也可见结缔组织肿胀、硬化、皮肤附近萎缩等，但雷诺氏现象为硬皮病首发症状，肌肉病变方面皮肌炎初期病变即已显著，为实质性肌炎，而在硬皮病中肌肉病变通常在晚期出现，程度较轻。抗Scl-70抗体阳性，Jo-1抗体阴性。

（十一）药物所致肌病

如长期使用大剂量激素所致肌病，长期使用青霉胺引起的重症肌无力；氯喹、可卡因、秋水仙碱等均可引起中毒性肌病。但肌酸磷酸激酶正常，药物减轻可使肌无力减轻。

（十二）横纹肌溶解症

也有肌肉疼痛、肌肉压痛等症状，肌酸磷酸激酶值升高达正常值的2 000倍以上。但如果祛除病因后，肌肉症状很快缓解，几乎没有后遗症，永久性肌无力和肌肉萎缩罕见。

九、救治方法

（一）治疗原则

皮肌炎的疗法包括一般治疗及控制肌肉病变和皮损的治疗。部分患者需对其他系统性症状或并发症进行对症治疗。

（二）一般处理

重症肌炎患者需卧床休息，避免感染，高热量、高蛋白饮食。对于肌无力的患者，尤其是儿童，当患者不能完全地活动关节时，物理治疗有助于防止挛缩。对吞咽困难的患者，建议抬高床头，并在睡前不要进食，防止吸入性肺炎。有时可通过鼻饲增加热量摄入。

（三）药物治疗

1. 糖皮质激素。是治疗本病的首选药物，此药的应用使本病的预后得到明显改善。通常剂量为泼尼松1.5～2 mg/(kg·d)，晨起1次口服，重症者可分次口服，大多患者于治疗后6～12周内肌酸磷酸激酶下降，接近正常。等到肌力明显恢复，肌酶趋于正常后开始减量，减量应缓慢（1年左右），减到维持量5～10 mg/d以后继续用药2年以上，在减量过程中如病情出现反复应该及时加用免疫抑制剂，对病情发展迅速或有呼吸肌无力、呼吸困难、吞咽困难者，可用甲泼尼龙0.5～1 g/d静脉冲击治疗，连用3 d，之后改为60 mg/d口服，根据症状及肌酶水平逐渐减量。然而出现雷诺现象时该治疗无效。在服用激素过程中应严密观察感染情况，必要时加用抗感染药物。禁忌证：无绝对禁忌证；严重的细菌、病毒或真菌感染；消化溃疡病活动期；服药的同时监测以防低血钾。

2. 免疫抑制剂。对已经用足够量激素仍不能控制病情的患者应及时加用免疫抑制剂。激素与免疫抑制剂联合应用可提高疗效。

（1）氨甲蝶呤：常用剂量为10～15 mg/周，口服或加0.9%氯化钠20 mL，静脉缓慢注射，若无不良反应，可根据病情酌情加量（30 mg/周），待病情稳定后逐渐减量，维持治疗数月或数年。有的患者为控制该病持续小剂量服用氨甲蝶呤5年以上，并未出现不良反应。氨甲蝶呤的不良反应主要有肝酶增高、骨髓抑制、血细胞减少、口腔炎等。用药期间应定期检查血常规和肝肾功能。

（2）硫唑嘌呤：常用剂量为 2～3 mg/(kg·d)，口服，初始剂量可从 50 mg/d 开始，逐渐增加至 150 mg/d，待病情控制后逐渐减量，维持量为 50 mg/d。不良反应主要有骨髓抑制、血细胞减少、肝酶增高等。用药开始时须每 1～2 周查血常规 1 次，以后每 1～3 个月查血常规和肝功能 1 次。

（3）环磷酰胺：对氨甲喋呤不能耐受或不满意者可用环磷酰胺 50～100 mg/d 口服，对重症者，可 0.8～1 g 加 0.9% 氯化钠 200 mL，静脉冲击治疗。不良反应主要有骨髓抑制、血细胞减少、出血性膀胱炎、卵巢毒性、诱发恶性肿瘤等。用药期间，需监测血常规、肝、肾功能。

（四）手术治疗

合并恶性肿瘤的患者，有手术指征的应手术切除肿瘤，肿瘤切除后，肌炎症状可自然缓解。

十、诊疗探索

（一）皮损的治疗

皮肤病的治疗通常较困难。一些患者的最初表现是皮损（如无肌病性皮肌炎），也可见皮损伴肌肉病变。皮损的改善与肌炎的改变并不一致。其治疗如下：

1. 治疗最首要的问题。确定病变是否是光敏性的，对于光敏性的患者应建议他们避免日光照射，并采取包括广谱遮光剂在内的防晒措施。

2. 羟氯喹。可部分或完全地控制病情。资料显示其在皮肌炎患者身上出现麻疹样药物反应症状的可能性大于患其他胶原纤维疾病的患者。抑制嗜酸性粒细胞的趋化作用、巨噬细胞的运动并损害补体依赖性抗原抗体反应。成人剂量：200～400 mg/d，日最高限量为 6.5 mg/(kg·d)。儿童剂量：6～7 mg/(kg·d)。禁忌证：过敏史、牛皮癣。

3. 氯喹。抑制嗜酸性粒细胞趋化作用、巨噬细胞运动及补体依赖性抗原抗体反应。成人剂量：250～500 mg，1 次/d。儿童剂量：可 4 mg/(kg·d)。禁忌证：过敏史、牛皮癣。4-氨喹脲型视网膜及视觉性视野缩窄及卟啉病者慎用，不建议儿童长期使用。定期进行眼科检查以防视网膜病变。

4. 长波紫外线治疗。

5. 外用高效糖皮质激素。

6. 他克莫司软膏外用。

（二）钙质沉着病的治疗

此并发症多见于儿童及青少年，可自发性缓解，若干年后常会复发；有人认为联合使用钙通道阻滞剂地尔硫䓬（240 mg，2 次/d）后，有少量病例的钙质沉着病逐渐消退。注意肾功能及肝功能损伤。

（三）新型免疫抑制剂

1. 麦考酚吗乙酯。对皮肤及肌肉病变均有效。抑制嘌呤合成及人淋巴细胞增殖。成人剂量：1～1.5 g，2 次/d。儿童剂量：不确定；建议用量：15～23 mg/kg，2 次/d。活动性消化溃疡者需谨慎用药。

2. 西罗莫司。通过阻滞信号传导通路抑制淋巴细胞增殖。为美国食品药品管理局认可的预接受同种异体肾抑制患者的排斥反应药。美国食品药品管理局已经接受一种针对接受移植 2～4 个月后低到中等程度排斥反应风险患者的环孢素节制性用法。此种用药法允许单独应用环孢素，因此显著降低了肾毒性的同时保留了相似的抗免疫排斥作用。成人剂量：初始剂量为 6 mg，之后 2 mg/d，血液浓聚物浓度低谷 > 8 ng/mL 时与免疫抑制作用相关联。

3. 来氟米特。为异唑类新型免疫抑制剂，应用小剂量（20 mg/d）常常有效，治疗后患者皮损明显消退，肌力改善，肌酶显著下降，间质性肺炎减轻，并可减少糖皮质激素用量，故可用于替代易发生肝损害的氨甲喋呤（但也有学者认为该药肝酶升高多见，国外有引起肝功能衰竭的报道）。

4. 其他。

（1）利妥昔单抗：皮肌炎的三线用药。其为一抗体，从遗传学角度设计的鼠/人单克隆抗体嵌合体定向抑制了基于正常及恶性 B 淋巴细胞表面的 CD20 抗原。成人剂量：375 mg/m² 静脉注射，1 次/周连用 4 次（第 1、8、15、22 天）。可发生低血压、支气管痉挛及血管性水肿；如发生致命的心律不齐即停药。

（2）人免疫球蛋白：应用于糖皮质激素及免疫抑制剂无效的患者。成人（儿童）剂量：连续 2 d 静脉注射 1 g/kg，之后每月 400 mg/kg 静脉注射，应用 6 个月。

（3）血浆置换：多发性肌炎和皮肌炎的患者血浆中大量循环免疫复合物，因而造成内脏损害。血浆置换去除血液中的细胞因子和循环抗体以改善症状，用于进行性、活动性病变的患者，有一定效果，但费用较高。过程中应用激素和免疫抑制剂可以增强疗效。

（4）全身放射治疗：对一些难治性的、病情严重影响生命的患者可试用，可采用全身放疗或淋巴结照射，抑制 T 细胞的免疫活性。

5. 中西医结合治疗。雷公藤兼有免疫抑制及糖皮质激素二者的作用特点，故可应用。中药青蒿琥酯对肌炎样动物模型有明显治疗作用，可能是通过抑制 T 细胞活性，抑制白介素-22、白介素-21 的分泌而发挥免疫抑制作用。某些中药可替代激素治疗轻型皮肌炎/多发性肌炎患者或作为维持治疗的药物，当与糖皮质激素联合使用时，可减少激素用量，从而降低其副作用。

6. 中医药治疗。多发性肌炎、皮肌炎病因有六淫侵袭、七情内伤、饮食劳逸、五脏虚损等。五脏虚损是肌炎的发病根本，痰瘀内停是正虚邪毒引起的病理产物，寒湿、湿热、痰瘀是肌炎发病重要因素，郁久化热生毒又是引起肌炎症状的致病因素。根据以上认识确立温阳治其本，解毒祛邪通络治其标的治疗原则。毒热型：治宜清营凉血解毒，理气活血，方用：金银花 12 g、连翘 12 g、蒲公英 15 g、生地黄 15 g、白茅根 30 g、牡丹皮 12 g、赤芍 12 g、川连 6 g、茜草 12 g，水肿加车前子 9 g、泽泻 9 g、猪苓 9 g，关节疼痛加秦艽 12 g、鸡血藤 15 g，气虚加生黄芪 30 g 或太子参 12 g。寒冷型：治宜温经散寒，活血通络，方用：鸡血藤 15 g、海风藤 12 g、鬼箭羽 12 g、赤芍 12 g、白芍 12 g、路路通 15 g、桂枝 9 g、当归 9 g，腹胀便溏者加白术 12 g、茯苓 12 g，肌肉关节痛加秦艽 12 g、乌梢蛇 12 g，红斑持久不退加鸡冠花 12 g、凌霄花 12 g。虚损型：治宜调和阴阳，补益气血，方用：当归 9 g、川芎 9 g、白芍 12 g、熟地黄 12 g、党参 12 g、白术 12 g、茯苓 15 g、甘草 6 g，睡眠不好加钩藤 9 g、枣仁 12 g，畏寒肢冷加桂枝 9 g、白芍 15 g，气虚明显者加生黄芪 30 g。

十一、最新进展

（一）基础研究

1. 2006 的美国风湿病学学会年会上，Yasuhiro 等报道了一种由 Histidyl-tRNA 合成酶诱导的小鼠抗合成酶综合征样模型的建立，为皮肌炎/多发性肌炎的研究提供了实验依据。

2. 王国春等发现 KL-6（一种主要表达于肺泡 II 型上皮细胞表面的大分子糖蛋白）检测在特发炎性肌病伴肺间质病变的诊断中具有良好的敏感性（90.9%）及特异性（80.6%）。

3. 最新研究表明。在皮肌炎/多发性肌炎患者血清中，20S 蛋白酶体组成部分的免疫亚型 β-1i、β-2i、β-5i 呈过度表达，患者相对应的血清自身抗体明显增加。

4. 在皮肌炎/多发性肌炎患者外周血中，CD8⁺ 及 CD161⁺ 数量均降低，这一结果提示在 CD8⁺ 的患者中，自然杀伤细胞也存在异常。

（二）治疗方面

1. 骨髓间充质干细胞移植疗法，将间充质干细胞移植到患者体内，通过分泌转化生长因子-β 和肝细胞生长因子等来抑制 T 细胞的活化、增殖等免疫反应，从而发挥免疫重建的功能，改善近期临床症状，提高远期临床疗效、减少病情反复的概率。近年来采用间充质干细胞移植技术治疗皮肌炎等疾病取得了较好疗效。骨髓间充质干细胞移植具有以下优势：①移植痛苦少，副作用小，不易引起感染；②病程短，从采集到干细胞培养、纯化，再回输进患者体内，只需很短时间；③费用低；④疗效好，短时间内即可改善皮肤硬化、肌肉无力等症状，是治疗免疫系统疾病很有前途的一种手段。

2. 利妥昔单抗为一种 CD20⁺B 细胞清除单克隆抗体。一个小规模的开放标签前导性研究发现它可显著改善难治性皮肌炎患者的肌力和肌肉外症状，耐受良好，观察期间未发现与治疗相关的严重副作用。

3. 抗肿瘤坏死因子-α 药物如英利昔单抗是一种单克隆抗体，可特异性高亲和力地与肿瘤坏死因子-α 结合，中和肿瘤坏死因子-α 的生物活性，给予 3～5 mg/kg，每 4 周 1 次，尤其是与氨甲蝶呤联用可改善肌无力和肌痛症状。

4. 依那西普，多项报道证实治疗难治性多发性肌炎和皮肌炎效果明显。

梁尚华　肖长江　张在其

第四节　结节性多动脉炎

一、基本概念

结节性多动脉炎是一种主要侵犯中、小肌性动脉的坏死性血管炎，易发生于动脉分叉处并向远端扩散，受累血管呈节段性渗出和增殖并形成结节，故而命名。全身各组织器官的中小动脉均可受累，常有多系统的累及，以肾脏、心脏、胃肠道、皮肤和外周神经受累最为常见，肺脏较少受累。少数病例可因动脉瘤破裂而致内脏出血。

该病发病率低，在美国的发病率为 1.8/10 万人，我国尚无详细记载。男性发病为女性的 2.5～4 倍，本病可发生于任何年龄，少儿时期较少，发病率随年龄而增加。发病年龄高峰在 40～60 岁。起病可急骤或隐匿。

二、常见病因

本病的病因尚不完全清楚，一般认为外源性物质是主要诱发因素，许多物质均可引起血管炎性病变，如血清、细菌、药物、病毒等。

（一）血清

异种血清抗原的刺激诱发异常的免疫反应是本病的病因。

（二）药物

某些药物是本病的原发病因，如青霉素类、氯霉素、四环素、磺胺类、硫脲嘧啶、有机砷、雌激素、乙内酰脲等，麻醉剂和兴奋剂也可诱发本病。

（三）感染

细菌和病毒感染也是本病的重要病因，其中以上呼吸道感染为主，特别是溶血性链球菌引起的变态反应最为常见。30％～50％的结节性多动脉炎患者伴乙型肝炎病毒感染，血清中检出乙型肝炎表面抗体、人类免疫缺陷病毒等均可能与血管炎有关，病毒抗原与抗体形成免疫复合物在血管壁沉积，引起坏死性动脉炎。

三、发病机制

本病的致病原因和发病机制均不十分明确。病因是多因素的，发病与免疫失调有关。以上因素导致血管内皮细胞损伤释出大量趋化因子和细胞因子，如白介素-1和肿瘤坏死因子加重内皮细胞损伤，抗中性粒细胞胞浆抗体也可损伤血管内皮使失去血管调节能力，血管处于痉挛状态，发生缺血性改变、血栓形成和血管阻塞。

1925年Gruber最先提出变态反应学说，之后有人强调高血压在发病中的作用，认为血管炎尤其是坏死性血管炎的发生与血流动态有密切关系；而遗传学研究发现，本病有先天性C_2缺乏和$α_1$-抗胰蛋白酶缺乏，提示C或酶抑制物质缺乏可能促使结节性多动脉炎发病。药物和乙型肝炎病毒引起的变态反应，形成可溶性循环免疫复合物沉着于血管壁，造成血管壁通透性增强，补体被激活，免疫活性细胞浸润，导致血管炎性病变或发生坏死，是本病的重要发病机制之一。抗髓过氧化物酶抗体对本病的诊断价值日益受到重视，研究表明该抗体为结节性多动脉炎特别对于合并肺、肾损害者的敏感指标，抗髓过氧化物酶和疾病活动性相关，可作为疾病活动期的指标。

其病理变化累及动脉的全层，以节段性病变为特点，各期病变可同时存在。病理上分为4期。

1. 初期（变性期）。在小动脉中层呈类纤维变性或透明样病变，内膜下水肿和纤维素析出，内膜细胞脱落。或有多形核白细胞和嗜酸性粒细胞等炎性细胞浸润。

2. 急性炎症期。中动脉中层肌纤维肿胀，内膜水肿，管腔狭窄，继之发生纤维蛋白样坏死，各种细胞浸润，细胞浸润至内膜和外层，引起内弹力层断裂、内膜肥厚、外膜破坏、肌层变性。病变呈阶段性，有动脉瘤和动脉血栓形成，造成动脉管腔狭窄或闭塞，组织因缺血而坏死。此期也可侵及相邻的静脉。

3. 好转期（肉芽肿形成期或慢性期）。此期浸润细胞以淋巴细胞和浆细胞为主，成纤维细胞增殖，并深入至坏死部位，血管壁增厚，血栓机化导致动脉狭窄。

4. 治愈期（瘢痕期）。炎症消退，病变血管机化，肌层、内弹力层断裂部分被纤维组织修复替代。

据有关尸检报告资料统计，血管病变在各器官系统的发生率分别是：肾脏和心脏占70%，肝脏和胃肠道占50%，肠系膜和骨骼肌占30%，中枢神经系统占10%，皮肤在50%以内。侵入不同系统可出现不同的临床表现。

四、临床特征

（一）全身症状

多有不规则发热、头痛、食欲不振、乏力、周身不适、多汗、体重减轻、关节痛、肌肉痛、肢端痛、腹痛等。

（二）系统症状

累及不同的系统有不同的临床表现。

1. 肾脏表现。本病的肾脏受累最为多见。以肾脏血管损害为主，可见蛋白尿、血尿、管型尿等，急性肾功能衰竭多为肾脏多发梗死的结果，可致肾性恶性高血压。疾病的急性阶段可有少尿和尿闭，也可于数月或数年后发生。血管性肾病与肾小球肾炎并存少见，因为急性肾小球肾炎是微小血管炎的独特表现。肾血管造影常显示多发性小动脉瘤及梗死，由于输尿管周围血管炎和继发性纤维化可出现单侧或双侧输尿管狭窄。

2. 心脏表现。心脏损害发生率为36%～65%，是引起死亡的主要原因之一。主要因冠状动脉受累而致心肌缺血、梗死，尸检心肌梗死的发生率为6%。一般无明显心绞痛症状和心电图典型表现。发生心包炎患者约占4%，严重者可出现大量心包积液和心包填塞。充血性心力衰竭也是心脏受累的主要表现。

3. 神经系统表现。周围神经受累较中枢神经受累多见，约占 60%，可为发病的最初表现，是该病重要症状之一，多为多发性单神经炎和/或多神经炎、末梢神经炎。在周围神经病变区出现疼痛、麻木，并放射至神经分布区域。常突然发作，上下肢同时受累，下肢多于上肢，约在几天内，同样部位神经出现运动障碍。病变可非对称性、进行性侵犯其他周围神经，并发生多发性单神经炎。由于附加神经损伤，最后可导致对称性多神经病变，包括所有的感觉和运动功能。神经支配的肌肉会出现无力或萎缩。中枢神经受累者约占 40%，主要表现为多发的腔隙性脑梗死，往往是由非血管炎的微血管病变引起，并与高血压和激素使用有关；也可表现为脑出血、头痛、眩晕、症状性癫痫等，一旦出现，预后不良。脊髓受累伴截瘫或四肢麻痹者非常少见。

4. 消化系统表现。约 50% 患者根据血管炎发生的部位和严重程度不同而出现不同的症状。如果发生较大的肠系膜上动脉的急性损害可导致血管梗死、肠梗阻、肠套叠、肠壁血肿，严重者导致肠穿孔或全腹膜炎；中、小动脉受累可出现胃肠道的炎症、溃疡、出血；若发生在胆道、胰腺、肝脏则出现胆囊、胰腺、肝脏的炎症和坏死，表现为腹部绞痛（持续性钝痛，进食后加重）、恶心、呕吐、脂肪泻、肠道出血、腹膜炎、休克等。有临床表现的肝脏受累不多，可有肝酶增高。以急性胰腺炎表现的结节性多动脉炎罕见。

5. 骨骼、肌肉表现。约半数的患者出现关节痛，一般由动脉炎而非滑膜炎所致，呈一过性、非对称性，不导致关节畸形。约 1/3 的患者骨骼肌血管受累而产生恒定的肌痛，以腓肠肌痛为多见。

6. 皮肤表现。出现皮肤损害的患者为 20%～30%。病变局限于皮下组织中小肌性动脉，表现为痛性红斑性皮下结节，沿血管成群分布，大小约数毫米至数厘米。也可为网状青斑、紫癜、溃疡、远端指（趾）缺血性改变。疾病早期可见荨麻疹及雷诺现象。如不伴有内脏动脉损害，称"皮肤型结节性多动脉炎"，预后较佳。

7. 生殖系统表现。睾丸和附睾受累发生率约 30%，表现为睾丸肿胀疼痛。卵巢也可受累，以疼痛为主要特征。

8. 眼部表现。结节性多动脉炎的眼部表现包括视网膜血管炎、视网膜脱离及絮状斑点。所有诊断为结节性多动脉炎的患者都应进行眼科检查，以排除眼部疾患。

9. 其他受累表现。如颞动脉受累，可引起咀嚼痛。该病患者可有肺炎、肺纤维化和支气管哮喘等，但一般认为罕有肺部病变，以缺乏肺动脉血管炎为其特征，主要征象为咳嗽、胸痛、气喘、哮鸣音和咯血。另外，可发生肺水肿、肺炎、支气管炎，以及肺动脉高压。

五、辅助检查

（一）血液学检查

1. 血常规检查。轻度贫血、白细胞增多。

2. 生化检查。红细胞沉降率和 C 反应蛋白升高，有时可见轻度嗜酸性粒细胞增多，血小板增多，肾功能异常，类风湿因子可呈阳性，但滴度较低，部分患者循环免疫复合物阳性，补体水平下降，人血白蛋白降低，球蛋白升高，约 1/3 患者乙肝表面抗原阳性，可伴有肝功能异常（丙氨酸氨基转移酶和碱性磷酸酶增高）。

3. 血清抗体检查。抗中性粒细胞胞浆抗体分为 p-ANCA（细胞核周围染色的 ANCA）及 c-ANCA（细胞质染色的 ANCA）两种。本病中约 20% 患者抗中性粒细胞胞浆抗体阳性，主要是 p-ANCA 阳性。

（二）尿检查

肾脏损害者常有显微镜下血尿、蛋白尿和管型尿。

（三）血管彩色多普勒

中等血管受累，可探及受累血管的狭窄、闭塞或动脉瘤形成，小血管受累者探测困难。

（四）CT 和 MRI

较大血管受累者可查及血管呈灶性、节段性分布，受累血管壁水肿等，并可有助于明确中枢神经病变。

（五）静脉肾盂造影

可见肾梗死区有斑点状充盈不良影响。如有肾周出血则显示肾脏边界不清和不规则块状影，腰大肌轮廓不清，肾盏变形和输尿管移位。

（六）选择性内脏血管造影

结节性多动脉炎易形成小血管瘤，特别是肠系膜血管。在有腹痛等胃肠道症状者，肠系膜血管造影常可显示多发的囊状小血管瘤。肾脏、肝脏的血管造影也可显示类似病变，可见到受累血管呈节段性狭窄、闭塞，动脉瘤和出血征象。该项检查在肾功能严重受损者慎用。

（七）心电图、胸部 X 线片、超声心动图、心肌核素扫描

可发现心脏受累改变。

（八）内窥镜检查

明确胃肠道病变。

（九）组织活检

结节性多动脉炎的病理学改变是中等大小动脉的坏死性血管炎，血管壁有纤维素样坏死和大量中性粒细胞浸润。病变常为节段性分布，因此活检时取材足够和连续切片十分重要。受累组织器官的活检包括：

1. 有皮损者可行皮肤活检，取材应包括真皮质，不宜选用皮肤打孔活检方法。

2. 神经和肌肉活检同时进行可以提高阳性检出率，即便是仅存在周围神经病变的临床和电生理表现的情况下也是如此。

3. 有睾丸肿、痛的患者可行睾丸活检。

4. 有肾脏受累表现者应行肾穿刺，虽然肾血管结节性多动脉炎检出率较低，但可排除肾小球肾炎，对诊断有重要意义。

六、诊断思路

（一）询问病史

本病可发生于各年龄段，一般以年轻患者为主，男性多于女性，男女之比为（2～4）：1。起病可以隐匿、轻度、局限，也可以广泛迅速暴发，很快致死。由于病变累及部位不同，发病最早期可以是多种多样的表现，典型的表现是发热，可持续性或间歇性；可高热，也可为低热、弛张热。其他全身症状有体重减轻、倦怠无力、不适感、食欲不振及多系统损害的表现。

由于病情复杂和多样性，临床误诊率很高，医生应详细询问病史和用药史。在有不明原因发热、腹痛、肾功能衰竭或高血压时，或当疑似肾炎或心脏病患者伴有嗜酸性粒细胞增多或不能解释的症状和关节痛、肌肉压痛与肌无力、皮下结节、皮肤紫癜、腹部或四肢疼痛或迅速发展的高血压时，可拟诊结节性多动脉炎。特别是当其他发热、多脏器损伤的原因已被排除时，临床与实验室检查结果通常可提示诊断。全身性疾病伴两侧对称或不对称地累及主要神经干（如桡神经、腓神经、坐骨神经）的周围神经炎（通常为多发性，即多发性单神经炎）提示为结节性多动脉炎，原来健康的中年男性发生

上述临床表现者也提示结节性多动脉炎。如果怀疑患者患有结节性多动脉炎，还需询问患者是否已经注射过乙肝疫苗，是否有增加肝炎感染危险的生活习惯，是否与他人共享注射针头，或者性生活有无保护措施。

（二）体格检查

症状体征：注意有无发热、肌痛、无力、体重减轻、关节痛，有无累及肾脏、消化系统、中枢及周围神经、心脏、呼吸系统及眼的症状，注意疾病发展过程及对治疗的反应。体检：本病常有多脏器损害。体检时应注意：

1. 皮肤有无沿动脉排列的痛性皮下小结，有无紫癜、网状青斑、风团、大疱、溃疡、雷诺征等。

2. 有无水肿、高血压和肾功能不全的临床表现。

3. 有无肠道溃疡、坏死以致穿孔、出血症状及体征。

4. 注意心界大小、有无心律失常、心力衰竭、心肌梗死等表现。

5. 周围及中枢神经受累表现，如感觉异常、运动障碍、癫痫发作、精神障碍、蛛网膜下腔或脑出血等。

6. 注意有无睾丸炎、眼病表现。

（三）辅助检查

可进行血液、尿、CT、MRI、X线、活检、心电图、血管超声等检查。

七、临床诊断

（一）诊断标准

结节性多动脉炎作为一种少见病，具有复杂多变的临床表现，诊断不易。而且容易和其他疾病混淆，如脓毒症、感染性心内膜炎、恶性肿瘤及伴有大动脉动脉瘤的动脉粥样硬化。对于新发高血压的患者，同时伴有系统性症状，如发热、体重下降及关节痛，则提示患有本病的可能。目前均采用1990年美国风湿病学学会的分类标准作为诊断标准：

1. 体重下降$\geq$4 kg（无节食或其他原因所致）。

2. 网状青斑（四肢和躯干）。

3. 睾丸痛和（或）压痛（并非感染、外伤或其他原因引起）。

4. 肌痛、乏力或下肢压痛。

5. 多发性单神经炎或多神经炎。

6. 舒张压$\geq$90 mmHg。

7. 血清尿素氮$>$40 mg/dL 或血清肌酐$>$1.5 mg/dL（非肾前因素）。

8. 血清乙型肝炎病毒标记（HBs抗原或抗体）阳性。

9. 动脉造影见动脉瘤或血管闭塞（排除动脉硬化、纤维肌性发育不良或其他非炎症性病变）。

10. 中小动脉壁活检见有中性粒细胞和单核细胞浸润。

符合上述标准至少3条即可诊断为结节性多动脉炎。其诊断的敏感性和特异性分别为82.2%和86.6%。因为结节性多动脉炎无特异性血清反应，所以只能根据典型的结节性多动脉炎的病理改变，或对中等血管作血管造影时显示的典型动脉瘤做出诊断。对未受累的组织盲目进行活检是无用的。此外，由于病变的局灶性，活检有时可能得不到阳性结果。在缺乏临床症状时，肌电图与神经传导测定可有助于选择肌肉或神经的活检取材部位。因腓肠肌活检有术后形成静脉血栓的危险，除非其是唯一出现症状的肌肉，否则不宜做该部位活检。如其他部位不能提供诊断所需的材料，应提倡做睾丸活检（镜下损害以此处多见）。对有肾炎者做肾脏活检、对严重肝功能异常者做肝脏活检是可取的。当没有肯定的组织学诊断时，选择性血管造影在肾、肝和腹腔血管见到小动脉瘤也可以确定诊断。

（二）注意事项

1. 结节性多动脉炎的"三无"。无肺脏受累、无肾小球肾炎、无抗中性粒细胞胞浆抗体。根据结节性多动脉炎基本概念的界定，结节性多动脉炎应包括：

（1）无肺脏受累，这不仅包括肺泡毛细血管炎，如果有肺脏中小动脉的非肉芽肿性血管炎，也应考虑结节性多动脉炎以外的其他诊断。

（2）无肾小球肾炎。结节性多动脉炎的肾脏受累是肾血管性病变，以肾性高血压为主要表现。由于肾脏血管弥散性或局部的缺血，可引起肾功能损害，一旦出现常提示预后不良；同样也可以有少量蛋白尿/镜下血尿。

（3）无针对 MPO 的核周型抗中性粒细胞胞浆抗体。其他的自身抗体检测在结节性多动脉炎也一般呈阴性结果，偶见抗核抗体或类风湿因子低滴度阳性。

2. 结节性多动脉炎的"四（常）有"。周围神经病变、高血压、胃肠道病变、HBsAg。

（1）约有超过半数的结节性多动脉炎有因缺血和梗死引起的神经系统病变，主要表现为多发性单神经炎，并可以为首发表现。在系统性血管炎中同时具备了上述"三无"表现的情况下，多发性单神经炎的存在常可提示结节性多动脉炎。

（2）肾血管性高血压见于 1/3 的结节性多动脉炎。表现为发热、体重下降、红细胞沉降率增快等系统症状，并伴有新出现的高血压的患者，应考虑结节性多动脉炎的可能。因结节性多动脉炎好发于50 岁左右人群，原发性高血压多见，所以强调"新出现的高血压"。

（3）约 1/3 的结节性多动脉炎出现腹痛，主要为肠系膜血管炎所致。表现为持续性钝痛，进食后加重，患者可有明显的拒食和体重下降。可伴有腹泻甚至血便、不完全肠梗阻、腹膜炎，肠坏死和穿孔相对少见，偶可合并阑尾炎或胆囊炎，进一步增加了误诊和漏诊。有临床表现的肝脏受累不多，可有肝酶增高。以急性胰腺炎表现的结节性多动脉炎罕见。

（4）约 1/3 的结节性多动脉炎患者 HBsAg 阳性，结节性多动脉炎与乙型肝炎病毒感染的相关性肯定。因此 HBsAg 阳性结合其他表现有助于结节性多动脉炎的诊断。

在具备了非特异的系统表现，提示系统性血管炎可能的前提下，满足前述"三无"，同时具备了上面"四有"的 1～2 项以上，则结节性多动脉炎诊断的可能性大。但还须进一步获取"硬"证据：包括组织病理学和（或）血管造影，以及排除感染、肿瘤或其他弥散性结缔组织病。

八、鉴别诊断

（一）显微镜下多血管炎

1. 以小血管（毛细血管、小静脉、小动脉）受累为主。

2. 可出现急剧进行性肾炎和肺毛细血管炎、肺出血。

3. 周围神经受累较少，占 10%～20%。

4. 抗中性粒细胞胞浆抗体阳性率较高，占 50%～80%。

5. 与乙型肝炎病毒感染无关。

6. 治疗后复发率较高。

7. 血管造影无异常。

（二）变应性肉芽肿性血管炎

临床表现和血管组织活检与结节性多动脉炎具有颇多相似之处，但其以如下特点与结节性多动脉炎鉴别：

1. 常有肺血管受累。

2. 血管炎累及各种口径的肌性动脉，既可累及中、小口径的肌性动脉，又可累及小动脉、小静脉和静脉。

3. 血管内外有肉芽肿形成。

4. 嗜酸性粒细胞浸润，外周血嗜酸性粒细胞增多。

5. 常有支气管哮喘和呼吸道疾病史。

6. 肾受累以坏死性肾小球肾炎为特点。

7. 少见微血管瘤，抗中性粒细胞胞浆抗体常阳性。

（三）重型过敏性紫癜

此病症状与结节性多动脉炎很相似，但也有不同之处：

1. 紫癜病例的皮疹多见于下肢，且较短暂，而结节性动脉炎的皮疹往往涉及全身，历时较久。

2. 前者的腹部症状较重而后者则较轻。

3. 前者预后不如后者的严重。

（四）肢端动脉痉挛症

偶见于小儿。患者肢端有阵发性麻木与痛感，同时可见局部发冷和青紫，继以充血，每天可发作几次，是由于小动脉阵发挛缩所致，寒冷与神经紧张皆为其诱因。视网膜小动脉挛缩时可致黑蒙症。重症患者的指、趾端可见坏疽。病变一般对称，但也可仅限一侧。患肢脉搏并不减弱或消失，升降患肢时其颜色不变，这是肢端动脉痉挛症与器质性血管病的鉴别点。

（五）系统性红斑狼疮

多有肾损伤，应与结节性多发性动脉炎鉴别，但系统性红斑狼疮多见于女性，有典型皮疹，抗核抗体及狼疮细胞检查阳性，可资鉴别。

（六）川崎病

又称皮肤黏膜淋巴结综合征，首次报告于日本，为一种病因不明的急性发热出疹性疾病，婴幼儿多见，其主要临床特点是持续发热、皮肤多形性红斑、口腔黏膜充血、两眼结膜充血、手足肿硬及颈淋巴结肿大，常有冠状动脉损伤。川崎病与婴儿型结节性多动脉炎相似，但前者为自限性疾病，预后较好。

（七）变应性皮肤血管炎

皮损为成批出现的多形性损害如红斑、紫癜、水疱、结节、溃疡等。对称性分布于双小腿、上臂。好发于青年人。皮肤病理活检为真皮内坏死性血管炎改变。

（八）亚急性结节性游走性脂膜炎

女性多见。皮损为散在性大小不等的结节，并可演变为斑块，表面多为淡红色，边缘色稍深。一般不破溃。消退后留有色素沉着。多发于小腿伸侧。病程慢性，反复发作可达数月至数年。

九、救治方法

（一）治疗原则

1. 避免滥用药物，防止药物过敏和感染，尤其是乙型肝炎病毒感染。

2. 联合使用环磷酰胺和糖皮质激素。

3. 对症治疗。非激素类抗炎药、抗凝血药，如吲哚美辛、阿司匹林、双嘧达莫等。

4. 中药治疗。以清热凉血、活血通络为主要原则。

（二）一般处理

1. 按内科常规护理，有明显心力衰竭、肾功能衰竭等情况时，按相关常规处理。

2. 给予易消化、充足热能、高维生素饮食。

3. 去除感染灶，避免使用过敏性药物，急性期注意休息、对症治疗。

（三）药物治疗

应根据病情轻重、疾病的阶段性、严重程度及有无并发症而决定治疗方案。目前该病治疗的主要药物是糖皮质激素联合免疫抑制剂。

1. 糖皮质激素。是治疗本病的首选药物，及时用药可以有效地改善症状、缓解病情。一般口服泼尼松 1 mg/(kg·d)，4～8 周后逐渐减量至原始剂量的一半（减量方法依患者病情而异，可每 10～15 d 减总量的 5%～10%），伴随剂量递减，减量速度越加缓慢，至每天或隔天口服 5～10 mg 时，长期维持一段时间（一般不短于 1 年）。病情严重如肾损害较重者，可用甲泼尼龙 1 g/d 静脉滴注 3～5 d，以后用泼尼松口服，服用糖皮质激素期间要注意糖皮质激素引起的不良反应。

2. 免疫抑制剂。

（1）首选环磷酰胺与糖皮质激素联合治疗。环磷酰胺剂量为 2～3 mg/(kg·d) 口服，也可用隔天 200 mg 静脉注射或按 0.5～1 g/m^2 体表面积静脉冲击治疗，每 3～4 周 1 次，连用 6～8 个月，之后每 2～3 个月 1 次至病情稳定 1～2 年后停药。用药期间注意药物副作用，定期检查血、尿常规和肝、肾功能。用药过程中，须注意骨髓抑制、肝脏损害、胃肠道反应和出血性膀胱炎等副作用。

（2）环孢素适用于较难控制的结节性动脉炎，剂量为 5 mg/(kg·d)，分 2 次口服，有效 3 个月后，每隔 1～2 个月减少 0.5～1 mg/(kg·d)。其他免疫抑制剂也可应用，如硫唑嘌呤、氨甲喋呤、苯丁酸氮芥、麦考酚吗乙酯、来氟米特等。服用中均应注意各类药物的不良反应。

3. 乙型肝炎病毒感染患者用药。与乙型肝炎病毒复制有关联患者，可以应用小剂量糖皮质激素，尽量不用环磷酰胺，必要时可使用麦考酚吗乙酯 1.5 g/d，分两次口服。应强调加用抗病毒药物，如干扰素-α_2b、拉米夫定等。

4. 血管扩张剂、抗凝剂。如出现血管闭塞性病变，加用阿司匹林 50～100 mg/d；双嘧达莫 25～50 mg，3 次/d；低分子量肝素、丹参等。对高血压患者应积极控制血压。血管扩张剂首选钙离子阻滞剂，硝苯地平 10 mg，3 次/d，氨氯地平 5～10 mg/d，口服。

5. 免疫球蛋白和血浆置换。重症结节性多动脉炎患者可用大剂量免疫球蛋白冲击治疗，常用 200～400 mg/(kg·d) 静脉注射，连续 3～5 d。必要时每 3～4 周重复治疗 1 次。血浆置换能于短期内清除血液中大量免疫复合物，对重症患者有一定疗效，须注意并发症如感染、凝血障碍和水及电解质紊乱。不论是采用血浆置换还是静脉注射大剂量免疫球蛋白，都应同时使用糖皮质激素和免疫抑制剂。

（四）手术治疗

部分患者因血管炎导致器官缺血、脏器梗死时需要给予手术治疗，如肢端坏疽、肠梗死及动脉瘤破裂和脏器内出血，以及胆囊炎和阑尾炎。

十、诊疗探索

1. 大剂量免疫抑制剂＋自体干细胞移植治疗结节性多动脉炎仅有个案报道，远期疗效不肯定。

2. 细胞因子单抗和免疫吸附治疗仍在观察中。

3. 中医治疗，辨证施治。

（1）热毒阻络型。症状：发热、腹痛、关节酸痛，患处络脉红热灼痛或有条索状物，或经脉循行排列多形结节，色鲜红或紫红，按之则痛。或肢端溃烂，身热口渴不欲饮，或便血，或尿血，或咯血。小便黄赤，苔黄，脉滑数或弦数。治法：清热祛湿，活血消瘀。方药：金银花 30 g、当归 15 g、甘草 6 g、茵陈蒿 15 g、黄柏 10 g、赤芍 15 g、赤小豆 15 g、牛膝 25 g、苍术 20 g、忍冬藤 20 g、玄参 15 g，若热盛加羚羊角 10 g（先煎 20 min）、蒲公英 20 g、紫花地丁 20 g，湿盛者宜加土茯苓 20 g、车前子 15 g，血瘀明显者加丹参 15 g、泽兰 15 g、水蛭 10 g。

（2）营卫不和型。症状：发热、恶风、汗出、头痛、肢体肌肉疼痛、四肢结节以下肢为甚、肤色红或黯紫，结块压痛明显，偶伴有瘀斑或网状青斑，脉细或弱。此症多见于本病的初期或复发期。治法：调和营卫，祛邪消瘀。方药：桂枝10 g、白芍10 g、当归尾12 g、桃仁9 g、赤芍10 g、苏木6 g、青皮6 g、制香附6 g、威灵仙9 g、牛膝12 g、地龙9 g、忍冬藤12 g、夏枯草30 g、甘草6 g。

（3）脾肾不足型。症状：神疲乏力、消瘦、少气懒言、食少便溏、腰膝酸软、沿下肢内侧脾肾经脉循行排列多形性结节、色接近正常皮肤或稍偏白、可自由推动无压痛或少许压痛、苔薄白或有齿痕、脉沉细。治法：补益脾肾，化瘀通络。方药：黄芪30 g、淮山药15 g、云茯苓12 g、山萸肉12 g、熟地黄15 g、赤芍12 g、桂枝9 g、牡丹皮12 g、桃仁10 g、红花9 g、威灵仙10 g。

（4）肝肾阴虚型。症状：肌肉麻木不仁、形体消瘦、咽干耳鸣、以下肢结节为多或硬结状、红斑或脉结曲张、常伴腰膝酸软、骨蒸潮热、失眠盗汗，夜重日轻。治法：滋补肝肾，活血通络。方药：生赭石、牛膝、生龙骨、生牡蛎各30 g，白芍、生麦芽、天门冬、青蒿各15 g，钩藤、生地黄各15 g，石菖蒲、远志各6 g，田七末1.5 g（冲服）。加减：若发热，加羚羊角15 g，重用蒲公英30 g、地丁草15 g、金银花30 g，病久体虚者加高丽参10 g、冬虫夏草10 g、淮山药15 g，津亏口渴者加石斛15 g、玉竹15 g、知母15 g，结节不散者加土贝母15 g、地龙12 g，溃疡日久不敛加白薇12 g、鹿角胶15 g、地骨皮15 g，意识不清、神昏谵语者加安宫牛黄丸。

本病的危重期比较少见，若到此期者预后比较差，须使用中西医结合的治疗手段方可奏效。

4. 其他疗法。

（1）雷公藤总苷：每片20 mg，1～2片/次，3次/d，1～3个月为1个疗程，或遵医嘱。此药须饱餐后服用。

（2）川芎注射液、毛冬青注射液。

十一、病因治疗

由于该病病因并不完全明确，一般认为外源性物质是主要诱发因素，许多物质如血清、细菌、药物、病毒等均可引起血管炎性病变，故在病因治疗方面参见救治方法。

十二、最新进展

（一）基础研究

由于该病的病因和发病机制尚不清楚，可能与免疫机制有关，药物及病毒感染均可引起发病。部分病毒感染，尤其是表面抗原阳性的乙型肝炎病毒感染，与本病发病的关系比较密切。其他病毒包括人类免疫缺陷病毒、巨细胞病毒、微小病毒 B_{19} 等，药物如磺胺、青霉素、碘化物、硫脲嘧啶、铋剂、噻嗪类化合物、胍乙啶等，疫苗、细菌感染（如链球菌属或葡萄球菌感染）也可能有关。

（二）临床研究

1. 预后。本病预后较差。在应用激素和免疫抑制剂治疗之前，本病的5年生存率只有10%～13%，激素治疗使其5年生存率上升至48%～55%，激素和免疫抑制剂使其5年生存率超过82%。因此，在治疗时不可过分保守，需要重视免疫抑制剂的应用。

2. 预后不良的因素。年龄50岁以上、肾功能不全、严重的肠系膜血管受累、中枢神经系统血管炎、心肌病、系统受累而又不能耐受免疫抑制剂治疗等。

3. 目前研究认为，对于HBsAg不能转阴及病毒清除不良的结节性多动脉炎患者联合使用泛昔洛韦及粒细胞-巨噬细胞集落刺激因子抗病毒治疗有效。

梁尚华　肖长江　张在其

第十章　　其　他

第一节　多器官功能障碍综合征

一、基本概念

多器官功能障碍综合征是指机体受到严重创伤、严重感染、大手术、休克、大面积烧伤等严重打击 24 h 后所诱发，使机体出现与原发病无直接关系的、同时或序贯发生的、两个或两个以上器官或系统功能障碍或衰竭，使其不能维持自身的生理功能，从而影响全身内环境稳定的临床综合征。

1973 年 Tilney 首次提出了序贯性系统衰竭的概念，并指出继发功能障碍的器官可以是远隔器官。1977 年 Eiseman 将不同原发疾病导致的多个器官相继发生功能衰竭命名为"多器官功能衰竭"。另外还有"多系统进行性序贯性器官功能衰竭""远隔器官衰竭""多系统功能衰竭""急性器官系统衰竭"等不同的命名方式。1992 年美国胸内科医生学会/危重病医学会正式提出多器官功能障碍综合征的概念。多器官功能障碍综合征是多种疾病导致机体内环境失衡、器官不能维持自身的正常功能而出现一系列病理生理改变和临床表现。将多器官功能衰竭更名为多器官功能障碍综合征，为了更精准地反映该综合征的进行性和可逆性，多器官功能障碍综合征的提出为早期识别、早期诊断及早期干预奠定了基础。多器官功能障碍综合征的提出是对多器官功能衰竭认识上的深化，多器官功能障碍综合征的器官功能障碍可以是相对的，也可以是绝对的，强调的是器官功能障碍，它是一个连续的、动态的演变过程，多器官功能衰竭是多器官功能障碍综合征的晚期最终结局。

二、常见病因

多器官功能障碍综合征是多因素诱发的临床综合征，但其基本诱因是严重的创伤和感染及在此过程中出现的低血容量性休克、再灌注损伤、过度炎症、蛋白-热卡缺乏和支持治疗本身引起的一些医源性因素。多器官功能障碍综合征可发生于下列各种情况：

1. 创伤、烧伤、大手术或挤压综合征等组织严重损伤。
2. 各种感染性病变造成严重的脓毒症。
3. 呼吸、心搏骤停复苏后。
4. 各种原因的休克。
5. 出血性坏死性胰腺炎、绞窄性肠梗阻等重症急腹症。
6. 某些医源性因素，如大量输液、输血、抗生素或糖皮质激素等药物使用不当、各种有创监测和呼吸机应用不当等。
7. 急性药物或毒物中毒。
8. 其他因素，如全身冻伤后复温。如果患者合并有慢性器官病变如慢性肾功能衰竭、肝功能不全、慢性阻塞性肺病、冠心病、糖尿病或者免疫功能低下、应用免疫抑制剂、营养不良等，遭受上述急性损害后更容易发生多器官功能障碍综合征。诱发多器官功能障碍综合征和死亡高危因素包括：高龄、慢性疾病、营养不良、昏迷、大量输血（液）、诊疗失误、创伤及危重病评分增高等（表1-10-1）。

表 1-10-1 诱发多器官功能障碍综合征的主要高危因素

序号	高危因素	序号	高危因素
1	复苏不充分或延迟复苏	9	营养不良
2	持续存在感染灶尤其双重感染	10	肠道缺血性损伤
3	持续存在炎症病灶	11	外科手术
4	基础器官功能失常（如肾功能衰竭）	12	糖尿病
5	年龄≥55岁	13	应用糖皮质激素量大、时间长
6	大量反复输血	14	恶性肿瘤
7	严重创伤（创伤严重程度评分≥25分）	15	使用抑制胃酸药物
8	持续性高血糖、高血钠、高渗血症、高乳酸血症	16	长期嗜酒

三、发病机制

多器官功能障碍综合征的发病机制非常复杂，迄今尚未完全阐明，以往认为多器官功能障碍综合征是严重感染、烧伤、严重创伤等疾病损害机体的直接后果。随着近年来研究的深入，目前认为多器官功能障碍综合征不仅与原发病直接损伤相关，更与机体应对原发病的免疫炎症反应失控相关。广泛涉及神经、体液、内分泌、免疫、凝血、营养代谢等方面，可能与下列学说有关。

（一）缺血-再灌注损伤

在许多临床疾病的发生发展中起着重要作用。休克、大量失血失液、严重损伤、心搏骤停等均可引起组织缺血，机体发生应激反应，释放大量血管活性物质如儿茶酚胺、血管升压素等，引起血管收缩和微循环障碍，组织氧输送减少和氧利用障碍，造成三磷酸腺苷利用殆尽，无氧代谢产生大量有毒代谢产物（如乳酸）。而三磷酸腺苷利用殆尽造成细胞功能的失调，细胞膜 Na^+-K^+ 泵功能障碍，使钠、水在细胞内潴留，加上代谢物的堆积，造成细胞肿胀，细胞器失去功能，最终可导致细胞凋亡。再灌注过程不但对缺血器官，甚至对全身均可造成更严重的损伤。在再灌注的过程中，产生多种黏附分子，使中性粒细胞黏附在血管内皮上，导致内皮损伤和中性粒细胞游离至血管外造成炎症，引发对局部与全身组织一系列伤害性反应，而有害代谢产物经由血流到达全身，也将对全身造成伤害，而首当其冲者就是接受组织静脉血流的肺脏。再灌注时期由于能量不足不能将胞质中过多的 Ca^{2+} 泵出或吸收入肌浆网，致使细胞内 Ca^{2+} 浓度增加，加上由细胞外来的 Ca^{2+} 终于造成细胞内 Ca^{2+} 超载，同时将会产生许多氧自由基。自由基与不饱和脂肪酸作用引发脂质过氧化反应。脂质过氧化物的形成使膜受体、膜蛋白酶和离子通道的脂质微环境改变，从而改变它们功能；由于脂质过氧化反应的增强，细胞膜内多价不饱和脂肪酸减少，生物膜不饱和脂肪酸/蛋白质比例失常，膜的液态性、流动性改变，通透性增强。自由基使蛋白质交联将使其失去活性，结构改变。导致器官或组织缺血-再灌注损伤，引起严重的功能及结构障碍。

严重创伤如复合伤、大手术、大面积烧伤等病程中常有低血压，甚至失血、失液性休克，严重感染患者虽然可能没有明显失血表现，但多存在低血容量过程，导致全身低灌流或灌流障碍。组织缺血缺氧，细胞能量代谢障碍，被认为是多器官功能障碍综合征发病的早期病程中共同的病理生理改变。

（二）炎症反应失控

当机体受到有害刺激后可激活固有免疫，当固有免疫系统激活到一定程度，机体的自身反应可导致全身炎症反应综合征发生。在多器官功能障碍综合征发生的起始阶段产生强烈的促炎反应，同时启动代偿性抗炎反应。创伤或感染的局部和循环中的促炎和抗炎递质的初始效应是利大于弊的。炎症反应本质上是机体抵御外界致病因素侵袭的保护性反应，适度的炎症反应及适当的体液递质对于机体抵御损伤、促进修复具有积极的作用。但炎症反应本身也具有一定的破坏性，当促炎和抗炎递质之间的平衡被打破时就会表现出对机体不利的一面。不当的全身促炎反应导致休克、组织液漏出和凝血障碍，而不当的全身代偿性抗炎反应导致免疫无反应性或免疫抑制。过度的促炎反应和抗炎反应最终会互相激化，使机体处于具有自身破坏性的免疫失调状态，导致多器官功能障碍综合征。

Bone 等将典型的全身炎症反应综合征分成 5 个时期：第 1 期为局部反应期，炎症反应局限于感染或损伤局部；第 2 期为全身炎症反应始动期；第 3 期为全身炎症反应期，出现一系列典型的病理生理变化；第 4 期为代偿性抗炎反应综合征期，抗炎反应过度，导致免疫功能抑制和对感染的控制和抵抗能力下降；第 5 期为免疫不协调期，表现多脏器功能失调。

1. 局部反应期。几乎所有的损害都会引起细胞因子及各种炎性递质在微环境中释放。此时炎性递质的作用是清除坏死组织，促进新组织的再生，抵抗病原体及清除异己抗原。同时机体启动了抗炎系统来保护自己，抗炎递质包括白介素-4、白介素-10、白介素-11、可溶性肿瘤坏死因子受体、转化生长因子及其他未知因子。机体在严重创伤和感染时，局部性炎症反应是一种生理性的保护反应，失去这一局部反应或形成过度的激发反应，就可发生全身炎症反应综合征。

2. 全身炎症反应始动期。如果原发性致病因素导致机体损伤较严重，炎性递质和抗炎递质便出现在全身循环中。在重度创伤患者，大量组织损伤和失血失液会刺激炎性递质的释放；在感染患者，病原或外来抗原可直接进入血循环刺激产生炎性递质。在此时期，循环中出现的大量炎性递质应当视为机体对创伤和感染的一种正常反应。炎性递质趋化中性粒细胞、淋巴细胞、血小板、凝血因子等到达局部。炎性递质会刺激机体产生代偿性抗炎反应来抑制炎性反应，即代偿性抗炎反应综合征。SIRS/CARS 处于平衡状态，不会有严重的临床症状和表现，也不会发生多器官功能障碍综合征。当原发病持续存在或有新的损害因素存在，进一步活化处于敏感状态的炎症细胞，导致炎症反应放大，有限的早期全身炎症反应将会发展成为失控的全身炎症反应。

3. 全身炎症反应期。当炎性反应失去控制，严重的全身炎性反应随之产生。全身炎症反应在本质上是机体抗病的一种保护性反应，但如果炎症递质释放超过代偿性抗炎递质的释放，或促炎递质未过度释放，而抗炎递质却释放不足，促炎递质和抗炎递质产生失衡引起全身炎症反应综合征的病理生理变化和临床表现，则炎症失去控制。炎症反应由对机体保护转变为对机体自身破坏性作用，最终形成多器官功能障碍综合征。机体对损伤产生的反应过度或不足都会造成死亡。失控的炎症反应可导致以下重要的病理生理改变。

（1）低血压与氧利用障碍：在过度炎症状态下，内源性扩血管物质前列环素、缓激肽、一氧化氮增加，导致全身炎症反应中循环阻力过低甚至休克，氧利用障碍。炎症患者血流动力学的改变程度与 E-选择素的水平相关。

（2）心肌抑制：肿瘤坏死因子-α、血小板活化因子、白三烯等炎性递质均可抑制心肌收缩，降低冠状动脉血流量，导致心肌细胞损伤，心脏射血分数和做功指数均明显降低。受损伤的心肌有发生衰竭的危险。

（3）持续高代谢和营养不良：遭受严重全身炎症反应的机体代谢具有自噬性的特点，表现为代谢紊乱，短期内大量蛋白被消耗而使机体陷入重度营养不良，组织器官及各种酶的结构和功能全面受损。且代谢紊乱不能被外源性的营养支持所纠正。

（4）内皮细胞炎症反应及血管通透性增加，组织和器官水肿，氧弥散距离增加，加重细胞缺氧。

（5）补体广泛激活，阻碍 C_{5a} 的保护性反应。

（6）血液高凝及微血栓形成：在重度全身炎症反应作用下，患者的血液系统处于高凝状态，血管内皮炎症和损伤使内膜下胶原裸露，极易导致微血栓形成，进一步加剧组织器官灌注障碍，严重患者可导致弥散性血管内凝血。

4. 代偿性抗炎反应综合征期。某些患者代偿性抗炎反应同炎性反应一样过分强烈，最终会导致免疫抑制。而未出现不可控制炎性反应的患者，如果其抗炎递质分泌过度或促炎、抗炎递质失衡，也可发生免疫抑制。应激所致的糖皮质激素和儿茶酚胺的释放或外源性的儿茶酚胺会进一步影响 T 淋巴细胞和 B 淋巴细胞的活性。创伤患者发生持续性免疫抑制时，其骨髓生成一种特异的单核细胞，它能产生高水平的肿瘤坏死因子-α、白介素-1 及白介素-6，进一步活化了代偿性的促炎反应。CARS 特点：T 细胞免疫低下、无反应，抑制性 T 细胞增多；免疫呈递功能缺陷；巨噬细胞活化受到抑制；T 细胞和 B 细胞凋亡增加。

5. 免疫不协调期。持续的、难以控制的炎性反应造成机体免疫失衡。全身炎症反应综合征和多器官功能障碍综合征患者病死率与持续性高水平的炎性递质直接相关。多器官功能障碍综合征是由持续发展的炎性反应造成的，持续的免疫抑制导致免疫失衡并且增加了死亡的风险。淋巴组织发生细胞凋亡是导致损伤后机体免疫功能低下的直接原因。巨噬细胞凋亡后，其呈递抗原、细胞吞噬及递质合成等功能丧失将导致严重免疫功能障碍或 CARS。如果巨噬细胞、粒细胞凋亡被延迟或凋亡后未被及时吞噬，将引起炎症的扩大，进而发生失控的全身炎症反应综合征和多器官功能障碍综合征。如果炎症反应和抗炎反应恢复平衡，免疫失衡的患者有可能重新恢复器官的功能。反之，最终要发生多器官功能障碍综合征。

（三）肠道屏障功能破坏

提出此假说的主要论据：

1. 临床上近半数尸检中约 1/3 生前诊断为脓毒症和多器官功能障碍综合征的患者并无明确的感染灶发现。但胃肠道则是体内最大的潜伏性感染灶，并被一些学者视为"未引流的脓腔"。

2. 胃肠道血供及在病理环境下机体对循环系统调节的特性，使胃肠道成为在遭受病理打击时最为脆弱的内脏器官。

3. 应用肠道营养、益生菌微生态制剂保持肠黏膜完整性可降低感染发生率，该理论渐被临床重视。细菌从肠道侵入体内主要有 3 条途径：淋巴循环、门脉循环及腹腔。其中，经淋巴系统到达肠系膜淋巴结，再经过胸导管等进入体循环可能是主要途径。实验研究证明，创伤、休克、应激和全身炎症反应可在很短的时间内即造成肠黏膜屏障损伤，从而导致肠道细菌和毒素的移位。鉴于此，有学者称胃肠道为多器官功能障碍综合征的"始动器官"。根据广泛的实验资料显示，在严重创伤患者，伤后 24 h 内即可检测到内毒素血症，尽管部分患者有伤口，存在细菌污染的可能，但内毒素血症发生之快，不足以用伤口感染解释，因此内毒素更有可能来源于肠道。

（四）细菌和毒素移位

细菌移位指胃肠道内寄生菌通过某些通道进入正常无菌组织如肠系膜淋巴结和其他远隔脏器。事实上移位包括所有的有活力和无活力的微生物及微生物产物如内毒素等。当肠黏膜屏障损伤、肠黏膜屏障功能被损害时，肠黏膜缺血水肿，肠壁通透性增加，肠道内大量繁殖的细菌和内毒素可从肠内逸出，进入肠淋巴管和肠系膜淋巴结，继而进入门静脉系统。肝 Kupffer 细胞活性受损，不能阻止肠道来的细菌和毒素进入体循环，并促使 Kupffer 细胞分泌各种细胞因子和炎性递质，加重全身性炎症反应。引起细菌和毒素移位的 3 大因素：肠道机械屏障的损伤、肠道菌群微生态平衡紊乱和机体免疫功能受抑制。这 3 种因素很少单独作用，往往是相互协同促进肠源性细菌和毒素移位的发生和发展。细菌、毒素移位为炎症反应提供了丰富和不竭的刺激物质，并导致炎症反应持续发展。

（五）二次打击或双相预激

此假说把创伤、休克、感染等早期病损视为第一次打击，当机体遭受第一次打击时，体内神经-内分泌和免疫系统导致了炎症反应，使炎症细胞处于预发状态。此阶段可以造成器官损害，但不严重，称为早期器官功能障碍。此时，如果病情平衡，则炎症反应逐渐消退，损伤的组织得以修复。但如果病情继续进展或再次出现病损侵袭，便构成第二次打击。第二次打击使处于"预发状态"的炎症细胞超量的释放细胞和体液递质使炎症反应放大，即使第二次打击的强度不及第一次打击。直接由炎症细胞释放的递质只不过是全部炎症递质的一部分，它们作用于靶细胞后还可能导致"二级""三级"甚至更多级别的新的递质产生，从而形成瀑布效应，释放的体液递质种类之多、数量之大远超过第一次打击。所参与的系统也不只限于免疫系统，内皮系统、凝血系统等均被累及。这种失控的炎症反应不断发展，直至导致组织细胞损伤和器官功能障碍，并被称为后期器官功能障碍。构成第二次打击的因素很多，如坏死组织或感染的刺激、低氧血症、低容量血症、休克等。

（六）基因调控特性的差异

患者遗传和基因表达的特征是决定某些疾病治疗效果个体间差异的内在原因。目前已证实，炎症表达的控制基因具有多态性，提示个体基因特征在全身炎症反应中发挥着重要作用。至于调控炎症失控和多器官功能障碍综合征发生的基因及作用尚需进一步研究。

各种学说相互之间有一定的重叠和联系，并从不同的侧面阐明了多器官功能障碍综合征的发病机制（图 1-10-1）。一般说来，机体遭受严重损害因素打击，激发防御反应，起到保护自身的作用。如果反应过强，释放大量细胞因子、炎症递质及其他病理性产物，损伤细胞组织，导致器官功能障碍，启动了多器官功能障碍综合征。在这一过程中，组织缺血-再灌注和（或）全身炎症反应是其共同的病理生理基础，两次打击所致的炎症反应失控被认为是多器官功能障碍综合征最重要的病理生理基础。

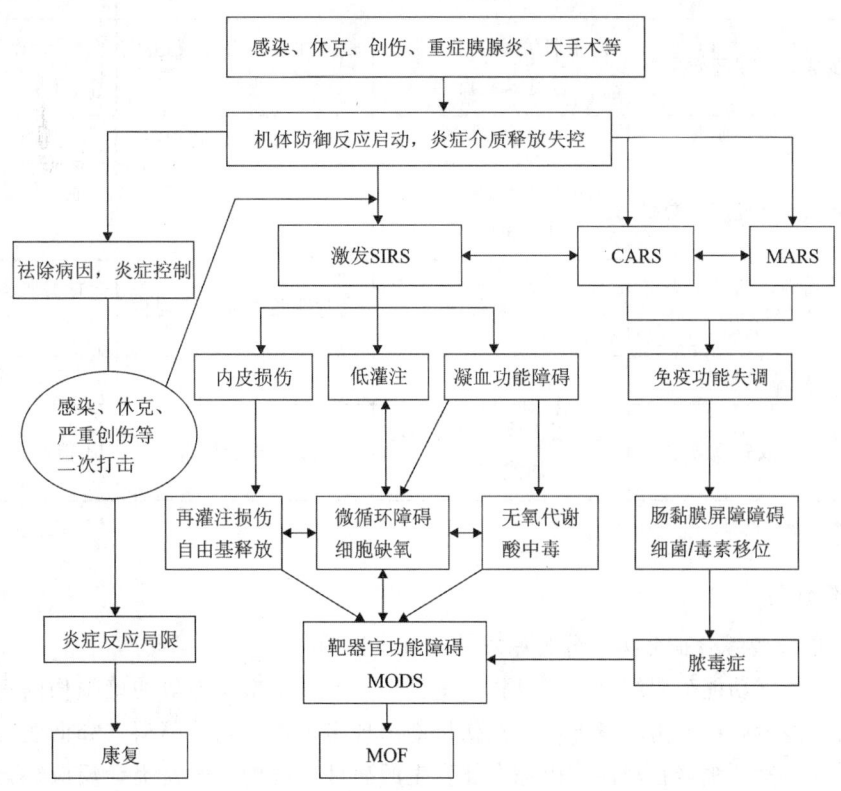

图 1-10-1　MODS 发病机制学说

四、临床特征

(一) 临床表现与分期

多器官功能障碍综合征的临床表现复杂，由于受损器官的数目、种类在不同的患者不尽一致，个体差异大，且受原发疾病、功能障碍器官受累范围和程度，以及损伤是一次打击还是多次打击的影响，多器官功能障碍综合征的临床表现缺乏特异性。

1. 从原发损伤到发生器官功能障碍，往往经过一段时间间隔。

2. 功能障碍的器官多是受损器官的远隔器官。

3. 循环系统处于高排低阻的高动力状态。

4. 持续性高代谢状态和能源利用障碍。

5. 氧利用障碍，使内脏器官缺血缺氧，氧供需矛盾突出。多器官功能障碍综合征的病程一般为14～21 d，经历休克、复苏、高分解代谢状态和器官功能衰竭4个阶段，各个阶段的临床表现见表1-10-2。多器官功能障碍综合征患者病情发展迅速，患者可死于多器官功能障碍综合征的任一阶段。

表 1-10-2　多器官功能障碍综合征的临床分期和临床表现

临床表现	1 期	2 期	3 期	4 期
一般情况	正常或轻度烦躁	急性病态，烦躁	一般情况差	濒死
循环系统	需补充容量	容量依赖性高动力学状态	休克，水肿	依赖血管活性药物维持血压，水肿，混合静脉血氧饱和度上升
呼吸系统	轻度呼吸性碱中毒	呼吸急促，呼吸性碱中毒，低氧血症	ARDS，严重低氧血症	呼吸性酸中毒，气压伤，低氧血症
肾脏	少尿，利尿药效果差	内生肌酐清除率下降，轻度氮质血症	氮质血症，有血液透析指征	少尿，血液透析时循环不稳定
胃肠道	胃肠道胀气	不能耐受食物	应激性溃疡、肠梗阻	腹泻、缺血性肠炎
肝脏	正常或轻度胆汁淤积	高胆红素血症，凝血酶原时间延长	临床黄疸	血清转氨酶上升，重度黄疸
代谢	高血糖，胰岛素需求增加	高分解代谢	代谢性酸中毒，高血糖	骨骼肌萎缩，乳酸性酸中毒
中枢神经系统	意识模糊	嗜睡	昏迷	昏迷
血液系统	正常或轻度异常	血小板下降，白细胞增加或减少	凝血功能异常	不能纠正的凝血功能障碍

注：ARDS：急性呼吸窘迫综合征。

(二) 分类与分型

1. 多器官功能障碍综合征分类。分为原发性和继发性两类。

(1) 原发性多器官功能障碍综合征：是指严重创伤、大量多次输血等明确损伤因素打击的直接作用的结果，器官功能障碍由打击本身造成，损伤早期出现多个器官功能障碍，如低血容量性休克早期器官功能障碍。在原发性多器官功能障碍综合征发生的病理过程中，全身炎症反应综合征未起主导作用，全身炎症反应综合征没有继发性多器官功能障碍综合征严重，预后相对较好。

（2）继发性多器官功能障碍综合征：并非损伤的直接后果，而是机体异常反应的结果，原发损伤作用于机体引起全身炎症反应综合征，而全身炎症反应综合征进一步导致自身破坏是器官功能损害的基础，造成远隔器官功能障碍。所以，继发性多器官功能障碍综合征与原发损伤之间有一定的时间间隔，继发性多器官功能障碍综合征很容易并发感染，多并发脓毒症。

2. 多器官功能障碍综合征分型。分为单相速发型、双相迟发型和反复型。

（1）单相速发型：是在感染或心、脑、肾等器官慢性疾病急性发作诱因下，先发生单一器官功能障碍，继之在短时间内序贯发生多个器官功能障碍。

（2）双相迟发型：是在单相速发型的基础上，经过一个短暂的病情恢复和相对稳定期，在短时间内再次序贯发生多个器官功能障碍。

（3）反复型：是在双相迟发型的基础上，反复多次发生多器官功能障碍综合征。

（三）预后

多器官功能障碍综合征病情危重，可发展为不可逆的多器官功能衰竭，尚无有效特异的治疗方法，预后差。病死率随着功能衰竭器官数量的增加而上升，总病死率约40%，其中，2个器官功能衰竭为52%～65%，3个器官功能衰竭达84%，4个或4个以上器官功能衰竭者几乎达100%。

五、辅助检查

由于受累功能障碍器官的不同及器官功能障碍的程度不同，多器官功能障碍综合征的临床表现缺乏特异性，临床辅助检查的重点就特别强调对各器官生理、生化指标监测和影像学及其他特殊检查，如血流动力学监测、呼吸功能监测、消化系统功能监测、肾脏功能监测、凝血功能监测、中枢神经系统监测等，以尽早明确多器官功能障碍综合征的诊断，早期治疗干预。

六、诊断思路

现在还没有明确、统一的多器官功能障碍综合征诊断标准，以往关于多器官功能障碍综合征的诊断多是在器官功能障碍的晚期阶段，即多器官功能衰竭的诊断标准，但标准相差较大，包括的器官数量也不一致。多器官功能障碍综合征的演变常为序贯性变化，多以某一器官开始，而后其他器官发生病变，呈多米诺效应。尽管多器官功能障碍综合征涉及面广，临床表现复杂，但多器官功能障碍综合征具有以下显著特征：

1. 发病前器官功能基本正常，或器官功能受损但处于相对稳定的生理状态。

2. 发生功能障碍的器官往往不是原发致病因素直接损害的器官，而是发生在损伤器官的远隔器官。

3. 从初次打击到发生器官功能障碍在时间上有一定的间隔，常超过24 h，多者为数天。

4. 器官功能障碍的发生呈序贯特点，原发因素所致器官损害后，远隔器官功能障碍接踵而至，最先受累的器官常见于肺和消化器官。

5. 病理变化常缺乏特异性，器官病理损伤和功能障碍程度不相一致。

6. 休克、感染、创伤、急性脑功能障碍（心跳呼吸骤停复苏后、急性大面积脑出血）、大手术等是其主要病因，但休克本身并不是多器官功能障碍综合征。

7. 早期呈高排低阻的高动力状态，晚期呈低排高阻循环系统的特征。

8. 高氧输送和氧利用障碍及内脏器官缺血缺氧，使氧供需矛盾尖锐。

9. 持续高代谢状态和能源利用障碍。

10. 内环境紊乱，尤其是与O_2、CO_2、酸碱、血糖、电解质等失衡有关。

11. 一旦治愈可不遗留器官损伤的痕迹，也不转为慢性。

七、临床诊断

一般认为，多器官功能障碍综合征的主要诊断依据：

1. 有创伤、感染、大手术、休克、延迟复苏等诱发多器官功能障碍综合征的病史。

2. 存在全身炎症反应综合征和（或）代偿性抗炎反应综合征的临床表现。

3. 存在 2 个或 2 个以上系统或器官功能障碍。早期准确地判断全身炎症反应综合征和器官功能障碍是多器官功能障碍综合征诊断的关键。目前国内多采用参照 Fry 诊断标准的综合修订标准，见表 1-10-3。1995 年，Marshall 提出多器官功能障碍综合征评分系统，见表 1-10-4，可用于多器官功能障碍综合征严重程度及动态变化的客观评估，并得到了广泛应用。根据此系统评分，多器官功能障碍综合征计分分数与病死率呈显著正相关，对多器官功能障碍综合征临床预后的判断有一定的指导意义，见表 1-10-5。但 Marshall 评价未包括胃肠功能障碍评分，因而影响了临床应用。1995 年，中国中西医结合急救医学会庐山会议通过我国的多器官功能障碍综合征诊断评分标准，将器官数增加为 9 个，在 2015 年已重修，见表 1-10-6。另外，Sauaia 的创伤后评分、损伤严重程度评分法和全身性感染相关器官功能障碍评分等也可作为评价创伤后器官功能障碍和脓毒症严重程度的早期诊断方法。

表 1-10-3　多器官功能障碍综合征的诊断标准

器官或系统	诊断标准
循环系统	SBP<90 mmHg，并持续 1 h 以上，或循环需要药物支持方能维持稳定
呼吸系统	急性起病，$PaO_2/FiO_2 \leqslant 200$ mmHg（已用或未用 PEEP），胸部 X 线片见双肺浸润，$PCWP \leqslant 18$ mmHg，或无左房压升高的证据
肾脏	SCr 浓度>177 μmol/L（2 mg/100 mL）伴有少尿或多尿，或需要 HD
肝脏	血清 TBil>34.2 μmol/L（2 mg/100 mL），ST 在正常值上限的 2 倍以上，或有 HE
胃肠道	UATH，24 h 出血量>400 mL，或不能耐受食物，或消化道坏死或穿孔
血液系统	血小板计数<50×10^9/L 或减少 25%，或出现 DIC
代谢	不能为机体提供所需能量，糖耐量降低，需用胰岛素；或出现骨骼肌萎缩、无力
中枢神经系统	GCS<7 分

注：SBP：收缩压；PaO_2：动脉血氧分压；FiO_2：吸入氧浓度；PEEP：呼气末正压；PCWP：肺毛细血管楔压；SCr：血清肌酐；HD：血液透析；TBil：总胆红素；ST：血清转氨酶；HE：肝性脑病；UATH：上消化道出血；DIC：弥散性血管内凝血；GCS：格拉斯哥昏迷评分。

表 1-10-4　Marshall 多器官功能障碍综合征计分法评估系统

系统或器官	0	1	2	3	4
呼吸系统（PaO_2/FiO_2，mmHg）	>300	226~300	151~225	76~150	$\leqslant$75
肾（SCr，μmol/L）	$\leqslant$100	101~200	201~350	351~500	>500
肝（TBil，μmol/L）	$\leqslant$20	21~60	61~120	121~240	>240
心血管（PAR，mmHg）	$\leqslant$10	10.1~15	15.1~20	20.1~30	>30
血液（血小板，$\times 10^9$/L）	>120	81~120	51~80	21~50	$\leqslant$20
中枢神经系统（GCS）	15	13~14	10~12	7~9	$\leqslant$6

注：PaO_2：动脉血氧分压；FiO_2：吸入氧浓度；SCr：血清肌酐；TBil：总胆红素；PAR：压力校正心率＝心率×右房压（或中心静脉压）/平均动脉压；GCS：格拉斯哥昏迷评分，如使用镇静剂或肌松剂，除非存在内在的神经障碍证据，否则应做正常计分。

表 1-10-5　多器官功能障碍综合征评分系统分数与病死率的关系

分数（分）	病死率（%）
0	0
9～12	25
13～16	50
17～20	75
>20	100

表 1-10-6　我国多器官功能障碍综合征的诊断评分标准

受累器官	诊断依据	评分（分）
外周循环	无血容量不足；60 mmHg≤MAP<70 mmHg，尿量≈40 mL/h；低血压时间持续 4 h 以上	1
	无血容量不足；50 mmHg≤MAP<60 mmHg；20 mL/h≤尿量<40 mL/h；肢体冷或暖，无意识障碍	2
	无血容量不足；MAP<50 mmHg；尿量<20 mL/h；肢端冷或暖，多有精神恍惚	3
心	心动过速；体温升高1℃，心率升高15～20 次/min；ME 正常	1
	心动过速；ME 异常室性	2
	心动过速；Vf；AVB-Ⅱ 或 AVB-Ⅲ；SCA	3
肺	呼吸频率 20～25 次/min；吸空气 60 mmHg<PaO_2≤70 mmHg；PaO_2/FiO_2≥300；P（A-a）O_2（FiO_2 100%）>25～50 mmHg；胸部 X 线片正常（具备 5 项中 3 项即可）	1
	呼吸频率>28 次/min；吸空气 50 mmHg<PaO_2≤60 mmHg；$PaCO_2$<35 mmHg；PaO_2/FiO_2≤300；100 mmHg<P（A-a）O_2（FiO_2 100%）<200 mmHg；胸部 X 线片显示肺泡实变≤1/2 肺野（具备 6 项中 3 项即可）	2
	呼吸窘迫，呼吸频率>28 次/min；吸空气 PaO_2≤50 mmHg；$PaCO_2$<45 mmHg；PaO_2/FiO_2≤200；P（A-a）O_2（$FiO_2$100%）>200 mmHg；胸部 X 线片显示肺泡实变>1/2 肺野（具备 5 项中 3 项即可）	3
肾	无血容量不足；尿量≈40 mL/h；尿 Na^+、SCr 正常	1
	无血容量不足；20 mL/h<尿量<40 mL/h；利尿剂冲击后尿量增多；尿 Na^+ 20～30 mmol/L、SCr≈176.8 mmol/L	2
	无血容量不足；无尿或少尿，尿量<20 mL/h；利尿剂冲击后尿量不增多；尿 Na^+>40 mmol/L、SCr>176.8 mmol/L。非少尿 RF 者：尿量>600 mL/24 h，但 SCr>176.8 mmol/L，尿比重≤1.012	3
肝脏	ALT>正常值两倍以上；17.1 μmol/L（1 mg/dL）<血清 TBil<34.2 μmol/L（2 mg/dL）	1
	ALT>正常值两倍以上；血清 TBil>34.2 μmol/L（2 mg/dL）	2
	肝性脑病	3
胃肠道	腹部胀气；肠鸣音减弱	1
	高度腹部胀气；肠鸣音近于消失	2
	PIO；应激性溃疡出血（具备 2 项中 1 项即可）	3

续表

受累器官	诊断依据	评分（分）
凝血功能	血小板计数<100×10⁹/L；纤维蛋白原正常；PT 及 APTT 正常	1
	血小板计数<100×10⁹/L；纤维蛋白原≥2～4 g/L；PT 及 APTT 比正常值延长≤3 s；优球蛋白溶解>2 h；全身性出血不明显	2
	血小板计数<100×10⁹/L；纤维蛋白原<2 g/L；PT 及 APTT 比正常值延长>3 s；优球蛋白溶解<2 h；全身性出血表现明显	3
脑	兴奋或嗜睡；语言呼唤能睁眼；能交谈；有定向障碍；能听从命令	1
	疼痛刺激能睁眼；不能交谈；语无伦次；疼痛刺激有屈曲伸展反应	2
	对语言无反应；对疼痛刺激无反应	3
代谢	血糖<3.9 mmol/L 或>5.6 mmol/L；血 Na⁺<135 mmol/L 或>145 mmol/L；pH 值<7.35 或>7.45	1
	血糖<3.5 mmol/L 或>6.5 mmol/L；血 Na⁺<130 mmol/L 或>150 mmol/L；pH 值<7.2 或>7.5	2
	血糖<2.5 mmol/L 或>7.5 mmol/L；血 Na⁺<125 mmol/L 或>155 mmol/L；pH 值<7.1 或>7.55。以上标准均需持续 12 h 以上	3

注：MAP：平均动脉压；ME：心肌酶谱；VT：室性心动过速；Vf：心室颤动；AVB-Ⅱ：Ⅱ度房室传导阻滞；AVB-Ⅲ：Ⅲ度房室传导阻滞；SCA：心搏骤停；PaO₂：动脉血氧分压；FiO₂：吸入氧浓度；P（A-a）O₂：肺泡-动脉氧分压差；SCr：血清肌酐；RF：肾功能衰竭；ALT：丙氨酸氨基转移酶；TBil：总胆红素；PIO：麻痹性肠梗阻；PT：凝血酶原时间；APTT：活化部分凝血活酶时间。

八、鉴别诊断

鉴别诊断须排除以下情况。

1. 器官功能障碍所致相邻器官并发症，如"肝肾综合征""肝性脑病""肺性脑病""心源性肺水肿"等，以上均有简单而明确的病理生理过程，缺乏由全身炎症反应综合征导致远隔器官功能障碍的临床表现。

2. 多种病因作用分别所致多个器官功能障碍的简单相加，常见于老年多发慢性疾病的晚期改变。

3. 恶性肿瘤、系统性红斑狼疮等全身性疾病终末期多器官功能受累，受损器官有与原发病一致的特征性病理损害。

九、救治方法

由于对多器官功能障碍综合征发病机制尚未完全阐明，对多器官功能障碍综合征缺乏特效治疗方法，因此其治疗策略仍然以对器官功能的监测和支持治疗为主。支持治疗主要是纠正器官功能障碍已经造成的生理紊乱，防止器官功能进一步损害。预防多器官功能障碍综合征的发生和发展是降低其病死率的最重要的方法。多器官功能障碍综合征病情复杂，涉及多个器官和系统，治疗矛盾多，目前没有固定的治疗模式。治疗原则：控制原发病，去除诱因；合理应用抗生素；加强器官功能支持和保护；改善氧代谢，纠正组织缺氧，改善微循环；重视营养和代谢支持治疗；免疫和炎症反应的调节治疗；防止并发症；中医药治疗。

（一）控制原发病，去除诱因

控制原发病是多器官功能障碍综合征治疗的关键。及时有效地处理原发病，可减少、阻断炎症递质或毒素产生释放，防治休克和缺血-再灌注损伤。创伤患者采取彻底清创，预防感染；严重感染的患者，清除感染灶、坏死组织、烧伤焦痂等，应用有效的抗生素；胃肠道胀气的患者，要及时胃肠减压和恢复胃肠道功能；休克患者应快速和充分液体复苏，显性失代偿性休克和隐性代偿性休克均应该及早纠正，这对于维持胃肠道黏膜屏障功能具有重要意义。

（二）器官功能支持和保护

1. 呼吸。肺是敏感器官，氧代谢障碍是多器官功能障碍综合征的重要特征之一。急性呼吸窘迫综合征时肺泡表面活性物质破坏，肺内分流量增大，肺血管阻力增加，肺顺应性下降，导致动脉血氧分压降低、随着病程迁延、炎性细胞浸润和纤维化形成，治疗更棘手。在支持疗法中维持呼吸功能的稳定非常重要，目前支持组织氧利用的手段有限，治疗重点在于维持呼吸道通畅，去除分泌物，必要时行气管插管或气管切开，支持氧输送和降低氧耗。氧输送反映循环、呼吸支持的总效果，主要与血红蛋白、动脉血氧饱和度和心排血量相关，$DO_2 = 1.38 \times Hb \times SaO_2 \times CO$，多器官功能障碍综合征时最好维持 $DO_2 > 550$ mL/(min·m²)。

（1）提高氧输送的方法：①通过氧疗或机械通气（小潮气量通气，必要时采用呼气末正压）以维持动脉血氧饱和度 $> 90\%$，增加动脉血氧合；②维持有效的心排血量 [> 2.5 L/(min·m²)]：适当补充循环血容量，必要时应用正性肌力药物支持心血管功能；③增加血红蛋白浓度和红细胞比积，以前者 > 100 g/L、后者 $> 30\%$ 为目标。

（2）降低氧耗的措施：①对于发热患者，及时使用物理方法和解热镇痛药等手段降温；②给予合并疼痛和烦躁不安的患者有效的镇静和镇痛；③对于惊厥患者，须及时控制惊厥；④呼吸困难患者，采用机械通气呼吸支持的方法，降低呼吸做功。呼吸机辅助呼吸应尽早使用，加用呼气末正压时寻找最佳值，避免对心脏、血管、淋巴系的影响，压力宜渐升缓降。由于急性呼吸窘迫综合征大量肺泡萎陷，严重者只有 30% 肺泡参与通气，故有"小肺"或"婴儿肺"之称。潮气量宜小，$5 \sim 7$ mL/kg，防止气压伤和肺部细菌和其他病原体向血液扩散。吸氧浓度不宜超过 60%，长时间（> 24 h）吸纯氧可发生氧中毒和肺损害。加强气道湿化和肺泡灌洗是清除呼吸道分泌物，防治肺部感染，保护支气管纤毛运动的一项重要措施。避用呼吸兴奋药，而合理应用激素、利尿剂、支气管解痉药和血管扩张剂，对急性呼吸窘迫综合征治疗有好处。纤维支气管镜肺灌洗对于控制感染、清除气道分泌物、改善通气是一有效治疗方法。体外膜肺氧合已经越来越多地应用于临床，主要适用于各种原因引起的心脏呼吸骤停、急性严重心力衰竭、急性呼吸衰竭等。体外膜肺氧合的使用还需要进一步深入研究。

2. 循环。多器官功能障碍综合征常发生心功能不全、血压下降、微循环瘀血、动静脉短路开放血流分布异常、组织氧利用障碍，故应对心功能及其前、后负荷和有效血容量进行严密监测，确定输液量、输液速度，血管活性药合理搭配。静脉液体复苏是多器官功能障碍综合征患者救治的重要组成部分，及时有效的液体复苏对于最终治疗结果有决定性作用，其治疗目标是纠正有效血容量不足。对严重脓毒症或脓毒症引起的组织低灌注综合征（中心静脉血氧饱和度低或乳酸水平增加），一经诊断应立即开始液体复苏，而不应等到器官功能衰竭后才开始治疗。既往脓毒症指南提出早期目标导向治疗概念，提出 6 h 内应达到：①中心静脉压 $8 \sim 12$ mmHg；②平均动脉压 $\geqslant 65$ mmHg；③尿量 $\geqslant 0.5$ mL/(kg·h)；④中心静脉血氧饱和度 $\geqslant 70\%$ 或混合静脉血氧饱和度 $\geqslant 65\%$。然而 ProCESS、ARISE、PROMISE 3 项临床试验 4 500 例汇聚病例未发现早期目标导向治疗改善患者结局，这些年来脓毒症死亡率的下降归因于在其他方面的医疗进步，而不是早期目标导向治疗。中心静脉压、中心静脉血氧饱和度在指导液体反应性上并无依据，因而不能用于指导液体复苏。

对于多器官功能障碍综合征合并感染性休克时推荐使用晶体液进行液体复苏（对于低血压和血乳

酸≥4 mmol/L 则至少 30 mL/kg)。对于胶体液（如人血白蛋白），相对于晶体液并没有明确的优势，但是当患者输注大量晶体液时，还是需要一些人血白蛋白那样的胶体液保证渗透压。但是应避免患者出现高氯血症和使用淀粉类胶体液（如羟乙基淀粉）。因为高血氯性代谢性酸中毒会降低肾血流量，淀粉类胶体液也会损伤肾小管，两者都有引发急性肾损伤的风险。使用升压药物是为了将平均动脉压维持在 65 mmHg 以上。种类包括去甲肾上腺素、多巴胺、肾上腺素、血管升压素等，对于存在感染性休克首选去甲肾上腺素，而多巴胺可在患者快速心律失常和相关性心动过缓的风险较低时考虑。心源性休克可以选择多巴胺或者去甲肾上腺素。强心药可以选择多巴酚丁胺、多巴胺和左西孟旦。

3. 肾脏。注意扩容和血压维持，避免或减少用血管收缩药，保证和改善肾血流灌注，小剂量多巴胺和酚妥拉明、硝普钠等扩肾血管药物，可以保护肾脏，阻止血清尿素氮、血清肌酐上升。呋塞米等利尿药剂对防治急性肾功能衰竭有一定疗效，但过大剂量反而有损于肾实质。减少或消除肾毒性物质对肾功能损害的影响，慎重进行造影检查，尽量不使用造影剂。对肾功能衰竭患者，可采用血液净化的方法。研究表明，对于存在血流动力学不稳定因素的重症监护病房患者来说，持续性肾脏替代治疗较间断血液透析方便且疗效好，更为适宜。

4. 胃肠。多器官功能障碍综合征的研究热点转移至消化道，其难点是防治肠源性感染及其衰竭。多器官功能障碍综合征患者易发生应激性溃疡、消化道出血，应早期给予胃黏膜保护剂、胃酸抑制药物（H_2-受体拮抗剂或质子泵抑制剂）。但对于多器官功能障碍综合征胃酸低下者不利，反而促使肠道细菌繁殖、黏膜屏障破坏、毒素吸收、细菌移居，加剧多器官功能障碍综合征发展。硫糖铝是黏膜保护剂，不抑制胃酸分泌，故不会改变胃内酸度，是一种很好地预防和治疗应激性溃疡的药物。尽可能早期恢复肠内营养，以促进胃肠功能恢复。

对于急性消化道出血的患者，早期内镜检查既能治疗出血又能鉴别出血原因，如应激性胃黏膜病变、消化性溃疡或食道静脉曲张。对多数应激性胃黏膜病变患者，单独药物治疗出血即能停止。由于是弥散性出血，血管造影或内镜下止血的实用价值较少。

应用大剂量维生素 C 等氧自由基清除剂对保肝和体内清除氧自由基有益，可减轻胃肠道缺血-再灌注损伤。可给予益生菌微生态制剂恢复肠道微生态平衡。

5. 肝脏与凝血。肝功能衰竭是一种严重的、威胁生命的病症，至今仍无完全有效的治疗方法，因此，首要方法是预防肝功能衰竭。肝功能支持治疗是预防肝脏损害的重要方法，包括持续、充分的输氧及迅速、有效的复苏，排除或根除感染源，行清创术以切断坏死组织的进一步炎症反应及早期肠内营养支持以提供肝脏用于合成的原料等。目前尚缺乏特异有效的保肝护肝药物，多用能量合剂/极化液、新鲜血制品/人血白蛋白、多种维生素特别是大量维生素 C 静脉滴注。谷胱甘肽是细胞内主要的抗氧化剂，主要在肝内合成。还原型谷胱甘肽可以清除氧自由基，或与有毒物质结合使其失去活性，增加肝细胞膜对氧自由基的耐受性，使肝细胞膜稳定性增加，肝功能的指标明显好转，而且肝组织中脂肪沉淀及细胞坏死的程度也明显减轻，具有保护肝功能的效应。

对于不可逆性严重肝功能衰竭患者，肝移植是唯一的治疗选择。然而，由于肝脏供血严重缺乏，等待肝移植时间长，因此，有研究者尝试用人造肝脏支持系统以便提供完全的代谢、血流动力学和生理学方面的支持，直到肝脏本身的再生或等到一个可供移植的肝脏。

弥散性血管内凝血本身不是一种疾病，而是一种临床特征，有时是各种疾病严重的甚至是致命的并发症。对弥散性血管内凝血须早检查早治疗，目前的治疗仍是经验性的，重点在以下几点：

（1）迅速鉴别原发基础疾病，并做适当处理（迅速使用广谱抗生素，脓肿切开引流，细菌性脓毒症患者去除血管导管等）。

（2）补液保证足够的血压，保证微循环血流量。

（3）适当输血保证足够的组织含氧量（保持血红蛋白≥10 g/L）并吸氧。

快速抗凝剂如肝素对弥散性血管内凝血是一种合理的治疗方法，不仅用于高凝期，而且也可在纤溶期使用，但剂量宜小。给药方法采用静脉持续滴注，避免血中肝素浓度波动。开始使用肝素时剂量宜在 $10\sim15\,U/(kg\cdot h)$，逐渐增加剂量，直到弥散性血管内凝血的实验室异常指标改善（如血小板计数、凝血酶原时间、纤维蛋白原）。肝素在多器官功能障碍综合征中应用须谨慎，一旦过量出血，难以处理，过量者可用鱼精蛋白对抗。对于多器官功能障碍综合征患者低分子量肝素的疗效比肝素优越，且大量异常出血的风险更小，但价格贵。

血小板悬液，新鲜全血或冰冻血浆、冷沉淀物、凝血酶原复合物和各种凝血因子等补充及活血化瘀中药均有较好疗效。

（三）合理使用抗生素

预防和控制感染，尤其是肺部感染、院内感染及肠源性感染。危重患者一般需要联合用药，应选用抗革兰阴性杆菌为主的广谱抗菌药，采用"降阶梯治疗"的策略，在经验性治疗的同时，尽快明确病原菌为目标治疗。尽量少用高档抗生素，并注意防止菌群失调和真菌感染，采用降阶梯治疗仅用严重感染者。使用抗生素应注意对肠道厌氧菌的保护，因为这是一道有效地抑制肠道需氧致病菌黏附黏膜并获得入侵位点的生物学屏障。因此，除有明确指征，一般不宜使用有抗厌氧菌活性的抗生素。结核杆菌在多器官功能障碍综合征有抬头趋势。警惕肠源性或呼吸机相关性肺炎和深静脉插管引起的感染。

（四）营养与代谢管理

多器官功能障碍综合征机体常处于全身炎性反应高代谢状态，呈现高代谢、高分解为特征的代谢紊乱，热能消耗极度增加。由于体内儿茶酚胺、肾上腺素、高血糖素等升血糖激素分泌亢进，而内源性胰岛素分泌相对减少；又因肝功能受损，治疗中大剂量激素应用和补糖过多导致难治性高糖血症和机体脂肪利用障碍，造成支链氨基酸消耗过大，组织肌蛋白分解，出现负氮平衡。救治中需要按照高代谢的特点补充营养，并且对导致高代谢的各个环节进行干预，代谢支持和调理的要求如下：

1. 增加能量供给，注意氮和非蛋白氮能量的比例，使热/氮比值保持在 $100:1$ 左右，提高支链氨基酸的比例。能量供给中蛋白：脂肪：糖的比例一般要达 $3:4:3$。使用中、长链脂肪酸而不用长链脂肪酸可减少肺栓塞和肝损害，且能提供热能，防治代谢衰竭，以提高脂肪的利用，并且尽可能地通过胃肠道摄入营养。深静脉营养很重要，但不能完全代替胃肠营养，须合理掌握，重视纠正酸碱、水电解质失衡。腹部手术者行空肠造瘘，早期肠内营养是一合理方案。

2. 代谢支持既要考虑器官代谢的需求，又要避免因底物供给过多加重器官的负担。

3. 代谢调理是从降低代谢率促进蛋白质合成的角度，应用某些药物干预代谢。常用药物有环氧酶抑制剂吲哚美辛，抑制前列腺素合成，降低分解代谢，减少蛋白分解；应用重组人生长激素和生长因子，促进蛋白合成，改善负氮平衡。

（五）免疫调理治疗

基于炎症递质的失控性释放是多器官功能障碍综合征本质的认识，拮抗炎症递质和免疫调节治疗是多器官功能障碍综合征治疗的重要策略。免疫调理的目的是恢复 SIRS/CARS 的平衡。一般认为，从靶细胞活化至炎性细胞因子的产生、释放这一过程中存在多处阻断环节，即诱导阶段、细胞因子合成和分泌阶段、细胞因子瀑布效应阶段、次级递质释放和效应细胞损害阶段。根据细胞因子诱生的环节对这些阶段可进行相应的干预。近年来针对各种炎症递质采取了多种治疗对策，如应用各种类毒素抗体、肿瘤坏死因子-α 抗体、可溶性肿瘤坏死因子-α-受体及白介素-1 受体拮抗剂、E-选择素抗体、LTB4 受体拮抗剂等对抗递质的治疗，但均未取得满意疗效。也可应用抗炎症反应药物乌司他丁和自由基清除剂。抗氧化剂有 3 类：

1. 酶类。包括超氧化物歧化酶、过氧化物酶、谷胱甘肽过氧化酶、硒。

2. 非酶类。包括谷胱甘肽、N-乙酰半胱氨酸、维生素 E、维生素 C，其中认为 N-乙酰半胱氨酸能改善多器官功能障碍综合征患者的预后。

3. 血浆。血浆中抗氧化作用的成分主要是铜蓝蛋白和转铁蛋白。

（六）中医药治疗

中医运用清热解毒、活血化瘀、扶正养阴等理论，采用大黄、当归、黄芪等中药组方，或用大承气汤等，具有降低肠道毛细血管通透性，减少炎症渗出；保护肠黏膜的屏障作用，阻止肠道细菌及毒素移位；促进肠道运动，解除梗阻，加速肠道细菌及毒素排出体外等作用。可用来防治全身炎症反应综合征向多器官功能障碍综合征转化，具有一定的临床效果。中医药干预治疗还需大量实验及临床观察，但已显现出良好的前景，如有证据显示中药"血必净"在脓毒症和多器官功能障碍综合征中的有益效果。

十、诊疗探索

（一）体外膜肺氧合

体外膜肺氧合是体外辅助技术的一种，将静脉血引流到体外，经膜肺氧合后由驱动泵泵回体内，起到心肺辅助的作用。体外膜肺氧合分为呼吸支持和心肺支持，呼吸支持模式操作简单，基本无须进行外科插管；心肺支持模式适合心肺功能都损伤的患者。而对无心脏损害的重症急性呼吸窘迫综合征患者，呼吸支持模式则是最佳选择。体外膜肺氧合可纠正进行性低氧血症、清除二氧化碳，从而救治严重急性呼吸窘迫综合征。体外膜肺氧合只是支持手段，并不是治疗原发病的主要手段，通常面对的是最难以处理的呼吸衰竭，尤其是重症急性呼吸窘迫综合征患者严重的低氧血症；因此，患者的评估和选择就变得尤为重要，治疗时机的选择也是体外膜肺氧合能否成功及影响预后效果的主要因素。体外膜肺氧合呼吸支持相对于传统机械通气的优势在于：①体外膜肺氧合可辅助维持氧合和清除二氧化碳，为下调呼吸机参数提供了巨大空间，且体外膜肺氧合支持下的通气策略可调整为平台压不超过 $30\ cmH_2O$、呼气末正压限制于 $5\sim15\ cmH_2O$、潮气量限制于 $4\sim6\ mL/kg$，这些指标都有效避免了传统机械通气造成的呼吸机相关性损伤并可同时维持肺开放；②体外膜肺氧合可辅助早期拔除气管插管，以避免人工气道的相关感染，同时低水平的呼吸机参数设置可减少镇静药物的应用，有利于患者的自主咳嗽反射及胃肠道功能的恢复；③体外膜肺氧合治疗过程中通过对呼吸机参数的严格设定，减少气压伤的出现，减少细胞因子及炎性递质释放，进而尽量避免全身炎症反应所导致的其他脏器功能损害。体外膜肺氧合支持技术中的氧合器起关键作用，其功能是将非氧合血氧合成氧合血，将静脉血在流经肺之前进行部分气体交换，弥补了肺功能不足，代替肺的氧合功能，增加肺充分恢复的时间。从体外膜肺氧合的通气策略中也可看出更多的是强调维持肺泡开放，让肺休息。体外膜肺氧合是真正意义的"人工肺"，可使肺处于休息状态，避免严重低氧血症时高机械通气条件造成的呼吸机相关肺损伤，具有机械通气所无法比拟的优势。

（二）血液净化治疗

近年来血液净化技术日渐成熟，临床应用不再局限于是否合并肾功能衰竭，已逐渐从过去的肾脏替代治疗转变为现在的多系统支持疗法，在临床危重症特别是全身炎症反应综合征及多器官功能障碍综合征的治疗中广为应用。连续性血液净化是指所有缓慢连续清除体内水和溶质的一组治疗方式。目前治疗多器官功能障碍综合征常用的连续性血液净化方法包括连续性静脉-静脉血液透析、连续性静脉-静脉血液透析滤过、高容量血液滤过、血浆置换、超高通量血液净化、连续性血浆滤过吸附等。连续性静脉-静脉血液透析和高容量血液滤过在临床上应用较多，尤其后者在清除炎症递质和细胞因子和循环中的内毒素、减轻炎性反应阻断全身炎症反应综合征继续发展及多器官功能障碍综合征的进一步恶化上，取得了很好的效果。在高容量血液滤过治疗多器官功能障碍综合征后，血浆白介素-1β 水平即有显著下降，而白介素-10 在治疗开始后明显下降，此后维持在稳定的水平，表明 HVHF 可明显降低血液循环中白介素-1β 的浓度，从而下调淋巴细胞膜表面 Fas 的表达，Caspase-3 激活减少，使淋巴细胞凋亡率下降，使机体免疫抑制状态得到改善，从而对多器官功能障碍综合征起到一定的防治作用，高容量血液滤过治疗可以调节脓毒症的免疫功能失常，而不仅局限于清除炎症因子。

不同的连续性血液净化治疗方式有其独特的溶质清除特点，对病情不同的患者在营养支持的选择上必须个体化。文献报道连续性血液净化治疗重症监护病房中多器官功能障碍综合征患者可达到等渗清除水分、降低体温、提供营养支持、稳定血流动力学等目的，患者耐受性较好。总之，连续性血液净化更符合人体生理，应用范围已超出肾脏替代治疗的局限性，值得在临床上应用并推广。

十一、病因治疗

治疗疾病的症状或临床表现仅仅是一种姑息、非特异性治疗，关键问题在于区分特定疾病与代表着一组疾病共有的并发症。预防多器官功能障碍综合征是最好的治疗措施。快速足量的扩容补液、足够的营养支持、适当的抗生素应用和积极的呼吸管理对于逆转多器官功能障碍综合征非常重要。在手术和外伤患者中，正确的诊断、良好的术前准备、最佳的手术时机、合适的麻醉和监护、准确无误的技术操作、严格无误的术后监护可将多器官功能障碍综合征的危险降到最低。积极的正常器官功能支持和防止并发症是预防多器官功能障碍综合征的最大希望所在。

十二、最新进展

线粒体作为细胞内有氧呼吸的主要场所，除通过氧化磷酸化产生能量、调控细胞的代谢外，对细胞内钙离子平衡、氧化应激、细胞凋亡、激素合成等也具有调控作用。基础和临床研究证实，线粒体功能障碍在危重症多器官功能损害中有重要作用，且线粒体功能障碍程度与患者的结局直接相关。在危重症多器官功能损害中，线粒体功能障碍主要表现为能量代谢障碍、氧化损伤、钙超载和细胞凋亡等。

能量代谢障碍被认为是危重症引起器官功能障碍的重要病理生理机制。细胞色素氧化酶亚单位 Ser58 磷酸化水平降低引起的能量代谢障碍被认为是导致脓毒症心肌功能障碍的原因；LPS 刺激可引起心肌细胞和肝细胞线粒体呼吸控制率降低，导致能量产生不足，是导致心脏和肝脏功能障碍的直接原因；此外，线粒体呼吸复合酶Ⅰ、Ⅱ、Ⅲ、Ⅳ的活性降低在危重症肾脏、神经功能损害中也得到证实。氧化损伤被认为是导致危重症多器官功能损害的重要因素。氧化损伤可启动多种病理生理过程：线粒体 DNA 突变、细胞凋亡，进一步引起细胞功能损伤。线粒体对维持细胞内钙离子平衡有重要作用，在多种刺激作用下，由于线粒体通透孔开放，线粒体相关钙通道如线粒体钙转运通道功能障碍，或由于内质网与线粒体之间的钙转运异常均可导致线粒体钙超载。线粒体钙超载可引起细胞凋亡进而引起细胞功能障碍。内毒素引起心肌损伤，与线粒体相关的钙超载有关。

目前针对危重症线粒体功能障碍提出了许多针对性的防治措施，也取得了一定的效果。针对氧化损伤提出了较多抗氧化措施，包括一些天然的抗氧化剂如维生素 C、维生素 E、辅酶 Q10、白藜露醇等；近年来也研究提出了一些靶向线粒体的、功能更强的抗氧化剂，包括 MitoQ、MitoGSH、Mito-TEMPO 等。MitoQ 是在线粒体内发挥作用的抗氧化剂，在心力衰竭、缺血性肾损害、肠道炎症中均得到证实；SS31 是一种靶向线粒体的新型抗氧化肽，在神经退行性变、缺氧性肾小管细胞损伤中的保护作用得到证实；MitoGSH 可直接恢复线粒体 GSH 水平发挥抗氧化作用，在心脏疾病中得到应用。在线粒体能量代谢障碍方面，提出了底物供应、改善线粒体呼吸链的措施以提高能量供应，如一种合成的抗菌肽，可以增强线粒体呼吸，增加细胞能量水平，减轻创伤脓毒症心肌功能损害。

刘宇 周荣斌 刘毅 张在其

第二节　失血性休克

一、基本概念

失血性休克是创伤患者常见而严重的并发症，在创伤及其他意外事件中较短时间内大量血液丢失，导致循环前负荷急剧下降，并且超出机体本身的代偿能力而出现的循环功能障碍。失血性休克在死亡原因分类中仅次于颅脑损伤，占总死亡人数的 20%～25%，是一种更危重的低容量性休克。此外，失血性休克是战、创伤救治的焦点问题。许多研究表明，50% 的战伤死亡是急性失血所致，而其中 20% 是可以通过有效复苏而得以逆转。根据失血量占体内总血容量的百分比可把其分为 3 级：急性失血量占体内血容量的 20% 以下为轻度失血；失血量占体内血容量的 20%～40% 为中度失血；失血量占体内血容量的 40% 以上为重度失血。

二、常见病因

临床上最常见的失血性休克原因有严重创伤、胃肠道大出血、大咯血、凝血机制障碍、产科大出血等。失血性休克发生的主要原因也随年龄段不同而不同，在 1～44 岁年龄段，交通事故外伤是导致失血性休克，甚至死亡的重要原因。

（一）重创伤

1. 战伤、自然灾害伤（地震、海啸等）；交通事故。
2. 大手术后。

（二）胃肠道大出血

1. 消化性溃疡。
2. 肝硬化。
3. 胃肠道肿瘤。

（三）大咯血

1. 支气管扩张。
2. 肺结核。
3. 支气管肺癌。

（四）凝血机制障碍

血友病。

（五）病理产科

产后大出血。

三、发病机制

（一）低血容量的全身性调节反应

当血容量的丢失超过全身血量的 15% 时，即可诱发全身性调节反应。包括：

1. 加压感受器反射。
2. 化学感受器反射。

3. 脑缺氧反应。

4. 内源性血管收缩物质的释放。

5. 内分泌腺对肾脏储盐储水功能的反应性调节。

6. 毛细血管再充盈反应。如果血容量继续丢失，接近全身血量的 50％，即要超出全身性调节反应的代偿能力，而使心、脑、肺、肝的血流灌注量减少，因而出现心功能不全、意识异常、低氧血症及乳酸中毒的进一步加重。至此，进入恶性循环，血压更加下降，心排血量更加减少，全身性组织血流灌注不良及代谢障碍更加严重。如得不到适当治疗，组织细胞的缺血性损害将不可逆转，患者将迅速死亡。

（二）稀释性凝血病

大量失血致凝血因子丢失、消耗，随之以大量液体复苏，浓缩红细胞输入，从而导致稀释性凝血病。

（三）血小板异常

失血导致血小板数量减少，红细胞比容＜20％时，血小板黏附性降低；体温＜34℃，血小板聚集障碍；低温时血小板合成促凝血素减少，以至血小板异常性凝血紊乱。

（四）消耗性凝血病

缺氧、低体温、低血容量、脑损伤及广泛肌肉损伤等是引发弥散性血管内凝血的危险因素。绝大多数弥散性血管内凝血的发生是通过组织因子途径实现的，如脑损伤、长管骨骨折容易发生脂肪栓塞，释放大量组织因子和磷脂使得机体凝血系统激活，诱发弥散性血管内凝血。

（五）死亡三角

低体温、酸中毒和凝血紊乱被称为"死亡三角"。失血性休克时，外周血管收缩、输入大量低温液体和库血等，易导致创伤后机体低体温；而低温可减少凝血酶的产生、血小板血栓和纤维蛋白凝块的形成，同时促进血栓溶解，从而诱发凝血紊乱。组织灌注不足、无氧代谢产生大量乳酸；由于枸橼酸盐的加入、糖酵解使得库血 pH 值降低（＜7），大量输血使得血液 pH 值降低，促进酸中毒和低钙血症产生。低温可加重酸中毒、促进凝血紊乱，酸中毒易导致凝血紊乱，三者间可相互促进、形成恶性循环。

四、临床特征

（一）战伤、自然灾害伤（地震、海啸等）、交通事故

这类创伤主要包含锐器伤、爆炸伤、坠落伤、挤压伤、冲击伤等。伤情有脏器穿孔或破裂、多发伤、复合伤、广泛性挫裂伤、脑损伤、胸腹联合伤、肝破裂、脾破裂、四肢开放性骨折等。一般病情重，出血量大，往往失血性休克合并脏器损害，死亡率极高。

（二）大手术后

胸、腹、躯干大手术后不久，患者突然出现休克临床表现，大多考虑手术后出血。必须立即检查手术部位是否损伤出血或缝合口出血，B超、X线、CT 和 MRI 都可发现，须及时止血或引流。

（三）消化性溃疡

患者原有消化性溃疡病史，突然出现呕血或解柏油样大便，伴有晕厥，出冷汗，血压下降。粪便潜血试验强阳性，急诊胃纤维内镜检查准确率可达 95％。

（四）肝硬化

患者平素有肝功能异常、脾肿大、食道静脉曲张、腹腔积液等。突然出现呕血和黑便，往往引起

失血性休克或诱发肝性脑病。休克主要为食管与胃底静脉曲张，导致静脉破裂出血，也可伴发急性胃黏膜糜烂或消化性溃疡所致。

（五）胃肠道肿瘤

胃肠道肿瘤患者突然上腹部疼痛，急性呕血或大量黑便，乃癌肿溃破累及血管所致。

（六）支气管扩张

幼年时发病，常有咳嗽、脓痰和痰血。突然大咯血，面色苍白，出冷汗，脉搏增快。

（七）肺结核、支气管肺癌

当肺结核空洞内血管瘤破裂或支气管肺癌侵及血管破裂时，可引起急性或致死性大咯血。

（八）血友病

血友病是一组遗传性出血性疾病，由单一凝血因子缺失或生物活性功能减低导致凝血活酶生成障碍所引起的。出血症状是血友病的主要表现，终身有轻微损伤或手术后长时间出血的倾向。急性期可创伤后出血、血尿、消化道出血、颅内出血、咯血等。

（九）产后出血

最常见的原因是子宫松弛，子宫体不能很好地收缩，使得胎盘部位持续地出血；宫颈/阴道裂伤；胎盘部分或全部残留，造成立即或滞后的出血。

五、辅助检查

（一）血流动力学

迄今，休克的监测与复苏的评估指标，血压、脉搏、脉压差和尿量仍是判断休克和指导复苏常用的指标。但是，在使用这些传统指标时，应注意血压不是反映休克最有效、最敏感的指标。在出现循环紊乱时，机体首先要确保血压稳定，治疗上，也常将血压的升高作为工作目标。在未控制出血的特殊情况下，"正常血压"不能视为满意的复苏参数，但必须保持略高于存活所需的最低值（平均动脉压 >65 mmHg），在彻底止血后仍应及时充分复苏。合并脑外伤休克时，则应不惜代价避免发生低血压，必须在监控颅内压的同时，维持足够的脑灌注压。实验证明，当心排量已大幅度下降时，血压至少 40 min 后才见下降；而心排量尚未完全恢复时，血压却最先恢复正常。相比之下，为维持血压稳定的代偿机制，如心率、脉压差、尿量等变化均较血压敏感。因此，应更重视这些代偿机制的变化，脉率增快、脉压差缩小、尿量少是早期休克和复苏不完全的表现。

调整前负荷对于所有类型休克的复苏均是第一应予以考虑的因素。中心静脉压通过压力值间接反映右心容量的多少，是临床普遍采用的容量监测措施。肺毛细血管楔压通过间接反映左心前负荷，被认为更能准确反映全身容量状况。尽管中心静脉压和肺毛细血管楔压在临床上均得到普遍应用，但都是通过压力间接反映容量状况，在复杂情况下其可靠性及临床价值受到一定的限制。

（二）氧输送

心排血量是衡量心脏功能状况的综合性指标，成人正常值为 $4\sim6$ L/min。近 10 年来的研究表明，正常值的心排血量并不一定是适宜的心排血量，在失血性休克等应急状态下，正常值的心排血量与"适宜的"心排血量相比可能偏低。大量研究表明，有较好预后的患者通常有超正常化的心排血量与氧输送。氧输送、氧耗、动脉血氧含量、混合静脉血氧含量的计算公式分别如下：①$DO_2 = 1.34 \times SaO_2 \times Hb \times CO$（L/min）$\times 10$；②$VO_2 = (CaO_2 - CvO_2) \times CO$（L/min）$\times 10$；③$CaO_2 = 1.34 \times SaO_2 \times Hb$；④$CvO_2 = 1.34 \times SvO_2 \times Hb$。$DO_2$ 正常值为 $520\sim720$ mL/（min·m²），VO_2 正常值为 $100\sim180$ mL/（min·m²）。

（三）动脉血乳酸

血乳酸定量检测在休克复苏监测中具有重要价值。动脉乳酸正常值为 1 mmol/L，在危重患者允许达 2 mmol/L。休克和低灌注导致有氧代谢减少，无氧代谢迅速增加，血乳酸堆积形成高乳酸血症。反之，高乳酸血症早期迅速恢复正常（12～24 h），或复苏早期有较好的乳酸清除率，常提示有较好的预后。高乳酸血症也可见于应激、肝功能不全、碱中毒等情况。因此，高乳酸血症结合临床的动态监测有较大意义。

（四）胃肠黏膜内 PCO_2 值和 pH

临床上，胃肠道是创伤、休克等导致低灌注状态的最早受累器官，也是由此而来的多器官功能障碍综合征的始发器官，因此，胃肠黏膜内 PCO_2 值和 pH 值监测对于失血性休克复苏的监测具有重要意义。

有专家评估创伤后失血性休克重症患者的复苏指标，结果发现动态监测血乳酸、混合静脉血氧饱和度与氧输送可作为失血性休克的重症患者早期评估复苏效果的良好指标，而平均动脉压、中心静脉压、肺毛细血管楔压的变化与死亡组比较差异无显著性意义。

六、诊断思路

（一）询问病史

创伤及其他出血诱因对失血性休克的诊断很重要。应询问患者是否有出血性疾病史，有无外伤、外科手术史。消化性溃疡、肝硬化、胃肠道肿瘤、支气管扩张、肺结核、支气管肺癌、血友病等既往史的了解很重要，有利于医师的判断。

（二）出血量评估

成人的平均血容量占体重的 7%（或 70 mL/kg）。一个 70 kg 体重的人约有 5 L 的血液。为了指导容量复苏，可将失血分成 4 级，见表 1-10-7。Ⅰ级是非休克状态，而Ⅳ级是需立即治疗的严重阶段。

表 1-10-7　失血的分级

级别	失血量（mL）	失血量（%）	心率（次/min）	血压	呼吸频率（次/min）	尿量（mL/h）	神经系统
Ⅰ	≤750	≤15	≤100	正常	14～20	>30	正常
Ⅱ	750～1 500	15～30	100～120	下降	20～30	20～30	焦虑
Ⅲ	1 500～2 000	30～40	120～140	下降	30～35	5～20	萎靡
Ⅳ	>2 000	>40	>140	下降	>35	≤5	昏睡

（三）体格检查

1. 头颈部。出血部位一般都很明显。头皮血供很丰富，其外伤可即刻造成很严重的出血。颅内出血一般不造成休克。

2. 胸腔。出血进入胸腔（包括胸腔、纵隔及心包）可通过体格检查初步明确，但常需辅助检查以确诊。血胸患者可出现呼吸减弱，叩诊呈浊音。

3. 心包压塞。典型心包压塞三联征包括心音减弱、颈静脉搏动及低血压。

4. 腹部。肝脾外伤是失血性休克的常见病因。腹腔积血对腹膜是一种刺激，常存在腹膜炎，导致弥散性疼痛。然而意识改变或多发复合外伤的患者查体可无典型的症状和体征。进行性腹胀应高度怀疑腹腔内出血，有时可伴明显的消化道出血。

5. 盆腔。骨盆骨折可致大量出血，尤其应注意腹膜外出血。

6. 四肢。四肢出血部位常较显著，但某些部位的出血也可能较隐蔽。股骨骨折可导致大量出血。

7. 神经系统。可表现为激惹好斗，随后由于脑缺血缺氧，意识水平逐渐下降。创伤患者也可发生神经损伤的可能。

（四）辅助检查

1. 实验室检查。

（1）全血细胞分类计数和凝血功能：监测红细胞计数、血红蛋白、活化部分凝血活酶时间可检测患者是否存在凝血机制紊乱，严重的失血性休克可能存在凝血机制紊乱。

（2）动脉血气分析：评估酸碱及器官供血状态。

（3）动脉乳酸水平：评估组织灌注水平。

2. 影像学检查。

（1）X线检查：有助于发现血/气胸、主动脉瘤破裂及腹腔积气等。

（2）CT：可用于怀疑局部损伤时。腹部CT常用于评价腹腔或腹膜后损伤导致的出血，以及头颅CT了解颅内局部病变。

（3）超声检查：腹部超声能在床旁迅速判断游离性腹腔积液，对诊断某些特殊的实质器官损伤也有较大价值。胸部超声可确定血胸及心脏压塞。

（4）介入放射学：利用定向血管造影可明确出血及其出血部位，对某些患者还可施行栓塞治疗，介入放射学可对不同器官和血管出血进行止血治疗。

七、临床诊断

尽管失血性休克的原发病因不同，但失血性休克的诊断是相同的。失血性休克的共有的诊断标准：

1. 收缩压低于 85 mmHg。或原有高血压低于原基础水平 30 mmHg。仰卧位患者抬高双腿至 45°以上，收缩压血压可回升，心率可变缓，重度患者可无变化。

2. 仰卧位时，上肢下垂低于右房水平，表浅静脉微有充盈或不充盈。

3. 有下述一种或多种组织血流灌注不足的现象。①意识异常；②尿量＜20～30 mL/h；③皮肤指压苍白时间延长（＞2～3 s），四肢皮肤湿冷；④代谢性乳酸中毒。除此以外，不同的病因有不同的临床表现。

（一）战伤、自然灾害伤（地震、海啸等）、交通事故有明确的受伤史

1. 临床表现。①开放性出血或闭合性出血；②严重损伤可出现组织器官功能不全的表现，如急性呼吸窘迫综合征、挤压综合征、弥散性血管内凝血等。

2. CT 检查可发现不同部位的损伤及出血。

（二）大手术后

1. 大手术病史。

2. CT 等影像学检查可发现出血灶。

3. 手术部位穿刺可见血液。

（三）消化性溃疡

1. 临床表现。①平时有上腹痛、嗳气、返酸等；②呕血或黑便。

2. 钡餐检查有消化道壁龛。

3. 胃镜检查可见溃疡灶，HP 可阳性。

（四）肝硬化

1. 临床表现。①肝功能异常、脾大、腹腔积液等；②突然出现呕血和黑便，以呕血为主；③可伴

有烦躁、嗜睡、昏迷等。

2.食道吞钡检查可见食道与胃底静脉曲张,可伴有糜烂。

3.B超检查。肝脏缩小,光点增粗,脾脏增大。

4.实验室检查。①白细胞、血红蛋白和血小板均下降;②人血白蛋白下降,球蛋白升高;③活化部分凝血活酶时间延长。

(五)胃肠道肿瘤

1.病史。

2.急性呕血或大量黑便。

3.CT或胃镜证实消化道肿瘤。

(六)支气管扩张

1.临床表现。①常有咳嗽、脓痰和痰血;②肺部局限性湿啰音;③突然大咯血。

2.肺部CT检查可见扩张的支气管。

(七)肺结核

1.临床表现。①午后潮热、盗汗、消瘦;②咳嗽、咳痰、咯血等。

2.胸部X线检查有浸润病灶或空洞。

3.痰找抗酸杆菌可阳性。

4.结核纯蛋白衍生物皮试可阳性。

(八)支气管肺癌

1.支气管肺癌病史。

2.大咯血。

3.痰可找到脱落细胞。

4.X线或CT可见到占位病灶。

(九)血友病

1.临床表现。

(1)常有自发性出血或轻微创伤过度出血。

(2)急性期可创伤后出血、消化道出血、颅内出血、咯血等。

2.凝血酶原消耗试验,凝血活酶生成试验可作为确诊试验。

(十)产后大出血

胎儿娩出后24 h内,阴道出血量达400 mL以上。

八、鉴别诊断

显性出血导致休克,临床容易诊断。闭合性损伤导致的内出血及内脏器官病理性破裂出血,如肝破裂、脾破裂、胸腹腔内出血、异位妊娠等早期出现休克,临床应考虑到内脏出血的可能,及时做相应的影像学检查和穿刺。

九、救治方法

(一)治疗原则

失血性休克的关键在于及时予以容量复苏。复苏的主要目的是制止出血和恢复循环血量。同时进行积极的病因治疗。

（二）一般处理

应绝对卧床，尽量避免不必要的搬动。对危重患者立即给予生命体征监护，给予吸氧治疗。外伤出血须及时清创包扎、压迫止血。

（三）液体复苏治疗

1. 有效血容量。失血性休克救治的首要问题是尽早恢复有效血容量，维持基本组织灌流。有关研究资料报道，创伤、失血性休克 15 min 后便可以出现中性粒细胞的升高。低灌流＞45 min 可发生严重组织细胞缺氧性损害；而重度休克＞2 h 将发生广泛血管内皮结构和功能损害。出凝血功能障碍、激发全身炎症反应，甚至引起多器官功能障碍综合征。由此可见，复苏时机是复苏效果的决定性前提。临床上尤其是休克救治的早期很难准确判断失血量的多少。通常采用快速扩容观察患者对容量负荷试验的反应。方法是 30～60 min 内快速给予 1～2 L 晶体液，根据心率、循环血压、尿量及意识状态等临床指标的改变进一步调整补液的量和速度。值得强调的是，早期扩容治疗重要的是"量"而不是应用何种液体。

2. 复苏液的选择。复苏治疗时选择晶体液还是胶体液截至目前仍未达成共识。欧洲多数临床医师更倾向于应用胶体液复苏，其观点是：采用乳酸钠林格注射液等晶体液复苏所需液体量将是失血量的 7～10 倍，扩容效果差。大量的晶体液复苏后，血浆胶体成分如人血白蛋白等被稀释，胶体渗透压下降，血管内水向组织间渗透，导致组织水肿，可能加剧组织细胞进一步损伤，引起重要器官功能障碍，影响预后。此外，输入大量的晶体液可稀释血中血小板、凝血因子浓度，可能引起凝血功能障碍，甚至诱发出血部位的再次出血，因此认为胶体液优于晶体液。另一方面，有学者认为，晶体液复苏优于胶体液。美国外科医师协会制定的创伤高级生命支持指南也积极倡导应用晶体液复苏。文献荟萃分析表明，应用胶体液复苏可能增加患者死亡率。近期一项"SAFE Study"的多中心、大样本（入选病例 6 997 例）、前瞻性随机双盲对照研究显示，与 0.9％氯化钠比较，4％人血白蛋白用于重症监护病房患者液体复苏并不改变其 28 d 的病死率。

(1) 7.5％氯化钠：比 0.9％氯化钠能较好地保存血管内的血容量和维持血流动力学的稳定，在临床试验中发现高渗氯化钠除了有一过性的血浆高渗性及电解质紊乱外，几乎没有其他副作用。高渗氯化钠复苏失血性休克可降低脑损伤患者的颅内压，防止继发于休克之后的颅内压升高。高渗氯化钠复苏后可减少器官的功能不全和提高生存率；可激活蛋白络氨酸酶的活性引起细胞核的活化，蛋白合成和细胞增殖；还能调节免疫功能而减少由于免疫活性物质释放对组织器官的损伤而改善预后。高渗氯化钠由于仅仅提高晶体渗透压，一般认为对延迟复苏最为有利。

(2) 6％羟乙基淀粉：平均分子量为 130 000 D，摩尔取代度为 0.38～0.45，渗透压为 308 mOsm/L。初始容量效力为 100％，有效扩容时间为 4～6 h；可以更好地维持血流动力学，减少血浆和人血白蛋白的渗漏，减少组织水肿的形成。

(3) 高渗盐/高胶体液：7.5％氯化钠加 6％右旋糖酐可增强扩容作用，抑制血小板黏附，降低血液黏度，改善血液流动性，抑制中性粒细胞黏附于内皮细胞上，减轻内皮细胞水肿，减轻休克后微循环障碍，尤其对肺、肾微循环改善明显。

(4) 血和血制品：当出血时估计的血液丢失超过血容量的 30％时，需要使用血和血制品。在急性出血时，由于液体复苏时血液稀释，使得该输血的决定非常困难。尽管有公式用于估计血液丢失，血液作为复苏液体的使用仍是经验性的。在面临可能出血的低血压患者补充 2 L 晶体液而得不到纠正应当输注血和血制品。值得注意的是，在复苏的初级阶段应用人血白蛋白并不比晶体液有效。

3. 复苏终点。关于失血性休克液体复苏终点的问题仍然很棘手。传统上以血压、中心静脉压、心排血量等血流动力学指标及心率、尿量的恢复作为灌注充分的参数和复苏终点，这些指标在实际救治中发挥着重要作用，因而在研究液体复苏效果中有重要意义。但发现部分患者上述指标恢复正常以后，最终复苏效果仍不理想。以血压或尿量作为补液的参考指标时超过85%的患者补液是不够的。这可能是当大体生理参数基本正常时组织灌注延迟所致。其他输注终点指标，如氧运输参数、整体氧输送、心脏指数、氧耗、乳酸、碱缺失及胃肠黏膜 pH 值均为细胞复苏的敏感指标。

（四）血管活性药物治疗

血管活性药物不能代替补充血容量，只是在患者病危重又不能及时补液时可少量使用，以暂时升压，维持心肺脑血供，但必须在给药同时建立静脉通道及时补液。

1. 多巴胺。是具有 α- 及 β-受体双重作用的兴奋剂可直接兴奋受体，使心功能增强。使用时应注意补足血容量及纠正酸中毒，剂量为 $5\sim20\ \mu g/(kg \cdot min)$。若剂量达 $5\sim20\ \mu g/(kg \cdot min)$ 时血压仍不能恢复，可换用去甲肾上腺素。

2. 多巴酚丁胺。是最常用的正性肌力药，与多巴胺相似，能选择性激动 β_2-受体，增加心肌收缩力。剂量为 $2.5\sim20\ \mu g/(kg \cdot min)$。多巴胺与多巴酚丁胺合用能改善血流动力学状态。

（五）纠正酸中毒

根据动脉血气分析及时纠正代谢性酸中毒，可给予 5% $NaHCO_3$。

（六）呼吸支持

重症失血性休克患者呼吸支持是必不可少的。提倡无创机械通气，采用双水平正压通气模式。一旦患者意识不清，排痰困难，应尽早气管插管或气管切开机械通气，有利于保护气道、吸痰、维持气道通畅。可采用同步间歇指令通气和/或压力支持通气模式。

十、诊疗探索

（一）关于复苏时机

一旦确诊失血性休克，便立即和迅速地给予大容量的快速输液，是经典的复苏方法。其要求维持血压在正常范围内，直至出血被制止，这个过程被描述为"Stay and Treat"。但目前这个经典方法正在受到挑战。对出血尚未被有效控制的患者进行大容量和快速输液可以导致死亡率增加，原因：可造成持续的大量出血；使已经形成的血栓被冲开，进而使已经停止的出血再度出血；血液被严重稀释，在损害氧输送的同时，也损害了凝血功能；大量输入低温液体容易产生医源性低体温。因此，一些专家主张对出血尚未被有效控制的患者不再进行复苏，而是争取时间紧急后送，直到具备进行止血手术条件前才开始复苏。这个新的策略被描述为"Scoop and Run"。在一些出血未被控制的实验模型中，不复苏或延迟复苏比立即复苏有更高的早期存活率。2002年一项由世界卫生组织资助和支持的关于院前创伤治疗有效性的评估报告由英国 Cochrane 创伤组完成，做出了对复苏时相和输液量问题的如下结论："我们从随机对照的研究中，没有发现支持在未被控制的出血给予早期和大容量输液的证据，因此不能肯定液体复苏对出血患者治疗是有效的。"同时研究发现：对相对较轻的出血，不复苏或延迟复苏较复苏好；但对严重失血模型，复苏比不复苏好。此外，临床上也未取得足够的证据支持完全改变经典的复苏策略。所以，当前多数学者认为对不复苏或延迟复苏仍应采取审慎态度，并就此提出"Treat and Run"。

1. 延迟与即刻复苏。失血性休克液体复苏传统的方法及临床措施是以最快的速度复苏，在短时间内恢复有效循环血量维持重要脏器灌注，防止休克的进一步发展，这被称为即刻复苏。研究发现过于积极复苏可增加创伤失血性休克患者的死亡率。对598例创伤失血性休克患者采用随机对照研究，在紧急救治过程中分别给予大容量立即复苏，保持血压高于 90 mmHg，或小容量延迟复苏，维持血压在 $80\sim90$ mmHg，结果积极复苏组死亡率增加。动物实验和临床研究进一步证明，给予适量的液体复苏，使循环血压能够维持基本的组织灌流对机体具有保护作用。

2. 限制性液体复苏。传统的临床观点认为，液体复苏应早期足量，补液量为失血量的 2～3 倍，在尽可能短的时间内完成，临床称为充分液体复苏。但动物实验和临床研究表明，在未控制出血前，早期大量、快速补液，维持组织灌注并不能改善创伤患者的存活率，可能导致闭锁血管的开放，更严重的失血、形成血栓血管的血栓脱落等和死亡率的增加。因而提出限制性液体复苏的概念。限制性液体复苏对潜在出血的创伤患者可能更有利。同时限制性液体复苏可避免早期大量的液体复苏的有害作用，而维持一定的组织灌注压对缩短恢复正常生理功能时间是有益的。实施限制性液体复苏，也就采用了控制性低血压，可使机体代偿机制得以充分发挥，既保障了重要脏器的灌注，又减少了出血。

（二）关于复苏程度

所谓 "Treat and Run" 是指边复苏、边后送，但复苏仅应该是 "有限的低度干预"，即只给予少量的液体，使血压维持在较低的水平，后者被称作 "可允许性低血压"。这显然是在 "Scoop and Run" 和 "Stay and Treat" 间所采取的折中。但对于可允许性低血压究竟应该维持在什么标准，目前并没有权威的说法。在出血尚未被有效控制时，按照经典方法进行积极复苏所带来的问题已经引起人们的警觉，不再像教科书所要求的那样，为了提升并维持血压在正常范围内而进行快速和大容量复苏，代之以有限的液体维持较低血压的新的复苏策略看来正被人们所接受。迄今，关于改变经典复苏策略的讨论只限于在出血未被有效控制的失血性休克的患者，其他原因导致的低容量性休克，如广泛的软组织挫伤、大面积烧伤不在此范围内。

十一、病因治疗

（一）战伤、自然灾害伤（地震、海啸等）、交通事故、大手术后

1. 早期处理。首先要尽早迅速确认和估计损伤情况，复苏，制订出明确的治疗计划，经过初步病情的估计和生理环境的稳定，然后再系统地检查患者以找出其他隐藏的病情和损伤，对病情仍不稳定的患者有必要迅速施行手术止血。

2. 手术治疗。开放性损伤出血在条件允许的情况下，尽早清创手术止血治疗。怀疑闭合性损伤出血应及时穿刺抽取血液或影像学检查，明确出血部位及时开胸或开腹手术治疗。大手术后出血一经明确诊断，立即再次手术止血。

3. 抗感染治疗。开放性损伤要注意混合性感染，以革兰阳性细菌感染为主。及早选用第二、三代头孢菌素类，如头孢呋辛、头孢曲松和头孢噻肟等，以及喹诺酮类如左氧氟沙星、加替沙星和莫昔沙星等。

（二）消化道出血（消化性溃疡、肝硬化、胃肠道肿瘤）

1. 药物止血。

（1）质子泵抑制剂：常用的有奥美拉唑、兰索拉唑、泮托拉唑和雷贝拉唑。主要用于消化性溃疡。

（2）H_2-受体拮抗剂：目前使用的有第一代西咪替丁、第二代雷尼替丁、第三代法莫替丁。用于消化性溃疡。

（3）生长抑素：有八肽和十四肽两种。用于肝硬化食管与胃底静脉曲张破裂出血。

（4）血管升压素：通过对内脏血管的收缩作用，减少门静脉血流量，降低门静脉及其侧支循环的压力，从而控制食管与胃底静脉曲张破裂出血。

2. 局部止血措施。口服、胃管注入或经内镜喷洒止血药物常用如下：

（1）冰 0.9% 氯化钠 100 mL 加入去甲肾上腺素 8 mg，分 3～4 次口服，间隔 2～4 h。

（2）凝血酶 500～1 000 U 局部喷洒，而后口服，每 2～4 h 1 次。

（3）云南白药 0.5 g/次，每 4～6 h 1 次。

3. 内镜治疗。内镜直视下注射硬化剂至曲张的静脉中，或用皮圈套扎曲张静脉，或 2 种方法同时使用，是目前治疗食管与胃底静脉曲张破裂出血的重要手段。

4. 气囊压迫止血。气囊压迫止血疗效肯定，但患者痛苦大，并发症多，停用后早期再出血率高。鉴于近年药物治疗和内镜治疗的进步，目前已不推荐气囊压迫止血作为首选措施。

5. 外科手术止血。大量出血经上述方法治疗无效时，唯有进行外科手术。

（三）咯血（支气管扩张、肺结核、支气管肺癌）

1. 药物止血。垂体后叶素：使肺小动脉收缩，血流量下降，有利于肺血管破裂处血栓形成而止血。

2. 支气管镜和纤维支气管镜应用。药物治疗效果不佳的顽固性大咯血患者，应在咯血暂时缓解的间歇期及时进行纤维支气管镜检查。

3. 外科手术治疗。内科治疗无效，反复大咯血、致命大咯血患者可施行外科手术止血。

（四）血友病

1. 凝血因子补充疗法。补充所缺乏的凝血因子是控制血友病出血最有效的措施，替代疗法包括输入新鲜血浆、因子Ⅷ浓缩剂、冷沉淀物、凝血酶原复合物（含因子Ⅸ、Ⅹ、Ⅱ、Ⅶ）等。

2. 精氨酸血管升压素系一种合成的血管升压素同系物，用于治疗轻型血友病甲。

（五）产后出血

1. 胎盘未剥离或未排出前出血的处理。

（1）胎盘有粘连或排出的胎盘有缺损，应做人工剥离胎盘术。

（2）若为植入性胎盘，子宫切除术是最安全的治疗方法。

2. 胎盘排出后出血的处理。

（1）子宫收缩乏力：①按摩子宫的同时，应肌肉或静脉注射催产素 10 U 或麦角新碱 0.2 mg。②针刺合谷、三阴交，用强刺激手法。③乙醚刺激阴道。④双手压迫按摩子宫法。⑤压迫腹主动脉法。⑥子宫内填塞纱条法。⑦子宫次全切除术。

（2）软产道撕裂：明确裂伤部位，立即缝合。

十二、最新进展

血红蛋白载氧溶液的研究进展：现代生化和基因工程技术的进步，促进了血红蛋白载氧溶液的发明。在低渗液中红细胞破裂，过滤后提纯出无基质的血红蛋白，通过特殊的胶联剂将 4 个血红蛋白分子连接产生 1 个稳定的四联体结构，再经过加热和超滤处理以灭活和去除其中的病毒和其他蛋白质。HBOC 具有载氧和扩充血容量的作用，并避免了血红蛋白的肝肾损害等并发症，可减少输血量和血液传染病的发生。虽然大多数血红蛋白载氧溶液的载氧功能是暂时的，但它代谢后的自由铁被机体利用，促进了红细胞的生成。血红蛋白载氧溶液在循环中存留时间较短（半衰期为 30.1 h），目前主要原料是牛血。一头 500 kg 的牛大约有 35 L 血液，可提取 4.2 kg 血红蛋白，限制了其大批量生产。但相信随着转基因技术及制备技术的提高，上述缺点将得到克服，血红蛋白载氧溶液的应用前景十分广阔。

熊旭东　凌峰　张在其

第三节　感染性休克

一、基本概念

感染性休克也称脓毒症性休克，是指由微生物及其毒素等产物所引起的脓毒综合征已产生休克表现。感染灶中的微生物及其毒素、胞壁产物等侵入血循环，激活宿主的各种细胞和体液系统；产生细胞因子和内源性递质，作用于机体各种器官、系统，影响其灌注，导致组织细胞缺血缺氧、代谢紊乱、功能障碍，甚至多器官功能衰竭。这一危重综合征即为感染性休克。感染性休克是微生物因子和机体防御机制相互作用的结果，微生物的毒力数量及机体的内环境与应答是决定感染性休克发展的重要因素。休克引起的低血压不能为液体复苏逆转和伴随有感染导致器官功能障碍或血流灌注异常。严重感染特别是革兰阴性细菌感染常可引起感染性休克。

二、常见病因

各种感染性疾病如肺炎、腹膜炎、重症急性胰腺炎、各种脓肿和血源性感染等均可导致感染性休克。原有慢性基础疾病，如肝硬化、糖尿病、恶性肿瘤、白血病，烧伤、器官移植及长期接受糖皮质激素等免疫抑制状态、抗代谢药物、细胞毒类药物和放射治疗，或导尿管、静脉导管长期留置者易诱发感染性休克。感染性休克多见于医院内感染患者。

病原体以革兰阴性细菌为最常见，如铜绿假单胞菌、不动杆菌、大肠埃希菌、克雷伯菌属、嗜麦芽假单胞菌等；也可见于革兰阳性细菌，如金黄色葡萄球菌、肺炎链球菌、粪链球菌。病毒、支原体等也可引起感染性休克。

三、发病机制

感染性休克的发病机制极为复杂，目前的研究已深入到细胞、亚微结构及分子水平。当机体抵抗力降低时，侵入机体或体内正常寄居的病原体得以大量繁殖，释放毒性产物，并以其为动因激活人体体液和细胞介导的反应系统，产生各种炎性递质和生物活性物质，从而引起机体一系列病理生理改变，使血流动力学发生急剧变化，导致循环衰竭。

一般认为革兰阴性细菌胞壁脂多糖、革兰阳性细菌磷壁酸及肽糖苷；霉菌的酵母多糖；金黄色葡萄球菌的毒素，即中毒性休克综合征毒素-Ⅰ等可直接损伤组织细胞，或形成抗原抗体复合物损伤组织细胞，引发感染性休克。至于病毒、立克次体和寄生虫的毒性物质尚未弄清。既往对感染性休克发病机制的研究主要集中在脂多糖与各体液途径的相互作用上，而目前研究的焦点集中于被刺激的巨噬细胞和其释放的细胞因子方面。

（一）生物活性物质、细胞因子在感染性休克发病机制中的作用

1. 生物活性物质的作用。脂多糖、磷壁酸、肽糖苷、中毒性休克综合征毒素-Ⅰ、酵母多糖等可经替代途径和经典途径激活补体，经典途径可由抗原抗体复合物激活，替代途径由上述产物直接激活。补体激活产生的 C_{2b}、C_{4a} 具有激肽样作用，使血管通透性增加，产生 C_{3a}、C_{5a}，称过敏毒素，能使肥大细胞、血流中的嗜碱性粒细胞释放组胺，引起血管扩张，通透性增加，形成局部水肿，还使平滑肌痉挛；中性粒细胞活化，中性粒细胞聚集并黏附于血管内皮细胞上，进而血小板凝集，血栓形成。最后导致血流力学改变。

诸多因素造成组织、血管内皮细胞损伤，细胞膜损伤导致胞膜磷脂在磷脂酶作用下释放花生四烯酸，后者经环氧化酶或脂氧化酶作用分别产生前列腺素类、前列环素、血栓素 A_2 和白三烯等，这些生物活性物质具有强烈损害血管、影响血管张力、促发微血管通透性增加和血小板凝集作用，组织缺血缺氧，氧自由基增加，溶酶体、5-羟色胺、血小板活化因子、纤溶酶原活化素释放，导致循环障碍。脂多糖、磷壁酸、肽糖苷还直接激活内源性凝血系统和使内皮细胞、巨噬细胞受损产生组织因子激活外源性凝血系统，从而导致凝血机制障碍和弥散性血管内凝血发生。由于上述过程的作用使前激肽酶变成激肽酶，激肽酶酶解激肽原释放出缓激肽；再加上血管内皮细胞分解释放出的舒张因子、巨噬细胞产生的一氧化氮、心肌抑制因子及内源性阿片类释放入血均可导致血压下降。

2. 细胞因子的作用。

（1）白介素-1：当机体各种吞噬细胞吞噬病原体、内毒素、肽糖苷、酵母聚糖或免疫复合物后，吞噬细胞则合成分泌白介素-1，发挥多种生物活性。①白介素-1 刺激下丘脑部位血管内皮细胞释放前列腺素引起发热；②可使血管内皮细胞产生前列环素、前凝血物质、抗纤溶酶原抑制因子、血小板激活因子，从而促进弥散性血管内凝血；③使碱性粒细胞释出组胺、中性粒细胞释出溶酶体酶，进一步损伤血管和组织；④兴奋促肾上腺皮质激素/内啡肽中枢释放内啡肽，内啡肽拮抗儿茶酚胺，使平滑肌松弛、血管渗透性增强、血压下降；⑤促使肿瘤坏死因子-α 产生，损伤血管内皮；⑥促进补体 C_3 等的合成，损伤血管内皮；⑦促发骨髓中多核粒细胞成熟进入血循环；⑧使 Th 细胞产生白介素-2，使 B 细胞产生抗体等。

（2）肿瘤坏死因子-α：脂多糖在炎症局部或被血中巨噬细胞吞噬，促使其合成分泌肿瘤坏死因子-α，有人发现脂多糖和脂多糖结合蛋白形成复合物后刺激巨噬细胞产生肿瘤坏死因子-α 的能力更强。大鼠注射肿瘤坏死因子-α 可引起低血压、呼吸加快，如持续数小时则出现严重的代谢性酸中毒而死亡。但如抗肿瘤坏死因子-α 提前注射，则有保护作用。

（二）微循环障碍的发生和发展

微生物及毒素致机体反应释放的生物活性物质、细胞因子相互作用、相互影响，造成组织细胞损伤、功能失常，特别是循环和微循环功能障碍乃是休克发生的中心环节。

1. 休克早期。不少学者通过动物实验发现感染性休克始发部位并非仅为微循环，而是整个循环系统，且微循环血管在开始不是痉挛而是扩张。认为早期的结论是由于动物实验方法不合理，即 1 次大剂量内毒素或细菌注射来做动物模型，体内产生大量儿茶酚胺，致血管痉挛，实际临床患者不可能是 1 次大量内毒素或细菌进入，而是少量持续或断续进入，因而 1987 年欧洲感染性休克讨论会上纠正了以往的错误看法。休克早期由于毒素对心肌的作用，心肌收缩开始即稍有减弱，但由于外周血管扩张，心排血量减少而血管阻力也低，故呈现为高动力型即高排低阻型暖休克。

2. 休克中期。随着组织细胞、血管内皮在前述细胞因子、活性物质作用下，血管通透性明显增加，血浆渗出、血液浓缩、毛细血管渗漏，血管在血小板等释放的 5-羟色胺等血管活性物质作用下收缩，外周阻力增加。同时心肌抑制因子释放，使心肌收缩进一步减弱，心排血量减少，结果形成低动力型即低排高阻型冷休克。由暖休克过渡到冷休克时间长短依病因、种属、个体及年龄而异。

3. 休克晚期。血液浓缩、黏稠、易凝，加上病原体、毒素及细胞因子对血管内皮的直接作用，血小板的凝集及破坏，激活了内源性凝血系统及外源性凝血系统，导致先是弥散性血管内凝血，随着即有继发性纤溶亢进。由于心排血量和血压进一步降低，细胞受损，对钙摄入与排出受阻，血管张力进一步下降，且对各种血管活性药物不起反应。为了保证心脑的血液供给，组织大量释放组胺使皮肤、肌肉、肾、肺、肝、胃肠道等血管收缩，血液灌注不足。大量血液瘀滞于毛细血管网，使静压增高、血浆外渗，有效循环血容量再度减少，这种病理生理过程终致血流动力严重改变，组织器官从功能到形态发生异常，形成多器官功能衰竭。

（三）主要脏器的病理变化

1. 肺。感染性休克时肺的微循环灌注不足，肺表面活性物质减少，使大小肺泡不能维持张力，从而发生肺萎陷。当肺部发生弥散性血管内凝血时，微血栓形成致肺组织瘀血、出血，间质水肿，肺泡有透明膜形成，因而肺实变。

2. 心。休克时心肌纤维变性、坏死或断裂、间质水肿、心肌收缩力减弱，冠状动脉灌注不足，心肌缺血缺氧。亚细胞结构发生改变，肌浆网摄 Ca^{2+} 能力减弱，Na^+-K^+-ATP 酶泵失活，代谢紊乱，酸中毒等可致心力衰竭。

3. 肾。休克时为保证心脑的血供，血液量重新分配而致肾小动脉收缩，使肾灌注量减少。因此在休克早期就有少尿甚至间歇性无尿。在严重而持续性休克时，可造成肾小管坏死，间质水肿，致急性肾功能衰竭。并发弥散性血管内凝血时，肾小球血管丛有广泛血栓形成，造成肾皮质坏死。

4. 脑。脑组织需氧量很高，其糖原含量甚低，主要依靠血流不断供给。休克时脑灌注不足，星形细胞发生肿胀而压迫血管，血管内皮细胞也肿胀，造成微循环障碍和血液流态异常而加重脑缺氧，致脑水肿。

5. 肝和胃肠。休克时易致缺氧，持久的缺氧使肝脏代谢氨基酸和蛋白质分解产物的功能受损，糖源耗竭。肝小叶中央区出现肝细胞变性、坏死。胃肠黏膜在休克各期也同样存在微循环的变化，缺血的黏膜损伤可以形成溃疡，患者表现为呕吐或血便。

四、临床特征

1. 除少数高排低阻型休克（暖休克）病例外，多数患者有交感神经兴奋症状。

患者意识尚清，但烦躁、焦虑、神情紧张，面色和皮肤苍白，口唇和甲床轻度发绀，肢端湿冷。可有恶心、呕吐。尿量减少。心率增快，呼吸深而快，血压尚正常或偏低、脉压小。眼底和甲皱微循环检查可见动脉痉挛。

2. 随着休克发展，患者烦躁或意识不清，呼吸浅速，心音低钝，脉搏细速，按压稍重即消失。表浅静脉萎陷。血压下降，收缩压降低至 80 mmHg 以下；原有高血压者，血压较基础水平降低 20%～30%，脉压小。皮肤湿冷、发绀，常形成花斑。尿量更少，甚或无尿。

3. 休克晚期可出现弥散性血管内凝血和重要脏器功能衰竭等。

1）弥散性血管内凝血。常有顽固性低血压和广泛出血（皮肤、黏膜和（或）内脏、腔道出血）。

2）多脏器功能衰竭。

（1）急性肾功能衰竭：尿量明显减少或无尿。尿比重固定，血清尿素氮、血清肌酐和血钾增高。

（2）急性心功能不全：患者常有心累、气紧。心率加快、心音低钝，可有奔马律、心律失常。若患者心率不快或相对缓脉，但出现面色灰暗、肢端发绀，也不能排除心功能不全。中心静脉压升高提示右心排血功能降低或血容量过多、肺循环阻力增高；肺毛细血管楔压升高提示左心排血功能不全。心电图可示心肌损害、心肌缺血、心律失常和传导阻滞等改变。

（3）急性呼吸窘迫综合征：表现为进行性呼吸困难和发绀，吸氧也不能缓解。肺部可出现湿啰音或呼吸音减低。胸部 X 线片显示散在片状浸润，逐渐扩展、融合。动脉血气分析示动脉血氧分压＜70 mmHg，重者＜50 mmHg。

（4）脑功能障碍：出现昏迷、一过性抽搐、肢体瘫痪，以及瞳孔、呼吸改变等。

（5）其他：肝功能衰竭引起黄疸、昏迷、低血糖、凝血障碍等。胃肠道功能紊乱表现为腹胀、胃潴留、消化道出血等。

五、辅助检查

（一）血象

白细胞计数大多增高，在（10～30）×10^9/L，中性粒细胞增多伴核左移现象。某些情况白细胞计数降低反而提升更严重的感染。红细胞比容和血红蛋白增高为血液浓缩的标志。并发弥散性血管内凝血时血小板进行性减少。

（二）病原学检查

为明确病因，在应用抗生素前取血、脑脊液、尿、便及化脓性病灶渗出物进行培养（包括厌氧菌培养），分离所得致病菌进一步做药物敏感试验。怀疑血感染时，至少留取 2 部位血培养。当患者有血管内导管时，不但应从外周静脉抽血留取标本，还必须经留置导管留取血标本，导管血培养结果与外周血培养具有同样的重要性。若外周血和导管血培养获得相同的病原体，则该病原体很可能是导致感染的病原体。如果导管血培养出现阳性比外周血出现阳性早 2 h，则提示导管感染可能是严重感染的原因。采血量要求至少达 10 mL，以提高血培养阳性率。Mermel 观察了不同采血量对明确菌血症患者血培养阳性率的影响，结果显示，采血量为 2.7 mL 时血培养的阳性率为 69％，而同组患者采血量增加到 8.7 mL 时，血培养的阳性率显著增加到 92％。

（三）尿常规和肾功能检查

发生肾功能衰竭时，尿比重由初期的偏高转为低而固定（1.010 左右）；尿/血清肌酐比值＞15；尿/血毫渗量之比＜1.5；尿 Na^+ 排泄量＞40 mmol/L 等有助于与肾前性肾功能不全鉴别。

（四）乳酸检查

乳酸与细胞的无氧代谢有关，是组织低灌注的重要标志物。乳酸的增高程度反应休克的严重程度，并且和不良预后密切相关，当动脉血乳酸≥4 mmol/L 时，死亡率显著增加，经复苏后若乳酸明显下降则提示不仅复苏措施有效，而且提示预后较好。在脓毒症新标准（Sepsis3.0）中，感染导致的低灌注，无论是否合并低血压，只要乳酸≥2 mmol/L 就可诊断脓毒性休克。所以，乳酸的真正价值在于使我们不再单纯依靠血压来评估休克，而是着眼于微循环障碍这一休克的本质。乳酸的升高须鉴别药物（如双胍类）、醇类中毒、葡萄糖-6-磷酸脱氢酶缺乏、肝功能不全、癫痫大发作等所致的 B 型乳酸酸中毒，该型乳酸的产生与组织低灌注无关。

（五）血生化检查

血钠多偏低，血钾高低不一。休克晚期血清尿素氮、血清丙氨酸氨基转移酶均升高，甚至出现高胆红素血症，提示肝肾功能受损。二氧化碳结合力为常用指标，但存在呼吸衰竭和混合性酸中毒时，必须同时做动脉血气分析。

（六）动脉血气分析

休克早期代谢性酸中毒尚可代偿，表现为动脉血 pH 值正常或偏高，动脉血二氧化碳分压代偿性降低，碱剩余和 HCO_3^- 轻度降低。休克发展至晚期则转为 pH 值偏低，动脉血二氧化碳分压明显降低，碱剩余负值增大。

（七）血清酶的测定

血清丙氨酸氨基转移酶、肌酸磷酸激酶、乳酸脱氢酶的测定可反映组织、脏器的损害情况。

（八）弥散性血管内凝血的检测指标

主要检查血小板计数、凝血酶原时间、纤维蛋白原定量、凝血酶时间。如前 3 项不正常，考虑合并弥散性血管内凝血。有条件时可快速检测纤维蛋白降解产物，如超过正常则反映有血管内溶血（继发性纤溶）。

（九）诊断性检查

为确定感染源和病原体，应迅速采用诊断性检查，如影像学检查和可疑感染病灶的取样。明确感染病灶是取样和进一步引流的前提。可通过胸部 X 线片、CT 扫描、B 超、超声心动图等辅助检查手段，寻找可疑的感染病灶。休克患者血流动力学不稳定宜采取各种床旁检查手段来搜索感染病灶，如床旁超声、床旁 X 光等，不宜将血流动力学不稳定患者外送检查，若确有必要，应做好转送过程中的严密监护、生命支持和持续的治疗，并与患方做好充分的知情沟通。

六、诊断思路

（一）询问病史

详细追问患者现病史，尤其注意急性感染、近期手术、创伤、器械检查及传染病流行病学史。当有广泛非损伤性组织破坏和体内毒性产物的吸收，要警惕发生感染性休克的可能。注意是否有寒战、高热、多汗、极度乏力、尿量减少（<0.5 mL/kg）等表现。

（二）体格检查

体温过高（>40.5℃）或过低（<36℃）；皮肤色泽、温度和湿度反映外周血液灌注情况，皮肤苍白、发绀、肢端湿冷与躯干温差增大，提示外周血管收缩，微循环灌注不足。甲床毛细血管充盈情况也可作为参考。如前胸或腹壁出现瘀点或瘀斑，提示有弥散性血管内凝血可能。非神经系统感染而出现的意识改变，在休克早期表现为烦躁不安，以后转为抑郁淡漠，晚期嗜睡昏迷；血压<90 mmHg或直立性低血压，但在休克早期，由于交感神经兴奋，儿茶酚胺释放过多，可以造成血压"假性升高"。在血压尚未下降之前，脉搏多已见细速甚至摸不清。呼吸急促、皮肤和口唇发绀，动脉血氧分压和动脉血氧饱和度下降；心率增快与体温升高不平行，或出现心律失常。全面细致的体格检查将有助于感染性休克的诊断。

（三）休克为一严重、动态的病理过程

除少数病例外，最初临床反应往往是交感神经活动亢进的表现，低血压往往只在休克失代偿时出现。早期认识交感神经活动兴奋的症状体征和微循环紊乱的征象，有助于及时筛查休克、早期制定相应治疗方案，才能保证抢救成功。为此必然熟悉可反映微循环及脏器组织功能状态的一些临床、血流动力学和实验室指标。根据需要给予患者血象、尿常规和肾功能、动脉血气分析、血清电解质、凝血各项指标、动脉血乳酸浓度和病原学等检查，有助于诊断。

七、临床诊断

必须具备感染及休克综合征这两个条件。感染性休克的诊断标准：①临床上有明确的感染；②器官功能障碍（SOFA≥2）；③在充分液体复苏后，仍需要升压药维持平均动脉压≥65 mmHg且血乳酸水平>2 mmol/L。

（一）感染依据

大多数可找到感染病灶，肺炎、肾盂肾炎、腹腔感染、中毒型细菌性痢疾及重症肝病自发性腹膜炎等。个别脓毒症常不易找到明确的感染病灶。出现脓毒性休克时要与其他原因引起的休克鉴别。

（二）休克的诊断

临床表现血压下降，脉压差小，心率加快，呼吸急促，面色苍白，皮肤湿冷或花斑，唇指发绀，尿量减少，烦躁不安，意识障碍时可以诊断为休克综合征。休克晚期可见皮肤瘀斑、出血不止，甚至抽搐昏迷。在患者具备感染的证据时，若出现下列症状，可警惕感染性休克的发生。

1. 体温骤升或骤降。突然高热寒战，体温达39.5～40℃，唇指发绀者，或大汗淋漓体温不升者。

2. 意识的改变。经过初期的躁动后转为抑郁而淡漠、迟钝或嗜睡，大小便失禁。

3. 皮肤与甲床微循环的改变。皮肤苍白、湿冷发绀或出现花斑，肢端与躯干皮温差增大。微循环监测可见甲皱毛细血管袢数减少，往往痉挛、缩短、呈现断线状，血流迟缓失去均匀性。眼底可见小动脉痉挛，提示外周血管收缩，微循环灌流不足。

4. 血压低于80/50 mmHg，心率快，有心律失常征象。休克早期可能血压正常，仅脉压差减小，也有血压下降等症状出现在呼吸衰竭及中毒性脑病之后。严重感染的老年患者或儿童患者要密切观察临床症状的变化，不能仅凭血压是否下降来诊断感染性休克。休克晚期若出现凝血异常，要警惕并发弥散性血管内凝血。

八、鉴别诊断

感染性休克应与低血容量性休克、心源性休克、过敏性休克、神经源性休克等鉴别。

（一）低血容量性休克

大量出血（内出血或外出血）、失液（呕吐、腹泻、肠梗阻、肠瘘、大面积烧伤等）等使血容量突然减少可导致低血容量性休克。应详细询问病史，补充血容量后仔细观察血压波动情况。

（二）心源性休克

急性心肌梗死、急性心包填塞、严重心律失常、各种心肌炎和心肌病、急性肺心病等易致心脏泵血功能低下，发生心源性休克。心电图有助于判断是否存在急性心肌缺血或梗死、心律失常、电解质紊乱、药物中毒；胸部 X 线片、肌钙蛋白、肌酸磷酸激酶同工酶-MB、B 型利钠肽、心脏超声等有助于鉴别。

（三）过敏性休克

应仔细询问病史，发现是否有可能的致敏原，如新使用的药物、易致敏的食物（如海鲜、花生等）、动物毛发、生物制品等。

（四）神经源性休克

是由外伤、剧痛、脊髓损伤、麻醉意外等引起某些血管活性物质如缓激肽、5-羟色胺等释放增加，导致周围血管扩张，有效循环血量突然减少而引起的休克。怀疑神经源性休克须详细采集病史，尤其是对创伤患者应仔细询问受伤机制并进行全面的体格检查。

九、救治方法

（一）治疗原则

休克的治疗是综合性的，除积极治疗原发疾病、控制感染外，同时应针对休克的病理生理给予补充血容量、纠正酸中毒、调整血管舒缩功能、改善微循环及维护重要脏器的功能，恢复全身各脏器组织的血液灌注和正常代谢。最初几小时实施治疗的速度和合理性将影响预后。

（二）一般处理

一旦出现严重脓毒症或脓毒症所致的血液灌注不足（低血压或乳酸酸中毒）就应立即开始治疗，尽快收住重症监护病房，进行心电监护，严密监测血压、精神状态、脉搏、呼吸、毛细血管充盈、尿量等。有条件时监测中心静脉压、肺毛细血管楔压，充分评估病情的变化，定期记录。给予鼻导管或面罩氧疗，必要时建立高级气道，呼吸机辅助通气，使外周氧饱和度＞93％。

（三）初期复苏

脓毒性休克是急危重症，须尽快开始治疗与复苏。开始的 3 h 内给予至少 30 mL/kg 的生理盐水，完成初始液体复苏后，通过反复评估血流动力学以指导后续液体治疗。若需要应用血管活性药物，平均动脉压的初始目标为 65 mmHg。对于乳酸水平增高的组织灌注不足患者，可根据乳酸水平指导复苏，使之降至正常。

（四）抗感染治疗

在识别脓毒症和脓毒性休克后 1 h 内应尽快使用抗生素，抗菌药物治疗前应留取病原学检查。经验性使用可能覆盖所有病原体的抗生素，可使用一种或多种抗生素联合，并要确保抗生素有足够的脓毒症病灶穿透能力。通常情况下可使用广谱碳青霉烯或青霉素/β-内酰胺酶抑制剂的联合药物，也可以选用三代或更高级别的头孢类。每天评价抗生素疗效，以达到治疗目标，防止细菌耐药产生，减少毒副作用及降低费用。药物的选择应考虑患者的病史（包括药物耐受）、基础疾病及患者所在的社区或卫生医疗机构可能的病原体。在抗感染治疗 48～72 h 后，应以微生物学和临床资料为依据重新评估抗感染方案；若有指征，应及时降阶至窄谱抗生素，以缩短疗程并减少患者发生二重感染和产生耐药菌，如念珠菌、艰难梭状芽孢杆菌或耐万古霉素肠球菌属的可能性。抗菌药物疗程一般为 7～10 d；

但要以临床反应为指导，对于临床治疗反应慢、感染病灶没有完全清除、金黄色葡萄球菌相关的菌血症（尤其是耐甲氧西林金黄色葡萄球菌），某些真菌、病毒感染或免疫缺陷（包括中性粒细胞减少症）患者，应适当延长疗程。监测降钙素原水平作为辅助手段指导脓毒症患者抗菌治疗疗程。对可能有特定感染源的脓毒症或脓毒性休克患者，应尽快明确感染源，采取适当的控制措施。如脓肿引流、感染坏死组织清创、导管相关性感染及时拔出导管，以及如腹腔内脓肿、胃肠道穿孔、胆囊炎、肾盂肾炎伴梗阻或脓肿、肠缺血和其他深部间隙感染等感染病灶的控制。

（五）液体疗法

推荐使用晶体液进行液体复苏。人工胶体可能导致肾损伤及凝血异常，不建议用于感染性休克。目前没有证据支持某种晶体液更优，但应该避免大量输入生理盐水以防止高血氯性代谢性酸中毒。研究表明脓毒症使用人血白蛋白是安全的，但其有效性仅与晶体液相当，而昂贵的价格必然限制其广泛应用。液体复苏的初始治疗目标是使中心静脉压达 8 mmHg（机械通气患者为 12 mmHg），但应遵循个体化原则优化中心静脉压的目标值，过高的中心静脉压的值总体上与病死率增加相关。推荐采用液体冲击疗法，持续补液直到血流动力学（如动脉压、心率、尿量）得到改善。对于需要更多液体量的患者，应根据血流动力学评估结果指导进一步补液。若心脏充盈压（中心静脉压或肺毛细血管楔压）增加而血流动力学没有改善，则应降低补液速度。血浆乳酸水平与预后密切相关，早期血浆乳酸水平和乳酸清除率评估临床疗效和预后非常有效，推荐以血浆乳酸指导液体复苏，将乳酸恢复至正常。

（六）血管升压药物

推荐使用血管升压药物将平均动脉压维持在 65 mmHg 以上。在低血容量没有纠正时，就可以使用血管升压类药物以保证低血压时的组织灌注。制定平均动脉压治疗目标时应个体化，可基于患者基础血压水平、血管顺应性、微循环状况等诸多因素来考虑。去甲肾上腺素为纠正脓毒性休克低血压时首选血管升压药物，建议采用中心静脉通路给药。可考虑联合血管升压素或肾上腺素以减少去甲肾上腺素的用量，降低其对微循环的不利影响。心动过缓或快速性心律失常风险低的患者，可考虑使用多巴胺作为去甲肾上腺素的替代，如果心率＞120 次/min，不建议用多巴胺。不推荐低剂量多巴胺作为肾脏保护药物。休克时，动脉导管测血压更准确而连续，有助于滴定式治疗。

（七）正性肌力药物

在充分液体复苏并使用升压药物后仍然存在持续低灌注的患者，建议使用正性肌力药物。正性肌力药物首选多巴酚丁胺。若有更精确的心功能监测手段（如床旁超声、脉搏指示剂连续心排量等），发现心脏充盈压升高、心排血量降低，提示心肌功能障碍，则有使用正性肌力药物的指征。

（八）糖皮质激素

仅用于经过充分液体复苏和血管升压药治疗后血流动力学仍不稳定的患者。氢化可的松为首选的内源性皮质激素，起效快，可给予 200 mg/d。当患者不再需要血管升压药时，建议停用糖皮质激素。对于无休克的脓毒症患者，不推荐使用激素，除非患者存在激素治疗的其他指征，如自身免疫性疾病的治疗或肾上腺皮质功能不全的替代。

（九）血液制品使用

血红蛋白浓度＜70 g/L 时可输注红细胞，但须排除心肌缺血、严重低氧或急性出血等特殊情况。不推荐促红细胞生成素作为严重脓毒症相关贫血的特定治疗，但有其他合理原因如肾功能衰竭诱导的红细胞生成障碍时可用。临床上无出血、无有创性操作计划时，不建议预防性使用新鲜冰冻血浆。脓毒性休克患者，当血小板计数＜$10×10^9$/L，无论是否有出血，都建议输注血小板。当血小板计数＜$20×10^9$/L 且有出血高风险时，可输注血小板。需进行外科手术或有创性操作时，血小板计数应≥$50×10^9$/L。

（十）支持治疗

1. 机械通气。脓毒症导致的急性呼吸窘迫综合征患者推荐潮气量 6 mL/kg（预计体重），而非 12 mL/kg的潮气量进行机械通气。严重急性呼吸窘迫综合征的脓毒症患者建议使用高呼气末正压通气，但应控制平台压＜30 cmH$_2$O。严重急性呼吸窘迫综合征患者（如 PaO$_2$/FiO$_2$＜150 mmHg）可以考虑手法肺复张、俯卧位通气等手段，但不推荐高频振荡通气。机械通气的脓毒症患者建议床头抬高 30°～45°以减少反流误吸，防止呼吸机相关性肺炎。

2. 镇静与镇痛。对于机械通气的脓毒症患者，推荐尽量最小化的持续性或间断性镇静，滴定式调整达到特定的镇静目标并执行每天唤醒。

3. 血糖控制。脓毒症合并高血糖患者，建议使用基于规范流程的血糖管理方案，若两次血糖≥10 mmol/L则开始胰岛素治疗。目标是血糖上限≤10 mmol/L，而不是≤6 mmol/L。可每 1～2 h 监测血糖，直到血糖水平及胰岛素剂量达到稳定，随后改为每 4 h 的血糖监测。由于床旁毛细血管血糖值测量方法可能无法准确地估计动脉血或者血浆的血糖水平，因此需谨慎解读。若患者有动脉置管，建议使用动脉血而非毛细血管血进行血糖监测。

4. 肾脏替代治疗。对于脓毒症伴有急性肾损伤的患者，建议采取肾脏替代治疗。若血流动力学不稳定，则采用持续性肾脏替代治疗，以便于精细化液体平衡管理。在脓毒症伴急性肾损伤的患者中，对于存在血清肌酐升高或少尿，而无其他明确透析指征（如严重高钾血症、代谢性酸中毒或容量负荷过重）的情况下，不建议使用肾脏替代治疗。

5. 碳酸氢盐治疗。对于低灌注致高乳酸血症、pH 值≥7.15 的患者，不建议使用碳酸氢钠。

6. 预防深静脉血栓形成。若无禁忌证，建议予肝素或低分子量肝素预防静脉血栓栓塞症，如果没有禁忌证，则低分子量肝素是首选。当存在药物性预防静脉血栓栓塞症的禁忌时，建议进行物理预防，如抗血栓压力泵或分段加压式弹力袜。

7. 预防应激性溃疡。推荐对重症脓毒症患者用 H$_2$-受体拮抗剂或质子泵抑制剂预防应激性溃疡导致的上消化道出血，但对质子泵抑制剂应合理使用，防止过度、长期抑酸增加呼吸机相关性肺炎的风险。

8. 维持正水、电解质失衡。脓毒性休克时可有低钠血症，提高血钠浓度不宜过快，一般主张每小时提高 0.5～1 mmol/L 速度，将血钠浓度提高到 130～135 mmol/L 为宜。注意镁的补充，一般以 500 mL液体中加 25%硫酸镁 10～20 mL 缓慢静脉滴注，可用 5～20 g/d。

9. 营养支持。对脓毒症或脓毒性休克患者，若不存在禁忌证并可耐受，应在 48 h 内启动肠内营养，避免强制给予全能量喂养，可采取滋养/低热量肠内营养原则，随后可根据患者耐受程度，逐渐增加肠内营养量。若早期肠内营养不可行，前 7 天内，可使用静脉葡萄糖结合可耐受的肠内营养，而不是早期使用肠外营养。如果喂养不耐受，可加用促胃肠动力药，或存在反流误吸高风险，可监测胃残余量或留置幽门后喂养管。不推荐使用精氨酸、谷氨酰胺和静脉补硒治疗。

十、诊疗探索

感染性休克是机体在微生物及其毒素等产物作用下体液系统和炎性细胞激活后经复杂的途径相互作用的后果，因此采取针对某单一病理过程的措施，往往难以充分发挥保护作用。目前的治疗研究主要针对 3 个方面：

（一）细菌的组分

防止微生物组分活化宿主细胞，如采用抗内毒素抗血清、单抗等。LPS 激活宿主细胞的作用点为效应细胞膜上的受体、CD14（磷酸肌醇糖蛋白）。脂多糖与血清中蛋白质结合成脂多糖结合蛋白，作为一载体蛋白，增加 CD14 对脂多糖的敏感性。应用抗 CD14 单抗可抑制脂多糖/脂多糖结合蛋白与细胞的结合。某些中性粒细胞产生的内源性蛋白质也可结合和中和脂多糖，如杀菌性/通透性增加蛋白，与脂多糖的亲和力较脂多糖结合蛋白强 10～1 000 倍，故可与其竞争结合脂多糖。

（二）宿主产生的炎质递质、细胞因子

重要者有肿瘤坏死因子-α、白介素-1 等。肿瘤坏死因子-α 单抗和白介素-1 受体拮抗剂等在动物模型中已证实有保护作用。抑制补体 C 激活也具抗炎作用，抗 C_{5a} 单抗及血小板活化因子受体拮抗剂，抗花生四烯酸代谢产物的白三烯合成抑制剂、环氧化酶和脂氧化酶抑制剂、一氧化氮合酶抑制剂、磷酸二酯酶抑制剂（如己酮可可碱等）等均已进行了大量动物实验和部分临床研究工作。

（三）限制或减轻组织器官的损伤

多数脓毒症并发的组织损害系由活化的中性粒细胞移行至组织器官、释出其破坏性酶和反应分子所致。采用抑制中性粒细胞趋化、活化、黏附内皮细胞等措施可阻断这一过程，如应用 C_{5a} 单抗、白介素-6 单抗、磷酸二酯酶抑制剂、CD18 单抗、内皮细胞-白细胞黏附分子单抗、白介素-4 和转化生长因子-β 等。抗氧化剂和氧自由基清除剂，如超氧化物歧化酶、别嘌醇、去铁铵、二甲亚砜、维生素 C 和维生素 E 等，以及蛋白酶抑制剂，如抑肽酶、抗凝血酶-Ⅲ 等对组织损伤也有保护作用。

十一、病因治疗

1. 对于伴有急性生理功能恶化的严重脓毒症患者，迅速地控制感染源，这对于提高其生存率是首要的，病源控制措施应在初期复苏后尽快开始实施。

2. 在充分复苏后，及时的急诊手术治疗坏死的软组织感染和肠缺血尤其重要，对于每个严重脓毒症都应寻找感染源的存在，特别是脓肿或局部感染灶的引流、坏死组织的清除、移去有潜在感染的体内装置，以便对有感染的病灶进行最终控制。

3. 最佳的病灶控制方法必须衡量特殊治疗干预的利益/风险比。病灶控制措施可能加重血流动力学障碍或者导致进一步的并发症，如出血、瘘或器官意外损伤。总体来说，应使用引起生理紊乱最小的措施，如脓肿的治疗倾向于选择性经皮引流而非外科手术引流，急性化脓性胆管炎应首选经内镜逆行胰胆管造影而非传统的开腹手术。

4. 血管通路的内置物被认为是医院内血源性感染的主要原因。对于严重脓毒症或感染性休克患者而言，当病源未明时，临床医生应首先考虑拔除或更换血管内置入装置。

十二、最新进展

（一）更保守的液体治疗策略

脓毒症液体治疗的初衷是为了提高灌注压，改善微循环，既往以中心静脉压 8～10 mmHg 为目标导向的液体复苏策略导致了过多液体输入，极易引起液体超负荷，后者可导致微循环驱动压降低、微循环瘀血和组织水肿，显著增加急性呼吸窘迫综合征、急性肾损伤和腹腔间隔室综合征的风险，最终增加病死率。基于重症监护病房、创伤和手术患者的研究显示，大约只有 50% 的血流动力学不稳定的患者存在液体反应性，这一点它无疑对"液体复苏是休克治疗的基石"产生挑战。鉴于脓毒症对静脉容量血管及心脏功能的影响，脓毒性休克患者存在液体反应性的比例很可能不足 40%。因此以中心静脉压 8～10 mmHg 为目标导向的液体策略可能需要更多个体化的考虑。"拯救脓毒症运动"SSC2016 指南建议将液体量减少至前 3 h 内给予 30 mL/kg 的液体（成人为 1 800～2 000 mL），在此基础上，或许可采取更加保守的液体治疗策略，包括：①脓毒性休克患者的初始复苏应至多为 500 mL 的晶体液（首选优化的平衡液），最大量为 20 mL/kg。理想状况下应评估液体反应性（如抬腿试验或补液试验）来指导液体复苏。②若初始补液已达最大量（如液体已超 2 000 mL）而休克未缓解，则应早期使用血管升压药，以减少液体的用量。也可考虑升压药物与液体复苏同时进行，以便平均动脉压尽快达标，从而减少液体使用。③若初始补液和升压药仍不能纠正休克或改善微循环，应首先考虑脓毒症治疗的其他

措施（如抗微生物、感染病灶引流等）是否有效，同时应排除其他原因所致休克（如心源性、梗阻性等），而不可一味地增加补液量。④若以中心静脉压指导液体复苏，则中心静脉压目标值不宜过高。

（二）脓毒症精准液体治疗的 ROSD 原则

为了更精准地优化脓毒症液体管理，脓毒症的液体治疗可细分为 4 个阶段，分别是挽救（Rescue）、优化（Opitimization）、稳定（Stabilization）和撤退（Deescalation），即 ROSD 原则。①挽救：患者处于致命性休克状态，需要快速进行液体复苏，如 15 min 内给予 500 mL 晶体液。该过程无须精确的容量反应性评估，仅需结合临床和简单血流动力学参数来补液，一旦患者被挽救，接下来就通过各种监测手段（包括中心静脉压和（或）中心静脉血氧饱和度等）获得患者额外的信息，以及通过静脉管路确保实现其他目标导向终点以便于进一步处理。这些额外的参数有助于决定从挽救转为优化阶段的时机。②优化：一方面，患者转为代偿性休克，但极不稳定，随时有失代偿的可能；另一方面，经过前期的大量补液，存在液体超负荷风险或患者基础心肺功能受损，有导致心力衰竭风险。因此，此阶段液体复苏须特别谨慎，要根据患者情况进行个体化复苏，优化心功能以改善组织灌注。此期的目标是预防因低灌注和组织水肿引发的器官功能不全或衰竭。需要严密的液体负荷试验，如 5~10 min内给予 100~200 mL 液体，重新评估以优化组织灌注，或给予更少量液体以更慢的速度输入；同时观察患者反应，防止液体超负荷。③稳定：到达稳定期时，液体治疗仅用于维持一般液体丢失（如肾、胃肠道隐匿性丢失），当然也可以是补充生理需要量。稳定期患者并不存在休克或休克威胁，这是与前两期的显著差别。④撤退：此阶段不仅无须补液，而且还要考虑进行目标导向性液体清除，也有学者称之为"反向液体复苏"。可以使用利尿剂、持续性肾脏替代治疗超滤等手段清除前期体内的过多液体，使之达平衡，从而有助于器官功能的恢复。此阶段要警惕过度液体排出导致低血压和低灌注使机体遭受"再次打击"，因此严密的监测和目标导向性的反向液体复苏是十分必要的。

（三）人血白蛋白

脓毒性休克患者的早期晶体液需求通常显著超过推荐量 30 mL/kg。如果当平衡晶体超过推荐标准（如成人 2 000 mL），仍需要进行持续的液体复苏，则可以考虑使用 20% 人血白蛋白。在严重休克的早期阶段，可以将人血白蛋白水平＞30 g/L 作为治疗目标。尽管缺乏白蛋白复苏的确凿证据，但现有证据表明至少是无害的，目前关于人血白蛋白在脓毒性休克中作用的争论主要与成本效益有关。人血白蛋白可以维持血浆胶体渗透压，并作为抗氧化剂和酸碱平衡的缓冲剂。ALBIOS 试验中对 1 121 例脓毒性休克患者进行亚组分析显示病死率降低。其他研究也显示了有益的效果。

（四）新型正性肌力药物

脓毒性心肌病导致的低心排量状态在脓毒性休克的患者中相对常见，尤其多见于休克的难治阶段。传统的正性肌力药物多巴酚丁胺由于有心动过速和增加心肌氧耗的副作用，其疗效受到了限制。新型正性肌力药物左西孟旦，为钙离子增敏剂，通过改变钙结合信息的传递使心肌收缩力增强，而心率、心肌耗氧无明显变化，其同时具有强力的扩血管作用，有研究表明能一定程度改善微循环。若脓毒性休克患者存在左心室收缩功能中度至重度受损（心脏超声）并可排除原发性心源性因素，可使用左西孟旦治疗并维持钙离子＞1.2 mmol/L 以改善心功能。

（五）维生素 C 和维生素 B_1

维生素 C 是一种人体不能合成的水溶性维生素，具有抗氧化特性，是重要的内源性儿茶酚胺和血管升压素生物合成的酶辅因子。它还通过改善巨噬细胞和 T 细胞免疫来增强宿主防御功能。尽管通过肠内或肠外营养可部分摄入，但脓毒性休克患者维生素 C 水平仍明显低下。I 期临床研究显示，高剂量静脉注射维生素 C 可减轻严重脓毒症患者的全身炎症反应和器官衰竭，且无不良反应。其他报道静脉注射维生素 C 可显著降低升压药的需求。维生素 B_1 是一种水溶性维生素，在碳水化合物代谢和能量产生中起着重要作用。绝对或相对的维生素 B_1 缺乏在脓毒性休克患者中较为常见，这种缺乏可能表现为原因不明的乳酸性酸中毒。已证实静脉注射维生素 B_1 可降低维生素 B_1 缺乏患者的乳酸水平和病死率。此外，静脉注射维生素 B_1 也可能与脓毒性休克患者肾脏替代治疗的需求减少和肾功能改善有关。对于难治性脓毒性休克患者，可以考虑联合使用维生素 C（4.5 g/d）和维生素 B_1（2.25 g/d），3 次/d。

（六）体外支持技术

包括细胞因子的血液吸附治疗和体外膜肺氧合。大量证据表明，感染触发的细胞因子风暴与脓毒症的发生、发展和预后明显相关，通过血液净化手段清除细胞因子是严重脓毒症治疗的重要辅助手段。当前，血液吸附治疗被认为是清除炎症递质最有效的血液净化方式。血液吸附是以活性炭或树脂作为吸附剂，以疏水性结合、离子吸引、氢键等方式来吸附溶质，改变吸附剂可实现吸附的选择性，从而针对不同的细胞因子或炎症递质。尽管多项临床研究未能显示血液吸附有改善预后的价值，但其减少血管升压药需求、稳定血流动力学的显著效果仍然给脓毒症未来的治疗带来希望。血液吸附治疗有望在脓毒症病例的选择、开始的时机、吸附剂的个体化等方面得到突破。体外膜肺氧合本质上是一种改良的人工心肺机，最核心的部分是膜肺和血泵，分别起人工肺和人工心的作用。严重脓毒症时体外膜肺氧合不仅可用于体外呼吸支持（针对难治性急性呼吸窘迫综合征），也可用于心脏支持。脓毒症 ECOM 心脏支持的指征：难治性脓毒性休克患者，若液体复苏已足够、血管升压药已用到最大剂量，患者血容量充足但仍有持续低血压，同时伴有组织缺氧迅速恶化的证据（如乳酸升高、意识状态改变或少尿），如果无体外膜肺氧合的其他禁忌（如心搏骤停后未恢复自主循环、严重主动脉瓣反流、左室衰竭等），可以考虑在控制感染源、足够抗生素和传统支持手段之后使用体外膜肺氧合。

周亚雄　曹钰　刘笋　张在其

第四节　心源性休克

一、基本概念

心源性休克是由于各种原因所致的严重心脏泵功能障碍，心排血量降低，导致终末脏器的低灌注和低氧状态无法满足组织代谢需求，继而发生周围循环衰竭和微循环障碍的临床综合征。

伴有左室功能不全的急性心肌梗死是心源性休克最为常见的原因。随着再灌注治疗的进展，患者生存率明显提高。但是由于地区性救治能力的差异，其在院死亡率依然高达 27%～51%。

二、常见病因

对于心源性休克患者，只有尽快确定潜在病因，才能启动针对性的药物或手术治疗。心源性休克患者的病因主要分以下几类。

（一）心肌源性损伤

1. 急性心肌梗死。据统计，高达 81% 的心源性休克是由于急性冠状动脉综合征发作引起的，所导致的心源性休克大多在起病 24 h 内发生。急性冠状动脉综合征患者出现下列情况时会并发心源性休克：

（1）>40% 左心室心肌梗死。

（2）<40% 左心室心肌梗死，伴有心律失常或血管扩张。

（3）右心室梗死。

（4）机械性并发症（包括乳头肌断裂、室间隔缺损或游离壁破裂等）大多在 24 h 内发生，可迅速导致心肌负荷改变，代偿不全，继而诱发心源性休克。

2. 急性失代偿性心力衰竭。

（1）病因明确的慢性心力衰竭失代偿。慢性心力衰竭急性失代偿大约占急性心力衰竭患者的 30%。这些患者常常会因为原有疾病状态的突发进展，或由于患者对治疗方案依从性差导致病情急剧恶化。

（2）首次出现的急性心力衰竭，包括慢性缺血、扩张型心肌病、心肌炎、应激性心肌病、妊娠相关的心脏病（围生期心肌病和冠脉夹层）及内分泌疾病（甲状腺功能亢进/减低，嗜铬细胞瘤）等。

3. 心脏手术术后休克。2%～6% 的心脏手术术后患者会出现休克。这很可能是由于心肌冬眠、钝抑或心肌保护不足引起心输出降低和（或）体循环扩张等原因引起的。

4. 其他因素。流出道梗阻、心搏骤停后心肌顿抑、脓毒症性休克或全身炎症反应综合征的心肌损伤及心肌挫伤是其他几种常见的引起心肌损伤，从而导致急性心源性休克的病因。

（二）瓣膜损伤因素

自体瓣膜（包括狭窄、急性反流和瓣膜梗阻）和机械瓣膜（瓣膜梗阻、脱垂或受限、机械性衰竭及瓣裂）的急性损伤会诱发突发的血流动力学紊乱，引起急性心源性休克。

（三）心脏外周因素

心包填塞、受限或肺动脉栓塞是除心脏病因以外导致心脏舒张和收缩功能受损的主要原因。

（四）电解质紊乱

电解质紊乱可以引起快室律的房性心律失常、室性心动过速或心动过缓，常常也会在短期内造成患者出现急性心源性休克。

（五）其他原因

中毒和低体温引起的心肌损伤虽然不属于常见病因，但也是患者发生急性心源性休克时需要进行鉴别的病因。

三、病理生理机制

在过去的 20 多年里，对于心源性休克的病理生理机制的认识已经有所改变。心肌收缩力严重下降导致心排血量减少，低血压和冠状动脉缺血，心脏收缩力进一步下降，从而陷入致死性的恶性循环，见图 1-10-2。

心源性休克的典型发展途径是由于急性的心肌损伤和每搏输出量的下降促发机体的病理性代偿机制，体循环血管收缩。最新的证据表明，组织微循环障碍与患者 30 d 死亡率和脓毒症相关器官衰竭评估的时间变化相关。事实上，心源性休克可以造成包括外周血管在内的整个循环系统的急性和亚急性紊乱。

肢体和重要器官灌注不足仍然是其典型的临床表现。虽然每搏输出量不足会促发相关症状发生，循环代偿能力欠缺也可能加重休克。周围血管收缩可改善冠状动脉和外周血管灌注，但却增加了后负荷。

此外，急性心肌损伤引起的系统性炎症可导致病理性血管舒张。内皮细胞损伤和诱导型一氧化氮合酶引起一氧化氮和过氧亚硝酸盐产生增多。过氧亚硝酸盐具有负性肌力作用和心脏毒性。其他炎症递质（如白介素和肿瘤坏死因子等）也可以促进全身血管舒张，并且与心源性休克的死亡率相关。此外，出血和输血也可能引发或加重休克。库存血液的红细胞中一氧化氮生物活性的改变，可导致血管

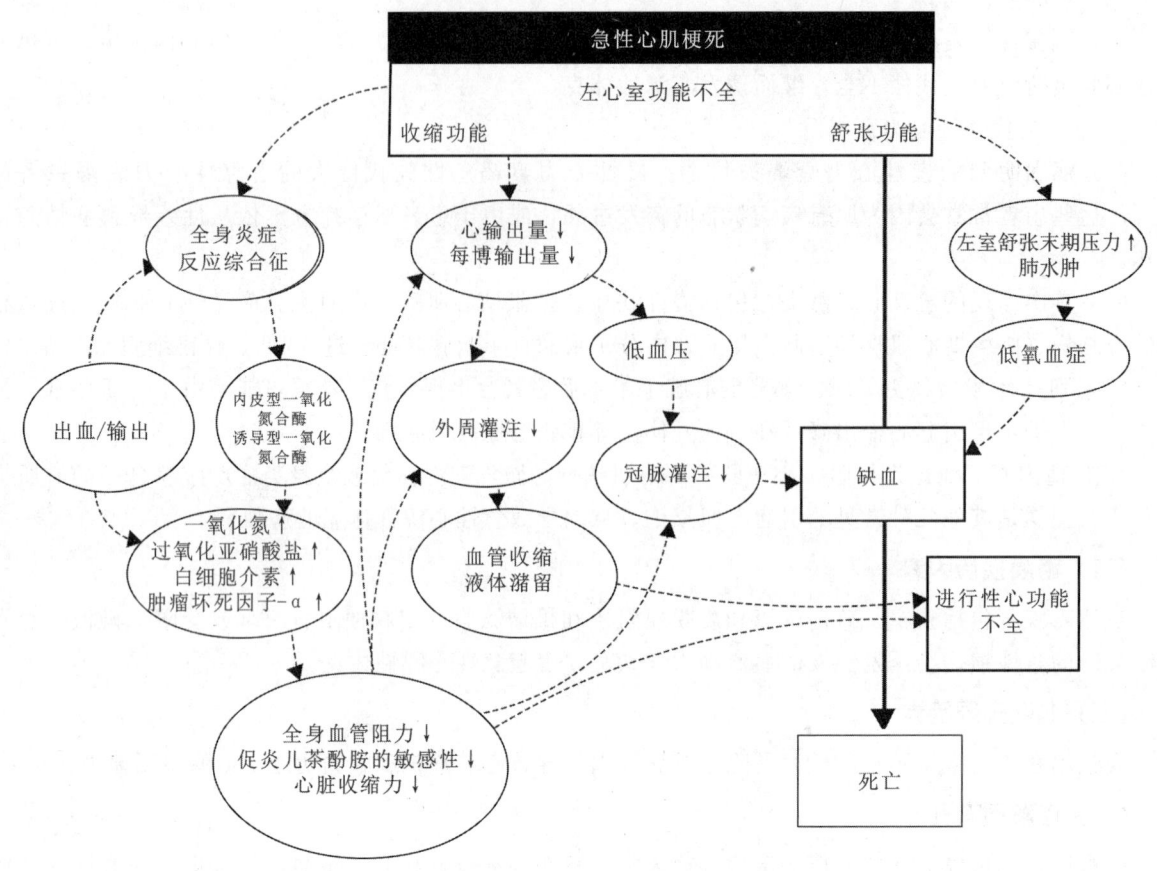

图 1-10-2 心源性休克的病理生理改变

(摘自 2017 Contemporary Management of Cardiogenic Shock-A Scientific Statement From the American Heart Association.)

收缩、血小板聚集、无效输送氧气、诱发炎症反应发生等。

四、临床症状

心源性休克是心力衰竭引起周围组织血流灌注不足的一系列临床综合征,主要表现为血压降低、周围血管收缩、脉搏细弱、尿量减少、意识障碍、心脏指数显著下降等。

(一)临床特征

1. 持续低血压,收缩压＜90 mmHg 或平均动脉压＜65 mmHg,持续时间＞30 min,或需要使用血管活性药物才能使收缩压维持在 90 mmHg 以上。

2. 心脏指数显著降低,存在肺瘀血或者左心室充盈压升高;无循环支持情况下低于 1.8 L/(min·m²),有循环支持情况下在 2~2.2 L/(min·m²)。

3. 至少具备一项以下的器官灌注不足表现,包括意识状态改变、皮肤湿冷、少尿、血清乳酸水平升高。

(二)血流动力学改变

既往认为心源性休克患者应有心力衰竭表现和中心静脉压的升高。随着侵入性血流动力学监测技术的开展,心源性休克患者被认为应具备心脏指数降低和肺毛细血管楔压升高。

根据血容量状态和外周循环可将心源性休克分为 4 种类型,见图 1-10-3,其中 2/3 的心肌梗死所致心源性休克是湿冷型。所有类型的心源性休克的共同生理特征都具备心脏指数降低,但是心室前负荷(肺毛细血管楔压或中心静脉压)和全身血管阻力可能不尽相同。值得注意的是,心源性休克定义中心脏指数的阈值＜1.8~2.2 L/(min·m²),但实际上,绝对截止可能并不可取。因为有研究显示出心脏指数并不降低的情况下，终末器官仍旧处于低灌注状态。

	血容量状态	
外周循环	典型的心源性休克 （CI↓；SVRI↑；PCWP↑）	容量性心源性休克 （CI↓；SVRI↑；PCWP←→）
	血管舒张性心源性休克 或混合型休克 （CI↓；SVRI↓/←→；PCWP↑）	血管舒张性休克 （非心源性休克） （CI↑；SVRI↓；PCWP↓）

图 1-10-3　心源性休克的潜在血流动力学表现

注：CI：心脏指数；PCWP：肺毛细血管楔压；SVRI：全身血管阻力指数。

（摘自 2017 *Contemporary Management of Cardiogenic Shock-A Scientific Statement from the American Heart Association.*）

近年来，细胞因子级联反应，趋化因子反应及诱导型一氧化氮合酶表达与冠状动脉斑块破裂相关。既往对于心肌梗死后全身炎症反应综合征和血管舒张为表现的心源性休克也常常用冷休克/暖休克来描述。此类患者具有全身炎症反应综合征的临床表现，全身血管阻力降低，合并脓毒症和死亡率的风险均较高。

该分类中有两种不太常见的类型——血压正常性心源性休克和右心室性心源性休克。在 SHOCK 试验中，有 5.2% 的患者收缩压＞90 mmHg，但仍伴有外周低灌注。该组患者的心脏指数、肺毛细血管楔压和左室射血分数与低血压型心源性休克患者相似，但其全身血管阻力较高。因此，应重视相对低血压及不伴有低血压的潜在低灌注风险。据研究报告，心肌梗死中 5.3% 的患者存在右心室性心源性休克。由于左右心室共享室间隔，且心室间存在相互依赖的关系，此类患者休克的严重程度可能取决于右心室和左心室两者的缺血程度。血流动力学方面，此类患者的中心静脉压和左室射血分数较高，肺动脉收缩压较低，心脏指数或肺毛细血管楔压没有显著差异。SHOCK 研究中，只有 71% 的右心室梗死患者符合典型的右心室梗死的血流动力学定义（CVP：PCWP≥0.8）。部分研究对该血流动力学定义中的对补液治疗的指导意义曾提出质疑。

因此，对于心源性休克的血流动力学指标的准确应用还应结合临床其他表现进行综合判断。

五、辅助检查

（一）心电图检查

应该在患者就诊 10 min 内进行。心肌梗死、肺栓塞、急性心肌炎、电解质紊乱或药物中毒等疾病引起的急性心源性休克，其心电图大多有特异性改变。同时应该进行心电监护，评估心率和心律，及时发现和处理各种心律失常。

（二）心肌损伤标志物

心肌坏死的生物标志物对于衡量急性心肌损伤的严重程度非常重要（如暴发性心肌炎等）。对于急性冠状动脉综合征患者，肌钙蛋白会明显增高，且上升和下降的趋势和急性缺血性损伤具有一致性。肌钙蛋白有助于判断心肌梗死，特别是心电图改变不典型的心肌梗死（如心内膜心肌病）。但是，当发生心肌顿抑/冬眠时，心肌实际损伤情况和影像学的心肌节段性功能障碍及肌钙蛋白的释放可能存在不匹配的情况。心肌损伤标志物持续监测，有助于成功再灌注治疗的早期评估和心肌坏死数量的预计。脑钠素的升高与心肌梗死引起的急性心源性休克患者的死亡率明确相关。

（三）氧输送能力评估

携氧能力是心脏泵血能力和血液氧含量的体现。因此，心脏指数下降将导致外周组织氧输送不足。血乳酸水平检测可反映休克持续时间及循环障碍的程度。在急性心源性休克发生时，氧输送失衡、压力负荷相关的高乳酸血症及清除能力下降等因素，都有可能引起动脉乳酸这一组织缺氧非特异性指标的升高。它与急性心源性休克的死亡显著相关。外周氧需求-输送的不匹配将导致中心静脉氧的下降。最佳的混合性静脉氧饱和度的检测标本应从肺动脉导管远端获取。它代表着返回心脏的血液（如上/下腔静脉、冠状动脉窦等）氧合情况。动脉乳酸和混合静脉血氧饱和度的连续测量可能有助于监控对治疗干预措施的效果。动脉血气分析也是动脉氧合及通气情况评估的重要方法，也可鉴别代谢性或呼吸性酸碱平衡失调的情况。

（四）肝肾功能

血清肌酐水平反映急性肾功能损伤的程度。尿量减少意味着急性心源性休克诱发的肾脏低灌注。应注意，新型肾脏生物标志物（如中性粒细胞明胶酶相关的脂蛋白，肾损伤分子-1和胱抑素C等）的评估效能不如标准血清肌酐。急性心源性休克时引起的肝脏缺血或瘀血时，会出现天门冬氨酸氨基转移酶、丙氨酸氨基转移酶、总胆红素和乳酸脱氢酶等水平的升高。凝血酶原时间会在24～72 h达到高峰，5～10 d内恢复到基线水平。同时，丙氨酸氨基转移酶/乳酸脱氢酶的比值低于1.5，这一指标有助于同右心力衰竭所致的静脉瘀血引起的慢性或亚急性肝功能不全的进行鉴别。

（五）超声心动图检查

有助于确诊心源性休克并排除其他原因所致的休克。它能反映总体及局部心肌的收缩功能，发现乳头肌断裂、急性二尖瓣反流、室间隔破裂或室壁瘤的破裂、心脏压塞等病变。由于床旁超声技术应用的普及，经胸超声能为临床医师提供很多帮助。当某些病变情况不能确定时，可以考虑进行经食道超声检查。

（六）胸部影像学

胸部影像学检查结果可以提供心脏大小、肺瘀血的情况，也可以提供一定的鉴别诊断信息，如主动脉夹层、心包积液、气胸、食道穿孔或肺栓塞等。同时，影像学检查能够帮助临床医师确认气管导管和包括临时起搏导线、机械循环支持在内的辅助设置的安放位置。

（七）重症监测

目前，对于急性心源性休克患者的监测策略制定的相关研究数据相对较少。血流动力学的持续不稳定和缩血管药物的大剂量使用使得急性心源性休克患者常常需要进行侵入性血流动力学监测。中心静脉导管可以用于血管活性药物的输注，中心静脉压和混合中心静脉氧饱和度的监测。虽然临床研究结果显示，常规使用肺动脉导管进行血流动力学监测并未获益，但是，由于急性心源性休克患者的病因复杂，肺动脉导管依然是一项重要的诊断和治疗的工具，可以提供心源性休克的诊断和严重程度的血流动力学数据，如右心肺动脉压、跨肺压及肺动脉和体循环动脉床的血管抵抗力等。此外，利用肺动脉导管，可以获取与心源性休克预后相关指标的信息。虽然上述方法对于心源性休克的诊断和监测非常重要，但是，目前还无法依赖这些监测方法制定明确的治疗指标。

六、诊断思路

（一）询问病史

对怀疑心源性休克的患者应详细询问患者本次发病的相关症状（如胸痛、胸闷、气促、晕厥等）及病史。同时，应详细了解患者既往是否曾发生过心肌梗死、急性心肌炎、原发或继发性心肌病、严重的恶性心律失常，是否使用过具有心肌毒性的药物，是否进行过心脏手术等病史。

（二）体格检查

观察患者是否有烦躁不安、面色苍白、口干、出汗、尿量减少甚至无尿等表现。注意患者是否伴有心率增加或减慢，是否伴有恶性心律失常。测量外周血压，若收缩压<90 mmHg 或平均动脉压<65 mmHg，持续时间>30 min 需考虑休克状态。进行详细心肺查体，心源性休克患者可能存在心音改变，脉搏细弱、四肢厥冷、肢端发绀、皮肤出现花斑样改变等。全面细致的体格检查将有助于心源性休克的诊断。

（三）排除其他疾病

排除其他可能与心源性休克临床症状相类似的疾病，如出血、脓毒症或神经源性疾病导致的其他不同机制的休克。

（四）辅助检查

迅速完成 18 导联的心电图检查尤其重要，见表 1-10-8。急性 ST 段变化和传导阻滞可提示急性心肌梗死。积极寻找泵衰竭的证据，结合实验室检查（如血常规、肝肾功能、心肌损伤标志物、脑钠素等）、超声心动图、胸部影像学将有助于急性心源性休克患者早期病因学诊断，针对性启动循环支持治疗。

表 1-10-8 心源性休克患者启动重症监护监测的指征

检查	监测指标	监测频率	监测原因
无创监测	脉搏、血氧、呼吸频率	持续	心律失常，呼吸机障碍和 PE 发生率高
	ICU 监测	护患比为 1:1	血流动力学恶化及 MOF 发生率高
有创监测	动脉血压监测	持续	考虑持续监测直至停用血管活性药物后 12~24 h
	CVP	持续	输注血管活性药物需要安置中心静脉置管；单次 CVP 测量不是容量状态的可靠反映，但多次 CVP 测量能够提供容量状态趋势的信息
	中心静脉氧饱和度	每 4 h	其变化趋势可辅助判断心排血量的趋势
	尿量	每 1 h	尿量和 SCr 是肾脏灌注和急性肾损伤的标志物
	PAC 或非侵入性心输血量监测	选择性应用	对初始治疗无反应的患者或者诊断/治疗存在不确定性的患者可考虑早期使用
实验室检查	全血细胞计数	每 12~24 h	CS 合并出血或出血倾向患者可增加检查频率
	血清电解质	每 6~12 h	根据肾功衰和电解质紊乱存在与否或是否高危，调整检查频率
	SCr	每 12~24 h	尿量和 SCr 是肾脏灌注和急性肾损伤的标志物
	肝功能	每天	监测充血性肝病和灌注不足
	乳酸	每 1~4 h	乳酸盐清除率低是终末器官灌注不足的标志物，清除率低与死亡风险升高相关
	凝血	抗凝治疗者每 4~6 h 检测 1 次直到治疗稳定，未抗凝者每 24 h 1 次	药物清除率的改变和机械支持设备的频繁使用，常常需要进行抗血栓监测

注：PE：肺水肿；ICU：重症监护病房；MOF：多器官功能衰竭；CVP：中心静脉压；SCr：血清肌酐；PAC：肺动脉导管；CS：心源性休克。

七、临床诊断

心源性休克实际上是由心脏功能失调导致的心排血量下降，从而引起组织灌注不足的临床表现和生物化学表现。临床表现上常常表现为对补液治疗无反应的持续低血压，并且伴有终末器官灌注不足的临床特征，需要药物或机械性支持治疗。诊断心源性休克时，虽然并未强制性要求使用血流动力学参数，但对于判断休克类型和严重程度而言，血流动力学参数却很有帮助。目前，心源性休克的诊断标准包括临床和血流动力学两方面。不过不同临床试验和指南中，对心源性休克的诊断标准所纳入的参数有所差异，见表1-10-9。

表 1-10-9　指南和临床试验的心源性休克诊断标准

SHOCK 试验	IABP-SHOCK Ⅱ 试验	ESC 指南
临床标准： 收缩压<90 mmHg 持续≥30 min 或支持治疗下 SBP≥90 mmHg 且终末器官灌注不足（尿量<30 mL/h） 血流动力学标准： CI≤2.2 L/(min·m²) 且 PCWP≥15 mmHg	临床标准： 收缩压<90 mmHg 持续≥30 min 或儿茶酚胺维持收缩压>90 mmHg 且存在临床肺充血和终末器官灌注不足（精神状态改变、皮肤和肢端湿冷、尿量<30 mL/h 或乳酸>2 mmol/L）的表现	收缩压<90 mmHg 且存在充分的组织灌注不足的临床或实验室指征 临床：肢端湿冷、少尿、意识障碍、眩晕、脉压减小 实验室：代谢性酸中毒、血清乳酸升高、SCr 升高

注：ESC：欧洲心脏病学会；SBP：收缩压；CI：心脏指数；PCWP：肺毛细血管楔压；SCr：血清肌酐。

八、鉴别诊断

（一）与低血容量性休克的鉴别

大量出血、失水（呕吐、腹泻、肠梗阻等）、失血浆（大面积烧伤等）等使血容量突然减少可导致低血容量性休克。应详细询问病史，补充血容量后仔细观察血压波动情况。

（二）与感染性休克的鉴别

有畏寒、发热等感染征象，常合并其他器官损伤的临床表现。血常规检查可出现白细胞计数及中性粒细胞水平增加，应积极搜寻感染源。

（三）与过敏性休克的鉴别

应仔细询问病史，发现是否有可能的致敏原、过敏史或致敏原接触史，如新使用的药物、食物、生物制品等。起病急，可迅速出现喉水肿、心肺受损等表现，使用激素、肾上腺素、抗过敏治疗有效。

（四）与神经源性休克的鉴别

神经源性休克是由外伤、剧痛、脊髓损伤、麻醉意外等引起，因神经作用使交感神经活性增强致心动过缓和低血压。通过详细病史采集、对创伤的仔细评析，严格判定神经系统定位体征。

九、救治方法

（一）治疗原则

心源性休克治疗的目的在于早期使用药物和循环辅助设施改善全身组织的血液灌注，尽快恢复和维持患者的正常代谢和脏器功能，并积极寻找和明确病因，进行病因学治疗。

对于多数患者而言，血压和终末器官血流灌注的充分性大致相关。低血压会导致死亡率的增加。但是，收缩压或平均动脉压的理想标准很难确定，因为平均动脉压本身就是从非心源性休克人群推算出来的（65 mmHg 被认为是理想指标）。然而，心源性休克是一种血流动力学不稳定的状态，血流动力学指标可能并非终末器官血流或组织灌注方式的理想指标。血流动力学监测指标的改善并不意味着微循环功能的改善。国际指南建议对于那些对初始治疗反应不佳，或者是对于其诊断和治疗存在疑问的中重度心源性休克患者使用肺动脉导管。血流动力学应该进行，但不能替代其他的终末器官灌注指标。理想的平均动脉压指标因人而异，必须权衡低平均动脉压和低灌注之间的风险。因为收缩血管药物可能导致心肌氧耗的增加，缺血和心律失常。临床医师应该结合动脉乳酸、混合或中性静脉氧饱和度、尿量、血清肌酐、肝功能、代谢指标、体温及其他指标对患者的组织灌注情况进行评估。

（二）血管活性药物治疗

为维持患者体循环的灌注，血管活性药物是心源性休克患者常用的药物类型。常用的升压/正性肌力药物包括去甲肾上腺素、多巴胺、多巴酚丁胺、肾上腺素、米力农及左西孟旦等。常用血管活性药物及正性肌力药物的剂量、作用机制和血流动力学效应参见表 1-10-10。虽然使用非常频繁，但目前并没有充分的临床数据可用于指导心源性休克患者的初始血管活性药物的选择。

表 1-10-10　血管活性药物的作用机制和血流动力学作用

药物		常规输液剂量	结合受体				血流动力学效应
			α_1	β_1	β_2	多巴胺	
升压药/正性肌力药	多巴胺	$0.5\sim2\ \mu g/(kg \cdot min)$	−	+	−	+++	CO↑
		$5\sim10\ \mu g/(kg \cdot min)$	+	+++	+	++	CO↑↑，SVR↑
		$10\sim20\ \mu g/(kg \cdot min)$	+++	++	−	++	SVR↑↑，CO↑
	去甲肾上腺素	$0.05\sim0.4\ \mu g/(kg \cdot min)$	++++	++	+	−	SVR↑↑，CO↑
	肾上腺素	$0.01\sim0.5\ \mu g/(kg \cdot min)$	++++	++++	++	−	CO↑↑，SVR↑↑
	去氧肾上腺素	$0.1\sim10\ \mu g/(kg \cdot min)$	+++	−	−		SVR↑↑
	血管升压素	$0.02\sim0.04\ U/min$	刺激血管平滑肌中的 V_1 受体				SVR↑↑，PVR←→
血管扩张剂	多巴酚丁胺	$2.5\sim20\ \mu g/(kg \cdot min)$	+	++++	++		CO↑↑，SVR↓，PVR↓
	异丙肾上腺素	$2\sim20\ \mu g/min$	−	++++	+++		CO↑↑，SVR↓，PVR↓
	米力农	$0.125\sim0.75\ \mu g/(kg \cdot min)$	PDEI-3				CO↑，SVR↓，PVR↓
	依诺昔酮	$2\sim10\ \mu g/(kg \cdot min)$	PDEI-3				CO↑，SVR↓，PVR↓
	左西孟旦	$0.05\sim0.2\ \mu g/(kg \cdot min)$	肌丝钙离子增敏剂，PDEI-3				CO↑，SVR↓，PVR↓

注：CO：心排血量；SVR：全身血管阻力；PVR：肺循环阻力；PDEI-3：磷酸二酯酶-3 抑制剂。

2010 年发表于 NEJM 的一项随机对照试验（$n=1\,679$）显示，心源性休克患者接受多巴胺或去甲肾上腺素治疗 4 周后的死亡率无明显差异。但替代终点分析显示，去甲肾上腺素组的心律失常（心房颤动、室性心动过速及心室颤动）发生率明显降低。重症患者脓毒症发生率试验对纳入的所有休克患者（心源性休克患者是其中一个亚组）进行了一线缩血管药物的评估。结果显示，心源性休克患者和总体人群使用多巴胺发生心律失常的风险增加，且多巴胺可增加心源性休克亚组患者的死亡率。虽然该研究已是同类中最大规模的研究项目，但是，鉴于其采用的临床和方法学分析，人们对其中心源性休克患者的研究结果所涉及的有效性和合理性仍持怀疑态度。SOAP 试验中对于心源性休克的定义并不具备可操作性。研究纳入了包括梗阻性、瓣膜性和心脏切开术后等可能有不同的血流动力学特征的心源性休克患者。而且，研究没有展示出很多与心肌梗死或心力衰竭的预后的紧密相关的变量，没有涉及发病前时间段和治疗相关的不同，而这些都可能对研究结果造成影响。由于去甲肾上腺素引起心律失常的不良反应相对较少，所以可作为大多数心源性患者的首选缩血管药物。但是鉴于既往研究结果的局限性，目前，依然无法确定初始血管活性药物的理想方案。

（三）非血管活性药物治疗

有试验结果表明，接近 1/4 的心肌梗死相关的心源性休克患者在 24 h 之内接受了 β-受体阻滞剂或肾素-血管紧张素-醛固酮系统抑制剂的治疗。与未接受这些药物治疗的患者相比，接受治疗的患者 30 d 内的死亡率明显增高。早期他汀类药物的给予可以降低 30 d 死亡率。急性心肌梗死患者合并心力衰竭或心输血量下降时，避免在 24 h 内使用 β-受体阻滞剂或肾素-血管紧张素-醛固酮系统抑制剂。在患者停用血管活性药物 24 h 后，可以考虑使用。

（四）临时性机械循环支持

在选择采用哪种临时性机械循环支持时，须从设备可用性、多学科团队熟悉度和患者特定需求等方面进行综合评估和考虑。临时性机械循环支持选项包括以下几种：

1. 主动脉内球囊反搏。仍然是心源性休克患者目前使用最为广泛的机械循环支持设备。通过聚氨酯膜覆盖的 7F-8F 的导管，主动脉内球囊反搏的球囊固定在左锁骨下动脉远端的胸主动脉。该设备随着心动周期定时充气和放气，从而增加了舒张压和降低收缩压。然而研究表明，主动脉内球囊反搏仅能轻度改善平均动脉压、心脏指数、血清乳酸和儿茶酚胺需求。2012 年之前，美国和欧洲对于心源性休克患者使用主动脉内球囊反搏的推荐级别为 I 类。但 IABP-SHOCK Ⅱ 研究结果显示，与 MI 相关的心源性休克患者中，使用主动脉内球囊反搏与没有使用主动脉内球囊反搏的患者相比较，30 d 死亡率和 1 年死亡率没有差异。所以，在最近的欧洲血运重建和非 ST 段抬高心肌梗死患者的指南中，主动脉内球囊反搏被降级为 ⅢA。目前，国际指南认为对于急性二尖瓣关闭不全或室间隔缺损的心源性休克患者可以使用主动脉内球囊反搏。如果无法提供其他机械循环支持装置或不能使用时，对于严重心源性休克患者也可以考虑使用主动脉内球囊反搏。

2. 经皮机械循环支持。目前临床可采用的设备包括 TandemHeart （Cardiac Assist，Inc，Pittsburgh，PA）、微轴 Impella 2.5 和 5.0 系统，在研的设备包括 Paracorporeal Pulsatile iVAC 2 L（PulseCath BV，Arnhem，the Netherlands）和 HeartMate（St. Jude Medical，Pleasanton，CA）经皮心泵。心源性休克患者使用经皮机械循环支持的研究数据非常有限。2009 年的一项荟萃分析汇总了 3 个随机试验的结果，研究将经皮机械循环支持与主动脉内球囊反搏比较（2 个与 TandemHeart 相比，1 个与 Impella 2.5 相比）。心源性患者采用经皮机械循环支持治疗后，心脏指数和平均动脉压更高，肺毛细血管楔压相对较低，但是出血的并发症发生率较高，死亡率没有差异。最近一些纳入了 48 例患者的随机试验，比较了 Impella CP 与主动脉内球囊反搏，结果表明，死亡率或次要终点时间均无差异。在 USpella 注册研究中，心源性休克患者在进行经皮冠状动脉介入之前使用 Impella 装置，出院生存率有所提高。

3. 体外膜肺氧合。当患者出现心血管和呼吸系统两方面的衰竭时，可以采用静脉-动脉模式的体外膜肺氧合，这种方式也常常用于心源性休克患者。体外膜肺氧合的相对禁忌证包括高龄（＞75 岁）、预期生存时间＜1 年、严重的外周血管病变、严重的肝脏疾病、具有抗凝禁忌证和神经系统损伤的患者。静脉-动脉模式体外膜肺氧合的潜在并发症包括远端肢体缺血、血栓栓塞症、卒中、出血、溶血和主动脉瓣膜受损。外周置管的一个常见问题是左心室后负荷的增加。如果出现此类情况，可以采用静脉-动脉模式的体外膜肺氧合联合主动脉内球囊反搏、轴流泵装置、房间隔切开术等来辅助左心室收缩。近年来，静脉-动脉模式体外膜肺氧合在心源性休克患者中的使用越来越常见。体外生命支持机构研究中，56% 的患者接受静脉-动脉模式体外膜肺氧合撤出管路后存活，41% 的患者存活离院。但是，目前还没有对静脉-动脉模式体外膜肺氧合有效性的随机对照实验。所以，国际指南认为，对于氧合无法保证的心源性休克患者而言，静脉-动脉模式体外膜肺氧合可作为暂时性的机械循环辅助装置的选择之一。

4. 右室辅助装置。近年来，研究者开发了对于右心室衰竭（包括右心室梗死）的临时机械性循环辅助装置。Impella RP（Abiomed Europe）是一种经皮通过股静脉植入心内的微型轴流血流泵装置。它可以将血流从入口处（下腔静脉）通过导管输送到肺动脉，从而恢复右心血流动力学，降低右心室负荷，为心脏恢复争取时间。此装置还需要大规模的随机对照研究来评价其临床效应。

（五）长效机械循环支持

该装置1998年通过了美国食品药品管理局认证。研究表明，相对于药物治疗，它可以提高患者2年存活率。目前所有的长效机械循环支持装置都是持续血流设备，可以提供5～10 L/min的血流支持。长效机械循环支持设备可以作为心源性休克发生到自行恢复、冠脉搭桥和其他决定性治疗策略实施之间的过渡治疗手段。

（六）不同类型心源性休克患者治疗策略

虽然目前对于心源性休克患者血管活性药物和机械循环支持的理想使用策略并未明确，但根据心源性休克的类型和其血流动力学特点，可选择相对较优的综合性治疗方式，见表1-10-11。

表1-10-11 不同类型心源性休克 CS 患者的治疗策略

病因或表现	血管活性药物	血流动力学
经典的湿冷型	去甲肾上腺素或多巴胺正性肌力药物	该型表现为低 CI 和高 SVR。可给予去甲肾上腺素（心率增快或心律失常优先考虑使用）或多巴胺（心率降低优先考虑使用，但心律失常风险升高）稳定血流动力学 当患者稳定和已完成血运重建术后，可加用正性肌力药（仅限心肌梗死）
容量不足干冷型	去甲肾上腺素或多巴胺正性肌力药物少量补液	可给予去甲肾上腺素（心率增快或心律失常优先考虑使用）或多巴胺（心率降低优先考虑使用，但心律失常风险升高）稳定血流动力学 当患者稳定和已完成血运重建术后，可加用正性肌力药（仅限 MI） LVEDP 可能降低，患者可耐受补液
血管扩张湿暖型或心脏＋血管扩张混合型	去甲肾上腺素考虑使用血流动力学参数指导治疗	低 SVR
右心室休克	补液 去甲肾上腺素，多巴胺或血管升压素 正性肌力药物 吸入式肺血管扩张剂	血流动力学目标包括维持前负荷，降低 RV 后负荷（PVR），治疗绝对或相对性心动过缓，并维持房室同步 多巴胺（心率降低优先考虑使用，但心律失常风险升高） 血管升压素可提高 SVR，对 PVR 没有明显影响 当患者稳定和已完成血运重建术后，可加用或改用正性肌力药
血压正常性休克	正性肌力药物或升压药	该型收缩压＞90 mmHg，SVR 相对较高，可在早期选用正性肌力药物
主动脉瓣狭窄	去氧肾上腺素或血管升压素 LVEF 下降的患者，UCG 或 PAC 可用于调整多巴酚丁胺的剂量	主动脉瓣狭窄引起的休克是后负荷依赖性的 如果 LVEF 无降低，使用正性肌力药物可能无法改善血流动力学 可选择外科主动脉瓣置换术、球囊主动脉瓣和/或经导管主动脉瓣置换术

病因或表现	血管活性药物	血流动力学
主动脉瓣反流	多巴胺 临时起搏器	保持较高心率缩短舒张期充盈时间并减少 LVEDP 可考虑外科主动脉瓣置换术
二尖瓣狭窄	去氧肾上腺素或血管升压素 艾司洛尔或胺碘酮	二尖瓣狭窄引起的休克是前负荷依赖性的 避免使用正性肌力药，减慢心率（增加舒张期的充盈时间）和维持房室同步可改善前负荷 可考虑外科二尖瓣置换术或球囊二尖瓣成形术
二尖瓣反流	去甲肾上腺素或多巴胺 正性肌力药物 临时 MCS（包括 IABP）	使用升压药物治疗，血流动力学稳定后可考虑加用正性肌力药物 后负荷降低有助于减少 LVEDP IABP 可通过减少后负荷和增加 CI 来降低反流分数 可考虑外科二尖瓣置换/修复术和经皮二尖瓣修复术
梗死后室间隔缺损	参考经典的湿冷型 临时 MCS（包括 IABP）	IABP 可以通过减少后负荷和增加 CI 来降低分流分数 可采用外科修复术或经皮降落伞封堵术进行手术治疗
动态 LVOT 梗阻	补液 去氧肾上腺素或血管升压素 避免使用正性肌力药物 使用血管扩张剂 艾司洛尔或胺碘酮 RV 起搏	可通过增加前负荷和后负荷、减轻心肌收缩，维持房室同步并诱导心室不同步来减少动态变化梯度
心动过缓	提高心率药物 临时起搏器	治疗应着重识别和治疗心动过缓的原因，提高心率的药物包括阿托品、异丙肾上腺素、多巴胺、多巴酚丁胺和肾上腺素
心包填塞	补液 去甲肾上腺素	需要心包穿刺或心包开窗引流术

注：CI：心脏指数；CS：心源性休克；HR：心率；IABP：主动脉内球囊反搏；LVEDP：左室舒张末压；LVEF：左室射血分数；UCG：超声心动图；LVOT：左心室流出道；MCS：机械循环支持；MI：心肌梗死；PAC：肺动脉导管；PVR：肺循环阻力；RV：右心室；SBP：收缩压；SVR：全身血管阻力。

（七）其他辅助治疗

1. 机械通气。心源性休克患者中，78%～88%的患者会因为急性低氧血症，呼吸功增加，需要气道保护，血流动力学不稳定等原因，使用机械通气。但是，很少有针对心源性休克患者理想通气模式的研究。非休克的心力衰竭患者的队列研究显示，无创通气常常用于纠正肺水肿导致的呼吸衰竭，虽然无创通气可以改善呼吸困难和低氧血症，也可以纠正代谢紊乱，但它对于死亡率的影响并不清楚。对于大多数心源性患者而言，都需要使用有创机械通气。目前，还没有充分的证据可以对心源性休克患者的通气模式、策略（包括肺保护通气）或生理终点指标给予指导性意见。

临床医生应该熟悉心肺交互作用的生理机制。呼气末正压是呼气末时，呼吸道（和肺泡）高于大气压力的压力。它有助于气体交换、肺复张和维持气道通畅。它还可以抗衡导致肺水肿的静水压，将液体从肺泡转移回肺间质和循环。当患者左室功能减退时，呼气末正压可通过降低胸腔肺内压而减轻后负荷，减少前负荷，改善呼吸做功，从而提高受损心肌的氧输送。对于右心功能降低的患者，呼气末正压（气道平均压增高）可以减少肺血管阻力，从而通过减轻缺氧性肺血管收缩和减少肺水肿，增加心脏指数。然而，压力过高，可能会造成右心前负荷不足，同时，肺泡内血管受压，引起右心后负荷增加。目前，尚无研究证实哪种有创呼吸模式更佳。心源性休克患者理想的呼吸末正压水平只能通过衡量左右心室之间复杂的心肺交互作用、容量负荷状态、低氧血症的原因和表现等来动态调节。最后，最佳氧合目标仍无定论。而且，最新的证据显示，对急性冠状动脉综合征、心力衰竭、院外心搏骤停及其他重症监护病房患者而言，高氧血症可能是有害的。心源性患者采取有创机械通气的指征，应基于标准的重症监护标准。然而，临床医生应了解诱导气管插管时所采用的治疗（如镇静、镇痛等）、通气模式的选择、自主呼吸到正压通气、气管插管对迷走的刺激等因素对于血流动力学的潜在影响。由于缺乏心源性休克患者的高质量研究数据，目前，国际指南建议使用机械通气时，应防止低氧和高氧血症，尽量减少患者不适和人机对抗，并进一步优化血流动力学状态。

2. 持续性肾脏替代治疗。统计显示，13%～28%的心源性休克患者会并发急性肾损伤，而高达20%的患者需要肾脏替代治疗。需要肾替代治疗的患者存活出院的可能性较小，长期透析和死亡率风险均增高。心源性休克患者在采取间断血液透析时，其血流动力学状况常常不能耐受用液体转移，因此，由于持续性肾脏替代治疗使用外部泵施加静脉-静脉驱动力，逐渐移除液体和毒素，所以，更常用于心源性休克患者。改善全球肾脏病预后组织指南中，建议对第 2 阶段的急性肾损伤患者血清肌酐≥2 倍基线，尿量<0.5 mL/(kg·h)，持续≥12 h 或存在"危及生命的液体、电解质和酸碱平衡紊乱"的患者，采用持续性肾脏替代治疗。此原则，同样适用于心源性休克患者。

（八）心脏移植

对于那些需要双心室机械循环支持装置的患者而言，心脏移植往往是唯一的希望。但是由于供体数量的限制，对于急性心源性休克患者进行心脏移植的可能性微乎其微。在此类患者等待进行心脏移植之前，往往需要安置机械循环支持装置和体外膜肺氧合装置。

十、诊疗探索

心源性休克是一种复杂的急危重症，常常需要一个多学科的治疗团队提供临床的药物、介入、外科手术和重症护理治疗。医疗护理资源的提供能力与患者存活率之间明显相关。建立以拥有多学科治疗团队为中心，整合对早期识别、救治和转运有明确流程化管理的急诊医疗系统，对改善心源性休克患者预后极为关键。对心源性休克患者实施流程化管理，使预后得以优化面临着很多挑战，如分拣决策、提供机械循环支持所需的专业资源、三级医疗中心的确定、团队培训和转运资源的分配等。虽然在院外心搏骤停和 ST 段抬高心肌梗死患者的管理体系的实施中，已经有很多经验可循，但心源性休克患者的管理仍然具有其特点。图 1-10-4 是国际指南中推荐的一种心源性休克的管理体系。此模式需要国家和区域组织牵头来设立和实施轴心-辐射心源性休克管理体系。而辐射医院，其患者的严重程度和治疗技术水平可能不尽相同，所以，管理体系的协定中应针对确诊难治性心源性休克的患者，规范操作实践，明确提供治疗无效的判断标准，并确定转诊时机。

对于心源性休克患者，为了更好地发展和改进轴心-辐射医疗机构的救治水平，可以采用明确的指标进行衡量，如冠状动脉造影的表现、再灌注时间、经皮或外科机械循环支持时间、转送至医疗中心医院的决定、转送时间、区域医院稳定情况及移动医疗单元使用情况。这些指标将有助于实现管理流程稳健的质量保证。无论是在心源性休克的轴心医院还是区域辐射医院，再灌注、血运重建和其他辅助治疗对于心源性休克患者的救治至关重要。目前，对于心源性休克患者的整合治疗策略的推荐流程见图 1-10-5。

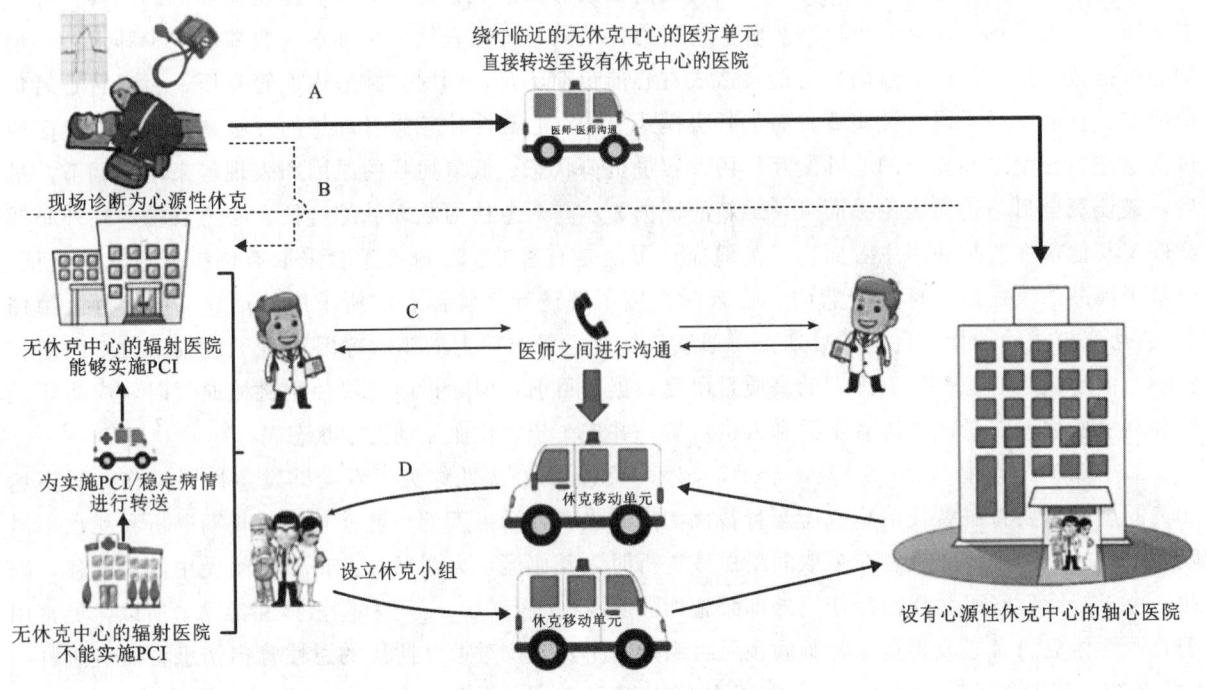

图 1-10-4　区域性心源性休克管理体系

（摘自 2017 *Contemporary Management of Cardiogenic Shock-A Scientific Statement from the American Heart Association*.）

十一、病因治疗

急性心肌梗死是导致心源性休克最常见的病因，再灌注治疗是目前对于急性心肌梗死明确有效的治疗策略。

（一）溶栓治疗

溶栓治疗的安慰剂对照实验几乎不会纳入心源性休克患者。最初的研究显示，相对于安慰剂，链激酶不能改善生存率。虽然大型 GUSTO-1 试验显示，整个人群中的纤溶酶原激活剂优于链激酶。但对于近 3 000 例心源性休克患者而言，二者对于死亡率的改善并没有显示出明显差异。然而，使用组织型纤溶酶原激活剂治疗的患者发生心源性休克的可能性较小，从而表明了对于预防心源性休克出现而言，再灌注时间的需求是非常重要的。动物研究结果显示，溶栓治疗的有效性可能依赖于较高的全身灌注压。虽然来自 SHOCK 试验的非随机观察研究，以及溶栓和主动脉内球囊反搏治疗患者的注册研究结果均支持该结论，但是，冠状动脉再灌注的侵入性治疗仍然是伴发心源性休克的心肌梗死患者的最佳治疗方案。当早期侵入性治疗方案不能及时完成时，可以对伴有心源性休克的 ST 段抬高心肌梗死患者进行溶栓治疗。进行溶栓之前，需权衡预期再灌注效益、出血风险及预期血管造影时间的延迟。

（二）心源性休克的早期介入治疗

两项随机试验对早期接受经皮冠状动脉介入治疗或冠状动脉旁路搭桥术是否可以提高心源性的生存率进行了评估。1999 年发表的瑞士休克血管成型多中心研究中，55 例患者被随机分组，结果表明，患者 30 d 死亡率没有显著下降。SHOCK 试验将 302 名患者随机分配至早期急诊再灌注侵入性策略（在休克发作的 12 h 内）组和初始药物治疗组，采用侵袭性治疗策略的患者 30 d 全因死亡率并未明显降低（46.7% vs 56%）；然而，6 个月、12 个月及长期随访的死亡率显著降低。经过筛选但未入选 SHOCK 试验的患者被纳入了一项前瞻性的注册研究，其亚组的分析结果显示出一些不同的结论。第

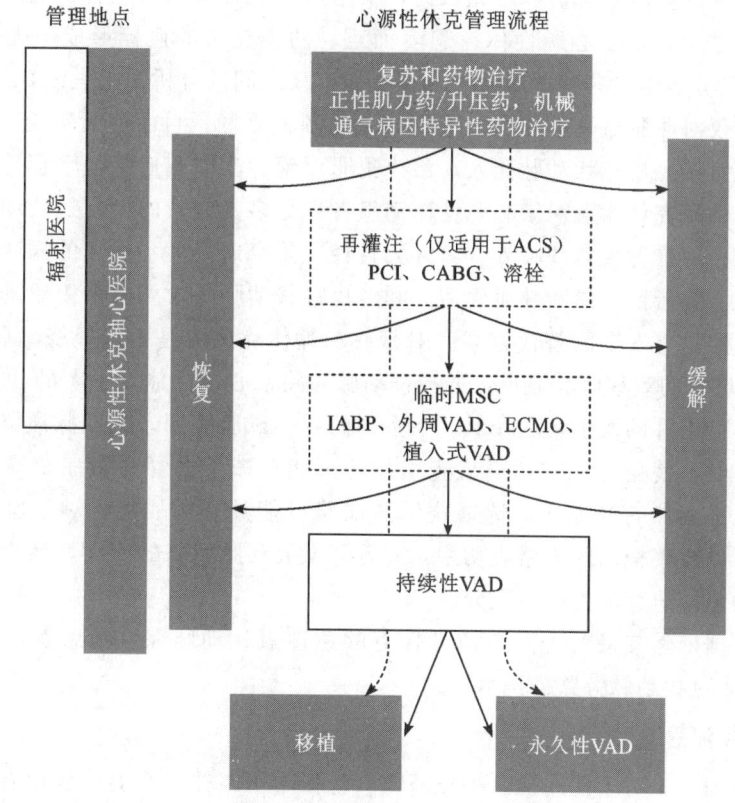

图 1-10-5 心源性休克的管理流程

注：ACS：急性冠状动脉综合征；CABG：冠状动脉旁路搭桥术；ECMO：体外膜肺氧合；IABP：主动脉内囊反搏；MCS：机械循环支持；PCI：经皮冠状动脉介入；VAD：心室辅助装置。

（摘自 2017 *Contemporary Management of Cardiogenic Shock-A Scientific Statement from the American Heart Association*.）

一，SHOCK 试验认为年龄和治疗存在相互作用，因为伴有心源性休克的老年患者（＞75 岁）预后更差；但是，SHOCK 注册研究，以及一项 SMASH 和 SHOCK 试验的汇总分析显示，12 个月死亡率不存在年龄差异。第二，伴有心源性休克的心肌梗死女性患者的年龄更大，但 SHOCK 试验和观察性研究报告并没有提到性别差异。第三，早期侵入性治疗对不同种族的患者均有益。第四，糖尿病是心肌梗死住院患者的不良预后因素，常合并多支血管病变。在 SHOCK 试验中，虽然糖尿病患者出现 3 支冠脉病变可能性更大，外科血管成形术的需求更多，但糖尿病和非糖尿病患者死亡率相当。最后，快速再灌注治疗是 ST 段抬高心肌梗死患者至关重要的有效治疗手段。然而，在 SHOCK 试验中，心源性休克的发作时间与血运重建和死亡率没有明显影响。但是，其他的注册研究数据认为时间和预后有很强的相关关系。

目前，国际指南仍然推荐对急性心肌梗死相关的心源性休克患者采取尽早的血运重建治疗。即便是患者的神经系统状态尚不确定，或者是患者已经接受过溶栓治疗，无论心肌梗死发作的时间是否存在延迟，应对所有怀疑 ACS 相关的心源性休克患者早期采取适当的血运重建措施。

（三）经皮冠状动脉介入治疗

在 SHOCK 试验中，成功实施经皮冠状动脉介入和未实施经皮冠状动脉介入的患者的死亡率分别为 35％和 80％。大多数患者有多支血管病变，并且采用球囊成形术进行血运重建，只有 34％的患者接受血管成形术使用支架（均未使用药物洗脱支架）。值得注意的是，使用支架的患者进行经皮冠状动脉介入更为成功（93％ vs 67％），从而表明支架在心源性休克患者中使用的益处。究竟是选择裸金属支架还是药物洗脱支架，尚未进行严格研究。一个瑞士大型研究比较了心源性休克患者采用裸金属支架或药物洗脱支架的倾向匹配分析。研究认为，采用药物洗脱支架的患者长期全因死亡率更低。另一项荷兰的大型研究显示，对于心源性休克患者而言，两类支架的血栓形成率无明显差异。最近的IABP-SHOCK Ⅱ试验分析中，药物洗脱支架和裸金属支架之间的分析结果也没有差异。

完全血运重建和仅对罪犯血管进行血运重建，究竟哪种更好，目前尚无定论。对稳定的 ST 段抬高心肌梗死患者实施直接经皮冠状动脉介入，治疗犯罪血管和非罪犯血管似乎都比较安全，并且可以改善预后。一些观察性研究认为，对于心源性休克患者进行多支血管的经皮冠状动脉介入可以带来潜在益处，但临床实践指南推荐仅对"临界（≥90%直径）狭窄或高度不稳定的病变"的非罪犯血管实施经皮冠状动脉介入。临床上，诊断性血管造影和经皮冠状动脉介入大多采用股动脉通路，然而，近期研究认为桡动脉通路是更安全的替代方案。对于心源性休克患者是否选择桡动脉通路的资料有限。一项纳入了 8 131 名患者的观察研究显示，选择桡动脉通路，心源性休克患者的 30 d 全因死亡率，以及主要的心脑血管不良事件的发生率均降低。一系列的观察试验表明，桡动脉通路的出血率较低，当考虑使用股动脉通路时，使用透视和超声检查引导，可能会减少血管并发症及通路相关性出血的风险。如果心源性休克患者伴有高血压，选择桡动脉通路可能具有挑战性。对于血流动力学稳定的患者，尽管超声引导可以改善桡动脉入路成功率，并且降低股动脉通路的交叉，然而，针对心源性休克患者的桡动脉通路的超声研究依据尚不充分。

总之，目前的证据依然支持对合并心源性休克的急性冠状动脉综合征患者早期实施血运重建术（经皮冠状动脉介入或冠状动脉旁路搭桥术）。

（四）抗血栓药物治疗

心源性休克的基础上，对于使用抗血小板药物（包括阿司匹林）的支持数据有限。这些数据主要是从更稳定的心肌梗死的患者群体中推断出来的。急性心肌梗死合并心力衰竭患者的胃肠道吸收功能较差，这对于口服抗血小板药物的疗效有一定影响。ISAR-SHOCK 研究对进行了经皮冠状动脉介入的心源性休克患者给予 P_2Y_{12} 拮抗剂后的血小板功能进行评估，发现其并未降低 30 d 死亡率。在IABP-SHOCK Ⅱ 研究中，对于合并心源性休克的急性心肌梗死患者而言，氯吡格雷、普拉格雷和替格瑞洛对死亡率和出血事件的发生率之间没有显著差异。糖蛋白Ⅱb/Ⅲa 拮抗剂是进行经皮冠状动脉介入的心源性休克患者抗血小板使用药物中研究最多的。观察性研究显示，此类患者使用糖蛋白Ⅱb/Ⅲa 拮抗剂（阿昔单抗），其术后冠脉血流复流更佳，在院死亡率更低。

普通肝素经常用于急性心肌梗死的心源性休克患者，但是，它是否是此类人群的合适抗凝选择尚未得到充分研究。低分子量肝素并不能作为优选方案的原因，是基于对心源性休克患者可能合并急性肾功能不全的考虑。在一项纳入 86 位心源性休克的急性心肌梗死患者的研究中，与肝素相比，比伐卢定的在院死亡率较低。

所以，目前对于合并心源性休克的急性心肌梗死患者，若没有严重出血性不良反应，应继续使用双抗治疗。如果由于考虑到胃肠道因素，可以使用静脉的糖蛋白Ⅱb/Ⅲa 拮抗剂，以及静脉 P_2Y_12 拮抗剂（坎格雷洛）作为替代。

总而言之，对所有不伴有严重出血并发症的患者，应继续使用双重抗血小板治疗，在经皮冠状动脉介入之后仍然不能停止。当患者不能耐受口服药物或吸收障碍时，可考虑静脉使用糖蛋白Ⅱb/Ⅲa 抑制剂或最近才用于临床的静脉 P_2Y_{12} 抑制剂（坎格雷洛）。对于使用 MCS 的患者，还没有高质量的数据可用于支持患者糖蛋白Ⅱb/Ⅲa 抑制剂的有效性或安全性。由于心源性休克患者容易并发急性的肝/肾损伤，如果经皮冠状动脉介入术后需要持续抗凝，建议静脉使用普通肝素。

（五）冠状动脉旁路搭桥术

在 SHOCK 试验中，大多数患者被发现患有多支血管疾病，大约 1/5 的患者有左主干狭窄，不过仅有 37% 的患者进行了冠状动脉旁路搭桥术。经皮冠状动脉介入治疗（48%）和冠状动脉旁路搭桥术治疗的患者1年内的死亡率相似,大多数接受冠状动脉旁路搭桥术治疗的患者被认为完全血运重建,而只有15%经皮冠状动脉介入组最终进行了多支血管支架治疗。然而,临床上合并心源性休克的心肌梗死的患者大多在早期都是给予经皮冠状动脉介入治疗。从2003—2010年,心源性休克患者早期经皮冠状动脉介入率从26%上升到54%,而冠状动脉旁路搭桥术介入率相对稳定在5%~6%。这些流行病学数据表明,许多心源性休克患者就诊时没有实施完全性血运重建,不过这是否与预后相关尚不清楚。

十二、最新进展

(一)亚低温治疗

治疗性低温控制已作为院外心搏骤停患者的标准治疗策略的组成部分。低温对于整个机体和血流动力学都有显著影响,特别是对于已经具有体循环改变的心源性休克患者(包括心肌梗死后患者)。动物和人体研究都有关于低温改善血流动力学的相关研究结果。但是,近期的一项随机队列研究并没有显示出低温对于心脏效率值或其他终点改善指标的益处。

(二)正性肌力药物

正性肌力药在理论上对心源性休克治疗应该有效,但目前的相关证据仍然缺乏。最近,仅有一项小规模实验纳入了32名难治性心源性休克患者,比较了左西孟旦与依诺昔酮的治疗效果,从这些有限的数据来看,左西孟旦可能有效。此外,对于急性非休克性心力衰竭患者,Seralaxin也显示出治疗效应,但尚未在心力衰竭患者中得以研究。

(三)经皮机械循环支持

可能是治疗难治性休克的有效工具。新推出的HeartMate经皮心泵装置采用可折叠的弹性叶轮和镍钛合金插管的新颖设计,从而使设备外形更加小巧且流速提高。该设备一旦放置在主动脉瓣下,套管可以扩展到24F并提供平均值>4 L/min的持续血流量。目前,该设备对于心源性休克患者的疗效正在研究中。

魏薇 曹钰 刘笋 张在其

第五节 过敏性休克

一、基本概念

过敏性休克是由于特异性过敏原作用于机体,导致以急性周围循环灌注不足为主的全身性速发变态反应。除引起休克的表现外,常伴有喉水肿、气管痉挛等征象。低血压和喉水肿是致死的主要原因,如不紧急处理,常导致死亡。

二、常见病因

引起过敏性休克的病因或诱因变化多端,以药物与生物制品常见,其中最常见者为青霉素类过敏。青霉素不论肌内注射、皮下注射、皮内注射、划痕试验、滴眼(耳、鼻)、阴道子宫颈上药、牙龈黏膜注射及婴幼儿注射青霉素后的眼泪或尿液污染母体皮肤等均可发生过敏性休克。其他尚有昆虫蜇伤、食物、吸入物及接触物等。个别患者由某些非常特殊的因素造成,如蟑螂的粪便、飞蛾的鳞毛、动物的皮屑、喷涂油漆等。

三、发病机制

上述变应原进入机体，刺激机体淋巴细胞或浆细胞产生对变应原具有特异性的 IgE 抗体，吸附于组织的肥大细胞和血液中的嗜碱性粒细胞上，此时机体即已对变应原处于致敏状态。当患者再次接触变应原时，变应原的抗原决定簇迅速与相应抗体结合，使肥大细胞和嗜碱性粒细胞脱颗粒，释放大量的过敏性物质如组胺、5-羟色胺、慢反应物质、缓激肽、血小板活化因子、嗜酸性粒细胞趋化因子、乙酰胆碱等，使血管舒缩功能发生紊乱，毛细血管扩张通透性增加，血浆外渗，循环血量减少，致多系统脏器的循环灌注不足而引起休克；平滑肌收缩与腺体分泌增加，导致呼吸道、消化道症状，加重休克。有些药物之间有交叉反应可能，如对青霉素类过敏的患者，对链霉素也可发生过敏。少数患者初次应用抗生素或其他药物也会发生过敏性休克，此可能与真菌感染、空气或食物中含有过敏物质有关。

在输血、血浆或免疫球蛋白的过程中，偶然也可见到速发型的过敏性休克，它们的病因有 3 种：

1. 供血者的特异性 IgE 与受者正在接受治疗的药物如青霉素起反应。

2. 选择性 IgA 缺乏患者多次输注含 IgA 血制品后，可产生抗 IgA 的 IgG 类抗体。当再次注射含 IgA 的制品时，有可能形成 IgG 抗 IgA 抗体免疫复合物，从而发生Ⅲ型变态反应引起的过敏性休克。

3. 用于静脉滴注的丙种球蛋白制剂中含有高分子量的丙球聚合物，可激活补体，产生 C_{3a}、C_{4a}、C_{5a} 等过敏毒素；继而活化肥大细胞，产生过敏性休克。还有一部分发病机制不明的休克，如运动性休克，有时患者在进食芹菜等食物后再进行长时间而且高强度的运动之后可诱发休克。最近发现一些妇女的运动性休克出现于月经期，经黄体酮类激素治疗或做卵巢切除术后，效果满意，提示此病可能与性激素作用有关。冷性荨麻疹患者当全身暴露在寒冷环境中时，可致血压下降进入休克，可能由于冷性球蛋白引起肥大细胞递质释放。

四、临床特征

患者接触过敏变应原后迅速发病。按症状出现距变应原进入的时间不同，可分为两型。

(一)急发型过敏性休克

休克出现于变应原接触后 0.5 h 之内，占 80%～90%，多见于药物注射、昆虫蜇伤或抗原吸入等途径。此型往往病情紧急，来势凶猛，预后较差。如青霉素类致过敏性休克常呈闪电样发作，出现在给药后即刻或 5 min 内。

(二)缓发型过敏性休克

休克出现于变应原接触后 0.5 h 以上，长者可达 24 h 以上，占 10%～20%。多见于服药过敏、食物或接触物过敏。此型病情相对较轻，预后也较好。

过敏性休克的主要表现：

1. 皮肤黏膜。往往是过敏性休克最早且最常出现的征兆，包括皮肤潮红、瘙痒，继以广泛的荨麻疹和（或）血管神经性水肿；还可出现喷嚏、水样鼻涕、声音嘶哑，甚而影响呼吸。

2. 呼吸道阻塞。呼吸道阻塞是最多见，也是最主要的死因，由喉头或支气管水肿与痉挛引起，患者出现喉头堵塞感、胸闷、气急、呼吸困难、窒息感、发绀等。

3. 循环衰竭。心悸、苍白、出汗、脉速而弱、四肢厥冷、血压下降与休克等。有冠心病基础者，发生本症时由于血液的浓缩和血压的下降，常易伴发心肌梗死。

4. 神经系统。头晕、乏力、眼花、意识淡漠或烦躁不安、大小便失禁、抽搐、昏迷等。

5. 消化道系统。恶心、呕吐、腹痛、腹泻等。

6. 泌尿生殖道症状。平滑肌收缩导致尿失禁，女性可有阴道流血。

五、辅助检查

过敏性休克的诊断与治疗一般不需要影像学等辅助检查。除常规心电图检查外，辅助检查主要用于评估反应的严重程度或在诊断不详时用于支持诊断或鉴别诊断。

（一）血常规检查

白细胞可轻度至中度升高。

（二）血液生化指标

测定血电解质、肝肾功能、淀粉酶、心肌酶谱、凝血功能、血乳酸等。

（三）氧合情况

动脉血气分析或混合静脉血气分析（测量氧合、通气、酸碱状态），动脉血氧饱和度监测等。

（四）其他检查

床边 X 线检查、床边 B 超和超声心动图等检查。

六、诊断思路

本病发生很快，必须及时做出诊断。凡在接受（尤其是注射）抗原性物质或某种药物，或蜂类叮咬后立即发生全身反应，而又难以对药品本身的药理作用解释时，就应马上考虑到本病的可能。

七、临床诊断

过敏性休克的诊断不依赖于实验室检查和特殊检查，根据病情有明确用药史或接触变应原史，迅速发生上述的特征性临床表现，即可做出过敏性休克的诊断。在诊断时应注意与迷走血管性昏厥和遗传性血管性水肿相鉴别。

八、鉴别诊断

（一）迷走血管性昏厥

也称迷走血管性虚脱。多发生在注射后，尤其患者有发热、失水或低血糖倾向时。患者常呈面色苍白、恶心、出冷汗，继而出现昏厥，很易被误诊为过敏性休克。但此症无瘙痒或皮疹，昏厥经平卧后立即好转，血压虽低但脉搏缓慢，这些与过敏性休克不同。迷走血管性昏厥可用阿托品治疗。

（二）遗传性血管性水肿

患者可在一些非特异性因素（如感染、创伤等）刺激下突然发病，表现为皮肤和呼吸道黏膜的血管性水肿。由于气道的堵塞，患者也常有喘鸣、气紧和极度呼吸困难等，与过敏性休克颇为相似。但本症起病较慢，不少患者有家族史或自幼发作史，发病时通常无血压下降，也无荨麻疹等，据此可与过敏性休克鉴别。

九、救治方法

（一）治疗原则

一旦出现过敏性休克，应立即就地抢救，切忌转送患者。

（二）切断过敏原

立即脱离过敏环境，停止经呼吸道或皮肤过敏原的接触，停止静脉输注可疑的药物。

（三）保持呼吸道通畅

即刻使患者取平卧位，松解领裤等扣带。如患者有呼吸困难，上半身可适当抬高；清除口、鼻、咽、气管分泌物，畅通气道、面罩或鼻导管吸氧（高流量）；如有明显支气管痉挛，可以喷雾吸入0.5%沙丁胺醇0.5 mL，以缓解喘息症状；严重喉水肿有时须行气管切开术；严重而又未能缓解的气管痉挛，有时需气管插管和辅助呼吸；如意识丧失，应将头部置于侧位，防止反流误吸，抬起下颌，以防舌根后坠堵塞气道。

（四）药物治疗

1. 肾上腺素。立即肌内注射0.1%肾上腺素0.3～0.5 mL，小儿0.02～0.025 mL/kg。由药物引起者最好在原来注射药物的部位注射，以减缓药物吸收。如需要，可每隔15～20 min重复1次。皮下注射的吸收和达到最大血浆浓度的时间均很长，并且因休克的存在而明显延缓，故抢救过敏性休克时，目前主张肌内注射肾上腺素。如第1次注射后即时未见好转，或严重病例，可用肌内注射量的1/2～2/3稀释于50%葡萄糖注射液40 mL中静脉注射。肾上腺素能通过α-受体效应使外周小血管收缩，恢复血管的张力和有效血容量；同时还能通过β-受体效应缓解支气管痉挛，阻断肥大细胞和嗜碱性粒细胞炎性递质释放，是救治本症的首选药物。如呼吸、心搏骤停，立即行心肺复苏。一般经过1～2次肾上腺素注射，多数患者休克症状在0.5 h内均可逐渐缓解。

2. 糖皮质激素。地塞米松10～20 mg或氢化可的松300～500 mg或甲泼尼龙120～240 mg加入5%～10%葡萄糖注射液500 mL中静脉滴注，或先用地塞米松5～10 mg静脉注射后，继以静脉滴注。糖皮质激素对速发相反应无明显的治疗效果，但可以阻止迟发相过敏反应的发生。因严重支气管痉挛致呼吸困难者，可用氨茶碱0.25 g稀释入50%葡萄糖注射液20～40 mL中缓慢静脉注射。

3. 补充血容量。因大量液体自血管内移出，必须补充血容量以维持组织灌注。宜选用乳酸钠林格注射液、低分子右旋糖酐或血浆等，一般先输入500～1 000 mL，以后酌情补液。注意输液速度不宜过快过多，以免诱发肺水肿。

4. 应用升压药。经上述处理后血压仍低者，应给予升压药。常用间羟胺10～20 mg加入0.9%氯化钠100 mL中输注，或多巴胺5～20 μg/(kg·min)速度静脉输注或用去甲肾上腺素1～2 mg加入5%葡萄糖100 mL中4～10 μg/min速度静脉输注。

5. 抗组胺类药物。如异丙嗪25～50 mg肌注或苯海拉明20～40 mg肌注；氯雷他定10 mg/d或西替利嗪10 mg/d口服等。

（五）防治并发症

过敏性休克可并发肺水肿、脑水肿、心搏骤停或代谢性酸中毒等，应予以积极治疗。参见有关章节。

十、诊疗探索

青霉素类和头孢菌素类是引起过敏性休克的最常见药物。由于分子结构和免疫特征上的相似，它们之间存在交叉反应，但新近文献有学者认为它们之间交叉反应的实际发生率很低，约为1%，且反应多较轻微。而且，青霉素类和头孢菌素类过敏的病史常常不可靠，不能预示将来一定会出现过敏性反应。有青霉素类过敏史的患者，85%在后来的接触中没有发生过敏反应。因此，有人认为当病史不明确时，可以在获得患者与家属同意后，在严密观察下给药。

已知肾上腺素是治疗过敏性休克的首选药物，但对链霉素引起的过敏性休克，有学者认为应首选钙剂，可用10%葡萄糖酸钙或5%溴化钙10～20 mL缓慢静脉注射，0.5 h后症状未完全缓解，可再给药1次。

十一、病因治疗

过敏性休克往往可以预防，最好的病因治疗是周密的预防，杜绝过敏性休克的发生。因此，过敏性休克的特异性病因诊断对本症的防治具有重要意义，进行过敏原测验应该注意如下情况：

1. 在休克解除后。

2. 在停用抗休克及抗过敏药物后。

3. 如做皮肤试验，最好先由斑贴、挑刺等试验开始，严格控制剂量，并准备好必要的抗休克药物。应注意：少数皮试阴性患者仍有发生本症的可能。曾对叮咬、刺伤、食物或其他不可避免的因素产生严重过敏反应的患者有使用肾上腺素自动注射器的指征，它可以做成包括口服抗组胺类药物的抗过敏急救盒。

十二、最新进展

（一）肾上腺素使用途径问题

是治疗过敏性休克的首选药物，传统用药方法是皮下注射。皮下注射的吸收和达到最大血浆浓度的时间均很长，并且因休克的存在而明显延缓，故抢救过敏性休克时，目前主张肌内注射肾上腺素。

（二）抗休克问题

过敏性休克中的低血压常是血管扩张和毛细血管液体渗漏所致。对此肾上腺素是主要的治疗药物。H_1-受体阻滞剂抗组胺类药物也可能有逆转低血压的作用。难治性低血压首先应使用大量的晶体液治疗，并反复用肾上腺素或持续输注肾上腺素 $0.1 \sim 1 \, \mu g/(kg \cdot min)$。如仍不奏效，可以试用其他有 a-肾上腺素能活性的缩血管物质，如去甲肾上腺素或多巴胺等。

（三）高血糖素的使用

该药有不依赖于 β-受体的变力性、变时性和血管效应。高血糖素也可引起内源性儿茶酚胺的释放。用 β-受体阻滞剂的患者在治疗过敏性休克心血管效应时肾上腺素和其他肾上腺素能药物的效果可能较差，对这些患者高血糖素可能有效。此时，除使用较大剂量肾上腺素外，还应使用高血糖素 $1 \sim 10 \, mg$ 静脉或肌内注射（代表性用法是 $1 \sim 2 \, mg$，每 $5 \, min$ 1 次）。患者过量使用 β-受体阻滞剂时建议使用较大剂量。

陶伍元　张文武　张川　张在其

第六节　神经源性休克

一、基本概念

神经源性休克是指由于强烈的神经刺激，如创伤、剧烈疼痛等引起某些血管活性物质如缓激肽、5-羟色胺等释放增加，导致周围血管扩张，大量血液瘀滞于扩张的血管中，有效循环血量突然减少而引起的休克。

二、常见病因

（一）严重创伤、剧烈疼痛刺激

如胸腹腔或心包穿刺时，周围血管扩张，大量血液瘀积于扩张的微循环血管内，反射性的血管舒缩中枢被抑制，导致有效血容量突然减少而引起休克。

（二）药物

许多药物可破坏循环反射功能而引起低血压休克如氯丙嗪、降血压药物（神经节阻滞剂、肾上腺素能神经元阻滞剂和肾上腺受体拮抗剂）及麻醉药物（包括全麻、腰麻、硬膜外麻醉），均可阻断自主神经，使周围血管扩张、血液瘀积，有效血容量急剧减少，导致休克发生。尤其当患者已有循环功能不足因素存在时，应用上述药物更易出现低血压。

三、发病机制

强烈的神经刺激，如创伤、剧烈疼痛等引起某些血管活性物质如缓激肽、5-羟色胺等释放增加，导致周围血管扩张，大量血液瘀滞于扩张的血管中，有效循环血量突然减少而引起休克。此类休克也常发生在脑损伤或缺血、深度麻醉、脊髓高位麻醉或脊髓损伤交感神经传出通路被阻断时。在正常情况下，血管运动中枢不断发出冲动，传出的交感缩血管纤维到达全身小血管，维持血管一定的张力。当血管运动中枢发生抑制或传出的缩血管纤维被阻断时，小血管张力丧失，血管扩张，外周阻力降低，大量血液聚集在血管床，回心血量减少，血压下降，出现休克。这种休克发生常极为迅速，具有很快逆转的倾向，大多数情况下不发生危及生命的、持续严重的组织灌流不足。

四、临床表现

（一）循环衰竭症状

心悸、面色苍白、出汗、脉速而弱、四肢厥冷、血压下降与休克等。

（二）神经系统症状

头晕、乏力、眼花、意识淡漠或烦躁不安、大小便失禁、抽搐、昏迷等。其他症状如恶心、呕吐、四肢湿冷、黏膜苍白或发绀等。

五、辅助检查

同过敏性休克一样，神经源性休克的诊断一般不需影像学等辅助检查。除常规心电图检查外，辅助检查主要用于评估反应的严重程度或在诊断不详时用于支持诊断或鉴别诊断。

1. 血常规检查。
2. 尿液分析。
3. 血液生化指标。测定血电解质、肝肾功能、淀粉酶、心肌酶谱、凝血功能、血乳酸等。
4. 氧合情况。动脉血气分析或混合静脉血气分析、动脉血氧饱和度监测等。
5. 其他检查。床边 X 线检查、床边 B 超和超声心动图、颅脑 CT 或 MRI 等检查。

六、诊断思路

神经源性休克常发生于强烈的神经刺激时，因此，在临床上存在强烈的神经刺激如剧痛、各种穿刺操作时，出现上述的临床表现，又难以用原发病解释时，就应马上考虑到本病的可能。

七、临床诊断

神经源性休克的诊断主要依赖于两点：

（一）病史

有引起神经源性休克的病因，如剧烈疼痛与精神创伤、药物（麻醉药、安眠药）、麻醉（脊髓、腰麻、硬膜外麻）、穿刺（脑室、胸腔、心包、腹腔）等。

（二）有休克的临床表现

在诊断时应注意与迷走血管性昏厥和过敏性休克鉴别（见下述）。

八、鉴别诊断

（一）迷走血管性昏厥

也称迷走血管性虚脱。多发生在注射后，尤其患者有发热、失水或低血糖倾向时。患者常呈面色苍白、恶心、出冷汗，继而可昏厥，有时被误诊为神经源性休克。迷走血管性昏厥经平卧后立即好转，血压虽低但脉搏缓慢。迷走血管性昏厥可用阿托品治疗。

（二）过敏性休克

常突然发生，与神经源性休克的鉴别主要有两点：

1. 有接触或使用过敏原病史。

2. 存在与过敏相关的伴发表现。全身或局部荨麻疹或其他皮疹，伴喉水肿并出现吸气性呼吸困难。

九、救治方法

（一）治疗原则

1. 畅通呼吸道，充分供氧。

2. 药物首选肾上腺素注射。

3. 病因治疗。

4. 对症支持治疗。

（二）一般处理

1. 体位。患者应保持安静，取平卧位，除去枕头，下肢抬高15°~30°，使其处于头低脚高的休克体位，以增加回心血量，增加脑部血供。如有意识丧失，应将头部置于侧位，防止反流误吸；抬起下颏，以防舌根后坠堵塞气道。

2. 氧疗。畅通呼吸道，充分供氧。应用鼻塞或面罩吸氧，保证患者各脏器充分的氧供。

3. 监测。对意识、血压、呼吸、心率和经皮血氧饱和度等生命体征进行密切监测。

（三）药物治疗

1. 肾上腺素。立即肌内注射0.1%肾上腺素0.3~0.5 mL，小儿0.02~0.025 mL/kg。严重病例可以将肾上腺素稀释于50%葡萄糖注射液40 mL中静脉注射，也可用1~2 mg加入5%葡萄糖注射液100~200 mL中静脉滴注。肾上腺素能通过α-受体效应使外周小血管收缩，恢复血管的张力和有效血容量；同时还能通过β-受体效应缓解支气管痉挛，阻断肥大细胞和嗜碱性粒细胞炎性递质释放。

2. 补充血容量。迅速建立静脉通道，补充血容量，常用的晶体液为0.9%氯化钠、各种平衡液、5%葡萄糖氯化钠注射液等。一般先快速静脉滴注500~1 000 mL，以后根据血压情况再处置。

3. 应用镇痛、镇静药物。由于剧烈疼痛引起的休克需要应用镇痛药物，可用吗啡5~10 mg静脉注射或肌内注射，哌替啶50~100 mg肌内注射；情绪紧张患者应给予镇静药物如地西泮10 mg肌内注射，或苯巴比妥0.1~0.2 g肌内注射。

4. 糖皮质激素。该药能改善微循环，提高机体的应激能力。可给予地塞米松5~10 mg静脉入壶或氢化可的松200~300 mg溶于5%葡萄糖注射液500 mL中静脉滴注。因严重支气管痉挛致呼吸困难者，可用氨茶碱0.25 g稀释入25%葡萄糖注射液20~40 mL中缓慢静脉注射。

5. 应用升压药。经上述处理后血压仍低者，应给予缩血管药。一般常用间羟胺 20～60 mg 加入 5％葡萄糖注射液 100～200 mL 中静脉输注，或去甲肾上腺素 1～2 mg 加入 0.9％氯化钠或 5％葡萄糖注射液 100 mL 内静滴，或多巴胺 20～60 mg 加入 5％葡萄糖注射液 100～200 mL 中静脉输注，待休克好转后，逐渐减量以至停用。

6. 对因治疗。根据导致患者神经源性休克的不同病因进行相应处理。例如，由胸腔、腹腔或心包穿刺引起者立即停止穿刺。

（四）防治并发症

神经源性休克可并发脑水肿、心搏骤停或代谢性酸中毒等，应予以积极治疗，参见有关章节。

十、诊疗探索

神经源性休克是由于强烈的神经刺激，如创伤、剧烈疼痛等，导致周围血管扩张，大量血液瘀滞于扩张的血管中，有效循环血量突然减少而引起的。强烈的精神打击如恐惧、悲伤等所引起的面色苍白、四肢冷、脉微弱、血压下降甚至意识不清的晕厥状态，因与休克的临床表现有相似之处，过去也有将之归入神经源性休克者。但近期有学者认为，此种情况是由于一时性血管舒缩障碍引起（属于迷走血管性昏厥），与休克有本质的不同，不应混为一谈。

十一、病因治疗

根据导致患者神经源性休克的不同病因进行相应处理。例如，由胸腔、腹腔或心包穿刺引起者立即停止穿刺；剧烈疼痛引起者可用吗啡或哌替啶止痛等。

十二、最新进展

近期国内文献报道 1 例经法医尸检证实因阴囊及睾丸受钝挫伤致神经源性休克死亡的病例。分析其原因是分布于会阴部区域的神经末梢对机械性刺激的痛觉极敏感，引起剧烈的疼痛和（或）"牵涉痛"泛化，可能通过：

1. 交感神经上传引发脑干心血管运动中枢紊乱，外周血管床迅速广泛开放，致休克死亡。

2. 迷走神经上传牵涉泛化，反射性心脏抑制，心搏骤停而死亡。

3. 此外，剧烈疼痛也可引发大脑皮质瞬间"泛化性抑制"而晕厥，丧失对皮质下各内脏中枢的调控，导致循环呼吸致死性虚脱性紊乱。

另有文献报道 1 例 19 岁女性神经性厌食症患者，胃破裂致神经源性休克而死亡。这些少见的病例，均应引起临床重视。

陶伍元　张文武　张川　张在其

第二部分

外科篇

第一章 头颈外科

第一节 头皮损伤

一、基本概念

头皮损伤是指因暴力直接损伤所致的颅骨以外头皮各层的损伤，常因暴力的性质、方向及强度不同所致损伤各异，可分头皮开放性损伤和头皮闭合性损伤，前者有挫伤、裂伤及撕脱伤等，后者有头皮下血肿、帽状腱膜下血肿和骨膜下血肿。

二、常见病因

临床上头皮损伤多由直接暴力损伤所致，常见病因简单分类如下：

1. 头皮血肿多因钝器击打头部或头部撞击所致，为头皮闭合伤。
2. 头皮裂伤多由锐器或钝器打击所致，伤及头皮各层。
3. 头皮撕脱伤多由于发辫受机械暴力牵扯，使大块头皮连同帽状腱膜一起撕脱。

三、发病机制

头皮是颅脑部防御外界暴力的表面屏障，具有较大的弹性和韧性，对压力和牵张力均有较强的抗力。当遭受钝性打击或碰撞后，可使组织内血管破裂出血，而头皮仍属完整。头皮损伤的主要发病机制可归纳为以下几个方面：

（一）头皮下血肿

血液积聚于皮下组织层与皮质和帽状腱膜层之间，因皮下组织与皮肤层和帽状腱膜层之间的连接紧密，故在此层内的血肿不易扩散而范围较局限。血肿周围软组织肿胀，触之有凹陷感，易与凹陷骨折混淆，有时需头颅 X 线摄片检查才能明确。

（二）帽状腱膜下血肿

血液积聚于帽状腱膜下面的疏松间隙中，血肿较大，有时可使整个头皮浮起，波动明显，恰似戴了顶帽子。

（三）骨膜下血肿

血液积聚于颅骨骨膜下，多见于钝器损伤时因颅骨发生变形或骨折所致。如婴幼儿乒乓球样凹陷骨折和成人颅骨线形骨折后常并发此类血肿。由于骨膜在颅缝处附着牢固，故血肿范围常不超过颅缝。

（四）头皮裂伤

多由锐器或钝器致伤。裂口大小，深度不一，创缘整齐或不整齐，有时伴有皮肤挫伤或缺损，由于头皮血管丰富，血管破裂后不易自行闭合，即使伤口小，出血也较严重，甚至因此发生休克。

（五）头皮撕脱

多因头皮受到强烈的牵扯所致，如发辫卷入转动的机器中，使头皮部分或整块自帽状腱膜下层或骨膜下撕脱，损伤重，出血多，易发生休克。

四、临床特征

（一）头皮下血肿

范围较局限。血肿周围软组织肿胀，触之有凹陷感。

（二）帽状腱膜下血肿

儿童多见。血液积聚于帽状腱膜与骨膜之间，可蔓延至全头部。血肿大者可达数百毫升。触诊软、无压痛、有波动，诊断十分容易。

（三）骨膜下血肿

血肿范围常不超过颅缝。

（四）头皮裂伤

裂口大小、深度不一，创缘整齐或不整齐，有时伴有皮肤挫伤或缺损，由于头皮血管丰富，血管破裂后不易自行闭合，即使伤口小，出血也较严重，甚至发生休克。

（五）头皮撕脱

头皮部分或整块自帽状腱膜下层或骨膜下撕脱。

五、辅助检查

（一）血液学检查

应测定凝血酶原时间、血小板计数等。

（二）头颅 X 线检查

可以了解是否合并颅骨骨折。

（三）头颅 CT 检查

可以了解是否合并颅内出血及颅脑损伤。

六、诊断思路

（一）询问病史

详细了解患者损伤原因及过程，有助于头皮损伤的诊断。

（二）体格检查

通过体格检查即能明确头皮损伤的类型及程度。

（三）辅助检查

根据需要给予患者血液学、头颅 X 线、头颅 CT 等检查，有助于临床诊断，排除颅脑并发症。

七、临床诊断

头皮损伤临床诊断主要依据其病史、临床表现、体格检查及相关检查即能明确。

（一）病史

有直接暴力外伤史。

（二）头皮下血肿

头皮下出血积聚而成，因血液浸入周边组织而致水肿隆起，触诊时酷似凹陷性骨折。

（三）帽状腱膜下血肿

血液积聚于帽状腱膜下面的疏松间隙中，血肿较大，有时可使整个头皮浮起，波动明显，恰似戴了顶帽子。

（四）骨膜下血肿

常伴有线型骨折，以双侧顶骨区较多，血肿的边界常止于骨缝。

八、鉴别诊断

头皮损伤的鉴别诊断比较容易，了解帽状腱膜及颅骨骨膜解剖结构即可明确：帽状腱膜下血肿血液积聚于帽状腱膜下面的疏松间隙中，血肿较大，有时可使整个头皮浮起；骨膜下血肿边界常止于骨缝。

九、救治方法

（一）治疗原则

包扎止血，处理伤口，排除颅内损伤。

（二）一般治疗

1. 无伤口者，局部适当加压包扎，可防止血肿扩大。

2. 有伤口者，出血常常快而多，需及时止血。在排除颅内损伤的前提下，及时清创缝合是最有效的止血方法。应用抗生素预防伤口感染，注射破伤风抗毒素血清预防破伤风。

十、诊疗探索

头皮撕脱伤患者，治愈后常留下大块瘢痕或头皮缺损。在过去没有很好的办法来治疗，但自皮肤扩张器发明以来，提供了新的思路：把大块瘢痕或头皮缺损周围正常的头皮进行 1 次或多次扩张，再用瘢痕切除皮瓣转移术来修复。多次实践，效果很好。

十一、病因治疗

（一）头皮血肿

1. 局部适当加压包扎，可防止血肿扩大。在最外层造成皮下血肿无须特殊治疗，早期给予冷敷以减少出血和疼痛，24~48 h 之后改为热敷以促其吸收。再往深一些致帽状腱膜下血肿，对较小血肿也可以采用早期冷敷、加压包扎，24~48 h 后改为热敷，待其自行吸收，不做特殊处理。一般不主张穿刺抽吸，以免感染。小的头皮血肿，1~2 周即可自行吸收，较大血肿 4~6 周方可吸收。若血肿巨大，则应在严格皮肤准备和消毒下，分次穿刺抽吸后加压包扎，尤其对婴幼儿患者，须间隔 1~2 d 穿刺 1 次，并根据情况给予抗生素，必要时尚需补充血容量之不足。更深的骨膜下血肿的处理早期仍以冷敷为宜，但忌用强力加压包扎，以防血液经骨折缝流向颅内，引起硬脑膜外血肿，应在严格备皮和消毒情况下施行穿刺，抽吸积血 1~2 次即可恢复。穿刺治疗无效，血肿不消或继续增大时，可切开清除血肿并止血。对合并颅骨骨折的骨膜下血肿，要注意并发颅内血肿的可能。凡已经感染的血肿均需切开引流。

2. 较大帽状腱膜下血肿也可采用穿刺抽吸后接负压引流加压包扎，既能避免血肿复发而反复穿刺抽吸，又能缩短病程。具体操作上应注意以下几点：①剃全头，便于确切固定加压包扎；②及时纠正贫血，小儿有时可出现失血性休克；③常规摄片或头颅 CT 扫描，对较大的骨膜下血肿，有时难与帽状腱膜下血肿鉴别，如无血肿下颅骨骨折，同样可采用穿刺抽吸负压引流加压包扎，但伴颅骨骨折者不适穿刺加压，防出血因加压而向颅内发展形成急性硬脑膜外血肿，应待自然吸收；④穿刺方向应平行颅骨，不宜成角，防刺入小儿囟门或颅骨薄弱处；⑤注意无菌操作，同时使用预防性抗生素；⑥保持负压引流 2～3 d 后拔针，使血肿腔壁粘连防止再复发，拔穿刺针后继续加压包扎 1 周；针对伴有严重合并伤或复合伤者，不宜本末倒置，待病情稳定好转后再处理；⑦已经感染的血肿需切开引流。

（二）头皮裂伤

头皮裂伤，如果是单纯的裂伤常因锐器的刺伤或切割伤，裂口较平直，创缘整齐无缺损，伤口的深浅多随致伤因素而异，除少数锐器直接穿戳或劈砍进入颅内，造成开放性颅脑损伤者外，大多数单纯裂伤仅限于头皮，有时可虽达骨膜，但颅骨常常完整无损，也不伴有脑损伤，处理原则是尽早施行清创缝合，即使伤后逾时 24 h，只要没有明显的感染征象，仍可进行彻底清创一期缝合，同时应给予抗菌药物及破伤风抗毒素注射。头皮复杂裂伤常为钝器所致，裂口多不规则，这类损伤往往伴有颅骨骨折或脑损伤，严重时也可引起粉碎性凹陷骨折。处理原则也应及早施行清创缝合，并常规用抗生素及破伤风抗毒素。头皮撕裂伤大多为斜向或切线方向的暴力作用头皮上所致，撕裂的头皮往往是瓣状，常有一蒂部与头部相连。这类患者失血较多，但较少达到休克的程度。应及时施行清创缝合。对有头皮组织缺损者行皮下松解术或转移皮瓣等方法修复。

（三）头皮撕脱伤

急救时，用无菌敷料覆盖创面，加压包扎止血；同时将撕脱的头皮用无菌纱布包好备用，争取在 12 h 内清创缝合。头皮整块撕脱者，可行小血管吻合，头皮再植，或将撕脱的头皮做成全厚或中厚皮片再植。小块撕脱可转移头皮。大面积头皮缺损、伴颅骨与硬脑膜缺损者可用带血管的大网膜覆盖创面，待肉芽组织生长后植皮。伤口感染或植皮失败者按一般感染创面处理。以后可在颅骨裸露区，每隔 1 cm 作深达板障的钻孔或将颅骨外板凿除，待肉芽组织生长后植皮。或用头皮扩张皮瓣转移修复创面。严重头皮撕脱伤可应用颞浅动静脉血管吻合撕脱头皮原位再植术来治疗。

十二、最新进展

随着显微外科技术的发展，对于严重头皮撕脱伤的治疗提供了新的思路，应用颞浅动静脉血管吻合撕脱头皮原位再植术治疗严重头皮撕脱伤，不仅治疗了头皮损伤，还保留了一头黑发，值得推广。现将手术方法简要介绍如下：剪除长发，清洗消毒，显微镜下辨清并标识颞浅血管后彻底清创。细心清除头皮创面上的挫伤、坏死、污染组织。撕脱的头皮原位复位，显微镜下行一侧或双侧颞浅动静脉血管吻合。对血管有损伤者不能直接拉拢缝合的，取同体异位前臂浅静脉修复。吻合血管后，松开止血夹，见血运恢复，缝合处无渗血，观察 10～20 min 后，细心缝合创缘。术毕视头皮下渗血情况放置引流管 1～3 根。术后按再植术常规处理，保持引流 24～72 h 且畅通，或负压引流，引流物较多时可适当延长引流时间，10～14 d 拆线。血管无张力缝合是手术成功的关键。吻合双侧颞部血管时受体位及姿势的限制，难度较大，要求熟练掌握"微小血管的吻合技术"，保证血流畅通。缝合皮缘时，多由于清创过度致皮缘张力大，此时不要急于缝合，宜在健康皮缘下沿筋膜钝性潜行分离 3～5 cm，注意勿损伤皮下血管，力求皮缘无张力缝合，这给无张力缝合后的血管成活及再植的头皮血供提供良好的外部环境，是整个手术成败的关键。

蒋泽生 赵兴吉 雷春湘 张在其

第二节 颈部损伤

一、基本概念

颈部介于头与胸和上肢之间。前方正中有呼吸道和食管的颈段；两侧有纵行排列的大血管和神经等；后方正中有颈椎。颈根部有胸膜顶、肺尖，以及颈和上肢之间的血管神经束。颈部肌肉可使头、颈灵活运动，并参与呼吸、吞咽和发音等。颈部损伤分为闭合性损伤与开放性损伤。闭合性损伤多由钝性暴力引起，致伤因素和机制繁杂，如拳击、勒缢等，可引起血肿、皮下气肿，同时可出现声门痉挛。开放性损伤则多为割伤、刺伤、枪伤等。颈部损伤虽然较其他损伤为少，但是由于颈内包含很多重要组织器官，一旦发生外伤，可引起出血、呼吸困难及循环障碍，常导致严重后果。

（一）颈部重要器官的体表投影

颈总动脉及颈外动脉：下颌角与乳突尖连线的中点，右侧至胸锁关节、左侧至锁骨上小窝的连线，即两动脉的投影线；甲状软骨上缘是二者的分界标志。

（二）锁骨下动脉

右侧自右胸锁关节、左侧自锁骨上小窝向外上至锁骨上缘中点的弧线，最高点距锁骨上缘 1 cm。

（三）颈外静脉

位于下颌角至锁骨中点的连线上。是小儿静脉穿刺的常用部位。

（四）副神经

自乳突尖与下颌角连线的中点，经胸锁乳突肌后缘上、中 1/3 交点，至斜方肌中、下 1/3 交点的连线。

（五）臂丛

自胸锁乳突肌后缘中、下 1/3 交点至锁骨中、外 1/3 交点稍内侧的连线。

（六）神经点

是颈丛皮支浅出颈筋膜的集中点，约在胸锁乳突肌后缘中点处。是颈部皮神经阻滞麻醉的部位。

（七）胸膜顶及肺尖

位于锁骨内 1/3 上方，最高点距锁骨上方 2~3 cm。

二、常见病因

颈部开放性损伤的主要原因为锐性损伤，平时多为刀刺伤、割伤、意外爆炸伤、车祸等，战时多为枪伤或爆炸的碎片伤。闭合性损伤多由钝性暴力引起，致伤因素和机制繁杂，如拳击、勒缢、驾驶员急刹车可发生颈椎的剪力伤或挥鞭伤等。

颈部损伤按颈内重要组织器官分类如下。

（一）颈部血管损伤

损伤的类型可分为侧壁伤、撕破伤或断裂伤，可为单一的动脉或静脉损伤，也可两者同时损伤而发生动静脉瘘。

（二）颈部神经损伤

颈部神经损伤有相当一部分是医源性的，如甲状腺手术误伤喉上神经或者喉返神经，颈淋巴结活检误伤副神经，新生儿接生时由于过于暴力引起臂丛神经损伤（产瘫），锁骨上神经鞘瘤误诊为肿大的淋巴结手术切除而损伤臂丛神经等，摩托车车祸是成人臂丛神经损伤最常见原因。

（三）喉和气管损伤

颈段的气管损伤多伴有喉部损伤，可分为闭合性损伤和开放性损伤。闭合性损伤大多数见于车祸、挤压撞击伤（包括机械、拳击、枪伤等），其力量足以导致气管破裂或者断裂。开放性损伤如割伤、锐利器刺伤、枪弹伤或者爆炸的碎片伤。按损伤原因可分为机械性损伤：上述各种钝性及锐性损伤均为机械性损伤。物理性损伤：多是由于吸入干热气体，如火烧伤时吸入热气所致，多伴有面部的烧伤。高压蒸汽吸入所致者较少见。发生灼热性损伤时气管黏膜很快出现充血水肿或坏死，导致呼吸困难，且日后可因瘢痕形成而发生气道狭窄。化学性损伤：多因吸入有毒或者刺激性大的化学气体所致，浓度越高，水溶性越大的气体对气管黏膜的损伤性越大，除气管的损伤外，下呼吸道也会受损，如肺泡损伤、急性肺水肿皆可发生。化学性损伤多由战时的化学武器所致。

（四）食管损伤

颈部食管损伤的原因多是割伤、刺伤、子弹伤或爆炸碎片伤所致。由于食管位于气管的后方，喉返神经位于气管食管沟，大血管位于其外侧，故发生损伤时也常合并气管神经或者血管损伤。

（五）胸导管损伤

多发生于左侧锁骨上部的刺伤，刺伤多伴有静脉损伤。

（六）颈椎脊髓损伤

多源于交通伤、坠落伤、运动伤或暴力，患者多为青壮年，损伤后可出现截瘫、呼吸障碍甚至死亡。除损伤引起的颈椎管连续性破坏，骨折或脱位压迫颈脊髓外，后期的继发性损伤也是造成脊髓功能障碍的主要原因。

三、发病机制

颈部损伤是由于外力或化学因素所致颈部器官的连续性或完整性遭到破坏，从而导致机体一系列病理生理变化，如失血性休克、窒息所致呼吸衰竭及脊髓损伤所致周围神经功能障碍等。

四、临床特征

（一）颈部动脉损伤

颈部大动脉损伤时常有致命性的喷射性出血，不及时救治可导致患者死亡。若伤口不太大，而又仅为侧壁损伤，则短时间内可发生颈部大血肿，压迫气管，导致呼吸困难，也可短时间内形成外伤性动脉瘤也称假性动脉瘤。在血肿的表面可听到明显的动脉搏动音，与心脏搏动一致。若静脉同时发生损伤，动静脉有瘘口相通而形成动静脉瘘，可闻湍流或吹风样杂音，若发生在颈总动脉与颈内静脉，则于锁骨下也可闻前述的血流杂音。动脉损伤的典型临床特征有：

1. 喷射性出血。血液从损伤的伤口呈喷射状涌出，血液鲜红，这多为动脉侧壁的损伤。

2. 休克症状。出血严重而又未能及时抢救者则往往出现失血性休克，面色苍白，脉搏细速，血压下降，四肢厥冷，血常规常见红细胞、血红蛋白及红细胞比容急剧下降。

3. 外伤性动脉瘤或假性动脉瘤。颈部损伤后若颈部皮肤及软组织受损不大，可迅速自行闭合，但动脉一旦受损不能自行闭合，血液从血管破口处流至软组织及皮下，迅速形成一个血肿，由于血肿与动脉相通，常为搏动性肿块，故临床上称之为外伤性动脉瘤或假性动脉瘤。当血肿压迫到损伤的动脉裂口，出血逐渐减少甚至停止，故可无休克症状，但日久该搏动性肿块可增大。

4. 桡动脉搏动减弱或消失。是锁骨下动脉损伤的一个体征。

（二）颈部静脉损伤

颈部静脉损伤出血常没有动脉那么凶险，颈外静脉发生损伤后，可局部加以压迫即可止血，然后手术可予以结扎；颈内静脉、锁骨下静脉损伤其危险性主要是会并发空气栓塞窒息死亡。

（三）颈部神经损伤

1. 喉上神经损伤。喉上神经在舌骨大角平面分为内外两支。内支（感觉支）经甲状腺舌骨膜进入喉内，分布于喉黏膜，向上伸延很高的甲状腺上极常与喉上神经内支贴近，如在腺体上极进行盲目地分离，可能损伤喉上神经内支，外支（运动支）下行分布于环甲肌，与甲状腺上动脉相伴行（神经在动脉的深面），当远离甲状腺上极进行解剖或大块结扎甲状腺上动、静脉主干时，有损伤喉上神经外支可能。喉上神经外支损伤后，环甲肌瘫痪，引起声带松弛，音调降低。如内支损伤，则使喉部黏膜感觉丧失。进流质时，特别是饮水时，容易发生误咽而引起呛咳。若仅为一处损伤，数天后即可由对侧代偿而使症状缓解。双侧损伤经长期后，症状会减轻，但是仍有呛咳。

2. 喉返神经损伤。喉返神经一般位于气管食管沟中，有时也可偏离而居沟外，此神经上行至第3、第4气管环平面时与甲状腺下动脉主干或者其分支交错，并贴近腺体的后被膜或由甲状腺与气管的附着部通过，经咽下缩肌下缘，在甲状软骨下角与环状软骨间的关节后方入喉，在靠近甲状腺背面进行操作或结扎甲状腺下动脉时，可误伤喉返神经。大的甲状腺肿或者甲状腺再次手术者，喉返神经改变位置或者与腺体粘连，出现喉返神经损伤的可能性大大增加。一侧喉返神经损伤所引起的声嘶，双侧喉返神经损伤会导致两侧声带麻痹，引起失声或严重的呼吸困难，须行气管切开。

3. 臂丛神经损伤。臂丛是由颈5～胸1的神经根组成，经根、干、股、束、支五段，终末形成腋、肌皮、桡、正中、尺神经。臂丛于根干束段有神经分支发出，这些分支对臂丛神经损伤的定位诊断有帮助，臂丛神经损伤可根据损伤部位和性质不同进行分类。臂丛神经损伤病因以间接暴力多见，患侧锁骨上窝可较饱满，局部叩击有 Tinel 征。上干型损伤：当颈5～6 神经根损伤时，表现为上肢近端肌群瘫痪，肩不能上举，肘不能伸屈，肩关节半脱位，三角肌萎缩；但腕能屈曲，手指活动功能存在。如出现"翼状肩胛"，叉腰挺胸姿势下肩胛骨不稳，提示胸长神经和肩胛背神经损伤，是上干神经根性撕脱的表现。下干型损伤：颈8、胸1 神经根损伤，表现为上肢远端肌群的瘫痪，腕、手指活动功能丧失，手部小肌肉萎缩，手部感觉缺失，手心无汗。如出现 Horner 征，提示有下干神经根性撕脱可能。全臂丛型损伤：整个上肢肌肉瘫痪，感觉完全丧失，自主神经功能障碍。

4. 颈交感神经节损害。出现典型的 Horner 综合征：眼球内陷，瞳孔缩小，眼睑下垂，受累侧面部出汗功能丧失。由于支配眼睛的交感纤维自胸1神经根穿出，故有牵拉伤的患者出现 Horner 综合征可推测有臂丛下干的神经根性撕脱。

（四）喉和气管损伤

喉和气管损伤程度常决定症状的轻重，轻者仅表现为激惹性咳嗽，严重时可出现呼吸困难甚至窒息。可分为开放性和闭合性损伤，闭合性损伤常表现为颈部皮肤无裂伤，皮下组织肿胀瘀血、局部压痛，咳痰带微量血迹，声嘶，喉软骨骨折甚至错位，喉腔变形，呼吸困难，并缓慢进行性加重以致窒息，开放性损伤包括全气管贯通伤和盲管型损伤，一般主要的症状是皮下气肿，触诊时可有捻发感，同时伴有出血、漏气、声嘶、咳嗽、咯血、呼吸困难，合并大血管损伤时可发生休克及吸入血液而发生窒息。

（五）食管损伤

可有血性唾液及外伤部位的疼痛，由于食管位于气管后方常合并气管损伤，可发生皮下气肿，皮下有捻发感，若合并喉返神经损伤，则可出现声音低沉嘶哑。

（六）胸导管损伤

多发生于左侧锁骨上部的刺伤或者手术损伤，可出现乳糜漏，伤口长期不愈合。

（七）颈椎损伤

既可以引起颈椎椎管连续性遭到破坏，骨折块或椎间盘损伤向后突出，造成颈椎脊髓和/或脊髓血管的机械性压迫，也可以造成颈椎脊髓直接牵拉伤、挫裂伤。颈椎损伤的严重后果是导致脊髓损伤，严重者出现呼吸障碍甚至死亡；脊髓损伤又分为完全性损伤和不完全性损伤。完全性的颈脊髓损伤可导致高位截瘫。颈椎的损伤尤其是颈椎骨折会造成颈椎的不稳，缺乏对颈脊髓的有效保护，受伤后如果处理不当，有可能会加重脊髓的损伤甚至会造成不可逆的脊髓损伤，带来严重后果，因此现场正确的急救处理对颈椎损伤预后和恢复具有重要意义。

五、辅助检查

（一）X线片检查

颈部 X 线检查可明确有无皮下气肿及颈椎是否骨折及损伤严重程度，胸部 X 线检查可了解有无肺炎、肺内出血、气管支气管损伤，血、气胸及肺水肿等征象。

（二）CT

若经压迫伤处出血暂时停止，即可行颈部 CT 检查。可直接观察颈部血肿部位及血管损伤情况、颈椎是否骨折及脊髓损伤严重程度，是颈部损伤最常用的检查。

（三）多普勒血管超声

可准确定出某一动脉的损伤及损伤的大小，也可探得有无动静脉瘘的存在及测得瘘口的大小。

（四）MRI

可以直接观察颈部软组织及椎管的损伤情况，对颈部血管损伤，颈脊髓损伤及颈部神经损伤有重要意义。

（五）喉镜及气管镜检查

了解声带及气管损伤的情况及部位。

（六）数字减影血管造影

应用 Seldinger 法自一侧的肱动脉或股动脉插管选择性血管造影，可清晰了解受损动脉情况，这一技术在短时间内即能完成，目前已广为应用。有时也可应用介入技术作为一种治疗的手段。

（七）肌电图

可了解神经肌肉所处的功能状态，对判断神经损伤的部位和程度有参考价值，还有助于鉴别神经的节前和节后损伤。定期的肌电图检查能帮助观察神经的再生和恢复情况。

六、诊断思路

（一）询问病史

快速了解患者受伤过程，寻找致伤因素，有助于损伤的诊断。

（二）判断病情

估计出血量和判断出血速度及来源。

（三）体格检查

迅速了解患者的生命体征，尽可能明确出血来源，控制出血，以及初步判断是否合并颈髓损伤。

（四）辅助检查

根据需要在控制急性出血后可给予患者血液学、颈部彩超、颈部血管造影及颈部 CT 等相关检查，有助于临床诊断。

七、临床诊断

颈部损伤的临床诊断主要依据其病史、临床表现、体格检查及相关检查来进行，其诊断条件如下：

（一）颈部动脉损伤

1. 喷射性出血。血液从损伤的伤口呈喷射状涌出，血液鲜红，这多为动脉侧壁的损伤。

2. 休克症状。出血严重而又未能及时抢救者则往往出现失血性休克，面色苍白，脉搏细速，血压下降，血常规常见红细胞、血红蛋白及红细胞比积急剧下降。

3. 搏动性肿块。若颈部皮肤及软组织受损不大，可迅速自行闭合，但动脉一旦受损则不能自行闭合，血液从血管破口处流至软组织及皮下，迅速形成一大血肿，由于血肿与动脉搏动相通，故临床上称之为外伤性动脉瘤或假性动脉瘤。若血肿压迫损伤的动脉裂口，使出血逐渐减少甚至停止可无休克症状。日久该搏动性肿块可增大。

4. 桡动脉搏动减弱或消失。是锁骨下动脉损伤的一个体征。

5. 辅助诊断。

（1）多普勒血管超声检查：若经压迫伤处出血暂时停止，即可行多普勒血管超声检查。可准确定出某一动脉的损伤及损伤的大小，也可探得有无动静脉瘘的存在及测得瘘口的大小。

（2）CT：显示颈部巨大血肿，CT血管造影可直接提示血管损伤情况。

（3）MRI：目前认为闭合性颈椎损伤患者在怀疑有颈动脉损伤时应首选磁共振血管造影检查，若有必要再进行传统的血管造影。

（4）数字减影血管造影：可清晰了解受损动脉情况。

（二）颈部静脉损伤

根据受伤部位、出血速度、血管彩色多普勒超声检查即可明确诊断。

（三）颈部神经损伤

1. 喉上神经损伤。喉上神经外支损伤后，环甲肌瘫痪，引起声带松弛，音调降低。内支损伤使喉部黏膜感觉丧失，进流质时，特别是饮水时，容易发生误咽而引起呛咳。

2. 喉返神经损伤。一侧喉返神经损伤所引起的声嘶，双侧喉返神经损伤会导致两侧声带麻痹，引起失声或严重的呼吸困难。

3. 臂丛神经损伤。臂丛神经损伤病因以间接暴力多见，患侧锁骨上窝可较饱满，局部叩击有Tinel征。上干型损伤：当颈5～6神经根损伤时，表现为上肢近端肌群瘫痪，肩不能上举，肘不能伸屈，肩关节半脱位，三角肌萎缩；但腕能屈曲，手指活动功能存在。如出现"翼状肩胛"，又腰挺胸姿势下肩胛骨不稳，提示胸长神经和肩胛背神经损伤，是上干神经根性撕脱的表现。下干型损伤：颈8、胸1神经根损伤，表现为上肢远端肌群的瘫痪，腕、手指活动功能丧失，手部小肌肉萎缩，手部感觉缺失，手心无汗。如出现Horner征，提示有下干神经根性撕脱可能。全臂丛型损伤：整个上肢肌肉瘫痪，感觉完全丧失，自主神经功能障碍。

4. 颈交感神经节损害。出现典型的Horner综合征：眼球内陷，瞳孔缩小，眼睑下垂，受累侧面部出汗功能丧失。由于支配眼睛的交感纤维自胸1神经根穿出，故有牵拉伤的患者出现Horner综合征可推测有臂丛下干的神经根性撕脱。

5. 肌电图检查。可了解神经肌肉所处的功能状态，对判断神经损伤的部位和程度有参考价值。

6. MRI。可以直接观察椎管内外臂丛神经的变化，创伤性脊膜囊肿、神经根缺失、脊髓移位、脊椎变形和黑线征等异常改变对判断是否神经根性撕脱有较大的意义。

（四）喉和气管损伤

喉和气管损伤程度常决定症状的轻重，轻者仅表现为激惹性咳嗽，严重时可出现呼吸困难甚至窒息。开放性损伤包括全气管贯通伤、盲管型损伤、颈段的喉或者气管损伤，除同时合并大血管损伤外，一般主要的症状是皮下气肿，触诊时可有捻发感。合并大血管损伤时可发生休克及吸入血液而发生窒息。根据病史及临床表现诊断并不困难，但必须常行颈部X线片检查有无皮下气肿，胸部X线片检查了解有无肺炎、肺内出血、气管支气管损伤，血胸、气胸及肺水肿征象，是否行气管镜检查视情况而定。

（五）食管损伤

若伤口有血性唾液溢出则可确诊，且还应进一步确定其损伤的部位。吞服碘油后行X线片摄片可见碘油外溢致附近的组织间隙，由此能准确得知损伤部位及范围，一般不主张食管镜检查，因为可增加食管的损伤。

（六）胸导管损伤

多发生于左侧锁骨上部的刺伤或者手术损伤，常出现乳糜漏，若合并左侧胸膜损伤可合并乳糜胸。

（七）颈椎损伤

颈部损伤后出现截瘫或怀疑有颈脊髓损伤时行颈部CT及MRI可明确诊断。

八、鉴别诊断

颈部损伤的鉴别诊断主要是不能漏诊，特别是在复杂的颈部贯穿伤时，要检查每一个可能损伤的重要器官，以免遗漏。

九、救治方法

治疗原则：颈部损伤的急诊处理应着重及时止血和维持呼吸道通畅，防止窒息，抗休克，防止再次损伤的发生，也应同时或在出血停止后进行相关病因治疗。

（一）动脉损伤现场救治

1. 保持呼吸道通畅，尤其是对合并开放性气管断裂和气管受压者，先用吸引器吸净气管内和气管旁血液，立即进行气管插管。如经口气管插管有困难，可经气管破裂处直接插管。心跳呼吸骤停者，立即电除颤气管插管人工呼吸。

2. 压迫止血。对于颈总动脉的损伤在现场抢救时可在锁骨上方将颈总动脉直接压向颈椎横突，若喷射性出血停止，则说明压迫已经起作用，但必须注意压迫太久可导致脑缺血，故压迫过程中要注意伤者的意识及肢体的活动，压迫力量不宜太大，以免完全阻断大脑的血供。15 min左右松开1次，松开时采取创面加压止血。

3. 抗休克。除经周围血管进行输液输血外，还经双侧股静脉穿刺置管或健侧锁骨下静脉穿刺，达上腔静脉近右心房处，这样除可以快速进行补液外，也可进行中心静脉压的监测。补液以输血为主，也可同时输入低分子右旋糖酐。使收缩压维持在65～75 mmHg以上，中心静脉压维持在0.44～0.88 mmHg。

（二）静脉损伤现场救治

1. 颈外静脉损伤。颈外静脉发生损伤后，可局部加以压迫。

2. 颈内静脉、锁骨下静脉损伤。其危险性主要是会并发空气栓塞窒息死亡，故处理时首先应注意有无空气栓塞，若有先进行处理。

（三）喉和气管损伤现场救治

1. 保持呼吸道通畅。无论是喉还是气管损伤，一旦诊断明确，首先应确保呼吸道通畅，清除吸入物，插入带气囊的气管导管，充胀气囊后进行辅助呼吸，以保证血液或分泌物不被吸入气管内，并且还可能通过他吸出已吸入气管内的血液或分泌物。合并大血管的处理充分暴露受伤的血管及气管，血管损伤的处理方法同颈部血管伤，气管则行气管切开术。

2. 物理及化学性损伤的处理。对于物理性损伤的患者，最好能在早期即进行气管切开术，以便吸出坏死脱落的黏膜及分泌物，并可避免喉水肿所致的呼吸困难。化学性损伤同样应行早期气管切开。

3. 气管切开后的处理。①套管口覆盖 1～2 层无菌湿纱布，以保持呼吸道内一定湿度；②每 2～4 h 向套管内滴入含有抗生素、糜蛋白酶（0.5 mg/mL）的溶液数滴，也可作雾化吸入，以防气管黏膜炎症及分泌物过于黏稠；③及时吸净气管内的分泌物；④每天清洗内套管，于切开 10 d 后外套管也须每周更换 1 次，套管外有气囊者，若病情允许，每 4 h 放气 1 次，15 min 后重新充气，昏迷的患者应行控制性呼吸。

（四）颈椎脊髓损伤现场救治

现场救护正确与否涉及患者颈髓是否继续或进一步受到损伤，直接关系到伤员的生命安全、后续治疗和康复效果，因此，颈椎损伤患者的现场救护和处理显得尤为重要。颈脊髓损伤的现场救护措施。

1. 迅速将伤员撤离可能再次发生的事故现场，避免重复损伤或加重损伤。

2. 损伤的颈椎在采用临时固定器材或支具固定前，不得随意搬运或移动。

3. 注意保持颈椎损伤患者的呼吸道通畅，如通气功能障碍则现场行紧急气管切开，必要时采用器械辅助呼吸。机械通气以经鼻气管插管为佳，原因是轻巧而准确的经鼻气管可避免因放置口咽镜时颈椎过度活动加重颈椎脊髓损伤。无法插管及其他方法无法保持呼吸道通畅，而呼吸窘迫威胁伤员生命时应进行气管切开术。

4. 凡怀疑波及颈椎脊髓损伤，在未明确排除之前均应按有此损伤处理。

5. 搬运要求。

（1）搬动病员时至少需要 3 人，保持脊柱轴线稳定，平抬平放，勿使患者的颈椎前后晃动或扭转，更不能随意进行按摩；在搬运过程中首选颈托固定颈部，如现场无颈托，可考虑使用沙袋或衣物等固定于颈部两侧来替代；固定后一人扶持固定头颈部，保持颈椎和胸椎轴线一致，可给予适当的力量牵引。

（2）使用既长又宽的无弹性担架或硬板，保持头略低位，避免颈椎过伸过屈。

（3）输送途中尽可能避免颠簸，并注意观察生命体征，保持呼吸道及输液管道通畅，注意保暖，但应避免用热敷以免烫伤，防止压疮，每 1～2 h 翻身 1 次。伤员运输应根据道路和运输工具的具体条件进行选择。远距离运输以直升机最为便捷。

6. 现场救护通常不用颈围。原因：①颈围在急性颈椎损伤时，固定非但不牢固，反而起到止血带的作用，容易压迫气管影响呼吸；②颈围将会掩盖大血管损伤后正在形成的血肿和气管破裂后形成的颈部皮下气肿。需要长时间长途运送时可采用简易颈部支架，这样既能保证稳定，又便于观察。

十、诊疗探索

1. 对颈部开放性损伤在常规清创后是否进行进一步探查意见不一。其手术探查指征：

（1）大出血、伤后持续性出血、肿块继续增大、休克。

（2）咯血、发音及呼吸困难、伤口中有空气漏出。

（3）呕血、吞咽困难、皮下气肿、伤口中有唾液溢出。

（4）进行性神经障碍、失语。

（5）颈前三角损伤。特别是开放性颈部大血管损伤死亡率高，故对有手术指征病例，应积极探查以避免延误抢救时机。

2.因颈部深层解剖复杂，操作技术要求较高。颈部开放性损伤临床症状不完全可靠，另因手术探查会加重损伤，故对无手术指征或具体检查未发现主要器官损伤，可在简单伤口处理后严密观察，不做进一步手术探查，而行相关辅助检查，明确诊断后再行进一步处理。

十一、病因治疗

（一）动脉损伤手术治疗

1.急诊手术。当确诊为颈总动脉损伤后，应施行紧急手术，在全身麻醉下，沿胸锁乳突肌内缘作全长切口，颈外静脉可结扎，此切口很容易显露颈总动脉。先压迫破裂口减少出血，迅速游离动脉的近心端，以橡皮条围绕动脉两圈，暂时阻断血液。然后迅速暴露破损处，根据损伤的情况做处理，若有金属异物应即取出。裂口不太大可行单纯缝合修补，裂口较大不可能行单纯缝合修补者，可用补片（静脉片、心房缝合补片）修补。断裂者应根据情况决定能否端端吻合。不能者则间置一段人工血管，分别与两断端吻合。不宜行紧急颈总动脉结扎，因为有40%的患者可引起同侧大脑半球的严重血循环障碍，导致偏瘫或死亡，特别是老年患者，由于血管病变的存在颅内两侧颈内动脉间动脉环的侧支循环差，更易发生偏瘫、失语或死亡。颈内动脉的损伤多采用颈外动脉与受损的断端吻合以保证颅内血供和脑细胞的存活。锁骨下动脉损伤时，如果加以结扎，约10%的患者可出现上肢坏死，故应施行血管吻合或血管移植。进行手术时常需切断锁骨和前斜角肌。颈部动脉损伤除上述3条主要血管须行修补或血管移植外，其他血管均可结扎。对颈总或颈内动脉损伤严重者，也可用无损伤血管钳阻断两端血管后于破损处两端的正常血管处分别向远、近端置入带气囊的颈动脉三腔转流管，然后再修复颈动脉。

2.择期手术。适用于颈动脉损伤后引起的假性动脉瘤的动脉侧壁破损口一般较小，形成颈部血肿后出现搏动性肿块，这种假性动脉瘤虽然不会出现脑缺血的症状，但长期存在则可因感染造成皮肤破溃而酿成大出血，故应施行手术治疗。介入治疗堵塞裂口后仍须择期血管移植手术，以确保颅内血供。

3.术后处理。缺血、缺氧引起的昏迷、脑水肿、脑病（尤其合并脑外伤）是术后死亡的主要原因，对动脉阻断时间较长者，术中、术后血流再通后脑组织的缺血-再灌注损伤要特别引起重视，术中及术后均需应用甘露醇及地塞米松，也可在术后1周应用尿激酶10万U/d溶栓及低分子量肝素5 000 U/d预防吻合血管和脑血管血栓形成。

（二）静脉损伤

1.颈外静脉损伤。可手术予以结扎。

2.颈内静脉、锁骨下静脉损伤。颈内静脉可予以结扎，锁骨下静脉应尽量予以修补。

（三）颈脊髓损伤的急诊室处理

1.伤员到达急诊室时应迅速进行简要的全身检查，确定有无休克及其他重要脏器有无损伤和其他部位损伤。凡存在危及生命的合并伤，必须首先处理，挽救生命。

2.全身生命体征平稳后，方允许做颈椎物理检查，初步确定是否有脊髓损伤，并判断脊髓损伤的平面及损伤的严重程度。

3.如果颈椎损伤在现场或输送途中未得到确实固定，到达急诊室后应立即采取制动措施，除支具固定外，牵引是最有效的制动方法。

4.保持呼吸道通畅，必要时吸氧或行机械辅助呼吸。

5. 有尿潴留者，应留置导尿管，有胃肠胀满者，做胃肠道减压。

6. 建立静脉通道，根据伤情输液，必要时输血。如合并脊髓损伤可静脉内使用激素和利尿剂脱水，以防治神经水肿。常规应用地塞米松 20～40 mg 和呋塞米 20 mg 静脉注射。近年多主张在脊髓损伤 8 h 内大剂量甲泼尼龙冲击疗法，并认为有减轻脊髓损伤的作用。损伤超过 8 h，容易出现电解质紊乱和应激性溃疡等严重并发症，应对症处理。

7. 经初步处理病情稳定后可行 X 线摄片、CT 或 MRI 等特殊检查。危重伤员必须有医护人员陪同，如果需要进行特殊体位摄片，需有医师协助，防止发生意外。

(四) 颈椎脊髓损伤的治疗原则

颈椎损伤的严重后果是导致脊髓损伤，脊髓损伤又分为完全性损伤和不完全性损伤。完全性的颈脊髓损伤可导致高位截瘫，以目前的医疗条件还无法得到有效的治疗，是全世界医疗工作者面临的一个难题。而不完全性的脊髓损伤则可以通过适当的治疗得到缓解或恢复，目前颈椎脊髓损伤的治疗多主张在脊髓减压的基础上进行药物治疗和高压氧治疗。

1. 非手术治疗原则。

1) 全身治疗：全身治疗对减少颈脊髓损伤早期死亡率非常重要。颈脊髓损伤使膈肌和呼吸肌麻痹，肺部通气受到影响，此时维持血压的稳定对脊髓的血液灌注十分有利。血压维持在 90 mmHg 以上，就能保证脊髓的血供。脊髓损伤早期，因交感神经受到影响而造成低血压和脉搏缓慢，维持足够循环血容量尤其重要。应该注意以下几点：①保持呼吸道通畅，保证供氧；②维持血液循环，保持收缩压在 90 mmHg 以上，保证脊髓血供；③维持水电解质平衡，保证充足营养；④高热患者应及时采取降温措施；⑤保持有规律的排便习惯；⑥防止并发症，如呼吸道感染、肺不张、泌尿系统感染、压疮等。

2) 药物治疗：脊髓损伤急性期可选择应用药物治疗，减轻脊髓水肿和一系列不良的生物化学反应。目前可选用的药物有：

(1) 糖皮质激素。迄今仍是早期治疗脊髓损伤最广泛应用的药物。它具有稳定溶酶体膜、抑制脂质过氧化、维持细胞内外正常离子的平衡、减轻水肿、改善血液循环、降低毒性物质的释放等作用。美国急性脊髓损伤研究会认为，大剂量甲泼尼龙可明显改善完全与不完全脊髓损伤患者的神经恢复。但是于损伤后 8 h 内应用，效果最佳。经我国学者临床应用后也认为对脊髓不全损伤 8 h 以内应用有效，若 8 h 后继续应用应当慎重，以免增加并发症的发生。其他较常用的是地塞米松，用法是 20 mg/d 静脉注射，3 d 后逐渐减量，连续使用 7～10 d，有一定的效果。

(2) 脱水和利尿剂。采用高渗性脱水和利尿剂可以增加尿量，能排出脊髓损伤后组织细胞外液中过多的水分。下列药物可选择性使用：①20％的甘露醇或 25％的山梨醇，250～500 mL 静脉滴注，根据病情可每 6 h 1 次，可反复使用连续数天；②50％葡萄糖 60 mL 静脉注射，每 4～6 h 1 次；③尿素 0.5～1 g/kg，用甘露醇、山梨醇或 10％的葡萄糖注射液配成 20％～30％的溶液，或用成药每支 30 g (100 mL)、60 g (250 mL) 静脉滴注，20～30 min 滴注完毕，12 h 后可重复给药，连续 1～3 d；④呋塞米，20 mg/次肌内注射或静脉注射，1～2 次/d。依他尼酸钠可口服 25 mg，3 次/d，若静脉注射时可用 25 mg，加 5％葡萄糖注射液或 0.9％氯化钠 50 mL 稀释后缓慢注射，1 次/d，共 3～5 d；⑤20％的人血白蛋白 10～20 g 静脉滴注，可重复长期使用。最近研究，其不但可明显减轻脊髓水肿，还可补充营养，而且不会引起和加重电解质紊乱等脊髓常见的并发症，是脊髓损伤首选的脱水剂。

(3) 其他药物。主要是神经营养药，临床上使用有一定的效果。①维生素 B_{12}：其主要药理作用是增强神经细胞内核酸和蛋白质的合成；促进髓鞘主要成分卵磷脂的合成，有利于受损神经纤维的修复。用法：口服 0.5 mg/次，3 次/d；肌内注射或静脉注射：针剂 0.5 mg，1 次/d 或 1 次/2 d；②神经节苷脂：它是细胞膜上含糖脂的唾液酸，在中枢神经系统特别丰富，在正常神经元分化发育中起重要作用。外源性神经节苷脂如 GM-1 能促进轴突生长，增加损伤部位轴突的存活数目，使之达到传导运动所需的阈值数促进神经恢复。有学者报道中枢神经损伤后 2～3 d 内使用神经节苷脂 GM-1 持续数周，能促进神经恢复。

3）高压氧治疗：脊髓损伤后 4～6 d 即应开始使用，以 2～2.5 个大气压的高压氧治疗，2 h/次，2～3 次/d，持续 10～14 d。高压氧可使脑血管收缩，保持在最低水平，减少脑组织水肿和脑疝，对脊髓也有一定效果，防止脊髓肿胀，增加组织内氧含量，改善局部细胞的缺氧作用，促进损伤部位新生成的纤维细胞的胶原合成，调整酶系统因缺氧导致的破坏。但应注意高压氧治疗的适应证，如出现全身不适、耳鸣、恶心、头痛等氧中毒征象时，应及时停止。

4）局部亚低温治疗：是脊髓损伤后局部较长时间应用的冷却疗法。低温可以降低细胞的代谢率，减少组织的氧耗量，故可增强脊髓缺氧的耐受性，减轻脊髓水肿，降低脑脊髓压力；降温还可阻止酸性物质的产生。冷却液选用 0.9％氯化钠、复方氯化钠注射液，或 5％葡萄糖注射液等。开始 −8～−2℃，以后逐渐维持在 15℃左右，持续 7～8 d。

2. 手术治疗。

1）术前准备：术前准备主要是颈椎牵引。在颈椎手术前，可进行牵引治疗，可以达到制动颈椎，对脱位进行复位，减轻脊髓压迫。常用的方法有：①颈椎稳定性损伤可采用 Glisson 枕颌带牵引；②颈椎不稳定性损伤采用颅骨牵引，牵引器材以 Crutchfield 钳最常用，也有采用其他颅骨牵引装置和 Glisson 枕颌带牵引。近年来一些学者采用 Halo 头盆环牵引装置，并认为具有高度稳定功能和牵引作用。颅骨牵引重量按年龄、体型和体重酌情考虑，通常在中下颈椎以每椎节 1.5～2 kg，如 C6、C7 骨折脱位牵引重可用 9～14 kg。牵引方向视损伤机制和复位节段而定；③寰枕联合处高位颈椎损伤，头颅在脊柱上方保持中立位比任何牵引或手法复位更为重要。

2）颈椎脊髓的减压、骨折脱位的复位和稳定：手术的目的是整复骨折脱位，解除脊髓压迫，恢复和维持颈椎的生理弧度和稳定性。手术的最佳时间是伤后 8 h 之内，但由于病情和其他因素影响，很难做到。常用的减压稳定方法有：

（1）前路减压术。适用于脊髓损伤伴有椎间盘突出或碎骨块突入椎管压迫脊髓前方导致运动、感觉功能障碍者。前路减压越早越好，应尽可能在发现压迫的 3 d 内手术，在 5～8 d 手术者因脊髓水肿，手术效果不佳，在伤后 2 周若脊髓压迫持续存在，也可行前路减压，其恢复率为 20％。总之，前路减压术有其适应证，主要根据脊髓前方是否受压。目前主张应用颈椎内固定，可以达到建立即刻稳定，增加骨融合率，便于术后的护理。

（2）后路椎板切除减压术。主要适用于：①经检查椎管内仍有来自后方的骨折片和软组织压迫；②在开放复位时发现椎板、棘突损伤严重，碎骨片进入椎管或有进入椎管的危险性时，应同时做椎板切除减压；③锐器或火器伤，疑有椎管内致压物者。椎板切除范围应以损伤节段为中心，上下不超过一个节段，减少不必要的结构丧失，以免加重脊柱不稳甚至导致畸形。

十二、最新进展

近年来，对颈脊髓损伤的治疗取得了很大进步，包括现场急救水平的提高、外科干预和内固定技术的改进、保护神经细胞和促神经生长药物的临床应用、减少继发性损伤、理想的康复等措施，使对颈脊髓损伤患者的救治获得了满意的结果。

随着脊髓损伤基础研究的不断深入，人们对脊髓损伤的发病机制认识得越来越清楚，包括谷氨酸盐的聚集、异常钙的溢出、自由基的形成、脂质过氧化物和花生四烯酸代谢物的产生等等，针对病情变化过程中的不同时机和环节采用不同的治疗是临床治疗的理论基础。

目前对各种神经营养因子、生长抑制因子、细胞外基质复合物、褪黑色素、腺苷等药物对脊髓损伤治疗作用的研究正在不断深入；抗凋亡治疗、T 细胞疫苗的接种、转基因治疗等治疗方法在实验中逐渐被证实有利于脊髓损伤的恢复；有些中药如人参、丹参、三七等因为能改善脊髓的血液循环，提高脊髓组织耐受缺氧的能力，在脊髓损伤中越来越受到重视。但是，由于多种原因的限制，许多治疗方法现在仍然只处于实验阶段，距离真正临床应用还有很长的路要走。随着科技的发展，相信在不久的将来通过一些新的药物保护损伤脊髓的神经细胞功能，促进神经纤维的生长，对于脊髓损伤的治疗结果必将更为理想。

蒋泽生　赵兴吉　雷春湘　张在其

第三节　颅骨骨折

一、基本概念

　　颅骨是坚硬的球形骨性空腔，是容纳和保护脑组织的结构。颅骨骨折能在一定程度上反映致伤力的强度与方向，可提高人们对颅内可能发生严重并发症的警惕性。因此临床接诊医生决不能对它掉以轻心。凡是头部受到较大冲击的颅脑损伤患者及头皮有较重挫裂伤的患者都应争取机会做头颅 X 线或 CT 检查，以免漏诊。颅骨骨折按部位分为颅盖骨折及颅底骨折。按骨折的形态分为线性骨折、凹陷骨折及粉碎性骨折。

二、常见病因

　　颅骨骨折多见于暴力作用于头部引起，如车祸伤、高坠伤、打击伤等，研究证明，成人颅骨能承受 280 kg 的静体重量，超过此重量即可造成骨折。

三、发病机制

　　颅骨有一定的弹性，当暴力直接作用于头部时，常使得受打击部位的颅骨变形，当颅骨变形超过其弹性限度即可发生骨折。颅骨的弹性随着年龄的增大而递减。老年人由于颅骨板障层骨化，骨折发生率较低；而成人的颅骨较厚，且弹性差，故骨折发生率较高；青少年的颅骨弹性较大，故颅骨骨折发生率较成人低；婴幼儿的颅骨弹性较大，对暴力打击有一定的缓冲能力，常常造成无骨折或骨折线不分离的颅骨内陷，称为"乒乓球性骨折"。

四、临床特征

(一) 颅盖骨折

发生率以顶骨及额骨为主，枕骨和颞骨次之。

　　1. 线形骨折。约占颅骨骨折的 80%，其发生部位依次为颞顶区、额区及枕区。骨折线可为单条或多条，后者常自颅打击点向四方散射。常表现为骨折局部的头皮肿胀和压痛。若颅骨板障出血可积聚到骨膜下，形成颅骨骨膜下血肿，当骨膜被撕破时，血液流入帽状腱膜下。此血肿范围较为广泛，有时发展成为整个头皮帽状腱膜下血肿。此外，板障出血有时也可进入颅内，在硬脑膜外腔积聚，形成硬脑膜外血肿。对于此类患者需密切观察病情，及时复查头颅 CT。如见骨折线跨越硬脑膜血管沟、上矢状窦、横窦沟等时，应注意有无发生硬脑膜外血肿。但 X 线片上表现的骨折线需与硬脑膜血管沟，板障血管沟及正常颅缝相鉴别。

　　2. 凹陷性骨折。骨片塌陷深度相当于正常颅骨的厚度时即可确定为凹陷骨折。造成这类骨折的原因以车祸引起头部撞于突出的硬物上最为多见；车祸、高处坠伤、凶器打击、自然灾害及体育运动事故都可导致这种骨折。凹陷骨折有简单的，即骨折部位没有头皮裂伤，较多见于儿童病例；有复杂的，即表面头皮有裂伤，约占凹陷骨折总数的80%。骨折的范围大小不一，取决于致伤力的能量、打击物的物理性能及接触面的大小。但多数为锥状，并可伴有多条线形骨折从凹陷骨折中心向周围散射。塌陷骨片的内外板可分离，且内板的碎裂范围常较外板为大。常伴有局部硬脑膜破裂，其下面的脑组织有挫裂伤，甚至可有血肿形成。位于颅内大静脉窦如上矢状窦、横窦及窦汇等表面的凹陷骨折可引起其下面静脉窦的破裂，如需手术应特别注意有发生大出血的危险。位于脑"功能区"的凹陷骨折可导致相应的神经功能障碍，如偏瘫、失语、偏盲等。位于相对"哑区"的凹陷骨折则可以完全没有症状，这类病例的预后多数良好。凹陷骨折的早期并发症为颅内感染及血肿。颅内血肿的并发率为7%，以脑内血肿的机会最多，其次为硬脑膜下及硬脑膜外血肿。晚期的并发症为癫痫，有学者报道不论凹陷骨折是否及时做手术整复，癫痫的并发率都为15%左右。故认为手术整复可以减少或预防癫痫的发生并无足够的依据。在急性期，有时触诊可检出局部颅骨下陷，但触诊并不可靠，因为头皮下血肿的周围往往会形成软组织反应区，由于头皮皮下组织致密，触之发硬，而血肿中心较软，故触诊时有可能会误认为凹陷性骨折。因此必须行头颅X线片或CT以确诊。婴幼儿的乒乓球性骨折也属于凹陷性骨折，但无骨折线，形同乒乓球形凹陷，多能自行复位。

3. 粉碎性骨折。以额骨最多，顶骨次之。除局部冲击伤外，常有对冲性脑挫裂伤或脑内血肿。X线片上可见多条呈星状骨折线，骨折片可重叠、错位，也可能陷入脑内。因此，临床上常伴有头皮挫伤或皮下瘀血，脑部症状也严重，甚至昏迷、瘫痪等神经系统损伤体征。

4. 特殊类型。儿童生长性骨折，以额顶部、婴幼儿为主，易引起局部搏动性囊性脑膨出引起癫痫或局限性神经损害。

（二）颅底骨折

可从颅盖骨折延伸至颅底，也可为头部间接损伤，如坠下时臀部着地，外力经脊柱传至颅底的结果。颅底有许多血管及神经所通过的骨孔，骨折线累及这些骨孔易引起颅神经及血管的合并损伤。骨折涉及鼻旁窦时可引起脑脊液鼻漏、耳漏及颅内积气，容易引起颅内感染。颅底骨折可分为颅前窝骨折、颅中窝骨折及颅后窝骨折3种，各有不同的临床表现。

1. 颅前窝骨折。骨折线可经过眶板、筛板、额窦等处。眶板骨折的主要表现为患侧眶周有皮下瘀血，俗称为"熊猫眼"征象。有明显的球结膜下出血，迟发性眼睑皮下瘀血，多在伤后数小时后出现，呈紫蓝色。筛板骨折除引起伤侧鼻流血流液外并可有患侧嗅觉减退或丧失。额窦骨折也可引起鼻出血，另外可于额窦内见有液平面，提示有脑脊液鼻漏可能。另外，可伴有颅内积气、嗅觉障碍及视力障碍等。

2. 颅中窝骨折。骨折可累及颅中窝底、蝶鞍底、颞骨岩部等。蝶鞍底骨折在头颅的X线侧位片中可见蝶窦内有液平面，有时蝶鞍的后床突有移位。骨折累及鞍背时可引起外展神经或三叉神经的损伤。有时视神经受压，视交叉上有小的裂伤，使视野有不同的缺损。更重要的是这里的骨折可能引起垂体功能低下，表现为进行性肢体乏力，体重下降，女性闭经，男性阳痿、性欲减退等。这些症状可在伤后不久就出现，也可能在伤后较长时期内逐步出现。骨折经过颅中窝底易引起三叉神经的损伤，出现三叉神经各分支的障碍，包括伤侧面部麻木、角膜反射消失、咀嚼肌无力等，有时伴有外展神经麻痹，或出现海绵窦综合征。颞骨岩部的骨折有纵向与横向之分，以纵向的骨折较为多见。骨折线一般起于颞骨鳞部向下向内延伸到岩锥尖，甚至可越过斜坡累及对侧岩锥。面神经管、内耳迷路、鼓室及中耳等结构均有可能受损，产生相应的症状。累及中耳及外耳道时有耳道出血，涉及鼓室迷路者有脑脊液耳漏。有时脑脊液还可经破损的咽鼓管流入鼻咽腔而出现鼻漏。另外，还有部分患者可形成颈内动脉假性动脉瘤、海绵窦动静脉瘘。

3. 颅后窝骨折。症状较隐蔽，通常无特殊表现，于伤后1~2 d出现耳后乳突部皮下瘀斑，称为

Battle 征。凡涉及颈静脉孔及枕骨大孔的颅后窝骨折病例常很危重，患者常持续昏迷或早期死亡。临床能观察到者不多。

五、辅助检查

(一) 颅骨 X 光片

对于颅盖骨折，X 线确诊率为 95％以上。但对于颅底骨折 X 线片的阳性率较低。

(二) CT 检查

CT 发现颅骨骨折的概率低于 X 线片检查，但它的优点是可发现颅骨碎片和凹陷性骨折片的陷入深度，还可了解有无颅内血肿、蛛网膜下腔出血等脑损伤情况。而对于颅底骨折，CT 检查明显优于 X 线片检查。通过调高窗位，加大窗高，能较好地发现颅底骨折，而蝶窦出血也可提示颅底骨折。

六、诊断思路

对于颅盖骨折，只要注意进行影像学检查，绝大多数能确诊。而颅底骨折在 X 线摄片中常不易显示，在颏顶位颅底 X 线片上，确诊率不到 50％，有些患者还需做其他颅底特殊位置摄片（如额枕 30°的汤氏位），这些位置对患者影响较大，部分患者不能做屈颈和反复翻转。

颅底骨折诊断主要依靠临床表现，因此对疑有颅底骨折的病例应注意观察以下表现：

1. 鼻腔、外耳道的渗血及溢液。
2. 鼓膜的膨隆、鼓膜下积血、积液及鼓膜穿破。
3. Battle 征。
4. 听力及嗅觉障碍。
5. 眼球活动及面部感觉障碍。
6. 面神经损伤等。

七、临床诊断

对于颅盖骨折的患者，依据其病史、体格检查及影像学检查绝大多数都能明确诊断。但对于颅底骨折的诊断和定位，主要依靠临床表现来确诊，但 CT 扫描对颅底骨折有诊断意义。

八、鉴别诊断

对于单纯颅骨骨折或仅伴有轻度脑损伤症状的患者，一般不引起重视，即使到医院就诊也不一定应用影像学检查，容易漏诊。另外，临床上要注意了解可能伴有颅内血肿、蛛网膜下腔出血等其他脑损伤。

九、救治方法

(一)

单纯的线形骨折没有神经系统功能障碍者无须做特殊治疗。如骨折涉及鼻旁窦者应给予抗生素治疗以预防颅内继发感染。凡颅骨凹陷在 1 cm 以上者有手术指征。

(二) 颅底骨折的治疗原则

1. 防治颅内感染。
2. 避免用力搓鼻及放置鼻饲管。
3. 半坐卧位。

4. 切忌填塞外耳道。

5. 保守治疗 4 周以上无效、反复脑炎及脑脊液漏者应考虑行手术修补瘘口。

6. 遇有严重大量鼻衄需急救处理，气管插管、保持呼吸道通畅；填塞鼻腔；快速补充血容量，防止失血性休克；压迫患侧颈总动脉，必要时结扎。

7. 伴有颈髓损伤者如有症状应及早行气管切开、颅骨牵引、辅助呼吸、甚至行切开减压术。

十、诊疗探索

1. 大面积的凹陷性骨折，导致颅内压增高，需手术治疗撬起骨折片复位。

2. 因骨折片压迫脑重要部位引起局部神经功能障碍，如偏瘫、失语、癫痫等，应手术取出骨折片。

3. 在非功能区的小面积凹陷性骨折，无明显颅内高压，深度超过 1 cm，为相对手术指征，可择期手术；轻度凹陷者不需要手术。

4. 位于大静脉窦处的凹陷性骨折，如未引起神经功能障碍或颅内高压等，即使陷入较深，也不宜手术；如必须手术时，术前和术中都需做好处理大出血的准备。

5. 开放性骨折的骨折片易致感染，需全部取出，彻底清创；硬脑膜如破裂应予以缝合或修补。

十一、病因治疗

凹陷性骨折的手术方案：将骨片复位或咬除下陷的骨片。切口可用头皮创口适当扩大，以能暴露凹陷区以外约 2 cm 范围为度。充分清创后，视具体情况决定塌陷的骨片是否应予保留。凡已有污染的碎骨片应予清除，硬膜缺损部分可用自体筋膜或人工脑膜修补。有人主张做凹陷区外周钻孔，铣开凹陷的颅骨片，然后从里面将凹陷锤平，再放回原处。如骨折片已呈粉碎性，整复不再可能，可将碎骨片完全切除，待创口痊愈半年以上再行颅骨修补术。没有头皮损伤的病例可于取出碎骨片后立即做颅骨修补术。

颅底骨折的治疗重点在预防颅内感染，可用预防性抗生素治疗。耳道有溢液时不可填塞，只能用消毒棉擦干，保持外耳道清洁畅通。有面瘫时早期不考虑手术，至少需观察 3～6 个月，没有恢复迹象时再考虑功能重建性手术。耳漏大多于 1 个月以内自愈，如无自愈希望者可考虑手术修补。

十二、最新进展

关于颅骨粉碎凹陷骨折一期整复修补的探讨：传统的观念认为急诊手术清创后，取出骨折片，待创口痊愈半年以上再行颅骨修补术。但目前也有一些学者认为可一期修补颅骨缺损。

徐力等报道在手术中用生物胶黏和自体骨碎片，一次性成形修补颅骨缺损，42 例中 36 例伤口甲级愈合，骨折碎片存活良好。1 例伤口感染、感染率 2.38%，1 例发生癫痫，癫痫发生率 2.38%，所有病例术后随访 6 个月～3 年，成形区与颅骨穹隆的弧度基本一致，颅骨 X 线片检查部分病例已骨性愈合，无死骨形成。作者认为：颅骨粉碎凹陷骨折患者年龄在 40 岁以下，局部颅骨骨折面积在 6 cm×6 cm 以下，无大面积头皮缺损可进行一期整复、修补术，该法简便、适用，既避免了第二次手术的痛苦，又能有效降低医疗费用，值得临床推广。赵宪林等报道 26 例颅骨粉碎骨折清创同时修复，术后 6 个月～1 年期间随访，有 1 例患者皮下积液，术后 20 d 化脓感染，取出修补的骨水泥，2 例局部积液，经排液后加压包扎治愈，6 个月～1 年随访患者局部伤口愈合良好，清创同时修复成功率为 96.1%。马旭东等报道自 1990 年 1 月至 2005 年 10 月，对污染少、损伤轻的开放性凹陷性颅骨骨折患者行一期整复 61 例。术中分层严格清创，取出异物、碎骨片，剪除污染较重的软组织，清除血肿及破碎失活脑组织。硬膜破损的需严密缝合，或取骨膜、筋膜、人工脑膜等修补。碎骨片用 3% 过氧化氢溶液浸泡 10 min，聚维酮碘消毒。术后也取得良好的效果。

十三、颅骨修补材料

目前临床应用于颅骨修补的材料大体可以分为两类：一类为天然材料的自体骨，另一类则为人工合成材料又分为金属和非金属类，但临床最常用的是钛网。

(一) 自体骨

自体骨以患者本身为供体，骨瓣具有正常的三维立体结构原位修补，可以达到良好的解剖复位，外观良好，无免疫抗原反应并且最大限度地保持正常的颅骨生理功能。对于一期修补的患者理想上是最佳的颅骨修补材料。但是对于远期行二期颅骨修补的患者，自体骨的保存不论是活体皮瓣下保存，还是离体的冰冻、灭活等处理保存，再用自体骨修补均增加了骨质吸收、活动、感染的风险，使得手术失败的可能大大增加。因此不适合时间较长的颅骨缺损患者用自体骨修补。

(二) 硅橡胶

多为复合甲基乙烯基硅橡胶夹针织涤纶网经高温高压硫化处理后成型的非金属颅骨修补材料。优点是容易裁剪，隔热绝缘性好，生物兼容性良好，成形后外观满意，可透过影像学扫描检查，且价格低廉。缺点是硅橡胶较厚，质地软，强度欠佳，术中修补边缘不平整在缝合时容易撕裂，出现固定不牢移位上翘等，术后不良反应较多，且随着时间推移容易老化变形，对于儿童生长发育不利。

(三) 骨水泥

为丙烯酸酯类骨固着剂，优点是固着吻合能力较强，硬度强于颅骨；可塑性强，塑形快；植片后不易塌陷，具有较好的抗压性、抗冲击和防寒保温性。缺点是骨水泥室温下固化时间短，塑形速度慢，可能制作失败，并且成型后的植片脆性强、易感染，术后并发症较多。

(四) 钛网

钛合金是目前临床运用最广泛的金属颅骨修复材料，优点是组织生物兼容性良好、高强度的坚韧性，感染率低，有利于后期肉芽组织贯穿生长固定，且不影响 CT、MRI 及脑电图扫描检查，干扰因素较小。随着技术的发展，CT 扫描三维钛网成形技术的应用，较以前的普通二维钛网具有更好的外观修补效果，并且大大降低了对比健侧外形差异大、钛网翘边、皮下积液、钛网外露等并发症。缺点是钛合金材料存在导电性、导热性，术后对电磁波干扰和外界温差不能控制，以及收到外界暴力时有变形、翘边、外露、感染的危险。

(五) 聚醚醚酮

聚醚醚酮是一种人工合成的芳香族以酮链相连接半水晶样多聚体材料，优点是组织兼容性好，性能稳定，可反复高温高压灭菌，手术感染的风险小；拥有和自体骨接近的弹性模量，对脑组织有更好的保护作用；植入人体后，能获得极佳的外形修复效果，还可用微型钛板、钛钉将其与周围残留骨边缘进行坚强固定连接；能耐受肿瘤手术后的放疗；非金属材质，CT/MRI 无伪影，便于跟踪术后恢复情况；无热胀冷缩引起的头痛和不适。

(六) 组织工程骨

颅骨组织工程是将具有生物兼容和生物降解性能的材料置入缺损部位，与细胞相结合并通过生长因子诱导骨生成修复和重建缺损骨组织的过程。工程三要素即生长因子、种子细胞及生物支架。目前生物支架包括：天然材料易获得，但力学强度不足，不易控制降解速度；人工合成高分子材料力学强度好，但易导致无菌性炎症；无机材料植入后易降解，但脆性大。单一上述材料均有利弊，现在的研究方向主要在于几种材料的复合或与细胞因子结合以获得更加优秀的支架材料。如生长因子的控制释放及种子细胞的获取也是组织工程骨的研究方向，将来组织工程骨将有希望迎来更加广阔的发展和应用空间。

彭志强　李潇　陈大庆　张在其

第四节 急性硬脑膜外血肿

一、基本概念

急性硬脑膜外血肿是位于颅骨与硬脑膜之间的血肿,可发生于各个年龄段,但以青年人较常见。婴幼儿较少见,因为其颅内血管沟较浅,骨折不容易损伤脑膜中动脉。硬脑膜外血肿好发于幕上半球凸面,约占外伤性颅内血肿的30%,其中绝大部分属急性血肿(86.2%),其次为亚急性(10.3%),慢性较少(3.5%)。有学者将伤后3 h内即出现脑疝的颅内血肿,称为特急型血肿。

二、常见病因

典型的急性硬脑膜外血肿常见于颅骨线形骨折患者,以颞部最常见,额顶部次之,枕部较少见。

三、发病机制

出血来源:主要来源于硬脑膜中动脉、静脉窦、板障血管等。此外,少数病例头部损伤后颅骨并无骨折,但外力使颅骨与硬脑膜分离,导致脑膜表面的小血管撕裂,形成硬脑膜外血肿。因为颞部含有硬脑膜中动、静脉,且易为骨折所撕破,故为最多见的出血部位。特别是一些发展迅速的硬脑膜外血肿,其出血来源多属于硬脑膜中动脉损伤所致,血肿迅猛增大,可在数小时内引起脑疝,威胁患者生命。若出血来源于静脉,如硬脑膜静脉、板障静脉或静脉窦,则病情发展稍缓慢,临床上可呈亚急性或慢性病程。急性硬脑膜外血肿在枕部较少,因该处硬膜与枕骨贴附较紧,且常为静脉性出血。但有时,由于骨折线穿越静脉窦,也可引起骑跨于窦上的巨大硬脑膜外血肿,这类血肿的不断扩张、多为硬脑膜与骨板剥离后,因新的再出血所致,而非仅由静脉窦造成出血。病情轻重和血肿大小及出血速度成正相关,出血速度越快,血肿越大则病情越重。而出血慢的血肿,则可在数天甚至数周才出现颅内压增高表现。位于半球凸面的急性血肿,常向内向下推压脑组织,使颞叶内侧的海马及钩回突向小脑幕切迹缘以下,压迫动眼神经、大脑脚、大脑后动脉,并影响桥静脉及岩上窦的回流,称为小脑幕切迹疝。为时较久的硬脑膜外血肿,一般于1周即有机化现象,由硬膜长入纤维细胞并有薄层肉芽包裹且与硬膜及颅骨粘连。小血肿可以完全机化,大血肿则囊性变为褐色血性液体。

四、临床特征

硬脑膜外血肿的临床表现可因出血速度、血肿部位及患者年龄的差异而有所不同,但从临床特征看,仍有一定规律,即昏迷—清醒—再昏迷,其清醒阶段称为"中间清醒期"。现以幕上急性硬脑膜外血肿为例,概述如下。

(一)意识障碍

由于原发性脑损伤程度不一,这类患者的意识变化,有3种不同情况:

1. 原发性脑损伤略重,伤后曾昏迷,之后即完全清醒或有意识好转,但随后又再次陷入昏迷状态,这类患者即所谓典型病例,容易诊断。

2. 原发性脑损伤较轻,伤后无原发昏迷,至颅内血肿形成后,逐渐出现进行性颅内压增高及意识障碍,此类患者容易漏诊。

3. 原发性脑损伤严重,伤后持续昏迷,且有进行性加重的表现,颅内血肿的征象常被原发性脑挫裂伤或脑干损伤所掩盖,易误诊。

（二）神经系统体征

单纯的硬脑膜外血肿，早期一般不出现神经受损体征，但在血肿形成压迫脑功能区时，会有相应的阳性体征。如血肿位于矢状窦旁可出现下肢单瘫；后颅窝的血肿可出现眼球震颤和共济失调等；位于运动区及其附近，可出现中枢性面瘫、轻偏瘫或失语等。

（三）颅内压增高

由于血肿形成而造成颅内压增高，患者常有头痛，呕吐，躁动不安等典型变化，可伴有 Cushing 反应，出现血压升高、脉压差增大、体温上升、心率及呼吸缓慢等反应，等到衰竭时，则血压下降、脉搏细弱及呼吸抑制。

（四）脑疝症状

当血肿不断增大而引起颞叶钩回疝时，患者则不仅有意识障碍加深，生命体征紊乱，同时将相继出现患侧瞳孔散大，对侧肢体偏瘫等典型征象。偶尔因为血肿发展急速，造成早期脑干扭曲、移位并嵌压在对侧小脑幕切迹缘上，则可引起不典型体征：如对侧瞳孔散大、对侧偏瘫；同侧瞳孔散大、同侧偏瘫；或对侧瞳孔散大、同侧偏瘫。如抢救不及时将由于生命中枢衰竭而死亡。

五、辅助检查

（一）颅骨 X 光片

硬脑膜外血肿的患者约 95% 显示有颅骨骨折，而且绝大多数发生在着力部位。以线形骨折较多，凹陷性骨折较少见。

（二）CT 或 MRI 检查

对于脑外伤患者应首选头颅 CT 检查。不仅能迅速明确诊断，而且可显示血肿发生的位置，为手术提供准确的定位。MRI 由于检查时间较长且费用昂贵，在急性期 CT 更优于 MRI。

六、诊断思路

幕上急性硬脑膜外血肿的早期诊断，最好在颞叶钩回疝征象之前，而不是等到昏迷加深、瞳孔散大之后。故临床观察尤为重要，当患者头痛呕吐加剧、躁动不安、血压升高、脉压差加大及/或出现新的体征时，我们应高度怀疑有颅内血肿的可能，并及时给予必要的影像学检查。

七、临床诊断

对于硬脑膜外血肿的患者，依据其病史、临床表现、体格检查及影像学检查绝大多数都能明确诊断。

八、鉴别诊断

幕上硬脑膜外血肿与脑水肿、硬脑膜下血肿和脑内血肿的鉴别见表 2-1-1。

表 2-1-1　鉴别诊断

鉴别	硬脑膜外血肿	硬脑膜下血肿及脑内血肿	脑水肿
意识改变	多有中间清醒期	多为进行性意识障碍	脱水治疗大多能好转
病变定位	多在着力点或骨折线附近	多在对冲部位	对冲部位重而着力部位较轻
脑受压症状	多在伤后 24 h 之内	多在 24~48 h 内（特急型例外）	伤后 3~7 d 脑水肿高峰期

续表

鉴别	硬脑膜外血肿	硬脑膜下血肿及脑内血肿	脑水肿
原发脑损伤	无或轻	较重	/
CT 扫描	骨板下透镜状高密度影	硬脑膜下及脑内可见高密度影	病变位置呈低密度影
MRI 成像	内板下透镜状高信号影，其强度变化与血肿期龄有关	急性期呈低信号或等信号、亚急性及慢性期为高信号	脑室，脑池变小，T_2 加权像上可见白质灰质交界处损伤灶伴高信号水肿区

九、救治方法

对于急性硬脑膜外血肿的治疗，原则上经诊断明确，如有手术指征即应急诊手术，清除血肿以解除颅高压，术后根据病情应给适当的非手术治疗。若无其他严重并发症且脑原发损伤较轻的，预后均较好。死亡率在 10%～15%。一般认为这类病死亡的主要原因并非血肿本身，而是因脑疝形成后引起的继发性脑干损害所致，因此，必须早期诊断、尽早处理，才能降低死亡率，提高生存质量。

十、诊疗探索

近年来，由于 CT 检查的广泛应用，医生对于血肿的部位、大小和脑损伤情况等有着十分清晰的了解，并能及时观察血肿大小的变化，因此，部分病例采用颅骨钻孔引流硬脑膜外血肿也可获得良好的效果。另外，对于一些血肿量偏小、无脑疝等情况，可行小切口，环钻开颅血肿清除术。

十一、病因治疗

（一）手术治疗

通常多采用开颅血肿清除术，骨瓣以骨折线的部位为中心。脑膜中动脉有活动性出血时，可电凝止血，必要时用骨蜡填塞棘孔。为防止术后再出血，可周围缝吊硬膜。常规做硬膜小切口探查，了解有无硬脑膜下血肿。一般血肿清除后，将骨瓣复位，按层缝合伤口。于硬脑膜外置引流管，1～2 d 后拔除，如脑挫裂伤较重，脑肿胀严重者须敞开硬膜，则须行去骨瓣减压。如在无法行 CT 等影像学检查的地区，为挽救生命，可先行钻孔探查，然后再扩大骨窗清除血肿。钻孔的顺序应是在先瞳孔散大侧的骨折线的附近，50% 左右的硬脑膜外血肿可被发现。发现血肿后需要延长切口，扩大骨窗，清除血肿，并彻底止血，应打开硬膜探查，以免遗漏硬膜下或脑内血肿。颅骨缺损待 3～6 个月之后二期修补。

（二）非手术治疗

对于急性硬脑膜外血肿的患者无论施行手术与否，均须进行及时、合理的非手术治疗，特别是对于伴有严重原发性脑损伤及（或）继发性脑损害的患者，绝不可掉以轻心。保守治疗适用于意识清楚、病情平稳，影像学检查幕上血肿量<40 mL、幕下血肿量<10 mL，中线移位不超过 1 cm；无意识恶化、眼底水肿及新体征的出现。治疗措施应是在严密观察患者临床表现的前提下，采用脱水、止血及活血化瘀药物治疗，如丹参、川芎等，并利用 CT 做动态监护，如有病情变化，应随时做好急诊手术准备。理论上硬脑膜外血肿是颅内血肿中疗效最好，死亡率最低的，但最重要的是早期诊断，及时发现血肿增大，及时手术。

十二、最新进展

（一）血肿溶解引流术

对于血肿量较小，无急性颅内高压的患者可考虑行尿激酶血肿溶解引流术，手术要点如下：

1. 血肿定位准确，一般可应用头颅 CT 简单定位，如条件允许，可应用立体定向仪辅助定位。

2. 于定位点钻孔，吸除部分血肿，放置引流管，较大管腔为宜。

3. 术中注入1万～2万U尿激酶，夹管2～4 h后开放引流管持续引流。注入尿激酶1～2次/d。

4.1～2 d后复查CT，血肿大部分清除即可拔管。

注意事项：严格无菌操作，密切观察病情，如有症状加重，立即复查 CT，必要时行急诊开颅手术。

（二）内镜手术

内镜由于其创伤小并且可以放大并提供清晰的视野，将其应用到硬脑膜外血肿钻孔清除术对患者的诊疗取得了较好的治疗效果。手术要点：

1. CT 定位选取血肿最厚的中心部位钻开直径1～2 cm 的骨窗。

2. 内镜提供视野的情况下尽量清除血肿，对硬膜上附着的小血凝块不要暴力清除避免新发出血，避免血肿边缘硬膜和颅骨剥离形成手术二次损伤。

3. 内镜直视下对活动性出血可以电凝止血，小的渗血点可用凝血酶溶液和止血棉贴敷止血。

4. 最后悬吊硬膜，并在血肿腔内留置硅胶引流管负压引流1～2 d。主要优点：创伤小，出血少；视野清楚，血肿清除干净；直视止血，再出血风险小；手术时间短、恢复快，远期不用再行颅骨修补。

需要注意的是内镜手术主要适用以下情况：

1. 中等大小的急性或特急性硬脑膜外血肿患者，保守治疗风险较大，又不需要去除骨瓣减压或静脉窦修补或结扎的情况。

2. 特别是血肿腔内血凝块形成钻孔引流效果不佳，又不耐受大骨瓣手术者。

彭志强　李潇　陈大庆　张在其

第五节　慢性硬脑膜外血肿

一、基本概念

慢性硬脑膜外血肿较为少见，即指头部外伤后 2～3 周以上，据报道占硬脑膜外血肿的 3.5％～3.9％。自从 CT 检查广泛应用以来发生率有所上升，有学者报道发现竟占1/3 以上，不过考虑其中间可能有部分属亚急性硬脑膜外血肿，甚至是迟发性血肿，况且诊断慢性硬脑膜外血肿的时间标准，也不像慢性硬脑膜下血肿那样明确。一般认为伤后13 d 以上，血肿即开始有钙化现象可作为慢性血肿的诊断依据。

二、常见病因

慢性硬脑膜外血肿的致伤因素与急性者并无特别之处，其不同者乃是患者伤后能较长时间地耐受血肿，且临床症状表现十分迟缓。这可能与血肿形成速度、大小、所在部位和患者的代偿能力有关。

三、发病机制

目前并没有统一的定论，有出血源于静脉的说法，虽然静脉压力较低不易剥离硬脑膜，但若受伤的瞬间硬膜与颅骨已被分离；或因伴发脑脊液漏致使颅内压偏低时，均有造成慢性血肿的机制。此外，也有人认为是因外伤后引起的脑膜中动脉假性动脉瘤破裂所致。慢性硬脑膜外血肿的转归与硬脑膜下血肿不同，早期呈血凝块状，后期在局部硬膜上形成一层肉芽组织并能由 CT 检查所显示。仅有少数慢性血肿形成包膜及中心液化，但为时较久，需 1 个月左右。

四、临床特征

本病以青壮年男性为多，考虑可能是因为硬膜在颅骨上的附着没有老人及妇女、儿童紧密，故易于剥离之故。而好发的部位与急性硬脑膜外血肿正好相反，即位于额、顶、枕等处为多，而颞部较少，其原因考虑为多数颞部血肿易致脑疝，故而病程发展较速。而慢性硬脑膜外血肿患者可以较长时间处于慢性颅内高压状态，临床特点主要是头痛、呕吐及视神经盘水肿。如果不认真检查，往往误诊为脑外伤后综合征，直到因颅内高压引起神经系统阳性体征，如意识障碍、偏瘫、瞳孔异常或眼部体征时，始引起重视。

五、辅助检查

慢性硬脑膜外血肿的诊断主要依赖于影像学检查。绝大多数患者伴有颅骨骨折，而且骨折往往穿越硬膜血管压迹或静脉窦。CT 扫描的典型表现，是位于脑表面的梭形高密度影，周界光滑，边缘可被增强，偶见钙化。MRI 于 T_1 和 T_2 加权图像上均呈边界锐利的梭形高信号区。

六、诊断思路

急性硬脑膜外血肿的早期诊断，应判定在脑疝征象之前，而不是昏迷加深、瞳孔散大之后。故临床观察殊为重要，当患者出现头痛呕吐加剧、躁动不安、血压升高、脉压差加大及（或）出现新的体征时，即应高度怀疑颅内血肿，应及时给予必要的影像学检查，重点是头颅 CT/MRI 扫描。

七、临床诊断

对于慢性硬脑膜外血肿的患者，我们不但要依据其病史、临床表现、体格检查密切观察病情，还需要注意及时复查头颅 CT 以便能明确诊断。

八、鉴别诊断

迟发性硬脑膜外血肿：即首次 CT 扫描时没有明显影像异常，而是在相隔几小时甚至数天之后再次复查时，才发现的血肿，并不是指血肿的期龄或病程的急缓。迟发性硬脑膜外血肿占整个硬脑膜外血肿的 5%～22%，男性青年较多。其发病机制考虑为患者头部外伤时存在硬脑膜的出血源，但因伤后脑组织水肿、血管痉挛、其他先此形成的血肿及某些引起颅内压增高的因素，形成了填塞效应而对出血源有压迫作用。但之后若采用过度换气、强力脱水、脑脊液漏、清除颅内血肿及手术减压等施，或因全身性低血压的影响使颅内高压迅速降低，突然失去了填塞效应，因故而造成硬脑膜自颅骨剥离，遂引起迟发性硬脑膜外血肿。临床上，这类患者常有病情突然恶化或首次 CT 为阴性而病情却无好转时应立即复查 CT，明确诊断。一旦诊断确立，应尽早手术。迟发性硬脑膜外血肿与慢性硬脑膜外血肿相比，预后明显较差。

九、救治方法

对已有明显病情恶化的患者，应及时施行手术治疗。除少数血肿发生液化，而包膜尚未钙化者，可行钻孔冲洗引流之外，大多数患者都须行开颅清除血肿术。一是暴露充分，二则一般不残留颅骨缺损。同时对术中查寻出血点和施行止血操作均较方便。此类患者如果处理得当，预后均较好。对个别意识清楚、症状轻微、没有明显脑功能损害的患者，也可考虑采用非手术治疗，在 CT 监护下任其自行吸收或机化。

十、诊疗探索

对于患者一般状况较差、高龄等情况，我们应用 YL-1 型颅内血肿粉碎穿刺针行微创穿刺术，也取得不错的疗效。

十一、病因治疗

（一）手术治疗

通常多采用开颅血肿清除术，一般血肿清除后，将骨瓣复位，按层缝合伤口。于硬脑膜外置引流管，1~2 d 后拔除。

（二）非手术治疗

保守治疗适用于意识清楚、病情平稳，CT 检查幕上血肿量<30 mL 幕下血肿量<10 mL，中线移位不超过 1 cm；无意识恶化、眼底水肿及新体征的出现。治疗措施：主要是严密观察患者病情变化，尤其要注意意识、生命体征、高颅内压表现，随时做好急诊手术准备。

十二、最新进展

（一）血肿溶解引流术

对于无急性颅内高压的患者可考虑行尿激酶血肿溶解引流术，手术要点如下：

1. 血肿定位准确，大多应用头颅 CT 简单定位，如条件允许，可应用立体定向仪辅助定位。

2. 于定位点钻孔，吸除部分血肿，放置引流管，予以 0.9% 氯化钠反复冲洗。

3. 术中注入 1 万~2 万 U 尿激酶，夹管 2~4 h 后开放引流管持续引流。注入尿激酶 1~2 次/d。

4. 1~2 d 后复查 CT，血肿大部分清除即可拔管。

注意事项：严格无菌操作，密切观察病情，如有症状加重，立即复查 CT，必要时急诊开颅手术。

（二）内镜治疗慢性硬脑膜外血肿

手术要点：

1. CT 定位选取血肿最厚的中心部位钻开直径 1~2 cm 的骨窗（范围较大的可钻 2 个孔，1 孔放置内镜，1 孔操作）。

2. 内镜提供视野下尽量清除血肿，对于有分隔的血肿可以电凝或者钳夹打通充分引流。

3. 内镜直视下对活动性出血可以电凝止血，小的渗血点可用凝血酶溶液和止血棉贴敷止血。

4. 最后悬吊硬膜，并在血肿腔内留置硅胶引流管引流 1~2 d。主要优点：创伤小，出血少；视野清楚可打通分隔腔，血肿清除干净；直视止血，再出血风险小；手术时间短、恢复快。

彭志强　李潇　陈大庆　张在其

第六节　急性硬脑膜下血肿

一、基本概念

急性硬脑膜下血肿是颅脑损伤最常见的继发性损害之一，其发生率约占颅脑损伤的 5%，颅内血肿的 40%。由于出血来源的不同又分为复合型硬脑膜下血肿和单纯型硬脑膜下血肿。前者系因脑挫裂伤、脑皮质动静脉出血，血液集聚在硬脑膜与脑皮质之间，病情发展较快，可呈急性或亚急性表现。

有时硬脑膜下血肿与脑内血肿相融合，颅内压急剧增高，数小时内即形成脑疝，多呈特急性表现，预后极差；单纯型系桥静脉断裂所致，出血较缓，血液集聚在硬膜与蛛网膜之间，病程发展常较为缓慢，原发脑损伤较轻，预后也较好。其中急性（3 d内）硬脑膜下血肿发生率最高占70%，亚急性（4～21 d）约占5%。两者致伤因素与出血来源基本相同。均好发于额颞顶区。临床病程发展的快慢，和脑原发损伤的轻重、出血量大小及个体代偿能力的不同而异。

二、常见病因

急性硬脑膜下血肿和亚急性硬脑膜下血肿都是由脑挫裂伤而至血管破裂引起的出血，故均属复合型硬脑膜下血肿，所不同者，仅是病程急缓上稍有差异而已。

三、发病机制

急性硬脑膜下血肿和亚急性硬脑膜下血肿致伤因素和病理也基本一致：即减速性损伤所引起的对冲性脑挫裂伤，出血常在对侧；而加速性损伤所致脑挫裂伤，血肿多在同侧；一侧枕部着力多在对侧额、颞前部发生硬脑膜下血肿，甚至同时伴有脑内血肿；枕部中线着力易导致双侧额极、颞极血肿；当头颅侧方受伤时，同侧多为复合型硬脑膜下血肿或硬脑膜外血肿，对侧大多可致单纯性及/或复合型硬脑膜下血肿；另外，前额部遭受暴力，不论是打击还是碰撞，血肿往往都在额部，而较少发生在枕部，老年人则常引起单侧或双侧单纯型硬脑膜下血肿。

四、临床特征

急性者大多为复合型硬脑膜下血肿，故临床表现与脑挫裂伤相似，所不同的仅仅是进行性颅内压增高更加显著，超过了一般脑损伤后脑水肿反应的程度和速度。患者伤后意识障碍也更为突出，常表现为持续性昏迷，并有进行性恶化，一般很少出现中间清醒期，即使意识障碍程度曾好转，也较为短暂，随着脑疝的形成又陷入昏迷。亚急性者，由于原发性脑损伤较轻，出血速度稍缓慢，故血肿形成至脑受压的过程略长，使得颅内容积代偿力得以发挥，因此常有中间清醒期，不过意识恢复的程度，不像硬脑膜外血肿那样典型。

颅内压增高症状：急性者，常表现为生命体征变化突出，意识障碍加深，同时，较早出现小脑幕切迹疝的征象；亚急性者，则往往表现头痛、呕吐加剧、躁动不安及意识恶化，至脑疝形成时即转入昏迷。

局灶性体征：伤后早期可因为脑挫裂伤累及某些功能区，伤后即有相应的体征：癫痫、偏瘫、失语等；若是在观察过程中有新的体征出现，即伤后早期所没有的或是原有的阳性体征明显加重等，均应考虑继发颅内血肿的可能。

五、辅助检查

辅助检查主要依靠头颅CT扫描，不但能明确有无硬脑膜下血肿，还可了解脑挫裂伤情况；颅骨X线片检查，约有50%患者可发现骨折，但定位意义没有硬脑膜外血肿重要，一般只用作分析损伤机制的参考；MRI不仅能直接显示损伤程度与范围的优点，同时对处于CT等密度期的血肿有独到的效果，因红细胞溶解后高铁血红蛋白释出，T_1、T_2均显示高信号，故有其特殊优势，但检查时间较长且费用较贵；此外，脑超声波检查或脑血管造影检查，对硬脑膜下血肿也有定侧或定位的价值，不过目前临床上已较少应用。

六、诊断思路

急性硬脑膜下血肿的早期诊断，应判定在脑疝出现之前，而不是等到昏迷加深、瞳孔散大之后。

故临床观察显得尤为重要，当患者头痛呕吐加剧、躁动不安、血压升高、脉压差加大及（或）出现新的体征时，即应高度怀疑颅内血肿增大的可能，应及时给予必要的影像学检查。

七、临床诊断

对于急性硬脑膜下血肿的患者，依据其病史、病史、体格检查及影像学检查绝大多数都能明确诊断。头颅 CT 是必不可少的检查。

八、鉴别诊断

颅脑外伤后，患者原发昏迷时间较长或原发昏迷与继发性意识障碍互相重叠，表现为昏迷程度不断加深，并随之出现颅内压增高的征象，即应高度怀疑急性硬脑膜下血肿；若病情发展较缓已为期 4～12 d，曾有中间意识好转，继而加重，并出现眼底水肿及颅内压增高症状，则往往需考虑亚急性硬脑膜下血肿。行辅助检查诊断，切勿观望，等待瞳孔散大、对侧偏瘫、昏迷加深及生命征紊乱等典型脑疝症状出现，以致延误病情从而导致预后较差。必要时可直接钻孔探查。急性硬脑膜下血肿与急性硬脑膜外血肿的临床特点见表 2-1-2。

表 2-1-2 急性硬脑膜外血肿与急性硬脑膜下血肿的临床特点

鉴别	急性硬脑膜外血肿	急性硬脑膜下血肿
着力点	大多在着力同侧	在着力对侧较多，同侧少
脑挫裂伤	轻，在冲击部位多	重，在对冲部位多
颅骨骨折	绝大多数伴有	约半数
血肿与骨折关系	绝大多数在同侧	约半数在同侧
原发性意识障碍	多较轻	多较重
中间意识好转	较多，常能完全清醒	较少，不易完全清
蛛网膜下腔出血	较少、较轻	范围较广

九、救治方法

急性硬脑膜下血肿病情发展急重，尤其是特急性病例，死亡率高达 50％～80％，一旦确诊，应争分夺秒，有手术指征者应尽早施行手术治疗。在亚急性硬脑膜下血肿的患者中，有部分原发性脑损伤较轻、病情发展较缓的病例，可在严密的颅内压监护或 CT 扫描动态观察下，采用非手术治疗。

十、诊疗探索论点有问题

激素治疗：对于激素治疗脑外伤的机制目前尚不完全清楚，但多数学者的研究结果表明：主要是改善或调整血-脑屏障功能、保护细胞膜、抗自由基和降低毛细血管的通透性等。因此，临床上观察发现对于血管源性脑水肿疗效较好。对神经组织损伤较轻的脑水肿疗效较好，而对神经组织广泛损害的脑损伤疗效较差。另外，有人认为糖皮质激素有减少脑脊液生成的作用。但值得注意的是，在应用激素治疗时有可能增加应激性溃疡的发病率。临床上常用的激素为地塞米松、氢化可的松等。近年来主张大剂量激素冲击疗法治疗特重型颅脑损伤，一般首选甲泼尼龙，首次用量为 30 mg/kg 静脉滴注，以后每 6 h 1 次静脉滴注 15 mg/kg，2～3 d 后改为 40 mg/d，总疗程 5～7 d。

十一、病因治疗

（一）去骨瓣减压术

所谓去骨瓣减压，即弃去骨瓣，敞开硬脑膜，以作减压。通常在术前已决定施行去骨瓣减压，并有意将骨瓣加大，故有大骨瓣减压之称。一般去骨瓣之后，还需将颞骨鳞部向下到颧弓水平、向前到额骨眶突后面的蝶骨大翼一并切除，使颞叶和部分额叶能向外凸出，减轻对脑干及侧裂血管的压迫。但去骨瓣减压术应严格掌握指征，不可随意弃除骨瓣。须知，大骨瓣减压后，由于脑膨出而造成的脑移位、变形及脑实质水分大幅流向紊乱等不良后果，早期可引起颅内迟发性血肿及局部脑水肿加重、脑结构变形从而增加神经缺损，后期尚可导致脑软化、萎缩，积液、穿通畸形、脑积水和癫痫等并发症。大骨瓣减压术的适应证为：急性或特急性颅内血肿，伴有严重脑挫裂伤及（或）脑水肿，术前已形成脑疝，清除血肿后颅内高压缓解不够满意时；术前双瞳散大、去脑强直，经手术清除血肿后颅内压好转，但不久又有升高趋势者；弥散性脑损伤，严重脑水肿，脑疝形成，但无局限性大血肿时。

急性硬脑膜下血肿若属老年人对冲性特急血肿，双瞳散大光反射消失，血肿小而病情重，则预后极差。

（二）非手术治疗

急性硬脑膜下血肿、亚急性硬脑膜下血肿无论手术与否，均须进行及时、合理的非手术治疗，特别是急性血肿术后，尤为重要。事实上仅有少数亚急性硬脑膜下血肿患者，如果原发脑挫伤较轻，病情发展迟缓，始可采用非手术治疗。适应证为：意识清楚、病情稳定、生命征基本正常，症状逐渐减轻；无局限性脑压迫致神经功能受损表现；CT 扫描脑受压不明显，幕上血肿量＜40 mL 需要核对准确，书上和临床上都是 30 mL、幕下血肿量＜10 mL，中线移位不超过 1 cm；颅内压监护压力在 34～40.8 cmH$_2$O 以下。

十二、最新进展

生物型硬脑膜补片在脑外伤去骨瓣减压术的应用：目前已经成为颅脑外伤的常用术式之一，在传统的手术中，由于颅内压较高不能缝合硬脑膜，故将硬脑膜呈星状切开，间断缝合头皮，而颞肌筋膜未缝合，以便达到充分减压的目的。一般认为颅脑创伤后或手术后，脑水肿逐渐加重 3～5 d 后达到高峰，以后逐渐消退，患者多死于脑水肿高峰期。应尽量使脑组织向减压窗方向膨出，以减轻颅内高压对脑组织的压迫，尤其是对脑干和下丘脑的压迫，以便能挽救患者的生命。Keener 等研究认为硬膜在缺损后 6 周左右可形成新的硬脑膜，且人工硬膜的应用可能增加机体感染和异物反应率，故早期许多学者曾认为硬膜的修补意义不大。

但最近的文献报道经典的去大骨瓣减压术可发生诸多并发症。首先，最易使膨出的脑组织在减压窗处嵌顿，嵌出的脑组织缺血、液化甚至坏死，时间长久易形成脑穿通畸形；其次，手术创面的渗血、渗液易进入脑池和脑室系统，易引起蛛网膜粘连，从而导致脑脊液循环障碍，引起脑积水的发生。另外，颅脑外伤后的患者相对营养不良，头皮切口愈合慢，由于脑组织膨出，颅内压增高，极易造成头皮切口裂开。硬脑膜减张缝合修补术既对脑内起到了充分减压的作用，又加固了头皮切口，故存活患者头皮切口较少发生裂开。同时在头皮与脑组织之间形成屏障，脑脊液不易漏出皮下，故皮瓣下积液者也明显减少，此外，目前绝大多数学者都已认同术中行硬膜修补可明显降低术后癫痫的发病率，一般来说，我们认为开放性颅脑损伤较闭合性颅脑损伤发生癫痫的概率大，硬膜缺损后，头皮或肌肉与脑组织直接接触，容易产生粘连，形成瘢痕。而脑组织随着呼吸等运动可造成脑组织与头皮或肌肉反复摩擦导致损伤，以上这些都有可能导致外伤性癫痫的发生。Pagin 等报道凡有硬膜及脑组织损伤的病例比硬膜完整的外伤病例具有更高的癫痫发病率。

自 Abbe 等 1895 年首次报道用橡胶膜修补硬膜以来，至今文献报道的修补材料共有四大类：无机材料、人工合成有机材料、天然生物膜及半合成材料。而理想硬膜修补材料必须具有以下条件：

1. 不引起宿主排异反应。

2. 具有一定的弹性、韧性，能经得起缝合，可恢复硬膜下腔的完整性。

3. 对脑组织无损害，不传播疾病，无致癌作用。

4. 能为硬膜的自体修复提供支架，以利于成纤维细胞生长和移动，从而促使硬膜再生。新硬膜形成后，移植物能被逐渐吸收，以防长期存在于体内的异物给身心带来不良影响。

5. 不增加术后感染率和颅内血肿发生的概率。

6. 易于消毒储存，经济易得，使用方便。目前国内生产的生物型脑膜补片，它来源于哺乳动物膜材，经过处理后具有类似脑膜的抗张性，柔韧性及弹性，致密性好，易于缝合。人工硬膜在创伤组织修复过程中，其自然表面特性使其产生上皮，不易形成与脑组织的粘连，而缺损部位的初始替代完成后，人工硬脑膜最终会被自体组织蚕食、降解和替代，达到具有实际意义的硬脑膜重建。

颅内压是指颅腔内容物对颅腔壁上所产生的压力。正常成人卧位时颅内压为 $8\sim18$ cmH$_2$O 或 $40\sim50$ 滴/min，随呼吸波动在 1 cmH$_2$O 之内，儿童颅内压为 $4\sim10$ cmH$_2$O。颅脑创伤后因颅内出血、脑挫裂伤、脑水肿等引起颅内压升高，可致脑灌注不足，脑缺血缺氧继而造成脑功能障碍，严重时发生脑疝危及生命。

中国颅脑创伤颅内压监测专家共识和美国颅脑创伤救治指南明确推荐对 CT 发现颅内出血、脑挫裂伤、脑水肿和脑积水的急性中、重型颅脑损伤患者应实施颅内压监测来指导治疗。

目前颅内压监测可以分为有创和无创两类，无创的方法有多种，但是由于其可靠性、精确性和稳定性尚不明确，多处于临床前研究和试验阶段，不推荐临床应用。目前临床上的颅内压监测均属有创范畴，依据其精确性、稳定性和引流性能，临床应用最多的是：

1. 脑室内颅内压探头植入，而且已有的带导管或温度感应的颅内压探头可以根据病情需要选用。

2. 脑内或硬膜下颅内压探头植入。

3. 脑室内导管植入外接液体传导压力感受器。脑室穿刺行颅内压探头或导管植入准确率最高，且还可以通过释放脑脊液调控颅内压，但是部分患者脑室严重受压，狭小穿刺困难较大；相对于颅内压探头，导管植入外接压力感受器价格低廉，但是脑室出血、蛋白增多、脑脊液引流脑室缩小会影响颅内压的测量准确性。

临床使用颅内压监测的主要意义：

1. 早期发现病情变化。对于保守治疗的患者，颅内压控制良好可以避免手术，如果持续增高提示保守治疗效果不佳，可以在病情变化出现瞳孔、意识和生命体征变化之前，早期更改治疗方案或手术治疗，以获取更好的预后。术后监测早期发现颅内压增高，及时行 CT 扫描，可在症状体征出现之前发现迟发性出血或术后复发血肿，早期处理。

2. 指导临床治疗。颅内压监测为颅内高压的治疗提供了客观依据，而不再是单纯凭借医生的经验，特别是对脱水药和亚低温的应用具有重要的指导作用，以减少过度治疗带来的并发症。

3. 判断脑灌注情况和患者预后。通过监测颅内压和平均动脉压，可以了解脑灌注情况，及时处理防治不可逆脑缺血缺氧发生。同时动态的颅内压监测能早期预测颅脑创伤患者的预后，对于临床医生和患者家属具有一定的指导作用。

彭志强　李潇　陈大庆　张在其

第七节　慢性硬脑膜下血肿

一、基本概念

慢性硬脑膜下血肿是指头部外伤后 3 周以上始出现症状，位于硬膜与蛛网膜之间，具有包膜的血肿。好发于老年人及小儿，占颅内血肿的 10%，硬脑膜下血肿的 25%，其中双侧血肿的发生率高达 14.8%。头部损伤可以轻微，起病隐袭，临床表现无明显特征，易误诊。

二、常见病因

慢性硬脑膜下血肿的发生原因，大多数都有轻微头部外伤史，尤以老年人额前或枕后着力时，脑组织在颅腔内的移动度较大，最易撕破自大脑表面汇入上矢状窦的桥静脉，其次静脉窦、蛛网膜粒或硬膜下水囊瘤受损出血。非损伤性慢性硬脑膜下血肿较少见，可能与动脉瘤、血管畸形或其他脑血管病有关。对慢性硬脑膜下血肿扩大的原因，过去有许多假说，如血肿腔内高渗透压机制等。据电镜观察，血肿内侧膜为胶原纤维，没有血管；外侧膜含有大量毛细血管网，其内皮细胞间的裂隙较大，基底膜结构不清，具有异常的通透性，在内皮细胞间隙处，尚可见到红细胞碎片、血浆蛋白和血小板，说明有漏血现象。Yamashtma 等研究发现，血肿外膜中除红细胞外，尚有大量嗜酸性粒细胞浸润，并在细胞分裂时有脱颗粒现象，这些颗粒基质内含有纤溶酶原，具有激活纤溶酶而促进纤维蛋白溶解，抑制血小板凝集，故而诱发慢性出血。目前多数研究证明，促使血肿不断扩大，与患者脑萎缩、颅内压降低、静脉张力增高及凝血机制障碍等因素有关。

小儿慢性硬脑膜下血肿一般以 6 个月以内的小儿发生率最高，此后则逐渐减少，双侧居多，常因产伤引起，产后颅内损伤者较少，不过外伤并非唯一的原因，有作者观察到营养不良、坏血症、颅内外炎症及有出血性素质的儿童，甚至严重脱水的婴幼儿，也可发生本病。出血来源多为大脑表面汇入上矢状窦的桥静脉破裂所致，非外伤性硬脑膜下血肿，则可能是全身性疾病或颅内炎症所致硬脑膜血管通透性改变之故。

三、发病机制

慢性硬脑膜下血肿的致病机制主要在于：血肿形成的占位效应引起颅高压，局部脑组织受压，脑循环受阻、脑萎缩及变性，且部分患者可出现癫痫。为期较久的血肿，其包膜可因血管栓塞、坏死及结缔组织变性而发生钙化，以致长期压迫脑组织，促发癫痫，从而加重神经功能的损伤。据文献报道，甚至有因再出血而内膜破裂，形成皮质下血肿的病例。

四、临床特征

主要表现为慢性颅内压增高，进行性神经功能障碍及精神症状，多数患者伴有头痛、乏力、智能下降、反应迟钝、轻偏瘫及眼底水肿，偶有癫痫或卒中样发作。小儿常有嗜睡、头颅增大、顶骨膨隆、囟门凸出、抽搐、痉挛及视网膜出血等特点，酷似脑积水。老年人则以反应迟钝、精神异常和锥体束体征阳性为多，易与颅内肿瘤或正常颅内压脑积水相混淆；Bender 等将慢性硬脑膜下血肿的临床表现划分为四级。1 级：意识清楚，轻微头痛，有轻度神经功能缺失或无。2 级：定向力差或意识模糊，有轻偏瘫等神经功能缺失。3 级：木僵，对痛刺激适当反应，有偏瘫等严重神经功能障碍。4 级：昏迷，对痛刺激无反应，去大脑强直或去皮质状态。

五、辅助检查

（一）CT 检查

多表现为颅骨内板下新月形、半月形低密度区，也可表现为高或混杂密度，与血肿较大、吸收缓慢或发生再出血等相关。血肿内粘连可使血肿分隔，各分隔密度可不同或相同。硬脑膜下血肿的密度依血肿的溶解和吸收，由高密度经等密度到低密度。它们出现的时间与血肿吸收的速度有关。一般是高密度见于伤后 3 周内，1 周内最常见；等密度在 2～6 周；混杂密度在 2～4 周；低密度在 1 个月以后。有经验的医师通过头颅 CT 片绝大多数能确诊。

（二）MRI 检查

不仅能直接显示损伤程度与范围的优点，同时对处于 CT 等密度期的血肿有独到的效果，因红细胞溶解后高铁血红蛋白释出，T_1、T_2 均显示高信号，故有其特殊优势；此外，脑超声波检查或脑血管造影检查，对硬脑膜下血肿也有定侧或定位的价值，但目前临床上较少应用。

六、诊断思路

有些学者认为慢性硬脑膜下血肿可能为相对独立于颅脑损伤之外的疾病，其出血来源和发病机制尚不完全明确。好发于 50 岁以上的老人。仅有轻微头部外伤或没有外伤史，有的患者本身尚患有其他血管性或出血性疾病。血肿可发生于一侧或双侧，大多覆盖于额顶部脑表面，介于硬脑膜和蛛网膜之间，形成完整包膜。早期可无明显症状体征，中老年人无论有无头部外伤史，一旦出现慢性颅内压增高，进行性神经功能障碍及精神症状，等等，应想到本病的可能。行头颅 CT、MRI 检查即可确诊。

七、临床诊断

由于这类患者的头部损伤往往轻微，出血缓慢，加以老年人颅腔容积的代偿间隙较大，故常有短至数周、长至数月的中间缓解期，可以没有明显症状。此后，当血肿增大引起脑压迫及颅内压升高症状时，患者早已忘记头伤的历史或因已有精神症状，反应迟钝或理解能力、定向力下降，不能提供可靠的病史，所以容易误诊。因此，在临床上怀疑此症时，应尽早施行辅助检查，明确诊断。依靠 CT 大部分患者可得到早期诊断，不仅能从血肿的形态上估计其形成时间，而且能从密度上推测血肿的时间。一般从新月形血肿演变到双凸形血肿，需 3~8 周，血肿的期龄平均在 3.7 周时呈高密度，6.3 周时呈低密度，至 8.2 周时则为等密度。但对某些无占位效应或双侧慢性硬脑膜下血肿的患者，必要时尚需采用增强后延迟扫描的方法，提高分辨率。此外，MRI 更具优势，对 CT 呈等密度时的血肿或积液均有良好的图像鉴别作用。

八、鉴别诊断

（一）正常压力性脑积水与脑萎缩

这两种病变彼此雷同又与慢性硬脑膜下血肿相似，均有智能下降及（或）精神障碍。不过上述两种病变均无颅内压增高表现，且影像学检查都有脑室扩大、脑池加宽及脑实质萎缩，为其特征。

（二）大脑半球占位病变

除血肿外其他尚有脑肿瘤、脑脓肿及肉芽肿等生长较为缓慢的占位性病变，均易与慢性硬脑膜下血肿发生混淆。区别主要在于无头部外伤史及较为明显的局限性神经功能缺损体征。确诊也需借助于 CT 或 MRI。

（三）硬膜下水囊瘤

又称慢性硬脑膜下积液、多数与外伤有关，与慢性硬脑膜下血肿极为相似，甚至有作者认为硬膜下水囊瘤就是引起慢性血肿的原因。鉴别主要靠 CT 或 MRI，否则术前难以鉴别。

九、救治方法

目前，对慢性硬脑膜下血肿的治疗意见已基本一致，一旦出现颅内压增高症状，即应施行手术治疗，而且首选的方法是钻孔引流，疗效堪称满意，如无其他并发症，预后多数较好。因此，即使患者年老病弱，也须尽力救治，甚至进行床旁锥颅引流，只要治疗及时，常能获得良好的预后。目前主要的问题是仍有部分患者术后血肿复发。

十、诊疗探索

我们应用 YL-1 型颅内血肿粉碎穿刺针行微创穿刺术，也取得不错的疗效。术中应予以大量 0.9％氯化钠反复冲洗血肿腔。

十一、病因治疗

（一）钻孔或锥孔冲洗引流术

根据血肿的部位和大小选择前后两孔（一高一低）。在局麻下，先于前份行颅骨钻孔或采用颅锥锥扎，进入血肿腔后即有陈旧血及棕褐色碎血块流出，然后用硅胶管或 8 号尿管小心放入血肿腔，长度不能超过血肿腔半径，进一步引流液态血肿。同样方法于较低处（后份）再钻孔或锥孔引流，放入导管，继而通过两个导管，用 0.9％氯化钠轻轻反复冲洗，直至冲洗液变清为止。术毕，将两引流管分别另行头皮刺孔引出颅外，接灭菌密封引流袋。高位的引流管排气，低位的排液，3～5 d 拔除。也有报道采用单孔锥颅冲洗术，可在床旁直接经头皮锥颅，用硅胶管或 8 号尿管小心放入血肿腔用 0.9％氯化钠冲洗至清亮，每隔 1～2 d 重复冲洗，一般 2～4 次，在 CT 监测下证实脑受压解除、中线结构复位后为止。

（二）骨瓣开颅慢性硬脑膜下血肿清除术

适用于包膜较肥厚或已有钙化的慢性硬脑膜下血肿。剖开方法如前述，掀开骨瓣后，可见青紫增厚的硬脑膜。先切开一小孔，缓缓排出积血，待颅内压稍降后瓣状切开硬膜及紧贴其下的血肿外膜并翻开，可以减少渗血。血肿内膜与蛛网膜多无黏着，易于分离，应予切除，但不能用力牵拉，以免撕破内外膜交界缘，该处容易出血，可在近缘 0.5 cm 处剪断。术毕，妥善止血，分层缝合硬脑膜及头皮各层、血肿腔置管引流 3～5 d。对双侧血肿应分期分侧手术。

（三）前囟侧角硬脑膜下穿刺术

小儿慢性硬脑膜下血肿，前囟未闭者，可经前囟行穿刺抽吸血肿。选用针尖斜面较短的肌肉针头，经前囟外侧角采取 45°斜行穿向额或顶硬膜下，进针 0.5～1 cm 即有酱油样液体抽出，每次抽出量以 15～20 mL 为度。若为双侧应左右交替穿刺，抽出血液常逐日变淡，血肿体积也随之减小，如有鲜血抽出及/或血肿不见缩小，则需改行剖开术。

（四）术后血肿复发的处理

无论是何种手术方法，都会有血肿复发的问题。常见的复发原因有：老年患者脑萎缩，术后脑膨起困难；血肿腔内有血凝块未能彻底清除；新鲜出血而致血肿复发；血肿包膜坚厚，硬膜下腔不能闭合。因此，须注意防范，术后宜采用头低位、卧向患侧，多饮水，不用强力脱水剂，必要时适当补充低渗液体；对包膜坚厚或有钙化者应施行开颅术予以切除；血肿腔内有固态凝血块时，或有新鲜出血时，应采用骨瓣或窗开颅，彻底清除。术后引流管高位排气，低位排液，均外接封闭式引流瓶（袋），同时经腰穿或脑室注入 0.9％氯化钠；术后残腔积液、积气的吸收和脑组织膨起需 10～20 d，故应做动态的 CT 观察，如有临床症状明显好转，即使硬膜下仍有少量积液，也不必急于再次手术。

十二、最新进展

总结慢性硬脑膜下血肿各治疗方式及其特点：

1. 引流时施以轻度负压，有利于血肿腔内外包膜互相贴附，加速愈合。
2. 手术切除血肿内膜层可使脑组织顺利膨胀复位，并减少血肿腔内促纤溶物的积聚。

3. 经皮穿刺血肿腔操作简单，损伤较小，适用于年老体衰患者。

4. 术中腰穿注入复方氯化钠注射液可避免急性颅内压下降所致的脑水肿或脑出血。上述各种方式均有其特点，可根据具体情况综合选用。

内镜治疗：适用于大多数的慢性硬脑膜下血肿，尤其是分隔形成钻孔引流效果不佳时可取得更好的治疗效果。手术要点：

1. CT 定位选取血肿最厚的中心部位环钻直径 2.5 cm 的骨窗（范围较大的可钻 2 个孔，1 孔放置内镜，1 孔冲洗引流）。

2. 内镜提供视野下反复冲洗血肿腔，并清除较厚的内膜层，对于有分隔的血肿可以电凝或用剪刀打通冲洗干净。

3. 内镜直视下对活动性出血可以电凝止血，小的渗血点可用林格氏液和止血棉贴敷止血。

4. 引流液清亮后结束手术，并在血肿腔内留置硅胶引流管引流 1~2 d。术中注意冲洗和引流量尽量均衡，避免脑血肿和张力性气颅的发生。内镜直视下放置引流管避免脑组织损伤。主要优点是：创伤小，出血少；视野清楚可打通分隔腔，清除内膜层加快脑复张；直视止血，再出血风险小；手术时间短、恢复快。

药物治疗：随着对慢性硬脑膜下血肿形成机制认识的不断深入，目前的观点认为血肿包膜的局灶炎症反应诱导血管增生，增生血管渗出和破裂在慢性硬脑膜下血肿的形成、发展与复发过程中起到了至关重要的作用。基于目前的研究应用于慢性硬脑膜下血肿治疗的药物大致可以分为三类：

1. 激素，具有抗炎、抗免疫的作用，可以减轻炎症反应、抑制渗出和减轻组织破坏的作用。有临床数据表明地塞米松可以减少患者的平均住院日、降低复发和二次手术的风险，在部分患者中可以替代手术治疗。临床回顾应用激素并不增加患者感染、消化性溃疡、血糖升高的概率，但建议做好监测和预防。

2. 抗血管生成药物，具有预防和逆转高渗性增生血管形成的作用，同时还可以促进正常生理性血管生成的作用。在临床试用中也有加速血肿吸收和减少血肿复发的作用。其主要副作用是有可能引起消化道出血、穿孔等胃肠道反应。

3. 他汀类，具有抗炎、抗氧化与改善内皮功能紊乱的作用。在临床小剂量使用阿托伐他汀可以加速慢性硬脑膜下血肿的吸收、减少血肿复发率。但是其治疗周期较长，需要注意肝功能指标。同时应用抗凝、抗血小板药物有增加慢性硬脑膜下血肿出血的风险，在血肿形成急性期应尽量避免使用，待病情好转后酌情使用。另外有报道称活血化瘀中药制剂在慢性硬脑膜下血肿的治疗中也有减少其术后复发率的作用，但其安全性和有效性有待进一步的评估。

彭志强 李潇 陈大庆 张在其

第八节 脑内血肿

一、基本概念

脑内血肿是指脑实质内的血肿，可发生在脑组织的任何部位，在闭合性颅脑损伤中，其发生率为 0.5%~1%，占颅内血肿的 5% 左右，好发于额叶及颞叶前端，占全数的 80%，其次是顶叶和枕叶约占 10%，其余则分别位于脑基底节、小脑及脑干等处。外伤性脑内血肿绝大多数均属急性，少数为亚急性，特别是位于额、颞前份和底部的浅层脑内血肿，往往与脑挫裂伤及硬脑膜下血肿相伴发。深部血肿，多于脑白质内，即因脑受力变形或剪力作用致使深部血管撕裂出血而致，当脑内出血较少、血肿较小时，临床表现也较缓。血肿较大时，位于脑基底节、丘脑或脑室壁附近的血肿，可向脑室溃破造成脑室出血，病情往往危重，预后较差。

二、常见病因

外伤性脑内血肿大多是位于额叶及颞叶，常为对冲性脑挫裂伤所致，其次是顶叶及枕叶，即因直接打击的冲击伤或凹陷性骨折所引起，其余则为脑深部、脑干及小脑等处的脑内血肿，较为少见。

三、发病机制

血肿形成的早期仅表现为血凝块，浅部者周围常与挫碎的脑组织相混杂，深部者周围也有受压坏死、水肿的组织环绕。4～5 d 之后血肿开始液化，之后逐渐变为棕褐色陈旧血液，周围有胶质细胞增生，此时，手术切除血肿可见周界清楚，几乎不出血，手术操作较为容易。之后，至 2～3 周时，血肿表面有包膜形成，内贮黄色液体，并逐渐转变为囊性病变，相邻脑组织可出现含铁血黄素沉着，局部脑回加宽、变平、变软，有波动感，但临床上大多已无明显颅内压增高表现。

四、临床特征

脑内血肿的临床表现，依血肿的部位和量而定，位于额、颞前端及底部的血肿与对冲性脑挫裂伤、硬脑膜下血肿相似，除颅内压增高外，多无明显定位症状或体征。若血肿累及重要功能区，则可出现偏瘫、失语、偏身感觉障碍、偏盲及癫痫等征象。因对冲性脑损伤所致脑内血肿患者，伤后意识障碍多较持久，且有进行性加重，一般无中间意识好转期，病情变化较快，容易引起脑疝。因冲击伤或凹陷骨折所引起的局部血肿，病情发展较缓者，除表现局部脑功能损害症状外，常有头痛、呕吐、眼底水肿等颅内压增高的征象，尤其是老年患者因血管脆性增加，比较容易出现脑内血肿。

五、辅助检查

(一) CT 检查

具有快速准确等优点。新鲜血肿表现为脑内边界清楚，密度均匀的高密度区，CT 值为 60～80 Hu。一般的 CT 机检查可发现 1 mL 大小的血肿。高分辨力的 CT 可发现更小的血肿。高密度血肿周围由低密度水肿带围绕，可于出血后当天出现，还可见因血肿与水肿引起的脑室、脑池、脑沟受压和中线移位等占位表现。

(二) MRI

不仅具备能直接显示损伤程度与范围的优点，同时对处于 CT 等密度期的血肿有独到的效果，因红细胞溶解后高铁血红蛋白释出，T_1、T_2 均显示高信号，故有其特殊优势。但费用较贵且检查时间较长。

六、诊断思路

对于急性脑内血肿的早期诊断，应判定在颞叶钩回疝征象之前，而不是昏迷加深、瞳孔散大之后。故临床观察殊为重要，当患者头痛呕吐加剧、躁动不安、血压升高、脉压差加大及（或）出现新的体征时，即应高度怀疑颅内血肿，及时给予必要的影像学检查，重点是头颅 CT/MRI 扫描。

七、临床诊断

急性及亚急性脑内血肿与脑挫裂伤、硬脑膜下血肿的临床表现相似，患者于伤后，随即出现进行性颅内压增高及脑受压征象时，应尽早进行 CT 扫描检查，以明确诊断。

八、鉴别诊断

由于这类血肿多属复合性血肿，且常为多发性，故而根据受伤机制分析判断血肿的部位及影像学的检查十分重要，否则，于术中容易遗漏血肿，应予注意。90％以上的急性脑内血肿均可在 CT 平扫上显示高密度影，周围有低密度水肿带，但 2～4 周时血肿变为等密度，易于漏诊，至 4 周以上时则呈低密度。此外，迟发性脑内血肿是迟发性颅内血肿中较多见者，应提高警惕，必要时应及时复查 CT。

九、救治方法

对急性脑内血肿的治疗与急性硬脑膜下血肿相同，两者还时常相伴发。手术方法多采用骨窗或骨瓣开颅术，在清除硬脑膜下血肿及坏死脑组织后，应随即探查额、颞叶等脑内血肿，予以清除。如遇有清除血肿后颅内压缓解不明显，或仍有其他可疑之处，如脑表面挫裂伤、脑回膨隆变宽，扪之有波动时，应行穿刺。对疑有脑室穿破者，尚应行脑室穿刺引流，必要时须采用术中脑超声波探测或术后急行头颅 CT 检查，以排除其他部位的血肿。病情发展较急的患者预后较差，死亡率高达 50％左右。

对单纯性脑内血肿，发展较缓的亚急性患者，则应视颅内压增高的情况而定，如为进行性加重，有形成脑疝之趋势者，仍以手术治疗为宜。至于手术方法是采用开颅血肿清除术或是钻孔冲洗引流术，则应根据血肿的液态部分多少而定，如果固态成分为多时，仍以开颅手术彻底清除血肿为宜。有少部分脑内血肿虽属急性，但脑挫裂伤不重、血肿较小（不足 30 mL）、临床症状轻、意识清楚、病情稳定或颅内压测定不超过 34 cmH$_2$O 者，也可以应用保守治疗。对少数慢性脑内血肿，已有囊变者，颅内压正常，则无须特殊处理，除非有难治性癫痫外，一般不考虑手术治疗。

十、诊疗探索

标准外伤大骨瓣开颅术治疗急性特重型脑内血肿：标准外伤大骨瓣开颅术由 Becker 教授提出并主张用于治疗单侧急性幕上颅内血肿和脑挫裂伤。临床证明，标准外伤大骨瓣开颅术可以清除约 95％单侧幕上颅内血肿，国外多家研究机构的前瞻性研究均认为标准外伤大骨瓣减压术手术疗效优于常规骨瓣。De Luca 等报道 22 例难以控制颅内高压的重型脑外伤患者，行标准外伤大骨瓣减压术后，患者预后良好率为 41％、重残率 18％、植物生存 23％、死亡率 18％。彭志强等报道中标准外伤大骨瓣开颅术组患者预后良好率为 41.3％、重残率 10.9％、植物生存 3.3％、死亡率 32.6％。明显好于常规骨瓣组。我们认为标准外伤大骨瓣开颅术与常规额颞顶部马蹄形骨瓣比较有如下优点：

1. 骨窗范围大，有利于小脑幕切迹疝的复位，纠正了其向下方的移位；同时行天幕孔切开，从根本上得到减压，两者结合纠正了疝入组织向内下方的移位，缓解了脑疝及所致继发性脑干损伤，避免或减轻动眼神经损害、脑干变形、移位、受压和缺血、出血、水肿及大脑后动脑闭塞，并减少术中脑膨出的发生率。由于脑疝患者常伴有广泛而持续的脑水肿，颅内高压促使脑组织向减压窗膨出。当行常规马蹄形骨窗时，使骨窗下脑组织受压特别严重，甚至嵌顿，从而导致局部性脑损伤，并可因血管受压影响脑供血和（或）静脉回流而加重脑损伤。大骨瓣减压由于有较大的骨窗，给代偿颅内压增高提供了较大空间，除极少数脑组织肿胀特别严重者之外，很少会引起骨窗缘的嵌顿。

2. 清除血肿和切除部分坏死脑组织，起到内减压作用，降低了患侧颅腔的压力，解除了脑疝的因素。传统的马蹄形骨瓣不能充分显露额极、颞极及脑的底部，难以彻底清除坏死脑组织及对出血来源的止血，难以达到充分的减压，临床上常导致恶性脑水肿、脑膨出、脑组织嵌顿，甚至加重脑疝。标准外伤大骨瓣骨窗范围大、位置低，能显露额叶前部及颞极、颞叶底部，可清除大部分幕上颅内血肿，控制矢状窦及大部分桥静脉及岩静脉的撕裂出血，它从颞叶底面减压更能促进脑疝的回纳，改善脑底池的脑脊液循环，也有利于解除对大脑后动脉和深静脉的压迫，达到充分的外减压效果，较之传统的马蹄形骨瓣能有效降低颅内压、改善脑血流和脑组织氧分压、止血彻底等。单侧或双侧去大骨瓣减压能降低颅内压30%~70%，临床实验也证实减压后区域局部血流增高，能够减轻脑组织的缺血性损伤。

3. 打通环池，吸出大量脑脊液，改善脑脊液循环障碍，在一定程度上解除梗阻性脑积水，降低颅内压。患者在标准外伤大骨瓣开颅术中清除颅内血肿后，用脑压板轻轻抬起颞叶，显露小脑幕裂孔缘，用0.9%氯化钠反复冲洗，使疝入的脑组织松动；同时用脑压板轻柔地上抬钩回、海马回，部分患者可行小脑幕切开，使得颞叶疝基本能复位。

4. 解除了侧裂区的受压。在外伤标准大骨瓣减压术中能充分暴露大脑外侧裂，且咬除了蝶骨嵴返折部之骨嵴，从而解除了对侧裂区的直接压迫，可明显缓解由于侧裂区血管的供血和静脉回流障碍状况。国内学者统计的98例侧裂区重型颅脑损伤中，行标准外伤大骨瓣减压术后，按格拉斯哥预后评分分级：恢复良好42例（42.86%），中度残废17例（17.34%），重度残废6例（6.12%），植物生存8例（8.61%），死亡25例（25.51%）。当然，标准外伤大骨瓣减压术创伤较大，早期可引起迟发性血肿及局部脑水肿的加剧，后期可有脑穿通畸形、脑积水、脑软化、萎缩、积液及癫痫等并发症。对于老年体弱患者需慎重考虑。在应用标准外伤大骨瓣减压术中应针对不同情况、恰当处理，既要考虑充分减压，又要减少不必要的损伤。术后应加强观察和监护，及时复查头部CT，明确有无迟发性颅内血肿、脑积水的发生，要重视并发症的预防和控制。

十一、病因治疗

（一）开颅血肿清除+去骨瓣减压术

术前已经CT检查血肿部位明确者，如有手术指征可直接开颅清除血肿。由于脑内血肿多合并脑挫裂伤与脑水肿，应予以不缝合硬脑膜或用颞肌筋膜、人工硬膜减张缝合硬膜，并去骨瓣减压为宜。

（二）对症治疗与并发症处理

1. 高热。常见原因为脑干或下丘脑损伤及呼吸道、泌尿系统或颅内感染等。高热易造成脑组织缺氧，加重脑损伤，故需积极降温处理。除常规物理降温以外，还可考虑冬眠疗法。常用氯丙嗪及异丙嗪各25 mg或50 mg肌内注射或静脉缓慢注射。但需注意维持血压、保障呼吸道通畅。

2. 躁动。观察期间的患者突然变得躁动不安，需注意有无病情加重，如血肿增多、脑水肿严重等，必要时及时复查头颅CT。

3. 癫痫。任何部位的脑损伤均可诱发癫痫，但以脑皮质运动区、额叶、顶叶等受损发生率较高。需予以苯妥英钠、地西泮等抗癫痫药物规范系统治疗。

4. 急性神经源性肺水肿。常见于下丘脑和脑干损伤。主要表现为呼吸困难、咳淡红色性泡沫痰、双肺布满湿啰音等。应采取头胸稍高位，双下肢下垂；必要时气管切开和呼吸机辅助呼吸；予以呋塞米、毛花苷C等。

十二、最新进展

脑损伤的生物治疗：随着生物技术的研究和发展，国内外学者试图从根本上改善中枢系统损伤。但目前仍处于逐步探索阶段。现有的脑损伤的生物治疗方法主要有神经干细胞的开发、基因转移技术和神经细胞因子的应用等。

（一）神经干细胞

经典的理论认为成熟的神经细胞不具备分裂和再生能力。随着年龄的增大，细胞的数目日益减少。然而，Reynold和Weiss的发现使人们正在改变以往的观点。他们在小鼠胎脑内发现一种纹状前体细胞，这类细胞团体外培养、增殖25 d即可表现出各种神经元细胞特性和胶质细胞特性表型，这些具有分裂增殖能力的细胞被称为神经干细胞。经研究已经证实，在成人大脑中也分离出具有增殖能力的神经干细胞。目前，对神经干细胞的研究正在逐步发展，随着神经干细胞的分离、定向诱导和多潜能的进一步发现等问题的解决，今后将对神经系统损伤的修复治疗起到更积极的作用。

（二）基因转移技术

利用基因转移技术治疗神经系统损伤是当前研究的一个热点。其基本原理就是将有助于受损伤神经功能恢复的细胞因子或特异性酶的有效基因片段经过基因重组，先导入某种细胞内进行稳定表达，再植入损伤部位使之持续产生特定的神经营养因子，达到治疗目的。目前，基因转移技术治疗脑损伤尚不成熟，还存在很多尚待解决的问题。但我们相信，随着这些问题的解决，基因治疗中枢神经系统损伤与再生修复等方面的临床应用将逐步开展。

（三）神经细胞因子

目前国内外学者已经陆续发现一些与神经细胞生长、分化、修复及再生有关的生物调节因子。这些因子存在于神经系统的靶组织中，当遇到损伤时表达增强。它们通过各自的受体产生生物效应。其中神经生长因子是最早被发现的、也是目前研究较为透彻的。它对中枢神经系统的前脑、纹状体、丘脑及脑干的一些核团中的胆碱能神经元有广泛的作用，它对这些神经元的发育过程起着关键性作用。由于外源性神经生长因子是大分子物质，不易透过血-脑屏障，采用纯化的神经生长因子脑室内灌注的方法能够最大限度地发挥其作用。

（四）内镜手术及颅内压监测

内镜手术在脑内血肿的治疗中除了有着微创、灵活、可视、并发症少外，还有减少脑组织损伤、血肿清除率高、花费少等优点。脑内血肿使用内镜手术多为内镜辅助下手术，其主要适用脑内局限血肿（有学者认为血肿应＜50 mL），周围脑组织损伤、水肿不重，中线结构无明显移位无须去骨瓣减压的患者。特别是脑内位置较深、靠近重要功能区或者脑干周围血肿者效果较传统手术好。术前应做好CT定位，位置深者可以使用立体定向或导航指引，设计手术切口和通道时应注意避开重要的功能结构和血管，同时遵循切口距离血肿最近原则。根据手术需要可以选择单孔或者双孔操作。术中在内镜直视下尽量清除血肿，建议清除原有血肿的50％以上，抽吸时注意尽可能不要损伤脑组织，以免产生新发出血。术中可视的出血可用双极电凝止血，术后可在血肿腔内留置引流管。复查头颅CT，根据血肿残余量，由引流管注入尿激酶1万～2万IU/次，1次/d，3～5次后便可将残余血肿清除干净。

对于有颅内压升高可能的脑出血患者，不论是否手术治疗均建议行颅内压监测。颅内压植入方式建议：

1. 脑室内植入颅内压探头或导管。
2. 术后血肿腔内颅内压探头或导管植入。
3. 硬膜下颅内压探头植入。以及时发现病情变化，调整诊疗计划。由于外伤性脑内血肿多合并脑挫裂伤，超早期手术需谨慎使用内镜治疗。

彭志强　李潇　陈大庆　张在其

第九节　脑　损　伤

一、基本概念

按损伤后脑组织与外界相通与否，将脑损伤分为开放性和闭合性两类。开放性脑损伤多由锐器或火器直接造成，皆伴有头皮裂伤、颅骨骨折和硬脑膜破裂，有脑脊液漏；闭合性脑损伤为头部接触较钝物体或间接暴力所致，不伴有头皮或颅骨损伤，或虽有头皮、颅骨损伤，但脑膜完整，无脑脊液漏，多为交通事故、跌倒、坠落等意外伤及产伤所致。战时多见于工事倒压伤或爆炸所致高压气浪冲击伤，都因暴力直接或间接作用头部致伤。

二、常见病因

为头部接触较钝物体或间接暴力所致。和平时期颅脑损伤的常见原因为交通事故、高处坠落、失足跌倒、工伤事故和火器伤；偶见难产和产钳引起的婴儿颅脑损伤。战时导致颅脑损伤的主要原因包括房屋或工事倒塌、爆炸性武器形成高压冲击波的冲击。

三、发病机制

（一）两种作用力

1. 接触力。物体与头部直接碰撞，由于冲击、凹陷骨折或颅骨的急速内凹和弹回，而导致局部性脑损伤。

2. 惯性力。来源于受伤瞬间头部的减速或加速运动，使脑在颅内急速移位，与颅壁相撞，与颅底摩擦及受大脑镰、小脑幕牵扯，而导致多处或弥散性脑损伤。受伤时头部若为固定不动状态，则仅受接触力影响；运动中的头部突然受阻于固定物体，除有接触力作用外，尚有因减速引起的惯性力起作用。大而钝的物体向静止的头部撞击时，除产生接触力外，并同时引起头部的加速运动而产生惯性力；小而锐的物体击中头部时，其接触力可能足以造成颅骨骨折和脑损伤，但其能量因消耗殆尽，已不足以引起头部的加速运动。单由接触力造成的脑损伤，其范围可较为固定和局限，可无早期昏迷表现；而由惯性力引起的脑损伤则甚为分散和广泛，常有早期昏迷表现。通常将受力侧的脑损伤称为冲击伤，其对侧者称为对冲伤；例如跌倒时枕部着地引起的额极、颞极及其底面的脑损伤，属对冲伤。实际上，由于颅前窝与颅中窝的凹凸不平，各种不同部位和方式的头部外伤，均容易在额极、颞极及其底面等处发生惯性力的脑损伤。

（二）原发性脑损伤和继发性脑损伤

原发性脑损伤指暴力作用于头部时立即发生的脑损伤，主要有脑震荡、脑挫裂伤及原发性脑干损伤等。继发性脑损伤指受伤一定时间后出现的脑受损病变，主要有脑水肿和颅内血肿。脑水肿继发于脑挫裂伤；颅内血肿因颅骨、硬脑膜或脑实质的出血而形成，与原发性脑损伤可相伴发生，也可单独发生；继发性脑损伤因产生颅内压增高或脑压迫而造成危害。原发性脑损伤如果有症状或体征，是在受伤当时立即出现，并且不再继续加重。同样的症状或体征，如果不是在受伤当时出现，而是在伤后过一段时间（长短依病变性质和发展速度而定）出现，且有进行性加重趋势；或受伤当时已出现的症状或体征，在伤后呈进行性加重趋势，皆属于继发性脑损伤所致。区别原发性和继发性脑损伤有重要临床意义；前者无须开颅手术，其预后主要取决于伤势轻重；后者，尤其是颅内血肿往往需及时开颅手术，其预后与处理是否及时、正确有密切关系，尤其是原发性脑损伤并不严重者。

1. 脑震荡。表现为一过性的脑功能障碍，无肉眼可见的神经病理改变，显微镜下可见神经组织结构紊乱。具体机制尚未明了，可能与惯性力所致弥散性脑损伤有关。

2. 弥散性轴索损伤。属于惯性力所致的弥散性脑损伤，由于脑的扭曲变形，脑内产生剪切或牵拉作用，造成脑白质广泛性轴索损伤。病变可分布于大脑半球、胼胝体、小脑或脑干。显微镜下所见为轴突断裂的结构改变。可与脑挫裂伤合并存在或继发性脑水肿，使病情加重。

3. 脑挫裂伤。病理指主要发生于大脑皮质的损伤，可为单发，也可多发，好发于额极。小者如点状出血，大者可呈紫红色片状。显微镜下，伤灶中央为血块，周围是碎烂或坏死的皮质组织及星茫状出血。脑挫伤指脑组织遭受破坏较轻，软脑膜尚完整者；脑裂伤指软脑膜、血管和脑组织同时有破裂，伴有外伤性蛛网膜下腔出血。两者常同时并存，临床上又不易区别，故常合称为脑挫裂伤。脑挫裂伤的继发性改变脑水肿和血肿形成具有更为重要的临床意义。前者通常属于血管源性水肿，可于伤后早期发生，一般3～7 d内发展到高峰，在此期间易发生颅内压增高甚至脑疝。伤情较轻者，脑水肿可逐渐消退，伤灶日后可形成瘢痕、囊肿或与硬脑膜粘连，成为外伤性癫痫的原因之一。如蛛网膜与软脑膜粘连，影响脑脊液吸收，可形成外伤性脑积水。广泛的脑挫裂伤可在数周以后形成外伤性脑萎缩。

4. 原发性脑干损伤。不同于因脑疝所致的继发性脑干损伤；其症状与体征在受伤当时即已出现，不伴有颅内压增高表现。单独的原发性脑干损伤较少见，常与弥散性脑损伤并存。病理变化可有脑干神经组织结构紊乱、轴突裂断、挫伤或软化等。

5. 下丘脑损伤。常与弥散性脑损伤并存。主要表现为受伤早期的意识或睡眠障碍、高热或低温、尿崩症、水与电解质紊乱、消化道出血或穿孔及急性肺水肿等。这些表现如出现在伤后晚期，则为继发性脑损伤所致。

6. 颅内血肿。颅内血肿是颅脑损伤最常见最严重的继发性损伤，虽只占闭合性颅脑损伤的10%和重型颅脑损伤的40%～50%。颅内血肿按病期分为急性血肿（3 d内）、亚急性血肿（4～21 d）和慢性血肿（22 d以上）；按颅内出血部位不同，分为硬脑膜外血肿、硬脑膜下血肿和脑内血肿。

四、临床特征

（一）脑震荡

表现为一过性的脑功能障碍，主要症状是受伤当时立即出现短暂的意识障碍，可为意识不清或完全昏迷，常为数秒或数分钟，一般不超过半小时。清醒后大多不能回忆受伤当时乃至伤前一段时间内的情况，称为逆行性遗忘。较重者在意识障碍期间可有皮肤苍白、出汗、血压下降、心动徐缓、呼吸浅慢、肌张力降低、各生理反射迟钝或消失等表现，但随着意识的恢复很快趋于正常。此后可能出现头痛、头昏、恶心、呕吐等症状，短期内可自行好转。神经系统检查无阳性体征，脑脊液检查无红细胞，CT检查颅内无异常发现。

（二）弥散性轴索损伤

表现为受伤当时立即出现的昏迷且时间较长。昏迷原因主要是广泛的轴索损害，使皮质与皮质下中枢失去联系。若累及脑干，患者可有一侧或双侧瞳孔散大、光反射消失，或同向凝视等。意识好转后，可因继发性脑水肿而再次昏迷，CT扫描可见大脑皮质与髓质交界处、胼胝体、脑干、内囊区域或三脑室周围有多个点状或小片状出血灶；MRI能提高小出血灶的检出率。

（三）脑挫裂伤

1. 意识障碍。受伤当时立即出现。意识障碍的程度和持续时间与脑挫裂伤的程度、范围直接相关，绝大多数在半小时以上，重症者可长期持续昏迷。少数范围局限的脑挫裂伤，如果不存在惯性力所致的弥散性脑损伤，可不出现早期意识障碍。

2. 局灶症状与体征。受伤当时立即出现与伤灶相应的神经功能障碍或体征，如运动区损伤出现锥体束征、肢体抽搐或偏瘫，语言中枢损伤出现失语等。发生于"哑区"的损伤，则无局灶症状或体征出现。

3. 头痛与恶心呕吐。可能与颅内压增高、自主神经功能紊乱或外伤性蛛网膜下腔出血等有关，后者尚可有脑膜刺激征、脑脊液检查有红细胞等表现。

4. 颅内压增高与脑疝。为继发性脑水肿或颅内血肿所致，使早期的意识障碍或瘫痪程度有所加重，或意识好转、清醒后又变为模糊，同时有血压升高、心率减慢、瞳孔不等大及锥体束征等表现。

CT 检查不仅可了解脑挫裂伤的具体部位、范围（伤灶表现为低密度区内有散在的点、片状高密度出血灶影）及周围水肿的程度（低密度影范围），还可了解脑室受压及中线结构移位等情况。

（四）原发性脑干损伤

主要表现为受伤当时立即昏迷，昏迷程度较深，持续时间较长。其昏迷原因与脑干网状结构受损、上行激活系统功能障碍有关。还可表现为瞳孔不等、极度缩小或大小多变，对光反射消失；眼球位置不正或同向凝视；出现病理反射、肌张力增高、中枢性瘫痪等锥体束征及去大脑强直等。累及延髓时，则出现严重的呼吸循环功能紊乱。MRI 检查有助于明确诊断，了解伤灶具体部位和范围。

（五）下丘脑损伤

常与弥散性脑损伤并存。主要表现为受伤早期的意识或睡眠障碍、高热或低温、尿崩症、水与电解质紊乱、消化道出血或穿孔及急性肺水肿等。这些表现如出现在伤后晚期，则为继发性脑损伤所致。

（六）颅内血肿

根据出血部位不同，分为硬脑膜外血肿、硬脑膜下血肿和脑内血肿。

1. 硬脑膜外血肿。

（1）进行性意识障碍是颅内血肿的主要症状，其变化过程与原发性脑损伤的轻重和血肿形成的速度密切相关。典型的表现是头部损伤后患者有原发昏迷，不久意识恢复。1～24 h 后又再度昏迷。在中间清醒期患者有头痛、烦躁不安、恶心呕吐、精神错乱、反应迟钝及抽搐等症状，并逐渐加重。有时患者头部损伤很轻，没有原发昏迷，或仅有短暂的精神恍惚，经过一段时期，逐渐变得嗜睡，反应迟钝，这也可能是硬脑膜外血肿的迹象。也有患者受伤后有持续加深的昏迷而没有中间清醒期。意识变化常见三种类型：①自伤后至手术一直清醒，血肿形成后出现意识障碍；②原发昏迷恢复后一直相当清醒，有明显的中间清醒期；③伤后昏迷并持续加深。

（2）瞳孔的变化是硬脑膜外血肿病程中很常见的征象。约 1/3 的患者有患侧瞳孔的不正常，其中绝大多数是瞳孔的散大，对光反射的迟钝或消失。这是颞叶疝的征象之一，往往出现于血肿的较后期，是颞叶疝压迫及牵张同侧动眼神经所造成。少数病例在血肿的早期尚有眼球运动障碍，以出现凝视的机会较多，表现为两眼向病侧偏斜。

（3）颅内压增高：患者在昏迷前期或中间清醒期常有头痛、恶心呕吐等颅内压增高症状，伴有血压升高、呼吸和脉搏缓慢等生命体征改变。

2. 硬脑膜下血肿。

（1）临床表现：伴有脑挫裂伤的急性复合型血肿患者多表现为进行性意识障碍或持续性昏迷，亚急性或单纯性血肿多有中间清醒期。

（2）颅内压增高：血肿及脑挫裂伤继发的脑水肿均可造成头痛、恶心呕吐等颅内压增高症状及生命体征改变。

（3）瞳孔的变化：复合型血肿患者病情进展迅速，容易引起脑疝而出现瞳孔改变，亚急性或单纯性血肿瞳孔的变化出现较晚。

（4）神经系统体征：伤后立即出现的偏瘫等征象，多因脑挫裂伤所致，逐渐出现的体征，则是血肿压迫功能区或脑疝的表现。

五、辅助检查

（一）脑震荡

脑脊液检查无红细胞，CT 检查颅内无异常发现。

（二）弥散性轴索损伤

CT 扫描可见大脑皮质与髓质交界处、胼胝体、脑干、内囊区域或三脑室周围有多个点状或小片状出血灶；MRI 能提高小出血灶的检出率。

（三）脑挫裂伤

CT 检查不仅可了解脑挫裂伤的具体部位、范围（伤灶表现为低密度区内有散在的点、片状高密度出血灶影）及周围水肿的程度（低密度影范围），还可了解脑室受压及中线结构移位等情况。

（四）原发性脑干损伤

MRI 检查有助于明确诊断，了解伤灶具体部位和范围。

（五）下丘脑损伤

常与弥散性脑损伤并存。

六、诊断思路

（一）询问病史

详细追问患者及陪人颅脑外伤病史，分析伤情特点，有助于颅脑外伤的判断。同时应注意有无合并损伤，如耳、鼻、咽喉、心肺部、腹部、躯干及四肢。以避免漏诊。

（二）损伤程度及部位

根据受伤时外力方向、速度、力度、持续时间及当时身体姿势等，出现症状特点快速估计颅脑损伤程度及部位。

（三）体格检查

根据生命体征改变、神经系统体征，以及必要的全面细致的体格检查将有助于颅脑损伤的诊断。

（四）辅助检查

根据需要给予患者血液学、X 线、头部 CT 等检查，有助于临床诊断。

七、临床诊断

1. 根据伤后立即出现的意识障碍、局灶症状和体征，及头痛、恶心呕吐等颅内压增高症状及生命体征改变，颅脑损伤的诊断多可成立。

2. CT 扫描是目前颅脑损伤最常应用最有价值的检查手段。

（1）脑震荡。CT 检查颅内无异常发现。

（2）弥散性轴索损伤。CT 扫描可见大脑皮质与髓质交界处、胼胝体、脑干、内囊区域或三脑室周围有多个点状或小片状出血灶；MRI 能提高小出血灶的检出率。但无出血的组织撕裂，CT 不能显示，因此 CT 检查正常不能排除弥散性轴索损伤，目前较为公认的诊断标准为：伤后持续性昏迷（＞6 h）；CT 示脑组织撕裂、出血或正常；颅内压正常但临床状况差；无明确脑结构异常的伤后持续植物状态；创伤后期弥散性脑萎缩；尸检见特征性病理改变。

（3）脑挫裂伤。CT 检查能清楚显示脑挫裂伤的部位、范围（伤灶表现为低密度区内有散在的点、片状高密度出血灶影）及周围水肿的程度（低密度影范围），还可了解脑室受压及中线结构移位等情况。

（4）原发性脑干损伤。单纯的原发性脑干损伤少见，常常与脑挫裂伤或脑内血肿同时存在，症状交错，诊断较困难，就诊较晚者更难鉴别原发损害抑或继发损害。多数患者的诊断还需借助 CT、MRI、和脑干听觉诱发电位，CT 可发现脑干内灶状出血，表现为点片状高密度影，周围脑池狭窄或消失。MRI 检查在显示脑干内小出血灶和组织撕裂方面优于 CT。

（5）颅内血肿。CT 可直接显示血肿，还可了解脑室受压和中线结构移位的程度及并存的脑挫裂伤、脑水肿等情况。硬脑膜外血肿表现为颅骨内板与硬脑膜之间的双凸镜形或弓形高密度影；硬脑膜下血肿表现为脑表面新月形高密度、混杂密度或等密度影；脑内血肿表现为脑挫裂伤区附近或脑深部白质内类圆形或不规则高密度影。

八、鉴别诊断

1. 脑损伤根据病史及临床表现可以诊断。

2. 脑损伤的分级。

分级的目的是为了便于制订诊疗常规、评价疗效和预后，并对伤情进行鉴定。

（1）按伤情轻重分级。①轻型（Ⅰ级）主要指单纯脑震荡，有或无颅骨骨折，昏迷在 20 min 以内，有轻度头痛、头晕等自觉症状，神经系统和脑脊液检查无明显改变；②中型（Ⅱ级）主要指轻度脑挫裂伤或颅内小血肿，有或无颅骨骨折及蛛网膜下腔出血，昏迷在 6 h 以内，有轻度的神经系统阳性体征，有轻度生命体征改变；③重型（Ⅲ级）主要指广泛颅骨骨折，广泛脑挫裂伤，脑干损伤或颅内血肿，昏迷在 6 h 以上，意识障碍逐渐加重或出现再昏迷，有明显的神经系统阳性体征，有明显生命体征改变。

（2）按 Glasgow 昏迷评分法。将意识障碍 6 h 以上，处于 13～15 分者定为轻度，8～12 分为中度，3～7 分为重度。无论哪一种分级方法，均需与脑损伤的病理变化、临床观察和 CT 检查等相联系，以便动态地全面地反映伤情。例如受伤初期表现为单纯脑震荡属于轻型的伤员，在观察过程中可因颅内血肿而再次昏迷，成为重型；由 CT 检查发现的颅内小血肿，无中线结构移位，在受伤初期仅短暂昏迷或无昏迷，观察期间也无病情改变，属于中型；早期属于轻、中型的伤员，6 h 以内的 CT 检查无颅内血肿，其后复查时发现血肿，并有中线结构明显移位，此时尽管意识尚清楚，已属重型。

九、救治方法

（一）轻型（Ⅰ级）

1. 留急诊室观察 24 h。

2. 观察意识、瞳孔、生命体征及神经系统体征变化。

3. 颅骨 X 线摄片，必要时做头颅 CT 检查。

4. 对症处理。

5. 向患者家属交代有迟发性颅内血肿可能。

（二）中型（Ⅱ级）

1. 意识清楚者留急诊室或住院观察 48～72 h，有意识障碍者须住院。

2. 观察意识、瞳孔、生命体征及神经系统体征变化。

3. 颅骨 X 线摄片，头部 CT 检查。

4. 对症处理。

5. 有病情变化时，头部 CT 复查，做好随时手术的准备工作。

（三）重型（Ⅲ级）

1. 须住院或在重症监护病房。

2. 观察意识、瞳孔、生命体征及神经系统体征变化。

3. 选用头部 CT 检查、颅内压监测或脑诱发电位监测。

4. 积极处理高热、躁动、癫痫等，有颅内压增高表现者，给予脱水等治疗，维持良好的周围循环和脑灌注压。

5. 注重昏迷的护理与治疗，首先保证呼吸道通畅。

6. 有手术指征者尽早手术；已有脑疝时，先予以 20% 甘露醇 250 mL 及呋塞米 40 mg 静脉注射，立即给予手术。

(四) 昏迷患者的护理与治疗

长期昏迷多因较重的原发性脑损伤或继发性脑损伤未能及时处理所致。昏迷期间如能防止各种并发症，保持内外环境的稳定，使机体不再受到脑缺血、缺氧、营养障碍或水、电解质紊乱等不利因素影响，则相当一部分患者可望争取较好的预后。

1. 呼吸道。保证呼吸道通畅、防止气体交换不足是首要的。在现场急救和运送过程中须注意清除呼吸道分泌物，呕吐时将头转向一侧，以免误吸，深昏迷者须抬起下颌，或将咽通气管放入口咽腔，以免舌根后坠阻碍呼吸。估计在短时间内不能清醒者，宜尽早行气管插管或气管切开。呼吸减弱潮气量不足者，应及早用呼吸机辅助呼吸，依靠动脉血气分析监测，调整和维持正常呼吸生理。及时清除呼吸道分泌物，保持吸入空气的湿度和温度，注意消毒隔离与无菌操作，以及定期作呼吸道分泌物细菌培养和药敏试验等措施是防治呼吸道感染的关键。

2. 头位与体位。头部抬高 15° 有利于脑部静脉回流，对脑水肿的治疗有帮助。为预防压疮，必须坚持采用定时翻身等方法，不断变更身体与床褥接触的部位，以免骨突处部位的皮肤持续受压缺血。

3. 营养。营养障碍将降低机体的免疫力和修复功能，使易于发生或加剧并发症。早期采用肠道外营养，如静脉输入 20% 脂肪乳、7% 氨基酸、20% 葡萄糖注射液与胰岛素及电解质、多种维生素等，以满足需要；待肠蠕动恢复后，即可采用肠道内营养逐步代替静脉途径，通过鼻胃管或鼻肠管给予每天所需营养；超过 1 个月以上的肠道内营养，可考虑行胃造瘘术，以避免鼻、咽、食管的炎症和糜烂。肠道内营养除可应用牛奶、蛋黄、糖等混合膳，也可用商品制剂，通常以酪蛋白、植物油、麦芽糖糊精为基质，含各种维生素和微量元素。有高热、感染、肌张力增高或癫痫时，须酌情增加。定时测量体重和肌丰满度。监测氮平衡、人血白蛋白、血糖、电解质等生化指标，以及淋巴细胞计数等免疫学检测，以便及时调整热量和各种营养成分的供应。

4. 尿潴留。长期留置导尿管是引起泌尿系统感染的主要原因。尽可能采用非导尿方法，必须导尿时，严格执行无菌操作，选择优质硅胶带囊导尿管，并尽早拔除导尿管，留置时间不宜超过 3～5 d；经常检查尿常规、尿细菌培养及药敏试验。需要长期导尿者，可考虑行耻骨上膀胱造瘘术，以减少泌尿系统感染。

5. 促苏醒。关键在于早期的防治脑水肿和及时解除颅内压增高，并避免缺氧、高热、癫痫、感染等不良因素对脑组织的进一步危害；病情稳定后如仍未清醒，可选用胞磷胆碱、醋谷胺、甲氯芬酯、氨乙异硫脲及能量合剂等药物或高压氧治疗，对一部分伤员的苏醒可有帮助。

(五) 脑水肿的治疗

1. 脱水疗法。适用于病情较重的脑挫裂伤，有头痛、呕吐等颅内压增高表现，腰椎穿刺或颅内压监测压力偏离，CT 发现脑挫裂伤合并脑水肿，以及手术治疗前后。常用的药物为甘露醇、呋塞米及血清蛋白等。用法有：①20% 甘露醇按 0.5～1 g/kg（成人 250 mL/次）静脉快速滴注，于 15～30 min 内滴完，依病情轻重每 6、8 或 12 h 重复 1 次；②20% 甘露醇与呋塞米联合应用，可增强疗效，成人量前者用 125～250 mL，每 8～12 h 1 次；后者用 20～60 mg，静脉或肌内注射，每 8～12 h 1 次，两者可同时或交替使用；血清蛋白与呋塞米联合应用，可保持正常血容量，不引起血液浓缩，成人用量前者 10 g/d，静脉滴注；后者用 20～60 mg，静脉或肌内注射，每 8～12 h 1 次；③甘油果糖很少引起电解质紊乱，静脉滴注 10% 甘油果糖 500 mL/d，5 h 内输完。遇急性颅内压增高并有脑疝征象时，必须立即用 20% 甘露醇 250 mL 快速静脉滴注，同时用呋塞米 40 mg 静脉注射。在应用脱水疗法过程中，须适当补充液体与电解质，维持正常尿量，维持良好的周围循环和脑灌注压。并动态监测血电解质、红细胞比容容积、酸碱平衡及肾功能等。应用甘露醇时，可能出现血尿，并须注意其一过性的血容量增加可能使原有隐匿型心脏病患者发生心力衰竭。

2. 激素。糖皮质激素用于重型脑损伤，其防治脑水肿作用不甚确定；如若使用，以尽早短期使用为宜。用法有：①地塞米松成人量 5 mg 肌内注射，每 6 h 1 次或 20 mg/d 静脉滴注，一般用药 3 d；②促肾上腺皮质激素成人量 25～50 U/d 静脉滴注，一般用药 3 d。用药期间可能发生消化道出血或加重感染，宜同时应用 H_2-受体拮抗剂如雷尼替丁及大剂量抗生素。

3. 过度换气。适用于重度脑损伤早期，已行气管内插管或气管切开者。静脉给予肌松弛剂后，借助呼吸机做控制性过度换气，使动脉血二氧化碳分压降低，促使脑血管适度收缩，从而降低了颅内压。动脉血二氧化碳分压宜维持在 30～35 mmHg（正常为 35～45 mmHg），不应低于 25 mmHg，持续时间不宜超过 24 h，以免引起脑缺血。

4. 其他。曾用于临床的尚有氧气治疗、亚低温治疗、巴比妥治疗等。

（六）手术治疗

1. 开放性脑损伤。原则上须尽早行清创缝合术，使之成为闭合性脑损伤。清创缝合应争取在伤后 6 h 内进行；在应用抗生素的前提下，72 h 内尚可行清创缝合。术前须仔细检查伤口，分析颅骨 X 线片和 CT，充分了解骨折、碎骨片及异物分布情况、骨折与大静脉窦的关系、脑挫裂伤及颅内血肿等；火器伤者还需了解伤道方向。途径、范围及其内的血肿、异物等情况。清创由浅而深，逐层进行，彻底清除碎骨片、头发等异物，吸出脑内或伤道内的凝血块及碎裂的脑组织，彻底止血。碎骨片最易引起感染而形成外伤性脑脓肿，故必须彻底清除；为避免增加脑损伤，对位置较深或分散存在的金属异物可暂不取出。如无明显颅内出血，也无明显脑水肿或感染征象存在，应争取缝合或修复硬脑膜，以减少颅内感染和癫痫发生率。硬脑膜外可放置引流管。

2. 闭合性脑损伤。手术主要是针对颅内血肿或重度脑挫裂伤合并脑水肿引起的颅内压增高和脑疝，其次为颅内血肿引起的局灶性脑损害。由于 CT 检查在临床诊断和观察中广泛应用，已改变了以往的"血肿即是手术指征"的观点。一部分颅内血肿患者，在有严格观察及特殊监测的条件下，应用脱水等非手术治疗，可取得良好疗效。颅内血肿可暂不手术的指征：无意识障碍或颅内压增高症状，或虽有意识障碍或颅内压增高症状但已见明显减轻好转；无局灶性脑损害体征；CT 检查所见血肿不大（幕上者<40 mL，幕下者<10 mL），中线结构无明显移位，也无脑室或脑池明显受压情况；颅内压监测压力<27 cmH₂O。上述伤员在采用脱水等治疗的同时，须严密观察及特殊监测，并做好随时手术的准备，如备血、剃头等，一旦有手术指征，即可尽早手术。

(1) 颅内血肿的手术指征为：①意识障碍程度逐渐加深；②颅内压的监测压力在 27 cmH₂O 以上，并呈进行性升高；③有局灶性脑损害体征；④尚无明显意识障碍或颅内压增高症状，但 CT 检查血肿较大（幕上者>40 mL，幕下者>10 mL），或血肿虽不大但中线结构移位明显（移位>1 cm）、脑室或脑池受压明显者；⑤在非手术治疗过程中病情恶化者。颞叶血肿因易导致小脑幕切迹疝。手术指征应放宽；硬脑膜外血肿因不易吸收，也应放宽手术指征。

(2) 重度脑挫裂伤合并脑水肿的手术指征为：①意识障碍进行性加重或已有一侧瞳孔散大的脑疝征象；②CT 检查发现中线结构明显移位、脑室明显受压；③在脱水等治疗过程中病情恶化者。凡有手术指征者皆应及时手术，以便尽早地去除颅内压增高的病因和解除脑受压。已经出现一侧瞳孔散大的小脑幕切迹疝征象时，更应力争在 30 min 或最迟 1 h 以内将血肿清除或行去骨瓣减压；超过 3 h 者，将产生严重后果。

(3) 常用的手术方式：①开颅血肿清除术，术前已经 CT 检查血肿部位明确者，可直接开颅清除血肿。对硬脑膜外血肿，骨瓣应大于血肿范围，以便于止血和清除血肿。遇到脑膜中动脉主干出血，止血有困难时，可向颅中窝底寻找棘孔，用小棉球将棘孔堵塞而止血。术前已有明显脑疝征象或CT检查中线结构有明显移位者，尽管血肿清除后当时脑未膨起，也应将硬脑膜敞开并去骨瓣减压，以减轻术后脑水肿引起的颅内压增高。对硬脑膜下血肿，在打开硬脑膜后，可在脑压板协助下用0.9%氯化钠将血块冲出，由于硬脑膜下血肿常合并脑挫裂伤和脑水肿，所以清除血肿后，不缝合硬脑膜并去骨瓣减压。对脑内血肿，因多合并脑挫裂伤与脑水肿，穿刺或切开皮质达血肿腔清除血肿后，以不缝合硬脑膜并去骨瓣减压为宜。②去骨瓣减压术，用于重度脑挫裂伤合并脑水肿有手术指征时，做大骨瓣开颅术，敞开硬膜并去骨瓣减压，同时还可清除挫裂糜烂及血循环不良的脑组织，做内减压术。对于病情较重的广泛性脑挫裂伤或脑疝晚期已有严重脑水肿存在者，可考虑行两侧去骨瓣减压术。③钻孔探查术，已具备伤后意识障碍进行性加重或出现再昏迷等手术指征，因条件限制术前未能做CT检查，或就诊时脑疝已十分明显，已无时间做CT检查，钻孔探查术是有效的诊断和抢救措施。钻孔在瞳孔首先扩大的一侧开始，或根据神经系统体征、头皮伤痕、颅骨骨折的部位来选择；多数钻孔探查需在两侧多处进行。通常先在颞前部（翼点）钻孔，如未发现血肿或疑其他部位还有血肿，则依次在额顶部、眉弓上方、颞后部及枕下部分别钻孔。注意钻孔处有无骨折，如钻透颅骨后即见血凝块，为硬脑膜外血肿；如未见血肿则稍扩大骨孔，以便切开硬脑膜寻找硬脑膜下血肿，做脑穿刺或脑室穿刺寻找脑内或脑室内血肿。发现血肿后即做较大的骨瓣或扩大骨孔以便清除血肿和止血；在大多数情况下，须敞开硬脑膜并去骨瓣减压，以减轻术后脑水肿引起的颅内压增高。④脑室引流术，脑室出血或血肿如合并脑室扩大，应行脑室引流术。脑室内主要为未凝固的血液时，可行颅骨钻孔穿刺脑室置管引流；如主要为血凝块时，则行开颅术切开皮质进入脑室清除血肿后置管引流。⑤钻孔引流术，对慢性硬脑膜下血肿主要采取颅骨钻孔，切开硬脑膜到达血肿腔，置管冲洗清除血肿液。血肿较小者行顶部钻孔引流术，血肿较大者可行顶部和颞部双孔引流术。术后引流48～72 h。患者取头低卧位，并给予较大量的0.9%氯化钠和等渗溶液静脉滴注，以促使原受压脑组织膨起复位，消除无效腔。

（七）对症治疗与并发症处理

1. 高热。常见原因为脑干或下丘脑损伤及呼吸道、泌尿系或颅内感染等。高热造成脑组织相对性缺氧，加重脑的损害，故须采取积极降温措施。常用物理降温法有冰帽，或头、颈、腋、腹股沟等处放置冰袋或敷冰水毛巾等。如体温过高物理降温无效或引起寒战时，需采用冬眠疗法。常用氯丙嗪及异丙嗪各25 mg或50 mg肌内注射或静脉慢注，用药20 min后开始物理降温，保持直肠温度36℃左右，依照有无寒战及患者对药物的耐受性，可每4～6 h重复用药，一般维持3～5 d。冬眠药物可降低血管张力，并使咳嗽反射减弱，故须注意掌握好剂量以维持血压；为保证呼吸道通畅及吸痰，常须行气管切开。

2. 躁动。观察期间的伤员突然变得躁动不安，常为意识恶化的预兆，提示有颅内血肿或脑水肿可能；意识模糊的患者出现躁动，可能为疼痛、颅内压增高、尿潴留、体位或环境不适等原因引起，须先寻找其原因做相应的处理，然后，才考虑给予镇静剂。

3. 蛛网膜下腔出血。为脑裂伤所致。有头痛、发热及颈强直等表现，可给予解热镇痛药作为对症治疗。伤后2～3 d当伤情趋于稳定后，为解除头痛，可每天或隔天做腰椎穿刺，放出适量血性脑脊液，直至脑脊液清亮为止。受伤早期当颅内血肿不能排除，或颅内压明显增高脑疝不能排除时，禁止做腰椎穿刺，以免促使脑疝形成或加重脑疝。

4. 外伤性癫痫。任何部位脑损伤可发生癫痫，但以大脑皮质运动区、额叶、顶叶皮质区受损发生率最高。早期（伤后1个月以内）癫痫发作的原因常是颅骨凹陷性骨折、蛛网膜下腔出血、颅内血肿和脑挫裂伤等；晚期癫痫（伤后1个月以上）发作主要由脑瘢痕、脑萎缩、脑内囊肿、蛛网膜炎、感染及异物等引起。苯妥英钠（0.1/次，3次/d）用于预防发作，癫痫发作时用地西泮10～20 mg静脉缓慢注射，如未能控制抽搐，须再重复注射，直至控制抽搐，然后将地西泮加入10%葡萄糖注射液内静脉滴注，用量不超过 100 mg/d，连续 3 d。癫痫完全控制后，应继续服药 1~2 年，必须逐渐减量后才能停药。突然中断服药，常是癫痫发作的诱因。脑电图尚有棘波、棘慢波或阵发性慢波存在时，不应减量或停药。

5. 消化道出血。为下丘脑或脑干损伤引起应激性溃疡所致，大量使用糖皮质激素也可诱发。除了输血补充血容量、停用激素外，应用质子泵抑制剂奥美拉唑 40 mg 静脉注射，每 8~12 h 1 次，直至出血停止，然后用 H_2-受体拮抗剂雷尼替丁 0.4 g 或西咪替丁 0.8 g 静脉滴注。1 次/d，连续 3~5 d。

6. 尿崩。为下丘脑受损所致，尿量＞4 000 mL/d，尿比重＜1.005。给予垂体后叶素首次 2.5~5 U 皮下注射，记录每小时尿量，如超过 200 mL/h 时，追加 1 次用药。也可采用精氨酸血管升压素静脉注射、口服或鼻滴剂，较长时间不愈者，可肌内注射长效的鞣酸加压素油剂。尿量增多期间，须注意补钾（按每 1 000 mL 尿量补充 1 g 氯化钾计算），定时监测血电解质。意识清楚的伤员因口渴能自行饮水补充，昏迷伤员则须根据每小时尿量调整静脉或鼻饲的补液量。

7. 急性神经源性肺水肿。可见于下丘脑和脑干损伤。主要表现为呼吸困难、咳出血性泡沫痰、肺部满布湿啰音；动脉血气分析显示动脉血氧分压降低和动脉血二氧化碳分压升高。患者应取头胸稍高位，双下肢下垂，以减少回心血量；气管切开，保持呼吸道通畅，吸入经过水封瓶内 95% 乙醇的 40%~60% 浓度氧，以消除泡沫；最好是用呼吸机辅助呼吸，行呼气终末正压换气，并给予呋塞米 40 mg、地塞米松 10 mg、毛花苷 C 0.4 mg 和 50% 葡萄糖注射液 40 mL 静脉注射，以增加心排血量、改善肺循环和减轻肺水肿。

十、诊疗探索

由于中枢神经元死亡后无法再生，因此创伤性脑损伤后神经修复和结构重塑一直是神经科学和康复科学研究的热点和难点。因创伤性脑损伤的病理机制复杂，针对创伤性脑损伤的神经保护和修复再生技术的相关研究还较少，远不如针对脊髓损伤或脑卒中开展的研究多。但国内近年也有一些研究报道，主要为动物实验研究，也有少量临床报道。

（一）抑制内源性脑损伤因子的发生和发展

1. 脑递质受体拮抗剂。主要脑递质受体包括乙酰胆碱受体、单胺类受体、兴奋性氨基酸受体、内源性阿片肽受体等。脑递质及其受体系统的病理改变会导致脑血流异常、脑组织代谢异常和脑水肿，甚至直接杀伤神经元和神经胶质细胞。伤后早期阻断或协调脑递质和受体的异常变化，对创伤性脑损伤可能有明显的治疗效果。有研究显示，Caspase3 抑制剂 zDEVDfmk 能减少大鼠创伤性脑损伤后神经元的凋亡，减轻脑水肿，起到脑保护作用。但目前受体拮抗剂治疗创伤性脑损伤仍处于动物实验阶段和初步临床研究应用阶段。所以研制安全有效的内源性损害因子清除剂或受体拮抗剂是今后的研究方向之一。

2. 离子通道阻滞剂。近年来，国际上正在对钙通道阻滞剂尼莫地平治疗创伤性脑损伤的临床疗效进行评价。

3. 自由基清除剂。大量实验研究显示，氧自由基清除剂具有减轻创伤性脑损伤后的继发性脑损害、保护血-脑屏障、减轻脑水肿、防治神经元膜结构损害等效能。在众多已知的氧自由基清除剂中，目前已在临床使用的药物主要包括维生素 C、维生素 E、甘露醇、巴比妥类、超氧化物歧化酶、糖皮质激素等。其中维生素 C、维生素 E、甘露醇、巴比妥类已在临床广泛应用，但仍缺少十分明确的临床疗效。国内针对某些药物如丙米嗪、纳洛酮等，以及一些中药制剂如安宫牛黄丸、醒脑静注射液、银杏叶提取物、七叶皂苷等也进行了相关的基础研究，虽然均证实对创伤性脑损伤后的某些脑递质或细胞因子产生影响，但确切的神经保护机制和疗效仍有待深入地研究。

4. 内源性脑保护因子。目前已发现的内源性脑保护因子主要包括：神经营养因子、腺苷、镁等。

体外细胞培养和动物实验表明，内源性脑保护因子有助于减轻继发性神经元损害，促进受损神经元及轴索修复再生。单唾液酸四己糖神经节苷脂已经应用于临床治疗重型创伤性脑损伤，并取得初步疗效，且无毒副作用。但多种神经营养因子属于肽类，大多难以通过血-脑屏障，无法发挥脑保护作用。因此，如何设法使脑保护因子能通过血-脑屏障，发挥脑保护作用，将是今后研究的重点课题之一。

（二）亚低温脑保护

20 世纪 80 年代，国内外通过大量实验研究发现，30～35℃亚低温能显著降低创伤性脑损伤动物的残死率，保护血-脑屏障，防治继发性神经元损害。20 世纪 90 年代，人们又重新开始将亚低温应用于救治重型创伤性脑损伤伤员，而且临床研究也证明，30～35℃亚低温能显著降低重型创伤性脑损伤伤员的残死率。亚低温治疗方法简单、疗效确切，应列为重型创伤性脑损伤伤员治疗的常规措施。国内有关亚低温脑保护的基础和临床研究仍在进行中，并取得较好的实验结果。但由于条件限制，国内中小医院尚难以开展正规亚低温治疗。

（三）细胞和组织移植

有关细胞和组织移植对神经修复再生作用的研究很多，国内近年针对创伤性脑损伤的神经干细胞移植实验研究主要以大鼠为动物模型，使用的神经干细胞有骨髓间质干细胞、转染 pDsVEGF165RedlN1 质粒的神经干细胞、胚胎神经干细胞，植入方法有经静脉移植、经颈内动脉移植或脑立体定向仪引导下移植到创伤性脑损伤大鼠局部损伤灶边缘。研究结果显示，神经干细胞可以到达损伤部位，并可以通过上调局部组织内神经营养因子的表达发挥神经保护作用。此外，通过挫伤脑组织对人胚神经干细胞影响的体外研究显示，创伤性脑损伤后的局部微环境可促进神经干细胞增殖和分化；通过创伤性脑损伤患者自体干细胞移植后功能恢复的影像学研究发现，自体神经干细胞移植可以改善神经功能，而脱氧葡萄糖正电子断层扫描及功能磁共振成像是分析神经功能改善的重要手段。虽然神经干细胞的定向诱导分化技术、安全性、有效性等许多关键性问题尚未解决，但细胞和组织移植仍将是创伤性脑损伤后神经修复再生研究的主导方向之一。

十一、病因治疗

在发生颅脑损伤可能性较大的场所注意加强防护措施，如建筑、工程场地应注意安全帽的佩戴。在可能合并颅脑损伤的多发伤患者应注意早发现、早诊断、早治疗。

十二、最新进展

（一）亚低温对实验动物缺血性脑损伤的保护作用

通过反复试验均证实，在缺血后给予亚低温治疗能减少梗死灶面积，减轻脑神经元结构的破坏。不同脑区对亚低温治疗的敏感性不同，在全脑缺血模型中，海马 CAI 区受损程度随亚低温治疗的度数降低而呈线性减轻，而对丘脑网状核的保护作用不明显，为研究缺血后亚低温治疗是永久保护海马 CAI 区神经元还是仅推迟其损害，Huang 等用 Koizumi 法将 SD 鼠制作大脑中动脉局灶缺血模型，缺血 3 h 再灌注 72 h，分别观察缺血期亚低温治疗，再灌注期亚低温治疗，MHTi＋MHTr 及常温组的脑梗死灶体积，发现 MHTi 组和 MHTi＋MHTr 组梗死灶体积明显较常温组小（$P<0.01$）。Ooboshi 等研究了 19～23 月龄的老龄鼠亚低温治疗的脑保护作用，在 20 min 暂时性前脑缺血过程中，保持海马区温度在 36℃、33℃、30℃，1 周后测定海马 CAI 区的神经组织病理损害，33℃组和 30℃组的缺血损害明显好于 36℃组。

亚低温对临床脑损伤疗效的研究现状 20 世纪 90 年代，国内外神经外科学者相继开展了 30～35℃亚低温治疗重型颅脑损伤的临床和实验性研究。1993 年，Pomeranz 等发现 31～35℃低温能完全有效地防止实验性颅内高压动物模型伤后继发性颅内高压，也能明显减轻颅内高压所造成的脑病理损害程度和范围，损伤后不同时程亚低温对实验性脑外伤动物弥散性轴索损伤有显著治疗作用。1996 年 Metz 等对 10 例特重型颅脑损伤患者（GCS 3～6 分）采用 32～33℃亚低温治疗，结果表明亚低温治疗能有效降低颅内高压，降低脑耗氧，明显提高重型颅脑损伤患者治疗效果。2000 年，Jiang 等报道了 87 例颅脑损伤患者亚低温治疗效果，认为持续亚低温能提高创伤性脑损伤患者预后。2002 年 Soukup 等对 58 例重型颅脑患者进行前瞻性研究，发现亚低温组恢复良好率明显高于常温组，说明亚低温能显著降低重型颅脑伤患者死亡率。

（二）亚低温治疗脑损伤的可能机制

1. 抑制代谢率。实验证明，亚低温能降低代谢率，减少脑损伤后脑细胞氧耗量，从而减少了对能量的需求，改善细胞能量代谢，减少乳酸堆积，减轻代谢性酸中毒。亚低温治疗能显著降低颅脑创伤患者颅内压和脑氧代谢率，能使伤后脑组织乳酸清除率恢复至正常水平。Marion 等的临床研究表明，32～33℃亚低温治疗能使重型颅脑创伤患者的颅内压、脑氧代谢率均较常规组明显下降，可明显促进重型颅脑创伤患者神经功能恢复和改善预后。陈荷红等对重型颅脑损伤患者亚低温治疗过程中脑氧代谢进行观察，发现亚低温治疗能有效缓解重型颅脑损伤后脑组织缺氧及酸中毒，从而改善患者预后。Jiang 等通过对创伤大鼠脑细胞外液乳酸含量测定，发现亚低温能明显抑制脑损伤后乳酸水平的升高。

2. 保护血-脑屏障，减轻脑水肿。国内外学者对亚低温对脑创伤后血-脑屏障的保护作用进行了深入的研究。Jiang 等研究发现正常脑温动物伤后大脑半球、丘脑、海马等部位血-脑屏障明显破坏，而 30℃低温治疗动物伤后血-脑屏障几乎完全正常。损伤前和伤后 30 min 开始亚低温治疗，33～35℃能显著减轻脑挫裂伤区血-脑屏障通透性。Tokutomi 等评价了 31 例重型颅脑损伤患者治疗中，亚低温对颅内压的影响，发现 33～35℃能减低颅内压，改善脑灌注压。

3. 抑制内源性脑损伤因子对脑细胞的损害作用。脑损伤会导致兴奋性氨基酸、乙酰胆碱、多巴胺、去甲肾上腺素、5-羟色胺、氧自由基、Ca^{2+}、内源性阿片肽等内源性毒物质异常释放，这些内源性毒物质会加重继发性脑细胞损害。大量实验研究发现，亚低温能有效地抑制脑损伤后内源性毒物质生成和释放，从而有效地减少继发性脑损害发病过程。30℃低温能有效降低实验性脑外伤后脑脊液中乙酰胆碱含量，减轻乙酰胆碱对脑神经元的毒性作用。黄慧玲等研究发现亚低温治疗明显降低了脑创伤后致伤区外侧正常脑组织细胞外液一氧化氮的水平，从而防止创伤后脑组织的继发性损害。

4. 减少脑细胞结构蛋白破坏，促进脑细胞结构和功能修复。脑损伤后脑细胞蛋白的合成明显降低，特别是重要的细胞结构蛋白微管相关蛋白-2 含量也显著降低。30℃低温能够减轻实验性脑外伤后海马区微管相关蛋白-2 的丢失，从而维持微管的正常功能，使受损伤神经细胞得以恢复。亚低温减少脑损伤后微管相关蛋白的丢失作用及促进蛋白合成抑制的恢复作用是脑损伤后可逆性受损神经细胞功能恢复基础，与亚低温疗法的神经功能保护作用密切相关。

5. 减轻弥散性轴索损伤。弥散性轴索损伤是导致颅脑伤死残的主要病理基础，尤其是脑干网状上行激活系统轴索损伤是导致长期昏迷的确切因素。损伤后不同时程亚低温能显著减少实验性脑外伤后弥散性轴索损伤程度，对实验性脑外伤动物弥散性轴索损伤有显著治疗作用，为亚低温治疗颅脑伤提供了有力的病理形态学证据。

6. 抑制细胞凋亡。细胞凋亡是由基因控制的细胞主动性死亡过程，是引起神经元迟发性死亡的重要机制。

7. 抑制自由基清除剂的消耗和脂质过氧化反应。生理情况下，人体内自由基与自由基清除剂处于平衡状态，缺血后平衡被打破，自由基增多，引发链式脂质过氧化反应，使细胞膜脂质微环境改变，引起钙超载，最终导致细胞死亡，常温脑缺血缺氧再灌注时，脂质过氧化反应产物丙二醛含量明显增高，自由基清除剂超氧化物歧化酶活性明显下降，神经元核膜、线粒体、内质网等结构严重受损。亚低温治疗降低花生四烯酸的代谢率，并可能抑制自由基、烷基及其他生物活性代谢物产生。亚低温治疗还使脑脊液和脑组织丙二醛含量明显下降，超氧化物歧化酶活性明显升高，神经元超微结构损害明显减轻。

8. 抑制一氧化氮合酶的活性，减少一氧化氮的合成。

9. 其他可能的机制。有的学者从另外的角度来解释亚低温的作用机制，如受损后脑组织的炎症反应程度作为评价亚低温疗效的指标。亚低温可以通过有效的抑制某些细胞因子介导的脑组织炎症反应达到脑创伤后的治疗效果。国外学者 Chatzipanteli 等发现亚低温能抑制炎症反应过程。

亚低温治疗脑损伤的展望：现有的实验结果表明，无论动物实验和临床实践都证明 30～35℃ 的亚低温具有肯定的脑保护疗效。但从临床应用的方面，我们还应进一步深入探讨亚低温的最佳适应证、时间窗、温度窗及亚低温实施方法等问题；虽然我们还不清楚其确切的保护机制，但可以预见的是，随着医学、细胞及分子生物学的飞速发展，我们在不久的将来会明确亚低温脑保护的机制，并将其有效的应用于临床实践。

王永剑　汪孝永　张在其

第十节　颅内高压

一、基本概念

颅内高压是指颅腔内容物对颅腔壁所产生的压力超过了正常范围，即患者侧卧位作腰椎穿刺，脑脊液静水压超过 $20.4\,cmH_2O$ 时所产生的一系列临床表现。颅内压是颅腔内容物对颅腔壁所产生的压力。正常成人颅内压为 $8\sim18\,cmH_2O$，儿童为 $5\sim10\,cmH_2O$。按国际标准，颅内压 $20\sim27\,cmH_2O$ 为轻度增高，$28\sim53\,cmH_2O$ 为中度增高，$>53\,cmH_2O$ 为严重颅内压增高。是神经外科常见临床病理综合征，是颅脑损伤、脑肿瘤、脑出血、脑积水和颅内炎症等所共有征象，由于上述疾病使颅腔内容物体积增加，导致颅内压持续在 $20.4\,cmH_2O$ 以上，从而引起的相应的综合征，尤其是颅内占位性病变的患者，往往会出现颅内压增高症状和体征。颅内压增高的主要危害是导致脑缺血缺氧和神经功能障碍，甚至引起脑疝，可使患者因呼吸循环衰竭而死亡，因此对颅内压增高及时诊断和正确处理，十分重要。

二、常见病因

引起颅内压增高的常见的中枢神经系统疾病如下。

(一)颅脑损伤

由于颅内血管损伤而发生的颅内血肿，脑挫裂伤伴有的脑水肿是外伤性颅内压增高常见原因。外伤性蛛网膜下腔出血，血块沉积在颅底脑池而引起的脑脊液循环障碍，以及红细胞阻塞蛛网膜颗粒所引起的脑脊液吸收障碍等，也是颅内压增高的常见原因。其他如外伤性蛛网膜炎及静脉窦血栓形成或脂肪栓塞也可致颅内压增高，但较少见。

(二)颅内肿瘤

颅内肿瘤出现颅内压增高者约占 80% 以上。一般肿瘤体积愈大，颅内压增高愈明显。但肿瘤大小并非是影响颅内压增高程度的唯一因素，肿瘤的部位、性质和生长速度也有重要影响。如位于脑室或中线部位的肿瘤，虽然体积不大，但由于堵塞室间孔、中脑导水管或第四脑室脑脊液循环通路，易产生梗阻性脑积水，因而颅内压增高症状可早期出现而且显著。位于颅前窝和颅中窝底部或位于大脑半球凸面的肿瘤，有时瘤体较大但颅内压增高症状出现较晚；而一些恶性胶质瘤或脑转移瘤，由于肿瘤生长迅速，且肿瘤周围伴有严重的脑水肿，故多在短期内即出现较明显的颅内压增高。

（三）颅内感染

脑脓肿患者多数有明显的颅内压增高。化脓性脑膜炎也多引起颅内压增高，并随着炎症的好转，颅内压也逐渐恢复正常。结核性脑膜炎晚期，因脑底部炎症性物质沉积，使脑脊液循环通路受阻，往往出现严重的脑积水和颅内压增高。

（四）脑血管疾病

由多种原因引起的脑出血都可造成明显的颅内压增高。颅内动脉瘤和脑动静脉畸形发生蛛网膜下腔出血后，由于脑脊液循环和吸收障碍形成脑积水，而发生颅内压增高。颈内动脉血栓形成和脑血栓，脑软化区周围水肿，也可引起颅内压增高。如软化灶内出血，则可引起急剧的颅内压增高，甚至可危及患者生命。

（五）脑寄生虫病

脑囊虫病引起的颅内压增高的原因有：

1. 脑内多发性囊虫结节可引起弥散性脑水肿。
2. 单个或数个囊虫在脑室系统内阻塞导水管或第四脑室，产生梗阻性脑积水。
3. 葡萄状囊虫体分布在颅底脑池时引起粘连性蛛网膜炎，使脑脊液循环受阻。脑棘球蚴病或脑血吸虫性肉芽肿均在颅内占有一定体积，由于病变较大，因而产生颅内压增高。

（六）颅脑先天性疾病

婴幼儿先天性脑积水多由于导水管的发育畸形，形成梗阻性脑积水；颅底凹陷和先天性小脑扁桃体下疝畸形，脑脊液循环通路可在第四脑室正中孔或枕大孔区受阻；狭颅症，由于颅缝过早闭合，颅腔狭小，限制脑的正常发育，从而引起颅内压增高。

（七）良性颅内压增高

又称假脑瘤综合征，以脑蛛网膜炎比较多见，其中发生于颅后窝者颅内压增高最为显著。颅内静脉窦（上矢状窦或横窦）血栓形成，由于静脉回流障碍引起颅内压增高。其他代谢性疾病、维生素 A 摄入过多、药物过敏和病毒感染所引起的中毒性脑病等均可引起颅内压增高。但多数颅内压增高症状可随原发疾病好转而逐渐恢复正常。

（八）脑缺氧

心搏骤停或昏迷患者呼吸道梗阻，在麻醉过程中出现喉痉挛或呼吸停止等均可发生严重脑缺氧。另外，癫痫持续状态和喘息状态（肺性脑病）也可导致严重脑缺氧和继发性脑水肿，从而出现颅内压增高。

三、发病机制

在成人，当颅缝闭合后，基本上可把颅腔（包括与之相连的脊髓腔）当作一个不能伸缩的容器，其总容积是不变的。颅内有 3 种内容物组成，即脑组织、血液及脑脊液，它们的体积虽都不能被压缩，但在一定范围内可互相代偿。由于颅腔的总容积不变而在不同的生理和病理情况下颅内容物的体积可变，于是就形成了两者之间的矛盾。需要有精确的生理调节来保证两者之间的平衡。如果颅内容物中某一部分体积增加时，就必然会导致其他部分的代偿性缩减来适应。这是维持正常颅内压的基本原理，若超过了一定的限度破坏了这一机制就可导致颅内压增高。三种内容物中，脑组织体积最大，但对容积代偿所起的作用最小，主要靠压缩脑脊液和脑血流量来维持正常颅内压。一般颅腔内容物容积增加 5％尚可获得代偿，超过 8％～10％时则出现明显的颅内压增高。

颅腔内容物增加可因多种原因引起的脑水肿，脑脊液量或脑血流量增加和颅内占位性病变等所致。如颅腔内容物正常，而因狭颅畸形、颅底凹陷症、颅骨骨瘤、畸形性骨炎或颅骨凹陷性骨折等而使颅腔容积缩小时，也可引起颅内压增高。

（一）脑体积增加

脑体积增加最常见原因是脑水肿。脑水肿是由各种因素（物理性、化学性、生物性等）所致的脑组织内水分异常增多造成的脑体积增大和重量增加。

1. 血管源性脑水肿。临床常见，系由于脑毛细血管内皮细胞通透性增加，血-脑屏障破坏，血管内蛋白质渗往细胞外间隙，使细胞外间隙扩大所致，通常以脑白质部分水肿为主。常见于脑外伤、脑肿瘤、脑血管意外、脑炎和脑膜炎等病变的脑水肿早期。

2. 细胞毒性脑水肿。多由于脑缺血缺氧或各种中毒引起的脑水肿。缺血、缺氧或中毒，神经元、胶质细胞和血管内皮细胞膜上的钠泵障碍，钠、氯离子进入细胞内合成氯化钠，细胞内渗透压增加，水分大量进入细胞内而引起细胞内水肿。常见于脑缺血缺氧、一氧化碳及有机磷中毒、脓毒症、毒血症及水电解质失衡等。此类水肿以灰质明显。

3. 间质性脑水肿。由于脑室系统内压力增加，使水分与钠离子进入脑室周围的细胞间隙，见于阻塞性脑积水。

4. 渗透压性脑水肿。当血浆渗透压急剧下降时，为了维持渗透压平衡，水分子由细胞外液进入细胞内，引起脑水肿。此外，根据累及范围，脑水肿可分为两类：

（1）弥散性脑水肿：由于颅腔狭小或脑实质的体积增大而引起，其特点是颅腔内各部位及各分腔之间压力均匀升高，不存在明显的压力差，因此脑组织无明显移位。临床所见的弥散性脑膜脑炎、弥散性脑水肿、交通性脑积水等所引起的颅内压增高均属于这一类型。

（2）局限性脑水肿：因颅内有局限的扩张性病变，病变部位压力首先增高，常见于颅内肿瘤、局限性脑挫裂伤或炎症灶周围。

（二）脑脊液量增加

由于脑脊液循环通路阻塞或脑脊液生成过多（如脉络膜丛乳头状瘤、侧脑室内炎症等）、脑脊液吸收减少（如颅内静脉窦血栓形成、蛛网膜下腔出血、蛛网膜粘连等）均可致脑脊液量增加，引起颅内压增高。

（三）颅内血容量增加

脑外伤后脑血管扩张，颅内占位性病变，高血压脑病，呼吸道梗阻、呼吸中枢衰竭时 CO_2 积聚（高碳酸血症）引起的脑血管扩张、脑血容量增加，均可引起颅内压增高。

（四）颅内占位性病变

为颅腔内额外增加的内容物，包括肿瘤、血肿、脓肿等。除病变本身占据一定体积外，病变周围的脑水肿，或因阻塞脑脊液循环通路所致的脑积水，又进一步使颅内压增高。

四、临床特征

根据病变发展，颅内压增高可分为急性、慢性和良性颅内压增高三类。

（一）急性颅内压增高

常见于急性颅内出血、重型脑挫裂伤、神经系统的急性炎症和中毒等。其特点为早期出现剧烈的头痛、烦躁不安、频繁呕吐，继而出现意识障碍，表现为嗜睡或精神恍惚，逐渐陷入昏迷。有时出现频繁的癫痫样发作。抽搐的主要原因是脑组织缺血、缺氧。颅内压增高所致的头痛，其特点是头痛常表现为持续性钝痛，伴有阵发性加剧，常因咳嗽、打喷嚏等用力动作而加重。头痛常是慢性颅内压增高的唯一早期症状，初期多不严重，随着病变的发展头痛逐渐加剧。但应注意与神经血管性头痛或神经官能性头痛相鉴别，该类头痛常为阵发性发作，在缓解期间可完全正常，头痛一般由于双颞刺激大脑皮质的运动中枢所引起的，脑干网状结构受到刺激或损害时，则出现间歇性或持续性肢体强直；其他生命体征如体温、脉搏、血压、瞳孔等变化也较明显。急性颅内压增高时，眼底可表现为小动脉痉挛，视神经盘水肿往往不明显，或只有较轻度的静脉扩张瘀血，以及视盘边界部分欠清。有部分急性颅内血肿患者，可于短时间内内出现眼底视神经盘水肿、出血等。

（二）慢性颅内压增高

常见于颅内发展缓慢的局限性病变，如肿瘤、肉芽肿、囊肿、脓肿等。其症状和体征表现如下：

1. 头痛。慢性颞侧与前额疼痛。后颅窝占位性病变时，头痛则常位于枕部；头痛的原因可能是由于颅内高压时，刺激颅内敏感结构，如脑膜、血管和颅神经受到牵扯或挤压所致。

2. 恶心、呕吐。常出现于晨起时头痛加重，典型表现为与饮食无关的喷射性呕吐，吐后头痛可略减轻。呕吐前常伴恶心，早期常只有恶心而无呕吐，晚期则在呕吐前不一定有恶心。恶心、呕吐是因高颅内压时刺激了迷走神经核团或其神经根所引起的。脑干肿瘤起源于迷走神经核团附近者，呕吐有时是早期唯一的症状，可造成诊断上的困难，有时误诊为"功能性呕吐"而延误治疗时机。

3. 视神经盘水肿及视力障碍。视神经盘水肿是颅内压增高的主要客观体征。颅内压增高过程的早期，先出现视网膜静脉回流受阻，静脉瘀血，继而出现视盘周围渗出、水肿、出血，甚至隆起。早期一般视力正常；晚期则出现继发性视神经萎缩，视力明显障碍，视野向心性缩小，最后可导致失明，一旦失明，恢复几乎是不可能的。因此，早期及时处理颅内压增高，对于保存视力是很重要的。肿瘤患者70％以上有视神经盘水肿，婴儿几乎完全不发生视神经盘水肿，幼儿也少见。

4. 其他症状。一侧或双侧外展神经麻痹、复视、黑蒙、头晕、耳鸣、猝倒、精神迟钝、智力减退、记忆力下降、情绪淡漠或欣快、意识模糊等症状也不少见。如病变位于功能区还可伴有相应的体征出现。

5. 颅内压增高的晚期可出现生命体征的明显改变，如血压升高、心率缓慢、脉搏徐缓、呼吸慢而深等，这些变化是中枢神经系统为改善脑循环的代偿性表现。最后导致呼吸、循环功能衰竭而死亡。

（三）良性颅内压增高

良性颅内压增高是一组病因和发生机制尚未完全清楚的综合征，具有颅内压增高的症状，侧卧位测量成年人平均脑脊液压力超过 $20\,cmH_2O$，脑脊液化验正常，无神经系统的其他阳性体征，预后较为良好。颅内压增高的过程，根据其病理生理发生改变的不同特点和临床症状变化的表现，将其分为代偿期、早期、高峰期和晚期（衰竭期）四个不同阶段，以便于临床观察，早期诊断和及时治疗。

1. 代偿期。颅内病变已经开始形成，但尚处于早期发展阶段。由于颅腔内有8％～10％的代偿容积，所以只要病变本身和病理改变后所占的体积不超过这一限度，颅内压通过自动调节，仍可保持在正常范围内，临床上也不会出现颅内压增高的症状和体征，因此早期诊断较为困难。此期经过的时间长短，取决于病变的性质、部位和发展的速度等因素。如良性肿瘤和慢性硬脑膜下血肿，由于病变发展较缓慢，一般引起的脑水肿程度也较轻，故此期持续时间较久，可由数月到数年。急性颅内血肿、脑脓肿和恶性肿瘤等，由于病变本身或其继发因素发展较快，周围的脑组织也有较为广泛和较为严重的水肿反应，这种原发性和继发性病理改变，可迅速地超过颅腔的代偿容积，所以此期一般持续时间都较短。如急性颅内血肿此期的经过仅为数十分钟到数小时，脑脓肿为数天到数周，恶性肿瘤多为数周或1～2个月。

2. 早期。病变继续发展，其体积逐渐增大并超过颅腔的代偿容积，逐渐出现颅内压增高表现。此期颅内压增高程度不超过平均动脉压值的1/3，即 $20.4\sim47.94\,cmH_2O$ 范围内，脑灌注压为平均体动脉压值的2/3，血管口径缩小，血管阻力约增加1/3，脑血流量保持正常的2/3左右。动脉血二氧化碳分压值在正常范围内，脑血管自动调节反应和全身血管加压反应均保持良好，但脑组织已有早期缺血缺氧和脑血流量减少，血管管径也有明显改变，所以逐渐出现头痛、恶心、呕吐等症状，并可因激惹引起颅内压增高的动作而加重颅内压增高。还可见视神经盘水肿等客观体征。在急性颅内压增高时，还可出现血压升高、脉搏变慢、呼吸节律变慢、幅度加深的柯兴氏反应。此期，如能及时解除病因，脑功能较容易恢复。否则预后不良。

3. 高峰期。病变已发展到较严重阶段，脑组织有较重的缺血、缺氧表现，并影响到脑的生理功能。出现较重的头痛、呕吐、视力障碍和明显的视神经盘水肿，患者意识逐渐迟钝，甚至处于昏迷状态。病情急剧发展时，常出现血压上升，脉搏缓慢有力，呼吸节律变慢、加深或不规则等表现。此期颅内压为平均体动脉压值的 1/2，为 47.6～68 cmH$_2$O，脑灌注压也仅相当于平均体动脉压值的 1/2。脑血管口径缩小，脑血管阻力增加近 1 倍。脑血流量也仅为正常血流量的 1/2，约 25～27 mL/(100 g·min)。此时颅内压几乎与舒张压相等。动脉血二氧化碳分压在 50 mmHg 以上。在这一阶段内脑血管自动调节反应丧失，主要靠全身性血管加压反应。此期如不能及时采取有效治疗措施，往往迅速出现脑干功能衰竭。

4. 晚期（衰竭期）。病情已发展到濒危阶段，临床表现为深昏迷，一切反应和生理反射均消失，双瞳孔散大固定，去脑强直，血压下降，心搏减弱，呼吸浅速或不规则甚至停止，脑电图上呈生物电停放，临床上可达"脑死亡"阶段。此期颅内压增高可达到平均动脉压水平。脑血管阻力极大，血管口径可完全塌陷或血管完全闭塞，脑灌注压＜27 cmH$_2$O 甚至等于零，脑血流量仅为 18～21 mL/100 g·min，脑代谢耗氧量仅为正常平均值的 1/5 以下，即＜7 mL/(100 g·min)〔正常为 33～39 mL/(100 g·min)〕。动脉血二氧化碳分压在 50 mmHg 以上，动脉血氧饱和度＜60%（正常为 97%）。脑细胞停止活动，脑电图上出现生物电停放而呈水平线，此时虽进行抢救但多数难以挽救生命。

五、辅助检查

1. 头颅 X 线片可发现脑回压迹增多、骨缝分离、颅骨内板变薄，蝶鞍扩大、鞍背及前后床突骨质吸收。

2. 超声波检查、脑电图、脑血管造影，放射性同位素扫描、CT 扫描和 MRI 等对颅内压增高及颅内病灶的诊断有重要价值。

3. 腰穿与颅内压监护可确定颅内压的高低。

六、诊断思路

1. 详细追问患者既往病史和现病史，寻找诱发因素，有助于颅内压增高的诊断和原发病的估计。
2. 根据症状和体征快速估计颅内压增高程度，有无脑疝发生。
3. 全面细致的体格检查，选择必要的客观检查，如 CT 扫描、腰椎穿刺等将有助于颅内压增高的病因诊断。

七、临床诊断

结合患者病史、症状和体征，客观检查资料，出现头痛、呕吐、视神经盘水肿，颅内压增高的诊断即可成立。

（一）临床表现

如头痛、呕吐、视神经盘水肿等。

（二）药物试验性诊断

快速静脉滴注 20% 甘露醇，如患者头痛显著缓解，颅内高压可能性大。

（三）头颅 X 线片

可发现脑回压迹增多、骨缝分离、颅骨内板变薄，蝶鞍扩大、鞍背及前后床突骨质吸收。

（四）相关检查

脑超声波检查、脑电图、脑血管造影，放射性同位素扫描、CT 扫描和 MRI 等对颅内压增高及颅内病灶的诊断有重要价值。腰穿与颅内压监护可确定颅内压的高低。但对颅内压明显增高的患者做腰椎穿刺有促成脑疝的危险，应尽量避免。

八、鉴别诊断

引起颅内压增高的病因很多，对一个具体患者而言，不仅要判断其有无颅内压增高，还要鉴别颅内压增高的原因（病因诊断），有的尚需确定病变的部位（定位诊断）。

九、救治方法

（一）一般处理

凡有颅内压增高的患者，应留院观察。密切观察意识、瞳孔、血压、呼吸、脉搏及体温的变化，以掌握病情发展的动态。有条件时可做颅内压监护，根据监护中所获得压力信息来指导治疗。频繁呕吐者应暂禁食，以防吸入性肺炎。不能进食的患者应予补液，补液量应以维持出入液量的平衡为度，补液过多可促使颅内压增高恶化。注意补充电解质并调整酸碱平衡。用轻泻剂来疏通大便，不能让患者用力排便，不可做高位灌肠，以免颅内压骤然增高。对意识不清的患者及咳痰困难者要考虑做气管切开术，以保持呼吸道通畅，防止因呼吸不畅而使颅内压更加增高。给予氧气吸入有助于降低颅内压。病情稳定者应尽早查明病因，以明确诊断，尽快施行去除病因的治疗。

（二）病因治疗

颅内占位性病变，首先应考虑做病变切除术。位于大脑非功能区的良性病变，应争取做根治性切除；不能根治的病变可做大部切除、部分切除或减压术；若有脑积水者，可行脑脊液分流术，将脑室内液体通过特制导管分流人蛛网膜下腔、腹腔或心房。颅内压增高已引起急性脑疝时，应分秒必争进行紧急抢救或手术处理。

（三）降低颅内压治疗

适用于颅内压增高但暂时尚未查明原因或虽已查明原因但仍需要非手术治疗的病例。高渗利尿剂选择应用的原则是：若意识清楚，颅内压增高程度较轻的病例，先选用口服药物。若有意识障碍或颅内压增高症状较重的病例，则宜选用静脉或肌内注射药物。

1. 常用口服的药物。①氢氯噻嗪 25～50 mg，3 次/d；②乙酰唑胺 250 mg，3 次/d；③氨苯蝶啶 50 mg，3 次/d；④呋塞米 20～40 mg，3 次/d。

2. 常用的可供注射的制剂。①20％甘露醇 250 mL，快速静脉滴注，2～4 次/d；②25％山梨醇溶液 250 mL 静脉滴注，2～4 次/d；③呋塞米 20～40 mg，肌肉或静脉注射，1～2 次/d。此外，也可采用浓缩 2 倍的血浆 100～200 mL 静脉注射；20％人血白蛋白 20～40 mL 静脉注射，对减轻脑水肿、降低颅内压有效。

（四）糖皮质激素应用

能改善血-脑屏障通透性，减轻氧自由基介导的脂质过氧化反应，减少脑脊液生成。地塞米松 5～10 mg 静脉或肌内注射，2～3 次/d；氢化可的松 100 mg 静脉注射，1～2 次/d；泼尼松 5～10 mg 口服，1～3 次/d，可减轻脑水肿，有助于缓解颅内压增高。在治疗中应注意防止并发高血糖、应激性溃疡和感染。

（五）冬眠低温疗法或亚低温疗法

有利于降低脑的新陈代谢率，减少脑组织的氧耗量，防止脑水肿的发生与发展，对降低颅内压也起一定作用。

（六）脑脊液体外引流

有颅内压监护装置的病例，可经脑室缓慢放出脑脊液少许，以缓解颅内压增高。

（七）巴比妥治疗

大剂量异戊巴比妥或硫喷妥钠注射可降低脑的代谢，减少氧耗及增加脑对缺氧的耐受力，使颅内压降低。但需在有经验的专家指导下才能应用。在给药期间，应做血药浓度监测。

（八）辅助过度换气

目的是使体内 CO_2 排出。当动脉血二氧化碳分压每下降 $1\,mmHg$ 时，可使脑血流量递减 2%，从而使颅内压相应下降。

（九）抗生素治疗

控制颅内感染或预防感染。可根据致病菌药物敏感试验选用适当的抗生素。预防用药应选择广谱抗生素，术中和术后应用为宜。

（十）对症治疗

对患者的主要症状进行治疗，疼痛者可给予镇痛剂，但应忌用吗啡和哌替啶等类药物，以防止对呼吸中枢的抑制作用，而导致患者死亡。有抽搐发作的病例，应给予抗癫痫药物治疗。烦躁患者给予镇静剂。

十、诊疗探索

颅内压升高是许多疾病发展过程中的一种病理状态，处理原则一方面对症降低颅内压；另一方面针对原发病进行治疗，这是目前诊疗探索的重点。

十一、病因治疗

常见的能引起颅内压增高的中枢神经系统疾病如下。

（一）颅脑损伤

由于颅内血管损伤而发生的颅内血肿，脑挫裂伤伴有的脑水肿是外伤性颅内压增高常见原因。药物降低颅内压治疗是主要手段，对于大的颅内血肿应予早期手术清除。

（二）颅内肿瘤

颅内肿瘤出现颅内压增高者约占 80% 以上。应予早期手术治疗。

（三）颅内感染

控制颅内感染或预防感染。可根据致病菌药物敏感试验选用适当的抗生素。

（四）脑血管疾病

由多种原因引起的脑出血、颅内动脉瘤和脑动静脉畸形发生蛛网膜下腔出血引起的颅内压增高，临床上，手术治疗是主要手段。

（五）脑寄生虫病、颅脑先天性疾病、良性颅内压增高

可以选择药物降低颅内压治疗，但是必要时应予手术治疗，如侧脑室-腹腔分流术以降低颅内压。

（六）脑缺氧

心搏骤停或昏迷患者呼吸道梗阻，在麻醉过程中出现喉痉挛或呼吸停止等均可发生严重脑缺氧。这类患者复苏过程中的早期脑保护措施很重要。

十二、最新进展

在对颅内压增高时的监测中，采用床旁经颅多普勒超声监测颅内动脉血流的情况，根据经颅多普勒超声血流频谱和参数的变化，反映颅内压的变化并对脑循环状态进行评判，对重症患者的预后评价具有较高临床实用价值。经颅多普勒超声是通过测量颅内动脉的血流速度和脉动指数来检测颅内压与脑血流量的变化，血流速度的快慢基本反映了脑血流量的多少，脉动指数则代表脑血管的舒缩功能，即脑血流的阻力，目前研究认为，当颅内压增高时，脑灌注压下降，如果脑血管的自动调节能力完好，则脑血流量仍维持正常；如果自动调节能力减弱或丧失，脑灌注压明显减低可致脑血流量严重不足甚至脑循环完全停止；程度不同的颅内压增高，是直接影响患者预后的重要因素，研究还发现颅内压与脉动指数具有良好的相关性，颅内压与脑血流量成反比，颅内压越高，经颅多普勒超声检测脑动脉血流速度越慢。当颅内压继续增高达到和/或超过收缩压时，已经很难有血流进入脑循环中，是脑循环停止的高度特征性的血流波型。无血流是颅内压增高的终末期，提示颅内压增大到使整个血管腔完全塌陷，整个心动周期中无血流。经颅多普勒超声监测不但可以估价颅内压增高程度，为临床提供早期脑死亡的判定依据，还可观察治疗中的脑血流动力学改变，指导降颅内压临床用药，对重症患者的预后作出评价，是动态观察脑循环状态较为理想的方法。

王永剑 汪孝永 张在其

第十一节 脑 疝

一、基本概念

颅内病变所致的颅内压增高达到一定程度时，可使一部分脑组织移位，通过一些孔隙，被挤压至压力较低的部位，即为脑疝。

二、常见病因

（一）基本原因

颅内任何部位占位性病变发展到严重程度均可导致颅内各分腔压力不均而引起脑疝。

（二）常见病因

1. 外伤所致各种颅内血肿，如硬脑膜外血肿、硬脑膜下血肿及脑内血肿。
2. 颅内脓肿。
3. 颅内肿瘤尤其是颅后窝、中线部位及大脑半球的肿瘤。
4. 颅内寄生虫病及各种肉芽肿性病变。

三、发病机制

脑疝是颅内压增高所引起的严重后果。当颅内某分腔有占位性病变时，该分腔的压力大于邻近分腔的压力，脑组织由高压力区向低压力区移位，导致脑组织、血管及颅神经等重要结构受压和移位，有时被挤入硬脑膜的间隙或孔道中，从而出现一系列严重临床症状和体征，当发生脑疝时，移位的脑组织在小脑幕切迹或枕骨大孔处挤压脑干，脑干受压移位可致其实质内血管受到牵拉，严重时基底动脉进入脑干的中央支可被拉断而致脑干内部出血，常为斑片状，有时出血可沿神经纤维走行方向达内囊水平。由于同侧的大脑脚受到挤压而造成病变对侧偏瘫，同侧动眼神经受到挤压可产生动眼神经麻痹症状。移位的钩回、海马回可将大脑后动脉挤压于小脑幕切迹缘上致枕叶皮质缺血坏死。小脑幕切迹裂孔及枕骨大孔被移位的脑组织堵塞，从而使脑脊液循环通路受阻，则进一步加重颅内压增高，形成恶性循环，使病情迅速恶化。

四、临床特征

根据发生部位和所疝出的组织的不同，脑疝可分为小脑幕切迹疝（颞叶沟回疝）、枕骨大孔疝（小脑扁桃体疝）、大脑镰疝（扣带回疝）和小脑幕切迹上疝（小脑蚓疝）等。这几种脑疝可以单独发生，也可以同时或相继出现。不同类型的脑疝各有其临床特点，在此仅简述小脑幕切迹疝及枕骨大孔疝的临床表现。

（一）小脑幕切迹疝

当幕上一侧占位病变不断增长引起颅内压增高时，脑干和患侧大脑半球向对侧移位。半球上部由于有大脑镰限制，移位较轻，而半球底部近中线结构如颞叶的沟回等则移位较明显，可疝入脚间池，形成小脑幕切迹疝，使患侧的动眼神经、脑干、后交通动脉及大脑后动脉受到挤压和牵拉。临床表现有：

1. 颅内压增高。表现为剧烈头痛，与进食无关的频繁的喷射性呕吐。头痛程度进行性加重伴烦躁不安。急性脑疝患者视神经盘水肿可有可无。

2. 瞳孔改变。病初由于患侧动眼神经受刺激导致患侧瞳孔变小，对光反射迟钝，随病情进展患侧动眼神经麻痹，患侧瞳孔逐渐散大，直接和间接对光反射均消失，并有患侧上睑下垂、眼球外斜。如果脑疝进行性恶化，影响脑干血供时，由于脑干内动眼神经核功能丧失可致双侧瞳孔散大，对光反射消失，此时患者多已处于濒死状态。

3. 锥体束征。表现为病变对侧肢体的肌力减弱或麻痹，病理征阳性。脑疝进展时可致双侧肢体自主活动消失，严重时可出现去脑强直发作，这是脑干严重受损的信号。

4. 意识障碍。由于脑干内网状上行激动系统受累，患者随脑疝进展可出现嗜睡、浅昏迷至深昏迷。

5. 生命体征改变。由于脑干受压，脑干内生命中枢功能紊乱或衰竭，可出现生命体征异常。表现为心率减慢或不规则，血压忽高忽低，呼吸不规则、大汗淋漓或汗闭，面色潮红或苍白，体温可高达41℃以上或体温不升。最终因呼吸循环衰竭而致呼吸停止，血压下降，心搏骤停而死亡。

（二）枕骨大孔疝

颅内压增高时，小脑扁桃体经枕骨大孔疝出到颈椎管内，称为枕骨大孔疝或小脑扁桃体疝。多发生于颅后窝占位病变，颅后窝容积小，因此其代偿缓冲容积也小，较小的占位病变即可使小脑扁桃体经枕骨大孔疝入颈椎管上端。枕骨大孔疝分慢性疝出和急性疝出两种。前者症状较轻，后者多突然发生，延髓生命中枢受急性压迫而功能衰竭，患者常迅速死亡。临床表现有：

1. 颅内压增高，出现剧烈的头痛和频繁的呕吐，慢性脑疝患者多有视神经盘水肿。

2. 出现明显的生命体征紊乱。慢性疝出者生命体征变化不明显；急性疝出者生命体征变化显著，迅速发生呼吸和循环障碍。

3. 常有颈项强直、枕下疼痛或强迫头位。

4. 意识改变出现较晚，没有瞳孔改变，而呼吸骤停发生较早。

5. 后组脑神经受累，由于脑干下移，后组脑神经受牵拉，或因脑干受压，出现眩晕、听力减退等症状。与小脑幕切迹疝相比，枕骨大孔疝的特点：生命体征变化出现较早，瞳孔改变和意识障碍出现较晚。

五、辅助检查

（一）头颅 X 线片

可发现脑回压迹增多、骨缝分离、颅骨内板变薄，蝶鞍扩大、鞍背及前后床突骨质吸收。

（二）头颅 CT 扫描和 MRI

CT 扫描和 MRI 等对颅内压增高及颅内病灶的诊断有重要价值。

六、诊断思路

询问病史，根据症状和体征快速估计有无脑疝发生。详细追问患者既往病史和现病史，寻找诱发因素，有助于脑疝的诊断和原发病的估计。

必要时可考虑行头颅 CT 扫描和 MRI 等检查。

七、临床诊断

根据典型的临床表现，必要时行头颅 CT 扫描和 MRI 等检查，脑疝的诊断并不困难。

八、鉴别诊断

根据患者既往病史和现病史，典型的临床表现，必要时头颅 CT 扫描等检查，可对脑疝的类型及病因予以鉴别。

九、救治方法

1. 脑疝是由于急剧的颅内压增高造成的，在做出脑疝诊断的同时应按颅内压增高的处理原则快速静脉输注高渗降颅内压药物，以缓解病情，争取时间。

2. 当确诊后，根据病情迅速完成开颅术前准备，尽快手术去除病因，如清除颅内血肿或切除脑肿瘤等。如难以确诊或虽确诊而病因无法去除时，可选用下列姑息性手术，以降低颅内高压和抢救脑疝。

（1）侧脑室体外引流术。经额、眶、枕部快速钻颅或锥颅，穿刺侧脑室并安置硅胶引流管行脑脊液体外引流，以迅速降低颅内压，缓解病情。特别适于严重脑积水患者，这是常用的颅脑手术前的辅助性抢救措施之一。

（2）脑脊液分流术。脑积水的病例可施行侧脑室-腹腔分流术。侧脑室-心房分流术现已较少应用。导水管梗阻或狭窄者也应行脑脊液分流术或导水管疏通术。可选用侧脑室-枕大池分流术或导水管疏通术。

（3）减压术。小脑幕切迹疝时可采用颞肌下减压术；枕骨大孔疝时可采用枕肌下减压术，这种减压术常造成脑组织的大量膨出，对脑的功能损害较大，故非迫不得已不宜采用。重度颅脑损伤致严重脑水肿而颅内压增高时，可采用去骨瓣减压术，但目前已较少应用。以上方法称为外减压术。在开颅手术中可能会遇到脑组织肿胀膨出，此时可将部分非功能区脑叶切除，以达到减压目的，称为内减压术。

十、诊疗探索

急剧的颅内压增高造成的脑疝是许多疾病发展过程中的一种病理状态，处理原则一方面对症降低颅内压；另一方面针对原发病进行治疗，这是目前诊疗探索的重点。

十一、病因治疗

针对脑疝的病因治疗与颅内压增高相同。

十二、最新进展

在对脑疝处理中，对颅内压增高时的监测也可采用床旁经颅多普勒超声监测颅内动脉血流的情况，根据经颅多普勒超声血流频谱和参数的变化，反映颅内压的变化并对脑循环状态进行评判，对患者的预后评价具有较高临床实用价值。经颅多普勒超声是通过测量颅内动脉的血流速度和脉动指数来检测颅内压与脑血流量的变化，血流速度的快慢基本反映了脑血流量的多少，脉动指数则代表脑血管的舒缩功能，即脑血流的阻力，目前研究认为，当颅内压增高时，脑灌注压下降，如果脑血管的自动调节能力完好，则脑血流量仍维持正常；如果自动调节能力减弱或丧失，脑灌注压明显减低可致脑血流量严重不足甚至脑循环完全停止；程度不同的颅内压增高，是直接影响患者预后的重要因素，研究还发现颅内压与脉动指数具有良好的相关性，颅内压与脑血流量成反比，颅内压越高，经颅多普勒超声检测脑动脉血流速度越慢。当颅内压继续增高达到和超过收缩压时，已经很难有血流进入脑循环中，是脑循环停止的高度特征性的血流波型。无血流是颅内压增高的终末期，提示颅内压增大到使整个血管腔完全塌陷，整个心动周期中无血流。经颅多普勒超声监测不但可以估价颅内压增高程度，为临床提供早期脑死亡的判定依据，还可观察治疗中的脑血流动力学改变，指导降颅内压临床用药，对重症患者的预后做出评价，是动态观察脑循环状态较为理想的方法。

王永剑 汪孝永 张在其

第二章　四肢与脊柱外科

第一节　关节脱位

一、基本概念

关节脱位又称脱臼，是指组成关节各骨的关节面，失去正常的对合关系。多数是外伤性脱位，关节面完全失去对合关系时称为完全脱位，部分失去对合关系的称为半脱位。常见的关节脱位有肘关节脱位、肩关节脱位、肩锁关节脱位、髌骨脱位、髋关节脱位和下颌关节脱位等。

二、常见病因

常见于外伤性脱位，此外还有先天性和病理性脱位。由创伤引起的称为外伤性脱位，由病变破坏引起的称为病理性脱位，胚胎期关节发育不全而引起的称为先天性脱位。

三、发病机制

(一)肩关节脱位

多因外伤暴力引起，按肱骨头与关节盂的位置关系分为前脱位和后脱位。肩关节前脱位者很多见，常因间接暴力所致，如跌倒时上肢外展外旋，手掌或肘部着地，外力沿肱骨纵轴向上冲击，肱骨头自肩胛下肌和大圆肌之间薄弱部撕脱关节囊，向前下脱出，形成前脱位。肱骨头被推至肩胛骨喙突下，形成喙突下脱位，如暴力较大，肱骨头再向前移致锁骨下，形成锁骨下脱位。后脱位很少见，多由于肩关节受到由前向后的暴力作用或在肩关节内收内旋位跌倒时手部着地引起。后脱位可分为肩胛骨下和肩峰下脱位，肩关节脱位如在初期治疗不当，可发生习惯性脱位。

(二)肩锁关节脱位

有直接暴力与间接暴力所致两种，以直接暴力多见，肩峰上受到冲击，使肩峰与肩胛骨下沉，结果使肩锁关节的韧带结构破裂，如果暴力过大，将会使附着于锁骨上的斜方肌和三角肌止点处肌纤维破裂，并延及肩锁关节韧带与半月软骨，过大暴力会使喙锁韧带也断裂。另有一种间接暴力，于倾跌时肩部与肘部均处于90°屈曲位置，此时肱骨头顶住肩胛盂与肩峰，向后方传导的暴力可以使肩锁韧带和喙锁韧带破裂。分类如下。

第Ⅰ型：肩锁关节囊与韧带扭伤，并无确切的韧带断裂。

第Ⅱ型：肩锁关节囊与韧带破裂，锁骨外侧端"半脱位"。

第Ⅲ型：肩锁韧带与喙锁韧带均已破裂，锁骨外侧端"真性脱位"。

(三)肘关节后脱位

多为传达暴力及杠杆作用力所造成。患者跌倒时肘关节伸直、前臂旋后位，传达暴力使肘关节过度后伸，以至于尺骨鹰嘴尖端撞击肱骨下端的鹰嘴窝，起到杠杆作用，使尺桡骨上端同时被推向后外方而导致典型的肘关节后脱位。此时前关节囊及肱前肌均撕裂，后关节囊及肱骨下端后侧骨膜可在骨膜下剥离。

单纯肘关节前脱位较罕见，多为肘部旋转暴力所致。跌倒时手撑地，在前臂固定的情况下，身体沿上肢纵轴旋转，以致产生肘侧方脱位，外力继续作用，则可导致尺桡骨近端完全脱到肘前方。由于引起脱位的暴力多较剧烈，故软组织损伤也较重。关节囊及侧副韧带多完全损伤或撕裂，合并肘部神经血管损伤的机会也增多。

肘关节侧方脱位又可分为内侧脱位和外侧脱位两种，外侧脱位是肘外翻应力所致，内侧脱位是肘内翻应力所致。患者跌倒后，引起肘关节后脱位的同时，由于暴力作用方向不同，可沿尺侧或桡侧向上传达，出现肘内翻或肘外翻，引起肘关节的尺、桡侧副韧带撕脱或断裂，但环状韧带仍保持完整。一般与脱位方向相对侧的韧带和关节囊损伤严重，而脱位侧的损伤反而较轻，骨端向桡侧严重移位者，可引起尺神经牵拉伤。

爆裂型肘关节脱位极少发生，此种脱位后，肱骨下端位于尺桡骨中间，并有广泛的软组织损伤。除有关节囊及侧副韧带撕裂外，前臂骨间膜及环状韧带也都完全撕裂。可分为前后型与内外型两种，前后型脱位受伤时由于前臂过度旋前，脱位以肱骨滑车纵形劈开上尺桡关节，造成环状韧带和骨间膜断裂，桡骨头移位于肱骨下端的前方，尺骨鹰嘴则位于肱骨下端的后方，形成典型的肘关节前后型脱位。肘关节内外型脱位，由于暴力因素致使环状韧带撕裂，使尺桡骨上端分别移位于肘关节内、外侧，造成肘关节内外侧型脱位。

肘关节脱位时，肱三头肌肌腱和肱前肌肌腱被撕脱剥离，骨膜、韧带、关节囊均被撕裂，以至于肘窝部形成血肿，该血肿容易出现纤维化，以至骨化，引起骨化性肌炎，成为影响陈旧性脱位后复位的最大障碍，并严重影响肘关节活动功能。移位严重的肘关节脱位可能损伤血管与神经，应予以特别注意。

（四）桡骨头半脱位

多见5岁以下儿童，在外力牵拉手腕时发生。因不满5岁的小儿桡骨头未发育好，桡骨颈部的环状韧带只是一片薄弱的纤维膜，一旦小儿的前臂被提拉桡骨头向远端滑移，恢复原位时，环状韧带的上半部不及退缩，卡压在肱桡关节内，成为桡骨头半脱位。随着小儿逐渐长大，桡骨头良好发育，环状韧带也增厚增强，以后即不再发生半脱位。

（五）髋关节脱位

多因强大的暴力导致。当髋关节位于屈曲位，外力使大腿急剧内收、内旋时，股骨颈前缘抵于髋臼前缘形成一个支点，因杠杆作用使股骨头向后上方脱位，形成髋关节后脱位。

当髋关节位于外展、外旋位，外力使大腿急剧外展时，股骨颈或大转子抵于髋臼后缘，以此为支点形成杠杆作用，使股骨头突破前关节囊向前方脱位，形成髋关节前脱位。当髋关节在外展、外旋和屈曲位时，造成髋关节前下脱位，称为闭孔型；当髋关节在外展、外旋和伸直位时，造成髋关节前上脱位，称为耻骨型。

经股骨干或大转子的强大传导暴力沿股骨颈方向传导，常伤及前后柱，引起前后柱的横行或粉碎骨折，发生髋关节中心性脱位。

（六）髌骨脱位

多因外力导致，尤其是在先天性发育异常基础上。髌骨向上脱位的病理变化是髌韧带完全性断裂，而髌骨向外侧脱位的病理变化则是膝关节囊从髌骨内缘附着处撕脱，软组织损伤范围通常较广，股四头肌腱膜扩张部的内侧部分和股内侧肌附着处都可以有撕脱。髌骨通常向外侧脱位，有时还有骨和软骨碎屑掉落在膝关节腔内形成游离体。也可能伴有半月板和内侧副韧带损伤。

习惯性脱位则往往含有先天性因素在内，例如小髌骨和股骨外踝发育不良有膝外翻等。据髌骨内、外侧关节面的长度，Wiberg 将髌骨分成 3 种类型：Ⅰ型，两侧关节面长度几乎相等，内侧关节面略凹陷；Ⅱ型，外侧关节面长度明显长于内侧，内侧关节面仍凹陷；Ⅲ型，外侧关节面呈平行状，内侧关节面短且凸出，近直角状。Ⅱ型髌骨容易向外脱位。

正常人体的股四头肌力学轴线起自髂前上棘，止于髌骨上缘的中点，它与髌韧带的轴线组成 Q 角，这个角度是外翻角，正常人为 14°，如果超过 20°时，伸肌的牵拉力量偏向外侧，结果是将髌骨向外侧牵引，容易产生脱位。习惯性脱位者股骨外踝较小，有膝外翻畸形，它的 Q 角通常是增大的。

髌骨外侧的支持带如果有短缩，或因髂胫束止点异常，附着在髌骨外侧时，屈膝时紧张的纤维束带对髌骨的牵拉作用甚大。

四、临床特征

畸形：关节脱位处常有明显的畸形，移位的骨端常可在异常位置摸到，肢体形态异常，可变长或缩短。

弹性固定：由于关节囊、韧带的作用和肌肉的痉挛，将患肢保持在异常的位置，被动运动时可感到弹性抗力。

关节盂空虚：可在体表摸到原正常饱满的关节盂处空虚。

（一）肩关节脱位

外伤性肩关节前脱位均有明显的外伤史，肩部疼痛、肿胀和功能障碍，伤肢呈弹性固定于轻度外展内旋位，肘屈曲，用健侧手托住患侧前臂。外观呈"方肩"畸形，肩峰明显突出，肩峰下空虚。在腋下、喙突下或锁骨下可摸到肱骨头。伤肢轻度外展，不能贴紧胸壁，如肘部贴于胸前时，手掌不能同时接触对侧肩部（Dugas 征，即搭肩试验阳性）。上臂外侧贴放一直尺可同时接触到肩峰与肱骨外上髁（直尺试验）。X 线检查可明确脱位类型和确定有无骨折情况。

应注意检查有无并发症，肩关节有脱位病例 30%～40%合并大结节骨折，也可发生肱骨外科颈骨折，或肱骨头压缩骨折，有时合并关节囊或肩胛盂源自前面附着处撕脱，愈合不佳可引起习惯性脱位。肱二头肌长头肌腱可向后滑脱，造成关节复位障碍。腋神经或臂丛神经内侧束可被肱骨头压迫或牵拉，引起神经功能障碍，也可以损伤腋动脉。后脱位临床症状不如前脱位明显，主要表现为喙突明显突出，肩前部塌陷扁平，在肩胛下部可以摸到突出肱骨头。上臂略呈外展及明显内旋的姿势。肩部头脚位 X 线片可明确显示肱骨头向后脱位。

（二）肩锁关节脱位

1. 第一型者在肩锁关节处有轻度肿胀与压痛，临床检查与 X 线摄片都不能发现锁骨外侧有"半脱位"或"真性脱位"。

2. 第二型者在肩锁关节处有同样的体征，与对侧相比较，锁骨外侧端比较高，用力按压有弹性感觉，X 线片上可看到锁骨外侧端挑起，与对侧比较，至少已有 1/2 以上已脱位，但不是完全性脱位。

3. 第三型者锁骨的外侧端已挑出于肩峰的上方，局部肿胀也比上述两型重，肩关节活动也受影响，肩关节任何动作都会加重肩锁关节处的疼痛。

（三）肘关节脱位

1. 脱位的临床表现。肘部明显畸形，肘窝部饱满，前臂外观变短，尺骨鹰嘴后突，肘后部空虚和凹陷。肘后骨性标志关系改变，在正常情况下肘伸直位时，尺骨鹰嘴和肱骨内、外上髁三点呈一直线；屈肘时则呈一等腰三角形。脱位时上述关系被破坏，肱骨髁上骨折时三角关系保持正常，此征是鉴别二者的要点。

2. 肘关节脱位的并发症。后脱位有时合并尺神经伤及其他神经伤、尺骨喙突骨折，前脱位时多伴有尺骨鹰嘴骨折等。

（四）桡骨头半脱位

1. 有上肢被牵拉病史，通常是年轻的父母搀着小儿上街，小儿的上肢上举，父母的上肢下垂，遇有台阶时，父母的手突然提起小儿之手帮助小儿走过台阶，小儿立刻出现症状，或用强制手段为小儿套上羊毛衫，粗暴的牵拉力量也会出现桡骨头半脱位。

2. 小儿诉肘部疼痛不肯用该手取物和活动肘部，拒绝别人触摸。

3. 检查所见体征很少，无肿胀和畸形，肘关节略屈曲，桡骨头处有压痛。

（五）髋关节脱位

伤后患髋疼痛，常有肿胀，主动活动功能丧失，被动活动时，出现疼痛加重和保护性肌肉痉挛，有弹性固定存在。

1. 髋关节后脱位的典型表现为粘膝征（患髋呈屈曲、内收、内旋畸形及下肢短缩畸形，弹性固定；大转子向后上移位，常于臀部触及隆起的股骨头）。

2. 髋关节前脱位的典型表现为患髋呈外展、外旋及屈曲畸形，并较健肢显长，弹性固定；有时于髋关节前方可触及脱出的股骨头。

3. 髋关节中心脱位常无明显外观畸形。

（六）髌骨脱位

1. 急性外伤性髌骨脱位。多见于青少年，有明显的膝部外伤病史。向外脱位者因膝关节内出血，伤处肿胀明显，压痛集中在髌骨的内侧缘，活动明显受限。膝关节屈曲位时可以摸到髌骨不在股骨髁间凹内而向外侧移位。但伤后患者往往自行将髌骨复位，在伸膝位下有时很易漏诊而误认为其他损伤。影像学检查很重要。向上脱位者则可以查到髌位置偏高。

2. 习惯性髌骨脱位。只有少数病例有急性髌骨脱位病史，大多数在轻微外伤后多次发生脱位，双侧性的不少见。脱位时感觉膝部发软、疼痛、行走困难，但伸膝或用手轻推又可以复位。因多次脱位可有创伤性骨关节炎的临床表现，并出现股内侧肌萎缩。

五、辅助检查

一般 X 线检查即可确定脱位的方向、程度、有无合并骨折等，CT 检查能判断更细微的骨关节损伤，MRI 检查可以判断有无关节附属结构损伤、积血等。

六、诊断思路

多有外伤史、关节畸形、肿胀、疼痛、活动受限，X 片是必需的，视情况考虑 CT、MRI 检查。

七、临床诊断

1. 有明显外伤史。
2. 临床表现为关节疼痛与肿胀、畸形、弹性固定及关节盂空虚。
3. X 线检查可明确脱位的部位、程度、方向及有无合并骨折。

八、鉴别诊断

（一）肩关节脱位需与肩周炎进行鉴别

两者均有肩部的剧烈疼痛和肩关节功能明显受限，但肩周炎是一种慢性的肩部软组织的退行性炎症，早期以剧烈疼痛为主，中晚期以功能障碍为主，而肩关节脱位则多有急性外伤史，如过力或突发暴力的牵拉及冲撞跌倒时手掌和肘部着地，由于突然的暴力沿肱骨向上冲击使肱骨头脱离关节盂。另外还需对脱位的类型进行鉴别。脱位后根据肱骨头的位置可分为 3 型：

1. 盂下型。肱骨头位于关节盂下方此类少见。

2. 冈下型。肱骨头位于肩胛冈下此类也少见。

3. 肩峰下型。肱骨头仍位于肩峰下但关节面朝后位于肩胛盂后方，此类最常见。

（二）肘关节后脱位需与肱骨髁上骨折鉴别

前者多见于青壮年，后者好发于 10 岁左右儿童；前者肘后三角关系异常。而后者肘后三角关系不变；前者有弹性固定，而后者则无，但有骨擦音及假关节活动。

（三）髌骨脱位与半月板撕裂

髌骨脱位患者感觉到膝关节突然剧痛，可有脱臼感觉或无力。在膝关节伸直后髌骨经常自行复位，复位时常可听见"咔嗒"声，继而膝关节肿痛。这些症状可与半月板撕裂混淆，但与半月板撕裂不同的是，髌骨脱位的患者在髌骨内侧缘有压痛，而半月板撕裂的患者在膝关节间隙有压痛。

九、救治方法

（一）肩关节脱位

1. 手法复位。脱位后应尽快复位，选择适当麻醉（臂丛麻醉或全麻），使肌肉松弛并使复位在无痛下进行。老年人或肌力弱者也可在止痛剂下（如 75～100 mg 哌替啶）进行。习惯性脱位可不用麻醉。复位手法要轻柔，禁用粗暴手法以免发生骨折或损伤神经等附加损伤。常用复位手法有三种。

（1）足蹬法（Hippocrate's 法）：患者仰卧，术者位于患侧，双手握住患肢腕部，足跟置于患侧腋窝，两手用稳定持续的力量牵引，牵引中足跟向外推挤肱骨头，同时旋转，内收上臂即可复位。复位时可听到响声。

（2）科氏法（Kocher's 法）：此法在肌肉松弛下进行容易成功，切勿用力过猛，防止肱骨颈受到过大的扭转力而发生骨折。手法步骤：一手握腕部，屈肘到 90°，使肱二头肌松弛；另一手握肘部，持续牵引，轻度外展，逐渐将上臂外旋，然后内收使肘部沿胸壁近中线，再内旋上臂，此时即可复位。并可听到响声。

（3）牵引推拿法：伤员仰卧，第一助手用布单套住胸廓向健侧牵拉，第二助手用布单通过腋下套住患肢向外上方牵拉，第三助手握住患肢手腕向下牵引并外旋内收，三方面同时徐徐持续牵引。术者用手在腋下将肱骨头向外推送还纳复位。二人也可做牵引复位。复位后肩部即恢复圆浑丰满的正常外形，腋窝、喙突下或锁骨下再摸不到脱位的肱骨头，搭肩试验变为阴性，X 线检查肱骨头在正常位置上。如合并肱骨大结节撕脱骨折，因骨折片与肱骨干间多有骨膜相连，在多数情况下，肩关节脱位复位后撕脱的大结节骨片也随之复位。复位后处理：肩关节前脱位复位后应将患肢保持在内收内旋位置，腋部放棉垫，再用三角巾，绷带或石膏固定于胸前，3 周后开始逐渐做肩部摆动和旋转活动，但要防止过度外展、外旋，以防再脱位。后脱位复位后则固定于相反的位置（即外展、外旋和后伸拉）。

2. 手术复位。有少数肩关节脱位需要手术复位，其适应证：肩关节前脱位并发肱二头肌长头肌腱向后滑脱阻碍手法复位者；肱骨大结节撕脱骨折，骨折片卡在肱骨头与关节盂之间影响复位者；合并肱骨外科颈骨折，手法不能整复者；合并喙突、肩峰或肩关节盂骨折，移位明显者；合并腋部大血管损伤者。

3. 陈旧性肩关节脱位的治疗。肩关节脱位后超过 3 周尚未复位者，为陈旧性脱位。关节腔内充满瘢痕组织，有与周围组织粘连，周围的肌肉发生挛缩，合并骨折者形成骨痂或畸形愈合，这些病理改变都阻碍肱骨头复位。陈旧性肩关节脱位的处理：脱位在 3 个月以内、年轻体壮、脱位的关节仍有一定的活动范围、X 线片无骨质疏松和关节内、外骨化者可试行手法复位。复位前，可先行患侧尺骨鹰嘴牵引 1～2 周；如脱位时间短，关节活动障碍轻也可不做牵引。复位在全麻下进行，先行肩部按摩和做轻轻的摇摆活动，以解除粘连，缓解肌肉痉挛，便于复位。复位操作采用牵引推拿法或足蹬法，复位后处理与新鲜脱位者相同。必须注意，操作切忌粗暴，以免发生骨折和腋部神经血管损伤。若手法复位失败，或脱位已超过3个月者，对青壮年伤员，可考虑手术复位。如发现肱骨头关节面已严重破坏，则应考虑做肩关节融合术或人工关节置换术。肩关节复位手术后，活动功能常不满意，对年老患者，不宜手术治疗，鼓励患者加强肩部活动。

4. 习惯性肩关节前脱位的治疗。习惯性肩关节前脱位多见于青壮年，究其原因，一般认为首次外伤脱位后造成损伤，虽经复位，但未得到适当有效的固定和休息。由于关节囊撕裂或撕脱和软骨盂唇及盂缘损伤没有得到良好修复，肱骨头后外侧凹陷骨折变平等病理改变，关节变得松弛。以后在轻微外力下或某些动作，如上肢外展外旋和后伸动作时可反复发生脱位。肩关节习惯性脱位诊断比较容易，X线检查时，除摄肩部前后位平片外，应另摄上臂60°～70°内旋位的前后X线片，如肱骨头后侧缺损可以明确显示。对习惯性肩关节脱位，如脱位频繁宜用手术治疗，目的在于增强关节囊前壁，防止过分外旋外展活动，稳定关节，以避免再脱位。手术方法较多，较常用的有肩胛下肌关节囊重叠缝合术（Putti-Platt氏法）和肩胛下肌止点外移术（Magnuson氏法）。

（二）肩锁关节脱位

第一型：不必特殊处理，三角巾悬吊数天。

第二型：有多种意见。

（1）按第一型处理，理由是并不是每个第二型病例都会产生慢性疼痛。一旦出现疼痛，再做手术也不迟。

（2）采用压垫与吊带强迫锁骨外侧端复位，这种方法只适用于儿童。

（3）透视下闭合复位与内固定：局麻下，由助手压住事故外侧端做闭合复位，术者在透视监护下经肩峰插入一枚克氏针至锁骨髓腔内。

（4）切开复位及张力带法固定。

第三型：应该手术治疗。

（三）肘关节脱位

一般采用手法复位，且一般不需麻醉。陈旧性脱位也应力争手法复位，若失败者，可考虑采用手术治疗，合并骨折者同时整复。

1. 手法复位。

（1）新鲜肘关节脱位：①屈肘法。清代钱秀昌在《伤科补要·曲瞅骱》中记载："其骱若出，一手握住骱头，一手拿其脉窝，先令直拔下，骱内有声响，将手曲转，搭着肩头，肘骨合缝，其骱上矣。"即令患者坐位，助手于患者背侧，双手推其上臂，术者立于患者前面，以双手握住腕部，置前臂于旋后位，与助手相对拔伸牵引，术者以一手握腕部保持牵引，另一手的拇指抵住肱骨下端向后挤按，其余四指于鹰嘴处向前端提，并徐徐将肘关节屈曲，若有入臼声，则复位即告成功。患者也可取卧位，患肢靠床边，术者一手按其上臂下段，另一手握住患肢前臂顺势拔伸牵引，徐徐屈曲肘关节，有入臼声，则复位即告成功。②坐位法。患者取坐位，术者立于患者前面，一手握其前臂，一手握腕部，同时一足踏于凳上，以膝顶住患肘窝内，先顺势拔伸牵引，徐徐屈曲肘关节，有入臼声，则复位即告成功。

（2）肘关节前脱位：复位前要判明尺桡骨脱位的途径，也就是要判断出是由肘内侧脱出还是由肘外侧脱出至肘前的。原则上应顺原路复回，患者取坐位或卧位，一助手握上臂，另一助手握腕部，顺势拔伸牵引，术者一手握肘部，另一手握前臂上段，使前臂内旋，同时将前臂向后拉。并绕肱骨下端转动，顺原路回绕至肘后，听到入臼声，则复位即告成功。

（3）肘关节侧方脱位：由术者一人即可完成。两手握住肘关节，以两拇指和其他手指使肱骨下端和尺桡骨上端向相对方向移位，听到入臼声，复位即告成功。

(4) 肘关节爆裂型脱位：前后脱位者，在助手牵引下，先将前臂旋后，整复桡骨脱位，再整复尺骨脱位。内外侧脱位者，先助手相对牵引，牵开后，术者用两手掌直接对挤尺桡骨上端，内外侧移位纠正后，屈曲肘关节，复位即告成功。往往在拔伸牵引时复位即告成功。

(5) 肘关节陈旧性脱位：肘关节脱位超过3周者，由于血肿机化及瘢痕组织形成，关节间隙充满肉芽组织，关节周围组织广泛性粘连、挛缩，给复位带来很大困难。一般脱位时间越长，整复越困难。若成年人脱位在3个月以内，无合并骨折或血管神经损伤，无骨化性肌炎的单纯性后脱位患者，采用手法整复，可获得较满意的结果。在充分麻醉下。先用轻柔手法做关节屈伸活动及内外侧摇摆活动，松解粘连，待将关节周围瘢痕组织松解后，即可施行手法复位。可采用拔伸屈肘法整复。

(6) 复位后检查：肘关节外形恢复正常，与健侧对比相似，肘关节屈伸活动动能恢复正常，患侧手可触及同侧肩部，肘后三角关系正常，摄肘关节正、侧位X线照片，可以证实复位是否成功。

2. 固定方法。新鲜肘关节后脱位复位后，肘关节屈曲90°～135°，三角巾悬吊或"∞"字绷带固定3周；肘关节前脱位复位后，肘关节0°～20°位固定1周，再屈曲90°位固定2周；肘关节侧方脱位及爆裂型脱位复位后，用"∞"字绷带或石膏托将肘关节固定在屈曲90°位3周，合并骨折者复位后，小夹板加压垫或石膏托固定，时间按骨折固定需要决定。

3. 功能锻炼。肘关节损伤后，血肿极易纤维化或骨化，产生肘关节僵硬或骨化性肌炎，所以脱位整复后，患者应尽早主动锻炼肘关节活动，以利加快局部血液循环，血肿吸收，防止后期并发症的产生。固定期间，可做肩、腕及掌指关节活动，解排除固定后，努力进行肘关节主动功能活动，禁止肘关节的粗暴被动活动，以免增加损伤，加大血肿，产生骨化性肌炎。

(四) 桡骨头半脱位

一般均以手法复位。一手握住患儿前臂及腕部并轻轻屈肘，另一手握住其肱骨下端及肘关节，拇指压住桡骨头，将前臂快速旋转至完全旋后位。当桡骨头复位时可感觉甚至听到弹响，此时疼痛立即消失，小儿之后恢复患肢活动。复位后无须特殊固定，悬吊屈肘功能位1周即可。对于反复多次发生脱位者，复位后患肢宜石膏托固定2周。

(五) 髋关节脱位

其合并股骨头骨折、髋臼骨折等的治疗参见相关章节，本节仅论述单纯性髋关节脱位的治疗。新鲜髋关节脱位应尽早复位，如延迟12 h后，关节软骨面退变和股骨头缺血坏死发生率则显著增加。如果患者一般情况差，应积极改善，待生命体征平稳后再行整复。梨状肌阻挡、关节囊纽扣式嵌夹或外旋肌撕脱进入关节内等是闭合复位失败的主要原因。闭合复位不成功，不应勉强多次复位，应改行手术切开复位。

1. 非手术治疗。

1) 手法复位：手法复位在全身麻醉或腰麻下进行，如果难以复位，则行手术切开复位。整复前一定要向患者及其家属交代，整复过程中有出现"致死性"肺栓塞的可能，要询问患者相关病史，完善心肺和凝血功能的检查，维持输液通道，准备好抢救药品和器材，必要时先使用一定的抗凝药物。整复时必须密切观察患者生命体征的变化。

(1) 髋关节后脱位。提拉旋转法：患者仰卧位，助手用两手按压双侧髂嵴固定骨盆，术者一手握位患肢踝部，另一前臂置于患肢腘窝处沿畸形方向牵引，屈髋屈膝至90°，内外旋转股骨干，使缠绕在股骨颈上的关节囊和肌肉解脱，当感到股骨头纳入髋臼的弹响时，示复位成功。重力复位法：患者俯卧于检查台末端，患肢屈髋屈膝90°，助手固定骨盆或健侧下肢，术者用手下压小腿近端，同时内旋股骨，使脱位的股骨头滑向髋臼，复位成功。本法创伤小，年老体弱病例可以采用此法整复。牵引回旋法：又称画"?"法。患者仰卧位，助手按住两侧髂前上棘固定骨盆，术者一手握住患肢踝部，另一侧前臂置于患肢腘窝部，沿大腿纵轴方向牵引，同时屈髋屈膝并内收、内旋髋关节，使膝部贴近对侧腹壁。其动作在左髋如画一个"?"，在右髋如画一个反"?"。股骨头滑入髋臼时可听到或感到弹响。将患肢伸直。如能做收、外展等被动活动，即表示复位成功。

（2）髋关节前脱位。牵引推拉法：患者仰卧位，一助手用两手按髋关节，用后脱位重力复位法压双侧髂嵴固定骨盆，另一助手握住患肢小腿上部，沿畸形方向牵引，屈髋屈膝至90°。术者用手向髋臼方向牵拉或推挤股骨头，牵引下内收患肢，当感到股骨头纳入髋臼的弹响时，示复位成功。髋关节后脱位牵引回旋法：①稳定髂骨，牵大腿向前；②牵引下屈髋屈膝并内收、外展髋关节；③牵引下外旋髋关节使之复位；④牵引下伸髋伸膝。重力复位法：患者俯卧于检查台末端，患肢屈髋屈膝90°，助手固定骨盆或健侧下肢，术者用手下压小腿近端，同时旋转患肢，使脱位的股骨头滑向髋臼，复位成功。牵引回旋法：患者仰卧位，助手按住两侧髂前上棘固定骨盆，术者一手握住患肢踝部，另侧前臂置于患肢，髋部分屈曲外展，沿大腿纵轴方向牵引，突然内旋、伸髋，达到复位。术者应用此方法要慎重，因为突然的内旋可能导致股骨颈骨折。

2）牵引治疗：可选择胫骨结节或股骨髁上骨牵引，牵引重量维持在体重的1/10左右即可，牵引3～6周。也可选择皮肤牵引，但要注意牵引重量尽量不要超过4 kg，要经常检查皮肤，预防皮肤水疱或坏死等。

3）中医中药治疗：初期伤处瘀血肿痛，宜以活血祛瘀、行气止痛为原则。可外敷活血化瘀散，选服消肿止痛丹、骨伤复原汤、桃仁承气汤、七厘散等。中后期，宜以舒筋活络、通利关节为原则，可用洗药熏洗，内服正骨伸筋胶囊、正骨紫金丹、虎潜丸等。

4）功能锻炼牵引期：应循序渐进加强股四头肌肌力及膝关节的功能锻炼。1周后可在牵引下伸屈膝关节，范围一般不超出50°。牵引去除后，扶拐不负重行走，积极进行增加肌力和关节功能主动活动，可配合按摩和理疗等。8～12周待下肢力量和稳定性恢复后，可去拐步行。

2. 手术治疗。髋关节后脱位选择后外侧切口，髋关节前脱位选择前外侧切口。手术复位后，也应维持牵引治疗3～6周，以减轻髋关节的压力，有利于股骨头血运的恢复，减少股骨头坏死的发生率。

（六）髌骨脱位

1. 外伤性髌骨脱位。髌韧带断裂者宜立即修复。内侧关节囊破裂者原则上应手术治疗。也有主张长腿石膏固定4～6周。手术方法为清除关节内积血、软骨碎屑，并缝合从髌骨缘撕脱的关节囊。

2. 习惯性髌骨脱位。有半脱位者宜做胫骨结节内移术；有髌骨倾斜者还须加做外侧支持带松解术；髌骨软骨面退变明显者做胫骨结节抬高术。

十、诊疗探索

对于肱骨近端骨折并肩关节脱位的治疗，临床上方案很多。手法治疗由于缺乏可操纵肱骨头复位的肱骨"杠杆"而不能带动肱骨头循原脱位的"通道"还纳复位，即使偶尔可获得复位成功，但常因外固定不牢而影响肩关节功能，导致不可避免的残废。切开复位内固定，尤其是接骨板内固定能使肱骨上端移位骨折获得满意复位，起稳定骨折作用，但手术操作创伤大、并发症多，疗效也有待提高。近年来，人们对损伤修复程度的要求越来越高，痛苦少，损伤小，少影响或不影响美观的微创手术越来越受到推崇。生物力学、材料科学等学科的发展创新，必将导致新的治疗方法不断涌现。临床工作者应该综合其骨折类型，患者的一般状况等多方面因素，以便做出准确的临床评估，选择合适的治疗方案，才能获得满意治疗效果。

肩锁关节脱位钩钢板固定后期出现肩峰下撞击综合征及影响肩关节外展功能。继续寻求一种创伤小、符合肩锁关节微动生理特性，操作相对容易的内固定器材是一个值得讨论的难题，这对提高患者愈后的生活质量具有非常重大意义。

十一、病因治疗

平时适度的运动锻炼，强化肌肉和关节附属结构的强度，加强劳动保护，防止创伤发生是预防的关键，对儿童应避免用力牵拉。

十二、最新进展

(一) 肩关节脱位

1. 改良或单人拔伸足顶法。许声联用此法治疗 50 例均一次复位成功。

(1) 方法：患者仰卧于着地的木板床上，以 1% 普鲁卡因行关节内浸润麻醉。术者站于患侧，双手握住伤肢手腕使上臂前伸与躯干成 90°，继而将一足顶在患侧腋下，视脱位情况灵活用力。以肩关节前脱位为例：先做外展外旋牵引，逐渐用力拔伸牵引，牵开后改用内收，内旋牵引，即可听到一弹响声，示已复位成功。X 线片复查，石膏托功能位固定 3 周。

(2) 体会：传统的拉伸足蹬法术者与患者身体是顺行牵引，有较强的肱二头肌及三角肌等牵引对抗，需较大的牵引力才能复位成功，肌肉发达的体力劳动者在没有麻醉条件的情况下复位更感困难，且易造成肌肉损伤，而改良式单人拔伸足顶法复位无强大的肌肉对抗，故复位省力，均可一次成功。

2. Eskimo 法。

(1) 方法：不用麻醉，依患者情况给予止痛剂或镇静剂。术时患者侧卧于地板上，患侧向上，术者及助手分别垂直牵引，上提肩关节，保持肩外展并使患者健侧离地面 2~3 cm 即可，可持续牵引数分钟，大多数即可复位。也可由另一助手在腋下稍施力推压肱骨头。结果 19 例一次复位成功，牵引时间一般 1~2 min，最长不超过 5 min。

(2) 体会：Eskimo 法是垂直外展的重力牵引，它使得脱位后闭合的关节囊及周围组织扩张形成负压空洞，从而对肱骨头产生吸引作用。而脱位的肱骨头之外侧肌肉，肌腱等组织在牵引下又有一定张力，挤压肱骨头复位，再加上牵引的力量所形成的轴向运动，也使肱骨头复位。此法的垂直牵引在复位时可减轻肱骨头对关节盂及盂缘的碰撞，使肱骨头关节盂及盂缘和周围组织的再损伤减少。较之传统的 Hippocrste 氏法、Kocher 氏法等，具有损伤小，患者痛苦少，对设备及场地无特殊要求等优点且成功率高，认为可作为整复急性肩关节脱位的首选方法。

3. 上举牵引法。

(1) 方法：一般不用麻醉，个别肿痛严重者关节腔内注入普鲁卡因局麻。患者仰卧于复位床上，术者站在其头侧床旁，用一足蹬在患者肩部，双手握患侧腕将患肢置上举位牵引，同时各方向轻轻活动肩关节，即可顺利复位。如果合并肱骨外科颈骨折，则助手蹬肩上举位牵引复位，术者双手握肱骨近端，双拇顶住近折段，余指从反方向挤压合拢远折段复位肱骨外科颈骨折。X 线复查，酌情用石膏或支架固定。

(2) 体会：该法可用于上述各型肩关节脱位。传统法为向下顺行牵引，致使关节囊裂口和肩周肌群更加紧张，加之肱二头肌长头腱缠绕等因素，复位费力费时，有失败及损伤血管神经之可能，本法与传统法牵引方向相反，上举牵引使关节囊裂口和肩周肌群松弛，嵌顿之肌腱解脱，脱位之肱骨头可循关节囊裂口滑入关节盂。复位省力，痛苦小，关节功能恢复好。

(二) 肩锁关节脱位

目前临床运用最新进展是绊钢板内固定，尤其是陈旧性肩锁关节脱位，锁骨头切除术加绊钢板内固定是最新治疗方案。

张衍敬 李永平 张在其

第二节 手 外 伤

一、基本概念

手外伤通常是指手腕、手掌、手指等部位的伤害。手是人类进行正常生活、工作不可缺少的器官，不论平时或战时，手部损伤都很常见。手的伤残不但影响生活和劳动，而且也影响美观与社交。据统计，手外伤占外科急诊总数的 20% 以上，占骨科急症总数的 40%。

手的结构精细而复杂，手外伤常同时有皮肤、骨、关节、肌腱、神经和血管损伤。处理手外伤时，医生必须熟悉手部解剖和生理特点，掌握基本处理原则和技术，最大限度地保留和恢复手的功能。

二、常见病因

手外伤常见原因有刺伤、锐器伤、钝器伤、挤压伤、火器伤。

三、发病机制

手外伤的患者可发生手部出血、肿胀，严重者可表现为大出血而影响血液循环。术后不注意早期锻炼的患者，可能并发肌腱与关节粘连，从而造成功能障碍，严重者可造成关节僵硬和创伤性关节炎。开放性手外伤最常见的并发症则是感染，其主要原因包括机械绞伤、挤压伤致组织挫灭严重，失活组织辨别不清，清创不彻底等。

(一) 刺伤

如钉、针、竹尖、小木片、小玻片等刺伤。特点是进口小，损伤深，可伤及深部组织，并可将污物带入深部组织内，导致异物存留及腱鞘或深部组织感染。

(二) 钝器伤

钝器砸伤引起组织挫伤。可致皮肤裂伤，严重者可导致皮肤撕脱，肌腱、神经损伤和骨折。重物砸伤可造成手指或全手各种组织严重毁损。

(三) 锐器伤

如刀、玻璃等切割伤，劳动中的电锯伤等。伤口一般较整齐，污染较轻，伤口出血较多。伤口深浅不一，常造成重要的深部组织如神经、肌腱、血管的断裂。严重者导致指端缺损、断指或断肢。

(四) 挤压伤

门窗挤压可仅引起指端损伤，如甲下血肿、甲床破裂、远节指骨骨折等。机器滚轴等挤压，则可致广泛的皮肤撕脱甚至全手皮肤脱套伤、多发性开放性骨折和关节脱位及深部组织严重破坏，有时手指和全手毁损性损伤需要进行截肢（指）。

(五) 火器伤

如雷管、手榴弹爆炸伤和高速弹片伤，伤口极不整齐，损伤范围广泛，常致大面积皮肤及软组织缺损和多发性粉碎性骨折。由于污染严重、坏死组织多，容易发生感染。

四、临床特征

手外伤的发生率高，以青壮年的发生率最高，男性多于女性，且大多数是开放性损伤。一般具有以下特征。

（一）开放性损伤

外伤暴力不同可有不同程度的软组织损伤形成手部伤口。此类损伤常合并出血、疼痛、肿胀、畸形和功能障碍。

（二）闭合性损伤

由于皮肤完整，而皮下组织在损伤后严重肿胀，容易导致局部血液循环障碍，严重者可出现肢（指）远端的坏死征象。

（三）骨折体征

骨折时，骨髓、骨膜及周围组织血管破裂出血形成血肿，以及软组织损伤所致水肿，使患肢严重肿胀，甚至出现张力性水疱和皮下瘀斑。骨折局部疼痛剧烈，特别是移动患肢时加剧。局部肿胀和疼痛使患肢活动受限。骨折特有体征包括：

1. 畸形：骨折段移位可使患肢外形改变，主要表现为短缩、成角或旋转。
2. 异常活动：正常情况下肢体不能活动的部位，骨折后出现不正常的活动。
3. 骨擦音或骨擦感：骨折后，可由骨折端相互摩擦而产生。

五、辅助检查

（一）骨关节部位的 X 线摄片

手掌一般摄正斜位片；单一手指采用正侧位。若腕骨等骨折 X 线摄片显示不清，还可行 CT 检查。

（二）血管的检查

超声多普勒检查指端小动脉的通畅情况，Allen 试验可检查尺、桡动脉通畅和二者间的吻合情况，方法为：让患者用力握拳将手中血液驱至前臂，检查者用两手拇指分别用力按压前臂远端尺、桡动脉不让血流通过，再让患者伸展手指，此时手部苍白缺血。然后放开压迫的尺动脉，让血流通过则全手迅速变红，重复上述试验，然后放开压迫的桡动脉，全手也迅速变红，若放开尺动脉或桡动脉压迫后，手部仍呈苍白，则表示该动脉断裂或栓塞。

（三）神经电生理学检查

目前已广泛地应用在周围神经损伤的诊断中，包括肌电图、神经传导速度、体感诱发电位等的检查，为神经损伤的诊断提供准确客观的依据。

六、诊断思路

手外伤有时合并其他部位损伤，检查时要注意患者的全身情况。简单的创伤如浅的刀切伤、单纯的皮肤缺损等容易评估。但严重、复杂的手部损伤，如果只看局部伤口的大小和 X 线片情况，常不能对伤情做出正确、全面的分析和判断。要求首诊医生了解致伤物、受伤机制和损伤性质，仔细的临床检查和阅读 X 线片，进行正确的手外伤评估。只有做到诊断明确，才能施术得当。

（一）手部创口的检查

要了解创口的部位、大小、损伤性质和皮肤缺损情况，必须认真估计损伤的皮肤能否存活，创口如何闭合，缺损部位是否要植皮，以及采取何种方法植皮等。检查深部组织，包括神经、肌腱、骨和关节等损伤情况，可从手的畸形、功能障碍、感觉改变和从创口浅层所见情况做出判断。疑有骨折、脱位者应摄 X 线片。

（二）血管损伤的检查

了解主要血管有无损伤及损伤性质，从而决定是否做血管吻合或截肢术。根据手指的颜色、温度、血管的搏动等做出判断。指体出现颜色发灰、温度低、指腹张力低、毛细血管充盈时间延长、血管搏动消失等为动脉损伤，指体出现颜色青紫、温度低、指腹张力高、毛细血管充盈反应快、血管搏动存在等为静脉损伤。

（三）神经损伤的检查

开放性损伤时先看创口部位，再对患者手部是否具有肌腱损伤、畸形，以及皮肤感觉、手指的活动情况进行观察。闭合性损伤时，沿神经走行方向检查有无血肿、硬结等。

1. 运动障碍情况。注意肢体的姿态和畸形情况，某神经损伤后出现特有的畸形，如桡神经损伤的垂腕垂指畸形，尺神经损伤后的爪形指畸形等。检查各个肌肉的肌力情况，损伤神经支配的肌肉肌力消失，麻痹。在神经损伤的恢复期（包括神经修复后），肌力会逐渐恢复。仔细地检查和详细地记录肌力情况，有利于对神经损伤的程度及恢复情况做出正确的判断。

2. 感觉障碍情况。神经损伤后，出现该神经分布区的感觉障碍。检查触觉及痛觉，还可检查温度觉、压力觉、二点辨别觉。依神经损伤的程度不同，损伤神经分布区的皮肤感觉丧失、减退或过敏等。注意这种感觉障碍不一定发生在整个神经分布区，可局限于单一神经分布区。

3. 神经营养改变。神经损伤的晚期出现神经营养改变。神经支配区的皮肤增厚或变薄，血管扩展，无汗，指甲畸形等。

4. 电生理学检查可为神经损伤的诊断提供依据。

（四）肌腱损伤的检查

肌腱断裂后手的休息位姿势首先发生改变，指屈肌腱断裂后表现该手指伸直角度加大，而伸指肌腱断裂则表现屈曲角度加大。若让患者做一些动作时，断裂的肌腱所牵动的动作消失，该肌腱也无张力，便可做出诊断。但是要注意一个关节的活动往往是几块肌肉同时协同动作。某一条肌腱断裂后，另外的肌肉可代偿其功能。

常由检查者指导患者做手指的主动活动来判断肌腱的功能情况。固定近侧指间关节，让患者主动屈曲远侧指间关节，若不能屈曲则为指深屈肌腱断裂；固定除被检查的伤指外的其他三个手指，让患者主动屈曲近侧指间关节，若不能屈曲则为指浅屈肌腱断裂。当指深、浅屈肌腱均断裂时，则该指两指间关节不能屈曲（图 2-2-1）。

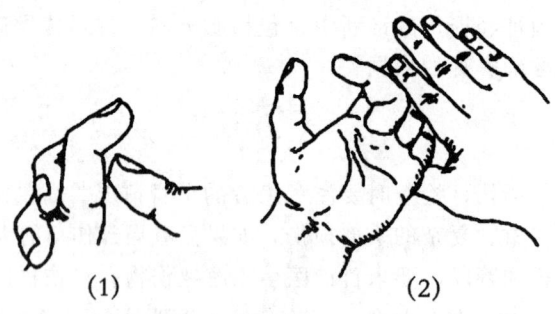

图 2-2-1　指屈肌腱检查法
（1）指深屈肌腱检查法；（2）指浅屈肌腱检查法。

检查拇长屈肌腱功能，则固定拇指近节，让患者主动屈曲指间关节。由于蚓状肌和骨间肌具有屈曲掌指关节的功能，屈指肌腱断裂不影响掌指关节的屈曲，应予注意。如果损伤位于腕部，即使有某指屈肌腱的断裂，指间关节仍能主动屈曲，这是因为在腕部指深屈肌腱互相交连的结果，特别是在环指和小指。

（五）骨关节损伤的检查

骨折后除局部肿痛、功能障碍外，手指有明显短缩、旋转和成角等畸形及异常活动，诊断不难。但在局部异常肿胀、不完全性骨折和关节内骨折时，容易漏诊。应摄 X 线片以助诊断。

七、临床诊断

（一）外伤病史

了解患者的受伤时间、经过，并询问全身情况及有无相关重要病史。

（二）体检

查看伤员一般情况，手部皮肤损伤的面积及深度、手的血循环及皮温、评估深部组织（神经、血管、肌腱及骨与关节）有无损伤。

（三）X 线摄片

常规行手部正斜位 X 线片检查以了解骨折情况。

八、鉴别诊断

手外伤有明确的外伤病史，且从患者的症状及表现可以明确诊断，无须鉴别诊断。但应注意开放性手外伤是否有合并其他损伤，如肌腱、神经、血管等损伤。

九、救治方法

（一）手外伤的现场处理

现场急救原则包括止血、减少伤口污染和预防加重损伤三方面。

1. 伤口止血。手部血运丰富，开放性损伤后出血较多，应采取稳妥的止血方法。局部加压包扎是手部创伤最简便而有效的止血方法。较大血管损伤所致大出血才采用止血带止血，临床上常用的是气囊止血带，压力控制在 250～300 mmHg，如时间超过 1 h，应放松 5～10 min 后再加压。

2. 创口包扎。及时用清洁布类或无菌敷料包扎伤口，以达到伤口隔离的目的。

3. 局部固定。转运过程中，无论伤手是否有明显骨折，均应适当加以固定，不但能够减轻患者痛苦，而且能防止组织损伤进一步加重。固定器材可就地取材，因地制宜，采用木板、竹片、硬纸板等。固定范围应达腕关节以上。

4. 快速安全转运患者。

（二）手外伤的急诊室处理

1. 了解病史，包括致伤物、受伤原因和受伤过程，并询问全身情况和既往重大病史。

2. 如果患肢有止血带，要了解止血带使用的情况和时间，并放松止血带以便检查伤手的血运情况。

3. 了解在现场和转运途中使用药物的情况。破伤风抗毒素如未使用，则应在急诊室内注射。

4. 检查伤肢和全身情况，必要时拍摄 X 线片，做出初步诊断和治疗方案。

5. 术前常规检查和准备。

（三）初期外科处理

初期外科处理是手外伤治疗的主要环节和基础。其处理原则：早期彻底清创，防止伤口感染；尽量修复损伤的组织，最大限度保留手的功能。

手术应在完善的麻醉下进行。单指外伤可采用鞘管阻滞或指神经阻滞麻醉；手掌、手背或多指损伤，可根据神经支配区域的不同，选择做腕部正中神经、尺神经、桡神经浅支阻滞麻醉；较大的伤口则在臂丛神经阻滞麻醉下进行。臂丛麻醉成功后可使用气囊止血带止血，腕部或指神经阻滞麻醉时可在指根部使用橡皮条止血带进行创口清洗及手术。单次使用止血带的时间一般不超过 1 h，间隔 10～15 min 后再次上止血带继续手术。手术具体步骤如下：

1. 刷洗与消毒铺巾。对于手部开放性损伤，应先进行伤肢的刷洗、并剪除较长的指甲。创面组织一般不刷洗，如果伤口内有较多异物，可用生理盐水反复冲洗伤口后，常规消毒铺巾。

2. 早期彻底清创。清创越早，感染机会越少，疗效越好。一般应争取在伤后 6～8 h 内进行，时间较长的创口应根据污染程度而定。清创时，从浅层到深层，顺序将各种组织进行清创。挫伤的皮肤注意判断其活力，以便决定切除或保留。创缘皮肤不宜切除过多，特别是手掌及手指，避免缝合时张力过大。深部组织应既保证清创彻底，又尽可能保留肌腱、神经、血管等重要组织。

3. 正确处理深部组织损伤。清创时应尽可能地修复深部重要组织，恢复肌腱、神经、骨关节的连续性，以便尽早恢复功能。创口污染严重，组织损伤广泛，伤后时间超过 12 h，或者缺乏必要的条件时，可仅做清创后闭合创口，待创口愈合后再行二期修复。但骨折和脱位在任何情况下均须立即复位固定，为软组织修复和功能恢复创造有利条件。影响手部血循环的血管损伤也应立即修复。

4. 一期闭合创口。创口整齐，无明显皮肤缺损者采用直接缝合。张力过大或有皮肤缺损，而基底部软组织良好，或深部重要组织能用周围软组织覆盖者，可采用自体游离皮肤移植修复。皮肤缺损而伴有重要深部组织如肌腱、神经、骨关节外露者，不适于游离植皮，可根据局部和全身情况，选择局部转移皮瓣、邻近的带血管蒂岛状皮瓣、传统的带蒂皮瓣或吻合血管的游离皮瓣移植修复。少数污染严重，受伤时间较长，感染可能性大的创口，可在清除异物和明显坏死组织后用生理盐水纱布湿敷，观察 3～5 d，再次行清创延期缝合或植皮。

5. 包扎固定。包扎伤口时用柔软敷料垫于指蹼间，以免汗液浸泡皮肤而发生糜烂，游离植皮处应适当加压。用石膏托将患肢固定，以利修复组织的愈合。一般应于腕关节功能位、掌指关节屈曲位、指间关节微屈位固定。如关节破坏，日后难以恢复功能者，手部各关节应固定于功能位。神经、肌腱和血管修复后固定的位置应以修复的组织无张力为原则。固定时间依修复组织的性质而定，如血管吻合后固定 2 周，肌腱缝合后固定 3～4 周，神经修复后根据有无张力固定 4～6 周，关节脱位为 3 周，骨折 4～6 周。抬高患肢，防止肿胀。

6. 术后处理。术后 10～14 d 拆除伤口缝线，组织愈合后尽早拆除固定，开始主动和被动功能锻炼，并辅以物理治疗。应用破伤风抗毒血清，并用抗生素预防感染。

（四）常见损伤类型及处理

1. 手部皮肤损伤的处理。

（1）指端皮肤缺损：单纯手指皮肤损伤多可直接缝合创口。若皮肤缺损应根据部位及伤口的形状、大小不同，酌情选用鱼际皮瓣、邻指皮瓣（图 2-2-2）、前臂交叉皮瓣、锁骨下交叉皮瓣或腹股沟部交叉皮瓣移位修复。对于指端缺损，多采用 V-Y 推进皮瓣（图 2-2-3、图 2-2-4）、远位皮瓣（图 2-2-5）及皮管修复，也可采用指掌侧皮瓣前移术。

（2）手背部皮肤损伤缺损：若无深部组织外露且腱周组织完整者，可采用带真皮下血管网的皮肤移植修复。若深部组织裸露可采用带蒂或吻合血管的皮瓣移植。手掌部皮肤缺损修复时，应充分考虑到手掌的解剖结构特点，尽量选择与其结构相似的皮肤进行移植修复（如足底皮肤）。

（3）手部皮肤撕脱伤：是手部极为严重的软组织损伤，其治疗迄今仍然是手外科的一大难题。对于手部不同部位的撕脱伤要有不同的修复方法。

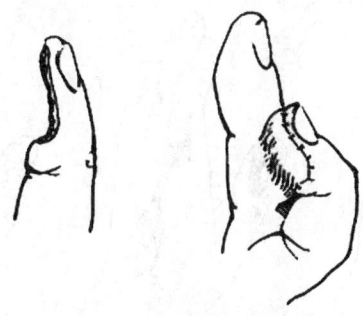

图 2-2-2　邻指皮瓣修复指腹缺损

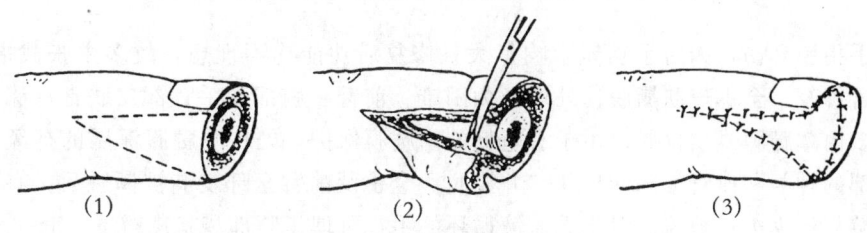

（1）　　　　　　　　（2）　　　　　　　　（3）

图 2-2-3　指桡、尺侧 V-Y 推进皮瓣修复指端创面

（1）皮瓣切口线；（2）游离皮瓣；（3）修复创面。

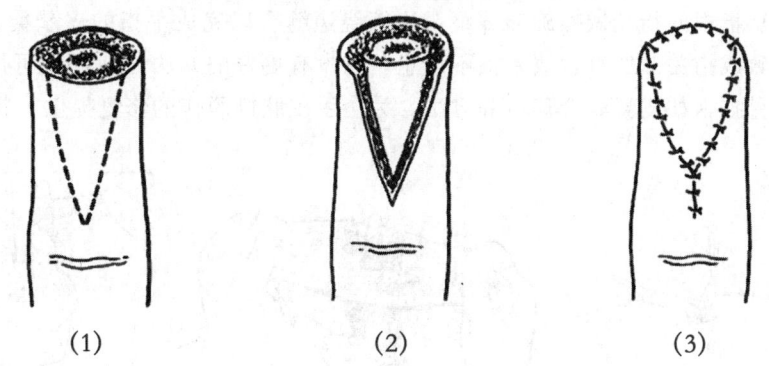

（1）　　　　　　　　（2）　　　　　　　　（3）

图 2-2-4　指掌侧 V-Y 推进皮瓣修复指端创面

（1）皮瓣切口线；（2）游离皮瓣；（3）修复创面。

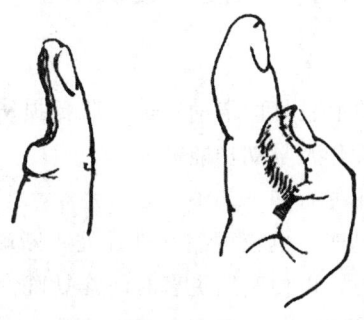

图 2-2-5　指固有动脉逆行岛状皮瓣修复指腹缺损

　　拇指皮肤撕脱伤可采用吻合血管的拇甲皮瓣移植修复。若拇指甲床存在时，可采用示指背侧岛状皮瓣移位加植皮修复（图 2-2-6）。

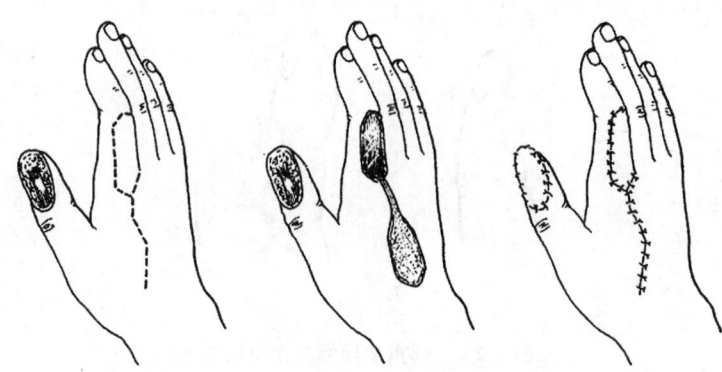

图 2-2-6　示指背侧岛状皮瓣移位修复拇指皮肤缺损

对于单个手指脱套伤，因对手功能影响不大且修复后功能均不理想，故多主张截指。若欲修复，可采用带蒂皮管修复。全手皮肤撕脱伤处理极为困难。前臂、腕部和手背部皮肤常从深筋膜的浅层撕脱，手掌皮肤多由掌腱膜浅层撕脱。由于有坚韧的掌腱膜保护，处在掌腱膜深层的神经、血管常不易伤及。但手指部的神经和血管常随同皮肤一并撕脱。全手及前臂全部皮肤被撕脱后，有血液循环存在的创面，可用游离植皮进行覆盖。对于无血液循环的手指可埋于腹部袋状皮瓣下，5～6 周后，等到无血液循环的手指经过毛细血管的再生，可以接受游离植皮时，再将伤手取出，以皮片覆盖。可用一块大小适当的皮片，按手指数目及周径大小在皮片上做出一排孔，将皮片套至手指根部，即形成指蹼。然后再用条状皮片从指根向指端做螺旋形缠绕，边缠绕边缝合以完成手指的皮肤覆盖（图 2-2-7）。此法治疗的结果，常致成指关节僵直，效果很不理想，在没有更好的办法之前，还可用此法以保留部分手指。采用显微外科技术如皮瓣联合移植等方法，为全手皮肤撕脱伤的修复提供了新的方法。

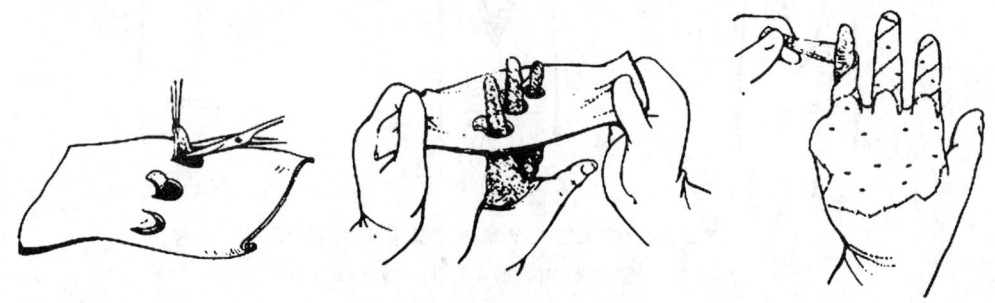

图 2-2-7　用皮片修复套状撕脱伤

2. 手部肌腱损伤的处理。

肌腱是关节活动的传动装置，具有良好的滑动功能，肌腱损伤将导致手部功能活动严重障碍。肌腱损伤的治疗强调早期修复、无创操作及早期功能锻炼。

（1）肌腱缝合的方法很多，常用的有如下几种。

双"十"字缝合法：操作简便迅速，也较可靠，进针处距断端约 0.5 cm，适用于多数肌腱断裂。在断掌、断指再植可用此法缝合肌腱，以便利用更多时间修复血管、神经等组织（图 2-2-8）。

Bunnell 缝合法：在肌腱近端距断面 2 cm 处做贯穿肌腱的双"8"字缝合，缝线由断面穿出，并由远端面进入后在肌腱远断段再做一次"8"字形缝合。此法缝合较可靠，不似简单缝合之肌腱易劈裂，且吻合处粗糙面少（图 2-2-9）。但方法较烦琐，损伤较大。

Kessler 缝合法：自肌腱一侧断面进针，从肌腱表面出针。然后横穿肌腱，出针。随后缝针再穿入肌腱自断面出针穿入另一侧断端断面，从肌腱表面出针，同样再进行一次交锁缝合后横穿至肌腱另

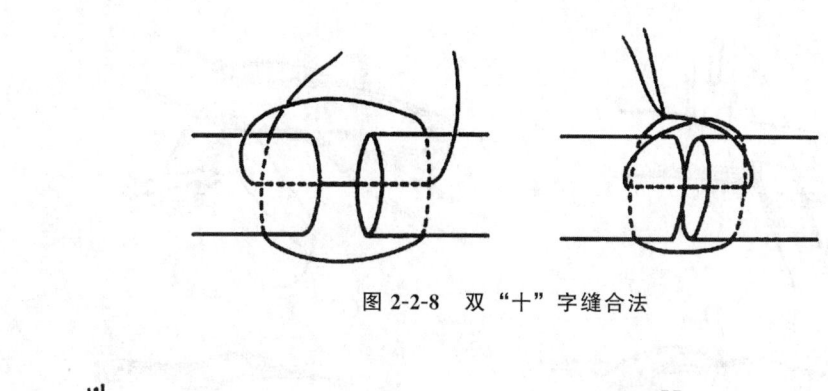

图 2-2-8 双 "十" 字缝合法

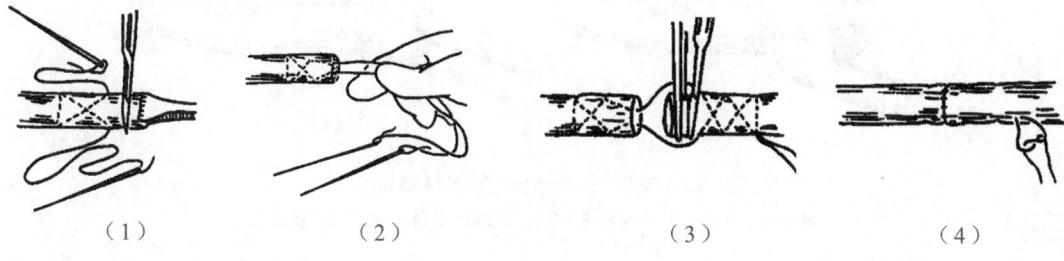

（1）   （2）   （3）   （4）

图 2-2-9 Bunnell 缝合法

一侧，再从断面出针，收线对合断面，打结（图 2-2-10）。是目前最常用的显微外科肌腱缝合法，优点为线结留在肌腱断面内。缺点是在使用某些缝合材料时，肌腱在其上滑动困难而难以达到断面间的满意对合。

Tajima 缝合法：自肌腱一侧断面进针，距断面 5~10 mm 处出针，然后横穿肌腱，出针。随后缝针再穿入肌腱并自断面出针。另一侧断面用另一根针同样缝合，然后拉紧缝线，对合断端，打结，线结留于肌腱内（图 2-2-11）。这种缝合方法在两断端各有一根线，这样可通过牵拉使肌腱穿过滑车、腱鞘等操作困难的位置进行缝合，其优点也是线结埋于肌腱断面内。

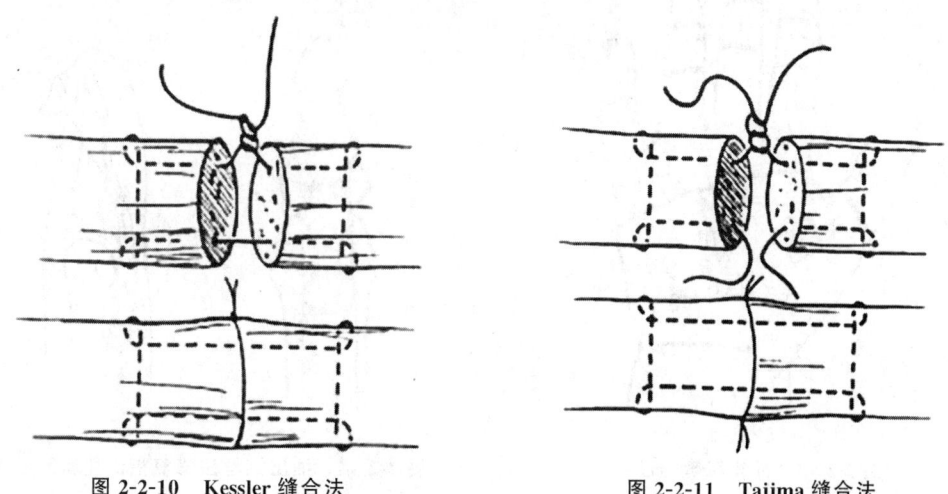

图 2-2-10 Kessler 缝合法   图 2-2-11 Tajima 缝合法

Pulvertaft 编织缝合法：将两肌腱断端相互从肌腱侧方穿入，反复 2~3 次，最后将两断端包埋在肌腱内。是进行肌腱移植时最常用的方法（图 2-2-12）。

（2）屈肌腱损伤的处理：手部屈肌腱表面特定的解剖差别影响着肌腱修复的方法和效果。Verdan 提倡根据各部位的特点将屈肌腱表面分成 5 个区（图 2-2-13）。Ⅰ区范围包括指浅屈肌腱止点以远至指深屈肌腱止点之间的区域；Ⅱ区为滑车的关键区，是从远侧掌横纹到指浅屈肌腱止点之间的区域；Ⅲ

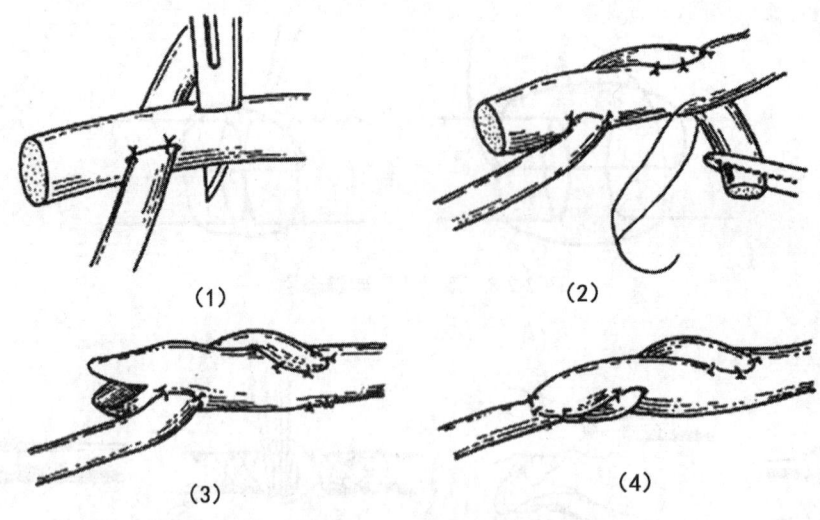

（1）

（2）

（3）

（4）

图 2-2-12　Pulvertaft 编织缝合法
（1）用尖刀刺孔；（2）固定缝合；（3）断端修成鱼口状；（4）缝合完毕。

区由蚓状肌的起始部组成，指自腕横韧带远侧缘至滑车关键区起始处或第一环状韧带起始处之间的区域；Ⅳ区为被腕横韧带覆盖的区域；Ⅴ区指包括前臂的腕横韧带近侧区。屈肌腱无论在何区断裂，均应进行一期修复。

　　Ⅰ区：如果指深屈肌腱断裂处距止点在 1 cm 以内，可以通过将肌腱近端直接缝合至远侧的残端，或前移肌腱埋入末节指骨进行一期修复。抽出钢丝缝合法可用于将肌腱近侧断端与远侧残端连接（图2-2-14），或用于将前移肌腱直接与骨连接（图 2-2-15）。如断端距止点在 1 cm 以上，则不宜做断端前移术，以免肌腱过短，术后妨碍手指伸直。可直接缝合肌腱。

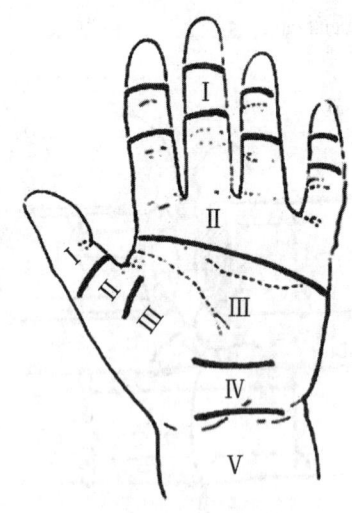

图 2-2-13　屈指肌腱分区

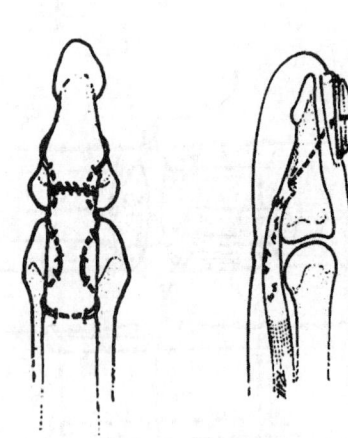

图 2-2-14　抽出钢丝法修复指深屈肌腱损伤

　　Ⅱ区：对骨纤维鞘内指屈肌腱（即 Bunnell 所说的"无人区"）的一期修复，目前已被广泛接受。多数医生主张Ⅱ区的指探、浅屈肌腱损伤均应修复。浅肌腱的修复有以下好处：①通过腱纽较好地保存了深屈肌腱的血供；②增加握力和捏力；③为指深屈肌腱保存了光滑的肌腱滑动床；④避免了近侧指间关节过伸倾向；⑤减少了肌腱断裂的机会。Ⅱ区有 A1、A2、A3、C1、C2 滑车，如腱鞘完整，也主张修复腱鞘。如果无法修复，应至少修复或重建 A1、A2 滑车，尤其是 A2 滑车，对防止弓弦畸形、减少运动障碍程度和防止屈曲挛缩畸形非常重要。在Ⅱ区，通常采用将线结埋在腱内的缝合方

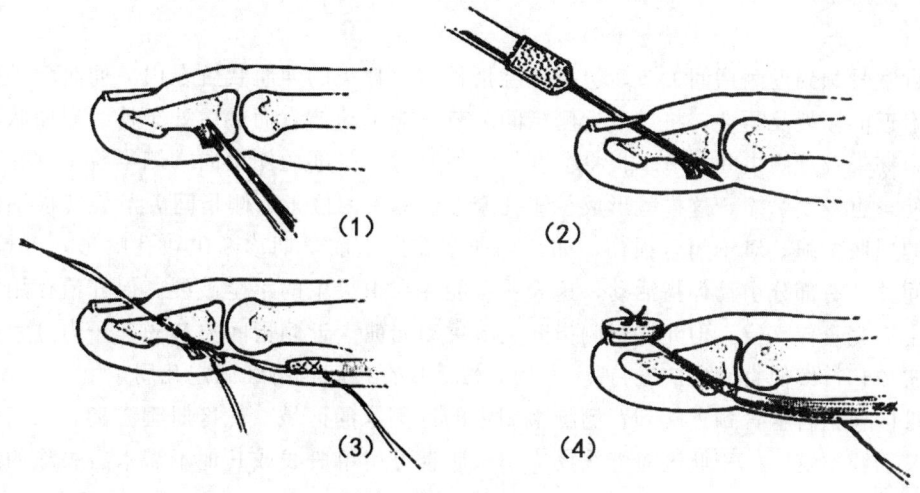

图 2-2-15 将肌腱与骨连接的方法

(1) 用骨凿掀起一小块皮质骨；(2) 用克氏针经骨钻孔；(3) 在肌腱断端行 Bunnell 交叉缝合，钢丝通过骨孔穿出；(4) 肌腱断端埋入骨内，钢丝在纽扣上打结。

法，并多采用 5-0 或 6-0 尼龙线连续全周缝合，使肌腱表面光滑，以减轻与腱鞘形成粘连和减少在腱鞘上形成"扳机"状态。

Ⅲ区：在Ⅲ区蚓状肌同肌腱一样常发生断裂。为了充分显露，常需另加切口。蚓状肌肌腹一般不做缝合，因缝合后可增加这些肌肉的张力。

Ⅳ区：如果伤口条件良好所有Ⅳ区的肌腱均应一期修复。术中为了更好地显露，通常必须部分或全部地松解腕横韧带，如果必须全部松解腕横韧带，此时腕关节不应处于超过中立位的屈曲位，但手指应较通常状态稍微屈曲，以使肌腱松弛。腕关节屈曲超过中立位会使修复的肌腱半脱位，呈弓弦状位于切口皮下。如能在肌腱修复的同时保留部分腕横韧带，则可避免出现这种情况。另外，也可通过"Z"形延长切口松解腕横韧带，这样在肌腱修复后可将韧带修复，可为肌腱提供一个滑车装置。

Ⅴ区：因为Ⅴ区位于腕横韧带近侧，通常此区修复后肌腱的滑动较其他各区都好。在此区内，如果伤口条件许可，所有肌腱和神经的损伤均应一期修复。显露是此区肌腱修复的主要困难之一。对于典型的肌腱横行撕裂，为了更好地显露，通常需向两侧延长切口。此区指深屈肌腱尚未完全分开，而指浅屈肌腱通常已分开。

(3) 伸肌腱损伤：伸肌腱损伤的处理，依据手伸肌腱不同的解剖关系和不同附着，将手的伸肌腱表面划分为若干个区（图 2-2-16）。

Ⅰ区：是指伸肌腱远端止点至中节指骨近端中央束附着点之间的区域。在此区由肌腱止点撕脱（有时含有一小骨片）所造成的槌状指畸形，可单独采用夹板治疗。侧束在止点近侧的断裂，可用细的单针线缝合或经皮缝合；远节指骨上中央束止点的开放割裂伤通常需用经皮缝合，并用细克氏针加以保护。

在止点和远节指骨之间的伸肌腱闭合性断裂通常采用非手术治疗。远侧指间关节以夹板持续固定于过伸位 6～8 周

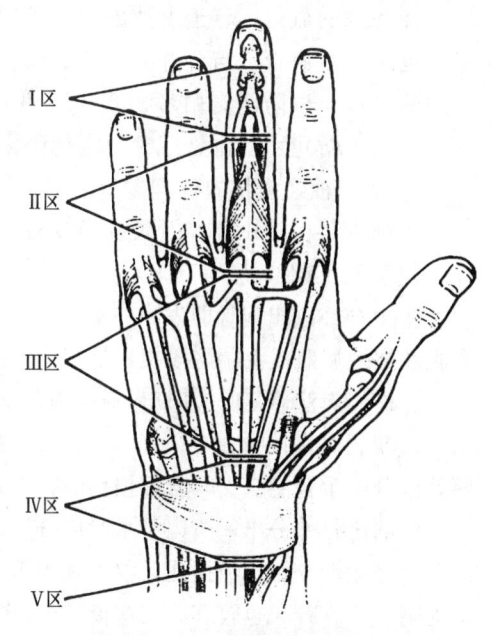

图 2-2-16 伸指肌腱分区

后，再于夜间固定 1 周，这样可使肌腱愈合，去除夹板后可以防止过度牵拉肌腱，并可获得满意结果。

Ⅱ区：自掌骨颈到近侧指间关节，包括包绕指骨和掌骨头的伸肌装置在内。伸肌腱扩张部中央束在其止点及附近的撕裂及断裂，将导致近侧指间关节不能主动伸直而最后处于持续屈曲状态。如果未行治疗，侧副韧带及近侧指间关节掌板将会挛缩。伸肌腱扩张部的侧束向掌侧半脱位，并被横支持韧带固定于该处，也发生挛缩，这样就形成了纽孔畸形。侧束因位于近侧指间关节旋转横轴的掌侧，因而成了关节的屈肌挛缩。对于闭合损伤，如在屈曲挛缩发生前早期诊断出纽孔畸形，可行保守治疗。如果近侧指间关节有部分主动伸指活动，这表明可能存在中央束的不全破裂。保守治疗用夹板将近侧指间关节固定于完全伸直位，但允许远侧指间关节主动屈曲。近侧指间关节局部压力过大会造成皮肤坏死，应该避免，持续伸直固定应维持 4～6 周，然后仅在夜间再持续固定几周。

Ⅲ区：Ⅲ区包括自掌骨颈近端到背侧腕横韧带的远侧缘的区域。此区肌腱游离，无韧带附着，仅由腱旁组织及筋膜覆盖。由于此区对缝线反应小，肌腱可用单股线或其他不需术后去除的缝合材料通过褥式法单独缝合。

Ⅳ区：Ⅳ区是位于腕背侧韧带（伸肌支持带）下方的区域。在此区肌腱已有腱系膜，它们被起滑车作用的腕背韧带固定着，被包裹在类似于指屈肌腱鞘的骨纤维管内。这会导致修复的肌腱在愈合过程中粘连到各自的通道内。此处肌腱一期修复时应采用褥式缝合或相似的方法，缝合区域上方的腕横韧带应该切除一小部分，使肌腱放松。此时，当腕背伸时，修复的肌腱可能会出现弓弦现象，但这有助于避免缝合肌腱在此处粘连及正常活动幅度的丢失。为防止术后出现弓弦现象，应将腕关节固定于中度伸展位而非过伸位。

Ⅴ区：Ⅴ区是指腕背侧横韧带近侧缘的近侧区域。此区许多伸肌腱被各自的肌肉所覆盖。术后使腕关节处于完全伸展位，以最大限度地放松肌-腱交界，防止缝线自肌肉组织内撕裂开来。

3. 手部血管损伤的处理。

手部血液的供应主要来源于尺、桡动脉和前臂骨间动脉。单纯尺动脉或桡动脉损伤，一般不影响手部血运。而在尺、桡动脉同时损伤时，需看骨间动脉及其侧支循环能否代偿。有些人的骨间动脉口径较粗，即使不修复尺、桡动脉，也不会造成手部血运障碍；有些人骨间动脉口径较细，不能代偿尺、桡动脉的血运。鉴于上述原因，单一的尺、桡动脉或掌浅动脉弓损伤时，肢体远端虽无血运障碍，也应修复血管。当合并有较广泛的软组织损伤的情况下，更应尽量修复损伤的血管，以使伤肢有良好的血运，以防侧支循环出现继发性血运障碍时而造成伤肢缺血。手术后用石膏托功能位制动 1 周，有利于防止术后血管危象。常规卧床休息、保温、禁烟，药物抗凝、抗痉挛、抗感染治疗。

4. 手部神经损伤的处理。

手部主要由正中神经及尺神经支配，桡神经只支配部分手背感觉。手部神经损伤，只要条件允许，应争取Ⅰ期修复。

正中神经刚出腕管即发出一支大鱼际支，行走很短距离即进入大鱼际诸肌，支配拇短展肌，拇指对掌肌及拇短屈肌浅头，该段很容易损伤。损伤后拇指失去对掌、外展能力，严重影响手功能，应争取Ⅰ期修复。神经无法修复时应Ⅱ期做拇指对掌功能重建术。正中神经的其余分支均为感觉支，支配桡侧三个半手指。断裂时直接吻合效果好，有较大缺损时可做神经移植术，效果也较好。尺神经在前臂中下 1/3 交界处已分出手背感觉支，腕部损伤时，手背尺侧感觉仍正常，只有掌侧感觉丧失。尺神经的感觉、运动支在腕部已自然分出，所以手术时应分别分离出两端的感觉、运动支，将性质相同的神经做吻合，手掌区尺神经运动支可单独损伤，仅表现为爪形手，手内肌萎缩，手指不能内收外展，而感觉正常。单纯运动支吻合后，效果也较好，无法修复的尺神经损伤，可做手内肌成形术，改善手的功能。

5. 手部骨关节损伤的处理。

关节骨折必须精确复位，骨折端旋转移位必须纠正。固定要求可靠，尽量不要通过关节，以便早期活动。目前常用的方法有克氏针内固定，钢丝内固定，微型钢板螺丝钉内固定，Herbert螺钉内固定等。可根据骨折类型、伤口情况及医疗条件选择使用。目前尚有各种外固定支架治疗手部骨折，获得较好的疗效，可适当选用。要早期行功能锻炼。

1) 腕舟骨骨折：舟状骨分远端的结节部、中间的腰部及近端的体部，其中腰部最细又正对桡骨茎突，因此骨折80％～90％发生在此部。舟状骨血供一般来自两条主要血管，一条由结节部进入，另一条由腰部进入。因此在腰部骨折后，体部易失去血供，不易愈合，可发生缺血性坏死。

跌倒时，手及腕关节背伸位支撑着地，伤后腕桡侧肿痛，腕关节活动受限。检查时，发现鼻烟窝处肿胀及压痛，腕活动时疼痛加剧，上述表现应高度怀疑有舟状骨骨折，应摄X线片确诊。有些裂缝骨折，早期X线不易明确诊断，待伤后两周左右，因骨折处充血及脱钙，骨折线增宽，再摄X线片，骨折即清晰可见。因此凡在临床上疑有舟状骨骨折病例，即使急诊时X线检查无骨折表现，也应按骨折处理，并于2周后复查X线，并强调拍摄舟状骨轴位片，有时需在伤后4～6周才能在X线上显示骨折表现。

新鲜无移位的骨折，或移位骨折经手法复位后，给以牢固可靠的外固定，直至骨折愈合。一般采用短臂石膏管型固定。其位置为腕关节背伸15°，拇指对掌位，并将拇指掌指关节包括在内，只允许拇指指间关节有活动。固定时间结节部6～8周，腰部8～12周，体部3～6个月。如固定期满X线检查仍表现未愈合，只出现骨折线增宽、骨质疏松或囊性改变，而无骨折端硬化或缺血性改变，可继续延长固定时间3个月，骨折一般最终可获得愈合。陈旧性舟骨骨折，包括骨折端有囊性变的，只要两骨折端硬化不明显，仍可采用外固定法治疗，骨折仍有愈合机会，但疗程多需长达数月。舟骨骨折骨不连，骨折端硬化或近骨折段坏死明显者，需用手术疗法，植骨或切除近骨折段。

2) 月骨脱位：月骨为锥状体。掌侧为四方形的基底，背侧为锥体的尖端，这就造成月骨向掌侧脱位较多的原因。锥体远侧为一凹形，与头骨状凸面形成关节；锥体的近侧面为凸形，与桡骨远端的凹面形成关节。月骨的血运来自掌侧与背侧的韧带。

月骨掌侧脱位大多发生在患者跌倒时，手支撑着地，腕极度背屈位，头状骨与桡骨相挤后韧带断裂，而使月骨向掌侧脱位。因前韧带尚保存，月骨血运影响较小，早期复位后，一般可存活，腕关节功能也较好。月骨周围脱位时，月骨与桡骨仍保持正常关系，而其他腕骨向背侧脱位。此脱位主要发生在头月骨之间，由于头状骨与舟状骨、三角骨之间有较紧密的韧带相连，因此往往随头状骨一起向背侧后脱位。因月骨血供未破坏，只要早期复位疗效较好。在月骨周围脱位的同时伴有舟状骨骨折，致使舟状骨的近侧半与月骨相连，继续与桡骨保持正常关系，而舟状骨的远侧半随头状骨及其他腕骨一起向背侧脱位，即为经舟骨-月骨周围脱位。

诊断依据包括有明显外伤史，伤后腕关节肿胀疼痛、活动受限，由于月骨向掌侧脱位，可压迫屈指肌腱，致使手指屈伸受限，并可压迫正中神经，出现桡侧3个半手指麻痛、刺痛，感觉消失或异常，拇指外展受限。根据X线片检查不仅可以明确诊断，尚可对脱位类型进行分类。正常时腕关节正位片上月骨呈四方形，位于桡骨与头状骨之间，在侧位片上头骨、月骨、桡骨三者呈干线关系排列，上述关系的异常很易在X线上发觉，因此诊断并不困难（图2-2-17）。

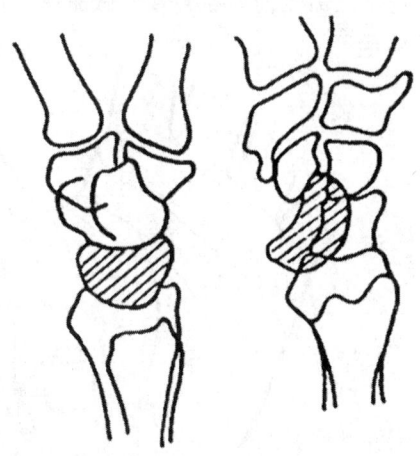

图 2-2-17 月骨脱位

治疗时可行手法复位，在臂丛麻醉下，先牵拉拇指与手指，使头状骨与桡骨的间隙拉开，再背屈腕部加宽头状骨与桡骨之间的间隙，术者用拇指压于脱位月骨的前方，将其推回原位，然后逐渐使腕掌屈，也可用针顶月骨进行复位。X线片证实月骨复位后，用石膏托将腕关节制动于掌屈45°位，1周后更换石膏后开始练习活动。病程在1周内的误诊病例，局部肿胀明显，手法复位成功的机会不大，可用克氏针做2～5掌骨颈部骨牵引，48 h后再进行手法复位，有可能月骨推回原位。X线片证实复位后，按上述方法进行石膏固定。手法复位或骨牵引复位失败病例，以及病程较长病例复位困难者，应进行手术。掌侧关节囊与月骨联系仍保持良好者，经复位后一般预后较好；若月骨与掌侧软组织联系已破坏，则应将脱位月骨摘除。月骨周围脱位的治疗与月骨脱位类似，先用手法牵引手指，然后将脱位的腕骨由背侧向掌侧推压，很易复位，复位后处理同月骨脱位。伴有舟状骨骨折的月骨周围脱位，治疗方法应按舟状骨骨折处理。

3）拇指骨关节损伤：第1掌骨较其他掌骨粗而短，由于附着于掌骨近端的组织较少，所以第1掌骨干骨折较少见。应力经坚硬的骨干传导到基底部松质骨，于此处发生干骺端或关节内骨折。拇指腕掌关节的完整性在拇指和全手的功能中远比其他关节重要，除非进行准确的复位，否则持续脱位或累及该关节的掌骨骨折可引起活动受限、疼痛及手的捏、抓无力。

（1）第1掌骨基底部骨折伴脱位：Bennett 骨折首先由爱尔兰外科医生 Edward H. Bennett 于1882年描述而得名，系指骨折线通过第一掌骨基底部的关节内骨折合并拇指腕掌关节脱位。在这种骨折中，掌骨干在拇长展肌的无拮抗牵拉下向外侧脱位（图2-2-18），但掌斜韧带附着的内侧突出部仍保持原位。骨折容易牵引复位，但复位难以维持。

治疗方法报道很多，多数为非手术治疗。牵引和外展第1掌骨，同时按压掌骨基底背侧，复位很容易。随后，在掌骨基底背侧置放一个软垫，最后再用前臂石膏管型将第1掌骨固定在外展位。软垫的作用是消除脱位趋势，维持复位到愈合。有些学者设计了各种支具，控制掌骨基底滑脱，同时维持第1掌骨在外展位。

闭合复位虽然容易，但要维持复位却较困难。因此，在闭合复位成功之后穿针作内固定，是一种值得推荐的治疗方法。具体步骤是牵引、外展掌骨做闭合复位，如果关节面光滑平整、无明显的台阶，可在影像增强器监视下经皮穿1～2根克氏针将两骨折块固定在一起。若掌侧骨块较小，可穿针至大多角骨，维持复位到愈合（图2-2-19）。术后，用前臂石膏管型做外固定。4～6周后拔针、开始功能锻炼。如果闭合复位后关节面仍有明显的台阶，则需行切开复位内固定。如果掌侧骨折块较小，可使用克氏针做固定，并将其中的一根穿至大多角骨或小多角骨，以增加固定的稳定度。使用加压螺丝钉做内固定，次日即可开始适量的主动活动，但应佩戴保护性的外固定物至骨折愈合。用克氏针固定，还需用前臂石膏管型做加强。4～6周后拔针、开始主动活动。

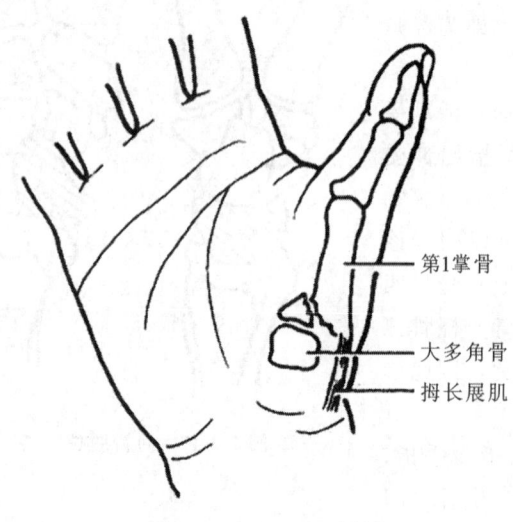

第1掌骨

大多角骨

拇长展肌

图 2-2-18　Bennett 骨折

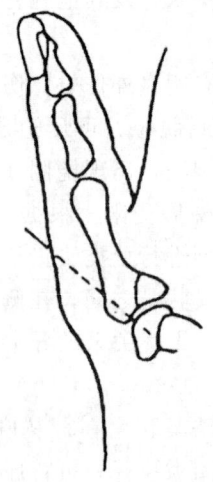

图 2-2-19　Bennett 骨折经皮克氏针固定

　　（2）第1掌骨基底部骨折：骨折线横行或斜行于掌骨基底部，均不与关节相通。骨折近段受拇长展肌的牵拉，向桡侧背侧移位，骨折远段受拇长屈肌及拇内收肌的牵拉，向掌侧尺侧移位，骨折处形成桡背侧成角畸形。

　　横形骨折闭合复位容易，一手牵引并外展拇指，另手拇指加压骨折处，纠正成角畸形。骨折复位后用前臂石膏管型固定拇指于外展位4～6周。复位和固定时注意避免掌指关节过伸。骨折复位困难或解剖对位难于维持仍有成角移位者，可采用透视下闭合穿针内固定或切开复位内固定。但掌骨即便有20°～30°背向成角移位，除外观局部隆起外，多无明显功能障碍，因此决定采用手术治疗时一定要慎重。斜形骨折复位后用石膏管型不易控制位置时，可经皮穿入不锈钢针做内固定。轻度成角的陈旧骨折，对拇指功能影响不大者，可不处理。如成角大，虎口过小，可行第一掌骨基底部楔形截骨术。

　　（3）拇指掌指关节脱位：外力使掌指关节极度背伸，近节指骨可脱向背侧，发生拇指掌指关节背侧脱位。掌骨头可穿破掌侧关节囊直达皮下，关节囊纵形裂口夹住掌骨头，籽骨可能嵌在脱位的两关节面之间，拇长屈肌腱还可能绕住掌骨头，使闭合复位非常困难。

　　治疗可首先在充分麻醉下试行闭合复位。闭合复位的方法：屈曲腕关节和拇指指间关节，以放松屈肌腱；从脱位的近节指骨基底背侧向远端推挤，同时屈曲掌指关节，有时可得到复位。如果开始整复时即牵拉掌指关节，越牵拉拇指，破损的关节囊、拇短屈肌腱、拇长屈肌腱越夹持掌骨颈，阻挡复位。复位后，用石膏托制动3周。关节复位后还应仔细检查有无侧副韧带损伤，如有断裂，应按韧带损伤治疗。若闭合复位失败，需立即行切开复位，在直视下将破损脱位的掌板还纳到掌骨头掌侧，脱位随即复位。

　　4）第2～5掌骨骨折：第2～5掌骨微弯曲，凹面在掌侧。掌骨头与近节指骨基底侧面之间有侧副韧带连接。当掌指关节伸直时，侧副韧带松弛，允许关节有侧方活动；屈曲时，侧副韧带变紧张，关节稳定而不能侧方活动。掌骨骨折可发生在掌骨头，掌骨颈，掌骨干及掌骨基底。

　　（1）掌骨干骨折：较常见。可单根或多发掌骨干骨折。掌骨干骨折依骨折类型可分为横形、斜形、螺旋形及粉碎性骨折。轴向应力常导致横形骨折，扭转应力可造成螺旋形或斜形骨折，直接撞击伤常导致粉碎骨折并常短缩。掌骨骨干骨折因受骨间肌牵拉，形成典型的突向背侧的成角（图2-2-20），由于示、小指掌骨无相邻掌骨骨间韧带的悬吊、支撑作用，所以第2、5掌骨骨折时易短缩。

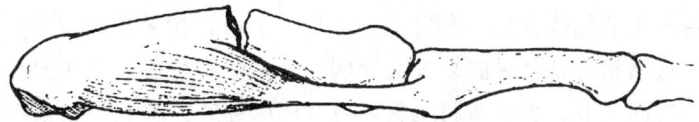

图2-2-20　掌骨干骨折多向背侧成角

　　大多数掌骨干骨折可有效地用闭合复位、夹板固定治疗。虽然掌骨干骨折成角畸形一般可以接受，但第5掌骨成角超过30°、第4掌骨超过20°及第2、3掌骨只要成角都应考虑复位。粉碎骨折短缩＞0.5 cm不影响功能。固定采用石膏托或小夹板，指间关节保持活动，6周后拆石膏。重叠横形骨折有时复位比较困难，对手指伸功能又有影响，则应考虑做切开复位，以交叉克氏针或微型钢板螺丝钉固定。多发性掌骨干骨折，肿胀明显者一般也难以手法复位，应考虑切开复位。

　　（2）掌骨颈骨折：常由作用在掌骨头的纵向暴力致成。多发生在第五掌骨，其次为第二掌骨。因骨间肌牵拉作用，骨折向背侧成角。第5腕掌关节有20°～30°屈伸活动，第5掌骨颈有轻度掌屈畸形，对手的功能影响不大。再加掌骨颈骨折整复后不易维持位置，第5掌骨颈骨折后，背向成角移位＜40°可不用整复，仅做石膏托制动即可。为防止骨折旋转移位，应将环、小指一并制动。4周后开始功能锻炼。但是第2、3掌骨颈的背向成角移位应及时矫正，因为它们与远排腕骨连接紧密、彼此间无运动存在，无法缓解由成角畸形所引发的不适症状。

掌骨颈骨折手法复位时应注意采用正确的方法，如越伸直牵拉手指，以关节侧副韧带在掌骨头上的起点为轴，掌骨头越旋转而屈向掌侧。复位时需将掌指关节屈曲 90°，以近节指骨基部托住掌骨头，然后用力推向背侧，同时从手背将骨折近端压向掌侧，骨折即可复位。用直角石膏托将掌指关节固定在 90° 屈曲位。如复位不容易维持，可选用骨圆针做髓腔内固定。若错位的掌骨头已脱离近侧骨折端，闭合复位不成功者，可手术切开复位及内固定。

（3）掌骨头骨折：多为直接暴力所致，如握拳时暴力直接作用于掌骨头等。少数为挤压伤、切割伤和扭转暴力所致。骨折多位于侧副韧带止点的远侧，为关节内骨折。

单一的大骨折块，应切开用克氏针内固定，个别小的骨折块可取出。粉碎骨折无法整复，也不易维持位置，可用石膏托做短期外制动，以减轻疼痛，待稍消肿后早期开始活动，在活动中重新塑形关节面。若关节完全僵直在功能位，也可获得一个稳定而不痛的关节，不一定再需特殊治疗。

5）掌指关节脱位及韧带损伤：第 2～5 指的掌指关节为髁状关节，有屈、伸、收、展及一定程度的回旋动作。掌骨头近似球形，相对的近节指骨基底关节面呈凹面。关节的稳定靠侧副韧带及掌板维持。侧副韧带位于掌指关节的侧方，分成两部分。偏背侧的呈索条状，由掌骨头背侧方斜行到近节指骨基底侧方，名侧副韧带。另一部分则由掌骨头侧方连接到掌板侧方，成扇形，名副韧带或副侧副韧带。后者较薄软，关节屈时可以皱起。掌骨头侧面观呈偏心圆形，从屈伸轴心到掌骨头远侧关节面的半径较短，而到掌侧关节面的半径较长，故关节伸直时侧副韧带松弛，屈曲时紧张。因此，掌指关节固定在伸直位时间过长，侧副韧带会短缩，关节变僵。正常情况下，关节在屈曲时较稳定，无侧方活动。

侧副韧带损伤多由外力作用在手指侧方，使掌指关节过度侧偏致伤。桡侧副韧带损伤较尺侧多见。受伤局部疼痛、肿胀，有压痛。屈曲掌指关节并向损伤对侧偏斜手指时疼痛加重。有时，关节可出现不稳。但损伤关节周围组织如屈伸肌腱、骨间肌等完整时，不稳定现象多难以表露出来。侧副韧带损伤有时可并发掌骨头或近节指骨基底撕脱骨折。急性单纯性损伤，用石膏托将掌指关节制动在伸直位 3 周。若伴有较大的撕脱骨折，应切开复位并用钢针内固定。急性韧带断裂常被误诊为扭伤而延误治疗，晚期遗有疼痛、无力等症状。经保守治疗无效时，应手术探查。若发现侧副韧带从一端止点撕脱，且无明显短缩时，可用不锈钢丝做可抽出式缝合，将韧带缝回原止点。若韧带未断，但已被拉长变薄弱，可重叠缝合以恢复其原有张力。若损伤韧带已严重瘢痕，可彻底切除瘢痕以减轻疼痛。

掌指关节脱位较指间关节脱位少见，多发生于示指，常由掌指关节受过伸外力所致。关节囊掌板近端从掌骨颈部撕裂，近节指骨基底脱向掌骨头背侧。不完全脱位时，手法复位比较容易。复位的方法是屈曲腕关节和近侧指间关节，放松指屈肌腱，由背侧向远侧、掌侧推挤近节指骨基底。复位后用背侧石膏托将掌指关节制动于 50°～70° 屈曲位，2 周后开始功能锻炼。完全脱位时，也应首选闭合复位外固定。但完全性脱位时掌骨头向掌侧移位，指骨基底部向背侧移位，掌板嵌塞在近节指骨基底与掌骨头之间，阻碍近节指骨基底回到原位，闭合复位失败率较高，常需切开复位。

6）指骨骨折：指骨骨折如其他管状骨骨折一样，骨折类型及移位主要取决于两个因素，即损伤机制和肌肉作用力。如直接外力多致呈横形或粉碎骨折。扭转外力多致呈斜形或螺旋骨折。成角移位方向则决定于肌肉的作用力。

（1）近节指骨骨折：一般都有掌向成角移位。骨折近段由于骨间肌在指骨上止点的牵拉而屈向掌侧，骨折远段由于中央腱束在中节指骨基底止点的牵拉而背伸（图 2-2-21）。手法牵拉复位后取屈曲位固定，手握绷带卷，外用粘膏及绷带包扎。切开复位用小钢板螺钉做内固定，可早期活动。但手术技术要求较高。斜、螺旋形或进入关节的骨折，复位后不稳者，可用细克氏针或微型钢板内固定（图 2-2-22）。

（2）中节指骨骨折：成角移位方向与骨折部位密切相关。指伸肌腱中央腱束止在中节指骨基底背侧，指浅屈肌腱附着在掌侧。前者可使中节指骨背伸，后者则是掌屈。若在指浅屈肌止点近侧折断，骨折向背侧成角；在止点远侧折断，骨折向掌侧成角（图 2-2-23）。若骨折发生在中节指骨中段，则成角方向不定。向背侧成角时，复位后应将伤指固定在伸直位，或做内固定控制骨折位置。向掌侧成角时，治疗同近节指骨骨折。

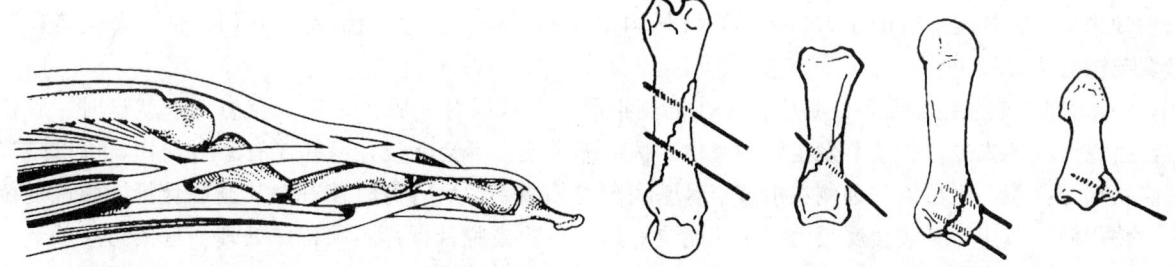

图 2-2-21　近节指骨骨折多向掌侧成角　　　　　图 2-2-22　不稳定骨折克氏针固定方法

（3）远节指骨骨折：远节指骨位于手的最远端，与外界接触频繁，损伤机会也多，一类由压砸等直接外力造成，常见者有纵形、粉碎形及横形。远节指骨背侧有坚韧的甲板及甲床，掌侧有呈放射状的纤维束连接皮肤，形成致密的网状结构。上述因素对远节指骨骨折都具有稳定作用，可减少骨折移位的发生。骨折一般不需复位及特殊固定。但骨折有时不易愈合。另一类由戳伤等传达外力造成，多为指骨基部背侧撕脱骨折，临床表现为槌状指。无明显移位或骨折块不超过基底关节面 1/3，将近侧指间关节屈曲，同时将远侧指间关节过伸，骨折片可自动复位，在该位置上用石膏或金属板固定（图 2-2-24）。移位明显、关节脱位、大于基底关节面 1/3 的骨折，需应切开复位内固定。较大的骨块，用钢针固定；较小者，则用钢丝固定。过小的骨块可直接切除，然后做肌腱止点重建。对于关节损伤严重者，尤其是中节指骨头也有骨折时，可行指间关节融合术。

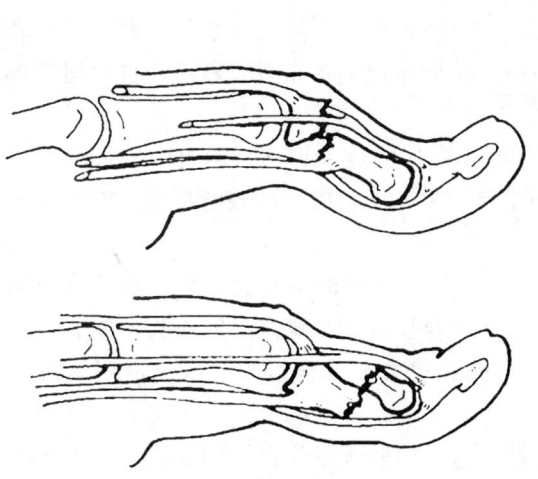

图 2-2-23　中节指骨骨折，骨折部位与成角关系

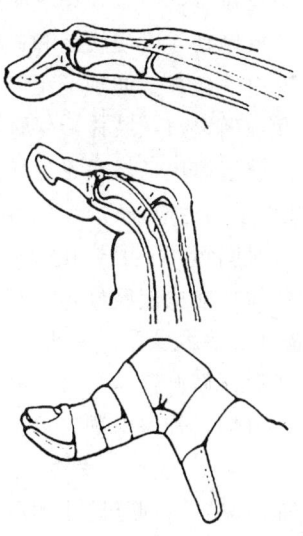

图 2-2-24　指骨末节撕脱骨折固定法

7）侧副韧带损伤：侧副韧带损伤常由戳伤及扭伤致成。多发生在近侧指间关节，有时合并有撕脱骨折。此种损伤早期多被忽略，易被认为是一般的扭伤。若怀疑有侧副韧带损伤，应仔细检查关节背侧指伸肌腱中央束、侧副韧带及掌板处有无局限性疼痛、肿胀及压痛，被动侧偏及过伸关节，了解侧副韧带及掌板有无撕裂，或是在侧偏应力下摄手指正位平片，确定关节有无不稳征象及撕脱骨折。上述检查有时会因患者惧痛不合作而难以完成，可在指神经阻滞麻醉后实施。急性侧副韧带部分撕裂伤，关节仅有局限性压痛，无侧方不稳或异常过伸现象，可用石膏或夹板将伤指固定在伸直位 3 周。

急性侧副韧带完全断裂，侧方活动明显，或伴有关节脱位者，应行手术缝合断裂的侧副韧带。有撕脱骨折时，小块者可切除骨折片，修复关节囊。骨折线通过关节面较多者，骨折复位后应以不锈钢针固定。病程超过 3 周的侧副韧带损伤为陈旧性损伤，表现为关节不稳定和梭形肿胀。长期的关节不稳定可导致关节软骨损伤和创伤性关节炎。手术切除韧带断端间瘢痕或一部分实质，然后做"8"字缝合，以便韧带愈合并恢复原有的张力。术后石膏托固定 4～5 周，然后开始活动。有创伤性关节炎者，以做关节融合为妥。

8）指间关节脱位：大多数脱位发生在近侧指间关节，以背侧脱位常见。在患者来就诊时，脱位多已由患者或旁人复位。关节发生背侧脱位，侧副韧带通常不会断裂，但都伴有掌板损伤，可以是近端膜状部分撕裂，也可以是远侧在中节指骨基底附着部撕裂，后者有时伴有小片撕脱骨折。脱位复位后，将指间关节用石膏或金属板固定于功能位 3 周。小的撕脱骨折片不须特殊处理。近侧指间关节的掌侧脱位与背侧脱位不同，如能闭合复位，需将关节固定于过伸位 3 周。如关节囊等软组织夹在近节指骨头与中节指骨基底之间，闭合复位多不能成功，常须切开复位。

6. 手部离断伤的处理。

断肢再植是一项比较细致和复杂的工作，断肢再植成活的关键在于血管的吻合。血管吻合的基本功可以通过动物实验或用离体的血管进行操练。

完全离断是指离断肢体的远端和近端完全分离，无任何组织相连，或断肢只有极少量损伤的组织相连，但在做清创手术时，必须将这部分相连的组织切断而后再植者。不完全离断伤肢的软组织大部分离断，断面有骨折或脱位，残留相连的软组织少于该断面软组织的 1/4，或者残留的皮肤少于周径的 1/8，重要的血管断裂或栓塞，不吻合血管将引起肢体坏死者。

1）急救处理：首先应注意伤员有无休克情况，有无其他部位的合并损伤。如有休克或其他危及生命的创伤，要迅速进行抢救。断肢的近端如有活动性出血，应加压包扎。如局部加压包扎仍不能止血时，可应用止血带，但必须记录时间，每小时放松止血带一次，以免组织缺血时间过长。离断的肢体，应使用夹板制动，以便转运和避免加重组织损伤。完全离断肢体的远端，应使用无菌敷料或用清洁的布料、毛巾等包裹。如现场距离医院较远，转运的时间较长或在炎热的季节，为了减慢离断肢体的组织代谢和细菌繁殖，肢体应保存在低温的环境中。将肢体用清洁布料包裹后，再用塑料布或橡皮布包裹，周围放置冰块，然后迅速转送医院。

2）断肢再植的适应证：全身情况良好，无其他重要脏器的合并损伤，能耐受较长时间的再植手术。肢体缺血时间短。一般热缺血不超过 12 h，但是目前为止尚无确切的判断标准。创伤情况，只有预计再植的肢体功能比假肢好，才有再植价值。

3）断肢再植手术步骤：一般情况下，断肢清创后先做骨支架的整复及固定，随后缝合肌肉、肌腱和神经，然后再做血管的吻合。断肢重建血运后即可闭合伤口。在缺血时间较长的断肢，为了争取时间，可以在清创，骨骼内固定后，先行血管吻合，然后再修复其他组织，以尽量缩短断肢缺血的时间。

（1）断面清创：清创是防止术后感染的有效措施，直接关联着断肢再植的成败。首先注意标记断面的血管和神经，在清创过程中，必须分别找出重要的动脉、静脉、神经、肌肉和肌腱的断端。创面清创时不但要清除创面内的异物和污染组织，而且也要清除创面内无生机的组织。辨认肌肉和皮肤有无生机的重要标准之一是看其有无血运，这在断肢的近端创面比较容易观察，在离断肢体的创面上因已完全缺血不易辨别，需靠观察组织的形态改变来判断。此外，在断肢重建血运后，再重复检查，补充清除断肢创面失去血运的肌肉和皮肤。清创后，创面用灭菌生理盐水和 0.1% 新洁尔灭洗涤 2～3 次。

（2）骨支架的修复：对一般开放性骨折的处理原则，同样适用于断肢再植手术。但在断肢再植中，常需将两骨断端缩短，以便于软组织和血管的修复。缩短骨断端的同时，应为接骨创造较好的条件，尽量使两骨端有较稳定和较大的接触面。内固定可以采用克氏针、钢丝、钢板、螺钉等不同形式。要求内固定操作简单、快速。

（3）肌腱修复：肌腱修复应该以恢复原有解剖结构为目的。注意无创技术。修复顺序为先伸肌腱后屈肌腱。功能不重要的肌腱可不缝合，以免增加粘连机会。

（4）神经修复：早期缝合神经，不但利于肢体功能的早日恢复，而且功能恢复的效果也较满意。

（5）血管吻合：

影响血管通畅的原因有两种：一种是血管本身的问题，如血管栓塞、血管痉挛等，这是主要的，应该努力提高小血管吻合技术；另一种是来自血管以外的压迫，这是次要的，但容易被忽略。在处理创面过程中，应该尽量使吻合的血管有一个良好的基床和覆盖。血管吻合处应尽量避开骨折处及皮肤缝合点，以免早期肿胀的压迫和晚期的瘢痕狭窄影响血管。

吻合次序：血管吻合的次序问题，各人习惯做法尚不一致。一般情况下，我们习惯采用先吻合静脉，后吻合动脉的方法。在伤后缺血时间较长的，可先吻合动脉，后吻合静脉。

血管吻合的数量：如果血管吻合质量好，吻合 1 条主要动脉、2 条主要静脉即可。如果条件许可，应争取吻合更多的血管，但是必须保持动静脉比例少于 1:2。

血管吻合前的处理：损伤血管的清创很重要。首先将血管的两断端各分离出一小段，彻底切除血管断端及所有损伤部分。并剪除部分外膜，以防缝合时进入管腔。

吻合方法：处理后的血管用无损伤血管夹将血流暂时阻断，开始吻合。动脉可先做二定点缝合，静脉应先做三定点缝合，因为静脉的血管壁较薄，管壁常常闭合在一起，经三点缝合牵引后，便于吻合操作。为了避免血管吻合发生狭窄或管腔内不光滑，宜采用轻度外翻缝合。完成定点缝合后，用血管夹或特制的线夹夹住缝线，利用其重量向两侧牵引，使血管吻合缘形成一直线并保持一定张力，然后在定点之间做间断缝合。缝线与血管边缘的距离，根据血管口径的不同而不同，一般为 0.2～0.4 mm。每针缝线的间距，一般以 0.5 mm 为宜，缝线的间距要均匀。一般成人的前臂下 1/3 的桡、尺动脉，以吻合 8～12 针为宜，指总动脉以 6～8 针为宜，指动脉以 4～6 针为宜。静脉应较同一水平的动脉多缝数针。当吻合完毕放松止血夹或止血带后，如吻合口漏血不多，可用小块纱布或棉片轻轻压迫片刻，即能自行止血。如吻合口漏血较多，可以加针缝补。

血管痉挛的处理：吻合前的解除痉挛方法，是用液体加压扩张。用适当管径的平针头，轻轻地插入血管的断端，然后用手指捏住针头上的血管，助手再用手指按压或用器械钳夹住血管断端的远端或近端，然后将生理盐水、肝素稀释溶液或罂粟碱的稀释溶液缓慢地加压注入，同时可看到血管从痉挛状态逐渐地扩张开来。吻合后的解除痉挛方法有热敷法、3% 罂粟碱血管外膜注入等。

创面闭合：断肢再植应一期闭合创面。缝合伤口张力不宜过大。不能直接缝合的创面，只要创面的组织有血运，可以断层皮片修复。也可利用局部旋转皮瓣覆盖创面中无血运的组织，再辅以游离植皮覆盖血运良好的创面。

术后处理：病房内保持安静、禁烟。室温保持在 25℃ 左右，无条件时用 60 周或 100 周照明灯，距离 30～40 cm 照射局部。患者卧床 7～10 d，适当抬高患肢。重视全身情况，及时补充血容量。应用抗生素预防感染。抗凝、抗痉挛药物常用 500 mL 右旋糖酐，1～2 次/d，连用 7 d。罂粟碱 30 mg 和（或）妥拉唑啉 25 mg，每 6 h 肌内注射 1 次。连用 5 d。大剂量肝素疗法已经弃用。密切观察局部血运。主要观察内容有，再植肢体的皮肤颜色、温度、肢体张力，甲床毛细血管充血时间，指端刺血试验。如果发现肢体有血运障碍，可先采用一般措施，打开外敷料，剪除部分伤口缝线以减张并引流积血，预封或静脉注射罂粟碱等，如无好转，应及早进行手术探查，不应无原则的等待，以免失去扭转血运障碍的时机。

康复治疗：断肢再植的目的是恢复伤肢的功能。所以手术后的康复治疗非常重要。治疗的主要手段是早期功能锻炼，同时根据病情和恢复情况，结合应用红外线、微波等多种物理治疗方法。

十、诊疗探索

手外伤常伴有骨折、肌腱断裂及皮肤脱套甚至大面积皮肤撕脱、缺损。应按照一体化治疗体系的要求，把手外伤的术前预防、术中功能保护及术后早期康复治疗等连贯在一起，使患者得到了不间断的连续治疗，即应该探索手外伤的整体治疗。

创伤性质、创伤类型、程度不同，则预后不同。而救治能够干预的因素中，术中功能保护是影响手外伤整体治疗的关键因素。感染会加重组织破坏，延长组织愈合时间，是致残的主要因素。因此术中彻底清创是防止术后感染，减轻水肿和炎症反应，使修复组织顺利愈合及早进行功能锻炼的必备条件。患指充沛的血液循环是恢复功能的重要条件，术中多吻接血管，术后有助于骨骼、肌腱和神经的愈合，有利于尽早功能锻炼。而神经修复的质量和数量直接影响感觉功能的恢复程序及活动恢复后的实用价值，良好的指神经吻合，感觉恢复快，外形、功能俱佳。肌腱的粘连是患指功能障碍的最重要因素，精细的肌腱修复可恢复患手原有肌腱的解剖结构、防止或减轻粘连，有利于患手运动功能的恢复，是手外伤术后获得良好功能的关键。

肿胀是创伤和手术后的组织反应，长期肿胀可使组织变厚、粘连和挛缩，影响手的功能。长期制动可引起骨质疏松、肌肉萎缩、关节囊及韧带变僵硬等一系列的病理变化。从患者的整体出发，针对临床各期的不同致残因素进行综合评价、分析，运用物理疗法、作业疗法和心理治疗等方法制定康复措施，消除或减轻功能障碍，帮助患者尽可能恢复生活能力和劳动能力。因此，一体化综合康复的早期介入是手外伤患者功能恢复、早日回归社会的关键。

十一、病因治疗

在我国手外伤占外科急诊的 $30\%\sim40\%$，是最常见的创伤之一。分析发生手外伤的原因，采取相应的防范措施，对减少手外伤的发生，降低致残率，促进手外伤后手功能的恢复有着重要意义。

1. 加强手外伤流行病学调研。随着社会经济的进步、机械化设备的广泛应用和交通事业的发达，手外伤发病情况发生了明显改变。目前较多学者在流行病学调查方面进行了大量工作，基本认为我国手外伤多见于机械制造工人，如鞋厂、五金、电子厂，其次为生活损伤、交通外伤。患者多为青年人、新员工，男性多于女性。根据患者受伤时间的分布情况，多数外伤发生在临近下班和加班时，春节过后的几月患者最多，四月是患者住院高峰期。根据手外伤的发病状况调查报告，可制定相对应的院前防范策略，减少手外伤的发生。

2. 制定针对性的预防及保护措施。手外伤大多伤情复杂，预防和避免手外伤的发生尤为重要。强化安全教育，对所有操作人员进行上岗前的培训，提高人员技术素质，严禁不熟练者上岗，提高员工的安全意识和自我防护能力，定期进行模拟安全训练。注意劳逸结合，在事故高发月份和时间，重点强化安全教育，降低劳动强度，科学安排轮班作业，严格控制无节制加班。加强对各企业特别是私营企业的综合治理，建立健全劳动安全监督机制。引进先进设备，提高生产自动化程度，定期检修机器，安装安全防护装置，严格淘汰无防护装置及陈旧的机械设备，预防手外伤的发生。

3. 加强自救互救知识宣教。与当地有关医疗单位保持合作，积极开展对手外伤预防、现场急救及自救技术的培训，教会患者正确的止血方法、离断肢（指）体的保存、伤肢的制动、立即就诊缩短缺血时间等，为患者赢得及时充分的治疗时间，进一步提高手外伤的防、治水平。

十二、最新进展

顾玉东院士认为，我国手外科目前仍以处理急性手外伤为主要任务，这与我国处于经济发展时期相适应。手外科涉及的领域广泛，我国相对领先的领域是急症手部创伤的处理，包括断肢与断指再植、创面处理等，现仅简述部分方面的最新进展。

（一）断肢与断指再植进展

显微外科技术应用和发展，使手部损伤的急诊处理有了新的发展和提高，为手外伤患者带来了福音，也促进了手外科事业的发展。

我国陈中伟、钱允庆等（1963年）前臂远端完全离断再植成功并恢复良好功能。除单肢再植外，尚有上肢移位再植，断掌、断腕、断肢再植及四肢离断再植成功的报道。1964年王澍寰等儿童手指完全离断再植成功，开创了断指再植先例。随着显微外科手术器械和缝合材料的出现及显微外科技术的进步，促进了断指再植的发展，断指离断平面由近节推至末节甚至指尖；实施了对各年龄段患者包括儿童的断指再植、手指各种撕脱性离断的再植、十指离断的再植、一指多节段离断再植、手指离断组织缺损的足趾组织节段桥接再植均获得了成功；程国良等新近提出手指部分缺损的修饰性修复与重建，使断指再植与组织移植结合起来，使再植与再造结合起来，将断指再植推向更高层次。

（二）断肢与断指保存的进展

在重建血液循环之前，如何对离断肢体进行保存，以减少组织的缺血性损害，延缓组织变性坏死，为临床治疗赢得时间，是目前临床工作亟待解决的课题之一。

1. 低温保存法：是最简单经济的保存方法，也是临床上最常用的临时保存断肢的方法。低温冷藏干燥保存断指的方法由Allen在20世纪30年代提出，沿用至今。王增涛等使用冷冻保存液将离断食指保存于-196℃液氮中，81 d后再回植成活。这是深低温冷冻保存法，此时细胞液结晶的过程对细胞有直接损伤作用，低温保护剂虽可减少冰晶，但它对细胞也有一定的毒性作用。

2. 器官保存液保存法：器官保存液最初用于移植外科，近年来也尝试来保存离断肢体，并取得了一定的研究成果。持续低温灌注器官保存液可以持续的供给离断肢体营养物质，同时排泄代谢废物，比单纯低温灌洗的效果更好，在动物实验上取得了一定结果。

3. 体外循环保存法：可明显降低缺血-再灌注损伤，长时间保存断肢对组织和细胞的影响也最小。近几年有学者利用体外循环的方法保存离断的动物肢体，许秀芳、尹叶锋等在体外循环机的辅助下，向肢体内灌注保存液，经组织学观察显示骨骼肌细胞结构和细胞膜的完整性良好，肌肉、血管结构正常。随着技术的不断完善，体外循环保存法有着良好的临床应用前景。

4. 高压氧保存法：可以增加血氧分压，可以提高肢体再植的成活率，同时也可以保护骨骼肌，但是临床上如何用高压氧保存离断肢体，尚待研究。

（三）肌腱愈合影响因素的研究进展

肌腱损伤在临床较为常见，学者们对肌腱的愈合过程及其影响愈合的因素进行了大量的研究，取得了诸多成果。

1. 缝合方式及材料对肌腱愈合的影响。肌腱的缝合方法很多，目前较常用的有Kessler和Bunnell缝合法。为了加强抗张强度，不少学者报告可增加腱内核心缝线，但随着条数增加肌腱内部血供必然受到影响，反而导致愈合不良，故不应过多增加核心的缝线，以4条为佳。目前对于肌腱修复大多采用不可吸收缝线或时效较长的可吸收缝线。有学者在对不同型号临床跟腱缝合用的微乔线进行力学测试结果显示，5/0的微乔线最大载荷可达13.93N，3/0的微乔线最大载荷可达26.34N，足以满足肌腱愈合过程中功能锻炼的要求。随着缝合材料的进步及方法的改良，肌腱修复术后肌腱固定将更为牢靠，大大降低再断裂的风险。

2. 肌腱重建方式对功能恢复的影响。肌腱修复时必须重视A2及A4滑车的重建已为共识，但如何重建尚无统一的观点。梁武等在Ⅱ区指浅屈肌腱修复时，利用指浅屈肌腱止点缝合重建A4滑车；当肌腱粘连松解后，王春渤等利用屈指浅肌腱止点交叉自身缝合，同时再做掌长肌腱移植缠绕缝合，使重建的滑车"牢固"，可承受术后早期主动屈伸指功能训练，效果优良。

陈旧性Ⅰ、Ⅱ区指深屈肌腱损伤直接缝合往往困难，通常需做肌腱移植。孙明等采用在Ⅲ区做指深肌腱自身延长，前移至止点进行缝合，按 Swanson 手指失能评分标准进行评定，Ⅲ区肌腱延长组优良率达 76.5%，而掌长肌腱移植对照组优良率仅 45.8%。但作者指出，Ⅲ区肌腱延长仅适合于腱鞘未破坏、指深屈肌腱长腱钮未断裂、屈肌腱退缩不多者。

3. 同种异体肌腱的应用。张友乐等（1992年）首先报告同种异体肌腱经深低温冷冻处理，移植后肌腱存活，功能恢复良好。该作者单位的进一步实验结果证实深低温冷冻法处理后，肌腱中活性的供体腱细胞的数量在第 1 周时已显著地减少，在第 8 周时已基本消失。这些供体活性腱细胞虽然很少，但仍具有增殖与合成胶原的能力，因此在移植早期参与肌腱的修复过程，但其细胞数量少、抗原性低，使宿主仅发生可以耐受的不影响肌腱愈合的轻微免疫反应。这些研究为同种异体肌腱移植的临床应用提供了理论基础。

4. 生长因子在肌腱愈合中的作用。很多学者已注意到生长因子在肌腱愈合中发挥着重要作用，它可能与机械刺激引发的细胞信号传导有关。目前已知的与肌腱愈合修复过程有关的生长因子主要有转化生长因子-β_1、表皮生长因子在肌腱愈合过程中有防止瘢痕和粘连的作用。若在肌腱损伤后予局部注射胰岛素样生长因子、血小板源性生长因子可有效缓解肌腱粘连，促进腱细胞增殖，增加肌腱的强度。血管内皮生长因子主要通过促进肌腱的外源性愈合发挥作用，所以该因子也是引起肌腱粘连的因素。

5. 基因治疗对肌腱愈合的影响。基因治疗是利用病毒或非病毒载体将重组基因转入细胞内，在分子水平上改变细胞的结构及功能，作为一种生物医学新技术已受到重视。Tang 等将胰岛素样生长因子-Ⅰ，转化生长因子-β_1 等相关重组基因转入肌腱韧带等组织细胞中，表达相应的蛋白质，从而起到促进肌腱愈合的作用。但其安全性还有待确定且其表达产物不能精确地控制，基因治疗应用于临床还需进一步研究。

6. 应力刺激对肌腱愈合的影响。肌腱是对力学刺激极为敏感的组织。Wang JH 等发现，肌腱具有适应不同应力负荷而进行改变的能力，应力刺激通过增强蛋白质合成促进肌腱愈合，在屈肌腱损伤后的愈合过程中，适宜的应力刺激会降低粘连的发生。杨建军等的研究也证实，肌腱损伤后可控的应力负荷在肌腱的生长及愈合过程中是十分必要的。学者们认为肌腱损伤术后给予应力刺激是必要的，但是也会增加肌腱再次断裂的风险。随着缝合强度的提高，这一问题已有很好的解决方法，已允许术后早期功能锻炼来防止肌腱粘连、促进肌腱愈合。

(四) 手外伤组织缺损皮瓣修复的进展

手部皮肤缺损为手外科最常见的损伤，使用外科皮瓣修复缺损组织和重建手功能的效果较好。皮瓣分为游离皮瓣和带蒂皮瓣两大类。使用邻指皮瓣、交臂皮瓣等带蒂皮瓣转移修复虽然简单易行，但术后可能需要进行强迫性体位固定 3 周后断蒂，供区遗留瘢痕影响美观，很多患者需要二次整形手术，增加了患者的痛苦。尽管带蒂皮瓣具有一定缺点，当游离皮瓣修复术后的外形和功能皆优于带蒂皮瓣时，才考虑选用游离皮瓣血管神经吻合术。

1. 游离皮瓣。游离皮瓣具有可一期覆盖手部创面，无须二次手术断蒂，具有带感觉神经、抗感染能力强、住院时间短等特点。从 1972 年首例成功以来临床应用已超过 25 年。目前游离皮瓣供区已达几十种，一些操作简单、安全可靠、部位隐蔽、疗效良好的供区皮瓣逐渐成为临床首选供区。

2. 带蒂皮瓣。带蒂皮瓣的种类很多，此类皮瓣修复手术的操作方法相对简单可行，且皮瓣供区面积大，血运好，成活率高。

(1) 腹部带蒂皮瓣：是临床最常用的修复方法之一，安全有效，可行性强，但由于其常用中厚皮片覆盖创面，部分皮瓣可能需进行Ⅱ期手术削薄，外形欠佳，住院时间较长，且存在需要植皮的风险，临床医师仍在不断探讨其改进方法。

(2) 逆行岛状皮瓣：手背皮肤薄而柔软，皮下覆盖丰富的血管网和皮神经，临床常用带血管蒂的前臂及掌背岛状皮瓣修复手部各种创面。1979 年 Foucher 等首先报告了用食指背侧岛状皮瓣修复拇指或虎口的创面。随后国内外学者不断开发出各种掌背岛状皮瓣并广泛应用于临床。1990 年 Quaba 设计应用了以掌背动脉远端返支为蒂的掌背动脉皮支皮瓣，2004 年路来金也报道了双轴点掌背皮动脉皮瓣的临床应用。此类皮瓣修复后的指端外形和功能好，但静脉回流欠佳，血供不充分，无法满足缺损面积较大的创面。

（3）同指顺行带神经血管蒂岛状皮瓣：同手指取材，由顺行动脉供血，静脉回流好，易成活，手术简便，同时具备了外形美观与感觉灵敏的优点。沈华军等报道指固有血管神经束远侧指间关节背侧支顺行岛状皮瓣具有血供好、存活率高、操作方便、恢复快等优势，可作为修复指端缺损的有效方式。

（4）皮神经伴行血管岛状皮瓣：Bertelli（1991 年）和 Masquelet（1992 年）强调皮神经营养血管丛对皮瓣的供血作用，率先提出了皮神经皮瓣的概念，分别报道了前臂和小腿皮神经皮瓣的解剖基础和临床应用。1998 年 Nakajima 在深入进行解剖学研究的基础上，指出皮下浅静脉的营养血管对皮瓣成活也有作用，并将此类皮瓣命名为皮神经筋膜皮瓣、皮神经浅静脉筋膜皮瓣。

（5）静脉皮瓣：静脉皮瓣的血循环主要由静脉管道系统营养，是一种非生理性血循环皮瓣。动脉化静脉皮瓣是目前修复手指软组织缺损较理想的方法之一。研究表明不同蒂型直接影响着静脉皮瓣的成活率，双蒂和三蒂属支输出型静脉皮瓣，能缓解皮瓣的高张力水肿和维持血流的有效灌注，成活率高。

在新型皮瓣不断出现的今天，客观评价各种皮瓣的优缺点，在临床治疗中应根据患者不同的情况择优选用。

（五）手外伤术后康复治疗进展

物理治疗在手外伤康复过程中作用巨大。

1. 运动治疗。是根据患者的疾病特点选择适当的功能活动和运动方法对患者进行训练，达到防治疾病，促进身心功能健康为目的的治疗方法。运动治疗一直是手部肌腱损伤术后一个非常有效的治疗方法，为手外伤术后康复治疗不可或缺的部分。

2. 作业治疗。是应用有目的的、经过选择的指定计划作业活动，对由于身体上、精神上、发育上有功能障碍或残疾，以致不同程度丧失生活自理和劳动能力的患者，进行评价、治疗和训练的过程。近几年作业治疗广泛应用于手外伤术后康复，治疗项目有治疗泥手锻炼、弹力治疗带锻炼、娱乐性治疗等，可明显提高患者的恢复速度，提高治疗效果。

3. 心理治疗。手外伤术后存在康复时间长、疼痛严重、见效缓慢的特点，影响患者正常的生活与工作，易让患者存在焦虑不安、悲观绝望、惧残等消极心理。手外伤术后康复期的心理干预比较重要，及时了解患者的心理，采取个性化的心理治疗可以明显提高患者的心理健康水平，对手功能的恢复起到了积极作用。

4. 中药治疗。中医理论认为手外伤术后主要为气血不通导致一系列的问题，故中药在手外伤术后康复方面也应用广泛。中药熏洗有运行气血、行气止痛，以及解毒消肿的功效，另外，此方法具有透皮吸收的特点，而且可以刺激皮肤的神经末梢感受器，特别适合手外伤术后的康复治疗。

郭庆山 彭吾训 张在其

第三节 上肢骨折

一、基本概念

骨折系指由于外伤或病理等原因致使骨质部分或完全的断裂的一种疾病。上肢骨折常见类型如下：

1. 锁骨骨折。
2. 肱骨外科颈骨折。
3. 肱骨干骨折。
4. 肱骨髁上骨折。
5. 前臂双骨折及桡骨下端骨折。

二、常见病因

(一) 锁骨骨折

好发于青少年，多为间接暴力引起，直接暴力较少见。

(二) 肱骨干骨折

1. 直接暴力。常发生于交通及工伤事故，多见于中上 1/3，多为粉碎或横行骨折。
2. 间接暴力。跌倒时因手掌或肘部着地所致，多见于中下 1/3，骨折线为斜形或螺旋形。
3. 旋转暴力。常发生于新兵、运动员投掷训练中，好发于中下 1/3 处，骨折线为螺旋形。

(三) 尺骨干骨折及桡骨干骨折

可由直接暴力、间接暴力、扭转暴力引起，有时导致骨折的暴力因素复杂，难以分析其确切的暴力因素。

(四) 桡骨下端骨折

多由间接外力引起，摔倒时，肘部伸直，前臂旋前，腕部背伸，手掌着地。应力作用于桡骨远端而发生骨折，多横形，粉碎形也不少见。

三、发病机制

(一) 锁骨骨折

间接暴力造成骨折多见，如跌倒时手或肘部着地，外力自前臂或肘部沿上肢向近心端冲击；肩部着地更多见，撞击锁骨外端造成骨折，间接暴力造成的骨折多为斜形或横行，其部位多见于中外 1/3 处。

直接暴力造成骨折因着力点不同而异，多为粉碎或横行，幼儿多为青枝骨折，锁骨骨折的典型移位多表现为：近端受胸锁乳突肌牵拉向上后移位，远端因肢体重量及胸大肌牵拉向前下内侧移位，形成断端短缩重叠移位。

(二) 肱骨外科颈骨折

1. 无移位肱骨外科颈骨折。直接暴力较小，可产生裂缝骨折。跌倒时，上肢伸直外展，手掌触地，两骨折断端嵌插而形成无移位嵌入骨折。
2. 外展型骨折。间接暴力造成骨折。跌倒时上肢外展，手掌触地在外科颈处发生骨折。骨折近端内收，骨折远端外展，外侧骨皮质嵌插于近侧断端内侧，形成向内、向前成角移位。或者两骨折段断端重叠移位。骨折远端移位在骨折近端内侧，形成向前、向内成角畸形。
3. 内收型骨折。较少见（头外展，骨折远段肱骨干内收，形成向外成角畸形）。
4. 粉碎性骨折。这类骨折常发生于强大暴力作用，或骨质疏松患者。当暴力由手掌、前臂、肘、肱骨传达到关节盂及肩峰下时，由于肩峰的阻挡和身体的重力作用，使骨发生粉碎型骨折。

(三) 肱骨干骨折

肱骨干骨折端的移位除与暴力方向及肢体重力有关外，更与肌肉的收缩直接有关。当骨折位于肱骨干上部、三角肌止点之上时，骨折近端受胸大肌、背阔肌和大圆肌的牵拉向前内移位，远端受三角肌牵拉向上外移位；肱骨干中部骨折，骨折处位于三角肌止点以下时，近端因三角肌和喙肱肌收缩向外前移位，远端因肱二头肌、肱三头肌收缩向上移位；肱骨干下部骨折，两端肌肉拉力基本平衡，移位方向取决于外力方向、肢体所处位置及重力等。

（四）肱骨髁上骨折

1. 伸直型骨折：跌倒时肘关节在半屈曲或伸直位，手心触地，暴力经前臂传达至肱骨下端，将肱骨髁推向后方，由于重力将肱骨干推向前方，造成肱骨髁上骨折。按移位情况又分尺偏型和桡偏型。

2. 屈曲型骨折：肘关节在屈曲位跌倒，暴力由后下方向前上方撞击尺骨鹰嘴，髁上骨折后远端向前移位，骨折线常为后下斜向前上方。

（五）前臂双骨折

前臂骨由尺骨及桡骨组成，尺骨近端的鹰嘴窝与肱骨滑车构成肱尺关节，桡骨小头与肱骨小头构成肱桡关节，尺桡骨近端相互构成尺桡上关节，尺骨下端为尺骨小头，借助三角软骨于腕骨近侧列形成关节，桡骨下端膨大，与尺骨小头一起，与近侧列腕骨形成桡腕关节，桡尺骨下端又相互构成下尺桡关节。尺桡骨之间由坚韧的骨间膜相连。由于尺骨和桡骨均有一定的弯曲幅度，使尺、桡骨之间的宽度不一致，最宽处为 1.5～2 cm，前臂处于中立位时，骨间膜最紧张，处于旋转位时较松弛，骨间膜的纤维方向呈页尺侧下方斜向桡侧上方，当单一尺骨或桡骨骨折时，暴力可由骨间膜传导到另一骨干，引起不同平面的双骨折，或发生一侧骨干骨折，另一骨的上端或下端脱位，尺、桡骨干有多个肌肉附着，起、止部位分布分散，当骨折时，由于肌肉的牵拉，常导致复杂的移位，使复位十分困难。

（六）桡骨下端骨折

1. 伸直型骨折（桡骨远端骨折，Colles 骨折）。最常见，多为间接暴力致伤。1814 年由 A. Colles 详加描述。跌倒时腕关节处于背伸及前臂旋前位、手掌着地，暴力集中于桡骨远端密、松质骨交界处而引起骨折。骨折远端向背侧及桡侧移位。儿童可为骨骺分离；老年人由于骨质疏松，轻微外力即可造成骨折且常为粉碎骨折，骨折端因嵌压而短缩。粉碎骨折可累及关节面或合并尺骨茎突撕脱骨折及下尺桡关节脱位。

2. 屈曲型骨折（Smith 骨折）。较少见，由 Smith 在 1874 年首次描述。骨折发生原因与伸直型骨折相反，故又称反桡骨远端骨折。跌倒时手背着地，骨折远端向掌侧及尺侧移位。

3. 巴尔通骨折（Barton 骨折）。系指桡骨远端关节面纵斜型骨折，伴有腕关节脱位者。由 Barton 于 1838 年首次描述跌倒时手掌或手背着地，暴力向上传递，通过近排腕骨的撞击引起桡骨关节面骨折，在桡骨下端掌侧或背侧形成一带关节面软骨的骨折块，骨块常向近侧移位，伴腕关节脱位或半脱位。

四、临床特征

（一）锁骨骨折

主要表现为局部肿胀、皮下瘀血、压痛或有畸形，畸形处可触到移位的骨折断端，如骨折移位并有重叠，肩峰与胸骨柄间距离变短。伤侧肢体功能受限，肩部下垂，上臂贴胸不敢活动，并用健手托扶患肘，幼儿青枝骨折畸形多不明显，且常不能自诉疼痛部位，但其头多向患侧偏斜颌部转向健侧，此特点有助于临床诊断。有时直接暴力引起的骨折，可刺破胸膜发生气胸，或损伤锁骨下血管和神经，出现相应症状和体征。

（二）肱骨外科颈骨折

患肩肿胀，前、内侧常出现瘀血斑。骨折有错位时，上臂较健侧略短，可有外展或内收畸形。大结节下部骨折处有明显压痛，肩关节活动受限。若骨折端有嵌插，在保护下可活动肩关节。注意与肩关节脱位鉴别。如合并臂丛、腋动、静脉及腋神经损伤，可出现相应体征。

（三）肱骨干骨折

骨折局部肿胀，可有短缩、成角畸形，局部压痛剧烈，有异常活动及骨擦音，上肢活动受限。如果合并桡神经损伤时，则出现腕下垂等症状。

（四）肱骨髁上骨折

1. 伸直型骨折。肘部出现疼痛、肿胀、皮下瘀斑，肘部向后突出并处于半屈位。

2. 屈曲型骨折。局部肿胀、疼痛、肘后凸起，皮下瘀斑。由于肘后方软组织较少，骨折端锐利，可刺破皮肤形成开放性骨折。

（五）前臂双骨折

受伤后，前臂出现疼痛，肿胀、畸形及功能障碍。检查可发现骨摩擦音及假关节活动，骨传导音减弱或消失，X线拍片检查应包括肘关节或腕关节，可发现骨折的准确部位，骨折类型及移位方向，以及是否合并有桡骨头脱位或尺骨小头脱位，尺骨上 1/3 骨干骨折可合并桡骨小头脱位，成为孟氏骨折。桡骨干下 1/3 骨折合并尺骨小头脱位，成为盖氏骨折。

（六）桡骨下端骨折

腕部肿胀、压痛明显，手和腕部活动受限。伸直型骨折有典型的"餐叉状"和"枪刺样"畸形，尺桡骨茎突在同一平面，前臂直尺试验阳性。屈曲型骨折畸形与伸直型相反。注重正中神经有无合并损伤。

五、辅助检查

（一）锁骨骨折

1. X线检查。虽较常用，但因组织器官重叠，尤其是青枝骨折时，常有漏诊，因此在检查时，不能满足于 X 线正位片未见骨折而诊断为软组织损伤，需仔细检查是否有锁骨内端或对局部骨折征象，以便给予正确的诊断。

2. CT 检查。是目前确定该骨折的最好的辅助检查手段。能清楚地显示骨折的部位和程度，尤其对关节面的骨折优于 X 线检查。

（二）肱骨外科颈骨折

肱骨外科颈骨折诊断容易。根据肩部正位 X 线片可显示外展或内收骨折类型。还必须有侧位片（穿胸位）了解肱骨头有无旋转、嵌插、前后重叠移位畸形，以便明确有无骨折端向前成角。

（三）肱骨干骨折

1. 查体可发现假关节活动，骨摩擦感，骨传导音减弱或消失。

2. X线摄片可确定骨折的类型移位方向。

3. 对怀疑有桡神经损伤的患者可进行肌电图检查。

（四）肱骨髁上骨折

1. 伸直型肱骨髁上骨折的特点是骨折线位于肱骨下段鹰嘴窝水平或其上方，骨折的方向为前下至后上，骨折向前成角，远端向后移位。

2. 屈曲型肱骨髁上骨折的骨折线可为横断，骨折向后成角，远折端向前移位或无明显移位。

（五）前臂双骨折

X线摄片可明确骨折和移位的情况。

（六）桡骨下端骨折

X线片可清楚显示骨折及其类型。伸直型者桡骨骨折远端向背桡侧移位，关节面掌侧及尺侧倾斜角度变小、消失、甚至反向倾斜。桡骨远骨折端与近侧相嵌插，有的合并尺骨茎突骨折及下尺桡关节分离。屈曲型骨折桡骨远端向掌侧移位。对稍微外力致伤的老年患者，应该做骨密度检查，以详细了解骨质疏松情况。

六、诊断思路

明显外伤史，患肢疼痛，活动受限，骨折特有体征等。X线片可确定诊断及骨折类型，注意有无合并血管神经损伤。

七、临床诊断

（一）锁骨骨折

患者有上肢外展跌倒或局部被暴力直接打击等外伤史，伤后肩部出现疼痛，上肢不敢活动。X线片可确诊并显示骨折移位及粉碎情况。

（二）肱骨外科颈骨折

手或肘部着地摔伤史或肩部直接暴力击伤史，肩部疼痛，活动加重。X线片可确诊，并且可清晰显示骨折类型及移位情况。

（三）肱骨干骨折

明显外伤史，患肢疼痛，活动受限。X线片可确定骨折部位及移位情况。

（四）肱骨髁上骨折

肘部肿胀、疼痛，肱骨髁上处压痛，肘关节活动功能障碍，移位明显者肿痛较严重，可出现张力性水疱，有异常活动及骨擦音。肘后的肱骨内、外上髁和尺骨鹰嘴三点关系仍保持正常。伸直型骨折肘部呈半伸位，肘后突起，呈靴形肘畸形；屈曲型骨折肘后平坦，肘前饱满；有侧方移位者，肘尖偏向一侧。如合并神经损伤，表现为该神经支配的运动和感觉障碍，以桡神经、正中神经为多见。若肘部严重肿胀，桡动脉搏动减弱或消失，患肢剧痛，手部皮肤苍白、发凉、麻木。被动伸指有剧烈疼痛者为肱动脉损伤或受压，处理不当可致前臂屈肌缺血性挛缩，晚期可出现爪形手畸形。肘关节正、侧位X线照片可显示骨折类型和移位方向。伸直型骨折远端向后上移位，骨折线多从前下方斜向后上方。屈曲型骨折远端向前上方移位，骨折线从后下方斜向前上方。

（五）前臂双骨折

1. 有直接或间接暴力引起的外伤史。
2. 具有相应症状和体征。
3. X线摄片可明确骨折和移位情况。

（六）桡骨下端骨折

1. 伸直型骨折。伤后局部疼痛、肿胀。可出现典型畸形姿势，即侧面看呈"餐叉样"畸形，正面看呈"枪刺样"畸形，检查局部压痛明显，腕关节活动障碍。X线拍片可见骨折远端向桡、背侧移位，近端掌侧移位，因此表现出典型的畸形体征，可同时伴有下尺桡关节脱位。

2. 屈曲型骨折。受伤后，腕部下垂、局部肿胀、腕背侧皮下瘀斑、腕部活动受限，检查局部有明显压痛。X线拍片可发现典型移位，近折端向背侧位，远折端向掌侧、桡侧移位，与伸直型骨折移位方向相反，称为反Colles骨折或Smith骨折。

3. 桡骨远端关节面骨折伴腕关节脱位（Barton 骨折）。临床上表现为与 Colles 骨折相似的"餐叉样"畸形及相应的体征。X 线拍片可发现典型的移位，当跌倒时，腕关节屈曲手背着地受伤，可发生相反的桡骨下端掌侧关节面骨折及腕骨向掌侧移位。这些骨折较少见，常漏诊或错误诊断为腕关节脱位，只要仔细阅读 X 线片诊断并不困难。

八、鉴别诊断

（一）锁骨骨折

本病的诊断之前需与其他具有相似临床表现的疾病进行鉴别，主要有以下一些情况：

1. 本病应与颈椎畸形颈椎外伤半脱位及颈髓肿瘤相鉴别。

2. 另外本病易误诊为臂丛神经损伤或肋骨急性骨髓炎，故诊断前应仔细检查局部有无骨擦音、肿胀和压痛反应，若有可疑则行 X 线检查。

3. 虽然本病 X 线表现证明骨折部位和错位情况，但需与先天性锁骨假关节相鉴别。

（二）肱骨外科颈骨折

与肩关节脱位鉴别，要点如下：

1. 外科颈骨折。肩外形-正常；贴胸试验-阴性；肱骨头位置-正常。

2. 肩关节脱位。肩外形-方肩；贴胸试验-阳性；肱骨头位置-移位。

（三）肱骨干骨折

本病的鉴别诊断主要有以下几种情况：

1. 上臂部 X 线正侧位照片可明确骨折的部位、类型和移位情况，并有助于鉴别是否为骨囊肿等所致的病理性骨折。

2. 旋转暴力所致的肱骨干骨折，应与上臂扭伤相鉴别。后者有牵拉痛，压痛局限于损伤部位，但无环形压痛、纵向叩击痛及异常活动。

3. 若出现桡神经损伤，要鉴别清楚是术前损伤还是术中损伤，通过询问病史、发病时间和发病经过、临床表现、结合肌电图检查则不难诊断。如果术前无桡神经损伤表现而术后立即出现者考虑为牵拉伤和粗暴操作所致。如果术后渐进性出现桡神经损伤表现，应考虑为骨痂或瘢痕粘连所致。

（四）肱骨髁上骨折

肱骨髁上骨折与肘关节脱位鉴别要点：

1. 肱骨髁上骨折（伸直型）。肘关节可部分活动，肘后三角无变化，上臂短缩、前臂正常。

2. 肘关节脱位。肘关节弹性固定，肘后三角有变化，上臂正常、前臂短缩。

（五）桡骨下端骨折

本病主要表现为腕部肿胀、压痛明显，手和腕部活动受限等，这与许多骨骼或关节损伤有着相同的表现，故临床上需与许多疾病进行鉴别，但一般利用 X 线检查便可确诊。需要与本病做鉴别诊断的有：桡骨骨干骨折；腕关节脱位等。

九、救治方法

（一）锁骨骨折

1. 儿童的青枝骨折及成人的无移位骨折可不做特殊积极治疗。仅用三角巾悬吊患肢 3～6 周即可开始活动。

2. 有移位的中段骨折，采用手法复位，横形"8"字绷带固定。

（1）复位方法：患者坐位。骨折部局部麻醉。术者在患者背后，用膝顶住患者，两手握住患者的上臂使肩向后、上、外牵拉，患者挺胸即可达到复位。也可在前方，同时由另一术者用拇、示指捏住骨折的近、远端致力进行复位。

（2）固定方法：复位成功发现后，术者维持复位姿势，另一助手将棉垫分别放在两侧腋窝，在骨折处放一薄棉垫，经肩-背-肩用无弹性绷带做横8字固定，然后用胶布条做横8字加强固定。术后严密观察双侧上肢血循环及感觉运动功能，若出现肢体肿胀、麻木，表示固定过紧，应及时放松固定。术后1周左右，由于骨折区肿胀消失，或因绷带张力降低，常使固定的绷带松弛而导致再移位，因此复位后2周内应经常检查固定是否可靠，及时调整固定的松紧度。

3. 在以下情况时可考虑行切开复位内固定：①患者不能忍受8字绷带固定的痛苦；②复位后再移位影响外观；③合并神经血管损伤；④开放性骨折；⑤陈旧骨折不愈合。切开复位时，应根据骨折部位、骨折类型及移位情况选择钢板、螺钉或克氏针固定。在选用钢板时，要按锁骨形状进行预弯处理，并应将钢板放在锁骨上方，尽量不放在前方。

（二）肱骨外科颈骨折

1. 无移位骨折。单纯裂缝骨折或嵌插无移位骨折无须固定，三角巾悬吊患侧上肢3周。

2. 外展型骨折。移位明显肱骨外科颈骨折在局麻下行手法整复，超肩关节夹板固定。患者坐位，助手沿外展方向牵引，肩部有反牵引。术者两拇指抓住骨折近段外侧，其余四指环抱骨折远段内侧，待重叠完全矫正后采取牵拉、端挤手法，助手将患者肘关节内收。如果有向前成角畸形，可用前屈上举过顶法矫正。复位后用4块夹板超关节固定。（超肩小夹板共四块，内侧块上至腋窝，下至肱骨内上髁，前侧块下至肱骨前方，上至肩峰前上方；外侧块下至肱骨外上端，上至肩峰外上方；后侧块下至肱骨后下端，上至肩峰后上，在上臂部将前侧、外侧、后侧三块板尖端所携带的活扣串联在一起，从肩、背、对侧腋窝到胸前方捆扎固定）注意松紧度适当，避免腋窝及肘部神经血管压迫。"U"形石膏固定：在肘关节屈曲90°，用有棉垫作衬垫的石膏板由腋窝绕过肘关节、上臂外侧达肩部，再用绷带环形缠绕，使石膏板紧贴肩及上臂。

3. 内收型骨折。治疗原则与外展型相同，手法及固定形式相反。

4. 粉碎性骨折。这类骨折常发生于强大暴力作用，或骨质疏松患者。当暴力由手掌、前臂、肘、肱骨传达到关节盂及肩峰下时，由于肩峰的阻挡和身体的重力作用，使骨发生粉碎型骨折。

（1）严重粉碎型骨折，若患者年龄过大，全身情况很差，可用三角巾悬吊，任其自然愈合。

（2）此类骨折手法复位难以成功，即便复位也不容易使骨折端稳定，可采用手术方法治疗。经肩前外侧切口暴露骨折端，先用松质骨螺钉固定近端骨折块，使外科颈骨折复位，再以"T"形钢板固定，或用张力带钢丝固定。术中注意修复肩袖。术后4～6周开始肩关节活动。

（3）对青壮年的严重粉碎骨折，估计切开复位难以内固定时，可做尺骨鹰嘴外展位牵引，辅以手法复位，小夹板固定。注意牵引重量不宜过大，避免过度牵引。6～8周后去除牵引，继续用小夹板固定，并开始肩关节活动。

5. 手术复位及内固定。手法复位不成功，复位不满意，或骨折后3～4周未经复位，仍有明显移位的青壮年，应采用手术复位，钢板或螺钉内固定，如骨骺分离，为了准确复位可切开复位，适当内固定。

（三）肱骨干骨折

1. 无移位骨折。包括无神经损伤的闭合性横形、短斜形、粉碎形或线形无移位骨折，不需麻醉，用轻柔手法纠正成角或旋转畸形。外固定方法可根据具体情况和条件选用：①轻型长臂：悬吊石膏或上臂"U"形石膏加三角巾悬吊前臂；②小夹板固定；③长臂石膏加外展支架或肩人字石膏固定；④单臂外固定架固定。石膏固定6周，照片显示有初步骨痂后去排除固定，开始练习肢体活动。外固定架固定者，可早期进行关节活动。

2. 有移位的骨折。在臂丛或局部血肿内麻醉下，手法复位。小夹板或外固定架固定。有条件时，也可在 C 型臂机透视下，闭合复位、内锁髓内钉固定。

3. 骨折合并桡神经损伤。如骨折无移位，神经多系挫伤，骨折外固定后，观察 1～3 个月，若神经无恢复，则手术探察。骨折有明显移位者，桡神经有可能嵌入骨折端之间，不可手法复位，以免造成神经断裂。应手术探查神经，同时做骨折开放复位内固定。

4. 开放复位内固定。适用于开放骨折伤后 8 h 内、彻底清创后不易感染者；闭合骨折因骨折端间有软组织嵌入，手法达不到功能复位要求或肱骨多段骨折者；同一肢体有多处骨折和关节损伤者；骨折合并血管损伤或骨折明显移位合并桡神经损伤者；骨折不连接或严重畸形连接者。采用钢板螺丝钉者，术后仍需可靠的外固定；加压钢板、内锁髓内钉内固定及外固定架固定者，可早期进行功能锻炼。

（四）肱骨髁上骨折

1. 伸直型。

（1）手法复位外固定：受伤时间短，局部肿胀轻，没有血循环障碍者可进行。复位后用后侧石膏托在屈肘位固定 4～5 周，X 线证实骨折愈合良好即可开始功能锻炼。伤后时间较长，骨折部出现严重肿胀者应卧床休息，抬高患肢，或用尺骨鹰嘴悬吊牵引，加强手指活动，待肿胀消退后进行手法复位。

（2）手术治疗：手法复位失败、小的开放伤口污染不重、有血管神经损伤可选择手术治疗。

（3）术后治疗：无论手法复位还是切开复位，术后应严密观察肢体血循环及手的感觉、运动功能。伸直型肱骨髁上骨折严重并发症为前臂骨筋膜室综合征，可导致缺血性肌挛缩，严重影响手的功能和发育。一旦确定骨筋膜室高压存在应紧急手术充分减压，辅以脱水、消肿等药物治疗则可能预防前臂缺血性肌挛缩的发生。

2. 屈曲型。治疗基本原则与伸直型基本相同但手法复位方向相反。在肘关节屈曲 40°左右行外固定，4～6 周后开始主动练习肘关节屈伸活动。儿童期肱骨髁上骨折复位时，桡侧或尺侧移位未得到纠正或合并严重骨骺损伤，骨折愈合后可出现肘内外翻畸形。经过观察畸形有加重的趋势合并有功能障碍者可在 12～14 岁时行肱骨下端截骨矫正术。

（五）前臂双骨折

1. 手法复位外固定。尺、桡骨骨干双骨折可发生多种移位，如重叠、成角、旋转及侧方移位等，若治疗不当可发生尺、桡骨交叉愈合，影响旋转功能，因此治疗的目标除了良好的对位、对线以外，特别注意防止畸形和旋转。

（1）麻醉：局部麻醉或臂丛神经阻滞麻醉。

（2）体位：仰卧。

（3）牵引：肩外展 90°，屈肘 90°位，沿前臂纵轴向远端牵引，肘部向上做反牵引。远端的牵引位置以骨折部位而定，若为桡骨在旋前圆肌止点以上骨折，近折端由于旋前肌和肱肌的牵拉，而呈屈曲，旋后位，远折端因旋前圆肌及前方肌的牵拉而旋前，此时应在略有屈肘、旋后位牵引，若骨折线在旋前圆肌止点以下，近折端因旋后肌和旋前圆肌力量平衡而处于中立位，骨折都略旋前，应在略旋后位牵引，若骨折在下 1/3，由于旋前方肌的牵拉桡骨多处于旋前位，应在略旋后位牵引，经过充分持续牵引，取消旋转，短缩及成角移位。

（4）复位：术者用双手拇指与其余手指在尺桡骨间用力挤压，使骨间膜分开，紧张的骨间膜牵动骨折端复位。必要时再以折顶，反折手法使其复位。在操作中还应注意以下几点：①在双骨折中，若其中一骨干骨折线为横形稳定骨折，另一骨干为不稳定的斜形或螺旋形骨折时，因先复位稳定的骨折，通过骨间膜的联系，复位不稳定的骨折则较容易。②若尺、桡骨骨折均为不稳定型，发生在上 1/

3 的骨折，先复位尺骨、发生下 1/3 的骨折先复位桡骨，发生在中段的骨折一般先复位尺骨，这是因为尺骨位置表浅，肌附着较少，移位多不严重，手法复位相对较为容易，只要其中的一根骨折复位、且稳定，复位另一骨折较容易成功。③在 X 线片上斜形骨折的斜面呈背向靠拢，认为是远折端有旋转，应先按导致旋转移位的反向使其纠正，再进行骨折端的复位。

（5）固定：①小夹板固定。维持复位位置，用四块小夹板分别放置于前臂掌侧，背侧、尺侧和桡侧，用带捆扎后，将前臂在防旋板上固定，再用三角巾患肢为了更好地维持复位位置，可在尺、桡骨间使用分骨垫和固定垫，但应注意松紧度，避免压迫引起皮肤，肌坏死，或引起骨筋膜室综合征。②石膏固定。手法复位成功后，也可用上肢前、后石膏夹板固定，待肿胀消退后改为上肢管型石膏固定。一般 8～12 周可达到骨性愈合。

2. 切开复位内固定。

（1）手术指征：①手法复位失败。②受伤时间较短，伤口污染不重的开放性骨折。③合并神经、血管、肌腱损伤。④同侧肢体有多发性损伤。

（2）手术方法：①麻醉。臂丛神经阻滞或硬膜外阻滞麻醉。②体位。仰卧，患肢外展 80°置于手术桌上，驱血后，在止血带控制下手术。③切口与暴露。根据骨折的部位选择切口，一般均应在尺、桡骨上分别做切口、沿肌间隙暴露骨折端。④复位与固定。在直视下准确对位，用加压钢板螺钉固定，也可用髓内钉固定。可不用外固定。

3. 功能锻炼。

（1）无论手法复位外固定，或切开复位内固定，术后均应抬高患肢，严密观察肢体肿胀程度、感觉、运动功能及血循环情况，警惕骨筋膜室综合征的发生。

（2）术后 2 周即开始练习手指屈伸活动和腕关节活动。4 周以后开始练习肘，肩关节活动，8～10 周后拍片证实骨折已愈合，才可进行前臂旋转活动。尺骨上 1/3 骨折合并桡骨头脱位可由于来自背侧的直接暴力和手腕着地的间接暴力所致，由于暴力大小、方向、受伤机制不同，可产生不同的移位，其治疗方法也因不同的移位而有所不同。大多数患者可用手法复位外固定治疗。先复位桡骨恢复前臂长度，随着桡骨头的复位，可撑开重叠的尺骨，使尺骨复位较易成功，在手法复位失败，陈旧骨折畸形愈合或不愈合，有神经血管损伤时，可做切开复位，行钢板螺钉内固定术。

桡骨下 1/3 骨折合并尺骨小头脱位，可因直接打击暴力或间接传达暴力引起，通过临床检查和 X 线拍片，诊断不困难，首先采用手法复位，夹板固定，若复位不成功或夹板固定不牢，可行切开复位，加压钢板螺钉固定。

（六）桡骨下端骨折

1. 无移位骨折，可用功能位石膏托或小夹板固定 4 周。

2. 移位型骨折，需闭合复位。术者沿前臂长轴方向牵拉患者手掌及拇指，使腕部尺偏，并使前臂旋前。然后使腕关节掌曲，并同时在桡骨远骨折段上向掌侧及尺侧推压。保持腕部在旋前及轻度掌屈尺偏位，应用前臂石膏托或小夹板固定 4 周，10～14 d 改为中立位 4 周。

3. 复位标准。

（1）桡骨茎突低于尺骨茎突 1～2 cm。

（2）桡骨远端背侧须平坦无骨突起，掌侧弧形凹陷恢复。

（3）手不桡偏，尺骨头轮廓正常，患侧手指活动良好。

（4）X 线显示桡骨远端关节面向掌面倾斜。

4. 畸形愈合的治疗。畸形较轻对腕部功能影响不大者，不考虑手术治疗。畸形不太重仅有旋转障碍者，可做尺骨头切除术。畸形严重无前臂旋转障碍者，可做 Campbell 手术，即尺骨头部分切除及桡骨远端截骨术。

5. 并发症的处理。骨折畸形连接，凡导致功能障碍者，应手术纠正畸形及内固定。下尺桡关节脱位影响前臂旋转者，可切除尺骨小头。合并正中神经损伤，观察 3 个月不恢复者，应探查松解神经，并修平突出的骨端。迟发性伸拇肌腱断裂者，应去除骨赘、修复肌腱。骨质疏松者应给予相应治疗，以防止其他严重骨折（如股骨颈骨折）并发症的发生。

6. 功能锻炼。骨折固定期间要注重肩、肘及手指的活动锻炼。尤其是老年人，要防止肩关节僵硬。

十、诊疗探索

1. 肱骨近端骨折大多为老年人，骨质疏松明显。近年来，对于骨质疏松性骨折的内固定治疗发展得相当迅速，其中在手术技术方面主要的进步之一就是锁定钢板及角度螺钉的使用，结合使用骨水泥技术，可以增加内植物在疏松骨质中的把持力，达到骨折愈合需要的首期稳定，具有较好的应用前景。此外，生物学固定及弹性固定理念的引入也极大地促进了技术及材料的改良。针对老年骨质疏松患者骨折的特点，微创技术是治疗发展的方向。但从另一方面来讲，我们又必须认识到固定材料所具有的不可行性及缺点，才能更好地为患者服务，进一步提高疗效。

2. 闭合交锁髓内钉治疗肱骨干骨折，远端锁钉安装转动困难，远端自锁钉固定不牢，骨折端易旋转，设计一种稳定骨折远端的方法有待于进一步探索。

十一、病因治疗

（一）去除致伤因素

创伤性骨折是由于外力作用所致，所以在抢救骨折患者时，首先要使其脱离致伤环境，去除致伤因素，防止伤情进一步加剧。

（二）原发病治疗

病理性骨折的治疗取决于病因的诊断和对预后的估计，因而不同于外伤性骨折，除去骨折的局部治疗以外，还应根据不同的病因进行自身的治疗（如代谢性疾患）和对原发病灶的治疗（如副甲状腺腺瘤引起的副甲状腺功能亢进，应进行腺瘤的切除），这些治疗对于防止病理性骨折的再发是必要的。

（三）骨质疏松症的治疗

骨质疏松是导致老年人极易发生跌倒和骨折的重要基础性疾病，需提高全民认识，做好预防和治疗。

1. 预防。初级预防的对象是未发生过骨折但有骨质疏松症危险因素，或已有骨量减少者，应防止发展为骨质疏松症。预防的最终目的是避免发生第 1 次骨折。骨质疏松症的二级预防和治疗指已有骨质疏松症或已发生过骨折，其预防和治疗的最终目的是避免初次骨折和再次骨折。

2. 骨健康基本补充剂。主要是钙剂与维生素 D。

3. 药物治疗。包括抗骨吸收药物如二膦酸盐类；降钙素类如鲑鱼降钙素和鳗鱼降钙素；选择性雌激素受体调节剂：如雷诺昔芬；雌激素类；促进骨形成药物如甲状旁腺激素、氟制剂、雄激素。

4. 其他药物：包括活性维生素 D、中药（如仙灵骨葆、强骨胶囊，植物雌激素）等。

以上药物的临床应用时应注意个体差异和安全性，定期监测血钙和尿钙和相应激素水平，酌情调整剂量。

十二、最新进展

1. 锁定钢板技术近来赢得了广泛的赞同，它提供了骨折的生物力学固定途径。并且在力学测试上优于传统钉板系统及髓内固定系统。钉板锁定使骨与钢板间的压力减到最小，锁定内固定基础技术的目标是弹性固定，可使骨自然的愈合并引导骨痂的形成。锁定钢板结合普通螺钉的"混合"结构与锁定钢板具有大致相同的力学属性，比非锁定结构在抗扭转力上显著稳定，但混合结构因减少花费，在治疗疏松性骨折上提供了更多的临床价值。有人比较对肱骨近端两部分骨折分别应用多平面角度锁定钢板及四叶解剖形钢板固定的稳定性，表明锁定钢板对肱骨头具有较大的把持力。有人认为锁定钢板较肱骨近端髓内钉固定具有更好的生物学特性，后者早期较高失败率缘于近端锁钉与骨的接触面承受了高的瞬间传导力。

2. 对闭合移位的肱骨干骨折，最新进展是采用闭合交锁髓内钉内固定。

3. 肱骨髁上骨折在麻醉下复位，闭合经皮交叉克氏针内固定为目前治疗最新方案。

4. 对移位前臂骨折有限接骨板内固定为最新治疗方法，对小儿前臂双骨折闭合复位加弹性钉内固定治疗为最新治疗方法。

5. 对移位粉碎或者骨质疏松症桡骨下端骨折患者目前最新治疗法为桡骨远端锁定钢板内固定。

张衍敬　李永平　张在其

第四节　下肢骨折

一、基本概念

下肢骨折指骨盆以下部位骨折，包括股骨、胫骨、腓骨、髌骨、足跗骨、跖趾骨等部位的骨折。下肢损伤有以下特点：从流行病学查看，发病率高，易合并开放伤及多发损伤；从解剖及生物力学观点看，下肢功能主要为负重及行走，治疗中要求骨折满意复位，恢复正常下肢轴线和关节面的平整，以避免创伤性骨关节炎的发生；下肢受力较大，要求固定稳定可靠。

二、常见病因

造成下肢骨折的原因主要有外力作用和骨骼疾病引起骨质破坏两种。

（一）外力作用

损伤外力一般可分为直接暴力、间接暴力、肌肉牵拉力和累积性力四种。不同的暴力形式所致的骨折，其临床特点各异。

1. 直接暴力。骨折发生于外来暴力直接作用的部位，常合并严重的软组织碾挫伤，处理困难，预后较差。若发生在小腿，胫腓骨骨折部位多在同一平面，骨折线多呈横形或粉碎。如为开放性骨折，因打击物由外向内穿破皮肤，则感染率较高。

2. 间接暴力。骨折发生在远离外来暴力作用的部位。这类骨折软组织损伤较轻，预后较好，骨折多呈斜形或螺旋形，若发生在小腿，则胫腓骨骨折的部位多不在同一个平面。如为开放骨折，多因骨折断端由内向外穿破皮肤，感染率较低。

3. 肌肉牵拉力。肌肉牵拉暴力是指急剧猛烈而不协调的肌肉收缩所引起的肌肉附着处的撕脱骨折。这类骨折的好发部位为髌骨、胫骨结节、第五跖骨基底部等处。骨折部的骨质多为松质骨，血运较丰富，骨折愈合快，预后好。

4. 累积性力。长期反复的震动或循环往复的疲劳运动，可使骨内应力集中积累，造成慢性损伤性骨折。如长途强行军或长期大运动量体育训练可导致第二跖骨颈或腓骨下端骨折。这种骨折多无移位或移位不多，但愈合较慢。

（二）病理因素

病理骨折常见于佝偻病、骨软化症、甲状旁腺功能亢进等代谢性疾病，骨髓炎、骨关节结核等感染性疾病和骨囊肿、骨巨细胞瘤、骨肉瘤、骨转移瘤等良恶性肿瘤患者，病变发展到一定程度，骨质遭到严重破坏时，即便是轻微外力，也可导致骨折。这种骨折需要进一步明确诊断，治疗上可按疾病的性质选择不同的方法，可找出原因后采用相应的措施。

三、发病机制

骨折的发生及其损伤类型，既与暴力的大小、方向、作用点、作用时间及伤后搬运情况等外在因素有关，又与受伤时肢体远侧端的重心、受伤姿势、肌肉附着点及其收缩牵拉力等内在因素有关，还与年龄、健康状况、骨骼是否有原发病变等个体差异密切相关。骨质的疏松部和致密部交界处，静止段和活动段交界处是损伤的好发部位。同一形式的致伤暴力，因年龄不同而伤情各异。不同的致伤暴力可有相同的受伤机制。致伤外力是外因，而受伤机制则是外因和内因的综合作用。

骨折移位方式有下列五种，临床上常同时存在：成角移位——两骨折段的轴线交叉成角，以角顶的方向称为向前、向后、向外或向内成角；侧方移位——两骨折端相对移向侧方，按骨折远端的移位方向称为向前、向后、向内或向外侧方移位；缩短移位——骨折端互相侧方移位并重叠或嵌插，骨的长度因而缩短，但愈合后下肢骨折缩短 2 cm 以内者，可由骨盆倾斜来代偿而不易察觉，超过 2 cm 者则可出现跛行，临床上易察觉；分离移位——两骨折端互相分离，使肢体的长度增加，分离移位多由肢体的重力或牵引造成；旋转移位——骨折远端绕骨的纵轴而旋转，旋转移位可使相邻关节的运动平面发生改变，使其功能活动发生严重障碍，故在治疗中应完全矫正。

（一）股骨颈骨折

常发生于老年人，女略多于男，随着人们寿命的延长，其发病率日渐增高。目前股骨颈骨折已占全身骨折的 3.6%，占髋部骨折的 48%～54%。在老年群体中，又有人称其为"临终骨折"。由于股骨颈部细小，处于疏松骨质和致密骨质交界处，负重量大，又因老年人骨质疏松，即使受轻微的直接外力或间接外力，如平地滑倒，髋关节旋转内收，臀部着地，便可引起骨折。青壮年、儿童发生股骨颈骨折较少见，若发生本骨折必因遭受强大暴力所致，如车祸、高处跌下等，此种股骨颈骨折患者，常合并有其他骨折，甚至内脏损伤。

（二）股骨转子间骨折

是指骨折线通过大小转子之间的股骨近端骨折。是老年人常见的损伤，患者平均年龄 70 岁，比股骨颈骨折患者大 5～6 岁。老年人骨质疏松，肢体不灵活，当下肢突然扭转，跌倒或使大转子直接触地致伤甚易造成骨折。由于转子部受到内翻及向前成角的复合应力，引起髋内翻畸形和以小转子为支点的嵌压，形成小转子蝶形骨折；也可由髂腰肌突然收缩造成小转子撕脱骨折。

（三）股骨转子下骨折

通常指发生在小转子至小转子远端 3 cm，即小转子至股骨峡部之间的骨折。该处是松质骨向皮质骨过渡的区域，也是一个应力较为集中的区域；在所有股骨骨折中，该处骨折占比 7%～34%。低能量损伤通常引起断端呈横断或螺旋形移位，高能量损伤通常引起该处粉碎性骨折，如高坠侧方应力，可造成肢体短缩、股骨头及股骨颈的内翻移位。通常这类高能量损伤易合并同侧其他部位的骨折，甚至伴有严重的软组织损伤及骨折区域内的血供破坏。预后易发生骨折畸形愈合或不愈合、患肢短缩等并发症。

（四）股骨干骨折

多见于儿童及青壮年，男多于女，以股骨干中部骨折最多，可为横行、斜形、螺旋、粉碎及青枝型。多由直接暴力所造成，间接暴力所产生的杠杆作用、扭转作用也能引起骨折。直接暴力引起者多为横断或粉碎骨折；间接暴力引起者多为斜形或螺旋骨折，此骨折均属不稳定性骨折。青枝型骨折仅见于小儿。股骨干骨折多由强大暴力所造成，骨折后断端移位明显，软组织损伤常较重。骨折移位的方向，除受外力和肢体重力的影响外，主要是受肌肉牵拉所致。

1. 股骨干上 1/3 骨折。骨折近端因受髂腰肌、臀中肌、臀小肌，以及其他外旋肌群的牵拉而产生屈曲、外展、外旋移位；骨折远端由于内收肌群作用则向后、向上、向内移位。

2. 股骨干中 1/3 骨折。两骨折段除有重叠畸形外，移位方向依暴力而定，但多数骨折近段呈外展屈曲倾向，远端因内收肌的作用，其下端向内上方移位。无重叠畸形的骨折，因受内收肌收缩的影响而有向外成角的倾向。

3. 股骨干下 1/3 骨折。因膝后方关节囊及腓肠肌的牵拉，骨折远端往往向后移位。严重者，骨折端有损伤腘动、静脉及坐骨神经的危险。

（五）股骨远端骨折

多由高处跌下，足部或膝部着地，间接暴力所引起，也可因直接打击所造成。此外，若膝关节僵直、失用性骨质疏松，更容易因外力而发生髁上骨折。多数股骨远端骨折的受伤机制被认为是轴向负荷合并内翻、外翻或旋转的外力引起。在年轻患者中，常发生于高能量损伤，这些骨折常有移位、开放、粉碎和合并其他损伤。在老年患者中，常由于屈膝位滑倒和摔倒，在骨质疏松部位发生粉碎骨折。临床上分为屈曲和伸直两型，屈曲型较多见，骨折远端向后移位，骨折线由后上斜向前下方，由于腓肠肌的牵拉和后关节囊的收缩，致使骨折远端更加向后突出，可刺破关节囊或皮肤；伸直型骨折线从前上斜向后下，骨折远端向前移位，近端向后移位重叠，有损伤血管神经的危险。

（六）髌骨骨折

髌骨是人体中最大的籽骨，它是膝关节的一个组成部分。髌骨骨折由直接暴力或间接暴力所造成，以后者多见。直接暴力所致者，多呈粉碎型骨折，髌骨两侧的股四头肌腱膜及关节囊一般尚完整，对伸膝功能影响较少。间接暴力所致者，由于膝关节在半屈曲位时跌倒，为了避免倒地，股四头肌强力收缩，髌骨与股骨滑车顶点密切接触成为支点，髌骨受到肌肉强力牵拉而骨折，骨折线多呈横形，髌骨两旁的股四头肌腱膜和关节囊常同时破裂，致两骨块分离移位，伸膝装置受到破坏，影响伸膝功能。

（七）胫骨平台骨折

多由高处跌下，足底触地而产生的传达暴力所致。若两侧髁受力不相等，如膝关节过度外翻或内翻时，则受力较大的一髁发生骨折，分别造成胫骨内侧髁或外侧髁骨折；若内外两侧髁所受压力相等时，则两侧髁同时发生骨折。骨折后多有不同程度的关节面破坏，易合并半月板和内外侧副韧带及前后交叉韧带损伤。

（八）胫腓骨干骨折

胫腓骨由于部位的关系，受直接暴力打击、压轧而造成骨折的机会较多。影响骨折移位的因素，主要是暴力的方向、肌肉的收缩、小腿和足部的重力，可以出现重叠、成角或旋转畸形。股四头肌和腘绳肌分别附着在胫骨上端的前侧和内侧，此二肌能使骨折近段向前、向内移位。胫骨的前缘与前内侧面表浅，仅有皮肤遮盖，骨折时容易刺破皮肤形成开放性骨折。腘动脉在进入比目鱼肌的腱弓后，分为胫前、后动脉，此二动脉都贴近胫骨下行，胫骨上端骨折移位时，有可能损伤血管。此外，胫骨骨折可造成小腿筋膜间室内肿胀，压迫血管，可引起缺血性挛缩。胫骨的营养血管由胫骨干上 1/3 的后方进入，在致密骨内下行一段距离，而后进入髓腔，胫骨下 1/3 又缺乏肌肉附着，故胫骨干中、下段发生骨折后，往往因局部血液供应不良，而发生迟缓愈合或不愈合。

（九）踝部骨折

踝关节由胫、腓骨下端和距骨组成，踝部损伤原因复杂，类型很多。韧带损伤、骨折和脱位可单独或同时发生。根据受伤姿势可分为内翻、外翻、外旋、纵向挤压、侧方挤压、跖屈和背伸等多种，其中以内翻损伤最多见，外翻损伤次之。外翻骨折多呈外翻畸形，内翻骨折多呈内翻畸形，距骨脱位时，则畸形更加明显。

1. 内翻损伤。从高处跌下，足底外缘着地，或步行在平路上，足底内侧踏在凸处，使足突然内翻。骨折时，内踝多为斜形骨折，外踝多为横形骨折；严重时可合并后踝骨折、下胫腓关节分离。

2. 外翻损伤。从高处跌下，足底内缘着地；或外踝受暴力打击，可引起踝关节极度外翻。骨折时，外踝多为斜形骨折，内踝多为横形骨折；严重时可合并后踝骨折、下胫腓骨分离。

（十）足部骨折

1. 跟骨骨折。多数是直接垂直暴力所致，轴向应力可导致关节内骨折，扭转暴力是导致许多关节外骨折的原因，尤其是跟骨前突、载距突和内侧突的骨折。而跟骨结节骨折大多由于肌肉牵拉暴力所致，撕脱骨块大小各不相同。高能量损伤导致粉碎性骨折，低能量损伤导致无或轻微移位的骨折。跟骨骨折后常有足纵弓塌陷，结节关节角减小、消失或成负角，影响足弓后臂，从而减弱了跖屈的力量及足纵弓的弹簧作用。

2. 距骨骨折。多因踝背伸外翻暴力所致，如机动车驾驶员足踩刹车时撞车，足踝强烈背伸，胫骨下端的前缘像楔子一样插入距骨颈体之间，将距骨劈成前后两段。如暴力继续作用，则合并跟距关节脱位，跟骨、距骨头连同足向前上方移位。待暴力消失时，因跟腱与周围肌腱的弹性，足向后回缩，跟骨的载距突常钩住距骨体下面之内侧结节，而使整个骨折的距骨体随之向后移位，脱位于胫腓踝穴之后方，距骨体向外旋转，骨折面朝向外上方，甚至还合并内踝骨折。

3. 跖骨骨折。是足部最常见的骨折，多由直接暴力，如压砸或重物打击而引起，以第二、三、四跖骨较多见，可几根跖骨同时骨折。间接暴力如扭伤等，也可引起跖骨骨折。长途跋涉或行军则可引起疲劳骨折。骨折的部位可发生于基底部、骨干及颈部。

4. 趾骨骨折。发生率占足部骨折的第二位。多因重物砸伤或踢碰硬物所致。前者多为粉碎或纵裂骨折，后者多为横断或斜形骨折，且常合并有皮肤或甲床的损伤。第五趾骨由于踢碰外伤的机会多，因此骨折较常见。第二、三、四趾骨骨折较少发生。第一趾骨较粗大，其功能也较重要，第一趾骨近端骨折也较常见，远端多为粉碎性骨折。

四、临床特征

（一）全身表现

大多数下肢骨折可无全身症状，严重骨折和多发骨折可导致全身反应。

1. 休克。骨折所致的休克主要原因是出血，如股骨干骨折出血量大者可达 2 000 mL 以上。因失血、剧痛、精神刺激和重要器官功能障碍导致创伤性休克。

2. 发热。一般体温正常，出血量大者可出现低热，但一般不超过 38℃。

（二）局部情况

1. 一般情况。为局部疼痛、肿胀、功能障碍。下肢骨折时，骨髓、骨膜及周围组织血管破裂出血，在骨折处形成血肿，加之软组织损伤所致水肿，使患肢严重肿胀，甚至出现张力性水疱和皮下瘀斑，可呈紫色、青色或黄色。骨折局部出现剧烈疼痛，特别是移动患肢时加剧，伴明显压痛。局部肿胀和疼痛使患肢活动受限，如为完全骨折，可使受伤肢体功能完全丧失。

2. 骨折特征。

（1）畸形：骨折段移位可使患肢外形发生改变，主要表现为缩短、成角或旋转畸形。

（2）异常活动：正常情况下肢体不能活动的部位，骨折后出现不正常的活动。

（3）骨擦音或骨擦感：骨折后，两骨折端相互摩擦时，可产生骨擦音或骨擦感。

五、辅助检查

（一）X 线检查

X 线检查对下肢骨折的诊断和治疗具有重要价值。凡疑为骨折者应常规进行 X 线检查，可以显示临床上难以发现的不完全性骨折、深部的骨折、关节内的骨折和小的撕脱性骨折等。可以帮助了解骨折的类型和骨折端移位情况，对于骨折的治疗具有重要指导意义。

（二）CT 检查

一般骨折常规 X 线片基本都能满足临床的需要，CT 扫描对普通 X 线片不能满意显示的下肢关节部位骨折可以观察骨折的主体关系，发现平片很难辨认的小碎骨片，可准确判断位置所在；CT 进行二维、三维重建，可以很好显示关节面塌陷及骨折移位情况，发现平片所容易遗漏的股骨颈、胫骨平台及足踝等部位骨折，并以不同平面和三维立体方式呈现出来，给临床提供了更多和更有价值的信息。

（三）MRI 检查

可用来了解软组织的病理变化，对比明显，层次分明。常用于膝关节软骨、半月板、韧带及肌肉肌腱等损伤的诊断，对 X 线片和 CT 无法发现的骨挫伤更有独特的诊断价值。

（四）实验室检查

较严重的下肢骨折患者，可出现红细胞沉降率增快，白细胞总数略增高的现象。但白细胞总数及中性粒细胞明显增高，同时核左移明显，应考虑有感染的可能。

（五）其他检查

核素扫描是将能被骨质浓聚的放射性核素或标记化合物引入体内，再通过照相或扫描图上显像，以显示骨骼的形态、血运或代谢情况。临床上常用于较早期判断骨坏死、判断游离骨成活、协助诊断骨关节炎等方面。超声检查一般不用于诊断骨折，但可用于下肢骨折后是否伴有血管栓塞的诊断。

六、诊断思路

在骨折诊断过程中，要防止只看表浅伤，不注意骨折；只看到一处伤，不注意多处伤；只注意骨折局部，不顾全身伤情；只顾检查，不顾患者痛苦甚至因检查而增加损伤。由于工业的发展，交通的发达，造成复合性损伤、多发性损伤和严重开放性损伤的机会显著增多，外伤患者的病情也更加复杂多变。医生只有通过详细询问受伤经过，仔细进行体格检查，必要时做 X 线摄片等影像检查，综合分析所得资料，才能得出正确诊断。

（一）病史

询问病史可以了解损伤形成的全过程，对指导检查、及时诊断、迅速做出治疗方案是十分重要的。在询问时需要注意以下问题：

1. 应了解暴力的大小、方向、性质和形式（高处跌下、车撞、打击、机器绞轧等），及其作用的部位，打击物的性质、形状，受伤现场情况，受伤姿势状态等，充分地估计伤情。

2. 受伤的时间。尤其应注意休克的时间，做到及时抢救，估计预后。对开放性伤口暴露的时间必须问清，以决定是否缝合伤口及扩创的范围。从受伤时间及肢体肿胀的程度可以估计出血量。

3. 了解伤后的全身情况及变化。有无昏迷、呕吐、呼吸困难或腹痛等。应注意了解有无合并颅脑或胸腹部损伤。

4. 伤后肢体的功能情况。对不能活动或感觉障碍的肢体，应了解现场急救情况、转送方式和伤情变化。

（二）临床表现

下肢骨折后一般可无全身症状。严重者应结合全身情况综合分析，不要因为局部的疼痛、肿胀、活动障碍等骨折的一般表现而忽视了更为重要的生命体征的观察。畸形、异常活动、骨擦音或骨擦感是骨折的特征，这三种特征只要有其中一种出现，即可在临床上初步诊断为骨折。但骨折的异常活动和骨擦音或骨擦感应在初次检查患者时予以注意，不可故意反复多次检查，以免加重周围组织损伤，特别是重要的血管、神经损伤。有些骨折如裂缝骨折和嵌插骨折，可不出现典型的骨折特有体征，应常规进行 X 线检查，以便确诊。进行体格检查时，要系统、充分、有序。

1. 视诊。医生在询问病史的同时，要仔细观察患者的姿势、步态、面部表情和局部情况。如果有表情痛苦、出冷汗、面色苍白、四肢发冷、呼吸短促、口唇青紫，应考虑休克的存在。

2. 触诊。用两手拇、示指沿其骨骼轮廓触摸，并仔细辨认硬度、弹性、连续性、温度、手感，由表及里，由浅入深，以便发现损伤的部位和程度。

3. 运动检查。了解骨折段上下关节的运动度，活动范围，必要时做相应的特殊检查，如膝关节侧方应力试验、抽屉试验。

4. 测量。确定测量肢体的骨突标记点，以卷尺对照测量患、健肢的长度、周径，在骨折诊断和并发症辨认上有重要意义。

5. 血管神经检查。在骨折诊断中，要特别注意伤肢远端浅表动脉及患肢的神经功能（浅深部感觉、运动等）要注意发现血管神经损伤。

（三）辅助检查

X 线检查对于了解骨折的具体情况有重要价值。X 线摄片检查能显示临床检查难以发现的损伤和移位，如不完全骨折、体内深部骨折、脱位时伴有小骨片撕脱等。当 X 线片与临床其他诊断有矛盾，尤其是临床上有肯定体征，而 X 线片显示阴性时，必须以临床为主，或是再做进一步检查，从而发现问题；或是加摄健侧 X 线片，予以对比；若临床仍不能排除骨折，应定期随诊，再行摄片加以证实或排除。临床检查应与 X 线检查相互补充，彼此印证，使诊断更为确切可靠。在急救现场，缺乏 X 线设备时，主要依靠临床检查来诊断和处理骨折。

骨折的诊断既要及时，又要作为一个过程，对下肢骨折损伤要及早做出全面而确切的诊断，这是条坚定不移的原则。但同时也要看到，有些损伤的诊断需要有一个逐渐确立的过程。有疑点而一时不能够肯定的，可以观察一个时期，暂时给以保护，等待其损伤迹象发展明确。如无移位的股骨颈骨折，有些在最初的 X 线片上可能难以判断，而 1～2 周后重拍时，由于骨折部位骨质开始吸收，骨折迹象可以显示出来。随着国力提升，CT 及 MRI 等大型检查设备已普及到县级医院甚至乡镇医院，因此对于可疑骨折患者，有条件时应加做 CT 检查。又由于疑似股骨颈骨折 MRI 检查的阳性率高于 CT，故可将 MRI 作为疑似股骨颈骨折的优选确诊方式。

七、临床诊断

临床诊断主要依据其病史、症状体征及辅助检查来进行。

（一）股骨颈骨折

老年人跌倒后诉髋部疼痛，不敢站立和行走，应考虑到股骨颈骨折的可能。股骨颈骨折若按其部位之不同，可分为头下部、头颈部、颈中部和基底部骨折四种。移位多的关节囊内骨折，股骨头断绝了来自关节囊及股骨干的血液供应，以至骨折近段缺血，不但骨折难以愈合，而且容易发生股骨头缺血性坏死。股骨颈的骨折线越高，越易破坏颈部的血液供应，因而骨折不愈合、股骨头缺血性坏死的发生率就越高。基底部骨折因骨折线部分在关节囊外，而且一般移位不多，除由股骨干髓腔来的滋养血管的血供断绝外，由关节囊来的血运大多完整无损，骨折近端血液供应良好，因此骨折不愈合和股骨头缺血性坏死的发生率较低。

股骨颈骨折按 X 线照片的表现可分为外展型和内收型两种，临床上内收型骨折较多见，外展型骨折比较少见。

股骨颈骨折按骨折移位程度分为四型（Garden 分型）。

Ⅰ型：不完全性骨折，股骨颈有部分骨质连接，骨折无移位，近折端保持一定的血运，这种骨折容易愈合。

Ⅱ型：完全骨折无移位，股骨颈虽然完全断裂，但对位良好，如系股骨头下骨折，仍有可能愈合，但股骨头坏死变形常有发生。如为股骨颈中部或基底骨折，容易愈合，股骨头血运良好。

Ⅲ型：为部分移位骨折，股骨颈完全骨折，并有部分移位，多为远折端向上移位或远折端的下角嵌插在近折端的断面内，形成股骨头向内旋转移位，颈干角变小。

Ⅳ型：股骨颈骨折完全移位，两侧的骨折端完全分离，近折端可以产生旋转，远折端多向后上移位，关节囊及滑膜有严重损伤，因此经关节囊和滑膜供给股骨头的血管也容易损伤，极易造成股骨头坏死。

（二）股骨转子间骨折

股骨转子间骨折和股骨颈骨折均多发于老年人，临床表现和全身并发症也大致相仿。但股骨转子部血运丰富，肿胀明显，有广泛的瘀斑，压痛点多在大转子处，预后相对较好；而股骨颈骨折瘀肿较轻，压痛点在腹股沟中点，骨折愈合较难，也有一定的股骨头坏死率。X 线照片可明确诊断和骨折类型。股骨转子间骨折多采用 Evans 分型。

Ⅰ型：两部骨折，无移位，骨折稳定。

Ⅱ型：骨折有移位，小块的小转子骨折，股骨矩完整，骨折较稳定。

Ⅲ型：四部骨折，骨折内翻移位，后内侧骨皮质粉碎，大转子骨折，骨折不稳定。

Ⅳ型：同Ⅲ型，骨折不稳定，骨折线波及转子下。

Ⅴ型：骨折线反斜形，远折端内方移位，骨折不稳定。

（三）股骨转子下骨折

有明确的外伤史，受伤后患肢肿胀、压痛及叩击痛，患肢髋关节活动受限，肢体通常短缩或旋转畸形，骨擦感可扪及。通常不易合并神经及血管损伤，但严重创伤不能排外。辅助 X 线检查及 CT 检查可明确诊断。通常采用 Scin-sheimer 分型和 Russell-Taylor 分型。Seinsheimer 根据骨折块的数量、位置及骨折线形状对骨折进行分型，强调股骨内侧皮质完整的重要性，认为内侧皮质缺损可引起断端不稳并最终导致内固定失效，对骨折预后具有良好的预测作用。AO 分型能客观地体现骨折粉碎程度、稳定性并评估手术难易程度及预后，但无法对骨折线是否累及大、小转子等情况进行描述。Russell 和 Taylor 根据小转子的连续性和骨折线是否累及梨状窝提出分型，试图将骨折分为适合髓内固定治疗和适合髓外固定治疗两类，由于目前的髓内钉可于大转子顶点进针，故这种分型的实用性受到了限制。

（四）股骨干骨折

通常具有畸形、异常活动和骨擦感等骨折特有临床表现。严重移位的股骨下 1/3 骨折，在腘窝部有巨大的血肿，如出现小腿感觉和运动障碍，足背、胫后动脉搏动减弱或消失，末梢血循环障碍，应考虑有血管、神经的损伤。损伤严重者，由于剧痛和出血，早期可合并外伤性休克。严重挤压伤、粉碎性骨折或多发性骨折，还可并发脂肪栓塞。X 线检查可显示骨折的部位、类型及移位情况。现临床上广泛应用的是 Winquist 分类。

Ⅰ型：骨折部位没有或几乎没有粉碎。

Ⅱ型：粉碎骨折块比Ⅰ型大，但小于远近端主骨完整骨皮质周径的 50%。

Ⅲ型：粉碎骨折块远近端两主骨块有 50%～100% 的骨皮质发生粉碎。

Ⅳ型：远近端两主骨折块之间无骨皮质接触，在一个节段内骨皮质的整个周径呈粉碎状态。

（五）股骨远端骨折

临床表现与股骨干下 1/3 骨折相类似，检查时应注意防止膝关节过伸而造成血管神经损伤。若局部出现较大血肿，且胫后动脉、足背动脉脉搏减弱或消失时，应考虑有腘动脉损伤。膝关节正侧位 X 线照片，可确定骨折类型和移位情况。临床多采用 Seinsheimer 分型。

Ⅰ型：无移位骨折或移位<2 mm 的骨折。

Ⅱ型：涉及股骨髁部水平，未进入髁间。

Ⅲ型：骨折涉及髁间窝，一髁或两髁分离。

Ⅳ型：骨折延伸到股骨髁关节面。

（六）髌骨骨折

有明显的外伤史，伤后出现膝部疼痛、肿胀、主动伸膝和被动屈膝功能障碍，常提示发生骨折，可拍膝关节侧、轴位 X 线片，以明确骨折的类型和移位情况。临床一般分为六种：横形骨折、星形骨折、纵形或边缘骨折、近端或下极骨折、骨软骨骨折。横形骨折最常见。

（七）胫骨平台骨折

膝部明显瘀肿、疼痛、功能障碍，可有膝外、内翻畸形。若侧副韧带撕裂，则膝关节侧向试验阳性。X 线照片多可确诊，但复杂性骨折需结合 CT 和 MRI 方可明确骨折分型和是否伴有半月板和韧带损伤。胫骨平台骨折常用 Schatzker 分型。

Ⅰ型：外侧平台劈裂骨折，无关节面塌陷。

Ⅱ型：外侧平台的劈裂塌陷，是外侧屈曲应力合并轴向载荷所致。

Ⅲ型：单纯的外侧平台塌陷。

Ⅳ型：内侧平台骨折。

Ⅴ型：双髁骨折伴有不同程度的关节面塌陷和移位。

Ⅵ型：双髁骨折合并干骺端骨折。

（八）胫腓骨干骨折

常有小腿疼痛、肿胀、活动障碍甚至畸形等临床表现。胫骨上 1/3 骨折者，检查时应注意腘动脉的损伤；腓骨上端骨折时要注意腓总神经的损伤。胫腓骨骨折及肌肉软组织挫伤发生血肿、反应性水肿进而发生骨筋膜间室综合征的概率较高。小儿青枝骨折或裂缝骨折，临床症状可能很轻，但患者拒绝站立和行走，局部有轻微肿胀及压痛。X 线照片，可以明确骨折类型、部位及移位方向。因胫腓骨干骨折可发生在不同平面，故 X 线照片应包括胫腓骨全长。胫腓骨干骨折多用 AO/ASIF 分型。

A 型：简单骨折。A1 简单螺旋骨折；A2 骨折线>30°；A3 骨折线为横行（<30°）。

B 型：有蝶形骨块的骨折。B1 有蝶形骨块的螺旋骨折（扭力所致）；B2 有一个蝶形骨块（弯力所致）；B3 有多个蝶形骨块。

C 型：表示所有骨皮质折断多次。C1 有多个蝶形骨块的螺旋骨折（扭力所致）；C2 多段骨折，其中有环形骨折块；C3 无完整环形骨折块。

（九）踝部骨折

诊断时，首先应根据外伤史、临床症状及 X 线片显示的骨折类型，分析造成损伤的机制。因为不同方向的暴力，虽可发生同样的骨折，但其整复和固定的方法不尽相同。临床常用 Lange-Hanson 分型法：

1. 旋后-内收型。即受伤时足处于旋后位，距骨在踝穴内受到强力内收，踝关节外侧受到牵拉，内踝受距骨挤压。Ⅰ度骨折为单纯外踝骨折或韧带断裂。Ⅱ度为同时有内踝骨折。

2. 旋后-外旋型。受伤时足部处于外旋位，距骨受外旋应力，以内侧为轴，发生向外后方的旋转移位，冲击外踝，使之向后外方脱位。Ⅰ度为下胫腓韧带损伤；Ⅱ度为同时有外踝斜行骨折；Ⅲ度为Ⅱ度加后踝撕脱骨折；Ⅳ度为Ⅲ度加内踝骨折或三角韧带断裂。

3. 旋前-外展型。受伤时足处于旋前位，距骨受强力外展或外翻外力，踝关节内侧结构受强力牵拉，外踝受到挤压外力。Ⅰ度为内踝撕脱骨折；Ⅱ度为Ⅰ度加下胫腓韧带损伤；Ⅲ度为Ⅱ度加外踝骨折。

4. 旋前-外旋型。受伤时足处于旋前位，踝部受外旋应力，以外侧为轴，向前方旋转，踝关节内侧结构受到牵拉。Ⅰ度为内踝撕脱骨折；Ⅱ度为Ⅰ度加下胫腓韧带损伤；Ⅲ度为Ⅱ度加外踝骨折；Ⅳ度为Ⅲ度加后踝骨折。

5. 垂直压缩型。高处坠落，足跟垂直落地时，暴力沿小腿纵轴向下传导，足前部着地后，撞击力向上前方反击，可使胫骨前方骨折，伴踝关节向前脱位。如果暴力过大，可造成胫骨下关节面粉碎性骨折，横断骨折次之。

（十）足部骨折

患足相应部位疼痛、肿胀、活动障碍。

1. 跟骨骨折。仅凭跟骨 X 线侧位、轴位照片尚不足以明确骨折类型、程度和移位方向，须做 CT 扫描和矢状位加冠状位重建。对于波及关节面的跟骨骨折目前最常用的是 Sanders 分类法，其分型基于冠状面 CT 扫描。在冠状面上选择跟骨后距关节面最宽处，从外向内将其分为三部分 A、B、C，分别代表骨折线位置。①Ⅰ型：所有无移位骨折。②Ⅱ型：二部分骨折，根据骨折位置在 A、B 或 C 又分为ⅡA，ⅡB，ⅡC。③Ⅲ型：三部分骨折，根据骨折位置在 A、B 或 C，又分为ⅢAB，ⅢAC、ⅢBC 骨折。典型骨折有一中央压缩骨块。④Ⅳ型：四部分骨折，骨折含有所有骨折线。

2. 距骨骨折。踝部与跗骨正侧位 X 线照片，可以明确骨折的移位程度、类型及有无合并脱位。距骨颈骨折临床分型（Hawkin 分型）：①Ⅰ型：距骨颈无移位骨折；②Ⅱ型：距骨颈移位骨折，伴有距下骨折半脱位或全脱位；③Ⅲ型：距骨颈移位骨折，伴有距下关节及胫距关节半脱位或全脱位；④Ⅳ型：距骨颈移位骨折，伴有距下、胫距及距舟关节半脱位或全脱位。

3. 跖骨骨折。应常规摄前半足正、斜位 X 线片。跖骨颈疲劳骨折最初为前足痛，劳累后加剧，休息后减轻，2～3 周后在局部可摸到有骨隆凸。由于没有明显的暴力外伤史，诊断常被延误。X 线检查早期可能为阴性，2～3 周后可见跖骨颈部有球形骨痂，骨折线多不清楚，不要误诊为肿瘤。跖骨骨折按骨折线类型可分为横断、斜行及粉碎骨折；按骨折的解剖部位分为基底部、骨干部、颈部骨折。临床上常见的跖骨骨折有以下三种类型：

（1）跖骨干骨折多为重物压伤足背所致，多为开放性、多发性损伤。且足部皮肤血供较差，容易引起伤口边缘坏死或感染。

（2）第五跖骨基底部撕脱骨折因足内翻扭伤时附着于其上的腓骨短肌及第三腓骨肌的猛烈收缩所致，一般骨折片的移位不严重。

（3）跖骨颈疲劳骨折好发于长途行军的战士，故又名行军骨折，多发于第 2、第 3 跖骨颈部，其中尤以第 2 跖骨颈发病率较高。由于肌肉过度疲劳，足弓下陷，第 2、3 跖骨头负重增加，超过骨皮质及骨小梁的负担能力，即逐渐发生骨折，但一般骨折段不至完全断离，同时骨膜产生新骨。

4. 趾骨骨折。除伤趾疼痛、肿胀、有青紫瘀斑外，常常合并皮肤和指甲损伤。摄患足正斜位片多可明确诊断。

八、鉴别诊断

(一) 是否骨折

一般骨折根据病史、体征等基本能够做出大致诊断。但有些稳定性骨折临床表现不明显，常规 X 线片也难以发现骨折，就可能误诊为软组织损伤，故在开具 X 线片申请单时就应提示放射科技师尽可能将健侧肢体作为正常参照物包含在内。如仍有可疑，应加拍特殊体位 X 线片或行 CT、MRI 等检查，以防漏诊或误诊；或先采取简单有效的制动措施，待 1～2 周骨断端吸收后再复查 X 线片，如确有骨折，此时骨折线将会显现。值得注意的是，对于疑似骨折者，CT、MRI 等大额检查项目应根据患者的需求（主要从伤者与承担责任方对伤害事故的认识及费用支付方式等社会因素考虑）开具。

(二) 是否伴有筋膜间室综合征

筋膜间室综合征系创伤后发生在四肢特定的筋膜间室内的进行性病变，即由于间室内容物的增加，压力增高，致间室内容物主要是肌肉与神经干因缺血发生进行性坏死。小腿为双骨，筋膜厚韧而缺乏弹性，且有骨间膜，致使筋膜间室的容积不能向外扩张，因此小腿受压后更易发生筋膜间室综合征。筋膜间室综合征的早期诊断依据：

1. 患肢有挤压伤等病史，普遍肿胀，并有剧烈疼痛。
2. 筋膜间室触之张力增高，明显压痛。
3. 肌肉活动障碍。
4. 筋膜间室内的肌肉被动牵拉疼痛。
5. 通过间室的神经发生功能障碍，感觉障碍早于运动障碍。具备 1、2、3 三项即可确诊。

(三) 是否伴有挤压综合征

挤压综合征系肢体受压轧或长时间压迫，致肌肉坏死并引起高血钾、急性肾功能衰竭的综合征。所以肢体肌肉丰富部位遭受砸压损伤，即应警惕发生挤压综合征的可能。要详细了解受伤原因与方式、受压部位、范围与肿胀时间、伤后症状及诊治经过等；注意伤后有无 "红棕色" "深褐色" 或 "茶色" 尿及尿量情况。

(四) 其他

1. 脱位。患肢常弹性固定于畸形位置，无骨擦感，关节空虚，X 线可协助诊断。
2. 先天变异。如髌骨边缘骨折与副髌骨的鉴别，副髌骨多发生在髌骨的外上角，骨块边缘整齐、光滑，多对称存在。第五跖骨基底部撕脱骨折的诊断应与跖骨基底骨骺未闭合、腓骨长肌腱的籽骨相鉴别。
3. 病理骨折。可有原发病的表现，根据病史，体格检查，结合化验、病理、X 线片等检查，基本可以做出诊断。

九、救治方法

(一) 治疗原则

首先判断全身情况，了解有无致命性的重要脏器损伤，在患者生命体征不平稳的情况下，对创伤骨折只能做损伤控制性处理，不能进行确定性手术治疗。治疗原则：优先抢救生命，其次保全肢体，再次恢复功能，最后考虑美观。治疗骨折时，必须贯彻固定与活动统一（动静结合）、骨与软组织并重（筋骨并重）、局部与整体兼顾（内外兼治）、医疗措施与患者的主观能动性密切配合（医患合作）的治疗原则，辩证地处理好骨折治疗中的复位、固定、功能锻炼，尽可能做到骨折复位不增加局部组织损伤，固定骨折而不妨碍肢体活动，从而促进全身血液循环，增强新陈代谢，使骨折愈合和功能恢复齐头并进。

（二）下肢骨折的急救

骨折急救的目的是用最为简单而有效的方法抢救生命，保护患肢，迅速转运，以便尽快得到妥善处理。

1. 抢救休克。首先检查患者全身情况，如处于休克状态，应注意保温，尽量减少搬动，有条件时应立即输液、输血。对于合并颅脑损伤处于昏迷状态者，应注意保持呼吸道通畅。

2. 包扎伤口。开放性骨折，伤口出血绝大多数可用加压包扎止血。对于大血管出血使用加压包扎不能止血时，可采用止血带止血。最好使用充气止血带，并应记录所用压力和时间。创口用无菌敷料或清洁布类予以包扎，以减少再污染。若骨折端已戳出伤口，并已污染，又未压迫重要血管、神经者，不应将其复位，以免将污染带到伤口深处，应送至医院清创处理后，再行复位。若在包扎时，骨折端自行滑入伤口内，应做好记录，以便在清创时进一步处理。

3. 骨折急救固定。固定是骨折急救的重要措施。骨折急救固定的目的：

（1）避免骨折端在搬运过程中对周围重要组织，如血管、神经等器官的再损伤。

（2）减少骨折端的活动，以便减轻患者的疼痛。

（3）便于运送。可用特制的夹板，或就地取材用木板、木棍、树枝等。若无任何可利用的材料时，可将患肢与对侧健肢捆绑固定。

4. 迅速转运。患者经初步处理，妥善固定后，应尽快地转运至就近的医院进行治疗。凡疑有骨折者，均应按骨折处理。闭合性骨折者，急救时不必脱去患肢的衣裤和鞋袜，以免过多的搬动患肢，增加疼痛。若患肢肿胀严重，可用剪刀将患肢裤脚剪开，减轻压迫。骨折有明显畸形，并有穿破软组织或损伤附近重要血管、神经的危险时，可适当牵引患肢，将其拉直后再行固定。

（三）治疗方法

1. 复位。是将移位的骨折恢复正常或近乎正常的解剖关系，重建骨的支架作用。是治疗骨折的首要步骤，也是骨折固定和功能锻炼的基础。复位标准：

（1）解剖复位：骨折之畸形和移位完全纠正，恢复了骨的正常解剖关系，对位（指两骨折端的接触面）和对线（指两骨折段在纵轴上的关系）完全良好时，称为解剖复位。

（2）功能复位：骨折复位虽尽了最大努力，某种移位仍未完全纠正，但骨折在此位置愈合后，对肢体功能无明显妨碍者，称为功能复位。对不能达到解剖复位者，应力争达到功能复位。但滥用粗暴方法反复多次手法复位，或轻率采用切开复位，均会增加软组织损伤，影响骨折愈合，且可引起并发症。功能复位的标准：①对线，骨折部位的旋转移位必须完全矫正。成角移位若与关节活动方向一致，日后可在骨痂改造塑形中有一定的矫正和适应，但成人不宜超过10°，儿童不宜超过15°。②对位，长骨干骨折，对位至少应达1/3以上，干骺端骨折对位至少应达3/4左右。③长度，儿童处于生长发育时期，下肢骨折缩短2 cm以内，若无骨骺损伤，可在生长发育过程中自行矫正，成人则要求缩短移位不超过1 cm。

2. 固定。即将骨折维持在复位后的位置，使其在良好对位情况下达到牢固愈合，是骨折愈合的关键。目前下肢骨折的固定方法繁多，要根据具体的骨折情况选择固定方式。

3. 功能锻炼。是在不影响固定的情况下，尽快地恢复患肢肌、肌腱、韧带、关节囊等软组织的收缩活动。早期合理的功能锻炼，可促进患肢血液循环，消除肿胀，减少肌萎缩，保持肌肉力量，防止骨质疏松、关节僵硬和促进骨折愈合，是恢复患肢功能的重要保证。

4. 手术治疗要点。

（1）对移位的下肢关节内骨折要求解剖复位，及早活动锻炼，踝及膝负重关节内骨折，即使有微小关节面不平整，也能导致疼痛性骨关节炎，所以对关节内骨折，应尽早采用手术切开复位，恢复关节面解剖位置，并施以坚强内固定，术后早期开始功能锻炼，进行模造关节。

（2）应用微创的外科技术，以保护骨折端和软组织血运，使骨折在良好的生物状态下愈合。

（3）内固定器材必须坚强，下肢骨折常受到强大肌肉收缩力及重力的作用，即张力、压力、折弯、扭转，可造成内固定器材弯曲、断裂，引起骨折畸形愈合及不愈合。

（4）依据患者年龄不同，选择适宜治疗方法。对高龄骨折患者，因长期卧床易发生下肢血栓形成、肺部感染、压疮、尿道感染等并发症，甚至危及患者生命，因此对老年人骨折，要求间接复位及有效内固定，以便早期下床活动，方能收到满意效果。对青壮年骨折患者，无论采用何种方法，要求尽量解剖复位，施以坚强、有效内固定，才能最大限度地恢复功能。

（5）手术时机要适宜。一般骨干骨折，可择期手术，而关节骨折则应急诊或尽快手术，手术中遵守无创原则，保护软组织。

（6）动静结合，早期功能锻炼。软组织损伤愈合后，在内固定允许下，可以早期活动关节或部分负重，如此动静结合，才能达到用最短的时间，最大限度地恢复受损肢体功能。

（四）常见下肢骨折的治疗方法

1. 股骨颈骨折。对于基础疾病较多的伴有手术禁忌证的患者且手术风险较大，可采用保守治疗。股骨颈骨折手术的治疗原则是：早期复位，合理多枚钉固定，早期康复锻炼。新鲜无移位骨折或嵌插骨折在满足手术条件的情况下宜尽早手术，降低骨折并发症发生的概率。3个月后扶拐不负重下地，6个月后视骨折愈合情况单拐或弃拐行走。移位骨折应尽早给予复位和固定，对于 GardenⅡ，Ⅲ，Ⅳ 型多可采用闭合复位。闭合复位不佳，可行切开复位。内固定的方式有很多，目前较为理想的是采用空心钉加压固定，对于基底骨折可用 DHS 滑动钉板系统固定。对于那些年龄 65 岁以上，一般情况尚可，高位头下型骨折，骨折移位明显，股骨颈后侧有粉碎骨折块，可考虑行单纯股骨头置换或全髋骨折置换。陈旧性股骨颈骨折可采用髋关节重建或改变下肢负重力线的截骨术，以促进骨折愈合或改善功能。对于青壮年及身体条件无法满足关节置换的老年患者，通常可考虑闭合复位空心螺钉内固定术治疗。早期的无创精准复位股骨颈骨折是应用内固定技术治疗成功的关键，同时能在很大程度上降低骨折不愈合或股骨头缺血性坏死的发生率。如果医疗条件有限、医疗行为者未能掌握复位时技能操作或骨折移位严重（Garden Ⅳ 型等）必要时可切开直视下复位。目前可利用 Leadbetter 导航技术等手法复位骨折。当股骨颈骨折发生嵌插或分离时，可通过 2～3 枚斯氏针临时固定股骨头，应用三维互动技术实现精准复位。同时在复位过程中，也应考虑颈干角、前倾角等诸多因素。如若患者年龄为 50 岁以上女性，且伴高能量损伤，美国麻醉协会的生理评分达 Ⅲ 级以上，可在空心螺钉固定的基础上，植入一段髂骨条。

2. 股骨转子间骨折。无移位骨折无须整复，丁字鞋固定。有移位骨折且年老体弱、基础疾病较多、手术风险较大者也可保守治疗，行骨牵引，并用手法将患肢外展内旋，以矫正髋内翻和外旋畸形。或采用持续牵引与外展夹板或支具固定结合，牵引重量为 6～8 kg，固定患肢于外展中立位 6～8 周。采用保守治疗时一定要预防坠积性肺炎，压疮，深静脉血栓形成，关节僵直等并发症，远期防止髋内翻。为降低长期卧床的并发症，又减低围手术期手术与麻醉的风险，可行手法复位外固定架固定，使患者获得早期坐起、翻身甚至早期下床的条件，但术后钉道感染和髋膝活动时骨钉对皮肤、肌肉切割所致的疼痛与出血是外固定架难以克服的缺陷。对经评估可耐受手术的不稳定骨折，内固定是优选的治疗方案，可使患肢获得较为坚强的固定，便于早期功能锻炼与护理，内固定的方式很多，目前主要采用股骨近端髓内钉等髓内固定系统，也可采用动力髋螺钉系统固定。

3. 股骨转子下骨折。在患者全身条件不适合手术的情况下可采用股骨髁上、胫骨平台牵引，牵引时肢体保持悬浮，开始牵引重量 13～18 kg，同时屈髋屈膝 90°。术后定期复查，症状减轻及连续性骨痂形成时应调整屈髋屈膝角度。转子下骨折目前建议采取积极手术治疗，髓内钉技术是目前的主流治疗方式。Russell-Taylor 分类中，IB、ⅡA 和ⅡB 可采用近端重建锁定钉；IA 可采用标准锁定或重建锁定钉；骨折呈粉碎或骨折线累及股骨近端及股骨干，也可应用锁定加压接骨板技术。术后积极预防血栓，6～8 周可不完全负重。

4. 股骨干骨折。处理股骨干骨折，应注意患者全身情况，积极防治外伤性休克，重视对骨折的急救处理。因儿童骨折愈合快，塑型能力强，随着生长发育能自行矫正 15° 成角和 2 cm 重叠，故儿童股骨干骨折多采用非手术治疗。对于 3 岁以内的，可采用垂直悬吊牵引，牵引 4～5 周；对于 3 岁以上的儿童可采用大腿石膏支架固定或双下肢外展位石膏固定，固定 6～8 周。成人股骨干骨折的非手术治疗，由于需长期卧床，住院时间长，并发症多，目前已逐渐少用。切开复位内固定的方式很多，上、中 1/3 横形骨折可采用交锁髓内钉固定；对于中、下段骨折可选择有限接触动力加压钢板、锁定加压接骨板型钢板固定；对于粉碎性股骨干骨折结合骨折端植骨，桥接钢板固定。

5. 股骨远端骨折。对没有移位的骨折，儿童的青枝骨折，成人的嵌插骨折，可用超关节夹板或长腿石膏固定。对屈曲型骨折，复位后需用长腿石膏托固定于屈曲 90° 位置 6～8 周。对伸直型骨折宜用超关节夹板固定。移位的骨折需手术固定，以防止出现轴向对位不良、创伤性关节炎、膝关节僵直及膝关节不稳等并发症。一些移位轻的骨折可采取经皮复位和固定，但为获得关节平整，通常必须切开复位。复位后采用髁钢板，锁定钢板等进行内固定。术后应鼓励患者积极进行股四头肌训练，早期活动膝关节，防止粘连及僵直。

6. 髌骨骨折。治疗髌骨骨折时，要求恢复伸膝装置的功能，并保持关节面的完整光滑，防止创伤性关节炎的发生。无移位的髌骨骨折、移位不大的裂缝骨折、星状骨折，可单纯采用伸膝位固定，4～6 周后去排除固定，开始逐步进行膝关节的屈曲活动。横断骨折若移位在 1 cm 以内者，须手术切开复位内固定，常用的内固定方法有张力带钢丝环抱缝合及抓髌器等。

7. 胫骨平台骨折。治疗力求恢复胫骨关节面的平整和下肢正常的生理轴线，以防止创伤性关节炎的发生。故常需行切开复位植骨内固定术，常用"T"形板、"L"形板、高尔夫板等普通或锁定钢板固定，经皮微创钢板固定技术可运用于那些劈裂，纵形轻微塌陷的胫骨平台骨折的复位和固定。外固定架的应用和发展为高能量暴力所致的严重粉碎性的胫骨平台骨折提供了良好的治疗手段。

8. 胫腓骨干骨折。胫腓骨骨折的治疗原则主要是恢复小腿的负重功能。因此，应重点处理胫骨骨折。对骨折端的成角和旋转移位，应予以完全纠正，以免影响膝踝关节的负重功能和发生关节劳损。儿童病例可不强调恢复患肢与对侧等长，但成年病例仍应注意保证使患肢缩短不多于 1 cm，畸形弧度不超过 10°，两骨折端对位至少在 2/3 以上。稳定性骨折可手法复位外固定；不稳定性骨折（如粉碎形骨折、斜形骨折），可切开复位内固定，可用交锁髓内针、螺丝钉、钢板等固定。开放性骨折应彻底清创，尽快闭合伤口，将开放性骨折变为闭合性骨折。

9. 踝部骨折。踝部骨折均为关节内骨折，需要完全复位，如果关节面对位不良，踝穴增宽或变窄，都会引起负重疼痛和关节不稳定、松动或运动受限，日后必将发生创伤性关节炎。因此对踝关节损伤的治疗，必需严格要求。不论采用哪种治疗方法，均应使骨折解剖对位，损伤韧带愈合良好为原则。对无移位的踝关节骨折，可用小腿石膏固定于背伸中立位 6～8 周。对有移位骨折可手法复位外固定，手法复位不成功、不稳定骨折、下胫腓完全分离时，应尽早行切开复位内固定。踝部骨折已有创伤性关节炎，影响行走，应考虑关节融合术或关节置换术。

10. 足部骨折。

(1) 跟骨骨折：治疗的重点是恢复跟距关节的对位关系和结节关节角，并注意矫正跟骨体增宽。对无移位的骨折，仅加压包扎制动，3～4 周后逐渐功能锻炼，有移位的骨折应尽可能复位。跟骨结节纵行骨折和横行骨折移位明显者，应手法复位，用足下垂位短腿石膏固定。手法复位失败者，可切开复位螺丝钉固定。对于跟骨体粉碎骨折，治疗应通过植骨尽力恢复跟骨的宽度和正常的跟骨结节关节角，石膏固定 4 周，早期负重步行，晚期疼痛和步行困难，可行跟距关节或三关节融合术。

（2）距骨骨折：后突骨折无移位者，短腿石膏固定4～6周，如不愈合，且局部疼痛时，可手术切除骨折片。短腿石膏固定3周，改为踝关节中立位固定6～8周。固定期间不宜过早负重，以免发生无菌性坏死。手法复位失败者，可行切开复位内固定。未能复位之陈旧骨折，可行跟距关节融合术。

（3）跖骨骨折：跖骨干骨折无移位、轻度移位不需复位者，短腿石膏固定。移位较大，特别是跖侧成角必须矫正，可行切开复位克氏针内固定，术后短腿石膏固定4～6周。第5跖骨基底骨折，一般很少移位无须复位，用绷带包扎或"8"字石膏固定，适当休息2～3周。跖骨颈骨折，有移位需复位，患足跖屈固定3～4周。跖骨颈疲劳骨折，以休息为主。

（4）趾骨骨折：一般无移位不需特殊治疗，对开放性伤要保持局部清洁防止感染，移位较大者，可手法复位，必要时也可开放复位，克氏针内固定。

（五）中医药治疗

内服与外用药物是治疗骨折的两个重要方法。古代伤科学家积累了不少秘方、验方，都各有特长，但总是以"跌打损伤，皆瘀血在内而不散也，血不活则瘀不能去，瘀不去则折不能续"和"瘀去、新生、骨合"作为理论指导的。内服和外用药物，对纠正因损伤而引起的脏腑、经络、气血功能紊乱，促进骨折的愈合均有良好作用。

1. 外用药。

（1）初期：以活血化瘀、消肿止痛类的药膏为主，如消瘀止痛药膏、清营退肿膏、双柏散、定痛膏、紫荆皮散。红肿热痛时可外敷清营退肿膏。

（2）中期：以接骨续筋类药膏为主，如接骨续筋药膏、外敷接骨散、驳骨散、碎骨丹等。

（3）后期：因骨已接续，可用舒筋活络类膏药外贴，如万应膏、损伤风湿膏、坚骨壮筋膏、金不换膏、跌打膏、伸筋散等。骨折后期，如断端在关节附近，为防止关节僵直、筋脉拘挛，可外用熏洗、熨药及伤药水揉擦，配合练功活动，达到活血散瘀、舒筋活络、迅速恢复功能的目的。一般常用的熏洗及熨药方有海桐皮汤、骨科外洗一方、骨科外洗二方等，常用的伤药水有伤筋药水、活血酒等。

2. 内服药。

（1）初期：由于筋骨脉络的损伤，血离经脉，淤积不散，气血凝滞，经络受阻，故宜活血化瘀、消肿止痛为主，可选用活血止痛汤、和营止痛汤等药，如损伤较重，瘀血较多，应防其瘀血流注脏腑而出现昏沉不醒等症，可用大成汤通利之。

（2）中期：肿胀逐渐消退，疼痛明显减轻，但瘀肿虽消而未尽，骨尚未连接，故治宜接骨续筋为主，可选用新伤续断汤、续骨活血汤、桃红四物汤、肢伤二方、接骨丹、接骨紫金丹等，接骨药有自然铜、血竭、地鳖虫、骨碎补、续断等。

（3）后期：一般已有骨痂生长，治宜壮筋骨、养气血、补肝肾为主，可选用壮筋养血汤肢伤三方和续断紫金丹等。骨折后期，尚应适当注意补益脾胃，可用健脾养胃汤、补中益气汤、归脾丸等加减。

十、诊疗探索

骨科的治疗方法正发生着日新月异的变化，但有待更多临床资料进一步证实：

（一）导航技术

德国汉诺威医科大学附属医院骨科研究小组研究利用计算机模拟骨折端，应用导航系统对股骨干骨折进行精确的复位固定。北京航空航天大学联合北京积水潭医院开发了一套辅助股骨颈骨折空心钉手术的机器人定位系统，医生根据影像检查进行术前规划，确定螺钉的空间位置，最后通过机器人即可精准完成植入空心钉的操作。上海交通大学附属第六人民医院与解放军总医院利用 MAKO RIO 机械臂辅助交互式骨科手术系统，开展膝关节表面单髁置换手术。

（二）微创技术

Jennings 首次报道了关节镜辅助下治疗 Schatzker Ⅰ～Ⅲ型的胫骨平台骨折，术后取得了良好临床疗效。

（三）损伤控制

高能量的外力作用于人体骨骼，通常引起较为严重的骨折。在下肢严重骨折中，损伤控制骨科技术对骨折的治疗及患者愈后极为关键。以股骨干粉碎性骨折为例，入院后可对患者先行外固定架予临时固定，不求达到解剖复位，目的是缩短手术时间、减少出血量，从而减轻因长时间手术所带来的对机体的二次损伤，待患者病情稳定后及时制定周全的手术方案，再行确定性固定。而且双侧股骨干骨折、骨折合并肺挫伤或伴有脑损伤、胸腹部损伤的患者，一期扩髓内固定治疗可能导致手术时间延长，手术并发症发生概率升高。

（四）智微固定理论

张英泽教授提出的智微固定是使骨折固定手术实现智能化和微创化的固定方式。采用各类的先进智能技术和设备，如 3D 打印、计算机辅助设计、虚拟现实，制订患者个体化、精准化、规范化的微创手术方案。

（五）顺势复位理论

河北医科大学第三医院将传统医学理论与现代医学理论相结合，提出应当顺应机体的自然生理特性，保护骨折断端及其周围软组织，最大程度减少干预性次生损伤，对骨折进行有效复位。在临床实践中，依据该理论，设计出双反复位牵引装置治疗股骨中段粉碎性骨折、胫骨平台粉碎性骨折等复杂的四肢骨折，通过骨与骨之间的桥接牵引、软组织挤压复位分离骨块，恢复骨的轴向力线，术后效果满意，实现了骨折的微创复位，缩短了手术时间，降低手术并发症的发生率。

（六）老年髋部骨折快速康复理念

（1）目前通常提倡为老年髋部骨折患者开通绿色通道，于入院当天或第 2 天就实施手术。英国国家健康与临床研究所发现，这样既可降低 1 年死亡率，还能减少术后并发症。

（2）患者的焦虑情绪对患者术后康复有着很大的负面影响。术前对患者及其家属的宣教不但有助于缓解术前焦虑，而且将有助于减轻术后疼痛，改善术后谵妄等。

（3）McDaid 等提出术前、术中、术后多阶段、多模式镇痛方法的运用，有助于围手术期管理和术后康复的进行。

（4）术中血液管理的实施，可降低术后感染及伤口延迟愈合。

（5）患者术后康复锻炼时间适当提前。提前恢复肢体功能，在一定程度上可以降低骨折术后并发的发生概率。

（七）经皮球囊

经皮球囊扩张术以往常规被应用于骨质疏松伴病理性骨折的治疗中。目前有不少学者将其用在胫骨平台及跟骨骨折的治疗中，利用克氏针等工具临时复位固定，球囊加压扩张后注入甲基丙烯酸甲酯骨水泥。术后大部患者治疗效果满意，但术中骨水泥的注入量控制等操作仍需进一步改进。

（八）拉杆式伤口皮肤扩展器

肢体的软组织创伤常会导致大面积皮肤缺损，由此产生的张力性伤口的一期闭合一直以来都是临床治疗的难点。王寿宇教授与德国专家团队等研发的拉杆式伤口皮肤扩展器可有效解决皮肤张力大、难以对接缝合、瘢痕组织过多、术后不愈合等一系列临床问题，避免皮肤拉伸力度过强造成损伤，无须再施植皮手术。

（九）3D 打印导板技术

随着 3D 打印技术在骨科领域的发展，3D 打印导板被运用地越来越广泛。手术医生在术前通过患者术前 CT 资料进行三维重建，确定手术进针点、方向和深度，设计个性化的手术导板，对解剖形态复杂、需要精确定位的手术进行详细的术前设计，根据模型为患者"量身定制"手术导板。3D 打印导板可分为导向导板、截骨导板和复位导板等。

十一、病因治疗

（一）去除致伤因素

创伤性骨折是由于外力作用所致，所以在抢救骨折患者时，首先要使其脱离致伤环境，去除致伤因素，防止伤情进一步加剧。

（二）原发病治疗

病理性骨折的治疗取决于病因的诊断和对预后的估计，因而不同于外伤性骨折，除去骨折的局部治疗以外，还应根据不同的病因进行周身的治疗（如代谢性疾患）和对原发病灶的治疗（如副甲状腺腺瘤引起的副甲状腺功能亢进，应进行腺瘤的切除），这些治疗对于防止病理性骨折的再发是必要的。

十二、最新进展

人类步入 21 世纪以来，伴随着力学和材料学的发展，骨科学正发生着巨大变化，从理论到实践，从理念到方法，时刻孕育着创新。骨折治疗理念从过去的断端加压绝对稳定的力学原则转变为生物学新观念：长期临床观察发现，在内固定治疗时，内固定不坚强及骨折并非解剖复位，仅最大限度保持骨折局部血运，就可以获得坚强愈合。具有活性的骨块对于不稳定骨折具有很大的耐受性，尽管骨折极不稳定，骨折仍可愈合。Ganz 把这种内固定称之为生物学固定，其具体为：局部血运及软组织是关键，不追求长骨干及近关节骨折的严格解剖复位，注重长度，旋转移位及轴线排列，保持碎骨块的血运是关键，而骨块稳定是生物学内固定要点。目前采用生物学内固定治疗骨折，获得很大成功，结果惊人。骨不连、再骨折、感染、内固定失效及断裂等并发症明显减少。股骨头-髓腔髓内针，主要有 Gamma 钉、PFNA 等，因具有如下优点：有固定角度的螺栓可使股骨颈干角完全恢复；有效地防止旋转畸形；骨折闭合复位，髓内固定使骨折端干扰减少，提高骨折愈合率；中心位髓内固定，内固定物所受弯曲应力较钢板减少，内固定物断裂发生率降低。目前已逐渐成为股骨转子间骨折，特别是粉碎、不稳定型的首选固定方法。

近几年来，目前跟骨骨折 Sanders Ⅲ型采用跗骨窦切口入路联合经皮螺钉微创撬拨复位，与传统"L"形入路相比，切口感染或坏死概率大大减低，且术后随访发现 Bhler 角与 Gissane 角等恢复无明显差异。

近年来，负压封闭引流处理开放性骨折方面应用广泛。这种方法可以最大限度地减少对软组织的二次损伤，有效封闭创面，促进骨骼及软组织愈合，减少感染等并发症发生，减少患者的痛苦，缩短治疗时间，降低医疗费用。胫腓骨开放性骨折是最常见且并发症最多的开放性骨折之一。软组织的一期修复及骨外露软组织的覆盖是预防手术后切口感染、促进骨折愈合的重要手段。封闭式负压引流技术联合皮瓣修复下肢皮肤软组织缺损中显示负压封闭引流技术能有效降低感染发生率，缩短住院时间，提高皮瓣成活率。

皮肤牵张法闭合四肢创面：利用皮肤的固有弹性、伸展性，在真皮质距创面 1 cm 处穿入直径

1.5 mm克氏针，使用带针钢丝从一侧皮缘克氏针外侧进针，创面内出针、进针，从另一侧皮缘克氏针外侧出针并间断缝合，术后每天收紧钢丝，临床疗效可令人满意。目前，在髌骨骨折切开复位内固定术中，可使用结合了钢缆与螺钉的 Cable-Pin 系统，Maxon 缝线双重环扎加张力带缝合，Takiron 可吸收螺钉避免二次手术的创伤且术后并发症相对减少。

董谢平　余星亮　张霄翔　曾祥彬　彭吾训　张在其

第五节　骨盆骨折

一、基本概念

骨盆环是一个骨性环，它是由髂、耻、坐骨组成的髋骨连同骶尾骨构成的坚固骨环，后方有骶髂关节，前方有耻骨联合。骨与骨之间由韧带和肌肉附着，因此比较稳定，活动度很小，躯干的重量经骨盆传递至下肢，起着承上启下的作用。在直立位时重力线延骶骨弓经过骶髂关节、骶骨体至两侧髋关节；坐位时，重力线延骶坐弓经过骶髂关节、髂骨体、坐骨支至两侧坐骨结节。另有两个联结副弓；一个副弓经耻骨上支与耻骨联合至双侧髋关节，以连接骶股弓和另一副弓；另一副弓经坐骨升支与耻骨联合至双侧坐骨结节连接骶坐弓。骨盆骨折时，大多先折断副弓；主弓断弓时，常伴随副弓折断。骨盆边缘有许多肌肉和韧带附着，韧带结构对维护骨盆的稳定性起着重要的作用，在骨盆的底部，更有坚强的骶结节韧带和骶棘韧带。骨盆保护着盆腔内的脏器，骨盆骨折后对盆腔内脏器也可能会发生重度损伤。

骨盆骨折是骨科常见的一种严重损伤，唐山大地震的所有伤员中骨盆骨折的发生率占第 1 位，在一组报告中，4 000 例伤员即有 400 例骨盆骨折，占 10%。在 10 年前的"5·12汶川大地震"中，四川大学附属华西医院收治急救伤员 436 例，其中骨盆骨折 24 例，占伤员总数的 5%。骨盆骨折并发盆腔脏器损伤率较高，死亡率达 2%，是非骨盆骨折的 14 倍。近年来随着交通事故和工伤事故增多，高能量损伤导致的严重骨盆骨折日益增多，既往对骨盆骨折多采取保守治疗，然而术后并不理想，导致畸形愈合、创伤性关节炎等并发症的发生率逐渐升高，为 50%~60%。随着对骨盆骨折认识的深入，近年来主张对不稳定性骨盆骨折，采取积极的手术治疗，从而使死亡率和致残率明显降低。

二、常见病因

骨盆骨折绝大多数由直接暴力引起，如重物砸伤、高处坠落及交通事故时骨盆部被撞击、碾轧等。高能量损伤多造成骨盆环的破坏，常同时发生盆腔脏器的损伤，具有较高的病残率和死亡率；低能量损伤引起的骨折通常为稳定性骨折，一般造成髂骨、耻骨、坐骨和骶尾骨的单发骨折，如老年人坠落伤或青少年肌肉剧烈收缩引起的髂嵴骨骺、髂前上棘、坐骨结节、耻骨支的撕脱骨折。

三、发病机制

（一）侧方暴力

当暴力作用于骨盆侧方，先使其前环薄弱处耻骨上下支发生骨折，应力继续作用，使髂骨翼向内压（或内翻），发生后环骶髂关节或其临近结构的骨折或脱位，骨盆向对侧挤压并变形。如夜间地震，侧卧位被倒塌的建筑物砸压将引起此类骨折，称骨盆压缩型骨折。

（二）前后方暴力

暴力直接作用于耻骨联合或髂后上棘，导致单髋或双髋外旋，引起"开书型"损伤，耻骨联合分离，应力继续作用，髂骨更向外翻，使骶髂关节或其临近结构发生损伤。骨盆环的变形是伤侧髂骨翼向外翻或扭转，与对侧半骨盆分开。地震中俯卧被砸压时，前方两侧髂翼为支点，由于骨盆前宽后窄，将致骨盆发生向两侧分离的骨折，称分离型或开书型骨折。

(三) 垂直剪切力

是一种严重的暴力致伤形式，损伤可使整个骨盆底破裂。垂直剪切力沿身体纵轴传递，可通过股骨、髋臼向骶髂关节周围转移，造成耻骨支骨折，耻骨联合分离，髂骨、骶骨骨折或骶髂关节破裂。骨盆环至少两处破坏，伤侧骨盆环连同下肢发生向心性移位，称向心性或垂直性骨折。

(四) 复合应力

多属高能量损伤，暴力的作用可来自不同的方向，或因伤者在受伤过程中体位发生改变，不断改变着暴力与骨盆的作用方向。也可在几种致伤因素协同作用于骨盆，导致各种类型损伤的多种组合，此时骨盆骨折常常会伴有髋臼骨折。

四、临床特征

(一) 局部临床表现

1. 疼痛。疼痛广泛，活动下肢或坐位时加重。局部肿胀，在会阴部、耻骨联合处可见皮下瘀斑，压痛明显。直肠指诊可有直肠后壁压痛，或可触到移位的骨折片。

(1) 稳定性骨折：单纯耻骨支骨折（单侧或双侧）疼痛在腹股沟及会阴部，可伴内收肌痛；髂前部撕脱骨折常有皮下瘀血及伸屈髋关节时疼痛；骶骨、髂骨的局部骨折表现为局部肿痛。

(2) 不稳定骨折：耻骨联合分离时，可触到耻骨联合处的间隙加大及压痛。在骶髂关节及其邻近的纵行损伤，多伴有前环损伤，骨盆失去稳定，症状重，除疼痛外，翻身困难甚至不能，后环损伤侧的下肢在床上移动困难，原因是骨盆至股骨上部的肌肉髂腰肌，臀肌收缩时，必然牵动稳定性遭到破坏的骨盆环，使脱位或骨折处疼痛，从而导致该下肢移动困难。在分离型损伤中，由于髂翼外翻，使髋臼处于外旋位，表现为该下肢呈外旋畸形。在压缩型骨盆后环损伤，伤侧髂骨翼内翻（内旋或向对侧扭转），伤侧髂后上棘更为突出且压痛更甚，其脐棘距短于对侧。在分离型，伤侧髂骨外翻，伤侧髂后上棘较对侧低平，压痛较压缩型为轻，其脐棘距长于对侧。

2. 患侧肢体缩短。垂直型骨折从脐至内踝长度患侧缩短，但从髂前上棘至内踝患侧常不缩短，股骨头中心脱位的例外。骶髂关节有脱位时，患侧髂后上棘较健侧明显凸起，与棘突间距离也较健侧缩短，表示髂后上棘向后向上、向中线移位。

3. 骨盆分离试验与挤压试验阳性。医生双手交叉撑开两髂嵴，此时两骶髂关节的关节面凑合得更紧贴，而骨折的骨盆环产生分离，如出现疼痛即为骨盆分离试验阳性。医生用双手挤压患者的两髂嵴，伤处出现疼痛为骨盆挤压试验阳性。有时在做上两项检查时偶然会感到骨擦音或骨擦感。

(二) 合并损伤及并发症的表现

1. 失血性休克及腹膜后大血肿。骨盆附近有许多动脉和静脉丛，盆壁静脉丛既多且无静脉瓣阻挡，血液供应丰富，因此骨折后可引起广泛的出血，严重骨折常造成>1 000 mL 的失血。当耻骨联合分离时，骨盆容积可增大，失血量也增大。由于腹膜后间隙组织结构疏松，血液可沿此间隙扩散形成腹膜后血肿，继而蔓延到肾区、膈下或肠系膜。患者常有休克，严重者会出现重度失血性休克，并可有腹痛、腹胀及腹肌紧张等腹膜刺激表现。

2. 直肠肛管损伤及生殖器损伤。坐骨骨折可损伤直肠或肛管，伤后早期并无症状，如直肠损伤撕破腹膜，可引起腹内感染，否则仅引起盆壁感染。阴部检查及肛门指诊有血是合并伤的重要体征。早期检查出这些合并伤，是及时清创、修补裂孔、预防感染的关键。因此对骨盆骨折的患者，必须检查肛门及会阴。男性患者外生殖器损伤通常很明显，且在初期检查时容易发现；女性生殖道在膀胱与直肠之间，损伤其生殖道常伴有阴道前或后方组织的损伤。成年女性的阴唇损伤也容易发现但阴道损伤却常常漏诊。阴道损伤的表现为疼痛和出血，而当行经期的患者发生骨盆骨折时，必须仔细彻底的施行阴道检查，确定出血的来源，以采取相应的措施。

3. 尿道及膀胱损伤。尿道损伤后排尿困难，尿道口可有血流出。膀胱在充盈状态下破裂，尿液可流入腹腔，呈现腹膜刺激症状；坐骨支骨折易致后尿道损伤，表现为尿道外流血、下腹及会阴部胀痛、有尿意但不能排尿。

4. 神经损伤。骶骨骨折脱位可损伤马尾神经，引起括约肌功能及会阴部感觉障碍；骶骨孔部和骶侧翼骨折，可损伤骶丛神经根，出现臀肌、腓肠肌肌群的肌力减弱或消失，小腿的后方及足外侧部感觉减弱或消失，在骶1神经损伤严重时可以出现踝反射消失；坐骨大切迹部或坐骨骨折，有时可伤及坐骨神经，导致大腿后侧肌群、所有膝平面以下肌肉的肌力减弱或消失，以及除隐神经所支配的小腿内侧半区以外的膝平面以下的皮肤感觉的减弱或消失；耻骨支骨折偶可损伤闭孔神经或股神经，分别表现为股内收肌群肌力受损和大腿内侧皮肤感觉障碍，或股四头肌肌力受损和股内侧、股前内侧的皮肤感觉障碍；髂前上棘撕脱骨折可伤及股外侧皮神经，使大腿前外侧皮肤感觉障碍。

5. 大血管损伤。骨盆骨折偶尔可损伤髂外动脉或股动脉。损伤后局部出现血肿，足背动脉搏动减弱或消失。

6. 腹部脏器损伤的表现。实质性脏器损伤表现为腹内出血，可有移动性浊音；空腔脏器破裂，主要是腹膜刺激症状及肠鸣音消失或肝浊音界消失。腹腔穿刺检查有助于诊断。

五、辅助检查

(一) X 线检查

应拍摄骨盆正位 X 线片，以及入口位（管球向头侧倾斜 30°～40°）和出口位（管球向尾侧倾斜 35°～40°）X 线片，入口位利于观察骶髂关节伤情，而出口位则利于观察耻骨联合损伤的情况。单纯前环损伤，耻骨支骨折，耻骨联合分离及撕脱骨折的 X 线片表现清晰。但骶髂关节情况以 CT 检查更为清晰。只要情况允许，骨盆骨折病例都应做 CT 检查。

(二) CT 扫描及 CT 三维重建

CT 比 X 线具有以下优点：

1. 能发现 X 线片不能显示的骨折。

2. 能清楚地立体显示半侧骨盆移位情况。

3. 对髋臼骨折特别适用。

4. 对需要内固定的骨盆骨折，CT 能准确显示内固定的指征及手术后复位情况，内固定位置是否恰当及骨折愈合进展情况。螺旋 CT 三维重建可得到清晰逼真的三维立体图像，并可将图像任意旋转，对判断骨盆骨折的类型和决定治疗方案具有重要的指导意义。

(三) B 超检查

针对创伤的腹部重点超声检查快速评估腹部的情况。

(四) 血常规及尿常规检查

血常规检查尤其是血红蛋白可以明确有无失血及失血的程度；尿常规检查可以了解有无红细胞以明确有无尿道损伤。

(五) 其他辅助检查

对大血管或中等血管损伤，可行动脉插管造影检查，多可从股动脉插管，通过动脉造影可以检出出血的血管及部位，对中等血管出血也可做栓塞止血治疗。

六、诊断思路

1. 骨盆骨折的诊断，依据外伤史、症状及骨盆骨折后的体征，辅以 X 线、CT 及 CT 三维重建等检查，不难做出诊断，重要的是应及时对腹腔脏器损伤等并发症做出诊断。但在临床实践中，伴有骨盆骨折的多发伤，特别是伴有昏迷的严重颅脑损伤、呼吸困难的重度胸部伤和（或）重度休克的腹内脏器损伤者，骨盆骨折延迟诊断并非罕见。因此仍应遵循了解外伤机制，全面体格检查，对有骨盆骨折危险和高危险因素者及时投照骨盆前后位 X 线片甚至骨盆 CT，方可诊断出骨盆骨折。也有主张对多发伤员应常规投照骨盆前后位片以防漏诊。另外，骨盆前后位 X 线片可显示构成骨盆诸骨的骨折，但前后位片常不能显示细小的骨折片、骨折或关节移位的程度和隐匿的后环损伤，对骨盆前后位 X 线片上有骨折移位的骨盆环损伤，应再投照 X 线的骨盆入口位和骨盆出口位；疑有髋臼骨折者应投照伤侧骨盆外旋 45° 的髂骨位和内旋 45° 的闭孔位，以显示前后位上未能显示的骨折和移位。CT 可在多个平面上清晰显示骨盆骨与关节的外形和内部结构，揭示 X 线片上所不能发现的骶骨骨折、骨折碎片、骨折和关节轻度移位及骨盆内软组织情况，CT 检查还可发现骶髂关节的隐匿损伤。此外增强 CT 还可以显示造影剂外渗现象，有外渗者是采用动脉造影和栓塞术的指征。CT 影像重建图像或螺旋 CT 可从整体上显示骨盆损伤后的全貌，为治疗提供信息。MRI 用于骨盆诊断的较少，B 超检查也可及时了解腹腔脏器及大血管的损伤程度。

2. 在临床诊断中，具有下列情况者应视为有骨盆骨折的危险因素。

（1）外伤机制是机动车伤特别是车辆碰撞、碾轧行人交通事故，坑道作业的矿车伤及骨盆部位遭受高能量外力者。

（2）被覆骨盆部位的皮肤和软组织有擦伤、挤压、开放性创口等受力的痕迹。

（3）肿胀，特别是腹股沟韧带、大腿近端、会阴、阴囊有皮下出血或血肿。

（4）耻骨联合或耻骨支有压痛。

（5）骨盆前后、侧方挤压，分离试验阳性，直腿抬高可引发骨盆部疼痛。

（6）此外，具有下列情况应视为严重骨盆骨折的高危因素：①无下肢损伤者两下肢不等长或有旋转畸形；②两侧耻骨结节间隙增大、有上下或前后移位；③脐与两侧髂前上棘距离不等；④单侧骶髂关节压痛，其外形与骶髂关节不对称；⑤肉眼可见的骨盆变形。

3. 危重多发伤急诊时，疑是骨盆骨折的临床诊断常规步骤和思路。

（1）监测血压。

（2）视病情情况及早完成 X 线和 CT 检查，并通过 B 超等了解检查有无其他合并损伤。

（3）嘱患者排尿，如尿液清澈，表示泌尿道无伤；排出血尿者表示有泌尿道损伤。如病员不能自动排尿，应导尿。导出清澈尿液，提示泌尿道无伤；导出血尿，提示有肾或膀胱损伤；导不出尿液，可于膀胱内注入无菌 0.9% 氯化钠后再予以回吸，注入多抽出少提示有膀胱破裂可能。尿道口流血，导尿管难以插入膀胱内提示有后尿道断裂。

（4）有腹痛、腹胀及腹肌紧张等腹膜刺激症状者可以进行诊断性腹腔穿刺。如抽吸出不凝的血液，提示有腹腔内脏器破裂的可能。阴性结果不能否定有腹腔内脏器损伤可能，必要时可重复进行。随着后腹膜间隙的血肿蔓延至前腹壁，穿刺的针头有可能误入已形成的血肿内，因此多次诊断性穿刺才得到的阳性结果其价值远逊于初次穿刺。

七、临床诊断

骨盆骨折的诊断，依据外伤史、症状及体征，辅以 X 线检查，诊断不难做出。重要的是应及时对其并发症做出诊断。

（一）病史

除骨盆边缘撕脱骨折与骶尾骨折外，一般均有强大暴力外伤史，主要是车祸、高空坠落或工业意外等；也可因行走滑倒、肌肉骤然收缩造成。在病史询问中，须弄清楚受伤的时间、受伤方式、受伤原因等。

（二）症状与体征

疼痛广泛，局部肿胀有甚者可见皮下瘀斑。有时直肠指诊可有直肠后壁压痛，或可触到移位的骨折片。患侧肢体缩短，常伴有下肢活动受限。骨盆分离试验与挤压试验阳性。检查时偶尔会感到骨擦感、闻及骨擦音。

（三）并发症

骨盆骨折常伴有严重并发症，而且常较骨折本身更为严重，应引起足够重视。在临床结合辅助检查不难做出诊断。

（四）临床分型

临床常用的 Young-Burgess 分类法以损伤机制为重点，将骨盆骨折分为侧方暴力、前后方暴力、垂直剪切力和复合应力四种，见表 2-2-1。

表 2-2-1　骨盆损伤 Young-Burgess 分类简表

类型	一般特点	鉴别特点
LC-1	骨盆前环横行骨折（耻骨支）	挤压侧骶骨压缩骨折
LC-2	骨盆前环横行骨折（耻骨支）	新月形（髂骨翼）骨折
LC-3	骨盆前环横行骨折（耻骨支）	对侧翻书骨折（APC）
APC-1	耻骨联合分离	耻骨联合和（或）骶髂关节轻度增宽，前后韧带被拉伤，但仍保持完整
APC-2	耻骨联合分离或前环垂直骨折	S1 关节增宽，骶髂前韧带断裂，但骶髂后韧带完整
APC-3	耻骨联合分离或前环垂直骨折	完全半骨盆分离，但无垂直移位，骶髂关节完全分离；骶髂前后韧带断裂
VS	耻骨联合分离或前环垂直骨折	前后垂直移位，一般通过骶髂关节，偶尔通过髂骨翼或骶骨
CM	前和（或）后，垂直和（或）横行复合伤	其他损伤类型的联合，LC/VS 或 LC/APC

注：LC：侧方暴力；APC：前后方暴力；VS：垂直剪切力；CM：复合应力。在 Young-Burgess 分类系统中，侧方暴力系最常见的损伤，占骨盆骨折的 41％，前后方暴力为第二位损伤，占骨盆骨折的 26％，髋臼骨折的 18％；垂直剪切力占骨盆骨折的 5％；复合应力占骨盆骨折的 10％。

八、鉴别诊断

（一）与病理性骨折的鉴别

通过仔细询问病史、了解受伤机制，在临床中结合症状和体征及查体所见，并且借助影像和实验室检查等辅助检查可以辨别。

（二）与盆腔脏器病变的鉴别

一般骨盆骨折多是由于高能量的暴力伤所致，有明确的外伤史。而一般盆腔脏器慢性、炎性病多有与其相关的脏器功能性障碍的临床表现。

九、救治方法

(一) 骨盆骨折的早期救治

及时、合理的早期救治是减少伤员疼痛、控制出血、预防继发的血管、神经损伤和脂肪栓塞综合征，凝血障碍等并发症的首要环节。在院前现场和转运途中，根据伤员伤情要实行基本的生命支持，及时地应用止血、包扎、固定、搬运四大技术；对伤情严重者还要实行积极生命支持，即上述急救内容加上气管插管、输液等措施。如在实际急救中正确应用抗休克裤和外固定架可以起到固定骨盆、抗休克和控制出血三方面的效果。在急诊科，在早期救治重伤员时，应注意有无骨盆骨折，以防延迟诊断和紧急处理。救治多发伤伤员的"通气、输液、心泵、控制出血、手术"方案也适用于严重骨盆骨折伤员的救治。

(二) 有骨盆骨折的多发伤者的治疗原则

首先治疗威胁生命的颅脑、胸、腹损伤，其次是设法保留损伤的肢体，而后及时有效的治疗包括骨盆骨折在内的骨与关节损伤。1980 年 McMurtry 着眼于严重骨盆骨折及其伴发和合并损伤的救治，提出 ABCDEF 方案，具体内容：

1. 气道。通畅呼吸道，注意胸部伴发伤、气管插管、胸腔闭式引流。

2. 出血。扩充血容量，危重者可急输 O 型血。适时选择使用抗休克裤，监测凝血指标；用外固定方法固定不稳定骨盆骨折和控制出血，及时使用动脉造影栓塞止血。

3. 中枢神经系统。合理通气，保持动脉血二氧化碳分压在 $30 \sim 50$ mmHg，按照大剂量方案应用糖皮质激素。

4. 消化。腹内脏器损伤，腹部 B 超为筛查腹部内脏损伤的首选方法，也可行脐上诊断性腹腔灌洗。

5. 排泄。尿道、膀胱损伤。

6. 骨折。其他部位骨与关节损伤。

对有骨盆损伤危险和高危险因素的伤员，在复苏救治期间应尽早拍摄骨盆前后位 X 线片，以确定骨盆骨折的有无，并初步判断骨折的严重程度。对明显丧失骨盆环稳定性的骨盆骨折，应尽早固定，以防止骨折端和血管损伤处凝血块脱落导致出血。

重度骨盆骨折者骨折部位和盆内静脉损伤是出血的主要部位，因此输液途径不宜建立于下肢，应建立于上肢或颈部。急诊或紧急复位和固定不稳定性的骨盆骨折是控制出血的主要措施。抗休克裤有肯定的作用，用外固定器固定骨盆也可控制出血。20 世纪 90 年代应用 Ganz 抗休克骨盆钳或 ACE 骨盆钳固定不稳定的骨盆后环损伤，对固定骨盆和控制出血均更为有效。不稳定的骨盆骨折必须在早期妥善固定，这一概念和做法目前仍未得到骨科和创伤医生应有的重视，弥散性血管内凝血、脂肪栓塞综合征、急性呼吸窘迫综合征等严重并发症的发生率及死亡率未能得到有效控制。因此，强调在院前急救和急诊科救治时，固定不稳定骨折至为重要。对开放性骨盆骨折应以压迫法控制出血，并迅速进入手术室救治。

此外重度骨盆骨折早期救治时常需要大量输血，因此应及时检查和监测血小板、凝血酶原时间、活化部分凝血活酶时间、纤维蛋白降解产物等检验凝血的项目，及时给予适量新鲜冻干血浆和血小板，以维持凝血与抗凝系统的平衡。Mcmurtry 建议每输 5 L 液体和血后，给予 $2 \sim 3$ 个新鲜冻干血浆和 $7 \sim 8$ U 的血小板。

严重骨盆骨折失血性休克的患者，特别是对液体复苏反应不佳或无明显效果的致命性出血者及时判断和控制大出血的源头即成为救治成功与否的关键问题。因此，经动脉造影、栓塞术和外固定架固定术成为紧急救治的措施。

总之，严重骨盆骨折或有骨盆骨折的多发伤者的早期救治与多发伤的复苏和救治的程序和内容相同，唯有对不稳定性骨盆骨折须行紧急外固定和选用动脉造影和栓塞术是其特点。

（三）骨盆骨折治疗方法的选择及适应证

骨盆骨折本身的治疗临床上分为非手术治疗和手术治疗两个类别。稳定型骨盆骨折可采用传统的非手术治疗方案，包括卧床、手法复位、牵引治疗等。但非手术治疗对有移位的不稳定骨盆骨折多不能恢复骨盆环的解剖结构和稳定性，因而常有明显的后遗症，如骨不连、畸形愈合、患髋短缩等。因此对于不稳定型骨盆骨折应采用手术治疗以矫正畸形，争取得到早期功能锻炼，避免患者长期卧床的并发症。

1. 非手术治疗。

（1）牵引治疗可以纠正骨盆的分离型和纵向移位，为开放复位内固定手术奠定基础；当无内固定手术条件时，也可作为一种姑息治疗方法维持牵引至骨折稳定，牵引时间视具体伤情而定。牵引治疗可分为单纯牵引和联合牵引。单纯牵引有用于纠正骨盆分离型移位的骨盆悬吊牵引和用于纠正骨盆向心性移位的下肢骨牵引。联合牵引也有两种形式；一为骨盆兜悬吊牵引加下肢骨牵引（胫骨结节或股骨髁上）；另一为股骨转子部横向牵引加下肢骨牵引。前者主要针对骨盆环纵向不稳定和旋转不稳定，尤其对"开书"型骨折伴纵向移位、耻骨联合分离者更适合，后者主要针对纵向不稳伴髋臼骨折、骨盆环变形者。根据力的平行四边形法则，其合力的大小和方向即为骨折复位力的大小和方向。牵引重量分为复位牵引重量和维持牵引重量，其复位牵引重量视移位程度、患者年龄、体重大小而不同，一般10～20 kg，待牵引复位床边摄片证实复位后即改为维持牵引重量，一般为体重的1/10～1/6，牵引时间一般为6～8周，之后逐渐床上坐起、部分负重直至全部负重行走。

（2）气体抗休克服：对于骨盆骨折合并严重出血伤员而言，气体抗休克服具有止血、减少外周血液循环增加回心血量等抗休克作用，可明显增加伤者生存的机会，在运送诸如APC损伤的患者时也可大大减少骨折的移位。但气体抗休克服对于骨盆骨折的治疗仅是一种临时的措施，仅适于院前30 min或更短时间使用，因其可影响肺的通气，也有增加筋膜间室综合征的危险。

2. 手术治疗。

1）外固定器固定：外固定器可以整复骨盆的骨折脱位，稳定骨折断端，既可作为急救复苏、缓解出血的临时措施，也可作为终极治疗手段持续固定至骨折愈合。近年来随着外固定的不断改进和完善，其应用范围得以不断扩大。万变不离其宗，任何外固定器均由固定髂骨翼的固定针或钉、连接杆或连接臂及各种锁紧装置组成，固定针或钉插入髂骨内外板之间或挤压于髂骨外板上，通过连接杆或连接臂的机械加压或撑开作用，使骨折脱位得以整复，拧紧各锁紧装置后即可维持骨折固定。外固定器的手术适应证：

（1）急救出血的抗休克治疗，主要用于APC损伤和VS损伤所造成的骨盆后环骨折脱位后形成的大出血。

（2）单独用于骨盆的前环损伤，旋转不稳定的骨折脱位，如耻骨联合分离等。

（3）与牵引及内固定联合应用治疗VS损伤。

（4）开放性骨盆环损伤伴发盆腔脏器损伤，或伴发手术切口及术野污染，无法同时实施内固定者。外固定器的评估。①优点：a.结构简单，力学性能稳定，操作方便，作用可靠，可止痛，抗休克和防止进一步损伤；b.手术创伤小，并发症少，术后可早期离床，便于护理，对处理盆腔脏器损伤和四肢损伤不会形成明显的干扰；c.在用于多发伤的早期救治以后，为其他治疗赢得时间；d.无须第2次手术，门诊即可拆除支架。②缺点：a.对骨盆后环的稳定性很差；b.固定针松动、针道感染、髂骨翼骨折的发生率较高；c.有盆腔脏器或神经血管损伤的危险；d.固定作用相对较弱，部分限制关节活动，故存在着骨折不愈合或延迟愈合及下肢关节僵硬的可能性。为保证固定的确切性和防止并发症的发生，需注意以下几点：①术前通过询问病史和 X 线及 CT 检查了解受伤的机制和骨盆骨折的类型，注意有无神经和内脏的损伤，对术中整复骨折脱位有很大的帮助。②术前应熟悉支架的绞锁系统，可以缩短手术时间。③术中可以适当对髂骨进行骨膜下剥离，在直视或触摸下拧钉，能防止螺钉穿出内外板和复位时损伤盆内脏器。④术后定期复查 X 线片，随时调整外固定支架。⑤骨折愈合后拆除支架时，应先暂时保留螺钉进行观察，如果连续行走有明显疼痛，应再安装 2～3 周，反之方可全部退出螺钉。⑥拆除支架时可视情况缝合皮肤钉孔，减少伤口感染和肉芽组织增生。

2）经皮内固定。在电视 X 线机导引下进行手法复位、导针定位、空心螺钉内固定技术对于部分引起骨盆后环不稳定的骶髂关节损伤和骶骨骨折具有手术创伤小，固定稳定可靠的优势，但其操作过程比较复杂，需要特殊的设备和技术，并有损伤腰骶神经根及血管的可能。

3. 开放复位内固定。骨盆环的开放复位内固定可以直接使骨折和脱位得到近乎完美的复位和固定。20 世纪 80 年代中后期开放复位内固定取得了很大的发展。Matta 在其研究中发现，对于骨盆后环的损伤开放复位内固定的满意率是 76%。

（1）手术适应证：后环不稳定或移位>1 cm 的骨折，包括骶骨、髂骨、骶髂关节骨折及脱位，证实有韧带的完全性断裂；单纯耻骨联合分离>2.5 cm 或耻骨联合分离伴有不稳定的后部损伤；分离或移位明显的耻骨支骨折。

（2）手术时机：骨盆骨折内固定大多数不在伤后急性期内进行。一般在患者全身情况稳定的 2～3 d 内施行手术。如果患者施行急诊剖腹探查术，则一部分耻骨支骨折或耻骨联合分离可同时进行。这种早期内固定有利于获得初期复位及骨折稳定。

（3）手术方式：①前环的耻骨联合分离可选用钢板固定，前环的耻骨支骨折可选用松质骨拉力螺钉固定。②前、后环的骨折均可酌情行开放复位内固定。前环的耻骨支骨折可用松质骨拉力螺钉固定，后环髂骨翼骨折可用重建钢板及松质骨拉力螺钉固定。③前环耻骨联合分离，后环骶髂关节分离者，可以前环钢板、后环松质骨拉力螺钉固定。④后环的骶骨骨折及骶髂关节的脱位可选用两根骶骨棒固定，后环的骶髂关节分离也可选用钢板固定。

（4）手术入路的选择：①骨盆前环手术入路：主要用于耻骨联合分离或耻骨支手术。采用耻骨联合上方弧形切口或经髂腹股沟入路完成手术。②骨盆后环前路手术途径：主要用于髂骨后方的纵行骨折或骶髂关节脱位。延髂嵴弧形切口进入，于内板骨膜下剥离髂肌后进行操作。注意此切口有伤及腰5 神经根的可能。③骨盆后环后路手术途径：主要用于骶骨骨折、髂骨骨折或骶髂关节脱位。可分别实行松质骨拉力螺钉固定、骶骨棒固定和骶骨钢板固定等。

（四）骨盆骨折合并损伤及并发症的处理

1. 后腹膜血肿。巨大血肿可延腹膜后疏松结缔组织间隙蔓延到肾区、膈下或肠系膜。

（1）贯通伤的患者，立即行剖腹探查术并试行血管结扎或填塞止血。

（2）剖腹探查的同时将血凝块清除，腹膜内外联合填塞止血，并行经腹膜骨折内固定术。

（3）使用气体抗休克服，此装置对患者的转移及复苏和诊断的早期阶段效果明显，可起到气体夹板的作用。但不利的一方面是患者的放置受到一定的限制，并有引发筋膜间室综合征之嫌。

（4）介入-血管造影和栓塞，对大的知名动脉的损伤最有用。

（5）外固定器固定，可以复位或部分复位骨折并防止其再移位而加重盆腔脏器损伤和发生新的出血，骨折复位固定也有助于减少骨折部位的松质骨出血，及并可通过减小盆腔容积、增大盆腔内压达到止血目的。

（6）闭合复位经皮内固定，此方法最初用于后环（如骶髂关节）损伤，后常常与前环的稳定联合应用。缺点是需要特殊的器材，并需有一定经验的医师。

（7）开放复位内固定，对于还原和稳定骨盆骨折有用，但急性期通常禁用，这是因为外科手术由于减轻了腹膜外腔的压力，会增加骨盆出血的危险。

2. 泌尿生殖系统损伤的处理。

1）膀胱损伤：诊断一旦确定应及时手术探查，修补破裂的膀胱壁和腹膜，并行耻骨上膀胱造瘘，2～3周后拔除造瘘管。

2）尿道损伤：尿道部分损伤时，导尿如果成功则留置导尿管2周即可治愈。后尿道完全断裂时，可行尿道会师术（尿道修补术），术后留置导尿管2～3周，耻骨上膀胱造瘘引流尿液，拔除导尿管后，定期尿路扩张，以防尿路狭窄。现大部分医师主张一期仅做耻骨上膀胱造瘘，二期做尿道成型术，以免尿路扩张的痛苦。

3）生殖器损伤：一般针对女性患者，在早期阴道、会阴出血者，需要阴道填塞压迫止血；此时，应特别注意防止盆腔内脓肿的形成和脓毒症的发生。

（1）对于诊断明确的合并阴道、外阴损伤者，应妥善修复；对骨盆环变形者，应争取解剖或近解剖复位。

（2）对耻骨骨折移位压迫阴道者，应复位固定或切除压迫阴道的骨折段。

（3）直肠损伤的处理。直肠破裂诊断一旦确立，首先应做剖腹探查术。一方面探查腹腔，另一方面行横结肠造瘘，粪便改道，直肠破裂口做双层横向缝合，直肠内放置肛管排气，胃内置十二指肠管减压，抗生素控制感染。

（4）神经损伤。神经损伤多为牵拉或是挫伤，保守治疗加药物治疗一般均可收效；对于骨盆骨折脱位者应当及早复位固定，以创造被损伤神经康复的条件；对于神经损伤严重，并经影像学证实，在骶管或骶孔处有骨折块压迫马尾或骶前支者，应早期手术减压，以利恢复。一般需要手术探查减压。同时术后使用促进神经生长和营养神经的药物。

十、诊疗探索

（一）经皮内固定技术

近年来流行的闭合复位结合经皮内固定是一种有争议的骨盆骨折治疗方法。自1987年Ebraheim等行骶髂关节闭合复位后CT引导下经皮骶髂螺钉植入成功治疗不稳定骨盆骨折后，经皮骶髂螺钉内固定术成了临床应用研究的热点，且骶髂关节螺钉固定是一种"中心性固定"，固定强度优于钢板内固定，术中剥离组织、出血量和术后并发症都相对于其他固定少。直到20世纪90年代经皮微创钢板固定成为临床研究应用的热点。术中出血少、软组织并发症少及感染低等优点得到多数医者的青睐。与外固定架固定术相比，发现经皮微创钢板固定具有不产生钉道皮肤切割伤及渗液、无明显异物感和不影响患者日常生活的优势。经皮内固定技术是治疗骨盆骨折的一种新开展的微创手术，是可以替代外固定架进行临时或最终固定骨盆的理想选择。该方法因未行切开复位，未剥离组织，术后并发症少。但骨盆中的血管、神经及各种脏器盘根错节，经皮内固定无法在直视下操作，再加上患者的个体差异，因此经皮内固定术容易并发神经、血管和脏器的损伤，有一定的风险性。

（二）3D打印技术

出现于20世纪80年代中期，实际上是一种利用光固化和纸层叠等技术的最新快速成型技术。它是以数字模型文件为基础、以数字技术材料打印机为载体、采用粉末状金属或塑料等可黏合材料，通过逐层打印的方式构造出三维实体的技术。3D打印在医学中最先应用于牙科及颌面外科，近年来在骨科中的应用日益得到重视。3D打印技术在骨盆髋臼骨折手术治疗中的应用可分为3个阶段。

（1）初级阶段：利用3D打印出1∶1比例的三维实体模型，帮助骨科医生了解骨折的程度、类型及每一骨折块的移位情况，协助医生做出明确的术前诊断、评估术中可能存在的风险，为术中的骨折复位提供实物模型以供参考。

（2）中级阶段：个体化置入物及假体制作、个性化治疗。3D 打印技术具有加工精确、制作迅速、无须特殊模具等特点，使个体化假体设计、制备成为可能。3D 打印技术可"量身定制"个体化置入物，与患者骨骼更精确的匹配，更快恢复患肢功能。目前，国内外已广泛开展了 3D 打印个性化接骨板、个体化人工关节假体、个体化髋关节人工垫片及半骨盆假体的临床应用研究。

（3）高级阶段：生物打印人工组织和器官。3D 打印与组织工程结合，将带来个体化植入物制作及组织工程技术的革命，极大地促进器官移植、组织修复重建及再生医学等多领域的进步。目前，3D 打印技术还处在初/中级阶段，尚存在诸多有待研究解决的问题及限制因素，3D 打印模型不仅可在手术中起到重要的作用，在术前可预先模拟手术，得知所需内固定物的大小、曲度，避免术中对钢板进行弯曲和螺钉长度的修剪所花费的大量时间。3D 打印材料便宜、机器小且便捷，可作为最接地气的医疗设备去推广。

（三）计算机、机器人导航技术

3D 导航在降低辐射剂量暴露和螺钉置钉等方面较传统方式确实具有较大的优势，但是术中图像精确度不高，常出现漂移等问题。且导航系统通常比较笨重，操作复杂，需要招聘专门的导航技术人员协助手术，加之导航系统成本较高，使得手术费用大大提高，在一定程度上得不到广泛应用。

十一、病因治疗

及时去除致伤因素，使伤员脱离险境，防止伤情进一步加剧。

十二、最新进展

1. 近年来随着对骨盆的解剖、生物力学研究的进展，更由于各种影像学技术及术中精准定位技术的发展，使诊断和对骨盆骨折的创伤分析更为深入和明确；各种治疗器械的发展，也使骨盆骨折的治疗由保守而趋向于更为积极和有效的手术治疗方式。20 世纪 90 年代以来对不稳定骨盆骨折手术治疗得到了较快的发展，大多数学者认为对于不稳定骨盆骨折同时对前后环进行固定，可获得骨盆生物力学最大限度的稳定，恢复接近正常骨盆生物力学性能。另外，骨盆骨折治疗的目的不仅是为了挽救患者的生命，使骨折愈合，而且应尽可能地达到最好的功能，纠正骨盆畸形、防治晚期畸形和不稳定，把最大程度的恢复功能作为治疗的重要目的。当前，越来越多的专家学者认为，早期切开复位内固定治疗骨盆骨折，可有效地降低全身感染的发生率和死亡率，并减少出血量和晚期并发症的发生。

2. 对于前环损伤的固定目前多采用长螺钉和重建钢板固定耻骨联合或耻骨支骨折，另外，在耻骨联合上方使用六孔弧形钢板固定，联合应用或不联合应用耻骨联合前方的四孔钢板固定，结果无明显的差异，在耻骨联合上方钢板固定是可以满足生物力学要求的。

3. 骨盆后环骨折的治疗方法目前有如下几种。

（1）骶髂关节拉力螺钉内固定术：对于不稳定的骨盆骨折，传统切开复位内固定，虽视野开阔清晰不易出错，但手术创伤大、时间长、术中组织剥离范围大，出血量较多，且术后并发症较多，因此经皮空心拉力螺钉被认为是一种即时稳定性较强且可避免上述因素的一种内固定方式。经皮骶髂空心螺钉内固定术适用于治疗不稳定骨盆的后环损伤、骶骨骨折、骶髂关节脱位等疾病，该固定方式具有手术创伤小、时间短、术后并发症少、康复快等优点。但也存在一些不足之处，如螺钉因抗疲劳程度不够导致人体活动后螺钉出现松动和断裂等现象。

（2）骶髂关节前路钢板螺钉固定：切开复位钢板螺钉内固定是治疗骨折的常规方法，对于骶髂关节骨折脱位切开复位内固定的手术入路有前方入路和后方入路 2 种方法。前方入路一般选择为前外侧髂腹股沟入路，其优点是暴露充分，且此入路方法可同时暴露骨盆前后环，可通过一个手术切口对骨盆的前环后环进行固定，但该方法剥离范围广泛、术后创伤大，术中出血多，且易损伤 $L_5 \sim S_1$ 神经根，术后感染风险高，因此一些研究学者通过改良的 Stoppa 入路以侧窗支撑钢板复位固定骨折片的固定术，与传统的髂腹股沟入路相比，此方法不必对股神经血管束及其周围的神经进行解剖分离，操作相对简单。

（3）后路钢板螺钉固定：随着国内医学技术的迅猛发展，后路钢板出现的术中创面大且钢板不易帖服等缺点也逐然被改变，可调式钢板利用微调使得自身与骨盆后环表面更加帖服，避免了因钢板不帖服造成的神经损伤，同时节约了手术时所花的大量时间，降低手术风险。

（4）脊柱骨盆内固定系统固定：该固定方式可同时抵抗垂直应力和旋转应力，适用于骶骨的粉碎性骨折、骶髂关节脱位等骨盆后环的损伤。但此方法也存在手术出血多、二次创伤大等缺点。在某些严重粉碎性骨折的病例中，此方法可重建骨盆后环并提供足够强度的生物力学稳定性，也不失为一种可选方法。

（5）外固定架系统：由董谢平教授发明的新型可调式骨外固定架，此外固定架结构灵巧，可通过调节方向进行骶髂关节脱位的固定，外固定架通过几何面使得固定架处于始终稳定的形态。此外固定架系统较传统外固定架灵活且便捷，可作为骶髂关节脱位的最终固定方式。

以上方法各有其优缺点，临床上应用时需根据患者的实际情况和医疗水平，选择最恰当的手术方法，制订个体化治疗方案，促进患者早日康复。

董谢平 甘浩然 刘向东 曾祥彬 彭吾训 张在其

第六节 髋 臼 骨 折

一、基本概念

髋臼骨折实际上是骨盆骨折的一种类型。髋臼是由耻骨体、坐骨体及髂骨体三部分构成。开口朝前下外侧。髋臼的顶部占全部髋臼面积的 2/5，由髂骨构成；位于后下方的髋臼后壁和髋臼底部由坐骨构成，也占髋臼面积的 2/5；耻骨构成髋臼的前 1/5，称之为髋臼前壁。近年来随着交通事故、工伤事故及自然灾害的频发，髋臼骨折有增加趋势。

髋臼骨折属于关节内骨折，处理要求尽量达到解剖复位，恢复髋关节的关节功能，否则将后遗关节功能障碍，甚至关节功能丧失。髋臼的上 1/3 骨质厚而坚固，是为顶部，是主要的负重区；髋臼的后 1/3 也较厚而坚固，相对而言下 1/3 骨质结构薄弱，易产生骨折，但因在非负重区，对髋关节功能影响较小。髋臼的底凹陷，延伸至髋臼切迹，没有髋臼软骨覆盖，称为髋臼窝。髋臼为一不完全的半球形窝，倒马靴形的关节面围绕着无关节面的髋臼窝。从临床及生物力学的角度，Letournal 将髋臼分为前后两柱。前柱（也称为髂耻柱）由髂嵴、髂骨、髋臼前半和耻骨组成；后柱（也称为髂坐柱）由坐骨、坐骨棘、髋臼后半和形成坐骨切迹的坚质骨组成。

二、常见病因

髋臼骨折绝大多数是直接暴力所致，也可因间接暴力而引起。暴力直接撞击股骨大转子或臀部，经股骨干、股骨颈、股骨头传达到髋臼而发生骨折。当大腿和髋关节处于不同位置时受到暴力作用可以出现不同类型的骨折。诸如人体自高处坠落时一侧股骨大粗隆撞击地面，此时股骨头撞击髋臼可造成髋臼无移位骨折或髋臼内壁骨折块向盆腔内移位。而当屈髋屈膝时沿股骨纵轴的暴力也可造成髋臼的后缘骨折。若下肢处于内收位时，则除了导致髋臼骨折之外还易合并髋关节的后脱位，而当下肢外展时则可造成髋臼顶部的粉碎骨折。此外，挤压伤也可造成髋臼骨折。

三、发病机制

髋臼骨折往往由高能量的损伤造成，除病理性骨折外，一般都有明确的外伤史，如高空坠落和车祸伤等。当发生外伤时，股骨头像锤子一样撞击髋臼，引起髋臼的骨折，可伴发髋关节脱位或股骨头的骨折。患者在受伤时股骨头所处的位置，往往决定了骨折的类型。股骨头处在内旋位时，常导致后柱的骨折；处于外旋位时，常导致前柱的骨折。如果股骨头处于内收位时，臼顶的上部往往受到撞击；而外展位时，臼顶的下部易发生骨折。骨折或骨折伴脱位的程度是由暴力的剧烈程度和损伤来源方向及患者本身的骨强度所决定的。对于老年人而言，由于骨质疏松等原因，一些相对低能量的损伤如跌倒，也可导致髋臼骨折。

四、临床特征

患者外伤后，髋部肿胀疼痛，皮下可见瘀斑、压痛，髋关节主动和被动运动受限，并发股骨头脱位者则表现为相应的下肢畸形。股骨头突入盆腔者，有患肢缩短、内外旋畸形、大粗隆扪及不清。严重损伤者可伴有休克、内脏损伤及坐骨神经损伤的症状及体征。

五、辅助检查

髋臼骨折类型复杂，加上髋臼的解剖形态特殊，常用诊断方法除拍摄骨盆 X 线平片外，还要加拍髋臼的特殊位片，并做 CT 扫描及三维 CT 重建。

（一）骨盆平片

骨盆的前后位片除了能够显示髋臼的骨折之外，还能帮助我们对骨盆环的完整性做出评估，注意有无骶髂关节的损伤。前后位片的主要诊断依据：

1. 髂耻线。为前柱内缘，如果此线中断或错位，表示前柱骨折。
2. 髂坐线。为后柱的后外缘，如果此线中断或错位，表示后柱骨折。
3. 后唇线。为髋臼后缘的游离缘，此线的中断或错位提示后唇或后壁的骨折。
4. 前唇线。为髋臼前缘的游离缘，在后唇线内侧，此线中断或错位提示前唇或前壁骨折。
5. 臼顶线。为髋臼顶部的投影，此线中断或错位表示臼顶骨折。
6. 泪滴线。为 Kohler 泪滴的投影，可以判断髂坐线有无内移。

（二）闭孔斜位 X 线片

闭孔斜位片是拍片时患侧骨盆抬高，向健侧倾斜 45°，以观察：
1. 髂耻线。如中断或错位提示前柱骨折。
2. 后唇线。可以判断后唇或后壁是否有骨折。

（三）髂骨斜位 X 线片

髂骨斜位片是拍片时健侧骨盆抬高，向患侧倾斜 45°，以观察：
1. 髂坐线。如中断或错位提示后柱骨折。
2. 前唇线。可以判断前唇或前壁是否有骨折。

（四）CT 和 CT 三维重建

CT 扫描对髋臼骨折的诊断的价值很大。常常显示出 X 线无法显示的图像。CT 的主要显示信息是：关节内是否有碎骨片；关节边缘嵌压性骨折的程度和范围；前、后壁骨折块的大小、粉碎及移位程度；方形区骨折的粉碎和移位程度；股骨头是否有骨折；股骨头是否有脱位及脱位方向。三维重建可以从不同的角度进行观察，可以提供立体直观的三维骨盆图像。对于一些特殊的部位如髋臼顶、内壁、方形区可以清晰显示，并且能将骨盆随意切割，以展示隐蔽的无法显示的部位。

（五）3D 打印技术

虽然 CT 平扫和三维重建影像学检查对于髋臼骨折的治疗有指导作用，但其缺点在于图像的静态化和平面化。而 3D 打印技术可以制造出等比例的模型，通过虚拟复位技术还能将碎裂爆散的骨折块一一归位，还原出带有骨折纹路的骨折前的解剖状态，打印出骨折纹路清晰的仿真模型，实现骨折的"真实重现"，便于分析骨折类型，设计手术方案和入路，选择并预弯内植物，帮助术中辨识骨碎块并逐一复位。应用 3D 打印技术可以大大提高手术质量、效率和安全性，降低手术损伤与风险、缩短疗程，减少医疗费用。

六、诊断思路

首先应该对髋臼骨折的患者做一个全面的评估，包括患者的年龄、一般状况、损伤程度及有无合并其他严重危及生命的损伤。老年人在家中跌倒和年轻人在车祸中所导致的髋臼骨折，其预后是大不相同的。血压、脉搏、心率、呼吸等基础生命体征应该予以监测，排除创伤性休克可能。对于多发创伤的患者，全身的体检是十分重要的，受到强大的暴力损伤时，患者常同时出现颅脑或胸腹腔脏器的损伤，或大量出血引起失血性休克，严重者可危及生命。因此在诊断时必须注意生命体征和全身状况。体查的重点除了髋臼骨折外，还应注意同侧肢体有无合并骨折和血管、神经的损伤。对软组织损伤程度的评估，可以提示损伤的机制。髋臼骨折的患者，在臀部常常可以发现巨大的皮下血肿和局部的挫伤。此外，对于髋臼骨折合并后脱位的患者，应该仔细检查同侧膝关节的稳定性及髌骨有无骨折。神经系统的检查也十分重要，髋臼后壁骨折合并髋关节脱位者，较易发生坐骨神经损伤；前柱骨折偶可伴有股神经的损伤。最后，还应该仔细检查血管的损伤情况，前柱骨折时，有时可以合并股动脉的损伤。

总之，面对一位如此严重损伤的患者，周密、审慎的病史追溯，仔细、全面的体格检查及完善的辅助检查的帮助是不可或缺的。

七、临床诊断

（一）病史

有明确的外伤史，高空坠落、车祸伤等为常见的原因。

（二）症状与体征

局部有肿胀、压痛及皮下瘀斑。髋关节主动和被动活动受限。伴有股骨中心性脱位者，有患肢短缩、外旋转畸形，大转子处的皮肤陷入；伴有后脱位者有屈髋、内旋、短缩畸形。严重损伤者可有休克、内脏损伤及坐骨神经损伤的症状及体征。

（三）影像检查

髋臼骨折诊断主要依赖于影像学检查。
1. X 线检查包括摄骨盆前后位、髂骨斜位和闭孔斜位 X 线片。
2. CT 平扫，仅表现层面上的骨折线，应与 X 线片进行对照，有助于了解骨折的个性化特点。
3. CT 三维重建，可以明确临床诊断。

（四）骨折分类

髋臼骨折的临床复杂多样，临床医生在决定治疗方案时必须考虑每位患者的具体特点，针对性地确定治疗方案。目前临床常用的髋臼骨折分型包括 Letourual 分型和 AO 分型。Letournal 于 1964 年提出了广为接受的双柱理论，此分型将髋臼骨折分为简单骨折和复杂骨折两大类：

1. 简单骨折。

（1）后壁骨折：骨折线累及髋臼后缘或后上方负重区，如骨折块较大，超过整个后壁的40%，则髋关节的稳定性差，可发生股骨头脱位。移位的骨折块或髋关节后脱位尚可造成坐骨神经损伤。

（2）后柱骨折：骨折线始自坐骨大切迹经过髋臼，直达坐骨结节，骨折线呈冠状方向，故方形区、坐骨结节骨折，股骨头向内移位。

（3）前壁骨折：骨折线局限于髋臼前缘。

（4）前柱骨折：骨折线起于髂嵴或髂前上棘，经过方形区达耻骨支。

（5）横行骨折：髋臼发生横行骨折，形成近段和远段，累及负重区。

2. 复杂骨折。

（1）双柱骨折：前后柱均骨折，损伤程度严重，臼顶的骨折常呈冠状面，同时方形区、耻骨、坐骨支、髂骨均骨折，股骨头向内侧移位。

（2）横行加后壁骨折：髋臼横行骨折并有后壁粉碎性骨折，累及负重区，关节内常有游离骨块，股骨头可向内、后移位。

（3）T形骨折：横行骨折加远折段的纵形骨折，后者经方形区并累及闭孔环。

（4）后壁加后柱骨折：骨折累及负重区、臼后缘、方形区、坐骨结节。

（5）前和后（柱）半横行骨折：前方骨折类似前柱骨折，但其下方的骨折发生于坐骨而非耻骨，后方则呈半横行骨折，即后侧一半发生横形骨折，损伤程度严重，关节内常有游离骨块。

（五）骨折分型

Ⅰ型：髋臼底部有横行或纵形骨折，股骨头无脱位。损伤较轻。

Ⅱ型：髋臼底部骨折，股骨头呈半脱位，进入盆腔。损伤较重。

Ⅲ型：髋臼底部粉碎骨折，股骨头完全进入盆腔，股骨头嵌入髋臼底部骨折间。损伤严重。

Ⅳ型：髋臼底部骨折并有髋臼缘骨折或同侧髂骨纵形骨折，骨折线达臼顶，股骨头完全脱位于盆腔。损伤严重。

八、鉴别诊断

（一）髋关节后脱位

多发生在青壮年，强大暴力所致。后脱位的伤肢呈屈曲、内旋、内收、缩短畸形。X线和CT检查可以鉴别。

（二）髋部扭挫伤

局部肿胀较明显，常有皮下瘀斑，功能障碍较轻，无畸形。X线摄片检查常无异常。

（三）股骨颈骨折

老年人多见，跌倒后诉髋部疼痛，无法站立和行走，患肢多伴轻度屈髋屈膝及外旋畸形，腹股沟韧带中点下方常可触及压痛。X线检查可以鉴别。

（四）股骨粗隆间骨折

多见于老年人，外伤后感局部疼痛，大粗隆部肿胀、压痛，患肢有短缩，远折端处于极度外旋位，严重者可达90°外旋。X线检查可以明确诊断。

九、救治方法

髋臼骨折属于关节内骨折，治疗原则是尽量达到解剖复位，恢复髋关节功能活动。髋臼骨折的治疗包括非手术治疗和手术治疗，治疗方式取决于患者骨折的具体状况。

（一）非手术治疗

非手术治疗包括单纯卧床、"人"字石膏固定、皮牵引或骨牵引等，在使用牵引中，需要同时向外侧和远端牵引，来对抗股骨向内向上移位。牵引期间应主、被动活动膝、踝关节，按摩患肢，以防止深静脉血栓形成、肌肉萎缩、骨质疏松及膝、踝关节的僵硬。牵引至少维持 8～12 周，过早去除可能引起再移位。非手术治疗指征：

1. 无移位的骨折。

2. 轻度移位的骨折，移位在 3 mm 以内，尤指不在负重区的骨折，如低位前柱骨折，低位横形骨折，其顶部完整者。

3. 双柱骨折分离移位<4 mm，且彼此间与股骨头对应关系尚好或软组织铰链使其包容状态逐渐恢复者，或后柱无明显移位的双柱骨折中的少数病例。

4. 髋臼后壁骨折块<25％的髋臼骨折。

5. 有明确手术禁忌证或合并多发伤不宜手术者可通过牵引使骨折复位。

（二）手术治疗

1. 手术指征。①臼顶负重区及顶部骨折移位 3 mm 以上；②合并股骨头脱位或半脱位复位失败或不能完全复位、疼痛剧烈可疑软组织嵌压；③关节内游离碎骨块；④CT 示臼顶负重区骨缺损 30％，后壁骨折缺损 40％而髋关节不稳；⑤移位骨折累及臼顶（按 Matta 顶弧角标准）；⑥合并血管神经损伤对症治疗无效需手术探查；⑦多发性骨折、合并同侧股骨颈骨折或股骨干骨折，保守治疗无法发挥作用的。

2. 手术时机。国内外学者研究报道中认为髋臼骨折发生后手术时间早晚对患者术后髋关节功能恢复具有一定程度影响，最佳手术治疗时间是骨折发生后 10 d 内。然而，对于复杂髋臼骨折手术一般在病情稳定后 2 周内进行，也可获得髋臼骨折解剖复位和优良关节功能。但有些髋臼骨折需急诊手术。

3. 急诊手术指征。①不可复位性脱位：如果在肌肉松弛的情况下无法进行有效的复位，应该早期切开复位。②髋关节脱位复位后不稳定。③神经损伤加重：如果再复位后仍有坐骨神经症状加重，是切开的指征。④合并大血管损伤：很少见。⑤开放性骨折：少见，应按开放性骨折治疗原则进行。

4. 手术方法。

（1）Kocker Langenbeck 入路，髋臼后壁和/或后壁骨折的标准入路，切口起点髂后上棘外下方 5 cm，止点大转子下 5 cm。特别注意关节囊的显露，关节囊的显露下方到坐骨结节，内侧到后柱后缘。内固定物的选择多采用重建钢板加用螺钉固定。

（2）髂腹股沟入路，双柱及前伴后方半横骨折的标准入路，切口沿髂嵴到髂前上棘、腹股沟韧带、耻骨上方 2 cm 切开至耻骨结节内侧，通过 3 个解剖窗口显露髋臼骨折部位。内固定物的选择多采用重建钢板、螺钉及或改进的各种钢板。

（3）Stoppa 入路，适用于没有后壁骨折的髋臼骨折（前柱、横行、T 型、前柱伴后半横行、双柱骨折），于耻骨联合上 2 cm 横行切口，纵行劈开腹白线，锐性切开腹直肌在耻骨联合与耻骨支上的附着。将腹直肌、髂血管、髂腰肌及股神经等组织拉向前外侧，显露耻骨上支及耻骨联合部，充分暴露冠状吻合血管。内固定物的选择多采用重建钢板及螺钉。

（4）Kocker Langenbeck＋髂腹股沟联合入路，联合入路创伤大，能单一入路能解决的，不推荐使用联合入路。联合入路适应证：双柱骨折，后壁移位大；双柱骨折，后柱节段性骨折；累及前后柱的陈旧性骨折。

5. 内固定和内植物。在临床中，髋臼骨折的内固定器械很多，包括克氏针及微创经皮螺钉固定、钉板系统固定、环扎固定、记忆合金三维内固定系统等。目前在临床上，重建钢板与螺钉仍为髋臼骨折标准的内植物。

十、诊疗探索

髋臼是人体重要的杵臼关节，承担重要的负重行走功能。髋臼骨折多为高能量损伤，常见于青壮年，可为单纯的髋臼骨折，也可为骨盆骨折的一部分，损伤重、致残率高、并发症多。髋臼位置深、解剖关系复杂、骨性结构不规则、手术难度大，某些复杂的髋臼骨折，即使手术也很难达到完全解剖复位，临床上仍有许多尚未解决的问题，针对这些问题，不少学者进行了有益的探索。

(一) 髋臼记忆内固定系统

目前普遍采用的重建钢板和螺钉的固定方法，对于大块骨折复位后固定效果尚可，但对于碎裂严重合并多数骨折块的类型，由于固定的困难往往在疗效上不是十分理想，复位固定后再丢失的现象常有发生。镍钛记忆合金的出现，由于其具有 $0\sim60℃$ 金属晶体组成奥氏体与马氏体相互转变的特性，并且由于其具有低弹性模量、生物兼容性好的特点，使骨折内固定在材料上又多了一种很好的选择。张春才等利用其特性，根据髋臼的形态特点设计的 AMFS，为髋臼骨折良好的复位及固定，以及持续断端加压下骨折早期愈合提供了一种有价值的方法。

(二) 重建钢板联合记忆合金骑缝钉内固定

可靠的内固定是手术治疗髋臼的最终目标，目前国内多单用重建钢板或单用形状记忆合金内固定系统治疗髋臼骨折。有作者报道采用重建钢板和记忆合金骑缝钉的联合使用，可以避免重建钢板难以完全满足髋臼特殊解剖形态要求、对部分小碎片固定不方便和形状记忆合金机械性能相对较差等缺点，同时使两者作用优势互补。术中以重建钢板固定双柱及前后壁等影响骨盆及髋臼稳定性的骨折，同时灵活运用记忆合金骑缝钉固定游离骨折片及前后壁、方区的骨折以加强其稳定性，达到解剖复位，重建良好的髋臼。

(三) 3D 打印个性化内植入物

随着数字化技术在医学领域中的日益深入，既往无合适内固定器械固定的复杂骨折可通过 3D 打印个性化设计定制内植入物进行治疗，3D 打印技术在髋臼骨折的治疗中具有很大的临床意义。由于在骨科领域中目前国家食品药品监督管理总局尚有很少批准的 3D 打印内植入物产品，因此个性化设计、通过 3D 打印制作的个性化内植入物将是复杂髋臼骨折手术治疗的一大趋势。

(四) 新技术

混合现实技术结合虚拟现实技术与增强虚拟现实技术，能将通过扫描建模的虚拟场景叠加在真实的物体与场景中。2017 年 6 月华中科技大学同济医学院附属武汉协和医院骨科叶哲伟教授在世界上首次将混合现实技术用于辅助治疗复杂髋臼骨折手术，并获得了良好的手术质量。混合现实技术目前还处于发展阶段，有待进一步的探索。总之，目前髋臼骨折仍然是临床治疗的难点，仍有许多亟待解决的问题，关于髋臼骨折的手术时机、手术入路的选择、内固定的选择尚存在争议，期待能够制定更科学、合理、实用、统一的髋臼骨折的分类标准以指导手术治疗；研制更先进的内固定器材，以提高骨折复位率及内固定质量；手术自动导航系统的使用为术者的精确操作提供更大保障，特殊仪器辅助下的微创手术展现了其美好的前景，为提高抢救成功率，减少并发症，提高疗效创造条件。

十一、病因治疗

迅速脱离致伤环境，防止继发性损伤的发生。

十二、最新进展

随着交通事故伤、坠落伤等严重创伤的增多，髋臼骨折也日趋增多。以往对髋臼骨折多采取保守治疗，但后遗症发生率较高，随着诊疗技术的不断提高及内固定新器材的出现，手术治疗越来越广泛。髋臼骨折的手术治疗创伤大、操作复杂、风险高、再次手术率高，因此，成功的手术治疗取决于对髋臼解剖的熟悉、骨折类型的正确分型及诊断、合适的治疗手段、手术入路和内固定器材的选择、高质量的骨折复位及固定，以及有效的后续临床康复治疗。

(一) 髋臼骨折分型

目前临床常用的髋臼骨折分型包括 Letournal 分型和 AO 分型。由于构成髋臼的髋骨为不规则骨，又髋臼骨折形态复杂多变，而且年轻骨科医生对髋臼骨折的立体结构和 Letournal-Judet 分型理解较困难，因此，张英泽、侯志勇等提出一种基于髋臼骨折 Letournal-Judet 分型的"钟表"模型的概念，以期帮助其理解 Letournal-Judet 分型。"钟表"模型概念是将髋臼内的骨折线模拟成表盘上的"时针""分针"和"秒针"，三条骨折线交点即为表盘中心（骨折中心），位于髋臼窝内。为解决基于双柱理念的 AO 分型和 Letournal 分型存在的问题，张英泽、侯志勇等又提出了基于三柱构成理念的髋臼骨折改良分型，是以髋臼生长发育的解剖特点为基础，将髋臼分为顶柱、前柱及后柱；将髂骨耻骨、髂骨坐骨和耻骨坐骨之间的移行薄弱区定义为前壁、后壁和内壁；将关节面定义为顶壁，该结构是维持髋臼稳定性的重要结构。三柱和四壁均是容易发生骨折的区域。该分型按照骨折涉及柱的数量分为三型：单柱骨折（A 型）及其亚分型、两柱骨折（B 型）及其亚分型和三柱骨折（C 型）及其亚分型。

(二) 髋臼骨折诊断

目前常规行骨盆三个位置的 X 线检查及 CT 和 CT 三维重建。3D-CT 重建技术是一种新型的检查手段，主要是指通过计算机软件将连续薄层 CT 扫描收集到的信息重建为直观的立体图像，并可通过轴的旋转和切割形成直观图像，进而直观地显现髋臼骨折形态及骨折移位方向和程度，有助于髋臼骨折的分型，并制定切开复位内固定方案。CT 血管造影清晰准确地显示了直径＞2 mm 的血管与骨折块位置关系，以及有无血管变异、卡压及损伤。

(三) 治疗手段

髋臼骨折复位的目的在于尽可能小的创伤恢复髋关节面的平整和光滑，并且能够保存股骨头和关节内骨折块的血运。常规治疗切开复位内固定，通过术中反复透视及调整，以确定骨折复位及内固定物在位。近年来 3D 打印技术通过打印髋臼骨折的模型（术前规划、钢板预弯、设计导板等）提高了髋臼骨折复位质量，缩短了手术时间，减少了手术创伤并降低手术并发症发生率。随着计算机及导航技术的发展，骨盆髋臼骨折的微创理念及实践日益普及和深入。理想化的骨盆髋臼骨折微创内固定：智能化、数字化机器人复位，导航下或定位器下微创固定。骨折复位质量按照 Matta 的评分标准分为：

1. 移位＜1 mm 为解剖复位。
2. 移位 1～3 mm 为复位欠佳。
3. ＞3 mm 为复位不满意。

(四) 手术入路的选择

对髋臼骨折的手术治疗，目前还没有一个可以处理所有类型的髋臼骨折的手术入路，在对髋臼骨折进行分型后，选择理想的手术入路十分必要。有学者提出选择入路的原则是既要充分显露骨折、力求解剖复位、利于操作固定，又要避免损伤神经、血管，尽可能少地剥离附着骨盆的肌肉，避免或减少术中、术后并发症。近年来出现腹直肌外侧入路和高位髂腹股沟入路，腹直肌外侧入路最早用于普外科手术，后逐步发现其在显露单侧骨盆前后环的解剖结构上具有独特的优势。南方医科大学张潇等通过多年研究逐渐将其作为髋臼骨折术式。Shazar 等报道采用高位髂腹股沟入路，术中通过 5 个解剖窗充分直视四方区及受累血管，进而提高骨折复位效果及手术疗效，比较适合累及四方区的髋臼骨折。目前国内外专家主张，能单一入路能解决的，不用联合入路，反之亦然。联合切口目前有多种组合方式，如采用后外侧切口＋显露髂骨翼下方的切口，采用前侧手术暴露＋后侧较短切口。术者必须视骨折类型、骨折移位方向灵活掌握。

（五）内固定和内植物

在髋臼骨折内固定中，选择何种内植物，对维持骨折的复位及稳定极为重要。目前重建钢板与螺钉为髋臼骨折标准的内植物。为针对髋臼前、后柱及四方区骨折的治疗，国内外学者设计出各式各样的新型钢板，Kistier 等报告一种髋臼四方区阻挡钢板用来治疗经髋臼四方区的横行骨折，通过力学实验发现该钢板固定效果优于前、后柱分别固定；国内郭晓东等研究设计的新型解剖锁定钢板（由弓状缘钢板和梯形钢板两部分组成）应用于 6 例髋臼前、后柱及四方区骨折获得了满意效果。另外，2016年王钢等研究设计了一种用于髋臼前后柱骨折的后路固定钢板，涉及髋臼及周边结构的固定钢板，该固定钢板适用于在后路手术中固定髋臼前、后柱骨折；与此同时，唐佩福等也研究设计了一种用于复杂髋臼骨折的解剖锁定导向钢板，涉及一种用于复杂髋臼骨折的解剖锁定导向钢板、用于复杂髋臼骨折的解剖锁定导向钢板装置及配套使用的导向套筒装置。

髋臼骨折是一种严重的关节内骨折，解剖复位、坚强固定、早期正确的功能锻炼是取得良好疗效的方法。选择正确的治疗方法，严格手术指征，恰当的手术时机，尽量减少各类并发症的发生，是目前髋臼骨折应遵循的治疗原则。如何减少各类并发症，提高临床疗效，是目前的努力方向。

董谢平　何飞　张元维　曾祥彬　彭吾训　张在其

第七节　脊柱骨折

一、基本概念

脊柱系由多个椎骨、韧带及椎间盘等连接构成的人体中枢性支柱，头颅和四肢均直接或间接附着其上。身体任何部位的冲击力或压力，均可传导到脊柱。脊柱骨折常指单个或多个椎体骨和（或）附件，因各种原因导致连续性和完整性损伤，稳定性破坏，引起脊柱的承载、运动、保护功能降低或消失。其发生率在平时占全身骨折的 4.8%～6.6%，在战争、地震等异常情况下，可达 10.2%～14.8%。胸腰段占整个脊柱的 2/3～3/4，脊髓损伤为脊柱骨折、脊柱脱位最严重的并发症。

二、常见病因

任何可引起脊柱过度屈曲、伸展、旋转或侧屈、垂直压缩的暴力，均可造成脊柱损伤。脊柱骨折在年龄上呈双峰分布，高能意外事故中常为年轻人，低能意外事故中常见于老年人，以妇女多见。

（一）间接暴力

多为闭合性损伤，以交通事故、高处坠落常见，其他如塌方、滑雪、跳水、游泳等。

（二）直接暴力

多为开放性损伤，如火器伤损伤，包括子弹、弹片、散弹等；金属刃器伤，包括砍伤、刺伤等。

（三）伴有病理性疾病

伴有严重影响骨代谢性疾病，如老年性骨质疏松症、甲状旁腺类疾病、糖尿病、肾脏类疾病等，轻微的外伤便可引起脊柱骨折。脊柱本身的疾病，如强直性脊柱炎，病灶各节段相互融合，缺乏柔韧性，不能缓冲外力，易引起脊柱骨折、脱位。

三、发病机制

成人脊柱由 26 个椎骨、23 个椎间盘及其韧带组成，解剖上有 4 个生理曲度。颈椎、腰椎活动度较大，胸椎、骶尾椎活动性小。任何间接或直接暴力作用于脊柱时，常发生于活动度较大与活动度较小的交界部位，故临床上枕颈部、下颈椎、$T_{11}\sim S_2$ 和 $S_4\sim S_5$ 处骨折、脱位占总数的 90% 以上。脊柱各部位因解剖和外力作用方式不一，损伤机制各有不同。

（一）枕颈部骨折、脱位

枕颈部系指枕一寰一枢椎复合体，由于该节段解剖上的特殊性，比邻重要，常伴有颅脑损伤。其损伤机制争议较大。

1. 寰枕关节脱位。寰枕关节主司点头运动，该损伤患者生存机会甚微。Alker 推测寰枕脱位基本机制是过屈，而 Bucholz 认为是过伸和纵向牵张，还有人认为寰枕内旋转的局限性可能会导致伴有或不伴有侧屈的强制性旋转损伤。

2. 寰椎骨折-Jefferson 骨折。一般认为轴向压缩暴力是其损伤机制。临床所见的垂直压缩产生的爆裂性损伤，屈曲压缩产生前弓骨折，侧屈压缩产生单侧骨折和过伸压缩产生后弓骨折。

3. 寰枢关节旋转性半脱位。多见于儿童，因上呼吸道炎症或先天性结构缺如削弱或破坏了寰、枢椎韧带结构，轻微的外伤，就引起寰枢关节旋转性脱位。成人以创伤引发的多见。

4. 枢椎齿突骨折。机制不明，多数认为是轴向负荷复合水平剪切力所致，可能还有屈曲、伸张、侧方应力参与。

5. 枢椎峡部骨折-Hangman 骨折。枢椎上、下关节移行的椎弓部分，损伤机制目前较一致认为是过伸暴力或是伸展牵引力所致。

6. 单纯枢椎侧块、椎体、椎板骨折。枢椎侧块骨折由于轴向压缩和侧向屈曲所致，椎体骨折是压缩性或牵张性暴力，椎板损伤是过伸或压缩性暴力，常伴有邻近骨折或颅颈间韧带的损伤。

（二）下颈椎损伤

Allen 和 Ferguson 把下颈椎损伤机制分为 6 类。屈曲压缩性暴力，对椎体产生压缩性破坏，对椎后结构产生牵张性作用或破坏。垂直压缩暴力，对整个椎体产生压缩性破坏。屈曲牵张暴力，对整个椎骨或颈椎产生纵向分离性破坏，颈椎呈后突畸形。伸展压缩暴力，对椎后结构产生压缩性破坏，对椎体产生牵张性破坏。过伸牵张暴力，对整个椎体或颈椎产生纵向分离性破坏，颈椎呈过伸畸形。侧屈暴力，对椎骨的一侧产生压缩性破坏。另外，旋转垂直暴力也是下颈椎损伤机制之一。颈椎处于旋转状态下承受垂直暴力，其病理形态可能是上述几种情况的综合。水平剪切暴力是下颈椎骨折、脱位的主要机制。

（三）胸腰椎损伤

胸腰椎损伤机制主要有轴向压缩力、轴向牵张力、轴向旋转力和水平剪切力。由于损伤时脊柱体位和暴力作用点的不同，又衍生出不同的作用机制。

四、临床特征

伤后脊柱部位疼痛、肿胀、畸形、皮下瘀血、活动困难。伴有脊髓损伤时常有损伤平面以下感觉、运动障碍和大小便失禁。

五、辅助检查

（一）X 线片

常规 X 线片检查可了解损伤部位、类型和移位情况，同时需了解脊柱生理曲度、排列序数等改变情况。在枕颈部损伤时，需摄张口位正位片，了解寰齿侧间隙两侧是否等宽、对称，侧位片注意测量齿突前方与寰椎前弓后缘间的距离。颈胸联合处，常规 X 线片检查，因肩胛骨等结构重叠，易引起该处骨折、脱位漏诊。

（二）CT 扫描

常规 CT 扫描可了解椎体及附件骨折情况，以及碎骨块、椎间盘突入椎管的程度。CT 三维重建可更直接了解骨折的分型及椎管外伤后狭窄情况。

（三）MRI 检查

可了解椎管内脊髓受压、水肿、出血情况，并可区分陈旧性、新鲜性骨折类型，同时也可对 X 线片、CT 检查影像上正常的新鲜的椎体内微小骨折，及无放射影像学异常伴有的脊髓损伤做出明确的判定。

（四）心电图检查

常规检查可了解心脏的一般情况。大部分颈椎骨折、脱位的患者，伴有或不伴有颈髓损伤时，常有心电图检查异常，表现为心律失常、心率慢。

（五）椎管内造影

常用于陈旧性脊柱骨折并脊髓损伤的患者，了解椎管是否梗阻，同时行脑脊液检查，判定椎管内是否出血。

（六）常规检查

包括血液生化等检查。

（七）其他特殊检查

如肌电图、诱发电位及骨密度测定等，对手术及术后康复有一定协助指导作用。

六、诊断思路

（一）询问病史

脊柱损伤常是严重复合伤的一部分。检查时首先要详细询问受伤史，包括受伤原因、现场情况、当时的姿势、直接受到暴力的部位、伤后有无感觉、运动障碍等。在复合伤中，颅脑、胸、腹脏器损伤和并发休克的可能性大，要先处理紧急情况，抢救生命。在处理中继续检查脊柱和肢体。注意避免漏诊和误诊。同时需了解现场急救及转送过程，非专业阶梯性急救的经过和用药情况，急救时是一个人完成，还是几个人完成，抢救后病情的动态变化。对意识障碍的患者，如有颅脑损伤，出现四肢活动困难也应考虑枕颈部损伤的可能。同时需确切了解既往有无其他疾史，如糖尿病、高血压等。

（二）快速评估损伤的部位、程度和性质

根据病史提供的线索，考虑直接暴力或间接暴力可能损伤的部位，有目的地进行检查。检查脊柱时，用手指从上到下逐个按压棘突，可发现位于中线的局部肿胀和明显的局部压痛。胸腰椎损伤时常有后突畸形，颈椎损伤时肿胀和后突畸形并不明显，但有明显压痛。对合并脊髓损伤的，动态观察瘫痪平面有无上升，警惕有无搬送过程中的二次损伤或椎管内出血。颈部损伤，不能强行搬动头部，否则可使骨折移位，加重脊髓损伤甚至突然死亡。对颈椎骨折合并四肢瘫，除注意检查呼吸道的通畅性外，还应注意呼吸模式、腹胀及心律、心率情况。因颈椎骨折四肢瘫后呼吸肌等麻痹，腹胀明显，影响腹式呼吸。胸椎体骨折常并有胸肋关节损伤、肋骨骨折，并发血气胸和反应性胸腔积液的可能性大。腰椎骨折因椎体出血，腹膜后血肿使腹腔后自主神经麻痹，引起肠蠕动减慢，易出现麻痹性肠胀气，造成腹胀，因损伤和药物等易致原有的肠道疾病加重，或掩盖伴有的腹腔内脏器损伤，尤其是迟

发性肠道破裂、穿孔或迟发性肝破裂、脾破裂。

（三）辅助检查

根据患者的生命体征状态，尽可能早期行辅助检查。以进一步明确诊断和损伤的性质、程度。在行辅助检查时应有专科医生扶送、指导搬运。

七、临床诊断

1. 脊柱骨折的诊断，主要依靠病史、体格检查及相关的辅助检查做出。

2. 临床诊断需反映出损伤的部位、性质和程度，有无合并脊髓损伤或其他部位的合并伤。应按照目前较为确切的分型方法进行分型，这有利于选择确切的救治方法并利于术后评价和日后资料的统计。

3. 同时应包括原发疾病或伴随疾病的诊治。

八、鉴别诊断

1. 对外伤性脊柱骨折需与病理性骨折相鉴别，必要时行血清酸性磷酸酶、碱性磷酸酶测定，或同位素扫描、MRI、正电子发射计算机断层扫描等检查。

2. 对并发症的诊断，需与脏器原发性疾病相鉴别，如外伤后颈源性心律失常与冠心病等引起相区别。

九、救治方法

（一）急救搬运

现场怀疑脊柱骨折、脱位、脊髓损伤者，一律按脊柱骨折处理。

1. 选用木板或无弹性担架搬运，迅速脱离事故现场。

2. 搬运时，先使伤者两下肢伸直，双上肢也伸直放在身旁。木板放在伤员一侧，两至三人扶伤员躯干，使成一整体滚动，移至木板上，注意不要使躯干扭转。或三个人用手同时将伤者平直托至木板上。禁止搂抱或一人抬头，一人抬脚方法，因这些方法将增加脊柱的弯曲，加重椎骨和脊髓的损伤。

3. 对颈椎损伤的患者，要有专人托扶头部，沿纵轴向上略加牵引使头、颈随躯干一同滚动。或由伤者自行用双手托住头部，缓慢搬移。严禁随便强行搬动头部。睡到木板上后，用沙袋或折好衣物放在颈部两侧加以固定，或加用宽带从额部固定到两侧。

（二）治疗方法的选择

1. 对稳定性脊柱骨折。可采用非手术治疗，如卧硬板床、体位复位，或全麻下一次性复位，复位后石膏外固定或支具维持，功能锻炼。

2. 对不稳定性脊柱骨折、脱位。在生命体征平稳的情况下，应尽早行复位、减压、稳定性手术；合并脊髓损伤，条件允许时，应在伤后 6～8 h 手术减压固定。至于手术治疗的方式，目前较多采用针对骨折本身的治疗。如齿突骨折前路螺丝钉内固定；颈椎骨折前路减压、植骨或钛网支撑、前路钢板内固定；胸腰椎骨折目前较多采用经后路椎弓根螺钉固定。

部分有条件的医院已开展经皮椎弓根钉内固定治疗脊柱骨折，对合并骨质疏松的患者引起的新鲜椎体压缩性骨折，采用经皮穿刺椎体成形术，骨水泥或钙粉填入。不论采用何种方法，对不伴有脊髓损伤或椎管压迫较轻的不稳定性骨折，在行内固定时，尽可能不破坏椎管原有的内环境。椎管压迫较重或合并脊髓损伤时，椎管应充分减压，并行植骨融合内固定术，但对椎旁附着肌肉的剥离破坏尽可能小。脊柱骨折、脱位的治疗上，应恢复伤椎的高度和椎间隙的高度，并恢复好脊柱的生理曲度及维持好椎管的通畅度。对脊柱多发性骨折，应了解不稳定椎体和脊髓损伤的关系。合并四肢多发性骨折，应慎重手术治疗的顺序，情况允许，可分组同期手术治疗。

脊柱内固定，临床证实通过伤椎椎弓根置钉（术前椎弓根无骨折）在复位时对预弯好的固定棒通过伤钉的顶进和撬拨可更好的恢复伤椎的高度和节段的生理角度。伴有脊柱退变性侧弯、后突等畸形，在治疗骨折的同时，同步矫正畸形。

微创治疗，采用经后路经皮椎弓根内固定；对超过 65 岁以上或有较严重的骨质疏松症患者，可采用经皮椎体成形术或经皮椎体后凸成形术。如骨折、脱位对椎管压迫较重需经后路治疗，内固定的范围应在伤椎上、下各两节，钉道需行骨水泥强化和伤椎经皮椎体成形术或经皮椎体后凸成形术同步治疗或硫酸钙注入、自体骨碎块伤椎内植入。

脊柱骨折尤其是枕颈部损伤，部分患者发生难治性低钠血症。治疗中，尿钠的测定和确定低钠的原因是治疗的关键，常需在 3～4 周后才能纠正。

下颈椎或多发性颈椎骨折、脱位，必要时应采用同期或分期前、后路联合手术，对同时伴有颈椎退变或先天性颈椎椎管狭窄者，可先采用经后路椎管扩大成形或经后路椎管扩大内固定术，分期或同期加前路单节段或多节段的减压、融合内固定术。单一采用前路钢板内固定的，在早期如外固定保护不当，易发生钢板松动、内固定物失效。

对胸腰椎骨折，部分因糖尿病或治疗不当，造成骨折后椎体缺血坏死，可行经皮椎体成形术治疗。

经皮椎体成形术和经皮椎体后凸成形术方法的差异，在于经皮椎体后凸成形术，通过伤椎置入气囊扩张、支撑，达到较经皮椎体成形术更好的低压力注射和填充，减少骨水泥的外漏机会和其他并发症。在选择治疗时，应先行复位试验，通过无痛处理 C 臂 X 光机观察伤椎在过伸位时伤椎体的复位情况，如复位好可采用经皮椎体成形术，如复位差可选做经皮椎体后凸成形术。

对胸腰多发性骨折治疗中，应确定好责任椎体，多节段损伤应尽可能保留活动节段。骨折内固定后，如未行后路融合术，术后应在 9 个月内拆除内固定物。

（三）药物治疗

合并脊髓损伤时，循证医学已表明，早期糖皮质激素的大量使用并未能达到所期望的效果，反而易发生其他系统严重并发症，如消化性溃疡、出血、穿孔或激素性骨缺血坏死，现已不推荐使用，应重视伤后 6～8 h 的外科处理。同时加强对胃、肠黏膜的保护和其他重要脏器功能的支持和监测，防止出现全身炎症反应综合征和多器官功能衰竭。

（四）重视并发症和并发症的治疗

对伴有胸、腹腔脏器和四肢骨折的患者，应采用损伤控制技术救治，在保证生命的前提下，尽可能恢复各种器官的功能。脊柱骨折后期的并发症主要与长期卧床相关，尤其是合并脊髓损伤时，治疗时间较长。并发症中主要有压疮、泌尿系统感染和肺部疾患，如坠积性肺炎。可采用练习深呼吸，拍胸背，鼓励咳嗽、多饮水等方法预防。

（五）加强心理疏导和创伤后反应性精神障碍的防治

脊柱骨折、脱位常损伤严重，因受伤时惊吓、恐惧、疼痛产生焦虑，长时间卧床及合并脊髓损伤时，因疗效差，易产生悲观、焦虑等不良情绪，均影响日后的康复和疗效。正确的心理疏导和必要时适当的药物治疗，有助防治创伤后反应性心理障碍。

（六）康复

除了心理康复外，应做好伤处和四肢的功能康复，借助支具和支架，下床训练。采用理疗、按摩、电针等中西医方法，改善血液循环和肢体功能，促进机体代谢。

十、诊疗探索

1. 脊柱骨折分类的目的在于进一步认识脊柱损伤的机制和病理形态的规律性，使其能明确地指导临床治疗和预后判断。一个理想的脊柱损伤分类应具有理论的系统性、传统的延续性、内容的丰富性、操作的简便性、治疗的指导性和预后的判断性。但目前尚无这种理想的系统分类。由于多数脊柱骨折脱位发生在胸腰段，既往的分类多基于此。1938 年 Watson Jones 基于 X 线片所做出的描述性分类，分为压缩性骨折、粉碎性骨折（爆裂骨折）和移位骨折。1949 年 Nichol 认识到后方韧带的重要性，根据脊柱后方附件的完整性提出了稳定骨折和不稳定骨折。后来提出的解剖分类来进行的，即医生们仔细观察损伤后椎体破坏发生在哪个部位，即柱的概念。Holdsworth 于 1960 年提出二柱理论：在后纵韧带之前的所有部分称之为前柱，前柱主要承担负载压缩力，后纵韧带之后的所有部分称之为后柱，是伸张力的主要作用点。二柱理论强调后部附件的重要性，并提出如有后柱损伤，患者必须考虑手术。1980 年 Denis 加上第三柱，即三柱理论，Denis 把 Holdsworth 所描述的前柱划分为前柱、中柱，前柱是椎体前 2/3 和前纵韧带，中柱是椎体的后 1/3 和后纵韧带，后柱的定义和 Holdsworth 一样。Denis 强调了中柱的重要性，因为它为脊柱提供了稳定性，并提出如果骨折波及两柱或两柱以上，应考虑手术。

2.1990 年 Panjabi 首次在生物力学研究的基础上，明确了中柱对脊柱稳定性的意义。与 Denis 同时期，McAfee 在分析 CT 描述的基础上发现对脊柱稳定性起重要、决定性作用的中柱受损伤模式，脊柱骨折分为压缩性、分离型和位移型。

3. 另一组分类及命名为机械力学分类，它关注损伤是如何发生，它根据损伤的不同外力比例、大小、方向来分类：

（1）胸腰椎骨折的机械力学分类最早是由 Hohsworth 提出，1980 年由 Ferguson 修正。

（2）另一种分类是应力分享分类，1990 年 McCormick 设计这种分类包含三个变量：椎体碎裂、骨折移位情况和后位矫正状况，每一个变量又分为三个等级，把这三个不同变量的组成成分综合就得到 McCormick 得分，如果在 6 分以下，建议单纯后路固定治疗就足够了，如果得分＞6，建议前路固定。

（3）AO 机械力学分类，Margret 根据损伤外力的方向定义三种骨折。A 压缩损伤，B 分离损伤，C 旋转损伤，每一种骨折内又被精确分类。许多亚型对于常规的临床使用过于复杂。但总的来看，AO 机械力学分类是非常全面并容易理解，随着分级的增加，骨折的严重程度也在增加，同时，把治疗干预手段和损伤分级联系起来。

4. 在绝大多数骨折分型中都未涉及对神经系统损伤的描述，神经损伤在胸腰椎骨折中的发生率是 10%～40%，受损情况随骨折类型的不同和损伤节段的不同而变化。尽管在许多骨折分类系统中，神经功能损伤并未作为一个因素考虑在内，但是在评价一个患者时候，这一点必须要考虑在内。神经系统损伤可分 A 到 E 级，A 级为完全性损伤，B 到 D 级为不完全性损伤，E 级为神经系统正常。极少有骨折分型系统试图把骨折模式和神经损伤联系在一起。White 和 Panjabi 在定义临床不稳定时，尝试做出了一个把骨折模式和神经功能结合在一起的系统，并做出表格来定义它。

5. 新的脊柱损伤分类体系。是一种新的方法观察脊柱，它抛弃了"柱"的概念，同时它也抛弃了椎体各节段间有显著性差异的观点，放弃了 Key 和 Conwell 所说的，C_1～C_2 椎体与其他椎体有着根本差异的观点。事实上，所有椎体都有相同的共性，从 C_1～S_1 的脊柱基本单元的潜在形态和功能都是相同的。即同的分类体系对脊柱的不同认识建立在功能解剖学的基础上，而不是以胚胎发展为基础和根据损伤的三维形态进行分类。这种新的分类体系可以推论损伤机制，但损伤机制在分类中不直接起作用，见表 2-2-2。

6. 胸腰椎损伤分类及损伤程度评分系统。2005 年美国脊柱损伤研究小组制定，临床应用较多。该系统具有较高的可信度和可重复性。该系统最大的优点在于其将脊髓、神经根损伤与单纯的骨折形态相结合，总体评估胸腰椎的损伤程度，并根据评分决定治疗方案来指导临床治疗。

表 2-2-2　新的脊柱损伤分类形态描述

类型	A	B	C	D
Ⅰ型	单个皮质环的损伤	环外骨折	环骨折＜3 mm 移位	环骨折＞3 mm 移位
Ⅱ型	环间连接结构的断裂	失去单个连接	失去两个连接	失去所有三个连接
Ⅲ型	皮质骨环和连续结构断裂	矢状面和（或）冠状面移位	旋转移位	仰卧位脊柱会恢复对位，完全的神经损伤

十一、病因治疗

病因治疗主要针对脊柱原有的疾病的处理，如老年性骨质疏松症采用骨化三醇、钙片或氟化物类药物治疗；强直性脊柱炎发生骨折脊髓损伤，需同期行截骨矫形、椎管内减压、内固定术，术后运用抗骨质疏松类药物和蛇毒等综合处理。

十二、最新进展

急救模式的创新，专业阶梯性救治。脊柱骨折、脱位，尤其是合并脊髓损伤的患者，争取在黄金时间内达到专科中心进行专科治疗。微创治疗是脊柱外科的一个发展趋势。采用经皮下穿刺或镜下操作，可减轻医源性损伤。

杨双石　童伟林　张克云　张在其

第八节　脊髓损伤

一、基本概念

脊髓损伤作为脊柱骨折的严重并发症，多因直接或间接暴力作用于椎骨或附件，引起骨折、移位、压迫脊髓或马尾神经，造成不同程度的损伤，导致损伤平面以下运动、感觉、反射及括约肌不同程度的功能障碍。

二、常见病因

脊髓损伤可由任何一种外力所致。常见于骨折、脱位压迫，脊柱退行性病变也可引起脊髓的慢性或急性损伤。

（一）间接暴力

多为脊髓闭合性损伤。

1. 骨折、脱位。常见交通事故伤、坠落、塌方、运动等意外损伤，造成椎体及附件骨折、脱位、直接或压迫脊髓。

2. 椎管狭窄。发育性椎管狭窄较正常椎管明显缩小；继发性椎管狭窄，因退行性变或骨病等引起椎体后外缘骨质增生，后纵韧带、黄韧带钙化、椎间盘突出、椎间不稳等引起椎管狭窄，造成脊髓压迫。

3. 血管性因素。脊髓或硬膜外血管损伤，引起硬膜内外出血和血肿压迫，或供应脊髓的血管损伤致脊髓缺血性损伤。

4. 脊柱原有疾患。如强直性脊柱炎，脊柱畸形，轻微的外伤，因脊柱顺应差，易引起脊柱骨折、脱位造成脊髓损伤；其他如脊髓空洞症，脊髓先天性畸形等。

5. 其他少见的病因。脊柱感染性疾病，如结核、骨髓炎等因炎症侵入脊髓或和脊柱破坏、生物力学不稳，造成压迫脊髓。其他如放射性损伤、肿瘤等。

（二）直接暴力

多为开放性脊髓损伤。

1. 火器伤。子弹或弹片直接进入椎管损伤脊髓。受高能量作用，脊髓多为完全性损伤。

2. 刺伤。金属刃器直接刺入脊髓，脊髓不完全性损伤多见。

三、损伤机制

脊髓损伤是一个连续性病理过程，根据临床特征、脊髓损伤临床病理分为原发性和继发性两个阶段。

（一）原发性病理改变

1. 脊髓休克。脊髓组织遭受创伤，失去高级中枢的调节或脊髓神经细胞发生超限抑制。组织学检查脊髓本身无明确组织学改变。脊髓休克是严重脊髓损伤后远端脊髓功能暂时性抑制状态，脊髓损伤平面以下脊髓功能暂时性完全丧失，呈弛缓性瘫痪，表现为运动、感觉、反射及大小便功能丧失，但肛周感觉及肛门反射、球海绵体反射可保留。脊髓休克持续时间长短不一，结束以损伤平面以下的反射恢复为标志。脊髓休克的结束并不改变脊髓损伤的程度。

2. 脊髓震荡。脊髓轻微损伤后发生的一种可逆性功能紊乱。病理改变，脊髓组织中央灰质中有少数小灶性出血，无片状出血，神经细胞和神经纤维大多数正常。数周后脊髓组织中出血吸收，恢复正常。临床特点表现损伤平面以下脊髓功能迅速、完全恢复，一般恢复时间 24～48 h。

3. 脊髓损伤。间接外力或直接损伤作用于脊髓，导致脊髓实质性损害，脊髓丧失正常外观呈糊糊状，主要病理改变：髓内出血、水肿，血管痉挛形成血栓，神经细胞肿胀，尼氏小体聚集、染色体溶解、核消失、胞质无定形或空泡状、脱髓鞘、髓鞘断裂。脊髓挫伤后外形连接而内部发生退变坏死。上述病理改变轻度损伤见于脊髓表面，中度挫伤见于中央脊髓损伤，重度可见脊髓整个横断面。

4. 脊髓断裂。是脊髓最严重的损伤，断端常有间隙，神经元、胶质成分及经过断裂区的轴索的缺损是永久性，灰质、白质相继出血、坏死。因轴索断裂形成空泡，空泡破裂后释放出溶酶体及自溶酶，使断端自溶、坏死、脱落，最后中间空腔被瘢痕组织所填充。

5. 脊髓血管损伤。脊髓动、静脉、毛细血管断裂后引起广泛性出血，血栓形成。或脊髓动、静脉压迫引起脊髓缺血或回流障碍，造成脊髓广泛缺血性损伤。

（二）继发性损伤

1. 脊髓受压。脊髓骨折、脱位，引起机械性压迫造成不同程度的瘫痪，受压时间过长或压迫程度较大时，脊髓因血运障碍发生继发性缺血、缺氧而坏死、液化，最后瘢痕组织形成，出现萎缩性继发性病理改变。

2. 脊髓水肿。外力作用于脊髓发生创伤反应，脊髓缺氧，脊髓压迫突然解除，使脊髓发生不同程度的水肿，开始程度较轻，一般 7～14 d 后水肿逐渐消退，脊髓功能可以恢复。

3. 出血。硬脊膜内、外出血，随着出血量多，逐渐压迫脊髓出现功能障碍，如出血、水肿向上蔓延，脊髓损害度加重，瘫痪平面上升。

4. 缺氧。因缺氧造成微循环障碍、神经递质的改变，阿片类、氧自由基等代谢物均可造成脊髓损伤，其病理生理主要表现微循环结构和功能改变。对脊髓损伤后出血、坏死，除机械因素外，目前还有血管损伤和儿茶酚胺学说、脂质过氧化学说，以及损伤早期内皮素急剧升高和前列环素相对不足。

脊髓损伤后的全身病理、生理表现，在呼吸系统，因呼吸肌麻痹瘫痪，造成低氧血症的呼吸衰竭和因后期肺顺应性差、排痰、咳嗽功能差等引起呼吸道感染、坠积性肺炎。循环系统，高位颈髓损伤交感神经处于瘫痪状态，迷走神经处于优势，出现心动过缓，血管舒缩功能障碍，血管紧张度降低，外围血管阻力下降，而表现出心动缓慢，脉压差大，脉搏有力但血压偏低或正常。消化系统，由于自主神经功能紊乱，出现胃扩张、麻痹性肠梗阻、腹胀、消化道出血等。代谢的变化，表现出对糖原的利用障碍，机体不能尽量使用葡萄糖，只能通过脂肪、蛋白质来供应热能，故脂肪、蛋白质消耗量增加。体温的调节障碍，因体温调节中枢传导通路破坏，体温调节障碍，产热和散热不均衡，皮肤和汗腺失去交感神经支配而停止发汗，导致体温上升。

四、临床特征

有外伤或原发病史，局部疼痛、畸形、活动受限。损伤以下平面出现四肢或双下肢感觉、运动和反射功能障碍，根据脊柱、脊髓相应节段的对应解剖关系确定部位。

五、辅助检查

（一）X线片
确定有无脊柱骨折、脱位及骨折类型、移位程度。常规摄正侧位片，对于寰枢关节部位，需摄颈椎张口位。

（二）CT
可观察骨折移位情况，尤其是椎体后缘及椎板骨折块。可行CT二维或三维重建，更加直观了解骨折块移位和椎管受压情况。

（三）MRI
可获脊柱三维结构。从矢状面、冠状面及横断面观察椎管内、外解剖结构变化，椎间盘的变性及其脊髓的压迫情况，脊髓组织本身的病理变化。尤其对无骨折、脱位型，即无放射影像学异常的脊髓损伤诊断有重要意义。

（四）脑穿及脑脊液检查
腰穿可检查脑脊液内含有血液及脱落的脊髓组织，证明有无脊髓实质性损伤。对脊柱骨折、脱位时不宜做此检查，以免加重脊髓继发性损伤。

（五）选择性脊髓动脉造影
可确定脊髓出血、水肿的部位和程度，有助于日后的评价。

（六）体感诱发电位
判断脊髓结构和功能的完整性，对预后评估有一定帮助。

六、诊断思路

（一）询问病史
详细询问既往史和本次受伤、急救运输经过。高能量损伤的年轻患者，常伴有胸、腹腔脏器和四肢损伤的可能。因胸腹脏器损伤常可危及生命，而当脊髓损伤瘫痪后，感觉运动障碍，影响体格检查，易出现漏诊。低能量损伤的中老年人中，询问既往有无颈肩、腰腿痛病史。既往有脊柱退行性变或脊柱本身有疾病的，轻微的外伤，既可引起脊柱骨折、脊柱脱位，造成脊髓损伤，也可引起无骨折脱位型脊髓损伤。既往有无心血管疾病，如高血压、心脏病。脊髓损伤，如颈髓损伤可出现低血压和心动过缓，常规使用阿托品等提高心率的效果较差。有高血压病史，颈髓损伤后出现低血压，影响脑灌注，也可出现脑功能障碍，也可因血管原有的病变，使脊髓出血增多，引起瘫痪平面上升。询问受伤后感觉、运动变化，动态观察瘫痪平面。如椎管内出血过多、过快、加上不正确的抢救和搬运，可引起瘫痪平面上升。对颅脑外伤的，应警惕枕颈部损伤及高位颈髓损伤的可能。

脊柱节段与脊髓节段有一定的解剖对应关系，脊髓神经根支配区的大体定位，及特定神经根支配肌肉或肌群的情况，有助于脊髓损伤平面的定位。

（二）体格检查

先行检查头颅及胸腹腔有无损伤。根据伤后疼痛、肿胀、后突畸形、皮下血肿、瘀血的部位检查，了解肢体感觉、运动及括约肌功能障碍情况。注意损伤远端的功能情况，确定脊髓损伤是完全性或不完全性。肛门反射、球海体反射是判定脊髓是否完全性损伤的主要方法。体查时还应了解呼吸的类型和四肢静息状态的体位和主动运动情况。

（三）辅助检查

根据需要和患者的情况，进行血液学、X线片、CT、MRI等相关检查。检查时宜有专科医护陪同，防止检查时体位移动或不适当搬运，加重脊髓损伤。

七、临床诊断

脊髓损伤根据病史、临床表现、体格检查及相关辅助检查，常可明确诊断。诊断中需注意：明确脊髓损伤的平面、程度。尤其在脊柱损伤平面与解剖上相对应的脊髓节段不符合时，需警惕椎管内出血的速度过快和出血量较大，或不适当的搬运造成的二次损伤造成瘫痪平面上升。脊髓损伤的程度评估：根据脊髓损伤的程度分脊髓完全性损伤和不完全性损伤。脊髓损伤的程度有如下表示：截瘫指数：根据运动、感觉、括约肌功能三项，每项分0、1、2三级。正常均为0，完全丧失为2，部分丧失为1。6分为完全性截瘫，0为正常，1～5为不完全损伤。脊髓损伤的分级：根据脊髓损伤后神经功能保存程度分为5个级别。有Frankel分级法及1992美国脊髓损伤学会修订的ASIA损伤分级标准。1992年脊髓损伤神经分类国际标准，神经检查包括感觉、运动检查，检查身体两侧各自的28个皮区的关键点和10个肌节的关键肌评分。上、下运动神经元损伤鉴别。上运动神经元损伤表现为痉挛性瘫痪，下运动神经元损伤呈弛缓性瘫痪。临床上比较特殊的几种脊髓损伤：

（一）急性中央型脊髓损伤

颈椎过伸性损伤，颈椎可无明显骨折、脱位，多见于原有颈椎病、颈椎间盘突出或椎管狭窄的中老年患者。患者瘫痪，呈上肢重于下肢，或上肢单侧瘫，双下肢无瘫痪。损伤平面以下触觉和深感觉障碍，也可有感觉过敏或感觉减退。恢复时，先下肢运动恢复，膀胱次之，最后为上肢功能。

（二）脊髓半横贯伤综合征

刺伤、骨折、脱位等损伤超过脊髓中线。临床特征为损伤平面同侧肢体上运动神经元损伤，呈痉挛性瘫痪、反射亢进、有病理征，对侧肢体损伤平面以下1～2节段以下的痛觉，温度觉消失，但触觉功能无影响。此种半侧脊髓损伤好发胸段。

（三）脊髓前方压迫综合征

椎体压缩、爆裂性骨折、破裂的椎间盘组织突入椎管，造成脊髓前出血、脊髓前动脉损伤或受压致脊髓相应部位供血障碍。临床特点表现为损伤平面以下肢体立即瘫痪、浅感觉减退或消失、深感觉正常，括约肌功能障碍。

（四）脊髓后方损伤综合征

颈椎过度后伸受伤或椎板骨折等导致脊髓后方结构破坏，压迫脊髓后结构。临床表现为感觉障碍，神经根刺激症状，损伤平面以下对称性颈部、上肢和躯干的疼痛和烧灼感，少数患者在临床上可出现锥体束征。

（五）脊髓圆锥部损伤

胸腰段骨折、脱位或破裂的椎间盘组织压迫圆锥，出现膀胱、直肠括约肌自主控制功能障碍，大小便失禁，损伤平面以下运动功能丧失，呈弛缓性瘫痪，痛、温觉功能丧失，触觉存在的感觉分离现象，肛门反射、提睾反射、跟腱反射等减弱或消失。

（六）马尾神经损伤

截瘫症状多不典型，支配区肌肉呈弛缓性瘫痪，损伤后支配区感觉消失、跟腱反射及跖反射消失。损伤较轻时，可完全恢复。术中可行断裂的马尾神经吻合，术后效果尚可。神经根损伤综合征：损伤节段的神经根支配区感觉、运动障碍，也可能症状不典型，仅出现支配区麻木，感觉过敏。

（七）迟发性脊髓损伤

脊柱损伤早期无截瘫症状，体征随时间推移，甚至数年后逐出现脊髓损害的症状，相应区域的感觉、运动、反射功能障碍。其原因包括损伤后椎间盘突出、脊柱不稳、椎体成角、椎体压缩或骨折块向椎管内移位，骨痂向椎管内生长压迫脊髓，脊髓在脊柱运动中长时间磨损，相应的脊髓前中央动脉受压、栓塞、脊髓缺血；椎管内囊肿压迫脊髓及波及的脊髓、蛛网膜炎等均可造成脊髓受累症状。

八、鉴别诊断

脊髓损伤后引起运动、感觉、反射障碍需与下述疾病鉴别：

1. 颅脑损伤，外伤性脑内出血或脑梗死后遗症等可引起肢体瘫痪。
2. 四肢周围神经损害引起的肢体功能障碍。
3. 肌肉、神经本身的疾病引起，如神经炎、肌炎、肌萎缩性侧索硬化症等。
4. 椎管内原发性、继发性肿瘤。
5. 脊髓本身的病症，如脊髓空洞症、脊髓先天性发育异常等。

九、救治方法

（一）治疗原则

正确的现场救护与搬运，保持呼吸道通畅，维持血液循环和有效的灌注。在脊髓发生继发性坏死前尽可能争取时间救治，尽可能早期行脊柱骨折、脱位的复位、减压、稳定、恢复椎管形态。高度重视防治并发症，并进行有效的早期康复治疗。

（二）现场急救

正确的现场救治与护送可防止脊髓继续损伤，有效的保存脊髓残存功能，为后期的确定性治疗提供前提。

1. 迅速使伤员脱离事故现场，转移至安全地带。
2. 保证呼吸道通畅，必要时行气管插管或切开术、行心肺复苏及输血输液，对损伤平面、程度做初步诊断。
3. 搬运，应掌握正确的搬运方法，禁止搂抱或一个人抬头，一个抬脚，应使头、颈、躯干一同滚动，严禁强行搬运头部。放置于硬板上，头及四肢应注意固定，可采用沙袋及固定带固定，应避免转送过程中多次换乘、过度的颠簸造成对脊髓的二次损伤，应可能缩短转送时间，有条件时宜采用空中转送。

（三）非手术治疗

1. 药物治疗。研究表明，早期合理使用药物治疗，有利于增加脊髓血流量，降低脊髓脂质过氧化反应和组织退行变。

（1）甲泼尼龙：早期使用大剂量的冲击治疗，它可抑制脂质过氧化反应和减少递质的释放和创伤后脊髓缺血，最大限度地减轻脊髓组织损害的进展，有效地保护脊髓的功能。循证医学已表明，早期的糖皮质激素的大量使用并未能达到所期望的效果，反而易发生其他系统严重并发症，如消化性溃疡、出血、穿孔或激素性骨缺血坏死。现已不推荐使用，应重视伤后 6~8 h 的外科处理。同时加强对胃、肠黏膜的保护和其他重要脏器功能的支持和监控，防治发生创伤后全身炎症反应综合征和多器官功能衰竭。

（2）GM-1 注射液：单唾液酸四己糖神经节苷脂能通过血-脑屏障，保护细胞膜，维持细胞膜上 Na^+-K^+-ATP 酶与 Ca^{2+}-Mg^{2+}-ATP 酶的活性，维持细胞膜离子泵的功能，防止细胞内钙积聚，促进神经组织损伤后突触的生长，改善神经传导，对中枢神经系统病变后的各种生化、组织和行为参数的改善均有良好的作用，促进神经重构，加速中枢神经系统病变修复。应用剂量：40 mg/d 肌内注射，10 d 为 1 个疗程。

（3）脱水类药物：改善脊髓水肿，减少神经元坏死。一般运用脱水剂 7~10 d，20% 甘露醇 125~250 mL，每 4~6 h/次。

（4）利尿类药物：利用高渗性药物治疗，增加排尿，排除脊髓损伤后组织细胞外液多余水分，呋塞米 20 mg 静脉滴注，1 次/6 h。

（5）抗儿茶酚胺疗法：减少中枢神经系统和周围神经系统中儿茶酚胺的作用，阻止多巴胺向去甲肾上腺素转化。利血平，伤后 4 h 给药，成人剂量 1~2 mg，24 h 再追加 0.5 mg。左旋多巴、6-羟基多巴胺等对脊髓有一定作用。

（6）改善脊髓微循环类药物：低分子右旋糖酐 500 mL，1~2 次/d，改善组织的微循环，减轻细胞和血小板聚积，防止微血栓形成，清除血中自由基。纳洛酮，阻滞内啡肽发生病理过程，提高脊髓血流量，改善神经功能。阿片类受体拮抗剂，抑制内啡肽释放。

（7）神经细胞活化剂：胞磷胆碱 500~1 000 mg，1 次/d。

2. 高压氧治疗。早期突击治疗效果显著，伤后 4~6 h 使用，2~2.5 个大气压，1~2 次/d，如有副作用，则停用。

3. 低温疗法。包括亚低温（冬眠治疗），低温毯，维持 32℃，病情稳定后逐渐升温。

（四）脊髓损伤的手术治疗

手术治疗的目的：充分的椎管减压，解除脊髓、脊神经根的压迫，清除毒性产物及突入椎管内的骨片、椎间盘和异物组织，内固定重建脊柱的稳定性，防止脊髓继发性损伤。

（五）中西医结合疗法

运用中药调理、针灸、按摩、电针等促脊髓功能恢复和防止肌萎缩、关节僵硬等。

（六）心理康复

脊髓损伤后大部分均存在肢体不同程度的残废，尤其对年轻人群中高能量损伤者，损伤较重，即使有效及时的治疗，效果差、需康复的时间较长，常产生不同程度的心理障碍。适时的心理疏导、沟通及心理辅助，有助于患者树立治疗的信心，配合主动的功能锻炼，同时建立健全的社会保障机制，有助于患者回归家庭和社会。

十、治疗探索

脊髓损伤非手术治疗旨在减轻脊髓的继发性损伤，促进神经功能的恢复和再生，手术治疗的目的是通过解除脊髓的压迫和内固定维持脊柱的稳定性。细胞移植有分化潜能的细胞，刺激神经细胞再生，虽然近几年在实验室研究中取得较多进展，但临床效果欠佳。

1. 人胚神经干细胞、骨髓干细胞等通过体外培养，定向、神经营养因子诱导、定性，对部分陈旧性、新鲜的脊髓损伤的患者，采用腰穿的方法，注入椎管内脑脊液中，通过漂浮吸附移植于脊髓损伤节段，促进损伤修复。

2. 嗅鞘细胞移植。

3. 自体神经桥接，损伤节段以下的马尾神经或自体神经，肌肉转移至靶器官，促特定靶器官的功能重建，如膀胱功能。

4. 体内刺激器置入，可控制膀胱、改善功能等。

十一、病因治疗

主要针对脊髓损伤的原因进行治疗，如脊柱骨折、脱位引起的脊髓损伤，争取在黄金时间内治疗。

十二、最新进展

（一）现场急救中

急救模式的创新，专业阶梯性救治，尽可能争取脊髓损伤治疗的黄金时间。

（二）实验研究中

目前侧重于多种神经因子和营养因子的探索，组织工程上，多种不同的干细胞移植成为热点。

（三）基因治疗

利用转基因技术，将某种特定的目的基因（重组 DNA）转移至体内，使其在体内表达的基因产物发挥生物活性。

（四）在康复治疗上

轻便可活动的矫形器和支具，或采用工程技术，将大脑的指令传送至瘫痪器官，在支具保护下开展功能康复及适当的社会活动，改被动活动为主动训练。

（五）人工智能与互联网

人体外骨骼支撑系统和带智能感应辅助系统，通过附体或远程控制，帮助脊髓损伤失能者解决日常的行走、大小便护理。

杨双石 童伟林 张克云 张在其

第九节 骨筋膜间室综合征

一、基本概念

骨筋膜室综合征，又称筋膜室综合征，由 Richard von Volkman 于 1872 年首次提出，是指由骨、骨间膜、肌间隔、深筋膜等组成的所有密闭的解剖空间即筋膜室内，任何原因造成的组织间隙压力超过灌注压，导致筋膜室内组织（如肌肉神经等）因急性缺血所致的一系列综合征。其特点是诱因多样、发展迅速，处理不及时或不当可造成肢体功能障碍、坏疽、横纹肌溶解、器官功能衰竭乃至危及生命等严重后果。Phillips 认为其发病机制是局部密闭环境中正常组织损伤导致的组织压升高，毛细血管血流量减少，局部组织缺氧坏死。广义的骨筋膜室综合征是指机体一切相对密闭空间内的组织及器官急性或慢性缺血导致的综合征，包括腰骶部骨筋膜室综合征及臀部骨筋膜室综合征，而狭义的骨筋膜室综合征指发生于四肢的骨筋膜室综合征。

二、常见病因

由于全身各筋膜室是各自独立且相对密闭的空间，其内多充填肌肉、神经、血管等组织，任何原因使得筋膜室内的内容物体积增加或容积骤减都可能导致室内组织的血液循环受阻。从而发生室内的神经、肌肉等组织进行性缺血、缺氧并出现相应临床改变。四肢的筋膜室由于其容积相对固定而最易受累。导致筋膜室容积及内容体积改变的原因主要有以下五大类。

（一）各种原因导致的血管损伤

包括血管破裂出血及通透性改变。肢体主要血管或弥散性毛细血管损伤导致肢体缺血达 4 h 即可导致组织反应性肿胀，筋膜室内压力直接或间接升高诱发本病。深静脉血栓形成造成的血液回流受阻也会导致患肢筋膜室内高压状态。此外，某些罕见情况如蛇咬伤、蜂蜇伤甚至流行性感冒也可诱发筋膜室内血管通透性显著改变，导致本病。

（二）各种原因导致的出血

如弥散性血管内凝血、肝肾功能衰竭、白血病等所致的出血倾向，可能造成筋膜室内的出血，使其内压力骤增。

（三）除直接血管损伤外的其他损伤

如创伤、骨折、挤压伤、烧伤、挫伤、过于激烈的体育锻炼及长距离徒步旅行等。

（四）缺血-再灌注损伤特别是血运重建术后

缺血导致细胞内储存能量的耗尽造成细胞肿胀、水肿及静脉回流受阻导致的小静脉内压升高、组织肿胀，最终使筋膜室内压等于毛细血管压，使组织血供及氧供减少导致缺血及坏死。

（五）医源性损伤

肢体静脉输液不当，手术体位如泌尿及盆腔手术所采取的截石位时间过长，各种血管侵入性操作，麻醉药物及某些拟交感神经类药物的使用，绷带或夹板及敷料包扎过紧，石膏外固定不当等，血栓栓塞及心肌梗死的溶栓治疗同样可能因出血等并发症导致筋膜室内压力升高。

以上各种诱因各有交叉，有些互为因果，可能导致恶性循环、病情恶化。

三、发病机制

骨筋膜室的壁坚韧无弹性，当其内容物体积增大或室的容积减少，使室内压力增加，循环受阻，造成室内肌肉、神经缺血、缺氧。因缺血、缺氧，毛细血管通透性进一步增强，液体渗出增加，组织水肿严重，室内压力进一步增加，形成恶性循环，如不及时处置将发生如下情况。

（一）濒临缺血性肌挛缩

在严重缺血早期，肌肉尚无坏死或少量坏死，若此时立即进行治疗，重建血液供应，可避免发生大量肌肉坏死，恢复后不影响肢体的功能。

（二）缺血性肌挛缩

缺血持续以致有较多的肌肉坏死，此时开始治疗，恢复血液供应尚可恢复，但由于肌肉坏死较多，虽经纤维组织修复，但将发生瘢痕挛缩及神经损坏，发生特有的畸形-爪形手、爪形足。

（三）坏疽

缺血不能纠正，大量肌肉发生坏死，已无法修复，只能截肢，否则会发生严重并发症，可危及生命。

前臂骨筋膜室内组织正常压力为 9 mmHg，当压力升至 65 mmHg，组织内的血循环完全中断。小腿骨筋膜室内正常压力为 15 mmHg，当压力升至 55 mmHg 时，血循环完全中断。间室内神经缺血 30 min，其功能发生异常，缺血 12~24 h，则发生永久性的功能损坏。间室内肌肉组织缺血 2~4 h 发生功能改变，缺血 8~12 h，则发生永久性损坏（肌坏死）。肌肉坏死时可释出大量 K^+、肌红蛋白。组织缺血缺氧进行的无氧酵解可产生大量酸性代谢产物。受累组织发生无菌性炎症，在炎症过程中产生大量毒性递质。这些物质当血循环改善以后进入血循环，会引起全身的损害，如休克、心功能障碍、心律失常等。

四、临床特征

（一）异常剧烈疼痛

特别是肌肉收缩及牵拉时剧痛、进行性或严重性肿胀、皮肤发硬、广泛性压痛明显，是本症常见的临床症状和重要体征。该病因组织肿胀缺血所致的持续性异常疼痛，其剧烈程度与原发性损伤不成比例，甚至一般镇痛剂也无法缓解；或原始病情已稳定，疼痛已缓解，随之再次加剧。此两点是早期诊断的重要依据。

（二）感觉改变

小腿内胫腓骨骨间膜与深筋膜、前外侧肌间隔及后外侧肌间隔可分为前室、侧室、浅后室、深后室 4 个间室，当该病累及某个间室时，受累神经分布区则出现感觉异常，初为感觉过敏，进而迟钝。进行触觉、针刺觉检查时，两点分辨觉和轻触觉最早消失是本症早期的重要依据之一。

（三）被动牵拉试验阳性

由于肌肉缺血挛缩，各间隔区压力上升时，相应支配区域肢体活动障碍，被动牵拉远端肢体引起剧痛；在骨筋膜室综合征中，足内翻、踝背伸、背屈足趾引起的疼痛是早期诊断的最重要体征，尤其是足趾背伸试验是本症最早期、最敏感的体征，也是最明显、最典型的体征，它要比皮肤苍白、感觉和运动障碍、脉搏消失都更早。

（四）张力性水疱

肿胀初期不明显，但深部可随之出血，软组织过度肿胀，微循环障碍，失去皮肤应有的弹性，张力性水疱呈细小、密集、随时间增长而进行性增多增大。

（五）肌力改变

肌力初时减退，进而无力，跖屈功能逐渐丧失。

五、辅助检查

（一）筋膜室内压力测定

Whiteside 于 1975 年最早使用简单的测压方法测量筋膜室内压，取得较好效果。方法：将 18 号针头直接插入所需测量的筋膜室内，针头末端连接水银血压计从而直接测量筋膜室内压力；此法简单方便，至今仍在临床广泛使用；其缺点主要是针头易被筋膜室内软组织堵塞从而影响测量的准确性。因此，随后出现了各种改良的测量方法。如 Rorabeck 使用带侧孔的导管置入筋膜室内代替直接针头穿刺测量压力，Awbrey 使用带侧孔的针头穿刺进行室内压力测定，可以同时测量多个筋膜室内压。Mode 等对 3 种方法比较发现，后两种测量有效地避免了室内软组织的堵塞，从而提高了测量的准确性，二者之间测量结果差异无统计学意义，Rorabeck法可避免测压部位的反复穿刺，并且可进行动态压力测定，患者无明显不适。Willy又将传感器连接于测压主机上从而可以直接显示筋膜室内压力。尽管测压方法多样，然而正确的测压方法同样对测量精确性影响较大。Heckman研究发现，筋膜室内压力最高点往往位于骨折或损伤平面的5 cm范围内，超过此范围筋膜室内的压力可降低20 mmHg左右，因此宜在损伤平面的5 cm范围内寻找压力的最高值，并且尽可能测量所有的筋膜室。无论使用何种方法测量，都需要至少暂时停止溶栓治疗，以防止发生出血并发症。此外，由于个体耐受性的不同，对筋膜室内压力阈值的确定，仍存在争议。研究发现，正常筋膜室内压力为0～8 mmHg，当压力达到20～30 mmHg时，筋膜室内血液循环将受到影响，会出现疼痛和感觉异常症状，当压力达到30～40 mmHg时，如不尽快降低室内压力，肌肉、神经组织将发生缺血性坏死。过去常以Mubarak等提出以筋膜室内压力超过30 mmHg作为临界标准，确定手术减压的指征。然而，骨筋膜室综合征发展过程中的血压变化可能对测量结果产生影响，故目前临床常采用McQueen的标准，即舒张压与筋膜室内的压力差<30 mmHg为指征。由于目前国际上公认骨筋膜室综合征的诊断主要依靠主诉和临床表现，筋膜室内压的测定仅作为参考，故Janzing等提出在临床表现明显或难以诊断时应测定筋膜室内压力，不同情况下应选择不同的阈值作为手术减压的标准。

（二）其他间接反映筋膜室内压力增高的指标及辅助诊断骨筋膜室综合征的方法

肌酸磷酸激酶参与三磷酸腺苷的代谢，故在缺血性和机械性的骨骼肌损伤中可能导致细胞内的肌酸磷酸激酶释放入血循环，故可在外周血中检测到肌酸磷酸激酶。研究表明，外周血中肌酸磷酸激酶的浓度与骨筋膜室综合征呈正相关，即肌酸磷酸激酶浓度越高，存在骨筋膜室综合征的可能性越大。然而，肌酸磷酸激酶的升高还与其他因素有关，如多发性损伤、心肌梗死等，如果这些干扰因素难以去除，则会限制肌酸磷酸激酶在骨筋膜室综合征诊断中的价值。许多研究发现，创伤后怀疑合并骨筋膜室综合征的患者，血肌酸磷酸激酶、乳酸脱氢酶、天门冬氨酸氨基转移酶水平在伤后2 h开始急剧升高，伤后24 h达峰值，分别为正常值的42、4、10倍，动态监测这些指标可为骨筋膜室综合征的早期诊断及病情评估提供帮助，但尚未有准确的临界数值作为手术指征。当怀疑患肢骨筋膜室综合征时，测定末梢血氧饱和度也不失为一种好方法，骨筋膜室内组织因缺血缺氧，可导致末梢脉搏血氧饱和度降低。该方法具有可持续监测、无创伤等优点，但也受其他一些因素影响，所以目前可作为间接指标对临床做出初步诊断。近红外分光镜运用光的穿透和吸收作用测量氧饱和度、组织氧合和脱氧血红蛋白，提供了一种持续、无创的测定肌肉氧含量的方法。因为血红蛋白和肌红蛋白是体内唯一可出现氧化还原改变的组织，因此对其测量具有临床价值。然而，受伤患者本身可能出现休克、贫血、低氧血症等导致氧合血红蛋白减少，近红外分光镜也难以将其与骨筋膜室综合征导致的缺氧相区别，有可能导致不必要的手术切开。但是，由于近红外分光镜无创、简便的特征，仍具有良好的发展前景。深静脉血栓不仅出现于下肢，同样可能发生在上肢，因此，常规多普勒超声或者彩色多普勒的使用可以起到鉴别骨筋膜室综合征和深静脉血栓的作用。此外，MRI的使用也对室筋膜内组织的改变有诊断作用，适用于临床。

六、诊断思路

如何早期诊断骨筋膜室综合征，关系到早期处理和预后。如果按照"5P"作为诊断标准，则病程已属晚期。对于有导致该病的病因，特别是骨折、挤压伤等，应特别警惕，应密切观察病情变化。下列情况疑似骨筋膜室综合征：

1. 出现与骨折不相称的剧烈疼痛及被动牵拉试验阳性，后者尤为重要，在没有测压的条件下，它是确立诊断的主要依据，而且是定位的标志和手术减压的指征，但该症状对脑外伤等意识不清的患者无效。

2. 高度肿胀，出现张力性水疱。

3. 骨折端远侧部分有静脉回流障碍或动脉供血不足的表现。

4. 感觉过敏，麻木，蚁走感，肌无力，进而肌力逐渐丧失。所有疑似患者入院后均用 Whitesides 针刺测压装置监测小腿部骨筋膜室内压，室内压＞30 mmHg 诊断即可成立，在早期诊断具有重要价值。筋膜室内压力的最高点往往在骨折或损伤平面 5 cm 范围内，超过 5 cm 其筋膜室内压力可降低约 20 mmHg，所以寻找压力的最高值应在损伤平面 5 cm 范围内，并尽可能测量所有的筋膜间室。但组织测压完全受到患者血压等情况的干扰，准确性受到一定的限制，有条件时可以作为诊断的参考依据。多普勒超声血液探测仪或彩超检查腘动脉、足背动脉血流及搏动情况，同样具有简便、快速、无创等优点，也是有助于早期诊断的一种重要方法。后两项对脑外伤等意识不清的患者有重要意义。

七、临床诊断

1. 外伤后肢体肿胀严重，剧烈疼痛。

2. 被动牵拉试验阳性。

3. 血管搏动减弱或消失。

4. 测压时骨筋膜室内压明显升高。

以上是骨筋膜室综合征诊断的主要依据，临床上通常概括为"5P"征，即：疼痛（pain）同时伴有患肢苍白（pallor）、无脉（pulselessness）、感觉异常（paresthesia）和运动障碍（paralysis）等症状和体征。然而，当患者出现"5P"表现时，往往已失去最佳治疗机会，可能导致肢体残废甚至截肢的严重后果。发生骨筋膜室综合征的过程中，感觉障碍往往早于功能障碍，而出现麻痹则相对较晚。触痛，出现被动运动及牵拉痛时，无论是否伴随筋膜室内压力升高，均系明确紧急筋膜切开减压的指征。对于清醒患者，骨筋膜室综合征的早期表现：患肢肿胀，触诊时软组织张力大乃至出现张力性水疱；过分疼痛，且定位不明确，常出现于肢体的远端，往往重于损伤程度本身，有损伤与疼痛分离的现象，但是被动牵拉痛这一骨筋膜室综合征的高敏感指标主要表现在小腿，大腿少有症状；肌肉活动障碍方面，主要为手指伸屈障碍、足趾背屈及跖屈障碍及下肢伸屈活动障碍。并非所有患者均表现为苍白和无脉，Mithofer 报道 2/3 的患者经血管造影证实存在血管损伤，而其中仅有 21% 的患者无脉。临床工作中，以上症状和体征出现得越多，骨筋膜室综合征的诊断越明确。Ulmer 等指出，1 种临床症状出现时的诊断率约为 25%，当 3 种以上症状出现时诊断率可达 93% 以上。有人认为，难以忍受的疼痛，感觉异常区域中两点辨别觉的减退或消失是最具可信度的体征，诊断中对特定神经支配区的感觉及运动功能反复仔细检查是非常重要的。值得注意的是，有时骨筋膜室综合征有被误诊为深静脉血栓和神经失用症，特别是仅单侧出现体征时，静脉描记图或多普勒超声通常正常，患者远端的足背动脉搏动通常存在，这是由于即使在筋膜室内压力达到 80 mmHg 时其搏动仍可能被扪及。并且，术后发生骨筋膜室综合征的主要症状-疼痛可能被麻醉所掩盖。因此，对于麻醉、昏迷、儿童、可能合并神经损伤的患者，适当的辅助检查是必要的，能够协助提高临床诊断准确率，避免不必要手术或延误治疗。

八、救治方法

1. 早期切开减压。

其指征如下：

（1）伤后明显肿胀、潮红、剧痛和压痛，神经分布区感觉浅显，肌力差，被动伸展肌腹疼痛，一经诊断即予手术。

（2）间隙内压力＞30 mmHg，彻底敞开受累筋膜室内全部皮肤及筋膜，已有明显坏死的肌肉，须予以清除，伤口不缝合，将凡士林油纱布轻轻填塞，外用无菌纱布包好，待消肿后封闭切口或植皮。

也可以行"网状切口"治疗：在患肢筋膜室周围作呈纵行"网格状"分布的数个长3～4 cm，间距3 cm以上的皮肤小切口，同时切开筋膜层并皮下潜行延长，充分减压并使肌肉膨出。该方法切口小而分散，能有效降低感染率，且不需二期缝合，缩短治疗周期，减少了患者痛苦。微创筋膜刀治疗是指在患肢肿胀最明显处行一长约4 cm纵行小切口，采用微创深筋膜切开刀纵行切开皮下深筋膜，切口暂不缝合并留置负压引流5～7 d。该方法具有切口及损伤都小等优点，同时还能避免创面的长期暴露，降低了肌肉组织粘连及感染的风险。

2. 积极给予脱水利尿，碱化尿液，纠正水电解质紊乱和高钾血症，并积极防治肾功能衰竭、心律失常、休克等严重并发症。

Matsen及Clawson认为：症状出现后12 h内手术能收到良好疗效，＞12 h就会造成永久性损害。必要时应行截肢手术，以抢救患者生命。因此，务必在不可逆损害发生前，尽快恢复血液循环，切忌迟疑和等待。

3. 高压氧治疗急性骨筋膜间室综合征，疗效显著，且与疗程成正比，因此，及早进行高压氧治疗可避免切开减张手术甚至截肢，减少后遗症。对延误时间较长，有组织坏死者，则需先行切开减压并清创后，再进行高压氧治疗。必要时需配合抗生素、能量、输液等必要的治疗。为了减轻局部张力，有利于消除水肿，还需将肢体固定，减少活动，忌将患肢抬高、热敷、按摩及红外线等照射。

九、诊疗探索

长期以来，临床上一直将与受伤程度不相符合的严重疼痛、肢体被动牵拉，以及受累神经分布区域内的感觉缺失等作为提示骨筋膜室综合征重要的征兆。Harvey等发现骨筋膜室综合征临床表现最快可以在创伤发生30 min后出现，并将其概括为经典的"6P"征：感觉异常（parethesing），被动牵拉痛（pain），压力增高（pressure），皮肤苍白（pallor），麻痹（paralysiss），无脉（pulselessness）。Velmahos等也有相同的概括。但是，这些临床表现大多具有主观性，更重要的是这些症状的敏感性尚可，但缺乏足够的特异性。意识不清或昏迷的患者更是不能很好地提供临床信息。疼痛的程度没有定量的标准，而且也有可能是由于创伤本身造成的。在外伤中，若神经肌肉直接受到损伤也会出现感觉异常，肌肉麻痹等表现。长期的临床观察发现，在所有的表现中特异性最高的是肢体的被动牵拉痛。Gregory在最近的一次的临床回顾性的研究中发现，在所有的研究对象中100%的患者都有肢体被动牵拉痛，60%的患者有感觉异常。可见，肢体被动牵拉痛是一个较好的具有较高特异性的症状，但是在意识不清的患者中仍然有其运用的局限性。局部麻醉和镇痛药物的应用会掩盖患者疼痛的症状，有可能会延误了骨筋膜室综合征的诊断。因此，临床上应避免使用此类药物。骨筋膜室的压力检测广泛应用于临床，作为诊断骨筋膜室综合征一种重要的辅助手段。一般认为，正常人的骨筋膜室的压力在0～8 mmHg。如果压力超过30 mmHg，则提示骨筋膜室综合征的可能，需要手术干预。欧美地区至今仍然使用此标准作为处理骨筋膜室综合征的原则，然而，事实上采用压力检测的方法至今没有一个明确的压力界限值可以作为诊断指标或手术适应证。压力检测手段的确挽救了不少患者的生命，改善了生活质量，但是还是有不少患者因此承受了不必要的手术，反而由于手术本身带来的并发症增加了患者的痛苦和医疗费用。与此相反的是，有些患者的压力检测值并不是很高，或是没有超过医师所认为的上限值，却因没有迅速手术而导致了严重的后果。为什么压力标准在不同的患者中间有如此大的差异呢？很明显这应该是与患者的个体素质不同有关。年轻患者的肌肉筋膜较老年患者紧张度更高，伸展性较小，而且肌肉组织体积较大，占用空间多，所以对压力升高的缓冲能力也就更小，从而更易患骨筋膜室综合征。即使是同一个体，上肢和下肢对于压力的缓冲能力也不相同。White等经过临床调查发现，有很多患者的肌内压很高，甚至高达60～70 mmHg，但是其临床表现并不十分明显。对这些患者的调查研究发现，只要舒张压与肌内压的差值不＜30 mmHg，均可以进行非手术观察治疗；在所有差值＞30 mmHg的患者中，肌内压＞30 mmHg的一组与肌内压＜30 mmHg的另一组的远期治疗效果无明显差异。骨筋膜室内压力增高会反应性的引起血压增高，以维持组织的有效灌注。单纯使用骨筋膜室内压力来诊断未能考虑到这一因素，因此，通过舒张压与肌内压的差值来监测就显得更科学合理。骨筋膜室综合征的发生也可以引起一系列的血清学指标的改变。由于强烈的应激反应，患者出现白细胞数上升，红细胞沉降率加快等。但是，与横纹肌的坏死溶解关系最为密切的应当是肌细胞内的特异性酶：肌酸磷酸激酶和乳酸脱氢酶。Shields 等在研究中发现并不是实验组中所有的患者血液中的肌酸磷酸激酶和乳酸脱氢酶的含量都上升，并认为其诊断价值不大。出现这样的情况可能的解释是受累肢体发生肌肉坏死，大量的酶从细胞中释放出来，但是由于局部血液灌注不足，不能将这些堆积的酶带入体循环中去。因此这就出现了患者事实上已经发生了骨筋膜室综合征，但是肌酸磷酸激酶和乳酸脱氢酶这两项指标仍然未出现异常的现象。Rick 等通过动物实验发现受累肢体局部组织液中的肌酸磷酸激酶和乳酸脱氢酶含量在对照组和实验组中有着明显的差别。局部组织滤过液的检测不同于抽全血检查，其结果不受局部灌注的影响，具有更好的敏感性，但是对于早期诊断骨筋膜室综合征的意义是否更大，则需要进一步的实验结果佐证。有学者认为在许多情况下等待生化指标检测的时间相对过长，即使在结果未出来的情况下，医师应该根据具体的情况果断地做出诊断，并及时采取措施。这也可以看成是生化指标检测作为辅助手段的局限性之一。

以上所述的一些检查手段大都是有创性的，尤其是压力监测，增加了患者的痛苦和感染的机会。是否可以用一种无创、更安全的检查方法来替代压力检测就成了一个热门的研究课题。以往对近红外分光镜和 MRI 的研究表明这些方法的准确性都无法达到临床的要求。近年来人们把目光又转向了超声检查。Wiemann 等应用脉冲式锁相环路超声仪研究其诊断骨筋膜室综合征的价值。脉冲式锁相环路超声仪是一种低能量的超声发生装置，可以持续检测皮肤表面与可反射超声波的皮下组织的距离，精度达到微米级；超声转换器可以直接用胶带固定在皮肤表面，符合无创要求；其检测结果通过自身对照发现与压力检测的结果有着良好的线性关系。这提示其有可能成为一种新的代替有创检查的新方法。

长期以来，临床上对于骨筋膜室综合征的治疗大都是采取迅速去除受累肢体上的外固定物、敷料等压迫物，同时立即行筋膜切开减压术的方法以充分缓冲骨筋膜室内增高的压力和恢复受压缺血区域内的血液循环。然而，无论何种手术都有其难以避免的并发症，筋膜切开减压术也不例外。根据调查统计显示，行筋膜切开减压术的患者中约有 50% 并发慢性静脉功能不全。手术实施的不及时不仅使手术失去了本身的意义，同时也增加了并发症的发生概率。尽管手术治疗有可能会并发比较严重的并发症，但是至今仍然没有找到可以完全代替手术治疗的方法。于是许多研究者将研究的重心转移到手术术式的改进上来。Zorrilla 等利用"鞋带"技术，通过弹力线的弹性回缩作用起到逐渐收缩切口的作用，以达到切口延期自行愈合的效果。Lee 等应用真空装置辅助愈合切口技术，通过体外负压装置排除切口内的多余液体，使伤口得以早期愈合，避免了二次手术。

值得注意的一个问题是，神经肌肉的损害不仅来自缺血缺氧，同样也受血管再通所导致的缺血-再灌注损伤的影响。在这一过程中，活性氧起到至关重要的作用。众所周知，维生素 C 是一种强有力的抗氧化剂，可以有效地中和活性氧的毒性作用。Kearns 等应用鼠提睾肌建立模型，建立模型前 5 d 每天均给予口服一定剂量的维生素 C。术后 1 h 和 24 h 检测结果显示实验组肌肉的功能明显较未服用维生素 C 的空白组佳，水肿明显减退。细胞间黏附分子-1 的表达和过氧化物酶活性这些与炎症反应程度相关的指标均较对照组降低，提示对于那些有可能发生骨筋膜室综合征患者预防性给予维生素 C 有可能减轻术后的缺血-再灌注损伤。而维生素 C 对于已经确诊为骨筋膜室综合征接受手术的患者是否有相同的作用需要后期实验来证明。

十、最新进展

1. 负压封闭引流在骨筋膜室综合征治疗中的临床应用：严重的骨筋膜室综合征可招致与挤压综合

征时一样的肌肉缺血和进行性坏死所导致的缺血-水肿恶性循环，因此，治疗中一定要注意全身并发症（急性肾功能不全、休克、急性呼吸窘迫综合征、多脏器功能障碍综合征）的防治以挽救生命；在此前提下，通过积极的局部处理来挽救肢体。

及时、彻底地切开是骨筋膜室综合征的定型治疗。只要切开足够及时和彻底，治疗效果即有保证。切开后，待血液循环改善、水肿消退，再做二期缝合修复创面，一般需时 10～14 d。

2. 利用负压封闭引流技术处理骨筋膜室综合征切开后的创面，最明显的优点是：

（1）简化了创面的处理，避免了 1 次/d 甚至多次换药给患者造成的痛苦和给医务人员增加的工作量。

（2）在覆盖创面的同时有效地防止了感染（污染）的发生。

（3）明显加快局部水肿消退，利于改善局部血液循环，为早日二期处理修复创面创造条件。

（4）如果切开不够及时，已有肌肉坏死发生，这时的情况多少类似对严重软组织损伤作后期处理，采用负压封闭引流技术处理创面也有利于引流创面、控制感染，尽可能挽救还有生机的组织以保留肢体。

骨筋膜室综合征早期切开时的切口形状规则，负压封闭引流的操作相对简单。必须注意的是医用泡沫一定要深入肌间隙中，以保证尽快消除水肿。如果切开不够及时，肌肉坏死进程已开始，则应依据情况清除已明显坏死的组织，保留可能还有生机的肌肉开放所有可能的感染腔隙，再置入引流物行负压封闭引流。以后，依据肌肉坏死的程度和范围决定更换引流物的时间及更换时是否再次清创和清创的范围。在早期治疗（主要是切开）很不及时或不够彻底时，肌肉坏死范围可能很大，需要多次更换引流，引流时间也会很长。骨筋膜室综合征经引流后，创面闭合多可经二期缝合完成，仅个别病例需辅以植皮。

随着微创理念深入，近年来经皮内镜技术也逐渐得到应用，方法主要是前方及侧方筋膜室，采取在胫骨结节与腓骨头之间横行切开约 3 cm，后浅、深筋膜室可采用胫骨近端内侧缘长约 3 cm 的横行切开，切开后逐层钝性分离至深筋膜层，插入气囊分离器，通过触摸表皮确定气囊插入位置及深度，直至气囊远端位于踝关节水平，气囊充气，利用气腔来分离深筋膜及浅筋膜，然后抽气移除气囊，用巾钳提拉皮肤维持视野腔，确定各筋膜室间隙后，插入内镜钳切开筋膜减压，减压术后大部分患者都能取得较为满意的效果。

当然，对骨筋膜室综合征，切开的及时和彻底具有第一位重要性，任何引流只有在此前提下才可能取得疗效。前臂发生骨筋膜室综合征时，因其解剖特殊性，减压切开比其他肢体段复杂，如施行不当，不但疗效无保证，还可能发生血管、神经等重要组织的医源性损伤。

王建 施沈平 盛小明 童培建 张在其

第十节 脂肪栓塞综合征

一、基本概念

脂肪栓塞综合征是指人体严重创伤骨折或骨科手术后，骨髓腔内游离脂肪滴进入血循环，在肺血管床内形成栓塞，引起一系列呼吸、循环系统的改变，病变以肺部为主，表现为呼吸困难、意识障碍、皮下及内脏瘀血和进行性低氧血症为主要特征的一组综合征。此综合征好发于长管状骨的骨折，尤其是多段股骨干骨折和骨折行髓内针固定术后，也可发生于行人工关节置换术患者，其发生率约占长管状骨骨折的 1%。脂肪栓塞综合征是创伤性骨折的严重并发症。90% 以上的创伤患者都会发生脂肪栓塞，但脂肪栓塞常不表现症状，只有少数患者会由于多个器官，尤其是肺、脑、皮肤等功能障碍而出现相应的症状和体征。脂肪栓塞和脂肪栓塞综合征是两个不同的概念，前者指骨折或严重创伤后肺实质内或外周循环中存在脂肪颗粒，是病理诊断名称；后者是脂肪栓塞引起的并发症，即以低氧血症、神经系统病变和皮肤黏膜出血为主要表现的一种综合征。

二、常见病因

（一）骨折

主要发生在脂肪含量丰富的长骨干骨折，尤以股骨干骨折为主的多发性骨折发生率最高，其他部位也可并发。开放性骨折后的脂肪栓塞综合征发生率较低，故骨折后脂肪栓塞综合征的发生与否与进入血流的脂肪含量有关。

（二）骨科手术

大部分学者认为，骨折手术不增加脂肪栓塞的发生率，并认为内固定手术是脂肪栓塞发生率下降的主要原因，这可能是内固定使骨折稳定，从而减少或阻止了脂肪颗粒的继续释放和游离。但有人报道在行髓内针固定术和髋膝关节置换术后也可发生脂肪栓塞综合征，这可能是内植物击入时髓腔内压力骤然升高，脂肪滴进入静脉所致，临床应引起注意。

（三）软组织损伤

多数由于手术或外伤累及软组织所致，如脂肪肝或含脂肪丰富的组织损伤，开胸手术等均可发生，但此种原因引起的脂肪栓塞发生率远较骨折为低。

三、发病机制

（一）机械学说

骨折后，骨髓内脂肪滴释出，由于骨折局部血肿形成，或骨科手术操作如髓内针固定造成髓腔内压力增加，使脂肪滴进入破裂的静脉血流中，因为脂肪滴进入血流和创伤后机体的应激反应，使血液流变学发生改变，如血小板、红细胞、白细胞和血脂质颗粒，均可聚集在脂肪滴表面。加之，组织凝血活酶的释放，促发血管内凝血，纤维蛋白沉积，使脂肪滴体积增大不能通过毛细血压管，而在肺血管床内形成脂肪栓塞，造成机械性阻塞。

（二）化学学说

创伤骨折后，机体应激反应通过交感神经-体液效应，释放大量儿茶酚胺，使肺及脂肪组织内的脂酶活力增加，在肺脂酶作用下，发生水解，产生甘油及游离脂酸，过多的脂酸在肺内积聚，产生毒副作用，使肺内毛细血管通透性增加，而致肺间质水肿，肺泡出血，致肺不张和纤维蛋白栓子成为特征的一系列肺部病理改变，即化学性肺炎。本征的发生与创伤的严重程度有一定关系，创伤骨折越严重，脂肪栓塞发生率愈高，症状也愈严重，甚至可以栓塞全身各脏器，但以肺、脑、肾栓塞在临床上较为重要。脂肪栓塞综合征的病理生理：

1. 肺脂肪栓塞。骨折数分钟后，脂肪栓子可进入肺部，不断产生栓子的过程可能持续 $1\sim2$ d，故肺内栓子数量可能不断增加。死于骨折的患者，肺内脂肪栓子最多见，其直径多为 $20\sim40\ \mu m$。因栓子在血管内呈流体状态，所以阻塞可能是暂时的。有时为不完全阻塞。肺脂肪栓塞时，小动脉、肺泡及毛细血管等均受到脂肪栓子的阻塞，肺泡的血液灌注发生障碍，以致肺泡虽通气，但气体交换发生紊乱，气体流通与弥散率（V/P）比率降低，严重者甚至接近于 0。肺泡无效腔增大，有时可相当于潮气量的 50%，因而出现严重的低氧血症，氧分压可低于 $50\ mmHg$。这种情况下单纯吸氧不能使之改善。另外由于肺水肿实变，肺动脉压增高，肺小动脉痉挛等原因，导致动静脉分流增加，大大加重了低氧血症，并可使栓子进入周身血循环。肺组织内的脂肪栓子，可以通过两个途径进入体循环：

（1）直径<7～20 μm 的栓子因其成半流体状态，可以通过肺血管网直接进入体循环；

（2）经右心房通过潜在的卵圆孔或由于动静脉分流经过肺-支气管前毛细血管交通支进入体循环。其进入循环后在各器官的分布情况取决于两个因素：①当时心排出血液的分布情况；②各器官血液供应的解剖特点。其中以脑、肾血液供应多，所以发生栓塞的机会较多。肝脏血运主要来自门静脉，所以发生栓塞的机会少。

2. 脑脂肪栓塞。脑组织受脂肪栓子损害的程度可能与如下因素有关。①血管内脂肪栓子存在时间的长短；②血管是否为栓子完全阻塞；③脂肪栓子引起局部缺血的严重程度。脑脂肪栓塞的典型病理变化是，在大脑及小脑的白质中，出现广泛的出血点，在中脑、后脑和脊髓的白质中散在的出血点。肉眼观灰质不受累及，但切片镜下可发现脂肪栓子；由脂肪栓子引起的球状出血性微小梗死灶；缺血性变性或坏死灶等改变。

3. 心脏脂肪栓塞。可在心外膜、内膜下及心肌中出现多处出血点，同时在肌纤维之间及毛细血管内见到脂肪栓子，栓子周围有肌肉纤维的脂肪变性灶。心肌肌浆中能见到多数微小脂肪滴，使肌纹模糊不清，并可因缺氧发生脂肪变性。但心肌不如脑组织对缺氧敏感，所以变化为可逆性。

4. 肾脏脂肪栓塞。肉眼无明显变化，镜检主要为肾小球毛细血管内脂肪栓子聚集，肾小管周围毛细血管中可见脂肪栓子，但为数不多。肾小球包囊间可见脂肪滴，为由毛细血管内逸出者，成为尿中的脂肪来源。其可分为三级：轻型（＋），含脂肪栓子的肾小球少于 10％。中型（＋＋），含脂肪栓子的肾小球占 10％～30％。重型（＋＋＋），含脂肪栓子的肾小球超过 30％。该分级能准确地反映全身症状的严重程度，并与脑栓塞的程度有直接关系。

5. 皮肤脂肪栓塞。多数患者可在肩、胸、颈部等皮肤疏松部位发生皮肤出血点，出血点部的毛细血管中可有脂肪栓子存在，浅层毛细血管丛中可见到溢出的红细胞。

6. 眼部脂肪栓塞。做检眼镜观察能见到苍白色点状出血灶。造成苍白区的原因尚不清楚，可能是局部水肿或渗液形成而不是栓子。

四、临床特征

典型的脂肪栓塞综合征多发生于创伤后 12～72 h，而 90％以上的患者在 24 h 以内临床症状就已经很明显。主要临床表现为三联征：低氧血症、脑病和皮肤黏膜出血。

（一）呼吸异常

最为常见，有 85％的患者表现为呼吸过快、呼吸困难和苍白病，同时伴有发热、心动过速，其中10％最终发展为呼吸衰竭。严重程度不一，较轻的仅表现为呼吸急促或呼吸困难，而严重的则表现为与急性呼吸窘迫综合征难以鉴别的症状和体征。据统计，长骨骨折引起脂肪栓塞综合征的患者中有50％会有严重的低氧血症并需要机械通气。

（二）神经症状

大约 80％的病例，大脑半球白质出血引起脑水肿及神经症状，后者通常具有可逆性，脂肪栓塞综合征的脑部表现各异，缺乏特异性：如头痛、昏睡、兴奋不安、谵妄、去脑强直、惊厥及昏迷。

（三）皮肤黏膜出血

是最具特点的体征，有 50％～60％的患者会出现瘀斑。与其他主要症状类似，一般发生于骨折后的 24～48 h 后，应该仔细检查。仰卧的患者，瘀斑常见于两侧的腋窝、颈胸前侧、脐周、结膜和口腔黏膜。Aldredd 认为脂肪球的血流动力学特征决定了瘀斑的特定部位，低比重使得脂肪球可以进入胸前壁动脉和甲状颈干。Tachakra 则认为在形成栓塞之前积聚于主动脉弓的脂肪栓子就经由锁骨下和颈动脉血管到达皮下。引起瘀斑的因素包括血液瘀滞、凝血因子和血小板减少、游离脂肪酸损伤毛细血管壁导致内皮损伤等。

以上可在典型病例所见，但临床上多以非典型者为多，个别病例也可表现为暴发型，常于伤后24 h发病，数天后死亡，多由尸检证实。

五、辅助检查

（一）血红蛋白降低

在外伤后12 h内迅速较原来水平降低4 g/L以上，而又不能用出血解释者，有诊断意义。Pipkin认为这种现象发生在肺部X线显示病变出现之前，是有力的诊断线索，因此在入院后数天内应每天复查1次。血红蛋白下降的原因有人认为是血管内红细胞的凝集和破坏，也有人认为是某些毒素引起的溶血现象，还有人认为是肺内出血的必然。

（二）血小板减少

血小板在脂肪栓塞综合征时多呈进行性减少，Peltier解释脂肪栓塞综合征血小板减少的原因为脂肪小滴经过肺或到肺后，表面覆盖一层血小板，因为脂肪小滴总的表面面积很大，所以血小板的数目很快减少，也有人认为系低血容量所致或弥散性血管内凝血的影响，也有人认为与脂肪小滴凝集成大栓子有关。

（三）红细胞沉降率升高

Gurd认为每小时70 mm以上才有意义，本指标应连测5 d，每天上、下午各1次。

（四）尿和痰脂肪球染色

因为收集标本不易，痰标本易被唾液中的外源脂肪污染，而脂球在尿中漂浮，必须收集终末尿等因素，易造成假阳性或假阴性结果。加之非脂栓患者或正常人有时尿液也是阳性结果，因此一般认为该指标的诊断意义不大。

（五）血脂肪酶上升

据报道50%以上的患者创伤后有血清脂肪酶上升的表现，自伤后3~4 d开始，7~8 d达最高峰，因此3~7 d内这种检查才有意义。发生肺脂肪栓塞时，肺实质分泌脂肪酶以分解中性脂肪栓子的同时，也使脂肪酶进入循环中，引起血中脂肪酶上升，因此测血中脂肪酶也有助于诊断。

（六）血中游离脂肪

创伤患者血中游离脂肪滴升高，一般认为需脂肪滴直径在10~20 μm以上才有诊断意义。

（七）凝血机制指标

项目很多，但只限于观察脂肪栓塞综合征时凝血机制的改变，没有直接诊断价值，其中以血小板计数、纤维蛋白量和凝血酶原时间测定，对脂肪栓塞综合征时弥散性血管内凝血的早期诊断有意义。

（八）特殊检查指标

眼底检查：阳性率不高，需连续观察，如发现血管内脂滴和出血渗血时，则有诊断意义。

（九）胸部X线片

早期显示膈肌上升，肺门阴影呈白色扇形向外扩展，由于肺部呈间质性水肿和广泛肺泡型水肿，故全肺可呈均匀分布的网状斑点状阴影，肺纹理增粗，典型者可见Kerley-B线、A线及C线出现，肺野呈暴风雪样改变。晚期病变严重时则为弥散性"磨玻璃样"阴影，乃肺泡浸润、肺水肿及肺部炎症的结果。有时X线片上还可见到右心扩大阴影。

（十）动脉血气分析

是早期发现脂肪栓塞的灵敏指标，以动脉血氧分压和肺泡-动脉氧分压差两项指标最有诊断意义。

动脉血氧分压<60 mmHg 时的创伤低氧血症，结合临床，可以作为早期脂肪栓塞综合征的诊断指标，由于出现动脉血氧分压降低的时间不一致，因此严重创伤应每天检测，一般认为低氧血症出现迟者，症状也轻，若动脉血氧分压持续降低，氧疗无效时，就应根据吸入氧浓度和动脉血二氧化碳分压计算肺泡-动脉氧分压差，如差数超过正常范围时，表明肺分流量增加，对诊断呼吸衰竭的发生、预后和指导治疗，都有重要价值。低氧血症在早期主要为换气与血流比值不正常和肺泡中氧弥散障碍所致，晚期则为真正分流所引起，为代谢性酸中毒的必然。

（十一）血凝块快速冰冻切片法检查

抽取伤员静脉血 5 mL，待血凝块收缩后，去除血清，将凝血块放于冰冻切片机上，分别在上、中、下三部分进行切片，厚度为 10～20 μm，将制作的切片放于玻片上，用 15% 福尔马林固定 15 min，取出待干，稍过 70% 酒精后，用 Oil-Red-O 或 Sudan-Ⅳ 染色，清洗后甘油封固，镜检见到橘红色颗粒即为脂肪滴是为阳性，对早期诊断，特别是创伤后昏迷而原因不能确定的患者有很大价值。

六、诊断思路

骨折后，经 24～48 h 的潜伏期才出现症状。初起表现为呼吸和心动过速及高热等；此后出现呼吸困难、意识不清以至昏迷；眼结膜及肩、胸皮下可见散在瘀点。血红蛋白降低，血小板减少，红细胞沉降率增快。表现低氧血症。X 线检查显示进行性的多变的肺部阴影。根据创伤史、潜伏期、临床表现及脂肪球血症，即可做出诊断。

七、临床诊断

脂肪栓塞综合征的诊断应结合创伤史、潜伏期、临床表现和体征、辅助检查综合考虑。1970 年 Gurd 提出了现今仍广泛使用的脂肪栓塞综合征临床诊断标准：

（一）主要标准

1. 低氧血症（动脉血氧分压<60 mmHg；吸入氧浓度<0.4）。
2. 脑功能障碍。
3. 腋窝或结膜出现瘀斑。
4. 肺水肿。

（二）次要标准

1. 心动过速（>110 次/min）。
2. 发热（T>38.5℃）。
3. 眼底检查视网膜发现栓子。
4. 脂肪尿或痰液出现脂肪。
5. 红细胞比容降低或血小板减少。
6. 红细胞沉降率增快。

主要标准和次要标准有所不同，脂肪栓塞综合征的诊断需要至少符合一项主要标准和四项次要标准。Murray 和 Racz 认为心动过速、呼吸急促、发热、动脉低氧血症（动脉血氧分压<52.5 mmHg）、出现中枢神经系统异常是更好的指标。最近提出脂肪栓塞指数来半定量诊断脂肪栓塞综合征，给予每一项临床特征一定的分值，得分五分以上可以确诊。

八、鉴别诊断

脂肪栓塞综合征需与脑外伤、休克及肺部疾患等鉴别。

（一）休克

脂肪栓塞综合征时，一般血压不降，也无周围循环衰竭，血液多无浓缩，反而稀释，并有血红蛋白下降，血小板减少，红细胞比容降低，可与休克鉴别；但两者晚期均可有弥散性血管内凝血，此时难以鉴别。

（二）颅脑伤

无颅脑伤的患者，出现神经系统症状，应警惕有无脂肪栓塞。Cheatham 等指出此时应与脑动脉供血不足、钝性颈动脉损伤、椎-基底动脉血栓相鉴别，应及时做 MRI，并行脑血管造影。

（三）急性呼吸窘迫综合征

肺栓塞是急性呼吸窘迫综合征的原因之一，但脂肪栓塞仅仅造成肺的局部栓塞，栓塞区发生出血及渗出，形成间质水肿，可有脓肿及坏死区，并引起肺纤维化及囊变，因此气体交换困难，氧分压降低，而急性呼吸窘迫综合征的肺部改变则更加广泛。脂肪栓塞综合征胸部影像学结果差异很大，但是30%～60%的患者会显示双侧肺泡或空隙渗透呈现"暴风雪"样征，即为分布均匀的斑点状阴影，肺纹理增多，不伴有胸膜渗出，但心脏影像正常。脂肪栓塞综合征中创伤和渗出的出现有一定的时间间隔，这一点对创伤患者呼吸衰竭鉴别有重要意义。因为肺挫伤或发热、中毒引起的损伤造成的影像学异常会在发作时即可显现。

九、救治方法

骨折的处理和肺功能的支持是脂肪栓塞综合征治疗的关键。只要诊断及时，处理得当，其预后仍然较好。

（一）骨折固定

对骨折早期给予制动或固定。早期骨折固定相对于延迟固定脂肪栓塞综合征的发生率明显降低。长骨骨折的早期固定可以减少脂肪栓塞综合征的发生概率，已经发生脂肪栓塞综合征的骨折也应及时固定以防止病情恶化。年龄较大的粉碎性骨折，选择内固定手术要慎重，因中、老年人的高脂血症加上严重创伤，再手术创伤，有诱发脂肪栓塞综合征的可能。给昏迷或呼吸困难的患者进行内固定同样具有危险性，在临床上较为安全的方法是使用石膏、夹板及外固定。

（二）氧疗

除了脂肪栓子对脑组织的损伤外，低氧血症也是另外一个重要损伤因素。低氧血症还会损伤心、肝、肾，有效地纠正低氧血症可以提高脂肪栓塞综合征的生存率。应行血氧饱和度、动脉血气分析，密切监测呼吸功能。肺部症状较轻和动脉血氧分压正常的患者应该给予鼻管或面罩吸氧（6～8 L/min）。而呼吸困难、血氧饱和度低并持续不升时，则应及时行气管切开或使用呼吸机维持呼吸。注意防止呼吸道的感染。血氧饱和度必须维持在90%以上，吸氧浓度则在60%以下以防氧中毒。肺功能通常在3～5 d后恢复。高压氧疗对稳定期的患者有一定作用，但禁用于昏迷、痉挛、呼吸道不畅的患者。

（三）药物治疗

类固醇激素和人血白蛋白是最为有效的药物。

1. 糖皮质激素。可以稳定细胞膜，阻止前列腺素、白三烯等炎性因子的释放以避免或减轻炎症反应，降低血小板的附着、防止微血管内滞留、减少溶酶体的释放，改善低血氧，减少肺、脑间质水肿。关于激素应用的剂量和时机问题仍然存在争议。由于长期使用会产生严重的副作用，激素应该早期、大量冲击治疗。氢化可的松（1～1.5 g/d，2～3 d）停用后副作用小。Babalis GA 等报道小剂量（甲泼尼龙 1 mg/kg，每 8 h 1 次×6 次）预防应用糖皮质激素可以有效预防下肢长骨骨折后脂肪栓塞综合征的发生。

2. 人血白蛋白可以与体内多余的游离脂肪酸结合，降低游离脂肪酸的血液浓度，以减少后者对血管的损伤；还可维持胶体渗透压防止肺间质水肿，但是由于白蛋白可以从肺毛细血管渗出从而增加组织水肿，所以呼吸困难的患者应慎用。

3. 同时使用胃黏膜保护剂，防止应激性溃疡。

4. 低分子右旋糖酐 500 mL/d 静脉滴注，扩充血容量，改善微循环，还可预防和减轻严重脂肪栓塞综合征所并发的弥散性血管内凝血，但对伴有心力衰竭和肺水肿患者，应慎用。

5. 抑肽酶可以抑制血小板的聚集、减少血清素的释放，降低炎症因子的表达，促进抗炎因子的合成与释放，减轻机体炎性反应，同时还能促进肺表面活性物质的合成与释放，减轻急性肺损伤。

（四）对症治疗

血容量不足被认为是脂肪栓塞综合征和多器官功能衰竭发展的基础，纠正血容量不足是阻止脂肪栓塞综合征进一步发展的重要因素。纠正水电解质及酸碱平衡紊乱，应用抗生素、肝素，定期翻身、拍背。连续性静-静脉血液滤过是模拟肾小球的一种血液净化方法，可清除血液中的不良代谢产物及炎症递质，也取得了一定的临床疗效。

（五）中医治疗

1. 瘀阻肺络。选用清上瘀血汤以活血祛瘀、祛风解毒。若瘀阻化热，可选加地骨皮、知母、贝母、柴胡、紫菀。若盗汗、自汗严重者，内服当归六黄汤。若咳呛、胸痛、呼吸不畅，此为瘀血未尽，内服丹栀逍遥散加苏木、杏仁，冲服七厘散。

2. 瘀贯胸膈。瘀血蕴于肺，壅塞气道，气机不利，咳喘气逆，发绀，呼吸困难，甚则发热昏迷，可选用犀角地黄汤加田三七，以活血祛瘀，清热凉血。呼吸困难时，可合二陈汤加枳壳、杏仁、苏木、红花或苏子降气汤以清热降逆。

3. 瘀攻心肺。瘀攻心肺，化为火毒，患者昏迷不醒，严重呼吸困难和发绀，应选用犀角地黄汤并冲服祛瘀护心散，必要时也可冲服紫雪丹或苏合香丸以清心醒脑。

十、诊疗探索

1. 曾有人提倡通过漂浮导管测定肺动脉压及采集血样检测脂肪小球来诊断脂肪栓塞综合征。也有人建议脂肪栓塞综合征时通过支气管镜及支气管肺泡灌洗来获得巨噬细胞，检测其中是否有被吞噬的脂肪小球，但该方法难以获得满意的巨噬细胞数量。上述两种方法对诊断亚临床症状的脂肪栓塞综合征缺乏特异性和敏感性，但对分析低氧血症的原因可能有帮助。

2. 一般来讲，高清晰 CT 对脂肪栓塞综合征的诊断具有一定价值，普通 CT 发现脑水肿或高密度斑点状阴影对诊断价值不大，MRI 则相对较敏感。放射学检查恢复正常的同时，神经系统临床体征及症状往往得到改善。一些常规监测有助于早期发现脂肪栓塞综合征，血氧饱和度监测能早期发现低氧血症并能积极进行氧疗。术中使用经食道超声心动图、经颅多普勒超声，可早期发现脂肪栓塞综合征时的肺栓塞或脑血管栓塞。

3. 脂肪栓塞综合征的治疗主要是支持治疗和对症处理，尝试性应用的一些防治措施都取得了一定的效果。不同的治疗方法取得了不同程度的疗效，但由于缺乏统一的诊断标准，以及一些研究的样本量较小，这些治疗方案难以说明问题。关键是早期复苏、减轻应激反应及恢复血容量。糖皮质激素可通过多种途径阻止脂肪栓塞综合征的启动，如稳定肺毛细血管膜，减少肺水的漏出，减轻炎症反应；还可抑制补体系统的激活及血小板的聚集等。甲泼尼龙的有效剂量在 9～90 mg/kg。使用糖皮质激素可显著改变脂肪栓塞综合征的症状和体征，但不能缓解肺动脉高压；能否改变气体交换，尚不能确定。需要进一步探讨的是使用激素的最佳时机及其对脂肪栓塞综合征转归的影响。肝素由于可激活脂肪酶的活性而清除血清脂质，同时还可抑制血小板聚集，曾被提倡用来治疗脂肪栓塞综合征，但有引起出血的危险。为阻止创伤后游离脂肪酸的动员，提供充足的葡萄糖也可作为预防脂肪栓塞综合征的措施。水杨酸制剂能够在动物模型上抑制血栓素 A_2 合成，预防气体交换异常，也被推荐为预防脂肪栓塞综合征的药物之一。由于可引起凝血功能异常及肾功能损害等问题，右旋糖酐已不主张使用。有 $10\% \sim 40\%$ 的脂肪栓塞综合征患者需要机械通气治疗，肺功能障碍可在 $3 \sim 7 d$ 得到缓解。据个别研究显示，体外膜肺氧合可以作为重症脂肪栓塞综合征患者呼吸支持治疗的重要手段，但也会有顽固性的低血压及休克等严重情况出现，所以，还需要进一步的积累治疗经验。

4. 为避免骨折外科固定引起骨髓腔内的压力升高和骨髓脂肪动员增加，手术者采取一些特殊措施，如使用低动力高转速的骨钻和直径较小的钻头等，可减低骨髓腔内的压力，脂肪进入血管的机会减少。另外，应用外固定或钢板内固定较髓内固定发生脂肪栓塞综合征的机会少。

十一、病因治疗

1. 脂肪栓塞综合征的病理生理途径仍不十分清楚，外伤后预防性的措施需引起足够的重视。在患者抢救中，长骨骨折处理需十分小心，尽量少搬动，伤肢尽快用夹板固定。早期制动能减少骨折端活动及组织再损伤，可降低脂肪栓塞综合征发生率。血容量不足被认为是脂肪栓塞综合征发生的基础，严重创伤后及时补充血容量，防止和治疗休克，是预防创伤后脂肪栓塞综合征最重要的措施。在外伤现场、救护途中及入院早期的静脉输液很重要。早期止痛可限制类交感神经反应，通过加速脂肪的分解而增加自由脂肪酸的释放。

2. 导致脂肪栓塞综合征死亡的主要原因是进行性的肺部病变所致呼吸衰竭。对有可能发生脂肪栓塞综合征的患者，需通过血氧定量法和动脉血气分析来监测其呼吸功能。一旦出现呼吸急促及呼吸困难等肺部症状，应及时通过面罩或鼻导管吸氧，如果肺功能恶化可行气管插管和机械换气。应用高频正压呼吸机支持呼吸治疗脂肪栓塞综合征，效果明显。

十二、最新进展

1. 由于最近几十年诊疗技术的发展，脂肪栓塞综合征的发生率已显著降低。但是脂肪栓塞综合征的病理生理机制尚不清楚。由于实验室检查和影像学检查缺乏特异性，临床诊断就显得至关重要。早期肺的支持治疗及其他支持治疗可能会阻止病理生理的发展和病情恶化。对于骨折患者无颅脑和胸部损伤而出现神经系统或呼吸系统症状时，应提高警惕，只要能早期诊断，并给予心、肺功能的充分支持，可以有良好的预后。

2. 实验室检查结果大部分没有特异性。血液和生化异常：贫血、血小板减少、红细胞沉降率加快、脂肪巨球蛋白血症，凝血功能改变，只能辅助诊断脂肪栓塞综合征。由于肺泡内出血，红细胞比容会在 $24 \sim 48 h$ 降低。但需注意，骨创伤后血脂肪酶水平增高并不能提示脂肪栓塞综合征，循环的脂肪水平与该综合征的严重程度无关，所以血脂水平对诊断没有帮助。尿、血、痰的苏丹或红油 O 染色细胞学检查可以检出游离的或存在于巨噬细胞的脂肪球。但是作为创伤性检查，这一检查并不敏感，不能排除脂肪栓塞。Takada 等研究发现：中性脂肪能增加炎性因子表达水平，促使器官的毛细血管栓塞，尤其在肺内，结果表明可以利用中性脂肪浓度变化早期预测发生脂肪栓塞综合征的危险。经支气管肺泡灌洗可以直接发现肺内脂肪球，脂肪栓塞综合征患者肺泡灌洗液中有超过 30% 的巨噬细胞染色后发现中性脂肪，而一些其他疾病，如脓毒症、高脂血症及脂肪乳输注的患者支气管肺泡灌洗液中同样发现了脂肪球，所以目前尚不推荐支气管肺泡灌洗液检查作为诊断脂肪栓塞综合征的常规手段。

3. 影像学检查也不敏感。高分辨力 CT 呈现肺小叶间隔的双侧磨玻璃样混浊及增厚，部分病例小叶中心结节混浊。新近多篇报道指出 MRI，尤其是脑扩散加权磁共振成像对脑脂肪栓塞综合征的早期诊断有重要意义。扩散加权磁共振成像中高密度区可能对于长骨骨折但没有头部创伤的患者脂肪栓塞早期诊断和更为敏感的指标。T_2 加权像最有诊断价值，与脑损伤的临床表现相符。有报道经颅多普勒可以检测脑内小栓塞并追踪其变化，如经证实这无疑会对脂肪栓塞综合征鉴别诊断具有意义。

4. 脂肪栓塞综合征的诊断还是比较困难的，因为除了瘀斑，没有其他具有诊断特异性的体征。由于实验室和影像学检查特异性不强，脂肪栓塞综合征的诊断主要还是依靠临床标准。但是根据近年临床与实践研究显示上述标准稍显机械，不利于临床脂肪栓塞综合征的早期诊断。在诊断过程中，需结合病史，在综合各项指标全面分析的基础上，若出现显性低氧血症，不能用其他原因解释，虽未达到 Gurd 临床诊断标准，但有相应指标时，可诊断为早期脂肪栓塞综合征，给予密切观察和及时治疗。

5. 脂肪栓塞与手术业已证明，长骨骨折的非手术治疗可以诱发脂肪栓塞综合征。Wenda 等通过实验证实，骨折后行牵引治疗和手法复位时，髓腔内压力明显升高。骨折端的反复复位可以导致持续的出血、加重肿胀，促进骨髓脂肪释放进入静脉循环。长骨骨折的早期开放复位有益于创伤患者，因为复位能减少创伤后并发症，手术时骨折处的血液和脂肪被排除，从而阻止了脂肪栓子进入静脉循环。但这种解释并不适用于每个手术患者，当行骨折髓内插钉术时，其结果完全不同。骨髓脂肪栓塞与髓腔内操作有关的观点首先在 1977 年的一例髋和膝关节联合假体置换术中可描述，后又有研究阐述了在股骨插钉术期间肺功能的急性损害，扩髓时髓腔内压力和钉的插入一样，均可导致脂肪栓塞。超声心动图描记术在扩髓时检查出有大量的骨髓和脂肪通过心脏，但 Heim 等在动物实验中证明，在不骨折的股骨应用扩髓或不扩髓插钉术，脂肪栓塞没有不同。最近的研究也提示，使用不扩髓的髓内插钉术后急性呼吸窘迫综合征的发生率并未见降低。Schemitsch 等报告无论髓腔扩大与否，行髓内钉固定动物的肺动脉压明显高于钢板固定组，但肺内脂肪栓子数量及肺水肿程度无明显差异。当骨折时，髓腔脂肪一部分进入血肿，但仍然有足够的脂肪存留于长骨的干骺端，在扩髓和插钉期间，被压入静脉循环。因此，一个重大外伤患者有严重长骨骨折，不应太仓促地施行髓内插钉术。

6. 早期高压氧治疗是近年来治疗脂肪栓塞综合征的重要措施，其主要作用机制是提高血氧分压及血氧含量，迅速改善病灶区域供氧，减少酸性代谢产物；增加脑组织内毛细血管氧弥散半径；改善微循环，可通过增强红细胞可变性，降低血液黏度，改善微循环调节功能等；控制脑水肿，降低颅内压从而减低脑损伤；刺激病灶区内毛细血管新生，以促进侧支循环建立；恢复缺血半暗区的细胞功能；增加吞噬细胞的吞噬能力，以清除梗死灶内坏死神经元胶质细胞、血管内皮细胞基底膜、各种纤维髓鞘，以减轻炎性反应对脑细胞的损害；减少或消除无氧代谢；改善脑干网状激活系统功能；促进昏迷患者觉醒。

王建　施沈平　盛小明　童培建　张在其

第 三 章　　胸 部 外 科

第一节　肋骨或胸骨骨折

一、基本概念

在各种因素的作用下而发生的肋骨或胸骨连续性中断称为肋骨或胸骨骨折。肋骨骨折在胸部伤中占61%～90%。不同的外界暴力作用方式所造成的肋骨骨折病变可具有不同的特点：作用于胸部局限部位的直接暴力撞击所引起的肋骨骨折，断端向内移位，易刺破肋间血管、胸膜和肺，产生血胸和（或）气胸。间接暴力如胸部受到前后挤压时，骨折多在肋骨中段，断端向外移位，刺伤胸壁软组织，产生胸壁血肿，且常可并发纵隔损伤或脊柱骨折。枪弹伤或弹片伤所致肋骨骨折常为粉碎性骨折。在儿童，肋骨富有弹性，不易折断，而在成人，尤其是老年人，肋骨弹性减弱，容易骨折。偶尔由于剧烈的咳嗽或喷嚏等，胸部肌肉强力收缩而引起肋骨骨折，称为自发性肋骨骨折，多发生腋窝部的第6～9肋。当肋骨本身有病变时，如原发性肿瘤或转移瘤等，在很轻的外力或没有外力作用下也可发生肋骨骨折，称为病理性骨折。仅有1根肋骨骨折称为单根肋骨骨折。有2根或2根以上肋骨骨折称为多发性肋骨骨折。肋骨骨折可以同时发生在双侧胸部。每肋仅一处折断者称为单处骨折，有两处以上折断者称为双处或多处骨折。只有肋骨骨折而不伴有血气胸和胸内脏器和结构损伤者称为单纯性肋骨骨折。

胸骨骨折占胸部伤的1.5%～5%，多为强大的钝性直接暴力引起，如牛顶、马踢、汽车肇事中方向盘撞击等，也可为火器伤或锐器伤引起。骨折可发生在胸骨的任何部位，但大多在胸骨体上段或胸骨体与胸骨柄交界处。极少数胸骨在本身病变的基础上受到轻微外力时可发生病理性骨折。外伤性胸骨骨折常合并有双侧多根多处肋骨或肋软骨骨折。

序列性多根多处肋骨骨折或多根肋骨骨折合并多根肋软骨骨骺脱离或双侧多根肋软骨骨折或骨骺脱离，则造成胸壁软化，称为胸壁浮动伤，又称为连枷胸。连枷胸的发生率约占胸部伤的13%，多为交通事故和工伤事故所致。心肺复苏施行胸外按压时也可造成肋骨骨折。连枷胸时折断肋骨数在2～10根，平均4.5根。按照其所在部位，连枷胸可分为前胸连枷胸（Ⅰ型为正前位，Ⅱ型为侧前位）、侧胸连枷胸和后胸连枷胸，后者因有强大肌肉支持和仰卧时的压迫，其危害较前者为轻。侧胸连枷胸最为多见，危害也较大。偶有双侧连枷胸，称为软胸综合征。

二、常见病因

（一）外伤

1. 直接暴力，如枪弹伤、刀砍伤、外力直接打击等造成受伤局部的肋骨或胸骨骨折。

2. 间接暴力，多见于胸廓受到前后方向的挤压，如胸外按压时可发生胸廓侧方的肋骨骨折。

（二）肋骨和胸骨骨病

1. 炎症性疾病。①化脓性感染即骨髓炎；②结核。

2. 肿瘤及瘤样病变。

（1）恶性骨肿瘤：①原发性骨肿瘤如骨巨细胞瘤、骨髓瘤、骨肉瘤等；②转移瘤。

（2）瘤样病变：黄色瘤、骨囊肿、嗜酸性肉芽肿等。

（三）自发性肋骨骨折

并不罕少见。疲劳性骨折可能是其发病机制之一，系骨骼的某一部位受到持续、反复、长期积累损伤而引起的慢性骨折，如慢性咳嗽等。随着人口老龄化程度的不断加深，在严重骨质疏松基础上出现的自发肋骨骨折也越来越多见。

三、发病机制

外力作用于胸廓时，肋骨随之发生形变，外力继续增加，肋骨形变加剧，当达到一定极限时，肋骨即发生断裂。当肋骨原有骨病时，其承受外力的能力下降，可在受到轻微外力或无明显外力时发生骨折。

肋骨骨折多发生在第4~7肋。第1~3肋有锁骨、肩胛骨及肩带肌群的保护而不易骨折。据报道，第1肋骨折的发生率仅占胸部钝性伤的3%~9%，但65%以上患者伴有一种以上的胸部合并伤，且常并发其他部位和系统的合并伤，死亡率高达36%。第8~10肋渐次变短且连接于软骨肋弓上，有弹性缓冲，骨折机会减少；第11和12肋为浮肋，活动度较大，甚少骨折。但是，当暴力强大时，这些部位的肋骨都有可能发生骨折。

自发性肋骨骨折发生率低，主要见于老年人，其可能的发病机制是：骨折的发生与肋骨的形态、走行方向与肋骨相关各关节间的关系及呼吸运动原理有着密切的联系。向前下行的肋骨在吸气时，绕过肋骨头和肋结节的轴做铰链式运动抬高，近水平位。肋前端与肋软骨相接处向前外上运动，其弯曲部分伸直。由于肋骨与胸椎、肋骨与胸骨之间的关节滑膜、韧带、关节支持组织发生退行性变，同时肋软骨骨化使骨性胸廓的活动度明显下降，在打喷嚏、咳嗽等连续、强烈的深吸气运动时，除弹性下降的肋间肌、膈肌的作用外，胸小肌、斜角肌甚至胸大肌等呼吸辅助肌更多地参与作用，使肋骨受到强力牵拉，造成应力的累积，肋骨发生急性、亚急性损伤，导致骨结构断裂。此外老年骨质疏松使骨的功能不全及深吸气时胸椎变直，肋骨向两侧更加展开，造成本来因桶状胸而水平走行的肋骨处于更大的张力之下，也是骨折发生的重要内部因素。

胸骨骨折除枪弹伤或刀砍伤外，大多发生在胸骨体上段或胸骨体与胸骨柄交界处，其机制可能与胸骨柄与胸骨体交接处骨质较薄，且应力集中有关。胸骨上有一层肌肉腱样组织覆盖保护，周边无强力肌肉附着，故胸骨骨折多为直接暴力所致，间接暴力难以发生造成胸骨骨折。骨折线多为横行，较少移位，若有移位，一般是下断端向前上方移位，但在方向盘所致骨折或称方向盘综合征时，骨折下断端可向后上方移位，且常伴双侧多发性肋软骨或肋骨骨折，并可引起反常呼吸运动。直接撞击引起者半数以上伴有纵隔内血肿甚或引起急性心脏破裂、胸主动脉破裂或腹内脏器伤，也应警惕支气管断裂；挤压伤引起者可伴有脊柱骨折。

局部疼痛是肋骨骨折和胸骨骨折最明显的症状，且随咳嗽、深呼吸或身体转动等运动而加重，有时患者可同时自己听到或感觉到肋骨骨折处有"咯噔咯噔"的骨摩擦感。疼痛及胸廓稳定性受破坏，可使呼吸活动受限、呼吸浅快和肺泡通气量减少、患者不敢咳嗽、痰潴留，从而引起下呼吸道分泌物梗阻、肺不张和肺炎。这在老弱患者或原有肺部疾患的患者尤应予以重视。在连枷胸，当吸气时胸腔内负压加大，软化部分胸壁向内凹陷；呼气时胸腔内压力增高，损伤的胸壁浮动凸出，这与其他胸壁的运动方向相反，称为"反常呼吸运动"。有的患者虽有胸壁软化和局部胸壁凹陷，但由于骨折断端呈锯齿状且互相卡住，不产生反常呼吸运动，成为"稳定"的连枷胸，称为"塌陷胸"，可造成对胸内脏器的压迫。然而应该警惕的是，因为咳嗽、肺部物理治疗、骨折端的溶解和吸收等，常可使之在数小时或数天后突然发生反常呼吸运动，并且这种迟发的反常呼吸运动常因未能及时发现而引起致命性缺氧。反常呼吸运动可使两侧胸腔压力不平衡，影响血液回流，造成循环功能紊乱，是导致和加重休克的重要因素之一。连枷胸时胸痛和胸廓稳定性破坏严重，导致反常呼吸运动使呼吸运动严重紊乱，咳嗽无力，肺活量及功能残气量减少，肺顺应性和潮气量降低，引起严重的呼吸困难及低氧血症。反过来，低氧血症和气道阻力增加，迫使患者用力呼吸，又进一步加剧了胸痛、胸壁不稳定、反常呼吸运动及它们所引起的病理变化，从而进一步加重缺氧，形成恶性循环。过去曾认为，连枷胸时有部分气体随着吸气和呼气而在健侧和伤侧肺内之间来回流动，不能与大气交换，称为"残气对流"或"摆动气"，是造成呼吸功能障碍的主要原因。而目前认为摆动气并不存在，连枷胸的反常呼吸运动及其所常伴有的肺挫伤由于肺泡和间质出血、水肿、肺泡破裂和不张等，是引起呼吸功能障碍的重要原因。

四、临床特征

（一）外伤性肋骨或胸骨骨折

有明确外伤史，并在此基础上出现胸痛甚至呼吸困难、反常呼吸运动等。体检时胸壁有明显压痛，胸廓挤压试验阳性。X线检查多可见肋骨或胸骨骨折线。

（二）病理性肋骨或胸骨骨折

突发胸痛，但无明显外伤史或仅轻微外伤史。胸痛程度较轻，多在原有胸痛基础上加重。部分病例有原发病表现，如结核的低热、盗汗；转移瘤的消瘦等。查体时局部可发现包块、脓肿等，压痛，胸廓挤压试验阳性。X线检查除可见肋骨或胸骨骨折外，尚可见骨质破坏表现。

（三）自发性肋骨骨折

罕见，可见于老年人或特殊职业者如高尔夫球手，与慢性咳嗽等反复、持续的胸廓肌肉运动有关。

五、辅助检查

（一）实验室检查

1. 血常规检查。肋骨和胸骨骨髓炎所致的病理性肋骨骨折白细胞总数升高，中性粒细胞比例升高；骨结核白细胞总数正常，淋巴细胞比例升高；嗜酸性肉芽肿白细胞总数一般正常，嗜酸性粒细胞比例升高；骨髓瘤白细胞总数正常，浆细胞比例升高；创伤性肋骨和胸骨骨折可见白细胞计数水平升高，多与创伤应激反应有关。血色素及红细胞计数等指标在创伤性肋骨和胸骨骨折中对判断有无内出血有一定意义，在病理性肋骨或胸骨骨折中对判断原发疾病的程度、患者体质、营养状况等具有一定的意义。

2. 血碱性磷酸酶。病理性肋骨和胸骨骨折如骨肉瘤及骨质疏松患者AKP升高。

3. 动脉血气分析。对严重损伤出现呼吸困难的患者进行动脉血气分析，可明确低氧血症及二氧化碳的潴留程度，有助于临床急救工作。

4. 红细胞沉降率。大部分病理性肋骨骨折和胸骨骨折如骨结核、骨肿瘤患者红细胞沉降率加快。

5. 抗结核抗体。对判断病理性肋骨和胸骨骨折是否为结核感染有一定的参考价值。

（二）X线检查

对怀疑有肋骨或胸骨骨折者应常规进行胸部正斜位X线片检查，可重复进行，如条件允许应立即进行立位 X 线检查，可以排除血胸、气胸、肺不张及肺炎等，尚可显示主动脉破裂的纵隔增宽、创伤性膈疝等。在肋骨和胸骨骨折无明显移位或肋骨骨折位于与软骨交界处，或青枝骨折，或肋骨中段在胸部 X 线片上位于两侧的肋骨相互重叠处，X 线片上不易看出骨折线，但在伤后 3～6 周的胸部 X 线片上，可以发现骨折端的骨痂形成阴影，可以协助诊断。在病理性肋骨和胸骨骨折中，胸部 X 线检查可协助了解骨质破坏的程度、判断病变的性质及预后，同时可了解肺部情况，有无肺结核、有无肺原发肿瘤、有无肿瘤肺转移等。

（三）CT 检查

X 线检查是肋骨骨折和胸骨骨折的常规检查方法，但在少数情况下，X 线检查不能发现肋骨和胸骨骨折征象或难以确诊骨折，以致造成漏诊。胸部 CT 检查有助于进一步明确诊断，特别对判断病理性骨折的性质和类型具有重要意义。螺旋 CT 尤其是近几年快速发展起来的多层螺旋 CT，其三维重建后处理图像能直观、逼真的观察病变，能够更加准确细致地观察到骨折线的位置、数量及骨折断端移位情况。对不完全性肋骨和胸骨骨折 X 线片很难发现，即使行 CT 检查，横断面扫描，也易造成漏诊及误诊，即使发现骨折也很难判断是哪一根肋骨骨折，而多层螺旋 CT 扫描三维重建后处理图像立体、直观、全面地显示肋骨和胸骨的形态及内部结构改变，曲面重建技术能够准确判断肋骨骨折和胸骨骨折及骨折部位。

六、诊断思路

肋骨骨折和胸骨骨折的诊断并不十分困难，但同时又容易出现漏诊。正确地判断是否肋骨骨折和胸骨骨折及肋骨骨折数目、并发症情况等主要依赖以下几方面的工作。

（一）病史

应详细询问发病时有无明确的外伤史，如车祸、摔伤、高处坠落伤，重物对胸壁的直接撞击伤，挤压伤及枪弹伤等；有无既往肺部感染、肺部及其他部位结核史；对于有全身其他部位恶性肿瘤的患者，出现突发胸痛应考虑肿瘤肋骨和胸骨骨转移并病理性骨折的可能性；发病前有反复、持续、高强度胸廓附着肌肉运动史如打高尔夫球者应留意自发性肋骨骨折；如为老年患者虽无外伤史，应仔细询问有无慢性咳嗽、喷嚏或胸部剧烈活动等，避免漏诊。

（二）症状

1. 疼痛是肋骨骨折和胸骨骨折最显著的症状，但不同原因所致的肋骨骨折和胸骨骨折疼痛的程度存在不同。外伤性肋骨骨折和胸骨骨折患者，疼痛剧烈，深呼吸、咳嗽、强迫体位、活动双上肢等可使疼痛加重，伤者因疼痛不敢深呼吸及咳嗽，易使分泌物潴留，加重呼吸困难。病理性肋骨骨折和胸骨骨折患者胸痛往往不如外伤性肋骨骨折和胸骨骨折剧烈，由于病变呈持续进行性，肋骨和胸骨发生骨折前后可能均存在局部疼痛，也可能程度轻，即使出现骨折也未被患者察觉。自发性肋骨骨折患者胸痛具有突发性的特征，程度较剧烈。

2. 外伤性肋骨骨折和胸骨骨折可由于暴力巨大造成多处多根肋骨骨折，形成连枷胸。浮动胸壁的伤员，伤情多较严重，可有反常呼吸运动，出现呼吸困难、发绀，甚至休克。

3. 对于无明显外伤出现胸痛的患者，应考虑病理性肋骨骨折和胸骨骨折的可能性。此类患者要特别注意了解除胸部疼痛以外的局部或全身症状，如低热、盗汗、消瘦等，以协助寻找可能存在的原发病。

（三）体格检查

1. 肋骨骨折和胸骨骨折具有骨折的最基本的特征，直接暴力导致肋骨和胸骨粉碎性或多发性肋骨骨折，可见局部明显畸形。但由于胸廓是一个整体，有时肋骨骨折和胸骨骨折表现不如四肢骨折典型，如单根肋骨骨折时，畸形、异常活动、骨擦音骨擦感均不明显。因此，体检时应加以注意，容易漏诊。

2. 连枷胸是由于多发性肋骨骨折引起的重症，严重影响呼吸系统和心血管系统的功能，甚至造成呼吸、循环系统衰竭，体检时应特别注意，一旦诊断成立，应立即采取措施加以处理。

3. 肺挫伤是肋骨和胸骨骨折常见的并发症，体检时可闻及呼吸音减弱、湿啰音等。由于疼痛及创伤性反应，呼吸道分泌物增加，因患者咳嗽无力，可闻及痰鸣音。并发肺部感染，肺不张时呼吸音降低或消失。

4. 对于病理性骨折体检时要注意全身其他部位有无原发病变，如肺结核、原发性肿瘤等。

（四）化验室检查

血常规检查可见白细胞计数水平升高，多与创伤应激反应有关，但对骨髓炎、骨结核、嗜酸性肉芽肿引起的病理性肋骨骨折和胸骨骨折而言，血常规检查却具有较为重要的意义。血色素及红细胞计数等指标对判断有无内出血有一定意义。对严重损伤出现呼吸困难的患者进行动脉血气分析，可明确低氧血症及二氧化碳的潴留程度，有助于临床急救工作。

（五）X线检查

可重复进行，如条件允许应立即进行立位 X 线检查，可以排除血胸、气胸、肺不张及肺炎等，尚可显示主动脉破裂的纵隔增宽、创伤性膈疝等。在肋骨骨折无明显移位或肋骨骨折位于与软骨交界处，或青枝骨折的情况下，或骨折位于腋中线附近，由于体位的关系，X 线片上均不易看出骨折线，通过复查及不同体位摄片，或在伤后 3～6 周的胸部 X 线片上，可见骨折端的骨痂形成阴影，可以协助诊断。

七、临床诊断

根据病史、临床表现及辅助检查情况，各种类型肋骨骨折和胸骨骨折的诊断如下。

（一）外伤引起的肋骨骨折和胸骨骨折

1. 有明显的外伤史，如车祸、摔伤、高处坠落伤，重物对胸壁的直接撞击伤，挤压伤及枪弹伤等。

2. 胸痛，深呼吸、咳嗽、强迫体位、活动双上肢等均可使疼痛加重，伤员因疼痛不敢深呼吸及咳嗽，易使分泌物潴留，加重呼吸困难。受伤部位往往有软组织挫伤、肿胀，甚至存在局部伤口及出血等。浮动胸壁的伤员，伤情多较严重，可有反常呼吸运动，出现呼吸困难，发绀，甚至休克。

3. 骨折断端处有明显压痛，局部软组织肿胀，或有皮下血肿；有时可以触到骨折的断端或局部凹陷，有时有明显骨擦感及骨擦音；以双手在患者前后或两侧对压胸廓，可引起骨折部位的疼痛，即胸廓挤压试验阳性。

4. 多发性肋骨骨折引起的连枷胸，可引起反常呼吸运动，表现为吸气时胸廓扩张，但浮动胸壁向内凹陷；呼气的胸廓缩小，但损伤的浮动胸壁凸出；由于疼痛及创伤性反应，呼吸道分泌物增加，因患者咳嗽无力，可闻及痰鸣音或啰音。并发肺部感染，肺不张时呼吸音降低或消失。

5. 血常规白细胞正常或轻度升高，血红蛋白正常或轻度降低。当肋骨和胸骨骨折合并肺挫伤、血气胸时可有白细胞明显升高和不同程度血红蛋白降低。连枷胸患者动脉血气分析提示动脉血氧分压降低和动脉血二氧化碳分压升高。胸部 X 线片、CT 可见肋骨和胸骨骨折线及可能合并的血气胸、肺挫伤等。

（二）肋骨和胸骨本身病变引起的肋骨骨折和胸骨骨折

1. 肋骨和胸骨骨髓炎。①发热；②局部红、肿、热、痛；③局部压痛明显，或可触及波动感；

④胸廓挤压试验阳性；⑤辅助检查：血白细胞明显升高，血红蛋白正常或降低。胸部X线片可见肋骨和胸骨骨质破坏并骨折，骨膜反应。

2. 肋骨和胸骨骨结核。①全身症状不明显，若同时合并有肺或其他部位结核可有低热、盗汗、乏力、消瘦等结核中毒症状；②局部肿胀，疼痛，皮肤无发红，或有慢性窦道形成并有"豆腐渣样"物质经窦道口向外溢出；③局部压痛存在，皮温不高，波动感不明显；④胸廓挤压试验阳性；⑤辅助检查：血白细胞升高，以淋巴细胞为主，红细胞沉降率加快，抗结核抗体阳性及结核杆菌素试验阳性。胸部X线片及CT可见肋骨和胸骨骨质破坏并骨折，有死骨，有时有周围脓肿形成。

3. 原发性肋骨和胸骨恶性骨肿瘤。①早期全身表现多不明显，晚期可出现低热、贫血、消瘦等；②多有局部疼痛，以酸胀痛为主，可有剧痛；③有时可触及局部包块，压痛；④胸廓挤压试验阳性；⑤胸平片可见肋骨和胸骨骨质破坏、骨折或骨膜反应，CT可见除肋骨和胸骨骨质破坏、骨折或增生以外的周围软组织侵犯情况。

4. 转移性肋骨和胸骨恶性骨肿瘤。①原发肿瘤表现：疼痛、发热、消瘦等；②局部疼痛，以酸胀痛为主，可有剧痛；③可触及局部包块，压痛；④胸廓挤压试验阳性；⑤胸部X线片可见肋骨和胸骨骨质破坏、骨折及肺部肿瘤原发或转移灶。CT可进一步了解骨质破坏情况及周围软组织侵犯情况，肺部及其他部位肿瘤原发灶情况等。

5. 肋骨和胸骨瘤样病变。①酸胀痛为首发主要表现；②偶可触及包块，局部有压痛；③骨折时疼痛加剧，也可减轻，胸廓挤压试验阳性；④胸平片可见肋骨和胸骨骨质破坏并骨折，一般无明显骨膜反应。

（三）自发性肋骨骨折

1. 突发胸痛，无明显外伤史。
2. 多有慢性咳嗽病史或反复、持续、高强度胸廓附着肌肉运动史。
3. 局部有压痛，偶可触及骨擦感、闻及骨擦音。
4. 胸廓挤压试验阳性。
5. 胸平片可见肋骨骨折线，一般无明显移位，无骨质破坏表现及骨膜反应等。

（四）并发症

单纯肋骨骨折和胸骨骨折诊断并不困难，但在处理胸部损伤患者时，要仔细全面检查，注意有无血胸、气胸、胸内脏器或身体其他部位的损伤。对第1、2肋骨骨折应注意有无血管神经损伤，对下胸肋骨骨折应仔细检查腹部有无压痛、肌紧张，必要时行腹腔穿刺以排除肝破裂、脾破裂的可能。应尤其注意创伤性血胸、腹腔内脏器出血等出现的低血容量性休克前期症状。胸骨骨折死亡率高，其原因主要是合并严重的胸内脏器或其他部位的损伤，故诊断中应注意以下情况：

1. 浮动胸壁。
2. 肺挫伤。
3. 支气管断裂。
4. 血气胸。
5. 心包积血。
6. 心包裂伤。
7. 心肌挫伤。
8. 心肌瓣膜损伤。
9. 心脏破裂。
10. 主动脉破裂。
11. 腹腔内脏伤。

12. 脊椎损伤等。

八、鉴别诊断

需与肋骨骨折和胸骨骨折鉴别的疾病主要有：

1. 外伤性肋骨骨折和胸骨骨折与胸壁软组织挫伤的鉴别见表 2-3-1。

2. 肋骨骨折和胸骨骨折与胸膜炎的鉴别见表 2-3-2。

表 2-3-1　肋骨骨折和胸骨骨折与胸壁软组织挫伤的鉴别

鉴别点	外伤性肋骨骨折和胸骨骨折	胸壁软组织挫伤
病史	有外伤史，暴力较大	有外伤史，暴力较小
症状	胸痛剧烈，呼吸动度降低，可合并呼吸困难等，屏气时疼痛明显减轻	胸痛较轻，对呼吸无明显影响，屏气时疼痛无变化
体征	局部压痛明显，偶有骨擦音及骨擦感，胸廓挤压试验阳性	局部压痛，无骨擦音及骨擦感，胸廓挤压试验阴性
X线检查	可见肋骨骨折和胸骨骨折线	肋骨和胸骨无异常

表 2-3-2　肋骨骨折和胸骨骨折与胸膜炎的鉴别

鉴别点	肋骨骨折和胸骨骨折	胸膜炎
病史	多有明确外伤史或轻微外伤史	一般无外伤史，少数有胸部开放性外伤或胸部手术史
症状	剧烈胸痛，随呼吸运动而加重；除感染所致病理性骨折外一般无发热	胸部钝痛，呼吸运动时出现，屏气时消失；大部分伴有发热
体征	胸壁压痛明显，有异常活动及骨擦感，胸廓挤压试验阳性。无胸膜摩擦音	胸壁无压痛，胸廓挤压试验阴性。听诊有呼吸音降低、胸膜摩擦音
X线检查	可见肋骨骨折和胸骨骨折线	可见胸腔积液，胸膜增厚

九、救治方法

（一）肋骨骨折和胸骨骨折的治疗原则

1. 合理有效的固定制动。

2. 迅速采取措施治疗并发症。

3. 必要时采取手术治疗。

（二）单纯肋骨骨折和胸骨骨折治疗

1. 单纯肋骨骨折。

（1）应用口服止痛药物，或必要时给予肌内注射镇静及止痛药物。

（2）如果疼痛剧烈，可考虑行肋间神经或痛点封闭，其止痛效果较理想，对伤员呼吸、咳嗽、咳嗽排痰等均有好处。肋间神经阻滞可用 0.5% 或 1% 普鲁卡因 5 mL 注射于脊柱旁 5 cm 处的骨折肋骨下缘，注射范围包括骨折肋骨的上下各一根肋骨。痛点封闭是将普鲁卡因直接注射于肋骨骨折和胸骨骨折处，每处 10 mL。必要时阻滞或封闭可经 12～24 h 重复 1 次，也可改用长效止痛剂。注意穿刺不可过深，以免刺破胸膜。

（3）胶布固定制动法：于伤员呼气末，用一宽 6～8 cm 长度超过患者胸围半周（必须超过中线 5 cm）的胶布数条，由后向前，由下往上像叠瓦样将胶布贴于胸壁，每条胶布互相重叠 2～3 cm，起固定作用。其目的在于限制呼吸运动，使骨折断端减少活动而止痛，但对患有支气管炎、支气管哮喘、肺气肿的高龄伤员应禁用此法。同时，因其止痛效果并不理想、限制呼吸且有皮肤过敏等并发症，故而除在转运患者才考虑应用外，一般不应用，而应用多头胸带或弹力束胸带，效果更好。

（4）弹性胸束带固定法：其原理与前者相同，具有固定确实，患者舒适，不影响胸廓运动，有利于保持正常的静息通气量的优点，目前临床应用较多。

2. 无移位的胸骨骨折。卧床休息及应用止痛剂；可采用 0.5％普鲁卡因进行局部封闭；在肩胛间垫枕及骨折部加沙袋压迫，可限制骨折活动，也有止痛效果，一般卧床 2～3 周即可。

3. 有移位的胸骨骨折。待伤情稳定应尽早行骨折复位，常用方法如下：

（1）闭合复位：适用于胸骨完全横断并移位的骨折，在局麻下让患者双臂上举过头，使胸椎过伸，然后往胸骨下方骨折片用力加压使其复位。

（2）铁丝夹板外固定法：在骨折处做 1～2 cm 长切口直到骨膜，于胸骨外板上钻两个小孔，间隔 1 cm，用粗号不锈钢丝穿过，固定于拱桥形之双层铁丝夹板上，利用拱桥的弹性对胸骨起牵引作用。

（3）悬吊牵引法：用司密斯针弯成钩，在骨折部胸骨边缘切一小口，将钩紧贴胸骨后面从另一侧穿出，注意避免损伤胸廓内血管，然后用 4～5 kg 的重量做悬吊牵引，缺点是必须卧床，且搬运不便。

（4）手术固定：如骨折移位明显或胸骨骨折伴有浮动胸壁，需手术治疗。于骨折处正中切开，用钝性骨膜剥离器或持骨器撬起骨折端，使之上下对合，在骨折上下折片钻孔后应用不锈钢丝固定，缝合。

（三）多根多处肋骨骨折有反常呼吸患者的治疗

对于连枷胸的处理，除了上述原则以外，尤其注意尽快消除反常呼吸运动、保持呼吸道通畅和充分供氧、治疗肺挫伤、纠正呼吸与循环功能紊乱和防治休克。当胸壁软化范围小或位于背部时，反常呼吸运动可不明显或不严重，可采用局部夹垫加压包扎。但是，当浮动幅度达 3 cm 以上时可引起严重的呼吸与循环功能紊乱，当超过 5 cm 或为双侧连枷胸（软胸综合征）时，可迅速导致死亡，必须进行紧急处理。

1. 保持呼吸道通畅，必要时行气管内吸痰或气管切开术，进行气管切开术后可减少呼气时阻力，改善反常呼吸，减少呼吸道无效腔容量；便于进行呼吸道管理。

2. 充分止痛对保持呼吸道通畅及预防肺功能不全有重要作用，伤后早期宜使用持续硬脊膜外镇痛法间断注入适量特配制的止痛药物，或采用肋间神经阻滞等治疗。以减轻因疼痛导致的患侧胸壁活动受限，潮气量降低，咳嗽抑制，从而避免出现肺不张、低氧血症及呼吸窘迫。

3. 防治休克，尤其注意全身其他部位的合并损伤。

4. 应用抗生素防治感染，注意肺部并发症的预防及处理，限制输液量，尤其是 0.9％氯化钠等晶体液的输入量及速度，应以胶体液为主的溶液和乳酸钠林格注射液。

5. 尽快消除反常呼吸运动，纠正呼吸及循环功能紊乱，对浮动胸壁所出现的反常呼吸运动，根据其范围及呼吸困难的程度可选用以下方法。

（1）加压包扎及沙袋压迫：用于浮动胸壁范围小、反常呼吸较轻者，该方法简单、快速且较稳定。对稍大的浮动胸壁进行加压包扎，反常呼吸被抑制，但可造成胸壁塌陷畸形，对以后的呼吸循环功能可产生不利影响。

（2）骨牵引固定法：于浮动胸壁的中央部，选择 1～2 根能持力的肋骨，无菌操作条件并局麻下，在肋骨上、下缘各刺一小口，用巾钳将肋骨夹住，用牵引绳系于巾钳尾部，通过滑轮用 2～3 kg 重量牵引，牵引时间约 2 周，本法及效果确实可靠，骨折复位及肺膨胀良好，但患者须卧床，不能下地活动且不便搬迁。

（3）控制机械通气：又称呼吸内固定法，系以气管插管或做气管切开后插入带气囊的导管连接于人工呼吸器上进行辅助通气。近年对此法应用争论较多，故临床上多用于有呼吸窘迫及低氧血症者，动脉血氧分压<60 mmHg、动脉血二氧化碳分压>50 mmHg、肺分流>25％的患者；一旦动脉血气分析基本恢复正常，即可停止使用。在采用此法之前，必须仔细了解胸内情况，如合并气胸，应先行胸腔闭式引流，以避免应用机械通气后出现的张力性气胸。

（4）手术内固定法：其优点是缓解胸痛，直接探查和治疗胸内损伤，通过手术迅速牢固恢复胸廓的完整性，且患者可早期下床，减少了并发症，但由于病员伤势重，加上麻醉及手术可加重缺氧及休克，手术创伤较大，采用手术内固定应慎重。符合以下条件可考虑行手术治疗：①须剖胸行胸内脏器损伤处理的连枷胸患者；②辅助呼吸进行2周以上，且胸壁反常呼吸运动仍未减弱者；③前位及侧位浮动胸壁尤其是肋骨骨折错位明显者。也有报道主张手术内固定法仅用于胸内合并伤行剖胸手术时顺便进行，故临床决定是否手术应十分慎重。

手术方法主要为将肋骨断端切开复位并予以内固定。以前用不锈钢丝固定或以克氏针做肋骨骨髓内固定，但固定不牢靠，失败率较高。现在内固定材料主要有钢板螺丝钉系统、肋骨环抱器及各种可吸收材料，但主要用于对第4～8肋的内固定。电视胸腔镜在肋骨骨折的手术治疗中应用日益广泛，不仅提高了手术精准度和内固定的质量，还可同时对骨折部位胸膜、血管损伤及胸腔内其他损伤情况进行探查、处理。

十、诊疗探索

连枷胸所致的反常呼吸运动引起呼吸功能及循环功能障碍是导致高死亡率的主要原因。目前控制反常呼吸运动的方法很多，均存在不同程度的不足：加压包扎或沙袋压迫法简单易行，但在反常呼吸被抑制的同时加重了胸壁塌陷，不利于呼吸循环功能的改善；骨牵引法虽可固定胸壁，但不利于呼吸运动，且须患者卧床，不能下床活动；控制性通气存在诸多的并发症；手术内固定复杂、创伤大，对伤势过重患者须十分慎重。胸廓外固定支架似可克服以上不足，其原理是：将巾钳安装在胸廓塌陷区肋骨上，每肋两把（可选择柱肋），同时在塌陷区上下各两根健康肋骨上安装巾钳，再用连接杆将各巾钳连接成一个整体。这样，不仅利用健康肋骨将骨折肋骨固定起来，同时，塌陷区可随健康肋骨一起进行呼吸运动，有利于呼吸和循环功能的改善。

十一、病因治疗

（一）肋骨和胸骨骨髓炎

1. 抗生素治疗。对怀疑为肋骨和胸骨骨髓炎的应立即应用抗生素，其原则：足量、足时、联合。足量指用药量要大，可用至药品的最大剂量。足时指抗生素应连续应用至少3周。联合指在发病初期病原菌尚未明确的情况下至少应用一种广谱抗生素和一种针对革兰阳性球菌的抗生素，待检出致病菌后再予以调整。

2. 手术治疗。经应用抗生素治疗后全身症状消退，但局部症状加剧；或全身和局部症状均不消退的应适时采取手术治疗。包括脓肿引流、局部置管持续冲洗等。

3. 对症及支持治疗。有发热者予以降温，有局部疼痛的可适当应用镇痛药。给予高热量、高蛋白、高维生素饮食，间断输入新鲜血。

（二）肋骨和胸骨骨结核

1. 抗结核药物治疗。应遵循早期、联合、适量、规律、全程的抗结核治疗原则。一般应3～4种抗结核药联合应用，其中至少包括两种杀菌剂如利福平、异烟肼。用药时间9～18个月，也有主张用药2年。定期复查，防止发生并发症。治愈的标准为：①全身情况良好，体温正常，食欲良好；②局部症状消失，无疼痛，窦道闭合；③X线表现脓肿缩小乃至消失，或已经钙化；无死骨，病灶边缘轮廓清晰；④3次红细胞沉降率都正常。符合标准的可以停止抗结核药物治疗，但仍需定期复查。

2. 手术治疗。

（1）病灶清除术：将脓液、死骨、结核性肉芽组织与干酪样坏死物质彻底清除掉，并放入抗结核药物。其指征是：①明显的死骨存在及大脓肿形成；②经久不愈的窦道。

（2）肋骨切除术：对于累积肋骨数目单一，肋骨病变范围广泛，而保守治疗效果不佳者可考虑行肋骨切除术。

3. 支持治疗。注意休息、营养，每天摄入足够的蛋白质和多种维生素。平时多休息。有贫血者可给予补血药，重度贫血或反复发热不退的可间断输给少量新鲜血。混合感染的急性期可给予抗生素治疗。

（三）肋骨和胸骨骨肿瘤

1. 手术治疗。良性的瘤样病变，由于存在明显的骨质破坏表现并导致肋骨和胸骨骨折，一般均需要手术治疗。可采用病灶清除、植骨结合内固定治疗，或者行单纯肋骨切除术。恶性肿瘤要根据肿瘤的大小、是否转移肿瘤、原发灶情况及全身情况来做出综合判断。原发恶性肿瘤在瘤体较局限，全身情况较好的情况下可行肿瘤切除术。肋骨和胸骨转移性肿瘤一般失去手术条件，对极难忍受的疼痛，可做肋骨切除术。部分转移性肿瘤可考虑内分泌治疗如睾丸摘除术等。

2. 化疗和放疗。应根据肿瘤的组织学类型和患者全身情况确定。

3. 对症及支持治疗。对于肿瘤引起的疼痛可给予效果好的强镇痛药。

十二、最新进展

（一）连枷胸的致病机制

连枷胸最突出的特点是反常呼吸运动。有人发现软化胸壁除吸气时内陷、呼气时外突外，吸气时仍同时沿躯干纵轴向头侧移动，表明胸膜腔内压并不是决定反常呼吸运动的唯一因素。软化胸壁的矛盾运动主要取决于胸膜腔内压与胸骨旁肌力的不平衡。有人认为连枷胸出现的呼吸窘迫与低氧血症，主要因肺挫裂伤所致的肺实质损害，并非来自反常呼吸，而软化胸壁下的肺实质损害才是连枷胸最重要的病理生理变化。但经过一段时间的临床和实验研究，发现胸壁固定纠正反常呼吸运动仍然是非常重要的手段。国内多数学者认为，肺挫伤只是加重连枷胸伤员呼吸窘迫及引起低氧血症的重要因素，但不是唯一因素。因此，连枷胸的现代治疗观点是重视以肺挫伤为重点的综合治疗，选择性胸壁固定、机械通气及合理镇痛。

（二）肋骨内固定手术

随着对连枷胸病理生理研究的逐步深入，治疗也相应地从最初机械固定发展至气管插管和气体内固定，再后来是选择性插管，近年又重新重视肋骨内固定。临床实践证明恰当的胸壁内固定术比机械通气具有更多优点：

1. 缩短住院时间，减少并发症。

2. 将复杂危重的胸外伤简化为简单的开胸手术。

3. 可完全纠正胸廓畸形。手术固定指征：①合并胸内损伤有开胸指征者；②不伴肺挫伤，无严重颅脑损伤的呼吸功能不全者；③脱机时出现反常呼吸者；④胸廓严重畸形者。肺挫伤和严重颅脑损伤是手术固定的禁忌证，因为决定患者预后的主要因素是颅脑损伤而非长时间通气的并发症。理想的手术时间是伤后48～72 h，通常只需固定3～4根肋骨。

（三）镇痛

硬膜外麻醉作为一种高效安全的镇痛方法，能明显改善连枷胸患者的预后。研究表明，硬膜外麻醉在胸部创伤中是一种减少病死率和肺部并发症的独立因素。近年有的中心已将硬膜外麻醉作为连枷胸的常规疗法。临床可选用持续硬膜外麻醉镇痛或患者自控镇痛。

吕仁发　刘宁　唐接福　张在其

第二节　急性脓胸

一、基本概念

脓胸是胸膜腔感染，脓液在胸膜腔内积聚。急性脓胸时，严重中毒感染症状及呼吸困难，慢性脓胸的严重营养消耗、衰竭或急性发作，均为促使患者急诊就医的原因。根据脓胸病程长短，临床上可分为急性脓胸（病程≤6周）和慢性脓胸两大类。根据病原体不同，可以分为化脓性脓胸，结核性脓胸及其他特异病原体所致脓胸。按胸膜腔受累范围，可分为局限性脓胸或多发包裹性脓胸和全脓胸。

二、常见病因

急性脓胸多为继发性感染，病因很多，主要有以下几种。

（一）继发于肺部感染

为脓胸的主要原因。如肺炎、肺脓肿等，病原菌循淋巴管、血行或直接破溃到胸腔。自发性气胸、肺大疱破裂继发感染也是脓胸的原因之一。常见的致病菌有肺炎双球菌、链球菌属、金黄色葡萄球菌等。近年来，由于抗生素的广泛应用，肺炎双球菌及链球菌属所致脓胸明显减少，而金黄色葡萄球菌所致脓胸有明显增加，且多具有耐药性，感染不易控制。肺脓肿或结核性空洞破溃后，产生脓气胸，有的可形成张力性气胸。有支气管胸膜瘘时，脓胸常为混合感染。厌氧菌感染则形成腐败性脓胸，脓液恶臭气味。肺结核波及胸膜或小空洞溃破，可形成结核性脓胸。

（二）创伤性脓胸

常见于胸部穿透伤，特别是火器伤、有异物存留，又合并气胸，易引起胸膜腔感染。支气管、肺破裂，胸壁开放性伤口、食管裂口，以及凝固性血胸，均是创伤性脓胸发生的条件。

（三）开胸术后并发症

手术后食管吻合口瘘、支气管胸膜瘘，一般都会导致胸腔化脓性感染。开胸手术中术野污染及术后胸腔积液未及时处理继发感染，也可形成脓胸。手术后脓胸常见致病菌为金黄色葡萄球菌和铜绿假单胞菌，一般均有较强耐药性。

（四）邻近组织器官感染蔓延

纵隔炎、纵隔脓肿，纵隔淋巴结炎可经淋巴途经或穿破纵隔胸膜引起脓胸，肝脓肿或膈下脓肿，可以穿透膈肌或经淋巴管引流形成脓胸。

（五）血源性感染

脓毒症时，致病菌经血循环到达胸膜腔，形成脓胸。这类脓胸多见于婴幼儿，体质差，抵抗力弱者，常是全身感染的一部分。

（六）其他

如自发性气胸引流后并发感染、自发性食管破裂入胸腔者。

三、发病机制

1. 需要指出的是致病菌侵入胸膜腔后，并非必定发生脓胸，只有在机体抵抗力弱及未得到及时有效治疗时，才可能发生。

2. 脓胸发生后，符合感染性炎症的病理过程。开始为急性炎症表现，胸膜充血、水肿、渗出量多，早期渗出为稀薄浆液性，内含多形核粒细胞及细菌。随着炎症发展，渗液、纤维蛋白及脓细胞逐渐增多，形成脓液，纤维蛋白沉积覆盖于胸膜表面。脓液增多累及整个胸膜腔时，形成全脓胸，脓液产生较快，不但全身中毒症状明显，而且使肺部受压萎缩，纵隔被推向健侧，造成呼吸循环功能障碍。如果有急性支气管胸膜瘘或食管胸膜瘘，还可形成张力性脓气胸，对肺及纵隔的压迫更为明显。由于脓液内纤维蛋白沉积，使胸膜逐渐增厚，乃至机化，而进入慢性期。壁层胸膜与脏层胸膜粘连使感染局限于一定范围内时，形成局限性或包裹性脓胸，对呼吸循环功能影响较小。局限性脓胸常见的部位是肺叶间、肺膈面、纵隔面、胸膜腔后外侧，常为单发，也有多发的。

3. 脓液的性质、形态，可因致病菌种类不同而异。肺炎双球菌感染的脓液稠厚，含大量纤维素，容易广泛粘连。溶血性链球菌感染的脓液稀薄，纤维素少，胸膜粘连轻，不易局限。葡萄球菌性脓液稠如糊状，含纤维素多，粘连快而重，易形成多房脓腔。大肠杆菌性脓液较稀，有粪臭味，感染坏死严重，不易局限。急性脓胸经有效治疗，脓液经排出和吸收，炎症可逐渐消退，遗留不同程度的胸膜粘连及增厚。反之，如未得到有效治疗，可转为慢性。

四、临床特征

（一）肺部感染扩散形成的脓胸

一般先有肺部感染征象，如发热、咳嗽、咳脓痰或铁锈色痰，经抗感染治疗效果不佳或体温下降后再次出现高热、胸痛、胸闷及呼吸困难等。

（二）肺脓肿破入胸膜腔形成的脓胸

有肺部感染史，并咳脓痰、痰中带血或咯血。多在剧烈咳嗽后肺脓肿破入胸膜腔，高热、胸痛症状明显加重，甚至出现呼吸困难、发绀、休克。有时肺脓肿破入胸腔后，在原有高热、胸痛的基础上暂时症状减轻，体温下降，之后再度出现高热、胸痛。

（三）肺结核空洞破入胸膜腔形成的脓胸

在咳嗽、咯血及低热、盗汗、乏力等结核中毒症状的基础上出现胸痛、胸闷、呼吸困难，体温不高，一般为中等度发热或低热，混合感染时可有高热。

（四）外伤后或手术后脓胸

有明确胸部外伤或手术史，伤后出现高热持续不退、胸痛、呼吸急促、脉快等表现。

（五）邻近组织器官感染蔓延至胸膜腔所致的脓胸

先有其他组织器官感染表现，如肝脓肿高热、肝区痛、肝大等，之后突然出现胸痛、呼吸困难等。

（六）血源性感染

多在脓毒症等全身抵抗力低下时出现胸痛、畏寒、高热、乏力、呼吸困难、休克等，病情危重。一般有身体其他部位感染病灶。

五、辅助检查

(一) 实验室检查

大多数情况下白细胞显著升高,中性粒细胞比例升高。若为结核性脓胸白细胞升高可能不明显或轻度升高,但淋巴细胞比例升高,红细胞沉降率加快。

(二) 胸部 X 线检查

常见有胸腔积液的均匀致密阴影,直立位时,少量积脓(200~300 mL)表现为肋膈角变钝及模糊;中等量以上积脓(300~1 000 mL)则显示外高内低的弧形致密阴影,呈典型的"S"形线(Ellis线)。积脓量大时,肺组织受压萎陷,纵隔向健侧移位。开放性创伤、手术后、食管破裂穿孔后及存在支气管胸膜瘘时,多表现为脓气胸,X线表现为气液平面。局限性脓胸呈包裹性梭形阴影,常需与膈下脓肿、肝脓肿和肝癌鉴别。

(三) 胸部 B 超检查

诊断胸腔积液的符合率很高,并且还可以探明积液的位置及量,对于包裹性脓胸行胸腔穿刺及胸腔闭式引流术治疗的定位有指导意义。

(四) 脓腔穿刺检查

第 1 次抽出的脓液应当送细菌涂片染色、细菌培养及抗生素药敏试验。如果抽出的脓液呈灰色、稀薄且带有恶臭味,常是肺脓肿溃破或食管穿破引起的腐败性脓胸,这种脓液多为混合性细菌感染,包括需氧菌和厌氧菌。阿米巴性脓胸呈棕红色,有臭味。疑有支气管胸膜瘘时可于胸腔内注入亚甲蓝,痰色染蓝则证实瘘存在,口服亚甲蓝后胸腔积液染蓝,则是胸段食管破裂穿孔、食管胸膜瘘的有力证据。

六、诊断思路

急性脓胸的诊断一般并不困难,其关键在于进行详细的病史询问和认真的体格检查及必要的辅助检查:

(一) 详细询问病史

急性脓胸大部分是由于肺部感染蔓延所致,当肺部感染经治疗部分缓解后再次高热,胸痛多汗、胃纳减退、咳嗽加剧,或者肺部感染以抗生素治疗1~2周仍无好转时,应考虑发生急性脓胸的可能性;肺脓肿、结核空洞破溃或胸段食管破裂穿孔的病例,多在剧烈咳嗽或呕吐时发生,起病急、常有突发性剧烈胸痛、呼吸困难、发绀,随后高热、休克;外伤或手术后脓胸有明确胸部外伤、手术史,术后高热持续不退,伴有胸痛、咳嗽、胸闷、呼吸困难等症状要考虑急性脓胸发生;血源性感染往往以发热、胸痛为主要症状,咳嗽、咳痰症状较轻,同时伴有其他部位感染灶存在如腹膜炎、胆道感染、泌尿系统感染等。

(二) 体格检查

对于急性脓胸的诊断,特别是引起急性脓胸的原发疾病的诊断是至关重要的。如肺部湿啰音明显多,表明脓胸与肺部感染存在关联;叩诊上胸部为鼓音,下胸部为浊音表明脓气胸的存在,多由结核空洞、肺脓肿破溃形成支气管胸膜瘘有关或为胸段食道破裂所致;血源性感染患者除有呼吸动幅度下降、呼吸音减弱、叩诊浊音等急性脓胸表现外,尚具有远处原发感染灶的体征;板状腹、反跳痛、肾区叩击痛等。

(三) 辅助检查

胸部 X 线片、CT 及胸部 B 超对于急性脓胸的诊断具有非常重要的价值,而胸腔穿刺抽液及涂片染色、细菌培养是确诊急性脓胸必不可少的手段。

七、临床诊断

（一）临床表现

大多数脓胸均继发于肺部感染，因此，咳嗽、咳痰、胸痛、高热、呼吸困难常为急性脓胸患者的主要症状。当肺部感染经治疗部分缓解后再次高热，胸痛多汗、消化不良、咳嗽加重，或者肺部感染以抗生素治疗1～2周仍无好转时，检查多可发现胸腔积液感染。肺脓肿破溃或胸段食管破裂穿孔的病例，多在剧烈咳嗽或呕吐时发生，起病急、常有突发性剧烈胸痛、呼吸困难、发绀，随后高热、休克，患者出现急性病容，有时不能平卧，患侧呼吸运动减弱，肋间隙饱满，叩诊上胸部呈鼓音，下胸部呈浊音，气管、纵隔及心浊音界向健侧轻度移位，听诊呼吸音减弱或消退。脓胸局限时，临床可表现为中度发热，范围较小或叶间裂及膈肌面、纵隔面包裹性脓胸查体时多无阳性体征。

（二）辅助检查

胸部X线检查：常见有胸腔积液的均匀致密阴影，直立位时，少量积脓（200～300 mL）表现为肋膈角变钝及模糊；中等量以上积脓（300～1 000 mL）则显示外高内低的弧形致密阴影，呈典型的"S"形线（Ellis线）。积脓量大时，肺组织受压萎陷，纵隔向健侧移位。开放性创伤、手术后、食管破裂穿孔后及存在支气管胸膜瘘时，多表现为脓气胸，X线表现为气液平面。局限性脓胸呈包裹性梭形阴影，常需与膈下脓肿、肝脓肿和肝癌鉴别。胸部B超检查诊断胸腔积液的符合率很高，并且还可以探明积液的位置及量，对于包裹性脓胸行胸腔穿刺及胸腔闭式引流术治疗的定位有指导意义。

（三）诊断性胸腔穿刺

符合上述的临床表现及检查结果时，应当高度怀疑脓胸，但是脓胸确诊，必须做脓腔穿刺检查。第1次抽出的脓液应当送细菌涂片染色、细菌培养及抗生素药敏试验。如果抽出的脓液呈灰色、稀薄、且带有恶臭味，常是肺脓肿溃破或食管穿破引起的腐败性脓胸，这种脓液多为混合性细菌感染，包括需氧菌和厌氧菌。阿米巴性脓胸呈棕红色，有臭味。疑有支气管胸膜瘘时可于胸腔内注入亚甲蓝，痰色染蓝则证实瘘存在，口服亚甲蓝后胸腔积液染蓝，则为胸段食管破裂穿孔、食管胸膜瘘的有力证据。

八、鉴别诊断

急性脓胸与肝脓肿、膈下脓肿、肝癌的鉴别诊断见表2-3-3。

表2-3-3　急性脓胸与肝脓肿、膈下脓肿、肝癌的鉴别

鉴别点	急性脓胸	肝脓肿	膈下脓肿	肝癌
病史	多为肺部炎症蔓延所致，即先有肺部感染史，如发热、咳嗽、咳痰等	多有胆管结石、胆囊炎、胆道蛔虫等所致的胆道梗阻并急性化脓性胆管炎史或有腹腔感染史如阑尾炎、盆腔炎等	多有腹膜炎或腹部手术史	起病隐匿
症状	胸痛、呼吸困难、咳嗽、咳痰症状较重，有时不能平卧	主要为右上腹痛，畏寒、高热，呈1 d至数天的弛张热。乏力、食欲不振、恶心、呕吐	主要为腹痛，常可牵涉到肩部或颈部，呼吸困难、咳嗽、咳痰症状较轻，脓肿刺激膈肌可引起呃逆	主要为肝区痛，低热、乏力、食欲缺乏、呕吐、腹泻，进行性消瘦。部分患者有黄疸

鉴别点	急性脓胸	肝脓肿	膈下脓肿	肝癌
体征	患侧呼吸运动减弱，肋间隙饱满，叩诊下胸部呈浊音，气管、纵隔及心浊音界向健侧轻度移位，听诊呼吸音减弱或消失	肝区压痛、叩击痛，可触及肝大。并发于胆道梗阻的患者，可有黄疸	局部皮温升高，有时甚至出现凹陷性水肿，腹部压痛，反跳痛、板状腹，可扪及肝脏	肝大，压痛，肝区叩击痛，晚期出现黄疸，腹腔积液
辅助检查	X线片有胸腔积液的均匀致密阴影，肋膈角变钝或可见典型的"S"形线。脓气胸时表现为气液平面。局限性脓胸呈包裹性梭形阴影。B超可探及右侧胸腔液性暗区，CT对于了解胸腔积液的量及局限性脓胸的部位有重要参考价值	血白细胞明显升高，中性在90%以上，有核左移现象和中毒颗粒。部分患者功能异常。X线片见肝大影，膈肌抬高。B超见肝内液性暗区，对肝脓肿诊断有重要价值，准确率高。CT、MRI均可见肝内异常信号	X线片见膈肌抬高，活动度减弱或消失。有时有少量患侧胸腔积液表现。CT有利于确定膈下脓肿的部位和量	X线片见肝大影，膈肌抬高，活动度减弱。有时有少量右侧胸腔积液表现。B超、CT见肝脏占位性病变，呈实质性，增强扫描可见高密度影。实验室检查有肝功能异常，总胆红素升高，甲胎蛋白升高

九、救治方法

(一) 急性脓胸治疗原则

充分引流脓液；促进肺复张，消灭脓腔；选择有效的敏感抗生素，控制感染；加强全身支持治疗，以预防急性脓胸变为慢性脓胸。

(二) 全身治疗

应给予高热量、高维生素、高蛋白质饮食，卧床休息，鼓励多饮水，根据病原菌及药敏结果，选择敏感抗生素，呼吸困难时，应吸氧，衰弱的患者应加强营养支持，多次少量输注新鲜血。加强护理，注意口腔卫生，保证充足睡眠。

(三) 胸腔穿刺

急性脓胸的早期，脓液稀薄，或脓腔较小的包裹性脓胸，可以用胸腔穿刺抽吸脓液治疗。穿刺部位选择应根据体征、X线检查及B超检查而定。全脓胸多选在腋后线第7肋间隙穿刺，用16～18号针头沿肋骨上缘穿刺，每次穿刺应尽量将脓液抽净，穿刺结束前，经穿刺针向脓腔内注入抗生素，若脓液黏稠，可以在胸腔穿刺时进行胸膜腔或脓腔灌洗，可选用0.9%氯化钠或2%碳酸氢钠及溶纤维素药物，但对有支气管胸膜瘘者禁用灌洗。胸腔穿刺抽脓开始时可以每天施行1次，以后随脓液减少，可以改为隔天或每2～3 d 1次。部分单纯化脓性脓胸，特别是小儿肺炎性脓胸可经此方法治愈。但如果脓液量多、黏稠，脓腔多房分隔及伴有并发症的脓胸，穿刺排脓无法控制感染，应尽早做胸腔闭式引流术。

(四) 胸腔闭式引流术

是有效治疗急性脓胸的主要方法。适应证：

1. 脓液量多、黏稠。

2. 多次胸腔穿刺治疗无法控制感染。

3. 脓胸合并支气管胸膜瘘及食管破裂穿孔。

4. 脓液恶臭，为腐败性脓胸。闭式引流术前应正确定位，穿刺抽出脓液后方可施行置管。术中应注意，低位引流，引流管管径足够粗（内径 0.8～1 cm），弹性良好，并剪有 1～2 个侧孔。术后应经常挤捏引流管，观察引流管通畅情况，发现引流量突然明显减少，或脓液由管周溢出，闭式引流管水柱波动消失，说明引流管阻塞，应及时排除阻塞原因。长时间引流者管周皮肤常常感染溃烂，应注意固定引流管以免滑脱并涂氧化锌油膏保护皮肤。

（五）开胸手术

少数急性脓胸经 2～3 周上述处理效果不明显，已形成多房分隔，或凝固性血胸继发感染且肺无法完全膨胀，或包裹性脓胸位于肺叶裂内、纵隔面、膈肌上，须考虑开胸手术治疗。手术的目的是打开多房脓腔分隔，吸净脓液并冲洗，剥净胸膜及肺表面的纤维蛋白膜，使肺复张，并做低位引流。

（六）电视胸腔镜手术

电视胸腔镜因其良好的视野和轻微的创伤，使得久病体弱的患者也能耐受，又能与常规手术同样有效的分离胸内粘连，吸净脓液，清除纤维分隔、脓苔及坏死组织，在直视下准确放置引流管，进行彻底的冲洗和引流，促使肺组织复张，消灭残腔，符合急性脓胸的治疗原则，且创伤小，出血少、恢复快，不需使用高价的手术消耗品，医疗费用也不高。如果发现纤维膜包裹较厚，镜下不易剥除时，可在胸腔镜引导下加做小切口行纤维板剥脱术。因此，胸腔镜是目前治疗急性脓胸的一种安全、有效的方法，并已逐渐被广大胸外科医师所接受。

十、诊疗探索

中药汤剂苇茎汤水煎内服对急性脓胸的治疗具有一定的作用。其组成是：苇茎 30 g、薏苡仁 40 g、桃仁 10 g、冬瓜仁 30 g。作用：清热消肿排脓。用法：每天 1 剂，先用苇茎加水 500 mL，浸泡 30 min 后，煎沸 20 min 后，去渣后加入后三味中药煎沸 30 min，分 2 次服。10 d 为 1 个疗程，隔 2 d 后继续下 1 个疗程。可加金银花 20 g、连翘 10 g，有加快退热作用。

脓胸属中医肺痈范畴，辨证为病位在肺，属于实热证候。根据病理演变过程，分为初期、成痈期、溃脓期、恢复期。治以清热散结，解毒排脓为主。急性脓胸是中医肺痈的成痈期，治疗上重在排脓解毒。中药苇茎汤用苇茎清泄肺热为主，以冬瓜仁、薏苡仁清化痰热，利湿排脓为辅；桃仁活血祛瘀以消热结。共具清化、祛瘀、排脓之功。可使痰、瘀两化，脓排热清，痈可渐消。急性脓胸多伴有发热，加用金银花、连翘，外能散热退热，内可清热解毒。现代药理研究表明，金银花、连翘对呼吸道合胞病毒，腺病毒等多种病毒有抑制作用，对葡萄球菌，链球菌属等呼吸道常见细菌有杀灭作用，同时还能对口腔常见致病菌包括厌氧菌都有不同程度的灭活。

十一、病因治疗

（一）肺炎

正确选择和及早使用抗菌药物可降低病死率。受细菌培养时间、技术设备、先前用药的限制，目前对多数门诊轻中度肺炎的抗菌治疗，以及对住院治疗的中重度社区肺炎和所有医院获得性肺炎的起始治疗，主要采用凭"经验"先用抗菌药物的方法，如能正确运用临床微生物、抗菌药物与流行病学知识，多数经验性治疗可以取得较好效果。同时，应根据药动学/药效学原理，设计合理的给药剂量、间隔和途径。在经验性治疗的同时，应积极开展病原学检查和药敏试验。

（二）肺脓肿

1. 抗菌药物治疗。由于肺脓肿多有厌氧菌感染存在，治疗强调应用多种类型的抗菌药物联合用药，如青霉素、克林霉素、甲硝唑等。早期的经验性治疗应针对多种口腔菌群，亚胺培南对肺脓肿的常见病原体均有较强的杀灭作用，是重症患者较好的经验性治疗备选药物。同时，应积极开展病原学检查和药敏试验，并根据药敏试验结果合理选择抗生素。

2. 体位引流。在病情允许的情况下应强调体位引流，操作时使脓肿部位处于高位，在患部轻拍，2～3 次/d，10～15 min/次。但对脓液甚多且身体虚弱者体位引流应慎重，以免大量脓痰涌出，不及咳出而造成窒息。

3. 外科治疗。手术指征包括慢性肺脓肿长期内科治疗效果不佳，或合并恶性肿瘤、大咯血、脓胸伴支气管胸膜瘘者。

（三）肺结核

1. 抗结核治疗。治疗应遵循的原则是早期、联合、规则、足量、全程，其中以联合和规则用药最为重要。主张肺结核必须采用标准化治疗方案。在新病例其方案分两个阶段，即 2 个月强化期和 4～6 个月的巩固期。强化期通常联合 3～4 个杀菌药。

2. 手术治疗。指征是：①化疗尤其是经过规则的强有力的化疗药物治疗 9～12 个月，痰菌仍阳性的干酪性病灶、厚壁空洞、阻塞性空洞；②一侧毁损肺、支气管结核管腔狭窄伴远端肺不张或肺化脓症；③结核性脓胸或伴支气管胸膜瘘；④不能控制的大咯血；⑤疑似支气管肺癌或并发支气管肺癌可能。

3. 症状治疗。有严重中毒症状时激素可能有助于改善症状；咯血可用各类止血剂，大咯血有手术指征的可手术治疗，不宜手术的可经纤维支气管镜止血或行支气管动脉栓塞止血；营养及支持治疗等。

（四）胸部外伤后或术后并发感染

1. 彻底清创。

2. 胸腔闭式引流并保持引流通畅。

3. 应用广谱抗生素，在细菌培养和药敏试验结果出来后应用敏感抗菌药。

（五）肝脓肿

1. 抗感染治疗。在明确病原菌及药敏试验结果之前，联合运用对革兰阳性细菌和革兰阴性细菌敏感药物，然后根据药敏试验结果调整抗生素。

2. 穿刺吸脓。对单个较大的脓肿可在 B 超引导下穿刺吸脓，尽量吸尽脓液后向脓腔内注入抗生素，所抽脓液送做细菌培养和药敏试验，可反复多次抽脓。近年来采用经穿刺置管脓肿引流，并可脓腔冲洗和注入抗生素，待症状改善、无脓液引流出来时可拔除引流管。

3. 手术治疗。对较大的脓肿，估计有穿破可能，或已有穿破并发腹膜炎、脓胸，以及胆源性肝脓肿或慢性肝脓肿，在应用抗生素治疗的同时，应积极进行脓肿切开引流术。对慢性厚壁肝脓肿和肝脓肿切开引流后脓壁不塌陷、留有无效腔或窦道长期流脓不愈者及肝内胆管结石合并左外叶多发性肝脓肿，且该肝叶已严重破坏、失去正常功能者，可行肝叶切除术。

4. 对症支持治疗。补充维生素 B、维生素 C、维生素 K，纠正电解质紊乱，必要时可反复多次输入小剂量新鲜血液和血浆，以纠正低蛋白血症，改善肝功能和增强机体抵抗力。

（六）膈下脓肿

1. 非手术治疗。在感染早期，脓肿尚未形成时，应采用非手术疗法，以抗生素为主控制感染。脓肿形成后，超声或 CT 引导下可采用穿刺抽脓，腔内注入抗生素或经皮穿刺脓腔内置管引流。

2. 手术治疗。大多数患者应手术引流。手术引流脓肿在操作技术上的特点是按照脓肿的确切部位选择恰当的切口和途径，力求避免污染胸腔和游离的腹腔。膈下脓肿的引流一般有三种切口和途径：

（1）经胸壁切口，适合于右肝上间隙高位脓肿，分两期进行。第一期可在胸部侧壁第八或第九肋处做切口，切除部分肋骨，直达胸膜外，然后用碘仿纱布填塞伤口，使胸膜和膈肌形成粘连，5～7 d 后再行二期手术，经原切口穿过粘连的胸膜和膈肌进行穿刺吸引，吸出脓液后即在穿刺处沿针头方向切开胸膜和膈肌，引流脓腔，并放置引流管。这种切口和途径的优点是操作简单，易于掌握，又不致污染胸腔。缺点是需要分期进行，引流不够及时。

（2）经腹前壁切口，适用于右肝上、右肝下位较靠前的脓肿，以及左膈下较靠前脓肿。可经腹膜外途径，平行肋缘做斜切口，按层切开，达到腹膜时将腹膜自膈肌向上分离。如腹腔内已有粘连，也可切开腹膜，在膈肌与粘连的胃、结肠或小肠之间分离，注意勿损伤这些脏器。到达脓腔位置后，经穿刺吸出脓液即可切开脓腔，吸尽脓液，放置引流管。

（3）经后腰部切口，适合于右肝下，左膈下靠后的脓肿。沿第十二肋做切口，显露并切除第十二肋，平第一腰椎平面横行切开肋骨床。注意不可顺肋骨床切开，以免切破肋膈角的胸膜隐窝而进入游离的胸膜腔。肋骨床切开后即进入腹膜后，将肾脏向下推开，检查肝（脾）下间隙和肝（脾）后有无脓腔。可用针吸穿刺试探，穿刺吸出脓后再切开脓腔，吸尽脓液，放置引流管。脓腔内应在不同方向放置多根有侧孔的乳胶管或双套管，引流必须充分；引流管应妥善固定于皮肤上，以免脱出。引流管周围用凡士林油纱布松松填塞，切口可以部分缝合。术后引流管可单纯引流，或用负压吸引，还可冲洗脓腔。随着引流液量的减少，逐渐缩短引流管，最后将其拔除。必要时应做窦道造影以了解残腔情况，注意避免窦道的形成。

3. 支持治疗。在消耗显著的患者，支持疗法包括加强营养补液、输血及血浆等常常是必需的。

（七）血源性感染

1. 一般疗法。卧床休息，给予营养丰富和易于消化的食物。如不能口服或口服不足，应静脉滴注葡萄糖注射液、电解质溶液和氨基酸溶液等，以补充热量、水分和蛋白质，纠正电解质代谢失调和酸中毒。同时还应补给各种维生素，特别是维生素 B、维生素 C。必要时应反复输新鲜血，一般 200～400 mL/次，以补充血容量，纠正贫血，增加血浆蛋白含量和免疫力。此外，需加强护理，注意口腔卫生。还要经常为患者翻身，防止发生压疮；仔细检查有无转移性脓肿，以便及时做切开引流术。

2. 使用抗生素。一般可先根据原发感染灶的性质来选用抗菌药物，并宜选用抗菌谱较广的抗菌药物，或两种抗菌药物联合应用。以后再根据治疗效果、病情演变和病原菌培养及其敏感度的测定，调整抗菌药物的种类。抗菌药物的剂量宜较大，疗程也应较长，一般在体温下降，临床表现好转和局部病灶控制 1～2 周后停药。

3. 局部疗法。目的是处理原发感染灶。根据其性质，采取不同的方法。例如，脓肿做切开引流术；急性腹膜炎、急性梗阻性化脓性胆管炎和绞窄性肠梗阻等做手术治疗，以解除病因；切除伤口内已坏死和濒于坏死的组织，除去异物，敞开无效腔和伤口以利引流，以及拔除留置体内的导管等。

十二、最新进展

（一）诊断方面

侧卧位正侧位片对于急性脓胸的诊断具有较高的准确率，在经 B 超证实的急性脓胸患者中，其阳性率达 92％。同时，侧卧位正侧位片可对胸腔积液进行半定量诊断，对急性脓胸的治疗具有指导意义。在侧卧位正侧位片中，胸壁与肺之间的间隔在 10 mm 以内的，表明脓液的量较少，可以通过抗感染治疗自行吸收，不需要进行胸腔穿刺引流；若胸壁与肺之间的间隔＞10 mm 的，应毫不迟疑地进行胸腔穿刺引流术。

（二）治疗方面

1. 纤溶剂的应用。在胸腔中注入纤溶剂如链激酶或尿激酶治疗急性脓胸以帮助脓液排除和减少手术的必要性在过去的 50 余年中几乎成为常规手段，其理论基础是纤维蛋白形成隔膜使胸腔分隔，妨碍了脓胸的引流，纤溶剂可以溶解纤维蛋白膜，有利于胸膜腔的引流。通常的用量是链激酶 25 万 U 或尿激酶 10 万 U，连续 3 d。但最近的研究表明，链激酶胸腔内注射并不能改变急性脓胸患者的死亡率、降低手术率或缩短住院时间。因此，纤溶剂的应用只在患者拒绝手术或病情严重不能承受手术时才考虑，而目前美国根本不允许应用。尿激酶进行胸腔内注射在退热时间、住院时间、胸腔引流时间和总引流量等方面的好处具有统计学意义，但需要进一步的大样本资料的研究证实。单病例报道人重组 DNA 酶胸腔注射治疗脓胸取得成功。目前，人重组 DNA 酶联合组织纤溶酶原激活剂在治疗多发包裹性脓胸中的作用正在研究之中。

2. 梯级治疗方案。第一步，临床症状、体征及侧卧正侧位胸部 X 线片检查提示胸腔积液厚度超过 10 mm 的在应用抗生素的同时立即进行治疗性胸腔穿刺。第二步，当出现下列情况之一时，应立即行胸腔置管引流术：①明显的胸腔积脓；②胸腔积液 pH 值＜7，和（或）革兰染色阳性，和（或）细菌培养阳性；③胸腔积液形成分隔；④两次胸腔穿刺引流后，胸腔积液再次增加；⑤大量胸腔积液造成呼吸窘迫综合征。第三步，当胸腔置管引流术后 24 h 疗效不佳时，应当使用纤溶剂。第四步，当 1～2 种纤溶剂使用后疗效仍然不佳时，应行电视胸腔镜检查和治疗。第五步，如果电视胸腔镜治疗后肺复张不彻底，应立即开胸行脏层胸膜表面的纤维蛋白沉积物剥除术。

3. 介入性治疗。包裹性脓胸好发在脊柱旁沟，由于部位的原因不便放置胸腔闭式引流，如果在后背放置引流管，患者无法平卧严重影响休息，难以为患者接受。有作者借用血管穿刺置管方法，行脓腔置管引流冲洗，获得满意疗效。方法：用 2% 普鲁卡因或利多卡因局部麻醉后，用静脉穿刺针刺入脓腔，抽出脓液，证实针尖确在脓腔后，放入金属导丝退出静脉穿刺针，沿金属导丝放入心血管造影用的猪尾形导管，经导管抽脓并反复冲洗，还可以注入抗生素及纤溶剂。此方法的优点：①导管细且柔软，患者痛苦小，不影响平卧；②导管前端为猪尾状，不会损伤组织，因此可以放心大胆地推进，而将脓腔内的纤维分隔打开，使其成为一个脓腔便于引流；③导管不透 X 线，便于在透视下观察脓腔的大小和形态；④脓腔在治愈过程中逐渐缩小，导管可逐渐退出，但只要仍能抽出脓液就证实导管仍在脓腔之中，克服了反复胸腔穿刺到最后不易找到脓腔的困难；⑤导管细，脓胸治愈后拔除导管时无须换药。

吕仁发　刘宁　唐接福　张在其

第三节　血　胸

一、基本概念

各种原因引起的胸膜腔血液积聚称血胸。通常真正的血胸，积血的血红蛋白量应在 60 g/L 以上，或红细胞比容为患者末梢血的 25% 以上，不足此者，称为血性胸腔积液。根据血胸的病因及发病机制的不同大致可以将血胸分成创伤性血胸和非创伤性血胸两类。

二、常见病因

（一）创伤性血胸

在血胸中占大多数，主要是胸壁、肺、气管、支气管、食管、胸内大血管或心脏等胸内重要器官的穿透伤或钝器伤引起胸膜腔积血。引起创伤性血胸的常见原因有胸部刀伤、枪弹伤、肋骨骨折、胸部挤压伤等。部分创伤性血胸合并气胸，称为血气胸。

另外，由于胸穿、胸膜肺组织活检、颈内或锁骨下静脉穿刺、主动脉造影、胸腔镜或纵隔镜检查、心肺复苏等诊疗操作等引起的胸壁、肺、大血管的损伤而造成胸膜腔积血者，称医源性血胸，也归于创伤性血胸。

（二）非创伤性血胸

也称自发性血胸，一般无明显外伤史，但常有咳嗽、腹压增加、负重、运动、突然改变体位等诱因，病因多种多样，容易漏诊误诊。常见的病因有恶性肿瘤、医源性凝血功能障碍、血管病变、胸腔子宫内膜异位、肺隔离症、特发性血胸、其他罕见原因引起的血胸。

三、发病机制

（一）创伤性血胸

1. 胸腔积血的来源。

（1）肺组织破裂出血：肺组织出血大多数由于肋骨骨折断端或刀刃刺破脏胸膜和肺所致，由于肺循环的压力较低一般出血量少而缓慢，且出血处常能被血块封闭而自行停止，大多不需要开胸止血。

（2）体循环出血：肋骨骨折，刀刺伤等造成胸壁肋间动脉或胸廓内动脉及横膈血管破裂出血，由于体循环动脉血压高，出血不易自行停止，出血量较多，常需要开胸止血。

（3）心脏和大血管破裂出血：包括心脏、主动脉及其分支，上、下腔静脉和肺动静脉破裂，一般出血多而急，患者往往因短时期内大量失血而在现场死亡。

2. 病理生理改变。

（1）迅速而大量的胸腔内出血可以在短时间内导致有效循环血量锐减，心排血量减低，导致失血性休克，严重者可以迅速导致死亡。

（2）随着胸腔积血的增多，首先同侧肺受压而萎陷，大量血胸尚可将纵隔推向健侧，对侧肺也受压而萎陷。大量失血及纵隔、肺受压迫，可产生呼吸困难和循环功能紊乱，严重者呈现休克症状。血气胸时，其对肺和纵隔的压迫更加严重。

（3）积留在胸膜腔内的血液，由于肺、膈肌和心脏不停断的运动起去除纤维蛋白的作用，一般能延迟血液凝固的时间；但当出血量大，出血猛时，纤维蛋白不能有效除尽，则出血后不久血液即凝固，称凝固性血胸。肺和胸壁组织创伤范围广泛，以及伴有肝、脾和膈肌破裂的血胸，常更早期出现血凝固。未并发感染的血胸，血液凝固后，附在胸膜上的纤维素和血凝块逐渐机化，形成纤维组织，覆盖束缚肺和胸壁，限制胸壁活动幅度，压迫肺组织，损害气体交换功能，胸膜纤维组织板的厚度可达数毫米，这种情况称纤维胸。

（4）血液是细菌繁殖的良好培养基，血胸特别是开放性血胸未经及时处理，从胸壁或胸内器官创口进入的细菌，易引致胸膜腔感染形成脓胸，如治疗不及时、彻底，可形成慢性脓胸。纤维板形成、收缩，引起肺不张、包裹性积液或胸廓畸形等。

（二）非创伤性血胸

引起非创伤性血胸的因素多种多样其发病机制也不尽相同，血胸发生后的病理生理变化与创伤性血胸相似。

1. 恶性肿瘤。支气管肺癌或其他恶性肿瘤侵犯胸膜时常引起血性胸腔积液，少数表现为血胸，目前认为其机制为肿瘤分泌的促血管形成因子是肿瘤周围侧支血管密集，血流丰富，当肿瘤继续增大压迫自身回流静脉时，造成肿瘤周围血管瘀血，形成严重的静脉曲张，曲张的血管压力过高导致出血。

2. 凝血功能障碍。包括应用肝素和华法林治疗肺栓塞、深静脉血栓、人工心脏瓣膜置换术后等医源性凝血功能下降及凝血障碍相关疾病所致的凝血功能下降，一般认为凝血时间延长 1 倍时易发生自发性出血。

3. 原发性血管病变。多见于发生在升主动脉的主动脉夹层破裂，出血可进入心包，纵隔及胸腔。大多数患者在发生后数小时内死亡；极少数患者破裂口很小或纵隔胸膜无破口，血块及胸膜下血肿暂时堵塞主动裂口，出血可暂时停止或很缓慢。其他，如动脉导管未闭、乳内动脉瘤破裂、老年性肋间动脉自发破裂、遗传性毛细血管扩张症及肺动静脉瘘也可破裂出血进入胸腔导致血胸。

4. 感染性血胸。结核性胸膜炎可引起血性胸腔积液，偶尔可引起血胸，慢性脓胸肉芽肿出血可引起局限性血胸，可自发或因穿刺而诱发活动性出血。

5. 胸腔子宫内膜异位。一般认为子宫内膜异位引起血胸有两种可能：一种是子宫内膜细胞迁移至横膈上部；另一种是血性腹腔积液跨过横膈进入胸腔，目前更多证据支持后一种可能。由子宫内膜异位引起的血胸，其血性胸腔积液可呈巧克力色。

6. 肺隔离症。是一种先天性的肺发育畸形，引起自发性血胸主要与其供应的异常动脉层肌肉少，弹性差，压力高，易破裂有关。

7. 特发性血胸。特发性血胸多系胸膜顶部粘连带断裂所致，粘连带内的新生血管无肌肉成分，不能收缩，其血液供应来自锁骨下动脉，压力高，加上胸腔的负压作用，出血不易停止而造成胸腔大量出血。肺尖与胸膜顶之间的粘连带大多是在肺尖部多发小型肺大疱得基础上，经慢性炎症刺激，与血运丰富的胸膜顶之间形成的纤维结缔组织粘连，可在咳嗽、负重、疲劳、运动及突然改变体位的诱因下发生断裂。

四、临床特征

(一) 创伤性血胸

本身属于严重胸部创伤范畴，其临床特征一方面取决于胸部损伤的严重程度，以及是否合并其他重要器官的严重损伤。严重胸部损伤患者病情危重，可相继出现呼吸、循环功能障碍。据报道，在伤后出现呼吸困难的患者中，约有 26.8% 患者出现呼吸衰竭；78.3% 的患者合并休克，如合并颅脑及腹部脏器损伤时，病情更加严重。另一方面取决于出血量、出血速度及并发症的严重程度。死亡率高达40%。创伤性血胸主要的临床表现如下：

1. 休克。出血 1 500 mL 以下的中等血胸患者即可出现面色苍白、脉细弱、血压下降等。如未能及时补充血容量，或继续出血超过 1 500 mL 者，患者即进入休克状态。

2. 呼吸循环衰竭。由于大量血胸不但出现失血性休克，而且压迫肺以致严重萎陷，纵隔移位压迫健侧肺等，致使气体交换量下降，加重缺氧，胸部压力增大，静脉回心阻力增大，致使出现呼吸循环衰竭。

3. 一般表现。大多会有外伤后胸痛、呼吸困难、咯血、反常呼吸、皮下气肿和休克等症状及体征，但在少数情况下也会出现症状、体征不典型。主要是因为胸腔积血来源的差异可以导致出血速度和出血量的大小不同，从而导致临床症状与体征表现的差异：

(1) 少量血胸（积血量＜500 mL）。一般为肋骨骨折所致，出血速度不快，失血量较少，如患者体质较好，出血速度不快，常无明显症状和体征。X线检查仅见肋膈角变钝或消失，合并气胸时，可见肋膈角区有液平面。

(2) 中量血胸（积血量 500～1 500 mL）。患者可有内出血的症状，如面色苍白，呼吸困难，脉细而弱，血压下降等。查体发现伤侧呼吸运动减弱，下胸部叩诊浊音，呼吸音明显减弱，X线检查可见积血上缘达肩胛角平面或膈顶上 5 cm。

(3) 大量血胸（积血量＞1 500 mL）。多由心脏大血管损伤等引起，患者表现有较严重的呼吸与循环功能障碍和休克症状、躁动不安、面色苍白、口渴、出冷汗、呼吸困难、脉搏细速和血压下降等。查体可见伤侧呼吸运动明显减弱，肋间隙增宽，胸壁饱满，气管移向对侧，叩诊为浊实音，呼吸音明显减弱以至消失。X线检查可见胸腔积液超过肺门平面甚至全血胸。部分患者可在现场死亡。

(二) 非创伤性血胸

一般无明显的外伤史，但有咳嗽、腹压增加、负重、运动、突然改变体位等诱因。临床不多见，其病因多种多样，容易被漏诊或误诊，其临床表现除无外伤史外，其余和创伤性血胸相似，主要为内出血和胸腔内器官受压。同时非创伤性血胸多有胸部原发性疾病或局部畸形等存在，其本身也有一些特殊的临床表现应引起足够的重视。

其中特发性血胸为非创伤性血胸中最常见的原因之一，该病多发生在无明显肺部病变的瘦长体型男青年，女性少见，左侧多于右侧；起病数小时内即出现血胸，或伴气胸；常为大出血且不易自止，一般失血均在 1 000 mL 以上，约 70% 的患者伴有休克。发病经过多为咳嗽、喷嚏、深呼吸或体位骤变时突感上胸刺痛，随即出现逐渐加重的呼吸困难和内出血表现，并迅速发生休克。胸腔穿刺、胸部 X 线片检查结合休克程度可判断胸腔出血量。

主动脉夹层破裂引起的血胸常发生于左侧，多数患者表现为突发的、剧烈的、刀割样或撕裂样胸痛，可有放射，并有焦虑不安、大汗淋漓、面色苍白、心率加快等休克表现，但血压常升高。有时可出现主动脉瓣关闭不全和两侧颈、肱、股动脉搏动不对称等体征。X 线显示上纵隔或主动脉弓形增宽，且短时间内进行性扩大。

五、辅助检查

（一）影像学检查

1. 普通 X 线检查。

（1）胸部透视：胸部透视仍为胸部辅助检查的重要手段，简便有效，特别是对于病情相对较轻的非创伤性血胸及血胸量相对较少的创伤性血胸患者，易于发现病变。透视时可以任意改变患者的体位，也可以观察患者在呼吸运动时病变的形态和位置的变化，从而有利于明确胸部原发病变的部位和性质。一般采用立位，半卧位或卧位。透视时可令患者进行均匀的深呼吸，观察肋膈角、胸膜及叶间胸膜，通过膈的运动可判断前、后肋膈窦是否清晰。

（2）胸部 X 线片检查：是发现血胸的最基本方法，通常是采用后前位片和侧位片。必要时可加摄左右斜位片。侧卧位片有利于发现少量胸腔积液和肺底积液，其敏感度明显优于立位和仰卧位。X 线检查表现与积液量、体位、是否合并气胸、是否凝固等有关。极小量的积血，由于重力的作用主要分布在肺底部，所以在直立位后前位片上通常无特殊表现，即使在卧位，由于未能引起左、右肺野的密度差异，普通 X 线难以检出；当积血达到一定数量，一般为 200 mL 时，积血可以出现于肋膈角并聚集在横膈的后方、膈顶以下，此时在后前位片还是很难发现，而在侧位片可以看到膈影后方有增厚现象；当积血量达 300～600 mL 时，液体首先填平后肋膈窦及后外侧肋膈窦，此时积血使尖锐的肋膈角变钝，形成凹面向上的弧形阴影，在呼吸时此阴影随横膈的升降而上下移动；当积血继续增多，站立位片液面遮盖整个横膈面以上，称为中等量积液，此时液体包围肺的四周，由于液体的压力使肺的弹性减低，肺向肺门处退缩，是液面形成中间下凹周围稍高的状态，在后前位片形成外侧较高，向内下方倾斜的所谓半月征或称渗液弧线，要注意的是，这个分界线仅为密度改变的过渡区，并不代表真正的液平面；中等量积血进一步增多，如渗液弧线的弧形液面内上缘超过肺门角以上，可称为大量积液，液体量多时可达肺尖下，使患侧胸腔密度均匀升高，体积增大，肋间隙变宽，肋骨位置变平，纵隔和心脏向健侧移位，横膈下降。另外，中等量以上血胸同时合并气胸时，可出现水平的气液临界面。当短时间内迅速而大量的血胸发生时，可能出现流动性差的凝固性血胸，以及一些非创伤性血胸，既往存在的基础疾病，可使血胸局限化，此时，在切线位上表现为贴于胸壁的局限性的密度均匀的阴影，基底部较宽，内缘清晰，呈扁平状或半圆状突入肺野，如不在切线位投照，可显示为一片密度增高的阴影，边缘模糊不清，容易误诊为肺部实变。

2. CT 检查。CT 检查对血胸的诊断有其独特的优越性：

（1）敏感度高，少量的胸腔积液如前所述往往首先积聚于后外肋膈窦，在正位片上易被掩盖，而

CT 却可发现。

（2）有助于查找血胸的病因，此点对于非创伤性血胸显得尤为重要，如恶性肿瘤引起的胸腔积血，在普通 X 线片上，积血可能掩盖了肺内肿瘤病灶，而 CT 有助于发现肺内结节或肿块。CT 检查时，患者通常取仰卧位，故积血积聚于后部胸膜间隙内。如积血量不是很多时要注意区别胸腔积血或腹腔积血。主要可以通过：①横膈征：即通过积血与横膈关系不同的分布情况鉴别，肺、胸膜及胸腔积血位于一侧横膈凸面的贴近外周处，而腹腔积液及腹腔脏器位于一侧横膈的中央部。②界面征：即液体和肝、脾之间的界线，胸腔积血时此界线较模糊，主要是因为积血和肝脾之间有横膈存在的缘故。③膈脚移位征：即横膈脚被胸腔积血推移向前，此为横膈脚与脊柱之间有胸血积聚所致，而腹腔积液时无此表现。④裸区征：即肝右叶缺乏腹膜覆盖的部位，此区域肝脏直接附着于后腹壁，此区域只有胸腔积血才能达到，并形成一模糊的含混不清的边界。CT 检查时，少量胸腔积血表现为与胸膜平行的水样密度弧形带状影，有时少量积血与胸膜增厚及胸膜斑难以区别，可采用侧卧位再次扫描的方法辅助判断；中等量积血表现为新月形低密度区，弧形线向后内侧凹陷，局部肺组织轻度压缩；大量积血时，肺组织受压明显，体积缩小，贴在肺门附近，纵隔向对侧移位，但积血由肺部肿瘤引起时，纵隔移位不明显。CT 检查在胸腔积血有局限包裹时有较高的诊断价值。如侧胸壁的包裹性积血在平片上有时难以与肺内肿块区别，CT 对此鉴别有特别的帮助，表现为基底较宽的凸镜阴影，紧贴胸壁，一般呈钝角，边缘光滑，内容呈水样密度。同时，临近的肺组织受压，胸膜增厚构成胸膜尾征。

3.B 超检查。探测胸腔积液灵敏度高，定位准确，操作简便等特点，临床不仅能发现 X 线常规检查难以发现的少量积液（＜100 mL），还可用于估计血胸的量，协助胸腔定位穿刺。在病因诊断方面也有一定作用，可作为普通 X 线检查和 CT 检查的良好补充。同时，B 超检查无创伤，无辐射，可在短时期内反复多次安全的应用，对于血胸的动态观察有其特别的优势。少量胸腔积血沉积在胸腔底部，在肺底和膈肌之间出现液性暗区，其宽度和形态随体位改变而变化，坐位是液性暗区在肋膈窦部呈三角形，一般 50 mL 左右的胸腔积血就可清晰显现，少量胸腔积血时肺底可无移位；中等量积血坐位时，液性暗区不超过第 6 后肋水平，深吸气暗区增宽，深呼气暗区变窄；大量积血时，液性暗区上界超过第 6 后肋，甚至可以达到第 2 肋水平。胸腔的大部分被积血占据，肺被推挤，体积变小、萎陷，纵隔和心脏向健侧移位，膈肌下降，在大片液性暗区中还可以检测到被压缩肺的切面轮廓，边界清楚，呈较强细光带，肺本身呈弱回声，中心可见支气管形成的短光带样强回声。对于局限的胸腔积血，表现为在肺的强烈回声与胸壁间显示半圆形或扁平状无回声区，近胸壁处基底较宽，内侧壁较光滑整齐、清晰。B 超对于包裹性血胸的定位较 X 线效果更好，更有利于指导胸穿操作。

（二）诊断性胸腔穿刺

在叩诊为实音或听诊呼吸音减弱最明显的部位，通常在肩胛下角线或在腋后线第 7～9 肋间，也可选用腋中线第 6～7 肋间，或触觉语颤消失的水平以下一个肋间进行胸膜腔穿刺，如有不凝血穿出则提示血胸存在，如有气体抽出提示合并气胸存在。应注意的是，当发生凝固性血胸时，不易抽出血液或只抽出很少血液，此时需要结合患者病情发展情况及其他辅检综合判断，不能贸然排除血胸诊断。

穿刺时应注意：穿刺点应选择在下位肋骨的上缘，避免损伤肋间神经及血管；应避免在第 9 肋间以下穿刺，以免损伤肝、脾、膈及降主动脉等腹腔内脏器。

（三）合理选用辅助检查

选用合适的辅助检查十分重要。X 线检查：是外伤性血气胸的主要诊断方法之一，常作为常规检查，X 线检查应尽可能采取站立位，以有利于血气胸的定位，危重患者病情不允许时则以床边摄片代替。B 超检查：对于血气胸定位，确定血气胸范围，以及少量胸腔积液的诊断具有重大意义，对危重不能搬动的患者尤为适宜。诊断不明确时还可行诊断性胸腔穿刺，胸腔穿刺对血气胸具有诊断和治疗的双重作用，对怀疑为血气胸的患者而病情不允许做 X 线等检查时，可做胸腔穿刺以明确诊断。

六、诊断思路

（一）创伤性血胸的诊断

对于有明确胸部外伤史，根据患者的症状及胸部体征发现并诊断血胸一般并不困难，可以根据患者的情况给予适当的辅助检查，明确血胸程度和胸部损伤程度，以利于进一步的治疗。通常对有胸部外伤史的患者，包括胸部开放性损伤，如刀刺伤、刀砍伤、枪弹伤等，以及胸部闭合性损伤，如钝器伤、挤压伤等的患者应高度怀疑血胸的发生。常规做胸部 X 线片检查或 CT 检查，一般情况下如有血胸存在可及时发现，同时判断是否合并肋骨及胸骨骨折、气胸等。同时条件允许时，也可选择胸部 B 超检查，对于少量血胸，特别是患者只能取卧位时，往往比胸部 X 线片有更好的敏感性。如患者症状较重或条件不允许时，可行诊断性胸腔穿刺，以判断是否存在血胸和（或）气胸发生。

对于有胸部外伤史而在急性期没有出现血胸的患者，特别是一些胸部闭合性损伤的患者，以及血胸已经得到初步控制的患者，应密切观察，必要时可反复做胸部 B 超检查，警惕迟发型血胸的发生。

对于其他部位外伤史的患者，如果出现呼吸困难等呼吸系统症状、体征的患者，应该警惕隐匿性的胸部损伤。条件允许时，对多发伤患者常规行胸部 X 线片检查，可提高对血胸的检出率。

（二）非创伤性血胸的诊断

除特发性血胸以外，大多都有胸肺部的原发性疾病，当患者因胸痛，呼吸困难等胸部症状就诊时，首诊医生通常会用原发病解释其症状，加之非创伤性血胸发病率相对较低，故容易漏诊或误诊。此时，做胸部 X 线片检查很有必要，一方面可以判断胸部原发疾病的进展情况，另一方面如有血胸，一般 X 线可及时发现。对已经明确诊断非创伤性血胸患者，因治疗的需要，应对其引起血胸的病因作进一步的评估。同时注意一些引起非创伤性血胸的常见原发疾病的自身特点，有助于明确诊断，如长期咳嗽、咯血者，如突然发生血胸，应考虑肺隔离症。

七、临床诊断

（一）创伤性血胸

多数情况下根据病史（外伤史及医疗操作史），症状，体征及辅助检查结果，可以得到初步的印象，胸腔抽出不凝固血液是可确诊。但凝固性血胸时不易抽得或只能抽得少量血液，此时内出血症状加重，X 线检查提示积液量增多。另外少数患者因症状、体征不典型可能漏诊或误诊。

1. 在诊断过程中应特别注意以下问题。

（1）当积血量不多时检查中容易被忽略。血胸患者平卧时，由于重力作用，积血位于胸腔背侧，肺被推挤向上，尤其是积血量不多时更易被忽略。因此，如果病情允许，检查时还需要患者取坐位，对比两侧背下部叩诊音及呼吸音，辅以胸腔穿刺等。

（2）警惕血气胸延迟出现。延迟性血气胸的发生原因主要为肋骨断端刺破肺组织和肋间血管。另外，外伤胸腔压力骤变所致的肺挫伤，也是其发生的潜在原因，应引起临床医生的高度重视。对有肋骨骨折，尤其是多发性肋骨骨折的患者应高度重视。部分此类患者虽然在就诊时没有发现血胸存在，但仍然需做连续的临床和 X 线的观察，一般应观察 3~5 d，以早期确定诊断，早期治疗，防止漏诊。有条件的应在伤后 3 周内定期进行 X 线检查随访胸内情况。

（3）当有双侧血气胸时未受明显外伤一侧容易被漏诊。闭合性胸外伤常合并双侧血气胸，因此在检查受伤侧的同时还应注意对侧。经胸腔闭式引流术后呼吸困难仍不见好转者，更应认真仔细地检查对侧。

2. 诊断中应高度重视复合伤的诊断。常见复合伤有以下几种。

（1）心脏伤：心脏伤是外伤性血气胸中最需紧急处理的一类损伤，诊断有以下几点：左下胸壁近胸骨旁的伤口、休克、心包填塞及血胸。由于此类复合伤伤情重，抢救成功的关键在于尽快手术，在准备手术同时可行闭式引流及自身血回输。

（2）主支气管断裂：对于严重的胸外伤患者，如果出现重度的呼吸困难，广泛而不易控制的皮下气肿，肺萎陷明显，经闭式引流后肺仍不复张，临床上应考虑主支气管断裂之可能。结合胸部 X 线片肺萎陷下垂于心膈角旁，CT 片显示支气管中断者，可诊断主支气管断裂。

（3）合并膈疝：闭合性胸外伤特别有肋骨骨折者合并膈疝不少见，以往国内报道其误诊率极高。我们可以借用 Bowditch 的 5 项物理诊断标准：左胸凸起及活动受限；心脏浊音界的右移；左胸呼吸音消失；左胸可听到肠鸣音；整个左胸叩诊呈鼓音。此外，X 线诊断对外伤性膈疝也有重要意义：左膈升高；膈上出现气泡或致密影；纵隔向对侧移位；肺盘状不张；伤侧胸内有液平面，必要时还可行钡剂 X 线检查。

3. 对血胸患者，如存在以下情形者可判断为活动性血胸。

（1）持续脉搏加快、血压降低，或虽经输血或输液补充血容量后，血压不回升或不稳定。

（2）胸腔闭式引流量超过 200 mL/h，持续超过 3 h，或 24 h 引流量超过 1 000 mL。

（3）胸腔穿刺抽出血液血红蛋白量及红细胞计数与外周血相似，且可迅速凝固，如能排出误入血管，说明胸内活动性出血。

（4）胸腔穿刺不能抽出血液，但内出血症状加重，X 线提示阴影继续增大。

（5）重复测定外周血血红蛋白量，红细胞计数和红细胞比容进行性下降。

（6）行胸腔闭式引流后，如胸腔引流液为鲜红色，温度较高，其血红蛋白及红细胞计数与外周血相似。

4. 由于出血量大，出血猛时，纤维蛋白不能有效除尽而凝固可形成凝固性血胸。

（1）按血胸穿刺抽吸或闭式引流始终不能有效清除积血。

（2）X 线检查，胸血的阴影不因体位的改变而改变。

5. 胸腔内积血的吸收可引起发热，但如果出现高热、寒战，血白细胞增多等感染的征象，在排除其他部位感染可能后应警惕是否继发脓胸，如出现以下情形者高度提示脓胸存在。

（1）有畏寒，高热等全身感染表现。

（2）胸腔积液适当稀释后（1∶5）有浑浊，絮状物存在。

（3）胸腔积血红细胞/白细胞下降至 100∶1 时。

（4）积血涂片，细菌培养可进一步明确诊断。

（二）非创伤性血胸

其诊断标准与创伤性血胸相似，不同的是，创伤性血胸一般病因明确，而非创伤性血胸病因多种多样，为了更好地查明血胸的病因，首先应该测定胸腔积血的血红蛋白和红细胞比容。但积血时间延长会造成稀释，在诊断时应予以考虑。恶性肿瘤、结核和肺梗死的血性胸腔积液非常相似，特发性血胸、血管疾病及凝血功能障碍等引起的血胸是真正的全血，对于未生育的女性右侧血胸应考虑胸腔子宫内膜移位症的可能。如果非创伤性血胸发生于青年男性，伴有严重的胸痛，进行性呼吸困难，则应考虑特发性血胸。

另外，如前所述，一些常见的非创伤性血胸的原发疾病有其自身的特点，需在诊断过程中加以重视，必要时可以给予相应的特殊检查以明确其诊断。

八、鉴别诊断

大多数情况下，在影像学及胸部穿刺抽液基础上，血胸的诊断明确，但有时需要与创伤性乳糜胸、胆汁胸及急性脓胸鉴别。绝大多数血胸患者都立即出血，并往往合并气胸及肺膨胀不全等。创伤性乳糜胸、胆汁胸等多于数天后出现，经胸穿抽吸化验一般可做出判断。急性脓胸除了胸腔积液征象外，伴高热，白细胞增高等全身炎症反应。

九、救治方法

（一）创伤性血胸

根据伤后血胸的持续时间，出血量多少，是否进行性出血及全身情况选择不同的治疗方案。创伤性血胸治疗的主要目的是防治休克，对活动性出血进行止血，清除胸腔积液，防治感染，保护肺功能，是肺尽早复张，减少并发症的发生。

1. 非进行性血胸，估计胸腔内积血少于 200 mL 时，可自行吸收，不需要穿刺抽血。积血量超过 200 mL 时，应尽早进行胸腔穿刺，尽量抽净积血，使肺尽早膨胀，改善呼吸功能。对于 500 mL 以上的血胸，应早期放置胸腔闭式引流管，尽快排出积血和积气，使肺及时复张。及时的胸腔闭式引流术是救治中等量以上血胸及血气胸的重要措施，在严重血气胸，尤其是张力性气胸的抢救中，其胸腔减压，改善呼吸功能和循环障碍的意义有时比输血增加血容量更为重要。通过胸腔闭式引流术不仅能尽快排尽胸腔内的积血和积气，迅速缓解血气胸对肺和纵隔的压迫，改善呼吸循环，还可以观察判断有无持续性胸腔内出血，预防凝固性血胸。胸腔闭式引流术必须掌握正确的方法，中等以上血气胸宜放置上、下胸腔引流管，防止因一根引流管引流积液或气体不彻底出现包裹。选用软硬度和口径大小合适的引流管。选择引流部位，掌握插管深度，做好固定，并加强胸腔引流术后观察及护理。同时，胸腔闭式引流既可以预防脓胸的发生，又可起到监测漏气和活动性出血作用。对放置胸腔闭式引流的患者要注意，长期的胸膜腔引流可导致脓胸，明显增加死亡率，故一旦胸部 X 线片提示肺复张，应早期拔除胸腔闭式引流管。如引流及肺复张不理想时，应考虑凝固性血胸存在。适当补充血容量，改善循环功能，使用抗生素预防感染。

2. 进行性血胸，病情大多发展急剧，可在短时间内丢失大量循环血量，同时影响呼吸功能，常危及生命。首先要处理呼吸和循环功能紊乱和重要组织器官的损害，使病情得以缓解，为进一步检查创造条件。严重的创伤性血胸，特别是进行性血胸，休克发生率高，必须针对休克的原因和临床病理生理的变化给予相应的治疗。在无血源的情况下可采取输入平衡液和自体血回输来补充血容量。自体血回输可采用下面的方法：在施行闭式胸腔引流术的同时收集血液，收集于等量 0.9％氯化钠瓶中，不需加抗凝剂。收集的血液经过血液过滤网或四层纱布过滤，加抗生素如庆大霉素和激素如地塞米松回输。在进行输血、输液及抗休克治疗的同时，及时地进行开胸探查，清除积血和血块，根据术中所见对破裂的肋间血管和胸廓内血管予以缝扎止血，对肺裂伤进行修补，对严重损伤的肺组织可行部分切除或肺叶切除，对破裂的大血管立即予以修复。

3. 凝固性血胸，在出血停止后数天内剖胸，做较小胸切口，清除血块及附着于肺表面的纤维蛋白膜。术后放置闭式引流管，并做低负压吸引，行呼吸功能锻炼，促使肺尽早复张。也可进行胸膜腔内纤维蛋白溶解疗法，即在胸膜腔内注入尿激酶（50 万 U/d），24 h 后将溶解的积血经胸穿抽出或通过已经放置的闭式引流管引出。

4. 感染性血胸，如已经继发感染并形成脓胸时，应及时放置闭式引流管，排除积脓，并保持引流通畅，定期抗生素冲洗胸腔。同时，全身应用大剂量敏感的抗生素，避免慢性脓胸的形成。以上治疗 2 周后，如仍有包裹性胸腔积液、肺不张、胸膜肥厚等，应剖胸探查清除脓胸，行肺松解和纤维板剥离术，术后安置闭式引流促进肺复张。

5. 在治疗创伤性血胸的同时，还应做好胸内脏器伤与多发伤的处理。血胸常来源于胸内脏器伤，也常合并多发伤，伤情险恶。处理的基本原则是对危及生命的伤情做紧急外科处理。由于胸腔内有重要的呼吸、循环器官，在同时发生各种部位伤的情况下，应首先处理胸内脏器伤。另外还应特别注意闭合性颅脑伤和胸腹联合伤的救治。

(二) 非创伤性血胸

其治疗原则与创伤性血胸相似，但非创伤性血胸应针对原发性疾病进行病因治疗，详见下述病因治疗。应尽早放置胸腔闭式引流管引流，以排出积血，检测出血速度。如血流动力学不稳定或胸腔闭式引流量超过 200 mL/h 并持续 2 h 以上时，应进行开胸探查止血。

十、诊疗探索

1. 近年来，电视辅助胸腔镜外科应用的探索研究越来越多，其对血胸既有诊断价值，又有治疗作用。在治疗方面既可清除血凝块，移除异物，又可行止血、修补创口等处理。由于以上的优点，使电视辅助胸腔镜外科在非创伤性血胸的诊疗中显示出明显的优势。

2. 对于一些引起非创伤性血胸的常见原发性疾病的治疗方案也有不断的探索研究。如原发性血管畸形病变引起自发性血胸。以前对肺血管畸形多主张手术治疗切除受累的肺叶和畸形血管。近年来有用肺血管畸形栓塞术治疗，取得较理想的效果。

十一、病因治疗

1. 创伤性血胸应积极治疗胸部外伤，必要时开胸手术控制活动性出血。对于可能存在的胸内脏器破裂等应及时手术，在直视下对破裂脏器进行缝扎、修补止血。

2. 非外伤性疾病病因的诊断治疗尤为重要，需根据病史及影像学结果明确病因，治疗原发性疾病，有效防止血胸的反复发作。

(1) 恶性肿瘤所致的血胸，此类患者预后不良，几乎无手术根治的可能性，因此多采取保守治疗。如出血量大，引起血流动力学改变时，在患者全身情况允许时，可开胸止血，并考虑肿瘤病灶的姑息切除。

(2) 凝血障碍所致的血胸，应及时输注新鲜血及相应的凝血因子，以有效控制出血。

(3) 子宫内膜移位症所致血胸，应在明确诊断后开胸探查，清除移位的子宫内膜并辅助激素治疗。

(4) 特发性血胸，如需手术者应在术中结扎血管，必要时做肺楔形切除。电灼烧止血有一定疗效但易复发，现多采用电视辅助胸腔镜外科，吸净积血电灼或放置钛夹止血。

(5) 慢性肉芽肿出血引起的血胸，可小切口开胸，快速清除肉芽肿并放置胸腔闭式引流，需要时可同时做胸廓改形术。

十二、最新进展

传统的开胸探查术可能存在以下问题：在观察过程中患者继续丢失大量血液，需大量输血，增加了因输血引起的各种相关并发症；引流管放置时间相对较长，不能保证引流干净，并且血胸持续存在会增加发生凝固性或感染性血胸的可能性，延长了治疗周期，而早期清除血胸对于防止脓胸的形成十分重要。文献报道，用胸腔闭式引流的患者18%发展为凝固性血胸，其中39%需行纤维板剥脱术。

电视辅助胸腔镜外科可以全面探查胸腔，明确诊断和治疗，了解出血和损伤部位，并通过电凝、缝扎止血对肺组织裂伤同步缝合修补。肺漏气严重或难以止血时，可附加小切口下修补、缝闭肺裂口或 Endo GIA 切缝肺组织，更有利于肺复张，加快创伤愈合，减少并发症，促使患者康复。电视辅助胸腔镜外科可很好地清除残余积血，避免了恢复期开胸剥离和清除脓胸。该手术是用微型器械在胸腔内操作，对胸膜及肺表面刺激小，使手术趋于简单化，减少了患者的痛苦和风险。胸腔镜探查可自闭式引流口处探查，或由原伤口探查，无出血则不需再开第 2、3 孔，手术简单、有效，与开胸手术相比，麻醉、手术时间明显缩短，术中、术后出血明显减少，手术创伤明显减轻，患者易于接受。

白祥军　初海滨　张在其

第四节　气　胸

一、基本概念

人体胸膜腔由胸膜壁层和脏层构成，是不含空气的密闭的潜在性腔隙。任何原因导致胸膜破损，空气进入胸膜腔，称为气胸。可以自发地发生，也可由于疾病、外伤、手术或诊疗操作不当引起。

二、常见病因

（一）自发性气胸

指在无外伤及人为因素的情况下，肺组织和脏层胸膜原有某种病变或缺陷而突然发生破裂引起胸膜腔积气。自发性气胸是较为常见的胸膜疾病，也是内科最常见的急诊之一。本病的发病率较难准确统计，据文献报道其发生率为每年(5～46)/10万人口。本病占内科住院患者的1.64%。少量气胸时，患者往往无症状，故本病实际发生率远较临床所见为高。随着社会的发展，老年人增多，自发性气胸有增多趋势。本病男性较多，男女之比约5∶1，多见于20～30岁的青壮年。

1. 特发性气胸。没有明显的原发性疾病，目前一般认为是先天性弹力纤维发育不良肺泡壁弹性减退，扩张后形成肺大疱，多见于瘦长型男性，肺部X线检查无明显疾病。根据国外文献报道，这种气胸占自发性气胸首位，而国内则以继发自发性气胸为主。在本病的病因中，还有人提出"新膜理论"、侧支通气障碍机制、大气污染学说等。

2. 继发自发性气胸。继发于基础肺部病变，最为常见是慢性阻塞性肺病和肺结核，其次是支气管肺癌，炎症后纤维病灶（如硅肺、慢性肺结核、弥散性肺间质纤维化、囊肿性肺纤维化等）引起气胸。国内多家报道对自发性气胸患者病因研究，慢性支气管炎并发肺气肿者占首位，其次为肺结核，再次为特发性气胸、金黄色葡萄球菌性肺炎及其他原因。

3. 月经性气胸。即与月经周期有关的反复发作的气胸。其发生率仅占女性自发性气胸的0.9%，约占50岁以下女性气胸患者的5.6%。其发生原因主要与肺、胸膜的子宫内膜异位有关。

4. 妊娠合并气胸。以生育期年轻女性为多，患者因每次妊娠而发生气胸。根据气胸出现的时间，可分为早期（妊娠3～4个月）和后期（妊娠8个月以上）两种，可能与糖皮质激素水平的变化和胸廓顺应性改变有关。

5. 航空、潜水作业而无适当防护措施时，从高压环境突然进入低压环境，可发生气胸。

（二）创伤性气胸

指由于胸部外伤及诊疗过程中操作不当等引起的气胸，根据临床经验可归纳以下几类：

1. 非穿透性（钝性）创伤，严重挤压伤、肋骨骨折端错位肺刺伤。①直接钝性伤（胸部挤压伤）；②间接钝性伤（肺爆裂伤）；③医源性创伤，胸外心脏按压，人工呼吸机应用，麻醉，心肺复苏等。

2. 穿透性创伤。①刺伤，砍伤；②枪击伤；③裂片伤；④医源性创伤，插胸腔引流管、胸腔穿刺、中心静脉置管、经皮胸膜或肺活检、经支气管肺活检、针刺肩、胸部穴位、臂丛神经麻醉等医疗诊断和治疗操作过程中的肺、胸膜损伤。

三、发病机制

(一) 自发性气胸

常见诱发气胸的有：剧烈运动，咳嗽，提重物或上臂高举，举重运动，费力解大便等。当剧烈咳嗽或用力解大便时，肺泡内压力升高，致使原有病损或缺陷的肺组织破裂引起气胸。据统计，有50%~60%病例找不到明显诱因，有6%左右患者甚至在卧床休息时发病。

1. 特发性气胸。多见于20~40岁男性，过去认为本病原因不明故称为特发性气胸，近几年经胸腔镜检查、开胸探查发现这类患者在肺尖脏层胸膜下可有许多气肿性肺大疱。有些人认为肺大疱的形成是以胸膜下非特异性炎症性瘢痕为基础，细支气管周围的非特异性炎症引起纤维性增生，以及细支气管本身炎症形成活瓣机制，使肺泡或间质产生气肿性改变形成肺大疱。有人认为在肺大疱形成过程中，由于弹力纤维先天性发育不良、萎缩、弹性降低，肺泡壁易于扩张形成肺大疱。发生肺大疱的部位胸膜变薄，其表面的间皮细胞分布稀疏，某些区域甚至缺乏，可见数微米大小的小孔和裂隙。因此有些作者认为自发性气胸的形成并非一定要以大疱破裂为前提。由于某些部位胸膜间皮细胞稀疏，甚或缺乏，在大疱的基底部出现散在的小孔，当肺内压力增高时空气通过这些小孔进入胸膜腔即可形成气胸。

2. 继发自发性气胸。

(1) 慢性阻塞性肺病：肺部原发疾病导致支气管狭窄、扭曲，在远端肺泡内空气潴留，特别是在活瓣机制的作用下，肺泡内压力增高，同时膨胀的气肿疱营养、循环不良，易发生退行性变性，以致在用力咳嗽或其他用力情况下，造成肺泡破裂，空气进入胸膜腔内或纵隔中。

(2) 肺结核：患者发生自发性气胸主要见于多种情况，病变广泛的肺结核，在病变愈合过程中形成瘢痕、纤维化，造成支气管狭窄、形成肺大疱；粟粒性结核痊愈过程中肺内形成许多纤维性病变、气肿性肺大疱，肺大疱破裂形成自发性气胸；或者病变处于渗出阶段，炎症波及细支气管，黏膜水肿，管腔狭窄，或结节压迫细支气管造成管腔狭窄，导致肺泡内空气潴留，肺泡内压力升高，肺泡壁破裂融合形成气肿性肺大疱；或胸膜下肺表面粟粒病灶融合、干酪坏死破溃，空气进入胸膜腔；粟粒性肺结核也可引起间质性肺气肿，空气经纵隔进入胸膜腔。

(3) 化脓性肺炎：常见于金黄色葡萄球菌性肺炎、克雷伯菌性肺炎、绿脓杆菌性肺炎、放线菌属、厌氧菌引起的肺炎，或肺脓肿，由于肺组织坏死，造成支气管胸膜瘘。上述情况下多同时出现液气胸或脓气胸。

(4) 胸膜恶性肿瘤：直接侵及脏层胸膜，造成支气管胸膜瘘。或支气管肿瘤压迫细支气管造成阻塞，肺泡过度充气破裂，形成自发性气胸。

3. 月经性气胸。多发生于月经前期或月经期，其机制尚未完全明了，据研究可能与以下机制有关：

(1) 横膈上存在异位的子宫内膜，非月经期时由于宫颈黏液堵塞，空气难以进入。而在月经期由于不均匀的宫缩，促使空气进入宫腔，经输卵管到达腹腔，此时恰逢闭塞横膈上的子宫内膜组织脱落，形成一个小孔，气体得以进入胸膜腔内。

(2) 子宫内膜组织通过膈肌缺孔散布于胸膜表面，形成胸膜下异位的子宫内膜病灶。经期异位的子宫内膜脱落，造成肺内空气逸出。

(3) 位于细支气管内的子宫内膜病灶在月经期肿胀，使管腔部分阻塞，形成活瓣机制，远端过度充气，导致肺泡破裂。

(4) 月经期血中前列腺素 $F_{2\alpha}$ 水平升高，促进支气管平滑肌收缩，气道内压升高和肺泡破裂。

(二) 创伤性气胸

都有明确的胸膜或肺部的外伤史，穿透性胸部创伤，如刀、子弹、弹片等由皮肤向内累及胸膜、肺、支气管、气管、食管，钝性胸部创伤时，肋骨骨折断端刺破肺或撕裂肺。创伤性气胸中，空气在绝大多数病例来源于肺被肋骨骨折断端刺破（表浅者称肺破裂，深达细支气管者称肺裂伤），也可由于暴力作用引起的支气管或肺组织挫裂伤，或因气道内压力急剧升高而引起的支气管或肺破裂。锐器伤或火器伤穿通胸壁，伤及肺、支气管和气管或食管，也可引起气胸，且多为血气胸或脓气胸。偶尔在闭合性或穿透性膈肌破裂时伴有胃、食道破裂而引起脓气胸。

（三）病理生理变化

根据空气通道的状态及胸膜腔压力的改变，气胸分为闭合性气胸、开放性气胸和张力性气胸三类，其病理生理变化各不相同。

1. 闭合性气胸。指胸膜裂口较小，随着肺脏的萎陷而关闭，空气随之停止进入胸腔，胸膜腔内压力一般小于大气压。空气进入胸膜腔后，伤侧肺脏不同程度萎陷，故肺的气体交换面积减少。除通气功能减低外，被压缩肺动脉血可产生功能性的右向左分流，造成缺氧，但其程度有限，因为被压缩的肺内血管阻力增加，流经该侧肺的血液也大为减少，故缺氧仍可代偿。同时，胸膜腔内负压减少限制静脉血回流到心脏，使心搏出量降低，引起心率加快、血压降低，对循环功能也有不同程度的影响。

2. 开放性气胸。指胸膜裂口较大，或因胸膜粘连妨碍肺脏回缩而使裂口不能闭合，空气经裂口随呼吸自由进出胸膜腔。伤侧胸腔与外界沟通，负压消失，肺受压萎陷。吸气时，空气从胸壁伤口进入胸腔，加重伤侧肺的受压萎缩，使纵隔移向健侧，健侧肺也受一定压缩，使通气量明显减少。呼气时，空气从伤口迅速逐出体外，而健侧肺从呼吸道排出空气则需要克服一定阻力，于是纵隔又向伤侧移位。纵隔在每次呼吸运动中的左右摆动称为纵隔摆动，可刺激纵隔及肺门神经丛，引起或加重胸膜肺休克。纵隔摆动也影响心脏功能及静脉回流，导致循环功能紊乱。患者吸气时，健侧肺扩张伤侧肺进一步萎缩，伤侧肺排出的含氧量低的气体同呼吸道吸入的新鲜空气混合一起进入健侧肺；呼气时，一部分从健侧肺排出的气体又进入伤侧肺。这样残气的对流，使呼吸无效腔增大，残气量增多，可造成严重的缺氧。伤侧肺萎缩，该侧肺动脉血未能充分氧合，起着大量右向左分流的效果，使动脉血氧分压及氧饱和度下降，也加重了缺氧。创口面积大于气管的截面积时，如不及时处理，可因呼吸时空气首先从阻力低的胸壁伤口进入而不是正常的从气道进入肺，使肺内换气显著减少，患者不能维持满意的胸内压力以维持必要的气体交换，还可因咳嗽无力，不能排出支气管内分泌物，引起呼吸道堵塞而导致死亡。

3. 张力性气胸。指由于胸膜裂口呈单向活瓣形，吸气时，胸腔内压力变小，活瓣开放，空气进入胸膜腔；呼气时，胸膜腔内压升高，压迫活瓣使之关闭，从而导致每次呼吸运动都有气体进入胸膜腔而不能排出，使胸腔压力大于大气压，便可产生张力性气胸。开放性气胸如胸壁创口封闭不严密，也可产生。由于目前呼吸机应用日益普及，其造成的张力性气胸比自主呼吸产生的危险性更大，应多加注意。由于空气进入胸膜腔的通道形成活瓣，每次呼吸时空气易进入胸腔而难于排出，或进多出少，使胸腔内压力不断升高，肺进行性被压缩，纵隔推向健侧，并使健侧肺也受压，呼吸通气面积减少，但血流仍灌注不张的肺组织而产生分流，引起严重的呼吸功能不全、低氧血症。另外，纵隔移位使心脏大血管偏移，循环功能也受干扰。张力性气胸最主要的变化为进行性缺氧，而应用人工呼吸机时，若存在肺或支气管损伤，则由于短期内产生胸腔正压，将大大提高中心静脉压。这时由于胸内压力高，静脉回心血量减少，再加上纵隔移位，将造成严重呼吸和循环功能障碍，甚至出现休克。

另外，过高的胸膜腔内压使气体经支气管、气管周围疏松结缔组织或壁胸膜裂伤处进入纵隔或胸壁软组织，形成纵隔气肿，面、颈、胸部的皮下气肿。

四、临床特征

气胸的临床特征与肺萎陷程度，气胸发生的速度，胸部原发疾病或外伤程度，及患者体质有关，根据肺萎陷程度，可以将气胸分类：小量气胸指肺萎陷在 1/3 以下，患者可无明显症状体征；中量气胸指肺萎陷 1/3～2/3；而大量气胸则肺萎陷＞2/3。

（一）症状

气胸症状的轻重取决于起病快慢、肺萎缩程度、肺部原发疾病及患者体质等情况。典型症状为突发性针刺样或刀割样胸痛，持续时间很短暂，继之有胸闷和呼吸困难，同时，因气体刺激胸膜可伴有刺激性咳嗽。大多数起病急骤，气胸量大或伴肺部原发病变者，则气促明显。部分患者在气胸发生前有剧烈咳嗽、用力屏气大便或提重物等的诱因，但不少患者在正常活动或安静休息时发病。年轻健康人的中等量气胸很少有不适，有时患者仅在体格检查或常规胸部透视时才被发现；而有肺气肿的老年人，即使肺压缩不到 10％，也可产生明显的呼吸困难。张力性气胸患者常表现精神高度紧张、恐惧、烦躁不安、气促、窒息感、发绀、出汗并有脉搏细弱而快、心律失常、血压下降、皮肤湿冷等休克状态，甚至出现意识不清、昏迷，若不及时抢救，往往引起死亡。少数患者可发生双侧性气胸，尤以呼吸困难为突出表现，患者不能平卧，如侧卧也被迫健侧卧位，以减轻呼吸困难。部分气胸患者伴有纵隔气肿，则呼吸困难更加严重，常有明显的发绀。

气胸患者一般无发热、白细胞数升高或红细胞沉降率增快，若有这些，提示原有肺部感染活动或发生了并发症（如渗出性胸膜炎或脓胸）。

（二）体征

视积气量的多少及是否伴有胸腔积液而定。少量气胸时体征不明显，特别是在肺气肿患者本身叩诊为过清音，难以确定气胸。此时，听诊比叩诊法更灵敏，听诊闻及呼吸音减弱具有重要意义，肺气肿并发气胸患者，显然两侧呼吸音均减弱，但气胸侧减弱较对侧更为明显，即使气胸量不多也有此变化，所以临床上仔细比较两侧呼吸音是很重要的。

气胸量在 30％ 以上者，病侧胸廓饱满，肋间隙增宽，呼吸运动减弱，叩诊呈过清音或鼓音，心或肝浊音区消失。语音震颤及呼吸音均减弱或消失。大量气胸时，可使气管和纵隔向健侧移位；开放性气胸，一般可见胸壁上有明显的伤口，与胸腔相通，伤口处可听到空气随呼吸进出创口所引起的"嘶嘶"声，有时可听到纵隔摆动声；张力性气胸可见病侧胸廓膨隆，气管显著移向健侧，叩诊伤侧胸部呈鼓音，呼吸音消失，同时伴有血压增高（可能与严重缺氧有关，因排气后血压迅速恢复正常）。胸腔穿刺测压，腔内压力为正压＞10 cmH$_2$O。抽除胸腔内气体后，压力降低，但不久因胸膜腔内气体增多，压力又升高。判断的简易方法，可用 2 mL 注射器于第 2、3 肋间穿入，针芯可被空气顶出。

左侧少量气胸，有时可在心左缘处听到特殊的破裂音，明显时患者自己也能觉察到，称 Hamman 征。破裂音与心搏一致，患者左侧卧位呼气时听得更清楚。临床上其他常见体征不易查出，因此是诊断左侧少量气胸的依据之一。这种声音的发生机制，可能因心脏收缩时气体忽然移动，两层胸膜忽然接触及分离所造成，此体征也是诊断纵隔气肿的重要体征。

一种少见的情况是支气管哮喘患者处于哮喘持续状态时发生气胸，患者呼吸急促，听诊可闻及两肺布满哮鸣音，此种患者一经胸膜腔抽气减压，气促和哮鸣音即可缓解消失。

气胸伴少量积液，体检难以发现，只能从胸部 X 线检查发现。气胸伴大量积液，则胸部可同时查出积气和积液的体征，摇动胸部可有振水声。少量胸腔积液通常是由于空气刺激胸膜产生的渗出液，但也可能由于气胸导致胸膜粘连带撕裂引起血气胸，如失血量过多可使血压下降，甚至发生失血性休克。

五、辅助检查

（一）影像学检查

1. 胸部 X 线片检查是诊断气胸的重要方法，可显示肺受压程度、肺内病变情况及有无肋骨骨折、胸腔积液、胸膜粘连及纵隔移位等。气胸的典型 X 线表现为外凸弧形的细线条形阴影，称为气胸线，系肺组织和胸膜腔内气体的交界线，线内为压缩的肺组织，线外透亮度增高，无肺纹理，气胸延及下部则肋膈角显示锐利。少量气体往往局限于肺尖部，常被骨骼掩盖。嘱患者深呼气时，使萎缩的肺进一步缩小，密度增高，与外带积气透光区呈更鲜明对比，从而显示气胸带。局限性气胸在后前位 X 线检查时易遗漏，需在 X 线透视下转动体位方能见到气胸。大量气胸时，则肺被压缩聚集在肺门区呈圆球形阴影。若肺内有病变或胸膜粘连时，则呈分叶状或不规则阴影。大量气胸或张力性气胸显示纵隔和心脏移向健侧。气胸合并胸腔积液时，则有液气面，透视下变动体位可见波面也随之移动。若围绕心缘旁有透光带，应考虑有纵隔气肿。根据胸部 X 线片，大致可计算气胸后肺脏受压萎陷的程度，这对临床处理有一定的意义。一般地，当胸腔内气带宽度相当于患侧胸廓宽度 1/4（约 1 cm）时，肺被压缩大约为 35%；当胸腔内气带宽度相当于患侧胸廓宽度 1/3（约 2 cm）时，肺被压缩大约为 50%；当胸腔内气带宽度相当于患侧胸廓宽度 1/2 时，肺被压缩大约为 65%，故此，一般估计从侧胸壁到肺边缘距离≥2 cm 为大量（中量）气胸，<2 cm 为少量气胸。另外，从肺尖气胸线到胸腔顶部估计气胸的大小，距离≥3 cm 为大量（中量）气胸，<3 cm 的为少量气胸。

2. CT 一般在低窗位的肺窗条件下观察，表现为胸膜腔内出现极低密度影，伴有肺组织的不同程度萎陷改变，密度较正常增高，伴有积液时也可显示液气平面。CT 对于小量气胸、主要位于前中胸膜腔的局限性气胸的诊断明显优于 X 线片；对外伤患者，特别是进行呼吸机辅助通气者，做 CT 扫描时，应对上腹部、下胸部的 CT 图像进行肺窗观察，以便发现隐匿性少量气胸；CT 对于气胸与肺大疱的鉴别及纵隔旁气胸与纵隔气肿的鉴别明显优于平片。

（二）诊断性穿刺

在野外现场或紧急情况下，可在局部麻醉下，用 20 mL 注射器于前胸第 2、3 肋间或胸部体征最明显处穿刺，如抽出气体可以辅助诊断气胸；如伴有不凝血可以诊断血气胸；如注射器针芯被空气顶出时，可诊断为张力性气胸。

六、诊断思路

1. 对于无外伤史，仅在一些可能存在导致气胸的诱因或安静，甚至睡眠时，患者突然出现胸痛、胸闷、呼吸困难等症状。应详细了解患者既往史，是否有可引起气胸的原发性疾病，排除可以引起类似症状的其他疾病（详见鉴别诊断）；同时做一些相关的体检，判断是否有气胸相关的体征；此时如患者一般情况允许应常规做 X 线检查明确诊断，如患者表现出张力性气胸的症状，生命体征不稳定，可直接采用诊断性穿刺，在明确诊断的同时也可以在一定程度上缓解症状。

2. 对于有外伤史，特别是胸部外伤史的患者，如有胸壁的穿透伤口，可直接诊断，并常规做诊断性穿刺，排除血气胸及张力性气胸的存在；如没有进入胸腔的伤口，且患者存在胸痛、胸闷、呼吸困难等症状，简要了解受伤情况，必要的胸部体检，判断是否存在肋骨等骨折，如伤情允许可行胸部 X 线片检查，紧急时也可采用诊断性穿刺，在诊断的同时缓解症状。

七、临床诊断

1. 根据病史、临床症状、体征及影像学表现，气胸的诊断通常并不困难。X 线、CT 显示气胸征是确诊依据。阻塞性肺气肿并发自发性气胸时，与其原有的症状和体征常易混淆，需借助 X 线检查做出诊断。气胸类型（闭合性、开放性及张力性）的诊断，可通过临床表现和胸膜腔内测压来确定。在无条件或病情危重不允许做影像学检查时，可通过诊断性胸腔穿刺辅助诊断，同时抽出气体以缓解症状，并观察抽气后胸腔内压力的变化以判断气胸类型。外伤性气胸患者在诊断气胸的同时需要对其胸部损伤及其他部位的合并损伤做出判断，避免遗漏。

2. 自发性气胸患者应对其引起气胸的病因做进一步的诊断，以指导后期病因治疗，一般可采用胸腔镜检查术。一般在局部麻醉下用单插孔式胸腔镜直接仔细全面地检查胸膜腔，对病处可摄像或活检，或喷入药物及手术治疗。胸腔镜检查对自发性气胸病因诊断率在90%以上。本检查方法简便、安全、诊断率高，治疗效果好。术后并发症为短暂发热和皮下气肿，并且发生率低。尚能根据胸腔镜检查结果对自发性气胸进行分级，以便指导治疗。

八、鉴别诊断

气胸有时酷似其他心、肺疾患及损伤应予鉴别。

(一) 肺大疱

位于肺周边部位的肺大疱有时在X线下被误为气胸；局限性或包裹性气胸有时会误诊为巨型肺大疱，两者在症状、体征、平片上均类似，其鉴别点主要如下：

1. 肺大疱可因先天发育形成，也可因支气管内活瓣阻塞而形成张力性囊腔或巨型空腔，起病缓慢，气急不剧烈；而气胸病程短，症状往往突然发生，气促症状重。

2. 从不同角度做胸部透视，可见肺大疱或支气管源囊肿为圆形或卵圆形透光区，位于肺野内，在大疱的边缘看不到发线状气胸线，疱内有细小的条纹理，为肺小叶或血管的残遗物；而气胸为带状气影，其中无肺纹可见，位于胸部外带胸膜腔内。

3. 肺上部大疱可见其底缘向下凹陷，下缘下外方肺组织向上外方伸延，而上胸部包裹性气胸其外下方气影向外下方倾斜。

4. 肺大疱若在下叶，则肋膈角圆钝，贴近胸壁处可见到被挤压的肺组织和（或）胸膜，气腔内无液平面。而气胸患者肋膈角可见液平面。

5. 经较长时间观察，肺大疱大小很少变化，而气胸形态则随时日而变小，最后消失。

6. 肺大疱内压力与大气压相仿，抽气后，大疱容积无显著改变。

(二) 支气管哮喘和阻塞性肺气肿

有气急和呼吸困难，体征也与自发性气胸相似，但肺气肿呼吸困难是长期缓慢加重的，支气管哮喘患者有多年哮喘反复发作史。当支气管哮喘和肺气肿患者呼吸困难突然加重且有胸痛，应考虑并发气胸的可能，X线检查可以做出鉴别。

(三) 急性心肌梗死

患者也有急起胸痛、胸闷，甚至呼吸困难、休克等临床表现，但常有高血压、动脉粥样硬化、冠心病史。体征、心电图、X线胸透、血清酶学检验有助于鉴别。

(四) 肺血栓栓塞

有胸痛、呼吸困难和发绀等酷似自发性气胸的临床表现，但患者往往有咯血和低热，并常有下肢或盆腔栓塞性静脉炎、骨折、严重心脏病、心房颤动等病史，或发生在长期卧床的老年患者。体检和X线检查有助于鉴别。

(五) 其他

如消化性溃疡穿孔，膈疝、胸膜炎和支气管肺癌等，有时因急起的胸痛，上腹痛和呼吸困难等，也应注意与气胸鉴别。

九、救治方法

(一) 救治原则

促进肺复张、消除病因及减少复发。在确定治疗方案时，应考虑：症状、体征、X线变化（肺萎缩的程度、有无纵隔移位)、胸膜腔内压力、有无胸腔积液、气胸发生的速度及原有肺功能状态，首次发病抑或复发等因素。基本治疗原则包括卧床休息的一般治疗、排气胸腔减压、经胸腔镜手术或开胸手术、病因治疗防止复发及并发症防治等。

1. 一般治疗。气胸患者应绝对卧床休息，尽量少讲话，使肺活动减少，有利于气体吸收。适用于首次发作的自发性气胸，单发肋骨骨折等致的少量闭合性气胸，肺萎陷在20％以下，不伴有呼吸困难者。单纯卧床休息，一般每天可吸收胸膜腔内气体容积的1.5％左右，如保守治疗1周后肺仍然不膨胀者，则需要采用其他治疗措施。有报道称持续吸入高浓度氧疗法（面罩给氧，氧流量3 L/min）可使气胸患者气体吸收率提高达4.2％，肺完全复张时间缩短至平均5 d（3～7 d），较一般卧床休息肺复张所需时间明显缩短。另有报道用面罩吸纯氧治疗气胸，氧流量为10 L/min，20 min/次，2次/d。结果气胸吸收时间缩短。其机制是提高血中氧分压，使氮分压下降，从而增加胸膜腔与血液间的氮分压差，促使胸膜腔内的氮气向血液转送（氮/氧交换），加快肺复张。此法应注意氧中毒的发生，避免持续吸入高浓度氧。

2. 胸膜腔穿刺排气法。适用于呼吸困难明显，尤其是张力性气胸需要紧急排气者。胸膜腔穿刺也是一种诊断性治疗手段。

（1）方法：用气胸针在患侧锁骨中线第2肋间或腋中线第4、5、6肋间于皮肤消毒后，经下位肋骨上缘直接穿刺入胸膜腔，连接50 mL或100 mL注射器，或人工气胸机抽气并测压，直至患者呼吸困难缓解为止。一般情况下，一次抽气不宜超过1 000 mL或使胸膜腔内负压保持在$-4\sim-2$ cmH_2O为宜，每天或隔天抽气1次。如为张力性气胸，病情紧急，又无其他抽气设备时，为了抢救患者生命，可用粗针头迅速刺入胸膜腔以达到暂时减压的目的。

（2）适应证：闭合型气胸，其他类型气胸的现场抢救与诊断。

（3）优缺点：本法简便易行，无须特殊设备和器械。但对开放型气胸、张力性气胸仅能达到测压，不能够解决排气，达到缓解症状的目的，而且直接穿刺抽气不慎时易穿破肺泡或肺大疱而加重气胸；反复穿刺容易引起感染；并且复发率高。

3. 胸腔闭式引流术。严重气胸救治，多数主张胸腔闭式引流为主，特别是有以下几种情况者：严重气胸肺萎陷超过35％，或肺萎陷小于35％，但伴有呼吸困难者；严重气胸，经胸腔闭式引流拔管后气胸重现者；合并血胸，双侧气胸或张力性气胸者；需开胸手术，需全身麻醉或需用呼吸机辅助呼吸者。治疗过程中要注意气胸引起肺萎陷复张后发生急性肺水肿问题，多见于自发性气胸，及少数创伤性气胸发生后如未能及时处理者，此时需用呼吸机做呼气末正压通气并按肺水肿治疗。

（1）方法：①定位：单纯气胸者通常选择患侧锁骨中线第2肋间插入引流管；局限性气胸或有胸膜粘连者，应透视定位插管；液气胸需排气排液者，多选择下胸部插管引流，有时需置上、下两根引流管。②操作：选择质软、刺激性小，外径细、内径大的硅胶管作引流管；用套管针插入胸膜腔，拔出针芯，插入硅胶管，或局部麻醉后切开皮肤，用血管钳分离软组织，将引流管插入胸膜腔。

（2）引流术类型：①水封瓶正压引流法：将引流管连接于床旁的单瓶水封正压连续排气装置，即水封瓶内的玻璃管一端置于水面下1～2 cm，患者呼气时胸膜腔内正压，只要高于体外大气压1～2 cmH_2O就有气体排出。本法适用于：各种类型的气胸，尤其是张力性气胸。特点：操作简单、痛苦少，可使大部分闭合型气胸治愈，但使肺膨胀至正常所需要的时间较持续负压引流法长，对开放型气胸治疗效果不如持续负压引流。②持续负压引流法：在中心负压吸引装置或电动吸引装置与水封瓶之间接上调压瓶，调整调压管入水深度，吸引压力维持在$-18\sim-5$ cmH_2O为宜。本法优点：可连续排气、引流胸腔积液，促使肺早日复张，破口提前愈合，迅速消灭无效腔，减少感染等，对气胸的治愈率达95％以上，平均治愈时间<10 d，复发率约16％；缺点：可能因抽气过快偶有发生急性肺水肿，故对心力衰竭、高龄者需慎重使用持续恒定低负压装置。本法适用于各种类型的气胸，尤其是张力性气胸，开放型气胸及肺气肿并发的气胸。

4. 外科手术治疗。手术目的首先是控制肺漏气，其次是处理肺病变，再者是使脏层和壁层胸膜粘连以预防气胸复发。近年来由于胸腔外科的发展主要是手术方式的改进及手术器械的完善，尤其是电视胸腔镜器械和技术的进步，手术处理自发性气胸已成为安全可靠的方法。外科手术可以消除肺的破口，又可以从根本上处理原发病灶，如肺大疱、支气管胸膜瘘等，或通过手术确保胸膜固定。因此是治疗顽固性气胸的有效方法，也是预防复发的最有效措施。

（1）手术适应证：①张力性气胸引流失败者；②长期漏气所致肺不张者；③血气胸患者；④双侧性气胸，尤其双侧同时发生者；⑤胸膜增厚致肺膨胀不全者；⑥伴巨型肺大疱者；⑦复发性气胸者；⑧月经伴随性气胸等特殊类型气胸；⑨青少年特发性气胸（易复发或引起双侧性气胸）等。若影像学检查见到多发性肺大疱者则更是手术指征。

（2）手术禁忌证：①心、肺功能不全不能耐受开胸手术者；出血性体质，血小板计数$<40 \times 10^9/L$，凝血酶原时间在40%以下者；②体质衰弱不能耐受开胸手术者。

（3）手术方法的选择：①肺大疱缝扎术，适用于肺的边缘大疱，直径<5 cm者，在疱基底部钳夹肺组织，行全层贯穿缝合结扎或全层间断褥式重叠贯穿缝合结扎。可以不切除大疱。②肺大疱切开缝合术，适用于位置较深，直径>5 cm的肺大疱，先切开大疱壁，切断疱内纤维索条，切除部分大疱壁，在疱内缝扎基底部，并折叠大疱壁，将大疱基底部连同脏层胸膜行全层间断褥式重叠贯穿缝合结扎。③壁层胸膜广泛剥脱及化学性烧灼，适用于肺大疱不明显或是多发性肺大疱不易切除者，或是肺功能太差不允许做肺切除者，可以只做壁层胸膜剥脱术，使两层胸膜粘连，消灭胸膜腔间隙，胸膜化学性烧灼是用3%碘酒纱布涂擦全部胸膜，只适用于肺大疱已处理、而其他肺组织无明显气肿或大疱者。④肺切除术，只限于肺组织已广泛破坏失去功能，而对侧肺功能尚好者。尽量行部分肺段或肺叶切除加胸膜剥脱，或用于纱布摩擦胸膜使其发生粘连。⑤胸膜剥脱术，高度胸膜肥厚或已有纤维膜形成使肺不能膨胀者。

5. 病因治疗。自发性气胸患者常存在胸部原发性疾病，气胸常反复发作。有报道，在1次发作后的复发率为50%，3次发作后的复发率为80%；约15%患者发生双侧性气胸；随着每次发作，像包裹性粘连撕裂引起的血气胸并发症发生率也在增加，长此以往将损害肺功能，甚至威胁生命。因此，对于自发性气胸患者的病因治疗显得尤为重要。

6. 不同类型气胸治疗方法的选择。

（1）闭合性气胸：气胸量较小，无明显症状的可单纯限制活动，卧床休息。据报道气胸每天可吸收1.5%，所以压缩15%的患者可在10 d内完全吸收。气量较多时，肺萎陷$>20\%$或症状明显，可每天或隔天抽气1次，每次抽气量不超过1 L，排气速度不宜过快，以免引起复张后肺水肿。如经抽气治疗数次气胸仍不见好转，或症状反而加重者，应尽早采用水封瓶连续排气。

（2）开放性气胸：紧急处理时，可立即用无菌敷料封闭胸壁伤口，使开放性气胸转变为闭合性气胸，在无条件时，可以使用干净衣服，布料等堵盖伤口加压包扎；抗休克、吸氧、输血等初步稳定生命体征；清创缝合伤口，创口过大时应采取修补术；气胸量小且无明显呼吸困难者可卧床休息，限制活动，必要时可用胸腔闭式引流排尽胸腔内气体，加强抗感染治疗。

（3）张力性气胸一旦确诊，应立即采取紧急措施，以免患者出现呼吸、循环衰竭致死。最紧急的方法是于患侧第2、3肋间插入一枚到数枚粗针头排气，条件许可时针头外接水封瓶，无条件时可外接剪口的气球或塑料袋等，使气体只出不进；根据病情的变化进一步参考开放性气胸和闭合性气胸的救治方法进一步治疗。

7. 并发症及其治疗。

1）脓气胸：大多合并于感染性肺炎，尤其是坏死性肺炎，如金黄色葡萄球菌、肺炎杆菌、铜绿假单胞菌等引起的肺炎或由于食管穿孔至胸腔的感染。需要及时抽脓和排气，同时积极进行抗感染治疗。

2）血气胸：

（1）保守治疗原则和方法：①尽早进行有效引流，胸膜腔抽气，或胸膜腔插管闭式引流，导管位置应低一些以利于积血的引流。导管口径宜稍粗，侧孔要大，以免堵塞。引流速度不宜过快；②吸入氧气；③服用止血药物；④及早补充有效血容量；⑤病程中判断胸膜腔内出血停止与否的指标：血压持续下降，或反复波动，提示出血不止；抽出胸内血液静置后很快形成血块，提示活动性出血；抽出一定数量积血后病变处叩诊浊音区无变化；化验血红蛋白、红细胞持续性减少，或抽出胸腔积液血色鲜红，胸腔积液中血红蛋白与外周血中血红蛋白数量相近。

（2）手术指征：①短期内胸膜腔引流量＞1 L/d，或每小时持续引流量＞100 mL。无出血停止倾向；②补足血容量后休克仍难以纠正；③持续胸膜腔引流后仍有胸腔积液征象；④疑有胸膜腔内血液凝固，胸腹腔内积血难以吸引出来。

3）纵隔气肿和皮下气肿：系由于肺泡破裂逸出的气体进入肺间质，形成间质性肺气肿。肺间质内的气体沿血管鞘进入纵隔，造成纵隔气肿。纵隔气体也会沿着筋膜进入颈部皮下组织，甚至进入胸部和腹部的皮下组织，导致皮下气肿。①临床表现：大多数患者常无症状，但颈部可因皮下积气而变粗。当气体在纵隔间隙内积聚时，可压迫纵隔内大血管，患者常出现干咳、呼吸困难、呕吐及胸骨后疼痛，并向双肩或双臂放射。疼痛常因呼吸运动和吞咽动作而加剧。体检可有气急、发绀、颈静脉怒张、脉搏快而浅、低血压、颈部和胸壁有皮下气肿、心浊音界缩小或消失、心音遥远、心尖部可听到清晰的与心跳同步的"咔嗒"声（Hamman 征）。X 线检查于纵隔旁或心缘旁（主要为左心缘）可见透明带，颈部皮下组织气肿。②处理：大多数患者只需要对症治疗及休息。有的患者给予吸入 95％的氧气可加速纵隔和皮下气肿及气胸的吸收。气体约在 1 周内吸收，但应严密观察。若发现气体明显压迫心脏，可在局部麻醉下于颈部胸骨上切迹处做皮肤切口，分离皮下组织，使气体自动逸出。

4）呼吸衰竭：一般气胸患者出现呼吸困难，经抽气减压后多会减轻。若抽气减压后呼吸困难仍不能缓解，尤其是肺功能不全者可在减压排气基础上酌情进行机械辅助通气，但要特别注意吸气压力不能过高。

5）休克：治疗上特别注意紧急抽气减压以增加回心血量，同时及时补充有效循环血量。

十、诊疗探索

气胸的诊疗技术相对成熟，目前对气胸的研究多集中于自发性气胸的病因探索及诊治上。在自发性气胸患者当中，一部分有明显的家族遗传倾向，这一现象受到胸外科医生关注，对一些特征明显的家庭进行详细的家系调查，包括胸部 CT 的普查和血液标本的留取，希望能从中开展研究，寻找、发现相关的遗传基因，希望在不久的将来，能揭开这种疾病的遗传秘密。

十一、病因治疗

1. 气胸复发率高，故在气胸治疗的过程中不能忽视病因治疗。对于原发疾病明确的继发自发性气胸应在病情基本稳定后给予原发疾病系统的内外科治疗；对于反复发作的气胸，为了预防复发，可采用化学性胸膜固定术、胸腔镜及开胸手术。

2. 月经性气胸。

（1）激素疗法：作用是抑制卵巢功能，阻止排卵过程及异位的子宫内膜组织脱落，达到控制症状的目的。常用的药物有孕激素、黄体酮、雄激素等。某些避孕药物如达那唑、炔诺酮、异炔诺酮等也可使用。本法总的治疗效果约 63％。其中以达那唑作为首选药。因本方法仅能控制症状，不是根治疗法；由于其不良反应难以长期维持用药。因此一般仅适用于症状轻，不能耐受手术或术后复发者。

（2）开胸手术：适用于保守治疗无效，反复发作症状严重的患者。手术包括单纯膈肌缺损修补、部分膈肌切除缝合、部分胸膜肺切除等，本法总复发率为37%。为了提高疗效，降低复发率，推荐在关胸前加用干纱布摩擦胸膜或撒入滑石粉等胸膜固定术。

（3）妇科手术：适用于以上治疗无效，又无再次妊娠要求者，盆腔同时有子宫内膜异位者。手术包括输卵管结扎术、卵巢切除术、子宫全切除术、双侧附件切除术等。目前认为子宫输卵管卵巢切除术是治疗月经性气胸最有效的方法，可使大多数患者获得痊愈。

十二、最新进展

1. 近年来，某些疾病引起的继发自发性气胸逐渐被人们所注意。

（1）支气管肺癌。尤其是转移性支气管肺癌，随着综合性治疗的进展，支气管肺癌患者的生存期逐渐延长，继发于支气管肺癌的气胸必将日渐增多。其发生率占支气管肺癌患者的4%（尤其多见于晚期小细胞性支气管肺癌）。其产生原因：肿瘤阻塞细支气管，导致局限性气肿；阻塞性肺炎进一步发展成肺化脓症，最后向胸腔破溃；肿瘤本身侵犯或破坏脏层胸膜。

（2）结节病。主要为第3期阶段，气胸发生率为2%～4%。由于后期纤维化导致胸膜下大疱形成或因肉芽肿病变直接侵犯胸膜所致。

（3）组织细胞增多症X。据报道其自发性气胸的发生率可达20%～43%，这与该病晚期发生明显的肺纤维化，最后导致"蜂窝肺"和形成肺大疱有关。

（4）肺淋巴管平滑肌瘤病。据文献报道约有40%患者并发自发性气胸。Taylor报道32例PLAM中，26例（81%）发生气胸。本病发生与体内雌激素变化有密切关系。由于支气管旁平滑肌增生可部分或完全阻塞气道，引起肺大疱、肺囊肿，最终导致破裂发生气胸。

（5）获得性免疫缺陷综合征。引起自发性气胸的发生率为2%～5%。Coker等报道298例获得性免疫缺陷综合征中气胸发生率为4%。其发生机制可能为：该病易侵犯胸膜肺组织，且易并发卡氏肺孢子虫性肺炎，后者对肺和胸膜具有破坏作用，导致气胸；位于肺巨噬细胞上的人类免疫缺陷病毒的直接细胞毒效应引起弹性蛋白面释放，导致肺气肿，形成肺大疱。

2. 随着微创手术的发展，近年来，电视辅助胸腔镜下治疗自发性气胸已获得令人满意的结果。Waller等在一个前瞻性的随机对照研究中，将60例自发性气胸患者分为VAT手术组和常规开胸手术组，比较观察两种方法治疗自发性气胸的效果和术后并发症，经过15个月的随访，结果显示开胸手术组的患者气胸复发率为3.3%（1/30），VAT组气胸复发率为6.7%（2/30）；但是开胸手术组患者的肺功能指标下降更为严重。目前多数学者认为，VAT手术治疗自发性气胸和预防气胸复发与开胸手术效果接近，但对肺功能的损害较小，更适合于基础状况较差而不能耐受开胸手术的患者。

白祥军　初海滨　张在其

第五节　创伤性窒息

一、基本概念

创伤性窒息是一种胸部闭合性损伤，也叫胸部挤压综合征。是钝性暴力作用于胸部所致的上半身广泛皮肤、黏膜的末梢毛细血管瘀血及出血性损害。创伤性窒息是闭合性胸部伤中一种较为少见的综合病征，其发生率占胸部伤的 2%～8%。

当胸部和上腹部遭受强力挤压的瞬息间，伤者声门突然紧闭，气管及肺内空气不能外溢，两种因素同时作用的结果，引起胸膜腔内压骤然升高，压迫心脏及大静脉。由于上腔静脉系统缺乏静脉瓣，这一突然高压使右心血液逆流而引起静脉过度充盈和血液瘀滞，并发广泛的毛细血管破裂和点状出血，甚至小静脉破裂出血。

二、常见病因

常见的致伤原因有坑道塌方、房屋倒塌和车辆挤压等胸部瞬间的挤压伤引起。偶可见于"褶刀样损伤"、癫痫发作、百日咳剧烈咳嗽及难产时。

三、发病机制

创伤性窒息的发病机制有不同假说，但均有争论。

一般认为，形成创伤性窒息至少有 4 个因素：

1. 深呼吸。

2. 紧闭声门。

3. 胸腹部肌肉强力收缩。

4. 胸部或胸腹部挤压伤。

生理情况下，胸内负压－8～－4 cmH_2O，可维持正常的呼吸循环功能。由于胸部和上腹部遭受强力挤压的瞬息间，瞬间反射性地引起深吸气，使患者声门紧闭，胸腔内压突然升高，严重者可造成肺组织破裂。由于右心房血液经无静脉瓣的上腔静脉系统逆流，导致上半身静脉血向上挤压，产生高速逆流，造成头颈部毛细血管破裂出血、瘀斑，从而导致脑、眼、鼻、耳、口腔等毛细血管破裂。受伤区域的静脉毛细血管受伤后扩张，呈麻痹状态，压力解除后不能迅速恢复管壁的弹性及形状，造成回吸收功能差，所以皮肤的异常改变需数日后才能逐渐消失，一般在 1～3 周。由于脑组织受到颅骨、硬脑膜和脑脊液的保护和支持，故很少引起颅内出血。

四、临床特征

临床表现：①一般症状。受伤后胸闷、呼吸困难、窒息感，可伴有神情呆滞、高热、呼吸急促、咯血。自觉有一股血流涌向头部，头部发胀，遂即意识不清。意识恢复后，可有头痛、头晕等症状。②皮肤症状。表现为头、颈、胸及上肢范围的皮下组织、口腔黏膜及眼结膜均有出血性瘀点或瘀斑，严重时皮肤和眼结膜呈紫红色并水肿，故有人称之"外伤性发绀"或"挤压发绀伤综合征"。③眼部症状。球结膜下出血，眼睑肿胀，眼球胀感或有飞蚊症。眼球深部组织内有出血时可致眼球外凸，视网膜血管破裂时可致视力障碍甚至失明。④神经系统症状。颅内轻微的点状出血和脑水肿产生缺氧，可引起一过性意识障碍、头晕、头胀、烦躁不安，少数有四肢抽搐、肌张力增高和腱反射亢进等现象，瞳孔可扩大或缩小、易误诊为颅内损伤。发生颅内血肿则引起偏瘫和昏迷。

面颈上胸部皮肤出现针眼大小的紫蓝色瘀点和瘀斑，以面部与眼眶部为明显。口腔、球结膜、鼻黏膜有瘀斑，甚至出血；视网膜或视神经出血可产生暂时性或永久性视力障碍；鼓膜破裂可致外耳道出血、耳鸣、甚至四肢痉挛性抽搐，晕厥，瞳孔可散大或极度缩小，上述表现可能与脑内轻微点状出血和脑水肿有关。若颅内静脉破裂，患者可发生昏迷，甚至死亡。胸部会出现胸痛、呼吸困难甚至窒息感，全身水肿。上述表现可能与急性肺动脉高压，急性右心力衰竭有关。

五、辅助检查

（一）胸部 X 线片

是诊断肺挫伤的重要手段。其改变约 70% 病例在伤后 1 h 内出现，30% 病例可延迟到伤 4~6 h，范围可由小的局限区域到一侧或双侧，程度可由斑点状浸润、弥散性或斑点融合浸润，以致弥散性单肺或双肺或实变阴影。经治疗后一般在伤后 2~3 d 开始吸收，完全吸收需 2 周以上。

（二）CT 检查

X 线平片上所显示的挫伤表现在 CT 上是肺实质裂伤和围绕裂伤周围的一片肺泡积血而无肺间质损伤。

六、诊断思路

有胸部闭合性外伤史（如高速车祸、迅猛的钝器损伤、高空坠落、难产等因素）、外伤后产生上述临床症状和体征、CT、胸部 X 线片检查可见示两肺间质斑点状模糊阴影即可诊断。

七、临床诊断

（一）病史

如高速车祸、迅猛的钝器损伤、高空坠落、难产等因素。

（二）临床表现

轻者仅有气急、胸闷、心悸。严重者出现胸痛、呼吸困难、窒息、濒死感，眼视网膜出血，造成视力减退或失明。耳道出血或鼓膜破裂造成耳聋，脑组织出血造成精神错乱或晕厥、昏迷，甚至发生窒息、心搏骤停。肺内出血点瘀斑可引起呼吸困难，甚至造成湿肺。

（三）体征

颈、肩、上胸皮肤出血点、瘀斑，出血点、瘀斑为青紫色并且有清楚的下界，眼结膜、口腔、鼻黏膜可见出血点及瘀斑。视力、听力有不同程度下降。心率增快，呼吸加快，呼吸音减弱。有时可闻及细小湿啰音或爆裂音。极少数患者可出现周身水肿。

（四）辅助检查

CT、X 线等。

八、鉴别诊断

患者有明确的胸部外伤史及典型的临床表现，一般诊断都很明确。创伤性窒息多见于胸廓弹性较好的青少年和儿童，多不伴有胸壁骨折，但当外力过强时，除可伴有胸骨和肋骨骨折外尚可伴有胸内和腹内脏器损伤，以及脊柱和四肢损伤。也可发生呼吸困难或休克等。应注意鉴别。

九、救治方法

创伤性窒息所致的出血点及瘀斑，一般经 2~3 周后可自行吸收消退。一般患者，需要在严密观察下进行对症处理，有合并伤者应针对具体伤情给予积极治疗。

轻者对症治疗，半卧位休息，吸氧。重者吸氧、镇静和镇痛，抗休克，适当强心、利尿，预防湿肺。严重者出现急性呼吸窘迫综合征，出现时按照急性呼吸窘迫综合征的治疗方法治疗，维持呼吸功能，给鼻导管吸氧、面罩吸氧后不见好转者改用气管插管呼吸机辅助呼吸，正压通气，必要时加用呼气末正压通气。维持循环功能，应监测尿量、中心静脉压和肺毛细血管楔压等。以输入晶体为主，适当给予清蛋白或者血浆，再酌情用利尿剂。心搏骤停者立即进行心脏按压、人工呼吸、气管插管、电击除颤，行心肺脑复苏治疗。

观察病情，注意合并肋骨骨折、内脏损伤、颅内损伤等严重情况，应采取相应的急救治疗及措施。

十、诊疗探索

为减少肺水肿，急性呼吸窘迫综合征最初几天设法维持肺毛细血管楔压在最低水平。为维持血压和心排血量，在恰当范围内还应酌情选用多巴酚丁胺、多巴胺、毛花苷 C、硝普钠、硝酸甘油等心血管药物。防止感染用静滴或推注广谱抗生素。

十一、病因治疗

注意安全，尽量避免外伤尤其是胸部外伤对人体的进一步伤害。

十二、最新进展

早年 Adrian R 等认为创伤性窒息的严重程度与所受压力的大小、挤压时间的长短、外力的动能和静能是否接近都密切相关。但近年 Byard RW 等回顾性地总结 25 年的病例，认为此征的病理表现模式不受损伤严重程度的影响。Barakat M 等则认为此征的产生必须在胸部受挤压前有一个咽鼓管充气征。

在治疗上如糖皮质激素可减轻炎症反应，小分子右旋糖酐或加用前列腺素 E_1 和布洛芬，以改善肺的循环。川芎嗪可减轻肺水肿。肺表面活性物质雾化吸入，可改善肺泡功能。肿瘤坏死因子-α 抗体和己酮可可碱可减少中性粒细胞在肺内积聚的损害。此外，还有超氧化物歧化酶、肝素、尿激酶等可改善微循环。一氧化氮吸入可选择性的扩张肺血管。

孙培龙　李冰　卓么加　张在其

第六节　肺爆震伤

一、基本概念

由于高压锅炉、化学药品或瓦斯爆炸，或在战时，由于烈性炸药或核爆炸，瞬间可释放出巨大的能量，使爆炸中心处的压力和温度急剧增高，并借周围递质（气体、液体、固体）迅速向四周传播，从而形成了一种高压和高速的波，这就是冲击波。普通炸弹或核武器爆炸的瞬间，可释放出巨大的能量，使爆炸中心处的压力和温度急剧上升，炮弹和飞机的超音速飞行，炸药爆炸时高压气体的突然释放，也会产生性质相似的冲击波。空气冲击波或水下冲击波的连续超压-负压，作用于人体，使胸腹部急剧的压缩和扩张，发生一系列血流动力学变化，造成心、肺和血管损伤；体内气体在超压-负压作用下产生内爆效应，使含气组织（如肺泡）发生损伤；压力波透过不同密度组织时在界面上发生反射引起碎裂效应，造成损伤，以及密度不同组织受相同的压力波作用后，因惯性作用不同而使速度发生差异，在连接部位发生撕裂和出血。冲击波作用于人体后因释放能量而产生的各种损伤称为冲击伤或者爆震伤。肺是冲击波作用的靶器官，是最容易致伤的内脏器官，肺所受到的冲击伤称为肺爆震伤。

二、常见病因

冲击波本身直接作用于人体所造成的损伤称为爆震伤。同时,冲击波的动压(高速气流冲击力)将人体抛掷和撞击及作用于其他物体后再对人体造成间接损伤。冲击波的高温可引起体表或呼吸道烧伤。冲击波可使人体所有组织器官损伤,其中含气器官尤易损伤。组织器官损伤的程度取决于压力峰值的大小、正压作用时间长短及压力上升速度快慢。

三、发病机制

主要病变为肺出血、肺水肿、肺破裂和肺大疱,此外还可见有肺萎缩和肺气肿。出血时常可见有典型的血性肋间压痕。

四、临床特征

冲击伤的临床特点:

1. 多处损伤,常为多发伤或复合伤,伤情复杂。

2. 外轻内重,体表可完好无损,但有明显的症状和严重内脏损伤。

3. 迅速发展,多在伤后 6 h 内,也可在伤后 1~2 d 发展到高峰,一旦机体代偿功能失调,伤情可急转直下,难以救治。在理论上,冲击伤既包括冲击波的超压-负压引起的直接损伤即爆震伤,还包括动压引起的损伤和烧伤,但在临床上,冲击伤与爆震伤常混为一谈。

五、辅助检查

(一)胸部 X 线检查

轻者仅见病变部纹理增粗,边缘模糊;稍重者可见有散在斑点状或小片状阴影;更重者则出现大片密度增高的阴影,也可同时出现大片状云雾状阴影或者磨砂玻璃样改变,有时可遍及一侧或两侧大部肺叶。如伤后早期连续拍片,发现伤后 48 h 胸部 X 线片上的异常阴影有所扩大,应考虑合并其他疾病或感染可能。CT 可作为早期诊断的一种手段。

(二)动脉血气分析和其他酸碱指标

肺损伤时,伤情不同,可出现相应的改变。严重时出现Ⅰ型呼吸衰竭、Ⅱ型呼吸衰竭的表现,以后依病情发展可逐渐恢复或进一步下降。其他酸碱指标,如碳酸氢根、碱剩余、动脉血二氧化碳分压、pH 值等,变化较轻微。

(三)肺分流量

伤后早期就有显著变化,其变化程度与伤情基本一致,伤前多在 5% 以内,伤后最高达 20% 以上。

六、诊断思路

依靠病史、症状、体征外,还可以酌情采用以上一些辅助诊断方法。

七、临床诊断

(一)病史

有可能引起肺爆震伤的病史。

（二）症状和体征

轻者仅有短暂的胸痛、胸闷和憋气感，甚至无明显的症状和体征。中度损伤时，伤后 1~3 d 内可出现咳嗽、咯血或血丝痰，少数伤员有呼吸困难，听诊时常可查出变化不定的散在性湿性啰音或捻发音。重度损伤时可出现一定程度的呼吸困难，听诊时常可以查出呼吸音减弱或有管状呼吸音，并常听到广泛的湿啰音。上述征象一般在 1~2 d 后减轻，如合并其他损伤或者继发感染，上述变化持续较久或逐渐加重。极重度损伤时常因有严重出血、水肿而使大量血液或血性泡沫液流入气管，以致从口鼻部喷出，从而造成呼吸困难，表现为呼吸浅而快，鼻翼翕动、端坐呼吸等。同时，可因缺氧而出现发绀、躁动不安、抽搐、意识障碍以致窒息。听诊时可查出广泛的干、湿啰音。有些伤员出现极度烦躁和颤抖，因而可能被误认为创伤后应激障碍。

（三）辅助检查

胸部 X 线检查、CT、动脉血气分析和其他酸碱指标、肺分流量等检查。

八、鉴别诊断

根据爆炸伤史、临床表现和 X 线检查、CT，肺爆震伤容易确诊，但应注意其外轻内重、迅速发展和常有合并伤的特点，要注意鉴别，切勿误诊和漏诊。

九、救治方法

伤情轻者经休息和对症治疗后数日内即可恢复；较重者或合并有其他损伤时，需要进行积极的综合治疗。

（一）休息

凡怀疑有肺损伤者，应尽量避免激烈活动，以减轻心肺负担和防止加重出血。

（二）保持呼吸道通畅

（三）吸氧

对于有呼吸困难或动脉血氧分压有降低趋势的伤员，应面罩或鼻导管给氧。如吸氧后不能纠正动脉血氧分压的降低，或已发生呼吸衰竭者（多发生在伤后 12~36 h），则采取机械辅助通气措施。

（四）正压通气

其作用是保证良好的通气，移除滞留的 CO_2，增加肺泡内的压力，防止肺萎陷，并使已经发生萎陷的肺泡复张；又因增加肺泡内和间质内的压力而减少了液体向肺泡内渗出，肺瘀血和间质水肿有所减轻，通气和血流灌注间的失衡得以纠正，如应用持续气道正压通气可增加功能残气量，提高顺应性。

（五）治疗气栓

发生气栓的伤员，应给予 607.9 kPa 的高气压（其中氧不能超过 253.3 kPa）持续 2 h，继之减压，当减压至 283.7 kPa 时，立即改用 100% 氧气，以后间歇性应用，此法可缩短减压所需时间，改善组织氧合作用，降低减压病的发生率。此外，甘露醇可辅助治疗气栓。怀疑有气栓而需空运时，应尽量降低飞行高度。因为，再高空低压条件下易发生气栓。搬运怀疑有气栓的伤员时，应让伤员左侧卧位，头低于足部，使气栓留在心脏和进入下肢。

（六）防治肺水肿和保护肺功能

发生肺水肿时，可先将氧气通过 50% 或 95% 的乙醇湿化后再吸入，以降低气管内分泌物或水肿液的表面张力。还可用脱水疗法，如应用氨茶碱 0.25 g 加入 10％葡萄糖注射液 20 mL 缓慢静脉注射、20％甘露醇 125～250 mL 和呋塞米 20～40 mg 静脉注射；氢化可的松 100～200 mg 加于 5％～10％葡萄糖注射液 50～100 mL 静脉滴注可治疗间质性肺水肿。有心力衰竭者可给予洋地黄药物，如地高辛、毛花苷 C、毒毛花苷 K 等。

（七）防治出血和感染

可应用各种止血剂，如卡巴克洛、纤维蛋白质和活血化瘀的中草药。如给予抗生素以防治肺部感染。

（八）镇静止痛

为减轻疼痛和烦躁不安，可给予哌替啶或吗啡，但呼吸功能不良或伴有脑挫伤者禁用吗啡。胸壁疼痛者可作肋间神经封闭。此外可酌情采用针刺疗法。

（九）输血输液

合并有其他严重损伤（如内脏破裂、烧伤等）而造成全血或血浆丢失时，需及时输血、输液以恢复血容量和心排出量。补充的液体量以中心静脉压略有增高而心排出量还有所增加较为理想。如中心静脉压增高而心排出量无任何变化或者有所降低，表明心肌收缩力障碍。此事若继续输注大量液体，很可能会发生急性左心力衰竭，因此要特别注意。

十、诊疗探索

输液时要注意补充一定量的胶体，胶体和液体之比以 1∶1 为宜。在严密监测肺部体征（湿啰音是否明显增加）和尿量（是否过少）的情况下，可给予足量的液体。

麻醉：伤后 1～2 d 内，肺冲击伤伤员对麻醉的耐受性较差，故手术时间尽可能后延；必须做紧急手术时，可用一氧化氮麻醉，术中注意给氧。

十一、病因治疗

尽量避免冲击波对人体的伤害。

十二、最新进展

（一）重症监护治疗

严重的脏器破坏、烧伤、创口污染，组织缺氧，是感染和发展成为全身炎症反应综合征的危险因素。严重爆震伤伤员常需长期住在重症监护病房，其本身也会增加院内感染的危险。爆震伤为导致患者重危状态的最初原因，因为全身炎症反应综合征脓毒症和多器官功能障碍的影响支配了临床表现，其本身反而变得次要，全身炎症反应综合征和脓毒症的处理应包括恢复循环血容量，纠正组织缺氧和防止可避免的脏器功能损害。良好的控制感染措施，表明可降低院内感染率。运用恰当的抗生素治疗脓毒症，已显示可提高重危患者的存活率，在重症治疗的较长期间，应考虑更多的治疗方法。

1. 活化蛋白质。脓毒症伴随着蛋白质 C 水平下降和高死亡率。在动物实验中输入活的大肠杆菌样菌类，活化蛋白质 C，APACHE-Ⅱ＞25 分时降低死亡率，有提高其生存率的好处。于严重脓毒症患者，应用人类重组活化蛋白质 C，显示绝对死亡率减少 6.1％，对多器官功能衰竭的患者，似更有好处（绝对死亡率下降 7.4％）。尽管已知活化蛋白质 C 有抗凝、抗炎（细胞介素-6 减少）等影响，不适用于儿童、出血性疾病及术后患者。而其对严重脓毒症的作用机制仍未完全阐明。

2. 甾类化合物（类固醇）。尽管在脓毒症患者中应用类固醇有效果，糖皮质激素可抑制过度的免疫炎症反应。关键是选择适当的患者，指南指出：低剂量静脉注射氢化可的松 50 mg，4 次/d，连续 7 d，可望改善预后。在感染的初始阶段，高炎症因子水平是需要考虑的标准之一。对个体而言，掌握合适的时机和合适的剂量、疗程，是需要考虑的重要问题。调研超过 100 多种发表的文献，总的来说，还是没有找到有益的证据。更多的近期研究已确定治疗感染性休克无效的患者，存在着肾上腺皮质功能不全者超过 50%。脓毒症患者显示血浆结合皮质醇（氢化可的松）减少，结合糖皮质激素受体也降低。研究已证实中等剂量类固醇用于感染性休克患者，能改变其对儿茶酸胺的反应性。法国以中等剂量（200～300 mg/d）氢化可的松和氟化可的松治疗，并用使糖皮质激素刺激试验以评估肾上腺功能，经过 7 d 疗程，发现 300 例中相对肾功能不全的有 229 例，在这一研究的两组中，115 例服用类固醇，114 例服用安慰剂作对照，其死亡率分别为 63% 和 53%（$P < 0.023$），发现类固醇对生存率并无好处。

随后的交叉研究表明氢化可的松对脓毒性休克重危患者可恢复稳定血流动力学，并提高抗炎能力而不是免疫抑制。

3. 严格控制血糖。高血糖通常与严重疾病相关。糖给脑细胞和红细胞提供能量供应，然而给予高度滴定的类胰岛素生长因子结合蛋白质，则与降低胰岛素生产和增高死亡率相关。超过 1 500 例入住重症监护病房患者（主要为外科患者），输注胰岛素来维持血糖在正常低限（4.4～6.1 mmol/L）范围，显示与通常治疗效果相比，死亡率分别为 8% 和 4.6%。

对入住重症监护病房超过 5 d 的患者降低死亡率更为明显。在治疗过程中，最重要的是严密监测血糖指标，因为严格控制血糖，经常造成严重低血糖，与死亡危险增高有关。尽管多器官功能障碍肯定合并有脓毒性病灶的患者，可能还有其他影响，如游离血浆脂肪酸。进一步的工作提示血糖水平而不是所用胰岛素的剂量是提供良好生存率的因素。

4. 血红蛋白水平与输血。即把血红蛋白水平作为输血的指标。在严重疾病中，贫血是非常常见的，其原因可有很多，包括急性贫血时，促红细胞生成素的反应变慢。问题是这种急性贫血的危害，有研究指出：中度贫血却有潜在的好处，输注红细胞使之维持在比所需的更高水平可能是有害的。有害因素究竟是相对较高水平的血红蛋白或是输入库存供体同种血液引起的尚不十分清楚。补给外源性血红细胞生成素显示能减少输血需要，并能增加重危患者血红蛋白的浓度。不过，还不一定导致有良好的结果。适当的输血方案还需要发展，包括血液保存和输血装置的进一步改进，以便能最大限度地有利于贫血的恢复和减少异体红细胞输注的需要。

（二）免疫营养的作用

所有严重创伤引起的高代谢反应，提示爆震伤受害者应该接受适当的营养支持。免疫营养、即对疾病和创伤应用营养物潜在缓和免疫学反应，在过去已有所研究。特殊营养物系包括谷氨酰胺、精氨酸、ω-3 脂肪酸及经肠道给予核苷酸等、谷氨酰胺和 ω-3 脂肪酸系经肠外给予，其潜在作用是保存细胞免疫功能和有利于改变炎性递质的产生。谷氨酰胺在免疫系统中用作初始燃料，系核苷酸前体合成。在危重疾病中相对显得比较重要。尽管体内有大量贮存，仍可使这类患者引起谷氨酰胺相对缺乏导致降低肠道的完整性和使细胞免疫功能下降。肠外给予谷氨酰胺有助于加强监护病房内患者及选择性腹部手术患者的结果改善。

肠外给 ω-3 脂肪酸显示有利免疫和抗炎作用，但对外科手术患者的感染发生率和死亡率没有效应。

Galban 等发现接受免疫营养，能降低重危脓毒症患者的死亡率，但只限于还不是十分严重的患者，最近的资料经定量综合分析发现应用免疫营养能够缩短感染病程和住院日，特别是非常重危的外科手术患者，证实对死亡率的降低也有明显效应。

其他如免疫刺激物，包括干扰素-γ，粒细胞集落刺激因子的治疗；胸腺素-α₁具有多效免疫调节作用；乌司他丁是尿中发现一种蛋白酶抑制剂，控制一系列炎症因子和细胞因子；克拉霉素通过降低肿瘤坏死因子-α水平和单核细胞凋亡，降低系统炎症反应，缩短呼吸机相关性肺炎的吸收时间，提高生存率；注射维生素C是一种抗氧化物，与脓毒症患者生存率直接相关。当然这些药物的确切疗效，还有待于大量的临床试验结果和分层分析结果。

孙培龙　李冰　卓么加　张在其

第七节　气管支气管内异物

一、基本概念

气管支气管内异物系指异物（如食物，假牙，金属等）经口鼻误吸入气管支气管而致病的一种危急症。异物可存留在喉咽腔、喉腔、气管和支气管内，引起声嘶、呼吸困难等，右支气管较粗短，故异物易落入右主支气管。

二、常见病因

1. 异物常见于儿童，75％发生于2岁以下的儿童，因为：①小儿的咀嚼功能及喉反射功能不健全，较硬食物未经嚼碎而咽下，容易误吸。②小儿喜欢将小玩具或食物含在口中，在突然惊吓、哭闹时，易将口含物吸入。

2. 成人发生异物的情况少见，发生于：①在睡眠或昏迷时将呕吐物或假牙等吸入气管。②蓄意自杀或者出现意识障碍时将各种异物如钢笔帽，金属勺等插入气道。

3. 全麻或昏迷患者吞咽功能不全，如护理不当，可误将异物吸入气管。鼻腔异物钳取不当，咽、喉滴药时注射针头脱落也可落入气道。

三、发病机制

异物进入气管、支气管后，所引起的病理反应与异物的性质、大小、形状及停留时间和有无感染等密切相关。

（一）异物的性质

某些植物类异物，如花生、豆类等因含游离脂酸，可刺激呼吸道黏膜引起急性弥散性炎症反应，如黏膜充血、肿胀，分泌物增多，甚至发生支气管阻塞，并可有发热等全身症状，所以临床上有植物性支气管炎之称。金属类异物引起炎症反应较轻。

（二）异物的大小和形状及停留的时间

不仅影响落入气管的部位和对黏膜的刺激程度，还影响管腔的阻塞程度，引起不同的病理改变。

1. 不完全性阻塞。如异物较小，局部黏膜肿胀较轻时，气道只部分受阻，吸气时由于支气管扩张，空气可吸入，而呼气时管壁回缩，管腔变小，空气排出受阻，因此远端肺叶出现肺气肿。

2. 完全性阻塞。异物大，停留时间长，黏膜肿胀明显时，使支气管完全阻塞，空气吸入呼出均受阻，远端肺叶内空气逐渐被吸收，终致阻塞性肺不张。病程长时，远端肺叶引流不畅，可并发支气管肺炎或肺脓肿，广泛皮下气肿。

四、临床特征

（一）临床分期

1. 异物吸入期。异物经声门入气管时，必出现剧烈呛咳，有的同时出现短暂憋气和面色青紫，如异物嵌顿于声门，则可出现声嘶及呼吸困难，严重者发生窒息，如异物进入气管或支气管，除有轻微咳嗽外可无其他症状。

2. 安静期。异物进入气管，支气管后，停留于某一部位，刺激性减小，此时患者可有轻微咳嗽而无其他症状，常被忽视，此期长短不定，如异物堵塞气管引起炎症，则此期很快结束而进入第 3 期。

3. 炎症期。异物的局部刺激和继发性炎症，加重了气管，支气管的堵塞，可出现咳嗽，肺不张和肺气肿的表现，患者此期可出现体温升高。

4. 并发症期。随着炎症发展，可出现肺炎，肺脓肿或脓胸等，患者有高烧，咳嗽，脓痰，胸痛，咯血，呼吸困难等，此期的长短和轻重程度可因异物大小，性质，患者的体质及治疗情况而异。

（二）按照异物所在部位不同，可有不同的症状

1. 喉异物。异物进入喉内时，出现反射性喉痉挛而引起吸气性呼吸困难和剧烈的刺激性咳嗽，如异物停留于喉入口，则有吞咽痛或咽下困难，如异物位于声门裂，大者出现窒息，小者出现呛咳及声嘶，呼吸困难，喉鸣音等，如异物为小膜片状贴于声门下，则可只有声嘶而无其他症状，尖锐异物刺伤喉部可发生咯血及皮下气肿。

2. 气管异物。异物进入气道立即发生剧烈呛咳，面红耳赤，并有憋气，呼吸不畅等症状，随着异物贴附于气管壁，症状可暂时缓解；若异物轻而光滑并随呼吸气流在声门裂和支气管之间上下活动，可出现刺激性咳嗽，闻及拍击音；气管异物可闻及哮鸣音，两肺呼吸音相仿，如异物较大，阻塞气管，可致窒息，此种情况危险性较大，异物随时可能上至声门引起呼吸困难或窒息。

3. 支气管异物。早期症状和气管异物相似，咳嗽症状较轻，植物性异物，支气管炎症多较明显即咳嗽，多痰。呼吸困难程度与异物部位及阻塞程度有关，大支气管完全阻塞时，听诊患侧呼吸音消失；不完全阻塞时，可出现呼吸音降低。

五、辅助检查

（一）X 线检查

金属等不透光的异物，胸透或拍片可以确定异物位置、大小及形状。可透光异物不能显示，早期肺部透视也可基本正常，若出现以下间接征象对于推断可透光异物的有无及位置有重要参考意义：

1. 纵隔摆动。异物引起一侧支气管部分阻塞时，呼气、吸气时两侧胸腔压力失去平衡，使纵隔向两侧摆动，如异物固定，形成呼气性活瓣，则呼气时气管变窄，空气排出受阻，使患侧肺内压力大于健侧，纵隔向健侧移位，常伴有患侧肺气肿。若为活动性异物，异物随吸气下移，形成吸气性活瓣，吸气时空气进入受阻，患侧肺含气量较健侧少，深吸气时纵隔向患侧移动。

2. 肺气肿。肺透明度增高，横膈下移。

3. 肺不张。某肺叶或肺段密度增高，体积缩小，横膈上抬，心脏和纵隔向患侧移位，但呼吸时位置不变。

4. 肺部感染。表现为局部密度不均匀的片絮状模糊阴影。

（二）CT 检查

尤其三维成像，对某些诊断出现困难的病例可有助于确定异物有无及其部位。

（三）支气管镜检查

是气管支气管异物确定诊断的最可靠方法。临床如疑为气管、支气管异物，其他检查不能确诊时，应行支气管镜检查明确诊断，并同时可行异物取出。

六、诊断思路

（一）病史

异物吸入史是诊断的重要依据，因此详细询问病史，结合典型症状、查体及 X 线检查，诊断多无困难。但少数患者异物史不明确，若有突然发生而又久治不愈的咳喘，并伴有或不伴有发热、憋气，或反复发生的支气管肺炎的患者，尤其是儿童，应考虑异物的可能，注意与支气管炎、支气管肺炎等鉴别。

（二）体格检查

全身检查应注意有无呼吸困难及心力衰竭情况。活动性气管异物在咳嗽或呼气末期可闻及拍击声，颈部可触到撞击感。肺部听诊可闻及喘鸣音。支气管异物可有肺炎、肺不张、肺气肿之体征，但早期有时体征不明显，应仔细进行两侧对比。

（三）相关检查

结合 X 线、胸部 CT 及支气管镜等检查可确定诊断。

七、临床诊断

1. 病史。多数患者异物吸入史明确，症状典型，结合肺部听诊及 X 线检查，多可明确诊断。

2. 临床表现。

（1）症状：如无明显异物吸入史，应使患者追忆有无突然剧烈呛咳，短暂憋气等表现；尤其小儿在进食时因嬉笑或哭闹突发上述症状时，应考虑到气管异物的可能。

（2）体征：气管，支气管异物的体征是诊断的又一重要方面，气管内较大且活动的异物，在颈部气管部位有时可听到异物拍击音，个别病例不用听诊器也可听到，触诊时可有异物碰撞气管壁而引起的轻微振动感，主支气管内的异物引起的病变偏于一侧，听诊时患侧肺呼吸音降低或消失，并发肺内炎症时可闻及水泡音，大多数病例可闻及哮鸣音，并可有肺气肿，肺不张等体征。

3. 辅助检查诊断。临床诊断应将异物吸入史放在首位，在明确异物吸入的情况下，即使临床表现和辅助检查均为阴性，也应行支气管镜检查；反之，对久治不愈的肺内炎症，或者 X 线检查及体征均符合异物时，即使无明显的异物史也应行支气管镜检查。

八、鉴别诊断

一般如果有明确的异物吸入病史，或者有明确的影像学证据则诊断即可明确，无须鉴别。但是对于异物史不明确，以局部呼吸道感染为主要表现的患者，则要与支气管肺癌或支气管肺炎进行鉴别：

（一）与支气管肺炎鉴别

当气管或者支气管内的异物堵塞气道引起感染时，由于受累区域引流不畅，因此炎症往往迁延不愈，X 线片上可见固定的肺部炎症灶。患者尤其是小儿患者往往无慢性支气管炎等呼吸道疾患，详细询问病史常有进食时呛咳史。所以一旦出现上述不明原因慢性迁延，病灶相对固定的支气管肺炎，需要行纤维支气管镜检查，以明确病因。

（二）与支气管肺癌鉴别

部分老年患者，由于异物吸入病史不明确，因此一旦出现不明原因迁延不愈的发热，咳嗽甚至喘息，同时 X 线或者 CT 上见到"孤立"的病灶或者肿块就很容易诊断为"支气管肺癌"。所以上述患者在确诊之前也需要行纤维支气管镜检查。

（三）其他

在影像学检查上，气管内异物要与食管内或者纵隔内的异物进行鉴别，所以遇到诊断困难时需要在不同角度拍摄以明确异物的位置。

九、救治方法

呼吸道异物有危及生命的可能，而且取出异物是唯一的治疗方法。因此应及时诊断，尽早行异物取出术，以防止窒息及其他并发症的发生。如诊断有呼吸困难应立即手术，伴有高热、心力衰竭等情况时，应给予适当处理，必要时在心电监护下，及时取出异物。

（一）经直接喉镜异物取出术

临床也称"守株待兔法"，适用于气管内活动的异物。成人可用黏膜表面麻醉，婴幼儿则无须麻醉。用直接喉镜挑起会厌，暴露声门，将鳄口式喉异物钳钳口闭合，横径与声门裂平行，置于声门上，待吸气声门开放时，伸入声门下区，扭转钳口 90°，使钳口上下张开，待呼气或咳嗽时，异物随气流上冲的瞬间，夹住异物取出。对于瓜子等较扁平的异物，出声门时应将夹有异物的钳口转位，使异物的最大横径与声门裂平行，以防异物通过声门时被声带阻挡而脱落。

（二）经支气管镜异物取出术

直接喉镜下不能取出的气管异物及绝大多数支气管异物需经支气管镜取出异物。最好在全身麻醉下进行，成人多采用直接插入法，小儿一般经直达喉镜插入支气管镜，进入气管、支气管检查发现异物后，用适当异物钳夹住，后退经声门取出。对较大而难以通过声门的异物，可行气管切开，自气管切开处取出。

（三）纤维支气管镜或电子支气管镜异物取出术

位于支气管深部小的金属异物，由于硬支气管镜不能窥见，可在纤维支气管镜或电子支气管镜下钳取。

（四）开胸异物取出术

支气管镜下确实难以取出的较大并嵌顿的支气管异物，必要时需行开胸术取出。

（五）术后应密切观察病情，酌情给予抗生素及糖皮质激素，以控制感染并防止喉水肿发生。术前、术后有其他并发症时，应进行相应治疗。

2. 并发症治疗

（1）因异物致心力衰竭时，应酌情用强心药物，在心电监护下、及时取出异物。

（2）有严重气胸、纵隔气肿时，应及时引流。

（3）呼吸道有继发感染，应用足量有效抗生素。

3. 异物取出术的有关问题

（1）麻醉的选用：异物取出术的麻醉总括为局麻和全麻两种。目前大多渐趋于全麻。全麻手术优点较多，如患者安静，呼吸道松弛，无频繁的刺激性咳嗽，取异物时减少许多困难，而且不易损伤气管、支气管黏膜，尤其利于保护声带。目前多用 γ-羟基丁酸钠取代乙醚吸入麻醉。前者松弛效果好，术后不易引起患儿呕吐及分泌物增多。后者唯一优于前者的是较安全，万一麻醉过深，可很快随着呼吸而变浅。麻醉深度以插气管镜时患者无反应为宜。麻醉医师往往以为麻醉越浅越安全，其实不然。此种手术有其特殊性，如果过浅，则易引起喉痉挛或声门不松弛，在异物通过声门时易嵌顿或滑脱。另外频繁的刺激性咳嗽和气管的痉挛给异物的取出造成困难。

（2）异物钳的使用：①Jackson氏异物钳：能通过内径为3.5～4mm的细支气管镜，在钳子上可配不同钳蕊，可以钳取花生、瓜子等，目前临床使用较多。这种钳子在钳取时有钳蕊后退的缺点，只要掌握好此特点就能很好使用。②鳄口式钳：此钳力量较大，抓物牢固，适于较大异物。但钳子本身较粗，只适用于较大儿童和成年人。③反张钳：对于塑料笔帽或有孔的管状异物，可用反张钳。④Fogarty气囊导管：适用于有孔的异物，即以该导管穿过异物小孔后，将气囊充气，然后将异物拉出。塑料笔帽吸入气管时均是尖、盲端在下，这样就形成了异物深部的气管腔内的负压，取异物时有一定吸力。故有人认为可在笔帽盲端灼孔后再取出异物。根据经验，在取塑料笔帽时，如能看见其非盲端的壁缘，可夹住后轻轻活动，使深部负压减轻，然后取出。⑤三爪钳：至于豆类异物，如异物在气管内停留时间长，异物被浸泡变软，则较易取出。如为硬性豆类，则取出较困难，可用三爪式钳取，此种异物通过声门时也较困难和危险，如取不出，视情形行气管切开，然后自切开口处将异物取出。

（3）避免多次进镜：用硬性支气管镜取异物，不宜多次进镜，即使较难取之异物，也不宜反复多次进镜，以免术后引起声带水肿致呼吸困难，使气管切开病例增多。

（4）小儿活动性异物应及时取出：对小儿支气管异物应特别重视，因其声门裂狭小，极易因异物嵌顿而引起窒息。故对小儿活动性异物（有阵发性刺激性呛咳、异物史较短），应及时手术取出，不应耽搁观察。

（5）警惕同时吸入多块异物：一侧主支气管同时吸入两块以上异物者不为罕见，在1次进镜取出异物后，应再进镜检查是否还有异物。

（6）支气管镜检查常备麻醉喉镜：建议在行支气管镜检查时，尤其在小儿应将麻醉喉镜放在身边伸手可及的地方。因手术中常遇到异物嵌顿于声门或滑脱于下咽腔。此时可立即以麻醉喉镜压下舌根，检查下咽腔和声门裂，见到异物即可取出，避免异物再吸入气管。因麻醉喉镜带有光源，使用起来很方便，常常可解燃眉之急。

（7）必要时气管切开：对于呼吸道异物患者，应尽可能避免施行气管切开术，这是众所周知的。但对确需行气管切开者，也应果断执行，否则将延误抢救时机，造成不应有的后果。下列情况应行气管切开术：①手术中多次反复进镜，术后出现喉水肿致明显吸气性呼吸困难，及时给予较大量的糖皮质激素后观察，呼吸困难仍不缓解者。②异物较大而形状特殊，术前估计异物较难通过声门裂，应先行气管切开，自切口处取出异物。或经声门裂取，如不成功，再从气管切开口处取出。术前估计情况不足，术中出现异物不能通过声门裂或滑脱引起窒息，经过抢救患者情况改善后，行气管切开术，自切口处取出异物。③遇有呼吸困难的气管、支气管异物患儿，如因设备或技术条件所限，不能立即行支气管镜取异物术，应先行气管切开术，以缓解呼吸困难。如有可能，自切开口处取出异物。

十、诊疗探索

气管内异物引起的窒息是一种危急重症，如果短期内异物不能排除气道可导致死亡。考虑到我国许多地方急救网络还不够完善，发病后将患者送至医院需要较长的时间，因此如何在发生窒息的短期内通过自救，互救将气道异物排出从而挽救生命有很重要的意义。"哈姆立克手法"急救虽然主要针对异物哽住喉部导致的窒息，但是对于气管异物引起的梗阻也有较好的救治效果。现将该手法介绍如下：

1. 成年或儿童病患站立时，从其背后，一手握拳，拇指对准其肚脐与心窝中线，另一手包住拳头并握紧，两手快速向上方连续挤压5下。如果病患倒下，使其仰卧，跨坐其大腿，两手十指互扣并翘起，掌根置于其肚脐与心窝中线，快速向下并往前推压5下。

2. 如果病患为孕妇或肥胖者，则改压胸外按摩的位置，也就是病患胸骨中央距离下端两指幅处。

3. 如果病患是婴儿，则一手固定婴儿的头颈正面，让它面朝下趴在前臂上，头比胸低，前臂可放置在大腿上固定婴儿。另一手掌根拍打两肩胛骨之间，连续 5 下。婴儿拍打 5 下后，一手固定头与颈背，翻转使其面朝上，头比胸低，示指、中指与环指三指置于婴儿两乳连线中点的下方，翘起示指，用中指与环指两指再按摩 5 下，速度放慢一点。推压 5 下后，检查病患口中有无异物，食指弯曲深入勾取。如果病患没有呼吸，则吹两口气，进行 ABC 的急救措施。若吹气有阻力，则畅通呼吸道，吹两口气，重复上述推压方法，连续压 5 下，再用示指勾取异物，一直轮流实施这几个步骤，直到病患咳嗽或出声为止。

4. 如果自己发生梗阻，无人相助，可握拳挤压上述位置，或使劲压靠椅背、桌缘等凸出物品。

十一、病因治疗

气管内异物的病因治疗根本在于预防。气管内异物是一种完全可以预防的疾病。预防措施主要是加强宣传，提高人们对此类疾病的认识，及早采取预防措施。

1. 避免给 2 岁以下小儿吃整个的花生、瓜子、豆类食物和能放入口鼻内的小玩具。

2. 进食时不要嬉笑、哭闹、打骂，以免深吸气时将异物误吸入气道。

3. 教育儿童不要口含物玩耍，如发现应婉言劝说使其吐出，不能用手指强行掏取，以免引起哭闹吸入气道。

4. 加强对昏迷及全麻患者护理，防止呕吐物吸入下呼吸道，活动的义齿应取下。

十二、最新进展

目前随着纤维气管镜技术和麻醉技术的发展，对于复杂的、取出困难的气管内异物也有了很大的进展。比如国内外先后有报道利用钬激光粉碎难以钳出的光滑的异物使气道恢复通畅的病例；也有报道利用纤维支气管镜进行肺泡灌洗治疗长期异物梗阻导致的局部肺不张和阻塞性炎症获得满意的疗效。同时，由于高频通气技术的发展，使得许多气道完全梗阻的患者能够在小潮气量通气时维持生命，为麻醉取异物创造了条件。相信，随着医疗技术的不断发展，新的诊疗方法、诊疗技术将不断地运用到气管内异物的治疗上来，进一步提高该病的救治成功率。

刘养州　王瑛　王振杰　张在其

第八节　气管支气管损伤

一、基本概念

气管支气管损伤是受损部位介于环状软骨和段支气管之间的气道损伤，最常见的部位为主支气管损伤，损伤部位 80% 位于距隆突 2.5 cm 以内，且以左侧为多见。在我国占胸外伤的 1%～2%，病情常较重、多合并有胸腔大血管损伤或张力性气胸，若治疗不及时，患者可迅速死亡，平均死亡率在 30% 左右。

二、常见病因

(一) 钝性伤

多由车祸、高处坠落、挤压、钝器撞击胸部引起。高能量损伤者伤及胸腔内大血管、肺、气管、支气管，导致血胸、气胸、血气胸。如果处理不及时，血液经损伤处入下呼吸道，堵塞患侧支气管或主支气管，造成窒息。

（二）锐器伤

利刃切割或者刺入是主要原因，常见部位为颈部或胸背部。也可见于车祸玻璃破裂或者高空坠落时钢筋条穿通颈部或胸腔所致气管或支气管损伤。

（三）火器伤

多见于战时，如枪弹伤，和平时期偶有械斗所致气管、支气管损伤。

（四）异物

分为内源性和外源性两类。前者为机体自身产生并进入或停留于气管、支气管内的物质，如痂皮、脓栓或伪膜等；后者经口腔误吸进入气管、支气管的物质。这些物质包括：

1. 植物类。如花生仁、瓜子及豆类食品等。

2. 动物类。如各种动物骨片、蛋壳等。

3. 金属类。如大头针、硬币及钢球等。

4. 化学合成类。如笔套、纽扣或瓶塞等。

5. 医源性损伤。

（1）气管插管：呼吸机支持的患者，插管长时间压迫可引起气管狭窄或软化。

（2）气管切开术：因气管切开造口过大、切开处感染造成组织坏死缺损或呼吸机系统的杠杆作用力压迫气管，可引起气管壁坏死、软化，或肉芽组织增生引起气管狭窄或阻塞。

（3）支气管纤维镜检查：软式支气管镜支气管狭窄发生率较硬式气管镜明显降低。如果为瘢痕体质的患者，在行黏膜下活检、激光、冷冻治疗时，可引起气管、支气管肉芽组织增生，重者导致气管狭窄。

6. 吸入性烧灼伤。也是造成气管损伤的原因之一，是热力和化学物的混合损伤。

三、发病机制

（一）除了直接的暴力损伤，间接损伤发生的可能机制

1. 压力学说。胸部受压瞬间，声门反射性紧闭，引起气管、支气管内压骤升，超过管壁耐受力而发生气道破裂。

2. 牵拉学说。胸廓突然受强力挤压，前后径变小，横径增大，两肺向左右分离产生牵拉力超过一定限度导致主支气管破裂。

3. 剪力学说。环状软骨和气管隆突相对固定，两肺悬于左右两侧，胸部受挤压时，两肺被压向后外侧，气管、主支气管受脊柱阻挡，对隆突部附近内压较高的主支气管产生剪力而使其断裂。

（二）分型

气管支气管损伤分为三种类型：Ⅰ型为单纯气管损伤，约占54％；Ⅱ型指损伤涉及隆突或主支气管，约占38％；Ⅲ型为叶或段支气管损伤，约占8％。也有人建议根据创伤性支气管断裂的损伤部位将其分为两类，即损伤的支气管近端开放于胸膜腔内（Ⅰ型），和近端不与胸膜腔相连（Ⅱ型）。Ⅰ型支气管断裂易出现气胸、血胸等，而Ⅱ型支气管断裂则以纵隔气肿为主。

（三）病理生理改变与伤情密切相关

1. 轻度损伤时肺的通气功能基本正常，对症处理后可自愈。

2. 中重度损伤时气道完整性被破坏，伤后立即出现一侧或双侧张力性气胸、纵隔气肿及面颈部广泛皮下气肿。

四、临床特征

气管、支气管损伤的临床表现因致伤因子不同，临床表现也不一样，症状的轻重、体征的有无与损伤部位及邻近组织密切相关。

（一）纵隔胸膜下型（非气胸型）

此型气管损伤处的破口与胸膜腔不相通，伤后无液气胸表现。但常有纵隔气肿，面颈部、上胸部皮下气肿，咳嗽、咳痰或痰中带血。触诊有皮下捻发感。

（二）张力性气胸型

此型气管损伤处的破口与胸膜腔相交通，伤后患者即有呼吸困难，咳嗽或咯血；颜面、口唇发绀甚至休克。严重缺氧者烦躁不安甚至昏迷。体格检查时发现伤侧胸部饱满，肋间隙增宽，呼吸运动减弱；叩诊患侧鼓音；听诊呼吸音消失；有肋骨骨折者检查可及骨擦音。若为多根肋骨骨折，可出现反常呼吸运动。

（三）混合型

患者既有张力性气胸的临床表现，还有纵隔胸膜下型的纵隔气肿及面颈部皮下气肿。若胸壁损伤较重，则有开放性气胸的临床表现。

五、辅助检查

（一）实验室检查

伤后早期白细胞计数可出现反应性升高，合并有感染时，则增高更加明显。慢性期若合并阻塞性肺炎、肺不张、肺脓肿、脓胸或胸壁伤口感染，白细胞计数明显增高，并有核左移。合并有大血管损伤者，血红蛋白及红细胞比积降低。

（二）动脉血气分析

常因通气功能障碍出现低氧血症和高碳酸血症。

（三）X线检查

胸部 X 线片可见肺不张、气胸、血气胸、纵隔气肿、广泛皮下气肿及肋骨骨折等。肺呈垂柳征（患侧肺组织萎陷下垂于心膈角处）是气管、支气管断裂的特征性表现。

（四）CT 扫描检查

对于怀疑有气管或支气管损伤的患者应行胸部 CT 扫描检查。特别是三维成像的螺旋 CT 或高速 CT 扫描，可明确气管、支气管断裂部位或异物所在部位。

（五）纤维支气管镜检查

对心肺功能稳定的患者可行纤维支气管镜检查以了解气管、支气管损伤部位、伤情程度（部分性或完全性断裂）或异物大小、性质及部位等。但患者合并颈椎损伤时应慎用。

（六）支气管造影

纤维支气管镜检查为阴性时，为明确三级以下支气管有无损伤，可选用该项检查。前提是患者心肺功能稳定，能耐受此项检查。因水溶性造影剂对肺的刺激性大，可选用丙碘酮作造影剂。支气管造影用于术后随访观察，可了解损伤处有无肉芽增生及狭窄等。

（七）食管造影

对于怀疑有食管损伤或食管气管瘘者，可用稀释硫酸钡做食管造影，明确有无食管损伤。

（八）血管造影

胸部 X 线片、CT 检查疑及胸腔内大血管损伤，体检有上肢或下肢动脉搏动减弱或消失者，应行血管造影检查。

（九）彩色多普勒检查

该检查为无创、方便、重复性强。可明确纵隔肿块的性质，血管壁是否完整，心脏有无损伤，心包及胸膜腔有无积血等。

六、诊断思路

对于存在以下情况者应高度怀疑气管支气管裂伤的可能：

1. 胸部创伤后短时间内出现极度呼吸困难，发绀、烦躁、咳泡沫血痰。
2. 严重的纵隔和皮下气肿，并呈进行性扩大。
3. 血气胸，胸腔引流管内持续大量气体排出但呼吸困难症状改善不明显。
4. 有上胸部肋骨骨折特别是 1~4 根肋骨骨折，伤侧肺呼吸音低或消失。
5. 胸部 X 线片现"垂柳征"。

七、临床诊断

如患者出现明确的外伤或者医源性损伤病史及上述五种临床表现，则可通过以下手段明确诊断。

1. 伤侧肺被压缩并向心膈角区下垂。侧位片中椎前缘呈现透光带是颈纵隔气肿的表现，是气管支气管损伤最早、最可靠的 X 线征象。

2. CT 有助于气管支气管裂伤的诊断和定位，CT 扫描确定气管断裂的灵敏度约 85%。

3. 纤维支气管镜检查是早期诊断最重要和最可靠的手段。对于病情稳定的患者，诊断性的支气管镜检查应放宽指征。术前常规进行支气管镜检查可以了解支气管断裂的程度、长度及支气管黏膜撕裂范围，并依此拟定手术方案。但有些学者则认为急诊危重患者行支气管镜检查并不适合，而紧急行开胸探查往往是明智的。

八、鉴别诊断

气管支气管损伤有时症状比较隐蔽，给临床诊断带来一定的困难。这时需要注意有如下情况时要注意是否有气管支气管损伤的可能：

（一）不明原因的反复肺部感染

有不少支气管破裂患者，裂口或断端为周围组织覆盖，急性症状不明显，在受伤相当长的时间后发生肺部感染。如果出现不明原因的反复肺部感染，尤其是有气管插管，气管切开套管或者胸部放疗病史的患者，应该警惕有无气管损伤特别是食管气管瘘。可以考虑使用造影，纤维支气管镜等方法进行确诊。

（二）长期不愈合的气胸

气胸患者经过保守治疗或者胸腔闭式引流后绝大多数能够愈合。但是少数患者胸膜裂口长期不愈合。此时，需要注意有无支气管的破裂，可行纤维支气管镜，支气管造影等明确诊断。

（三）其他

不完全性阻塞经常并发肺部感染，也可表现为肺脓肿或支气管扩张。

九、救治方法

（一）胸腔穿刺或胸腔闭式引流

以解除张力性气胸对患者生命的威胁。

（二）气管切开术

支气管撕裂后并发大咯血，血块引起气管梗阻或发现张力性气胸，急需采取急救措施。为清除积存在气管的血液，争取做急诊气管切开术，可避免因声门关闭而致气管、支气管内压力上升，减轻气胸、皮下气肿和纵隔气肿，吸除呼吸道的分泌物和血液。

（三）抗生素

应用抗生素预防感染。

（四）行气管修补术

1. 手术适应证。气管、支气管创伤所有大的、边缘不整的撕裂和支气管完全离断的病例，都应手术修补。如创伤占气管、支气管周径的 1/3 以下，并经胸腔闭式引流后肺能复张时，可以继续观察，否则应进行外科手术修补。早期诊断，早期修补，预后较佳。

2. 一般 1 cm 以下的气管裂伤，可经气管插管用低压气囊堵塞裂口，或将气管插管放至裂口远端旷置裂口，7～10 d 后拔管观察，多自行愈合且无狭窄并发症。

3. 气管、支气管创伤因时间稍长合并感染者，一般不主张即刻行外科修补手术。如时间已久，严重肺部感染，有肺脓肿形成者，则应行肺切除术。如远端无感染，则不论创伤后多久，应尽可能做支气管重建术。

十、诊疗探索

1. 气管支气管的损伤死亡率约为 30%。患者一经确诊，只要情况能耐受均应立即手术修补或者吻合，有利于防止肺部继发的感染和肺功能的恢复。对于晚期患者，一般需要手术切除狭窄，重建气道，使肺复张。

2. 值得注意的是许多慢性患者常常伴有损伤处的慢性炎症，影响愈合。因此，控制伤处的炎症有时是治疗成败的关键。现在，相当多专家主张全身抗感染同时应用纤维支气管镜进行伤处局部的灌洗，保持引流通畅有利于炎症消退，促进修补吻合处的愈合。

十一、病因治疗

（一）早期行气管支气管修补术

因为早期时间短，无粘连瘢痕形成，裂口容易找到，术后肺功能恢复也较好。但在开胸前必须保证胸腔闭式引流通畅，以免麻醉加压呼吸后加重张力性气胸。

（二）慢性患者

由于粘连及瘢痕形成，支气管两端不易找到，应先解剖肺动脉，直达肺叶分支处较硬的支气管残端，修剪后行端端支气管吻合术。

（三）预防

除了罕见的气管支气管的自发性破裂以外，外伤性或者医源性气管支气管损伤是一种可以预防的疾患。预防措施主要是提高人们对此病的认识，在工作及生活中，颈胸部加强防护，在治疗操作中注意气管周围的解剖层次，防止意外损伤。

十二、最新进展

慢性的气管支气管损伤长期不愈合容易导致反复感染、瘘及继发性狭窄。过去，一般待患者情况允许时手术修补、吻合等治疗。但是许多患者情况比较差，不能耐受手术，以致使病情不断恶化，甚至危及生命。目前随着介入技术的发展，对于不能耐受手术的患者可行纤维支气管镜引导下记忆合金支架置入达到封闭破裂口、撑开狭窄处的目的。许多较小的破裂口或者瘘被封闭后一段时间往往能够自行愈合，使患者免于手术的痛苦。

刘养州　王瑛　王振杰　张在其

第九节　食管损伤

一、基本概念

食管损伤是一种常由器械、异物或创伤等引起的以食管破裂、穿孔为主要病变的疾病，如不及时处理，几乎毫无例外地发生急性纵隔炎、食管胸膜瘘，并可能致死。近年来食管外科取得了许多进展，但在食管损伤的诊断和处理上仍存在着问题和争论。一方面是由于这类疾病的临床表现复杂或不典型或与其他疾病相似而使诊断困难；另一方面，食管损伤或穿孔的发病率低，大多数临床医生对此缺乏经验，以至于最初常不易做出正确诊断和早期及时的治疗；另外，一些食管损伤多发生在已有病变的食管基础上，使治疗变得更加困难，并且没有一种方法是既理想又具有统一的标准。

二、常见病因

目前食管损伤的分类并不统一，根据食管损伤的部位分为颈部食管损伤、胸部食管损伤和腹部食管损伤。按食管的致伤因素分类比较合理，可以涵盖食管创伤的主要内容，也能反应近代病种演变的新动向。按临床发生率分类如下。

(一)医源性损伤

1. 腔内损伤。①食管镜。②扩张导管。③气囊扩张。④食管静脉曲张用硬化剂治疗。⑤食管内置入导管（胃肠减压管、三腔管、支架管、拉网）。⑥气管内插管。

2. 腔外损伤。①纵隔镜。②手术中损伤。③甲状腺切除。④食管平滑肌肉瘤剔除。⑤近侧胃迷走神经切断。

(二)食管异物

异物种类有：金属性、动物性、植物性和化学性。发病率与当地的饮食习惯、食物种类、烹调方式及不良劳动习惯有关，沿海沿江地区以鱼骨鱼刺多见，山区以果核果皮等多见。

(二)自发性损伤

自发性食管破裂、食管贲门黏膜撕裂综合征，本病名为"自发"，但常由许多诱因引起，最常见为呕吐、分娩、爆震、举重、癫痫发作、用力吞咽、咳嗽、排便，甚至大笑等也可诱发自发性食管破裂。

(四)外伤性

穿透伤、钝挫伤、冲击波。

（五）腐蚀性（也称食管烧伤）

强酸（硫酸、硝酸、盐酸多见）、强碱（氢氧化钠、碳酸氢钾、家用清洁剂烧碱等）、氨水、甲酚皂（来苏儿）、高锰酸钾、硝酸银、碘等，最常见最严重的后果是强碱腐蚀伤。

（六）进行性食管疾病

肿瘤、放疗技术、溃疡、感染等。

三、发病机制

（一）解剖因素

食管没有浆膜层，食管的颈段后壁黏膜被覆一层很薄的纤维膜，中段仅被右侧胸膜覆盖，下段被左侧胸膜覆盖，周围没有软组织支持，这些均为食管易于损伤的解剖因素。食管的三个解剖狭窄段，常常是食管镜等器械损伤的部位，最常见的部位是环咽肌和咽括约肌连接处的颈部食管，其次是上段食管，其他易于损伤的部位是食管的远端与胃连接处、梗阻病变的近段、食管癌延伸的部位及进行检查或扩张的部位。

（二）生理因素

食管穿孔后在胸腔负压的作用下，污染物或消化液较易经过穿孔的部位流入纵隔甚至突破纵隔胸膜进入胸腔，导致纵隔感染、胸腔内感染和肺萎陷。

（三）食管内的超压和胸腔的负压

如冲击波引起的食管损伤、食管贲门黏膜撕裂综合征、布尔哈弗综合征等。

（四）食管黏膜的化学性烧灼伤

食管腐蚀伤等。

（五）食管黏膜的炎症肿胀，继而溃疡或穿孔

食管异物、感染等。食管穿孔后感染如累及血管、气管，形成食管主动脉瘘、食管气管瘘，甚至食管心包瘘。

四、临床特征

食管损伤后都有共同的病理生理过程，而其病程、病情严重程度取决于穿孔的部位、大小、穿孔后的时间，90%～97%的患者有颈部或胸骨后剧烈疼痛，伴吞咽时加重；几乎均有纵隔或下颈部皮下气肿，后期为纵隔脓肿或脓气胸；87%～90%的病例有发热、白细胞计数增高；31%有呼吸困难、心率增快、血压下降，甚至发生休克。

（一）颈部食管穿孔

由于部位高而较表浅，多见于直接外伤、器械检查及异物穿破等。临床表现为颈部疼痛及胀感，吞咽或颈部活动时加剧，颈根部的皮下气肿。

（二）胸部食管穿孔

胸部食管穿孔较颈部穿孔急重，若未及时确诊及处理，死亡率甚高。伤后早期出现纵隔气肿和皮下气肿。中上段食管穿孔则常穿破入右侧胸腔，下段食管穿孔则常穿破入左侧胸腔。

（三）腹部食管穿孔

食管腹腔段的损伤较少见，由于该段食管与膈肌相邻近，常有上腹部疼痛、胸骨后钝痛并放射到肩部的较典型的特征。一旦损伤引起腹腔污染，临床表现为急性腹膜炎的症状和体征。

（四）医源性食管穿孔

主要由食管内镜检查、镜下活检、食管狭窄扩张、食管腔内置管、食管异物取出及食管附近手术等引起，多因操作不慎或食管潜在病变而导致穿孔。发生率占60%～70%，最常见于颈段食管。

（五）外伤性食管穿孔

常在心脏、大血管、肺、气管及胸导管损伤的同时，合并食管损伤。早期病理改变主要为创伤性休克、张力性气胸、纵隔和胸腔内感染。

（六）食管腐蚀伤

吞入腐蚀剂的种类、浓度、剂量不同，对食管损伤的程度也不同。强碱使蛋白溶解、脂肪皂化、组织脱水，并于溶解的同时产生大量热量加重组织损伤，严重者可腐蚀食管全层，引起食管坏死穿孔；强酸则使食管发生凝固性坏死形成焦痂，但强酸不同于强碱可被胃酸中和，因而可引起胃的严重损害，常引起幽门梗阻、胃穿孔、弥散性腹膜炎。此外，腐蚀剂在食管三个生理狭窄部停留时间较长，损伤也较严重。腐蚀剂达贲门时，其括约肌的作用使中下段食管大多数损伤严重。食管腐蚀伤临床分为急性期（1～2周）、隐性期（3～4周）和瘢痕狭窄期。

（七）食管异物

常以10岁以下与50岁以上成人多见。在误吞或误吸异物中，约20%进入呼吸道，80%进入消化道。边缘锐利或多角异物还可穿破食管邻近的气管或主动脉，尤其是主动脉破裂的致死性大出血，是食管穿孔最严重的并发症。单纯食管异物损伤的诊断和治疗并不困难，主要问题在于异物所致的并发症，如因炎症及压迫导致食管壁坏死穿孔，造成食管周围脓肿，颈部或纵隔感染、脓气胸、食管气管瘘、瘢痕狭窄等。

（八）自发性食管损伤

自发性食管破裂发病率约为1/6 000，约占所有食管破裂的10%～15%，但其病死率高达25%～100%，各年龄患者均可发病，40～60岁男性多见，男女比例为2：1～5：1。自发性食管破裂沿肌纤维走行多呈纵形裂口，一般为0.6～9 cm，也有达10～12 cm，裂口的大小与损伤的程度、病情严重程度及预后相关。90%的破裂发生于左胸，多位于食管下1/3左后方，也有破入右侧和腹腔的报道。临床上常见呕吐、胸痛和皮下气肿等Mackle三联征。疼痛是最突出的症状，多发生在干呕或呕吐之后。颈段食管穿孔常诉胸痛，中段穿孔主诉腹痛，胸腹段穿孔则出现腹痛和背痛，吞咽或呼吸时疼痛加重，同时伴吞咽困难、呼吸困难和口渴感，疼痛剧烈时吗啡也无法缓解。最有诊断意义的是食管造影检查，能使大约96%的患者得以明确诊断，并能明确食管破裂位置。

（九）食管贲门黏膜撕裂综合征

以大量呕血、用力不协调的呕吐和食管胃连接部纵形不完全撕裂为特征。撕裂部位大多数在食管末端或跨越食管胃连接部，多为线形单处撕裂，撕裂多在黏膜皱襞间沟内。早期可见有活动性内出血，或有血凝块或纤维素块覆盖，甚至可形成浅表溃疡。病理上可分为四期：出血期（24 h内）、开放期（2～7 d）、线状期（1～2周）、瘢痕期（2～3周）。

五、辅助检查

（一）X线检查

颈部食管穿孔可以发现颈部皮下气肿，气管移位，椎前软组织影增宽、气管前移，颈椎生理弯曲消失，有脓肿时可见到气液平面。胸部食管穿孔时发现患侧液气胸，纵隔阴影增宽和纵隔气肿。腹部食管穿孔时可发现膈下游离气体。

（二）食管造影

怀疑有食管穿孔而一般情况允许的患者用食管造影来确诊，同时可明确穿孔的大小和部位。对 X 线提示有食管穿孔的病例也须食管造影来明确穿孔的大小和部位。造影剂以水溶性碘剂（如 50％泛影葡胺）为首选对比剂，有造影剂进入食管周围组织或胸膜腔即可确诊，但造影阴性者也不能排除食管穿孔的可能性。如未见造影剂外溢，再用不吸收的钡剂造影，可避免钡剂漏出残留于纵隔或胸腔引起并发症，故钡剂不应常规采用；口服亚甲蓝后见胸腔引流物或胸腔穿刺液呈蓝色，也有助于诊断。

（三）食管镜检查

一般为禁忌，仅在临床上高度怀疑食管穿孔且 X 线和食管造影均为阴性的病例考虑应用，食管镜可直接看到食管损伤的情况，并能提供准确的定位，了解污染的情况。如食管异物损伤及食管贲门黏膜撕裂综合征，检查的同时前者可试行取出异物，后者可对活动性出血点电烙止血。

（四）CT 检查

1. 围绕食管的纵隔软组织内有气体。

2. 在纵隔或在胸腔的脓腔紧靠食管。

3. 充气的食管与一个临近纵隔或纵隔旁充液的腔相通。当以上任何一项存在时应考虑食管穿孔的可能，进一步行食管造影以明确诊断和穿孔部位。同时 CT 也是明确食管旁组织表现的最佳方法。

（五）诊断性胸腔穿刺

胸腔液体的 pH 值<6，并且淀粉酶含量升高。

六、诊断思路

（一）询问病史

食管穿孔的诊断有赖于致伤的病史，包括误吞异物、食管的器械检查和治疗、手术和损伤史、误服腐蚀剂史等。对所有行食管内器械操作后出现颈部、胸部或腹部疼痛的患者，均应想到发生食管穿孔的可能性，有 Mackler's 三联征即呕吐、下胸痛、下颈部皮下气肿时更应怀疑有食管穿孔的可能，并做进一步检查。胸部创伤，特别是食管附近有创伤的患者，应常规检查是否有食管损伤。少数病例早期未能及时诊断，直到后期出现脓胸，甚至在胸穿或胸腔引流液中发现食物方做出诊断。由颈部开始的皮下气肿就应怀疑食管穿孔。有吞服腐蚀剂的病史即可做出食管腐蚀伤诊断，对吞服腐蚀剂的剂量、浓度、性质（酸或碱）及原因（误服或企图自杀）等的了解对诊断、明确损伤严重程度和治疗均有帮助。有吞咽异物史，伴有吞咽困难、胸痛、咳嗽、发绀等，即应怀疑食管异物伤。

（二）体格检查

颈部触诊局部僵硬、捻发音、胸锁乳突肌前缘压痛，皮下气肿，常提示颈部食管穿孔。就诊略晚、未经处理的患者，仔细检查其颈、上胸部，可有捻发感，这是因为往往食管破裂 1 h 后气体才能逐渐经纵隔溢至皮下，而且这种皮下气肿的程度也不像气管破裂所致的那样明显。一侧胸部呼吸活动度减弱，胸部叩诊上鼓音或下实音，呼吸音明显减弱等液气胸的表现，提示胸部食管穿孔，如出现张力性气胸，表现为进行性呼吸困难，呼吸短促、频率逐渐加快，发绀。此类体征有时早期并不明显，随着破裂时间延长而明显加重。高热和呼吸困难等纵隔感染和胸膜腔感染的症状开始并不明显，但依据穿孔的部位和大小而常进行性加重。

（三）辅助检查

根据需要给予胸部或腹部 X 线、纤维食管镜或硬食管镜、食管造影、超声、CT、诊断性穿刺等检查，有助于临床诊断，也便于在治疗前明确食管损伤的确切部位及损伤情况。对普通 X 线提示有食管穿孔的病例也应用食管造影来明确穿孔的大小和部位。如怀疑食管异物性损伤，行胸部正侧位片，口服造影剂食管造影，了解食管异物的形状、部位、食管受损程度、有无食管纵隔瘘。

七、临床诊断

食管损伤的临床诊断主要依据其病史、临床表现、体格检查及相关检查来进行，其诊断条件如下。

（一）食管穿孔

1. 临床表现。

（1）颈部食管穿孔者常表现为颈部疼痛、僵直、颈根部的皮下气肿、呕吐带血性的胃内容物、吞咽困难和呼吸困难，全身感染中毒症状常在 24 h 后发生，体格检查常可听到经鼻腔呼吸发出的粗糙呼吸声，颈部触诊局部僵硬、捻发音、胸锁乳突肌前缘压痛。

（2）胸部食管穿孔患者突感剧烈胸骨后或上腹部疼痛，并向肩背部放射，伤后 1～2 h 内出现纵隔气肿，皮下气肿，患侧胸痛，形成一侧或双侧液气胸，出现严重的呼吸困难，甚至休克。

（3）腹部食管穿孔者常有上腹部疼痛、胸骨后钝痛并放射到肩部的较典型的特征，急性腹膜炎的症状和体征。

2. X 线检查。颈部食管穿孔早期可发现颈部筋膜层有游离气体，气管移位，食管后间隙增宽，正常的颈椎生理弯曲消失，如脓肿形成可出现局部致密阴影及气液平；胸部食管穿孔可致纵隔影增宽，纵隔内有气体或气液平，胸腔内气液平或液气胸；腹部食管穿孔时可发现膈下游离气体。

3. 食管造影。如显示造影剂外溢即可肯定诊断，但阴性结果也不能排除穿孔的可能，对可疑病例应重复检查。

4. 食管镜检查。诊断食管穿孔的意见目前尚不一致，有人认为在怀疑食管破裂而 X 线检查阴性时应食管镜检查。

（二）食管腐蚀伤

1. 临床表现。吞服腐蚀剂后即感口咽部及胸骨后疼痛，可放射至肩部或上腹部，吞咽困难，呕吐，呕吐物带有血性液体。灼伤严重者，后期出现瘢痕狭窄，吞咽困难，严重营养障碍。吞服腐蚀剂量多而浓度高的患者，可出现中毒症状，如昏迷、虚脱及发热等。

2. 食管造影。吞钡检查是诊断食管腐蚀伤的手段，见到黏膜不规整，局部痉挛、充盈缺损或狭窄；疑有食管穿孔可用碘油或水溶性碘剂造影，可见造影剂从穿孔处外溢。

3. 食管镜。有人主张至少伤后 1 周肉芽组织形成后进行，同时可行扩张治疗，但多数学者仍主张应尽可能在 12 h 内食管镜检查，最晚不超过 24 h，明确损伤的严重程度，可以更准确地估价患者的预后并制定正确的治疗方案。

根据食管镜所见，食管损伤的程度分为Ⅲ度。Ⅰ度：食管黏膜和黏膜下层充血水肿、表皮脱落，不累及食管肌层；Ⅱ度：病变累及食管黏膜、黏膜下层和肌层，黏膜出血坏死，出现水疱，深度溃疡，Ⅱa 表现为黏膜出血、水疱，组织易碎，表浅的局灶型溃疡，Ⅱb 即在Ⅱa 的基础上出现较深的散在的或环形的溃疡；Ⅲ度：病变累及食管全层和周围组织，甚至食管穿孔，引起纵隔炎，Ⅲa 表现为多发性深溃疡及分散的小面积炭黑色坏死灶，Ⅲb 为出现广泛性炭黑色坏死灶。有研究发现，Ⅰ～Ⅱa 度未伤及肌层，上皮可在 2 个月再生，3 个月愈合，不会形成瘢痕狭窄；约 71.4% 的Ⅱb 度及幸存的Ⅲ度灼伤患者全部发生狭窄；Ⅲa 中发生急性并发症的占 19.4%，无死亡；Ⅲb 中发生急性并发症的占 70.6%，病死率可达 64.7%。

（三）食管异物伤

1. 病史。吞咽异物史。

2. 临床表现。吞咽困难、异物梗阻感、胸痛、涎液增多、反流症状、呼吸困难、恶心呕吐、呕血、呛咳、发绀等。

3. 影像学检查。X 线对不透光的异物如金属异物有决定性的诊断意义，CT 扫描对检测食管细小异物较 X 线更有价值。

4. 造影剂检查。一般主张采用水溶性造影剂，可自行吸收。

5. 食管镜检查。包括硬食管镜和纤维食管镜，是一种可靠的诊断手段，既可明确诊断，又可同时取出异物。食管异物可以停留在食管的任何位置，但最易停留在食管的三个生理狭窄处，即环咽肌食管入口处、主动脉弓及左主支气管的食管压迹处、膈肌食管裂孔处，其中以食管入口异物最多见。

根据异物性胸食管损伤性质、继发感染程度和范围、邻近器官受累情况对胸食管异物损伤进行临床分级，见表 2-3-4。

表 2-3-4　胸食管异物损伤临床分级标准

分级	标准
Ⅰ级	食管壁非穿透性损伤（食管损伤达黏膜、黏膜下层或食管肌层，未穿破食管壁全层），伴少量出血或食管损伤局部感染
Ⅱ级	食管壁穿透性损伤，伴局限性食管周围炎或纵隔炎，炎症局限且较轻
Ⅲ级	食管壁穿透性损伤并发严重的胸内感染（如纵隔脓肿、脓胸），累及邻近器官（如气管）或伴脓毒症
Ⅳ级	濒危出血型，食管穿孔损伤，感染累及主动脉，形成食管-主动脉瘘，发生难免的致命性大出血

（四）自发性食管破裂

1. 病史。凡由于呕吐、分娩、癫痫发作抽搐、举重、剧烈咳嗽、用力吞咽、排便、甚至大笑等原因，引起腹腔及食管腔内压力突然升高引起的食管破裂，统称为布尔哈弗综合征，我国习惯上一直沿用自发性食管破裂。

2. 临床表现。呕吐、腹痛、颈部皮下气肿为诊断的三大要点。由于剧烈疼痛、缺氧和失血，患者迅速陷入休克，出现躁动不安、面色苍白、皮肤湿冷、脉搏细速、血压下降。因破裂处出血，可呕出少量鲜血。由于气体和液体积存于纵隔软组织内，在心前区可听到与心跳同步的嘎吱音（Hamman 杂音）。腹部检查可发现上腹部压痛伴腹肌紧张，肝浊音界不缩小。

3. X 线检查常见有四大特征。纵隔气肿，多为破裂后早期体征；颈胸部皮下气肿，是纵隔气肿的延续，首先在锁骨上和锁骨上区的深部见到；常见于一侧液气胸；食管造影见造影剂外溢。沿纵隔和膈肌分布的气体可构成 Naclero "V 字征"。

4. 颈部及胸部 CT。平扫可见胸腔积液、食管壁增厚、食管周围积液积气、食管壁内血肿等征象，口服造影剂后行胸部 CT 检查可明确诊断。

5. 内镜检查。有加重损伤的可能，目前应用较少。

（五）食管贲门黏膜撕裂综合征

1. 病史。多数病例呕血前常有呕吐、恶心等症状。

2. 临床表现。呕血是最常见的症状，并有黑便，严重出血可出现休克。

3. 纤维内镜。是诊断的主要方法，阳性率可达 85%～100%，愈早愈好，不仅明确了诊断，还可对活动性出血进行治疗，并能发现其他胃及食管疾病。

4. 腹腔动脉及肠系膜动脉造影。对严重出血、病情不允许行内镜检查者，可考虑行造影检查，出血量在 0.5 mL/min 以上就可显影，从而明确出血部位。

八、鉴别诊断

食管破裂的误诊率较高，有报道可达 75％，主要因为食管破裂症状不典型、症状复杂、临床少见、医生认识不足，加之食管破裂常类似某些胸腹急性疾病，所以易导致误诊。

（一）急腹症

呕吐、腹痛、皮下气肿被认为是食管破裂的三大症状。然而临床 40％的患者缺乏此典型症状，约 75％的患者主诉为上腹痛，放射至胸背部伴腹肌紧张，酷似急腹症，容易与胃、十二指肠穿孔、急性胆囊炎、胰腺炎等相混淆，往往导致一次阴性的剖腹探查之后，才明确诊断。自发性食管破裂的腹痛有其特点，多数有一个突然发作的过程，并伴有不同程度的胸痛、气短及口渴，疼痛的部位多以食管破入胸腔侧的上腹部为主，并放射至同侧胸背部。

（二）自发性食管破裂与食管癌合并穿孔的鉴别

见表 2-3-5。

表 2-3-5　自发性食管破裂与食管癌合并穿孔的鉴别

鉴别点	自发性食管破裂	食管癌合并穿孔
穿孔的部位	食管下段	食管中上段
食管形态及功能	正常	管壁僵硬、破坏、黏膜中断、蠕动消失
临床表现	呕吐为诱因，有时呕血性胃内容物	1～2 个月内有呛咳史，吞咽困难
X 线	裂隙样、线条样改变，常有胸腔积液，纵隔积气	圆形锥形和不规则形，常伴有食管气管瘘
穿孔范围	较大，一般 4～7 cm，甚至可达 15 cm	较小，一般 0.1～2 cm

九、救治方法

（一）治疗原则

消除污染来源；充分引流；抗生素应用；维持水电解质平衡及足够的营养。

（二）一般处理

病情危重时立即抗休克治疗，止痛、解痉、镇静、保暖、强心、利尿、输液，怀疑或一旦诊断有食管损伤时，应立即停止经口进食、进水，尽可能地减少吞咽动作，将唾液及口腔分泌物吐出，应用抗生素液漱口，保持口腔清洁。虽然胃肠减压管可使食管下段括约肌不能完全关闭，有可能加重胃反流，但多数专家认为应常规使用胃肠减压，以减少胃液的潴留，鼻胃管上的侧孔置于食管穿孔的上下缘，以达到有效吸引，防止外渗的作用。如误吞异物卡喉窒息，首先应施行 Heimlich 手法急救。有喉及会厌损伤及呼吸困难者，立即气管切开。

（三）药物治疗

1. 糖皮质激素。临床上应用最广泛、时间最久，有抗炎、减轻组织水肿、促进上皮化及抑制纤维组织增生的作用，从而有助于预防或减轻食管瘢痕性狭窄，有瘢痕狭窄者也有利于扩张治疗。

2. 抗生素。使用大剂量广谱抗生素，对取得引流物或穿刺物进行细菌培养及药物敏感试验，根据结果选用合适的抗生素。

3. 异烟肼。其衍生物肼屈嗪为单胺氧化酶抑制剂，能够影响胶原的交联，从而抑制胶原的合成。

4. 蛋白溶解剂。如稀盐酸、胃蛋白酶、胰蛋白酶等，对食管肉团异物软化有一定疗效，但可能产生食管穿孔等严重并发症。怀疑食管穿孔超过 36 h，X 线检查肉团中有骨片的患者不宜采用。

(四) 营养支持

由于食管穿孔的治疗时间较长，往往需要停止经口进食 10 d 以上，及时纠正和维持水电解质平衡，输入全血或血浆，在最初治疗时就建立预防性的胃肠外营养，建立有效的胃肠道营养如鼻饲、胃或空肠造口术饲食。食管穿孔患者营养支持的目的是纠正已存在的营养不良，减少进行性蛋白质、热量的消耗，调整和改善患者的代谢状态（包括液体和电解质），提高机体免疫功能，减少并发症的发生率和缩短住院天数。因此，在积极针对原发病治疗的同时，应坚持三大营养素及各种电解质和微量元素同步参与的治疗原则，以期达到补充机体能量、满足组织的氧输送、预防治疗氧自由基损伤、纠正内脏缺血即隐匿性代偿性休克、保护肠黏膜、防止细菌和内毒素易位的目的。

(五) 纵隔或胸腔引流

穿孔超过 24 h，纵隔或胸腔发生腐败性感染，食管壁炎性水肿，多不主张初期缝合，采用纵隔或胸腔引流。如感染仅局限于纵隔，尚未破入胸腔，可于背部做后纵隔引流，切除 1～2 根肋骨后段，将胸膜推开暴露后纵隔，注意勿损伤胸膜造成胸腔感染。

(六) 食管灌洗

置胸腔引流管进入脓腔达漏口处，负压吸引。用呋喃西林溶液漱口，口服含抗生素如庆大霉素的无菌盐水，每小时 50～100 mL。引流出的液体污浊或量较多时增加口服量。一旦引流量减少，液体转清，即开始进食牛奶、豆浆，每次进食后服抗生素，用无菌盐水冲洗食管，防止食物残渣在食管腔外存留。引流量少于 30～50 mL 时，行食管造影或口服亚甲蓝，证实瘘口封闭，胸部 X 线片无积液，改为开放引流，逐步退出引流管。

(七) 手术治疗

原则是清除所有炎症和坏死组织，缝合修补裂口，防止纵隔及胸腔进一步污染。

1. 手术适应证。①穿孔较大、时间较短。②患者年龄较轻、全身情况较好。③胸腔污染较轻。④穿孔伴有气胸、胸腔积液、气腹、纵隔气肿或脓肿。⑤有异物存留。⑥伴有食管恶性疾病和食管远端狭窄。⑦非医源性的食管损伤等。

2. 手术路径。

(1) 颈段食管穿孔：如行修补术可在左胸锁乳突肌前缘斜行切口；如行切开引流，应根据肿胀及压痛点决定切开部位，当颈部两侧均较弥漫肿胀，可经右侧颈部切口引流，因食管距右侧胸膜较远，间隙较宽。

(2) 胸段食管穿孔：食管中上段穿孔多经右侧 4、5 肋间进胸；下段多破入左侧胸腔，经左侧 6、7 肋间进胸。

(3) 腹部食管穿孔：如胸腔没有污染，可经上腹部正中切口。不论穿孔在什么部位，显露食管后，可通过食管内的导管向食管腔内注入亚甲蓝或注入气体来确定穿孔的部位。

3. 手术方法。有效的引流、一期缝合、加固缝合、食管切除重建术、食管外置、同时处理食管疾病（如食管狭窄、肿瘤等）等。

(八) 电视胸腔镜食管修补

对在 12 h 内小的食管穿孔，行食管全层间断缝合修补，冲洗胸腔，放置胸腔闭式引流。但对食管后方或偏向对侧时胸腔镜难以完成时，扩大某一切口，借助胸腔镜光源，用剖胸器械完成修补。

(九) 食管腔内置管治疗

此法首先由 Reyes 及 Mills 报道，现在多为改良 Reyes 及 Mills 食管腔内置管，穿过食管穿孔或癌瘤的部位，在食管腔内置管或置入支架，适用于穿孔晚期病例。

1. 导管制作。取软硬适度的医用硅胶管，直径 1.5 cm，上端缝一导尿管。

2. 手术方法。先行食管镜检查观察食管病变的范围及程度，继之将探子放入胃内，经胃造口引出腹壁，探子上缚一粗丝线从口拉出，再将粗丝线缝于导管的下端，将导管拉入食管腔内，下端经胃造口引出腹壁，导管的胃内部分剪一超过二分之一周径的侧孔，导管的上端固定于咽下颈段食管，距食管入口 2 cm 为宜，再将悬吊之导尿管由鼻腔引出固定。

3. 优点。

（1）手术创伤小，患者痛苦小，能较长时间耐受。

（2）食管腔内置管能阻滞口腔分泌物及胃内容物经穿孔进入纵隔，有效阻断了污染来源以利于食管创口的愈合及纵隔、胸腔感染的控制。

（3）导管由胃造瘘口引出，经腹部及鼻部两处固定，可减轻吞咽时鼻部承受的拉力，患者能较好耐受。

（4）拔管方便，拔管时还可导入一粗丝线，从胃造口引出，可作为部分患者的循环扩张用。

（5）既可经口进半流质饮食，又可通过胃造口饲食。

（6）食管腐蚀伤所致的食管穿孔腔内置管后尚可起到支撑作用，预防瘢痕狭窄。

4. 注意事项。

（1）以食管损伤后 3 周内置管最佳。

（2）拔管时间以 3～4 个月为宜，食管腐蚀伤病例可延长置管时间至 6 个月。

（3）保留胃造口 1～2 个月。

（4）拔管后导入粗丝线，为以后需要循环扩张时用。

（十）食管扩张治疗食管瘢痕狭窄

食管扩张在预防和减轻食管烧伤后瘢痕狭窄的疗效已得到公认，对瘢痕组织形成早期行食管扩张的效果较好，但严重、多发及广泛狭窄则效果不佳。目前对扩张时期仍有不同的看法，过早施行扩张对有炎症或糜烂的食管创面会加重损伤，现主张在食管再度上皮化后开始进行扩张，一般情况多在食管烧伤后 10 d 开始进行扩张，但近年来，很多学者主张早期扩张，效果更为显著。

除采用扩张器行食管扩张外，也有人用循环扩张法治疗食管瘢痕狭窄（也称丝绳导引法），此法较为简单、方便、可靠，穿孔危险性小，特别在我国一些不发达地区更为适用。在食管腐蚀伤早期，经口吞入一根丝线或尼龙丝，其头端系一个光滑的小纺锤形金属物，以便定位，当施行胃造瘘时，可将此线由腹壁引出，作为食管扩张的引导线，甚为方便。食管扩张术可在伤后 2～3 周后开始，在食管镜明视下认清食管腔，可在事先吞下的丝线引导下进行，较为安全。开始每周扩张 1 次，逐渐加大扩张器的号码，延长扩张间隔时间。

十、诊疗探索

食管损伤后行食管切除和重建术式较多，食管重建的研究多集中于寻找新的食管替代物，如各种肌皮瓣和人工食管的报道，利用这些方法可原位重建食管，减少手术创伤，更加符合消化生理功能，但是组织兼容性差、感染、吻合口瘘及假体移位等术后严重并发症使其不能得到广泛应用。

（一）人工食管的研究

由于吻合口瘘、食管狭窄及蠕动功能的丧失等问题没能得到很好地解决，严重阻碍了人工食管应用于临床的步伐，研究基本停留在动物实验阶段，而且目前实验的移植长度都较短，基本不能满足临床应用所需的长度。材料选择主要存在两种观点：一是主张用无细胞支架类人工食管；二是主张用组织工程化人工食管。

Hayashi 等研制出了由人类食管上皮细胞、真皮纤维原细胞及平滑肌细胞组成的人工食管，其结构与正常食管类似。如果这类食管的动物移植实验成功，有可能使研究有新的突破。

Watanabe 等在实验中，将若干对由镍钛合金制成的传动装置嫁接在人工食管上，位置呈螺旋式排列。当给予电压为 5V、电流为 500 mA 的直流电时，人工食管发生收缩，类似于食管蠕动的活动，表明人工食管也具有蠕动功能的可能性，然而这种方法的实用性仍需进一步研究证实。

（二）自体肺组织瓣修补食管穿孔

选择人工假体、诱导自身食管组织再生是一种新的研究方向。肺组织瓣替代食管的手术方法，基本处于动物实验阶段，可通过进一步研究应用于临床，为既往曾行胃肠道手术且无法用空腔脏器替代食管的患者提供一种新的治疗方法。优点：

1. 可在胸腔镜辅助下完成，不需再开腹，直接在胸腔内原位替代食管，无须重新吻合血管，手术创伤小。

2. 肺组织瓣取材方便，仍保留血运，可以为食管上皮再生提供良好的环境。

3. 保留贲门，一定程度上维持了正常的消化功能。

4. 肺组织瓣有一定的抗感染能力。

5. 肺组织塌陷后柔软，又有一定的厚度和韧性，不至于过度向腔内塌陷，保持管腔通畅。

（三）药物控制食管瘢痕形成

1. β-氨基丙腈有抑制赖氨酸氧化酶的作用，从而可防止胶原互相连接；青霉胺及秋水仙碱实验证实均有控制瘢痕的能力，但均未见临床应用的报告。

2. 上皮生长因子和干扰素-γ综合应用对鼠食管烧伤能明显减少食管狭窄的发生率。

3. 皮下注射肝素有较好的预防食管瘢痕狭窄的效果，机制可能是肝素有抗凝、抗血栓及对上皮的保护作用。

十一、病因治疗

（一）食管穿孔

治疗成败往往取决于穿孔部位、裂口大小、确诊时间及治疗措施是否正确。穿孔时间超过 24 h 者，其死亡率是早期治疗的 3 倍多。

1. 治疗原则。消除污染来源；充分引流；抗生素应用；维持水电解质平衡及足够的营养。

2. 非手术治疗。

（1）禁食，胃肠减压。

（2）支持疗法。纠正脱水及电解质紊乱，营养支持，输全血或血浆，通过空肠营养管鼻饲、胃或空肠造口术饲食。

（3）抗感染。使用大剂量广谱抗生素，或根据分泌物、穿刺液细菌培养及药物敏感试验选用合适的抗生素。

（4）许多保守治疗的方法既是治疗的手段，又是观察病情变化的方法，同时也是手术治疗必不可少的术前准备。以下情况首先采用非手术治疗：①器械引起的损伤穿孔，特别是在颈部的穿孔。②溃疡性狭窄、贲门失弛缓症和食管静脉曲张用硬化剂治疗后，在扩张时引起的穿孔，以及食管周围有纤维化形成，能限制纵隔的污染。③从食管穿孔到诊断已经间隔数天，但症状轻微。④早期诊断小的局限的穿孔。⑤穿孔后引起的污染仅限于纵隔与壁层胸膜之间，没有造影剂溢入附近体腔。⑥有效的脓腔引流使穿孔对胸腔污染很小。⑦从损伤到诊断未经口进食。⑧穿孔的位置不在肿瘤部位、不在腹腔、不在梗阻的近端。⑨症状轻微，无全身感染迹象。

3. 手术治疗。

（1）清创引流：有效的引流使肺早期膨胀，修复成功的机会加大。①颈部食管穿孔大多器械损伤引起，穿孔往往较小，发现较早，经非手术治疗约 80% 病例可获得治愈；裂口较大和穿透伤引起的穿孔，穿孔在 24 h 内可行一期缝合修补；穿孔超过 24 h 或经保守治疗患者出现发热，白细胞计数增高，颈部纵隔感染及脓肿形成，应行切开引流、清创冲洗，尽量一期修补穿孔，同时鼻胃管饲食。②胸段食管穿孔行单纯引流治疗不可取，尤其是自发性食管穿孔者，如引流后临床症状不改善反而加重，应及时行食管外置，去掉污染源；超过 24 h 的较小胸段食管穿孔，仅清创后裂口旁放置引流管充分引流，不做裂口修补；对于裂口长、污染严重的胸部食管穿孔，放置 "T" 形引流管，围绕 "T" 形引流管闭合穿孔，使之产生一个可控的食管皮肤瘘做持续负压吸引，3 周后形成窦道再拔除 "T" 形引流管，纵隔脓肿可经椎旁切口行胸膜外纵隔引流。

（2）缝合修补：适于穿孔 24 h 以内的颈部和胸部食管穿孔。实际上穿孔后的时间并不是衡量手术修补的唯一标准，感染和食管壁炎性水肿的严重程度是重要的决定因素。不适于手术者，待炎症局限后延期进行手术治疗。缝合修补后可用胸膜片、带蒂肋间肌瓣、心包脂肪垫、下胸段食管破裂也可用带蒂膈肌瓣及折叠的胃壁覆盖加强。事实上，纵隔胸膜已被污染，组织脆弱，不宜作为修补材料，推荐用带蒂大网膜胸内移植覆盖固定术，未被污染的大网膜有很强的吸收、黏附修复和抗感染能力。

（3）闭合缺损：食管穿孔时间较久，管壁炎症水肿明显，裂口不能直接缝合，穿孔在下胸段或腹段，可用膈肌瓣、胃底或空肠移植片修补，缝合在食管健康肌层上。

（4）食管置管：适用于晚期胸内食管穿孔，不能缝合修补或补片闭合缺损者，或开胸清除所有污染及坏死组织。方法：通过食管穿孔在食管腔内放置 "T" 形管由胸壁引出，穿孔附近及胸腔内各放置闭式引流，并做胃造口减压，空肠造口饲食。"T" 形管 3～4 周形成瘘管后拔出，改为开放引流。

（5）颈部食管外置：近年来已很少使用，只有在晚期食管穿孔、胸腔感染严重或患者的营养状况极度不良时，用前述种种方法均不适合或无效的病例，才用颈部食管外置造瘘术。方法：缝闭贲门，胃或空肠造口饲食，胸段食管自颈部拔出外置以减少胸内污染，后期再做二期手术重建食管。

（6）食管切除重建术：经胸腔闭式引流及应用抗生素等治疗仍不能控制的严重纵隔感染和食管广泛损伤的病例。方法：颈部食管外置，贲门予以缝合关闭，胃或空肠造口饲食，经 2～3 个月患者全身情况好转后再行食管重建，剖胸食管切除或采用食管内翻拔脱。

（7）电视胸腔镜食管修补：对在 12 h 内小的食管穿孔，可经胸腔镜行食管全层间断缝合修补，冲洗胸腔，后置胸腔闭式引流。但对食管后方或偏向对侧时胸腔镜难以完成，可扩大某一切口，借助胸腔镜光源，用剖胸器械完成修补。

（8）同时处理食管疾病：当食管穿孔远端有梗阻，如肿瘤或狭窄等，这种穿孔几乎不能自行愈合，在患者条件允许，在穿孔缝合修补后，可针对基础疾病进行手术治疗，如手术切除病变的食管，再一期或二期食管重建做食管胃吻合术。

4. 金属带膜支架置入治疗。适于食管癌穿孔又不适合手术治疗的患者；对于食管气管瘘，可置入支气管金属带膜支架，这样既堵塞了瘘口又防止由于置入食管金属带膜支架而可能出现的呼吸道阻塞。

（二）食管腐蚀伤

1. 食管腐蚀伤的急救处理。根据严重程度进行救治，Ⅰ度患者无须特殊处理，可以经口进食；Ⅱ～Ⅲ度患者应禁食，给予静脉营养，并应用广谱抗生素预防感染；严重病例，给予静脉输液、镇静、止痛，有喉及会厌损伤及呼吸困难者，应立即做气管切开。吞服腐蚀剂后，首先了解腐蚀剂的理化性质，包括化学名、浓度和剂量，争取在 2 h 内针对性的中和及灌洗，因为许多腐蚀剂除对局部有灼伤作用外，尚可吸收引起全身中毒。如有休克、昏迷或呼吸道梗阻情况，应予以相应处理。一般不用催吐剂，以免腐蚀剂反流加重食管损伤，且呕吐可能诱发穿孔。病情稳定后应留置胃管，防止胃液反流污染创面，溃疡愈合后，可经胃管饲食进行肠内营养，该管还可为日后食管扩张做准备，可保留 3 个月以上。严重的食管灼伤，估计长时间不能经口进食者，行空肠造口术维持营养，一般不推荐胃造瘘术，以利用胃重建消化道。

2. 中和灌洗。吞服酸性腐蚀剂者，可用弱碱性液体如肥皂水、氧化镁等中和灌洗；吞服碱性腐蚀剂可用弱酸性液体如橘子汁、柠檬汁、稀醋等中和灌洗，忌用苏打中和，辅以牛奶、蛋清、十六角蒙脱石粉等保护黏膜；无论吞服何种腐蚀剂均可用 0.9％氯化钠灌洗。注意洗胃时每次注入量不宜太多。

3. 急诊手术。由于急诊手术的病死率和并发症发生率较高，一般不主张急诊手术，除非Ⅱb～Ⅲ度食管腐蚀伤伴有严重的溃疡或坏死穿孔及胃严重腐蚀伤大片坏死或严重出血者，应急诊手术，切除坏死的食管或胃，做颈部咽下造口或空肠造口术，6～8周后行消化道重建术。有学者采用不开胸食管内翻剥脱术或食管外剥脱术，以减少创伤。

4. 食管瘢痕狭窄的预防。

（1）糖皮质激素预防瘢痕狭窄的效果是肯定的，但剂量、应用时间仍无定论，提倡早期使用，开始剂量较大，以后逐渐减量。

（2）抗胶原药物抑制瘢痕形成，如 β-氨基丙腈、上皮生长因子和干扰素-γ 等。

（3）食管扩张治疗。

（4）食管腔内置管术。

5. 食管瘢痕狭窄的手术治疗。

（1）手术时机：一般主张 6 个月后再行重建手术，以便判断食管切除和吻合的部位。也有学者主张 2～4 周后手术，因这时瘢痕已开始形成但粘连轻，瘢痕食管容易切除。

（2）适应证：广泛性食管狭窄；短而硬的食管狭窄经扩张治疗效果不佳者；其他各部狭窄，经保守治疗效果不佳者，如幽门梗阻。

（3）术式选择：根据病变部位、范围、程度而定。食管狭窄范围较广者，可以行食管部分切除食管胃吻合术、结肠或空肠代食管等手术。

（4）瘢痕狭窄的食管是切除还是旷置：瘢痕狭窄的食管癌变发生率比一般食管高 1 000 倍，理论上应予以切除，但由于狭窄食管与周围组织粘连严重，切除时容易损伤邻近重要组织和脏器，因此多数学者倾向于将狭窄食管旷置，行旁路手术。研究发现，发生癌变的狭窄食管均为碱性腐蚀剂灼伤者及具有部分进食功能的狭窄食管，完全闭塞的灼伤食管未见癌变发生。因此，对于碱性腐蚀剂所致的狭窄食管及需反复扩张的狭窄食管应及时予以切除，完全闭塞的瘢痕食管则可旷置。

（三）食管异物

1. 治疗原则。通过食管镜或手术取出异物修补穿孔，纵隔引流，使用有效抗生素控制感染，通过鼻饲或造瘘给予高营养加强全身支持等。

2. 内窥镜下取异物。通常用硬食管镜取异物，纤维食管镜和胃镜也常应用于临床。对于形状规则、边缘较钝、未穿破食管肌层的异物可用食管镜试取，不能取出者才考虑手术。若遇到复杂性异物（如义齿、刀片等不规则或边缘锋利异物）、食管已经穿破、合并食管纵隔瘘或纵隔脓肿者直接手术，术前常规行食管镜检查，但不要试取。另外临床上采用 Foley 管取异物也有很多成功经验。

3. 根据食管异物损伤级别采取相应的措施。Ⅰ级胸食管异物损伤未发生食管穿孔：异物通常不大，绝大多数可经内窥镜取出或将异物推入胃内。对于异物嵌顿、内窥镜摘取异物失败或疑有食管穿孔者可经胸食管切开摘取异物。Ⅱ级胸食管异物损伤为食管穿透性损伤合并食管周围炎或纵隔炎：多数行食管缝合修补即可治愈。Ⅲ级胸食管异物损伤为食管穿透性损伤合并严重胸内感染：若发生纵隔脓肿，应彻底清除坏死组织，以抗生素液冲洗并敞开引流，修补食管裂口，应用带蒂大网膜填塞包埋纵隔感染灶，包绕覆盖食管修补处或胃食管吻合口；如有食管气管瘘则予以相应处理；若食管裂口无法修复，可切除病变食管行胃代食管术；对不能耐受大手术者，可行食管旷置、纵隔灌洗引流、空肠造瘘给予肠内营养，可二期食管重建术。Ⅳ级胸食管异物损伤：形成假性动脉瘤或食管主动脉瘘，出现典型的 Chiari 三联征（胸骨后疼痛、信号性呕血、无症状期后大出血）再行手术治疗多为时已晚。保守治疗多无效，急诊手术的关键是控制血流及防止消化液外漏，处理好大动脉及食管瘘口，彻底清创，去除异物，控制感染。

（四）自发性食管破裂

1. 治疗原则。尽早清除、引流脓胸，使肺尽早膨胀。修补食管裂口，阻止胃液进入胸腔防止感染扩散。

2. 保守治疗。以下情况可以首先采取保守治疗：

（1）从食管穿孔到诊断已经间隔几天，但症状轻微。

（2）早期诊断小的局限的穿孔。

（3）穿孔后引起的污染仅限于纵隔或纵隔与壁层胸膜之间，没有造影剂溢入附近体腔。

（4）有效的脓腔引流使穿孔对胸腔污染很小。

（5）从损伤到诊断未经口进食。

（6）症状轻微，无全身感染迹象。另外，对破口小、就诊及时、胸腔污染较轻者，可单纯胸腔闭式引流或食管内金属覆膜支架封堵破口。

3. 手术治疗。手术愈早愈好，经患侧进胸，清除、冲洗脓胸，用可吸收线缝合修补食管裂口，取带蒂胸膜、肌瓣或大网膜覆盖加固，于纵隔、胸腔分别置管引流，同时做胃造瘘，于胃内置一管引流胃液减压，另一管经幽门送至空肠维持营养，多能获得满意的效果。对于就诊晚、病情重者，待全身情况好转后二期行食管重建术。陈苏峰推荐对于早期诊断、胸腔内感染轻的患者可应用小切口和电视辅助胸腔镜治疗。

（五）食管贲门黏膜撕裂综合征

根据出血的严重程度、患者的全身情况及有无其他并发症等决定治疗方法。

1. 非手术治疗。适用于无严重大出血。积极补充血容量，预防呼吸道误吸，禁食及应用抑制胃酸分泌的药物（如 H_2-受体拮抗剂），监测血流动力学变化，纠正凝血功能紊乱。另外还可冰盐水洗胃、口服西咪替丁、静脉滴注垂体后叶素和维生素 K 等及气囊压迫止血。

2. 内镜治疗。包括电凝止血、激光治疗、局部注射硬化剂（如 1‰肾上腺素＋1％聚多卡醇）。

3. 手术治疗。对可疑有食管破裂、危及生命的大出血和经积极治疗仍有反复出血者应手术治疗。

十二、最新进展

（一）透明食管气囊压迫止血法

透明食管气囊压迫止血法是目前国际上最新治疗食管贲门黏膜撕裂综合征的止血方法。

1. 应用材料和操作方法：用聚氨酯薄膜制作的透明食管气囊，经内镜插入胃内，在直视下观察压迫止血情况。

2. 此法有以下优点：①止血成功率高，几乎达 100％。②可在直视下观察出血是否停止。③能较长时间持续使用，凝血功能障碍者也可能止血。④这种气囊质量好，对周围的压力均匀一致。⑤选用较低的有效止血压力，持续 12～24 h，多能止血，即使长时间留置也不易引起食管损伤。

（二）食管支架的应用

1. 按制作材料分为塑胶支架、金属支架或其他特殊生物材料支架，其中塑胶支架口径固定，不具有扩张性。按表面是否有被覆膜，又分带膜支架和非带膜支架。按置入时间可分为暂时支架和永久性支架。按作用机制又分自扩式、球囊扩张式、热记忆式腔内支架。由于制作材料的不同，支架的形态、结构、扩张动力也不同。目前临床上最常用支架为自扩式、热记忆式和球囊扩张式支架。

（1）自扩式内支架：以"Z"形不锈钢丝做骨架的自扩式覆膜食管支架，支架呈节段性软连接结构，具有弹性，释放后即在管腔内自行扩张将狭窄部位撑开，有回收和防反流装置。常用的有 Wallstent。

（2）热形状记忆式内支架：是利用镍钛合金丝制成的，相变温度为 25～35℃，其作用机制类似自扩式支架，故也称之为自扩式镍钛合金支架。常用的有 Ultraflexstent。

（3）球囊扩张式内支架：包括超薄型槽钢管支架、钽丝支架及不锈钢丝支架，此类支架，扩张后无残余弹力，但有可伸展性。常用的有 Streckerstent 和 Palmazstent。

2. 临床应用。

（1）恶性食管狭窄，包括无法切除的食管癌或贲门癌，食管切除术后吻合口局部复发和食管癌放疗后狭窄，以食管支架置入为首选。

（2）各种原因引起的食管气管瘘、食管纵隔瘘和食管破裂，置入覆膜食管支架可迅速封闭瘘口。

（3）部分良性食管狭窄，主要是食管切除术后吻合口瘢痕性狭窄和食管化学性烧伤后瘢痕性狭窄，先行食管扩张术，再置入"Z"形可回收覆膜金属食管支架，利用支架良好的自膨力量持续扩张狭窄的食管，2～3 个月后，狭窄的食管稳定于一定口径时，取出置入的食管支架。

3. 注意事项。

（1）据病变性质选用不同的食管支架：对于恶性食管狭窄，由于多数无须更换或调整支架，可分别选用覆膜记忆合金食管支架或"Z"形金属覆膜食管支架，而后者的优点在于出现支架移位时便于对支架进行调整；对于良性食管狭窄，支架主要起过渡性治疗作用，选用可回收食管支架。

（2）根据病变的部位选用不同的食管支架：颈段食管对异物刺激敏感性较高，宜选用无喇叭口或小喇叭口的"Z"形金属食管支架，以减少刺激和增加患者对支架的耐受性；主动脉弓附近的病变或食管狭窄呈迂曲状，选用节段性软连接结构的食管支架，避免食管损伤和穿孔。

（3）应用食管支架封堵食管瘘口时，支架上下缘应距瘘口 5 cm 以上，才能达到较满意的堵瘘效果。

（4）支架在体内置入时间一般不宜超过半年，否则支架端口处食管黏膜可形成环状瘢痕狭窄。

都定元　孔令文　王振杰　张在其

第十节　胸导管损伤

一、基本概念

胸导管是全身最长最粗的淋巴管，分为颈、胸、腹三部分，引流全身 5/6 的淋巴液汇入静脉。胸导管起自第 12 胸椎下缘水平膨大的乳糜池，向上经膈肌主动脉裂孔入胸腔，行于胸主动脉与奇静脉之间，至第 4、5 胸椎水平在食管和半奇静脉末端之间向左侧偏斜，再经食管左缘上升出胸廓上口达颈根部，注入静脉系统。胸导管的下段与右侧胸膜接近，上段与左侧胸膜邻接。胸导管每天输送淋巴乳糜达 4 L 之多，每升含脂肪 4～59 g 和蛋白质 22～59 g，漏出后可丧失大量水分和营养物质。

胸导管解剖变异多，变异率可达 38.7%，膈肌水平胸导管为双重型或多根管占 38%，但在第 8～12 胸椎总是以恒定的单根主干存在，变异较少，即膈肌上方 5～6 cm 处胸导管多为单根。

胸导管损伤是指胸导管及其较大分支损伤、破裂，其内的液体漏出，主要表现为淋巴液外溢造成的乳糜胸、胸糜水肿和乳糜皮肤瘘，其特征是液体中富含甘油三酯和乳糜微粒，以乳糜胸为最常见，乳糜胸实际上是淋巴内瘘。乳糜液丢失可造成局部、代谢和免疫三个方面的影响，乳糜液漏入胸腔压迫肺组织，可以严重影响呼吸、循环功能；乳糜液长期丢失造成低蛋白血症、低钠血症、酸中毒和低钾血症等使机体代谢紊乱；乳糜液持续丢失还造成细胞免疫和体液免疫功能异常，细胞免疫受到抑制，同时 B 淋巴细胞数量增加，从而淋巴液中游离淋巴细胞总数保持稳定，这可能是某种代偿机制作用的结果。

二、常见病因

胸导管损伤常见原因：手术损伤、闭合性损伤、开放性损伤、自发性乳糜胸、先天性乳糜胸等。有学者将非创伤性乳糜胸统称为自发性乳糜胸，并将自发性乳糜胸分为良性病变，如炎症、寄生虫、免疫性疾病等；恶性肿瘤；特发性，如先天性淋巴管病；原因不明。Bessone 根据病因分类更为合理，分类如下。

（一）手术损伤（医源性）

是最常见的原因。几乎所有的剖胸手术均可能发生胸导管损伤，多见于上胸部手术，其中食管癌和纵隔肿瘤术后发生最多。易损伤部位：肿瘤床附近、主动脉弓上下与上纵隔。另外，颈部手术如左锁骨上区手术、锁骨下或颈静脉穿刺等均有可能损伤胸导管。

（二）创伤性

1. 闭合性颈胸部创伤。多见于爆震伤、挤压伤、车祸及钝器打击所致锁骨、脊柱、肋骨骨折；甚至举重、剧烈咳嗽、呕吐等，尤其是饱餐后胸导管处于充盈扩张状态，更易发生破裂。

2. 开放性颈胸部创伤。胸颈部的刀刺伤、子弹、弹片贯穿伤等可损伤胸导管，但往往合并有更严重的大血管及其他重要脏器的损伤，胸导管损伤的典型表现常被掩盖，早期不易发现。

（三）阻塞性

1. 管内阻塞。肿瘤、静脉血栓形成或致病微生物（如丝虫病）等。

2. 管外阻塞。多见于淋巴瘤、淋巴结炎、肺淋巴血管瘤病或肿瘤局部压迫等，淋巴瘤占 70%。

（四）自发性

特指原因不明者，很少见，可能与潜在的管壁张力增高（继发于瓣膜闭锁不全）或管壁固定性增高（继发于炎症或肿瘤浸润）有关。

（五）先天性乳糜胸

通常是特发性的，可以伴发于唐氏综合征、努南综合征、食管气管瘘和羊水过多，患者可能有分娩产伤史，但胸导管的病变是先天性的，胸导管呈完全闭锁。

三、发病机制

（一）胸导管毗邻大血管及其他重要脏器

胸导管周围脏器损伤时可伴有胸导管损伤，不易及时发现及诊断，如中上段食管癌切除。

（二）胸导管变异较多

胸导管分型复杂，变异较多，变异率可达 38.7%，胸导管进入静脉的部位、方式也不完全一致，手术时较易损伤胸导管。

（三）胸导管与淋巴系统之间有交通支

术中广泛淋巴结清扫，可能损伤交通支及淋巴管。

（四）术者因素

术者解剖不熟悉或操作不仔细，术中暴露欠佳，剥离广泛，过多使用电刀，锐性游离过多，剪开组织较厚，误伤胸导管、胸导管的侧支和小淋巴管。

（五）肿瘤外侵累及胸导管

肿瘤病变愈广泛，粘连愈重，术前放射治疗，加重术中粘连，损伤胸导管的机会增多；当肿瘤侵及胸导管时，常需要切除受侵的胸导管。

（六）胸导管阻塞

肿瘤、静脉血栓形成、肺淋巴血管瘤病、淋巴瘤、转移癌灶、淋巴结炎、感染等。

（七）胸导管固定性增高

多继发于炎症或肿瘤浸润胸导管。

（八）胸导管管壁张力增高

缝扎高位胸导管或左无名静脉、胸导管内的瓣膜功能不全、肝硬化门静脉高压及胆管扩张性病变可使肝内淋巴生成增多，导致胸导管扩张。

（九）术后静脉压增高

可能是引发乳糜胸的因素，如术后中心静脉压控制在 11 mmHg 以下，临床上一般不再发生乳糜胸。

四、临床特征

（一）手术后乳糜胸

术后胸腔引流液异常增多，术后胸腔积液被引出，开始可无明显的压迫症状，当胸腔引流管拔除后或进食后出现大量胸腔积液。胸部手术后患者，术后第 3 天的胸腔引流量仍不少于 500 mL，排除其他原因，多数为手术后乳糜胸。根据解剖部位，在胸椎 4、5 水平以下损伤胸导管，乳糜液聚积于右侧胸膜腔引起右侧乳糜胸；在胸椎 4、5 水平以上损伤胸导管可引起左侧乳糜胸；而第 3～6 胸椎水平损伤胸导管可引起两侧乳糜胸，但临床上变化较多。

（二）创伤性乳糜胸

闭合性胸伤所致的胸导管损伤部位多在膈肌上方，乳糜液先聚积于后纵隔，继而破入胸膜腔，常为右侧乳糜胸，也可为左侧或双侧乳糜胸。因此，伤后常有一个潜伏期，数天数周不等，潜伏期越短，胸导管损伤程度越重；反之，损伤程度越轻。潜伏期过后，突然发生气短、呼吸困难，甚至发绀、心率增快、脉搏变弱、血压下降等类似休克的症状，继而表现为大量胸腔积液，最初为血性，逐步变为典型的乳白色乳糜液。开放性胸伤所致的胸导管损伤往往同时有严重的重要脏器损伤，有时在剖胸手术处理内脏损伤后被掩盖，术后发现乳糜胸而确诊。根据临床表现，一般可分为：隐性期、压迫期和衰竭期。

（三）颈部及胸壁乳糜水肿

多发生在胸导管损伤伴胸膜广泛粘连，近端严重梗阻的患者。乳糜液漏出，聚积于纵隔即为纵隔乳糜肿，聚积于颈部或胸壁即形成颈部或胸壁乳糜肿。表现为胸壁软组织进行性高度不可凹性水肿，胸壁象皮肿、头颈瘀血、水肿、发绀等，症状严重者预后较差。

（四）颈部反肤乳糜瘘

乳糜液经伤口直接漏到皮肤外，多见于颈部开放性损伤或颈部手术合并颈段胸导管损伤时，乳糜液持续外渗或漏出，伤口经久不愈。根据漏出量的多少，造成不同的病理生理障碍。

（五）自发性乳糜胸

较少见，容易误诊和延误诊断。除原发病所表现的症状外，在没有任何可致胸导管损伤的外伤史情况下，患者出现不同程度的憋气、呼吸困难，有的伴有咳喘。

五、辅助检查

（一）X线检查

胸部X线片对乳糜胸的诊断意义重大，应作为常规检查项目。除见单侧或双侧胸腔积液外，早期可见纵隔包裹性积液，纵隔影增宽。某些肿瘤所致之乳糜胸，排空胸液之后，X线可见肿块阴影；乳糜胸合并乳糜心包时，可见心影增宽。

（二）胸液检查

1. 胸液多为乳白色、黄色、粉红色液体，只有乳糜微粒时才是典型的乳白色，有出血时为红色或粉红色，无乳糜微粒和出血时可为无色。

2. 乳糜液无味无菌，呈碱性，比重为 $1.012\sim1.025$，放置24 h后分三层，上层呈奶油胶冻状，中层乳状，下层为细胞沉淀物，离心后上层不变清亮。

3. 显微镜见有大量的白细胞（其中 $42\%\sim100\%$ 为淋巴细胞）和少量红细胞、脂肪颗粒，脂肪含量高于血浆。

4. 如果胸液的胆固醇和甘油三酯的比值 <1，胸液中甘油三酯含量 >1.24 mmol/L，则乳糜胸的可能性为99%；如果胸液中甘油三酯含量 <0.56 mmol/L，则乳糜胸的可能性仅为5%；如果甘油三酯含量介于中间，需要做脂蛋白电泳来鉴定乳糜微粒。

5. 乳糜液中主要成分是脂肪，脂肪颗粒溶于乙醚，可被苏丹Ⅲ染色，乙醚试验阳性和苏丹Ⅲ染色阳性即可诊断。但在禁食时脂肪含量下降，苏丹Ⅲ染色可为假阴性，进食脂餐后仍为阳性。以往该试验作为乳糜胸的诊断标准，但假性乳糜胸的乳糜液内也含有脂肪混有血液，使染色产生假象。

（三）淋巴管造影

对于确定胸导管裂口的位置和严重程度极有价值，为手术修补、结扎或缝扎胸导管提供有力依据。术前、术中、术后均可应用，但此法操作比较复杂，可引起咳嗽、发热等不良反应，严重者可出现脂肪栓塞，仅在特殊病例应用。

方法：通常采用经淋巴管直接穿刺造影法。先在第1、2趾间蹼皮下注射亚甲蓝与1%利多卡因混合液 0.5 mL作为引导，然后在足背找到蓝染的淋巴管，切开皮肤，分离出淋巴管直接穿刺注入40%碘化油对比剂后，定时摄片观察，可明确胸导管破裂口部位、胸导管梗阻部位、胸导管的变异和畸形、通过间接征象确定乳糜胸的病因等。

（四）染料注射法

于股部皮下注射靛脂性蓝染料后，连续抽取胸液检查蓝染可协助确定乳糜胸的诊断。另外，术中于腹股沟皮下注射1%伊文思蓝，可于 $5\sim12$ min使胸导管着色，有助于寻找胸导管及其裂口，但自发性乳糜胸多无明显破口，注射蓝色溶液极易使纵隔及周围染成一片蓝色，增加寻找到破口的难度。

（五）CT和MRI检查

是一项非侵袭性检查，是胸导管损伤的一种重要检查方法，但不及淋巴造影。与胸部X线片相比，CT和MRI检查有其独特的优势，可以排除纵隔肺部器质性病变。

（六）淋巴闪烁扫描

对胸导管损伤定位诊断有帮助，但不宜列为常规检查。

（七）放射性核素淋巴显像检查

^{99m}Tc放射性核素淋巴显像检查对乳糜胸的定性和定位诊断有很重要的作用，同时能为病因诊断

提供线索。此检查无创、安全、简便、无禁忌证，且能明确胸导管破裂口或梗阻的部位，所以对手术定位尤有指导意义，但尚未普及。陈黎波等研究结果显示，淋巴显像定性诊断的灵敏度为82%（即阴性结果不能完全排除乳糜性的可能），特异性为100%（即阳性结果肯定为乳糜性），准确性为88%。另外，口服用^{131}I标记的脂肪，然后在胸部进行放射性检查，可明确乳糜胸诊断。

（八）胸腔镜检查

对高度怀疑胸导管损伤患者，可考虑行胸腔镜检查，发现裂口可直接结扎或缝扎。

（九）纵隔镜

有待普及。

（十）其他检查

如果经过上述检查仍不能确诊，则需补充筛选检查程序：纤维支气管镜检查、胸腔积液病理学检查、免疫学检查、血管造影等。

六、诊断思路

（一）询问病史

患者受伤的方式、部位、时间和手术的种类、部位均有助于诊断。临床特点：

1. 创伤到出现症状有一"间隔期"。
2. 突发性呼吸困难。
3. 程度不同的休克。
4. 经胸穿或胸腔引流后症状迅速得以缓解，短期内又再出现。
5. 手术后乳糜胸常在进食后胸腔引流液量增加。

（二）胸腔引流液的性状与流量

胸部手术或外伤后出现异常增多的胸腔积液，不能如期拔除胸引管，应高度怀疑乳糜胸。胸导管损伤后早期引流液常呈血性、浆液性或清水样，苏丹Ⅲ染色阴性时不易确诊；胸液呈不凝固乳白色液体，苏丹Ⅲ染色阳性者可确定诊断。

（三）体格检查

少量乳糜胸者，常无明显体征，或仅见患侧胸廓呼吸运动度减弱，给诊断带来一定困难；中至大量乳糜胸时，可见呼吸浅快，患侧胸廓饱满，呼吸运动受限，积液区可叩得浊音，肺呼吸音减低，甚至纵隔向健侧移位等阳性发现；大量积液或伴有胸膜增厚粘连者，则叩诊为实音，积液区呼吸音和语音共振减弱或消失；当大量体液丢失，可导致机体严重的代谢紊乱、营养障碍和免疫功能下降等；当并发胸腔感染时，可有发热、呼吸困难等，甚至出现全身中毒症状而死亡；颈部淋巴瘘者，在颈部手术后禁食期间，切口出现大量清亮或淡血性液体，进食后出现乳白色液体即可诊断。

（四）辅助检查

根据需要给予患者血液生化检查、胸液检查、X线检查、B超、CT检查、苏丹Ⅲ染色试验、淋巴管造影、放射性核素检查等。Maurice Begbetti认为只有符合以下三个标准，乳糜胸的诊断才可靠：

1. 胸液细胞数>1 000/mL，其中淋巴细胞数>70%。
2. 胸液中蛋白含量>20 g/L。
3. 胸液细菌培养阴性。对怀疑继发于胸部肿瘤或血栓的病例要做CT、胸腔镜、血管造影等检查来明确，以利于治疗。

（五）胸导管损伤的诊断依据

1. 有明确的手术或外伤史。

2. 胸腔引流液外观为典型的乳糜样结构。

3. 胸腔引流液首次 24 h 内超过 800 mL，或在 500 mL/d 以上持续数天。

4. 检测胸腔引流液的性质，引流液内胆固醇与甘油三酯比值＜1，甘油三酯量＞1.24 mmol/L，则乳糜胸的可能性为 99%；如果甘油三酯含量＜0.56 mmol/L，则乳糜胸的可能性仅为 5%；如果甘油三酯含量介于中间，需要做脂蛋白电泳来鉴定乳糜微粒。

七、临床诊断

临床上为了便于治疗，崔玉清等把乳糜胸分为凶险型和非凶险型：凶险型患者年龄＞60 岁，血压偏低、脉搏增快、呼吸稍促、表情淡漠、胸闷、心悸明显、尿量减少，24 h 乳糜量＞1 000 mL，此型应早期手术；非凶险型患者年龄＜60 岁，血压、脉搏、呼吸无明显变化，稍有胸闷，尿量正常，24 h 乳糜量＜1 000 mL，此型多主张先保守治疗。胸导管损伤常见病因的临床诊断条件如下：

(一)手术后和外伤性乳糜胸

1. 临床表现。手术后乳糜胸多有明确的手术史，多数为胸内淋巴管分支损伤，极少数损伤胸导管主干，术后出现大量胸腔引流液，根据胸腔积液的多少及乳糜液丢失的量的不同，可有不同程度的呼吸困难、胸闷、胸痛、心动过速、血压偏低等呼吸循环功能紊乱症状，严重者可有休克表现，并逐步表现出脱水、低钠、低钾、酸中毒等消耗症状，甚至发生衰竭而死亡；外伤性乳糜胸多有明确的胸部外伤史，多数患者经过一个潜伏期后，突然发生胸闷、气短、呼吸困难、心率增快、脉搏变弱、血压下降等类似休克的症状。

2. 胸液检查。早期常伴有血胸，典型的乳糜液为乳白色、无味、不易凝固，乙醚溶解试验和苏丹Ⅲ染色呈阳性反应，胸液细胞计数以淋巴细胞为主，胆固醇与甘油三酯的比值常＜1，甘油三酯的含量＞1.24 mmol/L，蛋白含量不足血浆的一半，一般不需要亲脂性染料或奶油进食试验，先经 48～72 h 的积极保守治疗，也不必做损伤定位检查。

3. X 线检查。除单侧或双侧广泛胸腔积液征象外，早期可有纵隔包裹性积液、纵隔影增宽。

4. 淋巴管造影及放射性核素显像。可识别胸导管损伤的部位。

(二)颈部及胸壁乳糜水肿

1. 临床表现。胸壁软组织进行性高度非可凹性水肿，胸壁象皮肿，形如穿戴铠甲，造成呼吸困难，头颈瘀血、水肿、发绀。

2. 淋巴造影。明确胸导管梗阻部位及乳糜渗漏区域，但操作复杂。

(三)颈部皮肤乳糜瘘

1. 病史。多见于颈部手术或颈部开放性损伤，乳糜液持续外渗或漏出到皮肤外，伤口经久不愈；有的患者先在皮下形成乳糜囊肿，以后破溃形成乳糜皮肤瘘。

2. 临床表现。瘘口引流量突然增加，并排除早期咽瘘或出血，引流出米汤样乳白色液体或血性引流液中混有白色液体，甚至可引起继发感染和皮瓣坏死等严重并发症；如并发乳糜胸时，可出现胸前区压迫感、胸痛、呼吸困难、气短、脉快、缺氧、面部发紫，严重者可出现休克。

3. 体格检查。术后颈部突然出现囊性肿块，穿刺为乳白色液体。

4. 漏出液检查。典型的乳糜液为乳白色透明液，诊断不难。不能肯定时，可测定引流液中乳糜微粒＞4%或甘油三酯的含量＞1.13 mmol/L，可诊断为乳糜漏。

5. X 线检查。如发现胸腔积液和（或）可疑积液影，应穿刺进一步明确诊断。

(四)阻塞性胸导管损伤

任树桥等提出了胸导管阻塞的 5 项 X 线诊断标准：

1. 胸导管先头突然狭窄或完全中断，呈狭窄后扩张。

2. 胸导管排空延迟。

3. 淋巴道侧支通路。

4. 纵隔淋巴结显影。

5. 锁骨上淋巴结不显影。

（五）自发性乳糜胸

1. 病史。没有任何可致胸导管损伤的外伤史，除原发病所表现的症状外，出现程度不同的憋气、呼吸困难，有的伴有咳喘。听诊患侧呼吸音减弱或消失，叩诊浊音。

2. 胸液检查。是诊断的最主要方法，自发性乳糜胸的胸液可呈橙黄色，如进脂肪类饮食，则呈典型乳白色液体，显微镜下见大量淋巴细胞，无红细胞。

3. X线检查。可见患侧胸腔积液，多为中等量或大量；肿瘤所致之乳糜胸，排空胸液之后，X线可见肿块阴影。

4. 淋巴管造影。为外科治疗前提供精确的胸导管形态和破裂口的准确定位资料，从而指导手术顺利施行，但有报道其对外伤性和医源性乳糜胸有帮助，对自发性乳糜胸作用不大。

5. 电视辅助胸腔镜。可诊断和治疗。

6. CT 和 MRI。能明确病变部位。

7. 纵隔镜。有待进一步普及。

八、鉴别诊断

（一）真性乳糜胸液与假性乳糜胸液的鉴别

真性乳糜胸液是胸导管淋巴液溢入胸腔，胸液中含甘油三酯＞1.24 mmol/L，胆固醇和甘油三酯的比值＜1，乳糜试验阳性，比重为 1.012～1.025。而假性乳糜胸液如感染性胸膜炎和癌性胸腔积液等，含有卵磷脂蛋白复合物，外观也呈牛奶状，主要由细胞变性分解造成，但脂肪含量很少，苏丹Ⅲ染色试验阴性，比重＜1.012，胸液沉渣中有大量细胞，但淋巴细胞较少，蛋白和胆固醇水平也低于真性乳糜胸液；如结核性胸膜炎，胸液外观也容易与乳糜胸液混淆，但脂肪含量较低，苏丹Ⅲ染色试验阴性。

（二）吻合口瘘

术后乳糜胸必须同术后吻合口瘘、脓胸等鉴别，乳糜胸主要表现为慢性消耗而无细菌感染的中毒症状，胸腔引流液查脓球和细菌培养均阴性有助于鉴别，乳糜液对胸膜的刺激性很小，一般不引起纤维膜生成，故不形成包裹性积液，这一点具有重要的临床意义；吻合口瘘或脓胸则常有胸部或全身细菌感染的症状，胸液细菌培养阳性，可形成胸腔包裹性积液等。另外，乳糜试验和甘油三酯定量检查、淋巴管造影和放射性核素淋巴显像有助于鉴别。

九、救治方法

（一）治疗原则

消除污染来源；保持引流通畅；合理应用抗生素；维持水电解质平衡及保证足够的营养。

（二）一般处理

观察患者的一般状态和营养状况，监测体重、呼吸循环功能，连续监测水、电解质、酸碱的平衡状态，定期检查血糖、血浆蛋白、血脂、肝肾功能等生化指标、动脉血气分析及尿量等；并注意各种治疗方法的并发症。能进食者，应给予高蛋白、高碳水化合物、低脂肪饮食，以减少乳糜的流动。对并发严重呼吸困难的患者可采用呼气末正压通气。

（三）保守治疗

既是治疗的手段，又是手术治疗必不可少的术前准备。

1. 保守治疗的原则：①减少乳糜液的流量；②保持胸腔引流通畅，纠正呼吸循环障碍；③营养支持，纠正和防止代谢紊乱；④胸腔内注入粘连剂如高渗葡萄糖液、滑石粉、四环素稀释液、卡铂及鸦胆子油等使胸膜腔粘连闭合。

2. 胸腔引流。保持胸腔引流通畅，及时排尽胸腔乳糜液，鼓励咳嗽，必要时可采用 2.45 kPa 的负压持续吸引，以利于肺的膨胀封闭胸膜腔，闭合胸导管及分支，并能准确测出引流的乳糜量。如并发急性呼吸窘迫综合征，可采用呼气末正压促使胸导管闭合。

3. 营养支持。应坚持三大营养素及各种电解质和微量元素同步参与的治疗原则，以期达到补充机体能量、满足组织的氧输送、预防治疗氧自由基损伤、纠正内脏缺血即隐匿性代偿性休克、保护肠黏膜、防止细菌和内毒素易位的目的。可给予高蛋白、高碳水化合物、低脂肪或无脂饮食，以减少乳糜液的漏出量。对于乳糜瘘口较大者，采用中链脂肪酸甘油三酯饮食疗法，可明显减少乳糜液的流量，又可保证患者代谢所需的热量。对于胸导管严重损伤，乳糜漏出量较多，需要完全禁食以使胸导管内乳糜液流量降低，促进其瘘口的愈合，可使用全胃肠道外营养治疗，通过中心静脉导管，输入氨基酸-高葡萄糖脂肪营养液、水、电解质、多种维生素、各种微量元素、输血或血浆等。当胸液减少，营养状况改善，则改用胃肠道营养如鼻饲、胃或空肠造口术饲食。

4. 药物治疗。

（1）中链脂肪酸甘油三酯饮食疗法：在肠脂肪酶的作用下水解成游离的中链脂肪酸和甘油，吸收后可不经胸导管直接由静脉入血，既可增加热量，又可减少乳糜液生成，有利于胸导管愈合。通常应用中链脂肪酸甘油三酯按所需热量 146 kJ/(kg·d)，分 6 次摄入即可。但长期使用可导致亚油酸缺乏，因该脂肪酸仅存于长链甘油三酯。对于胸导管严重损伤，在中链脂肪酸甘油三酯饮食疗法下，乳糜液漏出仍较多，则应考虑使用全胃肠道外营养。

（2）生长抑素：抑制胰岛素和高血糖素分泌，可减少乳糜液生成，减少肠液中甘油三酯的含量，从而减轻胸导管破口修补后的压力，利于破口愈合。

（3）奥曲肽：可减少乳糜流，其疗效尚存在争论。

（4）滑石粉混悬液：促使纵隔及胸腔粘连或纤维化，从而封闭损伤的胸导管裂口。方法：尽量抽尽或排尽胸腔积液，将用高温灭菌的脱石棉滑石粉 2 g 加 2% 利多卡因 5 mL 用 0.9% 氯化钠溶液稀释至 20 mL，由胸引管内注入胸腔，注入后夹闭胸引管 2 h，嘱患者转动体位，使滑石粉均匀散布在胸膜腔内，隔天重复 1 次，对于患者一般状况好转者，保持胸引管通畅，直至胸腔引流量<50 mL/d，透视下肺完全复张后拔除胸引管。对于胸腔内注射滑石粉后胸腔引流量持续 4～5 d 无明显减少，患者一般情况好，预计可以耐受手术者，采取手术结扎胸导管+胸腔内涂抹滑石粉治疗。滑石粉用量不得超过 5～10 g，否则纤维化影响肺功能。

（5）50% 葡萄糖注射液：也是常用的胸膜粘连剂。50% 葡萄糖注射液 30 mL＋四环素 2 g＋2% 利多卡因 10 mL，2 次/d，注入后夹管 1 h 后放开胸管流出，嘱患者翻身，可促使胸腔粘连固定，渗出停止，避免复发。

（6）广谱抗生素：胸导管损伤患者免疫功能常受损，要监测感染的发生。早期大剂量使用广谱抗生素，对取得的胸液做细菌培养及药物敏感试验，根据结果选用合适的抗生素，对细菌培养阴性或临床无感染征象者可停用抗生素。由于乳糜液为碱性，且含有较多淋巴细胞及抗体，故乳糜胸一般不易感染，不主张大量长期应用抗生素。

（四）手术治疗

1. 手术指征。乳糜胸的手术指征并无统一的标准，胸内积液量和引流量是判断手术时机一个重要指标，综合国内外资料，手术治疗的指征：①手术后早期大量胸腔引流液，成人超过 1 000 mL/d，术后 1 周内累计超过 3 500 mL；儿童每岁 100 mL/d 以上持续 5 d 以上；②年龄＞60 岁，血压偏低、脉搏增快、呼吸稍促、表情淡漠、胸闷、尿量减少，24 h 乳糜量＞1 000 mL；③年龄大、营养差，即使胸腔引流量＜500 mL/d，能耐受手术者；④乳糜胸患者出现严重脱水、电解质紊乱，伴有气促、血压下降、尿量明显减少能耐受手术者。

2. 手术径路。

（1）术后 1 周内由于胸腔粘连尚未形成，可经原切口进胸；术后 2 周，考虑有纵隔粘连，经原切口进胸较为困难时，也可由健侧进胸。

（2）非手术引起乳糜胸者可从患侧进胸，两侧者可右侧进胸。

（3）对于双侧病变，参考同位素淋巴显像所提示的淋巴漏出和注流方向来选择。

（4）国外学者认为，不管哪侧乳糜胸，均采用右侧进胸，在膈上结扎胸导管都更为可靠和有效。

（5）胸膜外胸导管结扎术，多选择经右侧第 7 后肋切口。

（6）电视辅助胸腔镜通常经右侧进胸。

3. 术中胸导管损伤的定性和定位诊断。术前 3～4 h 胃管内注入牛奶等高脂肪营养液 200～500 mL，并加入亚甲蓝有利于术中寻找胸导管及其分支的破损部位，必要时经股部皮下注射 1% 伊文思蓝或进行淋巴管造影等，了解胸导管破损部位和范围，采取相应的手术途径和方法。术中静脉滴注脂肪乳，如食管床创面有乳白色液体溢出，可确定胸导管损伤。

4. 手术原则。

（1）胸导管破口部位明确，在破口上、下端予双重结扎或缝扎，并用邻近的胸膜组织覆盖，以造成组织粘连，防止再发生漏。

（2）若破口不能定位，可采用膈上于降主动脉和椎体之间的软组织、脂肪大块缝扎，并做胸壁胸膜切除术。

（3）无论找到破口与否，均可在膈上第 8～12 胸椎水平降主动脉与奇静脉之间解剖出胸导管，直视下看清胸导管并连同周围部分组织一起用粗丝线在不同平面结扎 2～3 道。

5. 手术方法。胸导管结扎或缝扎术、胸导管瘘口修补术、胸导管端端吻合术、胸导管静脉吻合术、胸腹腔分流术、胸膜剥脱术等，后三种术式临床使用较少或技术难度较大，专做介绍。

（1）胸导管静脉吻合术：胸导管断端的近端与就近的静脉行端端吻合，如奇静脉、半奇静脉、肋间静脉、脐静脉等，胸导管断端的远端予以结扎，将乳糜液引流到静脉系统。

（2）胸腹腔分流术：对不能耐受再次开胸手术的高危患者，采用单向瓣膜的 Denver 转流管行胸腹腔转流术。如乳糜胸自愈，数月后可拔出转流管。方法：患者仰卧，术侧抬高 30°，用 Denver 胸腹腔分流管，输入端戳口放入胸腔下部，输出端经腹直肌戳口放入腹腔，固定于腹直肌后鞘，经肋缘皮下坠道通过，术后半卧位，以利引流。由于腹膜有良好的吸收作用，可将乳糜液回收。此法需确定胸液无感染，特别适用于不能做开胸手术者，但分流管易堵塞，使用不便，成功率不高。

（3）胸膜剥脱术：目的是清除胸膜腔从而治愈乳糜胸，类似于胸膜闭锁疗法，目前临床很少采用，除非在多次胸导管结扎术失败，或发生胸膜弥散性淋巴瘘时应用，不适于一般的外伤性和手术后乳糜胸。此手术近期效果尚可，远期可合并胸壁软组织与皮下乳糜肿，更难以处理。

（五）电视辅助胸腔镜

不论何种原因乳糜瘘均可以胸腔镜探查胸导管结扎，以减少创伤，同时可在胸腔镜下行纤维蛋白胶粘堵术，术前淋巴管造影有助于确定漏口，可减少黏胶的用量。随着经验的不断积累，微创方法将会得到广泛应用。手术方法：膈肌上胸导管大块结扎术；胸导管精确分离、剪断、钳夹或缝合，术后配合胸腔粘连术（如滑石粉等）。Fahmi 等建议，对术后乳糜胸保守治疗 2 周后，胸液＞200 mL/d，行电视辅助胸腔镜；当胸液＜200 mL/d，继续保守 1 周，胸管仍有持续引出胸液则行电视辅助胸腔镜。对于食管癌术后禁食期间胸液＞500 mL/d，肺纵隔等术后恢复饮食起胸液＞1 000 mL/d，需尽早行电视辅助胸腔镜。

（六）胸膜腔闭锁疗法

也称胸膜固定术，其愈合机制不是瘘口愈合，而是胸膜腔粘连闭塞，胸腔内注射粘连剂以促使纵隔及胸腔粘连或纤维化，从而封闭损伤的胸导管裂口，以达到治愈目的。常用的粘连剂有滑石粉、白介素-2、凝胶、高聚金葡素等，常用的硬化剂有红霉素、四环素、氮芥、50％葡萄糖注射液等，可使胸膜发生无菌性炎症，使脏层和壁层胸膜粘连闭塞而减少胸腔积液，其中以四环素促愈合能力最强。此方法有时可发生严重的反应，如高热、胸痛等并发症，且疗效不可靠，目前已逐步减少或不用。仅适用于其他保守治疗无效，且不能耐受手术患者。

（七）放射治疗

主要适用于阻塞性乳糜胸，如纵隔淋巴瘤或癌瘤所致的乳糜胸，对胸膜淋巴管照射 20 Gy，可以使大多数的胸导管闭合。国外学者还观察到未发现恶性肿瘤的非创伤性乳糜胸患者，接受 20 Gy 的放射治疗后全部治愈。

十、诊疗探索

下面一些药物和方法的尝试有其理论基础，根据病情合理使用对胸导管损伤可能有较好疗效，但有待更多的临床资料证实。

（一）持续强负压吸引治疗颈部乳糜瘘

关于引流问题，各家意见较为不一，梁恩虎等主张一旦发现乳糜瘘即停止负压吸引，随之注入50％的葡萄糖注射液 20 mL 左右，保留或拔除引流管视瘘的程度而定。李振东等主张 2.2～6.8 kPa 的低负压持续吸引。目前更多学者主张持续强负压吸引，负压达 60～80 kPa。低负压吸引仅能起到引流作用，持续强负压吸引不但起到引流，还起加强堵塞瘘口的作用，并促进淋巴侧支循环形成与开放。

（二）淋巴介入治疗

Cope 首先报道经皮肤腹腔穿刺乳糜池或淋巴管导管术治疗乳糜胸，该法有创伤小、安全、定位准、疗效好、住院时间短等优点。Cope 等认为乳糜量超过 300 mL/d 可行胸导管栓塞术。方法：经腹淋巴管造影后，以 21 号针经皮穿刺淋巴管，置入 3F 导管到胸导管，可对 2 mm 以上的胸导管栓塞。

（三）膈上低位选择性结扎胸导管预防乳糜胸

1. 术中结扎胸导管以预防乳糜胸的问题。在学术界一直存在争议。反对者认为，胸导管壁薄、分支多、变异大，游离时可能会损伤胸导管，结扎时可能造成切割胸导管致乳糜胸，结扎后造成胸导管梗阻，管腔内压力增高，引起乳糜液渗入胸腔，甚至管壁破裂；多根胸导管时，只结扎了部分变异胸导管，而受损伤的胸导管未被结扎。多数学者认为，术中常规预防性结扎胸导管并不能完全防止术后乳糜胸的发生，应有选择性胸导管结扎。

2. 选择性膈上低位预防性结扎胸导管的理论依据：①胸导管有丰富的侧支循环，结扎后不会引起淋巴淤积；②胸导管有较完整的瓣膜系统，胸导管损伤的断端近心端不是乳糜渗漏部位；③胸导管结扎与否短期内不影响患者 T 淋巴细胞及其亚群；④膈肌上方 5～6 cm 处胸导管多为单根，因此低位结扎胸导管的准确性和完整性较高。

3. 预防性胸导管结扎的指征：①肿瘤位于主动脉弓平面或以上，游离肿瘤暴露欠佳，剥离广泛；②食管癌外侵明显，尤其是向胸导管方向侵犯者；③胸导管受肿瘤侵蚀有转移需部分切除时；④术中怀疑有胸导管损伤或发现乳糜瘘。

4. 胸导管结扎的方法。在膈上 5～6 cm 处即 T_8～T_{10} 胸主动脉和奇静脉之间寻找胸导管，并将胸导管及周围组织大块用粗丝线结扎。术中应注意：不需游离显露胸导管，用 Mixter 钳操作，紧贴脊柱钝性分离，避免损伤胸导管；应将主动脉与奇静脉间脊柱前组织粗线大块结扎，周围组织可起垫片作用，用力不宜过大，应避免结扎线在胸导管上来回滑动，防止结扎线切割胸导管；结扎平面应在远离肿瘤剥离面的第 8、9 胸椎以下至膈肌之间。

十一、病因治疗

（一）创伤性及手术后乳糜胸

1. 保守治疗。主要用于胸导管的分支损伤而出现的乳糜胸。保守治疗首先应尽量减少胸腔内乳糜液的量，但应避免反复胸腔穿刺，采用胸腔闭式引流为妥，减轻对肺和纵隔压迫，促使肺膨胀，纠正呼吸循环障碍，待胸膜腔粘连后乳糜胸得到治愈。其次，应详细观察引流量，评估术后第 5 天的引流量是决定保守治疗取舍的关键时刻，如引流量 < 10 mL/(kg·d)，保守治疗的成功率很高。保守治疗时间无统一明确的标准，但最长不超过 2 周是一致的。

2. 营养支持和一般治疗。严密监护、营养支持和纠正水、电解质紊乱。一般可给予高蛋白、高碳水化合物、低脂肪或无脂饮食，以减少乳糜液的漏出量。对于乳糜瘘口较大者，可用中链脂肪酸甘油三酯。严重乳糜胸的患者需要禁食，应考虑使用完全胃肠外营养治疗，既可控制乳糜液的漏出量，又可补充乳糜胸丢失的营养物质，纠正和防止代谢紊乱，进水、进食、胃肠道蠕动均可增加胸导管内乳糜的流量。

3. 手术治疗。术后或创伤性乳糜胸确诊后，胸腔积液引流量 > 1 000 mL/d，持续 5 d 以上，可早期手术；对引流量在 500～1 000 mL/d，可先支持治疗观察，无减少趋势，2 周内手术；当引流量 < 500 mL/d 时，多数经保守治疗自愈可能性大。对食管癌术后乳糜胸，因长期禁食、手术创伤、大量乳糜液丢失及营养障碍，更应积极手术，术前强调核素淋巴显像的重要性。食管中上段癌及纵隔肿瘤术后出现乳糜胸，多为胸导管主干损伤，胸腔引流量大，宜积极手术治疗。手术方式：胸导管结扎术、瘘口修补术、胸导管端端吻合术、胸导管静脉吻合术、胸膜剥脱术、胸膜固定术、胸腹腔分流术等，还可经胸膜外、经胸腔镜胸导管结扎术。

（二）颈部及胸壁乳糜水肿

本病治疗十分困难，在淋巴流向梗阻近端施行胸导管静脉吻合术，将乳糜液回纳静脉系统，有一定疗效。其他方法有淋巴肿切除、皮肤成形术、带蒂大网膜移植术等也可能对合适病例有效。

（三）颈部皮肤乳糜瘘

1. 保守治疗。自 1976 年 Crum Ley 等提出乳糜瘘首选保守治疗的主张以来，绝大多数学者都倾向于发生乳糜瘘后先保守治疗，无效时再手术结扎。保守治疗适用于乳糜瘘早期（术后 4 d 内）、引流量 < 1 000 mL/d 或颈部结扎胸导管失败的患者。治疗措施：①营养支持和纠正水、电解质紊乱是最重要的治疗，且不增加乳糜漏出量，乳糜漏出量大者需 TPN 治疗；②减少乳糜的生成，如严格卧床休息、禁食或低脂或无脂饮食、口服中链甘油三酸酯等；③堵塞瘘口，促进瘘口愈合，如局部加压包扎、注射硬化剂等；④保持引流通畅、排尽积液，平均 10 d 瘘管可自动闭合。

2. 局部碘仿纱布或普通碎纱布填塞加持续负压吸引。肖文光等做了对比研究，填塞后加持续负压吸引比未经加负压的一般引流治疗效果更佳。

3. 手术治疗。

（1）手术适应证：引流量 > 1 000 mL/d，经非手术治疗 3 d 以上引流量无减少，疑有皮瓣坏死等其他并发症。

(2) 手术时机：术后3～4 d内进行易于达到目的，1周后手术的组织反应粘连严重，操作困难。

(3) 手术方法：一般经原切口探查，寻找破损胸导管，可采取局部缝扎或胸导管结扎。局部缝扎操作简单，但在胸导管解剖困难、局部组织坚韧的情况下，缝扎难以奏效。如找不到破口，则在颈根部结扎近段主干，也可缝扎可疑处，局部滴上生物蛋白胶，再转位肌瓣覆盖，术后加压包扎伤口并控制饮食。为了便于术中显示胸导管漏口，术前服用奶油或胃管内注入亚甲蓝，有助于手术野胸导管的观察。若条件许可进行胸导管-颈内静脉或颈外静脉吻合术，更为合乎生理。如颈根部主干损伤，无法结扎，经原切口手术失败或非手术治疗无效，宜经左胸行膈上低位用粗丝线结扎胸导管。

(四) 阻塞性乳糜胸

1. 治疗原发病。积极治疗原发病，如肿瘤、淋巴结炎、静脉血栓、丝虫病等，尤其是肿瘤引起的乳糜胸，首选放疗和（或）化疗缓解胸导管阻塞，但成功率有限。

2. 一般治疗。营养支持和纠正水、电解质紊乱显得更为重要，必要时禁食或低脂或无脂饮食、口服中链甘油三酸酯等，采用胸腔引流并保持通畅，纠正呼吸循环障碍。

3. 手术治疗。胸导管静脉吻合术有一定疗效，而胸导管结扎、胸膜固定术等常难以奏效。

(五) 自发性乳糜胸

治疗是相当困难的，应本着去除病因的原则进行综合治疗。

1. 保守治疗。①保持胸腔引流通畅，可有利于肺膨胀和监测每天流量；②维持患者的营养状态。包括高蛋白高热量低脂肪饮食，胸腔闭式引流，补充维生素 K_1，积极纠正低蛋白血症及水、电解质、酸碱平衡紊乱等，最好能禁食，全胃肠道外营养支持。有报道对婴幼儿自发性乳糜胸年龄越小越倾向于保守治疗。

2. 胸膜腔闭锁疗法。胸腔内注射粘连剂以促使纵隔及胸腔粘连封闭损伤的胸导管裂口，使用榄香烯乳或配伍以其他抗癌药物注入胸腔治疗恶性肿瘤伴乳糜胸者有良好的治疗效果。该方法治疗小儿先天性乳糜胸治愈率达80%。

3. 手术治疗。自发性乳糜胸多伴有其他全身性的疾病，一般情况较差，免疫功能下降，不能耐受持久、大量的乳糜液丢失，故乳糜胸患者经保守治疗3～5 d乳糜漏出量仍在1 000 mL/d以上，无减少趋势，应及时手术治疗。最常用的手术是胸导管结扎。单侧乳糜胸切口宜选在患侧，双侧乳糜胸切口宜选在右侧，有助于术中寻找胸导管破口，结扎胸导管主干。手术方法：开胸行膈肌上胸导管大块结扎并胸膜固定术、电视胸腔镜手术等，也有试行高频超声凝固胸导管治愈乳糜胸取得良好疗效的报道。

十二、最新进展

近几年来，胃肠道外营养疗法的开展为乳糜胸治疗开辟了新的途径，非手术治疗和手术治疗互相补充，取得了优异的治疗效果，从而完全改变了乳糜胸治疗的现状。自体大隐静脉移植胸导管周围组织颈内静脉吻合术是目前最新的治疗颈部高流量乳糜漏的方法：

(一) 理论基础

颈内静脉的血流方向为向心性，使淋巴液在胸内负压的吸引下回流至静脉，符合淋巴液回流的生理。

(二) 优点

颈部胸导管损伤在局部缝扎无效，开胸胸导管结扎术创伤大的情况下，采用该种手术方法具有创伤小、取材方便、疗效确切的优点，是一种可供选择的治疗颈部高流量乳糜漏的好方法。

（三）手术方法

局麻下探查可发现近左锁骨上窝处呈半圆形凹陷，淋巴液不断渗出，无法分离出胸导管断端，缝扎漏口周围组织后，淋巴液从针眼处继续渗出。取一段自体大隐静脉，长约 3.5 cm。分离出左颈内静脉，用无损伤血管钳钳夹切断，颈内静脉远心端结扎加缝扎。大隐静脉一端与胸导管漏口周围组织用 7-0 的 Prolene 线间断缝合数针，此时可见清亮的淋巴液从移植的大隐静脉另一端流出，该端再与颈内静脉近心端行半口端端吻合。吻合完成后无淋巴液外溢，局部干燥。附近放置 1 根引流管，间断缝合切口。

都定元　孔令文　王振杰　张在其

第十一节　膈 肌 损 伤

一、基本概念

外力造成膈肌破裂及功能障碍称为膈肌损伤。膈肌是位于胸腔与腹腔之间的肌肉-纤维结构。其周围部分为肌纤维，中心为肌腱。肌肉为不成对的阔肌，由起源于胸腔底部周围的几组肌肉和筋膜所组成。每侧的肌肉按起始部位之不同分为三部分，即胸骨部分、肋骨部分和腰椎部分。各部肌肉的肌纤维向中心集中，移行为中心腱。

二、常见病因

根据致伤原因的不同，一般将创伤性膈肌破裂分为直接损伤和间接损伤两种类型。前者包括各种锐器或火器性穿透伤及医源性的手术误伤，后者见于胸腹部剧烈挤压伤，如高处坠落，车辆碾压，建筑工程倒塌，骚乱中被踏伤，飞行或高速行车冲撞及骤然减速等。左侧创伤性膈肌破裂多见，约占84%，原因是右侧有肝脏，对膈肌具有缓冲冲击力的作用，此外左侧膈肌比右侧薄弱，耐受暴力的能力较差。膈肌破裂可发生在任何部位，但以膈肌中心腱与体侧壁附着处最多见。医源性损伤常见于胸、腹部外科手术操作。此外，膈下脓肿，肝脓肿，十二指肠穿孔等炎性病变也可引起膈肌损伤。

三、发病机制

（一）胸腹腔压力差机制

平静呼吸时胸腔内为负压，腹腔内为正压，压力差 $7 \sim 20$ cmH$_2$O，深呼吸或咳嗽时可达 100 cmH$_2$O 以上，呕吐时可达 240 cmH$_2$O。按照帕斯卡定律，腹腔类似一个水容器，受力时压力向腹腔的各个部位传递。当强大的钝挫暴力作用于胸腹部时，腹腔内压力可能更高，胸腹腔压力差骤增，腹腔内压力向上动作用于膈肌薄弱部位而致使撕裂。

（二）破裂形成

主要取决于暴力的强度和方向，作用瞬间伤员的体位，呼吸时相及消化道的充盈状态。其特点：①约 1/3 的膈肌破裂不伴胸壁骨折。②右侧膈肌因有肝、肾起缓冲作用，发生破裂者远少于左侧。③因有相同的发生机制，钝挫伤所致主动脉破裂常伴有膈肌破裂。④膈肌破裂口径大多数在 10 cm 以上（3~30 cm），呈放射状，伴腹腔脏器疝入胸腔，因此常被称为创伤性膈疝。

膈肌损伤还可分直接和间接损伤。直接损伤由穿透伤造成，多<3 cm，一般无器官经此疝入胸内。如果未能及时修补，会有大网膜或其他器官慢性疝入胸腔。间接损伤是由钝性创伤所致，常>3 cm，一般有腹腔器官经此疝入胸腔。左侧膈肌破裂比右侧明显多见，左右相对发生率分别为95％与5％。双侧膈肌破裂较少见，但后果严重。

四、临床特征

由于膈肌破裂的严重程度不同，故其临床特征差异很大。主要表现在以下几个方面：

1. 下胸部和肋腹部疼痛向肩胛区放射。

2. 不同程度的气短和呼吸困难。

3. 内脏出血表现甚至休克。

4. 有胃肠道梗阻症状，如腹痛、恶心、呕吐等。胸部体征包括气管移向健侧、伤侧胸部膨隆、呼吸动度减弱、叩诊呈浊音或鼓音、听诊呼吸音减弱或消失，或听到肠鸣音；腹部体征包括腹壁凹陷、肠鸣音亢进，有腹腔脏器破裂时肠鸣音减弱。

五、辅助检查

（一）X线检查

是诊断创伤性膈肌破裂的主要手段。胸部X线片上显示一侧膈肌升高、膈顶轮廓消失、纵隔向对侧移位。左侧膈肌破裂，左膈上方出现肠管阴影或梯状液平面。若经鼻腔下胃管注入造影剂后摄片，发现胃管和造影剂出现于胸腔内即可确诊，若行人工气腹注入200～300 mL空气后立位摄片，发现气体未在腹腔而出现于胸腔也可确诊。

（二）胸部CT检查

对早期诊断价值较大。

（三）B超检查

可发现腹腔脏器进入胸腔并可与单纯血胸鉴别。也可辅助诊断有无腹腔内脏破裂和腹腔内出血。

（四）其他检查

同位素（^{99m}Tc）肝扫描及静脉法胆囊造影有助于诊断疑难的右侧膈肌破裂伴肝脏疝入胸腔；胸腔闭式引流管流出消化道内容物提示有膈疝伴胃或肠破裂；若向腹腔灌注乳酸钠林格注射液后，即从胸引管内流出多量清亮液体，有助于诊断膈肌破裂；胸腔镜检查适用于对延误诊断病例的确诊。

六、诊断思路

诊断应根据外伤史，症状体征，辅助检查，全面了解伤情，综合分析。对胸腹结合部的各种火器伤或锐器穿透伤，一定要考虑受伤时的体位及火器伤投射物在体内产生的方向偏移。切忌简单将入出口连成直线作为伤道路线。有报道胸腹结合部钝挫伤中膈肌破裂者占3％，对此应重视，对胸部创伤后出现腹部症状或腹部伤伴有胸部症状者均应考虑为胸腹联合伤并有创伤性膈肌破裂。

七、临床诊断

（一）一般病史

伤员的临床表现因受伤器官、进胸的腹腔脏器的多少、受压脏器功能障碍、腹内压上升情况等的不同而产生不同的症状及不同程度的呼吸、循环、消化三大系统功能紊乱。发生左侧的脾脏、胃肠和膈肌破裂或右侧的肝脏、肾脏及膈肌破裂常被认为是膈肌破裂三联征。

（二）临床表现

伤者有的表现为气急、胸闷、呕吐及受伤侧肩背部剧烈绞痛等；有些为呼吸困难进行性加重，发绀，颈胸部皮下气肿，多伴有血气胸；有时伴有创伤性窒息、心肺钝挫伤、心律失常等；有时患者因腹腔脏器疝入胸内发生嵌顿、扭转、绞窄而产生严重感染和中毒性休克的表现，有伴有头颅或其他部位严重创伤者，可很快因创伤性休克而死亡。

（三）辅助检查

运用胸部 X 线、CT 等检查可观察胸部伤情，了解有无游离气体及异物。左侧膈肌破裂可见膈肌升高，膈面模糊，膈上或膈下气体或致密阴影，心影和纵隔右移，右侧膈肌破裂全肝嵌入胸腔时，明显抬高的右膈面平滑，伴膈上或膈下气体。诊断有疑惑，必要时可行胸腔镜检查。

八、鉴别诊断

由于膈肌破裂的病理变化差异甚大，临床表现复杂而常不典型，同时合并伤多，致使早期诊断困难。据报道，约 1/3 的左侧膈肌破裂和 1/2 的右侧膈肌破裂被延误诊断达数天以上，有的甚至长达数年或十余年之久。重要的是，医生要对其有所警惕，凡是车祸、撞击或挤压所致严重多发伤，均应想到可能伴有膈肌破裂，并设法检查确诊。有的膈疝起初疝入很少，以后进行性加重，甚至有的没有发生膈疝，后来在活动、咳嗽、呕吐、呃逆、喷嚏或大便时突然发生膈疝。故连续胸部 X 线片检查对可疑病例的诊断很有帮助。另外，尚需与急性胃扩张、包裹性脓胸、膈膨出症和食管裂孔疝相鉴别。

九、救治方法

（一）一般抢救

1. 保持气道通畅，给予充分供氧，必要时气管插管并应用呼吸机，但特别注意对有张力性气胸的伤员必须首先实施胸腔穿刺，缓解胸腔内高压状态，避免因未知病情而盲目气管插管并机械通气造成患者死亡。

2. 由于创伤性膈肌破裂时血气胸的发生率很高，因此大多数伤员均有胸腔闭式引流的指征。

3. 用套管针穿刺建立通畅的静脉通道，快速输入 1 000～2 000 mL 复方氯化钠注射液或乳酸钠林格注射液扩容。

（二）手术治疗

创伤性膈肌破裂不能自愈，且随时威胁生命，诊断应和救治同步进行，早期积极抗休克是抢救成功的关键，同时纠正胸伤所致的生理紊乱，封闭胸部伤口，血气胸者行胸腔闭式引流，否则在气管插管加压给氧时，会出现纵隔摆动，导致心肺功能衰竭。诊断一经确立，边改善患者情况，边应及时行膈肌修补。治疗创伤性膈肌破裂关键的问题是正确选择适当的手术入路，原则上是先处理胸部伤，行胸腔闭式引流。经胸部切口的优点为破裂的膈肌显露清楚，修补方便，还便于探查胸内损伤情况，处理胃底及肝破裂、脾破裂时也可显露清楚。优先经胸的手术指征：

1. 疑有胸腔器官损伤，特别是心脏大血管损伤和气管、支气管损伤及张力性气胸。

2. 进行性血胸（＞200 mL/h），且出血无减少趋势。

3. 穿透性胸部伤伴大量出血。

4. 右侧膈肌损伤。

5. 陈旧性膈肌破裂因广泛粘连，膈肌裂口卷缩、变厚，膈疝嵌顿后疝入胸内的胃肠高度扩张。疝入胸内的扩张的胃肠应减压后还纳腹腔，陈旧性膈裂口边缘应切除后进行修补。

主要损伤部位在腹部并有腹腔脏器损伤，如出血穿孔等征象，而呼吸循环障碍表现不突出者可经腹探查处理，缺点是膈肌位置高，并受脏器的阻挡，暴露不佳，容易漏诊，手术时应特别注意用手探查膈肌。目前多数学者认为应该避免行胸腹联合切口，因为离断的肋弓不易固定且血供差不易愈合。对留存胸腹部的利器或异物在手术及麻醉前不拔除。

十、诊疗探索

创伤性膈肌破裂在严重胸腹联合伤中占3%，因此，应提高对创伤性膈肌破裂的认识，争取早期诊断。

1. 对下胸部和上腹部的创伤，若是开放性的，应注意伤道方向、刺伤的深度，以便估计可能受损的器官。对钝性损伤应了解暴力部位，注意合并伤可能掩盖胸腹部器官损伤的症状。

2. 同时出现呼吸和消化系统症状是创伤性膈疝的重要特征。

3. 胸部钝性伤后一侧胸痛向同侧肩部放射是膈肌损伤的典型征象。

4. 密切注意血胸、血腹，如果胸腔内引流的出血量较难解释失血性休克，就应想到腹部器官损伤。若胸腔引流见到胆汁或胃肠液即可确诊为"创伤性膈肌破裂、腹部器官破裂"。

5. X线检查是早期诊断的重要手段，上腹部开放伤者若有血气胸常提示创伤性膈肌破裂，若胸部X线片显示胃肠影可确诊创伤性膈肌破裂。放置胃管行上消化道造影有助于诊断。

6. CT检查可早期确定膈疝。

7. 胸腔镜检查，有助于了解膈肌损伤情况，确诊率近100%，同时可清除积血，进行止血、修补肺裂伤和膈肌破裂，避免了一些不必要的开胸探查，其在穿透伤所致的膈肌损伤诊治中有明显优势。

十一、病因治疗

(一)外伤性膈肌破裂

膈肌破裂一经诊断均应早期手术治疗，还纳腹腔脏器修复破裂膈肌，在有较多腹腔内容物进入胸腔，致有明显的心脏、纵隔移位，肺受挤压而出现明显呼吸循环障碍，进入胸腔的腹腔脏器有破损、内出血或绞窄的情况下行紧急手术。

(二)医源性膈肌破裂

在闭式胸腔引流、腹腔镜手术或粘连复杂的上腹部手术过程中，可能由于操作不细致或粘连重的情况下，发生膈肌损伤。这种情况重在预防，一旦发生，首先要做到及时发现，并积极于术中手术缝合修补，采用"8"字或褥式缝合即可。

十二、最新进展

多数新鲜破裂的膈肌均可行对合修补，但是腹腔内脏器有粘连、膈肌萎缩、纤维化、膈肌裂口较大形成膈肌缺损，单纯缝合有困难，则需要补片修补，可选择涤纶补片或生物网材料，以自体补片为佳：

1. 自体心包或附近胸壁、筋膜做自体游离补片。

2. 自体阔筋移植修补，厚度适中，大小不受限制。近年来多用涤纶补片修补，效果很好。

随着腔镜的广泛运用，膈肌损伤运用腔镜治疗越来越多，并且较开腹开胸手术，损伤更小，恢复时间短，拥有较大优势，此外运用腔镜排除膈肌隐匿性损伤是一种可靠方法。

张进祥　郑海　姜玉峰　张在其

第十二节 心脏损伤

一、基本概念

外力引起心脏结构及功能的异常称为心脏损伤。临床将其分为穿透性心脏损伤和闭合性心脏损伤两大类。前者是因胸部受锐器或火器作用，如弹头、弹片穿破胸壁并进入心脏，心脏完整性被破坏。平、战时均有发生，以战时居多，死亡率高。后者指胸部（特别是心前区）受到钝性外力作用后，胸廓完整，但心脏的组织结构和（或）功能受到破坏。平时多见，发生于车祸、安全带损伤、挤压伤、坠落伤等，通常包括心肌挫伤、心脏破裂、心包损伤及心内结构损伤等。

二、常见病因

穿透性心脏损伤常见原因有低速性利器伤，如刀、钻、锥等异物戳伤；高速性枪弹、弹片炸伤等，近年来发生率有增加趋势，以锐器伤为多见，占90％以上。闭合性心脏损伤致伤原因多见于严重交通事故，高速冲撞、挤压、急速减压、高处坠落、塌方、重力打击、剧烈爆震等直/间接暴力引起。近年来胸心外科手术、心脏导管介入治疗引起医源性心脏损伤的病例有所增加。

三、发病机制

心脏穿透伤的受伤机制受穿透物的性质、大小和速度的影响。例如，火器伤者80％以上现场死亡，而刀刺伤者约半数可到达医院诊治。

心脏闭合伤的受伤机制如下。

（一）直接作用

一定强度的单向力量直接作用于心前区造成损伤，可伴有胸骨和肋骨骨折的刺伤。

（二）间接作用

腹部遭受突然挤压，大量血液骤然涌入心脏和大血管，腔内压力剧增，引起破裂性损伤。

（三）减速作用

高速运动的人体突受减速，因惯性作用，心脏可冲撞于前胸壁或脊柱上，或因不等同的减速而使心脏发生扭转，引起损伤。

（四）挤压作用

心脏被挤压于坚硬的胸骨与脊柱之间而受伤。

（五）爆震作用

冲击波直接作用于心脏所致损伤。

临床上，心脏闭合伤常为几种因素联合作用所致。

四、临床特征

1. 根据穿透性心脏损伤的临床特征将其分为亚临床型、失血性休克和心脏压塞三种类型。

（1）亚临床型。心脏破口小者，可能自行闭合或暂时封闭，出血停止，病情暂时趋于稳定。但经过一段时间血块溶解或脱落，可再度出血，引起心脏压塞或失血性休克。

（2）失血性休克型。如心包裂口大，心脏裂口出血可通畅地进入胸腔或纵隔，临床上表现为失血性休克症状：可有全身出冷汗、口渴、烦躁不安、脉搏细速、呼吸浅弱、血压下降。大出血者多很快死亡。

（3）心脏压塞型。心包内压力超过 15 mmHg 时将导致心脏压塞，典型的急性心脏压塞可出现 Beck 三联征，即静脉压升高、心音遥远、动脉压降低。静脉压升高早于血压降低，一旦出现血压开始下降，提示心脏将要停搏。在外伤性急性心脏压塞者，仅 35%～40% 出现典型三联征。

2. 闭合性心脏损伤多分为心肌挫伤、心脏破裂、心包损伤及心内结构损伤四种类型。

（1）心肌挫伤的症状主要取决于创伤造成心肌挫伤的程度和范围。心肌挫伤较轻者，可无明显症状，最常见的症状是类似心肌梗死一样的心前区疼痛，并向左肩部放射，但不能被冠状血管扩张药物所缓解，患者可同时伴有心慌、气短、血压下降。心肌挫伤很少有阳性体征，有时心音呈钟摆律，心律失常，偶有心包摩擦音。心肌挫伤后若伴有心包积血或心功能不全，表现为中心静脉压和肺毛细血管楔压升高和非低血容量性血压下降，常需要升压药物支持。

（2）心脏破裂多见于严重的胸腹部闭合性伤，外表有时可无明显伤痕，患者可出现严重的循环功能障碍，其临床表现最常见的是急性心脏压塞：周身湿冷、面唇发绀、呼吸急促、颈静脉怒张、血压下降、脉搏细弱、听诊时心音遥远，外伤后立即或数天后发生充血性心力衰竭。

（3）单纯的心包挫伤及小型心包裂伤可有少量出血，大多无明显症状，不至于引起急性心脏压塞，有时有一过性心包摩擦音，当心包腔有一定积液量后，摩擦音可消失。心包撕裂口小，无心脏移位或嵌顿，创缘出血量小，可无明显症状，心包裂口可自行愈合。若裂口大伴心脏部分或全部脱位或疝入胸腔者，均可使心脏收缩功能受到损害而出现心动过速、低血压、颈静脉怒张、心音减弱等临床征象。

4）心内结构损伤主要为室间隔破裂及心脏瓣膜伤。

（1）创伤性室间隔破裂胸壁可无明显外伤迹象。20% 的轻伤患者可无心血管系统症状或主诉，大多数创伤性室间隔病例都有心慌、胸闷和气悸，2/3 的病例可出现进行性心力衰竭、肝大、腹胀伴下肢水肿，或同时有端坐呼吸，有的并有心绞痛或严重心律失常发作，可迅速导致心源性休克而死亡。体检在胸骨左缘第 3～4 肋骨可以听到粗糙全收缩期杂音，并伴有收缩期震颤。当室间隔由于严重心肌挫伤后心肌坏死而发生延迟性破裂时，这类患者心脏杂音往往在伤后 1～3 个月才被发现。

（2）心脏瓣膜和瓣下结构损伤的特征是新出现明显的心脏杂音。舒张期吹风样杂音伴脉压增高，则提示主动脉瓣破裂。二尖瓣叶破裂或乳头肌断裂后，心尖部可闻及很粗糙的全收缩期杂音，且向心前区及腋下传导，往往伴有心前区疼痛。三尖瓣破裂患者，体征和症状都较明显，如乏力、腹腔积液、水肿、颈静脉怒张。

五、辅助检查

（一）X 线检查

拍摄床边立位、后前位胸部 X 线片，以了解异物、伤道、胸壁骨折，尤其是心包及胸腔积血、纵隔宽度、肺膨胀、膈肌情况。在急性心包填塞者可见心影增大，搏动减弱，有时可见心包内液平面，可伴有血胸、气胸或胸腔内异物等征象；心肌挫伤一般无明显变化，有时可见心脏收缩幅度减弱；心包损伤可出现心包积气，心音位置异常，若为膈面心包破裂伴腹腔脏器疝入心包腔内者，心包腔内可出现肠管气影；心内结构损伤可见心影增大，肺纹理增多。

（二）心包及胸、腹腔 B 超检查

明确胸腔有无积血或上腹部肝破裂、脾破裂的可能性，在检测心脏挫伤、心房撕裂、瓣膜损伤、房间隔或室间隔破裂和心包积液经食道超声敏感性、特异性较高，但在不稳定的患者中，特别是有低血压、头部或颈部创伤患者，行食道超声检查应慎重。

（三）心电图检查

对于穿透性心脏损伤一般表现不典型，对诊断帮助不大；闭合性损伤中心肌挫伤40％～83％的患者可出现房性期前收缩或室性期前收缩、窦性心动过速、束支传导阻滞、ST段及T波改变及QT间期延长等；心包损伤可见心电轴偏向，常伴有束支传导阻滞、ST段及T波改变。

（四）超声心动图检查

它的优点在于做非侵入性的定量及定性检查，除鉴定心包积血量外，还能判断有无心包填塞、心脏内有无血栓、心室壁运动情况、有无瓣膜损伤或心内分流等。心肌挫伤在超声心动图中表现为心腔大小和结构可大致正常，可见局部心室壁变薄、搏动减弱和节段性室壁运动异常、射血分数下降。心脏破裂可查出心包腔内积液情况。

（五）酶学检查

肌酸磷酸激酶，天门冬氨酸氨基转移酶和乳酸脱氢酶特异性不高，但心肌中肌酸磷酸激酶同工酶-MB和肌酸磷酸激酶同工酶-MM及乳酸脱氢酶的同工酶LDH_1和LDH_2的活性高，现已广泛应用于诊断心肌损伤。肌酸磷酸激酶同工酶-MB值超过全部肌酸磷酸激酶值的5％～8％即有诊断价值，但在挤压综合征、肌性疾病、特发性肌红蛋白血尿等疾病也可使肌酸磷酸激酶同工酶-MB升高，应注意鉴别。心肌肌钙蛋白T或肌钙蛋白I也很常用，其敏感度、特异度较高。

（六）心肌断层显像检查

如单光子发射计算机断层成像、[131]I、抗肌凝蛋白抗体显像等。

六、诊断思路

（一）穿透性心脏损伤

1. 诊断必须明确两个问题。①有无穿透性心脏损伤及损伤程度（定性诊断），以决定是做进一步检查，还是在急诊科或手术室做急诊开胸探查手术。②确定损伤部位（定位诊断），以选择手术切口，分析损伤范围和预后。

2. 根据受伤史和致伤原因分析。凡受伤位于心前区、心后区，无论是非贯通伤或贯通伤，都应考虑有心脏损伤的可能性。心脏周边，如腹部或胸腔的锐器开放性损伤要注意是否合并有心脏损伤，尤其是心脏损伤症候不典型时，注意在完成腹部手术或胸腔手术后，若患者的休克依然存在且不能用补液不足等情况解释时，要注意同时存在心脏损伤的可能，必要时手术探查。

3. 根据损伤原因和损伤机制，判断伤情轻重。高速枪弹伤多为贯通伤，出口多大于入口，伤道及其周围伤害严重，多因大出血、重度休克难以控制而死于院前，当然也有少部分可送达医院。低速利器伤，可刺破胸壁、心包、心肌、心腔及心内结构。可根据戳口深浅和大小，异物留置或拔除与否，判断伤情。

4. 体格检查。主要判断患者入院时意识、呼吸和血压等指标。如果患者入院时处于濒死状态，或对快速补液无反应，或入院后发生心搏骤停，应在急诊室内紧急剖胸，最大限度地争取时间抢救生命。对入院时血流动力学稳定的患者，尽快行辅助检查明确诊断。

5. 辅助检查。Rozycki等报道，心脏超声检查对心脏损伤的诊断准确度可达97.3％；但不应当强调重复检查，应以节约时间抢救生命为主。

（二）闭合性心脏损伤

1. 心肌挫伤。轻者可无自觉症状，重者常有心前区类似心绞痛样疼痛不适，但不能被常规扩血管药物所缓解。易发生心律失常，心排血量减少，甚至发生心功能明显下降，类似心源性休克表现。

（1）有明确的胸前挤压的外伤史，局部可见伤痕。自觉有胸骨后疼痛或胸闷、不适。检查有心动过速，低血压，呼吸困难，心律不齐。

（2）根据需要给予患者心电图监测、X线检查、血清心肌酶谱检查、核素扫描等检查，有助于临床诊断。

2. 心脏破裂。诊断原则同穿透性心脏伤，只是因无伤道可循而易被延误。因此，凡胸部严重挤压伤伴胸内进行性出血、休克或发现颈静脉怒张、心音远、动脉压低的典型 Beck 三联征时，因辅助检查会延误抢救时间，危及伤员生命，只有伤情允许，可疑有心内结构损伤难以定性定位时，方可做胸部 X 线检查、B 超、心电图、血管造影等进一步检查。

3. 心包损伤。心包撕裂口小，无明显症状，裂口可自行愈合。若裂口大伴心脏移位疝出或嵌顿可使心脏收缩功能受到损害。X 线及彩色超生/多普勒超生检查对诊断甚有帮助。

4. 心内结构损伤。和其他闭合性脏器损伤一样，可无明显外伤迹象。20％的轻伤患者可无心血管系统症状或主诉。严重的患者体检可发现特征性的杂音，如胸骨左缘 3～4 肋间听到粗糙全收缩期杂音提示室间隔缺损；舒张期吹风样杂音伴脉压增高提示主动脉瓣破裂；心前区听到收缩期杂音提示二尖瓣损伤等。超声心动图检查有助于确定诊断。

七、临床诊断

（一）穿透性心脏损伤

心脏穿透伤来院就诊，不能做过多检查，主要靠创伤的部位和临床表现进行诊断，并积极手术，这已成共识。

1. 生理指数的评分方法。按患者入院时意识、呼吸和血压等指标从轻到重评定，其分值为 5～20 分。如果患者入院时一般情况稳定，则为 5 分；意识清而收缩压≤80 mmHg 则为 10 分；患者处于半昏迷状态，脉搏微弱，叹气样呼吸，并且血压测不出，为 15 分；患者入院时昏迷，无生命体征，但是在转送来院途中有生命征象，则为 20 分。

2. 根据创伤部位可出现以下四种情况。①伤道未进入心腔或大血管内膜；②伤道深达心包及心腔；③伤道深达心腔、大血管内膜；④伤道穿透心脏。

3. 危急状态。如果患者入院时处于濒死状态（PI≥15），或对快速补液无反应，或入院后发生心搏骤停，或属上述第 3、4 种情况，应在急诊室内紧急剖胸，行急诊抢救止血手术。对入院时血流动力学稳定的患者（PI＝5），或属第 1、2 种情况，尤其是血流动力学稳定而不愿平卧者，往往是心脏压塞的一个征象，此时超声检查是首选，因其对心包积血和血胸的诊断可靠。出血速度不快，出血量不大，休克不严重，伤情尚属稳定，应抓紧时间进行必要的检查。

4. 胸部 X 线检查。可以很快明确血胸、气胸、血气胸的有无及量和部位，心包大小，异物有无、位置、大小及伤道情况等。

5. 胸腔穿刺及胸腔闭式引流。既是诊断又是改善肺及心脏大血管受压症状最简便和最有效的手段。

6. 超声影像检查。不仅可以了解血胸、心脏压塞情况，还可对心内结构和血流动力学进行评估。

（二）闭合性心脏损伤

1. 心肌挫伤。①最常见的症状是类似心肌梗死一样的心前区疼痛，并向左肩部放射。心肌挫伤很少有阳性体征，有时心音呈钟摆律，心律失常，偶有心包摩擦音。②心电图检查：ST 段抬高对于提示心脏创伤很有价值，但缺乏特异性。③超声心动图检查：表现为心腔大小和结构可大致正常，可见局部心室壁变薄，搏动减弱和节段性室壁运动异常，射血分数下降。④血清酶学检查：诊断心肌坏死以 CK-MB 最为常用，血清心肌肌钙蛋白 I 和肌钙蛋白 T 诊断心肌损伤具有高度特异性。肌钙蛋白 I 或 T 的升高时间可持续 4～6 d。X 线检查：很少发现心影增大或肺水肿征象，故一般认为胸部 X 线片的诊断价值有限。

2.心脏破裂。

（1）临床表现最常见的是急性心脏压塞，周身湿冷，面唇发绀，呼吸急促，颈静脉怒张，血压下降，脉搏细弱，听诊时心音遥远，外伤后立即或数天后发生充血性心力衰竭。如遇以下情况，有可能提示心脏破裂：①严重低血压和低血容量的临床表现和创伤程度不成比例。②对输血输液无反应，血压不回升，伤情不改善。③尽管安置有闭式引流管，胸腔引流出大量积血，仍不能减轻血胸征象。④尽管充分补液，代谢性酸中毒仍得不到纠正。⑤低血压伴中心静脉压升高或颈静脉饱满。当高度怀疑心脏破裂时不宜做更多的检查，而应毫不犹豫进行手术探查。

（2）超声心动图检查：可了解心包腔内积液情况。

3.心包损伤。单纯的心包挫伤及小型心包裂伤可有少量出血，心脏移位疝出或嵌顿常表现为心动过速，回心血量减少，血压下降，心音减弱。在合并其他胸腔损伤时，诊断更为困难，心电图可表现为电轴移位、ST段或T波改变，胸部X线片可见心影移位。

4.心内结构损伤。大多数创伤性室间隔病例都有心慌、胸闷和心悸，2/3的病例可出现进行性心力衰竭、肝大、腹胀伴下肢水肿，或同时有端坐呼吸，有的合并有心绞痛或严重心律失常发作，可迅速导致心源性休克而死亡。可有特征性的收缩期杂音。心电图检查常有特异性的ST段或T波改变，电轴右偏，右室肥厚或双心室肥厚。彩色多普勒检查在心室水平可出现左向右分流。新出现的明显的心脏杂音是心脏瓣膜和瓣下结构损伤的特征。彩色多普勒超声是可以对心脏瓣膜损伤进行确诊的无创检查方法。根据心脏瓣膜结构及反流量情况，可以提示瓣膜损伤部位、程度及反流量大小。

5.创伤性心内间隔缺损。多为室间隔破裂，发生机制类似于心室破裂，在舒张末期和收缩早期心腔充盈和瓣膜均关闭时突受暴力使心脏压力骤升而引起的间隔撕裂，或继发心肌挫伤后的软化坏死所致延迟性穿孔。

6.创伤性室壁瘤。为心肌挫伤后坏死或冠状动脉阻塞引起的真性室壁瘤。

7.冠状动脉损伤。多为左冠前降支裂伤。

八、鉴别诊断

（一）钝性心脏破裂和二尖瓣结构损伤

因其具有同样的临床表现，心脏破裂的临床特征前已叙述，二尖瓣若破口大，反流量多，会引起心脏功能进行性代偿失调。早期以急性左心力衰竭为主，出现呼吸困难，端坐呼吸，大量泡沫样痰，胸痛，甚至休克，晚期呈全心力衰竭，常迅速恶化而死亡。

（二）开放性或闭合性胸腔损伤

即使仅伤及肺或只有单纯血胸、气胸时，患者仍然会出现与心脏损伤类似的胸痛、呼吸困难、心慌、血压下降等表现。主要的鉴别措施是这些状态在行胸腔闭式引流或胸腔手术后，患者症状会有明显好转。

九、救治方法

（一）穿透性心脏损伤

1.治疗原则。应遵循危及生命者在先，导致休克主要原因者在先的治疗原则，牢固树立"时间就是生命"的概念。大多数学者主张在抗休克的同时尽早手术，是提高心脏、大血管损伤者生存率的关键。

2.一般处理。

（1）抗休克治疗：尽快放置中心静脉测压管，快速静脉输血和补液，补充血容量。

（2）保持呼吸道通畅：伴有大量血胸或气胸者，行胸腔插管行闭式引流。

（3）心包穿刺：对确诊心包压塞者，应紧急行心包穿刺术，应在超声引导下穿刺，这样可以提高成功率并降低并发症的风险。

（4）如有刀刺于胸部，包括疑似心脏刺伤时，不应立即拔出刀，待手术准备完善时再予以手术下拔出。

3. 手术治疗。

（1）手术适应证：有位于心脏危险区（胸前区胸骨角与两侧乳头连线的三角区域）及上腹部的创伤应高度警惕，有血心包体征或 Beck 三联征、休克、进行性血胸或有临床难以解释的休克征象时应尽早手术探查，如时间允许，可在密切监护下进行床边彩色多普勒超声检查，以在明确诊断的前提下手术。

（2）体位和切口：取平卧位，受伤侧抬高 30°，最常采用的切口为伤侧胸前外侧切口，经第 4 肋间进胸。疑有心包内大血管损伤者，宜做正中切口。

（3）心脏修补术：①首先探查心脏裂口，手指按压创口控制出血，同时快速补充血容量，使循环稳定，并充分备血，然后修补心脏裂口。②裂口靠近冠状动脉时，可采用心包片或涤纶片衬垫做褥式缝合，将缝线针从冠状动脉下穿过心肌，缝合裂口，避免损伤冠状动脉。③心房和腔静脉的裂口，可用无创血管钳钳夹后，再予以缝合。④冠状动脉小分支及其末端损伤予以结扎，近端损伤需行冠状动脉旁路搭桥术。⑤术后处理，应严密监测血流动力学指标，补足血容量，给予抗生素预防感染，应用破伤风抗毒素，保持引流管通畅，引流管的放置时间以 24～72 h 为宜，注意观察引流物性状，防止纵隔感染的发生。

（二）闭合性心脏损伤

1. 心肌挫伤。治疗基本同心肌梗死，应在严密、持续心电监护下进行内科治疗，需卧床 4～6 周之后逐渐离床活动。禁用抗凝药物，以免突然发生和加剧心肌内或心包腔内出血。若发生心包积液或急性心脏压塞，应进行心包穿刺术，必要时可重复穿刺。如发生室上性和室性心律失常，应及时给予相应的治疗，伤后发生的心房颤动往往可自行转复。若未能自行转复，可用洋地黄药物治疗，在心室率减慢后可能转为窦性。临床上有低心排血量表现或低血压者应常规给予正性肌力药物，适当纠正血容量。要避免输液过量，若出现心力衰竭时，给予强心和利尿药物治疗。

2. 心脏破裂。应立即施行手术，修补破裂口，方能挽救伤员生命。可通过左前外侧第 5 或第 6 肋间切口进胸。必要时横断胸骨，延长切口，以增加暴露，对术前无法肯定心脏破裂部位的病例，采用前胸正中纵切口更为理想。紧急剑突下心包穿刺行心包减压可赢得开胸探查时间，大大提高抢救存活率。

（1）心包穿刺可经胸骨旁或剑突下进行。前者可能伤及肺或冠状血管，经胸骨剑突下径路比较安全。伤员取半卧位，局部浸润麻醉，从剑突下与左侧肋软骨弓间 45°方向，并保持负压进针，当针尖进入心包腔即可抽出血性液体。

（2）心脏破裂修补术，切开心包后即可见大量血液自心包腔内涌出。根据颜色可初步判断伤口位于左心或右心。吸净心包腔内血液，迅速查找伤口。位于右心室前壁的伤口可以左手食指轻压伤口，控制出血，以带小垫片的褥式缝线缝合室壁破口。也可预置交叉褥式缝线控制出血，再用带小垫片的褥式缝线缝合止血。

3. 心包损伤。

（1）治疗原则为没有并发症的心包损伤不予处理，有并发症时，特别是心脏移位疝出时需抗休克治疗，紧急开胸探查，将嵌顿或移位的心脏复位，并修补心包裂口。

（2）手术治疗可经左胸前外切口，扩大心包切口。仔细探查心脏各部，有无心房，心室壁或心内结构损伤，出血。缝合心包切口，心包开窗及放置引流管。

4. 心内结构损伤　有心力衰竭者应先用强心利尿治疗控制心力衰竭。手术应延迟至伤后 6 周施行，因此时室间隔裂孔周缘已有纤维瘢痕组织形成，便于缝合修复。

十、诊疗探索

穿透性心脏损伤有争议者主要为术前心包穿刺和扩容等问题。对于怀疑有心脏破裂，但生命体征平稳者，文献报道有多种不同的处理方法，如心包试验穿刺、剑突下心包开窗探查，但这些手段对诊断心脏损伤均存在假阴性。不少作者强调，心包穿刺即使抽出 30～50 mL 积血，也可明显改善患者血流动力学状况，增加对麻醉和手术的耐受。Demetriades 等认为心包穿刺可暂时缓解心脏压塞，改善患者血流动力学，以利实施手术。但也有作者不提倡术前心包穿刺，而强调争取数分钟内紧急剖胸，认为心包穿刺常因凝块致假阴性延误诊断，同时也未达到减压治疗目的，即使穿刺成功，也可因心包减压和凝块移动导致再出血；穿刺尚可致医源性损伤，而适度心脏压塞可暂时限制出血。外伤性心脏压塞，心包内往往是血块，心包穿刺很难抽出，起不到应有的作用，反而容易误诊，并延误抢救时间。

心内容物的取出：锐器等物体插入心脏并随心脏搏动时，不可盲目拔出，以防引起大出血而立即死亡，要在开胸后并准备好缝合前再拔出插入物。

十一、病因治疗

(一) 外源性创伤

凡有血流动力学意义的穿透性心脏损伤均应尽快手术治疗。及早解除心包压塞，控制出血，预防并发症。心肌挫伤的治疗在于对症处理，控制心律失常和防治心力衰竭，并观察有无室壁瘤发生。心脏创伤应以手术治疗为主，清除心包腔内血块和积血，在体外循环下行心脏直视手术，修补缝合心脏裂口，才能及早解除心包压塞征，控制出血，以及预防并发心包炎。

(二) 医源性损伤

心导管导致心脏穿孔的表现为大出血或心包填塞，心内膜起搏导线电极头引起的穿孔表现为左下胸壁及左上腹壁节律性肌肉收缩，心电起搏信号消失。有心包填塞者应立即行心包穿刺减压，同时准备开胸探查明确损伤部位，进行修补手术止血。若条件不允许搬动，剑突下切开心包，行心包内引流，同时终止导管检查或治疗，并转入重症监护病房严密观察。

十二、最新进展

心脏损伤的患者常常需要手术治疗，目前手术需要注意的问题：心脏创口较小可先用手指按住裂口止血，再用室缺线直接 "8" 字缝合或褥式缝合；较大创口可用垫片针褥式缝合；心房伤口可先用心耳钳夹闭再修补，对于创口大难以钳夹者，可短暂阻断循环或经破口置球囊导管暂行止血再修补。破裂口横过冠状动脉下方，则自破口端穿过冠状动脉下方至另一端褥式缝合；如冠状动脉末梢小分支损伤可予直接缝扎。对于可能存在复杂性心脏损伤、心内结构损伤、心底部损伤、冠状动脉损伤的手术，应备好体外循环和自体血回输装置，再予修复。也有采用皮肤缝合器在紧急剖胸时修补心脏裂口。经动物实验证实，该缝合器与针线缝合心脏创口有相同的机械强度，而且可明显缩短修补时间。

张进祥　郑海　姜玉峰　张在其

第四章 腹部外科

第一节 脾 破 裂

一、基本概念

脾脏位于左季肋部，是一个血供丰富而质脆的实质性器官，有左侧下胸壁、腹壁和膈肌的保护，由脾膈韧带、脾胃韧带、脾肾韧带、脾结肠韧带等韧带固定在左上腹的后方。脾是腹部内脏中最容易因受外力损伤而出现破裂出血的器官。在腹部闭合性损伤中，脾破裂占20%～40%，在腹部开放性损伤中，脾破裂约占10%。有慢性病理改变（如血吸虫病、疟疾、淋巴瘤等）的脾更易破裂。单纯性脾破裂的死亡率约为10%，若合并有多发伤，死亡率可达15%～25%。

二、常见病因

（一）创伤性脾破裂

占绝大多数，都有明确的外伤史，裂伤部位以脾脏的外侧凸面为多，也可在内侧脾门处，主要取决于外力作用方向和部位。

（二）自发性脾破裂

极少见，且主要发生在病理性肿大的脾脏。自发性脾破裂患者如仔细追询病史，多数仍有一定外力因素，如剧烈咳嗽、打喷嚏或突然体位改变等。

（三）医源性脾破裂

很少见，主要为腹部手术时将脾脏过度向左外牵拉引起。

三、发病机制

（一）按病理解剖脾破裂可分为三型

中央型破裂（脾实质深部破裂）、被膜下破裂（脾实质周边部分破裂）和真性破裂（破损累及被膜）三型。前两种因被膜完整，出血量受到限制，临床上可以无明显内出血症状和体征而不易被发现，可形成血肿而最终被吸收。但血肿（特别是被膜下血肿）在某些微弱外力的影响下，可以突然转为真性破裂，导致诊治中措手不及的局面。临床所见脾破裂，约85%是真性破裂。破裂部位较多见于脾上极及膈面，有时在裂口对应部位有下位肋骨骨折存在。破裂如发生在脏面，尤其是邻近脾门者，有撕裂脾蒂的可能，此时出血量往往很大，患者可迅速发生休克，甚至未及抢救即致死亡。

（二）分型和分级

脾损伤分型和分级迄今尚未达成统一标准。我国制定的脾脏分级法：Ⅰ级，脾被膜下破裂或被膜及实质轻度损伤，脾裂伤长度≤5 cm，深度≤1 cm；Ⅱ级，脾裂伤总长度＞5 cm，深度＞1 cm，但脾门未累及，或脾段血管受累；Ⅲ级，脾破裂伤及脾门部或脾部分离断，或脾叶血管受损；Ⅳ级，脾广泛破裂，或脾蒂、脾动静脉主干受损。

四、临床特征

脾破裂的临床表现以腹腔内出血及血液对腹膜引起的刺激为其特征，并常与出血量和出血速度密切相关。出血量大且出血速度快者很快出现失血性休克，伤情危急；出血量少而慢者症状轻微，除左上腹轻度疼痛外无其他明显体征，受伤之初不易诊断，但随时间的推移，出血量越来越多，逐渐出现休克前期的表现，继而发生休克。由于血液对腹膜的刺激而有腹痛，初起在左上腹，慢慢涉及全腹，但仍以左上腹最为明显，同时有腹部压痛、反跳痛和腹肌紧张。有时可有 Kehr 征，即因血液刺激左侧膈肌致左肩牵涉痛，深呼吸时疼痛加重。实验室检查表现为红细胞、血红蛋白和红细胞比容进行性降低。

五、辅助检查

(一)诊断性腹腔穿刺

常能抽出不凝固血液等。对于脾包膜下裂伤伴包膜下血肿者，腹腔穿刺可以阴性。

(二)腹腔灌洗

可以明确腹腔脏器破裂出血，但对损伤脏器不能定位，也不能说明损伤的程度。对被膜下破裂或中央型破裂也可能为阴性结果。

(三)B超

使用方便、简单、快捷，并能重复检查，临床使用较多，多能明确脾脏破裂的部位、程度及腹腔内积血的量。B超能行床旁检查，尤其适合于受伤严重、多发伤或不能过多搬动的患者，并能给患者多次动态观察的检查。

(四)CT检查

能较清楚地显示脾脏的形态和出血部位，对诊断脾脏实质裂伤或包膜下血肿的准确性很高。

(五)核素扫描

可采用^{99m}Tc胶态硫扫描或γ照相等技术诊断脾损伤，方法安全。

(六)选择性腹腔动脉造影

这是一种侵入性检查，对脾破裂的诊断准确率较高，能显示脾脏受损的动脉和破裂范围，或者可以做动脉栓塞性治疗。但该操作较复杂，不适用于急诊检查，仅用于伤情稳定而其他方法未能明确诊断的闭合性损伤。

六、诊断思路

1. 绝大多数病例有明显的外伤病史，少数病例无明显的外伤史，但有脾脏的慢性病史，并有腹压的突然增加或体位的突然改变的病史。

2. 腹腔出血甚至失血性休克的临床表现。

3. 辅助检查：根据病情缓急及当地医疗条件进行诊断性腹腔穿刺、B超、CT等检查，有助于临床诊断。

七、临床诊断

创伤性脾破裂的诊断主要依赖：损伤病史、临床有内出血的表现、腹腔诊断性穿刺抽出不凝固血液等。脾包膜下裂伤伴包膜下血肿的病例，临床表现不典型，腹腔穿刺阴性，诊断一时难以确定，如伤情允许，可采用腹腔灌洗、B超、核素扫描，CT、MRI或选择性腹腔动脉造影等明确诊断。

八、鉴别诊断

创伤性脾破裂主要应与肝、肾、胰腺、肠系膜血管破裂、左侧肋骨骨折及宫外孕等鉴别，也应与某些内科疾病，如急性胃肠炎，甚至心肌梗死等疾病相鉴别。

九、救治方法

1. 无休克或容易纠正的一过性休克，B超、CT等影像学检查证实脾裂伤比较局限、表浅，并无其他腹腔脏器合并伤者，可在严密观察血压、脉搏、腹部体征、红细胞比容及影像学变化的条件下行非手术治疗。

2. 观察中如发现继续出血或发现有其他脏器损伤，应立即中转手术。不符合非手术治疗条件的患者，应尽快剖腹探查，以防延误病情。

3. 彻底查明伤情后明确可能保留脾者（主要是Ⅰ、Ⅱ级损伤），可根据伤情，采用生物胶粘合止血、物理凝固止血、单纯缝合修补、脾破裂捆扎、脾动脉结扎及部分脾切除等治疗方法。

4. 脾中心部碎裂，脾门撕裂或有大量失活组织，多发伤情况严重者需迅速施行全脾切除术。为防止小儿日后发生脾切除术后凶险性感染，可将1/3脾组织切成薄片或小块埋入大网膜囊前后两叶间进行自体移植。成人的脾切除术后凶险性感染发生率甚低（<1%），多无此必要。

5. 在野战条件下或原先已呈病理性肿大的脾发生破裂，均应行脾切除术。

6. 年龄>55岁患者脾结构老化，脾脏被膜变薄，弹性蛋白减少，非手术治疗危险性高，常须行全脾切除术。

7. 脾被膜下破裂形成的血肿和少数脾真性破裂后被网膜等周围组织包裹形成的局限性血肿，可在36～48 h因轻微外力影响或胀破被膜或血凝块而出现典型的出血和腹膜刺激症状，称为延迟性脾破裂。再次破裂一般发生在伤后2周以内，也有迟至数月以后的。此种情况下应行脾切除术。

既往认为脾破裂治疗首选全脾切除术，不论脾裂伤程度如何均应全脾切除。20世纪80年代以来，人们注意到脾切除术后人体免疫系统功能的完整性遭到破坏，患者（主要是婴幼儿）对感染的抵抗力减弱，甚至可发生以肺炎双球菌为主要病原菌的脾切除术后凶险性感染，故脾部分切除术逐渐得到临床医生重视，并且，目前止血措施有较大改进，脾部分切除已安全可行。故在脾破裂救治中应坚持"抢救生命第一，保留脾脏第二"的原则，根据脾脏损伤的程度和当时的医疗条件，尽可能采用不同的手术方式，全部或部分地保留脾脏。

十、诊疗探索

1. 脾脏是体内最大的淋巴样器官，有着重要生理功能，是人体免疫系统的重要组成部分，能有效地过滤和清除侵入血液循环的病原体。但脾脏并非生命必需器官。脾损伤、脾破裂多表现为大出血、失血性休克，救治中应果断的采取措施，因此要始终遵循贯彻脾损伤处理的基本原则或称金标准，即"抢救生命第一，保留脾脏第二"，在条件允许的情况下尽量保留脾脏或脾组织才是脾损伤治疗的现代观。

2. 对脾损伤患者行脾保留手术应遵循的原则：

(1) 先保命后保脾是基本原则。

(2) 年龄越小越优先选择脾保留手术。

(3) 根据脾脏损伤程度、类型选择最佳式。

(4) 联合应用几种术式更为安全实际。

(5) 脾保留手术后要注意严密观察和随访患者。

（6）遇有老龄、主要器官功能衰竭、严重感染、腹部复杂多发伤、凝血酶原时间显著延长者，为避免造成意外，可以考虑行脾切除。

十一、病因治疗

在脾损伤中，创伤性脾破裂占绝大多数，多因暴力打击、坠落、交通事故所致，自发性脾破裂极少见，主要发生在病理性肿大的脾脏。故提高安全意识、安全生产，自觉遵守交通规则和及时切除病理性肿大的脾脏是预防脾损伤的关键。

十二、最新进展

根据中华医学会外科学分会脾功能与脾脏外科学组《脾损伤脾保留手术操作建议指南》（2007年6月），目前保脾的手术方法如下。

（一）脾破裂的生物胶黏合止血

生物胶制品特别适合于脾包膜撕脱和轻度表浅裂伤，符合Ⅰ级损伤的脾损伤大部分宜用此法。应用时显露损伤部位，尽量保持创面干燥；用胶或网片涂粘覆盖在创面或小血管破裂口上，较深裂口可将胶滴入隙缝处，用手轻轻加压，使部分黏合胶溢满裂口缘，起封住作用，压迫5～10 min后，徐徐放松，即可止血；如仍有出血可重复使用；如脾充盈后不再出血，则再观察5～10 min以肯定止血效果。生物胶制品主要包括纤维蛋白组织黏合剂、微细纤维胶原胶、氧化纤维素、吸收性明胶海绵、快速医用ZT胶、PW喷雾胶等。

（二）脾破裂的物理凝固止血

物理凝固止血是借助物理方法使脾破裂处表面凝固而达到止血目的，因大多尚处于试验阶段，虽可单独施行，但宜与其他保留性脾手术联合应用。包括微波刀、红外线光凝、激光、高热空气、氩气电凝和透热法等。具体方法因使用的仪器不同而异，要点是先压迫止血后再加热凝固，固化止血后，才能松开。止血后观察5～10 min确定无再出血，结束手术。

（三）脾破裂缝合修补术

脾实质较脆，缝线打结易致撕裂，血管丰富易造成出血或血供障碍。缝合的深度及宽度要合适，打结时用力要均匀适度，轻拉慢打。为了防止打一个结后在打第二个结时所致的张力切割脾组织及第一结滑松，可用弯直止血钳压在结上再打第二个结。预防缝线切割可用吸收性明胶海绵为垫，缝在线上后再打结，也可以放入部分网膜组织后再打结。如果缝合修补失败或手术造成新的撕裂而酿成出血，不可一味坚持缝合，应该及时果断地改换成其他术式。

（四）部分脾切除术

可行小部分脾切除、半脾切除或大部分脾切除术。首先在裂口的部位紧贴脾脏处理相应血管，分束处理，每一束勿太多，边处理边观察脾脏血运有无界线。该界线就是相对的无血管平面，自此向血运良好的健侧退缩0.5 cm做交锁"U"形缝合，然后用钳夹法切脾，一一结扎所遇血管，脾断面如仍有渗血时可用热盐水纱布湿敷压迫止血，或用双极电凝止血，也可用"8"字缝扎处理。也可以用切下脾之被膜覆盖脾断面，并以圆针细线固定。覆盖脾被膜的操作的优点：

1. 脾被膜移植可免去断面再出血及液化坏死之虞。
2. 脾被膜移植使脾断面再次腹膜化，减少了发生腹腔粘连的机会。
3. 未应用大网膜覆盖创面，对腹腔干扰少，大网膜功能也不被破坏。
4. 脾被膜移植是废物利用，属自身含有浆膜的组织，成活率高。
5. 移植于脾断面的脾被膜胶原暴露，利于启动凝血系统充分止血，且消灭了无效腔。

（五）自体脾组织移植

全脾切下后用冷 0.9％氯化钠冲洗脾脏，然后放入 4℃的 Hartmann 溶液中，一组人员清洗腹腔，另一组人员剥去脾被膜并制备脾组织片。取相当 1/3 脾制成 2 cm×2 cm×0.4 cm 组织片，放在大网膜前后叶间隙中，注意放在血运丰富处，并缝合固定之。经过多年的实验研究和临床观察，去除被膜利于移植物与移植间隙的血运建立。最近研究表明，脾脏尚有内分泌功能，去除脾被膜利于激素物质进入血液循环。

（六）选择性脾血管栓塞

借助于现代介入放射技术、脾动脉栓塞术，尤其是部分脾栓塞术已用于脾脏疾病的治疗。脾破裂介入治疗的适应证是经 CT 检查的 I 级脾损伤，包括孤立或多发脾实质裂伤、未伤及脾门者，且未合并腹腔脏器损伤；Ⅱ、Ⅲ级脾损伤在保守治疗时出现血流动力学不稳定或迟发破裂；或年龄＜20 岁的Ⅳ级脾损伤患者。其禁忌证包括碘过敏、各器官功能极度低下、严重感染和发热、凝血酶原时间明显延长者。脾动脉栓塞材料主要是吸收性明胶海绵，将其切制成小颗粒状（1 mm×1 mm×1 mm）或条状（1 mm×1 mm×5 mm）浸于庆大霉素溶液中备用。采用 Seldinger 法经皮穿刺股动脉入路，选择性脾动脉插管，先行血管造影检查，观察有无脾动脉截断、灶状染色及出血征象。若发现造影剂外溢（出血量＞0.5 mL/min）是出血最直接征象，也是最可靠的诊断依据。脾血管破裂明确者行脾动脉部分栓塞术，超选插管到深入脾叶、段动脉，释放栓塞材料。如导管不能超选至脾门者，可采用条状吸收性明胶海绵栓塞，但要严密监视栓塞剂的流向，以免异位栓塞。若破裂血管不明确者，脾周仅见血肿和（或）伴有 CT 或 B 超检查提示腹腔血性暗区，可行脾动脉主干栓塞，但仍应尽量插至脾动脉的中、远端，以免误栓胰背动脉。治疗后造影检查栓塞效果，如有造影剂滞留或流速缓慢，说明出血停止，即停止栓塞。栓塞不成功多因侧支循环位于栓塞水平的远端，一次不成功者可多次重复栓塞。

（七）腹腔镜手术

有学者提出有左上腹外伤史、腹穿抽出不凝血、生命体征稳定或经短暂抗休克治疗后血压恢复者可进行腹腔镜探查和手术。脾破裂 I、Ⅱ级，可用电凝或双极电凝、覆盖止血纱布或凝胶海绵、线网包套、ZT 胶粘合、缝合、脾动脉结扎等止血。出血较剧烈的活动性出血者，术前可先行介入治疗（脾动脉栓塞）。国内邹衍泰报道的腹腔镜外伤保脾术以脐上缘作为观察孔，分别于剑突下、左肋下锁骨中线和左腋前线平脐刺入 10 mm、5 mm、5 mm 穿刺器套管作为主、辅操作孔，置入腹腔镜手术器械，吸出积血、暴露脾脏、电凝处理脾破裂口，以止血纱布及生物纤维蛋白胶覆盖，或行腹腔镜下脾部分切除和全脾切除，并置脾窝引流管 1 根。行腹腔镜手术的患者可于 1 周内恢复，住院期短、并发症发生率低。

（八）中医疗法

创伤性脾破裂属中医"血证"范畴，宜宁血、去瘀、止血。有学者采用活血化瘀、止血之中药，辅助非手术治疗脾脏破裂，促进脾脏自愈，有助取得满意疗效。

何忠杰　戴北鸿　慈红波　张在其

第二节　肝　破　裂

一、基本概念

肝脏位于右侧季肋部，是人体内最大的实质性器官，外观为不规则楔形，右侧钝厚左侧偏窄，小部分越过中线达左季肋部。肝上界相当于右锁骨中线第 5 肋间，下界与右肋缘平行，剑突下约 3 cm，后面相当于第 6～12 肋骨。肝脏有膈、脏两个面。按 Couinaud 分段肝脏可分为左、右两半和 8 个段。肝脏有两个管道系统，一个是 Glisson 系统，包含门静脉、肝动脉和肝胆管，三者包在一结缔组织鞘内，称 Glisson 鞘，经第一肝门出入肝实质；另一个是肝静脉系统，是肝内血液进入腔静脉通道。肝破裂按病理解剖也可分为三型：中央型破裂、被膜下破裂和真性破裂三型。肝被膜下破裂也有转为真性破裂的可能，而中央型肝破裂则可能发展为继发性肝脓肿。

对于肝损伤的分级方法，目前尚无统一标准。1994 年美国创伤外科协会提出如下肝外伤分级法（AAST 分级法）。Ⅰ级：血肿，位于被膜下，＜10％的肝表面积。裂伤：被膜撕裂，实质裂伤深度＜1 cm。Ⅱ级：血肿，位于被膜下，10％～50％肝表面积，实质内血肿直径＜10 cm。裂伤：实质裂伤深度 1～3 cm，长度＜10 cm。Ⅲ级：血肿，位于被膜下，＞50％肝表面积或仍在继续扩大；被膜下或实质部血肿破裂，实质内血肿＞10 cm 或仍在继续扩大。裂伤：深度＞3 cm。Ⅳ级：裂伤：实质破裂累及 25％～75％的肝叶或在单一肝叶内有 1～3 个 Couinaud 肝段受累。Ⅴ级：裂伤，实质破裂超过肝叶的 75％或在单一肝叶超过 3 个 Couinaud 肝段受累。血管：近肝静脉损伤，即肝后下腔静脉、大的肝静脉。Ⅵ级：血管、肝撕脱。以上分级如为多发性肝损伤，其损伤程度则增加 1 级。国内黄志强提出如下简洁、实用的肝外伤分级。Ⅰ级：裂伤深度不超过 3 cm；Ⅱ级：伤及肝动脉、门静脉、肝胆管的 2～3 级分支；Ⅲ级或中央区伤，伤及肝动脉、门静脉、肝总管或其一级分支合并伤。

二、常见病因

肝脏体积大，质地较脆，尽管有下胸壁和膈肌的保护，但受暴力打击后容易受伤破裂出血，或发生胆汁瘘等，引起失血性休克和（或）胆汁性腹膜炎。肝破裂在各种腹部损伤中占 15％～20％，右肝破裂较左肝为多。肝外伤在战时多为火器伤或锐器伤，主要是开放性损伤。在平时多为钝器伤，如挤压伤、交通事故伤、钝器打击伤、跌伤等，而交通事故伤最为多见。

三、发病机制

当肝脏遭受钝性暴力打击后，轻者为浅表裂伤或包膜下血肿，出血量少，有些可以自行停止；包膜下血肿轻者可以自行吸收，重者可能因为血肿持续增大，包膜张力增高，发生包膜破裂形成真性破裂，临床表现为腹腔出血、失血性休克等症状和体征；肝破裂严重者裂伤较深，出血量大，临床主要表现为腹腔内出血及失血性休克，尤其是伤及肝静脉主干、下腔静脉肝后段、门静脉主干等大血管，出血迅速、出血量大，很快发生失血性休克甚至迅速死亡。如果仅为腹腔出血，可出现轻度腹膜刺激征；如肝破裂合并胆管断裂、胆汁漏则有较严重的胆汁性腹膜炎体征，腹膜刺激征较严重。有些病例因肝破裂后血液经胆管进入十二指肠出现黑便或呕血等胃肠道出血症状。肝破裂后局部血液瘀积、肝脏破碎组织、胆汁等可继发感染形成腹腔脓肿。肝脏包膜下血肿或中央型破裂，也可因继发感染形成肝脓肿。对于腹部开放性伤，肝脏损伤的严重性取决于肝脏受伤的部位和致伤物的穿透速度。子弹和弹片穿透肝组织时可将能量传递至弹道周围的组织，使之破坏。刀具、子弹和弹片所致肝损伤时可能肝脏实质损伤不严重，但可以伤及肝门部血管及肝后下腔静脉，此时可发生持续性大出血。

四、临床特征

1. 肝破裂的主要临床表现为腹腔内出血和血液、胆汁引起的腹膜刺激征。
2. 不同肝破裂类型临床表现不同。
（1）包膜下破裂。由于出血少，仅有包膜下血肿，临床表现以右上腹或肝区胀痛为主，右上腹压痛、肝区叩痛，有时因血肿大，肝脏体积增大或下移，肝脏可有触痛。该类型患者常无失血性休克和明显的腹膜刺激征。但如果包膜下损伤严重，持续性出血，数小时或数天后可发生包膜破裂，表现为真性肝破裂的临床特征。

（2）真性肝裂伤。根据肝破裂的严重程度不同临床表现有差异，轻微肝破裂，出血量少并能自止，腹部体征也较轻。肝破裂严重者常有大量出血而表现为失血性休克，患者面色苍白，出冷汗，手足厥冷，脉搏细速，血压下降。合并胆管裂伤、胆汁漏者，腹痛、腹肌紧张、腹部压痛和反跳痛等腹膜刺激征表现均较明显。有时胆汁刺激膈肌出现呃逆和肩背部牵涉痛。如果继发腹腔脓肿，患者常在伤后数天出现发热等表现。

（3）中央型肝裂伤。主要表现为腹痛，肝区胀痛，无明显出血表现。但中央型肝裂伤可能同时有肝内胆管裂伤，血液进入胆道和十二指肠，表现为阵发性胆绞痛和上消化道出血。

五、辅助检查

（一）红细胞、血红蛋白和红细胞比容测定

观察红细胞、血红蛋白和红细胞比容的动态变化，如果测定值进行性下降，提示有腹腔内出血，但出血定位和出血量不明确，对伤情的严重程度不能及时判断。

（二）诊断性腹腔穿刺

对于腹腔内脏器损伤的诊断价值较大，一般穿刺抽出不凝固血液则提示腹腔脏器损伤。如果穿刺抽出血液，提示实质脏器损伤和（或）血管损伤；如穿刺液有胆汁，提示伴有胆管或十二指肠损伤；如果有胃肠液，提示伴有胃肠道破裂。但出血量少时可能有假阴性结果，故必要时应该在不同部位、不同时间做多次穿刺，或做腹腔诊断性灌洗以帮助诊断。该检查对于腹腔脏器损伤的定位也不明确，须结合其他检查确诊。

（三）B超检查

该法简单、方便、快捷、无创伤，临床使用最多，尤其对于有复合伤、不能搬动者，B超可以多次床旁检查。此法不仅能发现腹腔内积血及出血量，而且对包膜下破裂和中央型破裂诊断价值也较大。

（四）CT检查

对于实质性脏器损伤，CT检查能明确脏器损伤位置和损伤程度，诊断价值大，对术前脏器损伤的评估和手术方案的制订有指导作用，临床常用。

（五）选择性肝动脉造影

该方法为侵入性检查，操作复杂，并需要一定的条件，对于急诊救治的临床诊断价值不大。但对于一些诊断困难、伤情不紧急的闭合性损伤，如怀疑肝内血肿或包膜下血肿等可选用此法。肝动脉造影见肝内动脉分支动脉瘤形成或造影剂外溢等有诊断意义。

六、诊断思路

1. 肝外伤的诊断是外科医师首先面临的问题。对穿透性伤，一般可通过伤口部位和致伤物的路径来推断受伤的脏器，但是对闭合伤的患者，特别是当有多发伤、伤情复杂或患者的意识不清时，诊断往往有困难。因此，对疑有肝外伤的患者，首先要明确以下问题：

（1）是否有肝外伤或腹内其他脏器损伤。

（2）腹腔内出血的状况，出血已经停止或仍在出血。

（3）肝外伤的大致分级。

（4）有无合并伤，特别是腹腔内空腔脏器伤。

（5）血流动力学情况和生命体征是否稳定。

2. 对于腹部开放性损伤所致的肝破裂，可根据伤口的位置、伤道的深浅与方向明确诊断，至于损伤类型和损伤程度，常需借助于 B 超、CT 等相关检查明确诊断。

3. 对于腹部闭合性损伤，如果为真性肝破裂，常有明显的腹腔内出血、腹膜刺激征而明确诊断，但如果破裂伤口小、浅，出血量少或出血慢，腹腔内出血和腹膜刺激征的临床表现不明显，也须借助于 B 超、CT、诊断性腹腔穿刺相关检查明确诊断。对于包膜下肝破裂和中央型破裂，由于症状和体征不明显，诊断肝裂伤可能有困难，必须结合受伤部位、临床表现、辅助检查等综合分析，并密切观察生命体征和腹部体征的变化。

七、临床诊断

（一）外伤性肝破裂的诊断依据

1. 损伤病史。

2. 临床有内出血的表现。

3. 腹腔诊断性穿刺抽得不凝固血液等。

（二）肝包膜下裂伤伴包膜下血肿的病例

临床表现不典型，腹腔穿刺阴性，诊断一时难以确定，如伤情允许，可采用 B 超、CT 或选择性肝动脉造影等帮助明确诊断。

八、鉴别诊断

外伤性肝破裂主要应与脾、肾、胰腺、肠系膜血管破裂、右侧肋骨骨折及宫外孕等鉴别。

九、救治方法

（一）治疗原则

肝脏损伤可以根据肝损伤性质和损伤程度不同选择不同救治方案，包括手术治疗和保守治疗。肝火器伤和累及空腔脏器的非火器伤都应手术治疗。其他的刺伤和钝性伤则主要根据伤员全身情况决定救治方案。如果血流动力学指标稳定或经补充血容量后保持稳定的伤员，可在严密观察下进行非手术治疗。如果经补充血容量后生命体征仍不稳定或需大量输血才能维持血压者，提示有活动性出血，须尽早剖腹探查。

肝脏破裂损伤的手术治疗基本要求是彻底清创、确切止血、消除胆汁溢漏和建立通畅的腹腔引流。肝脏破裂手术时首先应暂时控制出血，尽快查明伤情，然后决定手术方式。开腹后如发现肝破裂出血凶猛时，可用纱布压迫创面暂时止血，同时用手指或橡皮管阻断肝十二指肠韧带控制出血，以利于继续探查和处理。迅速吸除腹腔积血，剪断肝圆韧带和镰状韧带，先在直视下探查左右半肝的隔面和脏面，了解肝损伤情况。如阻断入肝血流后，创面仍有大量出血，说明可能有肝静脉和腔静脉的损伤破裂，即应用纱布填塞止血，并迅速剪开伤侧肝的三角韧带和冠状韧带，以判明伤情，决定选择术式。注意：肝脏血流阻断时间通常在常温下不宜超过 30 min，有肝硬化、肝炎等病理情况时，肝血流阻断时间每次不宜超过 15 min，如果探查和处理时间较长，可以分次阻断；探查和处理时应避免过度牵拉肝脏，避免加重肝脏和血管的损伤。肝破裂的处理方法较多，常用的有以下几种。

（二）肝单纯缝合修补术

对于Ⅰ、Ⅱ级肝破裂，可行单纯性肝修补术。探明肝破裂伤情后，对损伤的肝进行清创，清除裂口内的血块、异物及离断、粉碎或失去活力的肝组织。清创后对出血点和断裂的胆管逐一结扎。对于裂口不深、出血不多、创缘较整齐者，在清创后可将裂口直接予以缝合。如在缝合前将大网膜、吸收性明胶海绵或氧化纤维填入裂口，可提高止血效果并加强缝合线的稳固性。缝合时应注意避免裂口内留有无效腔，否则有发展为脓肿或有继发出血的可能。肝损伤如属被膜下破裂，小的血肿可不予处理，张力高的大血肿有可能发生迟发型破裂出血，故应切开被膜进行清创，彻底止血和结扎断裂的胆管。对于Ⅲ级及部分Ⅳ级肝破裂患者，在控制入肝血流条件下，将创面失活的肝组织彻底清除，分别缝扎 Glisson 鞘内管道并将大网膜填塞后缝合修补。

（三）肝动脉结扎术

适用于肝破裂后裂口内有不易控制的动脉性出血，可考虑行肝动脉结扎。可以结扎肝总动脉或肝左/右动脉。

（四）清创性肝部分切除术

对于有大块肝组织破损，特别是粉碎性肝破裂，或肝组织挫伤严重的患者应采用尽可能行不过多切除正常肝组织的清创性肝切除术。这种不规则性肝切除既可有效控制出血，又能切除可能会引起并发症的失活肝组织，并尽量多保留健康肝组织，切面的血管和胆管均予结扎，预防术后出血和胆漏。清创性肝部分切除术通常适用于部分Ⅳ和Ⅴ级严重肝损伤患者，尤其为肝大血管损伤无法修补者及肝粉碎性损伤者。

（五）纱布填塞法

此法适用于某些肝损伤严重，裂口较深或肝组织已有大块缺损而止血不满意，又无条件进行较大手术者；或患者一般情况多极差，凝血功能严重障碍，手术野广泛出血，常规止血方法难以奏效者。用大网膜、吸收性明胶海绵、氧化纤维或止血粉填入裂口之后，用长而宽的纱条按顺序填入裂口以达到压迫止血的目的，以挽救患者生命。纱条尾端自腹壁切口或另做腹壁戳孔引出作为引流。术后第3～5 d起，每天抽出纱条一段，7～10 d取完。由于此法有并发感染或在抽出纱条的最后部分时引起再次出血的可能，故应尽量避免采用。

（六）胸腹联合切口处理肝破裂合并近肝大静脉损伤

近肝大静脉包括肝静脉、肝后下腔静脉。由于静脉血管壁薄，显露和修补困难，出血凶猛，且有并发空气栓塞的可能，处理十分困难，死亡率高达83%。进腹后应迅速果断地阻断第一肝门、游离肝周韧带，用带蒂大网膜填塞，用粗针线将肝破裂伤缝合、靠拢。如此法无效，则需实行包括腹主动脉、肝门静脉和肝上下端的下腔静脉全肝血流阻断，暴露静脉裂口并修补。

不论采用以上何种手术方式，外伤性肝破裂术后，均应放置充分的引流，常将多孔硅胶双套管置于肝创面或肝周行负压吸引以引流渗出的血液和胆汁。

十、诊疗探索

1. 过去认为肝损伤一经确诊即应手术治疗，但随着高质量CT检查在临床的应用，对肝损伤程度有较准确的评估，一些轻度肝损伤可采用非手术治疗。非手术治疗的指征：

（1）病情稳定，血压、脉搏等血流动力学指标稳定，连续监测血红蛋白、红细胞比容无明显下降，收缩压在90 mmHg以上，脉率低于100次/min。

（2）意识清醒，有利观察病情变化。

（3）无明显腹膜刺激征，无腹腔内需急诊手术的其他脏器合并伤。

（4）B超或CT提示浅表裂伤或直径<3 cm的肝内或包膜下血肿，损伤分级在Ⅲ级以下。

（5）腹腔积血在400～500 mL以下。

2. 在保守治疗过程中，如病情恶化，血流动力学不稳定，经积极处理无好转应果断中转手术治疗。中转手术指征：

（1）需大量输液、输血（800～1 000 mL）后血流动力学仍有波动。

（2）动态 CT 或 B 超检查证实肝脏伤情加重，肝内血肿增大或疑有合并腹内其他脏器损伤。

（3）逐渐明显的腹膜刺激征。

十一、病因治疗

肝外伤在平时多为钝器伤，如挤压伤、交通事故伤、钝器打击伤、跌伤等，而交通事故伤最为多见，一旦受伤，处理多较困难，因此预防是关键，在日常生活和生产中，提高安全意识，安全生产，自觉遵守交通规则、安全文明驾驶尤为重要。

十二、最新进展

腹腔镜下肝损伤止血：近年来随着微创手术的理念被广泛接受，腹腔镜手术在临床应用中越来越广。有文献报道，对于Ⅲ级以下闭合性肝外伤可以在腹腔镜下行电凝止血或电凝联合可吸收纱布堵塞止血。该方法创伤小、术后恢复快，将日益受到临床医师的重视。

何忠杰　戴北鸿　慈红波　张在其

第三节　胰腺损伤

一、基本概念

胰腺为扁长略呈三角形的实质性器官，质地柔软，位于腹膜后，斜上方横卧于第 1～2 腰椎前方，分为头、颈、体、尾四部分，胰头部右侧被十二指肠包围，尾部与脾门相邻，胰腺前上方被胃窦、体部及胃结肠韧带覆盖，其下方为横结肠及其系膜。胰头部向后向左延伸形成舌状突起，称为钩突部，与肠系膜上静脉、门静脉紧密相连，并在其后向肠系膜上动脉伸展。

胰腺分泌的胰液经胰管排泄，主胰管从尾部经体部到达头部，直径为 2～3 mm，约 85% 的人主胰管与胆总管汇合而成 Vater 壶腹，形成共同通道，开口于十二指肠乳头。一部分主胰管与胆总管虽然开口于乳头，但两者之间有分隔，或分别开口于十二指肠。此外，少数人有副胰管，细而短，一般在主胰管开口的上方，单独开口于十二指肠。胰腺损伤分为开放性胰腺损伤和闭合性胰腺损伤。

二、常见病因

（一）开放性胰腺损伤

多见于战伤，由刀枪、锐器直接造成胰腺损伤。在和平年代胰腺损伤主要是闭合性损伤，多见于钝性暴力伤，如自然灾害的钝性打击、汽车方向盘的挤压等。刀枪所致的开放性损伤常为多发伤，可能同时累及十二指肠、胃、结肠及肠系膜血管和后腹膜后血管等，出现胃肠道破裂、腹腔出血等临床表现。

（二）闭合性胰腺损伤

因腹部承受暴力打击的部位不同而有不同的损伤位置。如果外力作用于右上腹，胰腺损伤部位主要为胰头，同时常伴有十二指肠、肝脏、结肠损伤、结肠中动脉及结肠右动脉的损伤；如外力作用于中上腹，胰腺挤压于脊柱，可发生胰体完全或不完全断裂，常伴有十二指肠空肠交界处损伤及肠系膜上动脉的损伤；如外力作用于左上腹部，胰尾挤压于脊柱左侧，造成胰尾挫伤或撕裂伤，常伴有脾脏损伤。胰腺损伤如仅为胰腺血肿，无大胰管的损伤，经非手术治疗可能并发假性胰腺囊肿。如果胰腺断裂，大胰管损伤，发生胰漏，胰液扩散至腹腔和腹膜后将继发腹腔和腹膜后感染、胰腺周围组织坏死、腹膜后大出血等。

三、发病机制

由于胰腺的解剖位置较深，位于上腹部腹膜后，横跨脊柱，活动度小，并且周围有其他脏器掩盖，故胰腺损伤的发生率较低，占腹部损伤的 1%～2%，但随着现代交通事故的增多，胰腺损伤也呈上升趋势。胰腺损伤常合并有其他脏器损伤，由于胰腺位置深而且隐蔽，早期不易发现，临床症状常被其他脏器损伤掩盖，有时候即使在手术探查中也可能漏诊，延误治疗。因胰腺侵蚀性强，并影响消化功能，治疗过程中常需要禁食，故胰腺损伤的并发症发生率高，以致胰腺损伤死亡率也高，可达 10%～20%，若延误治疗死亡率更可高达 60%。

胰腺损伤分级方法较多，其中以美国创伤外科学会提出的脏器损伤分级标准应用最为普遍，将胰腺损伤分为五级，Ⅰ级：小血肿、浅表裂伤，无大胰管损伤；Ⅱ级：较大血肿、较深裂伤，无大胰管损伤；Ⅲ级：胰腺远侧断裂伤，有大胰管损伤；Ⅳ级：胰腺近侧断裂伤或累及壶腹部，有大胰管损伤；Ⅴ级：胰头严重损毁，有大胰管损伤。

四、临床特征

单纯性胰腺钝性伤，以胰腺裂伤、血肿为主，无大胰管损伤，早期主要表现为上腹痛、腰背痛、腹胀等，其他临床表现不明显，后期可能形成假性囊肿，出现腹胀并逐渐加重，甚至有周围脏器受压的表现。胰腺断裂伤伴有大胰管损伤者，胰液可积聚于网膜囊内而表现为上腹明显压痛、反跳痛和肌紧张；胰液刺激膈肌而出现肩部疼痛；胰液经网膜孔或破裂的小网膜进入腹腔，迅速出现弥散性腹膜炎；胰周、腹腔内积液，因菌群移位继发腹腔和腹膜感染，有寒战、发热，甚至出现感染性休克的临床表现。伴有胃肠道、肝、胆、脾、大血管等损伤者，早期可出现急性弥散性腹膜炎、失血等临床表现，甚至出现休克。

五、辅助检查

(一) 血清淀粉酶测定

胰腺损伤时血清淀粉酶可以增高也可以正常，故血清淀粉酶对胰腺损伤无确诊意义。但如果腹部外伤患者血清淀粉酶明显增高，或呈进行性增高，可以作为胰腺损伤的重要依据；如果血清淀粉酶明显增高，同时有胰腺损伤的临床表现，则胰腺损伤可确诊；如果仅有血清淀粉酶增高，胰腺损伤的临床表现不明显，则不能肯定胰腺损伤的诊断，须结合其他检查明确诊断。

(二) 腹腔液淀粉酶检查

胰腺损伤腹腔穿刺液淀粉酶测定可升高，但轻度损伤、胰腺血肿者腹腔液淀粉酶测值可能不高，并且腹腔穿刺液淀粉酶测定易受胰腺周围炎症反应的干扰而影响其结果。动态观察淀粉酶的变化对确诊胰腺损伤更有价值。

(三) B 超检查

该法简单、方便、快捷、无创伤且可床旁重复进行，可动态观察病情变化。胰腺损伤的声像图为胰腺回声不均和胰腺周围积液，但超声检查易受胃肠内气体的干扰而影响诊断。内镜超声不受胃肠内气体的干扰，对胰腺损伤的诊断有较大价值。术中超声探查可以判定主胰管及周围血管的损伤情况。

(四) CT 检查

CT 是判断胰腺损伤最有价值的检查方法，具有无创性及快速性，显示胰腺实质不受肠道气体的干扰，可以动态观察病情变化。胰腺损伤的 CT 表现为胰腺实质不均匀或断裂、血肿，腹腔内或腹膜后积液，脾静脉与胰体间有液体分隔，左肾前筋膜增厚，腹膜后血肿等。但 CT 对胰管显示不清晰，对胰管损伤的诊断略显不足。

（五）磁共振胰胆管成像检查

在诊断胰腺损伤方面与 CT 相同，并且检查能清晰显示胰管，在检测主胰管损伤方面是一种无创的、敏感性、特异性均较好的方法，对判定胰管损伤及损伤程度有较大的帮助。

（六）经内镜逆行胰胆管造影检查

诊断主胰管损伤的准确率和特异性高达 100%，是诊断主胰管损伤的金标准，对于血流动力学稳定的患者可行急诊经内镜逆行胰胆管造影检查。但由于胰腺断裂、主胰管损伤患者病情较重，不允许行经内镜逆行胰胆管造影检查及治疗，故胰腺损伤救治时应用较少。

（七）腹腔镜检查

腹腔镜检查对胰腺损伤有较大的诊断价值。腹腔镜下可以明确胰腺损伤及其损伤程度和损伤类型及有无合并其他脏器伤，对制订治疗方案具有一定的指导意义。胰腺损伤较轻的患者也可以在腹腔镜下清除坏死胰腺组织并放置腹腔引流。因胰腺的解剖位置深且存在合并伤，其应用受到一定限制，病情重者一般不予考虑。

（八）剖腹探查

剖腹探查仍然是诊断胰腺损伤最可靠的方法。对怀疑有胰腺损伤的患者原则上均应行剖腹探查，在探查时首先处理危及生命的损伤。术中应仔细系统有序地探查腹腔内脏器。对腹膜后血肿、积气、皂化斑、十二指肠周围胆汁染色，应高度怀疑胰腺损伤的可能，需全面仔细探查整个胰腺，必要时需打开十二指肠外侧腹膜探查胰头。主胰管损伤术前确诊较困难，手术探查时也易漏诊。术中探查主胰管应使胰腺充分游离，从前后两面观察，若见白色液体流出，肯定为主胰管损伤，这种现象越近胰头越明显。对怀疑有主胰管损伤者可做术中 B 超检查，或经乳头（十二指肠破裂）插管注射亚甲蓝，或行胰管造影、胰尾组织亚甲蓝注射法进一步确诊。

六、诊断思路

上腹部刀枪伤、锐器伤及钝性暴力打击伤、方向盘挤压伤等患者，首先应警惕有胰腺损伤的可能。对于开放性损伤，可以直视下或剖腹探查时明确有无胰腺损伤，胰腺损伤的诊断不困难。对于闭合性腹部损伤者，如果有上腹部剧痛、腰背部疼痛、恶心、呕吐和腹膜刺激征时应考虑胰腺损伤的可能，应予以足够重视，可以行血和腹腔液淀粉酶检测，如果淀粉酶测值增高可以支持胰腺损伤的诊断。但淀粉酶测定对闭合性胰腺损伤的诊断缺乏特异性，须行影像学检查进一步明确胰腺损伤及其损伤程度。由各医院条件选择 B 超、CT、磁共振胰胆管成像等方法进行检查，尽快明确有无胰腺及胰管损伤。常首选 CT 检查明确有无胰腺损伤，但对于合并其他脏器伤，不能反复搬动的患者，可以行 B 超检查。如果 B 超等方法检查高度怀疑胰腺损，可以行腹腔镜探查术，术中明确损伤为 Ⅰ、Ⅱ 级者，可进行清创、止血、胰周引流术等治疗。怀疑主胰管损伤时须行磁共振胰胆管成像检查。合并有腹腔空腔脏器破裂、腹腔或腹膜后大出血者，须急诊手术，可以术中探查胰腺，明确有无胰腺损伤。上腹部刀枪伤、锐器伤及钝性暴力打击伤、方向盘挤压伤等。

七、临床诊断

1. 有明显的外伤史，如上腹部刀枪伤、锐器伤及钝性暴力打击伤、方向盘挤压伤等。
2. 有腹痛、腹胀等临床症状。

3. 血清淀粉酶明显增高、腹腔穿刺液淀粉酶测定升高、CT 检查显示胰腺实质不均匀或断裂、血肿，腹腔内或腹膜后积液，脾静脉与胰体间有液体分隔，左肾前筋膜增厚，腹膜后血肿等胰腺损伤改变。

八、鉴别诊断

胰腺外伤的一个特点是合并伤多，在腹部开放性胰腺外伤中，肝、胃和大血管合并伤分别占53％、50％、42％，在钝性胰腺外伤中，肝、脾、十二指肠和大血管合并伤分别占 26％、20％、13％和 9％。可见 80％～90％胰腺外伤合并有其他腹内脏器损伤，前者的症状容易被掩盖，故在诊断和探查时不要因为发现了胰腺外伤的存在而忽略了对其他脏器伤的检查。

九、救治方法

(一) 治疗原则

对于高度怀疑或确诊为胰腺损伤者，应立即手术治疗。腹部损伤行剖腹探查时，怀疑有胰腺损伤者应探查胰腺，胰腺损伤严重或断裂者，探查时较易发现。如果以胰腺损伤范围不大，可能出现漏诊。手术探查发现胰腺附近后腹膜血肿者，应将血肿切开，探查胰的腹侧和背侧，以查清胰腺损伤。探查方法有切断胃结肠韧带，或 Kocher 手法，即切开十二指肠侧腹膜，钝性解剖游离十二指肠降部，将其推向内侧，显露胰腺腹侧和背侧。胰腺损伤的手术目的：

1. 止血。
2. 清除失活的胰腺组织。
3. 对较严重胰腺损伤加行胆道减压手术。
4. 正确处理合并损伤。
5. 处理断裂胰管。
6. 充分有效地进行胰周引流。根据 AAST 分型标准，按损伤分级进行相应处理。

(二) Ⅰ、Ⅱ级损伤

主要清除坏死的胰腺组织及血肿，仔细检查止血，检查有无胰管损伤，胰包膜切开减压，胰周充分引流，一般不做缝合修补。腹腔镜探查时发现胰腺损伤为Ⅰ、Ⅱ级者，可行胰腺坏死组织及血肿清除，胰周放置引流。胰周引流单纯用乳胶管或双套管引流即可，引流管一般放置 7～10 d。

(三) Ⅲ级损伤

对胰腺远侧（肠系膜血管左侧）的断裂伤，通常行胰腺近侧端清创缝合封闭、远侧端胰腺切除术或远侧胰腺与空肠吻合术，采用远端和（或）脾脏切除，如病情许可或为儿童患者，可酌情保留脾脏，文献报道，切除 80％以内的胰腺，一般不会发生明显的胰腺内分泌功能不全。或远侧胰腺与空肠吻合术，可很好地保护胰腺的内分泌功能，避免继发性糖尿病的发生，但手术复杂，必须要求患者生命体征平稳、条件允许才能施行。

(四) Ⅳ级损伤

对胰腺近侧（肠系膜血管右侧）的断裂伤，主要关闭近侧端，远侧端与空肠行 RouxenY 吻合术，以利于保留胰腺功能。若断端近侧有足够胰腺组织可供保留（保留 30％），也可采用远侧胰腺切除术。若怀疑近端胰管有回流障碍，远、近端可分别与空肠吻合，从而防止术后发生胰漏。累及壶腹部的损伤，应按"Ⅴ"形损伤处理。

(五) Ⅴ级损伤

胰头严重损伤，可根据具体情况采用改良十二指肠憩室化手术或胰头十二指肠切除术或保留十二指肠的胰头切除术（十二指肠无损伤或损伤不重）。十二指肠憩室化手术适用于较严重的胰、十二指肠联合伤，无主胰管损伤者。胰十二指肠切除术手术创伤大，手术死亡率高，应从严掌握手术指征。胰十二指肠切除术的适应证：

1. 十二指肠和（或）胰头遭到广泛性破坏，已失去生机。
2. 十二指肠和胰头复杂性损伤。
3. 合并 Vater 壶腹损伤。
4. 无法控制的胰头部出血。

十、诊疗探索

传统观点认为对于高度怀疑或确诊为胰腺损伤者，应立即手术治疗，但胰腺损伤的非手术治疗已有成功的报道，尤其是小儿。随着 CT、磁共振胰胆管成像及经内镜逆行胰胆管造影检查方法的应用，胰腺损伤评估也逐渐较准确，从而为非手术治疗提供可靠的依据。目前，胰腺损伤非手术治疗基本上局限于无主胰管损伤（Ⅰ、Ⅱ级损伤）；在行经内镜逆行胰胆管造影检查过程中如发现主胰管不完全断裂，可放置支架引流。生长抑素能有效抑制胰腺分泌，可降低胰漏、胰腺假性囊肿的发生率。保守治疗过程中应该定时行 B 超、CT 等检查，如有胰腺肿胀及胰周积液，可予手术引流，疑有主胰管损伤，宜及时探查。

十一、病因治疗

胰腺损伤在和平年代主要是闭合性损伤，多见于钝性暴力伤，如自然灾害的钝性打击、汽车方向盘的挤压等，尤其方向盘所致损伤最为多见，因此提高驾驶员的驾驶技术和安全意识是预防胰腺损伤的最为重要的部分。

十二、最新进展

对于胰腺损伤严重并伴有腹腔其他脏器损伤的患者，可以采用"损伤控制性手术"，即首先控制出血，彻底清创止血，阻止肠内容物外溢，保存胰腺功能，充分引流，然后在重症监护病房尽快复苏和纠正血流动力学紊乱，补充凝血因子纠正酸中毒，改善一般状态，维持内环境的相对稳定，48～96 h 后再次手术处理严重的胰十二指肠等损伤。

何忠杰　戴北鸿　慈红波　张在其

第四节　胃　损　伤

一、基本概念

胃大部分位于腹腔的左上方，有两个开口，贲门和幽门，分别与食管和十二指肠相连，贲门是胃唯一的相对固定点，位于中线的左侧，相当于第 10 或 11 胸椎水平；幽门位置相当于第 1 腰椎下缘的右侧。由于有肋弓保护且活动较大，柔韧性较好，壁厚，钝挫伤时胃很少受累，只在胃膨胀时偶可发生。单纯性胃损伤的发生率在腹部钝性伤中仅占腹内脏器伤的 1%～5%；但在穿透性腹部伤中，胃损伤率就较高，占 10%～13%，居内脏伤第四位。由于解剖位置的关系，上腹或下胸部的穿透伤则常导致胃损伤，且多伴有肝、脾、横膈及胰等损伤。合并肝损伤占 34%、脾损伤占 30%、小肠损伤占 31%、结肠损伤占 32%、胰腺损伤占 11%。胃镜检查及吞入锐利异物也可引起穿孔，但很少见。单纯性胃损伤的死亡率为 7.3%，有合并伤的死亡率高达 40%以上。

二、常见病因

(一) 非穿透性损伤

胃非穿透性损伤不如穿透伤多见。主要为钝性暴力所致。

(二) 穿透性损伤

常见于锐器及枪弹伤，常合并其他脏器伤，死亡率较高。

(三) 医源性为损伤

手术而致胃损伤主要见于脾切除，其次见于胆道再次手术和胃镜检查。

(四) 呕吐引起胃损伤

食管贲门黏膜撕裂综合征是呕吐引起胃损伤中的一个典型例子。

三、发病机制

钝性暴力所致胃破裂的生物力学的动物实验研究显示胃的浆肌层首先发生损伤，钝性暴力可导致胃部分血管损伤，产生胃局部坏死及胃的迟发性穿孔。当上腹部受到钝性暴力作用时，若胃内充满食物或气液体，易引起不同程度的损伤，可表现为胃壁挫伤、血肿、胃黏膜撕裂、胃破裂或断裂，主要与暴力方向、受伤部位、接触面积、致伤物与机体接触的时间和次数等有关。

在脾切除手术中，处理脾胃韧带时，由于脾上极与胃大弯上部、胃底之间非常接近，在分离结扎胃短动脉时很易损伤胃壁。胃镜检查或插入胃管时动作粗暴可造成胃穿孔，此情况多见于胃本身处于病理状态，如胃癌、胃溃疡、胃扩张等。

四、临床特征

胃损伤的临床表现取决于损伤的范围、程度，以及有无其他的脏器损伤，若未波及胃壁全层（如浆膜或浆肌层裂伤、黏膜裂伤），可无明显症状。若胃全层破裂，因胃内容物有很强的化学性刺激，可以立即出现剧烈腹痛及腹膜刺激征，肝浊音界消失，肠鸣音减弱或消失，膈下有游离气体，胃管引流物或呕吐物为血性物。

(一) 症状

1. 腹痛。若为单纯的胃损伤，可仅为轻微腹痛及不适；若为穿孔则腹痛先位于上腹部后扩散至全腹。

2. 恶心、呕吐。呕吐物为胃内容物，呕吐物常含有血液，在幽门部有较大血肿时，可出现幽门梗阻症状。

3. 腹胀。伤后短期内出现进行性腹胀加重，表明腹腔内有出血或积气。

(二) 体征

在胃壁穿孔或断裂时，腹式呼吸可减弱或消失，腹部隆起。腹部有压痛、反跳痛、腹肌紧张，肝浊音界缩小或消失，腹部移动性浊音可呈阳性，肠鸣音减弱或消失。

五、辅助检查

(一) 胃肠减压

若胃肠减压管抽出物为血性，应考虑胃穿破伤。若患者情况尚好，可经鼻胃管注入气体或水溶性碘剂造影协助诊断。

(二) 腹腔穿刺与腹腔灌洗

若胃损伤流入腹腔血液较多时，腹腔穿刺可抽出血液，腹腔灌洗可发现出血，并可有食物残渣。

(三) X线检查

70%～90%的胃穿破伤有膈下游离气体，但小的穿孔可被网膜填塞而无气体出现。

(四) 剖腹探查

适应证为：

1. 持续腹痛并有扩散趋势，有腹膜炎体征，腹式呼吸、肠鸣音减弱或消失。
2. X线检查膈下有游离气体。
3. 腹腔穿刺及腹腔灌洗结果阳性。
4. 腹痛阵发性加重，伴有反复呕吐，呕吐物中有鲜血或咖啡样液体，肝浊音界消失。

六、诊断思路

胃损伤的诊断多无困难。但单纯后壁破裂时症状体征不典型，诊断有时不易。术中探查必须彻底。据统计，约有1/3病例胃前后壁都有穿孔。术中应特别注意切开胃结肠韧带探查后壁及注意检查大小网膜附着处以防遗漏小的破损。破口小者修补即可。破口大修补困难时，可行胃部分切除术。

七、临床诊断

(一) 明确的创伤史

上腹部或下胸部创伤，腹部或腰背部其他部位的穿透伤，均应考虑有无胃损伤的可能，单纯胃后壁破裂时症状及体征不典型，诊断时应警惕漏诊。

(二) 典型的临床表现

腹痛，腹膜刺激征，呕吐血性物，肝浊音界消失等。

(三) 腹腔穿刺

腹腔穿刺抽出胃内容物可以确诊。

(四) X线检查

可见膈下游离气体。

八、鉴别诊断

胃损伤多伴有肝、脾、横膈及胰等实质脏器损伤，在实质脏器损伤的诊疗过程中，要考虑到同时合并胃损伤的可能，在诊断胃损伤的同时要考虑同时合并实质脏器损伤及其他空腔脏器损伤的可能，如十二指肠、小肠及结肠损伤。

九、救治方法

胃损伤按其损伤部位、程度和性质分别加以处理。如果确诊损伤仅涉及胃黏膜层，并且出血量小，无其他脏器合并伤，可经非手术治疗，给予止血、补液等，常可治愈。但如果出血量大，发生失血性休克，则宜手术治疗。单纯胃黏膜撕裂伤大出血，可手术切开胃壁在直视下寻找撕裂部位的出血点，缝扎胃黏膜血管，然后缝合撕裂的胃黏膜。手术探查必须彻底，包括切开胃结肠韧带探查后壁。部分病例、特别是穿透伤，胃前后壁都有穿孔。容易被遗漏的损伤部位有胃后壁、胃底、贲门部及大小网膜附着处，必要时可以自胃管注入亚甲蓝溶液有助于术中损伤定位。边缘整齐的裂口，止血后可直接缝合；边缘有挫伤或失活组织者，需修整后缝合。广泛损伤者，宜行部分切除术。胃壁血肿可能伴有"透壁性穿孔"，应切开血肿边缘浆膜层，清除血肿、止血，并根据胃壁损伤的深浅，采用胃壁全层或浆肌层缝合修补。对其他合并伤应根据其损伤情况给予相应的处理。关腹前应彻底吸净腹腔内的胃内容物，并用大量盐水冲洗。单纯性胃损伤不需置引流。术后预防感染，维持营养和水、电解质平衡。

十、诊疗探索

单纯性胃损伤可考虑行胃镜检查或在内镜下行经自然腔道内镜手术，又称"无瘢痕手术"和"阿努比斯手术"，它是通过一条长的可弯曲的内镜，经患者的口、肛门等自然腔道进入体内，通过胃、食道及结、直肠等脏器进入腹腔或胸腔进行手术，手术后患者腹壁没有手术刀口和瘢痕。对胃单纯性穿孔或损伤范围不大者，内镜下操作困难不大。

十一、病因治疗

随着我国工农业的飞速发展，交通运输日趋繁忙，高层建筑的大量兴建，使外伤性胃损伤有增加趋势，因此在日常生活、生产中提高安全意识是预防外伤性胃损伤的关键；外科医师和内镜医师精细、轻柔的操作，可减少医源性胃损伤。

十二、最新进展

腹腔镜胃破裂修补或造瘘术是目前国际上手术治疗胃损伤的最新方法：常规建立气腹，于腹部置3～4个套管，插入腹腔镜探查腹腔，首先要检查有无其他脏器损伤，再行腹腔镜下胃修补术或胃造瘘术，损伤范围较广，病变较重者可考虑行胃部分切除术，清洗腹腔后需常规放置引流。对同时合并其他脏器损伤而需手术治疗者，如该脏器手术不能在腹腔镜下完成，则要及时转开腹手术。对血流动力学不稳定者，一般不主张行腹腔镜下手术。目前消化内镜医师也使用金属钛夹或金属支架进行内镜下修补，但放置支架和使用金属钛夹的局限性导致穿孔部位的再次穿孔和出血的发生概率也相对较高。

何忠杰　戴北鸿　慈红波　张在其

第五节　十二指肠损伤

一、基本概念

十二指肠位于幽门空肠之间，呈"C"形，环抱胰头，全长约 25 cm，是小肠最粗、最短和最固定的部分。十二指肠分四部：

1. 球部，较短，大部分有腹膜覆盖，可活动。球部后邻胆总和胰腺头部。

2. 降部，至球部锐角下行，主要位于腹膜后。内侧与胰头部紧密相连，胆总管和胰管开口于其后内侧中部的十二指肠乳头，此点距幽门 8～10 cm，距门齿约 75 cm。

3. 横部，自降部转向左侧横行，位于腹膜后，上方邻胰头，肠系膜上动、静脉在其远侧前方纵形越过，长约 10 cm。

4. 升部，先上行，然后急转成锐角行向下、向前并与空肠相连接，构成十二指肠空肠曲，来自右膈肌脚处有纤维肌索带样组织与十二指肠空肠曲相连，成为 Treitz 韧带。

十二指肠的大部分位于腹膜后，损伤的发病率很低，约占整个腹部创伤的 1.16%；该损伤较多见于十二指肠二、三部（50% 以上）。十二指肠损伤的诊断和处理比较困难，死亡率和并发症发生率都相当高。伤后早期死亡的原因主要是严重合并伤，尤其是腹部大血管伤；后期死亡的原因则多为诊断不及时和处理不当引起十二指肠瘘致感染、出血和器官衰竭。据统计，十二指肠战伤的死亡率在 40% 左右，平时伤的死亡率约 12%~30%，若同时伴有胰腺、大血管等相邻器官损伤，死亡率则更高。

根据美国创伤学会损伤评估与预后委员会对脏器损伤的分级将十二指肠损伤分为 5 级。Ⅰ级：血肿限于一段，无穿孔的肠壁部分撕裂；Ⅱ级：血肿大于一段，撕裂全层<1/2 周径；Ⅲ级：全层撕裂 1/2~3/4 周径（第 2 段），或>1/2 周径（第 1、3、4 段）；Ⅳ级：第 2 段撕裂>3/4 周径，累及壶腹或胆总管下段；Ⅴ级：十二指肠胰头毁损，十二指肠完全失血供。

二、常见病因

（一）闭合性损伤

可发生在交通事故、坠落、暴力的打击等存在复杂动力学机制造成的损伤。

（二）穿透伤

多由于锐性物体直接刺入腹部引起，如刀器、弹片、弹头等，常可造成腹腔内多脏器的联合损伤。

（三）医源性损伤

手术所致的医源性损伤多见于胆道手术，尤其为再次胆道手术。

三、发病机制

对于开放性损伤患者，刀枪、子弹、锐器等所致的右上腹、右腰背部等穿透伤，可以直接损伤十二指肠。对于闭合性损伤患者，当腹壁或右侧腰背部受到突然而强烈的暴力冲击时，腹内压骤增，胰头及十二指肠 2、3 段被推向脊柱左侧，由于脊柱阻挡形成一种剪切力，同时由于幽门及十二指肠空肠曲的收缩导致十二指肠闭袢性肠段腔内压力骤增，诱发十二指肠破裂和（或）胰腺损伤。因十二指肠第 2、3 段固定、位于腹膜外，最易受损，约占十二指肠损伤的 90% 以上，且易漏诊。

四、临床特征

十二指肠损伤最常见的部位是 2、3 段，因此段位于腹膜外，早期常无明显体征。若十二指肠发生在腹腔内部分或前壁破裂，胰液和胆汁等内容物流入腹腔而早期表现为急性弥散性腹膜炎。B 超提示腹腔积液，立位腹平片发现膈下游离气体，腹腔穿刺抽出含胆汁液，口服造影剂 X 线检查见造影剂溢出十二指肠腔。若发生十二指肠腹膜后破裂，且后腹膜完整时，损伤后早期常仅表现为右上腹及腰部疼痛，而无腹膜刺激征。以后可因向腹膜后渗出的气体、胰液和胆汁在腹膜后疏松结缔组织内扩散而引起严重的腹膜后感染，扩散到肾周围、右下腹及盆腔，此时可逐渐出现持续而进行性的右上腹和腰背部疼痛（可向右肩和右睾丸放射），但无腹膜刺激征，伴有恶心、呕吐、腹痛、腹胀，呕吐物为血性液是其特点。如内容物沿腰大肌流入右髂窝，表现为上腹疼痛转移至右下腹疼痛，可误诊为阑尾炎。查体可有上腹部局限性压痛、叩击痛。直肠指诊有时在骶前扪及捻发感，提示积气已达盆后组织。

五、辅助检查

（一）腹部 X 线片

见右肾和腰大肌轮廓模糊，有时可见腹膜后气泡，口服造影剂可见其外溢。

(二) B 超检查

可以观察十二指肠周围血肿、积气、积液，同时可观察有无胰腺、肝脏、胆囊、脾等脏器的合并伤。

(三) CT 检查

十二指肠腔外与右肾前旁间隙游离气体和（或）积液，右肾周围阴影模糊，十二指肠扩张和造影剂前进中断，不再进入远端十二指肠。

(四) 经内镜逆行胰胆管造影检查

可以显示有无胰腺合并伤，尤其可以判断主胰管有无损伤。

六、诊断思路

1. 十二指肠损伤早期诊断比较困难，特别是腹膜后损伤早期诊断更为困难。方向盘对上腹部的突然剧烈撞击最易造成十二指肠损伤，故又称之为"方向盘损伤"。十二指肠损伤较突出的症状是腹胀，故对上腹部或右侧腰背部的创伤并有腹胀表现者，应积极考虑到可能有十二指肠的损伤。

2. 闭合伤所致的腹膜后十二指肠破裂较困难，凡有以下情况时，应考虑有十二指肠损伤的可能。

(1) 右上腹或腰部持续性疼痛且进行性加重，可向右肩及右睾丸放射。

(2) 背部右肾区有异常疼痛，肿胀或有皮下气肿，右上腹及右腰部有明显的固定压痛。

(3) 腹部体征相对较轻微而全身情况不断恶化。

(4) 呕吐物为血性，腹胀逐渐加重。

(5) 血清淀粉酶升高。

(6) 平片可见腰大肌轮廓模糊，有时可见腹膜后、肾周呈花斑状改变（积气）并逐渐扩展，或右肾区及右侧腰大肌阴影消失。

(7) 胃管内注入水溶性碘剂可见外溢。

(8) CT 检查显示右肾前间隙气泡更加清晰。

(9) 肛门部坠胀不适，直肠指检有时可在骶前扪及捻发感，提示气体已达到盆腔腹膜后间隙。少部分患者可在数小时或数天后发生迟发性十二指肠穿孔或破裂，其原因可能是损伤后邻近组织或食物残渣堵塞小的破裂口，后继发感染坏死而穿孔，或损伤后肠壁血肿继发破裂穿孔。因此，对于有导致十二指肠损伤的外伤，须密切观察病情变化，即使是数天后出现上述情况，也要考虑十二指肠迟发性破裂的可能。

七、临床诊断

1. 上腹、下胸或腰背部外伤史。

2. 腹痛或腰背剧痛。

3. 腹膜刺激征。

4. 内出血或失血性休克。

5. 腹腔穿刺或灌洗可得阳性结果。

6. X 线胸腹部平片，可见腹腔内游离气体或腹膜后气影。

八、鉴别诊断

十二指肠损伤常合并胰、肝、肾等周围脏器伤等实质脏器损伤，在实质脏器损伤的诊疗过程中，要考虑到同时合并十二指肠损伤的可能，在诊断十二指肠损伤的同时要考虑同时合并实质脏器损伤及其他空腔脏器损伤的可能，如胃、小肠及结、直肠损伤。

九、救治方法

1. 十二指肠损伤救治的两大关键是全身抗休克和及时正确的手术处理。手术的两大关键因素是有效的十二指肠减压及充分有效的肠腔外引流。手术探查时如发现十二指肠附近腹膜后有血肿，组织被胆汁染黄或在横结肠系膜根部有捻发感，应高度怀疑十二指肠腹膜后破裂的可能。此时应切开后腹膜，以便探查十二指肠降部与横部。切开后腹膜的方法：Kocher 手法切开十二指肠外侧后腹膜探查十二指肠第 2、3 段、胰头及胆总管的十二指肠后段、胰腺段等；Cottel 法切开升结肠外腹膜，向左翻转右半结肠及部分小肠，可探查十二指肠第 3、4 段；采用剪开 Treitz 韧带或横结肠系膜根部，探查十二指肠第 3、4 段。

2. 十二指肠损伤的处理方法很多，取决于十二指肠损伤的部位、类型及周围脏器的损伤及腹腔污染情况，归纳起来主要有下列几种：

(1) 对于 I 级十二指肠损伤患者。多不需要手术，建立有效的十二指肠引流即可。

(2) 单纯缝合修补术。70%～80%以上的十二指肠损伤可用此法治疗，此法适用于部分 II 级损伤者，全身情况好，10 h 内的损伤，裂口不大（1 cm 至 1/3 直径），边缘整齐，血运良好且无张力。

(3) 带蒂肠片修补术。适应于 II 级损伤中较重者，十二指肠裂口较大，不能直接缝合者，可游离一小段带蒂肠管，将其剖开修剪后镶嵌缝合于缺损处，也可用带蒂胃壁补片修补。补片面积大于缺损面积，边缘超过破口边缘 0.5 cm，采用细丝线间断缝合固定。

(4) 损伤肠段切除吻合术。十二指肠第 3、4 段严重损伤不宜缝合修补时，可切除该段肠断行端端吻合。若张力过大无法吻合，则将远端关闭，利用近端与空肠行端侧吻合；或缝闭两个断端，做十二指肠空肠侧侧吻合。

(5) 十二指肠憩室化（Beren 法）。适用于十二指肠第 1、2 段严重损伤或同时伴胰腺损伤者。手术包括胃窦切除、迷走神经切断、胃空肠吻合、十二指肠残端和胆总管造口。该法创伤大，已很少应用。

(6) 损伤修补加幽门旷置术（称 Cogbill 改良十二指肠憩室化）。采用修补、补片或切除吻合方法修补损伤后，为保证愈合，防止破裂，通过胃窦部切口以可吸收缝线将幽门做荷包式缝闭，3 周后幽门可再通。此法能达到与十二指肠憩室化相同的效果却比后者简单、创伤小，因此已逐步取代了憩室化手术。

(7) 胰头十二指肠切除术。只宜用于 IV 级十二指肠损伤，十二指肠第二段严重碎裂殃及胰头，无法修复者。此术式操作复杂，急诊术后病死率达 30%～60%，采用时要慎重。对主胰管断裂，十二指肠破裂可修补者，可行胰头断端缝扎加胰体尾空肠 Roux-en-Y 吻合术。

(8) 浆膜切开血肿清除术。十二指肠损伤的一个特殊类型是十二指肠壁内血肿，除上腹不适、隐痛外，主要表现为高位肠梗阻，若非手术治疗 2 周梗阻仍不解除，可手术切开血肿清除血凝块，修补肠壁或行胃空肠吻合术。

治疗十二指肠破裂的任何手术方式，都应附加减压手术，如置胃管、胃造口，将胃管置于在十二指肠损伤修补或吻合口近侧减压；空肠双造口，近侧造口将导管置于远侧十二指肠减压，远侧造口放置营养管；胆总管造瘘，以保证十二指肠创伤愈合，减少术后并发症。

通畅有效的腹腔引流是手术成功的关键因素之一。引流管一般放在十二指肠破口修补处附近或胰肠吻合口附近。引流管一般保留 7～10 d。放置引流管的目的是将漏出的胰液、胆汁及肠液或渗液引流到体外，防止感染、脓肿形成，促使修补处的愈合。当引流通畅，引流量较少时，可逐步分次向外拔出，2～3 d 向外拔出 1～2 cm，直到患者一般情况和进食好，引流液基本没有时全部拔出。

术后应用有效抗生素，加强支持疗法，维持水电解质平衡，应用 H_2-受体拮抗剂及生长抑素减少消化液分泌，是减轻修补处压力、减少肠瘘、胰瘘发生的重要措施。

十、诊疗探索

1. 十二指肠损伤以手术治疗为主，并需用各种药物辅助治疗，其中主要有液体疗法和抗生素治疗。

2. 术前必须补液，必要时输血，以防治休克及水电解质、酸碱紊乱，提高患者的抵抗力和手术耐受性。

3. 术后禁食、胃肠减压期间，也需经静脉输入液体、电解质、葡萄糖和维生素等，一般需 4～5 d，以维持热量和水电解质平衡。

4. 病情重，术后不能进食或发生并发症的患者，需要积极给予营养支持。

5. 如胰腺同时受伤，术后发生胰瘘并发症，就必须应用抑制胰腺分泌的药物。

6. 术前、术中和术后均需应用抗生素，特别是腹膜炎严重或合并有其他内脏损伤者，更需联合用药。

7. 术后继续抗生素治疗，定期检查血尿常规，直到体温、血象恢复正常后 2～3 d 为止。若术后 3～4 d，体温不是逐渐下降而是逐渐上升，应查明原因并做相应的处理，不能盲目应用抗生素。

8. 根据剖腹探查情况及腹腔污染程度，术后渗液、引流液细菌培养及药敏结果，选择有效的抗生素。

十一、病因治疗

外伤性十二指肠损伤多发生在交通事故、坠落等生产和生活中，遵守交通法规，严格安全操作规程，可预防多种意外事故造成的十二指肠损伤。外科医师在手术操作中，尤其在再次胆道手术中，分离粘连要细心、轻柔，注意避免损伤十二指肠；在放置引流时，引流管不要压迫十二指肠，可减少医源性十二指肠损伤。

十二、最新进展

对于较重的Ⅲ、Ⅳ级十二指肠损伤者，有人试用 Cobill 改良憩室化再简化手术，其操作步骤如下：

1. 十二指肠破裂处清创、缝合（缝合后加大网膜覆盖）。

2. 距幽门 3～5 cm 的胃壁用可吸收线做全层间断贯穿交锁缝合，暂时阻断胃十二指肠的通道。

3. 距屈氏韧带 15～20 cm 处分别行空肠造瘘置管，近端导管逆行插入到十二指肠破口附近，作为减压。远端导管插入空肠做营养管，插入固定后，两个导管入口处各行双荷包缝合固定。

4. 然后将它们再于壁腹膜缝合固定，最后从切口侧方另切口引出。

5. 置鼻胃管或胃造瘘做胃内减压。

6. 十二指肠修补处附近放双套管引流一条。其优点是操作简单，既达到了将严重创伤的十二指肠处于微压和相对静止状态，以利于创口愈合，又避免了胃肠改道的并发症。一旦肠道功能恢复，即可经空肠造瘘管早期肠内营养，有利于维持正常的水电解质平衡，保证机体营养需求。可吸收线在术后 3～4 周被吸收，仍可恢复正常的生理通道。

何忠杰　戴北鸿　慈红波　张在其

第六节　小肠损伤

一、基本概念

空肠、回肠上起自十二指肠悬韧带（Treitz 韧带），下与盲肠相连，终于回盲瓣。小肠全长 3～5 m，小肠对食物具有消化与吸收功能。小肠切除可引起水电解质的紊乱，如小肠切除 1/3，尚能维持消化和吸收功能，切除 1/2 时为安全限度，切除 4/5 则可危及生命。残留小肠＜100 cm 时将出现短肠综合征。空肠主要位于左上腹部，小部分位于右上腹部，约占全长的 2/5，回肠主要位于右下腹部，小部分也可以位于盆腔，约占全长的 3/5。由于小肠占据腹部的大部分空间，故小肠损伤的机会比较多。

二、常见病因

（一）闭合性肠损伤

依据暴力作用原理不同，可分为直接暴力致伤、侧方暴力致伤、间接暴力致伤、自身肌肉强烈收缩致伤。

（二）开放性肠损伤

主要为锐器所致，如弹伤、弹片或弹珠伤、锐器伤。

（三）医源性肠损伤

常见的原因如手术分离粘连时有意无意地损伤肠管、腹腔穿刺、腹腔镜手术放置戳孔时刺伤胀气的肠管。

三、发病机制

战争年代小肠外伤以刀枪、子弹、锐器等损伤为主，常为腹部贯通性损伤，刀枪、子弹、锐器等直接损伤肠管。和平年代主要为闭合性腹部损伤。小肠破裂后肠液进入腹腔，引起明显的急性弥散性腹膜炎的临床表现。由于空腹状态下小肠无明显积气，故闭合性损伤所致小肠破裂后只有少数患者有气腹表现。小肠受暴力打击后如果仅损伤肠壁引起肠壁血肿，主要以腹痛为主，可以没有明显腹膜刺激征的临床表现；如果破裂口小，或者穿破后被食物渣、纤维蛋白素甚至突出的黏膜所堵塞，也可能无弥散性腹膜炎的表现。小肠破裂后期因肠液进入腹腔，出现腹腔感染，临床上表现为严重腹部感染。

四、临床特征

腹痛、腹胀及腹部压痛、反跳痛、腹肌紧张等腹膜刺激征为主要临床表现，腹痛和腹部压痛最显著位置常为肠管破裂部位。肠破裂后期由于腹腔感染，可出现发热、腹部包块等表现。腹部 B 超检查可发现腹腔游离液体及游离气体征。部分患者腹部 X 线站立位片可见膈下游离气体。

五、辅助检查

（一）血常规检查

白细胞计数增加、红细胞比容上升。

（二）X 线检查

立位或侧卧位进行腹部 X 线透视或摄片，出现膈下游离气体或侧腹部游离气体时诊断小肠闭合性损伤合并穿孔的最有力的依据，但阳性率仅为 30%。

（三）腹腔穿刺与腹腔灌洗

对疑为小肠破裂者可先行诊断性腹腔穿刺或腹腔灌洗，对小肠破裂的确诊率达 70%～90%。

（四）其他检查

包括超声、CT、选择性动脉造影、放射性核素扫描、腹腔镜等检查。

六、诊断思路

开放性腹部损伤患者根据受伤史、受伤部位、临床表现，小肠损伤的早期诊断较为容易。但对于闭合性损伤患者，由于正常小肠内游离气体较少，小肠液对腹腔的刺激性较小，加之部分患者的肠裂口小，而易于因肠壁的收缩、肠黏膜的外翻、肠内容物的堵塞，渗出液少，炎性纤维膜或大网膜覆盖等因素使小肠破口迅速封闭，使早期症状不典型，故小肠损伤的早期诊断较为困难。详细询问病史和受伤经过，外伤的性质和受力的方向和大小；全面细致的查体，检查有无腹膜炎体征、移动性浊音、肝浊音界的消失或缩小、肠鸣音减弱或消失；腹部穿刺抽出肠液、B超提示腹腔积液或积气、腹部X线站立位片显示膈下游离气体等均提示可能小肠破裂。

七、临床诊断

1. 有明确的外伤史。
2. 腹痛或腰背剧痛及腹膜刺激征。
3. 腹腔穿刺或灌洗可得阳性结果。
4. 立位或侧卧位腹部X线透视或摄片，有膈下游离气体或侧腹部游离气体。

八、鉴别诊断

小肠损伤常合并实质脏器损伤，因此在实质脏器损伤的诊疗过程中，要考虑到同时合并小肠损伤的可能，在诊断小肠损伤的同时要考虑同时合并实质脏器损伤及其他空腔脏器损伤的可能，如胃、十二指肠及结肠、直肠损伤。

九、救治方法

1. 由于小肠破裂患者常合并其他腹腔脏器伤，故在治疗小肠破裂的同时应积极给予腹部损伤的有效治疗，术前进行有效的液体复苏、持续胃肠减压、尽早使用针对肠道细菌的广谱抗生素等。在观察病情时如有下列情况应尽早剖腹探查：

(1) 腹膜炎体征进行性加重。

(2) 腹痛不缓解，全身情况差，怀疑可能有腹腔内脏多发伤。

(3) 腹腔穿刺有血液和（或）肠液。

(4) 腹部B超动态观察游离液体明显增多。

(5) 腹部X线检查发现膈下游离气体。

2. 小肠破裂一旦确诊或高度怀疑应尽快手术，手术时间与预后有直接关系。手术时要对整个小肠和系膜进行系统的探查，近肠管系膜血肿即使不大也应切开检查以免遗漏小的穿孔。术式选择根据肠管损伤的部位、程度及有无系膜血管损伤而定。对单纯性空肠、回肠破裂，伤后时间短（<6 h），无广泛损伤，局部污染轻，先局部清创修整后行单纯修补术。一般采用间断横向缝合以防修补后肠腔发生狭窄。有以下情况时，则应采用部分小肠切除吻合术：

(1) 裂口较大或裂口边缘部肠壁组织挫伤严重者。

(2) 小段肠管有多处破裂者。

(3) 肠管大部分或完全断裂者。

(4) 肠管严重挫伤、血运障碍者。

(5) 肠壁内或系膜缘有大血肿者。

(6) 肠系膜损伤影响肠壁血液循环者。对于小肠破裂就诊时间过长，腹腔感染严重，破裂修补或小肠部分切除后易发生吻合口漏者，可行小肠造瘘术，待3个月后行二期小肠吻合术。小肠破裂后肠内容物溢入腹腔，严重污染腹腔，因此术中应反复用0.9%氯化钠加甲硝唑注射液彻底冲洗腹腔，术后放置引流管并保持通畅，从而减少术后腹腔感染等并发症的发生。

十、诊疗探索

Gullen等在狗的肠手术实验中得出生长抑素能激发肠道肌电活动、促进肠游蠕动，并认为其与某些抑制性神经递质释放有关。Ellis的研究发现生长抑素能促进小肠运动，有效缓解肠手术后引起的恶心、呕吐、腹胀症状。多家研究机构研究表明：生长抑素在抑制胃肠道液体分泌的同时，有效地促进肠道蠕动，减少肠腔内液体潴留，减轻肠管扩张，并使得肠壁血液循环恢复加快、局部炎症水肿消退加速，极大可能的促进肠管再通，在小肠损伤治疗中及时使用生长抑素或奥曲肽等有利损伤恢复。

十一、病因治疗

外伤性小肠损伤多发生在交通事故、暴力、锐器刺伤，生活中遵守交通法规，提高安全意识，可减少外伤性小肠损伤的发生。外科医师在手术操作中，尤其在手术分离粘连时要小心、轻柔，避免损伤肠管；在腹腔穿刺及腹腔镜手术放置戳孔时尽量避免刺伤胀气的肠管。

十二、最新进展

小肠损伤较结肠损伤、直肠损伤对腹腔污染较小，腹腔镜下小肠穿孔/破裂修补术及腹腔镜下小肠部分切除术在基层医院多能开展，该手术创伤小，减少了手术的二次打击程度，术后恢复快。但对血流动力学不稳定者，一般不主张行该手术。

何忠杰　戴北鸿　慈红波　张在其

第七节　结肠损伤

一、基本概念

结肠分为盲肠、升结肠、横结肠、降结肠及乙状结肠。盲肠位于右髂窝，为升结肠的起始部，与回肠末端相接，之间有回盲瓣，可防止肠内容物反流。升结肠前面及两侧有腹膜覆盖，位置较固定，后面以蜂窝组织与腹后壁的右肾和输尿管相隔。结肠肝曲内侧稍上方有十二指肠降部，右半结肠切除时应注意切勿损伤十二指肠。横结肠起自结肠肝曲，止于结肠脾曲，全被腹膜包裹。结肠脾曲位置较高，上方与胰尾和脾相邻，故结肠切除时注意避免胰腺和脾脏的损伤。降结肠与升结肠相似，只有前面和两侧被腹膜覆盖。由于升结肠和降结肠的后壁均在腹膜外，故腹膜后血肿时须游离结肠探查其腹膜外部分，以免遗漏后壁的损伤。乙状结肠起自左髂嵴，至第3骶椎上缘延续为直肠。右半结肠主要吸收食糜中的水分，左半结肠主要储存和排出粪便，切除结肠后吸收水分的功能逐渐由回肠代替，故必要时切除结肠的任何部分甚至全部结肠，也不致造成永久性代谢障碍。

结肠损伤发病率仅次于小肠，但因结肠内容物液体成分少呈半流体而细菌含量多，故腹膜炎出现得较晚，但较严重。一部分结肠位于腹膜后，受伤后容易漏诊，常常导致严重的腹膜后感染。由于结肠壁薄、血液供应差、含菌量大，故结肠破裂的治疗不同于小肠破裂。

根据美国创伤学会损伤评估与预后委员会对脏器损伤的分级将结肠损伤分为5级。Ⅰ级：不影响血供的挫伤或血肿，或肠壁部分撕裂，无穿孔；Ⅱ级：全层撕裂，<1/2周径；Ⅲ级：全层撕裂，>1/2周径，但未横断；Ⅳ级：横断伤；Ⅴ级：横断伤并伴组织缺损，或系膜血管损伤致肠管缺血。

二、常见病因

(一) 开放性损伤

多为锐器所致，在战时以刀、剑刺伤，枪弹及炮弹片击伤为主；在平时多为腹部被刀、钉、木刺等刺伤。

(二) 闭合性损伤

多为钝性暴力所致，常见有各种交通事故伤及摔伤、打击伤、坠落伤、腹部挤压伤等。

(三) 医源性损伤

主要有肠镜检查损伤、钡剂灌肠损伤、手术损伤、化学损伤等。

三、发病机制

结肠损伤多为腹部开放性损伤，刀刺伤为主要致伤因素。刀刺伤常伴有肠系膜血管及其他部位伤如肝、胃、膈肌等；腹部钝性伤，如车祸、坠落、钝器伤等；火器伤如手枪伤多为贯通伤，常造成其他脏器损伤及两处以上的肠管破裂，腹腔污染较重；霰弹伤多伴有腹腔内异物，肠壁损伤的程度与射击距离有关。由于交通事故和生产事故的增加，近年来闭合性结肠损伤发病率迅速升高。在闭合性伤中由外力直接撞击、碾挫引起的结肠破裂以位置较为表浅的横结肠和乙状结肠居多。结肠损伤具有一定的隐匿性。穿透性创伤有时伤口不在腹壁而在胸部、腰背部、臀部或其他部位，也可以深达腹腔而造成结肠损伤。闭合性结肠损伤主要表现为挫伤和破裂伤，受伤的组织可以是结肠本身，也可能是由于结肠系膜损伤累及血管而造成结肠的血运障碍，伤部可能是单发，也可能是多发，结肠壁的破裂可以是完全或不完全的。不完全的破裂通常是浆膜层或浆肌层的破裂伤或挫伤，而黏膜层及黏膜下层仍然保留其完整性，不会立即出现腹膜炎的表现。完全破裂的结肠损伤，由于肠内容物呈半流体甚至固体形态，流动性小，化学刺激也小早期腹膜炎不明显，症状发展缓慢。升结肠或降结肠外侧壁损伤时，少量肠内容物漏出被局限于结肠旁沟或部分流入盆腔吸收缓慢且未波及腹腔其他部位，以至腹部症状及体征不典型。而腹膜外及系膜缘的结肠损伤表现更为隐匿，有时仅表现为很轻的麻痹性肠梗阻症状，病情加重后，则表现为爆发性腹膜后间隙感染。由于结肠壁薄、血液供应差、含菌量大，腹腔感染严重，肠壁水肿、炎症反应重，结肠损伤后伤口愈合差。

四、临床特征

结肠破裂的主要临床表现为腹痛、腹胀进行性加重，早期可无典型的腹膜炎体征，体温升高。随病程进展，中毒症状加重明显，血压下降，腹膜炎体征明显加重，部位以中、下腹部为甚，肠鸣音减弱或消失。因左半结肠内容物多为干结粪块，流动性差，结肠破裂后，粪便多局限于破口周围，同时弱碱性结肠内容物因其缺乏消化酶而化学刺激性较小，故初期多数缺乏典型的腹膜刺激征。数小时后，细菌繁殖导致的化脓性腹膜炎，使患者表现为严重的中毒症状，甚至休克。

五、辅助检查

(一) 实验室检查

可见白细胞显著升高，中性粒细胞比值偏高。

(二) X线检查

有膈下游离气体或不全肠梗阻表现。

（三）诊断性腹腔穿刺

简便易行，如有脏器损伤，阳性率一般在90％以上。

（四）诊断性腹腔灌洗

对闭合性腹外伤有较高的诊断价值，其诊断率高达95％。

（五）腹腔镜检查

能直接发现腹内脏器损伤情况，可发现结肠损伤的部位、程度及与周围脏器的关系。

六、诊断思路

对于开放性腹部损伤患者，根据伤口的位置、溢出物的性状、气味等特点较易诊断结肠损伤。在剖腹探查中应注意结肠损伤部位、损伤程度、有无合并其他脏器损伤，由于升结肠、降结肠属于腹膜间位器官，如果腹膜外肠壁破裂，可能漏诊，引起严重的腹膜后感染；仔细观察损伤段肠系膜及破裂口的结肠壁血供，由于结肠管壁薄、血供差，伤后当时未发现破裂口，但可能出现迟发性肠壁缺血坏死、破裂。

对于腹部闭合性损伤患者，由于结肠损伤早期腹膜炎体征不明显，故损伤早期很难明确诊断，随着病程的进展，腹膜炎和全身中毒症状逐渐加重，肠鸣音减弱或消失，血常规检查提示白细胞显著升高，中性粒细胞比值偏高，X线检查可有膈下游离气体或不全肠梗阻表现，腹腔穿刺多有脓液抽出。对于闭合性结肠损伤的早期诊断，应注意因腹部以外其他脏器的严重损伤或腹腔内其他脏器的损伤，尤其是大出血，掩盖了结肠破裂的症状和体征，以致造成结肠破裂的漏诊。

七、临床诊断

根据有腹部外伤后出现腹痛、恶心、呕吐及腹膜炎的体征，X线可见气腹征和诊断性穿刺抽出粪便样液体，即可确定结肠损伤。

八、鉴别诊断

根据患者腹部外伤后有无气腹及出血征象确定是空腔脏器还是实质脏器损伤；再根据腹穿液体的性质确定是否结肠损伤。当然回肠损伤有时不易与结肠损伤区别，需要剖腹探查明确诊断，探查时应注意腹膜外部分的结肠损伤，以防遗漏。

九、救治方法

1.结肠破裂的治疗不同于小肠破裂。这是由下列两个特点决定的。

（1）结肠肠壁较薄，血液循环较差，又易积气，因此组织愈合能力差，创口缝合后容易破裂成瘘。

（2）结肠腔内粪便含有大量细菌。一旦破裂即造成腹腔严重污染，感染率很高。除少数裂口小、腹腔污染轻、全身情况良好的患者可以考虑一期修补或一期切除吻合（限于右半结肠）外，大部分患者先采用肠造口术或肠外置术处理，待3～4周后患者情况好转时，再行关闭瘘口。近年来随着急救措施、感染控制等条件的进步，施行一期修补或切除吻合的病例有增多趋势。较小的穿孔可直接修补，如肠壁挫伤严重，血供较差，则行部分切除后吻合。对比较严重的损伤一期修复后，可加做近端结肠造口术，确保肠内容物不再进入远端。

2.究竟采取何种手术方式受多种致伤因素影响。包括伤者的一般情况、受伤时间、肠壁及肠系膜损伤的严重程度、结肠损伤的部位、腹腔感染的严重程度、有无合并其他脏器的损伤、有无合并休克情况、就诊医院的技术条件和术者的技术水平等。

3. 如何在分期手术和一期手术之间进行选择，很难定出一个明确的界线。过去认为左侧结肠含菌量大不宜一期修复，从受伤到手术时间超过 6～8 h 应分期手术，现已证明都不是一期修复的禁忌。多数学者的经验表明，一期修复的主要禁忌：

（1）腹腔严重污染。

（2）全身严重多发伤或腹腔内其他脏器合并伤，须尽快结束手术。

（3）有重要基础疾病如肝硬化、糖尿病等。失血性休克需大量输血（＞2 000 mL）者、高龄伤员、战时高速火器伤、手术时间已有延误者，选择一期修复手术须格外慎重，但并非绝对禁忌。不伴有上述情况的，可以安全地接受一期修复手术。

十、诊疗探索

由于结肠的解剖和生理特点，传统观点认为结肠壁薄、血运差、含菌丰富、愈合差、修补后易发生瘘及严重的腹腔感染，故主张二期手术。近年来随着外科理论的进展、手术的进步、休克的处理、抗生素的应用都有新进展，越来越多的外科医生主张大部分结肠损伤可以一期修补或切除吻合。损伤的部位及程度已不是一期手术的禁忌证，关键是要争取早期手术。早期诊断、及时处理是提高疗效的关键。患者就诊及时、首诊医生有结肠损伤的警觉性、术中全面仔细的探查是一期手术的前提，而术中正确判断受损结肠及吻合口的血供、生机、确保吻合口无张力，是一期手术的关键。

十一、病因治疗

结肠开放性损伤在平时多为腹部被刀、钉、木刺等刺伤，结肠闭合性损伤多为钝性暴力所致，常见有各种交通事故伤及摔伤、打击伤、坠落伤、腹部挤压伤等，因此在日常生活中增强安全意识，遵守交通规则可减少结肠损伤的发生；医务人员在给患者行肠镜检查、钡剂灌肠检查或手术操作过程中，要考虑到每个患者疾病的特殊性，避免医源性结肠损伤。

十二、最新进展

随着内镜技术的开展，对于比较干净的结肠损伤可以在腹腔镜下对结肠破裂行修补术。对于内窥镜检查、治疗等所引起的结肠穿孔，由于结肠比较干净，可以在腹腔镜下修补，有人对此进行了相关研究，并得出肯定结论。

以往处理结肠损伤时，常常遵循的原则是：Ⅰ～Ⅲ级损伤行单纯修补术；Ⅳ～Ⅴ级损伤行肠切除吻合术。但近来有人主张：腹腔污染轻，无合并其他严重损伤或疾病者，无严重休克或休克被纠正者，妥善处理肠管，腹腔污染清理后都可以清创缝合，或部分结肠切除吻合术。

何忠杰　戴北鸿　慈红波　张在其

第八节　直肠损伤

一、基本概念

（一）直肠的解剖特点

直肠为大肠的终端，无消化作用，仅有黏膜分泌黏液，以协助排便。上端在第 3 骶椎水平接于乙状结肠，下端穿过盆膈与肛管连接。直肠全长约 12 cm。直肠上 1/3 的前面及两侧均有腹膜覆盖，中 1/3 仅在前面有腹膜覆盖，该处腹膜向前反折至膀胱或子宫，形成直肠膀胱或直肠子宫陷凹。直肠下

1/3 位于腹膜反折平面之下，无腹膜覆盖。在腹膜反折以下的直肠，其前面有一层盆脏筋膜遮盖，称为直肠生殖膈。其上端起自腹膜反折底部，向下与直肠尿道肌相连接，两侧与直肠侧韧带前面相连续。此筋膜又分为前、后二层。前层与精囊、前列腺或阴道后壁疏松附着，易于分离，但发生炎症引起粘连或被癌瘤侵蚀后，则难以剥离，特别是女性易形成直肠阴道瘘。后层与直肠前壁紧密着，因此，在分离直肠前面时，应在两层之间进行，且不可从直肠之上分离，以免撕裂直肠。在腹膜反折以下的直肠，其后面也有一层盆脏筋膜所包裹，即直肠深筋膜鞘。在此鞘后面，有由盆壁筋膜增厚而形成的骶前筋膜，两者之间有疏松结缔组织。因此，在分离直肠后面时，应在此间隙进行，切不可将骶前筋膜自骶骨前剥离，以免撕裂骶前静脉丛，造成较难以控制的出血。

（二）直肠的生理特点

1. 局部血液循环丰富，直肠上动脉与直肠下动脉之间有交通支，直肠上静脉丛与直肠下静脉丛之间有吻合支，骶骨前有骶前静脉丛，故损伤后出血较多。

2. 直肠内容物为粪便，细菌含量多，损伤后极易感染。

3. 直肠下端周围组织结构间隙多，内有较多的疏松脂肪组织，感染易向周围扩散。

4. 易同时损伤邻近器官，引起直肠尿道瘘、直肠阴道瘘。

5. 直肠损伤常同时伴有其他脏器的损伤，如骨盆骨折、尿道损伤等，如医生诊治经验不足，易造成漏诊或误诊。

（三）根据美国创伤学会损伤评估与预后委员会对脏器损伤的分级将直肠损伤分为 5 级

Ⅰ级：无血运障碍的挫伤或血肿，非全层的裂伤；Ⅱ级：全层裂伤＜1/2 周径直肠；Ⅲ级：全层裂伤≥1/2 周径直肠；Ⅳ级：全层裂伤合并会阴伤；Ⅴ级：节段性血运障碍。

二、常见病因

（一）插入伤

多发生于意外事故，因跌倒或由高处坠下时，碰撞在直立地上的木桩、铁杆、树枝、栅栏或工具柄等物上，使异物刺入肛门直肠内。

（二）手术损伤

因盆腔内、会阴部、肛门直肠和骶尾部各种手术时产生的误伤。

（三）器械损伤

在使用直肠镜、乙状结肠镜、纤维结肠镜、肛体温计和灌肠器头时，放入不慎，刺破直肠；或在取活体组织检查中，及电灼直肠内良性肿瘤时，也可发生损伤。

（四）武器伤

在战争时期为多见，如枪弹、炸弹、刺刀等所致的损伤。

（五）其他

如臀部创伤、骨盆骨折、分娩时会阴撕裂，或因边缘锐利的直肠内异物等，均可损伤肛管和直肠。检查直肠时，因气体注入太多，压力骤然增加，也可使直肠破裂，当呕吐、举重时，用力过猛，有时直肠也能自发性破裂。

三、发病机制

直肠损伤的主要原因为高处坠落伤、交通事故及刀刺伤，受伤时常有锐器自肛门或会阴部刺入，伤及直肠。如果腹膜反折上直肠损伤，由于直肠内容物为粪便，细菌多，可以出现腹膜炎症状和体征，并且腹部感染迅速加重，腹膜炎弥散至全腹，甚至发生感染性休克；如果腹膜反折下直肠损伤，由于肠内容物流出至直肠周围软组织间隙，无明显腹部体征，主要表现为会阴部疼痛、邻近部位及骶尾部坠痛及肿胀、排尿困难、自肛门流出鲜血，但直肠内容物细菌多，感染力强，常引起严重的腹膜后感染。直肠损伤常同时伴有其他脏器的损伤，如尿道、膀胱、阴道、子宫等的损伤，或骨盆骨折，均表现为相应的临床表现。

四、临床特征

直肠损伤的临床表现与其部位关系密切。腹膜反折以下直肠损伤的主要临床表现：

1. 损伤部位、邻近部位及骶尾部坠痛及肿胀。

2. 血液从肛门排出。

3. 会阴部、骶尾部、臀部、大腿部的开放伤口有粪便溢出。

4. 出现直肠尿道瘘时可出现尿液中有粪便残渣或尿液从肛门排出。腹膜反折以上直肠损伤表现为腹痛、腹胀及腹部压痛、反跳痛、腹肌紧张等腹膜刺激征，与结肠损伤相似。

五、辅助检查

（一）血常规检查

白细胞计数及中性粒细胞增多。

（二）X线照片

对闭合性损伤患者情况允许立位照片时大都可发现膈下游离气体。

（三）直肠指检

是最有价值的检查方法，可发现损伤部位、伤口大小。当损伤部位较高时，指套染血常提示有直肠损伤。

（四）直肠镜检

可看清损伤部位、范围及严重程度。有时视野中可发现肠管、大网膜。

六、诊断思路

直肠损伤早期临床表现隐蔽，诊断较困难。应仔细询问受伤的经过、受伤的部位、受力的方向及大小等情况，对于开放性损伤，可根据伤道情况及早做出诊断。对于闭合性损伤，部分患者可以根据临床表现做出诊断。腹膜返折线以上的直肠损伤主要表现为下腹痛及下腹部腹膜炎；腹膜返折线以下的直肠损伤主要表现为肛门流血与肛周间隙感染。但还有部分患者早期症状常被其他合并伤的症状所掩盖而延误诊断。对于怀疑有直肠损伤的患者，应常规行直肠指检，直肠损伤时指套上常有染血或肠腔内有血凝块，如损伤部位较低可触及破裂口。如直肠指检不能明确诊断，可以行直肠镜检查，常能明确损伤部位及范围。如怀疑腹膜反折上的直肠损伤破裂，可行腹腔穿刺，如抽出不凝血或粪性液体有助于诊断，如病情允许，可以进行腹部及骨盆片X线检查，以观察腹部有无游离气体、直肠有无异物及是否合并骨盆骨折等。

七、临床诊断

1. 明确的下腹部创伤或骨盆骨折病史。

2. 腹痛、腹胀及腹部压痛、反跳痛、腹肌紧张等腹膜刺激征。

3. 直肠镜检发现损伤部位或视野中发现肠管、大网膜则可明确诊断。

八、鉴别诊断

直肠损伤主要应与腹膜炎及结肠损伤鉴别。

九、救治方法

（一）治疗原则

直肠损伤宜尽早手术治疗，以减少并发症及死亡率。手术的原则为止血、清创、修补及粪便转流、充分引流。对于失血较多出现休克的患者，应及时给予输液、输血，纠正休克，早期应用广谱抗生素及抗厌氧菌药物抗感染，肌内注射破伤风抗毒素。直肠损伤手术方法包括一期缝合修补、粪便转流性结肠造瘘、直肠周围间隙引流术，不同患者应根据具体全身及局部情况、损伤的部位而定。

（二）腹膜反折以上直肠损伤

对于术前肠道准备的医源性直肠损伤并在 4 h 以内者，或损伤范围小、肠壁血供良好、污染轻者行一期修补，骶前置管引流，可以不做肠造口。但有下列情况者应行结肠造口术：

1. 单纯的直肠损伤，腹腔污染严重者。
2. 肠管破裂超过 1/2 周径、肠壁或肠系膜挫伤严重，导致血供可能受影响。
3. 损伤时间在 4 h 以上。
4. 合并有腹腔内其他脏器的损伤。
5. 合并有骨盆骨折、膀胱或尿道损伤。
6. 女性患者合并有阴道、卵巢、子宫等严重损伤者。
7. 合并休克者。
8. 先天性巨结肠灌肠所致的直肠穿孔。

（三）腹膜反折以下的直肠损伤

先剖腹探查，目的是查明伤情和做转流性乙状结肠造口。损伤部位较高者，可打开腹膜反折显露、修补。伴有膀胱、尿道或阴道损伤者，应同时修补，并用血运好的组织如网膜将其与直肠修补处隔开，以减少日后成瘘的机会。另经会阴部骶尾骨旁入路（必要时切除尾骨）打开直肠后间隙，显露、修补较低位的损伤。有些损伤无论从腹部还是会阴部都难以显露，则不强求一定直接修补。必须上下合作彻底清除溢出到直肠旁间隙的粪便，同时经打开的造口处大量冲洗肠腔，彻底清除直肠内的粪便，再冲洗盆腔和会阴部创口，确保腔隙中不遗漏污物，手术后也不会有粪便从修补不完善或未经修补的损伤处继续溢出。直肠后间隙应放置适当引流物。手术后要注意保持引流通畅，并加强抗感染治疗，包括使用对厌氧菌有良效的药物，如甲硝唑等。只要转流完全，清创彻底，感染得到控制，未经修补的直肠损伤（除毁损伤外）一般都能自行愈合。此段直肠很宽敞，发生狭窄的机会不大。

十、诊疗探索

直肠单纯性损伤可考虑在内镜下行经自然腔道内镜手术，因这一技术尚处于临床研究阶段，目前尚面临许多挑战，但对直肠单纯性穿透伤，病情稳定而直肠空虚，腹腔盆腔内无严重污染者，内镜下操作困难不大。

十一、病因治疗

外伤性直肠损伤多发生于意外事故，因跌倒或由高处坠下时，遵守交通规则，严格安全操作规程，可预防多种意外事故造成的直肠损伤。外科医师在盆腔内、会阴部、肛门直肠和骶尾部各种手术时要时时注意造成直肠损伤的可能，避免误伤直肠；内镜医师在使用直肠镜、乙状结肠镜、纤维结肠镜时，要做到轻柔，尽可能减少医源性直肠损伤。

十二、最新进展

腹腔镜直肠破裂修补或乙状结肠造瘘术是目前国际上手术治疗直肠损伤的最新方法；常规建立气腹，于腹部置3～4个套管，插入腹腔镜探查腹腔，首先要检查有无其他脏器损伤，再行腹腔镜下直肠破裂修补术，并放置肛管引流；如损伤范围较广，病变较重，术后可能出现粪瘘者，则需行乙状结肠造瘘术。

何忠杰　戴北鸿　慈红波　张在其

第九节　急性胆囊炎

一、基本概念

急性胆囊炎在临床上很常见，是胆囊发生的急性化学性和（或）细菌性炎症，约95％的患者合并胆囊结石，称为结石性胆囊炎，5％患者未合并胆囊结石，称为非结石性胆囊炎。

二、常见病因

1. 胆囊梗阻，而胆囊梗阻的最常见病因是胆囊结石，80％～95％的急性囊炎患者，胆囊内含有结石，其他原因尚有胆道蛔虫、胆囊肿瘤、胆囊扭转、胆囊管狭窄。

2. 细菌感染或胆囊内浓缩胆汁刺激，也可引起胆囊颈部充血水肿，并发生梗阻，此等原因引起的急性胆囊炎，就称为急性非结石性胆囊炎。另还有一个原因就是继发胆道感染引起胆囊急性炎症，但一般不作为一个单独的疾病。

三、发病机制

在解剖上，胆囊是一个盲袋，有一个细长而弯曲的胆囊管与胆管相通，因而容易发生梗阻并引起急性胆囊炎、胆囊管梗阻，多由结石引起。当胆囊管突然发生梗阻时，存留胆囊内的胆汁浓缩，高浓度的胆盐可以损伤胆囊黏膜，引起急性炎症改变，当胆囊内已有细菌感染存在时，则胆囊的病理改变过程将加快加重，细菌入侵可通过血液循环或从胆道而达胆囊。血行感染引起的急性胆囊炎少见，通过胆道到达胆囊是急性胆囊炎时细菌感染的主要途径，多为肠道菌属，其中以大肠杆菌最为常见，化学刺激可导致胆囊的急性炎症改变，如胆囊胆汁瘀滞胆盐浓度增高，由于细菌的作用，去结合化的胆汁酸盐对组织的刺激性更大，这可能是导致严重创伤和其他部位手术后的急性非结石性胆囊炎的原因。

四、临床特征

(一)临床症状、体征

1. 多数患者发作前曾有胆囊疾病的表现，急性发作的典型发病过程表现为突发右上腹阵发性绞痛，常在晚餐、进食油腻食物后，或在夜间发作，疼痛常放射全右肩部、肩胛部和背部，伴恶心、呕吐、厌食等消化道症状，如本病发展疼痛可转为持续性并阵发性加剧，几乎每个发作的患者都有疼痛，如无疼痛则基本可排除本病，患者常伴轻度发热，通常无畏寒，如出现明显畏寒发热，多表示病情加重且已有并发症，如胆囊积脓、穿孔等或合并有急性胆管炎，10％～25％的患者可出现轻度黄疸，可能是胆色素通过受损的胆囊黏膜进入循环，或邻近炎症引起 Oddi 括约肌痉挛所致。若黄疸持续加重，则表示有胆总管结石并有梗阻可能。

2. 部分患者起病时，可能没有明显的胆绞痛。多见于非结石胆囊炎而是右上腹部持续性痛，当胆囊肿大时，胆囊炎症刺激临近腹膜，右上腹疼痛的症状更为突出，如果胆囊位置过高，则常没有右上腹部痛，右肩背部疼痛症状更为突出。特别强调的是非结石性胆囊炎虽然较结石性胆囊炎少见，但不易诊断，老年人常见，临床表现不典型，合并糖尿病、动脉硬化的多见，病情进展快，易并发坏疽、穿孔及感染性休克并发症，更需引起重视并积极处理，应尽早手术。

（二）体格检查

右上腹有不同程度不同范围的压痛，反跳痛及肌紧张，墨菲征阳性，有的可触及肿大而有触痛的胆囊，如痛程较长，大网膜可粘连包裹胆囊，形成边界不清，固定压痛性包块，如病变发展快，出现胆囊坏死穿孔，可出现弥散性腹膜炎的表现。

五、辅助检查

（一）实验室检查

80％的患者有轻度的白细胞升高达（12～15）×10⁹/L，血清转氨酶升高、AKP 升高较常见，1/2 的患者有血清总胆红素升高，1/3 患者有血淀粉酶升高。

（二）影像学检查

B 超检查可显示胆囊增大，囊壁增厚，甚至有"双边"征，以及胆囊内结石光团，其对急性胆囊炎诊断准确率为 65％～90％。CT 检查不如 B 超实用，对胆囊结石常发现率远低于 B 超，绝大部分胆固醇低密度结石是不能发现的，但对胆囊形态了解、壁厚薄、有无占位病变、胆管扩张情况及胆囊位置判定则有较好的作用，可以适当使用，以鉴别胆总管是否有梗阻。

（三）放射性同位素检查

如⁹⁹ᵐTc-EHIDA 检查，急性胆囊炎，由于胆囊管梗阻，胆囊不显影，其敏感性达 100％，反之，如有胆囊显影，95％的患者可排除急性胆囊炎。

六、诊断思路

（一）询问病史

详细追问既往有无胆囊疾病史，反复右上腹疼痛病史，绝大部分患者有反复发作史，有无黄疸、畏寒、发热，发作时与有无进食油腻食物及与饱餐后有关，有无其他诱因，有无上腹痛伴嗳气、反酸史及消化性溃疡病史，以便做鉴别诊断。另要询问有无糖尿病、高血压、心脏疾病史，以便判断疾病程度、转归及预后，更是围手术期处理的关键，如糖尿病患者急性胆囊炎易并发穿孔、严重感染甚至休克，需及早手术处理。

（二）体格检查

右上腹不同程度、范围的压痛，腹肌紧张，右肝区有明显的不同程度的叩痛，如右上腹触及明显隆起的压痛性包块，多为肿大的胆囊，提示胆囊炎症重，胆总管梗阻，胆囊积液。如出现弥散性腹膜炎体征，伴黄疸则多提示胆囊有穿孔。如右上腹扪及坚硬肿块，触痛不明显，除炎症外则要考虑胆囊癌可能。

（三）辅助检查

血常规白细胞计数升高及中性粒细胞升高，B 超检查胆囊增大，壁毛糙，内有强光团，95％的急性胆囊炎可经 B 超诊断。

七、临床诊断

根据典型的临床表现，结合实验室及影像学检查，诊断不困难，有以下要点：

1. 既往有胆囊结石病史。

2. 右上腹疼痛，为绞痛或持续性痛。

3. 右腰背或肩部放射痛。

八、鉴别诊断

(一)消化性溃疡穿孔

1. 病史。消化性溃疡多有反复上腹及剑突下隐痛不适伴嗳气、反酸病史。

2. 临床表现。多为持续加重的疼痛、刀割样。

3. 体查。板状腹，腹肌高度紧张、压痛、反跳痛。

4. X 线站立位腹平片。常有膈下游离气体。

(二)急性胰腺炎

1. 有饱餐及饮酒诱因。

2. 临床表现腹痛剧烈，持续性。

3. 体查主要在左上腹及剑突下压痛。

4. 实验室检查血尿淀粉酶成倍升高。

5. B 超、CT 影像学可见胰腺肿大或胰周渗出，腹腔积液。但注意胆囊结石为急性胰腺炎的重要病因之一，常可并发胆源性胰腺炎。

(三)高位阑尾炎

该病在临床上鉴别诊断困难，常在手术中鉴别，临床表现较相同。

(四)肝脓肿

二者相同点都有上腹痛，但肝脓肿者伴发热多，B 超及 CT 检查可资鉴别。

(五)结肠肝曲癌

多有肠梗阻症状及慢性腹泻、贫血、大便习惯改变等病史及表现。

(六)右下肺炎

常可引起右上腹疼痛，但患者多伴有呼吸道症状如咳嗽、咳痰、气促等，胸部 X 线可资鉴别，仔细询问病史。

九、救治方法

(一)治疗原则

急性胆囊炎的最终治疗为手术治疗，手术治疗的时机及手术方法的选择应根据患者情况而定。

(二)一般处理

非手术治疗，包括禁食、输液、纠正水电解质及酸碱代谢失衡，全身支持疗法，应用抗生素选用对革兰阳性细菌、革兰阴性细菌及厌氧菌均有作用的广谱抗生素或联合用药，注意同时处理老年患者的心、肺、肾等器官的并发症，密切观察患者的局部变化，以便随时调整治疗方案，大多数患者经过非手术治疗，病情能控制，以后行择期手术。

（三）药物治疗

1. 选用对革兰阴性细菌、革兰阳性细菌及厌氧菌均有效的抗生素或联合使用，常用的有头孢菌素类、喹诺酮类、甲硝唑等。

2. 维生素 K_1 $20 \sim 40$ mg/d 静脉滴注。

3. 吗啡加莨菪碱类解痉止痛。

4. 维持水电解质平衡。

（四）手术治疗

为急性胆囊炎的最终治疗办法：

1. 手术时机选择。急诊手术用于：①发病在 $48 \sim 72$ h 以内者。②经非手术治疗无效的且病情恶化的患者。③有胆囊穿孔、弥散性腹膜炎、急性化脓性胆管炎、急性坏死性胰腺炎等并发症者，其他患者特别是年老体弱的高危患者，应争取患者情况处于最佳状态时行择期手术。

2. 手术方法的选择。手术方法有胆囊切除术和胆囊造口术，如患者的全身情况和胆囊局部及周围组织的病理改变允许，应行胆囊切除术，以根除病变，但对高危患者，局部或炎症水肿、粘连重，解剖关系不清楚者，特别是在紧急情况下，宜选用胆囊造口术做减压引流。3 个月后病情稳定再行胆囊切除术。

十、诊疗探索

（一）微创纤维胆道镜保胆取石术

目前最先进的"保胆取石术"，借助高科技产品腹腔镜和纤维胆道镜，用气腹针经腹部置入腹腔镜探查胆囊位置，然后在肋缘下行小切口（$2 \sim 3$ cm）入腹，牵引胆囊，切开胆囊底在纤维胆道镜下取胆内结石，微创纤维胆道镜保胆取石术，在保胆同时，结石取净率高，但术后结石复发，手术的远期效果，有待进一步研究。

（二）急性胆囊炎的中医治疗

一般根据辨证使用清下法，清热解毒利胆祛湿，以大柴胡汤加减常用。围绕中医药治疗急性胆系感染的机制，各地学者开展大量实验研究工作。临床使用清下法治疗胆系感染有显著退热、止痛、控制感染作用，大黄、番泻叶、柴胡、半边莲等中药均能使胆汁流量增加。金银花、蒲公英、虎杖、大黄等均有很强的杀菌消炎、清热解毒、利胆退黄、增强免疫功能及保护细胞器的作用。有学者对大柴胡汤加减治疗急性胆道感染的药理进行研究：认为大黄、黄芩、白芍、茵陈有广谱抗菌作用，柴胡、大黄、黄芩、茵陈、金钱草有明显的促进胆汁分泌、排泄、降低括约肌紧张度作用，柴胡、甘草还有明显的肾上腺皮质激素样抗炎作用。总之，中药治疗急性结石性胆囊炎的机制研究，可概括为利胆、控制感染、溶石等方面。

十一、病因治疗

（一）溶石治疗

引起急性胆囊炎的病因 85% 以上是胆囊结石，其成分多为胆固醇结石或混合性结石，常用溶石治疗的药物是鹅去氧胆酸或熊去氧胆酸，目前认为鹅脱氧胆酸用量 $10 \sim 15$ mg/(kg·d) 时，经 $4 \sim 24$ 个月的治疗，在 $50\% \sim 60\%$ 的患者中，可见结石有部分溶解，但溶石治疗并不能减轻胆石患者的临床症状，有以下情况时，可以试用溶石治疗：

1. 老年人心脏病或因其他重要脏器疾病不能接受手术者。

2. 胆囊造影显影，胆囊保存其浓缩功能。

3. 结石能通过 X 线无钙影。

4. 体积小的多发性胆固醇结石，摄片时结石不显影。

5. 临床症状轻微。

6. 肝功能正常。

7. 女性患者不再妊娠，因该药可能有致畸作用。溶石治疗不是万能的，具有很强的选择性。

（二）体外碎石治疗

自 1985 年开始应用于临床与溶石治疗联合起来应用，适应证：

1. 有症状的胆囊胆固醇结石。

2. 胆囊的功能正常。

3. 单个的胆固醇结石，体积＜20 mm³。

十二、最新进展

（一）腹腔镜胆囊切除术

LC 是目前外科手术治疗胆囊结石的新方法，1991 年引入国内成为较成熟的新技术，它有创伤小、出血少、腹腔干扰少、恢复快的特点，是外科发展史上的新纪元，95％以上的胆囊良性疾病适用腹腔镜胆囊切除术。

（二）超声引导下经皮经肝胆囊置管引流

其作为一种应急措施，主要用于急性梗阻性化脓性胆囊炎患者，特别适用于年老体弱、全身衰竭不具备手术切除胆囊条件患者的急诊治疗。应用后可使肿大胆囊的炎症消退，全身情况改善后再择期行胆囊切除术。由于其具有操作简便、创伤小等优点，是危、急、重症患者理想的治疗方法。

唐喜成　舒清伟　肖华　张在其

第十节　急性梗阻性化脓性胆管炎

一、基本概念

急性梗阻性化脓性胆管炎是胆管的急性梗阻和炎症。是由细菌感染引起的胆道系统的急性炎症，大多在胆道梗阻的基础上发生，如梗阻未被解除、感染未被控制，则可发生急性梗阻性化脓性胆管炎。急性胆管炎和急性梗阻性化脓性胆管炎是同一个疾病的不同阶段，故急性梗阻性化脓性胆管炎又称急性重症型胆管炎，目前在国内书刊上急性梗阻性化脓性胆管炎和急性重症型胆管炎是可以相互通用的。

二、常见病因

引起急性梗阻性化脓性胆管炎的病因很多，在我国最常见的原因是肝内外胆管结石，排在第二位的是胆道蛔虫和胆管狭窄、胆管壶腹部肿瘤、肝门胆管癌等；还有急性胆囊炎、急慢性胰腺炎；胆囊切除、医源性胆道损伤；十二指肠旁憩室；胆肠吻合术后；"T"形管造影、经皮肝穿刺胆道造影、经皮穿刺胆道造影引流术、"U"形管术后；先天性胆管囊状扩张症，Mirizzi 综合征等。

三、发病机制

本病的基本病理改变是胆管的完全性梗阻和胆管化脓性感染。正常情况下，由肠道经门静脉系统进入肝的少量细菌可被肝的单核吞噬细胞系统所吞噬。偶尔由于正常的防御机制未能防止细菌进入胆汁，或细菌由肠道逆流进入胆道，如胆道系统完整无损，胆汁流畅足以清除胆汁中的细菌，反之如胆管梗阻时，胆汁的细菌就会繁殖而导致胆管炎。

胆道梗阻以后，胆管内压升高，梗阻以上胆管扩张，管壁增厚，胆管黏膜充血水肿，炎性细胞浸润，黏膜上皮糜烂脱落，形成溃疡，肝充血肿大，当胆道压力超过 1.96 kPa 时，肝脏停止胆汁分泌，脓性胆汁逆流进入肝窦，并沿肝静脉进入腔静脉，大量的细菌和毒素进入血流，引起脓毒症、感染性休克。

急性梗阻性化脓性胆管炎的致病菌，多为需氧菌和厌氧菌的混合感染，常见的需氧革兰阴性杆菌：62.5%～80%，其中以脆弱杆菌和梭状芽孢杆菌为多见。

四、临床特征

患者以往多有胆道疾病发作史和胆道手术史，本病发病急骤，病情进展快。除一般的胆道感染的 Charcot 三联征（腹痛、寒战高热、黄疸）外，还可出现休克、神经中枢系统受抑表现（意识淡漠、嗜睡、意识不清、甚至昏迷）即 Reynolds 五联征，由于致病原因和胆道梗阻部位的不同，其临床表现也不尽相同，根据梗阻部位分述如下：

（一）肝外胆管梗阻所致急性梗阻性化脓性胆管炎

1. 寒战、发热、脉率加快、谵妄、昏迷、休克。
2. 心窝部或右上腹部疼痛。
3. 梗阻性黄疸。
4. 剑突下或右上腹压痛、肝脾肿大，右肝区捶击痛。

胆结石导致急性梗阻性化脓性胆管炎：胆总管结石导致急性梗阻性化脓性胆管炎，表现心窝部剧烈的阵发性腹痛、寒战高热、波动性黄疸（Charcot 三联征），以及休克、精神症状。胆道蛔虫导致急性梗阻性化脓性胆管炎表现为心窝部钻顶样痛。而胆道肿瘤或医源性胆道损伤导致急性梗阻性化脓性胆管炎常腹痛不明显，表现为无痛性进行性加深的黄疸，较长时间后出现寒战、发热。而 U 形管或经皮肝穿刺胆道造影引流术导致急性梗阻性化脓性胆管炎，常表现为寒战、发热、纳差、胆汁混浊或絮状物增加。十二指肠憩室导致急性梗阻性化脓性胆管炎常合并左上肩疼痛，即所谓胰胆道综合征。

（二）肝内梗阻所致急性梗阻性化脓性胆管炎

肝内胆管分五级，而且数量繁多，部位差别甚大，一级肝门梗阻导致急性梗阻性化脓性胆管炎与肝外胆管梗阻所致表现几乎相同。二级肝门以上胆管梗阻所致急性梗阻性化脓性胆管炎，则常表现为寒战、发热。为此将一级肝门梗阻所致急性梗阻性化脓性胆管炎称为高位急性梗阻性化脓性胆管炎，而二级肝门梗阻导致 AOSC 称超高位急性梗阻性化脓性胆管炎，肝内胆管所致急性梗阻性化脓性胆管炎一般可有以下表现：

1. 寒战、发热。
2. 上腹部疼痛。
3. 可有黄疸或无黄疸，一级肝门梗阻导致高位急性梗阻性化脓性胆管炎，可表现梗阻性黄疸，而超高位急性梗阻性化脓性胆管炎一般无黄疸。
4. 肝区捶击痛。胸背部捶击痛，常为尾叶胆管梗阻性化脓性胆管炎。右腋中线和腋前线第 8～9 肋间捶击痛，提示右后叶胆管梗阻性化脓性胆管炎。而左外叶梗阻性化脓性胆管炎，捶击痛位于剑突下左下方。

五、辅助检查

（一）血常规检查

白细胞数总数常＞20×10^9/L，中性粒细胞升高，血小板减低。

（二）肝功能异常

血清总胆红素、结合胆红素升高，丙氨酸氨基转移酶、碱性磷酸酶升高，胆道恶性肿瘤常血清癌胚抗原、CA50、CA19-9升高。

（三）B超检查或CT检查

发现胆树扩张，胆道梗阻平面和胆石、蛔虫、肿瘤导致急性梗阻性化脓性胆管炎的原因。

六、诊断思路

（一）询问病史

快速及时详细追问现病史，既往病史及类似发作情况，有无手术、胆石症以便找到病因，而及时有效治疗，要仔细询问腹痛部位、性质、程度，伴随症状有无寒战、发热等。

（二）根据患者情况

在积极治疗同时，及时完善血常规、尿常规及血生化检查，以及B超影像学检查，可以及时了解胆道梗阻部位和病变性质以了解肝内外胆管扩张情况，尽快获得明确诊断以便及时有效手术处理，病情允许可行CT检查、磁共振胰胆管成像检查。

（三）体查

意识是否正常，有无淡漠，有无休克临床表现：皮肤、巩膜是否黄染、脉率情况、血压等生命体征，然后有无腹部压痛，肝区叩痛、肝、脾肿大情况。

七、临床诊断

结合临床典型的五联征表现，实现室检查及影像学检查常可做出诊断。对于不具备典型五联征者，当其体温持续在39℃，脉搏>120次/min，白细胞>20×10^9/L，血小板降低时，即应考虑急性梗阻性化脓性胆管炎，不一定要具备五联征。因为急性梗阻性化脓性胆管炎是急性胆管炎的近后期病程阶段，急性胆管炎加重随时可出现急性梗阻性化脓性胆管炎，因此在有急性梗阻性化脓性胆管炎倾向时就做出诊断及时处理，有助于提高患者预后降低死亡率。

八、鉴别诊断

急性梗阻性化脓性胆管炎根据典型病史，临床症状及体征及影像辅助检查多不难诊断，休克及低血压为其重要表现，要与其他重症疾病及休克鉴别，常与下列疾病相鉴别。

（一）重症急性胰腺炎

本病急性起病，病情发展快，有上腹疼痛，伴腹胀、恶心、呕吐，可有低血压、感染性休克，这些与急性梗阻性化脓性胆管炎相同，但患者病史中可能有酗酒史，有胆石症史、胆源性胰腺炎占多，这本身就可以作为重症胆管炎并存或并发症，所以在急性梗阻性化脓性胆管炎病要注意有无重症急性胰腺炎发生，查血尿淀粉酶异常升高，腹穿血性腹腔积液，腹腔积液淀粉酶测定重度升高，B超及CT影像学检查胰腺形态改变，胰周或腹腔积液，这些可以鉴别。

（二）重症肝炎

表现黄疸、腹胀、精神症状，起病时间相对长，有潜伏期，表现急腹症的少，查肝功能重度异常，丙氨酸氨基转移酶、天门冬氨酸氨基转移酶升高，人血白蛋白降低，白球比值低，B超、CT影像学检查无胆树明显扩张及胆道梗阻的病灶，这是主要鉴别点。

（三）腹部胃肠道穿孔性疾病引起急性弥散性腹膜炎、感染性休克

这主要是感染性休克病因的鉴别。根据有无外伤、消化性溃疡病史及腹部腹膜炎的体征可行鉴

别。急性梗阻性化脓性胆管炎多有胆石症病史、胆道手术史，另有无黄疸鉴别很重要，大部分急性梗阻性化脓性胆管炎患者伴黄疸，20%的急性梗阻性化脓性胆管炎没有黄疸，没有黄疸的急性梗阻性化脓性胆管炎与上述疾病鉴别相对较难，但急性梗阻性化脓性胆管炎除非胆道穿孔，表现多为局部右上腹疼痛症状，少有弥散性腹膜炎体征。辅助检查：X线腹平片，胃肠道穿孔 80% 可在膈下见游离气体，而急性梗阻性化脓性胆管炎、B 超及 CT 可见明显胆树扩张或见胆石等胆道梗阻因素。

九、救治方法

（一）治疗原则

及时解除胆道梗阻，有效胆道引流，降低胆道压力。可以简单理解为解除梗阻、有效引流、降低胆道压。

（二）一般处理

1. 主要是非手术治疗，既是治疗手段，又是做术前准备。立即入重症监护病房、上氧、建立静脉通道输液，监测血压、脉搏、呼吸，急抽血查肝、肾功能、血糖、血淀粉酶、凝血功能全套，血压下降者升压、扩容、加快输液速度，联合使用足量有效广谱抗生素。

2. 纠正水电解质紊乱。

3. 恢复有效血容量，改善和保证组织有良好血灌流和氧供，包括纠正休克，使用糖皮质激素、多种维生素，必要时使用血管活性药物；改善通气功能，纠正低氧血症等，以改善和维持各主要脏器功能，非手术治疗时间一般应控制在 6 h 以内，对治疗休克效果无好转，也应边抗休克的同时进行手术。因为不少危重症患者手术中，当胆总管切开排出大量脓性胆汁后，随着胆管内压力降低，患者情况短期内即有好转，说明只有解除胆道梗阻，才能控制胆道感染，制止病情进展。

（三）药物治疗

1. 联合应用有效广谱抗生素。胆道感染的主要细菌为革兰阴性细菌（大肠杆菌、克霉伯菌、变形杆菌、假单胞菌）和革兰阳性细菌（粪链球菌、肠球菌），常合并厌氧菌。致病菌中，单一细菌感染约占 40%，两种细菌感染占 40%，三种以上细菌感染占 20%，常用头孢菌素类第三代加甲硝唑。

2. 升压药物。对血压低者，常在扩容同时应用多巴胺、间羟胺，剂量根据病情决定。

3. 糖皮质激素。急性梗阻性化脓性胆管炎患者在感染性休克时，应用可以抗毒、抗炎、抗休克，应用时注意护胃防治应激性溃疡，可应用氢化可的松、甲泼尼龙、地塞米松等。

4. 支持治疗。护肝药物复合维生素 B、肝复肽、极化液、人血白蛋白、氨基酸、血浆等。

（四）手术治疗

关键在于不失时机地做梗阻平面以上的胆管减压引流。

1. 手术时机。就胆石导致急性梗阻性化脓性胆管炎而言，要注意选择手术时机：

（1）在输液、抗生素的治疗过程中（6～8 h），腹痛不缓解，体温升高，脉率加快，血压下降，应立即手术。

（2）Charcot 三联征，诊断明确为肝外胆管梗阻，应立即手术。

（3）急性梗阻性化脓性胆管炎四联征或五联征，应一边抗休克，一边送急症手术或在休克下行急症胆道手术。

（4）急性梗阻性化脓性胆管炎经输液、吸氧、纠酸、抗生素等处理后，血压稍有回升，而脉率下降，切不能因此而放松或延误急症手术，这时常常是胆道手术的唯一时机，一旦血压下降，常难以救治。

2. 手术方式。本病的手术方式很多，总的目的是迅速做梗阻以上胆道减压引流，常用方法都力求简单有效，达到减压目的，主要有以下几种手术方式：

（1）胆总管切开、"T"形管引流，适用于肝外胆管梗阻所致，急性梗阻性化脓性胆管炎如合并胆囊结石，如病情相对轻可以行胆囊切除，否则只做胆囊造瘘，不切胆囊，如胆囊无结石，一般急症引流情况下不切胆囊。

（2）一级肝门、左右肝管狭窄的切开，"T"形管或"Y"形管引流，适用于高位胆管梗阻。

（3）超高位胆道减压置管引流，根据梗阻部位及局部病变可选择以下几种术式：①左肝内胆管切开置管引流；②经肝做胆管切开减压、置管引流；③肝楔形切除经肝断面置管引流；④经皮肝穿刺置管引流；⑤"U"形管引流。

3.注意并发肝脓肿处理。多发性肝脓肿是本病常见并发症，要注意同时处理，切开或穿刺引流。

十、诊疗探索

1.经皮经肝穿刺置管及胆管内灌注抗菌药物救治急性梗阻性化脓性胆管炎，本法治疗同经皮肝穿刺胆道造影引流术原理一样，不同的是灌注抗菌药物于胆管内，而产生有效的治疗，但经皮肝穿刺胆道造影引流术引流管道有时易堵塞，引流效果欠佳，胆管内直接灌注抗菌药物效果有待大宗病例进一步确定。

2.中西结合治疗急性梗阻性化脓性胆管炎，除西医常用几点外，配合中药清热利胆，常用的有茵陈蒿汤合乌梅丸加减、大柴胡汤加减，有意想不到的效果。

十一、病因治疗

（一）抗生素治疗

应用对革兰阴性杆菌和厌氧菌敏感的广谱抗生素合理联合使用，遵守以下原则：

1.根据胆汁培养和药敏试验的结果，选择针对性强的抗生素。

2.选择在胆汁里或胆管组织中有较高浓度的抗生素。

3.根据病情的严重程度和全身情况选用抗生素。

4.选择毒副作用少，特别对肝脏毒性小的抗生素。

（二）中医中药治疗

1.临床观察及实验室研究表明，中药的排石机制可概括为促进排胆功能、增加胆汁分泌收缩胆囊、降低括约肌张力、加强肠蠕动、抗菌消炎等5个方面，但应用中医治疗胆石症须强调中西结合，掌握手术和非手术的适应证，才能使二者有机结合，取长补短，提高疗效，可根据辨证分型，采用不同方剂治疗。

（1）气滞型：证见胁肋胀痛，疼痛因情志改变而增减，低热、腹胀，胸闷、嗳气、恶食细腻、苔薄白或微黄、脉弦。治则：疏肝理气，利胆排石。方选：大柴胡汤加减。柴胡、香附各10 g，郁金、枳壳、黄芩各15 g，金钱草30～60 g，大黄10 g（后下）、黄硝10 g。

（2）湿热型：证见腹痛发热，小便赤黄、大便干或黏腻不爽，厌油纳呆，黄疸，舌红，苔黄或厚腻，脉弦滑或弦数。治则：清热利湿，通里攻下利胆排石。方选：三黄排石汤加减，黄连10 g、黄芩10 g、大黄15 g（后下）、山栀15 g、金钱草60 g、茵陈30 g、郁金15 g、枳壳15 g、木香10 g、芒硝15 g（冲）；热重加银花、连翘、蒲公英；湿重加龙胆草、车前子；口渴加天花粉、芦根配合输液抗感染治疗。

（3）热毒型：持续右上腹痛，痛引肩背，腹肌强直或有包块，伴高热、口干舌燥、面目红赤，或全身发黄，大便燥结、小便赤，甚则神昏谵语，皮肤瘀斑、鼻衄齿衄或四肢厥冷。舌持降红或紫有瘀斑，苔黄干或无苔，脉弦数或相当急性梗阻性化脓性胆管炎，中毒性休克。治则：清营解毒通里攻下，利胆排石。方选：清营解毒汤加减。水牛角 30 g、生地 30 g、丹皮 15 g、苦参 15 g、黄连 10 g、银花 30 g、连翘 15 g、茵陈 30 g、金钱草 60 g；大便干结加生大黄 10 g、芒硝 10 g（冲）；神昏谵语，加安宫牛黄丸；脉细无力或意识淡漠加人参、黄芪各 10～15 g，配合输液、抗感染、抗休克综合治疗，急诊手术或病情好转后择期手术。

（4）血瘀型：证见肋痛如刺或胀满，痛有定处，触之甚痛或有鼻衄或胁肋处有包块，妇女月经不调，黄疸不退，面色黧黄，舌质紫或有瘀斑，脉沉或涩，相当于胆石症伴胆汁瘀型肝硬化。治则：活血化瘀，疏肝利胆排石；方选：膈下逐瘀汤加减，柴胡 15 g、桃仁 12 g、红花 10 g、三棱 10 g、莪术 10 g、川芎 12 g、川楝子 10 g、玄胡 10 g、当归 15 g、赤芍 12 g、丹参 15 g、郁金 15、茵陈 20 g、金钱草 30 g；肝脾肿大加老鳖甲；神疲乏力，去三棱、莪术、加党参黄芪。

2. 针刺。

（1）取右侧日、月、期门为主穴，上腹疼痛较剧和胆囊肿大者加透腹、胆俞、按针则仪通电 60 min，电量调节至最大耐受量，一般 1 次/d，重者 2 次/d，并口服硫酸镁 40 mL，1～2 周为 1 个疗程。

（2）耳针：取右侧耳穴神门、交感、胰胆胆囊下穴及左侧耳穴胰胆、十二指肠，同时针刺阳陵泉及治胆囊穴，身体虚弱者加左侧足三里治胆囊穴，通电 30～45 min 或更长。

（3）取穴压迫疗法：是通过在耳郭表面贴敷小颗粒状药的一种简易刺激疗法。①常用耳穴：胰胆、肝、三焦、胃、十二指肠、食道、膈。随症加减，痛甚加下脚端、神门。黄疸加下屏关、屏间，炎症期加屏间、神门，耳炎、排石困难者加耳迷根下脚端。②按压方法：将沸水汤洗后晒干的用小块胶布贴于相应耳穴上，每隔 3～5 d 据病情酌情更换 1 次，每次贴下耳，轮流交替贴压，嘱患者每天自行按压贴处 3～4 次，每次每穴按 10～20 次。

（三）溶石、碎石治疗

采用口服溶石剂，常用鹅脱氧胆酸，碎石有体外震波碎石，弹道碎石取石两种办法。

（四）胆道蛔虫的治疗

胆道蛔虫是引起急性梗阻性化脓性胆管炎第二大病因，防治胆道蛔虫很重要，注意养成良好的卫生习惯，饭前便后洗手，生吃瓜果洗净，定期驱虫治疗。

（五）防治医源性胆道损伤造成胆管狭窄

术前必须熟悉胆道解剖，了解胆道各种变异。术中保持良好的术野暴露，认真仔细解剖胆囊三角，切忌手术操作粗暴、止血切忌慌乱、盲目钳夹。

十二、最新进展

（一）经皮肝穿刺胆道造影引流术治疗急性梗阻性化脓性胆管炎适应证

年老体弱不能耐受手术的患者，胆总管下段肿瘤、胰头肿瘤、术前减黄治疗，度过急性期为限期手术准备的患者。操作方法：定好肝门位置，经皮肝穿刺抽出胆汁证实进入胆管后，置入管固定好引流。优点：创伤小，避免手术打击，为进一步手术治疗创造条件，减轻目前梗阻症状。缺点：管道易堵塞、引流不畅、易脱落，有时引流效果不佳。并发症：胆漏、出血、胆汁性腹膜炎、感染扩散。

（二）内镜下治疗急性梗阻性化脓性胆管炎

1. 十二指肠乳头切开取石适应证。胆总管下端结石梗阻，梗阻结石直径<1.5 cm。方法：经十二指肠镜找到十二指肠乳头，做 Oddi 括约肌切开成形，自下端用套石篮取出结石、解除梗阻。优点：创伤小，恢复快，迅速而有效。缺点：需要较昂贵的设备及熟练的内镜操作技术。如果操作失败仍需经腹手术。并发症：出血、肠瘘、急性胰腺炎等。

2. 内镜下鼻胆管引流适应证。胆总管下端结石、蛔虫梗阻、相对狭窄。操作方法：用十二指肠镜自十二指肠乳头置引流管于胆总管内，引流管超过梗阻部位上方，可根据术中情况决定是否切开 Oddi 括约肌或取石，引流管自鼻孔引出，以达到通畅引流的目的，常用于急性梗阻性化脓症胆管炎的急诊治疗。优点：简单有效安全，为患者在急性病重期减轻症状，避免手术打击加重病情，为下一步择期手术赢得时机和创造条件。缺点：与十二指肠乳头切开取石一样，要求昂贵设备及高超熟练的内镜操作技术，引流管有时易堵塞、脱出。并发症：出血、肠漏、胆漏、胰腺炎等。内镜下微创治疗急性梗阻性化脓性胆管炎已成为趋势，能急诊解决大部分患者危急重症情况，为患者进一步确定性治疗创造条件。

唐喜成　舒清伟　肖华　张在其

第十一节　急性阑尾炎

一、基本概念

急性阑尾炎是阑尾壁受到不同程度的细菌侵袭所致的化脓性感染，是外科常见病，也是最多见的急腹症。目前，由于外科技术、麻醉、抗生素的应用及护理等方面的进步，绝大多数患者能够早期就医、早期确诊、早期手术，收到良好的治疗效果。然而，临床医生仍时常在本病的诊断或手术处理中遇到麻烦，因此强调认真对待每一个具体的病例，不可忽视。

二、常见病因

阑尾易发生炎症是由于其自身解剖特点决定的，其解剖结构为一细长盲管，腔内富含微生物，肠壁内有丰富的淋巴组织，容易发生感染。一般认为阑尾炎的发生由以下因素综合造成。

(一)阑尾管腔梗阻

是急性阑尾炎最常见的病因。阑尾管腔阻塞的最常见原因是淋巴滤泡的明显增生，约占60%，多见于年轻人。粪石也是阻塞的原因之一，约占35%。异物、炎性狭窄、食物残渣、蛔虫、肿瘤等则是较少见的病因。由于阑尾管腔细，开口狭小，系膜短使阑尾卷曲，这些都是造成阑尾管腔易于阻塞的因素。阑尾管腔阻塞后阑尾黏膜仍继续外泌黏液，腔内压力上升，血运发生障碍，使阑尾炎症加剧。

(二)细菌入侵

由于阑尾管腔阻塞，细菌繁殖，分泌内毒素和外毒素，损伤黏膜上皮并使黏膜形成溃疡，细菌穿过溃疡的黏膜进入阑尾肌层。阑尾壁间质压力升高，妨碍动脉血流，造成阑尾缺血，最终造成梗死和坏疽。致病菌多为肠道内的各种革兰阴性杆菌和厌氧菌。

(三)其他

阑尾先天畸形，如阑尾过长、过度扭曲、管腔细小、血运不佳等都是急性炎症的病因，胃肠道功能障碍引起内脏神经反射，导致肠管肌肉和血管痉挛，黏膜受损，细菌入侵而致急性炎症。

三、临床病理分型

(一)急性单纯性阑尾炎

属轻型阑尾炎或病变早期。病变多只限于黏膜和黏膜下层。阑尾外观轻度肿胀，浆膜充血并失去正常光泽，表面有少量纤维素性渗出物。镜下，阑尾各层均有水肿和中性粒细胞浸润，黏膜表面有小溃疡和出血点。临床症状和体征均较轻。

（二）急性化脓性阑尾炎

也称急性蜂窝织炎性阑尾炎，常由单纯性阑尾炎发展而来。阑尾肿胀明显，浆膜高度充血，表面覆以纤维素性（脓性）渗出物。镜下，阑尾黏膜的溃疡面加大并深达肌层和浆膜层，管壁各层有小脓肿形成，腔内也有积脓。阑尾周围的腹腔内有稀薄脓液，形成局限性腹膜炎。临床症状和体征较重。

（三）坏疽性阑尾炎

是一种重型的阑尾炎。阑尾管壁坏死或部分坏死，呈暗紫色或黑色。阑尾腔内积脓，压力升高，阑尾壁血液循环障碍。穿孔部位多在阑尾根部和尖端。穿孔如未被包裹，感染继续扩散，则可引起急性弥散性腹膜炎。

（四）阑尾周围脓肿

急性阑尾炎化脓坏疽或穿孔，如果此过程进展较慢，大网膜可移至右下腹部，将阑尾包裹并形成粘连，形成炎性肿块或阑尾周围脓肿。

四、临床特征

多数急性阑尾炎患者具有比较典型的临床表现，发病急，腹痛为主，局部有体征是共有的特点。

（一）腹痛

典型的腹痛发作始于上腹，逐渐移向脐部，数小时（6～8 h）后转移并局限在右下腹。此过程的时间长短取决于病变发展的程度和阑尾位置。70％～80％的患者具有这种典型的转移性腹痛的特点。部分病例发病开始即出现右下腹痛。不同类型的阑尾炎其腹痛也有差异，如单纯性阑尾炎表现为轻度隐痛；化脓性阑尾炎呈阵发性胀痛和剧痛；坏疽性阑尾炎呈持续性剧烈腹痛；穿孔性阑尾炎因阑尾腔压力骤减，腹痛可暂时减轻，但出现腹膜炎后，腹痛又会持续加剧并且范围扩大。不同位置的阑尾炎，其腹痛部位也有区别，如盲肠后位阑尾炎疼痛在右侧腰部，盆位阑尾炎腹痛在耻骨上区，肝下区阑尾炎可引起右上腹痛，极少数左下腹部阑尾炎呈左下腹痛。

（二）胃肠道症状

发病早期可能有厌食，恶心、呕吐也可能发生，但程度较轻。有的病例可能发生腹泻。盆腔位阑尾炎，炎症刺激直肠和膀胱，引起排便、里急后重症状。弥散性腹膜炎时可致麻痹性肠梗阻，腹胀、排气排便减少。

（三）全身反应

早期乏力。炎症重时出现中毒症状，心率增快，发热，达38℃左右。阑尾穿孔时体温会更高，达39～40℃。如发生门静脉炎时可出现寒战、高热和轻度黄疸。当阑尾化脓坏疽穿孔并腹腔广泛感染时，并发弥散性腹膜炎，可同时出现血容量不足及脓毒症表现，甚至合并其他脏器功能障碍。

（四）右下腹压痛

是急性阑尾炎最常见的重要体征。压痛点通常位于麦氏点，可随阑尾位置的变异而改变，但压痛点始终在一个固定的位置上。发病早期腹痛尚未转移至右下腹时，右下腹可出现固定压痛。压痛的程度与病变的程度相关。老年人对压痛的反应较轻。当炎症加重，压痛的范围也随之扩大。当阑尾穿孔时，疼痛和压痛的范围可波及全腹。但此时，仍以阑尾所在位置的压痛最明显。可用叩诊来检查，更为准确。也可嘱患者左侧卧位，体检效果会更好。

（五）腹膜刺激征

反跳痛（Blumberg征），腹肌紧张，肠鸣音或消失等。这是壁腹膜受炎症刺激出现的防卫性反应。提示阑尾炎症加重，出现化脓、坏疽或穿孔等病理改变。腹膜炎范围扩大，说明局部腹腔内有渗出或阑尾穿孔。但是，在小儿、老人、孕妇、肥胖、虚弱者或盲肠后位阑尾炎时，腹膜刺激征象可不明显。

（六）间接体征

1. 结肠充气试验（Rovsing 征）。患者仰卧位，检查者用手掌按压左下腹部，或沿降结肠向上腹用力推挤，如右下腹疼痛加重即为阳性；或用力的方向是朝右下腹部，出现同样结果时也为阳性，迅速松去按压力量的同时疼痛反而加重，更能说明右下腹有炎症存在。

2. 腰大肌试验（Psoas 征）。让患者左侧卧位，检查者帮助患者将右下肢用力后伸，如右下腹疼痛加重即为阳性。腰大肌征阳性，提示阑尾可能位于盲肠后或腹膜后。

3. 闭孔内肌试验（Pbturator 征）。患者仰卧后，当右侧髋关节屈曲时被动内旋，右下腹疼痛加重即为阳性，表示阑尾位置较低，炎症波及闭孔内肌的结果。

五、辅助检查

（一）实验室检查

大多数急性阑尾炎患者的白细胞计数和中性粒细胞比例增高。白细胞计数升高到 $(10\sim20)\times10^9/L$，可发生核左移。部分患者白细胞可无明显升高，多见于单纯性阑尾炎或老年患者。尿检查一般无阳性发现，如尿中出现少数红细胞，说明炎性阑尾与输尿管或膀胱相靠近。在生育期有闭经史的女患者，应检查血清人绒毛膜促性腺激素，以排除产科情况。血清淀粉酶和脂肪酶检查有助于排除急性胰腺炎。

（二）影像学检查

1. 腹部平片可见盲肠扩张和液气平面，偶尔可见钙化的肠石和异物影，可帮助诊断。
2. 超声检查有时可发现肿大的阑尾或脓肿。
3. 螺旋 CT 扫描可获得与超声相似的效果，尤其有助于阑尾周围脓肿的诊断。但是必须强调，这些特殊检查在急性阑尾炎的诊断中不是必需的，当诊断不肯定时可选择应用。

（三）腹腔镜检查

腹腔镜可以直观观察阑尾情况，也能分辨与阑尾炎有相似症状的其他脏器疾病，对明确诊断具有决定性作用。诊断的同时也可做阑尾切除术治疗。但此法需要麻醉配合，费用昂贵，并需要技术熟练的医师完成。对于难以鉴别诊断的阑尾炎，采用腹腔镜诊断并可同时治疗具有明显的优势。

六、诊断思路

（一）询问病史

对于腹痛而原因未明患者，详细询问病史非常重要。急性阑尾炎患者中 $70\%\sim80\%$ 具有转移性右下腹痛症状，在诊断中有重要意义。早期阵发性绞痛的程度与阑尾管腔梗阻的严重性有关。粪石完全阻塞阑尾腔，使内压增高，即使炎症不重，也会有剧烈的阵发性绞痛，与急性肠梗阻相似，转移性腹痛后的右下腹持续性疼痛的轻重与阑尾炎症的严重程度有关。尚有部分没有典型转移性右下腹痛症状患者，腹痛可直接起自右下腹并持续在右下腹，有的一开始就是持续性隐痛，以后逐渐加重为持续性剧痛，这可能与阑尾炎病理过程的不同有关。未经管腔梗阻而直接发生的阑尾感染，可能腹痛一开始就是右下腹炎性持续性疼痛。异位阑尾炎在临床上虽同样也可有初期梗阻性后期炎症性腹痛，但其最后腹痛所在部位根据其阑尾所在而异。位右上腹或左下腹的阑尾，其转移性腹痛的部位将在右上腹或左下腹。位于盲肠后位、妊娠子宫后位或腹膜后位的阑尾，其局部疼痛不重，甚至腰痛重于腹痛，使诊断困难。年迈体弱的患者反应较差，腹痛程度往往不能表达其腹内感染的严重性，必须提高警惕，婴幼儿不会用言语表达时，吵闹啼哭实质上是腹痛的表现。急性阑尾炎穿孔并发弥散性腹膜炎时，腹痛可由右下腹转向全腹部，中间可能因突然穿孔减压而腹痛减轻，造成病情好转的假象，但很快出现全腹剧痛伴有明显的全身症状。穿孔初期时，全腹剧痛还以右下腹为主，不久全腹剧痛加重，已难分清主次，并且其他症状的出现也充分说明阑尾炎的感染已由局部扩散至全腹。

（二）体格检查

阑尾炎典型的压痛较局限，位于麦氏点（阑尾点）或其附近；压痛点始终在一个固定的位置上。发病早期腹痛尚未转移至右下腹时，右下腹可出现固定压痛。根据阑尾炎症严重程度和部位不同，压痛可以轻微或强烈、轻压即痛或必须深压才痛。压痛表明阑尾炎症的存在和其所在的部位，较之转移性腹痛有更重要的意义。无并发症的阑尾炎其压痛点局限，有时可以用一个手指压腹壁找到最痛点；一旦压痛范围变大，或已成全腹压痛，腹膜炎存在已无问题，但最压痛点仍在阑尾部位。有时必须轻叩全腹方能发现最痛点在右下腹阑尾部位，才能辨明弥散性腹膜炎来自阑尾穿孔。阑尾部位压痛与反跳痛的同时存在对诊断阑尾炎比单一体征更有价值。压痛和反跳痛都可以见之于弥散性腹膜炎，因此在诊断急性阑尾炎时，反跳痛的部位与局限性很为重要。反跳痛多见于阑尾炎症较重、部位较浅时；部位较深的、炎症较轻的阑尾炎常不出现反跳痛。要注意对一些特殊患者的检查和正确的检查方式，如在炎症早期、阑尾部位较深、患者年迈体弱等条件下，腹肌常不紧张；腹肌紧张与压痛同时出现，说明局部炎症肯定存在；压痛早出现于紧张，二者均早于腹肌强直。腹肌强直是局部炎症已严重到腹肌必须不自主地持续收缩以起到保护作用，当涉及范围略大时，即使腹部望诊也可发现。测定腹肌紧张和强直要求操作轻柔，以避免因检查用力过度出现肌肉痉挛。患者情绪紧张也可出现过度肌肉反应，导致不正确结论，因此检查婴幼儿时必须使其注意力集中在别处，然后轻压局部才能得可靠效果。当阑尾炎症扩散至全腹腔时，不但压痛、腹肌紧张遍及全腹，同时出现肠麻痹、腹胀、肠鸣音消失及板状腹等体征，使诊断困难。

（三）辅助检查

对于急性阑尾炎的诊断，血常规检查必不可少，同时要适当选择尿常规、人绒毛膜促性腺激素、腹部B超、腹部立卧位X线片，必要时可考虑选择结肠镜检或钡灌肠检查，以避免误诊或遗漏合并的其他疾病。

七、临床诊断

（一）转移性右下腹痛

转移性腹痛是急性阑尾炎的重要特点，因内脏转位盲肠和阑尾位于左下腹时，出现转移性左下腹痛，也应考虑到左侧阑尾炎的可能。关于初发疼痛的部位和转移过程所需时间，因人而异。但要注意约1/3的患者开始就是右下腹痛，特别是慢性阑尾炎急性发作时，因此无转移性右下腹痛，不能完全排除急性阑尾炎的存在，必须结合其他症状和体征综合判断。

（二）右下腹有固定的压痛区和不同程度的腹膜刺激征

特别是急性阑尾炎早期，自觉腹痛尚未固定时，右下腹就有压痛存在。而阑尾穿孔合并弥散性腹膜炎时，尽管腹部压痛范围广泛，但仍以右下腹最为明显。有时为了掌握压痛的确切部位，应该仔细地多次和有对比地对全腹部进行检查。急性阑尾炎的压痛始终在右下腹部，并可伴有不同程度的腹肌紧张和反跳痛。

（三）必要的辅助检查

白细胞总数和中性粒细胞数可轻度或中度增加，大便和尿常规可基本正常。胸部透视可排除右侧胸腔疾病减少对阑尾炎的误诊，立位腹部平片观察膈下有无游离气体等其他外科急腹症的存在。右下腹B超检查，了解有无炎性包块，对判断病程和决定手术有一定帮助。

八、鉴别诊断

有许多急腹症的症状和体征与急性阑尾炎很相似，并且20％阑尾炎表现不典型，需认真鉴别。急性阑尾炎诊断不但要防止延误，也要避免误诊。尤其当阑尾穿孔发生弥散性腹膜炎时鉴别诊断则更难。有时需在腹腔镜探查或剖腹探查术中才能鉴别清楚。

需要与急性阑尾炎鉴别的包括其他脏器病变引起的急性腹痛，以及一些非外科急腹症，常见的有：

（一）外科疾病

1. Meckel憩室炎。多数Meckel憩室炎有类似阑尾炎的临床表现，不易鉴别。但憩室炎往往无转移性腹痛，局部压痛点也在阑尾点之内侧，多见于儿童，曾有黑便史，因为1/3 Meckel憩室中有胃黏膜存在，所以细致分析，也能与急性阑尾炎相区分。

2. 溃疡病急性穿孔。为常见急腹症，发病突然，腹痛起自右上腹偏中，当穿孔漏出的胃肠液沿右结肠旁沟流至右下腹时，可出现类似阑尾炎的转移性腹痛和局部压痛、反跳痛，如不细致检查，易误为急性阑尾炎。但溃疡病急性穿孔常有明显溃疡病史，临床表现与周身情况均较阑尾炎严重，出现板状腹和中毒性休克时，诊断可以明确，X线片发现气腹，更有助于诊断。

3. 急性胆囊炎。当胆囊肿胀下垂至右下腹，腹痛放射至右下腹时，易与急性阑尾炎相混淆。但急性胆囊炎的症状与体征均以右上腹为主，常可扪到肿大和有压痛的胆囊，Murphy征阳性，再加以B超检查，一般鉴别不难。

4. 右侧输尿管结石。向下移动时可引起右下腹部痛，有时可与阑尾炎混淆。但输尿管结石发作时呈剧烈的绞痛，难以忍受，疼痛沿输尿管向外阴部、大腿内侧放散。腹部检查，右下腹压痛和肌紧张不太明显，腹部平片有时可发现泌尿系有阳性结石，而尿常规有大量红细胞。

5. 盲肠癌。阑尾穿孔形成阑尾周围脓肿者有时很难和盲肠癌相鉴别特别是中老年人尤其应提高警惕。结肠镜检或钡灌肠等影像学检查可以帮助诊断。

（二）妇科疾病

1. 宫外孕破裂。右侧宫外孕破裂早期可有局部出血刺激腹膜症状，与急性阑尾炎的腹痛和压痛相似，但一旦出血量多，患者很快面色苍白、出冷汗、四肢发凉、脉搏细速、血压下降、腹部检查可测出移动性浊音，与阑尾炎鉴别不难。因此在早期要详细询问月经史，更要重视病前阴道不规则的流血史，再加以细致妇科检查，定能明确诊断。对极少数未婚怀孕妇女，更要细致工作，切勿误诊。

2. 卵巢囊肿扭转。右侧卵巢囊肿急性扭转可突然右下腹痛，囊肿绞窄坏死可刺激腹膜而致局部压痛，与急性阑尾炎相似。但急性扭转时疼痛剧烈而突然，坏死囊肿引起的局部压痛位置偏低，有时可扪到肿大的囊肿，都与阑尾炎不同，妇科双合诊检查更可明确诊断。

3. 卵巢滤泡破裂。多发生于未婚女青年，常在月经后2周发病，因腹腔内出血，引起右下腹痛。本病右下腹局部体征较轻，诊断性腹腔穿刺可抽出血性渗出。

4. 急性附件炎。右侧输卵管急性炎症可引起与急性阑尾炎相似的症状和体征。但输卵管炎多发生于已婚妇女，有白带过多史，发病多在月经来潮之前。虽有右下腹痛，但无典型的转移性，而且腹部压痛部位较低，几乎靠近耻骨处。妇科检查可见阴道有脓性分泌物，子宫两侧触痛明显，右侧附件有触痛性肿物。

（三）内科疾病

1. 急性肠系膜淋巴结炎。多见于儿童，往往发生于上呼吸道感染之后。起病为腹痛，与急性阑尾炎相似，但很早出现高热，无转移腹痛病史，局部压痛也较广泛，无反跳痛和其他体征，由于患者多为儿童，易于误诊。

2. 局限性回肠炎。虽然典型的局限性回肠炎常有多次腹痛发作及腹泻史，患者发热、贫血，一般情况差，因此不难与急性阑尾炎相区别。但不典型急性发作时，右下腹痛、压痛及血白细胞增多与急性阑尾炎相似，必须通过细致临床观察，发现局限性回肠炎所致的部分肠梗阻的症状与体征（如阵发性绞痛和可触及条状肿胀肠袢），才能分辨。

3. 急性胃肠炎。可以有腹痛及全腹轻压痛，但呕吐、腹泻较轻，有进不洁食物史，无转移痛和右下腹局限性压痛，因此稍加分辨即可得出正确结论。

4. 右侧胸膜炎、右下肺炎、心包炎。均可有反射性右侧腹痛，甚至出现右侧腹肌反射性紧张，但缺乏典型急性阑尾炎的腹痛与压痛，并且呼吸循环系统的改变明显，进一步详细检查，可以与阑尾炎区别。

九、治疗

（一）急性阑尾炎的手术治疗

一旦确诊，应早期施行阑尾切除术。早期手术系指阑尾炎症还处于管腔阻塞或仅有充血水肿时手术切除，此时手术操作较简易，术后并发症少。如化脓坏疽或穿孔后再手术，不但操作困难且术后并发症会明显增加。术前即应用抗生素，有助于防止术后感染的发生。

1. 不同临床类型急性阑尾炎的手术方法选择也不相同。

（1）急性单纯性阑尾炎：行阑尾切除术，切口一期缝合。有条件的单位，也可采用经腹腔镜阑尾切除术。

（2）急性化脓性或坏疽性阑尾炎：行阑尾切除术。腹腔如有脓液，应仔细清除，用湿纱布蘸净脓液后关腹。注意保护切口，一期缝合。也可采用腹腔镜阑尾切除术。

（3）穿孔性阑尾炎：宜采用右下腹经腹直肌切口，利于术中探查和确诊，切除阑尾，清除腹腔脓液或冲洗腹腔，根据情况放置腹腔引流。术中注意保护切口，冲洗切口，一期缝合。术后注意观察切口，有感染时及时引流。也可采用腹腔镜阑尾切除术。

（4）阑尾周围脓肿：阑尾脓肿尚未破溃时可以按急性化脓性阑尾炎处理。如阑尾穿孔已被包裹形成阑尾周围脓肿，病情较稳定，宜应用抗生素治疗或同时联合中药治疗促进脓肿吸收消退，也可在超声引导下穿刺抽脓或置管引流。如脓肿扩大，无局限趋势，宜先行超声检查，确定切口部位后行手术切开引流。手术目的以引流为主，如阑尾显露方便，也应切除阑尾，阑尾根部完整者施单纯结扎。如阑尾根部坏疽穿孔，可行 U 字缝合关闭阑尾开口的盲肠壁。术后加强支持治疗，合理使用抗生素。

2. 阑尾切除术的技术要点：

（1）麻醉：一般采用硬脊膜外麻醉，也可采用局部麻醉。

（2）切口选择：一般情况下宜采用右下腹麦氏切口。如诊断不明确或腹膜炎较广泛应采用右下腹经腹直肌探查切口，以便术中进一步探查和清除脓液。切口应加以保护，防止被污染。

（3）寻找阑尾：部分患者阑尾就在切口下，容易显露。沿结肠带向盲肠顶端追踪，即能找到阑尾。如仍未找到阑尾，应考虑可能为盲肠后位阑尾，用手指探查盲肠后方，或者剪开盲肠外侧腹膜，将盲肠向内翻即可显露盲肠后方的阑尾。

（4）处理阑尾系膜：用阑尾钳钳夹阑尾系膜，不要直接钳夹阑尾，将阑尾提起显露系膜。如系膜菲薄，可用血管钳贴阑尾根部戳孔带线一次集束结扎阑尾系膜，包括阑尾血管在内，再剪断系膜；如阑尾系膜肥厚或较宽，一般应分次钳夹、切断结扎或缝扎系膜。阑尾系膜结扎要确实。

（5）处理阑尾根部：在距盲肠 0.5 cm 处用血管钳轻轻钳夹阑尾后用丝线结扎阑尾，再于结扎线远侧 0.5 cm 处切断阑尾、残端用碘酊、乙醇涂擦处理。于盲肠壁上缝荷包线将阑尾残端埋入。荷包线缝合要点：距阑尾根部结扎 1 cm 左右，勿将阑尾系膜缝入在内，针距 2～3 mm，缝在结肠带上。荷包缝合不宜过大，防止肠壁内翻过多，形成无效腔。也可做"8"字缝合，将阑尾残端埋入同时结扎。近年来也有主张阑尾根部单纯结扎，不做荷包埋入缝合。

3. 腹腔镜阑尾切除术的技术要点：

（1）麻醉：一般采用全身麻醉。

（2）体位与穿刺点：自脐上导入腹腔镜后，于左右侧腹根据习惯分别选取穿刺点导入器械。气腹压力维持在 12 mmHg 左右，采取头低足高，左侧倾斜位，便于暴露阑尾。

（3）探查腹腔并寻找阑尾：常规探查腹腔，按照肝、胆、胃、十二指肠、结肠、脾、膈肌、小肠、阑尾、腹股沟内环区、女性应探查子宫及附件。寻找阑尾方法可沿结肠带寻找。当术中发现阑尾形态正常时，应着重探查寻找引起腹痛的其他原因。

（4）处理阑尾系膜：于阑尾根部紧贴阑尾系膜处打孔，用丝线或血管夹结扎系膜根部后切断或直接用超声刀离断。

（5）处理阑尾根部：处理好阑尾系膜后，提起阑尾于阑尾根部使用血管夹夹闭阑尾，距血管夹上 1 cm 上钛夹。于两者之间切断阑尾，阑尾残端用电凝灼烧黏膜，残端不需要包埋。也可以使用丝线套扎处理阑尾根部。

（6）腹腔镜阑尾切除特点：损伤小，恢复快，容易探查阑尾以外脏器情况；对设备要求高；术者需经过训练有一定经验。

4. 特殊情况下阑尾切除术：

（1）阑尾尖端粘连固定，不能按常规方法切除阑尾，可先将阑尾于根部结扎切断，残端处理后再分段切断阑尾系膜，最后切除整个阑尾。此为阑尾逆行切除法。

（2）盲肠后位阑尾，宜剪开侧腹膜，将盲肠向内翻，显露阑尾，直视下切除。再将侧腹膜缝合。

（3）盲肠水肿不宜用荷包埋入缝合时，宜用"8"字或 U 字缝合，缝在结肠带上，将系膜一并结扎在缝线上。

（4）局部渗出或脓液不多，用纱布多次蘸净，不要用盐水冲洗，以防炎症扩散。如已穿孔，腹膜炎范围大，术中腹腔渗出多，应彻底清除腹腔脓液或冲洗腹腔并放置引流。

（5）如合并移动盲肠，阑尾切除后，应同时将盲肠皱襞折叠紧缩缝合。

（二）急性阑尾炎的非手术治疗

仅适用于单纯性阑尾炎及急性阑尾炎的早期阶段，适当药物治疗可能恢复正常者；患者不接受手术治疗，全身情况差或客观条件不允许，或伴存其他严重器质性疾病有手术禁忌证者。主要措施包括选择有效的抗生素治疗。

十、诊疗探索

1. 在急性阑尾炎的治疗过程中，抗生素的使用必不可少，关于抗生素的选择与用量，应根据具体情况而定。阑尾炎绝大多数属混合感染，以往采用青霉素、链霉素联合应用，效果满意，以后发现"金三联"即氨苄西林、庆大霉素与甲硝唑联合应用，其抗菌覆盖面大，价格也不贵，甚受推崇。随着新型头孢菌素类不断出现，用三、四代头孢菌素类与甲硝唑联合，其抗菌谱更广，抗耐药菌力强，毒性副作用弱，早期因其价格昂贵，因此青霉素、链霉素或庆大霉素加甲硝唑联合，或"金三联"联合应用，仍属首选。近年来，新型头孢菌素类价格明显下降，因此三、四代头孢菌素类与甲硝唑联合应用可作为临床首选。

2. 急性阑尾炎手术时发现腹腔内其他需手术的疾病（如结肠癌、卵巢肿瘤、胆囊结石等），则应根据轻重主次、能否一次解决来决定是否将同时发现的疾病一次解决，或分期手术，即先切除阑尾，以后再一次手术切除其他疾病。近年来，随腹腔镜在阑尾切除术中的应用，使一次手术同时切除多个病变器官或组织变得更加容易，且手术安全性更高，创伤更小。但对胃肠道肿瘤要权衡利弊，如腹腔内炎症水肿轻，术后发生胃肠道瘘的可能性小，可考虑一次性手术，否则，行分期手术。

3. 急性阑尾炎手术时发现阑尾炎症很轻，而临床表现较重，二者不相符合，或阑尾仅浆膜层轻度水肿发红，而周围已有较多脓液，说明阑尾炎症为继发，则应首先探查发现原发病灶给予处理。对于是否有必要同时切除阑尾，要根据患者的全身情况和可能存在的手术风险而决定，如患者能耐受手术，而阑尾切除不影响原发病的治疗，则在处理原发病的同时切除阑尾。

4. 对获得性免疫缺陷综合征患者的阑尾炎，阑尾切除术是其主要的治疗方法，强调早期诊断并手术治疗，可获得较好的短期生存，否则穿孔率较高。不能因人类免疫缺陷病毒感染而视其为手术禁忌证。

十一、病因治疗

目前公认急性阑尾炎的治疗方法为手术切除阑尾，忽略了阑尾的梗阻病因，单纯应用抗生素治疗以避免手术是不适宜的。但是急性阑尾炎的病理变化和患者条件常有不同，因此应根据具体情况，运用以手术切除病灶为主的原则，分别处理。

1. 急性阑尾炎被延误诊断＞72 h，如病情改善，病变局限，则可考虑非手术治疗，以后择期手术；如病情加重，则仍应积极采用手术切除阑尾。

2. 急性阑尾炎并发局限性腹膜炎，如尚未形成脓肿，则可手术切开引流，待炎症消退，局部愈合后，再考虑择期手术。当炎症已经局限形成脓肿时行阑尾切除，不但手术困难而且手术将局限破坏，炎症将再度扩散，使情况复杂化。

3. 急性阑尾炎并发弥散性腹膜炎时，应积极准备，改善患者条件，争取及早手术。一方面切除作为全腹腔感染来源的阑尾，更重要的是处理全腹腔感染，如大量盐水冲洗腹腔、尽可能去除腹腔内的脓性纤维组织、切口放置引流等。

十二、最新进展

腹腔镜阑尾切除术是目前国际上手术治疗急性阑尾炎的最新方法。

其优点：①创伤小，疼痛轻，对腹腔干扰小，术后肠功能恢复快，可明显减少腹腔粘连的机会，降低术后腹痛、肠梗阻、女性不孕的发病率。②具有诊断和治疗的双重功能，探查范围大，可全面探查腹腔，能早期发现腹腔内其他合并病变，鉴别胃十二指肠穿孔、胰腺炎、胆囊炎、回盲部肿瘤，特别是盆腔病变，避免误诊和漏诊。③能在直视下抽吸腹腔积脓、积液，减少术后腹腔脓肿的发生。④术后阑尾经套管或标本袋取出，避免污染切口，减少切口感染率。⑤对肥胖患者不用延长切口即可完成手术，减轻了手术难度。

戴北鸿　慈红波　张在其

第十二节　胆道出血

一、基本概念

各种原因导致血管与胆道沟通，引起血液涌入胆道，再进入十二指肠，发生呕血、便血称为胆道出血，也称胆血症，是上消化道出血的常见原因之一。胆道出血可来自肝内和（或）肝外胆管，在我国以肝内胆管出血常见。胆道大量出血的发病率占上消化道出血的 1.3%～5%。出血量大者可造成包括失血性休克在内的一系列临床症状，其死亡率高。近年来随着临床对本病诊治方法及技术的改进，治疗效果有所提高，但误诊率和死亡率仍然较高，需要得到临床重视。

二、常见病因

胆道出血可发生在胆道感染、胆石压迫、手术或外伤后，以及肝胆系统的肿瘤和血管性疾病的患者，国内最常见的原因为胆道感染，约占所有胆道出血患者的 87%，其中以继发于胆道蛔虫者最为常见，其次是胆管结石，特别是肝内胆管结石，国外则以损伤为主要病因。从治疗的角度将其分为五类。

（一）感染性胆道出血

重症胆管炎、肝脓肿、胆道蛔虫、胆管结石、急性胆囊炎。

（二）外伤性胆道出血

胆道外伤、肝内血肿、医源性损伤（经皮肝穿刺胆道造影、经皮肝穿刺胆道造影引流术、肝活检）。

（三）手术后胆道出血

炎症、感染、胆管切开处及胆肠吻合处出血、"T"形管压迫血管。

（四）肿瘤性胆道出血

胆道肿瘤、胆囊肿瘤、肝癌、壶腹部周围癌、肝血管瘤。

（五）少见的胆道出血

急性胰腺炎、胆道造影剂刺激、出血倾向，药物、梗阻性黄疸。

三、发病机制

1. 各种情况的胆道出血与胆管和血管之间的特殊解剖关系有密切联系。肝外胆管的血液供给来自十二指肠后动脉、十二指肠上动脉、肝固有动脉、胆囊动脉，围绕着胆总管，形成胆管周围血管丛，从外层的血管丛穿入血管壁，在黏膜下形成血管丛，因而在急性胆管炎时，黏膜下血管丛充血、扩张，黏膜表面形成溃疡，在结石压迫和手术时容易发生出血。胆管黏膜上的穿透性溃疡可以直接侵蚀胆管壁血管，动脉血管与胆总管之间的沟通，可能以血管胆管瘘或是首先形成一假性动脉瘤然后再破溃入胆管引起胆道出血。在肝内，胆管、肝动脉、门静脉分支均包裹在汇管区 Glisson 鞘内，各管道间的关系密切，并且肝内胆管的分支稠密，肝内感染性疾病可累及肝动脉、门静脉分支及小叶间静脉，受感染灶腐蚀而溃破入胆管。所以来源于肝内胆管出血的机会远远高于肝外胆道的出血。

2. 肝脏创伤同时涉及肝动脉和胆管时可导致肝动脉与胆道沟通，很快出现胆道出血。由于肝胆影像学穿刺和引流技术的广泛开展，检查时直接穿通胆管与肝动脉或门静脉，导致血液直接进入胆管而出现胆道出血，故医源性创伤导致胆道出血的比例明显上升。

四、临床特征

胆道出血的临床特征取决于出血的量和速度，少量胆道出血仅表现为便血或大便隐血试验阳性。胆道大量出血的临床特征可概括为以下几点。

（一）胆道感染的表现

包括右上腹部绞痛、寒战发热、黄疸等胆管炎症状，部分患者有肝大、胆囊肿大等体征。出血开始时，由于大量高压的血液涌入胆道内，造成胆道内高压，引起胆道及括约肌痉挛，表现为剧烈绞痛。由于胆道内高压，所以胆囊肿胀，胆囊内充满血液及血凝块。

（二）周期性上消化道出血

继腹痛之后，发生上消化道大量出血，表现为呕血和便血，周期性出血是本病的特点，这是因为胆道系统的腔隙不大，出血后易被堵塞，且出血后血容量减少，血压相对降低，于是出血暂时停止，止血后胆道炎症更因引流受阻而加剧，最后血块液化脱落，引起再次出血。如此可呈周期性发作，到后期时，患者表现为严重贫血、低蛋白血症、全身水肿、营养不良，直到全身衰竭。少数反复周期性胆道大出血的患者，每于出血前预感再次出血周期的来临。如呕出的血中，有酷似胆管形的条状血块，对诊断有重要的价值。

（三）原发病表现

少数非感染、非外伤所致的胆道出血，可无胆道感染症状，而保留其原发病变的固有表现，如门静脉高压的肝硬化，肝大，肝癌的肝肿块，弥散性血管内凝血的全身出血倾向。

（四）其他特殊表现

手术后有"T"形管引流者，可表现为"T"形管内鲜血流出，出血量大者，"T"形管不久即被血凝块堵塞，出现"T"形管旁切口不断渗血；曾经做过胆肠吻合的患者，发生胆道大出血时，疼痛程度较轻，因无括约肌的强烈痉挛，有时仅有上腹不适感，接着迅速发生呕血、便血及出现休克；若发生在吻合口处出血，由于大量高压的血液突然涌入肠道内，也可发生肠绞痛，随即出现休克，然而更多的是无痛性的肠道出血，临床上以便血为主。

五、辅助检查

为了明确胆道出血的定位与定性诊断，根据病情选用一定的辅助检查是必要的。生化检查常无特异性，主要应用影像学和内窥镜检查。

（一）数字减影血管造影

是了解胆道出血最有价值的诊断和定位方法。当出血量≥0.5 mL/min时，在大多数胆道出血病例可见造影剂从肝动脉支漏出汇集于肝动脉假性动脉瘤囊内，或经动脉胆管瘘流进胆管或肝内间隙。由于这种检查方法显影率高、定位准确、可重复检查及能清楚显示肝动脉的解剖，为手术及选择肝动脉栓塞止血提供依据，已成为胆道出血的首选诊断方法。

（二）胆道造影

造影的方法有：术中胆道造影、术后"T"形管造影、静脉胆道造影（适用于无黄疸患者）。胆道出血的患者在胆道造影中可见：血凝块堵塞肝胆管，该部位出现特殊性充盈缺损；造影剂与肝内血肿、动脉瘤或肝内间隙相通；肝胆管有狭窄、囊性扩张、结石、肿瘤或其他病灶，有利于推测胆道出血的部位。

（三）钡餐检查

部分病例可见因充满血凝块而扩大的胆囊和胆总管在十二指肠球部出现压迹，钡餐还可排除食管、胃底曲张静脉破裂和溃疡病引起的出血。

（四）内窥镜检查

经纤维（电子）十二指肠镜检查，如能见到血液从Vater壶腹流出即可确诊为胆道出血。因胆道出血常呈周期性发作，发作间隙期不能看到活动性出血。但内窥镜检查能排除其他来源不明的胃肠道出血，应列为胆道出血患者的常规检查。胆道无急性炎症时，可经内窥镜行胰胆管造影。

（五）B超、CT、MRI检查

这些检查方法可发现肝内各种原发病灶，如肝内血肿、肝脓肿、良性或恶性肿瘤、胆管有无扩张等。超声检查方便易行，无损伤，可反复探测。CT 和 MRI 的优点在于可以显示肝和肝周器官、组织的断面图像。

（六）同位素扫描

应用 ^{99m}Tc 标记红细胞的腹部 γ-闪烁扫描和 ^{131}I 标记的玫瑰红检查可显示肝内有大的腔隙，此方法对肿瘤、外伤及炎症引起胆道出血有特殊的诊断价值，特别对间歇期出血的定位，阳性率可达 90%以上。

六、诊断思路

1. 首先应详细追问病史。对于上消化道大出血的患者，除非处于休克中需立即抢救外，应在较短时间内，有目的、有重点地完成询问病史、体检和化验等步骤，经过分析，初步确定出血的病因和部位，从而采取及时和有效的措施。胆道出血疗效不够理想的原因往往与一再误诊不能及时做出正确诊断有关，除胆道术后从"T"形管内流出大量血液能及时诊断者外，临床上很大一部分胆道出血病例被误诊为急性胆管炎、胆道蛔虫、溃疡病出血、食道静脉破裂出血等。面对上消化道出血病例，经常考虑到本病，是早期诊断的关键。

2. 在诊断时，除了参考胆道出血的典型表现外，还可采取逐一排除其他常见的上消化道出血的方法。对未经手术者，表现为上消化道反复大量出血，首先要鉴别出血是否来自胆道，从理论上来说，根据典型的临床症状，诊断较容易，但临床症状不明显者诊断还是相当困难。如胆道完全梗阻者可无消化道出血，经皮穿刺造影引起的出血可无腹痛。此时影像学及内镜检查是必要的，如胆道大出血时胆囊经常被血液充满而胀大，钡餐检查时可以看到外上方有压迹。肝胆 B 超检查有时可发现肝内血肿部位的光团或液平面，肝外胆管和胆囊常扩大。内窥镜检查常能可靠地鉴别出血部位，若食道、胃未见出血灶，而十二指肠和乳头部不断有血流入肠道内，诊断即可肯定。

3. 已手术并带有"T"形管胆道引流者，表现为"T"形管大量出血时，对胆道出血这一诊断已很明确。对这类患者，主要要求明确出血的部位。胆道出血往往发生在第 1 次手术后不久，"T"形引流管周围的瘘管尚未牢固地形成，胆道镜检查存在一定困难，而经"T"形管造影不需特殊设备，临床最为实用。但急性出血期间，血块往往由病灶处开始，扩大堆积到正常管道，造影显然会造成假象，因此作为出血病灶的定位诊断，造影最好在出血间隙期进行，造影前宜经 T 管冲洗胆道，尽量将血块先行清除。

4. 选择性肝动脉造影对急性出血期的定位诊断很有帮助。

七、临床诊断

胆道出血的诊断主要依据其病史、临床表现和相关的辅助检查。

（一）相关病史

胆道出血常有明确的病因，以下病史有助于临床诊断。

1. 有肝内、外胆管结石，胆道蛔虫等胆道病史。

2. 曾做过经皮肝穿刺或插管等处置。

3. 有胸、腹部外伤史。

4. 有周期性发作的上腹痛、上消化道出血，或有黄疸。

5. 近期有胆道手术病史。

（二）临床表现

1. 有典型的消化道出血、胆绞痛及黄疸三联征。

2. 术后带有"T"形管的患者，在腹痛的同时可见鲜血从"T"形管流出。

（三）辅助检查

1. 急性出血期的选择性肝动脉造影见造影剂从肝动脉支漏出。
2. 纤维（电子）十二指肠镜检查见血液从 Vater 壶腹流出。
3. 术后"T"形管造影见特殊性充盈缺损、造影剂与肝内间隙相通、肝胆管畸形。
4. 同位素扫描显示肝内有大的腔隙。
5. 超声、CT、MRI 检查发现肝内血肿、肝脓肿、良性肿瘤或恶性肿瘤等原发病灶。

八、鉴别诊断

胆道出血需要与其他引起上消化道出血的疾病相鉴别，如胃十二指肠溃疡、门静脉高压症、应激性溃疡或急性糜烂性胃炎、胃癌等。

（一）胃溃疡及十二指肠溃疡

病史中多有嗳气、反酸和典型的上腹疼痛症状，用抗酸解痉药物可以止痛，或过去经胃镜或 X 线钡餐检查证实有溃疡征象，或长期服用阿司匹林、吲哚美辛等药物病史，呕血时多无剧烈腹痛，无黄疸、发热症状。急诊内窥镜检查可明确诊断。

（二）门脉高压症

伴食管或胃底静脉曲张破裂引起的出血，一般很急，来势很猛，一次出血量常达 $500 \sim 1\,000$ mL 以上，可引起休克。但门静脉高压症患者一般有肝炎或血吸虫病病史，急诊内窥镜检查可见曲张静脉破裂或门脉高压性胃病胃黏膜弥散性出血。

（三）应激性溃疡或急性糜烂性胃炎

约占急性上消化道出血的 20%。多与休克、严重感染、严重烧伤、严重脑外伤或大手术有关，急诊内窥镜检查可见胃或十二指肠黏膜表浅的、边缘平坦的溃疡或多发的大小不等的糜烂。

九、救治方法

（一）非手术治疗

1. 适应证。

（1）出血量不大，无重症胆道感染，全身失血征象易于纠正者。

（2）已明确出血原因，肝穿刺活检、PTC 等术后出血量不大者。

（3）已经行胆道手术的患者，手术中已将主要病灶处理者。

（4）胆道造影后的出血。

（5）经手术探查和胆道造影等检查，出血灶仍不明确者。

（6）一般情况差，不能耐受手术者。

2. 具体方法。

（1）初步处理：十分重要的是建立一条大的静脉通道，先滴注乳酸钠林格注射液，同时即行血型鉴定、交叉配血和血常规、红细胞比容检查。要每 $15 \sim 30$ min 测定血压、脉率，并观察周围循环情况，作为补液、输血的指标。一般说来，失血量不超过 400 mL，循环血容量的轻度减少可很快地被组织液和脾脏储血所补充，血压、脉率的变化不明显。如果收缩压降至 $70 \sim 90$ mmHg，脉率增速至每分钟 130 次，这表示失血量约达全身总血量的 25%，患者黏膜苍白、皮肤湿凉、表浅静脉塌陷。此时即应大量补液、输血，将血压维持在 100 mmHg，脉率在每分钟 100 次以下。乳酸钠林格注射液的输入量宜为失血量的 $2 \sim 3$ 倍。只要红细胞比积不低于 0.3，大量输入乳酸钠林格注射液以补充功能性细胞外液的丧失和电解质，是有利抗休克的。已有休克的患者，应安置导尿管，记录每小时尿量。有条件时，做中心静脉压的测定。尿量和中心静脉压可作为补液、输血速度和量的可靠指标。

（2）应用抗生素：本病的最常见原因是胆道严重感染，因此抗生素的应用是重要的治疗措施，可选用喹诺酮类、头孢他啶、碳青霉烯类及甲硝唑等抗生素，要足量、联合用药。

（3）止血药物：常用的止血药物有维生素 K_1、氨基己酸、氨甲环酸、凝血酶、凝血酶原复合物等。

（4）局部用药：在出血期间用肾上腺素或去甲肾上腺素溶液（每 500 mL 的 0.9%氯化钠含肾上腺素或去甲肾上腺素 1 mg）经"T"形管注入胆道，每 3～4 h 1 次，30 mL/次，可促使暂时止血。

3. 注意事项。

（1）本病系上消化道出血中病情凶险，死亡率较高的一种。因此治疗期间必须密切观察病情变化，若出血持续不止，出血多致休克难以纠正，或感染症状不能控制者，宜及时中转手术，且中转手术的时机十分重要，应根据病情慎重考虑。

（2）本病的特点是周期性反复出血。因此非手术方法止血后，宜继续巩固 10 d 以上，以防再度出血和促使残余血块排除。有"T"形管者，可用肾上腺素 0.9%氯化钠冲洗胆道，清除血快。

（3）止血后仍需做进一步检查，如胆道造影、B 超、CT 或 MRI 检查，明确出血病因和病灶部位，以利根治。

（二）手术治疗

1. 手术适应证。①反复大量出血超过 2 周。②胆道大出血造成失血性休克而不易纠正者。③腹痛、寒战高热、黄疸、重症急性化脓性胆管炎并多源性休克。④经非手术疗法出血无自止趋向。⑤经各种诊断手段确定胆道出血的病灶，若手术可获彻底治愈者。

2. 手术时机。

（1）对于出血灶已明确定位诊断而又有手术指征者，经过术前准备，病情许可，即可施行手术。

（2）对定位诊断不明确者，由于胆道出血经非手术治疗常有自止倾向，因此可采取在积极进行非手术治疗的同时，抓紧必要的术前准备和检查，一旦再发生出血，立即进行手术。

3. 手术方式。

（1）胆囊切除术：主要适用于胆囊结石造成的囊壁糜烂、出血性胆囊炎、胆囊癌、腺样增生性胆囊炎等胆囊疾病所致的胆囊出血，由于此类病变的发病率不高，故企图用胆囊切除治疗胆道出血，一般都达不到预期目的。胆道出血时，胆囊都充满血液而明显胀大，囊内压明显升高，严重者伴有溃疡及出血，甚至坏死，因此，手术时一般将胆囊附带切除为妥。

（2）胆总管探查加"T"形管引流术：主要作为探查出血来源，去除梗阻原因；引流胆汁，减低胆管内压和改善肝功能；观察术后有无再出血；因其未能对大多数胆道出血的病灶进行处理，未直接阻断出血的来源，故只能作为胆道大出血的辅助手术。

（3）肝动脉结扎术：是控制动脉性胆道出血比较简便有效的手术方法。主要适用于：①肝动脉造影显示假性动脉瘤、动脉胆管瘘等动脉性胆道出血；②术中阻断患侧肝动脉支或肝固有动脉后，肝动脉震颤减弱或消失，或胆道出血停止者；③两侧肝内胆管出血，或肝内出血部位不明者；④弥散性或不能切除的肝癌引起的出血；⑤病变部位不适于或难以完成肝切除手术者。一般主张靠近肝门结扎患侧肝动脉支或肝固有动脉效果为好。为防止肝动脉结扎术后发生肝脏梗死及肝功能衰竭等并发症，对门静脉血流不畅通、严重休克状态和严重肝功能受损者不易施行。

（4）肝叶、肝段切除术：正确定位和包括出血灶在内的肝叶、肝段切除是胆道出血患者最好的手术方式。主要适用于：①可切除的肝良性、恶性肿瘤所致胆道大出血；②局限性肝内损伤、感染、动脉瘤等所引起的胆道大出血；③已肯定出血来自一侧肝内，但不能明确出血灶的性质及具体部位。

（5）缝扎肝内腔隙中破裂血管：如肝外伤肝内血肿或残腔破裂血管出血等，需要清除血块和坏死肝组织，一般可在间歇期控制肝血流的情况下寻找出血灶，若缝扎确切，效果是肯定的。

十、诊疗探索

下面一些药物和手术方法的尝试有其理论基础，根据病情合理使用对难治性胆道出血可能有效，但有待更多的临床资料证实。

（一）血管升压素

血管升压素促使内脏小动脉收缩，减少血流量，从而达到止血作用，但对高血压和有冠状血管供血不足的患者不适用。剂量为 20 U 加入 5% 葡萄糖注射液 200 mL 中静脉滴注，20~30 min 内滴完，必要时 4 h 后可重复注射。近年有人主张经股动脉插管，选择性地滴注血管升压素（0.2~0.4 U/min），持续滴注 12~24 h。

（二）生长抑素

能减少内脏血流量，有学者使用生长抑素治疗继发于急性胰腺炎的胆道出血获得成功。

（三）门静脉结扎术

曾有学者提出结扎门静脉治疗胆道出血的设想，对 10 例肝脏病理检查中，9 例找到了病灶，这 9 例受累的血管主要是门静脉分支和小叶间静脉，仅 1 例同时伴有肝动脉分支破坏，可见结扎门静脉治疗胆道出血，似乎较结扎肝动脉更为合理。若双侧性肝内胆道出血，术中暂时控制肝动脉后出血仍然不止者，可试行阻断门静脉，有效者可考虑结扎之。不过这一手术虽然有人在胰十二指肠切除术中，发现肿瘤与门静脉或肠系膜上静脉不能分开时曾应用，但用于胆道出血没有具体经验，是否将引起其他严重并发症与后遗症，有待进一步研究。

十一、病因治疗

（一）感染性胆道出血

需要在较短时间的准备之后，即行手术治疗，以治疗胆道感染及控制出血。对于肝外胆道出血，可以查清出血的来源，若出血来自胆囊，应行胆囊切除术；若出血来自肝动脉，则应切除或结扎该破溃的肝动脉支。如破溃的是肝动脉的主要分支，出血量又较大者，应将受累血管的近远侧解剖出来，分别予以钳夹、切断并缝扎，以防复发。因远侧动脉可通过侧支循环建立良好的血循环，造成再次出血。单纯缝合胆管黏膜面上的溃疡，一般不能达到止血目的，很快又再溃破出血。手术时应同时处理胆道的病变，建立充分的胆道引流以控制感染。

对于肝内胆管出血多采用肝叶或肝部分切除术，但术前的定位较为困难。对带有"T"形管引流的患者，通过逆行胆道造影，可表现为出血胆管的阻塞或不显影。术前选择性肝动脉造影可显示肝动脉支的假性动脉瘤或肝动脉肝内胆管瘘。若缺乏手术前的有关出血定位检查，手术中则需依靠对肝脏改变的检查及切开胆总管探查，最好能做术中肝动脉造影，多能显示出血部位。

（二）外伤性胆道出血

需要准确定位，在有条件的情况下，首选的方法是行经皮选择性肝动脉造影，当发现出血的来源后，便可经导管堵塞出血的血管，可收到立即止血的效果。在一般情况下，当不具备选择性肝动脉栓塞条件而有大量出血时，应行手术治疗，在控制入肝血流后，切开肝脏血肿，清除其中血凝块，结扎出血血管；对位置较深的血肿，可结扎该肝叶动脉，当血肿较大而壁厚时，可做肝部分切除或连同该血肿腔的肝叶切除术。

（三）其他原因的胆道出血

可根据发病原因的不同选择不同的治疗方案，如手术后胆道出血，如出血量不大，可用肾上腺素或去甲肾上腺素溶液经"T"形管注入胆道等非手术方法处理,如非手术方法无效,必须再次开腹手术缝扎出血的肝动脉。肿瘤性胆道出血患者出血量一般不大,可先行非手术治疗,待一般情况改善后,再行相应的肿瘤根治性手术,如肿瘤已无法切除,则行肿瘤供应血管(肝动脉与门静脉)的结扎处理。对急性胰腺炎、出血倾向等引起的胆道出血,关键在于对原发病的内科治疗,而非手术处理。

十二、最新进展

近年来,随着介入性放射学的迅速发展,通过选择性、超选择性肝动脉栓塞来治疗胆道出血已在国内、外逐渐被采用,并已成为目前国际上治疗急性胆道出血的最新方法。

(一)与手术相比,栓塞治疗优点

1. 栓塞前预先的内脏动脉造影是胆道出血的最佳诊断方法,此法除可肯定诊断、明确病灶部位外,尚可了解某些血管病变的局部情况,尤其对剖腹探查时难以发现的肝中央部病变具有特殊的诊断价值。

2. 栓塞法简单、安全,可免遭手术痛苦和危险,尤其是休克和黄疸患者。

3. 栓塞可达到即时可靠的止血,并可留置导管重复栓塞。

(二)栓塞治疗的适应证

1. 肝动脉瘤破裂所致胆道出血。

2. 医源性胆道出血。

3. 胆道感染继发胆道出血。

4. 肝外伤继发胆道出血。

(三)栓塞治疗的禁忌证

因肝硬化、门脉高压等原因门静脉阻塞时,肝动脉再行栓塞可导致肝细胞坏死,所以肝动脉栓塞前必须了解门静脉血流情况及肝功能受损情况,门静脉高压和门静脉阻塞应列为肝动脉栓塞的禁忌证和相对禁忌证。

(四)操作过程

一般采用 Seldinger 技术经皮穿刺股动脉插管选择性肝动脉栓塞法。先选择性肝动脉插管并造影,以确定病变部位,然后通过导管注入栓塞物质,达到止血目的。栓塞后应立即进行动脉造影,观察栓塞效果。如栓塞不满意,可重复栓塞。常用的栓塞剂可分为 3 类:

1. 短效栓塞剂,如自身血凝块。

2. 中效栓塞剂,如吸收性明胶海绵、氧化纤维、肌肉纤维、肌肉或脂肪组织等。

3. 长效栓塞剂,如硅酮橡胶球、液态硅、不锈弹簧钢圈、磁控钢珠、异丁-α-氰丙烯酸盐和人硬膜等。

(五)栓塞治疗的并发症

1. 皮肤穿刺点的皮下出血或血肿形成,因此必须边插管边压迫穿刺点。

2. 暂时性腹痛、发热和丙氨酸氨基转移酶升高,对症处理后多能在 2 周后逐渐恢复正常。

3. 异位栓塞,主要有急性坏死性胆囊炎、急性胰腺炎及脾梗死等。

戴北鸿　慈红波　张在其

第十三节　急性胰腺炎

一、基本概念

急性胰腺炎是消化酶被激活后对胰腺和周围组织自身消化所引起的急性炎症，是常见的急腹症之一。它不仅引起胰腺本身及胰周的炎性肿胀、渗出、坏死，而且常导致全身重要脏器功能的改变。临床上可分为轻症急性胰腺炎、重症急性胰腺炎和暴发急性胰腺炎，前者多见，具有自限性，预后好；后两者伴有脏器功能障碍，或出现坏死、脓肿或假性囊肿等局部并发症，或两者兼有，病情危重，并发症多、病死率高。

二、常见病因

根据目前对急性胰腺炎发病原因的认识，可将其病因分为以下 7 类。

1. 胆源性疾病：胆管结石、胆道蛔虫、胆胰结合部异常。
2. 酗酒。
3. 医源性因素：手术后、内镜术后。
4. 腹部闭合性损伤。
5. 感染性因素：腮腺炎、病毒性肝炎、内毒素、外毒素。
6. 代谢性因素：高脂血症、高钙血症、肾功能衰竭。
7. 药物性因素：硫唑嘌呤、磺胺类、口服避孕药。

三、发病机制

急性胰腺炎的发病机制复杂，不能用单因素解析。在发病过程中，常有新的因素参与而促使病情进一步发展。目前已经了解的发病机制归纳如下：

（一）发病的始动因素

正常情况下，胰腺腺泡分泌的消化酶并不能引起自身消化，这是由于胰腺导管上皮有黏多糖保护，而大部分胰酶以不激活的胰酶原存在，同时血液和胰液中含有少量胰酶抑制物以中和少量激活的胰酶。另外，正常人的胰腺实质和胰管之间，胰管和十二指肠之间及胰管中的胰液分泌和胆道中胆汁分泌之间存在压力梯度，不会发生异常反流。Oddi 括约肌、胰管口括约肌均可防止反流，保护酶原的不激活形式是维持胰腺正常状态的关键。反之，任何原因造成酶原不适时的提前激活就是发生急性胰腺炎的始动因素。

1. 胆汁的反流。当小结石嵌顿于胆胰结合部共同通道的远端，胆汁可反流入胰管，胆汁中的细菌能使胆汁中的结合胆酸变成游离胆酸，游离胆酸对胰腺有很强的损害作用，并可激活胰酶中的磷脂酶原 A，产生激活的磷脂酶-A_2，后者作用于胆汁中的卵磷脂，产生有细胞毒性的溶血性卵磷脂，引起胰腺组织的坏死。

2. 酒精中毒。大量饮酒能刺激胰液分泌，使胰管内压力升高，而且大量饮酒还可引起 Oddi 括约肌痉挛，导致细小胰管破裂，胰液进入胰腺组织间隙，导致胰腺自我消化。

3. 胰腺微循环障碍。胰腺小叶血管为终末动脉，与周围无交通支，胰腺小叶内动脉平滑肌损害及其痉挛引起微循环障碍是胰腺早期导致缺血的关键因素。

（二）加重病变的因素

1. 细胞因子、炎症递质。在急性胰腺炎的发病过程中，许多炎症递质的释放起很大作用，特别是白介素-1、白介素-6和肿瘤坏死因子-α等炎症递质的快速释放与胰腺炎症的程度密切相关。另外，血小板活化因子在急性胰腺炎的发病机制中也起重要作用。

2. 感染。由于急性胰腺炎时肠黏膜相对缺血、缺氧，肠黏膜营养状态下降，使其屏障作用破坏，细菌和内毒素移位到肠外，产生胰腺脓肿和全身感染，导致由感染引起的全身炎症反应综合征及多器官功能障碍综合征。

四、临床特征

（一）腹痛

为主要症状，多突然发病，腹痛剧烈，且呈持续性。并发大量胰液外渗，或发展为重症急性胰腺炎时，常出现全腹剧烈腹痛，伴双侧腰背部胀痛。疼痛的强度与病变的程度相一致，而腹痛的位置与病变部位有关，即胰头部以右上腹痛为主，向右肩放射，胰尾部以左上腹为主，向左肩放射；累及全胰则呈束带状腰背部疼痛。

（二）腹胀

多数患者腹胀伴随腹痛出现，多较严重，腹胀的程度，通常也反映了病情的严重程度。腹胀主要因胰腺炎的大量渗出及产生炎症反应造成肠麻痹所致。

（三）恶心呕吐

发病开始即可出现频繁的恶心、呕吐，呕吐后腹痛腹胀并不缓解为其特点。

（四）发热

开始为中等程度发热，体温38℃左右，为组织损伤产物所引起的机体反应。胆源性胰腺炎伴胆道梗阻者，或胰腺坏死组织并发感染时常有寒战高热，体温在38.5℃以上。

（五）黄疸

有25%左右出现不同程度黄疸，因结石阻塞或胰腺水肿压迫胆总管所致，也可因胰腺坏死感染或胰腺脓肿未能及时引流引起肝功能不良而产生黄疸。

（六）休克

常出现于重症急性胰腺炎和暴发急性胰腺炎时，主要为已激活的酶对全身的影响及大量渗液导致有效循环血量锐减所致，患者出现面色苍白、脉搏细速、血压下降。

（七）腹膜炎体征

轻症急性胰腺炎有上腹部轻度压痛，以左上腹为主，左侧腰背部轻度叩击痛，很少出现弥散性腹膜炎。重症急性胰腺炎和暴发急性胰腺炎有上腹部或全腹弥散性腹膜炎，压痛明显，伴有反跳痛及肌紧张。

（八）Grey-Turner征和Cullen征

见于重症急性胰腺炎和暴发急性胰腺炎，为胰液外渗至皮下组织间隙，溶解皮下脂肪，使毛细血管破裂出血，导致左腰背部明显触痛、饱满，皮肤可呈片状青紫色改变，称为Grey-Turner征，脐周皮肤呈青紫色改变称Cullen征。

（九）反应性胸腔积液

部分胰腺炎患者，可出现胸腔积液，以左侧多见，积液较多者可出现呼吸困难。

（十）胰性脑病

是急性胰腺炎病程中的致死性并发症，主要表现为意识模糊或谵妄的神经精神症状，其发生率为重症急性胰腺炎的 10％～25％，多发生在急性胰腺炎发病后的 3～5 d。

（十一）其他

少数患者可出现少尿、消化道出血、呼吸急促、手足抽搐等症状。严重者可出现弥散性血管内凝血表现。

五、辅助检查

（一）实验室检查

1. 胰酶测定。对诊断意义极大，血清淀粉酶在发病 1～2 h 即开始升高，24 h 达到高峰，一般 2～5 d 达到正常。尿淀粉酶在发病 12～24 h 开始上升，其下降缓慢可持续 1～2 周，甚至更长时间。血清淀粉酶若超过 500 U/dL（正常值 40～180 U/dL，Somogyi 法），尿淀粉酶若超过 300 U/dL（正常值 80～300 U/dL，Somogyi 法），应考虑胰腺炎诊断。

2. 血清钙。重症急性胰腺炎和暴发急性胰腺炎血清钙几乎都下降，其下降程度与预后密切相关。若血钙低于 2 mmol/L 常预示病情严重。血钙降低多发生在发病后的 2～3 d 后。

3. 血糖。早期升高系糖皮质激素的应急反应，高血糖素代偿性分泌增多所致，后期则为胰岛破坏，胰岛素分泌不足所为。若较长时间禁食后血糖仍超过 11 mmol/L，同时伴有血钙明显下降，则提示预后不良。

4. 动脉血气分析。是非常重要的监测指标，它一方面反映机体的酸碱平衡和电解质情况，另一方面也可作为诊断呼吸功能不全的指标，当动脉血氧分压下降至 60 mmHg 以下，应考虑为急性呼吸窘迫综合征。

（二）影像学检查

1. 腹部 X 线片。横结肠、胃十二指肠明显扩张充气，网膜囊内渗出液积聚，左膈肌升高，左胸腔积液等。有时可见胆结石影或胰管结石影。

2. B 超。胰腺肿胀，呈弱回声，出血坏死时，胰腺呈粗大强回声，边缘轮廓不规则。此检查对轻症急性胰腺炎诊断有一定帮助，但对重症急性胰腺炎和暴发急性胰腺炎诊断价值相对较差。

3. CT。轻症急性胰腺炎时，胰腺弥散性增大，密度不均，边界模糊，胰腺包膜凸起，胰周有渗出液。重症急性胰腺炎和暴发急性胰腺炎时，在肿大的胰腺内出现皂泡状的密度减低区，在增强时更为明显。目前增强 CT 检查已成为诊断急性胰腺炎及判断其程度的重要手段。

（三）内镜腹腔镜检查

1. 十二指肠镜检查。可看到胃十二指肠黏膜水肿与充血，胃后壁凸起改变，还可观察到十二指肠乳头部的异常或病变，特别是在壶腹部结石嵌顿引起的胰腺炎时，可看到凸起的乳头或结石，从而直接找到病因。

2. 腹腔镜检查。对于诊断尚不十分清楚的急性上腹痛或重症急性胰腺炎，腹腔镜检查有一定意义。

（四）穿刺检查

1. 腹腔穿刺。是一种安全、简便而又可靠的检查方法，对有移动性浊音者，在左下或右下腹作为穿刺点，可抽出淡黄色或咖啡色腹腔积液，其淀粉酶测定可升高，对诊断很有帮助。

2. 胰腺穿刺。适用于怀疑重症急性胰腺炎继发感染者，一般需在 CT 或 B 超定位引导下进行，将吸出液或坏死组织进行细胞学涂片或细菌或真菌培养，对确定是否手术引流有一定帮助。

六、诊断思路

(一) 询问病史

详细询问患者既往史和现病史，寻找诱发因素或基础疾病，有助于诊断。国内胰腺炎患者大部分同时合并胆道疾病，如胆囊结石、胆管结石、胆道蛔虫等基础病变，发病前多有暴饮暴食或进食油腻性食物情况；对无胆道疾病患者，要注意了解有无肥胖、高脂血症及服用特殊药物情况。要注意腹痛和呕吐的特点，胰腺体尾部炎症，主要表现为左上腹痛及腰背部痛，频繁呕吐后腹痛不缓解是其特点。凡是上腹痛的患者要想到急性胰腺炎的可能，这是诊断急性胰腺炎的前提。

(二) 体格检查

胰腺炎患者多喜静卧，行走时弯腰、手捧上腹。重症急性胰腺炎和暴发急性胰腺炎时，可出现血压下降，脉搏及呼吸加快，甚至出现休克和急性呼吸窘迫综合征。腹部多平坦，但重症急性胰腺炎可因肠麻痹而出现腹胀，并发胰腺囊肿或脓肿时，可有局限性隆起，腹部压痛、反跳痛与肌紧张可因病变程度和部位不同而各异。若腹腔有渗液时，则叩诊呈浊音，并可测出移动性浊音。肠鸣音多减弱，当出现肠麻痹时，可呈"安静腹"。

(三) 辅助检查

根据需要给予患者白细胞计数、淀粉酶测定、血液生化检查、腹腔穿刺，胰腺 CT 等检查，有助于临床诊断。

七、临床诊断

(一) 轻症急性胰腺炎

可以依靠明显增高的血、尿淀粉酶测定，一般而言，急腹症患者同时具有淀粉酶测定值大于正常最高值 5 倍以上时，轻症急性胰腺炎的诊断可以肯定。

(二) 重症急性胰腺炎

急性胰腺炎伴有脏器功能障碍，或出现坏死、脓肿或假性囊肿等局部并发症者，或两者兼有。常见腹部体征有上腹部有明显的压痛、反跳痛、肌紧张、腹胀、肠鸣音减弱或消失等。可以有腹部包块，偶见 Grey-Turner 征和 Cullen 征。可以并发一个或多个脏器功能障碍，也可伴有严重的代谢功能紊乱，包括低钙血症（血钙＜1.87 mmol/L）。增强 CT 为诊断胰腺坏死的最有效方法，B 超及腹腔穿刺对诊断有一定帮助。急性生理和慢性健康评估评分-Ⅱ评分≥8 分。Balthazar CT 分级系统≥Ⅱ级。

根据重症急性胰腺炎的严重程度将其分为两级，即无脏器功能障碍者为Ⅰ级，伴有脏器功能障碍者为Ⅱ级（其中 72 h 内经充分的液体复苏，仍出现脏器功能障碍的Ⅱ级重症急性胰腺炎患者属于暴发性急性胰腺炎）。

根据重症急性胰腺炎的病程发展，大体可以分为三期，但个是所有患者都有三期病程，有的只有第一期，有的有两期，有的有三期。

1. 急性反应期。自发病至 2 周，可有休克、呼吸功能障碍、肾功能障碍和脑病等并发症。

2. 全身感染期。发病 2 周至 2 个月，以全身细菌感染，深度真菌感染或双重感染为其主要临床表现。

3. 残余感染期。时间为发病后 2～3 个月以后，主要临床表现为全身营养不良，存在后腹膜或腹膜腔内残腔，常常引流不畅，窦道经久不愈，伴有消化道瘘。

（三）暴发急性胰腺炎

在重症急性胰腺炎患者中，凡在起病 72 h 内经正规非手术治疗（包括充分液体复苏）仍出现脏器功能障碍者，可诊断为暴发急性胰腺炎，其病情凶险，非手术治疗常不能奏效，常继发腹腔间隔室综合征。

八、鉴别诊断

急性胰腺炎的正确诊断率近年来有显著提高，但在非典型的病例中，往往易与其他急性腹部疾患相混淆，需与以下疾病相鉴别。

（一）急性胆囊炎、胆石症

腹痛较急性胰腺炎轻，其疼痛部位为右上腹部胆囊区，并向右肩背部放射，血尿淀粉酶正常或稍高；如伴有胆管结石，其腹痛程度较为剧烈，且常常伴有寒战、高热及黄疸等表现。

（二）胆道蛔虫

胆道蛔虫发病突然，多数为儿童及青年，开始在上腹部剑突下偏右，呈剧烈的阵发性绞痛，患者往往自述有向上"钻顶感"。疼痛发作时，辗转不安、大汗、手足冷、疼痛缓解后如常人。其特点为"症状重，体征轻（症状与体征分离）"。血尿淀粉酶正常，但在胆道蛔虫合并胰腺炎时，淀粉酶可升高。

（三）胃及十二指肠溃疡穿孔

溃疡病穿孔为突然发生的上腹剧烈疼痛，很快扩散至全腹部，腹壁呈板状强直，肠鸣音消失，肝浊音界缩小或消失。腹平片有气腹存在，可帮助明确诊断。

（四）急性肾绞痛

尤其应与左侧肾结石或左输尿管结石鉴别。肾结石为阵发性绞痛，间歇期可有胀痛，以腰部为重，并向腹股沟部与睾丸部放射，如有血尿、尿频、尿急，则更有助于鉴别。

（五）冠心病或心肌梗死

在急性胰腺炎时，腹痛可反射性放射至心前区或产生各种各样的心电图改变，往往相混淆。然而，冠心病患者可有冠心病史，胸前区有压迫感，腹部体征不明显等，须仔细鉴别。

（六）急性肠梗阻

可出现腹痛、腹胀、恶心、呕吐等症状，麻痹性肠梗阻时肠鸣音消失，但血尿淀粉酶一般不高，腹部立卧位 X 线片可见气液平面有助于鉴别。

（七）肠系膜血管栓塞

多见于老年人，以往有冠心病史或心房颤动，多数有动脉粥样硬化表现，最开始的表现为剧烈的腹部绞痛，呕吐物为血水样，解暗红色血便。腹部选择性血管造影有助于鉴别。

九、救治方法

（一）一般处理

1. 禁食、胃肠减压。食物和胃酸进入十二指肠后，刺激十二指肠黏膜分泌促胰酶素，后者又刺激胰腺分泌胰酶。禁食及胃肠减压可打断这一促使疾病发展的胰酶机制。

2. 抑制胰液分泌及抗胰酶的药物应用。H_2-受体拮抗剂，如西咪替丁，可抑制胃酸进而减少胰液分泌。抑肽酶有一定的抑制胰蛋白酶的作用。生长抑素可明显抑制胰液分泌，但药物价格比较昂贵，只能用于病情比较重的患者。

3. 镇痛和解痉。使用吗啡、哌替啶等止痛剂，因可产生 Oddi 括约肌痉挛，不宜单独使用，宜与山莨菪碱等药物同时应用，以减少此副作用。

4. 支持治疗。每天输液应根据液体出入量及热量需求计算，有计划供给，保证水与电解质平衡。

（二）非手术治疗

1. 液体复苏、维持水电解质平衡和加强监护治疗。由于胰周及腹膜后大量渗出，造成血容量丢失和血液浓缩，又由于毛细血管渗漏存在，需要以动态监测中心静脉压或肺毛细血管楔压及红细胞比容作为指导，进行扩容，并要注意晶体胶体比例，减少组织间隙液体潴留。应注意观察尿量和腹内压的变化，同时注意维护机体的氧供和内脏功能监测。

2. 预防性抗生素应用。主要针对肠源性革兰阴性杆菌移位，应采用能通过血胰屏障的抗生素，如喹诺酮类、头孢他啶、碳青霉烯类及甲硝唑等。

3. 预防真菌感染。可采用氟康唑或两性霉素 B。

4. 中药。生大黄 15 g，胃管内灌注或直肠内滴注，2 次/d。

5. 营养支持。在内环境紊乱纠正后，在肠功能恢复前，可酌情选用肠外营养；一旦肠功能恢复，就要早期进行肠内营养，一定要采用鼻腔肠管输注法，根据肠道功能状况，选用合适的配方、浓度和速度，一定要逐步加量，同时严密观察耐受反应。

（三）早期识别暴发急性胰腺炎和腹腔间隔室综合征

在早期进行正规的非手术治疗包括充分液体复苏和去除病因治疗的同时，密切观察脏器功能变化，如果脏器功能障碍呈进行性加重，即可及时判断为暴发急性胰腺炎，需要争取早期手术引流，手术方式尽量简单以渡过难关。若患者无手术条件，需要积极创造，包括应用机械通气改善机体氧供，应用血滤纠正内环境紊乱的危象等。

腹腔内压增加到一定程度，一般来讲，当腹腔内压≥25 cmH$_2$O 时，就会引发脏器功能障碍，出现腹腔间隔室综合征。本综合征常是暴发急性胰腺炎的重要并发症及死亡原因之一。腹腔内压测定的简便、适用方法是经导尿管膀胱测压法，患者平卧，以耻骨联合作为 0 点，排空膀胱后，通过导尿管向膀胱内滴入 100 mL 的 0.9%氯化钠，测得平衡时水柱的高度即为 IAP。腹腔间隔室综合征的治疗原则是及时采用有效的措施缓解腹内压，方法包括腹腔内引流、腹膜后引流及肠道内减压，需要酌情选用。

（四）手术治疗

在正规的非手术治疗过程中，若怀疑有感染时，则要做 CT 扫描，判断有困难时可以在 CT 引导下做细针穿刺抽吸术，以判别胰腺坏死及胰外侵犯是否已有感染。对临床上出现明显脓毒综合征或腹膜刺激征者，或 CT 上出现气泡征者，可细针穿刺抽吸物涂片找到细菌或真菌者，均可判为坏死感染，应立即转手术治疗。手术方法为胰腺感染坏死组织清除术及小网膜腔引流加灌洗，有胰外后腹膜腔侵犯者，应做相应腹膜后坏死组织清除及引流。对于有胆道感染者，加做胆总管引流。需做空肠营养性造瘘。必要时切口部分敞开。

十、诊疗探索

急性胰腺炎的治疗很重要的一部分是对其并发症的处理，尤其在重症急性胰腺炎的治疗中，对并发症的处理基本贯穿了整个治疗过程。

（一）肠屏障功能障碍及肠道衰竭

肠道是机体应激的中心器官之一，肠屏障功能的完整性与重症急性胰腺炎病情严重程度关系密切。

在发生 SAP 时，由于炎症反应、肠道动力紊乱、肠黏膜上皮细胞过度凋亡、肠道菌群失调、细胞因子过度生成、生长因子缺乏和肠黏膜上皮细胞过度凋亡而导致肠黏膜屏障损伤，发生肠道衰竭。肠屏障衰竭，由肠动力改变引起的细菌过度生长和免疫抑制共同作用，导致细菌及内毒素易位，肠源性细菌到达胰腺，造成坏死胰腺组织的继发感染。胰腺及胰腺周围组织坏死继发感染与脓毒症及多器官功能衰竭的发生密切相关。因此，肠道衰竭被称为重症急性胰腺炎发生多器官功能衰竭的"发动机"，控制重症急性胰腺炎时肠道衰竭的发生对阻止疾病的发展，改善重症急性胰腺炎患者的预后显得至关重要。

防治肠屏障功能障碍及肠衰竭的措施：增加胃肠动力，可使用促进肠道蠕动，防止肠麻痹的药物，如大黄、大承气汤等。并可补充益生菌，调节肠道菌群。改善肠道微循环，使用前列腺素 E，丹参等。给予谷氨酰胺、生长激素、膳食纤维等促进肠黏膜的生长，提高肠道局部免疫力，保护胃肠黏膜屏障，选择性肠道去污染，服用肠道不能吸收的抗生素来预防细菌易位。营养支持治疗是重症急性胰腺炎治疗的重要组成部分。近年来，肠内营养在重症急性胰腺炎治疗中的作用已经得到广泛肯定，肠内营养能维持肠屏障功能，是防止肠道衰竭的重要措施。肠内营养增加肠黏膜血流灌注和促进肠蠕动，预防肠源性感染和多器官功能衰竭。防止禁食状态下出现的肠道形态学的变化，降低细菌内毒素移位，缓解细胞因子介导的高代谢状态，肠内营养还能降低机体对内毒素和氧自由基的反应，改善疾病的严重程度和预后。通过肠黏膜与营养素的接触，可以直接向肠黏膜提供其代谢所需的营养物质，阻止肠黏膜的氧化损伤，避免肠道屏障功能的破坏和菌群易位，维持肠道内细菌的平衡和肠道免疫的"觉醒"状态改善肠道的通透性，从而限制由肠道介导的全身炎症反应。防止肠道细菌失平衡而造成的肠源性脓毒症和小肠绒毛萎缩。有研究显示，肠内营养显著降低了总的并发症（包括脓毒症）的发生，费用及住院时间明显缩短。对重症急性胰腺炎患者实施早期肠内营养能显著改善患者营养状况，降低其感染发生率。近来一些新的肠道黏膜保护剂也显示了一定的应用前景：

1. 高血糖素样多肽-2。是肠黏膜功能的一个关键调控者，它通过刺激黏膜内皮细胞生长来实现这一功能。在动物试验中，高血糖素样多肽-2 的合成能防止肠黏膜细胞的萎缩，在胰腺炎发生后，向动物体内注入高血糖素样多肽-2 类似物，则能恢复肠黏膜的屏障功能，减少肠道菌群移位的发生。此外，试验显示高血糖素样多肽-2 还能加强肠道内皮细胞的连接。

2. 内皮素受体阻滞剂。可以提高胰腺及肠道毛细血管的稳定性、改善其微循环，从而起到保护作用。

3. 细胞间黏附分子-1 抗体。细胞间黏附分子-1 介导了白细胞向血管内皮的黏附及跨内皮转运，用其单克隆抗体治疗急性胰腺炎大鼠，则可减轻肠道血管内白细胞的黏附、渗出，减少过氧化物的产生及释放，提高肠道黏膜微循环灌注，保护其功能。

4. 血小板活化因子受体拮抗剂。急性胰腺炎时，血小板活化因子的释放会造成肠黏膜血管收缩、血流减少，造成肠黏膜细胞缺血缺氧、坏死，动物试验显示，血小板活化因子受体拮抗剂可以增加胰腺炎动物肠黏膜血流、改善微循环，减轻肠黏膜细胞损害，保护肠道屏障功能。

（二）急性肺损伤及急性呼吸窘迫综合征

重症急性胰腺炎引起的失控的炎症反应导致了急性呼吸窘迫综合征的发生。革兰阴性杆菌感染可能是急性胰腺炎发生急性呼吸窘迫综合征的重要易患因素。研究发现炎症因子协同作用促进血管收缩，产生肺动脉高压，通气比例失调，产生持续性低氧血症。在低血压休克、细胞因子和其他炎症递质极易引起肺微循环障碍、肺血管通透性增加、肺间质增宽水肿、肺泡积液、导致肺换气功能障碍和急性呼吸窘迫综合征的发生。磷脂酶-A_2 是前列腺素和血小板活化因子合成的重要限速酶，可导致血小板活化因子在肺组织中的大量积聚，二者造成肺组织进行性损伤。磷脂酶-A_2 将卵磷脂转变成溶血性卵磷脂，破坏细胞的脂质细胞膜和肺泡表面活性物质，使肺成为重症急性胰腺炎最易受损的靶器官。急性呼吸窘迫综合征是重症急性胰腺炎早期最严重的并发症和主要死因。因此，应及时发现、治疗肺损伤，防治呼吸衰竭。

重症急性胰腺炎患者应监测动脉血气分析，如有条件应放 Swan-Ganz 漂浮导管，用于指导输液，监测急性呼吸窘迫综合征、急性肺水肿或者心功能不全。通过导管可以测右房压、肺毛细血管楔压、心排血量，并可以从右心房及肺动脉取血进行动脉血气分析，指导治疗。重症急性胰腺炎患者发生急性呼吸窘迫综合征，应当积极纠正血流动力学不稳定状态，营养治疗及抗炎、抗感染治疗，并使用具有保护肺泡 II 型上皮细胞的药物，短期应用大剂量糖皮质激素可以预防急性呼吸窘迫综合征的发生。糖皮质激素应用的适应证：中毒症状明显、严重的呼吸困难、有肾上腺皮质功能减退的征象、合并心脏损伤等。出现低氧血症和急性肺损伤的表现时，应该拍摄胸部 X 线片，排除其他原因引起的低氧血症。一旦怀疑急性呼吸窘迫综合征，应该立即开始机械通气以改善氧供，改善内环境。对于轻度急性呼吸窘迫综合征，清醒、血流动力学稳定的患者可考虑使用无创正压通气，对于重症急性呼吸窘迫综合征和短期应用无创通气无明显效果者，应尽早经口或经鼻气管插管应用有创机械通气。有学者提出"急性呼吸窘迫综合征先兆"，即把 R>35 次/min，吸氧流量 6 L/min 时动脉血氧分压<80 mmHg，并可排除左心功能不全引起者，诊断为"急性呼吸窘迫综合征先兆"，提示急性呼吸窘迫综合征、多器官功能障碍综合征的前奏，提醒临床医师尽早采取有效措施，值得参考。此外，还可以使用改善胰腺、肺部及全身微循环障碍的药物，如前列腺素 E、丹参等。

（三）肾功能衰竭

重症急性胰腺炎患者常有胰腺出血坏死，大量渗出，体液丢失在腹腔、腹膜后的间隙，血容量锐减、血压下降、肾滤过压降低及肾脏缺血，腹腔压力增加等，易于发生急性肾功能衰竭。重症急性胰腺炎导致肾功能衰竭是多因素的损害。大量内毒素是内皮素最强烈的刺激剂，从而导致体内内皮素水平升高，而内皮素强烈地收缩中、小动脉，尤其是肾动、静脉，造成肾脏缺血、坏死、功能障碍，甚至衰竭；同时内皮素的升高同样会升高血中肾素-血管紧张素水平，形成一种组织缺血-内皮素升高-组织缺血加重的恶性循环。重症急性胰腺炎患者发生急性肾功能衰竭的危险因素有老年、既往有慢性基础疾病、有心肺功能障碍、机械通气、低血压、少尿、昏迷和黄疸等。

因休克或弥散性血管内凝血引起急性肾功能衰竭者，应当积极补充血容量，除了输液，补充电解质外，应输血浆或人血白蛋白等胶体，一旦休克纠正，可给适量呋塞米，如仍然无进展，可给 125～250 mL 甘露醇加大呋塞米剂量，如仍不能缓解，则采取血液净化疗法。血液净化疗法是救治急性肾功能衰竭的主要措施，可选用血液透析、腹膜透析、血液滤过或连续性动静脉血液滤过，疗效可靠。血液净化疗法指征为：急性肺水肿；高钾血症，血钾达 6.5 mmol/L；无尿或少尿达 4 d 以上；二氧化碳结合力在 15.65 mmol/L 以下，血清尿素氮 28.56 mmol/L，或每天上升 10.7 mmol/L。无尿或少尿 2 d 以上，伴有下列情况之一者：持续呕吐，体液过多，出现奔马律或中心静脉压持续高于正常；烦躁或嗜睡；血清肌酐>707.2 μmol/L 及心电图提示高钾者。采用间歇性血液透析或者腹膜透析进行肾脏替代治疗，但间歇性血液透析对心血管功能干扰较大，实施过程中有可能因容量变化和反复发生低血压导致肾脏灌注压下降，加重肾小管坏死或阻碍原有坏死肾小管细胞修复，引起肾脏缺血损害肾功能。持续腹腔透析可消除或减少腹腔内对全身有影响的有毒物质，如渗出的各种酶、坏死组织、蛋白分解产物、细菌、毒素及渗出液等，有利于改善重症急性胰腺炎的预后。但如果发生逆行感染，则可使病情迅速恶化。腹膜透析不能有效清除血循环中的内毒素及其产生的多种损害细胞因子，所以不能有效降低这些损害细胞因子所造成的肾实质损害。目前采用持续性肾脏替代治疗超滤可防治过度超滤引起低血压，并能连续而恒定地调节水、电解质平衡，同时补充静脉营养，更重要的是能滤过造成重症急性胰腺炎全身炎症反应综合征的一些体液递质、细胞因子等，有效降低和消除这些损害因子造成的肾实质损害，其净化手段和治疗方案很多，临床应用也逐渐扩展并具有血液净化的功能。采用连续性血液净化防治重症急性胰腺炎的肾功能障碍已成为一种新的积极有效的治疗措施，但其临床运用还缺乏大规模前瞻性的研究。

(四)循环功能衰竭

重症急性胰腺炎常可致心脏血管反应与损害，包括心功能改变、心律失常、休克、中毒性心肌炎、心包炎、心肌梗死。急性胰腺炎时由于血管通透性增强及胰腺区及腹腔广泛出血、渗出可导致有效血循环量不足，可发生心功能不全及休克。急性胰腺炎发生心脏损害机制可能与胰蛋白酶直接损害心肌或高浓度胰蛋白酶引起高凝状态，促使冠状血管内血小板凝集及血栓形成，胰腺释放的心肌抑制因子及坏死物质对心肌的毒性作用有关。

如果重症急性胰腺炎患者出现血压下降、顽固的心动过速、突发的严重心律失常，应考虑已经发生循环功能衰竭。治疗上，除积极的液体复苏外，应注意纠正电解质紊乱和酸碱失衡，并治疗既往存在的心血管系统疾病。对于无基础心血管系统疾病的重症急性胰腺炎患者，突然发生的循环功能障碍，往往是由难以控制的炎症反应和微循环障碍所导致的，正性肌力药物和血管活性药物，如毛花苷 C、多巴胺等，效果常不佳，在监测 24 h 出入量和中心静脉压的同时，应当考虑持续性肾脏替代治疗。

(五)胰性脑病

确切的发病机制尚不清楚，近年来发现胰腺磷脂酶-A_2 是导致胰性脑病的重要物质。胰蛋白酶及胆酸激活磷脂酶-A_2，使得卵磷脂转变成溶血性卵磷脂，后者具有强烈的嗜神经性和细胞毒性，能破坏细胞膜的磷脂层，导致细胞代谢障碍，并且可以透过血-脑屏障进入脑循环，直接引起脑水肿、出血、坏死及神经细胞的脱髓鞘改变。有学者认为，由于摄入不足和需要量增加导致维生素和微量元素的缺乏，也是胰性脑病的病因之一。

胰性脑病的治疗除了原发病的治疗外，还包括使用脱水剂如甘露醇、甘油果糖等，纠正水、电解质酸碱平衡紊乱，胰岛素的使用可以促进葡萄糖的充分利用，特别是加强脑细胞对葡萄糖的有效利用，有助于病情的好转，镇静剂首选地西泮，可适当应用中枢神经系统营养药物如维生素 B_{12}、胞磷胆碱等。并应用营养剂（氨基酸、脂肪乳、脂溶维生素及水溶维生素等）。试验发现肿瘤坏死因子-α 抗体可以减轻大鼠急性坏死性胰腺炎的脑损伤。有报道清胰汤等中药也可能对胰性脑病治疗有所帮助。

(六)肝功能障碍

重症急性胰腺炎时从炎症胰组织内释放出的各种破坏因子，如细胞色素 P450、溶血卵磷脂、胰蛋白酶、弹性蛋白酶、脂肪酶和血管活性肽等通过静脉回流入肝脏，在导致肝功能异常中起重要作用，主要表现为肝组织细胞的变性坏死和肝小叶细胞内线粒体和溶酶体破坏，肝细胞三磷酸腺苷合成障碍，细胞色素含量降低，磷酸化作用受阻。胆道压力升高和胆道感染在患者的肝功能损害中也起重要作用，水肿胰腺造成胆道梗阻，胆红素、胆汁酸在肝内堆积，引起肝细胞内胆红素沉着，胆红素的毒性作用，使肝细胞出现代谢障碍，甚至变性、坏死。而并发胆道梗阻更使胆道压力升高，加重肝损害。重症急性胰腺炎由于胰腺病变波及脾静脉，形成脾静脉炎，导致血栓形成，引起脾静脉狭窄、栓塞，形成区域性门脉高压，更导致肝损害。

重症急性胰腺炎有胆管炎、黄疸、胆总管扩张在保守治疗中病情恶化的，应该在经内镜逆行胰胆管造影下行鼻胆管引流或内镜下乳头括约肌切开术以解除梗阻。此外，可以使用改善肝脏局部微循环的药物如丹参、前列腺素 E 等。可酌情使用保肝药。

(七)胰腺坏死组织感染

重症急性胰腺炎经过预防性治疗后增强 CT 扫描坏死超过胰腺组织＞30％的人群是感染的高危人群。保护肠黏膜屏障，减少肠源性感染，防治细菌易位是有效控制胰腺坏死组织感染的措施。近年来，强调预防性使用抗菌药物特别是能透过胰腺组织的抗生素来控制胰腺感染。根据抗生素在胰腺内浓度可分为三组：低浓度如奈替米星、妥布霉素，中等浓度如美西林、哌拉西林、头孢他啶，高浓度如亚胺培南、环丙沙星、氧氟沙星。在胰腺感染时应选用第二组及第三组抗生素。预防性静脉使用抗生素对减少感染有益。

坏死胰腺组织感染导致腹腔内感染是重症急性胰腺炎治疗中最为棘手的问题，手术治疗感染的胰腺坏死组织常需要引流和频繁的探查。近年来，腹腔镜手术应用，减少了开腹手术的次数。

十一、病因治疗

(一)胆源性急性胰腺炎

首先要鉴别有无胆道梗阻病变。凡伴有胆道梗阻者，一定要及时解除梗阻。首选做经纤维（电子）十二指肠镜下行 Oddi 括约肌切开取石及鼻胆管引流，或联合腹腔镜胆囊切除，或做开腹手术，包括胆囊切除，胆总管探查，明确胆总管下端有无阻塞。胰腺受累明显者需要加做小网膜囊胰腺区引流。若无胆道梗阻者先行非手术治疗，待病情缓解尽早进行进一步诊断和治疗。胆源性的病因有时很隐蔽，如胆泥阻塞，需要通过密切的临床观察、肝功能化验和影像检查加以识别，对于非手术治疗不能奏效而又怀疑有胆道梗阻者可以做经内镜逆行胰胆管造影以明确胆道病因，同时置管引流。

(二)高血脂性急性胰腺炎

近年来明显增多，因此入院时一定要询问高血脂、脂肪肝和家族性高血脂病史，以及是否应用可能升高血脂的药物，静脉抽血时注意血浆是否已成乳糜状，需要早期监测血脂。甘油三酯＞11.3 mmol/L易发生急性胰腺炎，需要在短时间内降至 5.65 mmol/L 以下。这类患者要限用脂肪乳，避免应用可能升高血脂的药物。药物治疗可以采用小剂量低分子量肝素和胰岛素，主要增加脂蛋白酶的活性，加速乳糜微粒的降解；快速降脂技术有血脂吸附和血浆置换。

(三)酒精性急性胰腺炎

针对酒精性急性胰腺炎的可能致病机制，强调减少胰液分泌、胃酸分泌、改善胰液引流状态。强调缓解 Oddi 括约肌痉挛，改善胰液的引流状态。

(四)其他病因

对于其他能发现的病因，也要及时针对病因治疗，如高钙性急性胰腺炎大多与甲状旁腺功能亢进有关，需要做降钙治疗和相应的甲状旁腺手术。对于病因不明者，在相应治疗的同时，仔细观察有无隐匿病因出现。

十二、最新进展

(一)介入栓塞治疗重症急性胰腺炎并发消化道出血

介入栓塞治疗主要应用于胰源性门静脉高压症和胰腺脓肿或假性囊肿引起的消化道出血，对胰源性门静脉高压症合并消化道大出血或不能耐受手术的患者，行选择性腹腔动脉造影为首选的诊断和治疗方法，如发现动脉出血可行动脉栓塞止血，同时也可行脾动脉栓塞改善门静脉高压。对大多数胰腺脓肿或假性囊肿引起的消化道出血，选择性动脉栓塞能够达到止血效果，因此介入栓塞治疗应作为首选方法。应该注意的是，胰周出血的血管有着广泛的交通支，所以在进行血管栓塞时必须对出血部位远端和近端同时栓塞，才能获得确切的止血效果。由于血管栓塞本身并没有处理导致出血的脓肿和假性囊肿及受累的肠管，而且血管栓塞有时也会加重感染、坏死，因此栓塞后安排再手术引流和清除坏死组织非常必要。对于静脉出血，选择性动脉栓塞治疗往往不能有效的止血。

(二)内镜治疗重症急性胰腺炎合并胰腺假性囊肿

内镜治疗胰腺假性囊肿与外科内引流相似，它通过内镜在假性囊肿与胃肠道间造瘘并放置引流管，使囊肿内容物通过支架引流至胃肠道或体外从而达到治疗目的。

1. 内镜穿刺引流须具备下列条件。①囊肿直径>5 cm；②囊肿形成的时间>2个月；③确认囊肿压迫胃十二指肠壁，局部受压的黏膜多有"马赛克"样改变；④囊肿与胃壁之间无大血管；⑤逆行胰胆管造影证实囊肿与主胰管相通。有上述适应证者，在CT、超声内镜检查确定囊肿的位置、大小、囊壁厚度，寻找囊肿与胃肠壁最紧密的部位，以此为穿刺点行内镜穿刺引流（囊肿距胃、肠壁距离以不超过1 cm为宜）。

2. 内镜穿刺引流的方法有2种。

（1）在X线引导下的囊肿穿刺术，所用的穿刺针与普通注射针相似，不同的是露出的针身长约7 mm，直径为0.7 mm。穿刺针的外套管为7F的塑料管，针芯内通过一不锈钢丝与针尖并齐，连通高频电极。在内镜直视下，对准预先选定的穿刺点，通电穿过胃肠壁和囊肿壁，贯通时有落空感。穿刺后注入造影剂，确认穿刺入囊内，拔出针内芯，插入导丝并确认导丝处于良好的位置，退出穿刺外套管。最后沿导丝推入10F的猪尾型引流管，将囊肿内液体引入胃内。

（2）在超声内镜的引导下直接穿刺囊肿，这种方法所选择的穿刺点准确，且可见穿刺进入囊腔的位置，并可避免损伤大血管，减少出血的危险。

戴北鸿　涂玉亮　刘飞德　慈红波　张在其

第十四节　胃十二指肠溃疡急性穿孔

一、基本概念

胃十二指肠溃疡急性穿孔是溃疡病的严重并发症之一，占溃疡病的15％左右。由于十二指肠溃疡多见，其穿孔发生率也高于胃溃疡，为4∶1～8∶1，发病年龄大多数在30～60岁；近年，60～80岁年龄组发病率逐渐升高，主要是胃溃疡穿孔。溃疡穿孔男多于女，约为15∶1。

溃疡穿孔在临床上可分为急性、亚急性和慢性3种类型。急性穿孔的溃疡常位于十二指肠前壁或胃前壁，发生穿孔后胃肠内容物流入腹膜腔而引起急性弥散性腹膜炎。十二指肠后壁或胃后壁的溃疡深达浆膜层时与邻近组织或器官发生粘连，穿孔时胃肠内容物不致流入腹腔，称之为慢性穿孔或穿透性溃疡。邻近后壁的穿孔或穿孔较小而只引起局限性腹膜炎时，称为亚急性穿孔。

二、常见病因

溃疡急性穿孔是胃溃疡、十二指肠溃疡病的严重并发症，是由多种病因引起的。

（一）幽门螺杆菌感染

研究充分证明，幽门螺杆菌感染是消化性溃疡的主要病因。临床观察证明：

1. 消化性溃疡患者胃黏膜中幽门螺杆菌检出率高。
2. 幽门螺杆菌感染者中发生消化性溃疡的危险性显著增加。
3. 根除幽门螺杆菌可促进溃疡愈合。
4. 根除幽门螺杆菌显著降低溃疡复发率。

（二）胃酸和胃蛋白酶的消化作用

消化性溃疡的最终形成是由于胃酸/胃蛋白酶自身消化所致，这一概念在"幽门螺杆菌时代"仍未改变。胃蛋白酶由从主细胞分泌的胃蛋白酶原经盐酸激活转变而成，它能降解蛋白质分子，对黏膜有侵袭作用。胃蛋白酶的生物活性取决于胃液 pH 值，这是因为胃蛋白酶原激活需要盐酸，胃蛋白酶活性在 pH 值＜4 时才能得到维持。无酸情况下罕见溃疡发生，抑制胃酸分泌的药物促进溃疡愈合。因此，胃酸是溃疡发生的决定因素。

（三）非甾体类抗炎药物

一些药物对胃十二指肠黏膜具有损伤作用，其中以阿司匹林最为显著。临床观察表明，长期摄入非甾体类抗炎药物可诱发消化性溃疡，妨碍溃疡愈合、增加溃疡复发和出血、穿孔等并发症的发生率。

（四）遗传因素

（五）其他危险因素

如吸烟、胃十二指肠运动功能异常、应激和心理因素、饮食、病毒感染等。胃十二指肠溃疡急性穿孔多在精神紧张、情绪波动、劳累、饮食不当，或有创（烧）伤、手术、洗胃、钡餐检查等情况下诱发。

三、发病机制

1. 胃十二指肠黏膜除了经常接触高浓度胃酸外，还受到胃蛋白酶、微生物、胆盐、酒精、药物和其他有害物质的侵袭。但在正常情况下，胃十二指肠黏膜能够抵御这些侵袭因素的损害作用，维持黏膜的完整性。这是因为胃十二指肠黏膜具有一系列防御和修复机制，包括黏液/碳酸氢钠屏障、黏膜屏障、丰富的黏膜血流、上皮细胞更新、前列腺素和表皮生长因子等。消化性溃疡的发生是由于对胃十二指肠黏膜有损害作用的侵袭因素增强，也可能是防御/修复因素减弱，或两者兼之。胃溃疡和十二指肠溃疡在发病机制上有不同之处，前者是防御/修复因素减弱，后者则主要是侵袭因素增强。

2. 胃十二指肠溃疡急性穿孔多发生于慢性溃疡基础上，是促溃疡形成因素占优势，抗溃疡发生能力下降的结果。溃疡活动期病变逐渐加深，侵蚀胃或十二指肠壁，由黏膜至肌层，再由肌层至浆膜，终至穿孔。穿孔的溃疡以在胃、十二指肠前壁近幽门处为多。穿孔多为单发，偶可多发。70% 的穿孔直径＜0.5 cm，1 cm 以上的穿孔占 5%～10%。

3. 溃疡穿孔后，胃肠内容物溢入腹腔，由于胃十二指肠液对腹膜强烈的化学性刺激，出现化学性腹膜炎。产生以剧烈腹痛、休克为主的一系列症状。约 6 h 后，由于胃肠分泌的抑制，胃肠漏出液减少，腹膜产生大量渗出液，稀释漏出的消化液，化学性腹膜炎症状可减轻，但细菌开始繁殖，又会逐渐形成细菌性腹膜炎。感染主要是以大肠杆菌为主的混合性感染和厌氧菌感染。胃十二指肠后壁溃疡的急性穿孔，易与胰腺表面的腹膜粘连而被密闭，漏出的胃肠液限于小网膜囊内，范围较局限，因而临床表现较轻。

4. 穿孔后病情的发展和转归，取决于人体抗病能力的强弱而有不同的结果，另外，还要依据穿孔前胃内容物的质与量、穿孔大小和部位，穿孔后腹腔渗液的多少，穿孔闭合的条件，腹膜吸收能力及治疗方法是否得当等。

四、临床特征

急性溃疡穿孔病例约 70% 有溃疡病史，约 15% 可完全无溃疡病史，约 15% 病例在穿孔前数周可有短暂的上腹部不适。有溃疡病史者在穿孔前常有一般症状加重的病程，但少数病例可在正规内科治疗的进程中，甚至是平静休息或睡眠中发生。

溃疡病的临床表现：

1. 典型的上腹痛且有 3 个特点。①上腹痛有周期性，常因受凉、劳累、饮酒、情绪改变而发作；②上腹痛有规律性，一般胃溃疡常在进食后发生疼痛，而十二指肠溃疡则呈饥饿性疼痛，多在进食前发生；③腹痛可呈胀痛、灼痛、钝痛或刺痛。

2. 消化道症状。可有反酸、嗳气、恶心或呕吐，少数可有腹胀、便秘或腹泻症状。

3. 体征。常不明显，多在右上腹或剑突下有深压痛，有幽门梗阻时，可有振水音。脉为弦细或弦滑，舌质淡或紫红，舌苔白腻或薄白，有内热时为黄腻舌苔。

4. 溃疡病穿孔的临床表现。

（1）典型症状：主要表现为剧烈腹痛、恶心、呕吐及早期休克等。溃疡穿孔后，由于胃、十二指肠液流入腹腔，对腹膜的强烈刺激，突然引起刀割样或烧灼样剧烈腹痛，为持续性，但也可有阵发性加重，腹痛开始于上腹部很快扩散到全腹。由于剧痛而使患者不敢转动体位，深呼吸均可使疼痛加重。由于腹痛发作突然而猛烈，常可出现早期休克症状，如面色苍白、出汗、皮肤湿凉、心慌、气短、脉搏快而弱、血压低等。患者往往非常清楚地记得剧痛发生的确切时间。在发病后 6～12 h，随着化学性腹膜炎逐渐发展成细菌性腹膜炎的过程，休克症状可有不同程度的缓解，而继发感染症状出现，可有发热、干渴等。少数老年或虚弱的患者，由于机体抵抗力降低，反应性减弱，腹痛不明显或仅为轻度腹部不适感。溃疡穿孔后多有恶心呕吐，早期为反射性呕吐，一般并不剧烈，吐出食物及胃液。

（2）典型体征：溃疡病急性穿孔的患者多采取卷曲体位，不敢改变体位，表情痛苦，面色苍白，不敢大声说话及深呼吸。全腹有弥散性压痛、反跳痛及腹肌紧张，呈所谓"板状"强直，一般以上腹或右上腹为重，个别病例右下腹较上腹明显，腹腔内有游离气体时叩诊肝浊音界缩小或消失，腹腔内渗液多时腹部移动性浊音阳性，肠鸣音消失。此外还有体温升高、脉搏增快，病情严重者可发生脓毒症或感染性休克。

五、辅助检查

（一）血、粪便常规及生化检查

穿孔后数小时，白细胞计数逐渐增多，中性粒细胞也随之升高，升高明显则表示腹腔感染严重。感染性休克时，出现酸中毒表现及脱水、低血钾等。溃疡渗血或出血时，粪便潜血试验呈阳性，血红蛋白降低。

（二）立位 X 线腹部平片检查

约 80% 的病例可见膈下半月形的游离气体影。穿孔较大，渗液较多的病例，可发现腹腔内气液平面，腹部密度增高，腹膜外脂肪线消失或模糊，定位时盆腔出现新月形影像。有人主张在无气腹而又疑为溃疡穿孔的患者，可通过胃管向胃内注气，再检查腹部，膈下可出现游离气体，但在症状和体征都比较典型的患者，不必常规进行此种检查。也可行胃肠道造影检查，忌用钡剂，可用水溶性造影剂，观察上消化道是否有穿孔存在。

（三）超声波检查

在腹腔渗液 300～500 mL 时，侧位即可探及液平面，对判断腹腔渗液多少有一定帮助。还可判断腹腔脓肿的位置，排除肝、胆、胰腺病变等。

（四）幽门螺杆菌检测

已成为消化性溃疡的常规检测项目，其方法可分侵入性和非侵入性两大类，前者需做内镜检查和胃黏膜活检，可同时确定存在的胃十二指肠疾病，后者提供有无幽门螺杆菌感染的信息。目前常用的侵入性试验包括快速尿素酶试验、组织学检查、黏膜涂片染色镜检、微需氧培养和聚合酶链式反应检测等。非侵入性试验主要有 ^{13}C 或 ^{14}C 尿素呼气试验、粪便幽门螺杆菌抗原检测和血清学试验等。

（五）胃液分析

有一定的意义，十二指肠溃疡胃液量增多，胃酸也高于正常，胃溃疡则游离酸减少。

(六) 注意

怀疑溃疡穿孔时，禁忌 X 线钡餐检查和纤维胃镜检查。

六、诊断思路

(一) 询问病史

详细追问患者既往病史和现病史，寻找诱发因素，有利于疾病诊断。详细询问有无周期性、规律性上腹部疼痛，有无反酸、嗳气、恶心或呕吐等消化道症状。典型的周期性和节律性上腹部疼痛史是诊断消化性溃疡的主要线索。进食后发生疼痛常提示胃溃疡，而饥饿性疼痛，多在进食前发生者提示十二指肠溃疡。常因受凉、劳累、饮酒、情绪改变而突发上腹部刀割样或烧灼样剧烈腹痛，腹痛开始于上腹部而很快扩散到全腹。常有面色苍白、出汗、皮肤湿凉、脉搏快而弱、血压低等休克症状。出现发热、干渴提示继发性腹膜炎。

(二) 体格检查

常呈卷曲体位，不敢大声说话及深呼吸。穿孔后，特别是餐后穿孔，漏入腹腔的内容物量往往较多，常出现全腹肌强直、压痛和反跳痛；如漏出量较少时，则腹肌紧张、压痛和反跳痛多局限于中上腹部。肝浊音界缩小或消失、肠鸣音减弱或消失，表示有气腹存在。亚急性或慢性穿孔的临床表现不如急性穿孔严重，可只表现为局限性腹膜炎。

(三) 辅助检查

根据病情需要给予患者血常规、腹部立位 X 线透视、腹部超声及幽门螺杆菌检测、胃液分析等检查，有助于临床诊断。

七、临床诊断

典型病例根据消化性溃疡病史、突然发生剧烈腹痛，出现以"板状腹"为特征的腹膜炎，如证实膈下有游离气体，诊断即可成立。但一些穿孔小的患者或穿孔后未及扩散而被大网膜、肠管覆盖，临床表现可不典型，例如腹膜炎轻、腹痛较局限，腹肌紧张及压痛、反跳痛不太重，膈下游离气体不明显等，少数病例穿孔前已与周围组织粘连，溃疡穿透胃、十二指肠壁后，形成以脏器为溃疡底的穿透性溃疡，有的形成腹腔脓肿。此时应结合病史、排除其他类似的疾病，并做必要的辅助检查。

1. 上消化道内镜检查了解有无胃溃疡、十二指肠溃疡，如有溃疡应仔细观察溃疡大小、部位、形态，是否穿透腹后壁胰腺形成穿透性溃疡，并有胰腺炎或腹膜后脓肿。

2. X 线钡剂造影可发现脓肿所致的胃十二指肠壁内突性压迹或胃肠壁深凿性溃疡。

3. 超声或 CT 扫描可发现腹腔内或腹膜后脓肿。临床诊断时还应注意以下几点：

(1) 全身情况检查。包括面容、体态、血压、脉搏、呼吸、体温等，以判定有无休克现象。穿孔后出现休克常与穿孔大小、腹腔内渗液量的多少有关。除早期出现休克是腹膜突然受到酸或胃肠内容物强烈刺激引起外，后来出现的休克是因为腹膜炎严重，细菌感染和毒素吸收所引起的中毒性休克，此时应积极抗休克，采取有效的治疗方法。

(2) 空腹穿孔还是饱食后穿孔。一般认为，进食 4 h 后发生的穿孔，应按空腹穿孔处理。若饱食后穿孔或穿孔后又有进食者，应注意病后呕吐情况，是否把胃内容物全部吐出，还应询问进食种类等。

(3) 单纯穿孔还是复杂穿孔。单纯穿孔是指穿孔是溃疡病的唯一并发症，复杂穿孔为合并有幽门梗阻或消化道出血者，也包括有恶性变或胃癌穿孔者。为判明是否为复杂穿孔，需详问病史，如有无幽门狭窄、呕吐、近期有无出血，或年长患者，是否伴有近期体重减轻等，此类患者一般病史长，穿孔前溃疡病的症状也比较明显。

（4）腹腔渗液量。腹腔穿刺了解有无渗液对不典型病例诊断很有帮助。如为小穿孔、空腹穿孔及腹腔无移动性浊音，超声检查及腹穿阴性者为渗液少；而穿孔大、饱食后穿孔及有移动性浊音，腹腔穿刺阳性者为多。如仍不明确，经短时非手术治疗，腹膜炎仍不缓解，可行剖腹探查，以明确诊断和及时处理。

八、鉴别诊断

（一）急性阑尾炎

胃十二指肠溃疡穿孔后，内容物可沿升结肠旁沟或小肠系膜根部流至右下腹，可引起右下腹疼痛及腹膜炎体征，易误诊为急性阑尾炎。鉴别要点：阑尾炎多呈转移性右下腹痛，起病时疼痛多为定位不明确的脐周及上腹的胀痛、闷痛，后逐渐明确定位于右下腹，并有局限性压痛、反跳痛，疼痛一般不十分剧烈，腹膜刺激征也无溃疡穿孔那么严重，不伴休克症状，也无气腹征；而溃疡穿孔的起始痛为上腹剧痛后转至右下腹，除右下腹压痛外，上腹穿孔部也有明显压痛、反跳痛，腹穿和 X 线腹部立位平片可资鉴别。

（二）急性胰腺炎

与溃疡穿孔的症状有某些相似之处，有时难以鉴别，应查血、尿淀粉酶，溃疡穿孔虽也有淀粉酶升高，但多为轻中度，若发病 3～4 h 内，血、尿淀粉酶超过 500Somogyi（单位）或 256Winslow（单位），则可排除溃疡穿孔。腹腔穿刺液常呈血性混浊，淀粉酶常增高但不超过 5 倍。但应注意穿透性溃疡所致的急性胰腺炎与非溃疡所致的急性胰腺炎的鉴别，小心进行内镜或 X 线检查有助于鉴别。

（三）急性胆囊炎和胆囊穿孔

开始疼痛多呈阵发性绞痛，压痛在右上腹，压痛程度和腹肌紧张远不如溃疡病穿孔者显著。胆道感染症状明显，可有黄疸而无气腹，超声检查可明确胆囊炎的诊断。若有胆囊穿孔时腹部体征与溃疡穿孔相类似，可借助腹部平片检查相鉴别。

（四）胃癌急性穿孔

胃癌穿孔引起的症状、体征及腹腔内变化与溃疡病穿孔相似，术前很难鉴别。但根据老年患者、无溃疡病史，近期内有上腹不适或消化不良、消瘦等症状者，应考虑到胃癌穿孔的可能。

（五）其他

尚需与急性肠梗阻、急性胃炎、大叶性肺炎、胸膜炎、心肌梗死、心绞痛等鉴别。难以鉴别时，可做纤维胃镜检查，可直接观察穿孔部位、大小及性质，但急诊患者做此项检查时有一定痛苦和危险，应当慎重。

九、救治方法

（一）治疗原则

首先是终止胃肠内容物漏入腹腔，使急性腹膜炎好转以挽救患者生命。在此基础上当病情需要而又有条件时，可以进一步考虑溃疡病的根治问题。

（二）非手术治疗

1. 适应证。溃疡病穿孔后患者一般情况较好，为空腹穿孔或单纯穿孔，腹腔渗出液少，估计穿孔小，或者年轻患者，溃疡病病史不长，主要脏器无明显病变，或就诊时腹膜炎已局限，无严重感染现象或休克者可先采用非手术治疗。选择非手术治疗应掌握严格的适应证：①穿孔小。空腹穿孔，渗出量不多，症状轻。②患者年轻，病史不详，诊断不肯定，临床表现较轻。③患者不能耐受手术或无施行手术条件者。④穿孔时间已超过 24～72 h，临床表现不重或已有局限趋势，可能形成脓肿者。总之饱食后穿孔，顽固性溃疡穿孔及伴有大出血幽门梗阻，恶变者均不适合非手术治疗。

2. 治疗方法。

（1）体位：在无休克时，患者应取半卧位，有利于腹内渗出液积聚在盆腔，盆腔脓肿中毒症状轻，也便于引流处理，且半卧位可使腹肌松弛，膈肌免受压迫，减轻腹痛，又改善了呼吸和循环。

（2）禁饮食及胃肠减压：穿孔初期，必须绝对禁饮食，同时一般均需行胃肠减压，良好的胃肠减压既可避免胃内气体、液体继续溢入腹腔，加重腹膜炎的程度，又可以松弛胃壁，有利于穿孔处闭合和周围组织粘连。对饱食后穿孔者，可选用较粗胃管进行吸引，必要时可用温盐水冲洗。

（3）纠正水、电解质及酸碱平衡失调：在禁食期间需每天输液，补充正常需要量及额外丢失量，补充热量及电解质，有低蛋白血症时可补充蛋白、血浆或全血，以利于穿孔修复。

（4）应用抗生素：溃疡穿孔后胃肠内容物流入腹腔，腹腔感染必然存在，且以大肠杆菌最为常见，产气杆菌、变形杆菌、铜绿假单胞菌和肠球菌次之，约有 85％以上患者可以分离到厌氧菌，其中脆弱拟杆菌最多。因此抗生素的选择必须具备广谱和兼具抗厌氧菌作用的抗菌药物。可以选用氨基糖苷类、第二代或第三代头孢菌素类，再加用甲硝唑，因其对脆弱拟杆菌、产气荚膜杆菌作用最强，且可抑制大部分梭状芽孢杆菌。直至腹膜炎消退，体温正常后 3 d。

（5）抑酸药物：静脉滴注西咪替丁 0.4 g 加入 5％葡萄糖注射液 250 mL 中静脉滴注，2 次/d，或用奥美拉唑 40 mg 加入 5％葡萄糖注射液 250 mL 中静脉滴注，1 次/d，连用 5～6 d。以降胃酸，促进穿孔愈合。

（6）其他：经过上述处理后，穿孔处多因大网膜或附近脏器粘连而封闭。

（三）手术疗法

1. 手术适应证。胃溃疡、十二指肠溃疡急性穿孔后有下列情况者，需紧急手术治疗。①有中毒性休克表现者；②为复杂溃疡穿孔，伴有出血、幽门梗阻或有癌变的可能者；③溃疡病病史长，有顽固疼痛，反复发作，症状较重者；④饱食穿孔，有明显腹胀，腹腔渗液多，污染严重者。

2. 手术目的。①切除溃疡及其周围的炎症组织；②切除足够的促进胃酸增高的胃壁组织（胃窦和部分胃体）。手术方式有胃大部分切除、单纯缝合穿孔及（或）迷走神经切除术，腹腔镜穿孔修补或粘连术等。由于胃溃疡与十二指肠溃疡在发病原因、病理过程有所不同，在穿孔后手术方式选择也有所不同。

3. 穿孔修补术。过去几十年对溃疡是行单纯溃疡穿孔修补术还是行治愈性手术存在分歧，焦点在于行单纯穿孔修补术后有超过半数的患者溃疡复发，20％～40％的患者还需行治愈性手术。国外报道行单纯修补术后溃疡复发率可达 61％～80％，40％需再手术治疗。国内约 64.8％远期效果差，因此有人主张不应行单纯修补术而应行治愈性手术。但国内资料表明急诊行单纯穿孔修补术占相当高的比例为 47.3％～78.4％。可能与以下原因有关：胃溃疡的发病率较十二指肠溃疡发病的比例在上升，且年龄偏大，行治愈性胃大部切除术的死亡率高；药物治疗的进展，外科医生对消化性溃疡手术和术式选择趋于保守。无论选择何种术式应掌握适应证。单纯穿孔修补适应证：穿孔时间>8 h，腹腔内有明显的脓性渗出液，全身情况较差者。急性溃疡，穿孔边缘柔软而无硬结，患者年轻，无慢性溃疡病史。年龄>65 岁，伴有其他慢性疾病者。手术方法是术前留置胃管、禁食、输液、抗感染等治疗，取正中切口。入腹后检查穿孔位置，吸净渗液，在穿孔周围取活检标本后，于穿孔处用细线间断缝合，打结前或在打结后覆盖网膜。冲洗腹腔，放置引流。

4. 胃大部切除术。胃穿孔后的胃大部切除术应尽量施行毕Ⅰ式手术，术后远期效果优于毕Ⅱ式手术。胃大部切除术的适应证：①慢性十二指肠溃疡穿孔，穿孔时间<6 h，全身情况较好，可做包括溃疡灶的胃大部切除术。如高位巨大胃溃疡，应先冰冻切片排除胃癌。②十二指肠溃疡穿孔曾做缝合修补术后复发穿孔者。③十二指肠溃疡穿孔，位于幽门环附近，缝合可能会狭窄者。④穿孔合并出血或梗阻者。⑤慢性溃疡药物治疗期穿孔者。

5. 胃穿孔修补术＋高选择性胃迷走神经切断术。成功地应用于穿孔时的彻底性手术，多数认为死亡率低，很少有后遗症，是治疗十二指肠溃疡穿孔时较理想的手术，强调手术者需具备一定的手术经验、腹腔污染少、穿孔时间不宜过长、患者全身情况好等。

6. 腹腔镜下胃穿孔的处理。随着腹腔镜的应用，国内也有医院开展了腹腔镜下溃疡穿孔修补术或粘补术。具体方法见最新进展部分。

十、诊疗探索

1. 笔者认为，胃溃疡穿孔时手术选择，一般认为单纯穿孔缝合术会形成瘘或并发出血等，而主张做彻底性手术则预后较佳。良性胃溃疡穿孔多发生在胃窦部前壁，在幽门与小弯切迹之间，目前多行包括病灶在内的胃部分切除术。高位胃溃疡穿孔时，应排除癌肿，然后缝合穿孔，再做远端胃切除术。

2. 在十二指肠溃疡穿孔时，如病史长，穿孔时间短、腹腔污染轻、患者情况好，估计能忍受较长时间手术者，主张做彻底性手术。而患者伴有严重的内科器质性疾病、穿孔达 24 h 以上或有休克者，可选择穿孔缝合术。应该指出，急性十二指肠溃疡穿孔缝合术后，其症状复发率高。多数患者溃疡愈合或经内科治疗好转。施行哪类彻底性手术最为理想，要依据患者条件、溃疡的病理解剖、各种手术特点和手术者经验而定。一是胃大部切除术，其溃疡复发率低，但手术创伤大，手术时间较长，手术死亡率、术后并发症、后遗症一般均较高。第二类为迷走神经切断术加内引流或迷走神经切断术加窦切，该手术效果良好，复发率低，又能去除病灶，但此类手术也伴有胃切除的并发症。第三类为穿孔缝合术加高选择性迷走神经切断。高选择性迷走神经切断术在治疗十二指肠溃疡死亡率低，后遗症少。

3. 经过反复实践和不断改进，中西医结合综合疗法在胃十二指肠溃疡穿孔治疗中发挥了重要作用。针对胃十二指肠溃疡急性穿孔三期不同病理特点采用不同的治疗方法，采取的综合疗法的内容与实施步骤，见表2-4-1。根据国内大组病例报告，约有60％患者可采用中西医结合非手术疗法。并发症发生率为 1％～8％，总死亡率为 0～4.4％。远期随访效果良好者占 44.5％～68.6％；有13％～17.8％的患者，最终仍需外科手术治疗。过去由于对病情判断困难，非手术疗法适应证选择失当，故在治疗过程中因疗效不佳而中转手术者为 4％～13％。自常规采用腹部超声检查后，对于了解腹腔渗液的多少、穿孔的部位与大小，是否为胃癌穿孔，已基本得到解决，中转手术已不再成为问题，近远期疗效都有进一步提高。

表 2-4-1　胃十二指肠溃疡急性穿孔的分期治疗

分期	病理特点	主要措施
第一期（24～48 h）	从穿孔发生到穿孔闭合	针刺：中脘、梁门、天枢、内关、足三里等，3 次/d，胃肠减压，输液
第二期（3～5 d）	从穿孔闭合到腹腔渗液完全吸收	以内服中药为主，复方大柴胡汤为代表方剂
第三期（不定）	腹膜炎症状与体征消失，仅遗留溃疡病症状	用中西医药物治疗，直至溃疡愈合为止

十一、病因治疗

(一) 一般治疗

生活规律，工作宜劳逸结合，避免过度劳累和精神紧张，如有焦虑不安，应予开导，必要时可给镇静剂。原则上须强调饮食要定时，避免辛辣、过咸食物及浓茶、咖啡等饮料。

(二) 药物治疗

1. 根除幽门螺杆菌。可使大多数幽门螺杆菌相关性溃疡达到治愈目的。治疗方案：迄今，尚无单一药物能有效根除幽门螺杆菌，因而将抗酸分泌剂、抗生素或起协同作用的铋剂联合应用的治疗方案。胃溃疡、十二指肠溃疡根除幽门螺杆菌多采用一种质子泵抑制剂加上克拉霉素、阿莫西林或四环素、甲硝唑或替硝唑和呋喃唑酮等抗生素中的两种，组成三联疗法。

2. 抗酸分泌。溃疡的愈合特别是十二指肠的愈合与抑酸强度和实践成正比，药物治疗中 24 h 胃内 pH 值＞3 总时间可预测溃疡愈合率。碱性抗酸药物（如氢氧化铝、氢氧化镁及其复方制剂）中和胃酸，对缓解溃疡疼痛症状有一定效果，但愈合溃疡的疗效低。

3. 保护胃黏膜。胃黏膜保护剂主要有以下 3 种：①硫糖铝；②胶体次枸橼酸钠；③米索前列醇。

4. 非甾体类抗炎药物相关溃疡的治疗和预防。

(1) 治疗：停服药物后，可用常规抗溃疡方案进行治疗。如不能停服，则应选用质子泵抑制剂进行治疗，常规剂量的 H_2-受体拮抗剂效果不佳。

(2) 预防：当病情需要继续服用非甾体类抗炎药物时，应尽可能选用对胃肠道黏膜损害较小的药物或新近在临床上开始应用的选择性 COX-2 抑制剂。

5. 溃疡复发的预防。

(1) 除去溃疡复发的危险因子：服用非甾体类抗炎药物、吸烟等影响复发的危险因素，尽可能除去。

(2) 根除幽门螺杆菌：由于绝大多数消化性溃疡是幽门螺杆菌相关性溃疡，而幽门螺杆菌真正根除后，溃疡的复发率可显著降低，因此根除幽门螺杆菌和确定有无幽门螺杆菌感染非常重要。

(3) 维持治疗：一般多选用 H_2-受体拮抗剂，常用方案为标准剂量半量睡前顿服，半量维持疗效差或有多项危险因素共存者，可采用全量分两次口服维持。

十二、最新进展

随着胃溃疡、十二指肠溃疡治疗药物的进展，溃疡病的治愈率已达 90% 以上。因此，对溃疡病穿孔患者仅行腹腔镜下穿孔修补并辅以 H_2-受体拮抗药已成为目前治疗的趋势。与开腹手术相比，手术适应证、术前准备、术后处理相似，但其优点是能够明确诊断，操作简便，并能彻底冲洗腹腔，而且腹部切口小，术后疼痛轻，下床活动早，胃肠功能恢复快，值得采用和推广。

(一) 适应证

1. 与胃十二指肠溃疡穿孔开腹修补术有同样的适应证。

2. 特别对穿孔时间超过 12 h，腹腔感染重者。

3. 不能耐受大手术者。

(二) 禁忌证

1. 癌性穿孔。

2. 幽门狭窄。

3. 全身情况差不能耐受手术者。

（三）麻醉方法和体位

采用全身麻醉，仰卧位。

（四）穿刺套管切口位置

四孔法，脐旁右侧 10 mm 穿刺套管，剑突下经左腹直肌 10 mm 穿刺套管，右锁骨中线肋下 3～5 cm 穿刺套管，右腋前线肋缘下 3～5 cm 穿刺套管。

（五）术前特殊准备

1. 术前留置胃管，持续胃肠减压。
2. 纠正水、电解质紊乱，对症支持治疗。
3. 应用广谱抗生素。

（六）手术步骤和手术配合

1. 体位。仰卧位。
2. 消毒范围。常规使用聚维酮碘消毒，上至双侧乳头连线，下至耻骨联合，右侧至腋后线，左至腋前线。
3. 铺无菌单。先在右侧铺一中单，然后在脐下缘、剑突水平、左腹直肌、右腋前线分别铺开刀巾，最后覆盖两层洞巾，器械托盘铺中单，手术台与器械车连接处铺中单。
4. 手术站位。术者站在患者左侧，助手站在对侧，显示器放在术者的对侧。
5. 穿刺套管位置确定及插入手术器械。首先于脐旁右侧靠近脐缘做 1.5 cm 横切口，插入 12 mm 穿刺套管。助手配合术者打开腹直肌前鞘，拉开腹直肌，提起腹直肌后鞘及腹膜并切开，插入 10 mm 穿刺套管，注入 CO_2 维持腹压在 13.3～16.3 cmH_2O，插入腹腔镜，在腹腔镜监视下分别插入其他 3 个穿刺套管及器械，左腹直肌 10 mm 穿刺套管中插入超声刀，右锁骨中线 5 mm 穿刺套管中插入无损伤钳，右腋前线肋缘下 5 mm 穿刺套管中插入三爪钳。
6. 腹腔探查。由于穿孔周围有胃内容物和渗出液及炎性反应，很容易找到穿孔部位，用冲洗吸引器彻底吸净腹腔内胃内容物及渗出液。助手用三叶钳轻压胃体部，显露胃窦部及十二指肠球部，用吸引器吸出腹腔内积液。
7. 穿孔修补。在穿孔两侧沿胃纵轴用带针的 4 号线做全层缝合，暂不结扎，将游离的部分大网膜填塞于穿孔内，然后打结。
8. 冲洗腹腔。用冲洗吸引器彻底吸净腹腔内胃内容物及渗出液，0.9%氯化钠反复冲洗腹腔。助手用三叶钳将局部肠管推开。冲洗完毕后冲洗液应无浑浊。
9. 引流。分别于穿孔部位和盆腔放入引流管。
10. 缝合切口。拔除器械，放出气体，缝合皮肤切口。

（七）注意事项

1. 若怀疑有癌变时，须在穿孔处切除部分溃疡组织，送病理检查。
2. 穿孔部位如炎症、水肿较严重，缝合时要适度，避免撕裂胃或肠壁。

（八）术后处理

1. 术后继续胃肠减压，直到胃肠功能恢复。
2. 继续应用抗生素、H_2-受体拮抗药。
3. 维持水、电解质平衡及营养支持治疗。
4. 肛门排气后停止胃肠减压，进清淡流食。
5. 盆腔引流管 24～48 h 无渗出可拔出，穿孔处引流管可在术后 5～6 d 拔出。

路晓光　公保才旦　张在其

第十五节　胃癌急性穿孔

一、基本概念

胃癌急性穿孔是晚期胃癌的少见并且严重的并发症之一，占急性胃穿孔的15％，男性多于女性，好发于45岁以上人群。胃癌病变进展快，少数以穿孔为首发症状。胃癌穿孔患者多为老年人，体质较差常伴多种并发症，加之营养不良、低蛋白血症和免疫功能抑制等，穿孔后腹膜炎病情发展迅速，危重而复杂，胃癌穿孔常因肿瘤组织坚硬难以缝合或缝合后愈合不良而导致瘘的发生，预后极差。

二、常见病因

（一）与胃癌形成有关的因素

胃癌的确切病因尚未完全阐明，目前认为胃癌的病因是幽门螺杆菌感染、环境因素和遗传因素协同作用的结果。

1.幽门螺杆菌感染。1991年世界卫生组织属下的国际癌肿研究机构将幽门螺杆菌列为胃癌的第1类（肯定）致癌原，主要依据是：①前瞻性流行病学调查显示幽门螺杆菌可增加胃癌发病危险性2.8～6倍。②幽门螺杆菌感染是慢性活动性胃炎的主要病因，Correa提出的胃癌发病多阶段模式（自浅表性胃炎依次演变为萎缩性胃炎、肠化/异型增生、胃癌）已被普遍接受，因此有理由假设幽门螺杆菌与胃癌发病密切相关。③1998年日本学者在仅用幽门螺杆菌感染的蒙古沙鼠中诱发胃癌，为幽门螺杆菌是致癌原提供了更有利的证据。目前认为，幽门螺杆菌是人类非贲门部胃癌发病的重要因素，但仅有其感染还不足引起胃癌，还必须有其他因素的参与。

2.环境因素。流行病学调查显示，处于低社会经济水平，吸烟、饮酒过度，缺乏新鲜蔬菜、水果，经常食用霉变、腌制、熏烤等食物，过多摄入食盐，均可增加胃癌发生的危险性。

3.遗传因素。某些家庭中胃癌发病率较高。一些资料表明胃癌发生于A型血的人较O型血者为多；美国的黑人比白人发病率高，均提示有遗传因素存在。较多学者认为某些遗传素质使易感者在同样的环境条件下更易致癌。

4.癌基因。正常情况下胃黏膜细胞增殖与凋亡处于动态平衡，这种平衡受癌基因-抑癌基因及某些肽类的调控。原癌基因存在于正常细胞中，可调控细胞的生长和分化，当受到环境中理化、生物因素的影响发生突变后，原癌基因的结构和表达产物的功能就会发生改变，影响细胞的增殖和分化，导致细胞恶变。胃癌细胞可有K-ras、C-met、C-erbB$_2$、Haras等癌基因的突变和表达异常。抑癌基因在细胞增殖分化中起稳定作用，p53、APC等抑癌基因的失活或突变可能与胃癌的发生和转移有关。

5.癌前期变化。所谓癌前期变化是指某些具有较强的恶变倾向的病变，包括癌前期状态与癌前期病变，前者系临床概念，后者为病理学概念。胃的癌前期状态包括慢性萎缩性胃炎、胃息肉、残胃、良性胃溃疡、恶性贫血及巨大胃黏膜肥厚症等。胃的癌前期病变包括异型增生与间变、小肠化生。

（二）胃癌穿孔的诱发因素

胃肠钡餐检查、胃镜检查、介入治疗、饱食、恶心呕吐、洗胃及胃癌中央出血等引起胃内压力增高的因素均可导致胃癌穿孔。胃窦幽门附近的肿瘤晚期常易造成不同程度的幽门梗阻，这也是胃癌穿孔的诱因之一。

三、发病机制

胃癌穿孔是胃癌晚期的一种严重并发症，其发生率为 3%～6%，发病率约占急腹症的 1%。胃癌穿孔的病例癌肿均已浸及浆膜。其标本大体形态上多为溃疡型，即 Borrman Ⅱ、Ⅲ型，组织学上多为低分化或未分化腺癌，恶性程度较高。胃癌内部血管受压、扭曲、变细、甚至闭塞，加之肿瘤中央的血流量比边缘几乎减少一半，分化不良的癌血流量明显少于分化良好的癌。另外，癌肿内含有大量蛋白酶和毒素，具有很强的溶解作用，可破坏胃壁的蛋白质和细胞，胃壁稳固的组织结构被这种脆弱的癌组织所取代，当胃内压突然增高时导致胃癌中央坏死脱落而形成穿孔。

四、临床特征

（一）胃癌的一般临床表现

1. 症状。早期胃癌 70% 以上无症状，也可有上腹不适、反酸、嗳气等非特异性消化不良症状。根据发生机制可将晚期胃癌症状分为 4 个方面：

（1）因癌肿增殖而发生的能量消耗与代谢障碍，导致营养不良、维生素缺乏等，表现为乏力、食欲不振、恶心、消瘦、贫血、水肿、发热、便秘、皮肤干燥和毛发脱落等，晚期呈恶病质状态。

（2）胃癌溃烂而引起上腹部疼痛、消化道出血、穿孔等。胃癌疼痛与进食无明确关系或进食后加重。部分患者疼痛与消化性溃疡相似，进食或抗酸剂可缓解，这种情况可维持较长时间，以后疼痛逐渐加重而持续。癌肿出血时表现为粪便隐血试验阳性、呕血或黑便，50% 患者出现大出血，有的患者因出血或胃穿孔等急腹症而首次就医。

（3）胃癌的机械性作用引起的症状，如由于胃充盈不良而引起的饱胀感、沉重感，以及无味、厌食、疼痛、恶心、呕吐等。胃癌位于贲门附近可侵犯食管，引起打嗝、咽下困难，位于幽门附近可引起幽门梗阻。

（4）癌肿扩散转移引起的症状，如腹腔积液、肝大、黄疸、左锁骨上与左腋下淋巴结肿大及肺、脑、心、前列腺、卵巢、骨髓等的转移而引起相应症状。

2. 体征。早期胃癌可无任何体征，中晚期癌的体征以上腹压痛最为常见。1/3 患者可扪及上腹部肿块，质坚而不规则，可有压痛。能否发现腹块，与癌肿的部位、大小及患者腹壁厚度有关。胃窦部癌可扪及腹部包块者较多。

（二）胃癌穿孔的临床表现

临床表现主要为突发性上腹部疼痛和急性弥散性腹膜炎体征。有明显胃溃疡病史，有呕血、黑便等症状。腹穿均可抽得黄色浑浊或脓性腹腔渗液，腹部 X 线检查可发现膈下有游离气体。

五、辅助检查

（一）实验室检查

早期可疑胃癌，游离胃酸低或缺乏，红细胞比容下降，血红蛋白、红细胞减少，大便潜血阳性，水、电解质紊乱及酸碱平衡失调等化验结果异常。

（二）影像学检查

1. X 线。立位腹平片可见膈下游离气体。气钡双重造影可清楚显示胃轮廓、蠕动情况、黏膜形态、排空时间，有无充盈缺损、龛影等。

2. 超声检查。可了解周围实质性脏器有无转移。

3. CT 检查。了解胃肿瘤侵犯情况，与周围脏器关系，有无切除可能。

（三）生物学与生物化学检查

包括癌的免疫学反应、特殊化学成分的测定及酶反应等。如血清胃蛋白酶原I及胃蛋白酶原I/II之比；血清癌胚抗原、CA19-9、CA125及单克隆抗体的检测等，但这些检查假阳性与假阴性均较高，特异性不强。

（四）胃液检查

约半数胃癌患者胃酸缺乏，基础胃酸中乳酸含量可超过正常（100 μg/mL）。但胃液分析对胃癌的诊断意义不大。有的学者主张临床和X线检查可疑胃癌时行脱落细胞学检查。

六、诊断思路

（一）询问病史

详细询问患者既往病史和现病史，寻找诱发因素，有助于胃癌的诊断。对45岁以上，如穿孔前病史短暂而溃疡症状不典型者，应疑为胃癌穿孔；如穿孔前溃疡病史近10年或更长，近期症状加重，有规律性改变，内科治疗无效者，也应考虑为胃癌穿孔。一般多有消瘦、贫血、食欲减退病史。上述患者如伴有大便潜血阳性及不明原因的贫血，体重进行性减轻，则胃癌穿孔性更大。急性穿孔者突发上腹剧痛，迅速扩展全腹，引起弥散性腹膜炎，可伴有休克症状及中毒症状。如若出现吐粪、嗳气有臭味及食物不消化腹泻等提示穿孔穿通其他脏器，以胃大弯穿向横结肠最为常见。

（二）体格检查

左锁骨上淋巴结肿大，上腹肿块，脐旁结节，全腹肌紧张呈"板状腹"，全腹广泛压痛、反跳痛，压痛以上腹部为重，直肠前凹肿块等。

（三）辅助检查

根据需要给予患者血液学、胃液、腹部X线、腹部CT及免疫学等检查，有助于临床诊断。

七、临床诊断

胃癌穿孔在临床上并不多见，但与胃十二指肠溃疡急性穿孔的临床表现并无明显差别，一样都以突发剧烈疼痛，腹膜炎体征及膈下游离气体为特点，除非术前胃癌已明确诊断，一般容易误诊。如下几点有利于胃癌急性穿孔的诊断：

1. 年龄＞45岁，特别是60岁以上的男性。
2. 溃疡症状时间短，抗酸药物治疗无效。
3. 发现腹部实质性包块或锁骨上淋巴结肿大。
4. 全身情况差、短时间出现消瘦、贫血、便血或大便潜血阳性，突发弥散性腹膜炎。
5. 术前腹腔穿刺或胃肠减压吸出咖啡或血性液体。
6. 术前血清癌胚抗原，糖类抗原（CA19-9）常增高。
7. 术中发现穿孔位于胃体及胃底、贲门，穿孔直径＞0.5 cm，边缘不规则，周围有灰白色结节状、质硬、表面凹凸不平及边界不清肿块，盆腔及胃大网膜有肿大的淋巴结，应高度怀疑为恶性。对可疑病例，应十溃疡边缘多处取活检，并取大网膜及胃周围淋巴结、结节做病理检查，以明确临床诊断。

八、鉴别诊断

（一）胃十二指肠溃疡穿孔

胃癌急性穿孔一样可引起突发剧烈疼痛，腹膜炎体征及膈下游离气体，与胃十二指肠溃疡穿孔在症状、体征及腹腔内变化十分相似，难以鉴别。但胃十二指肠溃疡穿孔以青壮年发病者多见，上腹痛有周期性、规律性特点，一般胃溃疡常在进食后发生疼痛，而十二指肠溃疡则呈饥饿性疼痛，多在进食前发生。

（二）急性胆囊炎和胆囊穿孔

开始疼痛多以阵发性绞痛，压痛在右上腹，压痛程度和腹肌紧张远不如溃疡病穿孔者显著。胆道感染症状明显，可有黄疸而无气腹，超声检查可明确胆囊炎的诊断。若有胆囊穿孔时腹部体征与溃疡穿孔相类似，可借助腹部平片检查相鉴别。

（三）急性胰腺炎

急性胰腺炎与胃癌穿孔的症状有某些相似之处，有时难以鉴别，应查血、尿淀粉酶升高。腹腔穿刺液常为血性混浊，淀粉酶常增高但不超过 5 倍。超声轻型胰腺炎见胰腺均匀肿大，重型胰周边界不清，有坏死。腹部 CT 示胰腺增大、边缘模糊，部分区域密度降低，可出现液化区，增强显影更为准确。

（四）其他

胃癌急性穿孔尚需与肠系膜上动脉综合征、急性胃炎、急性胃扭转等鉴别。

九、救治方法

1. 胃癌穿孔是外科急腹症，及时恰当的处理对挽救生命、提高疗效至关重要，术前应积极抗休克、输血纠正贫血及支持治疗。胃癌急性穿孔的治疗原则是诊断一经确立，应立即行手术治疗。手术方式宜根据患者全身状况、病理改变等因素来决定。

2. 胃癌穿孔修补术是最常用术式，常可挽救患者生命，但疗效差。穿孔修补术及引流术适应证：

（1）穿孔时间超过 12 h，腹腔污染严重，中毒症状重或合并有器官功能不全者。

（2）已证实肿瘤有远处转移者。

（3）有重度贫血、低蛋白血症者。

（4）高龄全身状况较差或伴有心、肺、肝、肾等脏器严重疾病，不能耐受较大手术者。必须指出的是，对于不能行 I 期切除但无明显远处转移或诊断不明确的胃溃疡穿孔病例，术中应常规做组织病检以明确诊断，以去除感染因素和减少腹腔内脱落癌细胞，为 II 期切除或根治创造条件。

3. 姑息性胃部分切除应以减少机体的肿瘤负荷，提高综合治疗效果，达到延长患者的生存期和改善生存质量为目的。姑息性切除适用于：

（1）病灶局限但已证实有远处转移者。

（2）合并或穿孔修补术后出现胃出血或幽门梗阻者。

（3）全身状况较好，可耐受部分胃切除术者。对穿孔时间短、腹腔污染轻、全身状况较好，尤其合并胃出血或幽门梗阻者应争取 I 期姑息性切除。

4. 胃癌根治术是可能治愈胃癌的唯一途径。作者认为根治性切除适应证：

（1）经术中探查或病理证实为胃癌穿孔者。

（2）病灶局限、无远处转移者。

（3）全身状况较好，可耐受根治性切除术者。对穿孔时间短、腹腔污染轻、全身状况较好、病灶局限及胃周情况尚属可根治切除者，应积极施行 I 期胃癌根治术。无条件者应根据患者的情况在穿孔修补术后 2～3 周再施行 II 期胃癌根治术。

十、诊疗探索

1. 肿瘤患者穿孔的外科治疗依病情的良、恶性，病变的位置，腹膜炎的严重程度及患者一般情况和预后而定。外科治疗的目标是通过尽可能简单的措施控制脓毒症，恢复胃肠道连续性并为及时处理原发肿瘤创造条件,最终挽救患者的生命。某些情况下也可行决定性或根治性外科手术。胃癌穿孔是外科急腹症,病情危重,及时合理地处理对提高疗效至关重要,原则上诊断一经确立应急诊手术。因病情危重、复杂,致使手术方式的选择比较棘手,以往多认为单纯的穿孔修补较胃切除安全、有效,然而治疗结果却难以令人满意。手术死亡的主要原因是难以有效地在坚硬的肿瘤组织上缝合而导致2次穿孔。其次是治疗效果取决于患者的一般情况、营养状况及肿瘤的病理分期分型等。笔者认为穿孔修补术适用于:穿孔时间超过12 h,腹腔污染严重,伴有休克者;肿瘤有多处远处转移Ⅳ期患者;高龄、一般情况差,且并存有严重的心、肺、肝、肾疾病不能耐受较大手术者。

对于穿孔时间在24 h以内,组织水肿较轻,一般情况较好,能耐受胃大部切除术,肿块局限但有转移,穿孔灶大,难以修补或估计修补后有梗阻、出血及再穿孔的可能者,适宜行胃癌姑息性切除术。若穿孔时间长,腹腔污染严重,情况较差,可先行穿孔修补术,待情况好转后Ⅱ期手术姑息性切除。Andronescu等认为姑息性胃切除能解除胃肿瘤病灶,恢复消化道的解剖生理,从而改善患者的生活质量。Korenaga等认为姑息切除不仅可减轻机体的肿瘤负荷,而且有利于提高术后化疗等综合治疗的疗效。

随着外科医生对胃癌根治技术的熟练掌握,麻醉技术的进步,各种监护设备的完善,特别是静脉营养支持的实施,胃癌根治性手术的安全性已有了大幅度提高。笔者认为:对于就诊及时,全身状况较好,病变部位局限,无远处转移,无严重伴随疾病,且围手术期适当处理伴随的内科疾病者,可以施行Ⅰ期D1胃切除术。术中应遵循创伤小、时间短的原则。故在手术中应尽量使用吻合器、闭合器等新材料、新方法。对于发病时间长,腹腔污染重,一般状况差,但尚无远处转移的Ⅱ、Ⅲ期患者,急诊行胃癌穿孔修补术后4周左右力争Ⅱ期行根治性切除。事实是,胃癌穿孔根治性切除可明显延长术后的生存时间。

2.腹腔游离癌细胞阳性检出率与肿瘤病理组织类型及浆膜浸润程度呈正相关,低分化癌穿孔后更易造成腹腔种植。因此手术应严格遵守无瘤技术操作原则,术中采用温热低渗溶液冲洗腹腔,大量温热(43℃)蒸馏水或0.9%氯化钠冲洗浸泡腹腔及行腹腔区域化疗,以杀灭腹腔游离癌细胞,去除腹腔感染因素和减少脱落癌细胞。谭广等报道术中循环式温热腹腔灌注明显优于术中腹腔化疗药物留置或冲洗,临床应用效果满意,应注意避免并发症的出现。术后宜加强静脉和肠内营养支持,以改善肺功能障碍、减少吻合口瘘及切口愈合不良的发生等,直接或间接地降低术后并发症的发生率和死亡率,提高手术成功率。虽然营养支持可能刺激肿瘤细胞的增殖,但作者认为,胃癌穿孔患者的术后营养支持,尤其是对于需Ⅱ期手术的患者,如何顺利度过手术难关是首先要考虑的。

十一、病因治疗

外科治疗在胃癌的治疗中有重要地位,是目前能达到治愈目的的主要治疗方法。对不能做根治性切除的也应根据患者具体情况争取做原发灶的姑息性切除术。此外,从胃癌的病期、肿瘤的生物学特性及患者的机体情况全面考虑,选择化疗、放疗、中医中药及免疫治疗。

(一)外科治疗

凡临床检查无明显转移征象,各重要脏器无严重器质性病变,估计全身营养状态、免疫功能能耐受手术者均应予剖腹探查的机会。有时即使有远处转移或伴有幽门梗阻、穿孔等严重并发症而一般情况尚能耐受手术者,也应予以姑息性手术的机会,以缓解症状,减轻痛苦。胃癌手术治疗的效果与胃癌的早期诊断、病理形态和手术方案的选择有很大关系。根据对胃癌生物学行为的研究,上部胃癌比中下部胃癌手术预后差,因中下部胃癌以团生者多,而上部胃癌以弥生者多。肿瘤大小与预后无明显关系,浸润弥漫型胃癌因其边缘不清,手术切除范围不易确定,且此种类型的胃癌有转移者多且广泛,手术不易彻底清除,故5年生存率较低。而团生型胃癌胃周淋巴结多属轻度转移且位于癌灶附近，手术容易彻底清除，故预后较好。综合30年来国内外胃癌术后的5年生存率在20%～30%。

（二）化学治疗

胃癌化疗的有效率较低，只能作为辅助疗法，即一般作为术前、术中和术后的辅助治疗，可以达到以下目的：

1. 使病灶局限，以提高手术切除率。

2. 减少术中肿瘤细胞播散、种植的机会。

3. 根治术后辅助化疗，以消灭可能存在的残留病灶以防止转移和复发。

4. 姑息性手术治疗后，可控制病情发展，延长生存期。

5. 常用药物如下。

（1）氟尿嘧啶类：可抑制胸腺嘧啶核苷酸合成酶，从而抑制DNA的合成。①氟尿嘧啶，一般用500～750 mg/d静脉滴注，每疗程总剂量为15 g。②替加氟，为氟尿嘧啶与四氢呋喃联结的衍生物，疗效较氟尿嘧啶高而毒性低，可口服，剂量15～30 mg/(kg·d)，分次饭后服用，尽可能长期服用，也可加入5%葡萄糖注射液250～500 mL内静脉滴注，总量20～40 g。③优福啶，是尿嘧啶和替加氟按照4:1比例配置而成胶囊供口服，一般每天800 mg，肛栓剂一锭750 mg，可用2次/d。

（2）丝裂霉素：作用与烷化剂相似，与DNA交叉联结并使之解聚，抑制DNA复制。剂量为2 mg/d，加入0.9%氯化钠20 mL静脉注射，或4～10 mg/次，1～2次/周，总量40～60 mg。

（3）蒽环类抗癌药：为细胞周期非特异性药物，可抑制DNA和RNA的合成。①多柔比星：用法为40～50 mg/m²，每3周1次。②表柔比星的心脏毒性比多柔比星低，用法为60～90 mg/m²，每3周1次。

（4）铂类抗癌药：为细胞周期非特异性药物。①顺铂：用量为20 mg/m²，连续5 d，间隔2～4周。②卡铂：肾毒性比顺铂小，用量为300～400 mg/m²，每4周1次。

（5）依托泊苷：为细胞周期非特异药物，主要作用于S期或G_2期。用法为100～200 g/(m²·d)，连续口服5 d，每3～4周1次。

（6）阿糖胞苷：主要作用于S期，可阻止DNA链的延长。用法为每天注射1～3 mg/kg，10～14 d为1个疗程。

（7）亚硝脲类抗癌药：为细胞周期非特异性药物，有3种制剂。①卡莫司汀：用法为2.5 mg/kg或90～125 mg/m²，加入250 mL葡萄糖注射液或0.9%氯化钠中静脉滴注，3～5 d为1个疗程，隔6周可重复使用。②洛莫司汀：用法130 mg/m²，1次口服，隔6～8周重复给药1次，共3次；或75 mg/m²，每3周1次。③司莫司汀：是亚硝脲类药物中对胃癌疗效最好者。用法为200 mg/m²口服，6～8周重复给药1次，共给2～3次。上述抗癌药物的毒性作用主要为消化道反应与造血系统抑制。此外尚可有肝肾功能损害、脱发与皮肤反应。用药期间应定期检查血常规和肝肾功能。单独使用某种抗癌药的较差，联合化疗可增加抗癌效果，减少总的毒性作用。此外，某些抗癌药也可制成多相脂质体，可增加其对肿瘤细胞的柔和性，增加疗效，减少毒副作用。

（8）联合化疗的方案很多，如：①MF方案：丝裂霉素8～10 mg＋0.9%氯化钠40～50 mL静脉注射第1天；氟尿嘧啶500～750 mg＋5%葡萄糖注射液500 mL静脉滴注第1～5天。每28 d重复1个周期，4～5周期为1个疗程，2年内用3个疗程。②FAM方案：氟尿嘧啶600 mg/m²，第1、2、5、6周静脉滴注；多柔比星30 mg/m²，第1、5周静脉注射；丝裂霉素10 mg/m²，第1周静脉注射，序贯用药，6个月为1个疗程，多柔比星总量不超过550 mg。③EAP方案：依托泊苷120 mg/m²，第4、5、6天静脉滴注；多柔比星20 mg/m²，第1、7天静脉注射；顺铂40 mg/m²，第2、8天静脉注射。其他方案尚有：④UFTM（优福啶＋丝裂霉素）；⑤AFP（氟尿嘧啶＋多柔比星＋顺铂）；⑥MF（丝裂霉素＋氟尿嘧啶）。

（三）放射治疗

未分化癌，低分化癌，管状腺癌、乳头状腺癌对放疗有一定的敏感性，癌灶小而浅者、无溃疡者效果最好，可使肿瘤全部消失。黏液腺癌及印戒细胞癌对放疗无效，故为禁忌。胃癌的术前放疗能使60％以上病员的原发肿瘤有不同程度的退缩，切除率比单纯手术提高5.3％～20％，5年生存率可提高11.9％。对原发灶已切除、淋巴结转移在两组以内或原发灶侵及浆膜面并累及胰腺、无腹膜及肝转移者可行术中放疗。对手术中无法切除者，应在癌残留处以银夹标记之，术后经病理证实其组织学类型为非黏液癌或印戒细胞癌可行术后补充放疗。

（四）免疫治疗

1. 全身应用免疫增强剂如干扰素、白介素-2、肿瘤坏死因子、淋巴因子激活的杀伤细胞、肿瘤浸润淋巴细胞等以提高患者对肿瘤的免疫能力，延长患者生命。其他免疫增强剂如香菇多糖、云芝多糖、OK432、左旋咪唑等，作为辅助治疗。免疫治疗的适应证包括早期胃癌根治术后适合全身应用免疫增强剂。

2. 不能切除的或姑息切除的病例可在残留癌内直接注射免疫增强剂。

3. 晚期患者伴有腹腔积液者适于腹腔内注射免疫增强药物。

（五）内镜治疗

早期胃癌患者如有全身性疾病不宜手术切除者可采用内镜治疗术，此外通过内镜应用高电频激光、微波、注射无水酒精及剥离活检切除术等方法也可取得一定效果。进展期胃癌可通过内镜局部注射免疫增强剂（如OK-432）及抗癌药物取得较好效果。并发梗阻者可在内镜下放置内支架。

（六）饮食疗法

宜多吃新鲜蔬菜和水果，多吃含维生素A、维生素B族、维生素E的食物，适当加强蛋白质、乳类、牛奶等摄入，以利保护胃黏膜。少吃或不吃腌菜。忌食烟熏和油煎食物。禁食霉变的食物。忌烟酒。胃癌食疗方有：

1. 鲜仙人掌50 g、牛肉100 g。仙人掌洗净去刺，切细。牛肉切块和仙人掌一起放入油锅中，旺火炒熟，调味后食牛肉和仙人掌。主要适用于胃癌伴疼痛明显者。

2. 仔鸡1只、大蒜70 g。大蒜用水洗净，用刀背压裂，除去外皮。将鸡洗净，把蒜装入鸡肚内，放入锅中，加少许盐和1 200 mL水，盖锅盖，煮熟，即可食用。适用于胃癌虚寒性疼痛。

3. 羊奶250 g、冰糖50 g、鸡蛋2个。用少许冷水煮溶冰糖，倒入羊奶煮沸，在锅内打入鸡蛋，搅拌均匀，煮至微沸，即可食用。用于胃癌干呕、肢体虚冷者。

4. 龙眼肉25 g、红枣5个、粳米100 g。同煮粥食，每天早晚各食1～2碗，用于胃癌贫血严重者。

5. 人参15 g、甲鱼500 g、猪蹄250 g。甲鱼切成方块，猪蹄洗净。与人参一起放入锅中，加适量冷水，文火煮熟，盐调味即可食用。适用于胃癌化疗后贫血。

6. 阿胶15 g、糯米100 g、红糖少许。糯米煮粥，将熟时放入捣碎的阿胶，边煮边搅匀，煮沸2～3 min，阿胶化尽为液。食时加少许红糖调味。每2 d服1次即可。适用于胃癌化疗后白细胞减少。

7. 黄芪10 g、党参20 g、枸杞子15 g、茯神10 g、淮山15 g、龙眼肉15 g、猪排骨300 g，或整鸡1只。将黄芪等药物常法煎煮后取药液加入排骨或鸡，再加适量清水。先大火后小火，煮炖3 h。1小碗/次，吃肉喝汤，可用5碗。余下的放入冰箱，用时煮开即可，每2 d吃1次。用于晚期胃癌身体虚弱者。

8. 乳鸽1只、红枣10个、香菇3个、姜5 g。乳鸽洗净斩块，以黄酒、白糖、熟植物油调汁腌渍。红枣、香菇、姜片同时放入鸽肉碗中拌匀，待米饭水烧得将干时，将鸽肉、红枣等铺于饭面上，盖严后文火焖熟。晚餐食用，但不宜过饱。用于胃癌手术后调养。

9. 红糖煲豆腐。豆腐 100 g，红糖 60 g，清水 1 碗。红糖用清水冲开，加入豆腐，煮 10 min 后即成。经常服食，具有和胃止血，呕血明显者可选用此食疗方治疗。

10. 陈皮红枣饮。橘子皮 1 块，红枣 3 枚。红枣去核与橘子皮共煎水即成。1 次/d，此食疗方行气健脾，降逆止呕、适用于虚寒呕吐。

11. 桂圆花生汤。花生连红衣 250 g，红枣 5 枚，桂圆肉 12 g。红枣去核，与花生、桂圆一起加水煮熟即可。1 次/d，养血补脾，贫血明显者可用此方。

12. 健胃防癌茶。向日葵秆蕊或向日葵盘 30 g。用上述原料煎汤即成。煎汤代茶，长期饮用，有防癌，抗癌消炎之功效。

（七）综合治疗

下述各种治疗方法综合应用可提高疗效，如化疗和手术、放疗和手术，以及化疗和放疗联合应用等。

在抗癌治疗中，必须十分注意对患者的支持治疗，如补充营养、纠正贫血、调整酸碱平衡、预防感染、镇痛、止血等。

十二、最新进展

胃癌是人类常见的恶性肿瘤之一，其发病是一个多因素、多基因、多步骤的病理过程，在全球范围，胃癌居恶性肿瘤的第 4 位，病死率居恶性肿瘤的第 2 位。胃癌的预后较差，通常 5 年生存率不超过 20%。虽然人们采取了包括手术切除、化学治疗、放射治疗，以及其他综合性的治疗措施，但是其治疗结果并不是十分理想。因此，急需一种有效的方法来提高胃癌患者的生存率。随着分子遗传学和分子生物学的发展及基因工程技术研究的进一步深入，基因治疗已成为一种新的胃癌治疗手段。其在基础研究方面已取得了很大的进展，并显现出良好的临床应用前景，为胃癌的诊断治疗开辟了一条新的途径。

基因治疗可以根据其治疗的目的分为自杀基因治疗、反义基因治疗、基因替换治疗、免疫基因治疗、抗血管生成基因治疗等几个方面。

（一）自杀基因治疗

自杀基因治疗是众多基因治疗中效果比较明显、也是比较有前途的方法之一，也称病毒导向的酶解前药物疗法或分子疗法。来源于病毒和细菌的一些基因具有独特功能，其表达产物能将一些原先对哺乳动物细胞无毒性或低毒性的药物转化为毒性产物，从而导致细胞死亡。如果将这些前药物转换酶基因（也称自杀基因）导入肿瘤细胞内，可代谢产生毒性药物，从而引起肿瘤细胞的自杀。自杀基因有多种，其中目前研究较多的主要有单纯疱疹病毒-胸苷激酶和胞嘧啶脱氨酶 2 种自杀基因系统，前者是在胃癌基因治疗中应用最广泛的自杀基因。

（二）反义基因治疗

反义基因治疗就是应用反义核酸技术，在转录和翻译水平阻断异常基因（癌基因）的表达，阻断肿瘤细胞内异常信号传递，使其进入正常分化或凋亡，是肿瘤基因治疗的重要方面。随着技术的不断改进，反义技术的应用也在不断地增加，已成为最广泛抑制癌基因的方法。近年来，X 连锁凋亡抑制蛋白的抗凋亡作用受到重视。最新研究表明，X 连锁凋亡抑制蛋白在肿瘤细胞对化疗药物的敏感性方面起决定作用。X 连锁凋亡抑制蛋白下调的肿瘤细胞对顺铂和丝裂霉素的敏感性显著增强，这些变化只出现于野生型 p53 细胞系。所以通过反义 RNA 下调 X 连锁凋亡抑制蛋白表达可诱导胃癌细胞的凋亡，增强对化疗药物的敏感性，提高胃癌治疗的效果。

（三）基因替换治疗

基因替换治疗就是利用载体将缺失的抑癌基因转染肿瘤细胞，以达到杀伤肿瘤细胞的目的。这种方法存在的问题是能否将目的基因转染到所有的癌细胞，近年研究已证明质脂体能转染大部分目的细胞，但是其转染效率仍然未达到预想的要求。p16 基因是抑癌基因，又称 MTS1 基因。野生型 p16 蛋白通过抑制 CDK4 及 CDK6 而直接抑制细胞周期。在多种肿瘤中可见 p16 基因的突变和缺失，胃癌组织中，p16 纯合缺失率为 15%～23%。Jeong 等构建含有 p16cDNA 的表达载体转染 p16 突变的胃癌细胞系 SNU84，表达野生型 p16 的稳定转染体可通过阻抑 CDK4 延迟细胞的增殖，提高胃癌细胞对化疗药物的敏感性，提示 p16 有望用于胃癌的基因治疗。此外 p16 基因与其他基因联合治疗可能会更好地抑制肿瘤生长。研究发现，位于 1p36-1 的 RUNX3 基因是一种新发现的抑癌基因，对胃癌细胞生长有明显的抑制作用。在人类胃癌，RUNX3 基因失活的主要机制是高甲基化和缺失。RUNX3 真核表达载体转染胃癌细胞系 SGC7901，体外药敏法分析结果显示，SGC7901/RUNX3 对各种化药物敏感性增加，当用 RUNX3 特异的小干扰 RNA（siRNA）阻滞 SGC7901/RUNX3 表达后化疗药物发生耐受。过表达的 RUNX3 通过下调 Bcl-2、MDR-1 和 MRP-1 从而恢复胃癌细胞对化疗药物的敏感性。所以 RUNX3 有望成为胃癌基因治疗新的靶点，为胃癌的治疗提供新的途径。

（四）免疫基因治疗

免疫基因治疗其主要原理是通过提高机体对特定肿瘤的免疫反应，达到抑制肿瘤的生长。其原则是提高宿主对肿瘤的免疫力。可以将某些细胞因子或黏附分子的基因转染到机体免疫细胞或癌细胞中，以提高机体免疫系统对肿瘤细胞的识别和反应能力。它可分为两种方法：一种是直接通过肌内注射编码肿瘤相关抗原，加强肿瘤细胞膜上抗原的异己性，激活机体的抗肿瘤免疫反应；另一种是将细胞因子基因导入肿瘤细胞或免疫活性 T 淋巴细胞，使表达细胞因子的肿瘤细胞对机体产生较强的免疫刺激作用，同时提高转基因的效应 T 淋巴细胞的杀瘤作用。Tanaka 等研究将细胞间黏附分子-1 基因转染具有高转化率的胃癌细胞系 OCUM-2 M D3（2 M D3），使细胞表面具有细胞间黏附分子-1 的高表达，与对照组相比，2 M D3/ICAM-1 细胞的外周血单核细胞的黏附性和细胞毒效应明显增强，更多的单核细胞存在于转移淋巴结中。这表明，细胞间黏附分子-1 基因转染癌细胞可成为有效的治疗胃癌转移的途径。

（五）抗血管生成基因治疗

肿瘤的生长和存活依赖于生成的血管为它提供氧气和营养物质，没有血管的生成，肿瘤最大也只能长至 1～2 mm。肿瘤新生血管形成在肿瘤的生长和转移中发挥着重要作用。促进新生血管生成的主要生长因子包括血管内皮生长因子，转化生长因子等，其中以血管内皮生长因子作用最强。研究发现血管内皮生长因子可以作为胃癌血性侵犯和转移的相关预测因子。另外还发现血管内皮生长因子阳性与骨髓微转移和原发性胃癌的微血管形成密度密切相关。Stoelt-Zing 等发现直接抑制体内促血管生成因子、乏氧诱导因子-1α 可导致血管内皮生长因子的分泌减少，从而抑制肿瘤生长、血管形成与成熟。综上所述，胃癌的基因治疗作为一种全新的治疗手段，已经逐渐被人们广泛接受。尽管基因治疗近年来取得了快速的发展，但是也发现有很多问题期待解决，其中影响临床应用的一个最关键的问题就是其安全性。其次就是外源基因转染到体内肿瘤细胞的效率较低，疗效尚不十分满意，主要原因是肿瘤细胞对外来物质的抵抗、体内转基因的低表达及较短的半衰期等。另外，胃癌是一个多基因病，其发生和发展是一个多因素、多步骤、多基因参与的复杂过程。因此，针对单一基因的治疗难以取得满意的效果，多基因治疗将更能有效解决问题，提高治疗效果。总之，随着生物学技术的进步和对胃癌的病因、病理研究的深入，基因治疗的各个环节都将逐渐完善起来，进一步解决目前胃癌基因治疗方法中存在的各类问题，为临床提供安全有效的基因治疗方法，使之成为除手术、放射治疗和化学治疗等方法以外的一种新的必不可少的胃癌治疗手段。

路晓光　公保才旦　张在其

第十六节　急性肠穿孔

一、基本概念

引起急性肠穿孔的原因一般有外伤性和病理性两种，是许多肠道疾病的一种急性共同并发症，肠壁组织坏死、薄弱、破溃，肠内容物外溢，可有剧烈腹痛、板状腹、腹膜炎、休克等表现。

无论战时还是和平时期的腹部创伤中，小肠损伤均十分常见。战时腹部火器伤中，小肠损伤超过80%；平时腹部开放性损伤中，小肠损伤占15%～20%。其发病率占空腔脏器的首位，腹部的任何损伤需要探查时，均要认真探查有无小肠损伤。

腹部创伤导致的结肠损伤，以开放性腹部创伤最为多见，占25%～30%。而因腹部钝性伤引起的结肠损伤则相当少见，发生率不足1%。由于解剖与生理上的特点，结肠壁薄，不同于小肠，缺乏较厚的环形肌层，肠壁仅由数条纵形肌纤维构成结肠带；结肠收缩性强，当腔内压力相对较高，液状粪便易从破裂或吻合薄弱处溢出；结肠内容物主要是细菌，一旦溢出污染，常可导致严重感染。再因升、降结肠较固定，后壁位于腹膜外，伤后易漏诊而造成严重的腹膜后感染。近年来，随着外科手术技术的进步，抗生素及抗休克、营养支持措施的进展，以及对结肠损伤诊治技术的提高，结肠损伤死亡率已降至10%以下。

近年，因意外事故及医源性损伤，直肠肛管损伤增多，其发生率有上升趋势。直肠肛管具有特殊的解剖生理功能，一旦损伤，局部污染严重，感染易扩散到直肠周围间隙，重者可危及生命。后期还可引起肛门狭窄，大便失禁及瘘等并发症。本病因发病率低，认识不足，诊治有难度，易误诊、漏诊或处理不当，导致严重不良后果，有必要引起重视。

二、常见病因

（一）肠道炎症、肿瘤、阑尾炎、肠梗阻等疾病

没有得到及时治疗，肠穿孔是伤寒最严重的并发症，穿孔多为一个，有时也可多个，且发生在肠胀气和腹泻的情况下，穿孔后常引起弥散性腹膜炎。

（二）外伤、开放性损伤

主要为锐器致伤，在战时以刀、剑刺伤，枪弹及炮弹片之击伤为主；在平时常发生于腹部被刀、钉、木制品等刺伤的事故，以及肛门棒状物插入伤，直肠内塞入玻璃瓶、铁钉或其他异物损伤直肠。由于小肠在腹腔分布广泛，小肠及其系膜损伤在腹部穿透损伤中较为常见，可以是体表单创口，而小肠多处损伤，受损伤的肠管可能远离体表创伤部位，常可造成多发的肠破裂或并发腹内其他脏器的损伤。

（三）闭合性损伤

因小肠及系膜可移动，并能压缩，所以在腹部非穿透性损伤中并不常见，在闭合性腹腔脏器中占15%～20%。近年来，交通事故所致腹部撞击伤成为小肠损伤常见原因，方向盘挤压、安全带造成的

· 1203 ·

小肠损伤已受到广泛重视。钝性伤由暴力将小肠挤压于腰椎直接造成肠壁或系膜损伤，或挤压肠管内容物急骤向上、下移动，上至屈氏韧带，下到回盲瓣，形成高压闭袢性肠段，肠腔内压力骤增，至肠管穿孔破裂。

（四）医源性损伤

肠道的医源性损伤常发生在进行诊断或治疗操作的过程中，如清洁灌肠、钡灌肠、纤维结肠镜、乙状结肠镜等由于操作不当，盲目插镜均可造成结肠损伤；活检电灼肠壁病灶，可造成肠穿孔；腹腔脏器严重粘连，分离时伤及肠管；穿刺中刺伤高度胀气或高度充盈的肠管；微创术中的意外损伤；盆腔手术误伤直肠；偶见于妇科刮宫手术、取环术和膀胱镜检查。本章着重讨论外伤所致肠穿孔。

三、发病机制

（一）继发性腹膜炎

急性肠穿孔后常常发生继发性腹膜炎，是临床上最常见的急性腹膜炎，正常胃肠道内有各种细菌，进入腹腔后绝大多数均可成为继发性腹膜炎的病原菌；其中以大肠杆菌最为多见，其次为厌氧杆菌、链球菌属、变形杆菌等，还有肺炎双球菌，淋球菌，铜绿假单胞菌。但绝大多数情况下为混合感染。多种细菌的同时存在可发生协同的病理作用，极大地增加了感染的严重性，故毒性剧烈。

（二）根据病变范围

1. 局限性腹膜炎。腹膜炎局限于病灶区域或腹腔的某一部分，如炎症由于大网膜和肠曲的包裹形成局部脓肿，如阑尾周围脓肿、膈下脓肿、盆腔脓肿等。

2. 弥散性腹膜炎。炎症范围广泛而无明显界限，临床症状较重，若治疗不及时可造成严重后果。

（三）根据炎症性质

1. 化学性腹膜炎。见于溃疡穿孔、急性出血坏死性胰腺炎等，胃酸、十二指肠液、胆盐胆酸、胰液的强烈刺激而致化学性腹膜炎，此时腹腔渗液中无细菌繁殖。

2. 细菌性腹膜炎。是由细菌及其产生之毒素的刺激引起腹膜炎。如空腔脏器穿孔 8 h 后多菌种的细菌繁殖化脓，产生毒素。将腹膜炎分为不同类型，主要是为了治疗上的需要。然而这些类型在一定条件下是可以互相转化的。如溃疡穿孔早期为化学性腹膜炎，经过 6~12 h 后可转变成为细菌性化脓性腹膜炎；弥散性腹膜炎可转为局限性腹膜炎，相反，局限性腹膜炎也可发展为弥散性腹膜炎。

（四）病理生理变化

腹膜受到刺激后发生充血水肿，并失去固有光泽，随之产生大量浆液性渗出液。一方面可以稀释腹腔内毒素及消化液，以减轻对腹膜的刺激。另一方面也可以导致严重脱水，蛋白质丢失和电解质紊乱。渗出液中逐渐出现大量中性粒细胞、吞噬细胞，可吞噬细菌及微细颗粒。加以坏死组织，细菌和凝固的纤维蛋白，使渗出液变为混浊，继而成为脓液。常见以大肠杆菌为主的脓液呈黄绿色、稠厚，并有粪臭味，在诊断上有着重要意义。腹膜炎形成后之转归，要根据患者之抗菌能力和感染之严重程度及治疗的效果而定。一般年青体壮者抗病能力强，加之致病毒力弱，病变损害轻，治疗适当，则腹膜炎可向好转方向发展，炎症消散，腹膜病变自行修复而痊愈。如果感染局限为膈下脓肿、盆腔脓肿、肠袢间脓肿则需切开引流治疗。年老体弱，病变严重，治疗不适当不及时则感染可迅速扩散而形成弥散性腹膜炎，此时腹膜严重充血、广泛水肿、炎性渗出不断增加，血容量急骤减少，腹腔内可积存数千毫升脓液，肠管浸泡在脓液中，胃肠壁也高度充血水肿，肠管内充满大量液体和气体，肠管高度膨胀、肠蠕动减弱或消失，形成麻痹性肠梗阻。由于腹膜吸收了大量毒素以致发生中毒性休克。膨胀的肠管可迫使膈肌升高，从而影响心脏功能。下腔静脉回流受阻，回心血量进一步减少，气体交换也受到一定障碍，加之高热、毒血症和脓毒症，脱水酸中毒、中毒性休克加深等，最后可导致多器官功能衰竭，这些都是急性化脓性腹膜炎的主要致死原因。腹膜炎被控制后，根据病变损伤的范围和程度，常遗留有相应的纤维粘连，但大多数粘连并不产生任何后果，而部分患者可产生黏连性肠梗阻，所以及时地清除病灶和控制感染，手术时彻底清洗腹腔，对预防黏连性肠梗阻的发生有一定意义。

四、临床特征

1. 小肠损伤的临床表现决定于损伤的程度、受伤的时间及是否伴有其他脏器损伤。肠壁挫伤或血肿一般在受伤初期可有轻度或局限性腹膜刺激症状，患者全身无明显改变，随着血肿的吸收或挫伤炎症的修复，症状和腹部体征可以消失，但也可因局部损伤病理变化加重而造成肠壁坏死、穿孔引起腹膜炎。

（1）肠破裂穿孔时，肠内容物外溢，消化液刺激腹膜，其主要症状和体征是腹膜刺激征和炎症表现，如持续性腹痛、恶心、呕吐。查体可发现腹部压痛，以病变部位明显，腹壁肌肉强直，压痛及反跳痛，肠鸣音消失，晚期可出现腹胀及麻痹性梗阻。

（2）小肠破裂后只有部分患者有气腹，如无气腹表现不能否定小肠穿孔的诊断。有部分患者由于小肠损伤后裂口不大或受食物残渣、纤维蛋白或突出的黏膜堵塞可能在数小时或十多小时内无明确的腹膜炎症表现，称为症状隐匿期，应注意观察腹部体征的变化。

（3）如损伤严重或合并腹腔内实质性脏器破裂，可出现休克症状，表现为脉搏加快，血压下降，面色苍白，甚至精神恍惚，辗转不安。

2. 穿透性结肠损伤主要表现为伤后疼痛，有腹膜炎表现，或从开放伤口流出粪样肠内容物。非穿透性结肠损伤临床表现复杂，根据结肠损伤的程度与部位，以及是否伴有其他腹腔脏器伤，临床的症状和体征有很大差别。

（1）结肠损伤后，一般都出现腹痛，常伴恶心、呕吐及便血，最突出的体征为腹膜炎，多为全腹压痛、反跳痛、肌紧张、肠鸣音消失。

（2）当结肠裂伤较大时，大量肠内容物外溢，症状出现早、明显；而裂口较小时，肠腔空虚，肠内容物溢出少，早期症状轻，不易确诊。

（3）腹膜外结肠损伤早期，腹痛和腹膜炎症状均不明显。腹膜后间隙感染明显时，侧腹壁或后腰部有压痛，有时可触及皮下气肿。结肠镜所造成的结肠损伤是检查过程中，患者突然剧烈腹痛，随之有腹膜炎表现。钡灌肠造成的结肠穿孔除剧烈腹痛外，透视下可见钡剂进入腹腔。

3. 直肠、肛管损伤的临床表现因损伤部位、范围、是否有合并伤及致伤原因不同而异。直肠损伤引起的失血性休克比较常见，特别是合并骨盆骨折时，休克发生率高，且严重。

（1）腹膜炎主要见于腹膜返折以上的直肠损伤。腹膜炎的严重程度与损伤范围、肠腔内容物漏出的多少及合并伤的情况有明显关系，火器性损伤表现明显，经肛门的医源性损伤因多为单个穿孔，直肠内空虚，因而症状较轻。

（2）位于腹膜返折以下肛提肌以上的直肠损伤，不引起腹膜炎，血便是特征性表现，常伴直肠周围感染，因支配直肠的自主神经无痛觉，且定位不准确，故只出现坠胀感，炎症刺激可有里急后重，形成脓肿可出现伴随局部红、肿的跳痛。

（3）损伤累及肛提肌以下的肛管，则出现肛门区剧烈疼痛。直肠、肛管损伤常伴有肛门流血，有时出血量很大。开放性损伤，伤口粪样物流出。某些严重的直肠损伤在会阴部或肛管内有大网膜或小肠脱出。

（4）直肠、肛管损伤合并伤多，由于合并伤的不同，临床表现可有很大差异，甚至以合并伤的表现为主而直肠伤被漏诊。如合并膀胱、尿道伤，尿内有血。直肠伤的晚期并发症有直肠膀胱瘘、直肠阴道瘘、直肠外瘘、直肠狭窄等。

五、辅助检查

(一)淀粉酶检查

尽早行血、尿、腹腔穿刺液淀粉酶测定,腹腔穿刺液为浑浊血性液,并有淀粉酶升高,必要时行腹腔灌洗有助于诊断。

(二)诊断性腹腔穿刺要点

积极进行腹腔穿刺是腹内脏器损伤早期诊断的重要手段。我们诊断性腹腔穿刺阳性率一般在90%以上,对疑有内脏损伤者可反复腹穿。抽出内容物含有胆汁,细菌及胰淀粉酶升高均为内脏损伤依据。

(三)X线检查

膈下有游离气体,对空腔脏器损伤的诊断有重要意义。腹部X线检查可见肠腔普遍胀气并有多个小气液面等肠麻痹征象,胃肠道穿孔时,多数可见膈下游离气体存在(应立位透视)。这在诊断上具有重要意义。体质衰弱的患者,或因有休克而不能站立透视的患者,即可以行侧卧拍片也能显示有无游离气体存在。

(四)B超及CT检查

有条件及情况允许可做B超及CT检查。

(五)血常规检查

白细胞计数增高,但病情严重或机体反应低下时,白细胞计数并不高,仅有中性粒细胞比例升高或毒性颗粒出现。

六、诊断思路

急性肠穿孔的早期识别直接关系到手术探查的问题,所以必须强调以下几点:

1. 详细询问受伤情况,有关受伤之时间、部位、性质、方向、速度及力量,特别注意外力与脊柱之间的致伤关系,以便对损伤进行评估并应注意复合损伤的存在。对意识不清者应详细全身性检查,尽可能地明确主要诊断,应首先肯定有无内脏损伤,还是仅腹壁损伤,是实质脏器损伤还是空腔脏器损伤,对可疑者应留诊或住院观察切忌草率处理。

2. 对于多发伤患者伴上腹部挤压伤或钝性撞击伤,只要有上腹部损伤症状或体征,无论轻重,均应考虑有内脏损伤的可能。

3. 对腹部外伤后出现腹膜刺激征者应高度警惕内脏损伤的可能。

4. 对于昏迷患者在伤后出现腹膜刺激征、腹腔积液、感染性休克等表现时要考虑到内脏损伤可能。

5. 多发伤患者在治疗期间发生不明原因黄疸,同时伴有感染表现时,应排除胰十二指肠损伤可能。

6. 尽早行血、尿、腹腔穿刺液淀粉酶测定,腹腔穿刺液为浑浊血性液,并有淀粉酶升高,必要时行腹腔灌洗有助于诊断。

7. 积极进行腹腔穿刺是腹内脏器损伤早期诊断的重要手段。我们诊断性腹腔穿刺阳性率一般在90%以上,对疑有内脏损伤者可反复腹穿。抽出内容物含有胆汁,细菌及胰淀粉酶升高均为内脏损伤依据。

8. X线检查膈下有游离气体,对空腔脏器损伤的诊断有重要意义。

9. 有条件及情况允许时做B超及CT检查,B超对评估内脏损伤有参考价值,由于其检查方便、灵活，特别是在危重患者搬动困难时可以行床边检查，故 B 超是内脏损伤早期筛查应用最广泛的手段。常规 CT 扫描或薄层 CT 扫描，将使内脏损伤的早期诊断率提高，这对我们治疗方式的选择有重要的指导意义。

10. 经内镜逆行胰胆管造影对胰腺管道系统和十二指肠损伤显示最好，是目前公认确定诊断胰管损伤的金标准，其还可作为一种治疗手段，完成插管引流、支架放置等辅助性治疗。但仅适用于生命体征稳定的患者。

11. 在剖腹探查多脏器损伤时，切莫遗漏对胰腺的细致检查，如发现有腹膜、大网膜、其他脂肪组织有皂化斑、小网膜囊、十二指肠、横结肠根部血肿，胰周组织水肿，胰包膜有点片状出血坏死，这些征象均为胰腺损伤的重要依据。

七、临床诊断

1. 小肠的穿透性损伤常可根据伤道的深度、部位及方向判断腹内脏器是否存在损伤，一般诊断多无困难。而非穿透性损伤由于缺乏特异性症状及体征，尤其对于损伤裂口不大的患者，早期一般不易确诊。诊断应根据受伤性质、部位和方式，结合腹部体征，必要时再配合腹腔穿刺及影像学检查进行全面分析。对疑为小肠破裂者可先行诊断性腹腔穿刺，对小肠破裂的确诊率达 70%～90%。立位或卧位进行 X 线透视或摄片发现膈下游离气体或侧腹部游离气体是诊断小肠破裂穿孔最有力的依据，但阳性率仅为 30%左右。B 超检查可在腹腔的隐窝、凹陷或间隙表现局部低回声的液性暗区。CT 检查对早期发现腹腔游离气体的检出率可达 48%～70%。对闭合性小肠损伤诊断有重要作用的依据主要有以下几点：

（1）腹部有直接或间接受暴力的病史。

（2）伤后腹痛持续存在，且位置固定或范围逐渐扩大。

（3）有典型腹膜炎体征。

（4）X 线检查腹腔有游离气体。

（5）B 超或 CT 检查腹腔有局部液性暗区或游离气体征象。

（6）腹腔穿刺阳性。

（7）有感染中毒性休克。

开放性损伤患者根据开放伤口的部位，弹道或刀刺伤的方向及腹膜炎表现很容易做出诊断。另外，腹部开放性损伤大部分是穿透伤，几乎都有腹内脏器损伤，绝大多数须立即剖腹探查，术中不难发现结肠损伤。闭合性结肠损伤诊断较为困难，尤其是腹膜后损伤，早期症状局限或不明显，况且，大多数损伤有合并伤，易被其他症状掩盖，难于诊断。诊断性腹腔穿刺阳性和腹部 X 线检查发现膈下游离气体、腹膜后积气、单侧腰大肌阴影消失均有助于诊断。

2. 腹膜返折下方直肠、肛管开放性损伤，诊断不难。在闭合性损伤时，如果能对外伤史和临床表现仔细分析，大多数患者可以确诊。但直肠、肛管损伤早期临床表现常被其他脏器损伤症状掩盖，尤其是肛门外部无伤口者，易延误诊断。根据下腹部外伤史、肛门插入伤及直肠或乙状结肠镜检查后，患者出现腹痛、腹膜炎、肛门流血、伤口有粪便流出或直肠周围感染等应考虑有直肠、肛管外伤。

（1）直肠指诊是最有价值的检查方法。指诊可发现损伤部位、伤口大小。当损伤部位较高时，指套染血常提示有直肠损伤。肛诊检查还可判明肛门括约肌的损伤情况。

（2）肛门直肠镜检查可看清损伤部位、范围及严重程度。有时视野中可发现肠管、大网膜。肛门直肠镜检查应在患者情况允许下进行，不能作为常规。

（3）X 线检查可发现腹膜内直肠损伤有时腹腔内有游离气体。骨盆骨折的错位情况有助于判断有无直肠损伤。如果在盆壁软组织中见到气体影，腹膜外直肠破裂的诊断可确定。须注意，怀疑直肠穿孔时，无论进行何种检查，绝对不允许自肛门注入空气、造影剂及钡剂等。

八、鉴别诊断

（一）内科疾病

有不少内科疾病具有与腹膜炎相似的临床表现，必须严加区别，以免错误治疗。肺炎、胸膜炎、心包炎、冠心病等都可引起反射性腹痛，疼痛也可因呼吸活动而加重。因此呼吸短促、脉搏变快，有时出现上腹部腹肌紧张而被误认为腹膜炎。但详细追问疼痛的情况，仔细检查胸部，加以腹部缺乏明显和肯定的压痛及反跳痛，即可做出判断。急性胃肠炎、痢疾等也有急性腹痛、恶心、呕吐、高热、腹部压痛等，易误认为腹膜炎。但饮食不当的病史、腹部压痛不重、无腹肌紧张、听诊肠鸣音增强等，均有助于排除腹膜炎的存在。其他如急性肾盂肾炎、糖尿病酮症酸中毒、尿毒症等也均可有不同程度的急性腹痛、恶心、呕吐等症状，而无腹膜炎的典型体征，只要加以分析，应能鉴别。

（二）急性肠梗阻

多数急性肠梗阻具有明显的阵发性腹部绞痛、肠鸣音亢进、腹胀，而无肯定压痛及腹肌紧张，易与腹膜炎鉴别。但如梗阻不解除，肠壁水肿瘀血，肠蠕动由亢进转为麻痹，临床可出现肠鸣音减弱或消失，易与腹膜炎引起的肠麻痹混淆。除仔细分析症状及体征，并通过腹部 X 线摄片和密切观察等予以区分外，必要时需做剖腹探查，才能明确。

（三）急性胰腺炎

水肿性或出血性坏死性胰腺炎均有轻重不等的腹膜刺激征，但并非腹膜感染；在鉴别时，血清或尿淀粉酶升高有重要意义，从腹腔穿刺液中测定淀粉酶值有时能肯定诊断。

（四）腹腔内或腹膜后积血

各种病因引起腹内或腹膜后积血，可以出现腹痛、腹胀、肠鸣音减弱等临床现象，但缺乏压痛、反跳痛、腹肌紧张等体征。腹部 X 线摄片、腹腔穿刺和观察往往可以明确诊断。

（五）其他

泌尿系结石症、腹膜后炎症等均由于各有其特征，只要细加分析，诊断并不困难。

九、救治方法

（一）小肠损伤的治疗

对于已经确诊或高度怀疑有小肠损伤的患者应采取手术治疗。术前进行常规准备，保持有效的胃肠减压，留置尿管并记录尿量，注意补充液体，维持水电解质平衡，尽早使用探查术，针对肠道菌群选用广谱抗生素，选择合适的麻醉，手术一般取右旁正中或正中切口，有利于小肠的探查。除认真处理已经发现的小肠及系膜损伤外，从回盲部开始至十二指肠悬韧带之间的全小肠均应进行仔细检查，还应注意有无其他脏器损伤。手术的原则与方法如下。

1. 对于小肠系膜挫伤、血肿及裂伤根据小肠的血液供给是否受到影响，选择重建术式，处理包括妥善止血、修复肠系膜裂孔，防止内疝发生。如果肠系膜中有巨大血肿，应将其纵向切开，清除血肿、止血、缝合浆膜。如果小肠系膜大的血管断裂，可直接修补或吻合，恢复血运，应避免广泛小肠切除，酿成短肠综合征。

2. 对于肠壁浆膜层的小裂口，可不缝合，因缝合易造成粘连。对于肠壁的小血肿不必做特殊处理，但如血肿较大，应予切除，以防止延迟性肠破裂。

3. 对于小肠穿孔和横位断裂一般采用肠修补术，缝合前应进行彻底清创，剪除破裂口周围已失活的组织，用丝线间断横行缝合两层修补，防止肠腔狭窄。

4. 肠袢有严重损伤，清创后难以缝合或缝合后可能发生肠腔狭窄者，以及有限的一段小肠有多处破裂需选用肠切除术，然后行小肠端端吻合术。

5. 对于空肠回肠破裂超过36~48 h，腹腔污染特别严重，出现中毒性休克，或有严重多发伤，生命体征不稳定者，术中不允许肠切除吻合时可考虑肠外置造口，待术后机体恢复，腹腔条件好转再行造瘘口回纳，注意尽量避免在空肠破裂处造瘘，防止大量消化液丢失，术后难以维持酸碱和水电解质平衡。

6. 腹腔污染严重者除彻底清除污染物和液体外，在关闭腹腔前应使用大量0.9%氯化钠对腹腔进行反复冲洗，可放置单根或多根腹腔引流管，保证术后充分引流。单纯小肠破裂，腹腔污染较轻者，也可不安放腹腔引流。

（二）结肠损伤的治疗

1. 一期缝合修补穿孔或肠切除吻合术。随着抗生素、手术、围手术期处理，全静脉营养的进步，结肠创伤处理，近年国内外均有向一期手术方向的改变。优点是一期缝合住院时间短、治愈时间缩短，一次完成治疗，避免了人工肛门给患者带来的精神上、生理上和再次还纳手术的痛苦。

（1）适应证：受伤距手术时间在6 h以内；粪便外溢少，腹腔污染较轻；单一结肠伤，无合并其他内脏伤或合并伤不重；患者全身情况较好；年轻；右半结肠损伤。

（2）手术方法：①穿孔缝合修补术。适于游离肠段如横结肠、降结肠穿孔；在固定的升、降结肠穿孔缝合修补前，必须充分游离该段结肠，必要时切断肝结肠韧带或脾结肠韧带，并切开同侧腹膜，检查穿孔前后壁。穿孔部先行全层缝合，再行浆肌层缝合。②结肠切除对端吻合术。适于结肠近距离多个穿孔或完全横断伤，在清创后，断端修剪整齐后行端对端吻合术，第一层行全层连续缝合，再行浆肌层缝合。③右半结肠切除、回肠末端与横结肠吻合术：适于升结肠、盲肠严重毁损伤。切开右侧侧腹膜，将盲肠与升结肠游离，切断肝结肠韧带，切除右半结肠与回肠末端，行回肠与横结肠对端吻合术。第一层行全层连续缝合，第二层用丝线行间断伦勃缝合。

2. 二期手术。

（1）适应证：受伤距手术时间超过6 h；腹腔内粪便污染较重；合并全身多发伤或腹内多器官伤；患者全身情况差，不能耐受较长时间手术；年龄较大；左半结肠损伤。

（2）手术方法：①结肠外置术。适用于结肠的游离部分如横结肠、乙状结肠多处破裂伤。探查后另开切口将损伤肠襻提于腹壁外，并在其系膜血管弓下戳一小孔，用玻璃管作为支撑管，将损伤肠襻固定于腹壁外，以防回缩入腹腔。②损伤肠襻缝合加近端外置术。适于升、降结肠固定肠襻损伤。术中必须切开其旁的侧腹膜，损伤肠襻游离，创口清创，一期双层缝合后放回原处，再在其近端游离结肠做造口，以达到粪便改道，促使伤处愈合。③缝合加外置术。在游离的结肠襻如横结肠、乙状结肠，将损伤肠襻伤口清创、缝合后放置于腹壁外，术后可随时观察到愈合情况，如愈合良好，10 d左右放回腹腔，如不愈合，拆除缝线，则仍为一肠襻式造口术，待二期还纳。

（三）直肠损伤的手术治疗

1. 腹膜返折以上的直肠损伤。临床表现和处理原则与结肠损伤基本相同。若全身良好，局部污染较轻，如医源性损伤，破裂口修整后，缝合修补，可不做近端造口。若伤情比较复杂且多有腹、盆腔严重污染，应常规加做乙状结肠转流性造口。待修补或切除吻合处愈合后，二期关闭造口还纳，恢复正常通道。

2. 腹膜返折以下的直肠损伤。腹膜返折以下、肛提肌平面以上的直肠损伤，如不能及时处理，会引起直肠周围疏松结缔组织的严重感染，组织广泛坏死，重度感染性休克。首先应探查伤情，打开腹膜返折探查直肠，损伤部位较高者，可直接缝合修补，除少数医源性损伤外，一般常规行乙状结肠造口。直肠损伤很少是孤立的，常伴有膀胱、尿道或阴道损伤，应同时修补，并用网膜将其与直肠修补处隔开，以减少形成内瘘的机会。若局部污染不重，可经腹部引流；若污染重，已伴有直肠周围间隙感染，应从会阴部引流。损伤部位较低，经腹无法修补者，应另取骶尾部切口进行修补。经腹切口或经会阴切口均无法修补者，则不必强行修补，在彻底清洗直肠周围间隙后，经乙状结肠造口远端用0.9%氯化钠充分清洗，并放入甲硝唑溶液，再冲洗盆腔和会阴部切口，直肠前、后间隙放置引流管。手术后要保持引流通畅，加强抗感染治疗，一般可自愈。

（四）肛管损伤的手术治疗

肛提肌平面以下的损伤即肛管损伤，诊断不难。浅小创伤只需单纯缝合。大而深的损伤，累及直肠末段和括约肌者，应做乙状结肠造口，冲洗肠腔，排净粪便，然后清创，注意保留尚未损伤的括约肌或修补已损伤的直肠和括约肌，以尽量保存肛门的功能，伤口愈合后可关闭造口还纳，并定期扩张肛门和直肠，防止狭窄。

十、诊断探索

（一）明确患者有无肠穿孔

应注意如下几点：

1. 详细询问受伤情况，有关受伤之时间、部位、性质、方向、速度及力量，特别注意外力与脊柱之间的致伤关系；以便对损伤进行估计并应注意复合伤的存在。

2. 对于多发伤患者伴上腹部挤压或钝性撞击伤，只要有上腹部损伤症状或体征，无论轻重，均应考虑有内脏损伤的可能。

3. 对于昏迷患者在伤后出现腹膜刺激征、腹腔积液、感染性休克等表现时要考虑到内脏损伤可能。

4. 多发伤患者在治疗期间发生不明原因黄疸，同时伴有感染表现时，应排除胰十二指肠损伤可能。

（二）判断肠穿孔部位

是小肠穿孔还是结肠穿孔，是腹腔内还是腹膜外穿孔，是否合并其他脏器损伤。

（三）如无外伤史

则需根据病史、体格检查及相关检查判断原发病。

十一、病因治疗

依据肠穿孔发生的原因，有针对性采取某些预防措施，可有效地防止、减少肠穿孔的发生。

1. 肠穿孔多为外伤所致，首先要加强法律、法规宣传、教育，减少交通事故、意外伤害及人为损伤事件的发生；其次要加强对自然灾害的预报，减少灾害的影响等。

2. 肠穿孔也是某些肠道疾病的并发症，积极治疗肠道原发病可大大减少肠穿孔的发生。如积极治疗肠道炎症、溃疡，早期发现和治疗肠道肿瘤等。

3. 肠穿孔也见于医源性损伤，因此医务人员在进行诊断或治疗操作的过程中要严格遵守各项诊疗规范、操作常规，杜绝医源性损伤导致的肠穿孔；减少手术中因腹腔脏器严重粘连，分离时伤及肠管、盆腔手术误伤直肠，妇科刮宫手术、取环术和膀胱镜检查等技术原因导致的肠穿孔等。

十二、最新进展

（一）急救的原则

先抢后救、先重后轻、先急后缓、先近后远。创伤救护的步骤：止血—包扎—固定—搬运与转运。同时注意维护伤员呼吸道通畅，及时抢救心搏骤停、呼吸骤停及昏迷等危急重症，积极预防和治疗休克等并发症。要遵循边抢边诊边救原则：即诊断—抢救—再诊断—治疗。首先要抢救患者的生命，其次再考虑保全器官肢体、功能、美容。理论上内脏损伤救治过程分为5个阶段：①初期诊治。

②复苏。③二期诊断治疗。④确定性治疗。⑤后期诊治。

（二）手术时机及指征

术前诊断的关键在于识别有无手术指征，等待精确判明损伤的脏器是没有必要的。伤后经严密治疗无法肯定而高度怀疑腹内伤时，应果断手术探查。我们认为闭合性腹外伤者有下列情况为急诊手术指征：

1. 有明显腹膜炎者。

2. 腹部症状及体征无好转或加重者。

3. 受伤者不明原因低血压经抗休克治疗无好转，难以用其他合并伤解释的休克。

4. 腹腔穿刺或诊断性腹腔灌洗阳性者。

5. X线检查膈下有游离气体。

6. 红细胞、血红蛋白检查有进行性下降者。

（三）手术原则

剖腹探查应全面仔细，不忽略隐蔽性损伤，腹内伤者尤其是多脏器损伤者往往病情重，有创伤性失血性休克，因此必须尽快补充血容量，改善微循环。手术时需抓住主要矛盾把抢救患者生命放在第一位，进腹后按先止血、后修补的原则处理，要有计划，绝不能见损伤就处理，对合并胸部伤所致血气胸者应先做胸腔闭式引流后再剖腹探查。

（四）手术后的调控及支持治疗

我们有一些医师对内脏破裂伤员只重视手术治疗的技巧，而不重视伤员手术后的调控及支持治疗。因为伤员在创伤后的变化过程一般分为4个阶段：

1. 急性损伤阶段即垂体-肾上腺功能增进期。在创伤后1～3 d。使机体保钠排钾，水分储留，血糖升高。若用药物过分抑制机体在创伤后的应激反应，对机体耐受创伤的刺激都不利。

2. 转折点阶段即垂体-肾上腺功能减退期。在创伤后第4～8 d。

3. 代谢合成阶段。合成代谢阶段在创伤后8～14 d。适当的治疗和营养支持，对其预后及康复都有极大的影响。

4. 脂肪积累阶段。创伤后10～14 d开始。当机体蛋白恢复至正常水平后，在营养支持充裕的情况下，转变为脂肪积累起来。此时，钠、钾、氮都处于平衡，尿量也正常。所以重度内脏破裂伤员的应激反应期间不要强力过多干预而是需要调控。当内脏破裂伤员手术后2 d内出现体温升高、脉搏加快、血压上升、中心静脉压升高、呼吸频率加快等，这些实际上是急性损伤阶段的应激反应期，此时不要用强力的降压药降压，只需要适当的症状调控就可以了，因为在2 d左右机体将有能力自动调节至正常。因此我们认为手术后的调控及支持治疗与早期识别诊断和正确手术治疗是同等重要的。

对于部分医源性损伤所致肠穿孔，如肠镜下摘除息肉所导致的结肠穿孔，由于肠道准备充分，可肠镜下夹闭破口；也可腹腔镜下修补破口。

翟华章　岳茂兴　蔡贤华　张在其

第十七节　急性肠梗阻

一、基本概念

肠内容物不能顺利通过肠道，称为肠梗阻，是外科常见的急腹症之一，仅次于急性阑尾炎、胆道疾病，占第三位。诊断困难，发展快，病情重，常需急诊处置。病情严重的绞窄性肠梗阻的死亡率仍达 10％左右。其对机体的主要影响包括：

1. 消化道分泌液的丢失，导致有效血循环量、电解质、酸碱平衡的紊乱。

2. 逐渐扩张的肠腔使腹腔内的压力渐渐升高，限制了呼吸运动。

3. 肠腔明显扩张后，容易出现肠壁局部的血运障碍，可演变为绞窄性肠梗阻，同时肠道内的细菌会移位进入腹腔。临床上，根据致病因素的不同将肠梗阻分为机械性肠梗阻、血运障碍性肠梗阻和动力障碍性肠梗阻；根据有无肠管壁血运障碍分为单纯性肠梗阻和绞窄性肠梗阻；根据梗阻部位分为高位小肠梗阻、低位小肠梗阻和结肠梗阻；根据梗阻程度分为完全性肠梗阻和不完全性肠梗阻。

二、常见病因

1. 腹外疝。

2. 肠粘连和束带压迫。

3. 肠腔内肿瘤。

4. 肠外肿瘤压迫。

5. 先天性肠狭窄或闭锁。

6. 肠扭转。

7. 肠狭窄。

8. 肠套叠等。

三、发病机制

肠梗阻主要病理生理变化有肠膨胀和肠坏死，体液丧失和电解质紊乱，感染和毒素吸收三大方面。

（一）肠腔膨胀、积气积液

肠梗阻后梗阻以上的肠腔内积聚了大量的气体和体液，这时肠内压增高，使肠管扩张，腹部膨胀。

肠管内的气体 70％是咽下的，30％是由血液弥散和肠腔内容物发酵而产生的气体。积聚的液体主要是消化液，如胆汁、胰液、胃液、肠液等。肠梗阻时，一方面因肠壁静脉受压，消化液吸收减少，另一方面肠内压增高可以刺激肠黏膜，促使腺体分泌更多的消化液。此外，肠内压增高压迫肠壁静脉使其回流受到障碍，加上缺氧使毛细血管通透性增高，大量液体渗入腹腔和肠腔。进而腹胀使腹压上升，膈肌升高，腹式呼吸减弱，影响下腔静脉回流，导致呼吸、循环功能障碍。

（二）体液丧失、水电解质紊乱，进而酸碱失衡

胃肠道的分泌液约为 $8\,000\ mL/d$，在正常情况下绝大部分被再吸收。急性肠梗阻患者，由于不能进食及频繁呕吐，大量丢失胃肠道液，使水分及电解质大量丢失，尤以高位肠梗阻为甚。低位肠梗阻时，则这些液体不能被吸收而潴留在肠腔内，等于丢失体外。另外，肠管过度膨胀，影响肠壁静脉回流，使肠壁水肿和血浆向肠壁、肠腔和腹腔渗出。如有肠绞窄存在，更丢失大量液体。这些变化可以造成严重的缺水，并导致血容量减少和血液浓缩，以及酸碱平衡失调。但其变化也因梗阻部位的不同而有差别。如为十二指肠第一段梗阻，可因丢失大量氯离子和酸性胃液而产生碱中毒。一般小肠梗阻，丧失的体液多为碱性或中性，钠、钾离子的丢失较氯离子为多，以及在低血容量和缺氧情况下酸性代谢物剧增，加之缺水，少尿所造成的肾排 H^+ 和再吸收 $NaHCO_3$ 受阻，可引起严重的代谢性酸中毒。严重的缺钾可加重肠膨胀，并可引起肌肉无力和心律失常。特别是当酸中毒纠正后，钾向细胞内转移，加之尿多、排钾，更易突然出现低钾血症。

（三）感染和毒血症

梗阻以上的肠液因在肠腔停滞过久，发酵，加上肠腔内细菌数量显著增多，生成许多毒性产物。肠管极度膨胀，尤其肠管绞窄时，肠管失去活力，毒素和细菌可通过肠壁到腹腔内，引起腹膜炎，又可通过腹膜吸收，进入血液，产生严重的毒血症甚至发生中毒性休克。总之，肠梗阻的病理生理变化程度随着梗阻的性质、部位而有所差异，如单纯性肠梗阻，以体液丧失和肠膨胀为主；绞窄性肠梗阻和单纯性肠梗阻晚期，以肠坏死、感染和中毒为主，但严重的肠梗阻都因严重的缺水、血液浓缩、血容量减少、电解质紊乱、酸碱平衡失调、细菌感染、毒血症等引起严重休克。当肠坏死、穿孔，发生腹膜炎时，全身中毒尤为严重。最后可因急性肾功能及循环、呼吸衰竭而死亡。

四、临床特征

肠梗阻的主要临床表现是腹痛、呕吐、腹胀，无大便和无肛门排气。这些症状的出现和梗阻发生的急缓、部位的高低、肠腔堵塞的程度有密切关系。

（一）腹痛

1. 单纯性机械性肠梗阻一般为阵发性剧烈绞痛，由于梗阻以上部位的肠管强烈蠕动所致。这类疼痛可有以下特点：①波浪式的由轻而重，然后又减轻，经过一平静期而再次发作。②腹痛发作时可感有气体下降，到某一部位时突然停止，此时腹痛最为剧烈，然后有暂时缓解。③腹痛发作时可出现肠型或肠蠕动，患者自觉似有包块移动。④腹痛时可听到肠鸣音亢进，有时患者自己可以听到。

2. 绞窄性肠梗阻由于有肠管缺血和肠系膜的嵌闭，腹痛往往为持续性腹痛伴有阵发性加重，疼痛也较剧烈。有时肠系膜发生严重绞窄，可引起持续性剧烈腹痛，除腹痛外其他体征都不明显，可以造成诊断上的困难。

3. 麻痹性肠梗阻腹痛往往不明显，阵发性绞痛尤为少见。结肠梗阻除非有绞窄，腹痛不如小肠梗阻时明显，一般为胀痛。

（二）呕吐

呕吐在梗阻后很快即可发生，在早期为反射性，呕吐物为食物或胃液。然后即进入一段静止期，再发呕吐时间视梗阻部位而定，如为高位小肠梗阻，静止期短，呕吐较频繁，呕吐物为胃液、十二指肠液和胆汁。如为低位小肠梗阻，静止期可维持 1～2 d 再呕吐，呕吐物为带臭味的粪样物。如为绞窄性梗阻，呕吐物可呈棕褐色或血性。结肠梗阻时呕吐少见。

（三）腹胀

腹胀一般在梗阻发生一段时间以后开始出现。腹胀程度与梗阻部位有关，高位小肠梗阻时腹胀不明显，低位梗阻则表现为全腹膨胀，常伴有肠型。麻痹性肠梗阻时全腹膨胀显著，但不伴有肠型。闭袢性肠梗阻可以出现局部膨胀，叩诊呈鼓音。结肠梗阻因回盲瓣关闭可以显示腹部高度膨胀而且往往不对称。

（四）排便排气停止

在完全性梗阻发生后排便排气即停止。在早期由于肠蠕动增加，梗阻以下部位残留的气体和粪便仍可排出，所以早期少量的排气排便不能排除肠梗阻的诊断。在某些绞窄性肠梗阻如肠套叠、肠系膜血管栓塞或血栓形成，可自肛门排出血性液体或果酱样便。

（五）体征

早期单纯性肠梗阻患者，全身情况无明显变化，后因呕吐，水、电解质紊乱，可出现脉搏细速、血压下降、面色苍白、眼球凹陷、皮肤弹性减退、四肢发凉等中毒和休克征象，尤其以绞窄性肠梗阻更为严重。

（六）腹部体征

机械性肠梗阻常可见肠型和蠕动波。肠扭转时腹胀多不对称。麻痹性肠梗阻腹胀均匀。单纯性肠梗阻肠管膨胀，有轻度压痛。绞窄性肠梗阻可有固定压痛和肌紧张，少数病员可触及包块。蛔虫性肠梗阻常在中腹部触及条索状团块。当腹腔有渗液时，可出现移动性浊音。绞痛发作时，肠鸣音亢进，有气过水声、金属音。肠梗阻并发肠坏死、穿孔时出现腹膜刺激征。麻痹性肠梗阻时，则肠鸣音减弱或消失。

低位梗阻时直肠指检如触及肿块，可能为直肠肿瘤，极度发展的肠套叠的套头或肠腔外的肿瘤。

五、辅助检查

（一）X线检查

腹部X线片检查对诊断有帮助，摄片时最好取直立位，如体弱不能直立可取左侧卧位。在梗阻发生4～6 h后即可出现变化。根据不同的X线征象能推测梗阻的部位，但对梗阻原因的判断较为困难。可见到有充气的小肠肠祥，而结肠内气体减少或消失。空肠黏膜的环状皱襞在空肠充气时呈"鱼骨刺"样。结肠梗阻时可见扩张的结肠袋。若腹腔内渗出较多时，可见肠间隙明显增宽。较晚期时小肠肠祥内有多个液面出现，典型的呈阶梯状。

（二）B超检查

随着超声诊断技术的不断提高，腹部超声检查对肠梗阻的诊断学意义逐渐引起了临床医师的注意。Schmutz等使用实时灰度超声设备对123例怀疑肠梗阻的患者进行检查后发现，超声检查对肠梗阻诊断的敏感性达到95%，特异性为82.1%，其精确度达91.7%。Ogata和Czechowski等通过比较腹部超声和X线片检查对肠梗阻的诊断作用发现，超声检查的敏感性高于后者或与后者相近，而其特异性则明显高于后者。肠梗阻的超声检查征象主要有肠管持续明显扩张，肠腔内积气、积液，肠壁水肿增厚及肠管蠕动增强等。

（三）CT检查

近年来，腹部CT检查在肠梗阻诊断中的意义得到了越来越多的学者的肯定。腹部CT检查除对肠梗阻诊断具有较高的敏感性和特异性外，其对梗阻原因和是否存在肠绞窄的判断的准确性可达到80%以上，明显优于其他辅助检查手段。肠梗阻的CT征象主要包括肠管扩张，肠管直径的突然变化，肠壁增厚，肠系膜血管走行的改变和弥散性的充血，以及肠腔外的异常改变，如大量腹腔积液等。

（四）实验室检查

肠梗阻由于失水、血液浓缩、白细胞计数、血红蛋白、红细胞比容均有增高，尿比重也增高，晚期由于出现代谢性酸中毒，血pH值及二氧化碳结合力下降，严重的呕吐出现低钾血症。

六、诊断思路

（一）

腹部阵发性绞痛、呕吐、腹胀、停止排便、排气、肠型、肠鸣音亢进、气过水声是诊断肠梗阻的依据。最后，X线检查可以证实临床诊断。因此，详细地询问病史发展过程，系统地体格检查极为重要。但必须指出，在某些病例中这些典型症状不可能完全表现出来。甚至，有可能与其他一些疾病混淆，如急性坏死性胰腺炎、输尿管结石、卵巢囊肿蒂扭转等。因此，准确地诊断对肠梗阻十分重要。

（二）在诊断中必须明确以下几个问题

1. 是否有肠梗阻存在。根据腹痛、呕吐、腹胀、肛门停止排便和排气，以及肠鸣音变化与X线检查，肠梗阻的诊断一般不难。但在临床上仍有将内科疾病（急性胃肠炎、暴发性食物中毒、心绞痛、过敏性紫癜等）当成机械性肠梗阻而施行手术导致患者死亡，须加注意。

2. 是机械性梗阻还是麻痹性梗阻。前者多需手术，后者常不必手术，故鉴别十分重要。诊断机械性肠梗阻的主要依据是：阵发性腹痛，伴有肠鸣音亢进，腹部透视见扩大的肠腔内有液平面。诊断麻痹性肠梗阻的主要依据：持续性腹胀痛、肠鸣音消失、多有原发病因存在，X 线检查见全部小肠和结肠都均匀胀气。但要注意以下两种情况：一种是机械性梗阻没有经过合理处理，梗阻以上的肠管肌肉过度扩张，终至麻痹，因而临床表现为腹痛渐渐减轻腹胀则有增加，肠鸣音减弱或消失；另一种是梗阻上段肠管坏死穿孔，阵发性的腹痛可能因此减轻，其形成的腹膜炎也会引起继发性的肠麻痹，掩盖了原先的机械肠梗阻。继发于机械性肠梗阻的肠麻痹和原发的麻痹性肠梗阻的鉴别，主要靠详细询问病史，如果患者发病之初有阵发性腹部绞痛，并自觉腹内有很响的肠鸣音，以后腹痛转为持续性胀痛、腹内响声随之消失，就可诊断为继发于机械性肠梗阻的肠麻痹。

3. 是单纯性梗阻还是绞窄性梗阻。两者鉴别的重要性在于，绞窄性肠梗阻预后严重，必须手术治疗，而单纯性肠梗阻则可先用非手术治疗。有下列临床表现者应怀疑为绞窄性肠梗阻：①腹痛剧烈，发作急骤，在阵发性疼痛间歇期，仍有持续性腹痛；②病程早期即出现休克，并逐渐加重，或经抗休克治疗后，改善不显著；③腹膜刺激征明显，体温、脉搏和白细胞计数在观察下有升高趋势；④呕吐出或自肛门排出血性液体，或腹腔穿刺吸出血性液体；⑤腹胀不对称，腹部可触及压痛的肠袢。通常根据上述特点，绞窄性肠梗阻与单纯性肠梗阻的鉴别没有多大困难，但有时也有肠绞窄而临床表现不突出，以致未能及时手术，造成肠坏死、腹膜炎者，此种情况最常见于粘连索带引起的肠壁切压坏死，以及仅有肠壁部分绞窄的 Richter 疝，因此单纯性肠梗阻经短时间非手术治疗，腹痛仍不减轻者，应考虑施行剖腹探查术。

4. 是小肠梗阻还是结肠梗阻。因为结肠梗阻可能为闭袢性，治疗上胃肠减压效果多不满意，需尽早手术，故鉴别甚为重要。高位小肠梗阻，呕吐出现较早而频繁，水、电解质与酸碱平衡失调严重，腹胀不明显；低位小肠梗阻，呕吐出现晚，一次呕吐量大，常有粪臭味，腹胀明显。结肠梗阻的特点是，腹痛常不显著，腹胀较早出现并位于腹周围，呕吐发生很迟，X 线检查结肠内胀气明显，且在梗阻处突然终止，钡灌肠可见梗阻部位。

5. 是部分性还是完全性肠梗阻。部分性梗阻者，病情发展较慢，有排便、排气；完全性梗阻，病情发展快而重，多无排便、排气。

6. 梗阻的原因是什么。有时难以确定，应根据年龄、病史、症状、体征、辅助检查等综合分析。新生儿肠梗阻，多为先天性肠道畸形所致；2 岁以下幼儿，肠套叠常是梗阻原因；儿童有排虫史、腹部可摸到条索状团块者，应考虑为蛔虫性肠梗阻；青年人在剧烈运动后诱发的绞窄性肠梗阻，可能是小肠扭转；老年人的单纯性梗阻，以结肠癌或粪块堵塞多见。此外，应详细检查疝的好发部位，看有无嵌顿性疝；曾有手术、外伤或腹腔感染史者，多为黏连性肠梗阻；有心脏病，应考虑肠系膜血管栓塞。

七、临床诊断

腹部阵发性绞痛、呕吐、腹胀、停止排便、排气、肠型、肠鸣音亢进、气过水声是诊断肠梗阻的依据。最后，X 线检查可以证实临床诊断。

八、鉴别诊断

（一）鉴别机械性肠梗阻和动力性肠梗阻

首先要从病史上分析有无机械梗阻因素。动力性肠梗阻包括常见的麻痹性和少见的痉挛性肠梗阻。机械性肠梗阻的特征是阵发性肠绞痛、肠鸣音亢进和非对称性腹胀；而麻痹性肠梗阻的特征为无绞痛、肠鸣音消失和全腹均匀膨胀；痉挛性肠梗阻可有剧烈腹痛突然发作和消失，间歇期不规则，肠鸣音减弱而不消失，但无腹胀。X 线腹部平片有助于三者的鉴别：机械性梗阻的肠胀气局限于梗阻部位以上的肠段；麻痹性梗阻时，全部胃、小肠和结肠均有胀气，程度大致相同；痉挛性梗阻时，肠无明显胀气和扩张。每隔 5 min 拍摄正、侧位腹部平片以观察小肠有无运动，常可鉴别机械性与麻痹性肠梗阻。

（二）鉴别单纯性肠梗阻和绞窄性肠梗阻

绞窄性肠梗阻可发生于单纯性机械性肠梗阻的基础上，单纯性肠梗阻因治疗不善而转变为绞窄性肠梗阻的占 15%～43%。一般认为出现下列征象应疑有绞窄性肠梗阻：

1. 急骤发生的剧烈腹痛持续不减，或由阵发性绞痛转变为持续性腹痛，疼痛的部位较为固定。若腹痛涉及背部提示肠系膜受到牵拉，更提示为绞窄性肠梗阻。

2. 腹部有压痛，反跳痛和腹肌强直，腹胀与肠鸣音亢进则不明显。

3. 呕吐物、胃肠减压引流物、腹腔穿刺液含血液，也可有便血。

4. 全身情况急剧恶化，毒血症表现明显，可出现休克。

5. X 线片检查可见梗阻部位以上肠管扩张并充满液体，状若肿瘤或呈"C"形改变则称为"咖啡豆征"，在扩张的肠管间常可见有腹腔积液。

（三）鉴别小肠梗阻和结肠梗阻

高位小肠梗阻呕吐频繁而腹胀较轻，低位小肠梗阻则反之。结肠梗阻的临床表现与低位小肠梗阻相似。但 X 线腹部平片检查则可区别。小肠梗阻是充气之肠袢遍及全腹，液平面较多，而结肠则不显示。若为结肠梗阻则在腹部周围可见扩张的结肠和袋形，小肠内积气则不明显。

（四）鉴别完全性肠梗阻和不完全性肠梗阻

完全性肠梗阻多为急性发作而且症状明显，不完全性肠梗阻则多为慢性梗阻、症状不明显，往往为间歇性发作。X 线片检查完全性肠梗阻者肠袢充气扩张明显，不完全性肠梗阻则否。

（五）肠梗阻病因的鉴别诊断

判断病因可从年龄、病史、体检、X 线检查等方面的分析着手。例如以往有过腹部手术、创伤、感染的病史，应考虑肠粘连或粘连带所致的梗阻；如患者有肺结核，应想到肠结核或腹膜结核引起肠梗阻的可能。遇风湿性心瓣膜病伴心房颤动、动脉粥样硬化或闭塞性动脉内膜炎、脊柱畸形矫形术后的患者，应考虑肠系膜动脉栓塞；而门静脉高压和门静脉炎可致门静脉栓塞。这些动静脉血流受阻是血运性肠梗阻的常见原因。在儿童中，蛔虫引起肠堵塞偶可见到；3 岁以下婴幼儿中原发性肠套叠多见；青、中年患者的常见病因是肠粘连、嵌顿性腹外疝和肠扭转；老年人的常见病因是结肠癌、乙状结肠扭转和粪块堵塞，而结肠梗阻病例的 90% 为癌性梗阻。成人中肠套叠少见，多继发于 Meckel 憩室炎、肠息肉和肿瘤。在腹部检查时，要特别注意腹部手术切口瘢痕和隐蔽的外疝。

麻痹性肠梗阻在内、外科临床中都较常见，腹部外科大手术和腹腔感染是常见的原因，其他如全身性脓毒症、严重肺炎、药物中毒、低钾血症、腹膜后出血、肠出血、输尿管绞痛等均可引起麻痹性肠梗阻。仔细的病史分析和全面检查对临床诊断十分重要。

九、救治方法

（一）治疗原则

纠正因肠梗阻所引起的全身生理紊乱、解除梗阻。其中：胃肠减压、补充水、电解质、纠正酸中毒、输血、抗感染、抗休克是治疗肠梗阻的基本方法，也是提高疗效和保证手术安全的重要措施。

（二）基础治疗

1. 纠正水、电解质紊乱和酸碱失衡。不论采用手术或非手术治疗，纠正水、电解质紊乱和酸碱失衡是极重要的措施。最常用的是静脉输注5%葡萄糖注射液、0.9%氯化钠；如梗阻已存在数天，也需补钾，对高位小肠梗阻及呕吐频繁的患者尤为重要。但输液所需容量和种类须根据呕吐情况、缺水体征、血液浓缩程度、尿排出量和比重，并结合血钾、钠、氯和二氧化碳结合力监测结果而定。单纯性肠梗阻，特别是早期，上述生理紊乱较易纠正。而在单纯性肠梗阻晚期和绞窄性肠梗阻，尚须输给血浆、全血或血浆代用品，以补偿丧失至肠腔或腹腔内的血浆和血液。

2. 胃肠减压。是治疗肠梗阻的重要方法之一。通过胃肠减压，吸出胃肠道内的气体和液体，可以减轻腹胀，降低肠腔内压力，减少肠腔内的细菌和毒素，改善肠壁血循环，有利于改善局部病变和全身情况。胃肠减压一般采用较短的单腔胃管。但对低位肠梗阻，可应用较长的双腔 M-A 管，其下端带有可注气的薄膜囊，借肠蠕动推动气囊将导管带至梗阻部位，减压效果较好。

3. 防治感染和毒血症。应用抗生素对于防治细菌感染，从而减少毒素的产生都有一定作用。一般单纯性肠梗阻可不应用，但对单纯性肠梗阻晚期，特别是绞窄性肠梗阻及手术治疗的患者，应该使用。

（三）解除梗阻

可分手术治疗和非手术治疗两大类。

1. 手术治疗。各种类型的绞窄性肠梗阻、肿瘤及先天性肠道畸形引起的肠梗阻，以及非手术治疗无效的患者，适应手术治疗。由于急性肠梗阻患者的全身情况常较严重，所以手术的原则和目的：在最短手术时间内，以最简单的方法解除梗阻和恢复肠腔的通畅。具体手术方法要根据梗阻的病因、性质、部位及全身情况而定。

（1）小肠梗阻：对单纯性小肠梗阻，一般应急诊直接解除梗阻的原因，如松解粘连、切除狭窄肠段等，如不可能，则可将梗阻近、远侧肠袢做侧侧吻合手术，以恢复肠腔的通畅。对患者一般情况极差或局部病变不能切除的低位梗阻，可行肠造瘘术，暂时解除梗阻。高位梗阻如做肠造瘘可造成大量液体及电解质丢失，所以不应采用。对绞窄性小肠梗阻，应争取在肠坏死以前解除梗阻，恢复肠管血液循环。正确判断肠管的生机十分重要，如在解除梗阻原因后有下列表现，则说明肠管已无生机：①肠壁已呈暗黑色或紫黑色；②肠壁已失去张力和蠕动能力，肠管呈麻痹、扩大、对刺激无收缩反应；③相应的肠系膜终末小动脉无搏动。如有可疑，可用0.9%氯化钠纱布热敷，或用0.5%普鲁卡因溶液做肠系膜根部封闭等。倘若观察10~30 min，仍无好转，说明肠已坏死，应做肠切除术。

（2）急性结肠梗阻：由于回盲瓣的作用，结肠完全性梗阻时多形成闭袢性梗阻，肠腔内压远较小肠梗阻时高，结肠的血液供应也不如小肠丰富，容易引起肠壁血运障碍，且结肠内细菌多，所以一期肠切除吻合，常不易顺利愈合。因此，对单纯性结肠梗阻，一般采用梗阻近侧（盲肠或横结肠）造瘘，以解除梗阻。如已有肠坏死，则宜切除坏死肠段并将断端外置做造瘘术，等以后二期手术再解决结肠病变。腹腔镜手术：经腹腔镜行粘连松解可显著减轻创伤，从而降低复发率及再手术率，术后恢复快，术后并发症发生率明显下降，住院时间明显缩短。适用于症状出现的早期，或局部粘连及梗阻程度较轻的患者，包括无高度腹胀的各种原因引起的机械性肠梗阻和非手术治疗无效的肠梗阻。腹腔镜手术无传统开腹手术的禁忌证，但有广泛粘连与腹胀及结核性腹膜炎引起的粘连不宜采用。

2. 非手术治疗。是每一个肠梗阻患者必须首先采用的方法，部分单纯性肠梗阻患者，常可采用此法使症状完全解除而免于手术，对需要手术的患者，此法也是手术前必不可少的治疗措施，除禁饮食、胃肠减压、纠正水、电解质紊乱、酸碱平衡失调外，还可采用如下方法。

（1）中医中药：①针灸疗法。麻痹性肠梗阻常用主穴：合谷、天枢、足三里。配穴：大肠俞、大横。如呕吐较重者，可加上脘、下脘、曲池等穴位。②生油疗法。常用于治疗蛔虫性、粘连性和粪块阻塞性肠梗阻患者，用菜油或花生油60~100 mL，1次/d，口服或经胃管注入。③中药治疗。肠梗阻的治疗应以通里攻下为主，辅以理气开郁及活血化瘀等法。常用方剂有复方大承气汤、甘遂通结汤、肠粘连松解汤和温脾汤等。

（2）在采用非手术疗法的过程中，需严密观察病情变化。如患者病情不见好转或继续恶化，应及时修改治疗方案，以免丧失手术时机而影响预后，如患者症状有所改善出现排便排气也要分析是真相还是假象，防止在病情判断上发生错误。下列指标可作为判断梗阻解除的参考条件。①自觉腹痛明显减轻或基本消失。②出现通畅的排便排气，大便变稀，排便时有多量气体同时排出。③排便排气后，腹胀明显减轻或基本消失。④高调肠鸣音消失。⑤腹部 X 线片显示液平面消失，小肠内气体减少，大量气体进入结肠。

十、诊疗探索

诊断探索顺序应为：明确患者有无肠梗阻。判断肠梗阻是机械性肠梗阻还是动力障碍性肠梗阻。判断是否存在绞窄性肠梗阻。推断肠梗阻的部位是高位还是低位。判断梗阻的程度，是否是完全性肠梗阻。推断造成肠梗阻的病因。

十一、病因治疗

依据肠梗阻发生的原因，有针对性采取某些预防措施，可有效地防止、减少肠梗阻的发生。

1. 对患有腹壁疝的患者，应予以及时治疗，避免因嵌顿、绞窄造成肠梗阻。

2. 加强卫生宣传、教育，养成良好的卫生习惯。预防和治疗肠道蛔虫病。

3. 腹部大手术后及腹膜炎病员应很好地胃肠减压，手术操作要轻柔，尽力减轻或避免腹腔感染。

4. 早期发现和治疗肠道肿瘤。

5. 腹部手术后早期活动。

十二、最新进展

（一）辅助诊断新进展

在肠梗阻的诊断中，腹部立位和卧位平片应作为常规检查，并需与临床表现及其过程综合分析做出诊断。在临床症状不典型，病情演变不明确，不能明确是否有肠缺血时，可采用下列辅助性检查。

1. 血清 D-乳酸盐测定。Murray 认为 D-乳酸盐测定是检测肠缺血的敏感方法之一。实验测得以 D-乳酸盐 $20\ \mu g/mL$ 作为肠缺血的诊断依据，敏感性 90%，特异性 87%。D-乳酸盐是 L（＋）乳酸盐的立体异构式，正常组织中不生成，它是细菌酵解的产物。当肠缺血时，肠黏膜受到破坏，渗透性增加，肠腔内细菌滋生酵解产生 D-乳酸盐。

2. 血清酶学检查：Graeber 等认为在肠缺血、肠坏死时，肠壁血循环障碍而致肠组织细胞膜通透性增高，肌酸磷酸激酶大量释放，从而血清中含量增高。Khurana 等通过动物实验发现，谷胱甘肽-S-转移酶广泛存在肠管内，若通过放射免疫法测定发现其在血清内水平增高，则提示急性肠梗阻。虽在肠缺血时血清酶谱增高，但并非所有的酶类都增高，而且血清酶谱变化只能提示肠管缺血的可能，不能表明是否有肠坏死。

3. 血、尿中脂肪酸结合蛋白-12。Gouin 发现，所有动物脂肪酸结合蛋白-12 基础值$\leqslant 40\ ng/mL$。脂肪酸结合蛋白-12 是一个 15 kD 蛋白，占肠黏膜蛋白的 2%，主要位于小肠黏膜微绒毛尖端，是肠缺血损伤最早发生的部位。Gouin 节段性肠系膜动脉结扎，15 min 后血中出现该蛋白，60 min 后，尿中出现该蛋白。肠壁坏死时乳酸脱氢酶和氨基己糖酶均增高。脂肪酸结合蛋白-12 增高而氨基己糖酶不变，提示肠壁仍有活力，应及时处理，如两者均增高，表明肠壁已坏死，只能手术切除，不能逆转。Lieberman 也证实，在肠缺血早期血清和尿中脂肪酸结合蛋白-12 即见增高，而且尿液中的浓度更高，当切除坏死的肠段后即恢复正常。

4. 检测细胞因子：Botwinski 认为绞窄性肠梗阻通过菌群移位，刺激淋巴细胞释放肿瘤坏死因子、白介素-1、白介素-6、白介素-8 等细胞因子出现全身炎症反应综合征的临床表现，提倡把细胞因子的检测作为诊断绞窄性肠梗阻的指标之一。

5. 超导量子干扰装置磁强仪。Richard 证实，SQIDM 能测到小肠平滑肌电流所产生的磁场，肠缺血时小肠的基础电节律减少。无假阳性或假阴性，敏感性和特异性均为 100%。有待临床进一步开发应用。

6. 肠系膜血管造影。是一种创伤性检查，只能观察血流方向，而不能了解小肠的存活情况，临床不常用，但对于怀疑肠系膜动脉栓塞时，应尽早行此检查，如能明确诊断，可酌情行溶栓术。

7. 超声诊断。有文献报道，超声对肠梗阻的诊断准确率为 96%，病因诊断符合率 60%，对恶性肿瘤的检出率达 67%。超声的优点是较 X 线更早发现肠梗阻，缺点是易受腹腔气体干扰，图像不典型，有待临床进一步开发。

8. CT 诊断。随着影像学诊断技术的不断完善，CT 在肠梗阻诊断中的运用，特别是 CT 仿真内镜成像技术的应用，能清晰显示出肠黏膜皱襞及肠腔内表面情况，对肠梗阻的鉴别及梗阻原因、有无绞窄的判定，提供了重要的可靠的信息，可作为腹平片的重要补充手段。

（二）治疗新进展

1. 非手术治疗。

（1）给予生长抑素，减少消化液分泌。肠梗阻患者初期，消化液大量分泌积聚于肠腔，加剧了肠壁的水肿和肠腔扩张。生长抑素可以减少消化液分泌量，减轻消化液积聚对肠管造成的压力。

（2）尽早放置静脉导管，进行正规的全胃肠外营养。营养支持不但是一种支持手段，更是一种重要的治疗措施。营养不良造成低蛋白血症，导致肠壁水肿，影响肠蠕动功能的恢复，增加体液从消化道的丢失，甚至造成肠腔狭窄或梗阻。必须通过营养支持改善患者的营养状况，输注人血白蛋白是在营养支持的基础上进行的，输注后需静脉注射利尿剂排除多余的水分。

（3）应用糖皮质激素，能够促进肠道炎症和水肿的消退，对休克的纠正和术后早期炎症性肠梗阻具有重要的治疗意义。地塞米松 5 mg 静脉注射，每 8 h 1 次，1 周左右逐渐停止。

（4）术后早期炎性肠梗阻是指发生在腹部手术后 1~2 周，由于手术创伤或腹腔内炎症等原因导致肠壁水肿、渗出形成的一种机械性与动力性共存的黏连性肠梗阻。临床以非手术治疗为主。经过上述治疗，腹部变软、肠鸣音活跃，可逐渐停用生长抑素和糖皮质激素。

（5）用温盐水洗胃灌肠，刺激胃肠蠕动，清除肠腔内粪便。

（6）胃肠道动力药的应用，新斯的明可促进胃肠道蠕动，普瑞博斯可帮助胃肠道排空。缓解的标准：腹胀症状消失，排气排便，胃液明显减少、变清、不含胆汁（排除胃管进入十二指肠），肠鸣音正常，腹部由坚韧变为柔软。

（7）泛影葡胺的应用：是一种高渗性有机碘苦味水溶性液体，其渗透液约为细胞外液的 6 倍，为 1 900 mOsm/L，在胃肠道内几乎不被吸收。对肠梗阻有一定的诊治作用。正常情况下口服或经胃管注入泛影葡胺后，约 1 h 可迅速到达大肠，肠梗阻患者约 3 h 可达梗阻部位。梗阻上段肠腔造影剂充盈扩张，且靠近梗阻部位，其扩张程度越明显。若 6 h 内仍没有通过梗阻部位，则为完全性梗阻；若梗阻点后段有少许造影剂，则为不完全肠梗阻；若梗阻点下段肠管仍有扩张，则为多发性肠梗阻；若给药 1~3 h 后梗阻点上段扩张，下段见充满液体且蜷曲在一起的扩大肠段，且口服造影剂后 6 h 仍没有通过该段肠管，则为绞窄性肠梗阻。因此口服泛影葡胺对肠梗阻部位、性质的诊断和手术时机的选择具有重要的意义。泛影葡胺不仅能造影显像，其本身还具有高渗的特点，口服后减缓肠壁的水肿程度，促使水分进入肠腔，从而增加和稀释肠内容物，加快肠蠕动，使肠道内容物比较容易通过狭窄的肠段，进而达到解除肠道梗阻的目的。由于液状石蜡的润滑作用显著，因此与泛影葡胺联合使用可以增强润滑的作用，还能反复动态观察和判断梗阻部位。

2. 手术治疗。

（1）黏连性肠梗阻：由粘连束带引起、小肠成团粘连、肠扭转或内疝形成、有肠绞窄的可能时需手术治疗。既往反复发作，虽无绞窄等症状，也主张在症状发生后 48 h 手术，以减轻肠梗阻对全身及局部肠管的损害，降低手术后并发症的发生。

（2）肠扭转：病情急，变化快，开始发病时就合并血运障碍。一旦确诊需立即手术治疗。

（3）肠套叠：常继发于肠道肿瘤、憩室、克隆氏病，以手术治疗为主。

（4）嵌顿疝：需手术松解还纳或肠切除治疗。

（5）肿瘤梗阻：需尽早手术治疗。单纯性肠梗阻有绞窄或有绞窄可能时需手术治疗，观察时间不超过 4~6 h。

3. 具有下列情形的可采取手术治疗。①起病急，疼痛程度重，持续性发作阵发性加重；②呕吐物或排出物为血性；③病情进展快，有发热、脉细弱等休克症状；④腹肌紧张等腹膜刺激症状，叩诊移动性浊音阳性；⑤局部有固定压痛或明显压痛的不对称包块；⑥腹部 X 线片可见孤立巨大的肠祥；⑦腹腔穿刺液为血性或红褐色液体；⑧血磷升高（肠坏死 3 h 后血磷会升高）。

4. Deltz E 等根据临床表现、腹部 X 线表现、实验室检查进行计分，当肠梗阻指数超过一定分值时考虑手术治疗。临床可供参考。对于老年人和小儿肠梗阻，在治疗上应采取积极的态度。因其体征和主诉不典型，切不可盲目延长观察期限，错过手术良机。

5. 单纯性黏连性肠梗阻在有效非手术治疗 24 h 症状不减轻反而加重，或者频繁剧烈疼痛药物不能缓解腹痛者，即使没有肠绞窄也应抓紧时间手术治疗。这种情况只有去除了梗阻因素才能治愈梗阻，而且术前诊断肠绞窄并不容易，即使有经验的外科医生也会误诊，误诊率高达 37%。对机械性肠梗阻的患者，应根据年龄、机体的反应性、可能存在的梗阻原因进行综合分析选择手术。再有，腹部手术的患者一旦术后出现肠梗阻，有合并肠扭转或内疝的可能；黏连性肠梗阻反复发作的也应及早采取手术治疗。这两种情况表明肠管有明显的狭窄，长期的非手术治疗会恶化患者的全身状况，只有手术才能彻底有效的缓解梗阻。

6. 腹腔镜的应用：由于肠梗阻的病因复杂，发病率高且病情进展迅速。常规下，肠梗阻经 24~48 h 保守治疗无效则需手术开腹解除梗阻，以便恢复肠管的通畅。然而开腹手术后粘连性肠梗阻的发生概率约占所有粘连性肠梗阻的 80%。Easter 等回顾性分析了对 120 例腹痛患者用腹腔镜进行诊断，只有 9 例患者在探查术中发现粘连并行松解术。腹腔镜应用于直观腹腔内病变，诊断和治疗肠梗阻，如肠粘连松解术、肠扭转复位术、肠切除肠吻合术等，并取得了令人满意的效果。优势有腹壁切口小、伤口美观、探查范围广、肠功能恢复快、住院时间缩短、再发生梗阻的概率小等。然而，腹腔镜手术也存在一些缺点，如明显腹胀者进腹过程难、且手术操作视野空间小、肠粘连高度紧密者腹腔镜下难以松解、心肺功能不全者难以耐受气腹、对器械的可控性操作明显不如双手灵活直接等。

7. 内窥镜的应用：双气囊小肠镜：双气囊小肠镜不仅能对全小肠病变进行直视观察，还能取活检、提供病理学诊断依据。在某些情况下还疏通肠管。主要适应证是不明原因的小肠梗阻及出血，但是其对小肠梗阻的诊断作用仍需进一步考证。孙波等研究发现双气囊小肠镜对无腹部手术史的不完全小肠梗阻患者是一项有效安全的检查方法，同时对其他检查未能发现病因患者的治疗有一定程度的影响。但是双气囊小肠镜在小肠梗阻的诊断流程中所处的位置仍需要进一步研究。

8. 结肠镜：结肠镜检查是结肠梗阻诊断和治疗的重要手段。近年来，应用结肠镜扩张狭窄段、配合内置支架或粗硅胶管引流肠内容物，既能缓解症状，避免行肠造口术，又能赢得准备的时间，使一次性手术就获得成功。结肠镜是一种有创检查，最常见最严重的并发症是肠出血和肠破裂。

翟华章　岳茂兴　蔡贤华　张在其

第十八节　急性腹腔脏器扭转

一、基本概念

急性腹腔脏器扭转是腹腔内空腔、实性脏器因旋转或折叠导致胃肠梗阻或脏器血液循环障碍。临床表现：腹痛、呕吐、腹胀。程度不同的腹痛、呕吐、腹胀为腹腔脏器扭转的共同症状，随病情发展和病程的延长，出现肛门停止排气排便。急性腹腔脏器扭转最常见的是小肠扭转，其次是乙状结肠扭转，较少见的有盲肠扭转、胆囊扭转、胃扭转、大网膜扭转、脾扭转，其中肠扭转是肠梗阻的重要病因，约占肠梗阻的10%。急性卵巢囊肿蒂扭转是常见的妇科急性腹痛疾病，有时容易误诊为急性腹腔脏器扭转。

二、常见病因

急性腹腔脏器扭转是急性胃肠梗阻、脏器血运障碍的常见病因，其扭转通常与其解剖部位的异常、脏器发生病变及受外因作用有关，没有明确的因果关系，也就是在相同的诱因下，并不能发生相同的结果。但扭转也多发于某些情形中：

(一)小肠扭转

在小肠扭转导致急性肠梗阻的患者中，很少有比较明确的发病原因，除了中肠旋转不全造成的全小肠扭转较多见于婴儿外，在我国小肠扭转更多见于成年的体力劳动者。其原因可能是这些体力劳动者进餐量大，而且饭后很快进行劳动，随时有姿势体位的突然改变，这些都是容易造成小肠扭转的因素。因此，饱餐、剧烈活动和体位的突然改变可能是小肠扭转的诱因。腹腔镜的手术增多，腔镜条件下的胃空肠、肠肠吻合术后，注意小肠扭转的并发症。

(二)乙状结肠扭转

食物内纤维残渣多、大便秘结，肠腔内有蛔虫团、肠壁上有较大肿瘤、先天性巨结肠等情况下，强烈的肠蠕动和体位的突然改变，如身体突然旋转用力弯腰，也能促使肠扭转的发生。

(三)盲肠扭转

正常盲肠附着在后腹壁，不会发生扭转。盲肠扭转仅见于活动盲肠，即在发育过程中盲肠未被固定于后腹壁，与末端回肠一起形成游离肠。

(四)胃扭转

其原因有胃肿瘤、粘连带、食管裂孔疝、膈疝、膈膨出、胃周围韧带松弛、胃溃疡等疾病。剧烈呕吐、急性胃扩张、胃的巨大肿瘤、横结肠显著胀气等则可以成为胃的位置突然改变而发生扭转的动力和诱因。膈位置过高和有大的膈疝时，胸腔负压的牵扯也可以使胃的位置改变。

(五)胆囊扭转

瘦弱无力体型或内脏下垂者多见。急性胆囊扭转发病时多有运动史。弥散性肝大，胆囊肿大，胆囊炎或胆囊结石者也较易发生胆囊扭转。

(六)大网膜扭转

原发性大网膜扭转可能与大网膜形态异常：如大网膜分叉、过长、肥胖等有关，继发性大网膜扭转与大网膜囊肿、肿瘤、炎性包块等有关，在剧烈运动，突然改变体位等诱因作用下，可发生扭转。

（七）脾扭转

发生在脾蒂长而且脾脏不在正常解剖位置的异位脾或游走脾。

三、发病机制

腹腔脏器中只有被腹膜全部覆盖的腹膜内位器官，并由腹膜形成其较长的悬固韧带的胃肠、胆囊、脾脏、大网膜才会发生扭转，而腹膜间位和腹膜外位器官由于被腹膜牢固固定在腹腔外和腹膜外，不能活动，不发生扭转。由于腹膜内位器官的血液供应血管出入行走在腹膜形成的系膜或蒂中，扭转也使血管扭转造成脏器的血液循环障碍，肠袢扭缠成结而造成肠腔两端上下运行障碍，形成闭袢性肠梗阻，因此肠扭转极易发展成为闭袢性和绞窄性肠梗阻。肠扭转的发生和下列三个因素有关。

（一）解剖因素

当一段游离肠袢的两端固定，而这一段肠袢的长度又过长时则容易发生扭转。乙状结肠有时过长而其系膜根部较短，因此乙状结肠是肠扭转的好发部位。如有先天性中肠旋转不全，肠系膜未与后腹壁固定，小肠悬挂于系膜上，容易发生全小肠扭转。如盲肠、升结肠系膜未与后腹壁融合固定，形成移动性盲肠，则可以发生盲肠扭转。

（二）物理因素

在上述解剖因素的基础上，肠袢本身还需具备一定的重量，才使扭转有发生的可能。如肠袢本身的重量增加，由于重力的关系容易促使扭转发生，扭转后也不易自行复位。譬如饱餐后突然大量的食物涌入肠袢内，食物内纤维残渣多、大便秘结、肠腔内积存有大量的粪便或蛔虫团、肠管有大的肿瘤、憩室或先天性巨结肠等都可使肠袢重量大大增加。

（三）机械因素

当有了解剖的基础和肠袢具有一定的重量以后，还需要一个推动力量，强烈的肠蠕动或体位的突然改变，如身体突然旋转用力弯腰，都可以起到推动肠袢而引起扭转的作用。因此，避免在饱餐后立即进行重体力劳动，尤其是需要身体前俯和旋转的活动，对预防肠扭转有一定意义。

（四）在不同的腹腔脏器扭转中发病机制有所不同

1. 小肠扭转。是指一段肠袢沿着其系膜的长轴旋转而造成的肠梗阻。扭转多为顺时针方向，轻者一转（360°），重者可达 2～3 转。扭转发生后肠袢两端均受压，故而形成闭袢性肠梗阻，同时肠系膜血管受压，也是绞窄性肠梗阻，扭转肠袢很快发生血循环障碍，闭袢之肠腔又高度膨胀，很容易造成肠穿孔和腹膜炎。

2. 乙状结肠扭转。乙状结肠一般较长，而系膜根部大多偏窄，因此活动度大，是容易发生扭转的解剖基础。乙状结肠内粪便积聚，由于重力作用，可诱发扭转。慢性便秘使结肠特别是乙状结肠扩张增大，肠肌松弛，促使其更易发生扭转，因此乙状结肠扭转多见于有习惯性便秘的老年人。扭转可呈顺时针或逆时针方向，以后者较常见。旋转少于 180° 时，不影响肠腔的通畅，尚不算扭转，超过此限，即可发生肠梗阻。超过 360° 时，肠壁血运可能受到影响，如不及时治疗，将有可能导致肠壁坏死穿孔。乙状结肠扭转后，肠袢的入口及出口均被闭塞，因此属于闭袢性肠梗阻，肠内气、液体积聚，压力升高，也会影响肠壁血运。除乙状结肠本身的闭袢梗阻外，扭转对其近侧结肠也造成闭袢性梗阻，使结肠积气积液，肠管扩张。

3. 盲肠扭转。正常盲肠附着在后腹壁，不会发生扭转。盲肠扭转仅见于活动盲肠，即在发育过程中盲肠未被固定于后腹壁，与末端回肠一起形成游离肠。游离盲肠以其系膜，即回结肠动静脉为轴旋转 360° 或更多而形成闭袢梗阻。另一种情况是游离盲肠向前向上翻折，使末端回肠及升结肠折叠而形成梗阻。此种盲肠折叠不影响系膜血管，因此不发生盲肠坏死。有人认为盲肠折叠不符合肠扭转的基本定义，因此不属盲肠扭转，而称之为盲肠合并或盲肠折叠。

4. 胃扭转。在正常解剖情况下，胃的主要固定点是在食管裂孔的食管下端和幽门部，这两部位的活动度都因邻近解剖部位的固定而受到限制。胃的其他部位的固定，如肝胃韧带对小弯、胃结肠韧带和脾胃韧带对大弯，则比较松弛，不如食管下端和幽门固定牢固。在有较大的食管裂孔疝、膈疝、膈膨出、肺切除术后或膈神经抽出术后的膈升高，以及十二指肠降段外侧腹膜过松的情况下，胃即有突然发生扭转的可能。上腹内脏下垂，胃大、小弯的韧带过长或缺如，也为胃的扭转提供了条件。这些是急性胃扭转发生的解剖学基础。剧烈呕吐、急性胃扩张、胃的巨大肿瘤、横结肠显著气胀等则可以成为胃的位置突然改变而发生扭转的动力和诱因。膈位置过高和有大的膈疝时，胸腔负压的牵扯也可以使胃的位置改变。按旋转的不同方向，胃扭转又可以分为以下 2 种类型：

（1）系膜扭转型。是比较常见的一种。胃以从小弯中点到大弯的连线为轴心（横轴）发生旋转，又可以分为两个亚型。一个亚型是幽门沿顺时针方向向上向左旋转，有时幽门可达到贲门水平，右侧横结肠也可以随幽门窦部移到左上腹。另一亚型是胃底部沿逆时针向下向右旋转，脾也可以同时向左移位。系膜轴扭转造成胃前后壁对折，使胃形成两个小腔。

（2）器官轴扭转型。不如前一种多见，胃以从贲门至幽门的连线为轴心（纵轴）发生旋转，大弯向上向左移位后位于小弯上方，贲门和胃底部位置基本上无变化，幽门则指向下。横结肠也可随大弯向上移位。这种类型的旋转可以在胃的前方或胃的后方，但以前方较多见。

（3）混合型扭转。扭转的形态位置兼有上述两种样式。无论是哪一种类型，扭转的程度一般在180°以下。

（五）胆囊扭转

常发生在暴食之后。由于胆汁大量分泌，使胆囊高度充盈，或胆囊内存有结石，加之剧烈活动，就有可能引发胆囊扭转。下述三种情况是胆囊扭转诱发因素：

1. 发病时多有运动史。

2. 瘦弱无力体型或内脏下垂者多见。

3. 弥散性肝大，胆囊肿大，胆囊炎或胆囊结石者易发。

（六）大网膜扭转

1902 年 Part 提出网膜血流动力学说，认为大网膜静脉较动脉长且粗，屈曲蛇行，易受压迫而瘀血，网膜血流动力学发生异常变化时，瘀血的网膜静脉则以动脉为轴，形成网膜静脉的旋转，导致网膜的扭转。临床分两型，原发性大网膜扭转可能与大网膜形态异常（如大网膜分叉、过长、肥胖等）有关，继发性大网膜扭转与大网膜囊肿、肿瘤、炎性包块等有关。

（七）脾扭转

主要发生在游走脾。脾脏不在正常解剖位置而在腹腔其他部位，称为异位脾或游走脾；异位而能复位，呈游走状者，叫游走脾。

四、临床特征

（一）急性小肠扭转的特征

多见于成年的体力劳动者，突发腹部剧痛，持续且有阵发性加重，多起始脐周围，疼痛可放射至腰背部，呕吐频繁。检查可见全腹膨隆，肌抵抗不明显，但有压痛，肠鸣音减弱，偶有气过水声。X线腹部平片所见根据病情有所不同。如为全小肠扭转，可能仅胃十二指肠充气扩张，而小肠本身充气不多；但更多的情况下为小肠普遍充气并有多个液面。如果是部分小肠扭转，可见巨大扩张的充气肠祥固定在腹部某一部位，并且有很长的液面形成。

(二)急性乙状结肠扭转的特征

多见于老年有慢性便秘者，突发中下腹痛，为阵发性绞痛，无排气排便。病发后不久，即有明显腹胀。腹部体征除明显腹胀外，可有左下腹压痛及高调肠鸣音。如腹痛不断加重并转为持续性，并有体温增高，脉搏加快，或出现明显腹膜刺激征时，表明肠壁已开始有血运障碍。

(三)急性盲肠扭转的特征

中腹部或右下腹急性绞痛，有阵发性加重，并可有恶心呕吐。开始时仍可有少量排气或排便，随之即不再有排气排便。腹部检查有时可隐约感到右下腹有胀气包块，为胀大盲肠。肠鸣音亢进并有高调，与机械性肠梗阻相符。如肠壁有绞窄时，即可有腹膜刺激征。

(四)急性胃扭转的特征

上腹突然剧烈疼痛，常牵涉至背部或下胸部。呕吐频繁，呕吐物不含胆汁。如胃近端有明显梗阻则表现为干呕。此时如放置鼻胃管减压常不能插入胃内，故有上腹局限性膨胀疼痛、反复干呕和胃管插入困难之称的 Bolrehardt 三联征，是诊断急性胃扭转的依据。一般认为此三联征仅在伴有较完全贲门梗阻的胃扭转才出现，在扭转程度较轻时并不一定存在。体检所见为上腹膨胀而下腹平坦。腹部 X 线片常可见充满气体液体的扩大胃阴影，有时可见左膈升高（膈疝、膈膨出等）。急性胃扭转时常只是在急性手术时始能明确诊断。

(五)急性胆囊扭转的特征

突发右上腹疼痛、恶心和呕吐，右上腹可触及一肿大的包块，并有压痛。

(六)急性大网膜扭转的特征

剑突下及脐周围疼痛，当大网膜扭转位于右下腹，常因发生坏死后刺激右下腹壁腹膜，表现右下腹部疼痛、压痛、反跳痛和腹肌紧张，而误诊为急性阑尾炎，但右下腹压痛及反跳痛不如急性阑尾炎明显。另外，扭转后的大网膜可发生充血、水肿、缺血性坏死，导致局限性腹膜炎，极易误诊为其他急腹症。若右下腹可触及明显压痛的肿物，腹腔穿刺抽出血性液体，对诊断有一定价值。

(七)急性脾扭转的特征

平时左上腹部肿块患者，伴有腹闷胀不适或隐痛，突然出现急性剧烈腹痛，可伴有休克。

五、辅助检查

(一)常规化验

实验室检查结果可反映身体状况，脱水、酸碱平衡失调及电解质紊乱程度，包括血红蛋白增高、低钠血症、低钾血症及高氮质血症。

(二)血常规检查

是必需的检查，可反映失血、血液稀释、细胞外液不足和血液浓缩。白细胞计数和分类检查可帮助判断感染的情况，若白细胞计数超过 $20 \times 10^9/L$，感染严重，$30 \times 10^9/L$ 以上的白细胞计数多表示有胃肠坏死穿孔，对是否需要手术有极大的帮助。

(二)尿常规化验

1. 检查有无严重内科疾病，在输注葡萄糖注射液前尿有酮体和＋＋＋以上葡萄糖时，需使用胰岛素。

2. 检查现有腹痛是否为泌尿系疾病，一侧剧烈绞痛而无肠梗阻特点，尿中有红细胞而无白细胞时，可以诊断是输尿管结石。尿量的观测也有重要意义，每小时尿量少于 30 mL 时，应警惕胃肠扭转、绞窄导致有效循环血量不足和感染中毒性休克。

（四）粪常规化验

急性腹腔脏器扭转通常表现为肛门停止排气排便，如急腹症有便血应考虑肠套叠、出血性坏死性肠炎，肠系膜血管栓塞。

（五）血液生化检查

检查血液钾、钠、氯离子，血清尿素氮、血清转氨酶、动脉血氧分压、动脉血二氧化碳分压、pH 值，为支持治疗提供重要参考。凝血酶原时间、血小板计数等，是手术治疗的必须检查。

（六）腹部 X 线检查

腹部 X 线片对急性腹腔脏器扭转的诊断意义重大，应作为常规检查项目。

1. 急性小肠扭转。腹部 X 线片所见根据病情有所不同。如为全小肠扭转，可能仅胃十二指肠充气扩张，而小肠本身充气不多；但更多的情况下为小肠普遍充气并有多个液面。如果是部分小肠扭转，可见巨大扩张的充气肠袢固定在腹部某一部位，并且有很长的液面形成。一般来讲，不论是全小肠扭转或部分小肠扭转，术前往往只能做出绞窄性肠梗阻的诊断，确切病因只有在剖腹探查时才能明确。

2. 急性乙状结肠扭转。腹部 X 线片对诊断帮助很大，在腹部偏左可见一充气明显的孤立肠袢自盆腔直达上腹或横膈，呈倒"U"形，降、横、升结肠及小肠可有不同程度的胀气。此 X 线特征，再加患者既往史中有便秘或有类似较轻发作，即可基本确定诊断。进一步做钡灌肠检查，即见钡剂止于直肠上端，呈典型鸟嘴样或螺旋形狭窄。

3. 急性盲肠扭转。腹部 X 线片显示单个卵圆形胀大肠袢，有气液面，其部位及形状提示有可能为胀大盲肠。胀气积液重时，X 线影像有可能被误认为是急性胃扩张，但经鼻胃管抽吸后，影像无改变。X 线腹部平片中尚可见小肠有不同程度胀气，但结肠无胀气。

4. 急性胃扭转。腹部 X 线片常可见充满气体液体的扩大胃阴影，有时可见左膈升高（膈疝、膈膨出等）。急性胃扭转时常只是在急性手术时才能明确诊断。

（七）B 超检查

对急性胃肠扭转没有特异性的诊断，但能发现胃肠腔扩张、积液、积气，根据肠腔扩张积液积气的部位，可以做出梗阻部位的判断。B 超检查可明确腹腔和盆腔有无积液，在胃肠扭转的患者中，腹腔和盆腔积液常表明病情较重，一定程度上反映了胃肠道瘀血水肿、炎症渗出，可以作为手术的指征之一。B 超检查可发现胆囊肿大常伴有胆囊结石，胆囊腔的中断声像也对胆囊扭转有诊断意义。急性腹痛患者，B 超检查如能发现异位游走脾脏，应考虑急性脾扭转。

（八）CT 检查

肠扭转 CT 平扫的诊断依据：

1. 直接征象。C 形征、肠系膜血管扭曲征、鸟嘴征、漩涡征。肠系膜形态改变及系膜血管扩张、扭曲、失去正常扇形分布特点，是 CT 诊断肠扭转的最重要的特征。

2. 间接征象。扭转肠袢内积液积气、周围肠管内见液气平面、腹腔积液。间接征象可提示有肠梗阻的存在，直接征象可直接显示肠梗阻的部位及范围。对胃肠腔扩张、积液、积气和腹腔渗出积液的情况做出直观准确的判断，可以做出梗阻部位的判断。在鉴别诊断上，对肠套叠诊断意义较大，CT检查还发现胆囊肿大、胆囊结石、胆囊腔的梗阻也对胆囊扭转有诊断意义。CT 还能发现脾脏的位置，对游离脾脏能准确做出诊断。

（九）经鼻胃管造影

急性胃扭转时经胃管注入碘水不能进入胃腔。如非贲门处扭转的胃扭转，注入碘水后可以观察到胃体截断现象，对胃扭转有诊断意义。

（十）钡灌肠 X 线检查

胃肠扭转患者因有肠梗阻，不适宜进行消化道钡餐检查，但可以进行钡灌肠 X 线检查，对乙状结肠和盲肠扭转有诊断意义，见钡剂终止处呈典型鸟嘴样或螺旋形狭窄。

（十一）腹腔镜检查

在发病早期，腹胀较轻时进行，在直视下探查腹腔内脏器的情况，对急性腹腔脏器扭转有诊断意义，能准确判断扭转程度和扭转脏器的血运情况，还可以进行胃肠扭转的复位。但在扭转导致高度腹胀时，缺乏建立气腹的空间，也容易造成医源性损伤。

六、诊断思路

急性腹腔脏器扭转是肠梗阻的主要病因之一，是急腹症疾病的重要部分。因此，在诊断方面必须考虑两点。

（一）是什么病

1. 询问病史查明病因。详细追问患者既往病史和现病史，寻找诱发因素，查明腹痛发作的首发位置，有助于判断急性腹腔脏器扭转的病因和发生部位。体力劳动者进餐量大，而且饭后很快进行劳动，随时有姿势体位的突然改变，这些都是容易造成小肠扭转的因素。如肠腔内蛔虫团、肠壁肿瘤、肠壁憩室，都可因体位的突然改变而发生小肠扭转。慢性便秘使结肠特别是乙状结肠扩张增大，肠肌松弛，促使其更易发生扭转，因此乙状结肠扭转多见于有习惯性便秘的老年人。游走脾极为罕见，多发生于中年经产妇。其形成原因多由于先天性脾蒂及支托脾脏的诸韧带过长，或缺失，也可因肿大脾脏的牵扯作用使韧带松弛、拉长，以及腹壁肌肉薄弱等。有的常合并有其他内脏下垂。小肠急性扭转腹痛常起于中腹部痛，腹痛剧烈，患者常辗转不安时应高度怀疑全小肠扭转。乙状结肠扭转腹痛始发于左下腹，随病情进展，腹痛可以扩展到中下腹部。

2. 认真分析临床表现，判断肠扭转的位置和程度。通过仔细的体格检查，特别是腹部检查，可以对发病的部位、脏器做出判断。小肠扭转：突发腹部剧痛，持续性有阵发性加重，多起始脐周围，由于肠系膜根部牵扯，疼痛可放射至腰背部，呕吐频繁。腹痛腹胀的程度可以帮助对肠绞窄的诊断，剧烈难以忍受的腹痛是胃肠道有血液循环障碍的表现。全小肠扭转一定是绞窄性肠梗阻，如发生全小肠坏死，后果十分严重。检查可见全腹膨隆，肌抵抗不明显，但有压痛，肠鸣音减弱，偶有气过水声。小肠扭转极易发展为绞窄性肠梗阻，一旦诊断明确，须及时手术，不能保守治疗。乙状结肠扭转：中下腹急性腹痛，为阵发性绞痛，无排气排便。病发后不久，即有明显腹胀。腹部体征除明显气腹外，可有左下腹压痛及高调肠鸣音。X 线腹部平片对诊断帮助很大，在腹部偏左可见一允气明显的倒 U 形孤立肠袢自盆腔直达上腹或横膈，降、横、升结肠及小肠可有不同程度的胀气。此 X 线特征，再加患者既往史中有便秘或有类似较轻发作，即可基本确定诊断。乙状结肠扭转后，肠袢的入口及出口均被闭塞，因此属于闭袢性肠梗阻，肠内气体、液体积聚，压力升高，也会影响肠壁血运。盲肠扭转：中腹部或右下腹急性腹痛，为绞痛性质，有阵发性加重，并可有恶心呕吐。开始时仍可有少量排气或排便，随之即不再有排气排便。腹部检查有时可隐约感到右下腹有胀气包块，为胀大盲肠。X 线腹部平片显示单个卵圆形胀大肠袢，有气液面，其部位及形状提示有可能为胀大盲肠。胀气积液重时，X 线影像有可能被误认为是急性胃扩张，但经鼻胃管抽吸后，影像无改变。X 线腹部平片中尚可见小肠有不同程度胀气，但结肠无胀气。急性胃扭转：症状出现较突然，扭转程度较完全，常表现为急性腹痛，上腹突然剧烈疼痛，常牵涉至背部或下胸部。呕吐频繁，呕吐物不含胆汁。腹部所见为上腹膨胀而下腹平坦。一般认为上腹局限性膨胀疼痛、重复性干呕和不能将胃管插入胃内的三联征是诊断急性胃扭转的依据，但此三联征仅在伴有较完全贲门梗阻的胃扭转才出现，在扭转程度较轻时并不一定存在。

（二）是否急诊手术

在诊断思路上应尽量做出病因诊断，在病因诊断困难时，要根据临床表现，做出有无立即手术或可以严密观察下保守治疗的病情诊断。

1. 是否急诊手术。肠扭转持续必然发展为肠梗阻，旋转少于180°时，不影响肠腔的通畅，尚不算扭转，超过此限，即可以有肠梗阻。超过360°时，肠壁血运可能受到影响，如不及时治疗，将有可能导致肠壁坏死穿孔。在腹部外科疾病急腹症中，不要片面追求做出正确的病因诊断，但必须做出有无立即手术或可以严密观察下保守治疗的病情判断。准确无误地评价腹痛、腹部体征，紧密依靠血常规检查、腹部X线情况及患者的体温，是判断病情轻重，做出是否立即手术的重要依据。

2. 腹痛。腹痛程度反映了腹部疾病的严重程度，患者出现难以忍受的剧烈腹痛，出现强迫性体位，辗转不安时，或者腹痛由轻变重、由阵发性腹痛变为持续疼痛，表明急性腹腔脏器扭转后出现严重血液循环障碍，出现肠绞窄，此时要急诊手术。

3. 腹胀。腹胀程度也反映胃肠扭转的严重程度，高度的腹胀是胃肠扭转区别于腹腔化脓、脏器穿孔或出血性急腹症的重要体征，常表示有闭襻性梗阻，是急诊手术的指征之一。

4. 压痛和腹肌紧张。腹部压痛和腹肌紧张是反映腹腔内脏器、腹膜炎症最有意义的腹膜刺激征，客观反映腹腔脏器疾病的严重程度，急性腹内脏器扭转出现明显的腹部压痛和肌紧张，说明胃肠道有明显的炎症渗出，存在肠道缺血、坏死、穿孔的可能性，不能保守治疗。

5. 血常规检查。白细胞计数和分类检查是反映腹部疾病炎症、感染程度的敏感指标，可帮助判断感染的情况，若白细胞计数超过 $20 \times 10^9/L$，感染比较严重，$30 \times 10^9/L$ 以上的白细胞计数多表示有胃肠坏死穿孔，对是否需要手术有极大的帮助。

6. X线检查。能直观地反映急性胃肠扭转发生梗阻的位置，当出现宽大、多发的气液平面，肠管明显扩张积气时，也是手术治疗的指征。

7. 体温。体温升高也是腹部疾病伴有感染的敏感指标，伴有39℃高热时，常表示伴有严重的感染，可能发生肠坏死，应积极进行手术治疗。

8. 肠鸣音。应对肠鸣音的变化加以重视，肠鸣音的明显减弱或消失，说明扭转梗阻的胃肠道缺乏动力，是炎症重、肠道血液循环障碍的表现，也是重要的手术指征。因此，腹痛不断加重并转为持续性，出现明显腹膜刺激征，肠鸣音变弱或消失时，并有体温增高，脉搏加快，白细胞计数和分类明显升高，X线示肠内积气扩张、多发气液平面时，表明肠壁已开始有血运障碍，应急诊手术。

七、临床诊断

急性腹腔脏器扭转是闭襻型梗阻又是绞窄性梗阻，发病往往急骤，腹痛剧烈，腹胀明显。病程发展快，早期即可出现休克。临床常见到的肠扭转有三个好发部位，以小肠扭转最常见，其次为乙状结肠扭转，盲肠扭转较少见。急性腹腔脏器扭转的临床诊断主要依据其病史、临床表现、体格检查及相关检查来进行，其诊断条件如下。

（一）急性小肠扭转

1. 临床表现。①突发腹部剧痛，持续性有阵发性加重。疼痛可放射至腰背部；②呕吐频繁；③明显腹胀；④无排气排便。

2. 腹部查体。全腹膨隆，肌抵抗不明显，但有压痛，肠鸣音减弱，偶有气过水声。

3. 辅助检查。

（1）X线腹部平片根据病情有所不同：全小肠扭转，可能仅胃十二指肠充气扩张，而小肠本身充气不多；但更多的情况下为小肠普遍充气并有多个液面。部分小肠扭转，可见巨大扩张的充气肠襻固定在腹部某一部位，并且有很长的液面形成。

（2）腹部 CT 扫描可见扩张的小肠管及肠腔内积液积气，肠管 C 形征、肠系膜血管扭曲征、鸟嘴征、漩涡征。

（3）实验室检查：白细胞总数和中性粒细胞分类增高。病程长者可有水电解质紊乱及酸碱平衡失调。

（二）急性乙状结肠扭转

1. 临床表现。腹痛、腹胀、便秘三联征是乙状结肠扭转的主要表现。①发病急骤，中下腹部剧烈绞痛；②呕吐；③病发后不久，即有明显腹胀；④无排气排便；⑤可早期出现休克。

2. 腹部查体。中下腹部膨胀，腹部有压痛、肌紧张明显，病变开始时有肠鸣音亢进，病情发展则肠鸣音减弱消失。

3. 辅助检查。X 线腹部平片根据病情有所不同：

（1）巨大的双腔充气肠袢，自盆腔至膈下，可见倒"U"形乙状结肠袢和弯管征。立位时可能见到两个液平面，晚期时近端结肠也逐渐充气扩张。

（2）小量钡剂灌肠可发现钡剂受阻，尖端呈锥形或"鸟嘴"形，可明确诊断。

（3）腹部 CT 扫描可见扩张的大肠扩张肠腔内积液积气。

（4）实验室检查：白细胞总数和中性粒细胞分类增高。病程长者可有水电解质紊乱及酸碱平衡失调。

（三）急性盲肠扭转

1. 临床表现。①中腹部或右下腹部绞痛，有阵发性加重；②恶心、呕吐、腹胀；③开始时仍可有少量排气或排便，随之即不再有排气排便。

2. 腹部查体。右下腹压痛，腹部隆起，不对称，上腹部可触及一弹性包块，叩诊鼓音。有时可隐约感到右下腹有胀气包块，为胀大盲肠。肠鸣音高调、亢进，与机械性肠梗阻相符。

3. 辅助检查。

（1）X 线片可见巨大的双腔充气肠袢，常在左上腹有一个液面（与乙状结肠扭转不同），有时会误认为扩大的胃，伴有多个小肠充气液面，X 线影像有可能被误认为是急性胃扩张，但经鼻胃管抽吸后，影像无改变。X 线腹部平片中尚可见小肠有不同程度胀气，但结肠无胀气。

（2）钡剂灌肠可见钡剂在横结肠或肝区处受阻。

（3）实验室检查：白细胞总数和中性粒细胞分类增高。病程长者可有水电解质紊乱及酸碱平衡失调。

（四）急性胃扭转

1. 临床表现。①上腹突然剧烈疼痛，常牵涉至背部或下胸部。②呕吐频繁，呕吐物不含胆汁。③如放置鼻胃管减压常不能插入胃内。

2. 腹部查体。可有上腹压痛，上腹膨胀而下腹平坦，肠鸣音常无明显变化。

3. 辅助检查。①X 线片常可见充满气体液体的扩大胃阴影，有时可见左膈升高（膈疝、膈膨出等）。②实验室检查：白细胞总数和中性粒细胞分类增高。病程长者可有水电解质紊乱及酸碱平衡失调。

（五）急性胆囊扭转

1. 临床表现。①突发右上腹疼痛；②恶心、呕吐；③可伴有畏寒、发热。

2. 腹部查体。右上腹有压痛和肌紧张，右上腹可触及一肿大的包块，并有压痛。

3. 辅助检查。B 超可见胆囊肿大或伴有胆囊结石。

（六）急性大网膜扭转

1. 临床表现。剑突下及脐周围疼痛，大网膜扭转位于右下腹时有右下腹疼痛。

2.腹部查体。①右下腹部疼痛、压痛、反跳痛和腹肌紧张。右下腹可触及明显压痛的肿物。②腹腔穿刺抽出血性液体，对本病诊断有一定价值。

3.辅助检查。①无特异性的检查，可以行腹腔镜检查。

（七）急性脾扭转

1.临床表现。①腹部肿块；②左上腹闷胀不适或隐痛；③突然出现急性剧烈腹痛；④可伴有休克。

2.腹部查体。左侧腹有压痛，常可扪及局部肿块。

3.辅助检查。B超、CT发现异位脾脏。

八、鉴别诊断

（一）急性炎症疾病

1.急性阑尾炎。典型表现：转移性右下腹疼痛，常伴有恶心、呕吐。右下腹麦氏点压痛，白细胞总数和中性粒细胞分类增高，常伴有发热；如出现右下腹、下腹部甚至全腹的压痛、肌紧张、反跳痛，高热，高度警惕阑尾化脓、坏死、穿孔。

2.急性胆囊炎。右上腹疼痛，常伴向同侧腰背部放射，右上腹压痛、肌紧张，墨菲征阳性，有时触及肿大胆囊，可伴有发热，白细胞总数和中性粒细胞分类增高，B超检查有胆囊肿大、肿壁厚，常发现有胆囊结石，具有诊断意义。

3.急性胆管炎。右上腹疼痛伴恶心、呕吐，常伴向同侧腰背部放射痛，常伴有黄疸、高热，右上腹压痛、肌紧张明显，白细胞总数和中性粒细胞分类显著增高，B超检查胆道扩张、胆管结石，CT能发现胆道下端结石。如出现剧烈右上腹疼痛、高热、黄疸、休克，高度警惕急性化脓性胆管炎。

4.急性胰腺炎。上腹部（脐与剑突间）疼痛，伴恶心、呕吐，可有向背部放射痛，上腹压痛、肌紧张明显，白细胞总数和中性粒细胞分类增高，血、尿淀粉酶显著升高有诊断意义，B超检查胰腺肿胀，胰周渗出，CT对急性胰腺炎诊断意义较大，能发现胰腺肿大、渗出、胰周积液，胰腺不均匀；上述病情表现严重时，CT对急性坏死性胰腺炎有诊断意义。

5.出血性坏死性肠炎。多为中下腹部疼痛、腹胀，伴有黑便或血便、发热，可有全腹或中下腹部的压痛、肌紧张，白细胞总数和中性粒细胞分类增高，X线有肠管扩张积气、有时有气液平面，B超可发现扩张积液的肠管，如肠管炎症渗出多时，可发现有腹腔积液。

（二）急性腹内脏器穿孔性疾病

1.急性胃肠道穿孔。多为胃十二指肠溃疡穿孔，常有溃疡病史，为右上腹剧烈疼痛，迅速扩散到右下腹或全腹，腹膜炎体征明显，腹穿抽出含胃内容物液体，X线发现膈下游离气体征有诊断意义。

2.结肠穿孔。常见为结肠癌浸润溃疡穿孔，也有自发性结肠穿孔者，突发性中下腹部剧痛，疼痛迅速扩展到全腹，腹部压痛、肌紧张明显，白细胞总数和中性粒细胞分类增高，X线可有腹腔游离气体征。如为结肠的腹膜后穿孔，临床表现不典型，腹痛多为腰腹痛，腹膜刺激征局限，CT、B超如发现腹膜后渗出积液、积气，有诊断意义。

（三）腹腔内出血性疾病

1.肝癌破裂出血。突发性右上腹痛，腹部压痛、肌紧张，严重时出现休克表现，腹穿抽出不凝固血，B超、CT有诊断、定位意义。

2.外伤性腹内脏器破裂出血。常见为外伤性脾、肝破裂出血，少见为外伤性肠破裂及系膜血管破裂出血，有明确的外伤史，腹部疼痛、压痛、肌紧张，可有失血性休克表现，腹穿抽出不凝固血，B超、CT发现实质脏器损伤，盆腔、腹腔积液，肠破裂时有腹内游离气体。

（四）肠梗阻

除肠扭转外，肠粘连或肠道肿瘤引起的肠梗阻也是常见的急腹症，较多见的黏连性肠梗阻，有腹部手术史。典型症状是腹痛、腹胀、呕吐、肛门停止排气排便。如有腹部明显压痛、肌紧张，白细胞总数和中性粒细胞分类增高，X线有肠管扩张积气、有气液平面，发热，应警惕绞窄性肠梗阻。

（五）妇科疾病

1. 卵巢囊肿蒂扭转。左或右下腹部疼痛，可有局部的压痛、肌紧张，有时可扪及局部肿块，B超、CT能明确诊断。

2. 宫外孕破裂出血。育龄妇女有性生活、停经史，突发下腹痛，严重时出现休克表现，腹穿抽出不凝固血，妊娠试验阳性，B超、CT发现盆腔、腹腔积液。

九、救治方法

（一）治疗原则

遵循急腹症的治疗原则，急性腹腔脏器扭转是闭袢型梗阻又是绞窄性梗阻，适宜手术治疗，如有腹膜炎、肠缺血或休克情况都应考虑急诊手术治疗。

（二）一般处理

禁食和持续胃肠减压是急性腹腔脏器扭转治疗的左右手：禁食是治疗的首要措施，可以减轻胃肠内容物，减少胃肠液的分泌，减轻腹胀和腹痛，也为急诊手术做麻醉准备。鼻胃管进行持续胃肠减压，可以有效地减少胃肠液，缓解腹胀，方便手术。

（三）支持治疗

目的是增强对麻醉和手术的耐受力和承受力，手术前应十分重视补充细胞外液。胃肠的扭转都伴有梗阻，肠扭转是闭袢型梗阻又是绞窄性梗阻，患者不能进食，还有呕吐、肠腔积液、腹腔渗液和肠道水肿，丢失细胞外液量常超过 3 000 mL，输入晶体液是必需的。如无心功能不全，为纠正明显的细胞外液丢失，可在半小时先输入 500～1 000 mL 晶体液。

（四）抗生素抗感染治疗

病理状态下的胃肠道是细菌生长的适宜地，各种致病菌大量繁殖；胃肠道的瘀血、水肿必然使肠黏膜屏障受损、肠道的通透性增加。因此，毒素、细菌的侵入血液不可避免，将使机体感染中毒症状，严重时出现休克。使用抗生素是必需的，常选用广谱的合成青霉素类、喹诺酮类、头孢菌素类第二代或第三代类抗生素，加用厌氧菌敏感的硝唑类抗生素。

（五）手术治疗

1. 小肠扭转的治疗。手术时应将扭转肠袢尽快反旋转使其复位。如肠袢血运恢复，小肠可不做处理，盲肠予固定至侧腹壁，乙状结肠可与降结肠平行缝合固定。如肠管已坏死，患者情况尚好，可做一期肠切除及吻合术，乙状结肠也可先切除后做断端造瘘，待情况好转后再行二期手术吻合更较稳妥。

2. 乙状结肠扭转的治疗。结肠扭转 90% 发生于乙状结肠，还需针对扭转的乙状结肠进行处理。在肠袢无绞窄的情况，应先试用置管减压的非手术疗法，患者取膝胸位，置入金属乙状结肠镜，到达直肠上段梗阻部位后，通过肠镜试将肛管上送，望其能通过梗阻进入扭转肠袢，进入闭袢后即有大量气体及粪汁排出，梗阻即缓解，扭转的肠袢也自行复位，症状立即好转。肛管可留置 1～2 d，并注意观察腹部体征。复位前临床上虽无肠绞窄征仍不能排除肠壁有小范围坏死穿孔的可能。由于扭转部的肠壁已受损，因此在试将肛管上送的操作中要警惕发生创伤穿孔的可能。应选用较软肛管，予以充分润滑，上送不可用力过猛。多数患者可经此法获得缓解。由于发生扭转的病因依然存在，以后可以再次发作，因此除全身情况很差或有其他严重基础疾病而不能耐受手术的患者外，应该进行择期性根治手术，在有准备的条件下，切除过长的乙状结肠，一期对端吻合。如果置管失败，系膜血管也可以因扭转而被拧闭，致使肠壁血管血运受阻而坏死，怀疑患者已有肠坏死时，应及时手术。手术时肠壁如无坏死，可将扭转复位，大量气体粪汁可经肛门排出，此时是否做一期乙状结肠切除及肠吻合，取决于当时患者的耐受情况及术者对肠吻合后愈合能力的判断。如把握不大，复位后即可终止手术，以后再做择期性切除手术。如手术时发现已有肠壁坏死或穿孔，则在切除坏死肠段后，多不主张一期吻合，可将近侧断端外置造口，远侧断端或造口或缝闭，以后再做二期吻合术。

3. 盲肠扭转伴绞窄性肠梗阻治疗。应及时开腹探查，如盲肠无坏死，复位后将盲肠侧壁间壁缝合于侧后腹壁，使其固定，以防复发。有人赞成做盲肠内插管造瘘，不仅是为了术后肠管减压，而更重要的是腹内瘘口周围将形成粘连而达到使盲肠固定的目的。术后 2 周左右拔出造瘘管，瘘口即自行愈合，如认为有需要时，可在吻合口近侧加做回肠插管造瘘减压以保证吻合口的正常愈合。

4. 急性胃扭转治疗。诊断明确后应立即手术以防止胃的缺血、坏死、穿孔。如鼻胃管不能插入胃内，则应及早手术治疗。因胃扭转而引起胃血液循环障碍发生胃壁坏死穿孔虽不多见，但可能性仍然存在。在相当多的情况下，术前诊断不明确，仅在急腹症的诊断下，施行急诊手术。由于脏器位置的改变和胃的显著膨胀，手术时辨识可能有困难，此时可抽吸胃内大量气、液体，再进行检查即可明确病变的性质。如胃扭转的诊断已明确，应检查有无引起胃扭转的原因：如胃肿瘤、粘连带、食管裂孔疝、膈疝、膈膨出、胃周围韧带松弛、胃溃疡等疾病，处理解决这些疾病，即是对胃扭转进行了治疗。胃溃疡和胃肿瘤可做胃部分切除术；粘连带则给予分离切断；食管裂孔疝和膈疝可进行修补。对于不能用手术解决的病理情况，则做胃固定术。胃固定的方法有多种，最常见的简单方法是固定于前腹壁或空肠，后者与胃空肠吻合手术方法相同，但不做吻合口。如有膈膨出，这样简单的固定后很可能扭转复发。为此，有人建议沿胃大弯与横结肠分开，自幽门至胃底切断胃结肠韧带，使横结肠和大网膜上升，占据左膈下空隙，然后再将胃固定于肝圆韧带和横结肠系膜。这样可以消除过高位的膈对胃大弯的牵扯，减少复发的可能。

5. 脾、胆囊、大网膜扭转的治疗。一经明确诊断，可行手术治疗。若是手术探查时明确诊断，可以施行病变器官的切除，如在腹腔镜手术时，可以试行腹腔镜下手术切除或复位术，胆囊扭转时常有胆囊结石，则应切除胆囊。

十、诊疗探索

1. 肠扭转是一种较严重的肠梗阻，常可在短时间内发生肠绞窄，坏死，易发生休克，死亡率较高，为 15%～40%，死亡的主要原因常为诊断不明确而延误治疗。CT 检查对肠扭转的早期诊断有重大意义，研究表明 CT 平扫明确显示肠系膜血管扩张、扭曲征象，术中均证实为扩张、扭曲的肠系膜静脉血管，提示有绞窄性肠梗阻发生。肠系膜形态改变及系膜血管扩张、扭曲、失去正常扇形分布特点，是 CT 诊断肠扭转的最重要的特征。其次，CT 平扫检查发现有肠襻呈 C 形、扭转肠襻内积液积气、鸟嘴征及周围肠管内见液气平面，其出现比率分别为 93.8%、87.5%、81.3%、75%，出现比率较高。病变肠襻内积液积气在肠缺血性疾病中较常出现，无特异性；周围肠管内见液气平面仅可提示有肠梗阻的存在；腹腔积液常提示病变肠襻发生血运障碍，积液量的多少可间接反映病变肠管缺血程度；而 C 形征、肠系膜血管扭曲征、鸟嘴征可直接显示病变区肠管及肠系膜血管的形态改变、肠扭转的部位及范围，具有特征性，在其他急性肠梗阻疾病中极为少见。全腹部实施 CT 平扫及双期扫描，影像中肠系膜内壁血管旋涡征,对断肠扭转有诊断意义。

2. 在病程早期病情较轻的患者可先试用非手术疗法。小肠扭转可让患者取膝胸位,由于扭转多为顺时针方向,所以用手按逆时针方向在腹部轻轻按摩,同时用手向上抬起腹部,然后又突然松手,为"颠簸"疗法,可自上腹顺序至下腹,反复颠簸可连续 3~5 min,休息片刻可再连续进行 3~5 次。据国内报告有一定例数的患者可经此疗法而得到症状缓解。乙状结肠扭转可先做乙状镜检,待看到扭转处可试行插入肛管,一旦排气后扭转往往自行复位缓解。

十一、病因治疗

肠扭转在各类型肠梗阻中是比较严重的一种,死亡率较高,可达 15%~20% 以上。小肠扭转一开始即为绞窄性肠梗阻,手术是唯一有效的治疗方法。早期诊断及早期正确的手术治疗方式,对提高治愈率,减少手术并发症尤为重要。在临床急腹症的诊治中,对此病应特别提高警惕。早期诊断和及时恰当的治疗是改善其预后的重要环节。此外更需注意预防问题,避免饱餐后立即进行重体力劳动。对经常便秘的患者尤其是老年人,应设法通便并养成规律的排便习惯,对蛔虫症、巨结肠症等都应予以早期治疗。

结肠扭转 90% 发生于乙状结肠,多见于老年男性,经常有便秘史,因此培养良好的大便习惯,饮食上注意润肠通便,可以预防乙状结肠扭转的发生。

十二、最新进展

原则上急性腹腔脏器扭转都适用先行腹腔镜探查,在腹腔镜下进行肠扭转的诊断及复位,可以减少手术并发症,减轻手术操作的副损伤,腹腔镜下缩短固定系膜治疗乙状结肠冗长并肠扭转有效、可行、安全和简单。但扭转时间较长时,往往伴有明显的腹胀,进行腹腔穿刺、放置套管时极易造成脏器的损伤,在有严重腹胀时,因肠道瘀血、积液、积气而高度扩张,腹腔也缺乏进行手术操作的空间,操作更应谨慎。明显腹胀时气腹会使腹胀越发严重,建立气腹需要更高的气压,可能会加重原有血液循环障碍,使休克加重。发病时间较长的患者,有明显的腹肌紧张,压痛反跳痛明显时,可能伴有扭转脏器的缺血坏死而需要施行脏器切除等复杂的手术,不宜进行腹腔镜的手术。

周泽民　汪茜　张在其

第十九节　急性胃扩张

一、基本概念

急性胃扩张是指在短时间里,胃壁肌肉张力降低或麻痹使胃内容物不能排出,大量的气体及液体潴留胃内而产生的胃及十二指肠上段极度扩张。临床表现:初期患者仅感觉上腹膨胀和恶心,伴有不同程度的腹部胀痛,很少有剧烈腹痛。随后出现呕吐,起初为小口,反逆出胃内积液,以后逐渐加重,常伴口渴、尿少。患者呕吐时似毫不费力,从无干呕现象。由于胃和十二指肠的连续关系,除非是有幽门梗阻疾病的存在,通常是胃、十二指肠同时发生扩张。

二、常见病因

在临床上,引起急性胃扩张的常见病因主要有以下几种。

（一）腹部手术

占 65%～70%，常认为是手术的并发症，尤其是腹膜后的手术后易于发生，其次为盆腔、胆道、阑尾、疝和胃的手术。手术创伤、麻醉，尤其是腹腔、盆腔手术及迷走神经切断术，均可直接刺激躯体或内脏神经，引起胃的自主神经功能失调，胃壁的反射性抑制，造成胃平滑肌弛缓，进而形成胃扩张，各种创伤产生的应激状态，尤其是上腹部挫伤或严重复合伤时，急性胃扩张的发生与腹腔神经丛受强烈刺激有关，麻醉时气管插管、术后给氧及胃管鼻饲，也可使大量气体进入胃内，形成胃扩张。

（二）腹外手术

多发生于胸部手术，尤其是食管切除术后急性胸胃扩张，也可发生于肺部手术。

（三）疾病状态

如胃扭转、嵌顿性食管裂孔疝、十二指肠肿瘤、异物及十二指肠壅积症等均可引起胃潴留和急性胃扩张；脊柱畸形、环状胰腺、胰腺癌等也可压迫胃的输出道引起急性胃扩张；躯体部上石膏套后 1～2d 引起的石膏套综合征所致的急性胃扩张是因脊柱伸展过度，十二指肠受肠系膜上动脉压迫的结果；情绪紧张、剧烈疼痛、精神抑郁、营养不良等均可引起自主神经功能紊乱，导致胃张力减低或排空延迟而致急性胃扩张；糖尿病神经病变、抗胆碱能药物的应用、水电解质失衡、中枢神经系统损伤、尿毒症，严重感染等均可影响胃的张力和胃的排空，导致出现急性胃扩张。

（四）暴饮暴食

最常见的发病原因是饮食过量、大量饮酒，尤其是衰弱、慢性饥饿和神经性厌食，过度饱食后可以发生此种情况，其严重性较手术后急性胃扩张为大，治疗上也有一定的区别。

（五）其他

长期仰卧于床的患者也可以发生此病。

三、发病机制

胃和十二指肠的高度扩张，可以占据几乎整个腹腔，胃壁因急性过度扩张而必然变薄，或可因炎症水肿而有所增厚，或因血循环障碍而发生坏死穿孔。在大多数患者可以见十二指肠横部受肠系膜上动脉的压迫，甚至十二指肠壁可能发生压迫性溃疡。在晚期，胃黏膜上有小糜烂点。在少数患者，全部十二指肠和空肠上端也呈扩张。在病程中，大量液体持续不断分泌，积存于胃、十二指肠腔内，并且不能在胃、十二指肠内被吸收，因而造成机体严重脱水和电解质丢失现象，出现酸碱失衡及血容量缩减和周围循环衰竭。胃壁坏死穿孔可以引起急性弥散性腹膜炎和休克。此病的发病机制目前存在两种学说：

（一）机械梗阻学说

认为胃、十二指肠的扩张是由于肠系膜上动脉和小肠系膜将十二指肠横部压迫于脊柱和主动脉上所致。又称为"良性十二指肠瘀积症"或"肠系膜上动脉压迫综合征"。在许多急性胃扩张的患者，可见扩张包括胃和肠系膜上动脉近侧的十二指肠部分。在身体消瘦长期卧床的患者，由于腹膜后脂肪减少和仰卧位置，患者脊柱前凸与肠系膜血管压迫十二指肠水平段，也使十二指肠横部容易受压。

（二）神经性麻痹学说

认为扩张是由胃、肠壁原发性神经肌肉麻痹造成胃动力不足所致。麻痹原因为手术时牵拉、腹膜后引流物的刺激和血肿的形成或大量食物过度填充扩张胃壁所引起的神经反射作用。重体力劳动后的疲劳、腹腔内炎症和损伤、剧烈疼痛和情绪波动都可能是促使胃壁肌肉易于麻痹的因素。

实际上机械性梗阻和神经性麻痹两种因素可能同时存在，而胃壁肌肉麻痹很可能是主要的原因。胃麻痹扩张后可将小肠推向下方，使小肠系膜和肠系膜上动脉拉紧，压迫十二指肠，使胃内食物、咽入空气、胃和十二指肠的分泌液与渗出液、胆汁、胰液大量积存。这些液体的滞留又刺激胃、十二指肠黏膜，使其产生更多分泌、渗出加重，积聚更多的液体。滞留的食物体液适合细菌的繁殖，在细菌的作用下，产生大量的气体，显著增加胃扩张的程度，进一步牵拉肠系膜引起内脏神经刺激，加重胃、十二指肠的麻痹，于是形成恶性循环，使扩张呈瀑布式加重，引起严重的临床症状。

四、临床特征

1. 初期患者仅感觉上腹膨胀和恶心，很少有剧烈腹痛。随后出现呕吐，起初为小口，反逆出胃内积液，以后逐渐加重。患者呕吐时似毫不费力，从无干呕现象。呕出物具有典型特征性，开始为深棕绿色混浊液体，后呈咖啡渣样，为碱性或中性，隐血试验为强阳性，但不含血块，也无粪便臭味。呕吐后腹胀不适并不减轻，此时若插入胃管，即发现胃内尚积存大量相同液体，甚至可达 3～4 L 之多，说明呕吐症状实际上是胃、十二指肠内积液过满后的溢出现象。此时检查可发现腹部呈不对称膨胀（以左上腹和中腹较明显）和水震荡声。全腹可能有弥散性轻度触痛，肠蠕动音减低或正常。如未能及时诊断和处理，则水和电解质紊乱症状逐渐出现，患者极度口渴，脱水征明显，脉搏快弱，尿量减少，终于因休克和尿中毒而死亡。

2. 如在病程中突然出现剧烈腹痛，全身情况显著恶化，全腹有明显压痛，腹腔内有积水征，则表示胃已坏死穿孔。

五、辅助检查

实验室检查可反映水、酸碱平衡失调和电解质紊乱程度，包括血红蛋白增高、低钠血症、低钾血症及高氮质血症等。

六、诊断思路

在创伤、感染后发生时，一般不易联想到急性胃扩张的诊断。手术后初期患者、过分饱餐后、体弱或长期卧床患者，出现上腹胀痛、呕吐。上腹部膨胀，在腹部 X 线片上见有左上腹部弥散性一致阴影，胃气泡水平面增大，或侧位片上有充气扩大十二指肠时，应考虑到急性胃扩张可能。

七、临床诊断

手术后初期、体弱久病过分饱食后，如出现上述溢出性呕吐症状和具有上述特征的吐出物，并发现上腹部胀满、水震荡声，即应怀疑为急性胃扩张。应立即插入胃管，如吸出大量同样液体，诊断即可确定，不应等待大量呕吐和虚脱症状出现后，才考虑到这种可能。急性胃扩张可以是某些内外科疾病或麻醉手术的严重并发症，某些治疗药物的副作用，如有氯胺酮引起急性胃扩张。诊断上应用更广的思路。

八、鉴别诊断

鉴别诊断应与弥散性腹膜炎、高位机械性肠梗阻区别。在弥散性腹膜炎，体温常升高，腹膜刺激征明显，肠腔呈普遍性气胀，肠蠕动音消失。在高位机械性肠梗阻，常有较明显腹痛，肠蠕动音增强，呕吐物含小肠内容物，腹胀不显著。在这两种情况下，胃内一般没有大量液体积存，而且胃内积液吸空后，症状并不立刻减轻。

九、救治方法

（一）治疗原则

手术后急性胃扩张一般禁忌手术治疗，治疗效果关键在于是否及时治疗。早期治疗方法主要是持续胃肠减压和液体复苏。常用的治疗有 3 方面措施：

1. 放置鼻胃减压管吸出全部积液，用温 0.9%氯化钠洗胃，禁食，并持续胃减压，至吸出液为正常性质为止，然后开始少量流质饮食，如无滞留，可逐渐增加。

2. 经常改变卧位姿势以解除十二指肠横部的受压。如病情许可，可采用俯卧位，并将身体下部抬高。

3. 静脉输入适量 0.9%氯化钠和 5%葡萄糖注射液以矫正脱水和补充电解质的损失，必要时输血。如有低钾性碱中毒，除补充水和氯化物外，还需补予钾盐。每天记录水盐出入量，并做血液化学检查（钠、钾、氯化物、二氧化碳结合力、非蛋白氮等）。维持尿量正常。

暴饮暴食所致的急性胃扩张，胃内常有大量食物和黏稠液体，不易用一般胃减压管吸出，常需要用较粗胃管洗胃才能清除，但应注意避免一次用水量过大或用力过猛造成胃穿孔。如经减压或洗胃后，腹部膨胀未明显减轻，或大量食物不能吸出，则需考虑手术治疗，切开胃壁清除其内容物。对已有腹腔内感染、气腹或疑有胃壁坏死的患者，应在积极准备后及早手术治疗。手术方法以简单有效的方式为原则，或做胃造口术，术后应继续胃管吸引减压。

（二）手术治疗的指征

1. 全身情况恶化，休克难以纠正。
2. 有腹膜炎体征或腹腔穿刺有血性渗液。
3. 腹部 X 线检查出现气腹者。

十、诊疗探索

1. 由于胃容积的大小、胃容受性扩张的程度个体差异及自身变异性大，X 线影像学对胃的大小没有标准，急性胃扩张在诊断上缺少量化标准。但 CT 和 MRI 在胃扩张的诊断上有一定的客观价值：十二指肠的大小变异相对较少，因此，CT 和 MRI 发现十二指肠的严重扩张对胃扩张的诊断有重要意义，在影像上可以发现扩大的胃壁变薄、光滑、无黏膜结构。

2. 胃动力药物已大量应用于胃排空障碍疾病的治疗。有多种调节动力药物可做选择，此类药物分为两大类：一类是具有直接动力效应的药物，另一类是作用于脑肠轴的间接改善动力的药物。多巴胺拮抗剂多潘立酮可以促进胃的排空和胃、十二指肠运动的协调性，红霉素是一种胃动素-受体激动剂，有促动力作用。因此，急性胃扩张在有效进行胃减压后，在恢复胃动力上可以试用胃动力药，促进胃壁肌肉张力或麻痹的恢复。

十一、病因治疗

在上腹部大手术后采用胃肠减压，至术后胃肠暂时性麻痹消失、蠕动恢复时停止，是预防急性胃扩张的有效措施。手术时避免不必要的组织创伤和手术后注意患者卧式的变换，也具有预防的意义。避免暴饮暴食，尤其在较长时期疲劳和饥饿后不过分饱食，对于急性胃扩张的预防很重要。

十二、最新进展

有主张所有手术患者均应行胃造口术。由于患者胃壁已基本上完全丧失运动能力，尤其是胃壁肌层大部分或完全断裂，手术后长时间不能恢复，胃造口不但可以减压，而且可以避免长期带鼻胃管给患者带来的痛苦。空肠造口，患者术后留置胃管时间长，有达 60 d 者，营养、水电解质及酸碱平衡的维持十分困难。术中常规行空肠营养造口，有利于维持患者的营养状态，并可避免肠外营养所致的许多并发症。

预后：根据早年文献记载，手术后急性胃扩张的死亡率高至 75%。中国医科大学附属盛京医院结果 28 例急性胃扩张患者中，手术治疗 19 例，其中死亡 3 例，非手术治疗 9 例，死亡 2 例。结论急性胃扩张临床相对少见，发病急，病情进展快，临床表现不典型，诊断困难，误诊率高，应加强对该病的认识，提高治愈率。近年来由于对其发病机制、病理生理有了较明确的了解，早期诊断后给予适当治疗，预后良好。暴饮暴食后的急性胃扩张，死亡率尚高，可达 20%，但如能及时诊治，正确处理，营养支持、维持水电解质及酸碱平衡，仍可使死亡率降低。

周泽民　汪茜　张在其

第二十节　腹膜后血肿

一、基本概念

腹膜后血肿是腹膜后器官、血管、肌肉及附近骨组织外伤所致的出血和血肿。多系腰腹部损伤的常见并发症，占 10%～40%，可因直接或间接暴力造成。最常见原因是骨盆及腰椎骨折，约占 2/3；其次是腹膜后脏器（肾、膀胱、十二指肠和胰腺等）破裂和大血管及软组织损伤。因常合并严重复合伤、失血性休克等，死亡率可达 35%～42%。

二、常见病因

在临床上，引起腹膜后血肿的常见病因为：①骨盆、腰椎骨折，最为常见，占 2/3 左右；②肾脏、胰腺和十二指肠损伤；③腹主动脉、下腔静脉或其主要分、属支的损伤；④动脉瘤破裂；⑤造血功能及凝血机制障碍疾病，如血友病、流行性出血热等；⑥医源性损伤，如血管结扎线的滑脱、血管造影导管插入损伤、腹盆腔手术损伤血管等；⑦其他，如尿毒症、肾功能衰竭、妊娠期或产褥期自发性腹膜后血肿等。

三、发病机制

1. 腹膜后血肿多由交通事故、碾压伤、挤压伤等导致骨盆、腰椎、腹膜后脏器、组织和血管损伤而引起，也见于利器、高速投射物等导致的穿透性腹部损伤。由于腹膜后间隙为疏松组织，其前方为腹腔，阻力较小，所以损伤后容易引起大量出血和血肿形成。

2. 自发性腹膜后血肿较罕见，常与腹腔内出血同时存在。出血原因多为血管硬化、畸形或发育缺陷，妊娠期或产褥期中的自发性腹膜后血肿多与内分泌异常有关。此外血友病、流行性出血热、尿毒症、肾功能衰竭等可因造血功能及凝血机制障碍而自发性出血，导致腹膜后血肿。

四、临床特征

腹膜后血肿由于原发损伤器官不同，损伤的严重程度不同，临床表现差异较大，主要有以下几种特征：

（一）失血征

主要表现为呕血、便血、血尿及周围循环功能障碍等。损伤胰腺、十二指肠可能出现呕血、便血。腹主动脉或下腔静脉及其主要分、属支损伤，多伴有大出血。大量失血者多死于事故现场，大中血管伤出血能到医院者，多有极度贫血、面色苍白、失血性休克征象。两侧肾外伤以腰痛、血尿多见，一般失血量不大，只有肾断裂或部分断裂、肾蒂血管损伤，而穿入伤、穿透伤会有大量失血、休克表现。

（二）腹痛征

主要表现为腹痛或腰背部疼痛。如为胰腺、十二指肠损伤，腹痛则主要集中于腰背部、上腹部，程度较重，呈持续性，伴呕吐或呕血。多数患者血肿区有压痛，可扪及隆起肿胀。肠麻痹很常见，有时很重。血液可因后腹膜损伤穿破，流入腹腔内而出现腹膜刺激症状。

（三）骨折征

骨盆骨折如髂骨、耻骨、坐骨骨折，骶髂关节骨折、脱位等可引起骨折断端出血、腹膜后血肿，但伴发骨盆部腹膜后髂血管伤则血肿会进行性、膨胀性增大。如骨折伴发子宫破裂、子宫动脉断裂都会有大量盆腔内出血；伴直肠、膀胱损伤则会有粪便、尿液进入骨盆腔，引起腹膜炎。粉碎性骨盆骨折多见于交通事故，腰骶部挤压和高处坠落伤。腰椎骨折如椎板、椎体等导致腹膜后血肿，一般出血量不大。

（四）腹腔穿刺

对于腹部损伤，腹穿具有重要的诊断价值，一般在合并有腹内器官损伤时多抽出不凝血。如腹膜后血肿渗入腹腔内的渗血，腹穿液体血色较淡，有时仅为镜下见到少许红细胞。腹膜后血肿所得腹穿液虽为全血但迅速凝固，借此可与腹腔内出血相鉴别。

五、辅助检查

（一）血常规

白细胞增7多，失血量多时红细胞计数、血红蛋白浓度和红细胞比容下降。

（二）尿常规

有肾损伤时可出现肉眼或镜下血尿。

（三）X线检查

腰大肌阴影模糊或消失、血肿包块阴影、充气肠段移位等征象提示腹膜后血肿的可能。

（四）静脉泌尿系造影

发现造影剂外渗提示肾外伤和腹膜后有出血。

（五）超声

对腹膜后血肿的诊断准确率较高，其表现为圆形或椭圆形肿物，内有局限性和（或）弥散性的液性暗区或低回声区，肿物的后壁回声增强，用加压实时超声探测，常能发现肿物有一定的可压缩性。

（六）CT检查

明确腹膜后血肿并确定其部位及范围，可动态观察血肿部位、大小变化。

（七）选择性血管造影

对盆腔区或腹胁区的腹膜后血肿诊断、定位颇有帮助。

六、诊断思路

（一）询问病史

多有外伤史，如高处坠落、车祸、挤压、钝器伤、被殴、火器伤和锐器伤等。必须尽量了解受伤时的细节，如外力性质、大小、方向、损伤的部位及方式，分析损伤的机制。凡有腹痛、腹胀和腰背痛、失血性休克等表现的腹部、脊柱和骨盆创伤，均应考虑腹膜后血肿的可能。有骨盆骨折病史，伴有腹胀、里急后重感、血尿等消化和泌尿系统功能紊乱者，应考虑骨盆骨折合并尿道、膀胱、直肠、会阴、输尿管及髂血管等脏器损伤。对于无外伤史的自发性腹膜后大出血，在老年人首先应考虑动脉瘤破裂。对于无明确外伤史的患者，应详细询问有无血友病、流行性出血热等出凝血功能障碍，及近期腹盆腔手术、血管造影史等。如果是严重复合伤，腹部症状可能被掩盖。如果患者处于休克状态，则腹部症状很难表现出来，注意鉴别。

（二）体格检查

由于血肿的部位、范围、程度、出血量的不同，加之此类患者常合并其他脏器的多发性损伤，故难有固定的典型体征。多数患者血肿区明显压痛，如腹膜后血肿因腹膜损伤穿破流入腹腔，可出现腹部压痛和反跳痛、肌紧张、肠鸣音减弱或消失等腹膜刺激征及肠麻痹表现，这给确定有无腹内脏器伤带来一定困难。不伴大血管或重要脏器伤的单纯性腹膜后血肿，腹膜刺激征出现较晚且轻微，抗休克治疗多能奏效。诊断性腹腔穿刺不宜过深，以免刺入腹膜后血肿内，以致误认为腹腔内出血而行剖腹探查。若诊断不能肯定，严密观察是绝对必要的。直肠指诊可触及骶前区隆起包块，柔软、有波动感，说明盆腔腹膜后有血肿。极少数上腹部腹膜后血肿患者可出现典型的"腹膜后综合征"，即手及身体外露部位苍白、冷汗、唇绀、脉搏消失、阴茎半勃起等现象。

（三）辅助检查

根据需要行血尿常规、凝血功能、生化、腹部 X 线、CT、MRI、静脉肾盂造影、选择性血管造影等检查，有助于临床诊断。

七、临床诊断

1. 腹膜后血肿由于原发损伤器官不同，损伤的严重程度不同，临床表现各异，诊断常较困难。

（1）Lilwin 等将腹膜后血肿的动态情况分类：①稳定型，常见于一般腹膜后挫伤；②扩张型，腹膜后有挫裂伤或血管损伤；③搏动型，属于腹膜后的动态损伤。

（2）Henao 将腹膜后血肿所在部位分类：①中央区，常合并有十二指肠、胰腺、脊柱、下腔静脉、腹主动脉等损伤，该处外伤性腹膜后血肿的症状重，诊断难，并发症多，病死率高，临床均有不同程度出血或休克；②腹胁区，多见于肾脏损伤，常可引起血尿，可由升、降结肠或侧腹壁血管损伤引起；③骨盆区，血肿局限于盆腔，多见于骨盆骨折，偶因膀胱或直肠损伤引起，直肠指检可触及骶前区饱满、波动感和触痛；④混合区，兼有上述区域的损伤。此动态类型和血肿分区符合临床实际。因为不同部位的腹部后血肿各具有其特殊性，所以对腹膜后血肿的定位和动态观察，在治疗中起着重要作用。可根据临床表现、各型特点、辅助检查并结合病史综合分析来诊断，常用的辅助检查有超声、CT、X 线检查及诊断性腹腔穿刺和腹腔灌洗。

2. 凡在腹部、腰背部和骨盆部位损伤后出现低血容量性休克和肠麻痹，而无其他原因引起的失血表现时，即应高度警惕外伤性腹膜后血肿的可能，患者均有不同程度的腹痛或腰背痛，一般均有腹部压痛，血肿较大或有渗血者可有反跳痛和肌紧张，肠鸣音减弱或消失。

3. 实验室检查除须行常规检查外，尚须连续测定红细胞比容，血淀粉酶测定有助于诊断腹膜后血肿并胰腺和十二指肠损伤。腹腔穿刺有助于腹膜后血肿的诊断，腹穿所得的液体血色较淡，有时仅为镜下见到少许红细胞，可考虑为腹膜后血肿渗入腹腔内的渗血。穿入腹膜后血肿所得腹穿液虽为全血但迅速凝固，这一点可与腹腔内出血相鉴别。腹膜后血肿破裂或同时并有腹内出血，腹穿液常为不凝固的全血。

4. 腹部 X 线检查可从脊柱或骨盆骨折、腰大肌阴影消失、肾影异常、血肿包块阴影、充气肠段移位等征象，提示腹膜后血肿的可能。泌尿系统常出现肉眼或镜下血尿，排泄性尿路造影具有诊断意义。超声检查对腹膜后血肿的诊断准确率较高。CT 检查对腹膜后血肿的定性和定位具有较肯定的价值，并可对腹腔内和腹膜后腔内容做全面检查，提供解剖细节及损伤范围。血管造影术也是比较可靠的诊断方法，能提示出血部位。

5. 根据患者病史，结合症状、体征及辅助检查，基本可以确定诊断。对诊断不能明确的病例，应连续、细致地动态观察患者的症状与体征变化。

八、鉴别诊断

腹膜后血肿多系腹腰部损伤的常见并发症，并无明确的疾病与之鉴别。鉴别诊断的意义在于如何准确、及时地判定出腹腔内脏器损伤的有无和程度。仅因腹膜后血肿而行剖腹探查手术，在临床上并不多见。因此，应详细询问患者的受伤情况和受伤部位，全面细致地体格检查，反复进行腹部触诊、叩诊和听诊，结合必要的实验室和影像学检查，做好下列腹内脏器和组织损伤的鉴别。

（一）骨盆骨折

多由车祸、高空坠落、压碾等强大暴力外伤引起。骨盆区疼痛，翻身或下肢活动受限。骨盆区压痛，相应部位皮肤瘀斑、骨摩擦音、异常活动，下肢短缩及旋转畸形，肢体长度不对称。骨盆分离试验与挤压试验阳性。DR、CT检查可显示骨折类型及骨折块移位情况。

（二）腰椎骨折

由直接或间接暴力引起。有腰背部疼痛，活动受限或伴截瘫等症状。查体可见腰椎棘突压痛、叩痛或生理反射消失，病理反射及神经定位体征等。X线检查可见椎体楔形变、椎弓裂纹、椎体碎裂等，CT、MRI检查可进一步观察脊髓情况。

（三）肾损伤

可分为肾挫伤、肾部分裂伤、肾脏全层裂伤、肾蒂损伤。一般有暴力外伤史。患侧腰部疼痛，可伴血尿，严重者可有失血性休克表现。查体可发现腰背部肿胀、压痛，双合诊可扪及包块。腹部平片、超声、CT等影像学检查技术对定位诊断有帮助，其中CT可明确显示肾实质受损、肾周出血、尿外渗、肾蒂血管损伤等情况。核素扫描也被广泛应用于肾损伤的诊断，无论对损伤早期、晚期的观察，均有重要价值，此法简单、安全、无痛、不需任何准备、无过敏反应，也不增加伤情。

（四）胰腺损伤

胰腺位于后腹膜，早期缺乏临床症状，8～12 h后出现腹痛，疼痛开始于脐部或上腹部，并向腰背部放射，后为全腹痛。查体上腹部或全腹部均有压痛，但上腹部压痛更明显，伴有全腹肌紧张和反跳痛。血清和尿淀粉酶升高，腹腔穿刺有不凝血液，穿刺液中淀粉酶升高。X线腹平片见后腹膜肿块，十二指肠祥增宽及胃和横结肠移位。超声示胰腺轮廓模糊，胰腺肿胀，密度不均，胰周血肿、积液。CT示胰腺断裂，胰管损伤，腺体密度不均，出血渗出所致的包膜增厚。经内镜逆行胰胆管造影是术前诊断有无主胰管损伤的唯一方法。

（五）十二指肠损伤

有下胸部、上腹部或腰背部外伤史。有腹痛或腰背部剧痛，伴呕吐，呕吐物有血液、胃液和胆汁，偶有睾丸痛或阴茎勃起。查体上腹部压痛，但反跳痛或肌紧张在腹膜后十二指肠损伤时不明显，有合并伤时明显。腹腔穿刺或灌洗液可能为阴性，若为阳性，其中含有胆汁。腹部平片可见右侧腰大肌模糊或右肾周积气。术中探查十二指肠周围腹膜隆起并有水肿、血肿，腹膜后蜂窝组织炎、脂肪坏死，腹膜后组织可变成黄绿色，腹膜后组织间也可见气肿。

（六）腹膜后大血管损伤

腹部创伤后伤口大量流血、进行性腹胀和重度休克时，应高度怀疑腹部大血管损伤。由于出血凶猛，病情的迅速恶化不允许进行全面检查，只有在积极抗休克的同时，立即剖腹控制出血才有救治的可能。迅猛的出血，伤员多在现场死亡，少数能存活送达医院者，也往往处于休克甚至濒死状态。早期面色苍白、出冷汗、脉搏细速、血压下降。随后表情淡漠、躁动、四肢冰冷、脉搏细弱、血压持续下降、呼吸浅快，出现昏迷、脉搏和血压均不能测到、呼吸微弱、瞳孔散大，最终心搏停止而死亡。腹主动脉损伤可出现双下肢动脉搏动明显减弱或消失。伤侧下肢疼痛、皮肤苍白、肢体冰冷、动脉搏动微弱或消失，伤肢活动受限，甚至下肢因急性缺血而迅速发生坏疽，提示髂总动脉、髂外动脉损伤。

九、救治方法

(一) 治疗原则

对腹膜后血肿的患者首先要判断是单纯性腹膜后血肿还是伴有其他损伤。对不伴有腹内脏器或大血管损伤的单纯性腹膜后血肿且无血流动力学改变者，可在严密观察下行非手术治疗。如伴有腹内脏器损伤或疑有大血管损伤，或血流动力学有改变且伴有休克者，则应立即剖腹探查。手术指征放宽些为妥，否则会贻误内脏伤或大血管损伤治疗的时机。

1. 急救：①根据患者到达急诊室的情况决定是否复苏，开放上肢静脉，必要时中心静脉置管。除非不得已，不利用下肢静脉输液。②必要时输同型血，注意采取保温措施。

2. 保守治疗：适用于脉搏、血压和体温正常、症状轻、白细胞不增多的患者。①静脉输液，保持水、电解质平衡。预防感染。②密切观察病情变化，超声检查监测血肿是否增大。必要时进行 CT、MRI，甚至数字减影血管造影检查。

3. 手术探查和治疗：

(1) 适应证。①闭合伤。明确的腹部血管损伤，血肿增大或者休克，没有休克症状但是有腹膜刺激征，或 CT、MRI 或数字减影血管造影发现血管损伤及必须修复的脏器损伤，患者腹腔灌洗或者超声检查结果阳性。②开放伤。明确的腹部血管损伤、枪伤和其他伤的休克患者。

(2) 禁忌证。患者已没有生命体征。

(3) 手术探查和手术治疗原则。①根据受伤部位或者影像学资料探查，尽量明确血肿的来源；②在明确诊断的基础上处理原发损伤。

(二) 非手术治疗

1. 腹膜后血肿下列情况者，可考虑保守非手术治疗。①经输血输液后，心率<110 次/min、收缩压>90mmHg；血红蛋白无进行性下降趋势，循环功能稳定者，观察期间无须持续快速补液，所需输血量少于 400～600 mL；②腹穿抽出液镜检无脓细胞或无胃、肠、胰液，胆汁，尿液等或仅抽出少许淡血性液体，无血流动力学改变且排除了腹内脏器损伤者；③单纯骨盆骨折合并腹膜后血肿而无其他合并伤，出血速度慢，部位不确定时；④无合并腹内空腔脏器损伤和其他需要急诊手术者；⑤CT 或超声检查明确为腹膜后血肿，连续观察无增大、增多趋势；⑥经静脉肾排泄性造影、超声检查或 CT 检查证实仅为肾挫伤者。

2. 一般治疗措施：①禁食、胃肠减压。②保持呼吸道通畅，吸氧，必要时气管插管、机械通气。③体位：早期平卧位，下肢稍抬高 30°，以利于静脉回流，待病情稳定后，可采取半卧位有利于血肿吸收。④严密观察患者血压、脉搏、呼吸、体温等基本生命体征变化。⑤积极抗休克治疗，维持水电解质酸碱平衡。尽快建立 2 个以上静脉通道进行容量复苏，应选取上腔静脉系统，如上肢、颈部或锁骨下静脉穿刺，不宜穿刺下肢静脉，以免术中游离、翻转脏器或压迫止血的裂口时，下腔静脉受压，或因大血管伤而需阻断下腔静脉修补时影响输液效果，如合并下腔静脉裂伤，下肢输血输液可经裂口漏出血管外。先给予乳酸钠林格注射液，危重者可输血。近年来 7.5% 氯化钠用于迅速扩容改善循环，4 mL/kg，10 min 后即可使血压回升，并能持续 30 min 左右。总的补液量常为失血量的 2～4 倍，不能失多少补多少，晶体和胶体比例为 3：1。补液速度遵循先快后慢的原则；应用 5% 碳酸氢钠纠正酸中毒。循环恢复灌注良好的指标为尿量>30 mL/h，收缩压>100 mmHg，脉压差>30 mmHg，中心静脉压为3.75~7.5 mmHg。⑥可选用氨基己酸、氨甲苯酸、凝血酶、酚磺乙胺等药物止血，一般不超过3 d。出血稳定后可用中医活血类药物等进行治疗，以促使血肿的吸收。⑦预防及治疗继发性感染：感染是腹膜后血肿的最重要的并发症，因腹膜后组织疏松，一旦感染发生，将迅速扩展，故预防极为重要，应常规使用抗生素，遵循对革兰阳性细菌、革兰阴性细菌和厌氧菌均有效、足量、经静脉应用的原则。剖腹手术时尽量保持后腹膜的完整，以减少可能存在于腹腔内的感染源的污染。⑧预防和治疗呼吸、泌尿等系统并发症。

（三）手术治疗

对于有下列情况者应积极开腹手术治疗：①腹部钝性伤后有明显的失血性休克或腹膜炎体征；②证实有腹腔内脏器损伤或血管损伤；③骨盆骨折大出血或开放性骨盆骨折疑有大血管损伤者；④穿透伤所致的腹膜后血肿；⑤非手术治疗后患者血压、脉搏及一般情况仍未好转，或者好转后又迅速恶化者。若术中发现腹膜后血肿，应根据致伤原因、血肿部位和血肿是否进行性增大等决定处理方法。较大血管损伤或内脏损伤所致腹膜后血肿应切开后腹膜探查，探查指征包括：①搏动性血肿或血肿进行性扩大；②后腹膜已有裂口持续出血者；③腹膜钝性闭合伤后出现下肢动脉搏动消失或减弱者；④腹部火器伤等穿透性损伤引起的骨盆腹膜后血肿；⑤中线部位的腹膜后血肿要考虑有腹主动脉或下腔静脉损伤的可能性，切开探查前应做好充分准备，先控制膈肌角平面的腹主动脉；⑥超过肾周围筋膜囊，或证实有肾血管蒂或肾严重损伤的肾区血肿；⑦血肿位于十二指肠、升结肠或降结肠旁、胰腺周围等处，疑有这些脏器损伤时。中央区腹膜后血肿应手术探查以排除大血管、胰或十二指肠损伤，发现胰或十二指肠区有血肿，应做Kocher切口，向左翻起十二指肠及胰头，探查十二指肠第1、2段，切断Treitz韧带，进一步探查十二指肠第3、4段及全胰腺。对于腹主动脉周围搏动型血肿的探查，必须在有充分的准备和条件下，才能阻断血管修补破裂处，以有效地控制出血。双肾区有膨胀性或搏动性血肿、尿外溢或保守治疗无效者，应手术探查。首先控制肾蒂再切开筋膜，仔细探明肾损伤程度后酌情处理。若盆腔腹膜后血肿来自髂血管及其分支，出血量大，常致失血性休克，而且经过积极抗休克治疗，大量输血输液，循环功能仍不稳定者，须行紧急手术，可结扎同侧或双侧髂内动脉，多能奏效。盆腔腹膜后血肿若合并直肠损伤，除直肠损伤相应处理外，结肠造口是必要的。对于腹膜后大血管损伤的处理，动脉破裂处应尽力修补。下腔静脉损伤可行非手术治疗，因附近脏器压迫及血肿包膜有禁锢作用。手术后应注意并发症的防治，继续抗休克治疗，预防肾功能衰竭，防治呼吸窘迫综合征。预防感染应使用广谱足量抗生素或多种抗生素联合应用。保持引流管通畅，尤其对胰十二指肠区、肾周围和盆腔的膀胱直肠区域的引流。

总之，不同类型的外伤后腹膜后血肿剖腹探查的适应证及外科治疗原则不尽一致。对于术中是否切开后腹膜探查，有学者认为，如果探查过程中发现血肿范围不断扩大或后腹膜已破损，则应切开后腹膜寻找破损血管。如血肿无扩展，则不予切开。如血肿主要位于两侧腰大肌外缘、膈脚和骶岬之间，不论其是否扩展，原则上应切开探查。凡出现血肿巨大或有休克表现，有胃液、肠液或尿液外溢等，均为剖腹探查腹膜后的指征。

十、诊疗探索

腹膜后血肿因其致伤类型复杂，出血程度与范围各异，临床表现并不恒定，而且常合并其他部位的多发伤，因此在诊断和治疗方面争议颇多。

（一）诊断

腹膜后血肿是腹腰部外伤后常见并发症，血肿发生后虽有明显的出血，甚至常致失血性休克，但仍然常作为从属的第2个诊断，临床所注意的问题首先应集中在各个脏器的损伤，当一个腹部损伤患者急诊复苏后仍出现不明原因的内出血，尤其是排除胸外伤血胸和腹腔内实质脏器损伤后，应高度怀疑腹膜后血肿的可能。临床工作中，开放性腹部外伤大多需手术探查，术中易于发现腹膜后血肿，而闭合性腹部外伤后腹膜后血肿的临床表现无特异性，且多因并发伤掩盖，以至在处理这类患者时往往仅注意头部、胸腹部、骨盆或腰椎情况而忽视腹膜后损伤。腹膜后血肿发展较快者，较大的血肿机械性地压迫，造成腹胀、肌紧张等腹膜刺激征，很难与内脏损伤后腹膜炎鉴别。总之，在诊断时应注意以下几个方面：

（1）了解受伤的原因、部位、时间、表现等。一般情况下，腹膜后损伤的常见着力部位多在侧腰部、腰背部、下腹部、髋部等，常伴有骨盆骨折、脊柱骨折和泌尿系的损伤。

（2）由于创伤的程度、部位和出血量的不同，很难有固定的典型症状。大多数患者有腹痛、腹胀、恶心及呕吐，当发生腹膜后血肿时，血液渗入腹膜后间隙，刺激周围神经末梢，引起交感神经兴奋，肠管产生反射性、局限性麻痹而致腹胀。应用升压药物可加重肠麻痹和腹胀加剧，因此，对腹胀持续加重的病例要引起高度的重视。

（3）对于腹膜刺激征要进行全面的分析，腹膜后血肿也可引起腹部压痛和反跳痛，当伴有腹壁损伤或骨盆骨折时，腹肌常产生保护性痉挛而导致肌紧张。腹膜后血肿常可以出现腹膜刺激征和休克症状，并伴有腹胀与肠鸣音减弱。但经过短时间观察治疗，症状多有一定程度的减轻，至少不会加重。

（4）腹腔穿刺阳性者要进行综合分析，对高度怀疑腹膜后血肿者要进行反复多部位穿刺，如穿刺液 Hb＞60 g/L 多为腹膜后血肿，如 Hb＞80 g/L 多为腹腔内脏器损伤。据《黄家驷外科学》资料，其准确率达 90% 以上。一般认为腹腔穿刺抽出 1 mL 以上的不凝血液，即可诊断腹腔脏器损伤出血。值得注意的是，腹膜后血肿常可出现腹腔穿刺假阳性的结果，可能是腹膜损伤破裂或误穿入腹膜后的缘故。如对此缺乏认识，将会片面地误诊为腹腔内实质脏器破裂出血。临床上常对腹腔穿刺阴性者进行反复穿刺，以求阳性结果协助确诊，而很少对腹穿阳性者施以进一步检查而导致误诊误治。对腹膜后血肿可疑合并肾或腰椎损伤者，要在脐平面以下部位进行穿刺，对疑合并骨盆骨折者，宜在脐平面以上区域多部位反复穿刺，再结合其他检查技术如超声和 CT 等，以资鉴别。

（5）肾损伤者施行静脉肾盂造影，具有较高的诊断价值。但肾盂造影近年已被无损伤性、诊断准确性高、可定位定量的超声和 CT、MRI 所代替。

（6）选择性血管造影对盆腔区或腹胁区的腹膜后血肿诊断、定位颇有帮助。超声或 CT 检查常有利于确诊。近年来急诊外科腹部超声和 CT 的应用已经很普遍。CT 检查腹膜后血肿的诊断符合率高达 100%，且可以发现伴有的腹腔脏器损伤，尤其肝、脾、肾脏等实质脏器的损伤，使手术更有针对性，同时可避免不必要的手术探查。

（二）治疗

由于腹膜后血肿大多合并有腹内其他脏器的损伤，故正确判断伤情非常重要，剖腹手术和（或）非手术治疗是应首先考虑的问题。单纯从病理角度来讲，血肿是由于血管破裂所致，而且由于后腹膜组织疏松，出血易扩散聚积成较大血肿。但由于后腹膜不同区域的血肿因其周围器官的不同及组织解剖的差异，应采取不同的处理方法。

根据腹膜后血肿的分型决定是否采取手术探查并及时决定治疗方法是提高外伤性腹膜后血肿治愈率的关键。对后腹膜破损且有活动性出血的患者，宜立即探查，扩大创口，积极止血。对后腹膜完整的血肿，根据范围、大小、部位，观察有无活动性，采取谨慎的必要的探查，可以分三个区域。①上腹中央区血肿：该区血肿可同时伴有周围重要脏器如十二指肠、胰腺等损伤，故对该区血肿一般常规探查，以免漏诊其他重要脏器的损伤，造成严重后果；②肾区血肿：结合临床症状如有无血尿，有无尿外渗，血压及血肿大小、部位等决定是否采取必要的选择性探查。如血肿较大，合并有肾脏损伤或血流动力学不稳定者，应立即行血肿探查术；③盆腔后腹膜血肿：盆腔血肿的探查应慎重，除非合并膀胱、直肠挫伤或血流动力学不稳定者，一般行保守治疗。在处理盆腔血肿时，除考虑是稳定性或扩展性外，还要考虑合并伤的处理，手术应持较慎重的态度。

由于腹膜后血肿多合并内脏损伤，术前不易确诊，剖腹指征应适当放宽，及时发现血肿和（或）脏器损伤。然而，对血肿的探查应持慎重态度，尤其是骨盆区血肿。因为骨盆区腹膜后血肿系多源性出血，可由血肿本身产生填塞和压迫作用使出血自行停止，同时骨盆骨折引起内脏损伤机会少，除合并有血管损伤者外，一般不需切开探查，若强行切开探查常有引起无法控制的大出血危险。

由于致伤的原因、部位、合并损伤脏器不同，伤后的早期、晚期症状表现因人而异，所以决不可囿于某一临床表现而延误诊断治疗。一定要结合详细的损伤病史、综合临床症状、体征表现、全面的实验室检查结果，详尽分析以明确诊断并给予恰当、适时的治疗。

十一、病因治疗

（一）骨盆骨折

开放伤口应立即止血、包扎。有休克时积极抗休克治疗，各种危及生命的并发症应首先处理。若低血压经大量输血输液仍未好转，血压不能维持时，可首选介入性血管造影栓塞疗法，选择性或超选择性栓塞腰动脉、髂内动脉的分支。骨盆骨折在栓塞无效或无条件做介入性治疗时，可结扎双侧髂内动脉以控制出血。骨盆边缘性骨折，无移位者不必特殊处理。髂前上、下棘撕脱骨折可于髋、膝屈曲位卧床休息4周；坐骨结节撕脱骨折，休息时采用大腿伸直、外旋位。髂骨翼部骨折只需卧床休息4周，即可下床活动。骶尾部骨折都采用非手术治疗，以卧床休息为主，底部垫气圈和软垫。3～4周疼痛症状逐渐消失。有移位的骶骨骨折，可将手指插入肛门内，将骨折片向后推挤复位，但再移位者很多。骨盆环单处骨折，无明显移位，只需卧床休息，症状缓解后即可下床活动，用多头带做骨盆环形固定可以减轻疼痛。骨盆环双处骨折伴骨盆环断裂，大都主张手术复位及内固定，必要时再加上外固定支架。如果患者有低血压伴有腹腔内出血或有尿道损伤需做剖腹术者，同时做骨盆骨折或脱位切开复位内固定术。不具备内固定条件的，可行骨盆外固定架治疗。骨盆并发症的治疗：若存在尿道损伤，按伤情留置导尿管，尿道修补或膀胱造瘘；有膀胱损伤者需紧急手术探查修补，膀胱造瘘；有直肠损伤者，可行双层横向缝合，并做结肠造瘘；有神经损伤者，多数为腰骶丛的牵拉挫伤，保守治疗有效，个别无效者后期手术探查。

（二）腰椎骨折

对于稳定性骨折或不稳定性骨折，年老体弱不能耐受手术者，可采用非手术疗法。骨折稳定者，可卧床休息，早期背伸练功。骨折不稳定时，可卧床，石膏外固定，加强并发症的护理。不稳定骨折和有明显神经症状者可采取手术治疗，包括椎体钢板内固定及融合减压、椎弓根螺丝钉棒系统固定融合等术式。

（三）肾及肾血管损伤

防治休克是治疗肾脏损伤的首要环节，无论患者是否发生休克，均应立即建立输液通道，补充血容量，并绝对卧床休息，镇静止痛。入院时已有休克者，多示伤情严重，应在抗休克的同时，抓紧有关检查，迅速确定诊断及下一步治疗。如系大出血，应毫不犹豫地进行手术探查止血。对诊断为肾挫伤或轻度裂伤的患者，可行非手术治疗，包括绝对卧床休息，抗感染及应用止血药物等，严格限制活动的时间至少2周。期间还应注意肾区是否出现肿块及肿块大小和腹部情况的变化等，以便能及时发现继发性大出血或继发感染。开放性损伤、休克经抗休克治疗无缓解者应手术治疗，根据损伤情况，选择以下方案：肾周引流、肾修补术或肾部分切除术、肾切除术、肾蒂血管修复术。为同时探查其他腹部脏器，宜经腹部切口探查肾脏。术中应先控制肾蒂，再切开肾周筋膜仔细探查。但应注意，肾切除术应限制于肾严重碎裂或肾血管撕裂，无法修复，且对侧肾解剖及功能正常者。

（四）胰腺损伤

禁食，胃肠减压，抑制胰酶分泌，纠正水电解质和酸碱失衡。超声、CT 动态观察其他脏器损伤和后腹膜情况。手术原则：清创、止血、切除、改道及引流。胰腺挫伤包膜下血肿或撕裂伤，胰管未受累应切开胰包膜，清除血肿，撕裂伤清创、缝扎止血后，用不吸收丝线做胰腺缝合，并行胰床引流术。胰腺体尾部断裂伤可根据情况选做远断端胰腺切除＋脾脏切除、近断端胰腺-空肠吻合＋胰尾、脾切除术、远断端胰腺-空肠吻合＋近端缝合术、胆道口括约肌切开、胰管引流及胰管一期修复。胰头十二指肠损伤严重者，可做胰头十二指肠切除术；损伤较轻者，做胰十二指肠缝合和造瘘术，加做胃切除术或胃空肠吻合。术后引流 7~14 d。

（五）十二指肠损伤

单纯十二指肠浆膜裂伤和肠壁血肿应缝合浆膜，持续胃肠减压，切开浆肌层，清除血肿，重新缝合浆肌层。十二指肠穿孔和肠壁断裂者，丝线双层缝合。十二指肠破裂合并胰腺损伤可做修补。合并胰腺挫伤和包膜下血肿：挫裂伤处放置引流，包膜下血肿切开引流，合并有胰头断裂，则行胰十二指肠切除术。

（六）腹膜后大血管损伤

对于腹部大血管损伤的患者而言，时间就是生命，伤后 6 h，特别是第 1 小时是抢救此类患者的"黄金时间"，挽救生命的关键是控制出血而不仅仅是维持血流。经上肢静脉或颈静脉建立输液通道，避免经下肢静脉建立输液通道，理由是液体会从下腔静脉或髂静脉破裂处溢出而达不到扩容的目的，或术中一旦需阻断下腔静脉或髂静脉，下肢输液自然中断，再穿刺将耽误抢救。处理腹主动脉损伤有赖于良好的显露，显露出血部位可以通过"脏器旋转"完成。常用的方法是切开右结肠外侧及小肠系膜根部下缘的腹膜，在腹膜后钝性游离，将右半结肠连同十二指肠和胰头向左翻转。如受伤的是胰腺后方或上方的腹主动脉，则可切开降结肠外侧腹膜，沿左肾前方游离，将脾、胰、胃及结肠脾曲一并向右翻转，必要时还可改为胸腹联合切口，以便更好显露。彻底查明伤情后，在破损处的近、远端阻断血流、进行修补。如血管有缺损不能直接缝合，可用自体大隐静脉或髂内动脉做补片修复，大隐静脉做移植，应选取无髂股血管伤的一侧，代替动脉时须倒置。聚四氟乙烯补片或人造血管等常用于大动脉的修复，若腹腔污染较重（如结肠破裂），则不宜使用。腹腔动脉和肠系膜上动脉的处理较困难，但应争取修复，或行血管移植。肠系膜下动脉损伤可结扎。肾动脉损伤时阻断血流不应超过 40 min，在有肾功能障碍时时间应缩短。髂外动脉损伤用髂内动脉转移吻合。

十二、最新进展

腹膜后血肿因缺乏特征性临床表现，常被腹膜后器官损伤的临床表现所掩盖。传统检查方法对腹膜后出血的诊断不敏感，无特异性，故易漏诊、误诊。腹膜后血肿由于腹膜破损或血性液渗入腹腔内，可导致腹腔穿刺假阳性，而被误诊为腹内器官破裂而施行不必要的剖腹探查术。

1. 随着血管造影技术及腔内技术的发展，血管腔内技术在血管损伤引起的腹膜后血肿临床诊断和治疗中的应用日益凸显其价值，创伤小，成功率高，可以重复，能最大程度降低手术风险及避免不必要的开放手术。如果血管损伤为锐器伤，破口较小，伤者生命体征相对平稳，有条件的医院，优选血管腔内介入治疗。对于合并有休克的患者，如经积极输血输液抗休克等治疗生命体征仍不平稳者，可选择数字减影血管造影进行明确诊断和后续栓塞治疗。

2. 腹膜后血肿的 CT 表现：①根据其出血的来源及疾病的性质，可表现为弥散性或局限性，常发生在双肾周、腰肌、腹主动脉周围及盆腔，其边缘清楚；②肿块的密度与血肿形成到实施检查的间隔时间长短有关，急性期血肿多呈高密度，亚急性期血肿为周边密度变低，并向中央扩展，多呈等密度，慢性期血肿的 CT 值接近水密度，可有增厚的包膜形成；③增强扫描后，血肿的包膜可强化，但血肿本身不强化。

康新 崔彦 张在其

第二十一节　腹腔肿瘤破裂出血

一、基本概念

腹腔肿瘤破裂出血是指腹腔内各种脏器或腹膜肿瘤因囊壁缺血坏死、肿瘤侵蚀穿破囊壁引起自发性破裂，或因受挤压、撞击、检查及穿刺致外伤性破裂导致的出血。腹腔肿瘤破裂引起的大出血是临床腹腔肿瘤常见急症之一，临床表现为呕血、便血、血腹等，并伴有血容量减少引起的急性周围循环障碍，如果不及时处理，往往会导致严重后果，甚至死亡。另有一类腹腔肿瘤破裂出血表现为隐匿性出血，临床上肉眼不能观察到明显出血表现，容易被忽视，应予注意。

二、常见病因

在临床上，引起破裂出血的主要腹腔肿瘤如下。

（一）肝、胆、脾、胰肿瘤

以肝癌、肝海绵状血管瘤、胆管癌、脾血管瘤、胰腺癌、壶腹部癌较为多见。

（二）胃肠道肿瘤

以胃癌、结肠癌、直肠癌、平滑肌肉瘤、恶性淋巴瘤、胃肠道间质瘤、血管瘤等较为多见。

（三）妇科肿瘤

如卵巢癌、子宫腺癌等。

（四）其他

如原发或转移性腹膜肿瘤、肠系膜肿瘤及其他腹腔内脏器转移癌等。

三、发病机制

引起腹腔肿瘤破裂的主要发病机制可归纳为以下几个方面：①肿瘤坏死或侵蚀血管；②肿瘤侵及周围器官及血液循环异常；③放疗、化疗后骨髓造血系统受损，血小板减少，凝血功能障碍，或因肿瘤本身处于高凝血状态，消耗大量血小板和凝血物质，出现弥散性血管内凝血；④放射性损伤的晚期并发症，放疗后血管壁受损，出现纤维化与通透性增加；⑤肿瘤因挤压、撞击、穿刺、检查等所致外伤性破裂。

四、临床特征

腹腔肿瘤破裂出血因出血量和程度不同，临床表现也有所不同，如呕血、便血、血腹和失血性周围循环衰竭等。腹腔穿刺常抽出新鲜不凝血。

（一）肝癌

结节破裂出血的发生率相当高，巨块型肝癌发生破裂的机会较结节性多见。多由于肿瘤快速生长或治疗后坏死软化而自行破裂；也可因外力、腹内压增高（如剧烈咳嗽、用力排便等）而发生破裂。

肝癌破裂出血时，可引起突发剧烈腹痛、腹部压痛、反跳痛、腹肌紧张、叩诊移动性浊音等急腹症及面色苍白、出冷汗、脉快、血压下降等失血性休克表现。肝癌患者大多数伴有肝硬化及门脉高压症，可加重食管胃底静脉曲张，一旦破裂可发生上消化道大出血。

（二）肝海绵状血管瘤

肝海绵状血管瘤是一种较常见的肝脏良性肿瘤，质地柔软，切面呈蜂窝状，内充满血液，可压缩，状如海绵，瘤体可逐渐增大，最危险的并发症就是肿瘤破裂引起腹腔急性大出血，常可导致死亡。婴幼儿自发性破裂较多见。

（三）脾血管瘤

因动静脉交通的作用，一旦自发性破裂，出血较多，病情严重。诊断性脾穿刺应为禁忌。

（四）胃癌

多见于进展期和晚期胃癌，由于癌组织缺血坏死，表面发生糜烂或溃疡，癌灶侵蚀血管而引起破裂出血。根据患者出血速度的快慢和出血量的大小，可出现呕血或便血。临床上可以呕血为主，也可以便血为主，便血比呕血更常见。发生大出血相对较少，一次出血量一般不超过 500 mL，并发休克的较少。如出血时间较长或出血量较大，患者可出现缺铁性贫血。

（五）胃恶性淋巴瘤

呕血或黑便较常见，约 20% 患者可出现呕血，10%～15% 出现黑便，贫血者多见，实验室检查表现为缺铁性贫血。

（六）胃平滑肌肉瘤

上腹部疼痛，呕血和黑便是最常见的症状。有时可发生急性上消化道大出血，主要是肿瘤表面黏膜糜烂，溃疡形成，发生局灶性坏死而引起大出血。实验室检查表现为缺铁性贫血。

（七）小肠肿瘤

小肠良性肿瘤无全身症状，也少出血，但血管瘤例外，可因消化道反复出血而被重视。恶性肿瘤如小肠腺癌、恶性淋巴瘤、平滑肌肉瘤的主要临床表现是部分或完全性肠梗阻，伴有腹胀、恶心、体重减轻、便血、腹部包块，大部分患者的血便呈黑色或红色，一般量不多，恶性淋巴瘤可伴有发热。部分小肠间质瘤以反复消化道出血为首发表现。

（八）结肠癌

出血以直肠癌和乙状结肠癌居多，其次为盲肠、升结肠、肝和脾曲结肠癌。右半结肠癌多为隐性出血，一般出血量较小，如出血时间较长，可出现进行性贫血；左侧结肠癌多为显性出血或急性大出血，出血量可达 100 mL/h 以上，通常表现为鲜血便，可伴血块或栗色血液，导致失血性休克。直肠癌多为大便表面带血或黏液，甚至脓血便。

（九）胰腺癌和壶腹部癌

引起出血者少见，一般见于疾病晚期。发生出血的原因主要是肿瘤侵犯邻近的十二指肠或胃并发生破溃，另外，晚期病例并发胆汁性肝硬化可引起门脉高压性胃病而致消化道出血。

（十）卵巢肿瘤

多因肿瘤过速生长或外伤因素而破裂，破裂后引起急性腹痛、腹膜刺激征、血腹，甚至休克表现。

五、辅助检查

（一）血、大便检查

借助红细胞数、血红蛋白浓度、红细胞比容测定来估计失血的程度，但受到出血时间、出血前有无贫血及输血等因素的影响。动态监测上述指标十分必要。测定凝血时间、凝血酶原时间及各种凝血因子，以判断有无凝血机制障碍。大便隐血试验持续阳性常提示消化道肿瘤出血。

（二）腹腔穿刺

多在两侧下腹脐和髂前上棘连线的中外 1/3 交界处为穿刺点，如抽出不凝血，说明有腹腔内出血。根据腹穿液体的颜色、浑浊度、镜检结果等，对诊断和鉴别诊断有很大帮助。

（三）影像学检查

1. X 线钡餐造影检查：由于气钡双重造影技术的发展和普及，使 X 线检查在出血病因诊断中的价值重新受到重视。如胃内龛影半月征、环堤征、肩胛征及胃壁僵直失去蠕动、皮革状胃等提示胃癌可能，尤其对进展期胃癌的诊断率可达 90% 以上。如出现桥状皱襞、脐样溃疡、吻触现象等特征性表现多提示胃平滑肌肉瘤可能。如病变广泛累及胃和十二指肠，呈粗大皱襞伴多发性息肉样充盈缺损或浅龛影多提示胃恶性淋巴瘤可能。如十二指肠曲扩大或十二指肠降段内侧呈反"3"形等征象提示胰腺癌可能，如用十二指肠低张造影则效果更满意。X 线钡餐因口服大量钡剂往往使小肠影像重叠，使小肠肿瘤检出率不高，分次口服少量钡剂，在逐段连续仔细观察下可提高检出率，但较难发现表浅的和较小的病变。钡灌肠如钡剂能进入末段回肠，有时可显示末段回肠肿瘤，但发现率很低。钡剂灌肠发现结肠充盈缺损、肠腔狭窄、黏膜皱襞破坏等征象提示结肠癌可能，但对低位直肠癌的诊断意义不大。肠道钡剂 X 线造影检查对判断消化道是否有活动性出血的作用不大，在急性活动性出血时及出血停止 48 h 内不宜进行此项检查。

2. 超声检查：超声检查可提供肝、胆、胰、脾、妇科肿瘤的形态、大小、部位及与血管关系等信息。彩色多普勒血流成像可分析测量进出肿瘤的血液，根据病灶的血供情况，有助于鉴别病变的良恶性质。超声尚可对腹腔内积血和积液进行检查，不仅可探测腹腔出血的量，而且可在超声引导下做腹腔穿刺抽液。超声还可以引导局部穿刺活检和局部治疗。超声检查经济、简便、无痛苦、可重复，常作为首选检查方法。

3. CT 检查：在腹腔肿瘤破裂出血的病因诊断中已成为常规性检查手段，有助提供较全面的信息，如肿瘤大小、部位、数目、瘤内出血与坏死等。同时 CT 可确定腹腔脏器有无转移、了解术后有无复发、检查有无腹膜种植及腹腔积液，协助临床分期，为治疗提供信息等。增强 CT 尚能够鉴别有无活动性出血并显示出血部位，活动性出血的 CT 值平均 130 Hu（85～370 Hu），与血凝块的 CT 值（40～70 Hu，平均 50 Hu）有明显差别。

4. MRI：与 CT 相比其优点是能获得横断面、冠状面、矢状面三种图像，对肿瘤与周围血管的关系显示更佳，而且对显示子瘤和癌栓有重要价值，对恶性肿瘤与血管瘤、囊肿等良性病变的鉴别价值优于 CT。MRI 对胃肠道肿瘤的诊断帮助不大。

5. 正电子发射计算机断层扫描：主要用于良、恶性肿瘤的鉴别诊断、肿瘤的分期分级和全身情况的评估、各种治疗手段前后疗效评估及肿瘤转移灶的全身监测。传统的医学影像技术显示的是疾病引起的解剖和结构变化，而正电子发射计算机断层扫描显示的则是人体的功能变化。因而对腹腔肿瘤的早期发现、诊断具有无与伦比的优势；此外，正电子发射计算机断层扫描还能进行三维立体动态及全身显像，可发现其他检查所不能发现的问题，弥补了传统医学影像的不足。

6. 选择性腹腔血管造影：可显示血供丰富的肿瘤块影、肿瘤大小等，肿瘤破裂出血的直接征象为造影剂外溢，通常出血速度＞0.5 mL/min 时方可被检出，出血量越多，越容易定位。但对确认腹腔有大出血，情况危重的患者，不宜将血管造影用来诊断及定位，以免延误病情，应直接开腹探查。造影时机的选择对提高诊断阳性率至关重要。持续性出血速度＞0.5 mL/min 时，动脉造影容易判断出血的部位和病变性质，此时患者常需持续性输血、输液以维持有效循环血容量。然而腹腔活动性出血随时可发生变化，临床上较难准确估计出血速度，因此难以选择最佳造影时间。临床上可依据患者呕血、便血、血腹、周围循环稳定情况来综合判断患者是否处于活动性出血状态。此外，造影之前在保证患者有效循环血容量的同时，避免应用垂体后叶素等血管收缩剂，以免降低造影阳性率。

（四）内镜检查

1. 胃镜：对胃肿瘤破裂出血部位确定和病因诊断的精确性＞90％，大大超过 X 线钡餐造影检查。急诊胃镜时机的选择对提高阳性检查率十分重要，多主张在出血后 24～48 h 进行。可根据出血灶的出血表现区分活动性抑或近期出血；内镜下取活检可确定病变的良恶性，同一部位连续多次活检取材，可提高阳性率；同时可进行内镜下止血治疗。

2. 十二指肠镜：可观察十二指肠病变，也可通过镜身的活检道将导管插入十二指肠乳头，清晰观察壶腹周围病变，经内镜插管对比造影可检查胰管和胆管系统。

3. 小肠镜：由于空、回肠迂曲而且移动度大，小肠镜检查的操作较困难，大多只能插至空肠上段。随着设备的更新和操作技术的进步，小肠镜临床应用正在逐步得到完善和推广。

4. 结肠镜：对结肠癌具确诊价值。通过结肠镜能直接观察全大肠的肠壁、肠腔的改变，并确定肿瘤的部位、大小及浸润范围，取活检可确诊疾病。

5. 腹腔镜：近年来诊断性腹腔镜检查已经用于疑难血腹的诊断，腹腔镜检查最大的优点在于可直视下发现癌肿病灶、腹膜和腹腔脏器转移灶及肿瘤破裂出血等情况，还可以排除某些可疑的病变。通过腹腔镜及屏幕显像用肉眼进行直接观察，实际上等于小型的开腹探查，对有适应证的疾病，还可以同时进行腹腔镜下手术治疗。

6. 超声内镜：是将超声探头在内镜直视下到达靶器官进行近距离探查，从而避免了体表超声探查时遇空气等干扰的缺陷，此时靶器官的图像与结构更为清晰。按超声内镜应用范围，可将其分为超声胃镜（同时可查十二指肠）、超声肠镜及超声腹腔镜等。主要用于消化道（如胃、结肠）及邻近脏器（如胆、胰、纵隔、腹腔淋巴结等）的检查，分辨率极高。超声内镜诊断的敏感性和特异性均优于 CT，可发现＜2 cm 的肿瘤，但超声内镜检查用于诊断胆管中上段肿瘤，由于受肠腔气体干扰，与 CT 等相比并无多大优越性，并且次于经内镜逆行胰胆管造影检查。

7. 经内镜逆行胰胆管造影：作为诊断胆胰系肿瘤的金标准已在临床应用多年，其诊断价值得到公认，其定位及定性准确率都较高，是 CT 及磁共振胰胆管成像所不能替代的。经内镜逆行胰胆管造影属于有创性检查，少数病例在检查后可发生急性胰腺炎和胰胆管感染。

（五）肿瘤标志物检测

在癌症患者的治疗和监测方面具有重要的临床辅助意义。如发现胃癌相关抗原 MG7-Ag 等明显升高者，提示胃癌可能，据称有半数以上的阳性率，但有一定比例的假阳性。血清癌胚抗原升高者提示结肠癌可能。就肝癌而言，甲胎蛋白仍是特异性最强的标记物和诊断肝癌的主要指标，阳性率为 70％～90％，广泛用于肝细胞癌的普查、诊断、判断疗效、预测复发。研究报道，血清 γ-谷氨酰转移酶同工酶Ⅱ、异常凝血酶原、α-L-岩藻糖苷酶、酸性同工铁蛋白、醛缩酶-A、碱性磷酸同工酶-Ⅰ活性明显升高者也提示肝细胞癌可能。胰腺癌肿瘤标记物的研究有较大进展，如胰腺胚胎抗原、胰腺癌相关抗原、半乳糖转移酶同工酶-Ⅱ、组织多肽抗原、胰腺特异性抗原、糖抗原（CA19-9、CA50、Dupan-2 等），其中 CA19-9、DuPan-2 为目前较有希望的标志物，但特异性和敏感性仍不理想。

（六）放射性核素检查

采用放射性核素^{99m}Tc 标记的红细胞进行腹部扫描，即使肿瘤破裂出血速率低至 0.05～0.1 mL/min 时，仍能检测到放射性核素从血管内外溢到肠腔或腹腔的情况。尤其适用于间歇出血的患者，因为^{99m}Tc 标记的红细胞在血管内有一较长的半衰期，标记 12 h 以上可通过反复扫描而发现急性或间歇性出血部位。该方法简单，无创伤性，可依据放射性浓聚区所在部位及其在胃肠道的移动来判断消化道出血的可能部位，适用于危重患者，缺点是不能定性，部位也不准确，且有假阴性。放射性核素肝显像：用^{99m}Tc-植酸钠等制剂进行肝 γ 照相能显示直径在 3～5 cm 以上的肿瘤，用^{99m}Tc-红细胞做肝血池显影也有助于肝癌、血管瘤等占位病变的鉴别。应用趋肿瘤的放射性核素[67]Ga或[169]Yb，或核素标记的特异性抗体也有助于肿瘤性质的鉴别诊断。[99m]Tc-吡多醛-5甲基色氨酸（[99m]Tc-PMT）是肝胆显像剂，很快随胆汁经胆道排泄，肝癌和肝腺瘤细胞摄取此药后，因肿瘤内无胆管系统供胆汁排泄，故[99m]Tc-PMT在肿瘤内浓缩时间延长，瘤内放射性远高于周围正常组织而有重要的诊断和鉴别诊断价值。

（七）其他

如病理组织学、基因诊断等。病理组织学检查是确定肿瘤及类型的最可靠依据。

六、诊断思路

（一）询问病史

详细询问患者既往病史和现病史，寻找诱发因素，排除炎症、机械损伤、血管病变等导致的出血，有助于肿瘤性出血的诊断。除考虑常见易发生破裂出血的肿瘤外，还应考虑罕见肿瘤破裂出血，以避免误诊。目前，在我国腹腔肿瘤破裂出血以胃癌、肝细胞癌、肝血管瘤等较多见。对于有上腹痛、早饱、消化不良，且有黑便或呕血、缺铁性贫血病史多考虑胃癌破裂出血，但也要想到胃肉瘤及胃良性肿瘤破裂出血的可能。对于腹痛、腹部肿块、肠梗阻及间歇性血便者多考虑小肠肿瘤破裂出血可能。对于排便习惯与粪便性状改变，多以血便为突出表现者考虑结肠癌可能，右侧结肠癌以进行性消瘦、恶病质、腹腔积液、贫血和腹部包块为主要表现，左侧结肠癌以便血、腹泻、便秘和梗阻等为主。对于肝炎、肝硬化病史并有肝区持续性钝痛或胀痛、伴癌综合征、上消化道出血休克表现者多考虑原发性肝癌破裂出血可能；对于中上腹疼痛伴腰背部放射性疼痛、短期内明显消瘦、阻塞性黄疸、腹部肿块、呕血或黑便者多考虑胰腺癌破裂出血可能。

（二）快速估计出血量和判断出血程度及来源

呕血提示上消化道出血，黑便大多来自上消化道出血，而血便大多来自下消化道出血。但是上消化道短期内大量出血为暗红色甚至鲜红色血便，此时如不伴呕血，常难与下消化道出血鉴别，应在病情稳定后即做急诊胃镜检查。如出现血腹则说明腹腔肿瘤周围血管破裂，血液进入腹腔。肿瘤破裂出血在临床上可分为3类。

1. 慢性隐性出血：无肉眼可见呕血、黑便、便血及血腹，无临床症状，仅大便隐血。

2. 显性出血：有肉眼可见的呕血、黑便、腹腔穿刺血性渗液，但无周围循环障碍表现。

3. 急性大出血：有呕血、大量血性腹腔积液，伴贫血、循环障碍，甚至低血压或休克症状。成人每天消化道出血>5~10 mL粪便隐血试验出现阳性；每天出血量50~100 mL可出现黑便或柏油样便；胃内储血达250~300 mL以上者可引起呕血。一般出血量不超过400 mL时，多无全身症状出现；出血量超过400~500 mL，可出现头昏、心慌、乏力等全身症状；短时间内出血量超过1 000 mL者，可出现周围循环衰竭表现。也有人提出血红蛋白每下降1 g，代表失血300~400 mL，可资参考。但需要注意，呕血、黑便及便血的频度与量对出血量的估计虽有一定帮助，但由于肿瘤破裂出血大部分积存于胃肠道，且呕血、黑便及便血混有胃内容物与粪便，因此不可能据此对出血量做出精确的估计。此外，患者的血常规检验包括红细胞计数、血红蛋白浓度及红细胞比容虽可估计失血的程度，但并不能在肿瘤破裂出血早期立即反映出来，且还受到出血前有无贫血存在的影响，因此也只能供估计出血量的参考。

（三）体格检查

腹腔肿瘤破裂出血量较少时，无血压下降及组织或器官灌注不足表现，当出血量较大时，可出现血压下降，尿量减少，四肢厥冷、冷汗、面色苍白或发绀、脉搏细速等末梢循环衰竭表现，腹穿抽出不凝血。如伴有上腹部肿块、Virchow淋巴结、左腋前淋巴结肿大、脐周小结、直肠前窝肿块等提示胃癌破裂出血；如伴有腹部肿块、肠梗阻表现等提示小肠肿瘤破裂出血；如伴有腹部肿块，以右腹多见、肿块质硬，呈条索状或结节状及肠梗阻征象多提示结肠癌；直肠指诊发现直肠肿块，质地坚硬，表面呈结节状，有肠腔狭窄，指检后的指套上有血性黏液多提示直肠癌；如伴有肝大，质地坚硬，脾肿大、血腹及黄疸表现多提示肝癌；右上腹触及肝脏相连之肿块，表面光滑，柔软而有弹性、边界较清、囊性感、随呼吸上下移动、一般无压痛者多考虑肝血管瘤；若伴有黄疸，且扪及无压痛肿大胆囊（Courvoisier 征）和脾肿大等，则提示胰腺癌。

（四）辅助检查

根据需要给予患者血粪化验、X 线、超声、CT、MRI、消化道钡餐造影、选择性血管造影、放射性核素扫描、内镜、活组织病理学等检查，有助于临床诊断。

七、临床诊断

腹腔肿瘤破裂出血常见病因的临床诊断主要依据其病史、临床表现、体格检查及相关检查来进行，其诊断条件如下。

（一）肝癌

1. 临床表现：①常有肝炎、肝硬化病史，以 40 岁以上男性患者多见。②临床上有缓慢的乃至急剧的内出血症状。小破口少量出血时，患者有轻度局限性腹痛。大破口大量出血时，患者除有内出血休克症状外，尚有典型的弥散性腹膜炎体征。如再有腹胀、移动性浊音、肠鸣音减弱或消失等，则认为出血量很多，病情严重。③多伴随肝区疼痛、腹胀、食欲减退、消瘦等症状。④晚期可出现肝脏肿大，表面有结节且质硬，还可出现黄疸、腹腔积液等。

2. 辅助检查：①实验室检查：有明显的红细胞减少，血红蛋白下降，血清甲胎蛋白检测一般明显增高；②最确切的是腹腔穿刺，一般是在右下腹部或右上腹部穿刺；③超声及 CT 检查能确定肝内有无病变，尤其对肝癌能做出正确诊断。如腹腔穿刺证明有不凝血，超声、CT 证明有肝癌，即使既往无肝病史的患者，也可以得出肝癌破裂出血的诊断。

（二）肝海绵状血管瘤

1. 临床表现：病史较长，较小的瘤体一般不引起明显的临床症状；较大的肿瘤，如直径＞5 cm 以上者，常引起腹胀、消化不良、腹部包块等，当血管瘤发生自发性破裂时，出血进入胆道，可出现呕血和黑便。

2. 辅助检查：①肝功能检查通常没有异常指标；②腹部超声、CT 和 MRI 检查可对本病做出诊断。

（三）胃癌破裂

常见于 40 岁以上患者，发生大出血相对较少。少量、反复的呕血与黑便，持续时间较长，贫血与出血程度不相称，出血后上腹部疼痛不减轻或反而加剧。同时，多有长期食欲缺乏、上腹不适或隐痛、乏力、消瘦、贫血，腹痛无节律性，进食后可加重，服用抗酸剂效果差等晚期胃癌的临床表现。查体可有贫血貌、腹部包块、左锁骨上淋巴结肿大、恶病质等表现。

在胃部良性病变行胃切除术后 5 年以上发生的残胃原发性癌也可出现破裂出血，其诊断条件如下。

1. 临床表现：①一般见于良性病变行胃切除术后 5 年以上；②多再发上腹部疼痛，同时可有呕血及黑便。病变侵及贲门时可出现吞咽困难，侵及吻合口引起梗阻时可出现呕吐。

2. 辅助检查：①X 线检查可见残胃肿块、溃疡、吻合口梗阻、胃壁僵硬等征象；②胃镜检查并活组织检查可确诊。

（四）胃及十二指肠良性肿瘤

包括平滑肌瘤、脂肪瘤、血管瘤、腺瘤、神经源性肿瘤等，常因黏膜好发溃疡或胃壁肿瘤引起较深溃疡而出血。

1. 临床表现：一般无明显的伴随症状，部分患者可有上腹痛，常为隐痛或胀痛，伴有恶心、呕吐、黄疸等。后期肿瘤较大时可出现腹部包块。

2. 辅助检查：①内镜检查及活检是诊断本病的主要方法。②X线检查也可发现明显的肿瘤病变。③腹部超声、CT可以诊断体积较大的肿瘤。

（五）小肠肿瘤

小肠肿瘤少见，其诊断要点如下。

1. 临床表现：间歇性柏油样便或暗红色黑便，往往是患者就诊的主要症状。或因反复小量出血仅表现为慢性贫血，可伴腹痛，并发肠梗阻时，疼痛剧烈，偶尔可扪及活动性肿块。

2. 隐血试验持续阳性。

3. 全消化道钡餐检查确诊率为60％～80％。

4. 选择性动脉造影有助于活动性出血时诊断。小肠肿瘤的诊断主要依靠临床表现和X线检查。钡灌肠如钡剂能进入末段回肠，有时可显示末段回肠肿瘤，但发现率低。十二指肠镜对诊断十二指肠部肿瘤的正确率甚高。小肠镜可检出部分上段空肠的病变，但对整个小肠的检查尚受限。选择性肠系膜血管造影对血管丰富或有出血的病变，或是在肠壁上占有较大部位的病变可以显示出来。CT、MRI对小肠肿瘤的帮助不大。

（六）结肠癌

1. 临床表现。①30岁以上患者近期有大便习惯改变，有腹泻或便秘交替出现，或腹泻、大便带血（暗红色），大便带黏液或黏液血便或原因不明的贫血、乏力、体重减轻，或有慢性肠梗阻表现，均应考虑到结肠癌可能；②癌肿所在部位不同，可有不同的特殊表现：右半结肠癌常先有右下腹不适隐痛，大便次数增多，伴暗红色血便，以后可有贫血、消瘦与右下腹肿块；左半结肠癌常有进行性便秘、腹胀和腹痛等慢性肠梗阻症状，在此之前多有便次增多，黏液血便。

2. 辅助检查：钡灌肠、乙状结肠、纤维结肠镜等可协助诊断。钡灌肠是诊断结肠癌的重要方法。腔内超声探头可探测癌肿浸润肠壁的深度及有无侵犯邻近脏器。CT可以了解直肠癌盆腔内扩散情况，有无侵犯膀胱、子宫及盆壁，是术前常用的检查方法。也可判断肝、腹主动脉旁淋巴结是否转移。

（七）直肠癌

1. 临床表现：

（1）直肠刺激症状。便意频繁，排便习惯改变，便前肛门有下坠感，里急后重，排便不尽感，晚期下腹痛。

（2）肠腔狭窄症状。癌肿侵犯致肠管狭窄，初时大便变形、变细，严重时出现肠梗阻表现。

（3）癌肿破溃感染症状。大便表面带血及黏液，甚至脓血便。

2. 辅助检查：①大便潜血检查阳性。②血清癌胚抗原作为早期直肠癌的诊断缺乏价值。血清癌胚抗原水平与Dukes分期呈正相关，Dukes A、B、C、D期患者的血清癌胚抗原阳性率依次分别为25％、45％、75％和85％左右。血清癌胚抗原主要用于监测复发，但对术前不伴有血清癌胚抗原升高的直肠癌患者术后监测复发也无重要意义。③直肠指诊，是诊断直肠癌最重要的方法。在我国直肠癌中有约75％为低位直肠癌，大多能在直肠指诊中触及。

（八）胰腺癌

1. 临床表现：①进行性无痛性黄疸是其主要的症状，伴有皮肤瘙痒、腹痛，尤其是腰背痛较明显，夜间加重，同时有消瘦、乏力、食欲缺乏、腹胀、厌油腻等症状。发生出血一般较晚，黑便多见；②晚期多可在右上腹触及肿大的胆囊。

2. 辅助检查：血碱性磷酸酶、γ-谷氨酰转肽酶及乳酸脱氢酶的升高，血清总胆红素测定进行性升高，以直接胆红素升高为主，多呈阻塞性黄疸特征。另外，血清淀粉酶及脂肪酶的一过性升高也是早期胰腺癌的一个启示，少数患者空腹或餐后血糖升高，糖耐量试验阳性。

（1）免疫学检查：目前尚无一种能对胰腺癌，尤其是早期胰腺癌的诊断灵敏且具有特异性的免疫方法。相对而言，CA19-9 对胰腺癌的诊断比较敏感，特异性较好，目前临床上应用得比较广泛。

（2）基因检测：针对胰腺癌 C-Ki-ras 癌基因第 12 密码子有很高的突变率，国内开展了这方面检测，诊断正确率可达 $80\% \sim 90\%$。

（3）X 线检查可见十二指肠曲增大、受压。

（4）超声检查可见胰腺局部呈局限性肿大，密度不均的低回声或回声增强区，可显示胆管、胰管扩张。内镜超声检查已在各大医院应用，能发现直径在 1 cm 以下的小胰腺癌。

（5）CT 检查是诊断胰腺疾病较为可靠的检查方法，能较清晰地显示胰腺的形态、肿瘤的位置，肿瘤与邻近血管的关系及后腹膜淋巴结转移情况，以判断肿瘤切除的可能性。增强 CT 扫描对诊断帮助更大，并可在 CT 引导下对可疑的肿块进行细针穿刺，做细胞学检查有十分重要的诊断价值。

（6）经内镜逆行胰胆管造影：胰腺癌时主胰管造影可示狭窄、管壁僵硬、中断、移位、不显影或造影剂排空延迟等；经内镜收集胰液进行细胞学，生化和酶学检查，可提高肿瘤的检出率。

（7）经皮肝穿刺胆管造影及置管引流（经皮肝穿刺胆道造影及经皮肝穿刺胆道造影引流术）：适用于深度黄疸而且肝内胆管扩张者，可清晰地显示梗阻的部位，梗阻以上胆管扩张的程度，受累胆管的狭窄、中断、移位及胆管僵硬改变等。

（8）磁共振胰胆管成像：能显示胰、胆管梗阻的部位和胰胆管扩张的程度，具有无创伤、多维成像、定位准确的特点，故优于单纯 MRI。

（9）正电子发射计算机断层扫描：目前世界上发展的高科技现代医疗技术和设备，其对胰腺良恶性肿瘤的鉴别有重要临床价值，但价格非常昂贵。

（10）细胞学检查：做经内镜逆行胰胆管造影时逆行胰管插管收集胰液寻找癌细胞及在 B 超或 CT 引导下经皮细针穿刺吸取胰腺病变组织，涂片找癌细胞，是很有价值的诊断方法，但需要有一定技术设备和要求。

（11）胰管镜检查：国内有关胰管镜的报道不多。它对胰腺癌的诊断有较大价值。胰腺癌在胰管镜下表现为：胰管壁不规则隆起，管腔多呈非对称性狭窄或完全阻塞，黏膜发红变脆，血管扭曲。

（九）壶腹部癌

1. 临床表现：①早期出现黄疸，黄疸深浅呈波浪式变化是本病的特点；②常有右上腹疼痛和上腹部饱胀感，并发胆道感染可出现绞痛，伴畏寒、发热、黄疸加深，同时伴食欲减退、体重减轻、全身乏力、腹泻、有出血时粪便潜血试验阳性，少数患者有黑便。

2. 辅助检查：经内镜逆行胰胆管造影检查可直接观察十二指肠乳头病变，且可做活体组织检查，同时做胆胰管造影对明确诊断有十分重要的价值。

（十）妇科肿瘤

1. 临床表现：①月经改变是主要症状，表现为月经期延长，月经量过多，周期缩短或不规则出血。如出血量多，可发生继发性贫血。②下腹部包块：肿瘤长至手拳大时，可在耻骨联合上方触到肿块，质硬，有时凸凹不平。③压迫症状：肿瘤压迫膀胱时出现尿频、排尿困难、尿潴留等；压迫直肠，可出现便秘。④肿瘤较大压迫神经或粘连时可引起下腹痛或腰痛。⑤白带增多，当肿瘤坏死、破裂出血，有时出现脓血性白带。

2. 辅助检查：超声、CT、MRI、阴道镜、活组织病理检查、内窥镜检查（包括宫腔镜和腹腔镜）等有助于疾病诊断。此外某些妇科肿瘤可产生一些特殊的抗原物质、激素、酶，如 CA125、人绒毛膜促性腺激素等，通过不同的方法，可以对这些物质进行检测，从而协助诊断肿瘤。

八、鉴别诊断

腹腔肿瘤破裂出血鉴别诊断最主要的是区分肿瘤是良性还是恶性，对拟定治疗方案和评估预后具有重要意义。其鉴别见表 2-4-2。

表 2-4-2　良性肿瘤与恶性肿瘤的鉴别

鉴别点	良性肿瘤	恶性肿瘤
病程	较长	较短
肿瘤的性状	往往膨胀性或外生性生长；缓慢生长；常有包膜；一般不侵袭，少数局部侵袭；不转移	多为侵袭性生长；生长较快，常无止境；边界不清，常无包膜；一般多有侵袭与蔓延现象；一般多有转移
全身症状	一般无全身症状	恶病质
复发	完整切除，一般不复发	治疗不及时，常易复发

九、救治方法

（一）治疗原则

腹腔肿瘤破裂出血首先应制止出血、抢救休克，使患者免于死亡；其次积极治疗肿瘤原发病，同时防治并发症，调整机体功能。对于有望治愈或长期缓解的肿瘤患者应制订根治性治疗计划。晚期恶性肿瘤患者，预期寿命短，治疗目的在于缓解症状，维持生命体征，改善患者生活质量；终末期患者，则维持治疗和止血、止痛是治疗重点。具体治疗中，根据病情需要，内外科治疗及中医药、生物靶向等综合疗法配合使用，争取最佳治疗效果。

（二）一般处理

腹腔肿瘤破裂出血期间患者应卧位休息，保持呼吸道通畅避免窒息，必要时吸氧。活动性出血时应禁食。严密监测患者生命体征，包括心率、血压、呼吸、尿量及意识变化。动态观察呕血、便血、血腹情况。定期复查血红蛋白浓度、红细胞计数、红细胞比容。必要时行中心静脉压测定。病情较重者根据情况进行心电监护。大出血时要积极抢救。立即查血型和配血，尽快建立有效的静脉输液通道，尽快补充血容量，防治休克。

（三）药物治疗

1. 垂体后叶素：是血管收缩剂中最有效的一种药物。用法与用量：①20％葡萄糖注射液 20 mL 加垂体后叶素 5～10 U，于 10～20 min 静脉缓注；②10％葡萄糖注射液 250 mL 加垂体后叶素 10 U 静脉滴注，4 次/d，一般停止出血后再连续注射 2～3 d，以利巩固疗效。

2. 维生素 K_1：10～50 mg 稀释于 5％葡萄糖注射液或 0.9％氯化钠中缓慢静脉注射，必要时每 4 h 重复 1 次。

3. 氨甲环酸：本药为合成的氨基酸类抗纤溶药，与纤溶酶原或纤溶酶的赖氨酸结合区有高度亲和力，故能竞争性抑制纤维蛋白的赖氨酸与纤溶酶结合，从而抑制纤维蛋白凝块的裂解，产生止血作用。用法与用量：0.25～0.5 g＋5％～10％葡萄糖注射液 100 mL，缓慢静脉滴注，也可静脉注射，用量同静脉滴注。

4. 氨基己酸：为特异性的抗纤维蛋白溶解药，抑制纤维蛋白溶酶原的激活因子，抑制纤维蛋白的溶解，产生止血作用。用法和用量：静脉滴注初始剂量为 $4\sim6$ g＋5％葡萄糖注射液或 0.9％氯化钠 100 mL，$15\sim30$ min 内滴完，维持量为 1 g/h，维持时间依病情而定，每天量不超过 20 g，可连用 $3\sim4$ d。

5. 凝血酶：是从巴西矛头蝮蛇的毒液中分离、精制而得的一种酶类止血剂。一般出血，$1\sim2$ kU 静脉注射；紧急出血，立即静脉注射 $0.25\sim0.5$ kU，同时肌内注射 1 kU。

6. 酚磺乙胺：可降低毛细血管通透性，使血管收缩，出血时间缩短。用法和用量：$0.25\sim0.5$ g＋0.9％氯化钠 250 mL 中静脉滴注，必要时可重复。一天总量不超过 1.5 g。

7. 卡巴克络：能增强毛细血管对损伤的抵抗力，稳定血管及其周围组织中的酸性黏多糖，降低毛细血管的通透性，增强受损毛细血管端的收缩作用，从而缩短止血时间。使用方法：①口服，$2.5\sim5$ mg，3 次/d。②肌内注射，$5\sim10$ mg，2 次/d～3 次/d。③静脉注射，$25\sim50$ mg，1 次/d。④静脉滴注，$60\sim80$ mg 加入 0.9％氯化钠 250 mL 中静脉滴注，必要时可重复。

（四）输血

对于肿瘤破裂大出血患者出现循环血容量不足现象，如收缩压降至 85 mmHg 以下应及时补充血容量，宜少量、多次输新鲜血（$100\sim200$ mL/次）。输血除能补充血容量外，尚有止血作用。

（五）介入治疗

行选择性腹腔血管造影确定出血部位后，可以通过导管动脉内药物灌注和栓塞治疗进行止血。药物灌注治疗近期效果好，但远期易复发出血，部分病例不能达到止血效果，一般认为药物灌注治疗对较小血管或低速率的出血有较好的效果。栓塞治疗有良好的止血效果，且快而持久。但该方法的主要缺点是栓塞不当时可引起非出血部位缺血坏死。

（六）内镜治疗

内镜治疗包括胃镜、小肠镜和腹腔镜等。内镜直视下发现病灶后，可利用电凝、微波、硬化剂注射、激光等止血及病因治疗。该方法被认为方便、创伤小、并发症少，尤其适用于年龄较大合并有心肺等重大疾患不能耐受手术或肿瘤晚期寿命短暂维持治疗者。

（七）手术治疗

经积极内科治疗，大多数患者可止血。若内科药物止血、介入治疗、内镜治疗无效者，应考虑手术治疗。具体方法见病因治疗。

十、诊疗探索

（一）冷冻止血法

用此法能极度降温，使局部组织冷凝固坏死，冷却剂用液氮或液体二氧化碳，冷却探头为不锈钢针，由内外两层聚四氟乙烯管组成的导管经活检钳道插入，冷却剂可使探头末端的温度降至 -63℃，当接触黏膜组织后，出血部位的局部组织冰冻发白，几个小时后局部组织坏死形成腐肉。

（二）纤维蛋白粘胶

主要含有纤维蛋白原、凝血酶、抑肽酶、氯化钙等成分，各种成分混合融化后很快形成一种黏稠状液体，牢固地胶粘于肿瘤破口处，约 10 min 达到最大强度。广泛应用于手术过程中术野渗血及静脉性出血的局部止血，封闭组织缺损，促进组织创面愈合，防止组织粘连。胶块约 2 周被吸收。

（三）微丝纤维胶原止血剂

由牛真皮胶原提纯制备的一种不溶于水的纤维素。在出血表面直接应用时，可诱导血小板在微丝纤维上发生黏附和聚集，促进血小板血栓形成而发挥止血作用。适用于手术中难以结扎或烧灼无效的局部出血。

（四）氧化纤维素和氧化再生纤维素

二者均为可吸收性止血剂，是由纤维素经氧化处理成为纤维素酸，制成薄纱状或棉布状，通过细胞或纤维素的作用，激活因子ⅩⅢ，加速凝血反应，同时纤维素可促进血小板黏附和增强纤维蛋白网，发挥止血作用。氧化再生纤维素对革兰阳性和阴性细菌、需氧菌及厌氧菌均有杀灭作用，其应用范围几乎遍及所有外科领域，一般植入后2～7 d后被吸收。

（五）胶原可吸收性止血剂

来源于冻干的牛皮胶原，也为可吸收性。当出血灶内血液接触胶原制品时，病灶中血小板即聚集于胶原表面，释放出血小板因子及凝血因子，促使局部出血灶表面生成纤维蛋白网，粘住胶原海绵垫而止血。适应证同其他局部止血剂。一般按压2～5 min即可止血。

（六）化学胶

为一组α-氰基丙烯酸酯类物质，常用的如ZT胶、PW胶、OB胶等。多在数秒钟内即可固化形成柔软而富有弹性的聚合体黏合组织。采用含明胶、聚乙基乙二醇二丙烯酸酯、抗坏血酸等成分的混合物，在可见光作用下，经几十分之一秒即可聚合。

（七）中药止血汤

组方：仙鹤草15 g，大蓟15 g，小蓟15 g，侧柏15 g，棕榈炭10 g，槐花15 g，蒲黄炭10 g，三七3 g，冲白及10 g，地榆15 g。待冷却后加入25％葡萄糖酸钙10 mL混匀经胃管注入或灌肠，发挥局部止血作用。其机制可能为：

1. 药物中含有大量黏液、鞣质覆盖在创面形成保护膜，收敛血管促进愈合。

2. 药物炭化后产生活性炭，有吸附收敛作用，释放出的可溶性钙离子能促进血液凝固。

3. 各种药物所含的止血活性成分，在促凝、降低血管通透性、收缩血管等方面发挥作用。

十一、病因治疗

（一）原发性肝癌

治疗方法的选择应视肿瘤状况、肝功能代偿情况及全身状态而定。

1. 手术治疗：

（1）一期切除。即早期根治性切除，是改善肝癌预后的最关键因素。凡肿瘤局限于一叶的肝功能代偿者，均应不失时机争取根治性切除。肿瘤越小，5年生存率越高，其中<3 cm的单发小肝癌行根治术可取得良好效果。选择不规则局部根治性切除方式，可在切除肿瘤的同时最大限度地保留肝组织，有利于术后恢复，降低手术死亡率。近年来外科手术指征不断扩大，对伴门静脉癌栓或胆管内癌栓的肝癌，只要肿块可以切除，就可选择手术治疗方法。

（2）二期切除。对于经手术探查或影像学检查证实肿瘤巨大或贴近大血管难以行根治性切除者，可先采用非切除性姑息性外科治疗（如术中肝动脉结扎）或非手术治疗，待肿瘤体积缩小后再行二期切除。

（3）肝移植。随着外科技术的发展及新型免疫抑制剂的相继面世，愈来愈多的肝移植中心将肝癌作为肝移植的适应证之一。肝移植适用于合并严重肝硬化的小肝癌患者，出现静脉癌栓、肝内播散或肝外器官转移者应列为禁忌。

2. 非手术治疗：对不能切除的肝癌可根据具体情况，采用肝动脉化疗栓塞、射频、微波、激光、冷冻等疗法有一定的疗效。近年来，临床研究表明，在掌握好适应证的前提下，射频和微波消融治疗早期肝癌也可达到与手术切除相同的效果。

（1）肝动脉栓塞化疗：是非手术治疗的首选方法，尤其是以右叶为主或多发病灶或术后复发而不能手术切除者。对于不能根治切除的肝癌，经过多次肝动脉栓塞后，如肿瘤明显缩小，应积极争取二期切除。

（2）化学药物治疗：尽管近年来新的化疗药物不断出现，但对肝癌的全身化疗效果尚未确定。通过肝动脉灌注将化疗药物与栓塞剂合并应用提高局部浓度，减少全身毒性的治疗方法已得到肯定。

（3）生物治疗：生物治疗的基本理论依据是通过或增强机体本来就具有的内在性防御机制达到抑制和杀伤肿瘤细胞或促进恶性细胞分化，降低肿瘤恶性度的目的。目前临床应用较为普遍的是重组人细胞因子，如干扰素、白介素-2、胸腺素-α 和肿瘤坏死因子等，此外还有免疫效应细胞治疗，如淋巴因子激活的杀伤细胞、肿瘤浸润淋巴细胞、激活的杀伤性巨噬细胞等。

（4）放射治疗：近年来新发展起来的离子束治疗可靶向聚焦肝癌细胞组织，既提高肝癌细胞对照射的敏感性，又减少其对正常组织的损伤性，大大改善了放射治疗效果。另外，通过对肝癌细胞有亲和力的生长抑素或单克隆抗体进行靶向放射已进入临床试验研究并获得较好效果。三维适型放射治疗对晚期肿瘤在一定程度上起了延长生存、提高生活质量的作用。

（5）高强度聚焦超声：是通过波长短、易于穿透组织的特点，聚焦于深部肝癌，在短时间内产生高温而杀伤肿瘤组织。因聚焦区域小，受影响因素较多，且需反复治疗，故疗效有待于进一步证实。

（6）中医中药治疗：采用中药治疗肝癌在我国极为普遍。

（二）肝海绵状血管瘤

无临床症状且肝血管瘤较小者可以不予治疗。对直径＞5 cm 的肝血管瘤并出现上腹疼痛不适、恶心、呕吐、出血表现者，应该采取治疗措施。肝血管瘤的手术方式包括血管瘤在内的肝叶切除术和沿血管瘤被膜分离的血管瘤剥除术两种，手术可在传统开腹或腹腔镜下完成，具体视实际情况而定。较小的多发血管瘤也可手术缝扎。超声引导下经皮或腹腔镜下射频及微波治疗肝血管瘤是新近发展起来的微创疗法，选择好适应证的前提下，临床疗效满意。

（三）脾血管瘤

一般认为，脾脏肿瘤一经发现须行全脾脏切除术。脾血管瘤为良性肿瘤，切除后效果良好。全脾切除后也可将健康脾组织自体异位移植，以保留脾脏的功能。

（四）胃癌

1. 手术治疗：是目前唯一可能根除胃癌的手段。手术效果取决于胃癌的浸润深度和扩散范围。对早期胃癌，胃部分切除术属首选。对进展期胃癌，如未发现远处转移，应尽可能手术切除，有些须做扩大根除手术。对远处已有转移者，一般不做胃切除，仅做姑息性手术。

2. 内镜下治疗：早期胃癌可做内镜下黏膜切除、激光、微波等治疗，特别适用于不能耐受手术的患者。进展期胃癌患者不能手术者可经内镜做激光、微波或局部注射抗癌药等，可暂时缓解。

3. 化学治疗：化疗是胃癌的常用治疗手段，属于全身疗法，可消除潜在的微转移灶，减少术中肿瘤细胞播散，降低术后转移率和复发率。对部分恶性程度高、浸润范围广、进展迅速的胃癌病灶可起到稳定或改善病情的作用。新辅助化疗是对手术治疗的有效补充，中晚期胃癌手术治疗前应用新辅助化疗可有效控制肿瘤疾病进展，促使肿瘤体积缩小或临床分期降期，有利于提高绝对性根治切除率。

（1）$T_1N_0M_0$ 期胃癌，即肿瘤局限于黏膜或黏膜下层，手术切除或内镜切除后无须化疗。

（2）早期胃癌采用内镜切除后，若切缘有癌残留或瘤细胞浸润至黏膜下，应追加外科手术，并辅以化疗。

（3）胃癌为 $T_2N_0M_0$ 期，即肿瘤浸润超过黏膜下层，但局限于固有肌层，可以不做胃癌术后化疗，但癌细胞若为低分化、淋巴管、血管、神经受侵，年龄＜50 岁，则术后需辅以化疗。

（4）淋巴结（N）有转移或其他器官（M）有转移需要行化疗。

（5）胃癌手术后化疗时间的选择，一般在术后4周左右开始化疗为好。

（6）关于术后辅助化疗疗程，如果手术根治彻底，术后化疗一般为6～8个疗程；如果手术未能彻底切除肿瘤，术后化疗应根据患者情况，兼顾患者生活质量。

（7）胃癌化疗多采用希罗达联合奥沙利铂（XELOX方案）、替吉奥联合奥沙利铂（SOX方案）及奥沙利铂联合亚叶酸钙、氟尿嘧啶（FOLFOX方案），其不良反应以胃肠道反应、骨髓抑制、神经系统毒性较多见，但症状多为轻度毒副反应，经过预防性用药和对症处理后症状均可缓解。

4. 其他治疗。中药治疗、放射治疗及生物治疗均可作为辅助治疗。

（五）十二指肠恶性淋巴瘤

1. 手术治疗。目前多数学者主张以手术切除为主，其手术切除率国内报告为60%。术式的选择应根据肿瘤部位、病变浸润深度和有无远处转移等情况而定，其手术方式主要有以下几种：

（1）胰头十二指肠切除术：多数人认为是十二指肠恶性淋巴瘤的首选术式。尤适用于肿瘤位于十二指肠降部乳头周围区、位于十二指肠乳头上部和水平部、升部并已侵及肌层的恶性淋巴瘤，原则上主张同时行区域性淋巴结清扫术。

（2）十二指肠局部和节段性肠切除术：要适用于病变范围小、浆膜未受侵、无淋巴结转移和远处转移或因高龄、体弱等情况不能耐受根治性切除手术的患者。

（3）旁路手术：对已有胆道或十二指肠梗阻，又不能进行根治性切除的晚期恶性淋巴瘤患者，可分别采用胆道-空肠或胃-空肠吻合术。

2. 放疗和化疗。由于十二指肠恶性淋巴瘤对放疗和化疗均具有较好的治疗反应，因此不管肿瘤是否切除，术后化疗是必要的；放疗也可选择合适的患者进行，疗效要优于单纯的手术治疗。较常用的是CHOP方案，即环磷酰胺500 mg/m²、多柔比星40 mg/m²及长春新碱1.4 mg/m²，第1天静脉给药；第1～5天口服泼尼松30 mg/m²，21 d为1个周期，每隔3周重复治疗1个周期，需经6～8个周期的化疗，能使症状缓解，瘤体缩小，有效提高术后生存期。对肿瘤没有切除或术后复发者，也可在化疗基础上做局部化疗，常用直线加速器或⁶⁰Co，常能有效控制肿瘤残留或复发病灶。

（六）小肠肿瘤

手术切除是治疗小肠肿瘤的主要手段和有效措施。治疗原则如下：

1. 病变能切除者应尽可能切除。切除范围包括肿瘤及其上下各20～30 cm正常肠管，清扫淋巴结，系膜做V形切除，然后再做端端或端侧吻合，恢复肠管连通。

2. 如病变不能切除，也应考虑在病变上下端的肠祥间做侧侧吻合，以解除或者缓解肠梗阻。

3. 空肠癌大多位于距Treitz韧带20～80 cm，有时位于空肠起始部。该处肿瘤段肠管切除后，需要充分游离Treitz韧带以利吻合。

4. 如病变位于回肠末段，应行右半结肠连同末段回肠的广泛切除，继以回肠横结肠吻合术。

（七）结肠癌

治疗关键在于早期发现与早期诊断，从而能有根治机会。

1. 手术治疗。目前结肠癌的唯一根治方法是早期手术切除，可选择传统开腹途径或腹腔镜下完成根治性手术。对有广泛转移者，如病变肠段已不能切除，则可进行捷径、造瘘等姑息手术。

2. 经结肠镜治疗。对晚期结、直肠癌形成梗阻，患者一般情况差不能手术者，可采取姑息措施，在肠镜下应用激光、射频消融等手段打通肿瘤组织，或置放支架，以缓解梗阻。

3. 化学药物治疗。化疗在结直肠癌的治疗中占有重要的作用，早期结肠癌术后辅助化疗可以降低复发风险，新辅助化疗则可以提高手术切除率，延长生存期，而对于无法手术切除的晚期结肠癌患者，姑息化疗可以延长生存期，改善患者的生存质量。随着化疗药物的不断进展及化疗药物的合理有效使用，不仅降低了Ⅱ、Ⅲ期结直肠癌患者的术后复发率，也大大延长了晚期患者的疾病进展时间和生存时间，提高了生活质量。FOLFOX方案是临床常用的结直肠癌化疗方案之一，多年来循证医学相关研究深入探索了氟尿嘧啶和奥沙利铂的药物剂量及给药方式，根据其临床疗效与主要毒性不断调整，以达到最大疗效、最佳耐受性的合理药物剂量、配伍及给药方式。

4. 放射治疗。用于直肠癌，术前放疗可提高手术切除率和降低术后复发率；术后放疗用于未达根治或术后局部复发者。但放疗有发生放射性直肠炎的危险。

(八) 胰腺癌

1. 手术治疗。目前胰腺癌的首选疗法依然是在早期诊断和充分准备的条件下施行根治性切除。Whipple手术是胰腺癌手术切除的基本术式。术前放疗-化疗在一定程度上可以提高手术切除率。手术探查发现无法施行根治手术者，应做相应的姑息性手术，以解除症状。手术禁忌证包括肝、腹膜、网膜、腹腔外转移及肿瘤侵犯或包绕腹腔主要血管。

2. 放疗。单纯放射治疗可以改善患者的临床症状，特别是腹痛和背痛，但对延长晚期胰腺癌患者的生存时间作用有限。

3. 化疗。胰腺癌对化疗药物不敏感。胰腺癌患者多有上消化道症状，使用全身化疗后的不良反应更加明显。尽管如此，部分胰腺癌患者通过化疗能取得一定疗效。一般首选替吉奥单药口服或者替吉奥联合吉西他滨化疗。对于身体状态良好的患者，建议多种化疗药物联合试用，比如口服替吉奥联合吉西他滨静脉注射、吉西他滨联合人血白蛋白紫杉醇静脉注射等。每1~2个月复查肿瘤标志物，每3~6个月复查CT、MRI，来决定是否需要调整治疗方案。

4. 生物治疗。这方面已有大量的临床和基础研究，但截至目前尚无理想的用于胰腺癌的生物治疗方法。

5. 中药治疗。适用于一些不适合手术和放疗、化疗或手术后复发的患者。中药治疗可改善肿瘤患者的全身状况，减轻临床症状，增强机体免疫功能，发挥抗癌化瘤、镇痛消肿、破瘀逐水、扶正固本之功效。

(九) 卵巢癌

治疗原则是以手术切除为基础的多种方法，包括化疗、放疗等的综合应用。

1. 手术治疗。手术切除不仅是最有效的治疗方法，而且是确定诊断、明确分期及了解病变播散范围的主要方法。卵巢癌的手术既要强调首次手术的彻底性，又要避免不必要的过分扩大手术。除非临床估计肿瘤不能切除和有手术禁忌证，均应首选手术。①全面、确定分期的剖腹手术：适用于术前诊断为Ⅰ期的卵巢癌患者。包括全子宫和双附件切除、大网膜切除、盆腔和腹主动脉旁淋巴结清除术、腹腔细胞学检查（腹腔积液或盆腔、腹腔冲洗液）。②肿瘤细胞减灭术：适用Ⅱ期以上病例。

2. 放射治疗。在卵巢癌的治疗中并不首先考虑放射治疗。经过手术探查未能切除者，可行X线体外照射。但腹腔积液量多者不宜行放射治疗。

3. 化学治疗。卵巢癌大多对化疗有较好的反应。近年来肿瘤的化学治疗进展较快，在卵巢癌的治疗中具有重要地位，对提高卵巢恶性肿瘤的治疗效果起到积极作用，常用于术前、术中及术后，可作为手术辅助治疗。多数情况下，手术难以将卵巢癌原发灶及转移灶切除干净，特别是细小的颗粒结节种植；也有部分患者不愿意手术治疗，这时应考虑辅以化学治疗等综合措施。

十二、最新进展

(一) 内镜金属钛夹止血术的适应证

钛夹主要用于直径2~3 mm以下小血管出血的治疗，基于其机械止血原理，对于小动脉和小静脉的出血都同样适合。国内报道应用钛夹止血的病种较少，有消化性溃疡、胃癌、结肠癌等。

（二）内镜金属钛夹止血术的疗效

钛夹是一种精巧的机械装置，作用类似订书钉。其止血原理与其他所有的内镜止血术迥然不同，是利用夹子闭合时产生的机械力将出血血管与周围组织一并夹闭，阻断血流，从而达到止血目的。钛夹钳夹紧密，可在内镜直视下操作，其作用有如"内科缝合"，即时止血率极高。对于上消化道急性出血并失血性休克、同时患较严重的心肺等疾病、止血药物治疗无效、无外科手术条件的患者，钛夹止血更显示出其价值。

（三）内镜钛夹止血术的并发症

钛夹止血法并发症少，所遇主要为消化道穿孔，发生率很低，仅有个别报道。遇此情况可改用多枚夹子并排钳夹肿瘤溃疡表面边缘，即可将整个溃疡封闭止血。

康新 崔彦 张在其

第二十二节 肠系膜上动脉栓塞

一、基本概念

肠系膜上动脉栓塞属于动脉栓塞的范围，是指栓子自心脏或近心端大动脉壁脱落，或自外界进入动脉，经腹主动脉血流进入肠系膜上动脉造成栓塞，引起肠管急性缺血性坏死并失去蠕动功能，导致血运障碍性肠梗阻，其主要表现有剧烈的中上腹部绞痛，腹胀及肠鸣音消失，并可伴有不同程度的腹膜刺激征。

二、常见病因

（一）心源性

风心病、冠心病、细菌性心内膜炎。多发生于心房颤动时栓子脱落。

（二）血管源性

动脉粥样硬化、胸主动脉瘤等。

（三）医源性

心脏瓣膜置换术、主动脉弓置换术、各种心导管检查和介入治疗等。

（四）其他

脂肪、空气、羊水等。

三、发病机制

（一）痉挛期

一旦栓塞，远端分支即发生痉挛。受累肠管苍白，处于收缩状态，肠黏膜出血性坏死脱落。

（二）瘀滞期

$1\sim2$ h后血管痉挛消失，阻塞远端动脉有血栓形成，肠壁血液瘀滞，肠管失去张力，出现发绀水肿渗出，致全层肠壁坏死，大量血性液体渗出至肠腔及腹腔。

四、临床特征

1. 发病急骤，突然发生剧烈的腹部绞痛，早期为阵发性，不能用药物所缓解伴有频繁呕吐。开始腹软不胀，肠鸣音存在，体征与症状不相称是本病早期的一个特点。

2. 随着病情进展，腹痛变为持续性，腹部逐渐膨胀，压痛明显，肠鸣音消失。有时呕吐物为血水样，可以有腹泻并排出暗红色血液。

3. 后期出现腹膜刺激征，可能已发生肠坏死，并很快出现休克。

五、辅助检查

(一) 血液学检查

血白细胞计数明显增高，多在 $20 \times 10^9/L$ 以上，并有血液浓缩和代谢性酸中毒表现，血 D-二聚体常有升高。

(二) 腹部 X 线检查

见大小肠有中等或轻度胀气，后期由于肠腔腹腔有大量积液，平片显示普遍密度增高。

(三) 选择性肠系膜上动脉造影

不但有助于确诊本病，而且早期可以帮助鉴别栓塞、血栓形成或是血管痉挛，同时还可以给血管扩张剂如罂粟碱进行治疗。其缺点是侵入性，技术条件要求较高。

(四) 腹部 CT 血管造影

较选择性肠系膜上动脉造影快捷、非侵入性、无须介入技术，诊断正确性也较高。

六、诊断思路

(一) 询问病史

详细追问腹痛起病情况和临床特征。有心血管疾病及其相关手术治疗，介入检查病史者，特别是伴有心房颤动的患者，应高度重视本病发生的可能。

(二) 体格检查

除详细检查腹部体征以外，还应全面了解全身一般情况，生命体征及心血管疾病相关体征。

(三) 辅助检查

常规血液化验、尿液化验检查、生化检查、腹部 X 线检查。根据需要选择腹部 CT、MRI 或选择性肠系膜上动脉造影检查。

七、临床诊断

诊断主要依靠病史、临床表现和选择性肠系膜动脉造影。Bergan 曾将急性肠系膜动脉栓塞的临床表现概括为"诊断三联征"：

1. 剧烈而无相应体征的上腹或脐周疼痛。

2. 胃肠过度排空表现（恶心、呕吐和肠蠕动亢进）。

3. 有导致动脉栓塞的心脏疾病。因此，如有上述三联征表现应高度怀疑本病。最可靠的诊断方法是选择性肠系膜动脉造影。一旦怀疑本病时，即应在适当的准备下进行选择性肠系膜动脉造影检查。

八、鉴别诊断

(一) 冠心病

心绞痛、心肌梗死也可表现为上腹部阵发性或持续性剧烈疼痛，也多见于中老年。有高血压、动脉硬化病史，常于劳累或情绪激动时诱发。腹部无明显体征，心电图可见 ST 段和 T 波改变，舌下含服硝酸甘油常可缓解疼痛。

（二）泌尿系结石

输尿管结石可发生一侧腰腹部突发剧烈绞痛。腹痛特点可向会阴部或腰部放射，腹部无固定压痛，或输尿管行程有轻压痛，腰部肾区叩击痛，尿检查镜下见大量红细胞或尿隐血阳性，腹部平片可见阳性结石。

（三）胆道蛔虫

上腹部剑突下阵发性剧烈绞痛，腹肌软，腹部体征与剧烈腹痛不相符合。腹部剧痛特点有明显间歇期，可放射到背部及右肩胛部，可有吐蛔史，少数病例可见黄疸。

九、救治方法

目前多主张采用非手术治疗和外科手术积极治疗。

（一）非手术治疗

一旦怀疑本病时即在适当准备下，如抗休克、纠正心力衰竭和心律失常的同时，进行肠系膜上动脉造影。如发现有栓塞及血管痉挛时，即以输液泵经导管灌注罂粟碱 30～60 mg/h，如有的患者腹痛减轻，动脉逐渐扩张充盈，则可继续采用这种非手术疗法。

（二）手术治疗

如非手术治疗无效则仍需进行手术治疗：

1. 栓子切除术。栓塞早期，肠管充血发绀尚未坏死，应将主干游离切开取栓并清除远端血块。

2. 旁路移植术。清除血栓后如上段来血满意，可用自体静脉作片状移植以关闭肠系膜上动脉切口。如取栓后上段无血或来血很少，则应用自体大隐静脉在腹主动脉或髂总动脉与肠系膜上动脉之间进行搭桥吻合术。

3. 肠切除术。如肠管已坏死，则行肠切除吻合术。

十、诊疗探索

（一）术中对肠管活力的判断

通常依据观察肠管颜色蠕动及边缘动脉搏动等来确定肠管是否有活力。除此之外还可借助多普勒血流分析和荧光染色技术来判断。具体操作是将多普勒超声探头在肠系膜与肠管交界处及肠壁的对肠系膜缘观察有无动脉血流；荧光法是在周围静脉内注射 1 g 荧光钠后，于暗室中通过紫外光观察肠管，局部如发黄色荧光则证明有血液循环存在，肠管有活力。如仍然不能做出决定时，可将肠管放回腹腔，同时给以积极支持治疗，在 24～36 h 后再次剖腹观察肠管情况。

（二）术中经导管溶栓治疗

切开肠系膜上动脉主干，插入带有气囊的取栓导管取出栓子，再经导管注入尿激酶，用量只需全身用药的 1/600～1/20，溶于 0.9％氯化钠。

十一、病因治疗

积极的心血管原发病的防治是预防肠系膜上动脉栓塞的关键，特别是对慢性心房颤动的积极根治如电生理消融治疗意义重大。

十二、最新进展

介入治疗肠系膜上动脉栓塞是目前治疗该病的最新进展。有作者报道在选择性肠系膜上动脉造影明确诊断的同时应用动脉长鞘进行吸栓治疗。取栓过程中发现血管痉挛或新鲜血栓时，经动脉灌注罂粟碱或尿激酶溶栓进行血管开通。

谢晓华 李贺 张在其

第二十三节 腹主动脉瘤破裂

一、基本概念

腹主动脉瘤破裂是指腹主动脉局限或弥散性扩张、膨出，最终动脉壁全层破裂，出现剧烈的腹痛或背痛、严重的低血压及休克。常见的诱发因素有血压增高、外伤、情绪激动和用力排便、咳嗽等，也有部分患者发病无明显诱因，称为自发性破裂，甚至发生在睡眠中。本病死亡率高达 41%～70%，是外科最为凶险的急症之一，抢救须分秒必争。

二、常见病因

（一）动脉粥样硬化

最常见病因。多发生于 50 岁以上患者，常伴有高血压、冠心病等，少数伴有髂动脉及下肢动脉硬化性闭塞症。男性肾动脉以下腹主动脉因缺乏中层滋养血管，容易形成动脉硬化性动脉瘤，所以本病多见于男性患者。

（二）其他因素

外伤、感染、动脉炎和动脉壁发育不良等，都会引起腹主动脉瘤。

三、发病机制

（一）真性动脉瘤

动脉壁粥样硬化，失去弹性，在血流压力冲击下，动脉壁变薄部分扩张、膨出形成动脉瘤，进一步发展即可继发破裂，造成严重出血。

（二）假性动脉瘤

因损伤或炎症，动脉壁破裂后在软组织内形成搏动性血肿，以后周围被纤维组织包围而形成瘤壁，继发破裂造成出血。

（三）动脉夹层

腹主动脉中层囊性坏死或退行性变，当内膜受损及在高压血流冲击下，造成中层分离形成积血扩张、膨出，动脉夹层外层破裂引起大出血。

四、临床特征

腹主动脉瘤患者发病男女比例为 5：1～6：1，平均年龄＞60 岁，破裂发病前多数患者缺乏明确症状。破裂时出现剧烈的腹痛或背痛、严重的低血压、搏动性肿块。破裂后大多先形成腹膜后血肿，继而破入腹膜腔，患者可因失血性休克而死亡；少数还可破入十二指肠形成主动脉十二指肠瘘引起消化道大出血，或破入下腔静脉形成主动脉腔静脉瘘。

五、辅助检查

多普勒血管超声、CT 血管造影、磁共振血管造影、数字减影血管造影等影像学检查具有确诊意义。其中 CT 血管造影和多普勒血管超声应用较多，CT 血管造影对破口的位置和腹膜后血肿范围可提供准确判断；彩色多普勒超声则有易搬动优点，对于极危重的患者可以在术前准备和麻醉的同时在床边进行彩超检查，争取抢救时间。数字减影血管造影虽有很高诊断价值，但属于有创检查，烦琐且危险大，急诊情况下很少采用。腹部 X 线片：腹主动脉钙化影和腰大肌及肾脏轮廓影模糊或消失有助于本病诊断。

六、诊断思路

（一）详细询问病史

仔细询问发病情况，起病时常有情绪激动或用力排便等腹压增高的动作，也可无任何诱因。注意有无高血压、冠心病和下肢动脉硬化性闭塞症等病史。详细了解疼痛特征。疼痛部位多位于腹部和（或）腰背部，常波及胸肋部和腹股沟部，为突发的持续性剧痛，难以忍受，伴有窒息感和濒死的恐惧。了解其他伴随症状。

（二）体格检查

全面了解一般情况及生命体征，了解有无血压下降及休克情况。腹部体检注意搏动性肿块和移动性浊音等。

（三）辅助检查

由于起病急骤血容量未及代偿，血液化验红细胞比积不一定降低。因腹膜后血肿波及肾脏输尿管，尿液化验可见红细胞。影像学检查有确诊价值。

七、临床诊断

对于突然发生的腹部或腰背部剧痛，血压降低或休克患者，尤其是伴有高血压、冠心病或下肢动脉硬化性闭塞症的老年男性，或者发病前有情绪激动、腹压增高等诱因者，必须考虑到腹主动脉瘤破裂的可能。根据典型的突然剧烈腹痛、腰背痛、腹部搏动性肿块"三联征"可做出诊断。辅助检查彩超、CT 血管造影、磁共振血管造影或数字减影血管造影可确诊。

八、鉴别诊断

（一）肾绞痛

剧烈腰痛，肾区叩击痛，甚至镜下血尿等表现是输尿管结石肾绞痛的常见临床特征，但是腹主动脉瘤破裂也可有类似表现。后者常伴有血压降低及休克，解痉止痛和强效镇痛剂如吗啡也难以缓解疼痛。

（二）消化性溃疡急性穿孔

突然发生上腹或右上腹持续剧痛与腹主动脉瘤破裂时疼痛相似，但前者发病年龄较轻，多有消化性溃疡病史，有典型腹膜刺激征，可有膈下游离气体。有时仅依据临床症状和体征也难于鉴别，彩超或 CT 血管造影等有助鉴别。

（三）急性胰腺炎

可表现为急性发生的腹痛、腰背疼痛，甚至血压下降等，但多有暴饮暴食史，频繁恶心、呕吐，血、尿淀粉酶增高。

九、救治方法

腹主动脉瘤破裂的诊断一旦确立，宜争分夺秒紧急外科手术治疗。手术的关键是控制动脉瘤近端的主动脉。

（一）控制出血

1. 经左胸阻断胸主动脉。因大出血而血压降为 0 时，宜先开胸阻断胸主动脉控制出血。

2. 经腹部切口控制动脉瘤出血。尚有血压情况下，应经腹部切口控制出血。大多数患者可以在肾动脉水平以下剖出动脉瘤近端的主动脉而控制出血；少数病例因血肿广泛，必须在膈肌下方暂时阻断主动脉，待解剖显露肾动脉下方的主动脉后移除膈下的主动脉钳；也可在腹主动脉瘤破裂处近端插入气囊阻断血流。

3. 有条件时可于手术开始前即经一侧股动脉或肱动脉、腋动脉插入一根球囊阻断导管控制出血。

（二）手术方法

分为开腹修复手术和腔内修复手术。开腹修复手术即腹主动脉瘤切除，原位人工血管移植术；腔内修复手术是近十多年来新兴的治疗方法。

十、诊疗探索

腹腔干上方控制出血：经腹正中切口入腹后，一般情况下先探查后腹膜肾周，如无广泛血肿则仔细解剖显露肾下瘤颈后阻断止血。如果血肿严重在腹膜后血肿内盲目分离瘤颈则易损伤肾脏及其血管，或在游离过程中发生不可控制的出血而需要立即阻断主动脉，则可以快速于网膜囊内膈肌裂孔下腹腔干上阻断腹主动脉，并在瘤腔内完成近端的人造血管与瘤颈的吻合，然后用阻断钳阻断人工血管，开放腹腔干上方的阻断钳。但是腹腔干上方控制出血可进一步加重肝脏、肠道和肾脏的缺血性损伤并导致多器官功能障碍综合征。

十一、病因治疗

早期发现腹主动脉瘤，包括真性动脉瘤、假性动脉瘤、动脉夹层，对其进行积极的治疗，包括腹主动脉瘤切除原位人工血管移植术和带膜支架血管腔内修复，是预防腹主动脉瘤破裂大出血的有效措施。

十二、最新进展

腔内修复手术（又称腔内治疗），即带膜支架血管腔内隔绝术具有创伤小，术中出血和输液量少，恢复快，近期病死率低的优点。但是术前需要完善的影像学数据和选择合适的移植物，所以腹主动脉瘤破裂伴血压不稳或休克者，做 CT 血管造影等详细检查可能延误治疗时机；另一方面并非所有腹主动脉瘤破裂患者都适合腔内治疗，一些患者由于瘤颈长度短，直径大而不适合腔内治疗；技术条件要求较高，需要一个具有成熟经验的手术小组相互配合。

谢晓华　李贺　张在其

第二十四节　医源性腹部脏器损伤

一、基本概念

医源性腹部脏器损伤是指实施医疗操作（手术、检查、护理等诊疗行为）时造成的意外腹部脏器损伤，虽不常见，但往往由于诊疗的延误、处置的不当及随之而来的计划外诊疗支出、甚至出现严重的并发症危及患者生命等因素，成为各种医疗纠纷最常见的焦点问题。尤其近些年，随着微创诊疗技术（腹腔镜、各类内窥镜、介入诊疗等）、能量器械等先进诊疗技术在全国各级各类医疗机构的广泛应用和开展，医源性腹部脏器损伤呈现出发生率增多、损伤隐蔽性、症状迟发性等特点。

二、常见病因

（一）医护人员因素

操作粗暴：操作不细致，强力暴力操作。

技术生疏：解剖知识欠缺、操作技术生疏、设施设备的使用欠规范。

判断失误：诊断不全面、探查不仔细、技术不熟练导致判断失误、盲目自信。

配合不默契：团队建设缺乏，尤其普外、妇科、泌尿外科广泛开展的腔镜手术，有别于传统的开放手术，需要手术团队各成员的不断磨合，才能流畅完成。

责任心缺失：操作不仔细、探查不细致、损伤处置不当、盲目扩大指征。

（二）患者因素

解剖变异：异常的血供、异常的组织器官融合、异常的器官毗邻关系等。

非初次手术：既往手术造成腹腔内广泛粘连，器官结构、关系紊乱。

肥胖：有证据显示，肥胖是造成术中意外损伤的一个重要的独立因素。

病变复杂：炎症、肿瘤、外伤、非计划二次手术等疾病，导致病情复杂。

三、发病机制

（一）直接性损伤

在医疗操作过程中，即刻发生的脏器损伤，如胃肠镜检查治疗时的穿孔；手术切口时胃肠道、膀胱的损伤；经内镜逆行胰胆管造影过程中胆道的损伤；灌肠过程中肠道的穿孔等。

（二）血运性损伤

虽未直接损伤脏器，但医疗操作导致脏器重要血运受损，造成即刻或迟发性缺血坏死、穿孔等。

（三）迟发性损伤

医疗操作的小失误虽然未引发即刻的症状，但却形成了潜在的可能进一步发展成严重脏器损伤的风险，导致后续的康复过程中出现的迟发性脏器损伤。

四、临床特征

（一）发热

由于消化系统是占据腹腔空间最大的脏器系统，故而损伤后，最常见的症状为感染引起的发热，常因伴发疼痛，胃肠道反应出现恶心、呕吐等症状，部分患者因膈肌受激惹伴有呃逆。

（二）疼痛

腹部脏器损伤，无论消化液、尿液、还是血液外溢，都会对腹膜、消化道、泌尿系统产生刺激，表现出程度不等、性质不一、部位各异的疼痛，与之伴随的常有反射性的呕吐、里急后重感、泌尿系统刺激征，严重者可导致休克、昏厥。

（三）出血

腹部除了大量的空腔脏器之外，剩余的多是富血供的实质性器官，如肝脏、脾脏、肾脏等，此外还有含有丰富血管网络的网膜、肠系膜。损伤之后，常伴有腹腔内和（或）消化道、泌尿系、生殖系的出血，表现为程度不等的失血性症状，严重者可因失血性休克导致死亡。

（四）漏

胰液、消化液、血液、十二指肠内容物漏入腹膜后，并向右肾周围及右髂窝扩散，形成严重的腹膜炎、肾周脓肿和髂窝脓肿，由于漏出的胰液中含有大量的消化酶原，这些酶原被漏出的胆汁、肠液激活后具有很强的消化力，可消化、腐蚀破口周围组织。

（五）血尿

医源性肾损伤顽固性术后血尿。

五、辅助检查

（一）实验室检查

血尿粪常规、粪便隐血、肝肾功能、血尿淀粉酶、各种引流液的常规和涂片检查。这些常用的检查，有助于损伤系统的初步判断，如出现异常的血尿，应排查泌尿系统的损伤；出现粪便隐血阳性，应排查消化系统的损伤；血色素异常降低，应排查异常的失血等。

（二）诊断性腹部穿刺、腹腔灌洗

简单实用的辅助诊断措施。根据穿刺液、引流液、灌洗液的肉眼性状、实验室检测，快速做出损伤的分类判断，为进一步确诊检查明确方向。如实质脏器损伤时，可抽出不凝血；胆道损伤，可见胆汁样液体；消化道损伤时，可见伴有恶臭的粪便样液体等。

（三）腹部 X 线检查

简单易行，尤其适用消化道空腔脏器穿孔的诊断。

（四）超声检查

适用于腹部各种实质性器官损伤的诊断。同时由于具有无创性、床旁便捷性，尤其适合不宜搬动和需要动态观察损伤变化的患者。

（五）腹部 CT 检查

条件允许的情况下，优先选择的检查方法。虽然 X 线、超声等常规影像学检查可以完成大多数常见腹部脏器损伤的诊断，但由于检查的局限性，常常造成漏诊、误诊，尤其考虑到胰腺、十二指肠等腹膜后器官的损伤、实质脏器的小损伤或包膜下损伤、复合脏器损伤等情况时，全腹部 CT 平扫及强化检查应作为首选。

（六）造影检查

常用的包括消化道造影、经内镜逆行胰胆管造影、排泄性尿路造影、血管造影等，对确定腹部脏器、管道、血管等的损伤及部位有良好的价值。

（七）磁共振胰胆管成像

由于无创、无 X 线照射、不需要造影剂等优点已取代诊断性经内镜逆行胰胆管造影，作为评估胆管损伤和胰胆管疾病的首选诊断方法。

（八）内镜检查

膀胱镜、输尿管镜、宫腔镜、胃肠镜等，可以直视下发现损伤部位，同时给予必要的治疗。

（九）腹腔镜腹腔探查

对各类损伤，影像学检查不能确诊时，可腹腔镜检查。

六、诊断思路

医源性腹部脏器损伤一旦发生，往往会引发医疗纠纷和投诉，给当事医护人员带来巨大的心理压力、强烈的挫败感，因此部分医护人员面对已发生的或可能发生的损伤时，常常犹豫不定，或者心存侥幸，或者如惊弓之鸟，不能冷静、准确、及时地做出判断，不能及时地采取有效措施实施治疗，常造成更严重的后果。

医疗操作是双刃剑，这个观念不仅医护人员要清楚，也要告知患者及家属。意外发生的时候，当务之急不是回避，而是准确把握好局部和整体、治疗和救命的平衡，最大限度地止损。诊疗过程中，应结合医疗操作的具体情况，认真查体，并采取有效的辅助检查明确：医源性损伤是否存在、医源性损伤的部位、医源性损伤的严重性！

七、临床诊断

临床上，医源性腹部损伤的部位不同，临床表现大相径庭，下面就不同的损伤脏器按其主要临床特征及诊断思路逐一简述。

（一）肝脏损伤

主要临床特征是出血和胆汁渗漏，故常出现失血性休克和胆汁性腹膜炎。主要临床表现为：腹痛剧烈，腹膜刺激征明显；合并胆道损伤时，血液可经受伤的胆管进入十二指肠，出现黑便或呕血。辅助检查：血常规可出现红细胞、血红蛋白、红细胞比容下降；继发感染时，白细胞总数及中性粒细胞升高。生化检查可有血清转氨酶升高，偶尔凝血功能异常。腹腔穿刺可抽出伴有胆汁的不凝血。腹腔灌洗液血清转氨酶含量的测定有助于肝损伤判断。B 超由于检测方便，不需要对危重患者进行搬运，可作为首选影像学检查，尤其适宜需要对损伤伤情动态监测和评估者，检查时应注意肝包膜的完整性、包膜下血肿、肝脏撕裂伤、肝脏周围渗血渗液量的变化。当损伤较小、超声诊断困难时，CT 肝脏扫描，特别是，通过 CT 血管造影有助于损伤的诊断。最后，对高度怀疑又无法确诊的肝脏损伤，为了避免贻误病情，可选择腹腔镜探查或剖腹探查进行诊断。

（二）脾脏损伤

主要临床特征是出血。脾脏破裂分为中央型破裂、包膜下破裂和真性破裂。前两种因包膜完整，可无腹腔出血表现，因此较为隐匿，不易被发现；而真性破裂常导致失血性休克，红细胞、血红蛋白迅速减少，红细胞比容迅速下降，腹腔穿刺可抽出不凝血。辅助检查首选 B 超或 CT；诊断困难时可行选择性的血管造影。

（三）胰腺损伤

主要临床特征是胰漏或胰瘘。患者常表现为上腹部及腰背部的持续性疼痛，定位常不明确，仰卧位时加重；部分患者因膈肌受刺激可出现肩背部疼痛；当外渗的胰液通过网膜孔或破裂的小网膜进入腹腔后可有弥散性腹膜炎表现，严重时可有休克表现；也有部分胰腺损伤由于胰液外渗较少，无明显临床表现，往往导致诊断延误。辅助检查：实验室检查表现为白细胞、淀粉酶、脂肪酶增高，但淀粉酶测定缺乏敏感性和特异性，早期血清淀粉酶增高率与其他腹腔脏器损伤无明显差异，且升高的水平与损伤程度不成正比，对胰腺损伤程度的诊断价值有限。腹腔穿刺液、灌洗液或引流液淀粉酶、脂肪酶可在一定程度协助诊断，一般认为当淀粉酶和脂肪酶含量超过血清值 3 倍，每天的引流量＞10 mL 时，可考虑胰瘘。部分损伤较轻的患者淀粉酶可正常。影像学检查首选 CT、磁共振胰胆管成像。CT 检查可发现胰腺弥散性肿大、胰腺的轮廓是否完整，周围有无渗液，有无假性囊肿等典型的阳性征象，严重的患者可见胰腺横断或贯穿胰腺的低密度线，但是对于胰管完整性的诊断效果较差。磁共振胰胆管成像作为无创性检查可替代经内镜逆行胰胆管造影，作为 CT 的补充，完成胰管完整性的检查。

（四）胆道损伤

主要临床特征是胆汁漏。文献报道，术中胆道损伤常被术者疏漏，其术中诊断率仅为 25%～32.4%，大多数在术后才得以发现。胆汁漏是胆道损伤的直接诊断依据，术中可用干净的纱布覆盖创面 3～5 min，观察纱布有无黄染，必要时术中可做胆道造影，观察造影剂有无渗漏。术后如果发现腹腔穿刺液或者引流液为胆汁样液体时，应高度怀疑胆道的医源性损伤。可选择 B 超完成初步筛查，检查时可发现肝内胆管或胆总管扩张、肝下和腹腔积液，但 B 超不能完整且清晰的显示整个胆道树结构，很难完成胆道损伤的分型诊断。临床常采用经内镜逆行胰胆管造影、磁共振胰胆管成像、经皮肝穿刺胆道造影检查来显示胆道树结构，其中经皮肝穿刺胆道造影在检查的同时可完成经皮肝穿刺胆道造影引流术，实现减黄、保肝的目标，为后期手术创造条件。但要注意的是经内镜逆行胰胆管造影和经皮肝穿刺胆道造影作为有创性检查可能会带来新的医源性损伤。

（五）空腔脏器的损伤

主要有胃、十二指肠、小肠、结肠和直肠的损伤，主要临床特征是消化液、食物和粪便漏入腹腔，导致局限性或者弥散性腹膜炎。根据损伤部位、渗出液的量、渗出液的成分、合并伤的部位，患者的临床表现不尽相同。如十二指肠损伤者由于胆汁和消化液渗入腹膜后，刺激腰大肌，出现腰背部的持续疼痛；严重者，气体弥散到盆腔腹膜后间隙时，指诊时在骶前可扪及捻发音。又如直肠联合膀胱、阴道损伤者，尿液可从肛门流出或者尿液混有粪便残渣、粪便自阴道流出。术后的引流液和穿刺液如发现粪便、胆汁等消化道内容物就可以诊断空腔脏器损伤。对于瘘口较小，或者局部包裹者，早期确诊的确比较困难。因为腹腔镜和开腹手术后患者腹腔内可残留气体，故超声、X 线在术后早期对空腔脏器损伤的诊断价值非常小，CT、MRI 面临着同样的问题。消化道造影能看到造影剂外渗，是判断空腔脏器损伤的主要辅助检查手段。一些一般情况良好，上述检查方法无明显异常，但仍高度怀疑损伤的患者必要情况下可行胃镜、肠镜检查，帮助精确定位，但要注意早期术后患者该检查会增加损伤的风险，需慎重考虑。其次，还可选择剖腹或者腹腔镜探查。

（六）血管损伤

主要特点是出血和血管栓塞。

1. 外科手术操作可导致血管损伤，引起出血，腹腔内可有大量瘀血或者血肿，出血量较大的情况，可出现压迫和休克症状；由于医疗技术的发展，一些能量器械的使用，医源性假性动脉瘤的发生明显增加。

2. 近年来，介入治疗发展迅速，导管在血管成型、主动脉瘤或主动脉夹层腔内修复，或者各种心脏介入治疗，可导致：①穿刺部位的血管损伤，主要表现为局部出血、血肿形成、假性动脉瘤及周围组织器官压迫、创伤性动静脉瘘等；②血管腔内成形术和腔内器械的使用可导致血管破裂、夹层或者血栓栓塞。

3. 放射治疗也可造成血管损伤，导致放射性血管炎，最终导致血管闭塞。

4. 一些药物特别是化疗药物，可引起血管炎、甚至血栓形成，导致血运障碍，血管损伤导致的液体外渗，还可出现周围组织肌肉的坏死。大多数的医源性血管损伤在手术和操作中即可发现。术后患者的生命体征变化和查体可帮助诊断有无血管损伤，如末梢动脉搏动消失、血管震颤或杂音、进行性增大的血肿、搏动性肿块、局部组织器官缺血、失血性休克等。B超、CT、MRI可提示腹腔内有无积血，局部有无压迫症状，CT血管造影或者磁共振血管造影可帮助了解出血部位。血管造影是重要检查手段，同时还可帮助治疗。必要时，腹腔镜探查和剖腹探查均可帮助进一步诊断。

（七）泌尿生殖系统损伤

由于损伤部位不同，临床特征也不尽相同。

1. 医源性肾损伤，最常见的损伤部位是肾血管损伤，主要表现为顽固性术后血尿、持续性手术侧腹部及腰部疼痛、肾造瘘口持续性出血、血清肌酐持续增加、血红蛋白快速下降、血流动力学不稳甚至休克。部分肾血管损伤，如动静脉瘘、假性动脉瘤，临床症状可延迟至术后3周以后出现。超声、增强CT、磁共振血管造影检查均可用于诊断。如果出血量较大，影响血流动力学稳定的情况，首先肾血管造影术，同时可进行血管栓塞帮助止血。

2. 医源性输尿管损伤，最常见是结扎或者被缝合引起输尿管扭曲、梗阻；有的部分或全部离断；或者因烧灼、钳夹引起穿孔；此外输尿管的大范围的分离止血，可损伤其血管及神经，导致输尿管蠕动能力下降。近年来，随着能量器械的广泛使用，输尿管隐匿性损伤的风险明显增大，增加了诊断的难度。患者的临床表现多种多样，可出现发热、血尿、排尿困难、少尿无尿、腹部疼痛、腰背部疼痛、腹膜炎等，输尿管梗阻可引起尿液引流不畅，导致肾积水、肾功能受损、血清肌酐和血清尿素氮水平增加。输尿管损伤引起尿液外漏，腹腔引流液、肛门、阴道可出现大量黄色引流液，引流液可行尿素氮、肌酐检测，当含量水平高于血清尿素氮和血清肌酐时，考虑尿液外漏。术中若输尿管出现破裂，手术视野可有持续性的黄色液体流出，有时可见管状断端。若术中可疑输尿管损伤，可静脉注射亚甲蓝，观察术野是否有蓝色液体外漏，也可经膀胱镜或者打开膀胱，逆行插入输尿管导管，观察输尿管是否完整。若术中可疑输尿管结扎，也可逆行性插入输尿管导管，若可顺利插入肾盂表示输尿管无明显断裂或闭塞。当术中对输尿管大范围游离，不排除血管神经损伤时，应检查输尿管的血供是否良好，输尿管蠕动是否正常，是否有尿液流出。术后输尿管损伤的诊断，主要依靠术中情况、术后患者的临床症状及结合相关检查。B超可发现肾盂输尿管积水、腹腔积液、肾周积液情况等。静脉尿路造影常用于诊断输尿管损伤。如上述方法仍不能诊断，可行有创性的逆行性肾盂造影。

3. 医源性膀胱损伤，主要特点是尿液外漏，术中一般都能发现。如果术中不能确定，可行膀胱镜检查；对于微小的、位置不确定的损伤，通过向膀胱中注射亚甲蓝，观察液体的渗漏而确诊。术后主要表现为耻骨上疼痛、血尿、少尿，若损伤与腹腔相通，引流管中可见淡黄色液体流出，通过生化检查，明确诊断。部分患者还可表现为腹痛、腹胀，炎性肠梗阻，严重时可出现脓毒症。CT膀胱造影是诊断术后医源性膀胱损伤的金标准，可见造影剂渗入腹腔或者盆腔。

八、鉴别诊断

医源性腹部损伤的鉴别一般不难，主要是判断损伤的具体部位。大多数医源性损伤，在手术和操作中即可发现；也有部分损伤由于损伤较小、术中表现不明显，又或术者粗心大意，术中观察不仔细，导致术后才发现；也有部分损伤如假性动脉瘤等，术中往往容易被忽略，术后早期临床表现不典型，术后迟发出现，导致诊断延误。术后高度怀疑医源性损伤的患者，损伤部位的判断必须结合手术操作进行，因为手术和操作范围决定了医源性损伤的部位和范围。部分患者由外院转入，故询问和了解手术和操作的过程对准确判断损伤部位极为关键，最好与当事医生取得直接联系。

此外，不同脏器的医源性损伤的特点不同，结合当时手术和操作中的具体情况，大多数医源性损伤都不难判断。实质性脏器损伤主要表现为出血，腹膜炎体征一般不明显，如肝、脾的损伤可出现腹腔积血，主要表现为移动性浊音、肝浊音界缩小，有胆汁漏出时也可出现胆汁性腹膜炎表现，当患者的失血量较多，超过血容量的 20% 时，常因引起多器官组织的灌注不足，而出现休克表现。空腔脏器损伤的主要表现是腹膜炎，伴有肠鸣音减弱，患者主要临床表现为腹部剧烈疼痛，板状腹，感染较重时也可有休克表现。此外，损伤的具体器官不同，临床表现也不尽相同，如腹膜后位器官，如胰腺和十二指肠损伤，早期症状和体征不明显，刺激后腹膜神经丛可能引起肠蠕动减弱，导致腹胀。有排尿困难、血尿、外阴或者会阴牵扯痛患者，考虑泌尿系统损伤。判断出大致的损伤部位后，结合前面所述的相关辅助检查，如 B 超、CT、MRI、造影等，一般不难鉴别出具体损伤的部位、范围和程度。

九、救治方法

不同脏器医源性损伤的救治方法也不同，大多数患者可按常规方法行修复手术，但当损伤较为严重，患者出现低体温、代谢性酸中毒、凝血功能障碍等情况时，首先推荐控制损伤外科的治疗。其原则是：

1. 快速控制出血。
2. 快速控制肠内容物外溢造成的腹腔污染。
3. 快速关闭腹腔。
4. 快速转运至重症监护病房复苏，维持机体内环境稳定。
5. 待生命体征平稳，一般情况好转，内环境稳定，营养状况良好，可耐受较大手术打击时，再考虑针对病因的确定性手术，如清除填塞物、消化道重建、恢复胃肠道的连续性和腹壁完整性等。

(一) 医源性肝脏损伤

根据损伤的程度选择保守治疗或者手术治疗，轻度肝损伤，血流动力学稳定等情况可进行保守治疗；如果经补充血容量等治疗后血流动力学仍不稳定或者肝损伤较重的患者，应采取手术治疗。手术治疗应尽快控制出血，同时要彻底清创、缝合修补损伤，消除无效腔。必要时可结扎肝动脉分支，对损伤较大无法缝合修补时，可选择进行部分肝切除。

(二) 医源性脾脏损伤

与肝脏损伤相似，根据损伤的程度可选择保守治疗和手术治疗。对于脾被膜撕裂、浅表性脾实质性损伤、脾下极边缘型破裂、脾脏横形裂伤＜2 cm 时，可选择脾修补术，尽可能用可吸收缝线做贯穿褥式或 U 形交锁缝合，对较大较深伤口打结时可用大网膜或者吸收性明胶海绵等填塞，以防切割。对于损伤较严重、出血凶猛时，可行脾切除术。

(三) 医源性胰腺损伤

术中若发现胰腺损伤，可进行"8"字缝合外加大网膜覆盖，周围放置双腔引流管，术后综合治疗。术后发现胰腺损伤的患者，可采取非手术，包括禁饮食、营养支持、胃肠减压、纠正水电解质紊乱、抑制胃酸分泌，用奥曲肽或者生长抑素抑制胰腺分泌。当合并感染时，可先用广谱抗生素，再根据细菌培养的结果选择敏感抗生素。放置双套管充分引流并负压吸引。如果胆胰肠结合部损伤者需要手术治疗，必要时可将十二指肠旷置、全胆汁改道术，只有在损伤严重确实无法修复时才行胰头十二指肠切除。

(四) 医源性胃损伤

术中发现胃损伤较小时，可直接缝合修补，局部大网膜覆盖；若损伤范围较大无法直接缝合修复时，行胃部分切除术。术后才发现胃损伤者，可根据污染情况采取保守或手术治疗。

(五) 医源性十二指肠损伤

根据美国创伤外科协会分级方法，进行分级处理：Ⅰ级即十二指肠浆膜面挫伤、灼伤，黏膜或浆膜小血肿（血肿<30 mL），难以察觉的细小穿孔，局部症状和体征轻，可给予保守治疗或浆膜面包埋缝合或网膜覆盖缝合，十二指肠外引流。Ⅱ级即小而规则的前壁穿孔，大的血肿（血肿>30 mL）和少数后壁穿孔，裂口小、组织水肿轻，十二指肠损伤小于周径的 1/5，清除血肿、缝合出血点并给予单纯双层修补和补片加强或经裂口的十二指肠造瘘术、十二指肠外引流。Ⅲ级是广泛而规则的伤口，占肠周径的 1/5～1/2，大多后壁穿孔或组织水肿严重，需行损伤的 2 层修补和十二指肠的内外引流，部分可需行十二指肠旷置术或十二指肠转流术，如果合并胆道远端良性狭窄病变可行胆管空肠 Roux-en-Y 吻合术，十二指肠损伤严重可行毕Ⅱ胃手术或十二指肠空肠 Roux-en-Y 吻合术。Ⅳ级是指损伤大于十二指肠周径 3/4，组织水肿明显，多处破裂，合并胰头严重损伤或大血管损伤，如果有脓肿形成可行三造瘘术，如果脓肿不明显，病情尚可，可行十二指肠憩室化，若损伤无法修复且病情允许，可慎重考虑胰十二指肠切除术。

（六）医源性胆道损伤

主要修复方法有：

1. 原位胆管修补术，适用于术中发现的胆管管壁的微小裂伤或撕脱伤，可仅行损伤处的直接缝合修补。

2. 胆管端端吻合术，该修补方法吻合口愈合困难，术后胆瘘发生率和再次手术发生率较高。

3. 胆总管十二指肠吻合术，系将胆管损伤处与十二指肠直接吻合，但该手术术后易出现吻合口狭窄、胆肠反流，引起逆行性胆管炎、硬化性胆管炎。

4. 胆管-空肠 Roux-en-Y 吻合术，该方法与胆肠吻合相比，设计了防反流机制，但由于失去 Oddis 括约肌的管控，逆行性胆管炎的发生率仍较高，且增加了胆肠吻合口感染和胆管癌的风险。

5. 带蒂自体生物瓣胆管修复术，该修补方法系将周围的带蒂胃壁瓣、胃浆膜瓣、肝圆韧带脐静脉作为修补组织用于修复损伤的胆管，但由于组织来源不同，容易导致局部瘢痕、纤维化发生，且手术修补难度大，术后并发症较多。

6. 补片修补法，用聚乙烯酸内酯、聚乳酸、聚乙醇酸纤维等修补，重建胆道。

7. 肝移植术，胆道损伤后，容易造成胆汁性肝硬化和门脉高压，最终的解决方法只能依靠肝移植，但肝移植带来免疫排斥反应等术后并发症较多。

（七）医源性小肠损伤

对于损伤较小时，可以简单缝合修补；对于损伤较重，肠系膜受损，肠管水肿明显时，可行肠切除吻合术。

（八）医源性结肠损伤

对于损伤较小，污染较轻、全身情况良好者可行一期缝合修补或者一期切除吻合；对于污染较重、损伤较大、患者一般情况较差，肠管血运不能保证的患者，可行近端结肠造瘘术。

（九）医源性直肠损伤

对于腹膜反折以上损伤，可行修补或切除吻合，同时行乙状结肠双腔造瘘术；对于腹膜反折以下的损伤，予以放置引流，同时行乙状结肠造瘘术。

（十）医源性血管损伤

对于出血量较大的情况，应先控制出血，遵循控制损伤外科原则，待纠正休克、一般情况好转，再行二次手术修补。对于无名血管、膈下血管、腰动静脉、生殖血管损伤可以直接结扎。对于内脏动脉损伤，须依据支配器官的血供情况决定处理方式。

（十一）医源性肾损伤

特别是术后发现的肾血管损伤，大多数可通过保守治疗解决，如钳夹肾造瘘管、气囊加压止血或者换大号的肾造瘘管压迫止血，也可通过介入的手段行选择性肾动脉栓塞。

（十二）医源性输尿管损伤

根据损伤的部位、类型和程度，修补方法不同。

1. 单纯的钳夹伤，结扎导致的扭曲，可通过单纯松解，留置双 J 管引流减压。

2. 输尿管近 1/3 段损伤，若无明显输尿管损伤，可行输尿管端端吻合；若输尿管大段损伤，可把肾脏下移后再行端端吻合，有时可行回肠或阑尾代输尿管术，但由于肠黏膜会分泌黏液导致感染和梗阻。

3. 输尿管中 1/3 段损伤，无明显离断或者缺失时可行端端吻合。

4. 输尿管远 1/3 段损伤，若损伤范围较短可行输尿管膀胱再植，如果损伤范围较大，不能行无张力缝合，可行膀胱角悬吊，减低压力，留置双 J 管及导尿管。

（十三）医源性膀胱损伤

如果术中及时发现，可用可吸收线关闭膀胱，并留置膀胱引流。如果术中未发现，或者内向膀胱损伤，腹膜内和腹膜外的治疗方法不同。腹膜内损伤，需要手术探查修补，但对于没有腹膜炎、肠梗阻症状的患者，可采取膀胱引流、抗感染等保守治疗。若膀胱损伤较大，建议再放置腹腔引流。对于腹膜外损伤，则建议保守治疗。

十、诊疗探索

近年来随着腹腔镜技术的不断发展和微创外科设备的不断改进，部分激进者提出腹腔镜技术创伤小、视野开阔，便于观察，可用于医源性损伤的诊断和治疗。腹腔镜探查适合经验丰富的医师，但腹腔镜探查仍需要注意严格把握适应证和禁忌证、中转开腹要果断，实质脏器力求确切止血，空腔脏器探查要仔细，避免漏诊。

1. 相对禁忌证：

（1）严重腹膜炎。

（2）考虑腹膜后损伤。

（3）既往有手术史。

（4）凝血功能障碍。

（5）中晚期妊娠。

2. 绝对禁忌证：

（1）严重失血性休克。

（2）颅脑损伤。

（3）严重胸部创伤。

（4）腹壁缺损。

（5）高龄。

（6）心肺功能不耐耐受气腹。

（7）合并腹腔高压症或腹腔间隔室综合征。中转剖腹探查的指征：①置入 Trocar 时有大量血液喷出，不能明确出血来源，腹腔粘连严重，分离困难，估计耗时较长时；②肠管胀气严重，腹腔操作有限时；③腹腔污染严重，镜下难以迅速控制感染、彻底冲洗时；④脏器在腔镜下暴露困难时，如腹膜后脏器、胰腺损伤等；⑤腹腔镜下治疗困难时，如肝脏较大挫裂伤、十二指肠损伤、肠道多发破裂或者损伤范围较大时。

腹腔镜探查应遵循：先实质后空腔、先整体后局部的原则。先检查肝、脾等实质脏器的损伤部位、程度，是否有活动性出血和胆漏；然后检查空腔脏器。尽管医源性损伤术前可能已明确定位，但仍不能满足单一脏器损伤的诊断，要考虑到腹腔内多脏器损伤的可能，避免漏诊、误诊。术前可根据损伤部位选择观察孔和操作孔的位置，依次探查脾脏、肝脏、胆囊、胃、空回肠、阑尾、结肠、网膜、子宫及附件等。

腹腔镜治疗也是先处理实质性脏器、血管破裂等出血性病灶，保证血流动力学的稳定，再处理空腔脏器的损伤。根据目标脏器调整体位，显露脏器和周围结构，通常采用由浅入深、从上而下的方法分离。无活动性出血的小血肿、腹膜后局限性非扩张性血肿原则上不处理。腹膜后扩张性血肿，可尝试腹腔镜下切开探查，必要时中转开腹。活动性出血视出血部位和出血量选择适合的止血方法：电凝、结扎、填塞或喷洒止血粉，甚至脏器切除。空腔脏器小的破裂且肠壁水肿较轻者以修补为主，但破裂或创面较大、损伤范围较广、肠壁水肿、血运不好时，以切除重建为主，必要时行造瘘术。

我们认为：腹腔镜探查可能带来新的医源性损伤，由于大多数为二次手术，术中腹腔脏器粘连严重，建立气腹和置入 Trocar 可能导致血管或肠道损伤等；且腹腔镜缺乏直接的触觉，存在盲区，腹腔内大量出血影响视野，容易遗漏微小病变；手术时，气腹可能升高腹压、降低胸腹腔脏器血流量，影响呼吸和循环，还可能导致腹腔间隔室综合征，建议慎重采用。

十一、病因治疗

医源性损伤重在预防，针对前述病因问题，可采取以下措施：

1. 手术和有创操作治疗指征明确，术前充分告知手术相关风险和并发症，取得患者充分理解和同意。

2. 除非急诊手术，术前必须充分准备。

3. 术前充分讨论，严格遵循指南，制订合适的治疗方案，针对可能出现的情况，做好预案，应周密考虑病理因素引起的局部解剖结构异常变化。

4. 术中保证视野清晰，层次清楚。

5. 助手精心配合、充分暴露、术者操作轻柔，避免过分粗暴牵拉。

6. 遇到解剖困难、大出血等异常情况，不盲动，冷静思考，必要时联系上级医师协助。

7. 腹腔镜和机器人手术时要及时把握中转开腹的时机。

8. 高度可疑损伤时，反复冲洗，仔细观察，必要时可术中行造影等检查协助诊断。

十二、最新进展

（一）在严重的医源性损伤救治的复苏阶段，可能导致医源性腹腔间隔室综合征

其主要特点与缺血-再灌注损伤类似。严重失血性或感染性休克时，毛细血管通透性增高，此时如果输注大量晶体进行复苏，不仅不能改善微循环灌注，甚至可能造成严重的水肿。特别是肠道血管最容易受影响，如果此时大量晶体进行液体复苏，可导致肠道水肿、蠕动功能减弱、肠黏膜功能紊乱、屏障功能降低、肠道菌群紊乱，造成肠腔积气、积液，形成腹腔内高压，最终导致腹腔间隔室综合征。对于预防腹腔间隔室综合征的方法，仍在进一步研究中，目前有研究提出了针对灌注液体的配方和成分改良，加入了维生素、炎症因子抑制剂、抗氧化剂等，抑制炎症反应和氧化应激作用，但其有效性仍需进一步的临床验证。

（二）肝脾损伤

有研究者提出保守治疗。脾脏的保守治疗起初主要是针对儿童，为了避免切脾导致免疫功能异常，引起爆发性全身感染。但随着在儿童的非手术治疗中的探索，一些保守治疗也逐渐用于血流动力学稳定的成年人。现最常用的手段就是通过介入手术进行脾动脉栓塞。部分原来具有切脾手术指征的患者，通过脾动脉栓塞，得到了救治。临床上，严格筛选脾动脉栓塞适应证的患者极其重要。目前认

为严重的撕裂伤、假性动静脉瘘等情况不适宜进行脾动脉栓塞。此外脾动脉栓塞本身也会带来新的问题，如脾梗死、脾脏脓肿、造影剂引起的过敏、肾功能不全、发热等。此外，脾动脉栓塞是否会影响机体的免疫，目前尚无定论，有研究发现脾栓塞患者和脾切除患者对比，免疫球蛋白水平、B淋巴细胞亚群水平无明显差异。

支持肝脏损伤的非手术治疗的考虑，主要基于以下几点：

1. 部分肝损伤患者探查时出血已停止。

2. 大多数肝损伤患者死亡的原因是大出血，如果无活动性出血，保守治疗是安全的。

3. 此外，一些新的技术手段，如经内镜逆行胰胆管造影、B超引导下肝穿刺引流及介入治疗，在一定程度上能处理好非手术治疗带来的并发症，如迟发型出血、肝脓肿和胆漏。目前，部分学者认为血流动力学稳定的患者，所有的医源性肝损伤患者都可采取非手术治疗。在控制损伤外科的观念指导下，如果纱布填塞能达到较为理想的止血效果，就应先行填塞；对于小的出血也可予以结扎或者应用止血海绵、止血纱布等材料，如果出血没有停止，就继续填塞，可先进行快速复苏，完全没必要在血流动力学不稳定的情况下进行大的手术切除或者修复工作，以减少创伤。

（三）医源性结肠损伤

一般不做一期修补，建议性预防性造瘘术，二次手术还纳。但目前有研究发现，一期结肠修补后，包括未做肠道准备的患者，吻合口瘘风险仅约2%，且与造瘘术患者相比，腹腔感染、切口裂开、切口感染的风险明显较低，此2组患者死亡率无明显差别。但一期吻合并不适用于所有患者，特别是有明显肠管缺血坏死、腹腔污染较重的患者，肠造口较为安全。此外，医源性损伤本身就存在医疗安全和纠纷问题，肠造口术更安全，也更符合控制损伤外科的理念。

王建华　胡卫建　张在其

第五章 泌尿外科

第一节 肾 损 伤

一、基本概念

肾损伤常是严重多发性损伤的一部分，随着现代社会经济、建筑、交通的高速发展，高能量损伤显得尤为突出，泌尿系损伤的发生率逐年上升。肾组织位置深，有坚强的骨及肌肉保护，但纤维成分相对较少，质地脆弱，包膜薄，受到暴力打击、高处坠落、冲击波损伤等都可以导致肾损伤。临床上主要表现为尿血、尿外渗和腰痛，如处理不当极易发生失血性休克、脓毒症，甚至危及患者生命。

二、常见病因

在临床上，因肾组织比较脆弱，撞击、震荡等较轻微外力即可导致肾损伤，主要为闭合性损伤。按损伤原因分类如下。

（一）闭合性损伤

1. 直接暴力。腰部或腹部撞击伤、挤压伤、摔伤、拳击伤、动物踢伤等。
2. 间接暴力。对冲伤、爆炸冲击波损伤、肾扭转、高处坠落伤。
3. 病理性肾破裂。肾脏在病理条件下，如肾积水、肿瘤、肾囊肿、结核等，肾脏体积已经增大到一定程度，实质变薄，轻微外力或体力劳动即可发生破裂。

（二）开放性损伤

1. 锐器穿通伤。常因弹片、枪弹、刀刃等锐器直接致伤，也可能由骨折端刺伤。
2. 医源性损伤。有创操作损伤或腹部手术意外损伤。

三、发病机制

如果损伤轻微且局限在部分肾实质，肾实质内小血管损伤或挫伤后血管通透性增加，形成瘀斑或包膜下血肿，肾包膜和肾盂黏膜完整。损伤涉及集合系统可有少量血尿，一般症状轻微，可以自愈。冲击波损伤常导致广泛的肾实质挫伤，肾组织水肿和点状渗血使体积增大，包膜紧张而疼痛难忍，不敢直腰，水肿消退后症状消失，常不会遗留后遗症。如果外伤作用力较大使肾实质部分裂伤伴有包膜破裂，可致肾周围血肿。如肾盂肾盏黏膜破裂，则有明显的血尿。如果外伤力使肾实质全层裂伤，波及包膜及肾盂肾盏黏膜，可引起肾周围较大血肿、血尿和尿外渗。肾横断或碎裂时因部分组织缺血导致坏死。如果肾损伤同时伴有后腹膜损伤会使血和尿流到腹腔导致腹膜刺激症状。肾裂伤出血速度快，常导致休克，单纯肾蒂撕裂伤少见，出血凶猛，常来不及诊断就现场死亡。

四、临床特征

肾损伤的临床表现与损伤的程度密切相关，要结合外伤机制、能量高低、主要着力部位综合考虑。尤其在多发伤患者常被颅脑损伤、四肢开放损伤等掩盖伤情，腹部 CT 和导尿才发现泌尿系损伤，临床救护时需全面考虑，重点突出。

(一)血尿

肾损伤患者大多有血尿，这也是肾损伤的最主要症状。分为镜下血尿和肉眼血尿，对于腰部腹部外伤的患者急诊必须查尿常规，观察血尿的颜色、持续时间等，从而了解肾损伤情况，在治疗过程中，血尿多从肉眼血尿转为镜下血尿，直至消失而治愈。但有时血尿与损伤程度不一致，在某些重度损伤时，血尿可能表现为一过性，血尿消失的原因可能如下：

1. 肾蒂损伤时，血管内血栓形成，阻断了血流。
2. 腹膜后血肿过大，压迫输尿管所致。
3. 输尿管断裂，远侧输尿管无尿液流过，主要表现为肾周积尿。
4. 也有部分病例血块阻塞输尿管。
5. 少部分病例为肾盂肾盏损伤极轻，而未产生血尿。

血尿程度与肾损伤程度并不完全平行，与损伤的部位有关，例如肾皮质破裂，但没有伤及集合系统时血尿不严重，表现为肾脏周围血肿；肾蒂损伤的患者只表现为内出血为主的休克症状；因而对影像学检查有肾损伤而无血尿或尿量少同时合并休克者应引起足够的重视。若伤及肾窦、肾盏或肾盂，则可能表现为肉眼血尿。虽然临床治愈，但血尿（肉眼血尿或镜下血尿）可能持续很长时间。

(二)休克

严重肾裂伤、肾蒂撕裂伤或合并其他脏器损伤导致腹内大量出血时，常发生创伤失血性休克。

(三)疼痛

往往是受外伤之后的第一个症状。单纯肾损伤一般表现为腰背部持续性疼痛，有时伴有深腹部疼痛，弯腰有助于减轻疼痛。血液、尿液渗入腹腔会出现腹膜刺激症状。血块通过输尿管或伴有输尿管损伤时发生肾绞痛，疼痛向会阴部放射。

(四)腰腹部肿块

血液、尿液渗入肾周围组织可使局部肿胀，形成肿块，有明显触痛和肌紧张。尿外渗是肾裂伤中较常见的临床表现之一。在损伤初期，尿外渗的危害不如肾出血，容易被忽视，但 1 周以后，重度尿外渗的并发症就日益明显，表现为不断加重的腹胀，发热及毒素吸收所引起的精神萎靡等症状。

(五)发热

血肿、尿外渗易继发感染，甚至导致肾周脓肿或化脓性腹膜炎，伴有全身中毒症状。

五、辅助检查

(一)尿常规检查

属于外伤患者的常规检查，肾损伤患者尿中红细胞增多，一般为肉眼血尿。急诊时患者一般不能自行排尿，需要留置尿管并检查尿常规，如果不合并尿道损伤则尿管插入顺利。在没有明确的诊断前禁止患者下地排尿，以防加重损伤或带来生命危险。单纯输尿管损伤可以表现无血尿，双侧输尿管损伤可以无尿。

(二)腹部超声

通过双肾彩色超声检查可以了解肾损伤的程度，对比观察对侧肾组织情况。动态观察包膜下和肾周围血肿及尿外渗情况，属于无创检查且费用较低，大多数患者愿意接受。另一优点是超声可以在床旁进行，对于不适宜搬动患者更加安全和方便。

（三）尿路造影检查

使用大剂量造影剂做静脉注射造影，可发现造影剂排泄减少，肾、腰大肌影模糊不清，脊柱侧突及造影剂外渗等，可评价肾损伤的范围和程度，了解对侧肾脏的排泄功能。但目前使用造影剂大多需要做过敏试验，操作时间长，在抢救和急诊情况下一般不做此项检查。

（四）CT 检查

腹部 CT 是一项非侵袭性检查，可以清楚显示肾皮质裂伤程度和范围，计算血肿及尿外渗的量，了解肾组织的移位情况，了解周围组织的情况，为治疗提供方案，急诊为首选的检查。肾挫伤可表现为单纯肾肿大，肾实质密度可轻度减低，皮髓质界限模糊。部分患者肾实质内可见片状较高密度出血区。肾撕裂伤以其程度损伤可涉及肾皮质、肾髓质，严重者肾脏可碎裂、离断，集尿器破裂导致尿液外溢形成尿囊肿，肾动脉损伤引起肾梗死。肾内出血依肾破裂范围、程度不同，肾血肿可表现为不同形态，CT 值一般在 50～70 Hu。肾挫裂伤几乎均伴有肾被膜下和（或）肾周围血肿，较大局限性肾被膜下血肿可使局部肾边缘受压变平，巨大肾被膜下和（或）肾周围血肿还可造成肾脏移位。CT 增强检查对于肾损伤的诊断及鉴别诊断有着重要的意义，是肾损伤影像学检查的"金标准"。轻度肾挫裂伤有时由于伤口较小，出血不多，平扫常难以显示肾损伤程度，增强扫描可清楚显示肾损伤情况。对于肾破裂分离肾组织血供情况、集尿组织撕裂、肾动脉损伤及伤肾功能的确定等，CT 增强更是不可或缺的检查方法，碎裂分离的肾组织由于血供中断而无强化。肾盏或肾盂撕裂可清楚显示含有造影剂的尿液溢出至肾窦或肾周间隙。肾脏损伤 CT 分期目前根据肾损伤程度，诸多学者依据 Wolfman 和 Gay 分期标准将其分为 3 期。Ⅰ期（轻度）：指肾轻度挫伤，肾皮质浅撕裂，肾内血肿，轻度肾包膜下血肿，肾节段性梗死；Ⅱ期（中度）：肾皮、髓质撕裂与收集系统相通，肾完全撕裂或断裂，肾静脉损伤；Ⅲ期（重度）：肾粉碎，肾动脉撕裂，肾动、静脉断裂或梗死，肾-输尿管连接部撕裂或骨盆处输尿管撕裂。

（五）X 线检查

了解是否存在腰椎骨折，横突骨折，骨盆骨折，了解腹内是否有游离气体，排除合并损伤。可以大概了解肾脏大小和外形。

六、诊断思路

（一）询问病史

详细追问患者外伤的性质，作用力的大小估计和着力点，外伤后有无腰腹部疼痛，是否自行排尿，尿的颜色等。凡是腹部、背部、下胸部外伤或爆炸伤、冲击伤的患者无论有无典型的症状均应想到肾损伤的可能，应做相关检查。

（二）排尿及导尿

能自行排尿的患者即做常规检查，不能自行排尿的立即导尿，注意尿管插入是否顺利，选择适当导尿管型号，禁忌操作粗暴导致尿道黏膜损伤出血，造成尿液污染。

（三）体格检查

检查腰背部是否有外伤肿胀，是否皮下瘀血，双侧肾区叩击痛。腰腹部开放伤需要检查伤口大小、方向及深度。对于异物刺入残存体内的在没有充分手术准备的情况下不要盲目取出异物。

（四）辅助检查

根据需要给予，有助于临床诊断，血尿常规了解患者有无贫血和尿血，红细胞比容降低需要输血治疗，针对肾脏首选 CT 检查，对于不适宜搬动的患者行超声检查。

七、临床诊断

凡有腰部外伤史者都应考虑到肾损伤的可能，通过肾区疼痛、血尿病史，及时观察患者的意识、面色、体温、脉搏、血压、尿量和血常规变化，结合各项辅助检查大多可明确诊断。常用检查：腹部超声，CT 检查，静脉造影等。

（一）关键在于判定肾损伤的严重程度以指导治疗

目前肾损伤分级：国内一般将肾损伤分为轻度伤（挫伤或小裂伤）、中度伤（裂伤）、重度伤（肾碎裂及肾蒂伤）三类。按美国创伤外科协会标准分为五级。Ⅰ级：肾挫伤或包膜下血肿，无肾皮质裂伤。Ⅱ级：肾周血肿局限在腹膜后间隙，或肾皮质裂伤≤1 cm，无尿外渗。Ⅲ级：肾皮质裂伤＞1 cm，无尿外渗。Ⅳ级：实质裂伤超过皮髓交界处并进入集合系统，或主要的肾动脉、肾静脉损伤伴可控制出血。Ⅴ级：多处重度裂伤而致肾碎裂或肾门血管撕裂、离断伴肾脏无血供。

（二）重视合并伤的诊断

临床中，肾损伤经常合并肝脾破裂，此类患者多以腹腔内出血和失血性休克为主要表现，肝脾破裂的诊断常无困难，合并肉眼血尿者肾损伤的诊断也较易做出。对于无肉眼血尿的左上腹或左腰背部外伤患者，应想到可能会因轻度肾挫伤、输尿管断裂、血块堵塞肾盂或输尿管等原因而不出现肉眼血尿。此时应：

1. 仔细询问有无腰腹痛并向会阴部放射的症状。
2. 检查腰部有无压痛、叩痛及血斑。
3. 导尿及尿常规检查。
4. 情况允许采用 B 超、CT 影像学检查。
5. 手术中注意腹膜后及左肾区的探查，以防遗漏诊断，延误治疗。

八、鉴别诊断

（一）输尿管损伤

输尿管断裂尿中可无血，尿量也可能在正常范围内，超声和 CT 可见腹部液体，造影可见造影剂外漏位于输尿管部位。

（二）膀胱破裂

患者表现为下腹疼痛、无尿、尿外渗。向尿管内注入 0.9% 氯化钠与吸出量明显不符。

（三）尿道断裂

患者不能自行排尿，尿道口可能有血迹或有自尿道口滴鲜血，尿管一般不能顺利插入。

（四）肝脾破裂

尿中无血，超声或 CT 可确诊。多器官损伤的患者常并有休克，伤后一直无尿，肾损伤的局部表现又被腹腔内脏器损伤所掩盖，常未能及时明确肾损伤的诊断，而是在手术探查中发现腹膜后血肿，方考虑到肾损伤。

九、救治方法

（一）治疗原则

卧床，积极抗休克治疗。闭合性肾损伤治疗的目的是在最短时间内最大限度地保留、恢复损伤肾的解剖和功能，降低死亡率，并尽量减少并发症、后遗症和切肾率。根据肾损伤的分类、程度、有无合并伤，及时正确制订治疗方案，合理保肾是治疗闭合性肾损伤的关键。

由于肾血液循环丰富，有巨大的应变能力、代偿能力和修复能力，对绝大部分肾损伤者，只要血压稳定就可予非手术方法治愈已成为共识，主要包括绝对静卧3周，保持血流动力学稳定，使用抗生素预防及控制感染，止血和对症治疗。危及生命的肾碎裂伤和肾蒂损伤，及时手术治疗也已为临床医生所接受，但中重度肾损伤在临床治疗中尚有争议，有人认为在密切监护病情的情况下，对严重肾裂伤，即使是粉碎肾，只要不出现大面积的组织坏死和难治性出血，都应该采用保守治疗，在不得已时方行延迟手术。开放性损伤行肾修补和肾周引流术，必要时行肾切除术，但术前须明确对侧肾功能良好方可。

（二）如出现下列情况之一者应进行手术探查

1. 非合并伤所致的难治性失血性休克。
2. 有腹腔内其他脏器受损需手术探查时，发现肾周血肿进行性增大或其具有波动性时。
3. Ⅴ级肾损伤多需行肾探查术，血流动力学不稳定的Ⅳ级肾损伤也多需手术探查。
4. 开放性肾损伤多需行肾探查术。
5. 体温升高疑肾周感染，使用抗生素治疗无效。方法依据肾脏损伤程度、范围及患者全身情况，可行：①切开引流术；②止血修补术；③部分切除术；④血管重建术；⑤离体肾修复术和自体肾移植术；⑥肾切除术。

（三）肾蒂撕裂伤

一般抗休克治疗如输血补液等不能使生命体征平稳，需紧急经腹手术。最好原位肾移植，如肾动静脉损伤严重，探查对侧肾正常时可切除伤肾。

（四）手术探查

途径以经腹为宜，通常取腹正中切口，这有利于肾血管的控制和腹腔合并伤的处理。手术探查时应尽早控制肾蒂，用手捏住肾动静脉，减少失血，制止肾伤口出血，然后再打开肾周筋膜，清除肾周积血，显露手术野。用无损伤血管钳夹住肾蒂，检查肾脏损伤程度，按损伤的具体情况做肾修复术。肾脏严重破裂，或肾血管破裂无法修补，而对侧肾功能良好的情况下，施行伤肾切除。肾组织出血用可吸收线结扎或缝扎，缝扎时应连同肾包膜缝合，针距跨度要大，结扎力量适中，谨防缝线切割。如肾被膜破坏，可用肌肉垫或大网膜覆盖肾被膜缺损区缝合，这样可减轻缝线对肾的切割，同时提供了足够的组织帮助肾实质切口愈合，减少出血及尿外渗的发生。如为多发深层肾裂伤，可考虑采用可吸收聚羟基乳酸网包方法处理，无条件者也可采用自制铬肠线网袋包法处理，术中应全面探查，了解并同时处理并发症，保肾与否应以挽救患者的生命为前提。若为单纯肾损伤，主张经腰部11肋间切口。

（五）预防肾功能衰竭

积极补充血容量，缩短休克时间，增加肾灌注，尽量避免使用肾毒性药物。地塞米松联合山莨菪碱有利于保护肾功能。在阻断肾血流前10 min静脉滴注肌苷及高渗葡萄糖注射液，完成修复后静脉滴注呋塞米和甘露醇，以避免创伤后肾血管痉挛所致的反射性泌尿功能抑制，防治急性肾功能衰竭。由于肾脏组织血供丰富，裸露的肾脏创面易出血，并可导致感染，而大网膜内含有丰富的血管和淋巴管，易粘连形成侧支循环，有止血及加速创面修复作用，同时还有强大的吸收抗感染能力和免疫功能，用带蒂大网膜包裹伤肾创面取得良好效果。

（六）孤立肾尽可能行保守治疗

无法修补的肾蒂伤可行肾移植术，如确实需行肾切除术而当时无条件行肾移植术，可于肾切除术后行透析治疗，等待同种异体肾移植的机会。

（七）病理性肾损伤的处理

对轻伤后出现肉眼血尿者，应警惕病理肾破裂发生可能。在考虑到病理肾破裂后，应寻找病因，切忌盲目切肾，以免遗漏，如输尿管结石所引起的情况发生。当外伤原因不确切，肾包膜下有血肿时，要注意排除病理肾破裂存在。肿瘤性病肾应做肾切除；肾积水者，在血压平稳时可先考虑解除肾梗阻，如取石，再做肾修补，条件不允许可仅做肾造瘘，Ⅱ期再做外科手术。

（八）合并伤的处理

肝、脾破裂合并左肾损伤的处理应注意以下两点：

1. 尽快对脾肾联合损伤做出正确判断。

2. 尽早手术探查，正确处理脾肾损伤。在排除其他更严重的合并伤后争取尽快开腹探查，迅速控制出血之后正确判断脾肾联合伤的类型与程度，选择相应的手术方式。伤肾切除应慎重，仅用于危及生命的出血或肾脏损伤患者，最常见的肾切除原因为创伤情况下不可控的大出血。在术前已经明确对侧肾存在且功能正常或术中探查对侧肾大小形态正常的情况下，为挽救患者生命对无法保留的严重肾损伤行肾切除。

十、诊疗探索

1. 如肾脏损伤介于手术与非手术之间应先行非手术治疗。手术应以尽量保留肾组织、保存肾功能为原则但绝不能为保留肾组织而延迟手术以致危及生命。肾外伤后前3 d的观察十分重要，应尽早明确是否需要探查，不要心存侥幸，超过3 d后再探查肾脏肿大明显，组织水肿脆弱，将使手术变得十分困难。手术探查时，先估计肾脏是否可能保留，只要肯定肾脏难以保留，则应先设法切除肾脏，获得良好暴露后再处理其他病变。

2. 尿外渗是肾裂伤中较常见的临床表现之一。在损伤初期，尿外渗的危害不如肾出血，容易被忽视，但1周以后，重度尿外渗的并发症就日益明显，表现为不断加重的腹胀，发热及毒素吸收所引起的精神萎靡等症状。我们认为，多数情况下早期给予有效抗生素，尿外渗会自然消退；如果尿外渗持续存在，可放置输尿管内支架引流。对重度尿外渗，若无其他必须探查肾脏的情况，单纯肾周引流可起到较好的疗效。一般来说，有血尿外渗就说明至少是肾脏皮质全层破裂，如何对这一部分肾外伤患者进行治疗，一直是有争议的。若手术探查，往往因为术中出血，视野不清而切肾，若保守治疗，则并发症及后期手术机会增加。有人认为无菌性尿外渗并非手术指征，我们认为，对有明显尿外渗，当出血不是主要矛盾时，特别是在保守观察过程中出现进行性腹胀者，于伤后10 d左右（此时血尿一般停止）行单纯性肾周引流术不失为一种良好的选择。此术式特别适用于那些年轻患者，孤肾患者或总肾功能下降者，可最大限度地保留肾脏，且经济负担小，在加强护理的情况下，一般术后3个月左右均可治愈。

十一、病因治疗

（一）闭合性损伤

对现场急救来说，时间就是生命。必须提倡和实施现代救护的新概念和技能，重视伤后1 h的黄金抢救时间，10 min的白金抢救时间，使伤员在尽可能短的时间内获得最确切的救治。最好将救命性外科处理延伸到事故现场。对于闭合性腰腹部外伤，首先把受伤者搬运到安全的地方，让受伤者静卧，禁止伤者在慌乱中奔跑呼喊，保持呼吸道通畅，检查生命体征，抗休克治疗，必要的物理检查，明确大体损伤部位及性质，怀疑肾损伤患者要尽量减少搬动，观察尿量及性质，必要时留置尿管。

（二）开放性损伤

首先根据生命体征估计失血情况，对于休克患者要做到边抗休克治疗，边做好手术止血准备。现场可以采取伤口加压包扎，腹部加压包扎减少失血。对于有异物存留不要试图取出异物，可以利用相对清洁的敷料，衣物连同异物一起包扎固定，减少进一步损伤，减少搬动，尽快转送医院。使用抗生素预防伤口感染，止血药物，肌内注射破伤风抗毒素等治疗。当伤员因发生大出血、休克等严重伤情而无法后送时，对大血管损伤行修补或结扎；对呼吸道阻塞行紧急气管切开术；对开放性气胸行封闭缝合，张力性气胸行闭式引流等。

十二、最新进展

（一）超选择性动脉栓塞术

主要用于血尿比较严重、影像学检查提示肾脏创伤范围较局限，损伤部位在肾段及肾段以远动脉，经保守治疗无明显缓解者，尤其对孤立肾或患有糖尿病肾病，肾功能储备有限患者，开放手术风险大，应用肾动脉栓塞控制出血可达到即刻止血的目的，尤其是近年来对肾动脉分支的超选择性栓塞，具有侵袭性小、成功率高、可以重复进行的优点，最大程度上保肾组织，对肾功能影响进一步减小，使大多数肾损伤患者避免了开放手术，一次栓塞成功率达 98%，使许多肾损伤患者避免了开放性手术，最大限度地保存肾组织，具有广泛的应用前景。目前用于肾动脉栓塞材料主要为吸收性明胶海绵和金属弹簧圈，也有用无水乙醇为栓塞剂的报道。吸收性明胶海绵主要适用于较细的终末动脉分支，栓塞后数周可被吸收、动脉能够再通，受损部位可完全修复，最大限度保护肾功能。其栓塞原理除了机械性栓塞外，海绵状框架内可被红细胞填塞，在血管内引起血小板凝集和纤维蛋白质沉积，迅速形成血栓，起到栓塞血管的作用。但吸收性明胶海绵栓塞后栓子可能反流至正常动脉分支，造成副损伤；对较大的动脉分支，难以单纯栓塞。金属钢丝环或弹簧圈，是一种低压装置，属于永久性栓塞材料，适合于较大分支血管损伤。超选择性肾动脉栓塞术后并发症发生率低，主要有栓塞后综合征，肾血管性高血压。远期多存在有肾形态、功能的异常及创伤性高血压、肾萎缩、肾囊肿等病变、慢性肾盂肾炎、肾积水、肾结石动静脉瘘等，因此一定要加强随访工作。

（二）超选择性肾动脉栓塞术治疗肾损伤具有较多优点

1. 可精确确定出血部位，判断损伤程度。

2. 栓塞止血确切、血尿可立即停止，及时改善全身情况，减少死亡。

3. 能最大限度地保护肾功能。

4. 操作简便，局麻下即可进行。

5. 侵袭性小，能避免手术风险及盲目肾切除的发生。

6. 术后恢复快、缩短了住院时间。我们体会，超选择性肾动脉栓塞术，是治疗中度肾损伤的一种较好的方法，在有条件的医院，可选择性开展这种治疗。

张书喜 江勇 张在其

第二节 输尿管损伤

一、基本概念

成年人输尿管全长 25～30 cm。管腔内径最宽为 7～8 mm，最窄处为 2～3 mm，起始于肾盂，止于膀胱三角。输尿管全长走行于腹膜后间隙。将其分为三段：腰段、盆段、膀胱壁段。腰段穿行于脊柱旁腰大肌间沟内，前有腹膜及内脏后有脊柱及肌肉的保护，再加上输尿管本身有一定的活动度，故此段输尿管颇难单纯损伤，如有损伤，则多并存于脊柱及内脏伤。输尿管盆段长约 15 cm，在腹膜后沿腰大肌向下向内斜行，在卵巢动脉、静脉之后斜行向中移而达盆缘。当跨过髂血管后，则又沿盆壁向外向后继续下行，于漏斗韧带的根部经卵巢窝之后下行，在近于坐骨棘平面时转向内、向前，经过阔韧带底部并与其后叶相附着，形成较大的弧度。女性输尿管盆段排列于子宫下端两侧，其下段与子宫动脉相交叉，两者相距很近。当穿过子宫主韧带时，行走在输尿管沟内，使其活动受到限制。手术时不易被推开。盆段之末端潜行与膀胱子宫韧带之前后叶内，再前行即达膀胱底部，进入膀胱壁。膀胱壁段长 1.5～3 cm，该段输尿管为一特有的鞘膜所包绕，成隧道形插入膀胱，在膀胱黏膜下行走一小段后开口于三角处。输尿管腰段可被腹部外伤时造成直接损伤。输尿管盆段最易发生手术损伤。膀胱壁段最不容易造成损伤。盆段输尿管的弧形行径，将其拉直后的延伸长度对修复损伤后所短缺的输尿管有重要价值。

输尿管为一层完整的筋膜所包绕，称输尿管鞘，该鞘附着于周围疏松的脂肪组织中。输尿管腰段的血管供应来自肾盂的动脉及腰动脉，盆段接受来自髂动脉的输尿管支、子宫动脉分支、痔动脉支及膀胱动脉支。各动脉支互相吻合，形成丰富的血液循环。营养血管穿过输尿管鞘后，皆分为升降二支，上下吻合，编织成血管网供给平滑肌及黏膜层。除非将输尿管周围脂肪组织连同输尿管鞘被完全剥离，否则不致发生输尿管坏死。

二、常见病因

(一) 医源性损伤

泌尿外科有创操作损伤或腹部手术意外损伤。医源性输尿管损伤是输尿管损伤的主要原因，发病率为 0.03%～30%，取决于不同手术的难度。损伤方式为结扎、部分结扎后牵拉成角、离断和穿孔，其次为钳夹、压迫和广泛剥离导致缺血性坏死。妇产科、普通外科、腔内泌尿外科、腹部盆腔肿物手术，骨盆骨折手术均可导致输尿管损伤。随着放射治疗的发展，盆腔肿瘤高强度放疗造成输尿管损伤的例数逐渐增多。输尿管损伤大多数为单侧，极少时为双侧损伤。

(二) 外伤

在泌尿系损伤中单纯输尿管损伤极少见，仅占泌尿性创伤<1%。一般都是多发损伤尤其贯通性损伤的一个部分，常合并肝脾肾损伤。异物刺伤、枪弹击伤等多于腹部、腰背部闭合外伤所致输尿管挫伤、撕裂。

三、发病机制

1. 由于输尿管解剖特点，位于腹膜后，前有腹膜及内脏后有脊柱及肌肉的保护，再加上输尿管本身有一定的活动度，故此段输尿管颇难单纯损伤，但由于输尿管与子宫、膀胱、直肠关系密切，随着腹腔、盆腔内的手术的发展，开展了许多新的复杂操作，腹腔镜手术的增多也增加了输尿管损伤的种类。

2. 输尿管损伤的常见部位是输尿管远端的 3 cm 处，在女性，该部位距离子宫颈 0.5～2.1 cm，输尿管在子宫血管处跨过主韧带，在游离子宫、处理韧带时极易造成输尿管损伤。其他的常见损伤部位分别是输尿管入骨盆边缘、输尿管上段和中段。输尿管损伤常发生于术者试图控制出血的时候，此时由于盆腔位置深、暴露困难，以及出血时周围组织关系不清，容易出现输尿管损伤；另外，恶性肿瘤粘连、增大的子宫、非正常解剖及盆腔器官脱垂等，这些情况大多改变了输尿管及其周围的正常解剖关系，分离组织困难导致输尿管损伤；进镜不当、强行操作、盲目抽插导管、碎石杆操作不慎是输尿管腔内损伤的重要原因。

3. 输尿管损伤在延误诊治后，容易发生较高的并发症，无论是损伤后输尿管梗阻，还是尿液外渗，均可导致肾功能受损和感染，轻者影响生活质量，重者伤侧肾脏严重受损甚至危及生命。

四、临床特征

(一)尿外渗

尿液自输尿管损伤处外渗至腹膜后间隙造成腰痛、肾区叩痛，腹膜破裂者尿液流入腹腔，可以产生腹膜刺激症状。若裂口与皮肤、子宫、直肠等相通可以形成尿瘘。

(二)血尿

输尿管挫伤可以出现尿中带血，输尿管断裂损伤因尿液没有流到膀胱内，一般无血尿或轻微血尿，血尿的严重程度与输尿管损伤程度之间并无平行关系。

(三)感染

尿外渗、尿路梗阻易合并感染导致发热。

(四)尿路梗阻综合征

输尿管被结扎、压迫、扭曲或挫伤后肿胀使之梗阻，肾积水。完全性梗阻者可表现为患侧肾功能严重受损。

(五)肾功能损害

输尿管损伤大多数为单侧，极少时为双侧损伤。由于对侧肾功能的良好代偿，外伤后无特殊临床表现、多年后出现肾性高血压或肾功能损害。

(六)医源性损伤

于术中常表现为术野出现持续性清亮的液体，有时能见到管状断端或裂口。术后输尿管损伤，早期征象常为发热、患侧腰痛、持续性肠胀气、腹腔积液、血尿或无尿、血清肌酐增加等；晚期临床表现为尿性囊肿，输尿管瘘管形成（如阴道、肠管或皮肤漏尿），继发于狭窄后的肾积水、肾萎缩等。

五、辅助检查

评价输尿管损伤的诊断检查包括实验室检查、膀胱镜检查及影像学技术。有报道单侧输尿管结扎后 24～72 h，血清肌酐升高 71～88 μmol/L。静脉肾盂造影对评估肾积水、单侧肾功能及输尿管的连续完整性有用，比较而言，逆行输尿管造影在诊断输尿管损伤中的正确率几乎达 100%，它能够显示输尿管损伤梗阻部位，以及明确瘘管形成。如果输尿管完全离断，且距离较长，逆行造影失败，还可选择经皮肾穿刺造瘘，并行顺行输尿管造影术。对穿透性输尿管损伤最好的影像学诊断是增强 CT 扫描。B 超在显示输尿管损伤中没有优势，但可以提示有无肾积水，动态观察尿外渗情况。腹腔内积液实验室检查证实为尿液可明确尿外渗。

六、诊断思路

凡是输尿管走行部位的损伤和操作、手术都有可能造成输尿管损伤，虽然损伤概率不高，但极易造成漏诊。增强意识，必要的辅助检查如超声、CT、静脉肾盂造影基本能搞清诊断。

七、临床诊断

输尿管位置隐蔽，术中不易早期发现。输尿管损伤早期并无特异性症状体征，可表现为腰痛、血尿。但 30% 的输尿管损伤患者并不出现血尿。如果根据临床及解剖学损伤机制、创伤病史、影像学诊断提示输尿管损伤的,可考虑手术探查。

出现以下情况应警惕输尿管损伤:

1. 术中发现术野有尿液,关腹前发现腹膜后输尿管走行区有增粗的管状物。

2. 术后出现持续腰痛,肾区叩痛和(或)尿瘘者,提示输尿管损伤。如双侧肾区痛,血清肌酐上升或无尿提示双侧输尿管损伤。

3. 术后腹膜后或盆腔出现尿囊肿者可疑为输尿管损伤。B超、静脉肾盂造影、放射性核素扫描、腹部 CT、MRI 等有助于诊断。如有尿囊肿或局部积液,在肾功受损不重时可在静脉注射靛胭紫,10 min或更长时间后在B超定位下抽液,如抽出液体呈蓝色可明确诊断。必要时行膀胱镜检查,同时行逆行输尿管造影确诊。亚甲蓝染色试验对于输尿管阴道瘘的鉴别诊断有帮助。

输尿管损伤大多在术时无特殊表现,只能依靠术者的感觉和经验,任何怀疑输尿管损伤的手术,比较可靠的方法之一是,术时依靠靛胭脂静脉注射结合膀胱镜检查输尿管喷尿情况,诊断输尿管是否损伤。

八、鉴别诊断

(一)膀胱破裂

外伤后无尿或尿管注入量与引出量明显不符是主要诊断依据。泌尿系造影可明确损伤部位。

(二)输尿管结石

患者主要表现为腰痛并向会阴部放射,血尿,结石体积大的伴有尿路梗阻症状。与外伤史无关,但外伤可刺激结石症状发作。腹部拍片或超声可明确诊断。

九、救治方法

(一)治疗原则

为恢复输尿管的连续性,避免尿液漏出,保持患侧肾功能。应根据输尿管损伤的性质、部位、时间长短、局部病理改变、肾功能状况及全身情况选择治疗方法。

1. 外伤损伤:

(1)对于外伤所造成的输尿管挫伤无须特殊处理,愈合后不会遗留任何痕迹。外伤所致输尿管断裂和部分断裂的处理。有两种方案可达此目的:①一期手术修复输尿管损伤。②先行远端尿液转流,二期修复输尿管损伤。

(2)时机选择。修复的理想时机是损伤发生的当时,其组织处于最佳状态,成功的机会最大。①对术后48 h内发现者行一期修复术。②伤后时间>48 h确诊者,如一般情况好,无明显感染、化脓,局部组织炎症反应轻,损伤区内无异物残留或污染,无放疗史,则行一期修复术。③伤后时间>48 h,且一般情况差,有高热,局部炎症反应明显,有化脓性分泌物,尿瘘时间长,伤口内有异物污染,有严重休克,曾大量输血,有多发伤时,先行远端尿液转流,3个月后再行修复术。

(3)即刻修复输尿管损伤的禁忌证。①输尿管损伤延期诊断超过2周;②一般情况差;③近期患侧施行过盆腔手术;④术后感染等。

2. 医源性损伤, 旦在术中诊断为输尿管损伤,首先要评价损伤的部位、程度和类型。

(1)若输尿管被结扎或缝扎,可松解结(缝)扎线,必要时放置双J管。

(2)钳夹损伤或结扎牵拉成角如无缺血和坏死,单纯松解或放置输尿管支架管7~14 d,以防术后输尿管的狭窄;如果出现缺血和坏死,输尿管损伤端需要修剪,再处理时与离断式损伤的治疗相同,即行端端吻合或输尿管膀胱吻合,并留置双J管。

(3)输尿管部分离断,需要充分游离,可进行匀状的端端吻合,如果损伤出现在输尿管近膀胱处不易处理，则行输尿管膀胱再植术，并留置双J管。吻合时需注意输尿管断端要使用无创镊子，注意尽量保留输尿管血供，吻合的断端要修剪新鲜，避免不必要的切除。

（4）下段输尿管离断性损伤者，一般行输尿管膀胱再植术。中段输尿管损伤者根据损伤类型行直接修补术、端端吻合术、Boari瓣输尿管膀胱再植或膀胱腰大肌固定术。上段输尿管损伤者行端端吻合术。Payne认为，损伤位置在输尿管膀胱连接处5 cm以上时，施行输尿管端端吻合，反之位置在5 cm以下时，应施行输尿管膀胱吻合。输尿管损伤部位组织明显坏死时，适当修剪。行修补手术时，用4-0可吸收线正确对合输尿管，输尿管或输尿管膀胱吻合时尽量做到精确、细致、无扭曲、无张力吻合。术中均放置双J管内引流或用8F导尿管做支架行外引流3～4周，注意输尿管吻合处血运，松解输尿管时应注意保留输尿管外膜血液供应，无血供部应切除。如有张力或局部血循环差又不能切除或输尿管瘢痕较多怕愈合不好，适当延长留置双J管时间（5～6周），留置引流时间要长，靠近损伤部位（但不要直接接触）放置多孔引流管引流尿外渗。当怀疑受损部位愈合能力有限时，加肾-肾盂造瘘或T形管引流尿液。术后应用有效抗生素。

（5）输尿管节段性缺损：无法直接吻合或输尿管膀胱再植术，尿管可与对侧输尿管吻合，回肠袢代输尿管术、自体肾移植或输尿管永久性皮肤造瘘等。

3. 术后处理：病理生理研究证实，输尿管吻合口新生移行上皮2周出现，于4周后形成蠕动。常规来讲，修复手术没有开放膀胱，导尿管放置2～3 d，打开膀胱时则需放置7～10 d。拔除尿管后，输尿管周围引流增加，则需重新放置导尿管。输尿管修复术引流量少于30 mL，则可拔除周围引流管。输尿管内引流双J管一般需要放置3～6周，所有的导管拔除1个月后做静脉肾盂造影检查，若提示正常，以后B超3～6个月进行随访。

（二）腹腔镜手术治疗输尿管损伤

传统的修补方法采用开放手术，成功率高，但创伤较大；腹腔镜下，由于应用器械间接操作，难度较大，但对患者创伤小。腹腔镜下处理输尿管损伤应注意：

1. 寻找断端。这是解决问题的关键。一般来说，近端容易找到，必要时可直接从正常输尿管向下解剖。而远端，尤其是盆腔段常陷于盆腔脏器后，不易找到。我们采用经膀胱镜插入输尿管导管作引导；如果远端闭塞可活动输尿管导管，用勾引法找到远端输尿管断端。

2. 输尿管的端端吻合。由于在腹腔镜下输尿管断端牵引困难，可先于2个断端间缝2针牵引，使之靠近，不能结扎太紧，断端靠近即可，再做断面常规缝合，可避免张力过大而致吻合失败。端端吻合时缝合3～4针即可。支架管放置应位置确切，且侧孔不在吻合口。

十、诊疗探索

目前对术中和早期发现的输尿管损伤一期修复得以公认。对于延迟诊断的输尿管损伤处理仍有分歧。提倡分期手术者认为：

1. 分期手术可减轻局部血肿、炎性反应、水肿和坏死，以利于修复成功，减少并发症。

2. 通过保守治疗等待梗阻自行通畅。

近年来研究表明，对于延迟诊断的医源性输尿管损伤，不必要一律行分期手术。Kostakopou等认为延迟手术存在引流不畅或完全的输尿管梗阻，有导致肾功能丧失的危险，且延迟修复与早期修复的成功率相等，不会增加术后并发症的发生率；同时，患者在等待修复期间，存在过重的身心痛苦及经济负担，因此主张早期修复。Blandy等总结文献报道，分期手术并发症为14.2%。结果表明，医源性输尿管损伤患者，只要条件许可，提高手术技巧，用双J管保障通畅的尿液引流，对于延迟诊断的输尿管损伤，特别是有尿瘘者，一期修复可以解除病痛，保护肾脏功能，能达到良好的治疗效果，并且减少了二次手术的痛苦，减轻患者的经济负担。

十一、病因治疗

1. 医源性输尿管损伤的最好治疗方法是预防，熟知输尿管解剖及术中细致操作是防止输尿管损伤的关键，术中损伤及时发现及时处理，发现术野有尿液，证明输尿管或膀胱裂开，直接吻合即可，关腹前发现腹膜后输尿管走行区有增粗的管状物可能误扎输尿管，及时去除梗阻不会遗留任何并发症。术后或有创操作后严密观察尿量及颜色，有助于早期发现输尿管损伤，以便早期诊断和处理。

2. 外伤后发现血尿、少尿、无尿、腰背部疼痛及腹部包块应想到可能出现输尿管损伤的可能，超声、CT、尿路造影等辅助检查有助于明确损伤部位及程度。

3. 对严重创伤病情不稳定的患者，可考虑先行结扎输尿管近端，再行经皮肾穿刺引流术，待病情稳定后行二期修复输尿管。

十二、最新进展

医源性输尿管损伤的最好治疗方法是预防，加强对输尿管损伤的认识是预防的关键。熟知输尿管解剖及术中细致操作是防止输尿管损伤的关键，而术野的充分暴露则是避免盲目操作的前提。

1. 术中发现输尿管走行区粘连重时，应在粘连之上解剖正常部位找到输尿管，在输尿管外膜外分离，避免损伤。

2. 盆腔出血多时不能盲目结扎，明确解剖关系后再彻底结扎止血。如在输尿管走行区结扎、缝扎时，关腹前应检查输尿管有无被结扎（如腹膜外有增粗的管状物时更应注意）。

3. 在结扎子宫动脉时不要过于靠近子宫动脉根部以免破坏输尿管区的侧支循环使输尿管壁坏死。

4. 大的盆腔肿瘤可压迫、包裹输尿管，使其纤维化，或导致解剖位置的改变，切除时注意避免损伤输尿管。

5. 先前有泌尿系病史或疑有泌尿系异常者，术前应做静脉尿路造影，必要时在术前放置输尿管支架管。使用双J管输尿管显示清晰触感确切，能指示癌肿与输尿管之间隔，引导手术操作。发现损伤的输尿管部位通过双J管的支撑，输尿管不易扭曲成角，无形成瘘管之风险，对输尿管损伤有保护作用，双J管有异物刺激，导致输尿管痉挛，刺激黏膜，出现腰痛血尿，引起反流，有上行感染之虑，双J管有脱出、形成结石可能。有高危因素者，考虑使用双J管拔除时间以术后3个月为宜。

6. 有报道采用游离盆腔段输尿管和子宫血管的方法可有效地避免输尿管损伤，并且不增加手术时间及术中出血量。术后也能如期恢复。但需要术者对盆腔输尿管及血管解剖熟悉并且有熟练的腹腔镜手术技巧。

7. 术后应定期随诊复查，患者若有腰痛，应立即检查。

张书喜　江勇　张在其

第三节　膀胱损伤

一、基本概念

膀胱是贮存、排泄尿液的器官。随着贮存尿液的多少而呈膨起或空虚。在婴儿儿童时期，膀胱高出于耻骨弓而位于下腹部。在成年男性，膀胱介于耻骨与直肠之间。其下与前列腺部尿道相通，后面为精囊和输精管壶腹部。膀胱与直肠之间是直肠膀胱陷凹。女性膀胱之后方为子宫，两者之间是子宫膀胱陷凹。故女性膀胱的位置较男性为靠前和较低，而覆盖于膀胱后壁的腹膜反折，因与子宫相连，故较男性者为高。膀胱为腹膜的间位器官，脐尿管以下的膀胱壁直接与腹前壁相接触，其间无腹膜覆盖。故膀胱空虚时，仅在其上缘为腹膜遮盖，膀胱的前下方和侧壁下面的部分侧无腹膜遮盖。当膀胱充盈膨胀时，膀胱上升到腹下部，覆盖于膀胱顶部的腹膜也随之升高。可见膀胱的位置，与周围脏器的关系可因年龄、性别和尿液充盈程度不同而异。膀胱这种解剖和生理的特点与其损伤的类型、部位和范围均有着密切的关系。

二、常见病因

膀胱为腹膜外器官，膀胱排空时位于骨盆深处，受到周围筋膜、肌肉、骨盆及其他软组织的保护，不易损伤，除贯通伤或骨盆骨折外，大多数损伤发生在尿液充满膀胱时，但儿童膀胱浅，稍有有充盈，即突出于下腹部，易于损伤，根据致伤的病因，膀胱损伤可分成三类：

（一）闭合性损伤

过度充盈或有病变（如肿瘤、溃疡、炎症、憩室、长期放疗后）的膀胱易受外界暴力损伤而发生破裂。多见于猛击、踢伤、坠落或意外交通事故。当骨盆骨折时，骨折碎片也可刺破膀胱。酒醉是引起膀胱破裂的因素之一。酒醉时膀胱常膨胀充盈，腹部肌肉松弛，故易受损伤。任何可以引起尿潴留的疾病，如尿道狭窄、膀胱结石或肿瘤、前列腺肥大，神经源性膀胱也都可成为膀胱破裂的诱因。酒醉或膀胱原已有病变时，膀胱破裂甚至可无明显外界暴力作用时即可发生，称之为自发性破裂。自发性膀胱破裂几乎均为腹膜内型膀胱破裂。

（二）开放性损伤

主要见于战时，由火器和锐器所致，常合并其他脏器损伤，如直肠损伤和骨盆损伤。一般而论，从臀部、会阴或股部进入的弹片或刺伤所并发的膀胱损伤多见腹膜外型，经腹部的贯通性创伤所引起的多为腹膜内型。

（三）医源性损伤

见于膀胱镜检、碎石、膀胱腔内 B 超检查，经尿道前列腺切除，膀胱颈部电切除，经尿道膀胱癌电切除，分娩，盆腔和阴道手术。甚至腹股沟疝（膀胱滑疝）修补时也可发生。主要原因是操作不当，而膀胱本身病变更增加了这类损伤的机会。

三、发病机制

轻度的膀胱挫伤仅局限于膀胱的壁层，无尿外渗，并不引起严重后果，而临床上所遇到的膀胱损伤主要是破裂。依照破裂的位置与腹膜的关系，可分为腹膜内破裂和腹膜外破裂两型。

（一）腹膜外型膀胱破裂

膀胱壁破裂，但腹膜完整。尿液外渗到膀胱周围组织及耻骨后间隙并延伸到前腹壁的皮下，沿骨盆筋膜到盆底，或沿输尿管周围疏松组织蔓延到肾区。损伤部位多见于膀胱之前壁。腹膜外型膀胱破裂多数伴有骨盆骨折。有一组 1 798 例骨盆骨折，其中 181 例（10％）发生膀胱破裂。而另一组由骨盆骨折引起膀胱破裂的 259 例中，212 例（82％）为腹膜外型破裂。47 例（12％）为腹膜内型。

（二）腹膜内型膀胱破裂

膀胱壁破裂伴腹膜破裂，膀胱壁裂口与腹腔相通，尿液流入腹腔，引起腹膜炎。其损伤部位多见于膀胱的后壁和顶部。在一组 100 例膀胱破裂病例中，50％为腹膜外型，30％为腹膜内型，20％两型兼有。

四、临床特征

轻度膀胱壁挫伤仅有下腹疼痛，少量终末血尿，并在短期内自行消失。膀胱全层破裂时症状明显。依裂口所在的位置、大小、受伤后就诊时间及有无其他器官伴有损伤而有不同。腹膜内型与腹膜外型的破裂又有其各自特殊的症状。膀胱破裂一般可有下列症状。

（一）休克

剧烈的创伤，疼痛和大量失血是休克的主要原因。如为广泛性的创伤，伴有其他脏器的损伤，例如骨盆骨折，骨折碎片刺破下腹部和盆腔血管可致严重失血和休克。

（二）疼痛

腹下部或耻骨疼痛和腹壁强直，伴有骨盆骨折时挤压骨盆时尤为明显。血尿外渗于膀胱周围和耻骨后间隙可导致局部肿胀，一旦继发感染发生蜂窝组织炎和脓毒症则症状更为危重。如尿液漏入腹腔可出现腹腔炎的症状，腹膜重吸收肌酐和尿素氮而致血清肌酐和血清尿素氮升高。

（三）血尿和排尿障碍

患者有尿急或排尿感，但无尿液排出或仅排出少量血性尿液。膀胱破裂后，可因括约肌痉挛、尿道为血块所堵塞、尿外渗到膀胱周围或腹腔内等情况而无尿液自尿道排出，膀胱全层破裂时导尿仅见少量血性尿液。

（四）尿瘘

在开放性膀胱损伤，伤口有尿液流出。如与直肠、阴道相通，则可经肛门、阴道排出血性尿液。膀胱直肠瘘形成后，排尿时可排出粪便碎片及气体。反复发作则可并发严重尿路感染和形成结石。

（五）晚期症状

尿液自伤口溢出，或经膀胱直肠瘘或膀胱阴道瘘自肛门或阴道排出。膀胱容易缩小，常有尿频、尿急等临床症状，并可有反复尿路感染表现。

五、辅助检查

（一）导尿术

如无尿道损伤，导尿管可顺利放入膀胱，若患者不能排尿，而导出尿液为血尿，应进一步了解是否有膀胱破裂。可保留导尿管进行注入试验，抽出量比注入量明显减少，表示有膀胱破裂的存在。

（二）膀胱造影

经导尿管注入碘化钠或空气，摄取前后位及斜位 X 线片，可以确定膀胱有无破裂，破裂部位及外渗情况。

（三）膀胱镜检查

对于膀胱瘘的诊断很有帮助，但当膀胱内有活跃出血或当膀胱不能容纳液体时，不能采用此项检查。

（四）排泄性泌尿系统造影

如疑有上尿道损伤，可考虑采用以了解肾脏输尿管情况。

六、诊断思路

1. 根据病史、体征及其他检查结果，可以确诊膀胱损伤。但如伴有其他脏器损伤，膀胱损伤的病象可被其隐蔽。故凡下腹部、臀部或会阴部有创伤时，或下腹部受到闭合性损伤时，患者有尿急而不能排尿或仅排出少量血尿时，均应想到膀胱已受损伤。下列检查对确诊有无膀胱破裂有一定帮助。

2. 导尿时发现膀胱空虚仅有极少血性尿液时，应想到膀胱破裂并有尿外渗可能。可注入一定量的消毒 0.9%氯化钠，片刻后重新抽出。如抽出液供量少于注入量，应怀疑有膀胱破裂和尿外渗。

3. 导尿后由导尿管注入造影剂行膀胱造影，以了解有无膀胱破裂、尿外渗及其渗出部位。有时甚至可发现导尿管已通过膀胱裂口进入腹腔，从而明确诊断。

4. 排泄性尿路造影。如病情允许，可做排泄性尿路造影借以显示尿路结构和功能。

5. 腹腔穿刺如有腹腔积液症可行腹腔穿刺。如抽得多量血性液体，可测定其尿素氮及肌酐含量。如高于血清肌酐和血清尿素氮，则可能是外渗之尿液。

6. 其他如骨盆平片可以了解有无骨盆骨折，有无异物；腹部平片可了解有无膈下游离气体。血液中血清尿素氮、血清肌酐升高可能是腹腔内尿液重吸收的后果，并不一定反映肾功能情况，如诊断有疑问，而临床病象表示可能有膀胱破裂，应尽早进行探查手术。尤其是膜内型患者，须行紧急手术治疗。

七、临床诊断

1. 根据外伤史及临床体征诊断并不困难。凡是下腹部受伤或骨盆骨折后，下腹出现疼痛、压痛、肌紧张等征象，除考虑腹腔内脏器损伤外，也要想到膀胱损伤的可能性。当出现尿外渗、尿性腹膜炎或尿瘘时，诊断更加肯定。怀疑膀胱损伤时，应做进一步检查。

2. 如无尿道损伤，导尿管可顺利放入膀胱，若患者不能排尿，而导出尿液为血尿，应进一步了解是否有膀胱破裂。可保留导尿管进行注入试验，抽出量比注入量明显减少，表示有膀胱破裂。

3. 经导尿管注入碘化钠或空气，摄取前后位及斜位 X 线片，可以确定膀胱有无破裂，破裂部位及外渗情况。

4. 对于膀胱瘘的诊断很有帮助，但当膀胱内有活跃出血或当膀胱不能容纳液体时，不能采用此项检查。

5. 如疑有上尿道损伤，可考虑采用排泄性泌尿系统造影以了解肾脏输尿管情况。

八、鉴别诊断

（一）尿道损伤

常发生在骨盆骨折或骑跨伤。患者可有休克，排尿困难，尿道出血。导尿不成功时两者鉴别有困难。骨盆骨折常致前列腺部或膜部尿道损伤。骑跨伤常致球部尿道损伤。尿道口溢血，阴道或直肠双合诊检查，可触及前列腺向上移位，可于单纯膀胱损伤鉴别。但尿道损伤同时合并膀胱损伤，有时需手术探查方能确诊。

（二）急性腹膜炎

有腹痛、腹肌紧张、压痛、反跳痛。两者有相同之处。但急性腹膜炎无外伤史，多为继发，常由胃、十二指肠穿孔引起，急性阑尾炎、急性胆囊炎穿孔引起。一般先有原发病的临床表现，以后再发展成腹膜炎，恶心、呕吐等胃肠道症状明显，体温及白细胞增高，没有尿外溢和排尿困难，导尿和膀胱造影可鉴别。

（三）盆腔腹膜炎

两者均有腹痛、腹肌紧张、压痛、反跳痛，排尿时腹痛加重。但该病多有急性盆腔器官炎病史，患者高热、恶心、呕吐。白细胞总数和中性粒白细胞增高，阴道双合诊触痛明显，没有排尿困难，导尿和膀胱造影可鉴别。

（四）肝、脾破裂

有外伤史，有内出血引起的腹膜刺激征，可以发生休克，常为复合伤。需明确是否合并有膀胱损伤，腹腔穿刺有血性液体，无排尿困难，导尿和膀胱造影可鉴别。

九、救治方法

膀胱破裂的早期治疗包括综合疗法、休克的防治、紧急外科手术和控制感染。晚期治疗主要是膀胱瘘修补和一般支持性的处理。

(一) 休克的处理

休克的预防和治疗是最首要的急救措施，也是手术前必要的准备，包括输血、输液及兴奋剂的应用等，迅速使伤员脱离休克状态。这种情况尤与伴有骨盆骨折时常有发生。

(二) 紧急外科手术

处理的方法依损伤的位置、感染的情况和有无伴发损伤而定。手术的主要目标为尿液的引流、出血的控制、膀胱裂口的修补和外渗液的彻底引流。若腹腔内其他器官也有损伤，应同时给予适当的处理。

手术步骤：耻骨上正中切口，依次切开下层筋膜并分离及牵开腹直肌以显露膀胱前间隙。腹膜外型和腹膜内型的膀胱破裂分别处理如下：

1. 腹膜外型膀胱破裂。在膀胱前间隙可见大量血液和尿外渗。吸尽后显示膀胱前壁。骨折的耻骨不必细究。如骨折碎片或异物刺破腹壁下血管或膀胱可去除此碎片，结扎出血的血管以止血。必要时切开膀胱前壁探查膀胱内部，证实破裂部位及大小。去除无生机的组织后，裂口内层黏膜必须用可吸收缝线缝合。缝合时应注意避免缝扎输尿管。如病情危重，裂口近膀胱颈部而难以仔细缝合时，无须勉强修补，做耻骨上膀胱造口术并彻底引流膀胱前间隙后，裂口可自行愈合。膀胱裂口修复后，留置保留导尿管1周左右后再拔除。如腹壁、腰部、坐骨直肠窝、会阴、阴囊甚至股部有尿外渗时，必须彻底切开引流以免继发感染。

2. 腹膜内型膀胱破裂。切开腹膜，吸尽腹腔内的液体，探查膀胱圆顶和后壁以确定裂口，同时可在腹膜反折下切开膀胱前壁并观察膀胱内部。修复裂口后如无腹腔内脏损伤，即缝合腹膜。在膀胱前壁做一高位造瘘。并引流膀胱前间隙。

(三) 晚期治疗

主要是处理膀胱瘘，必须待伤员一般情况好转和局部急性炎症消退后才可进行。长期膀胱瘘可使膀胱发生严重感染和挛缩，应采取相当防治措施。手术主要步骤是切除瘘管和瘘孔边缘的瘢痕组织，缝合瘘孔并做高位的耻骨上膀胱造瘘术。结肠造口应在膀胱直肠瘘完全修复愈合后才关闭。膀胱阴道瘘与膀胱子宫瘘术，在耻骨上膀胱另造瘘口，并引流膀胱前间隙。

十、诊疗探索

膀胱因解剖关系，在泌尿系统损伤中较肾、尿道为少。膀胱为盆腔内器官，周围有骨盆保护，上有腹腔脏器遮盖。空虚时很少为外界暴力所损伤。但在膀胱充盈时因其壁紧张而变薄，高出耻骨联合伸展至下腹部，在遭受外力时易受损伤。根据近10年的文献报道，医源性膀胱损伤逐渐上升，已占膀胱损伤的很大比例，特殊性膀胱损伤也逐渐有上升趋势。由于剖宫产的增多，过去较常见的难产所致膀胱损伤临床上已很少见。治疗上包括全身治疗，膀胱破裂时的治疗及合并伤的处理。

十一、病因治疗

1. 直接暴力所致膀胱损伤，多发生于膀胱处于充盈时的下腹部损伤，如拳击伤、踢伤、碰击伤等。形成腹膜内型膀胱破裂。

2. 间接暴力常发生于骨盆骨折时，骨折端或游离骨片刺破膀胱，形成腹膜外膀胱破裂，破裂部位多在膀胱底部。

针对以上两种膀胱损伤的治疗以尽量减少各种外力损伤，发生后应立即到医院进行正规治疗。

3.积极减少各种医源性膀胱损伤。

十二、新进展

膀胱损伤治疗的最新方法为少部分腹膜内型膀胱损伤患者可行腹腔镜手术探查修补。

唐陆军　赵中辛　张在其

第四节　尿道损伤

一、基本概念

男性尿道为一肌肉黏膜管，长约 20 cm，可分为前后两段，以尿生殖膈为界。前尿道为海绵体部，包括阴茎头部、阴茎部和球部，共长 15 cm。后尿道包括膜部和前列腺部，长约 5 cm。男性尿道有耻骨下和耻骨前两个弯曲。耻骨下弯曲基本固定，而耻骨前弯曲在阴茎背贴于下腹部时即消失。尿道背面较腹面短，且为固定。当阴茎在弛缓状态时，尿道腹面有多数皱襞。尿道黏膜富有腺体，本质柔软；黏膜下层组织血供丰富。男性尿道因解剖上的特点，故易遭受损伤，男性尿道损伤是泌尿科常见的急症，可产生尿外渗、感染、尿道狭窄和瘘管等并发症。临床上，女性尿道因短而很少被损伤。但难产时，胎头压迫或施放产钳可致损伤而产生尿道阴道瘘。

二、常见病因

尿道损伤是泌尿系统中最常见的损伤。平时与战时均不少见。多发生于男性青壮年及体力劳动者。按其发生原因，可分类如下。

（一）尿道外损伤

骑跨伤或会阴部踢伤，可使尿道球部在暴力与耻骨弓之间受损伤。骨折时，耻骨、坐骨支骨折可直接损伤后尿道；或因与骨盆分离，耻骨前列腺韧带牵拉，致膜部或前列腺部尿道断裂。

（二）尿道内损伤

可为医源性损伤，在尿道内器械操作时不慎损伤，如尿道探子、金属导尿管、膀胱镜、尿道镜；也可为异物、结石或尿道内注入烈性化学药物、腐蚀性药物所致。

（三）贯通伤

战时多见，如枪伤、刺伤、炸伤、弹片或切割伤，多位于球、膜部尿道。

（四）撕裂伤

如难产，机器损伤所致尿道损伤。

1.按尿道损伤部位分类。①前尿道损伤：包括阴茎部尿道及球部尿道损伤。②后尿道损伤：如前列腺部、膜部尿道损伤。

2.按损伤程度分类。

（1）尿道挫伤：仅尿道黏膜或伴尿道海绵体部分损伤。可顺利插入导尿管，无尿道狭窄并发症。

（2）破裂伤：尿道部分断裂，其余部分保持连续性。导尿管插入多有困难，容易造成尿道狭窄。

（3）断裂伤：尿道完全失去连续性，两端断离并回缩。导尿管无法插入。将形成严重尿道狭窄。

三、发病机制

尿道损伤可仅伤及黏膜或为尿道壁挫伤，但大多伤及全层而致尿道破裂，这种破裂可为纵行也可为横断、可为部分裂伤也可完全割断而使断端上下回缩，两端之间有一空隙和错位。尿道全层裂伤后可有血尿外溢。血尿外渗的范围视尿道损伤的部位和程度不同而各不相同，熟悉会阴部的解剖对了解血尿外渗的范围有很大的帮助。临床上，尿道外伤后的尿外渗有三种类型：阴茎部尿道损伤外渗（阴茎筋膜完整）；球部尿道损伤尿外渗（阴茎筋膜破裂）；前列腺部尿道损伤外渗。当尿道破裂在前尿道部在尿生殖膈之前时，如阴茎深筋膜尚完整，则尿外渗仅限于阴茎。前尿道损伤时，如阴茎深筋膜也破裂，则尿液沿阴茎、阴囊、腹壁下浅筋膜外渗到阴囊、阴茎、会阴浅层和腹部。因腹壁浅筋膜固定于腹股沟韧带处，故尿液不会外渗到两侧股部。此种情况最为常见。当尿道破裂发生在后尿道即尿生殖膈两层之间或此膈之后，尿液沿前列腺炎处而外渗到耻骨后间隙和膀胱周围。膀胱主要由膜部尿道固定于尿生殖膈。若尿道完全断裂时，膀胱常被外渗的血液和尿液推向上方。使尿道两断端相距一大间隙。如急诊时不及时复位固定，势必给后期修复带来困难。尿道破裂可并发尿道周围脓肿和尿瘘。晚期由于纤维瘢痕的形成，可产生尿道狭窄。

四、临床特征

尿道损伤的症状取决于致损伤的病因，尿道损伤的程度、范围和伴发的其他脏器损伤情况。

（一）休克

见于严重的损伤，尤其多见于伴有骨盆骨折的后尿道损伤。

（二）疼痛

受损伤处有疼痛，有时可放射到尿道外口。疼痛尤其于排尿时更为剧烈。

（三）尿道出血

如损伤在尿道膜部的远端，即使不排尿时也可见尿道外口滴血。如损伤在后尿道，则出血多见于排尿时，于排尿前或后有少量血液滴出。女性后尿道损伤常伴有阴道流血。

（四）排尿困难和尿潴留

尿道完全断裂时患者有尿潴留。尿道挫裂伤时可因疼痛而致括约肌痉挛而有排尿困难和尿潴留。

（五）局部肿胀和瘀斑

受伤处组织出现肿胀和瘀血。如尿道骑跨伤可于会阴部、阴囊处可见肿胀、明显瘀斑。

（六）尿外渗和尿瘘

尿道全层裂伤后，当患者用力排尿时，尿液可由裂口外渗到周围组织中。一旦继发感染致蜂窝组织炎，出现脓毒症。如不予及时治疗，可致死亡。如为开放性损伤，则尿液可从皮肤创口、肠道或阴道瘘口流出，最终形成尿瘘。

五、辅助检查

会阴部损伤或骨盆骨折时应考虑尿道损伤的可能性。在插入导尿管之前应仔细地进行尿道检查。尿道有血是尿道损伤的最好征象，逆行尿道造影用于诊断和分类：挫伤表现为尿道伸展，无造影剂外渗。部分破裂者表现为尿道周围造影剂外渗，有部分造影剂进入膀胱。完全破裂者的特征性表现为尿道中断导致膀胱或近端尿道不充盈。

六、诊断思路

（一）外伤史

考虑有无外伤史。

（二）疼痛

排尿时加剧。系尿道外括约肌痉挛或断裂所致。

（三）排尿困难

虽有尿意，但不能排尿，导致尿潴留。是由于尿道括约肌痉挛；尿道断端回缩、尿道失去连续性；尿外渗与尿道周围血肿压迫；骨折端挤压尿道；甚至脊髓损伤所致。

（四）尿道口出血

尿道外括约肌的远端尿道损伤时，有尿道口滴血，用力排尿时明显。后尿道断裂时，有排尿初或排尿末少量血尿。

（五）会阴部

会阴部肿胀、瘀血斑尿道周围血肿，使阴囊、会阴部皮肤青紫、皮下有瘀血斑。

（六）尿外渗

多于受伤 12 h 以后发生。受伤初期常因尿道外括约肌痉挛而无尿外渗。前尿道断裂时，阴茎筋膜若完整，则尿外渗限于阴茎部；若阴茎筋膜破损，而会阴浅筋膜完整，则限于会阴浅袋内。后尿道断裂时，尿外渗位于耻骨后膀胱前列腺周围间隙，若尿生殖膈完整，不会至会阴部。尿外渗可并发感染或尿瘘。

（七）直肠指诊有重要价值

前尿道损伤时，无异常发现。后尿道断裂时，前列腺抬高。向上移位；并有浮动感，手指可将前列腺向上推移。因周围血肿及尿外渗，可触及直肠前壁肿胀压痛，甚至触及骨折断端。

（八）诊断性导尿

试插导尿管往往不成功，但不可反复进行。插入损伤部位受阻，拔出后导尿管头端有血迹，说明尿道可能有损伤。尿道全部断裂时，导尿管可插入耻骨后间隙或血肿内，有少量新鲜血液自管内或管周溢出；注入无菌 0.9% 氯化钠时，有抵抗感，且不能全部回抽出。部分尿道断裂时，可在导尿管通过受阻时，稍加用力推进，即可插入膀胱，引流出大量尿液。

（九）骨盆 X 线片可诊断骨盆骨折

逆行尿道造影或膀胱尿道造影可显示尿道破损处造影剂外溢，尿道连续性破坏。可区分损伤部位、程度。但造影检查不能显示损伤尿道的近端，有导致感染，甚至脓毒症的可能；同时，造影剂外溢可能促使瘢痕形成，造成尿道狭窄；应用无机碘造影剂时，对局部有刺激性。必要时，可应用排泄性尿路造影。

（十）合并伤的诊断

尿道断裂往往合并膀胱破裂、直肠肛门损伤、骨盆或其他骨折、严重内脏伤、出血性休克等，需加以注意。

七、临床诊断

会阴部损伤或骨盆骨折时应考虑尿道损伤的可能性。在插入导尿管之前应仔细的进行尿道检查。

尿道有血是尿道损伤的最好征象。逆行尿道造影用于诊断和分类：挫伤表现为尿道伸展，无造影剂外渗。部分破裂者表现为尿道周围造影剂外渗，有部分造影剂进入膀胱。完全破裂者的特征性表现为尿道中断导致膀胱或近端尿道不充盈。

八、鉴别诊断

1. 腹膜外膀胱破裂可合并于骨盆骨折，或与后尿道断裂同时发生，可出现耻骨后间隙、膀胱周围组织尿外渗、排尿障碍、无尿等临床症状。但腹膜外膀胱破裂往往无膀胱充盈，而呈空虚状态；导尿管插入顺利，而无尿液或仅有少许血尿引出；直肠指诊前列腺无移位。

2. 肾脏损伤后可发生全程血尿，且可伴长条状血块，但无尿道口滴血；疼痛与肿胀、瘀血斑位于腰部，而非会阴部；不出现排尿障碍。必要时，可行排泄性尿路造影检查。

3. 脊髓损伤外伤后可出现排尿困难，发生急性尿潴留。但往往伴有神经系统症状和体征，如会阴部感觉减退、肛门括约肌松弛等表现。

九、救治方法

首先纠正休克，然后再处理尿道损伤。治疗尿道损伤的基本原则是引流尿液和尿道断端的重新衔接。

(一)引流尿液

在严格无菌和满意麻醉下如能顺利插入导尿管，说明尿道的连续性尚完整，如血肿和尿外渗不严重，则保留导尿10~14 d以引流尿液并支持尿道，等待损伤愈合。如导尿失败应立即手术探查。如病情严重不允许较大手术，可单纯做耻骨上膀胱造口术。膀胱造口术可防止尿液外渗，减少局部刺激、感染，促进炎症、血肿和纤维组织吸收，从而减轻可能发生的尿道狭窄和周围瘢痕的程度，为二期修复提供了方便。膀胱造口术也可用穿刺方法完成。适用于后尿道损伤病例。由于方法简便，尤宜于基层医疗单位。

(二)尿道修补术

1. 经会阴尿道修补术。适用于骑跨伤等所致的球部尿道损伤。经会阴切口，显露球部尿道。如尿道未完全断裂，则在直视和手指触摸下从尿道外口插入一导尿管至膀胱保留之。沿该管缝合裂口，一般横行的断裂比纵行的裂口更易导致术后狭窄。尿道严重挫裂伤或完全断裂时，可从尿道外口插入一导管找到远侧断端，压腹观察尿液流出或从耻骨上膀胱切口经尿道内口插入一导尿管找到近侧尿道断端，彻底清除坏死组织、血肿，然后用可吸收缝线间断外翻缝合两断端。吻合口应避免张力。并按解剖关系彻底引流外渗尿液，在尿外渗区做多个皮肤切口引流外渗尿液，切口应深达浅筋膜以下。术后保留导尿管至少3~4周。拔管后，如排尿通畅可再拔除耻骨上膀胱造瘘管。为预防术后尿道狭窄，术后可做定期尿道扩张。同时可辅以音频理疗预防狭窄。

2. 经尿道会师术。后尿道损伤时，常由于合并其他脏器严重外伤，病情危重，患者不能耐受大手术。此时可经耻骨上切口经膀胱做尿道会师术。由尿道外口和经膀胱尿道内口各置入一雌雄探杆，会师后再引入一气囊导尿管，气囊注水后牵引导尿管使两断端对合。如无雌雄探杆，也可用一手指从膀胱颈部插入后尿道，与从尿道外口插入的金属探杆会师。如张力较大，可在前列腺断端的两侧用尼龙线各缝1针，再用直针从会阴引出，在小纱布垫上结扎，以助牵引和固定的目的。2周后拆去缝线。术后虽仍有尿道狭窄的可能，但由于两断端的距离凑近，轴心一致，给二期修复带来了方便。

3. 后尿道损伤时会师术修复。①雌雄探杆会师；②由耻骨上膀胱切口引入导尿管；③再引入气囊导尿管；④手术完成；⑤用金属导尿管自制成雌雄探杆；⑥后尿道断裂前列腺会阴牵引固定。

4. 经耻骨上途径一期断裂尿道修复术。由于后尿道断裂多伴骨盆骨折，患者濒于休克，耻骨后及膀胱周围有大量出血，如做修复术，要清除血肿、碎骨片，有可能导致更严重的出血，故有一定的困难。但如患者伤情允许、血源充沛，有经验的医生可以选用且可得到较好的效果。

十、诊疗探索

尽管尿道损伤常常表现为复杂的问题，但仔细地检查及在识别和正确地分类之后选择适当的治疗，可达到理想的结果。挫伤插入 Foley 导尿管留置 10 d 即可，对尿道破裂的治疗有些争议，耻骨上膀胱引流是最简单的选择，可放心地应用，但在具备条件及安全的情况下应争取早期恢复尿道连续性，某些后尿道破裂的患者可选择一期的尿道重建术。但对于一些病例来说，成形手术推迟约 3 个月直到尿道瘢痕组织稳定，患者的其他相关损伤恢复之后进行。

十一、病因治疗

（一）尿道内损伤

绝大多数是在应用经尿道器械操作或排出异物（如结石）时发生损伤。少数性变态、酒醉或精神患者用发针、铁丝、玻璃之类异物插入尿道而引起损伤，误注某些化学药物如硝酸银、硫酸铜、石炭酸等可引起化学灼伤。经尿道行电切除术时可致尿道电灼伤。

（二）尿道外暴力损伤

这种损伤较尿道内损伤为多见。可为贯通伤或闭合伤。前者主要见于战场，尿道被火器或利器所穿破。受伤部位大多在球、膜部。海绵体部和前列腺部则少见。闭合性尿道损伤，在战时和平时均可见到。会阴部骑跨伤或踢伤时受损部位多见于球部和膜部尿道，而伴骨盆骨折，时常伴前列腺部尿道损伤。

针对以上两种尿道损伤的治疗以尽量减少各种外力损伤，发生后应立即到医院进行正规治疗。积极减少各种医源性尿道损伤。

十二、最新进展

1. 部分尿道损伤患者可以在输尿管镜下斑马导丝引导下置入导尿管保守治疗，从而避免开放手术，并且在尿道损伤所致的尿道狭窄用输尿管镜下腔内处理。

2. 尿道狭窄腔内处理方式有单纯内切开、内切开加电切电灼或激光烧灼、内切开加封闭注射激素抗生素软化瘢痕。单纯内切开，操作简单，省力省时，创伤少，但要彻底切除瘢痕组织，目前冷刀的形状、切割方式和性能等均达不到要求。因此内切开往往作为腔内处理的一部分，再结合封闭注射、电切或激光等综合处理才完善。最简单有效的方法就是内切开加激素封闭射软化瘢痕。在前尿道部电切瘢痕容易出现海绵体切开出血，愈合以后形成更大的瘢痕。所以内切开加封闭注射激素特别适用于前尿道狭窄及狭窄长度较短的后尿道狭窄。尿道内切开后加用电切或汽化电切术或激光烧灼术切除瘢痕是目前治疗尿道狭窄最理想的方法。在尿道狭窄处用冷刀内切开后再用电刀或激光切除增生的瘢痕或假道扩大尿道腔，防止再狭窄，该法适用于绝大多数尿道狭窄。尿道内切瘢痕组织中注意事项：

（1）操作时务必用导丝引导，这是防止直肠穿孔、尿道穿破尿外渗、尿道严重出血的关键。

（2）瘢痕力求切除彻底，使狭窄僵硬消失，也要适度，否则导致正常尿道损伤，使较短的狭窄变成术后较长的狭窄。

（3）在尿道膜部处切开、电切时注意避免损伤及外括约肌，以免引起尿失禁。同时目前尿道内切开术适用于狭窄段较短＜1 cm，瘢痕不严重的，且如多次切开复发，推荐其他手术方式。

唐陆军　赵中辛　张在其

第五节 睾丸及阴茎损伤

一、基本概念

睾丸损伤：阴囊软组织松弛，睾丸活动度较大，组织脆嫩，抗损伤能力较差。因此，睾丸的损伤临床上并不少见。往往同时伴有鞘膜、精索及阴囊壁的损伤，常见的致伤原因多为直接暴力。

阴茎损伤：少见，与其位置隐蔽、非勃起状态下易于移动有关。按有无皮肤损伤，分为闭合性损伤和开放性损伤。前者常见有阴茎皮肤挫伤、阴茎折断、阴茎绞窄、阴茎脱位；后者常见阴茎切割伤、阴茎离断、阴茎皮肤撕裂伤。阴茎离断伤是指包括阴茎皮肤、皮下组织、阴茎海绵体和尿道海绵体的离断，分完全型和不完全型两种。

二、常见病因

（一）睾丸损伤

1. 锐器伤：比如枪弹、弹片、刀刃等外伤时，睾丸会有部分、大部分或全部缺损。因为睾丸活动度大，直接穿刺伤伤及睾丸可能性小。

2. 钝挫伤：该类损伤比较常见，比如踢打、坠落或骑跨等引起。

（二）阴茎损伤

阴茎切割、离断可见于战争中枪弹伤、机械意外伤、交通事故、动物咬伤、被他人伤害、自残或阉割等。

三、发病机制

（一）直接暴力

如锐器或者钝物的击打、坠落后硬物上的骑跨、踢打等，可造成阴茎或者睾丸的破裂，部分或者全部的缺损，血肿等。

（二）间接暴力

突然遇上用力或者剧烈振动等可引起阴茎绞窄、折断，睾丸的扭转或者脱位、离断等损伤。

四、临床特征

（一）睾丸损伤

1. 局部剧痛，疼痛可放射至下腹部、腰部或上腹部，甚至可发生痛性休克。疼痛时还可伴有恶心、呕吐症状。

2. 检查可见阴囊肿胀、皮肤青紫瘀血，患侧睾丸肿大质硬，有明显触痛。常伴有阴囊血肿、鞘膜积液或鞘膜积血等。后期睾丸缺血萎缩时，睾丸小而软。

3. 睾丸破裂时，睾丸界限触不清；睾丸脱位时，阴囊空虚，常在下腹部、会阴部扪及睾丸状肿物；睾丸扭转时，睾丸升高呈横位或附睾位于睾丸前方，精索变粗，上抬阴囊和睾丸时，疼痛不减轻或反而加重。

（二）阴茎损伤

1. 包皮嵌顿：由于包皮口狭窄，当新婚第 1 次性生活或手淫，包皮上翻后不能复位时，由于包皮口紧紧卡住阴茎冠状沟，使静脉回流障碍，导致包皮及龟头严重瘀血、水肿甚至坏死。

2. 阴茎折断：性交时用力不当，使阴茎屈曲成角而造成阴茎白膜破裂，就像轮胎的外胎破裂一样。常见表现为，性交时突然听到阴茎咯咯一声，伴明显疼痛，阴茎变软，局部肿胀。

3. 阴茎持续勃起：阴茎异常勃起后不能变软，持续数小时或数天，伴明显疼痛的情况。外伤是引起这种病变的原因之一。常表现为会阴部外伤后，阴茎持续勃起。

4. 休克表现：阴茎离断后，失血较多。患者临床表现为面色苍白、四肢冰冷、血压下降，出现休克。离断阴茎残端明显出血，不易止血。离断远端如为外伤或动物咬伤则创面不整齐，挫伤明显；刀剪切割伤，创面整齐，再植易于成活。

五、辅助检查

B超及多普勒检查对判断阴茎和睾丸破裂及血供减少有一定价值。睾丸破裂时，可出现睾丸低回声区；睾丸扭转时，可出现伤侧睾丸血流灌注减少。若不能明确诊断，可进行手术探查。

六、诊断思路

1. 询问病史。详细追问患者既往病史和现病史，寻找诱发因素，有助于诊断。病史要点在于：阴茎、阴囊外伤病史。

2. 体征。阴囊肿胀、疼痛及瘀斑等临床表现。

3. 明确有无合并其他脏器或者组织的损伤，如直肠损伤、骨盆骨折等。

4. 有无合并休克，如有休克需要及时处理休克。

5. 开放性损伤，血供障碍等情况下需要及时手术，尽最大可能保留睾丸。

七、临床诊断

(一) 病史

阴茎，睾丸的外伤病史。

(二) 体征

阴囊肿胀、疼痛及瘀斑等临床表现。

八、鉴别诊断

(一) 急性附睾炎、睾丸炎

也有睾丸疼痛及阴囊肿胀等症状，检查睾丸及附睾肿大、质硬、触痛明显。但本病多见于成人，发病较缓，阴囊虽有肿胀，却无皮肤青紫瘀血等改变。常有尿道内使用器械或留置导尿的既往史，且伴有发冷、发热等全身症状。血常规检查示中性粒细胞明显增高。

(二) 嵌顿性斜疝

腹股沟斜疝嵌顿时，可有阴囊部剧烈疼痛症状，且触痛明显。但本病一般有可复性阴囊或腹股沟部肿物的病史，且有腹部胀痛、恶心、呕吐、无肛门排气、排便等症状，检查腹部肠鸣音亢进，有气过水声；可扪及阴囊内椭圆形肿物，睾丸正常、无触痛，移动时疼痛症状无改变。

(三) 睾丸肿瘤

睾丸进行性肿大、质硬。但无外伤史，肿块有沉重感且无弹性，无明显触痛。甲胎蛋白、人绒毛膜促性腺激素等肿瘤标记物检查有时可呈现阳性。腹膜后淋巴结CT检查或淋巴造影检查有时可发现癌肿浸润的肿大淋巴结。必要时行手术探查和活体组织学检查可发现肿瘤细胞。

九、救治方法

(一)睾丸损伤

1. 清创缝合术:对开放性睾丸损伤应彻底清创,清除异物,剪除失活的睾丸组织,止血后缝合睾丸白膜。合并精索动脉损伤者,若睾丸损伤不重可保留,可用显微外科技术修复。对睾丸肿胀严重者,应切开白膜减张后缝合,以免压力过高压迫睾丸组织致睾丸萎缩。还应于阴囊内置橡皮引流,防止发生阴囊血肿和感染。

2. 睾丸切除术:睾丸切除的唯一适应证是睾丸血供完全停止。对睾丸损伤严重、睾丸组织完全损坏、必须行睾丸切除的病例,应争取保留一部分睾丸白膜,因为紧贴白膜的内面,有许多分泌雄激素的细胞。对睾丸扭转,如睾丸已经坏死,则行睾丸切除术。

3. 非手术治疗:睾丸损伤合并休克者,应积极抗休克治疗,同时镇痛、止血及抗感染治疗。对病情平稳者应卧床休息,抬高阴囊,局部冷敷,以减轻疼痛,促进损伤愈合。对早期睾丸脱位可以试行手法复位,若水肿明显,手法复位难以成功,应尽早施行开放手术复位并固定。对于睾丸扭转,应在数小时内行手术复位,并将睾丸固定于阴囊底部,可以避免睾丸萎缩或坏死,防止再次发生扭转。

(二)阴茎损伤的治疗

1. 包皮嵌顿:包皮嵌顿的处理主要是尽快复位,因嵌顿时间越长,局部水肿、瘀血越严重,复位就越困难。可自己试行复位,先用手握住包皮及龟头用力挤压 10～15 min,使包皮及龟头肿胀减轻,然后把润滑剂涂在冠状沟上,最后在推着龟头的同时将包皮口拉至龟头前面,如无法复位应马上到医院急诊。阴茎被异物嵌顿,如手淫时将环状物套在阴茎上,阴茎勃起后由于龟头变大使环状物箍住龟头而不能脱出,继而发生阴茎龟头水肿、瘀血、坏死的情况。处理与包皮嵌顿相似,如不能取出则应把环状物锯断取出。

2. 阴茎折断:阴茎折断时须加压包扎阴茎,避免血肿进一步加重,同时马上到医院行阴茎白膜修补术。

3. 阴茎持续勃起:这是由于阴茎动脉破裂后血液流至海绵体引起的,必须马上到医院进行处理。医生将通过血管造影检查确定动脉破口的位置,并将破口栓塞。

4. 阴茎被切断后首先要采取紧急止血措施,如阴茎部分切断,可用绳索结扎阴茎根部,如从阴茎根部切断则应进行压迫止血,用毛巾、衣服等干净布类即可。其次是被切断阴茎的处理,如保存得当,处理及时,可做阴茎再植。如阴茎没有完全离断,不可将其剪断,应保持在原位,因即使只有很少组织相连,尚保存少量血供,也有利于离断阴茎的存活。如阴茎完全离断,应将离断的阴茎进行清洗、消毒,并立即冷藏,可放入塑料袋中扎紧袋口,装在冰壶中,周围加上冰块。因低温下保存可延长其缺血耐受时间,如处理得当,受伤后 18～24 h,仍有可能再植成功。

十、诊疗探索

(一)阴茎假体

阴茎,睾丸损伤后部分患者会有器质性的阳痿,为解决这部分人的生理需求,需要用阴茎假体。阴茎假体适用于器质性阳痿如外伤、盆腔手术伤及阴部神经、血管损伤者,丧失勃起功能者及少数顽固性功能性阳痿经综合治疗无效者。

阴茎假体有半硬棒状可屈性假体、可膨胀性假体、自容水压可屈性假体。半硬棒状假体手术方法简单,但阴茎长期处于勃起与半勃起的状态,即使从衣着上加以修饰,阴部仍显得突出,常常使患者感到难为情。可膨胀性假体,手术复杂,价格昂贵,但植入后勃起自然,不影响外观,深受年轻人喜爱。自容水压可屈性假体,当加压后,硬度可与棒状假体相似,但手术要求严格。

（二）阴茎再造

对阴茎缺损者进行再造或修复，可以解决直立排尿问题和性功能障碍，并改善其精神状态。阴茎再造也适于偶见的先天性阴茎缺如者。阴茎再造手术比较复杂，主要步骤包括阴茎体的形成、尿道重建和支持组织的植入。一般需经多期手术才能完成。近年已出现一期完成阴茎再造术。

方法：

1. 阴茎再造的皮瓣设计。

（1）腹部皮瓣：1978年宋儒耀等首次采用下腹部正中皮瓣即时转移一次完成阴茎再造。此后，许多学者相继采用腹部双血管蒂皮瓣、髂骨嵴复合岛状皮瓣、脐旁皮瓣、阴股沟皮瓣等进行阴茎再造。虽然大部分腹部皮瓣可通过局部转移技术完成阴茎再造，操作方便，但外形欠佳。

（2）前臂皮瓣：自1984年Chang等采用前臂游离皮瓣法再造阴茎成功以来，前臂皮瓣由于血管供应恒定，有可以吻接的皮神经，体积大小适宜，并且可以结合桡骨作为假体，这一方法已成为当今世界阴茎再造最为流行的术式，而且不断得到改进。既确保桡动脉的皮支对尿道的供血，又可避免尿道与阴茎体缝合线的重叠。此皮瓣设计明显减小前臂皮瓣宽度，但其主要缺点在于牺牲了阴茎的长度，经常不能满足性交要求。

（3）其他皮瓣：应用前臂游离皮瓣再造阴茎，皮下组织较薄，供组织量有限，再造阴茎较细，并牺牲了前臂1条主血管，而使前臂的肌力有不同程度的降低，人们开始探索更理想皮瓣供区。1993年Sadove等首次提出应用游离腓骨皮瓣进行阴茎再造。该皮瓣有以下优点：腓骨体积较大，可以提供满意的硬度；皮瓣大小合适，对供区损害小，瘢痕易隐藏；腓肠神经外侧皮支可以提供感觉；血管蒂足够长可以与股动脉端侧缝合而不用血管移植。不足之处在于影响步行，术后4周内需要拐杖等辅助设备。

2. 再造阴茎支撑物植入。再造阴茎是否有足够的硬度以满足患者性生活需要，是衡量手术成功与否的一个重要标准。而且如果软组织用于再造阴茎而没有硬物支撑，阴茎会收缩，失去形状。阴茎支撑体主要有两大类：自体软骨、骨及人工阴茎假体。

3. 再造阴茎感觉重建。再造阴茎感觉重建现如今主要有5种方法，带感觉神经皮瓣转位、单纯神经转位、吻合神经、游离神经移植、保留阴蒂及残存阴茎。

4. 再造阴茎外形重塑。再造阴茎理想的外形不仅有利于患者性别自我认同，而且有助于增强患者自信。阴茎体的形态主要与供区皮瓣特点有关，前臂皮瓣大小体积较合适，但皮瓣术后易发生萎缩；腹部皮瓣宜选用皮下脂肪较少的患者，否则需要修薄皮瓣。

治疗原则：1936年Bagoras首先用腹部皮管转移法行阴茎再造获得了成功，由于结构和功能的特殊性，此后阴茎再造术成为整形外科领域中极具有挑战性的手术之一。随着手术方法的不断完善，医患双方对再造阴茎期望值的不断提高，再造阴茎的感觉功能、外形、满足性生活需要的程度越来越受到重视。理想的阴茎再造手术应具备以下条件：①再造阴茎外形好；②再造阴茎大小合适，有勃起功能，或至少有足够硬度的支撑物，有性交功能；③再造阴茎有感觉功能，包括触觉和性欲感觉；④供区无明显形态和功能损害。

十一、病因治疗

睾丸和阴茎损伤的病因治疗主要在于预防，比如高空作业时安全保护，防止高空坠落导致的骑跨伤；规范比赛，防止蹬裆等危险动作；再有，剧烈的运动前，裤子松紧适宜等。有隐睾、睾丸鞘膜积液等疾患的患者需要及早手术，防止外伤后睾丸扭转等情况发生。

十二、最新进展

（一）阴茎和睾丸的移植

阴茎再造虽然能在外形上弥补一定的缺憾，也能解决正常的生理排尿，但是性功能和生殖功能不能达到满意的恢复，因此对于阴茎和睾丸完全缺损的患者，阴茎和睾丸的移植术为其带来了康复的希望。

（二）阴茎移植

南非开普敦 1 名男子因多年前接受传统割礼不慎感染，而导致阴茎整个切除，事后接受长达 9 h 的阴茎移植手术，也是全世界首例的成功案例，短短 5 周后，移植上的阴茎竟能正常活动，并且拥有正常的性生活。

（三）睾丸移植

同种异体睾丸移植是治疗睾丸缺如、双侧小睾丸或双侧睾丸严重萎缩所致低血睾酮症的较为理想方法，从而使患者解除精神创伤，增强生活信心。

（四）阴茎和睾丸，阴囊的联合移植

2018 年 4 月 23 日，据美国科技媒体 The Verge 报道，经过 14 h 的手术，一名美国军队老兵成功移植了一个新的阴茎和阴囊。约翰霍普金斯医院当日宣布，这例世界上最全面的阴茎移植手术于 2018 年 3 月底在该医院进行，到目前为止，手术看上去是十分成功的。

王瑛　孙志扬　蔡辉　张在其

第六节　急性肾盂肾炎

一、基本概念

急性肾盂肾炎是一种累及肾实质和肾盂的化脓性、局灶性感染性疾病，通常波及一个以上楔形肾段，多数为一侧，偶尔双侧肾脏受累，伴有局部和系统性感染症状。

二、常见病因

（一）致病菌

肾盂肾炎主要由细菌感染引起，致病菌多为革兰阴性细菌，尤以大肠埃希菌最多见，占 60％～80％，其他细菌包括副大肠埃希菌、变形杆菌、粪链球菌、葡萄球菌、产碱杆菌和铜绿假单胞菌等。极少数为真菌、病毒及原虫等病原体。变形杆菌有很强的合成尿素酶的能力，尿素酶分解尿素，使尿液碱化，导致磷酸盐析出，形成磷酸镁铵和磷酸钙结石。克雷伯菌属合成尿素酶的能力较弱，但可合成其他有利于形成结石的物质。5％～10％肾盂肾炎是由革兰阳性球菌引起，主要是凝固酶阳性葡萄球菌（表皮葡萄球菌、腐败寄生葡萄球菌）、金黄色葡萄球菌和 D 组链球菌属（肠球菌）。葡萄球菌可通过血液途径侵入肾脏引起菌尿症和肾脓肿。凝固酶阴性葡萄球菌肾盂肾炎多见于青年女性。通常肾盂肾炎的致病菌多为一种，偶有两种以上细菌混合感染。在发现有多种细菌同时生长时，应注意排除收集标本时的细菌污染。

（二）毒力因子

细菌中毒力因子在肾盂肾炎的发病中起着重要的作用。侵袭肾盂的所有肠道杆菌其细胞壁释放脂多糖，引起局部炎症。脂多糖的脂质 A 抑制输尿管蠕动，使输尿管扩张，有利于大肠杆菌上行感染，菌体脂多糖中 O 抗原、荚膜多糖 K 抗原及鞭毛 H 抗原均为尿路感染的细菌毒力因子。80％的肾盂肾炎大肠埃希菌有 8 种 O 抗原，即 O_1、O_2、O_4、O_6、O_7、O_{16}、O_{18} 和 O_{75}，最常见的 K 抗原有 K_1、

K_2、K_5、K_{12} 与 K_{13}。分离出来的致病性大肠埃希菌其抗原有：$O_1K_1H_7$、$O_7K_1H_1$、$O_{15}K_1H_6$ 等，具备这些抗原的细菌对上皮细胞黏附性强。所谓黏附是指细菌之菌毛顶端的黏附素与尿路上皮细胞受体甘露糖呈良好的连接。细菌菌毛有大亚单位和小亚单位两部分，黏附素位于其顶端。尿路致病性大肠杆菌有三种类型菌毛。第 1 种为 Ⅰ 型菌毛，这种菌毛是由 fimH 基因控制其合成，可致豚鼠红细胞聚集，为细菌黏附提供保障。第 2 种为 P 菌毛，该菌毛顶端之黏附素的合成受 pagG 基因组所支配，该菌能黏附于上尿路的 P 血型抗原上。因此，带 P 菌毛的菌株称为致肾盂肾炎菌株。第 3 种为 X 黏附，即 S 菌毛附着于尿路上皮细胞唾液酸 2，3-半乳糖苷上。大肠杆菌毒力特征是溶血素的形成及与甘露糖的特异性凝血作用。大肠杆菌溶血素 A 的结构基因编码溶血素。

三、发病机制

（一）感染途径

致病菌经下列途径进入肾脏引起急性肾盂肾炎。

1. 上行感染：为最常见的感染途径，正常人前尿道和尿道口周围有细菌寄生，以乳酸杆菌属、表皮葡萄球菌、类白喉棒状杆菌从粪链球菌为主。在尿路感染之前，该处菌种发生了改变，以大肠埃希菌和变形杆菌为主。由于各种原因，这些细菌可侵入膀胱。在性交时，可将女性前尿道和尿道口周围的细菌挤进后尿道和膀胱。有人认为在排尿终末，由于膀胱内压的下降，后尿道的尿液可反流回膀胱。此外，尿路器械的使用也可将细菌带入膀胱。在机体抵抗力下降或尿路黏膜损伤时或入侵细菌毒力大、黏附于尿路黏膜并上行传播能力强时，尿道口及其周围的细菌即容易侵犯上尿路而导致肾盂肾炎。由于女性的尿道较男性为短而宽，且尿道口又离肛门近而常被粪便污染，故更易致病。细菌进入膀胱后 30%～50% 可经输尿管上行引起肾盂肾炎，其机制可能与膀胱输尿管反流有关。某些致病菌的菌毛附着于尿路黏膜、菌体的脂多糖成分抑制输尿管的蠕动皆促使细菌上行至肾盂。致病菌到达肾盂后通过肾乳头的 Bellini 管，沿着集合管上行播散，髓质的高渗环境、含氨量高，血流供应相对较少，吞噬细胞和补体的活力降低，故细菌容易在肾髓质生长，造成感染。

2. 血行感染：较少见，肾脏血流量占心搏量的 20%～25%，因此血中病原体很容易到达肾脏，然而仅某些病原体具有致病性，主要是金黄色葡萄球菌、沙门氏菌属、铜绿假单胞菌和念珠菌。正常肾脏能抵御血源性大肠埃希菌等常见致病菌的侵袭，但是当肾脏结构或功能受阻时，如尿路梗阻、瘢痕或肾小管内药物沉积引起肾内梗阻、血管异常（肾血管收缩、高血压等）、钾缺乏、多囊肾、糖尿病、应用止痛药、肾脏损伤等，则易感性明显增加。动物实验研究发现，静脉注入 $5×10^8$ 个大肠杆菌后，仅极少数（10^3～10^4 个）能在肾内停留，且不久（通常 10 d 内）消失，不会引起肾盂肾炎，但若将一侧输尿管完全结扎使尿路梗阻，则注射同样剂量的大肠杆菌可导致 100% 的动物肾感染。还有学者发现，要产生血源性大肠埃希菌肾感染，需要注入致死量的大肠埃希菌，即使这样，也只有 15% 的发生率。说明大肠埃希菌经血流引起肾脏炎症的可能性很小。临床上常见的是金黄色葡萄球菌脓毒症引起的多发性小脓肿，全身性感染基础上引起的肾脏感染。血行感染时，细菌首先到达肾皮质，并在该处形成多处小脓肿，然后沿肾小管向下播散到肾乳头、肾盏和肾盂黏膜，但炎症也可从肾乳头部有轻微损伤的乳头集合管开始，然后向上、下扩散。

3. 淋巴感染：升结肠肝曲与右肾之间有淋巴管相通，结肠内细菌可经淋巴管播散到肾脏，盆腔感染的细菌可经输尿管周围淋巴管播散到膀胱或肾脏。膀胱如存在细菌，在膀胱内压增高时，细菌可通过淋巴管进入肾脏，引起肾盂肾炎。但是此种情况较少见。目前有关淋巴管途径感染，部分试验结果尚不支持，有人认为这些淋巴管之间并不互相吻合。

4. 直接感染：外伤和肾周围器官发生感染时，该处细菌可侵入肾引起感染。

（二）易感因素

临床上有若干个重要的易致急性肾盂肾炎的因素：

1. 尿路梗阻：已有资料表明梗阻在血源性和上行性肾盂肾炎中的重要作用。临床上，肾脏感染与各种梗阻性病变有关；实验上，甚至暂时性梗阻也可明显增加感染的可能性。的确，几乎百分之百的小鼠在输尿管结扎后，静脉注射大肠杆菌可出现感染。在尿道膀胱水平的梗阻至少以三种方式干扰正常的膀胱清除细菌：①残余尿量增加，可升高排尿后遗留于膀胱内细菌的数量；②膀胱扩张，可降低与膀胱总体积有关的黏膜表面积，这样可降低后来存在的膀胱黏膜杀菌因子的作用；③有一些实验证据提示，膀胱壁扩张可减少膀胱黏膜内血流，因而，减少白细胞和抗菌因子的释放，最后的结果是甚至"非尿路致病性"菌株也可以引起上行性感染和细菌性肾盂肾炎。完全性输尿管梗阻明显增加肾脏对感染的易感染性，也可导致治愈的病变复发；由外科或放射疗法诱导的渐进性或部分性尿路梗阻，可轻度影响肾脏对血源性感染的易感性。因此，部分梗阻与人肾盂肾炎两者的关系，可能是由于上行性感染的机制，或者通过干扰尿动力学或通过促进膀胱输尿管反流发展的作用。

2. 膀胱输尿管反流：临床和实验研究表明，膀胱输尿管反流可导致感染上行到肾脏，是急性肾盂肾炎的重要易感因素之一。在人类，正常的膀胱输尿管瓣膜机制十分完整，大量的研究证明，膀胱输尿管反流不会或很少发生于正常情况下的成人、儿童、新生儿，甚至胎儿。在正常的尿道中，输尿管的壁内段很长，防止了膀胱输尿管反流的发生，输尿管是斜行插入膀胱壁的，因此在排尿期间，膀胱内的输尿管段是受压的。这种瓣膜机制失效，最常见于膀胱内输尿管部分太短（称为原发性膀胱输尿管反流），这种缩短被认为是由于局部的输尿管芽在胚胎时期异位的发育所引起，所以输尿管管口后来移位。随着年龄增长，膀胱内的输尿管段逐渐发育完善，瓣膜机制就变为完整，使其不会反流。这样，膀胱输尿管反流更常发生于年幼的儿童，确实，随着年龄的增长膀胱输尿管反流可完全消失。膀胱输尿管反流也可以是继发性的，可发生于膀胱颈梗阻、神经源性膀胱、具有后尿道瓣的小孩。膀胱输尿管反流主要使细菌上升到肾盂，膀胱输尿管反流实质上也是一种功能性尿路梗阻。

3. 尿道插管及器械检查：尿道插管及器械检查都属于创伤性操作，不仅能把病菌带入膀胱或上尿路，还会使黏膜损伤而导致感染。据统计，一次尿路插管后发生持续性菌尿，在相对健康人为 $1\%\sim2\%$；留置导管 4 d，则 90%以上发生持续性菌尿，并有导致严重的肾盂肾炎和革兰阴性杆菌脓毒症的危险。即使使用现代闭路导尿系统，每天菌尿的发生率为 $3\%\sim10\%$，留置到 1 个月大多数患者发生菌尿。膀胱镜检查和逆行肾盂造影，也易引起尿路感染。

4. 妊娠：$2\%\sim8\%$的妊娠妇女会发生尿路感染，但是妊娠期较少发生有症状的上尿路感染。$20\%\sim30\%$的有细菌尿妊娠妇女，之后发展为肾盂肾炎。妊娠期上尿路感染的易感因素有：输尿管弹性下降；输尿管蠕动降低；膀胱段输尿管瓣膜暂时性功能丧失。分娩时或分娩后在膀胱留置尿管会增加感染机会。妊娠期尿路感染，尤其是上尿路感染会增加低体重儿、早产、新生儿死亡的发生率。

5. 肾髓质的易感性：肾髓质对感染的易感性远高于皮质。试验发现，只要 $10\sim100$ 个大肠埃希菌即可构成髓质感染，而感染皮质则需用到 10 万个大肠埃希菌。其原因是：①髓质血流运较皮质小，故血清灭菌物质到达髓质较少；②髓质氧分压低，在外皮质氧分压为 100 mmHg，深髓质氧分压 20 mmHg；③髓质的高渗性可抑制白细胞移动及吞噬；④髓质含氨浓度高，可使补体成分灭活；⑤髓质组织液 pH 值<5，能抑制吞噬细胞活性。出于上述原因，细菌在髓质高渗状态下容易形成 L 型菌。在特定的条件下，这种细菌可复原而开始繁殖。

6. 慢性全身性疾病：慢性全身性疾病如糖尿病、贫血、慢性肝病、慢性肾脏病、营养不良、肿瘤及长期应用免疫抑制剂等，因机体抵抗力下降而易并发细菌感染。特别是慢性肾脏病引起的肾实质瘢痕，使部分肾单位尿流不畅，即发生肾内梗阻及肾血流量不足的结果。

（三）免疫反应

在肾盂肾炎的病程中常有局部或全身免疫参与，包括体液免疫、细胞免疫和自身免疫反应。

1. 体液免疫：致病菌入侵机体后，可引起机体产生针对该种细菌的抗体。在人类肾盂肾炎的肾组织中可检出抗致病菌抗体，主要是针对大肠埃希菌 O 抗原抗体及 K 抗原抗体。在炎性细胞浸润部位也可见到 IgG、IgA 及 IgM 的沉积。动物实验证明，抗链球菌溶血素 O 的抗体可减轻大肠埃希菌菌血症或上行感染引起的肾感染。抗 K 抗原的抗体效果更好，抗菌毛抗体也有保护作用。最近，从 P 菌毛纯化后制备出抗 P 菌毛成分的抗体能抑制相应菌株的黏附作用。

2. 细胞免疫：有证据表明，肾盂肾炎时细胞免疫功能减退。Millier 发现，动物肾盂肾炎感染的肾脏感染灶内有 T 细胞浸润，这些 T 细胞对植物血凝素的刺激无反应，T 细胞的活性降低在感染的 2～3 d 最明显。T 细胞活性降低的时间与细菌快速繁殖的时间是一致的。

3. 自身免疫：肾盂肾炎的发病也可能与自身免疫反应有关。有些学者报道：肾组织与某些大肠埃希菌具有共同抗原性。大肠埃希菌进入血流后，机体产生抗大肠埃希菌抗体，这种抗体也抗肾组织抗原，从而引起肾损伤。

四、临床特征

急性肾盂肾炎起病急骤，主要有下列症状。

(一)全身症状

高热、寒战，体温多在 38～39℃，甚至高达 40℃。热型不一，一般呈弛张热，也可出现间歇热或稽留热。常伴头痛、全身酸痛、退热时大汗等。

(二)泌尿系统症状

患者有腰痛，多为钝痛或酸痛，程度不一。少数有腹部绞痛，沿输尿管向膀胱方向放射。体检时在上输尿管点（腹直肌外缘与脐平线交叉点）或肋腰点（腰大肌外缘与十二肋交叉点）有压痛，肾区叩击痛阳性。患者常有尿频、尿急、尿痛等膀胱刺激症状，在上行性感染时，可先于全身症状出现。儿童患者的泌尿系统症状常不明显，起病时除高热等全身症状外，常有惊厥、抽搐发作。尿液外观浑浊，可见脓尿或血尿。

(三)胃肠道症状

可有食欲不振、恶心、呕吐，个别患者出现中上腹或全腹疼痛。不典型的急性肾盂肾炎临床表现多样，较常见的有以下几种：

1. 以全身急性感染症状为主要表现而尿路局部症状不明显，易误诊为感冒、伤寒、脓毒症等。

2. 以腹痛和胃肠功能紊乱为主而无尿频、尿急、尿痛等尿路症状时，易误诊为阑尾炎、胆囊炎、急性胃肠炎等。

3. 以血尿、轻度发热和腰痛为主要表现易误诊为肾结核。

4. 以肾绞痛、血尿为主要症状易误诊为肾结石。一般而言，轻症患者可无明显全身症状，仅有尿路刺激征及尿液变化。上行感染发病者多有明显尿路局部症状，而血行感染时全身症状较突出。

急性肾盂肾炎患者，大多经过休息和有效抗菌药物治疗，一般在 2～3 d 病情可好转。少数存在易感因素、细菌毒力过强或耐药菌株感染者，症状不易控制或病情迁延难以恢复，甚至并发革兰阴性杆菌脓毒症、肾脓肿、肾乳头坏死等。

五、辅助检查

急性期可有急性炎症表现，如血中白细胞升高和中性粒细胞百分比增高等，但下列检查对诊断更有意义。

(一)尿常规检查

是最简便、最可靠的方法，宜留清晨第 1 次尿液待测。凡每个高倍视野下超过 5 个白细胞称为白细胞尿，约96%以上有症状泌尿系统感染患者可出现白细胞尿。直接镜检法很不可靠，检测尿白细胞排泄率较为准确，但太烦琐。现主张采用白细胞脂酶试验，当白细胞超过10个/mL时呈阳性反应，其敏感性和特异性分别为75%～96%和94%～98%。急性泌尿系统感染除有白细胞尿外，常可发现白细胞管型、菌尿，有时可伴显微镜下血尿或肉眼血尿，尤其是布鲁杆菌、奴卡菌及放线菌属感染时。偶见微量蛋白尿，如有较多蛋白尿则提示肾小球受累及。

（二）尿细菌学检查

95%以上尿路感染由革兰阴性细菌引起，在性生活活跃妇女可出现腐败寄生葡萄球菌和粪肠球菌。而一些寄生在尿道口、皮肤和阴道的细菌，如表皮葡萄球菌、乳酸杆菌属、厌氧菌、棒状杆菌（白喉棒状杆菌）等，很少引起泌尿系统感染。除特殊情况外，尿培养出现2种以上细菌多提示标本污染。以往认为清洁中段尿培养菌落计数＞10^5 cfu/mL有临床意义，＜10^4 cfu/mL为污染所致。现在发现许多泌尿系统感染患者菌落计数并不高，甚至只有10^2 cfu/mL，其原因可能包括：急性尿道综合征；腐败寄生葡萄球菌和念珠菌感染；已开始抗生素治疗；快速利尿；尿液极度酸化；尿路梗阻；腔外感染等。美国传染病学会推荐使用下列标准：有尿路感染症状、菌落计数≥10^3 cfu/mL者；有肾盂肾炎症状、菌落计数≥10^4 cfu/mL者可考虑感染，其敏感性和特异性在前者为80%和90%，后者均为95%。

（三）泌尿系统感染定位

检查包括侵袭性检查和非侵袭性检查。双侧输尿管导管法准确性很高，但必须通过膀胱镜或经皮穿刺肾盂取尿，故为创伤性检查而不常用。膀胱冲洗法简便易行，临床常用，且准确度＞90%。具体方法为从导尿管中注入2%新霉素溶液40 mL使膀胱灭菌，再以盐水冲洗，然后收集流入膀胱内尿液做培养，每10 min取尿标本1次，连续3次。如为膀胱炎，细菌培养应为阴性；如为肾盂肾炎，则为阳性。

非侵袭性检查包括尿浓缩功能、尿酶及免疫反应检测。急慢性肾盂肾炎常伴肾小管浓缩功能障碍，但此试验不够敏感，不能作为常规检查。部分肾盂肾炎患者尿中乳酸脱氢酶或N-乙酰-β-氨基葡萄糖苷酶可升高，但缺乏特异性。迄今能有助于尿道感染定位的尿酶仍在研究中。近来应用较多的是检测尿中抗体包裹细菌，来自肾脏的细菌有抗体包裹，而来自膀胱的细菌无抗体包裹，因此可用于区分上尿路感染和下尿路感染，但准确性仅33%。阴道或直肠丛污染、大量蛋白尿或感染侵袭肾脏以外尿道上皮（如前列腺炎、出血性膀胱炎等）都可导致假阳性，16%～38%成人急性肾盂肾炎和大部分儿童可出现假阴性，故也不常规使用。

另外，尿 β_2-微球蛋白测定也有助于鉴别上、下尿路感染，上尿路感染易影响肾小管对小分子蛋白质的再吸收，尿 β_2-微球蛋白升高，而下尿路感染尿 β_2-微球蛋白不会升高。

（四）X线检查

由于急性泌尿系统感染本身容易产生膀胱输尿管反流，故静脉或逆行肾盂造影宜在感染消除后4～8周后进行。急性肾盂肾炎及无并发症的复发性泌尿系统感染并不主张常规做肾盂造影。对慢性久治不愈者，视需要可分别行尿路平片、静脉肾盂造影、逆行肾盂造影及排尿时膀胱输尿管造影，以检查有无梗阻、结石、输尿管狭窄或受压、肾下垂、泌尿系先天性畸形及膀胱输尿管反流现象等。此外，还可了解肾盂、肾盏形态及功能，借以与肾结石、肾肿瘤鉴别。肾血管造影可显示慢性肾盂肾炎的小血管有不同程度的扭曲。必要时可做肾CT扫描或MRI，以排除其他肾脏疾患。

（五）同位素肾图扫描

可了解肾功能、尿路梗阻、膀胱输尿管反流及膀胱残余尿情况。急性肾盂肾炎的肾图特点为高峰后移，分泌段出现较正常延缓0.5～1 min，排泄段下降缓慢；慢性肾盂肾炎分泌段斜率降低，顶峰变钝或增宽而后移，排泄段起始时间延迟，呈抛物线状。但上述改变无明显特征性。

（六）超声波检查

是目前应用最广泛、最简便的方法，它能筛选泌尿道发育不全、先天性畸形、多囊肾、肾动脉狭窄所致的肾脏大小不匀、结石、肾盂重度积水、肿瘤及前列腺疾病等。

六、诊断思路

急性肾盂肾炎的诊断思路如下。

（一）病史采集

患者有无感染史及宿主内在缺陷如糖尿病、使用导尿管、妊娠、尿路梗阻等，判断是否属于易感人群；了解是否有急性肾盂肾炎及膀胱刺激症状。

（二）体格检查

上尿路感染典型体征为上输尿管点（腹直肌外缘与脐平线交叉点）或肋腰点（腰大肌外缘与十二肋交叉点）压痛，肾区叩击痛阳性，但有时也可不出现。

（三）辅助检查

尿液分析和尿细菌培养有助于确诊急性肾盂肾炎，需要时可行 B 超、X 线等其他辅助检查帮助诊断。

七、临床诊断

典型的急性肾盂肾炎诊断不难。临床表现为寒战、发热（体温 38℃ 以上）、腰痛等全身症状，以及尿频、尿急、尿痛等局部膀胱刺激症状，上输尿管点、肋腰点压痛的体征；中段尿培养菌落计数＞$10^5 cfu/mL$，或脓尿（白细胞管型、白细胞成团及淡染细胞）即可诊断。

八、鉴别诊断

1. 急性肾盂肾炎一般有典型症状和尿液异常发现，诊断不难。如仅有高热而尿路症状不明显者，应与各种发热性疾病鉴别。腹痛、腰痛明显者要与胆囊炎、阑尾炎、盆腔炎、肾周脓肿等鉴别，一般经多次尿检查后即能确诊。尿路结石通常发生的是肾绞痛和血尿，可能类似肾盂肾炎，但患者一般皆无发热。有时肾盂肾炎表现的症状并不提示尿路改变，尿痛、排尿困难和发热等皆可缺失，如以头痛为其仅有症状，腹部也无压痛。有些患者是感上腹或下腹疼痛，并有胃肠功能紊乱症状。有些则只是感到全身疲惫无力。诊断线索包括感染史、宿主内在缺陷如糖尿病、使用导尿管、原因不明性发热、脓尿、菌尿和革兰阴性细菌血症等。尿路造影对特异性损害的鉴定常有帮助。除尿浓缩功能暂时减低外，肾功能一般皆无改变，继发高血压也罕有之。

2. 已有很多试验项目，用于上（肾）下（膀胱）尿路的鉴别。输尿管插管和膀胱冲洗还只能看作科研性检查项目。抗体包裹细菌的敏感性和特异性，用于临床仍嫌不足。最有提示作用的是临床评估。

3. 急性无并发症肾盂肾炎的症状和体征在适当抗菌药物治疗下，一般不出数天即可消失。如发热、白细胞增多和腹痛仍然存在，应想到较重类型的肾盂肾炎及尿路梗阻。糖尿病者更易发生广泛破坏、气肿性肾盂肾炎和肾乳头坏死。其他应考虑到的情况还有肾周脓肿、肉芽肿性肾盂肾炎、椎骨转移型脓肿等。

九、救治方法

急性肾盂肾炎的治疗目的在于预防或治疗全身脓毒症，缓解症状，清除感染灶，消灭尿路病原体，预防复发和并发症。治疗中应尽量避免耐药菌群的产生，减少副作用。

（一）一般治疗

应鼓励患者多饮水，勤排尿，维持每天尿量达 1.5 L 以上，以降低髓质渗透压，提高机体吞噬细胞的功能，并冲洗膀胱内的细菌。有发热等全身感染症状应卧床休息。可服用碳酸氢钠（1 g，3 次/d）碱化尿液，以减轻膀胱刺激症状，并能增加氨基糖苷类、青霉素、红霉素等药物的疗效，但也可使四环素等药物的药效下降。钙离子通道拮抗剂维拉帕米或盐酸黄酮哌酯可解除膀胱痉挛和缓解刺激症状。注意饮食易消化、富含热量和维生素。

（二）抗感染治疗

抗感染治疗最好在尿细菌培养及药物敏感试验指导下进行。初发的急性肾盂肾炎可选用复方磺胺甲噁唑 2 片，2 次/d；或吡哌酸 0.5 g，3～4 次/d；或诺氟沙星 0.2 g，3 次/d，疗程 7～14 d。感染严重有脓毒症者宜静脉给药，最好根据尿细胞培养结果选用敏感药物。如头孢哌酮、阿米卡星对葡萄球菌、克雷伯菌属、变形杆菌、铜绿假单胞菌、大肠埃希菌的敏感性均在 90% 以上。前者 1～2 g，每 8～12 h 1 次；后者 0.4 g，每 8～12 h 1 次。氟喹诺酮类对变形杆菌、枸橼酸杆菌及克雷伯菌属的敏感性在 80% 以上。哌拉西林、氨苄西林、呋喃妥因等对 D 群肠球菌 100% 敏感。真菌感染可用酮康唑 0.2 g，3 次/d；或氟康唑 50 mg，2 次/d 治疗。临床工作中的抗感染治疗又大多按照非复杂性急性肾盂肾炎和复杂性急性肾盂肾炎予以不同的治疗方案：

1. 非复杂性急性肾盂肾炎：指发生于泌尿系统的结构功能正常而又无糖尿病、镰状红细胞性贫血和免疫功能低下等并发症患者的急性肾盂肾炎。治疗上，虽然经验治疗大多可以取得较好的效果，但治疗前做细菌培养和药敏试验仍有重要意义。根据美国感染性疾病学会 1999 年发表的治疗指南，对轻症急性肾盂肾炎，可予口服抗生素治疗首选复方磺胺甲噁唑或喹诺酮类，对 TMP/SMZ 耐药的细菌可使用呋喃妥因或磷霉素治疗。如果可能是革兰阳性细菌感染，则用阿莫西林或阿莫西林/克拉布兰酸。有些医生建议在口服治疗前，先使用一剂肠外用药如头孢曲松、庆大霉素或喹诺酮类可使治疗效果更好。对重症急性肾盂肾炎（高热、外周血白细胞上升、恶心、呕吐、脱水等）应住院治疗并肠外给药。常用的抗生素有氨基糖苷类、喹诺酮类和 β-内酰胺类。氨基糖苷类仍是通常首选的药物。由于庆大霉素对耳、肾毒性较大，一些临床医生更愿意选用妥布霉素或奈替米星。阿米卡星可用于治疗对庆大霉素耐药的细菌，无论患者的肾功能如何，首剂都要用足负荷量，如庆大霉素 2.5～3 mg/kg，妥布霉素或奈替米星 1～1.5 mg/kg，维持量可根据内生肌酐清除率来调整，越来越多的研究表明，在总量相同的情况下，1 次/d 大剂量的给药方式与每天分次给药同样有效，还可减少氨基糖苷类的毒副作用。目前，用喹诺酮类治疗急性肾盂肾炎在临床上很受欢迎，应用也十分广泛。新一代的喹诺酮类如环丙沙星、洛美沙星可先肠外给药，通常 24～48 h 后患者症状会有改善，随即改做口服用药。这一方法可使住院时间缩短，节省费用。β-内酰胺类抗生素不断增加，包括第三、四代的头孢菌素类、青霉素类、氨曲南等，究竟哪一种最有效还不清楚。但某些药物可出现皮疹、高敏反应、依赖于维生素 K 的凝血功能紊乱、中性粒细胞减少、血小板减少、伪膜性肠炎和肾功能异常，应引起重视。如果是肠球菌感染，建议使用阿莫西林/舒巴坦，如果是耐甲氧西林的肠球菌则必须使用万古霉素。通常一种抗生素已经足够，但严重时也可将喹诺酮类或氨基糖苷类和阿莫西林合用，或将头孢菌素类和氨基糖苷类合用，以加强疗效。关于非复杂性急性肾盂肾炎的疗程一直是一个争论的话题，目前普遍被接受的是 7～14 d，理想的随访时间是治疗后的 10～14 d，无论症状轻重所有的急性肾盂肾炎患者都应随访中段尿培养。如果急性肾盂肾炎治疗后第 6 周中段尿培养仍为阴性则可认为原来的感染已治愈；如果经 5 d 的口服或肠外抗生素治疗无效，或短期内复发或再发者及少见病原菌感染者均应做影像学方面的检查，以排除尿路畸形、梗阻和功能障碍等方面的因素，做针对性的治疗。

2. 复杂性急性肾盂肾炎：指其发生与泌尿系统的结构、功能异常或与患者的免疫状况、并发症相关联的急性肾盂肾炎。据不完全统计，1/3 的急性肾盂肾炎女性患者和 2/3 的急性肾盂肾炎男性患者在静脉肾盂造影中可有异常发现，而有膀胱输尿管反流的半数妇女，因在静脉肾盂造影中并没有肾实质的瘢痕形成而被忽视。复杂性急性肾盂肾炎与非复杂性急性肾盂肾炎的临床表现并无明显的差别，但通常认为前者症状较重，且尿中可出现白细胞管型或细菌管型，这对诊断极有价值，病原也以大肠杆菌为主，在儿童中更是常见。

3. 以下对三组特殊人群的急性肾盂肾炎的处理作简单介绍。

（1）发生于孕妇的急性肾盂肾炎：许多研究表明怀孕本身并不会导致菌尿，菌尿通常发生于怀孕之前，与性生活有关，由于膀胱炎的症状，如尿频、下腹部疼痛，在怀孕期间也常会出现，因此而被忽视，直至出现急性肾盂肾炎的症状。有人建议将孕妇泌尿系统感染的诊断标准定在尿细菌菌落计数 1 000/mL（中段尿标本），这对低浓度即可致病的葡萄球菌和链球菌属更有意义。但由于外阴和阴道周围分泌物对中段尿的污染，孕妇往往很难获得真正意义上的清洁中段尿，单次中段尿检查大约有 20% 的假阳性。妊娠期间使用某些抗生素会对胎儿造成严重影响，如：磺胺类可进入胎盘，干扰胆红素和白蛋白的结合，增加黄疸的危险性；四环素可沉积在牙齿和骨中造成牙齿发育不良和褪色；甲氧苄啶阻碍叶酸的合成，影响妊娠早期神经细胞的发育；氨基糖苷类可引起第 8 对颅神经的损害；喹诺酮类可引起胎儿关节软骨的病变，因此均不能在妊娠期使用。某些新出现的 β-内酰胺类抗生素，如阿莫西林-克拉维酸钾、泰能和氨曲南，还缺乏足够的临床实践来评价其安全性。怀孕期间的急性肾盂肾炎，现建议使用第二、三代头孢菌素类和氨苄西林，疗程为 7～14 d。近年来，为减少对胎儿影响和耐药菌的产生，有人将疗程缩短到 5 d、3 d，甚至主张单剂治疗。如果在怀孕期间反复出现菌尿建议每晚 50 mg 呋喃妥因口服直至分娩。在怀孕期间有急性肾盂肾炎、单剂治疗失败或有少见病原菌感染的妇女，分娩后还要进一步随访，并做影像学方面的检查，排除尿路异常。

（2）发生于糖尿病患者的急性肾盂肾炎：许多对照试验发现，在糖尿病女性患者中尿菌阳性比非糖尿病女性患者多，而在男性患者中却没有什么不同。许多因素可使糖尿病患者易于发生泌尿系统感染，包括自主神经病变使膀胱排空延迟、糖尿病肾病和宿主的防御功能损害、糖尿病病程的长短和并发症的存在，与糖尿病泌尿系统感染的发生频率有关。但与人们的预料不同的是血糖控制的不良，并不会直接增加泌尿系统感染的发生。大肠埃希菌仍是主要的病原菌，其次是 β 族链球菌属。与正常人相比糖尿病患者更容易发生真菌感染，抗生素的选择与其他非糖尿病患者一样，但建议用足 14 d 的疗程，最好静脉用 4 h 的头孢菌素类抗生素。如果复发，疗程应延长至 6 周，并做影像学检查。如果为真菌感染，治疗应更加积极用抗真菌药物冲洗肾盂，口服或肠外使用抗真菌药物。

（3）发生于男性的急性肾盂肾炎：大多数男性或男婴的急性肾盂肾炎是复杂性急性肾盂肾炎，患者往往有尿路形态学异常、曾有过尿路手术或近日插过导尿管，膀胱输尿管反流和尿道瓣膜在泌尿系统感染的男婴中十分常见，可以引起肾脏的瘢痕和慢性肾损害。因此，对所有急性肾盂肾炎男性患者都应做影像学检查，以排除尿路形态和功能上的异常。短期反复发生的同一病原菌或少见病原菌的感染，强烈提示这种异常的存在。由于男性较女性较少有中段尿的污染，$10^2 \sim 10^3$/mL 的菌落计数已能够说明感染的存在。大肠埃希菌和其他肠杆菌仍是主要的病原菌。对性生活活跃的男性，肠球菌、奈瑟球菌和沙眼衣原体也十分常见。治疗失败常提示耐药菌的感染、解剖结构的异常或尿路中存在未知感染灶，必须采用从非创伤性的显像到创伤性的检查来确定病变的部位和性质，进一步指导治疗，缓解梗阻纠正狭窄等。

此外新生儿、婴儿和 5 岁以下的幼儿患急性肾盂肾炎多数伴有泌尿道畸形和功能障碍，故不易根除，但有些功能障碍如膀胱输尿管反流可随年龄增长而消失。一次或多次泌尿系统感染在肾组织中可形成局灶性瘢痕，甚至影响肾发育。近年来主张用药前尽可能先做中段尿细菌培养，停药后第 2、4、6 周应复查尿培养，以及时发现和处理。

十、诊疗探索

抗感染治疗在急性肾盂肾炎的治疗十分重要，但是由于抗生素的大量使用，耐药菌株逐渐增多，难治性、复杂性尿路感染比例增加。临床工作中，在西药常规治疗的基础上加中药方剂取得了不错的疗效。祖国医学认为，急性肾盂肾炎属于"淋症""腰痛"范畴，其主要病因病机是热湿毒瘀蕴结下焦肾与膀胱、气化失常、水道不利，故小便短涩，淋漓不尽，湿热郁蒸可出现发热、腰痛、小腹不适，膀胱与肾相表里，腑病及脏，湿热阻滞于肾脏，故出现腰病。辨缓急，则提出"急则治标，缓则治本"；辨标本，则提出"治病治本"治疗决策。八正散加减方中瞿麦、编蓄、滑石、木通、车前子清热除湿，通淋利水为方中主药，辅以栀子、大黄苦寒泻火，加强了清泻湿热的作用，甘草和中解毒，以防苦寒伤胃，诸药合用具有清热、泻火、利尿、通淋之功效，此方为治热淋实证主选方剂。沉香散加味方中当归贝母苦参丸为《金匮》方，主治小便难，饮食如故者，近代名中医冉雪峰认为本方乃"半清半调，开上窍以通下窍之方"，百合滑石散也为《金匮》方，治疗百合病变发热者，冉氏注释本方为清上以利小便之方，此方有理气活血，通淋止痛之效，为治气淋实证主选方剂。通过临床试验效果的比较观察，应用中西医结合治疗急性肾盂肾炎，治愈率高，复发率低，简便易行，值得临床推广。

十一、病因治疗

(一) 尿路梗阻的治疗

尿路梗阻的治疗常需要肾内科和泌尿外科医师合作，去除梗阻原因常需外科手术，也需要肾内科明确梗阻原因，治疗并发症、监护肾功能。

1. 外科治疗。严重的双侧性肾梗阻应立即给予手术解除梗阻，已伴有肾功能衰竭者术前做透析治疗。新近的梗阻（几周内），手术解除梗阻后可望肾小球滤过率在1～4周逐渐恢复，较长时期的梗阻（数月或数年），肾功能丧失常不能逆转。

(1) 肾盂梗阻：先天性肾盂输尿管梗阻有疼痛症状，反复感染，或肾功能进行性减退者应做手术修正，去排除来梗阻原因，如异位血管、肾盂整形修补术。阻塞肾盂-输尿管连接点的结石应手术清除，因其不易通过，并可影响肾功能。

(2) 输尿管梗阻：肾结石为输尿管梗阻最常见原因。结石<5～7 mm可望自行排出不需手术治疗；到达输尿管下端的结石，试经膀胱镜取石；位在输尿管上部的结石，需切开输尿管取石，放射科和泌尿外科医师合作经皮切开肾脏或输尿管，通过内镜直窥下取除结石；较大结石可用体外震波碎石治疗，7～15 mm的结石用体外震波碎石，碎块在2～3个月内自动排出体外。其他原因引起的输尿管梗阻、结核狭窄，由肿瘤或后腹膜纤维化产生的外来压迫常须更广泛的手术治疗。

(3) 下尿路梗阻：膀胱颈或尿道梗阻引起严重排尿困难，肾功能减退，反复尿路感染应予手术治疗。由神经源性膀胱功能障碍或盆腔恶性肿瘤梗阻引起的严重膀胱功能障碍可做回肠输尿管吻合术，转移尿流。在女性，如为处女膜伞引起的反复尿路感染导致肾盂肾炎反复发作，则需要在炎症缓解期行外科手术治疗。

(4) 肾切除：单侧性梗阻肾严重损伤，功能减退不能逆转，并合并肾盂肾炎反复发生，对治疗无效者可考虑做肾切除术，解除梗阻。手术解除梗阻失败或无效，感染又有引起革兰阴性脓毒症者也可考虑做肾切除。术前必须经过敏感的方法测定证明已不存在肾功能。

2．内科治疗。

（1）水、电解质处理：慢性部分性尿路梗阻及肾小管功能障碍者可出现大量水、氯化钠、碳酸氢钠丢失，需要补充氯化钠、碳酸氢钠和水。严重部分或完全性梗阻解除后发生的梗阻后利尿也需注意水、电解质平衡，补充去失的氯化钠，碳酸氢钠、水和钾。视病情口服补充或静脉滴注 0.9％氯化钠，往往同时需要补充钾。应定期监测尿量及电解质含量，随时调整补充的量和内容。

（2）尿路感染：急性尿路感染应根据尿细菌培养、药敏选用抗生素，而且要选用在肾脏和尿液内浓度高的抗生素，并持续用 3～4 周。往往在尿培养报告前即需选用抗生素，待报告后再做调整。对需用器械检查或治疗尿路梗阻者在术前 1h，术后 2～3 d 应用抗生素预防感染发生。

（3）其他并发症：伴发高血压时需用降压药，发生肾功能衰竭时应用透析治疗，对已发生终末期肾功能衰竭者可考虑做肾移植，但常需先做病肾切除去除感染病灶。

（4）长期随访观察：对应用手术治疗或慢性梗阻患者应长期随访，仔细临床检查、尿检、尿培养、定期肾功能测定和放射性核素、X 线等检查。

（二）膀胱输尿管反流的治疗

治疗目的主要是制止尿液逆流、控制感染、防止肾功能进一步恶化。治疗方法包括内科治疗和外科治疗两种：

1．内科治疗。内科治疗只适用轻度反流而无明显输尿管扩张者。①一般治疗：包括注意个人卫生、摄入充足的水分、避免便秘、定期排空膀胱（二次排尿，睡前排尿）以便减轻膀胱压力及减少残余尿量；②抗感染治疗：作为预防性用药，长疗程小剂量抑菌治疗是阻止疾病的发展，保护肾功能的重要手段。具体方法：每晚睡前排尿后口服单剂量抗生素，剂量为每天剂量的 1/3～1/2；③控制高血压。

2．外科治疗。小儿膀胱输尿管反流的手术适应证：①重度反流经内科治疗 4 年反流仍持续或有进行性肾功能减退或新瘢痕形成者；②反复尿路感染，经内科治疗 4 个月而无改善者；③输尿管门呈高尔夫球洞穴改变；④先天性异常或尿路梗阻而引起逆流者。

十二、最新进展

降钙素原和 C 反应蛋白对急性肾盂肾炎的诊断价值近年来通过国内外的动物及临床试验研究已经得到了认可。降钙素原是一种糖蛋白，是降钙素的前体，没有激素活性，正常情况下主要在甲状腺滤泡旁细胞内合成，由 116 个氨基酸组成，分子量大约 13 kD。它在蛋白酶的作用下逐步裂解成 57 个氨基酸的氨基降钙素原，32 个氨基酸的降钙素和 21 个氨基酸的降钙蛋白。降钙素原是 11 号染色体上降钙素 I 基因的表达产物，在不存在感染的情况下，甲状腺外降钙素 I 基因表达被抑制，局限于甲状腺和肺的神经内分泌细胞有一定程度的表达，在健康生理状态下血中几乎不能被检测到（<0.1 ng/mL），但在细菌感染时可诱导全身各种组织多种类型细胞降钙素 I 基因表达和降钙素原连续性释放。通过诱导，仅需 6 h 就可测得血清中降钙素原值，其半衰 25～36 h。研究表明以降钙素原≥1 ng/mL 作为诊断参考值，预测急性肾盂肾炎的敏感度为 90.47％，特异度为 88％，准确度为 89％，阳性预测值为 87％，阴性预测值为 95％。降钙素原测定还可用于观察疗效随访病情转归，判断预后，预测肾脏受累程度，值得临床推广。在机体炎症状态的早期（6 h 内），血浆 C 反应蛋白就开始升高，每 8 h 提高 1 倍，约在 50 h 达到峰值水平。正常人 C 反应蛋白在 0.08～3.11 mg/L（2.5％～97.5％），无性别差异，年龄对 C 反应蛋白水平有一定影响，但相对较弱。在强烈炎症因素刺激下，C 反应蛋白可升高至基线水平 100～1 000 倍（超过 300 mg/L）。人体血浆 C 反应蛋白的清除半衰期约为 19 h，血浆 C 反应蛋白水平取决于肝脏的合成速率，而血浆 C 反应蛋白浓度高低对其清除速度不造成影响。因而通过监测 C 反应蛋白可以评价疾病状态和疗效。急性尿路感染的主要致病菌为肠道革兰阴性杆菌（其中大肠埃希

菌占 75％），其释放的内毒素诱导巨噬细胞产生内生性致热源白介素-1β、肿瘤坏死因子-α 和白介素-6 等细胞因子，促进 C 反应蛋白的分泌。研究表明 C 反应蛋白≥100 mg/L 可以作为急性肾盂肾炎病情的有效预测指标，而且急性肾盂肾炎患者基线血浆 C 反应蛋白水平与患者峰值体温和热程呈正相关。C 反应蛋白越高，体温峰值也越高，热程越长，C 反应蛋白恢复正常时间也相对延长。

蔡泽云　刘保池　张在其

第七节　肾周脓肿

一、基本概念

肾周脓肿指发生在肾包膜下、肾周间隙和肾旁前、后间隙的脓肿。多起源于肾脏疾病，占 77％～83％。常见肾脓肿、化脓性肾盂肾炎、气肿性肾盂肾炎、黄色肉芽肿性肾盂肾炎及结核等肾内炎性病变蔓延至肾包膜下、肾周及肾旁间隙形成脓肿。以单侧多见，双侧少见，右侧多于左侧。男性较多。发病年龄常见于 20～50 岁。

二、常见病因

致病菌肾周脓肿可由多种致病菌引起，近年来由于广谱抗生素的使用，血运感染日趋减少，致病菌昔日以金黄色葡萄球菌为主，现在转为大肠杆菌及变形杆菌为主，金黄色葡萄球菌次之。其他致病菌还包括许多革兰阴性杆菌，如克雷伯菌属、大肠杆菌、假单孢菌和铜绿假单胞菌等。肠球菌和链球菌属在文献上也有过报道。某些厌氧菌如梭状芽孢杆菌、多形杆菌和放线菌属也可致病，而且常规细菌培养为阴性。肾周脓肿约 25％为混合感染，约 25％既往有糖尿病病史。

感染途径：

1. 肾内感染蔓延至肾周间隙。多数肾周脓肿由此途径感染，包括肾皮质脓肿、慢性或复发性肾盂肾炎（由于存在尿路梗阻、肾积脓、黄色肉芽肿性肾盂肾炎等）。

2. 血源性感染。体内其他部位感染病灶，经血运侵入肾周围间隙。常见有皮肤感染、上呼吸道感染等。

3. 经腹膜后淋巴系统侵入。来自膀胱、精囊、前列腺、直肠周围、输卵管或其他盆腔组织的感染，由淋巴管上升到肾周围。

4. 来自肾临近组织的感染，包括肝、胆囊、胰腺、高位盲肠后阑尾炎并穿孔和邻近肋骨或椎骨骨髓炎等。

5. 有时为肾外伤及肾、肾上腺手术后引起的感染、介入诊断和治疗引起的继发感染、免疫力低下、静脉吸毒等抵抗力低下的高危人群。

三、发病机制

肾周脓肿多由肾周围炎症发展而致，早期在肾皮质形成局限性细菌性肾炎。因肾周组织脂肪丰富且疏松，故炎症蔓延迅速，肾周脓肿形成后，可向多个方向发展：

1. 向前可突破腹腔。

2. 向后可侵及肾后旁间隙和腰大肌。

3. 向上扩展可形成膈下脓肿、病侧胸腔积液、肺基地部炎症，或穿破膈肌引起脓胸。

4. 向下扩展可形成髂窝脓肿；也可侵及消化道并与之形成瘘管，以肾结肠瘘多见，可能与两者均为腹膜后器官有关。

5. 罕见直接侵蚀大血管使之破裂致死亡，肾周脓肿致大血管破裂的原因可能是浸泡于脓液的肾蒂血管弹性下降，或者血管壁也有化脓性炎症的改变，当腰部运动过于剧烈时，坏死的血管受到牵拉或腰肌痉挛产生压迫时，血管骤然破裂致大出血死亡。

四、临床特征

1. 肾周脓肿起病隐匿，临床表现缺乏特异性，从而使早期诊断十分困难，患者就医前2~3周就已出现症状。在此之后，诊断还有可能被延误数天。发热是最常见的症状，开始常被认为是不明原因的发热，重要的体征有腰部或肋脊角疼痛或压痛，患侧肾区有叩痛，伴有或不伴有可触及的腹部或腰部肿块。患侧膈肌可能抬高或固定，伴有或不伴有胸膜渗出，此外患者可有胸痛。腰大肌痉挛常导致脊柱侧凸（凹向患侧），因此，当患侧下肢屈伸或弯腰时可出现疼痛。腰部痛性肿块、皮肤红肿是肾周脓肿的晚期征象。

2. 如继发于严重慢性肾感染，则有持续和反复发作尿路感染病史。如为金黄色葡萄球菌感染，常有体内其他部位感染病灶（如皮肤感染等）。

3. 大部分肾周脓肿患者有发热寒战史，而局部症状出现较晚，其病程大多超过2周，部分出现尿痛、尿频、尿急及排尿困难。临床易误诊为其他疾病，误诊率为30％。

五、辅助检查

（一）实验室检查

常规实验室检查结果反复多样。血常规可见白细胞升高并有核左移现象，有不同程度贫血，红细胞沉降率上升。如患者有其他肾脏疾病或是双侧病变，才有可能出现血清肌酐和血清尿素氮升高。尿常规：如为金黄色葡萄球菌感染，因系血运扩散，尿中无白细胞和细菌。如继发于肾脏本身感染，则尿中可找到脓细胞和细菌，血液培养可发现细菌生长。30％的患者尿液分析正常，40％尿培养阴性，仅有40％在血培养时出现阳性结果。

（二）X线检查

1. X线检查虽不能确定肾周脓肿的诊断，但对诊断有帮助。腹部平片显示肾外形不清，肾区密度增加，腰椎向一侧弯曲，凹向患侧，腰大肌阴影模糊；静脉尿路造影显示患侧肾显影差或不显影，摄片时如令患者做吸气动作，由于肾脏固定显影不受影响，相反，健侧肾由于可自由活动反而影像变模糊。有时可见肾盂或输尿管移位、肾盏拉长，如有结石则伴有尿路梗阻、积水；胸部X线片有时可见患侧肺下叶浸润和不张，胸腔积液，膈肌升高，胸部透视可发现膈肌运动受限。

2. 排泄性尿路造影摄影可大部分证实患侧肾脏异常。主要表现有受累肾脏显影不良或不显影、肿块、肾脏移位、肾盂或输尿管结石、肾盏扩张或阻塞（有或无结石）。但以上影像学特征均不是肾周脓肿的特异性表现。

（三）B超检查

可直接显示病变，精确地确定病变的部位、大小及范围。肾脓肿在化脓前期，可无异常发现，或仅见病灶区小片状低回声暗区，病灶边界模糊。脓肿形成后，病灶呈低回声反射，其内可见散在强光点，病变边界明显。若为多发性脓肿，病变呈蜂窝样低密度灶，此时需与肿瘤鉴别。结合病史鉴别不难。肾周脓肿如局限在包膜下时，可见局限膨隆、肾影增大，侵及肾周间隙或肾旁间隙时，肾轮廓增大、模糊，并呈非均质包块，内可见低回声暗区，较大脓肿可压迫肾脏移位或肾轴位改变，同时侵及肾实质者可造成集合系统压迫，嘱患者深呼吸时患侧肾脏活动度减弱或消失、部分可见腰大肌肿大及回声减低。如脓肿由产气菌引起，肿块内可能有强回声区。综上所述：尽管肾周脓肿较少见，临床表现较复杂，传统检查方法难以确诊，根据 B 超声像图特征，结合临床病史。可以满意地帮助确诊，如在 B 超引导下行穿刺抽吸，更是理想确诊方法。

（四）CT 检查

肾区扫描可见肾移位和肾周围有低密度肿块及密度稍高的炎症壁，患侧肾增大，肾周筋膜增厚，边缘毛糙。有时周围夹杂有大小不均低密度积液灶及积气灶，腰大肌肿胀。密度减低，增强扫描可见一个或多个环形、强化的脓肿壁，脓肿中央 CT 值为 0~20 Hu，正常肾实质 CT 值为 22~42Hu，CT 还能够确定脓肿累及范围及判断周围解剖关系。

（五）MRI 检查

MRI 与 CT 在肾周脓肿诊断上没有太大差别，但 MRI 对判断脓肿与周围脏器界限敏感度较高，容易区分病灶坏死、液化和炎症阶段，能早期准确诊断。因而对因造影剂过敏或肾功能不全而不能做增强 CT 检查的患者，MRI 有其优越性。脓肿在 T_1 加权像上呈低信号，脓肿壁信号稍高，T_2 加权像上脓肿呈高信号，脓肿壁呈低信号。

六、诊断思路

1.肾周脓肿的临床特点主要为畏寒、发热、腰腹疼痛、患侧肋脊角叩痛、腰肌紧张、皮肤红肿，患侧肾区可触及肿块、肾区叩痛、患侧下肢屈伸及躯干侧弯均引起剧痛。检查可以发现有贫血、白细胞总数和分叶核粒细胞升高，而且可以持续很长一段时间。在临床怀疑有肾周脓肿的患者应行进一步影像学检查。

2.肾周脓肿的诊断首先要考虑到此病的存在，才能进行早期诊断和及时处理，肾周脓肿的早期诊断应注意以下几点。

（1）凡长期发热伴有腹痛，尤其是梗阻时或存在结石时应考虑到本病的可能。此时应注意全面检查，尤其应重点检查局部。

（2）在辅助检查中，全尿路平片及静脉肾盂造影诊断有很大价值，不能低估，特别对于条件受限的基层医院显得尤为重要，平片中如发现膈肌升高，腰大肌阴影模糊，肾脏轮廓消失等征象，静脉肾盂造影提示肾显影差或不显影，有包块，肾、肾盂及输尿管移位、肾盏扩张等。肾周脓肿出现异常图像可高达 85%。

（3）B 超在早期诊断肾周脓肿上的重要性不容忽视，其可显示肾周围低回声肿块，其壁常不规则，如系产气杆菌引起则显示为强回声；CT 能够证实肾周脓肿的病变，精确地确定其范围及周围解剖情况，常表现为肾脏移位、增大，肾周围低密度肿块和密度高的炎性壁、肾周筋膜增厚，故 B 超、CT 不仅对肾周脓肿可明确诊断，而且可定位。

（4）对可疑病例行穿刺诊断是非常可取的方法之一，对早期诊断帮助很大，在 B 超引导下穿刺效果可能更明显，也可避免较小脓肿常规穿刺时损伤胸膜腔、结肠、肝、脾及邻近组织。总之，对于肾周脓肿的诊断首先要考虑到此病的存在，才能进行早期诊断和及时处理，从而减少严重并发症的发生。

七、临床诊断

（一）肾周脓肿的临床表现

主要为畏寒、发热、腰腹疼痛、患侧肋脊角叩痛、腰肌紧张，红肿患侧肾区可触及肿块、肾区叩痛、患侧下肢屈伸及躯干侧弯均引起剧痛。

（二）辅助检查

1.血常规检查可以发现有贫血、白细胞总数和分叶核粒细胞升高，而且可以持续很长一段时间。

尿常规：如为金黄色葡萄球菌感染，因系血运扩散，尿中无白细胞和细菌；如继发于肾脏本身感染，则尿中可找到脓细胞和细菌，血液培养可发现细菌生长。

2. X线检查，腹部平片显示肾外形不清、肾区密度增加、腰椎向一侧弯曲、凹向患侧、腰大肌阴影模糊；静脉尿路造影显示患侧肾显影差或不显影，摄片时如令患者做吸气动作，由于肾脏固定显影不受影响，相反，健侧肾由于可自由活动反而影像变模糊。有时可见肾盂或输尿管移位、肾盏拉长，如有结石则伴有尿路梗阻、积水；胸部X线片有时可见患侧肺下叶浸润、胸腔积液、膈肌升高，胸部透视可发现膈肌运动受限。

3. 近年来B超检查和CT扫描对肾周脓肿诊断和定位具有特殊意义。B超检查可显示肾周围有一低回声的肿块，壁常不规则。如脓肿由产气菌引起，肿块内可能有强回声区。可在超声引导下行穿刺诊断，并可放入导管引流作为治疗手段。一项研究表明与CT比较超声检查有36%的假阴性率。

4. CT是确诊的首选方法，CT肾区扫描可见肾移位和肾周围有低密度肿块及密度稍高的炎症壁，患侧肾增大，肾周筋膜增厚，边缘毛糙。有时周围夹杂有大小不均低密度积液灶及积气灶，腰大肌肿胀。CT还能够确定脓肿累及范围及判断周围解剖关系。采用CT定位、介导置管引流术相对于B超介导有以下优点：①图像更清晰、全面、视野良好、不受肠道内气体干扰。②CT的分辨率较B超高，可以检测到1～2 cm的液腔。③可以准确地发现液腔是否分隔。④穿刺操作时不受因操作而使图像变化干扰，准确性高。

5. MRI与CT在肾周脓肿诊断上没有太大差别，但MRI对判断脓肿与周围脏器界限敏感度较高，而对因造影剂过敏或肾功能不全而不能做增强CT检查的患者，MRI有其优越性。

八、鉴别诊断

(一) 易误诊

由于肾周围间隙的特殊解剖位置，脓肿液聚集在肾被膜和Gerota's筋膜之间，难以表现出较典型的临床症状，所以患者的临床表现与真正的病变部位常不相符。从解剖学而言肾周脂肪包绕双肾及肾上腺，并被Gerota's筋膜包绕。所以当肾周脓肿发生或出现时，可能向几个较薄弱处扩散突破，而出现相关症状：

1. 脓肿位于肾上部，刺激膈肌引起胸膜反应胸腔积液，易误诊为胸膜炎、膈下脓肿、胆囊炎。

2. 肾后间隙脓肿可刺激腰大肌引起腰大肌痉挛，表现为髋部、股部疼痛，髋关节屈曲，可误诊为髋骨骨髓炎，如累及生殖股皮神经可引起外生殖器疼痛，易误诊为泌尿系结石。

3. 大量的肾后脓肿使肋脊角饱满易误诊为腰肌脓肿，向下扩展可形成髂窝脓肿，症状及临床表现酷似结核性冷脓肿伴混合感染。

4. 位于肾前的感染灶，刺激后层腹膜，则出现腹膜炎体征，脓肿形成时常误诊为阑尾周围脓肿。

(二) 鉴别诊断

1. 肾周脓肿与急性肾盂肾炎的区别。后者经抗生素治疗后，病程较前者为短，急性肾盂肾炎患者畏寒、发热后可自行缓解，多有尿路刺激症状，肾区叩压痛较轻，除有脓尿外，常可发现白细胞管型（有助于肾盂肾炎的诊断）、菌尿、尿红细胞增加，有时可伴显微镜下血尿，极少数可有肉眼血尿。B超、CT检查可区别肾内和肾周围感染。

2. 肾周脓肿与膈下脓肿的区别。膈下脓肿为脓液积聚在一侧或两侧的膈肌下与横结肠及其系膜的间隙内者。常发生在急性腹膜炎或腹腔内脏器的炎症病变治疗过程中，或腹部手术数天后出现发热、腹痛者，均应想到本病，并进一步检查。①X线透视可见患侧膈肌升高，随呼吸活动受限或消失，肋膈角模糊、积液。②X线片显示胸膜反应。胸腔积液、肺下叶部分不张等，膈下可见占位阴影。左膈下脓肿，胃底可受压移位。有10%～25%的脓肿腔内含有气体，可有液气平面。B超或CT检查对肾周脓肿与膈下脓肿的诊断及鉴别诊断有帮助。

3. 肾周脓肿与腰大肌脓肿的区别。腰椎结核引起腰大肌脓肿，患者可有低热、疲倦、消瘦、盗汗、食欲不振与贫血等全身症状。患者从地上拾物时，不能弯腰，需腰屈膝屈髋下蹲取物，称拾物实验阳性。①腰椎正位片上，腰大肌脓肿表现为一侧腰大肌阴影模糊，或腰大肌阴影增宽，饱满或局限性隆起。慢性病例可见多量钙化阴影。②CT 检查可以清晰地显示病灶部位，有无空洞和死骨形成。对腰大肌脓肿有独特的价值。

4. 肾周脓肿与典型的出血性坏死性胰腺炎的区别。根据病史、体征及淀粉酶检查一般不难诊断。误诊为肾周脓肿，究其原因，可能为：①临床症状不典型。患者主诉为左腰背部剧痛伴发热，而腹部症状少，无明显腹胀、腹痛表现。②腹膜后出血积聚于肾周，而 B 超、CT 检查不全面忽略对胰腺的检查。③血象升高明显，形成肾周脓肿的假象。④医生对病史询问不详细，检查、诊断有先入为主的倾向。⑤对出血性坏死性胰腺炎的胰周表现缺乏认识，未及时进行淀粉酶检查。对肾周脓肿有疑问时，也可行细针穿刺做穿刺液涂片检查及淀粉酶检查，可避免误诊。

5. 肾周脓肿与肾周围炎的区别。实验室检查无明显差异。肾周围炎与肾周脓肿的尿路平片显示肾区密度增高，肾脏轮廓不清，腰大肌阴影消失，腰椎向患侧弯曲，患侧肌上升或运动受限，以此鉴别。

6. 肾周脓肿与急性胆囊炎的区别。患者尿检查正常，胆囊造影或尿路造影可以鉴别。

7. 肾周脓肿与急性阑尾炎的区别。肾脓肿肾区疼痛可放射到右下腹部，且有肾区叩痛，尿中可有脓细胞，而急性阑尾炎无尿液的改变。静脉尿路造影可帮助诊断。

九、救治方法

1. 在细菌培养及药敏感试验结果出来之前，应开始用针对最可能的致病菌（葡萄球菌、大肠杆菌）的抗生素治疗。药物的选用和剂量同肾内脓肿的治疗。此后可根据临床反应及药敏试验做适当的调整。在临床上或影像学检查证实感染未完全消退之前，必须静脉或后阶段口服抗生素治疗，常需数周。

2. 早期肾脓肿在脓肿未形成前，若能及时应用合适的抗生素和局部理疗，炎症可以吸收。一旦脓肿形成，自行吸收而愈合的机会较少，应行切开引流术。脓腔范围大，尤其是多房性脓肿，宜切开引流。切口以经腰部斜切口为宜，因其创伤小，进入脓腔容易，可达肾周围任何部位的脓肿。必要时也可切除肾的原发灶。

3. 有学者认为<3 cm 的肾脓肿应首先严格的抗生素治疗，如临床疗效不满意再考虑手术引流。目前由于腔内泌尿外科发展，也可在 B 超或 CT 指引下置管引流，引流术后继续配合有效的抗菌药物。症状好转，体温和血液中白细胞逐渐下降至正常范围，引流管内无分泌物，复查 B 超或 CT 扫描，证明脓肿消失，可作为拔除引流管的适应证。

4. 肾周脓肿位于肾周围疏松脂肪组织中，感染不易局限，且常呈分隔的多房脓肿，因此早期确切充分的手术切开引流是治疗成功的关键。手术切口部分缝合，脓腔凡士林油纱填塞，术后脓腔换药，使脓腔自内向外愈合，引流充分，避免和减少术后复发。

5. 后腹腔镜技术的应用。肾周脓肿明确后，可在 B 超或 CT 引导下定位，局部麻醉后穿刺，获得脓液后置入导丝，导丝引导下用筋膜扩张器扩大创口，再置入相应大小的导管或腹腔镜用戳口，自导管或戳口内放入肾镜或宫腔镜或腹腔镜，边观察边冲洗，清除脓液和坏死组织，并且可在监视下处理脓肿分隔，避免遗漏。脓液和坏死组织清理完以后，选择放置相应大小的引流管引流。此方法可以进行 1 次操作，也可根据病情需要反复多次进行。

6. 肾周脓肿若继发与尿路结石而引起脓肾，或者继发于感染的肾积水，该侧肾功能严重损害，应考虑做肾切除术。切开引流术和肾切除术是否同时进行，还是两期进行，应根据病情决定。

十、诊疗探索

1. 肾周脓肿的诊治困难在早期诊断。文献报道，原因主要包括肾周围的特殊解剖位置、起病隐袭、症状不典型、病因复杂多变、抗生素的广泛应用，使其确诊时间和必要、及时的外科治疗手段延迟。随着医学的发展进步使肾周脓肿治疗手段不断革新，影像学技术发展使诊断更为快捷、准确，CT 和 MRI 可准确的检测到肾和腹膜后病理形态学改变。此外，现在能进行准确的经皮穿刺引流，从而避免行开放性手术切开引流，降低了死亡率。当然，穿刺引流并非完全放弃手术治疗，穿刺引流后动态观察积液腔体积变化，引流液性质变化，可以帮助临床医生及早发现必须开放手术干预的并发症。同时为下一步手术治疗提供了必要的准备时间，也使得手术的目的性更加明确。虽然这些方法不断地更新进步，但到目前还没有关于肾周脓肿自然病程变化及如何提高治疗效果文献报道。研究发现识别肾周脓肿是困难的，虽然 40% 肾周脓肿存在多种相关潜在易感因素，仅仅 1/3 在住院期间得到确诊。

2. 肾周脓肿的临床特点主要为发热、疼痛、腹部不适主述，检查可以发现有贫血、白细胞总数和分叶核粒细胞升高，而且可以持续很长一段时间。在临床怀疑有肾周脓肿的患者应行进一步影像学检查。早期肾周围炎而脓肿未形成前或脓肿直径较小，若能及时应用合适的抗生素和局部理疗，炎症可以吸收，文献报道小的肾周脓肿（直径<3 cm）可以单独运用抗生素进行治疗。对于>3 cm 的肾周脓肿可以采取抗生素结合经皮穿刺导管引流。症状好转，体温和血液中白细胞逐渐下降至正常范围，引流管内无分泌物，重复 B 超检查或者 CT 扫描，证明脓肿消失，可作为拔除引流管的适应证。目前腔内泌尿外科发展也可在 B 超指引下置管引流，引流术后继续配合有效的抗菌药物。尽管诊疗技术提高和侵入性治疗减少，肾周脓肿的自然病程和临床表现变化并不典型，肾周脓肿的诊断困难。

3. 即使有先进的医疗设备，肾周脓肿仍然有较高的发病率和死亡率，在进行诊疗的时候要认真找寻线索，包括可能的致病因素、病史和临床表现。结合 B 超及 CT 检查，在 B 超和 CT 引导下行穿刺引流术，如果临床症状持续存在或恶化，开放性手术不能延误。

十一、病因治疗

1. 肾周脓肿可由多种致病菌引起，近年来由于广谱抗生素的使用，血运感染日趋减少，致病菌昔日以金黄色葡萄球菌为主，转为大肠杆菌及变形杆菌为主，金黄色葡萄球菌次之。主要包括青霉素联合氨基糖苷类或三代头孢菌素类（肾功能不全患者），最近在血清肌酐升高患者采用了哌拉西林/他唑巴坦。决定是否单独使用抗生素进行治疗取决于其他相关的临床检查及准确的脓肿分期。

2. 肾周脓肿若继发于尿路结石而引起脓肾，或者继发于感染的肾积水，该侧肾功能严重损害，应考虑做肾切除术。但有文献认为患肾宜Ⅱ期切除原因是：

(1) 可防止因手术范围的扩大而使感染扩散及肾蒂因感染而引发继发性出血。

(2) 可避免急症时在患肾及对侧肾功能不明的情况下施行肾切除。

十二、最新进展

1. 肾周脓肿过去均是通过保守治疗或手术切开引流，由于组织创伤大，换药时间长，伤口长期难愈合，患者住院时间长，费用高，现在通过介入的方法，在 CT 扫描下可以一次性诊断治疗，而且CT 定位准确，可以在 CT 监视引导下进行穿刺，操作简便，安全，痛苦小，可以抽吸尽脓液后，留置导管反复用抗生素液冲洗引流，同时将气囊充水可以防止滑脱。

2. 介入治疗在临床广泛应用，尤其在 CT 下可以看清脓肿大小，周围相邻关系，诊断明确，抽尽脓液，该方法具有操作简便，安全、痛苦小创伤小，局部反复冲洗引流，住院时间短等优点，是一种值得推荐的治疗方法。

3. 根据文献报道及治疗经验认为 CT 定位、介导置管引流术对肾周脓肿是一种有效、微创、便利的治疗方法。严格掌握其适应证可以尽可能减少经皮穿刺置管引流的并发症，确保较高的穿刺置管的成功率，改善患者的预后。根据治疗经验及国外文献报道，其适应证分为绝对适应证、相对适应证和禁忌证。

（1）绝对适应证：影像学介导的经皮肾周脓肿置管引流术作为一种极微创治疗方法在治疗上获得良好的效果，合并全身中毒症状、存在明显的局部压迫症状的积液腔、有经皮的穿刺进针角度。

（2）相对适应证：存在未合并感染的脓液腔，需要动态观察脓液腔体积变化及引流液性质变化，根据引流情况积极处理。

（3）禁忌证：①积液腔无穿刺进针角度；②合并有可能切除肾的并发症；③积液腔有较多分隔。

（4）严格掌握其适应证可以尽可能减少经皮穿刺置管引流的并发症，确保较高的穿刺置管的成功率，改善患者的预后。

4. 持续灌洗负压封闭引流是一种治疗脓腔的新方法，对脓腔的分泌物起持续引流清除作用，消除了分泌物的刺激，促进了脓腔闭合和切口愈合，可阻止外界细菌的侵入，减少外界污染，减轻了长期换药的痛苦，避免了交叉感染，术后缩短了抗生素的使用时间，使切口Ⅰ期愈合，且愈合后瘢痕小。可在超声引导下对脓肿行经皮穿刺抽吸或置管引流术治疗，其中超声引导优点是穿刺准确、方便、费用低，对复发者可反复穿刺治疗，对多房脓肿由于实时超声观察可有目的地对多房间分隔进行穿刺。肾周脓肿脓腔引流排脓，清洗脓腔内坏死组织，对控制感染扩散，防止脓腔破溃至膈肌、髂窝，减轻脓肿对输尿管压迫，防止输尿管后期纤维化，改善全身症状效果明显。脓腔内用抗生素溶液灌洗，全身应用有效抗生素治疗有利于促进炎症消退。腔内泌尿外科因其微创，治疗效果明显，近几年来受到了广泛重视，利用超声引导在实时超声监视下准确选择穿刺部位，避免了对重要器官的损伤，减少了并发症，操作过程实时直观，可以动态观察到不同轴线、不同深度的断层图像，克服了以往穿刺的盲目性，提高了成功率，费用低，可重复性强，局部麻醉即可进行，全身症状较重的患者也可承受，为症状好转后进一步治疗，争取了治疗时间。

5. 文献报道采用腰部小切口加皮管引流治疗肾周脓肿。在全麻或连续硬脊膜外腔麻醉下行 12 肋下斜切口，从穿刺有脓、局部肿胀明显处切开皮肤筋膜，用大号血管钳钝性撑开腰背肌群间隙及腰背筋膜（必要时也可切断腰背肌层），进入肾周脓腔，沟通脓腔间隔，彻底清除脓液及腐败组织，用 3% 过氧化氢溶液及甲硝唑溶液冲洗脓腔，再用大量 0.9% 氯化钠清洗。伤口内放 2 根直径约 1 cm 的橡皮引流管，将其一端剪成鸟嘴状，开 23 个侧孔，平行放置于腔内。1 根作为入水滴入管，置于高处；另 1 根用负压吸引，置于低位，以利引流。注意防止管腔堵塞，两管的另一端从伤口旁23 cm处健康皮肤上戳口引出，用丝线固定，切口全层紧密缝合，达到不滴水的程度。入水管滴入抗生素液，如庆大霉素 24 万 U 加 0.9% 氯化钠 1 000 mL，3 000～5 000 mL/d。注意保持两管通畅，24 h 连续滴注，持续5～10 d。术后全身应用敏感抗生素。拔管指征为：症状好转，体温、白细胞计数降至正常，冲洗液清澈，局部无炎症性渗出，B 超或 CT 证实脓腔消失。先拔出滴入管，继续负压引流12 d，若切口内无渗出物则拔出引流管。

6. 后腹腔镜技术的使用对于彻底清除脓液和坏死组织及处理多房性脓肿有较大优势，但对设备有一定的要求及对操作者有较高的技术操作要求，应严格根据病情需要和医生的素质、经验慎重选择。

蔡泽云　刘保池　张在其

第八节　前列腺炎

一、概念

男性生殖系统感染是指生殖系统微生物感染导致的器官功能障碍。包括急性前列腺炎、慢性前列腺炎、急性附睾炎、慢性附睾炎和急性睾丸炎等，一个部位感染往往可波及其他部位。其中的前列腺炎是倍受临床关注的。

二、常见病因

（一）Ⅰ型前列腺炎

病原体感染为主要致病因素，多为血行感染或经尿道逆行感染。病原体主要为大肠埃希菌，其次为金黄色葡萄球菌、肺炎克雷伯菌、变形杆菌或假单胞菌属等，绝大多数为单一病原菌感染。

（二）Ⅱ型前列腺炎

致病因素也主要为病原体感染，但机体抵抗力较强和（或）病原体毒力较弱，以逆行感染为主，病原体主要为葡萄球菌，其次为大肠埃希菌、棒状杆菌等。前列腺结石和尿液反流可能是病原体持续存在和感染复发的重要原因。

（三）Ⅲ型前列腺炎

发病机制未明，病因学十分复杂，存在广泛争议，可能的病因如下：

1. 病原体感染。
2. 排尿功能失调。
3. 精神心理因素。
4. 神经内分泌因素。
5. 免疫反应异常。
6. 氧化应激学说。
7. 盆腔相关疾病因素。

（四）Ⅳ型前列腺炎

因无临床症状，常因其他相关疾病检查时被发现，所以缺乏发病机制的相关研究资料，可能与Ⅲ型前列腺炎的部分病因与发病机制相同。

（五）前列腺炎的诱发因素

重要诱因包括酗酒、嗜辛辣食品、不适当的性活动、久坐引起前列腺长期充血；受凉、过劳导致机体抵抗力下降或特异体质；盆底肌肉长期慢性挤压；导尿等医源性损伤等。

三、发病机制

Ⅰ型和Ⅱ型前列腺炎的感染途径可能是：

1. 致病菌由尿道口上行性感染。
2. 感染性尿液逆流到前列腺管。
3. 直肠细菌直接扩散或通过淋巴管蔓延侵入前列腺。
4. 血源性感染。Ⅲ型前列腺炎最常见的病因可能是膀胱颈功能失调导致尿液反流至前列腺腔及腺泡，引起化学性炎症。此类患者尿动力学常提示尿道闭合压升高。此外，盆壁紧张性肌痛、致痛性免疫因子，精神-神经-疼痛环路的建立等都可能与Ⅲ型前列腺炎的症状有关。前列腺痛的前列腺液和尿动力学检查结果均正常，因此其病因可能与前列腺本身并无关系，是一种盆壁、会阴神经肌肉的功能紊乱。Ⅳ型前列腺炎目前相关研究较少，病因及机制不明。

四、临床特征

（一）Ⅰ型前列腺炎

起病突然，有高热、寒战、尿频、尿急、尿痛、排尿困难、会阴部及腰背部疼痛，尿道口可有炎性分泌物排出，有时出现急性尿潴留，往往同时伴发急性膀胱炎。直肠指诊前列腺肿胀、压痛、局部温度升高，称之为"热"前列腺。质地可稍变硬，但有散在的柔软区。前列腺液中有大量白细胞、脓细胞，培养有大量细菌生长，但急性前列腺炎禁忌做前列腺按摩或穿刺，以免感染扩散，引起菌血症。

（二）Ⅱ型前列腺炎

临床表现多样，可由急性细菌性前列腺炎演变而来。多数患者无急性前列腺炎病史。患者可有排尿刺激征，如尿病、尿频、尿急、排尿困难，会阴部不适或疼痛，腰痒，会阴及睾丸放射痛，尿道口"滴白"，性功能障碍，神经官能症，偶有射精后疼痛、血精，有时可表现为变态反应，如虹膜炎、关节炎等。这些症状在Ⅲ型前列腺炎中也可出现。

（三）Ⅲ型前列腺炎

是最常见的类型，约占慢性前列腺炎的90％以上。有尿频、尿急、尿痛，尿道口"滴白"，下腹部、会阴、腰骶疼痛不适，性功能障碍，射精后会阴疼痛不适，神经衰弱综合征等症状。直肠指检前列腺较饱满，质稍软，有轻度压痛。前列腺液常规显示白细胞增多、卵磷脂小体减少。前列腺液细菌培养阴性。检查结果与临床症状不一定相符。

（四）Ⅳ型前列腺炎

无主观临床症状，仅在有关前列腺方面的检查（前列腺液检查、精液、前列腺组织活检及前列腺切除标本的病理检查等）时发现炎症证据。

五、辅助检查

1. 前列腺按摩液常规检查。
2. 尿常规检查。
3. 两杯法或四杯法。实际临床工作中通常推荐"两杯法"。
4. 病原学检查和（或）精液常规检查。
5. 经腹或经直肠超声检查（包括残余尿测定）、CT、MRI。
6. 尿流率、尿动力学检查、尿道膀胱镜。
7. 前列腺活检。

六、诊断思路

（一）询问病史

详细追问患者既往病史和现病史，寻找发病原因和诱发因素；询问疼痛性质、特点、部位、程度和排尿异常等症状；了解治疗经过和复发情况；评价疾病对生活质量的影响；了解既往史、个人史和性生活情况。

（二）体格检查

诊断前列腺炎，应进行全面体格检查，重点是泌尿生殖系统。检查患者下腹部、腰骶部、会阴部、阴茎、尿道外口、睾丸、附睾和精索等有无异常，有助于进行诊断和鉴别诊断。直肠指检对前列腺炎的诊断非常重要，且有助于鉴别会阴、直肠、神经病谱或前列腺其他疾病，同时通过前列腺按摩获得前列腺液。

（三）辅助检查

上述的相关检查，其中最常见的检查有前列腺液常规及培养、前列腺B超、CT及尿道膀胱镜等。

七、临床诊断

（一）Ⅰ型前列腺炎

相当于传统分类方法中的急性细菌性前列腺炎。起病急，可表现为突发的发热性疾病，伴有持续和明显的下尿路感染症状，尿液中白细胞数量升高，血液和（或）尿液中的细菌培养阳性。

（二）Ⅱ型前列腺炎

相当于传统分类书法中的慢性细菌性前列腺炎，占慢性前列腺炎的5%～8%。有反复发作的下尿路感染，持续时间超过3个月，前列腺液检查、精液、VB3（前列腺按摩后再行排尿10 mL，为VB3）中白细胞数量升高，细菌培养结果阳性。

（三）Ⅲ型前列腺炎

慢性前列腺炎、慢性骨盆疼痛综合征，相当于传统分类方法中的慢性非细菌性前列腺炎和前列腺痛，是前列腺炎中最常见的类型，占慢性前列腺炎的90%以上。主要表现为长期、反复的骨盆区域疼痛或不适，持续时间超过3个月，可伴有不同程度的排尿症状和性功能障碍，严重影响患者的生活质量；前列腺液检查、精液、VB3细菌培养结果阴性。

根据前列腺液检查、精液、VP3常规显微镜检结果，该型又可再分为ⅢA和ⅢB两种亚型：Ⅲ型患者的前列腺液检查、精液、VB3中白细胞在正常范围。ⅢA和ⅢB各占50%左右。

（四）Ⅳ型前列腺炎

无症状性前列腺炎。无主观症状，仅在有关前列腺方面的检查时发现炎症证据。

八、鉴别诊断

Ⅲ型前列腺炎缺乏客观的、特异性的诊断依据，临床诊断时应与可能导致骨盆区域疼痛和排尿异常的疾病进行鉴别诊断，以排尿异常为主的患者应明确有无膀胱出口梗阻和膀胱功能异常。需要鉴别的疾病包括：良性前列腺增生、睾丸附睾和精索疾病、膀胱过度活动症、神经源性膀胱、间质性膀胱炎、腺性膀胱炎、性传播疾病、膀胱肿瘤、前列腺癌、肛门直肠疾病、腰椎疾病、中枢和外周神经病变等。

九、救治方法

（一）Ⅰ型前列腺炎

抗生素治疗是必要而紧迫的。一旦得到临床诊断或血、尿培养结果后，应立即应用抗生素。开始时可经静脉应用抗生素，如青霉素类、三代头孢菌素类、氨基糖苷类或氟喹诺酮类等。待患者的发热等症状改善后，改用口服药物，如氟喹诺酮类，疗程至少4周。症状较轻的患者也应口服抗生素2～4周。

急性细菌性前列腺炎伴尿潴留者可采用耻骨上膀胱穿刺造瘘引流尿液，也可采用细管导尿，但留置尿管时间不宜超过12 h。伴脓肿形成者可采取经直肠超声引导下细针穿刺引流，经尿道切开前列腺脓肿引流或经会阴穿刺引流。

（二）Ⅱ型和Ⅲ型前列腺炎

1. 一般治疗。健康教育、心理和行为辅导有积极作用。患者应戒酒，忌辛辣刺激食物，避免憋尿、久坐，注意保暖，加强体育锻炼。

2. 药物治疗。最常用的3种药物是抗生素、α-受体阻滞剂和非甾体类抗炎药物，其他药物对缓解症状也有不同程度的疗效。

（1）抗生素：目前，在治疗前列腺炎的临床实践中，最常用的一线药物是抗生素，但是只有5%

的慢性前列腺炎患者有明确的细菌感染。Ⅱ型：根据细菌培养结果和药物穿透前列腺的能力选择抗生素。药物穿透前列腺的能力取决于其离子化程度、脂溶性、蛋白结合率、相对分子质量及分子结构等。常用的抗生素是氟喹诺酮类药物如环丙沙星、左氧氟沙星和洛美沙星等、四环素类如米诺环素、磺胺类如复方磺胺甲噁唑。前列腺炎确诊后，抗生素治疗疗程为4～6周，其间应对患者进行阶段性的疗效评价。疗效不满意者，可改用其他敏感抗生素。不推荐前列腺内注射抗生素的治疗方法。ⅢA型：抗生素治疗大多为经验性治疗，推荐先口服氟喹诺酮类等抗生素2～4周，然后根据疗效反馈决定是否继续抗生素治疗。只在患者的临床症状确有减轻时，才建议继续应用抗生素。推荐的总疗程为4～6周。此型患者可能存在沙眼衣原体、溶脲脲原体或人型支原体等细胞内病原体感染，可以口服四环素类或大环内酯类等抗生素治疗。ⅢB型：不推荐使用抗生素治疗。

（2）α-受体阻滞剂：能松弛前列腺和膀胱等部位的平滑肌而改善下尿路症状和疼痛，因而成为治疗Ⅱ型/Ⅲ型前列腺炎的基本药物。α-受体阻滞剂的疗程至少应在12周以上。α-受体阻滞剂可与抗生素合用治疗ⅢA型前列腺炎，合用疗程应在6周以上。

（3）非甾体类抗炎药物：是治疗Ⅲ型前列腺炎相关症状的经验性用药。其主要目的是缓解疼痛和不适。

（4）植物制剂：在Ⅱ型和Ⅲ型前列腺炎中的治疗作用日益受到重视，方可选择性的治疗方法。植物制剂主要是指花粉类制剂与植物提取物，其药理作用较为广泛，如非特异性抗感染、抗水肿、促进膀胱逼尿肌收缩与尿道平滑肌松弛等作用。常用的植物制剂有普适泰、槲皮素、沙巴棕及其浸膏等。

（5）M-受体阻滞剂：对伴有膀胱过度活动症表现如尿急、尿频和夜尿但无尿路梗阻的前列腺炎患者，可以使用M-受体阻滞剂托特罗定治疗。

（6）抗抑郁药及抗焦虑药：对合并抑郁、焦虑的慢性前列腺炎患者，根据病情，在治疗前列腺炎的同时，可选择使用抗抑郁药及抗焦虑药。这些药物既可以明显改善患者情绪障碍症状，还可明显改善身体的不适与疼痛。

（7）中医中药：推荐按照中医药学会或中西医结合学会有关规范进行前列腺炎的中医中药治疗，采取辨证论治予以清热利湿、活血化瘀和排尿通淋等方法。

3. 前列腺按摩。前列腺按摩是传统的治疗方法之一，研究显示，适当的前列腺按摩可促进前列腺腺管排空并增加局部的药物浓度，进而缓解慢性前列腺炎患者的症状，故推荐为Ⅲ型前列腺炎的辅助方法。

（三）Ⅳ型前列腺炎

一般无须治疗。

十、诊疗探索

1. 对于非手术治疗不能治愈和难以控制的慢性细菌性前列腺炎和有感染的前列腺结石，前列腺精囊全切除术是有效的方法，但因有后遗症，很少被选用。如果切除者能成功地切除所有感染组织和结石，经尿道前列腺切除术能够治愈。但要达到此目的是困难的。因为前列腺周围常含有大量感染灶和结石。对某些患者由于切除了狭窄梗阻的腺管，利于残存腺体的引流，或改善了排尿情况，可能有一定效果。

2. 前列腺痛可以说是目前治疗效果较差的泌尿生殖系疾病之一。因为前列腺痛是非感染性疾病，用抗生素是无根据的，也是无效的。对那些经过长期多种抗生素治疗无效，具有上述症状的前列腺痛患者施行以下治疗和预防复发的方法：终身禁酒、会阴勿受凉，坐位2～3 h稍事走动，这些主要防止前列腺区充血和受刺激。热水（45～50℃）坐浴，0.5 h/次，2次/d，坚持3～6个月；同时口服坦洛新0.2 mg；或特拉唑嗪2 mg，1次/d；或癃闭舒3片，3次/d，持续服3个月，这些主要解除膀胱颈痉挛和前列腺尿道不松弛及盆底肌肉痉挛引起的下腰背痛。若有下腹坠、腹股沟和睾丸抽痛，予以茴香橘核丸 6g，3 次/d，持续 2~3 个月。若会阴坠胀，可用前列安栓或野菊花栓剂 1 粒塞入肛门内，1~2 次/d，持续 2~3 个月。总之根据病情，采取多种联合治疗方法，病情大多会一定程度的改善。

十一、病因治疗

Ⅰ型前列腺炎和Ⅱ型前列腺炎的主要致病因素为病原体感染，所以病因治疗主要是增强机体的抵抗力，尽量减少感染的诱因，予抗感染治疗为主。Ⅲ型前列腺炎发病机制未明，病因学十分复杂，治疗以综合治疗为主。

十二、最新进展

（一）生物反馈治疗

研究表明慢性前列腺炎患者存在盆底肌的协同失调或尿道外括约肌的紧张。生物反馈合并电刺激治疗可使盆底肌疲劳性松弛，并使之趋于协调，同时松弛外括约肌，从而缓解慢性前列腺炎的会阴部不适及排尿症状。

（二）热疗

主要利用多种物理手段所产生的热力作用，增加前列腺组织血液循环，加速新陈代谢，有利于消炎和消除组织水肿、缓解盆底肌肉痉挛等。有经尿道、经直肠及会阴途径应用微波、射频、激光等物理手段进行热疗的报道，短期内虽有一定的缓解症状作用，但尚缺乏循证医学证据。

（三）早泄和勃起功能障碍

依据美国国立卫生研究院慢性前列腺炎症状指数评分表、国际勃起功能问卷评分表采用和患者面对面交谈，慢性前列腺炎患者中早泄和勃起功能障碍的发生率较高，但慢性前列腺炎的症状轻重与早泄和勃起功能障碍的轻重程度则无明显的相关性。

（四）前列腺炎疼痛机制

用电刺激及荧光双标逆行神经示踪研究，证实是一种神经牵涉痛，其脊髓中枢位于 $L_1 \sim S_4$，其传出神经主要是生殖股神经和髂腹股沟神经。

杨宏华 李基岩 叶晓东 张在其

第九节 泌尿系结核

一、基本概念

泌尿系结核是全身结核的一部分。泌尿系统从肾脏、输尿管、膀胱至尿道都可发生结核病变；而最常见、最先发生者是肾脏。病变可向下蔓延甚至波及男性生殖系统，泌尿系结核主要是指肾结核。

二、常见病因

常继发于其他部位的结核病灶，如肺结核血行播散，或来自骨关节结核、肠结核播散。肺结核患者中 1%~4% 有临床泌尿生殖系结核病，肺结核患者做尿结核杆菌检查，7%~8% 为阳性，而死于结核病的患者，尸检发现 96% 患有肺部结核，26% 患有泌尿生殖系统结核，对无临床肾结核表现而死于肺结核的患者，进行肾脏连续切片检查，均可发现肾内有结核病灶及愈合的瘢痕，而且病变主要在肾脏皮质部。

三、发病机制

泌尿系结核以男性较多见。20～40岁常见（占66.3%）。男性肾结核患者50%～70%并发生殖系统结核。泌尿系结核病变越严重，合并男性生殖系统结核的机会也越多。

结核杆菌血行播散到肾脏，首先在双肾多处肾小球发生粟粒样结核结节，结节中央可发生干酪样坏死，此时尿中可找到结核杆菌，但可无其他泌尿系临床症状，此即"病理肾结核"阶段。若病变未愈合而扩展蔓延，即发展到"临床肾结核"阶段。临床肾结核约90%为单侧发病。肾结核病灶中的结核杆菌可经尿液播散，常累及输尿管，引起结核结节、溃疡形成。病变可侵及黏膜下层甚至肌层，继之纤维组织增生、输尿管增粗、僵硬呈索条状，管腔呈节段性狭窄，引起输尿管上段和肾盂积水，进一步促使肾脏的破坏致肾功能逐渐丧失。病灶也可波及膀胱。膀胱结核对泌尿系结核的诊断、治疗和预后有重要意义；膀胱黏膜充血水肿，结核结节形成，以病侧输尿管口周围为甚，以后蔓延到三角区和对侧输尿管口，到对侧输尿管口狭窄或闭锁不全引起肾积水；病变累及整个膀胱则可引起膀胱挛缩，加重肾功能的损害。尿道结核的病变主要也是溃疡、纤维化而形成尿道狭窄。少数患者输尿管完全闭塞，全肾广泛钙化，混有干酪样物质，结核杆菌不能随尿液流入膀胱，膀胱的病变反见好转或愈合，症状消失。这种情况称"肾自截"，实际上此时肾内病灶仍存在。

四、临床特征

1. 肾结核多发生于20～40岁的青壮年，在1820例患者中，20～40岁的患者占66.3%；幼年和老年患者较少见。肾结核男性多见，据我国2939例的统计，男性占63.1%，女性占36.9%。

2. 肾结核的临床表现取决于肾脏病变的范围及输尿管膀胱继发结核的严重程度。早期结核病变局限于肾皮质时，往往无任何临床症状，只在尿检查时呈现酸性反应，有少量蛋白、红细胞和白细胞，并可在尿中查到结核杆菌，但泌尿系造影往往无异常发现。随时间的推移，病变逐渐发展，累及肾髓质时开始出现临床症状。

（1）尿频、尿急、尿痛。是肾结核的典型表现，尿频是多数患者最早出现的症状。开始时夜尿较为明显，排尿的次数逐渐增多，排尿时有灼热感并伴有尿急。尿频开始是由于含有脓细胞及结核杆菌的尿液刺激膀胱所引起，以后则由于膀胱黏膜为结核杆菌感染，结核性膀胱炎所致。尿频从3～5次/d逐渐增多至10～20次/d，如果膀胱病变严重，膀胱黏膜有广泛溃疡或膀胱挛缩，则尿频每昼夜可达数十次，甚至百余次。肾结核的典型病状是在尿频的同时，有尿痛、尿急、血尿，所以晚期结核患者排尿极为痛苦。根据国内统计，77.6%的患者有尿频、尿急、尿痛等膀胱刺激症状。

（2）血尿。血尿是肾结核的另一个重要症状，多在尿频、尿急、尿痛等膀胱刺激症状发生后出现，部分患者血尿也可是最初的症状。血尿的来源可为肾脏，也可是膀胱，而以后者为主。临床表现以终末血尿居多。终末血尿是因排尿膀胱收缩时，膀胱结核性溃疡出血所致。血尿也可为全血尿，不伴有任何症状，在膀胱炎症之前出现，血尿来自肾脏。所以青年患者发生无痛性血尿时，应考虑有肾结核的可能，但如肾脏出血严重，尿中有凝血块。则可出现肾绞痛，这种情况较少见。据国内统计，67.8%的患者均有血尿。

（3）脓尿。肾结核患者一般均有不同程度的脓尿，显微镜下尿内可见大量的脓细胞，严重者尿呈米汤样，也可混有血液，呈脓血尿。

（4）腰痛与肾区肿块。这一症状较为少见。破坏严重的巨大脓肾、肾结核继发感染或病变蔓延至肾周围时才出现局部症状与体征。

（5）结核中毒症状。肾结核的全身症状多不明显。肾结核症状出现时，身体其他部位的结核病灶多已愈合，只当肾结核破坏严重、肾脏积脓或合并其他器官结核时，方出现全身症状如消瘦、乏力、发热、盗汗等。

（6）肾功能不全症状。双侧肾结核或严重膀胱结核对侧肾积水时，则病情加重。患者消瘦、贫血、水肿并有恶心、呕吐等慢性肾功能不全的症状。有时可突然发生无尿。

（7）高血压。1940 年，Nesbir 首先报道 1 例，国内上海医科大学熊汝成等报道 30 例肾结核合并高血压，肾切除后，23 例治愈。高血压的发生可能与肾小动脉狭窄、肾素分泌增多有关。

（8）并发症。肾结核患者可合并有肺结核、骨关节结核、淋巴结核、腹膜结核等。在男性，常见的是合并附睾结核、阴囊寒性脓肿等。

五、辅助检查

（一）尿检查

尿检查对肾结核诊断有决定性意义。轻症患者，尿的肉眼观可无异常；典型的肾结核尿液混浊呈米汤样，可有血尿。尿液一般呈酸性，有蛋白、白细胞、红细胞。尿沉渣涂片做抗酸染色，50%～70%的患者可查到结核杆菌，晨间第 1 次尿液的检查阳性率最高，与 24 h 尿检查结核杆菌结果相似。因肾结核的结核杆菌常间断性排出，故尿液结核杆菌的检查应连续 3 次，最好 5 次。

（二）肾脏-输尿管-膀胱摄影+静脉肾盂造影

早期病变肾脏-输尿管-膀胱摄影表现为肾外形增大。肾周围可见不规则颗粒状钙化；晚期可见肾内钙化全肾广泛钙化，一般可诊断肾结核。静脉肾盂造影上，早期肾乳头干酪样溃疡灶侵蚀肾小盏顶端，杯口边缘不整齐，呈鼠咬状或虫蚀状，形成乳头部或皮质空洞，可见与肾小盏相通的一个或多个小团状、边缘不整齐的造影剂积聚；肾盂肾盏也可因黏膜上皮黏膜下层破坏及纤维性变，边缘变为不整齐，出现不规则狭窄变形和继发性肾盏积水。有时肾盏可因瘢痕的形成而闭塞、残缺；随病变发展，肾实质及肾盂、肾盏广泛破坏，形成多数相互沟通、汇合的脓腔即脓肾，静脉肾盂造影常不显影。由于输尿管大多有梗阻，逆行造影常不成功，常需行肾穿刺造影才能证实诊断。输尿管受累早期，由于多发性小溃疡形成，可见边缘不整齐或呈锯齿状；发生纤维瘢痕收缩后，输尿管呈粗细不均的串珠状，或呈僵直的管状，似枯树枝样改变；膀胱受累，早期为边缘不整齐，后期挛缩呈小膀胱。健侧肾因输尿管口受累、输尿管下段狭窄、膀胱输尿管反流或膀胱挛缩而出现肾积水。因此，静脉肾盂造影一侧肾不显影，另侧肾积水伴有膀胱缩小，常应考虑肾结核的可能。大剂量造影剂静脉尿路造影使逆行泌尿系造影大为减少。行静脉尿路造影时，可于电视下动态观察输尿管，了解输尿管蠕动情况及狭窄的部位与长度，观察输尿管膀胱交界处及肾盂输尿管交界处有无梗阻。

（三）B 超检查

B 超检查不能发现早期或轻度病变，但中晚期结核，超声检查可发现。

1. 结核空洞，呈单个或多个液性暗区，边缘不光滑，内有散在光点。

2. 肾实质钙化，小者呈小光团伴声影，大者全肾钙化呈"铠甲肾"，超声显示密集的多数弧形光团伴后方声影，深部结构不清。

3. 病变广泛成为脓肾时，出现肾积水声像图或伴有对侧肾积水。

4. 肾包膜模糊或肾缩小变形。

（四）CT 检查

可用于肾功能不良病例。CT 横断面虽不能全面反映肾盏整体情况，且早期肾乳头结核 CT 诊断也有困难，但 CT 可显示结核结节钙化、肾内结核性空洞和脓肾、结核瘤形成，以及伴随输尿管结核的继发性病变，如肾盂肾盏积水或积脓。CT 表现可分为 4 型：

1. 干酪空洞型。肾内多个低密度影，形态、密度及壁厚薄不一，既有干酪样坏死物的空洞（CT值30～60 Hu，边缘较模糊），又有水样密度的扩张贤盏（边缘清楚）。这种大小、形态、边缘和密度不一的低密度影混合存在，是CT诊断肾结核的一个主要特点，可与单纯性肾积水或多发性肾囊肿鉴别。由于纤维化引起的肾外形不规则、肾实质钙化等，更支持肾结核的诊断。

2. 脓肾型。全肾为一分叶状、不规则分隔的大脓腔所取代，肾皮质很薄，密度较干酪样空洞低（CT值20～30 Hu），增强扫描后肾实质肾盂均无强化，其余与干酪空洞型相似。

3. 结核瘤型。表现为肾皮质内孤立的、局灶性、高度球形肿块，肿块内可见稍低密度的干酪样坏死，有时可有钙化。

4. 全肾钙化型。全肾布满厚壁环状钙化，平片表现为肾自截。

（五）MRI

除横断面外，还可以从冠状位更全面了解肾结核范围及整体形态。结核空洞在 T_1 加权像上呈低信号。T_2 加权像上呈高信号，病灶边缘不规则；脓肾则呈积水信号；结核瘤的球形肿块 T_1 加权像上呈等信号或伴有钙化的低信号区，T_2 加权像上钙化处呈低信号，非钙化部分呈高信号；肾自截的钙化区在 T_1 和 T_2 加权像上均呈低信号，在 T_2 加权像上也可因混杂有干酪坏死灶而呈混杂信号，肾内结构不清。

（六）逆行肾盂造影

如静脉尿路造影不能确定诊断，可行逆行造影，同时观察膀胱内情况。经输尿管口插入输尿管导管至肾盂，收集肾盂尿行尿常规及细菌学检查；注入造影剂行逆行肾盂输尿管造影可获得清晰的肾盂、输尿管影像。置入带橄榄头的导管，进行肾盂全长输尿管造影，对输尿管病变及梗阻情况了解更为确切。逆行泌尿造影时，如压力过大，可引起造影剂反流，造成肾盏模糊影响疾病的诊断，甚至可引结核扩散。

（七）肾穿刺造影

有时由于膀胱病变严重。寻找输尿管口十分困难，致使逆行造影失败；膀胱容量过小或有严重膀胱刺激症状不能行膀胱镜检查时，可行肾穿刺造影。近来认为，经皮肾穿刺造影为一重要的诊断方法，特别对静脉尿路造影不显影的肾脏或为了解梗阻以上的病变情况更为适用。穿刺时患者取俯卧位，局麻下经第12肋缘下与骶棘肌外缘交点处刺入，或借助于平片所示肾外形及B超引导下进行。穿刺抽出尿液行常规及细菌学检查，并可测定抗结核药浓度；根据抽出的尿液多少来确定注入造影剂的量，一般略少于抽出量即可；也可同时向肾内注入抗结核药物。肾穿刺造影方法简单，对患者刺激小，所获得的肾盂输尿管影像清晰，最适于一些情况严重、病情复杂的患者。

（八）膀胱镜

肾结核早期，膀胱镜检可见到浅黄色的粟粒样结核结节。多散在位于输尿管管口附近及三角区，较重的病例则可见到黏膜水肿、充血、溃疡。溃疡处的肉芽组织可误诊为肿瘤，应取活组织检查进一步明确诊断。输尿管病变严重时可以缩短，管口僵硬。被拉向外上方，管口的正常活动消失，出现高尔夫球洞样改变。

（九）输尿管软硬镜检查

输尿管软硬镜检查：个别不典型病例输尿管无明显狭窄者可进一步行输尿管硬镜甚至软镜检查，可以观测到输尿管黏膜水肿、充血、溃疡。输尿管扭曲，僵硬。输尿管软镜可以到达肾盂内直接观察肾内病变情况，可夹取或套取病变组织进一步病理检查。

六、诊断思路

从病史与临床表现获得诊断线索

1. 临床上当遇到下列情况时应想到肾结核的可能。①有逐渐加重的尿频、尿急、尿痛或伴有血尿，经抗生素治疗无明显好转者；②尿液呈酸性脓细胞，而普通细菌培养无细菌生长者；③有肺结核或其他肾外结核病灶，尿中有少量蛋白，镜检有红细胞者，附睾、精囊、精索或前列腺发现硬结，阴囊有慢性窦道。上述情况均为肾结核的常见表现，应做进一步检查以明确诊断；对于临床症状不典型或需与其他疾病鉴别的患者，更应行泌尿系统全面检查。

2. 尿检查。典型的肾结核尿液混浊呈米汤样，可有血尿。一般 50%～70% 的患者可查到结核杆菌，晨间第 1 次尿的检查阳性率最高，应连续 3 次，收集尿液标本时应消毒外阴和尿道口以避免污染。晨尿如做结核杆菌培养，阳性率可达 90%。由于尿液中除结核杆菌外。还有其他抗酸菌，如分枝杆菌等。因此。对尿液中抗酸杆菌检查的阳性结果，还应结合临床表现、尿液常规和影像学检查结果做全面分析。

3. 影像学检查。常用的方法有 B 超、腹部平片、静脉肾盂造影或逆行造影、肾穿刺造影、CT、MRI 及肾血管造影等。

4. 体格检查。肾结核患者应进行全面体格检查，更应注意泌尿生殖系统的检查，男性患者常伴有生殖器结核，生殖器结核的发现对诊断肾结核有帮助。

七、临床诊断

1. 诊断肾结核的主要线索为慢性膀胱炎的症状，即有逐渐加重的尿频、尿急、尿痛或伴有血尿的表现。近年来不典型肾结核患者所占比例越来越高，主要表现为血尿、腰痛及尿频、肾轻度积水等症状。凡有慢性膀胱炎的症状而尿检有蛋白、红、白细胞者，即应考虑肾结核的可能而进一步检查。有肺结核或其他肾外结核病灶和（或）有生殖器系统结核也要考虑肾结核的可能。

2. 尿检查一般呈酸性，有蛋白、白细胞、红细胞。尿沉渣涂片做萋-尼氏抗酸染色可查到结核杆菌。尿结核杆菌 DNA 检测有较高的敏感性，尿结核杆菌 DNA 实时定量聚合酶链式反应有助于早期肾结核的发现。

3. 影像学检查及膀胱镜检对肾结核的诊断有重要参考价值。

八、鉴别诊断

肾结核常需与泌尿系统非特异性感染，肿瘤及结石进行鉴别。

（一）慢性肾盂肾炎

血尿和膀胱刺激症状多呈间歇性发作，时轻时重，一般无进行性加重的特点。急性肾盂肾炎常有膀胱刺激症状伴腰痛、高热，尿的普通细菌培养可发现致病菌。多数发病急、病程较短，对敏感抗生素反应良好。而肾结核在无明显继发感染时，主要表现为慢性膀胱炎的症状。因此，凡是没有明显原因的慢性膀胱炎，病程较长且逐渐加重者，都应考虑肾结核的可能。慢性膀胱炎在一般情况下并不是一个独立的疾病，在女性，急性膀胱炎可以是原发的，但慢性膀胱炎几乎都有诱因或原发病灶；在男性，原发的急性膀胱炎已很少见，慢性膀胱炎则几乎不存在。急性前列腺炎或部分慢性前列腺炎患者可以有尿频、尿急、尿痛症状。除此之外，凡是青壮年男性出现慢性膀胱炎症状，都要想到肾结核的可能。

（二）肾或膀胱肿瘤

主要特点是无痛性间歇性血尿，常表现为血尿突然出现，有时很严重，不经任何治疗可突然减轻或消失。肾肿瘤逐渐增大时，有的可出现腰部不适或疼痛，也可表现为腰部肿块。膀胱肿瘤除无痛性血尿外，有时有排尿困难或尿潴留。泌尿系统肿瘤出现膀胱刺激症状多说明有继发感染，而在继发感染之前，多数有无痛性血尿病史，与肾结核所引起的持续存在的尿频、尿急、尿痛及终末血尿等症状不难鉴别。

（三）泌尿系结石

血尿的出现多与活动、疼痛相关联。静止的肾结石仅有腰部钝痛或无症状，结石活动后可引起肾绞痛。输尿管结石往往有典型的肾绞痛。膀胱结石可造成耻骨上区疼痛、尿流中断、排尿后小腹疼痛加重。结合临床表现和影像学检查，多可做出正确诊断。

九、救治方法

肾结核为全身结核病的一部分，治疗时应注意营养、休息，避免劳累。临床肾结核为进行性疾病，不经治疗不能自愈，病残率很高。在抗结核药物问世以前，肾切除为肾结核的主要治疗方法。1944 年，研制出链霉素后，才开始了肾结核化疗的新篇章。近年来，由于抗结核药物及治疗方案的不断进步，对肾结核的治疗方法有了较明显的改变，不少学者认为应以药物治疗为主。药物治疗不仅使一些早期的肾结核病变获得痊愈，而且使不少患者免于手术或使患肾得以保留。肾结核的手术治疗必须以药物治疗为基础，但药物治疗尚不能完全代替手术。

（一）药物治疗

药物治疗的基本条件为患肾功能尚好和尿液引流通畅，其适应证包括临床前期肾结核、单侧或双侧肾结核有小病灶者、身体其他部位有活动性结核不宜手术者、双侧或独肾结核晚期不宜手术者、因其他严重疾病不宜手术者、配合手术治疗时应用。如有输尿管狭窄致尿液引流不畅，开始化疗前可置入双 J 管或经皮肾穿刺造瘘以改善引流。如无特殊情况，所有患者皆应采用异烟肼＋利福平＋吡嗪酰胺＋乙胺丁醇×2 个月、异烟肼＋利福平×4 个月的短程化疗方案。如致病菌对异烟肼敏感，或原发性异烟肼耐药菌发生率<4%时，强化阶段可不用乙胺丁醇，而采用异烟肼＋利福平＋吡嗪酰胺的三联化疗。肾脏的血运丰富，尿中的结核杆菌少且尿中抗结核杆菌药物的浓度高，肾结核的化疗效果良好，多数患者强化阶段结束时，尿细菌即转为阴性。部分患者开始抗结核治疗后可出现严重的类赫现象即矛盾反应，表现为高热、症状体征无缓解甚至加重，给予糖皮质激素常有奇效；严重的结核性膀胱炎也可考虑使用糖皮质激素，但治疗必须在有效抗结核药物保护下进行。由于利福平可加速糖皮质激素的代谢，故激素用量较大，一般可用泼尼松 60 mg，晨间 1 次给药，1~2 周后逐渐减量。患者治愈后，长期随诊已无必要。若肾脏无钙化，随诊 1 年即可；若病灶内有钙化，钙化可逐渐扩大，最后破坏整个肾脏，需长期的定期随诊直至钙化停止。药物治疗期间，应定期做尿常规、结核杆菌培养、结核杆菌耐药试验及静脉尿路造影，以观察治疗效果。必须重视尿检查和泌尿系造影的变化，如经治疗 6~9 个月，仍不能转为正常，或肾脏有严重破坏者，则应行手术治疗。

（二）手术治疗

手术治疗的患者在手术前后均需配合药物治疗。肾切除前应用药物治疗 2~3 周，保留肾脏的手术，如肾部分切除术、肾盂输尿管离断整形术及肠膀胱扩大术等，则术前药物治疗至少应用 4 周。在短程化疗方案治疗下，外科手术必要时可以提前。但如果患者同时存在其他器官结核时，手术治疗前应有更充分的药物治疗。肾切除前应了解对侧肾功能情况；肾结核一般不需要做紧急手术，只要全身情况稳定，其他器官的结核并不是肾切除的禁忌证，肾结核的治愈也有利于其他部位结核的恢复。

1. 肾切除。由于结核化疗药物和化疗方案的进展，肾结核外科治疗的观念也有了很大的变化。过去认为必须手术的患者，可能采用药物治疗即能治愈；必须行肾切除的患者，可能通过整形手术而将肾脏保存下来。一般认为，只在下列情况下考虑肾切除：①广泛破坏、功能丧失的肾结核伴有肾盂输尿管梗阻，继发感染；②肾结核合并大出血；③肾结核合并难以控制的高血压；④钙化的无功能肾结核；⑤双侧肾结核一侧广泛破坏，对侧病变较轻时，可将重病侧肾切除；⑥结核杆菌耐药，药物治疗效果不佳者。肾结核病变广泛或结核性脓肾致患者高热，药物不能控制时，应尽早做肾切除，肾切除后体温可降至正常。肾结核在 X 线片上外形不清或肾蒂处有钙化淋巴结阴影时，提示手术较为困难，右肾可与下腔静脉、十二指肠粘连，应在充分准备下进行手术。肾结核行肾切除时，应有良好的暴露，肾蒂应在直视下放置止血钳切断结扎，如将肾动静脉分别结扎，可减少动静脉瘘的发生。充分地暴露可减少对脓肾的挤压，避免结核扩散，肋缘下切口往往暴露欠佳，切除第 12 助多能充分显露肾蒂。肾结核行肾切除时，应尽量切除肾周围的脂肪及有严重病变的输尿管，残留的输尿管有时是膀胱结核不能逐渐恢复的原因。肾切除后一般不置引流，这样可减少窦道的形成。膀胱结核严重、容量缩小的患者，在做肾切除时，可考虑经尿道插入导尿管引流尿液，因麻醉下胀满的膀胱可使溃疡出血，术后血尿反而加重。肾结核合并男性生殖系结核需要做肾切除及附睾切除时，如患者全身情况许可，可于同一期手术中进行。

2. 肾部分切除。局限性的结核病灶，现代短程药物治疗能很快地将结核治愈，所以肾部分切除已很少用于治疗肾结核，但有下述情况者，可考虑行部分肾切除：①局限性钙化病灶，经 6 周药物治疗后无明显改进；②钙化病灶逐渐扩大，有破坏整个肾脏危险时，可考虑行肾部分切除。无钙化的肾结核，不必做肾部分切除术。

3. 病灶清除术。利用 X 线技术及 B 超检查，可行脓肿穿刺吸脓，将脓液吸除后，向脓腔内灌注抗结核药物，效果良好，一般无须手术做病灶清除。

4. 肾盂、输尿管整形手术。整形手术多用于输尿管狭窄，狭窄梗阻是加速肾脏破坏的主要原因，引起输尿管结核狭窄最常见的部位在输尿管膀胱连接部；其次为肾盂输尿管连接部，中段狭窄者少见。少数患者输尿管全长狭窄纤维化甚至钙化。可根据狭窄部位和病变范围行肾盂输尿管离断成形、狭窄段输尿管整形或输尿管膀胱再植等，部分患者可采用输尿管扩张术。

十、诊疗探索

1. 尿常规检查是诊断肾结核的基本措施，尿抗酸杆菌检查、尿结核杆菌培养、尿 PCR-TB-DNA 检查是肾结核病学诊断的重要手段，B 超诊断结核的符合率高，无创无痛，可作为诊断肾结核的常规检查。肾脏-输尿管-膀胱摄影＋静脉肾盂造影及逆行肾盂造影检查异常率高，是了解结核肾解剖和功能损害程度所不可少的。抗结核治疗是肾结核的首选疗法，而手术是治疗中晚期肾结核的主要手段。

2. 膀胱镜检及膀胱黏膜活检作为有创检查，常不作为首选。但随着腔镜技术的进步和临床医师经验不断积累，特别是一些非典型肾结核病例的增加，这种方法变得更重要，是诊断泌尿系结核的一种安全、快捷、有效的方法。结核导致输尿管狭窄中早期患者输尿管镜下置入双 J 管内引流结合药物治疗也是一种较微创的新的治疗方法。

3. 随着抗结核药的发展，药物治疗肾结核的适应证有扩大趋势，单个肾大盏或多盏破坏程度轻微者也可考虑在药物治疗范围之例。

4. 对于无功能的结核肾主张积极手术治疗，目前有效的化疗可以控制患者的症灶，甚至尿常规的正常，但这并不是真正意义的治疗，症状还存在于患者的体内，这种相对稳定状态只是暂时的，而且其肾功能损害为不可逆性损害，保留这样的肾脏，相反会构成一种潜在的威胁，而手术治疗可以切除病灶，并获得病理学诊断。

5. 肾结核发病率近年来明显降低，其典型临床表现比例降低，不典型肾结核病例呈明显增加趋势。据统计中晚期肾结核的发病高峰年龄为 31～50 岁，有明显后移趋势。

6. 近年来由于获得性免疫缺陷综合征有上升趋势，因其免疫力下降此类患者易合并结核，据相关资料报道，获得性免疫缺陷综合征患者合并结核可高达 24%～58%，因此，结核病与获得性免疫缺陷综合征患者可相互加速病程发展。

十一、病因治疗

预防肾结核的根本措施在于肺结核的防治。控制和消灭肺结核后，肾结核也将随之减少而最终被消灭。

十二、最新进展

近年来以免疫方法诊断结核病取得了进展，免疫学诊断是根据抗原抗体间的特异性反应原理，以检测血清及尿中的抗原、抗体、抗原抗体复合物以达到诊断的目的。常用的检测方法有放射免疫技术，及酶联免疫吸附试验，二者具有同位素或酶反应的敏感性及抗原抗体免疫反应的特异性两大特点。酶联免疫吸附试验无须特殊的仪器设备，更易推广。另外，应用分子生物学技术，诊断传染性疾病已取得突破性进展，采用已知的结核杆菌特异性 DNA 探针与标本内的结核杆菌进行 DNA 杂交已成为迅速准确的诊断工具。最近研究成功的聚合酶链式反应能在试管内将特异性 DNA 扩增，几小时内即能合成百万个同一种 DNA 片段，大大地提高了试验的敏感度，聚合酶链式反应已用于诊断结核，尤其适用于诊断困难而又急于早日进行治疗的患者。

杨宏华　李基岩　叶晓东　张在其

第十节　尿　石　症

一、基本概念

尿石症是多种病理因素相互作用引起的泌尿系统内任何部位的结石病，包括肾结石、输尿管结石、膀胱结石和尿道结石。按其发生的部位不同，把位于肾脏和输尿管的结石称之为上尿路结石，而把位于膀胱和尿道的结石称之为下尿路结石。

二、常见病因

（一）内在因素

1. 代谢异常。任何生理紊乱引起钙、草酸、尿酸和胱氨酸等成石物质在尿液中排泄过多而致尿高度过饱和时，都有可能形成结石；尿量过少、碱性尿液或酸性尿液、抑制晶体形成和聚集的物质减少也会造成结石。①胱氨酸尿症：这是一种先天性疾病，主要是由于肾小管对胱氨酸的重吸收障碍而导致的胱氨酸大量的排到尿中。②痛风：痛风患者的血和尿液中的尿酸含量很高，大约有 25% 的患者合并有尿酸结石。③甲状旁腺功能亢进：引起骨骼脱钙，使钙从肾脏滤出增加。

2. 局部因素。①尿路感染：最常见的病原菌是变形杆菌。②尿路梗阻。③尿路异物。

（二）外部因素

1. 气候。在热带和亚热带结石的发生率较高。

2. 饮食。①水分：水分摄入不足可致尿液浓缩，是成石的重要原因之一。②蛋白质：大量食入动物蛋白后引起高钙尿及使尿酸排泄增加。③钙：摄钙过量可致高钙尿。

3. 药物。某些药物可以通过增加体内某些成石物质的排泄率或药物本身及其代谢产物直接在尿路中沉淀而引起结石，如糖皮质激素、维生素 C、维生素 D、磺胺类、氨苯碟啶、头孢曲松和乙酰唑胺等。

三、发病机制

尿石的形成是多种因素共同促成的结果。其中，尿中成石物质浓度过高所致的尿液过饱和是结石形成过程中最重要的驱动力。结石形成大致经过晶核形成、结晶生长、结晶聚集、结晶滞留几个步骤。尿路结石在肾脏或膀胱内形成，输尿管结石和尿道结石一般是结石排出过程中在此停留所致。尿路结石可以直接引起泌尿系的损伤、梗阻、感染，甚至恶变。

四、临床特征

（一）疼痛

在性质上，可以分为绞痛和钝痛，肾绞痛是因结石导致急性梗阻后引起肾内压急剧升高或尿外渗所致；肾钝痛则是结石直接刺激或肾积水造成的肾包膜膨胀所致。肾绞痛是一种突发性严重疼痛，先从腰部开始，沿输尿管向下放射到膀胱甚至睾丸。发作时患者精神恐惧，面色苍白，辗转不安，痛极时伴恶心呕吐。疼痛程度取决于结石的大小和位置，大结石移动度小，痛感反而较轻；小结石移动度大常引发严重的肾绞痛或输尿管绞痛。膀胱结石疼痛在排尿时尤为明显，并向会阴部或阴茎头放射。尿道结石主要是会阴部剧烈疼痛。

（二）血尿

多与疼痛伴发或在疼痛之后发生，有时是唯一的症状。血尿一般轻微，表现为镜下血尿，少数为肉眼血尿。在绞痛发作期间，血尿的出现是肾绞痛与其他各种急腹症鉴别的重要佐证。

（三）尿路梗阻

上尿路结石梗阻可以引起肾积水，双侧上尿路结石梗阻可以导致肾功能不全。下尿路结石梗阻可以导致排尿困难，甚至急性尿潴留。

（四）感染

少数结石可能并发尿路感染或本身就是感染石。感染时，可以有尿频、尿急、尿痛等膀胱刺激症状。全身症状可以有发热、寒战，甚至出现感染性休克。

五、辅助检查

（一）尿液检查

尿中红细胞常见，是诊断结石的重要证据；白细胞出现常提示为炎症。细菌培养可以指明病原菌种类，为选用抗生素提供参考。

（二）血液检查

血白细胞可升高。生化是代谢评估及总肾功能评估的重要指标。

（三）结石分析

结石成分分析是确定结石性质的方法，不仅是诊断结石病因的核心技术，而且也是选择溶石和防石疗法的重要依据。

（四）超声

是尿石症的首选筛查手段。简便经济无创伤，可以初步诊断。

（五）肾脏-输尿管-膀胱摄影

90％的结石都可以在平片上体现出来。纯尿酸结石在平片上不显影，称为阴性结石。

(六) 静脉尿路造影

有助于确认结石是否位于尿路，了解肾功能状态和肾积水的程度和其他潜在的泌尿系异常。阴性结石也可以在充盈的尿路中表现为充盈缺损。

(七) CT

分辨率较高，对结石显示非常敏感。一些医疗机构已经开始用 CT 代替传统肾脏-输尿管-膀胱摄影和静脉尿路造影作为诊断泌尿系结石的金标准。

(八) 逆行或经皮肾穿刺造影

为有创检查，不作为常规检查手段。

(九) 放射性核素

可以显示泌尿系统的形态，提供肾脏血流灌注、肾功能及尿路梗阻情况等信息，对手术方案的选择及手术疗效的评价具有一定价值。

六、诊断思路

1. 多数患者有疼痛及血尿或排尿困难病史，但要注意的是有些患者从来没有任何特殊症状，要等到一侧甚至双侧肾脏都已经重度积水，或是发展到尿毒症后，才发现有尿石症。

2. 结石本身的诊断，包括其部位、体积、数目、形状和成分。

3. 结石并发症的诊断，包括尿路感染、梗阻程度和肾功能损害等。

4. 结石病因的诊断，主要是代谢评估。

七、临床诊断

1. 肾结石的患者可以出现腰痛与血尿，输尿管结石可以出现典型输尿管绞痛并伴有血尿，膀胱结石常见症状是下腹部疼痛、排尿困难和血尿，尿道结石主要症状是会阴部剧烈疼痛伴急性排尿困难。但要注意，也可以没有临床表现。

2. 体查可以发现肾区有叩痛或者输尿管行程有压痛等，尿道结石多可被扪及。

3. 超声、肾脏-输尿管-膀胱摄影、静脉尿路造影、CT 等影像学检查是确诊尿石症的主要方法。

八、鉴别诊断

疼痛发作时要注意和胆囊炎、胆石症、阑尾炎及妇科疾病相鉴别。

九、救治方法

结石的防治主要有两个目的：一是去除病因，防止结石复发；二是清除结石，保护肾脏功能。

(一) 肾绞痛的治疗

1. 药物治疗。

(1) 非甾体类抗炎药物：常用药物有双氯芬酸钠和吲哚美辛等。

(2) 阿片类镇痛药：常用药物有哌替啶、曲马多、布桂嗪等。

(3) 解痉药：常用药物有 M 型胆碱受体阻断剂如山莨菪碱、钙离子阻滞剂如硝苯地平、特异性平滑肌解痉药如定痉灵、α-受体阻滞剂如坦索罗辛、黄体酮等。

2. 外科治疗。当疼痛不能被药物缓解或结石直径＞0.6 cm 时，应考虑采取外科治疗措施。其中包括：体外冲击波碎石、输尿管内放置支架、经输尿管镜碎石术、经皮肾镜碎石取石术、腹腔镜输尿管取石术、经皮肾造瘘引流术和开放手术等。

（二）排石治疗

1. 适应证。结石直径 0.5～1 cm，其中以＜0.6 cm 为适宜，光滑，无尿路梗阻，无感染及尿酸结石和胱氨酸结石。

2. 排石方法。①饮水 2 000～3 000 mL/d，昼夜均匀。②双氯芬酸钠栓剂塞肛。③口服 α-受体阻滞剂（坦索罗辛）。④中医中药。⑤溶石疗法。尿酸结石口服别嘌呤醇及枸橼酸氢钾钠。胱氨酸结石口服枸橼酸氢钾钠。⑥适度运动。

（三）肾结石的治疗

1. 治疗选择。

（1）肾盂结石或中上盏结石：冲击波碎石术、经皮肾镜碎石术、软性输尿管镜都是可选择的处理方式。冲击波碎石对 2 cm 以下的非肾下极结石可获得理想的无石率。对于＞2 cm 的大结石，应首选经皮肾镜碎石术，但有经验的治疗中心采用软性输尿管镜可以是很成功的。

（2）肾下极结石：冲击波碎石效果不理想，推荐采用经皮肾镜碎石术及软性输尿管镜。

2. 体外冲击波碎石术的禁忌证。包括孕妇、不能纠正的出血性疾病、结石以下尿路有梗阻、严重肥胖或骨骼畸形、高危患者和泌尿系活动性结核等。

3. 开放性手术。其在肾结石的治疗中已经显著减少。

4. 腹腔镜手术。如果需要开放手术，首先考虑腹腔镜手术。

（四）输尿管结石的治疗

对于直径≤1 cm 的上段输尿管结石首选体外冲击波碎石术，＞1 cm 的结石可选择体外冲击波碎石、输尿管镜和经皮肾镜取石；对于中下段输尿管结石可选择体外冲击波碎石和输尿管镜。开放手术仅用在以上方法取石治疗失败或者存在着禁忌证的情况下，腹腔镜下输尿管切开取石可以作为开放手术的另一种选择。

（五）膀胱结石和尿道结石的治疗

腔内治疗方法是目前治疗膀胱结石和尿道结石的主要方法，如经尿道激光碎石术、经尿道气压弹道碎石术、经尿道机械碎石术等。原发性膀胱结石≤3 cm 可以采用体外冲击波碎石术。耻骨上膀胱切开取石术适用于需要同时处理膀胱内其他病变的病例使用。

十、诊疗探索

"三明治"疗法：为了减少肾结石患者微创手术后的残石率，采用先行经皮肾镜取石，再行体外冲击波碎石，再从原通道或另开通道行经皮肾取出碎石。

十一、病因治疗

结石患者的预防措施应该从改变生活习惯和调整饮食结构开始，增加液体的摄入，摄入正常钙含量的饮食，限制动物蛋白的过量摄入和钠盐的摄入，限制饮食中草酸的摄入，减轻体重，增加水果和蔬菜的摄入，增加粗粮和纤维素饮食，减少维生素 C 的摄入，限制高嘌呤饮食等。伴有原发病者如甲状旁腺功能亢进者，必须要处理好原发病。

十二、最新进展

（一）超细经皮肾镜取石术

是治疗肾和输尿管上段结石安全、有效的方法，尤其适用于≤2 cm 肾下盏结石，结石清除率高，微创，术后完全无管化，恢复快，大大提高了患者的生活质量。

（二）输尿管软镜的应用

输尿管软镜治疗肾结石、输尿管结石的适应证在不断地扩大，越来越多的泌尿外科医生倾向于使用输尿管软镜治疗泌尿系结石。

张畔　刘明　何武兵　张在其

第十一节　泌尿系梗阻

一、基本概念

泌尿系梗阻也称尿路梗阻，是指由于泌尿系统本身或其周围组织在结构或功能上发生病变，导致排尿通道阻塞，尿液不能正常排出。泌尿系梗阻造成梗阻近端扩张、尿液潴留，最终导致肾功能损害，甚至肾功能衰竭。其中，梗阻发生在输尿管膀胱开口以上称为上尿路梗阻，发生在膀胱及其以下则称为下尿路梗阻。

二、常见病因

包括机械性和动力性的原因。梗阻还可以是先天性的，但多数是后天性的。临床上医源性原因造成的尿路梗阻也不少见。泌尿系各部位梗阻的常见原因有：

（一）肾

结石、肿瘤、炎症、结核；先天性疾病如多囊肾、肾囊肿、肾盂输尿管交界处狭窄等，其中肾盂输尿管交界处狭窄是最常见的。

（二）输尿管

结石为最常见原因，输尿管炎症、结核、肿瘤、腹膜后纤维化也可以引起梗阻，先天性疾病如异位开口、输尿管膨出、腔静脉后输尿管等也常引起梗阻。腹膜后及盆腔的肿瘤压迫也可引起肾积水。

（三）膀胱

常见的原因是膀胱颈部梗阻，常为良性前列腺增生、纤维化或肿瘤引起。膀胱结石或膀胱功能障碍的动力性因素也可导致梗阻。

（四）尿道

尿道狭窄、结石、包皮口狭窄及后尿道瓣膜等。

三、发病机制

1. 上尿路梗阻对肾小球滤过率、肾血流、肾盂压力、肾小管功能及肾浓缩分泌功能均有影响。

2. 上尿路梗阻后肾内"安全阀"开放，在梗阻时保护肾组织，急性短时间的梗阻不致严重危害肾组织，若梗阻不解除，导致肾功能的丧失。

3. 下尿路梗阻时，膀胱逼尿肌逐渐失代偿，膀胱残余尿增多，长期发展导致膀胱呈迟缓性扩大并导致两侧肾功能受损。

四、临床特征

1. 肾积水。是指尿液从肾排出受阻，肾盂、肾盏内淤积的尿液使肾内压力增高，引起肾盂肾盏扩张，肾实质萎缩，功能减退。因梗阻的原因、部位和程度的差别，不同肾积水患者的临床表现并不一致。轻度肾积水多无症状；中重度肾积水可出现腰部疼痛，部分患者以腹部肿块就诊。肾积水合并感染时，可出现全身中毒症状，如寒战、发热、腰痛及尿路刺激症状等。

2. 泌尿系畸形、结石、肿瘤、炎症和结核等所引起的继发性泌尿系梗阻临床表现为原发疾病的症状和体征。

3. 下尿路梗阻时，主要表现为储尿期症状、排尿期症状及排尿后症状。储尿期症状即膀胱刺激症状，如尿频、夜尿次数增多、尿急、尿痛、急迫性尿失禁、充盈性尿失禁等。排尿期症状即梗阻症状，如排尿困难、尿潴留。排尿后症状，如排尿不尽，尿后滴沥等。

4. 不同程度的肾功能损害，严重者出现贫血、乏力、食欲不振、恶心等尿毒症症状。

五、辅助检查

(一) 超声

通过超声检查泌尿系的形态，可判断是否发生梗阻及梗阻的程度和部位，也可对病因进行筛查，对确定有无肾积水最为简便。

(二) 静脉肾盂造影

不但可无创显示泌尿系的解剖形态，明确梗阻部位及肾积水情况，还可对分肾功能进行初步评估。

(三) 逆行肾盂造影

对静脉肾盂造影显影不佳或肾功能不全无法使用静脉肾盂造影，逆行肾盂造影能够显示输尿管、肾盂的解剖形态，有助于确定梗阻部位和程度，对病因的判断具有一定价值。

(四) 腹部 CT

是目前诊断尿路梗阻的重要检查，它不但可用于明确梗阻部位，还可用于筛查肾积水的病因。

(五) 磁共振尿路造影

对肾盂、输尿管尿路上皮细胞肿瘤、输尿管狭窄、先天性发育异常相关的梗阻的诊断准确率高。

(六) 放射性核素肾显像

是一项无创的、功能性的检查，能评价分肾功能和鉴别动力性梗阻与机械性梗阻。

(七) 尿动力学检查

主要用于下尿路梗阻性疾病的评估，能够帮忙判断是否存在膀胱功能障碍、膀胱出口梗阻等情况。

六、诊断思路

(一) 肾积水

1. 肾积水的诊断除确定肾积水是否存在及程度外，还应弄清楚引起肾积水的病因、梗阻部位、有无感染及肾功能损害情况。

2. 影像学检查对肾积水的诊断非常重要，包括 B 超、肾脏-输尿管-膀胱摄影、尿路造影（顺行、逆行）、CT 检查等。

3. 放射性核素肾显像可以区别肾囊肿和肾积水，并可了解肾实质损害程度及分肾功能。

(二) 良性前列腺增生

1. 病史询问。询问下尿路症状，进行国际前列腺症状及生活质量评分。

2. 直肠指检。是重要检查项目之一，良性前列腺增生的腺体增大，表面光滑，边缘清楚，中央沟变浅或消失，质地柔韧而有弹性。

3. 超声。除了解前列腺大小外，可了解膀胱内情况及残余尿的多少。正常膀胱的残余尿量＜10 mL。

4. 尿流率检查、尿动力学检查。

5. 血清前列腺特异性抗原测定。

七、临床诊断

(一) 肾积水

1. 多有腰腹疼痛，排尿异常等病史。

2. 体查可有肾区叩痛，积水严重可以触及增大的肾脏。

3. 影像学检查如超声、静脉肾盂造影、CT 及 MRI，可以明确诊断。必要时可行逆行肾盂造影明确梗阻部位。

(二) 良性前列腺增生

1. 以下尿路症状就诊的 50 岁以上的男性患者首先考虑良性前列腺增生。

2. 直肠指检前列腺增大，尿潴留时膀胱区有充盈。

3. 超声检查。

4. 最大尿流率＜15 mL/s，说明排尿不畅；＜10 mL/s 则梗阻严重。

八、鉴别诊断

(一) 肾积水

应与腹部肿块、单纯性肾囊肿等鉴别，需要通过辅助检查相鉴别。

(二) 良性前列腺增生

1. 膀胱颈部挛缩。发病较年轻，临床表现与前列腺增生相似，但前列腺不大。

2. 前列腺癌。前列腺质硬，有结节，血清前列腺特异性抗原增高，可通过穿刺活检鉴别。

3. 尿道狭窄。多有尿道损伤、感染等病史，可通过尿道造影及尿道镜检查鉴别。

4. 神经源性膀胱功能障碍。有神经系统损伤的病史和体征，尿动力学检查可明确诊断。

九、救治方法

(一) 肾积水

1. 对症处理。对于梗阻合并感染，或肾功能损害较严重且病因暂时不能处理者，需建立尿液引流途径，充分引流尿液以缓解梗阻相关症状并减轻肾功能损害。解除上尿路梗阻的主要方法有输尿管支架植入、经皮肾穿刺造瘘等；下尿路梗阻解除的方法主要有留置导尿、耻骨上膀胱穿刺造瘘等。

2. 治疗梗阻病因。

3. 重度肾积水，肾实质显著破坏、萎缩或合并严重感染，肾功能严重丧失，而对侧肾功能正常时，可切除病肾。

(二) 良性前列腺增生

1. 等待观察。良性前列腺增生患者生活质量未受到明显影响情况下可以选择等待观察，但必须密切随访。

2. 药物治疗。主要有 α-受体阻滞剂如特拉唑嗪、坦索罗辛等，5α-还原酶抑制剂如非那雄胺，植物制剂如普适泰等。

3.手术治疗。手术指征：反复尿潴留、反复血尿药物治疗无效、反复泌尿系统感染、膀胱结石和继发上尿路积水。开放手术有耻骨后前列腺摘除术、耻骨上前列腺摘除术。非开放手术有经尿道前列腺电切术、经尿道前列腺等离子双极电切术、经尿道前列腺电气化术、经尿道激光手术、经尿道前列腺剜除术等，其中经尿道前列腺电切术仍是良性前列腺增生治疗的金标准。

4.其他疗法。①经尿道针刺消融术；②经尿道前列腺气囊扩张术；③前列腺支架；④经尿道微波热疗等。

十、诊疗探索

良性前列腺增生的其他微创治疗：

（一）微波热疗

临床上多用经尿道途径，将带有微波发射器的气囊导管经尿道插入膀胱，使尿道温度维持在42～47℃。

（二）射频治疗

射频是一种中频类电磁波，也是利用其热效应增强局部血液循环，增强酶的活性，加强代谢及免疫功能，降低肌肉组织张力，以达到改善排尿的目的。

（三）前列腺支架

通过内镜放置在前列腺尿道的金属装置。

十一、病因治疗

（一）肾积水

泌尿系梗阻的基本治疗目的是去除病因，保护肾脏功能。医生应结合患者情况、梗阻病因、双侧肾功能状态等因素选择相应的治疗手段和合适的治疗时机。

（二）良性前列腺增生

针对病因的5α-还原酶抑制剂非那雄胺可减少急性尿潴留的发生率，可减少远期并发症及手术率。

十二、最新进展

（一）肾积水

主要是微创技术在泌尿外科的应用，如先天性肾盂输尿管狭窄可在腹腔镜下行离断式肾盂输尿管成形术。传统的开放式肾造瘘可改行微创经皮肾穿刺造瘘，肾切除也可在腹腔镜下进行。机器人辅助腹腔镜手术具有解剖层次清晰、操作精细等优点，在泌尿外科得到了广泛应用和巨大发展。

（二）良性前列腺增生

各种激光用于腔内治疗如钬激光、绿激光、铥激光、红激光等，有出血少及易于掌握的优点。

刘明 张畔 何武兵 张在其

第六章 其 他

第一节 创 伤 感 染

一、基本概念

创伤感染是指病原微生物通过伤口、创面或其他途径侵入创伤患者机体后引起的炎症反应，是常见的外科感染之一。

二、常见病因

(一) 创伤后化脓性感染

病灶中的细菌常常是以群丛形式存在的多种菌，而且需氧菌与厌氧菌的菌丛往往呈现协同作用现象（表 2-6-1）。

表 2-6-1　创伤感染的主要病原菌

微生物	G⁺球菌	G⁺杆菌	G⁻球菌	G⁻杆菌
需氧菌	金黄色葡萄球菌 表皮葡萄球菌 链球菌属 肠球菌属	棒状杆菌	淋病奈瑟球菌 脑膜炎奈瑟球菌	埃希菌属 变形杆菌 铜绿假单胞菌 其他假单胞菌 克雷伯菌属 孢囊杆菌属 莫拉菌属
厌氧菌	消化球菌属 消化链球菌属 链球菌属	梭菌属 丙酸杆菌 棒状杆菌 乳酸杆菌属 真杆菌属 放线菌属	韦荣球菌属	拟杆菌属 梭形杆菌

(二) 创伤后破伤风

破伤风杆菌是一种厌氧性梭状芽孢杆菌，是一种严格的厌氧菌，长 $3\sim5\ \mu m$，有繁殖体和芽孢两种形态。繁殖体周身有鞭毛，能运动，不形成荚膜，易被杀灭；芽孢为正圆形，位于菌体的一端，故带芽孢的破伤风杆菌外观呈鼓槌形。芽孢是细菌在不利环境中的生存形式，对外界抵抗力极强，其芽孢极其顽固，在煮沸和 150℃ 干热中可存活 1 h。一般条件下它可存活数十年。

（三）创伤后气性坏疽

主要为产气荚膜杆菌、败血梭状芽孢杆菌、恶性水肿梭状芽孢杆菌、产芽孢梭状芽孢杆菌和溶组织梭状芽孢杆菌等，但以产气荚膜杆菌最常见和最重要，其生物特性是易在缺氧、失活的组织中生长繁殖。

三、发病机制

（一）创伤后化脓性感染

需氧菌与厌氧菌的菌丛往往呈现协同作用现象。例如，两个菌属，单独存在时的致病力低，而在群丛中却可引起重度感染，呈现明显的破坏坏死过程和脓毒症。化脓性感染因发生的部位、范围不同，可分为伤口局部化脓性感染、内脏及体腔化脓性感染、全身化脓性感染。

（二）创伤后破伤风

破伤风杆菌在自然界分布广泛。牛、马、羊等食草动物及 2%～30% 成人肠道中均有此菌生存。粪便污染的土壤表层、灰尘中也可含有破伤风杆菌。故粪便和泥土是该菌的重要传染源。创伤伤口的污染率很高，可达 20%～80%，但破伤风的发病率只占污染者的 1%～2%。这是因为破伤风杆菌进入创伤组织后需在一定的缺氧环境条件下才能生长繁殖，即芽孢转化为繁殖体，并产生外毒素才能致病。发生破伤风的外伤通常多为深刺伤、枪弹伤、动物咬伤、开放性骨折、挤压伤、大面积烧伤、创面污染严重或有混合感染者，其共同特征：创面深、坏死组织多、污染重。个别患者可发病于手术摘除体内存留多年的金属异物（子弹、弹片）之后。此外，偶有被虫咬伤、拔牙、不洁注射或手术后发病者，皮肤溃疡、疖、中耳炎、甲沟炎及压疮引起破伤风的病例也曾有过报道。10%～20% 患者没有明显的伤口或外伤史，称为隐源性破伤风。破伤风的症状和体征是由于破伤风杆菌所产生的强烈外毒素引起。外毒素有两种—痉挛毒素和溶血毒素。前者可损及神经系统，而后者可破坏红细胞。主要是痉挛毒素起作用，它对中枢神经系统有特殊的亲和能力，是引起肌肉紧张、痉挛的直接原因。致病机制主要是毒素与灰质突触小体膜的神经节苷脂结合，阻止突触释放抑制性递质，以致 α 和 γ 运动神经系统失去控制，导致特征性的全身横纹肌的痉挛和强直，运动不协调。此外，痉挛毒素还在外周阻断神经肌肉结合点，并能直接作用于肌肉产生肌肉收缩。

（三）创伤后气性坏疽

这类细菌在人体的胃肠道、输尿管和阴道内常年生长繁殖。其突出特点是有形成芽孢的能力，而芽孢对环境条件十分耐受，因而广泛存在于泥土和人、畜粪便中，极易污染创伤伤口，在适宜的条件下，可在局部生长繁殖并产生多种外毒素和酶损害人体（表 2-6-2）。各种梭状芽孢杆菌均能分泌外毒素，它们可引起溶血、血管血栓形成、肾损害和肌肉损害。梭状芽孢杆菌毒素的主要特点是破坏结缔组织和肌肉，并使之发生坏死。其生化结构十分复杂，由多种成分组成，每一组分均有一定的致病作用。

表 2-6-2　梭状芽孢杆菌毒素各组分的致病作用

组分	致病作用
α-毒素（卵磷脂酶 C）	有明显的致坏死和溶血作用
β-毒素（溶血素）	有明显的致坏死和心脏毒性作用
κ-毒素（胶原酶）	使蛋白质结构溶解
n-毒素（透明质酸酶）	具穿透、扩散因子作用

续表

组分	致病作用
μ-毒素	破坏细胞 DNA
纤溶酶	使纤维蛋白溶解
神经氨酸酶	破坏红细胞上的免疫受体
凝集素	有明显的抑制吞噬作用

四、临床特征

(一)创伤后化脓性感染

1. 局部症状。有伤口疼痛，周围组织肿胀，伤口附近皮肤发红发热，局部压痛，创面覆盖有不同数量和颜色的脓性渗出物或坏死组织，受累器官功能失调。

2. 全身反应。在局部感染形成的同时，全身也有轻重不同的反应，如果没有细菌侵入血液，则全身症状仅为细菌毒素所造成的毒血症引起。如果细菌侵入血液，并在血液内生长繁殖、产生毒素，即可发展成为全身性感染，形成脓毒症。有的发生多器官功能不全和脓毒性休克。

(二)创伤后破伤风

可分为全身性和局部性两种。后者较少见，在伤肢侧伴有长期强直，它不危及生命，因为随着创口的治疗强直会自行消退，但是要记住有一些种类的局部性破伤风，如 Rose 面部破伤风和 Brunner 头部破伤风由于发生喉痉挛可导致死亡。全身性破伤风的临床分期如下：

1. 潜伏期。长短不一，大多数为 5～14 d，个别患者也有短于 1 d 或长达几月乃至数年。潜伏期越短，病情越急重，预后越差。如伤后 2～3 d 内即出现症状，死亡率极高。

2. 前驱期。大多在 12～24 h，其症状有全身乏力、头晕、头痛、烦躁不安、咀嚼无力、局部肌肉紧张、扯痛、下颌僵硬、张口不便、吞咽困难、咀嚼肌和颈项肌紧张或酸痛等。

3. 发作期。一般在最初症状后 24～72 h 间发作，受累肌肉呈阵发性痉挛。咀嚼肌最先受累，出现牙关紧闭；随后累及面部表情肌、颈、背、腹、四肢肌肉；最后是膈间肌和肋肌；由于面部肌肉群的持续性收缩可形成特征性的"苦笑面容"，患者蹙眉，口角下缩；颈部强直、头后仰，背、腹肌同时收缩，因项背肌肉较腹侧的强大，躯干因而扭曲成弓，结合颈、四肢的痉挛状态，形成"角弓反张"或"侧弓反张"；出现"典型的破伤风三联征"，即牙关紧闭、吞咽困难和颈项部肌肉强直。肌痉挛往往导致肌断裂。膈肌受影响时，可使呼吸失调，咳嗽加剧，可能误吸呕吐物，膈肌痉挛严重时可致呼吸停止。痉挛也可导致心血管系统功能紊乱，表现为脉搏、血压和心律均不稳定。任何轻微的刺激如光、声、震动、饮水、注射等均可诱发强烈的痉挛发作。每次发作时间长短不一，短的仅几秒钟，长的可达数分钟。在两次发作期间肌肉紧张始终存在。但无论是发作还是缓解期，患者意识始终清楚。

4. 恢复期。病程一般为 3～4 周，严重者在 6 周以上。自第 2 周后，随病程的延长，症状逐渐减轻。在破伤风治愈后的一个较长时间内，某些肌群仍可有紧张和反射亢进现象。

5. 并发症。肺不张是常见并发症，50%～70% 患者的死亡原因是肺炎。也可能在一次痉挛发作中出现致死性呼吸停止—窒息性危象。导致痉挛性窒息的直接原因是喉痉挛和膈肌痉挛性收缩。突然而强烈的肌肉痉挛可引起肌肉撕裂、出血、骨折脱位和舌咬伤等。

(三)创伤后气性坏疽

创伤并发气性坏疽的时间一般在伤后 1～4 d，但也有短至 6 h 以内者。我军对越反击战的一组资料表明，负伤至气性坏疽发生时间在 5 d 内的占 61.1%，伤后第 2~5 天发生的为最多。致伤因素中破片伤远多于枪弹伤；特别是下肢破片伤的发生率最高（45.2%）。根据 45 例气性坏疽 53 处伤口统计，发生气性坏疽的伤口中，非贯通伤占 47.2%，贯通伤占 45.3%，敞开的伤口发生率最低，占 7.5%。

1. 局部表现。伤口局部剧痛是最早出现的症状。早期感觉伤肢沉重，以后由于气体和液体迅速浸润组织至压力增高而出现胀裂样剧痛，用止痛药无效。伤口周围水肿，皮肤苍白、紧张和发亮，皮肤表面可出现大理石样斑纹。伤口中有大量恶臭味的浆液性或血性渗出物，并出现气泡。触诊肢体有捻发音（又称握雪感）。伤口肌肉大量坏死，呈砖红色，无弹性，切割时不收缩、不出血，最后呈黑色腐肉。

2. 全身表现。主要是由毒素引起的严重毒血症。在局部症状出现不久，患者就出现口唇皮肤苍白，脉快，表情淡漠，精神恍惚，烦躁不安，呼吸急促，脉快无力，节律不整，体温与脉搏不成正比，体温不高但脉搏很快。以后，由于毒血症加重，体温可高达 40℃以上，进而昏迷，严重贫血并发生多脏器功能衰竭。

五、辅助检查

（一）涂片镜检

结合革兰染色，有助于对病原菌进行诊断，如通过伤口渗出液涂片检查发现革兰阳性杆菌，则有助于气性坏疽的诊断。

（二）创面分泌物、血液培养

这是明确感染病原菌的金指标。

（三）X 平片检查

如发现肌群内有积气阴影，则有助于厌氧菌感染的辅助诊断。

（四）间接免疫荧光法

有荧光显微镜的单位，可利用针对产气荚膜杆菌的荧光抗体进行检测。

（五）超声波、CT、MRI 检查

有助于发现深部感染病灶。

（六）聚合酶链式反应检查

该法敏感性高，耗时短，可对常见病原菌进行快速诊断。

六、诊断思路

（一）询问病史

详细询问受伤史最为关键，可基本明确伤因、受伤时环境的洁净程度及后续采取的抗感染措施等。

（二）体格检查

可快速明确伤部、伤型与伤势及伤口、创面的污染及渗出液情况。

（三）辅助检查

根据需要采用涂片镜检、创面分泌物及血液细菌学培养、X 线平片检查、间接免疫荧光法检查、超声波、CT、MRI 检查及聚合酶链式反应检查等，有助于临床诊断。

七、临床诊断

（一）创伤后化脓性感染

1. 根据临床症状和体征即可诊断。急性感染（创面化脓、创面周围蜂窝织炎等）的诊断依据为临

床表现，一般不会有何困难。如果创面或伤口没有明显的脓性渗出物形成，可作细菌培养计数，细菌感染的临界数量为每克组织或每毫升液体中有 $10^5 \sim 10^6$ 个细菌。如果从血液中培养出活菌，可诊断为菌血症。

2. 辅助检查。在病情较重时（如合并厌氧菌感染，内脏器官和骨发生化脓性病变）及在感染蔓延至全身时，除了常规的涂片镜检、创面分泌物、血液培养外，还得依靠一些现代设备予以确诊，如超声波、CT、MRI 等，或依靠化验方法诊断，如气相色谱法等。

（二）创伤后破伤风

症状较典型，诊断一般并无困难。若有外伤史并出现伤后肌肉紧张、牙关紧闭、颈项强直、阵发性全身肌肉痉挛发作等，应考虑此病的可能。早期仅有一些前驱症状时诊断较困难，应密切注意病情变化。

（三）创伤后气性坏疽

早期诊断很重要。由于病变进展非常迅速，耽误诊断 24 h 就足以致命。厌氧培养可明确诊断，但需时较长（2～3 d），无助于早期诊断。早期诊断的三项主要依据是：伤口周围有捻发音、伤口渗出液涂片可见革兰阳性杆菌、X 线平片检查发现肌群内有积气阴影。也可采用间接免疫荧光法进行早期诊断。

八、鉴别诊断

（一）创伤后破伤风

临床上有些疾病表现常与破伤风相似，应注意加以鉴别。颌颞关节炎、扁桃体或咽后壁脓肿、牙齿及牙龈的病变均可因局部的肿痛引起张口困难；脊椎及肌肉的病变可引起局部肌肉强直；脑炎时常有颈项强直及全身抽搐，但患者意识不清，脑脊液检查异常有别于破伤风；士的宁中毒症状与破伤风相似，称为假性破伤风，但是痉挛间歇期肌肉松弛，有服药史、停药 24～48 h 后症状消失等特点可助于鉴别诊断；有时癔症临床表现与轻度破伤风十分相似，细致的动态观察可发现其与破伤风表现规律的不符之处；此外，狂犬病有其特征，临床上鉴别不难。

（二）创伤后气性坏疽

在诊断时应注意，临床上组织间积气并不限于梭状芽孢杆菌的感染，应予区别。厌氧性链球菌属和脆弱类杆菌在感染组织内也可产生气体，体检也可出现皮下气肿和捻发音，甚至筋膜坏死，但病情发展较慢，疼痛和全身中毒症状较轻，预后也较好，伤口渗出液涂片检查可发现链球菌属和革兰阴性杆菌。

九、救治方法

（一）创伤后化脓性感染

1. 对化脓伤口，应当充分切开引流；在感染被控制后，进行二期缝合或采用植皮术、邻近皮瓣转移等方法，尽早闭合创面。

2. 感染伤口分泌物较多时，可用碘伏类消毒液湿敷；肉芽组织水肿时，用高渗盐水湿敷。肢体感染时，应当适度抬高患肢和制动。

3. 有条件时，应当根据分泌物的细菌培养和药物敏感试验结果，选择使用有针对性的抗感染药物。

4. 肾功能障碍时，禁用对肾功能有损害的抗感染药物，其他抗感染药物的用量也要适当减少，并延长其用药间隔时间。

5. 发生脓毒症时，按照脓毒症治疗方法进行治疗。

（二）创伤后破伤风

1. 控制痉挛。静脉注射地西泮 5～10 mg，1～4 h 1 次，痉挛控制后可改为口服地西泮治疗。也可使用巴比妥类、东莨菪碱、氯丙嗪等药物进行交替或混合治疗；也可用祛风、解毒、镇痉的中药，如玉真散、止痉散、五虎追风散等药物配合治疗。

2. 中和毒素。注射破伤风抗毒素血清，首次肌内注射 5 万 U，静脉注射 5 万 U（加在 5% 葡萄糖注射液 1 000 mL 中），伤部周围组织注射 1 万～2 万 U。以后肌内注射 1 万～3 万 U/d，持续 5～7 d，直到痉挛消失。也可在蛛网膜下腔内一次注射 5 000 U。如无破伤风抗毒素血清或伤员对抗毒素血清过敏，可静脉输入曾经进行破伤风主动免疫的健康人全血（符合配血条件）200 mL 治疗，1 次/d，连用 5～7 d。

3. 处理伤口。伤口的处理，应当在毒素被中和后及痉挛被控制后进行，开展充分的清创手术。并用过氧化氢溶液或高锰酸钾溶液冲洗和湿敷。清创后的伤口保持开放状态。

4. 防治其他感染。使用广谱抗生素防治其他细菌感染。

5. 气管切开。出现喉痉挛或气管分泌物排出困难时，应尽早做气管切开术，并给氧。

6. 维持营养。可采用全静脉营养疗法。在痉挛被控制后，应置胃管鼻饲饮食。

7. 加强护理。要求严密隔离伤员，病室安静避光，积极预防压疮、肺部并发症和尿路感染。

（三）创伤后气性坏疽

1. 综合治疗。对气性坏疽伴有严重的毒血症者。需进行隔离，使用大剂量青霉素和其他抗菌药物，进行反复多次输液、输血，直到感染完全控制。根据伤情需要，可采用激素治疗。

2. 手术治疗。蜂窝织炎伤员，应做多处纵向切口，充分暴露皮下组织，彻底切除坏死组织，定时用过氧化氢溶液或高锰酸钾溶液冲洗，湿敷，敞开组织切口；肌炎伤员，应当切除坏死的全部肌束和肌群；当肌肉广泛受累，肢体功能不能恢复时，应当尽早做高位开放截肢，控制感染，挽救生命。

3. 维持营养。为伤员提供高蛋白饮食，必要时给全静脉营养。

4. 高压氧治疗。有条件时，应当积极开展高压氧治疗。

5. 隔离。气性坏疽伤员应当隔离治疗；病室环境应当严格消毒；伤员使用过的敷料应当彻底烧毁。

十、诊疗探索

（一）感染病原菌的快速诊断

目前针对常见感染病原菌的基因芯片已被成功研制，但价格昂贵，尚难以在临床推广应用。

（二）创伤感染的免疫调节治疗

战创伤后体内产生的免疫抑制因子、抑制细胞对机体免疫功能具有明显抑制作用，从而使机体对感染的易感性增加。应用免疫增强剂（如葡聚糖）、细胞因子（如胸腺素、白介素-2、白介素-12）、干扰素-γ、粒细胞-巨噬细胞集落刺激因子等均是纠正创伤后免疫功能低下，提高机体抗炎能力的有效措施。某些中药如黄芪、人参等也可酌情选用。

十一、病因治疗

对已确诊的细菌感染，应根据创伤感染类型，严重程度，患者全身状况，致病菌的种类，细菌对药物的敏感性，药物在组织中的渗透性及有效浓度，维持时间和副作用等全面综合考虑。在未获得细菌培养结果以前，临床医生需要做出初步的菌种判断与药物选择。

十二、最新进展

抗生素的合理应用虽然可以有效杀灭细菌，但与此同时，死亡细菌释放的内、外毒素、细菌DNA 及胞壁成分可引发机体过度炎症反应，进而导致多器官功能障碍综合征与死亡。因此，"菌、毒、炎并治"策略优于单用抗生素的治疗效果。在抗生素合理应用的同时，如何联合抗感染治疗正成为国内外学者攻克的难点。研究表明，对于因肺炎双球菌感染所致的严重脓毒症患者，应用单一抗生素治疗，其死亡率为 20%，但令人遗憾的是，多种抗生素联合治疗，并不能降低其死亡率（19.5%），其主要原因之一，系抗生素有效杀灭细菌的同时，死亡细菌释放的内、外毒素、细菌 DNA 及胞壁成分可引发机体过度炎症反应，进而导致多器官功能障碍综合征与死亡。脓毒症模型动物应用头孢他啶、氧氟沙星治疗 4～5 h 后，尽管外周血细菌浓度降低，但内毒素及肿瘤坏死因子-α 水平明显增高，显示出机体的过度炎症反应。可见在应用抗生素治疗的同时，还应进行抗毒、抗炎治疗。国内现已研制成功既有拮抗内毒素作用，也有拮抗肿瘤坏死因子-α 失控性释放作用的中药注射液"血必净"。抗生素与血必净并用，可以起到"细菌/内毒素/炎性递质并治"的作用。

梁华平　何忠杰　刘涛　张在其

第二节　脓　毒　症

一、基本概念

脓毒症是指由感染引起的全身炎症反应综合征，证实有细菌存在或有高度可疑感染灶。其中全身炎症反应综合征诊断标准包括下列两项或两项以上体征：

1. 体温＞38℃或＜36℃。
2. 心率＞90 次/min。
3. 呼吸频率＞20 次/min 或动脉血二氧化碳分压＜32 mmHg。
4. 外周血白细胞计数＞$12×10^9$/L 或＜$4×10^9$/L，或未成熟粒细胞＞10%。

二、常见病因

病原微生物及其毒素是脓毒症的触发因素。已有证据表明，细菌的细胞壁成分如脂多糖、肽聚糖、磷壁酸等，革兰阳性细菌外毒素如链球菌属溶血素 O、金黄色葡萄球菌肠毒素-B 与中毒性休克综合征毒素等均可参与脓毒症的致病过程。但脓毒症发生与否、轻重程度则在更大程度上取决于机体的反应性。

三、发病机制

1. 脓毒症的本质是机体对致炎物质的反应。这一过程十分复杂，广泛涉及神经-内分泌-免疫网络、补体、凝血、纤溶、激肽系统及血管内皮细胞系统，其中免疫系统和血管内皮细胞系统所起的作用特别重要。

2. 脓毒症的特点是由进行性的、持续高动力、高代谢状态逐渐发展成为内脏功能衰退的过程，肺功能往往首先受损。内脏的损害往往是经过两次打击的结果。机体在接受第一次打击或原发性损伤（创伤、大手术、感染等）时，中性粒细胞、单核-巨噬细胞、淋巴细胞等免疫细胞及内皮细胞被激活而处于一种"激发状态"。当出现第二次打击（继发感染、手术、医源性损伤或刺激等）时，即使程度不严重，也易使处于激发状态下的免疫细胞及内皮细胞出现超强反应，超量释放体液递质，即所谓放大效应。但这些体液递质只不过是机体反应的初级产物，当激活靶细胞以后，其靶细胞还可产生"二级""三级"乃至更多级的次级产物，即瀑布效应。这些参与炎症反应的递质大致可以分为两类：

（1）具有直接细胞毒性。溶酶体酶、弹性蛋白酶、髓过氧化物酶、阳离子蛋白、氧自由基等，可直接杀伤靶细胞。

（2）细胞因子。如肿瘤坏死因子-α、白介素-1、白介素-6、白介素-8、干扰素-γ、血小板活化因子、粒细胞-巨噬细胞集落刺激因子、花生四烯酸代谢产物等。上述体液递质对机体可产生不利的影响。主要表现："高排低阻"的高动力型循环状态、心肌抑制、内皮损伤及血管通透性增加、血液高凝及微血栓形成、强制性和"自噬"性高代谢。

四、临床特征

脓毒症不是单独的疾病，而是由感染引起的全身炎症反应综合征，可与众多原发性疾病相伴随。但共同的特征是体温、心率、呼吸频率的改变，这些指标尽管是诊断全身炎症反应综合征的重要指标，但缺乏特异性。

五、辅助检查

（一）细菌学检查

可通过涂片镜检、创面分泌物及血液培养、间接免疫荧光法、聚合酶链式反应检查对常见病原菌进行诊断。

（二）生化、免疫指标检查

通过检测炎症指标、血流动力学指标、代谢指标、组织灌注变化及器官功能障碍指标有助于脓毒症的诊断。

六、诊断思路

（一）首先明确全身炎症反应综合征的诊断

根据体温、心率、呼吸频率、外周血白细胞计数判断患者是否符合上述诊断标准，符合其中的两项即可诊断为全身炎症反应综合征。

（二）确定感染灶的存在

根据需要采用涂片镜检、创面分泌物及血液细菌学培养、X线平片检查、间接免疫荧光法检查、超声波、CT、MRI检查及聚合酶链式反应检查等，有助于确定病原菌存在或有高度可疑感染灶。

（三）确定相关指标发生了改变

明确炎症指标、血流动力学指标、代谢指标、组织灌注变化及器官功能指标是否发生了变化，其变化的程度等，有助于临床诊断。

七、临床诊断

近年来随着对脓毒症病理生理认识的逐步深化，脓毒症的诊断标准也随之有了相应的改变。2001年由欧美五个学术组织共同发起的"国际脓毒症定义会议"，对相关指标进行了重新修订，提出了比过去更为严格的诊断标准（表2-6-3）。主要内容包括：

1. 一般指标。体温升高、寒战、心率快、呼吸急促、白细胞数改变。
2. 炎症指标。C反应蛋白或降钙素原增高。

3. 血流动力学指标。高排、低阻、氧摄取率降低。

表 2-6-3　脓毒症诊断新标准

	已明确或疑似的感染[①]，并伴有下列某些征象
1. 一般指标	（1）发热（中心体温＞38.3℃） （2）低温（中心体温＜36℃） （3）心率＞90 次/min 或大于不同年龄段正常心率范围＋2 个标准差 （4）气促＞30 次/min （5）意识改变 （6）明显水肿或液体正平衡（＞20 mL/kg 超过 24 h） （7）高糖血症（血糖＞7.7 mmol/L）而无糖尿病史
2. 炎症反应参数	（1）白细胞增多症（白细胞计数＞$12×10^9$/L） （2）白细胞减少症（白细胞计数＜$4×10^9$/L） （3）白细胞计数正常，但不成熟白细胞＞10％ （4）血浆 CRP＞正常值＋2 个标准差 （5）PCT＞正常值＋2 个标准差
3. 血流动力学参数	（1）低血压（收缩压＜90 mmHg，MAP＜70 mmHg，或成人 SBP 下降＞40 mmHg，或按年龄下降＞2 个标准差） （2）SvO_2＞70％[②] （3）CI＞3.5 L/（min·m^2）[③④]
4. 器官功能障碍指标	（1）低氧血症（PaO_2/FiO_2＜300 mmHg） （2）急性少尿［尿量＜0.5 mL/(kg·h) 至少 2 h］ （3）SCr 增加≥0.5 mg/dL （4）凝血异常（INR＞1.5 或 APTT＞60 s） （5）腹胀（肠鸣音消失） （6）血小板减少症（血小板计数＜$100×10^9$/L） （7）高胆红素血症（TBil＞4 mg/L 或 70 μmol/L）
5. 组织灌流参数	（1）高乳酸血症（＞3 mmol/L） （2）毛细血管再充盈时间延长或皮肤出现花斑

注：①定义为一个由微生物所引发的病理过程；②在儿童，＞70％是正常的（正常值75％～80％），因此在新生儿和儿童不应被视为脓毒症的征象；③对于儿童来讲，3.5～5.5是正常的，因此在新生儿和儿童不应被视为脓毒症的表现；④对于婴幼儿患者，脓毒症的诊断标准是机体炎症反应的体征/症状再加上感染，并且伴有发热或低温（直肠温度＞38.5℃或＜35℃）、心动过速（在低温时可以缺乏）及至少下列一项器官功能改变的提示：意识改变、低氧血症、血乳酸升高和跳跃式脉搏。

CRP：C反应蛋白；PCT：降钙素原；SBP：收缩压；MAP：平均动脉压；SvO_2：混合静脉血氧饱和度；CI：心脏指数；PaO_2/FiO_2：氧合指数；SCr：血清肌酐；INR：国际标准化比率；APTT：活化部分凝血活酶时间；TBil：总胆红素。

4. 代谢指标。胰岛素需要量增加。

5. 组织灌注变化。皮肤灌流改变、尿量减少。

6. 器官功能障碍。如血清肌酐增高、血小板数降低或其他凝血异常、高胆红素血症等。根据脓毒症的不同时相可分为严重脓毒症和脓毒症性休克。严重脓毒症是指在出现脓毒症的同时，还伴有器官功能障碍，低灌流状态（乳酸性酸中毒、少尿、意识障碍）等表现，除具备脓毒症的诊断外，还应具备下述 6 项中的 2 项或 2 项以上，诊断即可成立：①低氧血症，吸空气动脉血氧分压≤70 mmHg，＞60 mmHg；②少尿，无血容量不足，尿量≈40 mL/h 连续 2 h；③血浆乳酸＞2.4 mmol/L；④血小板计数<100×10⁹/L，纤维蛋白原正常；⑤意识兴奋或嗜睡；⑥空腹血糖>6.4 mmol/L。脓毒性休克是指脓毒症患者并发低血压，在无血容量不足的情况下，收缩期血压<90 mmHg，或比原水平下降40 mmHg，应用正性肌力药或血管收缩药，血压可以恢复，但低灌注的临床表现不能纠正，如血浆乳酸>2.4 mmol/L，尿量≤40 mL/h连续2 h，意识兴奋或嗜睡。

八、鉴别诊断

以往认为脓毒症主导的基本症状是血流中可查到病原菌，且按其类型区分为革兰阳性杆菌、革兰阴性杆菌、葡萄球菌、大肠埃希菌等脓毒症。但是如今认为，菌血症远不是此种全身感染的主要症状，更不是主导症状。即使在专科脓毒症治疗中心，外周血微生物检出率不会超过11%~45%。菌血症是指在全身血流中存在细菌，它是脓毒症一个可能的远非必有的症状。血流中查出微生物但未见全身炎症反应综合征临床和化验所见者均不能认定为脓毒症，只能认为是一过性菌血症（如支气管镜、胃镜镜检后，拔牙后）。

九、救治方法

（一）防治缺氧性损害

对脓毒性休克应积极进行抗休克治疗，除维持循环血量和良好的微循环灌注外，始终要维持正常的心、肺功能，对严重病例行机械辅助呼吸。

（二）尽量避免和减少肠源性感染的发生和发展

除尽量减少缺血和再灌注损害、减少应激反应外，创伤后早期肠道营养、选择性消化道去污染、维护肠道微生态平衡、保护肠黏膜结构和功能的完整性、增强机体的免疫功能等均为有效措施。

（三）合理使用抗生素

尽管只有半数脓毒症的血培养阳性，但感染仍是一重要因素。故应预防性使用抗生素。

（四）抗内毒素治疗

目前已用于临床的有针对内毒素类脂A的鼠IgM抗体、针对内毒素核心糖脂的人单克隆抗体。此外，杀菌性/通透性增加蛋白，内毒素中和蛋白，抗内毒素结合蛋白抗体，抗内毒素受体抗体，类脂A类似物等均可阻断内毒素与巨噬细胞的作用。应指出的是，抗内毒素治疗仅对革兰阴性杆菌脓毒症有效，而治疗早期常不能确定病原体种类，因而使拮抗内毒素这类方法的应用受到限制。

（五）血糖控制

连续使用胰岛素将血糖浓度控制在<8.3 mmol/L的水平。开始时，要30~60 min测量1次血糖。待血糖稳定后，改为4 h复查1次。

（六）中/低剂量糖皮质激素治疗

高剂量糖皮质激素的应用不能改善预后，但低剂量氢化可的松、氟氢可的松可降低脓毒症患者的死亡率。

（七）抗凝血治疗

可应用低分子量肝素、抗凝血酶-Ⅲ等。

（八）血浆置换

既可清除内毒素，也可清除细胞因子，有条件的医院可以用于治疗严重脓毒症患者。

（九）去除病灶

对明确的感染灶必须及时清创引流。

（十）中药制剂

国内现已研制成功既有拮抗内毒素作用，也有拮抗 TNF-α 失控性释放作用的中药注射液"血必净"。抗生素与血必净并用，可以起到"细菌/内毒素/炎性递质并治"的作用。

十、诊疗探索

（一）可用于预测脓毒症发生指标

尽管脓毒症的发生机制、早期诊断及防治措施已不断取得进展，但脓毒症的发生率及其引发的病死率仍居高不下，其主要原因是该并发症发作凶险、发展极快，一经明确诊断，即使采用目前最先进的治疗手段与治疗措施也难以遏制其死亡结局。由于治疗难度大，人们试图寻找出一些特异性的指标或因子，建立起脓毒症的预警系统，来预测脓毒症的发生、发展及其结局，以期早期采取针对性措施，降低脓毒症的发生率和病死率。目前主要有以下几类指标可用于预测脓毒症的发生：

1. 心率特征。
2. 营养标志物。
3. 急性期反应蛋白及细胞因子。
4. 免疫功能指标。
5. 生理指标。
6. 蛋白 C。
7. 单核苷酸多态性。

（二）可用于预测脓毒症不良结局指标

1. 常规临床指标。
2. 评分系统。
3. C 反应蛋白。
4. 细胞因子及黏附分子。
5. 免疫功能指标。
6. 神经内分泌激素。
7. 凝血系统指标。
8. 心肌损害标志。
9. 心率变异性。

（三）值得注意的是

虽然已经有众多相关研究，但目前尚无一致的、值得信赖的指标对脓毒症发生发展及其结局做出较为准确的预测。由于患者发生脓毒症的原因、背景（如年龄、基础疾病或基础状态）的不同，以至于精确预测脓毒症的发生发展及其结局十分困难。

十一、病因治疗

有效的清创引流和广谱抗生素的应用是严重脓毒症和脓毒性休克的根本性病因治疗措施。

（一）控制感染源

控制感染灶的措施包括脓肿和局灶性感染的引流、感染坏死组织的清除、可疑感染植入物的去除及微生物污染源的控制。若感染灶明确（如腹腔内脓肿、胃肠道穿孔、胆囊炎或小肠缺血），应在液体复苏开始的同时，尽可能控制感染源；若深静脉导管等血管内有创装置被认为是导致严重脓毒症和脓毒性休克的感染源时，在建立其他的血管通路后，应立即拔除。

（二）抗生素治疗

在诊断严重脓毒症后 1 h 内，立即给予静脉抗生素治疗；早期经验性抗感染治疗应根据社区或医院微生物流行病学资料，采取覆盖可能致病微生物（细菌或真菌）的广谱抗生素，而且抗生素对感染组织具有良好的穿透力；为阻止细菌耐药、降低药物毒性、减少花费，应用抗生素 48～72 h 后，根据微生物培养结果和临床反应评估疗效，选择目标性的窄谱抗生素治疗。抗生素疗程一般 7～10 d。

十二、最新进展

通过采用循证医学方法对脓毒症临床试验性治疗措施进行评估，在过去几年中产生了几项具有较高可信度的临床研究报告，值得向临床推荐：包括早期目标治疗、小潮气量通气、中等剂量糖皮质激素治疗、严格控制血糖、抗凝治疗等。此外，探索脓毒症时机体免疫功能障碍的调理方法已日益受到高度关注，并取得了初步成效。

（一）早期目标治疗

对脓毒症和脓毒性休克实施积极的早期复苏治疗，甚至将复苏时相提前至急诊科。复苏目标除要求使中心静脉压、血压和尿量等常用指标基本满意外，更要求使混合静脉血氧饱和度≥70%，为此可采用增加输液、血管活性药物和输血等手段，以达至目标。一项临床研究共有 263 例患者被纳入，治疗组与对照组 28 d 病死率分别为 33.3% 与 49.2%；60 d 病死率分别为 44.3% 与 56.9%。

（二）小潮气量通气

对急性呼吸窘迫综合征和急性肺损伤的通气理念已经由既往的仅追求血气"正常化"转向"血气正常与肺保护并举"。采用小潮气量通气可以避免受损肺脏过度膨胀，从而减轻"继发性肺损伤"。研究证明：使用辅助控制通气模式、潮气量 6 mL/kg、平台压≤30 cmH$_2$O 的通气策略较经典通气（潮气量 12 mL/kg；平台压＜50 cmH$_2$O）获得更好的预后。该研究共有 10 个重症监护病房的 861 例患者被纳入，院内病死率为 31% 与 39.8%；28 d 患者脱机的天数为 12 d 与 10 d；28 d 脱机患者的比例为 65.7% 与 55%。

（三）中等剂量糖皮质激素

有价值的文献报告已经彻底否定大剂量、短疗程的糖皮质激素治疗策略（氢化可的松 30 mg/kg，1～2 d），而提倡使用中等剂量、长疗程的治疗方案（50 mg/每 6 h 1 次，持续 7 d）。欧洲 19 个重症监护病房，300 例脓毒性休克患者纳入该研究，治疗组病死率为 53%，对照组病死率为 63%。229 例患者（76.3%）呈现促肾上腺皮质激素阳性反应，其中治疗组预后改善最明显。值得注意的是，除了糖皮质激素外，治疗组同时给予氟氢可的松 50 μg，1 次/d，连续 7 d，鼻饲。

（四）严格控制血糖

脓毒症时高糖血症并非简单的适应性反应或受体亲和力降低，有证据表明存在胰岛 β 功能损坏，因此给予胰岛素是合理和必要的。高糖血症抑制免疫功能，导致机体对感染的易感性增加，因此控制高糖血症具有重要临床意义。一组资料通过对重症监护病房内 1548 例机械通气患者进行研究，证明严格控制血糖在生理范围内（4.4～6.1 mmol/L）较经典控制血糖阈值（＞12 mmol/L）能够明显改善患者预后。治疗组死亡率为 4.6%，对照组病死率为 8%；其中，在重症监护病房内治疗超过 5 d 的严重脓毒症患者受益最大（病死率分别为 10.6%、20.2%）。治疗组还降低重症监护病房内患者菌血症发生率达 46%。

（五）脓毒症时免疫功能障碍的调节途径

脓毒症是临床危重患者的主要死亡原因之一，提高对该严重感染并发症的认识和防治水平具有重要的理论价值及临床意义。既往研究多着眼于炎症角度，并应用大量抗感染措施进行治疗，但收效不大。实际上，在脓毒症的发生和发展过程中，始终存在着同时导致非特异性炎症反应亢进和特异性免疫功能抑制的双重因素。因此合理的脓毒症免疫调理治疗方案应该是针对非特异性炎症反应亢进的抗炎治疗与针对特异性免疫麻痹的免疫刺激治疗并举。基于脓毒症病理过程中失控性炎症反应与免疫功能抑制并存的事实，中国人民解放军总医院第一附属医院采用新的免疫调理策略对脓毒症进行干预，即同时应用广谱炎症抑制剂乌司他丁和免疫增强剂胸腺素-α1。临床多中心、随机、对照试验结果显示，联合治疗组脓毒症患者 28 d 及 3 个月生存率分别为 76.6%（108/141 例）、67.4%（95/141 例），均显著高于对照组〔分别为 57.5%（77/134 例）、47.8%（64/134 例）〕。该结果提示，针对脓毒症复杂的病理生理反应，仅仅抗感染治疗难以奏效，兼顾同时并存的免疫功能障碍和其他重要环节（如凝血紊乱）可能是防治脓毒症、改善患者预后的发展方向。

梁华平　何忠杰　刘涛　张在其

第一章　　　　妇　科

第一节　异位妊娠

一、基本概念

异位妊娠指受精卵种植在子宫体腔以外部位的妊娠。发生部位有输卵管、卵巢、腹腔、阔韧带、子宫颈及残角子宫等。其中以输卵管妊娠最常见，占异位妊娠的 95% 左右，本节所讲主要指输卵管妊娠。

二、常见病因

(一) 延迟或阻止受精卵进入子宫腔

1. 慢性输卵管炎。炎症后管腔皱褶粘连，致输卵管管腔部分阻塞，内膜纤毛常缺损，肌肉蠕动能力降低，影响孕卵的移行。

2. 输卵管周围粘连。继发于阑尾炎、腹膜炎和盆腔子宫内膜异位后的输卵管周围粘连，常使孕卵运行缓慢。

3. 盆腔结核。常造成输卵管管腔部分阻塞。

4. 盆腔肿瘤。肿瘤的压迫和牵拉使输卵管变得细长迂曲，阻碍受精卵的通过。

5. 子宫内膜异位。子宫内膜侵入输卵管间质部，间质部增厚，管腔狭窄或阻塞致异位妊娠。

6. 输卵管手术。如结扎术后再通、输卵管吻合术、输卵管妊娠保守性手术等，造成管腔部分阻塞或输卵管周围粘连。

7. 其他。输卵管发育不良或先天畸形。

(二) 胚胎本身缺陷

男方精液中精子记数过低及异常精子数过高者，可增加异位妊娠的危险。

(三) 受精卵游走

卵子在一侧输卵管受精，受精卵经宫腔或腹腔进入对侧输卵管称受精卵游走。移行时间过长，受精卵发育增大，即可在对侧输卵管内着床形成输卵管妊娠。

(四) 内分泌和精神因素

孕激素失调，影响输卵管蠕动，影响受精卵在输卵管中的运送。精神因素影响自主神经系统，引起输卵管松弛或痉挛。

(五) 宫内节育器

宫内节育器与异位妊娠发生的关系，已引起国内外重视，通过系列调查研究表明，宫内节育器本身并不增加异位妊娠的发生率，但若宫内节育器避孕失败，则发生异位妊娠的机会较大。其原因可能是由于使用宫内节育器后的输卵管炎所致。

（六）辅助生殖技术

近年由于辅助生殖技术的应用，使输卵管妊娠发生率增加，既往少见的异位妊娠，如卵巢妊娠、宫颈妊娠、腹腔妊娠的发生率增加。美国因辅助生殖技术应用所致输卵管妊娠的发生率为 2.8%，我国未见相关报道。

（七）避孕失败

包括宫内节育器避孕失败、口服紧急避孕药失败，发生异位妊娠的机会较大。

（八）其他

性传播疾病的一些病原体如支原体、衣原体、淋球菌等可引起宫颈管、宫腔、输卵管炎症，最终引起输卵管狭窄。吸烟可引起输卵管纤毛的逆蠕动而降低输卵管的活动性，推迟受精卵进入子宫及胚泡的形成和种植。

三、发病机制

宫外孕的发病机制从病理学角度而言，可归纳为如下几个方面。

（一）输卵管变化

受精卵种植后，输卵管壁即出现蜕膜反应，由于输卵管管壁较薄，蜕膜反应较差，不能给孕卵提供足够的营养。输卵管的血管系统不利于孕卵种植，肌层增生不明显，滋养细胞穿破输卵管动脉或小动脉进入输卵管肌层及输卵管上皮下的间质细胞内。输卵管组织中所见滋养细胞的排列同子宫妊娠一样，由于早期绒毛滋养细胞增生显著，绒毛顶端的绒毛外滋养细胞也很丰富，切片中有时可见滋养细胞浸润输卵管肌层，易误诊为输卵管癌。输卵管妊娠的绒毛可随血流进入腹腔，病检时仅在腹腔血块中找到绒毛，而切除的输卵管却未见明确的妊娠变化。

（二）子宫的变化

输卵管妊娠时子宫肌层及内膜都有相应的变化。子宫可变软、增大，子宫内膜受人绒毛膜促性腺激素刺激而出现蜕膜反应，有真蜕膜形成，但蜕膜下的海绵层及血管系统发育较差，当输卵管滋养层细胞活力降低时，蜕膜变质，自阴道排出，偶见蜕膜呈管型完整排出，因蜕膜分离与脱落，临床上出现阴道流血。

（三）转归和结局

输卵管妊娠当胚胎死亡，胚囊剥离后可出现各种变化。

1. 输卵管妊娠流产。多见于妊娠 8～12 周输卵管壶腹部妊娠或伞端妊娠。由于蜕膜形成不完整，发育中的囊胚常向管腔突起，最终突破包膜而出血，囊胚与管壁分离，若整个囊胚剥离落入管腔刺激输卵管逆蠕动经伞端排出到腹腔，形成输卵管妊娠完全流产，出血一般不多。若囊胚剥离不完全，妊娠产物部分排出到腹腔，部分尚附着于输卵管壁，形成输卵管妊娠不全流产，滋养细胞继续侵蚀输卵管壁，导致反复出血，形成输卵管血肿或输卵管周围血肿，血液不断流出并积聚在直肠子宫陷窝形成血肿。

2. 输卵管妊娠破裂。多见于妊娠 6 周左右输卵管峡部妊娠。囊胚生长发育时绒毛向管壁方向侵蚀肌层及浆膜，最终穿破浆膜，形成输卵管破裂，输卵管肌层血管丰富，短期内可发生大量腹腔内出血，使患者出现休克。

3. 陈旧性宫外孕。输卵管妊娠流产或破裂，若长期反复内出血所形成的盆腔血肿不消散，血肿机化变硬与周围组织粘连，临床上称陈旧性宫外孕。

4. 继发性腹腔妊娠。无论输卵管妊娠流产或破裂，胚胎从输卵管排入腹腔内或阔韧带内，多数死亡，若存活胚胎的绒毛组织附着于原位或排至腹腔后重新种植而获得营养，可继续生长发育形成继发性腹腔妊娠。

5. 输卵管妊娠胚胎停止发育并吸收。这种情况在临床上常被忽略，要靠监测血清人绒毛膜促性腺激素进行诊断，但若血清人绒毛膜促性腺激素水平很低，常被诊断为未知部位妊娠，不容易跟宫内妊娠隐性流产相鉴别。

四、临床特征

(一) 停经

患者常有短期停经或月经延迟数天的病史，也有 1/4 左右患者无明显停经史，而将少量阴道流血误认为月经。典型病例均有 6~8 周停经史。

(二) 腹痛

是输卵管妊娠患者的主要症状。90%以上的患者主诉腹痛，疼痛性质可见刺痛、撕裂样痛，常突然发作，持续或间隙出现，多位于下腹部，有时为单侧性。腹痛常先于阴道流血，或与阴道流血同时出现，但也有先出现阴道流血，然后才有腹痛的情况。

(三) 阴道流血

多见于停经后有阴道流血，量少，点滴状，色暗红，持续性或间歇性，偶见大量阴道流血，也有在出血中见小片膜样物，个别可见子宫蜕膜管型。

(四) 晕厥与休克

由于腹腔内出血及剧烈腹痛，轻者出现晕厥，严重者出现失血性休克。出血量越多越快，临床症状越迅速越严重，但与阴道流血量不成正比。

(五) 盆腔包块

输卵管妊娠流产或破裂时所形成的血肿时间较久，由于血液凝固并与周围组织或器官发生粘连形成包块。

(六) 一般情况

当腹腔出血不多时，血压可代偿性轻度升高；当腹腔内出血较多时，可出现面色苍白、脉搏快而细弱、心率增快和血压下降等休克表现，通常体温正常，休克时体温略低，腹腔内血液吸收时体温略升高，但不超过 38℃。

(七) 子宫

子宫可正常或略大，输卵管妊娠破裂时，宫颈举痛明显，子宫有漂浮感。

五、辅助检查

(一) 人绒毛膜促性腺激素测定

当受精卵着床后 2~3 d，即可自孕妇血清中测出人绒毛膜促性腺激素。在妊娠最初 3 周分泌量增加极快，约 1.7 d 能增加一倍；在妊娠 4~10 周则需 3 d 左右增加一倍，孕 10 周达最高水平，以后逐渐下降。血清人绒毛膜促性腺激素的动态变化，对诊断和鉴别宫内或宫外孕实用价值较人，止常妊娠时，人绒毛膜促性腺激素每天不断快速上升，48 h 上升 60%以上，而异位妊娠人绒毛膜促性腺激素分泌较少，48 h 上升不及 50%，异位妊娠与流产者血清人绒毛膜促性腺激素水平下降也有不同特点，血清人绒毛膜促性腺激素下降快，半衰期<1.4 d 者 92%是宫内流产；血清人绒毛膜促性腺激素下降慢，

半衰期＞7 d 者 86％为异位妊娠；如半衰期为 1.4～6.9 d 者，约 1/3 是异位妊娠。

（二）超声诊断

B超在异位妊娠的诊断方面发挥主导作用，人绒毛膜促性腺激素测定，超声扫描和腹腔镜检查被称为异位妊娠早期诊断的重要手段。阴道B超较腹部B超检查准确性高。异位妊娠的声像特点：宫腔内空虚，宫旁出现低回声区，其内探及胚芽及原始心管搏动，可确诊异位妊娠。由于子宫内有时可见到假妊娠囊，有被误认为宫内妊娠的可能。诊断早期异位妊娠，若能将人绒毛膜促性腺激素测定与B超相配合，对确诊帮助很大。当人绒毛膜促性腺激素＞1 800 U/L 时，阴道B超便可看到妊娠囊，若未见宫内妊娠囊，则应高度怀疑异位妊娠。

（三）阴道后穹隆穿刺

后穹隆穿刺辅助诊断异位妊娠，方法简单，结果迅速，适用于疑有腹腔内出血的患者。常可抽出血液放置后不凝固，其中有小凝块。如抽出脓液或浆液性液体，则可排除输卵管妊娠，若未抽出液体，也不能完全否定异位妊娠的诊断，如误穿入静脉中，则放置短期后血液会凝固。

（四）诊断性刮宫

目前很少依靠诊断性刮宫协助诊断，诊刮仅适用于阴道流血较多的患者，目的在于排除同时合并宫内妊娠流产。将宫腔排出物或刮出物做病理检查，切片中见到绒毛，可诊断为宫内妊娠，仅见蜕膜未见绒毛有助于诊断异位妊娠。

（五）腹腔镜检查

目前该检查不仅作为异位妊娠诊断的金标准，而且可在确定诊断的情况下起到治疗作用。适用于原因不明的急腹症鉴别及输卵管妊娠尚未破裂或流产的早期。大量腹腔内出血或伴有休克者，慎做腹腔镜检查。

（六）血清黄体酮测定

对预测异位妊娠意义不大。

六、诊断思路

（一）询问病史

异位妊娠在临床上常有两种表现，一种是急腹型，主要是突发下腹剧痛或全腹部剧痛，可伴有不同程度休克，患者可有停经史，或因有不规则阴道流血而误当作正常月经。另一种是稳定型，表现不规则阴道出血，无明显腹痛或腹痛不剧，仅在妇科检查或B超检查时发现附件区包块。对急腹型在询问病史时，应对异位妊娠保持警惕，尤其对未婚或有难言之隐者，应给予开导，个别询问。

（二）体格检查

急腹型者，全腹压痛反跳痛明显，腹腔内出血较多时，移动性浊音阳性。妇科检查：宫颈举痛明显，宫体有漂浮感，后穹隆饱满，有触痛，子宫一侧或其后方可触及肿块，其大小形状质地常有变化，边界多不清楚，触痛明显。稳定型者，腹部体查无明显阳性体征。妇科检查：除子宫略大、较软外，仔细检查可触及胀大的输卵管，有轻压痛。

（三）辅助检查

根据需要，给予患者血液学检查、人绒毛膜促性腺激素检测、B超、阴道后穹隆穿刺、诊刮病检、腹腔镜检查，有助于临床诊断。

七、临床诊断

（一）输卵管妊娠未破裂前

1. 可仅有下腹隐痛。

2. 阴道检查时发现子宫正常大小或稍大，一侧有包块。

（二）输卵管妊娠流产或破裂后

1. 突发一侧下腹剧痛。

2. 肛门坠胀。

3. 有停经史。

4. 阴道不规则流血史。

5. 阴道可排出片状或整块三角管型蜕膜。

6. 出现晕厥或休克。

7. 腹腔移动性浊音阳性。

8. 阴道检查时发现子宫正常大小或稍大，稍软，宫体漂浮感，后穹隆饱满，触痛，宫颈举痛，子宫一侧可触及胀大的输卵管。

9. 后穹隆穿刺抽出不凝血。

10. 尿妊娠试验阳性。

11. 人绒毛膜促性腺激素升高。

12. 诊刮时发现宫内膜呈蜕膜变化，出现阿-斯氏反应。

13. 人流时吸空应想到有宫外孕的可能。

14. 腹腔镜检可见到部分输卵管增粗、膨大，呈紫蓝色改变，如为破裂型，则其上可见破口，有活动性出血并周围有血凝块；如为流产型，则于输卵管伞端可见活动性出血，腹腔内有血液。

15. 典型的输卵管妊娠，B超所见为宫腔内无胎囊，一侧附件区有囊实性包块，形态不规则，无明显包膜，子宫直肠窝与髂窝有液性暗区（积血）。

八、鉴别诊断

输卵管妊娠应与流产、急性输卵管炎、急性阑尾炎、黄体破裂及卵巢囊肿蒂扭转鉴别，见表 3-1-1。

表 3-1-1　输卵管妊娠的鉴别

鉴别 疾病	输卵管妊娠	流产	急性输卵管炎	急性阑尾炎	黄体破裂	卵巢囊肿蒂扭转
停经	多有	有	无	无	无	多无
腹痛	突然撕裂样剧痛，自下腹一侧开始向全腹扩散	下腹中央阵发性坠痛	两下腹持续性疼痛	持续性疼痛，从上腹开始，经脐周转全右下腹	下腹一侧突发性疼痛	下腹一侧突发性疼痛
阴道流血	量少，暗红色，可有蜕膜管型排出	开始量少，后增多，鲜红色，有小血块或绒毛排出	无	无	无或有如月经量	无

续表

鉴别疾病	输卵管妊娠	流产	急性输卵管炎	急性阑尾炎	黄体破裂	卵巢囊肿蒂扭转
休克	程度与外出血不成正比	程度与外出血成正比	无	无	无或有轻度休克	无
体温	正常,有时低热	正常	升高	升高	正常	稍高
盆腔检查	宫颈举痛,直肠子宫陷凹有肿块	宫口稍开,子宫增大变软	举宫颈时两侧下腹疼痛	无肿块触及,直肠指检右侧高位压痛	无肿块触及一侧附件压痛	宫颈举痛,卵巢肿块边缘清晰,蒂部触痛明显
白细胞计数	正常或稍高	正常	升高	升高	正常或稍高	稍高
血红蛋白	下降	正常或稍低	正常	正常	下降	正常
阴道后穹隆穿刺	可抽出不凝血液	阴性	可抽出渗出液或脓液	阴性	可抽出血液	阴性
人绒毛膜促性腺激素检测	多为阳性	多为阳性	阴性	阴性	阴性	阴性
B超	一侧附件低回声区,其内有妊娠囊	宫内可见妊娠囊	两侧附件低回声	子宫附件区无异常回声	一侧附件低回声区	一侧附件低回声区,边缘清晰,有条索状蒂

九、救治方法

(一)治疗原则

1.急腹型。常合并休克,在抗休克治疗的同时,立即手术。

2.稳定型。结合患者年龄,对生育的要求,以及病情,选择期待疗法、药物治疗、手术治疗。

(二)一般处理

1.急腹型。按照失血性休克的治疗原则进行抢救,同时快速术前准备,尽快进入手术室全麻后手术。输卵管妊娠手术通常在腹腔镜下完成,除非生命体征不稳定,需要快速开腹止血并完成手术。腹腔镜手术具有住院日更短、术后康复更快等优点。

2.稳定型。入院后常规给予止血,密观血压、脉搏、呼吸的变化,结合患者年龄,对生育的要求,以及病情选择期待疗法、药物治疗、手术治疗。

(三)期待疗法

少数输卵管妊娠可能发生自然流产或被吸收,症状较轻而无须手术或药物治疗。期待疗法适应于:

1.疼痛轻微,出血少。

2.随诊可靠。

3.无输卵管破裂证据。

4.人绒毛膜促性腺激素值<1 500 U/L且继续下降。

5.输卵管妊娠包块直径<3 cm或未探及。

6. 无腹腔内出血。在期待过程中应注意生命体征腹痛变化，并行 B 超和人绒毛膜促性腺激素监测。若在观察中发现患者人绒毛膜促性腺激素水平下降不明显或又升高者，或患者出现内出血征象，均应及时改行药物治疗或手术治疗。

（四）药物治疗

此治疗的关键是早期诊断。适用于早期输卵管妊娠，要求保留生育能力的年轻患者。

1. 药物治疗的指征。①输卵管妊娠包块直径＜4 cm；②输卵管妊娠未发生破裂；③无明显内出血；④临床经过稳定；⑤无药物治疗的禁忌证；⑥血清人绒毛膜促性腺激素值＜2 000 U/L。

2. 主要的禁忌证。①生命体征不稳定；②异位妊娠破裂；③输卵管妊娠包块直径≥4 cm 或≥3.5 cm 伴胎心搏动；④药物过敏、慢性肝病、血液系统疾病、活动性肺部疾病、免疫缺陷、消化性溃疡等。

3. 化学药物治疗。

氨甲喋呤：作用于滋养层细胞，抑制其生长，使异位妊娠停止发育，而被吸收，用法如下。①全身用药：单次肌内注射疗法：氨甲喋呤 1 mg/kg（并用亚叶酸钙 0.1 mg/kg 解救）。5 d 肌内注射疗法：0.4 mg/(kg·d)。在治疗第 4 天及第 7 天测人绒毛膜促性腺激素，若治疗后 4～7 d 人绒毛膜促性腺激素下降＜15%，应重复治疗，然后每周测人绒毛膜促性腺激素，直至降至 5 U/L，一般需 3～4 周。②局部用药：可采用在超声引导下穿刺或在腹腔镜下将氨甲喋呤直接注入输卵管的妊娠囊内。注入剂量为 10～100 mg/次。注药方法如下：

（1）腹腔镜下注药。用 22 号针头，将 1/8 000 肾上腺素 10～20 mL 注入输卵管系膜，以收缩系膜血管，使其局部贫血，再将 4 mL 含 100 mg 氨甲喋呤注入输卵管妊娠部位。

（2）中药治疗。原则为辨证施治。①少腹血瘀型：多见于腹腔内少量出血，输卵管流产型。停经后阴道排出少量血，阵发下腹痛。舌质暗淡，脉细数。治则：活血化瘀止血。方药：丹参 20 g，赤芍 30 g，桃仁 9 g，三七 3 g（冲服），血竭 1.5 g（冲服），阿胶 12 g。水煎服。②休克型：多见于输卵管妊娠破裂、腹腔内出血多者。下腹剧痛拒按，面白舌淡，脉细无力。治则：补气固本，佐以活血化瘀。方药：红参 15 g，丹参 30 g，赤芍 9 g，桃仁 9 g，附子 6 g，元胡 9 g。水煎服。③包块型：陈旧性宫外孕多属此型。治则：活血祛瘀，破症消积。方药：丹参 30 g，赤芍 10 g，桃仁 9 g，三棱 9 g，莪术 9 g，山楂 9 g，党参 12 g，紫草 30 g，牛膝 9 g（孕卵存活者加此药）。水煎服。④外敷药，以加速包块消散。麝香 0.06 g，檀香 9 g，血竭 9 g，樟脑 3 g，银珠 9 g。研成细末，置瓷杯中，加热，调成糊状。根据腹部包块大小，将药摊于布上，趁热外敷腹部。

（五）手术治疗

分为保守手术及根治手术。

1. 手术治疗指征。①生命体征不稳定或有腹腔内出血征象者；②持续性异位妊娠者；③异位妊娠有进展者（如血清人绒毛膜促性腺激素＞3 000 U/L 或持续升高、有胎心搏动、附件区大包块等）；④随诊不可靠者；⑤药物治疗禁忌证或无效者；⑤陈旧性宫外孕包块，保守治疗无效者。

2. 根治手术。适用于无生育要求的输卵管妊娠、内出血并发休克的急症患者。切除患侧输卵管。间质部妊娠，做子宫角部楔形切除及患侧输卵管切除，必要时切除子宫。

3. 保守治疗。适用于有生育要求的年轻患者。根据受精卵着床部位及输卵管病变情况选择术式，若为伞部妊娠可行挤压将妊娠产物挤出，壶腹部妊娠行输卵管切开术，取出胚胎再缝合；峡部妊娠行病变节段切除及断端吻合。

十、诊疗探索

下面一些方法的尝试有其理论基础，但有待更多的临床资料证实。

1. 大剂量氨甲喋呤、米非司酮及中药桂枝茯苓胶囊联合配伍疗效好，治愈率高，具有良好的临床应用价值。

2. 有复方米非司酮（双炔失碳酯 5 mg 和米非司酮 30 mg）应用于抗早孕的基础及临床研究报道，但应用于异位妊娠的报道非常少，王晶等在此方面进行了研究，有效率 65%，有待进一步临床观察。

3. 氨甲喋呤、米非司酮配合"扶正祛瘀法"保守治疗异位妊娠。

4. 有中药化瘀消症汤联合米非司酮治疗异位妊娠的临床报道。

5. 参蜈汤配合氨甲喋呤局部注射联合用药治疗异位妊娠，杀胚率达 90%，说明参蜈汤配合氨甲喋呤局部注射联合用药能够有效地抑制胚胎的生长发育，并使其坏死、吸收。

6. 中药内外结合保守治疗异位妊娠。方法：应用活血化瘀、杀胚消癥的宫外孕方口服和紫草油纱外敷，内外结合保守治疗异位妊娠，总有效率为 67.1%；未见明显副作用，使部分患者免除手术痛苦，增加生育的机会，具有一定的推广价值。

7. 氯化钾可使胚胎心搏骤停而死亡。经阴道注入有胎心的输卵管妊娠部位。优点：无全身副作用。缺点：对滋养层无作用，可继续妊娠而无胎儿发育，引起输卵管破裂。

8. 氨甲喋呤与氯化钾同用。

9. 前列腺素 F_{2a} 可增加输卵管蠕动和输卵管系膜动脉痉挛，并可使黄体产生的黄体酮减少。用量：$0.5 \sim 1.5$ mg，注入输卵管妊娠部位。缺点：用量大时可产生心血管副作用。

10. 高渗葡萄糖可使妊娠局部组织脱水，滋养层坏死。治疗输卵管妊娠安全、有效，成功率为 80%。

11. 其他。郭剑锋研究氟尿嘧啶杀胚胎＋中药保守治疗宫外孕疗效，治愈率 88.17%。结论：氟尿嘧啶＋中药治疗宫外孕疗效确切，是治疗宫外孕切实可行的方法。

十一、病因治疗

因为宫外孕主要是由输卵管炎引起的，所以防止宫外孕最主要是积极治疗盆腔炎、输卵管炎、阴道炎。在经期前后控制炎症，采用活血化瘀、疏通管道，结合中药包热敷，微波理疗都有助于疾病的治疗和恢复。其次，减少宫腔操作，注意经期卫生，预防感染。不吸烟、不喝酒，注意孕前检查，积极医治妇科疾病，正确掌握受孕时机，是可以减少宫外孕发病率的。由于已经发生过宫外孕的人再次发生宫外孕的概率很高，所以部分生殖医生主张在做试管婴儿之前将输卵管结扎或切除，但有些患者在心理上并不容易接受。为了达到上述目的必须实施宫腹腔镜联合术。有过宫外孕史的患者在怀孕前应做动态数字化子宫输卵管碘油造影、四维彩超以便估计宫外孕风险指数。

十二、最新进展

宫外孕是妇科常见的急腹症，其发病率近年有逐渐上升的趋势，传统的治疗方法包括保守治疗、剖腹探查。保守治疗具有治疗时间长的特点，而且该疗法有严格的适应证。剖腹手术为有效的挽救生命手段，它可以同时切除异位妊娠包块及清除积血，然而这种治疗创伤巨大，腹部切口较长，对患者身体造成较大损伤。近年来腹腔镜技术日趋成熟，广泛应用于妇产科领域，使宫外孕的治疗也从"巨创"走向"微创"。因其具有手术创伤小、出血少、手术时间短、术后恢复快、住院时间短，尤其单孔腹腔镜，腹部几乎不留瘢痕、盆腔粘连少、输卵管阻塞轻微，更易于保留输卵管。组织凝固创面可以防止纤维素的渗出、沉积，明显提高患者手术后的生活质量，深受广大患者欢迎。因此有条件的医院将腹腔镜手术作为治疗异位妊娠的首选手术疗法。对于输卵管间质部妊娠，以往认为腹腔镜下治疗应慎重考虑，因易于出血，导致中转开腹。但近年来，国外不断有成功治疗的报道，关键是做此类手术应具备丰富的手术经验及良好的手术设备。Moon 等报道 24 例输卵管间质部妊娠腹腔镜手术的成功经验，比较了妊娠部位注射血管升压素后电凝、套圈套住妊娠部位边收紧边切开清除及妊娠部位底部缝扎后切开清除 3 种术式的效果，认为后两种方法手术时间短、出血少，值得推荐。

（一）保守性手术

包括输卵管伞端妊娠物挤出术、输卵管切开（开窗）妊娠物清除术及节段切除端端吻合输卵管成形术。

1. 输卵管伞端妊娠物挤出术。易导致持续性异位妊娠，应引起注意。

2. 输卵管伞端切开术。损坏输卵管伞的拾卵功能，多不主张用。

3. 输卵管线形切开术（开窗造口术）。是一种最适合输卵管妊娠的保守性手术，选择适应证：①患者有生育要求，生命体征平稳；②输卵管的妊娠囊直径<6 cm，输卵管壶腹部妊娠者更适宜。禁忌证为输卵管妊娠破裂大出血，患者明显呈休克状态者。用无损伤钳抓住孕囊着床的输卵管近端部位，先用单极或双极电凝凝固欲切开的膨大的输卵管部位，然后用电针切开输卵管，一般1 cm已足够，之后妊娠物可自动排出，立即吸出或夹出，检查输卵管切开部位有无渗血，如渗血用双极电凝止血，切口可不缝合或仅缝合1针。Pauerstein等研究表明，67%的输卵管妊娠位于管腔内，其余位于管腔外或为混合型，因此大约1/3的病例输卵管切开取出孕囊后输卵管腔是完整的。

4. 节段切除端端吻合输卵管成形术。操作复杂，效果不明确，临床很少用。若仅切除妊娠膨大的输卵管部分，保留伞端输卵管，因而保留了潜在的生育能力，但是由于输卵管损伤较多，术后吻合多有困难。效果不及氨甲喋呤注射或输卵管开窗术，故目前很少被采用。

输卵管妊娠行保守手术后，残余滋养叶细胞有可能继续生长，再次发生出血，引起腹痛等，称为持续性输卵管妊娠。对所有保守治疗者术后均应密切监测人绒毛膜促性腺激素水平，如术后人绒毛膜促性腺激素升高、术后3 d的人绒毛膜促性腺激素下降<20%或术后2周的人绒毛膜促性腺激素下降<10%，即可诊断为持续性输卵管妊娠，及时给予氨甲喋呤治疗常获治愈，很少需要再手术。持续性输卵管妊娠发生率报告不一，在3%～20%，腹腔镜手术略高于开腹手术，估计与选择病例条件不一及与术者手术经验有关。

（二）根治性手术

即患侧输卵管切除术。对无生育要求的输卵管妊娠破裂者，可以使用双极电凝、单极电凝或超声刀等切除患侧输卵管。

腹腔镜手术虽然较开腹手术后粘连少，随机临床研究也表明重复异位妊娠发生率有下降趋势，但输卵管通畅率和宫内孕率均和开腹手术相似。

李青华　丁永慧　张在其

第二节　卵巢黄体囊肿破裂

一、基本概念

卵巢在排卵后形成黄体，正常成熟黄体直径2～3 cm。如果黄体腔内有大量的积液，使腔的直径超过3 cm以上者则称黄体囊肿。妊娠黄体也可增大为囊肿，一般于妊娠3个月后自然消失。黄体囊肿可由于某种原因引起囊肿破损、出血即卵巢黄体囊肿破裂，是妇科常见的急腹症之一。此病好发于14～30岁的年轻女性，因此有人称之为"青春杀手"。黄体破裂最易发生在月经中期后的1周内。黄体破裂，轻者出血不多，可自行愈合；严重者可发生大出血，需紧急手术治疗。尽管黄体有自发破裂的趋势，但一些诱发因素可促其黄体破裂，成熟的女性在月经中期如能避开这些诱发因素，就可减少黄体破裂的危险。

二、常见病因

在卵巢黄体血管化时期，容易破裂，一般先在内部出血，使囊内压增加，继而引起破裂、出血。原因可能与下列因素有关。

1. 自动破裂。正常情况下，黄体内有少量出血，但如果出血太多，就可能增加黄体内的压力，从而发生自发性破裂。有人认为，血管黄体化期间，凝血功能不全，易发生黄体内毛细血管出血，从而导致黄体破裂。

2. 外力作用的结果。如下腹受到撞击，以及剧烈跳跃、奔跑、用力咳嗽或解大便时，腹腔内压力突然升高，可促使成熟的黄体发生破裂。

3. 性生活时女性生殖器官扩张充血，黄体内张力升高，加上男方动作粗鲁，女方下腹部受到强烈的冲击，也可导致黄体破裂。

三、发病机制

黄体是在卵泡发育成熟并排卵后，卵泡塌陷，留在卵泡内的颗粒细胞及卵泡膜细胞肥大、增生，内含黄色类脂质，故称"黄体细胞"，并逐渐形成黄体。在排卵后1周，黄体发育至最高峰，直径可达 $1\sim3\ cm$，内层布满丰富的毛细血管。此时，如果卵子受精，则这种一般性黄体变为妊娠黄体，能继续维持到妊娠 $4\sim6$ 个月才开始退化；如果卵子未受精，黄体即开始退化，逐渐形成白体，直至萎缩、消失，再过 $4\sim6\ d$，月经来潮，卵巢中又有一个新的卵泡发育。可见，黄体破裂最易发生在月经中期后的1周内。一些诱发因素可促其黄体破裂，轻者出血不多，可自行愈合；严重者可发生大出血。

四、临床特征

（一）病史

无月经不规则病史或闭经史，大半在月经中期或月经前发病，起病急骤，下腹突然剧痛，短时间后成为持续性坠痛，以后逐渐减轻或又转剧。偶可有恶心、呕吐但不显著。一般无阴道流血，内出血严重者可有休克症状。

（二）体检

轻型者下腹部仅有轻度触痛，发生于右侧者压痛点在麦氏点的内下方，位置较低，重症则下腹部触痛明显，有反跳痛，但腹肌强直现象不如弥散性腹膜炎。

（三）双合诊

宫颈举痛，双侧穹隆部有触痛。子宫正常大，移动宫体疼痛。内出血多时可感到附件区或后穹隆膨满。有时可触及增大的卵巢。

五、辅助检查

（一）后穹隆或腹腔穿刺

能穿出暗红色不凝血。

（二）妊娠试验

一般呈阴性反应，但若妊娠黄体破裂，人绒毛膜促性腺激素可阳性。

（三）超声检查

患侧卵巢增大，子宫直肠窝有液性暗区。

（四）血常规

血红蛋白下降。

（五）腹腔镜检查

可以看到卵巢黄体和裂口，有时可见活动性渗血，且双侧输卵管正常。

六、诊断思路

除了腹痛之外，卵巢黄体破裂绝大多数发生于月经周期后半期，一般没有停经史、阴道出血的症状。内出血主要依靠后穹隆穿刺或腹腔穿刺明确诊断。妊娠试验则一般呈阴性反应。因此一例内出血急腹症妇科患者，如没有停经史、阴道出血之症状，且妊娠试验阴性，则应多考虑卵巢黄体破裂之可能。腹腔镜检查可以看到卵巢黄体和裂口，有时可见活动性渗血，且双侧输卵管正常。

七、临床诊断

（一）询问病史

可发生于已婚或未婚的妇女，以生育年龄妇女为最多，患者多发生在月经第 20～27 天。突然下腹疼痛、恶心、呕吐、大小便频繁感。严重者出现失血性休克。出血量越多越快，症状越迅速越严重。也有少数患者腹痛发生于月经中期或 30～40 d。

（二）体格检查

1. 贫血貌，脉率快，血压下降。

2. 下腹压痛，移动性浊音阳性。

3. 宫颈举痛，后穹隆饱满，触痛。

4. 子宫一侧可触及境界不清包块，早期如嫩豆腐感，晚期硬，不活动，触痛明显。

（三）辅助检查

1. 后穹隆或腹腔穿刺。能穿出暗红色不凝血。

2. 妊娠试验。一般呈阴性反应，但若妊娠黄体破裂，人绒毛膜促性腺激素可阳性。

3. 超声检查。患侧卵巢增大，子宫直肠窝有液性暗区。

4. 血常规。血红蛋白下降。

5. 腹腔镜检查。可以看到卵巢黄体和裂口，有时可见活动性渗血，且双侧输卵管正常。

八、鉴别诊断

（一）急性阑尾炎

卵巢破裂如发生于右侧，极易误诊为急性阑尾炎。急性阑尾炎起病常为转移性右下腹痛，也可是全腹痛后渐局限于麦氏点，恶心、呕吐较突出，压痛、反跳痛及腹肌强直均较明显。双合诊：宫颈举痛及子宫移动性痛均轻微，而卵巢破裂则完全与之相反。轻型卵巢破裂症状渐渐缓解而急性卵巢破裂有内出血症状及体征，而在阑尾炎则无。血常规检查·急性阑尾炎白细胞可升高，但红细胞及血红蛋白正常；而黄体破裂白细胞不升高，如出血多则红细胞及血红蛋白会下降。

（二）输卵管妊娠破裂或流产

卵巢破裂易误诊为输卵管妊娠破裂或流产，但若能仔细询问月经史，注意病变发生于月经周期中的时间，一般仍能鉴别。输卵管妊娠常有短期停经史，阴道少量流血，反复发作的腹痛。盆腔触疼明显，可打到包块。其他如不孕病史等，均与卵巢黄体破裂不同。另外，通过人绒毛膜促性腺激素的测定可鉴别。

九、救治方法

（一）治疗原则

治疗原则和宫外孕基本相同，有保守治疗和手术治疗两种方法，但由于反复出血机会较小，因此一旦病情稳定后，在严密观察下保守治疗成功的可能性较大。

（二）一般治疗

卧床休息，严格控制饮食，立即补充血容量，止血，抗感染治疗，密切观察血压、脉搏、呼吸的变化，做好大出血的各项抢救准备。若出现休克，应及时进行抢救，必要时手术治疗。

（三）药物治疗

服用中药以活血祛瘀、攻坚破积为主，适当加清热解毒药物。

（四）手术治疗

内出血过多有休克症状，病情危急者，应立即手术，以免延误治疗。手术原则必须设法保存卵巢功能。一般都能见到卵巢的破裂口或血液从新近形成的黄体中流出。清除黄体后以较细的可吸收线缝合卵巢破裂口。

十、诊疗探索

由于反复出血机会较小，因此病情稳定者，服用中药治疗，在严密观察下保守治疗成功机会较大。中药在这方面取得了成绩。

1. 黄体破裂并腹腔积血时。中医原则以活血化瘀、消症止痛为主。组方：丹参 15 g，赤芍 15 g，桃仁 9 g，厚朴 9 g，元胡 9 g，归尾 9 g，三七 9 g，蒲黄 9 g，五灵芝 9 g，乳香 9 g，没药 9 g。

2. 患者病情稳定，下腹部仅轻微坠胀感，可自主活动时。以活血化瘀、缓消症块为主，佐以养血理气。组方：丹皮 15 g，赤芍 15 g，桃仁 9 g，桂枝 15 g，茯苓 15 g，阿胶 6 g，熟地 6 g。同时进行高频微波治疗 1 个疗程（10 d）。

3. 失笑散合桂枝茯苓散加味治疗。蒲黄 10 g，五灵脂 10 g，桂枝 10 g，茯苓 10 g，丹皮 10 g，桃仁 10 g，赤芍 10 g，当归 12 g，败酱草 30 g，红藤 30 g，香附 12 g，法山甲 10 g，川楝子 10 g，玄胡 10 g。

十一、病因治疗

剧烈活动、抓举重物、腹部挤压、碰撞、快速奔跑、性生活等可能导致黄体破裂。青春期少女须在月经周期后期注意自我保护，如运动要适度、不负重物。患有咳嗽、习惯性便秘、憋尿等增加腹压的情况下也可导致黄体破裂，要及时治疗，以防患于未然，一旦发生黄体破裂，必须立即到医院进行诊治。因为性生活常常使生殖器官扩张充血，特别是在达到高潮时，女性盆腔的肌肉组织呈现痉挛性收缩，往往导致黄体内张力升高，很容易发生破裂。如果这时女性的腹部严重受压，受到强烈的冲击，更会加重黄体破裂的危险。而黄体内的血管破裂，血液会流向腹腔造成持续性腹痛，发生失血性休克，甚至危及生命。所以，性生活时动作宜轻柔，房事后女方若出现下腹疼痛，绝不可麻痹大意。

十二、最新进展

采用腹腔镜手术，吸出腹腔积血，选择术式：

1. 黄体破裂口电凝止血术。适用于黄体破裂口较小，活动性出血少的患者。助手钳夹固有韧带，暴露黄体破裂口，双极点状电凝破裂口止血点，电凝时要避免电凝时间过长及电凝面积过大，以免损伤卵巢功能。

2. 黄体清除、缝合术。适用于黄体破裂口较大者，先取出黄体组织，用无损伤性抓钳钳出或用水压分离法冲出黄体组织，尽量不要钳夹卵巢，避免出血。对血块机化时间较长者，血块较脆，钳夹取出较困难，用直径 10 mm 的抽吸较 5 mm 的抽吸容易吸出或易装袋取出。组织物取出后，用 0.9% 氯化钠仔细冲洗黄体腔内，细可吸收线缝合破裂口。

李青华　丁永慧　张在其

第三节　卵巢肿瘤蒂扭转

一、基本概念

卵巢肿瘤蒂扭转是指卵巢肿瘤因某种诱因使其根蒂扭转而发生急性下腹痛，是卵巢肿瘤最常见的并发症，是常见的妇科急腹症，其发生率约占卵巢肿瘤的 10%。发生卵巢肿瘤蒂扭转的病例中 70%～75% 的患者是 30 岁以下的年轻女性，且大约 20% 的扭转发生于妊娠期妇女。

正常卵巢的扭转比较罕见，一般见于年轻女性，年龄多为 10 岁左右。因此，年轻女性的急腹症应考虑卵巢扭转。根据肿瘤蒂扭转的角度不同，将扭转不足 1 周的称为不全扭转（<360°），有自然回复的可能，大多临床症状较轻；肿瘤蒂扭转达到或超过 1 周的称为完全扭转（≥360°），一般不能自然回复，临床症状多典型。

二、常见病因

在临床上，诱发卵巢肿瘤蒂扭转的因素主要分为外界因素及肿瘤本身因素。

（一）外界因素

1. 动力因素。患者突然快速改变体位、身体剧烈运动后向同一方向连续转动而突然停止、肠蠕动等。

2. 空间因素。妊娠子宫增大将肿瘤挤入腹腔，产后子宫缩小、腹壁松弛，使卵巢肿瘤的活动空间增大。

（二）肿瘤本身因素

1. 瘤蒂较长则肿瘤活动度较大。

2. 中等大小的肿瘤（直径 8～15 cm）比体积较小或较大的肿瘤更易扭转。

3. 活动度良好的肿瘤较易扭转。容易发生盆腔粘连的肿瘤很少发生扭转。

4. 瘤体囊实不均，较重且重心偏于一侧者易扭转，其中卵巢畸胎瘤蒂扭转占 50% 以上，卵巢滤泡囊肿、卵巢黏液性囊性瘤、卵巢浆液性囊性瘤各占 15% 左右。

（三）其他

有报道多囊卵巢综合征患者发生卵巢扭转，也有学者认为骨盆漏斗韧带不规则的剧烈收缩、输卵管痉挛和瘤蒂内血流动力学的改变可能也是导致瘤蒂扭转的原因之一。

三、发病机制

卵巢肿瘤的瘤蒂由骨盆漏斗韧带、卵巢固有韧带、输卵管及卵巢输卵管系膜组成，其中包括供应卵巢、输卵管血液的卵巢血管、子宫血管卵巢支等。Kusthen 认为，右侧卵巢肿瘤的瘤蒂扭转方向多向左扭转（顺时针方向），而左侧卵巢肿瘤的瘤蒂扭转方向多向右扭转（逆时针方向）。卵巢肿瘤的瘤蒂发生急性扭转后，主要的发病机制可以归纳为以下几点。

（一）完全扭转

1. 首先静脉回流受阻，静脉瘀血、栓塞，瘤体内高度充血、瘀血或血管破裂，导致瘤体内出血、瘤体急剧增大，诱发剧烈腹痛。

2. 瘤体内压急剧增高，随后导致血管完全闭塞，动脉血流受阻，继而肿瘤坏死而变为紫黑色。

3. 随着瘤内压的进一步增高，腹腔内出现血性渗出液，瘤体常发生自然破裂和继发感染，腹痛加重。

（二）不全扭转

当肿瘤瘤蒂发生不全扭转时，仅部分血管受压，瘤体血循环未被完全中断，静脉可发生瘀血、部分栓塞，腹痛较轻。

（三）其他情况

1. 扭转后，瘤蒂内的血管栓塞可能延蒂部向上扩展，可达扭转部位以上。

2. 瘤蒂扭转部位可能发生坏死断裂，导致肿瘤脱落呈游离状态，而游离的瘤体可与周围组织粘连，周围血管也可为其提供并维持营养，使脱落的瘤体成为寄生瘤。而寄生瘤又更进一步发生坏死、破裂和继发感染。

四、临床特征

卵巢肿瘤蒂扭转的临床特征因扭转过程与病理改变而不同。

（一）瘤体急性完全扭转

将出现典型的临床症状，如突发的剧烈下腹痛、恶心、呕吐、腹泻、心率过快。

（二）扭转瘤体坏死

下腹痛将加重难忍，并可伴有发热、白细胞增多等。

（三）扭转瘤体在坏死基础上继发感染甚至破裂

如果卵巢肿瘤蒂扭转的患者腹痛消失，要警惕卵巢肿瘤蒂扭转坏死的可能。如在腹痛消失后再次出现腹痛并伴有腹膜刺激症状和体征，并伴有体温和白细胞升高，甚至出现休克，则要高度怀疑卵巢肿瘤蒂扭转坏死继发感染或破裂。肿瘤破裂时可有突发性持续性的剧烈腹痛，恶心呕吐伴肛门坠胀，移动性浊音阳性，妇检原来附件区可触及的肿物消失或缩小、张力下降，触不到包块或仅可触及瘪陷的肿物，伴有触痛，有内出血者可有血红蛋白下降，B超可发现子宫直肠陷凹有液性暗区，阴道后穹隆穿刺可抽出瘤体内容物或游离血液。

（四）瘤体慢性不全扭转

肿瘤蒂扭转在数天内缓慢发生，可表现为阵发性、相对不太剧烈的腹痛及腹泻，临床症状总体上较轻，可随体位变化等因素而使临床症状加重或缓解甚至消失。

（五）扭转后形成血管栓塞

腹痛一般较前加重。

（六）其他临床特征

良性与恶性卵巢肿瘤蒂扭转临床特征的不同还基于良、恶性肿瘤的不同，如恶性肿瘤多有全身消耗症状、肿瘤标记物升高等。

五、辅助检查

（一）血常规

白细胞和中性粒细胞可升高，有内出血者血红蛋白可下降。

（二）肿瘤标记物

甲胎蛋白对卵巢内胚窦瘤（也称卵黄囊瘤）有特异性诊断价值，对未成熟畸胎瘤、混合性无性细胞瘤有协助诊断价值；80％卵巢上皮性癌患者CA125高于正常值；血清人绒毛膜促性腺激素：对非妊娠期绒癌有特异性；性激素：卵巢颗粒细胞瘤、卵泡膜细胞瘤产生较高水平雌激素；血清人附睾蛋白4：与CA125联合应用来判断盆腔肿块的良恶性；CA19-9：极少数良性畸胎瘤患者会升高。

（三）血清人绒毛膜促性腺激素检测

因为约20％的卵巢扭转发生在妊娠期，所以育龄妇女应检查血清人绒毛膜促性腺激素。

（四）B超

可发现附件包块，并可根据肿块的囊性或实性、囊内有无乳头等判断肿块性质，如肿块破裂，还可发现盆腔液性暗区，诊断符合率＞90％。现阶段B超已成为最重要也是最简单实用的影像学检查手段。

（五）CT

可判断周围侵犯、淋巴结转移及远处转移情况，可较早发现扭转的瘤体内部坏死情况，对早期诊断并且早期评价病情有较大意义。

（六）MRI

可较好判断肿块性质及其与周围器官的关系。由于安全性和精确鉴别性，特别是对于妊娠期妇女而言，MRI是常用妇科急腹症的检查手段。

（七）腹腔镜

腹腔镜检查发现卵巢肿瘤及其扭转的蒂、扭转的瘤体呈紫黑色，即可明确诊断。腹腔镜是目前诊断和治疗妇科急腹症的理想手段。

六、诊断思路

遵循妇产科急腹症的临床诊断思路，即排除、排序、继续验证、处理、修正诊断，通过详细地询问病史，仔细分析。全面细致的体格检查有助于诊断。

（一）询问病史

部分患者既往有下腹部肿块病史，并有发病的明确诱因；也有些患者不清楚自身卵巢肿瘤的病史，也不能明确发病的诱因。应注意的是妊娠期卵巢肿瘤蒂扭转的患者有停经史。

（二）症状

1. 急性完全扭转时的典型症状是突发一侧下腹痛，慢性不全扭转时可有阵发性的、不剧烈的腹痛，可随体位的变化减轻或加重。有血管栓塞时腹痛多较严重。

2. 腹膜牵拉绞窄所导致的恶心、呕吐甚至休克。

3. 如果瘤体发生坏死，则腹痛加剧，可伴有发热、白细胞升高。如果瘤体在坏死的基础上发生感染或破裂，可表现为全腹膜刺激症状及体征，体温和白细胞将进一步升高，甚至导致虚脱或休克。

（三）体征

1. 盆腔肿块。盆腔检查可于盆腔一侧触及肿块，可位于子宫的侧方、前方或后方，并且触痛明显、活动受限，子宫与肿块之间的瘤蒂处触痛尤其明显。腹部检查有时也可触及下腹部肿物。

2. 腹膜牵拉绞窄体征。因为会进一步加剧腹膜牵拉绞窄，故宫颈举痛和宫颈摇摆痛常较明显。

3. 腹膜刺激症状。发生瘤体坏死或破裂时，则可表现为腹部反跳痛、肌紧张甚至板状腹。

（四）辅助检查

根据需要和患者实际情况完善血液学、影像学等检查，必要时腹腔镜探查，有助于临床诊断同时予以治疗。

七、临床诊断

卵巢肿瘤蒂扭转的临床诊断主要根据病史、症状、体征及辅助检查来进行，已在前文中详细描述，此处不再重复。

八、鉴别诊断

（一）卵巢肿瘤破裂

约3%的卵巢肿瘤会发生破裂，会出现下腹痛，可局限于一侧下腹或波及全腹，并向肩背部放射，与卵巢肿瘤蒂扭转不同的是腹膜刺激症状在发病早期即可出现，且剧烈疼痛后常转变为持续性肛门坠胀痛，伴阵发性加剧。如腹腔内出血较多，患者可迅速进入休克状态；如出血少，剧烈疼痛后症状可缓解或消失。妇科检查可发现原来的肿物变小或无肿块触及，患侧附件区常有压痛，宫颈举痛和摇摆痛往往不如卵巢肿瘤蒂扭转明显。腹腔或阴道后穹隆穿刺有血液或肿物内容物。B超检查可见肿物缩小或消失，伴盆腔积液。必要时腹腔镜检查加以鉴别。

（二）异位妊娠

患者多有停经史，阴道不规则流血，突发下腹部撕裂样疼痛，逐渐波及全腹。腹腔内出血多者可迅速出现休克症状。妇科检查可有宫颈举摆痛，宫旁或直肠陷凹处有时可触及肿块。人绒毛膜促性腺激素多为阳性。B超检查一侧附件区可见低回声区，其内有时可见妊娠囊。阴道后穹隆抽出不凝血诊断意义较大。

（三）急性输卵管炎

表现为下腹部持续性疼痛，伴有发热、白细胞计数升高。妇科检查可有宫颈举痛，除了在输卵管积水时，多不可触及附件区肿块。B超检查可见附件低回声区。阴道后穹隆穿刺可有渗出液或脓液。

（四）浆膜下子宫肌瘤蒂扭转

患者多有子宫肌瘤病史，同样也表现为突发下腹痛，可伴有发热、恶心、呕吐等。妇科检查时可触及与子宫有蒂相连的实性肿块。B超检查可见与子宫相连的低回声区。有时需要靠腹腔镜检查鉴别诊断。

（五）子宫肌瘤红色变性

多有子宫肌瘤病史，常发生在妊娠期和产褥期。表现为急性腹痛，多呈持续性，伴恶心、呕吐、高热、白细胞计数升高。妇科检查多有下腹部拒按、反跳痛。B超检查提示有子宫肌瘤。

（六）急性阑尾炎

患者多有典型的转移性右下腹痛，右下腹麦氏点腹膜刺激征较明显，即有压痛、反跳痛及肌紧张，常伴恶心、呕吐。妇科检查无肿块触及。B超检查子宫、附件区应无异常。

（七）急性肠梗阻

患者多有腹胀、腹痛、停止排气、排便，不同的梗阻部位可表现为腹部不同区域的压痛，可伴有呕吐。妇科检查多无明显异常。腹部立位 X 线片可见阶梯状气液平。

九、救治方法

(一) 治疗原则

卵巢肿瘤蒂扭转一经确诊,应立即手术治疗。手术方式及手术的范围应根据患者本身具体情况及探查结果决定。如卵巢肿瘤已扭转坏死,无法保留,或绝经后患者,可行患侧附件切除;如患者较年轻,或卵巢肿瘤未扭转坏死,术中可松解扭转的瘤蒂,观察卵巢血运,如血运恢复良好,可保留卵巢,行卵巢肿瘤剥除术。术中应做冰冻切片病理检查,以明确卵巢肿瘤的良、恶性。目前有大量临床研究表明,松解扭转的瘤蒂,并不增加患者栓塞的风险。另外,术中应常规探查对侧附件。

(二) 恶性卵巢肿瘤蒂扭转

手术原则同恶性卵巢肿瘤。首先取腹腔积液或腹腔冲洗液做细胞学检查,然后全面检查盆腔、腹腔,包括横膈、肝脏、脾脏、胃及网膜囊、大网膜、结肠旁沟、结肠肝曲和脾曲、小肠及其系膜、脏壁腹膜及腹膜后各组淋巴结、内生殖器官等;手术过程中应保持肿瘤的完整。根据手术的探查结果和冰冻切片病理检查结果初步确定肿瘤临床分期,结合患者年龄和生育要求,综合决定手术方式和手术的范围。

(三) 发生感染、已经形成局部脓肿的患者

原则上应积极控制感染,待体温和血象恢复正常后再手术治疗。但对于经抗感染及其他辅助治疗后,仍处于高热及毒血症状态的病例,应考虑去除病灶。手术过程中避免肿瘤破裂,以免感染的瘤体内物质散布于腹腔。对于已经破裂者,应尽量吸净囊液,并反复冲洗盆、腹腔,术后应做子宫直肠陷凹切开引流或者放置下腹部引流。

(四) 腹腔镜手术

近年来腹腔镜下手术治疗卵巢囊肿蒂扭转的报道较多,腹腔镜检查可早期诊断卵巢囊肿蒂扭转并于镜下行治疗,其安全性和有效性业已被证实。条件:良性卵巢肿瘤,直径不超过 15 cm。方法:采用全身麻醉。

1. 麻醉成功后取头高足低仰卧位,脐孔部气腹针穿刺,注入 CO_2 气体,形成气腹,气腹压力设为 $12\sim14$ mmHg,用 10 mm 套管针穿刺,置入腹腔镜,在囊肿一侧的下腹壁正对囊肿处选择一穿刺孔置入 10 mm 套管针,另一侧下腹穿刺置入 5 mm 套管针。

2. 常规探查盆腹腔。

3. 在腹腔镜引导下将囊肿顺蒂扭转的方向扶持固定在一定位置,在囊肿薄弱处穿刺囊壁,吸出囊内液体。

4. 如为畸胎瘤,则尽量吸出囊内脂肪组织及毛发,以缩小体积,囊肿缩小后,在镜下完整剥除囊壁,装入标本袋中自左下腹穿刺口取出体外,交家属过目后送术中冰冻,术中避免反复电凝卵巢皮质剥离面,避免损伤卵巢功能,可用可吸收线缝合瘤腔。

5. 如患侧附件呈紫黑色,血供中断坏死,则在腹腔镜下电凝并切断瘤蒂的根部即输卵管峡部及卵巢固有韧带和骨盆漏斗韧带,切除患侧附件;如患侧附件还未完全坏死,且患者年轻,或有生育要求,则剥除囊壁,保留供血较好且正常的部分皮质,行卵巢成形术。

6. 温盐水冲洗盆腹腔,缝合穿刺孔,术毕。

十、诊疗探索

手法复位的治疗方法已取得一定的成功,但有待临床进一步完善。

条件：卵巢肿瘤蒂扭转发生在子宫前位的患者，且发生在子宫受刺激而有收缩时，扭转的周数在1周以内（45°～90°）者，患者为瘦长型，腹壁较薄，子宫与附件能清晰触及，可行手法复位，且较易成功。

方法：术者用右手示指与中指从阴道后穹隆上推卵巢，左手在腹部配合，使卵巢回复至附件位置。当患者痛感顿减，观察1h后腹痛完全消失。次日B超检查示子宫、附件无异常者视为成功。

十一、病因治疗

在临床上，诱发卵巢肿瘤蒂扭转的外界因素主要为动力因素，患者突然快速改变体位、身体剧烈运动后向同一方向连续转动而突然停止等，因此，有卵巢肿瘤的患者应避免剧烈运动和急速的体位改变。正常卵巢的扭转比较罕见，一般见于年轻女孩，多为10岁左右的女孩。提醒妇科医师应重视对未婚未育的女性进行妇科疾病相关知识的宣教、妇科疾病的普查及呈慢性腹痛该病患者的及早诊治，以获得既消除疾患又保留卵巢的圆满结局。

十二、最新进展

（一）辅助检查方面

临床上，B超往往是集方便快捷、无创且费用低等各方面优势于一身最理想的检查手段，即使是对于妊娠期妇女也可放心使用，特别是对于盆腔急腹症的诊断与鉴别诊断意义更是重大。在现阶段B超已成为最重要也是最简单实用的盆腔检查手段，并且，B超检查的准确度也在不断提高。如果应用色阶增强技术，B超的敏感度可达90%，而特异度可达95%。腹腔镜是目前诊断和治疗妇科急腹症的较理想的手段。多年临床事件已表明腹腔镜可以安全地用来诊断和治疗妊娠早、中期的妇科急症。

（二）治疗方法

随着医学研究与技术的不断进步，关于卵巢肿瘤蒂扭转保守治疗的最大时限也正在不断地更新延长。有试验表明，发生卵巢扭转长达96h的大鼠通过手术保守治疗，即非切除扭转组织，而是单纯解除扭转，卵巢组织仍可以恢复活性，并且术后72h的恢复要远远好于术后24h。

除了手术治疗，最新研究表明，在B超的引导下，经阴道穿刺的卵巢囊肿抽吸术也是值得考虑的一种简单、安全、有效的治疗卵巢肿瘤蒂扭转的方法。穿刺抽吸后，瘤体的张力迅速减低，可期待扭转自行复位，同时，患者的相关临床症状也将立刻缓解。国内有研究报道，36例卵巢囊肿蒂扭转患者在B超引导下抽吸囊液注入无水乙醇等药物治疗后27例症状缓解，认为经B超下抽吸囊液扭转可自行恢复。

申桂华　丁永慧　张在其

第四节　子宫扭转

一、基本概念

子宫扭转一般指子宫体相对应的两侧因重量的不等，引起子宫体沿子宫纵轴向较重的一侧发生的扭转。妊娠子宫，尤其在妊娠晚期，约有2/3伴有不同程度的长轴右旋，但旋转角度不超过45°。如果妊娠子宫不论向右或向左旋转超过45°，同时伴有腹痛等症状者称妊娠子宫扭转，为产科严重的并发症，可发生于妊娠的各个阶段，较为罕见。

二、常见病因

发病原因尚不完全确切，但多数认为盆腔的病理改变、结构异常是引起子宫扭转的基础，主要为子宫肌瘤、双角子宫和横位，约占所有妊娠子宫扭转病例的 60％以上，其共同特点是使妊娠子宫左右两侧的重量不均，故易致扭转；其余为卵巢肿瘤合并妊娠、盆腔粘连、脊柱畸形及其他类型的胎位不正等；约有 21％的病例，盆腔并未发现病理性改变。突然的体位改变、不良的姿势及胎儿在宫内胎动频繁等，则往往是引起妊娠子宫扭转的直接诱因。最近有学者认为胎儿外倒转操作也是子宫扭转的诱发因素。

三、发病机制

子宫扭转的发病机制总体概括起来为子宫体相对应的两侧重量不等，子宫体活动空间增大，子宫体本身支持组织失去固定作用，导致子宫体两侧重量或受力不平衡，而向较重的一侧倾斜，以子宫纵轴为中心旋转轴，发生子宫扭转，首先出现静脉回流受阻，静脉瘀血、栓塞，子宫体内高度充血、瘀血或血管破裂，导致子宫体内出血、压力增大，诱发剧烈腹痛。继而子宫内压急剧增高，随后导致血管完全闭塞，动脉血流受阻，继而发生坏死。

1. 妊娠子宫增大后进入腹腔，增加了活动度，但子宫下端仅靠子宫颈旁组织支撑，故容易引起扭转。正常妊娠的子宫就有轻度旋转，右旋最常见，约占 80％；在左面因为有乙状结肠阻挡，所以左旋仅占 20％。体质虚弱、悬垂腹或腹直肌分离的孕妇尤其容易发生子宫扭转。

2. 横位产式或胎儿在宫内胎动频繁，均可使子宫体两侧重量不均，引起子宫扭转。

3. 先天性子宫畸形，因为形态异常，子宫体左右两侧不平衡，当胚胎附着在一侧，另侧的圆韧带与阔韧带失去对子宫的牵制作用，以致造成扭转。扭转的子宫一部分为双子宫或双角子宫。

4. 后天性的子宫周围性病变，如肿瘤、炎症等，可破坏子宫两侧受力平衡，导致子宫被动性扭转。

四、临床特征

妊娠子宫扭转对孕妇及胎儿的影响，与胎盘早剥或子宫卒中类似，而临床症状则与卵巢肿瘤蒂扭转相似。

(一) 症状

1. 腹痛。95％的病例有不同程度的下腹部疼痛，多为持续性，可波及全腹部，伴有胃肠道症状包括恶心、呕吐、腹痛、腹泻、腹胀等；腹痛的程度与扭转后所造成的子宫缺血成正相关，扭转的程度越大、时间越久，则子宫缺血越严重，而腹痛也就越剧烈。腹痛发生前可有体力活动、胎动频繁等诱因。

2. 急性失血症状。因扭转后静脉回流受阻，子宫肌层内发生进行性血性浸润，或者阔韧带间发生出血，患者表现为急性失血症状，而阴道可以没有任何出血，或仅有少量的出血。

3. 休克症状。剧烈疼痛和急性失血可使患者出现休克症状，如脉搏细快、面色苍白、血压下降、烦躁不安等。

4. 胎动消失。子宫扭转后，由于胎盘血液循环被阻断，可导致胎儿宫内窒息甚至死亡。

5. 泌尿系统症状。子宫扭转输尿管常常同时被累及，从而出现尿频、尿急、少尿、不能排尿等。

(二) 体征

1. 腹部检查。腹壁软，满腹均有压痛，子宫压痛明显，有时可扪及由侧方转向前方、呈垂直走向、伴有触痛的圆韧带；伴有肿瘤者则可扪及突起的肿块。

2. 阴道检查。阴道可因扭转而使顶部成一盲端，或呈螺纹状，宫颈呈紫色，缩至耻骨联合上方，经前穹可触及具有搏动的子宫动脉；尿道可因随同扭转而呈螺旋形弯曲，或闭塞不通，使导尿困难甚至无法导尿；经肛门（直肠）做指检时也可发觉有不同程度的扭曲感。临产者，宫颈可有不同程度的扩张，但宫缩强而产程停滞。

3. 产科检查。扭转严重者由于血运阻滞，可致胎儿窘迫，甚至胎盘早剥、胎心消失、胎儿死亡。

五、辅助检查

（一）血常规

可有白细胞计数升高、血红蛋白下降等表现。

（二）B超

可显示子宫角妊娠或肌瘤，子宫较相应孕周增大，子宫肌层浸血，阔韧带血肿、腹腔内出血及胎儿宫内死亡等征象。

（三）胎心监护

可有胎儿宫内窘迫或胎心消失。

（四）其他

必要时腹腔镜探查。

六、诊断思路

由于本症的症状和体征的特异性较差，与异位妊娠、盆腔肿块扭转、胎盘早剥、子宫破裂、急性肠梗阻等不易鉴别，又加之本症罕见，医生平时对此印象不深，故临床诊断较为困难。当有腹痛、阴道流血和胎心音消失时，往往误诊为胎盘早剥，而在剖腹探查时才能明确诊断。所以，医生应详细询问病史，体格检查，并完善相关辅助检查，提高对此症的敏感度。

七、临床诊断

1. 妊娠前子宫畸形、子宫肌瘤、盆腔炎症等病史。
2. 妊娠期具有特点的突发性剧烈下腹痛。
3. 子宫卒中及腹腔内出血等表现和体征。
4. B超检查有助于确定诊断。

八、鉴别诊断

（一）胎盘早剥

主要表现为突发性持续性腹痛、腰酸或腰背痛，可有或无阴道出血。腹部检查见子宫如板样硬，于宫缩间期不能松弛，胎位不能扪清，胎心消失。有时二者须靠术中鉴别。

（二）子宫破裂

常见于有梗阻性难产、瘢痕子宫或子宫收缩药物使用不当者，先兆子宫破裂可见病理性缩复环、下腹部压痛、胎心律变化及血尿出现。B超有助于诊断，但有时需手术方可鉴别。

（三）异位妊娠

多有停经后阴道不规则出血，为妊娠早期突发性下腹痛，妇科检查可触及附件区包块，常有宫颈举摆痛，B超检查可见附件区妊娠囊，伴盆腔积液。后穹隆穿刺抽出不凝血有助于诊断。腹腔镜检查是最确切的诊断依据。

（四）卵巢囊肿蒂扭转

部分患者既往有下腹部肿块病史，多表现为突发一侧下腹痛，除肿物破裂者，很少波及全腹。盆腔检查可于盆腔一侧触及肿块，可于子宫的侧方、前方或后方，并且触痛明显、活动受限，子宫与肿块之间的瘤蒂处触痛尤其明显。腹部检查有时也可触及下腹部肿物。B超可发现附件包块，如肿块破裂，还可发现盆腔液性暗区。

（五）急性输卵管炎

表现为下腹部持续性疼痛，伴有发热、白细胞计数升高。妇科检查可有宫颈举痛，除了在输卵管积水时，多不可触及附件区肿块。B超检查可见附件低回声区。阴道后穹隆穿刺可有渗出液或脓液。

（六）浆膜下子宫肌瘤蒂扭转

患者多有子宫肌瘤病史，同样也表现为突发下腹痛，可伴有发热、恶心、呕吐等。妇科检查时可触及与子宫有蒂相连的肿块。B超检查可见与子宫相连的低回声区。有时需要靠腹腔镜检查鉴别诊断。

（七）子宫肌瘤红色变性

多有子宫肌瘤病史，常发生在妊娠期和产褥期。表现为急性腹痛，多呈持续性，伴恶心、呕吐、高热、白细胞计数增高。妇科检查多有下腹部（子宫区）拒按、反跳痛。B超检查提示有子宫肌瘤。

（八）急性阑尾炎

患者多有典型的转移性右下腹痛，右下腹麦氏点压痛明显，常有压痛、反跳痛及肌紧张的腹膜刺激症状，伴恶心、呕吐常见。妇科检查无肿块触及。B超检查子宫、附件区应无异常。

本症虽难诊断，但所需鉴别之病变均属紧急情况，不论胎儿存亡，均有剖腹探查指征。

九、救治方法

一旦确诊，立即剖腹，术前应做输血准备。症状较轻时往往误认为胎盘早剥，采用保守治疗而失去了早期手术治疗的最佳时机。但也有经腹部手法复位纠正扭转成功的个例报道。手术过程中根据患者情况、扭转程度、发生时间及内生殖器病理改变的情况综合考虑手术方式。扭转时间不长或扭转程度较轻者，如子宫血运正常，无紫蓝色改变，或经复位后子宫血运恢复正常，可保留子宫和附件，妊娠已足月者，不论胎儿存亡，可做剖宫产术；剖宫产后如子宫收缩不良，出血不止，经各种促使子宫收缩的措施，仍不能止血者，应行子宫切除。如仅轻度扭转，胎龄尚小，但胎儿存活，则可仅做子宫复位后，行圆韧带缩短术固定子宫，使胎儿继续生长。对于扭转时间长，术中发现子宫呈紫蓝色，经复位后不能得到改善，则不论其孕周，均应做剖腹取胎继以子宫切除术（胎儿多已死亡，故月份小者也可不先取胎即行子宫切除）。若为双子宫的一侧子宫扭转，切除患侧子宫后，将圆韧带固定于另一侧子宫上。对伴随的盆腔病理改变，可根据情况处理，如有子宫肌瘤或卵巢囊肿予以摘除，有盆腔粘连者，谨慎分离。

十、诊疗探索

由于子宫扭转临床较罕见，诊治较棘手，临床经验不多，下面一些方法的尝试有其理论基础，但有待更多的临床资料证实。

子宫扭转可发生于妊娠的各个阶段，发生在妊娠期者，可在麻醉下把右手手指从直肠或阴道内伸到子宫的下面，再托起子宫向对侧翻转，左手在腹壁协肋，轻度扭转的子宫，可获得正位。发生在分娩过程中，宫口未开全者，处理同妊娠期；宫口开全者，可把手伸到扭转一侧的胎儿下面，握住胎儿的某一部位，向上、向对侧翻转，左手在腹壁协助，轻度扭转的子宫，可获得正位。

十一、病因治疗

引起子宫扭转主要病因为子宫肌瘤、双角子宫、卵巢肿瘤、盆腔粘连、脊柱畸形及胎位不正等；突然的体位改变、不良的姿势及胎儿在宫内胎动频繁也可引起妊娠子宫扭转。最近有学者认为胎儿外倒转操作也是子宫扭转的诱发因素。因此，在孕前有子宫肌瘤、卵巢肿瘤者，最好先剔除子宫肌瘤、剥除卵巢肿瘤后再妊娠；子宫畸形的患者矫正畸形后妊娠；胎位不正者，行胎儿外倒转操作后最好制动并固定子宫位置 3 d 左右。另外，孕妇适当的活动，纠正不良坐姿，注意营养，适当输氧，防止胎儿缺氧，胎动过频，也可预防子宫扭转。

十二、最新进展

一旦确诊，立即剖腹。扭转时间不长或扭转程度较轻者，如子宫血运正常，无紫蓝色改变，或经复位后子宫血运恢复正常，可保留子宫和附件。现在有学者提出手术复位扭转子宫时，预防性行双侧圆韧带缩短术固定子宫十分有临床意义。

申桂华 丁永慧 张在其

第五节 出血性输卵管炎

一、基本概念

出血性输卵管炎是急性输卵管炎的一种特殊类型，在输卵管间质层发生出血，突破黏膜上皮进入管腔，甚至由伞端流入腹腔，引起输卵管及腹腔积血。

二、常见病因

出血性输卵管炎的病因目前尚不清楚。大多数学者认为是存在于阴道或宫颈的细菌，由于某种原因，如分娩、流产、放置节育环等宫腔操作史后发生上行感染，侵及输卵管黏膜，使之充血、水肿、溃烂，病变处血管扩张、瘀血，管壁通透性增强，导致大量渗血，以致间质层出血。血液突破黏膜，进入管腔，由输卵管伞端流入腹腔，使腹腔内积血，导致急腹症。

三、发病机制

因输卵管与宫腔相通，阴道或宫腔内的感染成为盆腔继发感染的门户。厌氧菌和需氧菌通过淋巴管穿过宫壁到达附件，或直接由黏膜进入输卵管，引起输卵管或附件的炎症。炎症进一步引起输卵管间质层出血，血液突破黏膜层进入管腔，由伞端流入腹腔，引起输卵管或腹腔积血。

四、临床特征

以青、中年已婚妇女发病为主，多数患者有分娩、宫腔操作、妇科检查史。

1. 急性腹痛是本病的主要特征，腹痛开始于腹部一侧，随即全下腹呈持续性疼痛，伴肛门坠胀感。系由输卵管炎性渗出，刺激腹膜所致。

2. 血腹症，多数腹腔内出血不超 200 mL。

3. 阴道不规则出血，输卵管的血经子宫逆行流出。

4. 发热、脉率快。

5. 下腹部可有明显压痛、反跳痛及腹肌紧张，内出血多时可有移动性浊音和低血压。妇科检查：可发现宫颈有举痛，后穹隆饱满，附件区增厚或有包块，触痛明显。

五、辅助检查

（一）外周血检查

血红蛋白正常或者有不同程度的降低，白细胞总数及中性粒细胞均升高。

（二）B 型超声检查

见附件包块及腹腔积液。

（三）后穹隆穿刺

不凝血性液体。

（四）腹腔镜检查

为可靠的诊断手段，除内出血多、有严重休克者外，有条件的医院如诊断困难均可采用，不但有助于临床确诊，还可取渗出液做细菌培养及做药物敏感试验。

（五）病理检查

输卵管增粗、充血、水肿、有出血甚至坏死，见肉芽组织增生，大量中性粒细胞浸润，未见绒毛及滋养层细胞。

六、诊断思路

1. 宫腔操作史。
2. 突发性急性下腹痛，阴道不规则出血。
3. 下腹有肌紧张，压痛，反跳痛及体温升高。
4. 超声检查发现附件区增厚，腹腔积液。

七、临床诊断

询问病史常有宫腔操作史，临床表现为突发性急性下腹痛，阴道不规则出血，体征有下腹压痛及反跳痛，腹肌紧张和体温升高，超声检查发现附件区增厚，腹腔积液。注意结合宫腔操作史以便与其他疾病如宫外孕等鉴别。

八、鉴别诊断

（一）异位妊娠

出血性输卵管炎在临床症状和体征上酷似输卵管妊娠流产或输卵管妊娠破裂。妇科检查均有宫颈举痛、后穹隆饱满、附件处增厚、有触痛，有些可触及肿块。血清人绒毛膜促性腺激素可协助诊断。

（二）急性阑尾炎

出血性输卵管炎的病变部位以右侧为主时，产生许多与阑尾炎相同的表现，妇科检查及阴道后穹隆穿刺可协助诊断。

（三）卵巢囊肿蒂扭转

患者突然改变体位时发生的一侧下腹部疼痛，且逐渐加剧，伴恶心、呕吐，妇科检查附件区扪及肿块，表面光滑，张力较大，压痛以瘤蒂部最明显，病史及超声检查对确诊的意义大。

九、救治方法

出血性输卵管炎一般以非手术治疗为主，宜选用广谱抗生素及抗厌氧菌治疗；可应用止血剂治疗出血。但对病情重、内出血多、盆腔有包块或经保守治疗效果不佳者，可考虑手术治疗。手术以切除患侧输卵管为主，术后给予有效剂量的抗生素，以防感染扩散。

十、诊疗探索

目前，超声检查仍然在出血性输卵管炎的诊断中占据重要地位。如何充分地利用现有先进超声技术对出血性输卵管炎进行更为精确的诊断，为治疗方案的选择提供参考，是目前诊疗方面的热点。出血性输卵管炎是一种以急性腹痛和腹腔内出血为临床特征的特殊输卵管炎症，本病占急性输卵管炎的25.5%，随着妇科、计划生育手术的增加，发病逐渐增多，在妇科急腹症中占到了第5位。临床症状与宫外孕，附件肿物扭转，黄体破裂相似，容易误诊。输卵管长 80～120 mm，峡部直径 2～3 mm，壶腹部直径 5～8 mm，其峡部与子宫角紧连，为一肌厚而腔窄的弯曲管道，当炎症侵袭输卵管的时候，可明显引起输卵管的外径增粗，由于狭部存在肌厚腔窄的特点，炎症的侵犯可使其增厚更为明显。这为超声诊断输卵管炎提供可能。输卵管积液增粗时超声表现附件区形状不规则的回声团块，探及梭形囊性回声，其内可见车轮状回声，液性暗区内透声差。由于出血性输卵管炎的病史有较为显著的特点，进行超声检查时，超声医生对类似显影进行临床思考时应考虑出血性输卵管炎的存在，充分的临床思维有利于减少本病的误诊。同时，对出血量进行超声动态监测，可能可以减少患者的手术创伤，提高超声的临床应用水平和价值。

十一、病因治疗

手术切除患侧输卵管为去除病因的治疗，手术方式包括开腹手术和腹腔镜手术。

十二、最新进展

近几年对出血性输卵管炎的研究主要集中在诊断和鉴别诊断上，而超声诊断尤其是彩色多普勒技术的应用可以明显提高诊断率。

欧阳密霞 丁永慧 张在其

第六节　子宫肌瘤红色变性

一、基本概念

子宫肌瘤红色变性又叫渐进性坏死，为肌瘤的一种特殊类型坏死。可能与肌瘤内小血管退行性变引起血栓及溶血，所致坏死区域的血红蛋白自血管壁渗到瘤组织内而产生红色，故有红色变性之称。

二、常见病因

红色样变性，多发生于妊娠期或产褥期。变性绝大多数发生在大肌瘤，部位以肌壁间最多，在妊娠期则多以浆膜下肌瘤变性为主，病理改变大体表现为囊腔形成，典型半熟的牛肉样改变，质地变软，漩涡状结构消失。

三、发病机制

自 1899 年 Gebnard 报道此种变性后，其发生机制至今尚不清楚。典型的子宫肌瘤是一个实质性的球形肿块，表面光滑或也有凹凸。切面呈白色螺旋状线纹，微带不平。线纹乃是肌瘤中的纤维组织所形成，肌瘤的硬度决定于纤维组织成分，其中的纤维组织越多，肌瘤越白而坚硬。反之，肌瘤中平滑肌细胞较多，纤维组织较少，则肌瘤的切面与子宫肌壁的颜色差别不大，且质地软。肌瘤外表有一层薄的包膜，形成肌瘤假包膜，系由肌瘤周围肌壁的结缔组织束和肌纤维束构成。包膜与肌瘤间的联结疏松，易将肌瘤从肌壁间剥离。包膜中布有放射状血管支，以供给肌瘤血液营养。肌瘤越大，血管越粗，数目也越多。在肌瘤中央，血管分支减少，当肌瘤直径超过 4 cm，肌瘤中心即易发生变性。子宫肌瘤合并妊娠患者中 21.85% 发生红色变性，而非妊娠期子宫肌瘤患者仅 1.87% 发生红色变性，妊娠期与非妊娠期子宫肌瘤患者红色变性发生率、肌瘤大小和部位等临床病理特征存在很大差异，考虑其红色变性发生机制不同。

四、临床特征

(一)临床表现

主要发生于较大、单一的壁间肌瘤，多发生在妊娠期或产褥期。发生红色变性时，患者发热、剧烈腹痛并伴有呕吐及腹膜刺激症状等全身不适。发热时体温多在 $(38\pm0.5)℃$，多数有腹痛症状的患者可出现肌瘤压痛，尤其是妊娠期间发生的肌瘤变性可诱发流产或早产；但多数无典型临床表现，术后病理可证实。

(二)体征

下腹相当于肌瘤部位有明显压痛及反跳痛，妇科检查见子宫不规则增大，且有压痛。

五、辅助检查

外周血白细胞增加，超声检查提示子宫肌瘤。

六、诊断思路

对于妊娠前已明确患有子宫肌瘤，如果在妊娠期发生上述的临床表现，诊断并不困难，如果患者在妊娠前或孕早期不知道患有子宫肌瘤，则诊断比较困难，因为子宫长大或肌瘤位于子宫后壁均难以扪及，借助 B 超检查有一定的辅助诊断作用。

七、临床诊断

1. 患者有子宫肌瘤病史。
2. 患者多处于妊娠期或产褥期。
3. 根据临床表现有发热、腹痛史，伴恶心、呕吐。
4. 超声提示子宫肌瘤。
5. CT 和 MRI 对诊断意义较大。

八、鉴别诊断

(一)卵巢肿瘤蒂扭转

有时很难鉴别。注意肿物与子宫的关系，可借助超声鉴别。注意患者妊娠情况，对于非妊娠非产褥期可疑的子宫肌瘤红色变性，可考虑用腹腔镜协助诊断。

（二）子宫浆膜下肌瘤并扭转

同卵巢肿瘤蒂扭转。

（三）子宫腺肌病

患者有继发渐进性的痛经史，子宫多呈均匀增大，但一般不超过 3 个月妊娠子宫大小。超声检查有助于诊断。

（四）急性腹膜炎

患者为弥散性全腹压痛，反跳痛。超声检查有助于发现子宫肿物。

九、救治方法

妊娠期子宫肌瘤红色变性以保守治疗为主，因为妊娠期肌瘤充血变软，边界不清楚影响手术，同时易致流产早产。

采取卧床休息，静脉补液，适当使用镇静剂、止痛剂，局部进行冷敷，适当使用抗生素，预防保胎治疗。

十、诊疗探索

目前临床上对本病诊断不困难，在获取准确的病史和高质量的超声检查后，大多可以确诊。治疗方面，许多研究进行了有益探索，认为肝素在子宫肌瘤红色变性的治疗中发挥重要作用。相关研究大多采用方案：50～100 mg 的肝素静脉滴注，1 次/d，连用 3～7 d。这是基于对其发病机制的认识，即患者血液处于高凝状态，灌流不足，肌瘤生长迅速，造成局部血液循环障碍而引起肌瘤组织缺血坏死，发生红色变性。小剂量肝素可以增强纤溶，降低血黏度，改善微循环，减少渗出并促进多脏器血液灌注。已有多项临床研究表明，在传统治疗妊娠合并子宫肌瘤红色变性的基础上，结合应用肝素治疗，对减少肌瘤局部坏死与渗出有良好作用，在改善临床症状，减少流产和早产发生，降低围产儿死亡等方面也有重要意义。在应用过程中，此项较新的治疗方案尚未发现明显不良反应，更为广泛的应用和不断完善本方法可能为提高本病治疗水平发挥积极意义。另外，在应用肝素治疗的适应证上，更为精确可信的指标系统有待建立。

十一、病因治疗

目前对于子宫肌瘤红色变性的病因治疗是剔除子宫肌瘤，对于年龄大无生育要求的妇女，可考虑行子宫切除术。

十二、最新进展

近 5 年来关于子宫肌瘤红色变性的研究并不很多，主要集中在 MRI 对于诊断子宫肌瘤红色变性的意义中。在超声的诊断作用受到限制时，只能作为诊断的辅助方式，MRI 在诊断子宫肌瘤红色变性中的作用显得很重要。然而由于 MRI 的费用昂贵，其临床作用在国内局限。

欧阳密霞　丁永慧　张在其

第七节 卵巢过度刺激综合征

一、基本概念

卵巢过度刺激综合征为现代辅助生殖技术中使用促排卵药物引起卵巢过度刺激的并发症，可引起患者身心伤害甚至导致死亡，但是大多数卵巢过度刺激综合征是一种自限性疾病，仅仅需要接受支持治疗和严密监测即可，但是严重的卵巢过度刺激综合征需要住院治疗以缓解症状和控制疾病进一步的发展，其诊断和治疗的主要原则是早期识别、及时评估和对中重度患者的合理治疗。

二、常见病因

不同的生育治疗卵巢过度刺激综合征发生率也不同，与卵巢过刺激的程度呈正相关。

据文献报道常规的体外受精周期中，轻度卵巢过度刺激综合征的发生率约占 1/3，而中重度卵巢过度刺激综合征的发生率在 3.1%～8%。欧洲第 14 届体外受精-监管报告分析了 25 个欧洲国家的数据发现，2010 年因卵巢过度刺激综合征住院约占体外受精患者的 0.3%。而来自美国的数据显示，卵巢过度刺激综合征是体外受精的常见并发症，2011 年中重度卵巢过度刺激综合征发病率为 1.1%。使用氯米芬或促性腺激素促排卵极少发生卵巢过度刺激综合征。临床上在自然排卵状态下发生卵巢过度刺激综合征是极罕见的。

在卵泡受到各种刺激后均可发生卵巢过度刺激综合征，其主要高危因素：

1. 卵巢对促排卵药物高度敏感（高敏卵巢）者，常见于多囊卵巢患者及年轻（年龄<35 岁）瘦小者。

2. 使用人绒毛膜促性腺激素促排卵或维持妊娠黄体。

3. 早孕期的内源性人绒毛膜促性腺激素分泌。

4. 既往有卵巢过度刺激综合征病史者。

卵巢的高敏反应特征是血清雌激素浓度明显增高（>10 000 pmol/L）和出现大量卵泡（>20 个），常为中等大小的卵泡（直径<14 mm）。一般认为，出现过多卵泡是卵巢过度刺激综合征的重要标志。许多资料表明，多囊卵巢综合征是卵巢过度刺激综合征的最重要高危因素。最近发现，高胰岛素血症多囊卵巢综合征者，卵巢过度刺激综合征的危险性极大，有人比较了用促卵泡激素治疗的多囊卵巢综合征病例，发现高胰岛素血症的卵巢过度刺激综合征发病率明显高于对照组；高胰岛素血症组卵巢增长速度及未成熟卵泡数量也高于对照组，排卵期血浆雌激素-2 水平也以高胰岛素组为高。故认为，胰岛素与促卵泡激素可能具有协同作用，使卵巢对促卵泡激素的敏感性明显提高。

在体外受精过程中，人绒毛膜促性腺激素常用作促卵泡成熟和促排卵剂，与内源性黄体生成素比较，人绒毛膜促性腺激素更易导致卵巢过度刺激综合征，其原因是：

1. 人绒毛膜促性腺激素制剂半衰期较长，排卵后的后续作用较明显。

2. 人绒毛膜促性腺激素制剂对黄体生成素受体的亲和力较内源性黄体生成素强且作用时间长。资料表明，人绒毛膜促性腺激素与其受体结合的亲和力较黄体生成素强 2～4 倍，半衰期为 24～36 h（黄体生成素半衰期为 60 min），药代动力学研究显示，肌注人绒毛膜促性腺激素 5 000 U 或 10 000 U 后，人绒毛膜促性腺激素水平的增高可持续 6～10 d。因此，在 HCG/促卵泡激素超促排卵时，人绒毛膜促性腺激素注射可引起卵巢进一步增大，形成多个黄体囊肿，超生理量的雌激素-2 和孕激素水平在卵巢反应过度的患者中易引起多胎妊娠及卵巢过度刺激综合征。

3. 人绒毛膜促性腺激素制剂同时具有黄体生成素和促卵泡激素样作用，可持续刺激卵巢，促进粒层细胞黄素化。另外注射人绒毛膜促性腺激素加上妊娠时内源性人绒毛膜促性腺激素加重卵巢过度刺激综合征。所以在体外受精或促排卵治疗过程中,妊娠成功者发生重度卵巢过度刺激综合征的危险性更高。

三、发病机制

卵巢过度刺激综合征的特征是毛细血管通透性的增加,导致体液从血管内空间转移到血管外。血管内皮生长因子通过增加血管通透性在卵巢过度刺激综合征发病机制中起重要作用。血管内皮生长因子由颗粒细胞分泌,人绒毛膜促性腺激素刺激其分泌。重度卵巢过度刺激综合征与血管内皮生长因子水平增高有关。其他可能直接或间接影响卵巢过度刺激综合征发展或严重程度的因素有血管紧张素-Ⅱ、胰岛素样生长因子、表皮生长因子、转化生长因子-α和转化生长因子-β、碱性成纤维细胞生长因子、白介素-1b。

卵巢内肾素-血管紧张素系统是卵巢过度刺激综合征发病的另一病理生理机制。此外,人绒毛膜促性腺激素激活肾素-血管紧张素系统,这通过卵巢过度刺激综合征患者卵泡液中肾素高活性的相关性得到证实。高水平的血管内皮生长因子和肾素-血管紧张素系统似乎在卵巢过度刺激综合征的发展中起作用。卵巢增大、血管渗透性增加和高凝状态是临床表现的病理生理机制。

四、临床特征

(一)病史特点

卵巢过度刺激综合征的诊断依据病史(表3-1-2)和临床表现(表3-1-3)。根据症状出现的时间不同将患者分为早期卵巢过度刺激综合征和晚期卵巢过度刺激综合征,前者症状在人绒毛膜促性腺激素药物注射后7 d之内出现,多与卵巢多度刺激反应有关;后者症状多在人绒毛膜促性腺激素药物注射10 d之后出现,常常是因为早期妊娠产生内源性人绒毛膜促性腺激素。晚期卵巢过度刺激综合征要比早期卵巢过度刺激综合征严重。

表3-1-2 卵巢过度刺激综合征患者的相关病史

序号	病史
1	症状出现与促排卵间隔时间
2	是否使用促排卵药物(HCG或GnRHa)
3	末次监测卵泡数
4	取卵数
5	是否移植胚胎,移植了几个
6	是否存在多囊卵巢综合征

注:HCG:人绒毛膜促性腺激素;GnRHa:促性腺激素释放激素激动剂。

表3-1-3 卵巢过度刺激综合征患者的临床症状

序号	症状
1	腹胀
2	腹部不适/疼痛,需要镇痛
3	恶心呕吐
4	呼吸困难,不能平躺或语句不连续

序号	症状
5	尿量减少
6	下肢肿胀
7	外阴肿胀
8	相关的并发症如血栓形成

（二）卵巢过度刺激综合征的体格检查

见表3-1-4。

表3-1-4　卵巢过度刺激综合征患者的体格检查

序号	体格检查
1	一般检查：评估脱水，水肿（足部，外阴及骶）；记录心率、呼吸频率、血压及体重
2	腹部检查：评估腹腔积液，可触及肿块，腹膜炎；测量腰围
3	呼吸系统检查：评估胸腔积液，肺炎，肺水肿

五、辅助检查

对卵巢过度刺激综合征患者给予适当的辅助检查，有助于临床诊断，见表3-1-5。

表3-1-5　卵巢过度刺激综合征患者的辅助检查

	实验室检查	超声检查	其他检查
检查项目	血常规 Hct CRP（严重） 尿素和电解质（低钠血症和高钾血症） 血浆渗透压（低渗透压） 肝功能（肝酶升高和SA减少） 凝血功能（纤维蛋白原升高和AT-Ⅲ减少） HCG（确定治疗周期）	卵巢大小，骨盆和腹腔积液。 若怀疑扭转要查卵巢多普勒	ABGA D-二聚体 ECG/UCG 胸透检查 CTPA或通气/灌注扫描

注：Hct：红细胞比容；CRP：C反应蛋白；SA：人血白蛋白；AT-Ⅲ：抗凝血酶-Ⅲ；HCG：人绒毛膜促性腺激素；ABGA：动脉血气分析；ECG：心电图；UCG：超声心动图；CTPA：CT肺动脉造影。

六、诊断思路

1. 根据病史和临床表现。体重增加、口渴腹部不适、下腹稍肿胀、轻度恶心及呕吐等。

2. B超示卵巢增大（直径＞5cm），有多个黄体，叮见腹腔少量、中量，甚至人量积液。

3. 血细胞容积和白细胞升高，低钠、低蛋白血症。重度卵巢过度刺激综合征可出现肝功能不全（表现为肝细胞损害）和胆汁瘀积、碱性磷酸酶、丙氨酸氨基转移酶、天门冬氨酸氨基转移酶、总胆红素、肌酸磷酸激酶增高。

4. 疑诊卵巢过度刺激综合征者应做全血细胞分析、肝肾功能检查水电解质测定、盆腔超声检查、体重测量、雌激素-2 水平测定等。

七、临床诊断

卵巢过度刺激综合征的典型的症状为在促排卵药物注射后出现腹胀和腹部不适。临床特征的主要是卵巢肿大、血管活性物质分泌、腹腔积液和急性渗出到间质中的液体导致的低血容量症状。根据症状、体征和实验室结果，可将其严重程度分为 4 类，见表 3-1-6。

表 3-1-6　卵巢过度刺激综合征的严重程度分级

分类	症状/体征
轻度	腹胀
	轻度腹痛
	卵巢大小<8 cm
中度	中度腹痛
	恶心/呕吐
	超声证实有腹腔积液
	卵巢的大小为 8~12 cm
重度	腹腔积液（或胸腔积液）
	少尿（<300 mL/d 或<30 mL/h）
	红细胞比容>0.45
	低钠血症（<135 mmol/L）
	低渗透压（<282 mOsm/L）
	高钾血症（>5 mmol/L）
	低蛋白血症（<35 g/L）
	白细胞计数>15×10^9/L
	卵巢的大小>12 cm
极重度	张力性腹腔积液/大量胸腔积液
	红细胞比容>0.55
	白细胞计数>25×10^9/L
	少尿/无尿
	血栓栓塞
	急性呼吸窘迫综合征

卵巢的大小与卵巢过度刺激综合征的严重程度不一定相关，因为其大小在辅助生殖过程中受卵泡穿刺术的影响。有任何极危重表现的卵巢过度刺激综合征患者应该按以上类别进行分类。

临床医生和患者应警惕以下临床表现，因其预示着卵巢过度刺激综合征患者病情的恶化：

1. 腹胀和腹痛的加剧。

2. 气短。

3. 心动过速或低血压。

4. 尿量减少（24 h 尿量少于 1 000 mL）或液体正平衡（24 h 多于 1 000 mL）。

5. 体重增加或腹围增加。

6. 红细胞比容增加（＞0.45）。

八、鉴别诊断

1. 卵巢过度刺激综合征与肝硬化腹腔积液的鉴别。肝硬化腹腔积液为慢性肝脏疾病迁延不愈所致，一般有慢性病毒性肝炎病史，可有长期厌油，食欲不振，肝区疼痛不适等表现，体检可见黄疸、肝掌、蜘蛛痣、腹壁静脉扩张、肝脾肿大等，肝功能检查有明显异常，腹腔积液检查为漏出液，病情逐渐加重，预后差；而该患者超促排卵体外受精后急性起病，检查无慢性肝病史，体检无肝脏增大与肝区压痛等体征，入院检查肝功能正常，B超检查双侧卵巢明显增大呈蜂窝状，腹腔积液为淡黄色清亮液体，常规检查除富含大量蛋白外，其余各项均符合漏出液表现，故可与肝硬化腹腔积液相鉴别。

2. 卵巢过度刺激综合征与卵巢巨大囊肿的鉴别。卵巢巨大囊肿也可出现腹胀，腹部叩诊浊音，但一般起病较慢，腹部叩诊时表现为腹中部始终呈浊音，一侧腹壁为鼓音，妇科检查可触及偏于一侧的卵巢巨大包块，B超检查也可探及异常包块；而卵巢过度刺激综合征大量腹腔积液多有明确促排卵病史，起病急，腹部叩诊表现为两侧腹壁为浊音，而腹中部可能为鼓音，B超检查双侧卵巢均增大，内有多个大小不等低回声区呈蜂窝状，故可鉴别。

3. 卵巢过度刺激综合征与卵巢肿瘤合并大量腹腔积液的鉴别。卵巢良性肿瘤出现胸、腹腔积液仅见于卵巢纤维瘤合并梅格斯综合征时，B超与妇检均可探及卵巢上实性中等大小包块，单侧居多，手术切除后胸、腹腔积液消失，需病理检查确诊；卵巢恶性肿瘤出现大量腹腔积液时病程多为晚期，患者可表现消瘦、低热、贫血等恶病质征象，B超与妇检均可探及卵巢上异常包块，肿瘤标志物检查可阳性，腹腔积液多为血性，检查可发现癌细胞；而该患者出现腹腔积液有明显促排卵诱因，一般情况好，B超检查双卵巢对称性增大，呈蜂窝状，穿刺腹腔积液为淡黄清亮液体，检查未见癌细胞，富含大量蛋白，符合卵巢过度刺激综合征表现。

4. 卵巢过度刺激综合征与结核所致胸腔积液、腹腔积液的鉴别。结核为慢性消耗性疾病，患者常有消瘦、慢性咳嗽、咳痰、低热、盗汗、腹痛、腹泻等表现，腹部触诊有柔韧感，可有轻压痛，腹腔积液一般为少量至中等量，较少有大量腹腔积液存在，性状多为草黄色或血性，常规检查为渗出液，可能发现抗酸杆菌存在；而该患者无结核感染的慢性症状，有促排卵诱因，急性起病，大量淡黄色清亮腹腔积液，生化检查除富含大量蛋白外，符合漏出液表现，故可鉴别。

九、救治方法

大多数卵巢过度刺激综合征是一种自限性疾病，仅仅需要接受支持治疗和严密监测即可，但是严重的卵巢过度刺激综合征需要住院治疗以缓解症状和控制疾病进一步的发展。

（一）轻度和中度卵巢过度刺激综合征患者的门诊治疗

自发消退时间一般超过 10～14 d。轻度卵巢过度刺激综合征不需要任何特殊处理。建议患者 2 次/周的门诊随诊，评估包括肝功能检查、盆腔超声、全血计数和凝血功能。如果出现呼吸困难、尿量减少或开始出现其他异常的症状，如腿肿胀、麻木、头晕和神经问题，告知患者需立即就诊，应再次进行基本实验室检查。尤其是红细胞比容，其是评估血管内血容量丢失程度一个有用的指标。避免使用非甾体类消炎药物，因为它们可能会损害肾功能。

（二）重度卵巢过度刺激综合征患者的治疗

建议对入院治疗患者进行如下监测：

1. 生命体征（每 2～8 h，根据临床症状）。

2. 体重（每天记录）。

3. 腹围（每天记录）。

4. 超声评价腹腔积液、卵巢大小（必要时重复）。

5. 每天液体摄入量和排出量。

6. 脉搏血氧饱和度（用于有肺部压迫症状的患者）。

7. 胸部 X 光和超声心动图。

8. 妊娠试验。

9. 电解质。

10. 全血计数。

11. 肝酶。

12. 血清肌酐或内生肌酐清除率。

13. 尿比重。

（三）药物治疗

1. 循环容量校正。治疗的关键是纠正循环容量和电解质失衡。口服补液是纠正低血容量最常用的生理补液方式。维持正常的血管内容积和保持足够的肾功能是关键。以 125～150 mL/h 的速率开始静脉注射晶体进行容量置换。水化可以用静脉注射液（500～1 000 mL）进行，以保持足够的尿量（＞20～30 mL/h）并逆转血液浓缩状态。5％ D-葡萄糖优于乳酸钠林格注射液。必要时可使用血浆胶体扩张剂。血浆扩张剂的作用可能是短暂的，并可能加剧腹腔积液，建议使用人血白蛋白、甘露醇、右旋糖酐、羟乙基淀粉或新鲜冷冻血浆，以提高血管内胶体渗透压以保持血管内容积。与人血白蛋白（69 kD）相比，羟乙基淀粉的优点是它们的高分子量（200～1 000 kD）和非生物来源，过敏反应的可能性较低。一项临床试验表明，与人血白蛋白相比，严重卵巢过度刺激综合征患者使用羟乙基淀粉后的必要穿刺操作次数减少，尿量更多，住院时间更短。然而有研究证实与晶状液体相比，羟乙基淀粉会增加患有重症患者和脓毒症患者的死亡率，因此羟乙基淀粉已经退出英国。

2. 电解质置换。不提倡盐和水的限制，因为钠和水的限制不影响患者的体重、外周性水肿或腹围。高钾可引起心律失常，紧急处理目的主要是转移钾到细胞内空间（碳酸氢钠、胰岛素、葡萄糖、沙丁胺醇）。葡萄糖酸钙可用于保护心脏组织。聚磺苯乙烯也可用于在作用开始后 1～2 h 内缓慢地从体内移除钾，并且可以作为保留灌肠口服或直肠给药。

3. 抗凝治疗。静脉血栓形成是卵巢过度刺激综合征最严重的危及生命的并发症。当有血栓形成风险时，应采取预防措施。中度至重度卵巢过度刺激综合征血栓栓塞的危险因素包括：固定的增大的卵巢或腹腔积液对血管产生的压力、妊娠或高雌激素水平所致的高凝状态。抗凝血酶-Ⅲ缺乏、蛋白 C 和 S 缺乏及有血栓形成个人或家族史的患者，深静脉血栓的发生率明显增加。依诺沙帕林（40 mg/d）推荐用于血栓预防，易于给药，无须监测。推荐孕妇使用抗凝剂，并应至少持续到妊娠早期结束。有报告称，胚胎移植后多达 20 周仍可发生晚期血栓。许多研究者赞成肝素治疗持续多周。静脉血栓栓塞甚至可能在中度卵巢过度刺激综合征中发生，这可能与激活内源性凝血级联反应有关。

4. 抗生素治疗。在卵巢过度刺激综合征的治疗中，抗生素的使用并不少见，因为反复的导管、静脉穿刺、胸膜引流及经阴道抽吸腹腔积液。强烈推荐术前使用抗生素。

5. 利尿剂。没有进行扩容治疗的利尿剂治疗可能是有害的，尤其对于少尿的患者，因为它可能进一步消耗血容量。利尿剂可能会增加血液黏度和增加静脉血栓形成的风险。利尿剂的应用通常局限于肺水肿的治疗。对于已经大量补液且腹腔积液已抽出但仍然少尿的患者，应联合多科室决定是否使用利尿剂，以免引起肾功能衰竭。

6. 多巴胺。用于重度卵巢过度刺激综合征的少尿患者，显著改善肾功能。多巴胺通过增加肾血流量和肾小球滤过率起作用。

7. 吲哚美辛。一种前列腺素合成抑制剂，也被认为在卵巢过度刺激综合征的病理生理学上具有潜在的作用。在临床实践中，吲哚美辛未能降低严重卵巢过度刺激综合征患者腹腔积液量。此外，吲哚美辛可能干扰肾脏灌注，导致少尿和肾功能衰竭，因此，不建议用于卵巢过度刺激综合征患者的治疗。

8. 严重卵巢过度刺激综合征的腹腔积液和胸腔积液的抽吸。腹腔积液的发展是卵巢过度刺激综合征的特征和标志。不建议对所有患者均行腹腔穿刺或胸腔穿刺操作。经腹或经阴道穿刺术用于严重腹痛、呼吸危象、肾危象。穿刺后抽出大量液体的妇女应该静脉补充胶体液。

腹部穿刺术：腹腔穿刺放液可以减少呼吸和腹部不适，引流的腹腔积液量可在 200～4 000 mL 变化。一些患者需要频繁地穿刺和引流。定期监测血浆蛋白，需要时应输注羟乙基淀粉或人血白蛋白。

超声引导下经阴道穿刺：超声引导下经阴道穿刺是一种安全有效的方法。道格拉斯腔是腹腔积液引流的最佳部位，并且不需要麻醉。

自体输注腹腔积液：在经阴道超声引导下抽吸腹腔积液和自体输注抽吸的腹腔积液已被推荐用于治疗严重的卵巢过度刺激综合征。该操作是安全且容易的，并且显示出一定成效。但是，一些研究人员并不提倡腹腔积液的自体回输，因为它可能含有活性的细胞因子，这些细胞因子会重新注入血液，并可能增加症状持续时间。

肺部并发症的治疗和胸膜腔穿刺术：对严重卵巢过度刺激综合征患者呼吸困难的评估和治疗从完整的体格检查、胸部 X 光和超声及动脉血气开始。有必要评估可能导致缺氧的任何肺部疾病。严重的腹腔积液可伴有胸腔积液，尤其是右侧的腹腔积液，这是由于腹腔积液通过胸导管转移到胸部。胸腔穿刺术通常能有效地解决胸腔积液，对于有双侧或严重持续性胸腔积液的患者可以保留胸腔穿刺引流。心包积液很少发生，但如果发生，需要由专科医师操作引流。

(四) 手术治疗

1. 卵巢囊肿破裂的手术。卵巢过度刺激综合征患者通常应避免行开腹手术。当有证据证明有卵巢囊肿出血的情况下，应由熟练的妇科医生进行止血和挽救卵巢。

2. 卵巢扭转的手术。卵巢扭转是促排卵的一种罕见的并发症，如果不及时诊断和手术治疗，会导致一个或两个卵巢的功能丧失。卵巢扭转的症状包括严重的单侧绞痛附件疼痛。彩色超声可以诊断；然而，正常血流的结果并不排除卵巢扭转。一旦诊断，建议及时手术治疗。

3. 异位妊娠合并卵巢过度刺激综合征的外科治疗。输卵管妊娠早期经阴道超声检查较困难。在超声检查时，卵巢过度刺激综合征卵巢体积也会使视野有限。此外，在存在腹腔积液的情况下，道格拉斯窝的液体的存在对诊断来说意义有限。所有上述问题使得诊断困难。然而，当异位妊娠被诊断出来时，在大多数情况下是需要手术治疗。

(五) 终止妊娠

在极端情况下终止妊娠是为了挽救母亲的生命。

十、病因治疗

卵巢过度刺激综合征的主要危险因素是年轻（＜35 岁）、低体重指数、多囊卵巢综合征和以往卵巢过度刺激综合征的病史。卵巢过度刺激综合征的预防分初级预防和二级预防，其更重于病因学治疗。

十一、诊疗探索

1. 对于卵巢过度刺激综合征，预防重于治疗。虽然目前没有一种方法能完全阻止卵巢过度刺激综合征的发生，其预防方案仍在研究中。

2. 血清抗苗勒氏管激素是预测卵巢过度刺激综合征发病风险的生物标志物。文献提示血清抗缪勒管激素水平＞3.36 ng/mL 能够预测卵巢过度刺激综合征的发生（敏感性＝90.5％，特异性＝81.3％）。窦卵泡计数也可预测卵巢过度刺激综合征。窦卵泡计数≥24 使中重度卵巢过度刺激综合征风险增加相关。超声检查和血清 E2 是卵巢过度刺激综合征监测的重要组成部分。雌激素-2 水平迅速升高和其浓度＞2 500 pg/mL 是重要的预测因子。

1) 诱导排卵方案：卵巢过度刺激综合征的风险应根据病史、体格检查、超声结果和窦卵泡计数单独评估。多囊卵巢综合征患者发生卵巢过度刺激综合征的风险较高。多囊卵巢综合征患者应使用最小促性腺激素剂量诱导排卵，用小剂量促性腺激素（75 IU）开始诱导排卵。仅在促排 14 d 后没有适当的卵巢反应时，直径＞10 mm 的卵泡没有产生，才考虑增加促性腺激素的使用剂量，直到至少产生 1 个≥18 mm 的卵泡。

2) 二甲双胍：最近的 Cochrane 综述基于对 798 例患者进行的 8 项随机对照试验，得出结论，二甲双胍显著降低卵巢过度刺激综合征发生率的 63％，而对活产率没有影响。建议至少在控制性促排卵治疗前 2 个月使用二甲双胍来预防卵巢过度刺激综合征。

3) 促排卵用芳香酶抑制剂：芳香酶抑制剂通过抑制细胞色素 P450 酶来下调雌激素的产生，它们最终增加垂体促卵泡激素的分泌并促进卵泡的形成。因此，在诱导排卵过程中，负反馈机制保持完整，并降低了卵巢过度刺激综合征的发生率。然而，最近的 Cochrane 综述未能显示使用芳香酶抑制剂后卵巢过度刺激综合征的发生率与其他促排卵药物相比有任何差异。

4) 体外受精治疗方案的个体化：控制性促排卵应个体化，促性腺激素应针对每个妇女单独给药，以防止卵巢过度刺激综合征。

5) 腹腔镜卵巢打孔术：可以针对一个或两个卵巢进行，形成 4～10 个深度为 4～10 mm 的烧灼点，主要优点是减少促性腺激素诱导排卵所需的剂量和持续时间。在每个卵巢上钻孔少于 4 个点可能导致较低的妊娠率，但超过 10 个烧灼点可能导致卵巢损伤。在身材苗条、黄体生成素水平高的女性中，效果最好。

6) 人绒毛膜促性腺激素替代物：选择激发卵泡最终成熟的药物应该基于卵巢过度刺激综合征发展的预测风险来选择。没有一种药物能够完全消除卵巢过度刺激综合征的风险。外源性人绒毛膜促性腺激素已被用于诱导黄体生成素水平急剧升高。然而，人绒毛膜促性腺激素的半衰期超过 24 h，较长的半衰期导致较长时间的促黄体生成作用。较多的关于选择人绒毛膜促性腺激素的替代物来降低卵巢过度刺激综合征发生率的研究正在进行中。

（1）人绒毛膜促性腺激素：用低剂量代替常规剂量 10 000 IU 并不影响临床结果。有研究建议，当血清雌激素-2 浓度超过 3 000 μg/mL 时，将人绒毛膜促性腺激素的剂量减少一半，对于预防卵巢过度刺激综合征发生是有帮助的。

（2）重组黄体生成激素：半衰期仅为 10 h，是预防高危患者卵巢过度刺激综合征的理论上潜在策略。

十二、最新进展

近年来，关于对于预防卵巢过度刺激综合征发生的认识已经提高到一个新高度。相关的研究认为，对于控制性促排卵治疗反应过度的患者，应采取二级预防措施。

1. 促性腺激素给药。对于血清雌激素-2浓度达到危险性高值或出现大量卵泡的患者，仅其水平降低或平稳后方可给予人绒毛膜促性腺激素，期间不可给予任何促性腺激素。血清雌激素-2水平通常每2 d翻一番，当前导卵泡达到8～10 mm并出现黄体生成素受体时，卵泡直径每天增加1.5～2 mm。停止使用促性腺激素后，成熟卵泡继续生长4 d，血清雌激素-2浓度继续增加1～2 d。停药不应超过4 d，以避免降低妊娠率。然而，与其他干预措施相比，停药是否有益仍有争议。

2. 全胚胎的冷冻保存。尽管在Cochrane综述中没有充分的证据支持常规低温保存，但是最近的研究报道了预防卵巢过度刺激综合征的最有效的方法是使用促性腺激素释放激素激动剂，然后进行冷冻保存。

3. 适时停止。当超声扫描显示有大量卵泡产生时，停止人绒毛膜促性腺激素是预防卵巢过度刺激综合征唯一确定的方法。

4. 人血白蛋白。建议静脉给药人血白蛋白以防止卵巢过度刺激综合征。据推测，白蛋白阻止了血管活性物质从黄体释放，并抑制了可能诱发卵巢过度刺激综合征的其他附加物质的合成。此外，白蛋白的作用是维持血管内容积，并可防止低血容量、血液浓缩、腹腔积液和胸腔积液的发展。几个大型的随机对照试验已经证明了预防性白蛋白给药在降低卵巢过度刺激综合征方面的功效。建议在取卵时给予25％人血白蛋白20～50 g以降低卵巢过度刺激综合征带来的风险。

5. 钙。有报道称钙输注能够预防严重的卵巢过度刺激综合征。低细胞内钙对腺苷酸环化酶有刺激作用，导致环磷酸腺苷合成，从而释放肾素。通过注射葡萄糖酸钙增加循环钙浓度，推测这会抑制环磷酸腺苷刺激的肾素释放，减少血管紧张素-Ⅱ的合成和血管内皮生长因子的产生。

6. 单胚移植。如果进行新鲜胚胎移植，移植单个胚胎将减少晚发性卵巢过度刺激综合征的风险。

7. 羟乙基淀粉。是一种合成胶体、糖原样多糖，通过高支化支链淀粉的水解和羟乙基化获得，具有可变的化学性质和不同的分子量，在几项小规模研究的基础上，显示其比人血白蛋白更有效。

8. 小剂量阿司匹林。超生理性卵巢刺激可引起血小板过度刺激，这与卵巢过度刺激综合征有关。因此，小剂量阿司匹林治疗（100 mg/d，从刺激卵巢的第1天开始）可以降低严重卵巢过度刺激综合征的风险。

目前，通过对不孕夫妇进行认真的初步评估，了解到卵巢过度刺激综合征发展的危险因素，并考虑上述的主要预防措施，通过仔细监测、早期预测，以及利用适当的管理策略，预防严重的卵巢过度刺激综合征的发生是可以做到的。20年前，严重卵巢过度刺激综合征被认为是一种危及生命的医源性疾病，现在可以在早期阶段，通过有效的预防和管理，大大降低卵巢过度刺激综合征的发生率。这一进展应该被认为是在增加内分泌学知识和药学领域进展的基础上在诱导排卵和不育管理方面进行的一次重大革命。

黄薇　丁永慧　张在其

第一节　子　痫

一、基本概念

子痫为严重妊娠高血压综合征，是不能用其他原因解释的抽搐，全身小血管痉挛加重脑部病变的表现。是妊娠期特有的疾病，该病严重威胁母婴健康，是孕产妇和围生儿病死率升高的主要原因。根据第 1 次抽搐发生的时间分类：产前子痫，即在妊娠晚期或临产前发生；产时子痫，在临产后或分娩过程中发生；产后子痫，在胎儿胎盘娩出后至产后 7 d 内发生。在产程中发生的子痫，由于宫缩的刺激，发作频率和强度均增加，因此必须缩短产程，抽搐后胎心往往减慢，但可在 3～5 min 恢复，如果持续超过 10 min，可能存在其他并发症如胎盘早剥等。产后子痫较为少见，绝大多数在产后 48 h 内发生。

二、常见病因

子痫的确切病因及发病机制的研究一直是妇产科领域的重要研究课题，可能涉及母体、胎盘和胎儿等多种因素，包括有滋养细胞侵袭异常、免疫调节功能异常、内皮细胞损伤、遗传因素和营养因素。其病因及发病机制至今尚未完全阐明。近年来，国内外的学者对其病因及发病机制做了大量的研究工作，目前认为，子痫前期/子痫的发病起源于胎盘病理生理改变，进一步导致全身小血管内皮细胞损伤，后者引起子痫前期的一系列临床症状。因此，导致血管内皮细胞损伤的原因是子痫前期病因学的中心环节。目前普遍认为，该病病因主要为胎盘浅着床、免疫过度激活、氧化应激、遗传易感性和营养因素。

三、发病机制

引起子痫的主要发病机制可归纳为以下几个方面：

(一) 胎盘浅着床

正常孕妇于孕 10 周开始，绒毛外滋养细胞侵蚀蜕膜化的子宫内膜和肌层，并沿着子宫螺旋小动脉逆行转化，使这些螺旋小动脉逐渐失去正常肌层结构，被无定型的纤维物质所取代，且侵蚀血管内的滋养细胞取代血管内皮细胞，并埋藏在这层无定型物质中，成为低阻力、大直径的新血管，从而完成正常的血管生理重铸过程。正常情况下，这种侵蚀至孕 12 周时达蜕膜段，孕 13～20 周达子宫肌层内 1/3 深度。而子痫前期/子痫的绒毛外滋养细胞浸润能力受损，造成"胎盘浅着床"和子宫螺旋小动脉重铸极其不足，仅蜕膜层血管重铸，子宫螺旋动脉的管腔径为正常妊娠的 1/2，血管阻力增大，子宫胎盘灌注减少，胎盘缺血缺氧，释放细胞毒性物质，导致全身不同程度的血管内皮损伤。

（二）免疫机制

胚胎对于母体而言，是半异己的异体移植物，但胎-母间的免疫学关系与异体移植物受体的关系不完全相同。妊娠的成功有赖于母体的免疫耐受。近年来的研究表明，母体免疫系统，尤其是子宫局部的免疫细胞能否识别并耐受胚胎抗原，直接影响妊娠的建立与维持。子痫前期/子痫患者无论是母胎界面局部还是全身均存在炎症免疫反应过度激活的现象。现有证据显示，母胎界面局部处于主导地位的天然免疫系统在子痫前期/子痫发病中起重要作用，Toll 样受体家族、蜕膜自然杀伤细胞、巨噬细胞等的数量、表型和功能异常均可影响子宫螺旋小动脉重铸，造成胎盘浅着床。特异性免疫研究集中在 T 细胞，正常妊娠时母体 Th1/Th2 免疫状态向 Th2 漂移，但子痫前期/子痫患者蜕膜局部 T 淋巴细胞向 Th1 漂移。近年发现，$CD4^+CD25^+$ 调节性 T 细胞参与 Th1/Th2 免疫状态的调控。当 Treg 细胞显著减少时，促进 Th1 占优势，使母体对胚胎免疫耐受降低，引发子痫前期/子痫。

（三）血管内皮细胞受损

血管内皮细胞除具有屏障作用外，还具有重要的内分泌功能。通过分泌释放血管活性因子，如一氧化氮、内皮素、前列环素等调节血管舒缩，协调凝血与抗凝血间的平衡，参与组织与血液间物质的交换。当血管内皮细胞受细胞毒性物质和炎性递质，如氧自由基、脂质过氧化物、游离脂肪酸、极低密度脂蛋白及肿瘤坏死因子、白介素-6 等作用时，可引起血管内皮损伤，导致血管收缩因子和舒张因子比例失调，使扩血管物质如一氧化氮、前列环素合成减少，而缩血管物质如内皮素、血栓素 A_2 等合成增加，从而促进血管痉挛。此外血管内皮损伤还可激活血小板及凝血因子，加重子痫前期/子痫的高凝状态，出现子痫一系列病理变化。其中，氧化应激是致血管内皮功能异常的重要因素。正常妊娠妇女血中，脂质过氧化物水平从妊娠中期开始明显升高，直至孕晚期。同时，胎盘组织的抗氧化作用也随之增强。但是，子痫患者却存在氧化与抗氧化的平衡失调，出现氧化应激。氧化应激的毒性效应可产生大量氧化中间产物，如超氧阴离子（O^{2-}）、过氧化氢、羟基等。这些物质与脂质、蛋白质、DNA 结合产生过氧化反应，破坏细胞与组织结构与功能。

（四）遗传易感性

子痫的家族多发性提示，该病可能存在遗传因素，但遗传方式尚不明确。通过流行病学调查发现，子痫患者一级亲属的发病率比无家族史的孕妇高 5 倍，二级亲属的发病率仍高出 2 倍。这表明，孕妇对子痫有遗传易感性。目前尽管已定位了十几个子痫前期/子痫染色体易感区域如血压调节相关基因、血管内皮细胞损伤相关基因、血栓形成因子相关基因、免疫相关基因，但在该区域内进一步寻找易感基因仍面临很大的挑战。

（五）胰岛素抵抗

妊娠期间，由于各种与妊娠有关的激素增加、脂肪积累和游离脂肪酸增多等代谢的改变，出现高胰岛素血症和糖耐量异常。部分孕妇不能适应体内的高代谢状态，导致胰岛素敏感性明显降低，出现高胰岛素血症，以维持正常的葡萄糖浓度。这样，胰岛素刺激钠的重吸收，并有拟交感活性，使血压升高。胰岛素还可刺激非脂类脂肪酸增加，抑制脂肪分解，使高密度脂蛋白降低。这些因素，均与子痫的发生密切相关，子痫前期/子痫存在胰岛素抵抗。

（六）营养因素

以白蛋白减少为主的低蛋白血症、钙、镁、锌、硒等缺乏与该病发生发展有关。子痫前期/子痫患者细胞内钙离子升高、血清钙离子下降，导致血管平滑肌收缩、血压升高；硒可防止机体受脂质过氧化物损害，提高机体免疫力，维持细胞膜的完整性，避免血管壁损伤。当体内的硒含量下降时，前列环素的合成减少，血栓素 A_2 增加；锌在核酸和蛋白质合成中有重要作用。

四、临床特征

1. 抽搐发作过程一般分为 4 期，即侵入期、强直期、阵挛性抽搐期、静止期。子痫典型发作过程为先表现眼球固定，瞳孔散大，瞬即头扭向一侧，牙关紧闭，继而口角及面部肌颤动，数秒钟后发展为全身及四肢肌强直，双手紧握，双臂屈曲，迅速发生强烈抽动。抽搐时呼吸暂停，面色青紫，口吐白沫，持续 1 min 左右抽搐强度减弱，全身肌松弛，随即深长吸气，发出鼾声而恢复呼吸。抽搐临发作前及抽搐期间，患者意识丧失。

2. 抽搐后昏迷的时间可长可短，抽搐次数少及间隔长者，抽搐后短期即可苏醒；抽搐频繁发作持续时间较长者，往往陷入深昏迷，甚至死亡。抽搐后呼吸频率增加，可达每分钟 50 次或更多。如果抽搐时有呕吐，发生胃内容物吸入性肺炎，或有心力衰竭而输液过快则可能发生肺水肿。严重病例可发生发绀。抽搐后常出现尿量减少甚至少尿。

3. 抽搐后短期内死亡往往是由于大面积的脑出血，少数可见于脑动脉瘤破裂或脑血管畸形。大约有 10% 的患者抽搐后发生失明，可能是由于不同程度的视网膜剥脱或大脑枕叶的缺血、梗死或水肿，一般预后良好，多于 1 周内恢复。

五、辅助检查

(一)血液学检查

1. 红细胞比容、血浆黏度检查。以了解有无血液浓缩。正常妊娠晚期红细胞比容应<35%，血浆黏度<3.6，如等于或超出上述数值，提示有不同程度的血液浓缩。

2. 肾功能生化指标。由于肝脏、肾脏受累，肝脏代谢尿酸及肾脏排泄尿酸的功能降低，所以血尿酸均有不同程度的升高，其他如血清肌酐、血清尿素氮的测定均可了解肾功能的情况，血清肌酐升高与病情严重程度相平行。

3. 肝功能测定。丙氨酸氨基转移酶有不同程度升高，乳酸脱氢酶为敏感指标。

4. 电解质的测定。子痫患者常伴发电解质紊乱、酸中毒，故了解患者血清电解质及二氧化碳结合力非常重要。

5. 凝血功能的测定。凝血酶原时间、纤维蛋白原、抗凝血酶-Ⅲ、纤维结合蛋白均有助于判断凝血与纤溶的功能变化。

(二)尿检查

重点检查尿蛋白，尿蛋白（＋）时尿蛋白含量 300 mg/24 h；当尿蛋白（＋＋＋）时尿蛋白含量 5 g/24 h，以 24 h 尿蛋白定量检测为准。镜检中要注意有无红细胞、白细胞及管型，同时检查尿比重，当尿比重>1.020 时说明尿液浓缩。

(三)眼底检查

子痫患者视网膜小动静脉比例可由正常的 2∶3 变为 1∶2 或 1∶3，并可有视网膜水肿、絮状渗出甚至视网膜脱离。

(四)心电图检查

了解有无心肌损害或传导异常，并可发现高血钾或低血钾的波形变化。

(五)其他检查

对疑有脑部病变者可行脑部 CT 或 MRI 检查以协助诊断。

六、诊断思路

(一) 询问病史

详细追问患者于妊娠前及妊娠 20 周前有无高血压、蛋白尿等征象，既往病史中有无慢性高血压、慢性肾炎和糖尿病等，有无异常家族史，此次妊娠经过，出现异常症状的时间、病情的发展过程等。

(二) 临床表现

具体表现如下：

1. 子痫前期。妊娠 20 周后出现收缩压≥140 mmHg 和（或）舒张压≥90 mmHg，伴有尿蛋白≥300 mg/24 h，或随机尿蛋白（＋）。或虽无蛋白尿，但合并下列任何一项者：血小板减少（<100×10^9）；肝功能损害（血清转氨酶水平为正常值 2 倍以上）；肾功能损害（血清肌酐水平>1.1 mg/dL 或为正常值 2 倍以上）；肺水肿；新发生的中枢神经系统异常或视觉障碍。可伴有上腹不适、头痛等症状。

2. 重度子痫前期。子痫前期伴有下面任何一种表现：收缩压≥160 mmHg，或舒张压≥110 mmHg（卧床休息，两次测量间隔至少 4 h）；血小板减少（血小板<100×10^9/L）；肝功能损害（血清转氨酶水平为正常值 2 倍以上）；严重持续性右上腹或上腹疼痛，不能用其他疾病解释，或二者均存在；肾功能损害（血清肌酐水平>1.1 mg/dL 或为正常值 2 倍以上）；肺水肿；新发生的中枢神经系统异常或视觉障碍。

3. 子痫典型表现。全身小肌肉痉挛强直性抽搐，发作前可有不断加重的严重表现，常有血压明显升高，剧烈头痛等先兆症状，故应注意患者主诉。

七、临床诊断

依据病史和临床特点，子痫的诊断并不困难，但须排除其他原因。

(一) 病史

仔细询问患者于妊娠前及妊娠 20 周前有无高血压、蛋白尿等征象，既往病史中有无慢性高血压、慢性肾炎和糖尿病等，有无异常家族史，此次妊娠经过，出现异常症状的时间、病情的发展过程等。

(二) 子痫的临床表现

排除其他原因，子痫前期孕妇发生抽搐或昏迷即为子痫。

子痫发作前可有不断加重的严重表现，但子痫也可发生于血压升高不显著、无蛋白尿或水肿的病例。子痫抽搐进展迅速，前驱症状短暂，表现为抽搐、面部充血、口吐白沫、深昏迷；随之深部肌肉僵硬，很快发展成典型的全身高张阵挛惊厥、有节律的肌肉收缩和紧张，持续 1～1.5 min，其间患者无呼吸动作；此后抽搐停止，呼吸恢复，但患者仍昏迷，最后意识恢复，但仍有困惑、易激惹、烦躁等表现。

八、鉴别诊断

子痫应与癫痫、脑炎、脑肿瘤、脑血管畸形破裂出血、癔症、糖尿病所致的酮症酸中毒或高渗性昏迷、低血糖昏迷等鉴别，通过询问病史及检查，一般不难鉴别。

(一) 子痫与癫痫的鉴别

癫痫主要表现为突然发作的全身强直阵挛，小部分表现为短暂的呆愕、迷糊、流口水、做解纽扣或咀嚼动作等。应明确是原发性还是继发性癫痫，继发性癫痫常继发于脑瘤、脑寄生虫或脑炎等，如果去除病因后还有癫痫发作，则要考虑原发性癫痫。妊娠前常有癫痫病史，所以询问病史十分重要。

(二) 脑出血

是指脑实质内的血管破裂。脑出血后，由于脑血肿的占位及压迫，影响脑血液循环而产生颅内压增高和脑水肿，所以绝大多数患者出现头痛、呕吐、昏迷及偏瘫等共性症状。子痫是颅内出血最常见的原因，发生子痫前额部剧烈搏动性疼痛，使用镇静剂无效，伴有兴奋、反射亢进，以后发生抽搐，应注意抽搐发生后有无偏瘫、喷射性呕吐、失明和长时间昏迷，如出现上述症状，应怀疑有脑出血，可行 CT 或 MRI 检查确诊。

(三) 糖尿病酮症酸中毒昏迷

酮症酸中毒是糖尿病的急性并发症之一，是体内胰岛素严重不足所致。当患者胰岛素严重缺乏时，糖代谢紊乱急剧加重，这时，机体不能利用葡萄糖，只好动用脂肪供能，而脂肪燃烧不完全，因而出现继发性脂肪代谢严重紊乱：当脂肪分解加速，酮体生成增多，超过了组织所能利用的程度时，酮体在体内积聚使血酮超过 1 mmol/L，即出现酮血症。多余的酮体经尿排出时，尿酮检查阳性，称为酮尿症。糖尿病时发生的酮血症和酮尿症总称为糖尿病酮症。酮体由 β-羟丁酸、乙酰乙酸和丙酮组成，均为酸性物质，酸性物质在体内堆积超过了机体的代偿能力时，血的 pH 值就会下降（pH 值 < 7.35），这时机体会出现代谢性酸中毒，即我们通常所说的糖尿病酮症酸中毒，如不能及时治疗，病情进一步发展恶化，则出现意识障碍，甚至昏迷，此种情况称为糖尿病酮症酸中毒昏迷。仔细询问病史不难与子痫鉴别。

九、救治方法

(一) 治疗原则

控制抽搐，纠正缺氧和酸中毒，控制血压，控制抽搐后终止妊娠。

(二) 一般处理

保持环境安静，避免声、光、触动等刺激；预防坠地受伤，专人护理，口腔内置压舌板，以防咬伤舌头；密切监测血压、呼吸、脉搏、出入量。

(三) 药物治疗

1. 地西泮。具有较强的镇静、催眠、抗惊厥、中枢性肌肉松弛作用，对胎儿及新生儿的影响较小。一旦发生抽搐，立即给地西泮 10～20 mg 加入 25％葡萄糖注射液 20～40 mL，缓慢静脉注射，于 5～10 min 注射完毕，可迅速控制抽搐。如已用硫酸镁静脉注射者，地西泮 10 mg 静脉缓慢注射即可，以免出现呼吸抑制等副作用。

2. 硫酸镁。

(1) 作用机制：①镁离子抑制运动神经末梢释放乙酰胆碱，阻断神经肌肉接头间的信息传导，使骨骼肌松弛。②镁离子刺激血管内皮细胞合成前列环素，抑制内皮素合成，降低机体对血管紧张素-Ⅱ的反应，从而缓解血管痉挛状态。③镁离子使平滑肌细胞内钙离子水平下降，从而解除血管痉挛、减少血管内皮损伤。④镁离子可提高孕妇和胎儿血红蛋白的亲和力，改善氧代谢。

(2) 用药方案：25％硫酸镁 20 mL 加入 5％葡萄糖注射液 100 mL 静脉滴注（30 min 内滴完）；而后继续点滴 25％硫酸镁 60 mL 加入 5％葡萄糖注射液 500 mL 静脉滴注，以 1.5～2 g/h 的速度维持；必要时夜间可再加用 2.5～5 g 肌内注射。第一个 24 h 总量为 20～22.5 g，第 2 天酌情适当减少至维持量，可用 15 g/24 h。

(3) 应用注意事项：正常妊娠期 Mg^{2+} 浓度为 0.7～1.2 mmol/L，使用硫酸镁后 Mg^{2+} 进入体内，50％分布在骨骼中，45％在细胞内，5％在细胞外液中。Mg^{2+} 有效治疗浓度与中毒浓度很接近，所以若治疗不当就可能造成镁中毒，故必须保证：①膝反射存在。②没有呼吸抑制，呼吸必须 > 16 次/min。③

前 4 h 内，尿量＞100 mL。血 Mg^{2+} 浓度与中毒反应见表 3-2-1。

表 3-2-1　血 Mg^{2+} 浓度与毒性反应

不同状态	血 Mg^{2+} 浓度
正常妊娠期血 Mg^{2+} 浓度	0.7～1.2 mmol/L
有效治疗浓度	2.5～3 mmol/L
中毒浓度	3.5～5 mmol/L
膝腱反射消失	4 mmol/L
呼吸抑制	5～7.5 mmol/L
心搏骤停	＞7.5 mmol/L

3. 降压药物。如果收缩压≥160 mmHg 和（或）舒张压≥110 mmHg，应选用静脉滴注降压药使收缩压维持在 140～155 mmHg，舒张压维持在 90～105 mmHg。

（1）酚妥拉明：为 α-受体阻滞剂，能扩张小动脉，降低心脏后负荷，增强心肌收缩力，增加心排血量，并改善心肌供血。由于其降压作用快，并有增强心功能作用，常为首选药。具体用法：10～20 mg 加入 5％葡萄糖注射液 250～500 mL，缓慢静脉滴注，根据血压调速，可用微量输液泵以 0.04～0.1 mg/min 速度滴入。

（2）硝酸甘油：主要药理作用是松弛血管平滑肌，可使血管扩张，以扩张静脉为主，开始 5 μg/min，之后 3～5 min 增加 5 μg/min，一般在 20 μg/min 时已获得良效。

（3）硝普钠：是一种速效、短效、扩张动静脉的药物，能降低心脏的前后负荷，从而使血压下降，给药后立即见效，停药后作用维持 2～15 min。剂量为：50 mg 加入 5％葡萄糖注射液 500 mL，按 0.5～8 μg/(kg·min) 静脉缓滴，开始 6 滴/min，以后每五分钟增加 2 滴，直至出现满意降压效果为止，一般控制血压在 140/（90～100）mmHg 即可。

4. 毛花苷 C。有正性肌力和负性频率作用，可以用毛花苷 C 0.4 mg 加 50％葡萄糖注射液 20 mL，缓慢静脉注射，纠正心力衰竭。

5. 呋塞米。为强有力的利尿剂，其作用部位可能在髓袢升支，但对近曲小管也有作用。特点为利尿作用迅速、强大，对合并无尿或少尿患者疗效显著，与洋地黄并用，对控制子痫引起的心力衰竭作用良好，一般用 20～60 mg 加入 25％～50％葡萄糖注射液 20～40 mL，缓慢静脉注射。

6. 甘露醇。本品为渗透性利尿剂，注入体内后由肾小球滤过，极少由肾小管再吸收，所有滤过的甘露醇均在尿中排出，在尿中排出甘露醇颗粒时，带出大量水分，导致渗透性利尿。有脑水肿者可用 20％甘露醇 250 mL 在 15～20 min 内快速静脉滴注，可有良效。但心力衰竭和肺水肿时禁用。

7. 冬眠药物。冬眠药物可广泛抑制神经系统，有助于解痉降压，控制子痫抽搐。对子痫抽搐用硫酸镁难以控制者，可用冬眠合剂（哌替啶 100 mg、氯丙嗪 50 mg、异丙嗪 50 mg）1/3～1/2 量加入 10％葡萄糖注射液 500 mL 中静脉滴注；紧急情况下，可将 1/3 量加入 25％葡萄糖注射液 20 mL，缓慢静脉注射（＞5 min），余 2/3 量加入 10％葡萄糖注射液 250 mL 中静脉滴注。

（四）及时终止妊娠

如已临产者，控制抽搐后注意产程进展，缩短第二产程；未临产者，应考虑手术终止妊娠。对个别轻症抽搐时间短、经治疗病情控制，且胎龄小胎儿不成熟者，可在严密观察治疗下等待胎儿成熟，如病情有起伏应随时终止妊娠。

十、诊疗探索

下面一些药物和方法的尝试有其理论基础，根据病情合理使用对子痫可能有较好疗效，但有待更多的临床资料证实。

(一)扩容治疗

低血容量是重度子痫前期的主要病理生理变化之一。其低血容量的程度与全身小动脉痉挛的严重程度成正比。Chesly认为先兆子痫患者比正常孕妇血容量减少10%(500~600 mL),所以与血液浓缩有重要关系。血液浓缩引起的后果:可引起母体各重要器官灌注不足,缺血、缺氧。但相反的理论是,由于子痫前期患者毛细血管的渗漏和胶体渗透压的降低,积极扩张血管容量可能导致肺毛细血管楔压升高甚至肺水肿。有创血流动力监测子痫前期孕妇的研究发现:积极静脉补液后,患者肺毛细血管楔压较正常水平显著升高。但是合理扩容可改善重要器官血液灌注,纠正缺氧。因此,扩容应在解痉基础上进行,防止肺水肿和心力衰竭发生,但应严格掌握指征。扩容治疗的指征:若红细胞比容>0.35,全血黏度比值>3.6~3.7,或血浆黏度>1.6者,尿比重>1.020,严重低蛋白血症、贫血;扩容治疗的禁忌证:心血管负担过重、肺水肿、全身水肿、肾功能不全及未达上述扩容指征。扩容剂:胶体、晶体(胶体优于晶体)、人血白蛋白、血浆、全血、右旋糖酐、平衡液等。

(二)糖皮质激素治疗

子痫孕妇,在孕满34周前终止妊娠时,应用糖皮质激素可以促进胎儿肺成熟,减少新生儿呼吸窘迫的发生,提高新生儿存活率;而且据国内外资料对改善子痫孕妇预后也有益处,对于孕周不足34周或更短的子痫孕妇应用地塞米松5~10 mg肌内注射。

(三)山莨菪碱治疗

对于子痫患者用抗胆碱药物,如东莨菪碱、山莨菪碱等治疗,主要作用为抑制体内乙酰胆碱的释放,可解除血管痉挛,改善微循环并抑制大脑皮质而兴奋呼吸中枢,效果良好。

(四)牡蛎龙齿汤

可防治子痫,组方:牡蛎30 g,龙齿18 g,杜仲15 g,石决明(先煎)30 g,制女贞子、生白芍各12 g,夏枯草、桑寄生各15 g,茯苓、泽泻各12 g。水肿加车前草、赤小豆、猪苓;蛋白尿加米仁根、淮山药、益母草;夹痰加竹沥半夏、制胆星、石菖蒲、旋复花。1 d 1剂,水煎取汁,1 d 2次,口服。子痫由先兆子痫发展而来,是同一个疾病发展的不同阶段,是晚期妊娠威胁母胎生命的危、急、重症之一。《内经》云"诸风掉眩、皆属于肝",此病散见于"妊娠水气""子肿""子晕""子烦"等病症中。牡蛎龙齿汤方中牡蛎、龙齿镇肝潜阳,更有安神之效;杜仲、桑寄生以补肾养肝、且能安胎;女贞子、生白芍滋补养血;夏枯草、石决明平肝熄风,配合茯苓、泽泻健脾利水,使营阴恢复而肝阴所养,脾运得展而水湿自去,则水肿、眩晕、痉厥诸症可获痊愈。

(五)子痫患者的分娩时机

子痫患者分娩最恰当的时机应该是母儿死亡率和发病率最低的时机,这是长期以来产科工作者探讨的问题。过去有子痫控制后12 h终止妊娠为宜的学说。随着围产医学的发展,近年来把母儿视为一体,对子痫孕妇的产科处理越趋积极,甚至提出子痫患者的产科手术应与处理子宫破裂同样紧迫,手术距末次抽搐时间越来越短,资料显示"子痫控制后2 h可考虑终止妊娠",甚至有手术可不受抽搐控制时间的限制,昏迷也非禁忌证的报道。有资料提示,新生儿评分高的分娩距末次抽搐时间较短,反之则较长,说明过晚终止妊娠或结束分娩对母儿可造成不同程度的损害,分娩距末次抽搐时间越长,对母儿的安全威胁越大,这是因为子痫患者全身小动脉痉挛,子宫胎盘缺氧缺血,胎儿处于非常不利的生长环境所致。随着对妊娠高血压综合征病理生理变化认识的日益提高,子痫的药物治疗效果明显改善,使得子痫抽搐可在短时间内控制;日益发展的新生儿科学,也为早产儿的正确治疗和合理喂养提供了可靠保证;子痫为妊娠特有的疾病,在迄今病因未明的条件下,及时终止妊娠,是处理子痫的根本措施。

（六）子痫患者的分娩方式

由于阴道分娩存在屏气、用力、腹压增加、子宫收缩等能引起血流动力学改变使血压升高及对脑血循环产生影响的不利因素，而剖宫产不存在这些问题。剖宫产选择硬膜外麻醉，镇痛完全，从而降低血压，改善绒毛间隙血流量。手术操作水平的提高和综合治疗措施的发展，以及人们思想观念的转变，手术安全性已有了保证，剖宫产终止子痫孕妇的妊娠是变被动为主动的积极措施。临床观察，产科手术虽是抢救产前、产时子痫患者的有力措施，但在进行剖宫产或其他手术的同时，不应忽视综合治疗手段，如加强护理，药物解痉、扩容、脱水、镇静、降压、纠酸及预防感染等，避免子痫并发症的出现，提高机体对手术的耐受力，确保各类手术的顺利进行，也是需要重视的几个问题。

十一、病因治疗

（一）并发脑血管意外

1. 首先应消除脑水肿。如果肾功能正常，首选 20％甘露醇 125～250 mL，每 8 h 1 次，其他如地塞米松、呋塞米等也有效，可同时或交替使用。

2. 终止妊娠。无论是脑出血或脑梗死，一经确诊，应立即在全麻下行剖宫产术。

3. 若脑血肿＞30 mL，应在解痉、降压、脱水的基础上开颅清除血肿。

（二）并发急性左心力衰竭

1. 强心。急性左心力衰竭与肺水肿的治疗与非孕期相同；迅速洋地黄化，可用毛花苷 C 0.4 mg 加 50％葡萄糖注射液 20 mL 静脉缓慢注射，2～4 h 后，可再注射 0.2～0.4 mg，总量可达 1.2 mg。

2. 利尿。静脉快速注射呋塞米 40 mg 加 20％葡萄糖注射液 20 mL 以达到快速利尿、减轻心脏负荷，可重复使用，但需注意电解质平衡。

3. 扩张血管。可减轻左心室负荷，扩张冠状动脉，改善心肌营养。酚妥拉明具有扩张肺动脉、降低肺动脉高压、正性肌力的作用，应为子痫并发心脏病时的首选扩血管药。

4. 镇静。可酌情使用吗啡 2 mg 加 10％葡萄糖注射液 10 mL 静脉注射，或皮下注射。小剂量吗啡可抑制过度兴奋的呼吸中枢、扩张外周血管、减轻心脏前后负荷。

5. 糖皮质激素。在急性肺水肿时，可应用地塞米松 20 mg 静脉注射，它可以维护细胞膜的稳定性，抑制肺毛细血管通透性增高，并能增强心肌收缩力。

6. 分娩的处理。当症状好转，心率减慢，呼吸频率减慢，尿量增多，或心力衰竭控制 24～48 h 即应考虑终止妊娠。分娩方式应根据情况以决定是否引产或剖宫产。如宫颈条件不成熟，即使胎儿为中等大小，估计不能在短时间内结束分娩者，以剖宫产为宜。但对于胎儿较小，宫颈条件良好者，在严密观察下，仍可予经阴道分娩。

（三）并发 HELLP 综合征

妊娠高血压综合征患者并发溶血、肝酶升高、血小板减少称为 HELLP 综合征。具体处理如下：

1. 治疗原则。①积极解痉、扩容、降压、补充血制品，以提高胶体渗透压；②纠正凝血因子的不足；③尽快终止妊娠。

2. 药物治疗。①硫酸镁与降压联合应用。②糖皮质激素的应用：糖皮质激素可升高血小板、降低内氨酸氨基转移酶与乳酸脱氢酶，增加尿排出量，改善母儿状况，予地塞米松 10 mg 静脉滴注，每 12 h 1 次。③血液制品：如新鲜血浆静脉滴注。④抗血栓药物的应用：当血小板低于 75×10^9/L 时，即可予阿司匹林 50～75 mg/d。

3. 产科处理。上述药物治疗 24 h 后，应在全麻下行剖宫产术。

十二、最新进展

近年来，越来越多的研究表明内毒素刺激天然免疫系统所产生的过度炎症反应在子痫前期和子痫的发生、发展和转归过程中具有重要作用。

（一）过度全身性炎症反应是子痫前期重要的病理生理机制

研究表明，子痫前期是妊娠期发生的过度性炎症反应。子痫前期在临床表现上与过度性全身性炎症反应类似，但其临床表现具有多样性，本病的发生、发展、对母儿的危害程度及对母体器官的影响程度，在不同的患者表现各异，不仅仅包括高血压和蛋白尿，还可能有肝损害、凝血功能异常及其他严重情况，这与过度性全身性炎症反应的多样性表现相一致。

（二）细菌性感染是子痫前期和子痫患者发生全身性炎症反应的重要原因

1. 与子痫前期相关的细菌性感染。目前发现的与妊娠高血压综合征有关的感染包括泌尿生殖系统感染、口腔感染等。慢性亚临床感染可能上调孕妇的一些炎症因子水平，导致血管内皮细胞损伤或过度的炎症反应，从而继发子痫前期，进而发生子痫。

2. 内毒素与先兆子痫患者的炎症反应。动物和临床实验发现，与正常妊娠和非妊娠状态相比，子痫前期内毒素诱导的白细胞活化表现较为特殊，主要表现在白细胞数量的变化。

总之，内毒素在子痫发生、发展和转归中作用的研究越来越受到重视。不过内毒素作用的机制很复杂，受多种因素的影响，其在妊娠期的作用很独特。这种特殊性形成的机制，将是今后研究的重点。

吴湘　秦利　张在其

第二节　子宫破裂

一、基本概念

子宫体部或子宫下段在妊娠期或分娩期发生破裂称为子宫破裂，是直接危及产妇及胎儿生命的严重并发症。多发生在分娩期，与阻塞性分娩、不适当难产手术、滥用宫缩剂、妊娠子宫外伤和子宫手术瘢痕愈合不良等因素有关，个别发生在妊娠晚期。子宫破裂为产科最严重并发症之一，常引起母儿死亡，发生率在发达国家为 0.1%，发展中国家为 0.1%～1%。其发生率为判断一个地区产科质量标准之一。近年来我国随着产科工作者的数量和质量的提高，城乡妇幼卫生三级保健网的建立和逐步健全，其发生率已显著下降。临床一般有以下分类：

1. 按发生原因分为自发性破裂和损伤性破裂。
2. 按发生时间分为妊娠期破裂和分娩期破裂。
3. 按破裂程度分为完全破裂和不完全破裂。
4. 根据破裂部位分为子宫下段破裂和子宫体部破裂。

二、常见病因

子宫破裂是产科极为严重的并发症，系子宫体部、子宫下段在分娩期或妊娠期发生的破裂，孕产妇病死率约为 9.3%，严重威胁母婴健康。主要因头盆不称、子宫瘢痕和子宫壁病变、手术创伤、宫缩剂应用不当所致。随着围生期保健工作的不断完善和剖宫产率的上升，由难产、损伤、宫缩剂应用不当所致的无瘢痕子宫破裂逐渐减少，而有剖宫产史的妇女再孕比例增加，瘢痕子宫破裂成为产科子宫破裂的主要原因。发生原因具体如下：

1. 子宫手术史（瘢痕子宫）是近年来导致子宫破裂的常见原因，如剖宫产术、子宫肌瘤剥除术、宫角切除术、子宫成形术后形成瘢痕，在妊娠晚期或分娩期由于宫腔内压力增高可使瘢痕破裂。前次手术后伴感染、切口愈合不良、剖宫产后间隔时间过短而再次妊娠者，临产后发生子宫破裂的风险更高。

2. 先露部下降受阻。骨盆狭窄、头盆不称、软产道梗阻、胎位异常、巨大胎儿或胎儿畸形（连体婴儿）等均可导致胎先露下降受阻，子宫下段过分伸展变薄发生子宫破裂。

3. 子宫收缩药物使用不当。胎儿娩出前催产素或其他宫缩剂的剂量、使用方法或应用指征不当，或孕妇对药物敏感性个体差异，导致子宫收缩过强所致。

4. 产科手术损伤。宫口未开全时行产钳助产、中-高位产钳牵引或臀牵引术等可造成宫颈裂伤延及子宫下段；毁胎术、穿颅术可因器械、胎儿骨片损伤子宫导致破裂；肩先露行内转胎位术或强行剥离植入性胎盘或严重粘连胎盘，也可引起子宫破裂。

5. 其他。子宫发育异常或多次宫腔操作等，局部肌层菲薄导致子宫自发破裂。

三、发病机制

子宫破裂多发生于难产、高龄多产和子宫曾经手术或有过损伤的产妇。根据破裂的原因，可分为无瘢痕子宫破裂和瘢痕子宫破裂。

（一）无瘢痕子宫破裂

可分为自然破裂和损伤性破裂。

1. 自然破裂。梗阻性难产为最主要和最常见的发病原因，尤其好发于子宫肌壁有病理改变者，如畸形子宫肌层发育不良、过去有过多次分娩或多次刮宫史、子宫穿孔史、人工胎盘剥离史等。骨盆狭窄、头盆不称、胎位异常如忽略性横位、胎儿畸形如脑积水等，均可使胎儿先露受阻，造成梗阻性难产，当胎儿先露下降受阻时，为克服阻力，子宫体部肌层强烈收缩，收复后变厚、缩短；子宫下段肌层则被过度牵拉、变薄，伸长，过度伸展后，受阻的胎儿先露，将子宫下段薄弱处撑破，故裂口多发生在子宫下段，纵行或斜纵行。位于前壁右侧者多，也可延伸至宫体部和宫颈、阴道甚至撕裂膀胱。

2. 损伤性破裂。主要是由于分娩期子宫收缩剂使用不当和分娩时手术创伤引起。

（1）子宫收缩剂使用不当：使用催产素引产或催产，适应证为胎位正常，头盆相称。由于孕妇个体敏感程度不同，应采取稀释后静脉滴注，专人负责看守产程。调整滴速以造成近似生理性的有效宫缩。若使用不当，如分娩前肌内注射；无适应证，无监护条件下静脉滴注；其他子宫收缩剂如前列腺素阴道栓剂、麦角制剂使用不当均可增加子宫肌张力引起强烈子宫收缩导致子宫破裂，特别是高龄、多产和子宫本身存在薄弱点者更容易发生子宫破裂。

（2）分娩时手术创伤：不适当和粗暴地实行各种阴道助产手术，如臀牵引手术手法粗暴，不按分娩机转致使胎儿手臂上举，增加出头困难，后出头时强行牵拉。宫口未开全时行产钳助产，或臀牵引术或困难产钳，以上两项均可造成宫颈裂伤，延伸至子宫下段造成子宫破裂。忽略性横位行内倒转术、断头术、毁胎术等手术操作不慎，困难的人工剥离胎盘术均可引起子宫破裂。暴力压腹助产即不妥当的人工加压子宫底，促使胎儿娩出，也可使子宫破裂。此外，偶见植入性胎盘穿透子宫浆膜层造成子宫破裂。

（二）瘢痕子宫破裂

发生于子宫有过切口如以往剖宫产或子宫切开，妊娠子宫扭转或子宫穿孔后子宫修补术，肌瘤剥除术切口接近或达到内膜层，留下薄弱部分，在妊娠晚期，子宫胀大，尤其是在分娩过程，原瘢痕愈合不良,承受不了子宫内压力增加,瘢痕裂开,自发破裂。子宫体部肌层较厚,产后子宫复旧时又有收缩,其切口的对合和愈合均不及下段,故子宫体部切口瘢痕比下段瘢痕容易发生破裂。其发生率为下段切口瘢痕破裂的数倍。且体部瘢痕破裂多为完全破裂而子宫下段瘢痕多为不完全破裂。

子宫破裂以剖宫产瘢痕破裂为最常见,其次为滥用催产素和梗阻性难产引起,多数发生于分娩期。

四、临床特征

子宫破裂部分发生在妊娠晚期,但大多数发生在分娩期如遇有困难时,表现为产程延长,胎头或先露部不能入盆或受阻于坐骨棘平面或以上。子宫破裂发生通常是渐进的,多数由先兆子宫破裂进展为子宫破裂,有时先兆破裂阶段很短,表现不明显,不易察觉,而且由于引起子宫破裂的原因不同,破裂时间、部位、范围、出血量,胎儿和胎盘情况不同,临床表现不尽相同。

(一)无瘢痕子宫破裂

1. 先兆子宫破裂。在临产过程中,当胎儿先露部下降受阻时,强有力的阵缩使子宫下段逐渐变薄而宫体更加增厚变短,两者间形成明显的环状凹陷,此凹陷会逐渐上升达脐平或脐部以上,称为病理缩复环。此时,下段膨隆,压痛明显,子宫圆韧带极度紧张,可明显触及并有压痛。产妇自诉下腹剧痛难忍,烦躁不安,呼叫,呼吸、心率加快。由于胎先露部位紧压膀胱使之充血,出现排尿困难,血尿形成。由于子宫过频收缩,胎儿供血受阻,胎心改变或听不清。这种情况若不立即解除,子宫将很快在病理缩复环处及其下方发生破裂。

2. 子宫破裂。根据破裂程度,可分为完全性子宫破裂与不完全性子宫破裂两种。

(1)完全性子宫破裂:指宫壁全层破裂,使宫腔与腹腔相通。子宫完全破裂一瞬间,产妇突感下腹一阵撕裂样剧痛,子宫收缩骤然停止。腹痛稍缓和后,因血液、羊水刺激腹膜,出现全腹持续性疼痛,脉搏加快、微弱,呼吸急促,血压下降。检查时有全腹压痛及反跳痛,在腹壁下可清楚扪及胎体,子宫缩小位于胎儿侧方,胎心消失,阴道可能有鲜血流出,量可多可少。披露或下降中的胎先露部消失(胎儿进入腹腔内),曾扩张的宫口可回缩。子宫前壁破裂时裂口可向前延伸致膀胱破裂。若已确诊为子宫破裂,则不必再经阴道检查子宫破裂口。若因催产素注射所致子宫破裂者,产妇在注药后感到子宫强烈收缩,突然剧痛,先露部随即上升、消失,腹部检查如上所见。

(2)不完全性子宫破裂:指子宫肌层全部或部分破裂,浆膜层尚未穿破,宫腔与腹腔未相通,胎儿及其附属物仍在宫腔内。腹部检查,在子宫不完全破裂处有压痛,若破裂发生在子宫侧壁阔韧带两叶之间,可形成阔韧带内血肿,此时在宫体一侧可触及逐渐增大且有压痛的包块。胎心音多不规则。

(二)瘢痕子宫破裂

1. 子宫体部瘢痕破裂。多为完全破裂,约1/3发生于妊娠晚期,甚至在足月前数周,先兆破裂症状常不明显,可以瘢痕局部疼痛和压痛,以及子宫敏感性增高。有时可有少量阴道出血。随着裂口扩大,疼痛加重,出血增多,浆膜层裂开,胎儿部分或全部排入腹腔,此时症状、体征同无瘢痕子宫破裂。由于不一定出现破裂时突发性腹痛的典型症状,故有时在产妇出现休克时才发现,偶有在二次剖宫产术时才发现。

2. 子宫下段剖宫产切口瘢痕裂开。特别是横切口,瘢痕裂开多为不完全性,出血很少,且因有腹膜覆盖,因而缺乏明显的症状和体征,即所谓"安静状态"破裂。也有时出现局部压痛,敏感性增高等局部体征,常常在二次剖宫产术时才发现,也可能经阴道自然分娩,在产后常规检查才发现。但是如果瘢痕裂开累及子宫动脉或其他分支,可引起急性腹腔大出血。瘢痕完全裂开时,胎儿也可被排入腹腔,同无瘢痕子宫破裂类似,瘢痕子宫破裂,即使是完全性,胎儿尚未排入腹腔前,行胎心监测时胎心率图形常有早期减速、变异减速及随后的晚期减速,持续较长时间而不恢复,是子宫破裂的最早征象。

五、辅助检查

辅助检查虽不适用于急性子宫破裂，但有利于无症状病例，在鉴别诊断时可提供帮助。

（一）胎心监护

临产后连续胎心监护若胎心异常，特别是晚期减速持续较长时间不恢复，应高度警惕子宫破裂。

（二）阴道检查

已扩张的宫口缩小，胎先露上移，甚至可触到破裂口。

（三）B 超

可采用阴式探头，可见子宫不完整型、腹腔内积血、胎儿在子宫外等。

（四）X 线检查

见腹腔内有游离气体，胎儿四肢伸直，胎位正常。

（五）后穹隆穿刺

有血性液体抽出。

六、诊断思路

子宫破裂的诊断思路见图 3-2-1。

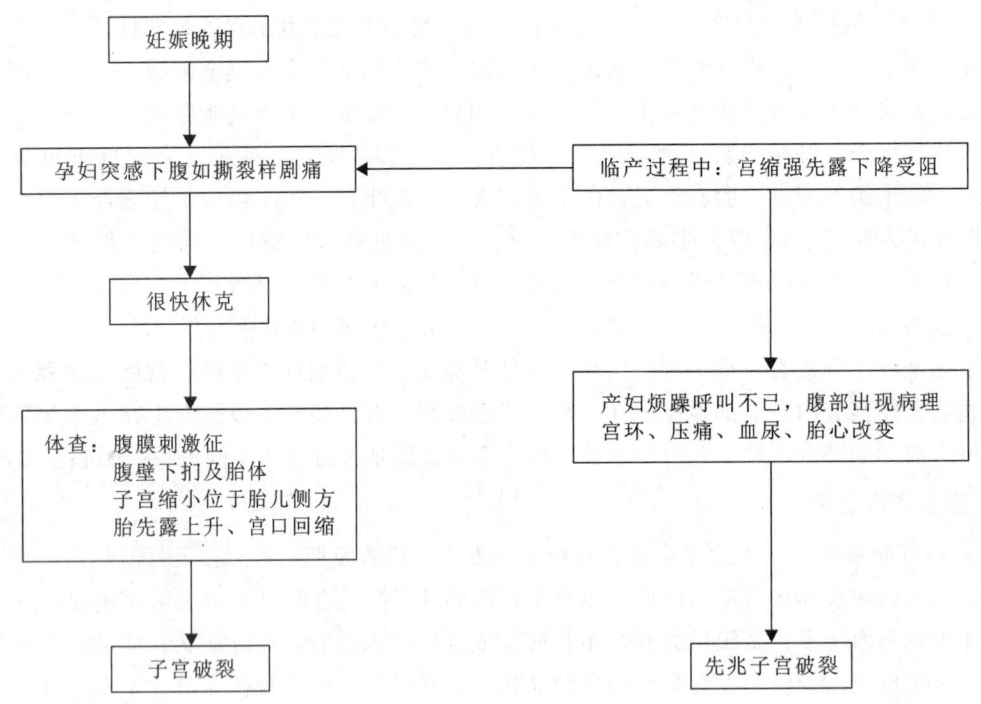

图 3-2-1　子宫破裂的诊断思路

七、临床诊断

诊断完全性子宫破裂一般困难不大，根据病史、分娩经过、临床表现及体征可做出诊断。不完全性子宫破裂只有在严密观察下方能发现。个别晚期妊娠破裂者，只有出现子宫破裂的症状和体征时方能确诊。

个别难产病例经多次阴道检查，可能感染出现腹膜炎而表现为类似子宫破裂征象。阴道检查时由于胎先露部仍高、子宫下段菲薄，双合诊时双手指相触犹如只隔腹壁，有时容易误诊为子宫破裂，这种情况胎体不会进入腹腔，而妊娠子宫也不会缩小而位于胎体旁侧。

（一）有下列情况应考虑子宫破裂

1. 具有子宫破裂的高危因素，如既往有宫腔内操作史及子宫手术史。

2. 孕产妇在晚期妊娠或临产后突感撕裂样腹部疼痛，伴恶心、呕吐、阴道出血，以及有休克前期和休克征象，腹部检查有明显腹膜刺激征，胎儿死亡，胎体触之在腹壁下。

（二）胎心监护

可疑病例应行连续胎心监护，如发现胎心率加快或减慢，特别是晚期减速持续时间较长而不恢复，应高度警惕子宫破裂。

（三）阴道检查

可发现曾扩张的子宫颈口往往回缩，已下降的胎儿先露上升，伸手入宫颈探查时有时可触及子宫破裂部位，裂口与腹腔相通，还可触及肠管。但阴道检查常可加剧损伤，故除产后疑有子宫破裂需探查宫腔外，一般不宜进行。

（四）腹腔穿刺或后穹隆穿刺

可明确腹腔内有无出血，腹部叩诊移动性浊音阳性，结合病史，体征多可诊断，就不必进行此项检查。

（五）B超检查

可协助诊断子宫有无破裂及其部位，以及胎儿与子宫的关系，可疑病例时可行此项检查。

总之，子宫破裂诊断与破裂的类型、程度、部位、性质、内出血量、胎心有无、胎盘完全或部分排出等情况有密切关系，轻型或不典型者易被忽略，如子宫后壁破裂症状与体征常不典型且程度较轻；发生于子宫下段剖宫产的瘢痕子宫破裂如位于肌层薄，无血管区时，常无明显症状和体征，因出血少，临产宫缩又常掩盖了腹痛症状，仅于再次剖宫产时发现或在产后常规阴道探查宫腔时发现。

八、鉴别诊断

（一）胎盘早剥

常因发病急、剧烈疼痛、内出血、休克等症状与之混淆。两者鉴别诊断见表3-2-2。

表3-2-2 胎盘早剥与先兆子宫破裂的鉴别

鉴别点	胎盘早剥	先兆子宫破裂
与发病有关的因素	常伴发于妊娠高血压综合征，尤其是妊娠高血压综合征，伴蛋白尿者，或有外伤史	有头盆不称，分娩梗阻史或剖宫产
腹痛	发病急，剧烈腹痛	强烈子宫收缩，烦躁不安
阴道出血	有内、外出血，以内出血为主，阴道出血量与全身失血症状不成正比	少量阴道出血，可出现血尿
子宫	子宫板状硬，有压痛，胎位不清	可见病理缩复环，下段有压痛，胎位尚清楚
B超检查	有时可见胎盘后血肿	常无特殊变化
胎盘检查	早剥部分有凝血块	无特殊变化

（二）难产并发感染

个别难产病例，经多次阴道检查后感染，出现腹痛症状和腹膜刺激征，类似子宫破裂征象，阴道检查时由于产程长，子宫下段菲薄，双合诊检查手指相触，犹如只隔腹壁，易误诊为子宫破裂，但此类病例宫颈口不会回缩，胎儿先露不会上升，更触不到胎体位于腹腔内侧，子宫也不会缩小。

九、救治方法

妊娠期子宫破裂，属于妊娠期急腹症之一，病死率与发病率及手术时间成正比，一旦明确诊断，应积极救治，可采用以下急救措施：有输血准备的剖腹探查，任何时候发生子宫破裂均应立即行剖腹探查术，治疗中应抗休克、抗感染、纠正贫血，严密监测血压、中心静脉压、动脉血气分析的变化，同时监测凝血功能及肾功能，给氧、输液、输血、补足血容量，选用有效抗生素，并给多种维生素与铁剂增强抵抗力。

（一）治疗原则

1. 先兆子宫破裂。应立即抑制子宫收缩，尽快剖宫产。

2. 子宫破裂。在抢救休克的同时，无论胎儿是否存活均应尽快手术治疗。手术原则力求简单、迅速，能达到止血目的。根据子宫破裂的程度与部位，手术距离破裂发生的时间长短，以及有无继发严重感染而采取不同的手术方式。

（二）常规治疗

1. 一般治疗。输液、输血、吸氧等抢救休克。并予大量抗生素预防感染。

2. 手术治疗。

（1）先兆子宫破裂：一旦发现，必须立即采取有效措施抑制子宫收缩，如肌内注射哌替啶100 mg，或静脉全身麻醉等，以缓解子宫破裂的进程，并尽快行剖宫产术，术中注意检查子宫是否已有破裂，若胎心存在，可望获得活婴。

（2）子宫破裂的手术治疗：胎儿未娩出者，即使死胎也不应经阴道先娩出胎儿，这会使裂口扩大，增加出血，促使感染扩散，应迅速剖腹取出死胎，视患者状态、裂伤部位情况、感染程度和患者是否已有子女等综合考虑。①对患者无子女、子宫破裂在 12 h 之内，裂口小，边缘又整齐、无感染，可考虑修补缝合破口。②若子宫裂口严重，边缘不整齐，且有感染，应行子宫次全切除术。③如裂伤口已经下延至宫颈处可考虑行子宫全切术。④如系前次子宫下段剖宫产之瘢痕裂开产妇已有活婴，可将裂口边缘修齐后缝合。⑤如果在妊娠期间发生外伤性的破口较浅的子宫不全破裂，可在子宫修补术后，在严密观察下继续妊娠，应该特别注意避免损伤输尿管及做必要的输尿管、膀胱修复术。⑥在阔韧带内有巨大血肿存在时，为避免损伤周围脏器，必须打开阔韧带，游离子宫动脉的上行支及其伴随静脉，将输尿管与膀胱从将要钳扎的组织推开，以避免损伤输尿管或膀胱。如术时仍有活跃出血，可先行同侧髂内动脉结扎术以控制出血。⑦子宫破裂已发生休克者，尽可能就地抢救，以避免因搬运而加重休克与出血。但如限于当地条件必须转院时，也应在大量输液、输血抗休克条件下及腹部包扎后再行转运。

需要注意的问题：有子女，无再生育要求，可考虑行子宫切除术；若保留生育功能者，应严格避孕 3 年，避免人工流产，加强孕期监护。正确处理瘢痕子宫妊娠，对于瘢痕子宫应在前次手术时间至本次妊娠时间＞2 年。

十、诊疗探索

如果能做好孕期产前检查，正确处理产程，绝大多数子宫破裂可以避免，下面一些诊疗方法的尝试有其理论基础，但有待更多的临床资料证实。

（一）超声检查可预测瘢痕子宫破裂

典型子宫破裂患者依其病史、临床表现多能及时予以诊断。而子宫瘢痕处不完全破裂时症状和体征常不明显，术前诊断较困难，需借助 B 超方能确诊。超声检查能动态观察孕期子宫下段形成，适度充盈膀胱可显示子宫下段前壁 3 层结构，并测量下段厚度的改变。无宫缩及宫内压力尚未增高时，子宫下段菲薄或厚薄不均匀，甚至肌层部分或完全缺损，难以确定子宫下段的 3 层结构，当子宫下段受羊水流动、胎动、宫缩等影响时，迅速产生羊膜囊向母体腹前壁膀胱方向膨出是子宫破裂的特征。故可借助 B 超了解子宫切口愈合情况、有无先兆破裂。对有子宫手术史的孕妇产前应常规行 B 超检查，当 B 超提示子宫切口愈合不良或先兆子宫破裂时应及时行剖宫产术。

（二）剖宫产术式的选择

近几年随着剖宫产率的上升，瘢痕子宫再次妊娠较常见。子宫下段横切口剖宫产术因子宫损伤小，易于愈合，再次妊娠破裂概率低而成为目前剖宫产首选术式。而子宫体部纵切口（即古典剖宫术）和子宫"T"型切口，均成为再次妊娠时危及母儿生命的重要因素，因子宫体部切口瘢痕在再次妊娠时弹性差，不易伸展，易于破裂。故剖宫产术应尽量选择子宫下段横切口，且再次妊娠时间至少应在两年以上。对于剖宫产术后较短时间内妊娠者，应警惕子宫自发性破裂的可能，做到早发现早诊断，尽量挽救母儿的生命。

（三）双子宫一侧妊娠子宫破裂的处理

双子宫单侧妊娠，未孕宫体解剖位置改变后可能阻塞产道，出现先兆子宫破裂和子宫破裂，一般临床表现不明显，因此要引起足够重视。双子宫一侧妊娠并破裂临床较罕见，发现先兆子宫破裂应立即应用镇静剂抑制宫缩，尽快剖宫产；而子宫破裂应在抢救休克的同时，尽快行剖腹探查，手术力求简单、迅速。

（四）子宫不全破裂的处理

子宫不全破裂是指子宫肌层仅部分或全层破裂，但浆膜层（或反折处腹膜）完整，子宫腔与腹膜腔不相通，胎儿及其附属物仍在子宫腔内。子宫不全破裂常缺乏先兆破裂症状，尤其合并宫腔感染更易误诊。对于此类患者，如子宫破裂时间长、破口大，有明显感染者或无生育要求可行次全子宫切除术或全子宫切除术。

十一、病因治疗

1. 做好产前检查，及时诊断胎位异常、胎儿异常及产道异常，有子宫破裂高危因素者，应加强产前检查，提前 2 周住院，做好分娩计划。

2. 严密观察产程，尤其是对先露高、胎位异常的试产产妇应严密观察。

3. 严格掌握催产素引产指征，有胎位不正、头盆不称、骨盆狭窄者禁止使用，对有剖宫产史、胎儿偏大、多胎、经产妇应慎用或不用引产。引产时要有专人观察。

4. 严格掌握各种阴道手术指征，避免损伤性较大的阴道助产和操作。术后常规检查宫腔，判断是否有子宫破裂。

十二、最新进展

（一）瘢痕子宫破裂的诊断和预防

近年来由于首次剖宫产指征放宽及再次剖宫产的增加，瘢痕子宫破裂的比例上升。再次妊娠分娩方式的选择已成为产科临床面临的新的突出课题。目前剖宫产多采用子宫下段横切口，加上医生操作水平不断提高，子宫切口愈合情况明显改善，但瘢痕子宫破裂仍有发生。如切口位置、切口裂伤、缝合技术、感染、出血等术后并发症，均可使切口处结缔组织增生，影响正常愈合，威胁再次妊娠分娩结局。B超诊断子宫切口愈合情况，能很好地为临床提供有价值的参考，对瘢痕破裂的预防有一定的意义。再次妊娠是否剖宫产之焦点在于子宫瘢痕破裂的潜在危险。子宫瘢痕导致的子宫破裂虽可发生在妊娠后期，但多数在临产后，一般先兆症状不明显，此时要警惕可能已有瘢痕裂开。如能及时发现并积极处理，母婴预后好。但往往由于症状轻，易被忽视。因此瘢痕子宫再次妊娠选择阴道分娩应慎重，美国妇产科学院分别于 2004 年和 2005 年总结大量临床资料后公布了对剖宫产术后再次妊娠阴道分娩的临床指南，剖宫产术后患者再次妊娠阴道试产的条件：

1. 前次手术为子宫下段横切口剖宫产术，且术后无感染。

2. 临床检查显示无明显头盆不称，先露必须入盆。

3. 无其他子宫瘢痕或子宫破裂既往史。

4. 具有随时手术，输血和抢救的条件。

5. 前次手术时间距本次妊娠超过 2 年。

6. 孕妇愿意试产，且有较好医疗设备条件可供连续监护。如其中一项条件不符合，应以剖宫产结束分娩为上策。应严格掌握适应证和禁忌证，试产前综合评估子宫瘢痕愈合情况，妊娠晚期行 B 超观察子宫下段肌层厚度，了解子宫瘢痕情况，便于及时处理。凡有剖宫产史者应在预产期前 1～2 周入院待产，确定分娩方式。有阴道试产条件者，应让患者试产，阴道助产缩短第二产程。

（二）胎盘植入所致子宫破裂的治疗

胎盘植入有导致子宫破裂的危险，其治疗应依据其类型、患者是否有生育要求及病情而定。

1. 全身或局部应用氨甲喋呤。通过干扰 DNA 的合成使滋养细胞变性坏死，脱落排出。残留在宫腔内的植入胎盘组织应用氨甲喋呤治疗，可加速其坏死脱落，有利于减少感染机会及保留子宫的可能，但必须具备先决条件；及时输血、预防感染，B 超和人绒毛膜促性腺激素监测，了解宫内和绒毛活性。

2. 胎盘植入部位子宫切除术。限定子宫角部、宫底部或宫体部。

3. 在剖宫产术中行选择性子宫动脉栓塞术，将胎盘留于原位，产后 7～12 d 行胎盘钳刮术，也可用球囊阻断和髂内动脉栓塞的方法减少术中出血。

4. 应用氩气凝固胎盘植入附着处止血成功。应用米非司酮治疗胎盘植入，宫腔镜下行植入胎盘电切除术，未广泛应用。保留子宫要警惕迟发产后出血的可能。

吴湘　秦利　张在其

第三节　羊水栓塞

一、基本概念

羊水栓塞是由于羊水物质进入母体血循环引起的一系列严重症状的综合征。典型表现以突然发作的低血压、低氧血症、循环衰竭、凝血功能障碍及多器官功能衰竭为主，是严重的妊娠、分娩及产褥期的并发症。

1926 年 Megar 首次描述了以上症状，但直到 1941 年 Steiner 及 Luschbaugh 首先在分娩期死亡的妇女肺循环发现了胎儿羊水中的有形成分，所以命名为羊水栓塞。1995 年 Clark 等从美国国家羊水栓塞登记资料中分析这些患者的临床症状，发现与过敏性疾病、感染性休克等极为相似，而与一般栓塞性疾病不同，故建议改为妊娠过敏样综合征。羊水栓塞的诊断较困难，因此漏诊、误诊较多，其发生率报道差异很大，从 1：30 000～1：3 000，死亡率报道也不相同。美国 1989 年统计可达 86%，占孕产妇死亡的 10%～15%。1989—1991 年我国孕产妇死亡中羊水栓塞占 4.6%，据北京市 20 世纪 90 年代统计，羊水栓塞占孕产妇死亡的 15.5%。

二、常见病因

1. 羊膜腔内压力增高、胎膜破裂和宫颈或宫体损伤处有开放的静脉或血窦是导致羊水栓塞发生的基本条件。

2. 高龄初产妇和多产妇急产、胎膜早破、前置胎盘、胎盘早剥、子宫不完全破裂、剖宫产术等是诱发因素。

三、发病机制

1. 羊水内有形物质直接形成栓子经肺动脉进入肺循环阻塞小血管引起肺动脉高压。

2. 羊水成分激活外源性凝血系统，在血管内产生大量的微血栓，消耗大量凝血因子、纤维蛋白原，致使急性弥散性血管内凝血发生。

3. 羊水成分为致敏原，引起 Ⅰ 型变态反应，立即出现休克、心肺功能衰竭。

4. 由于休克和弥散性血管内凝血，肾急性缺血导致肾功能障碍和衰竭。

四、临床特征

(一)呼吸、循环衰竭和休克

产妇突感寒战、呛咳、气急、烦躁不安、恶心、呕吐、呼吸困难、发绀、抽搐、昏迷、血压急剧下降，病情严重者，于数分钟内死亡。

(二)弥散性血管内凝血引起的出血

凝血功能障碍阶段，表现为难以控制的大量阴道流血、切口渗血、全身皮肤黏膜出血、血尿及消化道大出血。产妇死于失血性休克。

(三)急性肾功能衰竭

患者出现少尿或无尿和尿毒症的表现。肾缺血及弥散性血管内凝血前期形成的血栓堵塞肾内小血管，引起肾脏缺血、缺氧，导致肾脏器质性损害。

(四)羊水栓塞特点

起病急骤、来势凶险。典型病例三阶段按顺序出现，不典型者可仅有大量阴道流血和休克，钳刮术中出现羊水栓塞也可仅表现为一过性呼吸急促、胸闷后出现阴道大量流血。

五、辅助检查

(一)血液学检查

1. 血小板计数低于 100×10^9/L。但对原有血小板减少者，则此项无参考价值。

2. 凝血酶原时间常比对照组延长 3 s 以上。

3. 纤维蛋白原含量低于 2 g/L。

4. 优球蛋白溶解时间＜2 h。

5. 血浆鱼精蛋白副凝试验阳性。

6. D-二聚体阳性。

7. 血清纤维蛋白降解产物超过 20 mg/mL。

8. 血片中破碎红细胞比例超过 2%。

（二）影像检查

1. X 线检查。双肺弥散性点片状浸润影，向肺门周围融合，伴右心扩大和轻度肺不张，浸润的阴影，可在数天内消失。

2. CT。出现脑栓塞时头颅 CT。

3. 心电图。多可见右心房、右心室扩大，ST 段下降。

4. 超声心动图。右心房、右心室扩大；心肌缺氧、心排血量减少、心肌劳损等表现。

5. 尸解。右心室肥大，肺水肿、肺泡出血、肺内直径＜1 mm 的微小动脉及毛细血管内，有胎儿的鳞状上皮细胞，毳毛、胎脂、肠道的黏蛋白，胎粪物质等。子宫切口周围，静脉丛有胎儿羊水物质。右心室取血（早取），离心分三层，取中间一层染色。

（三）特殊检查

1. Sialyl Tn 抗原检测（神经氨酸-N-乙酰氨基半乳糖抗原）。胎粪和羊水中特征性成分之一。母血清可采用放免法检测，肺组织采用免疫组化染色法检测。

2. 肺肥大细胞类胰蛋白酶。免疫组化法检测肺循环中肥大细胞类胰蛋白酶。

3. 血清粪卟啉锌。羊水和胎便中特异物质，分光亮度计测定孕妇血浆。

六、诊断思路

（一）胎膜破裂

胎儿娩出后或手术中，产妇突然出现寒战、呛咳、气急、烦躁不安、尖叫、呼吸困难、发绀、抽搐、出血、不明原因休克，应考虑为羊水栓塞。

（二）体格检查

前驱症状后迅速进入深昏迷，较早出现深昏迷和抽搐；脉压差小、心率快，血压下降；休克无法用出血解释；出血和休克不成比例；肺底较早出现湿啰音；症状不一定按顺序发展；猝死为主要表现，可以发生在未破膜的病例中，也可以发生在中期引产的病例中。

（三）辅助检查

根据患者血液学、血浆鱼精蛋白副凝试验、胸部 X 线、头颅 CT、心功能检查及尸解可以确诊。

七、临床诊断

1. 有明显心肺功能障碍，分娩过程中或剖宫产术时，产妇突然出现呼吸困难、面色青紫，用其他产科并发症或并发症不能解释时，应考虑羊水栓塞的可能性。

2. 突然发生休克而且与出血量不成比例，当按出血量补足血容量后血压不回升，或回升后又迅速下降时应高度怀疑羊水栓塞。

3. 发生心肺功能障碍后继之出现弥散性血管内凝血典型临床症状或者呼吸困难、发绀等症状很轻，而以分娩后阴道出血不凝为主，经多种措施止血不易控制。

4. 胎儿宫内窘迫有时可作为羊水栓塞的一个先兆，当迅速娩出胎儿后产妇随即进入休克状态而难以用胎盘早剥、产后出血来解释休克之原因时，应考虑羊水栓塞。

5. 注意迟发性羊水栓塞综合征，发生原因可能是分娩时羊水进入子宫静脉内，当子宫张力减低时，羊水缓慢进入血循环，临床表现以产后出血及子宫收缩乏力为主。

八、鉴别诊断

羊水栓塞具有发病突然、病情凶险、进展快的临床特点，不易与其他疾病混淆。对发病较缓和、临床症状不典型者，需与血栓性肺栓塞、空气栓塞相鉴别。这些疾病多有胸痛。而羊水栓塞一般无此症状。其他疾病如子痫、脑血管意外、心力衰竭及失血性休克等的鉴别可根据病史、发病因素、临床症状、体征、疾病发展过程及有关辅助检查等来区分。

九、救治方法

治疗原则：增加氧合、抗过敏、抗休克、解除肺血管及支气管痉挛、改善肺循环及心肺功能、纠正凝血功能障碍、防止肾功能衰竭、预防感染。

（一）增加氧合

应立即保持气道通畅、尽早实施面罩吸氧、气管插管或人工辅助呼吸，维持氧供以避免呼吸和心搏停止。

（二）血流动力学支持

1. 维持血流动力学稳定。羊水栓塞初始阶段表现为肺动脉高压和右心功能不全。多巴酚丁胺、磷酸二酯酶抑制剂兼具强心和扩张肺动脉的作用，是治疗的首选药物。低血压时应予升压：多巴酚丁胺 $5\sim10\ \mu g/(kg \cdot min)$，静脉泵入；磷酸二酯酶抑制剂首剂 $25\sim75\ \mu g/kg$ 静脉推注，然后 $1.2\sim3\ mg/h$ 泵入；去甲肾上腺素 $0.01\sim0.1\ \mu g/(kg \cdot min)$，静脉泵入。

2. 解除肺动脉高压。改善肺的血流灌注，预防右心力衰竭、呼吸衰竭及末梢循环衰竭。推荐使用磷酸二酯酶抑制剂、一氧化氮及内皮素受体拮抗剂等特异性舒张肺血管平滑肌的药物。具体用法：前列环素 $1\sim2\ ng/(kg \cdot h)$，静脉泵入；西地那非口服，$20\ mg/$次，3 次/d。为了阻断迷走神经反射引起的肺血管痉挛及支气管痉挛，心率慢时可静脉注射阿托品 $0.5\sim1\ mg$ 或山莨菪碱使用 $10\sim20\ mg$，每 $10\sim15\ min$ 1 次，直至患者面部潮红或者呼吸困难好转为止。为减轻右心负荷可用测血压袖带分别绑于四肢加压至收缩压与舒张压之间，以阻断部分静脉血液回流。由于支气管痉挛，肺动脉高压，右心力衰竭致使心率变快时，则改用氨茶碱 $0.25\ g$ 加入 10% 葡萄糖注射液 $20\ mL$ 中缓慢静脉注射。罂粟碱 $30\sim90\ mg$ 溶于 $10\%\sim25\%$ 葡萄糖注射液 $20\ mL$ 中缓慢静脉注射，以解除平滑肌张力，扩张冠状动脉、肺血管及脑血管，也是解除肺动脉高压的良好办法，同时可达到镇静作用。

3. 液体管理。应尽早尽快补充血容量，但因此时心功能可能已有受损，故必须在严密监护下补充血容量，有条件者最好用肺动脉漂浮导管，测定肺毛细血管楔压，若无条件可放置中心静脉压导管，根据中心静脉压指导输血输液，有大出血者应补充新鲜血。低分子右旋糖酐有扩容及防止弥散性血管内凝血作用，但使用时不宜超过 $1\ 000\ mL$，以免影响凝血功能。

（三）抗过敏

应用大剂量糖皮质激素尚有争议。基于临床实践的经验，早期使用大剂量糖皮质激素或有价值。产妇在分娩前后突然出现呛咳、寒战、呼吸困难、发绀是羊水有形成分进入母体血液循环后的过敏反应，氢化可的松 $100\sim200\ mg$ 加于 $5\%\sim10\%$ 葡萄糖注射液 $50\sim100\ mL$ 快速静脉滴注，再用 $300\ mg$ 加于 5% 葡萄糖注射液 $250\sim500\ mL$ 静脉滴注，剂量可达 $500\sim1\ 000\ mg/d$；或地塞米松 $20\ mg$ 加于 25% 葡萄糖注射液静脉推注后，然后继续 $20\ mg$ 于 $5\%\sim10\%$ 葡萄糖注射液中静脉滴注。

（四）弥散性血管内凝血的防治

1. 肝素治疗。羊水栓塞早期使用肝素是绝对正确的。肝素具有较强的抗凝作用，是弥散性血管内凝血的重要拮抗剂，可以抑制纤维蛋白原转变为纤维蛋白，能中和 5-羟色胺的血管痉挛作用，防止血小板黏附于血管内皮损伤处，保护未与促凝物质结合的凝血因子与血小板，使之不再被消耗，阻止弥散性血管内凝血的发展。但对已形成的血栓，肝素不能将其溶化，故要强调必须及早应用，最好在弥散性血管内凝血还处在高凝阶段时应用，如促凝物质已不再进入母血则可不用。一般在症状发生后1h

内应用效果最佳，在未得到实验室结果以前，可先用 25 mg 加入 5％葡萄糖注射液 100 mL 静脉滴注 30～60 min，再根据出血情况及化验结果决定下次剂量。有人报道 24 h 内需 150～200 mg 才能有效控制弥散性血管内凝血，但实践中有人证明 24 h 内使用 25～50 mg 即可收到良好的效果，而且此剂量较为安全。使用肝素期间最简单的监测方法是试管法凝血时间的测定，要求凝血时间持续在 15～30 min 之间，若凝血时间短于 12 min，提示治疗无效，应加大剂量或者加快滴速。若凝血时间超过 30 min，表示肝素过量，应当减量。也可用凝血酶时间监测，若比正常延长 15 s 为有效，超过 100 s 则肝素应减量。其他如活化部分凝血活酶时间，纤维蛋白滴定阻滞度，凝血酶原活动度等，均可以作为肝素用量的监测指标。肝素治疗常见的副作用是出血，应立即停药。如肝素过量，可用鱼精蛋白对抗，1 mg 鱼精蛋白可中和 1 mg 肝素，一般 1 次量不超过 25 mg，缓慢静脉注射（3～10 min）。

2. 应用新鲜血及纤维蛋白原。在应用肝素的同时应补充血容量，但尽量少用库血，最好为新鲜全血或血浆及冷冻制品，这样既可以补充血容量，又可以补充纤维蛋白原、血小板等凝血因子，纤维蛋白原 1 次可给 4～6 g。

3. 抗纤溶药物的应用。当弥散性血管内凝血处在高凝阶段时不宜应用抗纤溶药物，在有纤溶亢进时允许应用。药物有氨基己酸、氨甲苯酸、氨甲环酸等。

（五）预防及控制心力衰竭

对于肺水肿伴心动过速者可用强心剂，常选用毛花苷 C 0.4 mg 加入 25％葡萄糖注射液 20 mL 中静脉注射，必要时 4～6 h 可重复使用，也可酌情用吗啡、哌替啶以减轻心脏的负荷。

（六）防治肾功能衰竭

羊水栓塞患者若能度过肺动脉高压、弥散性血管内凝血、心力衰竭等阶段后，继之常会出现肾功能不全或者肾功能衰竭。在救治过程中要随时注意尿量，出现尿少时需在补足血容量之后应用甘露醇，可扩张肾小球前小动脉，如尿量仍少可用呋塞米 40～100 mg 静脉注射。如患者出现血钾增高及严重尿毒症时需行透析治疗。

（七）产科处理

羊水栓塞若发生在胎儿娩出前，经积极抢救治疗待稍有好转就应尽快去除病因，迅速结束分娩。若宫口开全可经阴道产钳助产，宫口未开全应立即剖宫产，术时及产后注意子宫出血情况，若出血多难以控制且血不凝则当机立断行全子宫切除术。大量的宫缩剂有使子宫血窦内羊水栓子进入母血循环而加重病情之危险。而且此时应用宫缩剂效果并不理想，故必须结合患者情况，选择处理方案，切忌盲目大量使用宫缩药物。

（八）预防感染

羊水栓塞可造成多脏器损伤，而且抢救过程中操作多，必须选用广谱而且对肾脏无损伤的抗生素预防感染。

十、诊疗探索

（一）羊水栓塞也可在未正式临产前或产后发生

未分娩期发生羊水栓塞症状时或不明原因呼吸困难、血压降低，休克时要想到羊水栓塞的可能，认真作鉴别诊断。

（二）治疗中关于子宫切除的问题

子宫是女性重要生殖器官，而且还有内分泌及免疫功能，不能随意切除。大部分产科子宫切除均是在出血多，达血容量 50％左右，无法止血，为挽救生命才行子宫切除。羊水栓塞时子宫切除也多在无法控制出血时进行。但它还可以达到减少羊水物质继续入血，去除病灶的作用。北京妇产医院在

1993—1995 年抢救四例羊水栓塞，仅一例未切除子宫，弥散性血管内凝血高凝状态持续 1 周多，伴肾功能衰竭，行血液透析治疗时血液高凝，肝素用量达 200 mg/d，最后挽救成功，但视网膜血管栓塞，致双目失明。其余 3 例子宫切除，均顺利康复。

（三）关于肝素的使用问题

1. 与抗凝血酶-Ⅲ结合抑制血小板黏附聚集，促进血管内皮释放内源性氨基多糖及组织纤溶酶原激活剂，起到抗凝及促纤溶作用。

2. 增加血管壁和组织表面的负电荷，减低血黏滞度。

3. 结合并灭活血管活性物质，减少血管收缩。

4. 轻度抗组胺作用，降低血管通透性，降低血浆胶体渗漏。

5. 抗醛固酮作用，增加肾小球滤过率。肝素的半衰期为 2 h，不能溶解已形成的血栓，但可减少继续血管内凝血，其最佳使用期是在高凝期，但弥散性血管内凝血，尤其羊水栓塞的弥散性血管内凝血发展极快，不易发生高凝期，此外在羊水不断进入母血，高凝状态与消耗性低凝、纤溶亢进阶段相重叠，因此在后二阶段要补充凝血物质时应在补充肝素基础上再给更安全，否则会不断引起高凝。肝素用量也从小量开始，如 0.5～1 mg/kg，视病情进展，实验室结果再决定继续的用量，羊水栓塞在病因去除后弥散性血管内凝血过程可自然缓解，一般不必长期用。在羊水栓塞早期就可给 25～50 mg 的肝素静脉快滴，如高凝状态仍存在，可再以 50 mg 静脉滴注。但大部分患者很快进入低凝期，则以补充凝血物质为主。在一般产后出血患者，由于出血时将凝血物质同时丢失，造成稀释性弥散性血管内凝血，这种情况则以补充凝血物质为主。目前低分子量肝素已问世，它比肝素剂量效果关系更好，副作用也少，安全。肝素在手术前 2 h 内及手术中禁用，以免增加出血。肝素使用时应监测凝血时间（15～30 min）或者活化部分凝血活酶时间（延长一倍）。

（四）羊水栓塞时的监测

是一种涉及全身多脏器的危重急症，有效复苏除了适宜的处理外，监测也十分重要，可提供病情变化的信息，不断调整处理。一般状况的监测：意识、瞳孔、肤色、肤温、血压、脉搏、呼吸等。

1. 血流动力学监测。心跳频率、节律、血压、平均动脉压、脉压差、中心静脉压、肺毛细血管楔压、肺血管阻力、心排血量、搏动指数、心电图、心功能监测仪、毛细血管充盈时间、颈静脉充盈情况。

2. 氧合状态监测。①动脉血气分析：pH 值、动脉血氧分压、动脉血二氧化碳分压、酸碱平衡状态、有无呼吸性酸中毒、代谢性酸中毒；②血氧饱和度；③PaO_2/FiO_2 比值了解在吸氧状态下缺氧程度；④呼吸频率、节律、深度、胸腹式呼吸、有无呼吸困难表现，必要时照胸部 X 线片。出血量估计指标监测：血红蛋白、红细胞比容、红细胞计数。

3. 凝血功能监测。血小板、凝血时间。弥散性血管内凝血诊断全套指标。

4. 生化监测。肝肾功能、血糖、二氧化碳结合力、血浆蛋白、电解质、血清乳酸。

5. 出入量监测。出量包括尿、出血、呕吐、引流液，需精确测量，不显性失水如呼吸、汗、体温升高之排出量需估计。入量要精确记录。各种药物要记录清楚。

6. 对治疗反应监测。处理是否达到预期效果，病情变化，以便制定下一步处理方案。

十一、病因治疗

（一）前驱症状处理

产程中出现异乎寻常的前驱症状，可先拟羊水栓塞进行处理。

（二）纠正呼吸循环衰竭，改善低氧血症

有效给氧，发绀、呼吸困难（面罩加压给氧 5～10 L/min），或气管插管，气管切开，保证血氧饱

和度在 90％以上；纠正肺动脉高压，罂粟碱：30～90 mg＋5％～10％葡萄糖 20 mL 静脉注射，1 h 后可重复点滴，日量＜300 mg。氨茶碱：0.25 g＋5％～10％葡萄糖 20 mL 静脉注射，1～2 次/24 h。阿托品：1～2 mg＋5％～10％葡萄糖 10 mL 静脉注射，每 15～30 min 重复 3 次，无效则停用。山莨菪碱 10～20 mg 稀释后静脉注射，每 15～30 min 重复 3 次，脉搏＞120 次/min 慎用。酚妥拉明 5～10 mg＋5％～10％葡萄糖 200 mL 静脉滴注。

（三）保持心排血量和血压

开放血管通道 3 条（其中一条深静脉），一般行股静脉穿刺、锁骨下静脉穿刺或颈静脉穿刺，如穿刺不顺时，则静脉切开。同时监测中心静脉压，正常：4.4～8.8 mmHg。低容：＜4.4 mmHg。高容：＞11 mmHg。

1. 补充容量及输血。

2. 多巴胺维持血压。

3. 抢救用药。

（四）抗过敏（早用）

1. 地塞米松 20 mg 快速静脉注射。

2. 氢化可的松 100～300 mg 静脉滴注。有抗炎、抗过敏，抑制前列腺素、5-羟色胺、白三烯等生成、释放和激活，预防羊水栓塞作用。

（五）抗休克

1. 补足血容量。中心静脉压监测指导补液，伴有严重失血时先晶体，第 1 小时快速进入 1 000～2 000 mL 后，再胶体 500 mL（低分子右旋糖酐 250～500 mL）静脉注射输入，一般比例是 3 晶体：1 胶体。Hb≤70 g/L，红细胞比容≤24％时输血。

2. 血管活性物质。多巴胺 20 mg＋5％葡萄糖 250 mL 按 5～10 μg/(kg·min)，以后调整。

3. 纠正酸中毒。5％ NaHCO₃ 100～200 mL 静脉注射，再根据血气结果调整，2～4 h 重复。

（六）防治弥散性血管内凝血

1. 肝素＜10 min 内早用，25～50 mg（1/4～1/2 支）＋低右或盐水 100 mL 静脉注射 30～60 min，1 mg/kg 每 4～6 h 重复 1 次，150～200 mg/24 h。

2. 监测肝素用量。测凝血时间，适量 15～20 min；用量不足＜15 min；过量＞30 min。肝素过量时：鱼精蛋白 1 mg 对抗 1 mg 肝素，1％鱼精蛋白溶液 10 min 内缓慢滴注，尽早用。抑制血管内凝血，保护肾脏；肝素与抗凝血酶-Ⅲ结合后起抗凝作用；血中抗凝血酶-Ⅲ减少 50％以下，肝素作用明显下降，肝素＋新鲜血：补充凝血因子、纤维蛋白原、凝血酶原复合物。纤溶活跃期：3P（＋），纤维蛋白降解产物＞20 mg/L 或 D-二聚体＞800 mg，氨基己酸 4～6 g＋5％葡萄糖 500 mL 静脉注射，日量＜20 g；氨甲苯酸 0.3～0.4 g＋5％葡萄糖 500 mL 静脉注射或氨甲环酸 1 g 静脉注射，2 次/d。同时补充凝血物质，抑肽酶（天然蛋白酶抑制剂）8～12 U 静脉注射，酌情维持。

（七）治疗心力衰竭

毛花苷 C 0.2～0.4 mg＋25％葡萄糖 20 mL 静脉注射，营养心肌药物：辅酶 A、三磷酸腺苷、细胞色素 C。

（八）防止肾功能衰竭

留置尿管监测尿量，少尿＜400 mL/24 h 或＜17 mL/h；无尿＜100 mL/24 h 或＜4 mL/h（补足循环血量后应用利尿剂：呋塞米 40～100 mg 静脉注射或甘露醇 250 mL 静脉注射），尽早血液透析。

（九）产科处理

第一产程，症状缓解，剖宫产；第二产程，症状缓解，助产；心搏骤停，围死亡期剖宫产＜5 min。

子宫大出血：保守无效，危及生命，及早切除子宫。

1. 子宫全切除。注意防止断端出血。

2. 放引流条。皮下、腹直肌下及腹腔中各放引流条。

3. 防止二进宫。全身治疗；弥散性血管内凝血治疗；B超下穿刺引流。

十二、最新进展

（一）生命体征监测快速评价

早发现、早诊断、早治疗。

1. 过敏样反应。

2. 氧饱和度下降。

（二）应用血管活性药物

当血容量已补足，但血压仍不稳定，休克继续加剧时需用血管活性药物调整血管紧张度。常用药物：

1. 多巴胺。可增强心肌收缩力，增加心搏出量，扩张内脏血管，特别是可增加肾血流量。常用量为 $30\sim40$ mg 加入 5％葡萄糖注射液 500 mL 中静脉滴注。

2. 间羟胺。可增加心肌收缩力，使血压上升。一般用量为 $20\sim80$ mg 加入 5％葡萄糖中静脉滴注，常与多巴胺合用。

3. 酚妥拉明。有扩张小动脉和毛细血管作用，改善肺及全身微循环，常用量为 $20\sim40$ mg 加入 5％葡萄糖注射液中静脉滴注。

（三）纠正酸中毒

根据动脉血气分析结果进行纠酸。在化验结果未回报前，首剂可用 5％碳酸氢钠 250 mL 静脉滴注 $2\sim4$ h，以后根据血气结果再酌情给药。

（四）手术

羊水栓塞的子宫血窦中有大量的羊水栓子，不断将凝血活酶释放至血循环中，羊水还有抑制宫缩的作用，故加重了子宫出血。此时不宜用催产素，加强宫缩后可将羊水压入母血循环中使病情加重。因此去除病因须切除子宫。因为在宫颈管的静脉丛管腔内也存在有大量的羊水栓子，故手术范围应是全子宫切除术。手术是在产妇处于休克及应用肝素情况下施行，止血尤为重要。术后应放置引流管，以了解有无内出血并预防血肿及感染。

周永来　秦利　张在其

第四节　产后出血

一、基本概念

产后出血是指胎儿娩出后 24 h 内阴道分娩者失血量≥500 mL，剖宫产者≥1 000 mL，是危及产妇健康甚至生命的严重并发症，可引起失血性休克、产后感染和急性肾功能衰竭以致死亡，居孕产妇死亡原因的首位，其发生率占分娩总数的 2％～3％；即使幸免于此，也可能导致脑垂体缺血坏死，继发严重的腺垂体功能减退-希恩综合征。但绝大多数产后出血是可以避免的，其发生率高低和产科医生的责任心、技术水平和医疗设备条件密切相关。对产后出血应防重于治，做到及早识别发生原因并及时处理。

二、常见病因

子宫收缩乏力、胎盘因素、软产道裂伤及凝血功能障碍是产后出血的主要原因。这些共存、互为因果或相互影响。

（一）子宫收缩乏力

占产后出血总数的 70%～80%。常见因素如下：

1. 全身性因素。产妇精神过度紧张，对分娩恐惧；体质虚弱或合并全身性疾病等。

2. 产科因素。产程延长使体力消耗过多；前置胎盘、胎盘早剥、妊娠高血压综合征、宫腔感染等可引起子宫肌水肿或渗血，影响收缩功能。

3. 子宫因素。①子宫肌纤维过度伸展（多胎妊娠、羊水过多、巨大儿）；②子宫肌壁损伤（剖宫产史、肌瘤剔除术后、产次过多、急产等）；③子宫病变（子宫肌瘤、子宫畸形、子宫肌纤维变性等）。

4. 药物因素。临产后过多使用镇静剂、麻醉剂或子宫收缩抑制剂。

（二）胎盘因素

1. 胎盘剥离不全。部分胎盘尚未剥离，影响宫缩，致剥离面血窦无法关闭而出血。

2. 胎盘嵌顿。因宫缩剂使用不当或粗暴按摩子宫等，导致子宫颈内口痉挛性收缩，使已剥离的胎盘嵌顿于宫腔内，影响宫缩而出血。

3. 胎盘剥离后滞留。因宫缩乏力、膀胱膨胀等原因，已剥离的胎盘未能排出，影响宫缩，导致出血。

4. 胎盘粘连和植入。胎盘完全粘连或植入则无阴道流血，而部分粘连或植入往往发生大出血。

5. 胎盘胎膜残留。多为部分胎盘小叶或副胎盘残留在宫腔内，有时部分胎膜留在宫腔内也可影响子宫收缩导致产后出血。

（三）软产道损伤

1. 会阴、阴道裂伤。多见于急产、阴道助产、保护会阴不当等。

2. 外阴、阴蒂裂伤。

3. 宫颈裂伤。

4. 子宫破裂。

（四）凝血功能障碍

较少见，但所导致的产后出血常为难以控制的大出血。有两种情况：

1. 妊娠合并凝血功能障碍性疾病，如血小板减少症、白血病、再生障碍性贫血、重症肝炎。

2. 妊娠并发症导致凝血功能障碍，如妊娠高血压综合征、重型胎盘早剥、羊水栓塞、死胎滞留过久等，均可发生弥散性血管内凝血。

三、发病机制

引起产后出血的主要发病机制可归纳为以下几个方面。

1. 影响子宫肌收缩和缩复功能的因素，均可引起子宫收缩乏力性出血。如产妇精神过度紧张、体质虚弱、合并慢性全身性疾病、产程延长、前置胎盘、胎盘早剥、妊娠高血压综合征、宫腔感染等引起子宫肌水肿或渗血，影响收缩功能。子宫肌纤维过分伸展（多胎妊娠，羊水过多，巨大胎儿）；子宫肌瘤，过多使用镇静剂、麻醉剂等。

2. 胎盘因素如胎盘滞留、胎盘粘连或胎盘植入、胎盘部分残留等。

3. 软产道裂伤如阴道手术助产、巨大儿分娩、急产、软组织弹性差而产力过强等。

4. 凝血因子缺乏或凝血功能障碍如白血病、再生障碍性贫血、原发性血小板减少、胎盘早剥、死胎、羊水栓塞、重度子痫前期等。

四、临床特征

胎儿娩出后阴道多量流血及失血性休克等相应症状，是产后出血的主要临床表现。

（一）阴道多量流血

胎儿娩出后立即发生阴道流血，色鲜红，应考虑软产道裂伤；胎儿娩出数分钟出现阴道流血，色暗红，应考虑胎盘因素；胎盘娩出后阴道流血较多，应考虑子宫收缩乏力或胎盘、胎膜残留；胎儿娩出后阴道持续流血且血液不凝，应考虑凝血功能障碍；失血表现明显，伴阴道疼痛而且阴道流血不多，应考虑隐匿性软产道损伤，如阴道血肿。

（二）休克症状

出现烦躁、皮肤苍白湿冷、脉搏细速、脉压缩小时，产妇可能已处于休克早期。

（三）产后失血量的评估

1. 称重法。失血量（mL）＝（胎儿娩出后接血敷料湿重（g）－接血前敷料干重（g））/1.05（血液比重 g/mL）。

2. 容积法。用产后接血器收集血液后，放入量杯测量失血量。

3. 面积法。可按接血纱布湿面积粗略估计失血量。双层单：（16 cm×17 cm）/10 mL；单层单：（17 cm×18 cm）/10 mL；四层纱布垫：（11 cm×12 cm）/10 mL，（10 cm×10 cm）/10 mL，（15 cm×15 cm）/15 mL，事先测算。

4. 血红蛋白、红细胞比容。Hct 30%以下或 Hb 50～70 g/L，出血估计>1 000 mL，下降 1 g 约失血 400～500 mL。

5. 休克指数即脉搏/收缩压（mmHg）。休克指数＝0.5，无休克；休克指数＝0.5～1，失血量<20%（500～750 mL）；休克指数＝1，失血量 20%～30%（1 000～1 500 mL）；休克指数＝1.5，失血量30%～50%（1 500～2 500 mL）；休克指数＝2，失血量 50%～70%（2 500～3 500 mL）。轻度失血：失血量<20%（<1 000 mL）；中度失血：失血量 20%～40%（1 000～2 000 mL）；重度失血：失血量>40%（>2 000 mL）。

6. 羊水压积法。羊水与血液瓶中放入肝素 12 500 U 测定羊水及血的 Hct，公式换算：羊水中血量＝总羊水和血混合量乘以羊水中 Hct 除以产前血 Hct 乘以 100%。

7. 中心静脉压的监测。中心静脉压的正常值为 4.4～8.8 mmHg，中心静脉压<4.4 mmHg，血容量严重不足，快速大量补液；中心静脉压>11 mmHg，水潴留，防止过多补液加重心肺负担。实验证实：产妇出血可以在 1 000 mL 左右代偿，适当补充晶体液体即可。

（四）加强第四产程的观察记录

1. 生命体征的观察。血压、脉搏、休克指数。

2. 膀胱和尿量的观察。明确是否有尿潴留或血容量不足。

3. 子宫高度监测。是否有宫腔积血。

4. 阴道出血。如果产后出血超过 2∶1∶1，即接产时≥200 mL，产后 2 h 内≥100 mL，产后 2～24 h>100 mL 积极寻找出血原因。

（五）休克的早期识别

1. 正常脉压差在 30～40 mmHg，出血量>800 mL 时，脉压差<20 mmHg 或收缩压<80 mmHg

或既往血压高时，收缩压降低 20～30 mmHg，需要考虑早期休克的存在。

2. 伴随的其他症状和体征。①苍白（特别是内眼睑、手掌和口周）；②皮肤湿冷；③呼吸急促≥30 次/min；④焦虑、意识模糊或昏迷；⑤尿量少：＜25 mL/h，出血＞30%（1 500 mL）。

五、辅助检查

(一) 血液学检查

血常规，动态观察血红蛋白及红细胞比容的变化，应测定出血、凝血时间、凝血全套、血浆鱼精蛋白副凝试验、纤维蛋白溶解试验。肝肾功能，电解质、血糖等，必要时做骨髓检查。

(二) 床旁 B 超检查

有助于胎盘因素引起产后出血的诊断，与子宫黏膜下肌瘤的诊断有鉴别意义。

(三) 子宫动脉造影

选择性子宫动脉造影不仅可以明确出血的准确部位，而且还可以同时进行动脉栓塞治疗。

(四) 其他检查

心电图检查，尿常规检查，胸部 X 线片检查，CT 和 MRI 检查。

六、诊断思路

(一) 询问病史

详细追问患者既往史和现病史，寻找诱发因素，有助于产后出血的诊断。

(二) 快速估计出血程度及原因

1. 宫缩乏力引起的产后出血特点。胎盘剥离延缓，在未剥离前阴道不流血或仅少许流血，剥离后因子宫收缩乏力而出血不止，流出的血液能凝固。

2. 软产道损伤引起的出血特点。胎儿娩出后即可见有活动性持续出血，色较鲜红且量多，血液能自凝。当胎盘娩出后，子宫收缩良好，胎盘胎膜完整，无副胎盘，阴道仍有活动性出血要考虑软产道损伤，特别是急产、巨大胎儿阴道助产等更应考虑软产道损伤。

3. 胎盘因素。胎盘剥离不全及滞留宫腔，临床上多见子宫收缩乏力。胎盘嵌顿多发生在子宫下段，此处易发生狭窄环。胎盘全部粘连或植入出血少或不出血；而部分粘连或植入因血窦开放而出血多。

4. 凝血功能障碍的出血特点。在妊娠前或妊娠期已有出血倾向，可见皮下出血、注射孔出血、便血等。是血液病还是由于病理产科致弥散性血管内凝血引起产后出血，应根据病史结合症状和实验室检查做出诊断。

(三) 体格检查

1. 腹部检查。子宫轮廓不清或子宫松软，按摩子宫可有短暂收缩，随后又松弛。当宫腔有积血时，宫底升高。应特别警惕隐性产后出血，即由于子宫松弛，较多血液积聚宫腔内而无力排出，阴道仅少量流血。

2. 胎盘未娩出。胎盘嵌顿于子宫内口处；胎盘已剥离尚未排出宫腔；胎盘部分剥离，部分粘连于宫壁上；胎盘部分或全部与子宫壁紧密相连。

3. 软产道损伤。子宫下段有裂伤；宫颈的裂伤：3 点、9 点处超过 1 cm 的裂伤或者有活动性出血或其他部位的裂伤，或并有活动出血。阴道及会阴的裂伤：Ⅰ度，阴道黏膜及会阴皮肤的裂伤。Ⅱ度，黏膜、皮肤及会阴部肌肉的损伤。Ⅲ度，肛门外括约肌的断裂，或合并有阴道直肠间隔及直肠前壁黏膜的裂伤。产道血肿。

4. 阴道出血。血液不凝固，无血块形成。

5. 出血多时。面色苍白、四肢冰冷、脉搏细速、血压下降、尿量减少。

（四）辅助检查

根据患者血液学、盆腔 B 超、CT、MRI、选择性子宫动脉造影等检查。有助于临床诊断。

七、临床诊断

产后出血常见病因的临床诊断主要依据其病史、临床表现、体格检查及相关检查来进行，其诊断条件如下。

（一）子宫收缩乏力

产前有宫缩乏力，或有急产，或有活跃期，第二产程进展过快，出血时间发生在胎盘娩出后，出血特点：

1. 急性大量出血。

2. 迟缓性出血。

3. 隐性宫腔积血，暗红色血。子宫收缩弱，轮廓不清，胎盘娩出完整，无软产道损伤，血液凝固。

（二）胎盘因素

有刮宫或流产保胎史，有子宫内膜炎病史，出血时间发生在胎儿胎盘娩出后均可发生，出血是暗红色血，子宫收缩不佳，胎盘嵌顿、滞留、粘连、植入、残留，无软产道裂伤，血液凝固。

（三）软产道损伤

有急产、手术产、胎儿过大、产程过快、子宫瘢痕，胎儿娩出后胎盘娩出后均有出血。出血特点：持续性鲜红色血。子宫收缩情况好，胎盘完整，常有宫颈、阴道、会阴损伤、阴道血肿、子宫损伤少见，有凝血情况。

（四）凝血功能障碍

有肝炎、血液病、死胎、胎盘早剥、妊娠高血压综合征、羊水栓塞。胎儿娩出后无出血现象，胎盘娩出后有出血现象。出血特点：持续性血不凝。子宫收缩情况好，胎盘完整，无软产道损伤，血不凝，无血块。

八、鉴别诊断

（一）急性子宫内翻

多发生在第三产程，胎盘未剥离，过早牵引脐带或用手于子宫底部推压子宫，致使子宫内翻。临床也表现出血、腹痛、休克症状。但本症在腹部子宫不能触及，或与耻骨联合上方扪及呈漏斗型的凹陷的子宫。阴道内脱出一个红色球状软肿块，或胎盘附着于肿物表面，甚至可见双侧输卵管口的陷凹。

（二）产后血循环衰竭

多发生在妊娠高血压综合征患者。产后突然发生面色苍白、血压下降、脉搏细弱等循环衰竭现象。但子宫收缩好，凝血功能好，阴道出血量与体征不符合，经过快速补充血容量及含钠溶液后可以迅速恢复。

（三）宫颈癌合并妊娠

于产后癌组织破裂出血。产前有出血史，阴道分泌物多，有臭味，阴道检查可见宫颈呈菜花样或坚硬的组织，可经活检确诊。

九、救治方法

(一) 治疗原则

针对出血原因，迅速止血；补充血容量，纠正失血性休克；防止感染。

(二) 预防治疗

重视有可能发生产后出血的并发症的疾病，如肝炎、血液病、胎死宫内、胎盘早剥、重度妊娠高血压综合征等。

(三) 抗休克，积极补充血容量

1. 原则上应该用全血补充血容量，至少补充总失血量的 1/3～1/2，尽量维持收缩压在 80～90 mmHg 以上、尿量在 30 mL/h 以上。

2. 补充血容量时需要注意的问题。快速补充血容量，积极补充血液成分，保证组织细胞的正常功能，在产后出血患者注意补充凝血因子，以防弥散性血管内凝血的发生。

3. 补充血容量种类。①晶体溶液：0.9%氯化钠、乳酸钠林格注射液、碳酸氢钠林格液、高张盐水；②胶体溶液：低或中分子右旋糖酐、人血白蛋白、血浆、羧甲淀粉制品等；③血液。

4. 补充血容量输液速度。

(1) 晶体溶液：最初 15～30 min 输入 1 000 mL，第 1 小时至少 2 L。半小时后评价：休克症状改善，继续 1 L/（6～8）h 滴注；休克症状无改善，输血。

(2) 胶体溶液：输晶体溶液 1～2 L 后输胶体溶液 0.5～1 L。

(3) 血液：原则上 Hb<70 g/L、Hct<24%时输血。Hct 达到 30%时效果较好。

(四) 药物治疗

1. 催产素>60 U，导致其受体饱和，抗利尿作用增强，促宫缩作用没有相应增加。催产素 10 U 肌内注射或者宫颈注射（3～5 min 起效），持续 30～60 min；催产素 20～40 U＋平衡液 500～1 000 mL 静脉滴注，40～60 滴/min，立即起效，15～60 min 渐加强，滴完后 20 min 渐减效，半衰期 1～6 min。

2. 麦角新碱。作用于宫颈与宫体，0.2 mg/次，2～5 h 重复静脉慢推或肌内注射，最多 2 次，10 s 起作用，维持 4 h，妊娠高血压综合征、心肺并发症、过敏者禁用。

3. 前列腺素制剂。①卡孕栓（PGF2α）0.5～1 mg 肛门用药。②米索前列醇 200～600 μg 口服、阴道、肛门用药。副反应：短暂发抖和发热。米索前列醇含服与麦角新碱肌内注射作用基本相同。③卡前列素氨丁三醇：250 μg 肌内注射，15～90 min 重复注射，总量 2 mg，主要禁忌证是支气管哮喘。

4. 其他药物。

(1) 钙剂：宫口开全后 5%葡萄糖 100 mL＋10%葡萄糖酸钙 10 mL 于 25 min 内滴完。

(2) 止血三联静脉注射：维生素 K₁30 mg，氨甲苯酸 300 mg，酚磺乙胺 3 g 静脉慢注，增强凝血反应使血块坚固。按摩乳头刺激内源性催产素的释放。

十、诊疗探索

下面一些药物和方法的尝试有其理论基础，根据病情合理使用对产后大出血可能有较好疗效，但有待更多的临床资料证实。

(一) 产后出血的预防

1. 应从既往病史、产前检查、产程观察和处理着手，加强对育龄妇女的宣教，强调育龄妇女必须落实避孕措施，减少意外妊娠而造成的不必要的流产、引产。加强围生期保健，预防和治疗感染，纠正贫血，治疗孕妇急、慢性疾病，积极防治妊娠高血压综合征及其他各种妊娠并存疾病，认真寻找可能引起产后出血的各种高危因素，做到有备无患。

2. 进入产程后，严密观察产程进展，胎儿娩出时遵循"1-1-1"（胎头、胎肩及胎体各 1 min）原则，合理应用催产素。分娩期的监护及产科医生及时认真诊治，对预防产后出血起着积极作用。胎儿娩出后可常规静脉滴注或肌内注射催产素 10 U，第三产程舌下含服或阴道、直肠给予米索前列醇，以缓解宫缩乏力，减少产后出血的发生。

3. 8％产后出血发生在产后 2 h 内，故产后 2 h 应在产房严密观察其出血量。医院的做法是：产后 2 h 内，每隔 15～20 min 按压宫底 1 次，并观察阴道流血情况；产后 2～24 h 每隔 2 h 按压宫底 1 次，并观察阴道流血情况。如发现宫缩乏力，应尽快按压宫底排出宫内积血，及时使用宫缩剂加强宫缩，并根据出血量及时补充血容量，以防延误治疗。注意观察产妇脉搏、血压、呼吸及一般情况。准确记录出血及尿量，给予保温、输氧，并根据病情合理使用抗生素。

（二）垂体后叶素

其疗效迅速而显著，可使小动脉收缩，血流量下降，有利子宫血管破裂处血栓形成而止血。用法为：垂体后叶素 10～20 U＋25％葡萄糖注射液 20～40 mL 缓慢静脉注射（10～15 min 注射完毕），若出现头痛、面色苍白、心悸、恶心、出汗、胸闷、腹痛、便意和血压升高等副作用，应减慢注射速度，甚至停止注射。禁忌证：高血压、冠心病、孕妇对该药过敏。

（三）动脉栓塞法

在 X 线引导下，自股动脉插管达子宫动脉处，注入栓塞剂，如吸收性明胶海绵，使子宫动脉处形成血栓，减少子宫的血流量，达到止血作用。

十一、病因治疗

（一）处理宫缩乏力

按摩子宫；应用宫缩剂；宫腔填塞法；结扎盆腔血管；髂内动脉或子宫动脉栓塞；切除子宫。按摩子宫：腹壁按摩子宫；腹部-阴道双手按摩子宫。应用宫缩剂：催产素和麦角新碱，心脏病、妊娠高血压综合征和高血压患者慎用。前列腺素类药物：米索前列醇，卡前列甲酯，地诺前列酮。宫腔纱布或水囊填塞。子宫动脉栓塞：经股动脉穿刺将导管插入子宫动脉，注入吸收性明胶海绵。

（二）处理胎盘因素

胎盘滞留时立即作阴道及宫腔检查；若胎盘已剥离则应立即取出胎盘；若为胎盘粘连可行徒手剥离胎盘后取出；若疑有胎盘植入以手术切除子宫为宜，胎盘和胎膜残留可行钳刮术或刮宫术。

（三）处理软产道

应彻底止血；按解剖层次逐层缝合裂伤；软产道血肿应切开血肿；清除积血、止血、缝合；必要时可置橡皮条引流。

（四）处理凝血功能障碍

尽快输新鲜全血，补充血小板，纤维蛋白原，凝血酶原复合物，凝血因子，若并发弥散性血管内凝血可按弥散性血管内凝血处理。

（五）失血性休克

估计出血量判断休克程度，针对病因止血抢救休克，建立静脉通道，补充晶体及血液、血浆等；给氧及升压药物与糖皮质激素；纠正酸中毒，改善心、肾功能；广谱抗生素防治感染。

（六）预防

重视产前保健，正确处理产程，加强产后观察。

十二、最新进展

（一）产后出血的基本处理方法及治疗

1. 出血病因。70％～80％的产后出血是因宫缩乏力所致，故一旦发现第三产程后大量出血时，需立即按摩子宫并检查胎盘、胎膜是否完整。

2. 治疗。

（1）催产素：经上述处理同时，于 1 000 mL 的 0.9％氯化钠或乳酸钠林格注射液中加 20～40 U催产素，以 250～500 mL/h 速度持续静脉滴注。若无任何心血管症状，滴注速度可达 2 L/h。

（2）麦角新碱：0.2 mg 直接肌内注射，可引起强直性子宫收缩，压迫终末血管达到很好的止血作用，根据需要，每隔 2～4 h 可重复用药，用药不超过产后 1 周。因麦角新碱可引起短暂的血压上升，故禁用于高血压、先兆子痫或子痫及其他有潜在心血管病变者。

（3）前列醇：采用前列腺素 E_1 的衍生物-米索前列醇代替催产素及麦角新碱作为第三产程常规用药或用以治疗上述用药无效的产后出血。于胎儿娩出及断脐后，产妇口服 600 μg 米索前列醇，其优点是可以口服也可经阴道吸收。口服后最快 2～5 min 即可引起子宫收缩，最慢 20 min，平均为 6～7 min。其性质稳定容易储存，价格低、不良反应少，剂量甚至量到 800 μg 也不会引起血压上升。对于麻醉下的患者及因阴道出血而不能经阴道用药者，直肠用药为理想的给药途径。

3. 注意事项。接生者应同时检查阴道及宫颈有无裂伤，若有产道裂伤，应立即修补，以减少血液流失。如经按摩子宫、催产素静脉滴注、麦角新碱肌内注射、口服米索前列醇及迅速修补软产道裂伤后，阴道仍继续出血，需进一步确定是否有部分胎盘、胎膜残留时，可用超声扫描观察宫腔内是否有残留组织。必要时，需在麻醉及扫描指导下行宫腔探查或刮宫术。如经清理宫腔后仍出血不止，需采取进一步的处理措施。

（二）产后出血的进一步处理方法

宫腔填塞时注意应从宫底部填起，均匀填紧至阴道上段。剖宫产者，宫腔及子宫下段需紧密填满后再缝合子宫。填塞后持续应用催产素 12～24 h，并于 24～36 h 后取出全部填塞纱条。手术治疗：子宫切除术是治疗产后出血的最有效方法。然而对迫切希望保留生育功能的产妇可采用以下方法。

1. 子宫压缩缝合术。常用 B-Lynch 缝合法，近年来出现多种改良的子宫缝合技术，如 Hayman缝合术、Cho 缝合术及 Pereira 缝合术。

2. 盆腔血管结扎止血法。Abdrabbo 提出 5 步盆腔血管结扎止血法，逐步选用直至子宫出血停止，特别适用于希望保留生育功能的产妇。方法：①单侧子宫动脉结扎；②双侧子宫动脉结扎；③子宫动脉下行支结扎；④单侧卵巢动脉（骨盆漏斗韧带）结扎；⑤双侧卵巢动脉结扎。治疗 103 例药物治疗无效的产后出血者，只单侧或双侧子宫动脉结扎术成功率即为 83％，完成 5 步盆腔血管结扎者成功率达 100％，且无明显并发症。

3. 髂内动脉结扎术。手术操作困难且成功率低，并可伴有术中输尿管误伤及其他并发症。故大部分临床医生多首选子宫动脉结扎术治疗难治性产后出血，次选髂内动脉结扎术治疗子宫破裂或阔韧带血肿、子宫动脉结扎失败而强烈要求保留生育功能的病例。

4. 选择性动脉造影栓塞术。动脉造影栓塞术需要现代的血管造影技术及设备，其操作步骤为：常规消毒双侧腹股沟区，行股动脉穿刺，利用导丝导管技术，完成对（左）侧髂内动脉选择性插管，进行数字造影，明确出血部位及血管，此时注入经加工的吸收性明胶海绵直至证实（左）侧髂内动脉前干出血停止。同法栓塞（右）侧髂内动脉前干。操作时间在 30～60 min，平均 46 min。主要并发症为栓塞后综合表现，表现为不同程度的臀部及会阴部疼痛，3～7 d 后缓解，无须特殊处理，少数轻度发热，多于 3 d 后消失。

5. 子宫切除术。若经上述处理无效，为抢救产妇生命，全子宫切除术是最快、最有效的措施。而胎盘植入则成为子宫切除术的主要手术指征。

周永来　秦利　张在其

第四部分

儿 科 篇

<table>
<tr><td>**第 一 章**</td><td>**新生儿科**</td></tr>
</table>

第一节　新生儿呼吸窘迫综合征

一、基本概念

新生儿呼吸窘迫综合征有广义和狭义之分，前者指凡出现呼吸窘迫症状，不论其病因，都可以此命名，后者指因缺乏肺表面活性物质引起的呼吸窘迫综合征。本文主要叙述后一种。它主要发生在早产儿，其胎龄越小，发病率越高，由肺表面活性物质的产生和释放不足引起，临床以进行性呼吸困难为主要表现，病理生理以出现嗜伊红透明膜和弥散性肺不张为特征，故又名肺透明膜病。

近几年来对呼吸窘迫综合征的预防及治疗均取得显著进展，通过产前对肺成熟度的评估及糖皮质激素的预防性给药后发病率减少，新生儿重症监护病房的建立，呼吸支持的加强及近年来肺表面活性物质的应用，使病死率显著减低，但呼吸窘迫综合征仍为早产儿呼吸衰竭的最常见病因。

二、常见病因

（一）早产儿肺表面活性物质的产生、释放不足为主要倾向因素

1959 年提出的新生儿呼吸窘迫综合征由缺乏肺表面活性物质引起。肺表面活性物质是由 II 型肺泡上皮细胞合成并分泌的一种磷脂蛋白复合物，在胞质中的板层小体产生及贮存，当释放于肺泡吸附于肺泡壁后即能降低肺泡的表面张力，保持呼气时肺泡张开。肺表面活性物质由多种磷脂、蛋白质及碳水化合物组成，磷脂为主要成分，约占 85%，其中磷脂酰胆碱即卵磷脂及磷脂酰甘油各占 75% 及 9%，此外尚有磷脂酰乙醇胺、磷脂酰肌醇及鞘磷脂；蛋白质约占表面活性物质的 13%（有 SpA、SpB、SpC、SpD），可与磷脂结合，增加其表面活性作用；碳水化合物仅占 2%。

肺表面活性物质在胎儿 22～24 周产生，但量不多，且极少转移至肺泡表面，随着胎龄的增长，肺表面活性物质的合成逐渐增加，因此婴儿愈早产肺中肺表面活性物质的量越少，呼吸窘迫综合征的发生率也愈高。胎龄 24～30 周时各种激素对促进肺成熟的作用最大，此时是产前预防的最佳阶段，32～34 周以后激素对肺成熟的影响不很重要，胎龄 35 周以后是肺表面活性物质迅速进入肺泡表面的阶段。该疾病发生率与胎龄呈反比，胎龄 30～32 周者发生率 40%～55%，33～35 周者发生率为 10%～15%，36 周龄者发生率为 1%～5%。早产儿出生后肺仍在继续发育，出生后 72～96 h 内产生的肺表面活性物质一般能够维持正常呼吸，因此只要在肺表面活性物质缺乏阶段加以补充，使早产儿渡过难关，存活率可以提高。

（二）宫内窘迫和出生时窒息

宫内窘迫多发生在胎盘功能不全的胎儿，由于长期缺氧影响胎儿肺的发育，肺表面活性物质分泌偏低；出生时窒息又多由难产引起，是新生儿发生呼吸窘迫综合征的原因之一。低氧、酸中毒时肺呈

低灌流状态，抑制表面活性物质的产生及释放，围生期窒息，急性产科出血如前置胎盘、胎盘早剥、双胎中的第二婴及母亲低血压等时，新生儿呼吸窘迫综合征的发生率均显著增高。

（三）高胰岛素血症

糖尿病孕妇的血糖高，胎儿的血糖也随之升高，此时胎儿胰岛素的分泌必须增加，才能适应糖代谢的需要，使葡萄糖转变成糖原。这种情况下使胎儿长得肥胖巨大，但肺不一定发育成熟，而且常有胰岛细胞增生现象，致使产生高胰岛素血症，由于胰岛素拮抗糖皮质激素对卵磷脂的合成作用，使胎儿肺延迟成熟，故糖尿病母亲的新生儿呼吸窘迫综合征发生率可增加5～6倍。

（四）剖宫产

正常分娩时子宫收缩、糖皮质激素分泌增加可促使肺成熟，如剖宫产执行在分娩发动前时呼吸窘迫综合征发生率也可增高。

（五）家族倾向

曾生过呼吸窘迫综合征婴儿的孕妇，以后分娩发生新生儿呼吸窘迫综合征的机会高达90％～95％。

（六）人种、性别关系

白种人及男婴的发生率相对较高。

三、发病机制

因肺泡和空气的交界面具有表面张力，若缺乏表面活性物质，肺泡则被压缩，肺内功能残气量下降造成广泛性、进行性肺不张。血流通过肺不张区域，气体未经交换又回至心脏，形成肺内短路，通气/血流比例失调，肺顺应性降低，肺呈僵硬状态，需较高压力才能达到所需的潮气量，广泛肺萎陷后无效腔通气量增加，因此动脉血氧分压下降，氧合作用降低，体内代谢只能在缺氧情况下进行而产生酸中毒。酸中毒时肺血管痉挛，肺血流阻力增大，使右心压力增高，有时甚至可使动脉导管再度开放，形成右向左分流，严重时86％心脏搏出量成为分流量，以致婴儿青紫明显，进入肺的血流量减少后，肺的灌注量不足，血管壁因缺氧渗透性增加，于是血浆内容物外渗，包括蛋白质，其中纤维蛋白的沉着，使渗液形成肺透明膜。肺透明膜形成后，肺的顺应性更加降低，同时也阻碍气体交换，使呼吸困难更趋严重。

四、临床特征

呼吸窘迫综合征由肺表面活性物质缺乏所致，因此，凡影响肺表面活性物质合成与分泌的因素均可导致呼吸窘迫综合征的发生。早产儿肺发育不成熟，常缺乏肺表面活性物质，因此，呼吸窘迫综合征主要见于早产儿。胎龄越小，出生体重越轻，发病率越高，尤其是胎龄<32周、出生体重<1 500 g的早产儿极易发生。引起呼吸窘迫综合征发生的其他高危因素还有孕母为糖尿病或甲状腺功能减退的患者，产程未启动的剖宫产，男婴，双胎，围生期缺氧，等等。此外，孕妇吸烟、吸毒、药物、妊娠高血压综合征等也与呼吸窘迫综合征发生有关。

患儿一般刚出生时呼吸、哭声尚正常，但出生后不久（多为6 h内）出现进行性加重的呼吸困难，典型的有气促、呼气呻吟、吸气凹陷、鼻翼翕动及发绀等。呼气性呻吟是出现最早的症状，反复呼吸暂停是病情恶化的早期症候。因此，临床对于出现呼气性呻吟和反复呼吸暂停的新生儿要高度警惕呼吸窘迫综合征的发生。患儿面色因缺氧变得灰白或青灰，发生右向左分流后青紫明显，供氧不能使之减轻，缺氧重者四肢肌张力低下。体征有鼻翼翕动，胸廓开始时隆起，以后肺不张加重，胸廓随之下陷，以腋下较明显。吸气时胸廓软组织凹陷，以肋缘下、胸骨下端最明显，严重肺不张时胸廓塌陷。肺呼吸音减低，吸气时可听到细湿啰音。患儿病情一般较重，常因合并呼吸衰竭及心力衰竭于起病

48～72 h 死亡。本症也有轻型，可能因表面活性物质缺乏较轻所致，起病较晚，可迟至 24～48 h，呼吸困难较轻，无呻吟，青紫不明显，经 3～4 d 后随表面活性物质的合成而好转。

五、辅助检查

(一) 肺成熟度试验

1. 卵磷脂/鞘磷脂比值测定。羊水或支气管分泌物 L/S≥2 表示肺已经成熟，一般不会发生呼吸窘迫综合征；<1.5 表示肺未成熟，呼吸窘迫综合征的发病率高；<1 时发生呼吸窘迫综合征的危险性为 100%。但在糖尿病孕妇或母婴血型不合发生溶血病时，虽 L/S>2，仍可发生呼吸窘迫综合征。卵磷脂正常值为 3.5 mg/dL，如羊水中卵磷脂<3.5 mg/dL，提示婴儿肺未成熟，常常发生呼吸窘迫综合征。

2. 羊水或胃内容物泡沫试验。取羊水或生后 1 h 内的胃内容物 0.5 mL 置试管中，加入等量 0.9% 氯化钠和 1 mL 的 95% 酒精并用力振荡 15 s。15 min 后观察结果，如沿管壁有一圈完整的泡沫环，则为试验阳性，表示有肺表面活性物质存在，很少发病；如无泡沫环，则为试验阴性，几乎全部发病，如泡沫环残缺也提示可能发生本病。本实验可作为 L/S 测定的一个筛选程序。

3. 羊水中磷脂酰甘油测定。磷脂酰甘油是肺表面活性物质的重要成分，孕 35 周后羊水中才出现。羊水中磷脂酰甘油主要来自肺表面活性物质，羊水中磷脂酰甘油检测阳性表示肺发育已成熟，阴性表示肺未成熟。由于不受血或胎粪污染的影响，结果较 L/S 更准确。

4. 羊水中的板层小体测定。孕 30 周后羊水中板层小体的水平随着孕周的增大而增多，至 37～42 周达到相对稳定。羊水中板层小体数目>50×10^9 个/L，提示胎肺成熟，可以终止妊娠；≤15×10^9 个/L，提示胎肺不成熟，呼吸窘迫综合征发生率高，需继续妊娠或做好抢救新生儿的准备。临床研究发现预测的准确性优于泡沫震荡试验。

5. 胃液稳定微泡试验。生后 3 h 内用吸管吸取其 40 μL 胃液滴于盖玻片中央，将吸管垂直于玻片，轻轻接触胃液表面，在 6 s 内快速吸入、放出 20 次后，静置 4 min；将盖玻片翻转倒扣在载玻片的凹坑上，用装有测微尺目镜的显微镜进行观察，在低倍镜下计数 1 mm×1 mm 中直径<15 μm 的稳定微泡数。稳定微泡数越多，说明胃液中肺表面活性物质越多。稳定微泡数>20 个/mm^2 提示肺发育成熟，可以排除呼吸窘迫综合征；<10 个/mm^2，提示肺发育不成熟，极有可能发生呼吸窘迫综合征。此法不需昂贵的器材及试剂，操作简单，灵敏度高，特异性强，能快速、准确地预测新生儿肺成熟度，早期诊断呼吸窘迫综合征，目前在日本已成为预测新生儿肺成熟度和早期诊断呼吸窘迫综合征的常规方法。

(二) 肺顺应性测定

临床研究发现呼吸窘迫综合征患儿出生后 24 h 内肺顺应性一直处于很低的水平，在呼吸衰竭未出现之前，肺顺应性已经明显降低，通过测量肺顺应性可早期预测和诊断呼吸窘迫综合征。安静时肺顺应性<18 mL/(kPa·m)(身长)为阳性，提示肺萎缩，阳性预测值为 100%。

(三) 肺部 X 线检查

胸部 X 线检查是诊断呼吸窘迫综合征的重要方法。早期两侧肺野普遍性透亮度减低，内有均匀分布的细小颗粒和网状阴影，小颗粒代表肺泡的细小不张，网状阴影代表充血的小血管。支气管则有充气征，但易被心脏和胸腺影所遮盖，至节段和末梢支气管则显示清楚。如肺不张扩大至整个肺，则肺野呈磨玻璃样，使充气的支气管显示更清楚，犹如秃叶分叉的树枝，整个胸廓扩张良好，横膈位置正常。

按病情严重程度呼吸窘迫综合征胸部 X 线片表现可分为四级。Ⅰ级：两肺野透亮度普遍减低(充气减少)，可见均匀散在的细小颗粒(肺泡萎陷)和网状阴影(细支气管和肺泡管过度充气)。Ⅱ级：

除Ⅰ级病变加重外，出现空气支气管征（支气管过度充气），延伸到肺野中外带。Ⅲ级：病变进一步加重，肺野透亮度更加减低，心缘、膈缘模糊。Ⅳ级：整个肺野呈白肺，在白色背景上可见秃叶树枝状空气支气管征。

（四）血生化检查

1. 动脉血气分析。由于通气不良，肺灌流量减少及右向左分流，出现低氧血症、高碳酸血症及酸中毒，血液 pH 值明显下降。代谢性酸中毒时碱剩余减少，二氧化碳结合力下降。

2. 脐血总蛋白测定。脐血总蛋白可代表胎儿的成熟程度。随着胎龄或体重的增加，脐血总蛋白的水平逐渐上升，当接近足月儿或体重达 2 500 g 以上时，脐血总蛋白水平趋向稳定。检查方法为在出生后即刻取脐静脉血 2～3 mL，测血清总蛋白。此可作为一种普查方法，简单而快速地预测呼吸窘迫综合征的发生，对脐血总蛋白<51 g/L 者，早期应用呼吸道持续气道正压通气可防止重症呼吸窘迫综合征的发生；同时对于>51 g/L 而出现呼吸窘迫症状的婴儿，首先应排除其他疾病，避免应用持续气道正压通气造成不必要的损伤。

3. 相关检查。疾病过程中血液易出现低 Na^+、高 K^+，因此须监测血电解质。呼吸窘迫综合征病儿血清总胆红素普遍较高，与肝功能异常有关。

4. 脐血内分泌激素测定。有人认为糖皮质激素、甲状腺激素、环磷酸腺苷、雌激素及催乳素可促进胎儿肺成熟，而胰岛素则拮抗糖皮质激素的作用，抑制卵磷脂的合成，并通过实际检测发现发生呼吸窘迫综合征组与未发生呼吸窘迫综合征组上述激素水平有显著差异。血中此类内分泌激素与肺表面活性物质的合成是否有因果关系，或仅系一种伴随的变化，目前尚未清楚，但可作为一种指示剂，预测呼吸窘迫综合征发生的危险度。

六、诊断思路

（一）询问病史要点

详细询问患者的病史，寻找诱发因素，有助于新生儿呼吸窘迫综合征的诊断，应查找诱发新生儿呼吸窘迫综合征的各种高危因素。

（二）快速估计病情，避免发展至严重的阶段

早产儿、剖宫产儿、窒息新生儿、糖尿病母亲所产的足月儿或巨大儿，均应注意该病。

七、临床诊断

有早产、剖宫产、围产缺氧史及母亲有糖尿病史的新生儿，出生后 6 h 内出现进行性呼吸困难表现，进行性加重，并伴呻吟样呼气，胸部 X 线片有典型 X 线特征：肺野透亮度减低，提示空气支气管征，气管吸出物肺表面活性物质测定等实验室检查，可以做出呼吸窘迫综合征的初步诊断。

八、鉴别诊断

（一）湿肺

湿肺也表现为生后不久呼吸困难，但湿肺多见于足月儿，症状轻，病程短，数小时后病情自行缓解，胸部 X 线片表现为肺泡、间质、叶间胸膜积液为主。

（二）吸入性肺炎

羊水或胎粪吸入者，生后不久即出现呼吸困难、呻吟、吸气三凹征，但病情不呈进行性发展，胸部 X 线片表现为肺纹理增粗、肺气肿。

（三）B族溶血性链球菌感染

宫内或娩出过程中发生的B族溶血性链球菌肺炎或脓毒症，极似呼吸窘迫综合征，不易区别，如孕妇有羊膜早破史或妊娠后期的感染史须考虑婴儿有发生B族溶血性链球菌感染的可能，及时采血做培养以资鉴别。胸部X线片提示肺部病变呈融合趋势，病程经过与呼吸窘迫综合征不同，用青霉素治疗有效。

九、救治方法

及早诊断，及早治疗。给予呼吸支持，使用肺泡表面活性物质，监护心肺，采取综合措施，保证病儿度过72 h危险阶段。出现并发症，要同时积极治疗。

（一）一般治疗

注意保暖与能量供给，应行静脉营养。置婴儿于适中温度的保暖箱内或辐射式红外线保暖床上，用监护仪监测体温、呼吸、心率等，环境温度需保持腹部皮肤温度在36.5℃或肛温（核心或深部温度）在37℃，使体内耗氧量在最低水平。相对湿度以50%左右为宜。经常清除咽部黏液，保持呼吸道通畅。注意液体进入量和营养，可采用静脉高营养液滴入，至能吸吮和吞咽时母乳喂养。

（二）生命体征和动脉血气的监测

对存在发生呼吸窘迫综合征危险的新生儿生后均应立即送入新生儿重症监护病房，严密观察肤色、反应、肌张力、胸廓外形和起伏运动。持续监测心率、呼吸、体温、血压、经皮氧饱和度，并维持这些生命体征在正常范围。呼吸窘迫综合征患儿存在通气和换气功能障碍，常出现低氧血症、高碳酸血症及酸中毒，因此，动脉血气分析是判断疾病转归、疗效及调整治疗的一个重要依据。呼吸窘迫综合征患儿每天至少查血气1次，维持pH值在7.3～7.45，动脉血氧分压为50～80 mmHg，动脉血二氧化碳分压为30～50 mmHg，动脉血氧饱和度为85%～92%。

（三）呼吸支持

呼吸窘迫综合征病儿生后不久即出现呼吸困难、呼气性呻吟，常发展为呼吸衰竭，应及时给予呼吸支持，避免发生严重缺氧、高碳酸血症和酸中毒。良好的呼吸支持是治疗成功的关键。氧疗和机械通气：氧疗是本病的主要治疗措施，常用的给氧方式有鼻导管、头罩、持续气道正压通气和气道插管机械通气。由于高氧性损伤的发生与动脉血氧分压密切相关，因此，呼吸窘迫综合征患儿在接受氧疗时要严密监测动脉血氧分压，使动脉血氧分压维持在50～80 mmHg，以防止高氧性肺/脑损伤和高氧性视网膜病变的发生。

1. 轻型呼吸窘迫综合征可以鼻导管、面罩或头罩吸氧。

2. 持续气道正压通气给氧。一旦发生呼气性呻吟，即给予持续气道正压通气。

（1）适应证：自主呼吸良好，轻型和早期呼吸窘迫综合征，动脉血氧分压低于60 mmHg，使用持续气道正压通气可减少呼吸机的应用，并减少慢性肺部疾病的发生率。用持续气道正压通气后肺不张改善，功能残气量增加，通气/血流比例改善，动脉血氧分压上升，动脉血二氧化碳分压下降，氧合改善后促使表面活性物质进一步合成。

（2）应用方法：可通过鼻塞、鼻咽插管或气管内插管法，以持续气流压力型呼吸机提供压力或可用简易装置（水封瓶加贮气囊）提供压力，开始压力可设于0.49～0.58 kPa，为避免CO_2的重吸收及稳定压力，气流率应置于8～10 L/min，当氧合不理想时每次可增加压力0.098～0.196 kPa，一般情况下压力不超过0.98 kPa，病情好转当吸入氧浓度下降至0.4后可减压力，每次减低0.098～0.196 kPa，当减至0.29～0.39 kPa时，可以停用。

（3）应用持续气道正压通气过程中常遇到的问题：①影响回心血量及心排血量，当持续气道正压通气>10 cmH_2O时回心血量及心排血量减低。②增加肺血管阻抗造成右向左分流，故病情好转应及时降低持续气道正压通气值。③高碳酸血症，持续气道正压通气过高时，通气量减少，潮气量减少会造成 CO_2 滞留。

3. 机械通气。对反复呼吸暂停，体重低于 1 200 g、自主呼吸较浅表，持续气道正压通气压力超过 7 cmH_2O 仍无效，动脉血二氧化碳分压仍升高，应及时使用机械通气。新生儿以用压力型呼吸机为好，呼吸机应具有压力限制、持续气流、时间循环及呼气阀门等功能。

(1) 开始调节：吸入氧浓度为 0.6，气道峰压为 20～25 cmH_2O，呼气末正压为 5 cmH_2O，呼吸频率为 35～45 次/min，吸呼比为 1：(1～1.5)。初调后必需观察患儿面色、胸廓运动、呼吸状态并听诊两肺呼吸音，然后根据血气监测适当调整参数。

(2) 撤离呼吸机：病情好转后应逐步降低呼吸机参数，撤离时应按一定步骤进行，下列程序供参考。①先下降气道峰压至 30 cmH_2O（每次降 1 cmH_2O）；②再降吸入氧浓度至 0.6（每次降 0.05）；③再降 PIP 至 20 cmH_2O，后降呼气末正压至 5 cmH_2O，每次以 1～2 cmH_2O 递减；④然后再降吸入氧浓度至 0.4；⑤达上述数据后可下降呼吸频率，当患者自主呼吸良好可将呼吸频率逐步降至 4～6 次/min。一般情况下，<2 000 g 者当气道峰压降至<20 cmH_2O，呼气末正压降至 3 cmH_2O，吸入氧浓度至<0.3，呼吸频率至 4～6 次/min，血气正常可撤离呼吸机。

4. 撤机不顺利时应考虑。①尚有肺炎或肺不张，有间质肺气肿；②有血流动力学变化的动脉导管开放；③有呼吸暂停时，体重如<1 250 g 撤离呼吸机前可用氨茶碱辅助。

5. 护理。用呼吸机者需每小时监测并记录生命体征，记录经皮测氧仪的氧分压值及脉搏血氧饱和度仪的血氧饱和度值，设好监护仪报警值，呼吸机使用时每 3 h 行气道护理 1 次，吸引时间应短，动作应轻，并必须以皮囊手控通气保持气道正压，分泌物不多时可减少吸引及胸部拍击次数。

6. 机械通气时的紧急情况。①气管插管阻塞或位置不良时应立即脱开呼吸机，以皮囊行手控通气，检查两侧呼吸音，并快速吸引气管插管以确保气道通畅，必要时以喉镜检查插管位置或重新插管；②当突然低氧、低血压时应高度怀疑气胸，立即观察胸廓运动是否对称，呼吸音是否对称，可做透光试验及胸部 X 光片以证实气胸，并可做试验性胸腔穿刺，证实后立即行胸腔闭式引流管排气；③呼吸机功能不良；④严重脑室出血时病情可突然恶化。

(四) 肺表面活性物质替代疗法

外源性肺表面活性物质替代疗法近年来已取得满意效果，应用也逐年广泛。分预防性用药及明确诊断后的治疗性用药两种。应用方法有单剂及多剂两种，剂量分一般剂量及大剂量两种，每次采用剂量为 50～200 mg/kg，加入 0.9%氯化钠混匀后缓慢经气管插管注入，每次需 15～30 min 分四个不同体位注入，每注入 1 次后均需手控正压通气数分钟使表面活性物质能均匀分布于全肺。国外多中心实践资料显示预防性应用能减少呼吸窘迫综合征发生率及减轻疾病严重度，治疗性应用后减少呼吸机应用时间及减小呼吸机参数，减少气胸及肺部疾病发生率。不论天然或合成的肺表面活性物质治疗效果都是愈早用愈好，天然肺表面活性物质并不增加以后过敏性疾病的发生。

少数婴儿对肺表面活性物质治疗效果不佳，原因是多方面的：

1. 极低出生体重儿的肺不但功能不成熟，结构上也不成熟，伴有肺发育不良。

2. 重度窒息反应极差。

3. 存在肺水肿，渗出液中的蛋白质多，拮抗肺表面活性物质。

4. 伴有其他疾病如严重肺炎，需寻找原因，另加治疗。

(五) 恢复期动脉导管关闭的治疗

可用吲哚美辛，共 3 剂，每剂间隔 12 h，首剂 0.2 mg/kg，第二、第三剂的剂量根据日龄渐增，<2 d 者，0.1 mg/kg，日龄 2～7 d 者，0.2 mg/kg，>8 d 者，0.25 mg/kg。进入途径可静脉滴入，如果经心脏导管直接滴至动脉导管口则疗效更佳，也可口服，但疗效较差。吲哚美辛的副作用有肾功能减低尿量减少，血钠降低，血钾升高，停药后可恢复。若药物不能关闭动脉导管，可用手术结扎。

（六）抗生素治疗

由于肺透明膜病不易与B族溶血性链球菌感染鉴别，故多主张同时使用青霉素治疗，剂量20万～25万 U/(kg·d)，分3～4次静脉滴注或肌内注射。

十、诊疗探索

（一）高频振荡通气

能在较低的潮气量和通气压力下进行气体交换，在不增加气压的前提下有效提高氧合，较适用于新生儿尤其是未成熟儿的治疗。目前欧美等发达国家都将高频震荡通气作为新生儿重症监护病房中必备的治疗手段，国内应用渐多。

（二）固尔苏

作为呼吸窘迫综合征的肺表面活性物质的替代药物，已在国内的各大医院广泛使用，其临床疗效已明确肯定。固尔苏成分为猪肺磷脂注射液，主要功能是降低肺表面张力发挥作用。本组15例患者符合呼吸窘迫综合征的诊断标准，均给予固尔苏治疗，以往报道认为固尔苏的使用越早越好，目前的研究发现，即使出生24 h后应用仍可获得很好的疗效，而且多数患者首次单剂治疗就可使病情好转，血氧饱和度回升，患儿状态改善。

（三）一氧化氮

是由血管内皮细胞产生的具有强烈扩血管作用的内皮舒张因子，大量的研究证明，其通过扩张呼吸道和肺血管平滑肌，改善通气，降低肺动脉压，减少右向左分流，降低肺静脉压，减轻肺水肿，从而提高氧合效应。

十一、病因治疗

如测得羊水中卵磷脂和鞘磷脂的比例在1.5：1以下或卵磷脂在3.5 mg/dL以下，孕妇在分娩前可接受糖皮质激素预防治疗，特别对有早产史的孕妇更为重要。其中以孕期30～32周时的预防治疗效果最好，34周以上效果较差，糖皮质激素能部分通过胎盘进入胎儿体内，到达胎儿肺组织细胞的糖皮质激素与胞质内的大分子结合成复合体，作用在DNA上，进一步促使卵磷脂的合成。

十二、最新进展

体外膜肺氧合是一种通过体外设备较长时间全部或部分替代心肺功能的持续性体外生命支持技术，它可使心肺得以充分地休息，从而获得病变治愈和功能恢复的时间。

1. 体外膜肺氧合种类。有静脉-动脉（V-A）环路和静脉-静脉（V-V）环路两种类型。V-A型是通过右颈内静脉和右颈总动脉插管形成环路，环路的流量较大可提供良好的心肺支持，肺脏处于完全休息状态；但因要结扎颈总动脉，可造成右侧脑血流减少而产生脑损伤，故主要用于心肺联合衰竭的患儿。V-V型是通过右颈内静脉插入双腔管形成环路，对机体的创伤小，实施方便快捷；但对循环系统功能的支持较差，主要用于无心脏病变的患儿改善氧气供给。

2. 体外膜肺氧合适应证。①肺泡-动脉氧分压差>608 mmHg持续8 h，或气道峰压>38 cmH$_2$O；②氧合指数<200 mmHg持续4 h；③病情突然恶化；④对所有的常规治疗无反应；⑤出现气压伤者。

3. 体外膜肺氧合禁忌证。①出生体重<2 000 g；②胎龄<34周；③有出血倾向；④肺出血或颅内出血Ⅱ级以上；⑤持续机械通气>14 d；⑥严重先天畸形。

宋涛　向忠良　肖政辉　张在其

第二节　新生儿肺出血

一、基本概念

新生儿肺出血指肺的大量出血，至少影响肺的二个大叶，不包括肺部散在的局灶性小量出血，常见于新生儿的早期，是新生儿期主要的死亡原因，本症虽极严重，但近年来用正压呼吸治疗存活的报道逐渐增加。

二、常见病因

本症的发生在新生儿期有两个高峰，第一高峰在生后第1天，约占本症的50%，第二个高峰在生后第6～7天，约占25%，生后2周极少发生，综合其发生原因有如下几点。

（一）与缺氧的关系

常见于出生窒息、胎粪吸入综合征、呼吸窘迫综合征等严重缺氧性疾病，患儿多为早产儿和极低出生体重儿，有宫内或出生时缺氧病史。缺氧时血红蛋白对氧亲和力增加，器官组织缺氧，加速无氧代谢，加重酸中毒，致心搏出量减少，血流缓慢，肺循环瘀血，肺微血管损伤，渗透性增加，破裂出血，缺氧还可抑制肝脏合成凝血因子。新生儿出生时，大都有不同程度低氧血症与二氧化碳积聚，出现呼吸性与代谢性酸中毒，但持续时间短，常于生后30 min内矫正，一般于24 h内消失。但任何原因引起的围生期窒息、缺氧、肺部疾病等，均可导致持续的低氧血症与酸中毒，并通过一系列的病理生理变化，引起肺出血。

1. 引起肺微血管损伤，血管通透性增加，血液渗出。

2. 肺动脉高压，动脉导管与卵圆孔重新开放，出现右向左分流，加重组织缺氧，并可致肺血管破裂出血。

3. 阻碍肝脏合成凝血因子，引起全身性、包括肺脏凝血机制障碍性出血。

4. 心功能受抑制，左心排血量减少，引起肺瘀血，导致左心力衰竭及加重缺氧性肺出血。

5. 呼吸窘迫综合征和脓毒症时，红细胞内的2,3-二磷酸甘油酸功能下降，血红蛋白对氧亲和力升高，加重组织缺氧。病理资料也显示，绝大部分围生期窒息儿，均伴有多脏器出血、瘀血等缺氧性损害。

（二）与低体温的关系

新生儿尤其未成熟儿体表面积相对较大，散热较快，血管运动中枢发育未成熟，皮下脂肪缺乏，加之易受外界低温环境影响，容易出现低体温。低体温时：

1. 新陈代谢率升高，氧消耗量增加，组织相对缺氧并致酸中毒；寒冷刺激可致肺血管收缩，肺动脉高压，均可引起缺氧性肺出血。

2. 血流减慢，血黏滞度升高，红细胞表面电荷减少而易于聚集，发生血管内凝血或微血栓形成而致肺出血。

3. 皮肤血管收缩，皮下脂肪凝固硬化，使皮肤血管受压，血流灌注减少，致血液积聚于低压低阻的肺循环中而呈现肺瘀血；支气管动脉分支内压力更高而易破裂出血；并致心排血阻抗增加，心脏后负荷增加，引起心力衰竭而致肺出血。

（三）与早产、低体重的关系

肺出血多见于早产儿及低体重儿，出生体重越低，肺出血越多。早产及低体重儿肺出血发生率高，与其内在缺陷有关：

1. 肺发育不完善，肺泡少，肺血管多，肺毛细血管通透性为成人的 6 倍，故肺组织易遭受缺氧和感染等因素的破坏，易出血。

2. 肺表面活性物质少，毛细血管中液体易渗入肺间质及肺泡中。

3. 支气管壁和肺泡壁弹力纤维发育不成熟，容易闭塞而使气体交换面积减少，导致缺氧性肺微血管损伤。

4. 凝血机制缺陷，易有出血倾向。

（四）与感染的关系

常见于足月儿，肺出血常为感染性肺炎、脓毒症、感染性休克等后期的重要表现。

1. 细菌毒素和肺部炎症均可直接损伤肺血管。

2. 肺组织免疫荧光检查及血清补体检查，证实部分肺出血与免疫损伤有关，估计为细菌抗原与患儿体内来自母体的特异性抗体结合，形成免疫复合物，电镜下见其在肺毛细血管基底膜沉积，造成免疫损伤而致肺出血。

3. 感染可致低体温、缺氧与酸中毒而致肺出血。

4. 严重感染可使血小板减少，加重出血倾向，且新生儿血黏滞度已较高，感染可因渗出而使血液浓缩，发生高黏滞综合征而致肺出血。

（五）与血液高黏滞综合征的关系

新生儿红细胞增多症、低体温或感染可使血液瘀滞，血流减慢，血黏滞度升高，一方面引起肺阻力升高而加重心脏负担，导致心力衰竭；另一方面可致肺血栓形成，导致肺出血。

（六）与急性左心力衰竭的关系

检验发现肺出血的血性液体是出血性水肿液而非全血，从而认为有"分子筛"参与作用，即左心力衰竭时，肺毛细血管压力不断升高，液体不断滤过，导致出血性肺水肿。

（七）与凝血障碍的关系

有人认为肺出血是由于新生儿尤其是未成熟儿的肝功能不成熟，维生素 K 储存不足，凝血酶原低下所致，但未能解释部分病例出血仅局限于肺部，且经用维生素 K，输新鲜血及血浆仍无效，玻片法凝血时间也多为正常。过去曾认为肺出血由弥散性血管内凝血引起，但其后较多尸检报告均未能发现微血管内有血栓形成，不少病例也无其他部位的出血，且有人提出对新生儿弥散性血管内凝血的生化诊断指标有值得商榷之处，因此目前多认为，凝血障碍可使肺出血加重和延长，但并非肺出血的起因。

（八）其他病因

尚有提出肺出血与中枢神经损伤、超量输液、氧中毒等有关。但目前大多数学者认为，肺出血的高危因素主要还是早产、低体重、围生期窒息、肺部感染、脓毒症及寒冷损伤，而缺氧、酸中毒所致的肺动脉高压和肺血管损伤是其发病的中心环节。

三、发病机制

1. 严重缺氧时各器官组织都缺氧，心肌缺氧影响心脏功能，心排血量减少，血流减慢，静脉回流降低，于是肺血管瘀血，静脉压增高。同时血管壁的缺氧使渗透性增加尤以毛细血管更为显著，因而发生肺水肿和出血。缺氧时各种酶活力降低，影响新陈代谢过程，产生酸中毒，更增加血管渗透性。

2. 严重肺部感染除影响气体交换外，还直接损伤肺组织，包括其中的肺血管和毛细血管，或通过免疫复合物与毛细血管壁基底膜的结合造成损伤，引起血管渗透性增加，而发生肺水肿和出血。严重低体温（35℃以下）时，机体为增加产热量，使耗氧量也增加，以致缺氧。如低体温持续时间过长，则血管收缩，血流速减慢，在缺血、缺氧情况下产生代谢性酸中毒，影响心脏功能和血管渗透性。1973 年 Cole 分析了肺出血的渗出液，其中红细胞数比血液中的红细胞少，而其他成分则与血浆相仿，因此认为肺出血主要是毛细血管渗透性增加引起的出血性肺水肿所致，而不是血管的直接损伤引起。

3. 此外，缺氧、感染和低体温都可使血小板减少，有的病婴还可能发生弥散性血管内凝血，使血小板更低，一旦出血，不易凝固和止血。

四、临床特征

30％～50％婴儿出生时有窒息史，其中不少伴宫内窘迫史。症状和体征分原发疾病和发生肺出血时的表现，但两者为一连续过程。原发疾病的临床表现各有不同，参阅有关章节。在发生肺出血前原发疾病已相当严重，此时就可考虑发生肺出血可能；当症状更加重、肺部出现湿啰音时，则发生肺出血可能性更大；至呼吸更加困难胸部出现三凹征，有时伴呼吸暂停和青紫，肺部出现细湿啰音，此时肺出血已发生。约有 50％患儿从鼻孔或口腔流出血性或棕色液体，最后喷出大量血性分泌物，这时诊断已很明确。但也有不少患儿不流出血性分泌物，则诊断有赖于医务人员的警惕性，治疗宜及早开始，不必等待血性液体的流出。体温大多不升高，日龄较大的新生儿患肺炎或脓毒症时，体温可能升高。

五、辅助检查

1. 血液学检查。白细胞可高可低或正常，红细胞在出血前可能增加，血小板计数大多低于 100×10^9/L。

2. 血 pH 值和动脉血气分析显示程度不等的酸中毒，以混合型（代谢性和呼吸性）最常见，单纯代谢性酸中毒次之，单纯呼吸性酸中毒极少见。

3. 原发疾病考虑细菌感染时应做血培养、痰液培养或脓液培养。宫内感染以大肠杆菌、产气杆菌、铜绿假单胞菌、克雷伯菌属为多，因此出生后前 3 d 培养以杆菌阳性率较高，3 d 后金黄色葡萄球菌、表皮葡萄球菌和李斯特菌属阳性率渐升高。

4. 血黏度检查常增高。

5. X 线表现出现下列改变。

（1）斑片状阴影分布广泛，涉及两肺各叶，大小不一，密度均匀。左肺下叶病变可伴空气支气管征。

（2）肺血管瘀血影，表现为两侧肺门血管影增宽，有时两肺呈较粗的网状影，可伴斑片影。

（3）心脏普遍增大，轻度至中度，左心室增大较明显。

（4）显示肺部原发疾病的病变。

六、诊断思路

(一) 询问病史

详细询问患者的病史，寻找诱发因素，有助于新生儿肺出血的诊断，应重点检查耳、鼻、咽喉、肺部、心脏、躯干及四肢，除考虑常见病与多发病之外，还应考虑少见病与罕见病，以避免误诊，同时，查找诱发肺出血的各种高危因素。

(二) 快速估计病情，避免发展至严重的阶段而发生肺出血

治疗肺出血争取在早期，当考虑发生肺出血时应立即严密观察患儿的呼吸频率，听诊肺部有无细湿啰音，当发生肺出血可能性大时，即开始急救治疗。

七、临床诊断

新生儿肺出血的临床诊断主要依据其病史、临床表现、体格检查及相关检查来进行，其诊断条件如下：

1. 病理诊断以两个肺叶以上弥散性出血为标准。

2. 临床诊断则以气道内有血性液流出为依据，最近研究表明，诊断上两者并不完全一致，临床诊断为肺出血者，病理上可见于弥散性肺出血、灶性肺出血及出血性肺炎，不同病理现象的临床表现是否有差异，尚待进一步研究。一般情况下，口鼻有血性液流出，为肺出血最常见和最重要的表现，但须注意以此诊断并不可靠，因可导致无此表现的肺出血儿的漏诊，或对消化道出血儿的误诊，故对可疑病例的确诊，应同时做气管内与胃内插管加以证实。

3. X线检查。缺乏特异性改变，初期肺纹理增粗，当肺泡内出血明显时，可呈结节性、局灶性改变，也可呈条索状阴影或大块实变征。肺若呈浸润性改变时，难与肺炎区别，但肺出血停止后，血液迅速吸收，X线征象很快就会改善。

八、鉴别诊断

（一）吸入性肺炎

出生后较早出现呼吸困难，发绀，两肺可闻及细湿啰音，胸部X线有片状阴影，与肺出血有类似临床表现。前者无面色苍白、休克及呼吸道出血表现，X线除有片状阴影外，多伴有代偿性肺气肿，肺野透亮度增强，可资鉴别。临床也可见二者同时存在。

（二）呼吸窘迫综合征

出生后出现呼吸困难，进行性加重，肺内细湿啰音密集，X线表现也与肺出血相似。前者除呼吸困难严重外，并无因出血导致的贫血、休克，以及呼吸道出血的临床表现，X线所见伴有广泛空气支气管征，可与肺出血鉴别。

九、救治方法

对有疾病的婴儿应积极治疗，以免发展至严重阶段而出现肺出血。治疗肺出血争取在早期，当考虑有发生肺出血可能时即应严密观察呼吸频率，听诊肺部有无细湿啰音，当发生肺出血可能性增大时，即开始急救治疗。

（一）一般治疗

1. 低体温是肺出血的原因之一，天气寒冷时产房内要有保暖设备。婴儿出生后即用预先温暖的干毛巾将其身体擦干，以免散热过多，并立即将婴儿移至保暖的小床上进行处理。

2. 保持呼吸道通畅。

3. 最简便的方法是经鼻导管供氧，或用面罩供氧，吸入的氧气要先通过保暖的水瓶，以防冷空气对咽喉部的刺激而发生呼吸暂停。

4. 治疗原发病。

5. 纠正酸中毒。

6. 纠正出凝血障碍。

7. 限制输液量。

（二）补充血容量

输新鲜血 10 mL/kg，维持血红细胞比容在 45% 以上。

（三）保持正常心功能

可用多巴胺 $5\sim10\,\mu g/(kg\cdot min)$，以维持血压在 $50\,mmHg$ 以上，如发生心功能不全，可按心力衰竭治疗。

（四）人工呼吸机的应用

是当前治疗肺出血的有效措施。早期使用可大大提高肺出血的存活率，采用间歇正压通气/呼气末正压方法。用正压呼吸治疗肺出血的理论依据：正压呼吸使肺泡扩张，减少肺血管的渗出，提高血氧分压，消除低氧和酸中毒对肺毛细血管的影响，从而减少出血。呼吸器参数初调值：氧浓度为 $60\%\sim80\%$，吸气峰压为 $25\sim30\,cmH_2O$，呼气末正压为 $4\sim6\,cmH_2O$，吸呼比为 $1:1$，呼吸频率为 $30\sim40$ 次。在用人工呼吸机过程中，气管内有血性分泌物时，必须吸净后用 $1:10\,000$ 肾上腺素 $0.1\sim0.3\,mL/kg$，气管内滴入，间隔半小时重复 1 次，直至血性分泌物消失。当动脉血氧分压稳定在 $50\,mmHg$ 以上时，逐渐降低各项参数，待肺部啰音消失，X 线示肺内片状阴影吸收，可由间歇指令通气逐步过渡到持续气道正压通气后，撤离呼吸机，继续用面罩给氧。

（五）纠正酸中毒

纠正呼吸性酸中毒在于改善通气，纠正代谢性酸中毒在于补充液体和营养，同时适量用碳酸氢钠，液体进入量不宜过多，$100\sim120\,mL/kg$，以免加重肺水肿和心力衰竭。

十、诊疗探索

（一）纤维支气管镜

小儿支气管镜可直接检查到局部微小病变，能精确注射药物，与插管后吸引相比具有直视性和人为损伤小的明显优势，疗效比气管插管后吸引、注药好。足月儿气管内径为 $6\sim7\,mm$，$2\,000\,g$ 早产儿气管内径为 $4\sim5\,mm$，且入镜时新生儿的抵抗远较婴幼儿小，操作简便可行。纤维支气管镜是一系列诊断肺出血方法中的关键手段，可以直接快速地用于诊断和治疗。

（二）外源性表面活性物质灌洗和替代治疗

有文献报道，对于胎粪吸入综合征合并肺出血的患儿给予肺表面活性物质灌洗和替代治疗，在肺出血控制方面取得一定的疗效，但需做进一步观察和研究。

（三）基因治疗

尚在探索中，有文献报道，通过激发环加氧酶-1 基因的表达，可增加前列环素和前列腺素 E_2 的合成，后两者可抑制内毒素诱导的肺动脉高压和肺水肿。

十一、病因治疗

（一）原发疾病的治疗

有感染者可选用有效抗生素，由于考虑免疫损伤的可能，可试用糖皮质激素，按一般剂量或适当加大。

（二）预防

因本病缺乏有效的治疗手段，故应积极预防，做好围生期保健，防止早产，小于胎龄儿及围生期窒息的发生，对早产儿、极低出生体重儿常规应用维生素 K，加强新生儿特别是早产儿的保暖，防止发生低体温及硬肿症，预防和治疗新生儿期的感染性疾病。对于新生儿高黏滞综合征，目前认为当新生儿血红细胞比容＞65％时，可采用部分交换输血，用血浆或低盐人血白蛋白，用量为 $15\sim30\,mL/kg$，换出等量婴儿血，此法可降低血液黏滞性，防止肺出血的发生，也可用于肺出血的治疗。

十二、最新进展

最近的研究在机械治疗的同时，加用巴曲酶、肾上腺素等治疗，其疗效较显著，平均呼吸机使用时间、平均止血时间均减少，死亡差异率均有统计学意义。巴曲酶是从蝮蛇的蛇毒中分离提纯的凝血酶止血剂，能促进出血部位的血小板聚集，并释放出一系列的凝血因子，特别是能促使纤维蛋白原降解生成纤维蛋白单体，加速凝血酶形成，促进凝血过程。气管内滴入后用正压呼吸可使巴曲酶直达出血部位而发挥止血作用。巴曲酶只促进出血部位的血小板聚集，不会引起血液高凝状态。

宋涛　向忠良　肖政辉　张在其

第三节 胎粪吸入综合征

一、基本概念

胎粪吸入综合征是由于胎儿宫内窘迫及产时窒息排出胎粪污染羊水并被吸入呼吸道所致的一组临床综合征，是新生儿期特有的呼吸道疾病，主要发生在足月儿及过期产儿，偶可发生在早产儿，发生率为活产新生儿的 1.2%～2.2%。死亡率据国内报道为 7%～15.2%。临床上以低氧血症、高碳酸血症和酸中毒为特征。胎粪吸入综合征是引起新生儿呼吸衰竭的主要原因之一。

二、常见病因

(一) 胎粪排出

若胎儿在宫内或分娩过程中缺氧，使肠道及皮肤血流量减少，继之迷走神经兴奋，最终导致肠壁缺血痉挛，肠蠕动增加，肛门括约肌松弛而排出胎粪。

(二) 胎粪吸入

当胎儿在宫内或分娩过程中发生窒息呈急性或慢性低氧血症时可刺激胎儿呼吸中枢，可诱发胎儿喘息样呼吸，致吸入含胎粪的羊水。

三、发病机制

(一) 机械性阻塞

1. 肺不张。部分肺泡因小气道被较大胎粪颗粒完全阻塞，其远端肺泡内气体吸收，引起肺不张。

2. 肺气肿。胎粪颗粒不完全阻塞部分肺泡的小气道，则形成"活瓣"，吸气时小气道扩张，使气体能进入肺泡，呼气时因小气道阻塞，气体不能完全呼出，导致肺气肿。若气肿的肺泡破裂则发生气胸。

(二) 化学性炎症

胎粪内含胆汁刺激产生炎症反应，造成致死性肺水肿、肺出血、白细胞增多。

(三) 肺动脉高压

严重缺氧和混合性酸中毒使肺小动脉痉挛，长期低氧血症可引起血管平滑肌肥厚，导致肺动脉阻力增加，右心压力升高，发生卵圆孔水平的右向左分流；肺血管阻力的持续增加，使肺动脉压超过体循环动脉压，从而导致已功能性关闭或尚未关闭的动脉导管发生导管水平的右向左分流，即新生儿持续肺动脉高压。

（四）肺血管损伤

由于缺氧、酸中毒，肺血管内皮细胞受损，液体和红细胞渗出。

（五）其他机制

1. 胎粪尚有利于细菌生长，故胎粪吸入综合征也可继发细菌感染。

2. 窒息时肺泡上皮细胞三磷酸腺苷泵功能受损，使肺液潴留，形成肺水肿、肺出血；使肺弥散功能降低，缺氧加重；损害肺泡Ⅱ型细胞，使表面活性物质减少，肺泡萎缩，肺透明膜形成。

四、临床特征

（一）按临床表现分为 5 种类型

1. 无症状型。患儿吸入胎粪较少，出生后即被吸出，未出现临床症状，X 线表现仅为肺纹理增粗。

2. 普通型。患儿吸入胎粪较多，具有典型的胎粪吸入综合征表现，如呼吸急促、发绀、胸廓隆起等，X 线表现为肺不张、肺气肿或气漏等。

3. 新生儿持续肺动脉高压型。生后 24 h 内即出现明显青紫、呼吸频率增快，但呼吸窘迫与低氧血症不平行，吸入高浓度氧，青紫不能改善，超声心动图检查肺动脉压＞40 mmHg。

4. 急性呼吸窘迫综合征型。患儿在胎粪吸入综合征基础上，突然出现呼吸困难、青紫加重、氧合能力差，供氧不能使症状改善，肺部呼吸音减低，开始时胸廓抬高，以后出现肺不张致胸廓凹陷。X 线表现为肺部广泛的浸润影。

5. 肺出血型。病情突然加重，气道涌出大量血性分泌物，肺部出现湿性啰音，X 线表现为肺部新出现斑片状阴影。

（二）根据病情严重程度分为 3 种类型

1. 轻型。无症状或症状较轻，无并发症发生。

2. 重型。症状重，可并发呼吸衰竭、肺不张、肺气肿或气胸等。

3. 极重型。病情危重，合并急性呼吸窘迫综合征、新生儿持续肺动脉高压、弥散性血管内凝血、大量肺出血等。

五、辅助检查

（一）实验室检查

动脉血气分析：pH 值及动脉血氧分压降低，动脉血二氧化碳分压增高，碱剩余负值增加，氧合功能降低，氧合指数降低；肺顺应性降低，肺动脉压升高；血常规、血糖、血钙和相应血生化检查；气管内吸引物及血液的培养。

（二）X 线检查

胸部 X 线片多具有典型的胎粪吸入综合征特征，表现为广泛分布的结节状斑片阴影，可伴肺气肿表现。其 X 线表现可由于继发感染和肺不张等因素而呈现出多样化的特征。多数患儿出生 2 d 内 X 线表现最明显，70% 的患儿 X 线表现与临床表现不太一致。根据病情轻重可将 X 线表现分为 3 度。

1. 轻度。肺纹理增粗，呈轻度肺气肿，膈肌轻度下降，心影正常。

2. 中度。肺野有密度增加的粗颗粒或片状、团块状、结节状斑片、云絮状阴影或有节段肺不张，有透亮度增强的囊状气肿，心影常缩小。

3. 重度。两肺有广泛粗颗粒状阴影或斑片状阴影及肺气肿，有时可见肺不张和炎症融合形成的大片状阴影，常并发间质气肿、纵隔积气。

（三）超声波检查

彩色多普勒超声检查有助于新生儿持续肺动脉高压的诊断。

六、诊断思路

1. 明确患儿是否有宫内窘迫或出生窒息等缺氧史，了解 1 min 的 Apgar 评分。

2. 是否吸入混胎粪的羊水，以下几点有助诊断：

（1）分娩时羊水混有胎粪。

（2）患儿皮肤、脐带和指、趾甲床留有胎粪污染的痕迹。

（3）口、鼻腔吸引物中含有胎粪。

（4）气管插管时声门处或气管内吸引物中可见胎粪（即可确诊）。

3. 排除其他引起呼吸窘迫的疾病。

七、临床诊断

根据病史、临床表现、X线检查、实验室检查可做出诊断。

八、鉴别诊断

（一）新生儿呼吸窘迫综合征

二者发病时间接近，X线表现相似，但新生儿呼吸窘迫综合征多发生在早产儿，病因为原发性肺表面活性物质缺乏，无羊水胎粪污染史，见表 4-1-1。

表 4-1-1 胎粪吸入综合征与新生儿呼吸窘迫综合征的鉴别

疾病	病因	肺水肿	肺不张	透明膜形成	继发性肺炎	病程	肺表面活性物质疗效
胎粪吸入综合征	胎粪吸入，肺表面活性物质被抑制，继发性减少	早且重	晚且轻	晚，量较少	易发生	长而不规则	不太肯定，为辅助疗法
新生儿呼吸窘迫综合征	肺不成熟，肺表面活性物质原发性合成减少	晚且轻	早且广泛	早，量较多	少发生	7～10 d，较规则	疗效好，为主要治疗方法

（二）心源性肺水肿

初生儿急性心源性肺水肿多由宫内感染引起的急性心肌炎所致。症状与胎粪吸入综合征相似，表现为呼吸急促、发绀、口吐泡沫，有时带血丝，肺部有粗湿啰音。胸部X线片显示心脏扩大，但无胎粪吸入综合征的肺部X线表现，羊水无胎粪污染史。

九、救治方法

（一）一般处理

1. 吸出胎粪。吸出胎粪的最佳时间是头部刚娩出，尚未出现第1口呼吸时，如新生儿出生时窒息需做气管插管，则在插管后尚未通气前吸出胎粪，尽可能吸净，以免胎粪吸入。有人提出用0.9%氯化钠稀释肺表面活性物质成为5 mg/mL液，用15 mL/kg清洗和吸出胎粪，取得良好效果。按时做超声雾化及胸部的物理治疗。

2. 护理。复苏后的胎粪吸入综合征婴儿立即送入新生儿重症监护病房，进行监护，定时抽动脉血测 pH 值、动脉血氧分压、动脉血二氧化碳分压和 HCO_3^-，调节吸入氧浓度。如羊水已被胎粪污染，但无呼吸窘迫综合征，应放入高危婴儿室，严密观察病情发展。

3. 氧疗。对血氧监测证实有轻度低氧血症者应给予鼻导管吸氧或面罩吸氧。

（1）持续气道正压通气：如吸氧不能纠正低氧血症时，可在已清除呼吸道胎粪的前提下使用持续气道正压通气。压力一般在 $3\sim5\,cmH_2O$，使动脉血氧分压维持在 $60\sim70\,mmHg$。

（2）机械通气：严重病例当 pH 值<7.2，动脉血氧分压$<50\,mmHg$，动脉血二氧化碳分压$>70\,mmHg$ 时，需机械通气治疗。一般用 IPPV＋呼气末正压通气，呼气正压$<5\,cmH_2O$，随时调整吸入氧气浓度，氧浓度开始时可较高（$0.6\sim1$），以后随病情好转逐渐降低至 0.4 以下，但应使动脉血氧分压维持在 $60\,mmHg$ 以上。呼吸机参数调节应当个体化，调节原则是用较高的氧浓度、较快的频率（$\geqslant60$ 次/min）、较短的吸气时间（吸/呼比为 $1:1\sim1:1.5$）、较长的呼气时间和尽可能低的压力，以减少气漏的发生。供氧时间不宜过长，以防氧中毒。机械通气时多数患儿需使用镇静剂和肌松剂。

（3）高频通气：用较高的呼吸频率、小潮气量和低的经肺压使肺泡持续扩张，保持气体交换，从而可减少高通气所致的气漏等肺损伤，对胎粪吸入综合征有较好疗效。高频通气的通气方式有高频正压通气、高频喷射通气、高频气流间断通气和高频振荡通气等。高频震荡通气是胎粪吸入综合征较常用的方法。

（4）液体通气：是以液体取代气体作为呼吸媒介，通过将肺内充满经过氧合的高氟化碳液以维持生理性的气体交换，是治疗胎粪吸入综合征的较新的技术。它能增加肺的顺应性，改善通气/血流比值，可使内源性肺表面活性物质增加，且便于药物的应用，同时又具有对血流动力学影响小、副作用及并发症少等优点，故有良好的应用前景。液体通气主要有两种方式，即完全液体通气和部分液体通气。目前部分液体通气是主要的液体通气方式，即将少于或相当于功能残气量的高氟化碳注入肺中，使用传统呼吸机进行常规机械通气，多选择定容通气方式，以完成气体交换。

（二）药物治疗

1. 抗生素。胎粪吸入综合征不少系孕母宫颈上行感染炎症引起。因此疾病早期应早用抗生素治疗，同时做孕母子宫颈拭子或羊水培养，作为选用抗生素的依据。

2. 肺表面活性物质的应用。胎粪吸入综合征时肺表面活性物质被抑制，故应采用肺表面活性物质治疗，最好在出生后 6 h 内供给。胎粪吸入综合征由于组织破坏多，肺表面活性物质不可能恢复已损伤的肺组织，因此疗效不如 NRDS。肺表面活性物质剂量宜较大，$150\,mg/kg$，次数宜多（$3\sim4$ 次）。人工肺表面活性物质疗效差，因其中无表面活性蛋白质 SpB 和 SpC，不能抵抗水肿液中大分子蛋白质的抑制。有人认为肺表面活性物质中如能加入 SpA，抵制大分子蛋白质的作用将更强。

3. 一氧化氮。是血管平滑肌张力的主要调节因子，可选择性扩张肺血管。缺氧时一氧化氮的合成、释放减少，血管收缩加强，导致新生儿持续肺动脉高压。近 10 年来，对吸入治疗新生儿持续肺动脉高压已进行了大量随机、前瞻性实验和多中心研究，结论比较一致：吸入一氧化氮治疗胎粪吸入综合征并发新生儿持续肺动脉高压有显效快、无创性、高选择性等优点，可改善氧合，降低肺动脉压，减少体外膜肺的应用。提高患儿生存率。一氧化氮为有毒气体，有一定的副作用，但一定剂量范围内是安全有效的。吸入一氧化氮与机械通气、肺表面活性物质联合应用有协同作用，提高疗效。目前尚无有关一氧化氮远期预后不良的报道。但关于一氧化氮吸入的最低有效浓度、最佳疗效浓度和最大作用浓度目前尚无定论。

4. 酚妥拉明、间羟胺。酚妥拉明剂量为 $0.5\sim1\,mg/kg$，联合应用间羟胺，剂量为酚妥拉明剂量的一半，加入 $2\,mL$ 的 5% 葡萄糖注射液内缓慢静脉注射，每 $6\sim8$ h 1 次。

5. 糖皮质激素。白介素-8、抗肿瘤坏死因子-α、血小板活化因子等可导致强烈的炎症反应，加重缺氧，早期系统地应用糖皮质激素可以改善气体交换、提高肺的顺应性、改善肺不张，一般用地塞米松，剂量为 0.3～0.5 mg/kg，每 8 h 1 次，连用 3～5 d。

6. 脱水利尿。合并颅内压增高者，静脉注射甘露醇，0.5 g/kg，呋塞米 0.5～1 mg/kg，每 8 h 1 次。

7. 抗凝治疗。合并红细胞增高或有高凝状态时，早期应用双嘧达莫、肝素，静脉注射肝素 0.5 mg/kg，按 3、2、2、1 方案（即第 1 天，每 8 h 1 次；第 2、3 天，每 12 h 1 次；第 4 天，1 次/d）。

8. 硫酸镁。是扩血管药。胎粪吸入综合征并新生儿持续肺动脉高压时用硫酸镁有一定的效果，且用药简便，但副作用较多。高镁血症可出现致死性并发症，因此应用过程中要做好监护，出现血压降低要及时调整剂量或停药。剂量为首剂 200 mg/kg，约 30 min 滴完，以后维持量为 20～50 mg/(kg·h)，用药时间一般为 5～7 d。

（三）其他

1. 营养和水分的供给。胎粪吸入综合征病程长，需保证营养和水分的足够，水需要量为 80～100 mL/(kg·d)，过多水分有可能加重肺水肿，但也不宜过少，以免呼吸道分泌物过于干燥。营养应逐步达到需要量，不能口服者采用鼻饲或给静脉营养。

2. 纠正酸中毒。①纠正呼吸性酸中毒：可经口、鼻或气管插管吸引，保持气道通畅，必要时进行正压通气；②预防和纠正代谢性酸中毒：纠正缺氧，改善循环，当血气结果中碱剩余为 −10～−6 时，应在保证通气的前提下予以碱性药物。

3. 预防气胸。需机械通气病例，气道峰压和呼气末正压不宜过高，以免引起气胸等。

4. 气胸的治疗。应紧急胸腔穿刺抽气，症状改善后根据胸腔内气体的多少，可反复胸腔穿刺抽气或行胸腔闭式引流。

十、诊疗探索

（一）糖皮质激素

在胎粪吸入综合征中的应用目前尚无一致意见。Holopainen 等观察表明，新生猪动物实验灌入胎粪后使用地塞米松能提高肺通气功能，有助于早期撤离机械通气，避免体外膜肺的使用，但多数学者认为疗效尚不确定，而且可能弊大于利。

（二）磷酸二酯酶抑制剂

可选择性扩张肺血管，已试用于新生儿持续肺动脉高压，取得了一定疗效。

（三）体外膜肺氧合

病情严重的婴儿可采用体外膜肺氧合治疗，用人工呼吸机暂时代替肺呼吸，使肺有足够休息的时间而得到好转；但治疗方法比较复杂，自从用肺表面活性物质和一氧化氮治疗后，体外膜肺氧合的应用已大为减少。

（四）抗氧化治疗

由于胎粪吸入综合征所致的肺损伤有活性氧分子参与，抗氧化治疗将可能成为选用的方法之一。

十一、病因治疗

（一）宫内胎粪排出与吸入的防治

对母亲有子宫-胎盘功能不全者应在产时密切监测胎心率，必要时行胎儿头皮血 pH 值监测。若有异常可随时行剖宫产手术。

（二）对羊水有胎粪污染新生儿的早期处理

出生时羊水污染的婴儿发生胎粪吸入综合征的概率为 5%，产前胎儿宫内窘迫及产时胎粪羊水吸入的诊断对减少新生儿胎粪吸入综合征的发病率及死亡率非常重要。除去气道胎粪是预防和治疗胎粪吸入综合征的中心环节，当胎儿胎头娩出而胎肩尚未娩出前，婴儿尚未出现第 1 次呼吸时，立即进行口咽和鼻部的吸引。出生后在建立呼吸之前在直接喉镜下彻底清除声门及其周围的胎粪颗粒，若胎粪黏稠，将 3~3.5 cm 的气管插管插入，连接吸引器进行吸引。如胎粪颗粒已深入下呼吸道，可应用少量 0.9%氯化钠 （2 mL/kg） 进行气管内冲洗或支气管镜支气管肺泡灌洗。

十二、最新进展

目前治疗胎粪吸入综合征的新方法：

1. 血管扩张剂的应用。①硫酸镁；②一氧化氮。
2. 机械通气。①高频通气；②持续气道正压通气；③液体通气。
3. 肺表面活性物质的应用。

郭建奎　肖政辉　张在其

第四节　新生儿缺氧缺血性脑病

一、基本概念

新生儿缺氧缺血性脑病：由于各种围生期因素引起的缺氧和脑血流减少或暂停而导致胎儿和新生儿的脑损伤，称之为缺氧缺血性脑病。由于新生儿脑发育未成熟，代偿能力较差，易受到各种因素的损伤，尤其是缺氧缺血等因素。近年我国缺氧缺血性脑病的发生率有了一些变化，在城市由于围生期保健和窒息复苏工作做得比较好，缺氧缺血性脑病发生率呈下降趋势，而在农村、基层，缺氧缺血性脑病发生率仍然比较高。由于缺氧缺血性脑病的后遗症多为智力障碍、癫痫、脑瘫等严重问题，医生、家长、社会对缺氧缺血性脑病非常重视。

二、常见病因

1. 引起新生儿缺氧和/或缺血的各种疾病都可能是缺氧缺血性脑病的病因。其中围生期窒息最常见，在缺氧缺血性脑病病因中产前和产时窒息分别占 50% 和 40%，出生后的原因约占 10%。脑部病变依窒息时间和缺氧缺血程度而定。

2. 引起新生儿缺氧原因有围生期窒息、反复呼吸暂停等。

3. 严重的呼吸系统疾病，包括肺泡表面活性物质缺乏、胎粪吸入综合征、严重感染性肺炎、右向左分流型先心病等。

4. 引起新生儿缺血原因有心搏骤停或严重的心动过缓、重度心力衰竭或周围循环衰竭等。

5. 缺氧缺血引起脑损伤的部位与胎龄有关。足月儿主要累及脑皮质、矢状窦旁区，因为该区处于大脑前、中、后动脉分界区，故易受血压下降的影响；早产儿则易发生脑室周围白质软化，因为早产儿矢状窦旁区有脑膜动脉吻合支、故该部位比足月儿耐受缺氧缺血，而脑室周围白质区是脑血流供应中离心脏最远的部位，当血压下降时该部位缺血导致梗死。

6. 母体年龄过大或过小、合并相关内科疾病等母体因素均可在一定程度上导致母体产道结构或功能异常、另外产程异常，尤其是第二产程延迟，可明显增加胎儿出现宫内窘迫的概率，从而在一定程度上诱发新生儿缺氧缺血性脑病的发生。

7. 羊水污染、胎盘异常、脐带异常、母体贫血、母体高龄及是否按时产检等在内的产前因素、产时因素及母体因素均可作为新生儿缺氧缺血性脑病影响因素,此类因素在一定程度上可对母胎血氧交换造成不利影响,从而使得胎儿宫内慢性缺氧及产时缺氧加重引起严重的急性胎儿宫内窘迫。

8. 妊娠高血压综合征是孕妇妊娠期常见的并发症,合并妊娠高血压综合征的孕妇,往往伴随着不同程度的全身小血管的痉挛,由于子宫血管痉挛所造成的胎盘供血不足、胎盘绒毛退行性变、胎盘功能下降及不同程度的急慢性宫内缺氧,可导致各种脏器供血不足,造成新生儿缺血缺氧,因此其出现新生儿缺氧缺血性脑病的概率可明显增大。

三、发病机制

新生儿缺氧缺血性脑病的发病机制比较复杂,各种病理生理改变、脑实质缺血缺氧性改变及再灌注损伤等影响着脑组织病变的进展,因此影响预后。

(一)血流动力学变化

缺氧时机体发生潜水反射,为保证重要生命器官脑和心的血供,脑血管扩张,非重要器官血管收缩,这种自动调节功能使大脑在轻度短期缺氧时不受损伤。如缺氧持续存在,脑血管自主调节功能失代偿,形成压力被动性脑血流,当血压降低时脑血流减少,造成缺血性损害。

(二)脑细胞能量代谢衰竭

缺氧时细胞内氧化代谢障碍,只能依靠葡萄糖无氧酵解产生能量,同时产生大量乳酸,导致酸中毒和脑水肿。无氧酵解产生的能量远远少于有氧代谢,必须通过增加糖原分解和葡萄糖摄取来代偿,从而引起继发性的能量衰竭,造成脑细胞死亡。

(三)再灌注损伤与氧自由基的作用

缺氧缺血时氧自由基产生增多和清除减少,大量的氧自由基在体内积聚,损伤细胞膜、蛋白质和核酸,致使细胞的结构和功能破坏,血-脑屏障的结构和完整性受到破坏,形成血管源性脑水肿。

(四)钙内流

缺氧时钙泵活性减弱,导致钙内流,当细胞内钙浓度过高时,受钙调节的酶被激活,如磷脂酶、核酸酶、蛋白酶等被激活,产生一系列的神经细胞损伤和破坏作用。

(五)兴奋性氨基酸的神经毒性作用

能量衰竭可致钠泵功能受损,细胞外钾离子堆积,细胞膜持续去极化,突触前神经元释放大量的兴奋性氨基酸(谷氨酸),过度激活突触后的谷氨酸受体,导致一系列生化连锁反应,引起迟发性神经元死亡。

(六)迟发性神经元死亡

缺氧缺血可引起二种不同类型的细胞死亡,即坏死和凋亡,缺氧缺血后由于急性能量衰竭造成细胞坏死,而于数小时后出现迟发性神经元死亡(即细胞凋亡),细胞凋亡是缺氧缺血性脑病神经细胞死亡的主要形式。

(七)新生儿缺氧缺血性脑病的病理变化与胎龄、损伤性质和程度密切相关

主要有以下3种病理形式。

1. 两侧大脑半球损伤。主要见于足月儿,窒息为不完全性,首先发生器官间的血液分流以保证心、脑血供。随着缺氧持续,血压下降,血流第二次重新分布(脑内分流),即大脑半球的血供由于前脑循环血管收缩而减少,而丘脑、脑干和小脑的血供则由于后脑循环血管扩张而增加。因此,大脑

半球较易受损，常伴严重脑水肿。

2. 基底节、丘脑和脑干损伤。为完全性窒息，二次血流重新分布的代偿机制失效，脑部损害以丘脑和脑干为主，而脑外器官和大脑半球的损害可以不严重，脑水肿较轻。

3. 脑室周围室管膜下/脑室出血。主要见于早产儿，室管膜下生发组织出血，伴脑室出血。

(八) 笔者观点

在缺氧缺血性脑病发病机制的分析中，要注意各种因素的相关综合作用，在观察一种改变的同时不忽视另一种改变的存在。各种因素加重脑的缺血缺氧，而缺血缺氧又是造成一系列脑损害的根本原因，各种代谢产物的堆积又会加重脑组织的缺血缺氧而引起恶性循环。

四、临床特征

新生儿缺氧缺血性脑病的主要表现为意识改变及肌张力变化，严重者可伴有脑干功能障碍。其特点：

(一) 意识障碍

如激惹、过度兴奋、反应迟钝、嗜睡及昏迷等。

(二) 肌张力改变

早期肌张力可增加、减弱或松软。

(三) 原始反射异常

拥抱反射活跃、减弱或消失；吸吮反射减弱或消失。

(四) 惊厥

中度以上通常有惊厥，常发生在生后 12～24 h，最迟 72～96 h 出现。可以是明显的肢体抽动或只是面部肌肉抽搐或吸吮动作异常或出现呼吸暂停。

(五) 颅内高压

通常在出生后 4～12 h 逐渐明显，如前囟隆起，张力增加。严重病例在生后即可有颅内高压表现，CT 表现为普遍性脑水肿。

(六) 重症有脑干功能障碍

如瞳孔改变、眼球震颤和呼吸节律不整等。

五、辅助检查

(一) 头颅超声检查

具有无损伤、价廉、可在床边操作和进行系列随访等优点；彩色多普勒超声还可检测脑血流速率及阻力指数，对诊断和判断预后有一定帮助。

(二) 头颅 CT 检查

对脑水肿、梗死、颅内出血类型及病灶部位等有确诊价值，但价格昂贵，仪器不能搬移而难以进行系列随访。

(三) MRI

有助于对某些超声和 CT 不能检测出的部位如大脑皮质矢状旁区、丘脑、基底节梗死等的诊断。此外，还可检测高能磷酸代谢物的相对浓度，便于判断预后。

（四）脑电图

可在床边进行，有助于临床确定脑病变的严重程度、判断预后和对惊厥的鉴别。

（五）血生化检测

1. 血清肌酸磷酸激酶同工酶-BB 测定可帮助确定脑组织损伤的严重度和判断预后。

2. 动脉血乳酸水平测定能帮助新生儿缺氧缺血性脑病的诊断和预后的判断。方法：对出生 24 h 以内的新生儿缺氧缺血性脑病患者取其动脉血样，当动脉血乳酸水平高于诊断标准 2 mmol/L 时，其敏感性为 100%，特异性为 96%。缺氧缺血性脑病程度加重，动脉血乳酸水平上升，pH 值下降。这两项指标与缺氧缺血性脑病的严重程度、预后有一定的关系。

六、诊断思路

1. 对新生儿缺氧缺血性脑病最重要的诊断依据仍然是病史和临床表现，少数医师非常依赖影像学检查，而忽视病史和临床表现的重要性。要详细询问病史，询问是否发生过窒息和其他缺氧缺血情况、窒息缺氧的经过和严重程度、复苏情况等。病情发展变化，出生后 12～24 h 内出现神经系统症状，根据意识、肌张力改变、原始反射异常、惊厥和脑干受损等表现，做出临床诊断。

2. 凡能使胎儿或新生儿血氧浓度降低的任何因素都可引起窒息。包括母亲妊娠期、分娩期及胎儿本身的因素，下列因素为诊断缺氧缺血性脑病提供线索。

（1）妊娠期。①母亲全身疾病如糖尿病；②产科疾病如妊娠高血压综合征等；③母亲吸毒等；④母亲年龄＞35 岁或＜16 岁，多胎妊娠等。

（2）分娩期。①脐带受压、打结、绕颈；②手术产上高位产钳等；③产程中药物使用不当（如麻醉、镇痛剂、催产药）等。

（3）胎儿因素。①早产儿、小于胎龄儿、巨大儿；②畸形如呼吸道畸形等；③羊水或胎粪吸入气道；④宫内感染所致神经系统受损等。

3. 在缺氧缺血性脑病发病中围生期窒息最为重要，对新生儿窒息的评判主要靠 Apgar 评分，只要 Apgar 评分≤7 分就可以诊断为新生儿窒息，根据 Apgar 评分将窒息分为轻、重两度，0～3 分为重度，4～7 分为轻度。如 5 min 评分仍低于 6 分者，神经系统受损较大。大多数窒息儿经及时抢救能够恢复，少数继续发展并累及心、脑、肾器官、消化和代谢系统而呈休克状。因此笔者认为 Apgar 评分低的孩子应及时做 B 超或 CT 检查，有利于缺氧缺血性脑病的早期诊断。

4. 对于早产儿时 Apgar 评分受多种因素影响，结果往往不准确。发达国家对新生儿窒息的诊断标准非常严格，必须是 5 min 的 Apgar 评分，还要脐血 pH 值。我们在诊断缺氧缺血性脑病时不要把 Apgar 评分作为唯一依据。

5. 病史询问中如遇到来自农村郊区患者、当地围生期保健制度不完善、出生时窒息复苏没有做好及家庭接生的患儿，如遇到城市的孕妇合并疾病或有产科并发症，要高度警惕新生儿 HIE 疾病可能。

七、临床诊断

（一）病情程度

新生儿缺氧缺血性脑病的患者有明显缺血和缺氧病史，结合有意识改变及肌张力变化、原始反射异常、惊厥、前囟隆起、张力增加，严重者可伴有脑干功能障碍等临床表现；结合辅助检查即可诊断。根据病情不同可分为轻、中、重度。

1. 轻度。主要表现为兴奋、激惹，肢体及下颌可出现颤动，拥抱反射活跃，肌张力正常，呼吸平稳，前囟平，一般不出现惊厥。上述症状一般于 24 h 后逐渐减轻。脑电图正常，影像诊断不一定阳性。

2. 中度。表现为嗜睡、反应迟钝，肌张力减低，肢体自发动作减少，病情较重者可出现惊厥。前囟张力正常或稍高，拥抱、吸吮反射减弱，瞳孔缩小，对光反射迟钝。足月儿上肢肌张力减退较下肢重，表明病变累及矢状窦旁区；早产儿表现为下肢肌张力减退比上肢重，则是脑室周围白质软化所致。症状在生后 72 h 内明显，恶化者嗜睡程度加深甚至昏迷，反复抽搐。脑电图检查可见癫痫样波或电压改变，影像检查常发现异常。

3. 重度。意识不清，常处于昏迷状态，肌张力低下，肢体自发动作消失，惊厥频繁，反复呼吸暂停，前囟张力高，拥抱、吸吮反射消失，瞳孔不等大或放大，对光反射差，心率减慢。本型死亡率高，存活者多数留有后遗症，脑电图及影像检查明显异常，脑干诱发电位也异常。

（二）影像学检查

1. 头颅超声检查。缺氧缺血性脑病时可见普遍回声增强，脑室变窄或消失，提示脑水肿；散在的高回声区，提示散在的脑实质缺血；局限性高回声区，提示该部位有缺血性损害。

2. 头颅 CT 检查。轻度表现为散在、局灶性低密度影分布两个脑叶；中度表现为低密度影超过两个脑叶，白质与灰质的对比模糊；重度表现为大脑半球弥散性低密度影，白质与灰质界限消失，侧脑室变窄。正常新生儿尤其是早产儿脑水分多，髓鞘发育不成熟，可存在广泛的低密度，因此缺氧缺血性脑病低密度的诊断 CT 值应在 18Hu 以下。

3. MRI。不仅能检出急性期缺氧缺血性脑病的存在、分布和严重性，而且能帮助判断预后，还能发现髓鞘形成是否延迟或异常，以判断神经发育情况。缺氧缺血性脑病急性期脑水肿比较明显，可能会掩盖脑细胞损伤，并且病情还在变化之中，所以早期影像学检查不能反映预后，需在 2～4 周后复查。

（三）脑功能及脑血流检查

1. 脑电图检查。表现为节律紊乱、低波幅背景波上的棘慢波爆发或持续弥散性慢活动；重度缺氧缺血性脑病出现"爆发抑制"、"低电压"甚至"电静息"。

2. 脑干诱发电位检查。表现为出波延迟、潜伏期延长、波幅变平。

3. 多普勒超声脑血流速度测定。有助于了解脑灌注情况，高脑血流速度提示存在脑血管麻痹和缺乏自主调节，低脑血流速度提示存在广泛的脑坏死、低灌注甚至无灌流。

（四）神经行为评估

根据患儿年龄不同选择相应的评估方法，对患儿的神经行为进行评估，并定期随访，根据结果观察病情变化，判断发生后遗症的可能性。

八、鉴别诊断

（一）产伤性颅内血肿

缺氧缺血性脑病伴出血以弥散性或多发散在低密度表现为主，局部脑实质内出血，而产伤性颅内出血以高密度血肿表现为主，血肿范围大而周围低密度水肿带则较小，可伴有头皮血肿、颅骨骨折、颅缝分离等征象。

（二）轻度缺氧缺血性脑病与正常新生儿额叶脑白质低密度相鉴别

后者脑白质 CT 值约＞19Hu，低密度按解剖部位分布，而缺氧缺血性脑病低密度病变呈斑片状，边缘模糊累及部分脑灰质。

CT 扫描对缺氧缺血性脑病作用主要在于窒息性脑损伤早期做出诊断分型，有利于临床治疗，对颅内出血进行定位定量诊断，定期复查，了解缺氧缺血性脑病进展，为临床评估提供依据。总之，CT 能及时诊断缺氧缺血性脑病，确定病变程度和范围，为临床提供有意义的参考。

（三）低钙血症

新生儿缺氧缺血性脑病容易合并低钙血症，其原因：胎儿血钙比母体血钙高约 0.25 mmol/L，故其甲状旁腺功能暂受抑制，出生后血钙进行性下降，24～48 h 最低，但甲状旁腺激素尚不能代偿性增多，无法动员骨钙使血钙提高，此时若无钙供应，则易出现低钙。新生儿患缺氧缺血性脑病时应激状态性皮质醇及降钙素分泌增多，缺氧、饥饿、发热时细胞分解代谢增加使血磷增高，游离钙降低。

1. 新生儿缺氧缺血性脑病治疗过程中的纠酸、输血均可导致低钙抽搐，因此需要动态监测血钙情况，指导治疗。

2. 新生儿缺氧缺血性脑病好转后再次出现抽搐，尤其出现喉鸣、喉痉挛、阵发发绀等现象，要高度怀疑低钙所致，应及时测血钙以便积极处理。

3. 在缺少确切的低钙依据情况下不主张用钙剂；补钙同时一定要合用钙离子阻滞剂如丹参、尼莫地平等药物。丹参能减少三磷酸腺苷降解，减少钙内流，阻止黄嘌呤脱氢酶变为黄嘌呤氧化酶，从而减少自由基的生成。

新生儿缺氧缺血性脑病与新生儿低钙血症存在治疗上的矛盾，两者在新生儿期又都是常见疾病，两者均可表现为抽搐，而且又常常同时存在，因此临床上诊断新生儿低钙抽搐一定要注意排除新生儿缺氧缺血性脑病。反之亦然，在新生儿缺氧缺血性脑病不同阶段血钙水平可以不一样，比如在纠正酸中毒之前患儿血钙水平可能正常，而经过积极纠酸治疗后患儿反而出现频繁抽搐，此时应监测血钙。笔者认为：新生儿缺氧缺血性脑病在没有确切的低钙依据时不要补钙；但是如果出现低钙表现，且监测血钙水平明显降低时，在使用钙阻滞剂的前提下及时、足量、足疗程补充钙剂，要注意动态监测新生儿的血钙水平。

九、救治方法

本病的预防重于治疗。主要在于预防围生期窒息的发生，要不断提高产科技术，及时处理宫内窒迫，尽快结束分娩。出生后窒息的婴儿要及时复苏，以减少缺氧缺血性脑病的发生。

一般认为，如经过综合复苏措施，抢救 20 min 仍然不恢复自主呼吸或 Apgar 评分仍低于 1 分者，大脑已受到严重不可逆损伤。

（一）一般治疗

保持安静、吸氧、保暖、保持呼吸道通畅。纠正酸中毒。有凝血功能障碍者，可给予维生素 K_1 5 mg/d，或输鲜血或血浆。及时纠正低血糖、低血钙等。

1. 供氧。根据病情选用各种供氧方法保持动脉血氧分压在 50～70 mmHg 以上，动脉血二氧化碳分压在 40 mmHg 以下，但应防止动脉血二氧化碳分压过低，以免脑血流过少。

2. 维持正常血压。避免血压过大波动以保持脑血流灌注的稳定，血压低时可用多巴胺［3～5 μg/(kg·min)连续静脉滴注］和多巴酚丁胺［3～10 μg/(kg·min) 连续静脉滴注］并监测血压。

3. 纠正代谢紊乱。

(1) 轻型酸中毒和呼吸性酸中毒在改善通气后可得到纠正，只有在中重度代谢性酸中毒时才用碳酸氢钠，剂量不宜过大，维持血 pH 值在 7.3～7.4。

(2) 低血糖时静脉滴注 10% 葡萄糖，首剂 2 mL/kg，以后 5 mL/(kg·h)，维持血糖在 2.8～5.04 mmol/L。由于窒息后脑啡肽增加，有人试用纳洛酮静脉滴注 5～10 μg/(kg·h)至总量 0.1 mg/(kg·d) 以拮抗脑啡肽，收到较好效果。

(3) 血钙低于 1.9 mmol/L 时可静脉滴注 10% 葡萄糖酸钙。

（二）重症监护

进行心肺、血压、颅内压及脑电监护，严密观察体温、呼吸、心率、意识、瞳孔大小、前囟情况及有无早期惊厥的情况。维持血气和 pH 值在正常范围。当出现心功能不全和休克时要及时处理。

（三）维持热量和适当限制液量

一般生后 3 d 之内液体量应限制在 60～80 mL/(kg·d)，输注速度 4 mL/(kg·h)。葡萄糖摄入量 10～20 g/(kg·d)，使血糖维持在 4.2～5.6 mmol/L，必要时给予静脉高营养治疗。应慎用碳酸氢钠以免加重脑水肿。

（四）抗惊厥治疗

新生儿惊厥的治疗首先是注意缺氧缺血性脑病时可能存在的代谢紊乱如低血糖症、低钙血症、低镁血症、低钠血症等的立即处理。一旦确定惊厥不是代谢紊乱引起，需用抗惊厥药物。原则上选择一种药物，剂量要足，或两种药物交替使用。用药期间经常监测药物血浓度，用药后密切观察，以惊厥停止、安静入睡、呼吸心律稳定、掌指弯曲有一定张力为度。

1. 苯巴比妥。控制新生儿惊厥首选。首次给以负荷量 15～20 mg/kg 肌内注射或静脉缓慢注射。如惊厥仍未控制，可每隔 10～15 min 再给 5 mg/kg，直到惊厥停止，总量可达 30 mg/kg。惊厥控制后，12～24 h 开始给予维持量，按 5 mg/(kg·d)，分两次静脉或肌内注射，每 12 h 1 次，2～3 d 后改为口服维持。与地西泮合用时须注意呼吸抑制。

2. 地西泮。为治疗新生儿惊厥持续状态的首选药物，剂量为 0.3～0.5 mg/kg，缓慢静脉注射。此药半衰期为 15 min，通过血-脑屏障快，消失也快，因此可于 15～20 min 后重复使用，1 d 之内可应用 3～4 次。对难以控制的惊厥可给 3～12 mg/(kg·d) 连续性静脉滴注。两药合用时应注意抑制呼吸的可能性。高胆红素血症患儿尤须慎用地西泮。

（五）脑水肿的治疗

1. 控制液量。因脑水肿致颅内高压时，控制液体量 60～80 mL/(kg·d)，并根据电解质、血浆渗透压及尿量、体重变化进行调整。出现颅内高压症状可先用呋塞米 1 mg/kg 静脉注射。

2. 脱水治疗。可用 20％甘露醇，首剂 0.5～0.75 g/kg 静脉注射，以后可用 0.25～0.5 g/kg，每 4～6 h 1 次，静脉注射或快速静脉滴注。颅内压的高低及意识状态可作为是否需要重复给药的指标。

3. 糖皮质激素。早期应用有持续缓解脑水肿的作用，可减少甘露醇的重复使用。常用地塞米松，0.5～1 mg/kg，每 6～12 h 1 次，多在 48 h 内应用，48 h 后根据病情决定停用或减量，一般仅用 3～5 d。

（六）恢复脑血管灌流量

当收缩压低于 50 mmHg 时可给予静脉滴注多巴胺 [3～5 μg/(kg·min)] 和多巴酚丁胺 [2.5～10 μg/(kg·min)]，开始时用小剂量，渐增大至高量。

（七）促进脑细胞代谢

1. 胞磷胆碱 100～125 mg/d，加入 10％葡萄糖注射液 100～150 mL 内静脉滴注，生后第 2 天开始，1 次/d，直至症状好转或出院时。

2. 脑蛋白水解物 1～2 mL/d，静脉或肌内注射，1 次/d，7～10 d 为 1 个疗程，可用 2～3 个疗程。

3. 其他可应用细胞色素 C、二磷酸腺苷、辅酶 A 等。

（八）高压氧治疗

每天治疗 1 次，氧浓度为 90％～100％，压力为 2 kPa，2 h/次，视病情可连续进行 5～10 次，至临床症状及 B 超示脑水肿消失。有惊厥者，待抽搐停止、呼吸脉搏稳定后入舱，合并颅内出血者则在病情稳定 6 h 后入舱。

治疗必须持续至症状完全消失。中度缺氧缺血性脑病应治疗 10～14 d，重度缺氧缺血性脑病应治疗 14～21 d 或更长。治疗开始得愈早愈好，一般应在生后 24 h 内即开始治疗。尽量避免生后各种病理因素加重脑损伤。

（九）免疫球蛋白治疗

免疫球蛋白制剂作为人工免疫方法广泛应用于多重免疫相关性疾病的治疗，其作用机制：①中和补体，抵抗免疫复合物对正常组织细胞的破坏作用；②中和细胞因子，并降低包括白介素-1、肿瘤坏死因子-α、白介素-6 在内的多种炎症因子的释放；③大剂量的免疫球蛋白能短暂性造成多种炎症细胞的数量降低，减轻炎症反应。具体方案：起病后短时间内（6 h）给予 1 g/kg 人血丙种免疫球蛋白静脉滴注，24 h 后给予同样剂量的免疫球蛋白静脉滴注。

十、诊疗探索

近几年临床上采用及正在研究的治疗缺氧缺血性脑病的措施，包括氧自由基的抑制剂和清除剂，钙通道阻滞剂及纳洛酮的应用及神经营养因子等。

（一）高压氧应用

在缺氧缺血性脑病治疗中迅速纠正缺氧，营养脑神经是早期防治后遗症的关键，在缺氧缺血性脑病的治疗中，尽管采用了氧自由基清除剂、钙通道阻滞剂、兴奋性氨基酸拮抗剂、脑细胞营养剂等，效果仍较有限。近年来国内采用高压氧治疗缺氧缺血性脑病获得较好疗效。高压氧的作用机制主要是：

1. 提高缺氧缺血性脑病脑组织氧分压的 3～13 倍，由于脑组织氧含量明显升高，从而改善或排除脑局部缺氧缺血而导致的缺氧状态，纠正由脑细胞缺氧引起的代谢紊乱。

2. 改善脑组织代谢，增加氧在脑组织中的弥散距离，挽救濒死的缺氧细胞。

3. 高压氧可纠正缺氧、酸中毒，有利于受损血管的修复，减少渗出，又可恢复脑细胞膜的离子泵功能，减少脑水肿，降低颅内压。

4. 使正常脑组织血管收缩，把血液挤向缺血区，从而有效改善缺氧缺血区的血氧供应，使脑中活动丧失的半暗区带恢复正常功能。

5. 改善脑微循环、抑制血小板和红细胞的聚集，并降低血液黏度，减少血栓形成，保证脑微循环通畅。根据以上机制，一般认为中、重度缺氧缺血性脑病病情稳定，且排除禁忌证后，应尽早给予高压氧治疗，有利于迅速减轻或阻断脑水肿的发展，避免缺氧对脑细胞的再次打击，以减少后遗症的发生。新生儿脑发育处于极度旺盛期，故高压氧治疗越早，则越有利于受损脑细胞的修复及再生，但对于内出血未止者、气胸、肺空洞、肺大疱、肺囊肿、阻塞性肺气肿、严重肺部感染、高热、急性中耳炎、36 孕周以下的早产儿、低出生体重儿（<2 000 g）等禁用。

（二）氧自由基抑制剂

自由基是指外层电子数为奇数的原子或分子，它可与非基因结合产生新的自由基。氧自由基导致脑损害的方式与攻击细胞膜的脂肪酸有关，多价不饱和脂肪酸易受自由基侵害，不断产生对细胞有毒的脂过氧基和脂质过氧化物，从而影响膜通透性和能量代谢，造成细胞损害。缺氧缺血性脑病时可使线粒体本身、前列腺素及黄嘌呤形成过程中产生氧自由基。自由基清除剂包括超氧化物歧化酶和过氧化氢酶等，此类特异性酶可将高活性的自由基降解成无活性基因，可早期破坏缺氧缺血时或其后产生的自由基。实验证明吲哚美辛可防止高血压或缺血时所引起的微血管在形态和渗透方面的改变，降低脑血流量，可间接减少自由基的产生，改善缺氧缺血性脑病的预后。其他具有清除自由基作用的药物尚有巴比妥类、辅酶 A、维生素 C 及复方丹参注射液等。

（三）抑制凋亡防治缺血性脑损伤

脑缺血时细胞内钙离子超载、兴奋毒性、氧化应激都可使神经元走向凋亡。凋亡程序启动后凋亡不是立即发生的，而是细胞内发生一系列复杂生物化学级联反应过程，包括信号传导、多种酶激活、基因表达和蛋白质合成。凋亡程序分为3个主要阶段：启动、信号传递和执行。启动能被上述多种刺激触发，而信号传递和执行过程似乎更为固定。细胞走向不可逆死亡的时间需数分钟至数小时或更长，细胞是否死亡受细胞内促凋亡和抗凋亡力量间微妙平衡的影响，即取决于何种信号占优势。故在凋亡过程开始执行前，可通过操纵有关因素影响结局。这就为损伤后治疗干预提供了一个"机会窗"，在这个窗内采取一定措施挽救走向凋亡的神经元，可能起到脑保护作用。抑制脑缺血后神经元凋亡的手段：

1. 蛋白合成抑制剂。放线菌属酮是最早用于实验的一种蛋白合成抑制剂，在实验中显示能减轻脑缺血后迟发性损害。

2. 钙离子拮抗剂。最近 Mason 等利用培养的小脑颗粒细胞凋亡模型，观察钙通道阻滞剂对细胞凋亡的影响。在培养不同天数加入不同剂量氨氯地平、硝苯地平、尼莫地平及硝苯地平的代谢物，于加入药物后不同天数进行有关细胞凋亡和存活数、膜脂质过氧化及细胞内钙离子浓度分析。结果显示钙通道阻滞剂是很强的神经元凋亡抑制剂，并能明显降低细胞内游离钙，减轻膜脂质过氧化，尤以氨氯地平作用最为显著。钙通道阻滞剂的神经元保护活性呈双向性，即保护作用需要一定药物浓度，但随着药物浓度进一步增高保护作用反而减小。

3. 基因调控。p53 被认为是一种很强的细胞凋亡程序的启动因子，脑缺血后脑组织 p53 蛋白显著增加。Curmrine 等利用转基因技术，比较了缺乏 p53 基因的纯合子、杂合子转基因小鼠、野生型小鼠局部脑缺血后脑梗死的程度，脑梗死面积在两种 p53 缺乏的转基因小鼠都明显小于野生型小鼠，提示减少 p53 的表达可能对脑缺血损伤具有保护作用。但 p53 完全缺乏并不能提供最大保护作用，最大保护作用需要适度的 p53 表达。而 *Bcl-2* 和 *Bcl-x-long* 为凋亡抑制基因，通过病毒载体或转基因技术使 *Bcl-2* 在动物脑内过度表达，然后造成局部脑缺血或全脑缺血，可分别使脑梗死面积、海马区受损神经元及凋亡细胞明显减少。*Bcl-2* 抑制细胞凋亡的机制尚不十分清楚。

4. 半胱氨酸蛋白酶抑制剂。半胱氨酸蛋白酶是一组具有天冬氨酰蛋白酶活性的激酶，目前被认为是多种因素诱导细胞凋亡的最后共同通路。其中研究较多的是 Caspase-3，暂时性局部或全脑缺血后，在敏感皮质和海马神经元出现 Caspase-3 激活。利用 Caspase-3 抗体，证实 Caspase-3 的激活发生在全脑缺血后发生退变的 CAI 区神经元，且发生在神经元 DNA 片段出现前，提示缺血诱导的 Caspase-3 的激活与 DNA 片段形成有关。

（四）其他治疗

1. 亚低温疗法。近年选择性头部亚低温（降低脑温 2～4℃）对缺氧缺血性脑病的神经保护作用已引起了国内外学者的关注。其可能的作用机制：降低脑组织的能量需求和耗氧量，减轻脑水肿，延迟继发性能量衰竭和细胞凋亡，延长治疗时间窗，与其他干预措施起协同的保护作用。

2. 神经营养因子。可改善细胞周围环境，促进受损神经细胞的修复和再生，其中研究较多的是碱性成纤维细胞生长因子和胰岛素样生长因子-Ⅰ。

3. 促红细胞生成素。是一种相对分子量为 34 000 的糖蛋白，在无载体蛋白作用下很难通过血-脑屏障，但可通过不成熟儿的血-脑屏障，也可通过因窒息、酸中毒或脑室出血受损而通透性增加了的血-脑屏障。动物实验已证实重组人红细胞生成素可通过缺氧缺血性脑损伤新生鼠的血-脑屏障，并证实在脑缺血时促红细胞生成素对神经元细胞的直接保护作用和通过脑血管生成对脑组织的间接保护作用，有可能成为治疗新生儿缺氧缺血性脑损伤最有发展前景的药物之一。

（五）康复干预

0～2岁小儿大脑处于快速发育的灵敏期，可塑性强，因此对缺氧缺血性脑病患儿尽早开始感知刺激和动作训练可促进脑结构和功能代偿，有利于患儿的恢复和减轻后遗症。具体措施：

1. 视觉刺激。
2. 听觉刺激。
3. 皮肤感觉刺激。
4. 前庭运动刺激。
5. 爬行训练。
6. 反射口罩。
7. 智力训练。
8. 早期听力语言训练。
9. 弱视的预防与治疗。
10. 早期干预。

（六）转基因治疗

细胞凋亡在缺氧缺血性脑病的发病机制中占有重要地位，凋亡的发生和进展受凋亡促进基因和凋亡抑制基因的调控，因此，对凋亡调节基因进行有效的调控有可能改变凋亡的病理进程，减少或抑制凋亡的发生。并且，通过转导抗凋亡基因，促进其表达，恢复原有的平衡可以保护神经元免于凋亡。大量的动物试验表明转基因治疗将为缺氧缺血性脑病开辟一条崭新的治疗途径。但这些研究尚处于试验阶段，有待进一步探讨和完善。

（七）神经干细胞移植

神经干细胞是来源于神经系统或能产生神经组织的细胞，它具有自我更新及增殖能力。神经干细胞作为一类未分化的细胞或原始细胞，是具有自我复制能力、能够分化成为至少一种功能细胞的早期未分化细胞。它具有定向分化能力，可分化成机体内的特定神经功能细胞，完成特定的神经功能，即具有"可塑性"。神经干细胞移植为临床治疗神经系统退行性疾病带来了新的生机。随着神经干细胞移植技术的不断提高和医学的进步，有效防治新生儿获得性脑损伤将不再遥远，这一天必将来到。

十一、病因治疗

新生儿缺氧缺血性脑病是围生期窒息导致脑的缺氧缺血性损害的结果。患者常在生后1周尤其头3 d内出现一系列脑功能障碍表现。如烦躁不安或嗜睡、吐奶、尖叫、抽搐等症状。轻症患者预后良好，病情危重者，病死率高，幸存者可遗留后遗症，如智力低下、癫痫和脑性瘫痪。因此及早治疗及预防围生期窒息是本病治疗的关键。

（一）后遗症的认识

缺氧缺血性脑病的近期不良预后是早期新生儿死亡，远期不良预后多为脑神经损害的后遗症。在存活病例中缺氧缺血越严重，脑病症状持续时间越长者，越容易发生后遗症，且后遗症越重。后遗症常见的有发育迟缓、智力低下、痉挛性瘫痪、癫痫等。

（二）提示预后不良的指征

1. 持续的低Apgar评分。生后5 min的Apgar评分为0～3分，10 min评分少于5分，是预后不良的敏感指标。重度窒息者，其病死率及神经系统后遗症随Apgar评分的时间延长而增加。

2. 出生后24 h内出现惊厥或持续惊厥者。

3. 生后较早出现肌张力低下，且长期肌张力低下或由肌张力低下转为伸肌张力增强者。

4. 生后早期出现昏迷，有脑干损伤表现如中枢性呼吸衰竭、瞳孔改变、伸肌张力增强等及 1 周后异常神经症状未消失者。

5. 脑电图持续异常，尤其呈周期性、多灶性或弥散性改变者。

6. 颅脑超声检查异常，特别是脑萎缩或脑实质囊性变者，或未成熟儿脑实质囊性变和脑室扩大者。

7. 头颅 CT 检查有颅内出血者。结合围生期窒息史、生后 2 d 内出现神经系统症状和体征，以及辅助检查支持，可明确诊断。

（三）病因治疗的关键步骤——预防

其实，新生儿缺氧缺血性脑病在很大程度上是可以预防的，我们应该借鉴发达国家的经验，从多方面着手预防缺氧缺血性脑病。重点做好以下几方面工作：

1. 应健全围生期保健制度，完善产前检查，尤其是农村和民工孕妇，要及时发现孕母和胎儿问题及时治疗，这是预防新生儿缺氧缺血性脑病的第一道关口，也是最为重要的。

2. 妥善处理孕妇合并的疾病和各种产科并发症，产科并发症常危及胎儿和新生儿，是导致窒息的重要原因。

3. 新生儿科医师要熟练掌握窒息复苏技术。

十二、最新进展

缺氧缺血性脑病的根本问题是神经细胞的死亡，使已经死亡的神经细胞恢复是非常困难的，虽然神经科学发展非常快，很多研究显示神经细胞是可以再生的，干细胞、神经生长因子的研究也很多，但毕竟还处于研究阶段，还需要做大量的多中心随机对照临床研究。由于新生儿缺氧缺血性脑病还没有特别有效的治疗方法，各种探索性的治疗比较多，一些单位将一些尚处于研究阶段的还没有成熟的治疗技术急于在临床推广应用，导致对缺氧缺血性脑病的过度治疗，这是目前比较普遍存在的问题。因此，对缺氧缺血性脑病的治疗应依据循证医学的原则，任何新的治疗方法都必须有充分的临床前研究资料，有严格的多中心随机对照临床研究的结果。

1. 量子血疗可用自体血或同型异体血。将静脉血经紫外线照射充氧后，发生了一系列变化，主要是由于紫外线是一高能光亮子，它极易被血浆蛋白及一切大分子酶类物质吸收，从而引起其中的电子发生变化，提高分子的能量水平，使红细胞增长速度加快，数目增加，氧合作用加强，血氧饱和度提高并持续 30 d。但是，量子血疗的作用并不是由于紫外线的高能光亮子作用于机体所产生的反应，而是由于照射过的血液和未照射过的血液接触后所诱发的，所以具有多方面的治疗作用，可使机体免疫能力提高。但由于可使患儿血中的嗜碱性粒细胞增加，使肝素合成增加，抗凝作用增强，所以禁用于有出血性疾病的患者。对于新生儿缺氧缺血性脑病患儿，由于病变脑组织存在微循环障碍，故过去采用一般治疗效果均差，不能降低死亡率，提高治愈率。而量子血可使血小板黏滞性下降，有利于改善病变组织的微循环和对氧的充分利用及代谢改善，特别是对本病患儿促进其病变组织的恢复、病灶炎性渗出物的吸收，脑水肿可尽快消除而缓解临床症状，这是传统疗法所不能比拟的。

2. 缺血缺氧将损伤脑室下区的神经前体细胞和神经干细胞，导致脑室下区体积明显变小，少突胶质细胞缺失，星形胶质细胞增多，脑室周围白质髓鞘缺失。脑室下区的神经干细胞和神经前体细胞对缺血缺氧更敏感，正是围生期脑缺血缺氧而致脑发育不全，引起认知和运动功能障碍。神经干细胞移植手术是一个高技术含量的大众疗法，神经干细胞和神经前体细胞受影响的程度将影响患儿脑的正常发育，影响脑功能，决定患儿预后最终结果。如果能够及时予以神经干细胞移植治疗，补充由于缺血缺氧而损伤的神经前体细胞，对于患儿神经功能障碍的改善具有积极意义。

严文华　肖政辉　张在其

第二章　其他儿科疾病

第一节　瑞氏综合征

一、基本概念

瑞氏综合征，又称脑病合并内脏脂肪变性，1963 年首次由澳大利亚医生 Reye 描述该病，故此命名。国内从 1972 年后陆续可见报道。本病比较少见，主要见于儿童，是急性进行性脑病。临床特点为在前驱病毒感染后出现呕吐、意识障碍、惊厥等脑病症状及肝功能异常和代谢紊乱。病情进展迅速，常导致运动和智力障碍，死亡率为 10%～40%，是一种严重危害儿童健康的疾病。病理特点是急性脑水肿和肝、肾、胰、心等器官的脂肪变性。主要的超微结构改变是线粒体异常。故瑞氏综合征也是全身性线粒体功能障碍性疾病。

二、常见病因

瑞氏综合征的病因至今尚未完全明确，可能与下述因素有关。

（一）病毒感染

病前常见病毒感染，表现为呼吸道或消化道症状。致病原可能是流感病毒、水痘-带状疱疹病毒、副流感病毒、肠道病毒、EB 病毒等。但至今尚没有证据说明本病是病毒的直接感染所致。

（二）药物

有较多的证据（如流行病学证据）提示，患儿在病毒感染时服用水杨酸盐（如阿司匹林）后发生本病的可能性大。现已证明它对线粒体有多方面的抑制作用。近年来在英、美等国家减少或停止应用水杨酸以后，本病的发生率已有所下降。此外，抗癫痫药物丙戊酸钠、胺碘酮、氯霉素、抗霉素 A、铁、具有催吐效果的蜡样芽孢杆菌、核苷类似物均可引起与瑞氏综合征相同的症状。

（三）外源性及内源性毒素

肠道内厌氧菌产生的内毒素、黄曲霉毒素、农药杀虫剂等也可能是引起瑞氏综合征的发病因素，但迄今的研究未能在患者的组织或血液中显示这些毒素或物质。

（四）遗传代谢病

一部分患儿有家族史。有些先天性代谢异常可引起瑞氏综合征的表现，称为瑞氏样综合征，如鸟氨酸氨基甲酰转换酶和氨甲酰磷酸合成酶的缺陷，在临床、生化上可酷似瑞氏综合征的高氨血症和特征性的血清氨基酸、脂肪酸模式；肝脏组织学检查可显示微血管脂肪性变；近来发现多种脂肪酸代谢缺陷的表现也与瑞氏综合征时相似，已查知的有全身性肉毒碱缺乏、中链乙酰辅酶 A 脱氢酶和长链乙酰辅酶 A 脱氢酶缺乏通常伴有反复发作的嗜睡、抽筋、昏迷（脑病变）和肝大、生化异常。这些先天性代谢缺陷很可能平时处于潜在形式，待病毒感染改变机体某些代谢特征后即表现出瑞氏综合征。

三、发病机制

1. 本病是线粒体急性损伤所引起的代谢异常，病变主要在脑、肝等组织。急性脑病，是非炎症性脑水肿，脑活检显示神经细胞和胶质细胞明显肿胀。肝功能障碍，肝组织活检显示肝弥散性的微泡状脂肪浸润，肝细胞肿胀。这并非瑞氏综合征所特有，特异性改变是电镜下显示线粒体广泛肿胀、多形变、基质有颗粒状物质积聚，线粒体嵴的数目减少并有断裂现象。其他内脏器官如心、肾、肺、肠、肌肉也可见细胞内线粒体的病变。线粒体对氨基酸代谢、脂肪代谢、有机酸代谢和糖代谢均有影响。线粒体内有尿素循环所需的酶系统，线粒体功能受损时，该酶系统发生缺陷，不能将体内的氨变成尿素，大量的氨积聚体内，形成高氨血症，引起机体的氨中毒。高氨血症是脑功能障碍的一个重要原因。线粒体功能障碍时，脂肪酸氧化过程受到阻碍，致使短链脂肪酸（丙酸、丁酸、异丁酸、异戊酸等）积聚体内，加重高氨血症，并干扰糖酵解、丙酮酸分解和线粒体的氧化磷酸化功能，这对脑组织的功能均有不良影响。脂肪代谢紊乱，如血清肉毒碱、胆固醇、脂蛋白，特别是极低密度脂蛋白减少，而游离脂脂肪代谢紊乱，如血清内肉碱、胆固醇、脂蛋白，特别是极低密度脂蛋白减少，而游离脂肪酸升高等。糖代谢紊乱，导致低血糖、乳酸及丙酮酸血症。三大代谢紊乱和一些有毒性内源性代谢产物，如二羧酸、酯酰辅酶 A 化合物和短、中链脂肪酸的堆积，成为继续造成线粒体损害的恶性循环。

2. 瑞氏综合征发病机制中水杨酸盐可能起一定作用，相当部分瑞氏综合征患者病前曾应用过水杨酸盐，在瑞氏综合征中，水杨酸盐可能通过：

（1）直接阻止氧化磷酸化而进一步抑制线粒体的功能。

（2）增加氧化作用所需的线粒体辅酶 A 的载荷，从而造成辅酶 A 的相对缺乏。

（3）从血浆白蛋白中置换出结合的脂肪酸和二羧酸，使后者的血清浓度更加增高等 3 个途径起作用。然而，这些还有待证实。

3. 其他可能参与本病发病机制的因素还有内毒素、干扰素和肿瘤坏死因子等，对它们的作用现在了解甚少，还需进一步研究证实。

四、临床特征

发病年龄以 6 个月～4 岁多见，也可见于任何年龄，农村较城市多见。患儿平素健康，起病前常有呼吸道或消化道的病毒感染症状。往往在前驱疾病恢复过程中突然出现急性脑病和肝功能异常，临床表现多随年龄变化各异，婴幼儿以发热、惊厥和呼吸衰竭为主要特点，年长儿及少年则多表现为频繁呕吐，发热较少。呕吐主要是颅内压增高时脑干受刺激引起，24～48 h 内精神状态发生改变，出现嗜睡及谵妄，可出现去皮质强直或去脑强直。一般无神经系统定位体征，肝脏可有轻或中度肿大，但也可不大，肝功能异常包括血清转氨酶增高、高氨血症、高游离脂肪酸血症及凝血功能障碍。虽然肝功能显著异常，但临床无明显黄疸表现。婴幼儿易有低血糖。脑脊液检查除压力增高外无其他异常。周围血白细胞反应性增高，分类计数以中性粒细胞占优势。偶可见心律失常、肾功能不全或胰腺炎等症状。病程有自限性，大多在起病后 3～5 d 不再进展，并在 1 周内恢复。重症患儿易在病后最初 1～2 d 死亡。幸存者可能遗留各种神经系统后遗症，长时间持续昏迷者后遗症发生率高。

病情进展可分以下几期：Ⅰ期的主要表现是呕吐、嗜睡、淡漠。Ⅱ期有定向力丧失、谵妄、不安、呼吸深快、腱反射亢进、肝功能不全。Ⅰ、Ⅱ期代表脑水肿的加重过程和肝功能障碍所致代谢紊乱。Ⅲ期有意识模糊或昏迷，去皮质强直，过度换气，病理反射阳性，瞳孔对光反射存在，肝功能不全，脑电图明显异常。Ⅳ期昏迷加深，去大脑强直体位，瞳孔散大、对光反射消失，脑干功能障碍，呼吸节律不规则，各型抽搐，视神经盘水肿。Ⅴ期全身肌张力消失，腱反射不能引出，对外界刺激无反应，心率变慢，血压降低，最终呼吸停止。Ⅲ、Ⅳ、Ⅴ期是颅内压增高和脑疝的表现。

五、辅助检查

（一）血常规

周围血白细胞计数增加，以中性粒细胞为主，少数患儿血小板减少。

（二）血液生化检查

血氨升高可达 176 μmol/L 以上，在数天内降至正常；血浆游离脂肪酸和短链脂肪酸升高；早期有血清转氨酶和乳酸脱氢酶增高；血清总胆红素正常或稍高；凝血酶原时间延长、血钠偏低、血糖低、血脂高；血乳酸和丙酮酸增高，大多有代谢性酸中毒和呼吸性碱中毒。

（三）酶的活性

线粒体酶的活性明显降低，如合成尿素的酶系统、参与三羧酸循环的酶和细胞色素氧化酶等。细胞质的各种酶的活性正常。

（四）脑脊液检查

压力升高，没有炎症性改变。氨升高，葡萄糖轻度降低，细胞数、蛋白、氯化物正常。

（五）脑电图

呈弥散性脑病改变、背景波呈广泛性高幅慢活动波，有时有棘波（癫痫样放电）。

（六）CT 检查

有助于排除脑部占位性病变。

（七）其他

应同时进行血乳酸、氨基酸分析，尿中氨基酸及有机酸检测；必要时须做 DNA 分析、皮肤活检、肌肉及肝组织活检等，以诊断其原发疾病。

六、诊断思路

（一）询问病史

详细追问患者既往病史和现病史，寻找诱发因素：

1. 前驱期表现。有呼吸道或消化道的病毒感染症状，并询问近期是否接种过活的病毒疫苗及服用过水杨酸盐、吩噻嗪等药物。病前常有病毒感染，主要有流感病毒、肠道病毒、水痘-带状疱疹病毒，少数因单纯疱疹病毒、腺病毒等感染引起。美国曾多次报告，前驱病毒感染至发生瑞氏综合征期间服用阿司匹林和未服用过阿司匹林病例比较，发生瑞氏综合征的机会比在11.5～40，使得阿司匹林使用率下降，而导致瑞氏综合征发病率也随之下降。同时询问家族有无类似病史也很重要，该病有家族集聚倾向。随着遗传代谢病诊断水平提高，发现既往拟诊瑞氏综合征病例中有一部分是遗传代谢疾病引起。

2. 脑病期临床表现。询问有无呕吐、发热、头痛、意识障碍、惊厥、呼吸困难等脑病的临床表现。

（二）体格检查

1. 严密监测生命体征，有无皮疹，详细心脏检查，肝脏肿大及质地情况。

2. 神经专科检查。详细检查患者的意识状态有无嗜睡、淡漠、谵妄、昏迷；前囟张力是否增高；瞳孔是否散大，对光反射是否存在；肌张力增强、减弱或消失；生理反射能否正常引出及病理反射的引出情况；有无眼底水肿。

（三）辅助检查

早期及时行血常规、肝功能、血氨、凝血酶原时间、血糖、脑脊液、脑电图等检查，必要时行肝活检、头颅 CT 检查。

七、临床诊断

该病好发年龄为 6 岁以下，尤其是 2 岁以下儿童发病率最高。根据小儿病前有前驱病毒感染史和以后急性进行性脑病症状，如呕吐、惊厥、意识障碍，没有神经系统局灶征、脑脊液压力高但无炎症改变等特点就应考虑瑞氏综合征的可能。再根据生化代谢的特点，如早期血氨高、血糖低、凝血酶原时间延长、血清转氨酶升高、血胆红素不高等表现可临床诊断本病。如能早期诊断，可能避免发展为后期的严重颅内压增高、脑疝和脑干中枢受压的表现。应强调指出，肝活检肝脏组织广泛脂肪变性，电镜见广泛线粒体病变的特点，是确诊本综合征的依据。

美国疾病控制中心所订本病的诊断标准：

1. 前驱性上呼吸道感染或水痘史。
2. 以频发呕吐为急性起病。
3. 无黄疸。
4. 血清转氨酶超出正常值 3 倍以上。
5. 脑脊液检查排除颅内感染。

八、鉴别诊断

疑似病例应及早检查肝功能和血氨等。需与以下情况鉴别。

（一）病毒性脑炎

急性起病，可先有数天的上呼吸道或肠道感染的前驱期。主要症状为发热、恶心、呕吐，部分小儿在发病前数天或发病时出现皮疹。脑脊液检查多数压力增高，白细胞总数增高，一般为 0 至数百，病初多以中性粒细胞为主，以后以淋巴细胞为主。发病早期收集鼻咽分泌物、大便和脑脊液做病毒学检测，有的可发现致病病毒。无血氨增高，肝、心、肾无脂肪变性。

（二）化脓性脑膜炎

大多急性起病，部分患儿病前有数天上呼吸道或胃肠道感染病史。与瑞氏综合征鉴别主要依靠脑脊液的检查。化脓性脑膜炎的脑脊液检查压力增高，外观混浊，严重者似米汤样改变。白细胞总数显著增多，分类中性粒细胞为主。糖含量常有明显降低，蛋白显著增高。脑脊液细菌检查可检测病原菌。无血氨增高，肝、心、肾也无脂肪变性。

（三）急性中毒性脑病

是一组诊断标准不很明确的综合征，其与瑞氏综合征的共同点是常与全身性感染有关，临床表现也是惊厥和意识障碍等颅内压增高的症状，病理也有脑水肿、没有炎症。所不同的是多无血氨增高，不伴内脏脂肪变性，没有线粒体病变，如治疗及时，一般病情较瑞氏综合征为轻。

（四）病毒性肝炎

也可出现嗜睡、烦躁不安和昏迷的脑症状，而且会伴有明显的恶心、呕吐。其与瑞氏综合征鉴别的重点在于病毒性肝炎的脑症状有黄疸和持续性肝功能损害，而瑞氏综合征无黄疸且肝功能多在 1～2 周，最多在 4 周内完全恢复正常。

（五）遗传代谢病

由于近年瑞氏综合征的发病率已减少，对于年幼患儿和同一家族中发病或复发的病例必须注意与遗传性代谢病鉴别：如尿素循环酶缺陷、有机酸尿症等可酷似瑞氏综合征表现，可通过详细病史、针对代谢病的血尿液筛查，以及遗传学诊断进行鉴别。

九、救治方法

瑞氏综合征目前仍无特效治疗方法，应采取综合措施。本病治疗成功与否取决于：早期识别轻症，及时治疗，纠正代谢紊乱，控制脑水肿和降颅内压，加强护理和控制惊厥等对症处理。

（一）加强护理

饮食宜给予碳水化合物和低蛋白饮食，以减少内生性蛋白分解代谢。注意保持气道通畅，保持适当的头高位但不可屈颈。正确记录出入量。体温应维持在37℃以下。

（二）纠正代谢紊乱

1. 本病患者均存在糖原短缺，低血糖必须及时纠正，开始可静脉注射25%葡萄糖注射液1～2 mL/kg，以后给10%葡萄糖注射液静脉滴注，1 200 mL/(m² · d)。当血糖达到稍高于正常水平时，可加胰岛素以加强葡萄糖的分解利用，减少游离脂肪酸。

2. 维持电解质及酸碱平衡，纠正可能存在的代谢性酸中毒和呼吸性碱中毒，注意防止低钙血症。

3. 用维生素 K_1 10 mg 静脉注射，1～2 次/d，治疗低凝血酶原。

4. 血氨高于 100 μg/dL 时，为降低血氨可采用血液净化治疗、输血疗法；精氨酸滴注治疗或用新霉素口服或灌肠以减少产氨。

（三）控制脑水肿、降低颅内压、维持脑的灌注压

1. 密切监测颅内压、控制脑水肿是成功救治本病的关键。在保证每天液体的生理需要量基础上，适当限制每天液体进入，30～60 mL/(kg · d)。如果有条件，最好做前负荷的监护，测中心静脉压，正常值为 4.4～8.8 mmHg。若＜4.4 mmHg，提示血容量不足，可加快输液，直至中心静脉压升至5.85～7.35 mmHg。影响中心静脉压的因素很多，因此，用肺毛细血管楔压更好，其正常值为 4～6 mmHg，＜4 mmHg，提示血容量不足，可加快输液，直至肺毛细血管楔压升至5～6 mmHg，但是对于儿童不推荐常规使用有创监测。还应定期监测血浆渗透压，维持在315～320 mOsm/L，如低于正常，可给予人血白蛋白300 mg/kg。中心静脉压＞8.8 mmHg，或肺毛细血管楔压＞8 mmHg，提示血容量过多，需用呋塞米1～2 mg/kg 静脉注射。降颅内压用渗透利尿剂，20%的甘露醇静脉注射，0.5～1 g/kg，开始每4～6 h 1次。可同时应用地塞米松0.5 mg/kg，每6～8 h 1次。

2. 监测血气，保持呼吸道通畅，防止低氧血症和高碳酸血症，以避免加重脑水肿。

3. 维持正常血压，以保持脑内灌注压在 50 mmHg 以上。脑灌注压＝平均动脉压－颅内压，颅内灌注压过低可使脑水肿加重。

4. 也可选择其他降颅内压的方法。如过度通气治疗，动脉血二氧化碳分压降到 35 mmHg 左右，使脑血管收缩，脑容积减少，同时需要脑电图监测和人工呼吸设施。

（四）控制惊厥

有惊厥时需紧急止惊，控制惊厥发作，首选苯二氮䓬类，如咪达唑仑0.1～0.2 mg/kg，根据惊厥情况决定是否需要持续泵入治疗。苯巴比妥对于有肝功能损伤的患儿需要慎用，虽然该药除控制惊厥外，还能减少脑组织代谢率，对大脑起保护作用。抢救中避免使用水杨酸或吩噻嗪类药物。

（五）脑疝的处理

立即选用20%甘露醇1～1.5 g/kg 或30%尿素1 g/kg 于30 min 内静脉滴注，或用20%甘露醇溶解尿素，用量按尿素计算。一天用尿素不超过2次。甘露醇则可间隔4～6 h 1次。同时可配合应用高效利尿剂，如呋塞米或依他尼酸钠。如为小脑幕切迹疝常可恢复，如出现枕骨大孔疝则难以挽救。对

于严重的枕骨大孔疝，有采用脑室减压、椎管加压的治疗方法。其方法：于气管插管加压给氧的同时，立即剃去毛发，消毒，对前囟已闭合的患者穿刺部位取眉弓上 11～13 cm，正中线旁1～2 cm处钻孔，然后送进穿刺针，再放置内径 15 mm 的管。如有脑脊液流出，测压后即可固定，并连接于引流装置。脑室引流减压成功后，迅速用 0.9％氯化钠（1 mL/kg）做鞘内注射，注射速度宜快，有效者往往于注入 0.9％氯化钠后立即恢复自主呼吸。如注入 0.9％氯化钠无反应，5 min 后可按上述剂量再注入第 2 次，如两次鞘内注入 0.9％氯化钠加压仍未见自主呼吸，则认为无效。如已出现自主呼吸，并能维持有效换气、通气功能后，可认为脑疝已解除，停用呼吸器，并用持续脑室引流，调节引流速度，使脑室压维持在 150～180 cmH₂O。当病儿意识转清、病情稳定后，可拔除引流管。

（六）人工通气的建立

当出现呼吸衰竭时，最好争取尽早应用呼吸机辅助通气，建立人工通气。如果自主呼吸不能保证通气，即使应用了镇静剂，支气管内吸痰时仍可引起剧烈咳嗽，致使颅内压增高。此时，可考虑应用肌松药消除自主呼吸，完全采用人工机械通气。

（七）其他救治方法

护肝支持治疗、营养脑神经、营养心肌、避免肾损害药物的应用、改善微循环。急性阶段之后对智能、神经、精神行为进行监测，尽早发现是否有后遗症并及早干预。

对于瑞氏综合征应采取综合措施，强调控制脑水肿是治疗的关键，并及时纠正代谢紊乱、加强护理及控制惊厥等对症处理。如遇到颅内压急剧升高而内科治疗无效，并已出现脑疝呼吸停止者，可立即手术减压，有时可挽救患儿生命。

十、诊疗探索

目前认为瑞氏综合征的发病与病毒感染、阿司匹林及黄曲霉素等密切相关，认为这些因素作用于遗传性代谢异常宿主，改变了患者的易感性而致病。几乎所有的患者均有前驱感染史或发热病史，提示该病的发病机制中有感染因素的参与。该病好发年龄为 6 岁以下，尤其是 2 岁以下儿童发病率最高。在诊断中需注意临床表现多随年龄而异：婴幼儿的临床表现多不典型，主要特点是呕吐少或无，惊厥早而频，中枢性呼吸衰竭突出。突出体征为四肢肌张力减低或增高，肝脏轻度至中度肿大，肝的质地较韧，甚至较硬，但不太大。实验室检查特点：血氨升高通常为本病特异性诊断之一，需早期检查，常常在数天内恢复正常，低血糖在婴儿最明显，肝功能检查有明显异常，且多数患者为进行性加重，要反复检查肝功能，有助于确诊，但无黄疸，而且肝功能多在 1～2 周，最多在 4 周内完全恢复正常。心肌酶谱和肾功能检查对早期诊断有重要意义，过去常常强调肝功能异常在诊断中的重要性，现在发现心肌酶谱异常常伴同肝功能异常，且呈进行性加重。MRI 或 CT 检查均提示脑组织弥散性炎症改变、脑水肿，无局灶性病变。上述特征是早期诊断瑞氏综合征的重要依据，只有早期诊断才能避免无法挽回的脑疝，减少死亡率。

十一、病因治疗

阿司匹林应用越来越广泛，可给患者带来好的一面，同时也发现阿司匹林可抑制体内干扰素的形成，使机体抗病毒能力降低而诱发瑞氏综合征。其发病机制是阿司匹林可促使肝、脑等细胞线粒体内氧化磷酸化发生解偶联作用而损伤线粒体，造成一系列代谢紊乱，体内自由基、脂质沉着增加，抑制体内干扰素的形成，降低了机体抗病毒的能力。尤其是儿童各系统功能不健全，更容易诱发瑞氏综合征。因此对病毒感染性疾病的患儿应慎用阿司匹林。

十二、最新进展

（一）关于诊断

目前国内尚无瑞氏综合征的诊断标准，主要参照美国疾病控制中心标准，但缺乏特异性，重点在于排他性诊断。可归纳为：

1. 小儿病前有前驱病毒感染史和以后急性进行性脑病症状。急性颅内高压症，可有脑干功能障碍，脑膜刺激征阴性，脑脊液压力高但无炎症改变，眼底显示水肿明显。

2. 肝脏时大时小或起病后进行性肿大，质地中等硬度，血清转氨酶较正常增高3倍以上。

3. 全身症状和血象有感染中毒表现。根据生化代谢的特点，如早期血氨高、血糖低、凝血酶原时间延长、血清转氨酶升高、血胆红素不高等方面来支持本病的诊断。

4. 排除细菌感染并发中毒性脑病、病毒性脑炎、化脓性脑膜炎、病毒性重症肝炎的肝性脑病和电解质失衡引起的酸碱中毒。

5. 病理检查以肝脏组织广泛脂肪变性为主的内脏脂肪变性，电镜见广泛线粒体病变。

6. MRI或CT检查均提示脑组织弥散性炎症改变、脑水肿，无局灶性病变。

7. 当无明显前驱感染，年龄又<3岁，曾有以上类似病史或家庭成员中有类似病史，不能解释的生长障碍、神经发育异常，需与遗传代谢性疾病，主要是脂肪酸乙酰辅酶A脱氢酶缺陷、有机酸代谢障碍和尿素循环障碍等相关疾病鉴别。上述特征是早期诊断瑞氏综合征的重要依据，如能早期诊断，可能避免发展为后期的严重颅内压增高、脑疝和脑干中枢受压的表现。

（二）关于治疗

强调缩短甘露醇应用时间和综合治疗。过去虽然强调减低颅内压，但甘露醇一般为每4～6h1次，甚至间隔时间更长。在救治中发现此间隔时间仍出现中枢性呼吸衰竭和（或）脑疝表现，应及时将甘露醇调整为2～3h1次，中枢性呼吸衰竭和（或）脑疝表现消失，抽搐次数减少，维持此间隔时间为1～2d，再根据病情逐渐延长甘露醇应用间隔时间。综合治疗包括：止痉、吸氧、抗感染、液体疗法、护肝支持治疗、营养脑神经、营养心肌、避免肾损害药物的应用、改善微循环、预防和治疗出凝血障碍及康复治疗，这些措施对提高生存率/降低致残率有重要意义。

崔红　卢秀兰　张在其

第二节　溶血尿毒综合征

一、基本概念

溶血尿毒综合征是临床表现以微血管溶血性贫血、血小板减少及急性肾损伤为特征的综合征，和血栓性血小板减少性紫癜非常相似，现认为二者均属于血栓性微血管病。

1955年Gasser等首先报道本病。溶血尿毒综合征在人群中总的发病率大约为2.1/10万人，其中<5岁儿童为高发人群，发病率约6.1/10万人。目前认为该综合征是婴幼儿及学龄前儿童急性肾损伤的常见原因。本病几乎发生于世界各地，中国、阿根廷、印度、加拿大、法国、美国病例较多。本病发病急，病情重，病死率为0～5%，个别报道达10%～30%。在存活病例中半数有轻重不等的肾损伤，部分发展为慢性肾功能衰竭。临床分为腹泻相关型溶血性尿毒综合征及无腹泻溶血性尿毒综合征。后者又包括继发性溶血性尿毒综合征及特发性溶血性尿毒综合征。

二、常见病因

（一）典型溶血性尿毒综合征，即腹泻相关型溶血性尿毒综合征

由微生物诱发溶血尿毒综合征，病毒（柯萨奇病毒 A-4、B-3、B-4 型，埃可病毒 29 型，流感病毒，黏液病毒 EB 病毒）和细菌（大肠杆菌、志贺痢疾杆菌及沙门氏菌属等）均与发病有关，其中90％由出血性大肠杆菌 O157：H7（E. O157：H7）型引起。感染常和食物污染及加工不当有关，特别是肉类、奶制品、家禽类食品，人和人之间也有传播可能。

（二）不典型溶血性尿毒综合征

特指与补体系统相关的基因异常或免疫系统改变所致的溶血尿毒综合征，如补体 H 因子、I 因子及 C3 等基因突变、抗 H 因子抗体阳性等，故也称补体相关性溶血性尿毒综合征。

（三）继发性溶血性尿毒综合征

1. 疾病。主要见于肺炎双球菌、链球菌属所致肺炎后和免疫缺陷病，如先天性无丙种球蛋白血症和胸腺无淋巴细胞增生症，原发及继发性肾小球疾病（如系统性红斑狼疮、系统性硬化症、干燥综合征、链球菌属感染后肾炎、膜增殖性肾炎）、骨髓移植、恶性肿瘤、获得性免疫缺陷综合征等。

2. 药物（可卡因、奎宁、环孢素、丝裂霉素等）、放射性损伤等。

三、发病机制

主要与内毒素启动和内皮细胞受损、白细胞介导的炎症反应、血小板及凝血系统瀑布反应活化、前列腺素、内皮细胞-白细胞黏附分子、活性氧分子等多种因素有关，是一个复杂的、多因素综合作用的结果。

（一）内毒素启动及内皮细胞受损

E. O157：H7 产生的毒素又称 Verocytotoxin，也见于 E. O26、E. O111、E. O121、E. O145 等型。Verocytotoxin 是由 1 个 32kD 的 A 亚单位和 5 个 8kD 的 B 亚单位所构成，是分子量为 72kD 的蛋白质。志贺痢疾杆菌可以产生强效的志贺氏类毒素，包括志贺氏类毒素-1 及志贺氏类毒素-2，分子量为70kD，后者毒性较前者更强。Verocytotoxin 和志贺氏类毒素可以从炎症损伤的肠黏膜进入循环。Verocytotoxin 毒素的 A 亚单位有酶活性（RNAN-Glycohydrolase 活性），在细胞内切断 RNA，抑制蛋白质合成。Verocytotoxin 毒素的 B 亚单位和志贺氏类毒素均有细胞结合性，可紧密结合到靶器官内皮细胞表面的糖脂质受体上，通过吞噬进入胞质，抑制核糖体功能而致蛋白合成障碍，导致相应器官内血管内皮细胞受损或死亡，成为血小板聚集、微血栓形成的基础。糖脂质受体分布于小肠、肾、脑、胰等多种器官，肾皮质较髓质更为丰富。器官受累程度主要与该器官糖脂质受体多少有关，肾脏受损最重。体外研究显示志贺氏类毒素不仅抑制肾脏系膜细胞的蛋白合成，而且抑制有丝分裂，双途径损伤加重了肾脏损害，志贺氏类毒素还有诱导肾细胞凋亡的作用。

另外还有一种为细菌脂多糖，可激活中性粒细胞释放抗肿瘤坏死因子-α、白介素-1、内弹力酶及自由基，上调纤溶酶原激活物抑制剂和下调血栓调节素表达而损伤内皮细胞，促进血栓形成，细菌脂多糖还可促进白细胞和血小板黏附在内皮细胞上。

血管内皮细胞是机体维持凝血-抗凝体系平衡的重要组成单元。血管内皮损伤是所有溶血尿毒综合征发病机制的中心环节。内皮细胞损伤可通过炎症和非炎症两条途径，发病早期外周血白细胞明显增多说明炎症反应参与内皮细胞损伤。此外还发现肾小球内有一过性白细胞渗出及中性粒细胞激活。内皮细胞损伤表现为细胞肿胀、脱落。内皮细胞损伤后基底膜暴露，激活血小板和导致局部血管内血栓形成，并使纤维蛋白局部沉积，从而形成纤维蛋白丝网，血流中的红细胞和血小板受到纤维蛋白丝网

的机械冲撞而破裂，从而引起微血管性溶血性贫血和血小板减少。中性粒细胞释放自由基介导红细胞膜脂类过氧化反应，使得红细胞变得坚硬，当通过内衬有纤维蛋白网的微血管时承受较高的剪切力而易遭到破坏。

在继发性溶血性尿毒综合征，某些细菌如肺炎链球菌能产生神经氨酸酶，使红细胞、血小板及内皮细胞上隐蔽的 Thomsen-Friedenreich 抗原暴露，致使该抗原和其相应的 IgM 抗体发生反应，导致内皮细胞损伤，继而出现血管内凝血。

（二）炎症递质释放

出血性大肠杆菌致消化道感染，首先细菌脂多糖和 SLTs 从消化道被吸收入血，单核细胞及血管内皮细胞通过膜表面的受体与细菌脂多糖及志贺氏类毒素结合而被活化。活化的单核细胞和血管内皮细胞产生肿瘤坏死因子-α 及白介素-1β 等细胞因子，加上志贺氏类毒素的作用，不仅使多核白细胞活化，促进多核白细胞向血管内皮细胞粘连，使其释放活性氧和弹性蛋白酶，引起血管内皮细胞损害，而且使血管内皮细胞志贺氏类毒素糖脂质受体的表达量增加 10 倍或数十倍，使血管内皮细胞志贺氏类毒素的感受性显著增强。细菌脂多糖也和肿瘤坏死因子-α 及白介素-1β 一样，对血管内皮细胞糖脂质受体的表达有放大作用。

肾脏上皮受损后也可释放炎症递质，如肿瘤坏死因子、白介素-6、白介素-8 和白介素-1β 等。肿瘤坏死因子是由志贺氏类毒素作用于肾脏产生的，可诱导上皮细胞促凝血活性，在急性溶血尿毒综合征患儿尿中升高明显，血清中仅轻度升高，但血清中可溶性肿瘤坏死因子受体 55 和 75（Stnfr-55、sTNFR-75）明显升高。白介素-6 是由肾脏上皮细胞、系膜细胞产生的一种细胞因子，是疾病活动性的一个标志物。而且与疾病严重程度及预后有关，在急性溶血尿毒综合征尤其是伴有肾外损害的患儿血清及尿中均有明显增高。白介素-8 是一种白细胞激活剂，故白细胞增多与白介素-8 的分泌有关，白细胞激活后可释放弹力蛋白酶使其与内皮细胞的黏附性增高，参与疾病发病过程并可加重病损。

（三）血凝与纤维蛋白的溶解（简称纤溶）的异常

血小板减少是本病三大特点之一。血小板与凝血系统的激活，在溶血性尿毒综合征发病中起重要作用。

1. 促血小板聚集物质增多，如血管性血友病因子、血小板活化因子等。正常情况下血管性血友病因子不进入血循环，而存在于内皮细胞的 Weiber-Palade 小体内，内皮细胞损伤后才会释放入外周血中。溶血性尿毒综合征时血浆中完整的 225kD 的血管性血友病因子亚基减少，而 140kD 和 176kD 的异常结构形式的片段增加，激活血小板，促进血小板与受伤的血管壁黏附，促进血栓形成。血小板活化因子促使血小板聚集与形成血栓，在患病初期出现，恢复期与正常人一样呈阴性。血小板活化因子还可以促进血管性血友病因子与血小板的结合，而促进血栓形成。

2. 血小板释放产物增多，如 β-血栓球蛋白、血小板第 4 因子；血小板内颗粒物质减少，如 5-羟色胺。

3. 内皮细胞释放组织因子增多，凝血系统激活，微血栓广泛形成，血小板减少。

4. 凝血酶-抗凝血酶复合物、凝血酶原片段、活化的 XII 因子及 D-二聚体增加，纤溶酶原激活物抑制剂增加，纤溶破坏。

（四）血栓素 A$_2$ 与血小板活化因子和前列环素之间的平衡遭破坏

可致血管收缩，促进血小板聚集。PGI$_2$ 为血管舒张剂，由血管内皮细胞合成，正常情况下，可抑制血小板黏附、聚集。在溶血尿毒综合征患者，血栓素 A$_2$ 合成增加，前列环素水平明显降低，使得血小板聚集、黏附作用加强，从而促进血小板在受损的毛细血管壁沉积而发病。溶血尿毒综合征患者可能缺少一种能刺激血管内皮细胞产生前列环素的血浆因子或血循环中存在前列环素合成酶抑制物，从而抑制前列环素产生。另外还可能与溶血尿毒综合征患者对前列环素降解加快有关。

(五) 内皮素-一氧化氮轴紊乱

内皮素在溶血尿毒综合征急性期患儿尿及血清中均增高，它可增加肾血管阻力和减少肾小球滤过率。正常情况下，内皮素可刺激内皮细胞产生与之有拮抗作用的一氧化氮，不仅有扩血管作用，且抑制血小板黏附、聚集。溶血尿毒综合征患者游离血红蛋白增多，可灭活一氧化氮，内皮细胞受损致一氧化氮产生减少，故造成内皮素-一氧化氮轴紊乱，其可能在溶血尿毒综合征的急性肾功能衰竭中起作用。但在一些频繁复发溶血尿毒综合征患者中却存在一氧化氮合成激活现象。

(六) 脂质过氧化

溶血尿毒综合征患者超氧化物歧化酶减少，丙二醛增加。脂质过氧化损伤内皮细胞和红细胞，红细胞膜流动性降低，可加重病情，其机制可能为脂溶性的抗氧化剂维生素 E 代谢紊乱或抗氧化酶活性降低。

(七) 免疫紊乱

在溶血尿毒综合征急性期发现存在免疫复合物，补体结合抗体和抗自身隐蔽内皮细胞抗原的自身抗体，而且有些溶血尿毒综合征患儿有 C_3、IgM 在肾小球沉积，这些免疫复合物可损伤血管内皮细胞，主要是肾小球毛细血管和小动脉受损。

(八) 其他

H 因子是补体替代途径的重要调节因子，由于基因缺陷致使 H 因子减少或缺如，造成补体旁路途径持续激活，导致血管内皮损伤，临床上可引起非典型溶血尿毒综合征等多种疾病。

四、临床特征

(一) 前驱期

前驱期症状往往是诊断的一个特征，不容忽视，多有腹泻、腹痛、呕吐。腹泻开始为水样便，很快转为血便，似溃疡性结肠炎。腹痛可以很重，伴腹肌紧张似急腹症。此期患儿可以有嗜睡、易激惹、低热、乏力、食欲不振等非特异性表现，症状持续数天至 2 周，其后有 5～10 d 无病间歇期，也有症状持续 2 个月者。

(二) 急性期

突然出现微血管病性溶血性贫血、肾损伤和血小板减少性出血三种症状。

1. 急性微血管病性溶血表现。持续性血红蛋白尿，初为淡红色，渐成酱油色，尿潜血试验强阳性，尿含铁血黄素阴性，进行性皮肤及巩膜黄疸，口唇及睑结膜苍白，外周血红细胞计数及血红蛋白浓度降低，可见红细胞碎片及三角形、芒刺状红细胞，网织红细胞的百分率明显增高，血胆红素浓度升高，以间接胆红素升高为主。

2. 肾功能障碍，表现为少尿、眼睑水肿、血压升高、血清尿素氮增高。60％患者少尿持续 1 周左右，无尿患者有半数持续 3 d 左右，重症患者进入无尿性肾功能衰竭。

3. 血小板减少性出血，因血小板减少所致，主要表现为消化道出血，60％有黑便，20％有呕血，少数病例可并发硬脑膜下或视网膜出血，皮肤瘀斑少见。

4. 溶血尿毒综合征由于存在广泛的微血管血栓形成，故可导致多系统损害。肾外损害约占 25％，脑是除肠道、肾脏外最易受损的器官，30％病例可发生脑功能不全，如各种意识障碍、运动障碍和肌张力异常。中枢神经系统受损是最常见的死亡原因。心血管系统受损可表现为高血压，急性期绝大多数有轻度可逆性、易控制的高血压，发病机制尚不太清楚，循环内皮素可能起重要作用，与肾素活性相关性不大。还可表现为心律失常，心力衰竭等。胰腺血栓性微血管病可导致胰腺炎、糖尿病。40％病例有轻而短暂的肝损害，肺、肌肉、皮肤、腮腺及视网膜血栓性微血管病罕见。重症病例约占 25％。

5. 死亡原因分析表明，首位是水中毒（包括肺水肿、脑水肿等），其次是感染，其他依次为肾损伤发展导致的心源性休克、颅内出血和多器官功能衰竭。心力衰竭发展为心源性休克，导致溶血尿毒综合征患者死亡。有报道检测患儿心肌酶谱，均明显高于正常；62.5%患儿心电图异常。这些检查结果均提示对溶血尿毒综合征患儿的治疗不可忽视保护心肌，这也是降低病死率的重要环节之一。

（三）重症病例

1. 重症病例的定义。①年龄<2岁，前驱期即出现无尿；②少尿>14 d，无尿>7 d；③白细胞计数>20×10^9/L；④伴有肾外器质性损害。

2. 影响病情轻重程度及预后的因素。

（1）溶血严重、伴有少尿或无尿者肾脏损害重，血清肌酐明显增高，且呈线性相关。

（2）有少尿、高血压、复发及应用透析治疗病例常预后不良。复发者预后明显差，且常发生于5岁以上的无腹泻溶血尿毒综合征。

（3）有持续蛋白尿、并发症及应用抗凝治疗病例预后不良，二氧化碳结合力及血钠与预后呈正相关，血钾及血清肌酐水平与预后呈负相关，其中以是否有持续蛋白尿作为决定预后的最关键因素。因此，溶血尿毒综合征患儿应长期随访，尤其是持续蛋白尿、高血压、1年内肾小球滤过率未恢复的患儿应长期随访，以便及时给予治疗，防止终末肾的发生。

五、辅助检查

（一）血常规

由于急性溶血，血红蛋白迅速下降至70~90 g/L，严重者达30~50 g/L，红细胞比容下降，镜检可见异形红细胞（菱形、三角形、靶形、钢盔形），网织红细胞增高（但氮质血症时升高不明显），常在5%以上，有时可达18%~22%；90%患者血小板下降。

（二）尿常规

血尿、蛋白尿、血红蛋白尿、尿沉渣镜检可见红细胞碎片、白细胞及管型。

（三）大便检查

O157：H7的实验室检验方法很多，样本采集与增菌很重要，在未用抗生素前采集，可提高细菌培养的成功率，以采集腹泻患者血便为主，应注意无菌操作。目前，菌株的分离和培养使用山梨醇麦康凯琼脂、CHRO MagarO157琼脂平板，其中后者内含的特殊显色底物可保证高敏感性和特异性，并可避免部分产毒菌株的生化型变异而造成的漏检。免疫学方法主要是检测菌体抗原O157和鞭毛抗原H7，主要有免疫磁珠分离方法和免疫胶体金技术。分子生物学方法主要是DNA探针杂交和聚合酶链式反应技术，有直接聚合酶链式反应和多重聚合酶链式反应。直接聚合酶链式反应法可免去增菌及选择培养，且可检出O157：H7以外的产毒菌株。多重聚合酶链式反应由于不同的大肠杆菌有相同的基因片段，检测单一基因片段特异性不高，难以确认或排除O157：H7感染，所以许多学者采用多重聚合酶链式反应技术。

（四）生化检查

可存在代谢性酸中毒、高钾、高磷、低钙、稀释性低钠、乳酸脱氢酶增高、胆红素增高、血清转氨酶增高、总蛋白及人血白蛋白均下降、球蛋白升高、甘油三酯及尿酸明显增高，20%有血氨增高，4%~15%有高血糖。

六、诊断思路

（一）询问病史

详细追问患者既往史和现病史，寻找诱发因素。

1. 前驱期。应注意询问有无食用加工不当、不洁食物，特别是肉类、奶制品、家禽类食品的病史；有无与腹泻患者的接触史；有无腹泻、腹痛、呕吐，尤其是血样便等消化道症状；有无嗜睡、易激惹、低热、乏力、食欲不振等非特异性表现。

2. 急性期。询问有无突然的皮肤黏膜苍白、少尿和皮肤黏膜或消化道出血的表现。

（二）体格检查

急性病容，可见皮肤黏膜苍白、黄疸、皮下瘀斑及水肿。半数以上患者有血压高，1/3 患儿有中枢神经受累表现，包括运动、肌肉张力改变，共济失调，抽搐，偏瘫等。3％～5％出现脑水肿及昏迷。

（三）辅助检查

除溶血性贫血与血小板减少、急性肾功能衰竭的经典表现外，患儿尿常规可呈肾病表现。血与尿的纤维蛋白降解产物增多。患儿血浆中可检出纤溶酶原激活物抑制剂，透析后纤溶酶原激活物抑制剂水平急剧下降。其水平与预后及肾功能的恢复相关。但纤溶酶原激活物抑制剂究竟是溶血尿毒综合征的因还是果，迄今尚未澄清。患者尿中血小板活化因子的浓度在溶血尿毒综合征急性期高于正常儿童，在恢复期则回到正常。这揭示尿血小板活化因子可作为溶血尿毒综合征活动与否的指标。但人的内皮细胞与血小板均能产生血小板活化因子，且有多种肾小球疾患可有肾小球内皮细胞损伤，故此肾脏产生的血小板活化因子过多并非溶血尿毒综合征独具的特点。

七、临床诊断

1. 在胃肠道或消化道症状之后突然出现苍白、尿少、出血等急性溶血性贫血、肾功能障碍时应考虑本病。实验室检查有微血管损害性溶血性贫血、肾损伤、血小板减少等即可确诊。

2. 对于不典型溶血尿毒综合征，由于无先兆性腹泻症状，给临床诊断带来一定难度，因此，应提高对本病的认识，若出现突然苍白、尿少、出血症状时，结合以下情况应考虑本病：

（1）肺炎链球菌感染后。
（2）应用环孢素、丝裂霉素、长春新碱、阿糖胞苷、柔红霉素等药物。
（3）肿瘤疾病。
（4）器官移植后如骨髓移植、肾移植。
（5）结缔组织疾病如系统性红斑狼疮等。
（6）获得性免疫缺陷综合征。
（7）家族中有溶血尿毒综合征患者。

八、鉴别诊断

（一）血栓性血小板减少性紫癜

患儿有血红蛋白尿、黄疸、血小板减少性紫癜及水肿、高血压，与溶血尿毒综合征很相似。但该病发病高峰在 30～37 岁，多无前驱症状，具有发热、微血管病性溶血性贫血、血小板减少性紫癜、中枢神经系统症状和肾脏病变等五联征，中枢神经系统症状是本病最具特征性的临床表现，如头痛、精神错乱、失语或语言困难、癫痫样发作、昏迷。而溶血尿毒综合征病例多为幼儿发病，有明显的前驱表现，多无发热。

（二）自身免疫性溶血性贫血

起病可急可缓，贫血、黄疸、肝脾肿大、血红蛋白尿为主要症状，抗人球蛋白试验或冷热溶血试验阳性是诊断本病的主要依据，当此试验阴性时主要依靠临床表现和激素治疗有效来判断。溶血尿毒综合征患儿虽有溶血表现，但上述两项试验结果均阴性，并且按溶血性贫血治疗不能使病情缓解，故可排除此病。

（三）阵发性睡眠性血红蛋白尿

患儿有典型的血红蛋白尿、黄疸及网织红细胞增多等溶血表现，应考虑到阵发性睡眠性血红蛋白尿。该病最初发作时患者年龄大多在 20~40 岁，其临床特点为特别好发于睡眠时的间歇性血红蛋白尿和持续性含铁血黄素尿，即于半夜或清晨醒来时解出的尿如红茶或酱油样，如果睡眠改在白昼，则尿色的改变发生在白昼睡眠后。更重要的是酸化溶血试验和蔗糖溶血试验阳性。溶血尿毒综合征患儿为持续性血红蛋白尿、尿含铁血黄素阴性、酸化溶血试验及蔗糖溶血试验均阴性，不支持阵发性睡眠性血红蛋白尿的诊断。

（四）急性肾小球肾炎

急性起病，起病前 1~2 周常有上呼吸道感染病史，水肿、血尿、高血压及程度不等的肾功能受累为主要表现，尿镜检可见变形红细胞、颗粒管型及红细胞管型，血总补体及补体 C_3 明显下降。溶血尿毒综合征患儿不具备上述肾小球肾炎特点，血红蛋白尿、黄疸及血小板减少性紫癜难以用肾小球肾炎解释。

（五）脓毒症

患儿有持续性高热、弛张热或体温不升、循环不好等感染中毒症状，外周血中性粒细胞计数略增高，核左移，胞质内有中毒颗粒，血培养可有细菌生长。

九、救治方法

主要为对症治疗，重点为急性肾损伤的处理和透析疗法的应用，同时针对溶血、出血及各系统症状采取综合治疗。

（一）支持疗法

1. 按急性肾损伤对待，应充分重视水盐代谢紊乱的处理。患者由于腹泻、呕吐、脱水，必须补液治疗，但由于少尿，补液量应量出为入，限制在不显性失水量加尿量。患者肾脏对自由水清除障碍，如果同时静脉补充低张溶液纠正脱水，常导致低钠血症的发生。低钠血症可产生神经系统表现，所以须限制水的入量。部分患者可使用高渗盐水纠正低钠血症。高钾血症、高磷血症及严重的代谢性酸中毒都必须及时处理，以维持水与电解质平衡。

2. 当血红蛋白<60 g/L，或红细胞比容下降到15%，可输注新鲜红细胞悬液 5~10 mL/kg。输注速度宜慢，否则在输血过程中或输血后会出现血压骤升。

3. 控制高血压，常规给予降压治疗，如服用钙离子拮抗剂。顽固性高血压可使用硝普钠。血管紧张素转换酶抑制剂适用于溶血尿毒综合征急性期后有持续蛋白尿和（或）高血压患者，由于部分患者可发生高钾血症，所以该药应慎用。惊厥发作时可用地西泮，0.2~0.3 mg/kg，缓慢静脉注射。除非有大脑梗死或癫痫反复发作，一般不主张长期使用抗惊厥药物。

4. 其他治疗包括使用低分子右旋糖酐、酚妥拉明、利尿剂等。

5. 由于溶血尿毒综合征患者存在高分解状态，所以应重视加强营养支持，避免负氮平衡。可推荐使用碳水化合物和必需氨基酸制剂。

（二）抗血小板疗法

除非有活动性出血或外科或插管操作治疗，否则应避免输注血小板。因为输注血小板会加剧血小板的聚集，加速广泛的微血栓形成。

（三）前列环素及其同类药物

早期输注前列环素可以补充其生成不足。输注后可抑制血小板聚集，促使血栓解聚。但同时应注意扩血管的副作用。前列环素起始剂量 $2\sim3$ ng/(kg·min)，逐渐增加剂量至 $5\sim10$ ng/(kg·min)，或直至出现心率过速、低血压或腹部不适等症状为止。

（四）维生素 E

大量维生素 E 可以清除自由基，抑制脂质过氧化反应，对抗活性氧化代谢产物的损伤，抑制血小板聚集。

（五）血浆输注与血浆置换

腹泻相关型溶血尿毒综合征的患者可以使用新鲜冰冻血浆或血浆置换治疗，但并无显著疗效，输注新鲜冰冻血浆的潜在危险性有加重容量负荷、感染传播和肾脏损害，但有些中心报道对严重的危及生命的腹泻相关型溶血尿毒综合征有效，推测血浆输注可补充前列环素生成刺激因子，补充前列环素及补充其他抑制血小板聚集因子，同时血浆置换还能去除某些促炎症及血小板解聚结合抗体。通常认为，血浆置换主要适用于成人患者、非典型的儿童患者及典型的儿童患者中有神经症状、严重的器官损害、进入无尿期的儿童。肺炎链球菌能使红细胞表面的 T-F 抗原与自身的 T-F 抗体反应，成人血浆中常有 T-F 抗体，血浆置换可促进血细胞凝聚，所以肺炎链球菌感染诱发的溶血尿毒综合征患儿是否给予血浆置换目前存在争议，有学者建议对重症者治疗有一定效果。

（六）抗凝剂和血小板解聚药

包括肝素、尿激酶、双嘧达莫等，疗效不稳定，临床上有争议。有些研究表明，上述药物的治疗效果，特别是肾脏病理改变方面与对症支持治疗组无差异。尿激酶已明确证实会引起更严重的出血，故已不再使用。

（七）静脉注射人免疫球蛋白

有主张应用大剂量静脉注射人免疫球蛋白，认为能抑制急性期血小板聚集，达到临床缓解。但也有报道，大剂量静脉注射人免疫球蛋白疗效不甚理想。

（八）糖皮质激素

因无肯定的疗效，又有促进高凝的作用，多不主张使用。但在治疗不典型溶血尿毒综合征中应用甲泼尼龙冲击治疗有一定效果，可以 20 mg/(kg·d)，3 d 为 1 个疗程，一般 $1\sim2$ 个疗程。

（九）透析治疗

多数学者主张早期应用透析治疗，可以迅速降低血清肌酐浓度，改善肾功能，纠正水电解质紊乱，清除炎症递质，如肿瘤坏死因子-α、白介素-1 等，是降低病死率的关键。透析适应证：血钾＞6 mmol/L，水负荷过重并伴有肺水肿，氮质血症（＞53.4 mmol/L）伴脑病或血清肌酐进行性升高，持续无尿 24 h 以上。因本病以婴幼儿多见，腹膜透析安全可靠。对有严重结肠炎或腹膜炎的患者，有出血危险性，应采用血液透析方法，平均透析时间 10 d 左右。

（十）肾摘除术与肾移植术

上述办法均告失败后，可考虑肾摘除术与肾移植术。但须强调指出，肾移植术后有可能溶血尿毒综合征会复发。移植后溶血尿毒综合征可见于以下四种原因：遗传性溶血尿毒综合征，特发性溶血尿毒综合征，移植肾溶血尿毒综合征复发，环孢素、他克莫司或 OKT3 治疗相关溶血尿毒综合征。鉴别溶血尿毒综合征复发和移植排斥或环孢素中毒较为困难。

十、诊疗探索

1. 是否应用抗生素治疗此问题存在争议，一些学者认为抗生素无效，故不推荐使用。体外试验显示抗生素可促进志贺氏类毒素从菌体的释出，从而伴发毒血症，故有时使症状恶化。预防性给予抗生素可使肠道菌群紊乱，促使细菌感染和发病。如有报道庆大霉素非经口给药可使症状恶化。Wong 等报告多个实验室的一项合作研究，他们在 10 岁以下的 71 例大便培养证实 E. O157：H7 感染发生溶血尿毒综合征的 10 例患儿中，进一步分析发现在应用抗生素治疗的 9 例中发生溶血尿毒综合征有 5 例（56％），而未行抗生素治疗的 62 例中发生溶血尿毒综合征仅 5 例（8.1％）（$P<0.001$），从而也认为抗生素治疗增加溶血尿毒综合征发生的危险性。但也有抗生素有效的报告。如 Martin 调查了过去 10 年间溶血尿毒综合征共 113 例，溶血尿毒综合征发病前给抗生素可改善重症及预后，显示抗生素是有用的。竹田分析了被确诊为 O157：H7 感染的 329 例患儿，在初发症状 3 d 内使用抗生素组溶血尿毒综合征的发病率为 15.4％，4 d 以后使用抗生素组溶血尿毒综合征发病率为 25.8％，不使用抗生素组溶血尿毒综合征发病率为 57.9％，说明发病 3 d 内给药是有效的。Ikede 分析日本 47 所小学暴发 O157：H7 感染的 292 例患儿，其中 36 例为完全性溶血尿毒综合征，256 例为 E. O157：H7 培养阳性的病例，发病 2 d 内使用磷霉素者溶血尿毒综合征发病率明显低于未用药者，发病第 3 天或以后使用磷霉素对溶血尿毒综合征的防治无明显效果。

在出血性结肠炎症状显著时期不论如何使用抗生素都易合并溶血尿毒综合征。这一时期肠道黏膜糜烂显著，粪便中的志贺氏类毒素、细菌脂多糖及其他有害物质易进入血中。此外，不同药物种类促进志贺氏类毒素从菌体释出的程度不同，在药物最小抑菌浓度以下和抑菌浓度时是不同的。目前认为与不同抗生素的杀菌机制不同有关，也可能与抗生素药物浓度及作用时间有关。一般认为磷霉素、诺氟沙星、碳头孢烯类促进毒素的释放，卡那霉素、四环素促进释放作用轻。磷霉素、诺氟沙星不从小肠吸收，口服在粪便中能得到充分的浓度。磷霉素在粪便中浓度与用药量呈高度正相关。卡那霉素在厌氧环境下抗菌力低，从肠道几乎不吸收，粪便中能达到极高的浓度。

流行期，在易感人群中以预防为目的时不宜长期用抗生素。对无症状带菌者及刚接触病菌者，磷霉素、诺氟沙星、卡那霉素有预防发病、抗菌作用，这些人仍需予以隔离。对已有症状者，从治疗及缩短排菌时间意义上看，该期需应用抗生素，可选更具抑菌、杀菌作用的卡那霉素或米诺环素口服。腹痛、呕吐剧烈口服给药困难需静脉给药者，选择经胆汁排泄、抑菌性药物米诺环素比经肾排泄、杀菌性药物更合适。一般口服磷霉素、诺氟沙星、卡那霉素 3～5 d。使用后要确认粪便中病菌消失，避免长期应用。发现耐药菌立即停用，必要时换用其他抗生素。

2. 其他与之有关的治疗如毒素吸附剂、抗毒素抗体，目前已研制出一种化合物 Synsorb-PK，它含有糖脂质受体，给前驱感染者口服，可使细菌毒素与之结合而失去毒性进而阻止发病，从临床治疗效果看，约能使溶血尿毒综合征患病率减少 50％。理论上来说，Synsorb-PK 口服给药和抗毒素抗体注射合用比抗生素效果更好、更安全。此外，抗 SLTs 的单克隆抗体已用于动物试验，能吸附志贺氏类毒素和细菌脂多糖的炭末也在研制中。2000 年 Yoon-Gookim 等报告以血管内皮生长因子 $100\,\mu g/(kg \cdot d)$，给栓塞性微血管病的大鼠治疗，结果发现其肾小球毛细血管内皮完整，萎陷的肾小球及肾小管旁毛细血管丧失均较对照组为轻，小管间质纤维化、肾皮质萎缩改变也轻，并保持较好的肾功能，该作者认为血管内皮生长因子可能具有减轻内皮损伤的治疗前景。

3. 不再仅限于被动的对症治疗，而是针对溶血尿毒综合征的内皮细胞损伤的发病机制进行治疗（如采用低分子右旋糖酐、降低血液黏滞性、疏通微循环；给予血管活性药物 α-受体阻滞剂酚妥拉明以改善肾脏微循环、促进肾功能的恢复等）。

4. 对溶血不能控制的重症贫血病例，采用甲泼尼龙冲击治疗，不仅能控制溶血的发展，还可改善肾功能。甲泼尼龙冲击治疗同时，在监测高凝状态指标（包括凝血酶原时间、纤维蛋白原、活化部分凝血活酶时间、血小板计数等）的指导下，配合抗凝疗法（包括肝素、尿激酶、双嘧达莫等），针对本病的高凝状态、疏通微循环、防治血栓栓塞并发症对改善病情有效。

5. 鉴于溶血尿毒综合征所发生的贫血是在内皮细胞损伤的基础上发生的微血管性溶血性贫血，而非自身免疫性溶血性贫血，故对溶血尿毒综合征重症贫血患者的输血，必要时可予多次、少量输新鲜血，而不是输注高黏滞性的"洗涤红细胞"。

6. 静脉注射人免疫球蛋白治疗主要是针对溶血尿毒综合征的免疫学发病机制，另对提高机体抵抗力预防感染也有一定疗效。

7. 溶血尿毒综合征的发病机制与弥散性血管内凝血有关，抗凝加纤溶可减少血栓并发症，减少肾脏新月体的形成，减少复发及尿蛋白量。因此，有主张在患儿无出血倾向时加用抗凝治疗，同时监测凝血指标。

十一、病因治疗

因多种微生物诱发的腹泻相关型溶血尿毒综合征约占全部溶血尿毒综合征的90%，所以，病因治疗可采用敏感抗生素遏制病情加重。国外动物实验表明，应用左氧氟沙星或磷霉素可明显降低志贺菌毒素水平及腹泻相关型溶血尿毒综合征小鼠的病死率，且左氧氟沙星效果优于磷霉素；对于 E. O157：H7 感染的患儿早期应用（2 d 内）磷霉素较对照组治愈率明显增高，且可以阻止溶血尿毒综合征的发生。

十二、最新进展

（一）关于发病机制

有学者发现有些溶血尿毒综合征患者在致病因素的作用下，血管内皮可以释放大量血管性血友病因子突变体，而且这些突变体在循环中形成大分子多聚体，后者可在血管性血友病因子裂解酶（即ADAMTS-13）的作用下被分解清除。但溶血尿毒综合征患者体内这种血浆蛋白酶功能低下，血浆中大分子血管性血友病因子多聚体的浓度升高，诱导人类内皮细胞 GRs 表达，促进血小板聚集微血栓形成。ADAMTS-13 缺陷可能与其基因突变或抑制性抗体存在有关。但有些恶性肿瘤转移患者体内通常也存在血管性血友病因子蛋白酶的缺陷，却没有溶血尿毒综合征的临床表现。此外，研究也发现先天性血管性血友病因子蛋白酶缺陷的患者并不一定发病，但部分患者则有可能于妊娠期发病。可见，单纯血管性血友病因子蛋白酶的缺陷可能参与了溶血尿毒综合征的发病过程，但并不是引起溶血尿毒综合征的决定性因素。

（二）肾损伤

肾脏是本症受累最严重的脏器之一。多年来一直认为溶血尿毒综合征的肾损害主要是肾小球血管内皮损害。志贺氏类毒素和LPS还可促进血管内皮细胞的自分泌或旁分泌产生细胞因子引起肾脏损害。另外，志贺氏类毒素和多核白细胞的共同作用导致细胞内三磷酸腺苷枯竭，也是肾小球血管内皮细胞损害原因之一。肾脏内皮细胞不是唯一的志贺氏类毒素的靶细胞，肾内多种细胞都有志贺氏类毒素受体。故肾小管损伤不仅是继发于肾小球和肾小动脉之损伤，而且有原发损伤，体外实验证实它可直接损伤近曲小管细胞，培养中的远曲小管细胞也表达有糖脂质受体，并在接触志贺氏类毒素后发生细胞凋亡。培养中的肾小球系膜细胞也表达有糖脂质受体，其损伤不仅有轻度细胞水肿且可致系膜溶解。肾小球上皮细胞也可表达糖脂质受体，对志贺氏类毒素敏感，后者之毒性还可由白介素-1、肿瘤坏死因子、细菌脂多糖放大，提示肾小球上皮细胞可能是志贺氏类毒素的一个早期的靶细胞，能抑制其蛋白合成、破坏其与基底膜黏附、释放炎前细胞因子、前凝血物质、血管活性因子和细胞外基质降解酶。上述发现有助于阐明重症溶血尿毒综合征后发生慢性肾功能衰竭的机制。另外，溶血尿毒综合征患儿尿中碱性成纤维细胞生长因子增加，度过急性期的溶血尿毒综合征患儿的肾皮质、髓质、肾小球周围曾发现碱性成纤维细胞生长因子，使肾血管高度收缩，使系膜细胞增殖，引起肾的超滤过导致局灶肾小球硬化。细胞凋亡也参与血管内皮细胞及肾小管上皮细胞的细胞损害。

（三）治疗进展

1. 含糖脂质受体物质的应用。该类物质可竞争结合毒素阻断其吸收入血，对前驱期患儿可早期口服。

2. 抗毒素的应用。腹泻开始后静脉注射灭活毒素，促机体产生其抗体，疗程为 5～7 d。

崔红　卢秀兰　张在其

第三节　婴儿猝死综合征

一、基本概念

婴儿猝死综合征也称摇篮死亡，是一种多见于 1 岁以内婴儿、意外急死，经详细尸检未能找到适当死因的猝死。1969 年在北美西雅图召开的第二次国际婴儿猝死综合征会议规定其定义：婴儿突然意外死亡，死后虽经尸检也未能确定其致死原因者称婴儿猝死综合征。1979 年，世界卫生组织将婴儿猝死综合征正式归入国际疾病分类目录中。其特点：

1. 死者绝大多数为 1 岁以内的婴儿，90% 为 6 个月内。

2. 平素看起来发育正常和健康。

3. 多为睡眠或安静状态下死亡，故又称为"睡床死"。通常在晚上 10 点到早上 10 点，尤其在寒冷季节里。婴儿猝死综合征是 2 周～1 岁婴儿最常见的死亡原因，占该年龄组死亡率的 30%。其分布是全世界性的。在美国活产婴儿中的发病率为 1/1 500。在寒冷的月份，低社会经济阶层、早产儿、曾有严重呼吸暂停而需接受复苏的婴儿、婴儿猝死综合征受害者的同胞及孕期吸烟母亲的新生儿中发病率最高。

二、常见病因

目前婴儿猝死综合征的病因不清。医生和研究者们已经认识到并不是哪一个单纯的因素导致了该症，它应该是诸多因素联合产生的结果。

（一）与母亲和婴儿相关的高危因素

与母亲有关的高危因素包括低龄孕妇、受教育较少、孕期吸烟、胎盘异常、产前检查过迟或缺乏围生期保健等。与婴儿有关的高危因素包括俯卧位或侧卧位睡眠、与他人（往往是母亲）同床睡眠、床上用品过于柔软、早产或低出生体重、小于胎龄、被动吸烟、过热、男性等。其中，侧卧位睡眠可能是早产儿和（或）低出生体重儿发生婴儿猝死综合征的高危因素之一。多胎也是婴儿猝死综合征的高危因素，双胎发生婴儿猝死综合征的相对危险度是单胎的两倍，随着出生体重下降，单胎和双胎儿发生婴儿猝死综合征的危险性均增加。

（二）种族差异

婴儿猝死综合征在非白种人中，如黑人和美国印第安/阿拉斯加人的发生率是平均水平的 2～3 倍，是西班牙人和亚洲人的 6 倍，表明其具有一定的种族易感性。

（三）家庭社会经济地位

不良的家庭社会经济背景可增加婴儿猝死综合征发生率。

（四）缺氧与高碳酸血症

尸检证实在婴儿猝死综合征病例中存在肺、脑干或其他器官的结构和功能改变，近 2/3 的病例在猝死前具有慢性缺氧或轻度窒息的组织学或生化证据。有研究发现近 60% 的婴儿猝死综合征病例的脑脊液中血管内皮生长因子水平显著升高，故认为在婴儿猝死综合征发生数小时前有缺氧事件的发生，因为自缺氧开始至血管内皮生长因子基因转录及其蛋白表达至少需要数小时。这些缺氧事件最常见的原因可能是心动过缓、上呼吸道阻塞或周期性呼吸。多种原因引起的通气不足和低氧最终诱发婴儿猝死综合征，产前接触烟碱的孕妇，在其婴儿发生缺氧/高碳酸血症时，可加重婴儿的心动过缓而促使婴儿猝死综合征的发生。

（五）感染

众多研究表明部分婴儿猝死综合征病例在猝死发生前可能存在轻微感染而未被觉察。

1. 病毒感染。婴儿猝死综合征在冬季发病呈高峰，可能与冬季易于遭受轻微病毒感染有关，常轻微到尸检都很难发现。

2. 细菌感染。5.1% 的婴儿猝死综合征病例有过百日咳杆菌引起的上呼吸道感染病史，故百日咳杆菌可能是婴儿猝死综合征的原因之一。Blackwell 等认为潜在的有害细菌定植及炎症反应使缺乏免疫能力的婴儿更易于遭受损害，细菌毒素引起的促炎细胞因子上调并引起严重炎性反应是婴儿猝死综合征的重要原因。

3. 肺囊虫感染。Chabé 等自婴儿猝死综合征病例的肺组织石蜡包埋切片中发现了肺囊虫，因此认为肺囊虫感染也可能是婴儿猝死综合征的原因之一。

（六）宫内的不良因素

在妊娠第 2、3 个月，随着孕妇血清中甲胎蛋白的水平升高，婴儿猝死综合征的危险性逐渐增大。孕妇血清甲胎蛋白≤正常第 5 百分位（0.77）时，婴儿猝死综合征的发生率是 2.7/10 万；当孕妇血清甲胎蛋白≥第 95 百分位（1.35）时，婴儿猝死综合征的发生率是 7.5/10 万，约为前者的 2.8 倍，提示宫内不良因素可能增加婴儿出生后发生婴儿猝死综合征的危险性。

（七）舌下神经发育不良和舌下神经核不成熟

一名 5 个月的女婴，因胃食管反流和反复发生的吸入性肺炎而最终发生婴儿猝死综合征。形态学检查证实该患儿存在舌下神经发育不良和舌下神经核不成熟，伴漏斗核的发育不良。这一结果表明，舌下神经可能通过损害吞咽功能和反复发生吸入性肺炎而导致婴儿猝死综合征的发生。

（八）环境污染

空气污染与婴儿猝死综合征密切相关。Dales 等发现居住环境中一氧化碳和二氧化硫浓度增高可使婴儿猝死综合征的发生率增加 17.7%。Klonoff 等发现居住环境中的高二氧化氮浓度与婴儿猝死综合征发生密切相关，尤其在婴儿发生婴儿猝死综合征的前 1 天，其生活环境中的二氧化氮含量显著增高。

（九）觉醒障碍

生理学研究发现，婴儿猝死综合征患儿存在唤醒反应缺陷及延髓呼吸中枢成熟延迟，当这些患儿存在由各种原因引起的缺氧时，不能及时觉醒，因而易于发生婴儿猝死综合征。

（十）垂体腺苷酸环化酶激活肽缺乏

该肽是新生鼠暴露于低氧/高碳酸血后对通气反应具有重要调节作用的激素，缺乏时可引起呼吸调节障碍。垂体腺苷酸环化酶激活肽依赖的信号传导通路的先天性缺陷可导致婴儿呼吸异常，因而易于发生婴儿猝死综合征。

（十一）血红蛋白成熟延迟

在妊娠的最后1周，胎儿的血红蛋白开始从胎儿型向成人型转变。研究表明血红蛋白转变延迟或不能转变与婴儿猝死综合征发生有关，即成人型血红蛋白水平与婴儿猝死综合征发生呈负相关，故认为血红蛋白转型延迟可能在婴儿猝死综合征的发病机制中发挥重要作用。

（十二）遗传变异

研究表明多种基因变异与婴儿猝死综合征发生相关，如编码MCAD基因、糖代谢基因、心肌离子通道基因及与血栓形成的相关基因等。

（十三）婴儿脑干的延髓部位结构异常

美国马萨诸塞州波士顿儿童医院的科学家说，他们检查了31名死于婴儿猝死综合征的婴儿，将其脑部和10名死于其他原因的婴儿脑部进行对比，结果发现猝死婴儿脑干的延髓部位结构异常，其中与血清素结合的受体物质较少。

脑干是维持生命的重要器官，其中延髓直接控制呼吸、心率和消化等生理活动。血清素则是一种重要的神经信号传递物质，与多种生理功能有关。

此前人们曾发现，血清素可能具备启动延髓中"起搏细胞"的功能。婴儿发生窒息时，"起搏细胞"可以使婴儿喘气并恢复正常呼吸。如果延髓没有足够的受体物质与血清素结合，血清素就无法在危急时正确地启动起搏细胞。科学家认为，延髓缺陷可能为一半的婴儿猝死综合征的主要原因。研究还显示，猝死男婴脑干延髓里的血清素受体比女婴更少，这可能解释为什么男婴发生婴儿猝死综合征的危险比女婴高一倍。

（十四）病因学说

婴儿猝死综合征为一多因素致病，至20世纪60年代初期，各国学者就提出了众多的病因学说，近年又有新的发现。

1. 体内肉碱缺乏导致脂肪氧化障碍。
2. 体内微量元素硒缺乏导致甲状腺功能减退及谷胱甘肽过氧化酶合成障碍。
3. 生前无症状的肺含铁血黄素沉着症。
4. 产气荚膜梭状芽孢杆菌感染。
5. 母亲在妊娠时多不饱和脂肪酸摄入不足至婴儿脑及神经髓鞘发育不良。
6. 由于文化因素、传统育儿习惯造成一些不良因素。

三、发病机制

（一）俯卧位睡眠

20世纪70年代，临床观察小婴儿俯卧位睡眠有很多好处，如改善肺功能和睡眠效果，减少吸入和胃食管反流/防止婴儿脊柱侧弯和头颅变形等。但是一些研究也发现俯卧位睡眠可能会增加发生婴儿猝死综合征的危险性。目前俯卧位睡眠增加婴儿猝死综合征危险性已引起广泛关注。从1978年以来西方发达国家相继开展了告诫父母们避免让婴儿采用俯卧位睡眠的广泛宣传活动，婴儿猝死综合征发生率明显下降。俯卧位睡眠与猝死的因果关系尚不完全清楚，目前较有说服力的是再呼吸学说：由于俯卧位时床上用品导致二氧化碳扩散性下降，婴儿再次吸入呼出的二氧化碳，体内出现二氧化碳潴留，使婴儿对周围环境反应性下降，心脏对刺激的反应性降低，使其唤醒机制迟钝，最后使婴儿窒息而死。睡眠质量似乎也与婴儿猝死综合征有关。

1. 体位对心脏及呼吸控制的影响。Goto 等认为俯卧位引起婴儿猝死综合征发生率增高的一个原因是该体位时平均心率较低，且存在较小的心率变异性，而这种较小的心率变异性可能与俯卧位睡眠时较深的静态睡眠及较少的清醒有关。

2. 体位对觉醒的影响。Galland 等对 1～3 个月婴儿的研究结果显示，俯卧位睡眠时，总睡眠持续时间及静态睡眠时间增多，觉醒减少。Goto 等对于足月及早产新生儿的研究也显示出相似的结果，即俯卧位睡眠时表现出较少的清醒时间、更多的静态睡眠和较少的身体运动，俯卧位睡眠时较高的觉醒阈值可能部分地解释该体位导致婴儿猝死综合征高发的原因，较长的睡眠和较少的清醒（觉醒＞1 min)不利于无论是足月儿还是早产儿应付威胁生命事件的发生。

3. 体位对呼吸暂停的影响。呼吸暂停是新生儿尤其早产儿常见的临床症状，常伴有脑灌注和血流量减少，如不及时处理，缺氧时间超过 1 min 可引起脑损伤，严重者可危及生命，对于胎龄较小的早产儿，仰卧位时中枢性呼吸暂停的发生率要高于俯卧位，且有更多的周期性呼吸发生，他们推测肺功能和胃食管反流的影响是导致不同体位时呼吸暂停存在差异的原因。

（二）感染

很多婴儿猝死综合征患儿发病前常有轻度呼吸道或胃肠道感染，而尸检也发现很多婴儿猝死综合征患儿都有不同程度的感染，故通常认为感染可能是婴儿猝死综合征的一个触发因素。Dettmerey 等研究了婴儿猝死综合征患儿的心脏、肝脏和脾的标本，并采用因意外死亡的婴儿做对照，结果在婴儿猝死综合征患儿中 22.5% 发现了肠道病毒，11.2% 发现了细小病毒、腺病毒、呼吸道合胞病毒、柯萨奇病毒、EB 病毒等感染。这些病毒引起心肌细胞中 T 淋巴细胞显著增多，同时也有中性粒细胞和巨噬细胞的增多。目前考虑病毒介导的心力衰竭和心律失常可能是婴儿猝死综合征的重要因素。Forsyth 等发现婴儿猝死综合征患儿的免疫功能不健全，他们肺中的 IgM、IgG 量比死于非呼吸道感染的婴儿高，而 IgA 则较低。他们认为这是对微弱感染异常免疫的结果。在许多婴儿猝死综合征患儿死后的微生物检查中，都发现了其呼吸道有各类细菌，尤其是大肠埃希氏菌，其内毒素是致炎细胞因子白介素-1、白介素-6、肿瘤坏死因子-α、干扰素-β 等的强力刺激物，而这些致炎因子可刺激中性粒细胞释放花生四烯酸，降低肺泡表面活性物质中磷脂酰肌醇、磷酸卵磷脂、磷脂酰乙醇胺的含量，而相应的溶血磷脂的含量升高，从而加强肺部炎症反应，影响呼吸道功能。有研究提示，幽门螺杆菌感染也是婴儿猝死的一个可能原因，因为在很多婴儿猝死综合征病例的胃、气管、肺中均可检出幽门螺杆菌的 UreC 和 CagA 基因。在幽门螺杆菌感染的情况下，由于婴幼儿普遍存在胃食管反流，可导致幽门螺杆菌的微量吸入，活化中性粒细胞及其他炎症细胞，产生白介素-1、白介素-3、白介素-4、白介素-6、白介素-8、肿瘤坏死因子-α、干扰素-β 等调节炎症反应。同时，感染后有 4～9 d 的胃酸缺乏期，感染其他微生物的危险性增高。

（三）心脏病变

心脏病变导致婴儿猝死主要是心传导系统异常。婴儿猝死综合征患儿心脏传导系统的连续切片检查，发现 30% 患儿有房室旁路存在。在特定的条件下，由于自主神经元的刺激，这些旁路会导致致命性的心律失常。另外，有资料表明，5% 的婴儿猝死综合征患儿有长 QT 间期，而 QT 间期延长综合征常可发生致死性心律失常，从而导致婴儿猝死。Cimaz 等认为 QT 间期延长综合征可能与患儿自母亲得来的抗 SSA/SSB 抗体引起的房室交界组织的自身免疫反应有关，但也有人认为其与心脏钠通道蛋白基因 SCN5A 缺陷有关。此外，还有一些特别的传导系统损害。Ottaviani 等报道 1 例多结节蒲肯野细胞瘤压迫房室交界处引起婴儿猝死。

（四）母体甲胎蛋白水平

已经证实产科因素关系着婴儿猝死综合征发生的危险性，如子宫内生长缓慢、早产等。在对孕期母体甲胎蛋白水平监测时发现，孕 2～3 个月母体血清甲胎蛋白升高与婴儿猝死综合征有直接关联，甲胎蛋白最高者是正常的 3.8 倍，可能是甲胎蛋白借助某种机制通过子宫内环境调节胎儿生长和出生时间，导致早产、死产和婴儿猝死综合征，其具体机制目前尚不清楚。据此可以推测，不理想的子宫内环境可能改变胎儿心肺调节，导致出生后易患婴儿猝死综合征。

（五）神经系统异常

对婴儿猝死综合征患儿的病理检查发现脑沟深部皮质下的白质及侧脑室周围白质软化，时间较久的有神经胶质增生、钙沉积和空洞形成。脑干是呼吸和循环功能的中枢，同时也是自主神经功能的中枢，脑干的功能异常可能是婴儿猝死综合征的中心环节。尤其是其引起的唤醒机制和自主神经功能的异常。Odondi 等在婴儿猝死综合征患儿的脑干中观察到树突棘的持续增多、呼吸中枢突触发育不全、酪氨酸羟化酶活性降低及儿茶酚胺能神经元减少，5-羟色胺受体活性在迷走神经背核、孤束核、延髓腹外侧区降低，而在中脑导水管周围灰质则升高。同时伴有脑干胶质增生。Matturri 等在部分婴儿猝死综合征患儿尸检中发现了弓状核发育不全或缺血缺氧的表现，Biondo 等在婴儿猝死综合征患儿中发现孤束核慢性缺血缺氧损害，这些变化可以导致唤醒机制迟钝，使婴儿在缺氧的情况下更不易唤醒。同时，这些异常也可能引起自主神经功能紊乱。婴儿猝死综合征自主神经系统的病理学检查也发现了各种异常，如纵隔神经节营养不良，颈交感神经节发育不全，右星状神经节慢性炎症浸润，主、肺动脉间副神经节发育不全等。Matturri 等认为：在许多婴儿猝死综合征病例中，其死亡都是自主神经系统活动异常导致迷走神经反射引起的。

四、临床特征

（一）排除性诊断

临床诊断主要是排除性的，在没有进行适当的尸解以排除其他原因（如颅内出血、脑膜炎和心肌炎）引起的突然和意外死亡之前不能诊断本病。

（二）临床特点

1. 发育良好，貌似健康婴儿。
2. 2～4 个月龄为高峰期，6 个月以内占 86%～90%。
3. 男婴略多于女婴（1.3∶1）。
4. 双胞胎发生率是单胎的 3～6 倍。
5. 9%～95% 于睡眠中死亡，午夜至凌晨 6：00 多发。
6. 多见于俯卧位睡眠。
7. 多发生于冬季。
8. 死前 2 周多有上呼吸道感染。
9. 母亲孕期有吸烟史。

（三）婴儿猝死综合征的病理变化

肺动脉平滑肌的增生、右心室肥厚、肾上腺周围的棕色脂肪消退延迟、肝脏的骨髓外造血增加、脑星形小胶质细胞增生、脾脏淋巴结组织重量及生发中心增加、肝脏脂肪变性、脑白质软化等。

五、辅助检查

（一）婴儿猝死综合征主要应做以下有关检查

血液电解质浓度、血糖、动脉血气分析、肝功能、胸部 X 线检查、心电图、心脏 B 超声波检查、脑电图及头部 CT 检查等。

（二）婴儿猝死综合征须经病理解剖方能确定诊断

病理学检查的意义在于探讨猝死的原因，以确立预防对策。

六、诊断思路

一般认为婴儿死亡前状态良好，死亡常突然发生而无预兆，近年很多学者经回顾性分析发现有些高危因素与婴儿猝死综合征有关。

1. 出生后 4 周～4 个月存在呼吸暂停病史或在喂奶时发生呼吸暂停；婴儿有畸形，尤其是早产儿。

2. 冬春季节和午夜至清晨睡眠期内。

3. 家庭中曾发生过婴儿猝死综合征，多胎分娩时头颅明显变形，Apgar 评分≤6 分和经济水平较低者。

4. 人工喂养的婴儿在新生儿期神经功能异常，尤为脑干功能障碍，即喂养时易出现呼吸暂停或呼吸衰竭；对环境反应差或体温调节障碍；由于喉和喉以上发音管道的异常或脑干功能异常，患儿出现异常啼哭声；异常的拥抱反射等。

5. 母亲的因素。

（1）母龄较轻、A 型血。

（2）妊娠期间母亲吸烟、吸毒。

（3）产科感染、妊娠蛋白尿和第二产程持续时间较短者。

（4）第 1 次妊娠母亲年龄<20 岁或再次妊娠年龄<25 岁。

（5）孕妇产前护理不当。

（6）两次妊娠间隔 <12 个月。

6. 子代因素。

（1）无母亲抚养的婴儿。

（2）早产儿。

（3）低出生体重儿。

（4）俯卧睡眠位置。

七、临床诊断

1. 婴儿猝死综合征患儿很难于生前进行诊断，在与其他疾病如颅内出血脑膜炎和心肌炎的患儿鉴别时，尽可能进行以下有关检查：血电解质、血糖、动脉血气分析、肝功能、胸部 X 线检查、心电图、心脏彩超及头颅 CT 等。

2. 用电子计算机自动分析系统记录婴儿哭声特点，如在生后第 2 天，发现共振峰则易发生婴儿猝死综合征。共振峰持续至第 7 天，婴儿猝死综合征危险性更高，婴儿猝死综合征一般须经病理解剖方能确诊。病理学检查的意义在于探讨突然死亡的原因，以确立预防对策。

3. 应高度警惕患儿生前可有的以下特征。

1）对环境反应差。

2）在喂养时易有呼吸暂停或衰竭。

3）有异常的哭啼声。哭声异常表现为高音调或短促无力的呻吟，音调常突然改变，在一次哭啼中有不同音调，这些表现与喉及喉以上发音管道异常或脑干功能异常有关。

4）目前把婴儿猝死综合征分为以下四型。

（1）Ⅰ型婴儿猝死综合征：又分为两个亚型。IA 型，除需具备婴儿猝死综合征的一般特点外，尚需满足以下特点：①年龄＞21 d＜9 个月。②临床上无异常病史，包括足月妊娠（胎龄＞37 周）。③生长发育正常。④同胞中无类似死亡，包括近亲或其他在同一监护人监护下的婴儿。⑤死亡环境：环境因素调查结果不能解释死亡原因；睡眠环境安全，没有证据表明其能够导致死亡。⑥尸检：没有潜在的病理状况，轻微的呼吸系统炎性浸润可以接受，胸腺的点状出血有支持意义但非确诊证据；没有创伤、虐待、忽视或非故意伤害的证据；没有胸腺应激反应的证据（胸腺＜15 g 和/或中-重度皮质淋巴细胞缺失）。⑦毒理学、微生物学、代谢、化学、放射学等检查结果均阴性。IB 型：①符合婴儿猝死综合征的定义（条件）及 IA 型；②除以下几点之外的条件：可能导致死亡的环境因素未被排除；和（或）毒理学、微生物学、代谢、化学、放射学等检查中的一项以上未能施行。

（2）Ⅱ型婴儿猝死综合征：排除下列各项之一，其余均符合Ⅰ型婴儿猝死综合征的标准。①年龄不在Ⅰ型婴儿猝死综合征的范围内，即＜21 d 或＞9 个月；②同胞、近亲或在相同监护人监护下的婴儿有类似死亡，但排除自杀或遗传性疾病；③已经排除与新生儿或围生期异常可能有关的（如可导致早产的各种危险因素等）死亡；④死亡环境：排除因包裹过多导致的机械性窒息；⑤尸检：生长发育异常，但与死亡无关。虽有明显的炎性变化或异常，但不足以解释死因。

（3）Ⅲ型婴儿猝死综合征：分类不明的婴儿猝死。指那些不符合Ⅰ型或Ⅱ型婴儿猝死综合征的标准，但其死亡的自然或非自然条件不明确，包括未做尸检等。复苏后病例：被发现时处于濒死状态，虽经复苏但最终死亡。

八、鉴别诊断

（一）捂热综合征

多发于寒冷的严冬季节，由人为因素造成，多发于婴儿，偶见于幼儿。患儿有被厚衣和被褥捂盖闷热病史，病情来势凶猛，发热初起即为高热，体温可以高达 41～42℃。可出现患儿全身大汗淋漓如水洗，大汗后体温不升，哭声低弱，反应差，以及面色苍白、呼吸急促、意识不清等脱水和缺氧症状。立即松解衣被、吸氧、输液、物理降温等治疗。

（二）Brugada 综合征

1. 心源性晕厥或猝死发作。
2. 心电图显示右束支传导阻滞 V_1～V_3 导联 ST 段下斜型抬高，并迅速降到等电位线的下方，部分患者的心电图异常改变可表现为间歇性或隐匿为正常图形。
3. 心脏结构正常。

（三）新生儿呼吸暂停

是指呼吸道气流停止≥20 s 伴或不伴心率减慢或＜15 s 伴有心率减慢。在早产儿呼吸停顿在 10～15 s 不伴有心动缓慢的称周期性呼吸为正常现象。

1. 新生儿呼吸暂停的类型。①中枢性：由于中枢神经系统原因而无呼吸运动致气流停止；②阻塞性：呼吸运动存在而呼吸道无气流；③混合性。
2. 引起呼吸暂停的原因。①原发性：早产儿单纯因呼吸中枢发育不全所致；②缺氧：窒息性肺炎、呼吸窘迫综合征、先心病和贫血等；③中枢神经系统疾患：脑室出血和缺氧缺血性脑病等；④代谢紊乱：低血糖、低血钠、低血钙和高氨血症等；⑤环境温度过高或过低；⑥因颈部前曲过度而致气流阻塞呼吸暂停多见于早产儿，其发病率可高达 50％～60％，胎龄越小发病率越高。

九、救治方法

1. 婴儿猝死综合征的治疗主要针对高危儿。目的是预防呼吸暂停的发作。氨茶碱可改善对高碳酸血症和低氧的敏感性，增加快动眼睡眠，利于呼吸中枢觉醒，并直接作用于肌肉改善其收缩力，增加肺泡表面活性物质的合成与释放。因婴幼儿肾脏的药物清除能力低，应由小剂量开始，即负荷量5 mg/kg，维持量2～2.5 mg/kg，每8～12 h 1次。

2. 睡觉时抬高床头及喂奶后直立或坐位30～60 min，以防止胃-食道反流的发生也有利于预防呼吸暂停的发作。

3. 由于婴儿猝死综合征常常发生在深夜，应强调心肺监护。心肺监护仪是有效的监护手段，当婴儿心率降至80次/min以下或呼吸暂停时间超过20 s时，能自动报警。但滥用监护仪会给家庭经济和精神上造成严重压力，使用监护仪的指征：

(1) 婴儿曾经有过呼吸暂停或发绀发作史。

(2) 家族中有过婴儿猝死综合征患儿或"几近死亡儿"。

(3) 家长和医生精神都十分紧张时。

十、诊疗探索

(一) 心电图检查

在婴儿出生第1个月内给他们做心电图检查能有效防止婴儿猝死综合征。婴儿猝死综合征病例可能与一种被称为QT间期延长综合征有关，其表现症状为心率过缓。至少84%的婴儿猝死综合征病例的患者有与QT间期延长综合征有关的基因突变，且与心律不齐有关。

(二) 查血糖、血氨

如发现低血糖、高氨血症、肝脏病理表现为广泛的脂肪浸润，再进行酰基肉碱检查及冰冻肝组织匀浆生化分析后，患儿肝脏总肉碱含量明显降低，提示肉碱转动缺陷是患儿猝死的病因。结合患儿父母均为肉碱缺乏症，应高度警惕。

(三) 心电图有先天性心脏传导阻滞的新生儿

用免疫荧光及免疫电泳法测其母亲血中有抗Ro（也称为SSA）和抗La（也称为SSB）自身抗体，且无自身免疫性结缔组织病的表现。如上述自身抗体阳性，要高度警惕婴儿猝死综合征的发病。

十一、病因治疗

(一) 仰卧位睡眠

每次睡眠都应让婴儿保持仰卧位睡姿。侧卧位与仰卧位相比不够安全，不建议采用。

(二) 使用较硬的床铺

不能给睡眠中的婴儿使用柔软材料制成的床上用品，如枕头、棉被、安抚玩具或毛毯。建议给婴儿使用盖有床单的较硬床垫。

(三) 不要在婴儿床上放置柔软物品和松软的床上用品

不应将枕头、棉被、安抚物品、羊毛毯、填充玩具等柔软物品放在婴儿周围。如果在婴儿床上使用床垫，则应使用薄而硬且有良好安全性的，而不要使用像枕头一样柔软的床垫。另外，松软的床上用品，如毛毯也是危险的。如果要使用毛毯，就应将其边缘尽可能压在床垫下面，以避免婴儿的脸被毛毯盖住。一种方法就是使婴儿的脚能够达到床的尾部，并将毛毯压在床垫周围，使毛毯的上缘仅能达到婴儿胸部的位置。另一种方法就是使用睡衣而不给婴儿盖其他物品，或使用专门为婴儿保暖设计的不会盖住头部的睡袋。

(四) 不要在妊娠期间吸烟

母亲在妊娠期间吸烟是婴儿发生婴儿猝死综合征的一种主要危险因素。许多研究表明，婴儿出生后生活在烟尘环境也是一种独立的婴儿猝死综合征危险因素。应避免使婴儿被动吸烟，这会增加婴儿猝死综合征的患病危险。

（五）建议让婴儿单独睡眠，但不应远离看护人员

尽管因为母婴同床可方便母乳喂养等多种原因，但同床睡眠的婴儿猝死综合征危险高于让婴儿单独仰卧睡眠，因此建议不要让婴儿与成年人同床睡眠。可以将婴儿放到家长的床上进行护理或安抚，但其父母要睡觉时应将其放回到小床或摇篮中。当父母过度疲劳、服用药物或其他会导致其警惕性下降的物质时，应将婴儿放回自己的床中。笔者建议将婴儿床或摇篮放在父母房间中接近大床的位置，这样便于哺乳并照顾婴儿。婴儿不能与其他儿童共享一张床。在长椅或扶手椅上与婴儿共眠也是很危险的，因此不应在这些家具上与婴儿同睡。

（六）在婴儿小睡或睡眠时可考虑给他使用安抚奶嘴

尽管机制不清，但在睡眠期间使用安抚奶嘴可降低婴儿猝死综合征危险，且尚无使用安抚奶嘴会抑制哺乳或导致日后牙齿相关并发症的证据。因此，直至出现其他不利证据之前，应按照下列规程给1岁以内的婴儿使用安抚奶嘴：

1. 让婴儿躺下开始睡眠时，应给其使用安抚奶嘴，其睡着之后无须重新放入奶嘴。如果婴儿拒绝使用则不要强求。

2. 不要在安抚奶嘴上涂抹任何甜味液体。

3. 安抚奶嘴必须经常消毒并定期更换。

4. 对母乳喂养的婴儿要延迟使用安抚奶嘴至婴儿满月，以保证母乳喂养的顺利进行。

（七）避免过热

要给婴儿穿轻便的服装睡觉，卧室的温度应维持在成年人穿轻便服装感觉舒适的程度。要避免过度束缚婴儿。

（八）要避免接受推销性的商业建议，以降低婴儿猝死综合征发生危险

尽管已开发出多种维持婴儿睡姿或降低循环及呼吸危险的装置，但没有一个是经过充分检验后显示为有效且安全的。

（九）不要使用家庭监护仪作为降低婴儿猝死综合征发病危险的策略

电子呼吸心跳监护仪可用于监测呼吸心搏骤停，这对于呼吸心跳极不稳定的特定婴儿可能是有价值的，但没有证据显示使用这种家庭监护仪可降低婴儿猝死综合征的发病危险。也没有证据表明婴儿猝死综合征高危婴儿可通过家庭呼吸心跳监护仪鉴别出来。

（十）要避免出现体位性斜头畸形

1. 当婴儿清醒时应鼓励其采取趴卧位并进行观察；这还会促进其运动功能的发育。

2. 要避免婴儿长时间坐在汽车座椅或婴儿摇椅上，这会对婴儿的枕部施加过大的压力。应鼓励直立位的搂抱。

3. 在睡眠期间要改变婴儿仰卧时头的位置，这就要使婴儿的头向一侧睡1周后再向另一侧睡1周，周期性地改变婴儿面部的朝向（如房间的门）。

4. 要对有神经损伤或有可疑发育迟缓的婴儿实现上述建议需进行特别护理。

5. 在有证据表明保守治疗无效时，应考虑对有斜头畸形的婴儿尽早实施矫正治疗。

十二、最新进展

（一）置入埋藏式心律转复除颤器

是防止猝死的唯一有效方法。对以下表现者应为预防性安装埋藏式心律转复除颤器的指征：

1. 有典型心电图表现者。

2. 有晕厥或猝死的家族史。

3. 心室程序刺激可诱发出多形性室性期前收缩者。

(二) 补充微量元素硒

如患儿为甲状腺水平低者，并测体内微量元素硒水平也低，应补充微量元素硒防止猝死。硒还参与谷胱甘肽过氧化酶的合成，继而还原人体内有害的过氧化物，从而达到清除自由基、保护生物膜作用。体内低硒状态可使其抗氧化水平下降。

(三) 母亲妊娠期多摄入不饱和脂肪酸

婴儿猝死综合征与患儿平均出生体重低密度相关，由于患儿母亲在妊娠早期低脂、低热卡膳食，使膳食中多不饱和脂肪酸含量低，因多不饱和脂肪酸摄入不足造成体内多不饱和脂肪酸缺乏导致婴儿脑及神经髓鞘发育延迟，而发生婴儿猝死综合征。大多数婴儿猝死综合征在猝死发生前无明显临床症状，猝死发生突然，病因在当时难以明确，往往给家庭及社会带来惊慌和不安。以往曾过多地将以上归因于母亲或护理人员照料不周，给他们造成心理负担。随着医学研究的进一步深入，婴儿猝死综合征的一些特殊病因逐渐被阐明，但本病确是多因素致病的急症，在预防婴儿猝死综合征的同时应对已揭示的病因给予重视，并给予早期干预，降低其发病率。

严文华　卢秀兰　张在其

第四节　中毒性细菌性痢疾

一、基本概念

中毒性细菌性痢疾多发生于 2～7 岁体质较好的儿童。起病急骤，突起畏寒高热，体温可高达 40℃ 以上，伴精神萎靡、面色青灰、四肢厥冷、烦躁、反复惊厥、昏迷等，可迅速发生循环衰竭和（或）呼吸衰竭，临床上表现为严重全身毒血症、休克和（或）中毒性脑病。

二、常见病因

目前认为由于神经发育不健全，且胃酸少，不能杀灭痢疾杆菌，加上有些儿童为特异体质，对于细菌毒素易发生强烈的过敏反应及全身微循环障碍，出现感染性休克症状及中毒性脑病。

三、发病机制

痢疾杆菌侵入，在肠黏膜上皮细胞和固有层中繁殖。

1. 使肠黏膜出现炎症、坏死、溃疡，产生腹痛、腹泻及脓血便。

2. 内、外毒素使机体产生过敏反应，血中儿茶酚胺等血管活性物质增加，全身小血管痉挛、血管壁损伤可引起急性弥散性血管内凝血和血栓形成。

3. 此外，可引起感染性休克及重要脏器功能衰竭；可引起脑水肿、脑疝；出现昏迷、抽搐和呼吸衰竭。

4. 偶尔侵入血液发生脓毒症。

四、临床特征

中毒型多见于 2～7 岁儿童。起病急骤，中毒症状多发生于发病 24 h 内，突然寒战高热，偶见体温不升，病初常无腹泻等胃肠道症状，用0.9%氯化钠洗肠检查粪便可见较多白细胞及红细胞。根据临床表现不同，可分为3型：脑型，休克型，混合型。

（一）脑型

以严重脑部症状为主，早期头痛、呕吐、面色苍白、肌张力增强、惊厥、血压升高。后期出现意识不清、瞳孔大小不等，对光反射迟钝或消失，呼吸节律不整，甚至呼吸停止。表现为脑水肿和脑疝。

（二）休克型

表现为周围循环衰竭，早期面色苍白，皮肤发花，口唇、甲床发绀，四肢凉，皮肤湿冷，脉细数，血压正常或偏低，脉压小，少尿；晚期血压下降或测不出，伴有不同程度的意识障碍、弥散性血管内凝血，以及心、肺、肾、脑等多个脏器功能障碍及衰竭。

（三）混合型

兼有上述两型表现，病情最为严重，预后最为凶险。

五、辅助检查

（一）大便常规

病初可正常，以后出现脓血黏液便，镜检有成堆脓细胞、红细胞和吞噬细胞。

（二）大便培养

可分离出志贺菌属痢疾杆菌有助于细菌性痢疾的确诊及抗菌药的选用。在抗菌药使用前采集新鲜标本，取脓血部分及时送检及早期多次送检均有助于提高细菌培养阳性率。

（三）外周血象

白细胞总数多增高至（10～20）×10⁹/L以上，中性粒细胞为主，可见核左移，当有弥散性血管内凝血时，血小板明显减少。

（四）免疫学检测

目前已经有关应用荧光物质标记的痢疾杆菌特异性多价抗体来检测大便标本中的致病菌，方法各异，都较快速，但特异性有待进一步提高。

（五）特异性核酸检测

采用核酸杂交或聚合酶链式反应可直接检查粪便中的痢疾杆菌核酸，具有灵敏度高、特异性强、快速简便、对于标本要求较低等优点，是较有发展前途的方法。

六、诊断思路

2～7岁健壮儿童，夏秋季节突起高热，伴反复惊厥，脑病和（或）休克表现者，依据流行病学史，患者有不洁饮食或与痢疾患者接触史，均应考虑中毒型细菌性痢疾，用肛拭子或灌肠取粪便镜检有大量脓细胞或红细胞可初步诊断。确诊有赖于粪便培养检出志贺菌。

七、临床诊断

中毒型细菌性痢疾的临床诊断主要依据其流行病学史、临床表现、体格检查及相关检查来进行，其诊断条件如下。

（一）脑型

1.临床表现。早期头痛、呕吐，面色苍白，肌张力增强，惊厥，血压升高。后期意识不清，瞳孔大小不等，对光反射迟钝或消失，呼吸节律不整，甚至呼吸停止。表现为脑水肿和脑疝。

2. 辅助检查。

（1）大便常规：镜检有成堆脓细胞、红细胞和吞噬细胞。

（2）大便培养：可分离出志贺菌属痢疾杆菌有助于细菌性痢疾的确诊及抗菌药的选用。

（3）外周血象：白细胞总数多增高至（10~20）×10^9/L 以上，中性粒细胞为主，可见核左移。

（二）休克型

1. 临床表现。表现为周围循环衰竭，早期面色苍白，皮肤发花，口唇、甲床发绀，四肢凉，皮肤湿冷，脉细数，血压正常或偏低，脉压小，少尿；晚期血压下降或测不出，伴有不同程度的意识障碍、弥散性血管内凝血，以及心、肺、肾、脑等多个脏器功能障碍及衰竭。

2. 辅助检查。

（1）大便常规：镜检有成堆脓细胞、红细胞和吞噬细胞。

（2）大便培养：可分离出志贺菌属痢疾杆菌有助于细菌性痢疾的确诊及抗菌药的选用。

（3）外周血象：白细胞总数多增高至（10~20）×10^9/L 以上，中性粒细胞为主，可见核左移，当有弥散性血管内凝血时，血小板明显减少。

（三）混合型

兼有上述两型表现。结合实验室检查可诊断。

八、鉴别诊断

（一）高热惊厥

此症多见婴幼儿，既往多有高热惊厥且反复发作史，常可寻找出引起高热惊厥的病因及诱发因素。一经退热处理后惊厥即随之消退。

（二）中毒性休克综合征

是一种以发热、皮疹、昏迷、低血压或休克和多器官功能障碍为特征的综合征，一般以呼吸道症状起病，进展快，出现较早，胸部 X 线片提示肺部可有感染证据。无典型肠道感染的临床表现。粪便检查无特殊发现。

（三）流行性乙型脑炎

夏秋季节发生的中毒型细菌性痢疾需同流行性乙型脑炎鉴别。流行性乙型脑炎的中枢神经系统症状出现有个过程，其极重型也需 2~3 d，较中毒型细菌性痢疾为晚。粪便（包括肛试与灌肠）镜检无异常；细菌培养阴性。脑脊液检查呈病毒性脑膜炎改变；流行性乙型脑炎病毒特异性抗体 IgM 阳性有诊断价值。

（四）脑型疟疾

需与脑型毒痢相鉴别。来自疫区，结合发病季节，以间歇性突发性发冷、发热、出汗后退热为临床特征，血片或骨髓片中找到疟原虫可确诊。

（五）脱水性休克

主要因频繁吐泻史所致低血容量性休克。先有脱水，后发生休克。脱水一旦被纠正休克即随之纠正。

（六）重度中暑

有高温接触史。肛温超高热，皮肤灼热无汗，可伴抽搐、昏迷等神经系统症状，但无定位体征。将患者移至阴凉通风处，病情可迅速缓解。外周血象、粪便与脑脊液检查无异常。

九、救治方法

治疗原则为迅速降温，控制惊厥，解除微循环障碍，积极防治休克、脑水肿及呼吸衰竭，及时应用有效的抗菌药物治疗。

（一）控制高热与惊厥

1. 退热可用物理降温及退热药物，可使用冰枕、冰帽，使用非甾体类退热剂，布洛芬混悬剂 10 mg/kg，每 6 h 1 次。

2. 躁动不安或反复惊厥者，使用镇静剂镇痛治疗，首选苯二氮䓬类，地西泮或咪达唑仑静脉注射，咪达唑仑可肌内注射，2～4 h 可重复 1 次，根据病情需要，咪达唑仑可持续泵入。必要时加苯巴比妥盐，5 mg/kg 肌内注射，或水合氯醛 40～60 mg/kg，灌肠。

（二）循环衰竭的治疗

基本同感染性休克的治疗。主要有：

1. 扩充有效血容量。首批常用 0.9％氯化钠 10～20 mL/kg，20 min 快速静脉滴注，有明显酸中毒时结合动脉血气分析给予纠正酸中毒，其后予新鲜冰冻血浆或人血白蛋白，10～20 mL/kg。待休克纠正后，按生理需要量以 1/3～1/4 张含钾液减速维持。

2. 纠正酸中毒。根据动脉血气分析给予 1.4％碳酸氢钠纠正酸中毒。

3. 解除血管痉挛。山莨菪碱或东莨菪碱的应用，可改善微循环。山莨菪碱：儿童 1～2 mg/kg，10～15 min/次静脉注射。东莨菪碱：儿童 0.03～0.05 mg/kg，10～15 min/次静脉注射。待四肢转暖、面色好转、呼吸循环改善，减少用药次数至停药。

4. 应用糖皮质激素。氢化可的松：儿童 5～10 mg/(kg·d)，地塞米松：0.25～0.5 mg/(kg·d)。

（三）防治脑水肿与呼吸衰竭

1. 山莨菪碱或东莨菪碱。既改善微循环，又有镇静作用。用法同上。

2. 脱水剂。20％甘露醇 4～6 h 1 次；4％～5％人血白蛋白，0.5 mg/kg。

3. 地塞米松。0.15 mg/kg 加入莫菲滴管中静脉滴注，必要时 4～6 h 重复 1 次。

4. 吸氧，1～2 L/min，甚至呼吸机支持治疗。

（四）中医中药治疗

1. 辨证论治。表未解里热已盛者应表里双解，用葛根黄连汤加减；湿重于热者应利湿清热，用胃苓汤加减；热重于湿者应清热利湿，用白头翁汤加减；湿热互滞者用芍药汤加减。

2. 抗菌药物。小檗碱 0.4 g，3 次/d，儿童 30 mg/(kg·d)，连用 5～7 d。也可选用马齿苋、地榆、苦参、地锦草等单方草药煎汤口服，早晚各 1 次。

3. 针刺。取天枢、气海、关元、足三里或止痢穴（左下腹相当于麦氏压痛点部位）。配止泻、曲地、阳陵泉等强刺激，不留针。

十、诊疗探索

1. 采用核酸杂交或聚合酶链式反应可直接检查粪便中的痢疾杆菌核酸，具有灵敏度高、特异性强、快速简便、对于标本要求较低等优点，是较有发展前途的方法。

2. 目前耐药菌株不断增加，但选用磷霉素 100～200 mg/(kg·d) 静脉滴注有效率达 98.2％，提示痢疾杆菌对磷霉素是敏感的。

3. 给予利福平、十六角蒙脱石及小剂量糖皮质激素保留灌肠可明显提高疗效。

十一、病因治疗

由于耐药菌株增加，最好应用≥2种抗菌药物，联合用药，静脉给药，可酌情选用下列各种药物。

(一) 磺胺类

磺胺甲噁唑加甲氧苄啶，即复方磺胺甲噁唑，1 g，2次/d，首次加倍，儿童50 mg/(kg·d)，连用3～5 d。

(二) 喹诺酮类

为人工合成的广谱抗菌药物，作用于细菌DNA旋转酶，阻止DNA合成，有杀菌效果。此外组织渗透性强，少有耐药产生。但动物实验显示本类药影响骨骼发育，故儿童、孕妇及哺乳期妇女不宜使用。成人首选治疗方案：

1. 环丙沙星。0.5 g/次，2次/d，连用3 d。
2. 左氧氟沙星。500 mg/次，口服，1次/d，连用5～7 d。

(三) 阿奇霉素

为大环内酯类抗生素，抑菌剂，成人500 mg/d，1次/d，儿童10 mg/(kg·d)，1次/d，连续使用3 d。

(四) 头孢三代

对于儿童中毒型细菌性痢疾患儿首选治疗头孢曲松50～75 mg/(kg·d)，连续使用2～5 d。

十二、最新进展

早期使用东莨菪碱可以明显降低该病的死亡率。痢疾杆菌内、外毒素使机体产生过敏反应，血中儿茶酚胺等血管活性物质增加，全身小血管痉挛、血管壁损伤可引起弥散性血管内凝血和血栓形成，可导致感染性休克、重要脏器功能衰竭及脑水肿、脑疝。而该药能拮抗乙酰胆碱、儿茶酚胺、5-羟色胺等对微小动脉致痉挛作用，从而改善微循环，预防感染性休克、重要脏器功能衰竭及脑水肿、脑疝的发生。使用方法：东莨菪碱儿童0.03～0.05 mg/kg，10～15 min/次静脉注射，待四肢转暖、面色好转、呼吸循环改善，减少用药次数至停药，维持24 h左右。

谌洪飞　卢秀兰　张在其

第五节　流行性脑脊髓膜炎

一、基本概念

流行性脑脊髓膜炎是由脑膜炎双球菌引起的化脓性脑膜炎，病情复杂多变，轻重不一，潜伏期1～10 d。临床表现主要为发热、头痛、呕吐、皮肤黏膜瘀点、瘀斑及颈项强直等脑膜刺激征，幼儿则有哭啼吵闹、拒乳、烦躁不安、皮肤感觉过敏及惊厥、精神极度萎靡等。暴发型流行性脑脊髓膜炎多见于儿童，起病急骤、病情凶险，短期内出现面色苍白、四肢端发冷、发绀、脉搏细速等休克表现或昏迷、频繁惊厥甚至脑疝。如得不到及时救治可在24 h内死亡。

二、常见病因

脑膜炎双球菌是流行性脑脊髓膜炎的病原菌，带菌者和流行性脑脊髓膜炎患者是本病的传染源，病原菌主要经咳嗽、打喷嚏借飞沫由呼吸道传播，人群对本病普遍易感，尤其6个月～2岁的婴幼儿抗体降到最低水平，因此该年龄段婴幼儿发生率高。

三、发病机制

脑膜炎双球菌自鼻咽部侵入人体后，其发展过程取决于人体病原菌之间的相互作用。如果人体健康且免疫力正常，则可迅速将病菌消灭或成为带菌者。如果机体缺乏特异性杀菌抗体，或者细菌的毒力强，病菌则从鼻咽部侵入血流形成菌血症或脓毒症。再侵入脑脊髓膜形成化脓性脑脊髓膜炎。

1. 脓毒症期间，细菌释放的内毒素使全身小血管痉挛，内皮细胞损伤，导致内脏广泛出血和有效循环血容量减少，引起感染性休克、弥散性血管内凝血及继发性纤溶亢进，进一步加重微循环障碍、出血、休克，最终造成多器官功能衰竭而危及生命。

2. 细菌侵入脑膜进入蛛网膜下腔释放内毒素，引起脑膜和脊髓膜化脓性炎症及颅内压升高，出现惊厥、昏迷甚至脑疝。

四、临床特征

(一)脓毒症休克型

本型多见于儿童。突起高热、头痛、呕吐，精神极度萎靡。常在短期内全身出现广泛瘀点、瘀斑，且迅速融合成大片，皮下出血，或继以大片坏死。面色苍灰，唇周及指端发绀，四肢厥冷，皮肤呈花纹，脉搏细速，血压下降，甚至不可测出。脑膜刺激征缺如。脑脊液大多清亮，细胞数正常或轻度增加，血培养常为阳性。

(二)脑膜脑炎型

也多见于儿童。除具有严重的中毒症状外，患者频繁惊厥迅速陷入昏迷。有阳性锥体束征及两侧反射不等。血压持续升高，部分患者出现脑疝。枕骨大孔疝时，小脑扁桃体疝入枕骨大孔内，压迫延髓，此时患者昏迷加深，瞳孔明显缩小或散大，或忽大忽小，瞳孔边缘也不整齐，光反射迟钝。双侧肌张力增高或强直，上肢多内旋，下肢呈伸展性强直。呼吸不规则，或快慢深浅不匀，或暂停，成为抽泣样，或点头样呼吸，或为潮式呼吸，此类呼吸常提示呼吸有突然停止的可能。天幕裂孔疝压迫间脑及动眼神经，除有上述颅内压增高症外，常有同侧瞳孔因动眼神经受压而扩大，光反射消失，眼球固定或外展，对侧肢体轻瘫，进而出现呼吸衰竭。

(三)混合型

是本病最严重的一型，病死率常高达80%，兼有二种暴发型的临床表现，常同时或先后出现。

五、辅助检查

(一)血常规

白细胞总数明显增加，一般在（10～30）×10^9/L以上。中性粒细胞在80%～90%。有弥散性血管内凝血者，血小板减少。

(二)脑脊液检查

脑脊液在病程初期仅压力升高、外观仍清亮，稍后则浑浊似米汤样。细胞数常达1 000×10^6/L，以中性粒细胞为主。蛋白显著增高，糖含量常低于40 mg/L，有时甚或为零。暴发型脓毒症者脑脊液往往清亮，细胞数、蛋白、糖量也无改变。对颅内压高的患者，腰穿要慎重，以免引起脑疝。必要时先脱水，穿刺时不宜将针芯全部拔出，而应缓慢放出少量脑脊液做检查。术后患者应平卧6～8 h，以免引起脑疝。

（三）细菌学检查

1. 涂片检查。包括皮肤瘀点和脑脊液沉淀涂片检查。皮肤瘀点检查时，用针尖刺破瘀点上的皮肤，挤出少量血液和组织液涂于载玻片上染色后镜检，阳性率可达80%左右。脑脊液沉淀涂片阳性率为60%～70%。

2. 细菌培养。

（1）血培养脑膜炎双球菌的阳性率较低，但对慢性脑膜炎双球菌脓毒症的诊断非常重要。

（2）脑脊液培养：将脑脊液置于无菌试管离心后，取沉淀立即接种于巧克力琼脂培养基，同时注入葡萄糖肉汤，在5%～10%CO_2浓度下培养。

（四）血清学检查

是近年来开展的流行性脑脊髓膜炎快速诊断方法。

1. 测定夹膜多糖抗原的免疫学试验。主要有对流免疫电泳、乳胶凝集试验、金黄色葡萄球菌A蛋白协同凝集试验、反向被动血凝试验，酶联免疫吸附试验等用以检测血液、脑脊液或尿液中的夹膜多糖抗原。一般在病程1～3 d内可出现阳性。较细菌培养阳性率高，方法简便、快速、敏感、特异性强。

2. 测定抗体的免疫学试验。有间接血凝试验、杀菌抗体测定等。如恢复期血清效价大于急性期4倍以上，则有诊断价值。

六、诊断思路

（一）询问病史

应详细询问流行病学史，凡冬春季节和（或）流行地区内，尤其在发病前7 d有流行性脑脊髓膜炎密切接触史后出现高热、头痛、呕吐、意识改变者，要考虑流行性脑脊髓膜炎。

（二）体格检查

仔细全面检查皮肤、黏膜有无瘀点、瘀斑、脑膜刺激征。

（三）辅助检查

血液学、脑脊液、细菌学、免疫学检查均有助于临床诊断。

七、鉴别诊断

（一）其他化脓性脑膜炎

肺炎双球菌性脑膜炎、流感嗜血杆菌性脑膜炎、葡萄球菌性脑膜炎等大多体内有感染灶存在。如肺炎双球菌性脑膜炎大多发生在肺炎、中耳炎的基础上；葡萄球菌性脑膜炎大多发生在葡萄球菌引起的脓毒症病程中。确切的诊断须依据脑脊液、血液细菌学和免疫学检查。

（二）中毒性脑炎

某些急性感染患者有严重毒血症时可出现脑膜刺激征，但除脑脊液压力略高外，余均正常。

（三）结核性脑膜炎

多有结核病史。起病缓慢，伴有低热、盗汗、消瘦等症状，无瘀点和疱疹。脑脊液的细胞数为数十至数百个左右，以淋巴细胞为主。脑脊液在试管内放置12～24 h有薄膜形成，薄膜和脑脊液沉淀涂片抗酸染色可检出结核杆菌。

（四）流行性乙型脑炎

发病多在7-9月，有蚊叮咬史，起病后脑实质损害严重，惊厥、昏迷较多见，皮肤一般无瘀点。

脑脊液早期清亮，晚期微浑，细胞数多在（0.1～0.5）×10⁹/L，很少超过1×10⁹/L，蛋白质稍增加，糖正常或略高，氯化物正常。确诊有赖双份血清补体结合试验、血凝抑制试验等及脑组织分离病毒。

（五）流行性腮腺炎性脑炎

多有接触腮腺炎患者的病史，常发生在冬春季节。临床上有先发生脑膜脑炎后出现腮腺肿大的，如腮腺肿胀不明显，可做血和尿淀粉酶测定。

（六）病毒性脑膜炎

多种病毒可引起脑膜炎，症状一般较轻，多于2周内恢复，脑脊液检查，外观正常，白细胞数多在1 000×10⁶/L以内，一般在（50～100）×10⁶/L，淋巴细胞达90%～100%。糖及氯化物正常。蛋白稍增加。涂片及培养无细菌发现。外周血白细胞不高。

（七）中毒性痢疾

发病急，一开始即有高热，抽搐发生较早，有些患者有脓血大便，如无大便，可用0.9%氯化钠灌肠后，留粪便标本镜检，可发现脓细胞。

八、救治方法

（一）治疗原则

治疗原则为迅速降温，控制惊厥，解除微循环障碍，积极防治休克、脑水肿及呼吸衰竭，及时应用有效的抗菌药物治疗。

（二）一般处理

卧床休息，保持病室安静、空气流通。给予流质饮食，昏迷者宜鼻饲，并予足量液体，使尿量在1 000 mL/d以上。密切观察病情。保持口腔、皮肤清洁，防止角膜溃疡形成。经常变换体位以防压疮发生。防止呕吐物吸入。必要时给氧。

（三）对症治疗

1. 控制高热。退热可用物理和药物降温，可用冰枕、冰帽，同时加退热剂，退热剂选择非甾体类退热药，布洛芬混悬剂，10 mg/kg，每6 h可重复1次。

2. 抗休克治疗。

（1）扩充有效血容量：如果有休克表现，首批常用0.9%氯化钠，儿童10～20 mL/kg，20～30 min快速静脉滴注，根据动脉血气分析酌情纠酸治疗，根据临床进行评估，决定是否继续补充。其后可给予胶体液新鲜冰冻血浆或4%～5%人血白蛋白，儿童10～20 mL/kg静脉滴注。待血压升至正常后，按生理需要量以1/4～1/3张含钾液减速维持。

（2）纠正酸中毒：休克时常伴有酸中毒，合并高热更为严重。酸中毒可进一步加重血管内皮细胞损害，使心肌收缩力减弱及毛细胞血管扩张，使休克不易纠正，儿童纠酸可给予5%碳酸氢钠2.5～5 mL/kg，稀释成1.4%浓度静脉滴注，然后根据动脉血气分析结果再酌情补充。

（3）血管活性药物的应用：经扩容和纠酸后，如果休克仍未纠正，可应用血管活性药物。凡患者面色苍灰、肢端发绀、皮肤呈现花纹、眼底动脉痉挛者，应选用舒张血管药物：①山莨菪碱：0.5～1 mg/kg，每15～30 min 1次，直至血压上升，面色红润，四肢转暖，眼底动脉痉挛缓解后可延长至半小时至1 h 1次。若血压稳定，病情好转可改为1～4 h 1次。②东莨菪碱：儿童为0.01～0.02 mg/kg静脉注射，10～30 min 1次，减量同上。③如上述药物效果不佳时，可用多巴胺，如果血压仍低建议使用去甲肾上腺素，剂量0.1 μg/（kg·min），根据血压逐步调整剂量，最大量为2 μg/（kg·min）。④糖皮质激素：可增强心肌收缩力，减轻血管外周阻力，稳定细胞内溶酶体膜以大剂量应用为好。地塞米松0.15 mg/kg静脉注射，每6 h 1次×（2～4）d。

3. 防治脑水肿与呼吸衰竭。

（1）脱水剂的应用：下列药物应交替或反复应用：①20%甘露醇 1～2 g/kg；②30%尿素 0.5～1 g/kg。以上药物按具体情况每隔 4～6 h 静脉快速滴注或静脉注射 1 次，至血压恢复正常，两侧瞳孔大小相等，呼吸平稳。用脱水剂后适当补液，使患者维持轻度脱水状态。

（2）3%氯化钠注射液：5 mL/kg，主要监测血钠水平至 140～150 mmol/L。

（3）呼吸衰竭的处理：应以预防脑水肿为主，建议格拉斯哥昏迷评分<8 分，或出现呼吸衰竭建议尽早气管插管，吸出痰液和分泌物，辅以人工辅助呼吸，直至患者恢复自动呼吸。

4. 抗凝治疗。鉴于本病的休克及出血与血栓形成有关，凡疑有弥散性血管内凝血，不必等待实验室检查结果，可用肝素治疗。剂量 30 U/kg 静脉注射，根据情况每 4～6 h 重复 1 次，多数 1～2 次即可见效，重者 3～4 次。用肝素时应做试管法凝血时间测定，使凝血时间控制在正常二倍左右（15～30 min）。用肝素后可输新鲜冰冻血浆以补充被消耗的凝血因子。如果有继发纤溶征象，可试用氨基己酸静脉注射。

九、诊疗探索

下面一些药物和方法的尝试有其理论基础，但有待更多的临床资料证实。

（一）人工脑脊液置换法

在常规治疗的基础上配制人工脑脊液经导管滴入侧脑室，并经腰穿从蛛网膜下腔将炎性脑脊液引出体外的方法治疗暴发型流行性脑脊髓膜炎能显著降低致残率和病死率。

（二）超小剂量肝素治疗法

早期给予低分子量肝素 5 U/kg 皮下注射，2 次/d，维持 3～5 d。超小剂量肝素的理论依据：

1. 肝素-抗凝血酶-Ⅲ复合物的最初作用点是因子Ⅹa，而不是凝血酶，有学者研究证实中和Ⅳ因子、Ⅹa 比中和Ⅳ、凝血酶所用肝素少 70 倍。

2. 肝素在体内可循环往复地发挥作用，因为肝素可从 AT-Ⅲ、肝素因子Ⅹa 复合物中分离重新起作用，其本身不被消耗。

3. 肝素活性随血小板数量减少而增加。且应用超小剂量肝素皮下注射有如下优点：①吸收缓慢而均匀，能较长时间维持稳定较低的有效浓度。②操作简单，费用少。③不引起 AT-Ⅲ 减少，不会发生出血并发症。④不需实验室监测弥散性血管内凝血各项指标，减少反复抽血带来的痛苦，减少检验费用。

（三）其他

丙种球蛋白联合甲泼尼龙治疗暴发型流行性脑脊髓膜炎可明显提高疗效。

十、病因治疗

（一）头孢菌素类

主要是第三代头孢菌素类，作为首选治疗方案，头孢菌素类抗菌活性强，易透过血-脑屏障，毒副作用小，高效、安全。推荐使用头孢噻肟 50 mg/kg，每 4～6 h 静脉滴注 1 次；或头孢曲松 80～100 mg/(kg·d)，每 12 h 静脉滴注 1 次，疗程 5～7 d。

（二）青霉素

能阻碍细菌合成细胞壁的组成成分——细胞壁肽聚糖，使细菌失去细胞壁的保护，不能繁殖和生存；在高浓度时，青霉素不但抑制细菌繁殖，还具有强大杀菌作用。到目前为止，青霉素是对于脑膜炎双球菌高度敏感的杀菌药，特别是在脓毒症阶段，能迅速达到高浓度，很快杀菌，作用明显优于磺胺类。但青霉素不易透过血-脑屏障，即使脑膜炎时也只有 10%～30%药物透过，所以使用时必须加大剂量，以保证脑脊液中达到有效浓度。剂量小儿 20 万～40 万 U/（kg·d），成人 20 万 U/（kg·d），分次静脉滴注，疗程为 5～7 d。

（三）磺胺类

在 1932 年问世后就用于流行性脑脊髓膜炎，是最早用于治疗流行性脑脊髓膜炎的特效药。磺胺类主要阻碍细菌合成核酸，影响其核蛋白的合成，使细菌不能繁殖，发挥抑菌作用。治疗流行性脑脊髓膜炎多选用磺胺嘧啶或磺胺甲噁唑，其优点是在脑脊液中浓度高，可达血浓度的 50%～80%，疗效也较理想。但磺胺类对脓毒症期疗效欠佳，急性期颅内压高呕吐时难以口服，并有可能在输尿管等处沉淀形成结石，所以实际应用时受到一定限制。有人主张，只有磺胺嘧啶耐药菌株 10% 以下时临床才可选用。仍是预防用药的首选。

（四）氯霉素

能抑制细菌的蛋白质合成，属抑菌药。氯霉素有良好抗菌活性，易透过血-脑屏障，脑脊液浓度为血液浓度的 30%～50%，对流行性脑脊髓膜炎及其他化脓性脑膜炎均有较好疗效。但氯霉素毒副作用较大，特别是对骨髓造血功能有抑制作用，甚至引起再生障碍性贫血，故选用时要非常慎重，一般不首选，新生儿不宜使用。

（五）氨苄西林

不耐酶，容易透过革兰阴性细菌，可以联合头孢三代使用，剂量 40 mg/kg 静脉滴注，每 4 h 1 次。

十一、最新进展

流行性脑脊髓膜炎治疗的关键是尽早足量应用、细菌敏感并能透过血-脑屏障的抗生素，以便彻底杀灭体内的脑膜炎双球菌。近年来国内外对用于流行性脑脊髓膜炎病原治疗的药物进行了较多研究，重新确定了首选药物；在用药剂量、药物浓度方面也进行了研究，证实用于治疗流行性脑脊髓膜炎的新抗生素在脑脊液中的浓度须 20～200 倍于试管内测定的最小抑菌浓度、1 次给药的剂量使脑脊液中的浓度须超过 10 倍最小抑菌浓度，治愈率才可达 90% 以上，并提出所用药物在感染部位必须具有杀菌效果，如采用抑菌剂量会导致治疗失败。目前常用头孢三代的头孢噻肟或头孢曲松，药敏提示青霉素最低抑菌浓度<0.1 μg/mL 时，则首选青霉素。

谌洪飞　卢秀兰　张在其

第六节　婴儿捂热综合征

一、基本概念

婴儿捂热综合征是一组婴儿因过度保暖或捂闷过久造成的以缺氧、高热、大汗、脱水、抽搐、昏迷、呼吸和循环衰竭为主要表现的临床综合征。多见于 1 岁以内的婴儿，多因寒冷季节睡觉及探亲访友时，衣被捂盖过多、过严而发病。尚有捂热综合征、蒙被缺氧综合征、衣着过暖的婴儿中暑之称。

二、常见病因

1. 寒冷季节婴儿保暖过度。
2. 寒冷季节婴儿睡觉时被衣被蒙盖头面部，导致闷热、缺氧。

三、发病机制

婴儿的体表面积相对比成人大，散热较成人快。另外小婴儿的体温调节中枢发育不完善，体温易随环境温度改变而改变。如衣被包裹过严、过暖或捂热过久导致周围环境温度急骤增高会使机体处于高热状态，通过代偿性地扩张末梢血管，经皮肤蒸发出汗和呼吸增快以加速散热，从而表现为大汗。另外由于高热时机体代谢亢进、耗氧量增加，加上被窝中空气不流畅和气道阻塞等导致缺氧。高热大汗后使细胞外液大量丢失，机体呈高渗（低张或等张）脱水、有效循环血量减少，甚至发展为低血容量性休克。组织细胞缺血缺氧使酸性代谢产物堆积而形成代谢性酸中毒。捂热导致肺通气和换气障碍，产生低氧和高碳酸血症，出现呼吸性酸中毒。能量不足影响钠泵正常转运，使钠、钾离子主动转运障碍，同时机体缺氧可使脑神经膜细胞去极化，钙离子迅速进入细胞内，导致细胞内钙离子超载引起脑损伤。同时缺氧、混合酸中毒使脑循环障碍，加重脑缺氧水肿、呼吸中枢受损，从而出现面色苍白、哭吵不安、反应迟钝、发绀、呼吸急促甚至呼吸衰竭、抽搐、昏迷、凝视、尖叫等临床表现。当缺血缺氧改善、脑血流恢复灌流后可产生再灌注损伤和血管源性脑水肿。

心肌细胞缺氧和酸性代谢产物堆积可使心肌收缩无力，细胞内溶酶体膜破裂，释放溶酶体酶而破坏细胞器和整个细胞，与 γ-球蛋白结合可形成缓激肽和血管舒缓素，导致周围血管扩张，回心血量下降，表现为血压下降、心律失常和心功能不全。缺氧、酸中毒和血容量减少可以导致血液浓缩、血流缓慢、血管通透性增加，易形成血栓和弥散性血管内凝血，表现为皮肤瘀点、瘀斑、消化道出血、肺出血等。

四、临床特征

(一)高热大汗

体温可达 41～43℃，湿透衣被。

(二)脱水症状

烦躁不安、口干、尿少、前囟及眼眶凹陷、皮肤弹性差、脉搏细微或消失、皮肤发花或厥冷。

(三)呼吸系统症状

呼吸困难、呼吸节律不规则或暂停、口唇及肢端发绀。

(四)中枢神经系统症状

呕吐、反应迟钝、凝视、尖叫、抽搐、昏迷、癫痫。

(五)血液系统症状

皮肤瘀点、瘀斑、鼻衄、消化道出血、肺出血。

(六)心血管系统症状

心律失常、血压下降、心功能不全。

(七)消化系统症状

腹胀、呕吐咖啡色样液体、便血。

五、辅助检查

(一)血常规

白细胞总数增高，血红蛋白正常或增高，血小板计数正常或降低。

（二）血生化检查

大多数患儿血钠、血钾升高，血浆渗透压增加；血糖早期增高，晚期降低；多数二氧化碳结合力降低，重者动脉血气分析 pH 值下降，动脉血氧分压降低、动脉血二氧化碳分压升高，表现出混合性酸中毒，代谢性酸中毒多为高阴离子间隙型；血清天门冬氨酸氨基转移酶、丙氨酸氨基转移酶、乳酸脱氢酶、肌酸磷酸激酶同工酶-MB、心肌肌钙蛋白 I 及血清尿素氮、血清肌酐均可升高；血尿酸及血浆中血管性血友病因子多明显增高。

（三）心电图

多为轻度异常，以窦性心动过速、Ⅰ度房室传导阻滞、ST 段移位、室性期前收缩多见。

（四）颅脑 CT 检查

可有蛛网膜下腔出血、缺氧缺血性脑病或两者同时存在。

（五）脑电图检查

正常或轻度异常，高度异常者可伴痫样放电。

六、诊断思路

（一）询问病史

详细询问有无过度保暖或捂闷过久病史。

（二）体格检查

仔细体格检查了解各脏器受累情况。

（三）辅助检查

完成血常规、血生化、心电图、颅脑 CT 及脑电图等检查。

七、临床诊断

1. 在冬春季节，1 岁以内的婴儿或新生儿有厚衣包裹、被褥捂热或蒙被缺氧史。

2. 高热、大汗后伴有高渗性脱水及循环衰竭症状，甚至体温不升。

3. 有缺氧表现，发绀或面色苍白，有呼吸急促、节律不规则，心率增快等。

4. 有脑、心、肾等多系统器官功能不全的表现，如呼吸衰竭、脑水肿、心功能不全或循环衰竭等。

5. 实验室检查有血液浓缩、血钠和血浆渗透压升高，二氧化碳结合力降低，pH 值下降，低氧血症及高碳酸血症等。

八、鉴别诊断

需与新生儿脱水热、低血糖症、肺炎合并呼吸衰竭、颅内感染、婴儿猝死综合征、脑型脚气病、婴儿维生素 K 缺乏并颅内出血、休克、急性脑病综合征等鉴别。

九、救治方法

（一）治疗原则

去除捂热原因，撤离高温环境，对症支持治疗，保护重要脏器功能。

（二）一般处理

确诊后立即给予吸氧、降温或保暖及合适体位。给氧时开始应避免吸入高浓度的氧，以免引起呼吸抑制，一般开始用鼻导管吸入低流量的氧气 0.5～1 L/min，若缺氧不能改善可选择头罩、高频喷射给氧、持续气道正压通气或机械通气等措施。高热者立即解开衣被，迅速给予物理降温，如冰枕、温水擦浴等，一般不用退热药，以免出汗过多加重虚脱。体温不升者给予适当保温。体位以枕部稍抬高为佳，可用毛巾卷放在患儿枕骨下。

（三）药物治疗

1. 抗惊厥药物。首选地西泮 0.2～0.5 mg/kg 缓慢静脉注射，也可用 10％水合氯醛 0.3～0.5 mL/kg 灌肠，反复抽搐者给予苯巴比妥 10 mg/kg 静脉注射。

2. 降颅内压药物。

（1）20％甘露醇，0.25～0.5 g/kg 静脉注射，每 4～6 h 1 次。

（2）地塞米松，0.5 mg/kg 静脉注射，每 8 h 1 次，用 2～3 d。

（3）呋塞米，1 mg/kg，可与 20％甘露醇或地塞米松交替使用。

（4）4％～5％人血白蛋白，0.5 g/kg。

（5）苯巴比妥：能稳定溶酶体膜、抑制脑脊液的生成，也能提高 Na^+-K^+ 泵的功能，加速 Na^+ 向细胞外主动转运，因此可缓解脑水肿。剂量为 10 mg/kg 静脉注射，30～60 min 后可再注射 1 次，第 2 天开始 5 mg/(kg·d) 分 2 次静脉注射。

3. 肝素。由于机体缺氧缺血、脱水损害，血管内皮细胞受损，使凝血因子Ⅷ、凝血相关的血管性血友病因子增高，可发生血栓、弥散性血管内凝血致临床症状加重，为预防弥散性血管内凝血形成可应用肝素进行治疗，常用剂量为 0.25～0.5 mg/kg 加 0.9％氯化钠注射液 5 mL 中静脉注射。

（四）液体疗法

原则上应"边补边脱"，开始几天内保持患儿呈轻度脱水状态，输液量按 100～150 mL/(kg·d)、张力按 1/5～1/3 张给予，即可基本纠正捂热综合征的脱水，又有利于脑水肿的消除，如有循环衰竭和酸中毒，首先宜给予 0.9％氯化钠进行扩容，根据动脉血气分析进行纠酸。对脑水肿伴严重脱水时，宜"快输快脱"，出现脑疝或呼吸衰竭时，宜"慢输快脱"，对伴有心力衰竭者，应"先利，慢输慢脱"，并及时应用强心剂。

（五）纠正酸中毒

组织细胞缺血缺氧使酸性代谢产物堆积而形成代谢性酸中毒。捂热导致肺通气和换气障碍，产生低氧和高碳酸血症，出现呼吸性酸中毒，酸中毒能加重脑血管的扩张，导致脑水肿，必须加以纠正。常用 5％碳酸氢钠，2.5 mL/kg，稀释成等渗液后静脉注射。

（六）高压氧

治疗闷热综合征主要是通过改善脑供养，减轻脑水肿，对控制惊厥、改善呼吸、缩短病程、减轻后遗症有明显作用。宜在病情平稳后尽早使用。

（七）促进脑功能恢复

可应用能量合剂、胞磷胆碱、脑蛋白水解物溶血尿毒、醒脑静注射液等药，以促进脑功能的恢复。

（八）抗感染

酌情选用抗生素，继发感染可给予抗生素治疗，不推荐使用预防用抗生素。

十、诊疗探索

1. 捂热综合征患儿当缺血缺氧改善、脑血流恢复灌流后可产生再灌注损伤和血管源性脑水肿。可考虑给予钙通道阻滞剂以减轻再灌注损伤。

2.有学者报道捂热综合征患儿发病早期血清肌酸磷酸激酶同工酶-MB水平均有明显升高，及时采取措施，改善心肌功能，对促使病情好转，减少后遗症的发生率，具有重要的意义。

3.有学者报道婴儿捂热综合征存在高阴离子间隙代谢性酸中毒，单纯补碱并不能从根本上解除导致代谢性酸中毒的原因。正确治疗措施应该是通过改善供氧，疏通微循环，增加血流量促进乳酸等的排泄而纠正酸中毒。

4.有研究资料表明高张脱水可见于婴儿捂热综合征的早期，等张脱水多见于婴儿捂热综合征中、晚期，病情相对较重，死亡率也较高。

十一、病因治疗

1.松解衣服，擦干汗水。

2.减少包裹，将患儿移至空气新鲜和通气良好的地方。

十二、最新进展

预防主要在于：

1.进行育儿教育指导，保持新生儿适宜的温度和湿度，不要过多、过严包裹小儿，被子不要蒙住头部。

2.医护人员应仔细观察，及时发现病情变化，及早治疗。

3.提倡母婴分床，熟睡时切勿捂盖过多、过严；出门时衣裤适中，乘车时注意通风；平时注意居室内通风。大力宣传科学的新生儿防寒保暖越冬知识，从根本上预防本病的发生。

郭建奎　卢秀兰　张在其

第五部分

五官科篇

第 一 章　　眼　科

第一节　眼球穿通伤

一、基本概念

眼球穿通伤是由锐器造成眼球壁的全层裂开，使眼内容与外界沟通者，可伴有或不伴有眼内损伤。它包括一切眼球上有伤口的外伤，从极小的穿刺伤到大的切伤和眼球破裂；从仅伤及眼球外壁到整个眼球内容遭受破坏；从单纯的小破孔到眼内容脱出、眼内异物存留或眼内感染。情况极为复杂。

二、常见病因

（一）角膜穿通伤的常见病因

1. 锐器伤。角膜受到锐利物体，如剪、刀、金属棒、木棍、碎玻璃片等直接刺伤或切割，使角膜全层裂伤，造成眼球开放伤。

2. 异物伤。爆炸或平时作业时飞溅的金属或非金属物体的冲击，如金属碎片、石块等引起角膜全层裂伤，异物造成的角膜穿通伤，多伴有眼内异物存留。

3. 钝挫伤。钝性物体猛烈作用于角膜或巩膜，使眼球内压力急剧升高，造成角膜破裂，称角膜破裂伤，一般发生在薄弱的角膜缘处。

（二）巩膜穿通伤的常见病因

前部巩膜穿通伤多见，多因锐器刺穿巩膜引起，致伤物可能为刀、剪、针、锥、玻璃、树枝、竹刺等，也可由爆炸伤的碎片穿破巩膜所造成，常常累及相邻的睫状体和玻璃体，晶状体也可能损伤。后部巩膜穿通伤可能由高速飞行的金属片引起，或作为大的巩膜裂伤的一部分，或是眼球贯通伤的出口部位。这类穿通伤总伴有脉络膜、视网膜和玻璃体的损伤。医源性的巩膜穿通伤可能发生在视网膜脱离、斜视等手术中；球后注射或结膜下注射也偶有发生；硬而紧的巩膜环扎带也可能穿破巩膜进入眼内。

三、发病机制

（一）眼球穿通伤的免疫机制

1. 是眼部有别于其他种类和性质的一种特殊而严重的损伤，常伴有晶状体、葡萄膜、视网膜和玻璃体损伤或脱出。这些组织细胞异位、变性或变异可成为自身抗原，从而诱发体液和细胞免疫反应，继而致葡萄膜炎或眼内炎。参与眼球穿通伤后炎症反应的递质有很多，其中重要且作用机制比较明确的是前列腺素 E_1。实验和临床研究结果显示前列腺素 E_1 是眼前段机械性穿破后炎症反应的重要因子，在外伤刺激或晶状体蛋白过敏状态下呈一定增加。有限度增加的前列腺素 E_1 起着炎症递质和炎症负调节或抑制的双重作用。然而，在外伤后感染状态下，房水中前列腺素 E_1 高度增加伴随组织病理变化严重，高度增加的前列腺素 E_1 可能对组织病理变化有显著的促进或加剧作用。

2. 眼球穿通伤后的感染比较容易发生。结膜囊内寄生着多种细菌和其他微生物，许多细菌具有抵抗机体防御的能力。如葡萄球菌的凝聚酶 a-毒素、酯酶、杀白细胞素、蛋白 A 等，都有抵抗人体吞噬细胞、中性粒细胞和一些抗体的作用；链球菌属细胞壁内的玻尿酸和 M 蛋白都是抗吞噬的成分；肺炎链球菌细胞壁表面的多糖类也具有抗吞噬作用。眼部受伤，眼前部的免疫环境易遭破坏，吞噬细胞和中性粒细胞的功能受到抑制和破坏，其次是淋巴细胞。正常情况下，眼的前房、晶状体和玻璃体均无血管和免疫炎症细胞，是良好的培养基。细菌等微生物借伤而入、迅速繁殖生长，再与趋化浸润的免疫炎症细胞相互作用，遂致一系列病理和免疫病理反应。眼球穿通伤后感染引起的免疫反应有以下几个因素：①许多细菌的某些成分或细胞壁上的某些成分都具有抗原性，这些成分多为蛋白质和多糖类，都能诱发体液免疫反应，病毒和真菌则引起细胞免疫反应。②组织感染后可以改变其组织细胞的抗原性，而引起针对自身组织的免疫反应。③眼组织的抗原性都比较弱，而感染的微生物可起着佐剂（增强免疫反应）或佐剂样作用，使之发生或加强自身免疫反应；或使自身免疫反应转化为自身免疫性眼病；或使已存在的自身免疫性眼病恶化。因此，有理由认为眼自身免疫病的发生、加剧或复发都有一定的感染基础。眼球穿通伤后感染的有效控制，是防止或减轻一系列免疫病理反应、保存或挽救视功能至关重要的因素。

（二）交感性眼炎的发病机制

为双眼肉芽肿性葡萄膜炎，系一眼受开放性眼球外伤或内眼手术后发生葡萄膜炎，继之另眼也发生同样的葡萄膜炎。其发病机制可归纳以下方面：

1. 交感性眼炎与眼组织抗原。对眼组织的研究，人们已经成功地提取和纯化了与自身免疫反应相关的一些抗原，如葡萄膜黑色素相关抗原、视网膜 S 抗原、晶状体抗原等，并成功地建立了诱发相应的葡萄膜炎动物模型，这对认识葡萄膜炎特别是交感性眼炎发生的机制创造了良好的条件。

2. 交感性眼炎与细胞免疫反应。目前多认为交感性眼炎是对眼组织，包括葡萄膜色素细胞、视网膜色素上皮和视网膜感光细胞共有的表面抗原所发生的迟发性超敏反应，这种反应是由抑制性细胞毒 T 细胞介导的，临床和实验研究证明本病与细胞免疫有关，其理由：①外伤与发病时间有一定间隔，而且炎症持续时间较长。②为肉芽肿性病变，局部出现大量单核细胞浸润，包括巨噬细胞。③释放出多种淋巴因子，交感性眼炎患者可引起淋巴细胞转化和白细胞移动抑制试验为阳性反应。④用致敏的淋巴细胞可被动转移，但用致敏动物血清注射于正常动物则不引起被动转移。⑤S 抗原的动物模型与人基本相同。对交感性眼炎应用单克隆抗体进行免疫化学和免疫组织病理研究，指出脉络膜浸润主要是 T 淋巴细胞，其中抑制/细胞毒（TS/C）T 细胞为多，仅有 5% 是产生免疫球蛋白的 B 淋巴细胞。根据免疫化学、免疫组织病理、超微结构的研究更进一步证实交感性眼炎是 T 细胞免疫介导的自身免疫性眼病。

3. 交感性眼炎的免疫遗传学特征。对交感性眼炎患者的免疫遗传研究显示，交感性眼炎患者人白细胞抗原-A11 的发生率为 30%，有人白细胞抗原-A11 者比无该抗原的在开放性眼外伤后发生交感性眼炎的危险性明显增高，因此认为交感性眼炎与人白细胞抗原有关。表明免疫遗传基因在本病发病上可能起作用。

4. 眼外伤对交感性眼炎的启动作用。免疫研究指出，抗原必须经淋巴系统处理才能发生超敏反应。在正常情况下，由于葡萄膜没有淋巴引流，眼内抗原由血液系统排出。眼的穿通伤由于眼内组织脱出甚至嵌顿，使抗原得以通过眼球表面淋巴移动。这种抗原经过巨噬细胞处理后，激活 T 淋巴细胞，在某些有特殊基因者则容易诱发迟发性超敏反应。临床上也证明在伤口有组织嵌顿易发生交感性眼炎，这是由于穿通伤使眼组织抗原接触到结膜淋巴，如果再接触到细菌、病毒或其他感染源，就有可能起到一种佐剂作用，增强免疫性而产生免疫炎症反应。

四、临床特征

因致伤物的大小、性质、伤口的深度和部位不同，临床表现也不同。

（一）角膜穿通伤

较常见，单纯性伤口，若角膜伤口较小且规则，无眼内容物脱出，常会自行闭合，无症状或出现轻度的角膜刺激症状，若伤口不在瞳孔区，视力也多不受影响。复杂性的伤口大且不规则，常有虹膜脱出及嵌顿，前房变浅，可伴有晶状体破裂及白内障或眼后段损伤。临床症状有明显的眼痛、流泪和视力下降。

（二）角巩膜穿通伤

伤口波及角巩缘常合并有虹膜睫状体、晶状体和玻璃体的损伤，可有组织脱出或眼内出血。有明显的眼痛和刺激症状，视力严重下降。

（三）巩膜穿通伤

小的伤口多隐蔽，表面仅见结膜下出血。大的伤口常伴有玻璃体脱出及脉络膜、视网膜出血等，预后差。

（四）并发症

开放性外伤都可能有感染、异物存留及炎症反应等并发症。

五、辅助检查

（一）X 线检查

X 线片是检查眼部异物的传统方法，能显示眼眶全貌及异物的数目，可显示眼眶或眼球高密度异物的整体形态，尤其是对体积较大和（或）形状不规则的异物，包括金属异物和部分可显影的玻璃、石块等非金属异物。但 X 线的密度分辨率较差，不能显示透 X 线异物和较小的不透 X 线异物。因此，X 线片阴性不能排除眼部异物。

（二）CT 检查

用常规 X 线检查诊断眼眶是否有异物存留并确定部位，操作烦琐，并增加患者的痛苦，而且往往容易出现误差。而 CT 检查则可清晰准确地显示眶内及球内异物及其与眼球、眼外肌、视神经等结构的关系，操作简便、快捷，患者无痛苦、无损伤。CT 具有更高的密度分辨率，除可明确地显示密度较高呈致密影的金属异物外，对一些 X 线显影较低的物质如合金、玻璃、塑料、木片的碎屑进入眶内，也可发现。用薄层扫描技术，CT 可分辨直径为 0.5 mm 的较微小的异物。CT 可充分显示球内结构并能进行横断面、冠状面扫描，定位准确，是眼球破裂伤检查的主要方法之一。眼球破裂在 CT 上的表现：

1. 眼环不连续，可伴有局部不规则增厚。
2. 前房加深，是后部巩膜破裂的一个重要征象。
3. 晶状体改变，眼球内出血、密度增高，球内异物、积气均是眼球破裂伤的诊断依据。
4. 眼球破裂伤常伴有眼球周围结构的外伤，如眶壁骨折、气肿、出血等。

（三）MRI 检查

对于眼球破裂伤，MRI 所见眼球变形、变小，玻璃体的 MRI 信号强度常与玻璃体内有无出血及出血时间有关。MRI 能在横断面、冠状面、矢状面多方位、多层面成像，可清楚显示眼眶及其内部结构，确定异物位置准确、直观。MRI 技术为氢核（质子）共振技术，而绝大多数眼部异物为乏氢物质，MRI 表现为信号缺失区。磁性异物，在 MRI 成像过程中产生磁场涡流，干扰主磁场的均匀性，出现磁性异物伪影，使眼部结构信号变形或缺失，可能产生运动，损伤眼眶内组织，因此 MRI 对眼部磁性异物无定位价值并可导致眼部继发损伤，故高度磁性异物，应禁用 MRI 检查。非磁性异物 MRI 的显示明显优于 CT。眼内异物形成的信号缺失区与玻璃体和房水的长 T_1 信号接近，T_2W_1 玻璃体和房水信号增高，与异物的信号缺失区形成鲜明对比，形成一个无信号黑洞。眶内脂肪为高信号而眼眶异物为低信号或无信号，在 T_1W_1、T_2W_1 均易被发现。

(四) 超声检查

眼球破裂伤口较大，探头压迫眼球有可能引起或加重眼内容物外溢，探查时在眼睑皮肤表面多放置接触剂，探头不直接接触皮肤，避免对眼球施加压力。眼球破裂时 A 型超声可见眼内紊乱波峰，图像解释比较困难。B 超为二维图像，对病变显示比较全面，对正确评价眼外伤有重要意义。眼球破裂的 B 超图像如下：

1. 眼球壁弧形不连续，提示眼球破裂，改变探头方向可了解眼球破裂的范围，严重的眼球破裂使玻璃体腔变形。

2. 玻璃体暗区内有中低回声光点、光斑或光团，表示有积血。有时在玻璃体暗区内尚可发现脱位的晶状体，超声显示为椭圆形光环。

3. 眼球壁断裂处邻近的眼眶脂肪强回声内有不规则无回声或弱回声区，提示眼球内容脱出，积存于裂口周围的脂肪内。

4. 严重眼球破裂伤晚期眼球萎缩，超声显示眼内结构紊乱、眼球变形皱缩，钙化形成。B 超不仅可以显示眼部异物的位置、异物与晶状体及眼球壁的关系，而且可以同时显示眼部的其他并发症如视网膜脱离、玻璃体混浊、晶状体脱位等。眼部异物 B 超有强回声光点、尾随回声、隆起假象、声影、无回声裂隙和伴随改变等征象。

(五) 超声生物显微镜检查

尽管 X 线、B 超和 CT 都可应用到眼前节异物的检查当中，但当异物极其微小、又是非金属性质，同时又存在于后房或睫状体部位时，用上述的方法测出率都不高，而利用超声生物显微镜 50 μm 的分辨率和异物与周围组织不同的声阻特性，则可清楚地显示异物的位置及其与周围组织的关系，异物一般为高回声区，金属异物和玻璃异物往往还带有"彗星征"。这种方法具有直观、准确、无创的特点。在超声生物显微镜的引导下可大大提高眼前段微小异物的取出率。超声生物显微镜在角膜血染、前房积血、外伤性晶状体脱位和植入性虹膜囊肿等多种眼前节的外伤诊断中，也有重要的临床价值。检查时需用水浴眼或水囊接触眼球，禁用于新鲜眼球穿通伤者。

(六) 眼底荧光血管造影和光学相干断层成像术

对外伤性黄斑裂孔的诊断有重要的意义。

六、诊断思路

(一) 询问病史

1. 受伤时间。首先，必须详细了解何年何月何日何时受伤，以及受伤后到达急救站（在我国多指 120、卫生所或私人诊所等）的时间和从急救站到接诊医院的时间，这在法律上是非常重要的。其次，根据已知的受伤时间、沿途辗转时间，可推算受伤后所耽搁的时间，对估计伤情具有十分重要的意义。

2. 外伤地点和周围环境。眼球穿通伤可以发生在野外或室内，可以在比较污秽的地方或是较洁净的环境，因此，伤口感染的病原微生物可以有很大差别。在野外者，伤口常混入泥土或植物，感染可以是细菌性，也可以是真菌或棘阿米巴等；在室内者，伤口比较洁净，感染多为细菌性。

3. 致伤物体。由于眼外伤与致伤物体具有非常密切的关系，必须对致伤物体的性质、大小、形状、数目、作用方向、距离及力量的大小进行详细的询问和记录。首先应辨明致伤物体是金属还是非金属。金属物体是否有磁性，含铁含铜的成分为多少；非金属异物，是植物，还是塑料或玻璃等。如果是动物致伤，应写明是何种动物，可能的情况下还应进一步了解致伤动物的健康状态（如犬类，是否有狂犬病征象等）。一般而言，致伤物的大小直接影响眼部创伤的程度。致伤物可以是圆形，也可以是不规则形。前者对组织的损伤比较小，后者损伤大，特别是不规则的玻璃或金属片。致伤物可以是1个、2个，甚至多个。如果是多发异物伤，一般见于爆炸伤，也可见于鸟枪子弹伤、机床飞屑或敲击伤；其存在部位可以是眼内或者眼外，也可以眼内、眼外同时存在；可以是一眼受伤，也可以是双眼同时受伤。致伤物从哪个方向来，受伤时头颅的位置和眼球注视的方向，三者的相互关系常影响眼组织的损伤程度。同一致伤物，各种条件相同，作用的方向不一，结果可以完全不同。例如，从颞侧来者，因有颧骨弓的保护，眼球受伤机会较少；从正前方来者，眼前节组织可以遭受严重破坏。当然，致伤物的致伤力量与致伤时间、致伤物与伤员的距离也相关。前者指的是动能，即物质本身质量和前进速度的平方之积的一半，$E_k = \frac{1}{2}mv^2$；后者指动能随距离的指数而衰减，距离愈远，能量愈小。

4. 外伤前健康史。受伤前伤员眼部及全身的健康状态，与伤眼的治疗与预后有很大的关系。

5. 外伤后处理史。受伤后，伤员是否就地抢救或急救处理，接受过哪些局部及全身治疗，服过何种药物，采用何种运送工具，伤员在运送过程中是平卧还是坐位，曾注射破伤风类毒素或免疫血清否，曾使用过抗生素和激素等药物否。

（二）体格检查

1. 角膜伤口。眼球穿通伤时，伤口多在角膜及角膜缘。伤口可为自行闭合的，也可为裂开的，有时伤口内有棕色的虹膜嵌顿或脱出，或自伤口有房水源源流出。

2. 巩膜伤口。较大的切伤可见巩膜和该部位的球结膜均有伤口，伤口中往往有葡萄膜或玻璃体嵌顿或者脱出。巩膜较小的切伤或刺伤，虽在致伤同时穿破球结膜，但球结膜小的伤口常可迅速愈合，检查时已不可见。仔细检查或可发现结膜已愈合的线状瘢痕或尚未完全吸收的结膜下出血。有时可透过球结膜发现巩膜的伤口，或伤口内有葡萄膜或玻璃体嵌顿。眼球挫伤而致的结膜下巩膜破裂，则有相似的表现。有时仅见球结膜下出血，出血处有明显的隆起，而未能看到巩膜伤口的情况。

3. 其他表现。除前述的眼球壁的伤口外，还可能有以下临床表现，如眼压降低、前房变浅、虹膜损伤、晶状体损伤、异物存留等。

（三）辅助检查

根据需要给予患者眼眶X线、CT、MRI检查（怀疑磁性异物禁忌）、眼部B超、超声生物显微镜、眼底荧光血管造影和光学相干断层成像术检查等，有助于临床诊断。

七、临床诊断

眼球穿通伤的诊断有时极为简单，根据眼球的伤口，再结合病史，便可立即确诊。但有时却十分困难，某些病例由于症状和体征均不典型，因而漏诊者屡见不鲜。以下提出12项诊断根据，可供临床工作中参考。

（一）外伤史

大多数患者，外伤史为其首要的主诉。诊断时可根据外伤史及受伤当时和以后的主观症状，有选择地进行检查，结合相应的体征，即可确定诊断。但有的患者并无明确的外伤史，特别是细小的异物，当其进入眼球时，造成的损伤不重，疼痛不明显，受伤后视力未受到影响，患者自己并未察觉，或以后忘记有此过程。虽反复询问，也不能忆起。

（二）眼球伤口

眼球伤口的发现是诊断的重要根据。但要检查伤口是穿通性伤口或仅是板层破裂。如伤口内有葡萄膜嵌顿或巩膜伤口有玻璃体嵌顿、角膜伤口中有房水流出则必为穿通伤。斜形的角膜全层穿通伤，伤口可以自行闭合，房水不再外流，前房可恢复正常深度，甚至也无虹膜粘连或瞳孔变形。此时要分辨是否为穿通性伤口，常须借助裂隙灯显微镜仔细观察。角膜缘的小伤口，自行闭合后，也不易查出。巩膜的新鲜伤口，常被结膜下出血所遮盖，如发现出血处的球结膜有明显的局限性隆起，则应想到巩膜裂伤的可能。巩膜小伤口在结膜下愈合后，更难以查出。总之眼球伤口虽为诊断的确切根据，但有时往往须仔细寻找方可发现。

（三）眼压降低

角膜或角膜缘伤口，房水流出，眼压则有明显降低。巩膜伤口而有眼内容物脱出者，眼压也低，但如角膜伤口已自行愈合及巩膜伤口较小又无眼内容物脱出者，则眼压可无明显降低。值得注意。

（四）前房变浅

角膜或角膜缘的穿通伤，可使房水全部流失，前房极浅或完全消失。可以自行对合的斜形伤口，也可能有房水不断慢慢流出。巩膜前部的穿通伤，也可能与后房或前房角相通，则前房也可变浅。这些伤口自行愈合后，则前房恢复正常。

（五）瞳孔变形

角膜缘的穿通伤而有虹膜嵌顿者，则该处瞳孔缘向周边部移位，或成梨形瞳孔。角膜中央特别是接近瞳孔区的外伤，瞳孔缘常嵌顿于伤口，也使瞳孔变形。巩膜前部穿通伤而有较多的睫状体脱出时，也可发生瞳孔变形，使相应的瞳孔缘向周边部移位。这几种瞳孔变形应与虹膜根部离断的瞳孔变形相鉴别。后者多发生于眼球挫伤，瞳孔呈"D"形，瞳孔缘向中心移位，由弧形变为直线形，且相应的虹膜周边部离开睫状体，虹膜根部的边缘可被看到，也可呈直线形，与角膜缘之间为一新月形的无虹膜区域。

（六）虹膜穿孔

尖锐物体所造成的角膜刺伤或切伤，或穿透角膜的异物伤，如同时伤及虹膜，则虹膜上的穿孔或切口终身不能愈合，留下了眼球穿通伤的永久的标记。检查时，如再见到相应部位的角膜有一全层性的瘢痕时，则诊断即可成立。如果虹膜的破口在极周边部，角膜的外伤又在角膜缘处，则不易发现，有时需用前房角镜检查法才能发现并与虹膜根部离断相区别。

（七）晶状体混浊

晶状体囊一旦被穿破，则即发生皮质的肿胀混浊，混浊常继续发展，可波及晶状体的全部。用裂隙灯显微镜检查，常可发现前囊的破口。有时肿胀的皮质脱至前房。此种穿通性白内障的出现，是眼球穿通伤诊断的根据。在混浊的同时，还可伴有晶状体的脱位或半脱位。脱位和皮质拥塞前房，都可引起继发性青光眼。

（八）眼内容物脱出

在检查眼外伤，特别是新鲜的眼外伤患者时，如撑开眼睑即发现有黏稠透明的玻璃体涌出，或有棕色的葡萄膜脱出于伤口，出现于结膜囊内，则可确诊为眼球穿通伤。

（九）玻璃体通道

深达玻璃体的外伤，如前方屈光介质尚透明时，常可看到玻璃体内自伤口方向斜向后方有一个外伤的通道。此通道为一透明或半透明的条索，条索上稀疏地散布着色素颗粒或伴有出血。在检眼镜和裂隙灯显微镜下均可看到，后部者还须借助前置镜或接触镜。通道的后端可达视网膜或玻璃体中部或后部。如为异物伤，则通道的后端可见异物。玻璃体外伤通道的出现是眼球穿通伤的诊断根据，也是玻璃体切除的手术指征。

（十）视网膜损伤

在眼球深的刺伤或异物伤，有时可见到视网膜的损伤，最初常是一块出血斑，以后出血吸收，成为一个萎缩的病灶，有时为一裂孔并可伴有视网膜脱离。如为异物伤则可在此病灶上发现异物，但也可为异物撞击视网膜后又弹回而存留于其他部位。此损伤也可能是眼球贯穿伤的眼球壁后部穿孔之所在。

（十一）异物存留

用任何一种方法（检眼镜法，X线、CT、超声或电磁定位法）确定眼球有异物存留时，则患眼必曾有眼球穿通伤，可进一步寻找异物的入口或外伤的通道。但当屈光介质混浊时，无法用检眼镜发现。异物极细小时，其他四种方法也不易发现。

（十二）视力下降

眼球穿通伤时常伴有突然的和/或逐渐的视力下降。

以上 12 项，虽均为眼球穿通伤通常可能具有的表现，但对每一具体病例来讲，绝非各项具备，有些表现可能不典型、不明显或不出现。特别是有些小的穿通伤，甚至所有的症状和体征都不出现，外伤史也不能问出。对这样的病例，稍一疏忽即易漏诊而贻误治疗，造成不良后果。故对于每一个疑有眼外伤的患者，都要反复地询问病史，细致地进行检查。除常规的检查方法外，还要运用一切可能的特殊检查方法进行检查，务求及早确诊，以便采取适当的治疗，争取保存或恢复视功能。

八、鉴别诊断

（一）机械性眼外伤中眼球穿通伤与眼球贯穿伤、眼球钝挫伤的鉴别

穿通伤是眼球壁全层的单个伤口，通常由锐利物所致，无出口；贯穿伤为眼球壁两个全层伤口（入口、出口）常由锐利、高速飞行物所致，两个伤口必须由同一物体引起；钝挫伤为闭合性眼球损伤，常由钝力所致冲击位点或继发于眼球变形和瞬间压力传导而损伤，可发生在较远部位，伴或不伴有全层眼球壁伤口。

（二）交感性眼炎与晶状体相关性葡萄膜炎的鉴别

见表 5-1-1。

表 5-1-1　交感性眼炎与晶状体相关性葡萄膜炎的鉴别

鉴别点	交感性眼炎	晶状体相关性葡萄膜炎
部位	全葡萄膜	以前部葡萄膜为主
炎症程度	严重	轻度
发病时间	伤后 2～8 周	伤后 5～7 d
临床表现	前房渗出多，虹膜增厚，广泛粘连玻璃体及眼底改变显著	仅有房闪（+），角膜后沉着物及眼底改变少
病理学	整个葡萄膜增厚，典型肉芽肿性结节形成。一般无中性粒细胞和嗜酸性粒细胞	晶状体周围有中性粒细胞、嗜酸性粒细胞浸润。虹膜与睫状体以淋巴细胞、浆细胞、嗜酸性粒细胞为主，上皮细胞及多核巨细胞少。脉络膜无改变，或有少许单核细胞和淋巴细胞

鉴别点	交感性眼炎	晶状体相关性葡萄膜炎
免疫学	以细胞免疫的迟发变态反应为主。自身抗体的出现和效价不定。淋巴细胞活性增高	以免疫复合物为主。血清抗晶状体抗体阳性率高，效价高
病程	长	短
预后	不佳	较好

九、救治方法

(一) 治疗原则

1. 初期及时清创缝合伤口。

2. 防治伤后感染和并发症。

3. 后期针对并发症选择合适的手术。

(二) 一般处理

1. 单纯性角膜伤口，前房存在，可不缝合，结膜囊内给予抗生素眼膏滴眼，然后包扎伤眼。

2. >3 mm 以上的角膜伤口，多须做显微手术严密缝合，恢复前房。有虹膜嵌顿时，如 24 h 以内的伤口，用抗生素溶液冲洗，争取送还眼内；若有污染不能还纳时，可予剪除。脱出的睫状体应予复位。脱出的晶状体和玻璃体予以剪除。

3. 对角巩膜伤口，应先固定缝合角膜缘一针，再缝合角膜及巩膜。对巩膜伤口，应自前向后边暴露、边缝合。术后点散瞳剂及抗生素滴眼剂。

4. 对复杂病例，多采用二步手术，即初期缝合伤口，恢复前房，控制感染；在 1～2 周内，再行内眼或玻璃体手术，处理外伤性白内障、玻璃体积血、异物或视网膜脱离等。尽量不做一期眼球摘除。

5. 贯通伤有入口和出口，对前部入口即行缝合，后部出口不易发现或缝合有困难时可于伤后 1 周做玻璃体手术，清除积血，寻找伤口。并在伤口边缘冷冻封闭视网膜破口。勉强缝合会使玻璃体脱出。

(三) 药物治疗

1. 预防外伤后可能发生的炎症或感染，应常规注射破伤风抗毒素，全身应用抗生素及糖皮质激素。局部应用抗生素滴眼剂，必要时用散瞳药。

2. 玻璃体注药预防感染。这主要根据可能性大小的推测，伤后就诊的早晚而定。研究表明，静脉或球旁注射等方式都不能使玻璃体腔的药物浓度达到有效浓度，因此直接向玻璃体内注射药物是抗感染最有效的给药方法。通常对合并球内异物、就诊及初期清创手术较晚、伤口污染较重、眼球血管膜脱出、玻璃体积血等病例，可以在初期手术中做预防性玻璃体注药，可给予庆大霉素 $200～400\ \mu g$（剂量过大时有视网膜毒性）、地塞米松 $0.5～1$ mg。仅注射 1 次。各种抗生素的选择可参看表 5-1-2。

表 5-1-2　玻璃体内抗生素注射

抗生素		玻璃体内给药量
氨基糖苷类	庆大霉素	0.25 mg
	妥布霉素	0.4 mg
	阿米卡星	0.4 mg
	卡那霉素	0.4 mg

续表

抗生素		玻璃体内给药量
青霉素类	甲氧西林	2 mg
	苯唑西林	0.5 mg
	氨苄西林	5 mg
	羧苄西林	2 mg
其他	头孢噻啶	0.25 mg
	红霉素	0.5 mg
	林可霉素	1.5 mg
	克林霉素	1 mg
	万古霉素	1 mg
	氯霉素	2 mg
抗真菌类	两性霉素 B	5～10 μg

十、诊疗探索

(一)联合手术治疗严重眼球穿通伤

常合并有眼内容物的脱失,为减少医源性原因造成的眼内容物脱失,首先应采取良好的麻醉方式,除全麻外均应用眼轮匝肌麻醉及球后麻醉。较长的伤口应先将伤口做初步间断闭合后再严密缝合,隐匿于结膜下的巩膜伤口应分段分部位探查缝合,同时对已脱出的葡萄膜组织应尽量清洗后全部还纳,并力求做到原位还纳,术中可应用粘弹剂辅助堵塞伤口,展平卷缩组织、分离粘连或嵌顿伤口处的葡萄膜组织。其次对角巩膜伤口均应严密缝合,以减少术后瘢痕形成,同时应细心准确地清除机化膜、凝血块及脱出在伤口处的玻璃体。再者准确把握手术时机,适时采取眼内异物摘出、巩膜伤口冷凝及玻璃体切割术,玻璃体腔内注入硅油或膨胀气体对修复眼球、防止并发症、最大限度地挽救视功能均有一定价值。

(二)外伤性增生性玻璃体视网膜病变

由外伤后引起眼内过度的修复反应、纤维组织增生所致,常引起牵拉性视网膜脱离。可行玻璃体手术切开或切除增生组织,解除牵拉,以挽救视力。但有不少伤眼最终萎缩。

(三)眼球破裂伤

为严重钝挫伤所致,常见于角巩膜缘处,或在直肌附着部位的后部。后部巩膜破裂,多呈隐匿性,检查不易发现。巩膜破裂眼压降低,前房及玻璃体积血,球结膜出血水肿,角膜可变形,眼球运动在破裂方向常有受限,视力极度低下或无光感。对眼球破裂伤的处理一般采用二步手术。先做初期伤口清创修复缝合术,2周左右应行玻璃体手术。若有明确的手术指征,如晶状体破裂、玻璃体大量积血,可在伤口缝合的同时做玻璃体手术以期挽救。除非眼球不能缝合,不应做初期眼球摘除。

(四)眼外伤玻璃体手术

对前后段联合伤的伤眼,如虹膜及晶体损伤,或伴睫状体损伤,同时伴有玻璃体积血,视网膜或脉络膜损伤者,玻璃体手术应一次完成,而且应当解决眼内的所有问题,尽可能避免再次手术,造成不必要的继发损伤。眼外伤玻璃体手术与其他眼病的玻璃体手术一样,在选择填充物时应遵循空气→膨胀性气体→硅油的原则,但在儿童眼外伤,伴有视网膜脱离时应当首选硅油为填充物。

十一、病因治疗

(一) 外伤性感染性眼内炎

感染性眼内炎是由于微生物侵入眼内组织生长繁殖引起的炎症反应，最终可能累及眼的各种结构。外源性感染性眼内炎是在眼球壁出现破口后侵入而发生的；而内源性者较为少见，是由身体其他部位的微生物扩散到眼内引起的。最常见的致病微生物是细菌，也可由真菌、寄生虫和病毒引起。外伤性感染性眼内炎占所有感染性眼内炎病例的 20%～30%，在眼球穿通伤后的发生率低者为 2%，高的达 7.4%。眼球内有异物存留者，发生感染性眼内炎的危险是无球内异物病例的 2 倍。外伤眼常见的致病微生物是革兰染色阳性杆菌，预后极差。对可疑病例，在用抗生素前可做细菌培养、染色和药物敏感实验，以争取确定致病微生物的种类，有目的地用药。通常做前房穿刺和玻璃体穿刺，吸出眼内液，一般要 0.1～0.2 mL，每份培养皿要 5～6 滴。但前房取样的阳性率不高。近年认为，玻璃体培养的安全办法是用玻璃体切割取样，因为单纯用针抽吸容易引起周边视网膜裂孔。玻璃体标本可以离心或用滤纸加以浓缩，以提高阳性率。对炎症明显的眼，应做玻璃体切割术。手术应有限地进行，过度地切可能造成视网膜破裂，预后极差。但无论是否做玻璃体切割术，都应进行玻璃体注药。静脉、口服或局部用药都不能在玻璃体内达到有效的药物浓度。应选用广谱抗生素，使用无明显毒性的最大剂量。可应用头孢唑啉 2.25 mg，或庆大霉素 200 μg 做玻璃体注射。近来多用阿米卡星 400 μg 玻璃体注射，好处是能对抗多种菌，包括对庆大霉素敏感的细菌，且毒性较低。由于蜡样芽孢杆菌对头孢菌素类及青霉素类有抗药性，而对万古霉素或克林霉素较敏感。庆大霉素和克林霉素有协同作用，因此可用庆大霉素 200 μg 加克林霉素 450 μg，头孢唑啉 2.25 mg 玻璃体注射。对可疑病例预防性用药或做治疗，均可试用以下疗法：

1. 结膜下注药。庆大霉素 40 mg，1～2 次/d；头孢唑啉 100 mg，1～2 次/d；克林霉素 34 mg，1～2 次/d（如有球内异物时用）。

2. 点眼药。庆大霉素 10～20 mg/mL，头孢唑啉 50 mg/mL，每天滴 40 滴。

3. 静脉滴注。庆大霉素 80 mg/8 h；头孢唑啉 1.5 g/6 h。

4. 玻璃体注药。庆大霉素 0.1 mg，头孢唑啉 2.5 mg，阿米卡星 400 μg。

5. 除抗生素外，糖皮质激素也是重要的，能抑制和减轻机化。临床上，可用泼尼松 80 mg/d，也可做结膜下注射。

(二) 眼内异物伤

影像学检查是异物定位的重要检查方法，特别是对屈光间质不透明者更是重要。临床上采用 X 线摄片、超声波、CT 扫描等。各有其优缺点。MRI 可用于非磁性异物检查。球内异物一般应及早手术取出。手术方法取决于异物类型、所在位置、有无磁性、可否看见、是否包裹等来决定。对前房及虹膜异物可在靠近异物的方向或相对方向做角膜缘切口取出，磁性异物可用磁铁取出，非磁性异物用镊子夹出。晶状体异物，若晶状体大部分透明，可不必立即手术。若晶状体已混浊，可连同异物一起摘除。玻璃体或球壁异物通常要进行手术取出。对赤道部之前靠近球壁、小的、未包裹的、玻璃体铁质异物，若无视网膜炎症，可在定位后应用磁铁从外路取出。若异物大、有包裹，并有粘连，均需做玻璃体手术取出，同时处理并发症。

十二、最新进展

1. 眼外伤发病率较高，是儿童和青壮年单眼失明的主要原因。外伤后手术时机至关重要，对于一些严重外伤，要把握好是一次性联合手术还是分次处理的尺度。如对于严重的眼球穿通伤，既有眼前段角膜、巩膜、晶状体损伤，又有视网膜脱离、眼内异物等情况，应该一次性处理创口、异物取出、晶状体摘除＋人工晶状体植入＋视网膜复位，还是分次分期手术。不恰当的治疗往往导致过度治疗或治疗不足，因此眼科医生应熟练掌握眼外伤正确的分类、诊断及处理原则，防止这些情况出现。另外，视神经挫伤带来的严重损害，使其日益受到重视，随着对于视神经损伤机制研究的深入，以及组织工程学和干细胞研究的发展，视神经再生成为可能，为视神经挫伤的治疗带来了曙光。但影响视神经挫伤后神经节细胞再生潜能及功能整合的微环境因素及其调控机制，阻碍与促进神经节细胞轴突再生的影响因素，轴突再生及功能性轴突重建等问题有待进一步研究。

2. 受伤眼是引起交感性眼炎的重要影响因素，及时正确处理伤眼至关重要。对新鲜伤口应尽快进行缝合，保持眼球的完整性，并积极抗感染治疗，不要轻易以"容易出现交感性眼炎"的名义摘除眼球。另一侧眼发生的葡萄膜炎是否就是外伤眼所引起、能否排除其他原因等，都有待进一步研究。

3. 交感性眼炎的临床表现、病理特征、免疫及免疫遗传学特性都类似内因性葡萄膜炎，表现为双眼肉芽肿性葡萄膜炎，究竟它是一个独立的疾病，还是内因性葡萄膜炎的一种亚型，有必要进一步研究。

李东 哈玲芳 张在其

第二节 眼化学性烧伤

一、基本概念

眼化学性烧伤是由化学物品的溶液、粉尘或气体接触眼部所致。根据我国30个省市主要医疗机构统计资料，在我国引起化学烧伤的化学物质有180余种，其中有机化学物质有110余种，无机化学物质有70余种，二者之比为1.67∶1。引起眼烧伤的化学物质可为液体、固体、粉尘、烟雾或蒸汽，其中液体占31%，固体占17%，化学烟雾占52%。随着化学工业的发展，眼化学性烧伤有逐年增多的趋势。

二、常见病因

眼化学性烧伤的原因主要为酸和碱类化学物质，其次为金属腐蚀剂、非金属无机刺激剂及腐蚀剂、氧化剂、刺激性及腐蚀性碳氢化物衍生物、起泡剂、催泪剂、有机溶剂、表面活性剂等。

三、发病机制

眼化学性烧伤的程度与化学物质的种类、浓度、剂量、作用方式、接触时间、面积温度、压力及所处状态有关。其作用机制：

(一) 氧化作用

如铬酸、次氯酸钠、高锰酸钾。

(二) 还原作用

如羟基汞剂、盐酸、硝酸等能结合组织蛋白的游离电子而产生蛋白变性。

(三) 腐蚀作用

如酚、黄磷、重铬酸盐、金属钠及各种碱液等作用于组织蛋白，使之广泛变性。

(四) 原生质毒

如钨酸、苦味酸、鞣酸、三氯醋酸、蚁酸等与组织蛋白质形成盐类，抑制机体存活必需的钙质或其他无机离子。

(五) 脱水作用

如硫酸、盐酸。

(六) 起泡作用

如芥子气、路易斯气、二甲基亚砜等。

眼化学性烧伤的程度还取决于化学物质穿透眼组织的能力。角膜的上皮、内皮和结膜是亲脂性组织，水溶性物质不易透过，而角膜实质层和巩膜属于亲水性组织，脂溶性物质不易溶解和透过；既具有水溶性，又具有脂溶性的物质易于透过眼组织。眼球壁的这种特性，只是对稀薄的化学药物在治疗上而言，若较高浓度的酸碱物质进入结膜囊内，菲薄的眼组织是不能抵御的，而且极易被毁坏。

碱性化学物质能与组织细胞结构中的酯类发生皂化反应，形成的化合物具有双相溶解度，既能水溶又能脂溶，使碱类物质能很快穿透眼组织。因此，碱性化学物质极易渗入深部组织，在组织表面的碱性物质即使被冲洗干净或停止接触后，已渗入组织内的碱性物质也可继续扩散，引起内眼组织的破坏，故在眼的碱性化学烧伤时，眼部组织的破坏是持续的，可因角膜穿孔或其他并发症而失明。在常见的几种碱性化学物质眼烧伤中，如果浓度和接触时间相同，则以氨对组织的损伤最重，钠和钙次之。氨水在 15 s 内即可进入前房，20％氢氧化铵及 5％氢氧化钠 30 s 可使房水 pH 值升高。酸可分有机酸及无机酸两大类。有机酸中以三氯醋酸的腐蚀力较强。酸性溶液基本上是属于水溶性的。酸性化学物质烧伤可使组织蛋白发生凝固，形成所谓凝固性坏死，在结膜及角膜表层上形成焦痂。这种焦痂可以减缓酸性物质继续向深部组织扩散。酸性化学物质对眼组织的渗透性和破坏性虽不及同等浓度的碱性溶液强，但也不能轻视。

四、临床特征

(一) 酸性烧伤具有以下特点

1. 酸向眼内渗入较慢，病变部边缘较为清晰。

2. 酸烧伤病变一般为非进行性，常在烧伤后数小时内即可判断其预后如何。

3. 角膜上皮很少呈片状脱落。

4. 角膜、结膜和虹膜的广泛浸润和纤维性虹膜炎较少见。

5. 对于血管的侵犯，如早期强烈的结膜水肿、贫血、出血及虹膜血管的贫血现象，不如碱性烧伤显著。

6. 组织坏死一般限于酸接触面，内眼组织如晶体的损伤较少见。

7. 晚期并发症病例也较碱性烧伤少见。

(二) 碱性烧伤临床特征

1. 碱性化学物质渗入组织的速度快。

2. 烧伤病变一般为进行性的，其接触面常呈扇状扩散。

3. 病变边缘不清，烧伤组织呈无色或灰白色。

4. 角膜上皮常有片状脱落。

5. 由于碱性化学物质具有较强的穿透力，并能使组织蛋白溶解成为可溶性的蛋白化合物，因而使组织的破坏逐渐深入，即使碱性物质未曾接触的周边组织，也可引起病变，造成广泛而较深的组织分解坏死，形成深部瘢痕收缩，从而发生睑球粘连，以及眼内组织发生剧烈的炎症反应和破坏作用，终致全眼球炎或继发性青光眼、白内障、眼球萎缩等。

五、辅助检查

（一）结膜囊 pH 值检测

为及时了解致伤物质的酸碱性，除询问伤员及在场人员外，还可用石蕊试纸放在结膜囊试验。由于泪液中残留致伤物质，可使石蕊试纸变色，变红色提示致伤物质为酸性，变蓝色为碱性。

（二）泪膜及泪液检查

眼烧伤后的恢复期或痊愈期出现异物感、干涩或疲劳等症状，应考虑到继发性泪液异常，此时应进行泪膜及泪液的各项检查，常用者为泪膜破裂时间和 Schirmer 泪液试验。

1. 泪膜破裂时间。应用 1% 的荧光素染色，泪膜变成绿色，在裂隙灯显微镜钻兰光下观察，瞬目后，泪膜变成一层均匀的绿色膜，直到角膜出现黑斑即干燥斑的时间，即为泪膜破裂时间。正常人为 $10\sim45$ s，<10 s 为异常，检查时过分眨眼或者用手指撑开眼睑会使泪膜破裂时间缩短，如果干燥斑（黑斑）连续在角膜同一部位出现，说明此处眼表有明显异常。本法测得的结果，有时变异较大，宜连续测 3 次，取其均值，泪膜破裂时间主要检查的是基础泪液分泌的情况。

2. Schirmer 泪液试验。即用石蕊试纸（开始为红色，被泪液浸湿后变为蓝色）或滤纸一条，长 35 mm，宽 5 mm，首端 5 mm 处反折，为了减少对眼球的刺激，宜眨眼，稍向上视，将滤纸置于下睑外 1/3 睑结膜上。室内光线不宜太强，背光而坐，5 min 后取出纸条，滤纸湿 $10\sim30$ mm 为正常，<10 mm 则说明基础和反射泪液均减少。影响本法结果的因素较多，如操作手法、室内亮度、温度和湿度、滤纸的孔隙应加以考虑。

（三）印迹细胞学检查

烧伤后结膜和角膜在细胞结构及其性质上均会发生改变，通过印迹细胞学的检查，其结果对烧伤及其后遗症的诊断和治疗均有帮助。Nelson 根据上皮化生将检查结果分为以下 4 级：

1. 0 级（正常）。上皮细胞小而圆，核大，细胞核（nucleus，N）/细胞质（cytoplasm，C）=1:1～1:2，杯状细胞丰富，希夫氏过碘酸染色呈强阳性。

2. Ⅰ级（轻度）。上皮细胞较大，呈多角形，核较小，N/C=1:3，杯状细胞比正常减少，PAS 染色仍呈强阳性。

3. Ⅱ级（中度）。上皮细胞变大，多角形，核小，有时出现多核，N/C=1:4～1:5，杯状细胞显著减少，PAS 染色变淡。

4. Ⅲ级（重度）。上皮细胞明显变大，多角形，核固缩，出现无核细胞，N/C=1:6，杯状细胞很少或消失，PAS 染色差。烧伤后印迹细胞学检查有助于：①继发性干眼的诊断；②治疗方法的选择；③对羊膜或角膜缘干细胞移植术后评价；④对于血管翳性角膜白斑，检查印迹细胞，可了解其表面结膜化的情况。从角膜白斑表面采取的标本，如出现多数杯状细胞，则说明角膜白斑的上皮已结膜化，单纯用羊膜移植很难奏效，宜联合角膜缘干细胞移植，如另一眼为健眼，最好取自身的进行移植，术后重建角膜上皮的可能性较大。如用同种异体角膜缘干细胞移植，术后宜用免疫抑制剂，同时印迹细胞学也是检查和评价羊膜移植、角膜缘干细胞移植及其联合手术疗效的一种客观检测方法。

（四）视觉电生理检查

1. 视觉诱发电位。烧伤后的严重角膜白斑，在施行手术之前应进行视觉电生理的检查，由于这类患者的视力很差，图形视觉诱发电位很难进行，只能选择闪烁视觉诱发电位，尤其是在人工角膜植入术前，这种检查常为手术提供有用的信息。一般来说，每个人的左右眼闪烁视觉诱发电位的波形、波数及波幅基本一致，故在检查患眼的同时，应对另一眼做相同的检查，通过两眼对照，便于对手术眼做出较为客观的判断。

2. 闪烁视网膜电流图。可以得到视网膜不同部位功能改变的信息，弱光下的闪烁视网膜电流图主要反映周边部视杆细胞功能的变化，司暗视觉；视锥细胞感受强光刺激，司明视觉。

（五）超声检查

眼科常用 A 型和 B 超诊断仪。A 型超声检查所得到的回声图，是对一个界面发出一次反射所形成的一维图像；B 超检查所得到的是二维图像。前者对组织的分辨力较高；后者由于是二维图像，对病变的解释比 A 型超声的要好。国外研究报道，眼烧伤后应用超声检查约有 48% 的角膜白斑比正常角膜增厚。前房也多有改变：前房完全消失或 <1 mm 深度者占 23.8%；前房深度在 1～2 mm 者占 48.1%；前房深度在 2～3 mm 者占 26.2%；前房变深 >3 mm 者占 1.9%。另外，应用超声检查还可显示角膜后弹力膜，前房渗出、粗大的虹膜前粘连，晶状体的位置有无改变、是否浑浊，玻璃体有无混浊条索，视网膜有无脱离，眼球前后径是否正常。

（六）超声生物显微镜

眼烧伤后常常使角膜变混，即使用裂隙灯显微镜的强光也很难穿透，因此很难了解其前节的情况，包括角膜厚度、均匀度，后弹力膜的改变，有无前粘连，前房深度，前房有无点状声影，前葡萄膜及晶状体前囊情况，尤其是眼烧伤后引起的继发性青光眼，由于角膜厚度、弹性及表面曲率的异常，所测的眼压常常不准。超声生物显微镜所示前房角的情况，为烧伤后继发性青光眼的诊断提供了有力的客观证据。它的检查结果对术式的选择和术后的评价都有很大的帮助，从而在一定程度上排除了手术的盲目性。超声生物显微镜还可显示巩膜与角膜分界线及睫状体的改变。

（七）全身系统检查

包括血、尿常规、肝肾功能，血 IgG 测定等。

六、诊断思路

（一）询问病史

由于对眼化学烧伤的抢救必须分秒必争，医生只要简单掌握病情，立即进行冲洗治疗，待抢救完毕再询问病史。病史包括询问患者及在场人员何时受伤、受伤原因，有关致伤物的性质、浓度、接触时间，曾是否立即冲洗伤眼或做过其他急救。酸性烧伤主要症状为眼部刺痛、异物感、畏光、流泪、分泌物增加、视物模糊；碱性烧伤症状主要有眼部剧烈疼痛、畏光、流泪、眼睑痉挛、视力下降。

（二）体格检查

1. 化学性结膜角膜炎。眼部检查可有结膜充血、角膜上皮有损伤，但无角膜实质层的损害。视力一般不受影响，预后良好。

2. 眼睑烧伤。常是面部或全身烧伤的一部分。轻度烧伤时眼睑皮肤充血、肿胀，重者起水疱，肌肉、睑板等均可受到破坏。烧伤如在内眦附近，则伤后瘢痕变化常造成泪点或泪小管的阻塞，引起溢泪。面积广泛的烧伤，则形成睑外翻、睑裂闭合不全、睑内翻、睑球粘连等。

3. 眼球烧伤。主要指结膜、角膜和巩膜的烧伤。临床上常以组织学的急性破坏、修复及其结局为依据，将其烧伤后的临床演变过程分为急性期、修复期和并发症期。

（1）急性期：一般认为从烧伤后数秒钟至 24 h。主要表现为结膜的缺血性坏死，角膜上皮脱落，结膜下组织和角膜实质层水肿、混浊，角膜缘及其附近血管广泛血栓形成，急性虹膜睫状体炎，前房积脓，晶状体、玻璃体混浊及全眼球炎等。

（2）修复期：伤后 10 d 至 2 周组织上皮开始再生，多形核白细胞和成纤维细胞伴随血管新生进入角膜组织，巩膜内血管再通，新生血管开始侵入角膜，虹膜睫状体炎趋于稳定状态。

（3）并发症期：伤后 2～3 周即进入并发症期，表现为反复出现的角膜溃疡，角膜斑翳、睑球粘连，角膜新生血管膜，继发性内眼改变如葡萄膜炎、白内障和青光眼等。

（三）辅助检查

根据需要给予患者结膜囊 pH 值检测、泪膜及泪液检查、印迹细胞学检查、视觉电生理检查、超声检查、超声生物显微镜等，有助于临床诊断。

七、临床诊断

准确划分和掌握眼化学烧伤的诊断标准及诊断分级对判断预后具有一定的指导作用。Hughes、Roper-Hall 及国内许多作者均提出过不同的诊断分级标准。李凤鸣、朱秀安受全国卫生标准技术委员会的委托，研制了职业性眼化学性烧伤诊断标准及处理原则，已报批为国家标准，其诊断及分级如下。

（一）化学性结膜角膜炎

有明显的眼部刺激症状：眼痛、灼热感或异物感、流泪、眼睑痉挛、结膜充血、角膜上皮脱落等。荧光素染色有散在的点状着色。裂隙灯下观察以睑裂部位最为明显。

（二）轻度眼化学性烧伤

凡有下列情况之一者：

1. 眼睑皮肤或睑缘充血、水肿和水疱，无后遗症。

2. 结膜充血、出血、水肿。

3. 荧光素染色裂隙灯下观察可见角膜上皮有弥散性点状或片状脱落、角膜实质浅层水肿混浊。角膜缘无缺血或缺血<1/4。

（三）中度眼化学性烧伤

除有上述 2、3 二项并有下列情况之一者：

1. 出现结膜坏死，修复期出现睑球粘连。

2. 角膜实质深层水肿混浊，角膜缘缺血 1/4～1/2。

（四）重度眼化学性烧伤

凡有下列情况之一者：

1. 眼睑皮肤、肌肉和（或）睑板烧伤形成溃疡，修复期出现瘢痕性睑外翻、睑裂闭合不全者。

2. 出现巩膜坏死，角膜全层混浊呈瓷白色，甚至穿孔，角膜缘缺血>1/2 者。

八、鉴别诊断

眼化学性烧伤与机械性眼外伤的鉴别：机械性眼外伤系指物体击中或刺伤眼部组织，或因跌到、碰撞而造成的眼外伤，或由高压液体或气流所引起，也包括由周围组织手段暴力作用，作用力传导伤及眼部组织所引起的外伤。战时的高速弹丸、弹片所致者是特殊类型的眼外伤。由于致伤的情况不同，机械性眼外伤可分为挫伤和穿通伤两种。眼化学性烧伤是眼部组织和化学致伤物直接接触所引起；也有通过皮肤、肺、消化道的全身吸收后而影响于眼、视路和视中枢所致。

九、救治方法

（一）治疗原则

1. 化学性结膜角膜炎和眼睑烧伤应积极对症处理，并脱离接触。

2. 眼球烧伤者应立即就近冲洗，仔细检查结膜穹隆部，去除残留化学物质。

3. 预防感染，加速创面愈合，防止睑球粘连和其他并发症，严重畸形者可施行成形术。

4. 散瞳，可用 1％阿托品，以防止虹膜后粘连。

（二）一般处理

1. 尽快而充分的冲洗，是减少组织损伤的最关紧要的急救办法。鉴于碱对眼组织穿透极快，冲洗必须争分夺秒。现场冲洗比什么都重要，工作场所附近没有自来水设施的，可放置一盆清洁水，盖好备用，万一有酸碱溅入眼内，立即将面部浸入水盆，拉开眼睑转动眼球，摆动头部，将溅入眼内及面部的酸碱洗掉，浸洗 10～15 min。冲洗液可用 0.9％氯化钠、中和液、自来水或其他净水。要详细探查上下穹隆部有无隐藏的化学物质颗粒，以免继续对眼组织产生腐蚀溶解作用。在紧急冲洗之后，还应根据化学物质的性质，延长冲洗时间，如果为有机溶剂，冲洗时间可短些。

2. 中和治疗。意在中和组织内的酸性与碱性物质。但中和液的使用在临床上实际意义不大，不宜过分强调。动物实验表明，结膜下液体 pH 值在烧伤后 1 h 即已降至毒性水平以下，因此，必须在伤后 1 h 内进行处置才有治疗意义。酸烧伤可用弱碱性溶液如 2％碳酸氢钠、磺胺嘧啶钠结膜下注射（pH 值＞9 时应稀释后再注射）。碱性烧伤用弱酸性溶液或注射剂，如 0.5％～1％醋酸溶液，1％乳酸溶液，2％～3％硼酸溶液或 2％枸橼酸溶液进行冲洗，维生素 C 0.5～1 mL 结膜下注射（pH 值＜4.5 时应稀释后注射）。

3. 前房穿刺。可清除房水中的碱性物质，减少其对内皮细胞与眼组织的腐蚀作用。临床治疗经验表明，前房穿刺宜早，太晚（超过 24 h）穿刺伤口则易发生渗漏，使前房形成延缓。穿刺口宜小，只要在术中充分更换房水便达到治疗目的。引流房水可视角膜烧伤程度而定，严重烧伤者可一天两次引流房水。

4. 球结膜切开。当结膜出现显著水肿，无法注射中和剂时，可施行结膜切开法，也称 Passow 手术。主要用于严重的或中、重度的眼球碱烧伤，即在有水肿的象限，于角膜缘部将结膜剪开，同时用虹膜分离器从巩膜将水肿、缺血或濒于坏死的结膜分离切出，排出结膜下毒性液体，减除组织压力，从而使水肿消退，改善循环与状态，角膜混浊也因之减轻或消退。也有作者认为，环绕角膜缘将结膜全部剪开或多或少影响到角膜的营养，故建议从角膜缘做放射状纵形剪开结膜，而不做环形切开。

（三）药物治疗

1. 维生素 C。早期注射维生素 C 除能中和组织内一部分碱性物质外，同时对促进角膜内皮水肿的吸收和后弹力层皱褶的消退有显著效果，也能促进角膜实质混浊较快地吸收和消退。实验治疗观察表明，碱烧伤的兔角膜实际上是一种局限性组织维生素 C 缺乏症，房水中维生素 C 浓度随碱烧伤程度明显下降。角膜溃疡乃至穿孔是角膜化学烧伤区胶原合成明显减少所致。这是因为在核蛋白体胶原蛋白合成过程中，成纤维细胞必须摄取脯氨酸才能形成胶原肽链，而脯氨酸和赖氨酸的羟化反应有赖于抗坏血酸的作用。在抗坏血酸缺乏的情况下，不稳定且未羟化的胶原分子对于蛋白溶酶的抵抗力很脆弱。采取不同给药途径（结膜下注射、局部点眼），对眼化学烧伤动物补充大量维生素 C，并测定房水维生素 C 含量，结果表明，用 10％维生素 C 点眼，对阻止眼烧伤后角膜溃疡的发生较结膜下注射维生素 C 的效果要好，尤其是角膜溃疡的发生率较对照组（未给维生素 C 治疗）要低得多，统计学处理有非常显著的差异，但也发现，对已经发生的角膜实质层损害如角膜溃疡、后弹力层膨出，甚至穿孔，维生素 C 治疗效果不明显。因此，维生素 C 治疗应早期给药，实验研究还表明，在 24 h 内维持实验动物眼房水维生素 C 含量＞15 mg/dL 的水平，即可防止烧伤后角膜溃疡的发生。也有作者经结膜下或静脉给予维生素 C，未能阻止房水维生素 C 含量的降低，也未能避免发生角膜溃疡，因此认为碱烧伤角膜溃疡的发生，不单纯是房水维生素 C 水平降低所致，还有其他重要原因。Wishard 等在一组酸（2.3N 盐酸）烧伤的动物皮下注射维生素 C［0.5 g/（kg·d）］，有 5.9％实验动物发生角膜溃疡，而对照组为 61％，房水中维生素 C 含量分别为（33±2.7）mg/dL 和（6±0.6）mg/dL，统计处理有差异性。作者认为，用维生素 C 治疗酸烧伤以防止角膜溃疡的作用机制与治疗碱烧伤所致角膜实质损害的作用机制相同。

2. 糖皮质激素。一般持否定态度，其理由：糖皮质激素能激活胶原酶，增强胶原酶的组织溶解作用；抑制毛细血管增殖；抑制角膜基质中成纤维细胞的增殖、胶原和黏多糖的形成；直接延缓修复过程，导致溃疡加剧和穿孔。近年来实验研究表明，糖皮质激素的应用对胶原酶的活性并无影响。并观察到在碱烧伤后 6 d 内及第 4～5 周局部应用糖皮质激素也未发现不良影响，而在烧伤后 2～3 周应用可致严重角膜溃疡，这可能是伤口修复过程受到糖皮质激素的抑制，妨碍实质层中成纤维细胞的再生，致使烧伤区新合成的胶原减少所致。朱志忠等认为，碱烧伤第 1 周内，口服泼尼松 30 mg/d，能够有效地减轻组织的急性损坏，减少炎症渗出和多形核白细胞浸润，能减少因渗出物堵塞或机化造成的继发性青光眼的机会。据此认为，碱烧伤第 1 周内及第 4～5 周应用糖皮质激素是安全的，第 2～3 周为危险期。

3. 胶原酶抑制剂。可分别给予 2.5% 依地酸二钠钙、0.2 mol 胱氨酸、0.1 mol 青霉胺及 10% 或 20%N-乙酰半胱氨酸等。

4. 肝素。375 U（稀释至 0.3 mL）结膜下注射，1 次/d，对溶解角膜缘血栓、疏通和恢复血循环具有一定效果。也可给予柠檬酸钠治疗，后者能抑制烧伤组织内多形核白细胞的浸润，对减少烧伤所致角膜实质损害有明显疗效。肝素和柠檬酸钠治疗都有发生前房积血的危险，应掌握好用量及用药次数。

（四）黏膜移植

适用于结膜烧伤较重，而巩膜尚未坏死的病例。化学烧伤结膜广泛坏死者，应早期切除坏死组织，用自身球结膜或唇黏膜移植，借以去除残留在结膜中的化学物质并改善眼组织的血液循环及对角膜的营养。

（五）其他治疗

球结膜下注射自血、妥拉唑啉及中药治疗等。

（六）后期板层角膜移植

早期应用水解蛋白酶冲洗除去表层坏死组织后，即行板层角膜移植，可以获得较好的治疗效果。有 70.5% 实验兔角膜透明或半透明愈合。干细胞移植也用于轻度烧伤病例。

十、诊疗探索

（一）自体血清滴眼

近年来，使用自体血清滴眼治疗严重眼化学烧伤已有报告。自体血清具有以下几个方面的生物学特性及生理作用：

1. 生物学特性与正常泪液的组成成分大部分相同，含有大量氨基酸、肽类、核酸关联物质、糖及有机物，可向眼表提供上皮修复所需的基本营养物质，加速组织修复。

2. 天然，新鲜配制，不含防腐剂，不会引起过敏，可在角膜表面生成一层膜状物保护角膜上皮。

3. 含有许多抗菌因子，如 IgG、溶菌酶、补体和干扰素等，有抑制细菌作用，增强眼组织对抗病原体侵袭的能力。

4. 含有维生素 A 和丰富的细胞因子，如表皮生长因子、碱性成纤维细胞生长因子、转化生长因子、胰岛素样生长因子-I、神经生长因子等，这些因子通过促进眼角结膜上皮细胞、角膜内皮细胞等多种细胞向损伤部位移行，促进眼表组织细胞有丝分裂和细胞外基质合成，以及调节胶原的降解和更新，使胶原蛋白在新的结缔组织中达到平衡，以线性方式排列，减少角膜瘢痕形成，恢复角膜部分透明；同时还可减少角膜新生血管网的形成，从而加速眼表上皮和基质的再生和修复。表皮生长因子还可刺激内皮细胞的有丝分裂，刺激内皮细胞的迁移，提高内皮细胞的密度促进损伤内皮的修复，维生素 A 对角膜上皮细胞的移行和黏附过程中发挥了关键的作用，加速眼表上皮的再生与修复。

5. 含有许多蛋白质，防止重要的细胞因子降解。

6. 血清中含有 α_1-巨球蛋白、α_2-巨球蛋白及转化生长因子-β，α_2-巨球蛋白对眼碱烧伤的急性期炎症有明显的抑制作用，对碱烧伤后组织产生的超氧自由基及其代谢产物具有清除作用。

7. 血清的油性成分可替代睑板腺分泌的脂质，前白蛋白可增加泪膜的稳定性。自体血清制作简单、经济，保存方便。但选择何种浓度的自体血清既能获得较好的疗效又可将患者的失血量减至最少，有待今后进一步探讨。

(二) 0.1%透明质酸钠滴眼

透明质酸是构成结缔组织的主要成分，作为大分子糖胺聚糖分布于各组织细胞间质内，发挥细胞黏合、渗透压调节等生理功能，具有良好的生物兼容性和安全性，其稀溶液与泪液相似，呈非牛顿流体特征，具有与生物泪液相同的黏滞性和伸缩性，有很好的生物耐受性。透明质酸钠具有显著的亲水能力及润滑作用，能明显缓解伤后睑球摩擦，有助于去除组织碎片，将组织隔离以预防睑球粘连的发生。及早应用透明质酸钠可有效减少严重并发症，降低伤残率。

(三) 血栓通

具有类肝素作用，通过扩张血管，改善微循环，抑制血小板功能及促进纤溶过程，对角膜碱烧伤后造成局部微循环障碍、角膜缘及睫状体内微血管血栓形成的治疗有明显疗效，并能抑制新生血管的发生，促进组织修复，从而可减少并发症和后遗症的发生。

(四) 复方丹参

具有抑制角膜碱烧伤后新生血管形成、促进损伤愈合的双重作用。

(五) 人工角膜移植

国内外均处于研究试用阶段，对角膜移植失败的病例，或不适于角膜移植者，做人工角膜移植偶尔可获惊人效果，但疗效多不持久，因最终人工角膜片脱落导致手术失败。此方法正在改进中。

(六) 化学伤早期羊膜移植（或覆盖）的作用及疗效

对早期酸碱化学伤等引起的角膜缘缺血、球结膜坏死、持续性角膜上皮缺损、角膜基质水肿混浊、部分睑球粘连和浅层角膜溃疡等患者，可以采用单纯羊膜覆盖于角膜表面，对于控制炎症、减少睑球粘连、预防感染等有明显疗效。羊膜对眼表化学伤的作用及其机制主要有以下几个方面：

1. 降低角膜的炎性反应，促进角膜上皮化，恢复正常角膜的上皮表型。一些研究证明，羊膜移植可以有效地治疗持续性角膜上皮缺损性病变，也治疗角膜缘干细胞的部分失代偿，提高干细胞移植的成功率。羊膜促进角膜上皮化的机制目前尚不清楚，可能与羊膜中的上皮生长因子有关。

2. 作为球结膜的替代物用于眼表的重建。免疫荧光显微镜研究发现，人羊膜基底膜的 IV 型胶原结构与球结膜相似。因此，这可能是羊膜移植在眼表重建中成功的原因。

3. 治疗化学伤自身免疫时引发的角膜自融。文献报道显示，羊膜覆盖可以辅助治疗化学伤的角膜自融，其机制为羊膜可以抑制白介素-1β 的表达，调理生物趋化因子的表达，并通过某种方式抑制多核白细胞溶解酶的活性，从而抵抗由此引起的角膜融解。

4. 减少瘢痕形成。大量研究表明，胚胎期的组织损伤仅形成轻度的瘢痕，而成年后的组织损伤则可形成明显的瘢痕。实验证明，体外培养的羊膜可以快速抑制转化生长因子-β 的 mRNA 表达，从而抑制成纤维细胞的形成。因此，羊膜移植可在眼部急性化学伤的治疗中发挥重要作用。

5. 抗新生血管形成。羊膜中含有抗新生血管化蛋白，可广泛应用于眼表的重建。

十一、病因治疗

(一) 严重的碱烧伤

广泛破坏了结膜的杯状细胞及泪腺管口，使泪液减少或缺如，而产生眼干燥及睑球粘连。人工泪液仅能减轻症状，腮腺管移植，因分泌液中含有淀粉酶对角膜基质的黏多糖有消化作用，从而影响以后的角膜移植床。采用亲水软接触镜，配合人工泪液点眼及泪小点封闭，也能减轻眼干燥症状。

（二）中、重度眼表烧伤

将美宝湿润烧伤膏应用在患者眼表，可使眼表修复速度明显加快，眼表缺血区能较快恢复供血。这些作用可能与美宝湿润烧伤膏中含有多种有效成分有关，如 β-谷甾醇、小檗碱、黄芩等具有抑菌作用。近期研究认为，该药物有抗肾上腺素作用，对儿茶酚胺物质有作用，可清除自由基，提高组织细胞的稳定性，改善组织的供氧环境，增强机体免疫力，使机体产生更多的免疫球蛋白，在烧伤创面上形成保护药膜，对受损创面起到免疫屏障的作用。

（三）眼烧伤的中医理论与治疗

1. 碱烧伤。眼部碱性烧伤相当于现代中医的"碱物入目"，受伤早期属热邪灼目、风邪外犯，予黄连解毒汤、龙胆泻肝汤加减：黄连、黄芩、黄柏、栀子、丹皮、防风、前仁各 10 g，柴胡、龙胆草、赤芍、白芷各 15 g，金银花 30 g，谷精草 20 g 清热解毒、祛风止痛；伤后 1 周左右属热毒炽盛、气血瘀滞，予金银花复明汤加减：金银花、鱼腥草、蒲公英各 15 g，黄连、千里光、虎杖、白芷、天花粉、大黄、桃仁各 10 g，生地、玄参、丹皮、泽泻、虫退、谷精草各 15 g，甘草 6 g 凉血解毒、泻火化瘀；伤后初愈期属伤阴成翳、气血两虚，予消翳汤加减：木贼、归尾、生地、蔓荆子、柴胡、玄参、石决明、麦冬各 10 g，枳壳、川芎、荆芥、防风、干草各 6 g，谷精珠 15 g，黄芪、淮山各 20 g 养阴清热、退翳明目。

2. 酸烧伤。眼部酸性烧伤相当于现代中医的"酸物入目"，烧伤早期属邪侵目、风邪偏盛，予石决明散加减：石决明、水牛角、玉竹各 20 g，黄连、秦皮、升麻、生地、丹皮、茺蔚子、菊花各 10 g，细辛 2 g，甘草 3 g 平肝清热、退翳明目；伤后 1 周左右属热邪炽盛、气血瘀滞，予黄连解毒汤加减：黄连、黄芩、黄柏、山栀子、生地、赤芍、前仁、丹皮各 10 g，谷精草、大黄各 20 g，金银花、鱼腥草各 30 g，甘草 3 g 清热解毒、凉血散瘀；伤后初愈期属阴虚成翳、气阴两虚，予消翳汤：生地 20 g，黄芪、太子参各 15 g，当归尾、木贼、密蒙花、蔓荆子、蝉蜕、石决明、谷精珠、防风、荆芥各 10 g，甘草 6 g 滋阴退翳、扶正祛邪。

十二、最新进展

（一）佩戴硬性角膜接触镜对于严重角膜碱烧伤紧急处理的意义

严重角膜碱烧伤可以引起大量的角膜缘干细胞损失，从而导致持续性上皮缺损、炎症浸润和基质溶解等。硬性角膜接触镜可以作为"人造上皮"发挥保护角膜的作用。它不仅可以阻止角膜浸润和溶解，而且可以抑制结膜上皮向角膜的迁移和增殖，在恢复角膜缘功能后促使角膜上皮增殖而实现角膜上皮化，在某些情况下可以避免角膜移植术而建立稳定的眼表和保留有用的视力。

（二）尿激酶受体反义寡核苷酸

纤溶酶原活化因子可以调节内皮细胞与细胞外基质之间的黏附作用和细胞与细胞间作用，因而它在新生血管中发挥重要作用。研究表明，尿激酶纤溶酶原激活物可以剂量依赖性地促进培养内皮细胞的生长、趋化和进入基质，并且诱导新生血管的形成。抗尿激酶纤溶酶原激活物和抗尿激酶纤溶酶原激活物受体的单克隆抗体可以阻断尿激酶纤溶酶原激活物的新生血管诱导作用，因此尿激酶纤溶酶原激活物和它的受体之间的相互作用可能是新生血管形成的关键环节。

（三）眼表重建

1. 角膜缘干细胞移植。当化学烧伤造成角膜表面损伤时，常导致角膜缘干细胞的破坏，从而引起新生血管侵入或假性翼状胬肉形成，加重角膜的损害。自体干细胞的移植治疗，为受伤眼提供了健康的上皮来源，促进了角膜上皮的愈合，同时激活了干细胞的再生能力，有助于重建角膜、结膜的完整性，阻止新生血管的长入，为术后视功能的改善，或为进一步治疗并发症奠定了良好的基础。临床研究证明，对于单侧眼烧伤，自体角膜缘移植可以有效地恢复角膜上皮和保留有用视力，而且不存在移植排斥反应。而对于双侧眼烧伤，则适合进行异体角膜缘移植，供体材料可以来自亲属或者尸体角膜组织，如果结合穿透性角膜移植，可以获得更好的视力和更好的植片存活率。对于 HLA 匹配的异体移植，免疫抑制治疗也是必要的。体外培养扩增技术为角膜缘干细胞移植提供了新的来源，在仅取少量角膜缘组织的情况下可以通过体外培养的条件，使细胞在合适的载体表面得到数量上的扩增，达到移植手术的要求。利用该技术的自体角膜缘干细胞移植治疗单侧眼烧伤，可以减少对健康角膜缘组织的取材，从而避免引起健侧眼的干细胞缺乏。

2. 自体角膜缘移植联合深板层角膜移植。通过角膜缘干细胞移植成功恢复眼表结构后，往往需要再次手术来改善角膜的透明度以增加视力。由于角膜基质有较多的新生血管，会增加术后排斥反应的概率，而且再次手术会导致角膜缘干细胞的再次丢失。因此，将深板层角膜移植和角膜缘干细胞移植联合手术，能够一期完成眼表重建和恢复角膜透明性，既可以有效地恢复眼表结构，又可以改善视力。Fogla 等报道了具体的手术方法：用直径 7.5 mm 或者 8 mm 角膜环钻做 3/4 角膜厚度的角膜环钻，然后开始进行板层角膜分离。分离完成后，用乳酸钠林格注射液冲洗植床，并观察植床角膜组织的透明度。如果还有残留的不透明斑点，则从植床边缘再次进行板层分离去掉部分角膜基质。板层角膜分离最深可达 95% 的基质厚度或者将后弹力膜几乎暴露出来。如果在分离过程中出现小的穿孔，向前房内注入消毒空气，结束分离。植片的直径比植床大 0.5 mm，移植前切除植片的后弹力膜连同或者不连同后部 5%～10% 的角膜基质以符合受体的植床边缘深度。角膜缘干细胞的移植：将利多卡因注射到接近上部角膜缘的结膜下，使上皮与 Tenon's 囊分离开来。将结膜上皮从下面的 Tenon's 囊分离出来，做一个基底向角膜缘的瓣（沿角膜缘长 12 mm，宽 8 mm），向内分离到透明角膜区内 1 mm，最后将角膜植片用 10 缝线缝合到受体上方的角膜缘。

3. 利用非眼表来源细胞进行眼表重建。双侧严重眼烧伤，常导致角膜缘上皮细胞缺损，临近结膜上皮细胞长入，并伴有纤维组织生长，基质瘢痕和新生血管，不仅损害眼表结构，还严重损害视功能。对于这样的患者，由于缺乏健康的角膜缘上皮细胞，无法进行自体角膜缘干细胞移植，故常用异体干细胞培养移植，后者术后有明显的移植排斥反应。最近有研究将分离培养的自体口腔黏膜细胞接种到羊膜载体，然后移植到应用板层切除法建立的角膜损伤动物模型，术后组织学检查发现，经培养的人和兔唇黏膜上皮细胞层均为 5～6 层的复层上皮细胞，分化良好，且上皮细胞外观与正常活体角膜上皮细胞相似。实验表明，以羊膜为载体培养的口腔上皮细胞具有非角化上皮的特征，推测在一定的条件下，口腔上皮细胞可以分化成角膜上皮样细胞。组织工程培养的角膜上皮移植是眼科医生长期以来的梦想。尽管利用非眼表来源的黏膜上皮自体移植进行眼表重建的远期效果尚不肯定，但是这一探索无疑为严重角膜缘干细胞缺损的眼烧伤开辟了一个新的研究方向。

李东　哈玲芳　张在其

第三节　爆裂性眼眶骨折

一、基本概念

爆裂性眼眶骨折，又称爆裂性眶底骨折，简称眶底爆折，是指在眼眶前面遭受暴力，使眶压增高，引起眶内下壁向外爆裂而成的特殊类型骨折。其眶缘完整，由于伴有眶内容物嵌顿，眼外肌等眶内组织脱位于骨折孔，而产生复视、眼球内陷和眼球运动受限，可同时合并眶内侧壁或顶壁骨折，也称之为眶底骨折综合征。

二、常见病因

爆裂性眼眶骨折通常由钝性、大于眶口或直径超过 5 cm 的物体，如拳头、肘、膝、网球、曲棍球拍、机动车等物体，自前方垂直地直接打击、撞击眼睑和眼球，眶压突然增高，致使眶壁薄弱处爆裂。骨折部位多见于眶内下壁和筛骨纸板处，骨折处可呈裂隙状，也可为眶板片状骨折移位，眶内容物可疝出或嵌顿于骨折处，但眼球少有损伤。

三、发病机制

发生机制有眶内流体压力学说和眶底扣压力学说。

（一）眶内流体压力学说

该学说认为外力作用于眶前部软组织，致眶内压力突然增高，一部分被眶内软组织吸收，按液压传递原则，眶内压力导致眶壁最薄弱的部位发生骨折。眶壁筛骨纸板最薄，眶下沟后部也较薄，仅 0.5 mm，是容易发生骨折的部位。由于流体压力同时作用于软组织，而使软组织嵌于骨折处或嵌入上颌窦或筛窦以内。

（二）眶底扣压力学

该学说认为当眶缘受到顿物冲击时，眶底骨质和骨膜向后移位、变形，发生眶底线状骨折和骨膜撕裂，同时将软组织嵌入。当外力作用消失时，眶底骨质很快恢复原位，而软组织复位相对缓慢，导致软组织嵌入骨折处。爆裂性骨折常见部位是眶下壁和眶内壁，可以是单一的或复合存在，眶外壁和上壁少见。

儿童或青年易发生爆裂性骨折内陷综合征。骨折发生于眶下神经内侧，眼眶软组织从骨折处疝入，骨折类似活门结构，引起软组织嵌顿。患者外伤的临床表现轻微，但眼球运动极度受限，并伴有被动牵拉试验阳性，试图眼球运动时疼痛、恶心、呕吐。CT 有特征性表现。须行急诊眼眶修复术。

四、临床特征

由于骨折发生的部位、骨折范围的大小、骨折后眶壁移位的程度不一，临床表现有较大差异。

1. 眼球突出或内陷。此为爆裂性眼眶骨折最常见最典型的表现，眶底和眶内壁骨折均可引起。外伤早期，由于眶内组织肿胀和出血，以及眶周组织水肿，眼球内陷可能不明显，或有不同程度眼球突出。外伤 2～3 周后出血吸收、肿胀消退，出现明显的眼球内陷，轻者低于对侧 2～3 mm，重者可达 5～6 mm，常伴有假性上睑下垂、睑板上陷窝加深及睑裂横径缩短等征象。眼球内陷的原因包括：

（1）眶壁向下或向内骨折和裂开，骨性眶腔容积增大。

（2）眶内软组织如脂肪、眶筋膜和眼肌疝出到鼻窦，使眶内软组织体积减小。

（3）眼球后方肌锥内脂肪脱出、坏死、萎缩和吸收。

（4）眼外肌、肌鞘和软组织瘢痕形成和瘢痕挛缩。一般认为，眶壁中后部骨折眶腔扩大引起眼球内陷，而眶壁中前部骨折无明显眼球内陷。

2. 复视、斜视和眼球运动受限。眶壁骨折，眼外肌和节制韧带或筋膜疝出和嵌顿，使受累眼外肌麻痹或不能完全放松，出现斜视、复视和眼球运动障碍。一般认为，眶底或眶内壁中后部骨折使眼外肌中后段受累时，多造成麻痹性斜视和复视，而前中部骨折多发生眼外肌的限制性运动障碍。

3. 眶内气肿、眼睑及眼眶周围软组织肿胀和瘀血。眶内壁或眶下壁骨折，筛窦或上颌窦与眼眶沟通，患者在擤鼻、打喷嚏时，鼻腔和鼻窦空气压力增高，空气经骨折裂隙进入眶内，弥散于眼眶和眼睑软组织之间，表现为眼睑肿胀、触之握雪感，可在伤后几小时内出现，上、下睑呈青紫色可伴有捻发音。

4. 伤后发生垂直性复视。可于肿胀消退后数天出现，向上或向下方注视时复像距离增加，因下直肌、下斜肌或其筋膜嵌顿于骨折处，或眼外肌附近的脂肪和纤维组织水肿或出血而导致眼球运动障碍所致；也可由于眼眶变形致眼外肌失去平衡、损伤眼外肌或支配眼外肌的神经而引起复视。

5. 眶下神经感觉迟钝与麻木。骨折涉及眶下神经管时，可导致眶下神经功能部分或全部丧失，临床表现为相应神经分布区面颊部、上唇、上牙龈感觉迟钝与麻木，眶下神经挫伤较轻可以逐渐恢复，若神经挫断或严重损伤则难以恢复。

6. 眼球移位。眶底骨折下移，眶下部脂肪、眼球悬韧带、下斜肌及下直肌疝入上颌窦，可使眼球向下移位甚至陷入上颌窦。眶内壁大面积骨折，内直肌和眶内软组织疝入筛窦，可使眼球内移或陷入筛窦。

7. 鼻出血。眶底和内壁骨折出血进入筛窦和上颌窦，经窦口流出表现为鼻出血。患者在数日内可伴有痰中带陈旧血丝的情况。

8. 视力损害。眼眶遭受暴力打击，在眼眶骨折的同时，可有眼球挫伤和视神经损伤，导致视力下降或丧失。常见的眼球挫伤为晶状体脱位、前房或玻璃体积血、视网膜震荡、视网膜脱离，甚至眼球破裂。

五、辅助检查

单纯的爆裂性眼眶骨折无须特殊实验室检查，伴有全身其他部位损伤时可以进行相应的实验室检查。

（一）X 线和 CT 扫描

是爆裂性眼眶骨折的常规检查项目。CT 水平位和冠状位结合可良好显示眶壁骨折和软组织损伤情况。眶内软组织改变表现为眼外肌增厚和密度不均、血肿形成、眶内积气等。眶壁骨折常见三种类型：

1. 眶下壁骨折。典型表现包括眶底下陷、断裂和骨片下移，下直肌嵌顿于骨折裂口内，眶内软组织移位可疝入上颌窦内、上颌窦积血。

2. 眶内壁骨折。轻者呈三角形内陷，重者全眶内壁内陷，筛窦狭窄和消失，筛窦积血，内直肌往往增厚，或与软组织一起陷入筛窦。

3. 眶内、下壁骨折。眶内壁和眶下壁内侧骨折向下移位，眶腔明显扩大，内直肌和下直肌及眶内软组织向下移位。

（二）MRI 检查

MRI 对眼外肌等软组织结构的嵌顿和脱出情况显示优于 CT。

六、诊断思路

（一）询问病史

详细询问相关外伤史，明确眼眶和面部钝性打击或撞击的力度和受力方向。外伤后出现眼球内陷、复视及眼球运动障碍等。

（二）体格检查

牵拉试验阳性：

1. 眼球表面麻醉或局部浸润麻醉。有垂直性复视和眼球外上运动受限，用有齿镊夹持下直肌，向上牵拉眼球，眼球上转受限伴疼痛者，为阳性，说明下直肌嵌顿。

2. 水平复视和眼球外转受限，夹持内直肌止点向外牵拉，如外转受阻和疼痛，为牵拉试验阳性，说明内直肌嵌顿和粘连，借此可判断嵌顿或是麻痹。

（三）影像学检查

X线、CT、MRI检查发现眶壁骨折和眶内软组织损伤。

七、临床诊断

眼眶钝性外伤发生后，眼眶周组织水肿多在2周后消失，如果在此时期出现典型的眼球内陷、限制性斜视和复视，应考虑爆裂性眼眶骨折，结合X线、CT、MRI检查可确诊。

1. X线检查。此项检查骨折发现率较低，X线断层可提高阳性率。X线投照体位取Water位，可以发现眶底凹陷，正常眶缘"双线"消失，两线距离增宽，眶下壁骨板断裂或骨折碎片；眶软组织向邻近上颌窦脱垂，且"息肉样"或"水滴样"肿块；患侧上颌窦模糊或有液平面存在，表示上颌窦有积血。

2. CT扫描。对有眼眶钝性打击史、复视及眼球内陷者应做水平和冠状两方向扫描。水平CT片观察眶内外壁，冠状片观察眶上下壁及邻近软组织情况。眶下壁骨折表现为眶底下陷、断裂和骨折片下移，下直肌嵌于骨裂内，软组织疝入上颌窦内，上颌窦积血。眶内壁骨折，轻者为三角形内陷，重者全眶内壁内陷，筛窦消失，邻近的脂肪及内直肌也向内移位至原来的筛窦处，内直肌往往增厚。严重眶骨壁骨折，眼球甚至可移至鼻旁窦内。

3. MRI扫描。对软组织显示能力比CT更强，可更好地显示眼外肌变化、视神经走向、眶内出血和水肿等。但骨组织在T_1和T_2均无信号显示，因此MRI对骨改变的观察不如CT。

八、鉴别诊断

1. 无爆裂性骨折的眼眶水肿和出血。也会有眼球运动受限、眶周肿胀及瘀斑，但一般在7～10 d消退。

2. 脑神经麻痹。眼球运动受限，但被动牵拉试验不受限。

九、救治方法

爆裂性眼眶骨折的治疗分为手术和非手术两种。

（一）非手术治疗

1. 非手术治疗的指征。①牵拉试验阴性。②无眼球内陷。③X线片和CT片示骨折未破坏眼眶结构。这3项中有任何1项，患者即可以不需手术。④如果眶底骨折合并有眼球穿透伤、视网膜中央动脉栓塞和累及黄斑的外伤视网膜脱离等，均不宜行早期眼眶手术，应在处理眼球本身的外伤后4～6个月再进行眼眶手术。

2. 药物治疗。①糖皮质激素：认为糖皮质激素能够迅速减轻水肿、炎症反应，减少粘连发生，促进眼外肌功能恢复。一般成人给予地塞米松10 mg/d静脉注射，或口服泼尼松60 mg/d，3 d后减量，应用7 d；②抗生素：由于爆裂性眼眶骨折多与鼻窦沟通，属于开放性损伤，应使用抗生素预防感染；③止血药物，如氨甲苯酸、三七片、云南白药等；④给予能量合剂、维生素B族或神经生长因子，促进神经肌肉的恢复；⑤对症处理：如眶压高给予脱水剂、眼眶气肿加压包扎等。

3. 眼球转动训练。转动训练的目的是使嵌顿的眼外肌和软组织逐步脱离骨折孔，一般在局部水肿消退1周后开始。方法有如下2种。①强迫眼球转动训练：即在眼球表现麻醉下，用有齿镊夹住角膜上缘处做上转或下转强迫转动，隔天1次，10 min/次左右。②自动转动眼球训练：即让患者每天用力向上注视和外展各数十次。可使部分患者得到恢复。

（二）手术治疗

1. 手术的目的。松解嵌顿的软组织，恢复眼球运动功能，矫正复视，使陷入上颌窦的软组织复位，修复眶底骨质缺损处，恢复眶腔大小和形状，改善眼外肌不平衡和眼球内陷状态。

2. 手术指征。牵拉试验阳性、眼球运动障碍和复视、X 线或 CT 检查阳性的眼球内陷者，其眼眶骨折处确定有下直肌、下斜肌及周围组织的嵌入。

3. 手术时间。外伤后 2 周内手术，属早期手术，在此期间手术可松解嵌顿的眼外肌、脂肪和韧带，改善血液供应，避免瘢痕形成和坏死萎缩，消除复视和眼球运动障碍，修复眼眶和矫正眼球内陷。优点是功能和美容方面均能获得较好的效果。外伤后 3 周以后的手术为晚期手术。晚期手术，由于眼外肌粘连和瘢痕化，即使手术解除嵌顿和眶壁修复，但术后复视和眼球运动改善较差，多需再次行眼肌手术治疗。故晚期手术的顺序是首先矫正眼球内陷，然后进行眼外肌手术，治疗复视和眼球运动障碍。

4. 手术方法。

（1）眶路：沿下睑皮肤皱褶处做切口，也可经结膜做切口或直接由内眦切口（用于单纯眼眶内侧壁骨折的修复）。

（2）窦路：采用 Caldwell-Lue 术，由犬齿窝进入上颌窦，达其顶壁，整复移位骨片后，用凡士林油纱条填塞以支持复位的骨折片，7～10 d 去除填塞物。

（3）眶窦联合路：用上述 2 种手术进路暴露骨折部位，拔出被嵌顿的软组织后再做牵拉试验，直至眼球运动恢复正常。然后用咬骨钳取出碎骨，清理骨折区，根据情况选用不同大小和厚薄的骨瓣或无机植入物重建眶底。为防止植入物脱出，可在其前端做一舌状瓣插在眶底缺损部前缘下方，最后缝合骨膜。

对限制性斜视和复视的手术治疗：重点为受累眼外肌的后退，以减轻限制性牵拉的作用；必要时做对侧眼配偶肌的减弱，目的是消除正前方和下方视野不可克服的复视，消除功能视野内的代偿头位。

十、诊疗探索

爆裂性眼眶骨折可合并眼球挫伤，如角膜裂伤、巩膜裂伤、前房积血、瞳孔运动障碍、外伤性虹膜睫状体炎、虹膜根部断离、外伤性白内障、晶状体脱位、玻璃体积血、视网膜振荡、视网膜前出血、锯齿缘断离、视网膜脱离及视神经损伤、外伤性青光眼等。在接诊爆裂性眼眶骨折患者时，应进行眼部的全面检查，避免发生遗漏。

除眶壁骨折外，若合并颅底骨折和鼻旁窦区骨折等，需谨慎处理，应与神经外科专科及耳鼻喉专科等联合诊治。

十一、病因治疗

爆裂性眼眶骨折由明确的眼眶外伤引起，进行工作、体育运动及车辆驾驶等活动时需提高警惕，避免各种危险因素。在治疗本病时，要完善的 CT、MRI 等检查，明确手术与非手术治疗的指征，以及根据患者病情确定手术时机及手术方式等，尽量挽救并恢复眼球完整及恢复视力。

十二、最新进展

爆裂性眼眶骨折手术治疗时，修复眶底所用的植入物来源多种多样，有自体髂骨、肋骨、鼻中隔软骨、耳屏软骨和人工合成材料，如聚乙烯、甲基丙烯酸甲酯、硅橡胶、聚四氟乙烯、羟基磷灰石、MEDPOR 材料等，也有用不锈钢、钛和合金者。随材料学、计算机技术和人工智能、3D 打印技术等的发展，修复眼眶所需用的植入物将更加完善。

冷云霞　哈玲芳　张在其

第四节　急性泪囊炎

一、基本概念

急性泪囊炎由毒力强的致病菌如金黄色葡萄球菌或乙型溶血性链球菌，或者少见的白色念珠菌感染引起，多为慢性泪囊炎的急性发作，也可以无溢泪史而突然发生。新生儿泪囊炎的致病菌多为流感嗜血杆菌，如不采取快速、有效的治疗，易演变为眶蜂窝织炎。

二、常见病因

急性泪囊炎的病因分为解剖因素、全身性感染因素、泪液分泌过多和泪液滞留因素、异物因素、外伤因素。

1. 解剖因素。骨鼻泪管的变异多，特别是鼻低平或面部狭窄者，其管径细小，黏膜稍有肿胀即可导致阻塞。胚胎发育时期鼻泪管管道形成不全或黏膜皱褶形成，会导致管腔内径过小或闭塞，形成先天性鼻泪管阻塞。

2. 全身性感染。如流行性感冒、猩红热、白喉等，可能是通过血源性传播，导致鼻泪管黏膜局部炎症及感染，进而发生堵塞和炎症。

3. 泪液分泌过多和泪液滞留。此两项因此长期作用会导致泪囊张力减弱，同时伴有慢性炎症激惹，泪囊壁抵抗力降低，易受细菌侵袭感染，导致泪道阻塞和泪囊炎症。

4. 异物。从泪小点进入的睫毛或从鼻腔进入鼻泪管的异物也可引起泪囊炎症。

5. 外伤。当泪道受到外力作用而开放，使致病菌存留，致病菌毒力强劲，则可在此基础上引起急性泪囊炎。

三、发病机制

泪囊炎常继发于邻近组织如结膜炎症，鼻腔和鼻旁窦的炎症，以及一些特殊感染如结核、梅毒螺旋体等。原发于泪道系统的泪囊炎，原因尚不清楚，多与黏膜完整性受损、泪道引流不通畅相关。正常情况下泪液有一定抗菌能力，泪囊是不容易发生炎症的。一个重要的诱发因素是下泪道阻塞所致的泪液潴留，开始时并不是器质性阻塞，而是由于鼻泪管黏膜暂时的充血水肿，而膜性鼻泪管位于骨管内，黏膜的血管、淋巴管丰富，稍微肿胀即可造成阻塞，使泪囊内容物潴留，易于细菌滋生，于是黏膜为细菌感染，炎症更促进充血水肿，形成恶性循环。若细菌毒力不强，泪囊形成慢性炎症，最终形成鼻泪管固定性阻塞。若遇毒力强的细菌进入泪囊，即可引起急性发作，多数感染来自邻近的鼻腔、鼻窦或泪囊周围组织，还有如下多种因素影响这个过程。

1. 解剖因素。鼻骨及泪骨发育异常，鼻泪管骨性管道比较狭窄，鼻泪管管径细小，黏膜稍有肿胀即可阻塞；此外胚胎发育期鼻泪管管道发育不全或黏膜皱褶形成，泪道易阻塞和并发感染。

2. 附近组织疾病的影响。鼻部的疾病，如下鼻甲肥大或鼻中隔偏曲均可导致鼻泪管下端机械性阻塞；鼻腔的炎症如急性、血管神经性、增殖性或化脓性炎症等感染即可直接扩散至泪道，刺激黏膜肿胀，引起鼻泪管下端阻塞；萎缩性鼻炎，其黏膜萎缩，鼻泪管下端扩大，感染可由此直接向上扩散；捏鼻时感染性分泌物更易进入鼻泪管，而引起泪囊炎。鼻窦与泪囊有密切的解剖关系，其炎症也是引起泪囊炎的重要原因，特别是筛窦，泪骨常气化为筛泡，骨薄如纸，甚至有陷窝相通，感染可由此直接扩散到泪囊。也可通过泪囊周围丰富的血管或淋巴管传播。结膜感染向下扩散至泪囊者较少，除非伴有严重的浸润性疾病，如沙眼等。

3. 全身性感染。如流行性感冒、猩红热、白喉等，可能通过血源性传播进入泪囊区形成感染病灶。

4. 泪囊扩张及张力减弱。泪液分泌过多和泪液滞留可使泪囊张力减弱，泪囊壁抵抗力降低，易受细菌侵袭而发炎。

5. 泪囊内异物存留。从泪小点进入的睫毛或从鼻腔进入泪管的各种异物也可引起泪囊炎。

四、临床特征

（一）体征

患眼充血、流泪，有脓性分泌物，泪囊区局部红肿、坚硬，疼痛、压痛明显，炎症可扩展到眼睑、鼻根和面颊部。

（二）症状

1. 泪囊部红、肿、热、痛、重者可波及上下睑或面颊部，颌下及耳前淋巴结可肿大，可伴体温升高，全身不适。

2. 数日后肿胀软化形成脓肿，波动感，破溃，炎症消退，常形成泪囊瘘管，瘘管阻塞又可急性发作，经久不愈，泪液长期经瘘管排出。

五、辅助检查

（一）外周血常规检查

急性泪囊炎时进行血液常规检查可明确感染的程度和性质。血常规检查显示，在合并细菌感染，白细胞总数及中性粒细胞则明显上升。

（二）血液生化检查

部分病例出现低钾血症，少数病例伴有肌酸磷酸激酶、天门冬氨酸氨基转移酶、丙氨酸氨基转移酶、乳酸脱氢酶、血清肌酐等升高。

（三）病原学相关检查

主要包括泪囊分泌物的细菌培养及药物敏感试验：明确感染的性质和致病菌的种类，并为药物治疗提供重要参考。

（四）影像学 CT 检查

慢性泪囊炎形成囊肿时，表现为圆形或类圆形囊状水样低密度影，脓肿的密度略高于水的密度。

（五）泪囊造影

在冲洗泪道、压迫泪囊后，经泪小点注入 20％碘油或 60％泛影葡胺 1～2 mL，拭去结膜囊残留造影剂，拍摄眼眶正、侧位 X 线片，观察泪道造影剂充盈情况。

（六）染料试验

于双眼结膜囊内滴入 1 滴 2％荧光素钠，5 min 后观察和比较双眼泪膜中荧光素消退情况，如一眼荧光素保留较多，表明该眼可能有相对性泪道阻塞或狭窄；同时 5 min 后用一湿棉棒擦拭下鼻道，若棉棒带黄绿色，说明泪道通畅或没有完全阻塞。

六、诊断思路

（一）询问病史

详细的病史，可为泪器病的正确诊断提供重要参考线索。除常规的眼科病史外，应重点了解下列病史：

1. 溢泪史。包括眼别、开始时间、程度、有无溢脓等。泪道阻塞有时有家族倾向。

2. 外伤史。对于局部有过外伤的患者，应问清外伤部位、时间及致伤情况，有无骨折和异物存留，外伤后的急救处理情况。

3. 炎症史。有局部肿胀者，应注意开始时间和进展速度，有无疼痛、触痛、发热和复发情况。

4. 肿瘤病史。有时泪道部位肿物已发生较长时间，要注意眼部肿瘤的肿胀时间、速度和治疗经过；有无其他部位肿瘤史及处理情况，最初发病部位和症状，是否做过病理检查等。

5. 治疗史。包括手术和药物治疗，要问清手术时间、目的、方式和效果，药物治疗的效果。

6. 其他眼病史。如单纯的疱疹性眼病、干燥性角膜炎，以及其他眼病的特殊用药史。

7. 鼻病史。注意与泪器病有关鼻病情况。

（二）体格检查

患眼充血、流泪，有脓性分泌物，泪囊区局部红肿、坚硬、疼痛、压痛明显；可见结膜充血，下睑皮肤出现湿疹，用手指挤压泪囊区，有黏液或脓性分泌物自泪小点流出。以泪囊为中心，局部红、肿、热、痛，肿胀可蔓延到眼睑、鼻根部及本侧颊部。耳前及颌下淋巴管肿大及压痛。患眼有异物感和有结膜炎的热感。可有体温升高、白细胞增多等全身表现。患眼内眦以下泪囊区有红肿及压痛。轻压泪囊区可见脓液由泪小点回流。数日后红肿局限，出现脓点，脓肿可穿破皮肤，脓液排出，炎症减轻。但有时可形成泪囊瘘管，泪液长期经瘘管溢出。

（三）鼻腔检查

由于鼻腔与泪器关系密切，要掌握一般的鼻腔检查技术，熟悉鼻腔解剖。如鼻中隔偏曲、中鼻甲肥大、鼻息肉、鼻腔肉芽组织等赘生物，以及鼻内感染，均可以影响泪道的正常功能，引起鼻源性溢泪。上颌窦炎可扩散并产生鼻泪管骨壁的骨膜炎。在做任何泪道重建手术前都应做鼻腔的常规检查，排除影响手术的鼻腔疾病。

（四）影像学特殊检查

必要时可进行 X 线、B 超、CT 和 MRI 等。

七、临床诊断

急性泪囊炎的诊断可归结为以下 3 个步骤：第一步，确定炎症的性质；第二步，确定炎症的位置，即确定是泪总管阻塞、鼻泪管阻塞、慢性泪囊炎，还是泪总管和鼻泪管同时发生阻塞，并且泪囊内脓性分泌物潴留合并感染；第三步，确定急性泪囊炎的病因，即确定是解剖因素、全身性感染因素、泪液分泌过多和泪液滞留因素、异物因素，还是外伤因素，并尽快全身及局部足量抗感染治疗。

八、鉴别诊断

急性泪囊炎应与眼睑脓肿、睑腺炎、皮脂腺囊肿继发感染、眼睑丹毒、筛窦和额窦急性炎症、急性睑腺炎等疾病相区别。以上各类疾病泪囊冲洗可通畅无阻是主要的鉴别点，且其他各种疾病又有其主要特征，故一般诊断并不困难。

（一）眼睑脓肿

初期症状为眼睑红、肿、热、痛，手触有硬结，一段时间后硬结通常变软，从而形成脓肿，数天后硬结出现波动感并穿破排脓，穿破口形成溃疡，坏死组织脱落，创口愈合形成瘢痕。

（二）睑腺炎

眼睑局部红、肿、热、痛，发生在外眦部，可伴外侧球结膜水肿。发病 3～5d，脓点形成，外睑腺炎脓点在皮肤面，内睑腺炎脓点在睑结膜面，脓点自行穿破后，炎症迅速消退。

（三）皮脂腺囊肿继发感染

继发感染前多有囊肿存在，冲洗泪道通畅。

（四）眼睑丹毒

此疾病眼睑肿胀、疼痛等临床表现与急性泪囊炎相似，但皮肤充血颜色多鲜红、隆起、质硬，表面光滑，边界清晰；冲洗泪道通畅，无脓液反流。

（五）急性筛窦炎和急性额窦炎

常累及内眦部泪囊区域，但肿胀和压痛常居内眦韧带上方，且冲洗泪道通畅，有鼻塞、流脓涕、头痛等急性筛窦炎和急性额窦炎的主要症状，鼻腔检查和鼻旁窦 X 线照片更能明确诊断。

（六）急性睑腺炎

位于内眦部急性睑腺炎的临床表现与本病相似，但急性睑腺炎压痛部位主要在睑板上，常形成脓肿，排脓后愈合。冲洗泪道通畅，无脓液反流。

九、救治方法

（一）治疗原则

1. 急性泪囊炎在急性发病期间宜局部热敷，全身和局部积极应用足量抗生素，不宜冲洗泪道和泪道探通。

2. 若炎症未能控制，脓肿形成，则应切开排脓，放置橡皮条引流。

3. 待伤口愈合，炎症完全消退后，按慢性泪囊炎处理，可施行泪囊鼻腔吻合术。

（二）保守治疗

可消除脓性分泌物，但不能解除泪道阻塞，只能作为术前准备。

1. 药物治疗。要经常压迫泪囊部位脓性分泌物排出，并频繁滴用抗生素眼药水，如诺氟沙星滴眼液、左氧氟沙星滴眼液、妥布霉素滴眼液等；炎症急性期可同时口服或静脉给予全身抗生素治疗。

2. 泪道冲洗。在炎症早期或急性期缓解后及时探通和扩张泪道，可使用抗生素进行泪道冲洗。泪道冲洗可以快速、彻底清除泪囊内的分泌物，冲洗时加用抗生素、激素等药物，对于早期泪囊炎，或未形成固定瘢痕的患者可得到较好疗效。多次泪道冲洗后直至脓性分泌物不再出现，才可考虑泪道扩探治疗。

3. 中医治疗。急性泪囊炎发病以风热邪毒为多，多表现为实证热证。病变早期以疏风清热为治法；中期重在解毒排脓，祛瘀消肿；后期则以扶正祛邪，托里排脓为主。

（1）中医敷贴疗法：适用于急性泪囊炎病变的早期，未成脓或未破溃者。敷药时切勿令药入眼睑内。可选用：紫金锭，用醋研后取适量敷贴于泪囊区，3 次/d，2 h/次。鲜野菊花 15 g，蒲公英 15 g，洗净，加入红糖适量，捣烂后取适量敷贴于泪囊区，3 次/d，2 h/次。如脓成未溃者，可用如意金黄散，醋调外敷。已成泪囊瘘管者，可撒补漏生肌散于瘘管内，1 次/d。

（2）中成药治疗：清肝解毒类中成药口服，用于治疗热毒炽盛型，如黄连上清丸、牛黄解毒片等。

（三）手术治疗

手术是治疗泪囊炎最有效的手段。急性泪囊炎进入缓解期或慢性泪囊炎时，常用的手术方法是恢复阻塞的原有鼻泪管，重建泪液流出的替代旁路。急性泪囊炎的手术治疗需要分为两个阶段：

1. 建立鼻腔引流通道，将泪液和脓液自鼻腔引流，该阶段治疗的目的为解决下段泪道鼻泪管阻塞的问题，释放泪囊内的压力，缓解并控制感染。

2. 急性炎症控制后，建议首选经鼻内窥镜鼻腔泪囊吻合术，其次为皮肤脓肿切开引流，另行经皮肤切口鼻腔泪囊吻合术。

(四) 并发症的治疗

泪囊瘘管是急性泪囊炎的常见并发症，表现如下：

1. 溢泪。

2. 泪囊区皮肤瘘孔存在，有液体溢出。

3. 冲洗泪道时从瘘孔有液体溢出。局部滴抗生素滴眼液，4 次/d，疗程 1 个月。待急性泪囊炎症消退后，即手术治疗，做瘘管切除加泪囊鼻腔吻合术。术后仍要局部滴抗生素滴眼液。

十、诊疗探索

近年来发现，在脓肿穿孔破溃前对急性泪囊炎患者及时进行泪道探通，对泪总管减压引流，在保证泪囊脓腔对外畅通情况下，冲洗泪道是可行的，对于炎症的控制是有益的，甚至是必要的操作。在急性泪囊炎发作过程中，泪总管与鼻泪管一定是同时阻塞，如果泪囊中的黏液及炎性物质能够通过其中之一引流，感染不会急剧发展，更不会造成泪囊脓漏形成。经泪小管对脓肿进行及时减压，炎症消退比较迅速，泪囊黏膜及泪道系统不必长时间遭受急性炎症的侵蚀，能够减少患者治疗时间，为下一步手术治疗创造了条件。

十一、病因治疗

急性泪囊炎的治疗，应根据患者的病史、临床表现，以及有关的化验、影像学等检查确定病因及疾病性质，进行更有效的治疗。

1. 骨鼻泪管狭窄。鼻梁低平或面部狭窄者，其管径细小，黏膜稍有肿胀即可导致阻塞，发育时期鼻泪管管道不全或黏膜皱褶形成，管腔内径会太小，黏膜肿胀，导致先天性鼻泪管阻塞，可使之完全阻塞。此类患者要早期发现，早期治疗。

2. 先天性泪道阻塞。婴幼儿等因未发育完全导致的先天性鼻泪管阻塞可先行观察，一般在出生后数月内能自行开通。

3. 全身性感染引起。如流行性感冒、猩红热、白喉、结核等，选用相应的药物进行治疗。

4. 泪液分泌过多和泪液滞留。泪液过多分泌导致的泪液滞留，可使泪囊张力减弱，泪囊壁抵抗力降低，易受细菌侵袭而发炎，应促进泪液的排出，减少泪液滞留。

5. 异物。从泪小点进入的睫毛或从鼻腔进入鼻泪管的异物也可引起急性泪囊炎，此时应在显微镜下探查定位异物，以期早期取出。

6. 外伤。当泪道受到外力作用而开放，使致病菌存留，致病菌毒力强劲，在此基础上引起急性泪囊炎。应行手术探查，确认泪道完整性后，手术闭合泪道，同时应用抗菌药物促进愈合。

十二、最新进展

近年来，内窥镜微创外科发展迅速，内窥镜治疗是微创外科技术与眼科手术相结合为主要诊疗手段，是以外伤性视神经病、眼眶及泪道疾病为主要诊疗范围的一门新兴边缘学科，它改变了经鼻外皮肤或结膜切口入路进行外伤性视神经病变、眼眶与泪道疾病的传统眼科手术模式，赋予上述疾病诊疗全新的"微创"理念，已成为眼科发展的热点。鼻内窥镜下鼻腔内引流术治疗各期急性泪囊炎可有效、快速地控制泪囊及周围的炎症，同期行泪道重建。此手术方式避免内眦部皮肤切口，不会破坏内眦韧带区域，避免瘢痕收缩，保持泪液泵的自然状态，防止损伤睑板前眼轮匝肌，最低限度减轻肌肉麻痹和眼睑位置异常，具有术后并发症少、术后恢复快、手术成功率高、创伤小、面部无瘢痕等优点，适用于各年龄段的患者，尤其对女性患者及特殊职业者效果显著。

冷云霞　哈玲芳　张在其

第五节　葡萄膜炎

一、基本概念

葡萄膜炎是指发生于葡萄膜、视网膜、视网膜血管和玻璃体的炎症，实际上是指眼内所有组织的炎症，换言之，葡萄膜与眼内炎症的概念相同。葡萄膜炎多发于青壮年，易合并全身性自身免疫性疾病，常反复发作，引起严重的并发症，是常见的一类致盲疾病。现阶段国际上通用的比较合理的分类方法，按照炎症发生的解剖位置可分为前葡萄膜炎、中间葡萄膜炎、后葡萄膜炎和全葡萄膜炎。

二、常见病因

葡萄膜炎的病因分为外因性病因、继发性病因、内因性病因。

(一) 外因性病因

1. 感染性。如角膜溃疡穿孔、眼球穿通伤、眼内异物、内眼手术等，由病原体直接植入眼内引起葡萄膜炎症反应。

2. 非感染性。如机械性、化学性、热灼伤及毒液或毒气的刺激引起葡萄膜炎症反应。

(二) 继发性病因

1. 继发于眼球本身的炎症。如角膜炎、巩膜炎、视网膜炎等。

2. 继发于眼球附近组织的炎症。如眼眶脓肿、化脓性脑膜炎、鼻旁窦炎等。

3. 继发于眼内病变的毒素刺激。如视网膜下液的异常蛋白、坏死性肿瘤的毒性分泌物、眼内寄生虫的代谢产物等。

(三) 内因性病因

1. 感染性。是病原体或其毒性产物通过血行播散，从身体其他部位进入眼内引起的葡萄膜炎，包括：①细菌感染，如结核杆菌、梅毒螺旋体、钩端螺旋体。②病毒感染，如疱疹病毒、巨细胞病毒、腺病毒等。③真菌感染，如白色念珠菌、组织胞质菌病等。④原虫感染，如弓形体病等。⑤寄生虫病感染，如猪囊虫病等。

2. 非感染性。病原体不明，往往有免疫异常表现或伴有全身病症。如晶状体源性葡萄膜炎、交感性眼炎、白塞病等。

三、发病机制

葡萄膜炎发病机制十分复杂，大致归纳为以下几个方面：

1. 葡萄膜炎与免疫反应关系密切。

(1) 葡萄膜炎是眼免疫反应的好发部位。

(2) 葡萄膜免疫结构和功能的异常。

(3) 自身免疫相关眼组织抗原及免疫复合物是内因性葡萄膜炎的重要机制之一。

(4) 葡萄膜炎患者免疫功能紊乱及免疫调节失常。

（5）葡萄膜炎与人白细胞抗原。如强直性脊柱炎伴发的前葡萄膜炎患者人白细胞抗原-B27 增高、白塞病患者人白细胞抗原-B5 增高、交感性眼炎患者人白细胞抗原-A11 增高等。

2. 葡萄膜炎与炎症递质。应用放射免疫方法发现前葡萄膜炎患者房水中前列腺素 E 升高；白塞病及青光眼-睫状体炎综合征患者房水中检出的前列腺素 E 高于正常十多倍，说明前列腺素 E 在自由基机制中起着某种重要作用。

3. 葡萄膜炎与自由基。自由基氧化还原反应与葡萄膜炎发病密切相关。

4. 葡萄膜炎与创伤及理化损伤。创伤及理化损伤主要通过激活花生四烯酸代谢产物而引起葡萄膜炎。

5. 葡萄膜炎的发病还与其他多种因素相关。如种族和地理、年龄和性别、个体免疫状况、情绪和精神状况等。

四、临床特征

（一）前葡萄膜炎

1. 症状。

（1）眼部疼痛：急性或急性复发者疼痛急剧，这是由于前部三叉神经末梢受到炎性毒素的刺激，肿胀组织的压迫及睫状肌痉挛所致。其特征是疼痛常放射至眉弓和额颞部，睫状体部常有明显压痛，瞳孔散大后疼痛可消失。慢性前葡萄膜炎疼痛多不明显，或有慢性隐痛。

（2）畏光、流泪：急性或急性复发者炎症刺激症状较重，眼红、畏光、流泪，常和疼痛同时发生。慢性前葡萄膜炎多无或有很轻的刺激反应。

（3）视力减退：急性期由于角膜水肿、房水混浊及瞳孔区晶体前囊渗出物聚集等影响光线进入，视力可明显下降。由于睫状体痉挛可引起暂时性近视。若炎症反射性地引起黄斑及视神经盘水肿时视力也会明显下降。慢性前葡萄膜炎多由于晶状体或玻璃体混浊的关系，缓慢地引起视力下降。

2. 体征。

（1）睫状充血：为急性前葡萄膜炎的重要体征。炎症刺激使角膜缘周围的环带状表层巩膜层血管充血，外观表现为深紫色，若结膜受累时则出现混合性充血，并伴有结膜水肿。慢性前葡萄膜炎反应迟缓，无或有轻度睫状充血。

（2）角膜后沉着物：系房水中的炎性细胞或色素等，沉积或黏着于角膜内皮的表现，此时因受炎症侵蚀，角膜内皮变得粗糙，容易聚集沉积物。由于炎症程度及沉着物的成分不同，角膜后沉着物的形态和色调也有不同，一般可分为尘状、细点状和羊脂状三种类型。急性炎症时多表现为尘状角膜后沉着物，慢性炎症则表现为细点状或羊脂状角膜后沉着物。由于受房水离心力和重力的影响，角膜后沉着物多沉积在角膜下方，呈三角形分布，尖端朝瞳孔区，大颗粒在上，小颗粒在下。羊脂状角膜后沉着物多为灰白色，较粗大，主要由大单核细胞和类上皮细胞所组成，急性期边缘不整，形似绒毛状。慢性期则呈圆形，边界清楚，常带棕色，最后可吸收。羊脂状角膜后沉着物常见于肉芽肿性葡萄膜炎。细点状角膜后沉着物多由中性粒细胞、淋巴细胞及浆细胞所组成，常见于非肉芽肿性葡萄膜炎。尘埃状角膜后沉着物多由白细胞组成，故成灰白色也多见于非肉芽肿性葡萄膜炎。

（3）房水闪辉：是眼前段活动性炎症的特有表现。由于虹膜血管壁的血-房水屏障破坏，房水蛋白含量增加，用裂隙灯强点状光或短光带照射时，在正常房水的光学空间内，见到有灰色房水闪光光带，即为房水闪辉，或称 Tyndall 征。急性炎症时房水闪辉明显，严重者可出现纤维素性及脓性渗出物，因重力关系沉积在前房下部，显示一液平面而形成前房积脓。

（4）虹膜改变：急性炎症时虹膜充血水肿，色泽污暗，纹理不清。慢性炎症时由于炎症渗出使虹膜与周围组织发生粘连，如与角膜粘连称虹膜前粘连，与晶状体粘连称虹膜后粘连，其中若瞳孔缘完全后粘连，则称为瞳孔闭锁。由此还会形成虹膜膨隆，继而形成虹膜周边前粘连或房角粘连。另外在炎症时虹膜表面会出现结节，位于瞳孔缘者称 Koeppe 结节，多见于非肉芽肿性炎症，位于卷缩轮附近则称 Busacca 结节，多见于肉芽肿性炎症。炎症反复发作，常致虹膜萎缩，其表面可形成机化膜及新生血管。

（5）瞳孔改变：急性炎症时瞳孔括约肌收缩，故表现为瞳孔缩小，瞳孔光反射迟钝。慢性炎症时由于渗出物沉积在瞳孔区，进而形成渗出膜覆盖在瞳孔及晶状体前表面上，则称瞳孔膜闭。膜闭使光线进入眼内受阻，导致视力下降。瞳孔发生后粘连时，用阿托品散瞳，未粘连处散开，而粘连处不能散开，使瞳孔呈梅花状、梨状或不规则外观。

（6）晶状体改变：急性炎症时常有色素沉积于晶状体表面，慢性炎症时虹膜与晶状体多有粘连。

（7）玻璃体及眼底改变：在虹膜睫状体急性炎症时，玻璃体前部可见少量的细小尘埃状及絮状混浊，一般眼底正常，少数会出现反应性黄斑及视神经盘水肿。慢性炎症时常有晶状体玻璃体混浊。

3. 并发症及后遗症。

（1）并发性白内障：较为常见，多先从晶状体后囊下开始，由于炎症性房水的毒素作用，使晶状体正常的代谢紊乱，导致白内障发生。

（2）继发性青光眼：可以是由于瞳孔闭锁，前后房交通受阻，房水在后房淤积，而发生眼压增高。也可以是虹膜周边粘连，渗出物和组织碎屑及色素沉积在小梁网上，阻塞了房水排出，而发生眼压增高。

（3）低眼压和眼球萎缩：炎症长期得不到控制，使睫状体分泌房水功能下降，甚至丧失，从而形成低眼压，眼球变软缩小，以致眼球萎缩。

（二）中间葡萄膜炎

1. 症状。轻者，初发可无症状，或有眼前黑影，视物模糊。重者，可出现中心视力及周边视力减退，偶有眼痛。

2. 体征。眼前段一般正常，少数会有 KP 或房水闪辉。玻璃体前部及基底部有小白雪球状混浊，多在眼球下部，融合后呈黄白色棉球状外观。也有表现为尘埃状或小粒状混浊。锯齿缘及周边视网膜前有灰黄色球形或大块状渗出，融合呈堤状遮蔽锯齿缘，称雪堤状渗出。睫状体平坦部的机化膜可伸入玻璃体内，并包绕晶状体后面形成睫状膜。眼底后极部可出现黄斑及视神经盘水肿、周边视网膜血管炎、血管白鞘及闭塞等。

3. 并发症。中间葡萄膜炎容易并发白内障，皮质混浊多从后极及后囊下开始，逐渐向周围扩大。其次由于周边虹膜前粘连及虹膜后粘连，常出现继发性青光眼。另外部分患者会出现黄斑水肿、黄斑退行性病变及视网膜脉络膜脱离等并发症。

（三）后葡萄膜炎

1. 症状。取决于炎症的类型及受害部位。早期病变未波及黄斑时，多无症状或仅有眼前闪光感。当炎症渗出造成玻璃体混浊时则出现眼前黑影飘动，严重者出现雾视。波及黄斑时视力会锐减，并出现中心视野实性暗点。当炎症渗出引起视网膜水肿或视网膜脱离时，视力会出现严重下降并有视野缺损、视物变形等症状。

2. 体征。表现为玻璃体混浊，脉络膜视网膜出现局灶性或散在大小不等的浸润病灶，周围视网膜水肿，或有出血，视网膜血管变细，并有白鞘形成，多数黄斑部损害，有水肿及渗出。

五、辅助检查

（一）眼底荧光素血管造影检查

用于评价视网膜炎、视网膜血管炎、视网膜脉络膜炎、脉络膜视网膜炎、渗出性视网膜脱离、黄斑囊样水肿、视网膜新生血管、视网膜出血、中间葡萄膜炎和前葡萄膜炎的反应性眼底改变。

(二) 吲哚青绿血管造影检查

用于确定脉络膜炎、脉络膜血管炎、脉络膜视网膜炎、视网膜色素上皮等的脉络膜视网膜改变。

(三) 超声波检查

由于葡萄膜炎可引起并发性白内障和玻璃体混浊，影响了眼底的检查及对病变部位及性质的判断，此时可用超声波检查来判断玻璃体、视网膜、脉络膜及巩膜的病变。葡萄膜炎可引起玻璃体混浊、玻璃体纤维组织增生、视网膜脱离、脉络膜增厚、巩膜增厚等多种改变，这些改变都可被超声波检查显示出来。

(四) 超声生物显微镜检查

确定葡萄膜炎所引起的房角改变、虹膜和睫状体改变、后房内渗出物、睫状膜形成、睫状体周围改变、睫状体平坦部和玻璃体基底部的雪堤样改变、睫状体和脉络膜脱离、周边视网膜改变。

(五) 光学相干断层成像检查

对视网膜病变可做出较为准确的判断，特别是在判断黄斑水肿、继发性视网膜脱离、黄斑前膜、视网膜萎缩等方面有重要的价值。

(六) 视野检查

主要用于判定葡萄膜炎患者的视网膜和视神经损伤。

(七) 胸部 X 线检查

判断结核性葡萄膜炎、类肉瘤病性葡萄膜炎、韦格内肉芽肿伴发的葡萄膜炎、获得性免疫缺陷综合征伴有的肺部机会感染。

(八) 骶髂关节、腰椎或胸椎 X 线检查

判断强直性脊柱炎伴发的葡萄膜炎、Reiter 综合征伴发的葡萄膜炎、牛皮癣性关节炎伴发的葡萄膜炎、炎症性肠道疾病伴发的葡萄膜炎。

(九) MRI 检查

确定多发性硬化伴发的葡萄膜炎、眼内淋巴瘤伴发的葡萄膜炎、类肉瘤病性葡萄膜炎、Lyme 病所致的葡萄膜炎。

(十) CT 检查

确定视网膜钙化病灶、眼内异物，有助于视网膜母细胞瘤所致的伪装综合征和眼内异物所致葡萄膜炎的诊断和鉴别诊断。

(十一) 泪腺镓扫描

用于确定类肉瘤病性葡萄膜炎。

(十二) 实验室检查

1. 白细胞计数用于感染性葡萄膜炎（眼内炎）、白血病所致的伪装综合征等的诊断。
2. 红细胞沉降率加快和 C 反应蛋白增高提示葡萄膜炎可能伴有全身性疾病。
3. 类风湿性关节炎一般宜检测类风湿因子。
4. 仅在高度怀疑为结核性葡萄膜炎才考虑进行结核杆菌素皮肤试验。
5. 有眼弓形虫体征时考虑进行抗弓形虫抗体测定，并应比较房水和血清抗体效价。
6. 抗核抗体检测有助于幼年型慢性关节炎伴发葡萄膜炎的诊断。
7. 皮肤过敏反应型试验主要用于白塞病的诊断。

8.CD4+细胞计数对获得性免疫缺陷综合征的诊断有重要帮助。

9.眼内活组织检查有助于感染性葡萄膜炎和一些肿瘤所致的伪装综合征的诊断，怀疑感染性葡萄膜炎时，可使用特异性抗体测定、聚合酶链式反应检测、病原体分离培养等方法以确定或排除诊断。

10.HLA的检测可以了解各种葡萄膜炎的遗传基因及免疫基因，进一步做出病因诊断。

六、诊断思路

(一) 询问病史

详细追问病史对葡萄膜炎的诊断有很大帮助，病史包括以下7个方面：

1. 患者所处的地理位置。一些葡萄膜炎类型有明显的地区分布特征，如白塞病、Vogt-小柳原田病多见于中国、日本；类肉瘤病多见于斯堪的纳维亚半岛。根据患者来自的国家和地区，大致可排除或怀疑某些葡萄膜炎，如患者不是来自非洲地区，发生盘尾丝虫病的可能性基本可以排除；如患者来自中国，表现为非肉芽肿性全葡萄膜炎和复发性前房积脓，那么白塞病的可能性就很大。

2. 家族史。虽然葡萄膜炎很少具有遗传性，但一些类型则在一定的HLA抗原阳性的群体中发生的可能性较阴性群体为大，家族史还有助于确定是否为先天性感染。此外，一些感染性疾病可通过密切接触将疾病传给家庭其他成员而引起葡萄膜炎。

3. 人口统计学有关的病史。包括年龄、性别、种族等方面，了解不同类型葡萄膜炎在年龄、性别、种族等方面，将有助于葡萄膜炎的诊断与鉴别诊断。如少年儿童易发生幼年型慢性关节炎所伴发的葡萄膜炎、眼弓蛔虫病及先天感染所致的葡萄膜炎，青壮年易发生特发性葡萄膜炎、强直性脊柱炎伴发的葡萄膜炎、白塞病、Vogt-小柳原田病、交感性眼炎等，老年人易发生眼内淋巴瘤所致的伪装综合征、恶性肿瘤眼内转移所致的伪装综合征、特发性中间葡萄膜炎等；男性易患交感性眼炎、强直性脊柱炎伴发的葡萄膜炎、Eales病、Posner-Schlossman综合征等葡萄膜炎类型；高加索人易发生强直性脊柱炎伴发的葡萄膜炎、Reiter综合征及其伴发的葡萄膜炎、鸟枪弹样视网膜脉络膜病变，中国人和日本人易发生白塞病、Vogt-小柳原田病，黑人易发生类肉瘤病及其所致的葡萄膜炎，西非人和中美洲人易发生盘尾丝虫病所致的葡萄膜炎。

4. 个人史。饲养猫及与猫密切接触者易发生弓形虫病；弓蛔虫病多发生于接触未行杀虫治疗的猫和狗的个体；不洁性交易患梅毒螺旋体、Reiter综合征、单纯疱疹病毒感染、人类免疫缺陷病毒感染等；食用未煮熟的食物易患弓形虫和其他寄生虫病；共享注射器注射毒品者易发生真菌性眼内炎、获得性免疫缺陷综合征等；同性恋者易发生获得性免疫缺陷综合征和梅毒性葡萄膜炎。

5. 全身病史。葡萄膜炎易于合并许多全身性疾病，或者说葡萄膜炎是某些全身性疾病的一种表现或全身性疾病的重要组成部分，葡萄膜炎的出现甚至对某些全身性疾病的诊断可提供重要线索或决定性线索。因此，认真了解患者的全身病史或进行全身的有关检查对葡萄膜炎病因和类型的诊断及全身性疾病的诊断均有重要价值。如口腔溃疡主要见于白塞病、Reiter综合征伴发的葡萄膜炎、溃疡性结肠炎伴发的葡萄膜炎；多形性皮肤病变主要见于白塞病、炎症性肠道疾病伴发的葡萄膜炎、类肉瘤病性葡萄膜炎、梅毒性葡萄膜炎、牛皮癣性关节炎的葡萄膜炎等；白癜风、毛发变白主要见于Vogt-小柳原田病、交感性眼炎；关节炎见于强直性脊柱炎伴发的葡萄膜炎、幼年型慢性关节炎所伴发的葡萄膜炎、牛皮癣性关节炎的葡萄膜炎、Lyme病所致的葡萄膜炎、白塞病、类肉瘤病性葡萄膜炎等；淋巴结肿大主要见于白塞病、结核性葡萄膜炎、恶性淋巴瘤所致的伪装综合征、Lyme病所致的葡萄膜炎等。

6. 眼病史。患者以往是否患过眼病，患过何种眼病，以往所患眼病有什么特点，是单侧受累还是双侧受累，以及发病的年龄等对诊断都有很大的帮助。如交替发作的双眼急性虹膜睫状体炎可能提示强直性脊柱炎伴发的葡萄膜炎；发生于女性少年儿童的无充血的前葡萄膜炎提示幼年型慢性关节炎所伴发的葡萄膜炎、慢性特发性前葡萄膜炎；单侧无充血的前葡萄膜炎提示 Fuchs 综合征、Posner-Schlossman 综合征；双眼突发的显著视力下降提示 Vogt-小柳原田病；葡萄膜炎复发频繁伴视网膜血管炎及反复发作的无菌性前房积脓均可能提示白塞病。

7. 现病史。葡萄膜炎发生的前驱表现、发病时受累眼别及伴有的全身改变可为诊断提供重要的线索。应当询问患者发病时有无感冒样表现、皮疹、泌尿生殖器感染等改变，是单侧受累还是双侧受累，患者的初始症状，葡萄膜炎的持续时间。

（二）体格检查

对葡萄膜炎患者应进行认真的全面的眼部和全身检查，以期发现眼部和全身体征，此将对正确诊断至关重要。临床检查的主要目的有两个方面：做出准确的诊断；正确判断炎症的严重程度，以确定和指导临床治疗。

1. 视力。急性前葡萄膜炎和后葡萄膜炎患者的视力通常下降，黄斑区受累和视神经受累患者的视力通常严重下降。

2. 睫状充血。见于急性前葡萄膜炎或全葡萄膜炎，或伴有严重角膜病变的前葡萄膜炎，也见于葡萄膜炎并发急性眼压升高时。

3. 角膜后沉着物。各种原因的前葡萄膜炎、全葡萄膜炎和伴有前房炎症的中间葡萄膜炎均可出现角膜后沉着物，其分布、颜色、数量及形态等对判断葡萄膜炎的类型、指导临床用药有重要价值。

4. 前房反应。前房炎症细胞是判断前房炎症的可靠指标；前房闪辉反映的是血-房水屏障功能的破坏，但不直接反映前房炎症；纤维素性渗出往往见于急性前葡萄膜炎和全葡萄膜炎。

5. 虹膜改变。虹膜结节对葡萄膜炎的性质判断有重要价值；虹膜后粘连是常见的体征和并发症，完全性后粘连往往导致严重后果；葡萄膜炎可致虹膜脱色素和萎缩，但不同类型所致者可有很大不同；虹膜新生血管主要见于慢性前葡萄膜炎或全葡萄膜炎及虹膜完全后粘连伴眼压升高者。

6. 前房积脓。前房积脓是急性非肉芽肿性前葡萄膜炎、全葡萄膜炎及眼内炎的一个严重的体征；前房积脓有"热性"和"寒性"之分，后者主要见于白塞病。

7. 房角改变。葡萄膜炎可引起房角粘连、关闭、结节、积脓、新生血管等多种改变。

8. 晶状体改变。葡萄膜炎主要引起并发性白内障，晶状体混浊主要发生于后囊下。

9. 玻璃体改变。葡萄膜炎可引起玻璃体混浊、炎症细胞浸润、出血、纤维组织增生、后脱离等多种改变；视网膜炎、视网膜血管炎对玻璃体的影响较大，而脉络膜或视网膜色素上皮炎对玻璃体的影响较小。

10. 眼底改变。黄斑囊样水肿可见于多种类型的葡萄膜炎，但主要见于中间葡萄膜炎、白塞病；视盘改变主要见于 Vogt-小柳原田病、类肉瘤病、多发性硬化；视网膜水肿主要见于白塞病和各种原因所致的视网膜炎、视网膜血管炎。

11. 眼压改变。急性前葡萄膜炎易于引起眼压轻度降低；葡萄膜炎可通过多种机制引起眼压升高；Fuchs 综合征、Posner-Schlossman 综合征和病毒性葡萄膜炎常引起眼压升高；葡萄膜炎可造成睫状体的严重破坏，从而导致低眼压或眼球萎缩。

（三）辅助检查

根据需要给予患者眼底荧光素血管造影、吲哚青绿血管造影、超声波、超声生物显微镜、光学相干断层成像、视野、胸部 X 线、骶髂关节、腰椎或胸椎 X 线、MRI、CT、泪腺镓扫描等检查，有助于临床诊断。

七、临床诊断

葡萄膜炎的诊断可归结为以下三步（或三个层次）：第一步，确定炎症的性质（如急性或慢性、肉芽肿性或非肉芽肿性）；第二步，确定炎症的位置，即确定是前葡萄膜炎、中间葡萄膜炎、后葡萄膜炎或是全葡萄膜炎，如是后葡萄膜炎，则应进一步确定原发病变是在脉络膜、视网膜色素上皮、视网膜、视网膜血管；第三步，确定出葡萄膜炎的病因或将其归类于某一特定类型。

根据病史和临床检查一般可做出最初的诊断，即第一步诊断，如急性非肉芽肿性葡萄膜炎、慢性非肉芽肿性葡萄膜炎；如果能看到眼底或用三面镜看到眼底者，即应通过详细检查确定出炎症所在的位置，如炎症发生于虹膜、睫状体平坦部等，可根据炎症的性质诊断为急性非肉芽肿性虹膜睫状体炎、中间葡萄膜炎等；根据患者炎症的特点、伴有的全身改变及相关的实验室检查和辅助检查，最后做出一个明确的诊断（即第三步诊断），如结核性脉络膜炎、急性视网膜色素上皮炎、强直性脊柱炎伴发的急性非肉芽肿性前葡萄膜炎、Vogt-小柳原田病、Fuchs综合征等，对于查不出病因或不能归类但能确定感染因素所致的葡萄膜炎，即可诊断为特发性（前、中间、后或全）葡萄膜炎、特发性视网膜血管炎等。有时由于屈光介质的混浊，难以判断炎症的位置，但根据查出的病因或伴有的全身疾病，大致也可以确定炎症的位置，如强直性脊柱炎伴发的葡萄膜炎一般眼后段不会受累，Vogt-小柳原田病和白塞病往往引起全葡萄膜炎。

由于第三步诊断对于判断疾病的严重性、病程、预后及指导治疗有重要价值，所以对葡萄膜炎仅做出第一步或第二步诊断是远远不够的，应在第一、二步的基础上，综合各种临床和检查的线索，争取做出第三步诊断。

八、鉴别诊断

急性前葡萄膜炎应与以下眼病相鉴别。

（一）急性结膜炎

呈急性发病，有异物感、烧灼感，分泌物多，检查见眼睑肿胀、结膜充血，这些表现与急性前葡萄膜炎的畏光、流泪、视力模糊、睫状充血及前房炎症反应有明显不同。

（二）急性闭角型青光眼

呈急性发病，视力突然下降，头痛、恶心、呕吐、角膜上皮水肿、前房浅、前房闪辉等，但无前房炎症细胞，瞳孔呈椭圆形散大，眼压增高，与急性前葡萄膜炎的角膜透明、大量KP、前房深度正常、房水大量炎症细胞、瞳孔缩小、眼压正常或偏低等易于鉴别。

（三）眼内肿瘤

一些原发性眼内肿瘤或肿瘤的眼内转移可引起前房积脓等改变，但从病史、全身病变的临床检查、X线、超声波、CT及MRI检查等方面可以与急性前葡萄膜炎区别开来。

九、救治方法

（一）治疗原则

散大瞳孔，拮抗炎症，消除病因。

（二）一般处理

局部治疗对前葡萄膜炎十分重要，任何原因的前部炎症都应尽量控制，散大瞳孔，减少组织损伤，防止并发症，从而保存虹膜、睫状体的生理功能。散瞳的目的在于解除睫状肌及瞳孔括约肌的痉挛，缓解临床症状，同时防止或拉开已形成的虹膜后粘连。目前常用的散瞳药物有阿托品、后马托品、东莨菪碱等。急性炎症时首选药物最好应用后马托品，其作用持续时间不太长（1～2 d），使瞳孔尚有活动的空间，避免发生固定。当不能拉开瞳孔时可应用阿托品，急性期粘连较重者，单用散瞳不能散开时，可采用强力散瞳剂0.3 mL（1％阿托品、1％可卡因、0.1％肾上腺素等量混合液）前部结膜下注射，以使瞳孔拉开。阿托品作用力强，持续时间长，但副作用大，容易出现中毒症状，滴眼后应压迫泪囊部防止吸收中毒，对小儿要慎重使用。老年人或疑有闭角型青光眼患者，为了安全应避免使用阿托品，可用后马托品、东莨菪碱、托吡卡胺等代替。炎症仅局限于前葡萄膜炎时，局部用糖皮质激素滴眼剂即可，但需要注意角膜情况，若有上皮损伤容易引发感染。由感染因素引起的应选用敏感的抗生素或抗病毒药物局部应用。其他局部疗法有热敷、发热疗法、超短波理疗等。

（三）药物治疗

1. 糖皮质激素。全身用药以口服为主。

（1）用药原则：要根据炎症程度和发病急缓及全身情况决定药量，尽量采取短期应用，但对严重病例要早用，用量要足，以便及时控制炎症。大剂量糖皮质激素治疗在2周以上者不要突然停用，必须根据病情逐渐减药，决定最小的维持量，长期用药者必须用中效的泼尼松，不能用长效的地塞米松。

（2）用药方法：应根据皮质醇水平的日夜循环规律决定给药的最佳时间。早晨7：00－8：00皮质醇分泌量最高，以后逐渐下降，午夜的分泌量最低。血液糖皮质激素水平对促肾上腺皮质激素释放激素、促肾上腺皮质激素的分泌有负反馈作用，当早晨下丘脑-垂体-肾上腺轴处于分泌高峰时，它对血液中糖皮质激素变化引起负反馈作用的敏感性最低，而在午夜下丘脑-垂体-肾上腺轴活动处于低水平时，对外源性激素的负反馈作用最敏感。由此可见早晨服用糖皮质激素对下丘脑-垂体-肾上腺轴抑制效应最小，这时服药符合生理要求。因而提出早晨7：00－8：00一次顿服药的方法，以避免发生副作用。全身用药以口服泼尼松为主。每天药量于早晨7：00－8：00时一次顿服，开始量一般为60～80 mg，对严重葡萄膜炎可使用更大剂量，或者早晨多服，中午少服。一般根据病情逐渐减量，开始减药快些，减至20～30 mg/d以下改为隔天给药方法，然后根据病情减至维持量。

2. 非甾体消炎剂。是某些化学炎症递质如组胺、激肽和前列腺素等的拮抗剂，可缓解炎症代谢物质的作用，常用者有以下几种。

（1）水杨酸类：水杨酸钠0.3～0.9 g，3次/d；阿司匹林0.3～0.6 g，2～3次/d。

（2）吲哚美辛：为吲哚类衍生物，系阿司匹林的同类药物，常用量25 mg，2～3次/d。

（3）布洛芬：常用量200 mg，3次/d。

（4）其他类似的药物有保泰松0.1 mg，3次/d；苄达明25 mg，3次/d；抗炎松25～50 mg，3～4次/d。

3. 免疫抑制剂。免疫反应是葡萄膜炎重要的发病机制之一，免疫疗法对抑制炎症反应有一定的作用，但免疫抑制毕竟是非生理性的治疗措施，免疫抑制剂并无特异性，且毒副作用大，除非炎症为顽固性的或特殊类型，有明确的免疫指标者，一般应慎用。常用的免疫抑制剂有以下几种。

（1）环磷酰胺：为氮芥衍生物，内服和注射均可耐受。口服常用量为2～3 mg/(kg·d)（或50～100 mg），分2次于饭前1～2 h服用，以免食物内的磷脂酶消耗其活性，可连服4～6周。静脉注射，100～200 mg/d加入20 mL的0.9%氯化钠内缓慢注入，每天或隔天注射1次。

（2）苯丁酸氮芥：是治疗白塞病最有效、毒性最小的免疫抑制剂。一般药量为0.1～0.2 mg/(kg·d)或5～10 mg。

（3）硫唑嘌呤：一般用量为1.0～2.5 mg/(kg·d)，可持续用6～8个月。

（4）氨甲喋呤：临床上多采用间断给药法，0.1～1.0 mg/kg（或5 mg/d）肌肉或静脉注射，1次/周，当出现疗效后延长给药时间，隔2～4周1次。

（5）环孢素：最大药量为10 mg/(kg·d)，主要用于白塞病、迁延型Vogt-小柳原田病、严重的中间葡萄膜炎等获得良好效果。本药用于其他药物无效的严重病例，不宜长期应用。

（6）秋水仙碱：虽不是免疫抑制剂，但有抑制白细胞游走作用，主要用于以白细胞趋化强为特征的白塞病。一般用量为 0.5 mg，2 次/d，症状减轻可减至每天或隔天 0.5 mg，可持续应用 1 年。

（四）并发症及后遗症的治疗

一般继发性青光眼可用降眼压药物使眼压下降。虹膜膨隆可行虹膜穿刺或激光虹膜切除，以疏通前后房的交通。因虹膜周边粘连而引起的高眼压，可行虹膜切除或滤过性手术。并发白内障，若光感、光定位良好，眼压基本正常者，可在炎症控制的情况下行白内障摘除术。严重病例并发有玻璃体增生、牵引性视网膜脱离者应行玻璃体手术治疗。

十、诊疗探索

（一）口服视网膜抗原

近年来人们探讨用口服视网膜抗原的方法治疗葡萄膜炎的可能性，发现口服抗原可以通过诱导 T 细胞无能或细胞活素两个途径起到免疫抑制作用。有学者对 45 例葡萄膜炎患者给予视网膜 S 抗原、视网膜提取液或安慰剂的治疗，表明虽然患者复发间隔无差别，但用 S 抗原组易于停用全身所用药物。

（二）他克莫司

是一种从真菌中提取的大环内酯类抗生素，具有强烈的免疫抑制作用，其作用比环孢素强 10～100 倍，其作用机制与环孢素相似，它结合于免疫亲和素，然后作用于钙神经素，抑制磷酸酶活性，进而抑制白介素-22 等的产生，从而实现其免疫抑制作用。他克莫司对视网膜 S 抗原诱导的实验性自身免疫性葡萄膜炎有预防和治疗作用，在临床上已用于白塞病、Vogt-小柳原田病、特发性视网膜血管炎、类肉瘤病、交感性眼炎、特发性全葡萄膜炎、多发性血管炎和 Cogan 综合征伴发的葡萄膜炎。治疗所用剂量为 0.1～0.15 mg/(kg·d)，治疗时间最长 23 个月。据 Mochizuki 等的报道，他克莫司治疗的 53 例顽固性葡萄膜炎患者中，77% 获得改善，仅 4% 发生恶化。对原来使用环孢素治疗无效的 11 例患者中 5 例有效。其他个别报道也证实了此药的有效性。

（三）麦考酚吗乙酯

有限的资料表明，该药对类风湿关节炎有一定的作用，在葡萄膜炎治疗中应用的报道尚为数不多，主要用于治疗对糖皮质激素不敏感的各种顽固性非感染性葡萄膜炎。Zierhut 用其治疗 10 例（19 眼）葡萄膜炎患者（前葡萄膜炎 3 例，中间葡萄膜炎 2 例，全葡萄膜炎 4 例和视网膜血管炎 1 例）。这些患者以往均使用了其他免疫抑制剂，但由于严重的副作用或由于无效而终止治疗，应用麦考酚吗乙酯单独治疗（4 例）（1 g，2 次/d）或联合泼尼松治疗（5 例）或联合氨甲喋呤治疗（1 例），随访 8～17 个月，发现 5 例炎症无复发，3 例炎症仅有轻度复发，2 例炎症则有严重复发。此结果显示它对一些顽固性葡萄膜炎有较好的治疗和预防作用。

（四）生物制剂

研究表明，生物制剂可以干扰机体内引起炎症反应过程的特定分子或途径，在葡萄膜炎的发病过程中发挥关键的治疗作用，以达到治疗葡萄膜炎的目的。抗全淋巴细胞的一种单克隆抗体可成功地控制其他免疫抑制剂治疗无效的视网膜血管炎；使用抗肿瘤坏死因子抗体或可溶性肿瘤坏死因子的受体，对治疗视网膜血管炎有明显的效果；抗黏附分子的抗体或抗其他细胞因子的抗体对顽固性视网膜血管炎都可能有较好的治疗作用。

（五）中医辨证治疗

1. 肝经风热型。起病急，瞳孔缩小，眼痛，怕光流泪，睫状充血，房水混浊。全身证见头痛发热，口干，舌红，舌苔薄白或薄黄，脉浮数。治则：祛风清热。方药：新制柴连汤。基本方：柴胡 15 g、黄连 9 g、黄芩 10 g、赤芍 9 g、蔓荆子 9 g、山栀子 10 g、龙胆草 6 g、木通 9 g、荆芥 9 g、防风

9 g、甘草 3 g。充血明显者加丹皮 9 g、茺蔚子 12 g，房水混浊甚者加青葙子 15 g、草决明 15 g，肢节肿痛者加桑枝 15 g、苡仁 15 g。

2. 肝胆湿热型。发病急，病情重，眼痛拒按，视力严重下降，瞳孔缩小，混合充血明显，甚则前房积脓。全身证见口干苦，大便秘结，舌红苔黄或黄腻，脉滑数。治则：龙胆泻肝汤加减。基本方：龙胆草 10 g、柴胡 10 g、泽泻 12 g、车前子 12 g、木通 9 g、生地黄 15 g、当归尾 6 g、栀子 12 g、黄芩 12 g、甘草 4 g。大便秘结者加大黄（后下）6 g、芒硝 9 g，前房积脓者加先煎石膏 30 g、知母 15 g、元参 15 g。

3. 阴虚火旺型。病势缓和（或）反复发作或病至后期，眼干涩不舒，视物昏朦，瞳孔后粘连呈不规则形。全身证见头晕失眠，五心烦热，口燥咽干，舌红少苔，脉细而数。治则：滋阴降火。方药：知柏地黄汤加减。基本方：知母 9 g、黄柏 12 g、生地黄 15 g、山萸肉 9 g、丹皮 9 g、淮山 12 g、茯苓 12 g、泽泻 12 g。口舌生疮者加灯芯草 5 扎、黄连 9 g，并发白内障者加菟仁肉 12 g、枸杞子 15 g，玻璃体混浊者加陈皮 9 g、法半夏 10 g、昆布 15 g、海藻 15 g，继发性青光眼者加石决明（先煎）30 g、怀牛膝 12 g。服药方法：每天 1 剂水煎服。

十一、病因治疗

这是最理想的治疗，应根据患者的病史临床表现及有关的化验、X 线等检查以确定病因及疾病性质，进行更有效的治疗。

（一）感染性葡萄膜视网膜炎

1. 化脓性葡萄膜炎。应尽早明确诊断，确定病原体，选择有效的抗生素迅速全身或局部应用，包括眼内注射。对药物控制不良者，选择玻璃体手术，切除受感染的玻璃体组织，眼内灌注敏感的抗生素。对于霉菌感染，目前有效的药物还很少，可用两性霉素 B 静脉或玻璃体注射，口服氟康唑等。

2. 结核性葡萄膜视网膜炎。治疗应遵照以下原则：眼的局部治疗，杀灭病原体，增强患者的抵抗力。降低任何可能出现的敏感性。目前已有许多有效的治疗。

（1）局部治疗：包括扩大瞳孔和热敷，用链霉素结膜下注射（2～3 次/周，50 mg/次），或其滴眼剂滴眼，或做电离子导入。慎用糖皮质激素滴眼剂。

（2）全身治疗：首先要设法增强患者的机体抵抗力，给予足量的多种维生素、新鲜空气和阳光、充分的休息。其次是抗结核药的应用，包括链霉素、异烟肼、乙胺丁醇等的合理使用。

3. 梅毒性葡萄膜炎。在短期内用定量抗梅毒药物可彻底治愈，即临床症状消失，验血结果由阳性变成阴性，早期梅毒可以完全治愈。晚期梅毒经适当治疗后，患者症状减轻或消失，器官功能改善或恢复正常，生命可以延长。青霉素是现代最好的抗梅毒药，效果好、疗程短、有害的副作用少，至今尚未发现梅毒螺旋体对青霉素有抗药性。但注射前必须做皮肤过敏试验。一般用青霉素肌内注射 10～15 d，治愈后仍需定期复查，复发者须再做治疗，以求彻底治愈。

4. 钩端螺旋体性葡萄膜炎。全身用青霉素治疗效佳，眼局部须根据葡萄膜炎情况用抗生素、糖皮质激素和散瞳剂等治疗。早期及时获得确切治疗者，预后多良好。

5. 麻风性葡萄膜炎。用氨苯砜及其衍化物全身用药，对早期眼病可有抑制作用，也有用链霉素结膜下注射而获良效。此外，局部按葡萄膜炎处理原则治疗。

6. 巨细胞病毒性视网膜炎。

（1）更昔洛韦可抑制疱疹病毒复制，是治疗巨细胞病毒性视网膜炎的一线药物。成人用量为 5 mg/kg 静脉滴注，每 12 h 1 次。治疗 14～21 d 后改为维持量 5 mg/（kg·d），可口服或静脉给药，每周用药 5 d，应终身用药维持。此药也可用于玻璃体内注射，2 000 μg/周，2 次/周，维持量为 1 次/周。

（2）中医辨证施治：巨细胞病毒性视网膜炎多属正气虚弱和外邪侵犯所致，治宜补本固气和清热解毒。在治疗过程中应根据患者的具体情况在总的治疗原则基础上，加减相应的药物。

7. 弓形虫病葡萄膜炎。对眼部弓形虫病采取的治疗措施取决于病变的性质、部位、严重程度和时期等不同情况。陈旧病灶一般无须治疗；局限性渗出病灶可用抗弓形虫药如乙胺嘧啶、螺旋霉素、林可霉素、克林霉素等治疗；再发病灶是包囊破裂引起过敏反应或释出原虫再行感染，也应给予抗弓形虫药物合并糖皮质激素治疗；病变消退后可做预防性光凝固术。

（二）非感染性葡萄膜视网膜炎

1. 晶状体相关性葡萄膜炎。对于确定为晶状体相关性葡萄膜炎患者，应立即进行手术，清除残存的晶状体物质，并给予糖皮质激素、非甾体类抗炎药物、睫状肌麻痹剂等滴眼剂治疗。一般不需要全身使用糖皮质激素，在炎症严重时，可给予泼尼松 30～40 mg/d，早晨顿服，治疗时间一般不超过 2 周；对合并细菌感染者，应给予敏感的抗生素治疗。

2. 交感性眼炎。交感性眼炎一经确定，立即按葡萄膜炎处理采用糖皮质激素全身及局部治疗，伤后不足 2 周发病者，加用广谱抗生素以防感染。治疗开始，采用大剂量糖皮质激素治疗，如甲泼尼龙 500 mg 或地塞米松 10 mg 加入 0.9%氯化钠 500 mL 中静脉滴注，1～2 次/d；刺激眼与交感眼球后注射甲泼尼龙 20 mg 或地塞米松 2.5 mg，每天或隔天一次，连续 3～5 次。同时内服环磷酰胺 50 mg，3 次/d，或环孢素 10 mg/（kg·d）。务使炎症在短期内得到控制。炎症得到控制后，停止以上措施，改用泼尼松 30～40 mg 于每晨 8：00 时前顿服。以后视炎症消退情况渐减渐停。按照常规，在应用糖皮质激素时，内服氯化钾（300 mg/d），低盐饮食。在应用环磷酰胺、环孢素等免疫抑制剂时，当注意血象及肝、肾功能。无论眼前节有无炎症，扩瞳剂及糖皮质激素点眼药总是需要的。尤其是前节炎症严重者，就诊之初一定要保持瞳孔充分扩大，但在以后要改用弱扩瞳剂，使虹膜有弛、缩余地。此外，吲哚美辛等抑制前列腺素 E 活性剂，维生素 C、维生素 E 等羟基清除剂也起辅助治疗作用。交感性眼炎如能及时抢救，合理治疗，约 70%的患者可保持 0.3 以上的有用视力。

3. 白塞病。眼局部葡萄膜炎常规处理。糖皮质激素局部点眼，如 0.5%地塞米松眼水频频点眼，睡前加用其眼膏。全身给药以口服为宜，尽量避免静脉给药。原则上应大剂量短期使用，缓解后渐减渐停。与免疫抑制剂联合应用，不仅可以增进疗效，而且还能减少各自的剂量和副作用。免疫调节剂左旋咪唑对口腔黏膜溃疡；白细胞趋化因子抑制剂、秋水仙碱对皮肤结节样红斑各具特点。因此对伴有这些眼以外病变的患者，可选择使用。本病多器官损害的病理基础是血管周围炎与内膜炎，实验室检查纤维蛋白溶解活性下降，凝血功能亢进，血液中免疫复合物含量增高，容易发生脉络膜血管及视网膜静脉血管阻塞等，因此溶酶原激活剂、血小板凝集抑制剂等视病情需要也可使用；无效时可试行血浆置换。

十二、最新进展

（一）葡萄膜炎的诊断

一般而言，葡萄膜炎的诊断主要根据临床特征、必要的辅助检查和实验室检查，特别是对一些感染原因所致的葡萄膜炎，实验室检查往往可确定病因，对指导临床治疗有重要价值。常用的方法有直接病原体的培养和观察、特异性抗体测定和聚合酶链式反应检测病原体的核酸。近年来后两种方法在感染性葡萄膜炎诊断中的应用越来越广泛。房水和玻璃体标本可直接用于抗体的检测和聚合酶链式反应检测，但二者联合应用可显著提高诊断的阳性率。Degroot Mijnes 等对 271 例可疑感染性葡萄膜炎患者进行了血清和眼内液抗弓形虫抗体、抗巨细胞病毒抗体、抗单纯疱疹病毒抗体、抗带状疱疹病毒抗体及聚合酶链式反应检测，发现感染性葡萄膜炎 73 例中，两种检查均为阳性者 30 例，由单独抗体测定确诊者 34 例，由单独聚合酶链式反应检测确诊者 9 例，对于弓形虫感染所致者，单独进行聚合酶链式反应检测，可使 65%的患者不能确定诊断。他们认为，病毒感染早期聚合酶链式反应检测易于检测到病毒 DNA，而眼内液抗体往往在整个病程中均有存在，二者联合应用可提高诊断的准确性。

（二）葡萄膜炎的治疗

糖皮质激素仍是葡萄膜炎治疗的主要药物，但是不少学者强调治疗应个体化，特别是在一些伴有糖尿病的患者、老年患者和少年儿童患者使用此类药物更应注意，要充分考虑到此类药物所致的副作用。近年来糖皮质激素应用于治疗葡萄膜炎的一个重要进展是将其（仅限于少数制剂）直接注射至玻璃体内，以治疗慢性后葡萄膜炎，适应证主要有交感性眼炎、特发性视网膜血管炎、特发性全葡萄膜炎、中间葡萄膜炎、白塞病性葡萄膜炎、慢性葡萄膜炎、葡萄膜炎所致的顽固性囊样黄斑水肿、继发于匐行性脉络膜炎的脉络膜新生血管、小柳-原田氏综合征引起的渗出性视网膜脱离。此种治疗的最大优点是眼内用药不引起全身性并发症，并且药物在眼内存留时间较长，尤其适用于那些伴有囊样黄斑水肿的顽固性后葡萄膜炎或中间葡萄膜炎，但可引起眼压升高、白内障和眼内炎等副作用或并发症，此种治疗可能需要重复进行，此外，此种治疗的作用有一定的局限性，葡萄膜炎虽然发生于眼局部，但往往是一种全身性免疫应答所致，葡萄膜炎易于伴发多种全身性疾病，这些均说明大多数葡萄膜炎不可能仅用眼内注射糖皮质激素的方法即可治愈，事实上有关此种治疗的长期效果尚需要进一步研究始能确定。

李东　哈玲芳　张在其

第六节　急性眶蜂窝织炎

一、基本概念

急性眶蜂窝织炎是发生于眼眶软组织内的急性化脓性炎症。因可引起永久性视力丧失，并可通过颅内蔓延或脓毒症危及生命，常被视为危症。可发生于任何年龄，但多见儿童。眶隔前蜂窝织炎主要发生在眶隔前部眼睑，眶深部组织无明显炎症反应，临床较为多见。眶深部蜂窝织炎发生在眼眶深部组织内，眶隔前组织也可受累，临床表现严重，可以引起不可逆行视力丧失，颅内蔓延或脓毒症而危及生命，其死亡率和视力丧失率较高。目前，由于抗生素发展较快，诊断方法先进，使眶蜂窝织炎的死亡率和视力丧失率大大降低。

二、常见病因

此病由化脓性细菌感染引起。金黄色葡萄球菌引起化脓性炎症，流感嗜血杆菌引起非化脓性炎症，厌氧链球菌属是常见产气杆菌，变形杆菌和大肠杆菌为全身衰弱及免疫功能低下患者蜂窝织炎常见致病菌。其感染途径：

（一）眶周围结构炎症蔓延

占全部病例的 60%～84%。主要为鼻窦炎症侵及眶前部组织，筛骨板很薄，0.2～0.4 mm，并且有血管、神经穿过，因此筛窦炎症容易扩散入眶，其次为额窦、上颌窦及蝶窦炎症；牙周炎及根尖炎引起上颌窦前壁脓肿，向上波及眼眶；栓塞性静脉炎经翼静脉丛入眼眶；面部及眼睑疖肿、丹毒治疗不及时，炎症蔓延至眶隔前软组织；急性泪囊炎向眼眶蔓延。

（二）外伤直接感染

眼眶穿通伤后，伤口处理不当，化脓性细菌直接感染，形成蜂窝织炎。眼眶异物未及时取出，尤其是植物性异物，其携带细菌多，易引起感染并可伴有窦道形成，窦管闭塞时，蜂窝织炎发作，窦道引流时，又可暂时好转。

（三）血行感染

身体其他部位化脓灶经血行迁徙至眼眶，或脓毒症时眼眶同时发生炎症。

（四）其他

眼肌手术；视网膜脱离环扎或外加压手术；筋膜炎向眶内脂肪蔓延的报告也可见；细菌性眼内炎眼眶内蔓延；眼内肿瘤坏死及广泛的 Coat's 病继发球周炎；获得性免疫缺陷综合征的患者伴有眶蜂窝织炎的报道也有。

三、发病机制

病原体被带入眼眶内，不断繁殖，产生有害物质，引起小血管和毛细血管扩张，管壁渗透性增加，血管内液体和细胞成分渗出，使组织水肿，中性粒细胞浸润，表现为局部红、肿、热、痛。病灶内可见病原菌繁殖。白细胞最终崩解，释放蛋白溶解酶，使局部组织坏死、溶解、形成脓肿，其周围由新生毛细血管及成纤维细胞形成的肉芽组织构成脓肿壁，壁内不断形成肉芽组织，最后形成瘢痕组织。

四、临床特征

眶深部蜂窝织炎全身症状较眶前部严重，尤其在脓毒症、海绵窦栓塞时，高热、畏寒，脑膜刺激症状存在。眼部表现：

（一）疼痛

眼眶及眼球疼痛，压痛明显，眼球转动时加重。

（二）水肿

眼睑充血水肿，结膜水肿突出于睑裂之外，并可见结膜干燥、糜烂、坏死。

（三）角膜

因眼睑结膜高度水肿，睑裂不能闭合，角膜暴露而引起角膜炎，占 21%～25%。

（四）眼球突出

轴性眼球突出。当对侧眼球也突出时，应注意是否有海绵窦栓塞存在。

（五）视力下降

组织水肿压迫视神经或视神经受累伴视神经炎，约占 2%。

（六）眼肌

眼球运动障碍，多为各方向运动不足，严重者眼球固定。

（七）眼底

视神经盘水肿，视网膜静脉扩张，视网膜出血，视网膜动脉、静脉栓塞，视网膜脱离。

（八）瞳孔

瞳孔传导障碍为传入性反应障碍，直接光反射消失。

五、辅助检查

（一）X 线检查

可见受累眶内密度增高，合并有鼻窦混浊，密度增高。

（二）超声探查

显示眶内脂肪垫增厚，脂肪水肿，表现为球后脂肪垫强回声区延长。可见 T 形区，即在眼球后有一低回声或无回声区，绕眼球壁，此低回声区与视神经低回声区相连，形似 T 字，故称 T 形征，说明有筋膜囊水肿存在。眶内脂肪垫内回声不均匀。眼外肌增厚，内回声少。视神经增粗等。超声多普勒显示眶内组织血流丰富。

（三）CT 扫描

显示眼睑增厚，眶隔前软组织密度高并增厚，眶内结构尚正常。也可见眶内软组织水肿，密度增高，这是由于炎症组织水肿，眶内血液回流受阻形成。CT 可以同时显示眶周结构的病变，对于揭示感染源有帮助。

（四）MRI

对于是否有海绵窦血栓形成具有重要判断作用。

六、诊断思路

（一）询问病史

详细追问患者既往病史和现病史，寻找诱发因素，有助于眶蜂窝织炎原发病的诊断。除常见的鼻窦炎症及穿通伤等常见诱发因素外，2 型糖尿病等其他全身疾病并发眶蜂窝织炎的报道也可见，因此，也要注意询问。此外，还应考虑临床表现类似的其他疾病，如眼眶恶性肉芽肿（韦格内肉芽肿）等，以避免误诊。

（二）体格检查

眶隔前蜂窝织炎主要累及眶前眼睑区域，很少累及深部组织，单纯外眼检查即可明确诊断。眶隔后蜂窝织炎因其使眶压、上巩膜静脉压力增高，阻滞房水引流，可引起眼压升高，故此类患者应监测眼压、视力，并进行眼底观察。除了眼科专科查体之外，由于眶蜂窝织炎可引起颅内感染，故也应注意进行神经系统检查。与耳鼻喉科及神经内科进行会诊。

（三）辅助检查

根据需要给予患者血液学检查、眼眶 X 线、眼 B 超及 CT 检查。由于 MRI 对视神经、泪腺、眶内脂肪及眶尖等软组织结构的显示均较 CT 为优，因此，必要时可行 MRI 检查以协助诊断。

七、临床诊断

眶蜂窝织炎的临床表现除眼部症状外，发病急，进展快，伴全身不适，发热。外周血白细胞计数增高。

八、鉴别诊断

（一）眶蜂窝织炎应与儿童时期眶恶性肿瘤进行鉴别

1. 横纹肌肉瘤。是儿童时期最常见的原发于眶内的恶性肿瘤。恶性程度高，发展快，死亡率高。部分病例有外伤史。临床多见于 10 岁以下儿童，表现似急性、亚急性炎症。患儿全身情况差，眼部疼痛，眼睑充血水肿，眼球突出发展迅速，多向前下方突出。由于肿瘤出血、坏死，眼球突出可以突然加重。多数病例在眶缘可扪及肿物，还可见眼球运动障碍，视力下降。眼底可见视神经盘水肿，视网膜水肿。超声显示眶内有占位病变，边界清，前缘不规则，肿瘤内回声低而少，眼球结膜囊加宽。视神经盘水肿，眼球受压变形。CT 显示眶内有软组织密度影，形状不规则，边界不清。外周血检查正常。

2. 绿色瘤。即粒细胞性白血病直接浸润眶骨或眶内软组织形成肿块。绿色瘤也是儿童时期发病率高、死亡率高的恶性肿瘤。多见于 10 岁以下儿童。发病急，进展快。伴低热或鼻出血。眼球突出。眼睑结膜充血水肿，睑裂不能闭合，暴露性角膜炎。眼球运动障碍。全身检查发现肝、脾肿大，可发现身体其他部位肿物。超声及 CT 均可发现眶内占位病变。外周血检查见幼稚白细胞。骨髓穿刺见大量不成熟的粒细胞可以确诊。

3. 视网膜母细胞瘤。是儿童时期最常见的眼内恶性肿瘤。多见于 5 岁以下儿童。临床分为眼内期、青光眼期、眼外期和转移期四期。其青光眼期和眼外期，患儿常有哭闹、全身不适、眼畏光流泪、眼睑充血水肿、睑裂不能闭合、角膜溃疡、眼球突出、眼球运动障碍等。注意患儿瞳孔呈黄白色。X 线显示眶腔扩大，可见视神经管扩大。超声探查显示玻璃体腔内有实性肿物，内回声强弱不等，分布不均，常见钙斑反射及声影，视神经增粗。眼外期可见眶内有形状不规则的低回声区，与眼内实性肿物连续。CT 对眼外期有特征性发现，常见肿瘤内有不规则钙斑。

4. 黄色瘤病。是一种多灶性病变。多见于 5 岁以下儿童。临床表现以颅骨破坏、眼球突出、尿崩症三联征为特点。全身表现有发热、不适、营养不良、肝脾淋巴结肿大。眼球向前下方突出，视力下降，眼球固定，上睑下垂。X 线检查发现扁平骨多灶性溶骨性改变，呈地图样。CT 常见眶壁骨破坏，软组织占位病变。

（二）成人眶蜂窝织炎需与眶恶性肿瘤及炎性假瘤鉴别

1. 眶恶性肿瘤。病程短，眼睑结膜充血水肿，眼球突出，眼球运动障碍及视力下降。超声显示眶内有占位病变，缺乏眶内脂肪水肿征。CT 显示眶内占位病变外，同时显示骨破坏。

2. 炎性假瘤。发病急者需与眶蜂窝织炎鉴别，其鉴别点为眼部症状不伴有发热不适。超声探查显示球结膜水肿及 T 型征。同时可显示不规则占位病变或眼外肌、泪腺肿大，视神经增粗等。CT 扫描优于超声，显示脂肪内高密度肿块，形状不规则，密度不均匀，边界不清楚。伴有眼球壁增厚，眼外肌肥大，泪腺肿大。眶蜂窝织炎有脓肿形成时也可有不规则的高密度区，两者须结合临床进行鉴别。

九、救治方法

应做病变区组织细菌培养，应用敏感抗生素治疗。在未明确病原体时，应用广谱抗生素。使用大剂量，静脉给药。同时应处理鼻窦炎症。病情好转后，应持续用药 1 周或改用口服给药。治疗及时，处理正确，炎症得以消退，不留后遗症。否则，炎症可向深部蔓延，引起眶深部蜂窝织炎、海绵窦栓塞性静脉炎、脓毒症而危及生命，其死亡率为 19%。失明也有报道。由于眶隔后蜂窝织炎使眶压、上巩膜静脉压力增高，阻滞房水引流，此类患者需监测眼压水平，必要时应降眼压治疗。眶压明显升高患者给予脱水剂降低眶内压，保护视神经。眼部用抗生素滴眼剂、眼膏，保护角膜。眼睑闭合不全可试用湿房或下睑置牵引线。炎症局限化脓后，可在超声引导下抽吸脓液或切开引流。对于并发海绵窦炎症的病例，应在内科及神经外科医生的指导下积极抢救。

十、诊疗探索

与单纯使用抗生素比较，早期抗生素与糖皮质激素联用可明显缩短疗程。地塞米松可增强细胞间通信，其机制可能为降低毛细血管通透性；改善微循环，减轻炎症反应；保护组织，减轻脂质过氧化反应，减少自由基生成；抑制 Ca^{2+} 在细胞内蓄积，维持组织血流、氧供；抑制神经细胞凋亡等。但在应用糖皮质激素时，应注意补充钙盐及钾盐，监测血电解质及血常规，儿童应先了解卡介苗接种史；糖皮质激素在眼局部应用可引起角膜伤口延迟愈合，胶原合成减少，增加眼球感染的危险性，故应进行角膜荧光素染色检查，如为阴性，表明角膜上皮完好时合理使用糖皮质激素可有效控制眼睑炎症，消除角膜水肿。

眶蜂窝织炎如向深部组织发展，可引起颅内感染及海绵窦血栓形成，但对于抗凝剂治疗尚有争议，Yaringto 认为使用抗凝剂有产生眶内出血的可能，如用抗凝剂需与大剂量抗生素联合使用，而Elfman 认为抗凝剂仅可防止海绵窦血栓继续扩大，但对已形成的血栓无明显作用。

十一、病因治疗

眶蜂窝织炎常由毗邻组织蔓延而来，其中大部分为鼻源性疾病。因鼻源性疾病造成的眶蜂窝织炎，在应用足量广谱抗生素的同时，应早期行鼻旁窦穿刺引流，如若炎症不能控制，形成眼眶脓肿，则应及时行眼眶脓肿切开引流术。

急性化脓性内眼手术也是形成眶蜂窝织炎的一个原因，对于这种急性化脓性内眼手术，应采取以下措施来防止眶蜂窝织炎的发生：

1. 在行巩膜穿刺时用小纱布条将穿刺口附近的结膜切口遮盖，避免脓液流到结膜切口。
2. 减少术中器械进出眼球的次数。
3. 内眼操作完毕，用抗生素液反复冲洗结膜切口后再缝合。

十二、最新进展

1. 既往认为眶蜂窝织炎多由周围组织蔓延或外伤、血行感染，但现在也可看到 2 型糖尿病并发眶蜂窝织炎、眶骨骨折后硅橡胶等材料植入引起眶蜂窝织炎、强直性脊柱炎患者使用肿瘤坏死因子-α 抑制剂治疗发生眶蜂窝织炎的病例报道。其发生的具体机制还不明确，但由于其原发病的特殊性，治疗变得困难，在临床上应引起重视。眶隔前蜂窝织炎很少向深部进展，对视力影响较小，但眶隔后蜂窝织炎常常可以引起不可逆转的视力损害，其引起视力下降的机制包括：

（1）中毒性视神经炎。

（2）视神经管内血栓性静脉炎，导致视神经缺血。

（3）眶内压增高，导致视网膜中央动脉闭塞。

2. 眶蜂窝织炎主要由化脓性细菌感染引起，早期给予足量的敏感广谱抗生素，是治疗的首选方案，而无热量超短波可使血流加速，局部微循环及淋巴循环改善，提高细胞膜的通透性，清除炎症病理产物，减少趋化性反应，增强白细胞的吞噬功能，起到控制炎症的作用，对整体也有调节作用，从而提高机体的免疫功能。另外在无热量超短波的作用下，使细菌生长繁殖的局部环境发生改变，从而达到间接的抑菌和杀菌作用，因此无热量超短波是眶蜂窝织炎这一化脓性炎症较好的辅助疗法。由于在超高频电场治疗中，热外振荡效应占有重要地位，因此无热量型治疗急性化脓性炎症，具有疗程短、疗效好的特点。在治疗时应注意：

（1）治疗时要闭眼，盖上纱布，避免眼球的直接暴露以防损伤。

（2）无热量超短波疗法仅是眶蜂窝织炎的辅助疗法，首选仍是大剂量敏感抗生素的应用，同时彻底消除原发病灶是控制炎症和预防复发的关键，其最佳的应用时机是在炎症稳定后，以免炎症的播散。

（3）由于眶隔前蜂窝织炎病灶较表浅，选用单极法可使表浅组织受到较强的电场作用，对于眶蜂窝织炎可选择双极法，虽然表浅组织吸收能量较少，但深部组织可受到较强的电场作用。

3. 因鼻源性疾病造成的眶蜂窝织炎，可采用鼻外途径及鼻窦内窥镜下鼻内途径 2 种方式。鼻外途径手术可在直视下进行，解剖标志清楚，能彻底地清除病变，尤适于病变范围较大的病例，但手术盲区多，发生并发症机会多，故而限制了手术范围。鼻窦内窥镜外科学将鼻科学推向了一个崭新的阶段，它可通过小范围或局限性手术治疗较广泛的鼻部病变，运用鼻窦内窥镜多角度、直视、视野清晰、准确判定重要解剖标志和危险部位等特点，彻底清除病变组织，改善和恢复鼻腔鼻窦生理功能。眶减压术在鼻窦内窥镜下手术，进路方便，组织损伤小且不遗留面部瘢痕。内窥镜鼻窦手术有全方位和手术直观特点，促使和激励医生彻底清除病变，手术常涉及危险区域边缘，因而又增加了手术并发症发生概率。熟练掌握内窥镜鼻窦外科手术技巧是手术成功的关键。

李东　哈玲芳　张在其

第七节　视神经脊髓炎

一、基本概念

视神经脊髓炎是先后或同时累积视神经和脊髓的脱髓鞘疾病。1894 年由 Devic 首先报告，故又名 Devic 病。既往一般认为我国本病较多发性硬化比欧美多见，其中一部分可能是多发性硬化的临床亚型或变异型。既往曾诊断为视神经脊髓炎，现经长期随访在病程中出现视神经和脊髓以外的体征，已明确该病为多发性硬化的一个亚型。日本近 20 年在脱髓鞘疾病统计中，视神经脊髓炎发病率明显下降，由 1955 年的 64.8％降至 1975 年的 1.5％，其中一部分视神经脊髓炎病理证实为多发性硬化，我国临床和病理的证实，似应归入同属亚型。Devic 等首先提出的视神经脊髓炎作为一种独立病变的根据，现在看来是难以成立的。总之，所谓 Devic 病与脊髓炎并有视觉诱发电位明显异常，不论是一次或多次发病，均有相当一部分人有脑干损害，脑干听觉诱发电位检查提示其损害位于白质，病灶小，可作为一过性变化，同时也提示它们并不是独立的疾病单位，仅是多发性硬化的亚型。

二、常见病因

至今不明，曾有推测认为系病毒或毒素所致，目前多倾向于感染和变态反应，和多发性硬化相同，同属自身免疫性疾病。

三、发病机制

目前认为视神经脊髓炎的可能发病机制：AQP4-Ab 与 AQP4（水通道蛋白 4）特异性结合，并在补体参与下激活了补体依赖和抗体依赖的细胞毒途径，继而造成星形胶质细胞坏死、炎症递质释放和炎症反应浸润，最终导致少突胶质细胞的损伤及髓鞘脱失。其特点与多发性硬化类似，主要累及视神经和脊髓，有严重的炎性细胞反应和坏死病灶，偶可累及大脑、脑干，常见轻重不等的髓鞘脱失斑。脊髓病灶可横跨多个节段，白质或灰质均可受侵犯，以中央部为重，有广泛的软化坏死灶和空洞形成，血管周围有炎性细胞浸润。目前普遍认为本病与多发性硬化仅早期表现不同，随着疾病的发展最后常不易区分，尤其病理学检查更无本质上的差异。

四、临床特征

多数呈急性或亚急性起病，病程中常有缓解和复发，发病前可有头痛、咽痛、低热、周身不适等上呼吸道感染症状；或有腹痛、腹泻等消化道症状；或有疫苗接种史。首发症状以视力减退为最多见，多为双眼受累，也可先累及一眼，在几天或数周内加重；急性者视力迅速减退，数小时或数天内即可完全失明，早期眼底无异常，提示为视神经炎，可发展为视神经萎缩；或眼底有视盘炎改变，最后也可致视神经萎缩。视野检查有中心暗点、向心性缩小或两颞侧偏盲。脊髓受累表现为急性或亚急性横贯性损害症状，以胸段最易受累，也有累及颈胸段者，起病时双下肢麻木、无力、排尿困难，继之双下肢完全或不完全麻痹，症状均可完全或部分缓解，间隔不同时间后又再次或多次单独或同时复发。劳累、发热、呼吸道感染等常为复发诱因。

五、辅助检查

（一）脑脊液检查

急性期脑脊液白细胞中度升高，以淋巴细胞为主，IgG 和蛋白常增高，蛋白明显增高者可引起椎管梗阻。随着病情的好转，白细胞及蛋白可降至正常水平。

（二）视觉诱发电位

主要表现为 P100 峰值时间延迟，振幅降低。以脊髓炎为首发症状的患者，也有相当一部分患者可出现视觉诱发电位异常。

（三）MRI

头颅 MRI 急性期无异常表现。而脊髓 MRI 表现为脊髓水肿，增粗或变细，T_1 加权显示低信号，T_2 加权表现为片状或点状高信号状。病变多累及 3 个节段以上，以胸段受累最多，颈段次之，腰段少见。

六、诊断思路

（一）询问病史

详细追问患者既往病史和现病史，寻找诱发因素，重点询问近期有无感染、免疫接种史及外伤史。注意疾病的发生发展情况，注意询问有无其他自身免疫性疾病，家族史情况，注意食物或药物过敏情况。

（二）体格检查

着重于眼科及神经系统查体。视神经脊髓炎可以仅有单侧或双侧视神经炎表现，或仅有脊髓出现横断性损害症状及体征，也可两者兼有。发病早期眼底检查多无异常，当有炎症时视神经充血，后期发生视神经萎缩，由于视神经脊髓炎常累及视神经及视交叉，故视野检查有中心暗点、向心性视野缩小及双眼颞侧偏盲。可有眼肌麻痹。有脊髓损害者，可有病损部位以下感觉减退或消失。

（三）辅助检查

给予患者视觉诱发电位、听觉诱发电位、脑脊液、头颅及脊髓 MRI 等检查，有助于临床诊断。

七、临床诊断

主要根据视神经炎和脊髓炎先后发生的临床表现。临床上遇到单独的仅有急性视神经炎或横贯性脊髓炎时，应考虑视神经脊髓炎的可能，视神经炎和脊髓炎相隔发病可相差 10 年以上。如病情多次缓解复发，虽仅局限于视神经或脊髓，也可能是本病的不完全型或早期表现，应加强随访。

八、鉴别诊断

（一）急性播散性脑脊髓炎

又称感染后脑脊髓炎、预防接种后脑脊髓炎，系指继发于麻疹、风疹、水痘、天花等急性出疹性疾病，或预防接种后，因免疫功能障碍引起中枢神经系统内的脱髓鞘疾病，临床上可分脑型、脊髓型和脑脊髓型。是小儿常见的脱髓鞘病，其临床表现轻重差异很大，呈急性或亚急起病，早期出现头痛、发热、乏力等症状，其后出现昏迷、嗜睡、抽搐或多病灶的神经系统体征。多数病例病程为几天或几周，很少迁延几月。本病的病理改变为大脑、小脑、脑干和脊髓等处的白质中有散在的，中小静脉周围的脱髓鞘病源和明显的袖套状淋巴细胞，浆细胞浸润。辅助检查中，常规脑脊液检查阳性率不高，缺乏特异性，而脑脊液寡克隆区带阳性率较高。脑 CT 和 MRI 扫描可显示白质区弥散性、多灶的大块低密度斑，脑电图检查虽阳性率较高，但特异性较差。

（二）多发性硬化

视神经脊髓炎虽为多发性硬化的一个亚型，但由于视神经脊髓炎发病早期与多发性硬化又稍有不同，需与之鉴别。多发性硬化临床表现复杂多样，病变发生时间的多相性和病变空间的多灶性是本病特点，具有新旧病灶并存，缺乏占位效应和病灶周围水肿等特点。常在发病早期就可侵袭脑白质，引起相应的临床症状，故在急性发作期就可出现头颅 MRI 的异常。多发性硬化侵袭脊髓多在 2 个节段以内，极少侵袭＞3 个节段。与视神经脊髓炎在急性期可以鉴别。

(三) 弥散性硬化

又称 Schilder 病，本病主要表现为智力倒退、痉挛性瘫痪和假性球麻痹，脑 MRI 示脑白质区有大的、边界清楚、非对称的脱髓鞘病灶，与之不难鉴别。

(四) 急性感染性多发性神经炎

可见于任何年龄，但以青壮年男性多见。呈急性或亚急性起病，主要病理改变的部位在脊神经根（尤以前根为多见且明显）、神经节和周围神经，偶可累及脊髓。病理变化为水肿、充血、局部血管周围淋巴细胞浸润、神经纤维出现节段性脱髓鞘和轴突变性。以上行性、弛缓性、对称性瘫痪为特点，感觉障碍远较运动障碍轻。病初可有手套袜套样感觉异常，脑脊液有蛋白-细胞分离现象。

九、救治方法

目前对视神经脊髓炎的治疗以药物治疗为主。

(一) 糖皮质激素

1. 地塞米松，10～20 mg 静脉滴注，1 次/d；症状改善后改为 0.75～1.5 mg，3 次/d。
2. 泼尼松，30 mg，1 次/d。
3. 球后注射地塞米松，1 次 2.5 mg。

(二) 硫唑嘌呤

0.25 mg/(kg·d)，分 3 次口服。

(三) 神经营养药物

维生素 B 族、三磷酸腺苷、辅酶 A、胞磷胆碱、辅酶 Q10 等神经营养药物。

视神经脊髓炎有再发的倾向，且随着复发次数增多，病情更难控制。

十、诊疗探索

1. 目前对于视神经脊髓炎尚无有效的治疗或预防措施。近年研究表明，激素治疗尤其是急性期给予大剂量甲泼尼龙冲击可迅速有效地控制症状，缩短急性病程，但是对于远期预后无效，不能减少复发次数至于其治疗作用机制目前尚未完全阐明，有报道认为可能与以下 3 个方面有关：

(1) 免疫抑制作用。视神经脊髓炎的发病机制与体液免疫，特别是 B 细胞免疫密切相关，而大剂量甲泼尼龙可对体液免疫系统产生强烈的非特异性抑制作用。

(2) 可明显降低受损脊髓中脂质过氧化物的含量，减轻其对脊髓的损伤，从而减轻脱髓鞘病的程度。

(3) 减轻脊髓和视神经的炎性反应和水肿。

2. 大剂量丙种球蛋白是新近明确的对于视神经脊髓炎治疗有效的一种手段。目前有学者提出大剂量丙种球蛋白可能改善视神经脊髓炎的远期预后，减少复发，但进一步证实这种观点尚需大样本对照研究。

3. 血浆置换。对大剂量甲泼尼龙冲击疗法反应较差的患者，应用血浆置换疗法可能有一定疗效。一般建议置换 3～5 次，每次用血浆 2～3 L，多数置换 1～2 次后奏效。

4. 激素联合其他免疫抑制剂。在激素冲击治疗收效不佳时，尤其是合并其他自身免疫疾病的患者，可选择激素联合其他免疫抑制剂治疗。

十一、病因治疗

目前暂无有效的病因治疗方法。

十二、最新进展

临床观察发现部分视神经脊髓炎与内分泌疾病存在相关性，这部分患者可伴发糖尿病、甲状腺功能亢进或甲状腺功能减退，甚至有严重发作病例可出现低钠血症和进行性加重的嗜睡，其预后更差，死亡率高。对这一类型的患者进行尸体解剖，结果发现其炎性损害位于脑白质与下丘脑。目前，对于这些下丘脑损害病例及糖皮质激素治疗无效的病例只能采取血浆置换治疗。

另有研究表明，视神经脊髓炎患者可出现皮质或皮质下的功能性改变，而这种改变可能是一种限制脑、脊髓损害的适应性改变。

李东　哈玲芳　张在其

第八节　原发性急性闭角型青光眼

一、基本概念

青光眼是指具有病理性高眼压或正常眼压合并视盘视网膜神经纤维层损害及青光眼性视野缺损的一种可致盲眼病。原发性青光眼是病因机制尚未充分阐明的一类青光眼，根据眼压升高时前房角是关闭或开放，分为闭角型青光眼和开角型青光眼。原发性闭角型青光眼根据起病的急缓程度及临床经过可分为急性闭角型青光眼和慢性闭角型青光眼。原发性急性闭角型青光眼是中老年人常见眼病之一，多见于 40 岁以上女性及老年人，男女之比约为 1∶4。常两眼先后（多数在 5 年以内）或同时发病。由于眼压突然上升，患者突然感到剧烈的眼胀痛、头痛，视力显著下降，仅眼前指数、光感或无光感。可伴有恶心、呕吐，易误诊为急性胃肠炎或颅内疾患。

二、常见病因

急性闭角型青光眼发病必须具备两个因素：

（一）眼球解剖结构的异常

可分为病理性瞳孔阻滞（虹膜膨隆型）和非瞳孔阻滞（高褶虹膜型）。多数病例由瞳孔阻滞引起，少数由高褶虹膜引起。

（二）促发机制

情绪激动，长时间在暗环境工作及近距离阅读，气候变化、季节更替等可以导致急性发作。

三、发病机制

（一）解剖因素

正常情况下晶状体仅与瞳孔附近的虹膜有接触面，形成生理性瞳孔阻滞，当后房压力增加时，此接触面开放房水间歇性地进入前房。闭角型青光眼多发于远视眼，小眼球，小角膜，晶状体相对较大，晶状体与虹膜间的间隙较窄，虹膜膨隆，随着年龄增长，晶状体厚度增大，进一步引起晶状体-虹膜膈向前移位，前房则更浅，房角更窄。当接触面增大时，房水从后房流经瞳孔时阻力就会增大，产生病理性瞳孔阻滞（虹膜膨隆型），导致后房房水的压力升高，特别是当瞳孔轻度散大（4~5 mm）时存在瞳孔阻滞，周边虹膜又比较松弛，因此周边虹膜被推向前，与小梁网相贴，以致房水排出受阻，引起眼压升高。这就是虹膜膨隆型青光眼眼压升高的机制。少数患者发作时没有瞳孔阻滞，而是因为睫状体位置靠前，睫状突前旋，虹膜前移或周边虹膜增厚，因而房角窄，前房浅，以致房水排出受阻，引起眼压升高，这是非瞳孔阻滞（高褶虹膜型）的发病机制。超声生物显微镜检查虹膜形态和房角结构，可将闭角型青光眼房角关闭机制进一步细分为四型：单纯性瞳孔阻滞型（虹膜膨隆型）、非瞳孔阻滞型（高褶虹膜型）、晶状体诱导的虹膜前移及房水逆流积聚于玻璃体使晶状体-虹膜膈前移。所有闭角型青光眼在急性发作高眼压状态时其房角关闭或有广泛虹膜周边前粘连。

（二）诱发因素

闭角型青光眼常常在情绪波动如悲伤、愤怒、精神刺激、用脑过度、气候突变，以及暴饮暴食或长时间在暗环境工作及近距离阅读等情况下，引时血管神经调节中枢发生故障致使血管舒缩功能失调，睫状体毛细血管扩张，血管渗透性增加，房水增多，后房压力升高，或瞳孔扩大并在有解剖因素的基础上，睫状体充血水肿使房角阻塞加重或瞳孔阻滞，导致眼压急剧升高，导致青光眼的急性发作。

四、临床特征

急性闭角型青光眼按其临床阶段及疾病转归可分为六期，不同的病期各有其特征和治疗原则，但不是每个患者都具有这些症状。

（一）临床前期

一眼已急性发作确诊急性闭角型青光眼，另一眼具备前房浅、房角窄的解剖特征，目前尚未发生急性发作，无自觉症状，但做激发试验如暗室俯卧等可使房角关闭，眼压明显升高者，属临床前期。

（二）前驱期（先兆期）

在急性发作之前，约1/3的患者往往在情绪波动、脑力或体力过度疲劳，长时间在暗环境工作或阅读过久或看电视、电影之后，感觉有轻度头痛、眼胀、恶心、一过性视朦即雾视或虹视，休息后自行缓解，称为前驱期。若发作时即刻检查可发现眼压中度升高（常在40 mmHg以上），眼部局部轻度充血或不充血，角膜上皮水肿呈轻度雾状，前方浅，但房水不混浊，房角大范围关闭，瞳孔稍扩大，对光反射迟钝。小发作缓解后，除具有特征性浅前房外，一般不留永久性眼组织损害。开始每次发作间隔时间长，以后这样小发作越来越频繁，最后终于急性发作。

（三）急性发作期

是急性闭角型青光眼危重阶段。由于眼压突然上升，患者突然感到剧烈的眼胀痛、同侧头痛。由于迷走神经反射，可伴有恶心、呕吐，易误诊为急性胃肠炎或颅内疾患。常见眼部症状：

1. 视力下降。急性发作时因为角膜水肿及高眼压引起视神经纤维普遍缺血而导致眼视力显著下降，仅眼前指数，光感或无光感。持续性高眼压可导致失明。如眼压能迅速下降，视力可以明显改善。

2. 眼压。眼压急剧升高，多在50 mmHg以上，部分患者可达70~80 mmHg以上，触诊眼球坚硬如石。对于这类患者，如不及时治疗，常在24~48 h内造成失明。

3. 充血。开始为睫状体充血，继而结膜和巩膜混合性充血明显，有时伴有轻度眼睑和结膜水肿。

4. 角膜水肿。一般眼压升高到40 mmHg以上即可出现角膜水肿。角膜呈雾状混浊，裂隙灯下见角膜厚度增加，合并后弹力层皱褶，一般经过一次急性发作后角膜内皮细胞可减少33%。经过数天甚至数周后，角膜才逐渐恢复透明。混浊的角膜可以起到一个衍射光栅作用，将白色光线分裂成彩虹样的颜色成分，形成彩色环，也就是虹视症。有时上皮发生水疱，知觉减退或消失，角膜后可有色素沉着。

5. 前房角闭塞。房角闭塞是本病重要体征之一。房水中可见细胞、色素颗粒漂浮，甚至有纤维蛋白性渗出物。滴甘油后角膜水肿减轻，做前房角镜检查，可见周边部虹膜与小梁网紧贴或周边虹膜前粘连，前房角狭窄甚至全部关闭。

6. 虹膜后粘连及周边虹膜前粘连。虹膜充血肿胀，纹理不清，纤维素性渗出及角膜水肿导致周边虹膜前粘连及轻度的虹膜后粘连。充血越严重，纤维素性渗出越明显，持久的粘连机会越大，最终房角关闭。病程较久者，高眼压使虹膜动脉受压，血流受阻，局部缺血，发生节段性虹膜萎缩，虹膜色素脱落，变薄。

7. 瞳孔散大。瞳孔中度散大呈椭圆形，对光反射消失，是眼压升高导致支配瞳孔括约肌的神经麻痹所致。部分患者即使眼压经过治疗降至正常范围，但瞳孔终生保持散大状态。因屈光间质水肿，瞳孔呈青绿色反应，故名青光眼或绿内障。

8. 晶状体改变。由于眼压急剧上升，晶体前囊下可出现灰白色斑点状，棒状或地图状的混浊，称为青光眼斑。眼压下降也不会消失。青光眼斑被认为是高眼压下造成的营养障碍的结果，作为急性发作的特有标志而遗留。青光眼斑、虹膜扇形萎缩和角膜后色素沉着，称为青光眼急性发作后的三联征。

9. 眼底。眼压急剧升高，可造成视盘、视网膜神经纤维层损害。因角膜水肿不能窥见，滴甘油2～3滴后，角膜水肿暂消退，可见视盘充血，水肿，视盘附近视网膜可有小片状出血，有时可见视网膜中央静脉阻塞及视网膜动脉搏动。长时间高眼压，可造成不可逆损害，视盘苍白，但视杯无明显扩大。

（四）缓解期

急性发作的病例，大多数经过治疗，或者极少数自然缓解后，症状消失，关闭的房角重新开放，但遗留不同程度的粘连性关闭，小梁网遗留较大量色素，尤其是下方房角处明显。眼压降至正常。病情可以得到暂时缓解，眼部充血消失，角膜水肿消退，恢复透明，中心视力部分或完全恢复。个别短期无光感的病例，若及时降低眼压，尚可恢复一些有用视力。但这些情况只是暂时的，大部分患者激发试验仍可引起眼压升高，如不及时进行手术治疗，随时仍有急性发作的可能。此期称为急性闭角型青光眼缓解期，此时若及时施行周边虹膜切除术，可解除瞳孔阻滞，防止急性发作。

（五）慢性期

是急性发作期未经及时、恰当治疗，或由于房角广泛粘连导致急性发作期迁延而来。急性期症状没有完全缓解，眼局部无明显充血，角膜基本透明，瞳孔中等度散大，常有广泛的周边虹膜前粘连，房角关闭。眼压中度升高35～50 mmHg。晚期病例可见视盘呈病理性凹陷及萎缩，视力下降及青光眼性视野缺损。

（六）绝对期

持久高急性眼压未得到恰当治疗或治疗延误，导致失明后称为绝对期。主要症状是高眼压，眼部检查可见青光眼斑、虹膜扇形萎缩和角膜后色素沉着等急性发作后的眼部体征。晚期绝对期还可见合并角膜钙化、白内障及虹膜及小梁网新生血形成等并发症。

五、辅助检查

（一）原发性闭角型青光眼早期阶段

眼压、视盘和视野检查可以是正常的，这就需要做全面的检查。包括病史、屈光状态、眼压、眼压描记、前房角、眼底、视野检查等。早期诊断需要临床观察及反复检查，可侧重于周边前房深度及前房角镜检查。浅前房、窄房角（易关闭房角）是原发性闭角型青光眼患者的易感因素。用房角镜检查，以确定房角关闭范围、观察小梁网色素或鉴别小梁网颜色改变。

（二）暗室激发试验

用于确定窄房角的人是否有发生房角关闭的可能性。患者留在暗室 1～2 h 或在暗室俯卧 1 h，然后行眼压和房角镜检查。如患者房角关闭、眼压升高≥8 mmHg 以上被视为激发试验阳性。

（三）裂隙灯显微镜检查

早期可见浅前房及周边虹膜膨隆，房角狭窄。急性发作期可见典型体征：球结膜混合性充血明显。角膜呈雾样水肿，瞳孔呈卵圆形散大，且呈绿色外观。虹膜瘀血肿胀，纹理不清，病程较久者，虹膜呈扇形萎缩，前房浅等。

（四）前房角镜检查

是原发性闭角型青光眼最重要的诊断方法，可以准确检查和评价前房角宽窄程度及关闭程度。目前临床最常用的是 Scheie 分类法。在眼球处于原位（静态）时能看见房角全部结构为宽角。静态下只能看见睫状体带为窄Ⅰ；静态下只能看见巩膜突为窄Ⅱ；静态下只能看见前部小梁网为窄Ⅲ；静态下只能看见 Schwable 线为窄Ⅳ。静态检查尽量不对检查眼进行任何干扰下行前房角镜检查。动态检查包括采用前房角镜操纵，压陷技术辅以眼球转动对前房角进行检查和评价。通过动态检查可以了解房角关闭是虹膜周边膨隆并与小梁网同时发生接触性闭合，还是周边虹膜已与小梁网粘连发生粘连性闭合。动态检查是手术方式选择的重要依据。

（五）眼压测量

急性发作期眼压急剧升高，多在 50 mmHg 以上，最高可达 70～80 mmHg 以上，触诊眼球坚硬如石。

（六）视野检查

急性闭角型青光眼急性发作期因视力下降、角膜水肿，难以测出实际视野，意义不大。可表现为非特异性的向心性或上方视野缩小，盲点扩大，视神经纤维束损害性缺损，中心视野缺损。间歇期可见视野弥散性压陷，周边视野比中心视野更明显，鼻上方尤为突出。经治疗，眼压控制正常一段时间后，视野压陷可能有所恢复，视野扩大，这取决于急性发作持续时间长短、视网膜神经纤维损害程度。

（七）超声生物显微镜检查

急性闭角型青光眼特点是前房角较窄，前房角宽度平均 10.8°。慢性闭角型前房角宽度平均 18.87°，正常人前房角宽度平均 31.12°；睫状突位置靠前，使虹膜根部与小梁网相贴，易引起房角关闭，眼压急剧升高；巩膜虹膜夹角：急性闭角型青光眼最小，其次是慢性闭角型青光眼，正常人最大，与瞳孔阻滞程度一致。

六、诊断思路

（一）询问病史

详细追问患者既往病史和现病史，寻找诱发因素，有助于急性闭角型青光眼的诊断。病史特点：在先兆期表现为一过性或反复多次小发作，多出现在傍晚时间，表现为短暂的轻到中度眼球胀痛，可出现虹视、雾视。急性发作表现为剧烈头痛，眼胀痛，畏光、流泪，视力严重下降，可伴恶心、呕吐等全身症状。

（二）眼部检查要点

急性发作期可见：

1. 视力急剧下降。

2. 眼压极高，多在 50 mmHg 以上，甚至可达 80 mmHg 以上。

3. 球结膜水肿、睫状体充血或混合性充血明显；角膜水肿，呈雾状混浊，知觉减退或消失。

4. 前房甚浅，前房角关闭。

5. 典型的急性高眼压所致虹膜晶体改变，如角膜后沉着物，节段性虹膜萎缩；虹膜局限性后粘连，瞳孔中度散大固定，青光眼斑等。

6. 单眼发病者对侧眼具有浅前房、窄房角的解剖特征。

（三）辅助检查

裂隙灯显微镜检查，房角镜，检眼镜、超声生物显微镜，视野，视觉诱发电位等检查有助于诊断。

（四）排除其他眼科疾病

如急性结膜炎、急性虹膜睫状体炎、某些继发性青光眼、睫状环阻塞性青光眼及一些内科系统疾病，如急性胃肠炎、高血压引起的头痛等，以避免误诊。

七、临床诊断

急性闭角型青光眼的临床诊断主要依据其病史、临床表现、体格检查及相关检查来进行，其急性发作期诊断条件如下。

（一）自觉症状

伴有剧烈头痛、眼痛、畏光、流泪、视力严重减退，常降到指数或手动，可伴恶心、呕吐等全身症状。一些病例尚有便秘和腹泻症状。

（二）眼部体征

眼睑水肿；球结膜混合性充血水肿；角膜上皮水肿，雾状混浊，知觉减退或消失，角膜后沉着物；前房极浅，周边前房几乎消失，如虹膜有严重缺血坏死，房水混浊，甚至出现渗出物；瞳孔中等散大，呈竖椭圆形，对光反射消失，有时可见局限性后粘连；滴甘油后做前房角镜检查，可见周边虹膜与小梁网紧贴或粘连，前房角完全关闭，小梁网上有较多色素沉着；眼压多在50 mmHg 以上，最高可达 80 mmHg 以上，触诊眼球坚硬如石；眼底因角膜水肿不能窥见，滴甘油 2～3 滴后，角膜水肿暂消退，可见视盘充血、水肿，视盘附近视网膜偶尔有小片状出血，视网膜血管阻塞，有时可见视网膜动脉搏动。

（三）高眼压缓解后

症状减轻或消失，视力好转，眼前段常遗留永久性组织损害，如节段性虹膜萎缩、色素脱失、局限性后粘连、瞳孔散大固定、房角广泛性粘连、晶体前囊下小片状白色混浊（青光眼斑）。临床上凡见到眼部有上述改变，即可证明患者曾有过急性闭角型青光眼大发作。

八、鉴别诊断

1. 急性闭角型青光眼急性发作时，伴有剧烈头痛、恶心、呕吐等，有时忽略了眼部症状，易误诊为急性胃肠炎或神经系统疾病或其他科疾病而延误诊断治疗。应注意眼部情况。

2. 与急性结膜炎、急性虹膜睫状体炎的鉴别，见表 5-1-3。

表 5-1-3　急性闭角型青光眼、急性结膜炎与急性虹膜睫状体炎的鉴别

鉴别点	急性闭角型青光眼	急性结膜炎	急性虹膜睫状体炎
症状	剧烈头痛、眼痛伴有恶心呕吐	异物感、烧灼感	畏光、流泪、眼痛及睫状体压痛
视力	显著减退	正常	减退
分泌物	无	增多	无
结膜充血	混合性充血	结膜充血	睫状体充血
角膜	水肿、雾状混浊，可有角膜后沉着物	透明	大量角膜后沉着物
前房深度	极浅，周边前房几乎消失	正常	正常
房角	明显狭窄或关闭	正常	正常
房水	轻度混浊，无炎性细胞	正常	混浊，有大量炎性细胞
瞳孔	中等散大，对光反射消失	正常	小，对光反射消失
眼压	明显增高	正常	正常或偏低

3. 继发性急性闭角型青光眼。也有急性高眼压的症状和体征，如晶状体膨胀、瞳孔闭锁等，甚至遗留高眼压造成的眼部损害体征。原发性急性闭角型青光眼双眼具有同样的解剖特征，而继发性闭角型青光眼存在引起继发性房角关闭的病因和体征，因此仔细检查对侧眼的情况有助于鉴别诊断。

4. 睫状环阻塞性青光眼。也叫恶性青光眼。常发生于内眼手术尤其是抗青光眼手术后。同样具有眼前段狭小的解剖特征，但比急性闭角型青光眼的眼前段更为狭小，晶状体厚度更厚，位置相对更靠前，眼轴更短。前房变浅与急性闭角型青光眼的不同，虹膜表现为和晶状体前面一致性向前隆起，最为重要的是当用缩瞳剂治疗后，病情恶化。

九、救治方法

急性闭角型青光眼是容易致盲的眼病，急性发作期必须紧急处理，以免造成视功能不可逆损失。治疗目的：解除瞳孔阻滞；重新开放房角；预防视神经进一步损害。其治疗原则：应先用缩瞳剂、β-肾上腺素能受体阻滞剂及碳酸酐酶抑制剂或高渗剂等迅速降低眼压，使已闭塞的房角开放；眼压下降后根据前房角镜检查及超声生物显微镜检查，观察虹膜及房角狭窄情况，及时选择适当手术治疗，以防止再发；对侧眼如果合并浅前房窄房者，应及时早期行预防性周边虹膜切除或激光切开术。手术前应滴缩瞳剂，以免激发急性发作。

（一）药物治疗

目的是迅速控制眼压，为激光或手术治疗创造条件。药物降低眼压主要通过 3 种途径：①扩增房水流出，如毛果芸香碱减少小梁网房水排除阻力，前列腺素衍生物增加房水经葡萄膜巩膜通道外流。②抑制房水生成，如 β-肾上腺素能受体阻滞剂及碳酸酐酶抑制剂。③减少眼内容积，如高渗脱水剂。通常在应用缩瞳剂情况下联合使用各种降眼压药物。

1. 拟副交感神经药（缩瞳剂）。①常用剂型。1%～4%毛果芸香碱，对发病不久的病例，常用1%～4%毛果芸香碱每 15 min 滴眼 1 次，连续 4 次，至瞳孔缩小接近正常时，可改为 3～4 次/d，滴眼时注意压迫泪囊区，避免通过鼻黏膜吸收造成全身中毒症状。也可以应用 4%毛果芸香碱缓释药膜或凝胶，每晚 1 次滴眼。②作用机制。毛果芸香碱直接兴奋瞳孔括约肌，使瞳孔缩小和增加虹膜张力，将周边虹膜拉平，与小梁网分开，房角得以重新开放，房水能顺利排出。为治疗急性闭角型青光眼一线药物。③副作用。可引起眉弓疼痛、视物发暗、近视加深等，若用高浓度制剂频繁滴眼，可能

产生胃肠道反应、头痛、出汗等全身中毒反应。

2. β-肾上腺素能受体阻滞剂。①常用剂型。0.25%～0.5%噻吗洛尔、0.25%～0.5%倍他洛尔、2%卡替洛尔、0.3%美替洛尔、0.25%～0.5%左布诺洛尔。②作用机制及副作用。通过抑制房水生成降低眼压，不影响瞳孔大小和调节功能，但降眼压幅度有限，长期应用降压效果减弱。

3. 碳酸酐酶抑制剂。能抑制睫状突上皮细胞中的碳酸酐酶，从而减少房水的生成，使眼压下降。①乙酰唑胺。首次剂量 500 mg，以后每 6 h 1 次，250 mg/次，服用 1 h 眼压开始下降，可持续 6～8 h。此药系磺胺类衍生物，故应服等量的碳酸氢钠，服此药后钾离子排出增加，有产生手足麻木、肾绞痛、血尿、肾结石甚至肾功能衰竭等的副作用，应服 10%氯化钾 10 mL，3 次/d。此药虽可暂时降低眼压，却无开放已闭塞房角的作用，容易造成治愈错觉，失去早期手术治疗的时机，以致造成房角永久粘连。因此对急性闭角型青光眼不宜长期使用，且应与缩瞳剂合并使用。②醋甲唑胺。首剂 100 mg，以后25～50 mg/次，每 6～8 h 1 次，副作用较乙酰唑胺为轻。③目前常使用局部用药制剂：2%布林佐胺、杜噻酰胺，其降眼压效果稍小于全身用药，但全身副作用也很少。

4. 高渗疗法。高渗溶液可增加血浆渗透压，使眼组织，特别是玻璃体中的水分进入血液，从而减少眼内容量，眼压迅速随之下降。高渗药物降压的作用迅速，但不能阻止房角粘连，故需与缩瞳药同时应用。①20%甘露醇。1～2 g/kg 静脉滴注，一般为 250～500 mL，在 30～60 min 滴完，滴注后半小时眼压开始下降，可维持 3～4 h。静脉输入甘露醇后可出现多尿、口渴或颅内压降低所引起的恶心、头痛、头昏等症状，这些症状在输液停止后迅速消失。②50%甘油。为一种简便安全的高渗降压药，2～3 mL/kg 加等量 0.9%氯化钠，1 次服下，一般剂量为 50%溶液 100～150 mL，服后半小时开始降压，可维持 4～6 h，部分患者服后发生口渴、恶心、上呼吸道烧灼和头昏症状，但为时短暂，且可耐受。严重呕吐及糖尿病患者慎用。③50%葡萄糖注射液 100 mL 静脉注射，有心、肾疾病及糖尿病者禁用。

5. 辅助治疗。①局部滴用糖皮质激素或双氯芬酸钠滴眼液，有利于减轻充血和虹膜炎症反应。对减轻术后反应及降低眼压均有一定作用。②全身症状严重者，如呕吐剧烈者可肌内注射氯丙嗪 25 mg 止吐。烦躁不安者可用苯巴比妥 0.03～0.1 g 口服或肌内注射镇静。

（二）手术治疗

急性闭角型青光眼虽可用药物治疗使急性发作缓解，达到短期降眼压的目的，但不能防止再发。因此眼压下降后应根据病情，特别是前房角情况，尽快选择周边虹膜切除术或滤过性手术。

1. 若在仅用毛果芸香碱的情况下，多次测量眼压，眼压稳定在 21 mmHg 以下，房角仍然开放或粘连范围<1/3 周径及青光眼临床前期，可施行周边虹膜切除术或激光虹膜切开术。目的在于沟通前后房，解除瞳孔阻滞，平衡前后房压力，减轻虹膜膨隆并加宽房角，防止虹膜周边部再与小梁网接触。

2. 对于在用毛果芸香碱的情况下，眼压仍在 21 mmHg 以上，表明小梁功能已遭受永久性损害，房角已发生广泛前粘连者，应考虑做滤过性手术（如小梁切除术）。基本原理：切除一部分角巩膜缘处小梁组织，形成一瘘管，房水经此瘘管引流到球结膜下间隙，然后再由结膜组织的毛细血管和淋巴管吸收，以达到降眼压的目的。

3. 对于疼痛症状较为剧烈的晚期或绝对期青光眼，可行睫状体冷凝、睫状体光凝等手术，以破坏睫状体及其血管，减少房水生成，降低眼压，控制症状及止痛，必要时摘除眼球。

4. 极少数患者，虽然经联合用药，眼压仍居高不下，可在药物减轻角膜水肿的情况下，行激光虹膜切开术或激光虹膜周边成形术，以迅速解除瞳孔阻滞，或试行前房穿刺术，放出部分房水，以防持续性高眼压对视神经产生严重不可逆损害。眼压降低后及时行滤过性手术。

5. 对于临床前期患者，其中 40%～80%在 5～10 年可能急性发作。长期使用毛果芸香碱不一定能有效预防急性发作。因此对于具有虹膜膨隆、浅前房、窄房角的临床前期患者，应早做预防性虹膜周边切除术或激光虹膜切除术。

6. 对于早期急性闭角型青光眼合并白内障的患者，由于晶状体增厚或膨胀，瞳孔阻滞加重，可考虑早期行白内障摘除及人工晶体植入，术后前房加深，瞳孔阻滞解除，可以达到根治效果。

十、诊疗探索

下面治疗方法的尝试有其理论基础，根据病情合理使用对原发性急性闭角型青光眼可能有较好疗效，但有待更多的临床资料证实。

（一）前房穿刺术

原发性急性闭角型青光眼急性发作过程中，经缩瞳孔及联合应用降眼压药物后眼压仍在 50～60 mmHg 以上，可试行前房穿刺术，放出部分房水，降低眼压，以防持续性高眼压对视神经产生严重不可逆损害。在眼压再次升高前及时行滤过性手术。

（二）房角分离术

通过粘弹剂进行的潜在的房角分离术可望使新鲜发生的一定范围的周边虹膜前粘连分离，以达到重新开放小梁网、降低眼压的目的。但由于该手术与周边虹膜前粘连发生的时间、范围有很大关系，效果不一，远期疗效有待进一步研究证实。

（三）超声乳化白内障摘除联合人工晶体植入术

原发性急性闭角型青光眼患者如果合并明显的白内障，可以考虑该手术。对于粘连性房角关闭范围<1/2 周径的原发性急性闭角型青光眼患者可以单独行超声乳化白内障摘除联合人工晶体植入术而不必行周边虹膜切除术；对于已出现眼压升高，粘连性房角关闭范围>1/2 周径的原发性急性闭角型青光眼患者，应行超声乳化白内障摘除联合人工晶体植入术联合滤过性手术。手术原理是摘除晶状体，可以解除瞳孔阻滞，加深前房和加宽房角，术中潜在的前房角分离可能会开放部分房角，降低眼压。但有部分患者单纯行小切口白内障超声乳化摘除联合人工晶体植入术，术后眼压仍然增高，需要药物治疗或再次行滤过性手术。

（四）国外关于原发性急性闭角型青光眼的治疗模式

对于任何类型的原发性急性闭角型青光眼的治疗，首先施行激光虹膜周边切除术或激光房角成形术。当晶状体明显混浊影响视力时，首先行白内障超声乳化摘除联合人工晶体植入术，术后残余青光眼应用药物治疗，如眼压仍然增高，则考虑行滤过性手术。

十一、病因治疗

1. 青光眼患者眼压升高，尤其是急性闭角型青光眼的发作，往往与情绪激动、过劳等诱因有关，故青光眼患者，首先在心理上要正视这一疾病，生活宜有规律，不宜暴饮暴食，要保持心情舒畅，注意劳逸结合；看电影、电视时间不宜过长，也不要在暗室久留；衣领勿过紧、过高；睡眠枕头宜垫高，避免长时间低头，以免头部充血后，导致眼压升高。

2. 饮食要易于消化，多吃蔬菜，忌吸烟、饮酒、浓茶、可可、咖啡，勿吃辣椒、油炸等刺激性食物。保持大便通畅，但 1 次饮水量不应超过 500 mL，因为饮水人多，会令眼压升高。有高血压、糖尿病者，要积极到内科治疗，控制血压、血糖，有利于保护视功能。

3. 当发现有虹视现象，视力模糊，休息后虽有好转，但不宜拖延，应及早到医院检查，免致病情进一步发展。如有头痛、眼痛、恶心、呕吐，则要请眼科医生诊治，勿认为急性胃肠炎或其他疾病而延误治疗。

4. 必须按医生嘱咐坚持用药和定期随访，不能自己随意变更用药。青光眼手术后要定期进行复查，复查的内容主要包括眼压、滤过泡情况、眼前房深度、视神经与视野的情况，另外也需要注意晶状体及视力等改变。一般而言，对存在重度视野损害的晚期青光眼，理想的眼压或称目标眼压应降低至12 mmHg 甚至更低，而轻、中度青光眼应降低至17 mmHg 甚至更低。有一部分青光眼患者在手术后白内障发展得相对较快，尤其是老年人，这在随访检查时应予以注意，必要时须再次手术治疗白内障。

5.40 岁以上，具有高度近视眼及具有家族史青光眼和患有糖尿病的人最好每年到医院进行 1 次检查。

十二、最新进展

（一）新的原发性闭角型青光眼分类标准和分类系统

1988 年世界卫生组织在征询国际知名青光眼专家意见的基础上，制定了新的原发性闭角型青光眼分类标准和分类系统。该标准按照疾病的自然病程将传统的原发性闭角型青光眼分为 3 个阶段：可疑原发性前房角关闭、原发性前房角关闭、原发性闭角型青光眼。该标准的基本思想：原发性前房角关闭的本质是周边虹膜对前房角功能性小梁网的机械性阻塞（排除继发性因素），如同时存在青光眼视神经损害者才能称为原发性闭角型青光眼。

1. 可疑原发性前房角关闭。静态前房角镜下＞3 个象限未能见到功能小梁网，排除继发因素。

2. 原发性前房角关闭。在可疑原发性前房角关闭基础上出现周边虹膜与小梁网接触的体征，如小梁网色素沉着、周边虹膜前粘连、虹膜萎缩、晶状体表面出现青光眼斑和（或）眼压升高等。

3. 原发性闭角型青光眼。在原发性前房角关闭基础上出现青光眼性视神经损害和可重复的视野损害。新的分类标准能较为清晰地指导治疗，有利于分析和统计原发性闭角型青光眼的发病率和患病率，便于研究结果的比较和交流。但不足之处在于不能充分反映疾病的发病机制。

（二）检查方面

1. 超声生物显微镜的应用。该项技术可在无干扰自然状态下对活体人眼前段的解剖结构及生理功能进行动态和静态记录，并可做定量测量，特别对睫状体的形态、周边虹膜、后房形态及生理病理变化进行实时记录，为原发性闭角型青光眼，特别是原发性慢性闭角型青光眼的诊断治疗提供极有价值的资料。

2. 共焦激光扫描检眼镜。该机采用了低能辐射扫描技术，实时图像记录及计算机图像分析技术。通过共焦激光眼底扫描，可透过轻度混浊的屈光间质，获得高分辨率、高对比度的视网膜断层图像，能准确记录和定量分析视神经纤维分布情况、视盘的立体图像，并能同时检查视盘区域血流状态和完成局部视野、电生理检查，对青光眼的早期诊断、病情分期及预后分析均有重要价值。

3. 定量静态视野、图形视觉诱发电位。青光眼出现典型视野缺损时，视神经纤维的损失可能已达50%。计算机自动视野计通过检测视阈值改变，为青光眼最早期诊断提供了依据。图形视觉诱发电位、闪烁视网膜电流图检查，在青光眼中有一定敏感性及特异性。如将上述二种检查结合起来，能显著提高青光眼的早期检出率。

4. 光学相干断层成像术。可以对眼前节结构进行精确扫描。

（三）治疗方面

1. 激光治疗青光眼。这是近年青光眼治疗的一大进步。激光虹膜打孔代替了虹膜周切术，激光小梁成形术为开角型青光眼的治疗提供了一种手段，使大量患者避免了手术治疗。

2. 手术。小梁切除术近年经多种改良，尤其是滤过术后辅用氟尿嘧啶、丝裂霉素等药物，减少了滤过通道瘢痕形成，手术效果大有提高。滤过手术联合白内障摘除及人工晶体植入，获得了很好的临床疗效。现在已在滤过手术时同时进行白内障超声乳化术，使药物不能控制的青光眼且有白内障的患者得到了全面的治疗。巩膜下植入引流管为晚期复杂性青光眼的治疗提供了一种治疗手段。

3. 药物。近几年抗青光眼药物迅速增加。如β-受体阻滞剂就有噻吗洛尔、倍他洛尔、卡替洛尔、美替洛尔、左布诺洛尔等，医生可根据患者全身情况、降眼压机制及药物协同作用来选择合适的、有效的抗青光眼眼药。

4. 视神经保护性治疗。青光眼以神经节细胞进行性死亡为特征。研究表明，节细胞死亡的机制是凋亡。眼压升高或视神经缺血是青光眼发病的始动因素，自由基、神经营养因子的剥夺、眼内兴奋性毒素-谷氨酸增多，可能是节细胞凋亡的激发因子。因此，除了降低眼压外，青光眼的治疗还应包括视神经的保护性治疗。目前正在从中和凋亡激发因素，开发外源性和内源性神经营养因子，基因治疗和神经再生或移植等多方面进行研究，以期控制节细胞凋亡，达到保护视神经的目的。钙通道阻滞剂、谷氨酸拮抗剂、神经营养因子、抗氧化剂及某些中药如银杏叶、灯盏细辛制剂，可以从不同环节起到一定的保护视神经的作用。贝特舒为选择性 β_1-受体阻滞剂，除降低眼压外，尚能增加视神经血流量；α_2-受体激动剂阿法根，也有一定神经保护作用。

莫百军　哈玲芳　张在其

第九节　视网膜动脉阻塞

一、基本概念

视网膜中央动脉供应视网膜内层，睫状后动脉发出分支形成的脉络膜毛细血管供应视网膜外层，它并发出分支形成睫状视网膜动脉。15%～30%的眼有睫状视网膜动脉供应视网膜内层小部分区域，特别是它供应黄斑区范围的大小有重要意义。视网膜中央动脉为终末动脉，分支间无吻合，一旦发生阻塞，神经上皮质内层血供中断，引起急性缺血，使视力严重下降，是导致盲目的急症之一。本病自1859 年由 von Graefe 首先描述，其特征：视力突然丧失；后极部视网膜乳白色混浊；黄斑区有樱桃红。发病率约为 1/5 000。多发生在老年人，大多为单眼，左右眼发病率无差别。双眼发病者少见，仅占 1%～2%。男性比女性发病率高，男女之比约为 2∶1。

二、常见病因

视网膜动脉阻塞常为多因素致病，既有血管病变的基础，又有合并栓塞或其他诱因而综合致病。常见病因：

1. 高血压、动脉粥样硬化、心脏病、风心病等心血管系统疾病及糖尿病。

2. 全身或局部的炎症性血管病如颞动脉炎、血栓性脉管炎、结节性动脉周围炎、Behcet 综合征、Eales 病、葡萄膜炎等。

3. 偏头痛、血黏度异常、血液病、口服避孕药等。

4. 青光眼、视网膜脱离手术、眼眶手术创伤、球后肿瘤、外伤性球后出血等。

三、发病机制

(一) 血管栓塞

各种类型的栓子进入视网膜中央动脉导致血管阻塞。首先栓子常位于筛板处，因经过筛板处管径变窄，尤其是老年人该处组织硬化，栓子更易在此处停留；其次栓子常位于后极部动脉分叉处。常见栓子：

1. 胆固醇栓子。最常见，约占 87%。多来源于颈动脉、主动脉或大血管有进行性粥样硬化者。由于粥样斑坏死，溃疡暴露在血流中，含有胆固醇的物质脱落，形成栓子进入视网膜中央动脉。这种栓子比较小，常位于颞侧支动脉分叉处，尤其是颞上支最易受累。阻塞程度因栓子大小而异。

2. 血小板纤维蛋白栓子。常见于缺血性心脏病、慢性风心病和颈动脉栓塞患者。由于血管硬化，内皮细胞受损，导致内壁失去光滑性，内皮下增殖，管腔变窄，血小板和纤维蛋白聚集在血管内皮粗糙面形成血栓性斑块，斑块脱落后可进入视网膜血流。这种栓子比较大，可完全阻塞视网膜血流，患者突然失明。

3. 钙化栓子。较少见，占视网膜栓子的4％。主要来源于钙化的主动脉瓣或二尖瓣，或主动脉和颈动脉的粥样硬化斑，患者常有风心病或其他瓣膜病。栓子多为单个，比较坚固，常位于筛板附近或进入第一分支，不易吸收，长期位于视网膜动脉内。

4. 其他少见栓子。肿瘤栓子，如心黏液瘤栓子；长骨骨折的脂肪栓子、感染性心内膜炎的脓毒栓子；各种成型或美容手术注入硅制剂形成的硅栓子；药物性栓子如可的松栓子偶见于眼周围注射者。文献中报道也有空气、滑石粉等栓子。

(二) 血管痉挛

发生于血管无器质性病变但血管舒缩不稳定的年轻人，或患有急性进行性高血压病、肾性高血压等，引起动脉痉挛；慢性进行性高血压病病程经过中，因过度疲劳、精神紧张等因素，在小动脉广泛硬化的基础上导致的动脉痉挛，均可累及视网膜中央动脉引起其主干或其分支的一过性阻塞。血管痉挛常因其他原因诱发，如冲洗阴道、冲洗鼻窦或姿势改变，或患各种感染性疾病，如流行性感冒或疟疾等，或外源性毒素，如烟、酒、奎宁等中毒时发生。血管痉挛常合并偏头痛或听力减退。

(三) 血管壁的改变或血栓形成

由于动脉硬化或粥样硬化，血管内皮细胞受损，内皮下增殖变性。使血管内皮粗糙，管腔变窄，易于形成血栓。各种炎症直接侵犯动脉壁产生动脉炎，如巨细胞动脉炎、系统性红斑狼疮、多发性节结性动脉炎、硬皮病及皮肌炎等。炎症使血管壁细胞浸润、肿胀、阻塞管腔。炎症、感染或毒素也可刺激血管，发生痉挛、收缩和阻塞。

(四) 血管外部压迫

青光眼、视网膜脱离手术如巩膜环扎、眼内注入膨胀性气体、眼眶手术创伤、球后肿瘤、外伤性球后出血等可以导致眼压和眶压增高，诱发视网膜动脉阻塞。其他如外科术时俯卧位全身麻醉后，也可能发生视网膜中央动脉阻塞。其原因可能与眼球受到压迫及患者处于失血或休克状态有关。

四、临床特征

临床表现因阻塞部位（分为主干阻塞、分支阻塞、前毛细血管小动脉阻塞和睫状视网膜动脉阻塞）及程度（完全性或不完全性阻塞）而有所不同。

(一) 视网膜中央动脉阻塞

阻塞发生在筛板附近或筛板以上部位。完全性阻塞者症状严重，发作迅速，在绝大多数病例视力立即或数分钟内完全丧失，甚至无光感。部分患者（约24％）可有先兆症状，曾经有突然单眼出现一过性黑矇，数秒或数分钟后视力恢复的病史。反复多次发作，最后视力突然丧失。但也有一些病例，在视野颞侧周边尚保留一狭窄的光感区，其原因可能与鼻侧视网膜视部向前延伸多于颞侧，而周边视网膜营养受脉络膜及视网膜动脉双重供养有关。有一些病例，在生理盲点附近也可以残存视野小岛，其原因可能是视盘周围视网膜能通过 Zinn-alley 环小分支或后短睫状动脉与视网膜血循环吻合支取得血供使然。眼部检查：瞳孔散大，直接光反射消失或极度迟缓，间接光反射存在。眼底检查可见因后极部神经纤维层和神经节细胞层雾样肿胀增厚，视网膜成乳白色弥散性水肿混浊，一般在阻塞后1～2h出现。黄斑中心凹因无视网膜内层（仅有内界膜），透过菲薄的黄斑组织可以看见脉络膜血管呈现红色（脉络膜循环正常），黄斑区呈对比显著的圆形暗红色或棕红色斑，称为樱桃红斑。但也有少数病例，因水肿特别明显而形成皱襞，掩盖中心凹，而使樱桃红斑不能见到。约有 25% 的急性视网膜中央动脉阻塞眼有一支或多支睫状视网膜动脉存在并供应黄斑，则黄斑区视网膜呈一舌形橘红色区并且中心视力可以保留。约 10% 的患眼睫状视网膜动脉保护了黄斑中心凹，2 周后，80% 的患眼视力可提高到 0.4 以上。视盘色淡，如同时合并缺血性视盘病变，则颜色更淡，边界模糊轻度水肿。视网膜中央动脉管径高度狭窄，血柱颜色发暗，管壁中央反射光带变得非常狭细甚至消失，其末梢小分支则已不易见到。静脉管径也明显变窄，血流停滞呈节段状。部分患者偶尔可见视网膜有许多小出血，大多在视盘附近。这种小出血点发生于阻塞数周后，可能是小血管侧支吻合膨胀破裂或毛细血管因缺氧损害而全血渗漏所致。如果眼底有较为广泛而浓密的片状或火焰状视网膜出血者，则提示合并有视网膜中央静脉阻塞。视野可完全丧失，呈管型视野，或颞侧留一小片状岛状视野。视网膜电流图检查，完全性阻塞呈典型的负相波形，因 b 波源自内核层而降低，a 波源自视细胞层，由脉络膜供血而无明显改变，故呈负波形。在少数情况下，视网膜中央动脉阻塞后期，可见虹膜面出现新生血管（虹膜红变），引起新生血管性青光眼。此种病例常同时存在睫状后长动脉阻塞或颈动脉狭窄。视网膜中央动脉阻塞 2～6 周后，视网膜神经上皮质混浊自周边部向后极部逐渐减退，恢复透明呈暗红色，接近原来的眼底色泽。因其视网膜内层已坏死萎缩，视功能不能恢复。黄斑区樱桃红点消退，出现色素紊乱，即色素脱失或色素增生，呈粗糙的颗粒状外观。视网膜动脉及静脉均变细，可出现白鞘或白线化。视盘苍白或黄白色，境界清楚，称为血管性视神经萎缩。总干不完全性阻塞者，视功能损害及检验镜下改变较完全性阻塞轻，视网膜动脉轻度狭窄，视网膜轻度水肿，预后比完全性阻塞要好。

（二）视网膜分支动脉阻塞

多由栓子或血栓形成所致。视网膜动脉各个大小分支均可发生阻塞，颞侧分支常受累，尤以颞上支阻塞多见。当完全阻塞时，该分支动脉变细，静脉也变细，该动脉血供区域视网膜乳白色混浊水肿，相应处视野突然消失，视野呈象限缺损或扇形缺损。视网膜电流图正常或轻度改变。如果波及黄斑，则出现樱桃红斑，中心视力急剧下降。分支不完全阻塞，因阻塞程度而有轻重不等的眼底改变及视功能损害。

（三）前毛细血管小动脉阻塞

视网膜前毛细血管小动脉急性阻塞可能与血管内皮损伤、血栓形成、血管炎或异常红细胞阻塞等因素有关。可见于高血压、糖尿病或放射性视网膜病变、系统性红斑狼疮、白血病等血液病。根据阻塞的部位和范围，视力可正常或下降，视野正常或有暗点。眼底见散在分布的棉絮斑，数天或数周后消失，小动脉重新灌注。眼底荧光血管造影可见斑状无灌注区，邻近毛细血管扩张，晚期荧光素渗漏。

（四）睫状视网膜动脉阻塞

我国约有 15% 的人有睫状视网膜动脉存在，当视网膜中央动脉主干阻塞时，如果患者存在此种异常动脉则因有该动脉血供而仍能保存视盘颞侧一舌形颜色正常的视网膜（通常包括黄斑），可残留部分中心视力。反之，这一异常动脉也可突然发生阻塞，视盘黄斑区出现舌形乳白色水肿、混浊区，中心视力急剧下降，并有中心绝对暗点。

五、辅助检查

（一）眼底荧光血管造影

一般常有下列数种表现：

1. 所谓病程早期所见，实际上是指发病数小时甚至是超过 24 h 后的造影改变。主干完全性阻塞时，视网膜动脉无荧光色素灌注，但视盘有由睫状动脉供血的毛细血管，却很快有荧光充盈而且明显扩张，形成侧支吻合，并迅速回流于视盘上中央静脉根部，使造影剂灌注于静脉主干近端，同时呈现特殊的逆流现象，即荧光从静脉主干向视盘外静脉支逆行充盈。由于动脉灌注压低，管腔内荧光素流变细，或呈节段状，荧光素不能进入小动脉末梢或毛细血管而形成无灌注区，黄斑周围小动脉无荧光素充盈而呈树枝折断状。黄斑区的小血管偶可见轻度渗漏和血管瘤样改变。主干不完全阻塞时，表现为荧光充盈迟缓。视网膜动脉完全充盈时间，正常眼 1～2 s，而在受阻动脉可延长 30～40 s。因此造影动脉期至静脉期出现荧光层流（早期静脉期）时间也非常缓慢，正常时相差仅 1～2 s，而此时则长达 30～40 s。静脉荧光暗淡或呈颗粒状，提示血循环严重不畅。阻塞程度较轻者，动、静脉充盈时间稍有延长或完全正常。分支完全性阻塞在造影时，可以见到血流至阻塞处突然中断。在该处管壁有荧光渗漏，分支完全阻塞的另一指征为逆行充盈。由于阻塞支末梢端的压力相当低，使毛细血管来的血液回流成为可能，因而在阻塞初期可见该动脉末梢端荧光素灌注早于阻塞处近端。分支不完全性阻塞，阻塞处管壁无荧光渗漏。该动脉支荧光充盈时间比其他正常分支略有延长或完全正常。

2. 病程后期是指阻塞发病后数周乃至数月之后，此时眼底荧光血管造影在主干或分支完全性阻塞，虽因侧支循环形成而动脉充盈时间恢复正常，但动、静脉管径狭窄，血管鞘膜、侧支管道及毛细血管无灌注区等仍能见到；有时还可以发现微血管瘤、新生血管等异常荧光。

3. 前毛细血管小动脉阻塞者可见阻塞部位形成斑片状无灌注区、邻近毛细血管扩张，有的扩张如瘤样，晚期荧光渗漏。

（二）视野检查

视网膜中央动脉阻塞者视野缩窄或呈管形视野，或颞侧仅留一小片岛状视野。动脉分支阻塞者在阻塞动脉支所支配的视网膜相应的视野有相对性或绝对性暗点，常呈象限缺损或扇形缺损。前毛细血管小动脉阻塞者视野正常或有暗点。

（三）视网膜电流图检查

视网膜中央动脉完全性阻塞呈典型的负相波形，b 波下降（b 波源自内核层，内层缺血，双极细胞受损）甚至消失。a 波源自视细胞层，由脉络膜供血而无明显改变。

（四）光学相干断层成像术

表现为受累区视网膜均匀的增厚，晚期视网膜萎缩时则表现为视网膜变薄。

（五）超声检查

心脏彩色 B 超及 X 线拍片，排除心脏瓣膜赘生物。

（六）颈部彩色多普勒检查

了解颈部动脉、眼动脉等血供情况。

（七）测量血压、眼压

以了解有无高血压、青光眼等疾病。

（八）实验室检查

查血糖、血脂、血黏度、凝血功能、红细胞沉降率、抗链球菌溶血素 O、狼疮细胞、免疫功能等检查，以排除炎性血管病变如大动脉炎，免疫性疾病、高脂血症等病变。

六、诊断思路

（一）询问病史

详细追问患者既往病史和现病史，寻找诱发因素，有助于视网膜中央动脉阻塞的诊断。患者病史特点：发病年龄多在 40 岁以上，并且 60 岁以上多见。多单眼发病，双眼发病者仅仅占 1%～2%。视力可突然或数分钟内丧失或大部分丧失。常有一定的诱发因素，如近期大手术史、球后麻醉、眼眶手术、眼外伤、眼部手术或高血压、动脉粥样硬化、糖尿病、风心病、血液病、口服避孕药、颞动脉炎、血液黏度增高等病史。

（二）体格检查

中央动脉阻塞时，视力突然丧失，可仅有光感，甚至失明。瞳孔散大，直接对光反射消失，间接对光反射存在。有睫状视网膜动脉者，可保留部分中心视力。如果是某一分支有阻塞，则视力可部分保存，但相应部位的视野丧失。检眼镜所见：

1. 视盘边缘模糊，色较淡。

2. 视盘附近的视网膜呈乳白色混浊、水肿，黄斑区呈樱桃红色。如有视网膜睫状动脉存在，则黄斑视盘间该血管支配的视网膜仍可保存正常色泽和视力。

3. 视网膜动脉大支变为细窄的暗红色线条，小支不易看见。视网膜静脉改变较少，压迫眼球动脉无搏动。有些动脉血柱常呈节段状或念珠状。

4. 如果病变超过 2 周，则视网膜水肿消退，视网膜动脉呈细线状，可伴有白鞘，黄斑区呈粗糙颗粒状，视盘显著苍白，视力永久丧失，构成血管性视神经萎缩。

（三）辅助检查

1. 眼底荧光血管造影。早期视网膜动脉无荧光素灌注或出现充盈迟缓，根据视网膜动脉阻塞部位和程度而异。晚期动静脉管径狭窄，有时可见毛细血管无灌注区等。

2. 视野检查。视网膜中央动脉阻塞者视野缩窄或呈管形视野，或颞侧仅留一小片岛状视野。动脉分支阻塞者有象限缺损或扇形缺损。前毛细血管小动脉阻塞者视野正常或有暗点。

3. 视网膜电流图检查。视网膜中央动脉完全性阻塞呈典型的负相波形，b 波下降甚至消失，a 波无明显改变。

4. 心脏、颈动脉彩色超声检查及实验室检查以明确诱发视网膜动脉阻塞的疾病。

七、临床诊断

1. 突然无痛性视力下降或丧失，可仅有光感，甚至失明。

2. 瞳孔散大，直接对光反射消失或极迟钝。

3. 相应阻塞部位的视野缺损。

4. 检眼镜所见。

（1）视盘色较淡，轻度水肿，边缘模糊，晚期萎缩苍白。

（2）后极部视网膜呈乳白色水肿混浊，黄斑区呈樱桃红色。如有视网膜睫状动脉存在，则黄斑视盘间该血管支配的视网膜仍可保存正常色泽和视力。

（3）视网膜动脉大支变为细窄的暗红色线条，小支不易看见。视网膜静脉改变较少，压迫眼球动脉无搏动。有些动脉血柱常呈节段状或念珠状。

（4）根据视网膜动脉阻塞部位和程度，视网膜动脉荧光显影出现充盈迟缓或无灌注。

（5）如果病变超过 2 周，则视网膜水肿消退，视网膜动脉呈细线状，可伴有白鞘，黄斑区呈粗糙颗粒状，视盘显著苍白，视力永久丧失，逐渐形成血管性视神经萎缩。

八、鉴别诊断

（一）眼动脉阻塞

发病率低，仅占 3%，但对视功能的损害更严重，视力常降至无光感。由于视网膜内外层均无血液供应，视网膜乳白色水肿、混浊更重，40％的患者黄斑区无樱桃红点；脉络膜血供受阻，脉络膜和视网膜色素上皮也水肿混浊；晚期视网膜苍白，视神经萎缩，后极部尤其是黄斑部有较重的色素紊乱；眼底血管荧光素造影视网膜和脉络膜血管充盈缺损，视网膜色素上皮荧光素渗漏，具体见表5-1-4。

表 5-1-4 眼动脉阻塞和视网膜中央动脉阻塞的鉴别

	视网膜中央动脉阻塞	眼动脉阻塞
视力	数指或手动	常无光感
眼底急性期樱桃红点	存在	缺乏或存在
视网膜水肿混浊	轻度或中度	中度或重度
眼底晚期	无色素紊乱或很轻	有色素紊乱
视神经萎缩	轻度或中度	重度
荧光血管造影	视网膜血流受损	视网膜和脉络膜血流受损
视网膜电流图	b波降低	a波和b波降低或消失

(二)缺血性视盘病变

视力可正常或程度不等的降低，但不如视网膜动脉阻塞者严重；眼底视盘水肿，色淡，边界模糊，可有小片状出血。视网膜无缺氧性水肿，黄斑区无"樱桃红点"。视野改变为象限缺损，常与生理盲点相连；而视网膜动脉阻塞则视网膜雾样水肿较重，呈乳白色；荧光血管造影缺血性视盘病变表现为视盘充盈不均匀，低荧光和强荧光区对比明显，而视网膜动脉阻塞表现为充盈迟缓，动脉变细和（或）灌注不足。

九、救治方法

(一)治疗原则

本病为眼科急重症，一经确诊，应争分夺秒进行抢救。发病48 h内处理最好，否则治疗效果不佳。由于视网膜对缺血缺氧极为敏感，实验研究显示视网膜完全缺血90 min后出现不可逆损害。因此本病的治疗，无论中医、西医，都应尽快解除血管阻塞或使栓子冲到较小分支处，尽可能恢复视网膜血液循环，改善供氧，提高视功能，缩小视网膜受损范围。

(二)治疗措施

1. 急诊治疗。

(1) 扩张视网膜动脉及解除痉挛：①立即吸入亚硝酸异戊酯，0.2 mL/次，每隔1～2 h 1次，连续2～3次；或舌下含服硝酸甘油片，0.3～0.6 mg/次，2～3次/d。②球后注射妥拉唑啉12.5～25 mg，每天或隔天1次，以扩张视网膜动脉及解除痉挛。③静脉滴注罂粟碱30～100 mg加入0.9％氯化钠或5％葡萄糖注射液500 mL内静脉滴注，1次/d。

(2) 降低眼压，使动脉灌注阻力减少：可以按摩眼球，至少15 min可使眼压下降；也可口服降眼压药物如乙酰唑胺、醋甲唑胺等药物，或行前房穿刺，放出0.1～0.4 mL房水，使眼压突然降低，视网膜动脉被动扩张，血管内的栓子被冲向小的分支。

(3) 吸氧：吸入95％氧和5％二氧化碳混合气体，白天1次/h，10 min/次；晚上每4 h 1次，以增加脉络膜毛细血管含氧量，缓解视网膜缺氧状态并扩张血管。对有条件者可进行高压氧治疗，每天1次，10次为1个疗程，30～60 min/次。

2. 后续治疗。

(1) 溶栓治疗：溶栓治疗因为其可能的疗效和同时存在的并发症一直是争议的焦点。目前已经成功应用于急性脑卒中患者，而视网膜中央动脉阻塞原理和急性脑卒中类似，在理论上对其是有效的。对疑有血栓形成或纤维蛋白原增高的患者可应用纤溶制剂。常用的有降纤酶、重组组织型纤溶酶原激活剂、东菱克栓酶等静脉滴注。有报道经动脉溶栓治疗，经眶上动脉注入纤维蛋白溶解剂，逆行进入眼动脉和视网膜中央动脉，使药物在局部达到高浓度，约半数患者视力提高。既往也有病例报道溶栓治疗对于视网膜中央动脉阻塞有效，但一直缺乏随机对照试验，故还需要大量的关于溶栓治疗的临床随机对照试验来验证其有效性。

如用尿激酶 10 万～20 万 U 缓慢静脉滴注，治疗时应查纤维蛋白原，如降至 200 mg％以下者应停止使用。也可口服胰激肽释放酶等药物。

(2) Nd：YAG 激光治疗：Nd：YAG 激光治疗指在检影镜下用 Nd：YAG 激光直接射击栓子，反复数次，直至动脉血流恢复（以动脉管径增粗为标志）。Nd：YAG 激光为红外光，由于动脉管壁对红外光吸收较少，选择较低能量射击动脉栓子时，可由于其机械作用是栓子破碎而不伤及动脉管壁。Man 等对 61 例接受 Nd：YAG 激光治疗的视网膜动脉阻塞患者进行了 Meta 分析，其中包括 47 例视网膜分支动脉阻塞及 14 例视网膜中央动脉阻塞；结果发现，87％的患者视力不同程度提高，但其也存在视网膜出血、玻璃体积血等并发症。说明 Nd：YAG 激光治疗视网膜中央动脉阻塞可以提高患者视力，但目前病例少且缺乏随机对照组试验，需要进一步的临床研究才能确定其治疗效果。

其他：可口服阿司匹林、双嘧达莫等血小板抑制剂；或根据病因治疗，如降低血压，治疗颈动脉病及维生素 B_1、维生素 B_6、维生素 B_{12}、维生素 E、辅酶 A 等神经支持疗法。

(3) 治疗内科疾病如高血压、糖尿病等。

(4) 有动脉炎者，可给予糖皮质激素，如泼尼松 60～80 mg，每天 8：00 顿服，待病情控制后逐渐减量，一般每 3～5 d 减量 10 mg。吲哚美辛 25 mg，3 次/d 口服等。

目前没有关于视网膜中央动脉阻塞的有效治疗，溶栓治疗有一定的潜在疗效，被部分医师接受并应用于临床，但是尚缺乏足够有效的证据证明其有效性和安全性，今后还需要大量随机对照组来验证其有效性。

（三）中医治疗

1. 中成药制剂。现代药理研究证明，多种中药具有增加冠状动脉血流量、扩张血管、降低动脉血压、降低心肌耗氧量、抑制血小板聚集、降低血液黏稠度的作用，其中在视网膜中央动脉阻塞治疗中应用较多，效果明显的有血塞通和葛根素，其主要成分为三七总苷和葛根素。视网膜中央动脉阻塞也可以应用络宁注射液、复方丹参注射液、疏血通等血管扩张剂加入 0.9％氯化钠或 10％葡萄糖注射液中静脉滴注，7～10 d 为 1 个疗程。同时口服复方丹参滴丸、血栓通胶囊等。

2. 中医中药。中医根据辨证施治分型治疗。其主要证型及方药如下：①肝阳上亢型，方用镇肝熄风汤加减。②瘀血阻络型，方用血府逐瘀汤加减。③肝气郁结型，治宜平肝泻火，活血化瘀，方用四逆散合化肝煎加减。④阴虚阳亢型，治宜育阴潜阳、活血化瘀，方用大定风珠加减。⑤风痰阻络型，治宜豁痰开窍、息风通络，方用涤痰汤加减。⑥气虚血滞型，治宜益气活血通络，方用补阳还五汤加减。⑦肝肾阴虚型，治宜滋补肝肾、补气活血，方用杞菊地黄汤加减。⑧气血瘀阻型，治宜活血通络，方用活血通络汤加减。⑨肝风内动型，治宜滋阴潜阳、平肝通络，方用育阴潜阳通脉汤加减。

十、诊疗探索

下面的一些治疗方法的尝试有其理论基础，根据病情合理使用对视网膜动脉阻塞可能有较好疗效，但有待更多的临床资料证实。

（一）高压氧联合药物治疗

球后注射妥拉唑啉 12.5～25 mg，1次/d，入舱前 30 min 注射。同时予以血塞通、葛根素、复方丹参注射液或疏血通等血管扩张剂加入 0.9% 氯化钠或 5% 葡萄糖注射液 500 mL 内静脉滴注，1次/d。高压氧治疗，1次/d，10次为1个疗程，30～90 min/次。刘铁等采用以上方法治疗 32 例视网膜动脉阻塞患者，取得较好的疗效。高压氧可以提高血氧含量，血氧分压和增加血氧弥散，使脉络膜、视网膜组织储氧量增加，迅速纠正或缓解视网膜组织的缺氧状态。球后注射妥拉唑啉可使视网膜血管扩张，使高压氧充分发挥作用，并对抗高压氧缩血管的副作用。

（二）筋膜下胶原海绵灌注系统治疗视网膜动脉阻塞

筋膜下植入胶原海绵灌注系统后，每天通过系统的硅胶管给药 3 次，分别给妥拉唑啉 25 mg（1 mL）、地塞米松 2.5 mg（0.5 mL）＋肝素 750 U、尿激酶 5 000 U，据观察，治疗组视力及 FFA 检查"臂-视网膜循环时间"均明显优于对照组。

（三）星状神经节阻滞联合高压氧治疗

能迅速扩张头颈诸血管并改善其血液循环。由麻醉师执行操作。患者平卧颈后仰，患侧气管旁入路，手指将其胸锁乳突肌拨到外侧，在气管外缘环状软骨平面垂直进针抵骨质，即第 7 颈椎横突，回抽无血或液体后注入 2% 利多卡因 5 mL，5～20 min 后出现霍纳综合征表现，如眼睑下垂、瞳孔缩小、球结膜充血、面部热感等，表示阻滞成功。1次/d，7次为1个疗程。高压氧治疗，1次/d，10次为1个疗程，30～90 min/次。休息 2 d 后可重复治疗。曲安生等采用以上方法治疗 15 例视网膜动脉阻塞患者，取得较好的疗效。

星状神经节有颈下交感神经节和第一胸交感神经融合而成，支配头颈部血管，并上行至颈上神经节，分支组成睫状神经节分布于眼内各血管和瞳孔开大肌。星状神经节阻滞能使颈动脉、眼动脉扩张及解除小动脉痉挛，提高患眼局部血管灌注压，降低其阻力。同时由于瞳孔缩小，有利于降低眼压，从而改善视网膜、脉络膜的血液循环，有利于栓子流向更小的分支和侧支循环的建立。高压氧可以使脉络膜、视网膜氧含量增加，迅速纠正或缓解视网膜组织的缺氧状态。二者联合使用，疗效显著。

（四）复方樟柳碱注射液治疗

2 mL 患侧颞浅动脉旁皮下注射，1次/d，14 d 为1个疗程，或 1 mL 患眼球后注射，1次/d，共3次；3 d 后用 2 mL 患侧颞浅动脉旁皮下注射，1次/d，14 d 为1个疗程。可连续 3 个疗程。蒋华等采用以上方法治疗 17 例视网膜动脉阻塞患者，取得较好的疗效。

复方樟柳碱注射液的成分是樟柳碱和普鲁卡因。樟柳碱是 M-胆碱受体阻滞剂，能解除小血管痉挛，改善局部血液循环。复方樟柳碱注射液于患眼颞浅动脉旁注射可以调整脉络膜血管的自主神经活动和缺血区血管的舒缩功能，增加血流量，改善眼部血供情况。

十一、病因治疗

全身仔细检查，积极寻找病因和治疗原发病。

1. 内科积极治疗高血压、动脉粥样硬化、心脏病、风心病等心血管系统疾病及糖尿病、颞动脉炎、血栓性脉管炎等内科疾病。

2. 眼科对症治疗 Eales 病、葡萄膜炎、青光眼、球后肿瘤、外伤性球后出血原发病等。视网膜脱离手术、眼眶手术时注意眼部血循环情况，防止加压过度、眶内压过高导致视网膜动脉阻塞。

十二、最新进展

对视网膜动脉阻塞的治疗近 30 年来没有根本性改变。近几年来出现通过视网膜动脉介入溶栓疗法，即选择性动脉内溶栓治疗视网膜动脉阻塞。方法：局麻下，经股动脉插入诊断导管，将其放入颈内动脉颅外段的近端，肝素加入 0.9％氯化钠进行灌注，以防止栓塞发生，行数字减影血管造影确认眼动脉开口，然后应用同轴导管技术，将超微导管置入眼动脉近端，此时做眼动脉超选择造影，了解阻塞程度和范围，然后以 0.05 mL/s 的速率经微导管向眼动脉注入纤溶剂如组织型纤溶酶原激活物或尿激酶。手术中注意观察患者视力情况，静脉注射过程中，间断将微导管退出眼动脉，以短暂恢复其血供，避免长时间阻断血流。如患者视力突然增加或有不适感即停止给药，手术后再行超选择造影以了解溶栓情况。术后肝素化，术后予以肝素 2 000～2 500 U/d，静脉滴注 2～3 d 防止再次栓塞。Schmidt 等认为：若患者最初视力好于手动，视网膜中央动脉发生阻塞后 4～6 h 内接受局部纤溶剂治疗，视力预后可得到改进。尽管如此，还应注意纤溶治疗的禁忌证。

禁忌证如下：

(1) 全身或局部血管炎、眼动静脉畸形。

(2) 近 3 个月内患有脑梗死等脑血管病变、脑外伤、颅内肿瘤。

(3) 高血压（200/110 mmHg），2 个月内手术史，心肌梗死病史、心内膜炎等病史。

(4) 妊娠，严重的慢性疾病。该方法在小样本的报道中取得了较好的临床疗效，但还需大样本、多中心的随机临床研究来进一步证实其疗效。

有报道增强的体外反搏可以明显改善视网膜动脉阻塞时缺血区视网膜的血流，改善视网膜功能，将是一个有用的辅助治疗方法。

莫百军　哈玲芳　张在其

第十节　急性视神经盘炎

一、基本概念

视神经炎并非单指视神经的炎症，实际上是指能够阻碍视神经传导功能，引起视功能一系列改变的视神经病变，如炎症、蜕变及脱髓鞘疾病等。因病变损害的部位不同临床上可分为球内段的视盘炎及球后段的球后视神经炎。本节主要讨论视神经盘炎，是指紧邻眼球段的视神经的一种急性炎症。常突然发病，视力严重障碍，多累及双眼（少数也可为单眼），很容易与视神经盘水肿相混淆。也可先后发病。多见于儿童或青壮年，经治疗预后一般较好。国内 40 岁以下患者约占 80％。

二、常见病因

急性视神经盘炎的病因复杂，常见于全身急性或慢性传染病，如脑膜炎、流行性感冒、麻疹、腮腺炎、结核、梅毒等，也可继发于眼眶、鼻窦、牙齿的炎症或葡萄膜炎、视网膜炎等局部炎症的蔓延。临床上常有半数以上患者找不到确切原因。常见原因分类如下。

(一) 原因不明的特发性视神经炎

占 15％～75％，临床上约半数以上病例是找不到原因的，可能与变态反应有关，也可能用目前的检测方法，还不能查出病因。

（二）局部炎症

葡萄膜炎、视网膜炎及交感性眼炎等眼部炎症可蔓延至视神经；眼眶感染、鼻旁窦炎、龋齿、扁桃体炎等病灶感染可直接累及或通过血液循环引起视神经发炎，或诱发视神经及眼内组织产生过敏致视神经发炎。

（三）全身性感染和炎症

如结核、痢疾、白喉、梅毒螺旋体、化脓性脑膜炎、脓毒症等细菌感染或流行性感冒、麻疹、带状疱疹等病毒感染，病原体通过血液直接累及视神经，或视神经对病原体产生过敏反应所致。

（四）营养性和代谢紊乱

1. 糖尿病。
2. 甲状腺功能亢进。
3. 恶性贫血。
4. 维生素 B_1 或维生素 B_{12} 缺乏及哺乳、妊娠等可引起视神经营养代谢障碍。

（五）中毒

1. 烟、酒中毒性弱视。
2. 重金属。砷、铅、铊等。
3. 药物。乙胺丁醇、异烟肼、链霉素、氯霉素、奎宁、氯喹等外界毒物通过皮肤或呼吸道、消化道侵入体内，使视神经遭受损害，引起视力障碍。

（六）脱髓鞘病

1. 多发性硬化。
2. 视神经脊髓炎。
3. 弥散性轴周性脑炎（即 Schilder 病）。

（七）遗传性视神经萎缩

1. Leber 病。
2. 显性视神经萎缩（青少年型）。
3. 隐性视神经萎缩（婴儿型）。
4. Behr 病。

（八）血管性疾病

1. 颅动脉炎。
2. 动脉硬化、高血压、糖尿病等。

（九）新生物

1. 视神经被直接浸润（白血病、淋巴瘤或恶性肿瘤）。
2. 压迫性视神经病变（颅内、眼眶占位性病变，鼻窦内囊肿或肿瘤、甲状腺眼病等）。

（十）外伤

颅脑、眼部或眼眶外伤。

三、发病机制

人类视神经炎的发病机制可通过动物模型推论，包括：

1. 实验性变态反应性脑脊髓膜炎，是通过动物对中枢神经系统髓磷脂抗原、髓碱性蛋白或蛋白脂蛋白致敏后诱发的一种自身免疫性疾病。

2. 病毒诱发的脱髓鞘性病变。

3. 抗体引起的脱髓鞘性病变。其中实验性变态反应性脑脊髓炎（EAE）动物模型是由神经组织介导的局限在神经系统内反应的迟发性超敏反应自身免疫性疾病。根据致敏方式和动物遗传背景，可以诱导出不同的急性和慢性临床和病理过程的 EAE，对于了解视神经炎的发病机制和治疗途径有重要意义。

4. 早期病理特征是中性粒细胞聚集在病灶周围，神经纤维肿胀并崩解，然后巨噬细胞出现并清除变形髓鞘组织。损伤的神经纤维被神经胶质细胞增生代替。神经组织肿胀，神经内部压力增高，造成轴浆运输受阻及加重局部缺血、缺氧，可导致视神经萎缩。

四、临床特征

（一）症状

多数患者均系双眼（少数也可为单眼）突然发生视力下降，一两天内视力严重障碍，甚至丧失光感。患者发病同时或发病前因视神经肿胀，可有眼球后部胀痛或眼球转动时眼球深部疼痛。少数患者有前额部疼痛，头昏，但多无恶心及呕吐。

（二）瞳孔改变

外眼一般正常，瞳孔不同程度散大；双眼无光感者瞳孔直接和间接对光反射均消失；视力严重下降者，瞳孔对光反射明显减弱或迟钝。单眼患者，患眼瞳孔可出现相对性瞳孔传入障碍（Marcus Gunn 征阳性），即当光线照患眼瞳孔时，出现矛盾性瞳孔扩大，当光线移向健眼时，瞳孔缩小。它提示单侧或不对称的前部视觉系统疾病，特别是视神经的疾病。

（三）眼底检查

视盘呈现充血水肿，边缘不清，筛板模糊及生理凹陷消失，视盘轻度隆起，一般不超过 2～3 屈光度。视盘表面及边缘可有小出血和渗出物，视盘周围视网膜水肿呈放射状条纹，视网膜静脉怒张迂曲或有白鞘。病变若波及黄斑部时，可有水肿、出血及渗出物，甚至星芒状扇形白斑，称为视神经视网膜炎。玻璃体轻度混浊。神经炎初期眼底正常，晚期发生继发性视神经萎缩，视盘颜色变淡，动脉变细，视网膜上可有色素沉着。

（四）视野改变

为本病重要体征之一，多数患者有巨大的中心暗点，中心暗点大而且致密；周边视野一般改变不大，但也可有轻度向心性缩小或楔形缺损，生理盲点稍大，以红绿色觉改变明显。炎症严重者，周边视野可明显向心性缩小，中央视野可以全部丧失。

五、辅助检查

（一）视野改变

表现为中心性或旁中心绝对或相对性暗点，也可见周边视野缩小。应强调检查中心视野而不是周边视野，用小红色视标检查敏感易检出。

（二）电生理检查

视觉诱发电位表现 P 波潜伏期延长，振幅值下降。研究显示 90% 的视神经炎患者有视觉诱发电位改变，视力恢复正常后，振幅可恢复，但潜伏期仍较长时间异常。

（三）眼底荧光血管造影

视盘炎时早期动脉期乳头面荧光渗漏，边缘模糊。静脉期呈强荧光。眼底荧光血管造影对诊断意义不大，但该检查对假性视神经盘炎及视神经盘埋藏性玻璃膜疣有重要鉴别价值。

（四）色觉对比敏感度试验检查

有一定辅助诊断意义。

（五）头颅 CT 扫描或 MRI

以排除颅内病变。

（六）腰穿脑脊液检查

可见异常细胞，γ-球蛋白增高、病毒抗体滴定度增高等均可见，应怀疑为多发性硬化。脑脊液中单克隆抗体 90% 可增高，但非特异性人白细胞抗原-A3 和人白细胞抗原-B7 也有助于诊断。

（七）红外线瞳孔检测仪

可以定量检查瞳孔变化情况。

六、诊断思路

（一）询问病史

详细追问患者既往病史和现病史，寻找诱发因素，有助于视神经炎原发病的诊断。应重点检查眼部、眼眶、鼻旁窦有无炎症、有无龋齿、扁桃体炎等病灶感染。全身有无急性感染：如肺结核、细菌性痢疾、白喉、梅毒螺旋体、化脓性脑膜炎、脓毒症等细菌感染或流行性感冒、麻疹、带状疱疹、腮腺炎等病毒感染。有无糖尿病、甲状腺功能亢进、恶性贫血、维生素 B_1 或维生素 B_{12} 缺乏及哺乳、妊娠等可引起视神经营养代谢障碍的疾病。有无烟、酒、砷、铅及乙胺丁醇、异烟肼等外界毒物通过皮肤或呼吸道、消化道侵入体内，使视神经遭受损害，引起视力障碍。除考虑常见病与多发病之外，还应考虑少见病与罕见病，以避免误诊。如脱髓鞘疾病：近年来认为本病是一种自身免疫性疾病，可能是病毒感染引起机体对神经髓鞘的超敏反应，导致神经（包括视神经）发生急性炎症改变，继而发生髓鞘脱失。头颅 CT 及 MRI 及视野检查排除颅内肿瘤。尽管如此，临床上仍有约半数以上病例目前找不到确切病因。

（二）临床特征及体格检查

1. 症状。多数患者均系双眼（少数也可为单眼）突然发生视力下降，一两天内视力严重障碍，甚至丧失光感。患者发病同时或发病前可有眼球后部胀痛或眼球转动时眼球深部疼痛。少数患者有前额部疼痛，头昏，但多无恶心及呕吐。

2. 体征。外眼一般正常，瞳孔不同程度散大；双眼无光感患者瞳孔直接和间接对光反射均消失；视力严重下降患者，瞳孔对光反射明显减弱或迟钝。单眼患者，患眼瞳孔可出现相对性瞳孔传入障碍（Marcus Gunn 征阳性）。

3. 眼底检查。视盘呈现充血水肿，边缘不清，筛板模糊及生理凹陷消失，视盘轻度隆起，一般不超过 2～3 屈光度。视盘表面及边缘可有小出血和渗出物，视盘周围视网膜水肿呈放射状条纹，视网膜静脉怒张弯曲或有白鞘。病变若波及黄斑部时，可有水肿、出血及渗出物，甚至星芒状扇形白斑，神经炎初期眼底正常，晚期发生继发性视神经萎缩，视盘颜色变淡，动脉变细，视网膜上可有色素沉着。

（三）辅助检查

视野改变；电生理检查；眼底荧光血管造影；色觉对比敏感度试验及视觉诱发电位等检查均有一定辅助诊断意义。头颅 CT 扫描或 MRI 检查以排除颅内病变。必要时腰穿脑脊液检查可见异常细胞，γ-球蛋白增高、病毒抗体滴定度增高等均可见，应怀疑为多发性硬化。脑脊液中单克隆抗体 90% 可增高，但非特异性 HLA-A3 和 HLA-B7 也有助于诊断。

七、临床诊断

主要根据临床表现及两项客观指标。

1. 视力突然并严重下降。

2. 眼球转动时眼球后牵引性疼痛，眼眶深部疼痛，以及闪光感。少数人伴头痛，但多无恶心呕吐等。

3. 眼底视盘充血水肿，边界模糊，隆起不超过 2～3 层亮度，视盘及周围可见线状或火焰状出血。后极视网膜水肿。晚期视盘苍白，边界不清。

4. 瞳孔不同程度散大，单眼者直接对光反射迟钝或消失，间接对光反射存在，Marcus Gunn 征阳性。

5. 视野出现巨大中心性暗点，周边视野一般改变不大或缩小（病情严重者）。

6. 视觉诱发电位表现 P 波潜伏期延长，振幅值下降。

7. 特殊类型。

（1）小儿视神经炎。多表现为视神经盘炎，多在 12 岁以下发病，5～8 岁常见。与成年人不同的是常双眼发病，起病急剧，视力损害严重，常伴有头痛呕吐。眼底有视盘充血水肿，有时被误诊为颅内压增高。常见病因为感染性疾病，如流行性感冒、扁桃体炎、中耳炎等。治疗效果较好。

（2）遗传性视神经炎。又名 Leber 病，多表现为视神经盘炎或球后视神经炎。伴性遗传，男性多为患者，女性为携带者，多有明确家族史。青壮年时发病，双眼先后或同时发病，早期视力明显下降，后期又不同程度提高，完全失明者少见。

八、鉴别诊断

（一）视神经盘水肿

视力早期正常，多为双眼，常继发于颅内肿瘤所致的颅内压增高，伴有恶心、呕吐、头痛等脑膜刺激症状。头颅 CT 及 MRI 有助于诊断。眼底表现为视神经盘水肿，隆起度超过 3 屈光度，高达 6～9 屈光度，持续时间长，视盘周围出血、渗出较多。视网膜静脉高度迂曲扩张。视野表现早期生理盲点扩大，周边视野正常。晚期周边视野向心性缩小，视神经萎缩。

（二）缺血性视神经病变

常见于老年人，多伴有动脉硬化、糖尿病或颞动脉炎等。视力突然下降，但较轻。早期视盘轻度水肿，但无充血，呈淡红或灰白色，多局限于视盘某一象限，可伴小出血点。视网膜血管一般无异常，但如有高血压、动脉硬化等可出现相应变化。视野缺损与生理盲点相连，多无中心暗点或偶有。眼底荧光血管造影早期可见视盘区域性低荧光或充盈延缓或缺损，后期病变区荧光素渗漏。晚期视神经萎缩，可见视盘凹陷、苍白，类似晚期青光眼的视盘表现。

（三）视盘血管炎

多见于 40 岁以下健康青壮年，多为单眼发生。视力正常或突然轻度下降。患侧眼底可见明显的视盘充血水肿，视网膜静脉怒张、迂曲，视网膜动脉无明显改变；视盘及其周围可有出血及渗出。眼底荧光血管造影检查：视网膜静脉充盈迟缓，视盘毛细血管及视网膜静脉管壁荧光素渗漏，晚期视盘及视网膜呈强荧光。视野改变：生理盲点扩大，周边视野多正常。

（四）假性视盘炎

多为先天性发育异常，单眼或双眼均可发生，患者多有远视及散光。矫正视力多正常。视盘不隆起或轻微隆起，视野正常，生理盲点不扩大。眼底荧光血管造影正常。

（五）癔症性黑蒙或伪盲

患者自觉视力差，视野缩小，但瞳孔无改变，眼底检查无明显异常发现。有明显的精神刺激事件等诱因史及发作性特点。视觉诱发电位无明显异常。必要时可做颅脑 CT 或 MRI 检查以协助诊断。暗示疗法有效，应密切随访观察。

九、救治方法

（一）治疗原则

积极寻找病因（首先要考虑血管性病变、炎症、肿瘤病变）治疗。原因不明者应中西结合治疗。尽早使用糖皮质激素、血管扩张剂、神经营养药物。

（二）治疗方法

1. 病因治疗。全身检查，寻找病因治疗。如由细菌感染引起者，应用能透过血眼屏障的敏感抗生素控制感染。由梅毒螺旋体、结核引起者，应用驱梅、抗结核药。由鼻旁窦炎、龋齿、扁桃体炎等引起者，应消除病灶。急性期患者要卧床休息。

2. 糖皮质激素治疗。能减轻组织的炎症反应及减少组织水肿，减轻视功能的损害和缩短病程。急性视神经炎应给予足量的激素，在无全身和局部禁忌证的情况下，开始时采用大剂量冲击疗法，病情好转后，用维持量继续治疗。

（1）全身使用大剂量地塞米松静脉滴注后改口服泼尼松治疗方案：地塞米松 10～20 mg 加入 5％ 葡萄糖注射液或 0.9％氯化钠 500 mL 静脉滴注，1 次/d。首程 5～7 d，视病情而减量为 5 mg 后静脉滴注5～7 d，静脉滴注应维持 2 周，改口服泼尼松 40～60 mg/d，每天清晨 8：00 点钟左右顿服，视病情每周减量 20％～30％，最后维持剂量为 10～20 mg，2 个月左右。

（2）对于重症视神经炎及外伤性视神经病变，可采用甲泼尼龙 500～1 000 mg，加入 5％～10％葡萄糖注射液 500 mL 静脉滴注，3～4 h 滴完，1 次/d。连续 3～5 d。然后改为口服泼尼松 40～60 mg/d，逐渐减量至停药。儿童注意减量应用。

（3）泼尼松龙 0.5～1 mL 或地塞米松 5～20 mg 球后注射，隔天 1 次或 1 周 1 次，按病情决定。

3. 抗生素。急性视神经盘炎若由感染引起者应给予足量的敏感的广谱抗生素治疗。

4. 血管扩张剂。常用药物有复方丹参、血塞通、血栓通、葛根素、川芎嗪、络宁注射液、疏血通注射液、刺五加等注射液，将上述任一种药物加入 0.9％氯化钠或 5％葡萄糖氯化钠注射液中静脉滴注，1 次/d，10 次为 1 个疗程。也可口服如烟酸 0.1 g/次，3 次/d；口服地巴唑 10～30 mg/次，3 次/d；口服妥拉唑啉 25 mg/次，3 次/d。或妥拉唑啉、山莨菪碱肌内注射或球后注射。

5. 神经营养药物。维生素 B_1 100 mg 及维生素 B_{12} 100 μg 肌内注射。也可应用肌苷、能量合剂等药物辅助治疗。

6. 中医中药。中医根据辨证施治原则，采用辨证分型治疗。气滞血郁证予疏肝解郁、行气活血，方选柴胡疏肝散加减；痰热上壅证予涤痰开窍，方选涤痰汤加减；肝火亢盛证予清肝泻火，方选龙胆泻肝汤加减；阴虚火旺，予滋阴降火，方选知柏地黄汤加减；肝肾不足予补益肝肾，方选加减驻景丸加减。

7. 疗效。视神经盘炎一般如及时治疗，大多数病例可改善症状，恢复一定视力，甚至完全恢复正常。本病可复发，尤其是由多发性硬化引起者宜反复发作。每次复发使视力损害和颞侧苍白加重，并可导致视神经萎缩和永久性的视力全部丧失。儿童视神经炎与成人有所不同，半数为双眼，发病急，约70%的患者的视力可恢复至1，50%~70%的视觉诱发电位检测恢复正常。如治疗不及时，可发生继发性视神经萎缩。

十、诊疗探索

以下的一些药物和治疗方法的尝试有其理论基础，根据病情合理使用对急性视神进乳头炎尤其是难治性视神进乳头炎可能有一定疗效，但尚需更多的临床资料证实。

（一）对重症病例或外伤性经激素等治疗无效者

经头颅 CT 或 MRI 检查发现视神经明显增粗者，可试鼻内窥镜经筛窦、蝶窦视神经减压术，即在鼻内窥镜下切除视管内下壁对视神经减压，改善神经营养，有利于视神经功能恢复。一般急性期常可取得良好效果。

（二）高压氧治疗

90 min/次，1 次/d，10 次为 1 个疗程。高压氧能提高全身血氧张力，增加血氧含量，改善视网膜和视神经缺血缺氧状态，提高视力和扩大视野。

（三）光量子血疗法

方法：用加有复方枸橼酸抗凝剂的血袋采集患者静脉血 200 mL，在无菌条件下，将血袋内的血液注入80%穿透紫外线的适宜玻璃瓶内，置于光量子治疗机内进行 10 个生物剂量，波长239~365 nm的紫外线照射 10 min，同时冲入纯氧，至血液变为鲜红色后经静脉回输给患者，隔天或每3 d 1 次，5 次为 1 个疗程。血卟啉病或紫外线过敏患者禁用。光量子血疗法能改变血流速度，改善微循环，提高血氧饱和度，增加组织供氧，改善缺血组织的功能，促进神经功能恢复。

（四）新针疗法

主穴：球后、睛明、攒竹、承泣等。配穴：肝俞、肾俞、足三里、合谷、足三里等。用强刺激手法，病情好转，改用弱刺激手法。针灸通过调节经络气血，调节脏腑阴阳，使经气条达、阴阳平衡、玄腑畅通，对视神经盘炎有一定的临床疗效。

十一、病因治疗

1. 全身检查，积极寻找病因治疗。如由细菌感染引起者，应用能透过血眼屏障的敏感抗生素控制感染。由梅毒螺旋体、肺结核引起者，应用驱梅、抗结核药。由鼻旁窦炎、龋齿、扁桃体炎等引起者，应消除病灶。

2. 积极治疗相关内科疾病。

3. 对已经确诊为多发性硬化患者，但患者双眼反复发病，全身症状轻，以眼科治疗为主者，经内科会诊后，可予以转移因子 2 mL 皮下注射，第 1 个月注射 3 次，以后每月注射 1 次，连用 6 个月，以促进正常免疫反应恢复，或干扰素注射以提高免疫功能。

十二、最新进展

以下是近年来国内外关于视神经炎的诊断、治疗及基础研究的一些最新进展。

1. 视神经炎的病因可以是多样的，其中最受关注的是多发性硬化。如果确实是由多发性硬化引起，单纯的糖皮质激素治疗是不够的，还应联合干扰素治疗，有利于减少复发。在我国，常常被忽视的是鼻窦炎，由鼻窦炎引起的视神经炎具有很高的发病率，遗憾的是许多患者一直到视力极其低下，仍没有想到进行鼻窦炎的检查和治疗。

2. 目前糖皮质激素仍是各地治疗视神经炎的主要方法之一，但具体治疗方案很不统一，这对于疾病的效果有很大影响。激素不是治疗视神经炎的唯一方法，更不能滥用，因为糖皮质激素使用不当会产生很多副作用。因此，合理的视神经炎的治疗应该是综合性的个性化治疗，并注意联合先进的新技术。近年，国外关于视神经炎的治疗出现了许多新的进展。美国 NEI 组织了一个由 15 个医疗中心参加的治疗协作组，经过 3 年的临床观察，在 1991 年得出了一个令人惊奇的结论，这个结论彻底改变了传统的治疗观点。1999 年，Lee 和 Brazis 将这一结论又进行了整理，提出：

（1）大剂量静脉注射糖皮质激素后，再改为口服类固醇，可以加速视力的恢复，但不能改善视力的长期效果。

（2）单纯口服糖皮质激素并不能改善视力，而且有可能增加复发率。

（3）静脉注射糖皮质激素再改为口服糖皮质激素，头 2 年可减缓多发性硬化的发展速度，但 3 年后治疗作用减退。

3. 经鼻内窥镜行视神经管减压术及立体导航定位技术、X 刀、γ 刀技术的发展和应用为视神经疾病的治疗带来了革命性变化。

4. 近年来对外伤性视神经病变发病机制、诊治研究发现，在应用甲泼尼龙治疗视神经切断后应用神经生长因子如脑源性神经生长因子证实有保护和延长视网膜神经节细胞的存活等作用，以上尚需进一步研究。

5. 影像学检查技术的发展也为视神经炎的诊断及鉴别诊断带来极大帮助。如正电子发射计算机断层扫描及视神经分析仪对视神经炎的早期诊断有一定意义。

6. 随着分子生物学技术和遗传学研究的进展，基因治疗受到越来越广泛的关注，已构建出许多可用于介导目的基因转染至身体绝大部分组织的载体。但从已有的临床试验分析，其临床效果相对较差，主要是载体副作用大大降低了患者的耐受性；此外，细胞转染率和转基因表达所持续的时间变化不一。最近发展的磁转染技术虽然使转染率有了极大的提高，但距离实际应用尚有一定距离。随着转基因表达机制研究的深入，更有效的表达系统有望被开发，使人们对基因治疗的整个过程可有更多、更有效的控制和干预。

莫百军　哈玲芳　张在其

第十一节　孔源性视网膜脱离

一、基本概念

孔源性视网膜脱离是指眼部无其他疾病，由于视网膜裂孔导致的视网膜神经上皮和色素上皮分离，是视网膜脱离的最常见原因。男性发病率多高于女性，约为 3∶2，常见于 30 岁以上成年人，10 岁以下的儿童少见；双眼发病率约为患者总数的 15%，好发于近视眼尤其是高度近视。

二、常见病因

孔源性视网膜脱离是视网膜和玻璃体两种组织发生变性并且相互作用的结果，其变性的原因受先天和后天等多种因素的影响。

（一）视网膜变性

视网膜构造复杂，血供独特，为终末血管，易于引起变性，周边部与黄斑部为变性好发部位。视网膜变性是视网膜裂孔形成的基础，多见于视网膜应力较大的区域，如黄斑部、赤道部和锯齿缘。与视网膜脱离有关的变性，常见于赤道部，好发于视网膜的颞侧，多呈梭形；变性区域内视网膜萎缩，多伴色素沉着，并可能伴有一个或多个视网膜圆形裂孔，视网膜的血管进入变性区后闭锁，呈白线枝条状，称为格子样变性。

（二）玻璃体变性

正常情况下，玻璃体为透明胶状结构，充填于眼球内后，约占4/5的空腔内，对视网膜神经上皮层贴着于色素上皮层有支撑作用。除在睫状体扁平部到锯齿缘及在视盘周围和视网膜有粘连外，其他部位仅和视网膜内界膜紧紧相附，但无粘连。随着年龄的增长，玻璃体日渐发生退行性改变，出现条索并形成液化的腔隙。近视眼，尤其是高度近视的患者，其玻璃体退行性改变出现的更早。当玻璃体退变达到一定的程度时，后部和（或）上方玻璃体后皮质发生脱离，液化腔隙中的液体经视盘或者黄斑前方的后皮质薄弱区流出，储蓄在玻璃体和视网膜之间。当视网膜裂孔存在，或因玻璃体后脱离，将原有的因视网膜变性区的玻璃体视网膜粘连撕裂，液化的玻璃体即可经由裂孔进入视网膜神经上皮层和色素上皮层之间的潜在间隙，导致视网膜脱离。

（三）近视眼

视网膜脱离多发生于近视眼的患者，尤以高度近视为甚，这主要是由于近视眼的病变多集中在眼球后段，自赤道部起，眼后节逐渐扩张，脉络膜的毛细血管层萎缩、变薄，甚至消失，视网膜因而随之发生变性，变薄和萎缩，同时，近视眼的患者玻璃体退行性改变较正视眼出现的更早，种种因素使得近视眼的患者更加容易发生视网膜脱离。

（四）眼外肌的运动

上斜肌止于眼球后部，牵拉眼球下转，加之玻璃体的重力作用，可能与颞上象限的视网膜裂孔产生有一定的关系。

（五）眼外伤

各种眼外伤都有可能导致视网膜裂孔的产生。青少年眼外伤在视网膜脱离中患病率较高，可达18.7%～20%。眼穿通伤可以直接形成视网膜裂孔，对于眼球挫伤，通过动物实验已证实，在眼挫伤的瞬间，眼球的剧烈变形可以引起视网膜周边部发生撕裂，严重者发生锯齿缘截离；重度的眼外伤甚至可以直接导致赤道部的视网膜裂孔；此外，外伤引起眼后段毛细血管循环障碍，血液瘀滞，加之玻璃体在眼球挤压回复产生的牵引力，可以导致黄斑裂孔或黄斑的囊样变性，进而导致黄斑裂孔的形成。需注意的是，除了这些与外伤具有明确关系的视网膜脱离以外，大部分的病例，外伤仅作为一个诱发因素，患者本身已是具备视网膜和玻璃体变性和粘连的内在因素。

（六）晶状体手术

晶状体手术后玻璃体发生改变，导致玻璃体后脱离发生率明显增高，约有40%的视网膜脱离发生于白内障手术后，也有研究显示：白内障术后4年内，视网膜脱离的发病率为1.12%，且常伴有玻璃体基底部视网膜的瓣状撕裂。

（七）遗传

某些视网膜脱离的病例发生于同一个家族当中，这可能提示此病具备一定的遗传因素。多数病理性近视有较为肯定的遗传性，发生视网膜脱离的危险性也相对增高。除此之外，双眼同时发生视网膜脱离的患者，两侧眼底的病变多是对称，这也在某些方面说明视网膜脱离可能与先天发育有着较为密切的关系。

三、发病机制

孔源性视网膜脱离的发病取决于3个因素，分别为视网膜裂孔、玻璃体液化及有一足够的拉力使视网膜神经上皮与色素上皮分开，其中视网膜裂孔是关键。

视网膜的变性萎缩使得视网膜产生圆形萎缩裂孔或者变薄，加之玻璃体的变性常导致玻璃体后脱离、浓缩并与视网膜粘连，导致视网膜裂孔或者变薄的区域与玻璃体后皮质形成牵拉，在牵拉力的作用下，易撕破粘连处的视网膜形成马蹄状裂孔。仅有的视网膜裂孔而无玻璃体牵拉，并不发生视网膜脱离，称为干孔。

视网膜有裂孔并不意味着视网膜一定会脱离，还必须有液化的玻璃体自裂孔进入到视网膜神经上皮质下方，最终才会导致视网膜脱离。维持视网膜位置正常的力量包括：视网膜色素上皮细胞的代谢泵在视网膜下腔所形成的负压，神经上皮层与色素上皮层之间的黏多糖类物质，视网膜色素上皮细胞的微绒毛与视细胞外段的嵌合及裂孔周围的色素上皮细胞增生或炎症细胞等。而促使液体进入视网膜下的力量则主要包括：重力，眼球的运动，玻璃体后皮质对裂孔边缘的牵拉力，玻璃体后脱离，等等。当视网膜裂孔处内外力量的失衡，促使液体进入视网膜下的力量超过维持视网膜正常位置的力量时，液化的玻璃体则开始进入视网膜神经上皮层和色素上皮层之间，最终导致视网膜脱离。目前来说，视网膜下液体的来源仍有争论，大多数人认为其起始是来自液化的玻璃体，随后才有脉络膜毛细血管渗出的血浆成分。

四、临床特征

（一）症状

1. 飞蚊症。患者多诉有眼前黑影，可呈点状、片状或者雾状等，似小虫飞舞。它是由于玻璃体后脱离时被撕下，并悬浮于玻璃体后皮质上；也有可能是由于牵拉到视网膜血管，导致视网膜血管破裂出血；抑或是撕裂了与玻璃体紧密粘连的视网膜组织，发生的视网膜出血所致。

2. 闪光感。闪光感可能是视网膜脱离的先兆，在玻璃体与视网膜的粘连处，当玻璃体发生后脱离时，可以牵拉视网膜，刺激视细胞，产生闪光感；也可能是由于脱离的玻璃体随着眼球的不断运动，拍击视网膜而导致。随着玻璃体的完全脱离，这一症状会慢慢消失。

3. 视力下降。视力下降可以是大多数视网膜脱离的首发症状，常无任何先兆，视力下降程度不一，多与视网膜脱离的部位和范围有着密切的联系。往往后极部的视网膜可出现突发视力下降，周边部视网膜脱离时可无自觉症状，当脱离范围扩大到后极部时才开始觉得视力障碍。

4. 视野改变。常见的视野改变为视野缺损，即眼前黑影，与视网膜脱离的位置和范围对应，患者常感觉黑影自某一方向如黑布状逐渐扩展，以颞侧视网膜开始脱离的病例多见，但由于颞侧视网膜对应的是鼻侧视野，它恰好位于双眼视野范围之内，可被对侧眼睛代偿，故很多患者是在遮盖一只眼睛后才开始发现。下方视网膜脱离也容易被患者忽略，这是因为一般人较少向上看，同时也是由于上方视野常会被上眼睑遮盖。

5. 视物变形。视网膜脱离的患者有可能以视物变形为主诉，这主要是视网膜后极部黄斑区的浅脱离所致，同时也可能导致小视症。

（二）体征

1. 前房可略深。但眼压偏低时可以出现房水闪辉、虹膜震颤，前者与炎症渗出无关，主要是房水的蛋白质成分增加所致；后者则是玻璃体浓缩，晶状体后退与虹膜分开所致。

2. 眼底改变。视网膜脱离的患者多可看清眼底，玻璃体牵拉导致的马蹄状裂孔的患者，其玻璃体多可见色素颗粒，而当玻璃体牵拉撕裂视网膜血管，导致玻璃体积血，则有可能窥不清眼底。视网膜浅脱离且视网膜下液体较清晰的患者，可透见黄红或淡红色的脉络膜，但不可见脉络膜的正常结构。当视网膜脱离的范围逐渐扩大，视网膜下液增加，隆起的视网膜呈灰白色或青灰色球形脱离，表面出现波浪状起伏，并随着眼球的转动飘动，视网膜上的血管呈暗红色迂曲起伏爬行于脱离的视网膜上。当视网膜脱离的时间变长，视网膜进一步发生退行性病变和增殖，视网膜透明度明显减低，呈灰色，伴有视网膜褶皱或叠峦状外观，视网膜裂孔可被其遮盖不见，视网膜下可见散在的白色或黄白色小点状沉着物和视网膜下增殖条索。严重的增殖可使视网膜完全脱离，只在视盘和锯齿缘部附着，呈漏斗状，更甚者视盘区也被视网膜和增殖膜遮盖，形成封闭的漏斗。

3. 视网膜裂孔。从理论上说，原发性脱离应100%见到裂孔，但临床上由于种种原因，迄今，虽然检查方法有了很大进步，发现率也仅为90%左右。视网膜裂孔多位于脱离区，通过前置镜、三面镜检查可发现视网膜裂孔，但裂孔因形状、大小、位置及眼的屈光状态和视网膜脱离的程度等因素的影响，有时候很难发现。视网膜裂孔根据其所占圆周范围可分为：①小（<1/4 点钟）。②中等（1/4～1 点钟）。③大（1～3 点钟）。④巨大（>3 点钟）。根据裂孔的形态可分为三种：①圆形裂孔，由于视网膜退行性病变而形成的萎缩裂孔，边缘清，底部可见脉络膜红色背景（对于黄斑裂孔还需注意区分假孔、板层孔和全层孔）。②马蹄状裂孔，多是由于玻璃体与视网膜存在局部的粘连，当玻璃体后脱离时，将局部粘连的视网膜变性区牵拉撕裂，最终形成半月状及箭头形的裂孔，少数在撕裂的过程中伤及视网膜血管，则合并玻璃体积血。③锯齿缘截离，常见于严重的钝挫伤之后，这是由于眼球受到重击后变形，剧烈的眼压变化导致视网膜在锯齿缘处撕脱，常见于鼻上方。在视网膜周边变性的基础上发生的锯齿缘截离好发于年轻男性，以颞下象限多见。

4. 眼压。早期脱离面积不大者，眼压正常或偏低（4～5 mmHg），与脱离范围及病程相关，一般视网膜脱离超过一个象限者，眼压显著降低，伴葡萄膜炎的患者眼压更低，甚至不能用眼压计测到。若眼压高则可能是由于长期的视网膜脱离导致房水排出困难。

五、辅助检查

（一）双目间接检眼镜

可以放大 3～4 倍，在同一个视野内，可同时观察视盘、黄斑和视网膜后极部的血管，通过倾斜物镜，还可以看到赤道部的涡静脉。双目间接眼底镜具有立体感，可分辨脱离的深浅、并了解玻璃体和视网膜粘连或裂孔盖被牵拉的状况。结合巩膜压迫法，可以看到锯齿缘、玻璃体基底部及睫状体的平坦部，从而提高裂孔的发现率。

（二）直接检眼镜

可放大 14～16 倍，但由于视野范围小，无立体感，只能观察局部病变及眼底的后极部，并可助于区分板层或全层黄斑裂孔。

（三）裂隙灯

可观察到视网膜、玻璃体的情况，如混浊、液化增殖的程度、有无玻璃体后极部或上部的脱离、玻璃体与视网膜的粘连及黄斑区的裂孔等。

（四）B超

可发现各种类型的视网膜脱离，最为敏感，尤其适用于周边部视网膜脱离或合并玻璃体混浊眼底无法窥入的视网膜脱离，也可以用于鉴别不同类型视网膜脱离。

（五）光学相干断层成像术

可以发现黄斑裂孔性视网膜脱离，辨别视网膜脱离是否累及黄斑，同时观察视网膜脱离所致的黄斑水肿及黄斑表面的前膜等。

六、诊断思路

（一）询问病史

详细追问病史对视网膜脱离的诊断有很大帮助，病史包括以下6个方面。

1. 发病时间。患者多骤然起病，很多患者是在遮盖一只眼睛后才开始发现眼前黑影。

2. 家族史。近视眼，尤其是高度近视的患者有较为肯定的遗传性，发生视网膜脱离的危险性也相对增高。双眼同时发生视网膜脱离的患者，两侧眼底的病变多对称，这也在某些方面说明视网膜脱离可能与先天发育有着较为密切的关系。

3. 人口统计学有关的病史。包括年龄、性别等方面，有助于不同类型孔源性视网膜脱离的诊断与鉴别诊断。如视网膜周边变性的基础上发生的锯齿缘截离好发于年轻男性。

4. 外伤史。严重的眼外伤都有可能导致视网膜裂孔的产生，青少年眼外伤在视网膜脱离中患病率可达18.7%～20%。除眼穿通伤可以直接形成视网膜裂孔外，严重的眼球挫伤可引起视网膜周边部发生撕裂，严重者发生锯齿缘截离；重度的眼外伤甚至可以直接导致赤道部的视网膜裂孔；此外，外伤作为一个诱发因素，患者本身已具备视网膜和玻璃体变性和粘连的内在因素，可在眼外伤一段时间后才出现视网膜裂孔。

5. 眼病史。患者以往是否患过眼病、所患眼病有何特点、是单侧受累还是双侧受累等，对诊断和鉴别诊断都有很大的帮助。

6. 现病史。视网膜脱离发生的前驱表现，如飞蚊症、闪光感等，发病时受累眼别、持续时间及是否伴有的全身改变可为诊断和鉴别诊断提供重要的线索。

（二）体格检查

应对视网膜脱离患者进行认真全面的眼部检查，查到视网膜裂孔不仅为诊断原发性视网膜脱离的根据，也是手术能否成功的关键。

1. 视力/视物变形。视网膜脱离的患者视力通常下降，当脱离的范围累及黄斑区，患者的视力通常严重下降。

2. 眼前黑影。眼前黑影与视网膜脱离的位置和范围对应，患者多感觉黑影自某一方向如黑布状逐渐扩展，通过黑影的位置可大致判断视网膜脱离的位置和范围，值得注意的是，由于颞侧视网膜对应的是鼻侧视野，它恰好位于双眼视野范围之内，可被对侧眼睛代偿，故很多患者是在遮盖一只眼睛后才开始发现，下方视网膜脱离也容易被患者忽略，这是由于一般人较少向上看，另也是上方视野会被上眼睑遮盖。

3. 晶状体。早期的视网膜脱离并不会引起晶状体的改变，当视网膜脱离的时间越长，会引起晶状体混浊，导致并发性白内障的形成。

4. 玻璃体。孔源性视网膜脱离患者的玻璃体多可见色素颗粒，当玻璃体牵拉撕裂视网膜血管，可导致玻璃体积血。

5.眼底改变。眼底检查可见脱离区的视网膜失去了正常的红色反光而呈灰色或青灰色,随着眼球转动轻微震颤,表面有暗红色的血管爬行,隆起的视网膜宛如山冈起伏,隆起度而范围广者可遮蔽视盘,并有皱襞。视网膜脱离的部位多可见视网膜裂孔,通过前置镜、三面镜检查等可发现。但受裂孔的形状、大小、位置及眼的屈光状态和视网膜脱离的程度等因素的影响,有时候很难发现视网膜裂孔。

(三)辅助检查

对于视网膜脱离的患者必须完善眼压,B超、OCT、裂隙灯下前置镜或三面镜等检查,有助于发现视网膜脱离和视网膜裂孔的数量、大小、位置等,以指导手术治疗。

七、临床诊断

根据上述诊断思路和临床表现,诊断视网膜脱离并非十分困难。其诊断要点:

(1)视网膜隆起,隆起的视网膜带灰白色调。

(2)窥不清隆起区域的深层组织结构。

(3)隆起的视网膜起皱或呈大泡样隆起。

(4)视网膜下液有波动感。

(5)无脉络膜渗出,无视网膜纤维膜或胶质增生条索。

(6)有明确的视网膜裂孔。

典型的孔源性视网膜脱离必须具备上列6个条件才能建立诊断,若具有前5项而未见视网膜裂孔,则可暂时诊断为孔源性视网膜脱离,应继续寻找视网膜裂孔。这是由于视网膜裂孔不仅为诊断原发性脱离的重要依据,也是手术成功的关键。视网膜裂孔通常边界清,边缘略高且呈灰色,裂口呈鲜红色或橘红色,转动光源方向可以看到裂孔边缘的投影发生改变。

值得注意的是,周边部范围较小的浅脱离和裂孔,往往易于漏诊,尤其是极周边部的脱离,直接检眼镜无法查到,必须用双目间接检眼镜或三面镜加巩膜压迫反复仔细检查后才能确定。约80%的裂孔发生视网膜周边部,其中以颞上侧最多,颞下侧次之,随后鼻上侧更次之,鼻下侧最少。当脱离隆起较高,视网膜皱褶会导致裂孔被遮掩,需从各个角度详细寻找,必要时可让患者静卧数日,待视网膜略有平复后再行检查。除注意脱离区外,也应注意未脱离或脱离不明显部位,尤其是上方裂孔,这是由于液体在重力作用下下沉,裂孔处不一定存在脱离。视网膜脱离位置及形态,往往有助于裂孔的寻找,如眼底上方脱离,裂孔总是在上方脱离区内;若是下方脱离,如果脱离呈半球状隆起,裂孔可能在其正上方;如果是广泛性脱离,裂孔可能在脱离区边缘较高的一侧,若是两侧基本相同,则裂孔常在其下方周边处;脱离区的小裂孔,应与视网膜脱离面的出血点注意区别。

八、鉴别诊断

(一)视网膜劈裂症

视网膜劈裂一般为双侧,多位于颞下方周边眼底,呈半球形隆起,由囊样变性融和发展而成,内壁菲薄透明,呈白色的"雪片",外壁缘附近可有色素沉着,玻璃体中无色素细胞或出血。与孔源性视网膜脱离的相对性暗点相反,视网膜劈裂为绝对暗点,不活动,无视网膜下液,一般不出现分界线。如果其内、外壁均有破裂,则可发展成为真性裂孔而发生孔源性视网膜脱离。青少年性视网膜劈裂症为X性连锁隐性遗传。

（二）牵拉性视网膜脱离

眼外伤、视网膜血管性疾病所致的玻璃体积血、眼内手术和葡萄膜炎等均可以发生视网膜表面或玻璃体的纤维条索，不断牵拉视网膜，最终形成牵拉性视网膜脱离；若牵拉条索撕裂视网膜形成裂孔，则形成孔源性视网膜脱离。

（三）渗出性视网膜脱离

又称出血性视网膜脱离；这主要是由于视网膜色素上皮或脉络膜的病变，导致液体集聚在视网膜神经上皮质下。眼底除可见视网膜脱离外，一般无视网膜裂孔，重要的是存在全身和（或）眼底相应疾患的改变。

（四）脉络膜脱离

脉络膜脱离的患者，由于其隆起的视网膜包括视网膜色素上皮质，颜色深暗，术前眼压极低，同时 B 超也可辅助鉴别。另外，术后可出现前房消失、眼压极低等重要鉴别体征。

九、救治方法

孔源性视网膜脱离的治疗以手术为主要手段，手术的原则为封闭视网膜裂孔，一旦视网膜裂孔得以封闭，其视网膜下液体会逐渐吸收，同时缓解玻璃体对视网膜的牵拉。目前常用的手术方法包括巩膜手术和玻璃体切割术两大类，同时辅以冷冻、激光或电凝封闭裂孔边缘。

（一）巩膜缩短术

主要适用于玻璃体混浊较轻，PVR＜C，且符合：

1. 较小的裂孔，多＜1PD。

2. 裂孔位于赤道或者赤道前水平。

3. 伴有大范围脱离的黄斑裂孔，其主要作用在于形成眼内手术嵴，自外向内顶压视网膜，利于裂孔复位，缓解玻璃体对视网膜的牵引，同时大范围的巩膜缩短可缩短眼球的前后径，并有提拉后部球壁的作用，使得后极部的视网膜相对变得松弛而利于网膜和裂孔的复位。巩膜缩短术的优点在于形成的眼内嵴结实持久，填充物不容易排出。然而其最大的缺点在于对巩膜组织损伤较大，甚至有可能引起巩膜穿孔。

（二）巩膜外加压术

主要适用于玻璃体混浊较轻，PVR＜C，且符合：

1. 裂孔＜2PD。

2. 裂孔位于赤道或者赤道前水平。巩膜外加压术的主要目的在于利用填充材料压陷巩膜全层，形成眼内嵴，顶压视网膜和松解玻璃体牵引。与巩膜缩短术相比，巩膜外加压术简单安全，但缺点是形成的眼内嵴较平缓且位置可能发生移动。

（三）巩膜环扎术

主要适用于：

1. 周边部多发性裂孔或格子样变性。

2. 未找到确切的裂孔。

3. 孔瓣不反转的＜180°的巨大裂孔、无晶状体眼及黄斑裂孔等。其目的在于用束带将球壁压陷形成永久性的环形眼内嵴，用以顶压周边性裂孔或格子样变性，同时松解或预防周边玻璃体对视网膜的牵引。巩膜环扎术的最大优点在于其形成的环形嵴是永久保持的。

(四)经睫状体平坦部玻璃体切割术

是 20 世纪 70 年代初发展起来的现代高水准的显微眼科手术，它的出现被认为是眼科治疗史上的一大革命，打破很多以前不能治疗的手术禁区，给无数眼疾患者带去光明。其主要应用于治疗玻璃体积血、视网膜脱离、球内异物、黄斑部疾病和严重的眼外伤。通过玻璃体切割手术治疗孔源性视网膜脱离，能够解除玻璃体对视网膜的牵拉，术中再配合激光、冷凝等方式封闭视网膜裂孔，并通过惰性气体、硅油等物质的填充顶压作用，进一步提高视网膜复位的成功率，国外文献报道显示经睫状体平坦部玻璃体切割术治疗孔源性视网膜脱离的首次成功率可达 90%。就目前而言，经睫状体平坦部玻璃体切割术已经成为治疗孔源性视网膜脱离最常用的手术方式。

(五)充气性视网膜固定术

充气性视网膜固定术是一种治疗孔源性视网膜脱离的简单方法，主要适用于单个或多个裂孔、裂孔<1PD、位置在上方八个钟点位以内、PVR≤C 级的原发性孔源性视网膜脱离患者。相对于巩膜扣带术和玻璃体切割术而言，其优势在于损伤小、并发症少、住院时间短甚至不需住院，以及治疗费用低等。有文献报道，该手术的一次手术成功率在 43.75%～93.55%，经 Meta 分析显示，成功率平均为 80%。但有文献报道，充气性视网膜固定术后视网膜裂孔未闭合的发生率为 1%～14%，同时有13%～23% 的患者在玻璃体注气术后出现新发视网膜裂孔。

十、诊疗探索

(一)白内障超声乳化联合玻璃体切割术

白内障超声乳化联合玻璃体切割术治疗孔源性视网膜脱离已经在临床上逐渐普及，I 期行白内障手术的优点在于：

1. 维持相对透明的屈光介质有利于术中更加准确地找到视网膜裂孔，同时避免术中玻切头和导光头碰到晶体，导致晶体混浊，影响手术进行。

2. 白内障是术后常见的并发症，约 77% 的患者在术后第 1 年即会出现，到时候同样无法避免白内障手术的进行。

(二)玻璃体切割术联内界膜剥离术

Morris 等人在 1994 年首次提出内界膜剥除有助于治疗牵拉性黄斑病变，其后有多项研究表明，剥除内界膜能提高黄斑裂孔的闭合率，其原理主要在于通过切除玻璃体并剥除内界膜，松解裂孔周围切线方向的牵引力，阻止裂孔进一步的扩大。另外，由于黄斑区视网膜内层损伤后会激活组织的修复机制，导致细胞迁移增生和视网膜前膜的产生，剥除内界膜后可以清除视网膜色素上皮细胞和纤维细胞增生的支架，防止视网膜前膜形成，并刺激 Muller 细胞或胶质细胞增生，加速黄斑裂孔的愈合。许多学者已经承认，玻璃体切除联合内界膜剥除是治疗高度近视黄斑裂孔性视网膜脱离及合并黄斑裂孔的孔源性视网膜脱离的有效方式。

(三)显微镜直视下巩膜外加压术

手术关键在于利用显微镜，直视下利用冷凝头顶压巩膜，查找视网膜裂孔和变性区并标记裂孔位置，再用冷冻头冷凝裂孔边缘至视网膜略发白，同时也在显微镜下预置巩膜外加压缝线，放置硅海绵外加压，结扎预置缝线。与传统视网膜外路手术相比，其优点在于容易发现细小的视网膜裂孔，另外利用显微镜成像为正像，初学者掌握起来较为容易，同时避免了术中反复取带检眼镜，降低感染风险。

（四）药物治疗

除了手术治疗以外，某些药物也起到辅助治疗的作用。如口服乙酰唑胺能有效治疗视网膜脱离术后黄斑囊样水肿。使用曲安奈德染色的玻璃体切割术有助于提高视网膜复位率，降低复发率。另外，一些中药也对孔源性视网膜脱离有一定术后辅助作用，如利水方有助于促进视网膜下液吸收，网脱平复汤对孔源性视网膜脱离复位术后患者视力恢复有一定的好处。

十一、病因治疗

对孔源性视网膜脱离的预防应当采取三级预防的方式：一级预防主要针对高危人群，如近视者、中年人群、有孔源性视网膜脱离家族史者、有白内障手术史者，这些人群需要每年定期检查；二级预防主要针对一只眼发生过孔源性视网膜脱离的患者，需要定期检查另眼，若该眼发生周边视网膜变性，需行视网膜激光光凝的预防性治疗；三级预防主要面对的是孔源性视网膜脱离症状者，如飞蚊症、黑影遮挡、闪光感等，出现这些症状时需要及时就诊检查，避免视力的不可逆性损害。

（一）手术适应证

存在容易发展为视网膜脱离的裂孔危险因素：

1. 存在眼前漂浮物、闪光感等玻璃体积血和牵拉的症状。

2. 裂孔周围已出现比较确切的视网膜脱离，范围局限。

3. 可见马蹄状裂孔上存在明显的玻璃体牵引盖。

4. 合并急性玻璃体后脱离、无晶状体眼、近视眼或者另一只眼曾发生过视网膜脱离，则发生孔源性视网膜脱离的危险性更高。

（二）治疗措施

1. 激光光凝固封孔，封闭视网膜裂孔可选用氩激光、氪激光、二极管激光和 YAG 倍频激光等。通常其曝光时间＞0.2 s，光斑大小最好选用 500～1 000 μm，输出率以光凝部出现Ⅲ级反应为准。

2. 冷凝固封孔，通常适用于位置靠前、接近锯齿缘的裂孔或变性区，冷凝范围应包围裂孔或变性区，但冷凝需在球后麻醉或结膜下麻醉下进行。

（三）注意事项

1. 出现下列情况形成视网膜脱离的危险性较低，可随诊观察。①萎缩性圆孔不伴牵引盖，或裂孔伴有游离的盖，或裂孔周围有色素。②非近视眼的黄斑裂孔。③晶状体眼和非近视眼锯齿缘部的小孔。

2. 以下视网膜变性可不做预防性治疗。①蜗牛痕样变性。②含有色素的变性。③铺路石样改变。④无压迫时视网膜发白区。

十二、最新进展

（一）手术器械

自 20 世纪 70 年代早期，美国的 Machemer 博士开始应用经睫状体平坦部玻璃体切割术以来，玻璃体视网膜手术领域取得了飞速发展，自原始 20G 玻璃体手术后，近几年又提出微创玻璃体切割术的概念，即是以"微小创伤"进行的玻璃体切割手术。主要通过应用精细而复杂的手术器械，将手术切口缩小，使用特制的套管针直接穿刺球结膜和巩膜进入玻璃体腔进行手术，拔除管套之后穿刺口即能自行封闭，以达免缝合的要求。其中 25G 和 23G 经结膜无缝合系统近年来应用越来越广泛。

23G 经结膜无缝合玻璃体切除手术是集合了 20G 和 25G 优点的玻璃体切除手术。共有两代产品，分别为 Dorc 公司为代表的第一代及 Alcon 公司生产的第二代。相比 25G 系统，23G 更具优势，它结合了 20G 和 25G 的优点：

1. 经结膜直接穿刺，切口无须缝合。

2. 快速建立及关闭切口，节省手术时间。

3. 术后恢复快，炎症反应轻，患者舒适度高。

4. 器械硬度更高，管径更大，流率提高，照明更亮，眼内操作类似 20G，因此切割效率更高，器械更硬，照明更亮，适应证更广，为微创玻璃体切除手术的新选择。

（二）手术方式探索

1. 玻璃体切割术联合内界膜翻转/填塞。高度近视黄斑裂孔性视网膜脱离中黄斑裂孔的闭合率仅为 10%～55%，这主要是因为黄斑裂孔的修复主要依靠裂孔处视网膜的收缩移位、视网膜胶质细胞（Muller 细胞）的增生和激活等，而高度近视患者多数存在视网膜变薄和脉络膜的萎缩，故黄斑裂孔的闭合率相对较低。有学者提出利用手术过程中撕除的内界膜填塞黄斑裂孔，可为胶质细胞提供支架，促进神经胶质细胞增生，有助于裂孔闭合。另也有学者提出可以用晶体的囊膜或者自体血清，代替内界膜进行填塞，但目前尚未有可靠的研究证实该手术方式优于传统的手术方式。

2. 玻璃体溶酶术。与传统玻璃体切割术相比，将溶酶剂注入玻璃体内水解玻璃体视网膜界面的粘连，诱导玻璃体后脱离，为治疗玻璃体视网膜界面疾病提供了新的手段，可以丰富玻璃体手术技术，提高其手术的安全性，减少术后并发症。迄今，鲜见玻璃体溶酶术应用于诱导玻璃体后脱离的报道，寻求高效、无毒、能分解玻璃体视网膜粘连的酶剂，将成为开展玻璃体溶酶术的重要方向，对防治玻璃体视网膜疾病具有重要意义。

冷云霞　哈玲芳　张在其

第二章　耳鼻喉科

第一节　耳　外　伤

一、基本概念

耳外伤包括外耳、中耳及内耳外伤。其中耳郭外伤最常见。因为耳郭暴露于头颅两侧，易遭受各种外力撞击。中耳外伤常和严重的外耳创伤或颞骨骨折同时存在，并常累及听骨、鼓膜、鼓室骨壁和面神经等中耳结构。颞骨外伤常是颅外伤的一部分，在颅底骨折中岩部骨折多见。

二、常见病因

（一）耳郭外伤

1. 耳郭挫伤和撕裂伤多由机械性挫伤、锐器或钝物的暴力打击伤及切割伤、撕裂伤等引起。

2. 耳郭非冻结性冻伤则由 10℃以下至冰点以上的低温引起，系因低温、潮湿的作用，使血管长时间收缩和痉挛，发生血管功能障碍引起。

3. 耳郭烧伤系因耳郭暴露且突出，皮肤相对薄而脆弱，头面部烧伤患者常合并耳烧伤。加之耳郭临近头发并与外耳道相连、表面凹凸不平和不易清洁等因素，烧伤后容易并发感染及化脓性耳郭软骨炎。

（二）中耳外伤

1. 直接外伤。如外耳道异物或取异物时的外伤、挖耳、冲洗外耳道耵聍时用力过猛，使用抽吸法取外耳道脏物时负压过低，矿渣溅入外耳道或误滴腐蚀剂等。颞骨骨折累及鼓膜者，也可引起鼓膜外伤穿孔。

2. 间接外伤。多发生于空气压力急剧改变之时，如炮震、爆炸、掌击耳部均可使鼓膜破裂。Casler（1989 年）进行实验研究发现，当鼓膜受到 $2.25\,kg/cm^2$ 的压力时，可使其破裂，在 $6.75\,kg/cm^2$ 的压力下，将使 50％成人的鼓膜发生穿孔。咽鼓管吹张或擤鼻时用力过猛、分娩时用力屏气、跳水时耳部先着水面也能使鼓膜受伤破裂。

3. 手术创伤。在行乳突手术时，探查或处理鼓窦入口的病变时可导致听骨链脱位。在鼓膜大穿孔行鼓膜修补术时，易使砧镫关节脱位，从而引起听骨链中断。

4. 头颅创伤。在头颅创伤同时多数伴有颞骨骨折，其中 70％～80％为纵行骨折，它可以引起中耳传音结构的严重破坏。

5. 爆炸伤。爆震可引起较为严重的听骨链损伤，且常为多发性。

6. 气压创伤或航空性中耳炎，是咽鼓管不能平衡鼓膜内外气压时造成的中耳损伤，常见于飞机起落、潜水作业、低压舱工作、高压氧治疗时。

（三）内耳外伤

1. 内耳气压性伤。为外界气压急剧变化导致中耳气压异常增加密切相关。

2. 内耳减压病。是因外界或中耳的减压速度过快，使原先在高压下通于内耳的惰性气体未能及时排出而以气泡形式逸出，在内、外淋巴液及血管内形成气栓所致。

3. 内耳辐射性损伤。

（1）战争时期核武器的使用可以造成内耳辐射损伤，如第二次世界大战时广岛和长崎的原子弹爆炸。

（2）各种因素所引起的放射性物质泄漏事故。

（3）各种头颈部肿瘤进行放射治疗时，射线也会伤及内耳。

4. 外伤性外淋巴瘘。由外界暴力引起外淋巴和中耳之间形成异常通道而导致外淋巴逸出，其中爆破时的压力伤，不规范的高压氧舱减压，有时用力举重物、打喷嚏、擤鼻及排便也可引起。

（四）颞骨创伤

常是颅外伤的一部分，多由车祸、打击颞枕部等引起。由于脑部同时受伤，以致呼吸和循环等生命系统受到危害，对这种患者应首先检查神经系统，观察其意识状态，若出现昏迷、半身瘫痪、瞳孔散大等应首先考虑颅内血肿的存在，耳鼻喉科的检查和治疗必须在全身情况许可的情况下进行。

三、发病机制

（一）耳郭外伤

冻伤是由于局部皮肤血管发生收缩和血流滞缓，影响细胞代谢，常温后局部血管扩张、充血，渗出液多时可在表皮形成水疱，严重者可有毛细血管、小动脉、小静脉血栓形成。

（二）中耳气压伤

中耳为含气空腔，其生理功能在内外的气压平衡时才能发挥。咽鼓管是调节内外气压的唯一通道。当飞机上升时，大气压力逐渐降低，鼓室处于相对的高压状态，鼓膜将轻度外凸。当鼓室内外的气压差达到 2 kPa 时（相当于飞机在 152 m 高度），鼓室内的气体即可冲开咽鼓管外逸，使鼓室内外的气压重新取得平衡，此时鼓膜恢复正常位置。以后每当鼓室内外的压力差达到 1.49 kPa 时，咽鼓管就开放 1 次。所以当飞机上升时，一般不易引起中耳的气压创伤。当飞机下降时，大气压力迅速升高，中耳内的负压也相对不断增加，咽鼓管类似于一种单向活塞，空气不能自动进入中耳，如咽鼓管功能正常，或飞机下降速度缓慢，行吞咽动作或自行吹张可使咽鼓管开放，空气可进入中耳。如因外界气压变化过于急剧，咽鼓管咽口突然受到压迫不能自动开放；或咽鼓管本身原有狭窄者，此时外界空气不能通过咽鼓管进入中耳，以调节鼓室内的压力与外界气压相当即可造成急性气压创伤性中耳炎。

（三）内耳外伤

1. 内耳的气压伤与中耳气压异常增加密切相关。Goodhill 在 20 世纪 70 年代提出压力差引起圆窗膜破裂导致感音神经性听力下降的学说。

（1）当外界压力大于中耳压力超过 90 mmHg 时，高气压压迫咽鼓管，此时做 Valsalva 吹张，外界气体不仅不能进入鼓室，反而会引起脑脊液压力的突然升高经耳蜗导水管传至鼓阶，引起圆窗膜向鼓室方向破裂，导致感音神经性的听力下降。

（2）当中耳气压大于外界压力时，做 Valsalva 吹张会导致中耳压力的突然增高，压迫圆窗膜向鼓阶方向破裂，或使镫骨底板骨折向前庭阶方向破裂，引起感音神经听力下降。

2. 内耳减压病是因外界或中耳的减压速度过快，使原先在高压下溶于内耳的惰性气体未能及时排出而以气泡形式逸出，在内、外淋巴液及血管内形成气栓所致。发病的可能途径：正常减压情况下，外淋巴内的气体可经窗膜扩散，内淋巴内的气体则经血管纹和螺旋韧带的微循环扩散；而在减压不当的情况下，中耳的气体可经前庭窗、圆窗膜扩散入外淋巴，形成气体过饱和，并在窗膜界面形成气泡，而原先溶于内淋巴液中的惰性气体也以气泡的形式逸出，同时在内外淋巴液及耳蜗微循环内形成气泡，导致惰性气体排出障碍，加上内外淋巴间气体分压差的不平衡引起的内外淋巴液间的气体的渗透，造成内外淋巴液的成分性状的改变，最终损伤内耳。

3. 外伤性外淋巴瘘。①空气经异常通道进入外淋巴，影响外淋巴的内环境和流动。②继发性的膜迷路水肿而导致的一系列变化。③内、外淋巴的异常混合。④炎症：多以浆液性或浆液纤维素性迷路炎常见。

四、临床特征

（一）耳郭外伤

1. 耳郭挫伤。轻者仅表现为局部皮肤擦伤、肿胀、皮下有瘀斑。重者皮下及软骨膜下形成血肿，局部呈紫红色隆起，触之有波动感。小的血肿可自行吸收，血肿机化有时可使耳郭局部增厚变形。血肿较大则因耳郭皮下组织少，血液循环差，难自行吸收。血肿可导致大面积软骨膜与骨剥离，可引起软骨坏死，以继续感染造成耳郭畸形。

2. 耳郭撕裂伤。可伤及耳郭部分或全部。轻者仅为一裂口，重者可造成耳郭撕裂缺损，甚至全部断离，此种创伤还常伴有颌面、颅脑及其他部位的损伤。

3. 耳郭冻伤。非冻结性损伤先出现刺痛、皮肤红肿。复温后可出现水疱、创面渗液、发红，合并感染后创面加深形成溃疡。冻结性损伤先有寒冷感、刺痛、皮肤苍白，逐渐出现麻木，但不易区分局部组织损伤的深度，局部冻伤的突出表现是在复温解冻后。耳的冻伤与其他部位一样分为 4 度，Ⅰ 度冻伤：伤及表皮质，局部皮肤呈蓝或紫的斑点，之后发红，肿胀，伤后 5～10 d，表皮干脱，愈合后不留斑痕，皮肤色泽也可恢复正常。Ⅱ 度冻伤：损伤达真皮质，局部创面肿胀明显，形成水疱，创面内为透明的血清状液或血性液。对针刺、冷热感觉消失，局部疼痛较剧。若无感染，2～3 周后脱痂愈合，愈合后可有斑痕。如继发感染，常形成溃疡，须手术植皮修复创面。Ⅲ 度冻伤：伤及全层皮肤或达皮下组织。复温后可表现为 Ⅱ 度冻伤，随后创面由白变黑以至出现明显坏死。一般多为干性坏死，但如有广泛血栓形成，感染时也可为湿性坏死。坏死组织约经 1 个月形成分界线，脱痂后形成肉芽，难于愈合或愈合后留有瘢痕。Ⅳ 度冻伤：损伤达肌肉、骨等组织，严重者整个受伤部位毁损。局部表现与 Ⅲ 度冻伤类似，常在创面处理中确定深度和坏死范围，干性坏死组织脱落常需 1～2 个月或更长时间易形成慢性溃疡，经久不愈。因有血管栓塞，容易并发感染形成湿性坏疽。

4. 耳郭烧伤。耳郭暴露且突出，皮肤相对薄而脆弱，头面部烧伤患者常合并耳烧伤。耳郭表面凹凸不平和不易清洁等因素，烧伤后容易并发感染及化脓性耳软骨膜炎。耳郭浅 Ⅱ 度烧伤后，出现明显肿胀、水肿和形成水疱，愈合不留畸形和增生性瘢痕。深 Ⅱ 度烧伤，溶痂过程中已发生感染，耳软骨膜炎的发生率最高，而 Ⅲ 度烧伤直接伤及软骨可造成干性坏死和耳郭脱落。耳郭易感染的因素有：易受压潮湿；耳局部肿胀，血液循环不良，使耳软骨缺血。化脓性耳软骨膜炎最早出现的症状是局部持续性剧烈胀痛，用止痛药难于缓解。局部红肿、压痛，严重者波及邻近区域，可出现相邻头皮水肿，耳郭向前突出。随着病情发展，局部软化，有波动感，切开引流或自行破溃后，疼痛减轻。如引流不畅或有死骨，则可反复发作。除局部症状外，另伴发热、食欲不振和白细胞升高等。

（二）中耳外伤

1. 鼓膜外伤。

（1）出血：单纯鼓膜创伤一般出血不多，片刻即止，外耳道有或无鲜血流出。

（2）耳聋：耳聋程度与鼓膜破裂大小、有无并发听骨链损伤、有无并发内耳损伤等有关。直接外伤引起的单纯鼓膜破裂，听力损失较轻；间接外伤（如爆炸）常招致内耳受损而并发严重耳聋。

（3）耳鸣：程度不一，持续时间不一，偶伴短暂眩晕。

（4）耳痛：各种原因引起的鼓膜破裂，伤时或伤后常感耳痛，但一般不剧烈。如并有外耳道皮肤损伤或感染，疼痛会较明显。

（5）检查：发现外耳道或鼓膜上有血痂或瘀斑。鼓膜穿孔大小、形态、有无并发污染等与造成损伤的原因有关系。一般说来，鼓膜穿孔后短期内就诊，可见穿孔多成裂孔状、三角形、类圆形和不规则形等。可见创伤特征形体征，即穿孔边缘锐利、卷曲、周边附有血痂或穿孔边缘鼓膜有表层下出血等。这些体征随着时间推移而发生改变，2～3 d 后，卷曲边缘逐渐消失，穿孔边缘变得略钝而整齐。直接外伤引起鼓膜穿孔的位置一般在鼓膜的后下方，而间接外伤引起多在前下方。中耳腔内偶见血迹，一般情况下，中耳黏膜形态光泽基本正常。

2. 听骨链损伤。鼓膜急性创伤或鼓膜无创伤体征，但都伴有严重的传导性聋。

3. 耳气压伤。飞机上升时，由于中耳压力较外界气压为高，耳内可有闷胀感，但因咽鼓管有自动调节作用，中耳内外压力平衡，故症状不显著。仅咽鼓管有阻塞者，可出现耳鸣和耳闷。飞机下降时，鼓室内处于相对负压状态，此时咽鼓管如不能及时开放，将有耳痛发生。当鼓室内外压力差达 60 mmHg 时，耳痛加剧，伴有耳鸣及听力减退。鼓室负压如继续增加，上述症状也逐渐加重。以致鼓膜发生破裂，患者耳内可有炸裂样声，且突觉耳内刺痛，听力锐减；迷路膜破裂时可伴有剧烈眩晕及恶心，严重者可发生休克，但此时鼓室内外的压力反趋平衡。检查见：轻者鼓膜内陷充血，尤以锤骨柄周围充血更明显。重者鼓膜上可出现黏膜下积血。松弛部或全鼓膜内陷。如鼓室内有积液，透过鼓膜隐约可见一液平面，若鼓室内积血，呈蓝鼓膜。如鼓膜破裂多发生在紧张部前下方，穿孔呈线形或针孔状，有少量血液从此流出。

（三）内耳外伤

1. 内耳气压性。气压伤时常常伴有中耳损伤的表现，患者可出现耳痛、耳闭塞感、听力下降等症状，检查时可见鼓膜内陷或充血、鼓室积液或积血，严重者可发生鼓膜破裂；在波及内耳后即有听觉和前庭系统的损伤，表现有耳痛、耳鸣、耳闭塞感、听力减退、剧烈的眩晕伴恶心、呕吐。气压伤时还伴有鼻窦炎，表现为鼻窦区的疼痛，如额窦或上颌窦区的胀痛、上牙列第一双尖牙和第一、二磨牙的麻木感。

2. 内耳辐射性损伤。严重的患者在受到大剂量辐射后的 15～30 min 就发生恶心和呕吐，其后 24 h 内的症状有疲乏、发热、腹泻等。首先冲击波引起的气压伤常常伴有中耳损伤的表现，患者可出现耳痛、耳闭塞感、听力下降等症状，检查时可见鼓室积液、鼓膜穿孔；冲击波核辐射均可损伤内耳，表现有耳痛、耳鸣、耳闭塞感、听力减退、剧烈的眩晕伴恶心、呕吐。

3. 外伤性外淋巴瘘。

（1）听力损失：多为一侧突发性的感音神经性聋、耳鸣，少数为双侧；听力下降的程度不等，可为中、高频听力损失。波动性听力损失为本病听力损失的主要表现。

（2）眩晕：为本病的主要主诉，因损害的程度不同而表现不同，严重者为出现旋转型眩晕、恶心、呕吐、面色苍白等症状，也可出现位置性眩晕。轻者有平衡障碍，晃动感。

（3）耳鸣：以高频为主，也有少数患者表现为低频音。听力损失和耳鸣在弯腰取重物、咳嗽时加重。

（四）颞骨骨折

根据骨折线与岩部长轴的关系，颞骨骨折可分 3 种类型。

1. 纵行骨折。较为常见，占 70%～80%。骨折面成纵行，经过岩锥并与之平行，骨折缝常起自颞骨鳞部，经外耳道后上壁、中耳顶壁，沿颈动脉管，至颅中窝的棘孔附近。由于骨折线常沿骨迷路的前方，并不贯穿骨迷路，故极少侵及内耳。其主要损害是外耳道皮肤和鼓膜撕裂，中耳结构，包括鼓膜张肌、各韧带和听骨损坏，砧骨常有明显移位，故耳道出血和传导性聋或混合性聋较为常见。面神经的水平段和垂直段常可波及，面瘫在纵行骨折的发生率约为20％，多为暂时性，可渐恢复。这种骨折实为中耳部的骨折。

2. 横行骨折。较为少见，约占20％。骨折线起自颅后窝的枕骨大孔、颈静脉孔，横向岩锥、内耳道，止于颅中窝的破裂孔和棘孔附近。引起骨折线可通过骨迷路，或将骨迷路外侧壁（即鼓室内侧壁）、前庭窗、蜗窗折裂，故常有耳蜗、前庭和面神经的损伤，引起感音神经性聋、自发性眼震、面瘫和血鼓室。在此型骨折中，面神经可在数段受伤，面瘫的发生率约为50％，且多为永久性。听神经可和面神经一起在内耳道处受损，外展神经和动眼神经也可被侵及。

3. 混合性骨折。多见于颅骨多发性骨折，颞骨同时有横行和纵行的骨折，使外耳、鼓室和迷路同时受损，兼有中耳和内耳的症状。

（1）外耳道出血：多见于纵行骨折。血液也可通过咽鼓管自口腔或鼻腔流出，可持续数天。严重的大出血较少，约占15％。横行骨折除非同时存在耳道裂伤，一般无外耳道出血，但可发生鼓室积血，鼓膜呈深蓝色，血液多于1～2周消失。

（2）听力减退：纵行骨折因破坏中耳结构，震伤内耳，常有混合性聋。

（3）眩晕：横行骨折因伤及迷路或前庭神经，故常引起严重的眩晕，伴自发性眼震。单侧的损伤，眩晕可持续2～3周。纵行骨折损害前庭的机会较少，一般无持续性眩晕。

（4）面瘫：面神经的损害多因血肿、水肿、感染、碎骨片的压迫或撕断所引起。若面神经兴奋试验示进行性功能减退，则需进行手术探查。

（5）检查：外耳道可有出血，皮肤撕裂，骨壁塌陷，或下颌骨的关节突前入外耳道前壁，引起外耳道闭塞。

（6）鼓膜：在纵行骨折的病例中，可见外耳道后上骨壁裂缝和鼓膜撕破。若并发脑膜破裂，则有脑脊液耳漏，一般可因破裂处纤维化而自动停止。若持续2周不停，则应考虑修补术。血鼓室一般发生于横行骨折，常为迷路骨折所致。部分血鼓室系中耳黏膜撕裂、出血所致。

五、辅助检查

（一）中耳外伤

1. 听力学检查。鼓膜外伤后纯音测听多为轻度传导性聋，听力损失多在40 dB以内，如听小骨完全脱位时骨气导听阈差＞50 dB，骨导正常，气骨导曲线几乎平行。外伤如涉及迷路时，则有严重的感音神经性聋。

2. 鼓膜完整而听骨链脱位的患者。声阻抗检查表现为声顺值增大，呈Ad型曲线，即鼓室功能曲线峰幅异常增高。镫骨肌反射消失，咽鼓管通畅。

3. 耳内镜下电视摄像系统检查。呈典型鼓膜穿孔图像。

4. 咽鼓管测压。

5. 影像学检查。颞骨CT片可以清楚地显示乳突、鼓窦、中耳的损伤程度，听骨链CT三维立体图像对听骨链损伤的术前诊断和术后评价非常有价值。它可发现上鼓室内锤砧关节脱位，锤骨头和砧骨头之间间隙明显增宽，从而可诊断听小骨脱位。

（二）内耳外伤

纯音测听检查、声导抗测试、耳蜗电图、听觉诱发电位测听、耳声发射测试等均表现为混合性或感音性听力损害改变；前庭功能检查如自发性眼震、冷热试验也表现出异常。

（三）颞骨骨折

1. 听力测验。纵行骨折的听力减退一般为传导性或混合性，横行骨折的听力减退一般为感音性，已如前述。

2. 前庭功能测验。纵行骨折者的测验结果常属正常，或有轻度减退。横行骨折者一般示前庭功能消失。

3. 面神经兴奋试验。味觉试验、流泪试验来明确面神经病理的性质和定位。

4. 颅骨CT。高分辨CT扫描可反映出骨折线的走行轴向及颅内积血、积气等症状。

六、诊断思路

（一）询问病史

对于耳外伤患者，病史非常重要。首先通过询问病史来观察患者意识清醒程度，如有意识丧失，要先抢救生命为主，后期再对局部进一步处理。对于钝器和锐器的暴力打击伤，要仔细询问打击的方向和程度，这对局部的损伤程度能做出初步的判断。炮震、爆炸，以及气压变化、放射和辐射等引起的伤害要问清楚，尤其是放射和辐射的时间和剂量对判断疾病有重要的意义。耳聋的程度有时会决定损伤的范围，如耳聋不发生或轻度时，往往只损伤外耳或外耳道和鼓膜，而耳聋一旦加重，影响正常沟通或更严重，一般往往影响听骨链和内耳。患者的其他症状也很重要，如是否伴有眩晕等，由此可判断是否伤及前庭器官。

（二）检查

耳郭外伤的患者，要仔细检查损伤的范围，耳郭的撕脱伤或切割伤中，只要还有一部分皮肤相连，尤其是耳后的总干未被切断，经清创后，将撕脱的部分缝回原位，其成活的可能性较大。耳郭全部离断，如仅做一般性的清创缝合，再植成活的可能性不大。对烧伤和冻伤的范围和程度的检查对治疗也起很重要的作用。耳内窥镜的应用可直接观察鼓膜及部分中耳腔的情况。

（三）辅助检查

纯音测听、声导抗测试、耳蜗电图、听觉诱发电位测听、耳声发射测试的检查对于我们判断中耳和内耳是否受损伤及损伤的程度很重要。颞骨CT在耳外伤尤其是伴有颅内损伤的患者中非常重要，如果怀疑中耳及内耳或更严重的损伤应常规行颞骨CT检查。

七、临床诊断

（一）耳郭外伤

根据外伤的原因和检查所见一般诊断不难。

（二）中耳外伤

1. 鼓膜外伤。根据典型的病史，直接外伤如挖耳、取耵聍，间接外伤如炮震、爆炸、掌击耳部，患者出现耳道出血、耳聋、耳鸣及耳疼痛，检查发现鼓膜有穿孔，可见创伤特征形体征，即穿孔边缘锐利、卷曲、周边附有血痂或穿孔边缘鼓膜有表层下出血等，电测听显示轻度传导性聋即可诊断。

2. 听骨链损伤。病史同前，但耳聋的程度比鼓膜外伤明显，纯音测听为传导性聋，但程度较单纯鼓膜穿孔为重，骨气导听阈差>50 dB。鼓膜完整者，声阻抗检查表现为声顺值增大，呈Ad型曲线，即鼓室功能曲线峰幅异常增高。镫骨肌反射消失，咽鼓管通畅。CT片可以清楚地显示上鼓室内锤砧关节脱位，锤骨头和砧骨体之间间隙明显增宽。

3. 耳气压伤。有典型的病史，鼓膜内陷充血，鼓膜上可出现黏膜下积血。鼓室内可有积液，透过鼓膜隐约可见一液平面。若鼓室内积血，呈蓝鼓膜。听力检查：音叉试验及纯音听力测试结果示传音

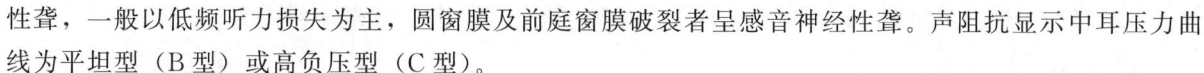

性聋，一般以低频听力损失为主，圆窗膜及前庭窗膜破裂者呈感音神经性聋。声阻抗显示中耳压力曲线为平坦型（B型）或高负压型（C型）。

（三）内耳损伤

1. 内耳气压性。

（1）减压病的诊断：高气压作业（暴露）史是诊断减压病的首要条件。为了提高诊断的准确性，在有高气压作业时的条件下还必须搞清呼吸气体的种类、作业深度和时间、劳动强度与性质、潜水装具的种类、型号及出水后装具所处的状态的检查结果。症状和体征：要注意症状和体征出现的时间、表现、对加压处理（治疗）的反应、治疗结束后是否遗留一定的症状和体征及遗留什么样的症状和体征。常规潜水减压病除严重违反减压规则及部分海洋常规潜水外，其症状和体征很少发生在减压过程中，而86％都发生在减压结束后的6h内，方案选用正确，大多数可一次性治愈；而肺气压伤和气栓症状虽可一次性消除，但肺损伤的症状和体征在以后一段时间内仍可存在。

（2）气压伤的诊断：由暴露高气压环境后发病的病史，气压伤时有迷路瘘管试验阳性可帮助鉴别。

2. 外伤性外淋巴瘘。有头部和耳部外伤史，若伴有进行性感音神经性聋和眩晕应高度怀疑本病。检查鼓膜大多正常，有耳部外伤史可有鼓膜损伤和外耳道损伤。电测听可为程度不同的感音神经性聋。甘油试验可为阳性。声阻抗检查：鼓膜未穿孔者因外漏的淋巴液一般较少，鼓室压图通常为A型，但在对耳道进行加压或减压时，有些患者会有眩晕、恶心、呕吐和眼震出现，即瘘管试验阳性。咽鼓管测压：咽鼓管狭窄耳蜗电图显示：SP/AP比值可出现增高。

（四）颞骨骨折

根据病史，多伴有多处的颅脑外伤，全身症状明显，如外伤后昏迷、休克等，如伴有耳道出血、听力下降、眩晕、耳鸣症状，在全身症状许可的情况下进一步检查，行头颅CT扫描进一步确诊。

八、鉴别诊断

（一）外伤性鼓膜穿孔与中耳炎性鼓膜穿孔的鉴别

见表5-2-1。

表5-2-1　外伤性鼓膜穿孔与中耳炎性鼓膜穿孔的鉴别

鉴别要点	外伤性鼓膜穿孔	中耳炎性鼓膜穿孔
外伤史	有	常无
穿孔部位	多见于紧张部的中央或前部	任何部位
穿孔形态	多为线性、三角形，边缘不规则	圆形或椭圆形，边缘钝
穿孔数目	多为单一穿孔	单一、少见多发
外耳道、鼓室	血液流出或血痂附着	脓性液、黏膜炎症
X线检查	乳突正常	乳突炎表现
电测听	多为轻度传导性聋，听力损失多在50dB以内，间接暴力累及内耳也可为混合性聋	传导性聋或混合性聋

（二）加压鉴别

对疑有减压病的患者，可试行加压治疗进行鉴别。一般可疑病例经过加压后体征显著减轻，甚至消失者即可确诊。但须注意的是一些仅有肢体或关节疼痛的减压病患者在接受加压处理时，原有疼痛非但不减轻反而进一步加重，即所谓反常现象，这种现象只要放慢加压速率即可消失。

九、救治方法

（一）耳郭外伤

1. 耳郭挫伤。血肿早期（24 h 内）可先用冰敷耳郭，减少血液继续渗出。如渗出较多，应在严格消毒下用粗针头抽出积血，予加压包扎，同时给予抗生素防止感染。

2. 耳郭撕裂伤。注意身体其他部位合并伤，特别是颅脑、胸、腹等，以免耽误重要器官损伤的诊治。在全身情况允许的条件下，争取尽早清创缝合。创面应彻底冲洗，严格消毒，注意清除异物。

3. 耳郭冻伤的治疗。

（1）非冻结性耳损伤：加强保暖，局部表皮保存者可外敷冻疮膏，每天数次。有溃烂者可敷外用抗菌药物和皮脂类固醇软膏，待创面感染控制后可行植皮修复创面。

（2）冻结性耳损伤：有全身或其他部位冻伤者，应迅速脱离低温环境，小心脱出衣物，用 40～42℃温水浸泡，使局部在 20 min，全身在半小时内复温，温水浸至肢端转红润、皮温达 36℃左右为度。耳局部冻伤治疗：Ⅰ度冻伤创面保持清洁、干燥，数天后可愈合。Ⅱ度冻伤复温消毒，有大水疱者吸出疱液后外涂 1% 呋喃西林霜或 2% 硫酸新霉素霜剂，每天换药 1～2 次。Ⅲ～Ⅳ度冻伤宜采用暴露疗法，冻伤复温后局部创面外涂含呋喃西林的霜剂，每天换药 1～2 次。研究证实呋喃西林、呋喃妥因等 5-硝基呋喃衍生物治疗冻伤有一定效果，其机制可能是降低细胞代谢率、减轻细胞代谢损伤和保护血管壁。耳郭冻伤合并感染，出现耳软骨炎时，应在肿胀部位及时切开引流，并外用抗菌药物，控制感染后行手术治疗，切开坏死组织，若有软骨坏死，也应切除，使用植皮或皮瓣修复创面。

4. 耳郭烧伤合并化脓性耳郭软骨炎的治疗。

（1）采取暴露或半暴露疗法，清创后局部创面涂磺胺嘧啶银悬液或用一层纱布或油纱布涂上聚乙烯吡咯铜碘软膏外敷。

（2）保持焦痂完整，避免受压，局部可用远红外线治疗。

（3）保守治疗无效时，及时手术治疗，在肿胀明显部位切开引流，切口要足够大，防止过早封闭。

（4）病变局限者，切除局部软骨，待生长肉芽组织后再植皮；病变广泛者，沿耳轮做纵向切口，将耳前后瓣分开，清除坏死软骨，放入含抗菌药物纱条引流，以软纱布包扎耳郭，每天换药一次。待疼痛、肿胀消退后再进行手术修复，愈后常有耳郭畸形，日后可酌情进行耳郭再造。

（5）单纯耳郭烧伤，不主张早期切/削痂植皮，待焦痂分离形成肉芽组织后再植皮，效果更好。耳烧伤中常有外耳道烧伤，由于局部肿胀，分泌物多，耳道闭塞，引流不通畅，容易使细菌繁殖而感染，而感染又加重耳道肿胀，形成恶性循环。患者可出现头昏，局部疼痛，听力下降。严重者可引起耳软骨炎和中耳炎。

（二）中耳外伤

1. 鼓膜外伤。一般处理：

（1）采用干燥疗法。以酒精消毒外耳道后，取出外耳道内的耵聍及异物，附于鼓膜上的未感染的血块，可不予取出。以酒精再次消毒外耳道后，用消毒棉球轻塞外耳道口。

（2）外耳道内禁止冲洗及滴药，以免引起中耳继发性感染。

（3）嘱患者暂勿擤鼻涕。

（4）全身应用抗生素预防感染。

（5）如发生化脓性感染：须加强全身抗感染治疗及局部清洁（吸浓或拭浓）。观察确知未伴有内耳外伤或颞骨骨折，也可用洗耳药及滴耳药。

（6）如有耳鸣、耳聋发生则可用改善内耳微循环的药物及促进神经细胞生长的营养药物。对早期耳鸣及感音性聋的减轻及恢复有一定的帮助。

（7）如无继发感染，鼓膜多能自行愈合，如后遗长期不愈合的穿孔，日后可行鼓膜修补术。鼓膜修补术：通过组织移植技术修复穿孔，恢复鼓膜的完整性，并提高听力的手术。①烧灼贴片法。烧灼贴片法是用化学药物腐蚀破坏穿孔边缘的上皮及瘢痕组织，以贴附于鼓膜外面的湿棉片（或硅胶片等）作为支架而刺激鼓膜、促进鼓膜上皮愈合的方法。适应证：鼓膜穿孔不能自愈，穿孔边缘已有瘢痕形成者。方法：外耳道局部消毒后，用2％丁卡因棉片贴敷于穿孔周围5～10 min，并拭干。在显微镜下，用极细的卷棉籽浸蘸30％硝酸银或50％三氯醋酸，先在消毒纸上吸去过多的药液后，涂擦穿孔边缘到出现0.5～1 mm宽的白色圈为止。应避免化学剂对中耳黏膜的灼伤。灼后用抗生素的滴耳液滴耳2次/d，2～3滴/次。1周后复查，如贴补棉片仍在原位，无继发感染，可继续观察。如出现继发感染，应停止烧灼，并用抗感染治疗。②耳内镜小鼓膜形成术。适应证：鼓膜紧张部中央性穿孔，经保守治疗未能自愈或烧灼法修补失败者。咽鼓管及内耳功能良好，语言频率导听阈平均在45 dB以内，贴补试验阳性。禁忌证：急性上呼吸道感染期或痊愈不足2周。真菌或细菌性外耳道炎。鼓膜外伤合并中耳感染，颞骨CT示上鼓室、乳突有炎症病变。咽鼓管功能不良且短期内无法恢复。严重的全身性疾病，如糖尿病，活动性肝炎，严重心、脑、肾、血管及血液疾病。鼓膜的移植材料：一般多采用自体移植组织如颞肌筋膜、乳突鼓膜、软骨膜和脂肪组织等，其中脂肪组织作为移植物在鼓膜修补术中的应用越来越受到重视。主要用于治疗鼓膜小穿孔的手术。手术方法：患者仰卧头侧位，患耳朝上，常规术野皮肤消毒铺巾，用含2％利多卡因及少量肾上腺素的湿棉片置鼓膜表面及穿孔处20 min，采用直径3 mm的零度镜连接录像系统，先搔刮鼓膜穿孔缘及其内侧面约2 mm范围，鼓室内填入吸收性明胶海绵粒及穿孔缘平齐，内置法植入颞肌筋膜。外面再用吸收性明胶海绵粒及碘仿纱条填塞固定。术后口服抗生素7 d，术后14 d撤出外耳道纱条，观察穿孔闭合情况。

2. 听骨链重建。外伤性听骨链中断与先天性或慢性炎症引起的听骨链中断的病理类型不一样，前者多表现为砧镫关节脱位，而镫、砧、锤骨多完整，极少数严重的外伤才引起砧骨的脱位，目前我们多采用重建听骨链方法。一般采用全身麻醉下行耳内切口，分离外耳道皮肤-鼓膜瓣，暴露鼓室及上鼓室外侧壁，磨去外耳道后上部分骨壁，充分暴露砧镫关节、镫骨、锥隆起、圆窗龛及锤骨柄，如锤骨柄附近的鼓膜完整，不必将锤骨柄从鼓膜内分离，然后探查听骨链情况。砧镫关节松弛症，虽然外观听骨链似完整，但用探针轻触锤骨柄时，可见砧骨长脚可动而镫骨不可动，砧镫关节囊松弛。外伤引起的砧镫关节脱位可加以复位，或将一自体骨片置于砧骨长脚和镫骨头之间，并用组织黏合剂黏合，外用吸收性明胶海绵固定之。该方法操作不复杂，视野清晰直观，且能清除中耳的病变。

3. 气压创伤性中耳炎。治疗原则是设法使鼓室内外的压力获得平衡，预防继发感染，并消除造成咽鼓管阻塞的各种因素。主要治疗方法：

（1）改善中耳通气，保持鼻腔及咽鼓管咽口通畅。可用1％麻黄碱滴鼻，3～4次/d，或可用达芬霖，2次/d，连续用药时间不能超过1周。咽鼓管吹张：可采用捏鼻鼓气法、波氏球法或导管法。尚可经导管向咽鼓管咽口吹入泼尼松龙等类固醇激素类药液，以求减轻局部水肿。合并急性上呼吸道感染时忌用。一般中耳积液多能自行吸收，若上述处理无效，这可考虑鼓膜穿刺抽液术、鼓膜切开术和鼓室置管术。鼓膜穿刺抽液：用针尖斜面较短的7号针头，在无菌操作下从鼓膜的后下方或前下方刺入鼓室，以空针抽吸积液。必要时可定期重复进行穿刺抽液，或于抽液后注入类固醇激素类药物。鼓膜切开术：液体黏稠，穿刺无效者可做鼓膜切开术。鼓膜切开后吸出鼓室内的液体。积液黏稠者可用药液注入鼓室，如糜蛋白酶、玻璃酸酶。鼓膜置管术加咽鼓管扩张术：分泌物黏稠，经上述处理无效；病情迁延，长期不愈或反复发作同时伴咽鼓管功能狭窄，可经鼓膜留置通气管（多用硅胶管）于鼓室，以排出中耳积液，改善中耳通气，有利于咽鼓管功能的恢复。通气管留置时间长久不一，待咽鼓管功能恢复，即可取管。必要时可重复置管。鼻内镜下咽鼓管球囊导管扩张：全麻满意后，患者取仰卧位，常规消毒、包头、铺巾，肾上腺素注射液 2 mg、生理盐水 10 mL 制成鼻棉片。鼻棉片收缩鼻腔两次，收缩满意后见鼻咽部黏膜光滑，未见异常新生物，咽鼓管咽口通畅。鼻内镜下将咽鼓管球囊扩张导管通过咽鼓管咽口置入咽鼓管内，连接压力泵并加压至 10Pa，持续 2 min，取出球囊扩张导管，检查导管无打折、破损。

（2）对症治疗：止痛、镇静、休息，用抗感染药物防止感染。鼓膜已穿孔者按干燥法处理：耳甲腔及外耳道用 75% 酒精消毒，局部用消毒棉球封盖。

（3）修补迷路膜：高度怀疑圆窗膜及前庭窗膜破裂者应尽早行鼓室探查术，于耳内镜或显微镜下找到破裂处，取耳垂脂肪或颞筋膜修补之。

对屡患急性创伤性中耳炎的人员，必须寻找和去除鼻和鼻咽部的炎症或机械性因素，例如鼻中隔偏曲、腺样体和扁桃体增生、鼻甲肥大等，对过敏性鼻炎患者进行抗过敏治疗。

（三）内耳外伤

1. 减压病的治疗应及早进行。救治方法有非高气压治疗和高气压治疗两种。加压治疗仍然是减压病最有效、最根本的病因治疗手段。如果患者得到及时正确的高气压治疗，可使病死率下降至 6% 左右。少数延迟治疗的患者也取得了立竿见影或"压到病除"的疗效。高气压治疗的基本原理主要有 4 点：

（1）加压后机体内的气泡体积会按 Boyle-Mariotte 定律缩小，气泡的表面积和直径也按一定规律缩小。

（2）气泡体积缩小，气泡中的气体分压相应升高，气体向组织的体液中的溶解量按 Henry 定律成正比例增加，创造了使气泡溶解消失的条件。

（3）气泡的溶解速度服从 Fick 定律。

（4）吸入高分压氧能有效地抵抗由气栓导致的缺血和低氧的影响，并有助于置换气泡的惰性气体。对于气栓患者，应正确掌握高气压治疗的原则：①由于病情具有复杂多变的特点，故不论病情轻重都应视为危重患者。②不能因为非高气压治疗有时效果也很显著而放弃高气压治疗。③如果有些病例由于某种原因未能获得及时治疗，即使得病较久，仍应力争获得高气压治疗的机会。治疗时立即尽快加压到 608 kPa 或以上，在此压力下停留一定时间后，按相应的治疗方案减压，在减压到 283.7 kPa 时，让患者间歇吸用纯氧至减压出舱。除了加压治疗和饱和治疗外，近年来有不少用高压氧治疗方法治愈气栓症的报道。高压氧的治疗压力一般在 202.7～304 kPa 范围内，常用间歇吸氧方案为 30 min 或 40 min 2 次，或 20 min 4 次，间歇吸空气时间为 5 min 或 10 min。注意事项：

（1）所加压力值的大小。大多是以经验为基础的，最好加压到症状消失，再适当增加一定的压力，除非特殊需要，一般舱压不宜超过 608 kPa（绝对压）。

（2）最高压力下停留的时间。一般认为在最高压力下至少要停留 30 min。近年来也有人提出，为了使一些严重减压病的顽固症状能一次彻底消除，在一定的最高压力下可停留更长的时间，如在 280 kPa 压力下间歇吸氧，最长可停留至 12～24 h，然后按饱和潜水减压方案进行减压。

（3）减压。减压过程是使体内过饱和的惰性气体逐步排出的过程，原则上应按所选定的减压方案严格执行，不得随意减少停留站或减少停留站的停留时间，以期争取达到一次治愈的目的。

（4）治疗气体的选择。常规空气潜水减压病，尤其是 Ⅰ 型减压病，原则上加压治疗均采用压缩空气，为了避免氮麻醉，一般在治疗压力高于 810.7 kPa 时才选用氦氧混合气。但有些学者认为，常规空气潜水减压病（尤其是 Ⅱ 型减压病）再用压缩空气进行加压治疗常常会遇到氮气泡的难消失的问题，建议可用氦氧混合气进行加压治疗（尤其适用于累及脂性组织的重型减压病），在氮气泡消去的基础上，可在配合使用最低压力吸氧治疗方案。非高气压治疗：包括体位疗法、常压吸氧法、糖皮质激素疗法和镇静脱水疗法等。体位疗法：利用气体浮力原理，组织血液循环系统中气体进入脑和其他重要器官，或使已进入的气体退出，然后被机体逐渐吸收，可采用的体位是略偏左侧的头低脚高位。常压吸氧法：可给患者吸一个大气压的纯氧，同时须注意防肺型氧中毒的发生。糖皮质激素疗法：可减轻脑水肿，增加机体对气栓的耐受力，降低气栓的间接致病作用。镇静脱水疗法：镇静能减少能量消耗，减轻脑缺氧；大量静脉注射或快速静脉滴注脱水剂后，借增加渗透压这一特性达到渗透性利尿消除组织水肿的作用，尤其适用于继发性脑水肿，可间接缓解气栓所致的脑部缺血缺氧。

2. 内耳辐射性损伤。鼓膜穿孔者，若耳道干洁，则勿滴药液，随访观察，大多可自愈；耳道内有放射性污染物的，应立即洗净消毒，并酌情用炉甘石洗剂、抗生素药液或软膏涂敷耳道，但注意保护鼓膜表面干洁；超过 1 个月鼓膜穿孔未愈合者可行修补术。出现感音神经聋和眩晕等内耳损伤表现者应尽早予以激素、神经营养药、多种维生素和对症治疗。

3. 外伤性外淋巴瘘。卧床休息，头高位，避免用力及擤鼻，对症治疗眩晕，给予前庭抑制药物和镇静剂。病程超过 6 个月仍有眩晕的患者，可做手术探查。术中可压迫颈静脉等方法有助于发现漏管，如存在漏管，应做修补术。

（四）颞骨骨折治疗

1. 维持呼吸、循环功能。颞骨创伤初期的主要矛盾是呼吸和循环中枢受到危害，生命处于危机状态，因此治疗的要点：①维持呼吸道通畅，改善颅内缺氧，必要时做气管切开术。②维护循环系统的功能，控制出血和休克，注意静脉补液和输血。

2. 严防感染。严格防止局部感染，注意耳部消毒，在全身情况许可下，用严格无菌操作清除耳道积血或污物。全身使用抗菌药物，防止颅内或迷路化脓性并发症。

3. 创伤后期手术治疗。颞骨创伤后期，即全身情况康复后的主要治疗是整复听骨链、鼓膜修补和面神经手术。

（1）面神经手术：一般在面瘫发生后 6 周内若仍无功能恢复的迹象，或面瘫是在骨折后立即发生者，则自然恢复的机会较少。若面神经兴奋试验示持续性功能减退，则应在全身情况许可下行面神经探查术。手术中可根据神经受损情况，进行减压或修复。

（2）中耳听力重建手术：按鼓室成形术的原则进行重建。

十、诊疗探索

（一）外伤性鼓膜穿孔

在外伤后检查鼓膜，如鼓膜穿孔很大，超过鼓膜 1/2，应立即采取内镜下鼓膜复位术。手术方法：显微镜下可以看到外伤性鼓膜穿孔，局麻下，左手持吸引管，右手持所需的器械复位穿孔鼓膜的边缘，特别注意穿孔处内折的边缘。用钩针将内折的鼓膜边缘翻出，把浸有抗生素的吸收性明胶海绵块放入鼓室内以固定鼓膜，穿孔处的鼓膜外侧面放置吸收性明胶海绵加以固定，外耳道充填碘仿纱条，2 周后撤出。术后常规应用抗生素预防感染。

（二）听骨链损伤

耳内镜下听骨链重建术：先按耳内镜检查术的操作步骤检查听骨链的情况，如发现砧镫关节脱位可在术中复位，尽可能在砧镫关节处附上生物黏合剂，以防砧镫关节再次脱位，但附上生物黏合剂时操作要仔细，一般建议将生物黏合剂只附在镫骨小头上，尽量避免多余的生物黏合剂流入中耳，然后轻轻地将砧骨恢复到镫骨小头上，待关节处的生物黏合剂起作用后轻动锤骨，明确听骨链传导良好后周围用吸收性明胶海绵固定，如伴有鼓膜穿孔者可同时行耳内镜下鼓膜修补术。但由于耳内镜操作中术野较窄，且某些角度下不易操作，因此耳内镜下听骨链重建术的适应证较窄，只适用于外耳道后上部分骨壁较薄、砧镫关节能较好暴露的患者。术后注意事项如耳内镜检查所述，另外术后要嘱患者避免剧烈运动，以免砧镫关节再次脱位。

十一、病因治疗

（一）鼓膜外伤

虽然人类鼓膜的再生修复能力很强，鼓膜穿孔后自然愈合的比例为 41%～100%，但应加强卫生宣传，加强保护耳朵的意识，减少鼓膜的损伤。对于能预知的爆炸（如开山辟路），可用棉团塞耳保护。

（二）气压创伤性中耳炎

1. 患鼻、咽、牙各种疾病的飞行员，应先予以治疗。

2. 对于乘坐飞机的人员加强卫生宣教工作，说明及时吞咽、打哈欠和做下颌运动等动作，对开放咽鼓管、调节鼓室压力的重要意义，并使其掌握捏鼻闭口吹张法。

3. 当飞机降落，尤其是在 4 000～10 000 m 下降时，较易发生创伤性中耳炎，此时不可睡眠，并做吞咽动作、口嚼口香糖、喝开水，或作捏鼻闭口咽鼓管吹张法等，以预防发生中耳的气压创伤。乳儿不能做以上动作，这时母亲可予以哺乳。

4. 急性上呼吸道感染患者，须彻底治愈后方可乘坐飞机。

十二、最新进展

（一）咽鼓管和气压伤有关的临床研究

张继东等用鼻内窥镜观察咽鼓管咽口的形态，认为用 60°内窥镜观察咽鼓管咽口形态为最佳方法。目前已有直径为 0.8 mm 的咽鼓管纤维镜，可从鼻咽部深入咽口，通过咽鼓管内充气，使软骨段扩张，纤维镜可进入管腔观察黏膜的病变情况。刘亚宁等用微弱发光技术检查咽鼓管功能，并与低压舱和声阻抗试验相比较，结果发现咽鼓管的开闭状态直接影响光通量，即中耳炎包括航空性中耳炎患者的光通量明显低于正常人。Csortan 等研究表明，乘飞机之前口服减充血剂可以降低在飞行中由于环境压力变化所致的气压性损伤。

（二）外伤性外淋巴瘘的诊断和治疗

患者在头部外伤及气压伤后出现突发性聋或眩晕需考虑外淋巴瘘。临床表现：外淋巴瘘有一系列的临床表现，有时需要 3～4 年甚至 10 年才会进行手术探查建立诊断，而且许多临床表现与梅尼埃病相似，但其特有的表现仍可引起医生的注意。Seltzer 指出外淋巴瘘三联征是耳聋、眩晕、耳鸣，只有两个症状较少，仅有一个症状更少。在听力损失方面，表现为突发性聋或耳聋快速进行性恶化，特别注意耳聋的波动性及言语辨别能力。前庭功能障碍被认为是外淋巴瘘的患者最普遍主诉，持续性平衡失调特别是发作性眩晕和位置性眩晕是最重要表现。耳鸣是非特异性的，而且单有耳鸣症状不能诊断外淋巴瘘。20% 外淋巴瘘的患者可出现耳的胀闭感。辅助检查：

1. 听力曲线。一般为感音神经性聋的听力损失图，外淋巴瘘的患者常主诉听力减退但未发现特异的听力曲线，许多研究均报道纯音听阈均值和语言辨别率的波动。

2. 耳蜗电图。Arenberg 等发现外淋巴瘘的患者异常 EcochG，52% 手术证实的外淋巴瘘的 SP/AP≥0.5。Campbell 等通过外淋巴瘘的豚鼠发现急性期时 SP/AP 有明显改变，当瘘管愈合 SP/AP 恢复正常，提示急性外淋巴液流动时引起 EcochG 改变的必要条件。

3. 瘘管试验。瘘管试验阳性与外淋巴瘘的联系各家报道不一，有些学者认为大多数外淋巴瘘的患者瘘管试验阳性，而有些学者却持反对意见。

4. 影像学。一些学者认为 CT 在诊断外淋巴瘘常出现假阴性，病史、临床表现往往比影像学更有意义，而另一些学者认为外淋巴瘘的患者 CT 上常见的异常为内耳发育异常，扩大的耳蜗导水管，前庭导水管。

5. 中耳探查。至今中耳探查仍是确诊外淋巴瘘唯一手段。外淋巴液只有 75 μL，往往手术探查未能发现明显的外淋巴瘘，而且局部注射麻醉药可能进入中耳污染外淋巴液，所以要求能准确辨认少量外淋巴液的流出及鉴别外淋巴液与其他液体。

6. 内镜检查。用柔软的内镜进行中耳探查较手术探查耐受性好，风险少而价廉，对中耳结构能很好显示及分辨。1994 年，Ogawa 和同事对 8 例单侧突发性聋及眩晕的患者进行内镜探查，5 例患者通过咽鼓管内镜检查，未发现异常，另 3 例通过胯鼓膜内镜观察，2 例发现圆窗膜破裂（以后经正规鼓室探查术显微镜证实），1 例未发现异常（后经证实为外淋巴瘘）。Poe 和 Bottriel 对 3 例可疑外淋巴瘘患者比较内镜及手术探查，内镜能清晰显示圆窗及前庭窗，但未发现任何外淋巴瘘，然后局部注射利多卡因和肾上腺素，抬起鼓膜探查中耳，可见到圆窗及前庭窗液体汇聚。局部注射局麻药及手术渗出液可引起假阳性结果，他们指出不使用局麻的内镜诊断外淋巴瘘比术中观察到液体聚集更敏感。

宋海涛　郭宏庆　张在其

第二节　急性中耳炎

一、基本概念

急性中耳炎主要是中耳腔黏膜的急性炎症，多数由细菌的急性感染引起。小儿发病率高。临床上分为急性非化脓性中耳炎和急性化脓性中耳炎两大类，其中急性非化脓性中耳炎按其病因不同而分为急性分泌性中耳炎和气压损伤性中耳炎。后者在气压伤中叙述。小儿急性中耳炎 80％以上与细菌急性感染有关。小儿急性化脓性中耳炎在疾病的早期临床症状表现类似分泌性中耳炎，并由于早期和广泛使用抗生素而转化，故统称为急性中耳炎。

二、常见病因

（一）急性分泌性中耳炎

1. 咽鼓管功能失调。咽鼓管具有保持中耳内、外的气压平衡，清洁，防止逆行感染和隔声等功能。由各种原因引起的咽鼓管功能不良是造成本病的重要原因之一，归纳如下。

（1）腺样体肥大：临床发生率并不高，可能是由于肥大的腺样体阻塞咽鼓管或急性炎症黏膜水肿时妨碍了咽鼓管的开放功能，而慢性腺体炎症时，黏性分泌物增多，抽吸鼻咽分泌物时，使鼻咽部产生负压，从而使鼓室也产生负压。小儿不正确地吸奶瓶、指头或空咽动作等均可出现同样现象。

（2）慢性鼻窦炎：慢性鼻窦炎长期脓液倒流，阻塞咽口，咽口周围的黏膜和淋巴组织长期受到刺激而增生，导致咽口狭窄。也有学者发现，此类患者鼻咽部的 sIgA 活性较低，细菌在此繁殖也为其原因之一。

（3）鼻咽部肿瘤：凡是患有一侧分泌性中耳炎的患者均应考虑鼻咽部有无新生物的可能，此处肿瘤可造成咽鼓管的机械性阻塞，同时致黏膜水肿，导致引流障碍。鼻咽癌患者在放疗前后均常并发本病，放疗前主要是肿瘤的机械性压迫，放疗后多数与管口周围肌肉、软骨及管腔上皮遭到肿瘤破坏或放射性损伤，咽口的瘢痕性狭窄等因素有关。

（4）咽鼓管内表面活性物质缺乏或不足：咽鼓管的开放受管内液体表面张力的影响，实验已证明咽鼓管内存在由磷脂、多糖及蛋白质组成的表面活性物质，它能降低黏液毡的表面张力，使咽鼓管腔的黏膜在吞咽时易于分开，促进咽鼓管开放，以维持中耳内外压力平衡。当鼓室受细菌感染时，引起

· 1579 ·

蛋白水解酶活性增高，可使表面活性物质减少。

2.气压伤气压伤。飞行从高空快速上升或下降时，中耳内气压不能及时平衡所致，同样在潜水或隧道作业时也会出现同样情况，产生气压损伤性中耳炎。

3.感染。上呼吸道感染是引起分泌性中耳炎的主要原因之一。中耳积液中有22%～52%可检出致病菌。常见的致病菌为流感嗜血杆菌、肺炎链球菌和金黄色葡萄球菌等。致病内毒素在病变迁延为慢性的过程中具有一定的作用。此外，急性化脓性中耳炎治疗不彻底、滥用抗生素等也是造成本病的原因。

4.免疫反应。分泌性中耳炎中有20%～90%属变态反应，中耳积液中已检测到特异性抗体、免疫复合物及补体等，提示慢性分泌性中耳炎可能是一种由抗体介导的免疫复合物疾病，即Ⅲ型变态反应。也有学者认为它是由T细胞介导的迟发性变态反应（Ⅳ型变态反应）。咽鼓管咽口黏膜的变应性水肿是咽鼓管阻塞的主要原因，其变应原可使杯状细胞的分泌活动增加或杯状细胞数目增多，使黏膜血管壁渗透力增加，进一步导致咽鼓管阻塞，此外由于变态反应引起毛细血管的通透性增加，以致液体从血管内渗出入中耳腔。

5.医源性因素。

（1）放射治疗：头部放射治疗后，鼻咽部及咽鼓管黏膜出现反应性炎症或局部淋巴引流的障碍而引起继发性咽鼓管阻塞。

（2）创伤：腺样体手术时伤及咽鼓管圆枕，形成永久性的瘢痕和咽鼓管阻塞，或咽鼓管导管吹张术中，尤其是在急性感染水肿时更易损伤黏膜，从而导致咽鼓管的阻塞。

（二）急性化脓性中耳炎

肺炎链球菌（30%），流感嗜血杆菌（20%～25%），乙型溶血性链球菌（10%～15%），化脓性链球菌属（3%～5%），金黄色葡萄球菌（1%～3%），此外革兰阴性的大肠杆菌、铜绿假单胞菌也可引起急性中耳炎，但十分少见。对于急性中耳炎是否与病毒感染有关，有待进一步研究。致病菌可通过以下途径侵袭中耳，其中以咽鼓管途径最常见。

1.咽鼓管途径。

（1）急性上呼吸道感染并发中耳炎最多见，患急性鼻炎、鼻窦炎时擤鼻不当，极易使鼻腔分泌物由耳咽管进入中耳，引起炎症。

（2）在不洁的水中游泳或跳水，病原体进入鼻腔或鼻咽部，通过擤鼻或咽鼓管吹张，将其吹入鼓室。

（3）急性上呼吸道传染病时，一方面原发病的病原体可经咽鼓管侵袭中耳，迅速破坏中耳及其周围组织，导致急性坏死性中耳炎。另一方面也可经该途径发生继发性细菌感染。小儿的全身及中耳局部免疫功能较差，容易感染各种前述传染病，因此本病的发病率较成人高。

（4）母亲对婴幼儿的哺乳方法不当，乳汁经咽鼓管反流入中耳。

2.外耳道-鼓膜途径。鼓膜外伤或颅底骨折，也或鼓膜原有穿孔时，致病菌直接经穿孔侵入中耳。鼓膜穿刺或切开术中因器械消毒不严或操作不当，也可导致中耳感染。

3.血行感染。极少见。

4.营养不良或有免疫缺陷。

三、发病机制

（一）急性分泌性中耳炎

咽鼓管是平衡鼓室内外气压的通道，以维持中耳的正常传音功能。咽鼓管平时呈关闭状态，仅在做吞咽、呵欠时开放。中耳内因部分氧气被黏膜吸收，产生相对负压。吞咽时，鼻咽腔的空气被吸入管内和中耳，从而平衡鼓室内外压力。鼓室负压愈大，吞咽时进入中耳的空气愈少，因为鼓室负压的吸引力使管腔颊部变得更窄。若管腔的黏膜炎症肿胀，则难以通过吞咽来解除鼓室负压。各种原因引起的咽鼓管功能不良，导致同样结果。若负压不能解除，中耳内将产生浆液或血性渗出液。

（二）急性化脓性中耳炎

上呼吸道感染波及鼻咽部的咽鼓管开口处，发病初期鼻咽部黏膜肿胀使咽鼓管咽口阻塞，同时破坏了纤毛的清洁防御作用，导致化脓性细菌易侵入中耳。

（三）急性乳突炎

急性化脓性中耳炎时，若以鼓室为中心的化脓性炎症得不到控制，进一步向鼓窦和乳突发展，乳突气房的黏-骨膜或肉芽等所堵塞，气房内的脓液不能循鼓窦-鼓室经鼓膜穿孔或咽鼓管向外通畅引流，房隔遭到破坏，乳突融合为一个或数个大的空腔，腔内有大量脓液蓄积为急性融合性乳突炎。

四、临床特征

（一）急性分泌性中耳炎

1. 症状。

（1）听力下降：患者大多病前有感冒史，听力出现下降，伴自听增强。当头位变动时，患者可感觉有东西在耳内流动，听力可暂时改善。小儿多表现为对别人的呼唤声不反应或反应迟钝，看电视声音明显增大，学习时精神不集中。

（2）耳闷感：是此病最常见的主诉之一，患者常有闭塞感、闷胀感、饱满感、阻塞感，按压耳屏时可感觉耳症状减轻。

（3）耳痛：一般表现不明显，个别患者会出现此症状。

（4）耳鸣：部分患者可有耳鸣，间歇性，或持续性，或搏动性低音调"轰轰"声，头部运动时，可出现气过水声。晚期，中耳腔液体变黏稠时，耳鸣多消失。

2. 体征。鼓膜松弛部或全鼓膜轻度弥散性充血，鼓膜内陷，光锥变形或消失，锤骨柄向上移位。鼓膜无正常光泽，呈淡黄、橙红色，慢性者可见灰蓝或乳白色，多数患者用耳镜检查可见到液平。有时可透过鼓膜见到气泡影，做耳咽管吹张后液平面明显减低，气泡可增多，移位。液体充满鼓室时，鼓膜向外膨隆，活动受限。

（二）急性化脓性中耳炎

1. 症状。

（1）耳痛：耳痛为本病的早期及显著症状，多为急性发作。发作前可有耳内阻塞或发胀感，耳痛如针刺样，随脉搏而跳痛，常放射至耳后、头部。咳嗽或喷嚏可使疼痛加剧。患者多因疼痛剧烈而夜不能眠，精神萎靡。鼓膜穿破流脓后，耳痛多减轻。

（2）发热：可有体温升高，病重者体温可达40℃以上。鼓膜穿破流脓后，体温可恢复正常。

（3）耳聋：早期有轻度听力减退，是黏膜充血、鼓室气压改变所致。当鼓室开始积液时听力减退逐渐加重。

（4）耳鸣：很常见，多为低频声，如风声、波涛或机器声。

（5）眩晕：很少见。一般是由于炎症累及迷路所致。

（6）耳漏：鼓膜穿破后，外耳道有分泌物流出。

（7）全身症状：一般有头痛、全身不适、食欲不振和便秘等，依据患者的全身情况和年龄而有所不同。

2. 体征。

（1）鼓膜病变：初期锤骨后缘及鼓膜周边血管扩张，有血管纹，鼓膜无增厚，正常标志可见。随病变发展，鼓膜呈弥散性充血增厚，锤骨柄及反射光锥消失，鼓膜失去正常光泽。鼓室内渗出物积聚，压力增加，鼓膜逐渐向外膨，常于鼓膜凸起最显著处出现黄点，然后发生穿孔，分泌物自穿孔溢出。穿孔多发生于鼓膜紧张部的下半部，多为一闪烁的光亮点，是为脓液自穿孔处流出时的反光。

（2）外耳道脓液：鼓膜穿孔后，鼓室的分泌物向外耳道流出。分泌物初为浆液或血性浆液，渐为脓液。鼓室炎症消退时，分泌物可为黏液性。在中耳炎初期，脓液较多，以后逐渐减少。

（3）鼓窦区压痛：由于鼓窦区常在急性化脓性中耳炎早期被侵犯，故一般在发病的初期即可有乳突部压痛，压痛点在外耳道的上三角区。一旦鼓膜穿破流脓，鼓窦区压痛即消失。

（三）急性乳突炎

1. 症状。在急性化脓性中耳炎的恢复期中，在疾病的第3～4周，各种症状不继续减轻，反而加重时，应考虑有本病之可能，包括：鼓膜穿孔后耳痛不减轻，或减轻后又逐日加重；听力不提高反而下降；耳流脓不渐减少而增加；同时全身症状加重，体温再度升高。儿童可有速脉、嗜睡，甚至惊厥。通常有恶心、呕吐、腹泻等消化道症状。病情严重者可引起包括化脓性脑膜炎在内的颅内并发症。

2. 体征。乳突皮肤肿胀、潮红，耳郭后沟可消失。鼓窦区及乳突尖区有明显压痛。骨性外耳道后上壁红肿，塌陷。鼓膜充血，松弛部可膨出；鼓膜穿孔一般较小，穿孔处有脓液搏动。

（四）儿童急性化脓性中耳炎

1. 症状。

（1）初期：主要症状是轻度听力减退和耳痛，但由于儿童多不会诉说，常常被忽视。

（2）化脓期：耳痛和听力减退加重，患儿多表现为哭闹不安、转头、睡眠不好及体温升高。哺乳时啼哭明显，因为吞咽时加重耳痛。症状进一步加重，可以出现全身中毒症状，急性面容，体温可达40℃以上，脉搏快，并常有呕吐、腹泻、脱水或惊厥等。穿孔后可见黏性脓液自外耳道流出。耳痛可立即缓解，患儿不再哭闹。

（3）恢复期：患儿能安然入睡，体温下降。耳流脓渐减少和停止。

2. 体征。

（1）鼓膜开始时出现外周及锤骨柄充血，然后全鼓膜充血明显，特别是松弛部。鼓膜标志和光锥消失，饱满或隆起，其后可见鼓膜紧张部穿孔，有黏性脓液呈搏动性溢出。治疗后，中耳炎症消退，耳流脓渐少和停止，鼓膜充血也渐消失，恢复正常，穿孔多能自然愈合。

（2）耳后区明显肿胀和压痛，耳后和颈上部可触及肿大的淋巴结。

五、辅助检查

（一）急性分泌性中耳炎

1. 音叉试验。林纳试验阴性，韦伯试验偏向患侧。

2. 纯音电测听检查。多呈传导性聋，听力下降的程度不一，一般在 20～30 dB，重者可达 40～60 dB，听阈可随积液量的改变而波动。听力损失以低中频率为主，在少数患者可表现为高频气导及骨导下降，一般认为这是鼓室的积液使传导结构的重量增加影响音频传导所致，蜗窗膜的张力和劲度也可因积液的黏稠影响听骨链及窗膜活动的增加，也可能是造成这种高频听力减退的原因。少数患者可合并感音神经性听力损失。

3. 声导抗测试。平坦型（B型）是分泌性中耳炎的典型曲线，负压型（C型）示鼓室负压，咽鼓管功能不良，其中部分中耳有积液。

4. 小儿。可做 X 线鼻咽正侧位拍片，了解腺样体是否增生。

5. 成人。应做鼻及鼻咽部检查，了解鼻咽部病变，特别注意排除鼻咽癌。因为很多分泌性中耳炎是鼻和鼻咽部病灶所致，如鼻窦炎、变应性鼻炎、鼻中隔偏曲及腺样体肥大是很常见的病因。

6. 诊断性鼓膜穿刺。在主诉和症状不典型的病例中，怀疑此病的可做鼓膜穿刺，以明确诊断。

7. 目前咽鼓管功能检测方法有咽鼓管测压、九步胀缩鼓膜测压实验、声测法等。咽鼓管测压是在患者吞咽水的同时给予鼻咽部不同的压力（3 kPa、4 kPa、5 kPa），然后检测鼻咽部和外耳道内压力的变化。如果咽鼓管开放，气体进入中耳腔，鼓膜就会产生位移并引起外耳道内的压力改变。通过对外耳道内压力随时间变化的曲线进行分析，可以判断咽鼓管开放功能是否正常。

（二）急性化脓性中耳炎

1. 听力检查。电测听显示，传导性聋。

2. 血液检查。血常规检查，白细胞增多，中性粒细胞的比例高。鼓膜穿破后，脓液引流，白细胞数下降。

（三）急性乳突炎

颞骨 CT 扫描可见乳突含气量减少，房隔破坏，并可见液气面。外周血白细胞增多，多形核白细胞增加。

六、诊断思路

（一）急性分泌性中耳炎

1. 患者病史中如有上呼吸道感染、乘飞机不久、放射治疗及鼻部疾病等病史时出现耳内闭塞感、闷胀感，听力减退，自听增强现象。

2. 耳镜检查。鼓膜失去光泽，内陷，中耳腔可见液平。

3. 电测听。显示传导性聋，声导抗测试呈 B 型或 C 型曲线。

（二）急性化脓性中耳炎

1. 询问病史。详细询问耳痛的情况，一般在耳痛之前先有耳闷胀感，后开始剧烈的疼痛，但无耳郭牵拉痛，如耳道有脓性分泌物时，耳痛立即减轻或消失。

2. 耳部检查。重点在耳鼓膜，初期表现充血比较明显，后鼓膜紧张部穿孔，有脓性分泌物流出。电测听显示传导性聋。

（三）急性乳突炎

急性化脓性中耳炎恢复期，各种症状不减轻，反而加重，鼓膜穿孔后耳痛不减轻或加重，耳流脓增加，全身症状加重，体温升高。乳突区有明显的压痛应考虑本病。

（四）儿童急性化脓性中耳炎

较大儿童急性化脓性中耳炎由于能够主诉清楚，局部症状明显，诊断相对容易。婴幼儿因无主诉，且有严重的全身症状，局部体征不明显，检查鼓膜较困难，所以婴幼儿的急性化脓性中耳炎的诊断比较困难。临床必需严密观察患儿的耳部情况，在下列情况下一定要检查鼓膜：

1. 原因不明的发热、呕吐、腹泻和哭闹不安。

2. 有上呼吸道感染，又突发高热。

3. 有急性传染病如麻疹、猩红热过程中，突发高热、哭闹不安或抽搐。

4. 有似脑膜炎症状。检查鼓膜时如发现鼓膜充血，且两侧不对称有临床意义。鼓膜红肿，耳膜穿孔流脓即可诊断。

七、临床诊断

（一）急性分泌性中耳炎

根据病史和临床表现，结合听力学检查，进行诊断，诊断条件如下：

1. 临床表现。①听力下降。②耳内闭塞感。③耳鸣。④耳痛。

2. 体征。①鼓膜松弛部充血,内陷,可见液平。②纯音听力检查示传导性聋,声导抗测试:呈平坦型(B型)或负压型(C型)曲线。

(二)急性化脓性中耳炎

根据病史和临床表现,结合听力学检查,进行诊断,诊断条件如下:

1. 临床表现。①耳痛。②发热。③听力减退。

2. 体征。①鼓膜弥散性充血增厚,严重者出现鼓膜紧张部穿孔,有脓流出。②纯音听力检查示传导性聋。

(三)急性乳突炎

急性化脓性中耳炎经治疗2周以上不愈且疼痛与发热等日益加重、乳突区压痛并有颞骨CT表现,一般可行诊断。

(四)儿童急性化脓性中耳炎

患儿有突发高热、呕吐、腹泻及哭闹不安等症状,检查发现鼓膜充血、穿孔流脓即可做出诊断。

八、鉴别诊断

(一)急性分泌性中耳炎

1. 鼻咽癌。本病可为鼻咽癌患者的首诊症状。对成年患者,特别是一侧分泌性中耳炎,应仔细检查鼻咽部,必要时应做电子鼻咽镜检查,有怀疑者做鼻咽部CT扫描或MRI。

2. 脑脊液耳漏。颞骨骨折并脑脊液耳漏而鼓膜完整者,可产生类似分泌性中耳炎的临床表现。根据头部外伤史,鼓室液体的实验室检查结果及颞骨CT可作鉴别。

3. 外淋巴瘘。多继发于镫骨手术后,或有气压损伤史。瘘孔好发于蜗窗及前庭窗,耳聋为感音神经性或混合性聋。

4. 胆固醇肉芽肿。即特发性血鼓室。可为分泌性中耳炎晚期的并发症。中耳内有棕褐色液体,鼓室及乳突腔内有暗红色或棕色肉芽,伴有异物巨细胞反应。鼓膜呈蓝色或蓝黑色。颞骨CT片显示鼓室及乳突内有软组织影,少数有骨破坏。

5. 粘连性中耳炎。粘连性中耳炎是慢性分泌性中耳炎的后遗症。病程较长,咽鼓管吹张治疗无效。鼓膜紧张部与鼓室内壁和听骨链粘连,听力损失较重,声导抗图为"B"型、"C"型或"As"型。

(二)急性化脓性中耳炎

1. 外耳道炎。耳痛剧烈,牵拉耳郭或压迫耳屏耳痛更剧烈。检查见外耳道明显红肿,鼓膜充血不明显,有部分病例鼓膜不易窥见。听力减退不明显或有轻度听力减退。

2. 急性鼓膜炎。耳痛明显,早期症状类似于急性化脓性中耳炎,但无鼓膜穿孔及耳流脓性分泌物,听力损失不重,炎症仅限于鼓膜。

3. 耳带状疱疹。耳痛明显,外耳道和耳甲腔出现疱疹,鼓膜本身炎症表现不明显,发生面瘫、听力减退及眩晕后,诊断即可成立。

4. 反射性耳痛。多因咽喉及口腔等疾病引起。鼓膜无炎症,听力无减退。

(三)急性乳突炎

应与急性化脓性中耳炎、外耳道疖、隐匿性乳突炎相鉴别,见表5-2-2。

表 5-2-2 急性乳突炎与其他疾病的鉴别

病史	急性乳突炎	隐匿性乳突炎	急性化脓性中耳炎	外耳道疖
体温	高热	无或轻微	有，鼓膜穿孔后体温多正常	有或无
耳痛	重	轻或无	有	重
耳流脓	量多，黏液脓	无	鼓膜穿孔后有	有
听力	减退重	减退较轻	减退	无或减退
压痛	乳突尖部重	无或轻微	无或轻	耳屏压痛
耳道检查	后上壁塌陷	无	无	耳道肿胀
颞骨CT	乳突含气减少，房隔破坏，有液气面	气房模糊	气房清晰	气房清晰

九、救治方法

（一）急性分泌性中耳炎

1. 非手术治疗。

（1）抗生素：急性分泌性中耳炎可选用青霉素类、大环内酯类及头孢菌素类等抗生素口服或静脉滴注。疗程不宜过长。

（2）糖皮质激素：如地塞米松或泼尼松等做短期治疗。

（3）保持鼻腔和咽鼓管通畅：鼻腔局部应用血管收缩剂可减轻鼻腔、鼻咽、咽鼓管咽口黏膜肿胀，改善咽鼓管通畅，有利中耳通气与排液。

（4）咽鼓管吹张：如无急性炎症感染，可行咽鼓管吹张术，自行捏鼻鼓气法及饮水通气法均可。

（5）鼓膜按摩：利用鼓气耳镜空气正负压力的改变，使鼓膜向内外活动，有助积液从咽鼓管引流。

2. 手术治疗。

（1）鼓膜穿刺术。适用于排除分泌性中耳炎的鼓室积液。器械：斜面较短的鼓膜穿刺针，2 mL的注射器，耳镜。方法：①患者取坐位。②外耳道皮肤及鼓膜表面用75％乙醇消毒。手术必须在无菌的条件下进行。③用消毒小棉片蘸布楠溶液贴在鼓膜表面，10 min 后取出。④在反光镜的照明和直视下，用接在注射器上的穿刺针在鼓膜紧张部后下方刺入鼓室。固定针头，用注射器抽吸鼓室内的液体。穿刺时应避免刺入过深，致损伤鼓室内组织。如视野不够清楚，穿刺前耳道口可放入大小适当的耳镜。⑤如鼓室内分泌物稠厚，不易抽出时，则可用吸引器的前端对准穿刺孔进行抽吸，或注入糜蛋白酶（5 mg/mL）10～15 min 后再进行抽吸。⑥抽液后可通过穿刺针注入糜蛋白酶、地塞米松等药物，进行局部治疗。⑦抽出的液体可按需要送常规检查、细菌培养或找嗜酸性粒细胞。⑧穿刺后，耳道口堵以无菌干棉球，防止继发感染。

（2）鼓膜切开术。适用于急性化脓性中耳炎，鼓室积脓，鼓膜尚未穿孔而有耳痛、头痛和发热者。鼓膜切开后可使中耳脓液引流通畅。器械：鼓膜切开刀，耳镜，吸引器。方法：①成人患者可取坐位，儿童取卧位。②清除耵聍，外耳道及鼓膜用75％乙醇消毒。③鼓膜表面按上述方法用布楠溶液进行麻醉。较大的儿童则以全身麻醉为妥。若为幼儿可不用任何麻醉。④拉直耳道，放置尽量大的耳镜。在照明和直视下于紧张部后下方用刀尖刺入鼓膜后自上而下做弧形切口，左耳自3～6点，右耳自9～6点，也可在鼓膜的前下方或后下方做放射状或垂直切口。鼓膜切开刀必须锐利。刀柄宜细或呈膝状，以免妨碍视线。⑤切口与弧形的鼓环平行为宜，刀尖刺入不宜太深，以免损伤鼓室内壁或听骨。⑥切开后以刀尖上的脓液或排除的脓液做细菌培养及药物敏感试验。⑦脓液稠厚而不易排除者可用吸引器将其吸出。⑧鼓膜切开术中同样必须注意无菌操作。负压吸引时不宜时间过长、压力过大，避免内耳损伤。

（3）鼓膜置管术。成人适应证包括：①经鼓膜穿刺排液 3 次和（或）鼓膜切开 1～2 次治疗无效。②咽鼓管功能不良。③咽鼓管功能短期不能恢复正常者，如鼻咽癌等头颈部放疗治疗及鼻咽手术损伤等。小儿适应证包括：① 中耳积液 3 个月以上，经抗生素、糖皮质激素等药物治疗无好转。②纯音气导听阈（语言频率听阈平均值）双耳＞30 dB。③鼓膜松弛部有较深的内陷袋。④反复发作的急性中耳炎，6 个月内发作 3 次或 12 个月内发作 4 次，预防性抗生素治疗无效。麻醉手术技巧：成人鼓室置管术多采用局部表面麻醉，鼓膜麻醉剂较多使用 2％丁卡因或 Bonain 液（含等量的可卡因、石炭酸和薄荷脑），以棉片蘸 2 滴麻醉剂贴附在鼓膜表面，麻醉 10～20 min。外耳道鼓膜消毒后，鼓膜前下象限或后下象限相当于切口处，以 5 号穿刺针点刺 2～3 点，再以浸有 1％～2％丁卡因及肾上腺素小棉球在点刺部位贴敷 3～5 min，注意避免药液流入鼓室，而引起眩晕、呕吐等迷路反应。小儿采用全身麻醉，体位：患者仰卧，头偏向健侧，术耳朝上方，术者坐于术耳一侧，助手位于患者头侧。切口以鼓膜切开置管术实行：在手术显微镜或耳内镜下选择准确的切口位置，用锋利的鼓膜切开刀于鼓膜前下象限或后下象限做放射状或弧形切口，切口不宜太靠近鼓环或脐部，注意不要用力过猛，以免损伤鼓岬，切口大小适合，一般比通气管外径略长即可，过大容易造成脱管。经外耳道鼓室置管术：在手术显微镜下于外耳道后下壁距鼓环约 10 mm 处做一弧形切口，尽量使切口与鼓环平行。自切口处用纤维剥离器分离皮肤骨膜瓣至鼓沟，分离时要连鼓膜一起分离，不要用力过度，注意保持皮肤骨膜瓣的完整性，以免造成外耳道狭窄。轻轻地将附着于鼓沟处的鼓膜纤维鼓环分开，即可暴露鼓室。用电钻沿外耳道长轴方向将鼓沟和其相连的外耳道磨一小浅沟槽，安放通气管。鼓室内积液的处理：鼓膜切开后，将鼓室内的液体吸除，同时可行鼓室内注药或鼓室、咽鼓管药物冲洗。鼓室内积液黏稠或为黏胶液者，可在清理干净鼓室内的积液后，将地塞米松 5 mg 注入鼓室，用洗耳球从外耳道向鼓室内施加一定的气压，不仅可使药液流向咽鼓管，同时尽可能开放阻塞的咽鼓管，有利于咽鼓管功能的恢复。安放通气管：手术前根据患者的情况选定的通气管，可自鼓膜切开除直接置入，或用置管器置管。主要方法：用中耳钳夹住直形、锥形或斜环形通气管后端，经鼓膜切口轻轻转动并向前推进，使通气管前端越过切口进入鼓室。用中耳钳夹住哑铃形管内凸边前缘插入鼓室，或夹住后缘将前缘插至切口前唇下，用钳头轻轻于通气管杆处加压，使内凸边全部进入鼓室。使通气管一端在鼓室内，另一端在鼓膜外，两端的凹槽嵌于鼓膜切开的边缘处。将上颌窦穿刺针管尖端磨去 2 mm，保留针芯的原有长度，把哑铃形通气管套在针芯的尖端上，对准鼓膜穿刺的针孔，轻轻用力一推，通气管卡在鼓膜上，退出针芯，通气管便留在鼓膜上。任何方法在通气管安放后都应即可检查其是否通畅。通气管安放时要注意位置合适，不要偏斜，以防过早脱管。置入通气管时深浅要适中，两端的凹槽一定要精确地嵌于鼓膜切口的边缘上，过深容易被生长的黏膜上皮阻塞通气管。通气管安放适当后，外耳道轻松填塞碘仿纱条或抗生素纱条。术后处理：术后次日以糜蛋白酶 5 mg 和地塞米松 5 mg 的混合液冲洗通气管、鼓室及咽鼓管，促使黏稠胶液全部排除，减少通气管阻塞机会。术后常规应用抗生素 1 周以预防感染，避免用力擤鼻，禁水入耳，防止上呼吸道感染同时可应用抗组胺或糖皮质激素治疗。局部应用 1％（成人）或 0.5％（小儿）的麻黄碱滴鼻液，收缩鼻腔黏膜，改善鼻腔通气，有利于咽鼓管通畅。术后 3 d 内每天由外耳道加压通气 1 次（咽鼓管通畅者），第 1 个月每周观察 1 次，以后每月观察 1 次直至通气管脱落，主要观察中耳渗液及通气管的位置情况。通气管有少许结痂阻塞时，可用 3％的过氧化氢溶液浸泡后吸除。观察 6 个月后若临床症状消失、听力提高、鼓膜的色泽正常，可考虑拔管。拔管后鼓膜裂口不需特殊处理，一般情况下 1 周即可自然愈合。对于咽鼓管狭窄的情况可采用鼻内镜下咽鼓管球囊导管扩张术：全麻满意后，患者取仰卧位，常规消毒、包头、铺巾，肾上腺素注射液 2 mg、生理盐水 10 mL 制成鼻棉片。鼻棉片收缩鼻腔两次，收缩满意后见鼻咽部黏膜光滑，未见异常新生物，咽鼓管咽口通畅，鼻内镜下将咽鼓管球囊扩张导管通过咽鼓管咽口置入咽鼓管内，连接压力泵并加压至 10Pa，持续 2 min，取出球囊扩张导管，检查导管无打折、破损。

（二）急性化脓性中耳炎

1. 一般治疗。

（1）及早应用足量抗生素或其他抗菌药物控制感染。鼓膜穿孔后，取脓液做细菌培养及药敏试验，参照结果调整用药。

（2）减充血剂喷鼻，如 1％麻黄碱等，以利咽鼓管的功能恢复。

（3）注意休息，饮食清淡易消化，疏通大便。全身症状较重者给予支持疗法。小儿呕吐、腹泻时，注意补液，纠正电解质紊乱。

2. 局部治疗。

（1）鼓膜穿孔前：①2％石炭酸甘油滴耳，可消炎止痛。因该药遇脓液或血水后可释放石炭酸，故鼓膜穿孔后应立即停止使用，以免腐蚀鼓室黏膜及鼓膜。②遇下述情况时，应做鼓膜切开术。全身及局部症状较重，中耳有脓性分泌物积聚，鼓膜膨出明显，耳部剧痛和高热不退者；鼓膜虽已穿孔，但穿孔太小，分泌物引流不畅，疑有并发症可能。应用抗生素治疗后，中耳炎症不能控制而有形成慢性的危险者。

（2）鼓膜穿孔后：①先用 3％过氧化氢溶液或硼酸水彻底清洗外耳道脓液，然后拭干。②滴入滴耳剂。滴耳剂以无耳毒性之抗生素溶液为主，如氧氟沙星滴耳液等。③当耳流脓减少，炎症逐渐消退时，可用甘油或酒精制剂滴耳，如 3％硼酸甘油，3％硼酸酒精等。④炎症完全消退后，穿孔大都可自行愈合。流脓已停止而鼓膜穿孔长期不愈合者，可行鼓膜成形术。

（三）急性乳突炎

需用静脉给药抗生素及扩大鼓膜切开和乳突切开术。

1. 抗生素的应用。在急性乳突炎早期，应给予足量抗生素，一般能够控制病情。但急性乳突炎发展到气房蓄脓而引起局部缺血致营养性坏死和感染扩散，使局部组织内抗生素达不到有效浓度，而不能杀死脓液中的细菌。因此当乳突内融骨性病变已形成溶骨性脓腔，需立即行乳突切开术。

2. 鼓膜切开术。如乳突炎时疼痛剧烈，鼓膜红肿、标志不清，应及时做鼓膜较大切开。

3. 乳突切开术。是从耳后切开软组织和除去乳突外侧皮质，轮廓化乳突腔，使乳突内脓液能完全引流，促使中耳炎痊愈。适应证：

（1）急性化脓性中耳炎，尤其是儿童，在治疗 3 周后仍耳流脓不止，伴有低热、白细胞总数升高。

（2）颞骨 CT 显示气房混浊、气房间隔骨质破坏或呈典型的融合性乳突炎。

（3）骨性外耳道后上壁下榻肿胀或耳后骨膜下脓肿。

（四）儿童急性化脓性中耳炎

1. 局部治疗。

（1）应用鼻减充血剂鼻腔滴药，如 0.5％麻黄碱滴鼻，4～5 次/d，2～3 滴/次。

（2）鼓膜穿孔后：①先用 3％过氧化氢溶液或硼酸水彻底清洗外耳道脓液，然后拭干。②滴入滴耳剂。滴耳剂以无耳毒性之抗生素溶液为主，如氧氟沙星滴耳液等。

（3）在下列情况下及早行鼓膜切开术：原因不明的高热、腹泻、哭闹不安，有时有颈硬、呕吐者，抗生素治疗无效，鼓膜光泽消失，红肿和外凸，耳后肿胀和压痛者。

2. 全身治疗。

（1）抗生素的应用：给予青霉素类、头孢菌素类抗生素，对青霉素类过敏者可改用大环内酯类。抗生素开始治疗的时间与听力的影响很大。有资料表明，在感染早期应用抗生素，只有 6％患儿有听力障碍，而在 3 周后开始治疗者，30％的患儿有听力障碍。抗生素的用量要足，时间要够长，使感染的细菌彻底消灭，一般为 1 周或持续至感染彻底控制。如用药量和用药时间不足，使急性症状减轻，但不能彻底消灭细菌，易使细菌产生耐药性，从而成为慢性感染。如患儿鼓膜有穿孔，或鼓膜切开，有脓性分泌物流出，可取中耳脓液做细菌培养和药敏试验，以便选用有效的抗生素治疗。

（2）全身支持疗法：对患儿因腹泻和呕吐而有脱水现象，给予补液。

十、诊疗探索

（一）系统治疗

由于抗生素的应用会引起细菌耐药而产生呼吸道感染，近年来一些学者主张对儿童治疗采用"观望"疗法，也就是在起病初期延迟抗生素的应用，来减少细菌耐药和呼吸道感染的发生概率。但是这个观点不适合 2 岁以内的婴儿，2 岁以内的婴儿一定要积极应用抗生素治疗，主要有以下 3 种原因：首先，急性中耳炎 70% 是细菌感染引起的，表现为鼓膜充血和膨出；其次，2 岁以内婴儿常由长时间咽鼓管慢性炎症引起咽鼓管功能障碍而引发中耳炎；再次，近期有前瞻性研究显示 2 岁以内婴儿患有急性中耳炎的预后较差，至少有 50% 复发和 35% 转变为持续性的分泌性中耳炎。

（二）抗感染治疗

治疗急性中耳炎的抗生素最好应用阿莫西林，因为阿莫西林可以在中耳达到很高的血药浓度。对于青霉素耐药的肺炎链球菌引起的复发性急性中耳炎，应用阿莫西林 90 mg/(kg·d)，分三次给药。对于耐 β-内酰胺类的杆菌感染引起的复发性中耳炎，应选用阿莫西林/克拉维酸 6.4 mg/(kg·d)，疗程 10 d。分泌性中耳炎常是急性中耳炎的先驱表现，多采取"观望"疗法。当 2 岁以上的儿童分泌性中耳炎合并有 2~3 个月的听力损失时，应根据鼻咽分泌物的细菌培养和药敏选择抗生素。

（三）鼓膜置管

对于分泌性中耳炎病史 6 周~2 个月，患者年龄≥2 岁，经抗生素治疗 10 d 无明显改善者，考虑行鼓膜置管术。鼻内窥镜下耳咽管途径给药治疗顽固性分泌性中耳炎。肺炎双球菌疫苗：肺炎双球菌疫苗对于复发性急性中耳炎有一定的作用，还需要远期的进一步研究以明确能否应用于婴幼儿。

十一、病因治疗

（一）急性分泌性中耳炎

对于鼻腔和咽部、鼻咽部病变的治疗对治疗和预防本病有重要意义。

1. 腺样体肥大妨碍咽鼓管功能的患者行腺样体切除术。

2. 慢性鼻炎、鼻窦炎、鼻息肉和鼻中隔偏曲等均可影响咽鼓管功能，可通过药物如抗过敏鼻喷剂局部治疗和手术的方式切除病变，矫正鼻腔结构异常从而达到根治的目的。

3. 鼻咽部肿瘤的治疗，如鼻咽癌的治疗，但部分患者由于放射治疗本身也可以造成分泌性中耳炎。

4. 鼻咽部手术时避免伤及咽鼓管圆枕，以免造成永久性瘢痕和咽鼓管阻塞。

（二）急性化脓性中耳炎

1. 积极治疗上呼吸道感染，在早期就应用减充血剂喷鼻，以使鼻腔保持通畅，避免用力擤鼻，使鼻腔分泌物由咽鼓管进入中耳，引起炎症。

2. 鼻腔手术后采用正确的鼻腔冲洗，避免鼻腔出血填塞或鼻咽部手术后填塞过久。

3. 治疗鼻部及鼻咽部慢性炎症如鼻窦炎、扁桃体炎等。

4. 鼓膜外伤后避免局部应用点耳剂，保持局部清洁。

5. 急性中耳炎愈后遗留鼓膜穿孔，应避免水液进入，应及时行鼓膜修补术。

（三）儿童急性化脓性中耳炎

1. 儿童患上呼吸道感染时应及时应用减充血剂喷鼻，教育较大儿童正确的擤鼻法，用手指先堵住一侧鼻腔，将另一侧鼻腔分泌物擤出，同法擤另一侧。小儿平躺时头位和上身略高，以免鼻咽腔蓄积分泌物。

2. 人工喂养的婴幼儿喂奶时应抱起婴儿，喂完后不应立即平躺，以免奶汁流至鼻咽部后经咽鼓管进入中耳。

十二、最新进展

（一）咽鼓管功能障碍

长期的咽鼓管功能障碍是引起婴幼儿急性中耳炎的主要病因。由于婴幼儿咽鼓管口径小并且呈水平位，所以幼儿急性中耳炎易反复发作。咽鼓管的主要功能是保持中耳内、外的气压平衡，清洁和防止逆行感染。中耳腔通气是靠吞咽时腭帆张肌运动引起咽鼓管开放，调节中耳内的气压，使之与外界的大气压保持平衡保持中耳腔正常压力。当各种原因引起咽鼓管阻塞时，中耳腔呈现负压状态，导致鼻咽分泌物流入或倒吸入中耳腔；此外鼓室通气功能减弱，导致鼓室内氧分压降低，引起多核巨细胞对细菌的吞噬能力减弱；中耳腔的清除能力减弱，会引起中耳腔需氧菌和厌氧菌的繁殖；腭帆张肌松弛引起咽鼓管顺应性降低引起逆流性中耳炎。近年来对咽鼓管功能评价有了更进一步的发展，咽鼓管功能的临床评估：

1. 耳镜或耳显微镜检查。

2. 声导抗测试。

3. 林纳和韦伯试验或纯音测听。

4. 鼻咽镜检查（观察咽鼓管开放情况）。

5. Valsalva 和 Toynbee 动作虽可反映咽鼓管的开放程度，但有效性和敏感性稍差。

6. 放射学检查（CT/MRI 等），根据病史和检查结果怀疑其他病因时可予考虑。延迟开放型咽鼓管功能障碍患者鼓膜内陷或声导抗示中耳负压；声导抗为 B 型、C 型；气压型咽鼓管功能障碍患者通过耳镜和声导抗检查显示正常，多以典型症状为诊断依据。咽鼓管异常开放患者呼吸时通过耳镜可见鼓膜扑动。

咽鼓管功能评价方法：由于咽鼓管特殊的解剖位置、复杂的病理生理机制及各异的症状，目前缺乏系统有效的功能评价方法。目前咽鼓管功能检测方法有咽鼓管测压、九步胀缩鼓膜测压实验、声测法等。咽鼓管测压是在患者吞咽水的同时给予鼻咽部不同的压力（3、4、5 kPa），然后检测鼻咽部和外耳道内压力的变化。如果咽鼓管开放，气体进入中耳腔，鼓膜就会产生位移并引起外耳道内的压力改变。通过对外耳道内压力随时间变化的曲线进行分析，可以判断咽鼓管开放功能是否正常。九步胀缩鼓膜测压实验的具体过程：①记录静息时中耳气压鼓室导抗图。②外耳道增压至 +20 cmH$_2$O，鼓膜向内侧凸出，中耳压力升高。③尽量避免主动吞咽，当外耳道压力恢复正常时，中耳呈现轻度负压，记录中耳压力鼓室导抗。④主动吞咽成功平衡中耳负压，证明鼻咽到中耳有气流通过。⑤鼓室导抗图记录平衡中耳气压程度。⑥外耳道减压至 -20 cmH$_2$O，鼓膜向外侧凸出，中耳压力下降，主动吞咽平衡中耳负压，证明鼻咽到中耳有气流通过。⑦尽量避免吞咽动作导致外耳道气压恢复正常，中耳呈现轻度正压，鼓膜向内侧移动，鼓室导抗记录此时压力状态。⑧主动吞咽成功减少中耳压力，证明鼻咽到中耳有气流通过。⑨鼓室导抗图记录最后中耳气压平衡程度。③⑤⑦⑨步任一步失败则证明存在咽鼓管功能障碍。声测法目前声测仪多采用声强 115 dB SPL、中心频率 7kHz 的窄带噪声作为鼻部探测音，记录吞咽时经开放的咽鼓管进入外耳道内的声信号的变化，从而判断咽鼓管是否开放及开放持续时间。咽鼓管功能的症状评分有 ET-DQ-7、ETS 及 ETS-7。

2012 年 McCou 等以鼓室导抗测量结果 B 型或 C 型图作为咽鼓管通气功能障碍的参考标准，以耳压迫感、耳闷堵感、蒙蔽感、耳痛、喀拉声、耳鸣及感冒或者鼻窦炎后出现耳部症状作为评分指标、建立了咽鼓管通气功能障碍的 7 项症状评分量表（ET-DQ-7），见表 5-2-3。

表 5-2-3　咽鼓管功能障碍评分问卷量表

最近 1 月，以下症状对您造成的影响有多大	无		中等			严重	
1. 是否有耳受压感	1	2	3	4	5	6	7
2. 是否有耳痛	1	2	3	4	5	6	7
3. 是否有耳闷塞感或耳道进水感	1	2	3	4	5	6	7
4. 鼻炎或"感冒"时是否有耳部不适	1	2	3	4	5	6	7
5. 耳内是否有喀喇音或砰砰声	1	2	3	4	5	6	7
6. 耳内是否有响铃声	1	2	3	4	5	6	7
7. 是否有听物朦胧感	1	2	3	4	5	6	7

2010 年 Thorsten Ockermann 等首次提出了咽鼓管评分量表，见表 5-2-4。将吞咽和 Val-salva 动作时喀喇音及 3 kPa、4 kPa 和 5 kPa 压力下的咽鼓管测压 R 值计分总和，对咽鼓管通气功能进行评价。

表 5-2-4　咽鼓管评分量表

评分项目	2 分	1 分	0 分
吞咽时喀喇音	总有	偶有	无
Valsalva 时喀喇音	总有	偶有	无
TMM 3 kPa	R≤1	R>1	无 R
TMM 4 kPa	R≤1	R>1	无 R
TMM 5 kPa	R≤1	R>1	无 R

注：TMM：咽鼓管测压。

Lehmann M 在咽鼓管评分量表中又增加了声导抗测量和客观 Valsalva 试验两项，构成了咽鼓管评分量表-7，见表 5-2-5。确认其临界值设定为咽鼓管评分量表-7≤7 分时敏感度和特异度均达 96%，使得对咽鼓管通气功能的评价更全面。

表 5-2-5　咽鼓管评分量表-7

评分项目	2 分	1 分	0 分
吞咽时喀喇音	总有	偶有	无
主观的 Valsalva	总有	偶有	无
客观的 Valsalva	即刻	慢和弱	阴性
声导抗测量	A	C	B
TMM 3 kPa	R≤1	R>1	无 R
TMM 4 kPa	R≤1	R>1	无 R
TMM 5 kPa	R≤1	R>1	无 R

注：TMM：咽鼓管测压。

咽鼓管功能障碍的治疗包括药物治疗和手术治疗。

目前尚无用于治疗咽鼓管功能障碍的特异性药物。临床常用的药物主要有鼻用激素、减充血剂、抗组胺类药物等，适当药物治疗对于炎症减轻症状的改善有很大帮助的。鼻咽反流和变态反应与黏膜肿胀关系密切，鼻咽部淋巴组织的炎症也很常见，因此，原发性疾病的治疗是咽鼓管功能障碍治疗的关键。一些炎性肉芽肿患者则需要免疫抑制剂治。对于咽鼓管功能障碍的患者有许多手术治疗选择，如鼓膜置管，可以平衡中耳压力，减轻鼓膜内陷，膨胀不全，减少中耳分泌物，但无法从根本上解决咽鼓管功能障碍，同时长期的带管增加了中耳感染的概率，易导致鼓膜永久性的穿孔。腺样体切除术可以减轻炎症，减少咽鼓管咽口的阻塞。其他治疗，如内镜下咽鼓管吹张术、咽鼓管探条扩张术、咽鼓管骨段打孔、中耳分流术、腭帆张肌缩短术等，但由于达不到预期疗效、手术操作难度高，可能存在严重并发症等因素并未得到广泛应用。自 2010 年来 Ockermann 等首次报道应用咽鼓管球囊扩张术治疗机械性咽鼓管功能障碍，在临床上取得了良好的疗效。咽鼓管球囊扩张术术式是应用电视鼻内镜，在导丝的引导下，将球囊置入咽鼓管峡部，深度约 2 cm，球囊压力为 1 000 kPa，维持 2 min。咽鼓管球囊扩张术能有效改善由咽鼓管功能障碍引发的各种病变。咽鼓管球囊扩张导管在使用过程中安全可靠，突破了传统疗法，开拓了咽鼓功能障碍治疗的新技术。

（二）中耳炎定义及命名

中耳炎是中耳和乳突的炎症病变，而未究其病因。命名分类繁多，通行定义是依据病理、病因及结合临床表现，分急性（0～3 周）、亚急性（3～12 周）和慢性（超过 12 周）。如果就诊之前的情况不明，则很难确定具体病程，听力及声阻抗检查可辅助诊断。复发性急性中耳炎定义：急性中耳炎每年发作次数≥4 次或 6 个月≥3 次。经过正规治疗而不愈者称为难治性急性中耳炎。许多分泌性中耳炎的儿童无临床不适。

（三）中耳疾病发生的危险因素

颅面畸形所致咽鼓管功能障碍与中耳炎发生密切相关。在各个年龄组儿童，腭裂，面中部或颅底，鼻/鼻窦畸形者，中耳炎的发病率显著高于对照组，有统计学差异，尤其是年龄小于两岁者。一些研究证实手术修补腭裂的儿童，中耳疾患的发病率有所下降，但多数仍然受其困扰。其他颅面畸形如 Down 综合征、Apert 综合征、黏多糖累积病等，中耳疾患的发生率也明显增高。先天性或后天性免疫缺陷的儿童易患多重感染，包括中耳炎症。罹患低丙种球蛋白血症、免疫球蛋白 IgA 缺乏症、迪格奥尔格综合征、获得性免疫缺陷综合征或药物（化疗药或激素）所致免疫缺陷的儿童，中耳炎治疗困难。婴幼儿等，免疫系统发育尚不成熟完善，也易患中耳炎。

其他与中耳炎相关的疾病包括过敏，鼻腔堵塞（鼻炎，腺样体肥大，鼻或鼻咽肿瘤），纤毛功能不良，长期鼻饲或经鼻插管，胃食道反流也可能相关。过敏作为中耳炎的病因之一的推测由来已久。第一个中耳炎治疗的指南中，没有数据支持抗组胺-减充血剂联用治疗分泌性中耳炎。综合分析四个随机对照试验，应用抗组胺组或减充血剂组与安慰剂对照组没有统计学差异。第二个中耳炎治疗的指南显示，自 1994 年以来，这种情况没有改变。

多数儿童复发性或反复性中耳炎患者，免疫功能正常。如果中耳炎严重或同时伴有反复鼻窦炎，支气管炎或胃肠道疾病，则有可能存在免疫缺陷。中耳黏膜和其他上呼吸道一样具有分泌免疫系统。中耳渗出液中包括免疫球蛋白，免疫复合物，引起炎症反应的细胞因子或化学递质。体液免疫缺陷的儿童罹患中耳炎，可能包括 IgA、IgG（尤其是 IgG_2 和 IgG_3）、补体缺乏。中耳炎也往往是中性粒细胞减少症或获得性免疫缺陷综合征所致全身多发感染的局部表现之一。免疫细胞功能障碍带来的细胞在趋化、吞噬、杀伤等方面的功能障碍也是中耳炎发生的原因之一。Prellner 和 Kalm 的研究中发现，频发中耳炎的儿童和偶发者相比，对致中耳炎抗原所产生抗体的能力降低，B 细胞成熟延迟。

（四）微生物学

与中耳炎相关常见的需氧病原体是肺炎链球菌（30%～50%）、非典型流感嗜血杆菌（20%～30%），黏膜炎莫拉菌（10%～20%）和 A 组链球菌（1%～5%）。在新生儿和婴幼儿中，最常见的是肺炎链球菌和流感嗜血杆菌。然而金黄色葡萄球菌，B组链球菌，革兰阴性肠道菌及其他菌群有时也可占到20％。在长期住院的免疫功能受损的患者中，少见的细菌有结核杆菌、肺炎支原体、沙眼衣原体等。在儿童和成人中，肺炎支原体是上呼吸道常见的病原体。但中耳积液中很少分离出，也认为其不是中耳炎的常见致病菌。沙眼衣原体常在婴幼儿肺炎中检出，偶尔也可从＜6个月的婴幼儿的中耳积液中分离。

引起中耳炎的细菌中，产β-内酰胺酶的细菌逐渐增加。34％的流感嗜血杆菌和100％的黏膜炎莫拉菌是β-内酰胺酶阳性。尽管肺炎链球菌不产生β-内酰胺酶，也有诸如染色体变异致使青霉素结合蛋白含量下降和对磺胺类、氯霉素、四环素及甲氧苄啶等耐药性增加等其他抗药因素存在。细菌耐药的具体比值随研究地域及人群的不同而不同。临床上一些可能的细菌耐药性产生的原因包括多次、长疗程（包括预防性用药）等。

Block等人的研究发现7～24个月龄经七价肺炎双球菌菌苗免疫的婴幼儿和急性难治性中耳炎的儿童感染革兰阴性细菌的比例是肺炎链球菌的两倍以上。

以往认为中耳渗出液是无菌的，但现在已从30％～50％患有慢性分泌性中耳炎的儿童中分离出肺炎链球菌、流感嗜血杆菌、黏膜炎莫拉菌、A组链球菌属。Post等人报道应用聚合酶链式反应技术可从经无菌技术获取的中耳渗出液中检测到细菌DNA，77.3％的患者经聚合酶链式反应检测含有一种或一种以上细菌（肺炎链球菌，流感嗜血杆菌，黏膜炎莫拉菌），而经聚合酶链式反应检测和培养阳性的比例为28.9％，不存在培养阳性而聚合酶链式反应检测阴性的情况。尽管这些结果不直接证明细菌感染的存在，这也说明中耳渗出液中含有细菌的比例要比以往高许多。厌氧菌在分泌性中耳炎的作用尚不明确，但标本中检出的比例可达10％。厌氧菌在急性中耳炎的发病中不起主要作用。在慢性分泌性中耳炎中，消化链球菌属，普雷沃菌及痤疮丙酸杆菌等厌氧菌也被分离出。在中耳炎的发病中，病毒作为原发或协同致病微生物的作用日益引起重视。在中耳渗出液中，呼吸道合胞病毒、鼻病毒、流感病毒、腺病毒、肠病毒、副流感病毒等均被分离出。少量标本中还分离出了巨细胞病毒和单纯疱疹病毒。

美国2个月～12岁急性中耳炎诊断治疗指南（2004年）：

1. 急性病程，表现为中耳渗出的症状，表现为中耳炎症的症状和体征。

2. 须对患者的疼痛症状进行评估，如果患者出现疼痛症状，需予以对症止痛治疗。

3. 对于没有并发症的急性中耳炎暂不使用抗生素治疗，采用观察等待的方法，根据患儿的疾病严重程度、年龄等情况选择该治疗方法，一定要严密随访。如果确定要使用抗生素治疗，对于儿童应使用阿莫西林治疗，治疗剂量为80～90 mg/(kg·d)。

4. 如果患者对最初48～72 h的治疗症状没有缓解，医生须对患者的病情进行再次评估，确定是否为急性中耳炎，排除其他疾病引起的相应症状。急性中耳炎的确诊标准：急性出现的中耳渗出。症状和体征表现为鼓膜的炎症。鼓膜可表现为膨出、内陷或充满积液，鼓膜的颜色多为混浊不透明和表现为黄色或蓝色（提示有中耳渗出）、暗红色（提示有创伤或出血）、红色（急性中耳炎或由于哭闹或咳嗽引起）。结合鼓膜的颜色和活动度，鼓膜膨出为中耳炎的主要表现，如果没有使用对乙酰氨基酚、布洛芬或局部耳镇痛药充分的止痛治疗，耳痛症状持续24 h以上，需要对病情进行再次评定。如果患者行鼓膜置管治疗或可疑或确诊鼓膜穿孔，可以不再应用局部镇痛药。如果通过鼓膜置管或穿孔可以见到中耳渗出液，可以应用局部抗生素滴耳液，对于疼痛的处理目前尚无系统的研究，临床医生可以根据自己的经验选择止痛药物。对于采用观察等待疗法的儿童，在治疗期间（48～72 h）可以用止痛药物治疗。可以选择观察等待疗法的儿童包括身体健康的6个月～12岁的儿童临床症状不明显，尚未确诊为急性中耳炎。如果对患儿采用该疗法，一定要医生对病情进行随访，随时对病情再次评定或使用药物治疗，因为此种治疗方法有可能在治疗过程中出现并发症的风险，所以若患儿定期随访或家人不能接受该风险者建议不要使用观察等待疗法。推荐使用阿莫西林，因为它是一种安全、广谱有效的抗生素，但是如果患儿对阿莫西林免疫耐受或药物过敏，则需选用其他抗生素治疗。对于急性中耳炎使用抗生素治疗或者采用观望疗法治疗 48～72 h 无效者，应积极控制中耳炎症，缩短病程。对于病情严重的急性中耳炎使用阿莫西林/克拉维酸治疗。

5. 对于婴幼儿的治疗，应避免患儿在儿童保健中心生活进而减少出现呼吸道感染的发病率，这样可以显著的降低急性中耳炎复发的可能性，对于婴儿出生 6 个月内进行母乳喂养可以减少急性中耳炎的发生。

6. 指南没有推荐其他的补充的或可替代的药物，因为目前尚无此类药物同急性中耳炎自然病程的对照研究。

宋海涛　郭宏庆　张在其

第三节　突发性聋

一、基本概念

突发性聋是一种病因复杂且不完全清楚的感音神经性聋，在数小时或几天内听力下降至最低点，发病率很高，是耳科急症之一。多发于成人，通常单耳受累，各年龄均可发病，发病无明显性别差异，无地域或流行群集现象，多有耳鸣，部分患者伴眩晕；除第Ⅷ颅神经外，无其他颅神经症状；中华耳鼻咽喉头颈外科杂志编辑委员会中华医学会耳鼻咽喉头颈外科学分会的突发《性聋诊断和治疗指南》（2015 年）中突发性聋的定义：72 h 内突然发生的、原因不明的感音神经性听力损失，至少在相邻的两个频率听力下降≥20 dB。

二、常见病因

突发性聋的病因很多，包括内耳微循环障碍、病毒感染、自身免疫性内耳病等。目前公认的还是内耳微循环障碍。突发性聋首先必须排除可能危及生命的疾病，如听神经瘤、脑卒中、恶性肿瘤等，至少有 90% 的突聋患者，虽经详细临床检查，但仍病因不明。目前突发性聋的分型：低频下降型可能的发病机制为膜迷路积水，高频下降型可能与毛细胞损伤有关，平坦下降型可能是迷路血管痉挛所致，全聋型可能与内耳血管栓塞或血栓形成有关。另外还有中频下降型，可能与遗传有关，欧洲白种人多见，在我国罕见。

（一）循环功能障碍

被认为可能是最主要的病因之一，内耳血液循环障碍可以由内耳血管功能紊乱、痉挛、出血、血栓形成或血管栓塞引起。近几年血管和微循环病理生理学的研究进展也提示循环因素在突发性聋的发生和发展中可能占有重要地位。下列事实支持血供障碍学说：

1. 耳聋突发过程类似脑卒中疾病（血栓、栓塞、血管痉挛）。
2. 突发性聋的发生与全身血管疾病有关联。
3. 动物实验阻塞内耳血管可出现耳蜗组织病理改变，导致突发性聋。

（二）病毒感染

病毒感染在突发性聋发病中的作用很早就引起了学者们的重视。Tagno 在 1977 年报告在巨细胞病毒先天感染的患儿中，部分出现听力丧失，并在 Corti 器的细胞中发现了病毒。流行病学研究表明与本病有关的病毒很多，如巨细胞病毒、腮腺炎病毒、疱疹病毒、带状疱疹病毒、流感病毒、副流感病毒、风疹病毒、鼻病毒、腺病毒Ⅲ型、EB病毒、柯萨奇病毒等。很多突发性聋患者发病前有感冒病史，据报告突发性聋患者25％～40％可有上呼吸道感染史。有研究表明，突发性聋患者的病毒感染率明显高于正常人。有学者认为突发性聋病因以病毒感染最重要。青少年患者由病毒感染引起的可能性较大。下列事实支持病毒感染学说：

1. 突发性聋的发生与活动性上呼吸道感染似有关联。

2. 活动性病毒感染的血清学证据。

3. 死后颞骨组织学检查显示病毒感染病变。

（三）免疫学因素

自身免疫性内耳病已被认为是突发性聋的重要病因之一。国外报道示大约有1/3的突发性聋是继发于全身系统的自身免疫性疾病，现已在突发性聋患者血清中发现多种免疫标志物。Passali在突发性聋和梅尼埃病患者血清中发现了PO抗原，证明产生内耳特异性抗原的自身免疫过程与突发性聋的发病过程有关。Passali等在梅尼埃病和耳硬化症患者血清中发现相对于Ⅱ型胶原的抗体高于正常对照人群，且Ⅱ型胶原的特异性单克隆抗体可使小鼠内耳发生免疫反应，此反应与突发性聋有关。国外很多学者报道了系统性红斑狼疮患者及多发性硬化患者伴发单耳突发性聋，均是在发病几个月或几年后，可见自身免疫病患者是突发性聋的高发人群。内耳免疫病或免疫介导感音神经性聋通常双侧对称性听力下降，未及时治疗者听力下降迅速，而且这类患者的言语识别率通常很差。内皮细胞抗体可作为血管炎存在的血清学标志物。

（四）遗传因素

最近国外有学者认为遗传也是突发性聋发病的重要因素之一。遗传因素使一些人成为突发性聋的易感人群。Capaccio等发现突发性聋患者的亚甲基四氢叶酸还原酶基因存在多态性。促凝血素基因的点突变和血小板基因的多态性已被认为是青少年突发性聋的高危因子之一。

（五）外淋巴瘘

作为突发性聋的病因之一已被广泛研究，在外伤、气压伤、耳源性脑膜炎等疾病伴有急性前庭功能紊乱时就应怀疑外淋巴瘘的存在，但外淋巴瘘诊断的确切依据很难确定。许多被怀疑有外淋巴瘘的患者可有突发的感音神经性聋。Bachmann对一例有外淋巴瘘存在的突发性聋患者采用纤维素海绵覆盖镫骨足板，最后加入纤维素凝胶治疗，在治疗5个月以后患者听力逐步改善。

（六）内淋巴积水

内淋巴积水（也称膜迷路积水）主要为血管纹及内淋巴囊等处离子交换机制障碍，引起内淋巴产生过多或回流受阻而产生的一种病理变化，内淋巴积水的机械性压力作用于感觉上皮而产生症状，也可导致代谢产物滞留而出现相应的症状：或以耳蜗症状为主，或以前庭症状为主。内淋巴积水的症状与积水的程度有关，如只有耳蜗积水时，只出现耳鸣和听力减退；积水限于前庭，则只出现眩晕；如全部内淋巴积水，可出现眩晕、耳鸣、耳聋。有研究表明：一些轻、中度突发性聋，不论有无眩晕，可能是梅尼埃病的不同类型，突发性聋也可能是梅尼埃病最先出现的症状，突发性聋可能为梅尼埃病的过渡阶段。Yoon等对11块突发性聋患者颞骨病理检查见病理改变表现为迷路内膜炎样损害，首先损害外毛细胞，以耳蜗底周为重，血管周围出现水肿，神经上皮细胞坏死，螺旋器消失，球囊、椭圆囊受累，但半规管损害较轻，其中4例有内淋巴积水。目前的研究显示，内淋巴积水可能是突发性聋的病因之一，也可能是突发性聋患者起病后的病理改变。

三、发病机制

（一）循环因素

迷路动脉进入内耳道后分前庭支、前庭蜗支和蜗支。前庭支供应椭圆囊、球囊、前半规管及外半规管的一部分和前庭神经。前庭蜗支供应后半规管、外半规管及前半规管的一部分、椭圆囊和球囊的大部分和耳蜗的底周。蜗支又分成 12～14 小支，穿过蜗轴的小孔形成动脉网，迷路动脉来自受星状神经节交感纤维控制的小脑下前动脉，易受各种精神因素的影响。内耳血管多迂曲盘绕，螺旋状行走，血流缓慢，是动脉粥样硬化好发部位。血液流变学改变，黏滞度增高处于高血凝状态，血小板黏附、聚集，红细胞凝集，也会产生微栓子。突然发生栓塞，不但引起供血区急性缺血，也可引发血管痉挛，扩大缺血范围。交感神经兴奋性增强，也会引起血管痉挛。这些因素提示内耳供血系统的脆弱性及耳蜗与前庭供血部分同源性，当某种原因引起内耳血供障碍，极易导致内耳组织（包括耳蜗、前庭及半规管）水肿、缺血、缺氧、代谢紊乱，功能突然下降，甚至丧失而表现为突发性聋并伴或不伴眩晕。研究发现重度耳聋或全聋患者多伴有前庭功能重度障碍或消失，说明耳蜗与前庭常同时受累，耳蜗损害重者，前庭损害也重，随着听力损失的加重，眩晕的发生率增加。研究发现高频耳聋者伴发眩晕的发生率较高，符合耳蜗基底部感受高频的特性，因耳蜗基底部与前庭血供来源关系密切，常易同时受累。由此可见眩晕常为突发性聋的伴随症状，尤其在听力损失严重和以高频损失明显的患者更易发生。从耳蜗微循环的特点来看，耳蜗听毛细胞生理活动耗氧量较高，对缺氧耐受差，耳蜗供血血管为终末血管，没有侧支循环，局部循环代偿能力差。系统血压和体循环 CO_2 分压下降可能引起耳蜗外淋巴氧张力减小，降低听觉器官供氧量；因此各种原因引起的耳蜗微循环功能障碍，包括微血栓栓塞、血流量减少、血管痉挛、血管内皮细胞炎性肿胀或离子浓度的变化等都可能造成听细胞功能的损害。

（二）病毒感染因素

许多学者对曾患突发性聋者的颞骨标本进行病理学研究，多数研究结论倾向于病毒感染引起突发性聋。病毒感染最常见的病理变化为 Corti 器及盖膜萎缩并伴有其他结构的轻微受累，而耳蜗神经无萎缩。通过研究发现颞骨组织病理变化与病毒性迷路炎相似，在他们的检查中，未发现有膜破裂及愈合的病理学证据，也没发现有由于血管因素引起的纤维化与新骨形成，故认为突发性聋病因以病毒感染最重要。有学者认为突发性聋可能与病毒感染有关，但并非病毒直接损伤内耳，而可能是激发了其他机制（如自身免疫病）。Stokroos 等在动物实验中证实病毒引起的病毒性迷路炎确可导致突发性聋。他用单纯疱疹病毒-1 建立豚鼠疱疹病毒性迷路炎模型，观察到所有接种了单纯疱疹病毒-1 的动物出现急性听力下降，病理学检查发现动物存在 Corti 器损害、盖膜松弛及神经结构的炎性改变。运用血清学检查法从突发性聋患者的血清中检测到特异性病毒抗体，说明病毒感染可导致突发性聋。上述证据提示，病毒感染可能是本病的一个重要致病因素。病毒还可直接作用于血管内皮细胞，引起一氧化氮、一氧化氮合酶、内皮素、丙二醛、超氧化物歧化酶等变化，从而引起听神经及内耳的一系列变化：内耳血管内膜水肿、管腔狭窄、血流缓慢及血小板聚集，导致内耳微循环障碍。有报道儿童突发性聋多发生在冬春季上呼吸道感染及腮腺炎流行的季节，发病前常有"感冒"或流行性腮腺炎接触史或患病史，且其听力损失较严重。提示儿童突发性聋患者以病毒感染为主要原因，且由于其抵抗力差，对缺血、缺氧耐受力差，表现为听力损失较成人严重。

（三）免疫学因素

现已在突发性聋患者血清中发现多种免疫标志物。国外很多学者报道了系统性红斑狼疮患者及多发性硬化患者伴发单耳突发性聋，均是在发病几个月或几年后，可见自身免疫病患者是突发性聋的高发人群。在这些系统性红斑狼疮患者中都可检测出抗心磷脂抗体，认为由抗心磷脂抗体介导的血栓形成可以引起突发性聋。内皮细胞抗体可作为血管炎存在的血清学标志物，Ottoviani 研究 15 例突发性聋患者内皮细胞抗体，发现有 8 例患者内皮细胞抗体阳性，而健康对照者 14 人中仅 2 人阳性，提示这部分患者存在免疫介导性血管炎，由此导致的血管损害可能是突发性聋的发病原因之一。

(四) 遗传因素

亚甲基四氢叶酸还原酶的减少可引起高半胱氨酸浓度增加，也可引起叶酸盐代谢障碍。半胱氨酸浓度增高可使内皮细胞和血管平滑肌细胞形成损伤和功能障碍，进而形成动脉粥样硬化和血栓。流行病学也表明，半胱氨酸浓度增高可加大人们患动脉粥样硬化和血栓的危险。叶酸盐代谢障碍也可引起微循环的一系列病理变化。亚甲基四氢叶酸还原酶基因多态性对突发性聋患者的影响主要是通过对微循环血管的损伤来实现的。

四、临床特征

突发性聋发病率在上升，并趋向年轻化，已成为严重危害健康人群听力的耳科常见病。突发性聋发病无明显性别差异。多为单侧耳患病。发病前大多无明显的全身不适感，多数患者有过度劳累、精神抑郁、焦虑状态、情绪激动、受凉或感冒史，约1/3患者在清晨起床后发病。

(一) 听力下降

为主要症状。听力一般在数分钟或数小时内下降至最低点，少数患者听力下降较为缓慢，在 3 d 以内方达到最低点。听力损失多为感音神经性聋，多数为中度或重度耳聋。如眩晕为首发症状，患者由于严重的眩晕和耳鸣，耳聋可被忽视，待眩晕减轻后，发现患耳已聋。

(二) 耳鸣

也可为始发症状。患者突然发生单侧耳鸣，音调很高，同时或相继出现听力迅速下降，经治疗后，听力虽可提高，但耳鸣可长期不消失。部分患者因听力下降程度较轻而未感知，故未及时就诊而贻误了治疗。

(三) 耳闷胀感

部分患者患耳有耳内堵塞、压迫感。

(四) 眩晕或头晕

约半数患者在听力下降前或听力下降发生后出现眩晕。这种眩晕多为旋转性眩晕，少数为不稳感，大多伴有恶心、呕吐，冷汗，卧床不起。以眩晕为首发症状者，常于夜间睡眠之中突然发生。与梅尼埃病不同，本病无眩晕反复发作史。

(五) 听觉过敏或重听

耳蜗病变时声强轻度增加但响度异常增大，患者不能耐受过响的声音。

(六) 耳周感觉异常

部分患者耳周麻木或沉重感。

(七) 精神心理症状

如焦虑、睡眠障碍等，影响生活质量。

五、辅助检查

(一) 一般检查

注意耳周皮肤有无疱疹、红肿，外耳道有无耵聍、疖肿、疱疹等。鼓膜有无明显充血、内陷及穿孔，活动度好。

(二) 听力测试

1.纯音听阈测试。纯音听力曲线示感音神经性聋，大多为中度、重度或全聋，可以为高频下降为主的下降性（陡降型或缓降型），或以低频下降为主的上升型、也可呈平坦型曲线。听力损失严重者可出现岛状曲线。

2. 重振试验阳性。自描听力曲线多为Ⅱ型或Ⅲ型。

3. 声导抗检查。鼓室导抗图正常。

4. 耳蜗电图及听性脑干诱发电位。示耳蜗损害。

（三）前庭功能检查

一般在眩晕缓解后进行。前庭功能正常或减退。

（四）瘘管试验

瘘管试验阴性。

（五）实验室检查

包括血、尿常规，血液流变学等，应用东菱克栓酶等治疗须进行纤维蛋白原检查监测。

（六）影像学检查

内耳道脑池造影、CT、MRI（必要时增强）示内耳道及颅脑无病变。脑血管超声、颈椎影像学检查可排除其他疾病。

（七）病原学检查

肺炎支原体、梅毒螺旋体、疱疹病毒、水痘-带状疱疹病毒、人类免疫缺陷病毒等。

六、诊断思路

患者病史很重要，无中耳炎、外伤等明确病史，发病前常有生气、忧郁、悲伤情绪，疲劳、饮酒、妊娠和环境气压、温度改变等诱因。突然出现听力下降、耳鸣等，在排除了由其他疾病如听神经瘤、梅尼埃病、耳毒性药物中毒、脑血管意外、化脓性迷路炎、梅毒螺旋体、多发性硬化、血液或血管疾病、自身免疫性内耳病等引起的突发性感音神经性听力下降后，本病的诊断基本成立，应注意行相关检查，排除上述疾病。

七、临床诊断

突发性聋指突然发生的，可在数分钟、数小时或 3 d 以内，原因不明的感音神经性听力损失，至少在相连的 2 个频率听力下降 20 dB 以上。诊断依据：

1. 突然发生的，可在数分钟、数小时或 3 d 以内。

2. 非波动性感音神经性听力损失，可为轻、中或重度，甚至全聋。至少在相连的 2 个频率听力下降 20 dB 以上。多为单侧，偶有双侧同时或先后发生。

3. 病因不明（未发现明确原因包括全身或局部因素）。

4. 伴耳鸣、耳堵塞感，耳周皮肤感觉异常等。耳鸣为高调。

5. 可伴眩晕、恶心、呕吐，但不反复发作。

6. 除第Ⅷ颅神经外，无其他颅神经受损症状。

根据听力损失累及的频率和程度，突发性聋可分为高频下降型、低频下降型、平坦下降型和全聋型（含极重度聋）。

1. 低频下降型。1 000 Hz（含）以下频率听力下降，至少 250、500 Hz 处听力损失≥20 dB。

2. 高频下降型。2 000 Hz（含）以上频率听力下降，至少 4 000、8 000 Hz 处听力损失≥20 dB。

3. 平坦下降型。所有频率听力均下降，250～8 000 Hz（250、500、1 000、2 000、3 000、4 000、8 000 Hz）平均听阈≤80 dB。

4. 全聋型。所有频率听力均下降，250～8 000 Hz（250、500、1 000、2 000、3 000、4 000、8 000 Hz）平均听阈≥81 dB。

八、鉴别诊断

突发性聋需与其他疾病如听神经瘤、梅尼埃病、耳毒性药物中毒、脑血管意外、化脓性迷路炎、梅毒螺旋体、多发性硬化、血液或血管疾病、自身免疫性内耳病及获得性免疫缺陷综合征等鉴别。有部分听神经瘤患者以突发性聋为首发症状，约 10.2% 的听神经瘤患者以突发性聋为首发症状，Hughes 等发现近 4% 的突发性聋病例随访中发现有前庭雪旺氏细胞瘤，所以临床应注意相关检查以排除听神经瘤。有部分突发性聋患者有眩晕症状，约半数患者在听力下降前或听力下降发生后出现眩晕。以眩晕为首发症状者，常于夜间睡眠之中突然发生，与梅尼埃病不同，本病无眩晕反复发作史，梅尼埃病患者早期为波动性听力下降，反复发作后出现不可逆听力下降。本病容易发生误诊，为慎重起见，对特发性突发性聋的患者应进行 6～12 个月的随诊观察，以了解听力的变化情况、病情的转归，进一步排除其他疾病。Hunt 氏综合征患者可出现感音神经性听力下降，但患者外耳道检查可见疱疹，可出现面瘫。双侧突发性聋需考虑全身因素，如免疫性疾病（自身免疫性内耳病、Cogan 综合征等）、内分泌疾病（甲状腺功能减退等）、神经系统疾病（颅内占位性病变、弥散性脑炎、多发性硬化等）、感染性疾病（脑膜炎等）、血液系统疾病（红细胞增多症、白血病、脱水症、镰状细胞贫血等）、遗传性疾病（大前庭水管综合征、Usher 综合征、Pendred 综合征等）、外伤、药物中毒、噪声性聋等。

九、救治方法

（一）治疗原则

突发性聋应作为耳科急症对待，应早期治疗，根据可能的不同原因选择不同的药物组合。对合并有高血压病、糖尿病等患者，应治疗控制原发病。应改善内耳微循环，降低血黏度，应用激素和营养神经类药物等，应合理配伍。注意休息，可选择高压氧等治疗。中华耳鼻咽喉头颈外科杂志编辑委员会中华医学会耳鼻咽喉头颈外科学分会的诊断和治疗指南（2005 年，济南）中突发性聋的治疗原则：早期综合治疗，积极寻找病因。

1. 注意休息，适当镇静，积极治疗相关疾病，如高血压、糖尿病等。
2. 改善内耳微循环药物治疗。
3. 糖皮质激素治疗。
4. 降低血液黏稠度和抗凝药物治疗。
5. 神经营养类药物治疗。
6. 其他治疗，如混合氧、高压氧等治疗。

（二）一般处理

注意休息，积极治疗相关疾病，如高血压、糖尿病等。病程初期应卧床休息，对情绪紧张、焦虑及自主神经功能紊乱者应用相应药物，并行对症心理治疗。注意避免接触噪声或过大的声音。保持家庭环境整洁，心情舒畅，有利于疾病恢复。预防感冒，注意勿过度劳累，做到起居有时，饮食定量，情绪稳定，忌暴怒狂喜。

（三）药物治疗

突发性聋病因不明确，很多根据病因的治疗方案已被应用于临床，都取得了不同程度的效果。目前，突发性聋的治疗仍以全身给药为主，包括糖皮质激素、血管活性药物、利尿剂、抗凝剂、氧吸入疗法（纯氧、混合氧）、多种维生素及神经营养等。中华医学会耳鼻咽喉头颈外科分会和《中华耳鼻咽喉头颈外科杂志》编辑委员会组织的全国大规模临床研究将银杏叶提取物作为改善微循环的药物，巴曲酶作为降低纤维蛋白原的药物，甲磺酸倍他司汀作为口服给药，还选择了高压氧和鼓室给药等治疗方法。

1. 中华耳鼻咽喉头颈外科杂志编辑委员会中华医学会耳鼻咽喉头颈外科学分会的《突发性聋诊断和治疗指南》（2015 年）中基本治疗建议。

（1）突聋急性发作期（3 周以内）多为内耳血管病变，建议采用糖皮质激素＋血液流变学治疗（包括血液稀释、改善血液流动度及降低黏稠度/纤维蛋白原，具体药物有银杏叶提取物、巴曲酶等）。

（2）糖皮质激素的使用：口服给药：泼尼松 1 mg/(kg·d)（最大剂量建议为60 mg），晨起顿服；连用 3 d，如有效，可再用 2 d 后停药，不必逐渐减量，如无效可以直接停药。激素也可静脉注射给药，按照泼尼松剂量类比推算，甲泼尼龙40 mg或地塞米松 10 mg，疗程同口服激素。激素治疗首先建议全身给药，对于有高血压、糖尿病等病史的患者，在征得其同意，密切监控血压、血糖变化的情况下，可以考虑全身酌情使用糖皮质激素或者局部给药。

（3）突发性聋可能会出现听神经继发性损伤，急性期及急性期后可给予营养神经药物（如甲钴胺、神经营养因子等）和抗氧化剂（如硫辛酸、银杏叶提取物等）。

（4）同种类型的药物，不建议联合使用。

（5）高压氧的疗效国内外尚有争议，不建议作为首选治疗方案。如果常规治疗效果不佳，可考虑作为补救性措施。

（6）疗程中如果听力完全恢复可以考虑停药，对于效果不佳者可视情况延长治疗时间。对于最终治疗效果不佳者待听力稳定后，可根据听力损失程度，选用助听器或人工耳蜗等听觉辅助装置。

2. 其中分型治疗推荐方案如下。

（1）低频下降型：①由于可能存在膜迷路积水，故需要限盐，输液量不宜过大，最好不用生理盐水。②平均听力损失＜30 dB 者，自愈率较高，可口服给药，包括糖皮质激素、甲磺酸倍他司汀、改善静脉回流药物（如马栗种子提取物）等，也可考虑鼓室内或耳后注射糖皮质激素（甲泼尼龙、地塞米松或倍他米松等）；听力损失≥30 dB 者，可采用银杏叶提取物＋糖皮质激素静脉给药。③少部分患者采用②的方案治疗无效，和（或）耳闷加重，可给予降低纤维蛋白原（如巴曲酶）及其他改善静脉回流的药物治疗。

（2）高频下降型：①改善微循环药物（如银杏叶提取物等）＋糖皮质激素。②离子通道阻滞剂（如利多卡因）对于减轻高调耳鸣效果较好。③可考虑使用营养神经类药物（如甲钴胺等）。

（3）全频听力下降者（包括平坦下降型和全聋型）：①降低纤维蛋白原药物（如巴曲酶）。②糖皮质激素。③改善内耳微循环药物（如银杏叶提取物等）。建议尽早联合用药治疗。

3. 中国突发性聋多中心临床研究用药方案和疗效。

（1）低频下降型：激素、银杏叶提取物（银杏叶提取物、巴曲酶、银杏叶提取物＋激素、巴曲酶＋激素）四组治疗方案中，银杏叶提取物＋激素组有效率最高，为 95.83％。建议方案：①糖皮质激素。②5％葡萄糖注射液 250 mL＋银杏叶提取物 87.5 mg 静脉滴注，连用 10 d。

（2）高频下降型：利多卡因、利多卡因＋激素、银杏叶提取物、银杏叶提取物＋激素四组治疗方案中，银杏叶提取物＋激素组有效率最高，为 68.33％；对耳鸣疗效最好的是利多卡因＋激素组，有效率达到 100％。建议方案：①糖皮质激素。②0.9％生理盐水 250 mL＋银杏叶提取物 105 mg 静脉滴注，连用 10 d。③0.9％生理盐水 250 mL＋2％利多卡因 10 mL 静脉滴注，连用 10 d。

（3）平坦下降型和全聋型：巴曲酶、巴曲酶＋银杏叶提取物、银杏叶提取物＋激素、银杏叶提取物＋巴曲酶＋激素四组治疗方案中，银杏叶提取物＋巴曲酶＋激素组有效率最高，平坦下降型为 87.39％、全聋型为 78.31％。建议方案：①糖皮质激素；②0.9％生理盐水 100 mL＋巴曲酶 5～10 BU，隔日 1 次，巴曲酶首次 10 BU，之后 5 BU/次，共 5 次，每次输液时间不少于 1 h，每次使用前检查血纤维蛋白原，如果低于 1 g/L，则暂停 1 d 后再次复查，高于 1 g/L 方可继续使用；③0.9%生理盐水 250 mL＋银杏叶提取物 105 mg 静脉滴注，连用 10 d。

十、诊疗探索

各种原因引起耳蜗供血障碍时，由于缺血、缺氧可能导致突发性聋。Shinohara 对突发性聋患者进行内耳 MRI 检查，发现 5 例患者迷路中存在高信号，提示可能是出血所致。因此认为部分患者的突发性聋可能源于内耳出血，MRI 检查可为某些以突发性聋为首发症状的疾病确定诊断，Aarnisalo 认为增强 MRI 是一有效的检查手段，他对 82 例突发性聋患者进行了检查，发现其中 6 例（7%）有明确病变，如内听道或桥小脑角听神经瘤、脑桥病变等，另有 6 例（7%）存在脱髓鞘病或动静脉瘘等血管畸形，这些也是突发性聋发生的可能因素。Chon 等通过 MRI 检查发现伴有眩晕的患者常伴有颞骨异常，这种患者对治疗反应通常不佳，因此认为 MRI 是突发性聋患者不可缺少的检查，尤其是伴有眩晕的患者。Suckfull 等通过体外抗凝血技术降低血中低密度脂蛋白、纤维蛋白原及脂蛋白，治疗后患者听力显著提高，提示重建血管内皮功能可能和改善血液流变学是起效的原因。最近的热点研究是通过体外电泳法降低血液中纤维蛋白原。

有关高压氧治疗突聋的争议较大。有学者综合总结了数以千计的病例，发现结果相互矛盾。大量的临床研究是在其他方法无效的情况下，进行高压氧治疗。高压氧作为次选方法仍然有一定意义。国内多中心研究结果显示，从各分型治疗方案来看，取得最好疗效的用药方案中都有激素。低频下降型和高频下降型最好的疗效均为银杏叶提取物＋激素，平坦型和全聋型最好的疗效均为巴曲酶＋银杏叶提取物＋激素。结果提示糖皮质激素对所有类型的突聋均有效，联合用药比单一用药效果好。

十一、病因治疗

突发性聋的致病原因不明确，与内耳微循环障碍、病毒感染、窗膜破裂、变态反应、血管纹功能不良及代谢障碍等有关，其中内耳血流障碍和病毒感染学说已为大家普遍接受。可根据患者的发病原因、年龄等因素合理有药。内耳的血供来自迷路动脉，迷路动脉分为前庭前动脉和耳蜗总动脉，后者再分为耳蜗固有动脉和前庭耳蜗动脉，耳蜗的血供 3/4 来自耳蜗固有动脉，1/4 来自前庭耳蜗动脉。耳蜗血管呈弹簧状沿蜗轴平行分布，逐次发出放射状终末动脉分支，缺乏侧支循环，可能易受自主神经及局部调控机制影响而出现血管痉挛，当血流障碍或血液呈高凝状态或动脉硬化，动脉压波动过大或病毒感染和免疫因素引起的炎症及毒素影响，造成内耳供血、供氧障碍，导致内耳末梢感受器损害，听力下降，病变严重者导致螺旋器、听毛细胞及听神经等永久性损害，听力将无法恢复。由于内耳供血系统的自身特点导致的脆弱性。使得病毒感染、自身免疫、血液瘀滞、血管痉挛及微血栓的形成更易造成迷路动脉的狭窄，从而导致内耳缺血情况的发生。有学者研究发现突聋患者有内耳血循环障碍、血管痉挛、血液呈高凝状态，并认为螺旋动脉或血管微循环的障碍、微血栓的形成、血管瘀滞是造成突聋的主要原因。银杏叶提取物、前列地尔等治疗突发性聋均有取得可靠疗效的报道。目前的血液流变学治疗已不同于以往的扩血管治疗，以往的扩血管治疗可以产生血管"盗血"现象使内耳血液供应进一步减少风险。临床上糖皮质激素用于抗炎、抗毒和免疫抑制。根据突发性聋的发病机制，无论血循环障碍、病毒感染或是免疫介导，最终都导致内耳产生炎性反应，理论上激素治疗可起到减轻局部炎症渗出和水肿及解除血管痉挛等非特异性作用，避免内耳损害加重，有利于突发性聋的治疗，间接地促进听力恢复。治疗中要注意预防激素治疗的副作用。病毒性迷路炎是引起急性特发性突聋的病因学说之一。可以引起突聋的病毒有风疹病毒、腮腺炎病毒、麻疹病毒、带状疱疹病毒、单纯疱疹病毒等。急性中耳炎、出血性大疱性鼓膜炎、带状疱疹等都可以伴发感音神经性聋。目前使用抗病毒药物治疗突聋的报道很少，且没有设计对照组大量前瞻性、随机对照研究。

十二、最新进展

(一) 经鼓室靶向治疗

近年来经鼓室给药治疗突发性聋引起了人们的重视。以往各种治疗方法的有效率在 $50\%\sim70\%$，仍然有很多患者治疗无效，或者是没有痊愈。对于全身类固醇治疗失败或不适合类固醇全身治疗者，局部类固醇治疗是一种可选择的模式。鼓室应用糖皮质激素治疗突发性聋，靶性强，浓度高，生效快，无副作用，优于全身用药。糖皮质激素在靶组织中通过与糖皮质激素受体相互作用而发挥效应。这种相互作用可改变特异性靶基因的表达，从而产生代谢、抗炎和免疫抑制效应。人类耳蜗及前庭组织中均存在着糖皮质激素受体，研究证实，蜗迷路内受体密度高，其中螺旋韧带受体密度高，其次是 Corti's 器和血管纹；在前庭迷路，壶腹嵴和椭圆囊斑受体密度最高，而球囊斑受体密度较低，动物实验显示内耳有糖皮质激素 I 型和 II/IB 型受体，糖皮质激素避开血迷路屏障经圆窗膜渗入内耳液中可有效调节转录因子水平及炎症递质。地塞米松能改变耳蜗细胞间连接蛋白的产生，且涉及耳蜗的容积调节（Na^+、K^+、$2Cl^-$ 转运），这些受体的存在为体液循环中的糖皮质激素直接影响内耳的生理作用及鼓室内灌注糖皮质激素提供了理论依据。另外，糖皮质激素还可预防耳蜗血流量减少，效果比血管扩张剂或泛影酸高渗透离子造影剂更好。Okuno 等实验研究圆窗膜通透性，证实药物通过圆窗膜直接进入外淋巴，避开了血迷路屏障，直接进入内耳液中。这些作用机制使得糖皮质激素在多种内耳病的治疗中得以广泛应用，如自身免疫性内耳病、各种原因引起的突发性感音神经性聋（如特发性、血管性、病毒性或创伤性）、耳鸣及梅尼埃病等。

1. 突发性聋局部灌注的病例选择。72 h 内单耳发生连续 3 个频率听阈提高 30 dB 以上，对侧听力正常或接近正常；发病后 10 d 内接受过口服泼尼松治疗 9 d 以上，听力较治疗前恢复＜50%；伴有其他全身疾病如糖尿病或溃疡病等，不宜口服激素治疗；发病时间少于 30 d；影像学检查排除蜗后病变；无其他耳科疾病史；无明显发病原因；年龄在 18 岁以上。

2. 给药方法。目前临床上最常用的糖皮质激素包括地塞米松和甲泼尼龙。虽然关于鼓室灌注糖皮质激素的频率、药物浓度和灌注方式尚未定论，但大多数学者根据长期的临床研究结果，已经对糖皮质激素的局部给药剂量和频率达成了一定的共识。局部给药通常在手术显微镜下进行，最常采用的方法是经鼓膜直接穿刺，具体方法是用麻醉剂作鼓膜表面麻醉，然后于鼓膜后下位置穿刺。如果需要反复灌注，也可植入通气管、Silverstein 虹吸管或微导管连接微泵。给药后患者需保持平卧头偏位 30～40 min，并尽可能避免吞咽以延长药物溶液在鼓室内的保留时间，给药后 2 周内需尽量保持耳干燥。少数患者注射糖皮质激素后会出现耳痛感，可在 0.9 mL 药物溶液中配入 1% 利多卡因 0.1 mL 缓解症状。如患者鼓室内压过高，可于鼓膜表面做 2 个穿刺点，一个用于通气，另一个进行注药。地塞米松和甲泼尼龙的给药浓度分别可达 24 mg/mL 和 62.5 mg/mL，但由于不同浓度药物溶液的治疗效果相似，故二者的药物浓度可降至 4 mg/mL 和 40 mg/mL。低浓度治疗 2 年后随访，梅尼埃病患者的眩晕完全控制率和部分缓解率分别达 82% 和 18%，耳鸣、耳聋和耳胀满感也得到部分缓解。常用的给药频率不尽相同。Barrs 等建议在第 1 次给药后，第 2 天可重复给药，在接下来的 3 周，1 次/周，直至 1 个月；Araujo 等认为可在 4 周内每周给药 1 次；另外还有学者在 14 d 内平均给药 4 次。但这些不同的给药频率所得到的治疗效果无明显差别，因此可根据实际情况进行给药。鼓室应用地塞米松的效果受一些因素影响：①解剖因素，如圆窗龛膜组织的存在量、咽鼓管的排泄功能及乳突气化状况。②耳聋的程度与并发症状如耳聋重，并发耳鸣、眩晕者效果较差。③治疗的早晚是关键。

(二) 推荐疗法

激素治疗首先建议全身给药，局部给药可作为补救性治疗，包括鼓室内注射或耳后注射。鼓室内注射可用地塞米松 5 mg 或甲泼尼龙 20 mg，隔日 1 次，连用 4～5 次。耳后注射可以使用甲泼尼龙

20～40 mg，或者地塞米松 5～10 mg，隔日 1 次，连用 4～5 次。如果患者复诊困难，可以使用复方倍他米松 2 mg，耳后注射 1 次即可。

姜小兵　郭宏庆　张在其

第四节　面神经麻痹

一、基本概念

面神经麻痹简称面瘫，是由各种原因导致的面神经受损而引起的病症。是以颜面表情肌群运动功能障碍为主要特征的一种常见病，由于其损害部位不同，可分为中枢性面神经麻痹和周围性面神经麻痹两种。其中周围性面瘫发病率高。中枢性面神经麻痹是指病损位于面神经核以上至大脑皮质中枢之间，即皮质脑干束受损时引起的面神经麻痹，又称为核上性面神经麻痹。周围性面神经麻痹指面神经运动纤维发生病变所造成的面瘫。病变位于面神经核以下的部位，如脑桥下部、中耳或腮腺等。面神经是颅神经中最容易瘫痪的神经，其在颞骨内走行迂曲、血供比较脆弱，因而容易受损伤。面瘫最常见的为贝尔氏麻痹。

二、常见病因

引起面神经损害的病因甚多，如各种炎症、肿瘤、血管性病变、外伤、颅骨骨折等侵及面神经皮质中枢、皮质脑干束、面神经核及其通路时均可使面神经受损。中枢性面瘫较周围性面瘫少见，引起中枢性面瘫最常见的病因为脑卒中大脑半球肿瘤及脑疝。引起周围性面瘫最常见的病因有炎症、外伤、肿瘤等；面神经位于颞骨骨管内的部分最易遭受损伤。完全性面神经麻痹患者 95% 是骨管内病变引起，其中贝尔氏麻痹最常见，其病因不甚明确。外伤次之，另外有带状疱疹、中耳炎、肿瘤等。中耳炎引起的面神经麻痹占 5%。急性中耳炎引起者约为 1%，多见于儿童。引起周围性面瘫的常见疾病：

1. 自脑桥下部的面神经运动核到内耳门之间的各种颅内疾病，如原发性胆脂瘤、骨折等，以及基底动脉瘤、听神经瘤、颈静脉球肿瘤、颅底肿瘤及这些肿瘤的手术后。

2. 颞骨及其附近病变所致的面神经炎症、水肿、受压或断裂，如贝尔氏麻痹、Hunt 氏综合征、急性化脓性中耳炎、慢性化脓性中耳炎及其并发症，中耳、乳突、听神经瘤手术时损伤，颞骨骨折，颞骨内外良、恶性肿瘤，耳带状疱疹等；

3. 颈上深部和腮腺的肿瘤及其手术。

4. 其他。原因，如脑梗死、脑肿瘤、恶性外耳道炎、糖尿病、白血病、麻风病等。

三、发病机制

（一）面神经解剖

面神经为混合性神经，含有三种主要纤维成分，运动纤维起于面神经核，主要支配面肌的运动。一般内脏运动纤维起于上泌核，属副交感节前纤维，换神经元后的节后纤维分布于泪腺、舌下腺、下颌下腺及鼻、腭的黏膜腺，是这些腺体的分泌神经。特殊内脏感觉纤维，即味觉纤维，其胞体位于膝神经节，周围突分布于舌前 2/3 味蕾，中枢突止于孤束核。此外，面神经可能含有少量躯体感觉纤维，传导耳部皮肤的躯体感觉和表情肌的本体感觉。面神经由两个根组成，一个是较大的运动根，另一个是较小的中间神经（感觉和副交感纤维），自小脑中脚下缘出脑后进入内耳门，两根合成一干。面神经核下段分为 4 段：脑干部、脑池段、内耳道段、颞骨内段和颅外腮腺段。最长的颞骨内段又可分为：

（1）迷路段。为面神经最细最短的一段，直径 0.5～1 mm，长 3～5 mm，在内耳道底向前外侧走行，与内耳道成角约 130°，与膝状神经节相连。

（2）膝状神经节和窝。膝状神经节发出岩浅大神经（支配泪腺和腭腺），迷路段与鼓室段面神经近似直角弯曲，构成面神经前膝段，面神经前膝段位于膝状窝内。

（3）鼓室段（水平段）。长 10 mm，自膝状神经节向外后，经前庭窗上方到达锥隆起的后上方，在其后下方移行为乳突段。

（4）乳突段。鼓室段与乳突段以直角相连，拐角处为后膝段，向下达茎乳孔。因乳突段多被乳突气房包围，面神经管壁菲薄，甚至部分缺如。面神经自膝状神经节至茎乳孔的全长为 27 mm，而自茎乳孔经鼓室内侧壁直达面神经膝状神经节的面神经管的全长为 22 mm，较面神经的实际程度短 5 mm，当面神经管缺损时，面神经可出现移位。面神经此段分别分出镫骨神经（支配镫骨肌）和鼓索（舌前 2/3 的味觉）。面神经出茎乳孔进入腮腺实质，在腺内分支组成腮腺内丛，丛发分支从腮腺前缘呈辐射状分布，支配面肌。分支有颞支、颧支、颊支、下颌缘支及颈支。

临床面瘫的病理生理改变可能有两种情况，即神经传导阻滞及神经变性。传导阻滞是可逆性改变，当病因消除即可完全恢复。而神经变性是不可逆的病理变化，其功能的恢复要靠神经再生。面神经受到挤压、牵拉、断裂、温度及其他形式的损伤时，其传导功能都可受到妨碍，在临床上表现为面瘫。Sunderland 将面神经损伤分为五度：

（1）Ⅰ度损伤为生理性传导阻滞，神经纤维在阻断处的近端或远端都可以接受电刺激而传导，但不能通过阻断处。即在阻断处近心端用电刺激，轴突只能向心传导，而不能通过阻断处向远端（即肌肉端）传导。但在阻断处远端用电刺激时，可正常地引起肌肉收缩。传导阻滞时轴突内的轴浆没有断离，保持着神经元和终器之间的连续性，因而也不发生华氏变性。当致损伤因素等消除，或经过适当时间，神经功能可以完全恢复。

（2）若轴突断离，而神经内膜尚完整时称为轴突断伤，是为Ⅱ度损伤。伤后远端轴突于 24 h 内开始发生华氏变性。因而在 2～3 d 后将失去对电刺激的传导。Ⅱ度损伤时由于神经内膜管完整，故轴突再生时仍可完全按原有走向生长，恢复后将不留后遗症（如联动运动等）。

（3）神经束膜完整，而轴突及神经内膜皆损伤断离时称神经内膜断伤，是为Ⅲ度损伤。此种情况神经纤维再生时可因瘢痕阻隔轴突不一定生长到原来的神经内膜管，也可能生长到另一种功能的神经内膜管，因而神经功能恢复后可以出现后遗症（如联动运动）。

（4）仅神经外膜完整，神经束膜也断离的损伤称为神经束膜断伤，为Ⅳ度损伤。此种损伤如不加修复，将仅能部分恢复。

（5）若神经外膜也发生断离则称神经断伤，为Ⅴ度损伤，若不加修复则恢复无望。

（二）贝尔氏麻痹

是常见病、多发病，文献中报道的发病率不尽相同，年发病率为（13～34）/100 000 人，约占所有面神经麻痹病例的一半。该病没有种族、地理位置或性别倾向，但妊娠期间风险是非妊娠期风险的 3 倍，5%～10% 的患者存在糖尿病。贝尔氏麻痹是指临床上不能肯定病因的不伴有其他体征或症状的单纯性周围性面神经麻痹。一般认为经过面神经管的面神经部分发生急性非化脓性炎症为致病原因之一。贝尔氏麻痹的具体病因目前尚不明确，其发病机制也存在很多假说，如病毒感染学说、面神经微循环障碍学说、免疫缺陷学说等，每种假说都有大量的支持及反对意见。病毒感染学说目前被很多学者接受，贝尔氏麻痹可能同时具有病毒感染性疾病的一些特点：

1. 发热、鼻塞、咽痛、口唇疱疹等感冒症状。
2. 病理上有淋巴细胞浸润。

3. 一些患者急性期脑脊液中淋巴细胞增多、蛋白含量增高等，单纯疱疹病毒激活是多数病例中贝尔氏麻痹的可能原因。单纯疱疹介导的病毒炎性/免疫机制曾是多年争议的焦点，但根据血清学证据怀疑可能是此机制。聚合酶链反应 DNA 检测结果提示，可能是再激活的嗜神经病毒的轴突扩散和增殖导致了炎症、脱髓鞘及麻痹。已广泛认为 HSV 激活是造成多数病例中贝尔氏麻痹的可能原因，尤其对单纯疱疹病毒-1 研究较多，目前认为其初始感染机体后，病毒沿支配神经的末梢（面神经或三叉神经）逆行到达膝状神经节，在此产生潜伏感染，在特定条件诱发下，病毒复活并沿轴索扩散，由于宿主对病毒抗原的免疫反应引起了面神经炎症，在狭窄的骨管内神经受压，造成面神经麻痹的表现。经过多年的研究和争论，目前大多数学者赞同单纯疱疹病毒-1 感染学说，甚至有学者建议将"贝尔氏麻痹"或"特发性面瘫"更名为"疱疹性面瘫"。目前得到广泛支持、具代表性的假说还有血管痉挛学说，认为血管神经功能紊乱使小动脉痉挛，引起面神经原发性缺血，继之静脉充血、水肿，水肿又压迫神经导致继发性缺血，形成恶性循环，最终神经髓鞘或轴索变性而致麻痹。调查发现半数以上的贝尔氏麻痹患者有受凉史，这一结果更支持微循环障碍学说，寒冷刺激可以造成头面部血管痉挛。糖尿病是微血管病的一个危险因素，其可造成神经滋养血管的微循环障碍从而导致贝尔氏麻痹。贝尔氏麻痹的其他假设机制包括一些病例中的遗传易感性，日本中村正二研究了 30 例贝尔氏麻痹，发现 7 例 IgG、9 例 IgM、9 例 IgA 显示高值，进而提出贝尔氏麻痹与免疫球蛋白的异常有关，倾向于免疫学说。有学者报道鼓索神经鼓室段长达 10 mm，通过中耳的部分实际上是暴露在大气中的，其表面仅有鼓膜鳞状上皮及薄纤维层所覆盖，很容易遇冷发生营养血管的强力收缩，引起鼓索神经缺血性水肿，有研究报道镫骨肌反射可预测面神经炎预后，因此可以推断鼓索神经可能是面神经病变的"扳机带"，贝尔氏麻痹的出现是因鼓索神经的非炎性水肿逆行扩展至面神经主干所致，而不是原发于面神经。目前多数人认为，各种原因导致的面神经的非特异性炎症反应是本病的最根本病理机制。另有过度疲劳者、心理压力因素、妊娠、患侧牙龈感染等，这些都可能是面瘫发生的诱因。

（三）急性中耳炎、慢性中耳炎所致面瘫

面神经在乳突区较易受损伤，这是因为：

1. 神经位于密闭管道内。

2. 发展良好的神经束膜既可将外来压迫传给束内结构，而又妨碍神经，缺血时束内水肿液体的排出。

3. 茎乳孔区肿瘤的压迫极易造成面神经主要供血的茎乳动脉分支障碍。急性中耳炎所致的面瘫，多因小儿先天性面神经骨管缺裂，化脓性炎症侵及，使神经发生充血水肿所致。慢性中耳炎因骨髓炎破坏和胆脂瘤压迫引起骨管破坏，使面神经暴露，而发生部分或完全性坏死与断离所致。

（四）耳带状疱疹

又称 Hunt 氏综合征，本症由于带状疱疹病毒从耳部经过皮肤侵入至膝状神经节、面神经主干，发生炎症性、出血性病变。因为面神经与前庭蜗神经都在狭窄的内耳道内相邻，又为同一神经鞘覆盖，故易并发听觉、平衡觉障碍。带状疱疹引起多发性颅神经损害，目前机制不十分清楚，但主要有两种可能：

1. 神经系统原发性病毒感染。

2. 变态反应所致。目前多认为：带状疱疹是嗜神经病毒，病毒感染后在皮肤里繁殖，引起典型的疱疹群；然后，再沿神经向中枢蔓延，侵犯神经节，引起病毒感染性神经炎，可以侵犯脊神经节、后根、前根、脑膜等部位，颅神经以面神经及三叉神经眼支受累最常见，由于病毒损害神经元为破坏性病变，病程长，可留有不同程度后遗症，抗病毒及激素治疗有效。

（五）肿瘤、外伤致面神经受压、损伤、缺血、离断等造成面瘫

1. 机械性损伤。常见于颌面部外伤所引起的损伤，其损伤形式有急慢性挤压伤、牵拉性损伤、压

榨性损伤、撕裂伤、锐器切割伤及钝器摩擦伤等。

2. 物理性损伤。包括冷冻损伤、热损伤、电灼损伤、放射线损伤及超声损伤和激光损伤等。

3. 化学性损伤。包括长期接触有毒物及面神经分布区药物注射，如乙醇、青霉素及溴化钙等。

4. 医源性损伤。医源性面神经损伤是一种复合性损伤，几乎包括了以上各种损伤形式。耳部手术损伤性面瘫，胆脂瘤和骨髓炎破坏面神经骨管，面神经发炎坏死、肉芽增生，被误以为是炎性肉芽而予以刮除，特别是水平半规管有瘘管者，多伴有面神经破坏。在刮除肉芽时尤其需要注意，最好在神经监护仪监护下进行操作。外耳道闭锁及小耳畸形进行鼓室成形术时也应注意，鼓室成形、乳突根治和镫骨手术，特别是小耳畸形及耳道闭锁手术时，遇有异常索条组织、凸起骨状结构和面神经走向途径中的肉芽等，均不宜轻易刮除，须排除面神经组织之后再行处理，否则极易造成面瘫。手术医师在耳部疾患手术过程中，因解剖不熟、经验不足、操作不慎等原因，也非常容易损伤面神经，造成周围性面瘫。May等提出与腮腺区手术密切相关的几种因素为：①手术刀、剪的切断性误伤。②缝针时的穿通和撕裂性误伤。③止血钳的压榨性误伤。④分离或显露时的牵拉性损伤。⑤电刀、电凝器械的电灼损伤。⑥冷冻治疗时的冷冻损伤。⑦注射针头的穿通及撕裂性误伤，以及针头所带乙醇对神经的化学性损伤。⑧术中寻找面神经所用电刺激器电流过大时所引起的电击伤等。另外，还有各种原因引起面神经的缺血性损伤。

四、临床特征

（一）面瘫

即指面肌瘫痪，是由各种原因导致的面神经受损而引起的病症。主要临床表现是：面部运动功能障碍。可分为麻痹性和刺激性两类。临床以麻痹性较常见。根据病变部位不同，一般将面瘫分为两种：

1. 面神经核以上至大脑皮质中枢（中央前回下1/3）间的病损所引起的面肌瘫痪为核上性面瘫，或称中枢性面瘫。面神经核上部的细胞接受两侧皮质脑干束的纤维，其轴突组成面神经运动纤维，支配同侧睑裂以上的表情肌；因此中枢性面神经麻痹常有病变对侧睑裂以下的颜面表情肌瘫痪，常伴有与面瘫同侧的肢体瘫痪，无味觉和唾液分泌障碍等临床特点。其特点：①病损对侧眼眶以下的面肌瘫痪。②常伴有面瘫同侧的肢体偏瘫。③无味觉和涎液分泌障碍。

2. 周围性面神经麻痹指面神经运动纤维发生病变所造成的面瘫。病变位于面神经核以下的部位，如脑桥下部、中耳或腮腺等。面神经核下部的细胞只接受对侧皮质脑干束的纤维，其轴突组成面神经的运动纤维，支配同侧睑裂以下的表情肌，其病变侧全部表情肌瘫痪（但受动眼神经支配的提上睑肌排除），表现为眼睑不能闭合、不能皱眉、鼓腮漏气等，可伴有听觉改变、舌前2/3的味觉减退及唾液分泌障碍等临床特点。其特点：①病变同侧所有的面肌均瘫痪。②如有肢体瘫痪，常为面瘫对侧的肢体受累，如脑干病变而引起的交叉性瘫痪。③可有病侧舌前2/3的味觉减退及涎液分泌障碍。其中最多见的是贝尔氏麻痹。周围性面神经麻痹如不恢复或不完全恢复时，常可引起瘫痪肌的挛缩或连带运动。挛缩表现：病侧半面部肌肉的异常抽搐，产生病侧口角收缩，鼻唇沟加深，眼裂缩小因此容易误认健侧是病侧，但让患者做主动运动时（如露齿等），则发现挛缩侧肌肉并不收缩。常见的连带运动为，当患者眨眼时即伴发上唇颤动，也有在露齿时眼睑就不自主地闭合，试图闭目时，额肌发生收缩或同侧口角不自主上提。这种连带运动的产生，系由于面神经的某些纤维于再生过程中误与其他神经纤维吻合生长，而导致功能的错误传导。偶有在进食时引起反射性流泪，系由于应长入涎腺的纤维错误地长入泪腺中，因而发生"鳄鱼泪"现象。

3. 中枢性面神经麻痹或周围性面神经麻痹明显时，诊断并不困难，但有时并非典型，尤其是起病慢、呈潜行性缓进性者，如不仔细检查，容易贻误诊断。因而，轻度面神经麻痹症的识别与早期发现是极为重要的,一般常用的检查法有下列诸项。

(1) 睫毛征:嘱患者强力闭眼,正常人在强力闭眼时,睫毛多埋在上下眼睑之中;当面神经麻痹时,则睫毛外露。特别在轻度麻痹的情况下,用力闭双眼,开始时睫毛不对称现象并不明显,但经过很短时间之后,轻度麻痹侧的睫毛即慢慢显露出来,称为睫毛征阳性。

(2) 眼睑震颤现象:强力闭双眼,检查者用力扳其闭合的上睑,此时感到一侧上睑有微细的肌肉挛缩性颤动现象,另一侧则没有。这种现象存在,说明有轻度面神经麻痹,以周围性面神经麻痹多见。

(3) 瞬目运动:双侧瞬目运动不对称,此种现象意义较大。如嘱做瞬目运动时,轻度麻痹侧,瞬目运动缓慢且不完全。

(4) 斜卵圆口征:嘱患者大张口,轻度面神经麻痹时,患侧口角下垂呈斜的卵圆形口。此与三叉神经运动支麻痹的斜卵圆形口之不同点,在于无下颌偏斜。

(二) 贝尔氏麻痹

是指临床上不能肯定病因的通常不伴有其体征或症状的单纯性周围性面神经麻痹,为常见病、多发病,是周围性面瘫中最常见的病变,虽然可自愈,但 10% 的病变复发,4%～10% 的病变为不可逆的。该病确切病因未明,可能与病毒感染或炎性反应等有关。临床特征为急性起病,多在 3 d 左右达到高峰,表现为单侧周围性面瘫,无其他可识别的继发原因。该病具有自限性,但早期合理的治疗可以加快面瘫的恢复,减少并发症。一般认为经过面神经管的面神经部分发生急性非化脓性炎症为致病原因之一。多为单侧发病;发病较急,70% 以上的病例有面部受凉而引起的病史,发病年龄以 20～40 岁最多,其起病急骤,发病前可无任何自觉症状,常在晨起盥洗时因不能喝水和含漱而发现,或者自己并无感觉而被他人发现。病理可见面神经水肿、髓鞘肿胀、脱失,晚期可有不同程度多种轴突变性。贝尔氏麻痹的病因及机制存在各种各样的学说,如风湿学说、寒冷学说、感染学说、缺血学说、血管压迫学说等,说明病理机制复杂,病因难以确定。患者患侧眼裂大,眼睑不能闭合,流泪,额纹消失,不能皱眉,鼻唇沟变浅或平坦,口角低并向健侧牵引;根据损害部位不同,可合并味觉、听觉、泪腺及唾液分泌障碍。

(三) 耳带状疱疹

即 Hunt 氏综合征,本病首先由 Ramsay-Hunt 于 1907 年提出。Ramsay-Hunt 综合征是指耳带状疱疹(膝神经节疱疹)或指任何头带状疱疹合并面瘫或合并听觉或前庭症状的病况。本症由于带状疱疹病毒从耳部经过皮肤侵入至膝状神经节、面神经主干,发生炎症性、出血性病变。因为面神经与前庭蜗神经都在狭窄的内耳道内相邻,又为同一神经鞘覆盖,故易并发听觉、平衡觉障碍。其临床特征:

1. 患侧耳痛及头痛作为初发症状。

2. 耳甲部的带状疱疹,外耳道、鼓膜及软腭、舌根和舌前 2/3 的舌缘上的疱疹。

3. 患侧 Hunt 区(是中间神经支配区的耳甲、外耳道、鼓膜部等)的发作性或持续性疼痛,也称中间神经痛。

4. 患侧听力下降、耳鸣。

5. 自发性水平眼震、眩晕。

6. 患侧的唾液、泪液分泌障碍。

7. 患侧外耳道、舌前 2/3 的感觉迟钝。

8. 出疱疹后 1～10 d 可发生患侧面神经瘫痪(预后良好)。分型:Ⅰ型仅有一侧带状疱疹,缺少神经学所见。Ⅱ型为Ⅰ型+同侧面神经瘫痪。Ⅲ型为Ⅱ型+听力障碍。Ⅳ型为Ⅲ型+同侧平衡觉障碍(带状疱疹+Ⅶ颅神经症状+Ⅷ颅神经症状的三主征,称为完全型)。有报道 Hunt 综合征可以呈现小范围的流行。

（四）引起面神经麻痹的肿瘤

5％的面神经麻痹因肿瘤引起，如颈静脉球体瘤、面神经鞘瘤、外耳及中耳癌、腮腺肿瘤，或其他少见肿瘤。面神经瘤：即面神经鞘膜瘤，为良性肿瘤。可发生在面神经的颅内段、内耳道段、岩内段、膝状神经节、岩浅大神经、中耳段、乳突段及茎乳孔外的分支。以发生于中耳段和乳突段的较多，其他段较少。面神经瘤原发于神经干中部者，因血运较少，肿瘤生长较慢，体积较小而硬，呈灰白色，破坏面神经骨管较迟，影响面神经传导较早，逐渐发生面部全瘫。面神经瘤原发于神经干边缘鞘膜者，因血运丰富，肿瘤生长快，体积较大而软，呈淡黄色，破坏面神经管较早，影响神经传导较迟，临床上发生面瘫较晚或不发生面瘫；可在数年内仅表现为传导阻滞。对缓慢发生、逐渐进展、复发性及时隐时现的面神经麻痹，应想到这种少见的情况。同时，此种病变临床上尚兼有单侧不同程度传导性聋、耳鸣和不同程度前庭症状，这是肿瘤突向鼓室所致。颈静脉球是位于颈静脉顶端外膜上的一层厚 0.25～0.5 mm 的特殊组织，由上皮样细胞及较多血管，多数为较粗的毛细血管所组成。其神经分布很丰富，主要来自舌咽神经的鼓室支。它的血供来自颈外动脉的分支咽升动脉，颈静脉球瘤就是起源于这一群细胞的肿瘤，可分为：

1. 中耳型。主要表现为耳鸣、传导性聋、耳道出血，有时也可有患侧面肌减弱等症状。

2. 颅内型（或颈静脉孔型）。肿瘤位于颈静脉孔处并广泛向颅内入侵。主要表现：患侧的Ⅶ～Ⅻ多颅神经麻痹的症状，有呃逆、发音困难、患侧肢体共济失调及颅内压增高的症状，很像晚期的桥小脑角肿瘤。

3. 混合型。其主要表现为上述两型的复合。腮腺肿瘤所致面瘫，一般认为多由恶性肿瘤引起。面神经功能障碍常作为可靠的诊断腮腺恶性肿瘤的临床依据。良性腮腺肿瘤所致面瘫的可能机制：周围病变时，对神经形成压迫或牵拉，引起局部缺血，导致面神经功能障碍。腮腺癌约占腮腺上皮性肿瘤的 1/3，侵犯面神经后造成面瘫，其面瘫发生率在 8％～33％，鳞癌、腺癌、恶性混合癌、腺样囊性癌面瘫发生率较高。

（五）外伤及手术损伤致面瘫

创伤性面神经损伤是面瘫发病的重要原因之一，且近年来处于上升趋势。May 等报告的 1 575 例面瘫中，创伤性面瘫占 17％。在诸多创伤因素中，颌面部外伤及医源性创伤是主要致病因素，有报道腮腺区肿瘤及手术造成的面瘫发生率为 30％。创伤性面神经损伤的主要临床表现可以分为额、眶周、面中和口周 4 个区域局部的症状，也可表现为同侧全部颜面肌肉瘫痪。额肌麻痹致抬眉受限，额纹变浅或消失，眉毛较健侧低，睑裂变大，内眼角不尖，眼泪有时外溢。眼轮匝肌麻痹可引起眼睑闭合不全，闭眼时因眼球上窜致角膜下缘露出巩膜带（贝尔征）。颊肌瘫痪引起闭嘴时口角下垂，船帆征阳性，食物易潴留于颊肌与牙龈之间。示齿或笑时，口角向健侧牵引，口呈斜卵圆形；说话时，发唇音不清楚。乳儿发生面神经麻痹时，吸吮受限。另外，面瘫恢复期还可出现患侧的连带运动或过度运动等后遗症。根据面神经受损的程度，可分为完全性面瘫和不完全性面瘫；根据损伤后的可恢复情况又可分为暂时性面瘫和永久性面瘫；根据面神经损伤的部位可分为单侧和双侧面瘫；根据其病程可分为早期和晚期面瘫。

（六）莱姆病

是一种以蜱为媒介的螺旋体感染性疾病，是由伯氏疏螺旋体所致的自然疫源性疾病。神经系统损害为该病最主要的临床表现，其神经系统损害以脑膜炎、脑炎、颅神经炎、运动神经炎和感觉神经炎最为常见，面神经麻痹是莱姆病最常伴发的颅神经病变。面神经可以单侧或双侧受累，持续时间常短于 2 个月。在莱姆病非流行地区或莱姆病不流行的时期，其导致第Ⅶ颅神经麻痹的可能性减小。

五、辅助检查

神经电生理检测有助于确定预后，影像学检查能判断面神经麻痹可能的外科病因。然而，不是所有患者都需要这些检查。对于典型病变或较轻病变及已恢复的患者，一般不需要进一步检查，对于特发性面神经麻痹的患者通常不建议常规进行化验、影像学和神经电生理检查。瞬目反射、双侧面神经传导速度、额肌和口轮匝肌肌电图检查是面神经麻痹后常用的评价方法。

（一）最简单的神经电生理检测是肌电图

在临床上为面肌完全瘫痪的患者中，肌电图在主动意志时可能有一些电位显示，这使得医生能够推断神经的连续性仍保留，有再生的潜能。在发病后 1～2 周进行测定时，可能会对预后的判断有一定指导意义，当针极肌电图检测不到自主收缩的电信号时，近半数患者恢复不佳。在可能考虑进行外科减压术的患者中，进展至完全性面瘫后 2 周内进行面神经刺激检查最有帮助。在 2～3 周后面神经严重退变将很可能是不可逆的。起病后 20～30 d 时，针电极肌电图可确定肌肉去神经支配及轴突损害的程度。在有轴突损失的患者中，在起病后约 3 个月时行针电极肌电图可用来评估有无面神经发生亚临床支配恢复的证据。

（二）面神经的运动神经传导检查

是一种通过在腮腺附近超大限度刺激面神经的技术，在眼轮匝肌、鼻肌或下部面肌的表面记录电极测量诱发电位，从而得出反映电极下方肌肉活动的复合肌肉动作电位。症状出现后约 10 d 时，相比于正常侧，面瘫侧复合肌肉动作电位波幅就可以估计轴突损害的程度。面神经刺激获得的复合肌肉动作电位值在组织学上与退变的运动神经元数目相关；面瘫侧复合肌肉动作电位值为正常值的 10％ 时表示同侧有 90％ 的运动神经元退变或丧失。在一项研究中，90％ 的退变被认为是临界值，低于此值则恢复较差；超过 98％ 的退变预示的结果很差。退变在 90％～98％ 者恢复程度不定，常引起面肌无力和连带运动。另一项研究中，临界退变水平为 75％。在发病后 1～2 周进行测定，复合肌肉动作电位波幅不足对侧 10％ 时，近半数患者恢复不佳。

（三）面神经电图

是测量和记录许多同步兴奋的运动单位的复合电位。代表面神经出茎乳孔的情况，如在茎乳孔附近给以足够强的电刺激，将会导致神经支配区内的面肌发生一个"收缩"，并可记录到一个复合电位的波形，其振幅可以测量。面神经电图所记录到的复合电位与面神经损伤的病理关系，并无组织形态证明。但临床实践表明，面神经电图的振幅和神经纤维的兴奋性之间极可能是 1∶1 的关系。当面神经受到某种影响，其神经纤维中的半数发生神经传导阻滞时，若电刺激施于神经阻滞处的近端，则正常的神经纤维可传导兴奋，而阻滞的神经纤维则不能传导，但刺激施于神经阻滞的远端，此时将会使全部神经纤维兴奋，因而，面肌发生最大收缩。若 50％ 神经纤维变性，因有一半神经纤维解剖上破坏，故无论在损伤处近端或远端施用最大刺激，其面神经电图的振幅都只有正常时的 50％。面神经损伤时的实际情况是，有部分神经纤维发生变性，而有部分纤维解剖上并未破坏而是处于神经传导阻滞状态。面神经电图的临床意义：

1. 由于面神经损伤后其远端神经纤维发生变性需 1～2 d，因此，茎乳孔外刺激面神经以探寻颞骨内神经损伤程度必须在伤后 48 h 测试面神经电图。

2. 茎乳孔外刺激所测得的面神经电图不能发现颞骨内的神经传导阻滞。

3. 茎乳孔外刺激所测面神经电图的损失表明神经纤维变性的数量。

4. 面神经电图只能判读神经纤维变性的量，不能区分是轴突断伤，或是由于神经内膜，束膜或外膜断伤所致。由于损伤的原因及程度不同，其变性发生的速度也不相同。因此，面瘫患者行面神经电图测试，须连续观察，以了解神经纤维变性的速度。一般说，患者发生面瘫后 2 d 即行面神经电图测试，应隔2～3 d复查1次，到3周末（21 d）为止。连续测试可观察面神经损伤的动态变化，有利于评估预后和决定治疗方针。面神经电图测试的结果，要靠健侧与患侧比较，这种两侧比较之差称为两侧间差。面瘫患者测试面神经电图要连续观察以探明病变是否在继续进展。因此要相隔1～2 d重复测试，以查明两次测试之间的差别，这就是两次测试间差，在正常人，面神经电图两侧结果极少完全相同。两侧间差正常值为（19.6±9.22）％，两次间差正常值为（12.7±4.84）％。Esslen曾报告：面神经纤维有近50％变性时，面部仍无面瘫表现，故面神经电图虽可提供重要的估计预后的资料，但也需要参考其他临床观察结果作综合分析。虽然ENoG是目前客观的相对精确的面瘫检查方法，但判读检查所获资料时，必须结合临床上其他检查结果综合分析。临床上，面瘫功能的恢复要比ENoG的复合电位增加超前很多。因此，面瘫患者可能已看到面肌的活动，而面神经电图仍表现为损失100％。目前，对这种面瘫恢复期的面神经电图滞后现象尚无满意的解释。面瘫恢复期的面神经电图滞后现象在临床应用面神经电图时极为重要。面瘫发生3周内来诊者，面神经电图可反映面神经功能状况，因而可作为预后及决定治疗方针的根据；4周以后来诊者，面神经电图的结果只能作为其面神经曾受到过损伤情况的参考，目前是否已开始恢复，则需用其他检查方法如镫骨肌反射、肌电图等加以核检，不能单独作为预后及治疗上的依据。面瘫恢复期的面神经电图滞后可达10个月左右，或更长，临床应用面神经电图必须注意。

（四）最大刺激试验

使用最大限度以上的刺激来获得最大刺激，反应由测试者主观观察。有认为本试验可提高预后判别的可靠性，其价值存疑。

（五）神经兴奋性检查

应用恒流电刺激器，最大输出20 mA，刺激电极放在神经诸分支上的皮肤表面。电流时程为0.3 ms，矩形（方）波，试验时提高刺激强度至肉眼能察知的最小肌肉收缩为止。分别刺激双侧比较每侧所需电流强度。有认为病起3周内差值≥3.5 mA，表明愈后不佳，<3.5 mA，则神经功能失常是可逆的，但不尽然。但不尽然。此项试验的方法比较简单易行，作为跟踪面神经损伤发展的动态观察，仍不失为一项实用、有意义的预后评估技术。

（六）面神经逆行诱发电位的测定

国内有人采用极性交替的恒流刺激电信号经皮电刺激茎乳孔面神经，在正常人鼓膜（15耳）及鼓室（9耳）记录面神经逆行诱发电位方法，探讨面神经逆行诱发电位的特点及其临床应用价值，结果都能记录到面神经逆行诱发电位，且其波幅随刺激强度的增大而增大，当刺激强度为阈强度的2倍时，面神经逆行诱发电位达到最大，急性颞骨内面瘫后面神经逆行诱发电位波幅减小，峰潜伏期延长，并随面瘫的好转面神经逆行诱发电位逐渐恢复正常。结论：面神经逆行诱发电位可作为早期诊断急性颞骨内面瘫的一种新方法。

（七）脑干听觉诱发电位和脑电图检查

许多学者从不同角度对周围性面神经麻痹进行研究，由于面神经核的上半部受到双侧皮质支配。因此，一侧周围性面神经麻痹时，其电生理学特征的改变可通过双侧面神经的上行途径波及双侧皮质引起脑电活动广泛异常。当周围性面神经麻痹患者脑干听觉通路及大脑皮质受侵犯时，脑干听觉诱发电位和脑电图可呈相应变化。周围性面神经麻痹患者临床上无相应脑干听觉通路和大脑皮质受损症状和体征，而脑干听觉诱发电位及脑电图检查异常的原因可能是：

（1）部分患者在炎症感染基础上，神经系统内出现免疫反应性脱髓鞘病。

（2）病原体可能沿面神经上行途径侵犯相应的脑干听觉径路和大脑皮质出现亚临床表现。脑干听觉通路和大脑皮质是否受累，有助于判断周围性面神经麻痹的原因、病变部位及选择恰当的治疗方案，至于脑干听觉诱发电位和脑电图何时恢复正常尚有待进一步追踪观察。

（八）纯音听力检查及镫骨肌反射

面神经麻痹患者行纯音听力检查有助于病因判断，镫骨肌反射检查有助于面神经损伤部位确定。

（九）影像学检查

1. 近年来随着 MRI 的普及，用于听神经肿瘤或面神经鞘瘤诊断的报告增多，对听神经瘤和面神经鞘瘤的诊断极有帮助。原因不明的单侧急性面神经麻痹最常见为贝尔氏麻痹，但在某些情况下应高度怀疑肿瘤。单侧面神经麻痹诊治中最重要的是患者的临床表现，依据 MRI 面神经增强而诊断为贝尔氏麻痹有时会出现错误。如出现面瘫发生后 6 个月内未完全恢复、伴有面肌痉挛、面瘫发病缓慢、面神经分支麻痹、复发性面瘫则应高度怀疑肿瘤。肿瘤、外伤等原因所致面神经麻痹行 X 线检查及 CT 扫描有助于诊断。

2. 有学者提出面神经的影像学检查方法选择。

（1）外伤性面瘫首选高分辨 CT，可多平面重建，能够清晰观察面神经迷路段、膝状神经节、水平段及乳突段的管壁是否连续，而外伤后患者反复、持续面瘫则需 MRI 检查，以明确面神经有无其他病变。

（2）临床上出现面肌痉挛或面部抽搐时，首选 MRI 颅底薄层检查，观察面神经与邻近血管的关系。

（3）当临床上出现反复、持续面瘫，临床治疗不缓解时，常需高分辨 CT、MRI 平扫和增强检查。当高分辨 CT 未见明显异常，而患者面瘫持续时，需行 MRI 平扫及增强检查以观察面神经及面神经核有无异常；当高分辨 CT 表现为面神经管骨质不规则破坏时，MRI 增强检查可明确病变的范围、性质。当病变累及脑干部、脑池段及腮腺段时，MRI 检查为首选，而当病变位于颞骨时，高分辨 CT 为首选，MRI 可辅助诊断。正常面神经 T_1WI 上呈低或等信号，颞骨内由于环绕面神经的周围静脉丛的存在，正常面神经可出现强化，尤其是膝状神经节。面神经的强化程度、范围与临床症状无明显相关性。只有当面神经内耳道远段及迷路段（无神经周围静脉丛）出现强化时，才提示病变的存在。

六、诊断思路

根据患者病史、症状及临床检查可以确定有面神经麻痹。但定位、具体病变性质及程度确定有时较复杂，须综合分析，参考必要的辅助检查，请相关科室会诊，排除相关病变，确定原发病因，或确定为临床较多见的特发性面神经麻痹即贝尔氏麻痹。

七、临床诊断

怀疑面神经麻痹时首先观察患者两侧面部是否对称，包括前额皱纹、眼裂、鼻唇沟和口角是否对称，有无面部萎缩、面肌痉挛或挛缩。再嘱患者做皱额、皱眉、闭眼、露齿、鼓颊和吹哨等随意动作。检查可见同侧额纹消失，不能皱眉，因眼轮匝肌瘫痪，眼裂增大，做闭眼动作时，眼睑不能闭合或闭合不全，而眼球则向外上方转动并露出白色巩膜，称 Bell 现象。一侧周围性面神经损害引起的面瘫，表现为睑裂变大，鼻唇沟变浅或消失，口角变低或歪向健侧，皱额及闭眼不能，露齿、鼓颊和吹哨时发现肌肉瘫痪。由一侧皮质延髓束损害引起的中枢性面瘫，主要表现为下半部面肌瘫痪，即只有鼻唇沟变浅和口角变低，露齿、鼓颊和吹哨时出现肌肉瘫痪，而皱额及闭眼仍属正常，或可较对侧稍无力。由皮质延髓束损害所致的中枢性面瘫，只有在随意运动时出现肌肉瘫痪，而情感运动（如哭或笑）时的不随意收缩仍存在。当锥体外系的基底节、丘脑或丘脑下部损害时，则引起情感性面瘫，表现在笑或哭等情感运动时有面肌麻痹，而随意运动时面肌仍能收缩。周围性面瘫时，随意运动及情感运动均发生肌肉瘫痪。意识不清和不合作的患者，可观察面部的表情动作或给予压眶等疼痛刺激，使其面肌收缩，比较两侧是否对称，借以决定是否有面瘫。对两眼闭合的昏迷患者，用手指扳开其睑，然后，突然放松，此时两眼立即闭拢；如有面瘫，则该侧上睑掉下较慢且闭合不完全；若扳开上睑遇有阻力，则提示患者尚非昏迷。味觉检查：舌前 2/3 味觉由第Ⅶ对颅神经传导，舌后 1/3 味觉则由第Ⅸ对颅神经传导。检查味觉，需准备糖水、醋酸、盐水和奎宁等试剂和写着"酸、甜、苦、咸"四个字的纸板，嘱患者伸出舌头并保持不动，以棉签蘸试剂后放于舌的一个部位，请患者在纸板上指出所感觉的味道的字样，或用手势表示之。检查时，患者不能说话，以免舌运动后试剂散布而影响检查结果。年老、消耗性疾病、某些药物、厚的舌苔、吸烟过度均可使味觉减退，因此，味觉减退时，首先需排除舌的病变。神经系统损害引起的味觉缺损多为周围性病变，中枢性病变则可产生味幻觉。若病变波及鼓索神经，则有同侧舌前 2/3 味觉减退或消失。镫骨肌支以上部位受累时，因镫骨肌瘫痪，镫骨肌反射消失，同时还可出现同侧听觉过敏。膝状神经节受累时除面瘫、味觉障碍和听觉过敏外，还有同侧唾液、泪腺分泌障碍。纯音听力下降、耳内及耳后疼痛，外耳道及耳郭部位带状疱疹，为 Ramsay-Hunt 综合征。

面神经炎为面神经的非特异性炎症，包括贝尔氏麻痹、Hunt 综合征等。根据典型的临床表现，面神经炎常不需影像学检查，但当患者出现以下症状时需进行影像学检查：面瘫持续 4 个月或以上；多组颅神经症状；症状反复发作。面神经炎的增强 MRI 表现：面神经不均匀强化而无局部增大或明显肿块。60%～100%的贝尔氏麻痹的面神经可出现强化，全部颞骨内面神经均可强化，但垂直段强化较少见，主要以面神经内耳道远段、迷路段及膝状神经节强化为主。正常面神经鼓室段及乳突段由于丰富的神经周围血管丛可出现强化，与对侧正常面神经进行对照分析是十分重要的。面神经的增强行为与患者的预后无明显相关性。当患者面瘫持续、进展、反复发作时，应怀疑面神经肿瘤的存在。约 1/4 的面神经肿瘤的患者可表现为急性面瘫（肿瘤压迫面神经引起血供中断，与贝尔氏麻痹表现类似）。虽然面神经肿瘤少见，但早期诊断对于恢复面神经功能是十分重要的。面神经鞘瘤是引起面瘫最常见的良性肿瘤，占所有颅神经瘫的 5%。面神经鞘瘤可累及面神经的任何部分（起源于腮腺段），好发于膝状神经节，或多节段受累。肿瘤细胞起源于神经鞘，偏心生长。临床表现依赖于肿瘤的位置，面瘫常见，可逐渐发作或偶尔急性发作，与面神经炎相似。当面神经鞘瘤位于内耳道时，由于神经运动轴的髓鞘对于机械性压迫相对不敏感，感音神经性聋往往早于面神经运动支配区异常。面神经肿瘤的显示主要依靠 MRI 增强检查，高分辨 CT 主要显示面神经管扩大、骨质破坏、病变与蜗岬、听小骨、半规管等的关系。T_1WI 病变呈等信号，而且均匀明显强化，较大的病变可囊变或出血。头颈部恶性肿瘤也可累及面神经。最常见的原发部位为腮腺。腮腺的恶性肿瘤，尤其是囊腺癌，容易沿着茎乳孔累及面神经，面神经全长均可受累，也可跨越生长，50%的囊腺癌可出现神经周围侵犯，可逆行性也可顺行性侵犯。影像学检查不仅帮助制订术前计划，而且可明确手术将会对神经的损伤情况。外伤是引起面瘫第二常见的病变。可继发于外伤或腮腺、颞骨的手术。头部外伤，尤其是颞骨骨折比较容易引起面神经损伤。颞骨骨折常是严重的钝性脑部损伤，由于颞骨结构复杂，临床症状不一，如耳出血、血性鼓室、乳突瘀斑。颞骨骨折可分为横行骨折、纵行骨折，前者少见，占 10%～30%，易累及面神经，损伤比较严重，通常不可逆，最常损伤的位置为迷路段、膝状神经节，大多数病变常由于骨折碎片压迫或绞索面神经。颞骨纵行骨折常见，占 70%～90%，其中 10%～20%的纵行骨折可引起面瘫，面神经损伤的位置常见于膝状神经节和鼓室段，面瘫延迟出现或呈一过性，主要是膝段的神经内血肿压迫引起。面神经迷路段、内耳道远段相对固定，较容易受到损伤，发生缺血或退变。高分辨 CT 和多平面重组可清晰显示骨折线的存在及骨折线与面神经管的关系。

贝尔氏麻痹为面神经麻痹中最为常见者。中华医学会神经病学分会《中国特发性面神经麻痹诊治指南》指其临床特点：

1. 任何年龄、季节均可发病。
2. 急性起病，病情多在 3 d 左右达到高峰。

3. 临床主要表现为单侧周围性面瘫，如受累侧闭目、皱眉、鼓腮、示齿和闭唇无力，以及口角向对侧歪斜；可伴有同侧耳后疼痛或乳突压痛。诊断特发性面神经麻痹时需要注意：

（1）该病的诊断主要依据临床病史和体格检查。详细的病史询问和仔细的体格检查是排除其他继发原因的主要方法。

（2）检查时应要特别注意确认临床症状出现的急缓。

（3）注意寻找是否存在神经系统其他部位病变表现（特别是脑桥小脑角区和脑干）。诊断标准：①急性起病，通常 3 d 左右达到高峰。②单侧周围性面瘫，伴或不伴耳后疼痛、舌前味觉减退、听觉过敏、泪液或唾液分泌异常。③排除继发原因。

贝尔氏麻痹的预后与病损的严重程度有关。如果在发病后最初 21 d 内观察到了部分恢复，则患者预后良好。如果在 3~4 个月内某些面神经功能还未恢复（无论恢复程度多小），则应质疑贝尔氏麻痹的诊断。一项调查显示：贝尔氏麻痹复发率为 7%，复发平均时间约为 10 年。第 3 次或第 4 次发作并不常见，发生率分别为 3% 和 1.5%，复发并不预示患者恢复预后会更差。

八、鉴别诊断

周围性面瘫中贝尔氏麻痹多见，贝尔氏麻痹指茎乳孔以上面神经管内段面神经的一种急性非化脓性炎症。根据起病形式和临床特点，面神经炎诊断多无困难。但需与下述疾病鉴别：

（一）中枢性面瘫

系由于对侧皮质脑干束受损所致，仅表现为病变对侧下组面肌瘫痪。

（二）与其他原因引起的周围性面瘫鉴别

1. 急性感染性多发性神经根神经炎。可有周围性面神经麻痹，但常为双侧性，绝大多数伴有其他颅神经及肢体对称性瘫痪和脑脊液蛋白细胞分离现象等。

2. 脑桥损害。脑桥面神经核及其纤维损害可出现周围性面瘫，但常伴有脑桥内部邻近结构，如外展神经、三叉神经、锥体束、脊髓丘系等的损害，而出现同侧眼外直肌瘫痪、面部感觉障碍和对侧肢体瘫痪（交叉性瘫痪）。见于该部肿瘤、炎症、血管病变等。

3. 小脑脑桥角损害。多同时损害三叉神经、前庭蜗神经、同侧小脑及延髓，故除周围性面瘫外，还可有同侧面部痛觉障碍、耳鸣、耳聋、眩晕、眼球震颤、肢体共济失调及对侧肢体瘫痪等症状，称"小脑脑桥角综合征"，多见于该部肿瘤、炎症等。

4. 面神经管邻近的结构病变。见于中耳炎、乳突炎、中耳乳突部手术及颅底骨折等，可有相应的病史及临床症状。

5. 茎乳孔以外的病变。见于腮腺炎、腮腺肿瘤、颌颈部及腮腺区手术等。除仅有周围性面瘫外，尚有相应疾病的病史及临床表现。

6. Hunt 综合征。具有耳痛、外耳疱疹及周围性面瘫等典型三联征的 Hunt 综合征，临床诊断不难，但由于病毒侵犯神经在位置及时间上的先后，出现症状的次序则不一定有规律。因此，临床上出现迟发性疱疹、无疱疹的带状疱疹、顿挫型疱疹等情况时，易致误诊。

九、救治方法

（一）治疗原则

面神经麻痹的治疗，以早发现、早治疗为原则。早期以去除病因，改善局部血液循环，消除面神经的炎症和水肿，面神经管开放减压，恢复神经的连续性为主，后期以促进神经功能恢复等为其主要治疗原则。

（二）一般处理

在急性期，应注意休息，不可过度劳累。积极治疗相关疾病，如糖尿病等。保护暴露的角膜，防止发生结、角膜炎，可采用眼罩，滴眼药水，涂眼药膏等方法。治疗期间，鼓励患者合理安排好工作、学习、生活、休息，调整饮食，避免情绪激动和不良因素的刺激。指导患者掌握一些家庭康复自护的常识。如按摩面部松弛的皮肤、叩齿、鼓腮、皱眉，用中药煎水热敷面部，勿用冷水洗脸，风、雨、寒冷天外出应加强防护，避免直接吹风。

（三）药物治疗

1. 激素及抗病毒治疗。贝尔氏麻痹常因受凉、病毒、免疫等因素引起。水肿的面神经在固定的面神经管内受到压迫后，使神经冲动的传导受到阻碍，同时淋巴和静脉血液的回流也受阻，故对面神经更是一种压迫。激素有消炎、减轻水肿的作用，所以无论是耳鼻咽喉科或是神经内科，一般都首选激素，另加维生素类与能量合剂等治疗。多数学者认为激素效果是肯定的。近年来许多学者认为贝尔氏麻痹与病毒感染有关，并在患者体内发现单纯疱疹病毒抗体结合补体，故采用阿昔洛韦加激素治疗，发现治疗效果较单纯用激素组有明显提高。中华医学会神经病学分会《中国特发性面神经麻痹诊治指南》推荐：

（1）糖皮质激素：对于所有无禁忌证的 16 岁以上患者，急性期尽早口服使用糖皮质激素治疗，可以促进神经损伤的尽快恢复，改善预后。通常选择泼尼松或泼尼松龙口服，30～60 mg/d，连用5 d，之后于 5 d 内逐步减量至停用。发病 3 d 后使用糖皮质激素口服是否能够获益尚不明确。儿童特发性面神经麻痹恢复通常较好，使用糖皮质激素是否能够获益尚不明确；对于面肌瘫痪严重者，可以根据情况选择。

（2）抗病毒治疗：对于急性期的患者，可以根据情况尽早联合使用抗病毒药物和糖皮质激素，可能会有获益，特别是对于面肌无力严重或完全瘫痪者；但不建议单用抗病毒药物治疗。抗病毒药物可以选择阿昔洛韦或伐西洛韦，如阿昔洛韦，口服 0.2～0.4 g/次，3～5 次/d，或伐昔洛韦，口服0.5～1 g/次，2～3 次/d；疗程 7～10 d。

（3）神经营养剂：临床上通常给予 B 族维生素，如甲钴胺和维生素 B_1 等。

2. 改善微循环。有研究在应用激素、抗病毒及营养神经治疗的同时，使用银杏叶提取物、前列地尔等治疗贝尔氏麻痹、Hunt 综合征等。

3. 神经营养及神经修复治疗。甲钴胺是甲基化维生素 B_{12}，在体内的半衰期比普通维生素 B_{12} 长，同时可以参与生物转甲基的作用，能很好地转移进入神经细胞组织的细胞器，增强神经细胞内核酸和蛋白质的合成，促进髓鞘的主要成分卵磷脂的合成，对于周围神经损伤和糖尿病性神经病变均有非常有效的治疗作用。此外，动物实验表明甲钴胺可刺激轴突再生，促进突触传递的恢复，早期给予甲钴胺可有效防止有髓鞘纤维的变性和脱髓鞘。也有胞磷胆碱、神经生长因子用于治疗面神经麻痹的报道。

4. 其他药物治疗。有上呼吸道感染、中耳炎等需要时应用相应抗生素，甘露醇用于降低压力等。

5. 中药治疗。

（四）手术治疗

周围性面瘫常见病因有贝尔氏麻痹、颞骨骨折及桥小脑角手术损伤面神经等。贝尔氏麻痹患者中80%～85%经过针灸、理疗及药物治疗可恢复正常，面神经诱发电位检查神经损伤达 90% 以上者应行神经减压术。对于面神经损伤者，恢复神经的连续性是功能恢复的基础，其中神经直接修复是最理想的方法，其次是神经移植，再次是面神经-舌下神经或副神经吻合术。面神经减压术是手术治疗贝尔氏麻痹及颞骨外伤所致周围性面瘫的主要方法。面神经麻痹 8 周内行减压术的效果明显优于面瘫 8 周后。很多研究认为外伤性面神经麻痹患者手术减压的最佳时机为伤后 2 周内，2 个月内手术干预预后较好。手术入路的选择取决于病变的部位及患者听力、前庭功能。内听道、迷路段减压多采用颅中窝入路或经乳突迷路入路，水平段、垂直段减压多采用经乳突上、后鼓室入路。面神经减压术中需防止损伤听力、前庭功能及乙状窦、颈静脉球。充分暴露颞骨内的重要解剖标志是减少手术并发症的关键。对于面神经减压的范围仍有很大争论。近年来有学者探讨了膝状神经节、水平段及垂直段减压术治疗贝尔氏麻痹，也取得了较好的治疗效果。通常根据患者泪液分泌、味觉实验及镫骨肌反射，结合高分辨率 CT 来决定减压范围。对于桥小脑角区肿瘤术后面神经断裂者，多采用面神经-舌下神经或者副神经吻合术，前者的总体临床效果优于后者，应作为首选。对于舌下神经或副神经功能障碍者、神经纤维瘤病 II 型、舌咽神经及迷走神经损伤者均应慎重选择神经吻合术。面神经颅外段断裂者，应早期修复。神经不能直接吻合者，可取耳大神经或腓肠神经行神经移植术。面部运动神经损伤治疗的时机越早越好。面神经损伤争取伤后即刻修复；即刻修复中，外伤性神经直接吻合比肿瘤切除后神经移植效果好；II 期修复时间越早效果越理想，外伤时间超过 6 个月不适于单纯神经端端吻合治疗。

（五）针灸、理疗及其他特色治疗

针灸、理疗及割治等对面瘫有较好疗效。近年来，电刺激逐渐被用于修复受损的神经。也有报道高压氧用于治疗贝尔氏麻痹的。

十、诊疗探索

尽管现在显微外科飞速发现，但是，即使是新鲜、清洁的面神经断裂伤，通常也不可能获得完全再生功能。有作者提出在分子水平进行基因操作以达到外科治疗目的的疗法：将分子外科和基因治疗应用到面神经损伤的修复，可能为面神经损伤的治疗提供全新的途径。神经损伤修复后，能否成功地再生主要取决于是否具有适合其生长的微环境条件，神经营养因子在神经系统发育和再生中有重要作用。神经损伤后，自靶器官逆行运输神经营养因子中断导致神经元死亡。目前较常用的有神经生长因子、睫状神经生长因子、脑源性神经生长因子和神经营养因子。它们对运动神经元、感觉神经元和交感神经元均有营养支持和保护作用，在一定程度上可预防轴突离断后神经元的程度性死亡，有报道转染离体培养的鸡胚背根神经节，其突起的生长与转染剂量呈量效依赖关系。其他新的目的基因如周围磷脂蛋白 PMP22、P0 蛋白的基因也被用于神经疾病的治疗。有学者发现应用反应核酸技术阻断 PMP22 的表达，可使雪旺氏细胞进入增殖活跃期。而应用 P0 转染的雪旺氏细胞移植修复大鼠脊髓 T8 节段损伤，用辣根过氧化物酶检测神经元的存活优于单纯雪旺氏细胞组和对照组。此外，神经粘连分子是神经细胞产生的一种糖蛋白膜，具有促进神经再生、分化及神经束形成的作用。关于神经营养因子给药途径，许多实验采用侵入性微型泵进行鞘内注射，以维持足够的时间及有效作用浓度，还有采用皮下注射或腹膜内注射全身应用，还用采用生物可吸收材料在神经断端局部应用，局部应用能直接或通过局部血液循环在神经再生微环境维持高浓度的神经营养因子，从而达到促进神经再生的目的。虽然进行了各方面大量的研究，但目前临床一般药物治疗只是提高神经损伤修复的一种辅助手段，尚需做大量的研究以真正提高神经损伤后疗效。

十一、病因治疗

面神经麻痹有时是某些疾病的继发症状，有时针对这些原发病因的治疗可以达到治疗面神经麻痹的目的。

（一）中耳炎

在急性中耳炎早期，多因炎症延伸到神经周围腔隙或神经本身，也可能通过面神经管的先天性裂缺，而在晚期则为破坏骨管使面神经受压，需要行乳突手术。慢性中耳炎发生面神经麻痹者多因胆脂瘤或腐骨压迫损伤面神经，或已暴露的面神经因炎症急性发作的侵袭引起麻痹。所以中耳炎出现面神经麻痹时除加强抗感染治疗外，必要时及时手术，开放引流，清除病灶。

（二）糖尿病

因诊断标准不同，其并发神经损害率报告不一。若以周围神经传导速度或临床判断，糖尿病多发性神经病损害几乎可占47%～91%。糖尿病神经病变的病因和发病机制尚不清楚，高血糖是一个重要因素。有人认为高胆固醇症、高脂血症等代谢紊乱，在糖尿病神经系统并发症中有一定的作用。神经症状常见于40岁以上血糖未能很好控制和病程较长的糖尿病患者，无明显性别差别。症状的程度与血糖水平、病程长短、糖尿病的治疗等情况不一定平行；有时发生于病史不长和治疗良好的患者或作为糖尿病首发症状。老年人突然出现贝尔氏麻痹时，应常规检查血糖，排除糖尿病的可能。有糖尿病病史患者出现面神经麻痹时，在针对面神经麻痹治疗的同时，应同时予监测、控制血糖。

（三）肿瘤

约5%的面神经麻痹因肿瘤引起，如颈静脉球体瘤、面神经鞘瘤、外耳及中耳癌等。对缓慢逐渐进展的面神经麻痹应做详细的全身检查，以排除恶性疾病。面神经鞘瘤可发生在其行程的任何部位，为良性肿瘤。可在数年内仅表现为传导阻滞。对缓慢发生、逐渐进展、复发性及时隐时现的面神经麻痹，应想到这种少见的情况，X线检查、CT扫描及MRI检查可助诊断。手术成功切除肿瘤，同时注意保护面神经，可使面神经麻痹恢复。

（四）外伤

外伤影响面神经后及时手术，面神经管开放，减压，有望恢复面神经功能。

（五）其他病因

对考虑有血管痉挛、病毒感染的疾病，如贝尔氏麻痹、Hunt综合征等疾病，予扩血管改善微循环、激素、抗病毒、手术面神经管开放、减压等治疗。

十二、最新进展

面神经损伤的临床修复效果难以令人满意，其中一个主要原因是神经修复及再生生物学机制尚未完全清楚。最新文献表明，神经损伤后的修复不仅与神经细胞自身密切相关，而且周围非神经细胞也参与了神经组织的再生。面神经的损伤修复是一个复杂的过程，神经再生主要是轴突的再生，前提是神经元细胞体的存活。神经元细胞体的调控和再生微环境的营养和导向对受损神经的再生及再生轴突的延伸起重要作用。随着神经生物学及现代免疫学的发展，研究发现许多与细胞信号传导有关的分子如：神经营养因子、细胞因子及黏附分子参与了面神经损伤及其修复的过程，并发挥了重要的生物学功能。

神经支配恢复是机械机制与生物机制共同作用的结果。神经支配恢复为如何加速损伤后面神经轴突的再生方面的实验研究奠定了良好基础。由于面神经大部分为有髓神经，促进神经纤维髓鞘化有利于面神经功能恢复，同时面神经损伤后，相应轴突可出现神经营养因子和受体表达水平的提高，这些表达的受体可使局部聚集营养因子，并促进再生轴突的延长和髓鞘化。由于面神经控制的肌群较多，面神经轴突修复过程中极易形成神经再支配的错位恢复、产生连带运动等症状。Choi等在小鼠面神经损伤模型实验中观察到再生过程中面神经核躯体皮质定位紊乱，颊部投射区域内出现颞部运动神经元，甚至同一细胞或轴突同时发出投射两个区域的分支。Kamijo等的研究也表明再生的面神经由异源性的神经纤维组成，各纤维的生长速率不同，且轴突的过度分支在面神经断离伤较挤压伤更为普遍。而用神经营养因子的抗体局部注射发现其面神经生长过程中减少了侧副分支，但不影响神经元存活及轴突的延长，并进一步证明侧副分支减少导致更好的功能恢复。神经损伤的修复不仅局限于外周水平，而且涉及中枢水平的修复与补偿机制。中枢水平修复的主要角色为神经元及其支持细胞。神经营养因子是一类能对中枢和周围神经发挥营养作用的小分子肽类物质和蛋白质，能防止神经细胞的自然死亡，维持神经元的正常功能，并在神经损伤后促进神经再生。

不同于中枢神经系统在创伤后不能进行自主恢复，周围神经可在一定程度的范围内进行自我修复。近几十年来，随着显微技术的发展，学者们对不同种类的生物材料或自体非神经材料进行研究，尝试进行面神经缺损的修复，从而代替自体神经移植，以达到神经功能恢复的目标。随着组织工程学的发展，建立在神经营养和趋化学说基础上的神经导管修复法在面神经缺损修复方面逐渐得到人们的重视。神经支架修复面神经的机制主要有：①为再生神经纤维维持合适机械支撑。②为神经生长和神经营养因子扩散提供通道。③避免阻碍轴突再生的纤维状瘢痕组织渗透。④通过内源和外源性生物化学影响积累和释放，为神经再生创造一个最佳微环境。神经导管为神经支架修复面神经缺损中的重要组成部分，连接神经断端两侧，在支持神经再生、引导和促进轴突生长等方面起着重要作用。目前，随着先进的制造技术发展，不同种类的天然和人工合成生物材料已经被尝试制作成为不同结构和形态的神经支架材料。

姜小兵　郭宏庆　张在其

第五节　鼻　出　血

一、基本概念

鼻出血的概念可分为狭义和广义，狭义指各种原因引起的鼻腔、鼻窦病变，血液从血管内流至血管外，经前或后鼻孔流出。广义除鼻腔、鼻窦病变的范围外，还包含邻近部位出血后，流入鼻腔后从前、后鼻孔流出者。鼻腔血运丰富，鼻出血是鼻科常见症状和急症之一。鼻出血常由鼻、鼻窦及其邻近部位局部病变、外伤，以及某些影响鼻腔血管状态和凝血机制的全身性疾病引起，根据病因和出血程度，应积极地采取不同的治疗措施。

二、常见病因

鼻出血既可为鼻腔局部疾病所致，如外伤、黏膜炎症、糜烂、肿瘤，也可为全身疾病在鼻部的表现，如肝功能异常、血液病、高血压病、动脉硬化等。因此在临床诊疗鼻出血的时候，除局部原因以外，还要注意考虑全身因素的影响。

（一）局部病因

1. 鼻-鼻窦创伤或医源性损伤。局部血管或黏膜破裂而致，如鼻骨、鼻中隔或鼻窦骨折、鼻窦气压骤变；医源性插入鼻饲管，鼻-鼻窦手术及经鼻插管；挖鼻或用力擤鼻和剧烈咳嗽、喷嚏等。由下鼻道穿刺上颌窦时，若误伤鼻后外侧动脉可引起动脉性出血。严重的鼻-鼻窦外伤、颅前窝底或颅中窝底骨折，可引起严重鼻出血。头外伤后若伴有视力急剧减退的严重鼻出血可来自蝶骨骨折导致颅内假性动脉瘤破裂，骨折伤及海绵窦及其内的颈内动脉可危及生命。

2. 炎症。各种鼻腔和鼻窦的非特异性或特异性感染，均可损伤黏膜血管而出血。如急性或慢性鼻炎、干燥性鼻炎等非特异性感染。特异性感染如结核、梅毒螺旋体、麻风等。鼻腔鼻窦真菌感染也可造成鼻出血。儿童扁桃体肥大反复感染，可以成为鼻及鼻咽部黏膜继发炎症和慢性充血的原因。变态反应性炎症可以加重黏膜充血程度，变应性鼻炎伴有鼻出血者多于正常人。

3. 鼻中隔病变。鼻中隔偏曲、黏膜糜烂、溃疡或穿孔。鼻中隔偏曲由于凸面的黏膜较薄，且受气流流量的影响更易干燥易发生鼻出血。鼻中隔穿孔的穿孔边缘往往有黏膜干燥糜烂，且出血后不易愈合，可成为出血来源部位。

4. 肿瘤。可以是鼻腔、鼻窦或鼻咽的肿瘤。良性肿瘤如鼻血管瘤或鼻咽纤维血管瘤，因血管壁缺乏平滑肌，出血不易止住，往往较剧烈。恶性肿瘤如鼻-鼻窦癌或鼻咽癌，瘤体溃烂，早期反复少量出血或涕中带血，晚期可因破坏较大血管致大出血。另外上颌窦海绵状血管瘤等也可导致鼻出血。

5. 鼻腔异物。多见于儿童，多为玩耍时塞入，可伴有感染。

（二）全身性疾病

1. 急性发热性传染病。常见有流行性感冒、流行性出血热、麻疹、疟疾、猩红热、鼻白喉、伤寒、流行性腮腺炎和传染性肝炎等。由于高热患者体温过高及血管中毒性损害，以致毛细血管破裂出血。

2. 心血管系统疾病。高血压，动脉粥样硬化和充血性心力衰竭等，均可因一过性动脉压升高而发生鼻出血。其他原因引起的血压升高也可以成为鼻出血的诱因，如潜水或登山造成的气压急剧改变。动脉粥样硬化者因鼻黏膜血管的回缩力和收缩力减弱，破裂后常不易愈合，而致反复出血不止。二尖瓣狭窄和肺气肿、肺心病、某些颈部胸腔、纵隔巨大肿瘤压迫导致静脉压过高，也可以造成鼻出血。

3. 出血性疾病。造成凝血机制异常的疾病，如血友病、白血病、纤维蛋白形成障碍、多发性骨髓瘤、结缔组织病等；造成血小板量或质异常的疾病，如血小板减少性紫癜、再生障碍性贫血等；大量应用抗凝药物后。

4. 营养障碍或维生素缺乏。维生素C、维生素K、维生素PP或钙缺乏，可致毛细血管壁脆性和通透性增加；维生素K与凝血酶原形成有关，缺乏时凝血酶原时间延长，易发生出血。由偏食等不良饮食习惯导致的营养摄入不全常是儿童鼻出血的原因。

5. 肝、肾等慢性疾病和风湿热等。肝功能损害可致凝血障碍，尤其在肝硬化患者，凝血酶原及纤维蛋白原合成下降；尿毒症时由于肾功能不全致体内毒素积聚，抑制骨髓造血功能和减少了肠道对生血素和镁的吸收，易致小血管损伤；风湿热患儿的鼻出血系高热及鼻黏膜血管脆性增加所致。

6. 中毒。磷、汞、砷、苯等化学物质可破坏造血系统功能，凝血机制紊乱，血管壁易受损伤；水杨酸类可致凝血酶原减少，长期服用易致出血倾向。

7. 遗传性出血性毛细血管扩张症。常有家族史，多见于儿童，是一种常染色体显性遗传累及小血管壁的全身性疾病，表现为鼻、舌、腭、口唇等处黏膜易出血，且反复发作或出血不止，长期失血致血浆蛋白减少，并影响凝血因子水平。

8. 内分泌失调。主要见于女性，青春发育期和月经期可发生鼻出血和先兆性鼻出血，绝经期或妊娠的最后3个月也可发生鼻出血，系毛细血管脆性增加之故。上述病因单独存在就可以引起鼻出血。然而某些情况下这些病因可能合并存在，如鼻-鼻窦炎症合并鼻中隔偏曲、全身性疾病合并鼻-鼻窦炎症等。还有一些患者临床很难找到病因，称为特发性鼻出血。

（三）其他影响鼻出血发病的因素还包括地区和季节因素

春季和季节交换时气候寒冷、干燥，呼吸道感染易发生，所以更容易发生鼻出血。海拔高度高的高原地区与平原相比相对处于低氧状态，红细胞增多，血黏稠度高，速度慢，血管内压高，小血管扩张，血管脆性大，更容易发生出血。

三、发病机制

引起鼻出血的主要发病机制可归纳以下几个方面。

（一）解剖基础

鼻腔内有数个易出血区：

1. 利特尔区。由颈内动脉和颈外动脉系统的分支（鼻腭动脉、筛前动脉、筛后动脉、上唇动脉和腭大动脉等）在鼻中隔前下部黏膜下相互吻合，汇集成动脉丛，此处血管表浅，易受外伤及干燥空气刺激，且常发生黏膜上皮化生，下方即为软骨，受外伤时无退让余地，是鼻出血的最常见部位，称为利特尔区或鼻中隔易出血区，该部位出血可占到鼻出血的 $40\%\sim60\%$。婴幼儿不足两岁者该处尚未形成岛状血管网，3 岁时方有较典型的扇形血管网，所以该处出血者极少。

2. 鼻腔前部、后部和下部的静脉汇入颈内、外静脉，鼻腔上部静脉经眼静脉汇入海绵窦。鼻中隔前下部的静脉构成静脉丛，称为克氏静脉丛，为鼻部常见出血原因。在中、老年人下鼻道外侧壁后部近鼻咽部有扩张的鼻后侧静脉丛，称为鼻咽静脉丛，是 40 岁以上中、老年人鼻腔后部出血的重要来源。

（二）病变侵犯血管或血管壁侵蚀和破裂

如外伤、感染、肿瘤等。

（三）血管通透性增高血液渗出血管壁

如感染、中毒等。

（四）动脉压或静脉压增高

如高血压等。

（五）凝血因子缺陷或凝血过程障碍

如白血病、血小板减少性紫癜、血友病等。

四、临床特征

1. 一般 4 岁以下儿童很少发生鼻出血，4～6 岁鼻出血较多。男性多于女性，Nunez 等 1990 年报道不明原因的鼻出血患者中 60～80 岁者占 69%。Narual 报告鼻出血总人群中随机样本的发生率为 $10\%\sim13\%$。春季和季节交换时发病率高，可能与气候寒冷、干燥、呼吸道感染等有关。高温、化学工业、粉尘作业等从业人员鼻出血发生率比其他从业人员高。

2. 鼻出血轻者可仅为涕中带血或回吸血涕，或仅少量从前鼻孔滴出；通常鼻出血多从出血侧的前鼻孔流出。当出血量大或出血部位临近鼻腔后部时，可向后流至后鼻孔，或再经对侧鼻腔流出，故可观察到血液经双侧鼻腔并同时经口快速涌出，还有部分血液可经鼻咽部被咽下。少数情况下也可经鼻泪管由泪小点处流出，多发生在鼻填塞不完全时。出血程度一般与出血原因和部位有关。除表现为鼻出血外，各种不同的病因引起的鼻出血还伴有病因本身的表现。如头面部外伤、鼻-鼻窦肿瘤或鼻咽和鼻颅底肿瘤及其他全身性疾病等。

3. 严重的鼻出血可并发失血性贫血，血压突降可至冠脉供血不足、充血性心力衰竭、肺水肿甚至休克。若血块阻塞喉及下咽可造成窒息，危及生命。脑血管意外多见于高血压患者，若滥用止血剂、降压药造成脑部血流缓慢，血液黏稠度增加可能诱发脑血栓形成、脑梗死。孕妇发生严重鼻出血则可造成宫内缺氧、早产或死胎。在老人，失血性贫血致内耳缺血可出现神经性聋。所以鼻出血应注意患者全身状态、有无贫血、休克等急症。

4. 鼻出血若流入其他临近腔隙可造成一些慢性并发症。血液流入上颌窦，当窦腔内有潜在感染灶时，流入的血液以病灶为中心从周围包裹凝固、机化，如此反复形成葱皮样浅黄色瘤样组织，该肿块可使骨破坏、吸收，刺激局部再出血。即形成上颌窦坏死性假瘤。若由咽鼓管流入中耳腔可形成血鼓室。

5. 按病因特点和临床处理要点，鼻黏膜出血的部位主要如下：

（1）鼻腔前部出血。该部位出血主要来自鼻中隔前下方的利特尔动脉丛或克氏静脉丛。一般出血量较少，可自止或较容易止血。多见于儿童和青年。局部可见出血小动脉断端或黏膜糜烂处，有时可见血痂附着。

（2）鼻腔后下部出血。该部位出血多来自下鼻道后端的鼻-鼻咽静脉丛或鼻中隔后下部。出血部位隐蔽，常见于中老年人。

（3）鼻腔上部出血，包括蝶窦前壁和鼻顶部。该部位出血常来自鼻中隔后上部，多为动脉性出血，一般出血较剧，量较多。多见于中壮年人，有高血压者较易发生。

（4）鼻腔黏膜弥散性出血。此类出血多为鼻黏膜广泛部位的微血管出血。出血量有多有少。多发生有全身性疾病如肝肾功能严重损害、血液病、急性传染病和中毒等患者。

6. 鼻-鼻窦创伤或医源性损伤、急性发热性传染病、心血管系统疾病、肝、肾等慢性疾病、风湿热、中毒等全身疾病往往有较明确的相关病史。中老年人鼻出血应考虑高血压、动脉硬化、肺心病等。营养障碍或维生素缺乏可有饮食习惯的相关特点如儿童挑食偏食等；遗传性出血性毛细血管扩张症可有家族遗传的病史。内分泌失调引起的女性患者应注意鼻出血与月经周期的关系。出血性疾病通过出、凝血时间的检查可发现。

7. 鼻溢液混有血液，若仅有数天后即消失，常为鼻黏膜的急性炎症。若涕中带血超过 2 周，可见于鼻腔异物、鼻真菌感染、鼻及鼻窦或鼻咽部肿瘤，局部疾患引起的鼻出血多为单侧。而全身疾病引起的可两侧鼻腔交替或同时出血。

五、辅助检查

主要目的是尽快判断出血部位，估计出血量，明确出血原因和伴发症状。

（一）失血量估计

血压、脉搏测量和血常规检查对估计失血量是简便的也是重要的监测手段。同时要重视患者自述出血量。失血量超过 500 mL 时可出现全身症状如头晕、口渴、乏力、面色苍白等；失血量为 500～1 000 mL 时，可出现大汗、血压下降、脉速等失血性休克早期表现。失血性休克发生时，可由于血压下降而鼻出血停止，此时不可认为出血已经自愈。血红蛋白值在急性失血 24 时内可显示正常，此时不能低估出血量。不可单纯看流出的出血量，因为有时大量血液被患者咽下。

（二）判断出血部位

对主诉鼻出血患者，应迅速询问清楚其首先出血侧、速度和出血量。外伤鼻腔出血多发生于黏膜撕脱处或血管破裂处，肿瘤、异物等局部原因出血一般在病变部位，重点检查鼻腔的几个易出血部位。

判断出血部位需暂时迅速有效的止血以便于检查。出血不剧烈者，可用浸以 1％麻黄碱或 0.1％肾上腺素的棉片置入鼻腔暂时止血，以便寻找出血部位。出血较剧者，可用吸引器管吸出鼻腔内血液，并寻找出血部位。

鼻中隔前下方的利特尔动脉丛或克氏静脉丛是鼻腔前部出血的最主要部位。特别注意局部出血小动脉断端或黏膜糜烂、充血、溃疡和静脉曲张，有时可见血痂附着。鼻中隔后上部出血或下鼻道后端的鼻-鼻咽静脉丛出血可迅速流入咽部，不易用前鼻镜观察，可用纤维鼻咽喉镜或鼻内镜观察。如不能直视观察到某些深在部位的出血点，可在吸出血液后置入 1％麻黄碱棉片，取出后观察血迹所在位置。

选择性动脉造影不光可以发现活动性出血部位，而且可以进一步栓塞治疗。

（三）出血原因检查

询问出血的诱因和有无伴随症状，既往鼻病史，和全身相关疾病。若对主诉血性鼻溢患者，应询问发生时间及诱因，鼻溢量，发作次数及病程时间，依此进行必要的检查。血压测量了解患者有无即刻全身高血压。

血常规炎症时白细胞总数常增多，并有核左移。如果发现有幼稚细胞则应考虑白血病的可能。有出血性疾病时，应测定出血时间、凝血时间、凝血酶原时间、血小板计数及毛细血管脆性实验等，必要时做骨髓检查。

根据患者可能的病因情况，还需要补充一些特殊检查如怀疑肝肾功能不全引起出血的进行肝、肾功能和形态学检查；怀疑鼻、鼻窦、颅底肿瘤的需要进行鼻腔鼻窦或颅脑 CT/MRI 检查。

六、诊断思路

（一）询问病史

通过患者既往病史和现病史及临床鼻出血表现，可以寻找诱发因素，有助于鼻出血原发病的诊断。

（二）快速估计出血量和判断出血来源

主要根据局部体检和全身状态评估完成。应重点检查鼻腔的几个易出血部位。

（三）辅助检查

根据需要给予患者血液学、影像学等检查，有助于临床诊断和治疗。

七、临床诊断

鼻出血常见病因的临床诊断主要依据其病史、临床表现、体格检查及相关检查来进行，主要由局部病变导致鼻出血的主要成因列举如下。

（一）鼻中隔偏曲

鼻中隔的上下或前后径偏离矢状面，向一侧或两侧偏曲，或者局部形成突起（改成嵴突）引起鼻腔功能障碍者。临床表现：

1. 鼻出血，多发生在鼻中隔凸出的一面或嵴、棘处，因该处黏膜张力较大，且黏膜较薄，故较易出血。

2. 鼻塞、嗅觉减退。

3. 如偏曲部位压迫下鼻甲或中鼻甲，可引起同侧反射性头痛。

4. 偏曲的鼻中隔可以呈现各种形状，鼻中隔凸面可见利特尔区充血、糜烂，对侧下鼻甲代偿性肥大，两侧鼻腔大小不等。

（二）鼻及鼻窦外伤

临床表现：

1. 有明确外伤史。

2. 查体见局部骨折、黏膜撕脱或血管断裂。

3. 影像学检查有时可见骨折线。

（三）鼻咽纤维血管瘤

1. 临床表现。①多见于男性青少年，有鼻塞、反复鼻出血史。②肿瘤原发于鼻咽部，基底广，偏于一侧，不能移动。表面可见血管，色红，触之较硬，易出血。

2. CT。平扫见鼻腔、鼻咽边界不清的肿块，其密度与肌肉相仿，增强扫描肿块有明显强化。

（四）鼻血管瘤

好发于鼻中隔，尤以前下区多见，瘤体呈红色或紫红色，出血量多。海绵状血管瘤好发于下鼻甲和上颌窦内，瘤体常较大、基广，质软可压缩。鼻腔检查可见颜色鲜红或暗红、质软、有弹性的肿瘤，多见于鼻中隔或下鼻甲前端。原发于上颌窦内的海绵状血管瘤，有时可呈出血性息肉状物突出于中鼻道。

（五）鼻内翻性乳头状瘤

有多发性生长并易产生组织破坏、易复发，可恶性变等特点，多见于 40 岁以上男性。一般为单侧鼻腔发病。出现持续性鼻塞，进行性加重；流黏脓涕时带血；随肿瘤扩大和累及部位不同而出现相应症状和体征。检查见肿瘤大小、硬度不一，外观呈息肉样，红或灰红色，表面不平，质地较硬，触之易出血。肿瘤多原发于鼻腔侧壁，大者可充满鼻腔，并侵入邻近部位。病理检查可确诊。

（六）鼻、鼻窦恶性肿瘤

鳞状细胞癌最为多见，肉瘤占 10%～20%，常有单侧进行性鼻塞、涕血、恶臭脓涕或肉色水样涕。随肿瘤侵犯部位不同，晚期可有头胀、头痛、嗅觉减退或丧失、眼肌麻痹、牙松动脱落、耳痛、张口困难等。鼻腔及鼻内镜检查可见肿瘤，活检病理可确诊。

（七）鼻咽癌

多属低分化鳞癌，好发于鼻咽顶前壁及咽隐窝，早期可出现涕中带血，瘤体增大可引起鼻塞，侵犯脑神经出现相应症状，早期可有颈部淋巴结肿大。体检可见鼻咽部小结节状或肉芽肿样隆起，表面粗糙易出血，活检可明确诊断。

（八）遗传性出血性毛细血管扩张症

多见于儿童，是一种常染色体显性遗传累及小血管壁的全身性疾病，表现为口鼻黏膜，手指和脚趾尖端出现特有的从红色到紫色不等的毛细血管扩张且反复发作或出血不止。类似病变可累及胃肠道，造成相应部位黏膜易出血。

（九）鼻腔和鼻窦真菌感染

慢性侵袭性真菌性鼻-鼻窦炎早期可能表现血性涕或较严重头痛，起病隐匿，进展缓慢。CT 表现多窦受累、骨质破坏，术中观察窦内病变为泥石样物并伴多量稠脓、窦黏膜肿胀、暗红色、质脆易出血和表面颗粒样改变或黏膜呈坏死样改变。

（十）鼻腔和鼻窦特异性感染

特殊感染如鼻白喉、鼻腔结核、鼻硬结病等常表现为涕中带血。免疫缺陷患者若阿米巴原虫感染可引起鼻和鼻窦黏膜肿胀、鼻出血等。

八、鉴别诊断

（一）鼻出血与咯血的鉴别

喉部以下呼吸道的任何部位出血，经咳嗽排出称为咯血。患者常有喉痒、胸闷、咳嗽、呼吸困难等。询问病史患者可有支气管扩张、肺结核、肺脓肿、支气管肺癌、心源性疾病、胸部创伤等。体检耳鼻咽喉外，对肺部、心脏等的体检时可发现患侧肺呼吸音常减弱、粗糙或出现湿性啰音等异常，而鼻咽喉部无出血原发部位。根据需要给予患者血液学、痰液、胸部 X 线、胸部 CT、支气管镜、选择性支气管动脉造影、肺动脉造影等检查，有助于临床诊断。

（二）鼻出血与呕血的鉴别

咽部以下的消化道出血，有时也可经口鼻等排出。患者既往可有消化性溃疡、胃癌、肝硬化等病史，出血时有上腹部不适、恶心、呕吐等症状。呕出血液可为暗红色，伴食物残渣，性状呈酸性。呕血停止后无持续痰血，但常有便血。

九、救治方法

对鼻出血的处理应采取综合治疗，但首先的治疗措施是止血，在达到止血目的后，再进行对病因的检查和治疗。

（一）治疗原则

急诊处理应着重及时止血和维持呼吸道通畅，防止窒息，在选择适宜的止血方法止血成功后，详细了解病史、临床表现、并做相应的检查以明确出血的病因，进一步治疗原发病。

（二）一般处理

稳定患者情绪，保持环境安静。情绪紧张和恐惧者，应予以安慰，使之镇静，必要时给予镇静剂。嘱患者尽量勿吞咽血液，以免刺激胃部引起呕吐，同时也有助于掌握出血量。一般出血或小量出血者取坐位或半卧位，大量出血疑有休克者，应取头低卧位。接诊患者时应问清是哪一侧鼻腔出血或首先出血。仔细检查鼻腔（最好在鼻内镜下检查），明确出血部位及严重程度。

（三）常用局部止血方法

1. 历史回顾。公元前5世纪古希腊希波克拉底第一个认识到压迫鼻翼能有效控制鼻出血。1731年巴黎外科医生 Le Dran 首次应用鼻腔填塞治疗鼻出血。1807年 Frank 描述了用动物小肠制作充气气囊填塞鼻腔。1877年 Kleber 首次描述上颌动脉结扎术治疗鼻出血。1928年 Seifer 报道上颌窦径路结扎上颌动脉。1937年 Goodyear 报道结扎筛前动脉治疗鼻出血。近年来数字减影血管栓塞、鼻内镜下止血等方法逐渐开展。

2. 一般处理。少量的出血可通过按压鼻翼、局部应用减充血剂可止血。临床上最多见的出血部位是鼻中隔前下部（易出血区），嘱患者用手指捏紧两侧鼻翼（旨在压迫鼻中隔前下部）10～15 min，同时用冷水袋或湿毛巾敷前额和后颈，以促使血管收缩减少出血；或用浸以1%麻黄碱或0.1%肾上腺素的棉片置入鼻腔暂时止血，以便寻找出血部位。出血较剧者，可用吸引器管吸出鼻腔内血液，并寻找出血部位。较大量的出血，往往需要进行鼻腔填塞。

3. 鼻腔填塞法。鼻腔填塞指通过填塞物直接压迫鼻腔出血部位的小血管，使血管闭塞而达到止血目的。可以用于出血较剧、弥散性出血或出血部位不明者的止血。

（1）填塞材料及选择：填塞需根据不同病因、出血量和出血部位选择适宜的填塞材料。常见材料分可吸收和不可吸收材料两种。可吸收材料如吸收性明胶海绵或纤维蛋白海绵等。不可吸收材料如膨胀海绵、藻酸钙纤维敷料、凡士林油纱条、抗生素油纱条、碘仿纱条和气囊或水囊等。

可吸收性材料填塞：适用于出血部位明确、且量较小或范围较小的鼻出血或血液病所致的鼻黏膜弥散性渗血。将止血材料放置在出血部位。可在材料表面蘸上凝血酶粉、三七粉或云南白药以增强止血效果。填塞时仍须给予适当的压力，必要时可辅以小块凡士林油纱条以加大压力。可吸收性材料填塞的优点是填塞物不必取出，可避免因取出填塞材料后再出血。不可吸收材料填塞：传统的鼻腔填塞止血材料有凡士林油纱、抗生素油纱条和碘仿纱条等，这类填塞物的优点是制作简便、价格便宜。凡士林油纱条、抗生素油纱条、碘仿纱条和气囊或水囊，常被用于较严重的出血且出血部位尚不明确或外伤致鼻黏膜较大撕裂的出血及经上述各止血方法无效者。是多年以来一直沿用的有效止血方法。缺点是患者较痛苦，取出纱条时对黏膜损伤较大，有再出血的可能。

（2）前鼻孔鼻腔填塞法（不可吸收材料）适用于出血较剧的鼻腔前部出血或出血部位不明时。常用坐位或半卧位，先以1%麻黄碱加1%丁卡因液棉片置于鼻腔，以起到止血、收缩鼻黏膜、麻醉作用，然后用前鼻镜撑开前鼻孔，尽可能看清鼻腔结构和出血点，将准备好的宽度约1.5 cm的凡士林油纱条、抗生素油纱条或碘仿纱条的一端双叠成8～10 cm，用枪状镊挟住折叠端将其置于鼻腔后上部，将双叠的纱条分开，短段平贴鼻腔上部，长段平贴鼻腔底，形成一向外开放的"口袋"，然后将其余纱条从后向前以上下折叠状填塞置"口袋"内，使纱条填紧鼻腔，剪去前鼻孔多余纱条，用干棉球塞入前鼻孔，胶布固定。经口咽检查是否还有血液自后鼻孔流入咽部，如有则须抽出纱条重填或改用后鼻孔填塞。鼻腔填塞时应注意松紧适度。操作应按无菌规范，填塞时间依填塞物不同，凡士林油纱条一般不超过 3 d、抗生素油纱条不超过 5 d、碘仿纱条不超过 7 d，并应全身应用抗生素预防感染。

（3）后鼻孔填塞适用于前鼻孔鼻腔填塞后血仍不止或后鼻孔及其周围出血的患者。先准备大小适宜的锥形纱布球，用 7 号粗丝线缝紧，两端各留长约 25 cm 的双丝线备用。对鼻腔、口咽行黏膜表面麻醉。将小号导尿管沿患侧鼻腔经鼻底伸至口咽，用止血钳将导尿管头拉出至口外，将锥形纱布球粗丝线系于导尿管上，一手经鼻回抽导尿管，借另手食指或血管钳的帮助将纱布球送入口腔，超过软腭，将纱布球尖端拉进后鼻孔，在将纱布球拉紧的同时另用纱条进行鼻腔填塞，将纱布球引线系于纽扣或纱布上固定在前鼻孔处。纱布球底部丝线经口引出，松松固定于唇边，以便取出纱布球。后鼻孔填塞物宜在 48～72 h 取出，一般不宜超过 3 d。最多不超过 5～6 d。取出时将纱布球推达口咽部，再用血管钳取出。填塞物留置期间应予足量抗生素。

（4）气囊或水囊填塞：鼻腔或后鼻孔气囊或水囊压迫是用指套或气囊缚在小号导尿管头端，置于鼻腔或鼻咽部，囊内充气或充水以压迫出血部位达到止血目的。此方法可代替前后鼻孔填塞。与纱条填塞相比患者痛苦小，取出时对黏膜损伤小，再出血的可能性也较小。但止血效果不如纱条填塞。近年，国内外均生产有适应鼻腔解剖的止血气囊，使此方法变得更为方便和有效。

（5）鼻腔填塞的并发症及预防：鼻腔填塞的局部并发症主要有鼓室积液、急性化脓性中耳炎、上呼吸道感染、肺部感染、鼻腔粘连、眼部并发症等，甚至有引起脑膜炎、鼻咽脓肿、颅底骨髓炎等的报道。其他全身并发症或风险还有局麻药并发症、窒息、心脑血管系统并发症等。原因主要有未能明确出血部位的盲目填塞，填塞不准确或无效填塞，无菌操作不严格。局麻药毒性和血管收缩剂造成的心血管影响对老年、幼儿、体弱者更大。纱条对鼻腔黏膜的反复摩擦也易引起损伤出血，如果操作粗暴则损伤更大。如果是睡眠呼吸暂停患者，鼻腔填塞造成张口呼吸和舌后坠可能加重病情，需防止由此引起的并发症。避免上述并发症的措施包括：选择合适的填塞物及方法，尽量查明出血部位，避免盲目填塞。充分麻醉，阻断鼻心肺反射，阻止三叉神经、迷走神经的传出，防止心血管系统并发症。局麻药和血管收缩剂不可过度用药，注意操作轻柔到位，无菌操作。填塞后控制感染，常规应用抗生素，并及时取出填塞物。对一些外伤性颈动脉海绵窦瘘等特殊原因引起的较剧烈出血应特别注意保持填塞物的正确位置，若意外脱出可以导致大量致命的鼻衄。鼻腔填塞可致动脉血氧分压降低和动脉血二氧化碳分压升高，故对老年患者应注意心肺脑功能。有慢性阻塞性肺病患者应给予血氧监测，血氧饱和度低于 90% 则须给氧，必要时请相关科室会诊。

4. 出血部位明确、出血量已经控制时，针对某些鼻腔出血部位的特殊处理方法。

（1）烧灼法：适用于反复小量出血且能找到固定出血点者。传统的方法：①化学药物烧灼法：如 30%～50% 硝酸银、30% 三氯醋酸等点灼出血部位，至出现腐蚀性白膜即可，注意不可将化学药物流至健康黏膜。②激光、射频或微波等，作用机制是：使出血部位组织血管封闭或凝固。如 YAG 激光、CO_2 激光等。通常操作比较简单，烧灼温和，损伤小而常用。其应用烧灼法止血前，先用浸有 1% 丁卡因和 0.1% 肾上腺素溶液的棉片麻醉和收缩出血部位及其附近黏膜。③电灼法：因灼力较强，易造成黏膜溃疡或软骨坏死，若烧灼不当，反致出血加剧，现已少用。烧灼法使用时应注意的范围越小越好，避免烧灼过深，烧灼后涂以软膏保护创面。

（2）鼻中隔黏膜出血的特殊治疗：鼻中隔黏膜下注射：鼻中隔前下部反复出血者，可局部注射硬化剂用 1% 普鲁卡因或 50% 葡萄糖注射液注射于鼻中隔渗血区黏膜下，起压迫止血作用，3～4 mL/次。或行鼻中隔黏膜划痕，将分支血管切断。

（3）鼻腔植皮术：遗传性出血性毛细血管扩张症则可应用面部转移全层皮瓣行鼻中隔植皮成形术。

（4）冷冻法：比较少用，即使用液氮等低温使得出血部位毛细血管血栓形成，修复后瘢痕形成而止血，现较少使用。

（四）血管结扎法

对以上方法未能奏效的严重出血者可采用。但近年来随血管栓塞法的广泛应用，该方法使用有所减少。

1. 中鼻甲下缘平面以下出血者可选择结扎上颌动脉或颈外动脉。颈外动脉结扎对头面部包括头皮、外鼻、鼻腔下份、上颌窦、下颌骨、口腔及口咽部难以控制的大出血是比较有效的方法。特别是出血根本原因是鼻窦、鼻腔或口咽恶性肿瘤合并出血，无法用一般止血方法控制时。颈总动脉通常在甲状软骨上缘水平分为颈内动脉和颈外动脉，后者在颈部有分支，通常在甲状腺上动脉和舌动脉间结扎。最严重的并发症是误扎颈内动脉。

2. 上颌动脉在翼腭窝内分出蝶腭动脉、眶下动脉和腭大动脉供应鼻腔。其中蝶腭动脉是鼻腔的主要供血动脉。蝶腭动脉经蝶腭孔进入鼻腔，分成内侧支和外侧支。上颌动脉结扎通常在上颌窦内进行，与颈外动脉结扎相比，可不影响其他分支的血供，但是手术难度较大，在上颌窦有炎症时禁忌采用。

3. 筛前动脉供应前、中筛窦、额窦、鼻腔外侧壁和鼻中隔前上部，筛前动脉颅底附着处为额隐窝的后界。筛后动脉供应后筛、鼻腔外侧壁和鼻中隔的后上部。两者来源于颈内动脉的分支眼动脉。中鼻甲下缘平面以上鼻腔和额窦、筛窦动脉出血者，其他止血方法无效时可选择结扎筛前/后动脉。由于操作在眶内骨膜下进行，如损伤可造成眶内血肿或感染。

4. 鼻中隔前部出血者可选择结扎上唇动脉。上唇动脉为面动脉分支，如鼻中隔前下部出血者无法用常规方法止血，按压上唇出血减少或停止者可考虑应用该方法。由于该出血区域的供血动脉较多，有时单独结扎单一动脉难以达到很好的止血效果。

（五）血管栓塞法

又称数字减影血管造影辅助栓塞法，是治疗经前后鼻孔填塞仍不能止血的严重鼻出血的有效方法。原理是通过导管注入造影剂，在放射线透视下发现出血的主供血管（活动性出血时可见出血动脉分支末梢有造影剂外溢），再以栓塞剂注入该血管，达到阻断供血而止血的作用。一方面可以止血，另一方面可以明确出血供血动脉。与传统的动脉结扎术相比，该方法具有更加准确、快速、安全可靠等优点，尤其是对动脉畸形、动脉瘤造成的鼻出血，优势更加明显。故越来越多被采用。目前采用的栓塞材料有固体栓塞剂、弹簧圈、吸收性明胶海绵和液体聚烯泡沫醇、生物胶等。断裂血管报道最多见于面动脉及上颌动脉分支，在超选断裂血管时要仔细观察，有无与颈内动脉沟通支，防止误栓。在操作中应尽可能达到出血血管的末梢，做到有效栓塞，否则可因侧支循环建立再出血。

可能的不良反应偶有造成眼动脉等颈内动脉分支栓塞的文献报道，包括偏瘫、失语及一过性失明等。可能的原因是颈内、颈外动脉的分支在颌面部有吻合支，在操作中栓塞物由颈外动脉自吻合支进入颈内动脉形成医源性栓塞；或导管头端在颈外动脉内时有血液凝集血栓形成，回撤至颈内、颈外动脉分叉处时血栓栓子脱落冲入颈内动脉造成，也可能是自身动脉粥样硬化，血栓形成脱落所致。

（六）全身治疗

半坐卧位卧床休息，注意营养，避免刺激饮食，可给予维生素如维生素 C（300～900 mg/d）、维生素 K_3（12～24 mg/d）和维生素 PP（100～200 mg/d）支持。适量使用镇静剂有助于减少由于情绪激动血压升高引起的出血加剧，对反复出血者尤重要。止血剂常用有凝血酶、氨基己酸、氨甲苯酸等，如果患者合并全身出血性疾病或凝血功能障碍，需内科医生会诊，必要时输血。

注意监测患者的生命体征和全身情况，尤其是尿量、血红蛋白、血小板、红细胞比容等指标。鼻出血严重者须住院观察，注意失血量和可能出现的贫血或休克。失血程度和补液原则如下：失血达10％～15％（失血量700～750 mL）时需补液如复方氯化钠注射液等，失血达30％～40％会出现血压下降、脉速等早期休克表现，积极补液外还应输血，有贫血者应纠正贫血。输血除能补充血容量外，尚有止血作用。

失血性休克治疗：若患者因大量出血而出现脉搏细速、四肢湿冷、血压下降、脉压差减少，甚至意识障碍等失血性休克的临床表现时，应按照失血性休克的治疗原则进行抢救。

十、诊疗探索

未确定领域主要集中在鼻出血的处理方面，有以下几个方面的争议：Knopfholz J 等对高血压患者的鼻出血情况进行了调查发现不同高血压严重程度的患者和 1 年内发生鼻出血的次数的关系并无统计学意义。这并非说明鼻出血时的即测血压与出血无关，因为高血压同样影响血管脆性，并且也有报道高血压危象的患者并发鼻出血。

对儿童反复无明显诱因的鼻出血的处理，Burton MJ 等对 1966—2003 年的文献进行了 Meta 分析，结果认为，在硝酸银局部烧灼、凡士林软膏局部涂抹、抗菌软膏局部涂抹等方法的有效性之间比较，没有一种处理方法是具有显著性优势的。

对于普通自发性鼻出血患者是否在鼻腔填塞后应预防性全身应用抗生素，2008 年 Biswas D 等进行了研究，结果无论在撤除填塞物前后，填塞侧和非填塞侧鼻腔的培养结果并无差异。因此对其必要性提出了疑问。但是，对特殊患者的鼻腔填塞：偶有鼻腔填塞后发生中毒性休克和感染性心内膜炎的报道，虽然没有生物心脏瓣膜移植后患者鼻腔填塞发生感染性并发症的报道，但是美国心脏协会、欧洲心脏协会和英国心脏协会联合发表的指南不推荐该类患者鼻出血时进行前鼻孔填塞。

对难治性、反复的鼻出血，有国外 Eng CY 等报道在一位必须服用抗凝剂的反复多量鼻腔前部出血的老人，局麻下暂时性缝合前鼻孔，出血得以控制。

十一、病因治疗

(一)鼻中隔偏曲

诊断明确，且患者有明显的鼻塞、头痛或鼻出血症状，应予治疗。最好的疗法就是鼻中隔黏膜下矫正术，经典的方法为鼻中隔黏膜下切除术，现多采用鼻中隔重建术。目前通常在鼻内镜下行鼻中隔矫正术。

(二)鼻咽纤维血管瘤

主要采取手术治疗。根据肿瘤的范围和部位采取不同的手术进路。肿瘤位于鼻咽部或侵入鼻腔鼻窦者。采用硬腭进路。肿瘤侵入翼腭窝者，采用硬腭进路加颊侧切口。肿瘤侵入颅内者，需采用颅颌联合进路。因手中出血多，术前行血管栓塞，术中进行控制性低血压可减少出血。近年有采用鼻内镜下行鼻咽纤维瘤切除术者。

(三)鼻血管瘤

治疗以手术切除为主。鼻血管瘤切除应包括瘤体及连同根部的黏膜，同时对创面做电凝固，以期止血和防止复发。对于鼻窦内或肿瘤较大者，依据瘤体位置、大小，可经上颌窦根治术切口、Denker 切口或鼻侧切开术切口，将瘤体完整切除。为减少术中出血，可于术前给予小剂量放疗或硬化剂注射，使其变硬、缩小，易于切除。也可反复冷冻或激光气化血管瘤。血管瘤瘤体大、估计术中出血多者，可在术前经动脉插管行选择性上颌动脉栓塞术。为预防术后复发，术后可辅以放疗。

(四)鼻腔和鼻窦真菌感染

首选手术治疗，配合抗真菌药物等治疗。非侵袭型真菌性鼻-鼻窦炎行窦内病变清除术，侵袭型真菌性鼻-鼻窦炎术后必须用抗真菌药物，较常用的是伊曲康唑和两性霉素 B。

(五)鼻内翻性乳头状瘤

根治性切除术。肿瘤较大、已侵及上颌窦、筛窦，多采用鼻侧切开或上唇下进路，必要时行内侧上颌骨切除术加筛窦开放术。切除后对创面常规行电凝固或冷冻。较为局限的乳头状瘤，多选用在内镜下切除。注意该肿瘤的恶变可能。

十二、最新进展

（一）近来各类新型止血材料相继应用于鼻腔止血可根据情况选用

1. 高膨胀止血材料，为高分子材料制成，具有高度的亲水性，吸收液体后可迅速膨胀，均匀填充鼻腔腔隙，起压迫填塞作用：膨胀海绵、藻酸钙纤维敷料。较适用于血液病所致的鼻黏膜弥散性、相对较小量出血、部位明确的较小范围的出血。选择大小合适的膨胀海绵放入总鼻道，然后注入含抗生素的 0.9% 氯化钠使海绵膨胀达到压迫的目的。

2. 止血纤维，参与生理性止血过程，将藻酸钙纤维敷料放置出血部位，敷料与出血创面接触后转变为凝胶物质达到保护创面和止血。上述两者联合使用可增强止血效果。膨胀海绵、藻酸钙纤维敷料质地软，取出时对鼻黏膜的损伤小，减少了再出血的可能。

（二）鼻内镜技术

鼻内镜技术的优点是能够准确判定出血的部位，避免盲目鼻腔填塞。尤其对鼻腔后部出血，视野更清晰，可以直视发现小的出血点和深部的出血部位。借助内镜技术可以达到微创治疗的目的，是目前临床最常用和有效的止血方法。通常用棉片对鼻腔进行收缩麻醉后，在内镜下吸出鼻腔分泌物和血性物，用内镜分别检查鼻中隔、外侧壁、鼻腔顶壁及鼻咽部，找到出血点或出血区域后，可以选择微填塞，也可以使用电凝、微波、射频和激光止血。微填塞止血是在精确定位出血部位后利用少量止血材料达到局部填塞止血的目的。其优势是可以维持鼻腔通气，减少患者痛苦。射频治疗是通过低频电磁波作用于组织细胞，产生剧烈分子运动而形成特殊的内生热效应，较低温度即可使组织蛋白凝固变性、血栓形成、血管封闭产生止血效果。射频技术作用有一定深度而无碳化、焦臭现象，且作用边界及深度易控制。此外，射频探头治疗中与组织不粘连，止血效果佳而不良反应小。同样，也可以利用高频电凝、微波或激光碳化出血血管残端，达到局部止血的目的。鼻内镜下动脉结扎术早有报道，蝶腭动脉的内镜下结扎开展较早，目前认为是鼻腔后部出血填塞无效时一种有效的微创的止血手段。

（三）超选择性动脉栓塞技术

早期动脉栓塞局限于颈外动脉等大动脉，目前栓塞已可以超选择性的栓塞出血动脉分支，栓塞的成功率报道短期（1周内）在 77% 左右，长期在 86%～95%（12周以上）。通常栓塞同侧面动脉较栓塞颌内动脉发生较大并发症的概率更小，两者联合栓塞法也有报道，栓塞止血的成功率更高。较复杂的鼻出血如颅面联合损伤可以合并颌内动脉、颞浅动脉等多个动脉的损伤出血，引起鼻腔填塞难以控制的剧烈的出血。有时单纯动脉结扎和动脉栓塞未能奏效，此时可能需要联合应用填塞、动脉结扎及血管栓塞等多种止血方法。

朱纲华　郭宏庆　张在其

第六节　闭合性喉外伤

一、基本概念

闭合性喉外伤是指颈部皮肤及软组织无伤口，轻者仅有颈部软组织损伤，重者可发生喉软骨移位、骨折，包括挫伤、挤压伤、扼伤等，通常要比开放性喉外伤更复杂、隐蔽和危险。

二、常见病因

闭合性喉外伤常因颈部遭受钝器撞伤或挤压所致，如撞伤、拳击、交通事故、工伤事故、钝器打击、勒颈、自缢等。偶尔强烈张口与剧烈呕吐可致环甲关节与环杓关节脱位而致喉损伤。

三、发病机制

当钝重物体伤及颈部，必须是头部或颈椎处于相对固定状态时，才会造成喉挫伤。因在行动中或头部转动时，外力作用于颈部之着力点多被分散，可推动整个身体倾倒，从而缓解了直接作用于喉部的力量。因此，如颈部被来自相反方向的两个外力同时挤压，或人向前行，外力由前向后将喉部挤到颈椎上，常致喉挫伤。

用绳索悬吊颈部，绳索常滑到舌骨处，只能发生舌骨骨折，多不致发生喉软骨移位与骨折，只见颈部皮肤及软组织有挫伤和瘀斑。

喉部损伤程度可因外力大小及作用方向而有很大差别。来自侧方的外力，因喉体可向对侧移动，故伤情多较轻，常无骨折，仅有黏膜损伤、环杓关节脱位等；来自正前方的外力多损伤较重，因此时头或颈部处于相对固定状态，外力由前向后将喉部推挤到颈椎上，常造成甲状软骨中部及上角处骨折，环状软骨骨折较少见，但可造成喉黏膜损伤、环甲关节及环杓关节脱位。

四、临床特征

(一)局部疼痛及压痛

喉及颈部为著，触痛多明显。随发声、吞咽、咀嚼咳嗽而加重，且可向耳部放射。

(二)声音嘶哑或失声

因声带和室带充血、肿胀、软骨脱位、喉返神经损伤所致。

(三)咳嗽及咯血

由于挫伤刺激而引起咳嗽，喉黏膜破裂，轻者仅有痰中带血，重者可致严重咯血。

(四)喉及颈部肿胀和皮下气肿

喉软骨骨折、黏软骨膜破裂的严重喉挫伤，咳嗽时空气易于进入喉部周围组织，轻者气肿局限于颈部，重者可扩展到颏颌下、面颊、胸腰部，若累及纵隔则出现严重呼吸困难。

(五)呼吸困难

喉黏膜出血、水肿、喉软骨骨折均可致喉狭窄，双侧喉返神经损伤可引起吸气性呼吸困难。若出血较多，血液流入下呼吸道，引起呼吸喘鸣，重则可导致窒息。

(六)休克

严重喉挫伤可导致失血性休克。

闭合性外伤的程度不同，其临床表现也有所不同：轻度的闭合性喉外伤表现为颈部皮肤瘀血肿胀，局部压痛，吞咽咳嗽时疼痛，痰中有少量血丝，轻度声嘶，无呼吸困难，无喉体变形等。

中重度表现可出现明显的皮下组织瘀血，肌肉筋膜不同程度挤压，出现软骨骨折或关节脱位，喉黏膜撕裂，声带运动障碍，伴呼吸困难等。

五、辅助检查

检查可见颈部肿胀变形，皮肤片状、条索状瘀斑。喉部触痛明显，可触及喉软骨碎片之摩擦音，有气肿者可扪及捻发音。辅助检查有助于诊断：

（一）直接喉镜检查

在急性较重喉挫伤患者因其可加速气道阻塞的发生，故不可轻易为之。

（二）间接喉镜检查和电子喉镜检查

常见喉黏膜水肿、血肿、出血、撕裂、喉软骨裸露及假性通道等。声门狭窄变形、声带活动受限或固定。

（三）颈部正侧位片、断层片

可显示喉骨折部位、气管损伤情况。胸部 X 线片可显示是否有气胸及气肿。

（四）颈部 CT 扫描

对诊断舌骨、甲状软骨及环状软骨骨折、移位及喉结构变形极有价值。

（五）颈部 MRI

对喉部、颈部软组织、血管损伤情况的判断具有重要价值。

六、诊断思路

根据创伤史、临床症状及检查所见，一般确诊不难。对疑有喉损伤的患者的评估首先特别要追踪（追问）下列几点：

1. 症状的发展过程，如仅有颈部皮肤红肿和瘀斑，则难以确立诊断，若有咯血则可确诊。
2. 喉部 CT 扫描、MRI 对确定诊断有重要价值。
3. 喉闭合性外伤后的症状可能随时间推移而进一步发展和加重，应该对此有所预估和防范。

七、临床诊断

任何一个颈部外伤的患者如出现下列情况：

1. 呼吸困难及喘鸣。
2. 声音改变或失声。
3. 咳嗽、咯血或呕血。
4. 颈部疼痛。
5. 吞咽困难或吞咽痛。
6. 检查发现有颈部畸形，包括外形改变和肿胀、皮下气肿、骨擦音等，提示有喉软骨支架损伤。对闭合性外伤后较快出现颈部皮下气肿、咳嗽、大咯血、呕血、伴呼吸困难者，应怀疑存在喉气管闭合性断裂。除了做出喉外伤的诊断外，还应 CT、MRI 等辅助检查手段进一步明确喉外伤的严重程度，了解喉部结构的损伤范围及了解喉水肿、声带活动度和关节脱位等情况，这是决定治疗原则的重要依据，且有助于预估和防范可能出现的气道梗阻加重情况。

八、鉴别诊断

闭合性喉外伤一般根据患者的病史、体查及辅助检查，诊断不难，但需了解是否合并有颈段气管外伤，鉴别见表 5-2-6。

表 5-2-6　闭合性喉外伤与颈段气管外伤的鉴别

鉴别点	闭合性喉外伤	颈段气管外伤
外伤的位置	位于喉部，位置偏上	位于颈段气管，位置偏下

续表

鉴别点	闭合性喉外伤	颈段气管外伤
局部改变	喉体变形，肿胀等	颈段气管畸形、移位、肿胀等
发音改变	有发音嘶哑	一般无发音嘶哑，可能有发音低沉
纤维喉镜及喉部CT的改变	有声门的改变、畸形、喉软骨骨折、气道改变	颈段气管的畸形、骨折、气道改变

九、救治方法

（一）按一般外科挫伤治疗

适用于仅有软组织损伤、无咯血、无喉软骨移位或骨折及气道阻塞的喉部创伤。让患者保持安静、颈部制动、进流质饮食或软食、减少吞咽动作。疼痛剧烈者可给予止痛剂，喉黏膜水肿、充血者可给予抗生素及糖皮质激素。严密观察患者呼吸及皮下气肿变化情况，做好气管切开准备。

（二）控制气道

吸气性呼吸困难较明显时应考虑气管切开。极危急情况下可先行环甲膜切开术，但要尽快施行标准的气管切开术。在看清声带没有损伤的情况下可行喉内插管术，但插管尽可能要细。

（三）直接喉镜下喉软骨固定术

适用于中度喉挫伤、有喉软骨骨折及轻度移位的患者。先行气管切开术，然后在全麻下行直接喉镜检查，将移位的喉软骨复位，最后经喉镜放入塑料或硅胶制的喉模，上端用丝线经鼻腔引出固定，下端经气管造口固定于气管套管。

（四）喉裂开喉软骨复位术

根据喉气管镜检查及CT检查结果发现，有喉软骨骨折、裸露和脱位、黏膜撕裂缺损、进行性纵隔气肿、皮下气肿者，应及时行喉裂开探查及喉成形术，尽快恢复喉组织结构的完整性，尽最大可能保持或恢复喉的生理功能。先行气管切开术，然后行喉裂开术，将破裂的软骨尽量保留、复位，仔细缝合黏膜。局部组织瓣或会厌、颊黏膜游离黏膜瓣、颈前肌肌膜瓣均可用于修复喉内黏膜缺损。如果一侧杓状软骨完全撕脱并移位，可予以切除。部分杓状软骨撕裂可行复位并用黏膜修复之。将喉软骨骨折进行复位，用钢丝或尼龙线固定，喉内放置喉模，其上端丝线经鼻腔引出，下端经气管切开口引出，并分别加以固定，以扩张喉腔，防止术后喉狭窄的发生。术后4～8周经口取出喉模。

（五）鼻饲饮食

伤后10 d内应给予鼻饲饮食，以减少颈部活动，减轻疼痛及呛咳，以利于创面愈合。

十、诊疗探索

（一）电子喉镜、视频动态喉镜检查、喉部CT扫描

应作为常规检查。电子喉镜检查能观察喉腔内结构和声带活动度，可对声带的活动度、黏膜水肿、血肿、关节脱位、软组织撕裂做出准确判断；视频动态喉镜的放大、较好的照明和即刻的视频效果有助于评价杓状软骨或声带突的运动和位置方面的细小差异。颈部、胸部CT检查可以发现有无喉软骨骨折、气管损伤及气胸等。喉部CT检查对伤情判断有较大价值，可提供喉软骨、喉内软组织、喉关节及喉周软组织等的诸多信息及诊断依据，准确确定喉、气管损伤的位置、程度和类型。因此，CT应作为闭合性喉外伤的首选检查方法。有学者认为，喉外伤的治疗及预防喉狭窄的关键在于，用电子喉镜检查及CT扫描评价损伤范围，并指导治疗从观察到切开复位及喉支架内固定。

（二）关于控制气道的最佳方法

目前尚存在争论。正确的呼吸道处置尤为重要，但倾向首先考虑气管切开，因为喉外伤时采用气管插管不易成功，且可能使已损伤的呼吸道黏膜或脆弱的呼吸道增加进一步的损伤，并可能形成假道，反而加重呼吸困难或导致窒息。Gussack 等提出了喉外伤行气管插管的必要条件：需要由有经验、技术熟练的医师在明视下进行，选用管径比常规应用更细的导管，同时将气管切开器械备用。也有学者认为，选择气管插管或气管切开来控制呼吸道并不十分重要，主要取决于喉损伤的严重性，随着可视喉镜的广泛应用，气管插管的准确性明显提高，应尽可能使用气管插管。对于闭合性喉外伤，颈部皮下气肿的出现被视为需行气管切开术的主要指征。

（三）恢复喉的生理功能有多种手术方法

包括激光治疗、软骨移植术、喉次全切除术、气管或喉气管吻合术、胸锁乳突肌皮瓣、带舌骨的胸骨舌骨肌皮瓣修复等，但没有一种单一的手术适合所有情况，手术方式应因人而异，应制定个性化的治疗方案。

（四）晾衣绳综合征

驾驶摩托车颈部撞到钢丝绳引起闭合性喉气管横断伤，在喉部外伤中，这是一种特殊的外伤形式，必须认真对待与处理。创伤性喉气管断离的发生机制：当摩托车骑手驾车以中、高速度行驶时，常呈颈部伸长、前倾姿势，当突然撞击在横越绳索等物品于钝性切割作用，可使喉、气管、双侧喉返神经，颈前带状肌甚至食管被切断。由于过度后仰，颈椎可发生压缩骨折；骑手被摔于地上后，可引起头颅、四肢、内脏等多发性损伤。临床特点：喉气管断离远比其他类型的喉气管外伤更为危险，除了具有一般喉气管挫伤的症状外，还有以下特点：

1. 患者的颈部皮肤软组织外观伤势轻而内部结构损伤重。

2. 严重的皮下气肿。

3. 喉返神经损伤。多为双侧性，可产生严重的喉阻塞症状，甚而短时间内引起窒息。

4. 出血量多。

5. 常伴有头颅、四肢、内脏等处损伤，处理喉气管问题时，也应细致检查身体其他部位有无损伤，以免造成漏诊。

十一、病因治疗

（一）保持呼吸道通畅

一般喉外伤可以使患者快速出现呼吸困难，而心、脑等重要器官对缺氧的耐受力是很弱的，因此，对此类患者应尽快让患者的呼吸道恢复通畅，方法：

1. 环甲膜穿刺或切开。

2. 低位气管切开。

（二）止血

静脉注射止血药，如氨甲苯酸、酚磺乙胺、氨甲环酸、凝血酶等。

（二）控制感染

使用有效的抗菌药物。

（四）手术治疗

有喉软骨骨折并移位的患者，应及时行喉软骨骨折复位术，必要时放置扩张管。

十二、最新进展

美国 Gold SM，Gerber ME 等根据喉损伤的严重程度将喉外伤分成五级，在喉外伤的救治中具有一定的指导意义。Ⅰ级：轻微的喉内血肿，也可以有些轻微的气道受累，无软骨骨折。Ⅱ级：喉内血肿或水肿明显并影响气道；黏膜撕裂但无软骨暴露；CT 显示软骨骨折但无移位。Ⅲ级：喉内广泛水肿累及气道；黏膜撕裂伴软骨暴露；声带无活动。Ⅳ级与Ⅲ相同，但比Ⅱ级时骨折线更多，喉内结构混乱。Ⅴ级：喉气管断离。

由于车祸引起的喉外伤占了相当比例，有关喉外伤的预防问题在国外越来越受到关注。主要通过汽车安全带改进、交通安全设施完善、车速限制及汽车安全性能方面的技术改进（如气囊等）等防范交通事故的发生。

张悦　郭宏庆　张在其

第七节　开放性喉外伤

一、基本概念

开放性喉外伤是指喉外伤使喉部皮肤和软组织破裂，伤口与外界相通。软组织、舌骨、喉软骨、软骨间筋膜或气管、喉腔、咽腔均有不同程度的损伤，包括切割伤、刺伤、火器伤等。开放性喉外伤常可累及颈部大血管导致大出血，火器伤可累及食管及颈椎，其中枪弹伤则易形成贯穿伤，战时较多见。

二、常见病因

开放性喉外伤常见病因：
1. 喉部贯穿伤。
2. 碎裂物击伤。
3. 撞击伤。
4. 自伤。

三、发病机制

（一）喉部贯穿伤

通常是由刺伤和创击伤引起的，常同时伤及颈部其他组织及血管神经。包括枪炮伤、弹片及刺刀伤、子弹伤等。它的严重程度取决于子弹或发射物的大小和速度。也有在斗殴中为匕首、砍刀等锐器刺伤所致。由于颈部贯通伤中有 30％的患者会有颈部多结构的损伤，所以它在处理过程中较为复杂与困难。

（二）碎裂物击伤

如矿山爆破或车间工作时被飞出的铁屑击伤等。

（三）撞击伤

各种车祸中被破碎挡风玻璃及各种铁器等物击伤。

（四）自伤

精神病患者或自杀者用刀、剪等锐器造成伤害。

四、临床特征

颈部的开放性损伤，引起颈部皮肤破裂，软组织、舌骨、喉软骨或气管、喉腔、咽腔均有不同程度的损伤，引起出血、漏气、声嘶、咳嗽、咯血、皮下气肿及呼吸困难等一系列临床表现。

（一）出血

颈部有较多的大血管，一旦外伤出血较凶猛，易发生失血性休克。若伤及颈动脉、颈内静脉，会出现难以控制的大出血，如不及时紧急止血，伤者将很快死亡。

（二）皮下气肿

喉部创口开放，空气可进入颈部软组织内而产生皮下气肿，严重者可向周围扩展，达面部及胸腹部，或向下可进入纵隔，形成纵隔气肿。

（三）呼吸困难

其成因：

1. 喉软骨骨折、移位，喉黏膜下出血、肿胀所致喉狭窄、梗阻。

2. 纵隔气肿、气胸。

3. 喉内创口出血流入气管、支气管，造成呼吸道阻塞。出血、呼吸困难、休克是开放性喉外伤的3个危机现象，应给予高度重视。

（四）声嘶

声带损伤、环杓关节脱位、喉返神经损伤均可导致声嘶乃至失声。

（五）吞咽困难

喉痛、咽损伤所致吞咽疼痛，使吞咽难以进行。若伤口穿通咽部、梨状窝或颈段食管，吞咽及进食时则有唾液和食物自伤口溢出，造成吞咽障碍。

（六）休克

若伤及颈部大血管，将在极短时间内丢失大量血液而引起失血性休克。

五、辅助检查

检查时应注意患者的意识及呼吸、脉搏、血压等生命体征的变化。另外还应仔细检查伤口情况。注意观察伤口部位、大小、形态、深浅及数目。如果伤口未与喉、咽相通，则与一般颈部浅表伤口相同。若伤口与咽喉内部相通则可见唾液从伤口流出。由伤口可见咽壁、喉内组织及裸露的血管及神经。伤口内的血凝块及异物不可轻易取出，以免发生大出血。

辅助检查如 CT 扫描，情况允许时，电子喉镜检查等对于诊断及指导治疗都十分重要。

六、诊断思路

对于喉外伤，不仅要有诊断，更要有对喉外伤的综合评估。对可疑开放性喉外伤的患者，详细的病史询问，特别是症状的发展过程、损伤的机制、枪伤或飞击物的轨道等十分重要。检查中首先要注意声音与呼吸的变化、生命体征的变化。了解喉部结构的损伤范围、是否伴有颈部其他部位的损伤，以及了解喉水肿、声带活动度和关节脱位等情况，进而明确喉外伤的严重程度及患者全身情况，这是决定治疗原则的依据。

七、临床诊断

根据创伤史、颈部及喉部的开放性创口、出血、皮下气肿、呼吸困难、声嘶等情况，结合喉部和颈部 CT 检查所见及可能情况下的电子喉镜检查，即可做出明确诊断。

CT（包括水平位加冠状位和矢状位重建）对确定诊断有重要价值。电子喉镜检查应在患者呼吸平稳、全身情况许可时进行。

八、鉴别诊断

开放性喉外伤均有明确的外伤史，结合患者的临床表现、体格检查及辅助检查，一般诊断不难，但需要了解患者有无合并咽喉部贯通伤，因其损伤范围广泛，常伴有颈部大血管、颈椎、颈段气管或食管的外伤，一般病情危重，死亡可能性大。因此要及时鉴别，及时处理。

九、救治方法

保持呼吸道通畅，快速建立静脉通道，迅速止血和防治休克是救治成功的关键，同时应及时防治并发症的出现及后遗症的发生。

（一）急救措施

1. 控制出血。急救时，若无条件仔细寻找出血血管，可先采用纱布填塞或压迫止血。已贯穿喉腔的伤口不可加压包扎，以防发生喉水肿或加重脑水肿及脑缺氧。出血部位多为甲状腺组织、甲状腺动脉或面动脉的分支，出血急且量多，不可盲目钳夹或用颈部环形绷带包扎，避免造成新的损伤和影响脑部血供。在无止血和输血的条件下，不要贸然取出填塞物或凝血块，以免再次发生大出血。出血凶猛者，可用手指压迫止血，并探查颈部血管，如动脉有裂口可行缝合术或血管吻合术；如果颈内静脉破裂，可缝合、修补或结扎。颈总或颈内动脉结扎术仅在万不得已时方可施行。因其可以引起严重的中枢神经系统并发症，如偏瘫、昏迷甚至死亡。

2. 呼吸困难的处理。解除呼吸困难或窒息极为重要，应先将咽喉部血液、唾液吸出，同时给予吸氧，取出异物。紧急情况下，可行环甲膜切开术，待呼吸困难缓解后再改行正规气管切开术。对于创口较大、直接与喉部相通者，可暂时将气管套管经创口置入气管，插管或套管气囊应充足气，伤口内填以纱布，以防止血液流入气道。凡伤口贯通咽、喉、气管的开放性损伤，或闭合性损伤疑有喉软骨骨折合并气肿、喉气管断裂、食管损伤及Ⅲ度以上呼吸困难者，应尽早行低位气管切开。对于喉和喉咽部伤势较轻，没有明显呼吸困难者，是否行预防性气管切开术可视患者具体情况而定。有气胸时，可行胸腔闭式引流术。

3. 休克的处理。大多由失血过多引起，应尽早开放静脉通道，快速给予静脉输入葡萄糖、乳酸钠林格注射液、血浆代用品和全血，必要时给予强心剂。情况好转后应尽早行手术探查。

4. 静脉应用抗生素、糖皮质激素、止血药物、注射破伤风抗毒素。

（二）手术治疗

1. 咽喉浅表伤。伤后时间短、无污染者，用过氧化氢和稀释碘伏反复清洗伤口，清创，将筋膜、肌肉、皮下组织、皮肤逐层缝合。有可能污染者，彻底清创后延期缝合。

2. 咽喉切伤及穿通伤。及时行喉裂开探查、喉整复成形术，尽快恢复喉组织结构的完整性，这是治疗成功和预防喉狭窄的关键。应尽量保留受损的喉软骨，并用黏膜覆盖裸露的软骨，按解剖关系将黏膜、软骨、肌肉逐层对位缝合。如有咽瘘或食管瘘，将其周边黏膜严密缝合。喉腔内置塑料或硅胶喉模并加以固定，防止形成喉狭窄。如有喉返神经断裂伤，在具备条件的情况下，可一期进行喉返神经吻合术。

3. 异物取出术。浅表异物可于手术中取出，术前 CT 及术中锥形束 CT 异物定位有助于异物的取出。位置较深的异物，为明确显示异物的位置及与周围各种解剖结构如颈动脉等的关系，术前可行 CT 血管造影或增强 CT 扫描，以充分估计手术危险性和复杂性，做好充分准备后再予取出。

（三）营养支持治疗

咽喉创伤会影响吞咽、呼吸等功能及相互间的协调关系，因此在关闭咽喉部伤口前，由前鼻孔插入鼻饲管，明视下经开放的咽喉将鼻饲管送入食道。术后予鼻饲流质，以利伤口愈合，减少误咽发生。

十、诊疗探索

（一）气管切开术在开放性喉外伤治疗中有以下优点

1. 解除或预防上呼吸道阻塞。

2. 防止血液和渗出物流入气管，便于清除吸入气管内的血液与分泌物。

3. 使喉部得到休息，促进伤口早日愈合。

4. 有利于术后护理和下呼吸道通畅。

（二）恢复喉的生理功能有多种手术方法

包括激光治疗、软骨移植术、喉次全切除术、气管或喉气管吻合术、颈阔肌皮瓣、胸锁乳突肌皮瓣、带舌骨的胸骨舌骨肌皮瓣修复等，但没有一种单一的手术适合所有的情况，手术方式应因人而异，主张个性化的治疗方案。

喉整复、固定应遵循以下原则：

1. 尽量多保留软组织，对大面积软组织缺损者，尽量行转移皮瓣一期修复创面。

2. 污染伤口使用过氧化氢和新洁尔灭及 0.9%氯化钠依次冲洗，如软骨暴露，需用碘伏消毒，以防软骨感染，污染较重者需部分引流。

3. 在充分止血的基础上按解剖层次严密对位、缝合伤口，有机会时对颈部大血管行断端吻合以保证脑组织供血和静脉回流。

4. 软骨膜损伤有连接者均应保留，缝合要到位，软骨裂伤可不缝合，对破裂软骨片尽可能复位固定，不能缝合的软骨片用表层肌肉重叠加固缝合。如缺损较大，可松解周围组织进行修复。

5. 喉软骨严重变形者，术中同时将其复位、固定，喉腔内置扩张模，以防喉狭窄，主张在伤后 24～48 h 进行固定扩张，有利于预防喉狭窄和提高嗓音质量。

6. 对枪伤者应根据其弹道学原理及 CT 检查认真探查，因为伤口较小，而组织损伤广泛，伤口不规整，易误诊。

7. 异物取除困难时暂不取。

8. 伤及喉头或与咽部贯通者，均应于术后放置鼻饲管，鼻饲管应留置 10 d 左右。

9. 术后予大剂量的广谱抗生素，注射破伤风抗毒素，短期应用糖皮质激素，保持口腔清洁及加强营养等综合治疗措施。

十一、病因治疗

（一）出血的处理

颈部的血管丰富，其危险性如下：

1. 出血量多而急。

2. 脑缺氧或气栓形成。

3. 伤口与咽喉相通引起感染、脓毒症。急救处理方法如下：①局部填塞法，但要防止压迫气道引起呼吸困难。②局部压迫法，可用指压法。③手术结扎或血管吻合。④使用止血药。⑤出血多时要补充血容量，必要时输血。

(二) 呼吸困难的处理

开放性喉外伤常因呼吸道阻塞、胸部和横膈的运动失常、纵隔气肿等情况出现呼吸困难，因此要及时处理患者的呼吸困难，方法如下：

1. 取出咽喉异物、出血或唾液。

2. 当伤口与气管相通时，将带气囊的气管套管插入气管并打好气囊，待呼吸困难缓解后再行常规气管切开术。

3. 环甲膜穿刺或切开。

4. 气管切开术。

5. 合并气胸或纵隔气肿者，应及时请胸外科会诊和处理。

(三) 控制感染

使用有效的抗菌药物非常重要。

(四) 手术治疗

及时处理伤口，应在 6 h 内最好。

十二、最新进展

喉外伤的救治，主要集中在保持呼吸道通畅和稳定全身情况。在保持呼吸道通畅方面，对开放性喉外伤在处理中是否一律行气管切开术，目前尚有争论。多数学者主张，抢救重症开放性喉外伤患者应行气管切开术，而对于较轻的患者，手术气管切开与否没有显著性差异。

另外，在上气道的控制方面，目前提出了多种上气道处理方法。如电子支气管镜引导下的气管插管、可视喉镜下的气管插管、喉罩气道与气管食管复合管的应用、环甲膜穿刺高频氧气喷入气道等都已在上气道阻塞的救治中发挥了各自的重要作用，为抢救喉外伤患者的生命提供了更多的救治手段。

张悦　郭宏庆　张在其

第八节　喉烫伤及烧灼伤

一、基本概念

喉、气管、支气管黏膜受到强的物理因素刺激或接触化学物质后，引起局部组织充血、水肿，以至坏死等病变，称为喉部与呼吸道烧伤。它包括物理因素所致的喉烧灼伤、喉烫伤、放射损伤及化学物质腐蚀伤。呼吸道烧伤占全身烧伤之 2%～3%。由于声门在热气、有毒烟雾或化学物质刺激下反射性关闭，因而上呼吸道烧灼伤较下呼吸道者多见且伤情较重。

二、常见病因

1. 高温液体、蒸汽或化学气体直接吸入或喷入咽、喉与气管。

2. 火灾时产生的火焰、烟尘及氧化不全的刺激物直接吸入等。

3. 误吞或误吸化学腐蚀剂，如强酸、强碱、酚类，导致喉、咽、食道烧灼伤等。

4. 遭受战争毒气侵袭,如芥子气、氯气等。

5. 放射线损伤,包括深度 X 线、^{60}Co、直线加速器等放射治疗时损伤及战时核武器辐射损伤。

三、发病机制

有毒烟雾与化学物质(如人造聚合物燃烧后可产生大量有毒烟尘、一氧化碳和有毒化学物质)吸入后可引起喉与气道黏膜广泛化学性炎症、细胞缺氧、坏死、支气管痉挛、肺水肿、肺不张与化学性肺炎等。

上呼吸道黏膜具有自然冷却能力,可吸收热气中的热能。当上呼吸道受热力损害时,声门可反射性关闭,保护支气管和肺。蒸汽在声门反射性关闭未出现前即吸入下呼吸道,故下呼吸道也受损害。烧伤后表现为鼻、口、咽、喉及下呼吸道黏膜充血、水肿及坏死,可累及黏膜下层、软骨,引起窒息、肺不张、肺部感染。放射性损伤早期有炎症反应,数月后可发生纤维化、放射性软骨炎、软骨坏死。一氧化碳吸入后能迅速进入血液与血红蛋白结合,形成碳氧血红蛋白,使氧不再能与血红蛋白结合,导致组织缺氧。影响中毒严重程度的主要因素包括吸入气体中的一氧化碳浓度、接触时间、患者每分通气量。脑与心脏对缺氧最敏感,受累也最明显。

四、临床表现

(一)轻度

损伤在声门及声门以上。有声音嘶哑、喉痛、唾液增多、咽干、咳嗽多痰、吞咽困难等。检查可见头面部皮肤烧伤,鼻、口、咽、喉黏膜充血、肿胀、水疱、溃疡、出血及假膜形成等。吞食腐蚀剂及热液者可见口周皮肤烫伤,食管、胃黏膜烧灼伤及全身中毒症状。

(二)中度

损伤在隆突以上,除上述症状外,有吸气性呼吸困难或窒息,检查除轻度烧灼伤所见外,还可有喉黏膜水肿和糜烂,听诊肺呼吸音粗糙,闻及干啰音及哮鸣音。常伴有下呼吸道黏膜烧伤,易遗留喉道瘢痕狭窄。

(三)重度

损伤在支气管、甚至达肺泡。除有上述喉烧伤的表现外,有下呼吸道黏膜水肿、糜烂及溃疡,甚至坏死。患者呼吸急促、咳嗽剧烈,可并发肺炎或膜性喉气管炎,可咳出脓血痰和坏死脱落的气管黏膜。误吞腐蚀剂者可致喉、食管气管瘘。若烧伤范围广泛,可导致严重而广泛的阻塞性肺不张、支气管肺炎、肺水肿,进而出现呼吸衰竭。

伴有一氧化碳中毒时,轻、中度常有头痛,轻度呼吸困难,注意力不集中,易激动,视力减退,恶心呕吐等;重度可出现精神错乱,抽搐,意识丧失,呼吸急促或停止,能致迅速死亡。

喉烧伤治愈后可后遗喉狭窄,有气管支气管烧伤者,则可能发生气管支气管狭窄。喉狭窄可引起呼吸不畅与发声异常。

五、辅助检查

口、鼻、咽喉部的常规检查可发现黏膜充血水肿、水疱、出血、糜烂、伪膜与溃疡等。气管支气管受累时可闻及肺部哮鸣音和啰音。

疑有一氧化碳中毒的患者应进行动脉血气分析。早期行电子支气管镜检有助于了解气道损伤情况。电子喉镜检查和喉部 CT 扫描可明确有无喉狭窄、狭窄部位及程度。

六、诊断思路

凡有在密闭空间内发生的烧伤，有口鼻周围烧伤和鼻毛烧焦，镜检发现口腔、咽喉部黏膜烧伤的病例，应拟诊吸入性损伤。

有声音嘶哑和刺激性咳嗽时，损伤要考虑到已累及声门下，可有气道烧伤。

有哮鸣音、啰音和呼气性呼吸困难时，损伤常累及支气管或肺泡。

早期做电子支气管镜检查可确定气道内有无吸入性损伤及损伤的范围和深度，同时还能有效地清除气道分泌物和脱落的坏死黏膜。

动脉血气分析发现动脉血氧分压和动脉血二氧化碳分压下降，碱剩余负值，有助于早期诊断吸入性损伤，并可提示应用呼吸机的指征。

对一氧化碳中毒的诊断主要依赖测定血液中碳氧血红蛋白的浓度。20％～30％时出现轻、中度中毒表现，40％～50％时有重度中毒表现。

喉狭窄主要位于声带下 1～2 cm，呈蹼状或环形狭窄。诊断可通过清醒时间接喉镜检查或纤维喉镜检查，CT 也有助于诊断。

七、临床诊断

1. 根据患者的病史，如头面部烧伤、误咽强酸强碱等化学腐蚀剂、吸入热的液体、蒸汽或毒气等，是诊断喉烫伤和烧伤的前提。

2. 根据患者喉烫伤和烧伤轻、中、重不同程度的临床表现确定患者的病情。

3. 检查患者的口鼻，尽早行电子支气管镜检查来确定气管有无吸入性损伤及损伤的范围和程度。一般诊断不难。

八、鉴别诊断

喉烫伤及烧灼伤需要与咽部烫伤及烧灼伤进行鉴别，鉴别见表 5-2-7。

表 5-2-7　喉烫伤及烧灼伤与咽部烫伤及烧灼伤的鉴别

鉴别点	咽部烫伤及烧灼伤	喉烫伤及烧灼伤
程度与范围	较轻，范围小	重，范围广
有无声嘶	无	有
有无咳嗽咳痰	一般无	常有
体查及放射线检查	喉镜下：喉部无明显充血、肿胀。肺部听诊无明显啰音，咽喉部 X 线检查喉部无明显肿胀	喉镜下可发现喉部充血、肿胀。肺部可有啰音，喉部 X 线或 CT 检查可见喉部肿胀、气道狭窄

九、救治方法

（一）急救措施

1. 早期处理。热液烫伤可口含冰块或冷开水漱口、颈部冷敷。强酸、强碱烧伤者应立即用清水冲洗口腔、咽部，并采用中和疗法。强酸烧伤者可予牛奶、蛋清或 2％～5％碳酸氢钠溶液；强碱烧伤者可给予食醋、1％稀盐酸或 5％氯化铵溶液等涂布伤处或吞服，也可用中和药物雾化吸入。

2. 全身治疗。充分补液，维持水、电解质平衡，吸氧。重度者需行紧急气管插管，也可给予高压氧治疗。纠正休克、保护心肺功能。全身应用抗生素预防感染，糖皮质激素防止呼吸道黏膜水肿。

（二）保持呼吸道通畅

1. 上呼吸道阻塞、分泌物多而咳出困难者，为防止窒息，可行气管内插管或气管切开术。

2. 应用解痉药物，以解除支气管痉挛。

3. 每天雾化吸入，气管内滴入抗生素0.9%氯化钠注射液，以防气道被干痂阻塞。

（三）放置胃管

给予鼻饲饮食，改善营养。在强酸、强碱烧伤时，放置胃管可防止下咽和食管因瘢痕挛缩而封闭。

（四）喉狭窄的治疗

严重狭窄处的纤维组织需切除达软骨膜，裸露的创面采用口腔或鼻中隔黏膜移植，也可移植锁骨上全厚皮片或半厚层皮片。硅胶固定模或气管内"T"形管有助于固定移植物并促进愈合。

声门下管腔狭窄者，可施行前侧或前、后侧环状软骨裂开术，嵌入软骨楔状块（可采用舌骨或甲状软骨）。用"T"形管固定8~12周。术后若残留肉芽，可用电刀或激光烧灼，并重置"T"形管。最后留置硅胶气管导管，至少1周。

十、诊疗探索

1. 咽结肠吻合治疗累及下咽的广泛性食管烧伤后狭窄是安全、有效的，成功的关键在于较大的下咽开口及良好的吻合技术。

虽然胃、空肠及结肠在食管烧伤后的食管重建术中均有应用，但以结肠应用最多，特别是下咽部狭窄的重建，需要较长的移植器官，而结肠则可满足需要，右半或左结肠均有用于咽结肠吻合，但以回结肠重建应用的最多。

2. 借鉴电子支气管镜下治疗气管瘢痕狭窄的成功经验。根据喉狭窄程度采用表面麻醉或全身麻醉，在电子喉镜下采用高频氩气刀系统，对喉狭窄处的瘢痕组织进行烧灼，使粘连处分离，从而扩大喉腔。由于氩气是一种不会燃烧、爆炸且性能稳定、对人体无害的惰性气体，在高频高压作用下，很容易被电离成氩气离子，而氩气离子具有极好的导电性能，可以连续传递电流，对深部组织损害较小。主要适用于膜性组织封闭时的应用，覆盖有焦痂的创面生长较为平滑，不易再发生瘢痕粘连。

高频氩气刀系统技术最早应用于德国，目前此项技术已作为一种有效、安全、易掌握的技术在全世界范围内被广泛接受及应用。

3. 全麻支撑喉镜下，应用低温等离子刀切除瘢痕组织，可实现微创下的手术治疗。

十一、病因治疗

（一）吸氧

不管是轻、中、重三型中的哪一型，吸氧都很重要，它可以防止早期患者因缺氧留下后遗症。

（二）控制感染

早期使用足量有效的抗菌药物，并同时使用糖皮质激素减少喉部的黏膜肿胀和渗出。

（三）解毒治疗

如遭遇毒气袭击应使用解毒治疗。

（四）手术治疗

中、重型患者可能都会出现呼吸困难，因此应尽早行气管切开术，改善患者的缺氧。

十二、最新进展

人工气管环治疗喉气管狭窄是目前治疗喉气管狭窄较好的新的方法。

材料：羟基磷灰石人工气管环。麻醉：全麻。优点：组织兼容性好，可修复的范围较大，可多次手术等。

张悦　郭宏庆　张在其

第九节　喉　阻　塞

一、基本概念

喉阻塞也称喉梗阻，是因喉部或其邻近组织的病变，使喉部通道（尤其是声门处）发生狭窄或阻塞而引起的呼吸困难，病情严重，如不及时诊治，可危及生命。

幼儿较成人易发生喉阻塞。以3岁以下发病率最高，临床主要表现为吸气性呼吸困难。幼儿易患喉阻塞与以下因素有关：

1. 小儿喉腔狭小，黏膜稍有肿胀，即可发生喉阻塞。幼儿喉部黏膜因炎症肿胀增厚1 mm，喉腔将较正常缩小35%。

2. 小儿声门下组织疏松，并且富有淋巴组织及腺体，一旦发生炎症，易致黏膜肿胀而使喉腔变窄。

3. 小儿咳嗽反射较差，气管及喉部的分泌物不易排出。

4. 小儿对感染的抵抗力及免疫力较成人差，故炎症反应往往较重。

5. 小儿神经系统发育尚不稳定，喉部神经易受激惹而致喉痉挛。

6. 喉痉挛时除直接引起喉阻塞外，还促使喉黏膜充血加剧，喉腔更加狭小。

二、常见病因

（一）喉部炎症

如急性喉炎、急性喉气管支气管炎是引起急性喉阻塞的常见原因。其他喉部感染严重时，如咽白喉、急性会厌炎、会厌脓肿、喉软骨膜炎等，有时也可发生喉阻塞。

喉部特殊感染，喉结核、咽白喉、麻风病、梅毒螺旋体如浸润性病变广泛、肉芽肿形成或继发感染，可因喉部通道狭窄而出现喉阻塞症状。此外，咽旁间隙感染、咽后脓肿等喉部邻近组织炎性病变，有时也可出现喉阻塞症状。

（二）喉部外伤

喉部挫伤、挤压伤、切割伤、化学伤、火器伤、高热蒸汽吸入或毒气吸入后，可因黏膜肿胀，软骨损伤、骨折、移位等原因，使喉腔变窄，呼吸困难。外伤后期，由于组织粘连、瘢痕收缩引起喉腔狭窄，造成喉阻塞。

（三）喉部异物

常见于儿童。鱼骨、豆类、坚果等较大异物嵌顿喉内，可引起呼吸困难。若异物存留时间较久，喉部黏膜多有炎性肿胀，喉阻塞症状更为明显。喉部、气管异物不仅造成机械性阻塞，而且可引起喉痉挛，引起呼吸困难。

（四）喉部水肿

喉血管神经性水肿、药物过敏反应等，可使喉黏膜水肿，声门变窄，妨碍呼吸。若支气管镜检查或气管内插管过久，或操作粗暴，损伤喉部黏膜，均可使黏膜肿胀而致喉阻塞。

（五）喉部肿瘤

以喉癌、多发性喉乳头状瘤较为常见，随着肿瘤的增长，病情逐渐加重，最后堵塞喉腔。喉部邻近组织的较大肿瘤如喉咽癌、甲状腺肿瘤等也可致喉阻塞。

（六）先天性畸形

喉蹼等喉部畸形可妨碍呼吸；幼儿喉软骨发育过软；吸气时会厌向喉内卷曲或向后倾斜，甲状软骨也可内缩，使喉腔变窄，而出现呼吸困难。

（七）声带瘫痪

双侧声带外展瘫痪时，声带固定于正中位，吸气时不能外展，当有上呼吸道炎症时可出现严重的喉阻塞现象。

三、发病机制

喉阻塞导致的阻塞性呼吸困难，常引起机体缺氧和二氧化碳蓄积。这两种情况对全身的组织器官都有危害。特别是对耗氧量较大、同时对缺氧最敏感的组织，即脑和心脏的损伤最为严重和明显。

缺氧和二氧化碳蓄积对机体的危害，除与呼吸困难程度和时间长短有关外，尚与患者年龄和营养有关。年龄小或营养不良者，对缺氧和二氧化碳蓄积的耐受力较差，尤其是幼儿，声门狭小，喉软骨尚未钙化，喉黏膜下组织松弛，喉部神经发育不完善，易受刺激而引起痉挛，所以呼吸困难进展较成人快。

四、临床特征

喉阻塞出现时，有其独特的症状和体征：

（一）吸气性呼吸困难

是喉阻塞的主要症状。以上病因均可引起喉部气道阻塞，导致呼吸困难。声门裂是喉部最狭窄处，是由两侧略向上倾斜的声带边缘形成的裂隙。吸气时气流将声带斜面向下、向内推压，使声带向中线靠拢，但同时伴有声带外展，使声门裂张开，因此呼吸通畅。如喉部黏膜充血肿胀或声带固定时，声门裂狭窄，吸气时气流将声带斜面向下向内推压，使本已变狭的声门更加狭窄，以致造成吸气时呼吸困难进一步加重。呼气时气流向上推开声带，使声门裂变大，尚能呼出气体，故呼气困难较吸气时为轻。因此喉梗阻时表现为以吸气性呼吸困难为主的呼吸困难。

（二）吸气性喉鸣

是喉阻塞的一个重要症状。吸入的气流经过变狭窄的声门裂，形成气流旋涡反击声带，声带颤动而发出一种高音调的喉鸣声。喉阻塞轻时，喘鸣声音较轻；病情严重时，喘鸣声音很响，有时隔室可闻。呼气时因声门裂较大，则无喘鸣声。

（三）吸气期软组织凹陷

因吸气时空气不易通过声门进入肺部，胸腹辅助呼吸肌均代偿性加强运动，将胸部扩张，以助呼吸，但肺叶不能相应的膨胀，造成胸腔内负压增加，将胸壁及其周围的软组织吸入，使胸骨上窝、锁骨上下窝、肋间隙及胸骨剑突下等处出现吸气性凹陷，称为三凹或四凹征。凹陷的程度常因呼吸困难程度轻重而异。儿童胸部肌层较薄弱，胸廓周围软组织凹陷征象常较成人更明显。

(四) 缺氧症状

初期机体尚可耐受，无明显的缺氧症状。随着阻塞时间的延长，病情加重，开始出现呼吸快而深，心率加快，血压上升。若阻塞进一步加重，气体交换不足，则开始因缺氧而不能安睡，不思饮食，烦躁不安，口唇发绀。终末期则有大汗淋漓，意识障碍，血压下降，脉搏微弱，快速或不规则，呼吸浅快，惊厥，昏迷，甚至心搏骤停。缺氧程度可通过经皮血氧检测仪来判断。

(五) 声音嘶哑

常可伴有不同程度的声音嘶哑，甚至失声。病变发生于室带或声门下腔者，声嘶可出现较晚或不出现。

五、辅助检查

喉阻塞具有上述典型的症状及体征，一般不需要做其他的辅助检查即可明确诊断。但有时在病情允许的情况下，最好能进行电子喉镜、喉部 CT 等检查，以进一步查找和明确病因，了解声门裂大小和病变情况，便于对因治疗。

年幼患儿不能主诉，故容易误诊。而且患儿年龄偏小，病情危重，间接喉镜及电子喉镜检查难以施行，应用直接喉镜及支气管镜检查，不但可以明确诊断及定位，同时还可以对该部位异物实施治疗，便于急救。

六、诊断思路

根据病史、症状及体征，对喉阻塞的诊断并不困难，有时一望即可确定。至于查明喉阻塞的病因，则应根据病情轻重，酌情考虑。如病情较轻、发展较慢、病程较长的，可做间接喉镜检查、电子喉镜检查，以明确喉部病变情况及声门裂的大小。必要时可做喉部 CT 检查，了解声门下受累情况。如呼吸困难明显，不能耐受上述检查时，应慎重考虑，做好充分准备，以备万一检查中或检查后出现呼吸困难加重时，能予以及时处理。

应该注意的是，在喉部检查中，由于咽喉部麻醉后，咳嗽反射减弱，分泌物不易咳出，可使呼吸困难加重，且有诱发喉痉挛的可能，应随时做好气管切开准备。严重者和病情发展较快的，则应首先进行急救处理，解除喉阻塞，再做进一步的检查，明确病因。

出现典型的喉阻塞症状和体征时，为了区别病情的轻重，准确地掌握治疗原则及手术时机，最急需做的事就是，用最简单明了的方法将喉阻塞引起的吸气性呼吸困难分为以下四度：

(一) Ⅰ度

安静时无呼吸困难表现。活动或哭闹时有轻度吸气期呼吸困难。稍有吸气性喘鸣声及吸气性胸廓软组织凹陷。

(二) Ⅱ度

安静时也有轻度吸气期呼吸困难、吸气期喉鸣和吸气期胸廓周围软组织凹陷，活动或哭闹时加重，但不影响睡眠及饮食，无烦躁不安等缺氧症状，脉搏尚正常。

(三) Ⅲ度

吸气期呼吸困难明显，喉鸣声较响，胸骨上窝、锁骨上窝、上腹部、肋间等处软组织吸气期凹陷显著。有烦躁不安，不易入睡，不愿进食，脉搏加快等缺氧症状。

(四) Ⅳ度

最后阶段，呼吸极度困难。除严重的Ⅲ度呼吸困难各种症状外，还出现烦躁不安，手足乱动，出冷汗，面色苍白或发绀等，定向力丧失，心律不齐，脉搏细弱，血压下降，大小便失禁等。如不及时抢救，可因窒息、昏迷及心力衰竭而发生死亡。

七、临床诊断

有吸气性呼气困难、吸气性喉喘鸣、三凹征或四凹征、伴有或不伴有声嘶和缺氧症状者，喉阻塞的诊断即可成立。值得注意的是喉阻塞的轻重同样是诊断内容中不可缺少的一部分，应在诊断中标注清楚。

在喉阻塞的评估中，首先，医生应判断阻塞是急性的还是慢性的。其次，患者的年龄也有助于鉴别阻塞的原因。如先天性气道异常（如喉软骨软化、后鼻孔狭窄、血管瘤、气管软化等）和急性炎症因素（如喉炎和会厌炎）在儿童更常见。肿瘤则是成人阻塞的常见病因。另外，喉损伤可引起气道阻塞，这种情况通常易于诊断。然而，重要的是要仔细地明确喉损伤的类型、发生机制及可能出现的病情变化，对气道受损及阻塞情况做出评估，这也是诊断的内容之一。

八、鉴别诊断

喉阻塞时应与以下疾病相鉴别：

（一）大叶性肺炎

常有高热、胸痛、铁锈色痰、呼吸加快等症状。虽可因缺氧而出现发绀，但无吸气性呼吸困难，也无吸气性喉喘鸣或声音嘶哑。肺部听诊可闻细湿啰音，胸部X线或CT可协助诊断。

（二）支气管哮喘

有反复发作史，其特点为呼气性呼吸困难和肺部可闻哮鸣音，缺乏喉阻塞的典型症状与体征。

（三）喉痉挛

喉部黏膜受到刺激后，有时可发生喉痉挛，即短暂性喉阻塞，吸气时喘鸣声明显，持续时间较短，吸氧后多能缓解。偶有幼儿夜间睡眠时突然发生痉挛性喉喘鸣者，起病突然，很快自行缓解，无喉部炎症表现，成人极少发生。

九、救治方法

总的来说，对喉阻塞患者，应争分夺秒及时解除呼吸道阻塞，使肺泡有足够的气体交换，并排出二氧化碳。临床常根据呼吸困难的程度，结合病因和患者的一般情况、缺氧耐受力（儿童、老人、孕妇一般对缺氧耐受能力较差）等全面考虑，分别采用药物或手术治疗。

（一）Ⅰ度

明确喉阻塞的原因，一般通过针对病因的积极治疗即可解除喉阻塞，不必做急诊气管切开术。如通过使用抗生素和激素，积极控制感染和炎性肿胀；有喉部异物时应及时取出；喉部肿瘤应尽早采用手术等根治性手段治疗病因，解除喉阻塞。一般不做气管切开术。

（二）Ⅱ度

积极治疗病因，同时予对症治疗及全身治疗（如吸氧等）。如急性病因引起者，病情通常发展较快，应在治疗病因的同时做好气管切开的准备，以备在病因治疗不起作用、喉阻塞继续加重时急救。如炎症引起者，经激素及抗生素治疗后，大都可以避免手术。若为喉异物，应立即取除。由慢性病因引起者，病情通常发展较慢；且病程较长，机体对缺氧已经耐受，大都可以通过病因治疗解除喉阻塞，避免做气管切开。如为喉部肿瘤、双侧声带麻痹等一时不能去除病因者，可考虑做气管切开术。

（三）Ⅲ度

若为炎症引起者，在严密观察呼吸变化并做好气管切开术准备的情况下，可先试用对症治疗和病因治疗。若经保守治疗未见好转，或喉阻塞时间较长，全身情况较差时，应争取时间，及早施行手术，以免窒息或心力衰竭。因肿瘤等原因引起的喉阻塞，应立即行气管切开，待呼吸困难解除后，再根据病因给予进一步的治疗。

(四) Ⅳ度

对此期患者，时间就是生命，应因地制宜，立即行紧急气管切开术，实施抢救。若病情十分紧急时，可先行环甲膜切开术。

十、诊疗探索

喉气管阻塞发病急骤，常出现极重度吸气性呼吸困难，使患者处于濒死状态，必须争分夺秒，采取有效急救措施。特别是喉异物，一旦发生极重度呼吸困难，立即采用海姆立克急救法，用这种急救措施很有效。对于喉气管支气管异物的治疗原则是尽早将异物取出，可迅速在直接喉镜或硬支气管镜下将异物取出，必要时可以通过气管切开取出异物。对确诊的气管支气管异物的患儿，不应首选气管插管来缓解呼吸困难，因气管插管并不能缓解异物造成的呼吸困难，而只能将异物推向气管远端，从而贻误抢救时机。对Ⅲ度及其以上呼吸困难的炎症性疾病，经吸氧和药物治疗不缓解者，应紧急气管插管或切开。对喉乳头状瘤，就诊时有Ⅲ度以上喉阻塞，则需行紧急气管切开，但术后应尽早拔除气管套管。

可疑喉损伤时，由于喉气管的分离可使得常规气管内插管更危险，这样可能引起更广泛的气道受累。这种情况下医生应该考虑清醒状态下的气管切开。同样，广泛的颌面外伤可能妨碍正常的经喉插管，这时也应考虑患者清醒状态下的可曲性电子喉镜下插管或气管切开。值得一提是，随着可视麻醉喉镜的出现，气管插管可在明视下完成，可避免盲目插管和损伤，使插管变得更为便捷和安全。但在上述情况下，进行气管插管仍应慎重考虑。

十一、病因治疗

(一) 喉部急性炎性疾病

1. 氧气吸入。一般对喉阻塞先给予氧气吸入是完全必要的，但只能作为辅助治疗措施。

2. 控制感染。急性炎性疾病所致的喉阻塞，宜早应用有效的抗菌药物控制感染，并使用足量的糖皮质激素，如地塞米松、甲泼尼龙等静脉给药，以快速减轻局部水肿及渗出，改善患者的通气。

3. 手术治疗。Ⅲ度以上呼吸困难患者需及时行气管切开术。

(二) 喉外伤

1. 保持呼吸道的通畅。主要方法：①气管内插管。②环甲膜穿刺或切开。③低位气管切开。在保持呼吸道通畅的前提下，要快速准确地判断喉外伤的情况，如有开放性喉外伤或闭合性喉外伤合并有喉软骨骨折需及时行清创缝合及喉软骨复位手术。

2. 控制感染及出血。早期需及时止血并使用止血药，同时应用有效的抗菌药物控制感染。

(三) 喉水肿

1. 氧气吸入。喉水肿所致的喉阻塞先给予氧气吸入非常重要。或同时给予雾化吸入。

2. 减轻或消除局部水肿。在密切观察患者呼吸情况的前提下早期使用糖皮质激素。

3. 控制并预防感染。应用有效的抗菌药物。

4. 手术治疗。Ⅲ度以上呼吸困难患者需及时行气管切开术。

(四) 喉异物

1. 氧气吸入。早期使用氧气吸入是非常必要的。就是手术期间也同样需要氧气吸入。

2. 手术治疗。喉异物所致的喉阻塞，只有手术取除异物是唯一最根本的抢救措施，可以在电子支气管镜或硬管支气管镜及直达喉镜下取除异物。如果患者有Ⅲ度以上呼吸困难需先行气管切开手术。

3. 控制感染。使用有效的抗菌药物控制感染及局部渗出。

（五）喉肿瘤、先天性喉畸形及声带麻痹

1. 氧气吸入。

2. 保持呼吸道通畅。

3. 手术治疗。明确诊断后及时手术治疗，如喉部肿瘤切除手术、先天性喉蹼切除手术、双侧声带麻痹时一侧声带外移术、杓状软骨切除术。

十二、最新进展

喉阻塞仅仅是指喉部通道的狭窄或阻塞。但近年来国外的教科书大多使用上气道阻塞的概念来替代喉阻塞一词。上气道阻塞代表着包括喉部通道在内的所有上气道的阻塞，涵盖面更广，更能反映当今耳鼻咽喉头颈外科这一领域的疾病特点和发展趋势。随着医疗设备、仪器的不断更新，技术的不断改进，出现上气道阻塞时的救治，也从单一的保守治疗或气管切开手术模式扩展为更为多样化的上气道处理方法。如电子支气管镜引导下的气管插管、可视喉镜下的气管插管、喉罩气道与气管食管复合管的应用、环甲膜穿刺高频氧气喷入气道等都已在上气道阻塞的救治中发挥了各自的重要作用。为抢救严重喉阻塞患者的生命提供了更多的救治手段。

张悦　郭宏庆　张在其

第十节　呼吸道异物

一、基本概念

呼吸道异物可分为广义或狭义两类，广义的是指鼻、咽、喉、气管和支气管异物；狭义的是指喉、气管和支气管异物，而我们常说的就是狭义的，它是耳鼻咽喉科常见急诊之一。可能由于处理不当，呼吸道异物的部位发生改变，造成不可收拾的严重后果，如鼻腔异物处理不当，变成气管、支气管异物，引起患者死亡。

二、常见病因

在临床上，呼吸道异物多发生于儿童，尤以1～5岁为多见，3岁以下最多。异物可分为内源性和外源性2类，而一般所指的异物为外源性，即外界物体误入喉、气管、支气管内而致的疾病。

1. 儿童的特点。年幼儿牙齿发育不全，不能将硬食物嚼碎；喉的保护性反射功能不健全；而且儿童喜将物体或玩具置于口中，由于啼哭、欢笑，导致异物误入呼吸道。它是下呼吸道异物最常见的病因。

2. 异物的条件。一般为花生米、瓜子、豆类、塑料口哨等表面光滑、体积小、质量较轻易吸入的物体。

3. 不适当的处置。如鼻腔异物钳取不当、用手伸入口内企图挖出咽部异物、咽喉部滴药时注射针头脱落等形成下呼吸道异物。

4. 昏迷、醉酒、全麻患者的吞咽功能不全。

5. 工作意外。工作时将针、钉等含入口中者，因不慎或突然说话将异物误吸入呼吸道。

6. 精神患者或企图自杀者。

三、发病机制

异物进入喉、气管和支气管后，引起的局部病理反应，与异物的性质、大小、形状、污染程度及存留时间是具有密切的关系。

（一）异物的性质

金属矿物性异物引起炎性反应极微小。动物性异物，如鱼刺、骨等，对呼吸道黏膜的刺激较矿物性异物大。化学合成品类异物对呼吸道黏膜刺激也小。而某些植物性异物，如花生、黄豆等，它含有游离脂肪酸，具有刺激性，可引起黏膜充血、肿胀，分泌物增多，甚至发生支气管阻塞、全身发热等，临床上有植物性支气管炎之称。

（二）异物的大小和形状

光滑、细小的金属异物，对气管、支气管黏膜刺激甚小，较少引起炎症。尖锐的异物可能穿入附近软组织，引起并发症。植物性异物对呼吸道黏膜除有刺激性外，其所引起的病变与异物的大小和形状也有关系，它可以影响管腔的阻塞程度：

1. 不完全性阻塞，远端肺叶出现肺气肿。

2. 完全性阻塞，远端肺叶出现肺不张。

（三）异物的存留时间

一般来说，异物存留愈久，为害愈甚，特别是刺激性强、容易变位或在支气管内形成阻塞的异物为甚。一般呼吸道异物停留时间较短者，异物取出后，恢复较快。时间较长的异物，经取出后，一般恢复较慢或不一定完全恢复。

四、临床特征

徐荫祥将气管支气管异物所产生的症状分为 4 期：

1. 异物进入期。出现剧烈咳嗽、憋气、面色青紫。

2. 安静期。症状消失或缓解。

3. 刺激或炎症期。有咳嗽、肺不张和肺气肿的症状。

4. 并发症期。可出现肺部并发症的症状。

以上分期是一般能到达医院就诊或异物史较长者，部分患者异物进入后立即出现窒息死亡了，就可以没有以上的分期。

（一）喉异物

当异物进入喉内时，因反射性喉痉挛引起吸气性呼吸困难及刺激性剧咳，患者出现明显呼吸三凹征或四凹征。若异物停留于喉的入口，会出现咽下疼痛或咽下困难。若异物位于声门裂，大者可出现窒息、死亡，小者出现呛咳、呼吸困难、喘鸣、声嘶等。尖锐异物刺伤喉部组织，可出现咯血或皮下气肿。异物可在喉腔引起炎症反应，加重喉阻塞。

（二）气管异物

异物经喉进入气管，刺激呼吸道黏膜立即引起剧烈呛咳（有时可咳出血液）及反射性喉痉挛而出现憋气、呼吸困难和异常呼吸音、面色青紫等。异物阻塞气管，或位于气管隆嵴阻塞两侧主支气管时，可出现严重的呼吸困难甚至窒息。异物较小若贴附于气管壁，症状可暂时缓解。若异物轻而光滑，如瓜子等则常随呼吸气流在气管内上、下活动，引起阵发性咳嗽。当异物冲击声门时，可产生拍击声，在咳嗽及呼气末期可闻及，用听诊器在颈部气管可听到异物撞击声，局部触诊可触到撞击感。

当异物阻塞部分气管腔时，可产生哮鸣音。如异物为哨子，可能会闻及响亮的哨子音。

（三）支气管异物

早期症状与气管异物相似，支气管异物以右侧支气管多见，与之解剖特点有关。但中后期异物可能由右侧吸入左侧，这与右侧支气管黏膜刺激、水肿有关。异物进入一侧支气管后，停留于内，咳嗽减轻，呼吸困难多不明显。两侧支气管异物时，可出现严重呼吸困难。若异物为植物性异物，脂肪酸刺激支气管黏膜引起炎症，可出现咳嗽、喘鸣、发热等症状。若一侧主支气管完全被阻塞，患侧呼吸音消失。吸气时患侧胸部扩张受限，患侧胸部语颤减弱，叩诊有时呈浊音。若异物部分阻塞支气管，则可能发生轻度呼吸困难或胸部不适。

五、辅助检查

（一）X线检查

金属异物在正位及侧位X线透视或拍片下多可见异物的位置、大小及形状。而临床上，以透光异物多见，对透光异物可在透视下观察纵隔及横膈的运动情况加以推断：

1. 纵隔摆动。异物引起一侧支气管部分阻塞时呼吸时两侧胸腔压力失去平衡，使纵隔向两侧摆动。

2. 肺气肿。肺透明度增高，横膈下移，活动度下降，呼气时因为空气不能排出，患侧肺内压大于健侧，心脏及纵隔被推向健侧；吸气时健侧肺内压力增加，心脏及纵隔又被推向患侧。

3. 肺不胀。病变肺叶或肺段密度增高，体积变小，横膈上抬，心脏和纵隔向患侧移位，呼吸时保持不变。

4. 肺部感染。表现为局部密度不均匀的片絮状模糊阴影。

（二）喉镜及支气管镜检查

它是最直接的检查手段，成人喉部异物可在间接喉镜下得到确诊。儿童喉部异物可在直接喉镜及麻醉喉镜下得到确诊。气管和支气管异物可在直接喉镜和支气管镜下检查确诊。而支气管镜包括硬质和纤维支气管镜两种，各有优缺点。

六、诊断思路

呼吸道异物病情危重复杂，病情变化多端，须仔细分析，综合判断，才能做出正确诊断。异物吸入史、肺部检查、X线检查诊断依据中，异物吸入史最为重要，如病史明确，即使无肺部体征及肺部X线改变也应及时行支气管镜检查，对久治不愈的肺内炎症或X线检查及体征符合异物表现者，即使无明确异物吸入史，也应大胆怀疑，谨慎排除，及时行支气管镜检查，以明确诊断。

七、临床诊断

主要根据异物吸入病史或可疑病史及典型症状，辅以必要的体格检查和X线检查；而对疑难病例，可行诊断性内窥镜检查。其诊断条件如下。

（一）喉异物

1. 临床表现。①刺激性剧咳。②吸气性呼吸困难，明显呼吸三凹征或四凹征。③咽下疼痛或咽下困难。④喉喘鸣，声嘶或失声。⑤发绀。⑥咯血甚至皮下气肿。⑦颈段气管可闻及拍击声。⑧排除食道上段异物、喉水肿等引起的上述改变。

2. 辅助检查。①胸部X线透视或拍片。②支气管镜及喉镜检查。

（二）气管、支气管异物

1. 临床表现。①呛咳。②呼吸困难和异常呼吸音，严重时出现窒息。③阵发性咳嗽，咳痰。④活动性异物于咳嗽或呼气末期有拍击声。⑤肺部闻及喘鸣音，支气管异物可有肺炎、肺不张，肺气肿的体征。⑥排除气管、支气管炎的引起上述症状的疾病。

2. 辅助检查。①肺部 X 线透视或拍片。②喉镜或支气管镜检查。

八、鉴别诊断

呼吸道异物与支气管肺炎的鉴别见表 5-2-8。

表 5-2-8　呼吸道异物与支气管肺炎的鉴别

鉴别点	喉异物、气管异物及支气管异物	支气管肺炎
病史	一般有明显的异物史	无异物史，但有上呼吸道感染病史
症状	进食时突然出现呛咳、吸入性呼吸困难、发绀、声嘶等，严重者窒息、死亡	一般先有鼻塞，咽喉痛，随后出现发热，咳嗽，咳痰，一般无明显有呼吸困难及缺氧症状
体格检查	活动期一般有三凹征，颈部可闻及拍击音，喘鸣音，肺部一侧可出现呼吸音减弱或消失	无呼吸三凹征，肺部闻及中湿啰音或呼吸音增粗
放射检查或特殊检查	X 线透视及照片可见气管，支气管不透光的异物或肺气肿、肺不张改变或者纵隔摆动等改变，支气管镜下可发现有异物	X 线片有肺炎之改变

九、救治方法

(一) 治疗原则

呼吸道异物随时有危及患者生命的可能。因此应及时诊断，尽早取出异物，防止窒息及其他并发症的发生。如有呼吸困难，应立即手术；如有高热、心力衰竭等情况时，应给予适当的处理，在心电监护下及时取出异物。

(二) 手术治疗

1. 经直接喉镜异物取出法。适用于喉部、气管内活动的异物。成人用黏膜表面麻醉，婴幼儿则无须麻醉。取仰卧位用直接喉镜挑起会厌，暴露声门，吸净咽喉部及声门下腔的分泌物，注意看清声门裂，声门裂下有无异物，将鳄鱼嘴式喉异物钳的钳嘴闭合，钳柄向右，趋吸气时声门裂张开之际，伸入声门下腔，立即顺时针旋转钳柄使钳嘴两叶上下张开，若能看见异物，立即对准夹住，若异物不能看见，则待患者剧烈咳嗽，异物被呼出时，立即夹住。感觉异物被夹住后，即将异物钳向外退出，先将钳柄逆时针旋转 90°，使钳嘴两叶与声带平行，趋吸气时，声带张开时退出声门裂。异物取出后，应检查是否完整。注意：异物钳出入声门裂及气管内反复采取的次数不宜过多，一般不超过 3 次。否则手术后出现明显肿胀反应。在整个手术过程中，应一直用直接喉镜挑起会厌保持呼吸道通畅。

2. 经支气管镜异物取出法。直接喉镜下不能取出的气管异物及绝大多数支气管异物需经支气管镜取出。最好使用全麻手术。成人采用直接法，小儿采用直达喉镜插入。在探取异物的手术过程中，应随时吸净呼吸道的分泌物有利于保持呼吸通畅及视野清楚。对较大而硬难以通过声门的异物，应做气管切开，从气管切开处取出。

3. 经纤维支气管镜或电子支气管镜异物取出法。适用于支气管深部的细小异物。

4. 开胸异物取出法。适用于支气管镜不确定、难以取出的而且嵌顿的气管异物，需做开胸取除异物或肺叶切除，需胸外科会诊治疗。

十、诊疗探索

呼吸道异物，一般病史明确者，通过体格检查及各种辅助检查，异物诊断明确者，均需通过手术取除异物。下面是在诊治呼吸道异物的尝试，取得满意效果。但需在今后工作中进一步完善。

(一) 手术时间的控制

1岁以下20 min以内，2岁以下30 min以内，2岁以上可适当延时，硬质支气管镜取异物一次手术不超过3次，如难以取出，应暂停手术，恢复几天后再进行手术，以上是为了防止黏膜水肿，加重患者的呼吸困难。

(二) 术中窒息的积极处理

当异物经过声门突然滑脱，卡于声门或坠入声门下区，可发生窒息，应立即插入直达喉镜或及时插入支气管镜将异物取出。术中把麻醉喉镜放在伸手可及的地方，遇到窒息及时取出声门裂及下咽异物。

(三) 手术麻醉的选择

以往除成人使用表面麻醉外，对儿童一般不用任何麻醉，近年来国内外采用全麻下行支气管镜异物取除术。使用氯胺酮和 γ-羟基丁酸钠静脉复合麻醉是比较满意的，它不会加重患者的呼吸困难与缺氧程度，不会造成呼吸抑制。

十一、病因治疗

(一) 手术治疗

呼吸道异物一经诊断，均需手术治疗。

(二) 并发症的治疗

伴有气胸、纵隔气肿肺被大部分压缩者，应先治疗气胸或纵隔气肿等积气消失或明显缓解后再进行异物取除术，伴有心力衰竭者，应予心力衰竭处理，病情稳定后再进行手术。

(三) 镇静

适当的镇静，可以减少身体的代谢，减轻患者的缺氧症状。

(四) 控制感染

不管呼吸道异物是早期还是后期，均要使用有效的抗菌药物控制感染，反复感染者，宜做痰培养。

十二、最新进展

内窥镜诊疗技术是目前诊治呼吸道异物不明确的最好办法。

(一) 应用器械

可视系统电子气管镜及支气管肺泡灌洗设备及吸引器，高频给氧等。

(二) 操作方法

先做必要的麻醉，操作同纤维喉镜。

(三) 优点

它可到达尽可能末级支气管或肺泡，并可冲洗局部分泌物，并排除干净，不留"死角"。

邓开兴 郭宏庆 张在其

第十一节 食 管 异 物

一、基本概念

食管异物是指各种原因外来物体停留在食管任何一处的内、外，既不能上，也不能下，影响正常进食者，称之为食管异物。

二、常见病因

1. 注意力不集中，匆忙进食，未经咀嚼而咽下。
2. 儿童口含玩物，不慎误咽。
3. 老年人咀嚼功能差，口内感觉欠灵敏。
4. 昏迷患者，假牙等脱落误咽。
5. 自杀者吞食异物。
6. 食管本身的疾病如食管狭窄或肿瘤等。

三、发病机制

引起食管异物的主要发病机制可归纳以下几个方面。

(一) 食管异物的形状怪异或异物太大

如尖锐的鱼刺、鸡鸭脖子骨或假牙托等容易刺破或堵住食管而形成食管异物。

(二) 食管管径太小

如食管先天性或后天性狭窄及食管占位病变等。

(三) 食管功能异常

如食管失弛缓症等，不能将食物送入胃内。

(四) 继发损害

食管损伤后继发性感染、肿胀。

(五) 食管生理性狭窄

不容易通过较大的食物而形成异物。

四、临床特征

临床特征与异物的种类、大小、形状，异物所在部位，患者的年龄，就诊时间及有无继发感染等有关。

(一) 吞咽困难

异物小时吞咽困难不明显；异物较大，尖锐或合并感染者出现明显吞咽困难或张口流涎。

(二) 吞咽疼痛

一般是食管异物最主要的症状，在吞咽时加重，异物较小或较圆钝时，疼痛不明显。异物位于食管颈段时，疼痛部位多在颈根部或胸骨上窝处；异物位于食管中段，疼痛常放射至胸骨后及背部；合并感染时则伴有发热，疼痛症状加剧。

（三）呼吸道症状

幼儿如异物较大，异物位于颈段食管时，因为幼儿气管软骨发育不成熟，异物向前可压迫气管后壁而出现呼吸困难，但要与气管异物鉴别。

五、辅助检查

（一）X 线检查

X 线可显影的异物，拍颈、胸部正侧位片，可了解异物的形状、大小及部位。对不显影的食管异物，需做食管钡剂检查，钡剂内加少许钡棉，但怀疑有食道有穿孔时，禁用钡剂食管造影，改用碘油或泛影葡胺行食管造影。

（二）纤维、电子胃镜检查

一般最好是空腹检查，先适当麻醉，大多能发现食管异物的位置、大小及种类，小的异物可在电子胃镜下直接取出。但有严重心脏病、高血压患者慎用。

（三）食管镜检查

有明显的异物史，伴有吞咽疼痛及吞咽困难的患者，X 线检查不管确诊与否，均可做食管镜检查。它是食管异物最为明确和有效的诊治手段。

（四）酸碱平衡检查

食管异物时间较长者，常出现水、电解质和酸碱平衡紊乱，因此酸碱平衡功能的检查有助于食管异物的诊治。

六、诊断思路

（一）询问病史

详细询问病史及临床特征，一般诊断不难。但要重点明确异物的种类、大小、部位及异物滞留的时间，尤其食管中段尖锐异物，它可能出现致命的大出血，危及患者的生命。而食管上段较大异物所出现的呼吸困难，一定要了解患者有无呛咳，与气管异物做鉴别。

（二）体格检查

食管颈段的异物检查时，间接喉镜下可能出现梨状窝积液和颈根部的压痛，部分患者能看到露出梨状窝的异物，而食管中下段异物体格检查一般是阴性的。

（三）辅助检查

颈胸部 X 线、电子胃镜、食管镜检查是异物最主要的确诊手段。而血常规、水电解质及酸碱平衡的检查有助于了解食管异物并发症的发生与否。

七、临床诊断

（一）原发病的诊断

1. 病史。大部分患者异物史明确。

2. 临床表现。①吞咽困难。②吞咽疼痛。③呼吸道症状。

3. 辅助检查。①X 线检查。②纤维、电子胃镜检查。③食管镜检查。一般根据患者的病史、临床表现辅助检查食管异物的诊断不难。

（二）并发症的诊断

1. 食管穿孔。在食管异物的基础上出现颈部皮下气肿、纵隔气肿，或感染经上述途径形成颈部脓肿、纵隔脓肿等，常出现发热症状。

2. 大血管溃破。尖锐异物突破食管壁损伤主动脉或锁骨下动脉等大血管，引起致命的大出血，很快出现休克，一般来不及抢救而死亡。

3. 食管气管瘘。患者常出现进食咳嗽，并伴有严重的肺部感染症状，如发热、咳嗽、咳痰等，可经食管镜、支气管镜或支气管造影等检查而明确诊断。

八、鉴别诊断

食道异物与食道内外恶性肿瘤的鉴别见表 5-2-9。

表 5-2-9　食道异物与食道内外恶性肿瘤的鉴别

鉴别点	食道异物	食道内外恶性肿瘤
病史	有明确的异物史	病史不明
症状出现的缓急	突然出现，属急症	一般为渐进性吞咽困难，病情较缓
临床表现特点	吞咽困难一般伴有疼痛，而且误食的是硬的食物，如骨、软骨、假牙等	一般只有吞咽困难，无明显吞咽疼痛，而且进食的物质不限，均可出现吞咽困难，后期滴水不进
恶病质	无	有

九、救治方法

（一）治疗原则

食道异物合并严重的并发症时，如大出血、食道穿孔，需及时请胸外科会诊、协助治疗危及生命的情况；一般的食道异物，生命体征平稳患者，待完善相关检查，做好术前准备，急诊手术。

（二）药物治疗

1. 纠正水、电解质及酸碱平衡紊乱。

2. 一般术前、术后均需使用抗生素，伴有食管损伤或穿孔的，时间要适当延长。

（三）手术治疗

尽早在食管镜下取出异物，防止并发症的发生。条件允许的话，患者能耐受局麻的话，尽可能采用局麻（1％丁卡因表面麻醉），因为局麻时，食管入口不会因气管插管而改变形状，有利于发现异物。但对于颈短、体胖、精神过于紧张及小儿患者，最好采用全麻。

1. 手术过程中应注意的问题。

（1）如遇尖锐异物，应在食管镜的明视下先将异物尖端退出食管壁，然后夹住异物尖端，使异物进入食管镜的管腔中，钳取整个异物。

（2）如遇巨大假牙，难以取出时，需做颈侧切开取出或胸外科会诊，开胸手术。

（3）如异物停留于第 2～3 狭窄处，并损伤了食管壁，见主动脉搏动时，应停止手术，请心胸外科处理。

（4）术前要先检查患者有无假牙或松动的牙齿，防止医源性异物的发生。

（5）术中插管动作要轻柔，防止食管穿孔，并要检查异物是否完整，防止食管异物的残留。

2. 并发症的处理。①食管上段异物导致食管周围脓肿或咽后壁脓肿时应行颈侧切开引流术。②确诊存在食管穿孔，纵隔脓肿或可能大血管溃破，应尽早请心胸外科抢救处理。③对单纯的食管穿孔，患者应行插胃管鼻饲饮食，并使用足量抗生素半月以上，经检查食管已闭合才拔出胃管。④存在水、电解质及酸碱平衡紊乱要及时纠正。⑤存在食管气管瘘时要与胸外科联合处理。

十、诊疗探索

(一) 电子胃镜下取除食管小异物

对于食管内小异物，如鱼刺、小金属片均可在电子胃镜下夹取异物。它具有无麻、费用低、直观、无须住院等优点。但对于较大异物或异物呈圆形、光滑时，可能会取出困难。

(二) Foley 管法取异物

它适用于外形规则、表面平滑的异物，它是利用前端带隐形气囊的体腔引流管，插入未被异物完全阻塞的食管内，隐形气囊超过异物后，向气囊内注入空气，使其充涨，向上退出将异物带出。它具有创伤小，可反复多次进行，器械简便，操作时间短，无须住院等特点。

(三) 保守治疗法

对部分异物，如规则能消化的异物，经全身抗感染、解痉、补液治疗后，让患者行食管吞钡照片，往往异物能进入胃内，无须行食管镜检查治疗之苦。

十一、病因治疗

(一) 食管狭窄

对于先天性食管狭窄，应首选扩张治疗，如果治疗无效，则需进行手术切除。而对食管化学性灼伤、瘢痕性狭窄，如在扩张困难时需高位食管胃吻合术。

(二) 食管癌、贲门癌

关于食管癌、贲门癌导致的恶性食管狭窄，需手术切除病灶，再行端端吻合；如丧失手术出现的恶性食管狭窄可以尝试在内镜下金属支架治疗。

(三) 抗生素的使用

全身使用广谱抗生素治疗，有助于控制局部炎症，预防坏死及穿孔的作用。

(四) 补液及补充营养

大部分患者因为无法进食而出现脱水、水电解质及酸碱功能紊乱、营养缺乏等，因而补液非常重要。

十二、最新进展

电化学介入和粒子支架技术是目前国际上治疗良、恶性食管狭窄的最新方法。

(一) 应用器械

电化学介入、电子内镜、放射性粒子等。

(二) 操作方法

1. 做好术前准备。

2. 局麻或全麻。

3. 通过电子内镜下直视下通过电极导入导致狭窄的增生组织后，利用电化学技术消融粘连组织，使其周围组织电解，电泳，电渗运行，从而引起一系列生物化学的变化，打通食管、贲门，达到进食满意的效果。对于恶性食管狭窄，它通过电极导入肿瘤组织，直接杀灭肿瘤细胞，使肿瘤迅速缩小，而粒子植入是放射性粒子植入肿瘤内，不间断地杀灭肿瘤，以打通食管贲门，治疗后即可顺利吃饭。

邓开兴　郭宏庆　张在其

第十二节 食管腐蚀伤

一、基本概念

误饮或有意吞服腐蚀性物质，使消化道尤其是食管，发生浅层或深层的腐蚀伤害称为食管腐蚀伤。

二、常见病因

在临床上，引起食管腐蚀伤的常见病因主要为误饮或有意吞服的强酸、强碱等物质，也包括一些使组织的胶体状态发生改变的物质。分类如下：

（一）强酸

盐酸、硝酸、王水等。

（二）强碱

氢氧化钠、氢氧化钾、碳酸钠等。

（三）其他类

醛类、酚类、卤素类等。

三、发病机制

强碱以氢氧化钠或氢氧化钾腐蚀作用最强，碳酸钠或碳酸钾次之，强碱与黏膜接触后使黏膜皂化，蛋白质溶解，引起组织液化坏死，穿透力较深，严重可破坏全层。强酸可引起组织凝固坏死，其穿透力稍差，但高强度酸可引起严重损伤，后期并发下咽及食管狭窄。食管腐蚀伤程度与腐蚀剂的性质、浓度、剂量及接触的时间密切关联。

（一）类型

1. 卡他性。
2. 纤维素性。
3. 坏死性炎症。

卡他性主要累及食管浅层，纤维素性或坏死性累及食管深层，甚至食管周围组织。

（二）程度

Ⅰ度。累及食管黏膜表面，黏膜表层充血、水肿及浅表腐损。

Ⅱ度。累及食管的各层，引起渗出、溃疡、黏膜脱落，肌层受损。

Ⅲ度。除食管全层受损外，累及包括纵隔在内的食管周围组织，或穿入胸膜腔或腹膜腔。

四、临床特征

（一）急性期（历时1～2周）

1. 全身症状。重症患者，常在服用后2～3 d内出现严重的全身中毒症状，表现为昏睡、失水、高热或休克，严重者死亡。酸性腐蚀剂引起的全身中毒症状较碱性者为重。

2. 局部症状。常有疼痛、吞咽困难、声嘶、呼吸困难或恶心、呕吐。

（二）症状缓解期（经救治1～2周后）

1. 全身症状好转。

2. 局部创面逐渐愈合，吞咽困难缓解，轻伤者 2～3 周可愈合。

（三）狭窄期

病变累及肌层以外，经 3～4 周或更长，50% 左右出现瘢痕性狭窄，再度出现吞咽困难，如开始能进食普通食物、半流质，最后甚至滴水也不能咽下。狭窄以上的食管发生扩张，咽下食物潴留此处，故进食后不久发生呕吐。

五、辅助检查

（一）X 线检查

在急性期行 X 线胸腹部透视或拍片及 CT 检查，如发现纵隔阴影增宽、纵隔气肿、气胸或胸腔积液、膈下积气等，均提示食管或胃已穿孔。如无食管气管瘘或食管穿孔者可在受伤后 7～10 d 进行食管钡剂或碘油拍片，以了解食管内病变的性质、部位与程度，若结果为阴性，应每隔半月或 1 个月进行 X 线复查，直至 3 个月后。

（二）食管镜检查

是直接观察食管内受损情况的重要方法。但在急性期硬管食管镜检查要慎重，通常在伤后 2 周进行第 1 次检查，以了解食管内病变的性质、程度和范围。纤维（电子）食管镜检查相对就安全得多。

六、诊断思路

（一）询问病史

详细询问病史是诊断食管腐蚀伤的最重要一步，要重点询问腐蚀剂的种类（性质）、量（多少），服用时间，有无并发症等。一般诊断不难，还要询问是否处理过，是否还有并发症等以判断病变程度及预后情况。对于患者伴声嘶、呼吸困难等要考虑喉部腐蚀伤的可能。胸骨后及上腹部的疼痛原已逐渐减轻，此时突然加重，要考虑食管穿孔的可能。部分患者出现少尿、无尿或尿毒症状时，要考虑肾脏损害的可能。若患者出现烦躁不安、抽搐、意识不清或昏迷要考虑中枢神经的损害的可能。而食管腐蚀伤 1 个月后又出现进食进水困难，就要考虑食管瘢痕性狭窄的可能。

（二）体格检查

对于意识清楚的患者，可行咽部检查及间接喉镜的检查，了解咽部及喉部等局部的损伤程度、范围。

（三）辅助检查

根据病情酌情给予胸腹 X 线或 CT 检查，条件允许的情况下行食管镜（硬质或纤维）检查，以了解食管受损的部位、程度、有无穿孔及狭窄等。

七、临床诊断

食管腐蚀伤的临床诊断，主要根据患者的病史、临床表现、体格检查、呕吐物的检查及相关检查来进行，诊断较容易，但要注意食管腐蚀伤各期的特点及有无并发症的发生。

（一）喉水肿

1. 临床表现。①口、咽、胸骨后疼痛。②吞咽困难。③出现声嘶，呼吸困难。

2. 间接喉镜或纤维喉镜检查。

3. 喉部 X 线侧位片或喉部 CT 检查。

（二）食管穿孔

1. 临床表现。较单纯食管腐蚀伤症状要重，如疼痛加重，可出现高热、呼吸困难及心悸等。穿孔进入纵隔则引起纵隔炎症；进入胸膜腔将引起胸膜腔内的炎症，积液或积血；进入腹腔将引起腹膜炎；进入气管将形成食管气管瘘，进食引起呛咳。

2. 条件允许的话，行食道镜检或电子胃镜检查。

3. 胸腹部 CT 或腹部平片检查。

八、鉴别诊断

食管腐蚀伤与剥脱性食管炎的鉴别见表 5-2-9。

表 5-2-9　食管腐蚀伤与剥脱性食管炎的鉴别

鉴别点	食管腐蚀伤	剥脱性食管炎
病因	进食强酸、强碱等到腐蚀性物质	原因不明，进食为普通食物
病理	食管全层可被破坏	一般病变限于黏膜的固有层
临床特征	患者进食腐蚀物后即刻出现咽痛、吞咽困难、声嘶、呼吸困难等，口腔黏膜可见破坏	一般进食后突然出现咽痛、呕吐，可呕出一条白色半透明的薄膜管状物，一般口咽黏膜正常
治疗	需及时去除腐蚀剂，预后较差	预后较好

九、救治方法

（一）治疗原则

根据食管腐蚀伤的不同时期分别对待，防止并发症的产生。

（二）急性期的处理

1. 急救处理。

（1）洗胃及中和疗法：我们主张插一胃管；先将胃内毒物吸出，再用中和剂进行冲洗，以后留置胃管 1~2 周，既可以补充营养，又能保持食管的通畅。中和剂要依据毒物的种类选择：强碱者可用 2% 醋酸溶液、橘子汁或柠檬汁等；强酸可用肥皂水、氢氧化铝凝液等，禁用碳酸钙或碳酸氢钠，因为碳酸钙或碳酸氢钠与强酸可产生大量的 CO_2，引起食管穿孔。

（2）全身治疗：抗休克、保暖、镇静、止痛，大量维生素 C，输液、输血等。

（3）抗生素的使用：使用足量广谱抗生素预防感染。

（4）糖皮质激素的应用：它具有抗休克、消除水肿、抑制肉芽及结缔组织生长的作用，但存在可致食管穿孔、感染扩散等缺点。如有以下情况者禁用糖皮质激素：食管穿孔可疑、纵隔炎、抵抗力极低、胃肠被腐蚀、溃疡病、心脏病、电解质紊乱、精神病、活动性肺结核等。

（5）气管切开：喉阻塞症状明显时，应该做气管切开，保持呼吸道通畅。

（6）急诊手术：有食管广泛坏死穿孔的患者死亡率很高，需要急诊手术，如胸腔闭式引流、食管切除、食管胃切除及食管外置手术等。

2. 预防食管狭窄。①抗生素及糖皮质激素的使用。②解痉治疗：皮下注射阿托品 0.3~0.5 mg，或地巴唑 0.05 g，3 次/d，使用 2~3 d。③食管预防性扩张：用粗线系的扩张器内贮铁砂。患者吞下以扩张食管，最初 1 次/d，3~4 周后隔天 1 次，10~12 周后 1 次/周。

（三）狭窄期的处理

此期间采用扩张法，严重变形的转外科手术治疗。

十、诊疗探索

下面一些药物和方法的尝试有其理论基础，合理使用有一定效果，但有待于更多的临床资料证实。

（一）急性期

口服广谱抗生素混悬液，4次/d，或口服橄榄油180 mL/d，有预防瘢痕狭窄的作用。

（二）解痉治疗预防食管狭窄

皮下注射阿托品，或用地巴唑0.05 g，3次/d，2～3 d，有预防食管瘢痕狭窄的形成。

（三）食管早期扩张

一般用于较重的食管腐蚀伤，但术前应行食管镜检术，采用系于粗线的扩张器内以铁砂或水银，患者在坐位的情况下将扩张器吞下，进入食管，进行扩张，1次/d。

十一、病因治疗

（一）清除腐蚀剂

采用洗胃及中和疗法，但洗胃法对于酸碱腐蚀剂应为禁忌。中和疗法一般在服后数小时内，否则意义不大。

（二）控制感染

在急性期中很重要，应立即使用足量广谱抗生素，以预防感染，但同时需使用糖皮质激素，具有抗休克、消除水肿及抑制肉芽及结缔组织生长的作用，但易导致食管穿孔及感染扩散，因此使用时要权衡利弊。

（三）预防食管狭窄

采用解痉治疗和预防性食管扩张术。

十二、最新进展

食管重建术是目前国际上最新治疗食管腐蚀伤后食管严重狭窄的方法，其中包括横结肠重建食管、结肠食管颈部吻合术、结肠代食管空肠代胃术及结肠咽腔吻合等方法。

（一）条件

患者能耐受大手术，结肠无明显病变，需要胸外科与普外科联合下进行手术。

（二）麻醉

采用全麻插管下手术。

（三）优缺点

优点是效果明确；缺点是创伤大。

邓开兴 郭宏庆 张在其

第三章　口　腔　科

第一节　口腔颌面部损伤

一、基本概念

口腔颌面部受各种致伤因子作用后发生组织结构破坏和功能障碍称为口腔颌面部损伤。由机械因素所致的损伤称之为创伤。在战争条件下所发生的损伤称为战伤。口腔颌面部具有特殊的解剖生理特性，掌握其特点，对颌面部损伤正确判断伤情和及时有效救治至关重要。

1. 口腔颌面部血运丰富，循环良好，组织抗感染能力和修复再生能力强，利于伤口愈合。因此，清创时应尽可能保留组织，减少缺损，争取进行初期缝合。此外，损伤后出血多，易形成血肿；组织水肿反应快而重，特别是在口底、舌下、颌下部位的损伤可影响呼吸道通畅，甚至引起窒息。

2. 口腔颌面部是呼吸道和消化道起始端，损伤除可造成组织移位、血肿、水肿、舌后坠及分泌物、异物阻塞呼吸道影响呼吸外，还可使患者张闭口、语言、进食受到影响。因此，在救治时应注意保持患者呼吸通畅。患者应选择合适的饮食和进食方法加强营养，同时注意口腔卫生，防止感染。

3. 颌面部上接颅脑，下连颈部。严重的颌面部损伤，特别是面中 1/3 部位损伤易并发脑震荡、脑挫伤、颅内血肿和颅底骨折。下颌骨损伤可致颈部血肿、血管损伤、颈椎损伤或高位截瘫。在救治时应予以注意，以免贻误治疗。

4. 口腔、鼻腔、鼻窦及牙、牙龈、扁桃体等部位平时既有大量细菌，这些部位的湿度和温度均易于细菌生长，损伤后易造成伤口感染，清创时应尽可能恢复解剖结构，应用抗生素防止感染。

5. 口腔内牙齿损伤后可进入深部组织，易将细菌带入引起感染，骨折线上的病变牙也可造成颌骨感染，治疗时可根据情况予以取出。颌骨复位时可利用牙齿、牙列固定颌骨，根据咬合关系有无正确恢复判断骨折复位和愈合情况。口腔颌面部其他特有的解剖结构如唾液腺、面神经、三叉神经等损伤后可分别出现涎腺瘘、面瘫、神经分布区域麻木等症状。

6. 面部结构与美容有关，损伤后形成的畸形可造成患者精神及心理损伤，引起抑郁、焦虑、恐惧和精神异常等。

二、常见病因

研究结果显示，颌面部创伤占全身伤的 11%～34%，在国内有逐年增加的趋势。创伤以青壮年多见，10～39 岁年龄段是发病高峰，在 40 岁以后所占比例明显下降。男性发生率高于女性，男女比例为 2.11∶1～6.11∶1。主要致伤原因是交通事故、斗殴、高处坠落、运动创伤和工伤等，有的国家和地区则以斗殴常见。

三、发病机制

不同致伤因子及作用组织的方向、作用力、作用强度可造成颌面组织不同类型的损伤。如颌面软组织的擦伤、挫伤、刺伤或割伤、撕裂伤或撕脱伤及咬伤等。颌面部骨折损伤机制研究发现在颌骨受外力作用时较高张应力部位易发生骨折。颌面部撞击损伤机制的生物力学研究结果表明：颏部、下颌角区域、髁突颈部具有较高的张应力，为下颌骨骨折的好发部位；骨缝是面中部整体结构的薄弱环节，在外力作用下容易发生分离。撞击作用易造成眶内容物压力增高传递至薄弱的眶底骨板造成眶底骨折；头面部被均匀撞击后，应力波可沿上矢状线、两侧颞骨、颌骨向后方颅骨和颅底传递，由于额骨、翼点、颞骨承受了较大的应力，容易损伤。

由于应变率和骨密度是影响下颌骨应力、应变本构关系的重要因素。所以骨质的性质也影响骨折的发生。

四、临床特征

（一）颌面部软组织损伤

1. 擦伤。皮肤表层受损，创面形成。创面渗血，并可附着异物。患者感觉疼痛。
2. 挫伤。伤区无开放性伤口，皮肤变色，可有瘀斑，局部肿胀、疼痛。
3. 刺、割伤。皮肤、软组织伤口比较整齐，伤道较深，可有盲管形成，伤口内可有异物。
4. 撕裂伤或撕脱伤。软组织与附着组织部分或全部分离，伤口不整齐，出血较多，深部组织裸露。疼痛明显，易发生休克。
5. 咬伤。有被咬伤史，可见组织撕裂或撕脱，可有组织缺损，深部组织外露、污染。

（二）颌面部硬组织损伤

1. 牙槽突骨折。多见于前牙区，可与颌面部其他损伤同时发生。可见单个或多个牙齿松动，牙龈撕裂、出血及肿胀。牙根部骨质异常动度。咬合关系紊乱。
2. 下颌骨骨折。可有张口受限，下颌运动异常。牙龈撕裂、出血，局部肿胀、疼痛及下唇麻木。骨折段移位，咬合关系紊乱，可见骨异常动度，骨摩擦音。
3. 上颌骨骨折。多发生在骨缝或骨质薄弱部位。临床上可见面部变形，面部塌陷、变长、骨折段骨移位，咬合关系紊乱，单侧骨折为骨折侧早接触，双侧骨折为后牙早接触，前牙开合。可有眶周组织出血水肿形成"眼镜症状"。可见骨异常动度。可伴发颅脑损伤或颅底骨折。
4. 颧骨颧弓骨折。局部组织出血、水肿。面部不对称，损伤早期由于局部肿胀，面部畸形不明显，水肿消退后可见颧部塌陷。张口受限，颧骨眶壁骨折可出现"眼镜症状"，可造成眼球移位而出现复视，眶下触诊可有台阶感。眶下神经损伤可有支配区域麻木。面神经颧支损伤可有患侧眼睑闭合不全。
5. 鼻骨骨折。鼻部畸形，可见塌陷或偏向对侧，鼻骨移位，鼻骨刺破鼻黏膜出现鼻出血。鼻黏膜水肿、血肿、鼻腔血凝块影响鼻通气。
6. 面中部 1/3 多发骨折。伤情重，面部包括鼻骨、上颌骨、颧骨、眶骨多发性复杂骨折。面部畸形明显，面中部塌陷，触诊可见多个骨台阶。出现各骨折相应的临床症状。多伴有全身其他部位、脏器损伤。
7. 颌面部火器伤。伤情重，可有软、硬组织伤。伤口污染严重，可有异物。一般有组织缺损，造成各器官功能障碍，如视觉、听觉下降，面瘫，张口困难等。

五、辅助检查

（一）X 线检查

简单的骨折可选用 X 线拍片（曲面全景片）观察骨折部位、骨折线情况。

（二）CT 检查

三维 CT 立体成像技术可精确显示骨组织折断、移位缺损情况。

（三）MRI

可明确有无颅脑损伤。

六、诊断思路

（一）询问病史

详细追问患者病史，了解受伤原因，致伤物、受伤时间和部位及受伤后出现的症状。

（二）临床检查

1. 全身检查。生命体征是否平稳，有无颅脑、胸部、肝、脾等重要器官损伤，正确及时判断伤情。

2. 专科检查。检查面部是否对称，有无畸形及"眼镜症状"，检查眼球运动、眼睑运动情况。张闭口运动、前伸、侧向运动有无障碍，软组织破坏、缺损情况，出血是否严重，有无骨台阶、骨异常动度、骨擦音。口腔内检查牙齿有无松动、损伤、脱落，牙龈有无出血、撕裂。咬合关系有无紊乱。

（三）辅助检查

根据需要给予患者 X 线、CT 等检查。影像学检查能较清晰显示骨折线部位、数目、方向及骨移位、骨缺损，还能观察牙齿与骨折线的关系，是诊断骨损伤的主要依据。

七、临床诊断

口腔颌面部损伤临床诊断主要依据其病史、临床表现、体格检查及相关影像学检查来进行，其诊断条件如下。

（一）口腔颌面部软组织伤

1. 擦伤。由于粗糙物接触、摩擦致伤，皮肤表层受损，创面形成。创面渗血或组织液，并可附着异物。患者感觉疼痛。

2. 挫伤。局部遭受冲击、挤压，无开放性伤口，皮肤变色，可有瘀斑，局部肿胀、疼痛。一些特殊部位可出现相应症状如张口受限、视力障碍、牙槽突创伤症状。

3. 刺、割伤。有受伤史。皮肤、软组织伤口比较整齐，伤道较深，可有盲管形成，伤口内可有异物。伤道深，损伤邻近组织可出现相应症状，可造成面神经分支及腮腺导管断裂。

4. 撕裂伤或撕脱伤。有大外力致伤史，软组织与附着组织部分或全部分离，伤口不整齐，出血较多，深部组织裸露。疼痛明显，易发生休克。

5. 咬伤。有被咬伤史，可见组织撕裂或撕脱，可有组织缺损，深部组织外露、污染。

（二）颌面部硬组织伤

1. 牙槽突骨折。多见于前牙区，可与颌面部其他损伤同时发生。可见单个或多个牙折、牙齿松动，牙龈撕裂、出血及肿胀。牙根部骨质异常动度。咬合关系紊乱。X 线检查可见骨折线。

2. 下颌骨骨折。可有张口受限，下颌运动异常。牙龈撕裂、出血，局部肿胀、疼痛及下唇麻木。骨折段移位，咬合关系紊乱，可见骨台阶、骨异常动度，骨摩擦音。X 线片或 CT 检查可见骨折线。

3. 上颌骨骨折。临床上可见面部变形，面部塌陷、变长、骨折段骨移位，咬合关系紊乱，单侧骨折为骨折侧早接触，双侧骨折为后牙早接触，前牙开𬌗。可有眶周组织出血水肿形成"眼镜症状"。可见骨异常动度，可伴发颅脑损伤或颅底骨折。临床上典型的上颌骨骨折可分为三型。Le Fort Ⅰ 型骨折：骨折线为从梨状孔水平向后，通过牙槽嵴、上颌结节上方达翼颌缝。骨块由软组织与上方相连。Le FortⅡ型骨折：骨折线前面在鼻根部横过鼻梁，在眶内侧壁向眶底，通过颧骨下方或颧颌缝达蝶骨翼突。有鼻和眶部畸形，鼻出血。Le FortⅢ型骨折：骨折线横过鼻梁、眶尖，过额颌缝、颧颌缝达翼突根部，形成颅颌分离。常伴有眼部伤或颅脑伤致脑脊液鼻漏。通过 X 线、CT 及 MRI 等影像学检查明确诊断。

4. 颧骨颧弓骨折。有外伤史。局部组织出血、水肿。面部不对称，损伤早期由于局部肿胀，面部畸形不明显，水肿消退后可见颧部塌陷。张口受限，颧骨眶壁骨折可出现"眼镜症状"，可有复视，眶下触诊可有台阶感。眶下神经损伤可有支配区域麻木。面神经颧支损伤可有患侧眼睑闭合不全。X线、CT 检查明确诊断。

5. 鼻骨骨折。外伤后鼻部畸形，可见塌陷或偏向对侧，鼻骨移位，鼻骨刺破鼻黏膜出现鼻出血。鼻黏膜水肿、血肿、鼻腔血凝块影响鼻通气。伴有筛骨骨折或颅前窝骨折时，可有脑脊液鼻漏。X线、CT 等影像学检查明确诊断。

6. 面中部 1/3 多发骨折。有重大外伤史，伤情重，面部畸形明显，面中部塌陷，触诊可见多个骨台阶。出现各骨折相应的临床症状。可有球、睑结膜、鼻出血，眼球移位、运动异常，复视，瞳孔散大，对光反射迟钝，张口受限，咬合关系紊乱。三维 CT 检查明确诊断。多伴有全身其他部位、脏器损伤。应注意请专科会诊检查，及时联合救治。

7. 颌面部火器伤。有火器伤史，伤情重，可同时有软、硬组织伤。伤口污染严重，可有异物。一般有组织缺损，造成各器官功能障碍，如视觉、听觉下降、面瘫、张口困难等。伴有烧伤。通过 X线、CT 等影像学检查明确骨创伤和异物情况。

八、鉴别诊断

口腔颌面部损伤一般有明确的外伤史，临床症状比较明显。通过 X 线、三维 CT 立体成像技术可精确显示骨组织折断、移位缺损情况而诊断。

九、救治方法

由于口腔颌面部解剖生理特点，其发生外伤后可能伴有一些危及生命的并发症，其中有窒息、出血、休克及颅脑伤、胸、腹外伤等，应及时诊断救治或请专科联合救治。

（一）去除呼吸道阻塞

1. 临床表现。呼吸困难、烦躁不安、出汗、口唇发绀、鼻翼翕动。严重者有"三凹"征出现，即呼吸时，锁骨上凹、胸骨上凹及肋间隙出现吸气时凹陷。

2. 阻塞原因。

（1）阻塞性窒息：损伤后口腔内的血块、呕吐物、骨片、游离组织块及异物等；骨折形成后，由于骨块移位、组织失去附着发生移位；受伤组织发生血肿、水肿及舌后坠等均可阻塞呼吸道影响呼吸通畅。

（2）吸入性窒息：昏迷患者可将血液、分泌物、呕吐物、异物等吸入气管、支气管或肺泡引起呼吸阻塞甚至窒息。

3. 急救处理。采用侧卧位保持呼吸道通畅。可用手、止血钳、吸引器等及时去除口腔内的血块、呕吐物、骨片、游离组织块及异物等阻塞物；固定移位组织；可用大圆针粗线全层缝合舌尖部，将后坠的舌体牵拉出口外。上颌骨骨折时，可用压舌板、筷子等横放上颌磨牙处，向上托起下坠的骨块，固定于头部绷带。对于保持呼吸道通畅困难的病例，必要时采用环甲膜穿刺、切开，气管插管、气管切开等措施。

（二）止血

口腔颌面部血液循环丰富，损伤后可引起严重出血，引起失血性休克而危及生命。应根据出血部位、来源、程度采用有效方法进行止血。同时监测呼吸、脉搏和血压，若有口渴、烦躁、厥冷、面色苍白、出血不止或窒息表现者，应及时进行抢救。

1. 压迫止血。用手指压迫在供应出血部位知名动脉的近心端达到暂时止血的目的。可用于压迫止血的动脉有颞浅动脉、面动脉，用于颌面部表浅损伤的出血。压迫颈总动脉可用于口腔、咽部及颈部严重的出血，该动脉压迫时间一般不超过 5 min，禁止双侧同时压迫，以免导致脑缺血。对于较大血管的出血需进一步的处理。

2. 包扎止血。主要用于小血管、毛细血管出血及创面渗血。操作时先清理创面，将组织复位，创面可覆盖止血明胶海绵等，用多层纱布衬垫后进行包扎。操作时注意包扎松紧适宜，过紧可造成组织缺血、肿胀、移位，影响呼吸。

3. 填塞止血。将碘仿或油纱条填于伤口内，然后用绷带包扎。多用于深部出血和窦腔出血。用于颈部时注意保持呼吸通畅。

4. 结扎止血。严重出血时，可将创面内活跃出血的血管用止血钳夹住结扎或缝合或钳夹后包扎。颌面部出血严重时可考虑结扎颈外动脉。

5. 药物止血。用于创面渗血，使用时将药物置于创面，也可全身使用药物。常用药物有各种中药止血粉、止血纱布、止血海绵、止血胶，全身使用的药物有酚磺乙胺、卡巴克络、云南白药等。

（三）抗休克

口腔颌面部外伤发生休克是导致患者死亡的主要原因之一。主要有失血性休克和创伤性休克。休克早期患者出现：轻度烦躁、口渴、呼吸浅快、心率快、面色苍白。随着病情加重可出现表情淡漠、意识模糊、血压下降、脉压差小、肢体湿冷、尿少。创伤性休克处理是镇痛、补液，恢复组织灌流量。失血性休克治疗方法是彻底止血和快速输血、输液。

（四）及时处理其他部位损伤

口腔颌面部临近颅脑，损伤后最多见的合并伤是颅脑外伤。包括脑震荡、脑挫伤、颅内血肿、颅骨骨折和颅底骨折。救治时应密切注意患者意识、脉搏、呼吸、血压和瞳孔变化。怀疑有脑外伤时及时拍摄头颅 CT 片或 MRI 片，并及时与诸科医生联系，进行联合救治。同时注意患者有无胸、腹部、脊柱和四肢外伤。

（五）防治感染

由于口腔颌面部解剖特点，使得该部位损伤后易造成伤口感染，有条件时应尽早清创，并应用抗生素防止感染。应当注意的是当颌面部损伤伴有脑脊液鼻漏或外耳道漏时，禁止做鼻腔或外耳道的填塞与冲洗，以免引起颅内感染。

十、诊疗探索

下面方法的尝试有其理论基础，根据病情合理使用对口腔颌面部损伤的治疗可能有较好疗效，但有待更多的临床资料证实。

（一）颈外动脉栓塞治疗危及生命的颌面部创伤性出血

严重的颌面部和颈部的外伤伴有危及生命的大出血。李志刚等对 3 病例采用颈外动脉造影和颈外动脉分支进行弹簧栓栓塞治疗。结果显示：颈外动脉造影和栓塞可以有效地止住颌面部和颈部的外伤伴有危及生命的大出血，并且术前的血管造影可以明确诊断，指导手术。提示在颌面部和颈部的外伤有危及生命的大出血，常规的止血手段无效的情况下，可采用介入性颈外动脉栓塞术。关于颈外动脉栓塞的适应证，有待进一步探索。

（二）应用穿颊器口内入路微创治疗下颌骨角和升支骨折

王彦亮等对 18 例下颌骨角部和升支骨折患者，用穿颊器经过颊部小切口联合口内切口复位内固定。方法是口内小切口沿升支前缘至外斜线切开黏膜、肌层至骨膜，剥离骨膜显露骨折线。调整接骨板弧度，塞入接骨板并之使外形与骨面相适应。在骨面上放置好钛板，并用软锁复位钳从口内把钛板连同骨折断端一起在对位后锁定。钛板放置位置包括下颌升支后缘和外斜线表面，以保证下颌骨张力带的恢复，同时可以避免牙根和下牙槽神经管在钻孔时被累及。用尖刀片在接骨板之相对应的颊部皮肤做 1 个 3 mm 的小切口，用带有手柄和封闭器的套管针经过小切口进行穿刺，穿刺点适当靠近下颌骨下缘，直接穿通全层软组织至骨面。穿刺成功后抽出穿刺针，钻套仍留置于原处，并用带有套管固定器的颊部牵引器固定套管，以免操作时滑脱。用钻头经钻套钻孔，螺丝刀经套管固定螺丝。接骨板和螺丝经口内放置。利用组织的弹性，套管可根据需要在小范围内调整位置和角度，每处骨折仅需穿刺 1 次。固定后抽出套管，去除软锁复位钳，冲洗创面，口内创口褥式加间断缝合。因切口较小，为争取最佳效果，口外切口直接用皮肤黏合剂封闭。

结果显示该方法适用于闭合性下颌骨骨折或面部没有创口的下颌骨角部、升支的线性骨折。通过颊部软组织穿刺内固定，可以在以往传统口内入路时不易达到的下颌骨角部下缘、下颌升支后缘处进行内固定，因此术后固定效果可靠，手术创伤小，并有效地避免了术中对面神经下颌缘支的牵拉，显著降低了术后面瘫的风险；同时该方法明显缩短了手术时间，切口隐蔽，术后美观，效果良好。

（三）计算机辅助技术及 3D 打印技术在颌骨损伤中的应用

李铀等对 28 例复杂颌骨骨折的患者采用了计算机辅助技术及 3D 打印技术制订手术计划。结果显示能明显缩短手术时间及降低术后并发症的发生率。提示在复杂的颌骨折的治疗中，因传统治疗方法的局限性，可考虑借助计算机辅助技术及 3D 打印技术来辅助诊疗。随着数字化医学的广泛推广，计算机辅助技术及以此为基础的个性化 3D 打印模型技术日趋成熟。对于计算机辅助设计技术研究相对较多，但就颌面部骨组织的复杂解剖生理结构而言，从虚拟手术设计到临床操作细节、虚拟设计方案是否能在临床应用并实现等诸多问题并未得到实质性解决。3D 打印能将计算机虚拟手术设计方案和预期结果通过模型方式由虚拟变为现实，但目前如何将术前虚拟手术与个性化 3D 打印技术结合指导于临床手术并成功修复颌骨损伤还待进一步探索与研究。

十一、病因治疗

（一）口腔颌面部软组织伤

只要患者全身条件允许应及早行清创缝合。

1. 清创术。

（1）冲洗伤口：用无菌纱布保护伤口，用肥皂水、盐水清洁伤口周围组织。麻醉后用 1%～3% 过氧化氢溶液、0.9% 氯化钠交替冲洗伤口。

（2）清理创口：尽可能去除异物和组织碎片，保留可能存活的组织，修整创缘。检查有无面神经、腮腺导管损伤防止漏诊。

（3）缝合创口：伤口可做严密缝合，较深伤口应分层缝合。怀疑感染的可置引流条，已经感染的采用湿敷，待感染控制后缝合。有组织缺损创口可做牵拉缝合。缝合时消灭无效腔，关闭伤口与口腔、鼻腔通路。

2. 不同类型损伤处理。

（1）擦伤主要是创面清洗、去除异物、防治感染。涂以消毒药物或抗生素膏剂。如创面感染可湿敷抗生素液或 0.3％呋喃西林液，感染控制后待其干燥愈合。

（2）挫伤可采用加压包扎、早期冷敷后期热敷治疗。如有血肿形成可穿刺抽吸后加压包扎。

（3）刺伤：清创缝合术，防止感染，常规注射破伤风抗毒素。

（4）切割伤采取清创缝合，有神经、腮腺导管伤者尽可能一期修复。注射破伤风抗毒素。

（5）撕裂伤或撕脱伤清创缝合，尽可能保留有活力的组织，创面组织缺损少者可拉拢缝合，组织缺损多者可用组织移植方法修复。注意防治休克。

（6）清创缝合，伤口置引流条。组织缺损多可二期修复。注射破伤风抗毒素，猫、狗咬伤者还应注射狂犬疫苗。

3. 不同部位软组织伤处理。

（1）舌损伤：舌体组织脆，需用大号圆针粗线缝合，针距要大，足够深度，适当加以褥式缝合。避免将舌体与牙龈缝合而影响舌的活动。

（2）唇损伤：缝合时注意保持恢复唇红缘、唇弓、人中嵴、人中窝的解剖形态，皮肤、口轮匝肌和黏膜各层组织解剖缝合。上、下唇组织缺损超过 1/4 时，可用对侧组织转瓣修复。

（3）颊部损伤：皮肤、口轮匝肌和黏膜各层组织解剖缝合，黏膜缺损不多时可先缝合，皮肤缺损可行局部皮瓣修复，全层组织缺损较大者应先黏膜与皮肤缝合消除创面，后期修复。或清创后皮瓣修复。

（4）鼻损伤：处理重点是尽可能保持恢复鼻的解剖外形和功能。尽可能保留鼻翼角，鼻小柱等结构，恢复它们的位置，将裸露的鼻软骨用皮肤覆盖。鼻孔内置大小合适的橡皮管支撑。

（5）腭部伤：软组织裂伤可直接缝合，软腭伤应分层缝合。如有组织缺损可用腭瓣修复。与鼻腔贯通伤可先缝合鼻腔黏膜再缝合口腔黏膜。组织缺损过多不能立即修复者可先做腭护板隔离口鼻腔。

（6）眼部损伤：横行伤口直接对位缝合，纵行伤口可根据情况辅以"Z"字缝合，以免瘢痕挛缩形成眼睑外翻或内翻。眉部伤口缝合是参照对侧保持对称。

（7）腮腺伤：导管断裂时应行导管吻合术，不能吻合时可改道，开口于相邻颊部或结扎导管使腺体萎缩，也可行腮腺摘除。腺体伤可清创缝合后加压包扎。术后使用抑制唾液分泌药物。

（8）面神经伤：面神经离断伤应早期吻合，如不能对位缝合可置入支配的表情肌或用耳大神经或腓肠神经移植。

（二）牙槽突骨折

骨折手法复位，恢复正常咬合关系。缝合撕裂的牙龈，处理受损的牙齿。采用牙弓夹板固定骨折 4～6 周。调整咬合。

（三）口腔颌面部骨组织伤

应在全身条件允许下尽早治疗，治疗应尽可能解剖复位，稳定固定，减少创伤，早期恢复行使生理功能。治疗一般由专科医生进行。

1. 下颌骨骨折。骨折复位以咬合关系正确恢复为准，除非有明显松动、折断或严重龋坏，骨折线上牙齿应给予保留。对于手术复位或无牙的病例应尽可能采用坚固内固定。简单、无明显移位的骨折可采用单颌固定、颌间固定，固定时间一般为 6 周。缺损大的创伤可采用架桥式或钛板内固定。髁状突颈部骨折移位明显、进入颅腔、关节囊破裂、咬合紊乱者应进行手术治疗。否则可常用保守治疗。

2. 上颌骨骨折。注意全身伤的救治，保持呼吸道通畅。恢复咬合关系，应在颅颌固定的基础上进行颌间弹性固定。骨移位明显，咬合关系紊乱严重者需切开复位、内固定。有眶底骨折，眼球移位者可用组织移植方法修复。

3. 颧骨、颧弓骨折。移位不明显可不做复位。单纯骨折可采用巾钳、口内切开、颞部切开方法复位。粉碎性骨折可采用上颌窦填塞、面部切口、复位固定。眶底骨折时可用复位或组织置入修复。注意眶下神经、视神经情况，避免损伤。

4. 面中部 1/3 多发性骨折。可采用头皮冠状切口，辅以外眦、眶下及口内前庭沟切口进行骨折复位、固定骨折。术后颌间结扎调整咬合关系。

5. 口腔颌面部火器伤。保持呼吸道通畅，给予止血、镇痛，积极抗休克。彻底清创，防止感染并使用破伤风抗毒素。

（四）损伤防护

防护装置的使用对颌面部损伤具有很好的防护作用。可吸收能量方向盘、操纵杆及高效防穿透挡风玻璃，可以有效地降低颌面损伤的危险性和损伤的严重程度。使用安全带可以减少驾驶员与方向盘、挡风玻璃等碰撞所引起的颌面部损伤并减轻损伤的程度。安全气囊也可以有效地防止和降低颌面损伤及颅脑、颈椎等合并损伤。头盔的使用可以使自行车和摩托车乘员对撞击力量起到分散、缓冲作用，降低颌面部的损伤程度。

十二、最新进展

骨牵张治疗外伤后形成的骨缺损及骨畸形。

（一）应用材料和器械

主要器械为骨牵张器。

（二）操作方法

1. 做好术前准备。

2. 根据需要选择局部麻或全身麻醉。

3. 显露所需牵张的骨面、截骨，在截骨线两侧安置牵张器并固定，缝合伤口。常规应用抗生素。

4. 术后 1～2 d 开始牵张。

5. 待合适骨量形成后拆除牵张器进行下一步治疗。

（三）牵张成骨优点

在牵张成骨的同时，扩张和延展相关的软组织，包括皮肤、神经、肌肉等。这有可能替代传统的骨移植技术，减少复合组织瓣的应用，减小创伤，减少术区，降低了手术风险。内置式牵张器仅可做直线牵引，但对生活影响小。外置式可在三维方向进行牵张调节，更适用复杂的颌面畸形治疗。

（四）全国颌面创伤严重度评分系统使用标准被确定

1. 损伤严重度评分方法有助于快速、准确判断受伤患者的伤情，确定合理的救治方案。由于它可以提供大量评分数据，通过相同原因造成的不同严重程度的损伤或不同原因损伤所致多系统损害进行评价，可以判断预后，以提高救治质量。统一的评分标准有利于资源共享。

2. 此前我国使用的损伤评分方法主要有简明损伤定级法和损伤严重程度评分法等，只评定伤情本身而不评定损伤造成的后果，是评价损伤严重度的方法，而不是评价损伤造成的功能损害。主要是针对死亡这个结局进行预测，对伤残等其他结局涉及很少。同时，存在不能显示单处伤与多处伤、单侧伤与双侧伤、单发骨折和多处骨折的区别。颌面部的解剖结构和生理功能有其特殊性。颌面创伤死亡率低，主要表现为面形破坏、咀嚼功能丧失及伴随社会心理障碍。所以其评分应该能够反映损伤对功能和生存质量的影响。

3. 由薄斌等建立的这套评分系统相对 AIS-90 增加了有关张口度、咬合情况及颌面畸形等关于功能损害方面的条目，并进行了损伤级别的编码；发生颌面部同一解剖结构多处损伤或双侧损伤时，按损伤部位数对所有损伤分别进行编码；用修正的损伤严重度评分法评价多发性骨折。

4. 该系统设计合理，数据精确，标准细化，评分科学，可以准确、合理地反映口腔颌面部各种损伤的严重程度。

李军　乔光伟　张在其

第二节　颌面部间隙感染

一、基本概念

感染是指致病微生物侵入机体并繁殖引起全身或局部组织的炎性反应。口腔颌面部有许多潜在的筋膜间隙，间隙之间由脂肪和疏松结缔组织、神经血管束及腺体占据。颌面部间隙感染可直接发生，但多数为其他部位感染扩散而致。口腔颌面部有呼吸道与消化道开口，与外界相通。口腔、鼻腔的温度和湿度适宜于微生物的滋生繁殖。当机体抵抗力下降或正常的防御系统遭到破坏时可引起感染。口腔颌面部血液循环丰富，鼻唇部静脉常无瓣膜，回流区域的感染可向颅内扩散引起颅内感染。面颈部淋巴结丰富，颌面部感染可延淋巴途径扩散，严重者可扩散形成严重的颈部及纵隔脓肿。

二、常见病因

正常情况下口腔内即有大量细菌存在并易被外来细菌污染。在临床上，口腔颌面部间隙感染多为需氧菌、兼性厌氧菌和厌氧菌引起的混合性细菌感染。常见致病菌可有金黄色葡萄球菌、溶血型链球菌属、大肠杆菌、铜绿假单胞菌、变形杆菌及类杆菌、梭形杆菌等。此外有些颌面部感染可由病毒及真菌等引起，较为少见。它们来源如下：

（一）牙源性

龋洞、坏死的牙髓、牙周袋、冠周盲袋有大量细菌存在。可由此引起牙髓炎、根尖炎、牙周炎、冠周炎，感染可扩散引起颌面部间隙感染。牙源性致病菌是口腔颌面感染致病菌的主要来源。

（二）腺源性

头面部细菌感染引起所属区域淋巴结肿胀化脓，细菌穿过淋巴结被膜向周围扩散。机体抵抗力下降或唾液腺导管阻塞可引起唾液腺炎，细菌通过不完整的腺体被膜向周围扩散。

（三）损伤性

细菌通过损伤的皮肤、黏膜及颌骨开放性骨折进入机体或由异物带入组织深部引起感染。

（四）血源性

其他部位感染后，细菌通过血液循环播散至颌面部引起间隙感染。

（五）医源性

医务人员不正规注射、穿刺或手术操作，将致病菌带入。

三、发病机制

引起颌面部间隙感染的主要发病机制可归纳以下几个方面:

1. 致病菌数量多,毒力过大。

2. 防御功能差,或防御屏障被破坏。

3. 治疗措施不完善,早期感染未得到控制造成感染扩散。

四、临床特征

(一)颏下间隙感染

感染位于舌骨上区、颏下三角内。多继发于颏下淋巴结感染,也可继发于下前牙、口底、下唇颏部皮肤感染。口腔黏膜溃疡、损伤也可以引起颏下间隙感染。颏下间隙感染多为颏下淋巴结炎扩散引起。当感染限于淋巴结内时症状不明显,病情进展慢。感染扩散后颏下有明显的肿胀、皮肤充血发红、压痛。

(二)眶下间隙感染

感染位于眼眶下方、上颌骨前壁与面部表情肌构成的眶下间隙。多由与该间隙邻近的尖牙、第一前磨牙、上颌切牙或乳尖牙、乳磨牙及上颌乳切牙的根尖感染、牙周感染扩散引起。上颌骨骨髓炎、鼻部或上唇部的化脓性感染也可扩散至眶下间隙。感染易向颅内扩散。

(三)颊间隙感染

感染位于由颧骨下缘、下颌骨外侧、口轮匝肌咬肌前缘、翼下颌韧带所构成的颊间隙内。感染多继发于上下颌磨牙、下颌阻生智齿引起的炎症、局部淋巴结炎症和皮肤黏膜感染。也可由邻近间隙扩散而致。感染位于皮下或黏膜下时病程进展慢,肿胀局限,当感染波及颊脂垫时,进展迅速,肿胀明显并易向邻近间隙扩散。

(四)颞间隙感染

位于颞肌与颞深筋膜组成的颞浅间隙感染常由同侧颞、顶部皮肤感染引起。位于颞深筋膜深部和颞骨之间的颞深间隙感染多由耳部或其他间隙感染引起。颞浅间隙感染脓肿形成后局部可触及波动感,颞深间隙感染可穿刺抽出脓液证实。感染常为多间隙感染,颞肌组织致密,脓肿不易自行向外破溃,易破坏颞骨形成颞骨骨髓炎及向颅内扩散。

(五)颞下间隙感染

感染位于上颌骨后面,腮腺深叶、蝶骨翼外板、下颌升支和颧弓之间。上界为蝶骨大翼的颞下面和颞下嵴,下界为翼外肌下缘。感染来自其他间隙扩散,也可由磨牙感染扩散及上颌神经、圆孔、卵圆孔麻醉时引起。外观表现不明显,感染也容易向邻近间隙扩散。

(六)咬肌间隙感染

感染位于咬肌前缘、下颌支后缘、颧弓下缘、下颌骨下缘范围内的下颌支与咬肌之间。感染主要由智齿冠周炎和下颌磨牙根尖周炎扩散引起。磨牙后三角黏膜扩散较少。张口受限明显,长期感染可形成下颌骨骨髓炎。

(七)翼下颌间隙感染

感染位于下颌支内侧骨壁与翼内肌之间。前方可达颞肌、颊肌及翼颌韧带,后方可达下颌后缘腮腺深部,向上可达翼外肌下缘,向下可达下颌角内侧。感染主要由智齿冠周炎和下颌磨牙根尖周炎扩散引起,也可由颞下、咽旁间隙感染扩散造成。医源性感染主要发生在下牙槽神经阻滞麻醉消毒不严格。感染位置深，面部肿胀不明显，张口受限严重，易向邻近间隙扩散。

（八）舌下间隙感染

感染位于舌腹口底黏膜、下颌舌骨肌及舌骨舌肌与下颌骨内侧范围。感染主要为下颌牙齿感染引起，也可由于口底黏膜感染和外伤及颌下腺、舌下腺感染引起。

（九）咽旁间隙感染

感染位于翼内肌、腮腺深叶与咽上缩肌之间。上达颅底下至舌骨平面。前及翼颌韧带，后部为椎前筋膜。感染多为智齿冠周炎、化脓性扁桃体炎或邻近间隙感染扩散引起。

（十）颌下间隙感染

感染位于下颌骨下缘、二腹肌、下颌舌骨肌与舌骨舌肌构成的颌下三角内。主要由智齿冠周炎、下颌后牙根尖周炎引起，也可由颌下淋巴结颌下腺感染扩散引起。

（十一）口底多间隙感染

又称口底蜂窝织炎。感染最初位于一侧颌下或舌下间隙，经扩散导致双侧颌下、舌下及颏下间隙同时感染。感染来自下颌牙齿根尖周炎、牙周脓肿、冠周炎、颌骨骨髓炎或下颌下腺炎、颌下淋巴结炎、扁桃体炎的扩散，也可继发于外伤和局部皮肤感染，是颌面部最重、治疗最困难感染之一。感染可波及整个口底，治疗不及时感染可向下扩散引起急性下行性纵隔脓肿，死亡率高。

五、辅助检查

（一）血常规检查

炎症时白细胞总数常增多，细胞分类中性粒细胞比例增多并有核左移和细胞中毒颗粒。

（二）血生化检查

感染严重时有电解质、酸碱平衡紊乱者，检查结果可见血钾、钠、氯及二氧化碳结合力等改变。对于糖尿病患者，血糖的控制对感染治疗的结果具有重大影响。

（三）细菌学检查

直接采取脓液或穿刺吸取脓液进行涂片检查。细菌培养和药敏试验对诊断意义重大，对治疗具有指导作用。细菌培养应常规进行需氧菌和厌氧菌培养。对于检查前使用过抗生素的病例，细菌培养可能为阴性。对于怀疑有脓毒症的病例可连续、多次进行血液细菌培养和药敏试验。

（四）超声检查

B超检查可观察到脓液的范围及与周围组织、血管的关系。

（五）X线检查

可以观察病源牙的牙体、牙髓、牙周情况，颌骨是否有囊肿、炎症及骨质破坏，组织中是否有金属异物存在。有时可见腺体内结石。

（六）CT、MRI检查

可以观察深部间隙感染情况，脓肿是否形成，是否有肿瘤等。

六、诊断思路

（一）询问病史

详细询问患者既往病史和现病史，结合临床检查寻找感染来源。包括有无牙痛史，颌面部其他部位肿痛史，发病前有无外伤，是否经历过注射、手术等操作。发病前是否有其他部位的感染。

（二）专科检查

专科检查是否有可疑的病源牙，是否有龋洞、牙周袋、冠周盲袋，有无根尖炎、牙周炎、冠周炎，同时检查颌骨情况。检查颌面部淋巴结、唾液腺有无肿大变硬及与感染的关系。浅部间隙感染可由波动试验诊断，局部症状可有红、肿、热、痛感染特征，局部压痛。深部间隙感染可借助穿刺法诊断，表现为疼痛，可有功能障碍，如张口受限。

（三）全身检查

全身检查有无感染病灶，有无发热、中毒症状，有无系统性疾病。

（四）辅助检查

根据需要给予患者血液学、细菌学、超声检查、X线、CT、MRI等检查，有助于临床诊断。

七、临床诊断

根据病史，结合临床表现、体格检查，运用相关解剖知识，可对颌面部间隙感染进行正确诊断。

（一）颏下间隙感染

1. 临床表现。可有以下病史：①下前牙龋坏、根尖炎。②下唇损伤、炎症。③颏下淋巴结急、慢性炎症。④临床检查：可见颏下区红、肿、热、痛，皮温增高，局部可有波动。

2. 辅助检查。①局部有波动时可穿刺抽出脓液。②全身发热，体温升高时血常规检查可有白细胞增多等。

（二）眶下间隙感染

1. 临床表现。①眶下区皮肤充血、皮温高，眼睑水肿、眼裂变窄，局部肿胀、鼻唇沟消失。炎症刺激眶下神经可引起剧烈疼痛。②可有相对应区域牙齿病变或牙周脓肿。③可有全身发热。④易波及静脉及扩散，形成内眦静脉、眶静脉血栓性静脉炎、海绵窦感染。

2. 血常规检查可有白细胞增高。

（三）颊间隙感染

1. 临床表现。①颊部红、肿、热、痛。②口内可见病变牙、阻生智齿，磨牙区颊黏膜水肿、前庭沟变浅。③脓液形成后可有波动。④可有张口受限。

2. 血常规检查。可见白细胞计数及中性粒细胞明显增高。

3. 脓液形成后，穿刺可抽出脓液。

（四）颞间隙感染

1. 临床表现。①可有局部皮肤感染，外伤后牙病变或耳部或全身其他部位感染史。②颞肌部肿胀、疼痛。③脓肿形成后可有局部波动，但颞深间隙脓肿形成后波动不明显。局部症状出现5～7 d后可有脓液形成。④张口受限明显。⑤高热、头痛。感染扩散至脑膜、颅内时可有相应症状。

2. 穿刺检查。脓液形成后可穿刺抽出脓液。

3. CT检查。

（五）颞下间隙感染

1. 感染部位深、隐蔽，外观表现不明显，易向深部扩散。

2. 可有牙源性感染或局部注射史。

3. 颧弓上、下及下颌升支后方轻度肿胀，其深部压痛。

4. 张口受限。

5. 发热、白细胞增高。

6. 常伴有相邻间隙感染，合并相应临床症状。

7. 发病5～7 d，脓肿形成后可穿刺抽出脓液。

8. CT检查可见间隙内结构肿胀，边界模糊，脓液形成后可见局限的低密度影。

9. 易向颅内扩散，可引起海绵窦静脉炎。

（六）咬肌间隙感染

1. 可有下颌智齿冠周炎，下颌磨牙根尖周及牙槽感染，腮腺炎或其他间隙感染病史。

2. 下颌骨咬肌附着部位为中心红、肿、热、痛，局部变硬。

3. 张口受限明显。可有咬肌刺激后的牙关紧闭。

4. 局部凹陷性水肿，脓液形成后可穿刺抽出脓液。

5. 脓液长期蓄积可引起下颌骨边缘性骨髓炎。

（七）翼下颌间隙感染

1. 可有下颌智齿冠周炎，下颌磨牙根尖周及牙槽感染，下牙槽神经阻滞麻醉、下颌智齿拔牙史。可有其他间隙感染。

2. 张口受限，咀嚼、吞咽时疼痛。

3. 翼颌皱襞处黏膜水肿。

4. 脓液形成后可在下颌角内侧穿刺抽出脓液。

5. 发热、白细胞增高。

6. 治疗不及时可导致感染向相邻间隙扩散。

（八）舌下间隙感染

1. 可有下颌牙齿感染，口底黏膜损伤、溃疡或颌下腺、舌下腺炎症病史及相应症状。

2. 口底黏膜水肿，舌下肉阜抬高，舌向上或向对侧移位。

3. 进食、吞咽、讲话等舌部运动时疼痛明显，严重时张口困难、呼吸不畅。

4. 脓肿形成后可扪及波动，穿刺可见脓液。脓肿易破溃。

5. 发热、白细胞增高。

（九）咽旁间隙感染

1. 可有下颌智齿冠周炎及扁桃体炎。

2. 咽侧壁红肿，扁桃体突出，悬雍垂可被推向健侧，感染可波及周围软组织。

3. 局部疼痛，吞咽时加剧。

4. 可有声音嘶哑、呼吸困难、呛咳。

5. 张口受限。

6. 颈部舌骨大角周围压痛。

7. 发热、白细胞增高。

8. 胸部X线及CT检查排除并发肺部感染及纵隔感染。

（十）颌下间隙感染

1. 可有下颌智齿冠周炎，下颌磨牙根尖周及牙槽感染和淋巴结炎病史。

2. 颌下区红、肿、热、痛局部变硬，脓肿形成后可有波动，穿刺可见脓液。

3. 发热、白细胞增高。

（十一）口底多间隙感染

1. 特点是双侧颌下间隙、舌下间隙、颏下间隙同时发生感染。

2. 可有下颌牙齿根尖炎、牙周炎、冠周炎、根尖脓肿、颌骨骨髓炎或下颌下腺炎、淋巴结炎、外伤等病史。

3. 化脓性感染病变初期感染多在一侧，临床症状与相应间隙感染症状相似，感染扩散整个口底时，出现口底广泛、弥漫性肿胀、疼痛。

4. 腐败坏死性感染。①发病急、进展快，出现面颊部至胸部广泛的皮肤红肿、变硬、发紫，并可出现瘀斑；②皮下组织水肿，触诊时可出现不易恢复的凹陷；③皮下气肿，可扪及捻发音。

5. 口底肿胀明显，张闭口困难，流涎，语言不清，吞咽困难。严重者可造成呼吸困难。

6. 全身中毒症状明显，发热、寒战、烦躁、嗜睡，甚至昏迷。

八、鉴别诊断

对于位置比较表浅间隙感染，通过询问病史，临床检查，实验室检查和局部穿刺等手段，运用颌面部解剖知识不难诊断。对于较深的间隙感染还可用 B 超、CT、MRI 等方法帮助诊断。

1. 应注意化脓性细菌感染与腐败坏死性细菌感染的鉴别。

2. 应注意感染源的鉴别。口腔检查口内是否有龋齿、坏死的牙髓、牙周袋、冠周盲袋有大量细菌存在。是否有牙髓炎、根尖炎、牙周炎、冠周炎。有无淋巴结肿胀化脓，或唾液腺炎症。是否有局部注射或外伤。其他部位是否有感染及颌面部间隙感染发生的时间情况。牙源性感染多发于青壮年，皮肤红肿明显，进展快，脓液形成早，张口受限明显。腺源性感染多发于儿童，皮肤症状不明显，脓液较少、较稠，张口受限轻。医源性感染症状较重，易造成多间隙感染。

3. 颌面部间隙感染还应与恶性肿瘤鉴别。炎症经抗感染治疗后效果不明显，局部症状无发红，波动不明显，穿刺无脓液，肿胀继续增长，应进一步检查是否有占位病变。

九、救治方法

（一）全身治疗

1. 抗感染治疗。选择合适的抗生素。用药前尽可能进行细菌培养和药敏试验。在结果报告前可根据感染来源、临床表现、脓液性状和涂片等初步选择抗生素。常用药物有青霉素类、头孢菌素类、多黏菌素、红霉素、甲硝唑、克林霉素等。对于单一抗生素不能控制感染者应根据不同抗生素适应证、作用机制等联合用药。待细菌培养和药敏结果报告及患者对所用药物的生理、病理等反应及时调整用药。对于重症患者还应进行血细菌培养和药敏试验以指导用药。应注意预防药物不良反应，避免长期、大量盲目滥用广谱抗生素而产生耐药。另外还可应用中药治疗。

2. 全身支持治疗。应增强体质，加强机体抵抗力，注意休息，减少运动。保持患者电解质平衡，防止和纠正酸中毒。注意防治菌血症、中毒性休克等严重并发症。加强营养，给予高蛋白、高热量，必要时可输血。

（二）局部治疗

1. 保持局部清洁，减少局部活动，严禁挤压等，以免感染扩散。对于位置较浅的间隙感染，发病早期可以采用外敷中草药方法，促进病灶消散、吸收或局限。用药可选用如意金黄散、六合丹、菊花三七膏和抑阳散等。

2. 脓肿切开引流。

（1）口腔颌面部间隙感染在脓肿形成后大多不能局限吸收，脓肿切开引流是治疗有效方法之一。对于浅部脓肿有波动者应予以切开引流；深部感染经抗生素治疗 5～7 d，局部症状无改善，皮肤色暗，触痛明显有凹陷性水肿，穿刺抽出脓液，全身中毒症状加重者应及时切开引流；急性口底蜂窝织炎应早期切开引流、减压；对于脓肿已经破溃但引流不畅者也应选择适当部位切开引流或扩大引流口。

（2）切口大小以保证引流为准，部位应在脓腔低位，以便引流通畅；颜面切口部位尽可能选择在较隐蔽部位，沿皮纹方向切开，同时注意保护神经、血管、导管等重要解剖结构。应每天冲洗脓腔，更换引流条。操作轻柔，以免感染被挤压后扩散。

3. 处理病灶。炎症控制后应及时处理引起间隙感染的病灶，以便炎症的彻底控制和消除。要及时处理引起感染的根尖周炎、牙周炎。经常引起炎症的智齿应尽早拔除。颌骨骨髓炎应及时去除死骨及刮治病灶。各间隙感染切开引流方法如下。

（1）颏下间隙感染：脓肿形成后，在波动最明显处横行切开皮肤，分离皮下组织、颈阔肌达脓腔，冲洗后置引流条。

（2）眶下间隙感染：病变早期可先处理病源牙。采取根管引流、牙周盲袋冲洗引流治疗根尖炎及牙周炎。脓肿形成后应及时行切开引流。切口一般在上颌前牙、前磨牙唇、颊侧黏膜反折处。横行切开组织达骨面，可用骨膜分离器或止血钳分离至脓腔，冲洗、置引流条。

（3）颊间隙感染：脓肿形成后，一般多可采用口内脓肿低位处或龈颊沟处切开。但对于肿胀范围较大，感染波及颊脂垫的病例则应在口外颌下 1.5～2 cm 下沿下颌骨下缘选择切口。切开皮肤、皮下组织向上分离至脓腔。术中注意保护面神经下颌缘支、面动脉、面静脉。

（4）颞间隙感染：根据感染部位、大小选择切口。浅部脓肿可在发际内做与毛发生长方向一致的切口。深部感染可采用与颞肌纤维方向一致的切口切开。为充分引流可做两个切口。感染达骨膜下时，做颞肌上缘附着处弧形切口，翻开骨膜引流。发现有颞部骨髓炎、死骨形成时及时清创去除死骨。如有其他多间隙感染可作贯通式引流。

（5）颞下间隙感染：口内切口选择在上颌结节外侧前庭黏膜反折处或红肿、压痛最明显处。切开黏膜后，向上分离至脓腔。口外切口选择颌下切口，沿下颌支后缘与翼内肌向上分离至脓腔。在有多间隙感染情况下做贯通式引流。

（6）咬肌间隙感染：可采用口内切口但引流效果不佳，临床上多采用颌下切口分离至下颌骨表面，分离咬肌附着进入脓腔。如有骨髓炎死骨形成应予以去除，并保证引流彻底。

（7）翼下颌间隙感染：因多有张口受限，该间隙感染多采用口外切口。在下颌角下做弧形切口，分离皮下组织、颈阔肌至下颌骨，在下颌骨内侧分离翼内肌及骨膜进入翼颌间隙。如张口受限不明显，采用口内切口。在翼下颌皱襞外侧沿皱襞纵行切开黏膜，沿下颌支内侧进入脓腔。

（8）舌下间隙感染：切口在口底肿胀或波动明显处。平行于下颌骨体切开黏膜，分离组织进入脓腔。术中注意保护颌下腺导管、舌神经、舌动脉等重要解剖结构。

（9）咽旁间隙感染：无张口受限者采用口内切口。切开引流前先将一部分脓液抽出，以免切开时流入气管。在翼下颌皱襞内侧纵行切开黏膜分离、进入咽上缩肌与翼内肌之间继续分离入脓腔。注意深部重要血管、神经等解剖结构。口外切口适用于张口受限者。在下颌角下 2 cm 弧形切开，分离至下颌骨后缘翼内肌内侧分离进入咽旁间隙。

（10）颌下间隙感染：在下颌骨下缘 1.5～2 cm 以下肿胀明显处切开皮肤、皮下、颈阔肌，分离组织进入脓腔。如果感染位于淋巴结内应切开淋巴结被膜，如有多个淋巴结感染应分别切开。术中注意保护面神经下颌缘支、舌神经及面动、静脉。

（11）口底多间隙感染：选择红肿明显、有波动处切口，如果肿胀广泛呈弥散性或已经出现有呼吸困难症状时，应做广泛性切开。切口可达双侧颌下及颏下呈倒"T"型。充分分离口底肌群获得充分引流。如肿胀范围波及颈、胸部时，还应在相应部位行多个与皮纹一致的切口。创口用 3% 过氧化氢溶液或 1∶5 000 高锰酸钾溶液冲洗，置皮管引流条。

4. 物理疗法。对于较浅部位的感染物理疗法如超短波、红外线、紫外线、磁疗、激光等具有促进血液循环、杀菌、消炎功效。使用中应密切观察防止感染扩散。

十、诊疗探索

下面一些研究对于口腔颌面部间隙感染的诊疗有一定的指导和帮助，但需大量试验和更多的临床资料证实。

（一）致病菌方面研究

口腔颌面部间隙感染常可检出细菌为葡萄球菌、链球菌属、大肠杆菌等，主要厌氧菌有产黑色素类杆菌、梭形杆菌等。近年来由于厌氧菌培养技术的发展和新的技术的应用使得草绿链球菌属、消化链球菌属、普雷沃菌、克雷伯菌属、啮蚀艾肯菌等得以检出并分类。也有病毒和真菌被检出的报道。这对临床诊断、治疗具有指导意义。

（二）早期症状

文献报道发现口腔颌面部感染早期以张口受限、吞咽时局部疼痛居多。其是否可以作为发病开始的指征尚需进一步证明。

（三）抗生素使用

Bratton TA 等通过资料复习发现颌面部间隙感染发病初 3 d 内，致病菌多为链球菌属和葡萄球菌，对青霉素、阿莫西林敏感。发病 3 d 后致病优势菌为厌氧菌主要为消化链球菌属属和梭状杆菌属，对克林霉素、甲硝唑、氨苄西林敏感，提示临床用药选择方向。由于抗生素的广泛、大量使用及存在不合理使用，使得大量耐药致病菌的产生，有的致病菌虽然检出率降低，但耐药性增强。因此，应尽可能进行致病菌培养和药敏试验，及时更换抗生素，使抗生素使用有的放矢。

（四）脓肿的引流

脓肿形成后应常规进行切开引流，对于体质较好，感染部位较浅的病例可以采用穿刺抽脓，脓腔冲洗后注入抗生素。

（五）高压氧联合脓肿切开引流

可促进组织新陈代谢和提高局部愈合和修复，采用脓肿切开引流术联合高压氧治疗感染，有助于提高颌面部感染的治疗效果。

（六）并发症

主要并发症为呼吸道感染、电解质紊乱、血栓性静脉炎等。重症者还可出现脓毒症、颅内感染、纵隔脓肿及休克等。危险人群是老年人、治疗不及时者、患有系统性疾病者、糖尿病患者等。另外还有抗生素应用不合理，长期、大量使用激素者。治疗时应注意防止并发症的出现，提高治愈率。

（七）预后

口腔颌面部间隙感染如果诊断正确，用药合理，脓肿形成后及时切开引流，一般情况下预后较好。对于老年人，有糖尿病和其他系统性疾病出现并发症者预后不容乐观。对于重症病例，采用多科室共同管理的方法，采取内、外科协作，全身与局部兼顾的方法综合处理，降低死亡率，提高治疗效果。

十一、病因治疗

（一）牙髓炎

1. 可复性牙髓炎。太除龋坏组织、食物残渣等刺激因素，垫底修复。有明显激发痛，备洞敏感者可先行安抚，症状消失后修复。龋坏接近牙髓，去净龋坏有露髓危险者可考虑间接盖髓术。待软化牙本质再矿化和修复性牙本质形成后继续治疗。

2. 急性牙髓炎。可封失活剂后拔髓也可在麻醉下直接拔髓做根管治疗，根管形态复杂时可考虑干髓术或牙髓塑化治疗。

3. 慢性牙髓炎。做根管治疗，根管形态复杂时可考虑干髓术或牙髓塑化治疗。

4. 牙髓坏死。行根管治疗，年轻恒牙先做根尖诱导成形术，再做根管治疗术。

（二）根尖周炎

1. 急性根尖周炎。开放髓腔，根尖部脓肿形成时及时切开引流。症状控制后行根管治疗、牙髓塑化治疗。

2. 慢性根尖周炎。行根管治疗，根尖周病变范围较大者或有根尖周囊肿形成时，根管治疗后进行观察，病变继续扩大时可行根尖手术。病变范围过大者可拔出患牙，掌握好拔牙时机。

（三）牙周炎

1. 慢性牙周炎。去除局部刺激因素包括保持口腔卫生，清理龈上、龈下结石，治疗龋齿，调整咬合，消除食物嵌塞；辅助使用抗生素；控制全身系统性疾病，增强机体免疫。必要时进行龈下刮治、翻瓣、牙槽骨修整、植骨等手术。

2. 牙周牙髓联合病变。冲洗引流牙周感染，可从牙周袋引流或切开引流。治疗牙髓病变。采用翻瓣术、截根术去除病变。

3. 牙周脓肿。冲洗牙周袋，引流脓液，局部和全身应用抗生素。炎症控制后进行牙周治疗。

（四）冠周炎

1. 急性炎症时可冲洗冠周盲袋后，局部置含碘药物。脓肿形成后及时切开引流。根据情况使用抗生素。可采用理疗治疗张口受限、疼痛等局部症状。

2. 急性炎症消退后能够正常萌出的牙齿可保留，不能正常萌出或经常引起炎症发作、有食物嵌塞、成为病灶者应拔除。

（五）唾液腺炎

对于急性化脓性唾液腺炎，使用抗生素控制感染，支持疗法，提高机体免疫力。对症处理；保持导管引流通畅防止逆行感染；腮腺脓肿形成后应及时切开引流。如腺体炎症为结石造成，可考虑排石或摘除结石。结石位置深，腺体功能丧失者可行腺体摘除。

（六）面颈部淋巴结炎

急性淋巴结炎局部治疗可采用热敷、理疗、中药如六合丹、如意金黄散等。如有脓肿形成可切开引流。全身治疗可给予抗生素，注意休息等。面颈部淋巴结炎多继发于牙源性感染、口腔炎症、面部疖、痈，以及皮肤损伤，因此，要根据引流区域寻找原发病灶积极处理。慢性淋巴结炎治疗主要是增强机体抵抗力和处理原发病灶。

（七）面部疖痈

1. 局部治疗。炎症早期以局部治疗为主，辅助药物治疗。避免损伤，严禁挤压、挑刺、热敷、烧灼等局部刺激。尤其上唇、鼻部内的静脉常无静脉瓣，局部刺激易使感染扩散至颅内，形成海绵窦静脉炎、菌血症、脓毒症、中毒性休克等。同时应减少唇部活动，少说话，采用鼻饲进食。疖初起时可使用2%碘酊轻涂局部，1次/d，保持局部清洁。痈初起时可用高渗盐水局部持续湿敷，使痈局限、软化破溃。已经形成皮下脓肿时，可在其中心、皮肤较薄处保守性切开引流。继续湿敷并及时更换敷料，直至脓液消失。如有脓栓形成可将其轻夹取出，保持脓液流出通畅。

2. 全身治疗。可根据病情使用抗生素。在脓液细菌培养、药敏结果报告前可使用对金黄色葡萄球菌敏感的药物如青霉素、红霉素、头孢菌素类和青霉素类等，待药敏结果报告后及时调整用药。

（八）化脓性颌骨骨髓炎

1. 急性颌骨骨髓炎。根据细菌培养药敏结果给予足量、敏感抗生素，同时进行全身支持疗法。确定骨髓腔内有脓液形成时及时引流。引流方法有根据情况拔除患牙，凿去骨外板，低位切开引流。

2. 慢性颌骨骨髓炎。慢性中央性骨髓炎以摘去死骨为主，慢性边缘性骨髓炎以手术刮除病理性肉芽组织为主。

（九）口腔颌面部创伤

应尽早清创缝合，去除伤口创面污染物，用3%过氧化氢溶液、0.9%氯化钠反复交替冲洗。对于伤部异物应尽可能取出。异物取出困难者可暂时保留。及早缝合伤口，无条件缝合的伤口应进行包扎。全身使用广谱抗生素防止感染。

（十）血源性

其他部位感染后，应使用抗生素及局部控制感染方法，防止感染扩散。

（十一）医源性

专科治疗应严格无菌操作防止医源性感染。

十二、最新进展

超声引导经皮导管引流是目前治疗腐败坏死性口底蜂窝织炎效果较好的方法之一。对明确诊断的病例进行增强CT检查，了解程度、范围，确定引流部位。准备导管引流盒。

（一）操作方法

1. 做好术前准备。
2. 全身麻醉后行气管插管。
3. 在超声室以 6-MHz 探头进行超声引导。超声引导下，利用彩色图像来避开大血管后，对准低回声的液体或高回声的气体区域，将细针插入感染间隙。
4. 抽出针芯，将造影剂注入病变部位，如果造影剂散布病变间隙，即可将引导环放入间隙合适的部位。通过引导环放入引流管。如果感染扩散到其他间隙，可用同样方法将另外的引流管置入。
5. 抽出脓液进行引流和进行细菌培养药敏试验。
6. 通过超声或CT检查了解引流效果，如果引流效果不好可调整引流管的部位或增加引流管的数量。在引流效果确定后连接液体收集袋。
7. 每天用盐水冲洗引流管保持引流通畅。在引流液无细菌生长后可撤出引流管。

（二）超声引导经皮导管引流优点

引流管经引导置入，部位准确，引流效果好。通过注入造影剂可检查未被引流的间隙，可达到彻底的多间隙引流。手术创伤小，愈合快，继发感染少。使用结果发现患者使用止痛剂明显减少，血浆使用减少，并可早期进食。

李军　乔光伟　张在其

第三节　急性化脓性颌骨骨髓炎

一、基本概念

颌骨骨髓炎的含义并不单纯限于骨髓腔内的炎症，而系指包括骨膜、骨密质和骨髓及骨髓腔内的血管、神经等整个骨组织成分发生的炎症过程。急性化脓性颌骨骨髓炎多半由于牙源性感染引起，包括下颌第三磨牙冠周炎、牙槽脓肿、牙周脓肿或间隙感染，也可由各种外伤或血源性感染引起。多发生于青壮年，一般以 16～30 岁发生率最高。男性多于女性，约 2∶1。急性化脓性颌骨骨髓炎约占各类型骨髓炎的 90% 以上，多发生于下颌骨而且病情也比上颌骨严重。这是由于下颌骨比上颌骨致密，周围肌肉及筋膜较厚，因此脓液不易引流；下颌骨血运比上颌骨差，一旦引起感染易使血管发生栓塞，形成大块死骨。但是婴幼儿急性化脓性颌骨骨髓炎则以上颌骨多见。

二、常见病因

急性化脓性颌骨骨髓炎的常见病因是细菌感染，主要的致病菌为金黄色葡萄球菌，其次是溶血性链球菌，以及肺炎双球菌、大肠杆菌、变形杆菌等；其他化脓菌也可引起颌骨骨髓炎。临床上经常看到的多是混合性细菌感染。感染的途径 90% 是牙源性感染，多由下颌第三磨牙冠周炎、牙槽脓肿、牙周感染及间隙感染所致。少部分也可由各种外伤或血源性感染引起，如外伤性颌骨骨髓炎和新生儿颌骨骨髓炎。

三、发病机制

急性化脓性颌骨骨髓炎根据感染的原因和病变特点分为中央性颌骨骨髓炎及边缘性颌骨骨髓炎，其发病机制也有所不同。病理过程为最初骨髓表面充血和渗出，然后化脓。中央性颌骨骨髓炎炎症先在骨髓腔内发展，再由颌骨中央向外扩散，可累及骨密质及骨膜。边缘性颌骨骨髓炎是继发于骨膜炎或骨膜下脓肿的骨密质外板的炎性病变，当骨膜被溶解后，造成血管栓塞，引起该区骨密质营养障碍，发生骨密质坏死，边缘性骨髓炎如不及时治疗，病变可继续向颌骨深层髓腔内发展。

四、临床特征

急性化脓性颌骨骨髓炎可有明显的全身症状，全身发热、寒战、疲倦无力、食欲不振，白细胞总数增高，中性粒细胞增多；局部有剧烈跳痛、口腔黏膜及面颊部软组织肿胀、充血，可继发颌周急性蜂窝织炎；病原牙可有明显的叩痛及伸长感。

根据感染的原因和病变特点，临床上将急性化脓性颌骨骨髓炎分为中央性颌骨骨髓炎、边缘性颌骨骨髓炎和新生儿颌骨骨髓炎三种类型。

（一）急性中央性颌骨骨髓炎

多在急性化脓性根尖周炎及根尖周脓肿的基础上发生。炎症先在骨髓腔内发展，再由颌骨中央向外扩散，可累及骨密质和骨膜。由于解剖的缘故，绝大多数中央性颌骨骨髓炎发生在下颌骨，上颌骨由于有窦腔，骨组织疏松，骨板薄，血管丰富，侧支循环多，有感染时易穿破骨壁向低位的口腔引流，骨营养障碍及骨组织坏死的机会少，死骨形成的区域也小，不易发展成骨髓炎。而下颌骨骨外板厚、致密，由单一的下齿槽血管供应，侧支循环少，炎症发生时不易穿破引流，血管栓塞后可造成大块骨组织营养障碍及死骨形成，容易引起广泛的骨髓炎症。

中央性颌骨骨髓炎发病初期，可有明显的全身症状，寒战、发热、体温可达 39～40℃；白细胞计数有时在 $20×10^9/L$ 以上；食欲减退，嗜睡；炎症进入化脓期后，病员全身抵抗力下降，常出现中毒症状及局部症状加重；如经血行播散，可引起脓毒症。此时炎症常局限于牙槽突或颌骨体部的骨髓腔内，炎症被致密骨板包围，不易向外扩散，患者自觉病变区牙有剧烈疼痛，疼痛可向半侧颌骨或三叉神经分支区放射。受累区牙松动，有伸长感，不能咀嚼。急性期如不能及时控制，受累区域牙龈明显肿胀、充血，有脓液从松动牙的龈袋溢出。炎症继续发展，破坏骨板溶解骨膜后，脓液由口腔黏膜和面部皮肤破溃。如骨髓腔内的感染不断扩散，可在颌骨内形成弥散型骨髓炎。

下颌骨的中央性颌骨骨髓炎沿下齿槽神经管扩散，波及一侧下颌骨，甚至越过中线累及对侧下颌骨；由于会累及下齿槽神经，可出现下唇麻木。炎症波及下颌支、髁突及喙突时，翼内肌、咬肌等受到激惹而出现不同程度的张口受限。有少数情况，炎症还可向颅底或中耳蔓延。上颌骨发生中央性颌骨骨髓炎罕见，很少形成广泛的骨质破坏。在炎症波及整个上颌骨时，常伴有化脓性上颌窦炎，鼻腔有脓液外溢。当炎症破坏骨外板时，可向眶下、颊、颧部、翼腭窝或颞下等部位扩散，或直接侵入眼眶，引起眶周及球后脓肿。

（二）急性边缘性颌骨骨髓炎

系继发于骨膜炎或骨膜下脓肿的骨密质外板的炎症病变，常在颌周间隙感染基础上发生。下颌骨为好发部位，以下颌升支和下颌角部居多。和中央性颌骨骨髓炎一样，其感染来源也多为牙源性，其中以下颌智齿冠周炎最为多见。感染的途径是炎症首先累及咬肌间隙或翼下颌间隙，然后侵犯下颌骨的骨膜，发生骨膜炎，引起骨膜下脓肿，然后侵犯骨密质。当骨膜溶解后，造成血管栓塞，引起该区骨密质营养障碍，发生骨密质坏死、骨软化、小片状死骨形成，骨面粗糙，有脓性肉芽。边缘性颌骨骨髓炎如不及时治疗，病变可向颌骨深层的骨髓腔内发展。

急性边缘性颌骨骨髓炎的临床特点与颌周间隙，如咬肌间隙、翼下颌间隙感染的表现相似，表现为下颌支、下颌角及下颌支后缘内侧肿胀、变硬、压痛明显张口受限。由于病变部位较深，周围的咀嚼肌肉肥厚坚实，有脓肿形成时难以自行破溃，也不易触到波动感。急性期如未采取正确而积极的治疗措施，骨髓炎会进入慢性期。

（三）新生儿颌骨骨髓炎

起病急，发展快，症状重，主要临床表现为高热畏寒，体温可高达40℃以上，患儿不欲饮食，烦躁哭闹，夜卧不安，严重时可出现抽搐、昏迷等症。患侧鼻腔黏膜肿胀，有粘脓性或脓性分泌物，间或有血性分泌物，少数患儿可有严重的呼吸困难，一侧面颊部、硬腭或牙槽处红肿，伴有眼睑肿胀、结膜水肿，或有眼球突出、移位、眼肌麻痹等。2～3d后牙龈、硬腭、下睑和内外眦部可以形成脓肿，有的可发展成为眶蜂窝织炎、眶内脓肿或颧部脓肿，以后脓肿自行破溃，形成瘘管。新生儿上颌骨骨髓炎病情危重，发展较快，若诊断和治疗延误，可出现多种并发症，甚至死亡。

五、辅助检查

（一）血液学检查

常规要进行血常规、血生化、血电解质、动脉血气分析和肝肾功能检查，急性炎症时白细胞总数增多，核左移，严重的急性感染会影响水和电解质平衡、生化指标和肝肾功能，因此需要检查上述指标，以判断和分析全身情况。如怀疑有脓毒症时，要多次做血细菌培养以明确诊断，并做细菌药物敏感试验，为选择有效抗菌药物作参考。

（二）穿刺脓液检查

脓液的涂片及细菌培养可确定细菌种类，查找致病菌，必要时做细菌敏感试验，以选择合适的抗菌药物。

（三）X线检查

可以发现引起急性骨髓炎的病原牙，但骨髓炎的急性期常看不到有骨质破坏，一般发病2～4周后，X线片上才显示骨质破坏，此时病变已进入慢性期。

六、诊断思路

（一）询问病史

详细询问患者的既往病史，尤其是根尖炎、牙周炎、牙槽及牙周脓肿、智齿冠周炎、颌周间隙感染及慢性骨髓炎等相关病史，寻找发病的因素和感染途径，有利于急性化脓性颌骨骨髓炎的诊断。

（二）体格检查

急性中央性和边缘性骨髓炎的临床特点有所不同，另外不同的感染途径引起的急性颌骨骨髓炎的临床特点也不同。牙源性中央性颌骨骨髓炎要检查病原牙如急性根尖周炎、牙周炎、智齿冠周炎的病情，检查相邻牙是否出现叩痛、松动、牙周和牙龈溢脓情况，检查是否有下唇麻木和鼻腔流脓情况。急性边缘性颌骨骨髓炎与间隙感染较难区别，临床上表现为肿痛、张口受限等，当切开排脓时可探查颌骨骨面，如有骨表面粗糙时可确诊为骨髓炎。新生儿颌骨骨髓炎急性期大多在产科和新生儿科就诊，待到口腔颌面外科就诊时已转入慢性期。对新生儿高热、啼哭和烦躁不安，并有面部、眶下及内眦部皮肤红肿时，要考虑新生儿颌骨骨髓炎。

（三）辅助检查

根据疾病诊治需要对患者进行血液学检察、血液细菌培养和药敏试验、穿刺脓液检查、找病原菌和细菌敏感试验及 X 线检查等辅助检查。

七、临床诊断

根据病史、病因、临床表现及 X 线摄片检查等，对急性颌骨骨髓炎一般不难得出较正确的诊断。

（一）急性中央性颌骨骨髓炎

1. 临床表现。①急性感染的全身症状，寒战、发热，体温可达 39～40℃。②病变区牙有剧烈疼痛。③受累区牙松动，有伸长感，不能咀嚼。④松动牙牙周溢脓。⑤累及下齿槽神经，可出现下唇麻木。⑥发生在上颌骨时，会向鼻腔、眶下、颊、颧部、翼腭窝或颞下等部位扩散。

2. 辅助检查。①血液学检查。②脓液的涂片及细菌培养。③X 线摄片检查。

（二）急性边缘性颌骨骨髓炎

1. 临床表现。①急性感染的全身症状。②下颌支、下颌角及下颌支后缘内侧肿胀、变硬、压痛。③张口明显受限。④脓肿形成时难以自行溃破、不易触到波动感。⑤切排时可骨面粗糙。

2. 辅助检查。①血液学检查。②脓液的涂片及细菌培养。③X 线摄片检查。

（三）新生儿颌骨骨髓炎

1. 临床表现。①高热畏寒，体温可高达 40℃以上。②患儿不欲饮食，烦躁哭闹，夜卧不安，严重时可出现抽搐、昏迷等症。③患侧鼻腔黏膜肿胀，有黏脓性或脓性分泌物，间或有血性分泌物。④一侧面颊部、硬腭或牙槽处红肿，伴有眼睑肿胀、结膜水肿，或有眼球突出、移位、眼肌麻痹。

2. 辅助检查。①血液学检查。②脓液的涂片及细菌培养。③X 线摄片检查。

八、鉴别诊断

（一）急性中央性颌骨骨髓炎与急性边缘性颌骨骨髓炎的鉴别

前者多在急性化脓性根尖周炎及根尖周脓肿的基础上发生炎症，先在骨髓腔内发展，再由颌骨中央向外扩散，可累及骨密质和骨膜，可出现病变区牙剧烈疼痛，受累区牙松动，有伸长感，松动牙牙周溢脓，下唇麻木等。后者系继发于骨膜炎或骨膜下脓肿的骨密质外板的炎症病变，常在颌周间隙感染基础上发生，临床特点与颌周间隙相似，主要破坏密质骨，很少破坏松质骨，病变区牙无松动，可出现颌周肿痛、张口受限等症状。

（二）急性中央性颌骨骨髓炎与中央性颌骨癌的鉴别

中央性颌骨癌也好发于下颌骨，特别是下颌磨牙区，早期无自觉症状，以后出现局部疼痛、下唇麻木，肿瘤从骨髓向骨密质浸润，牙齿松动、脱落，肿瘤突向周围软组织，与急性中央性颌骨骨髓炎相比，疼痛与全身症状不明显。中央性颌骨癌与慢性骨髓炎倒是较难鉴别，有时需要病理才能做出鉴别。

（三）上颌骨骨髓炎与上颌窦癌的鉴别

上颌窦癌位于上颌窦内，早期不容易发现，晚期出现上颌骨破坏和相邻区域的侵犯时较容易鉴别。X线体层摄片、CT检查可早期诊断上颌窦癌，必要时行上颌窦探查术以明确临床诊断。

九、救治方法

（一）治疗原则

急性颌骨骨髓炎来势凶，病情重，应采用全身支持和药物治疗，配合必要的外科手术治疗，以控制感染的发展。

（二）一般处理

急性颌骨骨髓炎一般会出现局部明显肿痛和全身中毒症状，炎症早期要注意休息，避免局部不良刺激，在局部可以外敷中草药，以起到消肿、止痛和促进炎症局限的作用；骨髓炎严重时要绝对卧床休息，采取患侧卧位或头偏患侧的仰卧位，全身给予支持治疗，维持水电解质平衡，减轻中毒症状；合并颌周间隙感染时要注意呼吸道通畅，口底肿胀明显时要做好气管切开准备，防止窒息的发生，口腔内有脓肿穿破时要及时吸出脓液，以免误吸引起窒息；对已发生脓毒症、海绵窦血栓性静脉炎、中毒性休克和全身其他脏器脓肿时，要及时给予相应的救治。

（三）药物治疗

急性颌骨骨髓炎应根据患者的临床反应，细菌培养及药物敏感试验的结果，给予足量、有效的抗生素，以控制炎症的发展，同时要给予必要的全身支持疗法。

对于急性颌骨骨髓炎抗生素的使用是关键，要制定有效的、合理的个体化用药方案，既要足量，又要避免滥用，以预防发生不良反应、耐药菌株的增加，导致更为棘手的二重感染的发生。抗菌药物的选择，原则上应根据抗菌谱选择针对性的抗菌药物，目前临床上应用抗菌药物的基本原则：

1. 确定病原菌诊断，用药前应尽可能明确病原菌并进行药敏试验。

2. 掌握可选药物的适应证、抗菌活性，避免无指征和指征不强的药物。

3. 根据患者生理、病理、免疫状态调整用药剂量或选用药物种类。

4. 一种抗菌药物可以控制的感染，就不任意采用多种药物联合应用；可用窄谱者不用广谱抗菌药。

5. 掌握适当的用药剂量，用量过大可造成药物浪费和毒性反应的出现，剂量不足可导致病情迁延或细菌耐药性的产生。

6. 严格联合应用抗菌药的指征。

（四）手术治疗

手术治疗的目的是排脓引流和去除病灶。急性中央性颌骨骨髓炎一旦判定有骨髓腔化脓时，应及时拔除病灶牙和相邻的松动牙，使脓液从牙槽窝内排出，可以达到防止脓液向骨髓腔内扩散、减轻骨髓腔内的压力和缓解局部激烈疼痛。如经过普通拔牙不能达到引流目的，症状不能减轻时，应考虑采取凿去部分颌骨外板，以充分敞开骨髓腔排脓、解除疼痛的效果。如果脓液已穿破骨板，形成骨膜下脓肿或颌周间隙蜂窝织炎时，单纯拔牙引流无效，要考虑切开引流。急性边缘性颌骨骨髓炎时要及时切开排脓，建立引流，方法和颌周间隙感染的切排相同。新生儿颌骨骨髓炎一旦眶周、牙槽突或腭部形成脓肿要及早切开引流，如果全身中毒症状明显，局部虽未进入化脓期，也可实施早期切开引流，以缓解全身中毒症状和防止局部感染继续扩散。

十、诊疗探索

急性化脓性颌骨骨髓炎发病原因多见牙源性感染，多由下颌第三磨牙冠周炎、牙齿感染的牙槽脓肿、牙周感染及间隙感染所致。也可由各种外伤引起的外伤性颌骨骨髓炎，或血源性感染引起，严重时可发生脓毒症或肺脓肿等并发症。近年来由于抗生素的应用，能较有效地控制感染，颌骨骨髓炎的发病率已大大降低。急性化脓性颌骨骨髓炎是一种颌骨的感染性疾病，其诊断与治疗也不难，主要是对其并发症的及时诊治，如合并脓毒症、海绵窦血栓性静脉炎、中毒性休克和全身其他脏器脓肿时，要及时给予相应的救治；另外对急性期的治疗要及时和有效，不要使病情迁延，成为慢性骨髓炎，以免留下后遗症。

由于急性化脓性颌骨骨髓炎大多由牙源性引起，因此平时对于牙体牙髓病、根尖周病、牙周病、颌骨囊肿和智齿冠周炎等牙病要及时治疗，必要时拔除病牙，以防止急性骨髓炎的发生。已经发生急性化脓性骨髓炎后，应尽早治疗炎症，以预防严重的并发症发生。如有高热，应多喝开水，多休息，服消炎药物和镇痛剂。用湿热毛巾或热水袋隔一二层纱布热敷面部肿胀处，用热盐水漱口，促使炎症消退，早期服用或注射头孢菌素类或青霉素类等抗生素，有脓肿形成时，及时拔除病灶牙引流或切开排脓引流，有效控制急性炎症，避免转入慢性骨髓炎。

新生儿颌骨骨髓炎虽然目前临床上很少见，但其发病急、病情重、全身状况变化快，在治疗上要采取积极而有效的措施。首先要应用足量有效的抗生素，同时给予必要的对症和支持疗法，并根据细菌培养及药敏试验结果调整抗生素，要尽可能实施早期切开引流，以缓解全身中毒症状和防止局部感染继续扩散。

十一、病因治疗

急性化脓性颌骨骨髓炎的感染来源主要有三种途径，即牙源性、损伤性及血源性。90%的急性化脓性颌骨骨髓炎由牙源性引起。目前的病因治疗就是要及时治疗冠周炎、根尖周炎和牙周炎等牙源性感染，对预防发生急性化脓性颌骨骨髓炎有积极意义。新生儿颌骨骨髓炎的感染来源多为血源性，少部分也可由局部感染引起。新生儿要注意防止身体任何部位的感染，如脐带和皮肤感染；分娩时防止损伤牙槽黏膜；患乳腺炎的母亲应暂停哺乳，以免感染直接扩散至颌骨而形成骨髓炎。

十二、最新进展

(一) 诊断检查

1. CT检查。颌骨骨髓炎的急性期CT检查能发现颌骨周围软组织肿胀、骨膜反应和骨膜下脓肿，因此能明确急性化脓性颌骨骨髓炎的诊断。

2. MRI检查。MRI能清楚观察到软组织肿胀和肿胀范围，在感染早期就可显示骨髓内的炎症改变，可以早期确诊骨髓炎。

3. B超检查。B超虽不能穿透骨皮质但能观察到早期骨髓炎引起的周围软组织的细微变化，为临床早期诊断提供重要的客观依据。

4. 发射计算机断层扫描检查。对急性骨髓炎的诊断有很高的敏感性，可以在骨感染2～3 d探测到局部血流变化，24～48 h可有阳性表现，可以用作早期诊断。

(二) 治疗

目前认为急性牙源性颌骨骨髓炎往往病程较长，抗生素的应用至关重要，在炎症控制后病灶牙的根治是必不可少的；中西医结合辨证施治，急性期以清火解毒为主，控制炎症的发展和毒素在全身的扩散；在药物治疗的同时，配合适当的物理疗法，如超短波、电磁波等促进急性期的肿胀消退。

朱形好　乔光伟　张在其

第四节　急性面颈部淋巴结炎

一、基本概念

急性面颈部淋巴结炎多数继发于其他化脓性感染病源，由化脓性细菌沿淋巴管侵入到局部淋巴结所致，可引起淋巴结肿大、疼痛和压痛，严重时常有畏寒、发热、头痛等全身症状。如处理不及时可形成脓肿。面颈部淋巴结炎与口腔及牙源性感染密切相关，故主要表现为颌下、颏下及颈深上淋巴结炎，有时也可见到面部、耳前、耳下淋巴结炎。淋巴结炎可分为化脓性淋巴结炎及特异性感染引起的淋巴结炎。

二、常见病因

1. 牙源性感染是引起区域淋巴结肿大最常见的原因，龋齿及牙周病的高发使得牙源性感染在我国极为常见。一般来说前牙区的感染可引起颏下淋巴结肿大，后牙区的感染多引起颌下淋巴结的肿大。

2. 面颈部皮肤及口腔黏膜的感染，如疖、痈、口腔黏膜溃疡、皮肤和黏膜的外伤等。致病菌多为金黄色葡萄球菌和链球菌属，结核杆菌和真菌感染少见。

3. 上呼吸道感染及扁桃体炎等均可引起淋巴结肿大，小儿更为突出。

4. 血源性感染较少见，一些传染病如获得性免疫缺陷综合征、猩红热及猫爪病也可引起面颈部淋巴结肿大，多为病毒感染。

5. 亚急性坏死性淋巴结炎认为与弓形体、病毒微生物，以及感染、变态反应、局部异常免疫等有关。

三、发病机制

面颈部有丰富的淋巴组织分布。它能将口腔、颌面部的淋巴回流、汇集到所属的各区域的淋巴结群中，最后通过颈深淋巴结及颈淋巴干汇入颈内静脉。淋巴结的功能相当复杂，是免疫系统的重要组成部分，直接参与对病原微生物的防御及阻止肿瘤细胞的扩散。淋巴结具有吞噬淋巴液中的微生物、吞噬淋巴液中的颗粒物质、吞噬异常的细胞、破坏毒素等作用，是防御炎症侵袭和阻止肿瘤转移扩散的重要屏障。化脓性淋巴结炎发病机制主要为金黄色葡萄球菌外毒素的作用，引起淋巴结内的充血、水肿及浆液性渗出。

四、临床特征

（一）化脓性淋巴结炎

局部淋巴结肿大、疼痛，可以活动，可以是一个肿大，也可以是区域里多个肿大。若未及时治疗，特别是婴幼儿，病变可进入淋巴结化脓期。此时淋巴结破溃，炎症波及周围组织形成炎性浸润性硬结，皮肤红肿、压痛，淋巴结粘连不活动，最后可在局部形成脓肿。患者可有程度不同的全身反应，如发热、寒战、全身无力、头痛等，小儿可出现哭闹、烦躁、拒食、高热，甚至抽搐。在所有的淋巴结炎中，当属颌下淋巴结炎最为常见。婴幼儿的抵抗力低，即使很轻微的感染也能引起化脓性淋巴结炎，且病情多较危重，应引起足够的重视。

（二）结核性淋巴结炎

多发生于儿童和青少年，偶见于中青年。好发部位是颌下、颏下淋巴结、颈深上淋巴结和颈浅淋巴结。其他如腮腺淋巴结也可发生。轻者仅有淋巴结肿大而无全身症状；重者可伴体质虚弱、贫血或低热、盗汗、乏力等症状。局部淋巴结缓慢肿大、数目增多、大小不等、质硬，一般无痛，病程较长，可单个或多个成串，与周围组织无粘连。病变继续发展，淋巴结中心呈干酪样坏死，逐渐液化而破溃。病变波及包膜及周围组织，则淋巴结活动受限，并形成境界不甚清楚的片状或带状，相邻的淋巴结可以互融成结节状硬块，可波及表面皮肤，使皮肤呈暗红色、变薄，以致形成结核性寒性脓肿。局部变软、波动，并穿破皮肤形成窦道，溢出稀薄脓液，可含黄色的或灰白色的干酪样物，伤口经久不愈。

（三）亚急性坏死性淋巴结炎

是一种以高热和疼痛、表浅淋巴结肿大为主要临床表现，预后良好的疾病，颌面部是该病常累及的部位，该病由滕本吉秀于1972年命名。20~30岁女性好发，往往伴有发热，一侧或两侧颈部淋巴结肿大，通常1~3个月自然治愈。抗生素治疗往往无效，有的症状加重，临床上多采用对症疗法。对观察数周症状不改善病例，应及早活检，与恶性淋巴瘤、结核相鉴别，以便于确定今后合理治疗方针。

五、辅助检查

（一）血液学检查

除亚急性坏死性淋巴结炎多数降低外，白细胞总数及中性粒细胞计数增高。结核性淋巴结炎和亚急性坏死性淋巴结炎可有红细胞沉降率加快。

（二）临床免疫学检查

亚急性坏死性淋巴结炎可有C反应蛋白阳性，嗜异性凝集试验阳性，EB病毒抗体阳性。

（三）骨髓象检查

亚急性坏死性淋巴结炎多数有粒细胞增生活跃。

（四）红外线热图检查

亚急性坏死性淋巴结炎肿大的淋巴结显示为"冷灶"。

（五）结核纯蛋白衍生物试验

结核性淋巴结炎患者的结核纯蛋白衍生物试验阳性。

（六）B超检查

可探查到肿大的淋巴结，有助于诊断。

（七）牙片或全景片检查

帮助发现牙源性的感染性疾病，有助于诊断。

（八）细针穿刺或组织活检

通过病理表现协助诊断。坏死性淋巴结炎病理表现：淋巴结大部分结构破坏，少部分残存，淋巴结皮质或副皮质区出现大小不一的凝固坏死，其中可见成片的组织细胞增生，部分组织细胞吞噬核碎片，无中性粒细胞浸润。另可见小血管增生，血管内皮细胞增生，部分小血管可见纤维素样坏死。

（九）穿刺细菌培养

通过培养查找一般致病菌、结核杆菌、真菌等。

（十）头颈部 CT 检查

是一项非侵袭性检查，有其独特的优势，可以发现局部小病灶等方面，可以明确肿大淋巴结的大小、数量和部位。

六、诊断思路

（一）询问病史

详细追问患者既往病史和现病史，寻找致病因素，有助于疾病的诊断。首先询问是否有龋齿及牙周病等牙源性感染疾病，有无牙痛病史。一般来说前牙区的感染可引起颏下淋巴结肿大，后牙区的感染多引起颌下淋巴结的肿大。小儿重点询问是否有上呼吸道感染及扁桃体炎等病史。另外，还要询问是否有肺结核病史。除考虑常见病与多发病之外，还应考虑少见病与罕见病，以避免误诊。要考虑到是否有感染较少见的一些传染病如获得性免疫缺陷综合征、猩红热及猫爪病等，询问抗生素治疗是否有效等。

（二）体格检查

局部淋巴结肿大、疼痛，可以活动，可以是一个肿大，也可以是区域里多个肿大，常伴有发热，多为化脓性淋巴结炎和亚急性坏死性淋巴结炎。结核性淋巴结炎局部淋巴结肿大质硬，无疼痛，可单个或多个成串，与周围组织无粘连。

（三）辅助检查

根据需要行血液学、B 超、牙片或全景牙片检查、结核纯蛋白衍生物试验、细针穿刺或组织活检等检查，有助于临床诊断。

七、临床诊断

急性淋巴结炎常见病因的临床诊断主要依据其病史、临床表现、体格检查及相关检查来进行，其诊断条件如下。

（一）化脓性淋巴结炎

1. 临床表现。局部淋巴结肿大、疼痛，可以活动，可以是一个肿大，也可以是区域里多个肿大。若未及时治疗，特别是婴幼儿，病变可进入淋巴结化脓期。此时皮肤红肿、压痛，淋巴结粘连不活动，最后可在局部形成脓肿。可有发热、寒战、全身无力、头痛等。

2. 实验室检查。血常规发现白细胞总数及中性粒细胞计数增高。

3. B 超发现淋巴结肿大。

4. 细针穿刺或组织活检发现淋巴结内的充血、水肿及浆液性渗出。

（二）结核性淋巴结炎

1. 临床表现。局部淋巴结缓慢肿大、数目增多、大小不等、质硬，一般无痛，病程较长，可单个或多个成串，与周围组织无粘连，重者可伴体质虚弱、贫血或低热、盗汗乏力等症状。

2. 实验室检查。①结核纯蛋白衍生物皮试；②红细胞沉降率增快。

3. B 超发现淋巴结肿大，低回声、内部回声不均匀，可有液化或钙化。

4. 细针穿刺或组织活检发现灰白色的干酪样物。

（三）亚急性坏死性淋巴结炎

1. 临床表现。20～30 岁女性，高热和疼痛、一侧或两侧表浅淋巴结肿大，抗生素治疗无效，

1～3个月自然治愈。

2. 实验室检查。①血常规发现白细胞总数降低；②红细胞沉降率增快。

3. B超发现淋巴结肿大。

4. 细针穿刺或组织活检病理组织学上见淋巴结旁皮质肿大和存在特异坏死，其周围未形成肉芽肿等。

八、鉴别诊断

(一) 化脓性下颌下淋巴结炎与化脓性下颌下腺炎的鉴别

后者可因导管结石或异物阻塞、损伤而继发感染，有进食时胀痛加剧的病史，双手触诊检查时下颌下腺较下颌下淋巴结的位置深而固定，导管口红肿，挤压可见脓液。

(二) 结核性淋巴结炎与恶性淋巴瘤的鉴别

前者常伴发肺结核，活动度差，这类患者结核菌素实验和血中结核抗体阳性。

(三) 结核性淋巴结炎与唾液腺多形性腺瘤的鉴别

前者有发热、多汗、乏力、红细胞沉降率增快，常伴发肺结核，且互相粘连，并和皮肤粘连，所以活动度差。这类患者结核菌素实验和血中结核抗体阳性。后者质地偏硬，缓慢增大，一般活动度良好。

(四) 结核性淋巴结炎与颈部转移性癌的鉴别

前者有发热、多汗、乏力、红细胞沉降率增快，常伴发肺结核，这类患者结核菌素实验和血中结核抗体阳性。后者多表现为颈上部，沿胸锁乳突肌分布，单个或数个，进行性增大，常与组织粘连，质地坚硬而无压痛，推之固定不移。

九、救治方法

(一) 治疗原则

急性化脓性淋巴结炎的治疗应以抗感染为主。全身应用抗生素，应有效、足量、静脉给药。局部可予以理疗及外敷中药。如有脓肿形成应及时切开引流排脓。特别强调要找出引起感染的原因，积极治疗原发病变（如病源牙的治疗）。对小儿患者，因其抵抗力低，病情变化快，更应注意全身支持，防止出现脓毒症等严重并发症。结核性淋巴结炎以全身支持疗法和抗结核治疗为主。

(二) 一般处理

局部用热敷或理疗，可起到消肿作用，但需注意热敷的温度，以防烫伤。淋巴结已化脓，则需外科手术切开排脓，否则容易产生其他危险。对婴幼儿采用外科手术家长并不欢迎，因此应强调早期发现及早治疗。为了防止本病的发生，必须提醒家长，如果你的孩子有咽喉炎、扁桃体炎、鼻炎及口腔溃疡时，应及时治疗，这样可减少颌下淋巴结炎的发生。对于治疗效果不明显的结核性淋巴结炎患者，均应及早手术摘除。化脓的淋巴结或浅在的冷脓肿，可穿刺抽脓后注入抗结核药物。但应注意选择正确的穿刺部位。

(三) 药物治疗

引起颌下淋巴结炎的细菌是金黄色葡萄球菌或溶血性链球菌。早期急性颌下淋巴结炎可用抗生素治疗，比较有效的药物是青霉素类、头孢菌素类、大环内酯类等。亚急性坏死性淋巴结炎对类固醇激素敏感。中药金黄膏、玉露膏外敷，对未化脓者可消肿散瘀；已化脓者则可使毒聚易溃。结核性淋巴结炎常选用链霉素、异烟肼及利福平等。

十、诊疗探索

中医药治疗：

1. 内治法。

（1）风热痰结（颈痈）：多发于颈两侧，初起颈淋巴结处肿块，肿胀疼痛。经治疗如不消散，皮色转红，肿势高突，疼痛加重，按之软有波动感即已成脓。溃后脓出呈黄白稠厚状，则肿退痛减，渐至愈合。常伴见畏寒发热、头痛、口干、便秘、尿黄，舌红苔黄腻，脉滑数。治法：疏风清热，化痰散结。方药：金银花20g、连翘10g、淡竹叶10g、牛蒡子10g、荆芥10g、白芷10g、贝母15g、赤芍10g、瓜蒌20g、黄连10g。高热者，加生石膏30g、山栀10g、黄芩10g。肿块坚硬者，加丹参20g、皂角刺10g、蒲公英30g。

（2）热毒蕴结肝脉（腋痈）：多发于腋下淋巴结肿块，皮肤色不变，灼热疼痛，上肢活动不便，如疼痛加重，皮色转红，按之有波动感，寒热不退，则内已成脓。一般为脓出稠厚，肿消痛止。常伴见畏寒发热，口干苦，纳呆，舌红苔黄厚腻，脉滑数。治法：清热解毒，疏肝散结。方药：柴胡10g、黄芩10g、山栀10g、半夏10g、龙胆草10g、赤芍15g、金银花20g、连翘10g、夏枯草10g、枳壳10g。如脓成者，加皂角刺10g、炮甲片10g、生大黄5g。

（3）湿热下注（胯腹痈、委中毒）：多发于腹股沟或腘窝部淋巴结肿块，坚硬疼痛，皮色转红，灼热疼痛。若痛势不减，呈跳痛，则内已成脓，患肢伸屈及行走困难。溃破脓出，则逐渐愈合，常伴见发热畏寒，患肢沉重，舌红苔黄腻，脉滑数。治法：清热利湿，活血消肿。方药：牛膝10g、苍术10g、黄柏12g、地丁30g、金银花20g、车前子（包）10g、滑石（包）10g、赤芍10g、丹皮10g、通草6g、赤茯苓15g、萆薢10g。如脓成者，加丹参20g、皂角刺10g、炮甲片10g、蒲公英30g。

（4）气营两伤（溃脓后收口期）：疮口脓水清稀，局部筋脉损伤，新肉难长，伴周身乏力，食欲缺乏，舌淡苔偏厚，脉细微数。治法：益气和营敛疮。方药：生黄芪20g、白术12g、太子参18g、当归10g、白芍10g、木香4g、陈皮10g、甘草10g、山萸肉15g、牛膝10g、防风15g、五味子6g、麦冬10g。

2. 外治法。

（1）初起：可外敷金黄膏、玉露膏。也可用仙人掌捣烂掺醋外敷，或鲜公英或鲜地丁捣烂外敷。

（2）脓成期：宜切开排脓。

（3）溃后：九一丹或八一丹药线引流。外盖金黄膏或红油膏，脓尽改用生肌散或白玉膏。

十一、病因治疗

（一）牙源性感染

对口腔内病灶牙进行治疗，有牙髓炎或根尖周炎的患牙进行根管治疗；有牙周炎的患牙进行牙周治疗，必要时辅助药物治疗，拔除无保留价值的重度牙周病的患牙。

（二）疖、痈的治疗

面部疖痈的治疗应局部治疗与全身治疗相结合，局部治疗宜保守，避免损伤，严禁挤压、挑刺、热敷，或用硝酸银等烧灼，以防引起严重并发症。唇痈应唇部制动，减少语言及咀嚼等。疖初起时，可用2%碘酊每日3次点涂以消肿。痈的局部治疗以湿敷为主，宜用高渗盐水或含抗生素的盐水纱布局部持续湿敷，以提脓、杀菌、消炎。在炎症控制，形成皮下脓肿，又久不溃破时，可考虑在脓肿表面中心、皮肤变薄的区域做保守切开，引出脓液，切忌分离脓腔。已溃破或切开引流后，局部仍需湿敷，一般应持续到脓液消失、创面趋于平复为止。脓栓一时难以排出时，可用镊子轻轻夹出，但对未分离的脓栓或坏死组织切不可勉强牵拉。全身治疗，则根据全身症状，给予头孢菌素类等抗生素，症状严重者应根据药敏实验选择有效的抗生素，加强全身支持疗法，包括：卧床休息，加强营养，输液或小量输血。

（三）口腔黏膜溃疡

常用的局部治疗原则是止痛，促进愈合，可使用的药物有养阴生气散、溃疡散、西瓜霜等；防止继发感染，可使用的药物有口泰、依沙吖啶等；贴膜类药物也比较轻易贴在创面上，而且里面含有少量麻药，但是有些患者应注意可能会对这类药物过敏，所以选择的时候应慎重。全身治疗原则：

1. 精神心理调节。解除紧张因素，规律睡眠。
2. 免疫调节。
3. 中医中药。可用滋阴清热的口服中药。
4. 胃肠调理。先治疗胃肠疾病，如有便秘情况要先通便再治疗口腔溃疡。
5. 内分泌调理。尤其是经常在月经前发病的患者可以使用女性激素进行治疗，但一定是在医生指导下进行。
6. 饮食调理。缺少微量元素、氧自由基比较高的患者、吃蔬菜水果较少的患者都要对维生素、微量元素进行必要的补充。

（四）上呼吸道感染

急性上呼吸道感染是最常见的社区获得性感染，大多由鼻病毒、冠状病毒、流感病毒、副流感病毒、腺病毒等病毒所致，病程有自限性，不需使用抗菌药物，予以对症治疗即可痊愈。但少数患者可为细菌性感染或在病毒感染基础上继发细菌性感染，此时可予以抗菌治疗。

十二、最新进展

杨浩等在应用药物治疗如β-内酰胺类＋甲硝唑的同时采用超短波＋冷光紫外线辅助治疗急性面颈部淋巴结炎，取得了满意的效果，笔者认为理疗辅助药物治疗急性面颈部淋巴结炎能缩短疗程，减轻患者的痛苦，尤其是对于幼儿，理疗无刺激性，易被患儿所接受，同时减少药物的不良反应，减少并发症，经济有效，值得临床大力推广。不同剂量的超短波对炎症不同阶段作用不同，对急性化脓性炎症，应采用无热量超短波治疗，若采用温热量则会因组织通透性进一步增高，渗出加剧而使炎症恶化。宋雪怡等报道 20 min 无热量超短波治疗是最有效的作用时间，对于儿童患者可适当缩短每次治疗时间。当炎症发展为亚急性和慢性期，则应改用微热量和温热量，以促进炎症产物的吸收，充分利用超短波的生物治疗作用，达到满意的临床治疗效果。冷光紫外线剂量的选择与皮肤角化层的厚度有关，面颈部皮肤角化层相对较厚，需用强红斑、超强红斑量照射。当用超强红斑量照射时应该注意局部变化，以防光化学损伤的发生。

朱形好　乔光伟　张在其

第五节　急性化脓性腮腺炎

一、基本概念

急性化脓性腮腺炎

由于严重的全身疾病，代谢紊乱等造成机体抵抗力及口腔生物学免疫力降低，使唾液分泌减少，从而导致口腔内细菌经腮腺导管而致腮腺逆行性感染，称之为急性化脓性腮腺炎，又名为外科性腮腺炎、继发性腮腺炎。现在由于加强了手术前后处理，体液平衡及口腔清洁，以及有效抗菌药物的应用，手术后并发腮腺炎已很少见，所见的大多系慢性腮腺炎基础上的急性发作，或长期卧床患者、长期使用脱水剂的昏迷患者的急性化脓性腮腺炎。本病最常见的病原菌为金黄色葡萄球菌，临床上发病无性别、年龄、地区的差异，成年人，尤其体弱病员发病率高。本病主要是逆行性感染，因此，预防的关键是加强口腔卫生，提高机体抵抗力。

二、常见病因

急性化脓性腮腺炎的病原菌是葡萄球菌，主要是金黄色葡萄球菌，其次为链球菌属，如脓毒症、急性传染病等，患者机体抵抗力及口腔生物学免疫力降低；且因高热、脱水、进食及咀嚼运动减少，唾液分泌也相应减少，机械性冲洗作用降低，口腔内致病菌经导管口逆行侵入腮腺。严重的代谢紊乱，如腹部大手术后，由于禁食、反射性唾液腺功能降低或停止，唾液分泌明显减少，易发生逆行性感染。腮腺区损伤及邻近组织急性炎症扩散，也可引起急性腮腺炎。腮腺淋巴结的急性化脓性炎症，破溃扩散后波及腺实质，引起继发性急性腮腺炎，但其病情较上述原发性急性腮腺炎轻。

三、发病机制

严重的全身性疾病，如脓毒症、急性传染病（伤寒、斑疹伤寒、麻疹、流行性感冒、猩红热等）、扁桃体炎、咽炎等多可能并发急性化脓性腮腺炎。由于这些疾病的影响，机体抵抗力及口腔生物学免疫力降低；且因高热、脱水、饮食和咀嚼功能减少，腮腺的分泌也相应减少，机械的冲刷作用降低，口腔内的致病菌可逆行侵入腮腺导管而发病。

严重的代谢紊乱，如糖尿病、严重的口腔干燥症、长期卧床且使用地西泮使导管口括约肌松弛；昏迷患者长期反复使用强脱水剂及腹腔大手术前后补液不足致使唾液腺分泌减少，发生逆行性感染。

腮腺区外伤和邻近组织的急性炎症扩散也可引起急性化脓性腮腺炎。腮腺内有多个淋巴结，引流口腔、咽部和耳部淋巴，这些引流区域的炎症可导致淋巴结的化脓性感染，扩散后波及腮腺组织。颌面部的急性蜂窝组织炎或下颌骨骨髓炎，也可累及腮腺，引起腮腺的化脓性炎症。

急性化脓性腮腺炎常常由于治疗不及时或致病因素不能排除，而转变成慢性化脓性腮腺炎。一旦自身抵抗力减弱，常常会反复急性发作，在临床比较多见。

四、临床特征

急性化脓性腮腺炎可以是首次发作，也可能是在慢性化脓性腮腺炎的基础上急性发作。临床上以后者多见。

急性化脓性腮腺炎多发于成年人，特别是体弱患者。无明显的性别、年龄、地区的差异。常为单侧受累，双侧同时发生者少见。炎症早期，症状轻微或不明显，腮腺区轻微疼痛、肿大、压痛。导管口轻度红肿、疼痛。若处理及时，可使炎症消散。若未能及时控制，炎症进一步发展，则可使腺组织化脓、坏死，此时疼痛加剧，呈持续性疼痛或跳痛，腮腺区以耳垂为中心肿胀明显，耳垂被上抬。进一步发展，炎症扩散到腮腺周围组织，伴发蜂窝织炎。皮肤发红、水肿，呈硬性浸润，触痛明显，可出现轻度张口受限，腮腺导管口明显红肿，轻轻按摩腺体，可见脓液自导管口溢出，有时甚至可见脓栓堵塞于导管口。

患者全身中毒症状明显，体温可高达40℃以上，脉搏、呼吸加快，白细胞总数增加，中性粒细胞比例明显上升，核左移，可出现中毒颗粒。纤维结缔组织将腮腺分割为很多小叶，腮腺炎形成的脓肿多为散在多发性脓肿，分散在小叶内。腮腺浅面的腮腺咬肌筋膜非常致密，脓肿未穿破以前不易扪及波动感而呈硬性浸润块。穿破腮腺包膜后，脓液进入邻近组织或间隙，引起其他间隙的蜂窝织炎或脓肿。腮腺深面的包膜薄弱，脓肿穿破后可进入咽旁或咽后间隙，或沿着颈部间隙向下扩散到纵隔，向上可通颅底扩散到头颅内，通过这些途径扩散的机会不多，一旦发生，则病情严重而危险。

急性化脓性腮腺炎和流行性腮腺炎发病原因不同，治疗方法不同，要予以鉴别。后者主要为儿童，有接触史，多为双侧，白细胞分类中性粒细胞比例不高，但在分类计数中淋巴细胞增高。流行性腮腺炎急性期血液及尿液中淀粉酶增高，一般有终身免疫力。

五、辅助检查

(一)血常规

外周血白细胞计数明显升高，可高达 $20 \times 10^9/L$；中性粒细胞可达 80% 以上。

(二)血清淀粉酶

血清淀粉酶和尿淀粉酶有不同程度的升高。

(三)腮腺造影

可见导管系统狭窄或扩张成腊肠样改变；腺体组织呈斑点状、斑块状，末梢导管扩张。

(四)腮腺内镜检查

导管管腔狭窄或扩张，有时可见坏死融合的腺泡组织成大泡状。

(五)穿刺检查

穿刺可确定脓腔的部位，以指导切开引流术；脓液培养和药敏试验可准确地指导临床用药。

六、诊断思路

根据病史和临床检查、辅助检查，明确诊断不很困难。

(一)病史

可有全身系统性感染或传染病引起的发热，大手术后禁食，脱水，或全身慢性消耗性疾病的历史，以及急性感染的全身及腮腺局部表现。

(二)体检

1. 单侧也可为双侧同时或先后发生急性腮腺肿大、胀痛或持续性跳痛，张口受限，全身发热不适等病症。

2. 局部病变表现为以耳垂为中心的腮腺肿大，皮肤发红，皮温增高，明显压痛，由于腮腺包膜致密，故扪之较硬。

3. 口内腮腺导管口红、肿，分泌减少，病变后期当挤压腮腺腺体，可有淡黄色较稠的脓性分泌物溢出。

4. 由于腮腺腺体呈分叶状，故其脓肿形成后可表现为多灶性，即多个分散的脓肿，加之腮腺筋膜坚韧，故即使有脓肿形成也难以扪及波动感（临床诊断主要根据病程，全身中毒反应及局部穿刺，抽出脓液而确诊）。

七、临床诊断

1. 可有腮腺区肿痛史或全身性严重疾病、胸腹部大手术等病史。

2. 发病急，全身中毒症状重，血白细胞总数及中性粒细胞比例增高。

3. 以耳垂为中心腮腺区红、肿、痛，酸性食物加重肿胀和疼痛。

4. 腮腺导管口红肿，有脓性分泌物自导管口溢出。

八、鉴别诊断

(一) 流行性腮腺炎

多发生于儿童，有流行病接触史，多为双侧腮腺受累，腮腺腺体肿大，但疼痛较轻，导管口无红肿，唾液分泌清亮无脓液，周围血白细胞总数不增高，但淋巴细胞比例增大。腮腺不形成脓肿，常经7~10 d 而痊愈。

(二) 嚼肌间隙感染

主要为牙源性感染，表现为以下颌角为中心的肿胀、压痛，张口受限明显，但腮腺导管口无红肿，分泌清亮。

(三) 腮腺区淋巴结炎

又称假性腮腺炎，易被误诊为流行性腮腺炎。在腮腺区主要有耳前淋巴结、腮腺淋巴结、耳下淋巴结三组淋巴结与腮腺组织关系密切，这些淋巴结的回流区域发生炎症时，可使其发炎肿大，严重时可引起腮腺区的肿大，淋巴结化脓破溃后也可引起部分腮腺的化脓性炎症。耳前淋巴结位于耳屏前方，腮腺被膜浅层，炎症时肿胀比较表浅；腮腺淋巴结位于腮腺组织内，感染时肿胀也比较局限，可触到明显的结节和压痛点；耳下淋巴结位于腮腺下极下颌角下后方，胸锁乳突肌浅层。感染时腮腺下极肿胀突起，下颌升支后部凹陷变平，向健侧转头时腮腺下极肿胀突起明显。区别的要点是腮腺区淋巴结炎所引起的腮腺区的肿胀局限且不以耳垂为中心，可触到肿胀的结节和压痛点。口内检查腮腺导管口无充血水肿，分泌物清亮。

(四) 腮腺良性肥大

在糖尿病、营养不良、慢性肝病、肥胖或嗜酒的人常可引起不同程度的腮腺肿大或肥大，米舍氏综合征患者也可出现腮腺腺体的肿大。这些全身疾病引起的腮腺肿大，多为双侧对称性肿大，无自发疼痛，按压时可有不适或轻微的痛感。这些患者多为成年人，且有明确的既往史，腮腺区肿胀但疼痛症状不明显，应易于鉴别。

(五) 腺淋巴瘤

又称沃辛瘤，多发生于中年男性，肿瘤多位于腮腺下极，继发感染时可致腮腺肿胀疼痛，一般局限在腮腺下极，有明显的压痛点，其余腮腺组织无肿胀疼痛。有反复发作的病史。检查腮腺导管口无充血水肿，挤压腮腺分泌液清亮。

九、救治方法

(一) 针对发病原因

纠正机体脱水及电解质紊乱，维持体液平衡。必要时输入复方氨基酸等以提高机体抵抗力。

(二) 选用有效抗生素

应用大剂量青霉素类或适量头孢菌素类等抗革兰阳性球菌的抗生素，并从腮腺导管口取脓性分泌物做细菌培养及药敏实验，选用最敏感的抗生素。

(三) 其他保守治疗

炎症早期可用热敷、理疗、外敷如意金黄散，饮用酸性饮料或口含维生素 C，2~3 次/d，可增加唾液分泌。温热的硼酸、碳酸氢钠溶液等消毒漱口剂也有助于炎症的控制。

(四) 切开引流

急性化脓性腮腺炎已形成脓肿时，必须切开引流，以促进脓液的排出，缩短病程。由于腮腺位于致密的腮腺嚼肌筋膜内，脓肿形成后不易扪到波动感，因此不能以扪得波动感作为切开引流的唯一指征。切开引流的指征：药物及其他保守治疗 1 周无效果，局部有明显的凹陷性水肿；局部有跳痛并有局限性压痛点；穿刺腮腺抽出脓液；腮腺导管口脓液排出不畅，全身感染中毒症状明显。切开引流的方法：局部浸润麻醉或全麻。耳前及下颌支后缘处从耳屏往下至下颌角做切口，切开皮肤、皮下组织及腮腺咬肌筋膜，可用弯血管钳插入腮腺实质的脓腔中引流脓液。因常为多发性脓肿，应注意向不同方向分离，分开各个腺小叶的脓腔。用大量的 0.9％氯化钠冲洗后放橡皮引流条，以后每天用 0.9％氯化钠冲洗，更换引流条。如果脓肿扩散至周围间隙，应做附加切口，以达到充分彻底引流的目的。

十、诊疗探索

(一) 腮腺冲洗

急性期腮腺导管有脓栓堵塞时，禁忌冲洗和造影检查。一旦有液体流出，即可做腮腺冲洗，配合全身给药可获很好的治疗效果。使用 0.9％氯化钠或可加入庆大霉素 4 万 U，注入 1～2 mL/次液体，患者感觉到轻微的胀感即可，然后轻轻按压腮腺，并沿导管方向将液体挤出，此时会有大量的脓液被稀释后一起流出。反复几次流出清亮液体，就不再冲洗。切记不可加压，以免将脓液扩散到周围组织，加重炎症反应。冲洗器械可用普通冲洗针头，也可用硬膜外麻醉用的导管，其管径和硬度比较适合方便使用。

(二) 大量饮水

酸刺激待腮腺导管有液体流出后，方可嘱患者多饮水，再用维生素 C 片放置在舌尖部，以促进腮腺分泌，加强冲洗作用。

十一、病因治疗

(一) 注意口腔卫生

急性化脓性腮腺炎由逆行性感染所致，注意口腔卫生，保持口腔环境的清洁，能有效地防止感染的可能。对于长期卧床的体弱患者尤其重要，可用氯己定或替硝唑等漱口水漱口和浸泡假牙；如用冲牙器可将牙齿间隙的食物残渣和细菌清除干净，可达到较好的预防效果。

(二) 多饮水及酸刺激

对于有慢性化脓性腮腺炎病史的患者，在冬春干燥季节，大运动量的室外活动后，应注意多饮水，以补充足够的液体量，保证腮腺导管有一点量的分泌物流出，正常发挥唾液的冲洗作用；应同时注意食用一些酸性食物，以促进腺体的分泌。

(三) 嚼口香糖

咀嚼运动可加强和促进腮腺的分泌功能，有效地防止逆行性感染的可能性。

十二、最新进展

腮腺内镜检查及治疗：有研究报道，涎腺的内镜检查可清楚地观察到病变的部位和程度，必要时可对病变部位直接给药，可提高治疗的准确性和疗效。内镜也可取活检标本，有助于明确诊断和寻找敏感药物，有很好的临床使用前景。目前此类技术在口腔专科医院的研究室作研究用，由于技术要求高推广使用仍需时日。

戴永雨　乔光伟　张在其

第六节 流行性腮腺炎

一、基本概念

流行性腮腺炎是由腮腺炎病毒所引起的急性呼吸道传染病，在《传染病防治法》中被列为丙类传染病。俗称痄腮，其特征为腮腺的非化脓性肿胀，疼痛伴发热，并有延及各种腺组织，或累及各种脏器的倾向。本病好发于儿童，也可见于成人。

二、常见病因

本病由腮腺炎病毒所致。1934 年自患者唾液中分离到本病病毒，属副黏液病毒，系核糖核酸型，直径为 85～300 nm。对物理和化学因素的作用均很敏感，在 1% 来苏儿、75% 酒精或紫外线照射下很快死亡，但在低温条件下可生存较久。和流感病毒不同，本病毒很少变异，各病毒株间的抗原性均甚接近，所以感染或接种疫苗后可获得免疫。

三、发病机制

（一）发病原理

有研究认为腮腺炎病毒侵入口腔黏膜和鼻黏膜后，大量增殖进入血液循环（第 1 次病毒血症），经血流到达腮腺和其他器官，并在其中增殖复制，然后再次进入血循环（第二次病毒血症）。在两次病毒血症过程中被波及的脏器可有先后，程度也有所不同。因此本病患者有的在全病程中腮腺始终不肿大，有的脑膜脑炎、下颌下腺炎、睾丸炎可发生在腮腺肿胀之前，也有研究认为本病病毒对腮腺有特别亲和力，进入口腔后可经腮腺导管口进入腺体，而后再侵入血流。

（二）病理变化

以腮腺的非化脓性炎症为其特征，颌下腺及其他腺体如睾丸、卵巢、胰腺、乳腺、胸腺、甲状腺等也可受累。腺体周围组织充血、水肿，腺体间质有浆液纤维蛋白渗出及淋巴细胞浸润。腺管上皮呈水肿、坏死，管腔中充满坏死细胞和渗出物，使唾液中的淀粉酶排出受阻，而经淋巴进入血流，再从尿液中排出。胰腺受累时也可造成血和尿中的淀粉酶增加，可作早期诊断的参考。脑、脑膜、肝、心肌和肾脏也常被侵犯，致使临床上可有多种表现。

（三）解剖特征

正常人分泌 1000～1500 mL/d 唾液，其中 99% 是水分，其余为各种电解质和蛋白质、酶等。腮腺是分泌唾液的主要腺体，约占总量的 70%，腺体的分泌物由分支导管流向主导管，再排入口腔。由于腺体充血水肿的挤压，以及导管上皮坏死造成导管堵塞，腺体的分泌物不能及时排出，就会出现腮腺腺体的肿胀、疼痛，出现相应的临床症状。如果此时再有食物或酸性物质的刺激，肿胀和疼痛会立刻加剧。

四、临床特征

流行性腮腺炎潜伏期为 8～25 d，平均 2～3 周。多数患者无前驱期症状，而以耳下部肿大为最初病症。少数病例可有短暂的前驱症状，如倦怠、食欲不振、肌肉酸痛、结膜炎、咽炎等症状。

本病起病大多较急，有发热、畏寒、头痛、咽痛、食欲不振、全身不适等。1～2 d 后出现腮腺区肿大，疼痛逐渐加重。体温可上升达39℃以上甚至40℃。成人患者症状一般较重。腮腺肿大以耳垂为中心，并可见耳垂被抬高，肿胀边缘不清，局部皮肤张紧发亮，但充血不明显，可感觉皮肤表面发热，张口、咀嚼或进食酸性食物时胀痛更甚。由于有腮腺包膜的限制，触之坚硬且压痛明显。口内检查可见腮腺导管口周围充血水肿，按摩腮腺分泌物少而黏稠，甚至无分泌物流出。通常在1～3d大部分患者双侧腮腺会先后肿大，出现症状，肿胀一般在3d左右达到高峰，5d后逐渐消退，全程10～14d。重症患者可同时出现颌下腺、舌下腺的受累肿胀，引起口底大范围的肿胀，影响呼吸道通畅，应引起足够的重视。

五、辅助检查

（一）血常规

白细胞计数大多正常或稍增加，淋巴细胞相对增多。有并发症时白细胞计数可有不同程度的升高。

（二）血清和尿淀粉酶测定

90％的患者血清淀粉酶在早期有轻度至中度增加，尿中淀粉酶也增高，有助诊断。淀粉酶增高的程度一般与腮腺肿胀程度成正比，但也可能与胰腺受累有关。

（三）血清学检查

1. 补体结合试验。对可疑病例有辅助诊断的价值。测定双份血清（第1次于病程早期，第2次在第3周时）效价4倍以上增长或一次血清效价达1：64者有诊断意义。

2. 血凝抑制试验。按上述时段取双份血清，效价增高4倍以上者有诊断意义。在腮腺炎的血凝抑制试验的诊断价值不如补体结合试验。

（四）病毒分离

从早期患者的唾液、血、脑脊液、尿中可分离到腮腺炎病毒。

（五）尿液

尿常规多正常，但肾脏被累及时尿中可有蛋白、红细胞、白细胞和管型。

六、诊断思路

根据流行病学特征和接触史，仔细检查腮腺、颌下腺、睾丸等好发部位的肿大特点。特别要注意的是有时流行性腮腺炎的首发部位不是腮腺而是颌下腺肿大，应引起足够的重视。诊断流行性腮腺炎并不困难，如遇不典型的疑似病例，通过实验室检查方法进一步明确诊断。

（一）询问病史

详细询问近2～3周，是否接触过患流行性腮腺炎的患者或有腮腺肿大的患者；是否到过有流行性腮腺炎患者的集体场所，如托儿所、学校等；是否去过人流拥挤的公共场所，如集市、电影院或商场等；另外家庭成员中密切接触者的工作场所、到访过的地方有无腮腺炎流行的资讯及接触史均应引起高度的重视。同时与已知的流行性腮腺炎患者或疑似患者有无密切接触、是否是流行性腮腺炎高发的冬春季节、是否患过流行性腮腺炎对诊断和鉴别诊断有指导意义。

（二）体格检查

患者早期出现疲惫无力、食欲不振，逐渐出现体温升高、头痛、恶心等症状。与此同时出现一侧或双侧腮腺的肿大，检查时可见以耳垂为中心的肿胀，耳垂被抬高外翻，肿胀边缘不清，皮肤无明显充血，皮肤温度不高。因腮腺包膜厚而且坚韧，故腮腺肿胀时质地较硬，胀痛明显。口内检查可见位于上颌第二磨牙相对的颊黏膜上的腮腺导管口，有轻度的充血水肿，按摩腮腺有少量黏稠的分泌物流出，症状严重的因腺体组织水肿及导管上皮细胞水肿，致使导管完全堵塞而没有分泌物流出，此时若进食酸性食物会加重肿胀，引起剧烈的疼痛。同时应检查双侧颌下腺有无肿胀、压痛，颌下腺导管有无分泌，分泌物的流量是否正常；男性患者还应询问或检查睾丸有无肿大疼痛，对诊断流行性腮腺炎有临床指导意义。

（三）实验室检查可协助诊断

七、临床诊断

1. 询问流行病学情况，有无直接或间接接触史。
2. 体温升高可达 40℃，头痛、恶心，进食时疼痛加重。
3. 以耳垂为中心的腮腺肿胀，压痛明显，皮温不高。
4. 腮腺导管口早期常有红肿，分泌物清亮，完全或不完全堵塞。
5. 血常规检查，白细胞计数正常或稍低，淋巴细胞计数稍增高。
6. 血清学检查和病毒分离可明确诊断。

八、鉴别诊断

（一）急性化脓性腮腺炎

老年人多见，且有反复发作的病史。常为一侧腮腺受累，腮腺区肿胀以耳垂为中心，皮肤充血压痛明显，皮肤温度升高；晚期可扪及压痛点或波动感。腮腺导管口充血肿胀明显，可见脓栓；挤压腮腺时有雪花样分泌物流出，严重时可见大量脓液流出。血常规中白细胞总数和中性粒细胞明显升高。急性化脓性腮腺炎常发生在长期卧床、大量使用地西泮、抑制唾液腺分泌的药物和手术后体液补充不足的患者，因缺少唾液的冲洗、口腔内的致病菌经腮腺导管逆行性感染所致。

（二）腮腺区淋巴结炎

又称假性腮腺炎，易被误诊为流行性腮腺炎。在腮腺区主要有耳前淋巴结、腮腺淋巴结、耳下淋巴结三组淋巴结与腮腺组织关系密切，这些淋巴结的回流区域发生炎症时，可使其发炎肿大，严重时可引起腮腺区的肿大，淋巴结化脓破溃后也可引起部分腮腺的化脓性炎症。耳前淋巴结位于耳屏前方，腮腺被膜浅层，炎症时肿胀比较表浅；腮腺淋巴结位于腮腺组织内，感染时肿胀也比较局限，可触到明显的结节和压痛点；耳下淋巴结位于腮腺下极下颌角下后方，胸锁乳突肌浅层。感染时腮腺下极肿胀突起，下颌升支后部凹陷变平，向健侧转头时腮腺下极肿胀突起明显。区别的要点是腮腺区淋巴结炎所引起的腮腺区的肿胀局限且不以耳垂为中心，可触到肿胀的结节和压痛点。口内检查腮腺导管口无充血水肿，分泌物清亮。

（三）腮腺良性肥大

在糖尿病、营养不良、慢性肝病、肥胖或嗜酒的人常可引起不同程度的腮腺肿大或肥大，米舍氏综合征患者也可出现腮腺腺体的肿大。这些全身疾病引起的腮腺肿大，多为双侧对称性肿大，无自发疼痛，按压时可有不适或轻微的痛感。

九、救治方法

（一）一般治疗

因《传染病防治法》将其列为丙类传染病，发现疑似或确诊的患者应及时填写传染病报告卡，以便防疫人员进行必要的处置和追踪调查。需隔离患者，卧床休息直至腮腺肿胀消退后 2 周，才可参加集体活动或复课。在此期间应注意口腔卫生，多饮水，以清淡饮食为主。少吃酸性和需反复咀嚼的食物，以免刺激腮腺的分泌，加重肿胀和疼痛。

（二）抗病毒药物治疗

多数患流行性腮腺炎的患者不需要药物治疗，重症患者或体弱患者可适量给予利巴韦林或阿昔洛韦等抗病毒药物。后期可给予维生素类药物，也有给予干扰素，以提高自身免疫力，促进机体康复。

（三）中药治疗

早期给予板蓝根冲剂或感冒清热冲剂，有退热、消肿、减轻症状作用。

（四）对症治疗

高热、头痛、恶心呕吐等应予对症治疗。如发现有脑膜炎、胰腺炎、睾丸炎等并发症时，应早期给予脱水剂、抗菌药物等，并及时专科会诊治疗，以免贻误病情。

十、诊疗探索

流行性腮腺炎常发生在4～9岁的儿童，发热、腮腺肿胀疼痛为主要症状，一般隔离休息，大量饮水，给予对症治疗和中药治疗即可逐渐痊愈。应引起重视的是并发症的早期发现和治疗，如脑膜炎、胰腺炎、心肌炎等严重并发症可危及生命，而睾丸炎可影响患儿的生长发育和成年后的生育能力。

十一、病因治疗

流行性腮腺炎是由腮腺炎病毒引起的传染病，有效地避免进入疫区，避免接触传染源，在传染病高发的冬春季节，加强身体锻炼，养成良好的卫生习惯，注意室内通风。如发现有可能接触过疑似患者，可服用板蓝根冲剂等中药制剂，以达到预防的目的。

腮腺炎减毒活疫苗免疫效果好，可采用免疫途径皮内注射、皮下注射，还可采用喷鼻或气雾吸入法，该疫苗不能用于孕妇、先天或获得性免疫低下者及对鸡蛋白过敏者。近年国外报道使用腮腺炎三联疫苗（麻疹、腮腺炎和风疹）后，虽然明显降低了腮腺炎的发病率，但疫苗所致腮腺炎病毒的感染问题应引起高度重视。

十二、最新进展

有研究报告，干扰素和胸腺素等能提高自身免疫力，增强抗击传染病的能力。患病时使用也可促进机体康复，其确切的作用机制和效果如何，未得循证医学研究证实。

戴永雨 乔光伟 张在其

第七节 三叉神经痛

一、概述

三叉神经痛是指口腔颌面部三叉神经分布区域内出现阵发性、针刺样、电击样剧烈疼痛，历时数秒至数分钟不等，间歇期无症状。其疼痛的一个重要特征就是任何刺激口腔颌面部的"扳机点"，都可引起疼痛。以中老年女性多见，多数为单侧性。临床上通常将三叉神经痛分为原发性和继发性两种。原发性三叉神经痛系指无神经系统体征（其分布区的感觉和运动功能均正常），而且应用各种检查并未发现明显和发病有关的器质性病变者。继发性三叉神经痛则是指由于机体的其他病变（炎症、外伤、肿瘤、颅骨畸形等）压迫或侵犯三叉神经所致，有明确的原发疾病。继发性三叉神经痛的明显特点是：①疼痛呈持续性，无间歇期。②除表现疼痛症状外，伴神经系统体征，如在三叉神经分布区内存在感觉减退、麻木、角膜反射迟钝或消失等，常合并有其他脑神经病变症状。

二、常见病因

原发性三叉神经痛的病因和发病机制目前尚不明确，认识也不一致。但根据临床实践，颅脑手术所见，病理解剖及动物实验结果等对其病因有些推论和假说，但都是假说，真正病因尚没有得到证实，主要有以下几种。

（一）中枢病因学说

主要有三种假说：一是认为三叉神经痛是属于一种特殊类型的感觉性癫痫发作，中脑有局灶癫痫样放电，其发放部位可能在三叉神经脊束核内；有报道用铝凝胶注入猫的脊束核中，可以引起猫的面部感觉过敏现象。二是认为病变在脑干内，已有证据证明三叉神经痛与脑干中三叉神经感觉核的兴奋性改变可引发三叉神经痛。病理性刺激可引起其兴奋性增高，这些病理性刺激通常是由三叉神经周围支到达脑干的三叉神经感觉核和网状结构，对三叉神经痛的"扳机点"做轻微刺激，可在脑干内迅速"总和"起来，而引起一次疼痛发作。由于这些刺激在脑干中也能使三叉神经运动核和面神经运动核受到影响，故可解释何以在三叉神经痛发作时，常伴有面肌的抽搐和咀嚼肌的运动。三是认为丘脑的损害是引起三叉神经痛的中枢性原因。丘脑是各种感觉的汇集中心，丘脑损害的特点是强烈的自发性疼痛，这种疼痛可以被其他非伤害性刺激，如触觉、声响、光亮等各种刺激所诱发和强化。也有人以三叉神经中枢的病毒性感染引起它的反应过敏解释"扳机点"现象，但在电子显微镜下未得以证实。

中枢病因学说难以解释临床上所见的许多事实。例如，为何在延髓的许多病变中，如延髓肿瘤、延髓空洞症等不产生三叉神经痛；为什么三叉神经痛只限于某一二支内长期不发展；为何病员长期不表现神经系统体征等。

（二）周围病因学说

认为病变在周围部，在三叉神经感觉根、半月神经节或其周围支及末梢，可能由于某种致伤因素使半月神经节或感觉根受压或遭到损害而发生脱髓鞘变。这种脱髓鞘的轴突与临近的无鞘纤维发生"短路"（又称伪突触形成），轻微的触觉刺激即可通过"短路"传入中枢，而中枢的传出冲动也可再通过"短路"而成为传入冲动，如此很快达到一定的"总和"而引起一阵疼痛发作。

周围性病变的致病因素也是多种多样的。较普遍地认为：①血管神经压迫。三叉神经感觉根和半月神经节受侵犯或受压是致病的主要原因。如在对三叉神经痛病员行开颅手术治疗时，常可在其感觉根处发现胆脂瘤、小的脑膜瘤、血管畸形和异常血管的压迫、牵拉和扭曲等情况。②解剖结构的异常。如在某些三叉神经痛病例中发现在三叉神经压迹处有尖锐的小骨刺。颞骨岩部肥厚、岩嵴过高、局部硬脑膜增厚等，均可能导致对神经根和半月神经节产生局部压迫。③还有人认为由于颈内动脉管前端骨质缺陷，使该动脉与半月神经节十分接近，它的搏动长期影响着半月节和感觉根，使之发生脱髓鞘变而引起疼痛。④神经分支所经过的骨孔因骨膜炎而发生狭窄，压迫神经可引起疼痛。⑤机体特别是面部遭受过于寒冷的刺激也是三叉神经痛的重要起因。⑥高血压病，供应神经血运的动脉硬化，血管张力的破坏等也可能导致本病的发生。⑦遗传可能是三叉神经痛的另一个可能原因，有些患者遗传了影响三叉神经痛的血管疾病。⑧最新研究提示，病毒在三叉神经节的潜在感染再激活是三叉神经痛的潜在病因。

继发性三叉神经痛有明确的病因，主要为颅中窝和颅后窝的颅内病变，如鼻源性和耳源性的颅底蛛网膜炎、脑血管动脉瘤、原发性或转移性颅底肿瘤等。在颅内肿瘤中，特别是位于脑桥小脑角部、三叉神经根部及半月节的肿瘤，均可引起三叉神经分布区的疼痛。常见的脑桥小脑角的肿瘤有胆脂瘤、听神经瘤、脑膜瘤、血管瘤等。三叉神经半月节肿瘤如神经节细胞瘤、脊索瘤等。此外，鼻咽癌、上颌窦癌及各种转移癌等也可导致神经痛。

炎症性病灶感染如额窦炎、筛窦炎、上颌窦炎、骨膜炎、中耳炎、化脓性岩骨炎等都可引起继发性三叉神经痛，特别是牙源性病灶感染更是常见和症状明显。近年来对三叉神经痛与牙源性感染的相互关系进行了一些研究。在临床工作中有时发现在三叉神经痛的病例中可在其上颌骨或下颌骨内查出病变性骨腔。经组织病理学检查，属慢性炎症病灶，表现为血管丰富的骨组织的异常愈合反应。在骨腔中还可发现碎骨片、钙化物和较多神经纤维。钙化物与神经纤维粘连或包绕神经；有些病灶有慢性炎性细胞浸润，主要是淋巴细胞，对骨腔内容物行微生物检查，发现其中有多种需氧菌和厌氧菌群等病源菌存在。这些病变性骨腔的位置多在以前的拔牙部位。骨腔的大小和数目不等。在临床上可根据"扳机点"或触痛最明显处定位。在某些病例中当彻底刮除感染性病灶后确可获得一定疗效。

感染性疾病可表现为三叉神经痛，如小脑脑桥囊虫病、感染痢疾杆菌、钩端螺旋体、梅毒螺旋体、麻风杆菌等情况下出现脑桥脓肿。糖尿病也可以出现神经痛。

三叉神经痛是一个非常复杂的病理过程，对原发性三叉神经痛迄今还没有一个病因学说能对其做出圆满地解释。随着医学水平的不断提高，诊断技术及手段的进步，将会有愈来愈多的所谓原因不明的原发性三叉神经痛被查清病因；甚至可能导致对某些所谓的原发性三叉神经痛的诊断予以重新认识或根本不存在所谓原发性三叉神经痛，它必然由某种病变引起，只是有些病因至今尚未阐明，虽然如此，但在目前仍将三叉神经痛分为原发性和继发性两种以利于治疗计划的制定。

三、发病机制

有关三叉神经痛组织形态学的改变意见不一。有人认为并无神经组织的明显病理改变，而多数倾向于认为在半月神经节及感觉根内有明显的病理变化。

近年来的研究发现：在电子显微镜下，在半月神经节和感觉根内可观察到节细胞的消失，有炎性浸润、动脉粥样硬化改变及脱髓鞘改变等。主要病理变化为髓鞘的病变，表现为节细胞的轴突上常有不规则的球状茎块，是由于髓鞘的不正常染色所形成。这种变化常沿着神经束分布，并发生于相邻的几束上。受损的髓鞘明显增厚，失去原有的层次结构。有的髓鞘破碎形成椭圆形颗粒，甚至成粉末状，其内的轴突显得不规则并有节段性的断裂改变；有的发生退行性变；有的轴突只剩残余物或完全消失。目前已公认脱髓鞘改变是引起三叉神经痛的主要病理变化。

四、临床表现

1. 本病的主要表现是在三叉神经某分支区域内，骤然发生闪电式的极为剧烈的疼痛。疼痛可自发，也可由轻微刺激"扳机点"所引发。所谓"扳机点"是指在三叉神经分支区域内某个固定的局限的小块皮肤或黏膜特别敏感，对此点稍加触碰，立即引起疼痛发作。疼痛先从"扳机点"开始，然后迅速扩散至整个神经分支。"扳机点"可能是一个但也可能为两个以上，一般取决于所患分支的数目。由于此点一触即发，故病员不敢触碰。此点常位于牙龈、牙体、上下唇、鼻翼、口角及颊部黏膜等处。为避免刺激，病员常不敢洗脸、刷牙、剃须、微笑等，致面部表情呆滞、木僵、颜面及口腔卫生不良，常患湿疹、口炎；牙石堆积、舌苔增厚、少进饮食、身体消瘦。

2. 疼痛如电击、针刺、刀割或撕裂样剧痛，发作时患者为了减轻疼痛而做出各种特殊动作。有的用手掌紧按患侧面部或用力揉搓痛处；有的则做一连串迅速的咀嚼动作；而另一些则相反，咬紧牙关，或迅速摆动头部或上身；还有的咬唇、伸舌、咂嘴等，发作时还常常伴有颜面表情肌的痉挛性抽搐，口角被牵向患侧；有时还可出现痛区潮红，结合膜充血，或流泪、出汗、流涎及患侧鼻腔黏液增多等症状，称为痛性抽搐；有的病员由于疼痛发作时，用力揉搓面部皮肤，可发生皮肤粗糙、增厚、色素沉着、脱发、脱眉，有时甚至引起局部擦伤并继发感染。

3. 发作时间多在白天，每次发作时间一般持续数秒、数十秒或 1～2 min 后又骤然停止。两次发作之间称间歇期，无任何疼痛症状。只有少数病例在间歇期中在面部相应部位有轻微钝痛。当疾病的早期一般发作次数较少，持续时间较短，间歇期较长。但随着疾病的发展发作愈来愈频繁，间歇期也缩短。

4. 病程可呈周期性发作，每次发作期可持续数周或数月，然后有一段自动的暂时缓解期。缓解期可为数天或几年，在此期间疼痛缓解甚至消失，以后疼痛复发。三叉神经很少有自愈者。部分病例的发作与气候有关，一般在春季及冬季容易发病。

5. 牙痛可能成为三叉神经痛的前兆疼痛。有些患者疼痛牵涉到牙时，常疑为牙痛而坚持要求拔牙，故不少三叉神经痛病员都有拔牙史。临床上对其指定的"患牙"检查会无异常发现。

6. 原发性三叉神经痛病员无论病程长短，神经系统检查无阳性体征发现，仍保持所患分支区域内的痛觉、触觉和温度觉的感觉功能和运动支的咀嚼功能。只有在个别病例中有某个部位皮肤的敏感性增加。继发性三叉神经痛可因病变的不同，伴有面部皮肤感觉减退、角膜反射减退、听力降低等神经系统阳性体征。

五、辅助检查

拍摄颅骨 X 线片，CT、MRI 检查，排除小脑脑桥角肿瘤，特别是胆脂瘤的可能。

六、诊断思路

(一) 询问病史

详细追问患者既往病史和现病史，寻找诱发因素，有助三叉神经痛的诊断，重点检查病变在头面部三叉神经分布区域的疼痛部位，疼痛性质和时间，疼痛症状等。

(二) 临床特征

骤然发作，无任何先兆，多为一侧，发作时疼痛剧烈如刀割，针刺，电击一样剧痛持续数秒至 1～2 min。常伴有面部抽搐、流泪、流涎、面部潮红、结膜充血等症状，随病情加重，间歇期愈来愈短，发作愈加频繁，经过一次强烈的疼痛刺激，使患者精神异常紧张，终生难忘，造成极大的痛苦。

(三) 体格检查

为了进一步明确是原发性三叉神经痛还是继发性者。必须同时检查伴随的其他症状和体征，如感觉、运动和反射的改变。

1. 定分支检查。定分支检查首先要寻找"扳机点"。各分支的常见"扳机点"的部位如下：

(1) 眼支：眶上孔、上眼睑、眉、前额及颞部等部位。

(2) 上颌支：眶下孔、下眼睑、鼻唇沟、鼻翼、上唇、鼻孔下方或口角区、上颌结节或腭大孔等部位。

(3) 下颌支：颏孔、下唇、口角区、耳屏部、颊黏膜、颊脂垫尖、舌腭弓等处，并需观察在开闭口及舌运动时有无疼痛的发作。

对上述各分支的常见"扳机点"按顺序进行检查。由于各"扳机点"痛阈高低不同，检查时的刺激强度也应由轻重做适当的改变。①拂诊：以棉签或示指轻拂可疑之"扳机点"。②触诊：用食指触摸"扳机点"。③压诊：用较大的压力进行触诊。④揉诊：对可能"扳机点"用手指进行连续回旋式重揉动作，每一回旋需稍做刹那停顿，这种检查方法往往能使高阈的"扳机点"出现阳性体征。多用做眶下孔和颏孔区的检查。

2. 三叉神经功能检查。原发性三叉神经痛一般无论病情轻重，并不影响患侧神经的功能。在定分支检查后，应再进一步功能检查，以便了解神经通路是否正常。对于青壮年的初发病员尤为重要。对有第三支非典型三叉神经痛发作，应考虑小脑脑桥角肿瘤特别是胆脂瘤的可能性。

七、临床诊断

依据病史、疼痛的部位、性质、发作时的临床症状、影像学检查和神经系统无阳性体征，一般诊断原发性三叉神经痛并不困难，但要排除继发性三叉神经痛。为了准确无误地判断疼痛的分支及疼痛涉的范围，查找"扳机点"是具有重要意义的方法。在初步确定疼痛的分支后，用 $1\%\sim2\%$ 普鲁卡因在神经孔处行阻滞麻醉，以阻断相应的神经干，这属于诊断性质的封闭。第一支痛时，应封闭眶上孔及其周围。第二支痛时，可根据疼痛部位将麻药选择性地注入眶下孔，切牙孔，腭大孔，上颌结节部和圆孔。第三支痛时应行颏孔、下牙槽神经孔或卵圆孔的阻滞麻醉。当"扳机点"位于颏神经或舌神经分布区域时，还应做两种神经封闭。麻醉时应先由末梢支开始，无效时再向近中枢端注射。如第三支痛时，可先行颏孔麻醉，不能制止发作时，再做下牙槽神经麻醉，仍无效时，最后应做卵圆孔封闭。

在封闭上述各种神经干后，如果疼痛停止，1 h不发作（可通过刺激"扳机点"以试之），则可确定是相应分支的疼痛。最好是在 $1\sim2$ d后在重复进行1次诊断性封闭，则更能准确地确定患支。

继发性三叉神经痛可不典型，常呈持续性，一般发病年龄较小。检查时，在三叉神经分布区域出现病理症状，如角膜发射的减低或丧失。角膜反射的变化是有意义的体征，常提示为症状性或器质性三叉神经痛。此外，也常伴有三叉神经分布区的痛觉，温度觉与触觉障碍，还可出现咀嚼肌力减弱与肌萎缩。

怀疑为继发性三叉神经痛时，应进一步做详细的临床检查，按需要拍摄颅骨X线（特别是颅底和岩骨），并做腰椎穿刺及脑超声检查，有时需行特殊造影，CT、MRI检查等才能明确诊断。

八、鉴别诊断

（一）慢性头痛

为最常见的临床症状之一，并不完全局限于神经系统疾病，其部位涉及头部，有时并扩展至相邻的面部和颈部。头痛种类繁多，现仅将易与三叉神经相混淆的几种头痛分述如下。

1. 偏头痛。为发作性神经血管功能障碍，以反复发生的偏侧或双侧头痛为特征。①典型偏头痛：其临床表现可明确分为先兆和头痛两期。②一般性偏头痛：此型头痛最多见，发病前的先兆及前驱期均不明显，可表现为短暂而轻微的视觉模糊，或完全不发生。③簇集性头痛：又名组胺性头痛。④神经官能症性头痛：本病在临床上较多见，常因大脑高度紧张或疲劳而致病。⑤几种特殊类型的偏头痛，如眼肌麻痹性头痛、蝶腭神经、偏瘫型偏头痛、弥散性血管运动功能紊乱型偏头痛及耳颞神经痛。

2. 其他头痛。有高血压性头痛、枕神经痛、肌紧张性头痛等。

（二）牙痛和其他牙源性疾病

三叉神经痛有时可与牙痛相混淆，特别是牙髓炎牙髓石所引起的疼痛比较剧烈。但牙髓炎所引起的疼痛为持续性，夜晚疼痛加剧（三叉神经痛时，夜晚疼痛减轻或消失），对冷热刺激敏感，有病灶牙存在。牙髓石所引起的疼痛，多在体位改变时或睡下后发生，无"扳机点"存在，也无周期性发作的特点，X线摄片在牙髓腔内有结石存在。在临床上有不少三叉神经痛误诊为牙痛而要求拔牙，此时必须认真鉴别。有时颌骨内的埋伏牙，颌骨或上颌窦肿瘤的存在，压迫神经时引起神经痛，可行X线检查确诊。其他牙源性感染如牙周炎、颌骨骨髓炎，以及拔牙术后创口感染等都能引起颌面部疼痛，但这些疾病所引起的疼痛为持续性，深在性钝痛，有明显病灶可查，疼痛一般不受外界刺激的影响，无"扳机点"存在，除去病灶后疼痛消失。

（三）鼻旁窦炎

如急性上颌窦炎，额窦炎等。多在流行性感冒后发生。继急性鼻炎之后，可有嗅觉障碍，流大量黏液脓性鼻涕，鼻阻塞。疼痛呈持续性，不如三叉神经痛剧烈，但持续时间长，局部皮肤可有红肿、压痛及其他炎症表现，如体温升高、白细胞计数增加等。X线摄片可见鼻旁窦腔密度增高，呈普遍模糊阴影，有时可见液平面。抗生素治疗有效。

（四）颞下颌关节紊乱病

是常见的颞下颌关节疾病。根据特点病变部位和病理改变，可分为肌群功能紊乱类，关节结构紊乱类和关节器质性改变类。其临床表现为张口及咀嚼时关节区及其周围肌群出现疼痛，常伴有关节弹响，张口时口型偏斜、歪曲等症状。主要是疼痛症状和性质与三叉神经痛不同：颞下颌关节紊乱病一般无自发痛，多在关节后区、髁突部及在相应肌和骨质破坏区有压痛。一般在咀嚼及张口时诱发疼痛。

（五）舌咽神经痛

为舌咽神经分布区域的阵发性剧痛。多见于男性。疼痛性质与三叉神经痛相似，但疼痛部位在咽后壁、舌根、软腭、扁桃体，咽部及外耳道等处。疼痛常因吞咽，讲话而引起，睡眠时也可发作，这种情况在三叉神经痛时少见。可应用1%～2%丁卡因喷雾于咽部、扁桃体及舌根部，如能止痛即可诊断。

必须注意的是舌咽神经痛与三叉神经痛可同时发病。当三叉神经第三支痛伴有舌神经痛时，应特别注意与舌咽神经痛相鉴别。如当第三支完全麻醉后而疼痛仍不缓解时，应考虑舌咽神经疼痛的可能，再用丁卡因喷雾于舌咽神经分布区域，如疼痛缓解即可做出诊断。

九、救治方法

三叉神经痛分为原发性三叉神经痛和继发性三叉神经痛，其中原发性是指不伴三叉神经功能障碍，神经系统检查阴性，临床辅助检查可发现明显与疾病相关的病因；继发性三叉神经痛发病年龄常较轻，有神经系统阳性体征，如三叉神经麻痹；病灶侧面部浅感觉减弱或消失；如果伴随三叉神经中眼神经病变可表现为角膜反射减弱或消失；下颌神经受损影响咀嚼肌功能，导致相应肌群萎缩，同时张口下颌歪向神经受病变侧；或者伴随其他脑神经麻痹表现。原发性三叉神经痛的治疗原则以止痛为目的，首先采用药物治疗，包括抗癫痫药物和非抗癫痫药物，药物治疗效果欠佳可选择神经阻滞、神经节射频热凝及外科手术治疗。

（一）药物治疗

1. 卡马西平。是目前治疗三叉神经痛的首选药物。其作用机制主要是影响神经细胞膜离子通道的开放，通过降低膜对钠离子、钙离子的通透性，从而使神经细胞膜的兴奋性下降，进而延长细胞相对不应期，研究表明该药还能增强 γ-氨基丁酸受体在突触间隙的传递功能，它在体内的最终代谢产物为10,11-环氧化卡马西平，也有镇静、抗惊厥、缓解神经痛的效果。用药方法：开始100 mg，2次/d，一般极量600～800 mg/d。

2. 苯妥英钠。一般剂量3次/d，100 mg/次，其极量为600 mg/d。

3. 奥卡西平。为第2代抗癫痫药物代表，卡马西平的10-酮基衍生物，是由它的活性单羟基代谢物发挥药效作用。起始剂量可以为600 mg/d，分两次给药。为了获得理想的效果，可以每隔一个星期增加每天的剂量，每次增加剂量不要超过600 mg。每天维持剂量范围在600～2400 mg。

4. 加巴喷丁。是治疗癫痫药物中较新的一种，该药在经过胃肠道时可迅速发生弥散作用，通过易化转运的方式被肠道直接吸收，避免肝脏及肾脏代谢减低吸收效率，并且目前未发现其有诱导或者抑制肝药酶的作用。在给药第 1 天可采用 1 次/d，300 mg/次；第 2 天为 2 次/d，300 mg/次，第 3 天为 3 次/d，300 mg/次，之后维持此剂量服用。

5. 拉莫三嗪。作为三叉神经痛的二线用药，是近年来较为新型的抗癫痫药物，主要成分是一种苯基三嗪类化合物，对三叉神经及中枢疼痛均有较显著疗效。通常达到最佳疗效的维持剂量为 100～200 mg/d，1 次/d 或分 2 次给药。

6. 甲钴胺。可作为三叉神经痛的辅助用药。通常成人 1 片/次（0.5 mg），3 次/d，可根据年龄、症状酌情增减。

7. 氯硝西泮。以上两药无效时可用此药剂量 4～6 mg/d。

8. 山莨菪碱。是一种胆碱能神经阻滞剂，其作用类似阿托品，对各种神经疼有一定疗效。一般剂量 5～10 mg/次，每日 3 次。

9. 七叶莲。是治疗三叉神经痛的中成药，3 片/次，2～3 次/d。

（二）半月神经节射频温控热凝术

即经皮卵圆孔穿刺半月神经节射频热凝术，其主要通过热量损害感觉细纤维 A8 和 C 类纤维，这是传递痛觉的主要神经纤维，从而达到缓解疼痛作用。不过，传统射频热凝术有可能对周围神经或组织产生损毁，导致出现相应神经功能损害，如感觉或运动功能的不可逆性障碍。脉冲射频的作用原理是通过对神经细胞高频及强密度的脉冲式放电，对神经正常的电冲动及细胞电活动产生电场干扰，表现出镇痛及调节神经的作用。

（三）神经阻滞

神经阻滞疗法是指在神经干、神经丛或神经节的周围注射局麻药和神经松解药，阻滞冲动传导，使所支配区域产生麻醉作用达到治疗效果。神经阻滞的药物有无水乙醇、维生素 B_{12}、糖皮质激素、抗生素等。做神经干或穴位阻滞，1 次/d，10 次为 1 个疗程。

（四）局部注射疗法

常用无水酒精或 95％酒精准确地注射于罹患部位的周围神经干或三叉神经半月节。目的在产生局部神经纤维变性，从而阻断神经的传导，以达到止痛的效果。在眶下孔，眶上孔及颏孔等封闭时，一般剂量为 0.5 mL，同时应注意要注入孔内，进孔深度以 2～3 mm 为好。不宜过深或过浅。如半月节注射，可以三支同时变性，产生角膜反射消失，导致角膜炎等并发症。

近年来国内外均有采用 100％的纯消毒甘油经卵圆孔注入于半月神经节或用于外周神经注射治疗原发性三叉神经痛，均获一定疗效。但做半月神经节内注射，操作比较复杂，并有一定复发率和并发症：可引起角膜感觉减退或角膜炎，偶可发生脑膜炎等。三叉神经周围支的甘油注射，比较安全。先以麻药做受累末梢神经局麻以减轻疼痛，然后缓慢注入甘油于下颌孔或眶下孔处。注意应将甘油注射在与"扳机点"有关联的神经的近心端处。

十、诊断探索

（一）三叉神经痛性质

患者疼痛发作的部位仅局限于三叉神经分布区域内，不会超越其分布范围。疼痛多为一侧性，以一侧的第二、三支分布区域疼痛最多见，其次为第二或第三支分布区域单独疼痛，以第二支最常见，第三支次之，单独第一支分布区域痛者很少见，占 2％～5％。有人认为，其原因在胚胎发育时第一支与第二、三支分别有两个神经节发育而来。也可同时侵犯二支，但三支同时受侵犯者不多。少数可为双侧（约占 3%）。但也不是同时发病，往往一侧首先发病，经过一时期后，另一侧才出现症状，即使双侧同时发病也各有其发作周期，或一侧疼痛较为严重，一侧较轻，而且并非同时发作。疼痛多沿神经分支的走行分布，如第一支的疼痛部位往往在眼的表浅或深处、上睑及前额。第二支的疼痛部位在颊部、上唇和牙龈，而硬腭疼痛者很少见。第三支的疼痛部位在下唇、牙龈，涉及舌部者较少。第二和第三支的疼痛可沿其分支向颞部放射，比较有规律性。疼痛也可较长时间局限于一支分布区域。疼痛的扩散不呈跳跃式，如第三支痛不会越过第二支而到第一支痛。疼痛也不越过中线，即使双侧患者，一侧发作时也不越过对侧。

（二）中医治疗三叉神经痛的单方验方

1. 曙光三叉神经痛方。荆芥碳、僵蚕、百蒺藜、炒蔓荆子各 9 g，生石膏 30 g，炒元胡、钩藤各 12 g，白芷、陈皮各 4～5 g，全蝎粉 3 g，水煎服，每天 1 剂。

2. 七叶莲。又名假荔枝，系木通科木瓜属，药用部分为其茎叶，并制成针剂及片剂。作用：此药经动物实验证明，具有一定的镇痛作用，对多种平滑肌均有解痉作用。制剂：片剂，每片相当于生药 5 g。注射剂，每支 2 mL，相当于生药 15 g。用法与用量：口服 3 片/次，4 次/d；肌内注射，4 mL/次，1～2 次/d，疼痛缓解后改为口服。治疗效果：一般用药 4～10 d 后疼痛开始减轻，根据上海华山医院用此药治疗三叉神经痛有效率为 61.9%。副作用：口服时有部分患者出现胃肠道反应，如恶心等。肌内注射后，注射部位可有酸胀感，局部可发生硬节。

3. 毛冬青又名毛披树。系冬青科植物毛冬青。药用其根叶。作用：此药有扩张血管、解除痉挛的作用。它的有效成分是黄酮苷，能降低血压，因此毛冬青适用于动脉硬化的三叉神经痛患者。制剂：片剂每片含黄酮苷 100 mg，毛冬青浸膏 0.3 g；注射剂每支 2 mL，含黄酮苷 40 mg；冲剂每次含生药 32 g；毛冬青糖浆每毫升相当于毛冬青根 3 g；胶囊每粒 200 mg（经乙酸乙酯提取的干粉）。用法及用量：片剂：2～6 片/次，3 次/d。冲剂：1 包/次，2～3 次/d。糖浆：20～30 mL/次，2～3 次/d。胶囊：1 粒/次，2～3 次/d。注射剂：肌内注射 2 mL/次，1～2 次/d，严重者肌内注射 2 mL/次，另加口服冲剂 1 包。待剧痛缓解后，渐减药量至停药。有些患者于扳机点处残留牵拉感或隐痛者、可做穴位注射法（0.2～0.5 mL/次，10 次为 1 个疗程）或毛冬青离子导入疗法（1 次/d，10～15 次为 1 个疗程）。中等症状者，用毛冬青肌内注射，1 次/d，2 mL/次，痛时口服胶囊 200 mg 或冲剂 1 包，2 次/d。宜可同时用穴位注射或离子导入疗法。治疗效果：毛冬青治疗三叉神经痛有一定效果，用药后一般 3～15 d 显效，用药 2 周无效者，可改用其他疗法，用药后如果有效可连续用药，一般治疗天数为 18～27 d，据中山大学医学院口腔系郭媛珠等报道，用此药治疗 51 例患者，显效最快 3 d，最慢 15 d，平均 8～13 d，效果较好着 35 例，疗效差者 9 例，无效者 7 例，疼痛解除时间为 2 个月～1 年。副作用：反复用药或用药过大可出现血压下降，停药或减量后可自行恢复。

4. 颅痛宁。颅痛宁是卢芳研制的一种专治三叉神经痛的一种中药针剂，经临床验证，用大剂川芎、荜茇对治疗三叉神经痛有明显疗效，后制成中药注射液制剂，川芎和荜茇提取的灭菌溶液。用法：肌内注射 4 mL/次，3 次/d。疼痛缓解后，减半量维持到疼痛消失为止。疗效：作者用此药治疗 182 例中，显效 152 例好转 24 例无效 6 例总用效率为 96.7%。

（三）理疗

可用维生素 B₁ 或维生素 B₁₂ 和普鲁卡因离子探入法。将药物导入疼痛部位，或采用穴位导入法可获得一定疗效。

（四）针刺疗法

第一支痛常用穴位：下关、太阳、头喉、丝竹空配合谷等。第二支痛时选下关、四白、迎香、颊车、听会、配合谷等。第三支痛选下关、颊车、大迎、地仓、合谷等。

（五）其他方法

近年来有采用冷冻，激光等方法治疗三叉神经痛并均获一定疗效。

十一、病因治疗

对在临床上未发现有神经系统体征，有关检查又未发现与发病有关的器质性或功能性病变者，统称为原发性（特发性）三叉神经痛。其发病机制可能是一种致伤因素，使感觉根、半月神经节和临近的运动支发生脱髓鞘改变。经临床证明，部分所谓原发性三叉神经痛，实际上还是能找到病因的，如在手术中发现供应神经的血管发生硬化、异位血管的压迫，以及神经通过骨膜炎所致狭窄的骨孔等，可引起对神经根的压迫。原发性三叉神经痛的病因，有以下几种学说：

（一）局部刺激学说

三叉神经所支配的组织器官发生了炎症性病灶，如鼻旁窦炎、牙源性炎症等，或外伤性病灶，形成长期慢性刺激，可使神经发炎、纤维化，半月神经节中毒，进一步使分布在三叉神经根上的滋养血管，发生功能障碍、痉挛，最后发生继发性缺血，导致感觉根脱髓鞘病，而引起三叉神经痛。

（二）压迫学说

三叉神经系统感觉根的某一处，受到各种原因的压迫和（或）牵拉所致三叉神经痛。

1. 血管性压迫学说。机械性压迫三叉神经，即脑底动脉和小脑上动脉对三叉神经根的压迫，是引起疼痛的一重要原因，也是最常见的原因，因此而采用了血管减压的手术方法治疗该病。

2. 骨性压迫学说。此类压迫可分为先天性和后天性两类。其压迫的主要原因是因岩骨角抬高，骨孔狭窄和岩上窦变异等原因而至三叉神经痛。岩骨角的抬高多为先天性，一般右侧多于左侧。骨孔狭窄也多为先天性的，而后天性引起的骨孔狭窄，多为颅脑损伤颅底骨折所致。其三叉神经疼痛的范围与狭窄的骨孔是一致的，如卵圆孔狭窄，疼痛发生在下颌分布区域内。骨质增生及骨膜炎症引起的增生，均可使骨孔狭窄。此种情况多为后天性，且多为老年患者。

（三）牙合系统紊乱学说

牙合系统功能紊乱，可致三叉神经痛。早在20世纪30年代，口腔科医生就在临床中发现，三叉神经痛的好发部位多在上颌支和下颌支，此类患者常常伴有牙合系统的紊乱。如牙尖早接触、严重锁牙合、深覆牙合、多数后牙缺失及牙合面过度磨耗所致垂直距离过低等。以上这些牙合关系的紊乱，可使关节周围的肌群痉挛、肌功能障碍。此种情况形成一种小量的异常冲动，并不断向中枢传递，使中枢失去了动态平衡，而发生功能紊乱。

（四）缺血学说

关于三叉神经痛与脑缺血的有关学说，在20世纪40年代末就有人注意到，曾使用血管扩张药治疗三叉神经痛患者，并取得一定疗效。说明扩张血管后，三叉神经根缺血可得到部分解除，除去了三叉神经的缺血性的刺激，终止了疼痛的发作。以后有人经调查发现，高血压、动脉硬化等疾病患者的三叉神经痛发病率高，三叉神经痛的发病与年龄成正比，是因为年龄越大，越容易患高血压和动脉硬化之故。近几年大多数学者研究认为，缺血不能单独作为一种病因，但可作为一种辅助因素。三叉神经系统缺血，使该系统局部营养不良，从而降低了神经活力和局部的抵抗力；再在其他因素的作用下，三叉神经可出现疼痛。

（五）中枢病因学说

是指三叉神经系统中枢部的脑内核团、丘脑及大脑功能障碍并发生器质性病变，而导致三叉神经痛。有人发现，疱疹和单纯疱疹病毒感染，可沿三叉神经系统任何通路（主要是通过嗅神经和三叉神经）侵入颅内，并潜伏在三叉神经节与脊神经节内，当侵袭支配三叉神经的大脑皮质时，可引起三叉神经疼痛发作。

(六) 变态反应学说

有人认为原发性三叉神经痛是因神经生理性和化学性的功能紊乱所致。这种变态反应的原理至今不清，可能是因为过敏体质的患者，由于胃酸缺乏而导致蛋白质消化异常，组胺样物质大量吸收入血，随血循环达三叉神经根部及半月神经节，引起该部组织水肿，压迫和刺激三叉神经而引起疼痛发作。

(七) 家族遗传学说

有人报道，一个家庭中有多人患三叉神经痛，故认为此症可能与家族遗传有关。继发性三叉神经痛的原因为颅内某些器质性疾病，包括小脑脑桥角区肿瘤、三叉神经根或三叉神经节部位肿瘤、血管畸形、动脉瘤、蛛网膜炎、多发性硬化等。

十二、最新进展

多年来，许多学者在治疗三叉神经痛方面进行了大量的研究，治疗方法较多，包括药物治疗、针刺法、三叉神经周围支及半月神经节注射电凝术或半月神经节射频热凝术、三叉神经周围支切断、撕脱术、γ 刀和各种开颅手术等疗法。后者有三叉神经根微血管减压手术、经皮穿刺微球囊神经节压迫治疗等。以上所述治疗方法，各具有其优点，应根据患者的身体和病情加以选择，首选安全、治愈率高、复发率低且尽可能减少面部感觉障碍和并发症发生的治疗方法。其治疗原则，应是先易后难。对初发病或症状轻者，首先考虑药物、针刺、注射疗法，以控制其疼痛发作。经以上治疗无效者，再考虑应用手术疗法。

(一) 中医等治疗三叉神经痛的效果如何

根据中医学的辨证论治思想而细分的若干性，并分门类的加以治疗。但临床上患者病情复杂，大多数是混杂而不典型，故在治疗上宜灵活运用，根据临床的实际情况，先多分为风火型、风寒型和久病入络型三种，当然也有其他分类方法，但这种分法比较实用，经过中医中药治疗，有些三叉神经痛患者收到一定效果，可使疼痛发作停滞或减轻。对于辨证分型的治疗，黑龙江中医学院曾报道，他们共收治 120 例三叉神经痛患者，其卒中火型 11 例，久病入络型 27 例，服用最少 4 剂，最多 48 剂，平均 20 剂，治愈 93 例，无效 8 例，总有效率 93%。可见中医中药的治疗是能够治疗三叉神经痛的。

(二) 三叉神经痛中医外治十法

三叉神经痛为临床常见病、多发病，在口服药物治疗时，配合下列外治法，可提高临床疗效。

1. 药物涂擦法。当归、川芎、细辛、红花、乳香、没药、丹参各 10 g，冰片 5 g，加入 75%酒精 100 mL 密封浸泡 7 d 后擦患处，3 次/d，连续 3～5 d。

2. 药膏贴敷法。地龙、全虫、细辛、蜈蚣各等份，研为细末，装瓶备用。每取适量，药酒调为稀糊状，外敷疼痛侧太阳穴处，包扎固定，1 次/d。

3. 药膏点眼法。秦皮、黄芪、木香、黄连、玄参各 30 g，共研细末，以水一盏，浸泡 3 d，去渣，加入蜂蜜 100 g，熬为生膏，点眼角，3～5 次/d。

4. 药物搐鼻法。细辛、胡椒或川椒各 10 g，干姜 6 g，白酒 15～30 mL，加水适量煮沸，用纸筒将药液蒸汽吸入鼻腔，10 min/次，2 次/d。

5. 药液熏耳法。透骨草 30 g，川芎、细辛、白芷各 15 g，白僵蚕 5 g，加水煮沸，取一厚纸，中间穿孔约手指大小，盖在锅上，使药汽从孔中透出，熏患侧耳孔及疼痛部位，10～20 min/次，2～3 次/d，每剂药可用 2～3 d。

6. 药物贴足法。吴茱萸 5 g，研为细末，加面粉少许，用水调成稀糊状，外敷双足心涌泉穴，

1次/d，一般用药1d后疼痛可减轻，连续7～10d疼痛即可消失。

7. 药物敷脐法。穿山甲、厚朴、白芍、乳香、没药各等份，研为细末，装瓶备用。每取适量，用黄酒调为稀糊状外敷脐孔处，1次/d，连续5～7d。

8. 药物热熨法。生乌头（生草、川乌均可）、生南星、生白附子各等量，研成细末，装瓶备用。每取30g，加鲜姜15g，大葱50g，捣烂如泥，纱布包好，蒸阿是穴及患侧走向神经穴位，1次/d，连续3～5d。

9. 药液足浴法。当归、川芎、穿山甲、元胡、白芍、麻黄、川椒、细辛各10g，水煎取汁足浴，2次/d，10～30min/次，连续1周。

10. 药物枕疗法。菊花、川芎、天麻、细辛、当归、元胡、蔓荆子、红花、防风、白芷、藁本各等份，研为细末，作枕芯用，连续1～2个月，此法既可防，又可治，效果较好。

（三）其他进展

除针刺外，治疗三叉神经痛的简易疗法有以下几种：

1. 磁珠疗法。取穴处方同体针疗法，以面部穴位为主，每次璇2～3个穴，各穴交替使用，磁珠隔天换1次。

2. 小剂量药物穴位注射疗法。七叶莲注射液选鱼腰、四白、夹承浆、阿是穴。每穴注入0.1～0.3mL，1次/d，10d为1个疗程。穴位封闭第一支痛取攒竹、鱼腰穴；第二支痛取四白颧、巨穴；第三支痛取颊车、大迎穴。用1%普鲁卡因注射液加维生素B_1注射液，或维生素B_{12}注射液各半混合使用。每穴注射药物液0.5～1mL，每天或隔天1次，10～15次为1个疗程。

3. 穴位埋填疗法。取穴位处方同体针疗法。穴位每次用1～2穴，埋入0～1号羊肠线。

原发性三叉神经痛的治疗目前仍药物为主，以止痛为原则，主要为抗癫痫药物，大多与降低细胞膜离子通道通透性、减低神经细胞兴奋性有关，其他治疗方式有局部治疗如神经节阻滞和神经节射频热凝，相比较传统的射频热凝，脉冲射频将脉冲电流作用于神经纤维，避免神经和组织的过度破坏，手术治疗三叉神经痛治愈率高，复发率低，不过术后并发症多见，且手术风险较大。γ刀是新型的放射外科治疗技术，应用于三叉神经痛的治疗中，能有效避免手术损伤神经结构的弊端，定位准确，值得进一步临床应用价值的探讨。

易建国 乔光伟 张在其

第八节 急性牙髓炎

一、牙髓组织生理学特点

牙髓是牙体组织中唯一的软组织，由细胞和细胞间成分构成。位于由牙本质围成的牙髓腔内，四周由坚硬、缺乏弹性的牙本质壁包裹，仅借一个或数个狭小的根尖孔与根尖周组织相连。牙髓作为一种特殊疏松结缔组织，所含的细胞、血管和神经对环境变化的反应与其他疏松结缔组织的反应基本一样。但牙髓还有自身的特点：①被无让性的牙本质包围。②基质富含纤维且具有黏性。③无有效的侧支循环。这些特点使牙髓的损伤一般都难以恢复，且易产生剧烈疼痛。

二、常见病因

引起牙髓病的原因很多，主要有细菌感染、物理和化学刺激及免疫反应等，导致牙髓病的主要因素是细菌感染。

（一）细菌因素

1. 炎症牙髓。炎症牙髓中的细菌无明显特异性，细菌的种类与牙髓的感染途径和髓腔开放与否有关。临床所见的牙髓炎多继发于龋病，因此炎症牙髓中所分离到的细菌多为牙本质深层的一些细菌，主要是兼性厌氧菌和厌氧杆菌，如链球菌属、放线菌属、乳酸杆菌属和革兰阴性杆菌等。若牙髓炎时其髓腔是开放的，则口腔内的许多细菌，包括真菌都能在炎症牙髓中检出，但厌氧菌极少能被检出。一般而言，牙髓的炎症程度与感染细菌的数量和作用的时间呈正相关。

2. 感染根管。感染根管是指含有坏死牙髓的根管。厌氧菌特别是专性厌氧菌是感染根管内组织的主要细菌，根管内通常是5～8种细菌的混合感染，其中以1～2种细菌为优势菌。较常见的优势菌有卟啉单胞菌、普氏菌、梭形杆菌、消化链球菌属、放线菌属、真杆菌、韦荣球菌等。卟啉单胞菌和普氏菌是感染根管内最常见的优势菌，其中的牙髓卟啉单胞菌几乎只在感染根管内出现，且检出率较高，被认为是牙髓感染的特有病原菌。顽固性的根尖周病变和窦道经久不愈要考虑放线菌属感染的可能性。

3. 根尖周组织。目前人们对感染根管菌群的研究较多，关于根管感染之后根尖周组织内菌群的认识尚显不足。有学者认为，根尖周肉芽肿中通常是一个无菌环境，肉芽肿不是细菌生存的地方，而是杀灭细菌的场所。

目前认为，根管和根尖周的感染是以厌氧菌为主的混合感染，厌氧菌在牙髓病的发生和发展中具有重要作用。

（二）物理因素

1. 创伤。创伤包括急性创伤和慢性创伤，它们对牙髓组织的影响取决于其创伤强度。偶然的轻微创伤不至于引起组织的病变或仅造成一过性的影响。

2. 温度。牙髓对温度刺激有一定的耐受范围。口腔黏膜能耐受的温度，是不会引起牙髓的病变。但过高、过低的温度刺激或温度骤然改变，都可能刺激牙髓（尤其严重磨耗的牙齿），引起牙齿充血，甚至转化为牙髓炎。临床上异常的温度刺激主要与以下因素有关：①备洞、抛光产热。②充填材料未采取垫底、隔离等保护性措施。

3. 电流。在日常生活中，电流刺激牙髓极少见，多发生于相邻或对颌牙使用了两种不同的金属修复体，因电位差，通过唾液的导电作用产生微电流。

4. 其他。头颈部恶性肿瘤患者的放射治疗、气压的急剧变化、激光的应用等因素都可导致牙髓病变。

（三）化学因素

1. 垫底与充填材料。大多数充填材料被认为对牙髓有很强的刺激作用和一定的毒性作用，特别是充填后即刻发生的牙髓炎症反应，很可能就是充填材料中的有害物质所致。窝洞充填后发生牙髓病变的主要原因并不是充填材料对牙髓的化学刺激，而是细菌及其毒性产物在起作用。细菌可通过充填物与洞壁之间的微漏进入牙髓，另外，牙本质涂层中的细菌也可以是牙髓病变的根源。

2. 酸蚀剂。酸蚀剂、黏结剂处理洞壁，但使用不当也会对牙髓组织造成严重损伤。实验表明，酸处理牙本质是否会导致牙髓反应与酸的强度，酸蚀的时间和剩余牙本质的厚度等因素相关。如果对深洞做了酸蚀处理，会导致暂时的酸痛症状，甚至导致牙髓的损伤。用50%柠檬酸或磷酸处理牙本质1 min，牙髓对充填材料的反应明显增加，而用酸短时间处理牙本质，一般不会引起牙髓的炎症反应，也不影响牙髓的修复功能。对深洞应先用氢氧化钙制剂垫底，以避免酸对牙髓的刺激。评价黏结剂好坏的一个重要指标就是看它是否引起牙髓的化学损伤。

3. 失活剂、消毒药物。在牙髓病的治疗与牙体修复过程中，如果选择或使用药物不当，药物会成为一种化学刺激，可以对牙髓组织造成严重损伤，引发根尖周炎。如在露髓处封三氧化二砷时间过长、根管内放置酚类或醛类等腐蚀性药物过多等，都可导致牙髓严重的病变。目前认为，如做窝洞消毒，也要用刺激性较小的药物如乙醇、氟化钠等。

4. 其他因素。某些全身疾病，如糖尿病、白血病等可导致牙髓退变与牙髓炎；某些病毒感染牙髓，导致牙髓病变等。

三、发病机制

进入牙髓组织中的细菌可产生多种有害物质，它们可直接毒害组织细胞，也可通过引发炎症和免疫反应导致组织损伤。这些致病物质主要包括荚膜、纤毛、胞外小泡、内毒素、酶和代谢物。

（一）荚膜、纤毛和胞外小泡

革兰阳性细菌和革兰阴性细菌均可产生荚膜，其主要功能是保护菌体细胞免遭宿主吞噬细胞的吞噬，同时也有利于细菌对组织的附着。纤毛可参与细胞的聚集和对组织的附着，它还可在细菌结合时传递遗传信息如耐药性的传递，增强了细菌的抵抗力。革兰阴性细菌可产生胞外小泡，它具有与母体细胞类似的荚膜结构，其上的抗原可中和抗体而起到保护母体菌细胞的作用。胞外小泡还含有酶和其他毒性物质，被认为与细菌的聚集、附着、溶血和组织溶解有关。

（二）内毒素

是革兰阴性细菌的胞壁脂多糖，在细菌死亡崩解时释放出来，也可由活菌以胞壁发泡的形式所释放。内毒素是很强的致炎因子，可诱发炎症反应，导致局部组织肿胀、疼痛及骨吸收。它对细胞有直接毒害作用，还可激活 T 细胞、B 细胞，调节免疫反应，加重组织损伤。感染根管及根尖周病中的优势菌多为革兰阴性细菌，如卟啉单胞菌、普氏菌、梭形杆菌和类杆菌等，内毒素就存在它们的胞壁之中。坏死牙髓、根尖周肉芽肿和根尖周脓肿内均含有内毒素，其含量与临床症状和骨质破坏的范围呈正相关。这些提示了细菌内毒素在致病中的可能作用。

（三）酶

细菌可产生和释放多种酶，导致组织的破坏和感染的扩散。一些厌氧菌，如真杆菌、普氏菌、消化球菌属和卟啉单胞菌，可产生胶原酶、硫酸软骨素酶和透明质酸酶，这些酶可使组织基质崩解，有利于细菌的扩散。细菌产生的蛋白酶和核酸酶还可降解蛋白质和 DNA，直接损伤牙髓和根尖周组织内的细胞。一些细菌产生的酶还可中和抗体和补体成分，使细菌免遭杀灭。

（四）代谢产物

细菌生长过程中释放的代谢产物，如氨、硫化氢、吲哚和有机酸等，能直接毒害细胞，导致组织损伤。

此外，菌体的许多成分具有抗原性，通过诱发机体免疫成分，可间接造成组织损伤。

四、临床特征

急性牙髓炎的临床特点是发病急骤，疼痛剧烈。临床上绝大多数属于慢性牙髓炎急性发作的表现，特别是由龋病发展者尤为显著。无慢性过程的急性牙髓炎多出现在牙髓近期受到急性的物理损伤、化学刺激及感染等情况下，如牙体手术切割牙体组织等导致的过度产热、窝洞消毒使用刺激性较强的消毒药物、充填龋洞未做垫底或充填材料的化学刺激较大等。

必须加以特别说明的是：应该对临床上表现出来的急性症状与组织病理学上的急性炎症期区分开来。严格意义上的急性牙髓炎很少会引起疼痛。因为从组织病理学的角度来看，所谓的急性炎症过程是短暂的，它很快就会转为慢性炎症或因得到引流而使急性炎症消退。但是，由炎症引起的急性症状却可持续较长时间，给患者造成巨大痛苦。出现疼痛的牙髓炎症多数为慢性炎症，而此时，在临床上可能还未出现典型的急性症状。疼痛症状的出现常与作为渗出物引流通道的冠部开口被堵塞，根尖孔狭小，炎症使牙髓组织充血，炎症渗出物难以引流有关。因此，在临床诊断时，就可将有急性疼痛症状出现者视为慢性炎症的急性发作。

（一）临床表现

急性牙髓炎（包括慢性牙髓炎急性发作）的主要症状是急骤、剧烈疼痛，疼痛的性质具有下列特点：

1. 自发性、阵发性痛。在未受到任何外界刺激的情况下，突然发生剧烈的自发性尖锐疼痛，疼痛可分作持续过程和缓解过程，即所谓的阵发性发作或阵发性加重。在炎症的早期，疼痛持续的时间较短，而缓解的时间较长，可能一天之内发作二三次，每次持续数分钟。到炎症晚期，则疼痛的持续时间较长，可持续数小时甚至一整天，而缓解时间缩短或根本就没有了疼痛间歇期。炎症牙髓一旦出现化脓时，患者可主诉有搏动性跳痛。

2. 夜间痛。疼痛常在夜间发作，或夜间疼痛较白天更加剧烈。患者常因牙痛无法入睡，或从睡眠中痛醒。

3. 温度刺激加剧疼痛。冷、热刺激可激发患牙的剧烈疼痛。特别是患牙正处于疼痛发作期内，温度刺激可使疼痛更为加剧。如果牙髓已有化脓或者部分坏死，患牙则表现所谓"热痛冷缓解"。这可能是因为牙髓的病变产物中有气体出现，受热膨胀后使髓腔内压力进一步增高，产生剧痛。反之，冷空气或凉水可使气体体积收缩，减小压力而缓解疼痛。临床上常见到患者携带凉水瓶就诊，随时含漱冷水进行暂时缓解。

4. 疼痛不能自行定位。疼痛发作时，患者多无明确的部位感，不能明确指出患牙所在，且疼痛呈放射性或牵涉性，常常是沿三叉神经第二支或第三支分别区域放射至同侧的上、下颌牙或头、颞、面部。但这种放射性痛不会牵涉到患牙的对侧区域。

（二）体征与检查

1. 患牙可查及极近髓腔的深龋或其他牙体硬组织疾患，也可见牙冠有充填体存在，或可查到患牙有深牙周袋。

2. 探诊常可引起剧烈疼痛，有时可探及微小穿髓孔。并可见有少许脓血自穿髓孔溢出。

3. 温度测验时，患牙的反应极其敏感或表现为激发痛。刺激去除后，疼痛症状要持续一段时间。也可表现为热测激发痛，冷测则缓解。进行牙髓电活力测验时，患牙的牙髓若处于早期炎症阶段，其反应可为敏感；若处于晚期炎症，则表现为迟钝。

4. 牙髓处于早期炎症阶段时，患牙对叩诊无明显不适；而处于晚期炎症的患牙，因牙髓炎症的外围区已波及根尖部的牙周膜，可出现垂直方向的轻度叩痛。

五、辅助检查

（一）透照法

透照法是用光导纤维照明器的光源透照受试牙，通过牙透光度的不同来检查其内部结构，以协助临床诊断。检查应在光线暗淡的室内进行，光源应放置在受试牙舌（腭）侧。正常的活髓牙呈明亮的淡红色，死髓牙由于牙髓红细胞被破坏，在透照下较活髓牙色暗且不透明。透照法有助于牙隐裂的诊断，当光线与牙折线呈一定角度时，近光源一侧的牙折发亮，而远离光源的部分发暗。此外，透照法还可用于根管口的检查。

（二）X线检查

X线检查在牙髓病和根尖周病的诊断和治疗中具有十分重要的意义，它可提供一般检查方法所不能提供的信息，如髓腔的形态、根尖周病变范围及根管治疗情况等。因此，X线检查应作为牙髓病和根尖周病基本的、必需的检查手段而用于每一位患者。

（三）牙髓活力测验

牙髓电测验是通过牙髓测验器来测验牙髓神经成分对电刺激的反应。它与牙髓活力温度测验一样，有助于判断牙髓的状态。

（四）咬诊

主要用于检查牙隐裂。其方法是将小棉球或小木签头放在疑有隐裂的部位。嘱患者咬下，若牙有隐裂则产生疼痛。注意与牙本质过敏的颌面在咬实物时也可诱发酸疼感，急性根尖周炎咬诊时也可出现疼痛进行区分。

（五）染色法

也是用来检查牙隐裂。一般用2%碘酊或1%甲紫液涂布疑为隐裂处，再用75%酒精棉球将颌面染液擦干。由于酒精只能擦去患牙表面染料，所以折线内染料的颜色仍然存在，并变得更加明显，根据折线处染色的深浅即可诊断。

六、诊断思路

（一）询问病史

详细询问牙痛部位、症状和时间。

（二）临床特征

急性牙髓炎的临床特点是发病急，疼痛剧烈，绝大多数属慢性牙髓炎急性发作，突然发生剧烈的自然性阵发性尖锐疼痛。夜间痛，温度刺激加剧疼痛及疼痛不能定位。

（三）体格检查

主要由专科医生借助一些基本的诊疗器械如口镜、镊子和探针来完成。

1. 检查患牙有无极近髓腔的深龋或其他牙体硬组织疾患；牙冠有无充填体存在，是否可探及微小穿髓孔，有无少许脓血自穿髓孔溢出；探诊是否引起剧烈疼痛；患牙有无深牙周袋等。

2. 温度测验时，患牙的反应是否敏感或表现为激发痛。刺激去除后，疼痛症状持续的时间。有无热测激发痛，冷刺激则缓解的表现。进行牙髓电活力测验时，患牙的反应是敏感还是迟钝。

3. 患牙对叩诊无明显不适，叩痛的程度等。

七、临床诊断

1. 有典型的疼痛症状主诉。
2. 可找到有引起牙髓病变的牙体损害或其他病因的患牙。
3. 牙髓活力测验，尤其是温度测验结果及叩诊反应可帮助定位患牙，必要时可以采用局部麻醉的方法帮助确定患牙。对患牙的准确确定是诊断急性牙髓炎的关键。

八、鉴别诊断

急性牙髓炎的典型临床症状为剧烈的牙痛，且不能定位。因此，在临床上遇到因牙痛主诉就诊的患者，应注意与下列可引起牙痛症状的疾病进行鉴别。

（一）三叉神经痛

发作一般有疼痛"扳机点"，患者每触及某一固定部位或某一动作即诱发疼痛；患者在诉说病史时，往往忽略此点，应加以详细询问。再者三叉神经痛在夜间不易发作；冷热温度刺激并不会引发疼痛。

（二）龈乳头炎

也可出现剧烈的自发性疼痛，但疼痛性质为持续性胀痛；对温度刺激也敏感，但一般不会出现激发痛；患者对疼痛多能定位；常有刺伤或食物嵌塞史，检查时可发现患者所指示的部位龈乳头有充血、水肿现象，触痛极为明显，一般未查及可引起牙髓炎的牙体硬组织损害及其他疾患。

（三）急性上颌窦炎

患有急性上颌窦炎时，患侧的上颌后侧可出现类似牙髓炎的疼痛症状，疼痛也可放射至头面部而易被误诊。这是因为上颌后牙根尖区的解剖位置恰与上颌窦底相邻接，且分布于该区或牙髓炎的神经是先经过上颌窦侧壁或窦底后再进入根尖孔内的。因此，上颌窦内的急性炎症可牵涉到相应上颌后牙牙髓神经而引发"牙痛"。但急性上颌窦炎时所出现的疼痛为持续性胀痛，患侧的上颌前磨牙和磨牙可同时受累而致二三颗牙均有叩痛，但未查及可引起牙髓炎的牙体组织疾患。但检查上颌窦前壁可持续的压痛，同时，患者可能伴有头痛、鼻塞、流脓涕等上呼吸道感染的症状。

九、救治方法

（一）开髓引流

急性牙髓炎的应急处理的目的是引流炎症渗出物和减缓因之而形成的髓腔高压，以缓解疼痛。常用方法是在局麻下开髓引流，起到释放压力和减轻压力的作用。然后去除全部或大部分牙髓组织，在髓腔中放置一无菌小棉球暂封，患牙的疼痛即可得到有效缓解。对单根牙，拔髓后甚至可以行根管治疗预备再暂封。患牙暂封后应检查有无咬合高点，𬌗干扰可能引起牙周炎，产生新的疼痛。咬𬌗过高还可能造成暂封物脱落，导致髓腔再次感染。

（二）安抚治疗

对初发病早期牙髓病变，在局麻下用球钻低速去除龋坏组织，用挖匙尽量去净近髓牙本质上的软龋，置丁香油棉球牙胶封，过1～2周后复诊，无痛可分层次充填。

（三）消炎止痛

一般可采用口服或注射的途径给抗生素类药物或止痛药。也可以局部封闭。理疗及针灸止痛。局部可使用清热、解毒、消肿、止痛类的中草药，以加速症状消退。口服镇痛药对牙髓有一定的镇痛效果，但在剧烈疼痛的急性牙髓炎只有在局麻下开髓引流才能有效止痛。镇痛剂可以局部使用，如将浸有樟脑酚或丁香油酚一类镇痛剂的小棉球放在引起牙髓炎的深龋洞中。

十、诊疗探索

（一）牙髓炎细菌感染途径

正常情况下牙本质和牙髓受到釉质和牙骨质的保护，当龋病、磨损、创伤或医源性因素等破坏了釉质或者牙骨质的完整性时，牙本质甚至牙髓会暴露于口腔而导致牙髓感染。引发牙髓感染的途径主要包括暴露的牙本质小管、牙髓暴露、牙周袋途径和血源感染，而根尖周的感染主要是继发牙髓感染。

（二）牙髓炎诊疗

1. 自发性痛，阵发性发作加剧。
2. 夜间疼痛较白天剧烈。

3. 放射性痛不能定位。

4. 温度刺激可引起或加重疼痛。刺激去除后疼痛持续一段时间。有化脓性牙髓炎患牙疼痛剧烈不能耐受体温，遇冷水疼痛缓解。所以看到患者自带一瓶冷水含在口腔，冷水含热吐掉再含。

5. 患牙可找到深龋洞，其他牙体硬组织疾患或深牙周袋等疾病。

6. 慢性牙髓炎急性发作可有轻叩痛。

（三）治疗

1. 早期年轻恒牙保守治疗，去除病因，发现有龋病早期充填治疗，注意口腔卫生，早晚刷牙，饮食后漱口。

2. 局麻下开髓，丁香酚安抚后封失活剂或局麻下拔髓。

3. 不能保守治疗的年轻恒牙做直接盖髓或活髓切断术。

4. 发育完成的牙齿，去除病因后进行根管治疗。

十一、病因治疗

影响牙髓病的病因很多，如细菌感染、物理和化学刺激及免疫反应等因素，但主要为细菌感染。如何预防牙髓炎的病因首先从龋病预防抓起。

（一）药物治疗

氟化物，常用的氟化物有 75％氟化钠甘油糊剂、8％氟化亚锡、酸性磷酸氟化钠、含氟凝胶（如 15％APF 凝胶）及含氟涂料等。氟化物对软组织无腐蚀性，不使牙变色。安全有效，前后牙均可使用。牙局部应用氟化物后，氟直接进入釉质中，与羟磷灰石作用，氟取代羟磷灰石中羟基，形成难溶于酸的氟磷灰石，增强了釉质的抗酸性。同时，牙面氟浓度的增加可改变唾液，牙界面脱矿与再矿化过程，促进早期龋损的矿化。早期釉质龋部位呈疏松多孔状态，局部摄取氟量较健康釉质多。在早期釉质龋损部位定期用氟化物处理。可使脱矿釉质沉积氟化物，促进再矿化，从而使龋病病变停止。

1. 适应证。①恒牙早期釉质龋。尚未形成龋洞者。②乳前牙邻面浅龋及乳牙磨牙颌面广泛性浅龋。③静止龋如颌面点隙龋损。

2. 治疗方法。

（1）磨除牙表的浅龋，暴露病变部位。大面积浅碟状龋损可去除边缘脆弱釉质，以消除脆弱釉质，以消除食物滞留的环境。

（2）清洁牙面，去除牙面和菌斑。

（3）隔湿、吹干牙面。

（4）涂布药物。①氟化物：将氟制剂涂于患面，用橡皮杯或棉球反复涂擦牙面 1～2 min。如用涂料则不必反复涂擦。氟化物有毒物切勿吞入。②硝酸银：用棉球蘸药液涂布患区，热空气吹干后，再涂还原剂，如此重复几次，甚至出现黑色或灰白色沉淀。硝酸银腐蚀性大，使用时应严格隔湿，防止与软组织接触。

（二）再矿化治疗

用人工的方法使已经脱矿、变软的釉质发生再矿化，恢复硬度，使早期釉质龋终止或消除的方法称再矿化治疗。再矿化液配方报道较多，主要为含有不同比例的钙、磷和氟。再矿化液中钙与磷的含量和比例对龋损再矿化程度和范围有明显影响。有人报道认为，钙磷之比为 1∶63 时再矿化效果较好。高浓度的钙离子可使钙和矿物质在软化釉质微孔中的沉积速度加快，但会影响深层渗透。而低浓度的钙离子则可渗透到龋损深层，但其浓度不得低于 1 mmol/L。矿化液中加入氟可明显促进脱矿釉质再矿化，氟不仅可促进钙和磷在釉质中的沉积，而且可抑制其溶解。此外，钠、氯可使矿化液稳定，不发生沉淀，故常在矿化液中加入适量的氯化钠。再矿化液的 pH 值一般调至 7。酸性环境可减弱矿化液对釉质的再矿化作用。治疗方法：①配成漱口液，每天含漱。②局部应用。清洁，干燥牙面，将浸有药液的棉球置于患处。每次放置几分钟，反复3～4次。

（三）窝沟封闭

窝沟封闭剂主要由树脂、稀释剂、引发剂及一些辅助成分，如填料、氟化物、染料等组成。树脂是封闭剂的主体材料，双酚A甲基丙烯酸缩水甘油酯是目前常用的性能良好的树脂。治疗方法：临床操作步骤包括清洁牙面、隔湿、酸蚀、涂布及固化封闭剂。

十二、最新进展

急性牙髓炎在临床上属于一种常见口腔疾病，牙髓组织发生急性感染是导致急性牙髓炎的主要原因，通常急性牙髓炎会伴随较为严重的疼痛，对患者的生活质量造成严重影响。在对急性牙髓炎进行治疗时，最主要的治疗目的就是减轻髓腔压力，从而缓解临床疼痛，降低不良影响。目前最有效的治疗措施是进行彻底的根管治疗。现代根管治疗从19世纪末至今经历了非标准化期，标准化时期和变革期3个发展阶段。各阶段的特点主要体现在根管器械的设计和临床治疗技术上，根管器械在制造材料及设计上的改进，使根管预备更有可控性，并提高了预备效率。近年来逐步深入法和以热牙胶为主的充填技术已广泛用于临床。手术显微镜和根管内窥镜在根管治疗领域的应用，使根管治疗从经验性和盲目性走向直观性，扩大了根管的适应范围，提高了治疗成功率。

根管预备是根管治疗成功的关键，要做好根管预备首先要了解根管预备的质控标准。预备后的根管应具有连续的自然锥度，根管冠2/3锥度需足够，应大于主牙胶的锥度和相应侧压器的锥度。与主锉相应的侧压能自如地到达距根尖1～2mm处，根管壁光滑无台阶，根尖区数毫米内应无碎屑沉积，保持根管原始的解剖形态，根尖狭窄区明显，根尖孔位置不变，并有明显的停顿。根管预备技术主要有：逐步后退法，逐步深入法及冠向下预备法。根管预备前通过X线片了解根管的解剖形态，无论选用何种方法，必须是医生已熟练操作的方法。因此，一种新方法的应用必须在离牙体或模拟系统上反复训练并取得较好的效果方能进入临床实施。在器械的选用上，尤其NiTi器械的使用要按照工作标准与要求进行操作。针对根管切削应到多大程度，原则上要大初尖锉3号即可，这样可尽量保留牙体组织，同时要加强冲洗，防止牙体组织碎屑进入根尖周组织。理想的根管充填应是根充材料将根尖区牙本质牙骨质交界处以上的根管之空间的严密封填。评定标准包括两方面：①根充材料与管壁（仅能显示近远中壁）紧密贴合，管壁无X线照射形象。②根充材料应到根尖区牙本质牙骨质交界。牙胶是目前使用最广泛的根充材料，牙胶尖和根充糊剂结合是临床最常用的方法。根管充填技术有：①冷牙胶侧向加压充填术。②热牙胶垂直加压充填术。③固核载体类根管充填技术。④热牙胶连续充填技术。尽管现在热牙胶充填技术方兴未艾，但冷牙胶充填技术仍是一种临床常选用的有效充填方法，但如果根管系统存在腔隙，应采用热牙胶加压充填。此外，还应注意充填前根管冲洗，根管屏障及冠封闭的重要性。

随着诊疗技术的提高，根管长度测量设备及机用镍钛锉的不断更新，超声根管治疗的应用，热牙胶充填术的使用，在临床上一次性根管治疗急性牙髓炎，可以快速减轻患者疼痛，减少复诊次数，明显提高治疗效果。

根管治疗失败的常见原因有，遗漏根管，髓腔穿孔及器械折断。遗漏根管多见于上颌磨牙和下颌切牙的舌侧根管；髓腔穿孔只要穿孔<2mm就应修补，MTA作为一种修补材料有着良好的生物特性；器械折断的取出首先要建立通路，最好在显微镜下进行操作，防止将折断部分推向更深处。常用取折断器械的方法有超声法、H锉取出法、套管取出法及钳出法等。在多根牙中使用超声取出断针，应考虑断针可能从一个根管口流出后流入另一个根管内，为了预防其发生，应提前在其他根管口放置棉球。在取折断器械时，应防止器械的再折断。

随着诊疗技术的提高，根管长度测量设备及机用镍钛锉的不断更新，超声根管治疗的应用，热牙胶充填术的使用，采用一次性根管治疗急性牙髓炎的情况越来越常见。就一次性根管治疗而言，该治疗措施主要指一次性完成根管填充、消毒及预备工作，并及时有效的完成根管填充，从而以最快的速度完成隔绝处理，最大限度地避免了再次感染的情况发生，该治疗措施的优势主要可体现为缩短了治疗时间、就诊次数，并且有效避免了因消毒而产生的化学性根尖周炎等症状。

总之，成功的根管治疗依赖于正确的诊断、治疗前的准备、适宜的技术及术后的维护。

易建国　乔光伟　张在其

第九节　急性根尖周炎

一、基本概念

急性根尖周炎是指牙齿根尖部及其周围组织包括牙周膜、牙槽骨发生急性炎症，从根尖部牙周膜出现浆液性炎症发展到牙槽骨形成化脓性炎症的反应过程。是对根管内的刺激物的炎症反应。多为牙髓感染部分或全部坏死后细菌及代谢产物和其他感染物质穿过根尖孔刺激根尖周围组织。由于根管内细菌不能自行去除，每当机体抵抗力下降，就造成根尖周炎症反应，因此临床上大都为慢性根尖周炎急性发作。

二、常见病因

主要有感染，物理、化学刺激，免疫因素。

（一）微生物因素

炎症途径有感染牙髓，主要细菌有链球菌属、放线菌属、乳酸杆菌属、革兰阴性杆菌、革兰阳性球菌和厌氧杆菌及真菌。

感染根管，多为厌氧菌，占根管内细菌的70%，其中绝大多数是专性厌氧。通常是几种细菌的混合感染，优势菌有卟啉单胞菌、普氏菌、梭形杆菌、消化链球菌属、放线菌属、真菌、韦荣球菌、丙酸杆菌、类杆菌等。

急性根尖周炎的根管内有牙髓杆菌，感染根管中也找到螺旋体。

根尖周脓肿，现发现有消化球菌属、消化链球菌属、米勒链球菌属、口腔类杆菌、卟啉单胞菌、普氏菌、梭形杆菌等30余种细菌。

（二）物理因素

牙冠受到急性创伤导致根尖周的损伤，可引起炎症反应。根管治疗过程中，器械或根管充填物进入根尖周围组织，造成机械刺激，也可能将细菌带入根尖周组织，引起炎症反应。创伤性咬合，牙冠修复体过高，夜间磨牙症，咬合力经牙根传导至根尖也能引起急性根尖周。牙体预备特别在未用冷却剂时可导致可复性或不可复性牙髓炎。银汞合金材料充填深洞时，若未采取垫底及隔离措施，外界温度刺激会反复、长期地经充填物传至牙髓，可导致牙髓的变性，甚至坏死。此外，口腔中不同金属修复体之间产生的电流及激光治疗均可导致牙髓充血或坏死。

（三）化学因素

当牙髓炎行牙髓失活，化学失活剂作用到根尖周组织，或在根管治疗中，强烈的根管消毒剂渗入根尖周组织，引起化学性根尖周围炎。

(四) 免疫因素

髓腔和根管内的细菌及产生的物质如毒素具有抗原性外，一些在用于牙髓病、根尖周病的药物酚剂和醛剂一旦与蛋白质结合变成全抗原引起变态反应。

三、发病机制

(一) 细菌致病机制

在根管内或根尖周围组织内的细菌产生有害产物如荚膜、纤毛、胞外小泡、内毒素、酶、代谢产物等。它们破坏周围组织或增加细菌的抵抗力。

(二) 临床病理

当炎症在初期的浆液期时，主要为牙周膜内血管扩张、充血、渗出，白细胞浸润。牙骨质和牙槽骨无明显破坏。此期持续时间较短，如细菌毒力强，机体抵抗力弱，又没有得到妥善的治疗，很快就发展至化脓期，如细菌毒力弱，机体抵抗力强，渗出得到了排泄，但没有得到彻底的治疗则变成慢性化脓性根尖周炎。

当进入化脓期时，以多形核为主的白细胞浸润聚集在根尖周的牙周膜内，细菌及其产生的毒素破坏根尖周膜和白细胞，坏死组织溶解液化后形成了脓液。集中在根尖周时，称为根尖周脓肿，也称急性牙槽脓肿。如果未得到及时有效的治疗，脓液逐渐增多，压力增高，则脓液向周围薄弱处突破。一般有 3 个途径排出：

1. 通过根尖孔经根管从牙冠破坏处排脓，这是最佳的途径，对根尖周组织破坏最小，患者痛苦小，后果较好。

2. 通过牙周袋或龈沟排脓，一般是合并有牙周病的患者脓肿接近牙周袋，穿通后直接从牙周袋排入口腔内，此种途径对牙周组织破坏很大，加速破坏牙周组织，牙齿松动，后果较差。

3. 通过骨髓腔穿过骨膜经黏膜或皮肤排脓，根尖部的脓液，向骨髓及整个牙槽骨弥散，并到达骨膜下，达到了一定的量后压力增高突破骨膜，进入软组织，根据牙位的不同排脓途径也不同。

(1) 口腔黏膜排脓，上颌前牙、前磨牙和上颌磨牙颊侧及下颌牙根尖脓肿易向相应的颊侧骨膜、黏膜破溃形成窦道。上颌后牙腭侧根和一些侧切牙则大多从腭侧黏膜突破。

(2) 上颌窦内排脓，当上颌窦为低位时，与上颌第二前磨牙，第一、第二磨牙的根尖距离很近，或根尖包绕在上颌窦里，脓肿有可能排入上颌窦致上颌窦炎。

(3) 鼻腔内排脓，接近鼻底的上颌前牙根尖形成脓肿后，穿通骨壁抵鼻腔黏膜下，溃破后在鼻腔形成窦道。

(4) 从相应皮肤处排脓，形成皮窦；少数患者下前牙的根尖脓肿从颏部皮肤流脓，为颏窦；上颌尖牙根尖脓肿从同侧眶下内侧皮肤流脓，形成面窦，下颌后牙根尖脓肿从颊部皮肤排脓则是颊窦。

四、临床特征

急性根尖周炎，可分为急性浆液期和化脓期，二者无明显的分界线，是一个移行过程，是由轻到重、由局限的小范围到相对较大范围的过程。最后可发展到牙槽骨局限性骨髓炎，甚至颌骨骨髓炎。

(一) 急性浆液性根尖周炎

此过程较为短暂，开始只是有不舒服、发木、浮出感，咬合时先接触对殆牙，随后有咬合痛，但咬紧患牙后又感到舒服，这时无自发痛，或者略有钝痛。很快就出现持续性的自发性疼痛，咬合时不是减轻疼痛，而是加重疼痛，自觉牙有伸长，不敢咬合。患者能清晰地指出患牙，且疼痛局限在患牙根部，没有放射痛。检查时可有龋坏，深达髓腔；牙冠变色，常呈暗色；隐裂；楔状缺损，探及髓腔或接近髓腔；畸形中央尖；充填体；牙周炎，特别有较深牙周袋的。患牙有叩击痛，常有Ⅰ度松动；电牙髓和温度牙髓测试等牙髓活力试验无反应；X线片的影像学检查根尖区无骨质破坏；询问病史常有补牙史、外伤史、牙髓病史等。

（二）急性化脓性根尖周炎

如果在浆液性期没有得到妥善治疗，或慢性根尖周炎急性发作，根据脓液散布区域的大小可分为根尖脓肿、骨膜下脓肿、黏膜下脓肿。

1. 根尖脓肿。患者牙位明确，强烈的自发性、持续性、搏动性跳痛，患牙伸长浮起感进一步明显，咬合时先接触到患牙，并且疼痛剧烈，以至于不敢咬合。检查时叩击痛明显，牙有松动Ⅱ～Ⅲ度。根尖部相应黏膜充血，但无肿胀。略有压痛。淋巴回流区域颌下或颏下淋巴结肿大，压痛。

2. 骨膜下脓肿。上述症状继续加重，可呈现极度的疼痛，患牙不能触碰，即使轻微接触也感到剧烈的疼痛，患者因此影响睡眠和进食，呈痛苦面容，精神萎靡，根尖部黏膜充血、肿胀，相应前庭沟也肿胀，变平坦。肿胀区弥散，有压痛，深部有波动感，牙稍微叩诊即疼痛剧烈，淋巴回流区域淋巴结肿大、压痛，全身有中毒症状，体温升高，一般38℃左右，血象中白细胞升高。有的严重病例可并发颌面部蜂窝织炎，上前牙区引起上唇的肿胀，上颌前磨牙及磨牙引起眶下和面颊的肿胀，下颌牙引起颏下、颌下区的肿胀，智齿的根尖周化脓性炎侵犯咀嚼肌造成张口受限，此阶段是患者感受最坏、疼痛最严重的时期。

3. 黏膜下脓肿。脓肿压力继续增大突破骨膜则形成黏膜下脓肿，由于黏膜及其下组织较疏松，有较好的弹性，脓液进入了此区域后压力明显减轻，牙及其牙根周围疼痛大为减轻，包括咬合痛等也一并减轻。检查时叩击痛减轻，牙Ⅰ度松动。软组织肿胀区局限，呈半球状隆起，有波动感脓肿表浅易破溃排脓，全身症状缓解。少数患者不在口腔黏膜下形成脓肿，而进入上颌窦、鼻腔或皮下组织，形成相应的间隙感染，上前牙上颌前磨牙形成眶下间隙感染，上下颌磨牙引起颊间隙的感染，下颌磨牙的根尖周炎往往引起咬肌间隙感染；下颌牙易引起舌下间隙感染；下颌后牙根尖周化脓性炎引起下颌下间隙感染；下前牙的根尖周化脓性炎易引起颏下间隙感染；如果患者体质较差，或伴有其他系统的疾病如糖尿病等，炎症可迅速扩大，广泛水肿，如形成口底蜂窝织炎，喉水肿造成窒息，危及生命。

五、辅助检查

（一）B超检查

当形成脓肿后B超检查可以探及液平面，病变区呈液性暗区。

（二）X线检查

在牙片、全景片、CT等影像学检查上均无异常表现。

（三）穿刺检查

当形成了骨膜下脓肿和黏膜下脓肿后，可用6号半注射针穿刺获得脓液，不同的菌种感染可有不同的脓液，金黄色葡萄球菌为黄色黏稠样脓液；链球菌属为淡黄色或淡红稀薄脓液，也有呈褐色；铜绿假单胞菌是含有酸臭味的稍黏稠翠绿色脓液；混合型细菌感染为有明显腐败坏死臭味的灰白或灰褐脓液。

（四）实验室检查

1. 细菌的取样和培养及药敏试验。口腔内取标本要求较高，容易受污染，一般感染根管最初采集的标本有1～6种或更多的细菌。脓肿切开后或穿刺获得的标本，均尽量与空气少接触，如果已使用抗生素的患者，往往药敏试验为阴性。

2. 血液学检查。白细胞总数增多，计数可在（10～12）×10^9/L，中性粒细胞比例增高。

六、诊断思路

(一) 询问病史

详细询问患者既往史和现病史:以前有无牙痛史,疼痛的性质,持续的时间,能否咀嚼,相应软组织有无肿胀,有无接受治疗,怎么治疗,有无补牙史,有无外伤史,既往的摄片、病历资料,本次疼痛的性质,是否是跳痛,能否明确指出患牙,还是像针刺样疼痛,持续性还是阵发性的,疼痛有无向同侧三叉神经分布区域放射,进食冷热是否会加剧疼痛,进餐或洗脸接触疼痛区域是否会引起剧烈疼痛,咬合时患牙是否疼痛,牙齿有无松动,颌下或颏下有无触痛和胀痛,张口有无受限。

(二) 估计病情发展阶段

如果仅仅患牙有不舒服,发木,浮出感,咬合时先接触对殆牙,随后有咬合痛,但咬紧患牙后又感到舒服,这时无自发痛,或者略有钝痛时,则为急性浆液性根尖周炎的早期;如果出现持续性的自发性疼痛,咬合时不是减轻疼痛,而是加重疼痛,自觉牙有伸长,不敢咬合。进入了急性浆液性根尖周炎的后期。如果还没有接受任何治疗或用药不正规,出现强烈的自发性、持续性、搏动性跳痛,患牙伸长浮起感进一步明显,咬合时先接触到患牙,并且疼痛剧烈,以至于不敢咬合时,病情进入了根尖脓肿阶段;自发病后3~5 d,出现极度的疼痛,患牙不能触碰,即使轻微接触也感到剧烈的疼痛,患者睡眠和食欲差,无精打采,发热,有的患者根据不同患牙部位,可出现上唇肿胀,眶下和面颊肿胀,口底肿胀,颏下、颌下区的肿胀,张口受限,病情进入了骨膜下脓肿阶段;患者在经历了上述疼痛后,感觉疼痛又明显减轻,咬合疼痛也较前减轻,全身感觉好转,肿胀也局限了,病情进入了黏膜下脓肿阶段。

(三) 体格检查

检查口腔内疼痛牙有无龋坏,深达髓腔;牙冠有无变色,常呈暗色;有无隐裂;楔状缺损,探及髓腔或接近髓腔;有无畸形中央尖;有无充填体;有无牙周炎,特别有较深牙周袋的。电牙髓和温度牙髓测试等牙髓活力试验无反应;初期患牙有叩击痛,常有 I 度松动;根尖脓肿时检查有叩击痛明显,牙松动 II~III 度。根尖部相应黏膜充血,但无肿胀。略有压痛。淋巴回流区域颌下或颏下淋巴结肿大、压痛。骨膜下脓肿有根尖部黏膜充血、肿胀,相应前庭沟也肿胀,变平坦。肿胀区弥散,有压痛,深部有波动感,牙稍微叩诊即疼痛剧烈,淋巴回流区域淋巴结肿大、压痛,体温升高。黏膜下脓肿,牙叩痛减轻,I 度松动。软组织肿胀区局限,呈半球状隆起,有波动感脓肿表浅易破溃排脓。体温下降。

七、临床诊断

综合病史、临床表现、体格检查、实验室检查、影像学检查等各项综合考虑。

八、鉴别诊断

(一) 可复性牙髓炎

当患牙接触冷热和酸甜食品或检查时电牙髓测试和温度牙髓测试等牙髓活力试验瞬间有疼痛或敏感,尤其对冷敏感,刺激源一旦去除疼痛消失。患牙常有牙体硬组织损害,如深龋、隐裂、楔状缺损等。无叩击痛。

(二) 深龋

患牙对冷热并不太敏感,只有进入了龋洞才引起疼痛。

（三）牙本质过敏

对机械性和甜、酸等化学性刺激更敏感。检查见深达牙本质层的龋洞或楔状缺损。

（四）急性牙髓炎

疼痛性质为自发痛和阵发痛，患者不能明确指出患牙，常常晚间发作，冷热刺激引起疼痛，如正在发作期则可加重疼痛，疼痛持续一段时间，晚期可能持续数小时，且热刺激加重疼痛，冷刺激可缓解疼痛。检查发现有牙髓暴露的窝洞，或深龋洞探之穿髓，有剧痛和渗血。

（五）三叉神经痛

三叉神经痛的特点是有"扳机点"，当接触此点是能诱发疼痛，如患者洗脸或进食咀嚼时，无夜间痛，冷、热和酸、甜不能激发起疼痛。

（六）急性上颌窦炎

疼痛为持续性的，上午轻下午重，常常一侧上后牙尤其是第二前磨牙和第一磨牙隐痛和叩击痛。往往有上呼吸道感染病史。

九、救治方法

急性根尖周炎的应急治疗原则：建立引流，调整咬合，消除疼痛，抗感染消肿。

（一）建立引流

1. 开髓引流。任何阶段的根尖周炎均须给予开髓引流，当第 1 次开髓后，不急于根管拔髓、冲洗和扩根管。因为急易加重病情，如在浆液性时，操作不当，数小时后即进入根尖周脓肿和骨膜下脓肿，造成患者不必要的痛苦。2～3 d 后再进行扩根管、冲洗。开髓部位不同的因不同的牙而有所不同，上颌前牙在舌窝的舌隆突近切缘侧，下颌切牙在舌窝处，磨去约 1 mm 后即与牙长轴平行进入髓腔，洞形呈圆形；上前磨牙和下前磨牙在𬌗面开髓，形状呈卵圆形，上颌磨牙在𬌗面中央窝偏近中腭侧，洞形位三角形，下颌磨牙在𬌗面中央窝偏近中颊侧，洞为方形，开髓时必须注意车针应与牙长轴平行。以上开髓的方法是为今后根管治疗做准备，如果患者情况不允许如此操作，则先离髓腔最近处开髓，待炎症症状改善后再按上述要求备洞。

2. 脓肿切开引流。炎症进入了骨膜下或黏膜下脓肿时，须行脓肿切开，切开部位因牙位不同而有所区别，但原则是应在脓肿的最低位。

（二）调整咬合

因急性根尖周炎治疗要求患牙得到充分休息，减轻功能负担，需调磨咬合面，降低高度，有利于患牙的康复。

（三）消除疼痛

除减轻根尖和脓腔的压力外，还应酌情给予镇痛药物，常用药如曲马多注射液 50～100 mg 静脉注射、肌内注射、皮下注射，不超过 400 mg/d，口服每次不超过 100 mg，24 h 不超过 400 mg，连续用药不超过 48 h，累计用量不超过 800 mg。如合并有发热的患者可给予布洛芬混悬剂，0.3～0.4 g/次，3～4 次/d。

（四）抗感染消肿

全身可口服或静脉给予抗生素和消肿药物，由于感染病菌大多是革兰阴性杆菌，口服常用甲硝唑 0.2～0.4 g，3 次/d，7 d 为 1 个疗程。或替硝唑静脉滴注，0.8 g/次，1 次/d，由于克林霉素在骨髓内有较高的浓度，且对革兰阳性细菌和厌氧菌均有较强的抗感染作用，也首选此药，口服 0.15～0.3 g/次，3～4 次/d；静脉滴注 0.3～0.6 g/次，2 次/d。地塞米松 5 mg 静脉滴注，消除水肿。

十、病因治疗

解除刺激，修复缺损，功能恢复。

（一）解除刺激

刺激源即根管内细菌或通过根管进入根尖孔外的物质，必须完整封闭根管达到去除对根尖孔外的刺激。

目前最有效的方法是根管治疗术。根管治疗术由根管预备、根管消毒和根管充填等 3 个部分组成。

（1）根管预备是清除根管内所有的残髓、感染物质及去除感染牙本质，扩大根管直径。采用拔髓针和根管扩挫针去除残髓和感染牙本质后用 0.5％～5.25％次氯酸钠、17％乙二胺四乙酸、3％过氧化氢溶液、2％氯己定和 0.9％氯化钠等冲洗根管，临床上常用带 27 号冲洗针头的注射器插入根管进行冲洗。目前有许多侧方开口的根管专用冲洗针头，既安全，又便于冲洗液在根管内的回流，冲洗效果更佳。另外，超声治疗仪可用于根管冲洗，其冲洗效果要好于注射器冲洗法。术中测量根管长度，一般用扩挫针测量，假设国人牙长度约 20 mm，当在 20 mm 左右时感到有阻力，患者也会感到酸痛；第二种方法运用 X 线牙片，将扩挫针插入根管内摄片，按下述计算公式计算：根管长度＝（器械在牙内的长度×牙在 X 线片上的长度）/器械在 X 线片上的长度。第三种方法是根管长度电测法，通过测定根尖孔牙周膜与口腔黏膜的电阻来确定根管长度。常用根管测量仪。

（2）根管消毒是利用消毒药物置于根管内引流和封闭在根管内，控制在牙本质深层和侧支根管内的残余细菌和毒素，减少根尖组织的渗出。常用药物是氢氧化钙和氯己定。氢氧化钙因可在水中释放氢氧根离子、产生强碱性环境而具有很强的抗菌活性。临床常用的氢氧化钙剂型是氢氧化钙糊剂。氯己定为广谱抗菌剂，对革兰阳性细菌有较强的抗菌作用，对革兰阴性细菌和真菌也有效。氯己定用于根管内封药时常采用凝胶剂型。临床上可将氯己定与氢氧化钙糊剂等比例混合使用，以增强联合用药的效果。除此之外还有微波、激光、超声消毒等。

（3）根管充填是用一种有持续消毒作用、不收缩、对机体无副作用、不会渗入牙体硬组织致牙变色、促进炎症愈合、容易操作和去除的材料填入根管内，消除根管内的空间，杜绝生长繁殖，阻断根尖周与外间的交通。理想的根管充填材料的性能包括：有持续的抗菌作用；与根管壁能密合；充填根管后不收缩；能促进根尖周病变的愈合；易于消毒、使用和去除；不使牙变色；X 线阻射，便于检查；对机体无害。目前临床上常用的根管充填材料是牙胶尖和根管封闭剂。牙胶尖由 19％～22％牙胶、59％～75％氧化锌及少量蜡、颜料、抗氧化剂和重金属磷酸盐组成。根管封闭剂主要用于充填牙胶尖之间、牙胶尖和根管壁之间的空隙，充填侧副根管和不规则的根管区域，在垂直加压时作为牙胶尖的润滑剂帮助牙胶尖就位及增加充填材料与牙本质之间的黏附力。根据主要成分的不同，可将根管封闭剂分为五类：氧化锌丁香油类、树脂类、氢氧化钙、玻璃离子类、硅酮类。常用的根管充填的方法是侧方加压充填法和垂直加压充填法。

（二）修复缺损和功能恢复

对于缺损不大的Ⅰ、Ⅱ类洞形，后牙可以用银汞合金或复合树脂修复，还可用嵌体修复，前牙缺损涉及唇面或邻面的，选用与牙色相仿的复合树脂，如缺损较大，可全冠修复。

十一、诊疗探索

近来对急性根尖周炎根管内感染菌种的研究仍认为是厌氧菌，优势菌主要为类杆菌、梭形杆菌、真菌、丙酸杆菌、放线菌属和消化链球菌属等。

基于感染主要是厌氧菌，有人运用碘仿、甲硝唑联合治疗急性化脓性根尖周炎获得成功。根管预备后，将碘仿与甲硝唑调和均匀，制成糊剂，放置少量糊剂导入根尖部，再用碘仿、甲硝唑棉捻放入根管内，开放引流，间隔5～7天换药，最后用碘仿、甲硝唑糊剂加牙胶尖完成根管充填。

有人利用药物在患急性根尖周炎的牙根附近行封闭治疗，2%利多卡因2 mL，林可霉素0.3 g，地塞米松2 mg，维生素B_{12}0.5 mg混合后成封闭药物，将上述药物抽入注射器后，注入病牙根尖部，深达骨膜下，抽吸无回血，即将药液缓慢推入，1 mL/次，注意如有脓肿，防止药液进入脓腔。罗红霉素在根管治疗中局部运用，罗红霉素是大环内酯类抗生素，主要作用于革兰阳性细菌、厌氧菌，对根尖周组织无刺激作用，用于根管消毒，局部浓度高，作用强，显效快，毒副作用小。能抑制和消灭存留在根部牙本质深层及根尖周的厌氧菌，防止再感染效果良好。常规扩通根管，冲洗吸干后0.9%氯化钠湿棉捻黏罗红霉素粉剂，置入根管内，氧化锌暂封，1周后以罗红霉素粉剂加根管糊剂调和成糊状，根充器导入扩大的根管。也取得了成功。

李云霞在临床实验中，认为地塞米松-氢氧化钙-碘仿糊剂作为急性根尖周炎根管预备后的根管消毒药物可以有效地预防急性根尖周炎根管治疗期间的疼痛和水肿，并降低其发生率。

有人在微波热疗配合常规开髓治疗急性根尖周炎中的应用中认为，与未经微波热疗病例相比，微波热疗可缓解根尖周炎引发的疼痛。

十二、最新进展

显微根管治疗是借助口腔科手术显微镜和显微镜器械进行根管治疗的方法，与传统根管治疗最大的不同点在于手术显微镜能提供充足的光源进入根管，并可以将根管系统放大，使术者能看清根管内部结构，在直视下进行治疗。

锥形束CT对牙髓病和根尖周病的病变位置、范围、性质、程度及与周围组织的关系有更加准确的了解。用于辨认根尖片不能显示的早期根尖周病变；观察根尖周骨质破坏的程度及范围，以及病变与上颌窦或下颌神经管的关系；辅助诊断根尖片疑似的根折或纵折；鉴别牙内、外吸收，观察牙内、外吸收的位置及范围，评估预后；辨别根管侧壁穿孔、牙体发育异常等。

葛自力　乔光伟　张在其

第十节　牙　震　荡

一、基本概念

牙震荡是指牙周膜的轻度损伤，不伴随牙体硬组织的损害，又称牙挫伤。

二、常见病因

受到的外力较轻，一般发生在进食时突然咀嚼到硬物。

三、发病机制

根尖周的牙周膜充血、渗出，或有少量的出血，有时合并有牙髓充血、水肿。

四、临床特征

患者感到牙齿轻微的酸痛，有伸长感，轻微的松动，受到损伤的方向有叩击痛，如垂直向或水平向，牙髓活力测试：一开始无反应，数周或数月后逐渐恢复，若3个月仍有活力，则牙髓组织继续保持正常状态；若牙髓活力逐渐无反应，牙髓发生了坏死，可致牙变色。

五、辅助检查

X线牙片或全景片表现正常或根尖牙周膜略增宽。

六、诊断思路

有外伤史，特别咀嚼时碰到质硬的异物，但无牙体硬组织损伤，叩诊时限于某一方向有叩击痛。辅助检查X线牙片、实验室等检查无异常。

七、临床诊断

综合病史、临床表现、体格检查、实验室检查、影像学检查等各项综合考虑。

八、鉴别诊断

(一) 急性根尖周炎

有一个发病过程，发病初期牙有伸长感，且有咬合痛，但咬紧后感觉疼痛减轻，检查时可见相应黏膜充血，叩诊有疼痛；中期疼痛剧烈，呈跳痛，相应黏膜充血，有轻度肿胀，叩诊疼痛明显；后期疼痛减轻，叩诊疼痛减轻，相应软组织肿胀。检查患牙可发现有深达髓腔的龋洞，充填体，接近或深达髓腔的楔状缺损、牙隐裂等。患者有中毒症状，发热，食欲减退，乏力；实验室血象检查，白细胞明显升高，中性粒白细胞比例上升。

(二) 慢性根尖周炎急性发作

除与上述相同的症状和体征外，大部分患牙的相应黏膜有窦道口，X线片上可见在根尖处有骨质破坏的阴影。

(三) 牙周炎

持续性或阵发性钝痛，牙龈红肿、出血，牙有不同程度的松动甚至移位，X线片可见牙槽骨有不同程度的吸收。

(四) 根折

有外伤史，尤其是碰撞，有软组织撕裂，出血，X线片显示根折线。

九、救治方法

可做少量的调𬌗。降低咬合，尽量不让患牙行使功能，松动的牙须做固定，让患牙得到充分的休息。

十、病因治疗

受伤后2周内患牙严禁行使咀嚼功能，伤后应定期检查，1年后如活力测定正常，患牙未变色，不需处理，如果有牙髓坏死，则应给予根管治疗。

十一、诊疗探索

Michiel de Cleen等报道恒牙震荡及不完全脱位导致根管闭塞的概率为3%～11%，主要影响因素为损伤的严重程度和牙齿的发育程度如何。为了阻止其发展成为根尖周炎同时为了美学方面的因素，根管治疗成为有根管闭塞的牙必要的治疗方法。如果仔细操作，对于根管闭塞的患者来讲，根管治疗将十分有用，同时根管治疗也可以作为内部牙齿漂白的治疗方法。

十二、最新进展

阙国鹰等在临床上观察到牙齿震荡后牙髓有活力的根尖周炎病例，且进行回顾性研究。

临床常见牙齿震荡后牙髓坏死无活力导致根尖周炎。出现牙齿震荡后牙髓有活力的慢性根尖周炎，作者认为：

1. 与牙位有关。牙齿受外伤后，都会引起不同程度的牙髓充血，根尖部牙髓组织水肿，根管粗细、根尖孔的大小对牙髓充血、水肿能否恢复正常有一定的关系。

2. 与受外伤的年龄有关。年轻恒牙牙根未发育完成，且牙髓组织比成熟恒牙疏松，牙髓的血管丰富，生命力旺盛，其抗病能力及修复功能都较强，炎症容易被局限呈慢性过程，牙髓坏死和修复可能同时进行，临床表现为牙髓有部分活力的慢性根尖周炎。结论是牙齿震荡后牙髓有活力的根尖周炎多见于年轻恒牙和上前牙。

葛自力　乔光伟　张在其

第十一节　牙　脱　位

一、基本概念

牙脱位是指牙齿因受到外力导致牙从牙槽窝内脱离，完全脱离称为全脱位，也称牙脱臼；部分与牙槽窝脱离成为不全脱位。

二、常见病因

撞击是最常见的原因，车祸、摔跤和运动不慎时等常可碰撞牙，尤其是上前牙。有时在拔牙时损伤邻牙，比如拔除阻生智齿时，未去除邻牙阻力导致下颌第二磨牙脱位。

三、发病机制

不全脱位时部分牙周膜撕裂，通过根尖孔的血管神经索断裂，牙齿与部分牙槽骨分离；全脱位是牙与牙周膜完全撕裂，牙齿与牙槽骨全部分离，通过根尖孔的血管神经索一并断裂。上述2种情况常伴随牙槽骨骨折。

四、临床特征

根据牙所承受力的方向，可分为嵌入性脱位、突出性脱位、侧向脱位和完全性脱位，前3种属于不全脱位，常有疼痛、牙松动、移位，相应牙龈黏膜出血、肿胀、撕裂，牙槽骨骨折。

(一)不全脱位

1. 嵌入性脱位。牙向根尖方向移位，牙冠比相邻正常牙短，𬌗面或切缘低于正常，牙嵌入了牙槽窝。

2. 突出性脱位。患牙向对颌方向突出，比相邻正常牙长，影响咬合。

3. 侧向脱位。患牙因受力方向因素，可向唇、舌和近远中方向移位或倾斜，造成牙排列不齐，出现咬合障碍。往往一侧牙槽骨折断。

（二）完全性脱位

患牙完全脱离牙槽窝或仅仅只有少量牙龈组织相连。牙槽窝空虚。

（三）牙外伤后的并发症

1. 可复性牙髓炎（牙髓充血）。牙外伤后牙髓均有不同程度的充血，与冷热刺激时有酸痛感，没有自发性阵痛。恢复视损伤程度及年龄有关。

2. 牙髓出血。牙冠呈粉红色，日久后牙冠可出现均匀不等的黄色，如无牙髓坏死症状出现，可不做处理。如前牙牙冠色变有碍美观，可烤瓷冠修复。此并发症成人牙不易恢复。

3. 牙髓暂时失去活力。外伤后牙齿对冷热刺激无反应，检查时对各种牙髓活力测试均无反应。伤后1岁左右慢慢可恢复，对冷热刺激和牙髓活力测试渐渐有反应，常见于年轻的恒牙。

4. 牙髓坏死。发生率比较高，占整个牙脱位的52%，嵌入性脱位中有96%发生牙髓坏死。根尖孔形成的牙更易发生牙髓坏死。一旦发生即做根管治疗。

5. 牙髓腔变窄。牙脱位中20%～25%发生髓腔变窄，是髓腔内钙化组织形成的速度加快，有时可以使得髓腔消失，牙根尚未形成的年轻恒牙较多见，牙冠颜色变暗，色泽消失，牙髓活力降低，X线片表现髓腔和根管变小或消失，有些患牙无症状可不处理。

6. 牙根吸收。发生在牙损伤后期，最早约2个月后发生，大多发生牙根外吸收，仅大约2%并发牙内吸收，根管治疗时封氢氧化钙可以预防和停止牙根吸收的发生和进程。

7. 边缘性牙槽突吸收。在垂直𬌗向脱位或嵌入的病例中发生率较高。

五、辅助检查

主要在X线牙片或全景片上显示。嵌入性脱位：可见根尖的牙周膜间隙消失。突出性脱位：患牙根尖部牙周膜间隙明显增宽。侧向脱位：一侧牙周膜间隙增宽。完全性脱位：则牙槽窝内无牙根阴影。

六、诊断思路

有外伤史，尤其有打击或碰撞病史，仅仅是牙有异常活动而且大多为单个牙，咬合也仅患牙有所影响，软组织无肿胀或肿胀范围局限，必须拍摄X线片。

七、临床诊断

综合病史、临床表现、体格检查、实验室检查、影像学检查等各项综合考虑。

八、鉴别诊断

（一）牙周炎

发作时持续性或阵发性钝痛，牙龈充血肿胀及易出血，在患牙的颊或舌侧形成牙周脓肿，有时牙周袋内溢脓，有口臭，无论发作还是缓解牙有不同程度的松动甚至移位，X线片可见牙槽骨有不同程度的吸收。

（二）牙槽骨骨折

骨折发生后受损区域连续几个牙的软组织肿胀、撕裂、出血，有时伴有牙外伤，骨折块有松动，典型表现是当摇动骨折块上一颗牙，邻近的牙也随着牙和骨折块一起移动。

（三）牙根折

多见成年人，常见根尖1/3折裂，有轻度叩击痛和轻度松动；中1/3和颈侧1/3的根折，有明显的叩击痛和松动度，X线片上的表现是重要的依据。

九、救治方法

（一）治疗原则

固定患牙，抗感染消肿。

（二）突出性脱位、侧向脱位和根尖孔已形成的嵌入性脱位牙

在麻醉下将受损的牙复位，固定4周。

（三）完全性脱位

如果脱位后能马上复位，则效果最好，仅有不到10%的患牙出现牙根吸收，如果患者不能自行复位，则让患牙含于口腔内，放在舌下或者口腔前庭，或者放入牛奶或干净的水中；如患牙已污染，则应清洗干净，放入稀释的抗生素液体内，但不宜使用青霉素类等易引起过敏的药物。在2h以内植入牙槽窝的，将减少牙根吸收，也有可能牙与牙槽骨之间形成牙周膜愈合，但这种概率不大，因牙髓的血循环不可能重建，超过2h的牙髓和牙周膜内细胞已坏死，必须行根面和牙槽窝搔刮，体外根管治疗，可以仅仅严密封闭根管口，也能达到理想的效果。年轻的恒牙即时复位后不要轻易行根管治疗，因为其有相当强的修复能力，绝大多数患牙有新形成的血管长入牙髓内，一般预后良好。

（四）牙脱位固定的常用方法

1. 牙弓夹板固定法。将牙弓夹板弧度弯成与牙弓一致，长度＝患牙数＋2×患牙数，即需要依托的正常牙是患牙的2倍以上，用钢丝将每颗牙固定在夹板上，先结扎健康牙，后结扎患牙。

2. 金属丝结扎法。用一根金属丝环绕患牙及近远中健康牙结扎，仍为依托的正常牙是患牙的2倍以上，再用短的结扎丝在每个牙间隙做垂直结扎，收紧长结扎丝。

3. 正畸托槽固定法。正畸用托槽粘贴在已复位的患牙和邻近的正常牙，正常牙数量也是患牙数量的2倍以上，用钢丝固定。

4. 光固化粘贴钢丝固定法。将扁钢丝弯成弧度与牙弓一致，并与每个牙贴合，用光固化复合树脂材料将钢丝和牙黏结。

5. 适量使用抗生素和抗水肿药物，如头孢菌素类，大环内酯类或克林霉素等抗生素，糖皮质激素如地塞米松等。

十、病因治疗

（一）突出性脱位、侧向脱位

术后定期复查，如术后3个月、6个月和12个月。如有牙髓坏死迹象应行根管治疗。其中嵌入性脱位牙在固定后1~2周即行根管治疗，因为这些牙往往伴有牙髓坏死，容易发生牙根吸收。但年轻恒牙的嵌入性脱位发生后，马上施行复位术，对症处理，观察，让其自然萌出，因为立即施行手术只能造成更大的伤害，引发牙根和边缘牙槽突的吸收。

（二）完全性脱位

术后3~4周应行根管治疗，这时患牙的稳固度较好，易于操作。

十一、诊疗探索

1. 陈发明等人为了提高牙脱位再植的成功率，联合应用氢氧化钙根管内封药、引导性组织再生术和高压氧治疗牙脱位。使脱位离体时间较长牙再植术获得较好疗效。

2. 申秀梅、李和平应用全牙𬌗垫治疗年轻恒牙脱位、半脱位102例，共132颗牙齿，取得了满意

的效果。即常规将不全脱位牙和脱位牙复位后，带全牙骀垫固定患牙。取得较好的效果。

3.屈直等人采用超强纤维对24例32颗脱位牙进行固定，并随访，研究中发现超强纤维作为一种新型的材料，对脱位牙进行固定时具有美观、舒适，操作简单、有利于软硬组织愈合及对牙周健康无明显影响等优点。

4.孟松等通过对106例患者的265颗松牙和脱位牙复位后，用0.2 mm的尼龙线进行固定，成功率达93.2％。研究认为采用高强度尼龙线做固定，舒适、美观、易清洁且成本低，值得在临床推广使用。

十二、最新进展

Lang B，Pohl Y等人报道了将额外牙移植用于牙缺失，对于牙体脱位时间较长，脱位牙不具备回植条件者，采用自体牙移植术能够快速地修复一些缺失牙。前牙缺失可选择前磨牙移植于缺失间隙。牙体植入后用方丝弓托槽固定，术后4周对移植牙行根管治疗。该方法美学效果较好。此法目前已经得到了普遍的认证，并广泛应用于临床。

牙齿全脱位再植的预后与脱位时间、牙根的保存方法及递质密切相关。为获得良好的预后，应尽可能在最短时间内将脱位牙再植，并在此之前将牙根保存在有效递质中。Andreasen等认为只有在5 min内将脱位牙再植才能保证良好的效果。但Barrett等认为，从实际情况出发，应尽可能在20 min内再植。即刻再植是维持牙周膜活性的最佳方案，但实际很难做到，因此脱位牙必须保存在合适的递质中。Sangappa等研究认为，日常中牛奶是最理想的脱位牙储存递质，而水是不被推荐的。周扬等研究发现，牛奶中牙周膜细胞的衰减较慢，衰减率约每小时2％。牛奶在保存牙周膜细胞及牙髓细胞的存活率均具有优势。

葛自力　乔光伟　张在其

第十二节　牙　折

一、基本概念

牙折是指牙齿受到各种方向来的机械力导致牙体硬组织的损伤。根据损伤部位可分为：
1.冠折。包括不全冠折、前牙横折和斜折；后牙斜折和纵折。
2.根折。又可分颈侧1/3、根中1/3和根尖1/3。
3.冠根联合折。

二、常见病因

既有外力（车祸、斗殴、摔倒和碰撞等）所致，又有咀嚼食物中的硬物（砂石、碎骨等）所为。一般说来高速度的外力常能致牙硬组织的损伤。

三、发病机制

（一）不全冠折

是从牙釉质表面开始裂开，平行釉柱方向的裂纹，抵达釉质牙本质界。

（二）冠折

牙釉质缺损后牙本质暴露，成牙本质细胞受到程度不等的刺激，并部分发生变性。牙髓深层的未分化细胞可移向该处取代变性细胞而分化为成牙本质细胞，并与尚有功能的成牙本质细胞一起共同分泌牙本质基质，继而矿化，形成修复性牙本质。除了形成上述修复性牙本质外，还可引起牙本质小管内的成牙本质细胞突起发生变性，变性后有矿物盐沉着而矿化封闭小管，这样可阻止外界的刺激传入牙髓，同时，其管周的胶原纤维也可发生变性。由于其小管和周围间质的折光率没有明显差异，称为透明牙本质。如果牙髓暴露，牙髓暴露的表面有纤维蛋白膜覆盖，多形核白细胞浸润，组织细胞增多。

（三）根折

折断处牙髓组织和牙周膜出血，凝血机化，牙髓和牙周组织充血，促进牙本质细胞和牙髓细胞的形成，部分进入受损区，增生的牙周结缔组织进入受损区。

四、临床特征

不全冠折患者基本无任何感觉，只是对冷的刺激有一过性的酸痛，检查可发现在牙齿的唇颊面在光线的折射下可以看到与牙体长轴平行的或呈发射状的裂纹。

冠折未露髓，仅硬组织缺损，只在牙釉质层面的，患者仅感到牙损伤处毛糙；当损伤至牙本质或近髓腔的患牙，会对酸、甜、冷、热、接触硬物如刷牙、咬硬物摩擦时感到酸痛，抽吸冷风也有敏感；检查给予电牙髓和温度牙髓测试等牙髓活力试验敏感，一旦刺激去除，酸痛感也消失，当冠折露髓，不但有上述症状，接触露髓处还会有剧痛，如未及时治疗，可转化为急性牙髓炎或慢性牙髓炎如溃疡型牙髓炎或增生性牙髓炎。

根折多见于成年人，症状因折断的部位不同而有区别，常见根尖 1/3 折裂，仅有轻度叩击痛和轻度松动，或者根本就无症状。中 1/3 和颈侧 1/3 的根折，存在明显的叩击痛和松动度，有时出现轻微伸长。一些根折早期无症状，一段时间以后逐渐出现了症状。这是因为患牙使用过程中折断处发生了移位，并且软组织水肿所致。另一些患牙开始牙髓无反应，数周后出现活力。

冠根联合折，大多为斜形，牙髓暴露较常见。

五、辅助检查

根折的诊断，X 线片上的表现是重要的依据。能清晰地观察到根折线，拍摄时根折线需与 X 线平行或一致。其他情况则较模糊，解决这一问题，从不同的角度进行拍摄，或者伤后 2 周再摄片，可见到清晰的根折线。必要时可进行牙科 CT 检查。

六、诊断思路

有外伤病史，尤其是撞击，着力点大多在牙上，出现牙冠的不同程度的缺损，根折时有时伴有牙体硬组织的损伤和局限的牙龈损伤，单个牙松动，与近远中的牙无关，X 线片上有时能显示牙折线，有的患牙 2 周后显示。并且牙开始松动。

七、临床诊断

综合病史、临床表现、体格检查、实验室检查、影像学检查等各项综合考虑。

八、鉴别诊断

（一）牙槽骨骨折

骨折发生后受损区域连续几个牙的软组织肿胀、撕裂、出血，有时伴有牙外伤，骨折块有松动，典型表现是当摇动骨折块上一颗牙，邻近的牙也随着牙和骨折块一起移动。

（二）牙脱位

根据牙所承受力的方向，可嵌入、突出脱位、侧向脱位和完全性脱位，常有疼痛、牙松动、移位，相应牙龈黏膜出血、肿胀、撕裂。主要在 X 线牙片或全景片显示牙体硬组织无损伤，牙根的牙周膜间隙消失或明显增宽。

九、救治方法

（一）冠折

仅仅在釉质内，只要将表面粗糙尖锐的磨平即可。牙本质暴露，并出现轻度敏感，可先行脱敏治疗。暴露牙髓的患牙，应进行牙髓治疗。

（二）根折

首先应观察，必要时即行夹板固定，让其自然愈合。

1. 近根尖 1/3 折断，许多情况下保证其稳定和做一些调整，不需处理牙髓组织。

2. 根中 1/3 根折，保证其稳定和做一些调整。

3. 颈 1/3 根折能保留的尽量保留，牙髓暴露的摘除牙髓，减轻疼痛。

（三）其他方法

给予适量头孢菌素类、大环内酯类或克林霉素等抗生素及止痛镇静药物。

十、诊疗探索

龚忠诚等人在对 76 颗后牙纵折的保存修复分析后认为。在治疗过程中，正确复位牙折片，结扎稳固，牙髓腔清洁和完善的根管治疗是后牙纵折保存修复的基础。充填时用玻璃离子水门汀有利于牙片的结合，减少充填物的液体静压力，保留结扎丝进行全冠修复从而加强了牙折片的稳固，良好的边缘封闭，全冠与牙面的密合可保证全冠修复。同时适当减小全冠的颊舌径与正确调𬌗，可以减少患牙所承受的𬌗力。因此，用牙科专用结扎丝环扎后，玻璃离子水门汀充填配合全冠修复是保留后牙纵折的一种可行的方法。

胡楠等人在对 142 例牙折裂的综合治疗后统计学分析认为，对于牙折裂患者隐裂型、龈上折裂型、龈下折裂型采用早期固定、根管治疗行全冠修复后患牙可有效保存，并发挥咀嚼功能。有人对前牙冠折至龈下快速牵引行美学修复的研究中认为，在完善根管治疗后 2 周，行纤维桩树脂核临时冠修复，利用方丝弓矫治器沿牙轴方向快速牵引断根，在断根牵引至龈上后，对断根周围牙龈行成形术，固定保持断根 6 个月后行全瓷冠修复，取得了较好的美学效果。

黄田河等在一次性再接修复前牙冠折的临床研究中认为，运用 2 根管钉植入或者牙本质钉再接断冠，光固化复合树脂粘接固定修复，对前牙断牙行一次性再接修复，一次性再接修复前牙折断较常规治疗具有时间短，并发症少，效果理想等优点。

张华等在对 89 颗纵裂牙治疗中发现，使用碘甘油、黄碘氧化锌糊剂、玻璃离子水门汀按顺序对纵折裂缝隙 3 层封闭，能明显提高纵折裂牙保存治疗的成功率。

郑树国等人在对年轻恒前牙断冠粘接的临床及实验研究中发现，"内部倒凹＋舌侧排溢道＋唇侧洞斜面"及"内部倒凹＋唇侧洞斜面"的粘接模式，为前牙外伤断冠粘接的最佳方式，它能较好地恢复冠折牙的外观、形态及功能，是一种适合于临床恒前牙冠折的、简便的过渡性修复方法。

十一、病因治疗

（一）冠折

有轻度敏感者，给予脱敏治疗，常用方法如下：

1.0.76％单氟磷酸钠凝胶，75％氟化钠甘油涂擦患处；2％氟化钠离子透入。

2.75％氯化锶甘油、25％氯化锶，局部涂擦。

3.38％氟化氨银涂擦 2 min，反复 1 次。

4. 碘化银。3％碘酊涂擦半分钟后，10％～30％硝酸银涂擦反复 1～2 次。

5. 激光。Nd：YAG 激光，照射半秒钟，10～20 次为 1 个疗程。

6. 敏感严重的用氧化锌丁香油糊剂安抚后临时冠修复。2 个月后氢氧化钙垫底后永久修复。

（二）根折

根中 1/3 根折，出现异常，则行根管治疗，充填材料改用金属桩和玻璃离子。颈 1/3 根折保留后，行根管治疗，将根断面暴露在龈上，方法如下：

1. 切除部分龈缘。

2. 牙根移位术，麻醉下唇颊侧翻瓣，去除骨板，挺松患牙根，部分骨板放入根尖牙槽窝内，将牙根置回牙槽窝，断面暴露在龈上。

3. 正畸牵引术。

（三）暴露牙髓的患牙

若牙根发育完成应摘除牙髓，行根管治疗，修复外形。对于牙根未发育完成的年轻恒牙则应根据牙髓暴露的多少及污染程度选择直接盖髓术或活髓切断术，使牙根继续发育，再行牙冠修复。若年轻恒牙外伤后未能保存活髓，出现牙髓坏死时，则选择根尖诱导成形术或牙髓血运重建术。

十二、最新进展

（一）盖髓剂

临床常用盖髓剂是氢氧化钙和矿物三氧化物凝聚体。氢氧化钙具有抗菌性和强碱性，可抑制细菌的生长，刺激牙髓细胞释放生物活性因子，在牙髓表面诱导形成修复性牙本质。矿物三氧化物凝聚体则具有更好的生物兼容性及抗菌性，并能诱导牙髓细胞释放牙本质基质蛋白。研究发现，矿物三氧化物凝聚体盖髓诱导形成的牙本质桥，从形态、厚度及炎症反应等方面均优于氢氧化钙。但是，矿物三氧化物凝聚体也存在操作较困难、固化时间长、使牙冠变色等缺陷。目前，很多研究集中在具有生物活性的盖髓剂，包括生物活性陶瓷 iRoot BP、生物活性玻璃等。其中 iRoot BP 已应用于临床，其疗效与矿物三氧化物凝聚体相似，但操作性能优于矿物三氧化物凝聚体。

（二）外科手术牵引

近年来采用外科手术牵引的方法治疗牙根发育完全的冠根折患牙取得了较好的临床效果，尤其在微创器械如 Benex 微创系统等的使用下，提高了该方法的成功率。

葛自力　乔光伟　张在其

第十三节　牙槽骨骨折

一、基本概念

牙槽骨骨折是指因受外力直接作用在局部牙槽骨而致其骨折，多见于上颌前部，可以是单一的牙槽骨骨折，也可以合并临近软组织、牙体和颌骨的损伤。

二、常见病因

外部的直接撞击力作用在牙槽骨部位或同时撞击在相邻的几个牙冠上。外力可以是车祸、运动、斗殴和摔跤等。

三、发病机制

牙槽骨无强大的肌肉附着，骨折块移位按受力方向移位，血运丰富。

四、临床特征

骨折发生后受损区域软组织肿胀、撕裂，出血，伴有牙外伤及骨折块移位，多数情况是骨折块向后内方向移位，造成局部咬合关系紊乱，牙弓连续性中断。骨折块有明显的松动度，典型表现是当摇动骨折块上一颗牙，邻近的牙也随着牙和骨折块一起移动。

五、辅助诊断

必要时可以摄X线片，如牙片、全景片、CT片、三维CT成像等。

六、诊断思路

有外伤史，口内检查有典型的体征，即摇动骨折块上一颗牙，邻近的牙也随着牙和骨折块一起移动。

七、临床诊断

根据病史、临床表现、体格检查、影像学检查等各项综合考虑。

八、鉴别诊断

（一）与单纯牙损伤的鉴别

牙损伤仅集中在牙体上，无骨块松动的典型表现，牙弓连续性完好，软组织的损伤也较轻，X线片上可以见到牙折线，牙槽骨骨折可见到骨折线。

（二）与颌骨骨折的鉴别

虽然牙槽骨骨折也是颌骨骨折的一部分，但毕竟较局限，当颌骨骨折时，软组织肿胀区域更广泛，如上颌骨骨折出现眶周肿胀瘀血，下颌骨下颌角骨折致咬肌区肿胀。会出现神经损伤的症状，下颌骨骨折引起下牙槽神经受损致下唇麻木，上颌骨骨折引起眶下神经损伤致上唇麻木，骨折段移位导致一侧咬合关系紊乱，甚至全部咬合关系紊乱。X线片（全景片、CT检查、三维CT成像）能明显地显示出骨折线。

九、救治方法

清创、骨折复位、抗感染、消肿治疗。

3%过氧化氢溶液和0.9%氯化钠交替冲洗创面，有软组织损伤的需缝合，将骨折的牙槽骨和牙复位到正常的解剖部位。术后给予抗生素如头孢菌素类、大环内酯类或克林霉素等抗生素，漱口水含漱，如污染比较严重，可静脉给予抗生素，适量给予糖皮质激素抗水肿，破伤风抗毒素等治疗。

十、诊疗探索

姚光洋等利用龈牙联合夹板对牙槽骨骨折复位固定，取得了满意的临床效果。

Daniela Martins 报道 2 岁小孩的上颌骨前段的牙槽骨骨折，骨折是由手术全麻插管引起的，骨折段用铬线固定，避免二次手术去除固定物。术后 1 年随访愈合良好，未发现患区牙齿有牙髓坏死现象。

十一、病因治疗

(一) 固定方法

牙弓夹板固定法：将牙弓夹板弧度弯成与牙弓一致，用钢丝将每颗牙固定在夹板上，先结扎健康牙，后结扎患牙。

(二) 金属丝结扎法

用一根金属丝环绕患牙及近远中健康牙结扎，再用短的结扎丝在每个牙间隙做垂直结扎，收紧长结扎丝。

(三) 正畸托槽固定法

正畸用托槽粘贴在已复位的患牙和邻近的正常牙，用钢丝固定。

光固化粘贴钢丝固定法：将扁钢丝弯成弧度与牙弓一致，并与每个牙贴合，用光固化复合树脂材料将钢丝和牙黏结。

十二、最新进展

张代杰和王卫之利用低功率 He-Ne 激光配合颌间结扎固促进下颌骨及牙槽骨骨折愈合，效果良好。

葛自力　乔光伟　张在其

第六部分

麻醉科篇

第 一 章　呼吸循环系统反应

第一节　心搏骤停

一、基本概念

心搏骤停又称循环骤停，是指因急性原因导致心脏突然丧失有效的射血功能而致循环停顿的临床急性病理生理状态。它对临床围手术期患者损害最为严重。在心搏骤停后，全身组织细胞的氧供应立即中断，由于中枢神经系统最不能耐受缺氧，所以最易造成缺血缺氧性脑损害。而挽救患者生命的最终目的是使患者生存并最大限度地适应社会环境，这就要求患者不仅能恢复循环和呼吸功能，更重要的是能恢复智能和工作能力，故其关键就取决于中枢神经系统功能的恢复程度，所以心搏骤停的抢救目的是争取患者大脑功能恢复。

二、常见病因

围手术期心搏骤停是机体内环境受各种病理生理影响产生失衡的最终结局，其原因可能有过度迷走神经反射、麻醉操作失误、椎管内麻醉阻滞范围过广、药物中毒、过敏等严重不良反应、低氧血症、手术操作及水电解质和（或）酸碱平衡紊乱等。

三、发病机制

围手术期干扰患者生理功能的因素繁多，引起心搏骤停的原因可能十分复杂，既可能是原发的，也可能是继发的，可归结为 3 个方面：患者的病情、手术的影响及麻醉的影响。但不论何种原因，均可直接或间接地引起冠脉血流灌注量减少、心律失常、心肌收缩力减退、心排血量下降等而导致心搏骤停。而认识造成心搏骤停的原因有助于复苏和（或）预防再次心搏骤停。下面从 4 个基本因素探讨围手术期心搏骤停的机制。

（一）冠脉血流灌注量的减少

有冠状动脉粥样硬化、冠状动脉栓塞、痉挛时，任何原因引起的持续全身性低血压，特别是舒张压的降低，使冠状血管血流量急剧减少，引起心肌急性缺血缺氧，造成心脏节律异常和心泵功能紊乱，特别在疼痛的刺激下，交感神经兴奋可以引起心动过速和外周阻力升高，加重心肌负担的同时削弱了灌注，极易诱发心搏骤停。

（二）心律失常

心律和心率的异常变化超出了心脏的代偿范围就会导致心排血量降低，使冠脉血流量减少，影响心肌收缩和心脏传导功能，造成心搏骤停。

1.麻醉药物的影响。麻醉药物或多或少地影响心律，可以是对心肌及其电生理活动的直接作用，也可能是对血压等的影响而导致的间接作用，或者药物之间的相互作用。如吸入麻醉药氟烷与肾上腺素合用，易诱发室性心律失常甚至心室颤动。婴幼儿静脉注射琥珀胆碱后可引起严重的心动过缓等。

2. 麻醉和（或）外科操作。麻醉操作如喉镜窥视和气管插管，其机制主要与刺激咽喉和气管内感受器引起迷走神经活动增强有关；外科手术操作引起的心律失常，与手术种类、部位有关。如在颈、胸区刺激传出迷走神经，也有刺激传入迷走神经，如扩张肛门、刺激咽喉和气管隆嵴、刺激骨膜及牵拉内脏等。

3. 通气不足。导致缺氧和二氧化碳蓄积是引起心律失常的常见原因。缺氧时通过颈动脉体化学感受器使脑干血管收缩、中枢兴奋，交感神经传出纤维的活动增强，内源性儿茶酚胺分泌增加。高碳酸血症除作用于颈动脉化学感受器，还可直接作用于血管运动中枢。因此，缺氧和二氧化碳蓄积使自主神经系统的平衡失调，是麻醉期间发生心律失常的重要诱因。

4. 循环不稳定。保持血压的稳定，可维持心肌的良好灌注，减少和（或）避免心律失常的发生，因为缺血的心肌对交感神经的兴奋十分敏感，极易诱发心律失常。

5. 水电解质酸碱平衡紊乱。心肌的活动极易受细胞外液中钾、钙、钠、镁等离子浓度和酸碱度的影响，因此围手术期维持水电解质酸碱平衡对防治心律失常有着至关重要的作用。如截瘫、复杂创伤等有高钾血症患者，麻醉中应用琥珀胆碱时，就会因血钾的急剧升高而致心搏骤停。

6. 其他。低温是引起心律失常的重要原因之一，心电图表现为进行性心率减慢、PR 间期延长、QRS 波增宽和 Q -T 间期延长。

（三）心肌收缩功能减退

机体内环境的异常变化，心肌本身有病变如心肌炎，使用对心脏有负性变力作用的药物等，这些都是使心肌收缩功能减退的主要原因。

1. 细胞外离子浓度。细胞外液中钾、钠离子浓度过高可导致心肌收缩减弱直至停止；而钙离子浓度增高则使心肌纤维收缩增强终至抽搐。

2. 心肌本身因素。若心脏本身存在有炎症或心肌梗死，且心肌受损面积广泛，均使心肌收缩力减退。

3. pH 值的改变。pH 值的升高即碱中毒，可增加兴奋性及传导性、增强收缩力。pH 值下降即酸中毒，使心肌呈不收缩状态，最终导致类似高钾效应，抑制兴奋性及收缩性。心肌内乳酸浓度增加，可使心肌停止收缩。

4. 缺氧、二氧化碳蓄积。轻度可减慢心率及增加迷走神经张力，大量增加时可产生非代偿性酸中毒，抑制传导及收缩，最终可产生心脏完全阻滞。

5. 药物的影响。对心肌有负性变力性的药物如 β-受体阻滞剂，治疗心律失常的奎尼丁等，全麻药用量过大，给药速度过快，均明显抑制心肌收缩力，可使心搏骤停。

（四）血流动力学的剧烈变化

1. 本身病理生理变化。如严重的创伤或中毒性休克，循环功能代偿不全如缩窄性心包炎、心瓣膜病，严重冠状动脉供血不足，心房黏液瘤或心房附壁血栓，在麻醉和手术变动体位时堵塞心脏瓣口可发生心搏骤停。

2. 麻醉的影响。使用了降低周围血管张力的麻醉药物或方法，椎管内麻醉意外（如异常广泛阻滞或全脊麻），这些因素均可使回心血量减少，血压骤降，导致心搏骤停。

3. 手术和体位变动的影响。术中意外大出血、手术操作引起的迷走神经反射、麻醉后骤然变动体位如平卧位翻身成侧卧位时动作过猛等，极易诱发心搏骤停。

四、临床特征

1. 围手术期心搏骤停的主要表现。突然的意识丧失，可伴有局部或全身性的抽搐，或有严重胸痛，急性呼吸困难，突发心悸或眩晕等。

2.临床突然测不出血压，摸不着脉搏。

3.心搏骤停刚发生时，由于脑中尚存少量含氧血液，可短暂刺激呼吸中枢，出现呼吸断续，呈叹息样或短促痉挛性呼吸，随后呼吸停止。

4.皮肤苍白或发绀，手术野渗血不止或血色变紫，瞳孔散大等。

五、辅助检查

（一）心电图

根据心电图监测结果，可表现3种形式：

1.心室颤动。心室呈不规则蠕动，凡张力弱，蠕动幅度小者为"细颤"；张力强者，幅度大者为"粗颤"。前者心电图为不规则锯齿状小波，后者波幅较大。

2.心室停顿。心脏大多数处于舒张状态，心肌张力低，无任何动作，心电图呈一直线。

3.心电机械分离或称无脉搏性电活动。心脏有持续的电活动，但无有效的机械收缩功能，常规方法不能测出血压和脉搏。心电图仍有宽而畸形、低幅的心室复合波，20～30次/min。

（二）动脉血压测定

无论是手动或自动、有创或无创血压测定，都表现为血压急剧下降或测不出。

（三）脉搏血氧饱和度测定和呼气末二氧化碳测定

两者急剧下降或测不出。

（四）体格检查

大动脉搏动消失，心音消失。

六、诊断思路

（一）回顾病史

回顾围手术期治疗用药及麻醉用药情况，麻醉方式或方法、麻醉时机、麻醉设备、氧源及量，手术操作步骤、部位、操作强度，手术设备如电刀等。

（二）症状与体征

临床表现见上述临床特征。

（三）辅助检查

为了得到证实并弄清楚原因就得做一些检查如大动脉触诊、心肺听诊、心电图检查、动脉血气分析、水电解质测定等。

七、临床诊断

由于大脑对缺血缺氧的有效恢复时间为4～6 min，因此对心搏骤停的诊断必须果断迅速，切忌为了确诊等待测血压、听心音、做心电图等，而失去了宝贵的抢救时机。在围手术期，患者只要出现下述任何一项指标，加上大动脉搏动消失，即可临床诊断为心搏骤停，并立即开始复苏。

1.非全麻患者意识突然消失。

2.心电图示波呈一直线，心室颤动或室性心动过速。

3.脉搏血氧饱和度测不出或呼气末二氧化碳骤降。

4.听诊心音消失。

5. 血压测不出。

6. 非控制性呼吸患者突然呼吸停止或呈叹息样呼吸。

7. 面色苍白或发绀，无任何反应。

8. 手术创面血色变紫，渗血不止或出血停止。

八、鉴别诊断

（一）非全麻患者意识突然消失应与中枢神经系统急症相鉴别

1. 脑出血。发病年龄多在 50 岁以上，起病急骤，多有诱因如情绪紧张、劳累等。起病后多表现为剧烈头痛、头晕、呕吐、偏瘫、失语等。一般数分钟至数小时达到高峰，出现意识障碍，随后陷入昏迷以至抽搐。患者血压多有明显升高。颅脑 CT 可确诊，脑脊液可呈血性。

2. 蛛网膜下腔出血。多数起病急骤，可有情绪激动、咳嗽等诱因，常见症状为剧烈头痛、恶心、呕吐、意识障碍，部分患者可出现精神症状和癫痫发作。最常见的体征为脑膜刺激征。头颅 CT 是诊断蛛网膜下腔出血的首选方法。脑脊液检查应在蛛网膜下腔出血后 2 h 且先降颅内高压的情况下进行，常呈血性改变。

3. 脑梗死。患者多有以下诊断要点：①动脉硬化性脑梗死大多发生于 65 岁以上的动脉粥样硬化和高血压患者；②缓慢起病，常有前驱症状或短暂性脑缺血发作史；③早期意识障碍程度较轻，而局灶症状相对较重。

（二）与严重低血压、低氧血症的鉴别

1. 监测失误。触摸远端脉搏同时重复检查 1 次无创血压监测；检查袖带放气，脉搏恢复时的压力；有创血压监测时检查传感器高度。

2. 当控制呼吸时，气管向叩诊过清音伴听诊呼吸音减弱的肺组织对侧移动，尤其是在进行中心静脉插管后，应考虑是否发生张力性气胸，此时还可有颈静脉充盈体征。

3. 当患者的心率＞100 次/min、呼吸频率＞20 次/min、毛细血管充盈＞2 s、四肢温度低、静脉塌陷、动脉波形低平、中心静脉压或动脉波形随呼吸而波动时应考虑是否存在低血容量。

4. 当患者的心率＞100 次/min、呼吸频率＞20 次/min、中心静脉充盈、毛细血管回流＞2 s、四肢温度低、肺水肿、补液后血氧饱和度恶化时应考虑存在心力衰竭。

5. 如果患者事先存在低中心静脉压和开放的静脉床时，要考虑是否有空气栓塞。气体栓塞的症状变化不一，可表现为呼气末二氧化碳浓度突然下降、血氧饱和度下降、动脉搏动消失和随后中心静脉压升高。

6. 在多发骨损伤和长骨骨髓内手术时还应鉴别脂肪栓塞或骨水泥反应。

7. 医源性药物反应。有组胺释放作用的药物或错误稀释药物。

8. 高位神经阻滞如出现霍纳综合征。缩瞳、上睑下垂、鼻塞、面部发红及无汗等。

9. 过敏表现为心血管虚脱、红斑、支气管痉挛、血管水肿、皮疹、荨麻疹等。

10. 严重的喉痉挛及支气管痉挛等。

（三）与心电图异常的鉴别

对心电图可从以下 6 个方面分析鉴别确定为何种类型：

1. 心率。按心室率＞100 次/min 为心动过速，心室率＜60 次/min 为心动过缓。

2. 节律如何。不规则心室率说明存在异位搏动，高度提示心房颤动，心房扑动伴不同房室传导或房性心动过速伴不同房室阻滞。

3. P波。有P波说明为室上性心律，P波形态与窦性形态相似说明有心房除极，并提示其为心律的起源。无P波可是室上性也可为室性。如果P波缺失并且心室律不规则，说明有心房颤动，而锯齿状P波则为心房扑动的特征等。

4. QRS复合波。窄QRS复合波（<0.12 s）说明心室仍通过正常的希-浦系统进行除极，心律失常来源于心室以上，提示为室上性、结性或交界性心律，通常包括窦性心动过速、窦性心动过缓、心房扑动、心房颤动、预激综合征等。宽QRS波（>0.12 s）的除极是经心室肌而非希-浦系统，传导时间长，心律失常来源于心室。室上性冲动并存束支传导阻滞、异常心室传导或房室间旁路提前兴奋心室，称之为"差异性传导"，也可出现宽QRS波。

5. QRS波电轴。严重左偏（-1200～-600）提示心室来源，室上性一般维持正常。

6. 心房与心室电活动的关系。正常情况下，每一P波后伴随有一QRS波群，该比例的改变说明某处存在传导阻滞，相互位置的改变说明可能存在折返。

九、救治方法

（一）抢救原则

立即启动紧急救护系统迅速建立有效的循环和呼吸，尽早恢复自主心跳，防治重要生命器官过久的缺血缺氧性损害，特别是中枢神经系统的损害，促进患者早日康复。

（二）初步复苏

1. 建立有效循环。分胸外按压和胸内心脏按压，有效循环的指征为按压时应能触及大动脉搏，甚至可测到血压，散大的瞳孔开始逐渐缩小，口唇、甲床等末梢循环转为红润，甚至自主呼吸恢复。

（1）胸外按压注意点：①按压点在胸骨下切迹上两横指，施加的压力要适当，且时刻保证压力恒定、受控及与胸骨垂直，按压深度为5～6 cm；成人至少5 cm，不超过6 cm，按压频率100～120次/min；心肺复苏术按压通气比为30∶2。②按压时按下与放松的时间要相等；③胸外按压要连续不能间断除非行电除颤。间断时间<10 s。

（2）胸内心脏按压的适应证：①体温过低、肺栓塞或心包填塞；②胸廓畸形或脊柱畸形；③开胸手术或开腹手术期间的心搏骤停；④穿透性胸腹联合伤，病情恶化发生心搏骤停；⑤体外心肺复苏术失败或心脏瓣膜置换术后等。

2. 电除颤。对心室颤动者尽早进行电除颤是提高复苏成功率的关键。电除颤是目前治疗心室扑动和无脉性室性心动过速最有效的方法，目前大多数除颤器是双相波除颤器，除颤能量为150～200 J，单相波体外电除颤首次为360 J，无效者可在3～5 min后重复给予同能量的除颤。

3. 建立有效呼吸。清理呼吸道，气管插管，控制呼吸。调控呼吸时注意：成人的理想潮气量为400～500 mL，此气体量能产生明显的胸廓起伏，每次充气时间最好为1.5～2 s，这样不会因为充气时间过短，使达到肺的气体减少，在下一次吸气前停顿2～4 s以保证充分的呼气，这就表明每分钟通气频率最好为10～12次。供氧最好为纯氧。可疑颈椎损伤时可通过颈髓正中线制动来减少继发性损伤。

4. 常见药物的使用。

（1）肾上腺素：是目前临床心肺复苏的首选药。使用剂量为1 mg，观察3～5 min，无效可考虑再次给予1～2 mg，可以循环使用，但最好总剂量在0.2 mg/kg以下。使用肾上腺素关键在早期使用，可提高生存率，而晚期使用仅提高自主循环恢复率并不能提高生存率。

（2）血管升压素40 U替代肾上腺素使用。

（3）胺碘酮初始剂量300 mg，维持剂量10～30 μg/(kg·min)，6 h后减半。

（4）利多卡因：能抑制心室异位激动，降低心肌应激性，提高心室颤动阈值。它在心搏骤停时可用于电除颤和给予肾上腺素后仍表现为心室颤动、无脉搏性电活动及控制已引起血流动力学改变的室性期前收缩。常用剂量为首剂 1 mg/kg 静脉注射，随后以 20～50 μg/(kg·min)静脉滴注。

（5）碳酸氢钠：最好在查血气以后再补充。若有严重的酸中毒或已行心肺复苏术 20 min 后可用首剂 5% 碳酸氢钠 1 mL/kg 静脉滴注并加强通气，之后再根据动脉血气分析决定是否再给予。

（6）硫酸镁用于尖端扭转型室性心动过速，1～2 g，5% 葡萄糖注射液维持，2～4 mg/min。

（三）进一步复苏支持

心肺复苏的最终目的是使患者良好生存下来，这就要求我们不仅要恢复患者的自主呼吸和循环，更重要的是要防治缺血缺氧所引发的一系列并发症，这就需要进一步加强监护和治疗。

1. 监测。触摸大动脉，观察肤色、毛细血管充盈时间、瞳孔的大小和对光反射、血压、心电图、听诊心音和呼吸音是基本监测。有条件的应采用有创血流动力学、脉搏血氧饱和度、呼气末二氧化碳监测等。

2. 后续一般支持治疗。稳定循环功能、维护呼吸功能、调整酸碱平衡、稳定重要脏器功能及防治多器官功能障碍综合征等。

3. 脑复苏。①尽量缩短脑缺血缺氧的绝对时间；②采取切实有效的措施，降低颅内压、降低脑代谢、改善脑循环，为脑复苏创造良好的条件；③采用特异性脑复苏措施阻止或打断其病理生理进程，促进脑功能恢复。

（四）血糖控制

目前认为，为了避免低血糖的发生，建议将血糖控制在 8～10 mmol/L。

十、诊疗探索

（一）再灌注损伤中的低温干预

长期以来，因低温引起的血液流变学、心血管功能及抗感染能力降低等不良影响，对低温在复苏中的应用持保守态度。近年来的研究认为低温是防止缺血性脑损伤的有效措施。探讨其可能机制有降低大脑的代谢率及抑制机体反应如自由基的产生和兴奋性氨基酸的释放，这些物质都与再灌注损伤有关。

（二）插入式压腹心肺复苏术

它需要有另外一人协助按压患者的腹部，按压部位在腹部中线剑突与脐的中点。胸部按压和腹部按压交替进行，交替按压的目的是增加回心血量，提高舒张压。有研究表明它可改善院内患者的预后，但并不能提高院外存活率。

（三）主动胸腔减压心肺复苏术

通过一种新设备在行心肺复苏术时提供主动的胸腔减压。它以增加静脉回流，提高有效血容量从而提高灌注压。

（四）充气背心式心肺复苏术

充气背心式心肺复苏术的特点为采用了带状气囊环绕胸壁周期性充气、放气提供胸部内压，利用胸泵机制促进血液循环，研究显示它可提高主动脉峰压和冠脉灌注压，同时还能改善大脑供血。

（五）体外膜肺氧合

是一种呼吸循环支持技术，其原理是通过导管把静脉血引到体外，在血泵的驱动下，经过膜式氧合器氧合，再输回患者体内，能同时提供左右心室辅助，而且可代替肺功能。

十一、病因治疗

1. 若是低血容量，那就需要快速输入液体，且要注意血液、胶体液、晶体液之间的搭配（包括输入的量、输入的先后次序、输入的速度，冬天还要注意输入液体的温度）。

2. 若是药物过量或错误则看是否有与之相拮抗的药物并使用，必要时还需透析治疗。

3. 对于缺氧就要看到底是通气不足还是换气功能障碍，对于通气不足又要看是供氧不足还是气道不通畅；换气功能障碍则要看是肺本身的原因还是肺外因素。对这些原因可在吸痰和供纯氧的基础上，给予解痉、雾化、调整控制呼吸参数等处理。

4. 对心包填塞要先行心包引流；张力性气胸要先胸腔闭式引流。

5. 酸中毒不严重，可通过调节呼吸来改善，若无效则根据动脉血气分析可给予5％碳酸氢钠。

6. 离子浓度明显失衡，可根据测定补充或拮抗。

7. 若有栓塞则要看是何部位、何种性质的栓塞，可给予体位的调节、糖皮质激素、溶栓等治疗。

8. 若有心律失常则要分析其类型，再给予电除颤和（或）药物如肾上腺素、阿托品、胺碘酮、利多卡因等治疗。

十二、最新进展

（一）亚低温治疗

低温治疗的效应不仅在于降低脑代谢率，而且在重建脑的能量、细胞膜的功能修复、防治异常脑血流量和抑制损伤因子形成等环节上具有多方面的有益效应，这就起到了减轻或中止再灌注损伤的进程，为脑细胞功能的恢复争取了时间。

目前采用目标温度管理，温度选定在32～36℃，并至少维持24 h。

（二）血管升压素

研究发现在心肺复苏术恢复自主心跳的患者血中血管升压素水平明显高于未恢复自主心搏的患者，提示给予血管升压素可能有助于心搏的恢复。

（三）胺碘酮

对于顽固性的心律失常，主张用胺碘酮替代利多卡因治疗，溴苄胺已不推荐使用。

（四）β-受体阻滞剂

不需常规使用，但因心室颤动或无脉性室性心动过速导致的心搏骤停，若可耐受，可以考虑使用β-受体阻滞剂治疗。

（五）脑保护药物的应用

1. 促进代谢药物。三磷酸腺苷、精氨酸能增加钾离子内流，促进钠离子流出细胞。三磷酸腺苷与精氨酸配合使用，作用更好。其他药物如辅酶A、辅酶Q10、细胞色素C等也可配合应用。尽管脑内葡萄糖浓度增高虽可提供更多的代谢底物，但可引起严重脑内乳酸蓄积，加重脑水肿及神经细胞死亡，故在治疗时，尽量少用葡萄糖液，同时监测血糖，保持血糖正常，发现低血糖应输注葡萄糖液。

2. 钙通道阻滞剂。细胞质内钙离子浓度增高是造成脑细胞损害的重要因子。钙通道阻滞剂如尼莫地平、维拉帕米、利多氟嗪等对缺血-再灌注的脑损伤有脑保护作用。

3. 氧自由基清除剂。甘露醇、维生素E、维生素C有自由基清除作用。

钦华　张海涛　张在其

第二节　呼吸抑制

一、基本概念

麻醉中的呼吸抑制是指因麻醉方式、麻醉用药及患者自身的病理生理改变等导致的患者通气不足，呼吸减弱甚至停止的情况。可表现为呼吸频率的减慢、潮气量的降低、呼吸动度的减弱甚至消失，动脉血氧分压下降，动脉血二氧化碳分压升高。如不及时纠正，可发生不良后果，甚至心搏骤停。

二、常见原因

引起麻醉后呼吸抑制的常见原因可为呼吸抑制药物的使用、术前存在的中枢病变、围手术期脑血管意外、低体温、过度通气后导致的动脉血二氧化碳分压降低、神经肌肉阻滞剂残留作用、术前存在神经肌肉病变、电解质紊乱、疼痛、肥胖、解剖异常等。

三、发病机制

(一) 呼吸抑制

由于呼吸动作是在呼吸中枢的调节下由呼吸肌来实现的，所以可将因呼吸动作而引起的呼吸抑制分为中枢性呼吸抑制和外周性呼吸抑制。

1. 中枢性呼吸抑制。①麻醉药物：无论是吸入麻醉药、静脉麻醉药、镇静镇痛药都有不同程度的呼吸中枢抑制作用，且随剂量增加而明显。②存在有颅内病变如肿瘤、创伤或血肿时，可因呼吸中枢被波及，而出现不同程度的呼吸抑制。③过度通气可因二氧化碳排出过多而抑制呼吸中枢。④低温时可出现通气量降低。

2. 外周性呼吸抑制。①使用神经肌肉阻滞剂是外周性呼吸抑制的常见原因。②术前存在的神经肌肉病变如重症肌无力。③电解质紊乱如低钾血症导致的呼吸肌麻痹。④颈丛阻滞范围过广（双侧颈深阻滞）。⑤高平面硬膜外阻滞麻醉或全脊麻，以及全麻复合高位硬膜外阻滞可因呼吸肌麻痹而抑制呼吸。⑥疼痛、肥胖、气（或血）胸等。

(二) 呼吸道阻塞

因本身病理生理改变（气道高反应性）、使用了促使组胺释放、增加气道分泌物或迷走张力的麻醉药物、麻醉手术操作等局部刺激或反流、呕吐、误吸等所引起的舌后坠、喉痉挛、支气管痉挛等。

(三) 困难气道

气道解剖异常分为先天性和后天性两种：

1. 先天性。①伴小下颌和下颌骨发育不全的疾病如 Turner 综合征等。②伴巨舌的疾病如 Hurler 综合征等。③伴颈部不稳定或颈部活动度受限的疾病如 Down 综合征等。④影响颞颌关节活动和张口度的疾病如颞颌关节僵直、Behcet 综合征。⑤伴面部发育不良和下颌骨突出或异常的疾病如 Rieger 综合征、Andersen 综合征等。⑥伴气道阻塞性肿块的疾病如颌骨增大症、喉肿瘤等。⑦伴下颌骨增大或面部结构畸形的疾病如 Gaucher 病、Pyle 病等。

2. 后天性。如感染性会厌炎、上呼吸道脓肿、病态肥胖、创伤、烧伤、上呼吸道和下呼吸道肿瘤或肿块等。

（四）麻醉机障碍

气源是否接对和充足，麻醉机的气体流量表流量调节是否自如，呼气或吸气活瓣是否正常启闭，快速充氧开关是否正常等。

四、临床特征

临床上表现可有强烈的呼吸动作，但通气不足或无通气，胸腹式呼吸运动不协调，严重的喘鸣，甚至出现三凹征。出现低氧血症、高碳酸血症等临床表现，如脉搏血氧饱和度直线下降、心率加快或减慢，甚至心搏骤停。

五、辅助检查

（一）脉搏血氧饱和度测定

连续非侵入性动脉血氧饱和度监测，它不受肤色、高胆红素血症及轻、中度贫血的影响。但应注意一些特殊情况如患者存在高铁血症和碳氧血红蛋白时、外周组织灌注差或血管强烈收缩时、使用染料（如亚甲蓝）、涂抹指甲油时等，血氧饱和度会不准确。

（二）呼气末二氧化碳测定

通过连续测定其浓度值和观察波形来判断分析，浓度正常值为5%，其逐渐增高可能是因为通气不足、呼吸道阻塞或者高代谢导致二氧化碳产生过多，其降低可由于高通气量和低心排出量，其为0，可能是因为呼吸机没连接或心搏骤停。

（三）动脉血气分析

可以判断血液的氧合状态，指导呼吸机的合理应用，判断酸碱平衡，维护内环境稳定等。

六、诊断思路

（一）回顾病史

回顾患者的既往史、现病史、现在用药史、临床检验资料等。

（二）观察临床表现

患者是否有低氧血症、高碳酸血症和呼吸道阻塞的临床表现，如胸腹呼吸运动不协调，有呼吸动作但无通气，有喉鸣音、三凹征、口唇发绀和血液变色等。

（三）辅助检查

血氧饱和度急剧下降，呼气末二氧化碳浓度异常，动脉血气分析异常等。

七、临床诊断

根据临床表现，可伴有低氧血症、高二氧化碳血症和动脉血气分析异常而明确诊断。

八、鉴别诊断

（一）反流、呕吐、误吸

直视下可见咽喉部或咽喉镜、纤维支气管镜下见气管内有非肺源性物质如胃内容物；经气管导管吸出非肺源性物质；不明原因的低氧血症，呼吸急促或肺部啰音，且胸部X线片或纤维支气管镜下证实气管、支气管内有误吸物。

（二）舌后坠

是临床最常见的上呼吸道阻塞，多因下颌及舌肌松弛，舌根后坠堵塞咽部气道所致。临床特征为不全阻塞时，患者可有强弱不等的鼾声，而当完全阻塞时，鼾声反而消失，只有呼吸动作而无呼吸效果。

（三）喉痉挛

是喉头肌肉痉挛使声门关闭而引起上呼吸道阻塞。常见于巴比妥类诱导或浅麻醉，尤其是焦虑患者；或浅麻醉下对咽喉部的刺激，或强烈的手术刺激、肛门牵拉、宫颈扩张等均可引起喉痉挛。

（四）支气管痉挛

是由于支气管平滑肌痉挛性收缩、气道变窄、气道阻力骤然增加、呼气性呼吸困难并可引发严重的缺氧和二氧化碳蓄积。临床多见于误吸、浅麻醉下插管或刺激了气管隆嵴，或患者本身存在支气管哮喘、慢性支气管炎，或存在支气管哮喘史的患者在麻醉中使用了β-受体阻滞剂，或使用了有促进组胺释放的药物如阿曲库铵等。临床表现为胸腹呼吸运动反常，不同程度的呼气性喘鸣，呼吸音低或无，严重者可有"三凹征"。

（五）困难气道

1. 术前病史了解是否有导致困难插管的相关因素。如糖尿病、肢端肥大症、类风湿性关节炎、颈椎病、病态肥胖或阻塞性睡眠呼吸暂停、患 Down 综合征等。

2. 体检发现不利的解剖条件。①小嘴、小下颌、高弓上腭、巨舌、公牛颈、胸部肥厚；②两切牙间距<3 cm，Mallampati 检查 3 或 4 级；③颏甲距离<6 cm；④颏胸距离<12.5 cm 等。

（六）控制呼吸时的呼吸道阻塞

首先要确定阻塞部位在患者还是在呼吸回路。先看导管是否扭转，再将吸痰管插入气管导管中，以确定导管是否通畅。随后检查导管的位置、深度及两肺呼吸音。继之查看呼吸机风箱或麻醉机回路及呼吸活瓣等。

（七）肺水肿

临床表现可有喘鸣音、粉红色泡沫痰、细捻发音、奔马律、颈静脉充盈；监测指标可有心率增快、呼吸增快、动脉血氧饱和度下降、呼吸道阻力增高、中心静脉压增高和肺毛细血管楔压增高（>25～30 mmHg）；床旁胸部 X 线片可有基底阴影、肺上叶转向、云雾样、袖套样支气管、Kerley-B 线、胸膜渗出；心电图示右心劳损或心肌梗死。

九、救治方法

（一）治疗原则

对任何原因引起的呼吸抑制，都应立即给予高浓度氧、有效的人工通气。通气方式以呼吸抑制的程度而异，如患者存在自主呼吸，但潮气量或呼吸频率不足，可行辅助呼吸，如呼吸停止，则应行控制呼吸，同时稳定循环系统。

（二）一般处理

清理呼吸道，连续给氧，应用手法（如托起下颌等）解除阻塞，通畅呼吸道，必要时给予面罩、喉罩及气管插管等处理，并行人工通气管理。

（三）药物治疗

根据不同原因给予不同的拮抗剂，如纳洛酮、新斯的明、氨茶碱及糖皮质激素等。

(四) 人工通气

对任何原因造成的呼吸抑制，均应立即进行有效的人工通气，将脉搏血氧饱和度、呼气末二氧化碳维持在正常范围内，若患者有自主呼吸、潮气量不足时可行辅助呼吸，但应注意与患者自主呼吸同步，如患者无呼吸，则行控制呼吸，成人呼吸频率 10～15 次/min，儿童 20～30 次/min，婴儿 30～40 次/min，潮气量 8～12 mL/kg，压力 0.7～1.5 kPa，吸呼比值保持在 1：1.5 或 1：2。

十、诊疗探索

下面一些药物和方法有其一定的理论基础，根据病情使用对治疗呼吸抑制有较好的疗效。

(一) 氯胺酮

有研究表明，该药在离体状态下可直接松弛支气管平滑肌，在体与恩氟烷、异氟烷一样能有效地预防递质诱导性支气管痉挛。

(二) 危急气道处理探索

1. 食管-气道联合导管。可在紧急情况下盲探插至预定深度并充起气囊，然后通过监测呼气末二氧化碳鉴别出一个正确的通气管腔。若导管在食管内，通气经食管腔的侧腔进入喉部，若导管在气管内，通气经气管腔直接进入。但此法如果患者选择不当或操作粗暴，可造成食管裂伤、皮下气肿、纵隔气肿和气腹。

2. 喉罩。喉罩比面罩通气功能好，且喉罩充气后可在咽喉部区形成一个封闭圈，有效地克服上呼吸道阻塞。现在又有可弯曲喉罩、插管喉罩、双管喉罩在临床试用。

3. 纤维支气管镜引导插管。因其对患者的刺激小，适用范围广，至今仍是解决困难气道的最后手段。但仪器价格昂贵，操作技术要求较高，广泛应用尚难，且气道出血和分泌物过多时，可使其应用受限。

十一、病因治疗

1. 中枢性呼吸抑制。若因麻醉药物引起的呼吸抑制，可适当减浅麻醉；若因麻醉性镇痛药物引起的呼吸抑制，可以使用拮抗剂纳洛酮；若因过度通气及过度膨肺导致的呼吸抑制，应适当减少通气量，使呼气末二氧化碳恢复正常范围。

2. 外周性呼吸抑制。对使用了骨骼肌松弛剂（非去极化）或术前存在的神经肌肉病变如重症肌无力可试用新斯的明拮抗。

3. 对于因电解质紊乱所致的呼吸抑制，可予以相应的补充（如低钾就应及时见尿补钾）。

4. 若因局麻药中毒、硬膜外阻滞平面过高、全脊麻及颈丛阻滞过广，应立即进行有效的人工通气，维持动脉血氧饱和度、呼气末二氧化碳浓度于正常范围，直至自主呼吸恢复，并及时维持稳定的循环系统。

5. 反流、误吸者。立即吸引口鼻咽腔并置患者于恢复位，避免进一步误吸污染气道，同时纯氧吸入。如患者意识不清但有自主呼吸，可加压环状软骨，但患者主动呕吐时应避免加压环状软骨，因会产生食管撕裂。如患者意识不清且窒息，则应立即气管插管并行机械通气，必要时行支气管灌洗术。适当使用糖皮质激素和抗生素。

6. 舌后坠。可以托起下颌，或放入口咽通气道，或头偏一侧及肩背垫高头后仰位。如若采用以上处理后还不能维持气道通畅，则应选用喉罩或行气管插管或气管造口。

7. 喉痉挛。轻度喉痉挛在消除局部刺激后会自行缓解，中度喉痉挛需要面罩加压给氧治疗，重度喉痉挛可用粗针头行环甲膜穿刺吸氧，或者小剂量琥珀胆碱 0.25～0.5 mg/kg 松弛喉肌，并行气管插管人工通气。

8．支气管痉挛。首先停止一切可能诱发因素，面罩加压纯氧吸入，同时加深麻醉，检查气管导管的位置，避免过深刺激隆突，并可采用适量的氨茶碱、糖皮质激素、肾上腺素、沙丁胺醇、氯胺酮等治疗。

9．困难气道。术前预估的困难气道可采用纤维支气管镜引导插管、逆行插管、食道-气道联合导管技术、喉罩等。对于没有预测到的困难气道，紧急情况下可采用环甲膜穿刺术。

十二、最新进展

（一）逆行引导插管

逆行引导插管用于临床已有多年，其效果较确切，既往多是通过环甲膜穿刺以引导气管插管，现多在环状软骨水平下方穿刺，使气管导管更易进入气管，并避免出血、声带损害等并发症的发生。

（二）经气管喷射通气

上气道阻塞不能插管的患者，经环甲膜放置小管进入气管进行喷射通气，可以带动足够的空气进入气道以保证通气的效果。喷射通气需要一个有效的氧源，它只是为争取抢救时间、建立安全气道管理的一个过渡手段，因为这一技术有明显的风险存在，如气道气压伤、皮下气肿、纵隔气肿、气胸等。

（三）视频喉镜

视频喉镜是对传统直接喉镜进行了改良，并整合视频系统，不需要直视声门，能有效克服大部分困难气道问题，如张口受限、小口、强直性颈椎疾病等，可减轻插管时的心血管反应和咽喉损伤。

（四）气管切开

对于有些患者，恰当的气道管理方法是气管切开，这一操作提供的气道管理可以保证患者有效、安全地通气。

（五）经皮扩张气管切开

目前根据扩张方法和器具的不同可分为单步经皮旋转扩张气管切开术，改良单步扩张技术，导丝扩张钳技术等，其中最常用的是导丝扩张钳法。经皮扩张气管切开术具有操作简单、并发症少、术后颈部瘢痕不明显等优点。

钦华　薛春牛　张在其

第二章　药物本身反应

第一节　局麻药过敏

一、基本概念

已被抗原致敏的机体再次接触相同的抗原时，发生异常的特异性免疫应答，导致组织细胞损伤和（或）生理功能紊乱，称为超敏反应或变态反应。其按发生机制分为四型，Ⅰ型超敏反应为速发型反应又称为过敏反应，它在四种超敏反应中发生速度最快，几秒钟至几十分钟出现症状，具有明显的个体差异和遗传背景。由局麻药作为致敏原引起的Ⅰ型超敏反应，即局麻药过敏，在临床上极少发生，其发生只占局麻药不良反应的2%左右。酯类局麻药引起变态反应远比酰胺类多见，因此酰胺类局麻药引起的过敏反应更为罕见。

对化学合成的局麻药能否引起过敏反应尚有争议，因为合成的局麻药都是低分子量物质，理论上并不足以成为抗原或半抗原，能否与蛋白结合成为抗原至今仍无确切的证据。而普鲁卡因等酯类局麻药在血浆中被胆碱酯酶水解，转变为氨基苯甲酸，可作为抗原在少数患者中诱发过敏反应，酰胺类局麻药溶液中含有防腐剂对羟基苯甲酸甲酯，其化学结构与氨基苯甲酸相似，所以也被认为有抗原性。

而局麻药类过敏反应是指由所应用药物直接激活肥大细胞和嗜碱性粒细胞释放组胺等化学物质而引起的临床症状，虽和过敏反应相似，但都不能证明抗体是其中介物质。临床表现为荨麻疹、喉水肿、支气管痉挛、低血压、血管神经性水肿等。实际上类过敏反应可能比真正的过敏反应更为多见。

二、常见病因

（一）遗传因素

主要指特异性反应，如 IgE 和补体系统的异常。

（二）机体的免疫病理状态

因其循环内存在有免疫复合物，如慢性感染、系统性红斑狼疮、风湿性关节炎，有可能"预激"补体系统而出现对药物的易感性。

（三）其他病因

多次与局麻药物的接触，致使机体成为致敏状态；不适当的药物混合使用；综合上述诸多因素。

三、发病机制

（一）过敏反应机制

局麻药过敏的机制即Ⅰ型变态反应的机制。其发生过程可分致敏和发敏两个阶段。局麻药作为过敏原初次与敏感性体质患者接触时，该类患者受到过敏原刺激后可产生特异性 IgE 抗体，IgE 是一种糖蛋白，对碱性粒细胞和肥大细胞表面的受体有着独特的亲和力，吸附在细胞膜上而导致机体呈致敏状态，此即致敏阶段。当致敏机体再次接触同类局麻药时（须注意同类局麻药之间有交叉过敏现象，而非同类局麻药之间则无交叉过敏现象），即可与碱性粒细胞和肥大细胞膜上的 IgE 特异性结合，介导桥联反应，使靶细胞脱颗粒，释放多种活性物质，使机体进入发敏阶段，引起一系列病理变化。如钙通道激活，组胺、白三烯、缓激肽等递质和血管活性物质释放，酶的抑制及环磷酸腺苷减少等，迅速出现以组织、器官功能紊乱（如皮疹、支气管痉挛、肺和心血管系统的一系列变化）为特征的异常反应。

（二）类过敏反应机制

是非免疫反应，不需预先接触局麻药，也无抗体参与。有以下两种机制：

1. 药理性组胺释放。局麻药可直接作用于肥大细胞和嗜碱性粒细胞而释放组胺。

2. 旁路途径补体激活。局麻药的类过敏反应由旁路途径激活补体。血浆补体主要有九种组分，可由传统和旁路途径激活而释放过敏毒素，旁路途径激活后使肥大细胞和嗜碱性粒细胞释放大量炎性递质（组胺占优势）。传统途径激活的连锁反应如下：$C_1 \rightarrow C_4 \rightarrow C_2 \rightarrow C_3 \rightarrow C_5 \rightarrow C_6 \rightarrow C_7 \rightarrow C_8 \rightarrow C_9$。旁路途径激活时则越过 C_1、C_4、C_2 直接激活 C_3，并导致其以后的各步反应。

四、临床特征

局麻药的过敏反应症状累及包括皮肤、心血管、呼吸、胃肠道等全身多个系统，轻重不一。轻者可仅表现为注药后几分钟至几十分钟患者出现皮肤改变，如红斑、丘疹、荨麻疹。重者注药后几秒钟至几分钟患者出现胸闷、喉头发紧和喘息，同时伴有面色苍白或发绀、烦躁不安或晕厥、冷汗频频、脉搏细弱、血压下降等休克症状和体征。同时或稍后可出现皮疹、风团疹、皮肤瘙痒等皮肤过敏症状（也可无皮肤改变）和恶心、呕吐、腹痛、腹泻等消化道过敏等症状。严重时患者可伴发急性喉水肿，支气管痉挛甚至肺水肿，导致呼吸困难及低氧血症，危及生命。更有甚者注药后数分钟即表现为心跳呼吸骤停。发生反应时间越早病情越严重。皮肤改变和轻微的呼吸道反应是最常见的临床表现。支气管痉挛或喉水肿，同时伴有低血压是危及生命的最主要症状。严重过敏性休克患者后期可出现意识不清、昏迷、抽搐等中枢神经系统症状和少尿或无尿等肾功能不全的表现。

按反应的强度，目前国际通行的做法是将过敏反应和类过敏反应分为四级。Ⅰ级：皮肤症状发红、荨麻疹、体温上升；Ⅱ级：胃肠道症状恶心、呕吐，心血管一般症状颜面潮红、发绀、心跳加速、血压波动，呼吸道一般症状胸闷、呼吸急促以至呼吸困难；Ⅲ级：平滑肌痉挛、支气管痉挛、血压下降、休克；Ⅳ级：心跳与呼吸停止。

用此标准来比较临床症状的严重程度时，局麻药过敏反应的临床表现大大重于类过敏反应。大多数过敏反应的临床表现属于Ⅱ级、Ⅲ级，多表现为心血管系统受损和支气管痉挛，而类过敏反应多属于Ⅰ级，主要表现为皮肤症状。类过敏反应时，组胺的释放量与药物剂量和注射速度有关，使用小量或缓慢给药可减少组胺释放量。组胺是介导类过敏反应的主要递质，其临床表现的轻重与血液中浓度有关，当 ≤ 1 ng/mL 时并不引起症状，$1 \sim 2$ ng/mL 仅有皮肤反应，> 3 ng/mL 发生全身反应，100 ng/mL 以上则发生严重反应。前已述及，如是类过敏反应其临床症状一般较轻，偶也可见症状开始即表现为类过敏样休克的。

还应指出，至今仍无法证实全身麻醉或区域麻醉能为局麻药过敏反应提供保护，而且区域麻醉阻滞交感神经，可使低血压更趋显著，后果更严重。

五、辅助检查

（一）局麻药皮肤过敏试验

局麻药皮肤过敏试验是否有临床意义，目前意见还不统一。英国马丁代尔大药典阐述了普鲁卡因虽然会引起过敏反应，但皮肤试验结果不一定可靠，在非变态反应的人群中试验的结果表明，伪阳性率竟高达40%，而阴性者也有发生过敏反应的可能。故有学者指出没有必要常规进行局麻药皮试，如果患者有对酯类局麻药过敏史时，可选用酰胺类局麻药，因为对两类局麻药都过敏者更罕见。

（二）血清总 IgE 的测定

不仅可以测出血清总 IgE，也可以测出针对某种复合抗原或者纯化抗原的特异性 IgE 抗体。血清总 IgE 升高提示为Ⅰ型变态反应，但应排除其他因素所致的 IgE 升高。在过敏反应 1 h 内，由于抗体与抗原性药物结合，IgE 浓度反射性下降，而后才显著增加。世界卫生组织公布的正常人血清总 IgE 含量在 39 ng/mL 以下，异常时可高数倍甚至数十倍。但临床上血清中特异性的 IgE 抗体只有数量有限的麻醉药可被测量，如琥珀胆碱。类过敏反应则无 IgE 的变化。

（三）测定补体 C_3、C_4 浓度

血浆补体 C_3、C_4 浓度均下降为经典途径激活补体系统的过敏反应；仅有补体 C_3 减少，而补体 C_4 无改变为类过敏反应。临床需注意的是即使未发生反应，也会有部分患者补体激活。

（四）血浆组胺浓度

反应发生即刻抽血查血浆组胺水平极有意义，但临床医师常难以做到。正常人组胺水平应≤1 ng/mL，过敏严重者介于 20～140 ng/mL。测定血浆组胺虽可直接提供作用物质的释放，但不能鉴别是过敏反应还是类过敏反应。

（五）尿甲基组胺测定

尿甲基组胺是组胺在体内的主要代谢产物，大部分由肾排出，其在反应后 24 h 内可从尿中检出（正常 15～20 μg/L），从而有助于诊断。

（六）胰蛋白酶检测

检测血浆中肥大细胞的胰蛋白酶浓度，其半衰期为 1～2 h，甚至延迟达 6 h。凡胰蛋白酶含量＞2 μg/L（严重者介于 9～75 μg/L），即认为增高。因其半衰期较组胺长，故而弥补了组胺半衰期短仅 2～10 min，发生反应后很易错过这一最佳时间的缺点。

（七）糜蛋白酶

是过敏反应中肥大细胞释放的一种丝氨酸蛋白酶。Nishio 等的对比研究发现过敏性休克患者的血清糜蛋白酶浓度都在 3～380 ng/mL，而非过敏性休克患者中只有约 2% 的血清糜蛋白酶浓度在 3～380 ng/mL。该研究同时也发现过敏性休克患者的血清糜蛋白酶和胰蛋白酶浓度呈正相关。

六、诊断思路

（一）询问病史

病史是诊断局麻药过敏的最重要资料，但更主要的是依据局麻药接触史，结合临床表现做出初步诊断。如患者既往曾经有过局麻药接触史，特别是近 2 周有过接触史，或曾经有过过敏史或自身为过敏体质等，这一类患者都应视为可能发生过敏反应的高危人群。

（二）临床表现

局麻药的过敏反应症状累及包括皮肤、心血管、呼吸、胃肠道等全身多个系统，轻重不一。皮肤改变和轻微的呼吸道反应是最常见的临床表现，支气管痉挛或喉水肿，同时伴有低血压是危及生命的最主要症状。临床一旦出现局麻药使用后，在麻醉期间（特别在给药 10 min 内）发生血压骤降＞30 mmHg 或心率增快＞30 次/min，应引起高度的警惕，这可能是局麻药过敏反应的重要提示，临床上可以不伴有其他的体征和症状，若伴有支气管痉挛和皮疹者，并能排除其他原因，可初步诊断

为局麻药过敏或类过敏反应。

（三）辅助检查

为得到证实并弄清究竟是类过敏反应或过敏反应，还须进一步做实验室检查。只有经过免疫学检测才能真正诊断过敏反应。可以通过血清总 IgE 的测定，补体 C_3、C_4 浓度的测定，血浆组胺浓度的测定、胰蛋白酶的检测等，帮助确诊。

七、临床诊断

局麻药过敏的临床诊断主要依据局麻药注射史或接触史，典型的皮肤、心血管、呼吸系统的过敏表现，以及相关的辅助检查结果进行诊断。

八、鉴别诊断

经常误把局麻药引起的某些反应归咎于"局麻药过敏"是不正确的。事实上，变态反应发生率只占局麻药不良反应的 2%，真正的变态反应是罕见的。在临床上必须把局麻药过敏反应、类过敏反应、全身毒性反应、高敏反应、特异质反应及肾上腺素反应加以区别。

（一）局麻药类过敏反应

局麻药类过敏反应与局麻药过敏反应的临床症状相似。但就病情的严重程度而言，类过敏反应症状一般较过敏反应轻一些。大多数过敏反应的临床表现属于 II 级、III 级，多表现为心血管系统受损和支气管痉挛，而类过敏反应多属于 I 级，主要表现为皮肤症状。真正的确诊依赖血浆 IgE 抗体的检测，类过敏反应无 IgE 抗体的参与。

（二）局麻药全身毒性反应

是指血液中局麻药的浓度超过机体的耐受能力，引起中枢神经系统和/或心血管系统的一系列兴奋或抑制的临床症状。其常见病因有一次用量超过患者耐受量；误注入血管；注药部位血供丰富，未酌情减量，或局麻药中未加肾上腺素；患者因体质衰弱或合并妊娠、低温、缺氧、酸中毒、高钾血症等情况，对局麻药耐受力降低等。

局麻药引起的全身毒性反应一般有两个阶段，在低浓度时引起神经元离子通道的阻滞，出现中枢神经系统毒性的表现，按其轻重程度依次为：舌或唇麻木、头痛头晕、耳鸣、视物模糊、注视困难或眼球震颤、言语不清、肌肉颤搐、语无伦次、意识不清、惊厥、昏迷、呼吸停止；当浓度进一步升高后，往往出现心血管系统的毒性反应，其发生率低于中枢神经系统毒性，表现为低血压、心律失常甚至心搏停止等心血管系统毒性反应。当惊厥发作的时候，可出现典型的癫痫波形。如果血药浓度继续升高，癫痫波形消失，脑电图变为低平。心电图对局麻药的心血管毒性反应的诊断有较大的价值，其主要的心电图表现改变为：PR 间期延长、QRS 波时间延长、窦性心动过缓、部分或完全的房室分离及室性心律失常甚至心室颤动的发生。实验室检查可见血药浓度升高，无 IgE 抗体、补体 C_3、补体 C_4、组胺等变化。

（三）肾上腺素反应

局麻药中加用肾上腺素有时可引起肾上腺素反应，患者表现为面色苍白、烦躁不安及心慌气急、恶心呕吐、血压升高或降低、心率增快或减慢等一系列反应。此反应易发生于老年、高血压、动脉硬化、心脏病患者，特别是用过三环抗忧郁药的患者，其反应更为严重。发生肾上腺素反应后可对症处理，立刻给予吸氧，采用巴比妥类、阿片类、降压类、抗心律失常类等药物治疗。

临床上肾上腺素反应易与局麻药过敏或类过敏反应相混。但肾上腺素反应缺乏过敏反应的其他症状，如皮疹、支气管痉挛等，也极少表现为数分钟内心跳呼吸骤停。而且此反应易发生于老年高血压，动脉硬化或心脏病患者，过敏反应则可发生于任何年龄的患者。肾上腺素反应时，实验室检查无 IgE 抗体、补体 C_3、补体 C_4、组胺等变化。

（四）局麻药高敏反应

不同个体对局麻药耐受性的差别很大，应用小剂量的局麻药即引发中毒反应称为高敏反应，其特点是用药剂量与临床中毒症状极不相符，仍属毒性反应，除一般毒性反应的症状和体征外，常可突然发生晕厥、呼吸抑制甚至循环虚脱。一旦出现反应，应停止给药，并给予治疗。必须指出，此种反应极为罕见，有时将少量局麻药注入血管内（抽吸可无回血）所引发的毒性反应，误认为高敏反应。

（五）局麻药特异质反应

极少剂量的局麻药即引起严重的毒性反应者称为特异质反应。临床表现为惊厥、喘息、惊恐感，甚至发生循环虚脱和呼吸循环停止。局麻药特异质反应是极其罕见的病情，主要是由于患者体质的特异性所致。

九、救治方法

（一）治疗原则

1. 立即停止使用致敏的局麻药。
2. 中断已释放的免疫递质的破坏作用。
3. 抑制免疫递质的进一步释放。
4. 积极的生命体征支持治疗（如维持血容量，纠正低氧血症等）。

（二）一般处理

虽然临床很难立刻判断是过敏反应还是类过敏反应，但其救治方法却是一样的。在局麻药使用的过程中应密切观察患者的反应，一旦出现可疑过敏反应时，应立即停止使用局麻药，更换注射器，保留静脉通路，给予高流量氧气吸入，为 $4\sim5$ L/min，及时清除呼吸道分泌物，保持呼吸道通畅。若为轻型Ⅰ级的皮肤和黏膜反应，一般停药后会自动缓解，无须特殊处理。当出现Ⅱ级、Ⅲ级等中重度反应时，可置患者于休克体位（一般采取卧位，头和胸部抬高 $20°\sim30°$，下肢抬高 $15°\sim20°$ 的体位，以增加回心血量和减轻呼吸的负担），因可出现大量血浆渗出血管外，应积极补充血容量，可输晶体、胶体液 $2\,000\sim3\,000$ mL，维持组织灌注。此外尚应考虑抗组胺类药物、氨茶碱、糖皮质激素、儿茶酚胺等药物的使用。对急性喉水肿症状明显者应立即面罩给氧，加压辅助呼吸，若症状得不到缓解，脉搏血氧饱和度持续下降时，应选用较细的气管导管行气管插管或气管切开术，紧急情况下或现场无气管插管、气管切开条件时可用粗针头行环甲膜穿刺术，为进一步抢救赢得宝贵的时间。心跳呼吸骤停者应争分夺秒进行心肺复苏处理。在整个抢救过程中应始终密切注意观察患者血压、脉搏、呼吸、心电图、体温等生命体征，以便及时对症处理，直至脱离危险，并观察患者至发作后 24 h。抢救过程超过 12 h 者应注意纠正酸碱及水电解质平衡紊乱。另外还需强调的是，如若发生了严重的过敏性休克反应，一定要现场紧急救治，不恰当的转科或转院会导致患者在途中出现生命危险。

（三）药物治疗

1. 肾上腺素。是目前处理中重度过敏反应如过敏性休克和类过敏性休克的首选药物，及时正确应用肾上腺素是抢救成功的关键。肾上腺素能收缩小动脉、微动脉和毛细血管前括约肌，增加外周阻力，降低毛细血管通透性，提高血压，增加心肌收缩力，保证心脑等重要器官血液供应，扩张支气管，减轻喉水肿，改善肺通气功能，且能抑制肥大细胞释放多种过敏递质（如组胺、白三烯等）。常用剂量与方法：小儿 $1:1\,000$ 肾上腺素 $0.02\sim0.025$ mL/kg，成人 $0.5\sim1$ mg 肌内注射；病情紧急可静脉注射，将肾上腺素 0.1 mg 稀释为 10 mL（浓度为 $10\,\mu$g/mL），在 ECG 监测下以 $100\,\mu$g/min 或 10

μg/min 的速度给药，病情好转后改为 1～4 μg/min 静脉滴注。Fisher 等对使用肾上腺素治疗过敏性休克进行了系统的讨论，强调肾上腺素给予时间上的重要性。他们认为血管扩张是过敏性休克较早出现的病理生理改变，因此在休克早期或病情进展缓慢时，肌内注射肾上腺素具有安全、有效的优点；如果血压下降明显或有严重的呼吸困难，应静脉注射肾上腺素。英国和爱尔兰麻醉医师协会提出静脉内使用肾上腺素的安全性和重要性，他们主张在 ECG 的监护下，对伴低血压和支气管痉挛的过敏性休克患者，开始可静脉注射肾上腺素 50～100 μg。如果必须维持使用，应当静脉滴注，同时必需监测血压、心率、ECG。如应用肾上腺素还不能维持血压时，应考虑血压不升的原因可能为血容量不足，应采取扩容处理，而不是盲目地加用其他的血管收缩药，以防止组织缺氧。必须指出的是，当患者出现心动过速时，试图使用 β-受体阻滞剂以控制心率，只会加重反应的严重程度，必需使用肾上腺素，这是临床上出现恶性心率增快还不得不用肾上腺素的特殊情况。

2. 糖皮质激素。具有降低毛细血管通透性，减少血管内血浆进入组织，还能稳定细胞膜减少脱颗粒和化学递质释放，稳定溶酶体膜以减少溶酶体酶的释放和增加组织对 β-肾上腺素能激动剂的反应性等作用。因此应用糖皮质激素是有益的，特别是对伴有支气管痉挛的患者，使用它有助于缓解痉挛、改善呼吸。据报道国外应用剂量为氢化可的松 200 mg 静脉注射，每 6 h 1 次；国内常用氢化可的松 500 mg 静脉滴注，但需防止低血钾和感染。直至病情稳定后酌情撤除。

3. 抗组胺类药物。本身不能抑制过敏反应和组胺释放，但能竞争组胺受体从而抑制症状的进展。如反应持续可使用抗组胺类药物（H_1-受体拮抗剂和 H_2-受体拮抗剂）。H_1-受体拮抗剂苯海拉明 0.5～1 mg/kg 静脉注射。H_2-受体拮抗剂在过敏反应中的应用指征还不明确，但也有学者研究表明 H_1-受体和 H_2-受体拮抗药同时应用效果更满意。

4. 氨茶碱。是非特异性的磷酸二酯酶抑制剂，增加细胞内环磷酸腺苷浓度，减少肥大细胞和嗜碱性粒细胞释放化学递质，导致平滑肌松弛，对处于痉挛状态的支气管平滑肌的松弛作用更为突出。另外，它还能增加左、右心室的收缩力和降低肺血管阻力。所以适用于局麻药过敏时伴发支气管痉挛的患者。静脉注射负荷剂量为 5～6 mg/kg，20 min 内缓慢静脉注射，随后以 0.5～0.9 mg/(kg·h) 维持。

5. 儿茶酚胺类药。对于应用肾上腺素及扩充血容量处理疗效不佳的患者可以考虑使用升压药以维持组织灌注，如去甲肾上腺素、多巴胺、间羟胺。

6. 高血糖素。严重过敏性休克患者如对 β-受体阻滞剂有过敏或对肾上腺素有对抗性，可改用高血糖素进行治疗。高血糖素不依赖 β-肾上腺素能受体而依赖钙升高细胞内的环磷酸腺苷，产生正性变力性和变时性的心脏作用，推荐使用的剂量为 1 mg/次静脉注射，开始时每 5 min 1 次，好转后改为静脉滴注，其副作用有恶心、呕吐、头晕、低血钾、高血糖，使用时要监测血钾和血糖的变化。

7. 碳酸氢钠。病程中若有长时间的低血压会致患者出现代谢性酸中毒，酸中毒会降低肾上腺素对心血管的作用，因此要参考动脉血气分析的结果合理纠正酸中毒。初量可先予碳酸氢钠 0.5～1 mmol/kg 静脉滴注，以后可根据动脉血气分析的结果合理使用。

8. 维生素 C。大剂量的维生素 C 可以减轻毛细血管的通透性，5～10 g/次静脉滴注，1 次/d。

十、诊疗探索

理论上抗胆碱能药物能减少细胞的化学递质释放。而在实际应用上，正处于探讨阶段。

有学者研究报道纳洛酮、促甲状腺激素释放激素和抗休克裤在临床应用时取得一定疗效，但还有待于更多的临床资料予以证实。

十一、病因治疗

1. 麻醉前应详细询问患者过敏史和麻醉严重意外和并发症。对普鲁卡因有过敏史者，最好改用酰胺类局麻药或选用其他麻醉方法。对疑有变态反应的患者可行如下试验：

（1）结膜试验。用一滴局麻药点滴于结膜囊内，另一侧用 0.9% 氯化钠对照，待 10 min 后检查其反应结果。

（2）皮内注射试验。用极少量（0.05 mL）的局麻药注入前臂掌面的皮内，另一侧前臂则注射 0.9% 氯化钠作为对照，在注射后 15 min、30 min 分别检查两侧风团的大小、色泽和伪足。

（3）嗜碱性粒细胞失粒试验。系在实验室试管内进行，先以家兔的嗜碱性粒细胞与患者的血清进行孵育。若有抗原存在，必会覆盖于嗜碱性粒细胞的表面，这种经制备过的细胞和未经制备的细胞分别用疑为过敏原的药物进行激惹，随之进行细胞染色和细胞颗粒计数。若有抗原-抗体反应，势必导致效应细胞出现失粒现象，因此经制备的嗜碱性粒细胞的计数要低得多。

应强调指出，皮内注射试验由于继发于皮内组胺释放而出现假阳性反应较多，而阴性者仍有发生高敏反应的可能，故其试验结果仅供参考。

2. 过敏反应或类过敏反应中组胺释放程度与药物的剂量和应用方法有关，因此应避免快速注药，尽量减少局麻药的剂量，必要时可以少量多次给药或采用预注射的给药方法，尽可能地减少过敏和类过敏反应的发生率。

3. 使用 H_1-受体和 H_2-受体拮抗剂。对易发因素的人群在麻醉前应用 H_1-受体拮抗药苯海拉明 $0.5 \sim 1$ mg/kg 和 H_2-受体拮抗药西咪替丁 $4 \sim 8$ mg/kg，口服或肌内注射。

4. 高危人群也可在麻醉前应用色苷酸钠稳定肥大细胞膜，防止释放递质。应在过敏反应发生前使用，当过敏反应已发生时用此药无效。

5. 制剂纯度的改进。提高局麻药制剂的纯度，排除杂质，排除多聚体对减少过敏反应的发生有一定的效果。

十二、最新进展

（一）诊断进展

最近国外的一些研究表明，在过敏反应和类过敏反应中血清纤溶酶浓度均升高，这是由肥大细胞脱颗粒增加引起的。检测血清纤溶酶浓度有助于和其他不良事件的原因相区别，但阴性结果不能完全排除过敏反应，尤其是轻型过敏反应。

血清纤溶酶浓度一般在过敏反应后 1 h 达到高峰，因此国外专家建议在发生不良反应即刻、1 h、6 h 三个时间点抽血做检测。

近年来的研究表明，造血干细胞上所表达的 Toll 样受体中 Toll 样受体-4 可以加强胸腺基质淋巴细胞生成素受体的表达，以此来促进上皮细胞因子受体的表达，在上皮细胞因子的刺激下，它们又可以产生 Th2 细胞因子并分化为成熟的嗜酸性粒细胞和嗜碱性粒细胞，Toll 样受体-4 可以促进 Th2 型免疫反应发生，从而导致支气管哮喘中 Th1/Th2 反应平衡被打破，所以有理由认为两者应在过敏性休克中起到一定的作用。

（二）治疗进展

IgE 抗体为致敏性抗体已得到公认，近期有关 IgG 抗体在过敏反应中的作用也愈来愈受到重视。目前正在研究的治疗严重的过敏性休克的其他药物还有血小板活化因子受体拮抗剂、血栓素合成抑制剂、白三烯合成抑制剂、白三烯受体拮抗剂、氧自由基清除剂、钙通道阻滞剂和一氧化氮合成酶抑制剂等。

李国民　梁诗颂　张在其

第二节 局麻药全身毒性反应

一、基本概念

局麻药全身毒性反应是指血液中局麻药的浓度超过机体的耐受能力，引起中枢神经系统和/或心血管系统的一系列兴奋或抑制的临床症状。早期的文献中常把局麻药中毒等同于局麻药全身毒性反应，但这显然有些以偏概全，目前的文献中逐渐采用了局麻药全身毒性反应概念。

按局麻药血中浓度上升的快慢和原因可将局麻药全身毒性反应分成快速性和延迟性两种毒性反应。

（一）快速性毒性反应

出现症状以秒为单位，症状急而重，常由局麻药注入血管内引起，如施行星状神经节阻滞时误入颈动脉或椎动脉，仅数毫升就可出现意识丧失、惊厥等中枢神经中毒症状。

（二）延迟性毒性反应

过量的局麻药注于血管外，血中局麻药浓度缓慢升高，在给药后 5～30 min 出现中毒症状，15～30 min 达到血中峰浓度。

二、常见病因

引起毒性反应的原因一般有：

1. 一次用量超过患者耐受量。
2. 误注入血管。
3. 注药部位血供丰富，未酌情减量，或局麻药中未加肾上腺素。
4. 患者因体质衰弱或合并妊娠、低温、缺氧、酸中毒、高钾血症等情况，对局麻药耐受力降低。

三、发病机制

局麻药是钠通道阻滞药。由二层磷脂构成的神经细胞膜，含有糖蛋白，其中一部分具有特定的离子选择性通过的离子通道功能。其中产生及传导动作电位的离子通道有钠及钾通道，冲动到达后，随膜电位的升高，钠通道开放，钠离子由细胞外向细胞内流入的同时产生去极化，接着钾通道开放，钾离子由细胞内流向细胞外，产生复极化。局麻药与钠通道结合，从而阻滞了动作电位的产生和传导，局麻药可阻滞末梢神经的钠通道，而发生局麻作用。因为局麻药是无选择性的钠通道阻滞药，随血中麻醉药浓度的升高，对全身组织的钠通道也有阻滞作用，也就是发生局麻药全身毒性反应。

（一）中枢神经系统毒性反应机制

中枢神经系统的反应是局麻药全身毒性反应中首先的、也是最常见的毒性反应。相比较心血管系统而言，中枢神经系统对局麻药更为敏感，血浆药物浓度在远低于诱发心血管毒性反应的水平时，即可产生明显的中枢神经系统的反应。同其局麻药的药理机制相似，局麻药的中枢系统毒性也是由于其对中枢神经系统的神经冲动传导的阻断所致。局麻药中枢神经系统毒性（惊厥）与中枢神经抑制-兴奋系统相互制约平衡失调密切相关。早在 1980 年 Courthey 即认为局麻药的中枢神经系统毒性是由于其阻滞大脑皮质抑制通路，引起中枢神经系统兴奋，中枢神经系统抑制通路的阻滞，兴奋通路的功能相对增强，导致神经系统兴奋甚至惊厥。局麻药剂量进一步增加，引起抑制与兴奋平衡环路活性减弱，其结果中枢神经系统抑制占优势，则出现抑制症状，如意识消失、呼吸停止、血压下降，此时是大脑皮质的抑制兴奋两路皆被阻滞，即中枢神经整体的抑制状态。γ-氨基丁酸为主要的抑制性氨基酸，使其受体活性增强或此抑制性递质增加，则中枢抑制能力加强；谷氨酸为主要的兴奋性氨基酸，其受体至少3种亚型，应用此类兴奋性氨基酸受体拮抗剂可减少惊厥发作频率，减轻发作强度。

（二）心脏毒性反应机制

局麻药可直接作用于心肌细胞和血管平滑肌细胞，产生相应的抑制性效应。心脏传导系的不同部分对局麻药的敏感性不同，局麻药可以特异性地直接抑制心脏传导系统，导致 PR 间期延长或房室传导阻滞。电生理研究同样证实局麻药能够抑制心肌细胞动作电位最大去极化速率的增加，这一变化具有剂量依赖性，并与膜电位和刺激频率有关，V_{max} 主要依赖于钠通道钠离子的内流，而局麻药毒性的体现也主要在于能够与钠通道的特殊位点相结合。另有研究表明局麻药对心肌钾通道、钙通道及能量代谢均有不同程度的抑制作用。

四、临床特征

局麻药引起的全身毒性反应一般有两个阶段，在低浓度时引起神经元离子通道的阻滞，出现神经系统的表现如惊厥等；当浓度进一步升高后，往往出现心血管系统的毒性反应。

（一）中枢神经系统毒性反应

神经系统毒性反应最先表现为对兴奋性传导通路抑制的消失，患者先出现舌或唇麻木、头晕头痛、耳鸣、目眩、视力模糊、注视困难、复视、听力下降、耳鸣。随中毒程度加重，出现定向力障碍、眼球震颤、语言不清。严重者可出现嗜睡、肌肉抽搐，抽搐首先出现在面部和肢体远端，继之发展为惊厥。血中局麻药浓度继续升高时则出现抑制症状，如昏迷、呼吸停止等。此时是大脑皮质的抑制、兴奋两路皆被阻滞，即是中枢神经整体的抑制状态。在某些患者中，中枢神经系统抑制之前并不发生兴奋症状，尤其是在服用中枢神经系统抑制药以后。给药过快毒性反应更易出现，致惊厥剂量显著减少。

局麻药引起的惊厥系为全身性强直阵挛性惊厥。由于肌肉不协调的痉挛而造成呼吸的困难。同时因血内局麻药浓度较高对心血管的抑制，造成脑血流减少和低氧血症，也间接影响了脑功能。发生惊厥的机制，可能与局麻药作用于边缘系统——海马和杏仁核有关，认为杏仁核的灌流较其他部位更为丰富，局麻药通过杏仁核的血-脑屏障也较容易。因局麻药选择性抑制大脑抑制性通路，使易化神经元的释放未遇到阻抗，故出现兴奋和惊厥。若血内浓度继续升高，则易化和抑制性通路同时受到抑制，使全部中枢神经系统处于抑制状态。惊厥发生与下列因素有关：

1. CO_2。动物实验表明，凡动脉血二氧化碳分压升高时，用低剂量的局麻药就能引起惊厥。若应用过度通气使动脉血二氧化碳分压下降，则可提高大脑皮质的惊厥阈。动脉血二氧化碳分压与局麻药惊厥剂量的对数成正比。其机制：①高二氧化碳血症，使脑血流量增加，可带入更多的局麻药至脑内；②随 CO_2 向神经细胞内弥散，使其 pH 值下降，致局麻药的碱基向阳离子转换，导致更多的局麻药作用于钠通道；③转换成阳离子的局麻药，难于透过神经细胞膜，而产生离子捕获，使其在细胞内积聚。因此，对局麻药的毒性表现，首先采取的步骤是过度通气，以降低动脉血二氧化碳分压。

2. pH 值。呼吸性和代谢性酸中毒都将加强局麻药的毒性。

3. 温度。物理因素如寒冷、高热均能影响到中枢神经系统的毒性，高热将增加大脑对局麻药的敏感性，此是否与增加吸收速率有关，尚有待研究。

4. 药物的相互作用。单胺氧化酶抑制剂如优降宁，可提高脑内单胺的蓄积，从而增强可卡因诱发的惊厥，但对普鲁卡因影响不大。利血平可使脑内单胺的蓄积耗竭，对可卡因诱发的惊厥有保护作用，但对普鲁卡因和利多卡因则无。大剂量哌替啶将增强利多卡因诱发惊厥的可能，巴比妥类和苯二氮䓬类药将减少惊厥的发生。全麻药一般都具有抗惊厥的特性，如氧化亚氮是效能最弱的吸入性全麻药，但可提高利多卡因的半数致惊厥量达50%。因此，在局部麻醉下，辅以浅的全麻则有利于减少局麻药的毒性对于中枢神经系统的伤害，起到保护的作用。

（二）心血管系统毒性反应

局麻药的心脏毒性虽不如中枢神经系统毒性发生率高，但临床上局麻药确实可引起低血压、心律失常甚至心搏停止等心血管系统毒性反应，因此局麻药的心脏毒性日益受到人们的重视。

心脏各部分的动作电位中，心房肌、心室肌及蒲肯野氏纤维产生的动作电位和钠通道的钠电流有关。局麻药是钠通道阻滞药，作用于这些部位，使动作电位的持续时间和有效不应期缩短，因此使传导迟延，出现PR间期和QRS波延长，还出现剂量依赖性负性变力作用和负性变时作用。窦房结和房室结动作电位的产生和钙通道的钙电流有关。局麻药血中浓度显著升高后钙通道也被阻滞，可出现严重的窦性心动过缓、高度的房室传导阻滞甚至窦性停搏。心血管毒性反应的出现，还和局麻药对末梢血管作用有关。局麻药对末梢血管的平滑肌，有剂量依赖性的二相作用，即低浓度时有收缩作用，高浓度时出现舒张作用。肺血管对局麻药收缩作用反应强，由于肺血管阻力增大和肺动脉压升高，而增大了右心负荷。局麻药心脏毒性研究认为常用局麻药心脏毒性大小的排序为丁卡因＞依替卡因＞右旋布比卡因＞布比卡因＞左旋布比卡因＞罗哌卡因＞利多卡因＞普鲁卡因。另一方面，虽然丁卡因心脏毒性大于布比卡因，但由布比卡因心脏毒性引起的循环虚脱、室性心动过速、心室颤动等严重心律失常却更难复苏。

五、辅助检查

（一）脑电图

当惊厥发作的时候，可出现典型的癫痫波形，尤其在大脑边缘系统如杏仁核、海马部位，可突然出现棘波。如果血药浓度继续升高，癫痫波形消失，脑电图变为低平。

（二）心电图

对局麻药的心血管毒性反应的诊断有较大的价值，其主要的心电图表现：PR间期延长、QRS波时间延长、窦性心动过缓、部分或完全的房室分离及室性心律失常甚至心室颤动的发生。

（三）血药浓度监测

从理论上说，局麻药血药浓度的监测对诊断局麻药全身毒性反应具有确诊的意义。但在实际临床工作中，依赖此方法进行确诊目前并不可行，因为目前国际上并无常用局麻药全身毒性反应浓度的统一标准。

六、诊断思路

（一）询问病史

绝大多数局麻药全身毒性反应是医源性的，因此不需要询问病史。但如果系转诊而来的可疑局麻药全身毒性反应患者，则须询问其是否有局麻药注射史或接触史。

（二）体格检查

局麻药全身毒性反应早期或程度较轻时，患者虽有一定的不适主诉，如头晕、目眩、轻度头痛、视物模糊、复视、听力下降、耳鸣等，但通常并无明显阳性体征。随中毒程度加重，则可出现烦躁不安、定向力障碍、眼球震颤、嗜睡、抽搐、惊厥、意识消失、呼吸停止、低血压、心律失常、心搏停止等阳性体征表现。

（三）辅助检查

观察患者脑电图、心电图是否有局麻药全身毒性反应的相关表现，局麻药血药浓度是否超出通常的血药浓度范围。

七、临床诊断

局麻药全身毒性反应的临床诊断主要依据局麻药注射史或接触史，典型的中枢神经系统和心血管系统的临床表现，体格检查及相关的 EEG、ECG 和血药浓度检测结果进行诊断。

八、鉴别诊断

（一）过敏反应

由局麻药所致的过敏反应即Ⅰ型变态反应，其临床症状有红斑、丘疹、荨麻疹、喉水肿、支气管痉挛、低血压、低氧血症、心动过速及心律失常。皮肤改变和轻微的呼吸道反应是最常见的临床表现。由于支气管阻塞或喉水肿引起呼吸困难，同时伴有低血压是危及生命的最主要症状。严重者若治疗不当或不够及时，可使患者致命。该型患者也常被称为过敏性体质者。

（二）肾上腺素反应

局麻药中加用肾上腺素有时可引起肾上腺素反应，患者表现为面色苍白、烦躁不安及心慌气急、恶心呕吐、血压升高或降低、心率增快或减慢等一系列反应。此反应易发生于老年、高血压、动脉硬化、心脏病患者，特别是用过三环抗忧郁药的患者，其反应更为严重。发生肾上腺素反应后可对症处理，立刻给予吸氧，采用巴比妥类、阿片类、降压类、抗心律失常类等药物治疗。

（三）局麻药高敏反应

不同个体对局麻药耐受性的差别很大，应用小剂量的局麻药即引发中毒反应称为高敏反应，其特点是用药剂量与临床中毒症状极不相符，仍属毒性反应，除一般毒性反应的症状和体征外，常可突然发生晕厥、呼吸抑制甚至循环虚脱。一旦出现反应，应停止给药，并给予治疗。必须指出，此种反应极为罕见，有时将少量局麻药注入血管内（抽吸可无回血）所引发的毒性反应，误认为高敏反应。

（四）局麻药特异质反应

极少剂量的局麻药即引起严重的毒性反应者称为特异质反应。临床表现为惊厥、喘息、惊恐感，甚至发生循环虚脱和呼吸循环停止。局麻药特异质反应是极其罕见的病情，主要是由于患者体质的特异性所致。

九、救治方法

只要掌握局麻药使用的适应证和使用方法，正确操作，严控剂量，大多数局麻药全身毒性反应是可以预防的，但临床工作中仍时有发生，一旦出现中毒反应，必须立刻进行救治。

（一）治疗原则

1. 立即停止注药。
2. 保持呼吸道通畅，充分给氧。
3. 快速止痉。
4. 积极防止心脏毒性的发生。
5. 必要时予以呼吸、循环支持。

（二）一般处理

术前尽量纠正高热、贫血及维生素 C 缺乏等异常状态；术前常规服用地西泮可减少中毒性惊厥的发生；尽可能应用最低有效浓度的局麻药，切勿超过限量，避免注入血管内；注意术前用药的不利影响；对年老、体弱及有高血压、冠心病的患者，应特别提高警惕；注药过程中如患者发生兴奋多言、头晕目眩、耳鸣舌麻等早期毒性反应症状，应立刻停止注药。一旦出现中枢神经毒性时要积极处理，以防止心脏毒性的发生。因为出现惊厥后氧耗量增大，加上通气量的减少，可迅速出现低氧血症、高二氧化碳血症及酸血症，这些因素都可加重心脏毒性反应。故首先应进行有效的呼吸管理，进行足够的通气，预防惊厥阈值下降，积极防止心脏毒性的发生。临床经验证明，保持轻度的呼吸性碱中毒是临床治疗局麻药毒性惊厥的一条有效途径。中枢神经毒性反应的初期，可面罩给氧，尽早给予地西泮5～10 mg 静脉注射。如病情继续发展，因惊厥引起通气障碍时可静脉注射琥珀胆碱 1 mg/kg，惊厥仍得不到控制时，为了防止脑缺血可静脉注射硫喷妥钠 50～100 mg，也可应用丙泊酚。因长时间惊厥所致的缺氧可引起中枢性高热，是缺氧性脑损伤的表现，应按脑复苏处理。引起循环抑制时，应根据病情补充液体，维持足够的循环血量，血压下降时使用麻黄碱，心动过缓使用阿托品为首选。对心搏骤停进行心脏按压、除颤，复苏用药有肾上腺素等各种药。

必须指出的是，临床上局麻药全身毒性反应后的中枢反应如口唇麻木、头痛、头晕、眼球震颤、肌肉强直、惊厥乃至昏迷等症状，通常通过给氧、镇静、控制呼吸和稳定循环等对症处理方法可以很好控制，而且往往经过药物充分代谢后相对恢复良好。但是，一旦局麻药毒性反应表现为严重的心脏毒性反应，尤其是发生严重心律失常甚至心搏骤停，则缺乏有效的处置和复苏手段。目前的一些针对因局麻药全身毒性反应所致的心肺复苏方法和药物使用皆在动物实验水平，临床上尚未见确定性复苏法，局麻药全身毒性反应的发生综合近年 3 家报告超过 10 万例，只 1 例出现心脏停搏，故动物实验的成果尚少有临床应用的机会。局麻药全身毒性反应一般止于以惊厥为代表的中枢神经毒性水平为止，而对心脏毒性则以预防最为重要。

（三）药物治疗

1. 苯二氮䓬类。此类药物对很多药物所致惊厥有显著预防和治疗效果，其与大脑皮质上的苯二氮䓬类受体结合是其抗惊厥作用的主要机制之一。地西泮 5～10 mg 或咪达唑仑 0.05～0.1 mg/kg 静脉注射可作为预防和治疗局麻药毒性惊厥的常规治疗方法。

2. 巴比妥类。小剂量硫喷妥钠 50～100 mg 静脉注射非常有效，但应注意呼吸管理。理论上缺氧的心肌对硫喷妥钠极为敏感，可加重对心肌的抑制，因而有主张以地西泮或琥珀胆碱代替硫喷妥钠。但临床应用发现后两者的效果及对血流动力的影响并不优于硫喷妥钠。

3. 全麻药。全麻药一般都具有抗惊厥作用，氧化亚氮麻醉效能最弱；氟烷虽具有抗局麻药惊厥作用，但其临床疗效尚有争议；丙泊酚在抗局麻药惊厥、减少其心血管毒性及使用安全性等方面较其他的全麻药具有更多的优点，丙泊酚的抗惊厥作用具有剂量依赖性，一般首次静脉予 0.5～1 mg/kg，疗效不显著时可继续加大剂量。

4. 琥珀胆碱。因惊厥引起通气障碍时也可静脉注射琥珀胆碱 1 mg/kg。

5. 麻黄碱。局麻药引起循环抑制血压下降时可使用麻黄碱 10～20 mg 静脉注射或肌内注射。

6. 阿托品。心动过缓时使用阿托品为首选，0.5～1 mg 静脉注射。

7. 肾上腺素。心搏骤停时使用肾上腺素静脉注射。

8 溴苄胺。传统常用利多卡因治疗室性心律失常，但利多卡因能降低室性心动过速的阈值而加重了心脏毒性，故不能用来治疗布比卡因引起的室性心律失常。溴苄胺能提高心室颤动的阈值，并能增强心肌收缩力，可用于室性心律失常、心室颤动的治疗。

十、诊疗探索

近年来，一些治疗方法和药物的探索研究，用于治疗局麻药的毒性反应有其理论依据，但还尚需更多的临床资料证实。

（一）微创性脑损伤

其对局麻药毒性惊厥具有保护作用学说，为局麻药毒性机制及防治研究开辟了新的途径。实验发现使用大剂量利多卡因诱发母鼠产生毒性惊厥，其中施行微创性脑损伤的创伤组比对照组发生惊厥的潜伏期延长，发生之后的生存率明显提高。上述现象的发生可能与微创性脑损伤可提高局麻药毒性惊厥的阈值、增强呼吸中枢对因惊厥所致窒息的耐受性相关。但微创性脑损伤损伤的部位、范围和类型等对其抗惊厥效应有何重要影响，需待进一步深入研究。

（二）脂肪乳

局麻药全身毒性反应在很大程度上在于缺乏有效的救治药物，因而使得对症和支持治疗成为局麻药全身毒性反应最主要的处置手段。但这一自局麻药问世以来即存在的临床现实，却可能由于Weinberg及其同事在1998年所报道的一项研究而得到显著改变，一种在临床上被广泛应用的静脉营养液-脂肪乳，有可能在局麻药全身毒性反应的救治中扮演极其重要的角色。Weinberg等在其研究报告中提供了两个脂肪乳拮抗局麻药全身毒性反应的可能的解释。一是输注脂肪乳可提供一种脂质吸附递质，使得与心肌细胞结合的局麻药迅速解离而返回循环池中，心肌细胞的功能得以迅速恢复；另外一个可能的机制，输入的脂肪乳可能通过增加细胞内的游离脂肪酸浓度，从而逆转局麻药对心肌细胞线粒体膜的肉毒碱酰基转移酶的抑制，恢复心肌细胞通过脂肪酸氧化产生三磷酸腺苷的能力。

近来发表的两例脂肪乳成功救治局麻药全身毒性反应的病案为此建议提供了有利的临床证据，故而一些研究者认为应该将脂肪乳作为临床上应对局麻药全身毒性反应的常规药物。脂肪乳逆转局麻药心脏毒性反应的临床剂量基于已有的研究结果，Weinberg给出了一个临床逆转局麻药全身毒性反应的20%脂肪乳量：

1. 首次剂量1 mL/kg静脉注射1 min以上。
2. 间隔3～5 min可重复给药，但不应超过3 mL/kg的最大值。
3. 如果心跳恢复且稳定，以0.25 mL/(kg·min)的速度持续静脉注射，一直到血流动力学稳定。
4. 剂量范围尚未明确，但注射剂量超过8 mL/kg无助于提高复苏成功率。
5. 对于一位体重70 kg的患者：①使用一袋500 mL的脂肪乳和一个50 mL注射器；②抽取50 mL持续静脉注射，然后再追加20 mL；③如果需要再次给予肾上腺素，则在给予肾上腺素后重复前一剂量（70 mL）的脂肪乳；④然后在接下来的15 min里将袋中剩余的脂肪乳持续静脉注射。由于临床研究的复杂性，这一用药方案并无严密的临床研究加以验证，其有效性还有待于长时间和尽可能多的临床观察以确认。现有动物实验和临床资料提示，脂肪乳对于逆转局麻药全身毒性反应所导致的心搏骤停可能具有较好的疗效。但是，由于还需要更加深入细致的研究来阐明其确切机制，临床上也需要更加丰富的资料来验证其有效性，目前还不能做出完全肯定的结论。如果能够在未来研究中阐明脂肪乳逆转局麻药全身毒性反应的量效关系，明确不同局麻药血药浓度下所需要的脂肪乳反应剂量，将为临床上各种局麻药的应用带来更加可靠的安全保障。

（三）N-甲基天冬氨酸受体拮抗剂

按其作用方式和部位不同可分为竞争性拮抗剂和非竞争性拮抗剂。目前已进入临床实验的非竞争性N-甲基天冬氨酸受体拮抗剂有地唑西平、吗啡喃衍生物右吗喃、Mg^{2+}等；竞争性拮抗剂有CGSl9755等。地唑西平、吗啡喃衍生物右吗喃、Mg^{2+}具有抗局麻药惊厥作用，前两者为高亲和性离子阻断剂，后者则为低亲和性类。地唑西平不仅能阻滞Na^+、Ca^{2+}通道，调节离子通透性以拮抗布比卡因诱发的惊厥，而且对血流动力学的影响甚小。吗啡喃衍生物右吗喃明显降低可卡因、利多卡因致惊厥剂量、减弱发作强度，较小剂量的吗啡喃衍生物右吗喃（起始剂量为145～180 mg，维持滴注量为50～70 mg）对患者起神经保护作用。Mg^{2+}则以电压依赖性方式阻断N-甲基天冬氨酸受体，脑室内注射硫酸镁可阻滞 Na^+、Ca^{2+} 通道，对利多卡因毒性惊厥具有很好的拮抗作用。由于 Mg^{2+} 是 N-甲基天冬氨酸受体有效的生理性拮抗剂，而且不会造成兴奋性毒性脑损伤，因此，有学者建议 Mg^{2+} 可作为神经保护剂用于临床。在研究 N-甲基天冬氨酸受体的竞争性与非竞争性局麻药毒性惊厥的动物实验中表明，CGSl9755 作用最强。此拮抗剂通过谷氨酸通路提高利多卡因惊厥阈值使其致惊厥剂量提高 2 倍，惊厥发作潜伏期延长 1 倍。N-甲基天冬氨酸受体及 N-甲基天冬氨酸受体拮抗剂之所以受到重视，在于前者参与许多脑区的兴奋性传导。但动物实验发现有些 N-甲基天冬氨酸受体拮抗剂可在大鼠扣带回神经元上引起短暂、可逆性的空泡，导致 N-甲基天冬氨酸受体被阻断后某些脑区代偿性代谢增强，应用于人类可引起类似的精神病症状及心血管副作用。研究发现 N-甲基天冬氨酸受体拮抗剂中一些作用于 Gly 和 PA 调节位点的拮抗剂因不会或很少产生上述不良反应，可能成为较有前途的新型抗惊厥药。目前，多数学者同时观测 N-甲基天冬氨酸受体拮抗剂、钙通道阻滞剂、一氧化氮合酶抑制剂在预防、治疗局麻药惊厥中的作用，其结果表明，三者不但可减轻惊厥发作的程度，且降低惊厥发生率及所致的死亡率。目前，除钙通道阻滞剂可安全用于人类预防、处理局麻药惊厥外，N-甲基天冬氨酸受体拮抗剂、一氧化氮合酶抑制剂的应用尚见于动物实验报道。但借此可提示，一旦 N-甲基天冬氨酸受体拮抗剂、钙通道阻滞剂、一氧化氮合酶抑制剂与苯二氮䓬类联合应用于临床，局麻药毒性惊厥的发生率可降低，治疗效果将提高。

（四）α_2-肾上腺受体激动剂

目前研究发现，局麻药中混用中枢 α_2-受体激动剂可乐定用于椎管内麻醉或口服用药不仅可以直接抑制痛觉在脊髓中的传导，而且可明显地减少局麻药的血药浓度，减少局麻药全身毒性反应的发生。此外，可乐定还可减少或避免肾上腺素协同利多卡因对脊髓和神经的组织学损害。

（五）右美托咪啶

是一种新型的高选择性的 α_2-受体激动剂，2008 年 FDA 批准用于非插管患者在手术和其他操作前和（或）术中的镇静，2009 年 6 月 FDA 批准可用于全身麻醉的手术患者气管插管和机械通气时的镇静，2009 年在我国上市。右美托咪啶作用于中枢神经与周围神经系统及其他器官组织的 α_2-受体，产生镇静、镇痛、抗焦虑、抑制交感神经活动的效应，其他作用还包括止涎、抗寒战和利尿等。其镇静作用具有独特的清醒镇静的特点，类似于自然睡眠的非快速动眼相。患者在无外界刺激的情况下处于睡眠状态，但很容易被言语刺激唤醒，并与医护人员进行合作与交流，刺激消失后很快又进入睡眠状态。国外有文章报道局部麻醉用药前应用右美托咪啶可降低局麻药中毒事件的发生，动物实验结果证明应用右美托咪啶可提高动物对局麻药中毒剂量阈值。国内研究结果显示右美托咪啶预注可以延缓利多卡因心脏毒性反应的发生，能提高机体对利多卡因的耐受能力，从而可以用更高剂量来增强麻醉。

十一、病因治疗

局麻药自作用部位吸收后，进入血液循环，其吸收的量和速度决定血药浓度。如果血药浓度异常升高将导致局麻药全身毒性反应，其程度和血药浓度有直接关系。因此，控制局麻药血药浓度异常升高是病因治疗的关键。临床工作中需要注意以下几个影响局麻药浓度的主要因素。

（一）药物剂量

不管注射局麻药的部位和容量如何，血内局麻药峰浓度均与剂量直接相关。如应用大容量的稀释局麻药液，其血内浓度将比应用等剂量小容量的药液为高。高浓度的局麻药，虽其所形成的浓度梯度有利于药物弥散，但因浓度高、容量小，与组织接触界面也小。因此在相同剂量下，1% 与 2% 溶液在血内浓度相似，毒性也相似。但是甲哌卡因应视为例外，2% 溶液吸收远比 1% 为快，前者血内浓度也比后者为高。从而提示，1% 甲哌卡因与组织结合已接近饱和，再高的浓度只能使血内非结合（游离）

状态的局麻药剧增,毒性也随之增加。为了避免峰浓度过高而引起药物中毒,对每一种局麻药都应掌握用药的浓度和最大剂量,见表6-2-1。

表 6-2-1 局麻药临床应用

药物	常用浓度(%)	时效(h)	最大剂量(mg,加肾上腺素)
普鲁卡因	0.25~1	0.75~1.25	1 000
丁卡因	0.25~2	2~3	75
利多卡因	0.5~4	1~2	500
布比卡因	0.1~1	4~7	200
罗哌卡因	0.1~1	3~5	225

(二)注药部位

不同部位的神经阻滞的局麻药吸收速率也不相同,与该处血供情况有直接关系。通过如下不同途径的利多卡因给药,则发现血管内以肋间神经阻滞为最高,随后呈下列递减之顺序:肋间神经阻滞>骶管阻滞>硬膜外腔阻滞>臂丛神经阻滞>蛛网膜下腔神经阻滞>皮下浸润神经阻滞。如应用利多卡因 400 mg 进行肋间神经阻滞时,其静脉血管内平均峰值达 7 μg/mL,如此高血药峰浓度可致一些患者发生中枢神经系统的症状。反之,用相同的利多卡因剂量进行臂丛神经阻滞,则血内平均浓度仅达 3 μg/mL,患者很少有发生毒性的症状。

若施药于咽喉、气管黏膜或炎性组织等,吸收速度较快。如达到肺泡内,其吸收速度接近于静脉注射。需要注意注射局麻药时应先用注射器回抽,确认无回血或其他组织液,才可注射药液,注射同时应注意有无中毒表现。

(三)与组织的结合

主要涉及局麻药的脂溶性与组织的结合力两方面:

1. 脂溶性。神经膜含有丰富的脂质和蛋白质,因此局麻药的脂溶性可作为衡量和神经亲和力的尺度。长效局麻药(丁卡因、布比卡因、依替卡因)比短、中效的利多卡因和甲哌卡因更具有脂溶性,也易于与注射部位的组织结合,只有相对小量的局麻药被摄入中央室。同时,大多数器官对局麻药的亲和力远较血浆蛋白为大,可视为一个有效的贮存库而缓冲了局麻药在血内的浓度。

2. 组织的结合力。多以组织/血浆分配系数来表示,这对应用局麻药来治疗心律失常有较大的意义,希望有更多的利多卡因分子能与心肌相结合。

3. 组织屏障。从局麻药离解出来的带电荷的季氨基不能通过血-脑屏障。至于高 pKa 药物(如利多卡因)更易于通过血-脑屏障,目前不能肯定。通过标记的利多卡因、甲哌卡因和丁卡因测验表明,这些药物通过血-脑屏障没有什么障碍,其分布密度与血运丰富的心脏、肝脏很相似。

(四)与血浆蛋白的结合

吸收至血内的部分局麻药将与血浆蛋白相结合,被结合的药物将暂时失去药理活性。结合与非结合形式的药物间是可逆的,又是相互平衡的。主要是与血浆中酸性糖蛋白结合,与白蛋白有较大的亲和力。局麻药分子与血红蛋白的结合也很少。与血浆蛋白结合的多少,除了与亲和力有关外,还受药物浓度和血浆蛋白含量的影响。由于血浆蛋白的结合率与血内局麻药浓度成反比,一旦其结合已达饱和,则血内将出现更多非结合(游离)形式的药物。如当利多卡因血内浓度为 1 μg/mL 时,有 71% 的利多卡因处于结合形式;当增至 20 μg/mL 时,仅有 28% 呈结合。由此可说明,为何低蛋白血症患者易于发生局麻药的毒性反应。表 6-2-2 为各种局麻药与血浆蛋白结合的百分率。

表 6-2-2　各种局麻药与血浆蛋白的结合率

药物	与血浆蛋白结合率（%）
丙胺卡因	55
利多卡因	51～64
甲哌卡因	65～77
丁卡因	75
布比卡因	84～85
罗哌卡因	94

（五）血管收缩药

多数局麻药在较高浓度时有扩血管作用，如普鲁卡因、丁卡因使注射区血管扩张明显，能加速药物的吸收。在局麻药液中加入适量肾上腺素、去甲肾上腺素、苯肾上腺素、精氨酸血管升压素等缩血管药物，以期达到收缩局部血管，延缓局麻药吸收，延长阻滞时间，减少毒性反应的发生，减少局部创面渗血的作用。但血管末梢部位，如手指、足趾、阴茎等处，局麻药中不加入缩血管药物，以防组织坏死。可卡因、罗哌卡因本身具有缩血管作用，不加用缩血管药物，其他局麻药在无禁忌证的情况下都应加用缩血管药物。临床上最常用的缩血管药物为肾上腺素，其常用浓度为 1：（20 万～40 万），肾上腺素一次用量最好在 0.2 mg 以内，不宜超过 0.5 mg。局麻药中加用肾上腺素还应注意：

1. 对老年、高血压、甲状腺功能亢进、糖尿病及周围血管痉挛性疾病患者，局麻药中应不加或少加肾上腺素。

2. 采用氟烷、恩氟烷、异氟烷全麻的患者，辅以局麻时禁用或少用肾上腺素，以免诱发室性心动过速甚至心室颤动。

3. 气管内表麻的局麻药液中不宜加肾上腺素，因为肾上腺素可引起气管平滑肌扩张，加速局麻药吸收，易引起局麻药全身毒性反应；且肾上腺素经气管快速吸收后易引起心血管系统出现相关并发症。

（六）及时停药

一旦出现毒性反应，应立即停止给药，并可采取以下治疗措施：

1. 静脉注射硫喷妥钠或地西泮解痉。

2. 吸氧、建立人工呼吸纠正缺氧和呼吸抑制。

3. 静脉注射血管活性药（如升压药）治疗心搏骤停等。

十二、最新进展

（一）新型局麻药

为了减轻局麻药的毒性反应，近年来致力于研究新型局麻药，在具有镇痛优点的同时，能最大限度地减轻局麻药的毒性。罗哌卡因和左旋布比卡因是新型长效酰胺类局麻药，其药理学特性是麻醉效能与布比卡因相似，但对心脏毒性较低，为临床更广泛地使用局麻药提供了更安全的选择。中枢神经毒性在罗哌卡因、布比卡因和利多卡因对羊的致惊厥作用的比较试验中，罗哌卡因的致惊厥量（60 mg）和血药浓度 20 mg/L 均高于布比卡因（45 mg 和 14 mg/L），即出现中枢神经系统症状以前动物可耐受较大的罗哌卡因药量。在妊娠羊的试验中也存在此种差别。健康志愿者试验中用安慰剂作为对照组，罗哌卡因组 12 人中有 9 人可耐受全量（150 mg），耐受者的平均动脉血浆浓度罗哌卡因为 0.55 mg/L，布比卡因为 0.3 mg/L，而且罗哌卡因的剂量-反应曲线位于布比卡因的右侧，即引起此反应的罗哌卡因的剂量较大，说明在出现中枢神经系统毒性症状之前人体可耐受较高血浆浓度和剂量的罗哌卡因。罗哌卡因具有明显的感觉神经和运动神经阻滞分离的药理学特点。使用高浓度、较大剂量时，对感觉神经和运动神经阻滞比较一致；但低浓度、小剂量时几乎只阻滞感觉神经；它的血浆蛋白结合率很高且对子宫胎盘血流无影响，故尤其适合于硬膜外镇痛如分娩镇痛；又因其有一定的缩血管作用，因此使用时无须再加肾上腺素。

（二）局麻药的新剂型

局麻药的研究重点已转向控释制剂、靶向制剂的研究，近些年取得了较大的进展。

1. 局麻药微球。微球技术是近年来发展起来的新型给药技术。微球是指药物溶解或分散在高分子材料基质中形成的微小球状实体，常见微球直径为 $1 \sim 40 \, \mu m$。当包含局麻药的微球被注入神经周围时，其对局麻药的缓慢释放可延长该神经被阻滞的时间，降低单位时间内进入体循环的局麻药总量，从而降低其毒性。目前的实验显示，与布比卡因水溶液比较，动物硬膜外腔注射布比卡因微球后低血压的发生率降低，也没有发现其有明显的轴索损伤和脱髓鞘作用。但仍有一些并发症发生，如炎症反应、损伤和异物反应等。

2. 局麻药脂质体。脂质体是由一层或多层双分子磷脂膜包裹水相所组成的微型球状物，粒径为 $10 \, nm \sim 20 \, \mu m$。自 1971 年 RYMEN 将其作为药物载体后，脂质体的应用得到了快速的发展，是目前局麻药缓释研究中最热门，也是进展最快的一种剂型。它具有以下特点：①与细胞膜亲和力强，可增加被包裹药物穿透细胞的能力；②靶向性好，使药物在肝、脾、肺、骨髓、淋巴、炎症及肿瘤等部位分布大大增加；③对药物的缓释作用，可以提高药物在局部的浓度，降低血药浓度，从而延长其作用时间并降低毒性。脂质体作为局麻药的载体，自身几乎没有毒性，主要利用其缓释特性。目前涉及的局麻药物包括丁卡因、布比卡因、利多卡因等，尚未见在中枢或外周神经周围注射局麻药脂质体后发生脱髓鞘反应的报道，但仍有很多问题以待解决，如怎样提高其包封率、减少所包封药物的泄漏等。

3. 局麻药乳剂。两种不相溶或极微溶解的液体，其中一种液体以微小液滴形式分散在另外一种液体连续相中所形成的相对稳定的两相体系称为乳浊液，加有药物的乳浊液称为乳剂。乳剂可以提高难溶性药物的溶解度，减少静脉刺激性，提高药物的靶向性。

利多卡因与丙胺卡因混合物是目前研究较多、具有代表性的表面局麻药乳剂，是由 2.5％利多卡因和 2.5％丙胺卡因在低熔条件下以 1：1 的比例配制成的水包油乳化局麻药。其有效成分能够被皮肤表面迅速吸收，它可以用于多种临床操作和手术，如局麻药注射及静脉穿刺之前使用，传染性软疣刮除术和脓肿的切开引流等。

（三）局麻药中的辅助用药肾上腺素

传统观念认为，局麻药辅佐肾上腺素可产生以下效应：

1. 减慢局麻药的吸收速率。

2. 降低单位时间内血内局麻药浓度。

3. 完善对神经深层的阻滞。

4. 延长阻滞的时间。

5. 减少全身性的不良反应。

因此，在局麻药中加入肾上腺素视为常规由来已久。但最近的一些研究对此观念提出质疑，尤其应重新评价局麻药辅用肾上腺素的利弊。研究证实肾上腺素延缓局麻药吸收，不是椎管内血管收缩的结果，而是推迟局麻药血浆峰值浓度出现时间，而不能降低其血浆峰值浓度，虽有学者持不同观点，认为局麻药血浆峰值浓度能降低，但也认同降低的原因并非肾上腺素收缩局部血管所致，而是由于其全身作用增加心排血量、增大药物分布容积作用的结果。尚且至今并无大样本流行病学调查资料证明局麻药复合肾上腺素确实可降低其中毒发生率。因而传统认为此类复合用药方法可降低局麻药血浆浓度、减少中毒发生的观念，其理论依据及研究资料尚不充分。

大量动物实验证实，局麻药复合肾上腺素应用于神经阻滞麻醉，后者强化前者的神经毒性，两药可损害神经细胞，导致感觉与运动功能障碍。临床研究也表明肾上腺素可增强局麻药的神经毒性，但对神经细胞的损害远不如动物实验严重。而从事此领域研究的大多数学者一致认为：局麻药复合肾上腺素应用于神经阻滞麻醉一个世纪以来，临床不断有神经损害的报道，且既不能排除与肾上腺素无关，也难以完全肯定与其相关。因此，为提高局麻药使用的安全性，减少神经阻滞麻醉相关并发症，不能将局麻药中加入肾上腺素视作常规，尤其周围神经阻滞麻醉。

(四) 局麻药的局部神经毒性反应

1. 基本概念及病因。局麻药的局部神经毒性指由于局麻药浓度过高或与神经接触的时间过长而引起神经组织尤其是脊神经受损而引起的一系列临床表现。主要发病原因：①局麻药中防腐剂引起的神经损害。②局麻药联合的辅助用药引起的神经损害，如肾上腺素、高渗葡萄糖引起的神经损害。③局麻药的选择和使用不当引起的损害，如使用过高浓度的局麻药。④偶尔也有局麻药本身引起的神经组织损害。

2. 发病机制。迄今关于局麻药的脊神经系统毒性产生的确切机制尚不十分清楚，可能的机制主要有以下3点：

(1) 局麻药对脊神经系统的直接破坏。破坏了神经元的氧化磷酸化过程，影响了线粒体的跨膜动作电位，从而促进发生程序性死亡。

(2) 局麻药对脊神经系统的间接破坏。局麻药引起神经元的血流减少，以及抑制了内皮依赖性的血管扩张或干扰了引起血管扩张的前列腺素的合成，从而导致所作用区域的神经元缺血缺氧。

(3) 局麻药的神经毒性与细胞内钙离子浓度的变化有关。局麻药引起的细胞内钙超载是局麻药引起脊神经细胞的损伤与局麻药阻滞钠通道无关。通过对脊神经毒性的影响因素的各个研究发现，局麻药神经毒性与局麻药的剂量、浓度、不同种类局麻药、溶液的比重、添加缩血管药物、神经系统暴露于局麻药的时间、局麻药在蛛网膜下腔分布不均造成药物"池状"浓聚、蛛网膜下腔脑脊液容积、体位等因素有关，其中较肯定的是药物的浓度、剂量、在脑脊液中的浓聚、神经系统暴露于局麻药的时间与毒性反应的程度明显相关，而临床常用的葡萄糖注射液及药物的酸碱度不引起明显的神经损害。对溶液的比重和不同种类局麻药的毒性作用的研究，还存在相左的观点，妊娠对局麻药神经毒性的影响还缺乏相关的基础研究，这些均需进一步的研究。

3. 临床表现。脊神经的毒性反应通常表现如下。

(1) 马尾综合征：是指由下位脊神经根引起的各种程度的膀胱直肠障碍、会阴部感觉障碍和下肢麻痹。在穿刺时患者无异常感觉和疼痛，提示其发生与局麻药有关。

(2) 一过性神经毒性综合征：即神经根激惹综合征，主要症状有下肢疼痛和（或）感觉迟钝或过敏，可伴有下肢无力、麻木、感觉异常、背下部及第9胸椎水平以下疼痛、大小便失禁、勃起障碍、膀胱充盈感觉丧失、股四头肌麻痹等。呈可逆性改变或不可逆性改变，可逆性改变症状可在2周内消失，没有运动的缺损；不可逆的改变，即持续时间1个月～4年，50%伴有运动缺损。

(3) 延迟性神经功能障碍：主要表现为阻滞区域感觉异常或运动障碍，病程可能迁延。

4. 治疗策略。局麻药的脊神经毒性一旦确诊要及时治疗，治疗原则：①营养神经；②糖皮质激素的使用；③康复医疗及功能训练并进行心理辅导树立康复的信心；④防治并发症等。

根据以上原则，急性期可用能量合剂、糖皮质激素、维生素和神经营养药，下肢及背部按摩、热敷，勤翻身以防压疮形成。长期放置尿管应防止泌尿系统感染，并加强心理疏导，让患者树立信心，配合治疗。后期主要采取康复医疗及功能训练：在康复过程中辅助中医电刺激疗法或穴位电刺激疗法、夹脊穴针灸、自动运动和被动运动疗法等。

（五）救治方法的研究进展

1. 复苏方法。由于局麻药容易和组织结合如布比卡因，心脏按压可能需要维持几小时以上。室性心律失常应积极使用电除颤治疗，但可能需要心肌细胞膜单位恢复正常后除颤成功率更高，所以常需要重复除颤。

2. 超声引导与毒性反应。近年来因为超声引导的使用提高了局部麻醉和神经阻滞麻醉的效果和安全性，局部麻醉使用有增多趋势。这也导致了大多数医生包括一些麻醉医师有一个错误观念，认为局部麻醉比其他的麻醉方法安全。其实超声引导并无减少局麻药全身毒性反应的遁证研究依据，没有任何单一的干预能够可靠地消除局麻药全身毒性反应的风险。应采取一切可能的预防措施，整个麻醉手术过程中对患者进行足够的监测早期发现仍是极为重要的。

3. 惊厥处理。当惊厥发作时，美国局部麻醉学会 2010 年指南建议选择苯二氮䓬类药物。麻醉诱导剂，如丙泊酚和硫喷妥钠不够理想，但是可以接受的替代品。但在其 2012 年指南中将丙泊酚列为禁忌，因这些麻醉剂能抑制心脏功能，从而可能加重局麻药的毒性影响。

4. 脂肪乳。治疗的药代动力学尚未完全阐明，但可能涉及影响代谢、改变分布、促进局麻药与作用组织的解离；救治机制目前也还不清楚，仅有病例报道支持在人类应用有益，因而麻醉医师对其使用态度存有很大差异。副作用及争论正如任何治疗一样，都必须进行利益风险的评估。脂肪乳自身也存在副作用及毒性反应。总的来说，脂质输液的并发症发生频率一直偏低，特别是短期使用。一个潜在的并发症是增加血栓性静脉炎的风险；主要副作用有：影响机体单核细胞对念珠酵母菌属的反应，增加感染风险；损害网状内皮系统；外周静脉输注时可致静脉炎；可诱发过敏反应（包括过敏性休克），尤其是当脂肪乳含有大豆油时；乳化颗粒直径 $>5\ \mu m$ 时，可致脑、脾、肺、胎盘等组织产生栓子；输入速度超过 $100\ mg/(kg \cdot min)$ 时可导致肺动脉高压；新生儿与婴儿血浆清除率较低，增加高脂血症的风险；在儿童中使用可能引起精神改变；可促进华法林与血浆白蛋白结合而导致华法林耐受；可干扰体外膜肺的氧合功能；可能引起严重脑损伤患者颅内压增高等。在临床应用于局麻药全身毒性反应救治时应予重视。

李国民　梁诗颂　张在其

第 一 章

药物过敏反应

第一节 重型药疹

一、基本概念

药疹又称药物过敏性皮炎，是药物通过口服、注射或其他方式进入体内而引发的全身性皮肤、黏膜反应。重型药疹是指皮损广泛和伴有全身中毒症状及内脏受累的药疹，病情变化快，皮疹广泛，全身症状严重，可伴有高热、口、眼、外阴黏膜、呼吸道和消化道的损害，甚至累及各系统（心、肝、肾），可因继发感染导致脓毒症而死亡。

重型药疹主要有 4 种类型：重症多形红斑、大疱性表皮松解坏死型药疹和剥脱性皮炎及药物介导的超敏反应综合征。近年来，随着合成及半合成药物在临床上的广泛应用，药疹的发病率逐年上升。由于重型药疹病情急、病死率高，发病后必须紧急处理。

二、常见病因

引起药疹的药物种类很多，常见的致敏药物有以下 5 类。

（一）解热镇痛药

其中以吡唑酮类和水杨酸盐制剂为常见。

（二）磺胺类

其中以长效磺胺为多。

（三）镇静安眠类

其中以巴比妥类较多。

（四）抗生素类

其中以青霉素类为多见。其他如抗血清、苯妥英钠等抗癫痫药物、呋喃类、吩噻嗪类等引起的药疹也不少见。

（五）中药类

随着中草药的广泛应用及剂型改革，中草药引起的药物过敏反应也逐渐增多。引起过敏的药物有单味中草药，如葛根、天花粉、紫草、大青叶、板蓝根、鱼腥草、毛冬青、穿心莲、千里光、贝母、筋骨草、槐花、紫珠草、丹参、红花、人参、乌贼骨、地龙、蓖麻子、两面针、大黄、五味子等30余种；也有复方成药如六神丸、云南白药、益母膏、银翘解毒丸、牛黄解毒片等；此外还有近来在剂型改革中制成的复方柴胡注射液、复方地龙注射液、板蓝根注射液、穿心莲注射液等。

据报道，除药物外，病毒性感染如单纯疱疹、病毒性肝炎及肺炎支原体性肺炎等均可成为重症多形红斑、大疱性表皮松解坏死型药疹和剥脱性皮炎的病因。法国皮肤科协作组发现：50%重症多形红斑伴有单纯疱疹病毒感染，而75%的重症多形红斑及约100%的大疱性表皮松解坏死型药疹与药物有关。剥脱性皮炎为多种原因引起的一种综合征。然而在临床上缺少体内或体外试验用于检测可疑致病药物之间反应的因果关系。用斑贴试验来确定致敏药物，但其敏感性较低，再次使患者接触可疑药物诱发变态反应代价惨重，因此对致病药物的判断主要是根据发病前用药史，用药后至发病的潜伏期及皮损发生发展的特点等。

三、发病机制

药疹的发病机制非常复杂，可以是免疫性或非免疫性机制。

（一）药物过敏反应的有关免疫学原理

药物的种类可由复杂的蛋白制品到简单的低分子量化学品，多数属于后者。低分子量的药物属半抗原，必须首先与某些大分子物质如蛋白质等作为载体相结合，形成半抗原-载体结合物才能引起机体对该种药物的特异免疫反应。具有免疫原性的结合物，通常是通过共价键的结合，多是不可逆的，在体内代谢过程中不易被裂解，故易发生抗原作用。某些药物过敏反应只局限于一定的组织，可能是该组织的某种特殊成分起了载体的作用。

药物本身固然可以与蛋白载体结合成完全抗原，但也有的药物是其降解产物或其在体内的代谢产物与蛋白载体结合成为全抗原。由于各种药物引起的过敏反应的抗原决定簇也较复杂，大多数目前还不清楚。药物过敏的症状多种多样，它们属于变态反应的哪一型，目前还不完全了解，而且临床上不是单一的表现，简单概括如表7-1-1。

表 7-1-1　药物过敏反应的变态反应分型

变态反应类型	药物过敏反应的临床表现
第Ⅰ型	过敏性休克、荨麻疹、血管性水肿、支气管哮喘
第Ⅱ型	溶血性贫血、血小板减少性紫癜、粒细胞减少
第Ⅲ型	血清病样综合征、迟发性荨麻疹、血管炎、药物热、肾小球肾炎、部分药物过敏的肺部症状
第Ⅳ型	剥脱性皮炎、接触性皮炎及湿疹型药疹、麻疹样药疹、药物热、肺部过敏的胸膜炎、胸腔积液等反应
未确定型	光敏感型、药物引起的红斑狼疮综合征、固定性药疹、淋巴结肿大、肺部嗜酸性粒细胞浸润、单独的嗜酸性粒细胞增多

（二）药物过敏反应的影响因素

1. 药物过敏与治疗剂量、疗程和疗程次数、药物的性质、遗传、环境因素等有关。
2. 药物过敏反应与年龄、性别相关。性别影响不大，儿童对药物过敏的频率较成人低。
3. 药物的交叉敏感与多元敏感。
4. 药物的光敏反应。包括光毒性反应和光变态反应。

（三）药物过敏反应的非免疫性发病机制

1. 药物直接作用于肥大细胞释放递质，表现为荨麻疹、血管性水肿。或直接活化补体，如放射造影剂发生的荨麻疹反应。也可由于药物改变花生四烯酸的代谢途径，即抑制了环氧化酶，使花生四烯酸产生前列素减少，这是阿司匹林及其他非激素抗炎药物发生过敏反应的原因。
2. 药物的积聚或过量。
3. 药物副作用及菌群失调。
4. 药物的相互作用。

5. 药物使已存在的皮肤病激发。总之，药疹的发病机制十分复杂，目前有许多学说，尚未得到足够的证明，还需要进行深入的研究。

重型药疹的发病机制不清，目前认为可能有两类：①免疫源性；②非免疫性，大部分为免疫源性即变态反应性。有研究表明，致敏药物代谢后沉积在表皮，导致了皮肤的免疫反应。另有报道称药物或药物-载体结合物作为抗原致自身抗体反应所致。此型的发生是不可预料及非剂量依赖性的。许多作者提出与药物代谢异常有关，也有研究发现药物的半衰期越长，药疹越重。由磺胺及抗惊厥药引起的大疱性表皮松解坏死型药疹可能与机体对这两种药物活性代谢物的解毒机制存在缺陷有关。许多研究支持在重型药疹发生中除存在药物代谢异常外还有免疫系统参与。重症多形红斑及大疱性表皮松解坏死型药疹皮损免疫病理显示，表皮内 CD8T 细胞占优势，而真皮内细胞浸润则以 CD4T 细胞为主，剥脱性皮炎皮损免疫病理也显示表皮内细胞毒 T 细胞介导的抗角质形成细胞反应，这种免疫反应导致角质形成细胞凋亡，包括 FasL（CD95 细胞表面受体）系统，在大疱性表皮松解坏死型药疹中，角质形成细胞表达大量可溶性 FasL，从而诱导 FasL 阳性细胞（如角质形成细胞）凋亡。另有作者研究发现 HLA-B12 除与重症多形红斑的眼部损害有关外，HLA 基因型还与 B12 相关联，且随药物种类而变，如磺胺类与 A29、B12、DR7 相关联，这些结果表明遗传背景与重型药疹相关联。还有作者行病例对照研究发现，肿瘤坏死因子-α、P55、白介素-2、可溶性白介素-2 受体、白介素-10 在临床症状消失后浓度显著下降，表明他们也参与了药疹的发生。

四、临床特征

常见重型药疹的临床特征如下。

（一）重症多形红斑

多对称分布于四肢伸侧、躯干、口及口周、肛门和外生殖器部位，皮损为靶形损害即虹膜状皮疹，或有水疱，豌豆大至蚕豆大，境界清楚，有痛痒感。患者全身可出现大疱和糜烂，疼痛剧烈，可伴高热、肝肾功能障碍及肺炎等，病情凶险。

（二）大疱性表皮松解坏死型药疹

可发生于任何年龄，起病急骤，全身中毒症状明显，皮疹发生前可有结膜充血、口咽干燥、唇部灼热和皮肤灼热、瘙痒等前驱症状，数小时或 1～2d 后皮肤出现弥散性紫红或暗红斑片，明显触痛。发展迅速，很快遍及全身，出现松解型水疱、大疱及表皮大片松解脱落，尼氏征阳性，疱壁易被撕破或脱落，露出糜烂面，渗液较多。同时有高热、疲乏、咽痛、呕吐、腹泻等症状，容易继发感染和发生肝肾功能障碍，电解质紊乱或内脏出血，死亡率高。

（三）剥脱性皮炎（红皮病型）

多数病例是长时间用药后发生，可由麻疹样或猩红热样药疹转化而来，发疹后为继续用药所致。起病较急，常伴有高热、寒战，在原有皮疹的基础上逐渐加重，出现全身弥散性红斑、肿胀、脱屑，鳞屑呈糠秕状或袜套状或大片脱落。全身浅表淋巴结肿大，可伴支气管肺炎、中毒性肝炎，血液白细胞数显著增加或减少，甚至粒细胞缺乏。病程可持续 2～3 个月或更久，重者可因全身衰竭或继发感染而死。

（四）药物介导的超敏反应综合征

是一种具有潜在致命性的药物超敏反应，其特征为皮疹、发热、淋巴结肿大、血液异常、内脏表现。药物介导的超敏反应综合征具有高度多样化的临床表现，目前尚缺乏统一的诊断标准。抗癫痫药物（特别是卡马西平、苯妥英钠、拉莫三嗪、苯巴比妥）和别嘌呤醇是药物介导的超敏反应综合征最常见的诱因。其典型皮疹是麻疹样，可轻或中度，也可成为严重的剥脱性红皮病。皮疹常伴发面部水肿，还可进展为表浅的脓疱（尤其是在面部）。药物介导的超敏反应综合征对内脏器官损伤的影响可分为发生于急性期或与急性发作直接相关的器官功能异常，包括淋巴结病、显著的嗜酸性粒细胞增多症（其嗜酸性粒细胞计数在 $50\%\sim90\%$ 的病例中超过 $700/\mu L$）、血小板减少症、急性重型肝炎、肝大和黄疸。在严重的情况下，可能发生肝坏死，导致凝血障碍和脓毒症的肝功能衰竭可能是药物介导的超敏反应综合征的首要死因。结肠炎/肠出血、脑炎/无菌性脑膜炎、间质性肾炎，本身患有肾脏疾病的人和老年人特别容易受累。间质性肺炎/呼吸窘迫综合征患者可能出现呼吸困难及干咳。药物介导的超敏反应综合征也可诱发脑膜炎和脑炎产生神经系统症状，$2\sim4$ 周开始发生，包括言语异常、头痛、癫痫、肌肉无力、颅神经麻痹及昏迷等。

五、辅助检查

（一）血常规检查

白细胞总数可增多，常伴嗜酸性粒细胞增多，也有白细胞总数减少者，若白细胞数低于 $2\times10^9/L$，则预后较差。

（二）多器官受累者

可出现肝、肾功能和心肌的损害：肝酶升高、血尿及蛋白尿、血清尿素氮和血清肌酐升高及心电图异常等。

（三）重型药疹的皮肤试验

有斑贴、划痕、皮内试验。由药物引起的接触性皮炎，用斑贴试验对确定过敏性药物有重要意义。

（四）重型药疹的实验室诊断

1. 放射免疫测定。放射变应原吸附试验的应用。

2. 组胺游离试验。此为用作Ⅰ型变态反应中抗原抗体反应在试管内的检查法。

3. 嗜碱性粒细胞脱颗粒试验。即用患者的嗜碱性粒细胞与致敏药物（直接法）或用免嗜碱性粒细胞与患者血清加致敏药物（间接法）使嗜碱性粒细胞发生脱颗粒现象，以检查药物过敏原。

4. 淋巴细胞转化试验。外周血液中的致敏小淋巴细胞在抗原存在条件下，在试管内培养 $2\sim3$ d，可转化为淋巴母细胞样。

5. 巨噬细胞游走抑制试验。体外培养的致敏淋巴细胞在抗原刺激下可产生巨噬细胞抑制因子，根据这一原理来检查引起药物过敏的致敏原。

六、诊断思路

重型药疹的诊断主要是根据病史及临床症状，除固定性药疹具有特征性表现之外，多数药疹不易与其他原因引起的同样症状区别，必须根据病史及发病过程加以综合分析而做出诊断。

在临床方面：对骤然发生于治疗过程中的全身性、对称性分布的皮疹要有所警觉，耐心询问各种形式的用药史，特别要注意交叉过敏及以隐蔽形式出现的药物过敏。其次在熟知各种药物类型的基础上，排除类似的内科、皮肤科疾病。一般药疹的颜色较类似的皮肤病鲜艳，而痒感则重于其他传染病。通常药疹在停用致敏药物后较快好转或消退，而传染病及某种皮肤病则各有一定的病程。

七、临床诊断

重型药疹的临床诊断主要依靠病史、临床表现、皮肤试验、实验室检查等。

（一）病史

患者起疹前有明显的用药病史。

（二）临床表现

重型药疹在临床上有许多共同特征：皮损以红斑、水疱、黏膜出血性糜烂为主，常伴发热等全身症状，内脏损害的发生率也较高等，各型本身也具有不同特点。

（三）皮肤试验

有斑贴、划痕、皮内试验。

（四）实验室检查

见以上的相关检查。

八、鉴别诊断

根据用药史、发疹经过、用药与发疹的时间关系及临床表现等方面综合分析做出诊断，并与各种亚型药疹相似的疾病鉴别。大疱性表皮松解坏死型药疹、重症多形红斑还需与泛发性大疱性固定性药疹、免疫性大疱性皮肤病鉴别。剥脱性皮炎应与银屑病、湿疹皮炎、恶性肿瘤（常见的为淋巴网状系统肿瘤，如蕈样肉芽肿等）鉴别，药物引起者多起病急，红斑迅速扩展全身，可先表现麻疹样、猩红热样药疹，以后发展成红皮病，伴有发热等全身症状显著，预后好。恶性肿瘤和其他疾病引起者，发病缓慢，瘙痒剧烈，病程数月乃至数年。

九、救治方法

（一）抢救

重型药疹须及时采取有效的治疗措施，一旦延误治疗，会造成严重的不良后果。所有患者入院后应给予及时抢救治疗，及时停用一切可能致敏药物，用药尽量简单，防止多元性过敏。对于休克患者，必须就地争取时间进行抢救。具体抢救方法：

1. 立即皮下或肌内注射肾上腺素，病情严重的可考虑静脉给药。

2. 有呼吸困难者给氧，静脉缓慢注入氨茶碱。如有呼吸道阻塞症状则可考虑气管插管，必要时给予气管切开。

3. 注意血压情况，如血压持久偏低，可给予去甲肾上腺素或升压药物静脉滴注。

4. 糖皮质激素，如氢化可的松 100 mg 加入 25% 葡萄糖注射液 40 mL 静脉滴注，或地塞米松 5 mg 肌内注射或静脉滴注。

（二）常规治疗

首先是停用或更换可疑药物。多饮水或静脉输液以促使体内药物排泄。一般给以抗组胺类药物、维生素 C 及钙剂。重症者需加糖皮质激素。病情特别严重的，如大疱性表皮松解坏死型药疹，需采取相应有效措施。其原则：

1. 大剂量糖皮质激素。

2. 防止继发感染。

3. 注意补液及维持电解质平衡。

4. 加强护理，对剥脱性皮炎及大疱性表皮松解坏死型药疹则以暴露疗法为好。具体治疗如下：

（1）糖皮质激素。许多临床病例证明，及早、足量使用糖皮质激素进行治疗是控制病情的关键。成人可给予地塞米松 10～20 mg/d 或氢化可的松 300～400 mg/d 分两次静脉滴注，尽量在 24 h 内均衡给药，病情应在 3～5 d 控制。如未满意控制，则应加大剂量（增加原剂量的 1/3～1/2），待病情稳定，各种症状明显好转时，开始撤药，撤药不宜过快，应逐渐减量，后改为泼尼松口服至停药。另外临床上发现甘草酸二铵、雷公藤总苷具有抗炎、免疫调节等作用，如果联合应用这两种药物，可降低糖皮质激素用量，并可减少并发症的发生。

（2）防止继发感染。因表皮大片脱落，加之糖皮质激素的大量使用，易引起全身性感染，故应采取严格消毒隔离措施，如房间、床单等用物的无菌消毒，护理人员的无菌操作，以尽可能地减少感染机会。如已并发感染，则应选用适当的抗生素。重型药疹易继发感染，口腔、眼睛、消化道、生殖系统等部位尤其易合并真菌感染，可适当谨慎应用广谱、高效、抗原性小的抗生素进行预防，必要时可用两种抗生素联合使用。大部分患者可伴有腹泻、食欲不振，应排除肠道继发真菌感染的可能。对于口腔黏膜疼痛性损害可用 0.5％利多卡因含漱，止痛后再用 1‰碳酸氢钠擦洗清除分泌物，对预防口腔真菌感染有一定的作用。应及时对口腔假膜及各个部位异常分泌物进行镜检和培养，镜下见菌丝和培养阳性（2 次以上且结果一致）可判定为真菌感染，积极进行抗真菌药物治疗。

（3）注意补液及维持电解质平衡。应密切注意有无低钾。在渗出较多的情况下除补充液体外还要注意补充胶体，必要时输血或血浆。防治并发症，保护肝肾功能：患者一般伴有发热，此时应物理降温或中药降温为主。重型药疹可伴有或继发肝肾功能损害，同时肝肾功能损害又可直接使患者病情迅速恶化，因此定期监测肝肾功能和对肝肾损害的积极治疗，对患者病情恢复和生命保障也极为重要，未出现损害者可适当给予护肝肾药物预防，严重者可请专科医师会诊治疗。

（4）加强支持疗法。可创造稳定的个体环境，同时改善患者的生存质量。应给予高蛋白饮食，重型药疹患者因口腔黏膜和消化道平滑肌侵犯可出现进食困难，食欲不振，应鼓励患者积极进食，也可经鼻饲管注入食物，保证营养供应，增强免疫力。必要时可多次输新鲜血液、血浆或人血白蛋白予以支持。

（5）注意皮损与黏膜护理。皮损视情况给予创面换药，糜烂面湿敷，疱液抽吸。对红斑、脱屑部位外用糖皮质激素、凡士林软膏等。重型药疹的外用疗法如对剥脱性皮炎及大疱性表皮松解坏死型药疹则以暴露疗法为好。护理以对症治疗和预防感染为主，房间空气定时消毒，及时更换无菌床上用品，避免继发感染。注意患者体温的保持，如果需要加用棉被可用隔离架，避免棉被与皮损接触。皮肤消毒后换药，应力求彻底，操作时动作要轻巧，必要时可以预先应用普鲁卡因或利多卡因轻涂创面止痛。生命体征正常，皮损面积小于体表面积 40％者，病情允许时可用 1/8 000 高锰酸钾溶液沐浴或盆浴，2～3 次/d，5～10 min/次。对于损害面积＞50％，伴有大量渗液者，先用 1/8 000 高锰酸钾溶液沐浴和 3％硼酸溶液分片湿敷 30 min，然后可用红外灯烤干，再用庆大霉素 40 万 U 加 0.9％氯化钠500 mL 湿敷，同时注意保暖。对于已形成的较大的水疱，可在酒精或碘伏消毒后进行无菌疱液抽取术。对于尚未剥离的残留皮肤，因其仍有很好的防止感染作用，故在皮肤护理的过程中应尽量保持，同时避免糜烂面长时间受压，定时翻身并避免拖、拉、推等动作。眼睛治疗和护理需要放在各部位护理之首。重型药疹几乎 100％波及眼睛，患眼常有的表现是眼结膜充血、水肿、畏光流泪、角膜溃疡、分泌物增多、眼睑粘连、异物感等，重者有眼结膜外翻、疼痛、视力模糊等。更甚者可致视力下降和失明。从心理治疗学角度来看，患者眼睛的及时护理和保护，可以避免患者情绪恶化，加速整个恢复进程，在重型药疹的治疗过程中起到不可忽视的作用。应及时松解患者上下眼睑粘连、睑、球结膜粘连，方法可 3～4 次/d 用球头玻璃棒分离睑结膜和球结膜，对于眼睑粘连严重患者可以给予 0.9％氯化钠轻轻冲洗或湿敷，2～3 次/d。预防感染可在充分清除分泌物后用 0.25％氯霉素眼药水或氢化可的松眼药水交替滴眼，3～4 次/d，严重者每 2～3 h 1 次，睡前可予抗生素眼膏保护。同时要鼓励患者多做眨眼动作，避免粘连。口腔多伴有黏膜损伤，尤其大量的糖皮质激素的应用，更易造成口腔内真菌感染。口腔护理一般在饭后 30 min 和睡前进行，护理时要观察口腔糜烂面是否合并感染。此外，耳及鼻腔可能会有黏膜水肿、糜烂、分泌物增多等现象，也需要加强护理。肛门外生殖器区域也是重型药疹必然侵犯之处，部位隐蔽，属于不易护理部位，同时有粪便的污染等因素存在，所以很容易造成护理漏洞或感染发生。护理的要点是积极观察，湿敷暴露，及时清理。可以给予 3％硼酸溶液或1/8 000 高锰酸钾溶液每天湿敷，同时嘱患者双腿常分开使糜烂面暴露，勤查有无特殊分泌物，及时进行糜烂面清理和敷料更换。

（三）中医疗法

药疹的临床表现和形态各异，全身症状也轻重不等，故宜辨证施治。重型药疹有高热、意识不清、便干尿赤等毒入营血者，宜清热凉血解毒，用犀角地黄汤加减；大疱型药疹，则宜清热解毒化湿，用清瘟败毒饮加减，若病程后期热毒伤阴，形成剥脱性皮炎样者，则以清热解毒养阴增液法治疗，方以增液汤合清营汤加减。

十、诊疗探索

近年来血浆置换法治疗在国内外报道中不断增多，其主要机制可能为通过免疫球蛋白 IgG 和细胞因子的作用使体内的毒素如病理性自身抗体、药物等得到清除。国外虽然仍存有不少争议，但是国内外积极效果的报道仍占多数。血浆置换疗法在重型药疹中的作用，对有较严重和难治性肝肾功能损伤者尤为积极，并有大剂量丙种球蛋白冲击联合血浆置换疗法也取得良好疗效的报道。樊申平等报道 6 例血浆置换治疗大疱性重型药疹并取得满意疗效。高天文等报道应用血浆输注法和血浆置换法对 3 例大疱性重型药疹患者治疗效果满意。血浆置换可以迅速清除血液循环中的药物、抗原、抗体和免疫复合物，迅速改善病情，同时还可以减少激素用量，减少各种副作用，对于病情的恢复有积极的改善作用。但是，由于血浆置换疗法的技术要求高，费用较昂贵，因此目前应用受限。

十一、病因治疗

重型药疹可危及生命，因此须防止和及早发现药疹的发生。

1. 对药物的应用要严加控制，必须根据适应证而决定，尽可能减少用药品种，杜绝滥用药物，以求减少药物过敏的反应的发生机会，即使发生药物过敏也易于确定是哪种药物致敏，以便于更换和使用。

2. 用药前应详细询问过敏病史，对有药物过敏者，应尽量避免再度应用此种药物，对化学结构相似的药物也应避免使用，以防交叉过敏的发生。

3. 注意药疹的前驱症状，如发热、瘙痒、轻度红斑、胸闷、气喘、全身不适等症状，以便及早发现，及早停药，避免严重反应的发生。

4. 某些药物如青霉素类、普鲁卡因、抗血清等，在使用前应严格遵照操作规程进行划痕或皮内试验。

十二、最新进展

静脉注射人免疫球蛋白可以通过阻止 Fas/FasL 途径抑制表皮细胞凋亡，从而干扰疾病进程，降低凋亡进度，常用剂量为 0.75 mg/(kg·d)，冲击剂量为 400 mg/(kg·d)，疗程均为 $4\sim5$ d。国内对于静脉注射人免疫球蛋白的应用研究多为个例或小样本报道，均显示有效。静脉注射人免疫球蛋白是重型药疹抗炎治疗中极好的辅助治疗手段。此外，静脉注射人免疫球蛋白能导致 T 抑制细胞增多，T 辅助细胞减少，自身 IgG、IgM 合成减少，在治疗重型药疹中也可能起一定作用。

近些年来，临床研究发现在糖皮质激素治疗的同时，部分患者合并应用静脉注射人免疫球蛋白，以减少激素的用量，快速控制症状，减少并发症。尤其是对于难以忍受大剂量糖皮质激素治疗的患者，如伴有高血压、糖尿病等的老年患者，加用静脉注射人免疫球蛋白可以加速皮疹的消退，减少糖皮质激素的用量，并且可以适当加快激素的减量，从而可以减少治疗期间各种副作用的出现。刘矗等通过临床实践，也发现联合应用静脉注射人免疫球蛋白可以缩短疗程，与单独应用激素治疗的患者相比，具有明显的统计学差异。冯素英等研究表明，有的患者用药 1 h 后病情即有改善。静脉注射人免疫球蛋白对重型药疹具有明显疗效已得到证实。此外，静脉注射人免疫球蛋白的辅助治疗效果，在许多国外文献当中也有报道，这些报道证实，在应用各种支持疗法无法缓解患者症状的情况下，应用静脉注射人免疫球蛋白可以很快缓解症状。在重型药疹治疗中，当前静脉注射人免疫球蛋白其常用量为400 mg/（kg·d）静脉滴注，连续 3～5 d 为 1 个疗程。其作用机制目前尚未完全清楚，有些学者认为静脉注射人免疫球蛋白除了替代作用外，还可以中和抗原，抑制可结芯片段受体功能，抑制细胞因子和炎症递质的产生和释放，调节 T 和 B 淋巴细胞活性，减少自身抗体产生。

肿瘤坏死因子-α 拮抗剂：英利昔单抗或益赛普均可用来治疗重型药疹，英利昔单抗 5 mg/kg 治疗药物介导的超敏反应综合征，首剂加倍，隔天 1 次。

胡辉莹 谢治 张在其

第二节　重型药物热

一、基本概念

药物引起的发热通常我们称之为药物热，是由于患者因病使用某种或多种药物而直接或间接引起的发热，是临床上常见的不良反应之一，也为发热的常见原因。临床上药物热的产生取决于多种因素，并非某种药物特征性的反应，通常与机体的高敏感性反应和患者体质的特异性反应有关，近年来随着各种药物的应用逐渐增多，其发生率也有逐渐增高的趋势。

二、常见病因

引起药物热的确切原因至今还不清楚。某些药物因具有全抗原或半抗原特性，可与体内蛋白质结合刺激机体的免疫系统产生抗体，形成抗原-抗体复合物，直接或在补体作用下激活吞噬细胞释放内源性致热原引起发热。就广义而言，任何药物均可能在制备和使用过程中，由于被微生物、肉毒素或其他污染物质等污染而引起用药者发热。尽管非药物本身所致，但却与用药有关，几乎所有的药物都能通过这种机制引起药物热。最为常见的致病药物有磺胺类、两性霉素 B、青霉素类、博莱霉素、放线菌素 D、抗组胺类药物、甲状腺激素等。较常见的药物有：头孢菌素类、利福平、链霉素、别嘌醇、硫唑嘌呤、西咪替丁等。特别值得一提的是中药也可导致药物热。因此，临床上医务人员对于难以处置的发热患者应该考虑是否有药物热的可能性存在。

三、发病机制

引起重型药物热的主要发病机制可归纳为以下几个方面。

（一）药物在制作或使用过程中的污染

如微生物、内毒素引起。最常见的为注射剂受污染而产生输液反应。

（二）在给药途径中

如静脉给药时引起的静脉炎导致的发热，肌内注射时因局部引发无菌性脓肿导致发热。

（三）药物的药理作用所致的此种发热

虽与用药相关但非药物直接引起的，常因药物造成病原体短期内大量死亡或病变组织的迅速崩解，毒素刺激机体而引起发热，如青霉素治疗梅毒螺旋体、钩端螺旋体或敏感菌引起的脑膜炎、肺炎等疾病时被杀死的菌体释放出大量内毒素可引起发热甚至高热惊厥。癌症患者在化疗过程中，由于癌组织的大量破坏，释放出一系列炎性递质和毒素而引起发热。

（四）因药物影响体温调节机制所致

如苯丙胺、可卡因等，可直接影响体温调节中枢而引起发热。过量使用甲状腺激素时，由于使基础代谢亢进而发热。婴幼儿、极少数成人患者对上述药物耐受性差或在高温环境中使用，有时即使小剂量也能引起药物热。

（五）因某些个体先天性生化代谢缺陷所致

如葡萄糖-6-磷酸脱氢酶缺乏者，使用伯氨奎啉等药物后，可引起溶血性贫血和发热。

四、临床特征

1. 药物热缺乏明显的感染灶（应结合仔细的体检及各种辅助检查）。

2. 药物热的潜伏期可短至 1 h 或长达 25 d；患者往往连续数天使用或停药后又再使用同一种药物后出现，偶尔可在给药后立即发生。中草药针剂潜伏期较短，一般在 1～4 d 出现发热，抗生素则多数在 6～10 d 出现发热。

3. 药物热的热型呈有规律的间歇热，体温大多在当日用药结束后 2～4 h 达高峰，晚上体温渐趋正常；部分表现为稽留热或低热。患者一般精神状况尚好，食欲无明显减退，中毒现象不显著，无慢性病容。

4. 药物热除表现发热以外，可同时伴有药疹，这更有助于药物热的诊断。药疹为多形性、呈对称性分布，往往有瘙痒、烧灼感。常见的发疹类型为猩红热样红疹、荨麻疹、麻疹样红斑、固定性红斑等。严重的药疹可表现为剥脱性皮炎。

5. 平时如对食物或药物有过敏现象的，药物热发生率更高，尤应值得警惕。

五、辅助检查

最具特征或最有意义的实验室、影像检查项目如三大常规、生化指标、各种体液病原菌检查、血清抗体、免疫学等及普通 X 线、各种造影、数字减影血管造影、CT、MRI、超声、各种内镜检查等。

六、诊断思路

重型药物热可按照以下思路进行诊断：

1. 询问病史。详细追问患者既往病史和现病史，寻找诱发因素。

2. 快速估计发热和判断药物热的程度及来源。

3. 体格检查。

4. 辅助检查。

5. 诊断性治疗。

七、临床诊断

1. 感染性疾病应用抗菌药物后，体温曾一度下降，继续用药后体温再度上升或使用抗菌药物后体温不降反而较前明显升高，排除继发感染，不能用其他原因解释。

2. 非感染性疾病，用药后出现发热。

3. 虽然体温较高但患者一般情况好。

4. 除发热外还伴随一些过敏症状如皮疹、关节痛及嗜酸性粒细胞升高等而不能用其他原因解释。

5. 试验性停用一切可疑药物后 1 周内体温恢复正常，再次用药又再发热。

八、鉴别诊断

临床上几种常见发热的鉴别有：

（一）感染性发热

发病时可发现明显的感染灶，药物热则没有；药物热引起发热时一般精神状态良好，不伴有心率加快。

（二）热源反应

有寒战、高热伴有明显全身症状，一般与用药时间长短无关，发生的日期不定。

（三）出血吸收热

血液被机体吸收所致的吸收热一般在 2～3 d 出现，体温在 38℃左右，一般不＞39℃，多在 5～14 d 后恢复。

九、救治方法

对药物热最好的治疗方法是停用一切可疑药物，补液有利于药物的排泄和高热的处理。重症患者可应用肾上腺素、糖皮质激素，对高热或超高热的患者可同时应用物理降温，但对酒精过敏者，禁做酒精擦浴。值得注意的是，钙剂、抗组胺类药物、解热镇痛药也能引起药物热，因此不主张首选这些药物处理药物热。其预防也极为重要，临床医师应提高对药物副作用的认识。由于许多药物均可引发药物热，因此用药要有的放矢、指征明确，反对多、杂、乱、滥。要遵循"能口服则不注射，能肌内注射则不静脉滴注，能局部外用则不内服，能单用则不合用，能少用则不多用，能不用最好不用"的原则。对已经发生过药物热的患者，应告知患者禁止再用同一种甚至同一类药物。对原发病确须应用致热药物时，应先征得患者或家属书面同意，合用糖皮质激素，并从小剂量开始逐渐递增，密切观察患者反应，必要时做好抢救准备。

十、诊疗探索

诊断出药物热后，停止使用原致热药物非常关键。然而预防药物热的发生最为关键，预防药物热要做到：

1. 严格按照医嘱服药，不要私自滥用药物。
2. 特异体质患者就诊时，应主动告知医生。
3. 在用药过程中发生药物过敏等反应时，应及时诊治。
4. 严格控制药物质量，禁止使用过期及可疑变质的药物，预防药物热或意外事故的发生。

十一、病因治疗

典型的药物热出现于用药后第 7～10 天，若以前接触过这次所用的药物，则可在用后数小时内即出现发热，个别病例可短至 1 h 或长达 25 d。药物热的体温曲线无一定规律，任何热型均可出现，多数患者仅表现为发热，而无其他症状，一般情况良好，甚至不伴有体温升高所致的心率加快。少数患者症状较重，伴有头痛、肌肉关节酸痛、寒战等，部分患者可伴有其他过敏症状。临床医师对任何进行药物治疗的发热患者，均应考虑到这一病因的可能性。若除发热外，还出现了皮疹、支气管哮喘等过敏症状，虽原发病已有好转，而体温仍高或体温一度下降后再度升高，临床上又找不到引起发热或发热加重的确切病因者，均应想到药物热的可能。若停药后体温在 24～48 h 内恢复正常，则强烈提示药物热；若再次用药后又出现发热则确诊无疑。再次用药后常可于数小时内引发高热，甚至远超原有热度。药物触发试验可能给患者带来痛苦或其他意外，不可轻率实施。对接受多种药物治疗出现发热者，最好先停用全部药物。

十二、最新进展

药物热是因使用药物直接或间接引起的发热，是临床上较常见的发热原因之一。对不明原因发热患者进行分析，其中诊断为药物热者占18％。抗生素是引起药物热最常见的药物，但非抗生素类也占有相当多的比例，尤其是目前一些中药制剂引起的药物热容易被忽略。药物热的诊断缺乏特异性，因而诊断不易，特别是不伴皮疹、关节痛、嗜酸性粒细胞增加等其他过敏症状者尤为困难，常常误诊为原发病未控制和院内感染，从而加用或更换抗生素，导致病情延误，医疗费用增加，因此临床医师对用药过程中出现发热，或者热退后体温再度升高者，要高度警惕药物热的可能性，及时停用可疑药物。

胡辉莹　谢治　张在其

第二章　免疫性皮肤病

第一节　重症天疱疮

一、基本概念

天疱疮是一组由表皮细胞松解引起的慢性、复发性表皮内大疱性皮肤病，为自身免疫性疾病。临床上表现为皮肤及黏膜上出现松弛性水疱或大疱，疱易破而留下糜烂面，尼氏征阳性。天疱疮的分类尚未统一，大部分学者倾向于分为 4 种类型：寻常型、增殖型、落叶型和红斑型。其中寻常型天疱疮是天疱疮中最多见、临床症状最严重的一型。其他类型病情较轻，黏膜损害少，大都预后良好。因此临床上重症天疱疮以寻常型为主，国内部分学者根据天疱疮患者皮损面积大小分为轻、中、重症，皮损面积小于体表面积的 10％为轻症，30％左右为中症，＞50％为重症。重症天疱疮是皮肤科的危重疾病，由于创面较大、体液丧失较多，且口腔黏膜损害影响进食，加上糖皮质激素等免疫抑制治疗，预后较差，可因全身衰竭、继发感染或激素副作用等而致死，部分伴发恶性肿瘤的重症天疱疮，也因恶性肿瘤而致死。

二、常见病因

（一）特发性天疱疮

病因尚未明了，但有大量证据表明是表皮细胞间抗体介导的自身免疫性疾病，且有器官特异性：

1. 天疱疮患者血循环中存在抗表皮棘细胞间物质的抗体，且抗体滴度与病情轻重及活动程度平行。

2. 血浆置换法去除血清中抗表皮棘细胞间物质抗体可使病情缓解。

3. 将具有高滴度抗体的天疱疮患者的血清或免疫球蛋白被动转移至实验动物，可产生表皮棘细胞松解。

4. 已证实寻常型天疱疮的抗原是主要为桥粒芯糖蛋白-3，抗体为抗 DSG-3 抗体。

（二）药物引起的天疱疮

多在用药数月后出现天疱疮，青霉胺、卡托普利、吡罗昔康及苯巴比妥等含硫基团的药物较易引起。可能是由于药物的作用使得某些表皮细胞间或细胞表面成分的构象发生改变而成为抗原物质。这类天疱疮患者的周围血清中检测不到特异性抗体。

三、发病机制

天疱疮的发病机制重点在天疱疮抗原、天疱疮抗体和棘细胞松解 3 个因素。

天疱疮抗体与天疱疮抗原结合后，通过细胞信号传导途径激活系列蛋白酶，导致表皮细胞间的连接结构水解，引起表皮棘层细胞互相分离、棘层松解和表皮内水疱形成。

天疱疮抗体通过空间位阻直接干扰了桥粒芯糖蛋白3间的连接。

四、临床特征

(一) 寻常型天疱疮

1. 一般情况。多发于中年人，儿童罕见，损害一般首发于口腔，累及全身大部分皮肤。

2. 皮肤损害表现。在外观正常的皮肤上（少数在红斑的基础上）出现黄豆至蚕豆大或更大的水疱，初起疱液清亮，继而浑浊，大疱疱壁初起紧张，但迅速松弛和破裂，并遗留大片表皮糜烂面和结痂，明显渗出，有腥臭味，皮损不断向周围扩展，愈合缓慢，在数周内泛发全身；皮损愈合时常留下色素沉着而不形成瘢痕。

3. 黏膜损害。以口腔最常见，较皮肤损害出现早，一般不见水疱，多呈大片糜烂面，可累及整个黏膜，边界不清，上覆灰白色膜，类似重型渗出型多形红斑；其次口唇、眼结合膜、鼻、咽、喉、食道、阴道、阴茎及肛门等处也可受累，有继发感染时，可有较多脓性分泌物。

4. 尼氏征阳性。为本病的主要体征，用手指轻压疱顶，水疱向侧方移动，牵拉疱壁时表皮易于剥离，用手指轻擦病变部位的"正常"皮肤，出现表皮脱落。

5. 全身症状。可出现畏寒发热、倦怠、食欲减退等症状；皮肤大面积糜烂、体液大量丢失，口腔糜烂不能进食，疼痛明显，易出现继发感染、水电解质紊乱、低蛋白血症等。

(二) 增殖型天疱疮

1. 好发于腘窝、腹股沟、肛门、外阴、乳房下、腋窝等皱褶部位。

2. 早期皮肤损害与寻常型天疱疮相似，在糜烂面的边缘很快形成肥大的肉芽，呈现蕈状或乳头瘤样增生，周围有炎性红晕，表面可结污秽痂，有腥臭味，尼氏征阳性。

3. 黏膜损害同寻常型天疱疮，但出现较迟。

4. 自觉症状不明显，病程缓慢且比寻常型长，病变时轻时重。

(三) 落叶型天疱疮

1. 起初多发于头面和躯干上方，可泛发全身。

2. 皮肤损害开始为小而松弛的水疱，但很少见到完整的水疱，易于破裂，形成浅表性的糜烂面，皮损表面覆有黄褐色、油腻、疏松的剥脱表皮、痂及鳞屑，呈叶状脱落，尼氏征阳性。

3. 黏膜损害较少见，症状轻微。

4. 自觉灼热疼痛，可有严重瘙痒。

(四) 红斑型天疱疮

1. 好发于头面、躯干上部及上肢等暴露部位或皮脂腺丰富的部位，黏膜及下肢一般不受侵犯。

2. 皮肤损害可见天疱疮所具有的水疱、糜烂及结痂，但更多见鳞屑性红斑损害，鼻及颊部可见蝶形红斑，表面被有角化及脂溢性鳞屑，类似脂溢性皮炎或红斑狼疮皮损，尼氏征阳性。

3. 病程缓慢，常复发，可自然缓解。

五、辅助检查

(一) 血液学检查

多有贫血，程度与病情严重程度成正比；白细胞总数与中性粒细胞升高，多与继发感染有关；部分患者嗜酸性粒细胞升高；红细胞沉降率加快和C反应蛋白升高；血清总蛋白和人血白蛋白降低，各种类型的免疫球蛋白可出现不同程度的升高；血钠、钾降低；肝肾功能常正常。

（二）肿瘤的相关检查

检测是否合并淋巴网状内皮细胞肿瘤、乳腺癌、支气管肺癌和宫颈癌等。

（三）细胞学检查

在糜烂面用玻片取材，固定后瑞氏染色，可发现天疱疮细胞。

（四）间接免疫荧光检查

主要检测天疱疮抗体，对诊断天疱疮有很高的特异性和敏感性，阳性率可达90%。天疱疮抗体滴度与疾病的严重程度和活动性大体平行。在寻常型天疱疮中，天疱疮抗体是 IgG 型，可分为 IgG_1 和 IgG_4 两种主要亚型，活动期以 IgG_4 亚型为主，在消退期或静止期以 IgG_1 为主。在重症天疱疮中，可见高滴度的 IgG_4 亚型。

（五）组织病理与免疫病理

1. 组织病理。天疱疮组织病理的特点为棘细胞松解，表皮内水疱和裂隙。不同类型的天疱疮其组织病理改变有所不同。寻常型天疱疮棘细胞松解发生于基底细胞层上面，形成表皮内深层水疱；增殖型与寻常型相似，但水疱不明显，突出表现为表皮呈乳头瘤状增生，棘层肥厚；落叶型与红斑型天疱疮水疱或裂隙发生棘细胞层上部或颗粒层，为表皮内浅层水疱。

2. 免疫病理。在重症天疱疮患者皮损周围"正常"皮肤取材做直接免疫荧光检查，可见棘细胞间有 IgG 和 C_3 的沉积。

（六）细菌培养

取眼、口腔、腹股沟等部位的分泌物做细菌培养，判断是否有继发性细菌感染，同时筛选敏感的抗生素。

六、诊断思路

（一）询问病史

详细追问患者既往病史和现病史，寻找诱发因素。询问患者的用药史，查清是否为药物引起的药物诱导性天疱疮，以便尽早停药。寻找除天疱疮以外的症状，以便发现其他多器官是否有损害或同时伴有肿瘤或潜在的肿瘤症状，以便及时发现原发病灶和抗肿瘤治疗。如果无上述两种诱发因素，要考虑为特发性天疱疮。

（二）根据皮肤黏膜损害判断天疱疮的类型

1. 寻常型天疱疮。全身黏膜损害（以口腔最常见）严重；外观正常皮肤上发生水疱或大疱，或在红斑基础上出现浆液性大疱，疱壁薄，尼氏征阳性；易破溃形成糜烂面，渗液多，可结痂；部分严重者可出现表皮大面积剥离；如有继发感染，可有难闻臭味。

2. 增殖型天疱疮。口腔黏膜损害出现较迟；皮肤损害好发于腘窝、腹股沟、肛门、外阴、乳房下、腋窝等皱褶部位，最初为薄壁水疱，破溃后在糜烂面上出现蕈状或乳头瘤样的肉芽增生，边缘常有新生水疱，使皮损面积逐渐扩大；尼氏征阳性；皱褶部位易继发细菌及念珠菌感染，常有臭味。

3. 落叶型天疱疮。好发于头面和躯干上方，可泛发全身；黏膜损害较少；皮肤损害开始为小而松弛的水疱，易于破裂，形成浅表性的糜烂面，皮损表面覆有黄褐色、油腻、疏松的剥脱表皮、痂和鳞屑，呈叶状脱落，尼氏征阳性。

4. 红斑型天疱疮。好发于头面、躯干上部及上肢等暴露部位或皮脂腺丰富的部位，黏膜及下肢一般不受侵犯；早期皮损类似脂溢性皮炎或红斑狼疮，水疱常不明显，也可见在红斑基础上出现散在、大小不等的浅表性水疱，疱壁薄易破，形成轻度渗出、鳞屑和结痂。

（三）辅助检查

水疱基底涂片查棘层松解细胞；组织病理检查是否有天疱疮特征性改变-表皮内的棘层松解，并分清不同类型棘层松解部位；用间接免疫荧光检查血清中的抗天疱疮抗体；皮损周围"正常"皮肤直接免疫荧光检查，表皮细胞间是否有 IgG 和 C_3 的沉积；根据病情进行相关血液学检查等。

（四）判断病情

根据天疱疮患者皮损面积大小分为轻、中、重症，皮损面积小于体表面积的 10％为轻症，30％左右为中症，＞50％为重症。

七、临床诊断

重症天疱疮临床诊断主要依据患者的病史、临床表现及相关检查来进行，诊断条件如下。

（一）寻常型天疱疮

1. 临床表现。①多发于中年人，儿童罕见；②损害一般首发于口腔，累及全身大部分皮肤；③在外观正常的皮肤上（少数在红斑的基础上）出现黄豆至蚕豆大或更大的水疱，大疱疱壁初起紧张，但迅速松弛和破裂，遗留大片表皮糜烂面和结痂，明显渗出，有腥臭味；④黏膜损害以口腔最常见，较皮肤损害出现早，一般不见水疱，多呈大片糜烂面，可使整个黏膜累及，边界不清，上覆灰白色膜，类似重型渗出型多形红斑；⑤尼氏征阳性；⑥全身症状可出现畏寒发热、倦怠、食欲减退等症状。

2. 辅助检查。①血液学检查：有轻至中度贫血，程度与病情严重程度成正比；白细胞总数与中性粒细胞升高，多与继发感染有关；部分患者嗜酸性粒细胞升高；红细胞沉降率加快和C反应蛋白升高；血清总蛋白和人血白蛋白降低，各种类型的免疫球蛋白可出现不同程度的升高；血钠、钾降低；肝肾功能常正常；②水疱基底涂片可见棘层松解细胞；③组织病理显示在棘层下及基底层上可见水疱和裂隙，棘层松解，疱液中可见棘层松解细胞；④间接免疫荧光可检测出血清中的抗天疱疮抗体；⑤直接免疫荧光检查，在皮损周围"正常"皮肤表皮细胞间可有 IgG 和 C_3 的沉积。

（二）增殖型天疱疮

1. 临床表现。①口腔黏膜损害出现比寻常型迟；②皮肤损害好发于腘窝、腹股沟、肛门、外阴、乳房下等皱褶部位，最初为薄壁水疱，破溃后在糜烂面上出现蕈状或乳头瘤样的肉芽增生，边缘常有新生水疱，使皮损面积逐渐扩大；③皱褶部位易继发细菌及念珠菌感染，常有臭味；④尼氏征强阳性；⑤自觉瘙痒，有继发感染可有全身高热。

2. 辅助检查。①血液学检查：同寻常型，但较寻常型程度轻；②水疱基底涂片可见棘层松解细胞；③组织病理与寻常型相似，但有明显的乳头瘤样增殖，并可见嗜酸性粒细胞形成的表皮内小脓疡；④免疫荧光检查基本同寻常型天疱疮。

（三）落叶型天疱疮

1. 临床表现。①好发于头面和躯干上方，可泛发全身；②黏膜损害较少；③皮肤损害开始为小而松弛的水疱，易于破裂，形成浅表性的糜烂面，皮损表面覆有黄褐色、油腻、疏松的剥脱表皮、痂和鳞屑，呈叶状脱落；④尼氏征阳性；⑤初期症状轻微，但病程久者可出现衰竭或继发感染。

2. 辅助检查。①组织病理显示颗粒层及其下方发生棘刺松解，形成裂隙、大疱；②免疫荧光检查同寻常型，但位置较浅。

（四）红斑型天疱疮

1. 临床表现。①好发于头面、躯干上部和上肢等暴露部位或皮脂腺丰富的部位，黏膜及下肢一般不受侵犯；②早期皮损类似脂溢性皮炎或红斑狼疮，水疱常不明显，也可见在红斑基础上出现散在、大小不等的浅表性水疱，疱壁薄易破，形成轻度渗出、鳞屑和结痂；③尼氏征阳性。

2. 辅助检查。①组织病理与落叶型天疱疮相似。但陈旧性皮损毛囊角化过度，颗粒层棘刺松解，角化不良细胞显著。②免疫荧光检查同落叶型天疱疮。

八、鉴别诊断

主要与下列疾病进行鉴别：大疱性类天疱疮、重症大疱性多形红斑、疱疹样皮炎、中毒性表皮坏死松解症等，具体如下。

（一）大疱性类天疱疮

好发于 60 岁以上的老年人，好发部位为四肢和躯干，皮肤损害为在正常皮肤或水肿性红斑上出现水疱或大疱，疱壁紧张，不易破裂，内容透明浆液，水疱破裂后易愈合。黏膜损害少见且程度轻，尼氏征阴性。自觉有不同程度的瘙痒。组织病理无棘层松解，大疱发生于表皮下。

（二）重症大疱性多形红斑

发病急，伴有高热、关节痛等全身症状；大疱发生在红斑基础上，可见多形红斑的虹膜样损害，尼氏征阳性，组织病理检查示水疱位于表皮下，无棘层松解。

（三）疱疹样皮炎

一般发生在青壮年，好发于四肢伸侧、躯干及腰背部等处。皮肤损害为多形性皮疹，除小水疱外，还有丘疹、风团及红斑等，小水疱周围有红晕疱液，有较多嗜酸性粒细胞，常呈环状排列。口腔黏膜不被侵犯，自觉瘙痒剧烈，尼氏征阴性，外周血嗜酸性粒细胞明显增高。组织病理检查示水疱位于表皮下，无棘层松解。免疫荧光检查示多为真皮 IgA 和 C_3 呈颗粒状沉积。

（四）中毒性表皮坏死松解症

多有用药史，发病急，进展迅速，红斑和大疱可累及全身大面积皮肤，皮损可融合，类似 Ⅰ～Ⅱ 度大面积烫伤，可累及黏膜，尼氏征阳性；全身症状严重，有高热；疱液涂片不见棘突松解细胞，可见坏死的表皮细胞。

九、救治方法

（一）治疗原则

治疗的目的在于控制新皮损的发生，防止糜烂面造成的继发病变；治疗关键在于糖皮质激素等免疫抑制剂的准确应用，同时防止并发症；控制继发感染；对副肿瘤性天疱疮还需积极寻找原发病灶，并积极抗肿瘤治疗；加强支持治疗及局部护理。

（二）一般治疗

1. 加强支持疗法：给予高蛋白、高维生素易消化饮食，及早补充血浆或人血白蛋白；定期注射苯丙酸诺龙以纠正负氮平衡。

2. 纠正水电解质失衡。补充钠、钾、镁、钙等电解质。

3. 抗感染：根据培养与药敏选择敏感抗生素。

4. 保护胃黏膜：雷尼替丁等。

5. 监视重要脏器功能：定期复查血、尿、粪常规及血糖和电解质，以及测量血压。

（三）局部治疗和护理

对皮肤、黏膜糜烂面的护理、防止继发感染是降低死亡率、提高疗效的重要的环节。

1. 病房要求。重型天疱疮患者需住隔离病房，室温在 28～30℃，病室保持干燥，用 0.2% 速效净消毒液拖地后紫外线照射，2 次/d。

2. 皮肤创面护理。采用支架把被子支起，以防黏到皮肤创面，翻身时禁止推拉，动作轻柔，以防皮肤大面积脱落。或用消毒纱布垫撒粉包扎全身，避免患者皮肤与床单、被服粘贴，保持皮肤干燥并起消炎作用。一旦患者皮肤与床单粘贴时，不可用力撕开，需用 0.9％氯化钠注射液湿敷软化后，再慢慢撕下，尽量减少皮肤破坏。正确应用外用药剂，破损并有脓液的地方，先用新洁尔灭纱布清洗，再用碘伏棉签涂抹，及时采取破损处分泌物培养加药敏，选用有效抗生素外用，2 次/d。大水疱可在消毒的情况下用无菌注射器抽吸，小水疱不宜弄破，让其自行吸收，每次换药前先将皮损创面清洗干净，并外用或全身给予敏感抗生素，注意保持皮肤干燥。

3. 眼部皮肤黏膜糜烂面护理。如有感染用 0.9％氯化钠注射液清洗，再给予氯霉素眼药水，4 次/d，分泌物多时增加清洗次数。晚间清洗后涂激素眼膏。

4. 口腔黏膜糜烂面的护理。有较厚的污垢和痂皮者，予 1∶5 000 呋喃西林液或 3％硼酸溶液棉球擦拭口腔黏膜，4 次/d，逐渐清除口腔内的血痂和污迹，饭前饭后予朵贝尔氏液漱口，如有真菌感染，漱口液中需加入制霉菌素粉剂，同时含漱时间需相对延长，口唇糜烂结痂时用盐水棉球擦拭后，涂以红霉素软膏，防止干裂出血。

（四）药物治疗

1. 糖皮质激素。为首选药，宜早期足量用药，剂量根据天疱疮的类型、损害范围而定，一般要求，寻常型、增殖型患者的用激素量较落叶型、红斑型大。对重症天疱疮患者，建议泼尼松首剂量 80 mg/d，用激素后密切观察病情，观察的指标：①有无新水疱出现；②尼氏征是否转阴；③原有糜烂面上渗出是否减少；若用药 3～5 d 不能控制病情，即仍有新出水疱，原有皮损不消退或糜烂面仍有多数渗出，则增加原量的 50％，即泼尼松 120 mg/d 或采用甲泼尼龙冲击治疗（一般为 1 000 mg 静脉滴注，1 次/d，连续 3 d）。病情反复多次者或不能口服者或对口服大剂量激素无反应者，开始即可采用甲泼尼龙冲击治疗，连用 3～5 d 后，无水疱出现，皮疹基本控制，原有糜烂面基本上均有新生上皮覆盖，可开始减药，最初 3～4 周减量可快些，每周的减量约为药量的 10％，以后每 2～4 周减 1 次，当泼尼松的用量减至 30～40 mg/d，减量速度要放慢，并逐渐过渡到隔天服药的维持剂量治疗阶段，维持剂量可为隔天晨起顿服 15～20 mg。由于天疱疮所用激素量大、时间长，必须要注意预防和观察激素的常见副作用（尤其是高龄患者），如糖尿病和高血压，心、脑梗死，消化性溃疡与出血，电解质紊乱，骨质疏松及精神症状等。

2. 免疫抑制剂。作为辅助治疗方法，常与糖皮质激素联合应用，以提高疗效和降低糖皮质激素用量。重症天疱疮患者宜先用糖皮质激素控制病情且查肝、肾功能正常后再加免疫抑制剂。在天疱疮治疗中较多使用的免疫抑制剂有环磷酰胺、氨甲喋呤、硫唑嘌呤及环孢素等，它们的应用如下：

（1）环磷酰胺：按 800～1 000 mg/m² 体表面积加入 5％葡萄糖氯化钠注射液或 0.9％氯化钠中静脉滴注，每 2 周 1 次，连续 2～3 次后根据病情停用，总量为 9～12 g；或 8～12 mg/kg 加入 10％糖水或 0.9％氯化钠中静脉滴注，连用 2 d，每 2 周 1 次，累计总量不超过 150 mg/kg；或 1 000 mg 加入液体中静脉滴注，每 3～4 周 1 次，共 6～8 次。滴注时间均应超过 1 h。

（2）氨甲喋呤：10～20 mg/kg 肌内注射，1 次/周，连续 8 周，以后视病情在减药过程中间断使用。

（3）硫唑嘌呤：主要用于耐糖皮质激素的重症天疱疮，100 mg/d，联用小剂量的泼尼松（5～15 mg，隔天口服 1 次）。

（4）环孢素：与糖皮质激素合用可提高疗效，用量为 5～10 mg/(kg·d)，分 3 次口服。

3. 血浆交换疗法。病情严重、血中天疱疮抗体滴度高的患者或糖皮质激素疗效不佳或副作用明显时可选用。交换 1～2 次/周，1～2 L/次。

4. 静脉注射人免疫球蛋白。有重症糖尿病等并发症而不能采用糖皮质激素冲击者，以静脉注射人免疫球蛋白 0.4/(kg·d)，连续 3 d，1 个月内可重复使用。

十、诊疗探索

下面一些药物和方法的尝试有其理论基础，根据病情合理使用对重症天疱疮可能有较好疗效，但有待更多的临床资料证实。

(一)麦考酚吗乙酯

先用泼尼松控制病情；减量过程如病情出现反复，加用麦考酚吗乙酯，泼尼松不再加量；复发时加用麦考酚吗乙酯 35～45 mg/(kg·d)。Mimouni 等用麦考酚吗乙酯联合小剂量激素治疗寻常型和落叶型天疱疮，结果寻常型和落叶型完全缓解者分别占 71％和 45％；部分缓解者为 3％和 36％。证实麦考酚吗乙酯联合激素治疗天疱疮是有效、安全的疗法；可起到部分代替激素的作用，且副作用较少。

(二)利妥昔单抗

一种人鼠嵌合基因工程抗体，部分可变区为鼠源，其余可变区及恒定区为人源，主要针对靶细胞表面的抗原 CD20，可选择作用于 B 淋巴细胞并将其杀灭，为治疗自身免疫病的理论依据。Eltal 等回顾分析了利妥昔单抗治疗寻常型天疱疮文献，多数患者应用利妥昔单抗时，还联合应用了其他免疫抑制剂。88％明显有效，半数以上病情完全缓解超过 6 个月，但仍未能停用其他免疫抑制剂。受样本量太小的局限，尚不能对其疗效做出明确的评价。可能是一种有希望的药物，仍需继续临床观察。

(三)血浆吸附疗法

将取代血浆置换法。葡萄球菌 A 蛋白是细菌细胞壁的一种表面蛋白，可与人血浆中的 lgG 的 Fc 段结合，具有特异性强、敏感性高的特点。用琼脂做载体包裹葡萄球菌 A 蛋白制成吸附柱，吸附免疫损伤患者血浆中的致病性抗体，称为蛋白 A 免疫吸附，不仅能从循环中消除致病性自身抗体，还能调节免疫功能、产生免疫耐受，而对血液固有成分很少有损伤。血浆吸附疗法利用蛋白 A 免疫吸附清除患者的天疱疮抗体，并使患者血清免疫抑制活性增加而发挥潜在的免疫抑制作用，其疗效不仅表现在临床症状改善，而且让抗体消失，细胞因子反应恢复正常。血浆吸附疗法停用后缓解期延长达 26 个月。该研究为重症、疗效差的病例提供了有效的临床治疗方法，并使缓解期大大延长。

(四)黏膜的顽固皮损的治疗

口腔顽固皮损的治疗，Kumaran 等使用前列腺素治疗取得了满意疗效；伴结膜炎损害的天疱疮患者，全身症状已控制，而结膜炎仍不能控制，可给予 0.003％他克莫司外用。

十一、病因治疗

药物诱导的天疱疮要尽早停用药物，部分患者可自行缓解。特发性天疱疮无病因治疗。

十二、最新进展

(一)糖皮质激素与免疫抑制剂的联用

急性期应常联用环磷酰胺和硫唑嘌呤；缓解期联用环孢素疗效增强，可能优于硫唑嘌呤和氨甲喋呤。

(二)免疫球蛋白静脉滴注联用糖皮质激素和免疫抑制剂

免疫球蛋白量为 400 mg/(kg·d)，连用 3 d，每月为 1 个疗程，连续 6 个月；泼尼松 70～240 mg/d；硫唑嘌呤/环磷酰胺，50～150 mg/d。

(三)血浆置换联用糖皮质激素和免疫抑制剂

泼尼松 70～240 mg/d；硫唑嘌呤/环磷酰胺，50～150 mg/d；同时行血浆置换，3 次/周。

（四）改良冲击疗法

地塞米松 100 mg/d，连用 3 d，同时于第 1 天加用环磷酰胺 500 mg/d 静脉滴注，每月 1 次冲击疗法，间歇期口服环磷酰胺 50 mg/d；皮损消失后给予冲击疗法至少 6 次，间歇期仍口服环磷酰胺 50 mg/d；在接受冲击疗法前已服糖皮质激素的，则在冲击疗法后要逐渐减量直至停药，仅服环磷酰胺。

（五）干细胞移植治疗

传统治疗方案包括糖皮质激素、免疫抑制剂、生物制剂等，这些治疗的疗效肯定且不断改进，但存在长期使用不良反应大、价格高昂等缺点，仍有其局限性。近年来国内外学者利用自体外周血干细胞移植治疗天疱疮，均取得了较好疗效。应用干细胞移植治疗重症天疱疮突破了传统治疗的局限。干细胞移植用于治疗难治性天疱疮已有十多年的历史，目前已有的数据表明这种方法有望成为难治性天疱疮治疗的新选择。

何荣国　赖维　张在其

第二节　泛发性脓疱型银屑病

一、基本概念

泛发性脓疱性银屑病，又称 Von Zumbusch 银屑病，是银屑病的一种严重类型，临床上少见。主要表现为正常皮肤、红斑或寻常性银屑病皮损上出现脓疱型的发疹，常伴有发热、皮肤疼痛、关节痛、白细胞增高、C 反应蛋白升高及红细胞沉降率加快等，病情严重、治疗困难、容易复发，严重者可累及内脏器官，甚至危及生命。

二、常见病因

本病的发生原因尚不清楚，可能有如下诱发因素。

（一）寻常型银屑病的不当治疗

1. 糖皮质激素治疗寻常性银屑病时突然停药或快速减药。

2. 在寻常性银屑病进行期因外用药刺激激发有关，外用药如焦油和地恩酚可诱发不稳定或易变的寻常型银屑病患者发病。

（二）感染因素

链球菌属及病毒引起的上呼吸道感染，以儿童多见。

（三）药物

使用特比萘芬、米诺环素、利托君、羟氯喹、青霉素、普鲁卡因、普萘洛尔、黄体酮等药物后，有或无银屑病病史的患者可出现泛发性脓疱性银屑病。

（四）精神创伤

以成人患者多见。

（五）其他病因

接种、日光及光疗等，有形成脓疱性银屑病倾向患者的皮肤非常敏感，容易被局部激发因子或光疗刺激所引起。

三、发病机制

本病病因复杂，诱因较多，具体的发病机制较为复杂，尚待进一步研究。

四、临床特征

1. 急性发病，可在数周泛发全身。

2. 全身各处皮肤均可发疹，但以四肢屈侧及皱襞部位多见。

3. 表现为在寻常型银屑病皮损或无皮损的皮肤上，出现针头至粟粒大小的浅在性的无菌性小脓疱，在表面覆盖着不典型的银屑病鳞屑，脓疱迅速增多成为大片或环形红斑，边缘部分可见较多小脓疱。多数脓疱可融合成片状脓湖，或部分因摩擦使疱破裂而出现糜烂、渗液、结痂或脓痂等皮损。脓疱于数天后干涸脱屑，但其下又可再发新的脓疱。

4. 口腔颊黏膜可出现簇集性或多数散在性的小脓疱，指（趾）甲可出现萎缩、碎裂或溶解，有的肥厚、浑浊，患者常有沟状舌。

5. 全身症状严重，在发脓疱前 1～2 d 可有发热、乏力、关节痛和烧灼感等前驱症状。发疹期可一直有发热、关节痛等全身症状。

五、辅助检查

（一）血液学检查

白细胞总数与中性粒细胞升高；C 反应蛋白升高；红细胞沉降率加快；部分有贫血，程度不一；常有肝、肾功能异常；血钾、钙、铁水平下降。

（二）细菌培养

取脓疱液培养均无细菌生长。

（三）组织病理

取新发脓疱病检示表皮角化不全，表皮内有中性粒细胞移入，棘层上部 Kogoj 海绵状脓疱形成，真皮血管扩张，周围淋巴细胞浸润。

（四）胸部 X 线平片

示肺纹理增粗、增多，或支气管炎，可有少量胸腔积液，部分可出现轻度的纤维病变。

六、诊断思路

（一）询问病史

详细追问患者既往病史和现病史，寻找诱发因素，分析泛发性脓疱性银屑病既往是否有寻常型银屑病史；脓疱发生年龄较早者一般没有寻常型银屑病史，诱发因素也不同，且较频繁地发生于感染后；有寻常型银屑病病史的则较频繁地发生于不适当地使用糖皮质激素后。

（二）根据皮损特点做出判断

在寻常型银屑病皮损或无皮损的皮肤上，出现针头至粟粒大小的浅在性的无菌性小脓疱，表面覆盖着不典型的银屑病鳞屑，脓疱迅速增多成为大片或成为环形红斑，边缘部分可见较多小脓疱。

（三）辅助检查

根据需要给予患者血液学、脓液细菌培养、胸部 X 线、组织病理等检查，有助于诊断。

七、临床诊断

泛发性脓疱性银屑病临床诊断主要依据其病史、临床表现及相关检查来进行，其诊断条件如下。

（一）临床表现

1. 急性发病。

2. 全身各处均可发疹，以四肢屈侧及皱襞部位多见。

3. 在寻常型银屑病皮损或无皮损的皮肤上，出现针头至粟粒大小的浅在性的无菌性小脓疱，在表面覆盖着不典型的银屑病鳞屑，脓疱迅速增多成为大片或成为环形红斑，边缘部分可见较多小脓疱。

4. 多数脓疱可融合成片状脓湖，或部分因摩擦使疱破裂而出现糜烂、渗液、结痂或脓痂等皮损，脓疱于数天后干涸脱屑，但其下又可再发新的脓疱。

5. 口腔颊黏膜可出现簇集性或多数散在性的小脓疱，指（趾）甲可出现萎缩、碎裂或溶解，有的肥厚、浑浊，患者常有沟状舌。

6. 全身症状严重，在发脓疱前 $1 \sim 2$ d 可有发热、乏力、关节痛和烧灼感等症状。

（二）辅助检查

1. 白细胞总数与中性粒细胞升高；C 反应蛋白升高；红细胞沉降率加快；部分有贫血，程度不一；常有肝、肾功能异常；血钾、钙、铁下降。

2. 脓疱液培养均无细菌生长。

3. 组织病理示表皮角化不全，表皮内有中性粒细胞移入，棘层上部 Kogoj 海绵状脓疱形成，真皮血管扩张，周围淋巴细胞浸润。

4. 胸部 X 线平片示肺纹理增粗、增多，或支气管炎，可有少量胸腔积液，部分可出现轻度的纤维病变。

八、鉴别诊断

（一）掌跖脓疱病

部分脓疱型银屑病与掌跖脓疱病都常有脓疱发生在掌跖部位，但前者除掌跖部位外，其他部位也有脓疱或银屑病皮损。

（二）连续性肢端皮炎

本病在发病前多有外伤史，常先于指部出现脓疱，然后向上蔓延。

九、救治方法

（一）一般治疗

卧床休息，温和性局部湿敷、盐水或燕麦浴，有助于安抚及清洗受损皮肤，在严重病例或发热、白细胞增高时，进行血培养，培养期间，给予系统抗生素治疗，以免引起革兰阳性细菌感染。

（二）阿维 A 酸

开始剂量为 $0.5 \sim 1$ mg/(kg·d)，2 周后大部分脓疱消退，阿维 A 酸减量至 $0.3 \sim 0.5$ mg/(kg·d)，维持治疗，同时加用补骨脂素长波紫外线照射，1 周 4 次，以清除皮损。皮损完全消退后，逐渐停用 PUVA，继续口服阿维 A 酸至少 6 个月。禁忌证：育龄妇女、血脂升高、肝硬化、肝功能异常等。不良反应和处理：视盘水肿、血脂升高者需停药；肝功能严重受损者应减量继而停药；甘油三酯 >400 mg/dL，给予吉非贝齐 0.6，2 次/d；甘油三酯 >700 mg/dL，停用阿维 A 酸，服用降血脂药；皮肤、黏膜干燥加用维生素 E；欲生育者须停药 2 年后方可怀孕。

（三）氨甲喋呤

10～25 mg/周，顿服；或 2.5～7.5 mg，每 12 h 1 次，连服 3 次，以后每周重复给药。用药前进行全血计数、尿常规、电解质和肝肾功能检查，用药期间每周进行血液学监测，在维持治疗阶段每月进行监测。肝肾功能异常、贫血、感染者禁用，总剂量每达 2～2.5 g 时，做肝活检。对儿童最好不用免疫抑制剂；用药期间不要突然中断。

十、诊疗探索

（一）阿维 A 酸联合阿奇霉素治疗

阿维 A 酸胶囊 1 mg/(kg·d)，分 2～3 次口服，同时给予阿奇霉素注射液，500 mg/d，1 次/d 静脉滴注，连用 10～14 d，停用阿奇霉素后，单用阿维 A 酸胶囊 0.2～0.5 mg/(kg·d)，维持治疗 2～3 个月，治疗期间可根据患者疗效与耐受性调整剂量，治疗每 2～4 周查 1 次肝功和血脂，有报道总有效率可达 94.4%。

（二）复方甘草酸苷（美能）注射液联合阿维 A 酸

阿维 A 酸胶囊 0.5 mg/(kg·d)，午餐后 30 min 内 1 次顿服，美能注射液 80 mL 加入葡萄糖注射液 250 mL 静脉滴注，1 次/d，连用 6 周。

（三）雷公藤总苷联用阿维 A 酸

阿维 A 酸胶囊 30 mg/d，雷公藤总苷 60 mg/d，服药约 2～3 周，依据皮损 PASI 评分和体温下降程度逐渐减少阿维 A 酸及雷公藤总苷的用量，连用 6 周。

（四）其他

英利昔单抗 3～5 mg/kg，分别在 0 周、2 周、6 周，静脉输注，1 次/d。

十一、病因治疗

本病病因复杂，应积极寻找可能的病因和施发因素，如控制感染，治疗原发病。对药物引起的，尽快停药；对感染引起的病例，应用青霉素类及头孢菌素类等抗生素，有一定的疗效。甲砜霉素是目前治疗本病的首选药物之一，可单独口服（成人 0.5～1 g/d，分 3～4 次）或与糖皮质激素合用，甲砜霉素对本病见效快、疗效高、副作用少，主要副作用为骨髓抑制、食欲不振、恶心、腹痛、腹胀等胃肠症状。

十二、最新进展

（一）卡泊三醇联合糖皮质激素

开始 2～4 周，早晨用 0.005% 卡泊三醇 1 次，晚上用 0.05% 氯倍他索 1 次，皮损变平，但皮损颜色仍较红时，改为周一至周五外用卡泊三醇，2 次/d；周末用氯倍他索，2 次/d。皮损不明显后，停用氯倍他索，外用卡泊三醇，1 次/d，直至皮损完全消失。

（二）大剂量免疫球蛋白联合阿维 A 酸治疗

免疫球蛋白 0.4 g/(kg·d) 静脉滴注，连续 1 周左右，同时口服阿维 A 酸 30 mg，1 次/d。

（三）地恩酚联合窄谱紫外线 B 波段

每天洗 1 次 5%～10% 的焦油浴，然后穿 1 h 涂 0.4% 浓度地恩酚的棉质衣，2 次/d，再照射 311 nm 紫外线 B 波段。开始的浓度为 0.025%，逐渐增加至 1%～2%，根据皮肤类型，紫外线 B 波段开始剂量为 0.1 J/m² 或 0.2 J/m²，每天增加 0.1 J/m²，直到出现微红斑，该疗法方便、有效，治疗期间几乎无不良反应。

（四）依那西普

是唯一经美国食品药品管理局批准用于治疗银屑病新型生物制剂。主要适用于：患有严重的脓疱型银屑病，又不能耐受标准系统性治疗者；或对标准治疗无反应，须反复住院才能控制病情者；或因患有并发症而不能使用系统性治疗药物者。用法：25 mg，皮下注射，2 次/周，长期疗效需要疗程达到 2 年才能确定，具体治疗根据临床需要而继续，但停药间隔不能超过 24 周。禁用于患有恶性肿瘤、妊娠、严重感染及大手术等患者。

（五）小剂量麦考酚酯联合阿维 A 酸

阿维 A 酸 30 mg，口服，1 次/d，待患者皮疹消退＞90％ 时可减量至 20 mg，1 次/d；麦考酚酯 0.5，口服，2 次/d，待患者皮疹消退＞90％ 时则减量为 1 次/d。治疗该病大多数患者首选阿维 A 酸，还有一线治疗药物中氨甲喋呤和环孢素 A，但它们不良反应多，对肝功能损伤大，部分患者无法耐受，麦考酚酯属于非竞争性、选择性新型免疫抑制剂，是治疗难治性泛发性脓疱型银屑病的二线用药，具有良好的作用，不良反应轻，与阿维 A 酸联合治疗，疗效确切，不良反应可降低。

何荣国　赖维　张在其

第八部分

中　毒　篇

第一章　中毒总论

第一节　急性中毒诊治一般原则

一、概述

化学物质进入人体，在效应部位积累到一定量而产生损害的全身性疾病叫中毒。引起中毒的化学物质称毒物。急性中毒是大量毒物在较短时间内进入人体引起的疾病。目前世界上记录在案的化学物质已达1 000万种，这些化学物质使用适当即造福人类，使用不当将危害人类健康。急性中毒是威胁生命的疾病，急性中毒的早发现、早诊断、早处理对预后事关重大。掌握好急性中毒的诊断与救治原则是有效救治急性中毒的基础。

二、毒物的吸收、代谢与中毒机制

（一）毒物吸收

1. 呼吸道。主要形态是粉尘、烟雾、蒸汽、气体毒物。毒物由肺部吸收的速度比胃黏膜快20倍。

2. 消化道。主要是生活性中毒吸收，吸收部位在胃与肠道，以小肠为主。胃内pH值、胃肠蠕动及胃肠道内容物对吸收有影响。

3. 皮肤黏膜吸收。主要是脂溶性毒物如苯胺、有机磷类农药，部位有头皮、腋窝、腹股沟、四肢内侧。

（二）代谢与中毒机制

1. 毒物的代谢与排泄。毒物吸收入机体代谢部位以肝肠为主，甚至为肾、胃肠、心、脑、脾、胰、肺、肾上腺、甲状腺、视网膜，各组织的网状内皮细胞也可进行代谢转化。毒物的排泄以肾脏最为重要，其次胆道、肠黏膜、汗腺、肺、乳汁等。从毒物在体内代谢，排泄过程，下列几点须重视：

（1）消化道是生活性中毒吸收、排泄的主要器官，在急救中早期洗胃、导泻、利胆，可尽早减少毒物的吸收，加快毒物的排泄。

（2）肾脏参与毒物在机体内代谢，同时又是毒物的主要排泄器官，因此保肾、利尿在抢救急性中毒中有重要意义。

（3）肝脏是毒物在机体内代谢的重要器官，急性中毒患者观察肝脏功能，保护肝功能措施是不可忽视的。

（4）呼吸道也是毒物的排泄器官，中毒时又易引起中毒性脑病和组织细胞缺氧，急救中保持呼吸道通畅，尽快有效给氧则有利于毒物的排出和保护组织细胞及大脑的功能。

2. 中毒机制。毒物种类繁多，作用不一。

（1）毒物对组织的直接化学刺激腐蚀作用：强酸、强碱可吸收组织中的水分，并与蛋白质或脂肪结合，使细胞变质、坏死。缺氧：一氧化碳、硫化氢、氰化物等窒息性毒物通过不同途径阻碍氧的吸收、转运和利用。脑和心肌对缺氧敏感，易发生损害。

（2）麻醉作用：有机溶剂和吸入性麻醉药有强亲脂性。脑组织和脑细胞膜类脂含量高，因而上述化学物可通过血-脑屏障抑制脑功能。

（3）抑制酶的活力：很多毒物是由其本身或其代谢产物抑制酶的活力而产生毒性作用，如有机磷类农药抑制胆碱酯酶、氰化物抑制细胞色素氧化酶、重金属抑制巯基酶等。

（4）干扰细胞膜或组织器官的生理功能：如自由基能使肝细胞膜中脂肪酸发生氧化作用而导致线粒体、内质网变性，肝细胞坏死。酚类如五氯酚、二硝基酚等可使线粒体内氧化磷酸化作用释偶联，妨碍高能磷酸键的合成和贮存，结果释放大量能量而发热。

（5）受体的竞争：如阿托品可竞争和阻断毒蕈碱受体，阿托品中毒出现胆碱能神经抑制现象。

三、急性中毒的诊断与鉴别诊断

急性中毒病情多急骤凶险且发展快，如不及时、准确诊断常延误救治，可危及患者的生命。急性中毒诊断及时准确，必须结合病史、临床表现、毒物检验及救治反应等加以综合分析。

1. 细心询问病史，了解与中毒有关资料。①明确中毒时间、毒物种类、中毒途径、中毒量；②明确有关原发病史及中毒时前后情况；③明确中毒现场救治的相关资料。

2. 认真分析中毒的临床表现。急性中毒可产生严重的症状，如发绀、昏迷、惊厥、呼吸困难、休克、尿闭等。

1）皮肤黏膜表现：①皮肤及口腔黏膜灼伤。见于强酸、强碱、甲醛、苯酚、来苏等腐蚀性毒物灼伤。硝酸可使皮肤黏膜痂皮呈黄色，盐酸痂皮呈灰棕色，硫酸痂皮呈黑色。②发绀。引起氧合血红蛋白不足的毒物可产生发绀。麻醉药、有机溶剂抑制呼吸中枢，刺激性气体引起肺水肿等都可产生发绀。亚硝酸盐和苯胺、硝基苯等中毒能产生高铁血红蛋白血症而出现发绀。③黄疸。四氯化碳、毒蕈、鱼胆中毒损伤肝脏可致黄疸。

2）眼部表现：①瞳孔扩大，见于阿托品、莨菪碱类中毒。②瞳孔缩小：见于有机磷类农药、吗啡等中毒。

3）神经系统表现：①昏迷。常见于麻醉药，镇静催眠药等中毒；有机溶剂中毒、窒息性毒物中毒，如一氧化碳、氰化物等中毒；高铁血红蛋白生成性毒物中毒；农药中毒，如有机磷类农药、有机汞杀虫剂、拟除虫菊酯类农药、溴甲烷等中毒。②谵妄。见于阿托品、乙醇等中毒。③肌纤维颤动。见于有机磷类农药、氨基甲酸酯类农药等中毒。④惊厥。见于窒息性毒物中毒及异烟肼、有机磷类农药、拟除虫菊酯类农药等中毒。⑤瘫痪。见于可溶性钡盐、箭毒、蛇毒等中毒。⑥精神失常。见于四乙基铅、二硫化碳、一氧化碳等中毒。

4）呼吸系统表现：①呼吸气味。有机溶剂挥发性强，而且有特殊气味，如酒味。氰化物有苦杏仁味；有机磷类农药有大蒜味，苯酚、来苏有苯酚味。②呼吸加快。引起酸中毒的毒物如水杨酸、甲醇等可兴奋呼吸中枢，使呼吸加快。刺激性气体引起肺水肿时，呼吸加快。③呼吸减慢。见于镇静催眠药、吗啡等中毒，也见于中毒性脑水肿。呼吸中枢过度抑制可致呼吸麻痹。④肺水肿。刺激性气体、安妥、磷化锌、有机磷类农药等中毒可引起肺水肿。

5）循环系统表现：

（1）心律失常。见于阿托品、拟肾上腺素药物、洋地黄、夹竹桃、蟾蜍等中毒。

（2）心搏骤停。①毒物直接作用于心肌，见于洋地黄、奎尼丁、依米丁、河豚等中毒。②缺氧，见于窒息性毒物中毒。③低钾血症。

（3）休克原因。①剧烈的吐泻导致血容量减少。②严重的化学灼伤，由于血浆渗出而血容量减少。③毒物抑制血管舒缩中枢，引起周围血管扩张，有效循环量减血少。④心肌损害，如砷、锑、依米丁等中毒。

6）泌尿系统表现急性肾功能衰竭：中毒后肾小管受损害，出现尿少以至无尿，常见于 3 种情况：①肾中毒伴肾小管坏死：如升汞、苯酚、磺胺、头孢菌素、蛇毒、毒蕈等中毒。②肾缺血：产生休克的毒素可致肾缺血。③肾小管堵塞：磺胺结晶可堵塞肾小管；毒物所致血管内溶血，游离血红蛋白由尿排出时可堵塞肾小管。

7）血液系统表现：①溶血性贫血。中毒后红细胞破坏增速，量多时发生贫血、黄疸。急性血管内溶血如急性砷化氢中毒，严重者可发生血红蛋白尿和急性肾功能衰竭。②白细胞减少。见于氯霉素、抗癌药等中毒。③出血。见于由阿司匹林、氯霉素、抗癌药等引起的血小板质或量异常，由蛇毒、杀鼠剂、肝素、水杨酸等引起的血液凝固障碍。

3.针对性体查，明确与中毒相关体征。急性中毒的急救中，应采取边抢救边针对性体查。首先要明确患者的生命体征，是否有危及生命体征的险情，若有应先努力稳定生命体征，然后行严格系统查体。

（1）皮肤黏膜与中毒相关的体征：①皮肤潮湿，提示中毒严重导致循环衰竭，大汗提示有机磷类农药中毒。②皮肤黏膜发绀，提示亚硝酸盐中毒。③口唇黏膜樱红与皮肤潮湿，提示一氧化碳中毒或其他氧化物中毒。④皮肤出血、瘀斑及肌肉颤动，提示敌鼠钠盐中毒。

（2）呼吸功能与中毒相关的体征：①呼吸浅而慢，提示安眠药及一氧化碳中毒。②呼吸加快，提示有机磷类农药中毒。③呼出气味似酒精味，提示酒精中毒。

（3）心血管功能与中毒相关的体征：①血压降低，多与氯丙嗪、安眠药中毒有关。②心动过速，多与阿托品中毒有关。③心动过缓，多与洋地黄类制剂中毒有关。④心搏骤停，多与氰化物、硫化氢、有机磷类农药等中毒有关。

（4）脑神经功能与中毒相关的体征：①躁动不安、幻听幻视，可能与阿托品中毒有关。②四肢抽搐，可能与有机磷类农药或异烟肼、杀鼠剂如毒鼠强等中毒有关。③低血钾性软瘫，可能与食用大量棉籽油（棉酚）中毒有关。④昏迷，提示中毒大量毒物，进入身体后导致患者昏迷。

（5）胃肠功能与中毒相关的体征：①恶心、呕吐、腹痛、腹泻，提示中毒途径经消化道。②黄疸，提示毒物已导致肝功能受损。

（6）肾功能衰竭与中毒：急性肾功能衰竭，提示与巴比妥类、鱼胆中毒有关。

（7）血液系统功能与中毒相关的体征：①急性溶血，提示与毒蕈类或砷化物、硫酸铜中毒有关。②出、凝血功能障碍，提示与蛇毒、灭鼠灵及敌鼠钠盐中毒有关。③白细胞总数下降，多与化学药物中毒有关。

（8）瞳孔变化与中毒相关的体征：①瞳孔散大，提示与阿托品中毒有关。②瞳孔缩小，提示与有机磷类农药、安眠药中毒有关。所谓"中毒综合征"不仅具有诊断意义，还有助于对中毒严重性进行判断，见表 8-1-1。

表 8-1-1　某些中毒综合征

综合征	意识	心率	瞳孔	其他表现	中毒药物种类
胆碱能	昏迷	加快或减慢	缩小	肌颤，大小便失禁，流涎心跳过缓，发热，潮红	有机磷类农药、氨基甲酸酯类农药
抗胆碱能	激动、幻觉	加快	扩大	皮肤和黏膜干燥、尿潴留	抗胆碱药阿托品，曼陀罗等

续表

综合征	意识	心率	瞳孔	其他表现	中毒药物种类
阿片类	昏迷	减慢	针尖样	体温降低、低血压	阿片类
环类抗抑郁药物	昏迷	减慢	扩大	心律不齐，惊厥、低血压、QT 间期延长性传导障碍	环类抗抑郁药物
镇静安眠类药物	昏迷	减慢	扩大	低体温，反射迟钝，低血压	镇静剂
拟交感药	激动、幻觉	加快	扩大	抽搐，心动过速，高血压，瞳孔扩大	可卡因

4. 实验室检查。

(1) 毒物检验：采集剩余毒物，容器，可疑食物和水样，以及含毒物标本如呕吐物，第 1 次洗胃液、血、尿、便及其他可疑物品送检。

(2) 特异检验：如疑有机磷类农药中毒查胆碱酯酶，一氧化碳中毒查碳氧血红蛋白，亚硝酸盐中毒查高铁血红蛋白。

(3) 监测病情宜查：血常规、血糖、血电解质、肝、肾功能、心电图、血压、动脉血气分析、X线检查等。

5. 预测病情危重指标。中毒可产生器官损害，引起多脏器功能失常和衰竭。若出现下列情况者，说明患者的中毒进入危重期，必须严密观察病情变化，积极维持机体器官的功能。

(1) 中枢神经系统抑制：出现昏迷、呼吸抑制、血压下降、惊厥、抽搐。

(2) 肺水肿。

(3) 严重的心律失常。

(4) 心搏骤停。

(5) 发绀：①严重缺氧；②高铁血红蛋白血症。

(6) 急性溶血性贫血，血红蛋白尿。

(7) 急性肾功能衰竭、少尿、尿毒症。

(8) 肝性昏迷。

(9) 烧伤、化学灼伤、眼灼伤。

6. 鉴别诊断。急性中毒需与下列疾病相鉴别。

(1) 脑血管意外：昏迷时多有偏瘫或脑膜刺激征和局灶定位体征。

(2) 心源性肺水肿：有心脏病史和相应的体征。

(3) 肺性脑病与发绀：有慢性肺病史。

(4) 周期性瘫痪：血钾降低，补钾后症状改善快。

(5) 细菌性食物中毒：见表 8-1-2。

表 8-1-2　急性中毒与其他急性疾病的鉴别

器官及系统	症状	引起症状的毒物	类似中毒的急性症状
中枢神经系统	几分钟内迅速死亡	氢氟酸、氰化钾、硫化氢	猝死、脑出血
	昏迷，人事不省，大多数患者的脉搏为强脉	酒精、催眠性药物、阿片、吗啡及其衍生物、一氧化碳、火油、石油精、三氢化砷、氢氰酸、石炭酸、抗凝冻剂、去污剂、亚硝酸盐	尿毒症性昏迷、糖尿病性昏迷、肝性昏迷、贫血性昏迷、脑损伤、脑出血、癫痫、假尿毒症、癔症

续表

器官及系统	症状	引起症状的毒物	类似中毒的急性症状
中枢神经系统	虚脱、人事不省、心力衰竭	催眠性毒性、氯仿、砷、苯胺、磷、苛性碱及酸	/
	精神激动、刺激性谵语、躁狂	酒精（慢性患者）、阿托品、可待因、印度大麻、一氧化氮、石油精、乙炔、硝酸甘油、碘仿、毒蕈、四乙基铅	癔症、急性精神病、中枢神经系统有器官性疾患、脑膜炎、肾小球肾炎、肺炎等
周围神经系统	阵发性及强直痉挛、麻痹	士的宁、麦角、山道年、食物中毒、亚硝酸盐、抗凝冻剂、氟化物、草酸	尿毒症、癫痫、惊厥、破伤风、中枢神经系统疾病患者、脑膜炎、癔症
视觉器官	瞳孔扩大	阿托品、莨菪碱类、可待因、乌头碱、奎宁、窒息时的酒精中毒、氢氰酸、氰化钾	中枢神经系统疾患、视神经萎缩
	瞳孔缩小	吗啡、阿片及其衍生物、毛果芸香碱、毒扁豆碱、烟碱、苯胺、开始时的酒精中毒	脑出血、肿瘤、脑膜炎
	黑蒙（失明）	酒精、奎宁、颠茄、绵马、砷及其衍生物	脑膜疾患、视神经萎缩
	上眼睑麻痹、复视	腊肠毒素	中枢神经系统疾患
	视物呈黄色	山道年	
	结膜炎	强酸、氯、溴、碘和氨	结膜炎
耳	耳聋、耳鸣	奎宁、水杨酸、安替比林	中枢及听觉器官的周围疾患
皮肤	皮肤湿润	吗啡、阿片及其衍生物、毛果芸香碱、毒扁豆碱、洛贝林、过量的胰岛素	/
	皮肤及黏膜干燥	阿托品、东莨菪碱、腊肠毒素	/
	颜面及周围皮肤充血	亚硝酸异戊酯、硝酸甘油、吗啡、佛罗拿	心脏、血管系及呼吸系统障碍、延髓疾患
	皮肤蓝色	苯胺、氨基比林、硝基苯、亚硝酸盐、氨苯磺胺	心脏血管系统或呼吸系统障碍、延髓疾患
	巩膜及皮肤黄染	氯酸钾、三氢化砷、焦性没食子酸、砷、亚硝酸异戊酯、硝酸甘油、硝酸钠、乙酸甘油酯、毒蕈、氯仿、四氯化碳	肝及胆管疾患、溶血性黄疸

器官及系统	症状	引起症状的毒物	类似中毒的急性症状
舌及口腔	黄色	硝酸、氯苯磺胺制剂	/
	黄红色	过氧化锰、铬酸及重铬酸盐	/
	白色	强碱、苛性碱、蚊荃液	/
	褐色	铜盐、巴黎绿	/
	呼出之气有特臭	酒精、阿片、氢氰酸、氯仿、醚、亚硝酸戊酯、氨、碘、溴碘仿、溴仿、去污剂	糖尿病性昏迷（醛酮臭）、尿毒症性昏迷（尿臭）
肺及呼吸道	声门水肿、肺水肿	苛性碱及酸、吸入强酸、溴、氯、磺、氨、硝酸及内服吗啡、毛果芸香碱、毒蕈碱	白喉（喉炎）、急性心功能不全
	呼吸困难	士的宁（在惊厥期）、氢氰酸（氰化物）、亚硝酸盐	心脏血管和呼吸系统疾患、延髓疾患（迷走神经）
胃肠道	流涎	毛果芸香碱、毒蕈碱、烟碱、毒扁豆碱、汞（升汞）、苛性碱及酸	食物中毒、胃溃疡及十二指肠溃疡、胆囊炎、阑尾炎及腹部器官疾患
	呕吐	阿扑吗啡、酒精、依米丁、铜盐、食物中毒、亚硝酸盐	尿毒症、少数传染病、孕妇中毒、脑肿瘤、脊髓痨危象
	腹痛	铅盐、钡盐、苛性碱及酸、升汞、磷、腊肠毒素	急性胃肠障碍、肝、肾及肠痛、女性生殖器急性疾患、肠血管血栓形成
	肝急性黄色萎缩	磷	肝急性黄色萎缩
	呕吐及腹泻	砷、锑、升汞、毛果芸香碱、毒扁豆碱、巴豆油、大量铜盐及锌盐、氟化物、食物中毒、铬酸及铬酸盐	食物中毒
血管系统	脉搏变慢	阿片、吗啡、催眠性毒物、麻醉药品、抗凝剂	脑出血、脑肿瘤
	脉搏初慢继快而不规律	洋地黄类、侧金盏花、康毗箭毒子素、红海葱、毛果芸香碱、烟碱、东莨菪碱	/
	脉搏频率增快	颠茄、莨菪叶、阿托品、曼陀罗、东莨菪碱	阵发性心动过速
子宫	流血和出血	麦角、磷、毛果芸香碱、毒扁豆碱、大剂量奎宁、汞、苯、高锰酸钾	/
肾	尿红葡萄酒色	索佛拿、台俄那、胺苯磺胺	急性肾炎、肾及膀胱肿瘤、肾结核、阵发性血红蛋白尿、疟疾
	血尿	苛性毒（酸、碱、重金属盐）、毒蕈	
	血红蛋白尿	氯酸钾、三氢化砷、焦性没食子酸和其他血液毒物、硫酸铜、毒蕈	急性肾病
	无尿	升汞、草酸、醋酸、氯酸钾、焦性没子酸、斑蝥、抗凝剂	
	小便困难	毛果芸香碱、苯胺、斑蝥、草酸	急性心功能不全

（6）细菌性食物中毒和化学性食物中毒的区别：当遇到中毒事故时，要根据流行病学调查所掌握到的情况和中毒者所表现的各种症状，区分中毒事故是细菌性所致的还是化学性毒物所致。它们各有其特点，见表8-1-3。

表8-1-3　细菌性食物中毒和化学性食物中毒的鉴别

项目	细菌性食物中毒	化学性食物中毒
季节性	有季节性，夏季为多	无季节性
暴发形式	集体性居多	散发式
与食物的关系	与食物发霉或腐败变质有直接关系	与食物发霉或腐败变质无关
食品种类	动物性、淀粉性食物	各种食物
食后中毒的时间	多在食后3～6 h发生，有的可延至12～24 h，最长的延至数天。但嗜盐菌及葡萄球菌例外，食后1～3 h即发生	多在食后数分钟至2 h内发生。除敌鼠外，一般不超过6 h
中毒人数	通常占入食人数的多数，不全部发病	入食者几乎全部中毒
中毒症状	多数体温升高，有发热现象以一般胃肠症状为主，病情中度或轻微	多数体温不升高，有反而降低，除一般胃肠症状外，有多种不同神经系统症状，病情中等或严重
治疗效果	按一般常规抢救治疗，多数病情迅速好转，死亡率很低	按一般常规抢救治疗，往往不见显著效果，死亡率较高
病程及续发症	轻症1～2 h，中等1～2 d，重症3～5 d，无续发症	轻症1～2 d，中症3～5 d，重症5～14 d，往往有程度不同的头昏、黄疸、水肿等续发症

四、急性中毒的救治原则与措施

（一）重视急性中毒救治原则

1. 切断毒源。使中毒患者迅速脱离染毒环境。

2. 迅速阻滞毒物的继续吸收。及早地洗胃、导泻、清洗皮肤和吸氧。

3. 迅速有效消除威胁生命的毒性效应。凡心搏和呼吸停止的应迅速施行心肺复苏；对休克、严重心律失常、中毒性肺水肿、呼吸衰竭、中毒性脑病、脑水肿、脑疝应及时对症救治。

4. 尽快明确毒物接触史。接触史包括毒物名称、理化性质与状态、接触时间和吸收量及方式，若不能立即明确，须及时留取洗胃液或呕吐物、排泄物及可疑染毒物送毒物检测。

5. 使用解毒剂。尽早足量使用特效解毒剂。

6. 当中毒的毒物不明者。以对症处理为先和早期器官支持为主。

（二）救治措施

1. 清除尚未吸收的毒物。根据毒物进入途径不同，采取相应排毒方法。

（1）吸入性中毒：应立即撤离中毒现场，保持呼吸道通畅，呼吸新鲜空气，吸氧。

（2）接触中毒：应立即脱去污染衣服，用清水洗净皮肤。注意冲洗皮肤不要用热水以免增加毒物的吸收；毒物如遇水能发生反应，应先用干布抹去沾染物，再用水冲洗。

（3）经口中毒：应采取催吐、洗胃、导泻法以排除尚未吸收毒物。洗胃是经口中毒清除未吸收毒物的主要方法，以下几点要特别注意：①洗胃以服毒6 h以内最有效。对服毒6 h以上也不应放弃洗胃。②洗胃的原则是早洗、反复洗、彻底洗。③洗胃液多以清水为宜，忌用热水。④每次灌入量以

300～500 mL 为宜，每次洗胃液总量 8 000～10 000 mL。⑤洗胃时应注意防止吸入性肺炎和水中毒、脑水肿。⑥对腐蚀性中毒，挥发性烃类化学物（如汽油）口服中毒为禁忌证。⑦对深昏迷、呼吸衰竭者，可先行气管内插管后，再下胃管洗胃。⑧洗胃管宜留置 24 h 间断洗胃，同时防止呕吐及洗胃液误入气管造成不良后果。

2. 常见解毒剂的常规用法。

(1) 金属中毒解毒药：此类药物多属螯合剂，常见的有氨羧螯合剂和巯基螯合剂。①依地酸二钠钙，可与多种金属形成稳定而可溶的金属螯合物排出体外，主要用于铅中毒。用法：1 g/d 加于 5% 葡萄糖注射液 250 mL 稀释后静脉滴注，用药 3 d 为 1 个疗程，休息 3～4 d 后可重复用药。②喷替酸：化学结构、作用、剂量与依地酸二钠相似，促排铅的效果较好。③二巯丙醇：此药含活性巯基，巯基解毒药进入体内后可与某些金属形成无毒的、难解离的螯合物由尿中排出。此外，还能夺取已与酶结合的重金属，使酶恢复活力，从而解毒。用于治疗砷、汞中毒。急性砷中毒治疗剂量：第 1～2 天为 2～3 mg/kg 肌内注射，每 4～6 h/次，第 3～10 天为 2 次/d。副作用较多，有恶心、呕吐、腹痛、头痛、心悸等。④二巯基丙磺酸钠：作用与二巯丙醇相似，但疗效较高，副作用较少，用于治疗砷、汞、铜、锑等中毒。汞中毒时，用 5% 二巯基丙磺酸钠 5 mL 肌内注射，1 次/d。用药 3 d 为 1 个疗程，休息 4 d 后可再用药。⑤二巯基丁二钠：用于治疗锑、铅、汞、砷、铜等中毒。急性锑中毒出现心律失常时，每小时静脉注射 1 g，连用 4～5 次。急慢性铅、汞中毒时，1 g/d 静脉注射，3 d 为 1 个疗程，休息 4 d 后可再用药。口服 1.5 g/d，分 3 次服用，疗程同上。⑥青霉胺：有促排铅、汞、铜的作用，但不是首选药物。优点是可口服。3 次/d，0.3 g/次，用药 5～7 d 为 1 个疗程，停药 2 d 开始下 1 个疗程。高铁血红蛋白血症解毒药：亚甲蓝，小剂量可使高铁血红蛋白还原为正常血红蛋白，用于治疗亚硝酸盐、苯胺、硝基苯等中毒引起的高铁血红蛋白血症。剂量：1% 亚甲蓝 5～10 mL（1～2 mg/kg）静脉注射。如有必要，可重复使用。但应注意，药液注射外渗时易引起坏死。大剂量（10 mg/kg）效果相反，可产生高铁血红蛋白血症，适用于治疗氰化物中毒。氰化物中毒解毒药：一般采用亚硝酸盐-硫代硫酸钠疗法。中毒后立即给予亚硝酸盐。适量的亚硝酸盐使血红蛋白氧化，产生一定量的高铁血红蛋白；后者与血液中氰化物形成氰化高铁血红蛋白。高铁血红蛋白还能夺取已与细胞色素氧化酶结合的氰离子转变为毒性低的硫氰酸盐排出体外。剂量：亚硝酸异戊酯吸入，3% 亚硝酸钠溶液 10 mL 缓慢静脉注射，随即用 25% 硫代硫酸钠 50 mL 缓慢静脉注射。

(2) 有机磷类农药解毒药：解磷注射液、阿托品、盐酸戊乙奎醚、氯解磷定等。

3. 及时足量使用特效解毒剂，见表 8-1-4。

表 8-1-4 常见急性中毒的拮抗剂

常用特效解毒药	对抗毒物
阿托品	有机磷类农药中毒及毒蕈中毒、毛果芸香碱、新斯的明中毒
碘解磷定、氯解磷定、解磷注射液	有机磷
二巯基丙醇	砷、汞、锑、铋、锰、铅中毒
硫代硫酸钠	砷、汞、铅、氰化物、碘、溴中毒
亚硝酸异戊酯	氰化物中毒，木薯
亚硝酸钠	苦杏仁、桃仁、枇杷仁
亚甲蓝	小剂量急救亚硝酸盐中毒及高铁血红蛋白血症，大剂量用于治疗氰化物中毒

续表

常用特效解毒药	对抗毒物
纳洛酮	吗啡、乙醇、镇静安眠类药物
乙酰胺	氟乙酰胺、氟乙酸钠
地西泮＋纳洛酮	毒鼠强

（1）原则是早期、足量、尽快达到治疗有效量，注意防止副作用。

（2）选择正确的给药方法，使特殊解毒剂在最短的时间发挥最好的疗效。

（3）注意解毒剂的配伍，充分发挥解毒剂的联合作用，如对有机磷类农药时阿托品与胆碱酯酶复活剂的合用；毒鼠强中毒时地西泮与纳洛酮的合用等。

4.促进毒物的排泄。

（1）利尿排毒：大多毒物可由肾脏排泄，因此救治急性中毒注意保肾，有利于充分发挥迅速利尿来加速毒物排泄。①积极补液是促使毒物随尿排出的最简措施。②碳酸氢钠与利尿剂合用：可碱化尿液（pH值为8）使有些化合物如巴比妥类、水杨酸类及异烟肼等不易在肾小管内重吸收。③应用维生素C，8 g/d，使尿液pH值<5促使有些毒物（苯丙胺等）加速排出。④经补液与利尿剂后，水溶性与蛋白结合很弱的化合物（如苯巴比妥、甲丙氨酯、苯丙胺及锂盐）较易从体内排出。

（2）换血疗法：本法对各种毒物（硝酸盐、亚硝酸盐、氯化物、溴化物、磺胺、硝基苯、含氧化合物等）所致的高铁血红蛋白血症效果好。

（3）透析疗法：本法的适应证如下。①水溶性与蛋白结合较少的化合物如对乙酰氨基酚、苯丙胺、溴化物、酒精、乙二醇、锂盐、甲丙氨酯、甲醇、苯巴比妥及水杨酸盐等中毒时透析疗法效果较好。②中毒后发生肾功能衰竭者。

（4）血液灌流是近年发展起来的一种新的血液净化疗法。临床证实有较好的排毒作用。如巴比妥类、解热镇静类药、有机磷类农药、有机酸、有机氯类杀虫剂、洋地黄类、茶碱、毒鼠强等。

5.有效的对症处理。许多毒物至今尚无有效的解毒剂，急救措施主要依靠及早排毒及有效的对症、支持疗法。

（1）氧疗法：在急救中，氧疗是一种有效的治疗方法。急性中毒常因毒物的毒理作用而抑制呼吸及气体交换，有的毒物抑制组织内细胞呼吸造成组织缺氧。因此在救治中要监护呼吸，采取有效的吸氧疗法，正确选用鼻导管、面罩、呼吸机、高压氧给氧。

（2）纠正低血压、休克，常见于镇静药、催吐药、抗精神病药物及抗抑郁药物中毒，其作用机制常是综合性的。除补充血容量外，要重视应用纳洛酮和血管活性药物的应用及中毒性心肌炎防治。

（3）高热与低温的处理：高热常见于吩噻嗪、单胺氧化酶及抗胆碱类等药物中毒，甚至可引起休克及恶性神经抑制综合征。低温多见于镇静安眠类药物中毒，在低温可发生电解质、体液及酸碱失衡，细胞内钠丢失。故要及时处理。

（4）心律失常：有些毒物影响心肌纤维的电作用，另外由于心肌缺氧或代谢紊乱而发生心律失常。救治中早期应用镁极化液有助于预防心律失常，同时可根据心律失常的类型选择应用相应的药物，常用的有利多卡因、阿托品、维拉帕米、普罗帕酮、毛花苷C。

（5）心搏骤停：除因严重缺氧外，也有某些毒物的直接作用引起阿-斯综合征所致，如急性有机磷类农药或有机溶剂中毒。汽油，苯等刺激β-受体，能突然导致原发性心室颤动而死亡，氯仿、氟乙酸、氟乙酰胺等严重中毒时，可直接作用心肌发生心室颤动，引起心搏骤停，高浓度氯气吸入，可因迷走神经的反射增强而导致心搏骤停。一旦发生心搏骤停，应分秒必争紧急心肺脑复苏，除有效的胸外按压外，迅速开放气道，有效供氧十分重要，有条件时应尽快行气管内插管使用呼吸机。同时根据病情选用肾上腺素、阿托品、纳洛酮等。

（6）中毒性脑病、主要由于亲神经毒物所致，如一氧化碳、二氧化碳、有机汞、麻醉药、镇静药。主要表现不同程度的意识障碍和颅内压增高症状。此外，抽搐、惊厥也是中毒性脑病常出现症状。中毒性脑病的救治重点是早发现、早防治脑水肿，保护脑细胞。根据病情适时应用脱水剂20％甘露醇125 mL＋呋塞米20 mg＋地塞米松10 mg 1次/3～12 h，出现抽搐、惊厥可用苯妥英钠，必要时用地西泮。常规使用三磷酸腺苷、辅酶A、胞磷胆碱、吡拉西坦、纳洛酮。

（7）防治急性肾功能衰竭：原则是有效控制原发病，维持有效血液循环，纠正缺氧，避免使用对肾有损害的药物，合理使用利尿剂。在利尿剂使用效果不佳时，注意选用血管扩张剂。

6. 注意内环境管理。急性中毒常因毒物本身的作用和患者呕吐、腹泻、出汗、洗胃等均可造成内环境的紊乱，主要表现为电解质失衡，酸碱失常，如低血钾、低血钠、酸碱中毒等。在救治中主要注意监测电解质、酸碱平衡的状况。

7. 早期认识急性中毒致多器官功能障碍综合征。早期脏器功能支持，防止发生多器官功能障碍综合征。当发生了多器官功能衰竭后，才开始脏器支持治疗，这样就不能降低病死率。而早期识别多器官功能障碍综合征，早期防治，有利降低急性中毒病死率。防治急性中毒致多器官功能障碍综合征的重点如下。

1）早期识别急性中毒致多器官功能障碍综合征：急性重度中毒患者发病急、病情重，救治不及时可迅速发生多器官功能障碍综合征，甚至引起死亡，一旦出现，病死率达30％～100％，近些年来引起了临床医师的关注。常见急性中毒致多器官功能障碍综合征的特点简述如下。

（1）急性有机磷类农药中毒致多器官功能障碍综合征：①心脏的毒性损害。有机磷类农药对心脏毒性损害的病理改变为心肌细胞脂肪变性、心肌间质充血、水肿、单核细胞浸润、心外膜点状出血、右心室和左心室轻度扩张，具有心肌纤维断裂现象。有机磷类农药可引起各种类型的心律失常，机制可能与抑制胆碱酯酶使神经末梢释放的乙酰胆碱不能水解，从而影响心脏的传导功能。造成心脏性猝死，可能是毒物造成的心肌麻痹或中毒性心肌炎。②呼吸系统损害。急性有机磷类农药中毒对呼吸系统的损害是最严重的。死亡的主要原因往往是呼吸衰竭，可分为中枢性和外周性。常见的原因有中毒性肺水肿、呼吸肌麻痹、呼吸中枢麻痹。③脑栓塞。有机磷类农药是有强烈的神经毒样作用，可引起脑细胞间质水肿、细胞脂肪变性、脑屏障受损、脑组织毛细血管通透性增加及阿托品的大量应用引起脑血管扩张均可导致脑水肿。脑损害的发生率占12％。④中毒性肝损伤。有机磷类农药在体内分布以肝脏浓度最高，其系非亲肝性毒物，但在较大剂量接触时，部分患者也可发生肝损害，尤以胃肠吸收者存在肝-肠循环，肝损害更为明显。氧自由基可能是肝细胞损伤的主要机制之一。有机磷类农药在体内的代谢过程由肝脏完成，可产生大量氧自由基。丙氨酸氨基转移酶在中毒第2天达高峰并持续6 d后逐渐下降。⑤中间综合征。发生时间为有机磷类农药中毒后2～4 d，个别为7 d，是急性有机磷类农药中毒经过救治后急性胆碱能危象消失后，继发性周围神经病之前出现的以肌无力为临床特征的一组综合征。危险是因呼吸肌麻痹致外周呼吸衰竭而死亡。

（2）禁用杀鼠剂中毒致多器官功能障碍综合征：禁用杀鼠剂是指国家卫生健康委员会早在20世纪80年代已发文严禁使用的一类灭鼠剂如毒鼠强、氟乙酰胺、氟乙酸钠等毒力极强，且都有明显的蓄积作用，人食用毒死的家畜可引起二次中毒。①脑功能障碍：毒鼠强进入人体后，拮抗中枢神经系统的γ氨基丁酸。尸检均有脑水肿和散在的脑组织死亡溶解。②心脏损害：是毒物直接损害心肌细胞造成心肌细胞损伤坏死，心肌酶谱异常增高。心电图可有ST段及T波改变。③肝功能障碍：毒物可直接作用肝细胞造成肝细胞损伤、坏死，引起肝脏血清转氨酶异常增高，且可出现黄疸。④脑水肿或急性呼吸窘迫综合征，神经源性肺水肿。

（3）急性有害气体中毒致多器官功能障碍综合征：常见的有害气体包括一氧化碳、氰化物、硫化物、石油液化气，国内宋国平报告重度一氧化碳中毒致多器官功能障碍综合征416例，其中发生多器官功能障碍综合征 76%，治愈率 93.3%，死亡率 1.2%，以脑损害、心脏损害、肺损害为主，以昏迷、呼吸困难、心电图异常为主要表现。

（4）急性重度药物中毒致多器官功能障碍综合征：常见于吗啡和镇静安眠类药物，国内王立毅报告老年急性中毒并多器官功能障碍综合征 38 例，其中安眠药中毒 8 例，混合性药物中毒 3 例，刘桂花报告急性药物中毒 30 例，酶学变化的临床观察中在急性中毒后 24 h 内可见心肌损害，表现为心律失常，高度房室传导阻滞。吗啡中毒主要抑制中枢神经系统。表现为昏迷，心血管系统为心动过缓，直立性低血压。此外由于呼吸抑制、缺氧、酸中毒和组胺释放出现非心源性肺水肿，作者曾报道 6 例海洛因中毒性肺水肿。镇静安眠类药物中毒致多器官功能障碍综合征，主要是呼吸抑制、中毒性脑病，随后加重呼吸衰竭，出现多器官功能障碍综合征。

2）早期脏器功能支持、防治多器官功能障碍综合征。①早期通气支持：呼吸衰竭是急性中毒致多器官功能障碍综合征中最突出、最常见的问题。早期通气，目的在于早期保持肺泡张开或再张开，防止缺氧和低氧血症。早期应注意最好发挥患者的自主呼吸，呼吸衰竭时采用持续气道正压通气、间歇指令通气、间歇辅助通气。通气过程中要防止分泌物的阻塞和防治气道的感染。根据患者呼吸状态，选用呼吸兴奋剂。尤其要注意中毒性肺水肿的早期诊断与处理。作者曾报道 6 例中毒性肺水肿用中西医结合进行救治取得较好疗效，主要是早期诊断，及时应用大剂量糖皮质激素如地塞米松和山莨菪碱。改善血管的通渗性。②早期循环支持：急性中毒患者多有心血管的损伤，易致心功能低下和休克，较早期纠正微循环灌注不足和营养心肌是防治急性中毒患者发生多器官功能障碍综合征的重要措施。正确使用血管活性药物，如多巴胺、多巴酚丁胺和复方丹参注射液。大剂量的维生素 E、维生素 C、三磷酸腺苷、辅酶 A 可减轻氧自由基损害和保护心肌细胞，注意及时纠正电解质失衡，尤其是低血 K^+、Ca^{2+} 等。③早期防治脑水肿，急性重度中毒患者易发生中毒性脑病、脑水肿，较早期防治脑水肿是救治急性重度中毒患者多器官功能障碍综合征的重要环节。注意适时适量应用甘露醇、地塞米松、呋塞米、胞磷胆碱、纳洛酮等药物。胞磷胆碱、纳洛酮改善脑细胞的供血，对促进苏醒有重要作用。④早期防治急性肾功能衰竭，由于许多毒物进入机体要经肾脏排出，故对肾功能有损害，如鱼胆中毒几乎 100% 引起急性肾功能衰竭。急性重度中毒若发生急性肾功能衰竭，给救治带来困难：一是毒物不能尽快地排泄，继续毒害机体；二是肺水肿、脑水肿、脑疝不能有效地控制；三是电解质失衡不能够有效地调节。因此，要重视肾的血氧供应，合理使用利尿剂，适时适量应用血管扩张剂。⑤纠正水电解质和酸碱的失衡：急性重度中毒造成酸碱失衡及水、电解质紊乱相当多见。除毒物本身的酸碱度外，中毒本身常引起呼吸障碍或组织内气体交换障碍，引起代谢紊乱，造成体内酸碱失衡；患者的呕吐、洗胃及大剂量的药物均可引起机体水、电解质紊乱，对此主要是加强监测，及时调整。

8. 急诊医师在抢救急性中毒患者时要明确以下几点。

（1）应高度重视生命体征的变化，及时而准确地实施心肺脑复苏，维持有效循环。

（2）应该及时准确判断威胁患者生命的主要矛盾是什么？及时处理首要和次要的问题是什么？解决其问题的最快捷最有效的方法是什么？

（3）应根据具体病情，及时联系相关专科会诊，协同抢救使患者能在最短的时间得到最佳的救治方案。

（4）在抢救过程中必须认真、准确记录一切抢救措施、病情交代、与单位及家属的谈话内容等并注意记录时间的准确性。

（5）应根据实际病情向家属或单位详细告知病情的严重状况及预后，以取得必要的理解和配合。

（6）在抢救急性中毒患者时，发生 3 人以上成批中毒应及时向上级医师及有关领导报告，涉及法律问题应向有关公安部门汇报。

（7）在抢救成批急性中毒患者时，要立即成立相应的救护组，如抢救指挥组、危重病抢救组、诊查组、护理治疗组、后勤联络组，使抢救工作紧张有序。尤其重要的是在救治成批中毒时要分清是化学性中毒和细菌性中毒，最危重的患者是哪些，当前急需处理的问题是什么。

（8）凡经充分而积极抢救，中毒患者的重要生命体征明确消失，意识完全消失伴瞳孔散大，对光反射、心跳、呼吸停止，心电图显示无电生理活动（即呈一直线状态）时，方可考虑终止抢救。

五、急性中毒救治中值得注意的几个问题

根据国家卫生健康委员会发布的资料，损伤与中毒的死亡率位于第五位。急性中毒事件伤害的人群多，而且其病情变化快、发展快，可在较短的时间内告病重，易发生多器官功能障碍综合征，严重威胁患者的生命。为进一步提高急性中毒救治的成功率，降低死亡率和致残率，急性中毒救治中值得注意的几个问题如下。

（一）关注急性中毒的方式与中毒谱的变化，有的放矢进行救治

在我国，中毒有上升的趋势。根据国家卫生健康委员会信息中心发布的数据看，近年我国城市居民中，中毒伤害发生率为 18/10 万，农村为 69/10 万，因中毒致死占总死亡率的 10.7%。造成中毒的主要原因是以生活和生产不当所致。如火灾的混合含有毒气体易造成中毒。在城市以酒精或药物中毒为主，其次是一氧化碳中毒、食物中毒、灭鼠药中毒。农村以有机磷类农药中毒、鼠药中毒和一氧化碳中毒多见。近些年群体中毒事件时有发生，主要是毒鼠强、有机磷类农药和有毒气体如氯气等中毒。为此要特别加强对酒精中毒、灭鼠药中毒、有机磷类农药中毒、有毒气体救治的认识。

（二）重视急性中毒的诊断问题，及时明确诊断

1. 急性中毒救治成功与否取决于两个因素。①及时与正确的诊断；②恰当的及时救治措施。在临床常常有将急性有机磷类农药中毒误诊为急性胃肠炎、支气管哮喘急性发作或镇静安眠类药物中毒等，将毒鼠强中毒误诊为流行性乙型脑炎、癫痫大发作，将酒精中毒引发的并发症急性脑血管意外误认为酒精中毒的昏睡期，也有将年轻人的脑血管意外误诊为安眠药中毒，海洛因戒断症状误诊为海洛因中毒，等等，而造成延误抢救引发医疗事故。

2. 要做到早期准确的诊断，以下几点可以借鉴。

（1）重视中毒病史的采集，详尽的病史采集是诊断的首要环节。

（2）对中毒患者的临床表现要认真地判断分析：①对突然出现发绀、呕吐、昏迷、惊厥、呼吸困难、不明原因的休克，尤其是同时出现的多人同样的临床症状，首先要考虑急性中毒的可能性。②对突发昏迷的患者除要考虑急性中毒的可能性，同时要排除急性脑血管意外、糖尿病酮症酸中毒昏迷、肝性脑病、中暑等。③在灾害中的昏迷患者特别注意有毒气体中毒的可能。④要特别注意"中毒综合征"对急性中毒的诊断有重要参考价值。⑤认真仔细地针对性体格检查，查体首先是评估生命体征的状态，是否有存在危及生命的情况，善于发现有诊断意义的阳性体征与阴性体征。⑥严密观察病情，认真分析病情变化是及时寻找正确诊断的依据，同时也是救治患者的中心细节。⑦善于借助辅助检查是及时做出准确的诊断的重要方法。中毒患者的排泄物、胃液血液及现场的采样送检、如有机磷类农药中毒的胆碱酯酶活性测定、毒鼠强中毒患者的胃液、尿液、血液的检测，有毒气体中毒的现场采样和血液检测均有意义。

（三）积极清除中毒患者的毒物，提高救治成功率

毒物主要经消化道、呼吸道及皮肤进入体内。清除未进入血液、体液的毒物，主要是洗胃和保持呼吸道通畅。

1. 关于洗胃清除毒物问题。洗胃是经口中毒清除未吸收毒物的主要方法。以下几点特别要注意：①洗胃的原则是早洗、反复洗、彻底洗。②对重度昏迷的患者可先行气管插管后洗胃或切开洗胃。③洗胃液多以清水为宜，每次灌胃内 300～500 mL 为宜，每次洗胃液总量为 8 000～10 000 mL，以胃液清亮为原则。重度中毒者应留置胃管 24 h 间断洗胃，有利于清除胃黏膜吸收的毒物。④洗胃后目前

主张间歇灌入泻药和吸附剂，如大黄、甘露醇、思密达。大黄具有下瘀血荡涤胃肠，可改善胃肠黏膜的血液灌注，保护胃肠黏膜和清除胃肠道的毒物。思密达对胃肠道毒物、病菌、毒素有极强的吸附作用，与黏膜蛋白结合增强黏膜液屏障，阻止胃肠道农药吸收。

2. 应用利尿。对轻-中度中毒的患者可通过利尿剂的应用加速毒物从肾脏排出。应用利尿剂排毒要注意补液，同时根据毒物的理化性质，碱化尿液合用 5％碳酸氢钠，酸化尿液合用维生素 C。

3. 血液净化。血液净化在救治重度急性中毒患者中越来越受重视，不仅可清除血液中的毒物，而且可清除炎症因子。但要注意对解毒药物的血药溶度的影响。

（四）用好作用广泛的中毒急救药物

1. 纳洛酮。化学结构与吗啡极为相似，与阿片类受体产生特异性结合，其亲和力大于吗啡，是阿片类受体的纯拮抗剂，能阻滞 β-内啡肽。脂溶性高，并迅速分布全身，尤以脑、心、肺、肾为高，透过血-脑屏障的速度为吗啡的 16 倍，约 50％的纳洛酮与血浆蛋白结合，作用时间维持 45～90 min，注射后 48～72 h 约 65％从尿中排出，人血浆半衰期为 90 min。在急性中毒急救应用，国内外文献报道甚多。主要用于救治阿片类药物、镇静催眠类药、酒精中毒，也用于有机磷类农药中毒、有害气体中毒。在心肺、脑复苏时应用能提高复苏率，对感染性休克、呼吸衰竭、中毒性脑病及缺血性脑病、昏迷患者均较好疗效。

2. 地西泮。可用于鼠药中毒的抗惊厥作用。对有机磷类农药中毒也有较好的作用：①抑制中枢 N 细胞释放乙酰胆碱；②抑制 N-受体结合；③对心、脑有保护作用；④对抗肌紧束、肌颤、抽搐、惊厥；⑤对抗脑、心中毒性损害。

3. 醒脑静注射液。是安宫牛黄丸经科学方法制备的一种中药注射液，其主要成分有麝香、冰片、栀子、郁金等，具有良好的醒脑开窍、清热解毒等功效，文献资料和临床实践显示对酒精中毒、急性有机磷类农药中毒、急性海洛因中毒有较好疗效。

4. 糖皮质激素。常用的有地塞米松、甲泼尼龙、氢化可的松等。此类药有较好的抗毒、抗炎、抗休克、抗过敏、保护脑细胞、减少组织渗出等作用，早期合理应用可帮助重度中毒患者度过危险期。但要注意其降低机体防御能力和削弱消化道屏障功能等副作用，应同时预防感染和消化道出血的发生。

5. 二巯基丙磺酸钠。20 世纪 50 年代苏联科学家化学合成了具有易溶于水、有络合类金属和重金属离子特性的二巯基丙磺酸钠，已广泛应用于多种类金属和重金属中毒的治疗。在职业病临床治疗、放射性核素促排、儿童慢性铅中毒等方面已成为众所周知的特殊解毒药剂。由于巯基的特殊理化性质，除络合金属离子外，还能和多种毒物发生氧化还原反应。使用二巯基丙磺酸钠以提供外源性巯基，可降低不因 Ca^{2+}-Mg^{2+}-ATP 酶抑制而介导组织细胞内的钙稳态失调，保护细胞的生理功能和保持细胞的结构完整，参与对细胞信号的重要调节作用。二巯基丙磺酸钠对农药中毒的应用，近年也有配伍用地西泮和维生素 B_6，收到良好的效果。前者是抗惊厥的首选药，后者为多种酶的辅酶，在体内有转氨作用和脱羧作用，使谷氨酸形成 GABA 从而增多脑内抑制性递质，值得进一步研究和探讨。二巯基丙磺酸钠是沙蚕毒系、氯苯甲脒、杀菌剂 402、毒鼠强和溴苯腈五类非金属农药的特殊解毒药剂。用法与用量：静脉注射：治疗急性中毒，5 mg/kg，每 4～5 h 1 次。第 2 天，2～3 次/d，以后 1～2 次/d，7 d 为 1 个疗程。治疗慢性中毒，2.5～5 mg/kg，1 次/d。用药 3 d 停 4 d 为 1 个疗程。一般 3～5 个疗程。注意事项：可有恶心、心动过速、头晕等不良反应，不久可消失。个别有过敏反应如皮疹、寒战、发热，甚至引起过敏性休克、剥脱性皮炎。

6. 盐酸戊乙奎醚。本药物主要的特点在于提高有机磷类农药救治水平，减少中毒患者死亡。该药属选择性的抗胆碱药，有对抗外周毒蕈碱症状，又能透过血-脑屏障，改善中枢神经症状。毒性小，作用于 M_1-受体、M_3-受体，对 M_2-受体（分布于心脏和突触前膜）不明显，故不影响心率。阿托品化时不要求心率达 90～100 次/min。肌内注射后 2 min 在血中就能够检测到，半小时达药效高峰，半衰期为 10.35 h，半衰期长，达 10 h，24 h 排出率 94%；24 h 排出率为给药总量的 94.17%。特点：有效拮抗胆碱能危象；抑制呼吸道腺体分泌；解除内脏平滑肌痉挛；舒张支气管平滑肌；减轻气道阻力，增加呼吸流量；解除微血管痉挛，改善微循环障碍。应用领域：有机磷类农药中毒的救治；解除胃肠绞痛、胆绞痛、肾绞痛；呼吸系统急症（急性呼吸窘迫综合征、慢性阻塞性肺病、急性肺水肿）的治疗；感染性休克，改善微循环和心功能；心肺复苏时微循环的改善；危重症微循环障碍的改善。

（五）充分发挥中医中药救治急性中毒

1. 通腑攻下法。代表中药：大黄，可改善胃肠的微循环，又可将残留在胃肠道黏膜的毒物及时排出。

2. 清热解毒法。代表中药：血必净、痰热清、醒脑静注射液等，可清除血液中的毒素和中毒所致的感染并发症引起的高热不退等。

3. 活血祛瘀法。代表中药：复方丹参注射液。可改善中毒所致微循环障碍，实践中防治急性肾功能衰竭有较好疗效。

4. 补气补阴扶正法。代表药有：参附注射液、生脉注射液。对中毒所致的中毒性心肌炎、低血压和机体抵抗力低下有较好的帮助。

李奇林　张在其

第二节　急性中毒急救新进展

一、重视急性中毒的接诊与救治同步进行

（一）昏迷患者首先要评价和稳定其呼吸、循环等生命体征

1. 呼吸。①开放昏迷患者气道。②床边观察患者呼吸是否存在、潮气量是否充足。潮气量充足的指标是 5～10 mL/kg 或 100 mL/(kg·min)，频率：成人 12～18 次/min，新生儿 35～40 次/min，5 岁儿童 20/min。如床边观察无法评价患者潮气量和呼吸频率，应注意患者呼吸节律是否异常，是否有不规律呼吸如潮式呼吸、间停呼吸。呼吸节律不整意味着呼吸不足。③患者潮气量不足及呼吸节律不整，必须立即面罩给予 100% 氧，并进行气管插管。

2. 循环。了解患者血压、脉搏情况，做心电图。如患者是否存在休克、心律失常，要进行监测并做相应治疗，心律失常可能是某些药物中毒的表现。

3. 实验室分析。昏迷患者应采血做以下检查：血、尿常规、血糖、血清尿素氮、血清肌酐、血电解质及血、尿毒物分析。

4. 昏迷患者特殊用药。迅速为患者建立静脉通路。所有昏迷患者来诊后可给予纳洛酮和维生素 B_6。①0.9% 氯化钠：成人 0.9% 氯化钠 250 mL；儿童 0.9% 氯化钠 100 mL；②纳洛酮：2 mg 静脉注射，如果静脉通路未建立可以肌内注射，或气管内给药；③维生素 B_6 1 g 加入液体中静脉滴注。

（二）体格检查

在生命体征稳定之后，应对患者进行详细的体格检查。昏迷患者应去掉所有衣物进行彻底体格检查，重点在呼吸音、心音和腹部检查，在体格检查中注意患者是否有外伤，注意昏迷是否由外伤引起，神经系统检查注意评价患者意识水平，瞳孔大小、反射，是否有眼震、病理反射及定位体征，一旦发现定位体征，意味着患者神经系统有器质性损伤要立即做 CT 或 MRI 检查。

1. 低血压、双肺无湿啰音的患者应放于头低脚高位，并给予 0.9%氯化钠或乳酸钠林格注射液，当需使用升压药时首选多巴胺和间羟胺。如心功能不良者不应给予大量液体。药物或毒物不能通过给液体排出，反而会引发许多并发症，如脑水肿、肺水肿而增加死亡率。

2. 昏迷患者来诊后给以上处理，由于低血糖、阿片类过量、酒精中毒等引起的昏迷将逐渐消失，患者意识逐渐恢复。如经以上处置患者依然昏迷，在给予 500～1 000 mL 液体后依然血压低，应考虑以下 3 种可能：①患者口服大量抑制心肌收缩力的毒药物；②患者服用极强的血管扩张剂；③伴有外伤（腹腔内出血或脊髓损伤）；其他与药物中毒有关或无关的原因如心肌梗死所致的心源性休克、肺栓塞、主动脉瘤破裂、脓毒症及严重酸中毒等均应考虑。扩容治疗时应随时进行肺部听诊，如血压仍低而肺部出现湿啰音则强烈提示有心肌抑制剂，如 β-受体阻滞剂过量可能，对长期低血压患者应做肺动脉导管及动脉内导管监测，以便确认低血压的性质和病因及指导升压药和正性肌力药应用。持续性昏迷患者应注意有无进行性颅内压增高、项强直、发热等表现，如有，应进行 CT、MRI 检查，若仍不能确定昏迷原因，且不排除中毒可能性，在保证患者生命体征稳定情况下，可考虑采取进一步措施排除体内未吸收毒物。

（三）未吸收毒物的清除

1. 洗胃。昏迷患者只能采取洗胃的方式排除胃内尚未吸收的毒物，昏迷患者应首先进行气管插管后再经口插入胃管洗胃，管径要足够大，以保证药片能被洗出。

（1）胃管选择：要使用大孔径胃管。

（2）步骤：①昏迷或抽搐患者洗胃前应先做气管插管，以保护气道。②患者保持左侧卧位。③下胃管，并证实管在胃中。④每次向胃内灌入 200 mL 盐水或温开水，然后将其排出。儿童每次灌入 50～100 mL 盐水或温开水。⑤清洗直到流出液中不含杂质，转清；⑥胃管应留作注入活性炭用。

（3）禁忌证：①摄入强酸或强碱；②严重出血体质（相对禁忌）；③非有毒物质摄入。

2. 活性炭的使用。洗胃之后 1 g/kg 的活性炭混悬液应从胃管灌入，同时可给予导泻剂如山梨醇 0.5～1 g/kg 或硫酸镁 250 mg/kg（不超过 30 g）。活性炭是极为有效的吸附物质，它可吸附几乎所有的有机或无机物，唯有离子例外。活性炭颗粒很小，但有巨大的活性表面，使用方法是活性炭与水或导泻剂按 1∶4 或 1∶8 比例配成混悬剂。活性炭对醇类、离子、铁、碳酸效果不好。活性炭的用量：成人 1～2 g/kg，最大量 100 g，儿童 0.5～1 g/kg。患者摄入过量的长效药物或药物在胃肠内结成团块可以使用活性炭。活性炭对于有肠肝循环的药物效果更好。但即使没有肠肝循环，因活性炭的"胃肠透析"作用，也能增强毒物排泄。

3. 导泻剂。盐类导泻剂或山梨醇不被活性炭吸附，可同活性炭一起使用。硫酸镁或硫酸钠：成人及儿童，250 mg/kg，最大量 30 g。山梨醇：成人 0.5～1 g/kg；儿童 0.5 g/kg；1 岁以上儿童，最大量 25%的山梨醇 50 g。

（1）注意事项：①儿童小剂量药物过量不作为常规治疗；②不要反复使用导泻剂；③不要使用油性导泻剂如甘油、液状石蜡等，因其有误吸危险及增加毒物吸收可能。

（2）禁忌证：肠绞痛、腹泻、腹外伤、肠梗阻、肾功能衰竭（镁制剂）。

二、加强毒物排泄受到广泛关注

（一）强迫利尿

大量液体负荷，有时同时给予祥利尿剂，能增加某些药物从尿中排出。并发症有脑水肿、肺水肿等。由于效果不确切，目前不提倡使用。

（二）改变尿液 pH 值

通过改变尿液的 pH 值，使化学物离子化强度增高，则化学物停留在小管中，而不易重吸收。因而增加了从尿中的排出。尿液酸化：理论上有些药物可通过此法增加排泄，但因可损害肾小管上皮细胞，临床上未能应用。尿液碱化：一般通过使用碳酸氢钠 $1\sim2$ mmol/kg，每 $3\sim4$ h 1 次，使尿液 pH 值达 $7\sim8$。注意：低钾状态必须纠正，否则不能取得碱化效果。碱化尿液主要用于治疗水杨酸类、巴比妥类中毒等。水杨酸类中毒时，尿液 pH 值从 6.5 升到 7.5 时，药物从尿中排出增加 4 倍。

（三）血液透析

借助于透析膜（半透膜）弥散作用而进行。透析膜上有很多微孔，血液及透析液分别在膜两侧，由于膜两侧存在的浓度梯度差，通过弥散作用达到两侧溶液浓度平衡。根据这一原理，患者血液中的过量药物或毒物，因浓度梯度差的存在，由高浓度侧向低浓度侧运动，经透析膜弥散到透析液中，而水通过半透膜从低浓度侧向高浓度侧渗透并通过压力超滤作用而移动。所以血液透析就是利用溶质的弥散、水的渗透和超滤作用来清除体内过量药物或毒物以抢救患者的生命。一般说血液透析对分子量 <500、水溶性、血浆蛋白结合少的物质易于透出。像甲醇、乙醇、乙二醇、水杨酸、锂等，还可纠正电解质紊乱，代谢性酸中毒等。分子量大、与蛋白结合率高的药物不易被清除。药物清除量与透析器膜的孔径、透析时间长短、血流量大小都有关系。

（四）血液灌流

是将患者血液引出体外并经过灌流器，通过吸附剂的吸附作用来清排除外源性或内源性毒物，达到解毒目的。吸附剂常用有两种，一种是包裹活性炭，另一种是中性大孔树脂。这两种吸附剂只能通过吸附清除内源性或外源性有毒物质，不能纠正水和电解质紊乱。如合并急性肾功能衰竭和水、电解质紊乱时可与血液透析串联使用。血液灌流是目前急性药物及毒物中毒抢救的首选方式，其体积小，方便，不需要其他血液净化装置（水处理、透析机等），可在床边使用，特别对脂溶性高，分布容积大，易于与蛋白质结合的毒物如巴比妥类、卡马西平、苯妥英钠、环类抗抑郁药物及一些除草剂、杀虫剂效果较好。在有机磷类农药中毒时使用，要加大阿托品用量，因血液灌流不但吸附有机磷也吸附阿托品。血液灌流对茶碱中毒有显著疗效。如果茶碱血药浓度 >50 $\mu g/mL$ 可导致心律失常，惊厥等严重并发症，甚至突然呼吸和心搏骤停等。所以严重茶碱中毒病例应首选血液灌流。药物中毒患者应用血液灌流的指征：

1. 常规保守疗法无效，临床状态进行性恶化。

2. 严重中毒威胁生命，如深昏迷、低体温、低血压、低换气量经内科治疗无效者。

3. 血浆药物浓度达到或超过致死浓度者。如苯巴比妥 >100 $\mu g/mL$，格鲁米特 >40 $\mu g/mL$，甲丙氨酯 >100 $\mu g/mL$。

4. 由于肝脏、肾脏、心脏功能严重不全导致排泄药物的能力显著降低。

5. 具有代谢延迟效应的毒物中毒如除草剂百草枯和甲醇，已服用致死量，但尚未出现严重症状，晚期出现威胁生命的症状，如治疗过晚则失去抢救时机。血液灌流一般无绝对禁忌证，但在严重血小板减少，白细胞减少要多加注意。如出现凝血时间延长，出血的患者可采取体外或局部肝素化，或应用短时间作用的抗凝剂。

（五）腹膜透析

是利用人体自身的腹膜作为透析膜进行血液净化。透析作用是腹膜中的毛细血管和微血管的基底膜，其通透性很强，除小分子物质可以自由通过，一些中分子物质也可以通过基底膜，但与蛋白结合的溶质不易通过腹膜。它适用于：

1. 婴、幼儿不能建立血管通道来进行血液净化时。

2. 低血压、心绞痛、近期心肌梗死、有心脑血管并发症和高龄患者。

3. 有明显出血性并发症（颅内、胃肠道出血，广泛软组织损伤）不适于用肝素者。

4. 基层医院无血液净化装置。腹膜透析的优点是价廉、易行，但清除毒物的作用不如血液透析或血液灌流。

（六）血浆置换

是将患者血液引入血浆置换装置如血浆分离器或双重膜滤过器，将患者的血浆分离出来并弃除，同时补充一定量血浆从而清除体内致病因子。血浆置换对于与蛋白相结合的毒物、血液透析及血液灌流不能清除的药物中毒，特别是与蛋白结合超过 60% 的药物更为有效。血浆置换需要应用血浆、人血白蛋白，并要具备膜式滤过器，价格较为昂贵。

三、关注中毒后人的特殊问题处理

（一）妊娠妇女中毒的处理

一般来说，成功抢救母亲和胎儿双方的治疗取决于对母亲进行的治疗。对某种有毒物质中毒有效的治疗方法不应由于理论上对胎儿可能有影响而不及时采用。孕妇总血容量和心排血量均增加，这意味着孕妇出现低血容量表现要晚于未孕的患者，当有低血容量表现的时候，子宫的血流可能早已不足，因而对孕妇的低血压要积极治疗。孕妇使用解毒剂还没有相关报道。一般说，如果没有明确的指征就不应使用解毒剂。此外，如果解毒剂的使用增加孕妇生存的机会就应毫不迟疑地使用解毒剂。在使用解毒剂前，应评价危险与益处的比例。如阿片类所致的呼吸抑制要求使用纳洛酮，但如果这个孕妇是阿片成瘾者，则使用纳洛酮会促进急性戒断的发生，症状包括宫缩和早产。因而要从很小量开始，0.1 mg/次静脉注射或是小量静脉滴注，但如果有呼吸暂停、间断呼吸、血氧分压极低等情况存在则应使用常规剂量。一氧化碳中毒对胎儿生命是极大威胁。正常供给胎儿血液中氧分压为 15~20 mmHg，在碳氧血红蛋白存在时，胎儿组织供氧受损，氧合血红蛋白解离曲线左移，使得供给与需求失衡，因而建议一氧化碳中毒孕妇要行高压氧治疗。

（二）血流动力学损害患者的处理

中毒引起血流动力学损害可引起休克。休克使氧输送到组织不足，使得细胞甚至整个机体的活力均受损害。氧输送＝氧含量×心排血量（心率×每搏量）。由公式可以看出，氧含量可由于异常血红蛋白或贫血（溶血或急性失血）而减低。每搏输出量由心肌收缩力、左室充盈压（前负荷）和外周血管阻力（后负荷）组成。许多毒药物引起心脏受累，最主要的是削弱心肌收缩力。这可以是直接的（钠通道阻滞剂、钙通道阻滞剂）和间接的（代谢异常、心肌缺血）作用。毒药物也引起心率变化。心排血量的降低使组织氧输送减少。治疗的最终目的是改善组织的氧输送。在中毒时的低血压不仅仅给予液体和升压药。要考虑毒物的直接作用。茶碱减少心脏输出量是由于液体从胃肠道丢失及 α_2-肾上腺素能兴奋而使血管张力下降；纠正低血压除了静脉输液，应使用减少 α_2-受体兴奋的药物，或使用与 α_2-受体刺激相反的药物如 α-肾上腺素能药物。钙通道阻滞剂、α-受体阻滞剂和环类抗抑郁药物均降低心肌收缩力而减少氧输送。改善因钙阻滞剂或 α-阻滞剂中毒所致心肌收缩力下降，包括使用钙剂、高血糖素、肾上腺素能诱导剂、氨力农及胰岛素等。环类抗抑郁药物的心肌收缩力抑制使用碳酸氢钠治疗，其低血压用去甲肾上腺素更好，因为此低血压是由于阻断了去甲肾上腺素的再摄取和拮抗 α-肾上腺素能受体而使血管张力降低引起。铁中毒使液体大量经胃肠道丢失，心肌收缩力抑制，治疗要求大量补液及应用去铁胺。一氧化碳中毒需要氧治疗来拮抗其毒作用，高压氧能使氧与肌红蛋白结合而改善心肌收缩力，纠正低血压，较单纯给升压药更有利。

（三）中毒的并发症

除了毒物直接作用外，中毒的并发症对于许多重症中毒者是增加其病死率的主要原因。最常见并发症为吸入性肺炎、缺氧性脑病、骨骼肌溶解和筋膜腔综合征。

1. 吸入性肺炎。所有重度中毒患者均应考虑吸入性肺炎可能。原因：①毒素引起的气道保护性反射消失，使胃内容和分泌物进入气道；②毒物引起胃排空和胃蠕动减慢使大量胃内容滞留胃中；③由于面罩通气引起的胃扩张；④胃排空过程中产生的并发症（洗胃、诱吐）。吸入性肺炎死亡率30%～60%，它导致延长插管和机械通气时间使其并发症增多，它增加继发性细菌感染可能，引起较长时间的低氧血症，并可能进展到急性呼吸窘迫综合征，预防吸入并积极治疗毒物的肺损伤作用是防止急性呼吸窘迫综合征的重要措施。

2. 缺氧性脑病。缺氧性脑病原因为长期休克、呼吸衰竭，或毒物直接作用引起大脑缺氧，长期严重低氧导致昏迷和脑干反射消失。严重的中枢神经系统抑制表现为瞳孔扩大、固定，缺乏脑干发射，脑电图等电位线，在中毒情况甚至类似于脑死亡。这些患者是可逆性代谢性脑病。如果昏迷由缺氧引起则预后不佳。

3. 骨骼肌溶解。骨骼肌过度活动（癫痫、可卡因造成的激惹状态）、活动过少（巴比妥昏迷所致受压坏死）、毒素的直接损伤（乙醇、一氧化碳）可以使骨骼肌损伤引起骨骼肌溶解。肌细胞功能异常导致细胞内钙离子升高，细胞膜破坏及细胞内容物（肌酸磷酸激酶，肌红蛋白和钾）漏入血中。骨骼肌溶解可以有许多并发症，如高血钾所致心搏骤停、肌红蛋白引起急性肾功能衰竭等。预防包括监测心脏、血钾，注意水、电解质平衡。治疗用甘露醇、尿液碱化、血液滤过和血液透析。

4. 筋膜腔综合征。骨骼肌溶解不一定都造成全身性疾病，而可能只局限在一个筋膜腔内。筋膜腔综合征是在一个筋膜腔内压力增加，阻断了远端血供，在6～12 h内出现不可逆转的肌肉损伤。昏迷的中毒患者在一侧肌体受压或直接压力下均可造成筋膜腔综合征。常见发生部位为上肢、手、前臂、臀部、大腿或下肢。进行诊断必须对所有筋膜腔进行检查，监测肌酸磷酸激酶，一旦发现患者有缺血征象及时请外科会诊。

（四）5-羟色胺综合征

5-羟色胺是生物胺类的神经递质，在中枢神经系统内的作用是调节进食、睡眠、性行为、心脏节律和神经内分泌功能。5-羟色胺综合征是中枢神经系统内5-羟色胺过多的严重不良作用。严重的5-羟色胺综合征可表现为高热、心率快、呼吸快、瞳孔扩大固定、高血压或低血压、肌肉僵直、抽搐、昏迷等。轻到中度症状在24～72 h内可缓解，重症引起骨骼肌溶解，急性肾功能衰竭、肝功能衰竭，以至于死亡。本征需与脓毒症、代谢性内分泌疾病、戒断综合征、恶性精神抑制药物综合征鉴别。治疗为停用5-羟色胺类制剂，支持性治疗，包括机械通气，体温控制、镇静和肌松剂的应用。

四、重度中毒患者的护理

（一）心理学护理

医护人员对急性中毒患者不能有任何轻视和厌烦，应像对待其他危重患者一样关心他们。

（二）生活护理

1. 饮食。急性中毒的第1～2天，可不进饮食，如进食要进流食，忌油、酒类，因油酒可加速部分有毒物的吸收。有些患者需禁食。有些患者须下胃管。

2. 起居。急性中毒后最初72h应卧床，以随时观察病情变化；高毒类中毒卧床应5～7d；有并发症者，在并发症未治愈前，也不宜下床活动。

3. 穿着。皮肤吸收中毒者，凡污染的衣物鞋袜均应全部脱换，全身清洗后换上未污染干净衣服；口服中毒者，如果呕吐或洗胃时污染了衣物，也要更换。污染衣物，即使洗净也不能在中毒期间再穿用。

（三）技术护理

昏迷期的护理：长期昏迷者，须进行常规昏迷护理。狂躁不安者，必要时应进行保护性约束。此期要经常进行巡视观察患者的血压、脉搏、呼吸、瞳孔、意识状态等变化。气管插管或气管切开的患者要做好气道管理。昏迷患者应给予导尿，并观察尿量。如果在巡视中遇到患者突然呼吸心搏骤停，要立即进行心肺复苏术。

（四）使用解毒药的护理

特效解毒剂的使用在抢救中毒患者中极为重要，要保证有通畅的进药途径；有机磷类农药中毒时，阿托品的使用往往频繁，应加强查对以免出错。在用药过程中，注意患者用药后的反应，及时通报医生，以进行调整。

（五）恢复期护理

患者清醒后，可先拔除尿管，其次再考虑拔除胃管；人工通气者待自主呼吸恢复后，先停用呼吸机观察自主呼吸是否满意，满意或患者不能耐受插管时才能拔管。

李奇林　张在其

第三节　急性中毒事件应急救援

追溯历史可以发现中毒事件对社会和人类健康构成了极大的威胁。国内外历年重大突发性急性中毒事件：1930年，美国有机磷污染啤酒事件，20 000人中毒后下肢瘫痪；1975年，摩洛哥有机磷污染啤酒事件，10 000人中毒；1952年，伦敦烟雾事件，死亡10 000多人；1953—1956年，日本水俣镉中毒事件，死亡60多人，大批居民中毒；1968年，日本米糠油事件，死亡16人，10 000多人中毒；1984年，印度博帕尔市农药厂异氰酸甲酯储罐泄漏事件，当地居民170 000人中毒，2 500多人死亡；20世纪80年代，美国洛杉矶市，汽车尾气的光化学烟雾中毒事件；1994—1995年，东京邪教分子制造的地铁毒气事件；20世纪80年代，深圳化学品仓库大爆炸；近年来国内广东肇庆高要、吴川、广州郊区太和镇、湖北利川、南京等多起的鼠药投毒案造成的大规模群体中毒事件；2003年，抗日战争侵华日军遗留的芥子气炸弹造成的中毒事件。

一、急性中毒事件发生原因与特点

1. 中毒毒物种类繁杂，新的毒物中毒事件愈来愈多，如1998年12月发生的江西猪油中毒事件。2000年深圳的毒米和毒饼干中毒，2002年南京的毒鼠强中毒，2004年的广东甲醇中毒等，临床救治的诊断与用药的繁杂性增加。

2. 重大和集体中毒事件发生增加。从中毒地点来看，以聚餐的集体饮食发生人数大，造成人员伤害多，威胁生命大、影响大。

3. 投毒仍为发生群体中毒的首要原因，其次为食用明令禁止的农药污染的食物，如河豚等，救治的难度大。

4. 毒物污染环境和食品导致中毒。2000年广西柳州市的某公司三氧化二砷的废气孔排放污染造成380名村民不同程度中毒等。诊断的难度大，危害也重。

二、急性中毒事件救治的组织指挥

1. 应急救援工作应有统一组织、统一指挥、统一规定和统一行动，才能达到快速有效的救治。

2. 尽快与相关部门联系建立有效的快速通讯、道路的疏通。

3. 要有一条快捷的救治绿色通道，院前与院内结合，院内急诊科与相关科有序地结合。

4. 切实做好现场救护的稳定和安全措施。

三、急性中毒事件的紧急处理原则

1. 认真仔细的查明伤员的量及中毒的程度。

2. 快速准确地确定中毒毒物的成分与相关因素。

3. 评估中毒事件的危害程度。

4. 立即组织现场的生命救护与成批中毒患者分类救护和后送。

5. 严密观察患者的病情变化与进行有效生命支持。

四、成批中毒患者救治工作特点

(一) 事件发生急，救治要求高

大批中毒发生后，不仅涉及人员多，病情急要求医疗救治快，救治的好坏、快慢不仅威胁患者的生命，而且直接影响社会的安定。

(二) 成批中毒事件的病人多，病情变化快，现场的环境差，救治的难度大

大批中毒事件发生后，往往病人数量少则几个，多则可几十个、上百个或上千个，中毒患者不仅发病急，发展也快，而且中毒原因多数不明，患者的心理压力大，且患者可在短时间内进入多器官功能不全或衰竭。因此，应急救治难度大，对救治的技术水平要求高。

(三) 救治的机构多，社会影响大，组织协调任务重

一旦出现大批中毒患者，则参加救援的机构和人员比较多，不仅有医务工作者，还有公安、消防、群众、新闻媒体等，各种矛盾常发生在医疗单位与上级机关之间、医疗单位与救援机构之间、救援机构与救援机构之间、救援机构与有关上级机关之间。在患者救治的毒物检测、药物的补充、患者的后送等都要进行沟通与有效的协调工作才能做到救治紧张有序，忙而不乱，才能在最短时间整合、优化医疗资源，发挥最佳的救治效果。

五、急性中毒事件的医学救援策略

(一) 中毒患者早期救治原则

尽快对病情做出准确的早期诊断，首先必须及时明确那些致命中毒者；以特效治疗为先，对症处理为快；结合综合治疗；及早撤离现场与清除毒物。

（二）救治中毒患者的原则

1. 切断毒源。

2. 迅速有效消除威胁生命的毒效应。

3. 尽快明确毒物接触史。

4. 快速准确对中毒患者做出疾病评估。

5. 尽早足量地使用特效解毒剂。

6. 严密注意病情变化，及时有效地进行对症处理。

7. 尽早地行脏器功能支持，降低死亡率与致残率。

8. 认真做好救治的医疗文书工作。

9. 主动、负责地做好病情与救治的报告工作。

（三）救治急性中毒的主要措施

1. 有效地清除未吸收的毒物，尽快排除已吸收的毒物，如洗胃、利尿、导泻、血液灌流。

2. 及时足量使用特效解毒剂。做好早期、足量、联合使用，防止副作用。

3. 严密观察病情变化，及时有效地进行对症处理。

4. 早期脏器功能支持，防止发生多器官功能障碍综合征，主要做好呼吸功能、心功能、肾功能、脑功能的维持，管好内环境，防止感染和消化道出血。

（四）急性中毒事件医学救援程序

见图 8-1-1、图 8-1-2、图 8-1-3。

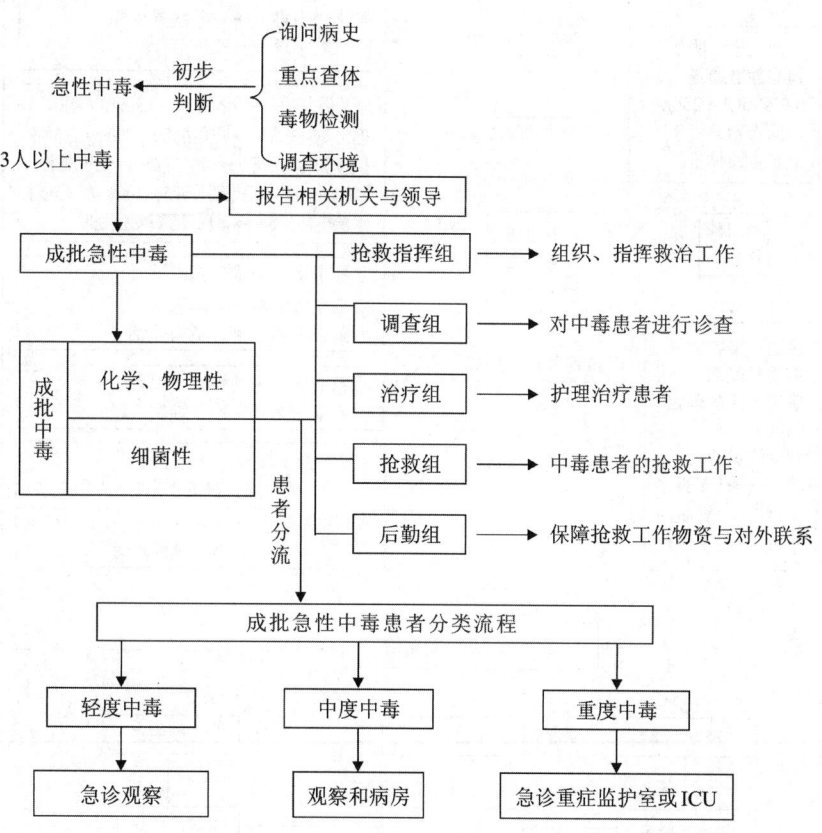

图 8-1-1　急性中毒事件救治的组织指挥程序图

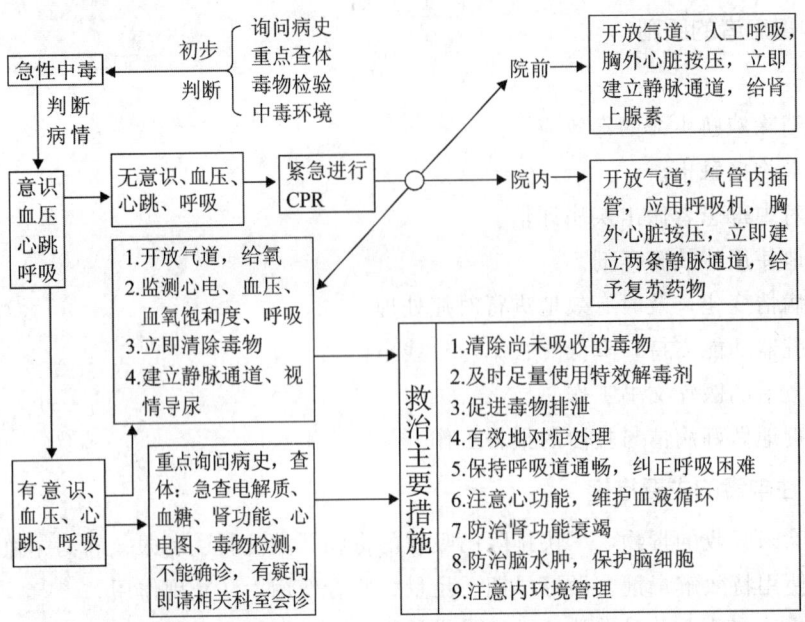

图 8-1-2　急性中毒救治程序图

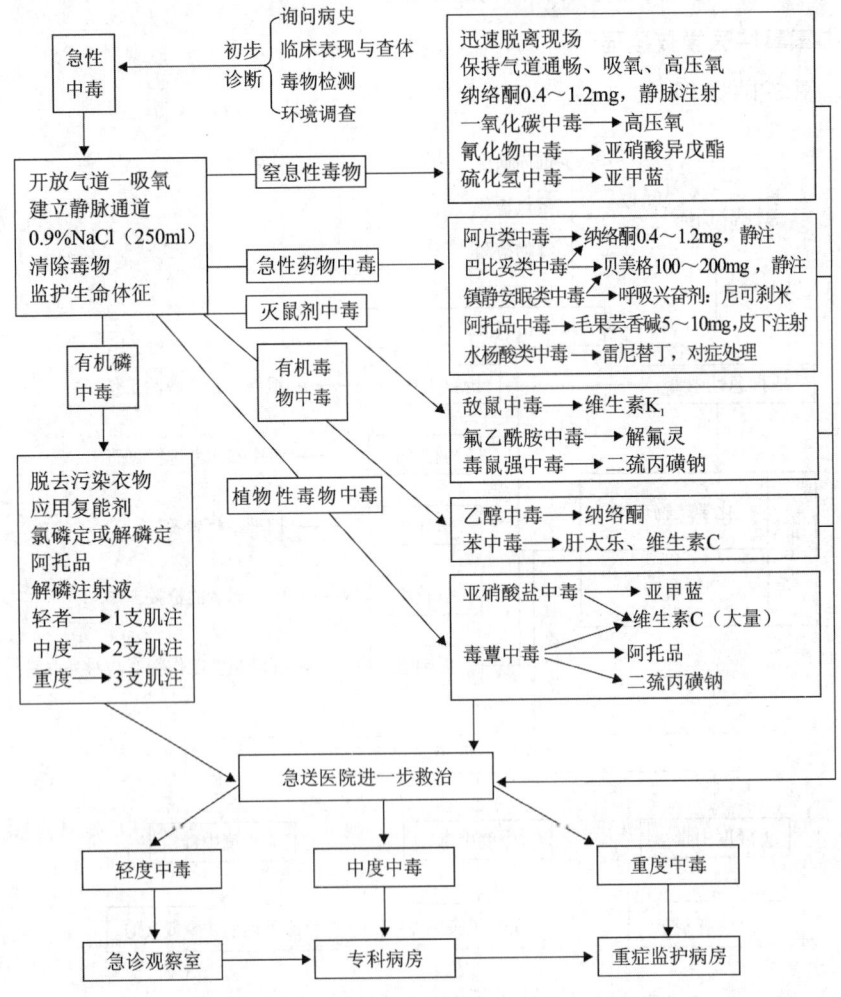

图 8-1-3　常见急性中毒救治首治程序图

六、典型案例

(一)病案简介

1996年5月13号下午4点,急诊内科诊室接诊10名男性患者均为视物不清、乏力,恶心、呕吐。2 h内接诊4个工厂类似症状87名,查体瞳孔普遍缩小对光反射存在,心率在50~58次/min,腋下皮肤潮湿,部分患者意识朦胧,恶心、呕吐频繁,两肺可闻及少许湿啰音。

(二)应急处理措施

1. 当班医生留取呕吐物和洗胃液进行毒物检测,重患者迅速进入急救室抢救。

2. 当班医生立即报告医疗值班,医务部及院领导10 min内赶到急诊科,立即成立现场急救抢救组织,分为抢救指挥组、诊查组、治疗组、抢救组、后勤组,进行明确任务与职责,各施其责,使87名患者得到有效、有序的救治。

3. 根据患者集体用餐均在中午食用同一地点购买的四季豆,诊断为食物中毒,根据患者的临床症状,如视物不清、无腹泻、体查瞳孔普遍缩小、心率普遍变慢、腋下皮肤潮湿,考虑为蔬菜残留的有机磷集体中毒。根据患者的呕吐物中餐留下的食物和遗留下的四季豆进行毒物检测,经广东省、广州市、海珠区防御部门的检测结果为甲胺磷,诊断为群体甲胺磷中毒。

4. 所有患者给予特效解毒剂解磷注射液肌内注射中度中毒的患者同时给予氯解磷定,所有患者给予输液,密切观察病情变化,对症处理。轻度患者在急诊留观室观察。中度患者收入消化内科专科病房。少数重度患者进入重症监护病房救治。最后,87名群体中毒患者都痊愈出院。

(三)群体中毒患者注意的问题

1. 凡是发生3人以上同一类症状的患者要想到群体中毒的可能性,要及时报告,使抢救能及时进入有组织、有序的、有效的程序中。

2. 凡是怀疑中毒患者都要留取患者的呕吐物和洗胃液进行检测及运用特效解毒剂。

3. 对群体中毒患者要十分注意密切观察病情变化,及时有效地对症处理,消除威胁生命的毒效应。

4. 要认真地做好救治过程中的医疗文书工作,根据重度患者的病情变化及时向上级部门汇报,同时要注意中毒患者及家属的心理治疗。

李奇林 李功辉 张在其

第二章　急性杀虫剂中毒

第一节　急性有机磷类农药中毒

一、基本概念

有机磷类农药为有机磷化合物，其化学结构中含有磷原子及有机基团如烷基、烷氧基等，用作杀虫剂、杀菌剂及杀鼠剂。多为油状液体，少数为晶状固体，分子中含硫的品种多有蒜臭味，一般挥发性大，易溶于有机溶剂，微溶或不溶于水，对氧、热、光稳定，除敌百虫外遇碱迅速被水解破坏。有机磷类农药是我国使用最广、用量最大的一类农药，对人畜有一定毒性，是我国城乡居民中导致急性中毒的主要化学品。

二、中毒原因

有机磷类农药可经呼吸道、消化道和完好的皮肤黏膜侵入人体，临床上常见为自服或喷洒农药时经皮肤、呼吸道吸收中毒。经呼吸道和消化道吸收快而完全，6～12 h 后血中浓度即达高峰，皮肤吸收则较慢。职业中毒以皮肤吸收为主，由于有机磷对皮肤无刺激，不易察觉，故危险性较大。此外，还可经眼等途径吸收。

三、毒性大小

常见有机磷类农药的品种和对人的毒性情况，见表 8-2-1。

表 8-2-1　常见有机磷类农药的毒性

名称	异称	大鼠经口 LD_{50}（mg/kg）	人经口最低致死量（mg/kg）
特普	永伏虫	1.2～2	0.24
甲拌磷	3911	2.1～3.7	5
内吸磷	1059	2.5～12	0.1
速灭磷	磷君	3～12	5
对硫磷	1605	6～15	0.24
久效磷	纽化磷	8～23	16
苯硫磷	伊皮恩	9～45	5
谷硫磷	保棉磷	10～25	5
甲基对硫磷	甲基1605	14～24	0.7

名称	异称	大鼠经口 LD$_{50}$（mg/kg）	人经口最低致死量（mg/kg）
磷胺	福斯胺	20	5
氧化乐果	氧乐果	50	/
甲基内吸磷	甲基1059	55～138	/
敌敌畏	DDVP	75～107	50
二嗪农	地亚农	76～108	50
倍硫磷	百治屠	190～615	50
乐果	乐戈	500～600	30
敌百虫	/	400～900	10～20 g/人
马拉硫磷	马拉松	450～1400	60 g/人
辛硫磷	倍晴松	1 600～2 000	/

注：LD$_{50}$：半数致死量。

四、中毒机制

胆碱酯酶分为乙酰胆碱酯酶（又称真性胆碱酯酶）和丁酰胆碱酯酶（又称假性胆碱酯酶）。前者主要存在于中枢神经系统灰质、交感神经节、运动终板、红细胞等处，对于生理浓度的乙酰胆碱作用最强；后者主要存在于中枢神经系统白质、血浆、肝、胰、肠系膜、子宫等处，对乙酰胆碱的特异性较低，可水解其他胆碱酯类，如琥珀胆碱。

有机磷类农药主要与胆碱能神经系统有关。胆碱能神经包括两大部分：

1. 运动神经（骨骼肌神经）。

2. 交感神经、副交感神经的节前纤维，全部副交感神经节后纤维，小部分交感神经节后纤维（支配汗腺、肌肉内的血管舒张神经）。胆碱能神经的神经元之间、神经末梢与效应器之间有一突触间隙，神经冲动的传递依靠神经递质乙酰胆碱来完成。正常情况下，当神经冲动传到神经末梢后，末梢内储有乙酰胆碱的囊泡向间隙释放乙酰胆碱。乙酰胆碱与受体结合，引起膜电位和生化的改变，产生受体效应。然后乙酰胆碱迅速分离，被胆碱酯酶水解成胆碱和乙酸。游离出的受体又可立即被再次释放的乙酰胆碱所激动，如此完成正常的生理功能。

有机磷类农药被吸收后，很快分布到胆碱能神经的神经突触和神经-肌肉接头部位，与胆碱酯酶结合形成磷酰化胆碱酯酶（中毒酶）。中毒酶失去水解乙酰胆碱的能力，导致乙酰胆碱在突触间隙大量积聚，对胆碱受体产生过度激动，导致中枢和外周强烈的胆碱能效应，即有机磷类农药中毒的症状与体征：多数平滑肌收缩增强，多数腺体分泌增加，心脏收缩先增强后减弱，心率先增快后减慢，皮肤、内脏、肌肉内的血管舒张，胃肠道及膀胱的括约肌松弛，肾上腺髓质分泌增加，骨骼肌兴奋性增高等。

有机磷类农药的作用机制尚有以下学说。有机磷直接作用于胆碱能受体；直接损害神经元，造成中枢神经细胞死亡；抑制神经病靶酯酶，造成退行性多神经病等。

五、临床特征

（一）急性胆碱能危象

是有机磷类农药中毒的主要临床表现，在中毒后立即发生。为体内胆碱酯酶被抑制，导致乙酰胆碱过量积聚、过度激动胆碱能受体的结果。其症状可分类为：

1. 毒蕈碱样症状。多数腺体分泌增加、平滑肌收缩及括约肌松弛。腺体分泌增加表现为多汗、流涎、流泪、鼻溢、痰多及肺部湿啰音。平滑肌收缩表现为胸闷、气短、呼吸困难、瞳孔缩小、视力模糊、恶心、呕吐、腹痛、腹泻、肠鸣音亢进。括约肌松弛表现为尿、便失禁。

2. 烟碱样症状。交感神经节和肾上腺髓质兴奋，表现为皮肤苍白、心率增快、血压升高。作用于骨骼肌神经肌肉接头，表现为肌颤、肌无力、肌麻痹等，呼吸肌麻痹可致呼吸停止。

3. 中枢神经系统症状。轻者头晕、头痛、情绪不稳；重者抽搐（有机磷类农药中毒较少见）、昏迷；严重者因呼吸、循环衰竭而死亡。

急性胆碱能危象的程度可分为三级：

1. 轻度中毒。有头晕、头痛、恶心、呕吐、出汗、胸闷、视力模糊、无力等症状，瞳孔可能缩小。血胆碱酯酶活性一般在 $50\%\sim70\%$。

2. 中度中毒。除上述中毒症状外，尚有肌束震颤、瞳孔缩小、轻度呼吸困难、大汗、流涎、腹痛、腹泻、步态蹒跚、意识清楚或模糊、血压可以升高。血胆碱酯酶活性一般在 $30\%\sim50\%$。

3. 重度中毒。除中度中毒症状外，出现意识不清、昏迷，瞳孔如针尖大小、呼吸极度困难、发绀、肺水肿，全身明显肌束震颤，大小便失禁，可发生呼吸肌麻痹。少数患者并出现脑水肿、心率减慢、心律不齐、血压下降等。血胆碱酯酶活性一般在 30% 以下。

（二）中间综合征

多发生于中毒后 $24\sim96\,h$，在胆碱能危象和迟发性多神经病之间，故称中间综合征，并非每个中毒者均发生。发病时胆碱能危象多已被控制，表现以肌无力最为突出，涉及颈肌、肢体近端肌、颅神经 III$\sim$VII 和 X 所支配的肌肉，重者累及呼吸肌。表现：抬头困难、肩外展及髋曲困难；眼外展及眼球活动受限，眼睑下垂，睁眼困难，可有复视；颜面肌、咀嚼肌无力，声音嘶哑和吞咽困难；呼吸肌麻痹则有呼吸困难、频率减慢、胸廓运动幅度逐渐变浅，进行性缺氧致意识障碍、昏迷以至死亡。远端肢体肌力、肌张力正常，无肌颤。在进行性缺氧发生之前意识正常，无感觉障碍。当呼吸肌麻痹时，大多数患者膝反射和跟腱反射减退或消失。神经肌电图检查正中神经运动和感觉传导速度及腓神经运动传导速度正常。发生 $24\sim48\,h$ 后，以 $20\,Hz$ 和 $50\,Hz$ 高频率持续刺激腕部正中神经或尺神经，发现拇短展肌和左小指展肌的肌肉反应波幅进行性递减，类似重症肌无力的反应，但低频率刺激未见波幅改变，也无强直后易化现象。全血或红细胞胆碱酯酶活性明显低于正常。该综合征一般持续 $2\sim20\,d$，个别可长达 1 个月。此类病变主要见于经口中毒的重症患者。

（三）有机磷迟发性多神经病

多在急性中毒恢复后 $1\sim2$ 周开始发病，部分延迟至 $3\sim5$ 周。据我国部分地区调查分析，甲胺磷急性中毒后有机磷迟发性多神经病发病率为 10%。首先累及感觉神经，逐渐发展至运动神经；开始多见于下肢远端部分，后逐渐发展，有时可累及上肢。最初表现为趾/指端麻木、疼痛等感觉异常，逐步向近端发展，疼痛加剧，脚不能着地，手不能触物。约 2 周后，疼痛减轻转为麻木，运动障碍开始表现为肢体无力，逐渐发展为弛缓性麻痹，出现足/腕下垂、腱反射消失。少数可发展为痉挛性麻痹，较重者出现肢体肌萎缩，有时伴有自主神经功能障碍。轴索能量代谢障碍是发生此毒作用的关键，已明确钙调激酶 II 和神经细胞骨架蛋白磷酰化，导致轴索变性坏死，继之脱髓鞘致肌麻痹，肌麻痹下肢甚于上肢，远端甚于近端，运动受损甚于感觉。停止接触有机磷之后，轴索将开始以非磷酰化蛋白质来补充，使之再生，其功能也随之逐步恢复，故病变难于迅速治愈。在我国引起此类病变的杀虫剂，发病率最高的是甲胺磷，恢复期一般为 $0.5\sim2$ 年，少数患者遗留终身残疾。

六、辅助检查

有机磷类农药中毒患者除血胆碱酯酶活性降低外，还有下列化验指标的改变。血、尿常规检查：

外周血白细胞总数及中性粒细胞增多，伴核左移，或有红细胞减少，一过性出现尿糖、血尿、蛋白尿及管型尿。血生化检查：可有代谢性酸中毒表现、低血钾、暂时性血糖增高、凝血功能障碍、血淀粉酶水平升高等。呕吐物、首次洗胃液、血、尿特殊检查：尿中可以检出有机磷的代谢产物，如对硫磷中毒尿中可检出对位硝基酚；敌百虫中毒尿中三氯乙醇含量增高。

七、诊断思路

（一）询问病史

有机磷类农药接触史，如口服有机磷类农药、农业生产中皮肤和（或）眼睛污染有机磷毒物史或迎风喷药吸入有机磷类农药雾滴或蒸汽史。

（二）检查临床表现

有毒蕈碱样症状和（或）烟碱样症状和（或）中枢神经系统症状。典型症状有瞳孔缩小、大汗、流涎、恶心呕吐、肌束震颤、呼吸困难及意识改变等，有典型症状可以诊断为有机磷类农药。按下述表现判断病情分级：只有轻度毒蕈碱样中毒症状和中枢神经症状者为轻度中毒；出现肌束震颤为中度中毒；发生意识改变如昏迷或呼吸抑制者，为重度中毒。

（三）实验室检查

1. 血胆碱酯酶活性测定。低于正常值的70％以下为轻度中毒，低于正常值的50％以下为中度中毒，低于正常值的30％以下为重度中毒。
2. 毒物检测。呕吐物、洗胃液、血、尿检测到有机磷类农药。
3. 尿中有机磷类农药代谢产物测定。如对硫磷中毒尿中测到对硝基酚，敌百虫中毒尿中三氯乙醇含量增高。

八、临床诊断

根据毒物接触史及其具有特征性的毒蕈碱样症状和（或）烟碱样症状，加上血胆碱酯酶活性测定，诊断不难。

九、鉴别诊断

（一）有机磷类农药中毒需与下列农药中毒作鉴别诊断

1. 拟除虫菊酯类农药中毒。
2. 甲脒类杀虫剂中毒。
3. 氨基甲酸酯类农药中毒。鉴别要点见表8-2-2、表8-2-3、表8-2-4。

表 8-2-2　有机磷类农药中毒与拟除虫菊酯类农药中毒的鉴别

鉴别点	拟除虫菊酯类农药中毒	有机磷类农药中毒
接触史	接触拟除虫菊酯类农药	接触有机磷类农药
呼气洗胃液	无特殊臭味	有大蒜臭味
面部、皮肤	潮红	苍白
双手震颤	有	散在肌颤
胆碱酯酶活力	正常	抑制

表 8-2-3　有机磷类农药中毒与甲脒类杀虫剂中毒的鉴别

鉴别点	有机磷类农药中毒	甲脒类杀虫剂中毒
接触史	有机磷类农药	甲脒类杀虫剂
口腔洗胃液	有特殊大蒜臭味	无特殊臭味
瞳孔缩小	有	无
发绀	不明显（呼吸抑制时）	明显（无气短）
流涎	有	无
肌颤	有	无
尿路刺激症状	无	有
血尿	无	有
尿 4-氯邻甲苯胺	阴性	阳性
血高铁血红蛋白	阴性	阳性
胆碱酯酶活力	下降	正常

表 8-2-4　有机磷类农药中毒与氨基甲酸酯类农药中毒的鉴别

鉴别点	有机磷类农药中毒	氨基甲酸酯类农药中毒
接触史	有机磷类农药	氨基甲酸酯类农药
体表或呕吐物气味	蒜臭味	无蒜臭味
病程	长	短
阿托品用量	大	小
胆碱酯酶活力恢复	慢	快

（二）在夏季，有机磷类农药中毒尚需与急性胃肠炎和中暑相鉴别

见表 8-2-5。

表 8-2-5　有机磷类农药中毒与急性胃肠炎及中暑的鉴别

鉴别点	急性胃肠炎	中暑	有机磷类农药中毒
病史	暴饮、暴食，吃不洁的食物	有接触高温史	接触有机磷类农药
体温	稍增高	多在 38℃ 以上	正常或降低
皮肤	正常	无汗	湿冷多汗
瞳孔	正常	正常	缩小
流涎	有	肌颤	有
胆碱酯酶	正常	正常	降低

（三）中间综合征与症状反跳的鉴别

见表 8-2-6。

表 8-2-6　中间综合征与症状反跳的鉴别

鉴别点	中间综合征	症状反跳
临床特征	胆碱能危象消失后突发肌无力或麻痹	胆碱能危象减轻后重新出现，无神经麻痹现象
肌电图	高频率持续刺激神经肌肉反应波幅进行性递减	无异常变化
阿托品治疗	无效或疗效不定	有效
恢复期	2～30 d	1～6 d
病因	不明确	洗胃不彻底，有机磷继续吸收，解毒剂停用过早或减量过快等

十、救治方法

（一）清除毒物

1. 皮肤染毒。脱去污染的衣物，彻底清洗污染皮肤。用碱性液体作为清洗液，如普通肥皂水、1％碳酸钠及 2％～5％碳酸氢钠等。以肥皂水最为实用，某些合成洗涤剂可能加强一些有机磷类农药的毒性，故洗衣粉及浴液不宜使用。绝对禁用酒精溶液擦洗，因为可以增加毒物的吸收。碱性液体清洗后，再用清水冲洗，至闻不出农药气味为止，必要时可重复清洗。

2. 口服中毒。先催吐后洗胃。

（1）催吐：患者意识清楚、生命体征稳定，可以用催吐法使患者呕吐。催吐法有机械探吐、口服温盐水、口服吐根糖浆与注射阿扑吗啡等。一般对意识清楚、不配合治疗且强烈挣扎的患者才注射阿扑吗啡催吐。中度中毒患者症状较明显，特别是肌颤、肌无力较重，重度中毒患者已昏迷，两者均不能催吐，以免呕吐物反流误吸入呼吸道。

（2）洗胃：洗胃液：常用洗胃液有清水、碳酸氢钠溶液与高锰酸钾溶液。根据有机磷酸酯降解的原理，清水只起机械性清除作用，后二者除机械性清除还可水解或氧化而起解毒作用。对敌敌畏在碳酸氢钠溶液、高锰酸钾溶液中的降解动力学进行研究的结果显示，高锰酸钾溶液与敌敌畏反应迅速，在较低浓度时就有氧化作用。对口服中毒应尽可能用较高浓度的高锰酸钾溶液洗胃，但浓度过高时对胃黏膜有刺激作用。经实验证明以 1/10 000～1/5 000 的浓度最佳，前者对敌敌畏的降解半衰期为 1.1 min，后者为 0.5 min，浓度再高则对胃黏膜有腐蚀作用。此外，高锰酸钾氧化敌敌畏后本身被还原为二氧化锰，溶液由紫红色变为淡棕色，微量的敌敌畏在 1～2 min 内使高锰酸钾溶液变色，因此，可作为洗胃是否彻底的指标。当吸出的洗胃液不再变色时，说明洗胃比较彻底。在碱性化合物中，碳酸氢钠溶液水解敌敌畏速度较慢，催化作用不强，氢氧化钠溶液水解敌敌畏迅速，但对胃黏膜有腐蚀作用，不能用于洗胃。1/1 000 浓度的漂白粉能较快地水解敌敌畏，但不如高锰酸钾溶液迅速。故对敌敌畏来说，最佳的洗胃液是 1/10 000～1/5 000 的高锰酸钾溶液。高锰酸钾溶液对其他有机磷类农药中毒洗胃也有效，但对硫磷、乐果、马拉硫磷中毒，禁用高锰酸钾溶液洗胃，因能将其氧化为毒性更大的对氧磷、氧化乐果、马拉硫磷。敌百虫中毒禁用碱性溶液洗胃，因敌百虫在弱碱性溶液中可以转化为毒性大 10 倍的敌敌畏。洗胃方法：每次灌入洗胃液量 400～500 mL。成人的胃容量为 500 mL 左右，400～500 mL 洗胃液可使胃壁膨胀撑起，显露胃皱襞，达到彻底清洗的目的。洗胃液过少则减低洗胃效果，并需延长洗胃时间；过多则易造成胃扩张、幽门开放，促使毒物进入肠道。一般口服毒物中毒的洗胃液总量应以达到彻底洗胃的目的为准，即洗胃液清亮，无毒物气味或高锰酸钾溶液不变色。口服有机磷类农药的总洗胃液量一般为 20～30 L。如超过 30 L，还认为胃内毒物未能洗净时，仍要继续洗胃。但应考虑改变洗胃的方式，如经常变动患者的体位或按压患者腹部等，以求洗胃效果更好。此外，要注意洗胃液过多易造成钠和氯离子丢失，产生代谢性碱中毒。

（3）彻底洗胃的指征：①用清水洗胃时，洗出液清澈，无农药气味。②用高锰酸钾溶液洗胃时，洗出液清澈、无味，其颜色与进胃时的颜色一致。③如有条件，可测定洗出液的有机磷浓度，以测不到毒物为准。部分有机磷类农药如敌敌畏可能存在胃-血-胃循环，故对重症患者需保留胃管，每隔3～4 h洗胃1次，每次洗胃液4～5 L，直至洗出液清澈、闻不到农药气味或洗胃液中测不到农药为止。洗胃越早越好，但不要受6 h胃生理排空时间的限制。因为毒物的作用可促使幽门痉挛致使胃排空障碍，胃-血-胃循环可使吸收的农药从血经胃黏膜排至胃内，而经抗胆碱药治疗者，药物可抑制胃肠蠕动和胃排空。即使服毒时间已超过12 h或更长，胃内仍可能有残留毒物存在，仍应洗胃。剖腹造瘘洗胃适用于反复插洗胃管不成功、胃内食物碎块太多、胃管堵塞不易经胃管吸出、服毒量大且未呕吐的病情危重者。此法的优点是清洗彻底，缺点是手术创伤，增加感染机会，并可能使毒物污染腹腔。

（二）抗胆碱药

抗胆碱药与乙酰胆碱争夺胆碱能受体，阻滞乙酰胆碱的作用，对抗有机磷类农药所致的呼吸中枢抑制、支气管痉挛、肺水肿、循环衰竭。用于治疗有机磷类农药中毒的抗胆碱药主要有两类。

1. 外周作用较强的抗胆碱药（节后抗胆碱药）。对外周及中枢毒蕈碱样受体有阻断作用，如阿托品、山莨菪碱和樟柳碱等。

2. 中枢作用较强的抗胆碱药。对中枢毒蕈碱样受体、烟碱样受体及外周毒蕈碱样受体有阻断作用，如东莨菪碱、贝那替秦、苯扎托品和丙环定等。临床最常用的抗胆碱药为阿托品，其首次用量和重复用量见表8-2-7。表中低限剂量用于皮肤和呼吸道中毒患者，高限剂量用于经口中毒者。经皮肤和呼吸道中毒者，彻底清洗皮肤和给足抗毒药后，一般不需重复用药（个别情况排除）。经口中毒者，均需重复用药以达到阿托品化，而且必须维持阿托品化1～3 d。

表 8-2-7 有机磷类农药中毒的阿托品用量（合并使用复能剂）

中毒程度	首次用量（mg）	重复用量（mg）	间隔时间（min）
轻度	1～5	0.5～1	15～30
中度	5～10	1～2	15
重度	10～20	2～3	5～15

3. 阿托品化。指给予足量阿托品后毒蕈碱样症状消失，出现轻度阿托品药物反应。其主要指标：①口干，皮肤干燥；②心率在100次/min左右；③体温略高，37.3～37.5℃；④可有小躁动、瞳孔扩大、颜面潮红、肺啰音消失等参考指标。

4. 使用阿托品治疗的注意事项。

（1）用量宜个体化。根据有机磷种类、中毒途径、中毒剂量、中毒程度、就诊时间、急救措施、有无伍用复能剂、个体对阿托品的敏感性等选择最佳有效剂量。

（2）早期、足量、合理地配伍使用复能剂和中枢性抗胆碱药。应用复能剂能使磷酰化酶恢复水解乙酰胆碱的能力，使枳聚的乙酰胆碱减少，减少阿托品的用量，容易达到阿托品化。使用对中枢M-受体、N-受体均有作用的中枢性抗胆碱药，能较好地控制有机磷类农药所致的躁动不安、惊厥和呼吸中枢抑制等中枢症状。并使中枢N-受体功能恢复正常，进而使中枢M-受体构象恢复正常，对乙酰胆碱和阿托品的敏感性恢复正常。

（3）用药期间密切观察病情，根据临床表现及胆碱酯酶活性随时调整药物剂量。

（4）同时进行清除毒物的措施，如催吐、洗胃、导泻或清洗污染的头发、皮肤、甲床，终止对毒物的继续吸收。

（5）有并发症如酸中毒、脑水肿时，难以达到阿托品化，要及时处理。

（6）判断阿托品化应综合观察各项指标，要因人而异。阿托品化后逐渐减少每次用量，然后再逐渐延长重复用药的间隔时间。

（7）一旦诊断为阿托品过量，应立即停药观察。

（8）儿童、老年人、肾功能不全者易发生阿托品中毒。

（三）胆碱酯酶复能剂（重活化剂）

能使磷酰化胆碱酯酶（中毒酶）在老化之前重新恢复活性。现有复能剂为肟类复能剂，含有季胺基和肟基两个不同的功能基团。季胺基是一个阳离子基团，能与中毒酶的阴离子部位通过静电引力结合，促使药物靠近酶，使肟基颈部与磷酰基颈部接近。阴离子肟基和中毒酶的磷原子亲和力较强，结合形成肟类-磷酰化酶复合物。随后磷酰肟从中毒酶上脱落下来，使胆碱酯酶游离出来，恢复水解乙酰胆碱的活性。肟类复能剂不但能使中毒酶恢复活性，而且对中毒引起的肌束震颤、肌无力和肌麻痹有直接对抗作用，并有较弱的阿托品样作用。复能剂的种类有氯解磷定、碘解磷定、甲磺磷定、双复磷、双解磷等。氯解磷定、碘解磷定和甲磺磷定三者的母体结构相同，只是前者为氯甲烷盐，中者为碘甲烷盐，后者为甲磺酸盐，常用的是前两种。

1. 使用肟类复能剂的注意事项。

（1）复能剂的选择：碘解磷定疗效低（碘分子量较大，有效含肟量相对较少，1.53 g 碘解磷定的作用相当于 1 g 氯解磷定，且水溶性差，其剂型只能用于静脉注射或静脉滴注。静脉注射速度稍快可抑制呼吸肌，静脉滴注由于半衰期短很难达到有效血药浓度（4 μg/mL 血）。氯解磷定含肟量高，水溶性大，可以用于肌内注射，使用方便，起效快，在急救时最大首量 3 g 可以一次性肌内注射，不出现副作用。根据含肟量多少、作用强弱、维持时间长短、毒副作用大小及给药方法等综合评价，肟类复能剂首选氯解磷定，其次是双复磷。双解磷因毒副作用大，国内已不使用。

（2）给药方案：最佳的方案是先肌内注射或静脉注射负荷量，迅速达到有效血药浓度，然后采用肌内注射或静脉滴注维持。静脉注射给药作用快但排泄也快，且在剂量较大时易造成药物浓度一过性过高，产生毒副作用。而肌内注射后 3～5 min 便可达到有效血药浓度，维持时间较长，当中毒者末梢循环良好时以肌内注射为宜。首次给药不应采用静脉滴注，因半衰期短、排泄快不易达到有效血药浓度。如氯解磷定的有效血药浓度为 4 mg/L，以 15 mg/L 疗效最佳。肌内注射 1.5～2 g（30 mg/kg），5 min 后血药浓度达 20 mg/L，20 min 后为 14.5 mg/L，90 min 时仍有 9 mg/L。碘解磷定在静脉注射负荷量后，如改用静脉滴注则要求每小时滴入 0.5 g 才能维持有效血药浓度。

（3）对不同有机磷化合物其复能作用不同：复能的难易取决于有机磷化合物的结构和不同强度的复能剂。甲拌磷、内吸磷、对硫磷和苯硫磷的中毒酶，易被肟类复能剂复能；乐果、马拉硫磷、辛硫磷、倍硫磷、杀虫畏和乙酰甲胺磷等的中毒酶不易被复能；敌敌畏、敌百虫等居中。但近年的实验证明，乐果、敌敌畏等中毒，如给予较大剂量的复能剂也有一定复能作用。

（4）复能作用强弱在一定程度上取决于中毒后给药的时间，给药时间愈早疗效愈好，一旦中毒酶"老化"，肟类复能剂则无重活化作用。但口服中毒者胃肠道的毒物不断被吸收，脂肪贮存库中游离有机磷逐渐释放入血中，因此在口服中毒后数天，临床使用复能剂仍可见到胆碱酯酶活性的恢复。各种有机磷化合物的结构不同，中毒酶的"老化"速度也不同，故复能剂的疗效有差异。中毒酶"老化"越快，其重活化作用就越差。但有机磷毒性的大小，与其中毒酶复能的难易不一定有关。如剧毒或高毒的甲拌磷、内吸磷、对硫磷等中毒酶较易复能，而低毒的乐果、氧化乐果、马拉硫磷等中毒酶较难复能。

（5）肟类复能剂为季铵化合物，不能通过血-脑屏障进入中枢神经系统，一般剂量下只能缓慢渗透进入中枢，故对中枢神经系统酶的复能作用不明显。

（6）肟类化合物通过肾脏排除较快，半衰期只有 $1\sim2\,h$。必须根据具体药物不同的半衰期重复用药，以便维持适当的血药浓度。

（7）肟类复能剂不仅能使中毒酶恢复活力，而且作用于神经肌肉接头的 N_2 胆碱受体，对有机磷类农药中毒引起的肌颤、肌无力及肌麻痹有直接对抗作用，正好弥补抗胆碱药作用的不足。因而，不管在有机磷类农药中毒后多长时间，只要治疗中需要使用抗胆碱药时就应同时伍用复能剂。此时复能剂是作为生理拮抗剂来使用，不考虑中毒酶老化及不同有机磷化合物中毒酶复能的难易程度。4 种复能剂对肌颤的直接对抗作用都比较明显，但对肌无力、肌麻痹（含呼吸麻痹）的直接对抗作用各个药物之间差别较大。其对抗肌无力、肌麻痹作用强弱的顺序：碘解磷定＜氯解磷定＜双复磷＜双解磷。但静脉注射速度过快也可引起呼吸肌麻痹、呼吸抑制。

（8）肟类复能剂与有机磷化合物可以直接反应形成磷酰肟，有解毒作用但作用很弱，没有临床意义。相反，磷酰肟有较强的抑制胆碱酯酶作用，但多数肟类化合物所形成的磷酰肟不稳定，实际上起不到抑酶作用，但如用量过大则可以表现出抑酶作用。

（9）复能剂的毒副作用：正常人肌内注射氯解磷定 $2\,g$，可引起收缩压和舒张压升高、心电图 T 波升高。静脉注射 $0.5\,g$，血压一时性升高；静脉注射 $2\,g$，血压升高，而后下降；静脉注射 $2.7\,g$，血压明显升高，T 波升高，PR 间期延长。对中毒患者肌内注射一般无明显副反应。但静脉注射剂量过大、速度过快，可引起头晕、视物模糊、复视、心率加快、恶心、呕吐，严重者抑制呼吸肌，乃至抽搐、昏迷。成人有机磷类农药中毒时，一般情况下，氯解磷定一次使用量不超过 $2.5\,g$，一天总量不宜超过 $10\sim12\,g$；碘解磷定静脉注射速度不超过 $0.5\,g/min$，一天总量不宜超过 $12\,g$。如果患者在使用较大剂量碘解磷定后出现恶心、呕吐、癫痫样发作、呼吸停止等表现时，应立即停药并静脉输液促进药物排泄，呼吸抑制时给予吸氧及人工呼吸。

2. 解毒剂的使用原则。

（1）合并用药：抗胆碱药能对抗外周 M 样症状和中枢症状，起效快。复能剂能使中毒酶恢复活性，并直接对抗外周 N 样症状。两者合用有协同作用，疗效最好。在抗胆碱药中，外周作用强的药物与中枢作用强的药物伍用，疗效最好。

（2）尽早用药：重度有机磷类农药中毒病情凶险，发展迅猛，且中毒酶有老化过程，故给药愈早疗效愈好。

（3）足量用药：解毒剂只有达到一定剂量时才能取得最好的疗效，首次足量给药疗效高恢复快，可减少重复给药次数和药物总量。抗胆碱药的足量指标是 M 样症状消失并出现阿托品化，复能剂的足量指标是 N 样症状（如肌颤）消失、血胆碱酯酶活性恢复至 $50\%\sim60\%$。

（4）重复用药：有机磷类农药要 $48\,h$ 才能完全排出体外，中毒剂量较大尤其是消化道或皮肤中毒清洗不彻底时存留时间更长。解毒剂作用时间较短，抗胆碱药半衰期约为 $2\,h$，肟类复能剂半衰期 $1\sim2\,h$，要维持其治疗作用需要每 $2\sim4\,h$ 给药 1 次，故在中毒后至少 $24\sim48\,h$ 内存在"拉锯战"，必须重复给药以巩固疗效，直至有机磷完全排出体外为止。但是要根据病情和药物的半衰期给药，不能定时地机械地重复同一剂量。轻、中度中毒如清洗彻底，首次给予足量，一般重复 $1\sim2$ 次即可治愈；重度中毒首次足量给药后 $30\sim60\,min$ 未出现上述药物足量指征（如阿托品化），可重复给药至出现足量指征后改用维持剂量。

3. 氯解磷定的用法。

（1）轻度中毒：首次 $0.5\sim1\,g$ 肌内注射，必要时 $2\sim4\,h$ 重复 1 次，症状好转后减量，胆碱酯酶活性稳定在 50% 以上 $2\,d$ 后停药。

（2）中度中毒：首次 $1\sim2\,g$ 肌内注射，以后 $1\sim2\,h$ 重复 1 次，$0.5\sim1\,g/$次，症状好转后减量，胆碱酯酶活性稳定在 50% 以上 $2\,d$ 后停药。

（3）重度中毒：首次 2～2.5 g 肌内注射，1 h 后重复 1 g，以后每 2 h 给 1 g 肌内注射或静脉注射，前 10 h 不少于 6～7 g，症状好转、酶活力恢复到 50％ 以上后，减量或停药观察。

4. 急救复方的应用。根据解毒药物的使用原则，国内外研制出作用全面、起效快、使用方便的有机磷类农药中毒急救复方。复方一般由两个具有不同作用特点的抗胆碱药和 1～2 个重活化作用较强的复能剂组成，如前述解磷注射液，每支 2 mL 内含阿托品 3 mg、贝那替秦 3 mg、氯解磷定 400 mg（因复方的氯解磷定含量较少，首次给药对中度中毒除给 1～2 支解磷注射液外加用氯解磷定 0.5～1 g，重度中毒除给 2～3 支解磷注射液外加用氯解磷定 1～2 g）。解磷注射液一般在肌内注射后 2～3 min 即可起效，4～5 min 显效，半小时达高峰。抗胆碱药半衰期约为 2 h，肟类化合物半衰期 1～1.5 h，因此按理应在首次给药 2 h 后，如果中毒症状又重复出现和血胆碱酯酶活性下降至 50％ 以下时，再给首次用药半量。实际上，由于中毒病情凶险和所需的抗毒药剂量大，所以常间隔半小时就重复用药。因此在症状控制及血胆碱酯酶活性上升至 50％ 以上时，必须立即停药观察，否则会造成药物过量中毒。解磷注射液临床应用步骤如下：

（1）确诊后立即注射解磷注射液，用法见表 8-2-8。一般采用肌内注射，患者处于休克状态、末梢循环不良时可稀释后缓慢静脉注射。注射前或同时采血，用快速纸片法测胆碱酯酶活性，以便观察给药后胆碱酯酶活性的变化。首次给药时，中度中毒加用氯解磷定 0.5～1 g，重度中毒加用氯解磷定 1～2 g。

（2）对口服中毒患者彻底洗胃，或与注射解毒剂同时进行。

（3）首次给药后 0.5～1 h，全面检查患者，采血测定胆碱酯酶活性。

（4）根据检查结果，酌情重复用药和给予其他对症处理。

（5）首次给药后 1～2 h 后，全面检查患者，采血测定胆碱酯酶活性。

（6）根据病情或检查结果，决定是否再重复用药。

（7）患者清醒后如仅有毒蕈碱样症状或烟碱样症状和胆碱酯酶活性低于 50％ 时，可分别给予抗胆碱药及复能剂，用法见表 8-2-9。有毒蕈碱样症状时应用抗胆碱药，有烟碱样症状和胆碱酯酶活性低于 50％ 时，应用重活化剂。

（8）主要中毒症状消失，血胆碱酯酶活性上升至正常值的 50％～60％ 以上，停药观察，每隔 2～3 h 再测定胆碱酯酶活性 1 次。

（9）主要中毒症状消失，血胆碱酯酶活性稳定在正常值的 50％～60％（经皮肤中毒 0.5～1 d，口服者 2～3 d），可以出院。

（10）整个治疗过程中，要密切观察病情的变化，随时调整阿托品的用量。对危重患者除给予解磷注射液外，还应采取有效的综合对症治疗措施。注意：6 岁以下儿童最好不要使用解磷注射液，可以按千克体重计算分别给药：阿托品首次用量重度中毒为 0.5～1 mg/kg，中度 0.3～0.5 mg/kg，轻度 0.1～0.3 mg/kg。氯解磷定首次用量重度中毒 30～50 mg/kg，中度 20～30 mg/kg，轻度 15～20 mg/kg。7～12 岁儿童解磷注射液用量：重度中毒 1～1.5 支，中度 0.5～1 支，轻度 1/3～1/2 支。必要时重复给予相应剂量的半量。

表 8-2-8　有机磷类农药中毒的解磷注射液用法

中毒程度	首次用药	重复用药
轻度	1/2～1 支	
中度	1～2 支	1 支
重度	2～3 支	1～2 支

表 8-2-9　有机磷类农药中毒的后期解毒剂用法

中毒程度	阿托品（mg）	氯解磷定（g）
轻度	0.5	0.5
中度	1～2	0.5～1
重度	2～3	1～1.5

（四）对症治疗

1. 清除毒源。防止毒物继续吸收：在整个治疗过程中都要注意清除毒源，防止毒物继续吸收，方法见上述。

2. 清除体内已吸收的有机磷毒物。重度中毒者，尤其是就医较迟、洗胃不彻底、吸收毒物较多者，血液灌流或血液置换（换血）可作辅助排毒措施。有机磷类农药多为脂溶性化合物，难溶于水，不易透过透析膜，特别是与蛋白质结合后，更不易透过透析膜，故血液透析不能起到清除毒物的作用。血液灌流可以清除血液中游离的毒物或与蛋白质结合的毒物，但不能清除已与红细胞膜、神经细胞突触前后膜和神经肌肉接头等部位胆碱酯酶结合的有机磷毒物。有机磷类农药中毒血液灌流的适应证为：①服毒量较大，未能彻底洗胃，血中有机磷类农药含量高，经常规解毒治疗效果差；②严重中毒者原有肝功能不全。血液灌流过程中，由于活性炭或吸附树脂也可以吸附抗毒药物，故要适当增加抗毒药物的用量。

3. 维持呼吸功能。清理气道，保持呼吸道通畅；呼吸困难、发绀时，立即吸氧；呼吸衰竭的处理。

（1）早期的呼吸衰竭：有中枢性呼吸抑制也有外周性呼吸肌麻痹，常伴有意识不清，给予足量的解毒剂，必要时进行机械通气。

（2）病情反复，中毒反跳所致呼吸衰竭：多为服毒量较大、洗胃不彻底、解毒药减量或停药过早所致。除使用足量的解毒剂及机械通气外，应注意继续清除毒物，有可能时做血液毒物监测。详见下述中毒反跳的治疗。

（3）中间综合征所致呼吸衰竭：处理见下述中间综合征的治疗。

（4）镇静抗惊：早期使用地西泮，能间接抑制中枢乙酰胆碱的释放，并通过阻滞钙通道抑制神经末梢发放异常冲动，保护神经肌肉接头；有机磷类农药中毒使用地西泮可起到镇静、抗焦虑、肌肉松弛、抗惊厥和保护心肌的作用。可用于经解毒治疗后仍有烦躁不安、抽搐的患者，用法为 10～20 mg 肌内注射或静脉注射，必要时可重复；注意用量过大或静脉注射速度过快可产生呼吸抑制。

4. 维持循环功能。心搏停止按常规心肺脑复苏处理。如停搏时间不长、复苏措施正确，待解毒剂产生作用，中毒者仍可望恢复，因此轻易不要停止抢救。

5. 防治休克。严重中毒合并休克的常见原因及其处理。

（1）低血容量性休克：处理为在抗毒治疗的基础上适当补充血容量。补液以晶体为主，兼顾胶体。同时根据血液酸碱平衡及电解质浓度情况，给予纠酸补钾。

（2）中毒性休克：少数中毒患者，晚期由于有机磷所致血管运动中枢麻痹，血压下降，发生难以逆转的休克；除扩容外，应加强抗毒治疗，纠正酸中毒及低钾，适当应用血管活性药物及进一步改善微循环的药物（山莨菪碱、东莨菪碱等）。

（3）心源性休克：有机磷类农药中毒可引起中毒性心肌病，导致心肌收缩力减弱和冠状动脉供血不足而继发心泵衰竭；表现为第一心音减弱、心率加快、心律不齐、心电图改变及心肌酶谱升高；如并发严重缺氧、酸中毒及循环障碍，特别是严重心律不齐（尖端扭转型室性心动过速）时，可导致休克；此时，除上述各项治疗外，还应控制心律不齐，适当给予洋地黄类强心剂，并给予心肌营养药，如三磷酸腺苷、辅酶 A、极化液等。

6. 纠正心律失常。中毒者出现心律失常，立即采取下列措施：

（1）立即实施心脏监护，密切观察心率、心律及血压变化。

（2）床旁描记常规 12 导联心电图，进一步分析心律失常类型。

（3）采集血标本，测定电解质含量及动脉血气分析。

（4）有机磷类农药中毒常见的严重心律失常及其处理。①室性期前收缩。同时如有血钾降低，静脉快速补钾，方法为静脉滴注液体中，每 500 mL 加入 10％氯化钾 10～20 mL；如血钾正常，可静脉注射利多卡因或口服美西律，剂量按内科常规用量。②室性心动过速。如为低血钾引起，首先给予静脉快速补钾，方法同前。血钾正常者可静脉注射利多卡因，剂量按内科常规用量。经上述处理仍存在室性心动过速，且已引起血流动力学变化血压下降，速行同步电复律。③尖端扭转型室性心动过速。为危重的心律失常，易转变为心室颤动而死亡。首先根据血钾及动脉血气分析结果纠酸补钾，给予门冬氨酸钾镁，如未纠正，以异丙肾上腺素（500 mL 葡萄糖加 1 mg 异丙肾上腺素）静脉滴注将心率提高到 100～120 次/min 以上；如仍无效可用食道心房调搏将心率提高到 100～120 次/min 以上。持续数小时至数天，待 QT 间期恢复正常为止。④心室颤动。按心肺复苏处理。

7. 防治脑水肿。有机磷对脑组织的毒性作用、低氧血症及代谢性酸中毒均可影响脑血管的通透性和脑细胞的代谢，导致脑水肿。脑水肿的征象与一般临床脑水肿的征象相同，即颅内压增高三征：头痛、呕吐与视神经盘水肿。

（1）有机磷类农药中毒有下列表现时即可开始降颅内压治疗：①上述脑水肿的征象；②长期昏迷；③心肺复苏后，呼吸、心跳已恢复，但仍昏迷。

（2）防治脑水肿的措施。①脱水利尿。昏迷超过数小时，即可给予利尿脱水，常选用 20％甘露醇或 25％山梨醇 250 mL 快速静脉滴注，15～30 min 滴完，每 6～8 h 1 次。或呋塞米 20～40 mg 静脉注射，2～3 次/d。注意水、电解质平衡。②使用糖皮质激素。地塞米松大剂量短程治疗，30～60 mg/d，分数次静脉给药。③低温疗法。病情严重、长期昏迷或心搏骤停后复苏的昏迷病例可采用低温疗法保护大脑，如头戴冰帽、头置冰槽、半导体冰帽、大动脉区置冰袋等使肛温降至 32℃左右。④根据病情选择给氧方法。⑤应用抗惊药物。脑水肿缺氧抽搐要及时应用药物控制，以免形成恶性循环。常用地西泮 10～20 mg 静脉注射，不用巴比妥类以免增加呼吸抑制。⑥保护脑细胞药物。如 γ-氨基丁酸、三磷酸腺苷、胞磷胆碱等。

8. 维持液体、电解质、酸碱平衡。重度中毒由于严重的恶心、呕吐、流涎、大汗、缺氧和大量清水洗胃等原因，可导致水、电解质及酸碱平衡紊乱，正确维持水、电解质及酸碱平衡是对重度中毒者重要的治疗措施。①按照解毒治疗原则给予积极有效的解毒治疗；②根据血红蛋白含量及尿量适当给予补液；③定期监测血液电解质含量及动脉血气分析，及时纠正酸中毒及电解质紊乱。如因设备所限不能进行血液电解质、碳酸氢根离子测定及动脉血气分析，可暂按轻度酸中毒的治疗原则给予静脉滴注 5％碳酸氢钠 200～300 mL，并按见尿补钾的原则，在 500 mL 液体中 10％氯化钾 10 mL。

9. 防治肺部感染。由于洗胃、昏迷、口腔气管分泌物多等原因，重度中毒者易误吸而导致肺部感染，必须积极应用有效抗生素防治肺部感染。

10. 保肝治疗。一般使用的有机磷类农药的制剂多为乳油，其中含有大量有机溶剂苯、二甲苯等，如口服乐果中毒早期的昏迷多为苯、二甲苯等引起，治疗措施为给予葡醛内酯、维生素 C 解毒。用法为葡醛内酯 0.5 g，维生素 C 1～2 g，加于 10％葡萄糖注射液 500 mL 中静脉滴注，2 次/d。

11. 加强护理。按昏迷患者常规护理，密切观察病情变化，特别是要注意观察解毒剂的疗效和副作用，及时调整药量。

（五）中间综合征的治疗

1. 人工机械通气。有机磷类农药中毒后 2～7 d，胆碱能危象已经消失，意识清醒，但逐渐出现声音嘶哑、吞咽困难或复视、抬头力弱、睁眼困难、眼球活动受限、吞咽发呛等表现。最后因呼吸肌麻痹出现呼吸困难、辅助呼吸肌参与呼吸运动、呼吸运动不协调、呼吸浅慢至停止。因进行性缺氧而表现焦虑、烦躁不安、大汗、发绀和意识障碍等。应立即给予气管插管，进行人工机械通气，直至恢复自主呼吸。机械通气过程中要保持呼吸道通畅，注意吸痰、湿化。

2. 肌内注射氯解磷定。气管插管后，在人工机械通气条件下，给予突击量氯解磷定肌内注射。建议按下述方法给药。①1 g 肌内注射，1 次/h，共 3 次。②以后 1 g 肌内注射，每 2 h 1 次共 3 次。③以后 1 g 肌内注射，每 4 h 1 次，直至 24 h。第 1 天用量为 10 g 左右。④24 h 后 1 g 肌内注射，每 4～6 h/次，共 2～3 d 为 1 个疗程，以后视病情而定。氯解磷定突击量疗法主要的药理学依据是肟类复能剂的两种作用：磷酰化胆碱酯酶的复能和直接对抗神经肌肉接头阻滞。在人工机械通气措施下给予安全范围内大剂量的氯解磷定，可充分发挥其对外周呼吸肌麻痹的生理对抗作用。

3. 其他辅助治疗。其他辅助治疗同急性期，并可根据临床表现伍用少量阿托品。

（六）有机磷类农药中毒反跳的治疗

经过积极的治疗，在症状明显缓解后，病情突然急剧恶化，重新出现中毒症状而且比前加重，临床上称这种现象为反跳。反跳出现时间一般在急性有机磷类农药中毒后 2～8 d，乐果反跳出现时间较晚，多在中毒的 5～9 d。反跳的预后通常较差，死亡率甚高。治疗要点：

1. 大剂量解毒剂。特别是抗胆碱药，患者一旦出现反跳，要达到阿托品化所需阿托品量要比反跳前大 5 倍以上，且减量要缓慢。

2. 早期用大剂量糖皮质激素。可抑制人体应激反应，促进心肌代谢，提高心肌对缺氧的耐受性。

3. 加强对症支持治疗。具体方法见对症治疗。

（七）有机磷迟发性多神经病的治疗

以对症治疗及物理治疗为主，动物试验和临床试用表明，钙通道阻滞剂有预防和加速此类病变恢复的功效，因不属于急性中毒的治疗范围，故不叙述。

十一、诊疗探索

（一）在常规治疗的基础上使用活性炭胃管内灌注

可减少毒物吸收进入机体的总量，从而减轻或阻止机体出现毒性损害。

（二）血液净化治疗

有机磷类农药为大分子脂溶性物质，血液透析治疗无效，但血液灌流治疗在中毒早期有一定效果，只是因其活性炭对阿托品、血小板有吸附作用，需加大阿托品用量，且有出血危险，在一般情况下不宜采用。但血液中游离的有机磷类农药含量较高；重度中毒伴肝肾功能不全或肾功能衰竭；救治过程中由于阿托品给药过多导致中毒，经内科治疗无效者可应用。

十二、最新进展

（一）新型抗胆碱药盐酸戊乙奎醚的应用

为我国最近投入生产的新型抗胆碱药，在新药Ⅱ、Ⅲ期临床试验中，治疗急性有机磷类农药中毒的有效率为 99.2%～100%。

1. 特点：①对中枢 M-受体、N-受体和外周 M-受体均有作用，属于中枢性抗胆碱药；②特异性强，对 M-受体亚型有选择性作用；③生物半衰期长，6～8 h；④毒副作用小；⑤对中毒酶无复能作用，对外周 N-受体无拮抗作用，治疗有机磷类农药时要与复能剂伍用。

2. 与阿托品的作用比较见表 8-2-10。

表 8-2-10 盐酸戊乙奎醚与阿托品的作用比较

药物	对 M-受体亚型的作用			对中枢胆碱受体的作用	
	M_1	M_2	M_3	M	N
阿托品	+	+	+	+	−
盐酸戊乙奎醚	++	−	++	++	++

注：M_1 主要分布于中枢；M_2 主要分布于心脏；M_3 主要分布于腺体、平滑肌。

3. 盐酸戊乙奎醚有下列优点。①疗效不低于阿托品，使用剂量比阿托品小，减少了治疗费用；②副作用小，无心率加快的副作用，应用安全，减少了抗胆碱药中毒的发生率；③使用简便，重复给药次数少，减轻了医护人员的劳动负荷。

4. 盐酸戊乙奎醚的给药剂量。①首次剂量：轻度中毒 1～2 mg，中度中毒 2～4 mg，重度中毒 4～6 mg；②重复用药剂量：中度中毒 1～2 mg，重度中毒 2 mg；③一般使用总剂量：轻度中毒约 2.5 mg，中度中毒约 6 mg，重度中毒约 12 mg。足量的标准：口干、皮肤干燥、分泌物消失、心率每分钟 80 次左右。

（二）地西泮的使用

一般用于镇静、催眠，大剂量用于抗惊厥。实验发现地西泮可以提高有机磷类农药中毒动物的半数致死量，改善中毒症状。临床治疗显示地西泮不仅对有机磷类农药中毒过程中出现的烦躁不安、肌束震颤、抽搐等症状有良好的缓解和抑制作用，而且对中枢神经系统有保护作用，预防用药可减少胆碱能危象对大脑和肌肉的损害。给药方法：对中度以上中毒患者，给予地西泮 10 mg 缓慢静脉注射，必要时 15～30 min 后再给 10 mg，24 h 内总量不超过 40 mg。

（三）大黄

有学者对急性有机磷类农药中毒患者未出现胃黏膜病变伴出血和腹胀前胃管内注入大黄预防治疗，认为大黄能促进胃肠道电活动，可促进胃肠蠕动，清除肠内腐败物质和毒素，改善微循环，增加组织灌流量，促进胃肠道新陈代谢和肠道营养的恢复，起到保护胃肠黏膜的作用。

（四）有机磷水解酶制剂

可水解有机磷化合物，迅速降低有机磷化合物在体内的浓度。动物试验注入有机磷水解酶制剂二乙基对硝基苯磷酸酯酶后，临床症状迅速好转，但目前尚无用于人的报道。

（五）蛋白质药物

有机磷化合物解毒的蛋白质药物发展是一个前景很好的现代毒理学领域。目前，最有前途的是使用人类丁酰胆碱酯酶、对氧磷酶和人血白蛋白及三酯酶和从各种细菌和真核生物中来源的氧化酶。

王承志 潘东峰 张在其

第二节　急性氨基甲酸酯类农药中毒

一、基本概念

氨基甲酸酯类农药是 20 世纪 50 年代中期发展起来的一类农药，因化学结构归属于氨基甲酸酯而得名。我国生产使用的有西维因、呋喃丹、叶蝉散、灭多威、涕灭威、巴沙、速灭威等，发生的急性中毒以呋喃丹最多，其次为叶蝉散、灭多威和西维因等。

二、中毒原因

可从呼吸道、皮肤及消化道吸收中毒，因此常见中毒原因为自杀或播洒农药时接触中毒。

三、毒性大小

常见氨基甲酸酯类农药的品种和毒性见表 8-2-11。

表 8-2-11　常见氨基甲酸酯类农药的毒性

品名	异称	大鼠经口 LD_{50}（mg/kg）
呋喃丹	克百威	8～14
西维因	甲苯威	246～248
叶蝉散	异丙威	403～408
灭多威	灭多虫	17～24
涕灭威	铁灭克	0.93
捕杀威	巴沙	523～657
速灭威	/	498～580

注：LD_{50}：半数致死量。

四、中毒机制

氨基甲酸酯类农药化学结构的主体构形与乙酰胆碱相似，可与胆碱酯酶活性中心丝氨酸的羟基结合，形成氨基甲酰化胆碱酯酶，使酶失去活性。因此，氨基甲酸酯类农药也是抗胆碱酯酶，与有机磷的不同点：一是它不需要经过活化，即可直接与胆碱酯酶结合，而且对神经突触和红细胞的乙酰胆碱酯酶的亲和力，远比血浆丁酰胆碱酯酶强。二是它与胆碱酯酶结合所形成的复合体是一种松散的络合物，并非真正的化学结合，被抑制的酶易因结合物的快速水解而自动复活，不存在"老化"的问题。三为肟类复能剂通常不能促使被抑制的酶复能，而且反而会妨碍氨基甲酰化酶的复能。

五、临床特点

1. 急性氨基甲酸酯类农药中毒的临床特征与急性有机磷类农药中毒相似。因吸收、代谢快，而且抑制胆碱酯酶不需经体内活化，故毒性发作快，中毒潜伏期短，经皮吸收多为 1～8 h，快者仅 0.5 h，经口多在 1～3 h，快者 15 min 即可出现症状。中毒发作后也有毒蕈碱样症状、烟碱样症状和中枢神经中毒症状，但均较相同程度有机磷类农药中毒轻。开始出现胸闷、乏力、头晕、恶心、呕吐、腹痛、多汗、流涎、瞳孔缩小和视力模糊等一般神经和消化道中毒症状，进一步加剧则有胸闷加剧、肌束震颤、呼吸道分泌物增多和呼吸困难、意识障碍等，严重者也可见中毒性肺水肿、脑水肿、呼吸衰竭和昏迷、大小便失禁，较多见于经口大量误服者。虽然和有机磷一样，胆碱酯酶为其毒作用的靶酶，而且某些芳基氨基甲酸酯也可使神经病靶酯酶氨基甲酰化，但临床并未观察到有中间综合征和迟发神经毒病的征象。

2. 实验室检查血胆碱酯酶活性下降，尤其红细胞乙酰胆碱酯酶下降明显，其程度基本与临床表现的严重程度相关联，即下降愈明显者，病情也愈重。尿中酚类衍生物排出明显增加，而且在血胆碱酯酶恢复正常后，仍可维持一段时间（约数小时至 1 d），才恢复至正常水平。

3. 氨基甲酸酯类农药对胆碱酯酶仅为一过性抑制，不易引起蓄积中毒，中毒后经治疗恢复也很快，一般 24 h 左右即可恢复正常。

六、辅助检查

1. 血胆碱酯酶活性下降。
2. 可见血白细胞升高，肝功能损害等。

七、诊断思路

根据氨基甲酸酯类农药的接触史和中毒的临床特征，结合实验室检查胆碱酯酶下降，即可诊断为氨基甲酸酯类农药中毒。

八、临床诊断

中毒程度的分级可参照有机磷类农药中毒的分级标准划分：轻度中毒有一般神经中毒症状和轻度毒蕈碱样症状；轻度中毒症状加重并伴有肌束震颤者，为中度中毒；昏迷、抽搐、肺水肿和呼吸衰竭者为严重中毒。

九、鉴别诊断

应特别注意与有机磷类农药中毒鉴别：氨基甲酸酯类农药中毒潜伏期短，呕吐物及洗胃液无蒜臭味，症状相对较轻，恢复较快。此外，氨基甲酸酯类农药中毒有红细胞乙酰胆碱酯酶恢复较快的特点，有条件时可测定红细胞胆碱酯酶活性。参考有机磷类农药中毒的鉴别诊断，与其他种类农药中毒相鉴别。毒物鉴定有助于确诊，唯多需用精密贵重仪器进行分析，一般化验室不易做到。

十、救治方法

（一）治疗原则

清洗排毒、解毒治疗、抗惊厥治疗及对症支持治疗。

（二）清洗排毒

以 3% 碳酸氢钠溶液清洗排毒，促使其分解灭活，不宜用高锰酸钾等氧化剂，以免促进其氧化代谢，而减少水解和结合的解毒代谢。导泻宜用盐类泻剂。

（三）解毒治疗

特效解毒药物为阿托品，剂量比有机磷类农药中毒小，而且经皮肤吸收中毒和经口中毒的剂量不同。不同中毒程度和不同途径中毒的阿托品用量见表 8-2-12。轻、中度中毒可肌内注射给药，不需阿托品化，严重中毒必须静脉注射。经口中毒的严重病例，必要时可考虑给予阿托品化，但用药过程中病情好转即应减量和延长给药间隔时间（一般 6～12 h），切忌盲目大量给药，防止阿托品过量中毒。

减量维持治疗，轻、中度中毒可每4～6 h用阿托品0.5～1 mg；严重中毒每2～4 h用1～2 mg，维持用药的时间，绝大部分24 h即可，少量经口严重中毒，一般也不宜超过48 h。解毒剂应尽早使用，以中毒后3～6 h最为重要，可于清洗排毒时同时使用。一般禁用肟类复能剂，因为它与氨基甲酰化胆碱酯酶结合后，妨碍其自动水解使胆碱酯酶重新活化。

表8-2-12　氨基甲酸酯类农药中毒的阿托品用量

中毒程度	经皮吸收中毒		经口误服中毒	
	单次用量（mg）	重复用药间隔时间（min）	单次用量（mg）	重复用药间隔时间（min）
轻度中毒	0.5～1	60	1～2	30
中度中毒	1～2	30～60	2～3	15～30
严重中毒	2～3	15～30	3～5	10～15

（四）抗惊厥治疗

有抽搐者应用地西泮或丙戊酸钠等治疗，不宜选用巴比妥类，因为它们是肝微粒体多功能氧化酶的诱导剂，会促进毒物氧化，对毒物代谢解毒不利。

（五）其他对症综合治疗

1. 中毒早期补充5％碳酸氢钠和给予葡醛内酯，有辅助解毒作用。

2. 重症病例可考虑使用糖皮质激素，呼吸抑制较重者可使用纳洛酮。

3. 有脑水肿应给予糖皮质激素及甘露醇等抗脑水肿治疗。

4. 头昏、乏力及食欲缺乏等非特异症状，可能持续稍久，一般多可逐渐消失。

十一、诊疗探索

氨基甲酸酯类农药中毒一般禁用肟类复能剂，因肟类与氨基甲酰化胆碱酯酶结合后，反而妨碍其自动水解活化，但由于目前市面上混配农药渐增多，需警惕合并有机磷类农药，对混配有机磷类农药者，需按有机磷类农药中毒进行治疗。

十二、最新进展

有学者试用盐酸戊乙奎醚替代阿托品用于氨基甲酸酯类农药中毒的救治，发现其在抢救急性氨基甲酸酯类农药中毒过程中，用药总量小，使临床用药更简便，明显减轻了医护劳动强度。

有学者报道大量氨基甲酸酯类农药中毒导致中毒性肝功能衰竭，在无人工肝条件下使用凝血酶原复合物及大剂量新鲜血浆救治有效。

王承志　潘东峰　张在其

第三节　急性拟除虫菊酯类农药中毒

一、基本概念

拟除虫菊酯类农药是模仿天然除虫菊素的化学结构，由人工合成的一类农药。我国使用量最多者为溴氰菊酯（敌杀死、凯素灵、敌卡菊酯、凯安宝）、氰戊菊酯（戊氰菊酯、杀灭菊酯、速灭杀丁、速灭菊酯、来福灵）、氯氰菊酯（兴棉宝、灭百可、安绿定、赛波凯）和甲氰菊酯（扫灭利）。急性中毒尤以溴氰菊酯为最多。

二、中毒原因

可经胃肠道、呼吸道及皮肤吸收中毒，自杀、误服相对较为常见。

三、毒性大小

常见拟除虫菊酯类农药的品种和毒性见表 8-2-13。

表 8-2-13 常见拟除虫菊酯类农药的毒性

名称	大鼠经口 LD_{50}（mg/kg）
溴氰菊酯	67~86
氰戊菊酯	451
氯氰菊酯	251~500
甲氰菊酯	49~54

注：LD_{50}：半数致死量。

四、中毒机制

中毒机制至今尚未完全阐明，目前认为其主要作用机制是影响细胞膜的功能，干扰钠离子通道。具体作用方式：

1. 作用于神经细胞膜的钠通道，导致钠离子通道的 m 闸门关闭延迟，去极化延长，保持小量钠离子内流，形成去极化后电位及重复去极化。

2. 和神经细胞膜受体结合，改变膜的三维结构，导致膜的通透性改变。

3. 溶于神经细胞膜的类脂中，修饰膜的离子通道。

4. 抑制 Na^+-K^+-ATP 酶、$Ca^{2+}-Na^+-ATP$ 酶，造成膜内外离子转运平衡失调。持续的重复发放神经冲动，将使膜内离子梯度衰减，最终引起神经传导阻滞。此外，尚认为它可抑制中枢神经细胞膜的 α-氨基丁酸受体，使该递质失去对脑的抑制功能，使脑的兴奋性相对增高。

五、临床特点

1. 生产性中毒潜伏期短者 1 h，长者 24 h，平均约 6 h。田间施药中毒多在 4~6 h 起病，首发症状多为皮肤黏膜刺激症状，体表污染区感觉异常（颜面、四肢裸露部位及阴囊等处），包括麻木、烧灼感、瘙痒、针刺及蚁行感等，常有面红、流泪和结膜充血，用热水洗后感觉异常加重，部分病例局部有红色丘疹样皮损。眼内污染立即引起眼痛、羞光、流泪、眼睑红肿和球结膜充血。呼吸道吸收可刺激鼻黏膜引发喷嚏、流涕，并有咳嗽和咽充血。全身中毒症状相对较轻，较多为头昏、头痛、乏力、肌束震颤及恶心、呕吐等，但严重者也有流涎、肌肉抽动甚至抽搐，伴意识障碍和昏迷。个别病例有变态反应，包括过敏性皮炎及过敏性休克等。

2. 经口中毒大多在 10~60 min 出现症状，包括恶心、呕吐、胸闷和呼吸困难，个别有肺水肿。神经系统症状除头晕、头痛、乏力、多汗、口唇及肢体麻木外，重症者抽搐比较突出。非含氰类菊酯中毒主要症状为兴奋不安、震颤，抽搐比较轻；含氰类则大量流涎、舞蹈样扭动、肌痉挛和阵发强直性抽搐，类似癫痫大发作。抽时上肢屈曲、下肢挺直、角弓反张、意识丧失、持续 0.5~2 min 后恢复。反复发作，多者 10～30 次/d，有的可持续多天。反复抽搐后常致体温升高、昏迷，也有无抽搐即意识障碍直至昏迷者。拟除虫菊酯类农药急性中毒预后较好，治愈后无后遗症，死亡率也较低。

3. 实验室检查心电图有相应异常改变，脑电图检查常有异常，个别病例曾诱发出棘波，但无特异性。全血 ChE 活力无明显改变，肝肾功能一般也无异常。

六、辅助检查

除毒物或代谢物鉴定外，诊断的特异性均较差，肌电图证明有重复放电现象，对诊断有较大的参考意义，但阴性结果不具备排除诊断的意义，余可见相应血常规及心、肝酶谱变化等。

七、诊断思路

(一) 询问病史

有生产、运输、使用和口服拟除虫菊酯类农药的病史。

(二) 临床表现

神经系统和消化道症状，以神经兴奋性增高为主，如头晕、头痛、乏力、多汗、口唇及肢体麻木，重症者抽搐。

(三) 实验室检查

一般实验室检查无诊断意义，血胆碱酯酶活性无变化。

(四) 毒物检测

呕吐物、洗胃液、血、尿等毒物检测有助于确诊。

八、临床诊断

我国已制订了职业性急性拟除虫菊酯类农药中毒诊断标准和处理意见，生产性中毒应按此执行，非生产性中毒也可供参考。该标准规定，仅有皮肤黏膜刺激症状（经口中毒常无此刺激症状）而无明显全身中毒表现者，仅列作观察对象，不能诊为急性中毒。急性中毒分轻重两级，伴有明显全身中毒征象，包括一般神经和消化道中毒症状、口腔分泌物增多及（或）肌束震颤为轻度中毒，凡有阵发抽搐、肺水肿和意识障碍者，均可诊为重度中毒。

九、鉴别诊断

(一) 与有机磷类农药中毒鉴别

1. 胆碱能亢进症状不如有机磷类农药中毒严重。
2. 呕吐物及洗胃液无有机磷类农药的蒜臭味。
3. 血胆碱酯酶活性正常。

(二) 与其他中毒鉴别

有抽搐者应与有机氯类杀虫剂中毒、有机氟类农药中毒、杀鼠剂中毒及癫痫等鉴别。

十、救治方法

(一) 清洗排毒

以 2%～4%碳酸氢钠或肥皂水等碱性溶液洗胃或清洗污染皮肤，分解破坏毒物。导泻宜用盐类溶剂，忌用油类溶剂。经口中毒洗胃后注入活性炭吸附残余毒物。呼吸道接触中毒者，用甲基胱氨酸或碱化液＋地塞米松 5 mg 雾化吸入。

（二）解毒治疗

无特效解毒药。葛根素和丹参对中毒动物有保护和治疗作用，已试用于临床，对控制症状和缩短疗程有一定的疗效。葛根素静脉滴注 5 mg/kg，2～4 h 重复 1 次，24 h 不宜＞20 mg/kg，症状改善后 1～2 次/d，直至症状消失。含氰基菊酯类中毒者，可静脉注射硫代硫酸钠，以消除氰基的毒性作用。

（三）对症治疗

1. 控制抽搐。多用地西泮或巴比妥类肌内注射或静脉注射。抽搐未发生前可预防性使用，抽搐控制后维持用药防止抽搐复发。剂量根据病情而定，抽搐时用量较大，地西泮 10～20 mg 或异戊巴比妥钠 0.1～0.3 g 缓慢静脉注射。维持和预防用药则剂量较小，可做肌内注射或静脉滴注。

2. 控制流涎和出汗。以阿托品对症治疗，0.5～1 mg 肌内注射或皮下注射。发生肺水肿者可增大剂量至 1～2 mg/次，但总量不宜过大，症状控制即可。不可用大剂量阿托品做"解毒治疗"，否则将加重抽搐，促进死亡。

3. 治疗肺水肿，严重心肌损害和全身变态反应。应用糖皮质激素，发生类过敏性休克反应者注射肾上腺素。

4. 利尿排毒。输液，维持水、电解质和酸碱平衡，适当补充 5％碳酸氢钠。口服或静脉滴注葡醛内酯，促进毒物代谢解毒。

5. 处理皮肤局部损害。局部清洗后涂维生素 E 或氨基甲酸乙酯霜。有过敏性皮炎者用氟轻松霜等糖皮质激素外用药。

6. 严重病例可考虑血液灌流治疗，以清除血中毒物。

7. 注意事项。氯丙嗪、普萘洛尔和利血平可能对本类杀虫剂有增毒效应，应慎用。

十一、诊疗探索

拟除虫菊酯类农药分子由菊酸和醇两部分组成，在酸性递质中较为稳定，在碱性递质中不稳定，因此在诊治中加用碱性药物如 5％碳酸氢钠 125～250 mL 静脉滴注可有一定疗效。

十二、最新进展

动物试验发现唛酚生对溴氰菊酯有较好的抗毒作用，美素巴莫也有很好的抗毒和保护作用，贝克洛芬对氰戊菊酯动物中毒有显著疗效。三者均为中枢性肌松剂，选择性抑制脊髓神经的兴奋，但缺少人体中毒治疗的疗效验证，尚待进一步临床研究。目前应用方法：美素巴莫 500 mg 肌内注射，或贝克洛芬用 10 mg 肌内注射，2 次/d，持续用药 3 d 左右。

王承志　潘东峰　张在其

第四节　急性沙蚕毒素类杀虫剂中毒

一、基本概念

沙蚕毒素类杀虫剂是 20 世纪 60 年代发展起来的一类杀虫剂，是仿照天然沙蚕毒素的化学结构，由人工合成的一类化合物。主要品种有杀虫双、杀虫环、巴丹和杀虫磺等，其中杀虫双是我国生产和使用最多的品种，故急性中毒以杀虫双最多，中毒途径均为经口服所致。

二、中毒原因

沙蚕毒素类杀虫剂的经皮毒性小，目前所见中毒病例基本上均为经口误服所致，吸入及皮肤污染引起急性中毒者罕见。

三、毒性大小

常见品种和毒性见表 8-2-14。

表 8-2-14　常见沙蚕毒素类杀虫剂的毒性

名称	异称	大鼠经口 LD_{50}（mg/kg）
杀虫双	/	＞2 062
杀虫环	易卫杀	195～310
巴丹	杀虫丹	324～345
杀虫磺	苯硫杀虫酯	1 120～2 004

注：LD_{50}：半数致死量。

四、中毒机制

沙蚕毒素类杀虫剂的中毒机制主要是竞争性占据胆碱受体，阻断突触传导，它们对神经-肌肉的阻滞作用与左旋筒箭毒碱类似，但作用较后者缓慢。小剂量以周围性神经-肌肉阻滞为主，大剂量可直接作用于中枢神经。其次，它们具有轻度抑制胆碱酯酶活性的作用，可兴奋胆碱受体。沙蚕毒素是以它的硫醇基团与受体的巯基形成二硫键，从而占据受体的，因此体内很多具有重要功能的巯基酶，也可通过二硫键的形式而受到损害，这是巯基类络合剂可用于解毒治疗的药理学基础。无论对受体的占据还是对巯基酶的损害，其作用都是可逆的。

五、临床特点

（一）轻、中度中毒

主要表现为头昏、眼花、心悸、乏力、出汗、流涎、面色苍白、肌束颤动等神经系统症状，和恶心、呕吐、腹痛、上腹不适感等消化道症状，可伴低热和轻、中度意识障碍。

（二）严重中毒

有瞳孔缩小，对光反射迟钝，烦躁不安，全身肌肉抽动，抽搐和昏迷，并可因呼吸肌麻痹而致呼吸衰竭。中毒症状一般持续时间均不长，如能安全度过急性期（24 h），一般多可恢复。大量误服能导致心、肝、肾等脏器损害，但死亡率甚低，死于呼吸衰竭和（或）心肌损害所致严重心律失常。

六、辅助检查

部分病例血胆碱酯酶活性有轻度下降，一般均在正常值的 50% 以上，余无特异性改变，必要时只能做毒物鉴定。但需有示波极谱、气液层析、极谱仪和紫外分光亮度计等精密仪器。

七、诊断思路

（一）询问病史

本类杀虫剂中毒的诊断主要依靠明确的接触史或口服史。

（二）临床特征

上述胆碱能神经系统兴奋的临床特征，但症状持续时间不长。

（三）实验室检查

部分病例血胆碱酯酶活性有轻度下降，一般均在正常值的50％以上。

（四）毒物检测

诊断不清时做毒物检测。

八、临床诊断

主要根据确切的毒物接触史及胆碱能神经系统兴奋的临床特征来确诊。

九、鉴别诊断

有农药接触史但种类不明时，需与有机磷、拟除虫菊酯及有机氯类农药中毒相鉴别，尚需要注意是否有与其他种类农药混配中毒的可能性。

十、救治方法

（一）清洗排毒

清洗排毒宜用碱性液体，皮肤污染用肥皂液，洗胃和洗眼可用2％～4％碳酸氢钠溶液，以促使毒物分解。洗胃后可灌服活性炭以吸附毒物。导泻用盐类或油类泻剂均可。

（二）解毒治疗

1. 阿托品。有解毒作用，除拮抗M-胆碱受体兴奋的作用外，对本类农药占据神经-肌肉接头可能有竞争性阻断作用。用法与用量与有机磷类农药不同，只用小剂量：轻、中度中毒一次用0.5～1.5 mg，每1～4 h/次肌内注射，不需达到阿托品化；重度中毒一次用2～3 mg，每0.25～1 h/次肌内注射或静脉注射，好转后即减量为1 mg，每8～12 h/次肌内注射，维持用药2～3 d即可。也可应用东莨菪碱。

2. 巯基类络合剂。对沙蚕毒素类杀虫剂与受体及其他巯基酶巯基的结合有竞争性阻断作用。二巯基丙磺酸钠肌内注射，0.25 g/次，每6 h/次，轻、中度中毒用1 d即可；重度中毒首剂静脉注射，其后仍为肌内注射，第2天如病情需要仍可肌内注射，剂量同上，共享2～3次，间隔时间8～12 h。也可用半胱氨酸，0.1 g/次肌内注射，1～2次/d，连用2～3 d。

3. 对症治疗。①抽搐者以地西泮或巴比妥类控制抽搐；②发绀者予吸氧，改善通气功能，必要时人工机械通气。

十一、诊疗探索

对于抽搐的患者加用美素巴莫协同地西泮进行治疗，可提高疗效。

十二、最新进展

有学者报道中药甘草和甘草酸盐对杀虫双急性中毒小鼠有治疗作用，期待进一步的研究结果。

王承志　潘东峰　张在其

第五节　急性甲脒类杀虫剂中毒

一、基本概念

甲脒类杀虫剂是 20 世纪 60 年代后发展起来的一类农药。目前国内使用者主要为杀虫脒、单甲脒和双甲脒，急性中毒以杀虫脒为最多，生产性和生活性中毒均不少见。

二、中毒原因

经口服或皮肤吸收中毒多见，尤其是该农药经皮肤吸收迅速，应重视生产性中毒。

三、毒性大小

甲脒类杀虫剂属中等毒性，常见品种和毒性见表 8-2-15。

表 8-2-15　常见甲脒类杀虫剂的毒性

名称	异称	大鼠经口 LD_{50}（mg/kg）
杀虫脒	氯苯脒	355～365
单甲脒	/	118～215
双甲脒	灭螨胺	500～600

注：LD_{50}：半数致死量。

四、中毒机制

中毒机制比较复杂，目前尚未完全清楚，大致有如下几个方面。

1. 杀虫脒和脱甲基杀虫脒都抑制单胺氧化酶的活性，并可使脑内 5-羟色胺和去甲肾上腺素含量增高，交感神经活动亢进。但对单胺氧化酶的抑制是可逆的，通常不是致死的因素。

2. 4-氯邻甲苯胺等苯胺类代谢产物的毒性，除代谢分解产生外（约占代谢物 50％以上），产品的杂质和贮存时分解也会有此类物质，它们可造成高铁血红蛋白血症和化学性膀胱炎，而且影响神经系统和心脏的功能。

3. 对心脏的直接毒性作用，可抑制心肌造成心肌损害及心律失常。对大动脉血管有松弛作用，实验证明它对血管平滑肌的松弛作用并不通过血管受体，而是通过干扰钙的利用来实现。

4. 有轻度的氧化-磷酸化脱偶联作用，直接影响机体能量代谢。

5. 杀虫脒、脱甲基杀虫脒有类似利多卡因的麻醉作用。

五、临床特点

（一）潜伏期

较短，经皮肤中毒平均 6 h，最快 2 h 左右；经口误服 0.5～1 h。

（二）全身中毒症状

波及多个器官系统，以嗜睡、发绀和出血性膀胱炎三者较为突出，部分病例有抽搐。

1. 神经系统开始有头昏、乏力、肌肉酸痛、肢体麻木及眩晕等，面色苍白、瞳孔不缩小，后出现视物模糊，步态不稳，肌肉震颤，甚至抽搐、嗜睡及昏迷等，其中以嗜睡比较突出。少数患者昏迷经治疗清醒后可出现幻觉、偏执等精神症状，但持续时间不长。

2. 消化系统有恶心、呕吐及厌食，经口中毒恶心、呕吐出现早而且明显，少数病例有上消化道出血。恢复期可有一过性肝功能损害。

3. 血液系统为产生高铁血红蛋白血症（发绀），中度以上中毒常较明显。

4. 泌尿系统主要为出血性膀胱炎，中度以上中毒者常于中毒后 1～2 d 内出现尿频、尿急、尿痛等尿路刺激症状。常见显微镜血尿，部分患者有肉眼血尿。

5. 心血管系统损害常见，中毒初期血压可升高，重症及晚期多有血压下降，甚至发生休克。口服中毒心肌损害相当常见，包括心动过速、期前收缩、心电图 ST 段 T 波改变及 QT 间期延长等，个别病例可发生心脏性猝死。

6. 呼吸系统多见呼吸浅而慢，少数严重中毒者有呼吸衰竭，个别病例尚发生肺水肿。

7. 其他。瞳孔扩大者较多，有些病例有低热，但中毒晚期体温多降低。手足心多汗但无全身大汗。妇女可致月经失调（经期或近经期），孕妇可造成流产。

（三）皮肤染毒

有瘙痒、充血、烧灼感等。

（四）实验室检查

单胺氧化酶活力下降，血液中高铁血红蛋白含量增高，尿检显微镜血尿或肉眼血尿。

六、辅助检查

有单胺氧化酶活力下降（正常值 12～40 U/L）、高铁血红蛋白升高及显微镜血尿等异常。必要时可做尿中杀虫脒等及其代谢物的鉴定，明显增高伴有中毒症状者有确诊意义。杀虫脒与脱甲基杀虫脒可用气相层析测定，4-氯邻甲苯胺先经水蒸气蒸馏收集，然后再用比色或气液层析测定。

七、诊断思路

（一）追问病史

详细追问与甲脒类杀虫剂的接触史和口服史。

（二）观察临床表现

有无上述甲脒类杀虫剂中毒的临床特征，特别是嗜睡/昏迷、发绀和出血性膀胱炎。国标"职业性急性甲脒类杀虫剂中毒诊断标准及处理意见（GB11513.89）"将甲脒类杀虫剂急性中毒分为三级。轻度中毒：有一般神经系统和消化系统症状、轻度发绀、高铁血红蛋白含量在 10%～30%，或有显微镜血尿。中度中毒：在一般神经系统和消化系统症状的基础上，有轻度昏迷、明显发绀，或高铁血红蛋白占血红蛋白总量的 30%～50%，或有尿路刺激症状及血尿（包括显微镜血尿），三者之一者。重度中毒：中度以上昏迷或严重发绀、高铁血红蛋白占总量在 50% 以上，两者之一者。

（三）实验室检查

1. 血液中高铁血红蛋白含量增高。

2. 尿检查可见肉眼血尿或显微镜下血尿。

3. 必要时可做尿中杀虫脒及其代谢物的分析鉴定，明显增高者有助于最后确诊。

八、临床诊断

应依赖明确可靠的接触史，并结合临床表现，特别是嗜睡、化学性青紫和出血性膀胱炎等突出表现，诊断一般困难不大。

九、鉴别诊断

甲脒类杀虫剂中毒患者出现神经系统与消化系统症状，需与有机磷类农药中毒鉴别，要点：

1. 甲脒类杀虫剂中毒时，呕吐物或洗胃液无特殊的蒜臭味。

2. 多数瞳孔不缩小，反而扩大。

3. 血胆碱酯酶活性不降低。

十、救治方法

（一）清洗排毒

1. 以碱性液体清洗。皮肤污染用肥皂水洗后用温水冲洗，经口中毒用2%～4%碳酸氢钠溶液洗胃。

2. 有胃出血者也应洗胃，可于洗胃液中加入去甲肾上腺素（100 mL加入4～8 mg）、降低洗胃液的温度、灌入止血粉及全身应用止血药。洗胃后由胃管灌入活性炭及硫酸镁以吸附及导泻。

（二）解毒治疗

1. 亚甲蓝1～2 mg/kg加于25%～50%葡萄糖注射液20～40 mL中缓慢静脉注射，以治疗高铁血红蛋白血症。必要时2 h后重复用药，直至发绀消失或血中高铁血红蛋白含量恢复正常。一般轻、中度中毒1～2次即可，严重中毒3～4次/d，注意亚甲蓝不宜超过600 mg/d。

2. 维生素C和高渗葡萄糖也有还原作用，可加强亚甲蓝的疗效，维生素C用5 g/d左右。

（三）对症治疗

1. 高流量吸氧，尤其对高龄患者及原患有慢性心脑缺血疾病者更为重要。同时补液、利尿，促进毒物排泄。

2. 对中枢抑制与嗜睡，慎用中枢兴奋剂，一般随着中毒减轻会逐步恢复。

3. 出血性膀胱炎除用卡巴克络等止血剂外，应使用喹诺酮类抗生素如诺氟沙星或氧氟沙星等防治继发感染。

4. 抽搐者可用地西泮10～20 mg静脉或肌内注射，也可用巴比妥等其他止痉药物。

5. 心血管损害较明显者可使用糖皮质激素、保护心肌药物、能量合剂、极化液等。心律失常应根据类型使用抗心律失常药物。发生休克者给予扩容、纠酸，必要时使用多巴胺、间羟胺等血管活性药物。

6. 局部皮肤损害，清洗后用抗皮炎霜或油羔包敷，并注意防治继发感染。

十一、诊疗探索

临床试用盐酸纳洛酮对甲脒类杀虫剂中毒所致的嗜睡、昏睡或昏迷症状进行催醒，发现具有见效快、毒副作用少的特点。

十二、最新进展

1. 有报道用大量25%～50%硫代硫酸钠或5%碳酸氢钠加入0.9%氯化钠中静脉滴注，收效良好。

2. 另有报道加用参麦注射液可有强心升压，减少心肌耗氧量，增加心排血量，降低体循环血管阻力等作用，可应用于心肌损害者。

王承志　潘东峰　张在其

第六节　急性有机氯类杀虫剂中毒

一、基本概念

有机氯类杀虫剂是人工合成农药中开发最早、全球广泛使用的一类杀虫剂。由于本类杀虫剂过久使用后，害虫产生抗药性，加上在环境中残留不易破坏，在生物体内长期贮存并经食物链富集，容易影响生态环境，渐为新合成的杀虫剂取代。20世纪70年代起，各国先后停止生产和使用，我国于1982年决定停止生产六六六，并限制使用其他品种，但均未全面停止生产和使用，已生产者仍在继续使用，故仍有此类农药中毒发生。

二、中毒原因

常见中毒原因为自服，误服或生产过程中接触经皮肤或消化道中毒。氯化苯类很少经皮吸收发生急性中毒。氯化甲撑萘类则可经皮致急性中毒。

三、毒性大小

有机氯类杀虫剂毒性高低不一，氯代苯类毒性较低，常见者有滴滴涕、六六六、林丹、甲氧滴滴涕、三氯杀虫酯和三氯杀螨醇；氯化甲撑萘制剂毒性相对较高，常见者有七氯、氯丹、艾氏剂、狄氏剂、异狄氏剂、硫丹及开蓬等。其毒性见表8-2-16。

表8-2-16　常见有机氯类杀虫剂的毒性

名称	异称	大鼠经口LD$_{50}$（mg/kg）
滴滴涕	DDT	150～800
六六六	六氯化苯	1250
林丹	高丙体六六六	125～200
甲氧滴滴涕	甲氧DDT	5 000～7 000
三氯杀虫酯	蚊蝇净	1 000
三氯杀螨醇	开乐散	668～842
三氯杀虫砜	天地红	5 000
七氯	七氯化茚	130～135
氯丹	八氯，八氯化茚	200～750
毒杀芬	八氯莰烯	40～69
艾氏剂	化合物118	25～50
狄氏剂	化合物497	46～87
异狄氏剂	化合物269	7.5～17.5
硫丹	/	40～50
开蓬	克蓬	95

注：LD$_{50}$：半数致死量。

四、中毒机制

本类杀虫剂急性毒作用的主要靶器官为神经系统，中毒机制至今尚未完全阐明，目前认为有如下机制。

1. 影响细胞膜酶系，改变细胞膜的通透性及其三维结构，从而影响离子通道，使钠离子通道关闭延迟，延长神经传导时钠离子的通过时间，缩短钾离子的通过时间，从而加强其负后电位，引起一连串的冲动，以致发生肌肉抽搐、强直性痉挛。

2. 有机氯类杀虫剂进入血液后，受活泼的氧原子作用，进行脱氯连锁反应，产生不稳定的含氧化合物。这种化合物慢慢地分解，形成新的活化中心，引起各系统的病理变化。中枢神经运动中枢和小脑的兴奋性升高，产生震颤和惊厥等临床症状。

3. 心、肝、肾等实质脏器细胞膜酶系功能受损，出现营养不良性改变，发生细胞肿胀和坏死，从而影响其功能。提高心肌 β-受体对肾上腺素的敏感性，导致心律失常，并易引发心室颤动。

4. 有机氯类杀虫剂是肝微粒体酶的诱导物，可加速许多药物、毒物和内分泌的降解代谢，与中毒时肝及内分泌损害可能有联系。

五、临床特点

(一) 潜伏期

由 0.5 h 至数小时不等。

(二) 中毒症状可分为轻、中、重三级

1. 轻度中毒。头昏、乏力、视力模糊、恶心、呕吐和腹痛等。经消化道中毒者呕吐常较明显，偶有腹泻及眼球震颤或肌束震颤。

2. 中度中毒。上述症状加重，尚有多汗、流涎、胸闷、心悸、烦躁不安、对外界刺激易兴奋、腱反射亢进、动作不协调、共济失调和肌肉痉挛等，可逐渐加重发展为全身性抽搐。吸入中毒者常见咳嗽及呼吸困难。

3. 严重中毒。以反复发作的全身抽搐为突出表现，约 0.5 h 至数小时 1 次。以毒杀芬最重，呈癫痫大发作样抽搐，约 0.5 h 左右 1 次。滴滴涕、六六六、狄氏剂、艾氏剂等中毒则多呈阵挛性抽搐，类似士的宁中毒。反复抽搐后常见中枢性高热，并转入昏迷。短期大量吸入中毒可致肺水肿和呼吸衰竭。重症中毒实质脏器损害较重，可发生中毒性心肌损害、心律失常甚至肾功能衰竭和肝损害。

(三) 实验室检查

可见肝、肾损害，如丙氨酸氨基转移酶升高和尿检异常、糖代谢紊乱，心电图常见心肌损害和心律失常。

(四) 局部损害

溅入眼内可引起疼痛、畏光和流泪。吸入者引起流涕、咳嗽及咽喉辛辣感。皮肤污染者局部有烧灼感、疼痛、红肿或丘疹。

六、辅助检查

缺少特异诊断指标。肝、肾损害改变多出现在神经中毒症状之后，心电图改变可与神经中毒征象相伴。有机氯尚可致糖代谢紊乱，一般血糖先增高后降低。血胆碱酯酶活性无异常。残余毒物及洗胃抽出液做毒物鉴定对确诊有相当帮助。尿中代谢产物仅代表有过此类杀虫剂接触，是否为急性中毒尚需结合临床表现考虑。因为该类杀虫剂的制造原料为氯气、苯类芳香烃和石油裂解产物环戊二烯和六

氯环戊二烯，故制造工人出现中毒症状，还要与这些工业原料的影响或中毒相区别。

七、诊断思路

（一）询问病史

详细询问有无口服有机氯类杀虫剂史或接触史。

（二）临床表现

严重病例的反复抽搐与高热可提示诊断，但应排除其他有类似抽搐症状的急性中毒（见鉴别诊断）。洗胃液或患者呼气的气味也有提示作用。如滴滴涕乳剂常以煤油为溶剂，有煤油气味；毒杀芬有松节油芳香味。

（三）实验室检查

一般实验室检查缺少特异诊断指标。残余毒物及洗胃液的毒物鉴定可确定诊断。

八、临床诊断

由于无特异实验室诊断指标，因此诊断依赖确切的农药接触史及毒物鉴定。

九、鉴别诊断

（一）与有机磷类农药中毒鉴别

有机氯类杀虫剂中毒患者瞳孔不缩小，反复抽搐，有中枢性高热，血胆碱酯酶活性无变化。

（二）与其他有抽搐症状的急性中毒鉴别

如杀鼠剂中毒（毒鼠强、氟乙酰胺）、马钱子中毒等。

十、救治方法

（一）清洗排毒

吸入中毒者脱离现场呼吸新鲜空气，吸氧。皮肤污染用肥皂水和清水清洗。洗胃用 2%～4% 碳酸氢钠溶液。导泻忌用油类泻剂，禁油、酒类食物，以免促进残余毒物吸收。

（二）对症治疗

1. 无特效解毒药。主要为对症处理。

2. 防治抽搐。反复抽搐的严重病例，可用地西泮 30～40 mg 缓慢静脉注射；异戊巴比妥 0.2～0.3 g 缓慢静脉注射，边注射边观察，痉止即停注。副醛、水合氯醛、苯妥英钠、丙戊酸钠等均可酌情使用。

3. 防治高热。有机氯类杀虫剂所致的高热，主要是由于它们对中枢神经的损害所致，可用物理降温及（或）冬眠药物降温，冬眠药物也有利于防治抽搐，可用去哌替啶的亚冬眠。必要时使用丹曲林 1 mg/kg，快速静脉注射；首次剂量后重复给药，剂量 1 mg/kg，直到症状消失或累计给药剂量达 10 mg/kg 为止。

4. 用 10% 葡萄糖酸钙。10 mL 稀释后静脉注射，每 4～6 h/次，有非特异性细胞保护作用。

5. 补液利尿。促进毒物排泄，有肺水肿者应严格控制出入量。

6. 防治肺水肿。按中毒性肺水肿处理，短期内大剂量应用糖皮质激素，禁用吗啡。糖皮质激素也可防治脑水肿和中毒性心肌病。

7. 其他。适当使用保肝、保护心肌药物、能量合剂，补充维生素 B 族、维生素 C 等。按一般内科常规处理心律失常，禁用肾上腺素及其他拟交感神经药物，以免诱发心室颤动。一般不应使用阿托品，以免加强致惊作用。苯巴比妥据报道与毒物的毒性有协同作用也须尽量避免使用。

十一、诊疗探索

严重抽搐伴昏迷发热的病例，可加用中药安宫牛黄丸、紫雪丹和至宝丹等，似对脑功能具一定保护作用。对于皮肤灼伤者，用碱性液体冲洗后局部可涂敷氢化可的松。

十二、最新进展

目前尚无特效解毒治疗，主要为对症和综合治疗处理，有报道采用中西医结合治疗疗效理想，但个案较少。国外有报道对于开蓬中毒者使用胆胺 $16\sim24\,g/d$，可促进开蓬从粪便中排出。

王承志　潘东峰　张在其

第七节　急性有机硫类农药中毒

一、基本概念

有机硫类农药用作植物杀菌剂，具有高效，低毒和防治病害谱广等优点，替代了铜、汞类高毒的杀菌剂。主要有秋蓝姆类衍生物（福美双类，化学名称二硫代双甲硫羰酰胺或秋蓝姆二硫化物类）、二硫代氨基甲酸类（福美类）和乙撑双二硫代氨基甲酸类衍生物（代森类）。

二、中毒原因

误服本类农药，大量粉尘或喷洒污染皮肤或侵入呼吸道均可引起中毒。

三、毒性大小

有机硫类农药对人畜的急性毒性属低毒或微毒，个别品种毒性略高，常见品种的毒性见表8-2-17。

表 8-2-17　常见有机硫类农药的毒性

名称	异称	大鼠经口 LD_{50}（mg/kg）	人估计致死量（g/kg）
福美双类（秋蓝姆衍生物）	/	/	/
福美双	欧赛散	1 900～4 000	0.8
福美联	秋蓝姆	4 000	/
福美类（二硫代氨基甲酸类）	/	/	/
福美锌	什来特、锌来特	1 400	0.05～0.5
福美铁	福美特	4 000	0.5～5
福美锰	/	/	0.5
福美镍	/	5 200（小鼠）	/
代森类（乙撑双硫代氨基甲酸类衍生物）	/	/	/
代森锌	/	5 200	5～15

续表

名称	异称	大鼠经口 LD_{50}（mg/kg）	人估计致死量（g/kg）
代森钠	奈培	395	0.5～5
代森铵	阿姆巴	450	/
代森锰	锰来特	7 500	＞0.5
代森环	杜邦 328	5 000	/
双代森锰	/	620	/
代森锰锌	M45，CR-305	5 000	/

注：LD_{50}：半数致死量。

四、中毒机制

中毒机制目前尚未完全了解，主要发现神经系统损害与代谢物二硫化碳有关，酶抑制（含微量无毒酶、糖代谢有关酶等）和代谢障碍（糖代谢等）与代谢物硫代氨基甲酸对金属阳离子的结合作用有关，此外代森类尚能分解出异硫代氰酸酯，秋蓝姆化合物能抑制己糖激酶并氧化谷胱甘肽，影响细胞的氧化还原系统，干扰代谢。

五、临床特点

误服者有恶心、呕吐、腹痛、腹泻等消化道刺激症状，如剂量较大，则出现神经系统兴奋症状，有头痛、头晕、乏力、烦躁或呈癔症样发作，饮酒者症状较重，严重病例最后转入抑制状态，意识不清、呼吸心率加快，继而血压下降，因循环衰竭、呼吸中枢抑制而死亡，同时伴有肝、肾损害。

六、辅助检查

无特异性实验室检查指标，可出现肝、肾功能损害等。对可疑中毒者可对胃内容物、呕吐物、接触物进行毒物鉴定。

七、诊断思路

（一）询问病史
中毒者有毒物接触史或口服史。

（二）临床表现
上述消化道刺激症状及神经系统兴奋症状，饮酒可使症状加重。

（三）实验室检查
一般实验室检查对诊断无帮助，毒物检测可确诊。

八、临床诊断

主要依赖其毒物接触史、临床表现及毒物鉴定确诊。

九、鉴别诊断

应注意与感染性腹泻，癔症等相鉴别。

十、救治方法

（一）清洗排毒

1. 经口误服意识清醒者立即催吐。
2. 根据毒物品种选用3%碳酸氢钠溶液或1：5 000高锰酸钾溶液洗胃。
3. 用盐类泻剂导泻，禁用油类泻剂。
4. 接触性皮炎应予清洗后用4%硼酸溶液或5%硫代硫酸钠溶液湿敷。

（二）对症治疗

中毒无特效解毒药物，主要为对症治疗。
1. 输液、利尿可帮助毒物排泄。
2. 给予高糖、高蛋白和富于维生素的饮食。
3. 中枢性呼吸衰竭可试用纳洛酮治疗。
4. 过敏反应用抗组胺类药物和糖皮质激素，急性喉水肿必要时做气管切开。
5. 禁酒并忌油类食物或药物。

十一、诊疗探索

对于因过敏反应致皮损者可加用氟氢可的松涂搽。

曾有报道福美双中毒患者出现腺体分泌增加，疑为有机磷类农药中毒而使用阿托品和胆碱酯酶复能剂的案例，因此在临床工作中应加强对有机硫类农药中毒的认识，避免误诊。

十二、最新进展

有学者认为使用含巯基的解毒药物如二巯丙醇有治疗作用。

王承志　潘东峰　张在其

第八节　急性有机锡类农药中毒

一、基本概念

有机锡类化合物中的三烷基锡具杀菌作用，故用作农药杀菌剂，主要品种有三丁基乙酸锡、三丁基氯化锡、三苯基氯化锡、三苯基乙酸锡和三苯基氢氧化锡等。但由于毒性较大，很少使用。

二、中毒原因

有机锡类农药可通过皮肤、呼吸道和消化道进入人体，故可发生生产性和非生产性急性中毒。

三、毒性大小

有机锡类农药的毒性以三烷基和四烷基锡为最高，随分子量增加毒性逐步降低，如三乙基锡大鼠经口半数致死量为4 mg/kg属剧毒，而四丁基锡的毒性比四乙基锡要小100倍。有机锡类农药的分子量多较大，故毒性相对较低。常见有机锡类农药的毒性见表8-2-18。

表 8-2-18　常见有机锡类农药的毒性

名称	异称	大鼠经口 LD$_{50}$（mg/kg）
三苯基氢氧化锡	毒菌锡、羟基三苯锡	108
三苯基乙酸锡	薯瘟锡	125
三苯基氯化锡	三苯锡氯	18
三丁基氯化锡	三丁锡氯	194
癸磷锡	癸基二苯基磷溴氯	700～800

注：LD$_{50}$：半数致死量。

四、中毒机制

多数有机锡类农药为剧烈的神经毒物，三烷基锡主要引起神经系统损害，抑制氧化磷酰化过程的磷酰化环节，并影响 5-羟色胺的合成，干扰中枢神经和自主神经的正常功能，进而引起脑组织的实质病变，特别是脑白质内血管扩张、充血，并出现间质性脑水肿，但详细的中毒机制尚未阐明。

五、临床特点

（一）急性中毒潜伏期

较长，在 1～5 d，经口误服者稍短。潜伏期无主观不适或仅有轻度头痛。

（二）潜伏期后

头痛进行性加重，初为阵发性，后转为持续性，以枕部明显，夜间明显，镇痛剂无效，常伴多汗和乏力。

（三）消化道症状

食欲减退及呕吐。非经口中毒者开始多无异常，稍重则出现食欲缺乏及恶心，若出现呕吐，提示病情严重。

（四）神经系统症状

中枢兴奋、语言增多、易急生气等，部分患者以精神障碍为主，表现为幻觉、定向障碍、语无伦次等。其后转为抑制，出现嗜睡和昏迷，有的病例可出现肢体运动障碍或抽搐。死前进入深昏迷状态，死亡常发生于中毒发作后的第 7～10 天。部分患者因脊髓损害而出现两侧腰部疼痛、排尿困难和尿潴留。

（五）查体

血压多偏低，心率减慢，早期腱反射亢进后期减退，腹壁反射及提睾反射消失，可出现椎体系病理征及自主神经功能异常（皮肤划痕症阳性、坐卧位收缩压差＞20 mmHg，脉搏差＞12 次/min）。

（六）辅助检查

腰穿颅内压增高，但脑脊液常规和生化检查无异常，眼底检查多无改变。三苯基锡中毒可见有肝功能异常。脑电图常呈弥散性异常。尿锡增高。

六、辅助检查

脑电图常呈弥散性异常。颅内压增高，但脑脊液常规和生化检查却无异常，而且眼底检查多无改变。三苯基锡中毒可见有肝功能异常、尿锡增高（正常参考值在 0.003～0.04 mg/L），但与中毒程度不平行。

七、诊断思路

(一) 询问病史

中毒者有密切接触史或口服毒物史。

(二) 临床表现

1. 中毒潜伏期长，1～5 d。
2. 神经精神障碍、脑水肿、抽搐、昏迷等为主的临床特征。
3. 进行性剧烈头痛、频繁呕吐、心率减慢、血压升高、一过性昏迷等提示险恶。

(三) 实验室检查

脑电图弥散性异常可作为辅助诊断指标，尿锡增高可供参考但不作为诊断依据，尿锡正常无排除诊断意义（尿锡正常参考值 0.003～0.04 mg/L）。

(四) 国标"职业性急性三烷基锡中毒诊断标准及处理原则"规定

对接触三烷基锡后有头昏、头痛、乏力及食欲减退或虽无症状但接触量大者，应严密观察 1 周。接触后有神经症（神经衰弱综合征）及（或）食欲缺乏、恶心伴心率减慢、多汗等可诊为轻度中毒。在此基础上，伴有频繁呕吐，腹壁、提睾反射减弱或消失，意识模糊、嗜睡状态及情绪障碍三者之一者，可诊为中度中毒。出现脑水肿、昏迷、抽搐、锥体系征或视神经盘水肿或有明显的精神异常二者之一，可诊为严重中毒。

八、临床诊断

主要根据接触史，长潜伏期和神经、精神中毒性障碍、脑水肿、高颅内压表现、抽搐、昏迷等为主的临床表现做出诊断。

九、鉴别诊断

注意排除其他疾病或急性中毒所致的神经症、颅内压增高、脑水肿及其他急性中毒，如癔症、中枢神经系统感染，脑血管疾病、精神病、精神毒物中毒等。

十、救治方法

(一) 清洗排毒

经皮肤吸收中毒者，体表皮肤污染处先用5％漂白粉液或1：1 000 高锰酸钾溶液冲洗，然后再用肥皂和清水彻底清洗。经口中毒可用1：5 000 高锰酸钾溶液洗胃，然后再用硫酸钠导泻。皮炎清洗后可用皮炎平或皮质激素类肤霜涂抹。

(二) 无特效解毒药

急性中毒主要应按中毒性脑病、脑水肿处理。
1. 早期使用大剂量糖皮质激素，如地塞米松 40～60 mg/d。
2. 可不等临床出现脑水肿征象即给予预防性抗脑水肿治疗：限制入量，交替使用高渗脱水剂、利尿剂及糖皮质激素。
3. 颅内压严重增高者可采用开颅减压治疗。
4. 用地西泮或巴比妥类制止抽搐。
5. 有条件者应尽早采用高压氧治疗。

（三）其他对症支持治疗

给予葡萄糖注射液、胰岛素、辅酶 A、三磷酸腺苷、维生素 B 族、胞磷胆碱等药，促进糖代谢，改善脑代谢。适当采用保肝治疗，防治肝损害。

（四）中医中药治疗

根据病情辨证施治，早期以清胃排毒为主，后期以扶正养血为主。

十一、诊疗探索

由于长期接触有机锡可发生中毒，出现低钾血症，因此对于考虑慢性有机锡类农药中毒患者应注意血钾变化，而对于低钾原因不明患者应注意详细询问工作环境情况，考虑本类农药中毒可能。

十二、最新进展

部分学者认为早期血液净化治疗清除毒物可能是有效的方法。

尚有学者发现有机锡类农药中毒患者有不同程度血氨升高，其原因不明，有待进一步研究。

王承志　潘东峰　张在其

第九节　急性烟碱中毒

一、基本概念

烟碱为茄科植物烟草中的主要生物碱，俗称尼古丁，为烟草杀虫的主要有效成分，可以烟厂废料做原料制得。

二、中毒原因

烟碱可由皮肤、呼吸道和消化道吸收，吸收速度快，急性中毒多属意外事故（投毒或误服等）或有意吞服自杀（吞服主要成分为烟碱的烟油或成品农药等）。

三、毒性大小

烟碱属高毒生物碱，大鼠经口半数致死量为 50～60 mg/kg，对人畜均有强烈的毒性，纯烟碱成人经口致死量为 40～60 mg，儿童约 10 mg。每支香烟含烟碱 20～30 mg，虽然在燃烧时绝大部分已破坏，但如连续不间断吸烟 10～20 支，仍然可能引起急性中毒。吞服烟草 30 g 可能致死，家兔和猫的致死量为 20～100 mg。

四、中毒机制

主要作用于中枢神经及外周的 N-胆碱受体，先兴奋后抑制，小剂量兴奋呕吐中枢，对胃肠道有局部刺激作用。

五、临床特点

1. 中毒潜伏期短，症状发作快。
2. 经口中毒可出现口内烧灼感、恶心、呕吐、腹痛、腹泻、出汗、流涎、心动过速、血压升高、呼吸增快、头昏、眩晕、怕光、视力减退、烦躁不安等。较大剂量中毒出现肌颤、心前区疼痛、呼吸困难、面色苍白、抽搐和神经麻痹等。大剂量严重中毒不但症状重、发展快，而且鼻、口吐棕色泡沫，频繁抽搐，精神错乱，呼吸增快后转慢而微弱，血压升高很快下降，瞳孔先缩小后扩大，常因呼吸肌麻痹而致死。

六、辅助检查

呕吐物、洗胃液和尿液等生物标本做毒物分析可助诊断。烟碱与溴化氰及萘胺或者与香草酸及盐酸均可出现显色反应，据此可做定性检查。

七、诊断思路

(一) 询问病史

仔细询问有无烟碱接触史或口服史。

(二) 临床表现

呼气、呕吐物或洗胃液有烟味；上述中枢与外周胆碱能神经先兴奋后抑制的一系列临床表现。

(三) 毒物检测

必要时可取呕吐物、洗胃液和尿液等做毒物分析。

八、临床诊断

根据明确可靠的接触史和误服史，呼出气、呕吐物或洗胃抽出液有烟味和中枢与胆碱能神经先短暂兴奋而后抑制的双相作用的临床表现，可做出诊断，必要时行毒物鉴定。

九、鉴别诊断

注意与有机磷类农药中毒鉴别，后者有特异性实验室指标可区分。

十、救治方法

1. 经口中毒者，意识清楚先催吐后洗胃，意识模糊或不清则立即插胃管洗胃。洗胃液选用1％～3％鞣酸溶液、浓茶水或1∶5 000高锰酸钾溶液。洗胃后可再服浓茶、鞣酸及活性炭悬浮液，也可取水100 mL加碘酊5～8滴或10％碘化钾溶液3～5 mL加水50 mL口服，1 h/次，连用2～3次。后用硫酸镁导泻或活性炭悬浮液高位灌肠。皮肤污染立即用大量清水或浓茶水冲洗或肥皂水彻底清洗。呼吸道吸入者立即脱离接触，呼吸新鲜空气和吸氧。

2. 呼吸衰竭时应迅速进行人工通气，不宜给呼吸兴奋剂。

3. 阿托品0.5～1 mg皮下注射，以解除早期症状，必要时可重复。

4. 保护心肌，及时处理心律失常，心绞痛者可给予常规剂量的硝酸甘油。

5. 其他如控制抽搐，腹泻严重者用鞣酸蛋白1～2 g，3～4次/d，注意防治水、电解质和酸碱平衡失调。

十一、诊疗探索

中华苦荬菜在临床应用和中药研究中未见有抗烟碱毒的报道，但有研究者通过用家兔和小白鼠两种动物作研究样本，对中华苦荬菜的3种不同制剂进行验证。证明中华苦荬菜鲜品制成的口服制剂，对烟碱中毒家兔和小白鼠口服应用具有明显的解救作用。而其干品做成的注射和口服两种制剂作用无显著意义，分析其原因，极有可能是在制剂过程中加热破坏了其有效的解毒成分，从而减弱或失去了对抗烟碱的作用。至于中华苦荬菜抗烟碱的作用机制正在进行进一步的研究。

国内生产烤烟的地区烘烤人员烟碱中毒的事故时有报道和发生。因此，在烤烟生产和加工地区加强烟碱中毒知识的普及和宣传防止类似中毒发生有着极其重要意义。

十二、最新进展

1. 烟碱是一种无色透明的油状挥发性液体，具有刺激的烟臭味。吸入纸烟烟雾中的烟碱只需 7.5 s 就可以到达大脑，使吸烟者感到一种轻柔愉快的感觉，它可使中枢神经系统先兴奋后抑制。烟碱在血浆中的半衰期为 30 min，当烟碱低于稳定水平时，吸烟者会感到烦躁、不适、恶心、头痛并渴望吸一支烟以补充烟碱。

2. 烟碱可引起胃痛及其他胃病；烟碱可造成血压升高、心跳加快、甚至心律不齐并诱发心脏病；烟碱损害支气管黏膜，引发气管炎；烟碱毒害脑细胞，可使吸烟者出现中枢神经系统症状；烟碱可促进癌的形成。

王承志　潘东峰　张在其

第十节　急性鱼藤酮中毒

一、基本概念

我国最早将豆科植物鱼藤用作杀虫剂，鱼藤酮是其主要杀虫成分。产品主要有鱼藤粉（含鱼藤酮 4%～5%）、鱼藤精粉、鱼藤乳油（含鱼藤酮 4%～7%）及 0.2% 鱼藤煤油浸出液等；地瓜在南方部分地区称豆薯，其块根可食用，种子（豆薯子）又称地瓜米，含鱼藤酮成分，有毒，可损害昆虫的呼吸系统，常用作杀虫剂。据报道，人误食地瓜米 5～6 粒即可致死，但也有报道服 7 粒仅有头晕感。

二、中毒原因

急性中毒多为经口误服或有意吞服自杀。

三、毒性大小

鱼藤酮对人毒性低，对猪毒性高，对鱼有剧毒。大鼠经口半数致死量 132～1 500 mg/kg，人的致死量约为 3.6～20 g，鱼藤根粉对人的致死量为 10～100 g/kg。

四、中毒机制

本品属神经毒，主要作用于延髓中枢，先兴奋后抑制，开始呼吸兴奋和惊厥，后则呼吸和血管运动中枢麻痹，是神经细胞的三磷酸腺苷代谢受阻所致，大剂量可直接使心跳减慢，甚至死亡。

五、临床特点

（一）消化系统

口腔黏膜麻木感、恶心、呕吐、阵发腹痛。

（二）神经系统

头昏、头痛、口唇及肢体麻木、视觉模糊、烦躁不安、肌肉震颤和痉挛，意识障碍，呼吸先快后慢，严重者共济失调、抽搐、昏迷、休克、呼吸衰竭。

（三）皮肤污染

可出现痒痛、红肿和丘疹。呼吸道吸入粉尘可致鼻黏膜干燥、咽干和舌麻，严重者也可引起全身中毒。

六、辅助检查

一般实验室检查对诊断无多大帮助，必要时应做毒物鉴定。鱼藤植物鉴定，可先用浓硫酸或硝酸萃取，产生红色，再用氨处理，变成易褪的绿色。鱼藤酮产品残余毒物，用氢氧化钾处理萃取，在四氯化碳中结晶，通过旋光测定，与标准的苯溶液作对照。生物材料或污染物残留测定乃在乙醇氢氧化钾中，用硝酸钠处理，再用硫酸化，然后与标准品对照其红色确定。

七、诊断思路

（一）询问病史

有鱼藤酮接触史或口服史。

（二）检查临床表现

轻度中毒仅有轻度肌肉震颤和消化道症状；中度中毒意识模糊、血压下降、呼吸减慢、视力不清、肌肉震颤与抽动；严重中毒者昏迷、血压下降甚至休克、呼吸极度减慢、阵发强直性抽搐、共济失调、肌肉持续震颤，最后死于呼吸衰竭。

（三）实验室检查

一般实验室检查对诊断无帮助，必要时做毒物鉴定。

八、临床诊断

根据确实可靠的接触史和临床表现考虑，轻度中毒意识、血压正常，仅有轻度肌肉震颤和消化道症状；中度中毒意识模糊，血压下降，呼吸减慢，视力不清，肌肉不断震颤与抽动；严重中毒者昏迷，血压下降甚至休克，呼吸极度减慢，阵发强直性抽搐，共济失调，肌肉持续震颤，患者多死于呼吸衰竭。

九、鉴别诊断

应注意与其他具有神经毒性的毒物中毒相鉴别。

十、救治方法

（一）清洗排毒

经口中毒用2%～4%碳酸氢钠溶液洗胃，导泻忌用油类泻剂，禁油、酒类食物。

（二）草药崩大碗（积雪草、跌打修）

对鱼藤酮中毒有较好的解毒作用。轻度中毒用250 g榨汁加食用油100～200 g口服；中、重度中毒用500～1 000 g榨汁加食用油250～500 g，分1～2次服用。服后常有呕吐，腹泻等反应，但经0.5～2 h可明显控制症状，但肌肉震颤须1～2 d方可消失。

（三）补液

补充充足的5%葡萄糖注射液，适当补充维生素 B_1 和维生素 C，防治水与电解质失衡。

（四）控制抽搐和防治呼吸衰竭

抗惊药应尽量避免对呼吸有抑制者，多选用地西泮。呼吸衰竭使用呼吸兴奋剂或纳洛酮，吸氧，必要时进行人工通气。

（五）皮肤污染

用肥皂和清水清洗，眼污染用 2% 碳酸氢钠溶液冲洗。

十一、诊疗探索

对于鱼藤酮口服中毒患者，洗胃后常规应用活性炭 50～100 g 口服对于毒物的清除较有价值。

十二、最新进展

鱼藤酮均可引起大鼠纹状体细胞色素 C 含量升高及 Caspase-3 蛋白表达增强，提示低剂量鱼藤酮长期暴露可导致脑组织细胞发生细胞凋亡。所以线粒体途径介导的细胞凋亡可能是鱼藤酮中毒所致细胞毒性作用机制之一。

王承志　潘东峰　张在其

第十一节　急性硫丹中毒

一、基本概念

硫丹是属于环二烯类的有机氯类杀虫剂，不溶于水，溶于多数有机溶剂，如氯仿、丙酮等。在 20 世纪 50 年代首先在美国被批准上市。

硫丹已在世界各地的农业中用于控制病虫害，包括粉虱、蚜虫、叶蝉、科罗拉多马铃薯甲虫和卷心菜虫。当然它也会对有益昆虫的种群产生负面影响，如对蜜蜂有中度毒性。由于其具有急性毒性、生物积累作用和内分泌干扰作用，对人类健康和环境造成威胁。2011 年 4 月根据"斯德哥尔摩公约"，全球超过 80 个国家，包括欧盟、澳大利亚、新西兰、美国、巴西、加拿大、西非的一些国家停止生产硫丹。我国于 2018 年 7 月 1 日起，撤销所有硫丹产品的农药登记证；自 2019 年 3 月 27 日起，禁止所有硫丹产品在农业上使用，但是目前临床上仍然有硫丹中毒的病例报告。

二、中毒原因

硫丹具有高度的脂溶性，可以经过胃肠道、皮肤、呼吸道、胎盘、母乳等途径吸收。中毒原因同其他农药引起的中毒相类似，以有意或无意口服中毒多见，也有农业生产中使用不当引起的中毒。

三、毒性大小

硫丹是一种环状亚硫酸酯，分子式为 $C_9H_6O_3Cl_6S$，分子量为 406.91。具有两种异构体。硫丹对昆虫和哺乳动物（包括人类）具有急性神经毒性。美国环保署将其归类为 I 类："高度急性毒性"，基于雌性大鼠的 LD_{50} 值为 30 mg/kg。世界卫生组织将其归类为 II 类"中度危险"，基于大鼠半数致死量值为 80 mg/kg。

四、中毒机制

（一）硫丹在体内的代谢过程

硫丹属于有机氯类杀虫剂，具有有机氯的特性：结构非常稳定，不容易被代谢分解；脂溶性好，容易残留在脂肪组织中。中毒后多以硫酸盐的形式排出体外，可以通过尿液、粪便、汗液、乳液排出体外。

（二）硫丹的中毒机制

1. 急性神经毒性。硫丹为非竞争性 γ-氨基丁酸拮抗剂，它附着并阻断与 γ-氨基丁酸受体偶联的氯离子通道，抑制 γ-氨基丁酸与其受体的结合。γ-氨基丁酸受体是人类的主要抑制性神经受体，γ-氨基丁酸与其受体的结合导致 Cl^- 离子通过电化学梯度流入神经元，引起细胞膜的超极化，并降低神经元的兴奋性。硫丹通过阻断 γ-氨基丁酸受体并阻止 Cl^- 流入，抑制 γ-氨基丁酸与其受体结合的抑制性突触后效应，从而引起强烈的神经兴奋。硫丹引起中枢神经兴奋的另一种潜在机制被认为是 Ca^{2+}-Mg^{2+}-ATP 酶的抑制，导致钙离子的积累并引发兴奋性神经递质的不受控制的释放。这种效应主要发生在 CNS，对外周神经几乎没有影响。

2. 生殖和发育影响。一些研究表明，男性儿童接触硫丹可能会延迟性成熟并干扰性激素的合成。硫丹暴露人群中隐睾症和自闭症的发病率增加。

五、临床特点

1. 由于硫丹可以影响抑制性的神经受体，导致神经系统的兴奋性增强。在硫丹中毒后，神经系统异常是硫丹中毒最为突出的表现。

（1）轻度中毒可以表现为头晕，乏力，感觉异常，恶心、呕吐等一般的神经及消化道症状。

（2）中度中毒可以表现在上述表现的基础上出现情绪激动，烦躁不安，易激惹，感觉过敏，肌阵挛，并可以逐渐加重出现全身性的抽搐。

（3）重度中毒表现为昏迷，反复出现或持续性的全身抽搐，并且影响呼吸和循环的稳定。

（4）严重的肌痉挛可以导致横纹肌溶解及高热的发生。

2. 硫丹中毒也可以导致脑水肿、中毒性心肌炎、肝功能损伤、急性肾功能衰竭、急性呼吸窘迫综合征的发生。

3. 对循环系统的影响主要表现为心律失常，严重的可以发生心室颤动和低血压。

4. 皮肤接触可以出现皮肤刺激症状。

5. 有硫丹中毒后发生溶血、代谢性酸中毒、高钾血症的相关临床报道。

六、辅助检查

硫丹中毒缺乏特异性指标。生化检查可以发现肝肾功能损害。肌红蛋白和心肌酶谱的检查可以评估横纹肌溶解的情况。血气检查可以发现低氧、代谢性酸中毒、高钾血症等异常指标。血胆碱酯酶正常。心电图可以出现相应的心律失常表现。胃液、尿液、血液中的毒物检测对确诊有重要意义。

七、诊断思路

与其他中毒一样，明确的毒物接触史对中毒的诊断至关重要。对于不明原因的神经系统高度兴奋的患者要考虑到硫丹中毒的可能性。有条件的单位可以考虑进行相应的毒物检测。

八、临床诊断

硫丹中毒的诊断主要根据毒物接触史和神经系统异常表现的临床症状。毒物检测是判定中毒的重要依据。

九、鉴别诊断

主要排除其他引起肌痉挛的毒物中毒，如马钱子中毒、毒鼠强中毒等。

十、救治方法

目前尚无特异性的解毒剂，其主要的治疗方法为对症支持治疗。

1. 控制抽搐。可以选用地西泮、咪达唑仑、巴比妥等镇静剂来控制抽搐。地西泮 5～10 mg 缓慢静脉推注。注意用药时呼吸变化。在抽搐控制后需要小剂量维持来防止抽搐的再次发生。为了避免呼吸抑制，对于重度中毒的患者可以提前气管插管，并应用机械通气。也可以有效防止抽搐时出现的误吸等并发症。

2. 维持呼吸循环稳定。硫丹中毒患者多死于严重的呼吸、循环衰竭。心电和氧饱和度的监护对这类患者十分必要。对于重度中毒的患者应及早进行气管插管和机械通气保证氧合。对于循环不稳定的患者首先要分析原因，评估休克类型，并给予相应治疗。

3. 毒物清除。硫丹是高度脂溶性的毒物，在吸收后会大量分布到脂肪组织中。对于皮肤接触的使用肥皂水彻底清洗。洗胃可以使用 2%～4% 的碳酸氢钠溶液，导泻禁用油类导泻剂。血液灌流可有效清除毒物。持续性肾脏替代治疗对于中毒后出现的顽固性的代谢性酸中毒、高钾血症、控制体温，预防横纹肌溶解后导致的急性肾功能衰竭均有治疗意义。

4. 对于重度中毒后出现脑水肿、急性呼吸窘迫综合征、中毒性心肌炎的患者可以适量短期使用糖皮质激素。

5. 适当使用保肝药、心肌营养药物、维生素等。

6. 一般不使用阿托品、肾上腺素等药物，心肺复苏时排除。

十一、诊疗探索

硫丹中毒死亡率较高，超过 30%。但是合理的治疗和管理可以使患者完全康复，这里涉及抽搐的控制，呼吸、循环、肾脏、内环境等多脏器功能的维持，目前急诊科和重症医学科的医疗手段可以有效监测和治疗硫丹中毒后出现的各脏器功能衰竭。

十二、最新进展

脂肪乳作为有效的解毒剂已经应用于局麻药物引起的全身毒性反应。其机制是脂肪池对脂溶性毒物萃取样作用，脂肪乳的供能作用等。硫丹的高度脂溶性和局麻药特性相似，脂肪乳是否可以有效地逆转硫丹中毒后出现的低血压和酸中毒需要进一步研究。

吴强　菅向东　徐自强　张在其

第十二节　急性阿维菌素中毒

一、基本概念

阿维菌素，也称阿灭丁，是由阿维链霉菌发酵产生的一类具有杀菌、杀虫、杀螨、杀线虫活性的十六元大环内酯化合物。1975 年日本北里大学大村智等首先发现并由美国 Merck 公司首先开发，目前市售的阿维菌素系列农药主要是阿维菌素油膏，外观为褐色液体，被广泛使用于农用或兽用杀菌、杀虫、杀螨剂。

二、中毒原因

自杀口服或误服中毒是临床上阿维菌素中毒的主要原因，尚未见到经呼吸道、经皮肤中毒的病例报道。

三、毒性大小

阿维菌素是由 8 个结构相近同系物组成的十六元大环内酯混合天然产物，分子式为 $C_{48}H_{72}O_{14}$，可经消化道或皮肤吸收。大鼠经口半数致死量雌雄均为 61.8 mg/kg，按农药急性经口毒性分级标准属中等毒性。大鼠经皮半数致死量，雌性为 2 150 mg/kg、雄性为 1 670 mg/kg，按农药急性经皮毒性分级标准均属低毒。阿维菌素对眼睛有轻微刺激作用，对皮肤基本无刺激作用，人经口毒性属高毒，其对人体的急性毒作用的靶器官是神经系统，是一种神经性毒剂。阿维菌素与高效氯氰菊酯或有机磷类农药混配后可出现增毒现象，即混合制剂急性经口毒性明显高于相应的单剂毒性；与蚍虫林、哒螨灵、杀虫单等农药混配后，混剂毒性不超过其中任何单一制剂毒性。

四、中毒机制

（一）阿维菌素在体内的代谢过程

阿维菌素在化学结构上属大环内酯类抗生素，在人体内的代谢途径尚不明确，已经吸收入血的阿维菌素主要通过粪便排泄。

（二）阿维菌素的中毒机制

目前尚无有关阿维菌素在人体内代谢的系统研究，对其中毒机制的研究包括对生殖或生长影响的研究也仅限于个别动物实验。因此，具体中毒机制的研究尚不明确，主要包括以下几个方面。

1. 急性神经毒性。在一项对大鼠经口染毒后脑组织病理检查的研究显示：大脑皮质弥散性改变，神经细胞水肿、变性、核固缩、坏死，神经胶质细胞增生，表明其毒性作用主要靶器官是神经系统。其可能的机制包括以下 3 方面。

（1）影响 γ-氨基丁酸的释放。阿维菌素可引发节肢动物突触前 γ-氨基丁酸的释放，进而引起神经细胞膜上 Cl^- 通道的通透性增加和开放时间延长，造成神经细胞膜电位超极化，导致由 γ-氨基丁酸介导的中枢神经系统及神经-肌肉间的兴奋传递受阻。但是，由于哺乳动物周围神经的递质为乙酰胆碱，所以小剂量阿维菌素对哺乳动物无明显毒性；但高浓度时，药物本身或其代谢物能缓慢的穿透血-脑屏障而对中枢神经系统产生毒性。

（2）影响脑细胞代谢酶的活性。阿维菌素中毒大鼠小脑组织中乳酸脱氢酶、谷氨酰胺合成酶、肌酸磷酸激酶增加而钙神经素降低。这些代谢酶的活性受到影响后会影响脑细胞的功能并引起一系列的中毒现象。

（3）诱导脑细胞凋亡。亚急性阿维菌素中毒能引起鸽子脑组织细胞的凋亡，而且随着染毒剂量的升高，凋亡细胞的数量也增加。同时，阿维菌素引起神经细胞膜对 Cl^- 通透性的增加会导致随后细胞色素 C 的释放、半胱氨酸蛋白酶和细胞核内切酶激活等凋亡瀑布的自杀程序的启动。

2. 免疫毒性。研究发现，短期低浓度接触阿维菌素对小鼠免疫器官不会造成明显损害。随着浓度的增加，阿维菌素能减弱小鼠抗体形成细胞 B 淋巴细胞活性，抑制 B 淋巴细胞分化增殖为浆细胞；使小鼠 T 细胞介导的细胞免疫水平明显降低；巨噬细胞的吞噬率和吞噬指数均下降，使机体的非特异细胞免疫水平降低，同时影响小鼠中性粒细胞的吞噬功能，降低了机体对异物的抵抗力。因此，高浓度阿维菌素能明显抑制实验动物的机体免疫功能。

3. 对生长的影响。有报道称，甲氨基阿维菌素苯甲酸盐对 SD 大鼠生长有兴奋效应，即剂量效应中实验末期低剂量组出现兴奋作用，而高剂量组出现抑制作用；时间效应中高剂量组早期出现兴奋作用，而后期出现抑制作用。表明阿维菌素染毒动物生长曲线受其浓度影响。

4. 生殖系统影响。动物实验表明，阿维菌素对生殖系统影响不大。

五、临床特点

阿维菌素乳油中含高效渗透性助剂，能使药物迅速渗入体内且长时间存留。经口服中毒潜伏期短，一般 5 min~3 h 内发病，长者 8 h 以后。潜伏期长短与口服毒物的剂量相关，致死率最高发生在中毒后 3~4 d。根据我们的经验，经积极综合治疗患者预后良好，一般不遗留中毒后遗症。因阿维菌素的代谢特点，中毒后以神经系统症状和呼吸系统症状为主，各系统主要表现如下。

神经系统：轻者表现为烦躁、失眠、瞳孔扩大、肢体无力、共济失调及肌肉震颤，大剂量中毒则出现抽搐、昏迷、呼吸衰竭及呼吸停止。

呼吸系统：重度中毒患者出现中枢呼吸衰竭，表现为呼吸抑制，呼吸浅慢，脉搏血氧饱和度监测或动脉血气分析中血氧饱和度降低，氧分压低。由于缺氧，进一步促进意识障碍的加重。

循环系统：表现为心肌损害、心律失常、血压下降、发绀、心力衰竭，严重中毒者可发心室颤动。

消化系统：以腹胀、恶心、上腹隐痛、腹泻等为表现，但不具有特异性。

血液系统：中毒后可影响凝血机制，表现为肺、消化道、泌尿道出血症状，严重者可出现失血性休克

此外，需注意混配制剂可出现增毒现象，若与有机磷类农药混配中毒后可以有机磷类农药中毒表现为主。

六、辅助检查

阿维菌素中毒无特异性指标，毒物分析鉴定是确诊的重要依据，主要采用高效液相测定方法。部分患者可表现为心肌酶谱和肝功能异常，血胆碱酯酶正常或轻度下降。高浓度阿维菌素中毒可导致多脏器功能损害，可常规监测肝、肾、心肌功能指标。血常规可见白细胞升高，但不具有特异性。

七、诊断思路

明确的毒物接触史或口服史是中毒诊断的重要依据。对药物易获取人群突然出现的神经系统抑制或呼吸抑制患者应考虑到阿维菌素中毒的可能性。有条件的单位可以考虑进行相应的毒物检测。

八、临床诊断

因阿维菌素中毒缺乏特异性临床表现和实验室检查指标，临床诊断主要依据明确的毒物口服史或接触史，并排除其他药物或毒物中毒。毒物检测是确定中毒的重要依据。

九、鉴别诊断

主要排除其他原因引起的意识改变，如颅内感染或脑血管原发因素所致精神、神经系统的改变。部分病例报道中可见不同程度流涎、皮肤湿冷等症状，需注意与有机磷类农药中毒鉴别或可能同时合并有机磷类农药中毒，血胆碱酯酶测定对该类患者参考意义，毒物检测有助于鉴别诊断。此外，需注意氟乙酰胺中毒所致的抽搐鉴别。

十、救治方法

目前尚无特效解毒剂。阿维菌素主要对中枢神经系统造成昏迷、抽搐、呼吸抑制等改变，需严密监测患者呼吸等生命体征变化。早期诊断，早期使用呼吸机支持，有效保护气道并维持呼吸功能是治疗成功的关键。积极有效的综合治疗十分重要，主要包括以下几个方面：

1. 早期催吐、全胃肠洗消。除昏迷患者外，催吐、洗胃是有效清除胃内残留未吸收毒物的重要方

式。全胃肠洗消可参考百草枯中毒诊断与治疗"泰山共识"中的全胃肠洗消"白＋黑方案"方案（详见本章相关节段）或用硫酸钠导泻。不主张用硫酸镁导泻，因镁剂吸收后可能影响神经肌肉接头而诱发或加重呼吸肌麻痹的发生。

2. 纳洛酮。解除毒物对中枢神经系统的抑制，阻断和逆转阿片肽所致缺血和继发性损伤，具有促醒作用。

3. 氟马西尼。作用于中枢 γ-氨基丁酸受体，与阿维菌素竞争性拮抗 γ-氨基丁酸受体位点，使 γ-氨基丁酸释放量减少，达到中枢觉醒的效果。

4. 控制抽搐、补液、利尿等。

5. 血液净化。血液灌流可有效清除吸收入血的毒物，是阿维菌素中的治疗中最重要的方式。

6. 呼吸机支持。重度阿维菌素中毒患者均出现不同程度的呼吸困难或抑制。在遵循早插管，早脱机，早拔管原则下，使用呼吸机辅助通气不仅可以逆转中枢性呼吸衰竭，同时可有效保护气道，避免误吸。

7. 混合农药中毒。阿维菌素多与有机磷类农药混合，可根据具体混合药物使用阿托品、盐酸戊乙奎醚、碘解磷定等药物解毒治疗。

8. 阿维菌素进入眼睛可用大量清水冲洗，皮肤接触可有过敏现象，也可用大量清水冲洗污染处。两种接触途径经处理后一般无遗留损害。

9. 阿维菌素为神经肌肉接头抑制剂，中毒者在临床上应避免使用氨基糖甙类等影响神经肌肉接头的药物，以免加重呼吸肌麻痹。

十一、诊疗探索

阿维菌素中毒一般预后良好。早期催吐、洗胃是阻断毒物进一步吸收加重的关键，而早期呼吸机的使用和积极血液灌流是减少中毒患者病死率的重要因素。由于目前大多数单位尚未建立阿维菌素毒物检测体系，以毒物检测为治疗依据的实施存在较大的困难。因此，以病史为依据结合临床特点仍然是目前诊断的主流形式，以呼吸机和血液灌流为主的综合治疗仍然是目前治疗的主要手段。

十二、最新进展

近年来有较多文献报道血液灌流与持续性肾脏替代治疗联合使用在抢救重度阿维菌素中毒的患者中获得较高的救治成功率，同时也有文献指出血浆置换也适用本药物中毒。但根据笔者经验，血浆置换的治疗方式、疗效及实施的及时性尚有待商榷。此外，在药物方面，苦味毒素具有抑制 γ-氨基丁酸受体的药理学作用，有学者认为是可能的解毒药物，其具体机制有待进一步研究明确。

陈建时　菅向东　徐自强　张在其

第十三节　急性吡虫啉中毒

一、基本概念

吡虫啉属烟碱类超高效、低毒杀虫剂。在 20 世纪 80 年代中期首先由日本特殊农药株式会社（现在的日本拜耳农用化学公司）开始合成，之后由德国拜耳公司与日本特殊农药株式会社共同开发。1991 年开始商品化，1992 年后期以吡虫啉在日本注册，商品名 Admire。

在我国，随着剧毒农药逐渐被停用禁用，具有低毒、广谱、高效等特点的吡虫啉逐渐在农业生产中广泛使用。近年来吡虫啉中毒的临床文献报道开始多见，在治疗的过程中，发现中毒患者有着不同于其他杀虫剂的一些临床表现，因此在治疗吡虫啉中毒的过程中应重视严重并发症的发生。

二、中毒原因

经消化道方式中毒是国内吡虫啉中毒的主要原因，大部分为自杀中毒，其次为误服中毒。

三、毒性大小

吡虫啉化学结构为［1-(6-氯吡啶-2-吡啶基甲基)-N-硝基亚咪唑烷-2-基胺］，分子式为 $C_9H_{10}ClN_5O_2$，分子量为 255.66，属硝基亚甲基吡啶类新型内吸杀虫剂。吡虫啉纯品为无色或白色晶体，有微弱气味，水中溶解度较小，易溶于有机溶剂，在 pH 值为 5～7 的条件下稳定，在强碱环境中易分解。

吡虫啉（85.31% 淡黄色固体颗粒），经口半数致死量：雄性大鼠为 681 mg/kg，95% 可信区间为 396～1 170 mg/kg；雌性大鼠为 825 mg/kg，95% 可信区间为 562～1 210 mg/kg。大鼠急性经皮染毒半数致死量 2 150 mg/kg，家兔皮肤刺激强度为轻度刺激性，家兔眼刺激强度为轻度刺激性，豚鼠皮肤变态反应实验为 I 级弱致敏物。按我国农药毒性分级标准，吡虫啉属于低毒类，蓄积作用属轻度蓄积类。

四、中毒机制

（一）吡虫啉在体内的代谢过程

吡虫啉，经消化道吸收入血，而后随血流分布到全身各个组织器官，并且迅速达到浓度高峰，肝脏、脑组织等都有分布，其中肝脏浓度较高。吡虫啉部分以原型形式从尿液排出，极少量以原型从粪便排出。吡虫啉在体内细胞色素氧化酶和醛氧化酶的作用下，产生多种代谢产物。血浆中和组织中药物浓度下降迅速，4 h 左右血浆中、脑组织中浓度下降明显，肝脏仍有较高浓度。吡虫啉代谢产物，2 h左右在肝脏达到高峰，而后迅速下降。由于其作用机制，吡虫啉中毒可引起神经毒性、免疫毒性、肝毒性、肾毒性和生殖毒性，临床中毒患者应当给予更多关注。

（二）吡虫啉的中毒机制

1. 神经毒性。吡虫啉的化学结构与烟碱相似，同样以烟碱样乙酰胆碱受体作为分子靶目标，竞争结合能力比烟碱高，与烟碱样乙酰胆碱受体结合后不会被乙酰胆碱酯酶分解，造成乙酰胆碱的蓄积，引起肌肉震颤抽搐，严重者可出现呼吸肌麻痹、心搏骤停。

2. 氧化应激。吡虫啉中毒可诱导氧化应激，导致活性氧分子生成。吡虫啉还可诱导肝脏和脑组织的一氧化氮合酶的 mRNA 转录。吡虫啉能诱导脂质过氧化，肝脏、肾脏、生殖系丙二醛含量明显升高。

3. 免疫毒性。实验动物暴露于低浓度吡虫啉，肝脏和脑组织的肿瘤坏死因子-α、白介素-6 等炎症因子升高。吡虫啉能特异性抑制细胞介导的免疫反应，包括降低延迟型超敏反应等。另一研究发现，吡虫啉染毒后，实验大鼠白细胞总数、总免疫球蛋白（尤其是 IgG）和抗体的血凝作用显著增加，吞噬活性、趋化因子表达和趋化性显著降低。

4. 肝毒性。实验大鼠吡虫啉染毒后，丙氨酸氨基转移酶、天门冬氨酸氨基转移酶活性升高，肝脏、脾脏和胸腺组织病理学病变严重。

5. 生殖毒性。实验动物给予高浓度的吡虫啉后，3β-羟类固醇脱氢酶和 17β-羟类固醇脱氢酶和睾酮浓度降低。睾丸组织、精子发生、精子活力和速度有组织学上的不良影响。

五、临床特点

1. 消化道损伤。口服中毒患者，多有恶心、呕吐等症状，可有腹部压痛，肝脏血清转氨酶升高，个别患者可出现食管及幽门狭窄。

2. 呼吸道损伤。中毒患者有气道分泌增多，表现为口腔分泌物多，双肺可闻及湿啰音，重度中毒患者可有呼吸肌麻痹，呼吸衰竭。

3. 神经损伤。表现为四肢肌张力增高，肌肉抽搐，癫痫持续状态，低血压，部分患者可出现昏迷，意识不清。

4. 泌尿系统损伤。重症患者可有少尿、无尿、电解质紊乱等急性肾功能衰竭的临床表现。

六、辅助检查

1. 常规检查。包括3大常规、肝肾功能生化系列、动脉血气分析、胆碱酯酶等。吡虫啉中毒患者可有白细胞及中性粒细胞升高，血天门冬氨酸氨基转移酶、丙氨酸氨基转移酶、血清尿素氮、血清肌酐及乳酸升高。胆碱酯酶多正常。

2. 毒物精准检测。精准检测方法有高效液相，反相高效液相，气相色谱等。

七、诊断思路

明确的吡虫啉暴露史非常关键，留取患者血液行精准定量检测，能明确诊断，并能指导用药和判断预后，常规辅助检查结果也一样重要。精确检测和常规检测结果均应该密切结合临床。

八、临床诊断

主要根据毒物接触史、典型的以神经损害为主的临床表现，结合实验室辅助检查及毒物检测结果进行综合分析，排除其他中毒性疾病和非中毒性疾病即可诊断。

九、鉴别诊断

1. 有机磷类农药中毒。有大汗、气道分泌物增多，且有大蒜气味。有机磷类农药中毒有烟碱样症状，但同时有毒蕈碱样症状。胆碱酯酶活性下降。毒物精确检测也可提供鉴别。

2. 啶虫脒中毒。啶虫脒是新型烟碱类杀虫剂，同样作用于烟碱样乙酰胆碱受体，临床症状与吡虫啉中毒相似，病史及精确检测有助于鉴别诊断。

十、救治方法

吡虫啉中毒的治疗目前尚无特效药物，以彻底清除毒物、促进毒物代谢、保护重要脏器功能、对症支持治疗等综合治疗方法为主。

1. 胃肠道去污染。常规给予洗胃、全胃肠洗消等综合治疗。全胃肠洗消可参考百草枯中毒诊断与治疗"泰山共识"中的全胃肠洗消"白＋黑方案"方案，"白"即十六角蒙脱石，"黑"即活性炭。具体方法：十六角蒙脱石30 g溶于20％甘露醇250 mL，分次服用，活性炭30 g（粉剂）溶于20％甘露醇250 mL，分次服用。首次剂量2 h内服完，第2～4天分次服完，保持大便黑色即可。

2. 血液净化。对于中重度中毒患者尽早给予血液灌流，以彻底清除吸收入血的毒物，可根据血液毒物检测水平制定相应的方案。吡虫啉中毒引起的急性肾功能衰竭，早期给予血液灌流联合持续性肾脏替代治疗可兼顾毒物清除和维持内环境稳定，具有较好的疗效。中后期患者如果血清肌酐和血清尿素氮持续升高，可给予持续性肾脏替代治疗维持治疗。

3. 其他治疗。包括输液、利尿、营养支持、治疗脑水肿、保护肝肾功能、呼吸支持等综合治疗，根据胆碱酯酶活性下降者，酌量应用阿托品，感染患者根据细菌培养＋药敏试验结果选择适当的抗生素治疗。

十一、诊疗探索

我们在吡虫啉的治疗过程中重视胃肠道去污染及血液净化治疗，特别是早期血液灌流对机体毒物清除有重要作用。合并肾功能衰竭患者，可给予联合持续性肾脏替代治疗等治疗。结合毒物检测结果制定合理规范的血液净化方案非常重要。在很多还不能开展精准定量检测的医院，早期及时的胃肠道毒物清除及脏器保护同样重要。

十二、最新进展

吡虫啉中毒，服毒量大者，病情凶险且进展迅速。我科近年来收治吡虫啉中毒患者多例，其中1例重度患者早期出现呼吸衰竭，最终因呼吸心搏骤停死亡，其余患者因毒物清除及时及综合治疗均痊愈。目前国内外关于吡虫啉中毒的规范临床及实验研究（包含毒物检测）尚不多，且数据不统一，一些诊治方法的有效性尚需要更多的证据来支持。

张忠臣　营向东　徐自强　张在其

第十四节　急性毒死蜱中毒

一、基本概念

毒死蜱，又叫氯吡硫磷、乐斯本，现在认为是一种中等毒性的毒性硫代磷酸酯类杀虫剂。原药为白色颗粒状结晶，室温下稳定，有硫醇臭味，密度 1.398（43.5℃），熔点 41.5～43.5℃，蒸汽压为 2.5 个月 MPa（25℃），水中溶解度为 1.2 mg/L，溶于大多数有机溶剂。国内目前有乳油、颗粒剂、微乳剂等剂型。

毒死蜱于 1965 年由陶氏化学公司开发。对害虫具有触杀、胃毒和熏蒸三重作用，对水稻、小麦、棉花、果树、蔬菜、茶树上多种咀嚼式和刺吸式口器害虫具有较好的防效。毒死蜱杀虫谱广，在叶片上的残留期不长，易与土壤中的有机质结合，对地下害虫效果较好，持效期长达 30 d 以上。

二、中毒原因

（一）生产中毒

主要在毒死蜱精制、出料和包装过程，防护不到位；或因生产设备密闭不严造成化学物泄露，或在事故抢修过程中农药通过皮肤和呼吸道吸收。

（二）使用中毒

在使用过程中，施药人员药液污染皮肤或湿透衣服再由皮肤吸收；吸入空气中的毒死蜱杀虫药雾、气所致；或喷药时手上沾染大量药液，不洗手就吃东西等也可引起中毒。

（三）生活中毒

主要为误服、故意吞服，如把毒死蜱农药当作食用油使用或用盛过农药的瓶子装食油、醋、饮料等；还有作为毒品自杀和毒害他人引起中毒。

三、毒性大小

毒死蜱急性口服大鼠半数致死量为 96～475 mg/kg，兔的急性经皮半数致死量约 2 000 mg/kg。甲基毒死蜱急性口服大鼠半数致死量为 1 000～2 000 mg/kg，兔的急性经皮＞2 000 mg/kg。毒死蜱属中等毒性杀虫剂，对眼睛有轻度刺激，对皮肤有明显刺激，长时间接触会产生灼伤。在试验剂量下未见致畸、致突变、致癌作用。在动物体内能很快解毒，对鱼和水生动物毒性较高，对蜜蜂有毒。

四、中毒机制

(一) 毒死蜱在体内的代谢过程

毒死蜱主要经胃肠道、呼吸道、皮肤、黏膜吸收，6～12 h 血中浓度达到高峰。吸收后迅速分布于全身组织及器官，以肝脏中的浓度最高，肾、肺、脾脏次之，脑和肌肉最少。毒死蜱在体内与生物大分子结合，在肝脏进行生物转化，在细胞色素 P450 s 的催化作用下，毒死蜱首先转化成不稳定的磷酸氧硫环中间体，该中间体进一步发生氧化脱硫反应和脱芳（烷）基反应。其中氧化脱硫反应形成毒性更强的氧化毒死蜱；脱芳基或脱烷基反应则形成低毒的二乙基磷酸酯、二乙基硫代磷酸酯及三氯吡啶醇。另外，磷酸三酯酶、谷胱甘肽硫转移酶等在毒死蜱的转化与代谢中均发挥着重要作用。

(二) 毒死蜱的中毒机制

毒死蜱对人体的毒性主要是对胆碱酯酶的抑制，其进入体内可与胆碱酯酶结合，形成化学性质稳定的磷酰化胆碱酯酶，使胆碱酯酶分解乙酰胆碱的能力丧失，导致体内乙酰胆碱大量蓄积，胆碱能神经持续冲动，产生先兴奋后抑制的一系列毒蕈碱样症状（M 样症状）、烟碱样症状（N 样症状）及中枢神经系统症状。临床症状来源于副交感神经、交感神经、躯体运动和中枢神经相互作用，严重中毒者常死于呼吸衰竭。研究显示毒死蜱可促使细胞产生活性氧，诱导机体发生脂质过氧化反应，导致组织细胞的损伤，但具体机制尚不完全明确。

中间综合征又称为中间期肌无力综合征，其发病机制与神经肌肉接头传递功能障碍、突触后膜上骨骼肌型烟碱样乙酰胆碱受体失活有关，其发生受多种因素影响，可能与毒物排出延迟、再吸收或解毒剂用量不足有关。

迟发性多发性神经病则与毒物对胆碱酯酶的抑制效应无关，可能与神经靶酯酶的抑制、老化及轴突发生变性等有关。

五、临床特点

毒死蜱中毒的临床表现与传统的有机磷类农药中毒症状基本一致，毒死蜱中毒后会引起胆碱酯酶水平明显低下，但胆碱酯酶的下降程度在临床表现中与传统有机磷类农药中毒有很大不同，不能以胆碱酯酶的水平作为中毒程度的衡量指标。

毒死蜱对丁酰胆碱酯酶的抑制程度大于乙酰胆碱酯酶的抑制程度，中毒后胆碱酯酶活性恢复慢，临床不能根据胆碱酯酶活性的恢复程度判断病情轻重和使用胆碱酯酶复能剂及抗胆碱药物，防止过度使用导致解毒药物的不良反应的增加。

菅向东曾报道急性毒死蜱中毒致横纹肌溶解症。另有报道急性毒死蜱中毒可致肾小管性酸中毒。

六、辅助检查

(一) 血胆碱酯酶活性测定

胆碱酯酶是毒死蜱中毒的特异性标志酶，但酶的活性下降程度与病情及预后不完全一致。

(二) 毒物检测

早期血液、尿液及胃液中毒物检测对诊断及治疗有指导价值，但由于技术条件的限制，毒物检测技术在临床上并未被广泛使用。

（三）非特异性检查

可为病情评估提供参考，但缺乏特异性，临床实践中可根据情况选用。丙氨酸氨基转移酶、天门冬氨酸氨基转移酶、胆红素、凝血功能测定可反应中毒性肝损害的程度；血、尿 β_2-微球蛋白含量测定、胱抑素 C 作为早期判断肾功能损害的敏感指标，血清肌酐、血清尿素氮测定作为中毒性肾损害严重程度的敏感指标；肌酸磷酸激酶、肌红蛋白测定可反应横纹肌溶解症的损害程度；肌酸磷酸激酶同工酶-MB 及肌钙蛋白 I 测定可反应中毒性心肌损害程度。

七、诊断思路

一般依据毒死蜱的接触史，临床表现及胆碱酯酶活性测定可综合诊断。需要注意的是，即使患者或家属不能提供明确的毒死蜱接触史，但患者出现胆碱能兴奋的临床表现及胆碱酯酶活性明显下降，在排除其他毒物如氨基甲酸酯类农药中毒等其他疾病的情况下，考虑有机磷类农药中毒时应该想到此品种的存在。

（一）接触史

是确诊毒死蜱中毒的重要依据。包括近日参与毒死蜱农药的生产、包装、运输、保存、使用或修理污染过的器具，吃过近期喷洒过毒死蜱的瓜果、蔬菜。对自服或误服者要及时了解剂量，自服或误服等最好要求家属提供残留的农药瓶作为直接证据。

（二）临床表现及体格检查

具备或不完全具备毒蕈碱样症状、烟碱样症状和中枢神经系统症状等。发病的快慢根据中毒的途径、剂量的不同而存在差异。一般自呼吸道吸入和口服中毒时症状出现较快，经皮肤吸收中毒时症状出现相对慢。

（三）实验室检查

胆碱酯酶活性明显降低。血、尿、胃内容物等检测到毒物。

八、临床诊断

（一）轻度中毒

接触毒死蜱后短时间内出现头晕、头痛、出汗、流涎、乏力、恶心、呕吐、嗜睡、视物模糊、瞳孔缩小等毒蕈碱样症状。

（二）中度中毒

上述症状加重，出现肌束震颤等烟碱样症状。

（三）重度中毒

除毒蕈碱样症状和烟碱样症状以外，出现肺水肿、昏迷、脑水肿及呼吸衰竭等重要脏器功能衰竭表现。血胆碱酯酶测定可作为参考指标。

九、鉴别诊断

（一）急性胃肠炎和食物中毒

本病与毒死蜱中毒都常发生在夏季使用农药的季节，都会有腹痛、呕吐，但急性胃肠炎和食物中毒患者多有暴饮暴食、吃腐败变质食物等病史，腹痛剧烈，呕吐明显，体温轻度升高，而瞳孔正常，无多汗、肌颤及流涎，测胆碱酯酶值为正常。

（二）中暑

发生在高温季节，出现与毒死蜱中毒类似的症状，有头晕、头痛、恶心、呕吐、体温升高，严重者有抽搐、惊厥，测胆碱酯酶值为正常。

（三）氨基甲酸酯类农药中毒

与毒死蜱中毒症状相似，胆碱酯酶活性也明显下降，但是其抑制胆碱酯酶的时间较短，可自行恢复活性，属于可逆性胆碱酯酶抑制剂，依据毒物接触史及毒物检测结果也可鉴别。

（四）拟除虫菊酯类农药中毒

此类农药中毒主要表现为消化道症状、神经系统症状，重症中毒患者也可出现瞳孔缩小、肌束震颤、流涎和昏迷，但口腔和胃液无特殊臭味，查血胆碱酯酶活性正常。

（五）杀虫脒中毒

可有头晕、恶心、呕吐、无力，甚至昏迷，但主要表现为嗜睡、发绀和出血性膀胱炎，无瞳孔缩小、大汗、流涎等症状。

十、救治方法

（一）快速、彻底清除毒物

生产性中毒者应立即脱离现场，脱掉被毒物污染的衣物，用肥皂水反复冲洗毛发、皮肤，特别注意头发、指甲及皮肤褶皱等隐蔽处附藏的毒物。眼部污染者，迅速用清水、生理盐水或 2% 碳酸氢钠溶液冲洗，洗后滴入 1% 后马托品。口服中毒的患者 4~6 h 内应立即采用清水洗胃，直至洗出液无农药味为止。中毒程度重的患者，若就诊时间超过 6 h 仍可考虑洗胃。

（二）尽快排除已经吸收的毒物

补液、利尿及血液净化治疗。

中毒患者应进行适量的补液、利尿措施，促进排泄、维持内环境稳定。由于毒死蜱主要通过机体肾脏组织代谢，大量补液可促进毒物的代谢排出。同时需注意保护患者的其他脏器功能，若患者出现脑水肿或肺水肿，可给予地塞米松或氢化可的松。重度中毒的患者应尽早进行血液净化治疗。血液净化治疗首选血液灌流，应在中毒后 24 h 内进行。一般 2~3 次即可，具体根据患者病情及毒物监测结果决定，对于合并肾功能不全、多器官功能障碍综合征等情况时，应考虑联合血液透析或持续性肾脏替代治疗。

（三）特殊解毒药物治疗。

1. 复能剂。使用原则为早期、足量、足疗程。常用药物有氯解磷定和碘解磷定。专家共识推荐首选氯解磷定，如无法获得氯解磷定可选用碘解磷定。氯解磷定一般宜肌内注射，也可静脉缓慢注射，首剂推荐轻度中毒患者为 0.5~1 g，中度中毒患者为 1~2 g，重度中毒患者为 1.5~3 g。随后根据病情可考虑重复使用，疗程一般为 3~5 d，严重病例可适当延长用药时间。

2. 抗胆碱能药物。

（1）阿托品注射液。用药原则为迅速给予足量的阿托品，并使其达到"阿托品化"。轻度中毒患者首次阿托品剂量推荐 2~4 mg，中重度中毒者 4~10 mg。首次给药 10 min 未见症状缓解即可重复给药，严重患者每 5 min 即可重复给药。重复给药多采用中度、轻度量，达"阿托品化"后给予小剂量维持量，中毒情况好转后逐步减量至停用。

（2）盐酸戊乙奎醚。轻度中毒患者首次剂量推荐 1 mg，中重度中毒者 2~4 mg，维持剂量可给予 1 mg 每 12 h 1 次。

十一、诊疗探索

毒死蜱在机体内代谢非常慢，患者病程极长，体内胆碱酯酶持续处于低水平，在治疗早期甚至可出现胆碱酯酶持续降低的情况。有研究在综合治疗的基础上应用纳洛酮救治儿童毒死蜱中毒取得显著疗效，认为纳洛酮可以使阿托品化的量和阿托品总量减少，使阿托品的安全剂量范围扩大且中毒概率减小。

十二、最新进展

研究表明毒死蜱还可导致体外海马细胞氧化应激性死亡。Siqueira AA 研究结果也表明，急性毒死蜱中毒引起一过性抑郁样行为可能涉及海马乙酰胆碱酯酶抑制。氯解磷定能部分恢复前额叶皮质乙酰胆碱酯酶活性，但对海马和纹状体乙酰胆碱酯酶活性恢复较差。另有研究结果表明，可通过抗氧化、抗细胞凋亡机制来减轻毒死蜱引起的毒性反应。

宁琼　菅向东　徐自强　张在其

第三章　除草剂中毒

第一节　急性草甘膦中毒

一、基本概念

草甘膦，化学名为 N-（膦酰甲基）甘氨酸，1970 年美国孟山都公司发现了草甘膦的除草活性，并于 1974 年制成了农达。1996 年之后，耐草甘膦的转基因大豆、玉米和棉花等农作物获准种植，促使草甘膦除草剂在世界范围内大量使用。常温下草甘膦在水中溶解度较低，因此草甘膦需与碱性物质（如异丙胺盐、铵盐、钾盐等）生成盐以增加溶解度。同时由于草甘膦自身的润湿性和展布性较差，有效沉积低，单独使用除草效果并不理想。因此，需添加各种助剂以降低其表面张力，最终增加其生物效能。叔胺类化学物则是草甘膦除草剂中最常见的表面活性剂，包括聚氧乙烯胺、牛脂胺聚氧乙烯醚、乙氧基化牛脂胺、乙氧基烷基醚胺、烷氧基化脂肪胺等，含量在 1%～21%。所以要注意草甘膦和草甘膦除草剂是有区别的。

二、中毒原因

口服自杀中毒是国内草甘膦中毒的主要原因，其次为误服中毒。还可以通过皮肤接触、吸入、眼睛接触等方式引起中毒反应。

三、毒性大小

草甘膦属低毒除草剂，原粉大鼠急性经口半数致死量为 4 300 mg/kg，兔急性经皮半数致死量＞5 000 mg/kg。对兔眼睛和皮肤有轻度刺激作用，对豚鼠皮肤无过敏和刺激作用。草甘膦在动物体内不蓄积。在试验条件下对动物未见致畸、致突变、致癌作用。对鱼和水生生物毒性较低，对蜜蜂和鸟类无毒害，对有益生物较安全。

四、中毒机制

（一）草甘膦在体内的代谢过程

经口吸收率为 30%～36%，进入体内 1～2 h 达峰浓度，主要分布在小肠、结肠、肾脏、骨骼，其中小肠浓度最高，体内几乎不发生生物转化，约 90% 经粪便排出，10% 经肾通过尿液排出。

（二）草甘膦中毒机制

草甘膦制剂的毒性机制非常复杂。由于草甘膦本身难溶于水，所以将其制成了易溶于水的各种盐以便施用，如铵盐、异丙胺盐、钠盐、钾盐等。

同时为了降低药滴与叶片表面蜡质层间的界面张力和接触角，使药滴顺利地铺展开；增加药滴渗透叶片表面蜡质层的能力，以便药滴顺利进入植物体内；使药滴在植物体液内较好地分散和传导，直至药滴到达植物的生命单元，生产商还会在除草剂中加入表面活性剂。因此，很难判定草甘膦除草剂中毒是哪种成分在起作用。

草甘膦引起人中毒的机制不明，可能是草甘膦在肝细胞线粒体氧化磷酸化的脱偶联过程中起重要作用，由于氧化磷酸化作用受阻，二磷酸腺苷不能转化为能量三磷酸腺苷，细胞缺少能量后坏死破坏，从而引起一系列的临床紊乱综合征。

对于表面活性剂的毒性有研究显示，表面活性剂会干扰线粒体膜，破坏产生能量所需的离子梯度。表面活性剂摄取后造成的多器官衰竭与这一原因有关。

有研究表明，表面活性剂聚氧乙烯胺的毒性大于草甘膦的毒性。但仍有待大量研究加以证实。同时含有 K^+ 离子的除草剂，口服时可能会因摄入大量 K^+ 而中毒。草甘膦中毒为非有机磷类农药中毒，它不抑制胆碱酯酶。

同时我们对市面上的草甘膦进行 pH 值检测，发现市面上的草甘膦有两种。一种是强酸型，pH 值为 1，此种农药常引起上气道及全消化道的严重腐蚀损伤，严重者可引起消化道大出血、消化道穿孔死亡。其余 pH 值为 7 左右，毒性相对较低。

五、临床特点

(一) 口服中毒

口服中毒多表现为口腔、咽喉部及消化道的灼烧感，恶心、呕吐、腹痛、腹泻。摄入 >85 mL 可能引起严重的胃肠道腐蚀，口腔、喉咙和上腹部疼痛，消化道出血、吞咽困难。

总体说来，轻度中毒可缺乏症状，或短期的 (<24 h) 口腔或消化道症状。有或没有实验室检查异常。中度中毒表现为 (以下至少一个) 口腔溃疡，内镜检查证实食管炎，消化道症状持续 >24 h，胃肠道出血，短暂的低血压，短暂的少尿，短暂的肝功能损伤。重度中毒表现为 (以下至少一个) 低血压，意识丧失，复发性抽搐，肾功能衰竭需要替代治疗，呼吸衰竭需要气管插管，心搏骤停，死亡。

(二) 皮肤暴露

皮肤接触草甘膦可引起刺激和接触性皮炎，严重的皮肤烧伤罕见。

(三) 吸入中毒

吸入是一个中毒程度较轻的接触途径，能导致口腔或鼻腔不适，刺痛和咽喉炎。长时间大量吸入会造成吸入性肺炎。

(四) 眼睛接触

眼睛接触可能会导致轻微的结膜炎，如处理不当或没有充分冲洗，可能会造成角膜损伤。

六、辅助检查

(一) 常规检查

包括血常规、尿常规、大便常规、生化检查、动脉血气分析等。消化道大出血患者可有血红蛋白降低及大便潜血阳性。

(二) 影像学检查

根据病情可行胸、腹 CT 检查。

(三) 内镜检查

根据病情可选择胃镜、喉镜检查。

（四）毒物精准检测

高效液相、固相萃取-HPLC法、液相色谱质谱联用法等。

七、诊断思路

明确草甘膦暴露史，注意市面上除草剂种类较多，草甘膦、草铵膦等名字容易混淆，使用者文化层次不同，为明确诊断可以让家属出示服药药瓶。咽喉部或消化道有严重腐蚀者，病情允许时可尽早行喉镜和胃镜检查，以判断愈后及后续治疗方案。

八、临床诊断

主要根据草甘膦接触史，结合实验室辅助检查及毒物检测结果进行综合分析，排除其他中毒性疾病和非中毒性疾病即可诊断。

九、鉴别诊断

（一）草甘膦除草剂之间的鉴别

根据生产工艺的不同，市面上的草甘膦除草剂有两种。一种是强酸性的草甘膦，由双甘膦用浓硫酸氧化法得到草甘膦，其 pH 值往往为 1；另一种是中性的草甘膦，pH 值为 7 左右。口服强酸性草甘膦中毒主要表现为严重的全胃肠道腐蚀，表现为腹痛、消化道出血，口服量大者可因消化道大出血而死亡。有些患者后期会出现幽门阻塞。

（二）与其他除草剂中毒进行鉴别

1. 百草枯中毒。主要表现为肺损害、肝肾损害，尤以肺部损害为重，早期为肺的渗出性改变、中晚期以肺纤维化表现为主，进而出现呼吸衰竭。可采用连二亚硫酸钠-碳酸氢钠方法进行快速的半定量检查，百草枯显色为浅蓝色至深蓝色、蓝黑色，

2. 敌草快中毒。以肾损害为主，肺损害相对较轻，其预后较百草枯好。采用二亚硫酸钠-碳酸氢钠方法可进行快速的半定量检查，敌草快显色为浅绿色至深绿色、墨绿色，

3. 草铵膦中毒。以肝肾功能损伤为主，口服量大者可以引起意识障碍，容易出现Ⅰ型呼吸衰竭。

十、救治方法

（一）口服中毒

1. 胃肠道清除毒物。在排除洗胃禁忌后，中毒早期可常规给予洗胃、全胃肠洗消等综合治疗。

2. 血液净化。对于中重度中毒患者尽早给予血液灌流，以彻底清除吸收入血的毒物。

3. 对于休克患者，适当输注晶体、胶体和血制品。严重者需给予去甲肾上腺素、多巴胺和多巴酚丁胺。

4. 重度中毒患者需给予气管插管机械通气治疗。严重酸中毒，保证灌注的前提下给予碳酸氢钠纠正酸中毒。

5. 严重消化道腐蚀患者给予禁食、胃肠减压、抑酸护胃、纠正电解质平衡、静脉营养、消化道出血时止血输血治疗，幽门阻塞患者确定患者达到手术要求后可进行胃部分切除＋胃流出道重建手术。

6. 含钾盐的草甘膦可能存在短时间内大量摄入钾，应注意监测血钾浓度。

（二）皮肤暴露

迅速脱去被污染衣物，用肥皂和流动的水彻底清洗污染皮肤，对出现的症状给予对症支持治疗。严重病变应按化学烧伤进行处理。

（三）吸入中毒

迅速脱离中毒环境是最重要的，治疗以对症处理为主。

（四）眼睛接触

眼睛接触应按化学污染暴露处理，用眼喷淋器冲洗时应拉开上下眼睑，使农药不至于留存于眼内和下穹隆中，必要时立即前往眼科治疗。

十一、诊疗探索

强酸性的草甘膦除草剂口服后会引起严重的消化道损伤，有些服用过后很短时间即出现呕血，因此未能进行早期洗胃清除消化道毒物，重症也无法服用药用炭片及蒙脱石散吸附毒物。草甘膦持续吸收对胃肠道造成严重损害。强酸性的草甘膦会引起全胃肠道的严重化学性腐蚀，预后差。同时还有些患者早期出现消化道出血或损伤症状，经治疗症状缓解，但由于消化道损伤，溃疡对胃黏膜造成反复损伤，修复的纤维组织增生致瘢痕挛缩，会引起幽门阻塞，严重影响生活质量，确定患者达到手术要求后可进行手术治疗。

十二、最新进展

市面上草甘膦除草剂种类很多，其配方中常含有水、盐、各种助剂等。对于草甘膦、草甘膦除草剂、表面活性剂的毒性评估经常容易混淆。因此，在评估草甘膦除草剂毒性时，应注意其配方的研究。

任英莉　菅向东　宗建平　张在其

第二节　急性草铵膦中毒

一、基本概念

草铵膦也称为膦丝菌素、草丁膦，属于有机磷类的除草剂。是土壤中几种链霉菌产生的天然存在的广谱内吸性除草剂。

在 20 世纪 60 年代和 20 世纪 70 年代的早期分别由德国图宾根大学的科学家和日本明治制药株式会社的工作人员分别独立发现这种天然存在有机物。20 世纪 70 年代人工合成了这种有机物的混旋体，并命名为草铵膦。1986 年正式推广使用。

物理性质：白色结晶，有轻微气味。熔点 210℃，沸点 519.1℃，闪点 267.7℃，溶解性：在水中溶解度为 1370 g/L（22℃），在一般有机溶剂中溶解度低，对光稳定。

草铵膦不可逆地抑制谷氨酰胺合成酶，该合成酶是谷氨酰胺和氨解毒所必需的。草铵膦具有抗菌和除草的特性。草铵膦应用于植物后，导致组织中谷氨酰胺水平降低，光合作用停止，导致植物死亡。

草铵膦用于果园、葡萄园、马铃薯田、非耕地等防治一年生和多年生双子叶及禾本科杂草，如鼠尾看麦娘、马唐、稗、野生大麦、多花黑麦草、狗尾草、金狗尾草、野小麦、野玉米、鸭芽、曲芒发草、羊茅等等。

草铵膦在毒理和环境方面具有明显的安全性，特别在绿色有机农业上具有明显的优势。目前，还没有研究证实杂草对草铵膦显示出明显的抗性。

二、中毒原因

中毒原因同其他农药引起的中毒相类似，以有意或无意口服中毒多见，在生产及农业中使用不当引起的中毒较为罕见。

三、毒性大小

草铵膦是一种含磷氨基酸，与谷氨酸的结构类似。该农药同样可以抑制昆虫和动物体内的谷氨酰胺合成酶，可以对昆虫的卵、蛹、幼虫、成虫造成伤害。尤其对蜕皮期间的幼虫毒性最大。草铵膦对雄大鼠急性经口半数致死量为 2 000 mg/kg；雄大鼠急性经皮半数致死量为 >2 g/kg。对小鼠的半数致死量为 436 mg/kg。农业中草铵膦的推荐使用剂量对人类是相对安全的。但是口服摄入大剂量的草铵膦会发生严重的中毒。据估计摄入 (320 ± 36) mg/kg 会发生急性中毒症状。

四、中毒机制

（一）草铵膦在体内的代谢过程

草铵膦在人体内的代谢过程尚没有明确的研究结论。但是在鼠类毒理学研究中，90% 的草铵膦是通过尿液的形式排出。在病例报道中也发现相类似的结论。日本学者对一例草铵膦中毒的患者药代动力学研究发现：草铵膦经口摄入后，分布容积在 1.44 L/kg，全身清除率是 86.6 mL/min，肾脏清除率是 77.9 mL/min，分布半衰期为 1.84 h，清除半衰期为 9.59 h。

（二）草铵膦的中毒机制

目前仍不十分明确，可能有以下几方面中毒机制。

1. 草铵膦是谷氨酰胺合成酶的抑制剂，在动物实验和相关的病例报道中发现，中毒后血清中的谷氨酰胺的水平降低，谷氨酸的水平升高。谷氨酸是一种兴奋性的神经递质，海马体中含有该类兴奋性递质的受体，过量的谷氨酸可以导致神经元的兴奋毒性，介导神经元细胞的死亡并产生脑细胞的变性。但是目前尚未确定过高的谷氨酸是否为草铵膦神经毒性首要的致病因素。

2. 草铵膦和谷氨酸的结构非常类似。它可能通过干扰内源性谷氨酸的神经递质功能而诱发惊厥和记忆障碍。

3. 过量的氨聚集。氨、谷氨酸和三磷酸腺苷通过谷氨酰胺合成酶聚合为谷氨酰胺。草铵膦不可逆的抑制谷氨酰胺合成酶使得谷氨酰胺的合成减少，但通常不会使得氨和谷氨酸的底物浓度增加。这可能是其他代谢途径代偿性的结果。但是大量摄入草铵膦会使得氨的浓度增加。这可能与草铵膦中毒后迟发性的神经功能损害有关。

4. 在草铵膦农药的成分中通常会添加表面活性剂。表面活性剂会导致血管通透性增加，体液外渗，降低心脏功能，导致肺水肿和休克症状。

5. 草铵膦目前没有明确的致癌和致畸的证据。

五、临床特点

（一）胃肠道症状

咽痛、口腔溃疡、恶心、呕吐、胃肠不适、腹痛和腹泻等症状。

（二）神经系统症状

头晕、头痛、震颤、肌束震颤、精神错乱、情绪激动、嗜睡、昏迷、癫痫或遗忘。注意有些神经症状可能并不在中毒的初期出现，可以发生在 48 h 以后。

（三）心血管症状

心动过速，心动过缓，低血压，休克。

（四）呼吸系统症状

呼吸困难，发绀，肺水肿，吸入性肺炎和呼吸衰竭。部分患者可突然出现Ⅰ型呼吸衰竭。

（五）皮肤黏膜

皮疹，烧灼样皮损，接触性皮炎，眼部不适。

（六）其他临床特点

流涎，发热，体温过低。

中毒患者严重程度可分为无症状、轻度、中度、重度、死亡。其中轻度中毒定义为暂时的可以自主恢复的一些症状，如头晕、恶心、腹部不适等。中度中毒包括所有的非危及生命的但需要药物治疗的症状，如呼吸困难、精神障碍、意识模糊等。重度中毒包括所有危及生命的症状，如呼吸衰竭、休克、昏迷、癫痫等。

六、辅助检查

草铵膦中毒缺乏特异性指标。实验室检查可以发现白细胞增多，肝功能受损，横纹肌溶解症，高氨血症（大量摄入）和代谢性酸中毒。胃液、尿液、血液中的毒物检测对确诊有重要意义。胆碱酯酶通常没有明显变化，或轻度降低。

七、诊断思路

与其他中毒一样，明确的毒物接触史对中毒的诊断至关重要。对于不明原因的神经系统兴奋，血氨增高的患者要考虑到草铵膦中毒的可能性。有条件的单位可以考虑进行相应的毒物检测。

八、临床诊断

诊断主要根据毒物接触史和神经系统异常表现的临床症状和血氨（大量摄入）的检查。毒物检测是判定中毒的重要依据。

九、鉴别诊断

草甘膦中毒：机制不同，它特异性地抑制烯醇丙酮基莽草素磷酸合成酶使得植物的蛋白合成受损。该药物呈酸性，皮肤黏膜接触后可以出现刺激或化学腐蚀样炎症。中毒后的表现也缺乏特异性。大量摄入也可出现肺水肿、呼吸衰竭、低血压、休克、心律失常等症状。神经系统损伤相对较轻，但也有昏迷、癫痫等严重神经系统损害的报道。

十、救治方法

目前尚无特异性的解毒剂，其主要的治疗方法为对症支持治疗。

（一）控制抽搐

可以选用地西泮、咪达唑仑、巴比妥等镇静剂来控制抽搐。

（二）维持呼吸循环稳定

对于呼吸衰竭的患者应及早进行气管插管和机械通气保证氧合。对于循环不稳定的患者可以使用B超等手段评估休克类型，并给予相应治疗。

（三）毒物清除

目前的研究表明透析对毒物的清除明显好于血液灌流。所以对该类患者首选透析。

（四）对症支持

十一、诊疗探索

草铵膦的毒性相对较低，但是大量服用也会造成严重的中毒，甚至导致患者死亡。研究表明，服用的剂量和高龄是重度中毒的危险因素。

十二、最新进展

神经系统症状是草铵膦较为特异性的中毒症状。严重的神经系统症状如癫痫、昏迷往往和疾病的严重程度密切相关。而且神经系统症状的发生往往存在一定的延迟性，容易被人忽略。最近研究表明血氨的水平和 S100 蛋白的水平似乎可以预测草铵膦中毒的严重程度，对临床医务人员有一定的参考价值。

吴强　菅向东　宗建平　张在其

第三节　急性敌草快中毒

一、基本概念

敌草快是 1957 年由英国首次在世界上开发应用的，是一种作用迅速的接触除草剂和植物脱水剂，具有良好的除草效果，是一种非选择性除草剂，通过被绿色植物组织吸收产生过氧化自由基而发挥作用，因此世界各国广泛地利用其除草。

随着百草枯逐渐退出中国除草剂市场，敌草快中毒越来越成为我国一个值得关注的公共卫生事件。与百草枯一样，敌草快也属吡啶类化合物，是一种非选择性除草剂，临床上敌草快中毒可引起局部腐蚀及脏器功能损害。

二、中毒原因

口服自杀中毒仍然是国内敌草快中毒的主要原因，其次为误服中毒。

三、毒性大小

敌草快化学名称为 1，1′-亚乙基-2，2′-联吡啶二溴盐，分子式为 $C_{12}H_{12}N_2Br_2$，呈白色或黄色结晶，溶于水，不溶于非极性有机溶剂，微溶于乙醇及羟基溶剂。不挥发，在中性和酸性溶液中稳定，在碱性溶液中不稳定。按我国农药毒性分级标准，敌草快属于中等毒性除草剂。原药对大鼠急性经口半数致死量 231 mg/kg，小鼠为半数致死量 125 mg/kg，对眼睛和皮肤具有刺激性。摄入后对生物体的还原-氧化活性影响很大，敌草快能导致胎儿畸形，对人的致死量为 6～12 g，对人体肺、心、肝、肾等都有毒害。

四、中毒机制

（一）敌草快在体内的代谢过程

敌草快在胃肠受细菌作用而降解，故其经胃肠吸收少。吸收后随血流分布至全身器官、组织，其中以肝、肾浓度较高，其代谢产物自由基和脂质过氧化物等的毒性较其原形低，主要通过肾脏排泄，也有相当量通过胆汁排泄。在静脉注射了敌草快（30 mg/kg）后，敌草快染毒大鼠在 3 h、12 h、24 h、3 d 和 7 d 处死。注射敌草快 12 h 内即可观察到肺部出现含有敌草快的巨噬细胞，并且持续到第 7 天。在注射后 3 h，敌草快即可出现在一些肾小管和肾小管的上皮细胞中，但在肾小球中没有。在心脏方面，在敌草快注射后的 3～7 d 内，一些心肌细胞免疫组织化学染色呈阳性。经口给予敌草快时，人及动物的毒性表现：初期引起口腔、食道等消化系统的糜烂、溃疡，被机体吸收后，急性期对肾脏、肝脏等高血流脏器引起很强的毒性，引起多脏器功能不全，以致引起突然死亡。

（二）敌草快的中毒机制

1. 氧化应激损伤。敌草快对多种脏器具有毒性作用，包括肾、肺、肝和大脑。这种毒性被认为是由活性氧分子产生的。在敌草快的氧化还原循环过程中，活性氧的形成会产生氧化应激。在氧化还原循环过程中提高氧的利用率可以减少代谢反应的细胞内供氧最终引起毒性损伤。有实验证实，敌草快在缺乏谷胱甘肽还原酶的小鼠上诱导的肾损伤。

2. 肺毒性。有学者进行了双吡啶类除草剂对肺泡大噬细胞毒性的比较研究，比较研究了百草枯和敌草快的细胞毒性。成年大鼠肺泡巨噬细胞体外接触百草枯或敌草快导致浓度依赖的细胞毒性。百草枯对这些细胞的影响显著大于敌草快。

3. 铁代谢异常。敌草快的毒性作用导致铁介导的氧化应激反应，然而其作用机制尚不清楚。

4. 线粒体抑制。氧化应激和线粒体功能障碍在帕金森病发病机制中起到重要作用，除草剂百草枯和敌草快，是与帕金森病相关的神经毒物。有研究证实敌草快可能通过程序性坏死而不是细胞凋亡来杀死神经组织，这反映了在高水平接触后所看到的病理变化，尽管其促进 PD 的能力尚不清楚。

5. 诱导细胞凋亡。慢性接触敌草快降低卵巢重量，诱导卵巢氧化应激，导致颗粒细胞凋亡，并影响卵母细胞的发育能力，表现为活性氧的积累，增加了细胞凋亡相关基因的表达。敌草快可以作为一种有效的化学物质，用于体内研究氧化应激诱导的雌性生殖毒性。

6. 肠道损伤机制。研究发现急性小剂量胃管内注射食品污染物敌草快可以引起的肠道分泌的肥大细胞和一氧化氮。敌草快长期低水平的摄入会引起低水平的胃肠和肠道炎症，并增加小肠的活动。

五、临床特点

现将国内外敌草快中毒的文献报道及我科收治的经过毒检证实的敌草快中毒临床表现总结如下：

（一）消化系统损害

口服中毒患者可以出现咽痛、口腔黏膜损害、恶心、呕吐、腹痛症状，可有黄疸。

（二）泌尿系统损害

重症患者以少尿、无尿、电解质紊乱等急性肾功能衰竭为主要表现，可持续较长时间。

（三）神经系统损害

重症患者可有意识改变，严重者可引起昏迷、癫痫发作。

（四）皮肤及附属器官损害

国外有报道敌草快作业工人可引起皮肤损害及指甲损害。

六、辅助检查

（一）常规检查

包括三大常规、肝肾功能生化系列、动脉血气分析等。急性敌草快中毒患者可有白细胞及中性粒细胞升高，蛋白尿，天门冬氨酸氨基转移酶、丙氨酸氨基转移酶、血清尿素氮、血清肌酐及乳酸升高。

（二）尿液敌草快半定量检测

与百草枯一样，可采用连二亚硫酸钠-碳酸氢钠方法进行快速的半定量检查，敌草快显色为绿色至深绿色、墨绿色，百草枯显色为蓝色至深蓝色、蓝黑色，上述方法适合床边检测。

（三）毒物精准检测

方法有高效液相、固相萃取-HPLC法、液相色谱质谱联用法等。

七、诊断思路

近几年由于百草枯逐步退出中国市场，临床报道的敌草快中毒病例逐渐增多，但是，经过毒检，发现很多商品名为敌草快的除草剂实际是百草枯或者含有百草枯。国内报道的真正具有毒检证实的敌草快中毒病例并不多。

明确的敌草快暴露史非常关键，有条件可以让家属把农药瓶带过来，取少量毒物稀释后按照敌草快半定量检测方法进行快速毒物鉴定，即刻即出结果。患者尿液敌草快半定量检测对于快速诊断非常有帮助，应该指出的是辅助检查结果应该密切结合临床。

八、临床诊断

主要根据敌草快接触史、典型的以肾损害为主的临床表现，结合实验室辅助检查及毒物检测结果进行综合分析，排除其他中毒性疾病和非中毒性疾病即可诊断。

九、鉴别诊断

主要与百草枯中毒及其他除草剂中毒进行鉴别，应该警惕名为敌草快实为百草枯或含有百草枯成分的除草剂中毒，这种病例当前甚为常见。

1. 百草枯中毒主要表现为肺损害、肝肾损害，尤其是肺部损害，可有典型的"百草枯肺"的表现，表现为早期的肺炎渗出性改变、中晚期的肺纤维化改变，以及进行性的呼吸衰竭。敌草快以肾损害为主，肺损害相对较轻，其预后较百草枯好。

2. 草甘膦中毒。根据生产工艺的不同，常见的草甘膦产品分为2种。一种是强酸性的草甘膦，其生产工艺中添加了工业硫酸，其pH值往往为1；另一种是中性的草甘膦，其pH值往往为7左右。口服强酸性草甘膦中毒主要表现为胃肠道的强烈腐蚀作用及消化道出血，口服量大者可因消化道大出血而死亡；中性的草甘膦毒性不大。尿液快速半定量敌草快检测及血尿敌草快精准检测有助于鉴别诊断。

3. 草铵膦中毒口服量大者可以引起意识障碍，容易出现Ⅰ型呼吸衰竭。尿液快速半定量敌草快检测及血尿敌草快精准检测有助于鉴别诊断。

十、救治方法

敌草快中毒的治疗目前尚无特效药物，以彻底清除毒物、促进毒物代谢、保护重要脏器功能、对症支持治疗等综合治疗方法为主。

（一）胃肠道去污染

常规给予洗胃、全胃肠洗消等综合治疗。全胃肠洗消可参考百草枯中毒诊断与治疗"泰山共识"中的全胃肠洗消"白＋黑方案"方案，"白"即十六角蒙脱石，"黑"即活性炭。具体方法：十六角蒙脱石30 g溶于20％甘露醇250 mL，分次服用，活性炭30 g（粉剂）溶于20％甘露醇250 mL，分次服用。首次剂量2 h内服完，第2~4天分次服完，保持大便黑色即可。

(二)血液净化

对于中重度中毒患者尽早给予血液灌流，以彻底清除吸收入血的毒物，可根据血液毒物检测水平制定相应的方案。另外，敌草快较易引起急性肾功能衰竭，早期给予血液灌流联合持续性肾脏替代治疗可兼顾毒物清除和维持内环境稳定，具有较好的疗效。中后期患者如果血清肌酐和血清尿素氮持续升高，可给予持续性肾脏替代治疗维持治疗。

(三)糖皮质激素

目前仍然是敌草快中毒治疗的主要药物，可给予地塞米松、甲泼尼龙等治疗，具体剂量可根据病情选择。

(四)其他治疗

包括输液、利尿、营养支持等综合治疗，感染患者根据细菌培养＋药敏试验结果选择适当的抗生素治疗。

十一、诊疗探索

我们在敌草快的治疗过程中重视胃肠道去污染及血液净化治疗，特别是早期血液灌流联合持续性肾脏替代治疗，3 d 后改为单用持续性肾脏替代治疗，对于重症敌草快中毒患者具有较好疗效。结合毒物检测结果制定合理规范的血液净化方案非常重要。但是，由于受条件限制，目前很多医院还不能开展血尿敌草快的精准定量测定。很多治疗仍然停留在经验治疗层面。

十二、最新进展

敌草快中毒预后要好于百草枯中毒，敌草快中毒引起的急性肾功能衰竭恢复起来比较慢，我们曾经救治过 1 例患者，连续 15 d 无尿，给予持续性肾脏替代治疗等综合治疗后临床治愈。目前国内外关于敌草快的规范临床研究（包含毒物检测）尚不多，一些诊治方法的有效性尚需要更多的证据来支持。鼓励大家开展这方面的研究，特别是多中心的临床研究。

菅向东　阚宝甜　宗建平　张在其

第四节　急性百草枯中毒

一、基本概念

(一)一般情况

百草枯化学名为 1，1'-二甲基-4，4'-联吡啶，又称克无踪，分子式为 $C_{12}H_{14}N_2$，分子量为 186.2，CAS 号：4685-14-7，在化学上属联吡啶杂环化合物。

百草枯于 1882 年合成，1932 年作为氧化还原反应指示剂使用，1955 年发现其除草作用，1962 作为除草剂上市后，在 130 多个国家广泛使用，是一种使用非常广泛的有机杂环类、接触灭生性高效能除草剂，其市面上的产品有二氯化物和双硫酸甲酯盐两种，前者代号 PP148，后者代号 PP910。1966年首次报道了百草枯中毒致死病例。

(二)理化性质

纯品百草枯为白色结晶，工业品为褐色液体，纯度＞95％，比重 1.1，对金属有腐蚀性，不挥发，易溶于水，微溶于低碳醇，不溶于烃类，约在 300℃ 分解，酸性条件下稳定，遇碱水解，与阴离子表面活性剂（肥皂、洗衣粉中的主要成分烷基苯磺酸等）接触，也易失去活性。目前市面常见的为百草枯 20% 水剂，原为无色无味液体，为防止意外及误服，在生产时常加入警戒色、臭味剂和催吐剂，从而外观为绿、蓝色水溶性液体，偶可见红色液体。近年来，百草枯粉剂、膏剂也不断出现。其有刺激性气味；在碱性溶液中水解，不易燃，不易爆，20℃ 时 pH 值为（7±0.5），不腐蚀金属药械，25℃ 时贮存稳定性 2 年以上。以二价阳离子形式存在，接触土壤后较快失去杀草活性，无残留，不会损害植物根部，也不污染环境。

二、中毒原因

百草枯可经消化道、呼吸道或皮肤黏膜接触吸收，所以中毒方式较多，可是喷洒农药时皮肤接触后中毒，也可是自杀、误用、投毒等，以自杀最多见。最近，国内外偶有报道经静脉注射百草枯溶液引起的中毒，死亡率 100%。百草枯中毒事件在城乡均有发生，无明显季节差异，但农村多见且病死率高。

三、毒性大小

百草枯属中等毒类，大鼠经口半数致死量，二氯化物为 155～203 mg/kg，双硫酸甲酯盐为 320 mg/kg。但对人毒性却较高，成人估计致死量 20% 水溶液为 5～15 mL 或 40 mg/kg 左右，皮肤长期暴露百草枯溶液中也可致死。它是人类急性中毒死亡率最高的除草剂。百草枯中毒至今尚无有效解毒药物，病死率高达 50%～70%。许多治疗方法仍处于探索中，缺乏循证医学的证据。国外最新报道，百草枯中毒后存活的患者中，体内 3 h 血药浓度最高的为 2.64 μg/mL，所有血药浓度超过 3.44 μg/mL 者均死亡。

四、中毒机制

（一）百草枯在体内的代谢过程

1. 百草枯可经完整皮肤、呼吸道和消化道吸收，但吸收并不完全，口服吸收率为 5%～15%。动物实验示，给狗口服或静脉注射 14C 甲基百草枯氯化物，中毒后 90 min 血浆浓度最高，24 h 内由肾排出 50%～70%；而静脉注射者 6 h 内从肾排出 80%～90%，24 h 内几乎排完。临床资料显示，口服吸收后，百草枯几乎不与血浆蛋白结合，2 h 后达药学峰值，15～20 h 后血浆浓度缓慢下降。有报道示，服毒后 4 d 血浆浓度已测不出，而其肺中仍能测得较高浓度，直至服毒后 9 周，在肌肉组织中存留的时间也较长。

2. 百草枯在体内分布于肺、肝、肾、甲状腺、胎盘、各种体液、脑脊液和肌肉中，体内很少降解，常以完整的原形物随粪、尿排出，少量可经乳汁排出，经口染毒约 30% 随粪排出。值得临床上注意的是，百草枯具有肺脏趋向性，进入体内的百草枯被肺部细胞摄取并于肺部蓄积，其浓度可为血浆浓度的 10～90 倍。这是由于肺部存在胺类物质转运系统，而百草枯和二胺、多胺及二胺二硫胱胺具有结构上特殊的相似性，当血浆内存在大量百草枯时，百草枯与胺类物质竞争，被肺泡细胞摄入。这个转运过程主要是通过肺泡上皮 II 型细胞和气管的 Clara 细胞进行的，肺泡上皮 I 型细胞也可能摄取部分百草枯。

（二）百草枯的中毒机制

百草枯中毒是一种多层次、多机制的作用，可引起人体多器官损害，超大剂量的白草枯中毒患者多在短期内死于多器官功能衰竭，中、重度中毒如能度过急性期，以后则出现不可逆的肺纤维化，后期多死于肺功能衰竭。但其中毒的详尽机制尚未完全阐明，目前普遍认为，主要与脂质过氧化反应所产生的脂质过氧化物及谷胱甘肽含量减少有关。可能的机制有以下几点。

1. 机体通过细胞膜对双胺和聚胺类物质的主动转运机制，使百草枯进入组织内，特别是肺组织。百草枯被肺泡Ⅰ、Ⅱ型细胞主动转运而摄取，先被还原型尼克酰胺腺嘌呤二核苷酸磷酸转化为 PQ^+，并消耗还原型尼克酰胺腺嘌呤二核苷酸磷酸，此后，百草枯再与氧作用产生超氧离子 O^{2-}，在超氧化物歧化酶的作用下，超氧离子转变为 H_2O_2，H_2O_2 半衰期长，容易透过细胞膜，并且在由 Fe^{2+} 催化的 Fenton 型 Haber Weiss 反应中，可迅速形成 OH^-，而 OH^- 是较 O^{2-} 毒性更强的氧化剂，它可引起脂质过氧化等一系列连锁反应，对机体产生损害。同时 PQ^+ 与 H_2O_2 在 Fe^{2+} 存在的情况下也能直接作用产生 OH^-，在细胞内或细胞之间引起氧化性损伤。一系列产生的自由基引起了肺、肝、肾、心肌等多脏器的损伤，由于肺脏内含氧量高且超氧化物歧化酶的含量低，造成肺部组织损害程度最大。

2. 在生成自由基时，需要大量消耗还原型尼克酰胺腺嘌呤二核苷酸磷酸及其他还原物，还原型尼克酰胺腺嘌呤二核苷酸磷酸的大量减少使细胞难以维持生理功能，对自由基所致的损伤更加敏感。另外，氧自由基诱导脂质过氧化反应，直接损害细胞膜的主要成分，致膜流动性降低，通透性增大，脆性增加，使细胞功能下降。

3. 百草枯诱导的线粒体损害也是中毒的重要组成部分，百草枯可抑制 NADH-Q 还原酶（复合体Ⅰ）活性，特别是 NADH-Q 反应。NADH-Q 还原酶是电子传递链最重要的一个酶复合体，百草枯通过抑制其的活性从而产生对细胞线粒体内膜脂质过氧化有关的电子传递链系统的酶毒性，进而使线粒体功能紊乱。

4. 百草枯在分子水平上对细胞的损伤，表现在对脱氧核糖核酸 DNA 的氧化性损害，导致 DNA 毁损，引起 G_1 期停滞及细胞凋亡，而对核糖核酸 RNA 则无影响，但百草枯引起 DNA 损伤的机制未明。

5. 肺损伤的机制。百草枯进入肺组织后，破坏肺泡上皮完整性，肺表面活性物质失活，并立即启动炎症和免疫反应，导致各种炎性细胞聚集，释放多种炎性递质，其中以细胞间黏附分子-1为代表，破坏肺泡结构，随后成纤维细胞增殖，胶原蛋白沉积，最终导致肺不可逆性纤维化。

五、临床特点

百草枯经各种途经吸收引起的中毒，全身中毒表现均相似，但田间喷药中毒症状相对较轻，肺损害发生的概率也相对较低。

（一）局部刺激症状

1. 皮肤污染可致接触性皮炎，甚至发生灼伤性损害，表现为红斑、水疱、溃疡和坏死等，指甲也可被严重破坏或脱落。

2. 眼部污染出现畏光、流泪、眼痛、结膜充血和角膜灼伤等病损，可长期不愈而成永久性角膜混浊。

3. 呼吸道吸入出现鼻出血和鼻咽刺激症状（喷嚏、咽痛、充血等）及刺激性咳嗽，长期吸入喷雾微滴也会引起鼻出血。

4. 经口误服者，口腔、咽喉、食管黏膜有腐蚀和溃烂，呕吐物或洗胃液体为蓝、绿色胃内容物。

（二）全身各系统的临床表现

除大量经口误服较快出现肺水肿和出血外，大多呈渐进式发展，1～3 d 内肺、肾、肝、心脏及肾上腺等会发生坏死，病程中可伴发热。

1. 消化系统。早期出现口腔、咽喉、胸、上腹部有烧灼性疼痛，伴恶心、呕吐、口腔喉部溃疡、腹痛、腹泻及血便，部分患者还可引起胃穿孔。数天（3～7 d）后出现黄疸、肝功能异常等肝损害表现，甚至出现肝坏死。有部分患者可合并胰腺炎引起严重腹痛。

2. 呼吸系统。中毒症状最明显的是肺部表现，轻者胸痛、咳嗽、气急，部分患者常合并有自发性气胸或皮下气肿；重者呼吸窘迫、发绀，严重呼吸困难，肺水肿，直至呼吸衰竭而死亡。

（1）大量经口误服可于24 h内迅速出现肺水肿和肺出血，严重者可由此致死，部分患者死于肝肾功能衰竭。非急性死亡的患者多发生肺纤维化，且肺纤维化机制一旦启动，即不可逆转。

（2）非大量吸收者，早期可无明显症状或有其他脏器损害表现，在1～2 d内出现肺部症状，后发生肺纤维化。肺损害可致肺不张、肺浸润、胸膜渗出和肺功能明显受损，此后也发生肺纤维化。百草枯引起的肺纤维化发病最快、最典型，肺纤维化多发生在中毒后5～9 d内发生，2～3周达高峰，此期是百草枯中毒患者死亡高峰期。如果度过急性期者，其后可出现急性呼吸窘迫综合征，进而出现迟发性肺纤维化，此二者均呈进行性呼吸困难，且大多由呼吸衰竭、肺部感染而致死。

（3）无明显肺浸润、肺不张和胸膜渗出改变者，为缓慢发展的肺间质浸润或肺纤维化，肺功能损害随病变的进展而加重，最终也可发展为呼吸衰竭而死亡。

3. 泌尿系统。可见尿频、尿急、尿痛等膀胱刺激症状，尿检异常和尿量改变，可出现血尿、蛋白尿，甚至发生急性肾功能衰竭，多发生于中毒后的2～3 d。

4. 循环系统。重症可有中毒性心肌炎，出现心肌损害、血压下降、心电图ST段和T波改变，或伴有心律失常，甚至心包出血等。

5. 神经系统。包括精神异常、嗜睡、手震颤、面瘫、脑积水和出血等，可见于严重中毒者。

6. 血液系统。有发生贫血和血小板减少伴有出血倾向的报道，个别病例尚有高铁血红蛋白血症，甚至有发生急性血管内溶血者。

（三）并发症

百草枯中毒后，部分患者并发气胸、皮下气肿，有报道患者合并有脑梗死、脑脓肿形成。

六、辅助检查

（一）实验室检查

1. 血液检查。中毒后白细胞明显升高，以中性粒细胞升高为主；大部分患者出现肝酶升高，其中以丙氨酸氨基转移酶升高为主；可见血清尿素氮、血清肌酐升高。一般中毒后1～2 d出现异常，3～7 d达到高峰，2周左右恢复正常。服毒量大者血清尿素氮、血清肌酐升高出现的早，发展迅速，无自愈倾向。而服毒量小者则出现得晚，发生率低，有自愈倾向。可伴有电解质紊乱，以低钾多见，低钠次之（无利尿剂滥用史）。部分患者可出现代谢性酸中毒。

2. 动脉血气分析。大部分患者动脉血氧分压下降，但动脉血二氧化碳分压升高不明显，部分患者因缺氧而过度通气后，出现呼吸性碱中毒，建议进行连续观察动脉血气分析结果。

3. 尿液检查。可出现蛋白尿、血尿，尿检可见白细胞、颗粒管型，尿糖阳性，尿比重降低等。蛋白尿多见且出现较早，一般24 h左右出现。尿蛋白检查多为（＋＋）或（＋＋＋），（＋）或（＋＋＋＋）少见。血尿也较常见，一般1～2 d出现，多为镜下血尿，少数为肉眼血尿；部分患者尿糖阳性，而血糖正常且无糖尿病病史。尿比重降低少见，但与急性肾功能衰竭关系密切，约2周尿常规恢复正常。

4. 毒物检测。应在第一时间内收集血、尿及残余液标本，进行百草枯定性和定量的检测。目前多采用高效液相作为检测百草枯浓度的有效方法。

（二）影像学检查

1. 超声检查。可有双肾弥散性增大，肾皮质回声增厚，集合带不扩张。

2. 胸部X线片检查。中毒早期（3 d～1周），主要呈弥散性改变，肺纹理增多，肺间质炎性改变，可见点、片状阴影，肺部透亮度减低或呈磨玻璃状。中期（1～2周），出现肺实变或大片实变，部分患者伴纵隔气肿和（或）气胸，同时出现部分肺纤维化。后期（2周后），以肺间质改变为主，出现肺纤维化、肺不张及蜂窝状改变。

3. CT检查。百草枯中毒所致肺部CT征象是一个连续的过程（图8-3-1～图8-3-4）。

（1）中毒早期肺纹理增多，由于血管内皮细胞膜受损，液体外渗造成组织水肿，支气管血管受累。

（2）磨玻璃征，中毒后毛细血管压力升高，肺血管阻力增加，组胺释放，渗出及肺水肿加重。

（3）肺实变，病情进一步发展，水肿液和大分子物质进入肺泡腔，血-气屏障严重受损，肺野出现大面积实变。

（4）胸腔积液，此征象可能出现在早期，常常继肺纹理增多之后即可出现。

（5）肺纤维化，在病程的中后期，肺泡腔内持续的水肿、出血，细支气管周围淋巴组织和成纤维细胞增生，使肺泡腔融合，形成肺的间质纤维化。

（6）支气管扩张及囊性变，与肺纤维化同时出现在中后期。

（7）肺气肿或纵隔气肿，一方面是由于百草枯对消化道的腐蚀造成食管壁穿孔而气体溢出，另一方面可能是由于多种成分充填肺泡腔内压力增高肺泡腔破裂所致。

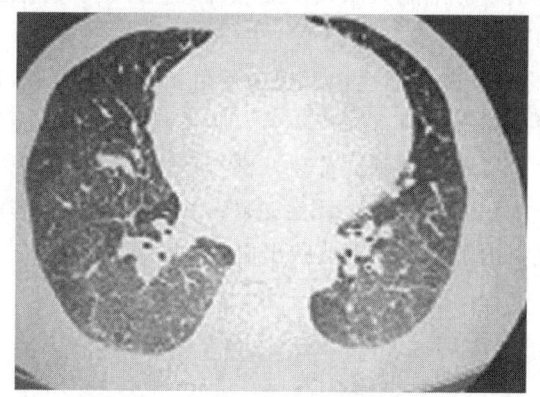

图 8-3-1 早期示两肺纹理增多

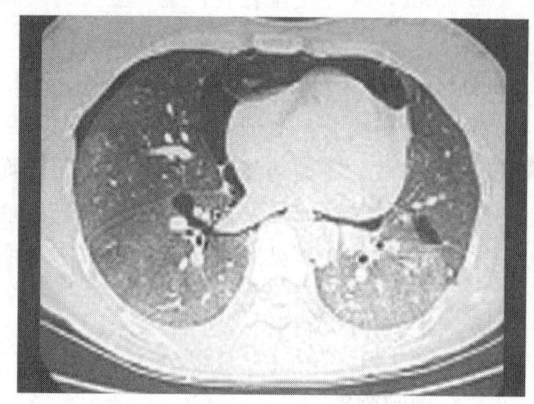

图 8-3-2 两肺下叶磨玻璃阴影

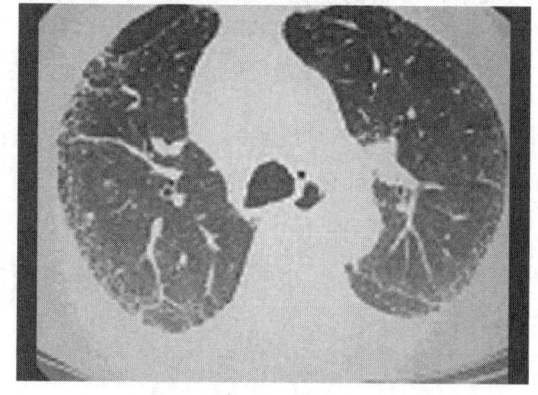

图 8-3-3 晚期示两肺多发网状阴影

以肺野外围多见，为肺纤维化增厚的小叶间隔影

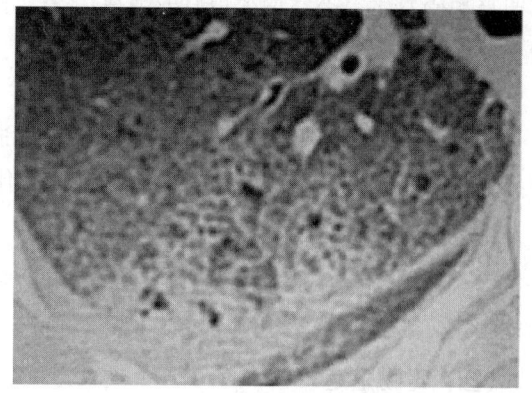

图 8-3-4 肺内囊状阴影（局部放大）

（8）心脏增大，与心功能受损有关，部分晚期患者可出现。

（三）病理学检查

1. 形态学改变。肺的形态学变化取决于摄入后生存期的长短，在1周内死亡者，示肺充血、水肿，肺脏重量增加，类似于氧中毒。生存期超过1周者，肺泡渗出物机化、肺泡间质增厚，发生广泛的纤维化，形成蜂窝状肺及细支气管扩张。

2. 镜下病理学。

（1）中毒肺组织病理改变光镜下观察，染毒后 6 h 即可出现肺泡毛细血管的扩张充血，内皮细胞肿胀，继而出现以中性白细胞为主的炎细胞浸润；肺泡上皮变性、脱落、坏死；肺泡腔内出血，继而纤维素渗出，同时肺泡透明膜形成。动物造模 3 d 后静脉瘀血和局部出血，中性粒细胞增多，成纤维细胞增多，肺局部纤维组织增生；7 d 时出现慢性炎症、出血，局部区域可明显见纤维组织增生、间质增厚，同时可见中性粒细胞、巨噬细胞、成纤维细胞增生；14 d 时支气管扩张，肺泡上皮增生，间质增厚，淋巴细胞、巨噬细胞、成纤维细胞增多；21 d 时时出现较大范围慢性炎性灶，在肺实质有较大范围纤维增生，局部有纤维化倾向。肺组织部分实变，成纤维细胞、巨噬细胞、淋巴细胞减少，有纤维化倾向，与正常肺组织对比差别明显；42 d 时瘀血，肺局部间质增厚。

（2）肾脏病理改变，肾小管上皮细胞变性、部分坏死，近曲小管细胞肿胀，有灶性坏死和再生，肾间质充血。上述变化可出现在同一肾单位的若干节段，也常波及相邻的小管。多数研究证实肾脏病理改变经过正规治疗是可逆性的。

（3）肝脏，大体充血表现；镜下主要为线粒体嵴分层，肝细胞点状及小灶状坏死，外周区肝细胞脂肪变性。

3. 尸检发现。有研究者对百草枯中毒死亡后尸体的征象进行描述，表现为尸斑出现较早，口唇、十指发绀，睑结膜有出血征象。尸体接触药液后，一般尸体上会附有绿色药液，肠系膜血管内可能有绿色药液的扩散，有的药液分布到胆囊中使胆囊呈绿色，胃肠道有刺激征象，甚至腐败征象，内脏瘀血。死亡时间较长的尸体，内脏器官病变进行性加重，内脏器官增大，质地变硬，颜色加深。肺部病变显著，尸体检验中可见肺充血、水肿、肺透明膜形成，内脏器官出现点状出血。

七、诊断思路

（一）询问病史

仔细询问有无口服百草枯史或进食染毒食物史，或职业接触史（如配制农药、撒放农药等）。一方面根据患者本人或其他知情者的描述；另一方面，找到服用百草枯的证据（自杀的遗书、空的百草枯包装、残留物、气味和颜色）。

（二）临床特点

特别是有剧烈呕吐、黏膜红肿疼痛或溃疡形成（一般于口服后数小时出现），部分患者舌体呈浅草绿色。另外，临床上出现进行性肺纤维化并伴呼吸困难者，就注意排查本病的可能。

（三）相关检查

白细胞升高，血清肌酐及血清尿素氮明显升高，部分患者伴有心肌酶谱升高，并有不同程度的肝功能损害；胸部 X 线片及肺部 CT 检查，但不具有特征性诊断意义。

（四）毒物鉴定

在血、尿、胃内容物中发现百草枯，可以确诊。

八、临床诊断

1. 百草枯中毒的诊断主要依据病史资料及临床表现做出。对有明确服毒史并伴有消化道及呼吸道症状者诊断不难。对误服不清而以口腔溃疡伴进行性呼吸困难为主症者，应详细询问患者发病前生活史；部分自杀患者同时服用了多种毒物，可能被其他更有速发毒性的毒物掩盖了症状，需要结合临床进行诊断。

2. 在血、尿、胃内容物中检测到百草枯，可以确诊。

九、鉴别诊断

1. 与一些具有眼、鼻、呼吸道刺激性的毒物进行鉴别，如异丙醚、乙烯、丙烯、氯苯、光气及双光气，但这些多为吸入性毒物。无机汞化合物误服后也可以出现口腔炎、腹痛腹泻等消化道症状，但其有特征性的牙龈汞线。

2. 支气管肺炎。应注意的是，有些中毒病例以进行性呼吸困难为主要临床表现，易误诊为支气管肺炎，特别是伴长期应用糖皮质激素患者更应注意本病的可能，需要反复追问病史以鉴别。

十、救治方法

目前，对百草枯中毒无特殊救治方法，但处理宜快，6 h 内处理可明显降低死亡率。

（一）治疗原则

尽早彻底清除毒物，减少百草枯吸收、加速排泄、消除化学性炎性损害及对症治疗。

（二）一般处理

1. 现场洗消。应在第一时间内进行。

（1）经皮表染毒后，应脱除污染衣物，用肥皂水彻底清洗后再用清水洗净；眼部污染用 2%～4% 碳酸氢钠溶液冲洗 15 min 后再用 0.9% 氯化钠洗净。

（2）经口误服者，应在现场立即服肥皂水，既可催吐，又可促进百草枯失活，也可用 30% 白陶土（又称漂白土）或皂土，但必须在 1 h 内服用疗效才较好，若无白陶土或皂土也可用普通黏土用纱布过滤后，服用泥浆水，或用活性炭吸附，并反复催吐，同时应立即转运到医院进行下一步治疗。

2. 彻底洗胃。洗胃液选用 2%～5% 碳酸氢钠溶液内加适量肥皂液或洗衣粉，以促进毒物失活，洗胃动作宜轻柔，以手工吸注式较好，每次交换液量 200～300 mL，因为百草枯有较大的腐蚀作用，不宜用灌流式无压力指示报警的自动洗胃机，以免食管或胃穿孔。洗胃应彻底，以洗出液中不再有浅绿色为准。

3. 导泻。中毒后 6 h 内洗胃液中应加入吸附剂及泻剂，方法：20% 漂白土悬浮液 300 mL 和活性炭 60 g，同时以硫酸镁 15 g，20% 甘露醇 200 mL，通过鼻饲管注入，1 次/6 h，持续 1 周，或观察至大便不再为绿色为止。

（三）血液净化治疗

血液灌流和血液透析是目前清除血液循环中毒物的常用方法，但用于百草枯中毒，两者疗效尚存争议。理论上，百草枯属水溶性、小分子物质，更适合于行血液透析，但由于百草枯自身肾脏清除率（170 mL/min）远大于血液透析的毒物清除作用，建议血液透析只用于合并肾功能损伤的百草枯中毒患者。至于血液灌流，虽尚缺乏循证医学证据，但其清除百草枯的作用已基本达成共识，推荐口服百草枯中毒后应尽快行血液灌流，2～4 h 内开展者效果较好，可根据血液毒物浓度或口服量决定一次使用一个或多个灌流器，以后根据血液百草枯浓度决定是否再行血液灌流或血液透析。因百草枯中毒后可产生大量炎性因子和炎性递质，连续性静脉-静脉血液滤过具有对流、吸附和弥散功能，无论从毒物清除还是炎性递质清除方面，理论上连续性静脉-静脉血液滤过效果明确，但尚需更多的临床资料加以验证。由于血浆置换只对血浆蛋白结合率＞80%、分布容积＜0.2 L/kg 的毒物有清除作用，而百草枯在血浆中几乎呈游离状态，不建议将血浆置换应用于血中百草枯清除。

（四）药物治疗

目前临床尚无特效解毒剂，很多的研究只是在动物试验上进行，临床上主要采取综合治疗措施，保护重要脏器功能。

1. 糖皮质激素与免疫抑制剂。早在 20 世纪 90 年代糖皮质激素及免疫抑制治疗就用于临床治疗百草枯中毒。糖皮质激素可有效地维护细胞膜的稳定性，产生强大的抗炎作用，对抗脂质过氧化，阻止后期肺纤维化。应早期给予大剂量激素，甲泼尼龙 500~1 000 mg/d，持续使用 3 d 后减量并逐渐停用。环磷酰胺、环孢素等免疫抑制剂有广泛免疫调节作用，可以影响细胞内所有成分及自身免疫，减轻炎症反应，用于百草枯中毒患者时，要早期使用，环磷酰胺 200~400 mg/d，加入 5% 葡萄糖注射液 500 mL 中静脉滴注，1 周后停药。临床有研究使用环磷酰胺和甲泼尼龙抢救重度百草枯中毒患者试验，结果表明可以有效抑制呼吸衰竭和降低中重度百草枯中毒患者死亡率，且生存期明显延长。应该注意的是，在大剂量应用糖皮质激素的同时，应注意预防其不良反应，需要联用保护胃黏膜药物、钙剂等配套治疗。

2. 抗氧化及抗自由基治疗。百草枯的毒性作用是通过氧化应激，并产生大量的自由基对组织细胞进行损伤，及早、大量应用自由基清除剂是必要的。在抗自由基药物中，维生素 C、维生素 E、还原型谷胱甘肽的抗氧化作用已基本得到公认。N-乙酰半胱氨酸是谷胱甘肽的前体，也广泛应用于临床救治百草枯中毒患者。有动物实验应用抗氧化镇静剂丙泊酚，发现其具有保护作用，可明显减轻大鼠中毒表现及早期肺病理改变，认为可以在百草枯中毒后给予机械通气支持同时应用丙泊酚，可以提高治疗效果；另外，也有报道姜黄素、茶多酚等对清除活性氧自由基，减轻其介导的脂质过氧化有一定的效果，但临床尚无证据。

3. 百草枯抗体应用。有学者尝试通过动物模型应用抗百草枯抗体治疗百草枯中毒，结果显示可预防百草枯毒性，表明百草枯抗体治疗百草枯中毒有望应用于临床，也为中毒患者的成功抢救增加了一线希望。但同时研究发现，应用百草枯特异性抗体虽然可以使百草枯与血浆分离，但不能阻止百草枯在组织聚集，体内、体外实验均提示在肺内百草枯浓度无变化。所以，要用于临床治疗，需要进行进一步的临床试验及观察，获取更为有力的循证医学证据。

4. 竞争剂。普萘洛尔可与结合于肺组织的毒物竞争，使其释放出来，可以联合血液净化时，加强毒物的清除。有报道维生素 B₁ 与百草枯的化学结构式同为季胺类型，推测有拮抗作用，早期有采用大剂量维生素 B₁ 成功救治过百草枯中毒病例的报道。

（五）放射治疗

放射治疗能控制肺纤维原细胞的数量，同时降低纤维蛋白产生，但尚无确切证据表明此方法能降低百草枯中毒者的死亡率。

（六）肺移植

国外报道曾在 1997 年为 1 例 17 岁患者在百草枯中毒后第 44 天进行了肺移植并获得成功，也为中毒晚期的肺纤维化患者提供了一个可行的治疗方案。也有报道在患者进行肺移植后，再发纤维化，数天后死亡，可能与移植的时机选择有关。因为短时间内百草枯蓄积在体内其他组织会再次释放，可能会再次损害移植肺，发生纤维化。解放军 307 医院与朝阳医院联合成功进行一例重度百草枯患者双肺移植，经随访，长期预后良好。

（七）对症处理

1. 谨慎氧疗，给氧有增加自由基形成的作用，原则上禁用氧疗，在明显缺氧时可低浓度、低流量给氧。一般公认为仅在动脉血氧分压<40 mmHg 或出现急性呼吸窘迫综合征时采用>21% 氧气吸入或用呼气末正压呼吸机给通气。最近有报道应用常压氧下无创通气联合大剂量糖皮质激素治疗中毒后出现急性呼吸窘迫综合征患者，显示肺通气及换气功能明显改善。但需注意的是，因百草枯中毒后容易并发自发性气胸及皮下气肿，应用呼气末正压时需谨慎对待。

2. 加强支持营养治疗，消化道腐蚀性损伤严重胃肠道功能衰竭时应禁食，可给予深静脉高营养，并注意维持水电解质酸碱平衡，特别是保护心、肝、肾功能。

3. 针对脏器损伤给予相应的保护剂，并维持其生理功能。

4. 注意观察患者出血倾向，严防弥散性血管内凝血的发生。

5. 可选用广谱、高效抗生素，以预防和治疗继发细菌感染。

十一、诊疗探索

（一）关于氧疗

百草枯在高浓度氧的条件下可形成大量活性氧及其他有毒离子，加重肺组织的损害。但几乎所有中毒患者都存在缺氧状态，需要进行氧疗，这样就形成了一个矛盾。所以，如何在临床中把握氧疗的具体指征、时机及氧疗的目标，并能确保不增加患者毒害为前提进行更合理的氧疗，仍需更多的临床探索。

（二）关于中毒的分度

中毒的分度直接关系到临床治疗及对患者预后的判断，在传统治疗中，常以患者口服百草枯的剂量作为患者中毒程度的分级。一般根据服毒量早期可做如下分型。①轻型：百草枯摄入量＜20 mg/kg，患者除胃肠道症状外，其他症状不明显，多数患者能够完全恢复。②中重型：百草枯摄入量20～40 mg/kg，患者除胃肠道症状外可出现多系统受累表现，1～4 d出现肾功能、肝功能损伤，数天至2周出现肺部损伤，多数在2～3周死于呼吸衰竭。③暴发型：百草枯摄入量＞40 mg/kg，有严重的胃肠道症状，1～4 d死于多器官功能衰竭，极少存活。但由于患者描述不详或服药后立即呕吐，使得进入体内的毒物量不能确定。最近有学者提出，对患者的血、尿进行第一时间的毒物定量检测，并以检测出的量作为患者中毒后分度及预后判断的定量标准，这样不失为一个较好的客观指标，但尚无统一而公认的参数。

（三）关于循证研究

由于百草枯中毒救治是一个难题，缺乏统一有效的治疗方案，需要进行大样本多中心的临床荟萃研究，以取得可靠的证据。

邱泽武　彭晓波　宗建平　张在其

第一节　抗凝血杀鼠剂中毒

一、基本概念

抗凝血杀鼠剂（特指慢性杀鼠剂，急性杀鼠剂已被国家禁用不做赘述）为国家批准生产、使用的杀鼠剂，分为双香豆素类和茚满二酮类两大类，前者有如溴敌隆、大隆、杀鼠灵等，后者有敌鼠钠、氯敌鼠、杀鼠酮等。

二、中毒原因

本品易经消化道、呼吸道及皮肤吸收引起中毒。中毒原因多为投毒，自杀或者误服。

三、毒性大小

（一）杀鼠灵

实验证明大白鼠经口半数致死量为 3 mg/kg。

（二）大隆

是第二代抗凝血杀鼠剂，是目前抗凝血杀鼠剂中毒力最强的一种，对受试的啮齿动物的急性经口半数致死量＜0.72 mg/kg。

（三）敌鼠钠

对小白鼠一次毒力半数致死量为 78.52 mg/kg，四次毒力半数致死量为 3 mg/kg。

（四）溴敌隆

急性口服半数致死量（mg/kg）：0.26（褐家鼠），0.99（小家鼠），1.0（兔）。

四、中毒机制

干扰肝脏对维生素 K 的利用，抑制凝血因子 Ⅱ、Ⅶ、Ⅸ、Ⅹ，影响凝血酶原合成，使凝血时间延长，代谢产物中的苄叉丙酮可破坏毛细血管壁。尤其是以敌鼠隆为代表的第二代抗凝血杀鼠剂应用广泛，其抗凝作用为华法林的 100 倍，人直接或间接接触都极易中毒。

五、临床特点

口服后经 3~4 d 潜伏期，出现恶心、呕吐、腹痛、食欲减退、精神不振、低热等。中毒量小者无出血现象，不治自愈。达到一定剂量时，除上述症状外，表现为广泛性出血，首先出现血尿、鼻出血、牙龈出血、皮下出血、重者咯血、呕血、便血及其他重要脏器出血，可并发休克，常死于脑出血。

六、辅助检查

可见出血时间延长、凝血时间和凝血酶原时间延长，第Ⅱ、Ⅳ、Ⅸ、Ⅹ凝血因子减少或活动度下降，对可疑中毒者检查凝血酶原时间、凝血酶原活动度有助于早期发现出血，出血时间、凝血时间只供参考。呕吐物、洗胃液中可检出毒物成分。

七、诊断思路

（一）询问病史

有抗凝血杀鼠剂的密切接触史或服毒史。

（二）临床表现

上述出血倾向的表现，但早期未出现出血症状时不易诊断，对可疑中毒者检查凝血酶原时间、凝血酶原活动度有助于早期发现出血患者。

（三）实验室检查

可见出血时间延长、凝血时间和凝血酶原时间延长，第Ⅱ、Ⅳ、Ⅸ、Ⅹ凝血因子减少或活动度下降。呕吐物、洗胃液中可检出鼠药。

（四）鉴别诊断

注意与血友病、血小板减少性紫癜等鉴别。

八、临床诊断

根据毒物的服用史或密切接触史，结合临床特点能做出诊断。但早期未出现出血症状时不易诊断，对可疑中毒者检查凝血酶原时间、凝血酶原活动度有助于早期发现出血患者。

诊断依据：①临床有广泛性多部位出血表现；②明确或可疑杀鼠剂接触机会；③凝血酶原时间、活化部分凝血活酶时间延长，纤维蛋白原、肝功能、血小板、D-二聚体正常；④维生素 K_1 治疗有效；⑤Ⅱ、Ⅶ、Ⅸ、Ⅹ因子活性减低；⑥血液、呕吐物和（或）食物等样品中检出抗凝血杀鼠剂。满足①～③条即可拟诊，加④条可临床诊断，加⑤和（或）⑥条可确诊。

九、鉴别诊断

临床需与血友病、血小板减少性紫癜等鉴别。结合病史，病程演变不难鉴别。

十、救治方法

（一）清洗排毒

立即催吐、洗胃，洗胃后可灌入活性炭悬浮液，并用硫酸镁导泻。

（二）解毒治疗

维生素 K_1 是特效解毒剂。误服后先予一般对症治疗，观察 4～5 d 无出血倾向，凝血酶原时间及活动度正常，不需用维生素 K_1 治疗。轻度血尿及凝血酶原时间及活动度不正常，维生素 $K_1$10～20 mg 肌内注射，3～4 次/d；严重出血者首剂 10～20 mg 静脉注射，继而 60～80 mg 静脉滴注，1 d 总量可达 120 mg。一般连续用药 10～14 d，出血现象消失、凝血酶原时间及活动度正常后停药。维生素 K_3、维生素 K_4 等人工合成维生素 K 对此类抗凝血剂中毒所致出血无效。

（三）输血

出血严重者，及时输新鲜血。

（四）其他治疗

1. 酌情给予糖皮质激素如地塞米松，同时给予大剂量维生素 C 和芦丁。

2. 积极防治肝功能衰竭、肾功能衰竭和脑出血等。

十一、诊疗探索

1. 治疗中可适当应用对凝血因子有一定作用的凝血酶，其他止血剂基本无效。

2. 对于部分血尿为主要症状的患者，在查找病因时不应忽视本类鼠药中毒可能。

十二、最新进展

有学者观察发现本类鼠药中毒患者并发了较明显的血小板减少症，因此认为敌鼠钠中毒的患者不仅出现凝血系统和毛细血管内皮功能障碍，同时并发了由敌鼠钠中毒引起的机体血小板减少症，而糖皮质激素有减少血小板过多破坏，增加毛细血管壁的抵抗力等缓解出血的作用，强调该药的及时使用有较大临床意义。

王承志　温建立　张在其

第二节　急性有机氟杀鼠剂中毒

一、基本概念

有机氟杀鼠剂主要成分为氟乙酰胺和氟乙酸钠，也是农药杀虫剂。本品无臭、无味，残效期长，化学性质稳定，煮沸不能分解。毒性较大且能引起二次中毒。

二、中毒原因

大都是因误服或自服而导致急性中毒，氟乙酸钠还可在生产过程中经皮肤接触或呼吸道进入人体引起中毒。

三、毒性大小

（一）氟乙酰胺

大鼠经口半数致死量为 15 mg/kg；经皮半数致死量为 80 mg/kg。小鼠经口半数致死量为 25 mg/kg；吸入半数致死浓度为 550 mg/m³；经皮半数致死量为 34 mg/kg。氟乙酰胺属高毒类，可引起神经系统、消化系统和肝脏损害，且可在体内广泛蓄积。

（二）氟乙酸钠

急性口服半数致死量（mg/kg）：0.22（褐家鼠），0.65（长爪沙鼠），0.06（狗），毒饵使用浓度 0.1%～0.3%。

四、中毒机制

氟乙酰胺（或氟乙酸钠）进入人体后即脱胺（钠）而成为氟乙酸，与辅酶 A 形成氟乙酰辅酶 A，继而与草酰乙酸作用，最后生成氟柠檬酸，氟柠檬酸在化学结构上与柠檬酸相似，但不能被乌头酸酶作用，反而抑制乌头酸酶，致使柠檬酸不能代谢为乌头酸，三羧酸循环因而中断，这种阻断代谢的生化过程称为"致死合成"，致人体器官产生难以逆转的病理变化。

五、临床特点

(一)轻度中毒

口渴，恶心，呕吐，上腹部烧灼感，腹痛，头晕，头痛，视力模糊，疲乏无力，四肢麻木或肢体抽动。

(二)中度中毒

除上述症状外，尚有分泌物增多，呼吸困难，烦躁不安，肢体间歇性痉挛，血压下降，心电图有心肌损害的表现。

(三)重度中毒

昏迷，惊厥，心律失常，心力衰竭，呼吸衰竭，肠麻痹，大小便失禁。

六、辅助检查

提示血柠檬酸增高，血、尿中的柠檬酸含量明显增高；血氟、尿氟增高，血钙降低。上述检测结果，结合临床特征可做出诊断。可出现心律失常，QT延长，ST-T改变及心肌酶谱的活力增高，其中肌酸磷酸激酶的增高尤为明显。另据报道，氟乙酰胺水溶液遇到强碱性的奈氏试剂，逐渐水解出氨，与奈氏试剂作用，可产生黄棕色沉淀；氟乙酰胺与羟胺在碱性条件下，生成异羟肟酸，与三价铁离子作用发生变色反应，通过颜色变化可对氟乙酰胺进行定性。

七、诊断思路

(一)询问病史

有口服有机氟杀鼠剂史及误食染毒食物史。

(二)临床表现上述临床特征。

(三)实验室检查

见辅助检查。

八、临床诊断

有明显服用毒物史者，较易确诊，对可疑病例应做以下检查：用硫靛反应从生物（血、尿、尸检的内脏组织）或非生物（被毒物掺和过的大米、食品、呕吐物、蔬菜、饲料、中药材及盛装器皿等）检材中查出氟乙酰胺或氟乙酸钠的代谢产物氟乙酸，也可用气相色谱分析的方法检出氟乙酸钠的存在。

九、鉴别诊断

对于重型有抽搐的患者应注意与毒鼠强中毒鉴别。

十、救治方法

早期诊断、早期洗胃、早期使用解毒剂为抢救有机氟杀鼠剂中毒患者成功的关键。

（一）清洗排毒

误服时及时洗胃，洗胃时间越早越好，可用1:5000高锰酸钾溶液或0.15%石灰水洗胃，使氧化或转变为不易溶解的氟乙酰（酸）钙而减低毒性。可在洗胃后酌情灌入适量白酒或食醋，提供乙酰基而达到解毒效果。

（二）解毒治疗

特效解毒药物为乙酰胺，用法2.5～5 g/次肌内注射，2～4次/d；或1 d总量0.1～0.3 g/kg，分2～4次肌内注射。为了减轻注射局部疼痛，可加入1%普鲁卡因。危重者首次注射剂量可为全天剂量的一半，即10 g。连用5～7 d。乙酰胺水解成乙酸，与氟乙酸产生竞争性作用，限制氟柠檬酸的生成，从而达到解毒作用。但不能立即控制抽搐，可用苯巴比妥、地西泮、咪达唑仑或亚冬眠疗法等抗惊。无乙酰胺时，可用醋精0.1～0.5 mg/kg，每0.5 h 1次肌内注射（成人一般用6～30 mg）；或无水乙醇5 mL溶于10%葡萄糖注射液100 mL中静脉滴注。早期血液灌流也可取得一定疗效。

（三）控制惊厥

肌内注射苯巴比妥，在严密的呼吸监护下静脉注射地西泮或咪达唑仑，或亚冬眠疗法（静脉滴注液体中加入亚冬眠药物氯丙嗪和异丙嗪）。

（四）其他对症治疗

静脉滴注1,6-二磷酸果糖，防治感染，维持水、电解质及酸碱平衡，昏迷深者也可试用高压氧疗法。

十一、诊疗探索

近年氟乙酰胺中毒有增加的趋势，对氟乙酰胺中毒病史不清、家长或患儿否认有误服史者，平时身体健康，排除其他疾病而出现上述临床表现的，应急诊行心肌酶谱检查，特别是肌酸磷酸激酶高达1000～4000 U/L的，应高度怀疑氟乙酰胺中毒，应不失时机地予以特效解毒剂乙酰胺试验性治疗。

十二、最新进展

近年来有学者认为醋酸溶液加钙剂的洗胃液洗胃效果较好。

据报道，早期足量静脉应用钙剂可与氟乙酰胺结合成无毒的氟乙酰钙排出体外，从而减少毒物对各脏器的损害，减轻临床症状。

王承志　温建立　张在其

第三节　急性毒鼠强中毒

一、基本概念

毒鼠强化学名为四次甲基二砜四胺，又名没鼠命、四二四、TEM，非法商品名有闻到死、速杀神、好猫鼠药、王中王、灭鼠王、华夏药王、神奇诱鼠精、气体鼠药、一扫光、强力鼠药、神奇气体灭鼠药、三步倒、毒鼠灵、838化学快速灭鼠灵等。

二、中毒原因

毒鼠强可经消化道与呼吸道吸收。中毒方式可以为自杀、误用、投毒等。毒鼠强污染食品事件主要发生在小型食品加工户和家庭中，污染原因主要为投毒或误用。中毒事件在城乡均有发生，无季节差异，但农村多见且病死率高。

三、毒性大小

毒鼠强是一种对人畜有剧烈毒性的化合物，其毒性约为士的宁的 5 倍，以 0.1％溶液浸泡大米后，鼠吃毒米一粒即可致死，对人的致死量为 5～12 mg（0.1～0.2 mg/kg）。化学性质稳定，1952 年发现，用毒鼠强处理过的土壤生长的冷杉，4 年后结的种子还能毒死野兔。该药被动物摄取后以原形存留体内，易造成二次中毒。由于以上特性及缺乏特效解毒药，国内外早已禁止其使用。

四、中毒机制

毒鼠强属神经毒性灭鼠剂，对中枢神经系统尤其是脑干有强烈的刺激作用，作用点是结合到神经细胞 γ-氨基丁酸受体-离子载体复合物上，通过变构效应抑制 γ-氨基丁酸与其受体结合，使兴奋在脑和脊髓内广泛传播，引起痫性放电，产生惊厥抽搐。γ-氨基丁酸是脊椎动物中枢神经系统的抑制性物质，是抑制性氨基酸，对中枢神经有强而广泛的抑制作用。γ-氨基丁酸的作用被毒鼠强抑制后中枢神经功能失调，呈现过度的兴奋而发生惊厥。

五、临床特点

毒鼠强中毒潜伏期短，因其非常容易由胃肠道吸收，并可通过口腔和咽部黏膜迅速吸收，口服后于 0.5～1 h 内发病。初始症状有头痛、头晕、乏力、不安、恶心、呕吐、腹痛。典型症状为抽搐、阵挛性及强直性全身惊厥。惊厥时的表现和脑电图改变类似一般癫痫大发作，严重者可因呼吸衰竭而死亡。毒鼠强中毒还可累及神经、消化、循环、呼吸、泌尿等多个系统，出现弥散性脑组织损害、中毒性心肌炎、急性中毒性肝损伤或急性肾功能衰竭等临床症状。

六、辅助检查

（一）血常规检查

白细胞总数常增高，中性粒细胞分类增高。

（二）心电图检查

部分中毒者有心律失常，常见心动过缓或心动过速，心电图 ST-T 改变。

（三）生化检查

常有心肌酶谱升高，并有不同程度的肝功能异常。

七、诊断思路

（一）询问病史

仔细询问有无口服毒鼠强史或进食染毒食物史，或职业接触史（如配制毒饵、撒放毒饵等）。

（二）临床特点

典型的癫痫大发作样全身惊厥的表现。

（三）相关检查

部分中毒者有心律失常，心电图 ST-T 改变，心肌酶谱升高，并有不同程度的肝功能损害。

（四）毒物鉴定

在血、尿、胃内容物中发现毒鼠强，可以确诊。毒物仪器分析法是毒鼠强检验最常采用的方法，可采用气相色谱或色-质联用分析仪进行分析，前者可在规定的实验条件下与标准品比较进行定量分析，而后者是毒鼠强定性检验最可靠的方法。仪器分析法虽然结果可靠，但对设备及控制条件要求高，基层检测机构通常难以达到。化学法简便快捷，且有市售试剂盒，更适用于基层。变色酸法快速检测毒鼠强是新创立的检测毒鼠强的方法，样品经处理后，只需 30 min 即可得出结果。最近有学者通过简化试剂、改变试剂加入步骤等又对该法进行了改良。

八、临床诊断

1. 毒鼠强中毒的诊断主要依据流行病学资料及临床表现结合潜伏期做出。关键在于仔细询问病史，对有明确误服史并伴有消化道症状及抽搐者诊断不难。对误服不清而以抽搐为主症者，应详细询问患者发病前所处环境和生活区域有无灭鼠药或毒饵，有无捡食食物史，同伴中有无类似症状发作等情况，依据患者中毒后迅速出现抽搐、惊厥、昏迷等做出临床诊断。

2. 在血、尿、胃内容物中检测到毒鼠强，可以确诊。

九、鉴别诊断

（一）有机氟类农药中毒

氟乙酰胺等有机氟类农药中毒虽也以抽搐为主要临床表现，但其潜伏期较长，一般多达数小时。在血、尿、胃内容物中检测到氟乙酰胺，可以确诊。

（二）癫痫

主要依据家族史和患者既往史判定。脑电图有明显的癫痫样放电，而在患者血、尿、胃内容物中检测不到毒鼠强、氟乙酰胺等能引起抽搐、惊厥的毒物。

（三）支气管肺炎

还应注意的是，有些儿童中毒病例以肺部啰音伴呼吸困难为主要临床表现，易误诊为支气管肺炎。

十、救治方法

（一）治疗原则

尽早彻底清除毒物，迅速控制抽搐。

（二）一般处理

及早予以洗胃并在洗胃后导泻是降低死亡率的关键。对中毒不超过 24 h 的患者均要洗胃，洗胃液总量一般不要少于 10 L。为保证彻底清洗，首次洗胃后要留置胃管，并于 2 h、4 h 及 24 h 拔管前再用清水冲洗 1 次。每次灌洗后可从胃管中灌入 50～100 g 活性炭，留置 2 h 后将灌入的活性炭抽吸出来，以增强清除毒物的效果。毒鼠强中毒病例不宜采用口服液体后刺激咽部的催吐方法，一方面胃内残留毒鼠强通过口腔和咽部黏膜时，可再次吸收而加重中毒，另一方面强烈的刺激还可加重毒鼠强所致的惊厥。

（三）药物治疗

目前临床尚无毒鼠强特效解毒剂，主要采取综合治疗措施，保护心、脑、肝、肾等脏器的功能，及早控制抽搐，适时使用利尿剂加速毒物排泄。

1. 抗惊治疗。肌内注射苯巴比妥 0.1～0.2 g/次和（或）静脉注射地西泮 10～20 mg/次，或肌内注射咪达唑仑 10～15 mg/次或肌内注射异戊巴比妥 0.1～0.25 g/次等，根据病情确定剂量，适量重复多次注射至惊厥控制为止。重症者需使用较大剂量，可能引起呼吸抑制，因此在注射过程中要密切观察呼吸变化，必要时先行气管插管、备好呼吸机。惊厥控制后要继续观察病情，中毒者可再次发生惊厥。毒鼠强可长期在体内存留，一次中毒后血液可长期检出毒鼠强，有长达 3 个月者。抗惊治疗一般持续 3～7 d，甚至在 1 个月内仍需给予镇静抗惊药物。为防止大剂量用药引起呼吸抑制，可在辅助呼吸控制下进行。

2. 利尿。可给予呋塞米 20～40 mg 静脉注射，以加强毒物排泄。

3. 处理脑水肿。对有明显脑水肿者可给予地塞米松 10～20 mg/d 静脉注射和（或）20％甘露醇 125～250 mL/次静脉滴注，根据病情需要可以每 4～6 h 使用 1 次。

（四）血液净化

是当前最为有效的治疗毒鼠强中毒的方法。目前用于急性中毒的血液净化方法有血液灌流、血液透析、血浆置换、连续性静脉-静脉血液透析、连续性静脉-静脉血液滤过等。活性炭血液灌流是治疗毒鼠强中毒的首选方法。资料显示，灌流后血中毒鼠强浓度明显减低，灌流后的活性炭颗粒的提取液中检测到毒鼠强。人工炭肾透析在毒鼠强中毒治疗中显示出较好效果，经治疗的患者其血液中虽未检出毒物，但人工炭肾上仍可测出大量毒鼠强。血液净化既能清除毒鼠强，又能清除血液中炎性递质，减轻组织器官的损害，防止多器官功能障碍综合征。一般应进行多次血液灌流，才能明显降低血中毒鼠强浓度。

（五）其他综合治疗

如吸氧、维持水电解质酸碱平衡，特别是保护心、肝、肾功能，合并急性肾功能衰竭时可联合进行血液灌流和血液透析。

十一、诊疗探索

1. 在不能确定是毒鼠强还是氟乙酰胺中毒时，可使用氟乙酰胺中毒的特效解毒药乙酰胺治疗，以防贻误抢救时机。乙酰胺毒副作用很小，即使非氟乙酰胺中毒使用也无妨。曾有报道，乙酰胺对救治毒鼠强中毒的非洲鸵鸟有效。乙酰胺用量为 2.5～5 g 肌内注射，2～4 次/d，连用 5～7 d。

2. 据报道二巯丙醇与二巯基丙磺酸钠一样对毒鼠强中毒治疗有一定疗效。二巯丙醇用量为 2.5～5 mg/kg，肌内注射，根据需要可重复使用，有肝肾功能不全者需要慎用。

3. 治疗毒鼠强中毒患者时辅以营养调理，对患者恢复健康也非常重要。

十二、最新进展

1. 近年来，临床观察二巯基丙磺酸钠治疗毒鼠强中毒可能有效，但其是否能作为毒鼠强中毒的特效解毒药还有待进一步研究和验证。动物实验证实二巯基丙磺酸钠能有效抑制急性毒鼠强中毒动物的强直性惊厥，明显降低死亡率，提示其有望成为临床救治毒鼠强急性中毒的优良解毒剂。二巯基丙磺酸钠在急性中毒用量为 4～5 mg/kg 肌内注射，第 1 天每 6～8 h 1 次，第 2 天每 8 h 1 次，第 3 天每 12 h 1 次，连用 7 d。

2. 据报道大剂量维生素 B_6 治疗也可能有一定疗效，一般给予的剂量为 0.4～0.6 g/d 静脉滴注。

3. 中毒性脑病是毒鼠强中毒的主要后遗症，采用高压氧疗后可取得满意效果。

4. 有学者临床观察发现使用纳洛酮可明显改善呼吸、意识，使昏迷时间、病情缓解时间明显缩短。

王承志 温建立 张在其

第四节　急性磷化锌中毒

一、基本概念

磷化锌为灰黑色粉状或块状物，不溶于水和乙醇，溶于酸。在空气中不断放出磷化氢气体，故有蒜臭味，而鼠类却喜欢这种气味，是常用的杀鼠剂，常配制成 2%～3% 的毒饵。

二、中毒原因

中毒多因误服或食用被本品毒死的禽畜所致。

三、毒性大小

本品属高毒类，对人的致死量约为 40 mg/kg。

四、中毒机制

磷化锌摄入后，在胃内与胃酸作用生成磷化氢及氯化锌。磷化氢直接损害心、肝、肾、肺和神经系统；氯化锌腐蚀黏膜，胃黏膜呈急性充血性炎性改变，导致溃疡和出血。

五、临床特点

(一) 发病速度快

口服后迅速发生口渴、恶心、呕吐（呕吐物有大蒜样磷臭味）、胃灼痛、腹痛等，并有头痛、气短、四肢无力麻木。继而出现或以后可出现神经系统及心、肝、肾、脑、肺损害，表现为心肌损伤、肝大压痛、黄疸、少尿甚至无尿、脑水肿、肺水肿等。最后发生多脏器功能损害或衰竭而死亡。

(二) 各脏器功能损害的实验室表现

血清丙氨酸氨基转移酶、天门冬氨酸氨基转移酶、肌酸磷酸激酶、乳酸脱氢酶升高，胆红素升高，蛋白尿与管型尿，BUN 与血清肌酐升高，心电图显示 ST-T 变化。

六、辅助检查

提示血磷增高，正常值为 0.87～1.45 mmol/L。呕吐物中可检出毒物。尿常规、肝肾功能及心电图的改变均有助于诊断。

七、诊断思路

(一) 询问病史

有磷化锌密切接触史或口服史。

(二) 临床表现

口服后迅速发生口渴、恶心、呕吐、腹痛等症状，呕吐物及呼气有大蒜样臭味，随后出现多脏器功能损害或衰竭的临床表现。

（三）实验室检查

只有毒物分析是确诊依据，其他实验室检查无特异性诊断意义，但可提供脏器功能损害的证据。

八、临床诊断

有误服本品史。口服后首先出现急性腐蚀性胃肠炎症状，如恶心呕吐、腹痛、腹泻、呕血、便血，继之出现头晕、头痛、烦躁不安、肌肉震颤，严重者出现昏迷、急性肺水肿，还可发生心、肝、肾的损害。结合上述特征性表现及毒物鉴定可诊断。

九、鉴别诊断

应注意与其他易致抽搐的中毒性疾病相鉴别。

十、救治方法

（一）清除毒物

口服中毒者立即用 0.5% 硫酸铜溶液催吐，首次 10 mL，以后每隔 5~15 min 1 次，共 3~5 次。后用 1∶5 000 高锰酸钾溶液洗胃，或用 0.2% 硫酸铜溶液彻底洗胃，至无大蒜样磷臭味及洗胃液澄清为止。用硫酸铜的目的是使磷化锌形成不溶性的黑色磷化铜膜，以减少磷的吸收。洗胃后给予硫酸钠 20~30 g 导泻，禁用硫酸镁、蓖麻油或其他油类导泻剂。

（二）对症治疗

1. 及早使用糖皮质激素。

2. 保护胃黏膜，防治溃疡及出血。

3. 呕吐、腹痛严重，可用阿托品或山莨菪碱皮下注射。

4. 保护心脏及肝脏功能，给予护肝药物如葡醛内酯及 5% 葡萄糖注射液、胰岛素、氯化钾疗法，并给予大剂量维生素 C 静脉滴注（6~8 g）。及时处理心律失常，防治肺水肿。

5. 保护肾脏功能，维持水、电解质和酸碱平衡，出现急性肾功能衰竭时予血液透析。

6. 禁忌牛奶、油类等高脂食物，以免促进磷的溶解和吸收。

十一、诊疗探索

由于磷化氢可直接损伤神经系统，导致患者出现头痛，甚至昏迷等相应症状。对于有此类表现的患者常规给予纳洛酮治疗不失为一种有效的处理方法。

因高毒的磷化氢气体可从中毒者的呕吐物、灌洗液、粪便中逸散而出，所以必须保持房间通风。

十二、最新进展

有学者报道对于磷化氢中毒有昏迷、失语、失明、跛行等症状者，行 0.2 kPa 下呼吸高压纯氧 40 min，2 次/d；恢复期改吸混合氧（97% O_2 加 ≤3% CO_2）15 min，1 次/d，10 次为 1 个疗程，可明显改善预后。

有学者认为本类鼠药中毒患者肝损害常见，须监测凝血功能，以判断肝脏的受损程度，若凝血功能下降，应在静脉输液时加入维生素 K_1，要求用药量为 10~50 mg/d。

王承志　温建立　张在其

第五节　急性安妥中毒

一、基本概念

安妥又名 α-萘基硫脲，吸收后主要损害肺毛细血管壁，增加毛细血管的通透性，引起肺水肿、胸膜炎及胸腔积液，并引起肝、肾细胞变性和坏死。

二、中毒原因

常因误服或自服而发生中毒。

三、毒性大小

引起人中毒的最小剂量约为 5.6 mg/kg，成人口服致死剂量 1~40 g，敏感者 0.5 g 也可致死。

四、中毒机制

口服后对胃肠道有刺激作用，在肠道碱性环境中大量溶解，吸收后主要分布于肺、肝、肾和神经系统。主要由肾脏排出。除局部刺激作用外，主要损害肺部的毛细血管，导致肺水肿及胸膜渗液，并可引起肝、肾脂肪变性及坏死，出现肝大、黄疸、血尿、蛋白尿等症状。

五、临床特点

口渴、口臭、恶心、呕吐、上腹部烧灼感、咳嗽、胸闷。严重者呼吸困难、咯粉红色泡沫痰、抽搐、昏迷，为胸腔积液、肺水肿所致。并可伴有肝肾功能损伤的表现，如肝大、黄疸、蛋白尿、血尿。

六、辅助检查

留洗胃液做毒物鉴定，查肝肾功能有受损表现等。

七、诊断思路

1. 有安妥中毒史。
2. 临床上可见肺水肿，胸腔积液，呼吸困难。严重者有全身痉挛、昏迷、休克。中后期出现肝大、黄疸、血尿、蛋白尿。
3. 胃内容物或尿液安妥测定。

八、临床诊断

根据误服毒物史及口渴、口臭及肺水肿的临床表现可做初步诊断，毒物鉴定可确诊。

有明确毒物接触史者诊断不难，对于病史不明，有常规难以解释的急性肺水肿等表现应警惕本病。

九、鉴别诊断

应注意与肝性脑病、急性左心力衰竭等鉴别。

十、救治方法

1. 误服中毒者，以吐根糖浆催吐，用 1 : 5 000 高锰酸钾溶液洗胃，后灌入活性炭，硫酸钠导泻。忌用碱性液体洗胃。
2. 试用半胱氨酸 100 mg/kg 肌内注射，3～4 次/d。
3. 吸氧，维持水、电解质和酸碱平衡，防治肺水肿。
4. 禁食油脂性食物。

十一、诊疗探索

1. 注意导泻治疗应避免使用油类泻剂。
2. 早期、足量的糖皮质激素对于防治肺水肿有较大价值。
3. 无半胱氨酸可试用谷胱甘肽 300～600 mg 肌内注射或静脉注射。

十二、最新进展

1. 有报道认为戊硫醇可明显降低安妥衍生物的毒性。
2. 另有学者推荐可使用 10％硫代硫酸钠，20～50 mL 静脉注射，也有一定疗效。

王承志　温建立　张在其

第六节　急性灭鼠优中毒

一、基本概念

灭鼠优又名扑鼠脲、抗鼠灵、Vacor 等。为淡黄色粉末，无臭无味，不溶于水。

二、中毒原因

常见口服中毒，多为自服或误服所致。

三、毒性大小

为高毒类，人的最低中毒量为 5.6 mg/kg，0.78 g 可致死。

四、中毒机制

抑制烟酰胺代谢，影响神经-肌肉接头的传递；破坏胰腺 β-细胞，导致高血糖。

五、临床特点

恶心、呕吐、腹痛、视力模糊、多尿、口渴、嗜睡、无力、震颤、肌痉挛、共济失调、低血压等。

六、辅助检查

1. 中毒早期多出现低血糖，以后出现高血糖，血酮、尿酮可增高。
2. 血清淀粉酶和脂肪酶可增高。

3. 可行毒物鉴定检查。

七、诊断思路

1. 有灭鼠优的接触与口服史。

2. 潜伏期 3～4 h。

3. 相应的临床表现。

4. 早期低血糖，常伴酮症酸中毒。

5. 肌电图和脑电图有异常表现。

八、临床诊断

根据误服史和上述临床特征可做诊断。实验室检查可发现高血糖、低血钠、酮症酸中毒等。

九、鉴别诊断

应注意与糖尿病酮症酸中毒鉴别。

十、救治方法

(一) 清除毒物

催吐，洗胃，灌服活性炭悬浮液。若经皮肤中毒，应立即用大量的水清洗皮肤烧伤处，如伤处有感染，应涂抗菌药膏。经口中毒者用 1∶5 000 的高锰酸钾溶液洗胃，不需导泄，可服用矿物油，成人及 12 岁以上的少年用 100 mL，12 岁以下按 1.5 mL/kg 给予，但不要用植物油或动物油。

(二) 解毒治疗

解毒剂为烟酰胺，首剂 500 mg 静脉注射，以后每 4 h 重复给 200～400 mg，连用 2 d，一天剂量勿超过 3 g。症状好转后，改为口服 100 mg，4 次/d，共 2 周。

(三) 控制高血糖

可用胰岛素治疗。

(四) 其他对症治疗

维持水、电解质和酸碱平衡，控制低血压。

十一、诊疗探索

烟酰胺的早期应用疗效理想，并可防止糖尿病发生，用药后偶有头昏、恶心、上腹不适等，可自行消失，无须特殊处理。

十二、最新进展

树脂血液灌流器是专为中毒患者设计的灌流器，特别适用于救治脂溶性中大分子、环状小分子或与血浆蛋白结合率高的药物和毒物中毒的患者，通过树脂相对特异性吸附作用，直接清除血液中的药物、毒物以达到治疗目的。本类鼠药不溶于水但具脂溶性，对于毒物吸收较多者可采取血液灌流的方法救治。

王承志　温建立　张在其

第七节　急性鼠立死中毒

一、基本概念

鼠立死又名杀鼠嘧啶、Castrix、W-491 等。

二、中毒原因

多为自服或误服中毒。

三、毒性大小

剧毒类，人口服最低致死量为 5 mg/kg。

四、中毒机制

鼠立死进入人体后，其代谢产物为维生素 B_6 的拮抗剂，干扰 γ-氨基丁酸的氨基转移和脱羧反应，引起代谢障碍，从而引起抽搐与惊厥。

五、临床特点

中枢神经系统症状，如兴奋不安、阵发性抽搐、强直性痉挛、惊厥。

六、辅助检查

洗胃液或残留物行毒物鉴定。

七、诊断思路

1. 鼠立死服毒史。
2. 临床有兴奋不安，强直性痉挛反复发作表现。
3. 毒物鉴定。

八、临床诊断

根据误服史和上述临床特征可做诊断，可用维生素 B_6 静脉注射作诊断治疗。

九、鉴别诊断

应与毒鼠强等易致抽搐的毒物中毒鉴别。

十、救治方法

（一）清除毒物

口服者催吐、洗胃、灌服活性炭，保持安静，避免刺激。

（二）解毒治疗

解毒剂为维生素 B_6，烟酰胺（二线用药）也有效。维生素 B_6 的用量为首次 1～2 g，静脉注射，随后改为 0.5～1 g/次，至惊厥控制为止。

（三）对症治疗

用苯巴比妥抗惊。

十一、诊疗探索

虽维生素 B_6 为有效解毒剂，但应注意总量不要超过 $10\,g/d$。

十二、最新进展

杀鼠药中毒时脑损害的病因学发病学基础是脑细胞中毒缺血缺氧，导致脑组织代谢异常和功能紊乱，及时改善脑组织代谢，改善脑血液循环是阻断急性杀鼠药中毒时脑损害病理变化过程中的重要环节之一。胞磷胆碱是卵磷脂合成的主要辅酶，能提高脑细胞线粒体的呼吸功能，可降低脑血管阻力，增强脑血流量，改善脑血液循环和促进脑代谢作用，增强脑干网状结构上行激活系统在的功能，因而可促进脑苏醒，预防脑水肿，促进呼吸中枢恢复正常，对意识障碍有直接催醒作用，如本类杀鼠剂中毒出现神经系统症状可常规使用。

王承志　温建立　张在其

第五章　急性药物中毒

第一节　急性乌头中毒

一、基本概念

乌头系毛茛科多年生草本植物，我国各地均有生长，我国产约150种以上。可分为川乌、草乌两大类，主要临床用于治疗风湿性关节炎、类风湿性关节炎、骨质增生、癌症等。乌头中主要含二萜类生物碱，此类生物碱毒性大，是乌头中主要毒性成分。

二、中毒原因

一般常为：超量服用；与酒同服易于中毒；未经炮制生用；配伍不当，川乌不宜与象贝母合用。乌头可经皮肤迅速吸收，故皮肤接触也可引起中毒。

三、毒性大小

小鼠皮下注射乌头碱半数致死量为 0.295 mg/kg，腹腔注射为 0.38 mg/kg，静脉注射为 0.12～0.27 mg/kg 口服（灌胃）为 1.8 mg/kg；小鼠腹腔注射生草乌半数致死量为 0.19 g/kg。经水煎煮 6 h 后，毒性大大降低。人中毒量川乌为 3～90 g，草乌为 3～4.5 g，黄花乌头为 15～24 g。乌头碱口服 0.2 mg 或乌头酊 5 mL 可发生中毒反应；乌头碱 2～4 mg 或乌头酊 20 mL 可致死亡。

四、中毒机制

乌头碱主要对中枢神经系统和周围神经具有先兴奋后麻痹的作用，严重中毒者可出现呼吸肌麻痹。对心脏通过兴奋迷走神经、抑制窦房结及房室结，使心肌内异位节律点兴奋性增高，并对心肌起直接刺激作用，提高心肌的应激性，从而可导致包括房室传导阻滞、室上性心动过速、室性心动过速及心室颤动等各种心律失常。乌头碱还可抑制血管运动中枢，使血压下降、心排血量下降及休克。

五、临床特征

（一）潜伏期

服药后出现中毒症状的时间快慢不等，最快者仅 10 s 或 1～2 min，多数在用药后 10 min 至 2 h 出现中毒反应，个别迟至 6 h 发生。

（二）症状

1. 神经系统。口舌、四肢及全身麻木、头痛、头晕、耳鸣、复视、精神恍惚、言语不清或二便失禁。重者抽搐、昏迷。

2.循环系统。心悸气短、血压下降、面色苍白、口唇发绀、体温下降。

3.消化系统。流涎、恶心呕吐、腹痛腹泻。

4.孕妇。可发生流产。

5.呼吸系统。胸闷、呼吸急促、咳嗽、呼吸变慢、窒息。

严重者可因严重心律失常导致心功能不全，发生阿-斯综合征或因呼吸肌痉挛、窒息、呼吸衰竭死亡。

六、辅助检查

心电图呈多形性改变，其中以室性心律失常最常见，还可表现为房性、交界性和室性期前收缩、心房颤动，严重者可出现室性心动过速、心室颤动。缓慢型心率失常也较常见，如窦性心动过缓、房室传导阻滞等。另外，也可出现 ST-T 变化和 Q-T 间期延长等。

七、诊断思路

(一)询问病史

仔细询问服用乌头类药物史，尤其是否有过量服用、生服、与酒同服或煎煮时间过短的病史。

(二)临床特点

服用后较快出现神经系统及循环系统症状。

(三)相关检查

心电图检查常有心动过缓、心律不齐、多源性期前收缩、室性心动过速、房室传导阻滞、低电压、ST 段改变、T 波低平等。但无特殊诊断意义。

八、临床诊断

根据接触史，临床神经系统表现及心电图出现的心律失常，排除其他原因所致的心律失常，可以诊断。

九、鉴别诊断

(一)重度有机磷类农药中毒

可出现呼吸肌麻痹、急性肺水肿等典型症状，若在诊断中忽视乌头类中药的总用量，易误诊。行血胆碱酯酶测定、胃液毒物检测、中药成分分析及追问病史，可以确诊。

(二)病毒性心肌炎

非特异性的心电图表现是其共同点，行心肌酶谱、肌钙蛋白检查，结合病史及药方成分分析可以确诊。

十、救治方法

(一)清除毒物

早期应立即催吐，用 1∶5 000 高锰酸钾溶液反复洗胃；洗胃后给予活性炭 30～50 g，硫酸钠 20～30 g。

(二)阿托品

以对抗迷走神经兴奋。0.5～1 mg/次肌内注射，每 0.5 h 1 次，直到症状改善。

(三)频发室性期前收缩或阵发性室性心动过速

可选用利多卡因、胺碘酮纠正。由于乌头中毒所致的心律失常多样易变,应在心电监护下,据心律失常类型给予相应的抗心律失常药。

(四)心室颤动

应用除颤器电击除颤。

(五)对症支持

吸氧,镇静,抽搐给予地西泮 10 mg 静脉注射,对呼吸衰竭、昏迷、休克等情况给予积极治疗。

(六)抗休克治疗

适时给予糖皮质激素,扩充血容量,维持血压治疗。

十一、诊疗探索

1. 中药治疗如参麦注射液,双黄连注射液等可对抗乌头碱的心脏毒性,减少心律失常的发生;川芎嗪可加速毒物排泄。生脉注射液可提高内源性糖皮质激素水平,对中毒损伤心肌有保护作用,促进心功能恢复及对抗心律失常。中药生姜 30 g,甘草 30 g,绿豆 120 g,水煎后口服或鼻饲,也可用甘豆大黄汤(甘草 60 g,绿豆 60 g,生大黄 10 g,水煎)频频口服或鼻饲,或加蜂蜜 60~120 g 治疗。

2. 活性炭吸附血液灌流可减轻病情,缩短病程。

3. 血液净化治疗。有助于清除血液中的毒物及其代谢产物,缓解中毒症状。并发急性肾功能衰竭者维持血液透析。

十二、最新进展

据报道,早期使用含镁极化液(25％硫酸镁 10 mL、10％氯化钾 10 mL、胰岛素 10 U 加入 10％葡萄糖注射液 500 mL)治疗可迅速控制乌头碱中毒所致心律失常、中毒症状,缩短平均住院时间。

刘世平 杨利荣 张在其

第二节 急性马钱子中毒

一、基本概念

马钱子又名番木鳖、马前、苦实把豆儿、失火刻把都、苦实、马前子、牛根、大八方、毒胡桃、马钱藤子、皮氏马藤子、牛银。

二、中毒原因

常为超量应用未经炮制生用及配伍不当所致。另外,不同产地马钱子中所含的马钱子碱不同,因而临床运用时常因更换品种而中毒。有人用高效液相测定不同产地马钱子中番木鳖碱(士的宁)的含量:海南马钱子 1.01％,云南马钱子 2.32％,云南长籽马钱子 1.64％。

三、毒性大小

马钱子毒性成分主要为番木鳖碱。马钱子生品和炮制品毒性不同,实验表明生品番木鳖碱含量为 2.5％,炒至焦化含量为 0.18％。马钱子的中毒剂量为 1.5~3 g,致死量 4~12 g 以上。动物实验表明番木鳖碱、马钱子碱对小鼠灌胃的半数致死量分别为 3.27 mg/kg、233 mg/kg。

四、中毒机制

马钱子含总生物碱 2%～5%，主要为番木鳖碱及马钱子碱。番木鳖碱占总生物碱的 45% 左右，是主要的有毒成分。马钱子中毒主要作用于中枢神经系统，所含的生物碱类成分可与甘氨酸竞争神经突触后的抑制，强烈刺激运动神经元，同时阻断脊髓 Renhsaw 细胞对运动神经元的抑制作用，对中枢神经系统各部位均有兴奋作用，表现出强直性惊厥，甚至呼吸抑制而窒息。番木鳖碱兴奋延髓使血压升高、呼吸深快，常因呼吸肌强直性收缩而引起窒息死亡。此外，大剂量的马钱子碱可阻断神经肌肉传导，呈现箭毒样作用。马钱子也可直接损害肾小管上皮细胞，导致急性肾功能衰竭、尿毒症。

五、临床特征

潜伏期为 30 min～3 h。服药 15～30 min 后出现症状。中毒早期有头痛、头晕、舌麻、全身肌肉轻微抽搐、烦躁不安。中毒严重时可见全身肌肉强直性痉挛，腿部和颈部肌肉强直而成角弓反张，咬肌痉挛而牙关紧闭，面肌痉挛呈苦笑状，呼吸肌痉挛使呼吸停止。每次发作持续几分钟，微小刺激均可立即引起强直性痉挛，如连续几次发作，最终因呼吸肌痉挛窒息死亡。死亡一般发生在 1～6 h 内，也有发生在 12 h 或痉挛的大发作中。患者在发病过程中意识始终清楚。

六、辅助检查

(一) 一般检查

反复惊厥发作者血肌酸磷酸激酶升高，尿肌红蛋白阳性，可出现代谢性或混合性酸中毒，急性肾功能衰竭者血清尿素氮、血清肌酐升高。

(二) 毒物分析

1. 提取残渣加浓硫酸 1 滴，溶解后投入 1 小滴重铬酸钾晶体，即现蓝色或紫蓝色，很快变为橙红色。

2. 提取残渣做成溶液 1 mL，注于强壮青蛙背部淋巴囊内，数分钟至半小时后蛙后腿部强直。

3. 提取体液中番木鳖碱及马钱子碱做定性分析。

七、诊断思路

(一) 询问病史

误服或过量服用马钱子或马钱子配制的药物的病史或使用马钱子时更换品种的病史。

(二) 临床特点

临床上以肌肉强直且发作时意识清楚为其表现特点。

(三) 相关检查

可出现血肌酸磷酸激酶升高，尿肌红蛋白阳性，代谢性或混合性酸中毒，急性肾功能衰竭者血清尿素氮、血清肌酐升高等，但无特殊诊断意义。

(四) 毒物分析

体液中发现番木鳖碱及马钱子碱可确诊。

八、临床诊断

1. 误服或过量服用马钱子或马钱子配制的药物的病史，结合其表现为选择性脊髓兴奋，肌肉强直，发作时意识清楚，可做出诊断。

2. 毒物分析以确诊。

九、鉴别诊断

应注意与破伤风鉴别：破伤风发作缓慢，并有潜伏期，同时有外伤史，痉挛常开始于下颌肌，在间隙期，肌肉仍僵硬而不放松，进程缓慢，很少在 24 h 内出现死亡。

十、救治方法

(一) 一般处理

将患者置于安静暗室内，避免光和声等刺激，防止摔伤。

(二) 给予中枢抑制药物控制肌肉强直发作

1. 地西泮 10～20 mg 静脉注射。

2. 硫喷妥钠 0.5 g 缓慢静脉注射或异戊巴比妥 0.2 g 缓慢静脉注射。

3. 1% 水合氯醛 30 mL 保留灌肠。

4. 如无效，在气管插管及机械通气基础上使用肌松剂泮库溴铵 4 mg 静脉注射。

(三) 对反复发作强直性痉挛者

应保持气道通畅，必要时气管插管。

(四) 减少吸收的措施

1. 可用 1：2 000 高锰酸钾溶液或 1%～2% 鞣酸溶液洗胃，应在控制肌肉强直后进行。

2. 活性炭 1～2 g/kg 在洗胃后给予或甘草 120 g 煎汤内服。

(五) 对症支持治疗

1. 反复发作肌肉强直者应注意骨骼肌溶解的发生，监测肾脏功能，补充液体，碱化尿液，预防肌红蛋白在肾脏沉积。

2. 维持水电解质平衡，纠正酸中毒。

3. 高热者进行物理降温。

4. 忌用吗啡及咖啡因，禁忌催吐。

十一、诊疗探索

重者可采用血液透析和血液灌流，但效果尚未证实。

十二、最新进展

1. 据报道，生姜捣汁口服，有奇效。生姜 200 g 捣汁，20 mL/次口服，1 h 后再服 20 mL，直至症状缓解。

2. 甘草 200 g 煎汤口服，每 2 h 1 次，连续服用，至中毒症状解除为止。甘草煎剂中含有甘草酸及甘草苷等，分解产生葡萄糖醛酸减轻毒性；与生物碱发生沉淀反应，抑制生物碱吸收，甘草酸诱导 P-糖蛋白，加速生物碱的排除，降低毒性生物碱的含量，从而能显著降低马钱子的毒性。

刘世平 杨利荣 张在其

第三节　急性洋金花中毒

一、基本概念

洋金花为白曼陀罗又名山茄子、风茄子、老鼠愁、野蓖麻所开的花，白曼陀罗为茄科植物洋金花（白曼陀罗）的全草。洋金花又称风茄花、醉仙桃花、曼陀罗花、山茄花及大颠茄，其子称为醉葡萄、天茄等。临床所用洋金花为其干燥花。

二、中毒原因

洋金花全国各地均有栽培或野生，常生于山坡向阳处或草地、住宅旁等，花、叶、果实、种子均能使人中毒。儿童误服有甜味的种子、夏秋季误服曼陀罗蒴果或叶子可中毒，曼陀罗幼苗夹杂在菠菜等绿叶蔬菜中被食用可致中毒。

三、毒性大小

洋金花注射液的小鼠静脉注射的半数致死量为 8.2 mg/kg，人误食种子 2~30 粒，果实 1/4~20 枚或干花 1~30 g 均可致中毒。

四、中毒机制

洋金花含多种莨菪类生物碱，主要有效成分东莨菪碱和阿托品皆为 M-胆碱受体阻滞剂，中毒主要机制为抗 M-胆碱能反应，对周围神经为抑制副交感神经功能，引起口干、散瞳、心动过速、皮肤潮红等，对中枢神经系统则表现为兴奋作用，引起烦躁、谵妄、惊厥，严重者转入中枢抑制致嗜睡、昏迷，也可影响呼吸及体温调节中枢，产生呼吸困难及发热。

五、临床特征

胃肠道吸收迅速，进食后时间短者仅 5 min，一般 30~60 min 出现症状，对中枢产生先兴奋后抑制的作用。

(一) 神经系统

有明显精神症状，头晕、嗜睡、站立不稳；烦躁不安、谵语、幻听、幻视，意识模糊，不自主运动，或哭或笑，行走蹒跚；瞳孔散大，对光反射迟钝或消失。严重者昏迷、抽搐，血压下降，呼吸循环衰竭。

(二) 心血管系统

心动过速，心律不齐，皮肤毛细血管扩张，干热潮红。

(三) 消化系统

口渴，吞咽困难，唇舌麻木，恶心，呕吐，肠鸣音减弱。

(四) 其他

高热，少尿，排尿困难等。

六、辅助检查

(一) 心电图检查

可出现窦性心动过速、心律失常。

（二）呕吐物或尿液中检出东莨菪碱或阿托品类物质

1. 猫眼散瞳试验。取患者尿液1滴，滴入猫眼，若含阿托品等 $0.3\,\mu g$ 以上时，可见猫眼瞳孔散大，为阳性反应。此法灵敏度高，简便易行。

2. 化学定性试验。

（1）二甲氨基苯甲醛试验。取对二甲氨基苯甲醛，溶于浓硫酸液中，再加适量水即成二甲氨基苯甲醛硫酸试液，将该试液数滴滴入患者尿中，稍微加热（垫石棉板），如呈红色，即为阳性反应，其后渐为樱红色，继之呈紫色，其色可终日不退。

（2）硝酸＋氢氧化钾乙醇试验。取患者少量胃内容物及尿液置于小瓷皿中，加硝酸数滴，置沸水浴中蒸发，冷却后再加氢氧化钾乙醇溶液（1：10）2～3滴，若毒物含阿托品或抗胆碱能药物则呈紫色，很快又变为红色，即为阳性反应。若有0.011ng阿托品存在时，即呈阳性反应。

（三）醋甲胆碱试验

取醋甲胆碱2～10 mg皮下注射，如注射后无出汗、流泪、唾液增多、胃肠蠕动增强等现象，则可考虑为洋金花中毒。

七、诊断思路

（一）询问病史

患者有误食或过量服用洋金花史。

（二）临床特点

起病突然，以神经精神症状为主，伴皮肤干热、潮红，口咽干燥，瞳孔散大等症状。呕吐物或洗胃液中可发现残余花、叶、种子等毒物残迹。

（三）相关检查

心电图检查出现心动过速等，但无特殊诊断意义。

（四）毒物鉴定

呕吐物或尿液中检出东莨菪碱或阿托品类物质有助于确诊。

八、临床诊断

1. 误食或过量服用洋金花史。
2. 起病突然，以神经精神症状为主，伴皮肤干热、潮红，口咽干燥，瞳孔散大等症状。
3. 呕吐物或洗胃液中可发现残余花、叶、种子等毒物残迹。
4. 诊断困难可行毒物分析或毒物试验以明确诊断。

九、鉴别诊断

（一）白果中毒

有惊厥、发热、不安、呕吐与呼吸困难，但皮肤很少潮红，瞳孔不散大。

（二）可卡因中毒

瞳孔散大，吞咽困难，但时间短暂，而且伴有皮肤苍白，呈休克征象。

（三）精神病

尤其是狂躁型精神病，但无口干、吞咽困难、皮肤潮红灼热等症状，瞳孔不散大，血压正常。

十、救治方法

（一）清除毒物

立即用 1%～3% 碳酸氢钠溶液或温水（小儿用 0.9% 氯化钠）洗胃，硫酸钠 30 g（小儿 1 g/岁）导泻，不宜使用硫酸镁导泻，以免增加镁离子吸收，加速中枢抑制。可口服或经胃注入活性炭 1～2 g/kg。儿童无大量摄入者可及早催吐。大量摄入超过 6 h 以上者，可行高位结肠灌洗。毒物眼内接触应及时使用 3% 硼酸溶液水冲洗。

（二）解毒药物

1. 毛果芸香碱 2～10 mg，皮下注射，或毒扁豆碱 0.5～2 mg 缓慢静脉注射或肌内注射，可每 15～30 min 1 次，至症状缓解，瞳孔缩小，对光反射出现，口腔黏膜湿润。毒扁豆碱可兴奋副交感神经，心脏病及老年患者慎用。

2. 新斯的明，成人 0.5～1 mg/次，小儿 0.03～0.04 mg/kg，3 次/d，口服。皮下注射，0.05 mg/次。

3. 依酚氯铵 10 mg 肌内注射及安贝氯铵 5～20 mg，3～4 次/d 口服。

（三）对症治疗

躁动不安或惊厥者可用地西泮 10～20 mg 静脉或肌内注射，慎用巴比妥类。呼吸中枢抑制时应给氧气吸入或人工呼吸；高热者应使用物理降温或解热剂，并予以静脉输液；重者也可给予糖皮质激素，如地塞米松 5～10 mg 静脉或肌内注射；瞳孔散大者可用 0.5%～1% 毒扁豆碱或 1%～2% 毛果芸香碱滴眼液。

十一、诊疗探索

中药治疗：可用甘草 30 g，绿豆 60 g，煎汤频服，或用绿豆 120 g，银花 60 g，连翘 30 g，甘草 15 g，煎汤服。民间也有用防风、桂枝等量煎汤服。

十二、最新进展

解毕灵毒性比毒扁豆碱小，作用相同，一般注射后 20 min 即可控制症状。首次 10 mg，0.5～1.5 h 后可重复半量，以后每 4 h 肌内注射后口服 5 mg。

刘世平　杨利荣　张在其

第四节　急性巴豆中毒

一、基本概念

巴豆又名巴果、红子仁、江子、巴米、巴仁、豆贡、老阳了、双眼龙、猛了仁等，为大戟科植物巴豆的果实。

二、中毒病因

巴豆为国家规定的毒性中药管理品种，常因误食或服用过量引起中毒，也有用其投毒致群体食物中毒的报道。

三、毒性大小

巴豆的主要毒性成分在巴豆油内，有服用 20 滴而致死者。巴豆毒素兔皮下注射半数致死量为 50.8 mg/kg。粗制巴豆毒素对小鼠半数致死量为 3.37 mg/只。巴豆油酸大鼠口服半数致死量为 1 g/kg；豚鼠皮下注射半数致死量为 600 mg/kg。

四、中毒机制

巴豆全株有毒，以种子为甚，含巴豆油，对胃肠黏膜有强烈的刺激和腐蚀作用，可致口腔、咽及胃部烧灼感，重者引起出血性胃肠炎。巴豆毒素是一种毒性蛋白，能溶解红细胞，对血小板有凝集作用，能使局部细胞坏死，对组织器官有细胞毒作用。动物实验证明，巴豆油有直接抑制肠壁肌肉作用，这种作用不被乙酰胆碱、毛果芸香碱或氯化钡所解除。小鼠皮肤长期与巴豆油接触，可致乳头状瘤及癌。小鼠 1 次/周接触巴豆油 30 周可引起胃部乳头状瘤及癌。巴豆毒素可直接刺激肾脏，而引起尿少、尿闭或蛋白尿。巴豆油注射可引起大白鼠血清甲种巨胎蛋白增加。

五、临床特征

口服 5～15 min 即可出现症状。

（一）黏膜刺激症状

早期口腔黏膜红肿、流涎，咽喉食管烧灼感，恶心，呕吐，腹部绞痛，呕吐咖啡样物，剧烈腹泻，大便呈米泔水样，有里急后重感，重有血便。可引起脱水、皮肤湿冷。

（二）泌尿系统

尿少或尿闭，重者发生急性肾功能衰竭。

（三）肝脏

部分患者肝大，黄疸。

（四）其他

外用于产生急性接触性皮炎，脓疱状皮疹并伴有烧灼感。巴豆油入眼可引起结膜、角膜发炎、肿痛流泪。

（五）中毒晚期

发生血压下降，四肢厥冷，呼吸困难，体温下降，昏迷，最终死于呼吸循环衰竭。

六、辅助检查

（一）尿液分析

尿中可有蛋白、红细胞、白细胞及管型。

（二）肝功能检查

肝功损害、血清转氨酶及胆红素增高。

（三）毒物分析

取检样置白瓷板上，加 1％对二甲氨苯甲醛、30％硫酸溶液和 5％三氯化铁溶液各 1 滴，巴豆中所含巴豆油逐渐显出红色。

七、诊断思路

(一) 询问病史
误服或过量服药史。

(二) 临床特点
强烈刺激症状，特别是对胃肠道，有剧泻作用。

(三) 相关检查
尿中可有蛋白、红细胞、白细胞及管型。

(四) 毒物鉴定
毒物分析以确诊。

八、临床诊断

1. 有误服或接触巴豆史，尤其在用手剥巴豆如皮肤有破口时，结合其典型的临床特点可以诊断。
2. 行毒物分析以确诊。

九、鉴别诊断

急性胃肠炎：误服巴豆中毒症状像急性胃肠炎，但急性胃肠炎一般无黏膜刺激症状如早期口腔黏膜红肿、流涎、咽喉食管烧灼感等。

十、救治方法

(一) 中毒早期
用 0.9% 氯化钠或清水洗胃，洗胃时注意动作轻巧，避免加重胃黏膜损伤，洗胃毕注入活性炭，吸附毒素。给予牛奶、蛋清等保护胃黏膜。

(二) 静脉补液
纠正脱水，酸中毒和电解质紊乱。

(三) 对症治疗
1. 胃及腹痛剧烈时，给予阿托品 0.5～1 mg 皮下注射。
2. 经补液血压仍不能很快恢复正常的，可给予多巴胺 100 mg 加入 5% 葡萄糖注射液或 0.9% 氯化钠 250～500 mL 中，静脉滴入。
3. 呼吸衰竭者吸氧，重者应用人工辅助呼吸。
4. 急性肾功能衰竭者应用透析治疗。
5. 接触性皮炎可先使用 0.9% 氯化钠冲洗后，涂以消炎软膏和抗过敏软膏或食用黄连水煎冷敷患处，巴豆入眼致结膜或角膜炎时可取黄连 15 g 水煎后冲洗眼睛。

十一、诊疗探索

可用中草药黄连、黄柏或菖蒲煎汤冷服。另外，绿豆是一味药食双补的中药，明代医家王肯堂所撰写的《证治准绳》中记载绿豆对巴豆的减毒作用："治药中用巴豆下利不止，煮绿豆汤，冷服之瘥。"巴豆中毒小鼠使用绿豆后存活时间延长，中毒症状减轻，且存活率大大提升。临床可试用。

十二、最新进展

有报道，针灸列缺穴治疗巴豆中毒取得良好疗效，安全，无特殊不良反应。桔梗对巴豆有一定的减毒作用。

刘世平　杨利荣　张在其

第五节　急性苦杏仁中毒

一、基本概念

苦杏仁又称杏仁核、杏子、木落子、杏梅仁、北杏仁等，为蔷薇科植物杏或山杏、辽杏及西伯利亚杏等味苦的干燥成熟种子。

二、中毒原因

中毒多因误服或口服过量引起，也有作为食物或佐食而中毒者。

三、毒性大小

小鼠苦杏仁苷口服给药半数致死量为 887 mg/kg。苦杏仁苷中毒，除剂量大小有关外，与用药途径的关系更为密切。研究表明，小鼠 500 mg/kg 苦杏仁苷静脉注射，动物全部存活，而相同剂量灌胃，48 h 内中毒死亡达 80%。人口服苦杏仁苷 0.024 g/kg 可致死。儿童一次吃数粒至 20 粒，成人吃 40~60 粒可发生中毒甚至死亡。

四、中毒机制

苦杏仁含脂肪、蛋白质、苦杏仁苷等，有毒成分为苦杏仁苷，被其自身所含的苦杏仁酶水解后产生氢氰酸、苯甲醛及葡萄糖，析出的氢氰酸引起中毒，氢氰酸的氰基与三价铁离子结合，进入细胞内，与细胞色素氧化酶中的三价铁离子结合，形成氰化高铁细胞色素氧化酶，使之失去传递电子功能，发生细胞内窒息。中枢神经系统先兴奋后抑制。

五、临床特征

大多数患者于食后 1~2 h 内出现症状，也有数小时后发病者，中毒症状的轻重与生食或熟食有关，熟食者症状较轻。早期出现黏膜刺激症状：口中苦涩、流涎、恶心、呕吐、呕吐物闻及苦杏仁味，继之腹泻，多量水样便；头晕、头痛、全身乏力、口渴、嗜睡。有的表现为多发性神经炎症状：四肢远端痛觉过敏，触觉迟钝，腱反射减弱或消失，并可出现心悸、上腹部烧灼感，血压升高等。中毒程度重者出现呼吸抑制，可产生胸痛及压迫感，心率变慢，意识尚存在。严重中毒者出现意识丧失，牙关紧闭，强直痉挛，大小便失禁，瞳孔散大对光反射消失，血压下降。

六、辅助检查

(一)心电图检查

可出现各种心律失常，如快速性心房颤动、室性期前收缩二联律等。

（二）毒物分析

胃内容物毒物鉴定，证实有氰化物存在。尿液分析：检出氰酸盐或硫氰酸盐。

七、诊断思路

（一）询问病史

患者有误服苦杏仁的病史，尤其对于儿童，尤其要想到本病。

（二）临床特点

主要表现为消化道刺激症状、呼吸困难与呕吐物及呼出气有杏仁味。

（三）毒物分析

检测出氰酸盐或硫氰酸盐有助于确诊。

八、临床诊断

1. 苦杏仁中毒的诊断主要依据中毒后出现短时间内消化道刺激症状，呼吸困难，呼气及呕吐物有杏仁味等临床特点，尤其是对于儿童而可初步做出诊断。关键在于详细询问病史。结合其在杏成熟季节，食入生杏仁而做出临床诊断。

2. 胃内容物或尿液中检测出氰化物或氰酸盐以确诊。

九、鉴别诊断

（一）神经性毒剂中毒

多表现为毒蕈碱样症状、烟碱样症状和中枢神经症状，皮肤黏膜发绀，血胆碱酯酶活性下降。阿托品治疗有效。

（二）一氧化碳中毒

多呈昏迷，无痉挛或伴有精神症状，皮肤黏膜樱桃红色。血液碳氧血红蛋白增高。详问病史有助于诊断。

十、救治方法

（一）呼吸、心搏骤停

立即进行心肺复苏。

（二）催吐、洗胃

1. 食后时间短，意识清楚者可进行催吐。

2. 洗胃用 1∶5 000 高锰酸钾溶液或 3％过氧化氢溶液，然后口服硫代硫酸钠 2 g，使与胃肠道内氢氰酸结合形成无毒的硫氰化合物，或用 5％～10％硫代硫酸钠溶液洗胃，并留置 100 mL 左右在胃中。

（三）解毒药物

1. 亚硝酸盐和硫代硫酸钠。

（1）轻症者。用硫代硫酸钠 0.5～2 g 溶于 0.9％氯化钠使成 25％～50％溶液肌内注射或静脉注射。

（2）重症者。①立即给亚硝酸异戊酯 1～2 安瓿包于布内压碎后吸入，每隔 1～2 min 1 次，连续数次（成人不可超过 5～6 支）；②静脉缓注 3％亚硝酸钠溶液 10～20 mL（小儿按 6～10 mg/kg 计算），注射速度每分钟 2～3 mL；③静脉缓注 25％～50％硫代硫酸钠 25～50 mL（小儿 0.25～0.5 g/kg），10～

20 min注完，如症状仍未改善，于1 h后重复静脉注射硫代硫酸钠，剂量减半或用全量；也可在第1次静脉注射后，用硫代硫酸钠10 g溶于5％葡萄糖1 000 mL内静脉滴注维持。亚硝酸钠宜新鲜配制。不太危急患者，可不先用亚硝酸异戊酯吸入，静脉注射亚硝酸钠速度需慢，密切观察血压。若血压明显下降，应暂停注射亚硝酸钠，使患者位于头低脚高位，并补充血容量，必要时应用多巴胺、去甲肾上腺素等升压药。

2. 依地酸二钴。与氰离子结合成无毒的氰化钴，其解毒作用快而强，没有降压作用，以依地酸二钴600 mg加于5％葡萄糖注射液40 mL中静脉缓注，必要时可重复应用8～10次。

3. 亚甲蓝。在无亚硝酸钠时可以使用，按10 mg/kg加入5％葡萄糖注射液20～40 mL内静脉缓注，之后按上述药量给予硫代硫酸钠。

4. 4-二甲氨基苯酚。具有快速形成高铁血红蛋白的能力，使氰离子抑制的细胞色素氧化酶恢复活力。用法：静脉注射10％ 4-二甲氨基苯酚2 mL加50％硫代硫酸钠20 mL，必要时1 h后再重复半量使用。

（四）对症支持

1. 吸氧，提高组织内氧张力，降低氰化物对组织的毒性。

2. 用地西泮，苯巴比妥，水合氯醛等控制抽搐。

3. 必要时输新鲜血。

十一、诊疗探索

（一）血液透析或血液灌流

尚未有能否清除体内氢氰酸的报道，可试用。

（二）其他

杏树根60～90 g煎汤内服，每4 h 1次。或取杏树皮1块约60 g，削去外皮，仅留中间纤维部分，加水200 mL，煮沸20 min，去渣取汁温服。一般多在服后2 h，即见症状好转，意识渐清，呼吸平稳，4 h后，完全恢复正常。

十二、最新进展

葡萄糖的醛基能与氰离子结合成无毒的腈类，但转化过程长，作用缓慢，只能作为辅助治疗，可用10％～25％葡萄糖注射液500～1 000 mL及大剂量维生素C静脉滴注。

刘世平　杨利荣　张在其

第六节　急性苍耳子中毒

一、基本概念

苍耳子系菊科苍耳属植物一年生草本植物的果实。又名苍子、胡苍子、地葵子、猪耳、棘藜狗子、菜耳实、牛虱子、苍郎种、棉螳螂、老苍子、毛苍子、苍耳仁、苍刺头、苍耳棵子、刺耳果、敞子、痴头猛、毛耳子、峨虱子、苍棵子、苍耳蒺藜、胡寝子等。果实含苍耳苷、苍耳醇、异苍耳醇、苍耳酯等。

二、中毒原因

苍耳为野生植物，农村随处可见。9月份苍耳子成熟，故其中毒多见于冬末春初，春季雨后苍耳发芽，常成丛生长，外形很像黄豆芽，此时毒性最强，易致误服，故多见于4-6月。另外，由于苍耳子过量使用或炮制不当也导致中毒。

三、毒性大小

苍耳全株有毒，其中以果实毒性最大；鲜叶比干叶毒性大，嫩叶比老叶毒性大。苍耳子水浸剂小鼠腹腔注射半数致死量为0.93 g/kg，25%苍耳子乳剂家兔腹腔注射的半数致死量为10 mL/kg，小鼠腹腔注射的半数致死量为1.5 mL/kg。人常用量：苍耳子3~9 g，苍耳草6~12 g，苍耳花9~12 g，苍耳根15~30 g。苍耳口服中毒量为30~90 g。用量过大，如服苍耳子干品30 g以上，新鲜苍耳子10粒以上，儿童5~6粒均可中毒。吃鲜苍耳子仁100粒可致死，50粒肝肾损害严重，30粒则轻度发病。食苍耳子面30 g，或苍耳子饼30 g可致中毒，食500 g以上死亡。

四、中毒机制

苍耳的叶、幼苗及果实均有毒，果实含苍耳苷，种仁和种子含毒蛋白、毒苷等，叶含苍耳内酯、隐苍耳内酯等，全草含氢醌、挥发油等。苍耳苷、毒蛋白及毒苷等为主要有毒成分，贝壳杉烯苷类化合物是主要的毒性成分，可引起肝脏的脂质过氧化损伤及影响肝细胞能量代谢，损害肝、肾、心、神经系统等实质性脏器，引起水肿、出血及坏死。尸检见中毒性肝炎，肝坏死表现。中毒多系过大剂量（煎服干品30 g以上）应用，误食鲜苍耳子（10枚以上）、苍耳幼苗等。

五、临床特征

（一）潜伏期

4 h~5 d（平均2~3 d）。潜伏期长短与食入量多少有关，食入越多，潜伏期越短。

（二）中毒症状

发病突然。首先有头晕、头痛、乏力、口干、恶心、呕吐、腹痛、腹泻或便秘及呕血、黑便等。伴有精神萎靡或烦躁不安，瞳孔散大。严重者2 d后出现肝脏疼痛、肝大、黄疸甚至肝性昏迷、鼻衄、胃肠道出血、血尿、皮下出血，晚期出现昏迷、抽搐、肺水肿、心力衰竭、肾功能衰竭等。

六、辅助检查

（一）血常规检查

可见白细胞总数及中性粒细胞增高，血小板减少。

（二）血液生化检查

肝功能异常，尿中有红细胞及管型、蛋白，有些患者血糖、血钾等可降低。

（三）心电图检查

可出现窦性心动过缓、心律不齐及不完全性束支传导阻滞。

（四）毒物检查

1. 取水浸渍提取液置于白瓷板上，加0.9%氯化钠稀释新鲜血液1滴后，苍耳所含毒物可使血液凝集。

2. 取水浸液于白瓷板上，加1%亚硝酸钠与40%氢氧化钾和30%硫酸各1滴，呈红色为阳性。

七、诊断思路

（一）询问病史

患者有明确的误服或过量服用苍耳的病史。

（二）临床特点

临床表现为消化道症状及黏膜出血、肝功损害等。

（三）相关检查

血常规可出现白细胞增高、血小板减少，出现肝功能异常，但无特殊诊断意义。

（四）毒物鉴定

行毒物检查以确诊。

八、临床诊断

对于突然发生的肝功能损害及黏膜出血及消化道症状原因不明时，要想到苍耳子中毒的可能，详细的病史询问有助于诊断。确诊有赖于行毒物检查。

九、鉴别诊断

（一）各种肝脏疾病

尤其是肝炎，由于可出现黄疸、肝功损害，易误诊为肝炎，行肝炎标志物检查有助于鉴别。

（二）杀鼠剂中毒

慢效杀鼠剂中毒主要表现为 2～4 d 后出现各种出血表现，与本病类似，易引起误诊，但灭鼠剂一般无明显的肝功能损害，详细询问病史可以诊断，关键是要想到本病。

十、救治方法

1. 早期无胃肠出血者宜催吐、洗胃，使用活性炭可用牛奶或豆浆温服，并导泻。

2. 大量食入而诊治晚者可用 1‰～2‰ 温盐水高位灌肠；静脉输液可用地塞米松 0.3～0.5 mg/kg 或氢化可的松 4～8 mg/kg 静脉滴注。

3. 肝损害者给予保肝药物，出血者给予维生素 K_1、维生素 C 及芦丁等止血剂，必要时输血。心力衰竭、呼吸衰竭及急性肾功能衰竭，应立即采取相应处理。

十一、诊疗探索

1. 中医用紫金锭磨成稀浆，每次内服半锭，2 次/d；儿童可用甘草 10 g、绿豆 50 g 或板蓝根 50 g，煎汤内服。

2. 有人认为中毒后及时服用脂肪（乳、油及植物油）或强力的中枢兴奋剂士的宁具有较好的解毒作用。

十二、最新进展

通用解毒剂：由 2 份活性炭、1 份鞣酸和 1 份氧化镁混合组成，15 g/次和半杯水口服，可吸附、沉淀和中和苍耳子。

刘世平　杨利荣　张在其

第七节　急性夹竹桃中毒

一、基本概念

夹竹桃别名柳叶桃、鲜桃、水甘草、白羊桃、九节肿、大节肿、叫出冬等，药用其叶或树皮，味苦、性寒有毒。

二、中毒原因

民间误信本品可治精神病，以叶煮汁内服而中毒或作堕胎药用，常致中毒。也有服用本品自杀者。

三、毒性大小

欧夹竹桃苷 C 为夹竹桃的主要毒性成分，具有强心作用，过量可引起中毒。鸽静脉注射最小致死剂量为 0.368 mg/kg，狗为 0.135 mg/kg，猫半数致死量为 0.18 mg/kg。小鼠腹腔注射夹竹桃的去苷提取物半数致死量为 84.37 mg/kg，而注射乙醚提取物（含苷部分）半数致死量为 22 mg/kg。口服夹竹桃叶 10～60 片或干燥叶 3 g 中毒可致死，幼儿服 1～3 片即可中毒甚至死亡。

四、中毒机制

夹竹桃植物全株及树液均有毒，新鲜树皮毒力更强，干燥后毒力减弱，有毒成分为多种强心苷。可直接刺激心肌，使收缩力增强，心肌应激性增强，引起室性期前收缩、心室颤动、房室传导阻滞；兴奋延髓中枢，迷走神经张力亢进，出现心律不齐、传导阻滞。抑制 Na^+-K^+-ATP 酶，心肌细胞兴奋性升高，增加潜在起搏点的自律性；促进血管收缩使毛细血管充血，以致出血，冠状动脉收缩引起急性冠脉功能不全。另外，尚有镇静作用及刺激胃肠道、子宫平滑肌收缩的作用等。

五、临床特征

中毒症状与洋地黄中毒相类似。

（一）消化系统

食后 2～5 h 出现症状，恶心、剧烈呕吐、厌食、腹痛、腹泻、便血等。

（二）神经系统

流涎、头晕、嗜睡、头痛、四肢麻木、共济失调、痴呆、意识不清、抽搐等，可有精神错乱、失语、幻觉、黄视、绿视。

（三）心血管系统

心悸、气短、心动过缓或阵发性心动过速，心律不齐、心音强弱不等、血压下降，重者出现阿-斯综合征。可因心搏骤停而死亡。

六、辅助检查

心电图显示，各种心律失常并存或先后出现，窦性心动过缓，房室传导阻滞、房性或室性期前收缩（呈频发性、多源性或二联律等），阵发性房性心动过速或室性心动过速，以及 ST 段压低、T 波倒置等。

七、诊断思路

（一）询问病史
患者有误服或过量使用本品的病史。

（二）临床特点
典型的洋地黄样中毒症状。

（三）相关检查
心电图可出现各种心律失常，但无特殊诊断意义。

八、临床诊断

夹竹桃中毒的诊断主要依赖于有误服或过量使用本品的病史，结合其典型的临床表现、心电图改变可以诊断。

九、鉴别诊断

急性胃肠炎由于夹竹桃中毒可以引起恶心、呕吐、腹痛、腹泻，因此易将其误诊为急性胃肠炎。但夹竹桃中毒除上述表现外尚有神经系统的临床表现及心电图改变，详细询问病史有助于诊断。

十、救治方法

（一）一般处理
立即停药，早期给予催吐，用 1∶5 000 高锰酸钾溶液、浓茶或活性炭混悬液洗胃。继之活性炭 1～2 g/kg 注入胃内，吸附毒素。硫酸钠或甘露醇导泻。

（二）治疗心律失常
心动过缓时给予阿托品 0.5～1 mg 肌内注射或静脉注射。出现窦性心动过速或阵发性房性心动过速、频发期前收缩等，可使用氯化钾 1.5～2 g 加入 5％葡萄糖注射液 500 mL 缓慢静脉滴注。无效时可使用普鲁卡因胺治疗。其他室性心律失常可使用苯妥英钠 125～250 mg 缓慢注射。

（三）对症治疗
抽搐给予地西泮 5～10 mg 静脉注射或 10％水合氯醛 20 mL 灌肠，维持水电解质平衡等。

（四）其他
昏迷患者注意保持气道开放，维持生命体征稳定及给予支持性治疗。禁用钙剂，慎用 β-受体阻滞剂。

十一、诊疗探索

中药：中毒早期催吐后可以用甘草 12 g，绿豆 60 g，防风 12 g，生姜 10 片，水 5 碗煎至 2 碗分两次服用。有胸闷、心悸、心动过缓者可取绿茶 10 g、蜜糖 30 g，调服。

十二、最新进展

应用地高辛抗体结合游离毒物，并能将组织内的毒物引出至细胞外，以达到解毒作用。

刘世平　杨利荣　张在其

第八节 急性苦楝子中毒

一、基本概念

苦楝子又名金楝子、川楝子，为楝科植物楝树和川楝树之种子。

二、中毒原因

多因误食或药物过量或因患者机体特殊敏感性所致。

三、毒性大小

苦楝子全株有毒，果实毒性较大，成熟果实比未成熟果实毒性大；其次是根皮、茎皮，叶毒性最小。人食果6～9个，种子30～40粒，根皮400 g即可中毒，以致死亡。快者服后0.5 h，一般4～6 h出现症状，最快3 h死亡。有报道，儿童服川楝0.3～0.4 g就可发生中毒，服2～4 g有引起死亡的病例报道。

四、中毒机制

苦楝子含苦楝油、川楝素、苦楝酸树脂、生物碱等，其所含有毒成分可使大脑皮质麻痹，而使皮质下中枢的抑制解除，因而迷走神经兴奋，继之麻痹。对心肝肾及胃肠均有毒性作用。中毒多因内服本品过量，或误服农用苦楝杀虫剂所致。

五、临床特征

1. 头晕、头痛、烦躁不安、口唇及周身麻木；下颌运动障碍，吞咽困难，嗜睡。
2. 恶心、呕吐、上腹痛、腹胀、肝功损害。
3. 视物模糊，视野缩小，结膜充血。
4. 腰痛、尿少、排尿困难。
5. 严重者出现呼吸困难、心悸、多脏器出血、血压下降等。

六、辅助检查

(一)肝功能

血清转氨酶升高等肝功损害。

(二)尿液分析

血尿、管型尿、蛋白尿。

(三)心电图

窦性心律不齐，心房颤动，频发房性或室性期前收缩，房室传导阻滞，心肌损害等改变。

七、诊断思路

(一)询问病史

有服用本品或使用川楝素片驱虫的病史。

（二）临床特点

典型的消化道刺激症状、肝功能损害及神经系统症状。

（三）相关检查

可有肝功能异常、心电图改变，但无特殊诊断意义。

八、临床诊断

苦楝子中毒主要依赖于过量服用本品或用苦楝素片驱虫的病史，结合其消化道刺激症状、肝损害及神经系统症状可以诊断。

九、鉴别诊断

（一）黄疸性肝炎

由于可出现肝功能损害、皮肤黄疸、脏器出血，因此需与黄疸性肝炎相鉴别，但黄疸性肝炎一般无心律失常及消化道刺激症状。查肝炎标志物可资鉴别。

（二）肾小球肾炎

本品中毒患者尿液分析尽管可出现血尿、管型尿、蛋白尿，但一般无水肿，而且发病突然，快者在服后 30 min，一般 4~6 h 出现症状，有消化道刺激症状。

十、救治方法

1. 催吐，洗胃，给予活性炭及导泻剂。

2. 呼吸困难者，给予吸氧、面罩通气。

3. 心律失常者根据心律失常类型选用抗心律失常药物治疗。

4. 烦躁不安或躁狂者给予地西泮、水合氯醛等控制。

5. 严重出血者给予止血药物，必要时输血。

6. 休克者给予液体抗休克，必要时应用升压药物。

7. 其他对症和支持治疗：补液、补充维生素 B 族、维生素 C 及保肝治疗。

十一、诊疗探索

中药解毒药物：

1. 解毒可用甘草 50 g，水煎当茶饮，或服绿豆甘草汤。

2. 痉挛时，用全虫 0.15 g、蜈蚣 2 条，研末 1 次冲服。

3. 中毒性肝炎可肌内注射茵栀黄注射液，或中药茵陈 30 g、栀子 9 g、丹参 18 g、大枣 5 枚，煎汤服。

4. 鲜小叶野鸡尾草 200~400 g 捣烂取汁，兑冷开水服，2 次/d，有解毒功效。

5. 绿豆 420 g、蒲公英 30~60 g、金银花 30 g、紫草根 30~60 g、大青叶 30~60 g、生甘草 9~15 g 煎水分服。

十二、最新进展

就诊晚者可使用 1‰~2‰ 温盐水高位灌肠有助于促进毒物排出。

刘世平 张在其

第九节 急性钩吻中毒

一、基本概念

钩吻为马钱科植物胡蔓藤的全草，又称断肠草、胡萝藤、胡蔓草、黄猛荣、藤黄、大茶药、烂肠草、吻莽、大炮叶、毒根、发冷藤、苦吻、水莽草、苦蔓、野葛、黄野葛、虎狼草、鸡苦蔓等。

二、中毒原因

常常将断肠草误认为金银花而误食中毒，也有报道有人自饮将钩吻误认为大血藤用以自制的泡酒治疗风湿而中毒，也有因洗擦皮肤而致死的报道。

三、毒性大小

钩吻全株有毒，以根、叶著着，尤其嫩芽毒性最大。有人曾对钩吻的不同部位 1∶10 煎剂进行半数致死量测定，小鼠半数致死量每千克体重所需的主要药量计：根为 0.0798 g，老茎为 1.309 g，嫩茎为 1.83 g，叶为 0.255 g，花为 0.458 g，果为 1.275 g。钩吻有毒成分为钩吻碱，具有很强的毒性作用，一般内服钩吻 10 g，根 2～8 g，嫩芽 10～38 个都可引起中毒。人食用 0.15～0.3 g 钩吻碱便可致死，3.5 mL 钩吻流浸膏或钩吻根 3 g 或嫩芽十余个均可致死。

四、中毒机制

钩吻的毒性与烟碱、毒蕈碱相似。毒物主要侵犯神经系统，抑制延髓呼吸中枢、脑和脊髓的运动神经。有人认为钩吻可能有类似 γ-氨基丁酸拮抗剂的作用，致使中毒者出现强直性抽搐。中毒时因呼吸中枢抑制或呼吸肌麻痹而死于呼吸衰竭。毒物对胃肠道的直接刺激也可引起相应症状。另外还可作用于迷走神经，直接刺激心肌引起心律失常。

五、临床特征

(一) 潜伏期

1～120 min 不等。根、茎水煎服及吞咽嫩芽者发病快，而吃其干根者发病较慢，平均 1 h 左右发病。

(二) 神经系统

头晕、头痛、乏力、吐字不清；眼睑下垂、复视、幻视、眼肌弛缓、瞳孔散大或缩小、光反射迟钝、失明；烦躁不安或淡漠、四肢强直、共济失调、大小便失禁、膝反射消失、抽搐昏迷等。死亡前可发生肌肉痉挛、角弓反张。

(三) 消化系统

口腔及咽喉灼痛、吞咽困难、恶心、呕吐、口干或流涎、腹痛、腹胀、腹泻或便秘等。

(四) 循环与呼吸系统

心跳先慢后快，血压早期升高后期下降，心律失常，面色苍白，四肢冰冷。呼吸先快而深，后慢而浅，不规则，渐至呼吸困难，发绀，最后呼吸麻痹，呼吸停止，但仍有心脏搏动。

六、辅助检查

（一）血常规检查

血白细胞可升高。

（二）血液生化检查

可出现血清转氨酶升高，胆红素升高，血清肌酐、血清尿素氮升高。

七、诊断思路

（一）询问病史

有误将钩吻当作金银花而服用或用之洗浴的病史。

（二）临床特点

对消化道刺激的表现及呼吸抑制、肌无力等典型的临床表现。

（三）相关检查

血液生化及血白细胞的改变，但无特殊诊断意义。

（四）毒物检测

血中检测出钩吻碱可确诊。中毒程度、并发症、死亡率与其浓度密切相关。

八、临床诊断

1. 钩吻中毒的诊断主要依靠病史。详细询问钩吻的接触史，结合其发病迅速，以神经系统症状为主，表现呼吸抑制、肌肉无力等症状可做出临床诊断。

2. 血液中检测出钩吻可确诊。

九、鉴别诊断

（一）阿托品中毒

钩吻中毒可有眼睑下垂、瞳孔散大等类阿托品样表现，易误诊为阿托品中毒。应详细询问病史有助于诊断，血液检查钩吻碱可明确临床诊断。

（二）急性脑卒中

中毒早期症状多无特异性，或来诊时即出现昏迷、呼吸抑制者，则易误诊急性脑卒中，因此对于来自农村特别是山区的患者，原因不明而具有上述临床特征（尤其是神经肌肉症状、呼吸麻痹）的，要考虑钩吻中毒的可能，除马上进行救治外，还应尽快进行血液钩吻碱检测，以明确诊断。

十、救治方法

1. 立即催吐、洗胃，给予活性炭和导泻剂。但切忌使用硫酸镁，以免诱发或加重呼吸抑制和损害肾功能。

2. 出现类颠茄样症状者，如瞳孔扩大、视物模糊、口干、心悸、乏力而无恶心、呕吐、腹痛、腹泻时，可用拟胆碱药如新斯的明 1 mg 肌内注射，抑制胆碱酯酶，而减慢其水解乙酰胆碱速度从而延长乙酰胆碱作用时间而解除某些中毒症状。成人用新斯的明 1 mg 加 5% 葡萄糖注射液稀释后静脉滴注。症状改善后改肌内注射 0.5～1 mg/次，每 6～8 h 1 次，直至症状消失。如出现毒蕈碱样症状，可给阿托品、东莨菪碱等治疗。

3. 抽搐选用地西泮、水合氯醛、异戊巴比妥等。如一般镇静药物效果不佳，可在气管插管保证气道通畅情况下使用硫喷妥钠。

4. 出现呼吸困难者给予吸氧，应用尼可刹米、洛贝林等呼吸兴奋剂，呼吸停止立即给予气管插管，人工辅助通气。

5. 血压下降给予液体及升压药物，心力衰竭时用洋地黄等强心苷类。

十一、诊疗探索

（一）民间验方

灌服新鲜羊血，成人 200～300 mL，小儿 100 mL，2 次/d，也可灌服鸭血 50 mL，鹅血 50 mL，兔血 100 mL 等。

（二）中医中药治疗

用黄连、黄柏、黄芩、甘草各 50 g，黑大豆 120 g，水煎服。

（三）血液净化

有报道血液透析、血液灌流有一定的疗效，但尚需积累经验。有报道，有毒中药中毒后，早期进行预防性透析，可以明显改善症状，降低病死率，有利于肾功能的恢复。因此建议对血中钩吻碱含量较高的钩吻中毒者，无论是否出现肝、肾功能损害，均提倡尽早进行预防性透析治疗，以提高救治成功率。

（四）苯二氮䓬类药物

钩吻碱的生物活性可能与中枢性 γ-氨基丁酸有关，有人使用拟似 γ-氨基丁酸作用的药物地西泮预处理后，可延迟钩吻碱中毒小鼠的痉挛发作时间和增加生存时间，增加小鼠存活率。因此，遇到此类患者，可考虑试用苯二氮䓬类药物治疗。

十二、最新进展

洗胃问题：对于钩吻中毒患者，其预后与是否洗胃和洗胃迟早并无多大关系，相反，由于患者极易出现呼吸骤停，如准备不充分，抢救不及时，洗胃还会增加病死率。另外钩吻碱极易被消化道吸收，且大多数患者服毒至就诊时间较长，因此，对钩吻中毒患者催吐和洗胃的价值不大，救治过程中不必过分强调洗胃的重要性，应权衡利弊，建议对中毒较深，尤其是呼吸状况不好的患者不主张洗胃，立即实施其他抢救措施。如确有必要也应在充分准备好气管插管、呼吸支持，密切监测的情况下，才能进行洗胃。

刘世平　杨利荣　张在其

第十节　急性天南星中毒

一、基本概念

天南星又名虎掌、南星、鬼荡荡、虎掌南星、虎膏、蛇芋、蛇包谷、山苞米、三棒子、菊狗丹、大扁老鸦芋头、斑杖、蛇六谷、野芋头、蛇本芋，为天南星科多年生草本植物的块茎。

二、中毒原因

易将天南星误认为魔芋，多因误嚼生块茎而发生中毒，偶有因服用过量而中毒。

三、毒性大小

该药全株有毒，块茎毒性较大。根、茎、叶含苛辣性毒素，块茎所含生物碱类似毒蕈碱。实验表明 50％醇提物加水浸物制剂小鼠腹腔注射的半数致死量为 30～48 g/kg。本品鲜品毒性大，成人食生天南星中毒剂量为 15 g，儿童 10 g。本品生用毒性大，煎煮后有毒成分毒性减弱或消失。

四、中毒机制

天南星含有三萜皂苷、苯甲酸、淀粉、氨基酸，果实和种子中含有毒蕈碱类物质，生食后有强烈局部刺激作用，使黏膜充血、水肿，重者糜烂、坏死脱落。吸收后引起全身毒性反应。

五、临床特征

1. 潜伏期一般 15 min 至数小时，嚼服较大量生天南星立即发生毒性反应。
2. 咽喉干燥烧灼感，口唇及舌肿大、流涎、言语不清、声嘶、张口困难，重者口腔及舌黏膜坏死脱落、面色苍白、头昏、心悸、四肢麻木。
3. 严重者痉挛、惊厥、昏迷、呼吸节律不整，甚至因呼吸麻痹而死亡。
4. 皮肤接触后有强烈刺激作用，初为瘙痒，继之麻木、起疱、糜烂等。
5. 小儿误食除以上症状外，可能遗留神经、智力发育障碍。

六、辅助检查

(一)大便常规检查

可出现大便隐血阳性。

(二)血常规检查

白细胞和血小板可下降。

七、诊断思路

(一)询问病史

详细询问患者误将天南星认作魔芋而食用的病史。

(二)临床特点

误食时口腔黏膜刺激症状及皮肤接触时的刺激症状和全身表现特点。

(三)相关检查

血常规检查白细胞和血小板可下降，但无诊断性意义。

八、临床诊断

1. 误服及生食天南星史。
2. 误食时口腔黏膜有刺激症状。
3. 皮肤接触时致局部瘙痒、肿胀。
4. 有全身反应的表现。

九、鉴别诊断

百草枯中毒：误食后出现口腔黏膜刺激症状及皮肤接触时的刺激症状和全身表现特点，易误诊为百草枯中毒，详细询问病史可鉴别，而且百草枯中毒常有多脏器损害，外周血白细胞升高。

十、救治方法

（一）催吐、洗胃

误食中毒者迅速用 0.02% 高锰酸钾溶液洗胃、导泻，给予活性炭及导泻剂；给予鸡蛋清、牛奶、稀醋、鞣酸、浓茶等减轻毒物对黏膜的刺激。

（二）出现痉挛

抽搐给予地西泮、水合氯醛等。有呼吸麻痹给予呼吸兴奋剂及吸氧。必要时气管插管辅助呼吸。

（三）皮肤接触

使用大量清水冲洗。

（四）口腔破溃者

用 1% 过氧化氢溶液含漱。

（五）其他

支持对症处理如输液、给予多种维生素及 10% 葡萄糖酸钙。

十一、诊疗探索

皮肤瘙痒可用 10% 稀醋冲洗有效。也可用稀酸、鞣酸洗涤、甘草水或绿豆水擦洗、浸泡以解毒，口服抗组胺类药物，钙剂，外用激素软膏。

十二、最新进展

生姜可解天南星毒性，可用生姜汁含漱，并口服 5～10 mL；或用食醋 30～60 mL 加生姜汁含漱，并口服 5～10 mL；或生姜 30 g，防风 60 g，甘草 15 g，水煎后，先含漱后口服，可连服数天，至痊愈为止。

刘世平　杨利荣　张在其

第十一节　急性半夏中毒

一、基本概念

半夏又名三步跳、地文、水玉、守田、示姑、羊眼、和姑、蝎子草、地雷公、老瓜蒜、狗芋头等。系天南星科多年生草本植物的块茎。

二、中毒原因

半夏中毒多见于误服或炮制不当、服用过量。

三、毒性大小

未经高温处理的半夏制剂毒性较大，而经过煎煮或炮制的半夏内服很少出现毒性反应。生食半夏 0.1~1.8 g 即可引起中毒。半夏浸膏小鼠腹腔注射半数致死量为 13.14 g/kg（块茎）；块茎的乙醇提取液腹腔注射 20 g/kg，大部分小鼠出现共济失调、死亡。生半夏浸悬液小鼠灌胃半数致死量为 42 g/kg。

四、中毒机制

半夏含生物碱、植物甾醇及多种脂肪酸。其植物甾醇和某些生物碱对中枢及周围神经有抑制作用，大剂量可使其发生麻痹。生半夏所含辛辣醇及酸类对皮肤和黏膜有腐蚀性，半夏酒精浸出液能使试验动物产生痉挛而死亡。

五、临床特征

1. 潜伏期为 30 min~2 h。
2. 内服生半夏过量表现为口腔、喉头、消化道黏膜的强烈刺激症状，可引起口舌麻木、流涎、舌肿、声嘶，甚至失声、恶心、呕吐、咽部烧灼感、上腹部灼痛。神经系统症状有头昏、全身麻木等，重者发生呼吸迟缓而不整、呼吸困难、窒息，甚至呼吸停止。有因服生半夏多量而永久失声者。
3. 制半夏性较辛燥，可引起咽干，舌麻，胃部不适。
4. 外用生半夏，可致过敏性坏死性皮炎。

六、辅助检查

心电图检查：可出现窦性心动过缓、窦性心动过速、室上性期前收缩、二联律等。

七、诊断思路

（一）询问病史

患者有误食或过量服用生半夏的病史。

（二）临床特点

以口腔、胃肠道刺激症状及神经系统毒性为主要表现。

（三）心电图检查

可出现窦性心动过缓、窦性心动过速、室上性期前收缩、二联律等，但无特殊诊断意义。

八、临床诊断

半夏中毒的诊断主要依据患者误食或过量服用生半夏的病史，或因其炮制不当，结合其典型的临床特点不难做出诊断。

九、鉴别诊断

百草枯中毒：误食后出现口腔黏膜刺激症状及皮肤接触时的刺激症状和全身表现特点，易误诊为百草枯中毒，详细询问病史可鉴别，而且百草枯中毒常有多脏器损害，外周血白细胞升高。

十、救治方法

（一）催吐、洗胃

给予活性炭及导泻剂，并予鸡蛋清、牛奶等保护胃黏膜。

（二）呼吸困难

给予吸氧，呼吸兴奋剂，必要时气管插管或气管切开，并给予辅助通气。

（三）心律失常

加用糖皮质激素，一般无须抗心律失常药物，心悸症状可自行消失。对重症心律失常者除应用抗心律失常药物外，还应卧床休息，尽量减少活动，以防止心搏骤停。

（四）皮肤接触

用大量清水冲洗之后以稀醋酸溶液洗涤。

（五）中药

鲜姜汁 5 mL 每 4 h 1 次口服。

（六）其他方法

对症及支持治疗。

十一、诊疗探索

中药金银花 30 g、连翘 30 g、绿豆衣 18 g、生姜 15 g、甘草 10 g，水煎服有效。

十二、最新进展

有报道，半夏可能含有类乙酰胆碱样物质而出现 M 样作用。阿托品可以很快解除半夏的毒副作用，用法为达到阿托品化后，用量渐递减至完全撤离。

刘世平　杨利荣　张在其

第十二节　急性阿片中毒

一、基本概念

阿片为罂粟科罂粟属植物，由其未成熟果实经割破果皮而流出的乳汁干燥而得，又称阿片、阿芙蓉、底野迦、亚片，俗称鸦片烟、洋烟、大烟。

阿片类包括天然的阿片生物碱，如吗啡、可待因；半合成的衍生物，如海洛因、双氢可待因；合成的镇痛剂，如哌替啶、美沙酮、匹米诺定、芬太尼、二氢埃托啡、喷他佐辛等。

二、中毒原因

1. 阿片引起急性中毒。

（1）用量过大。

（2）配伍不当。

（3）违背禁忌。

2. 慢性中毒即因吸食阿片成瘾。

3. 母亲中毒可使乳儿或胎儿中毒。

三、毒性大小

口服阿片致死量为 2～5 g，吗啡中毒量成人 0.06 g，致死量为 0.25 g，可待因毒性为吗啡的 1/4，中毒量为 0.2g，致死量为 0.8g。巴比妥类及其他催眠药物与本类药物均有协同作用，合用时要谨慎。

四、中毒机制

阿片通过与中枢神经系统内许多特异性阿片类受体结合而起作用，阿片对中枢神经系统有兴奋和抑制作用，而以后者为主。中毒患者先是兴奋状态，继之大脑皮质高级中枢和延髓呼吸中枢抑制，血管运动中枢抑制，最后兴奋脊髓。阿片兴奋中脑前核阿片类受体，兴奋动眼神经核，引起缩瞳作用。阿片还对支气管、胆管、输尿管具有兴奋作用，提高胃肠道平滑肌及括约肌张力，减低胃肠蠕动。本品易产生依赖性和耐受性。

五、临床特征

(一) 急性中毒

主要表现为嗜睡，呼吸慢而节律不整，可减少到 2~4 次/min，呈抽泣样或呼吸停止。面色灰白，口唇青紫。因能兴奋脊髓，引起肌颤，牙关紧闭，角弓反张，甚至惊厥。昏迷、针尖样瞳孔、高度呼吸抑制是阿片类中毒三大症状。瞳孔随缺氧程度加重而会相应增大。但不是每一个阿片类中毒都出现瞳孔缩小，地芬诺酯、哌替啶、吗啡、喷他佐辛和丙氧芬过量患者可出现瞳孔正常甚至放大。瞳孔散大也可能预示着患者严重脑缺氧或同时过量服用其他药物。此外还可见头痛、头晕、恶心、呕吐、便秘、尿急而又排尿困难，大量出汗，腹部绞痛、组胺释放造成局部荨麻疹、胃肠道蠕动减慢继发肠梗阻和膀胱括约肌张力增加继发尿潴留等，最危险的症状是呼吸困难，由其导致呼吸衰竭是阿片类中毒的直接死亡原因。

(二) 慢性中毒

即阿片成瘾。表现为食欲不振、便秘、消瘦、贫血、阳痿。如停用 8h 以上，即有精神萎靡，打哈欠等戒断现象出现。若给予足量阿片，则所有症状会立即消失。

(三) 急性肺损伤

阿片类药物诱发的急性肺损伤（非心源性肺水肿），是与海洛因过量有关的一种罕见的并发症，过量后可立即发生或延迟到 24h 后。患者出现呼吸急促、啰音、血氧饱和度下降和双侧肺浸润，但胸部 X 线片心脏轮廓正常。

六、辅助检查

(一) 动脉血气分析

呼吸抑制者低氧血症、酸中毒。

(二) 毒物检测

血尿定性检测，有条件者行血药浓度测定。还可同时筛查尿液或胃液中是否有其他药品或毒品。

七、诊断思路

(一) 询问病史

询问是否有误服、过量服用、配伍不当或违背禁忌证的病史。

(二) 临床特点

昏迷、呼吸抑制和针尖样瞳孔三大症状为主的临床表现。沿静脉走行分布的注射瘢痕为吸毒者的特有体征。

（三）相关检查

动脉血气分析可出现低氧血症、酸中毒等，但无诊断的特殊意义。

（四）毒物鉴定

尿中检测出阿片类代谢产物可确诊。

（五）其他诊断思路

纳洛酮治疗有效。

八、临床诊断

据吸毒史或发病前静脉注射、服用阿片类毒品史，结合其昏迷、瞳孔缩小、呼吸抑制的特征性临床表现可以做出临床诊断。注意部分贩毒者以体内藏毒方式如吞服大量防水膜分装的海洛因转运毒品，如防水膜破裂，可突然出现阿片类中毒症状，此时腹部立位 X 线有助于诊断。血、尿中检测出阿片类代谢产物可确诊。

九、鉴别诊断

（一）有机磷类农药

也存在昏迷、瞳孔缩小、呼吸衰竭等症状，但可询问到有机磷类农药接触史、呼气有大蒜样臭味、血胆碱酯酶活性降低，不难鉴别。

（二）急性脑血管病

头颅 CT 有助于排除急性脑血管病。而且急性脑血管病常有高血压、动脉硬化病史，多有瞳孔不等大、偏瘫等神经系统体征。沿静脉走行分布的注射瘢痕有助于阿片类中毒的诊断。血、尿毒物分析可确诊。

十、救治方法

（一）应用阿片类受体拮抗剂纳洛酮

首剂 0.4～2 mg 静脉注射或肌内注射，有气管插管者也可经气道给药。如果给药后 5 min 呼吸仍未恢复，应再给予首剂的 50%～70%。如果纳洛酮总量已达 10 mg，而仍未表现出任何疗效，则应怀疑诊断的准确性。注意：阿片成瘾患者因吸食过量而发生急性中毒，在应用纳洛酮时可能产生戒断症状，如抽搐、昏迷等。因而这类患者应用纳洛酮要小剂量重复应用。

（二）促进毒物排除

洗胃：无论口服或以其主要成分吗啡注射引起的中毒，不管用药时间多长，都应当用 0.05% 高锰酸钾溶液反复洗胃。因为血中吗啡能够不断向胃中转移，且吗啡延长胃肠的排空时间。洗胃后给予活性炭和导泻剂。

（三）应用人工通气

吸氧，对于明显的呼吸抑制，尤其在患者已因缺氧而昏迷时，应施行紧急气管内插管，人工辅助通气。

（四）对症支持治疗

1. 抗感染。急性中毒 24 h 内多死于呼吸麻痹，超过 12 h 往往因呼吸道感染死于肺炎，超过 48 h 预后较好。故应在积极抢救呼吸衰竭同时，应用有效抗生素预防和控制感染。

2. 保护肝肾功能。阿片类对肝脏有损害作用，可适当给予肝细胞保护剂减轻其对肝脏的毒性。监测水电解质，维持其平衡，防止急性肾功能衰竭甚为重要。

十一、诊疗探索

有报道，在抢救大剂量阿片类中毒患者，在注意全身支持治疗的同时，更应足量持续使用拮抗剂。虽然烯丙吗啡对阿片类受体有激动和拮抗两种效应，且副作用多，逐渐被纳洛酮所替代，但在解救阿片类中毒者仍有独特的作用。

十二、最新进展

抢救阿片类中毒患者时，中毒患者昏迷、呼吸微弱，以痰热闭窍为主要病机者，可选用安宫牛黄丸、至宝丹等，具有清热涤痰、醒脑开窍之功，与西医处理结合有协同作用；若患者血压下降、四肢厥冷，呈休克表现时，可选用参附针、丽参针静脉注射，独参汤胃管内注入，有时可以扭转病情。

刘世平　杨利荣　张在其

第十三节　急性苯二氮䓬类中毒

一、基本概念

苯二氮䓬类临床应用非常广泛，主要用于镇静、催眠、抗焦虑、抗惊厥，并有肌肉松弛作用。长期服用产生依赖性或成瘾，突然停药可以产生戒断症状。由于此类药应用的广泛性，因而是最常见的药物中毒原因。苯二氮䓬类药物有许多种，在其作用强度、药效持续时间及是否具有活性的代谢产物上均有较大不同，见表 8-5-1。

表 8-5-1　常用苯二氮䓬类的药理特点

名称	半衰期（h）	活性代谢物	口服剂量（成人，mg）
阿普唑仑	10～20	有	0.25～0.5
氯氮䓬	10～20	有	5～50
地西泮	30～60	有	5～20
氯硝西泮	20～30	有	0.5～2
艾司唑仑	10～25	少量	1～2
氟西泮	50～100	有	15～30
劳拉西泮	10～20	无	2～4
奥沙西泮	5～10	无	15～30
三唑仑	1.5～3	未知	0.125～0.5

二、中毒病因

一次大剂量服用可引起急性中毒，长期过量服用可引起不良反应。另外也有犯罪分子在作案时投入茶水或饮料中引起中毒。

三、毒性大小

本类药物中毒剂量大，如地西泮的最低致死量 0.1～0.5 g/kg，成人中毒血药浓度值 1～30 μg/mL。

四、中毒机制

本类药物能迅速通过血-脑屏障进入脑组织。在中枢神经系统内分布有苯二氮䓬类受体，主要存在于大脑皮质、下丘脑、小脑、中脑、海马、纹状体，延髓及脊髓依次减少。当苯二氮䓬类与苯二氮䓬类受体结合时，导致 γ-氨基丁酸受体与 γ-氨基丁酸的亲和性大大增加，并使氯离子通道开放，大量氯离子进入细胞内，引起超极化，使细胞处于静息状态，表现出呼吸抑制、血压下降、心率减慢及意识强度减低等中枢神经系统抑制性状态。

五、临床特征

多数患者在服药 30～120 min 后出现中枢神经抑制表现，主要有嗜睡、言语不清、步态不稳、共济失调、昏迷及呼吸抑制等，通常有肌张力降低、深反射消失、瞳孔缩小及低体温等。

六、辅助检查

血常规检查可出现粒细胞减少。

七、诊断思路

(一) 询问病史

有无一次性大量摄入或注入苯二氮䓬类病史及其近期精神状态有助于诊断。

(二) 临床特点

有相应的中枢神经抑制临床表现。

(三) 毒物鉴定

血液或尿液中检出苯二氮䓬类原药或其代谢物可做出诊断。

(四) 诊断性试验

无条件行毒物鉴定时，注射氟马西尼后患者立即有反应或清醒，可以作为诊断依据。

八、临床诊断

1. 患者服药史及临床表现，如突然出现昏睡、肌张力低下等可做出临床诊断。

2. 毒物分析，特别是血样品的定性定量分析，可以作为地西泮中毒的客观依据并提供中毒的严重程度及抢救与治疗方案。

3. 注射氟马西尼，如系地西泮中毒者，注射后患者立即有反应或清醒，可做出诊断。

九、鉴别诊断

应与其他镇静催眠药物、抗抑郁药物、抗精神病药物及麻醉药物过量情况相鉴别。应用纳洛酮不能拮抗苯二氮䓬类的瞳孔小和中枢抑制作用，而氟马西尼可以迅速解除其昏迷状态。另外，癔症所致的精神抑制状态常见于强烈精神刺激后，患者双目紧闭、不动、不语、轻度刺激无反应，可见眼球运动、眼震，生命体征平稳。

十、救治方法

1. 对于昏迷患者，立即开放气道，必要时进行人工辅助通气。

2. 积极治疗低血压，给予补液，必要时给升压药，纠正低体温状态。

3. 清醒患者可进行诱导呕吐；昏迷患者在保护气道后进行洗胃，之后给予活性炭和导泻剂。

4. 特效解毒剂氟马西尼是中枢神经系统苯二氮䓬类受体的高度选择性竞争性抑制剂，对酒精和阿片类受体无作用。静脉给药后 1～2 min 就可以逆转苯二氮䓬类所致的中枢抑制作用，6～10 min 达作用高峰，效力持续 1～5 h。适用于苯二氮䓬类中毒引起的昏迷和呼吸抑制。

（1）用法。0.2 mg 静脉注射（30 s 以上）；如无反应再给予 0.3 mg 静脉注射，仍无反应再给予 0.5 mg 静脉注射，必要时每 30 min 重复 1 次直至总量达 3 mg（儿童总量达 1 mg）。由于氟马西尼效力持续 1～5 h，比多种苯二氮䓬类的半衰期短，有时用药后患者清醒一段时间会再次昏迷或嗜睡，因此可以静脉输入维持，速度 0.2～1 mg/h。

（2）氟马西尼的副作用。①注射速度过快会引发苯二氮䓬类依赖患者急性戒断症状，包括极度兴奋、心动过速、抽搐等；②部分患者应用氟马西尼后发生焦虑、头痛、眩晕、恶心、呕吐及一过性颜面潮红等；③环类抗抑郁药物中毒患者应用氟马西尼可诱发抽搐及心律失常。

十一、诊疗探索

1. 有人对洗胃提出了质疑，认为此类药物吸收迅速完全，即使较慢的氯氮䓬，2～3 h 后也达到血药峰浓度，其中毒作用基本完全发挥。洗胃治疗在患者意识转清及重要脏器功能恢复方面并无优越性，且会产生各种并发症，因此不推荐使用。

2. 已有一些报道认为血液灌流加快苯二氮䓬类从体内的清除，可用于中毒程度较深的昏迷患者。

十二、最新进展

（一）透析治疗

对于大剂量严重中毒且血中浓度已超过致死量的患者，可以采用腹膜透析或血液透析除去药物。过去多数文献认为该类药物由于脂溶性高，透析效果不好，不主张使用，但对透析患者透出液中地西泮浓度的测定发现，透出率较高，因此严重中毒者仍可以采用。

（二）其他进展

中药注射剂醒脑静注射液，对地西泮中毒患者的治疗也有一定效果。

刘世平　杨利荣　张在其

第十四节　急性巴比妥类中毒

一、基本概念

巴比妥类药物是巴比妥酸的衍生物，呈弱酸性，易水解。本类药物以其镇静催眠作用，常用来诱导麻醉，控制癫痫发作，是临床常用药物。依照其起效时间和作用持续时间，分为长、中、短和超短效 4 类，见表 8-5-2。

表 8-5-2　常用巴比妥类的分类及药理特点

分类	药物	排泄半衰期（h）	药效持续时间（h）	催眠剂量（成人，mg）	最小中毒浓度（mg/L）
超短效	硫喷妥钠	6~46	<0.5	50~75	>5
短效	戊巴比妥	15~48	>3~4	100~200	>10
	司可巴比妥	15~40	>3~4	100~200	>10
中效	异戊巴比妥	8~42	>4~6	65~200	>10
	布塔巴比妥	34~42	>4~6	50~100	>10
长效	甲基巴比妥	11~67	>6~12	50~100	>30
	苯巴比妥	80~120	>6~12	100~320	>30

二、中毒病因

多为意外或故意大量服用巴比妥类引起，常致死亡。

三、毒性大小

服用量大于治疗量 5~6 倍即可有中毒症状，最低致死量为治疗量的 15 倍。致死量为苯巴比妥 6~10 g，异戊巴比妥、戊巴比妥和司可巴比妥 2~3 g。

四、中毒机制

巴比妥类易于从肠道吸收，超短效类几秒钟即可进入大脑灰质，而长效类则缓慢在脑内蓄积，苯巴比妥可通过胎盘，其血浓度的 1.5％尚可通过乳汁分泌，巴比妥类与其他中枢抑制剂如麻醉剂，醇类、麻醉类止痛剂，镇静催眠剂等具有协同作用。巴比妥类对中枢的抑制是通过兴奋 γ-氨基丁酸受体起作用。巴比妥类也选择性抑制去甲肾上腺素活性。昏迷早期巴比妥类抑制呼吸中枢，是未给予辅助通气患者的常见死因。并可抑制血管运动中枢，损害毛细血管，使周围血管扩张，毛细血管通透性增加。大剂量巴比妥类抑制骨骼肌和心肌，导致心肌收缩力下降、血管扩张、低血压，胃蠕动减弱导致肠梗阻。抑制体温调节中枢，引起体温过低。巴比妥类也干扰许多药物在微粒体系统的生物转化，包括与细胞色素 P450 结合，诱导肝脏微粒体酶，抑制 NADH 细胞色素氧化酶等。

五、临床特征

（一）中枢神经系统

轻度中毒时有反应迟钝、言语模糊、头晕、头痛、嗜睡、瞳孔缩小、肌颤、眼震等，重度中毒先有躁狂、谵妄、抽搐，继后昏迷、反射消失、瞳孔扩大或缩小。

（二）呼吸系统

轻度中毒时呼吸正常或减慢，短效类巴比妥中毒早期血管通透性增加出现肺水肿可发生呼吸衰竭，重度中毒呼吸中枢抑制，呼吸浅慢不规则，可发生呼吸衰竭，口咽部分泌物吸入可引起吸入性肺炎。

（三）循环系统

轻度中毒时血压正常或略下降，重度中毒时，可发生脉搏细速，四肢潮冷，尿量减少，由于血管平滑肌扩张引起相对低血容量，组织灌注不足，心肌收缩抑制等造成休克，大量补液不能很快纠正此低血压。

（四）皮肤

4%～7%巴比妥类过量的人出现皮肤损害，发生在昏迷 24 h 以内患者的皮肤受压部位，其周围有红晕的水疱。

（五）消化系统

轻度中毒有恶心、呕吐，重度中毒发生中毒性肝炎，出现黄疸、出血及肝功损害。

六、辅助检查

生化检查：重者可有不同程度的肝功能损害。严重病例还可出现肾功能损害，出现尿毒症。

七、诊断思路

（一）询问病史

有意外或故意大量服用巴比妥类等药物接触史。

（二）临床特点

以中枢抑制为主的临床表现。

（三）辅助检查

呕吐物、胃液、尿液、血液等进行巴比妥类的定性或定量分析帮助诊断。

八、临床诊断

主要根据服药史和临床表现，如早期嗜睡、瞳孔缩小、呼吸变慢、血压下降等，无其他昏迷（如肝性昏迷、尿毒症、脑出血等）所特有的指征。确诊靠胃内容物、尿液中查到巴比妥类药物，特别是血液中药物的定性和定量检测。

九、鉴别诊断

昏迷患者需要与其他药物中毒如阿片类、苯二氮䓬类药物中毒所致昏迷和其他原因所致昏迷鉴别。详细询问病史有助于鉴别。而且本品中毒使用氟马西尼无效。

十、救治方法

（一）迅速稳定生命体征

昏迷患者应开放气道，严重呼吸抑制者行气管插管辅助通气；密切监测血流动力学指标，及时纠正低血压等状况。

（二）消除尚未吸收的毒物

大量口服本类药物时，吸收时间延长，服药后 5～6 h 仍有胃内药物残留，故仍需洗胃，昏迷患者保护气道后再洗胃。充分洗胃后，注入活性炭及导泻剂硫酸钠。活性炭 1～2 g/kg，硫酸钠 0.5～1 g/kg。苯巴比妥中毒可以多次给活性炭，首剂后 4 h 再给予半量，如果肠鸣音正常，可每隔 4 h 1 次用 3～5 次。硫酸钠只在第 1 次时给予。

（三）促进已吸收毒物排出

1. 碱化尿液。苯巴比妥在尿液呈碱性时（尿 pH 值为 7.5～8）其尿中排出量增加 1～10 倍，碱化尿液对短效和中效巴比妥无效，对心肾功能衰竭者不能使用。

2. 血液净化疗法。血液透析、血液灌流均可加速巴比妥类清除，前者对伴发肾功能衰竭、心力衰竭、肺水肿及电解质失调患者有显著疗效，后者对于长效巴比妥类效果更好。

（四）一般治疗

1. 昏迷时间长的患者应定期翻身、拍背，防止压疮及坠积性肺炎发生。

2. 纳洛酮能与内啡肽竞争阿片类受体，使患者昏迷程度减轻，呼吸抑制状况逆转。用法：成人 0.4～0.8 mg 肌内注射或静脉注射，10～15 min 重复 1 次，成人可用至 2 mg/d，12 岁以下儿童 0.2 mg 肌内注射或静脉注射。

3. 监测意识、呼吸、血压及心率等情况，有变化时及时给予相应处置。

4. 皮肤症状处理。避免压迫受损部位皮肤，对难以吸收的大水疱，可用无菌注射器抽取其液体后暴露自然干燥。

十一、诊疗探索

由于镇静安眠类药物种类多，中毒症状相似，给临床医生确诊带来一定困难，因而也影响抢救。GC-MSD 检测法快速检测胃液中的苯巴比妥成分，回收率为 80%，检测限量为 10ng。1 h 以内可以定性出是否为苯巴比妥中毒。该法快速、稳定、可靠，适合于苯巴比妥中毒的快速检验，为临床医生的诊治提供了帮助。

十二、最新进展

（一）印防己毒素

1～3 mL/次，静脉或肌内注射，每 15 min～1 h 1 次。巴比妥类的毒性作用，主要表现在脑和延髓受抑制，而印防己毒素对中脑和延髓有兴奋作用，尤其在对呼吸中枢的作用方面，印防己毒素和巴比妥类呈现互相拮抗作用，故印防己毒素对巴比妥类中毒具有生理性解毒功能，注射后 30 min 血内已无此药存在，说明持续时间较短，不易蓄积。

（二）中药

中药醒脑静注射液也有一定催醒作用。

刘世平　杨利荣　张在其

第十五节　急性吩噻嗪类中毒

一、基本概念

吩噻嗪类为抗精神分裂药物，是吩噻嗪的衍生物，按侧链结构不同分为三类。

（一）二甲胺类

包括氯丙嗪、三氟丙嗪、乙酰丙嗪等，急性中毒时中枢抑制、低血压、心脏毒性和锥体外系反应均较显著。

（二）哌嗪类

包括奋乃静、氟奋乃静、三氟拉嗪等，急性中毒时锥体外系反应重，低血压和心脏毒性较轻。

（三）哌啶类

包括硫利达嗪、美索达嗪、哌西他嗪等，急性中毒时中枢抑制和心脏毒性严重，锥体外系反应轻。尽管吩噻嗪类化学结构不同，但药理作用、不良反应和临床应用大同小异，下面以氯丙嗪为代表进行叙述。氯丙嗪为吩噻嗪类抗精神病药物的典型代表，临床上主要用于治疗精神病，也用于镇静、止吐、降温等。

二、中毒原因

急性中毒多因误服过量所致，自杀性故意服用者也多见，尤其常见于精神病伴有自杀妄想者，故意服药者可能同时吞服多种药物。

三、毒性大小

本品治疗用药安全范围较大，一次服用引起中毒的剂量个体差异极大，中毒剂量因人而异，长期用药的患者较其他人对药物耐受量明显增大，镇静安眠类药物、环类抗抑郁药物、乙醇等可增强其毒性。中毒剂量：治疗量即可发生锥体外系症状、抗胆碱能作用及直立性低血压。出现严重中枢神经系统抑制和低血压的剂量，儿童为 $200\sim1\,000$ mg，成人为 $3\sim5$ g，致死量个体变化大，与年龄、同服药物及基础疾病有关，为 $15\sim150$ mg/kg。

四、中毒机制

氯丙嗪为中枢性多巴胺受体阻滞剂，通过阻滞边缘系统、基底神经节及下丘脑多巴胺受体而产生抗精神病作用。作用于黑质纹状体的多巴胺受体则产生锥体外系症状；其中枢性嗜睡和抗胆碱能作用产生中枢神经系统抑制作用；降低癫痫阈值；其体温调节功能紊乱造成体温过低。对心血管系统的影响：抗胆碱能作用引起心率增快，α-肾上腺素能阻断引起直立性低血压，极大量可引起肌细胞奎尼丁样膜抑制作用。本品口服 $2\sim3$ h 达血药浓度高峰，血浆蛋白结合率 $95\%\sim99\%$，分布容积 $10\sim20$ L/kg。主要在肝脏代谢，可产生多达 60 种以上代谢物，血浆半衰期 $20\sim40$ h。

五、临床特征

（一）轻度中毒
嗜睡，瞳孔缩小，直立性低血压；抗胆碱能症状包括口干、少汗、心动过速、尿潴留。

（二）重度中毒
昏迷、抽搐、呼吸骤停，ECG 显示 QT 间期延长，QRS 波增宽，ST 段压低，T 波倒置等，体温可能下降或升高。

（三）锥体外系症状
1. 急性肌张力障碍（斜颈、面肌歪斜、动眼危象、角弓反张等）。
2. 药源性帕金森综合征。
3. 不能静坐。
4. 迟发性运动障碍。
5. 口周震颤等。

（四）恶性综合征
又称下丘脑危象，发生率约 0.5%，常在抗精神分裂症药物治疗早期，可因拒食、兴奋躁动、脱水营养不良或气温过高而诱发，表现为高热、肌肉强直、出汗、乳酸性酸中毒、骨骼肌溶解及意识障碍等，死亡率很高。

（五）其他

1. 癫痫发作多发生于原有癫痫或器质性脑病者。

2. 过敏反应有白细胞减少，甚至再生障碍性贫血。

3. 胆汁瘀积性黄疸。

4. 皮肤过敏出现荨麻疹，严重者发生剥脱性皮炎。

六、辅助检查

1. 呕吐物、胃液、尿液中氯丙嗪定性试验阳性，如取尿 1 mL 加 10% 硫酸 1 mL 摇匀，再加 5% 三氯化铁 1 mL 摇匀，观察 5 min，呈紫色。也可检测其血药浓度，但血药浓度与临床毒性表现相关性差。

2. 重症患者应做肝肾功能、电解质、动脉血气及心电图检查。

3. 脑电图显示慢波增多，有时可出现爆发性尖波发放。

七、诊断思路

根据接触史，结合低血压和心律失常主要心血管表现，锥体外系反应、体温调节紊乱和癫痫发作等神经系统症状及抗胆碱毒性症状不难诊断，必要时进行毒物检测以确诊，但要注意有其他多种药物同时中毒可能。

八、临床诊断

（一）病史

有过量摄入本品病史。

（二）临床特点

意识改变，低血压，心律失常及抗胆碱能症状。瞳孔缩小表明严重中毒。可出现锥体外系反应。

（三）检查

尿定性试验阳性，或血药浓度达 0.7~1 mg/L 可考虑中毒，但个体差异较大。心电图可见窦性心动过速或各种心律失常，可有 PR 及 QT 间期延长，QRS 波增宽，T 波倒置或 U 波出现。腹平片可显影，但阴性结果不能否定。

九、鉴别诊断

1. 昏迷、呼吸抑制、针尖样瞳孔有时需与有机磷类农药中毒、氨基甲酸酯类农药中毒及阿片类中毒等进行鉴别。

2. 环类抗抑郁药物、抗组胺类药物、可卡因及抗胆碱能药物等过量或中毒，均有抗胆碱能反应，须仔细鉴别。

十、救治方法

（一）急救措施

保持气道开放，对有呼吸抑制者及时进行气管插管，人工辅助通气，纠正低血压，用晶体液快速静脉滴注，效果不佳时给予升压药。应用去甲肾上腺素、去氧肾上腺素、甲氧明等单纯 α-受体激动剂，避免应用兼具有 β-受体作用的肾上腺素、多巴胺、异丙肾上腺素等，因可能使血压进一步下降。

（二）监测

持续监测患者生命体征和心电图，重度中毒者应送入重症监护病房治疗。

（三）消除毒物措施

在毒物摄入后数分钟内，应立即给患者催吐。时间较长者应进行洗胃，给予活性炭和导泻剂，由于氯丙嗪分布容积大，脂溶性高，应用血液透析无效，对于深度昏迷者可试用血液灌流治疗。

（四）对症治疗

首选地西泮控制癫痫发作，首选利多卡因控制室性心律失常。

（五）锥体外系症状的治疗

急性肌张力障碍选用苯海拉明 20～40 mg 肌内注射，或东莨菪碱 0.3 mg 肌内注射。帕金森综合征用苯海索 2 mg，2 次/d，连服 2～3 d。

（六）恶性综合征

物理降温、镇静、补液、补充电解质，纠正酸中毒。

（七）过敏反应

给予糖皮质激素，必要时输血及给予集落细胞刺激因子。

十一、诊疗探索

1. 由于氯丙嗪血浆半衰期为 20～40 h，患者清醒后，病情好转后仍需观察 1～2 d。

2. 对精神患者应用此药者，应嘱其家属掌握监管，应用本药时最好平卧 2 h。长期应用者应密切观察，定期查肝肾功能。

3. 避免与加重其毒性的药物合用，如与环类抗抑郁药物、镇静安眠类药物及麻醉药物会加重神经抑制作用，与 β-受体阻滞剂、钙离子拮抗剂、洋地黄制剂可加重其低血压作用及心肌抑制作用等。

4. 由于其导致低血压只能使用仅有 α-受体激动作用去甲肾上腺素等，后者有较强烈收缩冠脉血管作用，对一些本身冠脉狭窄或一些老年患者要谨慎使用，同时要注意血容量的补充，避免引起急性冠状动脉综合征和心力衰竭。

十二、最新进展

1. 目前无特效解毒药，以支持对症为主，强调早期洗胃，由于有抗胆碱能作用使胃肠蠕动减弱，胃排空延迟，12 h 内均应该洗胃。较多报道血液灌流效果良好，由于其与蛋白结合率高、分布容积大，实际效果可能不理想，重度中毒时多次使用可能有一定效果，其具体灌流频次和时间还需大规模试验进一步证实。

2. 对中枢抑制症状较重的患者，有报道大剂量纳洛酮或纳美芬有较好的催醒效果，可用中枢兴奋剂哌甲酯 40～60 mg 肌内注射，必要时 30～60 min 重复直到清醒。也可用苯丙胺等。

3. 脂肪乳是全胃肠外营养中使用的脂肪。脂肪乳最初用于治疗局部麻醉剂（如布比卡因）过量，是作为涉及许多脂溶性药物中毒的治疗而进行的研究。对脂肪乳治疗的研究处于初步阶段。对脂肪乳治疗急性中毒的系统评价发现，支持这种治疗研究的整体质量差，但却发现在氯丙嗪中毒的患者中有治疗获益证据，在血流动力学不稳定的时候，脂肪乳可能有有益的作用。目前认为脂肪乳主要的作用机制：第一，脂肪乳作为一个"脂质池"，包围亲脂性药物分子并使其失效，同时脂肪乳"脂相吸附"作用，快速且剂量较大的脂肪乳进入血液中，在血管内形成一种扩大了的脂相，这种脂相能够吸附中毒部位已经与受体结合的药物并进入血浆的脂相之中。体外研究发现氯丙嗪结合到脂肪乳的部分明显增加。第二，脂肪乳中的脂肪酸为心肌提供一个现成的能量源，从而改善心功能。最广泛报道的给药方案是 20% 的脂肪乳溶液以 1~1.5 mL/kg 的剂量单次快速静脉给药，持续 1 min。若没有反应，在心搏骤停的情况下可能每 3~5 min 重复同样剂量，共给予 3 次快速给药的剂量。在最初单次快速给药后，以 0.25~0.5 mL/(kg·min) 的速率开始输注，直到血流动力学恢复。输注一般持续 30~60 min。如果患者的血压下降，则可能增加输注速度。脂肪乳的潜在不良反应包括高甘油三酯血症、脂肪栓塞、感染和超敏反应。脂肪乳治疗能够干扰某些实验室测量值，并可能影响治疗药物监测。例如，给予脂肪乳后，通过比色法测定的血糖浓度和血镁浓度变得不准确，而血清肌酐和脂肪酶则无法测定，钾和肌钙蛋白 I 不受影响。对血液标本进行离心处理，可充分减少任何干扰。

4. 重度中毒时，有报道可早期配合使用清热解毒、活血化瘀、改善微循环等制剂有较好疗效，使用醒脑静注射液等中成药催醒也有一定效果。

舒平　张剑锋　张在其

第十六节　急性水合氯醛中毒

一、基本概念

水合氯醛为白色或无色透明结晶，有刺激性臭味，味微苦。极易溶于水，易溶于乙醇、氯仿或乙醚。水合氯醛用于临床已有 100 多年历史，它具有显著的镇静催眠作用，治疗量时的毒性作用很小，至今仍为临床常用。

二、中毒原因

水合氯醛被广泛用于儿科临床的检查和治疗中，用药剂量过大会导致中毒，也因误服大剂量药物，或治疗中用药错误而发生急性中毒。长期服用可产生依赖性、成瘾性和耐受性，少见变态反应。此外，水合氯醛与镇静催眠药、抗组胺类药物、抗精神病药物合用时，中枢抑制作用加强，应在患儿用药时加以注意。

三、毒性大小

水合氯醛成人治疗剂量为 0.5~1 g/次，灌肠或口服，最大量为 2 g/次，不能超过 4 g/d；儿童 50 mg/(kg·d) 分次给予，最大量为 1 g/次。其中毒量 >3 g，致死量 5~10 g，敏感者 1 g 可中毒，3 g 可致死。

四、中毒机制

水合氯醛极易从消化道吸收，起效快，且易通过血-脑屏障及胎盘屏障，可分泌至乳汁。本品对脑干网状结构上行激活系统具有抑制作用，中毒量可使脑干呼吸中枢和血管运动中枢发生抑制。其血浆半衰期为 4~5 min，在体内大部分迅速被肝脏醇脱氢酶转化成为对中枢抑制更强的三氯乙醇，后者与葡萄糖醛酸结合失去活性，并经肾脏排出体外，故对肝肾功能有一定损害。乙醇由于能诱导具有活性的三氯乙醇生成，故可加重水合氯醛的作用，乙醇使血中三氯乙醇峰值提前并增高。其他镇静催眠药也可协同水合氯醛的中枢抑制作用。过量时，水合氯醛抑制心肌收缩力、缩短心肌的不应期引起心律失常。水合氯醛对皮肤和黏膜均有较强的刺激作用。

五、临床特征

(一) 循环系统

血压下降、体温降低、休克、晕厥及心律失常等，心律失常包括：室性期前收缩、多源室性期前收缩，尖端扭转型室性心动过速及心室颤动。心房颤动，常使治疗更加困难。

(二) 消化系统

恶心、呕吐、腹痛，甚至消化道出血或消化道穿孔，也可能发生食道狭窄。肝损害时出现黄疸、血清转氨酶升高、肝脏肿大等，可在服药数天后出现。

(三) 呼吸系统

呼吸变慢，呼吸困难，潮式呼吸或发绀，严重者发生呼吸衰竭、呼吸肌麻痹而致死。

(四) 中枢神经系统

谵妄、肌肉松弛、瞳孔缩小及反射消失、昏迷等。

(五) 其他特征

水肿、关节痛、舌部疱疹、各种皮疹等。常见于慢性中毒者。

(六) 依赖性

长期大量应用产生耐受并发生药物依赖，骤然停药可引起严重症状甚至抽搐和昏迷。

六、辅助检查

1. 呕吐物、胃液及血液均可检测水合氯醛浓度，治疗量血浓度为 10 mg/L，当达 100 mg/L 时出现中毒症状，250 mg/L 可发生死亡。尿中可见蛋白尿、血尿，肝肾功能可有异常。

2. 水合氯醛不能被 X 线穿透，腹平片可以显影，并可以观察洗胃和导泻的效果。

3. 心电图可见 ST-T 改变、室性期前收缩、多源室性期前收缩、心房颤动、尖端扭转型室性心动过速及心室颤动。

七、诊断思路

结合接触史、临床表现及实验室相应检查可以诊断。

八、临床诊断

1. 有过量服用或误服水合氯醛病史。

2. 严重消化道刺激症状；中枢抑制和心脏毒性表现。

3. 血药浓度测定。中毒 100 mg/L，致死浓度 250 mg/L，但血药浓度与临床相关性较差。数天内可出现肝肾功能异常。心电图可出现 ST-T 异常和多种心律失常。

九、鉴别诊断

1. 昏迷患者需与其他类镇静药物巴比妥类、抗焦虑药物、溴化物及吗啡、乙醇等药物中毒相鉴别，同时也应与急性脑血管意外、糖尿病酮症酸中毒昏迷等鉴别。有服药史，检测血液水合氯醛浓度可鉴别。

2. 消化道症状恶心、呕吐及腹痛需与急性胃肠炎、食物中毒等鉴别。

十、救治方法

(一) 治疗原则

稳定呼吸和心血管系统，必要时人工辅助通气。密切监护心电和血压，积极控制各种形式的心律失常。

(二) 清除毒物

口服过量毒物，立即用温水或 1∶5 000 高锰酸钾溶液彻底洗胃，之后给予活性炭和硫酸钠。直肠给药发生中毒时，立即用清水洗肠。有胃肠出血者不宜洗胃，可给予牛奶、蛋清以保护胃肠道黏膜，同时给予制酸剂，必要时用止血剂。

(三) 注意水电解质平衡及肾功能

10%葡萄糖注射液 3 000~4 000 mL 静脉滴注，呋塞米 40~80 mg 静脉注射，或甘露醇利尿，使尿量达 250 mL/h 以上。

(四) 对症治疗

保温，吸氧，治疗心力衰竭和呼吸衰竭，抗心律失常和休克等。

十一、诊疗探索

本品对胃黏膜有腐蚀作用，洗胃时应小心，防止胃穿孔，洗胃后再次给予胃黏膜保护剂，静脉使用抑制胃酸药物。

血液透析可清除血液中的其在肝脏中代谢产生的有活性的三氯乙醇，有报道使用后有较好临床效果，重症患者可以试用。

十二、最新进展

对于一些难以诊断的病例，可用下列方法检测以助诊断。

(一) 化学鉴别

体液酸化后用乙醚提取，提取残留物水溶液与少量间苯二酚混合，加入氢氧化钠，冷却后溶液慢慢变成粉红色，继变成红色，约 1 h 后，在紫外光下观察，显绿色荧光为阳性。

(二) 气相色谱法检测

取血浆 50 μL，加蒸馏水 0.25 mL、稀硫酸 0.25 mL（3 mol/L）、乙醚 5 mL，振荡 1 min，离心 10 min。取乙醚 1 mL，加入氮甲烷醚 50 μL，振荡，室温静置 5 min，取适量进行分析。

(三) 药物

有报道氟马西尼、纳洛酮可催醒，改善患者意识有效。中成药醒脑静注射液等也可以试用。

舒平　张剑锋　张在其

第十七节　急性甲醇中毒

一、基本概念

甲醇又称木醇或木酒精，为无色透明、易燃、易挥发、略带酒精气味的液体。可以同水、乙醇、酮、醚、酯及其他有机溶剂混溶，在工业上作为甲醛、塑料、胶片等生产原料，并用于防冻剂及溶剂等。易于从消化道吸收，皮肤和呼吸道也是重要吸收途径。

二、中毒原因

急性甲醇中毒大多数为误服甲醇或含甲醇的酒和饮料所致。工业生产中急性中毒主要由吸入甲醇蒸汽所致，较少见。

三、毒性大小

口服纯甲醇最低中毒量为 100 mg/kg，饮用 0.3～1 g/kg 可导致死亡。饮用 40％甲醇 10 mL 可导致失明；30 mL 是成人的最低致死量。中毒血浓度 200 mg/L，致死血浓度 ≥890 mg/L。人在甲醇浓度为 39.3～65.5 g/m³ 的空气中停留 30～60 min 有中毒危险。

四、中毒机制

甲醇进入人体后，主要经肝脏代谢。在肝内醇脱氢酶作用下将甲醇氧化为甲醛，然后醛脱氢酶将甲醛氧化成甲酸，甲酸经依赖叶酸盐的途径氧化成二氧化碳和水。吸收的甲醇 90％～95％经代谢后从呼出气和尿中排出，仅有 2％～5％以原形经肾脏由尿排出。甲醇对机体的毒性与其原形及其代谢产物有关。甲醇本身有对中枢神经系统的抑制作用。甲醇的代谢产物甲酸则是引起眼部和中枢神经系统损害及代谢性酸中毒的主要原因。研究证实，甲酸抑制细胞色素氧化酶而使轴浆运输障碍，导致视神经发生病变；甲酸诱导线粒体呼吸抑制使组织缺氧，乳酸堆积。甲醇氧化过程中生成大量 NADH；使得体内 NAD/NADH 比例下降，而乳酸生成增多。甲酸、乳酸及其他有机酸的增多，引起阴离子间隙增高型代谢性酸中毒。急性甲醇中毒死亡之后尸体可见脑水肿，小脑扁桃体疝；双侧豆状核出血、坏死性软化灶。镜检见大脑皮质、海马和基底节神经元急性缺血性改变，大脑半球髓鞘广泛破坏，仅皮质下髓鞘保存。甲醇在体内代谢较乙醇慢得多，甲醇每小时从血中清除为 8.5 mg/dL，而乙醇则为 15～30 mg/dL。醇脱氢酶为甲醇和乙醇代谢的限速酶。因乙醇与醇脱氢酶的结合力大于甲醇，乙醇与甲醇同时进入体内可使甲醇中毒的潜伏期延长，初始状态减轻。

五、临床特征

（一）潜伏期

无论何种途径，甲醇中毒症状的出现通常有 12～24 h 的潜伏期，最长可达 2～3 d。如口服纯甲醇则中毒症状出现较快，最短者 40 min 至 1 h 即可出现。如同时饮入乙醇，则潜伏期延长。

（二）胃肠道症状

甲醇中毒早期出现厌食、恶心、呕吐、腹痛等胃肠炎样表现，并可出现胰腺炎。

（三）中枢神经系统症状

醉酒态、嗜睡、头晕、头痛、昏迷、抽搐均可发生，同时伴有严重的阴离子间隙增高型代谢性酸中毒。

（四）眼部症状

眼部损害是急性甲醇中毒最特征性改变。最初表现为眼前黑影、飘雪花、视物模糊、畏光、眼球疼痛等，严重者视力急剧下降，甚至失明。眼科检查见瞳孔扩大，对光反射减弱或消失，视网膜水肿，视乳突和黄斑充血，视野缩小。视神经损害严重者 1～2 个月后出现视神经萎缩。25％患者视力不可恢复，少数失明。

（五）心血管系统症状

少数患者出现血压下降及急性肺水肿，甚至心搏骤停，心电图示 ST 段和 T 波改变，室性期前收缩等。

（六）其他

吸入高浓度甲醇可引起眼和呼吸道轻度刺激症状。少数口服中毒患者还有肝功能异常和急性肾功能衰竭等。

六、辅助检查

（一）血液甲醇或甲酸测定

甲醇用气相色谱法测定。无接触者，血液甲醇浓度 <0.016 mmol/L；血液甲醇浓度 >6.2 mmol/L 时，可出现眼部症状。未经治疗死亡患者血液甲醇浓度高达 $46.5\sim62$ mmol/L。用高校液相色谱可测定血液中甲酸含量。无接触者血液甲酸浓度为 $0.07\sim0.4$ mmol/L。当血液甲酸浓度 >4.34 mmol/L 时多出现眼部损害和酸中毒。

（二）分析测定

动脉血液 pH 值降低，并表现为阴离子间隙增高型代谢性酸中毒，也可表现出渗透压间隙增高。

（三）CT 检查

严重者颅脑 CT 检查可见白质和基底节密度减低，豆状核对称性密度减低提示为豆状核梗死软化病灶，最早可在病后 3 d 出现。

（四）其他

口服中毒血清淀粉酶可升高，部分患者肝、肾功能异常。

七、诊断思路

有服用甲醇或可疑甲醇的病史，结合临床表现和实验室检测到大量甲醇可诊断。

八、临床诊断

1. 有甲醇接触史，或在有甲醇蒸汽环境中工作。
2. 有中枢神经系统抑制、代谢性酸中毒、眼部损害和进行性脑实质损伤等临床表现。
3. 血液中查到大量甲醇，或在血、尿中查到大量甲醛和甲酸，可诊断为急性甲醇中毒。

九、鉴别诊断

1. 昏迷者需与脑膜炎、蛛网膜下腔出血及其他昏迷鉴别。
2. 阴离子间隙增高型代谢性酸中毒，需与糖尿病酮症酸中毒、尿毒症、乳酸性酸中毒及异丙醇中毒、乙二醇中毒鉴别。
3. 甲醇中毒早期易误诊为急性胃肠炎和上呼吸道感染，尚需与饮酒过度产生的症状鉴别。

十、救治方法

（一）治疗原则

意识状态改变患者注意维持呼吸道通畅和循环功能，如呼吸、循环功能损害，应立即纠正。

（二）清除毒物

口服中毒 2 h 内可以催吐或洗胃、导泻以除去胃肠道内尚未吸收的毒物，活性炭不能吸附甲醇因而不必应用。吸入中毒患者应立即脱离污染现场。

(三) 纠正代谢性酸中毒

根据动脉血气分析结果，尽早应用碱性药物（5％碳酸氢钠）静脉滴注，纠正酸中毒，减少甲酸对中枢神经系统的损害。

(四) 血液透析

能够有效地清除血液中的甲醇及其代谢产物甲醛和甲酸，是目前公认最有效清除甲醇的方法。Barceloux 等提出甲醇中毒血液透析指征：①严重代谢性酸中毒（pH 值在 7.25～7.3）；②出现视力、眼底和精神异常；③积极支持治疗并且仍继续恶化者；④肾功能衰竭；⑤常规治疗不能纠正的电解质紊乱；⑥血清甲醇浓度＞15.6 mmol/L。但是临床观察提示，只要临床上出现代谢性酸中毒或视盘、视网膜水肿，或神经系统症状较重，即便是轻度中毒，也应早期进行血液透析以清除体内甲醇及其氧化产物。并且在血液透析预充液中增加碳酸氢钠的比例，以更快地纠正血液 pH 值，较滴注碳酸氢钠效果更佳。血液中的甲酸含量与临床上出现酸中毒成正比，因而不能测定血液中甲醇或甲酸浓度时，可根据酸中毒程度推测患者体内甲酸含量高低。有的患者可能需要进行多次血液透析，停止血液透析的指征是血液中甲醇及甲酸浓度测不到或极低或代谢性酸中毒得到纠正。

(五) 特殊拮抗剂

1. 乙醇是醇脱氢酶的竞争性抑制剂，而醇脱氢酶是甲醇代谢的限速酶。因而乙醇可以阻碍甲醇代谢成毒性更强的甲酸及酸中毒的产生，使得甲醇以原形从肺、肾或经由血液透析途径得以清除。血液中乙醇的浓度维持在 100～150 mg/dL 可以抑制＞92％的甲醇代谢。乙醇可以口服或静脉给予，口服成人量：负荷量第 1 小时 20％乙醇 800 mg/kg，然后继续以 80 mg/(kg·h) 维持。静脉成人量：负荷量第 1 小时给予 10％乙醇 800 mg/kg，然后以 80 mg/(kg·h) 维持。在给予乙醇过程中，应监测血中乙醇浓度及血糖。甲醇中毒时，及时正确地使用乙醇，可以有效地阻止甲醇的代谢，然而乙醇并不能解除已经产生的甲醛或甲酸的毒性。因而乙醇的治疗并不能取代血液透析。如果在没有条件进行血液透析的地方，乙醇治疗应维持数天。

2. 叶酸类。叶酸是机体的必需维生素，进入体内转变成 5-甲酰四氢叶酸，在一碳基团代谢中起辅因子作用，参与许多细胞内物质代谢过程，它能促进甲酸迅速转变成无毒的二氧化碳排出体外。因而叶酸或甲酰四氢叶酸可用于治疗甲醇中毒。尤其是长期饮酒患者，由于体内叶酸缺乏更需要补充，用法为：甲酰四氢叶酸 1～2 mg/kg 每 4～6 h 静脉注射或肌内注射 1 次，如果没有此药，可以给予叶酸 50 mg 每 4 h 1 次静脉注射，在血液透析前给予，在血液透析后还应给予，因血液透析易于将此水溶性维生素清除。叶酸制剂一直应用到甲醇被完全清除出体外。

3. 甲吡唑。于 1997 年由美国食品药品管理局批准用于甲醇中毒治疗，甲吡唑被推荐为治疗甲醇中毒的一线用药，但国内没有上市。甲吡唑是比乙醇更强的肝脏醇脱氢酶抑制剂，与乙醇脱氢酶的亲和力比乙醇强 8 000 倍。阻止甲醇代谢成甲酸，甲吡唑不良反应很少，头痛和呕吐的发生率分别为 14％和 11％，因而是更为安全的醇脱氢酶抑制剂。其使用方便，其用法为将本品用 0.9％氯化钠或 5％葡萄糖注射液至少 100 mL 稀释后静脉滴注。推荐剂量：负荷剂量 15 mg/kg，继之每 12 h 给予 10 mg/kg，共 4 次，然后每 12 h 给予 15 mg/kg，直至血清检测甲醇在致毒浓度以下，目前在 48 h 后是否需要提高到 15 mg/kg；仍存在争议。该药缺点是价格太高，国内大部分医院无药。

由于甲吡唑可被透析清除，故应在透析过程中增加剂量，且透析结束后的几小时内应当继续补充甲吡唑以防止血清甲酸浓度反跳。研究表明给予负荷剂量后在透析过程中持续输注甲吡唑 1～1.5 mg/(kg·h) 可以维持其血浓度＞0.8 mg/L。最近国外推荐血液透析时甲吡唑剂量的调整方案：

（1）开始透析时，若距上次给药时间＜6 h则不追加剂量；≥6 h则追加1次维持剂量。

（2）透析过程中每4 h追加1次维持剂量。

（3）透析结束，若距上次给药时间＜1 h则不追加剂量，1～3 h追加维持剂量的50%，＞3 h则追加1次维持剂量。

（4）透析结束后则每12 h追加1次维持剂量。在血液透析过程中除按上表调整乙醇剂量外，也可在透析液中加入乙醇，具体方法为：用输液泵以40 mL/h从透析液进入透析机的入口输入95%乙醇形成乙醇浓度为1 000 mg/L的透析液。

（六）对症支持治疗

1. 意识模糊、嗜睡、昏迷可给予纳洛酮，抽搐者可给予地西泮或苯妥英钠。

2. 纠正水电解质平衡，注意补充各种维生素及保证充足营养。

3. 用纱布和眼罩遮住双眼，避免光线直接刺激。

十一、诊疗探索

急性甲醇中毒的严重性与预后取决于代谢性酸中毒的严重程度与血清甲酸浓度，治疗的关键是抑制甲醇代谢为甲酸、及时纠正酸中毒。由于乙醇治疗的副作用较多且需要密切监测，而甲吡唑在国内还没有上市，因此及时进行血液透析治疗具有重要意义。

由于甲醇在体内的再分布通常发生在透析结束后36 h内，使血清浓度反跳到200 mg/L以上，此时需要再次透析，故在透析停止后12～36 h内，应每24 h监测1次血浆渗透压和血清甲醇浓度。透析时还须注意：由于大多数急性甲醇中毒的患者在开始治疗时肾功能和血磷正常，而常规透析液不含磷。强化透析，尤其是用高通量透析时，可能会发生低磷血症，严重者导致呼吸肌无力、血红蛋白与氧的亲和力下降，甚至呼吸暂停。口服和静脉补充磷需要频繁监测血磷，在碳酸氢盐透析液中加入可溶性磷酸盐可有效防治低磷血症。

十二、最新进展

急性甲醇中毒常造成严重视神经损伤，甚至失明，用眼罩避免光线对眼睛直接刺激，用改善微循环药物、维生素及神经生长因子能促进损伤神经的恢复。眼球周围局部注射，也是改善眼部微循环的治疗方法。有报道早期应用大剂量糖皮质激素冲击治疗，可以通过抗氧化作用对抗自由基，减少细胞膜的破坏，减轻炎症反应，避免有恢复潜能的神经元受继发性损害，并减轻炎症和水肿，改善视神经的轴浆流，从而恢复视神经功能。早期、足量、短程给予甲泼尼龙1 000 mg/d，2～3 d后减量，直至口服，维持10～14 d。并配合补钾、补钙、保护胃黏膜药物等减少激素应用的不良反应。

另外实验研究和临床观察表明，甲醇中毒引起眼损害的主要部位是视盘和筛板后视神经，而不是视网膜。甲醇中毒后的代谢产物甲酸，其毒作用可造成组织缺氧，导致细胞色素氧化酶抑制，三磷酸腺苷合成障碍，使轴浆流阻滞，轴突肿胀和神经电传受阻，出现视力减退等中毒性视神经病变。由于高压氧能改善神经组织缺氧，保证组织有氧代谢，激活细胞氧化酶类活力，促进三磷酸腺苷合成，从而改善神经传导，减轻轴突肿胀，使损害的视神经修复，视力得以恢复。因而只要无明显的视神经萎缩和视觉诱发电位异常改变，给予高压氧等综合治疗，就有可能减轻视神经损害程度，使视力得以改善，甚至恢复。

舒平　张剑锋　张在其

第十八节　急性乙醇中毒

一、基本概念

乙醇又名酒精。为无色易燃易挥发液体，具有芳香气，易与水和大多数有机溶剂混溶。是一种主要饮料，也是医学和化学中的常用稀释剂。乙醇主要经胃肠道和呼吸道吸收。健康成人空腹口服后30~60 min内吸收量可达80%~90%。但胃内食物可使完全吸收的时间延迟至4~6 h。

二、中毒原因

酒类饮料中含不同比例的乙醇，如啤酒乙醇含量为2%~6%，葡萄酒中乙醇含量10%~20%，而烈性酒的乙醇含量达40%~60%。过量饮酒可导致急性酒精中毒，而长期酗酒可引起慢性酒精中毒。此外，其他含有乙醇的日用品等也可因误服而引起急性酒精中毒。如香水中含40%~60%的乙醇，漱口水中也含有乙醇，曾有因儿童误服香水而引起急性酒精中毒的报道。

三、中毒剂量

成人饮用乙醇中毒剂量个体差异较大，取决于遗传因素、吸收及排泄率、摄入乙醇的量及饮酒者习惯。一般为70~80 g，致死剂量250~500 g。小儿耐受性较低，致死量婴儿6~10 g，儿童约25 g。美国国家安全委员会将血中乙醇浓度达到1 000 mg/L定义为乙醇中毒，在不酗酒人血中乙醇达到250 mg/L时就能产生判断力下降，工作技能减退。浓度达500 mg/L时总体运动控制和定向力可严重受影响。

四、中毒机制

（一）对中枢神经系统的抑制

小剂量乙醇为选择性中枢神经系统抑制剂，而大剂量时为普遍性抑制剂。乙醇首先抑制大脑具有整合功能的区域，使皮质脱离整合功能的控制而导致行为活跃。随着血中乙醇浓度增高，神经元活性发生损害而出现抑制。

（二）低血糖

乙醇氧化中脱下的氢传递给NAD生成NADH，使NADH升高，由于NADH/NAD比例的增高使丙酮酸转化成乳酸增多，而糖异生减少，血糖降低。

（三）酸中毒

进食不足，肝糖原消耗，使大量脂肪酸动员。由于NADH/NAD比例升高，脂肪酸氧化成乙酰乙酸和β-羟丁酸。同时伴有的体液量不足使酮体清除减慢，乳酸堆积而产生酸中毒。

（四）肝毒性

乙醇可以促进脂肪肝发生，主要与以下因素有关：

1. 肝脏脂肪氧化分解减少。
2. 肝对脂蛋白清除减少。
3. 肝脏脂肪合成增多。
4. 肝对循环中脂肪摄取增多。

5. 外周脂肪动员增多。

（五）低体温

外周血管扩张，中枢神经系统抑制，体温调节紊乱，以及由于意识状态下降而对寒冷失去反应均是患者体温下降的原因。

（六）骨骼肌溶解

深昏迷长时间卧在坚硬地面或其他坚硬表面，骨骼肌因血管长期受压而缺血发生溶解坏死，血中肌红蛋白大量增多，堵塞肾小管可引起急性肾功能衰竭。

五、临床特征

（一）急性中毒

多由过量饮酒引起，轻度中毒或中毒早期表现为面红、兴奋、多汗、多语、瞳孔扩大、心悸、心律失常、步态不稳、动作不协调、判断力障碍，重度中毒出现昏迷、呼吸表浅、节律不整，可因呼吸麻痹和循环衰竭死亡。

（二）慢性中毒

长期酗酒者，可有营养障碍，慢性胃炎、胃溃疡、肝硬化、肝功能衰竭、心肌损害、多发性神经病变等。

六、辅助检查

（一）血清乙醇浓度测定

急性中毒时呼出气乙醇浓度与血清乙醇浓度明显增高。

（二）动脉血气分析

急性酒精中毒时可见轻度代谢性酸中毒。

（三）血生化

可见低血糖症、低血钾、低血镁和低血钙。慢性中毒者可有肝功能异常。

七、诊断思路

根据接触史和临床表现，乙醇中毒一般不难确诊。呼出气和呕吐物中有乙醇气味有助于临床诊断，血液中和呼出气中乙醇浓度增高可确诊。

八、临床诊断

1. 有大量酗酒史或接触大量乙醇蒸汽史。
2. 部分可闻及酒味，中枢神经系统出现先兴奋后抑制为主的症状。
3. 血、尿或呼出气中乙醇浓度明显增高。血中浓度达到 1 000 mg/L 以上。

九、鉴别诊断

1. 昏迷患者应排除其他可引起昏迷的疾病，如急性脑血管意外（也可以同时合并）、糖尿病酮症酸中毒昏迷、服用镇静安眠类药物、一氧化碳中毒。
2. 有酸中毒时需与低血压低血氧等引起的代谢性酸中毒、糖尿病酮症酸中毒、其他醇类摄入（甲醇、乙二醇）所致乳酸性酸中毒、尿毒症等鉴别。

十、救治方法

（一）急性中毒

1. 一般处理。①吸入中毒者立即撤离现场，口服中毒者应保护气道防止误吸，必要时气管插管人工通气；②口服大量高浓度乙醇在 30～60 min 内未呕吐者可以诱导呕吐，或用温水洗胃，活性炭不能吸附乙醇，但怀疑同时服用其他药物者给予活性炭；③昏迷患者给予 50％葡萄糖注射液 50 mL 静脉注射，并给维生素 B_1 100 mg 肌内或静脉注射，有抽搐或极度烦躁，甚至攻击性患者给予小剂量地西泮控制，避免使用吗啡、氯丙嗪、苯巴比妥等镇静药；④低体温者注意保温，并逐渐纠正其低体温状态。

2. 特效解毒剂。乙醇中毒没有特效解毒剂，但有报道，纳洛酮对乙醇中毒昏迷患者有一定唤醒作用，用法为 0.4～0.8 mg 静脉注射，根据病情 15～30 min 可重复给药，直至总量达 2 mg。

3. 增强毒物排泄。血液透析可以有效地消除体内的乙醇，可用于深昏迷伴生命体征不稳定的患者，或血中乙醇浓度＞108 mmol/L 的患者，伴酸中毒或同时服用甲醇或其他可疑药物时，以及骨骼肌溶解导致肾功不全者。

4. 支持对症治疗。保护重要器官功能，有出血倾向给予维生素 K_1 及新鲜血浆，慢性酗酒者常有低镁、低钾、低钙、低磷血症及各种维生素缺乏，应予以补充。

（二）慢性中毒

彻底戒酒，保护重要器官功能，治疗神经损害，补充营养物质，积极对症治疗。

十一、诊疗探索

意识不清患者呕吐频繁要保持呼吸道通畅，注意呕吐物引起窒息。一部分患者有睡眠呼吸暂停综合征等气道容易阻塞或有癫痫等神经系统疾患，出现躁动时一定要慎用镇静类药物，防止镇静后出现呼吸道阻塞出现窒息，这类患者即使没有昏迷，也应该心电血氧监护。部分长期服用抗精神病药物、镇静安眠类药物患者，来院时可能没有昏迷，仍然要引起重视，最好监测生命体征。

要警惕部分昏迷患者可合并脑出血，尤其是高血压患者，一些患者昏迷跌倒时无人在场，又没有皮外伤表现，也可能跌倒外伤性脑出血，注意瞳孔等神经系统体征检查。急性酒精中毒可能诱发心脑血管和消化道疾病，如急性冠状动脉综合征、急性脑卒中，可诱发贲门撕裂、急性胰腺炎或消化道出血。

十二、最新进展

多数患者在急诊治疗观察后安全离院，部分患者虽饮酒量少，但饮酒前服用头孢类、甲硝唑或呋喃唑酮等药物可引起双硫仑样反应，表现为头晕头痛、心慌胸闷气促、腹痛腹泻皮肤潮红、血压下降等较为严重症状须引起重视，须监测，可用激素、支持对症处理。

诊断分级上 2014 年的共识把 Glasgow 昏迷评分引入，评分＞8 分为轻度中毒；评分≤8 分，＞5 分为中度中毒；≤5 分为重度中毒。

关于是否洗胃，因酒精吸收迅速，是否催吐洗胃一直让临床医师困惑，共识对于洗胃指征及洗胃液的选择给出明确建议：可能恶化的昏迷患者、怀疑其他药物或毒物中毒及已留置胃管，特别是昏迷伴休克患者，考虑洗胃。建议洗胃液用 1％碳酸氢钠液或温开水，每次≤200 mL，总量≤2 000～4 000 mL，从而为洗胃治疗提供了统一标准。

目前尚无针对乙醇受体的特效解毒剂，纳洛酮为特异阿片类受体拮抗剂，有一定的唤醒作用，临床使用较广。其同类药物纳美芬为高选择性和特异性阿片类受体拮抗剂，且半衰期长，较纳洛酮效果更好、维持时间更长。

　　盐酸喷他佐辛为苯丙吗啡烷类衍生物,能拮抗内源性β-内啡肽,有报道喷他佐辛治疗重度乙醇中毒疗效较好。近年报道美他多辛也有较好疗效,是乙醛脱氢酶激动剂,能加速乙醇及其产物代谢,保护细胞氧化还原状态,抑制自由基等产生和还原性谷胱甘肽等缺乏。甲氯芬酯能促进神经细胞氧化还原反应,兴奋大脑皮质作用,有促醒和解除呼吸抑制作用,但要注意其可能加重低血糖作用,另外报道氯醒酯也有促醒作用,还原性谷胱甘肽有补充缺乏等作用。一些中成药如醒脑静注射液、葛根或其提取物或复方麝香注射液等也可以试用。联合应用可能效果更好,如纳美芬和醒脑静注射液联合应用较单独效果可能更早催醒患者。因乙醇在体内以200～300 mg/L恒定速率排泄,治疗以支持对症为主。深昏迷伴生命体征不稳定患者要及时进行血液透析,尽快清除体内乙醇,避免其他并发症的产生。利尿和血液灌流均不能有效清除乙醇。

舒平　张剑锋　张在其

第十九节　急性乙二醇中毒

一、基本概念

　　乙二醇又称甘醇,无色、无臭,挥发性小,具有甜味。工业上用于制造合成纤维、塑料、灭火剂、油墨、杀虫剂、胶粘剂、制冷剂及防冻剂,在防冻剂中乙二醇含量高达95%。

二、中毒原因

　　最常见乙二醇中毒为误将防冻剂服用而引起。由于其具有甜味,被儿童当作饮料误服而引起急性中毒也有报道,加热乙二醇可使其挥发性增高而引起吸入中毒,长期皮肤接触含乙二醇药物可引起慢性中毒。

三、毒性大小

　　乙二醇毒性与乙醇相似,在毒理学分级上属于低毒化合物,人一次口服中毒剂量为70～84 mL,体重70 kg成人的最低致死量大约为100 mL或1.6 g/kg。

四、中毒机制

　　乙二醇吸收后主要经肝脏代谢。醇脱氢酶将乙二醇氧化为乙醇醛,醛脱氢酶将其氧化成乙醇酸,部分乙醇酸转化为乙醛酸,再进一步转化为草酸和甲酸,乙二醇本身虽然有中枢神经系统抑制作用,但毒性很低,而其代谢产物都有很高毒性,可以引起心肌细胞的变性坏死、脑水肿、肺水肿;乙二醇中毒时的肾脏改变突出,一方面是代谢产物对肾小管的直接毒性作用,另一方面草酸盐结晶(主要是草酸钙)阻塞肾小管,是导致肾损害的重要因素。乙二醇中毒也有严重的阴离子间隙增高型代谢性酸中毒,与乙醇酸、草酸、甲酸的生成有关,也与乙二醇代谢过程中NADH/NAD比值增高,使三羧酸循环抑制,乳酸生成增多有关。乙二醇在血中半衰期3～5 h,如同时饮酒,由于乙醇对醇脱氢酶的亲和力高,可使乙二醇半衰期延长至17 h。

五、临床特征

　　急性口服中毒的典型临床表现可分为三期。第一期为服后4.5～12 h,主要表现类似于乙醇中毒的中枢神经系统症状，以及恶心、呕吐等胃肠道症状、代谢性酸中毒、低血钙及低钙性肌阵挛，严重者因脑水肿而发生昏迷、抽搐甚至死亡。第二期在服后 12～24 h，主要以代谢性酸中毒和心肺损害为主，表现为心动过速，高血压或低血压，心律失常，心肌炎及心力衰竭，呼吸急促、深大，肺炎及非心源性肺水肿。第三期在服后 24～72 h，以肾脏损害为主，表现为腰痛，蛋白尿、血尿、结晶尿、少尿或无尿，重者发生急性肾功能衰竭。

六、辅助检查

1. 血清中乙二醇检测＞20 g/L 即为中毒水平，＞50 g/L 往往临床症状较重。
2. 血清阴离子间隙增高动脉血气分析示代谢性酸中毒，同时血中渗透压间隙也增高。
3. 尿中可见到红细胞，管型及大量草酸钙结晶，尿比重低，由于乙二醇的生产商经常在其产品中添加荧光剂，所以尿中有乙二醇时在紫外灯照射下显现荧光。
4. 血钙降低，血清尿素氮、血清肌酐可能增高。

七、诊断思路

如有乙二醇的暴露史，出现了阴离子间隙增高型代谢性酸中毒，可以直接诊断为乙二醇中毒。血清中乙二醇的浓度升高可确诊。

八、临床诊断

1. 有误服或吸入乙二醇病史。
2. 有中枢神经系统抑制、呼吸道黏膜刺激等症状。
3. 血中乙二醇经高效液相测定含量超过 8 mol/L，乙醇酸和乳酸的含量增高也说明体内存在大量乙二醇。动脉血气分析为阴离子间隙增高型代谢性酸中毒；尿液中可有草酸盐结晶；尿液在紫外灯下发生荧光，但可能发生假阳性和假阴性。

九、鉴别诊断

（一）阴离子间隙增高需与其他醇类中毒鉴别

甲醇中毒眼部损害突出，而乙二醇则以肾脏损害明显。

（二）昏迷患者需与糖尿病酮症酸中毒、尿毒症、乙醇性酮症酸中毒等鉴别

血中乙二醇浓度测定和尿中查到草酸钙结晶有助乙二醇诊断。头部影像学检查有助于与急性脑血管病鉴别。

十、救治方法

（一）治疗原则

保护气道，必要时气管插管，给予呼吸机辅助通气。

（二）清除未吸收毒物

服后 0.5～1 h 可以诱导呕吐或用清水洗胃，活性炭不能有效吸附乙二醇。

（三）特效解毒剂

乙醇或甲吡唑，均为醇脱氢酶竞争性抑制剂而延迟和阻止乙二醇代谢过程，使之以原形或经血液透析清除，而减少有毒代谢产物的生成，用法参见"甲醇"一节。维生素 B₁ 和维生素 B₆ 和叶酸均能促进乙醇酸代谢成无毒的产物而减弱其毒性，用法为维生素 B₁ 100 mg 每 6 h 1 次肌内注射，维生素

B$_6$ 50 mg 每 6 h 1 次肌内注射，叶酸 50 mg 每 4 h 1 次静脉注射共使用 6 次。

（四）增强已吸收毒物的排泄

血液透析有效清除乙二醇及其代谢产物，迅速纠正酸中毒和水电解质失调。透析指征：

1. 可疑乙二醇中毒伴有渗透压间隙增高＞10 mmol/L，而又排除乙醇或其他醇类中毒。

2. 伴有肾功能衰竭的乙二醇中毒。

3. 血流动力学不稳定者，乙二醇血液浓度≥7.5 mmol/L。乙二醇引起严重中毒的最低血清浓度现仍未知，透析应持续进行到渗透压间隙和阴离子间隙均恢复正常；透析过程中乙醇的应用应当加量。透析结束后，如果使用乙醇解毒应继续使用乙醇 24 h。

十一、诊疗探索

彻底洗胃及早期应用解毒剂抑制毒性代谢产物的产生是治疗的关键，但乙醇作为特效解毒剂的缺点：一是保持乙醇的治疗浓度非常困难，要求每 1～2 h 频繁的血清监测和剂量调整；二是过量的乙醇可导致乙醇中毒、肝毒性和低血糖。故有指征时尽量使用血液透析治疗，碳酸氢钠纠正酸中毒也非常重要，叶酸、维生素 B 族可能有益，需大剂量使用，尤其对嗜酒者。严重酸中毒、高钾血症、癫痫发作和昏迷提示预后不良。

十二、最新进展

甲吡唑：其作为一种新型的乙醇脱氢酶拮抗剂，也被批准用于乙二醇中毒治疗，不良反应很少，使用方便，甲吡唑被推荐为治疗乙二醇中毒的一线用药。但国内没有上市，且价格昂贵，仅有条件的单位才能使用。

由于乙二醇代谢为乙醇酸，后转化为有毒的乙醛酸，后者代谢为草酸，导致草酸和钙离子结合引起低钙血症，低钙血症可以出现在疾病的任何时期，可出现"癫痫"样抽搐，注意与中枢神经受损症状鉴别，监测血清钙离子浓度，积极纠正。

舒平　张剑锋　张在其

第二十节　急性对乙酰氨基酚中毒

一、基本概念

对乙酰氨基酚又名醋氨酚、扑热息痛，是临床上使用极广的解热镇痛药。自从问世以来，因其副作用较少，安全性较大，已逐渐取代阿司匹林的解热镇痛作用。然而随着广泛应用，过量或中毒情况也不断增加。

二、中毒原因

中毒往往因为患者或家人不了解过量应用的危害，不了解对乙酰氨基酚的复方制剂的成分有时为增加疗效而联合应用，导致过量服用，或者其他原因（如自杀）超量服用。

三、毒性大小

对乙酰氨基酚治疗量时毒性很小，几乎没有不良反应。治疗量 10～15 mg/kg。成人一次服用超过 6～7 g，儿童超过 140 mg/kg 就有中毒的可能，成人摄入量超过 10～15 g 多发生肝毒性，致死量 13～25 g。

四、中毒机制

对乙酰氨基酚的 pKa 值为 9.5，治疗量 10～15 mg/kg，由胃肠道迅速吸收，治疗量后 30～120 min 血浆浓度达峰值。如果胃肠排空减慢，血浆峰值可延后。其清除半衰期为 2～4 h，但在儿童、老年或肝病者延长。药物吸收后，主要代谢部位是肝脏。60% 与葡萄糖醛酸结合，30% 与硫酸结合，5% 由肾脏以原形排除。对乙酰氨基酚本身及这两种代谢物均是无毒的，可经肾脏排出。占摄入总量 4%～5% 的药物，经肝脏细胞色素 P450 混合功能氧化酶系统代谢成为活性的中间产物，这一代谢中间物认为是 N-乙酰苯亚胺基醌。正常情况下 N-乙酰苯亚胺基醌与谷胱甘肽共轭结合而失去毒性由肾脏排出。谷胱甘肽的再生是一个缓慢的酶促反应。当摄入对乙酰氨基酚剂量过大，远远超过治疗量时，谷胱甘肽迅速消耗，当其储存量下降到正常的 30% 时，未与谷胱甘肽共轭结合的 N-乙酰苯亚胺基醌这一有毒代谢产物就会与肝细胞内大分子共价结合而导致肝细胞损伤甚至肝坏死。对乙酰氨基酚的第二个靶器官是肾脏，发生率为 25%，是因为部分对乙酰氨基酚在肾脏代谢产生 N-乙酰苯亚胺基醌所致；对心肌细胞也有毒性作用，均与局部组织内生成的 N-乙酰苯亚胺基醌过多有关。乙醇诱导 P450 混合功能氧化酶活性而使对乙酰氨基酚沿混合功能氧化酶系统代谢，形成 N-乙酰苯亚胺基醌增多，可加重肝损伤。

五、临床特征

（一）对乙酰氨基酚中毒

根据其对肝脏损害的病情发展过程可以分为 4 期。1 期（1/2～24 h）：患者有厌食、恶心、呕吐、出汗、苍白及周身不适，但也有部分人可无任何症状。2 期（24～72 h）：隐匿期，原有症状可以减轻甚至消失，如有肝损害，会出现右季肋部痛，血液酶学异常，凝血酶原时间延长，许多病例可到此为止，肝功能逐渐恢复正常。3 期（72～96 h）：充分进展期，服药后 3～5 d，以肝坏死表现为特点，凝血异常，黄疸，肾功能衰竭，心肌病也常存在，肝性脑病可以发生，此时，肝活检示小叶中心性坏死，而恶心、呕吐可能再现，无尿、昏迷常是死亡先兆。4 期（4 d～2 周）：恢复期，如果第 3 期肝损伤是可逆的，这时肝功能将逐渐恢复，如果肝脏损伤严重则逐渐形成肝硬化。

（二）肾损害

对乙酰氨基酚对肾脏的损害出现在服药 1 周后。出现镜下血尿、蛋白尿、管型尿，甚至少尿或无尿。如果肾损害是可逆的，2～3 周后恢复。有人已发现非甾体类抗炎药物与对乙酰氨基酚同服，增加其肾毒性。

（三）血液系统改变

偶见血小板减少、白细胞减少、粒细胞减少及溶血性贫血，并可出现凝血障碍和弥散性血管内凝血。

（四）过敏反应

偶见皮疹、荨麻疹、皮炎、支气管痉挛等。

（五）可能发生并发症

急性胰腺炎、低血糖症、心肌炎及低磷酸血症。

六、辅助检查

1. 尿中对乙酰氨基酚定性阳性，或服药后 4 h 血浆对乙酰氨基酚浓度＞150 μg/mL。浓度为 150～250 μg/mL、250～300 μg/mL、＞300 μg/mL 时，其肝脏毒性发生率分别为 25%、40%、100%。

2. 肝功能损害开始于摄药 24 h，丙氨酸氨基转移酶、天门冬氨酸氨基转移酶升高，胆红素升高可超过 68.4 μmol/L，凝血酶原时间延长如超过对照组 2 倍，表示预后不良。伴肾毒性者血清肌酐升高，因肝功能衰竭，血清尿素氮可不升高。

3. 血淀粉酶升高，血糖升高或血小板减少，尿中出现蛋白、管型和红细胞。

七、诊断思路

对乙酰氨基酚接触史，有上述临床经过，尿定性阳性，血浆对乙酰氨基酚浓度升高。

八、临床诊断

1. 对乙酰氨基酚接触史，成人一次超过 6~7 g，儿童超过 140 mg/kg 均有中毒可能。
2. 有消化道症状，肝功能损害等临床表现。
3. 尿中对乙酰氨基酚定性阳性，肝、肾功能损害。或服药后 4 h 血浆对乙酰氨基酚浓度＞150 μg/mL。

九、鉴别诊断

肝脏损害需要与病毒性肝炎鉴别，也要与其他化学物质引起的肝损害鉴别。工业毒物包括磷、锑、四氯化碳、三氯乙烯、氯仿、硝基苯、酒精等；药物包括四环素、异烟肼、利福平、氟乙烷，引起慢性肝损害的药物有甲基多巴、丙酸睾酮及其他药物；毒素及毒物对肝脏损害，包括黄曲霉素、杂色曲霉素等对肝脏有较强毒性，引起肝细胞脂肪变性、坏死、胆管增生和炎性反应，肝功能损害，肝硬化；毒蕈中毒及鱼胆所含毒素，均能引起肝脏严重损害；毒蛇咬伤，毒素损伤肝脏，同时溶血增加肝肾负担，易出现肝功能衰竭。

十、救治方法

（一）一般治疗

患者如服药后 2 h 内来诊，可催吐、洗胃，导泻作用可能较差。给予活性炭，成人往往会同时服用几种药物，活性炭除吸附对乙酰氨基酚外还能吸附其他药物，因而在用解毒剂前先给活性炭。

（二）解毒剂治疗

对乙酰氨基酚的特效解毒剂为 N-乙酰半胱氨酸。其作用是：
1. 细胞内起到谷胱甘肽替代作用。
2. 增加谷胱甘肽合成。
3. 增加经硫酸代谢途径。
4. 减轻毒性损伤的炎性反应。在中毒后 8 h 内应用 N-乙酰半胱氨酸效果最好，8~24 h 仍能安全使用，但效果随时间延长而降低。口服方案：首剂为 140 mg/kg 口服。维持量：首剂 4 h 后，70 mg/kg 口服，每 4 h 1 次，共 18 次（加首剂），72 h。因 N-乙酰半胱氨酸气味难闻，对胃肠有刺激，口服后会有恶心甚至呕吐。如口服后 1 h 就呕吐，应追加 1 次。静脉 20 h 方案：治疗原则是 20~21 h 给予 N-乙酰半胱氨酸，总量为 300 mg/kg。起始负荷量 150 mg/kg 静脉输注 15~60 min，随后 12.5 mg/(kg·h) 静脉输注 4 h（总量 50 mg/kg），最后 6.25 mg/(kg·h) 静脉输注 16 h（总量 100 mg/kg）。对乙酰氨基酚中毒后有剧烈表现的患者和存在以下任何情况的患者，倾向于选择静脉给予 N-乙酰半胱氨酸：呕吐、有口服给药禁忌证、拒绝口服的患者、肝功能衰竭。

（三）针对肝脏损害及肝性昏迷的治疗

1. 减少氨的生成，促进氨的代谢，补足热量，减少体内蛋白质分解产氨，及时消除肠内蛋白质或积血，可用 25％山梨醇 100 mL 导泻或用弱酸溶液清洗肠道；口服果糖，该制剂在结肠分解为乳酸和醋酸，使肠道酸化，阻碍氨的吸收；选用精氨酸 10~20 g/d；谷氨酸 15~20 g/d；或 10％门冬氨酸钾镁 20~30 mL，配用 5% 葡萄糖注射液缓慢静脉滴注，以促进氨的代谢。

2. 保护肝脏，促进肝细胞再生，补充多种维生素、能量合剂、人血白蛋白 10 g/d，应用以支链氨基酸为主的复合氨基酸液等。血浆置换疗法：肝功能衰竭时增高的血氨、胆红素等物质存在于血浆部分，用正常人血浆取代患者血浆，可使血中有毒物质被交换到体外，可使部分患者度过危险期。

十一、诊疗探索

本品一般剂量安全，一些复合制剂中含本品量差别较大，要仔细计算服用的总量。一旦达到中毒剂量（成人一次超过 6~7 g，儿童超过 140 mg/kg），要尽早使用特效解毒剂乙酰半胱氨酸，严格按其疗程使用，服后呕吐者，应在 1 h 内补服。对乙酰氨基酚中毒在 8 h 内给予乙酰半胱氨酸治疗，临床经过良好，16 h 后效果差，24 h 后肝毒性已发生，使用无效。对于强迫利尿无指征，因只 5% 原形由尿排出，葡萄糖醛酸和硫酸的结合物均无毒性。

肠道去污：越早催吐、洗胃效果越好，随后服用活性炭，一般超过 4 h 效果较差。有报道单独使用活性炭较单独洗胃效果更好，不过洗胃后使用活性炭可能更好。

十二、最新进展

1. 由于对乙酰氨基酚血药浓度检测较为烦琐，临床检测较少，王春红等建立了一种简便、灵敏、快速的 RP-HPLC 的血清检测方法，值得推广。

2. N-乙酰半胱氨酸的口服制剂和静脉制剂效果无明显差别，根据患者情况，胃肠反应严重或胃肠吸收差或昏迷患者，可选择静脉制剂。由于 N-乙酰半胱氨酸是还原型谷胱甘肽的前体，谷胱甘肽不能直接被肝细胞摄取，也有报道直接使用还原型谷胱甘肽也有较好的疗效。巯乙胺和半胱氨酸有替代谷胱甘肽与药物中间代谢产物相结合、减轻肝脏损害之作用，但疗效不及 N-乙酰半胱氨酸。用法：巯乙胺 0.2 g 肌内注射或加入液体中静脉滴注；半胱氨酸 0.1~0.2 g 肌内注射，1~2 次/d。

3. 速释制剂单次急性过量后，应在患者报告摄入后 4 h 测定对乙酰氨基酚血清浓度。对于就诊时已摄入超过 4 h 的患者，应立即测定对乙酰氨基酚血清浓度。应根据修订版 Rumack-Matthew 列线图评估血清浓度，以确定是否需要进行 N-乙酰半胱氨酸治疗。4 h 之前测定的血清浓度可能并不是峰浓度，不应使用。采用该方法时，如果患者的对乙酰氨基酚血清浓度超过 4 h 的 990 μmol/L 与 16 h 的 125 μmol/L 这两个点的连接线，则认为其具有发生肝毒性的"可能风险"，标准疗法为使用 N-乙酰半胱氨酸治疗。

4. 血液净化。因乙酰氨基酚分子量大，血液透析无明显效果。血液灌流多用于极高量中毒，一些报道取得较好疗效。一旦肝中毒已发生，积极的支持疗法尤其是血浆置换极为重要，对于严重的肝损坏，肝脏移植是患者长期存活的希望。

5. 由于对乙酰氨基酚脂溶性高，脂肪乳可能会有所作用。

舒平 张剑锋 张在其

第二十一节 急性水杨酸类中毒

一、基本概念

水杨酸类中最常见的药物为乙酰水杨酸，即阿司匹林，广泛用于解热镇痛，近年来更是在预防心脑血管病上得到认同而成为许多中老年人的常用药。

二、中毒原因

阿司匹林是常见的引起中毒或过量的药物，常因一次吞服大量或在治疗过程中剂量过大及频繁投用而致中毒，也可通过皮肤吸收而引起。连续几天大剂量服用，会引起慢性中毒，但经常不能得到正确诊断和治疗。

三、毒性大小

甲基水杨酸或称冬青油，如果是纯制剂（100%），5～10 mL就能使儿童致死。阿司匹林最大治疗剂量：70 kg的人<3 900 mg/d，<10 d或<650 mg/每4 h。一次服用8～10 g即可中毒，致死量20～30 g。

四、中毒机制

1. 刺激中枢神经系统，导致通气过度，动脉血二氧化碳分压减少，引起呼吸性碱中毒。
2. 干扰三羧酸循环，增加乳酸生成，产生阴离子间隙增高型代谢性酸中毒和酮症。
3. 氧化磷酸化脱偶联而呈现高代谢现象。
4. 呕吐、发热、出汗、代谢旺盛等导致体液丧失。

五、临床特征

(一) 酸碱失衡

可出现呼吸性碱中毒、代谢性酸中毒。

(二) 中枢神经系统

耳鸣、耳聋、眩晕、幻觉、激惹、谵妄、木僵、嗜睡、昏迷、抽搐、脑水肿。

(三) 胃肠道症状

恶心、呕吐、胃肠蠕动减慢、胃炎、上消化道出血、幽门痉挛等。

(四) 肝脏

酶学升高、低血糖或高血糖。

(五) 代谢

心率快、出汗、血管扩张、高热、过度通气、低血容量。

(六) 凝血异常

低凝血酶原血症，V、Ⅶ、Ⅹ因子抑制，血小板功能异常。

(七) 肺脏

呼吸急促、呼吸性碱中毒、非心源性肺水肿。

六、辅助检查

1. 血液二氧化碳结合力降低，动脉血气分析有酸中毒、凝血酶原时间延长，尿中可有蛋白、红细胞、管型、酮体等。
2. 水杨酸简易检测（三氯化铁试验）。10%$FeCl_3$几滴加入1 mL尿液或呕吐物与洗胃液中，如变成紫色为阳性。为除去酮体所造成的假阳性反应，可预先把尿液酸化或煮沸。
3. 血清水杨酸盐测定。超过0.4 g/L，即可出现呼吸增强、酸中毒及意识障碍等。

七、诊断思路

有大量服用或频繁使用水杨酸类药物（如阿司匹林）的病史，结合酸碱失衡和中枢神经中毒的表现等，可初步考虑中毒可能，再结合血药浓度检测或尿定性试验可确诊。

八、临床诊断

1. 过量服用本品病史，或小儿、老人短期内（1～2 d）连续较大剂量服药史。
2. 临床表现有呼吸性碱中毒、代谢性酸中毒及中枢神经系统症状。
3. 水杨酸尿液定性试验阳性或水杨酸盐血浆浓度检测超过 0.4 g/L。

九、鉴别诊断

1. 代谢性酸中毒者需与甲醇、乙二醇、环类抗抑郁药物等中毒鉴别，合并昏迷者需与糖尿病酮症酸中毒、尿毒症、乙醇性酮症酸中毒等鉴别。
2. 消化道出血者，需与出血性疾病、使用抗凝药和抗凝血鼠药鉴别。
3. 与其他非甾体类抗炎药物鉴别，如布洛芬、吲哚美辛、双氯芬酸、塞来昔布等临床上常用的药物相鉴别。

十、救治方法

（一）一般治疗

诱导呕吐，洗胃，活性炭和导泻剂均应尽快给予。理论上强迫利尿增加肾小管尿流速，减低重吸收。但水杨酸从肾脏的排泄更多地取决于尿液的 pH 值而不是流速。因而无论使用利尿剂、渗透性利尿或液体负荷效果均有限。严重的消化道症状，水电解质失调，呼吸、循环衰竭及昏迷等，应积极对症处理。

（二）碱化尿液

水杨酸是弱酸，pKa 值为 3.5，酸血症使水杨酸易于由血液向组织移动，特别有助于向脑内转移。在碱性环境中，较多水杨酸呈离子化，肾小管中离子状态的水杨酸不能被肾小管上皮细胞重吸收，而从尿中排出。因而碱化血液和尿液有利于使水杨酸离开脑组织，较多从肾脏排出。方法：静脉给予碳酸氢钠效果非常显著。负荷量：碳酸氢钠 1～2 mmol/kg，然后在 5% 葡萄糖和 0.9% 氯化钠的混合液体内加入 1～2 mmol/L 碳酸氢钠，100～200 mL/h，静脉输入连用 4～6 h，使尿液 pH 值维持在 7.5～8，血 pH 值为 7.5，时刻监测血尿 pH 值。当尿 pH 值为 5～8 时，水杨酸从尿排出增加 10～20 倍。

（三）加强排泄

血液透析：由于阿司匹林蛋白结合率低，能很好地经血液透析清除，能同时纠正酸血症和水电解质失调，并且没有血小板减少的副作用，所以在水杨酸类中毒时为首选。使用指征：

1. 肾功能衰竭。
2. 充血性心力衰竭。
3. 非心源性肺水肿。
4. 持续中枢神经系统中毒症状。
5. 生命体征持续恶化。
6. 严重水电解质失调。
7. 凝血功能明显异常。
8. 水杨酸血浓度 >1.2 g/L（初浓度）或 >1 g/L（6 h 浓度）。

十一、诊疗探索

1. 由于镁的吸收可加重中枢抑制，一般不用硫酸镁导泻，而用硫酸钠导泻。

2. 乙酰唑胺能促进尿液碱化但使血液酸化，增加了非离子水杨酸，也增加其向中枢神经系统的转移，因而慎用乙酰唑胺碱化尿液，有代谢性酸中毒时，碱化尿液比较困难，且矫枉过正有代谢性碱中毒和水肿等。

3. 有出血者，可以给予维生素 K_1 20～30 mg 静脉注射，或输注血小板、新鲜血浆。

4. 部分患者对阿司匹林过敏，应引起重视。

十二、最新进展

有报道老年人服用小剂量阿司匹林存在胃黏膜损害、上消化道出血的危险。预防性的给予 H_2-受体拮抗剂、质子泵抑制剂或前列腺素制剂及胃黏膜保护剂，能明显减少上述危险。

一般小剂量心脑血管疾病中抗血小板聚集很少会引起中毒，阿司匹林中毒目前尚没有特效解毒剂，碱化尿液和血液透析是治疗关键。

舒平　张剑锋　张在其

第二十二节　急性环类抗抑郁药物中毒

一、基本概念

抑郁症是一类常见的精神障碍，也是人类的高发病。据世界卫生组织统计，当前各种类型抑郁症的年患病率已占全球人口的 3%～5%，其中重度抑郁症患者有较高自杀死亡率。环类抗抑郁药物可有效地治疗抑郁症，因含环状结构而得名，包括老的环类抗抑郁药物（阿米替林、多塞平等）及较新的抗抑郁药（阿莫沙平、马普替林等）。随着抗抑郁药物使用越来越广泛，引起中毒事件也日益增多。

二、中毒原因

环类抗抑郁药物临床常用的有丙米嗪、阿米替林、多塞平、阿莫沙平及马普替林等。本类药物治疗量与中毒量比较接近，患者因服药超量可致中毒；抑郁症患者有较高自杀倾向，因一次有意大量服用而引起中毒；其他原因导致的误服或儿童的误服或因孕妇超量服用导致婴儿中毒。

三、毒性大小

本类药致死量变化大，与年龄、同服药物及基础疾病状态有关，一般摄入量＞1 g（儿童 5～10 mg/kg）可严重中毒，＞2 g（儿童 15 mg/kg）可致死。

四、中毒机制

环类抗抑郁药物在小肠碱性环境中迅速吸收，口服治疗量后 2～8 h 达血浆峰值，过量时因药物的抗胆碱能作用使胃排空延迟而使峰值后移。生理 pH 值下，95%药物与蛋白质结合，低蛋白血症和酸血症增加血浆中游离药物浓度。环类抗抑郁药物脂溶性强，在组织中广泛分布，使其分布容积极大，达 10～50 L/kg，平均半衰期（治疗量和中毒量）范围极大，为 10～93 h。组织摄取游离药物与血浆浓度相比，环类抗抑郁药物在心肌细胞 5 倍、肝脏 30 倍、脑 40 倍浓度；环类抗抑郁药物大部分经过肝脏的代谢，由肾脏原形排出只占 3%～5%。环类抗抑郁药物中毒时，药物大量潴留在心肌中，产生严重的心脏毒性，在 2%～3%死亡病例中，多数死于心脏并发症。窦性心动过速是最早和最常见环类抗抑郁药物中毒的临床表现，主要原因是药物的抗胆碱能作用和阻断去甲肾上腺素的重新摄取。电生理学上，环类抗抑郁药物对心肌最重要毒性作用是抑制细胞快钠通道，导致心肌 0 期除极减慢，动作电位的高度降低，因此，通过传导组织和心肌细胞的除极也减慢。心肌细胞除极减慢在环类抗抑郁药物中毒的传导延迟、室性心律失常、低血压等发生中起重要作用，在电生理上类似奎尼丁及其他 IA 类药物。环类抗抑郁药物中毒时可出现低血压。低血压与以下因素有关：快钠通道抑制直接引起心肌抑制；突触后交感神经元 α-肾上腺素能神经递质阻断引起血管扩张；对去甲肾上腺素再摄取的抑制，最终导致去甲肾上腺素耗竭。环类抗抑郁药物中毒有肺损害表现，其原因除误吸外，不排除环类抗抑郁药物对肺的直接毒性作用。

五、临床特征

(一)循环系统

环类抗抑郁药物中毒时，室内传导延迟及 QRS 波群增宽很常见。QRS 波群增宽本身不代表心肌收缩力受损，然而它是环类抗抑郁药物中毒心脏并发症出现的标志，肢体导联 QRS 波群≥0.1 s，患者极有抽搐可能，≥0.16 s 患者则易发生室性心律失常和低血压。环类抗抑郁药物中毒心脏的最终表现是低血压。

(二)中枢神经系统

环类抗抑郁药物中毒时，中枢神经系统症状突出，且千变万化。早期为兴奋，以后发展为昏迷。兴奋由中枢抗胆碱能效应引起，包括嗜睡、谵妄、幻觉、步态不稳、抽搐、昏迷，这些症状常在来诊后 6～8 h 发生。癫痫大发作引起的酸中毒，可增加血中游离药物浓度，增加死亡率。QRS 宽度与抽搐之间存在关系，QRS 波恢复正常，抽搐也停止。在服用致死量后，昏迷是最常见的来诊状态。

(三)抗胆碱能效应

是环类抗抑郁药物中毒最早出现的症状，有视力模糊、瞳孔扩大、黏膜、皮肤干燥、心动过速、肠鸣音减弱或消失、尿潴留等。

(四)呼吸系统

患者有呼吸困难，肺水肿，喘鸣音，低氧血症及氧饱和度降低。

六、辅助检查

1. 血环类抗抑郁药物定性检查阳性。

2. ECG 改变为额面电轴终末 40 ms 右偏，QRS 波群增宽、可能 QT 间期延长，房室传导阻滞，束支/完全性阻滞，室性异位心律、室性心律失常。

七、诊断思路

平时服用环类抗抑郁药物抑郁症患者突然出现兴奋性症状，伴或不伴皮肤干燥、心动过速、瞳孔扩大等抗胆碱能症状，要注意中毒可能。在有服用环类抗抑郁药物患者家庭中的儿童或老人出现中枢神经兴奋症状，也要高度警惕中毒可能。结合实验室检查可以明确诊断。

八、临床诊断

1. 环类抗抑郁药物接触史。

2. 突出的中枢神经系统和心脏毒性的临床表现。

3. 心电图可见额面电轴终末 40 ms 右偏，QRS 波群增宽，可能 QT 间期延长，房室传导阻滞，束支完全性阻滞、室性异位心律、室性心律失常。

4. 实验室检查可有血液环类抗抑郁药物定性阳性。

九、鉴别诊断

1. 与吩噻嗪类药物、单胺氧化酶抑制剂、抗组胺类药物、抗震颤麻痹药物如苯海索等鉴别。

2. 与抗胆碱能药物阿托品、山莨菪碱、东莨菪碱等鉴别，还须排除有机磷类农药中毒和镇静安眠类药物中毒。

3. 代谢性酸中毒与昏迷者需与水杨酸类、甲醇等中毒及糖尿病酮症酸中毒、尿毒症等系统性疾病引起酸中毒昏迷鉴别，还需与缺氧缺血性脑病、急性脑血管病合并低通气引起酸中毒等中枢神经系统疾病鉴别。检测血中环类抗抑郁药物浓度有助鉴别。

十、救治方法

（一）支持性治疗

开放气道，保持呼吸、循环功能，清除胃肠内未吸收的药物，吸氧、持续心电、血压、氧饱和度监护，建立静脉通路，查心电图，有抽搐、心脏传导阻滞时应进行治疗。抽搐首选地西泮静脉注射。

（二）胃肠清除残余药物

环类抗抑郁药物因其抗胆碱能作用使胃排空减慢，服药后 12 h 洗胃仍有效，研究发现 4～5 L 洗液可以去除服入量的 22%。环类抗抑郁药物中毒不要使用诱吐药物，因患者常处于嗜睡状态，病情变化快，可能迅速发生抽搐、昏迷、心律失常，诱导呕吐极易引起误吸，并会影响活性炭的使用。活性炭适用于所有环类抗抑郁药物中毒，可以有效降低环类抗抑郁药物的血浆峰浓度。第一剂按 1 g/kg，与泻药同时用，有明显体征者，隔 4～8 h 可重复给 0.5～1 g/kg 活性炭，不再给泻药（如胃肠蠕动良好可一直给到患者症状改善）。活性炭的副作用是误吸和肠梗阻。血液透析、血液灌流在清除环类抗抑郁药物上均无明显效果。

（三）心脏毒性的治疗

碳酸氢钠是治疗环类抗抑郁药物中毒的特效解毒剂。碳酸氢钠在治疗受除极影响的所有临床症状上均有效：包括传导延迟、室性心动过速、心肌收缩抑制等，血液的碱化也减少药物与心肌的结合。静脉给予碳酸氢钠的指征：

1. 明显的酸中毒。

2. 难治性低血压。

3. 心脏传导延长。

4. 室性心律失常。

5. 心搏骤停。碳酸氢钠用法：负荷量 1～2 mmol/kg，然后用 150 mmol 加入 850 mL 的 5% 葡萄糖注射液中持续静脉滴注，保持血液 pH 值在 7.45～7.5。

（四）心律失常治疗

环类抗抑郁药物中毒时，各种心律失常均可发生，治疗包括纠正低氧、低血压和酸中毒，先使用碳酸氢钠，然后再考虑其他药物治疗室性心律失常。环类抗抑郁药物中毒时禁用 I A 和 I C 类抗心律失常药，因它们具有环类抗抑郁药物相同的心脏毒性，并可能具有抗胆碱能作用，会加重环类抗抑郁药物中毒症状，ⅠB类药物中利多卡因在碳酸氢钠不能控制室性心律失常时可以使用，苯妥英钠的作用到目前为止尚未肯定，不推荐使用。Ⅱ类药物（β-受体阻滞剂）对于环类抗抑郁药物引起的室上性心动过速和室性心动过速有作用，但其致心动过缓、低血压、心搏骤停等副作用使得它们只有在其他药物无效时才考虑，Ⅲ、Ⅳ类药物的作用尚未研究。阿托品逆转心动过缓无效。完全性房室传导阻滞、Ⅱ度Ⅱ型房室传导阻滞、难治性房室传导阻滞是安置临时起搏器的指征，也可使用异丙肾上腺素治疗心动过缓和尖端扭转型室性心动过速。

（五）低血压治疗

首先应用容量负荷，如碳酸氢钠。如果不能纠正则使用血管活性药和正性肌力药，如去甲肾上腺素、多巴酚丁胺，也可使用多巴胺。

（六）中枢神经系统毒性

昏迷用纳洛酮。病史不确切者应做CT检查以排除颅内病变。环类抗抑郁药物中毒禁用氟马西尼，因为环类抗抑郁药物抑制脑内 γ-氨基丁酸受体的氯离子通道，氟马西尼也抑制同一通道，理论上有协同作用，加重其中枢毒性。地西泮为首选控制环类抗抑郁药物中毒时抽搐药物，一般不用长效抗癫痫药物。出现锥体外系症状和谵妄只需要支持性治疗。

（七）肺部并发症的治疗

以支持、对症治疗为主。吸氧、预防感染，通过监测氧饱和度、胸部X线片及时发现急性呼吸窘迫综合征、肺水肿、肺炎等的发生并给予积极的治疗。

十一、诊疗探索

1. 此类药物治疗剂量范围较窄，其中有些具有很高毒性，死亡率有报告最高达15%，平均死亡率2.2%。但患者临床症状的严重程度与此类药物摄入剂量不成正比，文献报道曾有患者服用500 mg阿米替林导致死亡，也有服10 000 mg阿米替林却无生命危险。主要死因是其心脏毒性和神经毒性。预后不良者主要症状出现早，有生命危险者症状常在来诊后6 h内出现。持续抽搐、昏迷及难以控制的心律失常往往是死亡先兆。

2. 注意维持内环境的稳定，纠正任何原因导致的低钙血症、低钾血症、低血糖，可经验性使用硫酸镁，以预防QT间期延长。

十二、最新进展

1. 水杨酸毒扁豆碱是一种胆碱酯酶抑制剂，可有效地逆转抗毒蕈碱剂中毒，对环类抗抑郁药物引起的抗胆碱能效应有较好的抑制作用，但不应常规用于环类抗抑郁药物中毒患者的抗胆碱能症状，因可加重传导阻滞、导致心肌收缩功能不全，进一步损伤心肌收缩力，血压降低、心动过缓和促发癫痫发作。另有报道使用咖满氨酯有较好的催醒效果。

2. 血液净化治疗虽然在清除环类抗抑郁药物上均无明显效果，但有文献报道血液透析是治疗环类抗抑郁药物中毒所致抽搐、心动过速、传导阻滞、室性心律失常、低血压的有效方法，其效果如何还需更多有效的临床证据。

3. 脂肪乳在局麻药中毒已被广泛证明有较好疗效，环类抗抑郁药物与局部麻醉药同样具有较高的脂溶性，并具有钠通道阻滞特性，推测脂肪乳同样能通过吸附环类抗抑郁药物离开中毒组织而进入血浆，从而有效治疗环类抗抑郁药物中毒。近年研究提示脂肪乳对环类抗抑郁药物丙咪嗪、氯丙咪嗪、多塞平等中毒治疗有效。

舒平　张剑锋　张在其

第二十三节　急性单胺氧化酶抑制剂类中毒

一、基本概念

单胺氧化酶是人体内天然存在的一种酶，包括单胺氧化酶-A 和单胺氧化酶-B，催化单胺类物质氧化脱氨反应的酶。单胺氧化酶-A 主要分布在儿茶酚胺能神经元中；单胺氧化酶-B 主要分布在 5-羟色胺能神经元、组胺能神经元和神经胶质细胞中，这两种亚型都可以使单胺类神经递质失活。而单胺氧化酶抑制剂则能够通过抑制单胺氧化酶对单胺类物质的氧化活性，从而达到减轻或者消除由各种原因引起的单胺类物质减少或单胺氧化酶活性过高导致的疾病。临床上用于抑郁症、帕金森病和阿尔茨海默病，可分为非选择性单胺氧化酶抑制剂、单胺氧化酶-A 抑制剂和单胺氧化酶-B 抑制剂。这 3 类药物又可分为可逆性和不可逆性抑制药物。非选择性单胺氧化酶抑制剂药物包括苯异丙肼、苯乙肼、异卡波肼和反苯环丙胺等，因易引起高血压危象和急性黄色肝萎缩等严重不良反应而被淘汰。单胺氧化酶-A 抑制剂包括托洛沙酮、吗氯贝胺、氯吉兰等，能可逆性且选择性地抑制单胺氧化酶-A，阻止脑内 5-羟色胺和去甲肾上腺素降解，同时增加脑内突触间隙 5-羟色胺和去甲肾上腺素的浓度，起抗抑郁作用。单胺氧化酶-B 抑制剂中有第一代不可逆抑制剂司来吉兰，第二代不可逆抑制剂雷沙吉兰，第三代高效、可逆和专一性很强的制剂沙芬酰胺，其对帕金森病有较好疗效。另外抗肿瘤药丙卡巴肼和抗生素呋喃唑酮等也属于单胺氧化酶抑制剂。

二、中毒原因

单胺氧化酶抑制剂中毒是由于过量应用这类药物，或者在应用这类药物同时应用一些可与之反应的药物和食物的情况。

三、毒性大小

单胺氧化酶抑制剂的治疗量与中毒量很接近，一次摄入 $2\sim3$ mg/kg 以上即可引起严重中毒。治疗量时，不良的药物或食物相互作用也可引起中毒发生，由于本类药物对单胺氧化酶抑制的不可逆性，当中毒发生后即使立即停药，其症状也会持续长达 2 周。

四、中毒机制

单胺氧化酶在中枢神经系统内降解神经元内的儿茶酚胺类递质，单胺氧化酶也存在于肝脏和肠壁上，降解食物中酪氨酸因而减少酪氨酸吸收入血。单胺氧化酶抑制剂不可逆地失活单胺氧化酶，这种效应可导致过多的血管活性胺从神经元释放出来；大量酪氨酸吸收入血，以及儿茶酚胺不能降解。有些单胺氧化酶抑制剂在治疗量时即可产生严重的肌肉僵直或高热，机制不清，可能与中枢神经系统内 5-羟色胺代谢受抑而导致 5-羟色胺综合征有关。

五、临床特征

（一）轻度中毒

焦虑、烦躁不安、皮肤潮红、头痛、震颤、肌肉痉挛、反射亢进、出汗、抖动、呼吸加快、心率加快及血压升高。

（二）重度中毒

除以上症状外，出现严重高血压（个别合并脑出血）、谵妄、高热、惊厥、抽搐，可发生急性左心力衰竭及全身多器官功能受损。

（三）其他

部分患者出现直立性低血压。

六、辅助检查

（一）实验室检查

白细胞总数升高，高血糖，并发骨骼肌溶解者肌酸磷酸激酶升高，并出现肌红蛋白尿，急性肾功能衰竭者血清尿素氮、血清肌酐升高，动脉血气可出现代谢性酸中毒。

（二）心电图检查

可见各种心律失常。

七、诊断思路

主要靠药物接触史和临床表现诊断，尤其是药物接触史或同食含大量酪胺食物或药品对诊断非常重要。

八、临床诊断

1. 过量摄入本品病史，或长期服药者摄入含大量酪胺食物或药品。

2. 临床特点有精神紊乱、高血压、心动过速、高热，重者昏迷、肌肉僵硬、抽搐或癫痫样发作。

3. 可出现肾功能异常，代谢性酸中毒，心电图可见各种心律失常。可用液相色谱法测定其血药浓度，但其与临床毒性作用无相关性。血单胺氧化酶底物浓度升高，尿降解产物浓度降低，对诊断可能有帮助。

九、鉴别诊断

（一）与一些严重疾病鉴别

如高血压危象、癫痫、急性脑血管意外等。没有药物接触史，有原疾病史和影像学检查可助鉴别。

（二）与其他类型的抗抑郁药鉴别

如阿米替林、丙米嗪、多塞平等中毒；选择性 5-羟色胺再摄取抑制剂为帕罗西汀、氟西汀、舍曲林等中毒。不同药物服药病史、血药浓度检测、环类抗抑郁药物碱化血液治疗有效有助于鉴别。

（三）与拟交感药物相鉴别

如直接作用类肾上腺素、去甲肾上腺素、异丙肾上腺素、去氧肾上腺素等，间接作用类间羟胺、麻黄碱、苯丙胺及其衍生物等。此类药物检测血药浓度或尿液检测其成分有助于鉴别。

十、救治方法

（一）一般处理

保持气道开放、给氧，必要时人工辅助通气。

(二) 积极控制血压、降温、抗抽搐

1. 高血压主要由于高浓度的儿茶酚胺介导，故给予 α-受体阻滞剂酚妥拉明，以 0.1~0.2 mg/min 速度静脉滴注，根据血压下降情况予以调整，或给予 α-及 β-受体阻滞剂拉贝洛尔，以 2 mg/min 速度静脉滴注，直至血压控制或总量达 300 mg。

2. 降温以物理降温为主，及时解除患者抽搐、肌肉僵直等也是减少产热的重要方式。

3. 抽搐首选地西泮 5~10 mg 静脉注射，也可给予苯巴比妥 0.2~0.4 g（6~8 mg/kg）肌内注射。

(三) 去除未吸收毒物

清醒合作患者可给予催吐洗胃，怀疑大量服药者要立即洗胃，给予活性炭和导泻剂。

(四) 血液透析与血液灌流

对消除单胺氧化酶抑制剂无确切疗效。

(五) 5-羟色胺综合征的治疗

积极给予镇静、降温措施。有报道给予拮抗 5-羟色胺药物麦角新碱 2 mg 每 6 h 1 次口服，共服二次；赛庚啶 4 mg 口服，1 次/h，连用 3 次，可以缓解 5-羟色胺综合征的症状。

(六) 发生骨骼肌溶解者

在充足补液基础上，给予呋塞米等利尿剂，出现急性肾功能衰竭行血液透析。

十一、诊疗探索

1. 出现室性心律失常可选用利多卡因、苯妥英钠、普鲁卡因胺，但禁用溴苄胺，因其药理作用与单胺氧化酶抑制剂相似。

2. 兴奋狂躁者不用氯丙嗪，因可引起严重低血压。

3. 后期出现低血压时，可选用直接作用类拟交感药，如去甲肾上腺素、去氧肾上腺素等。但不宜选用间接作用类拟交感药，如间羟胺等。

特别要提及的是，服用单胺氧化酶抑制剂期间，禁食富含单胺的食物和饮料，如奶酪、酸奶、动物肝脏、腌鱼、香肠、腊肉、蚕豆、扁豆、巧克力、酵母、腐乳、罐头无花果、菠萝、啤酒、葡萄酒、柑橘类果汁等，否则可因酪胺大量吸收造成血压急剧上升。曾有人报道服用胺苯环丙的患者，食用鸡肝后均引起血压升高。同时服用此类药物时不宜饮酒。

十二、最新进展

早期非选择性单胺氧化酶抑制剂因其毒性大，且易与常用食物和药物发生相互作用导致严重反应，现已少用，但近年来的一些新型选择性可逆性抑制剂安全性较好，具有较好应用前景。目前没有特效解毒药，主要以支持对症为主，避免使用可能与单胺氧化酶抑制剂发生作用的药物。血液净化虽未证实有确切疗效，但药物个别之间差异较大，仍有成功个案的报道，大剂量、严重症状患者也可试用，尤其是出现急性肾功能衰竭时。

近年来对脂肪乳在对亲脂性药物中毒中有较多研究，通过"脂相吸附"和竞争性结合作用，能有效降低药物在血液和组织中的浓度而起到解毒作用。单氨氧化酶类抑制剂多数脂溶性较强，蛋白结合率高，组织分布大，血液净化无明显效果，脂肪乳静脉制剂也可以考虑试用，但其有效性如何还需进一步的高质量临床证据。

舒平　张剑锋　张在其

第二十四节　急性β-受体阻滞剂类中毒

一、基本概念

β-受体阻滞剂为Ⅱ类抗心律失常药及抗高血压药，广泛用于心绞痛、心肌梗死、心律失常、高血压、偏头痛、甲状腺功能亢进危象、青光眼等治疗。近年来又被用于治疗充血性心力衰竭，显示良好效果。有些还具有α-受体阻滞和抗氧化作用，使其在临床使用更为广泛，同时其引起中毒也逐年增多。根据对β-受体亚型的选择性将其分为：

1. 非选择性β-受体阻滞剂。包括普萘洛尔、阿普洛尔等。
2. 选择性β-受体阻滞剂。主要指作用于β_1-受体的药物如美托洛尔、比索洛尔、阿替洛尔。
3. 其他。如拉贝洛尔、卡维地洛兼有β-受体和α_1-受体阻滞作用；塞利洛尔具有受体阻滞、受体激动和扩血管作用。但其选择性是相对的，高浓度时均被β_1、β_2阻滞。其中部分还有内在拟交感活性和膜稳定性。

β-受体阻滞剂引起的中毒反应可分为两类。一类与其药理作用有关，如因剂量过大，导致心力衰竭、严重心动过缓及房室传导阻滞；另一类与β-受体阻滞无关，与膜稳定活性（如普萘洛尔）能抑制心肌快钠通道，这可导致 QRS 间期增宽且可能引起其他心律失常，如导致 QT 间期延长、诱发尖端扭转型室性心动过速等。

二、中毒原因

此类药物种类繁多，剂型又有普通型、肠溶型、缓释型等，常因误服而过量。也有属于有意过量服用而致中毒者。

三、毒性大小

中国人对β-受体阻滞剂的敏感性至少比白种人高 2 倍，故按照欧美人的用法易致中毒。普萘洛尔治疗血药浓度 $20 \sim 80$ mg/L，中毒血药浓度 100 mg/L，极量为 640 mg/d（口服）、10 mg/d（静脉注射），半数致死量为 550 mg/kg（小鼠口服）、38.4 mg/kg（小鼠静脉注射）。

四、中毒机制

细胞表面分布有β-受体，儿茶酚胺与β-受体结合使细胞膜 G 蛋白复合物磷酸化。磷酸化 G 蛋白为腺苷酸环化酶供能使其水解催化环磷酸腺苷产生，环磷酸腺苷作为细胞内信使激活内质网蛋白激酶而释放钙离子，最终细胞内钙浓度增加。β-受体主要分为两类，β_1-受体分布于心肌、肾和眼睛，β_2-受体分布于脂肪、胰腺、肝、平滑肌和骨骼肌。β_1-受体的兴奋使心肌的肌力和心率增加，肾脏分泌肾素增加及眼前房内房水增加。β_2-受体兴奋使血管、支气管、子宫和肠道平滑肌松弛，并刺激脂肪分解，糖原分解、胰岛素释放。β-受体阻断导致细胞内环磷酸腺苷减少，使内源性和外源性儿茶酚胺对代谢、肌力的影响迟缓。β-受体阻滞剂还抑制心肌细胞快钠通道钠离子内流，使 0 期动作电位减慢，心电图 QRS 波群增宽。β-受体阻滞剂还有膜稳定作用，即奎尼丁样作用。

五、临床特征

（一）心血管系统

心动过缓、低血压、房室传导阻滞、室内传导阻滞、室性心律失常、充血性心力衰竭、心搏骤停、难以纠正的低血压。

（二）呼吸系统

气道痉挛、支气管哮喘、肺水肿、呼吸抑制。

（三）中枢神经系统

疲劳、嗜睡、头痛、甚至抽搐、昏迷。

（四）胃肠道

恶心、呕吐、腹泻、药物性肝炎。

（五）肾脏

长期低血压可以导致急性肾功能衰竭。

（六）内分泌

儿童及糖尿病患者易出现低血糖。

六、辅助检查

1. 心电图。QRS波增宽、房室传导阻滞、心动过缓等。
2. 可采用高效液相测定血药浓度是否达到中毒浓度，如普萘洛尔中毒时，血药浓度超过 100 mg/L。

七、诊断思路

有大量应用 β-受体阻滞剂病史，结合严重缓慢心律失常和低血压的临床表现和血液浓度检查可确诊。

八、临床诊断

1. 有摄入或过量摄入本品病史。
2. 严重心动过缓和低血压的临床表现，或伴有气道痉挛或中枢神经症状。
3. 血液检测到相应的 β-受体阻滞剂血液浓度显著增高，如普萘洛尔血药浓度超过 100 mg/L。

九、鉴别诊断

部分交感神经胺类降压药、Ⅰ和Ⅲ类抗快速心律失常药、洋地黄制剂、钙通道阻滞剂等都可以发生低血压、心动过缓的症状，应予以鉴别，血药浓度测定可助鉴别，但对急救处理没有帮助。美托洛尔、普萘洛尔可在尿中检出，也有助鉴别。

十、救治方法

（一）β-受体激动剂

在纠正 β-受体阻滞剂中毒时用量往往要大于常规量。

1. 多巴胺。从 0.1～0.2 mg/min 开始，调整到所需量。
2. 异丙肾上腺素。是 β$_1$-受体强激动剂，用于心动过缓患者，往往同多巴胺共同使用，从 1～2 μg/min 开始。
3. 肾上腺素。通过兴奋 β$_1$-受体增加心率及心肌收缩力，并通过兴奋 α-肾上腺素能受体而提高血压。从 0.5～1 μg/min 开始调整至需要量。β-受体阻滞剂中毒患者应用 β-受体激动剂量应根据临床需要调整，即达到组织灌流恢复正常，心率＞60/min，收缩压＞90 mmHg，尿量达 1～2 mL/(kg·h)。使用静脉输入的方法，而不要一次性静脉注射（除非心跳停搏的情况）。

（二）高血糖素

是一种胰源性多肽激素，目前被认为是治疗β-受体阻滞剂中毒的一线药物，该药通过高血糖素受体而使细胞内环磷酸腺苷浓度增加，从而具有正性肌力的作用，能绕过β-受体阻滞剂对心肌的作用，可显著恢复心脏功能。剂量：负荷量：3.5～5 mg 静脉注射（70 kg者），高血糖素作用持续时间15 min，因而应继以 1～5 mg/h 持续静脉滴注，副作用有恶心、呕吐及轻度血糖增高，可以预防性使用或同时给予 5-羟色胺拮抗剂性的止吐药（如昂丹司琼）。

（三）磷酸二酯酶抑制剂

这类药物如氨力农和氨茶碱，通过抑制环磷酸腺苷分解而延长其对细胞内钙离子的调节作用。氨力农以 6～10 μg/(kg·min) 静脉滴注，氨茶碱 1～2 mg/min 静脉滴注。

（四）阿托品

对轻、中度中毒者有效，但对严重中毒者没有提高心率、改善心脏输出量的作用。

（五）非药物治疗

经药物治疗不能恢复正常心率时，可以安置临时起搏器，使心率维持在 50～60 次/min，有报道用体外循环 6 h 后成功纠正了药物和起搏器均未能逆转的严重心脏毒性。也有用主动脉球囊泵恢复血压的报道。

（六）清除未吸收毒物

β-受体阻滞剂易引起中枢神经系统抑制，所以应避免使用诱导呕吐的方法，洗胃应在患者来诊后迅速进行，对于有严重心血管系统表现的患者应在稳定血压和心率的措施后进行。洗胃后给予患者活性炭，首剂 1 g/kg，以后每 4～6 h 给予 0.5 g/kg，共 2～3 次。使用多剂活性炭要注意排除患者存在肠梗阻、穿孔、胃肠痉挛情况。

十一、诊疗探索

1. 使用β-受体诱导剂时要谨慎，宜从小剂量开始，长期服用者不可突然停药。

2. 严重窦性心动过缓、重度房室传导阻滞、心源性休克、低血压、心力衰竭禁用，对急性心肌梗死和支气管哮喘患者慎用。

3. 不宜与抑制心肌收缩力的抗心律失常药如奎尼丁、钙通道阻滞剂等合用。

4. 对心脏扩大而已洋地黄化、心率不稳定者忌用。

5. 推荐对任何摄入缓释制剂、索他洛尔或多种作用于心脏药物的初始无症状儿童，应在被监测的情况下观察 24 h。除这一类患者外，年幼儿童中绝大多数的单纯药物摄入是安全的，可在观察 6 h 后出院。索他洛尔的半衰期长，且其毒性可能导致室性心律失常。因此，当患者索他洛尔过量后，即使其没有症状，也需要住院行心脏监测 24 h。

十二、最新进展

1. 有报道氨茶碱对纠正缓慢心律失常和解除支气管痉挛有较好疗效。

2. 钙剂有报道静脉给予钙剂对治疗β-受体阻滞剂中毒有效，动物模型表明，在钙通道阻滞剂和β-受体阻滞剂联合过量后，钙盐能升高血压和增加心排血量，但并不增加心率。静脉给予钙盐可能通过增加收缩力而改善血流动力学参数。氯化钙或葡萄糖酸钙都可使用，都必须监测血清钙浓度。

3. 碳酸氢钠已成功用于治疗β-受体阻滞剂诱导的心律失常。由于它是一种相对安全的干预，建议将其作为 QRS 增宽患者的辅助治疗。碳酸氢钠以 1～2 mEq/kg 的剂量静脉推注，可重复给药。如果治疗有效，可开始静脉输注。对于成人，我们将 132 mEq 的碳酸氢钠混合到 1 L 的 5% 葡萄糖注射液中，然后以 250 mL/h 的速率输注。对于儿童，按照成人维持输液速率的 2 倍进行输注。一旦心律失常纠正，则逐渐降低输注速率。

4. 当出现室性心律失常或怀疑低镁血症时，可给予镁剂。索他洛尔具有较高倾向诱发室性心律失常，并且常需要给予镁剂（2 g 静脉快速输注或持续静脉输注）。

5. 血液透析在 β-受体阻滞剂过量治疗中的作用极小，且只对亲水性的、与蛋白质结合极弱的 β-受体阻滞剂有效，如阿替洛尔。据报道，血液透析可以清除纳多洛尔、索他洛尔、醋丁洛尔和阿替洛尔，但是不能清除美托洛尔、普萘洛尔和噻吗洛尔。血液透析或血液灌流用于尽管采取了积极内科干预却没有改善、摄入了大量可以利用透析清除的 β-受体阻滞剂或摄入了其他可能加重毒性的、作用于心脏的药物的患者。在这些病例中，急诊临床医师应在患者病程早期联系肾脏科医师，以免延误血液透析的准备时间。

6. 对于脂肪乳治疗的研究还处于初步阶段。一项关于脂肪乳治疗急性中毒的系统评价发现，支持该治疗方案研究的总体质量不高，但也有证据表明脂肪乳对维拉帕米、β-受体阻滞剂、部分环类抗抑郁药物、布比卡因和氯丙嗪中毒患者有益。

7. 对于严重心动过缓的患者或对于 β-受体阻滞剂和钙通道阻滞剂联合中毒的患者，心室起搏可能有效。然而，心室起搏通常不能控制心率，或者虽加快了心率但灌注并未相应增加。如果患者对药物治疗没有反应，且患者仍存在心动过缓和低血压，可实施经静脉起搏。

对于普萘洛尔和阿替洛尔过量的严重病例，以及维拉帕米和阿替洛尔联合过量的病例，在药物治疗失败之后使用主动脉内球囊反搏已获得成功。

舒平　张剑锋　张在其

第二十五节　急性钙通道阻滞剂类中毒

一、基本概念

钙通道阻滞剂系一类具有阻断钙离子经细胞膜上钙通道进入细胞内的药物，这类药物又称钙内流阻滞剂或慢通道阻滞剂。目前这类药物不仅用于治疗心血管疾病，而且已用于脑血管病、呼吸系统疾病、消化系病及神经性疾患。钙通道阻滞剂拮抗细胞外钙进入心肌和平滑肌细胞，由于骨骼肌收缩不需要细胞外钙，故钙通道阻滞剂不影响骨骼肌。靠着浓度梯度，钙通过镶嵌在细胞膜上的 T 型管道进入心肌细胞。一旦进入细胞内，钙参与机械、电和生化等多种反应。钙最重要的作用是兴奋-收缩耦联。钙也参与窦房结和心房传导组织动作电位 4 期的缓慢去极化，并对维持房室间的传导起重要作用，因而钙通道阻滞剂可减慢房-室传导，使 PR 间期延长。在平滑肌细胞，钙与钙调蛋白结合，此复合物增加肌球蛋白轻链激酶活性，增加平滑肌的收缩性及外周血管阻力。钙通道阻滞剂按其作用在钙通道上的结合位点，国际药理联合会于 1992 年将作用于电压依赖性钙通道的药物分为三类。Ⅰ类：主要作用于 L-型钙通道，又根据其与 L-型钙通道中的 α-1 亚单位结合位点不同，分三个亚类。Ⅰa. 二氢吡啶类：以硝苯地平为代表，优先阻断血管系统中 L 型钙通道，以扩张周围血管作用为主。经改构获得第二代如尼卡地平、尼群地平、尼莫地平等，新一代的有氨氯地平、非洛地平、拉西地平等。Ⅰb. 苯硫氮䓬类：以地尔硫䓬为代表。Ⅰc. 苯烷胺类：以维拉帕米为代表，Ⅰb类和Ⅰc类选择性阻断心肌的 L 型钙通道，引起心肌收缩力降低和心动过缓为主。Ⅱ类：选择性作用 T 型、N 型及 P 型钙通道，包括汉防己碱及某些蜘蛛毒素等，临床上少用。Ⅲ类：非选择性钙通道调节物，主要为双苯烷胺类如芬地林、桂利嗪等，临床应用也少。

二、中毒原因

本类药物安全范围较大，临床常规用量较少引起中毒，故本类药物中毒多为过量服用（包括误服和自杀性服用）所致。硝苯地平舌下含化起效迅速，使血压骤降，已有致死的病例报告，故较高水平的血压已不主张其舌下含化。新剂型服用方便降压平稳，但控释、缓释系统结构一旦出现故障或被破坏（如胶囊被咬破），使较大剂量的药物迅速释放引起中毒，此类病例报告也逐渐增多。

三、毒性大小

根据 Romoska 等研究结果，硝苯地平平均中毒剂量成人 245 mg，儿童 183 mg（8 mg/kg），地尔硫䓬平均中毒剂量成人 2 167 mg，儿童为 120 mg（5.7 mg/kg），维拉帕米平均中毒剂量成人 2 708 mg，儿童为 186 mg（13.5 mg/kg），国内尚无此类统计。普通剂型的钙通道阻滞剂中毒症状一般在口服后 2 h 内出现，缓释片、控释片中毒症状可延迟至 8～12 h，持续时间也延长至 48 h。

四、中毒机制

钙通道阻滞剂通过影响 Ca^{2+} 的过膜运动而影响慢通道的冲动传导（如窦房结和房室结），影响心肌的兴奋-收缩耦联。钙通道阻滞剂使平滑肌细胞内 Ca^{2+} 浓度下降，妨碍了 Ca^{2+} 与钙调素的结合，使钙调素复合物生成减少，激活肌球蛋白轻链的能力下降，导致肌球蛋白轻链磷酰化作用减弱，肌动蛋白与肌球蛋白的相互作用因而减弱，遂使血管平滑肌松弛。细胞内钙离子的作用：

1. 在心肌动作电位过程中，钙离子流穿过细胞膜，引起心肌收缩。
2. 钙离子通过位于细胞膜的电依赖性慢通道或通过时间依赖性慢通道进入细胞。
3. 钙通道阻滞剂主要干扰钙通过电通道进入细胞内而发生作用。
4. 高剂量钙通道阻滞剂也通过竞争干扰肾上腺素能受体的作用。
5. 钙通道阻滞剂对心脏和血管平滑肌起作用，特别是动脉床，而对骨骼肌影响小。心肌去极化由慢钙通道和快钠通道两者介导。窦房结和房室结是慢钙通道依赖性的，因而是钙通道阻滞剂的主要作用位点。有些钙通道阻滞剂也有弱的快钠通道阻断作用。维拉帕米是非选择性慢通道抑制剂，影响通道开放及通道活性恢复，因而使细胞的活性恢复发生变化。高浓度维拉帕米也引起快 Na^+ 通道改变，过量时，维拉帕米主要引起心血管系统改变（房室传导阻滞、心动过缓、血压降低），并由此引起中枢神经系统改变。硝苯地平与维拉帕米不同。硝苯地平阻断 Ca^{2+} 通道，增加房室传导，缩短房室结不应期。硝苯地平过量时主要表现为血管扩张的低血压作用。地尔硫䓬低浓度时抑制慢通道，高浓度时抑制快通道。过量时房室传导减慢，但较少有房室结不应期延长。

五、临床特征

急性中毒时，维拉帕米与地尔硫䓬均表现出窦性心动过缓，房室传导阻滞，血压降低，严重者心搏骤停。当与β-受体阻滞剂合用时，更易发生心脏抑制和心室停搏。硝苯地平过量主要表现为低血压，头痛，无力，心悸；严重者因低血压可诱发心肌缺血、心律失常，加重心力衰竭，甚至发生心肌梗死、脑缺血及肾功能衰竭。与地高辛合用可使血清地高辛浓度增加，诱发洋地黄中毒。

六、辅助检查

（一）各种钙通道阻滞剂的检测

1. 硝苯地平。

（1）化学鉴别：取本品加入丙酮，再加入 20％氢氧化钠，振摇，溶液呈橙红色。

（2）光谱法：取本品，用乙醚溶解，加入无水乙醇稀释，用紫外分光亮度计测定，在 237 nm 和 333 nm 波长处有最大吸收。

2. 维拉帕米。

（1）化学鉴别：取本品适量，用 0.1 mol/L 氢氧化钠碱化后，用乙醚提取，蒸去乙醚，残留物硫酸甲醛反应呈黄绿色，渐变为灰色，钼酸铵反应呈蓝色。

（2）紫外光谱法：血样适量经酸化后用氯仿抽提，移出氯仿层氮流吹干，残留物用少量 0.1 mol/L 盐酸溶解，置微量比色皿中紫外扫描，在 228 nm 和 278 nm 波长处有最大吸收，在 251 nm 波长处有最小吸收。

3. 地尔硫䓬。紫外光谱法：检品加入盐酸溶解（必要时过滤），再加入硫氢酸胺试液 2.8% 硝酸钴溶液和适量氯仿充分振摇，静置，氯仿层呈现蓝色。

（二）血液检查

可见到碱性磷酸酶、肌酸磷酸激酶、乳酸脱氢酶升高。

七、诊断思路

有药物接触史，有低血压和/或缓慢心律失常表现，可初步考虑本类药物中毒，必要时用化学法或光谱法检测鉴别。

八、临床诊断

1. 有过量服用钙通道阻滞剂史。

2. 出现钙通道阻滞剂过量的临床表现。

3. 当大量服用钙通道阻滞剂时，无论属于哪一类制剂，最终均表现为严重的低血压和心律失常及代谢性酸中毒、高血糖、抽搐、昏迷。

4. 必要时用化学法或光谱法检测以帮助鉴别。

九、鉴别诊断

（一）与 β-受体阻滞剂鉴别

两者均有血压下降和心动过缓，服药病史对鉴别非常重要。

（二）与抗快速心律失常药物鉴别

如奎尼丁、胺碘酮、普罗帕酮、美西律及洋地黄等。

（三）与环类抗抑郁药物、有机磷类农药等鉴别

硝苯地平引起心律快面色潮红需与阿托品中毒鉴别。

十、救治方法

（一）一般处理

误服大量钙通道阻滞剂者予以催吐，洗胃，服用活性炭及硫酸钠。根据病情活性炭可以多次应用。昏迷患者注意保持气道通畅，维持生命体征在正常范围。

（二）钙剂

应用钙剂可逆转钙通道阻滞剂的负性肌力及房室传导异常，可使血压上升，心肌收缩力增强，心率加快，房室传导阻滞减轻或消失，静脉给予钙盐可能通过增加收缩力而改善血流动力学参数。氯化钙 10 mL（含 1 g 氯化钙的 10% 溶液）是通过缓慢推注给药的，并且应由中心静脉导管给药。可按照

此剂量反复推注，总量最多 3 g。儿科剂量是 20 mg/kg（最大剂量 1 g）；可能以高达 60 mg/kg 的剂量给药。如果只能建立外周静脉通路，则应给予葡萄糖酸钙，其元素钙的百分比是氯化钙中的 1/3，所以初始剂量应该给予 30 mL 的 10% 葡萄糖酸钙。对儿童，按照 60 mg/kg 的剂量给药（最大剂量 3 g）。如果采取静脉给予钙盐治疗，临床医生必须监测血清钙浓度。

（三）血压下降

应平卧，下肢抬高。严重持续低血压宜用儿茶酚胺类药物，如肾上腺素、异丙肾上腺素和多巴胺等。

（四）高血糖素

能增强心肌收缩力，改善房室传导，改善心功能，增加心搏量。在应用上述药物无效时可以使用。成人首剂 5～10 mg 静脉注射，以 1～5 mg/h 维持静脉滴注。儿童首剂 0.15 mg/kg 静脉注射，以 0.05～0.1 mg/(kg·h) 维持静脉滴注。本药与钙剂同用将增加抢救成功率。

（五）其他药物

如磷酸二酯酶抑制剂氨力农 50 mg 溶于 0.9% 氯化钠 20 mL 中静脉缓注，隔 5～10 min 后以 150 mg 溶于 0.9% 氯化钠 250 mL 中静脉滴注，滴速为每分钟 5～10 μg/kg，能增加心率和心排血量，使收缩压上升，但要注意这类药物可能会加重低血压。阿托品、异丙肾上腺素对有些心动过缓和房室传导阻滞患者有效。对药物治疗无效的心搏骤停和Ⅲ度房室传导阻滞者，应安置临时心脏起搏器。

十一、诊疗探索

（一）钙通道阻滞剂

对于摄入或声称已摄入一种速释钙通道阻滞剂但 6～8 h 后仍然无症状的患者，可能考虑为已排除医学问题。如果摄入的钙通道阻滞剂是缓释制剂，则需要入院并行心脏监测 24 h。对于有症状的患者，需要持续监测血流动力学，直至患者不需要任何药物帮助维持血压。如果正在使用多种药物，应当强烈考虑留置肺动脉导管的有创监测来帮助指导治疗。如果已经知道或怀疑为蓄意用药过量，需要进行精神评估。

（二）肠道去污

对在可能有危险的药物摄入后 1～2 h 内而就诊的患者，可能有必要进行口胃灌洗。经口胃灌洗引起的迷走神经刺激，可能加剧钙通道阻滞剂引起的低血压和心动过缓。对于钙通道阻滞剂过量的患者，应给予活性炭，即使他们没有出现症状。如果在摄入后 1 h 内给予活性炭，效果最好，但钙通道阻滞剂暴露后延迟就诊的患者仍然可能受益。对于可能不能保护其气道的意识不清的患者，不应给予活性炭，除非先进行气管插管。活性炭用于儿童时应使用 1 g/kg 的单次剂量，成人剂量不超过 50 g。如果已用或强烈怀疑使用缓释制剂，可能实施全肠道灌洗。如果对病史有疑问，则可能延迟进行全肠灌洗，直到患者出现中毒症状或体征。如果确定摄入了钙通道阻滞剂，尤其当药物是维拉帕米或地尔硫草时，即使对无症状的患者也应开始进行全肠灌洗。全肠灌洗的过程，包括对成人以 2 L/h 的速度（儿童最高 500 mL/h）经口给予聚乙二醇/电解质灌洗溶液，直至直肠流出物清亮。

（三）血管加压药

钙通道阻滞剂中毒时，理想的血管加压药应是具有正性肌力、正性变时和收缩血管作用的直接作用药物。根据这些标准，去甲肾上腺素是首选的初始升压药。钙通道阻滞剂严重中毒的患者需要使用的血管加压药的剂量，可能比通常用于治疗严重脓毒症或休克的其他病因时的剂量更高。一项病例系列研究显示，严重地尔硫草或维拉帕米中毒患者接受血管加压药的剂量，最高为 100 μg/min 的去甲肾上腺素、150 μg/min 的肾上腺素和 100 μg/(kg·min) 的多巴胺。然而，使用这些药物的较高剂量时，它们致心律失常的作用就更加突出，因此采用如此高剂量时的风险可能超过益处。

十二、最新进展

（一）钙增敏剂

该类药物能增加肌钙蛋白 C 对钙离子的敏感性，使心肌细胞在不增加细胞内钙离子浓度的情况下，增强心肌收缩力，包括匹莫苯、维司利农等，但目前该类药物临床研究有限，不应常规使用。

（二）钙通道阻滞剂的拮抗剂

包括 4-氨基吡啶、3，4-二氢吡啶等，被认为是钙通道阻滞剂的解毒剂，目前尚未进入临床应用阶段。动物实验观察发现，本类药物具有良好的血流动力学作用，可使心排血量增加、血压上升、心率加快、传导阻滞消失。Agoston 等发现可使实验动物的死亡率由 67% 降至 0，而 Plewa 等的实验结果并未降低死亡率，可能与药物其用量过大有关。

（三）脂肪乳

可能通过"脂相吸附"作用和改善心肌功能的作用，对钙通道阻滞剂中毒有一定疗效，2006 年 Tebbut 等首先报道脂肪乳治疗大鼠维拉帕米中毒有效，脂肪乳组较对照组生存时间更长、维拉帕米的致死剂量更大、心率下降程度明显较轻。临床上也有脂肪乳治疗氨氯地平中毒也有效果的报道，脂肪乳有望成为一种新型脂溶性药物中毒解毒剂，在钙通道阻滞剂中毒治疗作用如何，还需进一步研究，其具体用法和注意事项参见第十五节急性吩噻嗪类中毒。

（四）血液灌流

由于钙通道阻滞剂脂溶性高，分布容积大，血液灌流或血浆置换作用有限，但也有一些血液灌流成功的报道，对超大剂量危重患者，在其他方法无效果的情况下，多次使用，对度过危险期也可能有一定效果。

（五）有创治疗措施

可插入经静脉起搏器，以协助电传导。然而，起搏不能抵消这些药物的负性肌力作用，且成功夺获可能也无法纠正患者的低血压。在没有禁忌证的情况下，可考虑插入主动脉内球囊。有对严重中毒儿童和成人患者，采用长期体外循环或体外膜肺氧合治疗后完全康复的个案报道。

舒平　张剑锋　张在其

第二十六节　急性茶碱类药物中毒

一、基本概念

茶碱类药物广泛用于治疗支气管哮喘。氨茶碱为其静脉制剂，常用于治疗支气管痉挛，充血性心力衰竭及新生儿窒息等。

二、中毒原因

由于氨茶碱治疗剂量和中毒剂量接近，安全范围窄，剂量过大或（及）浓度过高、静脉给药速度太快，是导致氨茶碱血药浓度过高引起中毒的最常见原因。

影响氨茶碱代谢、清除的因素较多，发生中毒的剂量在不同情况的患者，不尽一致，个体差异较大。老年人或有心、肝、肾功能不良、休克、脱水、酸碱失衡、严重病毒感染、某些药物（如大环内酯类、喹诺酮类、磺胺类等），均可使氨茶碱的半衰期延长，如给予青壮年患者及无上述病理情况的患者相同剂量，即使剂量不大，也可使血药浓度过高引起中毒。气道阻塞未解除，气胸未做排气治疗，诊断失误，平喘药难以缓解呼吸困难，误以为剂量不足，盲目增加氨茶碱用药次数和剂量，也易过量中毒。

三、毒性大小

服用氨茶碱治疗量血药浓度为 5～15 mg/L，＞20 mg/L 即为中毒浓度。血药浓度为 25～40 mg/L 时，多数患者出现毒性症状，除胃肠症状外，还可出现期前收缩、心率＞120 次/min、气急、惊厥；给药速度为 220～330 μmol/h，血药浓度为 40～60 mg/L 为绝对中毒浓度，患者可出现中枢神经症状、惊厥、致死性心律失常；给药速度＞330 μmol/h，血药浓度＞60 mg/L 时，患者昏迷，甚至死亡。

四、中毒机制

茶碱类药物抑制磷酸二酯酶，增加细胞内环磷酸腺苷浓度。治疗时可促进内源性儿茶酚胺释放，并有刺激 β-肾上腺素能受体的作用，茶碱类药物也是腺苷受体的拮抗剂。茶碱类药物的清除半衰期为 4～6 h，但在患有肝病、充血性心力衰竭、流行性感冒等疾病或服用红霉素、西咪替丁等药物时，半衰期可增加一倍达 10 h 左右。而在过量服用时，半衰期可延长到 20 h。

五、临床特征

（一）急性中毒

意外服用大量茶碱类药物，或是企图自杀而大量服用可引起急性中毒，常见症状为：

1. 呕吐（重者可呕血）、震颤、焦虑、心动过速、低血钾、低血磷、高血糖及代谢性酸中毒。

2. 血浓度＞60 mg/L 时可出现低血压、室性心律失常、抽搐（对抗癫痫药物反应不佳）。

3. 如服用缓释剂，症状可在 12～16 h 之后出现。

（二）慢性中毒

在 24 h 或更长时间内重复应用较大剂量可引起慢性中毒，当患者有肝病、充血性心力衰竭、流行性感冒等疾病或服用红霉素、西咪替丁等时可影响茶碱类药物的代谢，正常剂量也能引起慢性中毒，多发生于老人和小儿。症状如下：

1. 呕吐，但不如急性中毒常见。心动过速常见，但低血压少见；不出现低血钾、高血糖现象。

2. 血药浓度 40～60 mg/L 即可引起抽搐，甚至有报告血药浓度 20 mg/L 引起抽搐者。

六、辅助检查

（一）检测血清氨茶碱浓度

如果服用的为缓释剂应每 2～4 h 测 1 次，以找到峰浓度。急性中毒时血药浓度＞100 mg/L 通常会出现抽搐、室性心律失常等严重症状，慢性中毒 40～60 mg/L 就可能出现严重症状。

（二）尿检查

尿中可出现蛋白、管型和红细胞，尿儿茶酚胺也升高。

（三）心电图检查

可出现窦性心动过速、各种快速心律失常等。

七、诊断思路

结合使用不当的病史、中毒表现和血药浓度检测，不难诊断茶碱类药物中毒。

八、临床诊断

1. 有茶碱类药物（如氨茶碱）使用不当的病史。
2. 有茶碱类药物（如氨茶碱）中毒的症状。
3. 这些症状不能用其他原因来解释。
4. 茶碱类药物（如氨茶碱）减量或停用后症状减轻甚至消失。
5. 茶碱类药物血浓度升高达中毒浓度，如氨茶碱 25 mg/L 为中毒阈值，≥25 mg/L 常出现中毒症状，>40 mg/L 可出现致死性心律失常和中枢性抽搐（癫痫样发作）。

九、鉴别诊断

1. 抽搐者应与癫痫、急性脑血管病鉴别。
2. 还应与苯丙胺、麻黄碱等鉴别，两者均可以引起震颤、心动过速等心律失常、中枢神经兴奋性增高等表现。但两者药物接触史不同，后者兴奋性更强烈，血清或尿液药物检测可鉴别。同时需与尼可刹米、洛贝林、贝美格等呼吸兴奋剂相鉴别。
3. 频繁呕吐、腹痛者需与食物中毒、解热镇痛药中毒、重金属中毒等鉴别。

十、救治方法

（一）生命支持措施

1. 保持气道开放，必要时人工辅助通气。
2. 控制抽搐，地西泮 10～20 mg 静脉注射、苯巴比妥 2～4 mg/kg 肌内注射及水合氯醛灌肠。
3. 低血钾是由于钾向细胞内移动引起，治疗应在积极补液基础上适当给予钾剂。不宜过多给予。
4. 监测血压、心率、动态检查心电图、重复测定血药浓度。在 1 次过量服药后，至少需要监测 16～18 h。

（二）去除未吸收毒物

催吐、洗胃，并给予活性炭和导泻剂。如服用的为缓释剂，可给予活性炭 1 g/kg 口服，每 3～4 h 1 次，连用 3 次。

（三）特异性治疗

低血压、心动过速、室性心律失常主要由于 β-肾上腺素能过度兴奋引起，在低血压时可给予 α-受体激动剂如去氧肾上腺素、去甲肾上腺素等。也有报道应用 β-受体阻滞剂治疗茶碱类引起的低血压和心动过速。使用短效类制剂如艾司洛尔、美托洛尔等，以避免 β-受体阻滞剂的副作用。

（四）血液灌流

可以很好地清除血中茶碱，如果患者出现抽搐等严重症状，或血浓度>90 mg/L，即应进行血液灌流治疗，在没有条件进行血液灌流的医院也可施行血液透析治疗。

（五）支持对症治疗

补液、纠正酸中毒，防止脑水肿，持续休克状态可给予缩血管药物。

十一、诊疗探索

氨茶碱可以通过胎盘屏障，使新生儿血清升高到危险程度；也可随乳汁排出，哺乳期服用可引起婴儿易激动或出现其他不良反应。

当血压出现下降时，忌用麻黄碱、咖啡因、尼可刹米、肾上腺素，而应使用多巴胺。禁止使用吗啡，以防增加氨茶碱的毒性。

苯巴比妥脂溶性高，易通过血-脑屏障，对抗氨茶碱中毒引起的惊厥作用较好，同时尚可诱导肝微粒体酶加速氨茶碱的灭活。

如出现脑血管痉挛或低血压时，使用阿托品或山莨菪碱有较好疗效。

十二、最新进展

血药浓度监测需多次采血，患者不易接受，近年开展的唾液氨茶碱浓度测定与血药浓度测定有较好的相关性，患者乐于接受，有条件的单位可以开展。同时近年也有报道用紫外分光亮度法能简便、快速、准确定量检测血清氨茶碱浓度。目前无特效解毒剂，应避免与喹诺酮类、大环内酯类及西咪替丁等合用，因其可减少氨茶碱清除而增加其毒性。在老人和小儿及肝肾功能不全等使用时，要注意减量。

血液灌流可以很好清除血中氨茶碱，当血浓度＞90 mg/L，或症状严重时，应进行血液灌流治疗。由于氨茶碱蛋白结合率60％～70％，有报道血浆置换在小儿氨茶碱中毒时也有较好疗效。

舒平 张剑锋 张在其

第二十七节 急性阿托品中毒

一、基本概念

阿托品系由颠茄、洋金花、莨菪等植物中提取而得，为 M-受体阻断药，有抑制腺体分泌、散大瞳孔、加快心率、松弛支气管和胃肠平滑肌作用。临床上用作散瞳、抑制分泌和解痉止痛药。

二、中毒原因

中毒多由于口服或过量用药引起（如抢救有机磷类农药中毒时用药过量）。我国民间用曼陀罗、洋金花泡酒内服治疗关节痛，往往因过量而中毒；儿童有时因误食曼陀罗浆果而致中毒，特别是儿童误服含莨菪类生物碱的各种天然植物果实；有因外敷曼陀罗或颠茄膏等，由皮肤吸收而致急性中毒。

三、毒性大小

阿托品的剂量超过5～10 mg，则中毒症状明显，最小致死剂量80～130 mg，个别为50 mg，但在抢救有机磷类农药中毒、酒石酸锑钾中毒、感染性休克时，对阿托品的耐受量明显增大。

四、中毒机制

阿托品通过抑制 M-受体来抑制腺体分泌，松弛平滑肌，并兴奋高级神经中枢、下丘脑和延髓，特别是运动和语言功能而产生毒性。中毒剂量时，中枢兴奋明显，但大剂量对中枢神经则由兴奋转入抑制。阿托品阻断周围副交感神经作用明显，引起散瞳，迷走神经阻断而使心率加快。

五、临床特征

1. 瞳孔扩大、皮肤干而红，严重时发紫，可伴有皮疹；烦躁不安，极度口渴、咽干充血、尿潴留

· 1963 ·

（老人常见）。

2. 心率加快、脉搏细速，体温可高达 40℃ 以上，重者谵妄、幻觉、惊厥抽搐、木僵、昏迷、呼吸浅慢等。

3. 中毒症状持续时间较长，可达几天，重度中毒者可在 24 h 内出现严重中毒症状，甚至危及生命。

六、辅助检查

（一）尿液定性分析和猫眼散瞳试验

将患者尿 1 滴滴入猫眼，引起瞳孔扩大，证明尿中至少含有阿托品 0.3 μg 或东莨菪碱 0.3 μg。

（二）毒扁豆碱

1 mg 皮下注射，如没有出现毒扁豆碱使用后应出现的特殊症状（如皮肤潮红、流涎、出汗流泪等），则可诊断阿托品中毒。

七、诊断思路

有接触大剂量阿托品病史，结合腺体分泌抑制、交感和中枢神经兴奋性症状可初步诊断阿托品中毒，必要时毒扁豆碱试验帮助确诊。

八、临床诊断

（一）病史

有使用大剂量阿托品抢救有机磷类农药中毒病史或口服阿托品或类似物病史。

（二）临床特征

1. 中枢神经系统兴奋症状，如躁狂、谵妄、两手抓空，幻听、幻视、定向、时空障碍甚至昏迷。

2. 心率＞120 次/min。

3. 体温＞39～40℃。

4. 瞳孔扩大。

5. 阿托品减量或停药后症状好转。

（三）检查

尿液定性分析和毒扁豆碱 1 mg 皮下注射试验阳性有助于临床诊断。

九、鉴别诊断

1. 主要是重度阿托品中毒与重症有机磷类农药中毒部分症状相似而混淆不清需要鉴别。

（1）"阿托品化"指标不明显。①因有机磷类农药污染眼部瞳孔反应不灵敏，或由于交感神经和副交感神经功能紊乱、脑水肿、酸中毒、肺水肿等原因，虽然持续用着阿托品，仍然可以出现瞳孔缩小或大小不定；②循环衰竭时心脏传导障碍，心率可快可慢；③老年昏迷及呼吸衰竭时，阿托品化后皮肤潮红不明显等；④肺部感染或心力衰竭，肺部啰音不消失等。

（2）长时间反复应用阿托品可引起 M-胆碱受体数目增多，可出现阿托品依赖现象及类似有机磷类农药症状。

（3）短时间内大剂量静脉注射阿托品时患者也不出现阿托品化，出现皮肤冰凉、面色苍白、深昏迷、肺水肿、呼吸衰竭、心率减慢、瞳孔缩小等症状。

上述 3 种情况误认为阿托品用量不足或有机磷类农药中毒"反跳"，而继续使用阿托品，引起严重阿托品中毒。应密切观察病情，从小剂量开始，及时调整剂量，如仍难以鉴别可用阿托品试验鉴别：阿托品 5 mg 静脉注射，如症状加重或不缓解，诊断为阿托品中毒，如症状减轻则为阿托品不足或有机磷类农药中毒"反跳"。

2. 误服者还需与环类抗抑郁药物、吩噻嗪类药物、抗震颤麻痹药物及抗组胺类药物中毒鉴别，此类药物中毒时也有抗胆碱能反应表现。

十、救治方法

（一）立即停用阿托品

口服中毒者给予催吐、洗胃、活性炭及导泻剂（禁用硫酸镁）。

（二）支持对症治疗

1. 物理降温，用冰帽、冰毯等给予降温，酌用解热药。

2. 镇静剂控制躁狂和惊厥，给予地西泮、水合氯醛、异戊巴比妥等（禁用吗啡或长效巴比妥类），抽搐时间较长可能有脑水肿时可用甘露醇降颅内压。

3. 保持气道通畅，必要时给氧及人工辅助通气。

（三）阿托品拮抗剂

1. 毛果芸香碱。严重中毒 5～10 mg 皮下注射，每 15～30 min 1 次，至瞳孔开始缩小，症状减轻为止。

2. 毒扁豆碱。0.5～1 mg 每 1～2 h 皮下注射 1 次，也可以同毛果芸香碱交替皮下注射。

3. 其他。因有机磷、氨基甲酸酯类农药中毒而用阿托品过量时，禁用毒扁豆碱、新斯的明等有 N-受体作用的抗胆碱酯酶药，只用毛果芸香碱治疗。

（四）血液透析和血液灌流

不能有效去除血中阿托品。

十一、诊疗探索

1. 在抢救有机磷类农药时，要把握好阿托品化的标准，不再强调颜面潮红、瞳孔扩大、肺部啰音消失和心率增快，因为一部分患者阿托品化时没有上述表现。而新的阿托品化标准只需口干、皮肤干燥，维持在正常心率以上（一般不宜超过 90～100 次/min）。这样会大大减少阿托品中毒，尤其是严重中毒。

2. 阿托品中毒相当部分是治疗有机磷类农药时用量过大引起，随着新型抗胆碱能药物盐酸戊乙奎醚的推广应用，由于其半衰期长、副作用少，阿托品中毒会大大减少。

十二、最新进展

（一）阿托品中毒昏迷时

有报道使用吲满氨酯效果较好，使用方法：5～10 mg 肌内注射，效果不佳30 min后重复半量，以后每隔 1～2 h 给药 1 次，根据病情减量至停药，意识恢复改为口服。

（二）使用中医中药

绿豆衣 120 g，银花 60 g，甘草 15 g，加水 1 000 mL 煎至 200 mL，20 mL/次，每 2 h 1 次；待病情好转后可用绿豆衣 60 g，银花 30 g，焦三仙 30 g，甘草 6 g，加水 600 mL 煎至 120 mL，30 mL/次，4 次/d。

舒平　张剑锋　张在其

第二十八节　急性强心苷类中毒

一、基本概念

强心苷类用于治疗心功能不全，也用于治疗某些心律失常，如心房颤动、心房扑动、室上性心动过速等。临床上应用的强心苷类主要是洋地黄制品，常用的制剂有地高辛、洋地黄毒苷、毛花苷 C、毒毛花苷 K 等，下面以洋地黄类代表性药物地高辛为代表进行论述。地高辛口服吸收 60%～80%，45～60 min 达血液浓度高峰，服后 1～2 h 显效，4～6 h 达效力高峰，作用持续 1～2 d，作用完全消失则需 5～10 d。地高辛 20%～25% 与血浆蛋白结合，心肌结合率与血液浓度比为 30：1，其分布容积为 5～10 L/kg，消除半衰期 30～50 h。

二、中毒原因

洋地黄的治疗量与中毒量之间的安全范围小，有人认为当负荷量给予过快、体存量超过实际需要的维持量时，即存在诱发中毒的因素；考虑到不易起效而给予过大剂量的洋地黄和蓄意或误服大量洋地黄即可导致中毒，甚至致死。

三、毒性大小

地高辛儿童一次口服 1 mg，成人 3 mg 即可引起中毒，成人最低致死量 10 mg。半数致死量为 0.355 mg/kg（小鼠静脉注射）。

四、中毒机制

地高辛抑制 Na^+- K^+-ATP 酶，引起细胞内钾离子降低，而细胞外钾离子增高，甚至引起高钾血症。心肌细胞内失钾，异位节律点自律性增高而产生各种房性和室性心律失常；窦房结、房室结传导减慢，造成房室传导阻滞，迷走神经张力增加，也抑制窦房结兴奋性。地高辛主要经肾脏以原形排泄，少部分经肝脏代谢后排出，肝肾功能有不全者影响本药的代谢物排泄，易引起蓄积中毒。某些药物可使机体对洋地黄的敏感性增加，如肾上腺素、麻黄碱、钙剂及利血平等。某些药物可增高地高辛的血浓度如奎尼丁、胺碘酮、维拉帕米及其他钙离子拮抗剂、西咪替丁和有些抗生素，当与地高辛同用时，易导致中毒。各种原因导致体内缺钾、低氧血症、贫血等情况时，应用洋地黄都易发生中毒。老年人对洋地黄类耐受性减低。

五、临床特征

（一）急性中毒

恶心、呕吐、高钾血症、窦性心动过缓、窦性停搏、Ⅱ度房室传导阻滞或Ⅲ度房室传导阻滞，室性心动过速或心室颤动也可发生。

（二）慢性中毒

视力障碍、黄视、复视，乏力，窦性心动过缓，伴有缓慢心室率或交界性逸搏，心房颤动，室性心律失常（室性二联律、三联律、室性心动过速、心室颤动等）。交界性心动过速或阵发性房性心动过速伴有传导阻滞常见，由于常同时使用利尿剂，低血钾、低血镁常很明显。

六、辅助检查

（一）ECG

ST-T 是鱼钩样改变仅说明有洋地黄作用，非中毒标志。新出现的各种室性心律失常，房室传导阻滞等，具有较大临床诊断意义。

（二）用放射免疫法测定血中地高辛浓度

对了解药量是否足够和协助排除中毒有价值，但诊断中毒则不可靠，除非浓度异常高，成人治疗浓度为 $1\sim2\ \mu g/L$，大量研究表明中毒的平均浓度为 $3.3\ \mu g/L$，一般说 $>3\ \mu g/L$，结合临床可诊断。若血钾离子正常时地高辛浓度 $<1.5\ \mu g/L$，中毒的可能性小，$<1\ \mu g/L$ 几乎可排除中毒，$<0.5\ \mu g/L$ 提示量不足。

七、诊断思路

洋地黄中毒有时易诊断，有时则易漏诊及误诊，故在应用洋地黄治疗时，应警惕洋地黄中毒的可能。根据临床症状结合心电图及血药水平测定综合考虑则意义更大，难以确认时，辅以诊断性试验可供鉴别。

八、临床诊断

1. 临床上应用的强心苷类主要是洋地黄制品，常用的制剂有地高辛、洋地黄毒苷有摄入或过量摄入本品病史，存在容易引起强心苷类中毒的诱发因素。

2. 临床特征。

（1）在洋地黄治疗过程中出现各种新的心律失常。如各种室性期前收缩，各种房室传导阻滞、房室结型心动过速及室性心动过速，呈多样性及易变性。

（2）伴或不伴有不能用其他原因解释的消化道或神经系统症状。且上述情况随洋地黄减量或停用后消失者认为洋地黄中毒。

3. 血清地高辛浓度 $>3\ \mu g/L$，洋地黄浓度 $>45\ \mu g/L$，结合临床考虑强心苷类中毒。

九、鉴别诊断

难以确定中毒或不足时，可采用诊断性试验。

（一）毛花苷 C 耐量试验

用毛花苷 C 0.2 mg 稀释后注射，注射后观察 10 min、15 min、30~60 min，若心力衰竭改善或心电图上变大畸形的 QRS 波消失或明显减少提示量不足。反之则为过量。

（二）颈动脉窦压迫试验

方法是按压颈动脉分叉处 10 s，最长不超过 30 s，先按右侧后按左侧（颈动脉狭窄、颈动脉窦过敏者忌按），按压时出现室性期前收缩，尤其呈二联律，房室阻滞，或心房颤动患者室率显著减慢者，考虑为洋地黄中毒。

十、救治方法

（一）生命体征监测和支持

保持气道通畅，必要时给予人工辅助通气。监测血压、心电、意识状态等至少 12~24 h。

（二）去除末吸收毒物

急性中毒，催吐和洗胃应立即进行，而慢性中毒则无明显用处，由于地高辛有肠肝循环，因而给予多次活性炭可有效减少其从肠道的再吸收，用法：1 g/kg 每 2～4 h 1 次口服。

（三）特异性地高辛抗体

经静脉给予后，与血管内和组织间隙内的游离地高辛结合，并使心肌内与 Na^+- K^+-ATP 酶结合的地高辛不断转移到组织间隙或血管内与地高辛抗体结合，并经肾脏排泄，而消除其毒性。每安瓿抗体含 38 mg 抗体，可中和 0.5 mg 地高辛。中毒时用量计算公式：摄入地高辛总量（mg）×0.8（口服生物利用度）/0.5 mg。如果不能获得所摄入地高辛量，地高辛抗体的经验用量：急性中毒成人 10～20 安瓿，儿童 10～20 安瓿；慢性中毒成人 3～6 安瓿，儿童 1～2 安瓿。稀释后经静脉滴注（＞30 min 用完）。

（四）心律失常治疗

1. 苯妥英钠。本药可逆转洋地黄引起的房室传导延长，终止洋地黄对心肌收缩力和心律的不良作用，因而在不影响心肌收缩力情况下抑制洋地黄诱导的快速性心律失常。用法：缓慢静脉滴入，每分钟＜50 mg，直到心律失常控制或成人总量达 1 000 mg，儿童达 15～20 mg/kg，之后改为成人 300～400 mg/d，儿童 6～10 mg/(kg·d) 维持，直到地高辛中毒症状消失。

2. 利多卡因。用于洋地黄中毒时室性心律失常。负荷量按成人 1～1.5 mg/kg 静脉注射，之后以 1～4 mg/min 静脉滴注维持，儿童 1～1.5 mg/kg 静脉注射，之后每分钟 30～50 μg/kg 静脉滴注维持。距第 1 次负荷量 15 min 之后，如果室性心律失常未消失，成人和儿童均可再次给予 1 mg/kg 负荷量静脉注射，另外普鲁卡因对室性心动过速也有效。原则上，Ia 类抗心律失常药在洋地黄中毒时为禁忌。

3. 阿托品。高度房室传导阻滞和室上性心动过缓可使用阿托品 0.5 mg 静脉注射，必要时每 5 min 重复 1 次。强心苷类中毒时异丙肾上腺素易诱发室性心律失常而禁用。

4. 电复律。洋地黄中毒发生房性快速心律失常，用电复律可能导致室性心律失常，因而不建议应用。一旦发生室性心动过速或心室颤动时，则为适应证。

（五）高血钾

急性洋地黄中毒常伴高血钾，当血钾＞5 mmol/L 时，如果没有地高辛特异抗体就要用其他方式降低血钾，如给予胰岛素、10％葡萄糖注射液及碳酸氢钠等，洋地黄中毒引起高血钾禁用钙剂。

（六）低血钾

往往存在于慢性中毒，给予补充钾盐并监测血钾。

（七）血液透析、血液灌流、强迫利尿

对于治疗洋地黄中毒无确切疗效。

十一、诊疗探索

1. 洋地黄剂量过大，是引起中毒的重要原因，但服用适当维持量，也可因下列因素出现中毒。

（1）肝肾功能不全。

（2）心肌本身病变如急性心肌炎或急性心肌梗死，对洋地黄耐受力下降。

（3）肺功能不全存在低氧或碱中毒时。

（4）电解质紊乱和酸碱不平衡。

（5）同时服用。奎尼丁、胺碘酮、维拉帕米、普罗帕酮、卡托普利、硝苯地平、螺内酯、氨苯蝶啶、红霉素等使地高辛血药浓度增高。

（6）甲状腺功能减退。

（7）合并感染。因此在使用洋地黄制剂时应注意并尽量纠正易发因素。

2. 遇下列情况时禁用洋地黄。

（1）与钙注射剂合用。

（2）室性心动过速、心室颤动。

（3）阻塞性肥厚型心肌病（若伴收缩功能不全或心房颤动仍可考虑）。

（4）预激综合征伴心房颤动或心房扑动。

3. 严重窦性心动过缓或房室传导阻滞在使用药物无效时可以安装临时起搏器，单纯洋地黄中毒引起的房室传导阻滞是短暂的，所以很少需要安装永久性起搏器。

4. 地高辛 Fab 抗体片段对洋地黄中毒所致的各种心律失常有特效，作用迅速可靠，一般用于治疗口服大剂量地高辛中毒者。但是该药价格昂贵，所以临床应用较少。

十二、最新进展

1. 血液净化虽无确切疗效，但对大剂量强心苷类中毒者，已有血液灌流成功的报告，可能多次血液灌流有一定效果，但具体效果如何还需进一步的循证医学证据。

2. 依地酸二钠适用于洋地黄中毒引起的室性快速心律失常和房室传导阻滞。主要通过螯合钙离子，降低血钙浓度，发挥迅速而短暂的作用。一般 1～3 g 加入 50％葡萄糖注射液 20～40 mL 中静脉注射。或 4～6 g/次，用 5％～10％葡萄糖注射液 500 mL 稀释后，1～3 h 内滴完。

3. 近年来有应用考来烯胺解除或对抗洋地黄中毒的临床报道。

4. 有文献报道测定血浆及红细胞内钾、钠浓度，如钠增高钾降低、钠钾比值增高对诊断洋地黄中毒有一定意义。

5. 脂肪乳。由于洋地黄类药物脂溶性高，分布容积大，脂肪乳静脉制剂可能通过"脂性吸附"作用减少血浆中的洋地黄浓度，同时与脂溶性药物的结合力可能更强，竞争性结合靶器官中的地高辛，改善心肌细胞功能而发挥作用。邵锋等观察到脂肪乳对地高辛中毒患者有疗效，但具体效果如何，还需更多临床研究证实。

舒平　张剑锋　张在其

第六章　急性食物中毒

第一节　急性沙门氏菌食物中毒

一、基本概念

急性沙门氏菌食物中毒是所有沙门氏菌属细菌引起的急性食物中毒的统称，是重要的细菌感染性食源性疾病。沙门氏菌属是肠杆菌科的一个重要菌属，是一大群寄生在人类和动物肠道中、生化反应和抗原结构相似的革兰阴性杆菌。目前国际上有 2 500 多种血清型，我国已发现 200 多种。致病性最强的是猪霍乱沙门氏菌，其次是鼠伤寒沙门氏菌和肠炎沙门氏菌。该菌绝大多数具有鞭毛，能运动，需氧，不产生芽孢，无荚膜。不耐热，55℃ 1 h 或 60℃ 15～30 min 可被杀灭，100℃立即死亡。自然界中广泛存在，存活力较强，在水和土壤中可存活数天至数月，在含盐量为 10%～15% 的腌肉中可存活 2～3 个月，在蛋中存活 20～30 d，在粪便中能存活 1～2 个月，在冰冻土壤中能越冬。

二、中毒原因

急性沙门氏菌食物中毒发生原因多为食品被沙门氏菌属污染并在适宜条件下大量繁殖，在食品加工中加热处理不彻底，未杀灭细菌；或已灭菌的熟食再次污染并生长，食用前未加热或加热不彻底等因素均可导致中毒的发生。引起中毒的食品主要是动物性食品，如各种肉类、蛋类、家禽、水产类及乳类等。其中以肉、蛋类最易受到沙门氏菌属污染，其带菌率远远高于其他食品。受沙门氏菌属感染而患病的人及动物或其带菌者的排泄物可直接污染食品，这是食物被污染的主要原因。

三、毒性大小

毒性与活菌数量、菌型和个体易感性等因素有关。通常情况下，食物中的沙门氏菌属的含量达到 2×10^5 cfu/g 即可发生食物中毒，该菌在适宜的基质上、20～30℃条件下可迅速繁殖，经 2～3 h 即可达到引起中毒的细菌数量；致病力强弱与菌型也有关，依次是猪霍乱沙门氏菌、鼠伤寒沙门氏菌，鸭沙门氏菌致病力较弱；对于幼儿、体弱老人及其他疾病患者等易感性较高的人群，即使是较少菌量或较弱致病力的菌型，仍可引发食物中毒，甚至出现较重的临床症状。

四、中毒机制

大多数急性沙门氏菌食物中毒是沙门氏菌属活菌对肠黏膜侵袭而导致的感染型中毒。沙门氏菌属能穿过肠上皮细胞的屏障而不破坏细胞，当细菌通过肠上皮细胞进入固有层后，即为巨噬细胞吞噬并继续生长繁殖，经毛细血管和淋巴管，然后进入体循环，造成菌血症和全身性感染。肠炎沙门氏菌和鼠伤寒沙门氏菌可产生与大肠杆菌不耐热肠毒素相似的肠毒素，刺激肠上皮细胞中腺苷酸环化酶系统，使之主动分泌氯离子以阻止钠离子的重吸收，使液体分泌增多，导致腹泻。此外，当细菌被肠系膜淋巴结和单核巨噬细胞破坏时可释放大量内毒素，作用于血管运动神经，使血管紧张性降低，体温调节中枢发生障碍致体温升高，也可激活白细胞趋化因子，吸引白细胞使肠黏膜局部发生炎症反应。

五、临床特征

潜伏期短，一般为4～48h，长者可达72h，平均12～24h，潜伏期越短病情越重。临床表现依症状不同可分为五型：胃肠炎、类霍乱、类伤寒、类感冒和类脓毒症，其中以胃肠炎型最为多见。各种临床类型表现如下。

（一）急性胃肠炎

主要有畏寒、发热，体温可达39℃以上，伴有腹痛、呕吐、腹泻，每天腹泻数次至数十次不等，稀水便，深黄色或带绿色，有恶臭；也可呈脓血状、出血性或米汤样；腹泻严重者有脱水征、酸中毒与休克；炎症累及结肠下段时有里急后重。病程一般为2～4d，偶有长达1～2周者。重症患者可因循环衰竭而死亡，病死率约为0.4%。引起急性胃肠炎型的沙门氏菌属以鼠伤寒沙门氏菌及肠炎沙门氏菌最为多见，猪霍乱沙门氏菌、副伤寒沙门氏菌等也可产生同样症状。

（二）类霍乱

起病急，有剧烈的呕吐、腹泻，大便呈米泔水样，高热、畏寒、全身无力，患者可因严重脱水而致循环衰竭。

（三）类伤寒

潜伏期比伤寒短，平均为3～10d，病程也短（10～14d）。病情多较轻，高热可达40℃以上，呈弛张热型或稽留热型。头痛、腰痛、全身乏力，也可有相对缓脉、脾肿大及腹泻，较少形成肠壁溃疡，因而很少有肠出血或肠穿孔，但复发率较伤寒高。致病菌除副伤寒沙门氏菌外，猪霍乱沙门氏菌也属常见。

（四）类感冒

头痛、头晕、高热、全身酸痛、鼻塞、咽喉炎等上呼吸道症状，伴周身不适、四肢及腰痛，或伴胃肠道症状。

（五）脓毒症

有发热、寒战、出汗及轻重不一的胃肠道症状，热型不规则或呈弛张热及间歇热，持续1～3周不等，并发化脓性病灶时发热可迁延数月，或有反复急性发作。脾脏多肿大，肝脏也可扪及，黄疸及谵妄偶见。败血型的患者多为儿童或兼有慢性疾病的成年人。最常见的致病菌为猪霍乱沙门氏菌，偶有肠炎沙门氏菌。

六、辅助检查

（一）血常规

白细胞数多在正常范围内，但脓毒症型及局部化脓感染型，白细胞总数升高，中性粒细胞也增多。

（二）细菌学检验

按《食品卫生微生物检验-沙门氏菌属检验》（GB4789.4-1994）进行细菌的培养与分离，可取中毒食品或患者的排泄物直接接种或增菌后进行细菌的分离培养与鉴定，具有确诊价值。

（三）血清学鉴定

用分离出的沙门氏菌属与已知A～F多价O血清及H因子进行玻片凝集试验，从而进行分型鉴定。

（四）其他

用患者患病早期和恢复期血清分别与从可疑食物或患者呕吐物、粪便中分离出的沙门氏菌属做凝集试验，恢复期的凝集效价明显升高。

七、诊断思路

（一）询问病史

仔细询问有无进食不洁食物特别是不洁动物性食物史，并了解共同进食该可疑食物人群的发病状况，包括中毒表现和潜伏期等。

（二）临床表现

如上所述，除消化道症状外，常伴有高热等全身症状。

（三）相关检查

主要是细菌学检查和血清学检查，目前还有蘸棒法、一步两分法等快速诊断方法。

八、临床诊断

按《沙门氏菌属食物中毒诊断标准及处理原则》（WS/T13-1996）执行。

（一）流行病学特点

1. 中毒食品多为动物性食品。

2. 中毒患者均食用过某些可疑污染食品。临床症状基本相同，潜伏期多为 4～48 h。

（二）临床表现

主要症状：恶心、头晕、头痛、寒战、冷汗、全身无力、饮食不振、呕吐、腹泻、腹胀、腹痛、发热，重者可引起痉挛、脱水、休克等。急性腹泻以黄色或黄绿色水样便为主，有恶臭。以上症状可因病情轻重而反应不同。

（三）实验室检查

1. 由可疑食品、患者呕吐物或腹泻便中检出血清学型别相同的沙门氏菌属。如无可疑食品，从几个患者呕吐物或腹泻便中检出血清学型别相同的沙门氏菌属。

2. 有必要时可观察分离出的沙门氏菌属与患者血清的凝集效价，恢复期应比初期有所升高（一般约升高 4 倍）。

3. 沙门氏菌属检验方法按 GB4789.4-2003 进行。

（四）判定原则

1. 符合沙门氏菌属食物中毒的流行病学特点与临床表现。

2. 实验室检验结果应符合实验室检查项中 1 或 2 的要求（如均未检出相同的细菌时，可用食品中检出的沙门氏菌属与患者血清做凝集试验进一步证实）。

3. 符合判定原则 1 条而不符合 2 条，则按 GB14938 执行。

九、鉴别诊断

胃肠炎型沙门氏菌属感染应与急性细菌性痢疾、急性出血坏死性小肠炎、葡萄球菌、变形杆菌、嗜盐杆菌等所致食物中毒鉴别；类伤寒型、脓毒症型应与伤寒、副伤寒和其他细菌引起的脓毒症鉴别；沙门氏菌属引起的局部化脓感染型与其他细菌所致者，临床上很难进行区别，须通过局部病灶脓液培养来鉴别。

十、救治方法

（一）治疗原则

采用一般对症治疗为主，必要时采用病原治疗的原则。

（二）一般处理

卧床休息，床边隔离。早期给予易消化的流质或半流质饮食，等病情好转后逐渐恢复正常饮食。呕吐、腹痛明显者可给予阿托品 0.5 mg 皮下注射或口服普罗本辛 15～30 mg。剧烈呕吐不能进食或腹泻频繁者，应静脉滴注 0.9% 氯化钠或 5% 葡萄糖氯化钠注射液。

（三）药物治疗

单纯胃肠炎型一般不需应用抗生素治疗，因为应用抗菌药物不能改变病程，反而易促使肠道耐药菌株产生，使排菌时间延长。重症患者、老人、婴幼儿、营养不良患者或类伤寒型、脓毒症型、局部化脓感染型或伴有并发症者，则必须应用抗生素治疗。可根据药敏实验选用以下药物之一：环丙沙星 0.2 g 静脉滴注，2 次/d；头孢曲松 1 g 静脉滴注，2 次/d；或氧氟沙星、氨苄西林、庆大霉素、阿米卡星、氯霉素等，疗程 5～15 d。

（四）其他综合治疗

胃肠炎型及类霍乱型患者，吐泻严重，损失大量水分，应根据失水情况补充适量水分。一是口服，二是静脉滴入。凡能饮用者，应尽力鼓励其多喝 5% 葡萄糖氯化钠注射液、淡盐水等，这在人数很多的食物中毒现场是十分必要的。

十一、诊疗探索

1. 胆硫乳培养基是国内实验室较普遍采用的沙门氏菌属选择性平板之一，沙门氏菌属显色培养基与胆硫乳培养基一样适用于沙门氏菌属的分离，但沙门氏菌属显色培养基有易于识别、选择性好的特点，在实际工作中能够减轻工作量，提高工作效率，特别有利于突发性事件的检测需要。

2. 目前沙门氏菌属的检测大都沿用传统的细菌培养、生化反应、血清学实验、分离鉴定等程序，至少需 4～7 d，费时费力，难以适应快速简便的要求；这些方法均缺乏特异性，在应用上受到一定限制，而且操作比较烦琐。随着医学分子微生物学的不断发展，近几年研制出的单一聚合酶链式反应技术检测病原体的方法，已在许多临床实验室中开展，并显示出了较突出的优点，但仍摆脱不了检测 1 种病原菌，需要 1 种器皿的模式，还达不到简单的目的。在研究单一聚合酶链式反应方法的基础上，又建立了多重聚合酶链式反应快速检测，在同一反应管内，用两对不同的引物同时检测 2 种病原菌的存在。有报道，多重聚合酶链式反应法阳性检出率高于单一聚合酶链式反应。

3. 有人对肠炎沙门氏菌感染引起的食物中毒患者采用中西医结合方法治疗。西医予抗感染、补充电解质及能量合剂等对症处理，中医以祛暑化湿、升清降浊、调畅气机为法，方用王氏连朴饮和霍香正气散加减。全部患者均于治疗 3～5 d 痊愈。

十二、最新进展

目前，用聚合酶链式反应对沙门氏菌属进行检测的方法研究比较多，但主要是针对伤寒沙门氏菌的检测，如巢氏聚合酶链式反应反应检测伤寒沙门氏菌，聚合酶链式反应嫁接和斑点杂交技术检测伤寒沙门氏菌。但是对食物中毒中占有重要地位的肠炎沙门氏菌国内研究相对较少，国外进行的研究相对较多。采用二重聚合酶链式反应方法，将沙门氏菌属的鉴定与肠炎的鉴定结合为一管反应，进行二重聚合酶链式反应可以有效地节省时间、节省试剂、节省模板，对食物中毒的快速检测有一定实际意义。

很多新的分子分型技术如多位点酶电泳、质粒酶切图谱分析、16SrRNA 基因探针杂交分型、脉冲场凝胶电泳分型、基因测序等在分子流行病学中得到应用，对敏感、快速、特异地鉴定菌型起到十分重要的作用。环介导恒温法适合现场检测。

杨志前　刘移民　寿松涛　张在其

第二节　急性葡萄球菌食物中毒

一、基本概念

急性葡萄球菌食物中毒是由于摄入含有大量由金黄色葡萄球菌肠毒素污染的食物所引起的毒素型急性食源性疾病。葡萄球菌系微球菌科，有 19 个菌种，在人体内可检出 12 个菌种，包括金黄色葡萄球菌、表皮葡萄球菌和腐生葡萄球菌等。引起本病的细菌仅限于血浆凝固酶阳性的金黄色葡萄球菌，其中仅部分菌株能产生肠毒素。

二、中毒原因

急性葡萄球菌食物中毒属毒素型食物中毒，摄入含金黄色葡萄球菌活菌而无肠毒素的食物不会引起食物中毒，摄入达到中毒剂量的肠毒素才会中毒。引起中毒的食品种类很多，如乳类和乳制品、蛋、蛋制品、肉类、剩饭等，其次为熟肉类。一般来说，在 37℃ 以下，温度越高，被金黄色葡萄球菌污染的食物产生肠毒素所需要时间越短。

三、毒性大小

引起食物中毒的肠毒素根据抗原性的不同可分为 A、B、C1、C2、C3、D、E、F 共 8 个血清型，各型毒力不一。A 型毒力较强，摄入 1 μg 即可引起中毒，B 型毒力较弱，摄入 25 μg 才能引起中毒。成人口服高纯度 A、B 或 C 型肠毒素引起呕吐的剂量为 0.14～0.19 μg/kg。多数金黄色葡萄球菌肠毒素能耐 100℃ 30 min，并能抵抗胃肠道中蛋白酶的水解。因此，若要破坏食物中的金黄色葡萄球菌肠毒素需在 100℃ 加热 2 h。

四、中毒机制

肠毒素作用于胃肠黏膜，引起充血、水肿甚至糜烂等炎性变化及水与电解质代谢紊乱，出现腹泻，同时刺激迷走神经的内脏分支而引起反射性呕吐。

五、临床特征

潜伏期短，2～3 h，多在 4 h 以内发病，最短 1 h，最长不超过 10 h。主要表现为明显的胃肠道症状。起病急，有剧烈反复的呕吐（可呈喷射状）、恶心，上腹部疼痛或不适、分泌大量唾液、腹泻等。体温多正常或有微热，不超过 38℃。呕吐较沙门氏菌属中毒重，后期可吐胆汁或带血液，腹泻较沙门氏菌属中毒轻，每天 3～4 次，水样或黏液样便。尚有头晕、无力。因多次呕吐、腹泻后可产生脱水，重者虚脱、血压下降、循环衰竭。年龄越小对肠毒素越敏感，因此儿童患者较多，症状也较成人重。病程较短，一般 1～2 d，适当治疗迅速恢复，很少死亡，极少数因循环衰竭而死亡。

六、辅助检查

(一) 细菌学检查

按《食品卫生微生物学检验-金黄色葡萄球菌检验》(GB4789.10-1994) 操作。分离出菌株后再检测肠毒素。细菌学分离培养阴性时并不能否定诊断，仍应进行肠毒素检测。

(二) 肠毒素检测

按 WS/T80-1996《葡萄球菌食物中毒诊断标准及处理原则》的附录 A 操作。

七、诊断思路

(一) 询问病史

有食入可疑污染食品及集体发病史。

(二) 临床表现

潜伏期短，多在 2~4 h 发病，呕吐剧烈，腹泻较轻，一般不发热，病程短。

(三) 相关检查

1. 呕吐物直接涂片染色，在显微镜下可见大量葡萄球菌。

2. 取可疑食物及呕吐物培养，可见金黄色葡萄球菌生长，但没有金黄色葡萄球菌生长并不意味着没有肠毒素存在，所以必须同时测量肠毒素。

3. 采用酶联免疫吸附试验可直接检测样本中肠毒素，肠毒素阳性为诊断重要依据。

八、临床诊断

(一) 流行病学特点

1. 国内最常见的中毒食品为乳及乳制品、蛋及蛋制品、各类熟肉制品，其次为含有乳制品的冷冻食品，个别也有含淀粉类食品。

2. 其流行病学特征为起病急，潜伏期一般在 2~4 h。

(二) 临床表现

主要症状为恶心、剧烈地反复呕吐、腹痛、腹泻等胃肠道症状。

(三) 实验室诊断

1. 从中毒食品中直接检测肠毒素，并确定其型别。

2. 从中毒食品、患者呕吐物、粪便中经培养分离出金黄色葡萄球菌，菌株再检测肠毒素，证实为同一型别。

3. 金黄色葡萄球菌检测方法见 GB4789.10。

(四) 判定原则

1. 符合葡萄球菌食物中毒流行病学特点及临床表现。

2. 实验室诊断。①中毒食品中检出肠毒素。②从中毒食品、患者吐泻物中经培养检出金黄色葡萄球菌，菌株经肠毒素检测证实在不同样品中检出同一型别肠毒素。③从不同患者吐泻物中检出金黄色葡萄球菌，其肠毒素为同一型别。凡符合其中一项者即可判断葡萄球菌食物中毒。

九、鉴别诊断

(一) 急性细菌性痢疾

一般呕吐较少，常有发热、里急后重，粪便多混有脓血，下腹部及左下腹部压痛明显，镜检发现粪便中有红细胞、脓细胞及巨噬细胞，粪便培养约半数有痢疾杆菌生长。

（二）病毒性胃肠炎

临床上以急性小肠炎为特征，潜伏期 24～72 h，主要表现为发热、恶心、呕吐、腹胀、腹痛及腹泻，水样便或稀便，吐泻严重者可发生水、电解质及酸碱平衡紊乱。

（三）霍乱

潜伏期 6～8 h 至 2～3 d 不等，主要表现为剧烈的上吐下泻，大便呈水样，常伴有血液和黏液，有时会发生肌肉痉挛。由于过度的排出水分，常致严重脱水。通过粪便培养或涂片后经荧光抗体染色镜检找到霍乱弧菌，即可确诊。

（四）非细菌性食物中毒

食用有毒动植物引起的食物中毒的临床特征是潜伏期很短，一般不发热，以呕吐为主，腹痛腹泻较少，但神经症状明显，病死率较高。

十、救治方法

（一）治疗原则

一般无须特殊治疗，必要时给予抗生素治疗。

（二）一般处理

注意休息和多饮水，对呕吐和腹泻严重的患者，应口服 5％葡萄糖氯化钠注射液或输液治疗。

（三）药物治疗

1. 精神明显差、腹泻重的患者，可酌情选用氨苄西林、小檗碱、复方磺胺甲噁唑、庆大霉素、氯霉素等药物治疗。

2. 呕吐严重者，可给予止吐药治疗，如甲氧氯普胺片等。

3. 腹痛严重者，可给予解痉止痛药如阿托品、颠茄。

4. 高热者，给予物理降温或服用解热镇痛药如阿司匹林。

（四）其他

纠正水电解质及酸碱平衡失调，防止休克、心力衰竭等严重并发症。

十一、诊疗探索

目前检测金黄色葡萄球菌主要依靠细菌培养，检测其肠毒素主要是依赖于免疫学的胶乳结合试验，该方法需要细菌纯培养和制备肠毒素，实验周期长，步骤烦琐，不适用于大样本量筛查。而普通聚合酶链式反应方法存在聚合酶链式反应扩增产物后处理极易引起污染，增加假阳性，另外使用的染色剂溴化乙啶是强烈的致癌物质，严重危害操作人员的健康问题。以标记特异性荧光探针为特点的荧光聚合酶链式反应技术，实行完全闭管式操作，不仅能大大减少扩增产物的污染机会，提高检测的特异性，且可通过计算机自动分析对扩增产物进行精确定量以提高检测的灵敏度，完全克服了普通聚合酶链式反应的缺点，而且这种方法操作简便、节省时间，适用于大样本量的筛查。但正因为其高度的敏感性，而外环境中金黄色葡萄球菌的普遍存在，使检测过程中易受外环境的污染而造成假阳性，所以只有把常规培养法与荧光聚合酶链式反应法相结合，把荧光聚合酶链式反应技术作为初筛、辅助诊断手段，为早期诊断及最后确诊病原指明方向，避免在检测中犯方向性错误而浪费更多的时间延误诊断。

有报道，比较聚合酶链式反应和反相被动乳胶凝集法检测金黄色葡萄球菌肠毒素 A～D 型的效果，结果两种方法的检测结果一致。

十二、最新进展

目前，金黄色葡萄球菌的分型方法包括以血清学分型法、荚膜分型法、蛋白电泳分型法、噬菌体分型法等为代表的表型分类法和以质粒谱分析法、染色体分析法、随机扩增多态 DNA 法等为代表的分子分型法。由于金黄色葡萄球菌在自然界和健康人体中普遍存在，因而仅仅依靠表型分析很难在食物中毒事件中溯源。采用标准化的基因组限制性片段长度多态性分析技术，是基于一个全自动的核糖分型系统产生的 rDNA 图谱与系统的数据库进行比对，因试验产生的杂交条带较少，结果判别较容易。

克隆和表达金黄色葡萄球菌肠毒素-B 基因，制备 SEB 的多克隆抗体，也可应用于金黄色葡萄球菌引起的食物中毒诊断。

张程　刘移民　寿松涛　张在其

第三节　急性蜡样芽孢杆菌食物中毒

一、基本概念

急性蜡样芽孢杆菌食物中毒是指摄入蜡样芽孢杆菌污染的食物，以不耐热肠毒素或耐热肠毒素为主要病原所引起的以腹泻或呕吐症状为主要临床特点的细菌毒素型食源性疾病。蜡样芽孢杆菌为革兰阳性的需氧芽孢杆菌，广泛分布于土壤、尘埃及米、面粉、奶粉、香料等食物中。在厌氧条件下生长而形成芽孢，在适宜的条件下可以大量繁殖。最适宜的生长温度为 $28\sim35℃$，$10℃$ 以下不能繁殖。本菌可根据 H 抗原分为 23 个血清型，我国已制成 16 个型别的诊断血清。蜡样芽孢杆菌在发芽末期可产生耐热肠毒素或不耐热肠毒素，耐热肠毒素可在米饭中形成，引起呕吐型食物中毒；不耐热肠毒素可在各种食物中产生，引起腹泻型食物中毒。

二、中毒原因

蜡样芽孢杆菌主要通过泥土、灰尘、昆虫、不干净的餐具和食品从业人员传播。引起中毒的食品种类繁多，包括乳及乳制品、畜、禽、肉类制品、马铃薯、豆芽、调味汁、甜点心、色拉、大米饭（特别是隔夜剩饭）、小米饭、高粱米饭、酒酿、面包等。食品在加工、运输、贮存及销售过程中，由于所处环境不卫生，或从业人员未按要求操作，造成食品被蜡样芽孢杆菌污染。由于食品贮存于较高温度中时间过长，使污染食品中的蜡样芽孢杆菌繁殖，而进食前又未充分加热，致使人食进本菌而中毒。

三、毒性大小

本菌在食品中的数量超过 $10^5\,cfu/g$ 时，可引起食物中毒。用环磷酸腺苷活性试验将蜡样芽孢杆菌肠毒素分为四种：

（一）呕吐毒素（耐热肠毒素）

该毒素抗原性甚弱，Meling 等曾于 8 个月内给 4 只猴喂饲，猴未产生明显抵抗力。

（二）腹泻毒素（不耐热肠毒素）

几乎所有蜡样芽孢杆菌均可产生该毒素，但产毒量不同。对蛋白酶、胰蛋白酶敏感；以该毒素喂猴可导致腹泻；用该毒素静脉注入小鼠，一般于 2 min 内迅速致死。

（三）化脓毒素

注入家兔或小鼠肠袢，可破坏绒毛结构而引起肠袢积液，使家兔或小鼠死亡。

（四）液体积蓄因子

只导致肠袢积液。喂猴不产生腹泻或呕吐症状。

四、中毒机制

蜡样芽孢杆菌产生致呕吐肠毒素和致腹泻肠毒素。前者耐热，主要作用于胃肠道，使胃肠功能紊乱，引起呕吐型胃肠炎；后者不耐热，使小肠上皮细胞内的腺苷酸环化酶活性增高，导致肠上皮细胞内的环磷酸腺苷浓度增高，引起肠腔内液体潴留，导致腹泻，该毒素也有催吐作用。

五、临床特征

（一）呕吐型

潜伏期 0.5～5 h，多为 1～3 h，最短者 10 min。主要表现为恶心、呕吐，腹痛、腹泻少见，体温一般不高。此外，头昏、口干、以及乏力、寒战、结膜充血等症状也有发生。病程 8～10 h，预后良好。国内本型多见。本型与葡萄球菌食物中毒在潜伏期和中毒症状方面有相似之处，应注意鉴别。

（二）腹泻型

潜伏期较长，8～16 h，一般 10～12 h。主要表现为腹痛，腹泻，水样便，无发热，可有轻度恶心，一般无呕吐，病程 16～36 h，预后良好。

本菌食物中毒发病率较高，一般为 60%～100%，预后良好，无死亡。但若与金黄色葡萄球菌、副溶血性弧菌混合感染引起中毒时，则病情严重，可以致死。

六、辅助检查

（一）细菌学检验

按 GB4789.14-94《食品卫生微生物学检验-蜡样芽孢杆菌检验》操作。

（二）血清学检验

如有条件用蜡样芽孢杆菌 H 血清进行分型，可作为区别中毒表现类型的参考。采集患者发病初期和恢复期血清，观察凝集效价，有助于诊断。

七、诊断思路

（一）询问病史

仔细询问有无进食剩米饭史等。

（二）临床特点

按临床症状分为腹泻型及呕吐型。

（三）相关检查

主要为以上所述的细菌学和血清学检测。

八、临床诊断

按《蜡样芽孢杆菌食物中毒诊断标准及处理原则》（WS/T82-1996）执行。

（一）流行病学特点

1. 引起中毒的食品多为剩米饭、米粉、甜酒酿、剩菜、甜点心及乳、肉类食品。

2. 引起中毒食品常因食前保存温度较高（20℃以上）和放置时间较长，使食品中的蜡样芽孢杆菌得以繁殖。

（二）临床表现

1. 呕吐型。以恶心、呕吐为主，并有头晕、四肢无力、潜伏期较短（一般为 $0.5 \sim 5\,h$）。

2. 腹泻型。以腹痛、腹泻为主，潜伏期较长（一般为 $8 \sim 16\,h$）。

（三）实验室诊断

1. 中毒食品中蜡样芽孢杆菌菌数测定（按 GB4789.14），每克食品中一般均 $\geqslant 10^5\,cfu$。

2. 中毒患者呕吐物或粪便中检出的蜡样芽孢杆菌与中毒食品中检出的菌株，其生化性状或血清型须相同。

（四）判定原则

1. 符合蜡样芽孢杆菌食物中毒的流行病学特点和临床表现。

2. 实验室诊断必须符合 1 或 2 方可判定。

九、鉴别诊断

需与非细菌性食物中毒、霍乱、细菌性痢疾及病毒性胃肠炎等鉴别。

十、救治方法

（一）治疗原则

治疗以对症治疗为主，重症者可采用抗生素治疗。

（二）一般处理

停止食用可疑污染的食品，多饮水。腹泻重者需休息，并饮用 5％葡萄糖氯化钠注射液。

（三）药物治疗

重症患者可给予喹诺酮类抗生素或氯霉素治疗。

十一、诊疗探索

1. 采用营养琼脂、MYP 培养基进行菌落计数，营养琼脂分辨率高于 MYP 培养基。特别在营养琼脂中加了多黏菌素 B，抑制了大多数革兰阴性杆菌生长，蜡滴状菌落更容易鉴别。MYP 培养基在进行菌落计数时需做确证试验，而营养琼脂基本上肉眼就可以分辨。

2. 对发生疑似蜡样芽孢杆菌食物中毒时，为快速进行鉴别，可在第一时间取其呕吐物，除常规检验外，还可以直接接种于 MYP 培养基，45℃培养 4 h，达到对芽孢杆菌进行快速鉴定的目的，缩短出报告时间。

十二、最新进展

据报道，实时荧光 TaqManTM 定量检测法不但灵敏度好，而且特异性高，检测时间短，能提高蜡样芽孢杆菌的检出率和检测准确性，可望应用于蜡样芽孢杆菌食物中毒的快速准确定量诊断。

杨志前　刘移民　寿松涛　张在其

第四节　急性肉毒杆菌食物中毒

一、基本概念

急性肉毒杆菌食物中毒，也称肉毒中毒，是因进食含有肉毒杆菌外毒素的食物而引起的细菌毒素型食源性疾病。临床上以恶心、呕吐及中枢神经系统症状如眼肌及咽肌瘫痪为主要表现。如抢救不及时，病死率较高。肉毒杆菌也称腊肠杆菌，属革兰阳性厌氧梭状芽孢杆菌，次极端有大形芽孢，有周鞭毛，能运动。本菌芽孢体外抵抗力极强，干热 180℃ 15 min，湿热 100℃ 5 h，高压灭菌 120℃ 20 h则可消灭。5%苯酚、20%甲醛，24 h 才能将其杀灭。本菌按抗原性不同，可分 A、B、C、D、E、F、G 7 种血清型，对人致病者以 A、B、E 三型为主，F 型较少见，C、D 型主要见于禽畜感染。

二、中毒原因

肉毒杆菌主要通过食物传播，多见于腌肉、腊肉、猪肉及制作不良的罐头食品，部分地区曾因食用豆豉、豆瓣酱、臭豆腐及不新鲜的鱼、猪肉、猪肝而发病。本菌芽孢广布于自然界，病菌由动物（主要是食草动物）肠道排出，污染土壤及沿岸沙土，由此污染的食品制作罐头，如加热不足，则其所产芽孢不被消灭，加之缺氧环境，造成肉毒杆菌大量繁殖，产生大量外毒素，从而引起进食者中毒。婴儿型肉毒中毒的病因与其他类型不同，婴儿食入被肉毒杆菌污染的蜂蜜等食物后，存在于其中的肉毒杆菌在婴儿肠道中繁殖产生外毒素而致病，婴儿可因突然发病造成猝死。战争环境中，敌方可利用肉毒毒素经气溶胶方式传播，广泛污染饮水、粮食及器物，如不及时处理，可造成集体中毒。伤口直接被肉毒杆菌感染也可发生肉毒中毒。美容用肉毒毒素局部注射如使用剂量不当或使用不合格的肉毒毒素也可造成局部麻痹、无力等副作用，严重者可致肉毒素中毒。

三、毒性大小

各型肉毒杆菌均能产生外毒素，该毒素是一种嗜神经毒素，剧毒，对人的致死量为 0.01 mg 左右。毒素对胃酸有抵抗力，但不耐热。A 型毒素 80℃ 5 min 即可破坏，B 型毒素 88℃ 15 min 可破坏。毒素在干燥、密封和阴暗的条件下，可保存多年。由于此毒素的毒性强，且无色、无味、不易察觉，必须注意防范。

四、中毒机制

肉毒毒素主要由上消化道吸收，毒素进入小肠和结肠后，则吸收缓慢，胃酸及消化酶均不能将其破坏，故多数患者起病缓慢，病程较长。肉毒毒素吸收后主要作用于颅神经核、外周神经、肌肉接头处及自主神经末梢，阻断胆碱能神经纤维的传导，神经冲动在神经末梢突触前被阻断，从而抑制神经传导递质-乙酰胆碱的释放，使肌肉收缩运动障碍，发生软瘫，但肌肉仍能保持对乙酰胆碱的反应性，静脉注射乙酰胆碱能使瘫痪的肌肉恢复功能。病理变化主要是颅神经核及脊髓前角产生退行性变，使其所支配的相应肌群发生瘫痪，脑干神经核也可受损。脑及脑膜显著充血、水肿，并有广泛的点状出血和血栓形成。显微镜下可见神经节细胞变性。

五、临床特征

潜伏期 12~36 h，最短为 2~6 h，长者可达 8~10 d。中毒剂量愈大则潜伏期愈短，病情也愈重。

(一) 神经系统症状

为主要临床表现，但意识始终清醒，感觉正常。起病突然，病初可有头痛、头昏、眩晕、乏力、恶心、呕吐（E 型菌恶心呕吐重、A 型菌及 B 型菌较轻）。稍后，眼内外肌瘫痪，出现眼部症状，如视力模糊、复视、眼睑下垂、瞳孔散大，对光反射消失。口腔及咽部潮红，伴有咽痛，如咽肌瘫痪，则致呼吸困难，且咀嚼、吞咽困难、呛咳、言语不清、失声或失语，咽反射减弱或消失，并可因分泌物经咽部进入气道而致吸入性肺炎。呼吸肌麻痹可使呼吸浅表、呼吸困难，最终发生呼吸衰竭。面肌麻痹可使患者表情呆板，胃肠肌麻痹可使胃肠蠕动减弱。肌力低下主要见于颈部及肢体近端。由于颈肌无力，头向前倾或倾向一侧。腱反射可呈对称性减弱。自主神经末梢先兴奋后抑制，故泪腺、汗腺及涎腺等先分泌增多而后减少，血压先正常而后升高，脉搏先慢后快。体温和脉搏成反比是该食物中毒的一个重要的诊断标志。

（二）消化系统症状

常有顽固性便秘、腹胀，少数患者出现恶心、呕吐、腹痛、腹泻等。

（三）婴儿肉毒中毒

多发生于 6 个月龄以内婴儿。首发症状为便秘，继之出现神经麻痹、哭声无力、动作困难伴肌张力下降。肌肉麻痹，易发生于四肢、颈部、眼肌。表现为表情呆滞、咽下困难，肛门括约肌张力减弱，严重者出现呼吸骤停、婴儿猝死综合征。

（四）其他

一般不发热或微热，累及心肌可发生心力衰竭。可有尿潴留。尿与脑脊液常规检查无异常改变。轻者 5～9 d 内逐渐恢复，但全身乏力及眼肌瘫痪持续较久。重症患者抢救不及时多数死亡，病死率为 30%～60%，死亡原因多为延髓麻痹所致呼吸衰竭，心功能不全及误吸肺炎所致继发性感染。

六、辅助检查

（一）细菌学检验

按《食品卫生微生物学检验-肉毒梭菌及肉毒毒素检验》（GB4789.12-94）操作。

（二）肉毒毒素检查

从可疑中毒食物、患者粪便或血液中检出肉毒毒素并确定型别，是重要的诊断依据。

七、诊断思路

（一）询问病史

仔细询问有无进食家庭自制豆类发酵食品或其他易被肉毒杆菌污染的食品史。

（二）临床特点

出现肉毒杆菌中毒特殊临床表现，如眼症状、延髓麻痹、分泌障碍等。

（三）相关检查

确诊可用动物试验查患者血清及可疑食物中的肉毒毒素，也可用可疑食物进行厌氧菌培养，分离病原菌。在战争环境中，须警惕敌人施放含肉毒素的气溶胶；如有可疑，可将气溶胶从附着处洗下，进行动物试验。

八、临床诊断

按《肉毒梭菌食物中毒诊断标准及处理原则》（WS/T83-1996）执行。

（一）流行病学特点

1. 中毒食品多为家庭自制发酵豆谷类制品，其次为肉类和罐头食品。

2. 中毒多发生在冬春季。

3. 潜伏期一般为 1～7 d，病死率较高。

(二) 临床表现

主要症状有头晕、无力、视力模糊、眼睑下垂、复视、咀嚼无力、张口困难、伸舌困难、咽喉阻塞感、饮水发呛、吞咽困难、呼吸困难、头颈无力、垂头等，患者症状轻重程度和出现范围可有所不同。

(三) 实验室诊断

1. 从中毒食品（或患者粪便、血液）中检出肉毒毒素，并确定其型别。

2. 肉毒毒素的检测方法见 GB4789.12。

(四) 判定原则

1. 符合肉毒杆菌食物中毒流行病学特点及临床表现。

2. 实验室诊断须从中毒食品中检出肉毒毒素，并确定其型别（如中毒食品未能采到，可采取患者粪便或血液进行检测）。

(五) 现场诊断

在中毒现场，主要是根据流行病学调查和特有的中毒表现进行诊断，不需等待毒素检测和菌株的分离结果来进行诊断，以便及时救治。

九、鉴别诊断

1. 肌肉系统疾病如重症肌无力、多发性肌炎、重症的低钾性周期性麻痹等。

2. 周围神经疾病如急性感染性多发性神经炎等。

3. 感染性疾病如白喉后神经麻痹、流行性乙型脑炎等。

4. 脊髓疾病如急性脊髓炎、急性脊髓灰质炎等。

5. 其他中毒性疾病如河豚中毒、蛇毒中毒、蟑中毒、毒蕈中毒及葡萄球菌肠毒素中毒等。

十、救治方法

(一) 治疗原则

减少肉毒毒素吸收，使用肉毒抗毒素血清治疗。

(二) 一般处理

患者应卧床休息，并予适当镇静剂，忌用麻醉剂，以免瘫痪加重。

1. 催吐。但对于咽反射减弱或消失的患者不能进行催吐。

2. 洗胃。患者于食后 4 h 内可用清水、1∶5 000 高锰酸钾溶液或 2% 碳酸氢钠洗胃，以破坏胃肠内尚未吸收的毒素。咽肌麻痹宜用鼻饲及输液。

3. 活性炭按成人 1～2 g/kg，儿童 0.5～1 g/kg 口服。

4. 导泻。硫酸钠成人 20～30 g 口服，儿童 0.5 g/kg 口服。

5. 呼吸困难时给予吸氧，有呼吸衰竭时注意保持气道通畅，必要时气管插管或切开，用呼吸机辅助呼吸。

6. 吞咽困难时，用鼻饲或胃肠外营养，及时清除口腔内分泌物，防止吸入性肺炎。

7. 补充液体，维持水、电解质平衡。

8. 为消灭肠道内的肉毒杆菌，以防其继续产生肠毒素，可给予大剂量青霉素，因氨基糖苷类抗生素可加重症状，故禁止使用。

9. 还应根据病情给予强心剂，并注意防治继发性细菌感染。出院后 10～15 d 内应避免体力劳动。

（三）特效解毒剂治疗

多价肉毒素（A、B、E 型）对本病有特效，必须及早应用。在起病后 24 h 内或瘫痪发生前注射最为有效，剂量 1 万～2 万 U/次，静脉或肌内注射（先做血清敏感试验，过敏者先行脱敏处理），每隔 12 h 1 次，病情开始好转或停止发展，即可酌情减量或延长注射间隔时间。在病菌型别已确定者，应注射同型抗毒素。病程已过 2 d 者，抗毒素效果较差，但应继续注射，以中和血中残存毒素。但对于婴儿肉毒中毒一般不用抗毒素，可用青霉素类口服或肌内注射，以减少肠道内肉毒杆菌数量，防止毒素产生和吸收。

十一、诊疗探索

1. 此类患者由于咳嗽反射减弱，往往无呼吸道症状，痰呈干结不易吸出。因此，加强气道的湿化尤为重要：每天给 0.9％氯化钠 50 mL、糜蛋白酶 4 000 U、地塞米松 5 mg 2 次雾化吸入或氧气湿化瓶内间断吸入。

2. 每天胃管给药，如抑酸药、H_2-受体拮抗剂、胃黏膜保护剂等。逢便必检，潜血试验阳性时，用胃管注入去甲肾上腺素、低温 0.9％氯化钠、善宁或白及、云南白药等止血处理。

3. 由于该类患者病情为进行性的呼吸肌麻痹，易出现呼吸困难，并最终因呼吸衰竭而死亡。因此，放宽上机标准，较早使用人工呼吸机是抢救成功的关键，轻度呼吸肌无力的患者可尝试使用无创正压呼吸机。

4. 遇有同食者发生肉毒素中毒时，其余人员应立即给予肉毒抗毒素预防，1 000～2 000 U 皮下注射，若情况紧急，可酌情增加剂量或采用静脉注射。

5. 血浆置换。将患者血液引出，用血浆分离器将血细胞与血浆分离，去除血浆以清除患者血浆中的免疫复合物及毒素等物质，然后补充等量的新鲜冷冻血浆或人血白蛋白等置换液，从而达到治疗目的的一种血液净化方法。

十二、最新进展

1. 近年有人采用盐酸胍 35～50 mg/(kg·d)，分 4～6 次口服。据报道有促进末梢神经纤维释放乙酰胆碱的作用，因而能改善神经肌肉传递功能，增加肌张力，缓解中毒症状。

2. 随着基因重组表达技术的发展，高效、无毒（或低毒）广谱的基因工程疫苗将成为肉毒毒素疫苗的主要发展方向，尤其是充分暴露肉毒毒素功能域的多个亚单位疫苗的联合使用，是实现肉毒中毒高效防治的主要策略。

杨志前 刘移民 寿松涛 张在其

第五节 急性副溶血性弧菌食物中毒

一、基本概念

急性副溶血性弧菌食物中毒也称急性嗜盐菌食物中毒，是由于摄入由大量副溶血性弧菌及其肠毒素污染的食物所引起的混合型急性食源性疾病。主要以急性起病、腹痛、腹泻及恶心呕吐、脱水等为主要症状。副溶血性弧菌是革兰阴性杆菌或稍弯曲弧菌，主要存在于近岸海水、海底沉积物和鱼贝类等海产品中。本菌嗜盐畏酸，在无盐培养基上不能生长，3％～6％食盐水中能迅速繁殖，每 8～9 min

为1个周期，在低于5%或高于8%盐水中停止生长。在食醋中1~3 min即死亡，1%盐酸中5 min死亡，56℃加热5~10 min可灭活。已知副溶血性弧菌有13种O抗原及65种K抗原，可分为845个血清型。各种弧菌对人和动物均有较强的毒力，其致病物质主要有分子量42 000的致热性溶血素和分子量48 000的溶血毒素，具有溶血活性、肠毒性和致死作用。

二、中毒原因

急性副溶血性弧菌食物中毒的原因主要是食品的污染和加工不当。副溶血性弧菌存活力强，易繁殖，被污染的砧板、刀具、容器如未经严格消毒就用于处理熟食，则此菌在熟食中大量繁殖，引起中毒。多种水产品可携带此菌，如海蜇、黄鱼、带鱼、梭子蟹等海产品，或鲫鱼、鲤鱼、鲢鱼等淡水鱼。其他食品如咸肉、咸蛋类、饭菜等，多由于生食、水烫食及烹饪烤煮时间过短而引起中毒。

三、毒性大小

吞服10万个以上活菌即可发病，个别可呈脓毒症表现。该菌的毒力可用神奈川试验区分，致病性菌株能溶解人及家兔红细胞，称为"神奈川试验"阳性。多数毒性菌株为神奈川试验阳性，多数非毒性菌株为神奈川试验阴性。同时也发现其内毒素（脂多糖）能致新生乳兔肠内大量积液，认为与水样腹泻密切相关。

四、中毒机制

该菌有侵袭作用，其产生的致热性溶血素和溶血毒素的抗原性和免疫性相似，皆有溶血活性和肠毒素作用，可引致肠祥肿胀、充血和肠液潴留，引起腹泻。溶血毒素对心脏有特异性毒性，可引起心房颤动、期前收缩或心肌损害。最近有人发现脲酶与本病腹泻有关。病变主要累及十二指肠、空肠、回肠上部，可波及整个小肠甚至回盲部，病变部位黏膜下组织高度水肿，并侵及肌层及浆膜。肠系膜淋巴结可呈急性炎症改变，肝脏可呈脂肪变性，部分病例累及脾脏及肾上腺。

五、临床特征

潜伏期从最短1 h到最长4 d不等，多在10~20 h。潜伏期短者病情较重。食物中毒初期，多以剧烈腹痛开始，继之出现其他症状。典型的临床表现有腹痛、腹泻、恶心、呕吐、发热、脱水等，预后一般良好。

（一）腹痛

约70%患者以剧烈腹痛起病，为阵发性绞痛，部位多在上腹部或脐周，少数在回盲部，2/3患者上腹压痛较明显，疼痛可持续1~2 d。

（二）腹泻

绝大多数患者有腹泻，开始时为水样便，或部分患者有血水样便，以后可转为脓血便、黏液血便或黏液脓便。每天5~10次，持续1~3 d。少数病例有里急后重，带有血液和黏液或脓血，被误诊为细菌性痢疾。

（三）恶心、呕吐

多数患者每天呕吐1~5次，为胃内容物，没有葡萄球菌食物中毒时呕吐的剧烈。

（四）发热与脱水

患者在吐泻后有畏寒或寒战，继之发热，体温波动在37~38℃，少数患者超过39℃。由于吐泻，30%左右的患者有脱水，如口渴、眼窝凹陷、皮肤干燥等。

（五）其他

尚可有头晕、头痛、腓肠肌压痛等，个别严重患者出现血压下降，甚至休克。或出现昏迷、肌肉痉挛等循环和神经系统障碍等。病程一般 1～6 d，多数患者在 2～3 d 内症状消失，少数患者因休克、昏迷而死亡。

六、辅助检查

（一）血常规

多数患者的白细胞总数及中性粒细胞增加。

（二）细菌学检验

按《食品卫生微生物学检验-副溶血性弧菌检验》（GB4789.7-94）操作，从剩余可疑中毒食物、炊具、餐具与患者吐、泻物中分离培养本菌。

（三）血清学检验

中毒初期 1～2 d 凝集效价较高，可达 1∶40～1∶320，1 周后显著下降或消失。

（四）毒性试验

有条件时可做动物试验以帮助确诊。

七、诊断思路

（一）询问病史

询问有无进食水产品、咸菜或被水产品污染的熟食品史。

（二）临床特点

主要症状为腹痛、腹泻（大部分为水样便，重者为黏液便和黏血便）、恶心、呕吐、发热等。

（三）相关检查

上腹压痛常较明显；白细胞总数及中性粒细胞增高；从剩余食物，患者吐、泻物中分离培养出本菌；中毒初期 1～2 d 血清凝集效价较高。

八、临床诊断

1. 按《副溶血性弧菌食物中毒诊断标准及处理原则》（WS/T81-1996）执行。
2. 流行病学特点。
（1）主要引起中毒的食品为海产品（鱼、虾、蟹、贝类等及其制品）和直接或间接被本菌污染的其他食品。
（2）本菌引起食物中毒多发生在夏、秋季节（6～9 月）。

九、临床表现

发病急，潜伏期短。主要症状为腹痛、腹泻（大部分为水样便，重者为黏液便和黏血便）、恶心、呕吐、发热，其次尚有头痛、发汗、口渴等症状。

（一）实验室诊断

1. 由中毒食品、食品工具、患者腹泻便或呕吐物中检出生物学特性（见 GB4789.7）或血清型别一致的副溶血性弧菌。
2. 动物（小鼠）试验具有毒性或与患者血清有抗体反应。

3. 按 GB4789.7-94 进行检验。

（二）判定原则

1. 符合急性副溶血性弧菌食物中毒的流行病学与临床表现。

2. 实验室检验各项指标的检定结果符合 1 的要求。有条件时做动物试验。

（三）鉴别诊断

本病应与葡萄球菌食物中毒、产肠毒素性大肠杆菌食物中毒、沙门氏菌属食物中毒、急性细菌性痢疾和霍乱等鉴别。

十、救治方法

（一）治疗原则

对症治疗为主，必要时选用敏感的抗菌药物。

（二）一般处理

加强补液，吐泻严重者以静脉补充 0.9％氯化钠为主。腹痛者给予口服复方颠茄酊，成人 0.3～1 mL/次，小儿 0.03～0.06 mL/kg。重者可予山莨菪碱或屈他维林肌注或静脉滴注。腹泻剧烈且持续时间长者，可用十六角蒙脱石止泻。

（三）抗菌药物应用

有发热、白细胞升高者，给予针对革兰阴性细菌的抗生素。可选用庆大霉素、阿米卡星、诺氟沙星、左氧氟沙星等。

（四）支持及对症治疗

休克患者应迅速开通静脉通路，补充晶体及胶体溶液，必要时给予升压药物；有烦躁不安或惊厥抽搐者，可选用地西泮、水合氯醛、苯巴比妥等镇静药物。

十一、诊疗探索

1. 据报道，单一聚合酶链式反应和多重聚合酶链式反应法检测副溶血性弧菌阳性检出率高于常规法，分别达到 98.04％和 100％。

2. 有人用改良分子信标-实时聚合酶链式反应体系检测副溶血性弧菌，证实该体系快速、灵敏度高，特异性强，适合急性副溶血性弧菌食物中毒的快速诊断。

十二、最新进展

采用免疫磁株法可有效地收集、浓缩神奈川试验阳性的副溶血性弧菌，可显著提高环境样品及食品中病原性副溶血性弧菌的检出率。

杨志前　刘移民　寿松涛　张在其

第六节　急性霉变甘蔗中毒

一、基本概念

急性霉变甘蔗中毒是指食用保存不当而霉变的甘蔗引起的急性食物中毒。常发于我国北方地区的初春季节。霉变甘蔗外观光泽差，瓤部变软，剖面可见淡黄、橘红、棕褐或灰黑色斑，有时可见黑色霉点，尖端和断面有白色絮状或绒毛状霉菌菌丝体，显微镜下可见菌丝，气味难闻，有酸馊霉坏味或酒糟味。进食霉变甘蔗会引起中毒，重者有生命危险，病死率为10%～40%。

二、中毒原因

引起中毒的甘蔗大多来自南方的广东、广西、福建等省，在11个月甘蔗收割后运往北方。由于储存至翌年春季出售，往往因储存过程中的环境因素而使霉菌繁殖。食用这种甘蔗而中毒的多为儿童和青少年。

三、毒性大小

从霉变甘蔗中可分离出真菌，称为节菱孢霉菌。其毒素为3-硝基丙酸，是一种神经毒，主要损害中枢神经系统。3-硝基丙酸为白色结晶，雄性小鼠经口半数致死量为100 mg/kg体重，雌性小鼠经口半数致死量为68 mg/kg体重。小鼠、大鼠、猫、狗等对其敏感，猫狗出现的中毒症状更接近于人，有阵发性痉挛。

四、中毒机制

3-硝基丙酸可选择性的损伤脑内尾状核部位，可能与该部位对3-硝基丙酸有易感性有关。有试验证实3-硝基丙酸中毒后组织和细胞内液中次黄嘌呤和黄嘌呤均明显上升，导致自由基大量产生，引起神经组织的破坏，因此，脂质过氧化是3-硝基丙酸造成神经组织病变的可能原因之一。此外，由于3-硝基丙酸是一种含羧基的化合物，故有研究者提出该物质本身可能就可作为一种兴奋性神经毒性成分直接引起脑损伤。霉变甘蔗引起中毒性脑病的机制尚待进一步证实。

霉变甘蔗中毒患者的神经组织出现明显的形态学改变，损伤的神经细胞发生细胞固缩、胞质及胞核电子密度增高、粗面内质网扩张脱颗粒及多聚核糖体解聚等改变。星形胶质细胞及少突胶质细胞也有不同程度的损伤。神经影像学检查发现中枢神经系统的病理改变主要发生在壳核、苍白球区。

五、临床特征

潜伏期短，10 min～17 h，大多为食后2～8 h。潜伏期越短，病情越重预后也越险恶。多先头晕、视物模糊、复视或幻视、腹痛、腹泻，继而下肢无力、不能睁眼、眩晕、不能站立。依据脑内病变的受损部位、范围和病情的进展程度等，临床上可分为4型。①轻型：常以恶心、呕吐等胃肠症状为主。②中型：主要表现为意识障碍、阵发性抽搐、双目凝视、肌张力增高、四肢瘫痪等中枢神经系统改变，本型常留有后遗症。③重型：表现为昏迷程度加深，较难控制的癫痫发作，此型常导致终身残疾。④极重型：常1 h以内发病，难以控制的癫痫持续状态、深昏迷，1～3 d内死亡。

六、辅助检查

(一)常规检查
脑脊液常规和培养、血常规、血糖、血钙均基本正常。

(二)脑部CT
依据CT表现可将其分为3度。①轻度：颅脑CT平扫无异常。②中度：双侧苍白球区可见对称性椭圆低密度病灶，境界不清，无脑萎缩改变。③重度：双侧苍白球及壳核同时受累呈扇形低密度病灶，可伴有一侧或双侧低密度灶内出血改变，范围广者可累及白质产生脱髓鞘及脑干病变，治疗后可产生明显脑萎缩改变。

（三）脑电图

可有轻、中度异常。

七、诊断思路

（一）询问病史

有进食霉变甘蔗病史。

（二）临床特点

出现以神经系统病变为主的症状、体征。

（三）相关检查

头部 CT 扫描，轻型大都正常，中型和重型患者可见双侧苍白球、壳核、尾状核、豆状核等部位呈现低密度区，间以片状出血，后期可见弥散性脑萎缩。脑电图可有轻、中度异常。

（四）毒物鉴定

可从剩余霉变甘蔗中分离出节菱孢霉菌，以及检出 3-硝基丙酸。

八、临床诊断

按《变质甘蔗食物中毒诊断标准及处理原则》（WS/T10-1996）执行。

（一）流行病学特点

1. 中毒食物为发霉变质甘蔗。

2. 中毒多发生在 2~4 月。

3. 潜伏期短者 10 min，长者十几个小时。重症患者多为儿童，严重者 1~3 d 内死亡，幸存者常留有终身残疾的后遗症。

（二）临床表现

主要症状为呕吐、头昏、视力障碍、眼球偏侧凝视、阵发性抽搐、抽搐时四肢强直、屈曲、内旋、手呈鸡爪状、昏迷。

（三）实验室诊断

1. 从可疑中毒样品中分离节菱孢霉菌，分离方法按 GB4789.16 执行。

2. 用薄层层析法从可疑中毒样品中测定 3-硝基丙酸。

（四）判断原则

1. 符合急性霉变甘蔗中毒的流行病学特点和临床表现。

2. 从变质甘蔗中分离节菱孢霉菌及 3-硝基丙酸。

九、鉴别诊断

本病极似流行性脑脊髓膜炎、流行性乙型脑炎等，需与之鉴别。

（一）流行性乙型脑炎

多发生在夏秋季，10 岁以下儿童多见，白细胞及中性粒细胞均增高，血清学检查可助确诊。

（二）流行性脑脊髓膜炎

冬春季节多见，儿童易患。体检发现皮肤黏膜有瘀点、瘀斑，脑膜刺激征阳性。脑脊液检测可进一步明确诊断，确诊依赖于细菌学检查。免疫学检查有助于早期诊断。

十、救治方法

（一）治疗原则

霉变甘蔗中毒尚无特异性治疗，主要是减少毒物吸收，一般对症治疗，并防治并发症。

（二）一般处理

食后短时间内发病的患者，立刻诱导呕吐、洗胃，并给予活性炭和导泻剂。轻度患者及时补液，纠正水电解质紊乱，加强护理。重度患者，多有抽搐、脑水肿，应迅速给予镇静剂如苯巴比妥或地西泮，也可用水合氯醛灌肠；脱水剂可用20％甘露醇静脉滴注，或呋塞米和50％葡萄糖注射液交替使用，以控制脑水肿的进展。当出现急性弥散性脑水肿导致颅内压增高时，可用20％甘露醇和地塞米松治疗。

（三）药物治疗

适当应用脑细胞活化剂，如胞磷胆碱、醋谷胺、脑蛋白水解物、细胞色素 C、维生素 C、维生素 B_1、维生素 B_6、维生素 B_{12} 等。

十一、诊疗探索

霉变甘蔗中毒属于急症，在采取急救措施同时应予以标本兼治。中医辨证治疗，多遵《内经》"诸风掉眩，皆属于肝""诸暴强直，皆属于风"，本病是肝风在局部的一种反应，可用熄风解痉、凉血活血、柔肝解毒的治法。方中钩藤、天麻、僵蚕、全蝎均有较强的熄风作用，丹参、白芍有凉血柔肝之功，栀子、金银花能清热解毒。现代医学证实凉血活血药能扩张血管，使血流加速，可清除肝、肺、肾、脾等多脏器的瘀血之象。经过综合治疗可以获得较满意的效果。

十二、最新进展

高压氧可促进损伤组织更早、更快、更多地形成新生血管，建立局部侧支循环，修复受损的脑组织，促进觉醒反应和脑功能的恢复。临床上高压氧治疗脑炎、流行性乙型脑炎的报道较多，而关于本病高压氧治疗效果的报道很少。由于本病极似脑炎、乙型脑炎，以往推测高压氧对本病的治疗效果不会比病毒性脑炎的疗效相差太多。现在已证实，药物治疗配合高压氧治疗临床效果较单纯药物治疗为好。需注意的是，昏迷患儿进舱前应用1％麻黄碱滴入鼻腔3～4滴，或做鼓膜穿刺，以防鼓膜破裂。

陈育全　刘移民　寿松涛　张在其

第七节　急性黑斑病白薯中毒

一、基本概念

急性黑斑病白薯中毒是指人畜食用黑斑病白薯而引起的中毒。白薯，又名甘薯、红薯、甜薯、地瓜等，由于储存不当，可因感染长喙壳菌或茄病镰刀菌，引起白薯表面出现黑褐色斑块，味苦，质硬，称为黑斑病。

二、中毒原因

长喙壳菌或茄病镰刀菌寄生于白薯的伤口、破皮处，引起薯块霉烂、变苦、发硬、表面凹陷，上有褐色或黑色斑块。人或畜食用这种白薯后都可引起中毒。

三、毒性大小

长喙壳菌或茄病镰刀菌产生的毒性物质有白薯黑斑霉酮、白薯霉斑醇、白薯霉斑二酮、4-薯醇等。白薯霉斑二酮的小鼠经口半数致死量为 26 mg/kg 体重，4-薯醇的小鼠经口半数致死量为 38 mg/kg 体重。

四、中毒机制

霉变白薯里含有一种叫甘薯酮的毒素，经过动物实验表明，甘薯酮的毒性很强，能使动物肝脏坏死。科研人员还从霉变白薯里提取出甘薯醇、甘薯宁和巴他酸等多种毒素，这些毒素的毒性都很强，且由于其耐高温，一般水煮、蒸、烤均不能破坏其毒素。故进食生、熟霉烂白薯或白薯干均可引起中毒。

五、临床特点

潜伏期为数小时至 24 h。轻者主要有头晕、头痛、恶心、呕吐、腹痛、腹泻等消化道症状。重者则有体温升高、气喘、呼吸困难、肌肉震颤和痉挛、口吐白沫、瞳孔散大、嗜睡、昏迷甚至死亡。

六、辅助检查

霉菌培养：可用 PDF 培养基分离培养，观察鉴定霉菌。

七、诊断思路

(一) 询问病史

有进食黑斑病白薯或其制品史。

(二) 临床特点

中毒表现以神经和消化系统为其特点。

(三) 分离培养

用培养基分离培养、观察鉴定霉菌。

(四) 毒素测定

采用毒素的薄层层析，也可用气相色谱法分析，如用气相色谱/质谱联用测试，灵敏度更高。

八、临床诊断

根据以上诊断思路，由流行病学特点、临床表现和实验室检查结果不难诊断。

九、鉴别诊断

应与细菌性食物中毒和其他真菌性食物中毒鉴别，如霉变甘蔗中毒等。

十、救治方法

(一) 治疗原则

采取急救措施和对症治疗。对症治疗主要是补液，纠正胃肠炎症状和神经系统症状。

（二）急救措施

包括催吐、洗胃、导泻，以减少毒素的吸收。

1. 尽快尽早洗胃、洗肠并服泻剂，洗胃可用 1∶2 000～1∶5 000 高锰酸钾溶液（若患者已发生呕血、便血，则洗胃、洗肠都应特别小心）。

2. 补液，纠正脱水，维持水电解质平衡，防止酸中毒，注意防治休克。

3. 狂躁、惊厥、抽搐均属重症，应给镇静剂，必要时予甘露醇等脱水剂。

（三）对症治疗

如强心、止血，保护肝、肾等对症措施；合理使用抗生素预防感染；加强护理，维持营养。

十一、诊疗探索

急性黑斑病白薯中毒在诊疗过程中应注意鉴别诊断和积极采取急救措施。有报道在误诊案例中，除容易误诊为毒素类细菌性食物中毒外，也易误诊为其他类型的真菌性食物中毒，如急性霉变甘蔗中毒。在一篇报道中还有先后诊断为"胆道蛔虫""肠梗阻""坏死性出血性肠炎""急性胰腺炎"等，6 d 后追问病史，始问及曾食入"黑斑病"甘薯，才考虑为急性黑斑病白薯中毒，并去患者家乡调查，同食者 4 例均发病。在治疗中，应特别注意急症处理，处理后也可使用中医治疗方法，如绿豆 60 g、二花 30 g、甘草 30 g，水煎顿服。

十二、最新进展

黑斑病白薯产生的霉菌毒素一般都是小分子化合物，有毒成分为翁家酮、翁家醇、甘薯酮等，这些毒素能溶于水且耐高温，经蒸煮其毒素也不易被破坏，因此煮熟的病薯及病薯干仍有一定量的毒素存在。研究也发现其没有污染性免疫，机体对其不产生抗体。霉菌生长繁殖和产生毒素需要一定的温度和湿度，因此黑斑病白薯中毒往往有明显的季节性和地区性。毒性研究发现黑斑病毒素系一种芳香类碳氧化合物，此物进入胃肠道后引起胃、小肠出血和炎性反应，同时提高胃肠道黏膜感受性而加速毒素吸收，引起一系列中毒症状。

杨志前　刘移民　寿松涛　张在其

第八节　急性毒蕈中毒

一、基本概念

急性毒蕈中毒指因误食毒蕈，以胃肠、心血管、神经系统、肝肾等受损害所致的不同临床表现为特点的中毒类疾病。毒蕈俗称毒蘑菇，由于某些毒蕈的外观与无毒蕈相似，常因误食而引起中毒。毒蕈中毒的症状比较复杂，临床表现因毒蕈所含成分及其毒性作用而异。资料表明，我国约有蘑菇种类 360 多种，其中毒蘑菇约 90 种。

二、中毒原因

近年毒蕈中毒在云南、四川、贵州、广东、湖南等省较常见，多发生于春夏，在雨后，气温开始上升，毒蕈迅速生长，有些毒蕈外观与无毒蕈相似，对于缺乏鉴别能力的群众，往往因误食而中毒。

三、毒性大小

不同毒蕈所含的毒素不同，有不同的毒力，因此引起的中毒表现也各不相同。各种毒素可分为胃肠毒素、神经精神毒素、溶血毒素、肝肾毒素和类光过敏毒素五大类。其中肝肾毒素类为剧毒。一棵含有毒伞肽的蘑菇即可使一名成人死亡，且高温或晒干均不改变其毒性。因此肝肾损害型中毒危险性大，死亡率较高。

四、中毒机制

(一) 胃肠毒素

胃肠毒素是毒蕈中最常含有的毒素，其化学性质不明，但因明显的胃肠刺激而导致胃肠功能紊乱。

(二) 神经精神毒素

发红毛绣伞、红网牛肝蕈、光盖伞属中某些蕈类含有毒蝇碱、蟾蜍素、光盖伞素等毒素，能引起幻觉和精神症状。

(三) 溶血毒素

主要为含于鹿花蕈类的马鞍蕈酸。此物质进入体内转化为单甲基肼，单甲基肼是盐酸吡哆醇的竞争性抑制剂。盐酸吡哆醇是体内多种酶的辅酶，单甲基肼导致多种器官受损伤、溶血。溶血和低血压又引起肾脏损伤，单甲基肼也可直接参与肾脏损伤。

(四) 肝肾毒素

主要包括毒肽、毒伞肽，主要存在于毒伞、白毒伞、鳞丙毒伞和褐鳞小伞等毒蕈中。毒肽又可分为6种，而毒伞肽分为5种，毒伞肽毒性更大，是此类物质引起中毒的主要成分，可抑制RNA多聚酶Ⅱ而使细胞蛋白合成停止造成肝细胞坏死。毒伞肽中的α-毒伞肽可从肾小球滤过，引起近曲小管损伤并增加对毒素的重吸收。从胆汁排泄的毒伞肽可通过肠肝循环重新入血。

此外，多种毒蕈中含有毒蕈碱，为类似乙酰胆碱的毒素，可兴奋胆碱能节后纤维支配的效应细胞如汗腺、唾液腺、泪腺的腺体细胞及支气管、肠道、子宫、膀胱的平滑肌细胞，并引起瞳孔缩小、心率变慢、血压下降，此毒素对热稳定。有的毒蕈含类似阿托品作用的毒素，中毒时则表现为阿托品样症状。

五、临床特征

(一) 胃肠炎型

潜伏期为0.5～6 h。发病时表现为剧烈腹泻、腹痛等。引起此型中毒的毒素尚未明确，但经过对症处理，中毒者即可迅速康复，死亡率甚低。

(二) 神经精神型

潜伏期为1～6 h。发病时临床表现除肠胃炎的症状外，尚有副交感神经兴奋症状，如多汗、流涎、流泪、脉搏缓慢、瞳孔缩小等。用阿托品治疗效果甚佳。少数病情严重者可有谵妄、幻觉、呼吸抑制等表现。个别病例可因此而死亡。由误食角鳞灰伞菌及臭黄菇等引起者除肠胃炎症状外，可有头晕、精神错乱、昏睡等症状。即使不治疗，1～2 d也可康复，死亡率甚低。由误食牛肝蕈引起中毒者，除肠胃炎等症状外，多有幻觉（矮小幻视）、谵妄等症状，部分病例有迫害妄想等类似精神分裂症的表现。经过适当治疗也可康复，死亡率也低。

（三）溶血型

潜伏期6~12 h。发病时除肠胃炎症状外，并有溶血表现。可引起贫血、肝脾肿大等体征。此型中毒对中枢神经系统也常有影响，可有头痛、头昏等症状，给予糖皮质激素及输血等治疗多可康复，死亡率不高。

（四）肝肾损害型

此型中毒病情凶险，若无积极治疗死亡率甚高。临床经过可分为6期。

1. 潜伏期。食后15~30 h，一般无任何症状。

2. 胃肠炎期。可有吐泻，但多不严重，常在1 d内自愈。

3. 假愈期。此时患者多无症状，或仅感轻微乏力、不思饮食等。实际上肝脏损害已经开始。轻度中毒患者肝损害不严重，可由此进入恢复期。

4. 内脏损害期。此期内肝、脑、心、肾等器官可有损害，但以肝脏的损害最为严重。可有黄疸、血清转氨酶升高、肝大、出血倾向、肝性脑病等表现。死亡病例的肝脏多显著缩小，切面呈槟榔状，肝细胞大片坏死，肝细胞索支架塌陷，肝小叶结构破坏，肝窦扩张，星状细胞增生或肝细胞脂肪变性等。少数病例有心律失常、少尿、无尿等表现。

5. 精神症状期。部分患者呈烦躁不安或淡漠嗜睡，甚至昏迷惊厥。可因呼吸、循环中枢抑制或肝性昏迷而死亡。

6. 恢复期。经过积极治疗的病例一般在2~3周后进入恢复期，各项症状体征逐渐消失而痊愈。

此外，有少数病例呈暴发型经过，潜伏期后1~2 d突然死亡。可能为中毒性心肌炎或中毒性脑炎等所致。

（五）类光过敏型

出现类似日旋光性皮炎的症状。在身体暴露部位出现明显的肿胀、疼痛，特别是嘴唇肿胀外翻。另外还有指尖疼痛，指甲根部出血等。

六、辅助检查

根据临床表现可选用以下检查：肝脏及肾脏功能检查，血尿常规检查，凝血系统检查，血电解质、血糖等的检查。

七、诊断思路

（一）询问病史

仔细询问有无食用从野外采摘的蘑菇史，同食者的发病情况，发病的潜伏期等。

（二）临床特点

有上述5种临床表现之一。

（三）相关检查

根据临床表现选择相应的实验室检查，如血尿常规、肝肾功能检查等。

（四）毒物鉴定

对食剩的毒蘑菇送有关单位进行形态学鉴定；或送化学鉴定单位进行毒素成分检查或动物毒性试验。

八、临床诊断

根据有进食毒蕈史，同食者发病情况及相应的中毒表现和发病的潜伏期，不难做出诊断。从剩余食物或胃内容物中检出毒蕈类物质可以确诊。

九、鉴别诊断

应与急性胃肠炎、细菌性痢疾或细菌性食物中毒等鉴别，关键确定进食毒蕈史。其中细菌性食物中毒，是由于进食含有大量致病性细菌或细菌毒素的食物后引起的中毒。多发生于夏秋季节，以突然起病、胃肠道症状为主要表现。出现腹中绞痛、恶心、呕吐、腹泻频繁，多为黏液便或水样便，严重者可出现脱水表现。粪便中可检出或培养出致病菌。补液及抗感染治疗有效，预后良好。

十、救治方法

（一）治疗原则

尽快从体内清除毒物，对症支持治疗。

（二）一般处理

进食后 6 h 内无呕吐者给予催吐，用 0.05% 高锰酸钾溶液洗胃，灌入活性炭悬浮液或浓茶水；或将 2% 碘酒 20 滴加入 200 mL 水中口服以沉淀毒蕈碱后，再进行洗胃。呕吐剧烈者不必洗胃，应给活性炭悬浮液吸附毒素，活性炭剂量为 50～100 g。从胃管注入或口服 50% 硫酸镁 50 mL 导泻，无腹泻时温肥皂水高位灌肠以排除肠内毒物。一旦明确为毒肽、毒伞肽中毒应立即行血液净化治疗以清除毒物，可行血浆置换、血液灌流加血液透析等，一般认为中毒 3 d 内仍有效。

（三）解毒药物治疗

目前暂无特效解毒药物。

1. 毒伞类毒蕈中毒时，可给予青霉素 100 万 U/d 以上静脉滴注。

2. 白毒伞中毒所致中枢神经系统的损害和急性肾功能衰竭，可取紫灵芝干品 30 g 磨成粉，加水煎 2 次，浓缩至 100 mL。口服，3 次/d，50 mL/次。

3. 含毒蕈碱的毒蕈中毒时，阿托品皮下或静脉注射，成人 0.5～1 mg/次，儿童 0.03～0.05 mg/kg，每 15～30 min 重复 1 次，直至瞳孔扩大、颜面潮红、皮肤干燥、心率加快即出现轻度阿托品中毒症状时停药。阿托品尚可用于缓解腹痛、吐泻等胃肠道症状。如伴有交感神经症状者，阿托品应慎用。

4. 怀疑为含原浆毒素等潜伏期比较长的肝肾损害型毒蕈中毒时，应在早期给予含巯基的解毒药。如二巯基丙磺酸钠 5 mg/kg 肌内注射，3 次/d，2 d 后改为 1 次/d，连续使用 5 d。

（四）对症支持治疗

1. 立即纠正严重的水、电解质失调状态，充分补充液体、电解质及维生素 B 族。

2. 通过积极补液使血压维持在正常范围，必要时可应用血管活性药物，首选多巴胺。

3. 有兴奋、狂躁、谵妄、抽搐者应给予镇静剂，首选地西泮。成人 10～20 mg/次，静脉缓注，婴儿 1～2 mg/次、幼儿 2～5 mg/次、年长儿 5～10 mg/次，或 0.2～0.4 mg/kg，静脉缓注。一般 1～4 h 可重复应用，必要时 20～30 min 后重复同样剂量，如不能有效控制可改用水合氯醛或苯巴比妥。有脑水肿者给予甘露醇或呋塞米等脱水剂。

4. 有溶血发生者，及时给予糖皮质激素，并口服碳酸氢钠 1～2 g/次，4 次/d 以碱化尿液。严重贫血者应输以同型洗涤红细胞。

5. 严重少尿、无尿同时伴有血清尿素氮、血清肌酐迅速上升的患者，应积极透析治疗。

6. 肝肾损害型毒蕈中毒时应按照急性重型肝炎密切监测、积极预防、治疗。世界卫生组织曾推荐用水飞蓟宾治疗肝损害，70 mg/次，3 次/d。

十一、诊疗探索

中西医结合治疗，可明显提高抢救成功率，降低病死率。中医辨证施治，但重点在于清热解毒。

（一）药理试验表明

紫灵芝具有强心、保肝、镇静作用，对改善患者昏迷、抽搐、谵妄、心律失常及肾功能衰竭等，有较好疗效。可作为治疗各种毒蘑菇中毒的首选药物。灵芝解毒汤：紫灵芝粉 30 g，加水连煮 2 次，将两次煎液浓缩为 100 mL，30 mL/次，2～3 次/d。

（二）治疗毒蕈中毒

开始以姜半夏 9 g、姜竹茹 12 g、陈皮 6 g、生甘草 6 g、绿豆花 30 g、藿香 6 g、玉枢丹 3 g（研细吞服）以避秽解毒，后期用姜竹茹 12 g、枳实 6 g、橘白 9 g、茯苓 12 g、白术 9 g、盐橄榄 1 颗，以扶脾和胃。

（三）单味中药

1. 鲜梨树叶汁。取 2 000 g 鲜叶洗净后加水捣汁，频服。对胃肠型、肝损害型、神经精神型有效，而对溶血型无效。

2. 鲜羊血一大碗，热服。

3. 水仙子 6 g，研末，用醋调服。

4. 甘草 60 g，绿豆 60 g，水煎服。

5. 金银花 60 g，煎汤频服。

6. 白矾 6 g，香油适量调匀，开水冲服。

7. 豆科大铁扫把 1 000 g，洗净，加第二次淘米水适量，捣汁过滤后顿服。重症 0.5 h/次，30 mL/次。

十二、最新进展

1. 有溶血现象的，有条件可用抗毒蕈血清治疗。

2. 血液净化常在肝肾毒素毒蕈中毒时应用，对于其他毒蕈中毒目前尚存争议。

张程　刘移民　寿松涛　张在其

第九节　急性白果中毒

一、基本概念

急性白果中毒系因大量生食或食未经熟透的白果所致。白果，为银杏科落叶乔木银杏的种子，核内有黄白色的肉仁，富有滋养质，味香甜，可以煮食或炒食。中医学认为其有敛肺气、定喘咳，止带浊，缩小便，消毒杀虫等功效，用于治疗支气管哮喘、咳嗽、白带、白浊、遗精、淋病、小便频数。

二、中毒原因

导致白果中毒的原因主要是不在医生的指导下，长期食用白果，或者不恰当地使用白果，最终导致中毒。而体质的耐受性又是是否诱发中毒的原因之一，年龄越小，中毒的机会越多，中毒症状越严重，预后越差。

三、毒性大小

婴儿连食 10 枚左右即可致死；3～7 岁小儿连食 30～40 枚，发生严重中毒甚至死亡；成人生食 10～50 粒（炒银杏 200～300 粒）可产生抽搐等中毒表现，甚至死亡。白果所含有机毒素溶于水，遇热减小毒性，故生食毒性更大。

四、中毒机制

目前已知有毒成分是白果酸、白果醇、白果酚、氢化白果酸及银杏毒，尚有小量氰苷。毒素吸收后作用于中枢神经系统，先兴奋后抑制，以呼吸和血管运动中枢受累为甚；还可引起末梢神经障碍，接触皮肤能致皮炎，对胃肠道也有刺激作用。另外氰苷中的氰离子能与组织中的细胞色素及细胞色素氧化酶的三价铁结合使其失去传递电子的作用，而发生细胞内窒息。组织从有氧代谢转为无氧代谢，使乳酸和无机酸增高，而糖原及三磷酸腺苷较少，导致患儿出现呼吸衰竭。

五、临床特征

潜伏期一般为 1～12 h，最长可达 16 h，平均 3～4 h。

1. 轻者精神呆滞，反应迟钝，食欲不振，口干，头晕，一般 1～2 d 内自愈。

2. 严重的中毒者有头晕、呕吐、腹泻（呕吐物或大便中发现白果的残渣）、腹痛、发热（可以达到 41℃）、极度恐惧、怪叫、反复抽搐或惊厥等反映。轻微的声音就可以引起抽搐或惊厥。开始惊厥时，身体强直，以后身体疲软。患者还可以表现出气短、呼吸困难、脉搏微弱、意识不清、瞳孔对光反射消失。常会因心力衰竭、呼吸衰竭、肺气肿、支气管肺炎而危及生命。

3. 少数患者可以出现末梢神经功能障碍，痛觉、触觉消失，两下肢迟缓性瘫痪，膝反射迟钝或消失。

六、辅助检查

（一）血常规

中毒患者血液中的白细胞数及中性粒细胞数中度增加或显著增高。

（二）脑脊液

外观清明，蛋白略增加，细胞增多，为 $(0.01～0.03)\times10^9$/L。轻症者可无变化。

（三）尿检查

取可疑中毒者的尿样送有关单位化验，尿中硫氰酸盐含量增加。

（四）脑电图

改变程度与神经系统症状密切相关。白果中毒患者做脑电图检查，可以判断其毒素对脑功能影响的程度、病情的演变及转归，因此可作为观察疗效及判断预后的指标之一。

七、诊断思路

（一）询问病史

询问有无进食大量白果史。

（二）临床特点

进食后一定时间出现前述神经系统症状。

（三）相关检查

见上述血常规及脑脊液检查，但不特异。尿检查也有所提示。

（四）毒物鉴定

取呕吐物残渣置于滤液或白瓷板上加 3‰ 钼酸铵溶液 1 滴，产生绿至蓝色为阳性反应，补加硫酸 1 滴可加速显色反应。

八、临床诊断

1. 根据有进食大量白果史，出现上述神经系统症状，呕吐物中有白果残渣等，排除心、脑、肝、肾等基础疾病，同时排除高热惊厥及癫痫病史，可诊断白果中毒。

2. 呕吐物中毒物鉴定阳性可确诊。

九、鉴别诊断

需与能引起类似上述神经系统症状的其他食物中毒和相关疾病相鉴别，但根据病史，不难判定。

十、救治方法

（一）治疗原则

立即清除毒物，对症支持治疗，也可应用解毒药物治疗。

（二）一般处理

立即催吐、洗胃、导泻。洗胃用温开水，导泻可用硫酸镁或番泻叶。口服鸡蛋清或 0.5% 活性炭混悬液，可保护胃黏膜，减少对毒物的继续吸收。保持室内安静，避免光线、音响刺激。恐惧、抽搐患者应立即用地西泮、苯巴比妥或水合氯醛控制。有抽搐发作时不用中枢兴奋剂。吐、泻严重者应充分补液，纠正水电解质失衡。

（三）解毒治疗

按氰化物中毒处理。

1. 使用 3% 亚硝酸钠注射液 10 mL，缓慢静脉注射，速度以 2～3 mL/min 为宜。根据病情及体内高铁血红蛋白浓度，全量或半量重复给药。

2. 使用 25% 硫代硫酸钠溶液 40 mL 静脉注射。

3. 静脉滴注 50% 葡萄糖注射液 100～200 mL。

（四）其他

治疗心力衰竭、呼吸衰竭、肺气肿、支气管肺炎等并发症。呼吸衰竭者必要时气管插管人工通气，循环衰竭者监护血压、脉搏情况，根据病情给予强心苷及升压药。监测肝、肾功能，有异常者及时作相应处理。

十一、诊疗探索

1. 白果壳 30～60 g，水煎服。或用生甘草 10 g，水煎服。民间用甘草 15～30 g 煎服或频饮绿豆汤，可解白果中毒。

2. 白果中毒以中枢神经系统损害为主，在恢复期可表现为意识迟钝、少语少哭少笑、目光呆滞、肌张力低下、颈部松软等，在此期应加强对患儿的语言功能训练，做肢体被动运动，进行功能锻炼，保证足够的营养以配合营养脑细胞治疗。

十二、最新进展

白果中毒一般以神经系统及消化系统受累为主，既往很少提及其他脏器的报道，国内有人对 58 例白果中毒患儿的临床资料进行总结分析，发现白果中毒存在心、肺、肝、肾、脑、胃肠等多脏器损害，但预后良好。

陈育全　刘移民　寿松涛　张在其

第十节　急性木薯中毒

一、基本概念

急性木薯中毒系由食用木薯所导致的急性食源性中毒疾病。木薯又称树薯、树番薯、葛薯、臭薯、番鬼薯等，为大戟科植物，食用部位为其根块，含淀粉及蛋白质、脂肪、维生素等。我国南方的广东、广西、福建、江西、湖南等地人民有种植及食用习惯。

二、中毒原因

木薯的表皮、内皮、薯肉、薯心皆含有氰苷类物质（亚麻苷和百脉根苷），尤以内皮含量最多，食用未经去毒处理或处理不当的木薯，均可导致中毒，尤其是生食者最易中毒。

三、毒性大小

成人食生木薯 230～580 g 即可致命，老弱、孕妇及幼儿更易中毒。

四、中毒机制

引起木薯中毒的主要物质是亚麻仁苦苷，它经共存于木薯中的亚麻仁苦苷酶水解，可以析出游离的氢氰酸。一般氢氰酸中毒过程迅速，但木薯中毒病情发展较慢，可能由于亚麻苷不能在酸性胃液中分解，其水解过程多在小肠内进行，故需一定的时间，或因亚麻苷在烹煮过程中受到一定破坏而影响水解速度。氰离子进入人体后迅速与细胞色素氧化酶的三价铁结合，阻碍细胞色素的氧化作用，抑制细胞呼吸，导致细胞内窒息，组织缺氧。中枢神经系统对缺氧最为敏感，迅速出现先兴奋后抑制的中毒表现。少量氢氰酸在胃内析出可引起胃炎症状。

五、临床特征

潜伏期 2～12 h，症状多在食后 5～6 h 出现。

1. 轻度中毒主要有恶心、呕吐、腹痛、头晕、头痛、心悸、无力、嗜睡及烦躁、脉速等。

2. 较重者频繁呕吐，呕吐物有木薯残渣、核桃气味，面色苍白，出冷汗，呼吸由频速转为缓慢而深，四肢抽搐或强直，颈部偶有抵抗，膝反射可亢进。

3. 重症患者昏迷，呼吸困难，阵发性痉挛，四肢强直，躁动不安，生理反射消失，腱反射亢进，瞳孔扩大，对光反射迟钝或消失，心动过速，可发生呼吸、心搏骤停。部分患者伴高热、肝大。最后可因抽搐、缺氧、呼吸循环衰竭而死亡。

六、辅助检查

尿检查可查到氰酸盐或硫氰酸盐。

七、诊断思路

（一）询问病史

急性中毒有进食生木薯或未经处理或去毒处理不当的木薯史。慢性中毒（热带性共济失调性神经病及流行性痉挛性截瘫）则有长期食用木薯史。

（二）临床特点

如上所述以消化道和中枢神经系统受损为主。

（三）尿检查

尿中氰酸盐或硫氰酸盐增多。

八、临床诊断

（一）诊断标准

按《含氰苷类食物中毒诊断标准及处理原则》（WS/T5-1996）执行。

（二）流行病学特点

有进食含氰苷类食物（木薯）史。

（三）临床表现

1. 木薯中毒的潜伏期短者 2 h，长者 12 h，一般多为 6～9 h。
2. 出现上述以消化道和中枢神经系统受损为主的症状。

（四）实验室检查

按 GB/T5009.36 中的 2.3 条进行氰化物的检验。

（五）判定原则

1. 根据本病流行病学特点和临床表现诊断。取剩余食物进行氰化物的检验，以资参考。
2. 无进食木薯史者，可排出诊断。

九、鉴别诊断

需与其他含氰苷类食物（苦杏仁、桃仁、李子仁、枇杷仁等）中毒相区别，通过询问病史不难判断。

十、救治方法

（一）治疗原则

现场急救、清除毒物，解毒药物治疗，辅以对症支持治疗。

（二）一般治疗

食后时间短，意识清楚者可进行催吐。用 1∶5 000 高锰酸钾溶液或 3％过氧化氢溶液洗胃，然后口服硫代硫酸钠 2 g，使与胃肠道内氢氰酸结合形成无毒的硫氰化合物；或用 5％～10％硫代硫酸钠溶液洗胃，并留置 100 mL 左右在胃中。昏迷者给予高位灌肠导泻。慢性中毒者停止食用木薯，进食营养平衡的膳食。

（三）解毒药物治疗

急性中毒按氰化物中毒处理。

1. 亚硝酸盐和硫代硫酸钠。

（1）轻症者：用硫代硫酸钠 0.5～2 g 溶于 0.9%氯化钠使成 25%～50%溶液肌内注射或静脉注射。

（2）重症者：①立即给予亚硝酸异戊酯 1～2 安瓿包于布内压碎后吸入，每隔 1～2 min/次，连续数次（成人不可超过 5～6 支）；②静脉缓注 3%亚硝酸钠溶液 10～20 mL（小儿按 6～10 mg/kg 计算），注射速度 2～3 mL/min；③静脉缓注 25%～50%硫代硫酸钠 25～50 mL（小儿 0.25～0.5 g/kg），10～20 min 注完，如症状仍未改善，于 1 h 后重复静脉注射硫代硫酸钠，剂量减半或用全量；也可在第 1 次静脉注射后，用硫代硫酸钠 10 g 溶于 5%葡萄糖注射液 1 000 mL 内静脉滴注维持。注意：亚硝酸钠宜新鲜配制。不太危急患者，可不需先用亚硝酸异戊酯吸入。静脉注射亚硝酸钠速度需慢，密切观察血压。若血压明显下降，应暂停注射亚硝酸钠，使患者位于头低脚高位，并补充血容量。必要时应用多巴胺、去甲肾上腺素等升压药。

2. 依地酸二钴。与氰离子结合成无毒的氰化钴，其解毒作用快而强，没有降压作用。以依地酸二钴 600 mg 加于 5%葡萄糖注射液 40 mL 中静脉缓注，必要时可重复应用 8～10 次。

3. 亚甲蓝。在无亚硝酸钠时可以使用。按 10 mg/kg 加入 5%葡萄糖注射液 20～40 mL 内静脉缓注，之后按上述药量给予硫代硫酸钠。

4. 4-二甲氨基苯酚。具有快速形成高铁血红蛋白的能力，使氰离子抑制的细胞色素氧化酶恢复活力。用法：静脉注射 10% 4-二甲氨基苯酚 2 mL 加 50%硫代硫酸钠 20 mL，必要时 1 h 后再重复半量。注意：使用 4-二甲氨基苯酚后不能用亚硝酸类药物，以防高铁血红蛋白形成过多。

5. 葡萄糖注射液。其醛基能与氰离子结合成无毒的腈类，但转化过程长，作用缓慢，只能作为辅助治疗，可用 10%～25%葡萄糖注射液 500～1 000 mL 静脉滴注。

6. 羟钴胺作为氰化物解毒剂于 1996 年在法国取得许可，并在 2006 年通过美国食品药品管理局认可。羟钴胺的作用机制是与 CN^- 螯合形成氰钴胺，即维生素 B_{12}，最终通过尿液排出。羟钴胺通过静脉输注给药，是目前研究最为系统的抗氰药物。

（四）其他辅助治疗

1. 吸氧。以提高组织内氧张力，降低氰化物对组织的毒性。

2. 呼吸、心搏骤停者立即进行心肺复苏，同时给予解毒药物。

3. 可用地西泮、苯巴比妥、水合氯醛等控制抽搐。

4. 必要时输新鲜血。使用药物治疗时，应询问是否有葡萄糖-6-磷酸脱氢酶缺乏情况，避免出现急性溶血性贫血。

十一、诊疗探索

鲜萝卜、白菜各 1 500 g，用凉开水洗净，切碎捣烂绞汁，加红糖适量，分数次服，可缓解木薯中毒症状。

十二、最新进展

对十木薯中毒，及时清除毒物十分重要，考虑到小儿的特殊性，现有报道用改良的洗胃方法用于小儿洗胃。由于硅胶胃管质量轻、管壁薄、弹性良好、表面光滑、对消化道黏膜损伤轻，而且具有透明性，便于洗胃过程中及时观察排出液性质，对出现堵塞的程度得出准确判断，以便采取相应措施，缩短洗胃时间、减少小儿的痛苦；同时胃管一次性使用，消除院内感染的隐患存在，故可替代传统的橡胶胃管。用 2 mL 或 5 mL 一次性注射器的针筒作为导入管；可以防止小儿咬塌胃管，影响管道通畅，小儿鼻腔小，从口腔插管可以插入较大的胃管，根据小儿食管结构特点，食管的弹性及伸缩性较强，3 岁以上小儿的食管完全可容纳 22～24 号成人硅胶胃管。小儿胃管插入的长度为前额正中发际—脐，故传统耳垂—鼻尖—剑突不能到达胃，因为与实际长度相差 8～10 cm，而前额正中发际—脐与实际需要胃管的长度接近。应用输液装置与负压引流袋进行洗胃，操作简单，便于控制灌入液的量、速度与负压，避免进液速度快、量不准、负压过大而导致小儿腹部不适或损伤胃黏膜，也可减少人工洗胃的烦琐，缩短洗胃时间，且引流袋一次性使用，避免了交叉感染，减少护士的工作量。综上所述，改良的小儿洗胃方法，既可以提高洗胃的效果，也可以减轻护士的劳力，很适合没有洗胃机的基层医院。

陈育全 刘移民 寿松涛 张在其

第十一节 急性桐油中毒

一、基本概念

急性桐油中毒系由 1 次或短期内多次较大量误食桐油而引起的急性食物中毒。桐油是油桐（又名光桐、罂子桐、三年桐、五年桐等）树种子榨取的一种工业用油，在工业上及家具油漆上用途较广。桐油含 4% 饱和脂肪酸、5% 油酸、1% 亚麻油酸、90% 桐酸。

二、中毒原因

由于桐油的色、味与一般食用油如花生油、菜籽油、茶油等相似，故易误食而发生中毒。用盛过桐油的容器再盛食用油也可引起中毒。也有误食桐油加工的食品及油桐籽而中毒者。误食纯桐油，由于剧烈地呕吐，故吸收较少。若食用油中混有桐油，长期少量食用，也可引起亚急性中毒，由于桐油吸收全面，有时中毒症状反较严重，并可致死。

三、毒性大小

食用油中掺有 3%～5% 桐油即可中毒，小儿误食油桐籽 1 粒半即可引起中毒。

四、中毒机制

桐油的有毒成分是桐酸和异桐酸，其中桐酸为含有 3 个双键的不饱和脂肪酸（$C_{17}H_{31}COOH$）。它们对胃肠道有强烈的刺激作用，吸收入血后经肾脏排泄，故可引起肾脏损害，使尿中出现蛋白、管型、红细胞及白细胞等。也可损害肝脏，尤其对肝病患者，可使症状加重，肝功能恶化。可能与桐酸损伤肝细胞内线粒体、内质网等细胞器造成肝细胞主动运输和新陈代谢障碍有关。桐油通过对心肌细胞内线粒体的直接损伤作用，使心肌琥珀酸脱氢酶活性下降，影响心肌的正常能量代谢及离子的转运，导致心肌的变性及过度收缩，影响心肌的正常功能，从而出现心肌损伤的一系列症状。此外，也可引起中毒性神经系统疾病，其机制可能与桐油的肝毒性和心脏毒性一致：桐油损伤了神经细胞内的线粒体，影响了三羧酸循环的正常进行，使神经细胞的能量代谢受到损害导致神经细胞缺血、缺氧而出现一些异常表现。

五、临床特征

潜伏期为 0.5～4 h，多为 1 h 左右。

(一) 消化系统

因桐酸刺激胃肠道,引起恶心、呕吐,腹部绞痛、阵发性加剧,大便黄色、水样便或糊状便中带血,偶有便秘,可继发性脱水和酸中毒。肝脏受累时,可致中毒性肝病,或加重原有的肝病症状及肝功能改变,出现食欲减退、腹胀、肝区疼痛、肝脏肿大及肝功能异常等改变。

(二) 泌尿系统

可引起中毒性肾病,出现血尿、蛋白尿、管型尿等。

(三) 呼吸循环系统

呼吸急促、呼吸困难、心率增快,少数患者出现呼吸循环衰竭而危及生命。

(四) 神经系统

头昏头痛、耳鸣、表情淡漠、精神萎靡或烦躁、瞳孔散大或缩小、对光反射迟钝、嗜睡、视线模糊、复视,严重者昏迷、抽搐。

六、辅助检查

(一) 血常规

可有白细胞及中性粒细胞增高。

(二) 尿常规

尿中可有蛋白及红细胞。

(三) 大便常规

可呈黏液样。

(四) 肝、肾功能

可有血丙氨酸氨基转移酶增高,血清尿素氮、血清肌酐增高。

(五) 其他检查

可有心肌酶谱增高;心电图可表现为 ST 段下移,窦性心动过速。

七、诊断思路

(一) 询问病史

询问有无误食桐油或桐油制作的食品史;或有无误食混有桐油的食用油或其制品史。

(二) 临床特点

出现上述多系统损害症状。

(三) 相关检查

见上述辅助检查。

(四) 毒物鉴定

食油中混有桐油的检验测定法分为定性方法和定量方法。

1. 定性方法。按《食用植物油卫生标准的分析方法》(GB/T5009.37-2003) 中 4.10.1 桐油内容执行。包括三氯化锑-三氯甲烷界面法、亚硝酸法、硫酸法,上述 3 种定性方法以亚硝酸法较为灵敏。

2. 定量方法。使用一阶导数光谱法、紫外分光亮度法及双波长法等均可定量测定桐油。

八、临床诊断

按《桐油食物中毒诊断标准及处理原则》（WS/T6-1996）执行。

（一）流行病学特点

有误食桐油或桐油制作的食品的历史；或有误食混有桐油的食用油或其制品的历史。

（二）临床表现

潜伏期一般为 0.5～4 h。轻者仅表现为胸闷、头晕。一般者出现恶心、呕吐、腹泻、腹痛。严重者有肾脏损害，尿中可出现蛋白、管型及红细胞；出汗、血便、全身无力、呼吸困难、抽搐，可因心脏停搏而死亡。

（三）实验室诊断

按 GB/T5009.37-2003 进行检验阳性。

（四）判定原则

1. 根据本病流行病学特点和临床表现，即可诊断。有条件时进行实验室检验，可做参考。
2. 无误食桐油（混有桐油的食用油）及其制品的历史，可排除诊断。

九、鉴别诊断

需与其他可引起肝肾功能损害及急性消化道症状的中毒相鉴别，主要靠询问病史。

十、救治方法

（一）治疗原则

及时停止食用并清除毒物，对症支持治疗。

（二）一般处理

急性中毒立即用手指或鸡毛刺激咽喉、舌根，将吃的饭菜吐出来，再喝大量的温开水催吐洗胃，随后吃一些稀粥浓米汤、蛋清或豆浆以保护食道和胃黏膜，注意休息。导泻可选用硫酸镁。如呕吐、腹泻次数过多，可用白糖 25 g、食盐 1.25 g、碳酸氢钠 1.25 g 混合并加温开水 500 mL，溶解后分数次口服，以补充失去的水分。病情严重者要尽快送医院抢救。亚急性中毒者立即停止食用含桐油的食物，并送往医院治疗。

（三）药物治疗

1. 保肝。给予大量维生素 C、维生素 B 族等。
2. 护肾。在输液的基础上适当给予利尿药。
3. 腹痛。可用阿托品 1～2 mg 肌内注射。
4. 抽搐。可用地西泮 10～20 mg 静脉注射，或苯巴比妥 0.1～0.2 g 肌内注射。
5. 对于亚急性中毒，水肿可予氢氯噻嗪 25～50 mg/次口服，每 12 h 1 次，或其他利尿剂；心力衰竭可常规给予洋地黄类药物治疗；周围神经炎可常规肌内注射维生素 B_1 和维生素 B_{12} 治疗。

（四）其他

民间有验方吃干柿饼解桐油之毒，柿子或柿饼 2～3 个，水煎服，但有待进一步临床验证。

十一、诊疗探索

1. 桐油中毒往往是集体中毒。抢救集体中毒时，组织指挥很重要。同时，医护人员要向患者家属讲解有关桐油中毒的卫生知识，消除患者及家属的紧张情绪和恐惧感，鼓励患者及家属积极配合治疗。

2. 洗胃后严密监测生命体征，维持水、电解质和酸碱平衡，给予营养心肌、保护肝肾、胃黏膜和解痉止痛等治疗，可应用大剂量维生素C、极化液、肌苷、维生素B_6、三磷酸腺苷等。

3. 患者进院即禁食，症状缓解后24 h温凉流质饮食，少食多餐，禁食辛辣及刺激性食物，密切观察病情变化。

十二、最新进展

可采用反相高效液相，通过检测桐油特有的桐酸甘油酯来确定桐油掺假是否存在。在该方法的实验条件下，桐油中有毒成分桐酸甘油酯在254 nm有特征吸收，以此方法对桐油定性、定量测定最低检出浓度为2 mg/L，回收率为97.7%。

陈育全　刘移民　寿松涛　张在其

第十二节　急性亚硝酸盐中毒

一、基本概念

急性亚硝酸盐中毒又称肠源性发绀，是指由于食用硝酸盐、亚硝酸盐含量较高的食品，误将工业用亚硝酸钠作为食盐食用，或饮用含有硝酸盐或亚硝酸盐的苦井水、蒸锅水所引起的急性食源性疾病。亚硝酸盐在自然界分布广泛，常见的有亚硝酸钠和亚硝酸钾，为白色或微黄色结晶或颗粒状粉末，无臭，味微咸涩，易潮解，易溶于水。亚硝酸盐是工业原料，也用于食品加工。

二、中毒原因

(一)亚硝酸盐作为食品添加剂使用过量

在食品加工过程中，亚硝酸盐可以作为发色剂、增香剂和防腐剂，安全剂量不会对人体造成危害，但过量可引起中毒。

(二)蔬菜中亚硝酸盐含量过高

贮存过久的新鲜蔬菜、腐烂蔬菜及放置过久的煮熟蔬菜内的硝酸盐可在硝酸盐还原菌的作用下转化为亚硝酸盐。

(三)某些蔬菜腌制的过程中产生亚硝酸盐

蔬菜腌制过程中，其中的亚硝酸盐含量逐渐升高，在8～14 d有一高峰，以后又逐渐降低，一般于腌后20 d基本消失。

(四)引用含硝酸盐多的井水

有些地区饮用水中含有较多的硝酸盐，又叫苦井水，当用该水煮粥或食物，再在不洁的锅内放置过夜后，则硝酸盐在细菌作用下还原为亚硝酸盐。

(五)误服亚硝酸盐

硝酸盐和亚硝酸盐无色无味，易与食盐、面碱等混淆，误服可致中毒。

(六)亚硝酸盐也可以在体内形成

当胃肠功能紊乱、贫血、患肠道寄生虫病及胃酸浓度降低时，可使胃肠道还原菌大量繁殖，如同时大量食用含硝酸盐含量较高的蔬菜，即可产生过量的亚硝酸盐导致中毒。

三、毒性大小

亚硝酸盐有很强的毒性，其生物半衰期是 24 h，摄入 0.3～0.5 g 就可以引起中毒，1～3 g 可致人死亡。

四、中毒机制

1. 亚硝酸盐是强氧化剂，可使肌红蛋白中的二价铁离子被氧化成三价铁离子，成为高铁肌红蛋白。当该反应在人体血液中发生，就会使血液中的血红蛋白转变成高铁血红蛋白，致使血红蛋白失去输氧能力，引起发绀症（又称高铁血红蛋白血症）。

2. 亚硝酸盐对平滑肌尤其是小血管平滑肌有松弛作用，可造成血管扩张，血压下降。

五、临床特征

亚硝酸盐中毒发病急速，一般潜伏期 0.5～3 h，大量食用蔬菜引起的中毒可长达 20 h。中毒的主要特点是由于组织缺氧引起的发绀现象，如口唇、舌尖、指尖青紫，重者眼结膜、面部及全身皮肤青紫。患者自觉症状有头晕、头痛、乏力、胸闷、心率加速、嗜睡或烦躁、呼吸急促，并有恶心、呕吐、腹痛、腹泻，严重者昏迷、惊厥、抽搐、大小便失禁，可因呼吸衰竭而死亡。

六、辅助检查

血液中高铁血红蛋白的定性和定量检验。

七、诊断思路

（一）询问病史

有无上述中毒原因中的食用史，特别是有无进食大量叶菜类或腌制不久的蔬菜，存放过久的熟菜史等。

（二）临床特征

出现上述典型的临床症状和体征，主要为组织缺氧而致的发绀。

（三）实验室检查

做血液中高铁血红蛋白的定性、定量检验和剩余食物中亚硝酸盐的定量检验以确定诊断。

八、临床诊断

按《食源性急性亚硝酸盐中毒诊断标准及处理原则》（WS/T86-1996）执行。

（一）流行病学特点

进食了腐烂变质的蔬菜，腌制不久的咸菜或存放过久的熟菜，食用过量的亚硝酸盐腌肉，或误将亚硝酸盐当作食盐烹调的食物。

（二）临床表现

轻者有头晕、头痛、乏力、胸闷、恶心、呕吐，口唇、耳郭、指（趾）甲轻度发绀等，高铁血红蛋白在 10%～30%。重者可有心悸、呼吸困难，甚至心律失常、惊厥、休克、昏迷、皮肤、黏膜明显发绀，高铁血红蛋白往往超过 50%。

（三）实验室检查

1. 剩余食物、呕吐物或胃内容物做亚硝酸盐测定（按 GB/T5009.33），含量超标。

2. 血液高铁血红蛋白测定（按 GB8788 附录 A），含量超过 10%。

（四）判定原则

1. 符合食源性急性亚硝酸盐中毒流行病学特点，确认中毒由亚硝酸盐引起。

2. 临床表现符合亚硝酸盐中毒。

3. 剩余食物或呕吐物中检出超过限量的亚硝酸盐。

4. 血液中高铁血红蛋白含量超过 10%。

九、鉴别诊断

需与下列疾病相鉴别。

（一）杀虫脒中毒

有小便改变，有接触杀虫脒史。

（二）紫癜病

为皮下出现发绀斑块，并非口唇、指端等发绀，无进食新腌制咸菜等病史。

（三）雷公藤中毒

有误食雷公藤病史，腹痛剧烈。

十、救治方法

（一）治疗原则

轻症中毒一般无须治疗，重症中毒要及时抢救和用解毒药物治疗。

（二）一般处理

尽快催吐、洗胃和导泻。重危患者必要时应进行输血、处理低血压、纠正酸中毒、吸氧等对症处理。

（三）解毒药物治疗

尽快注射或口服特效解毒剂亚甲蓝，注射用量为 1～2 mg/kg，口服用量为 3～5 mg/kg。通常将 1% 的亚甲蓝以 25%～50% 葡萄糖注射液 20 mL 稀释后，缓慢静脉注射。1～2 h 后如青紫症状不退或再现，可重复注射以上剂量或半量。在使用亚甲蓝抢救亚硝酸盐中毒时，应特别注意亚甲蓝用量一定要准确，不得过量，否则不但起不到解毒作用，反而会加重中毒。

（四）其他救治方法

在用亚甲蓝抢救的同时，补充大量维生素 C 对消除高铁血红蛋白血症有肯定疗效。使用药物治疗时，应询问是否有葡萄糖-6-磷酸脱氢酶缺乏情况，避免出现急性溶血性贫血。

十一、诊疗探索

（一）尿液分析仪协助诊断急性亚硝酸盐中毒

目前对急性亚硝酸盐中毒的诊断主要依靠病史、临床表现、高铁血红蛋白血症检测等。本法主要强调对毒物即亚硝酸盐直接检测，若能从患者胃内容物、排泄物、血液中检出毒物，对快速确定诊断将起重要作用。急性亚硝酸盐中毒患者尿中亚硝酸盐含量远远高于一般泌尿系统感染者，故有经验的检验者会发现检测结果亚硝酸盐纸片显色的深度明显不同。中毒者呈深红色而感染者一般呈粉红色。非亚硝酸盐中毒患者的呕吐物、胃洗出物、血液均不含亚硝酸盐，故用此法鉴别既快速又具有特异性。对可疑毒物检测应注意将毒物配成多种浓度高低不同的溶液上机检测，以防亚硝酸盐含量过高反而出现假阴性反应。

（二）脉搏血氧饱和度监测在亚硝酸盐中毒抢救中的临床意义

脉搏血氧饱和度监测仪间接测定脉搏血氧饱和度，只能测定两种血红蛋白即氧合血红蛋白和还原型血红蛋白的数值。影响脉搏血氧饱和度监测结果的因素较多，如贴附传感器不正确、光线干扰、碳氧血红蛋白、高铁血红蛋白血症或染料等。正常情况下，高铁血红蛋白只占总血红蛋白的1%。当血液中高铁血红蛋白增多时，会使脉搏血氧饱和度的读数偏低。亚硝酸盐从肠道吸收后，使正常的血红蛋白氧化为失去携氧能力的高铁血红蛋白，后者超过血液中血红蛋白总量的10%时，即可引起发绀等组织缺氧症状。为了判断是否与亚硝酸盐中毒有关，可以同时进行脉搏血氧饱和度监测和动脉血气分析，如果动脉血气分析正常，而脉搏血氧饱和度明显降低，排除其他的影响因素后，要怀疑亚硝酸盐中毒的可能。可根据脉搏血氧饱和度与动脉血氧分压的偏差程度来判断亚硝酸盐中毒的严重程度，指导解毒药物亚甲蓝的使用。还可以根据亚甲蓝使用后的脉搏血氧饱和度改变，来评估亚硝酸盐中毒治疗的疗效。对于亚硝酸盐中毒的患者，由于脉搏血氧饱和度的监测值比动脉血氧分压低，不能以脉搏血氧饱和度监测值来推测动脉血氧分压，应做动脉血气分析。

十二、最新进展

肌钙蛋白是组成横纹肌细丝的结构蛋白，其亚单位I、T、C组成复合物，在肌肉收缩和舒张过程中起重要作用。其中，肌钙蛋白I仅存在于心房肌和心室肌中，在心肌细胞膜完整时，不能透出细胞进入血循环，但当心肌细胞因缺血、缺氧等原因发生变性坏死时，肌钙蛋白I可透出破碎的细胞膜释放入血。肌钙蛋白I对检测微小心肌损伤有很高的敏感性和特异性，在血中TnI升高可持续5~10 d。有研究显示急性亚硝酸盐中毒患者，肌钙蛋白I水平升高表明心肌已经受到损伤，可以推测此时其他重要脏器也可能已发生不同程度的损伤，所以肌钙蛋白I水平可以预测疾病严重程度和预后。据研究发现，肌钙蛋白I水平的进行性上升与急性亚硝酸盐中毒后病情的转归有关。因此，肌钙蛋白I敏感性高、诊断窗口宽、检测快速方便，研究者认为可作为急性亚硝酸盐中毒后判断疾病严重程度及预后的一项可靠指标。

陈育全　刘移民　寿松涛　张在其

第十三节　急性河豚中毒

一、基本概念

急性河豚中毒系由于食用含有河豚毒素的河豚引起的中毒。河豚又名河鲀、汽泡鱼等，我国沿海各地及长江下游皆有出产，属无鳞鱼的一种，在淡水、海水中均能生活。河豚味道鲜美，但由于含有剧毒，所以民间有"拼死吃河豚"的说法。河豚中毒多发生在日本、东南亚及我国沿海、长江下游一带。据李时珍《本草纲目》记载："河豚有大毒，味虽珍美，修治失法，食之杀人。"食用其他含有河豚毒素的动物引起的中毒也可参照河豚中毒进行诊治，如云斑裸颊虾虎鱼、织纹螺、圆尾鲎等。

二、中毒原因

河豚类的脏器、组织、血液及皮肤中均含有河豚毒素，常因加工过程中剖剥、洗涤不彻底，烹调处理不当而食入中毒；而一些种类河豚的肌肉中也含有毒素，食后导致中毒；有些民众因为缺乏识别河豚的常识，误食而中毒。也有人自行捕捉河豚，不经彻底加工即食用，所以中毒屡有发生。河豚的毒素主要集中在肝脏、卵巢（鱼子）、睾丸中，尤其是卵巢含毒最剧。每年 2 月至 5 月是河豚生殖产卵期，此时毒素含量最多，所以在春季最易发生中毒。如果对河豚宰割不当，将肝脏、卵巢、睾丸中的毒素污染鱼肉，甚至未挖去鱼的内脏即做食用，或喜食鱼子就会造成中毒。

三、毒性大小

引起中毒的河豚毒素可分为河豚素、河豚酸、河豚卵巢毒素及河豚肝毒素。其中河豚卵巢毒素是毒性最强的非蛋白质神经毒素。河豚毒素为无色针状晶体，微溶于水，易溶于稀醋酸溶液，对热稳定，120℃ 20 min 仍有毒性残存，煮沸、盐腌、日晒均不能将其破坏。河豚毒素毒力比氰化钠大 1 000 倍，对人的致死剂量是 7 $\mu g/kg$，即 60 kg 体重的人，只需 420 μg。

四、中毒机制

河豚毒素主要作用于神经系统，阻碍神经传导，可使神经末梢和中枢神经发生麻痹。最初为感觉神经麻痹，继而运动神经麻痹，从而引起外周血管扩张，血压下降，最后出现呼吸中枢和血管运动中枢麻痹。中毒机制主要是河豚毒素阻碍钠离子对细胞膜的通透性，使神经轴突膜透过钠离子的作用发生障碍，从而阻断了神经的兴奋传导。

五、临床特征

发病急速而剧烈，潜伏期一般在 10 min～3 h。进食多者，潜伏期缩短至数分钟，潜伏期短的病情重，预后不良。

（一）消化道症状

起初感觉手指、口唇和舌有麻木刺痛，然后出现恶心、呕吐、口渴、吞咽困难、腹痛、腹泻水样便，重者便中带血等胃肠道症状。

（二）神经系统症状

开始有口唇、舌、面部、指尖的麻木，眼睑下垂，共济失调，乏力；在食后 4～24 h 可出现上行性瘫痪，肌肉受累的顺序依次为呼吸肌、骨骼肌、平滑肌、心肌。重者瞳孔和角膜反射消失，四肢肌肉麻痹，以致身体摇摆、共济失调，甚至全身麻痹、瘫痪，最后出现语言不清、血压和体温下降。一般预后较差。常因呼吸麻痹、循环衰竭而死亡，致死时间最快在食后 1.5 h。

六、辅助检查

心电图检查：可有窦性心动过速、心室停搏、房室传导阻滞等。

七、诊断思路

（一）询问病史

有无进食河豚史。

（二）临床特点

出现上述消化道及神经系统症状的临床表现。

（三）相关检查

心电图检查可有窦性心动过速、心室停搏、房室传导阻滞等。

（四）动物实验

取患者尿液 5 mL，注射于雄蟾蜍腹腔内，于注射后 0.5 h、1 h、3 h、7 h 分别观察其是否有肌肉瘫痪的中毒现象，有助于明确诊断。

八、临床诊断

1. 潜伏期为 0.5～4 h。胃肠道症状可有上腹不适、口渴、恶心、呕吐、腹泻、呈水样便，重者有便血。神经系统症状可有口唇、舌尖及肢端感觉麻木，继而全身麻木，出现运动不协调、酒醉状态、眼睑下垂、四肢乏力乃至瘫痪，严重时言语不清、呼吸困难、瞳孔散大甚至呼吸麻痹等。循环系统症状可有脉搏缓慢、血压下降、心律失常等。心电图检查显示有房室传导阻滞等异常。

2. 取患者尿液 5 mL，将其注入雄蟾腹腔内，观察其中毒反应，有助于明确诊断。

九、鉴别诊断

应与导致呼吸肌麻痹的肌肉系统疾病如重症肌无力、多发性肌炎、重症的低钾性周期性麻痹，周围神经疾病如急性感染性多发性神经炎，还有脊髓疾病如急性脊髓炎、急性脊髓灰质炎，还有其他中毒性疾病如肉毒毒素中毒、蛇毒中毒、麻痹性贝类中毒、雪卡毒素中毒、可溶性钡盐中毒等相鉴别。

十、救治方法

（一）治疗原则

河豚中毒尚无特效解毒药，一般以清除毒物和对症支持处理为主。

（二）一般治疗

1. 催吐。刺激咽部使之呕吐或口服 1% 硫酸铜溶液 50～100 mL，必要时可用阿扑吗啡 5 mg 皮下注射。

2. 洗胃。因河豚毒素在碱性溶液中不稳定，故洗胃液以 2% 碳酸氢钠溶液为好，而报道在进食河豚后 7～10 h，胃内容物仍含有大量毒物，故切勿因食入时间较长而放弃洗胃，洗胃至洗出液清澈之后注入活性炭 30～50 g。

3. 导泻。予硫酸钠 20 g 或甘露醇 250 mL 导泻，或高位清洁灌肠。

4. 大量补液及利尿，加速毒物排泄。静脉滴注 10% 葡萄糖注射液 500～1 000 mL，并加维生素C、葡醛内酯等，也可用呋塞米或甘露醇等利尿剂。

5. 纠正水电解质失调和酸碱平衡失调，补充各种维生素。

（三）尽早应用大剂量糖皮质激素和莨菪碱类药物

糖皮质激素能减少组织对毒素的反应和改善一般情况。目前认为莨菪类药物能对抗河豚毒素对横纹肌的抑制作用，参考剂量为阿托品 1～2 mg/次，或东莨菪碱 0.3～0.6 mg/次，或山莨菪碱 40～60 mg/次，均静脉给药，两次治疗间隔 15～30 min，实际用量根据病情而定。病情好转后减量维持1～2 d。

（四）对症治疗

1. 惊厥者给予地西泮，苯巴比妥或水合氯醛等。

2. 呕吐不止可给予颠茄；剧烈腹泻者给予复方樟脑酊。

3. 支持呼吸和循环功能。呼吸浅表时可用尼可刹米 0.375 g 及洛贝林 3 mg 交替肌内注射及吸氧。根据病情及时选用无创辅助通气、气管插管辅助通气、体外膜肺氧合。

十一、诊疗探索

河豚毒素中毒目前无特效解毒药物，尽早行血液净化清除毒物能有效提高抢救成功率。血液灌流是治疗河豚中毒的一种有效方法，对毒素的清除比血液透析更快和更有效。据报道，血浆置换在重度河豚中毒治疗中也取得很好的疗效。

十二、最新进展

1. 有人检测河豚中毒患者的运动神经传导速度、感觉神经传导速度、F 波、H 反射和体感诱发电位，结果运动神经传导速度、感觉神经传导速度均有减慢，以感觉神经传导速度减慢最为显著，运动神经传导速度远端动作电位潜伏期明显延长，神经传导速度的异常检出率高；F 反应、H 反射异常提示部分河豚毒素中毒累及神经根；体感诱发电位的异常率达 45.9%，说明河豚毒素中毒伴有中枢神经的损害，且神经电生理检测可用来动态观察河豚毒素中毒患者神经系统损害程度、病程、范围，也是河豚毒素中毒早期检查的重要手段之一。

2. 河豚毒素的多克隆抗体和单克隆抗体的制备技术已经成熟，为研制相应的酶联免疫吸附试验方法和其他免疫检测技术（包括生物素-亲和素-酶免疫法、免疫亲和色谱法、酶免疫传感器、离体组织免疫实验法）提供了保障，也为快速、灵敏、低成本、现场检测样品提供了一条可行的途径。在此基础上，可进一步开发河豚毒素的商品化酶联免疫吸附试验试剂盒和一次性的抗体或抗原固相化酶免疫传感器等，具有广阔的应用前景。

张程　刘移民　寿松涛　杨勇　张在其

第十四节　急性鱼胆中毒

一、基本概念

急性鱼胆中毒是指进食鱼胆而引起的一种急性中毒。日常吃的青鱼、草鱼、鲤鱼、鲢鱼及绍鱼等淡水鱼类，其鱼胆都有一定的毒性。鱼胆不论生食或熟食，都可以引起中毒，中毒量与鱼胆的胆汁多少有关。

二、中毒病因

中医理论认为，鱼胆有"清热明目、止咳平喘"的功能，所以民间有生食或用酒冲饮鱼胆的习俗。鱼胆中含胆汁毒素，胆汁毒素不易被热和乙醇（酒精）所破坏。因此，不论生吞、熟食或用酒送服，超过一定量，就可中毒，甚至死亡。

三、毒性大小

鱼胆毒性与其中的胆汁含量有关。一般吞食 500 g 鱼的鱼胆 2～5 个或 2 000 g 鱼的鱼胆 1 个即可中毒；吞食 2 500 g 鱼的鱼胆 2 个即可致死。

四、中毒机制

鱼胆的毒性主要为胆汁成分对人体细胞的损害作用及所含组胺类物质的致敏作用。胆汁主要有毒成分是胆汁毒素，它被胃肠道吸收，首先到达肝脏进行生化解毒，导致中毒性肝炎；继而胆汁毒素通过血液循环，损伤其他器官，如中毒性心肌炎、脑细胞损伤；而后胆汁毒素经肾脏滤过排泄，可使肾内血管剧烈收缩，导致肾脏缺血；由于肾脏的持续缺血，又会导致肾脏排泄胆汁毒素的能力急剧下降，而体内蓄积的胆汁毒素，还会促使部分红细胞和肾组织发生溶血性破坏和变形坏死，这些坏死物质在血液内逐渐融合成团块状物质，堵塞肾小管，致使患者发生急性肾功能衰竭，由少尿到无尿。同时胆汁中所含的氰化物还能影响呼吸酶，即细胞色素氧化酶的生理功能，刺激血管神经使血压升高危及生命。此外，胆汁中的组胺物质还可引起人体过敏反应。

五、临床特征

潜伏期为 0.5～14 h，多在 2～6 h 发病，潜伏期愈短，预后愈差。

（一）消化系统症状

为最早出现症状，如恶心、呕吐、腹痛、腹泻等（占 95％以上）；食后 1～3 d 出现黄疸、肝大、触痛（肝脏症状占 60％以上），肝功能异常，重者出现腹腔积液及肝性昏迷，肝脏症状可持续 1～2 个月。

（二）肾脏损害症状

中毒后 1～5 d 发生，早期尿中出现蛋白、红细胞及颗粒管型，逐渐血中血清肌酐及血清尿素氮升高。严重患者 3 d 后开始少尿，继之无尿，血压升高，全身水肿，出现急性肾功能衰竭。

（三）循环系统症状

可出现高血压、低血压，甚至休克、昏迷等。部分患者出现中毒性心肌病，表现有心动过速、心音减弱、心脏扩大、心力衰竭、心肌酶谱异常等。

（四）中枢神经系统症状

部分患者出现头晕、头痛、嗜睡、烦躁不安；重者出现神经麻痹、眼球震颤、抽搐、昏迷，个别有失语、下肢瘫痪。

（五）血液系统症状

部分患者发生溶血，尤其有蚕豆病等基础疾病患者。

六、辅助检查

（一）血常规

白细胞计数及中性粒细胞分类计数均有增高。

（二）尿检查

尿蛋白定性试验阳性，尿沉渣检查可见红细胞及颗粒管型。

（三）肾功能检查

可出现血清尿素氮、血清肌酐升高，内生肌酐清除率下降等。

（四）肝功能检查

可有肝功能异常，丙氨酸氨基转移酶升高等。

（五）心电图

可有心律失常、心肌缺血性改变等。

七、诊断思路

（一）询问病史

仔细询问有无进食鱼胆史。

（二）临床特点

有无上述典型的鱼胆中毒的临床表现。

（三）相关检查

体格检查可有皮肤、巩膜发黄，肝区肿大、触痛，肾压痛、叩击痛。其他辅助检查见上述。

八、临床诊断

急性鱼胆中毒的诊断主要依据流行病学资料及临床表现结合相关辅助检查做出。关键在于仔细询问病史。

九、鉴别诊断

因中毒发病的早期有剧烈腹痛、呕吐、黄疸，所以要注意与一般的胃肠炎、胆石症等鉴别同时也要注意与肾结石、急慢性肾小球肾炎等肾病相鉴别。有"服食鱼胆史"是早期诊断鱼胆中毒的重要依据。

十、救治方法

（一）治疗原则

尽早清除毒物，早期透析治疗，保护肝肾功能，对症支持治疗，也可辅以中药治疗。

（二）一般处理

由于鱼胆中毒尚无特殊的解毒疗法，尽早清除毒物是关键，包括洗胃、吸附、导泄及血液净化等。由于鱼胆汁在胃中停留时间较长，故对来诊较晚患者也应进行催吐或洗胃。催吐可用1%硫酸钠溶液 50 mL 口服，或阿扑吗啡 5 mg 皮下注射；用 0.02%高锰酸钾溶液或 0.5%活性炭混悬液反复洗胃；洗胃后给予硫酸钠 30 g 及活性炭 50 g 注入胃中；口服氢氧化铝凝胶 60 mL，也可口服牛乳 200 mL，或用生鸡蛋清调水 200 mL 口服以保护胃黏膜。血液净化可选用血液灌流、血液透析，或者二者序贯使用，必要时可选择血浆置换。

（三）保肾治疗

急性肾功能衰竭是鱼胆中毒死亡的主要原因，故为治疗的关键。

1. 早期应用糖皮质激素对减轻血管通透性，抑制炎性反应，保护脏器功能有一定作用。一般用地塞米松 10~20 mg 或氢化可的松 200~300 mg，1 次/d。可配伍使用维生素 C 2.5~5 g，激素时间不宜过长。

2. 利尿。可使用呋塞米、20%甘露醇等。

3. 少尿、无尿期，宜尽早做腹膜透析或血液透析。

4. 多尿期，须注意纠正水、电解质及酸碱平衡失调，特别要注意低钾血症。

（四）保肝治疗

1. 静脉注射维生素 C。

2. 应用细胞活性药物。三磷酸腺苷和辅酶 A 等。

3. 应用葡醛内酯等保肝药物治疗。

（五）对症治疗

抽搐用地西泮、苯巴比妥控制；溶血反应用糖皮质激素，可给予洗涤红细胞，必要时予血浆置换；肝功能严重损害引起的出血用维生素 K_1 治疗。

（六）中药治疗

金银花、生甘草、苏叶、枳实、厚朴、半夏、陈皮。黄疸尿少者可用大黄、栀子、白茅根、黄柏、茵陈、泽泻等以清热凉血、利水退黄。

十一、诊疗探索

鱼胆中毒是一个严重的临床急症，病死率高，早期清除毒物是关键，根据病情尽早使用血液净化可以明显提高抢救成功率。

十二、最新进展

在血液净化中血液灌流联合血液透析治疗鱼胆中毒疗效好于单纯血液透析治疗。有学者认为血液灌流能够较好地清除胆酸、鹅脱氧胆酸及胆红素等大分子物质，而且吸附较快，从而减轻了中毒性肝损害和肾小管损害；血液透析仅能清除小分子物质，如血清尿素氮、血清肌酐、尿酸等，二者联合使用，较好且全面、快速地改善了机体内环境，从而提高了治疗效果。

张程　刘移民　寿松涛　杨勇　张在其

第七章　急性动物咬伤中毒

第一节　急性毒蛇咬伤中毒

一、基本概念

毒蛇的毒腺能分泌蛇毒，人被毒蛇咬伤后，毒蛇的毒腺能分泌蛇毒，蛇毒经排毒导管，通过毒牙咬伤的伤口进入血液循环，扩散至全身，导致急性毒蛇咬伤中毒。蛇咬伤可能会出现"干咬"现象，即咬伤后毒蛇不排毒。

在我国，蛇类分布较广泛，大部分集中在长江以南和西南各地。我国已知毒蛇近 50 种，有剧毒的蛇类约 10 种，见表 8-7-1。有毒蛇与无毒蛇的识别见表 8-7-2，但仅对大多数蛇而言。一般来说，也可根据当地群众熟悉和经验加以识别。

表 8-7-1　我国 10 种主要毒蛇的鉴别

毒蛇名称	形态特征	毒牙间距（cm）	牙痕形态
金环蛇	全身有黑黄相间的宽大环纹 24～33 个	0.8～1.4	呈"品"字或"八"字
银环蛇	体背黑白横纹相间、白纹较窄，37～61 个	0.8～1.5	初呈"品"字形，后呈"一"字形，最后为脐窝形红点
海蛇	头小、鼻孔朝上，颈细、躯干后端粗大，腹鳞退化，全身颜色显著，花纹美丽，水中生活齿痕较小	/	/
竹叶青	头大、三角形，颈细，体绿色，红眼睛	0.5～1.2	呈"八"字形或一点红，如脐窝形
五步蛇	头三角形，嘴尖，体背棕色，背正中有 20 余个方形大块斑、尾节发出警戒响声	1.5～3.5	呈大（''）形，较深
蝰蛇	头长、尾宽圆，体背棕灰色，有三行大圆斑，触动时发出吹风样"嘶嘶"声	1.0～1.5	呈圆形，伤口黑色
铬铁头	头三角形，颈细，头身均为小鳞片，体细长，体背棕褐色，背中央有一行暗紫色波状纹	0.8～1.4	呈"八"字形，伤口紫红色
蝮蛇	体背浅褐至红褐色，有两行深棕色圆斑，腹面灰白色，密集黑褐色点	0.6～1.2	呈小（ㄨ）形
眼镜蛇	体背黑褐色，颈背部有白色眼镜样斑，前半身可竖立，激怒时颈部膨胀，"呼呼"作响，主动攻咬人、畜	1.1～1.9	呈斑点状或呈（ㄨ）形，伤口黑色
眼镜王蛇	颈背无眼镜样斑，余似眼镜蛇，能缠绕上树	1.5～3.0	呈圆形

表 8-7-2 有毒蛇与无毒蛇的识别

识别点	毒蛇	无毒蛇
颜色、斑纹	大多鲜艳,蛇身常带有很多斑纹	多不鲜明
头部	头较大,多呈三角形,颈细、嘴尖	头较小,多呈椭圆形,颈较粗
身长、身围	不大相称,有的长而细,有的粗而短	大多相称
毒牙、毒腺	上颚有毒牙一对,被咬伤处常留下一对很小的牙痕	没有毒牙和毒腺
尾	较粗而短,自肛门后骤然变细,尾端大多呈钝圆形	较长,自肛门往后逐渐变细

  毒蛇咬伤是我国南方广大农村和山区的常见病,特别是江南各省,多以蝮蛇咬伤常见,咬伤部位以四肢常见,夏秋两季为多见。每年蛇咬伤者达 10 万人次,早年病死率达 5%～10%,随着抢救技术的普及与提高,病死率大大下降至 0.1%～1%。有剧毒的眼镜王蛇咬伤病死率达 90% 以上,多死于并发症,如多器官功能衰竭。目前国内病死率最高的可能是蝰蛇咬伤,病死率达 20%～30%,主要是同时出现急性肾功能衰竭和严重血液功能紊乱,甚至合并肺渗出出血。蛇伤致残丧失劳动力达 25%～30%,故须积极治疗。

二、中毒原因

  当毒蛇遇到人时,当它感到受威胁受惊时即咬人,毒蛇咬伤多发生在农民、野外工作者、渔民、和从事毒蛇养殖的研究人员,咬伤部位多见于四肢,常发生于夏、秋季节。毒蛇蛇头两侧口内有毒腺囊,由排毒腺管与毒牙相连,当毒蛇咬人时,毒腺囊收缩,毒液经过毒腺管输送到牙,注入咬伤的伤口,对局部组织破坏,并经淋巴吸收,进入和血液循环扩散,引起局部和全身症状。如果排毒量大,毒素在伤口直接进入血液循环,很快到达心和脑,则人被咬后可于短时间内死亡。

三、毒性大小

  一般毒腺囊内贮有蛇毒液 0.1～1.5 mL,大蛇可有 5 mL。咬时约射出贮量的一半。常见毒蛇一次排毒量及毒性见表 8-7-3。

表 8-7-3 常见毒蛇一次排毒量及毒性

毒蛇名称	一次排毒干量(mg)	小鼠皮下注射 LD_{50}(mg/kg)	人致死量(mg)
金环蛇	43	2.4	10
银环蛇	5.4	0.09	1
眼镜蛇	100	0.53	15
眼镜王蛇	211～578	0.34	12
五步蛇	159.5～176.1	8.9	25
海蛇	6～9.4	0.1～0.5	3.5
竹叶青蛇	5.1～15.71	3.3	100
蝰蛇	72	1.6	42
蝮蛇	45～150	2	25

注:LD_{50}:半数致死量。

  吸收的蛇毒分布到全身组织,以肾最多,脑最少;主要在肝脏分解,肾脏排泄为主,部分由肝脏排泄，蛇毒半衰期为 26～95 h。

四、中毒机制

蛇毒液呈淡黄色、琥珀色、白色或无色，蛇毒成分复杂，蛇毒约 90% 为蛋白质，主要为酶和非酶多肽毒素及非毒蛋白质。蛇毒主要有毒成分为神经毒、血液毒、细胞毒三类。

（一）神经毒

具有神经肌肉阻断作用，引起横纹肌弛缓性瘫痪，出现全身麻痹无力、惊厥，最后甚至导致外周型呼吸肌麻痹，窒息死亡是临床上主要致死原因。

（二）血液毒

1. 心脏毒素。可使心肌变性、坏死和出血，导致心律失常，循环衰竭，甚至心搏骤停而死亡。

2. 出血毒。为血管毒，可引起广泛的全身出血。

3. 凝血毒和抗凝血毒。可致凝血或出血，甚至弥散性血管内凝血。

4. 溶血毒。能溶解红细胞膜，引起溶血。

5. 其他酶类。如多种蛋白水解酶溶解细胞间基质，加速蛇毒吸收和向全身扩散。

（三）细胞毒

包括心脏毒素等。

蛇毒还有其他酶类，如透明质酸酶、蛋白水解酶等。也可归纳到细胞毒类。

五、临床特征

（一）毒蛇咬伤的临床表现

1. 神经毒表现。主要由金环蛇、银环蛇、金环蛇、眼镜蛇咬伤引起。一般咬伤局部症状不明显，仅有微痒和轻微麻木、疼痛或感觉消失。1～6 h 后出现全身中毒症状。首先感到头痛、头昏眼花，四肢无力，继而胸闷、呼吸困难、恶心和晕厥。随之出现神经症状，并迅速加剧，主要为眼睑下垂，视力模糊，声音嘶哑，言语和吞咽困难，流涎、共济失调。牙关紧闭，眼球固定和瞳孔散大，严重者全身肢体弛缓性瘫痪、惊厥、昏迷、休克，呼吸由浅而快和不规则，最终出现周围性或中枢性呼吸衰竭，窒息死亡。患者如能度过 1～2 d 危险期，神经系统症状大多消失。也可在数小时或数天后，出现心肌或呼吸肌麻痹、多器官功能衰竭而死亡。因此，必须提高警惕，及时抢救。

2. 血液毒表现。主要由蝰蛇、蝮蛇、五步蛇、竹叶青等咬伤引起。症状大都在 0.5～3 h 出现。局部症状明显：肿胀，剧痛，伴有出血、水疱和组织坏死。五步蛇咬伤常伴有皮肤撕裂。肿胀迅速向肢体近端扩展，并引起局部淋巴结肿痛。蝰蛇毒常致急性肾功能衰竭、严重凝血功能紊乱、肺渗出肺出血，最后多脏器功能衰竭而死亡。眼镜蛇毒则局部常呈湿性坏疽，伴继发感染。全身中毒症状：恶心、呕吐、口干、出汗，少数有发热。可有心悸、烦躁不安、谵妄、便血、血尿，甚至血压下降，少尿或无尿。全身皮肤出现瘀点、瘀斑、黄疸，心律失常等。严重者全身广泛出血，包括颅内、消化道出血和肺出血，大量溶血引起血红蛋白尿，出现血压下降、心律失常，循环衰竭和急性肾功能衰竭。病程一般 5～15 d，严重者常在被咬伤后 1～2 h 或数小时至数天内死亡。

3. 细胞毒表现。主要是眼镜蛇为主，出现局部坏死，伤口变黑，严重的可以引起咬伤的肢体溃烂等。海蛇咬伤的局部仅有轻微疼痛，甚至无症状，约 30 min 到数小时后，患者感觉肌肉疼痛、僵硬和进行性肌无力；腱反射消失，眼睑下垂和牙关紧闭。横纹肌坏死，释放钾离子引起严重心律失常，肌球蛋白堵塞肾小管引起少尿、无尿，导致急性肾功能衰竭，可致骤死。病愈后肌力恢复约需数月。

4. 混合毒表现。眼镜蛇、眼镜王蛇、蝮蛇常兼有神经毒和血液毒临床表现，但各自临床表现有主次不同，眼镜蛇、眼镜王蛇以神经毒为主，神经毒症状突出。蝮蛇、五步蛇和竹叶青蛇以血液毒为主，血液毒症状明显，一般早期出现血液毒症状，晚期出现类似神经毒症状。注意外来的蛇种如泰国眼镜蛇、缅甸眼镜蛇会出现眼镜王蛇的表现。

（二）种类不同毒蛇的临床表现各异

见表 8-7-4。

表 8-7-4　我国 10 种主要毒蛇咬伤的临床表现特点

毒蛇种类		局部症状	全身表现
神经毒为主者	银环蛇	仅有微痒和麻木感，感觉减退	咬伤后 1～4 h 出现症状，全身疼痛，失声、吞咽困难，视物模糊，眼睑下垂，言语不清，呼吸困难，重者瘫痪，呼吸肌麻痹，窒息死亡
	金环蛇	不痛或微痛，轻度红肿，局部呈鸡皮样疹	大致同银环蛇，但病情轻，病程长，全身阵发性疼痛更剧烈
	海蛇（含有肌毒）	仅麻木	伤后 3～5 h 出现眼睑下垂，复视，吞咽及言语困难，弛缓性瘫痪，肌红蛋白尿（尿深褐色），至死清醒
血循毒为主者	竹叶青	灼痛，肿胀明显，有水疱，血疱	头昏、眼花，可有出血表现，程度轻
	五步蛇	剧痛、肿胀，出血不止，有水疱、血疱、坏死、溃烂明显	出现快，来势凶，出血倾向明显，心律失常，血压下降，急性肾功能衰竭、弥散性血管内凝血
	蝰蛇	剧痛、出血多，迅速扩大，血水疱，瘀斑，溃烂	肿胀大致同五步蛇，可有溶血表现
	铬铁头	肿胀、剧痛，血水疱	似竹叶青咬伤，但较重。有出血、嗜睡，可发生急性循环衰竭和肾功能衰竭
混合毒	蝮蛇	刺痛及麻木感，肿胀明显，伤口出血不多，瘀斑，血水疱	伤后 1～6 h 眼睑下垂，复视，重者吞咽困难，心律失常，尿少尿闭，休克
	眼镜蛇	红肿重，伤口中心麻木感，坏死呈黑色，可有血水疱	伤后 2～6 h 出血、高热、咽痛，吞咽及发音困难，呼吸困难，重者 48 h 发生呼吸衰竭、循环衰竭
	眼镜王蛇	伤口变黑，局部有红肿，疼痛，但水疱、血疱及组织坏死较少见	病情发展迅速，可在半小时内发病，迅速死亡

六、辅助检查

（一）三大常规检查

血常规：血液毒类蛇伤后可表现红细胞、血红蛋白减少，白细胞总数增高、中性粒细胞中毒性颗粒。尿常规：可表现血尿、血红蛋白尿、管型尿、肌红蛋白尿。大便常规：可表现血便等。注意观察 24 h 尿量，危重患者须记录每小时尿量。

（二）血生化检查

血电解质、肝肾功能、弥散性血管内凝血全套、心肌酶谱、动脉血气分析等有相应改变。特别蝮蛇咬伤所致的急性肾功能衰竭及心肌损害。

（三）心电图检查

各种心律失常及心肌损伤表现。

（四）免疫学检查

用适宜的单价特异抗蛇毒素，用酶联免疫吸附试验测定伤口渗液、血清、尿液、脑脊液和其他体液中的特异蛇毒抗原，15～30 min 即可辨别蛇毒种类，对蛇种诊断有积极意义。

七、诊断思路

（一）拟诊毒蛇咬伤

根据蛇咬伤史，伤口有 2 或 3、4 个大牙痕，并伴局部和全身症状，有助于毒蛇咬伤诊断。

（二）辨别毒蛇种类或蛇毒种类

询问患者或在场人员毒蛇的形态，最好能将毒蛇捕获识别，或根据栖息环境、活动规律（如银环蛇、金环蛇多在夜间活动）；伤口局部症状及全身表现；血液功能监测可基本确定是何种毒蛇咬伤，主要含哪种蛇毒。

注意有些游蛇和宠物蛇变异后会带有微毒。

（三）病情程度的评估

对中毒程度影响的因素较多，包括毒蛇种类，生态情况，被咬伤的情况及临床表现。为了做到合理及时治疗和正确判断预后，并对各种蛇药在临床疗效、抢救成功率有一个正确评价，我国将毒蛇咬伤的中毒程度分型见表 8-7-5。

表 8-7-5　毒蛇咬伤的临床分型及严重程度评分标准

分型分类		轻型（评分 1 分）	重型（功能障碍期）（评分 2 分）	危重型（功能衰竭期）（评分 3 分）
局部伤口		伤口不肿或肿胀，或肿胀范围不超过 2 个关节，无组织坏死浅表淋巴结肿大，有小水泡、血疱、瘀斑	超过 2 个大关节，大面皮下瘀斑，见血水疱，组织坏死，或伤口渗血不止，患肢高度肿胀，并导致功能障碍或损伤肌肉、肌腱、骨头而致残	/
神经毒症状	神经系统	眼睑下垂，视物模糊，说话不清，肌肉酸痛	张口伸舌困难，吞咽困难，喉间痰鸣，四肢无力	全身横纹肌进行松弛性瘫痪，呼吸运动停止
	脑	兴奋或嗜睡，呼之能应；有定向障碍，但意识清醒	烦躁、谵妄、嗜睡、对疼痛刺激能睁眼，肢体有反应	深昏迷，对语言无反应，对疼痛刺激无反应
	肺	呼吸频率 12～14 次/min，PaO_2 60～70 mmHg	呼吸困难，呼吸频率 10～12 次/min，发绀；$PaO_2 < 60$ mmHg，$PaCO_2 < 35$ mmHg	自主呼吸停止需用呼吸机人工机械辅助呼吸，或呼吸频率＞28 次/min。$PaO_2 < 50$ mmHg，$PaCO_2 < 45$ mmHg，胸部 X 线片显示肺泡实变≥1/2 肺野

续表

分型分类		轻型（评分1分）	重型（功能障碍期）（评分2分）	危重型（功能衰竭期）（评分3分）
血液毒症状	心	血压正常或偏高，心率过快（比平时增加15~20次/min），心肌酶谱正常	收缩压<79.5 mmHg，心率<55次/min或>130次/min，心律不齐，传导阻滞，心肌酶谱增高	心搏骤停，中毒性休克或感染性休克，或室性心动过速，心室颤动
	肾	尿量正常（>40 mL/h）或有少量蛋白、红细胞、SCr正常	血容量正常，血红蛋白尿，少尿（>20 mL/h但<40 mL/h），SCr<177 μmol/L，利尿冲击后尿量可增多	SCr>177 μmol/L，少尿（<20 mL/h持续6 h），利尿药无效或无尿或非少尿肾功能衰竭者，尿量>600 mL/24 h，尿比重≤1.012
	胃肠道	腹部胀气，肠鸣音减弱	高度胃肠胀气，肠鸣音近于消失，少量便血或呕血	麻痹性肠梗阻或应激性溃疡，消化道出血伴休克需输血者
	凝血系统	纤维蛋白原正常，血小板计数正常或≥80×10⁹/L；PT及TT正常	多处皮下瘀斑，但内脏出血不明显，血小板计数<80×10⁹/L但≥50×10⁹/L、TT及PT比正常值延长1~3 s；纤维蛋白原正常，血红蛋白<80 g/L。优球蛋白溶解试验>2 h	血小板计数<50×10⁹/L；或DIC，纤维蛋白原<2 g/L；PT或TT比正常值延长3 s以上，3P阳性，多发内脏出血症。优球蛋白溶解试验<2 h
	肝	ALT正常或增高>正常值2倍	ALT≥正常值2倍，血清TBil>17.1 μm/L，<34.2 μmol/L	黄疸，血清TBil>34.2 μmol/L，ALT>正常值2倍，肝性昏迷
混合毒症状	注明	兼有以上两种蛇毒对人体的器官损害表现。混合毒类的病情评定，根据不同的蛇种，结合患者的实际表现综合评定		
		毒蛇咬伤是一种急性生物毒性损伤，为了清楚表示病情的严重程度，按病情轻重可分为轻、重、危重3型，参考多脏器功能衰竭诊断标准，按评分计算，若1个以上脏器损害为1分，评为轻型；若1个或1个以上器官损害为2分，评为重型；若1个或1个以上器官损害评为3分则为危重型。每个脏器损害评分不相加，脏器损害评分不同，以高分为评分标准		

注：PaO_2：动脉血氧分压；$PaCO_2$：动脉血二氧化碳分压；SBP：收缩压；SCr：血清肌酐；PT：凝血酶原时间；TT：凝血酶时间；DIC：弥散性血管内凝血；TBil：总胆红素；ALT：丙氨酸氨基转移酶。

八、临床诊断

1. 有被毒蛇咬伤后的牙痕，典型的局部反应及全身中毒的临床表现。
2. 若现场有被抓获或打死的毒蛇，将有助于分析判断。

九、鉴别诊断

（一）排除非蛇咬伤

毒蛇咬伤与毒虫咬伤有很多相似处，其鉴别见表8-7-6。

表 8-7-6　毒蛇咬伤与毒虫咬伤的鉴别

毒虫	相似表现	鉴别要点
蜈蚣	剧痛，局部炎症，可有组织坏死	两点牙痕排列呈楔状，无下颌牙痕，伤口不麻木，全身症状轻或无
蝎子	局部痛、麻，吸收中毒后肌肉紧张痛	常有流泪，流涎反应
黄蜂	伤口痛、肿	伤口无麻木，多个点状，可发生休克，急性肾功能衰竭
蚂蟥	伤口出血难止	伤口痒，但不痛，不肿，无麻木，无全身反应
毒蜘蛛	伤口剧痛、麻木，可有组织坏死，吸收中毒时肌痉挛	无典型咬伤痕
毛虫	表皮损伤、炎症	片状表皮损伤，无典型牙痕，痒而不痛
海蜇	局部剧痛	多条线状伤口，可发生休克

（二）排除无毒蛇咬伤

毒蛇与非毒蛇咬伤鉴别见表 8-7-7。

表 8-7-7　毒蛇和非毒蛇咬伤的鉴别

	毒蛇	非毒蛇
牙痕	2 个针尖大牙痕	2 行或 4 行锯齿状浅小牙痕
局部伤口	水肿，渗血，坏死	无
全身症状	神经毒	无
	心脏毒和凝血障碍	无
	出血	无
	肌毒	无

十、救治方法

（一）治疗原则

局部处理减少毒素吸收；尽早应用相应的抗蛇毒血清；清创减少毒素的进一步损害，保护脏器功能；防治并发症。有毒蛇与无毒蛇咬伤难以鉴别时一律按毒蛇咬伤处理。

（二）局部处理

1. 院前处理。蛇咬伤后患者应保持安静，不要惊慌奔走。限制患肢活动，以免加速毒液吸收和扩散，早期冷敷可减缓毒液吸收。尽快用交通工具送附近有条件的医院处理。

2. 伤口清创，用清水冲洗

3. 早期包扎。立刻在伤口近心端，肿胀部位上方轻轻包扎，如时间稍长，缚扎处可酌情上移。可用绳带、手帕或从衣服撕下的布条带或植物藤、绷带等缚扎，避免用止血带、钢丝、头发等，争取在咬伤后 1~3 min 完成。松紧度以能阻断淋巴、静脉回流但不妨碍动脉血循环为准，一般以用力能插入小手指为准。每隔 15～20 min，放松 2～3 min，以避免肢体缺血坏死。直至注射抗蛇毒血清或采取有效伤口局部清创处理后方可停止缠扎。

4. 野外咬伤。可用冷水冲洗伤口，必要时可用新鲜小便冲洗以减少毒液扩散及吸收。用火柴或打火机灼烧伤口，可破坏蛇毒，用于银环蛇咬伤疗效佳。

5. 扩创排毒及冲洗伤口。有效缚扎后，立即沿牙痕方向纵行切开，如无毒牙痕发现，则经伤口做"＋"字形切开，长 1～2 cm，深达真皮下 3～5 mm，注意勿伤及肌腱、神经、血管，使淋巴液外流即可。进行彻底清洗和吸毒。常用 1∶5 000 高锰酸钾溶液、净水或盐水冲洗伤口，吸毒可用吸乳器或拔火罐吸吮，吸后伤口消毒，用口吸者要漱口。局部消毒后应将残留牙痕用刀尖或针细心剔除。然后在牙痕伤口处用 1∶5 000 高锰酸钾溶液或 2％ 过氧化氢溶液冲洗，盖上消毒敷料，将肢体放在低位，以利引流，对已有水疱和血疱者，可先用消毒注射器吸出渗出液，然后再湿敷。血循毒类蛇咬伤（如蝰蛇、五步蛇咬伤），禁忌切开排毒，以免加重出血，只把伤口消毒加压包扎止血。

6. 针刺排毒。蛇咬伤超过 24 h 者，不用扩创排毒，若伤口周围肿胀明显，可在肿胀处下端每隔 3～5 cm 用消毒银针或三棱针刺入 2 cm 后拔出，然后由上而下轻轻按压，使毒液自针眼溢出，2～3 次/d，连续 2～3 d。手足部肿胀者，可穿刺指间（八邪穴）或趾间（八风穴）以排毒消肿。

7. 局部封闭疗法。早期在伤口近心端 2 cm 处或伤口周围用 0.25％～0.5％ 普鲁卡因 20～100 mL，加地塞米松 5 mg，局部环封，局部应用抗蛇毒制剂其疗效更佳，对抑制蛇毒扩散、消肿止痛、减少过敏及中和蛇毒作用，有较好的效果，重症可重复注射，注意勿注入血管内。个别患者发生过敏反应，可用异丙嗪 25 mg 肌内注射，或用氯苯那敏。局部应用的抗蛇毒制剂：

（1）胰蛋白酶。早期应用，对各种蛇伤均有效，尤其对银环蛇、眼镜蛇、竹叶青、蝰蛇等。用法：胰蛋白酶 2 000 U＋0.5％～1％ 普鲁卡因 10 mL 伤口浸润封闭或环封。

（2）糜蛋白酶。分解蛇毒作用不及胰蛋白酶强而有力。用法：糜蛋白酶 5～10 mg＋0.9％ 氯化钠 40～60 mL，伤口周围和肿胀上方封闭。

（3）抗蛇毒血清。用 1/4～1/2 剂量抗蛇毒血清＋地塞米松 5～10 mg＋0.5％ 利多卡因 40 mL，于伤口近心端 5～10 cm 处做环型封闭。

（三）抗蛇毒治疗

1. 抗蛇毒血清是中和蛇毒的特效解毒剂。抗蛇毒血清是中和蛇毒的特效解毒剂疗效显著确切，它可以中和未对靶器官起毒效应的游离蛇毒，可使患者不出现症状，对已产生中毒症状者可控制病情发展，对蛇毒造成的脏器的损害则无直接作用。故应尽早应用，力争在伤后 2 h 内使用，24 h 后应用疗效不肯定。千万不要因局部伤口的处理而延迟应用抗蛇毒血清。抗蛇毒血清有单价和多价两种，一般用单价血清，采用静脉给药。儿童剂量同成人，妊娠时也可应用。国产抗蛇毒血清及其一次注射剂量为：抗蝮蛇毒血清 8 000 U，抗五步蛇毒血清 10 000 U，抗银环蛇毒血清 10 000 U，抗眼镜蛇毒血清 10 000 U，抗金环蛇毒血清 5 000 U，抗蝰蛇毒血清 5 000 U，溶于 5％ 葡萄糖注射液中，缓慢静脉注射或静脉滴注，1～2 h 滴完。抗蛇毒血清注射后见效迅速，若用药后 2～4 h 内症状未见好转或继续发展，则表示剂量不足，尚须重复应用，24 h 内不超过 5 安瓿。用前建议要做抗蛇毒血清皮肤过敏试验，阴性方可应用，过敏试验方法：取 0.1 mL 抗蛇毒血清加 1.9 mL 的 0.9％ 氯化钠稀释 20 倍，取 0.1 mL 于手前臂掌侧皮内注射，20～30 min 后注射部位皮丘在 2 cm 以内，且周围无红晕和蜘蛛足为阴性。阳性者应按常规脱敏后使用。皮试阴性者，应用中偶可致过敏反应，应严密观察，及时处理。为了争取治疗时间，把皮试、脱敏、治疗叠合为一的分段稀释静脉滴注法，临床证实是可取方法。即将抗蛇毒血清 2 mL、地塞米松 10～20 mg，加入 5％ 葡萄糖注射液 250 mL 静脉滴注（以 1 mL/min 速度），15 min 后若无过敏反应，则将全部药物加入后做均匀快速滴注，1～2 h 滴完，并在应用抗蛇毒血清前常规使用地塞米松 5～10 mg 静脉注射 1 次或甲泼尼龙 160 mg。在应用抗蛇毒血清时应密切观察治疗反应，一旦发生抗蛇毒血清过敏性休克，应立即停止抗蛇毒血清，并应用肾上腺素，也可加用异丙嗪，抗过敏性休克处理。根据蛇毒交叉免疫反应机制，使用同科抗蛇毒血清，疗效也可。如抗银环蛇毒血清能中和金环蛇毒，抗眼镜蛇毒血清配伍抗银环蛇毒血清能中和眼镜王蛇毒，抗五步蛇毒血清和抗蝮蛇毒血清能中和烙铁头蛇毒或竹叶青蛇毒。

2. 中医中药。可根据辨证施治原则及当地药源和经验选用。也可选用针对当地毒蛇治成的蛇药，具有清热解毒、止痛消肿，抗多种毒蛇咬伤的优点。应尽早应用，首剂加倍，大部分蛇药可引起流产，对孕妇必须慎重使用，可根据当地情况合理选用。如南通蛇药，对蝮药等多种毒蛇咬伤有效。用法：首次 20 片，温水调匀（加少许酒更好）吞服，以后每 6 h 服 10 片，全身中毒症状消失 1～2 d 后停药。也可捣烂后调成糊状涂在伤口周围和肿胀部位。其他尚有广东蛇药、广州蛇药、上海蛇药、广西蛇药等，可按说明应用。

（四）保护脏器功能，防治并发症

毒蛇咬伤涉及全身器官组织，可出现多脏器功能失常综合征，甚至多器官功能衰竭，故应密切观察病情变化，及时处理。

1. 呼吸衰竭。主要是以神经毒为主的毒蛇如银环蛇咬伤时出现多，注意维持呼吸道通畅，必要时气管插管或气管切开，行机械辅助通气治疗。

2. 休克。应用血浆、羧甲淀粉、输液，补充血容量，纠正酸中毒，酌情选用去甲肾上腺素、间羟胺、多巴胺等。

3. 急性肾功能衰竭。早期可用甘露醇等促进利尿，如无效，应限制入水量，应及时做血液净化技术治疗。

4. 心搏骤停。应立即进行心肺复苏。

5. 心力衰竭。予强心、扩血管及护心治疗。

6. 脑水肿。予甘露醇、呋塞米、人血白蛋白脱水，应用改善脑代谢药物。

7. 弥散性血管内凝血。应以抗蛇毒血清、低分子右旋糖酐、丹参等药物治疗为主，禁用肝素。条件允许的尽早用血液灌流。

（五）其他治疗

1. 抗感染。合理选用抗生素。

2. 常规应用破伤风抗毒素 1 500 U 肌内注射 1 次。

3. 应用激素。能抑制和减轻组织过敏反应和坏死，对减轻伤口局部和全身症状均有帮助，剂量：氢化可的松 200～400 mg/d 或地塞米松 10～20 mg/d，连续使用 3～4 d。

4. 使用山莨菪碱可减少呼吸道分泌物，改善微循环，剂量为 30～60 mg/d 静脉滴注或静脉注射。

5. 使用低分子右旋糖酐和碳酸氢钠可减轻急性溶血和血红蛋白尿对肾脏的损害。

6. 镇痛。可选用布桂嗪、哌替啶等。

7. 应禁用或慎用的药物。中枢抑制药如吗啡、氯丙嗪、巴比妥类等，横纹肌松弛剂如箭毒，抗组胺类药物如苯海拉明，抗凝剂如肝素、双香豆素。

8. 其他治疗。维持水、电解质平衡、输液应注意心肺功能。

十一、诊疗探索

1. 在不能确定是否为有毒蛇咬伤时，为了不延误治疗，可试行中和毒素试验，即用单价抗蛇毒血清静脉给药，若中毒症状有所控制，则有可能为本类毒蛇咬伤。

2. 在不明确为哪一种毒蛇咬伤时，可根据临床表现分别选用神经毒与血液毒两类蛇毒血清或两种同时使用以中和毒素。

十二、最新进展

(一)呼吸衰竭的治疗

银环蛇,眼镜王蛇等咬伤时常出现呼吸衰竭,可及时应用呼吸机辅助通气可挽救伤者生命,这是抢救呼吸衰竭成功的关键。使用机械通气的指征:临床表现有双眼睑下垂、吞咽困难、皮肤苍白或微绀、多汗、吸气时三凹征、鼻翼翕动、发绀、意识改变、呼吸浅速或浅慢;呼吸 12 次/min 以下、动脉血氧饱和度进行性下降、<90%、动脉血氧分压<60 mmHg 或呼吸麻痹致突然呼吸停止,应迅速气管插管人工通气。机械通气时合理的参数设置是机械通气的保障。控制通气时设置参数:一般情况使用的潮气量为 8~15 mL/kg,呼吸频率 12~16 次/min,吸呼比为 1~1.5,氧浓度为 33%~40%,均能使动脉血氧饱和度稳定保持在 95% 以上;但在某些原因如肺部感染发生时,则须依动脉血氧饱和度和动脉血气分析结果进行相应调整(0.5~1 h 后测动脉血气分析);若患者出现自主呼吸,压力支持通气和触发敏感度的合理设置是辅助通气成功的保证。加强呼吸道湿化,保持气道通畅,有吸痰必要时吸痰,可根据气道压力升高,听诊时呼吸音减弱或肺部有啰音,痰鸣音时进行吸痰。在选用呼吸模式为同步时,观察患者自主呼吸是否与呼吸机同步,否则,应设法调整,注意避免导管堵塞及气胸的发生。撤机和拔管指征:患者病情改善,自主呼吸恢复,循环稳定,肌力恢复较好。

(二)急性肾功能衰竭的治疗

蝰蛇、五步蛇等咬伤可出现急性肾功能衰竭。早期抗蛇毒血清的应用可减少急性肾功能衰竭发生,毒蛇咬伤后早期注意尿液和尿常规的变化,如有异常,尽早使用血液净化技术,特别是血液灌流。尽早采用碱化尿液(5% 碳酸氢钠 250~750 mL/d 碱化尿液)、扩容(低分子右旋糖酐)、利尿(常用甘露醇或大剂量呋塞米),对防止急性肾功能衰竭的出现和早期肾功能衰竭的转复有积极作用。但必须密切注意尿量、肾功能、血钾的变化。当少尿或无尿时,应严格控制液体量,记录 24 h 出入量,遵从"量入而出,宁少毋多"的原则,少尿期及多尿期都应注意水电解质平衡。经利尿治疗后仍少尿、无尿超过 1~2 d,具备下列条件之一即可进行血液透析:血清尿素氮≥28.56 mmol/L 或每天上升 9 mmol/L;肌酐>530.4 μmol/L;血 K^+>6 mmol/L;代谢性酸中毒血 pH 值<7.25 或二氧化碳结合力<13 mmol/L;尿毒症症状如呕吐、意识淡漠,烦躁或嗜睡;有体液潴留或早期充血性心力衰竭表现。透析终止应以肾功能、尿量正常和咬伤肢体肿胀消退为依据。进入多尿期后,肾脏的排毒功能仍未完全恢复,如透析停止过早,常使肾功能恢复缓慢甚至出现反复现象。多巴胺及山莨菪碱可改善肾血液循环。抗感染,勿用致肾损害药物。

(三)弥散性血管内凝血的治疗

常见于五步蛇、蝰蛇咬伤。尽早、足量使用相应的抗蛇毒血清中和患者血液中的蛇毒是终止此类弥散性血管内凝血的关键,肝素不能终止此类弥散性血管内凝血且可能加重患者的出血症状,故禁用。建议有条件的尽早使用血液净化技术,如血液灌流等。

张靖 周利平 梁子敬 张在其

第二节 急性蝎子蜇伤中毒

一、基本概念

全球约有 600 余种蝎子。我国以钳蝎(东北蝎)和问荆蝎(全蝎)两种毒蝎常见。蝎子喜在气温高、天气干燥炎热的季节出来活动。

二、中毒原因

蝎子属蜘蛛纲，节肢动物，在气温高、干燥炎热的季节出来活动。蝎子尾巴有一个尖锐的钩，与一对毒腺相通。蝎子蜇人时，先用足夹住人体皮肤，然后刺入尾端的毒钩，注入毒液。

三、毒性大小

蝎子的毒液为一种无色透明的酸性蛋白，能溶于水、乙醇及醚中。其主要有毒成分为神经毒素，毒性较大，有 3 种毒素引起人们的关注，即 Tityus Serrulatus、T-Banhiesis 和 Buthus Minax。这 3 种毒素分离出 7 种化合物，有两种蛋白质是高毒性物质，小鼠肌内注射半数致死量为 0.1 mg/kg。

四、中毒机制

蝎子有一种毒腺和尾刺，刺入时毒液通过尾钩进入人体。主要毒作用为麻痹中枢神经系统的神经毒作用、胆碱能和兴奋血管系统的肾上腺素能作用；尚有溶血、出血毒素、凝血毒素及酶、心脏和血管收缩毒素等，并可致急性胰腺炎和高血糖等作用。

五、临床特征

人被蜇伤后，局部中央有毒蝎蜇伤斑点，里面存有一根毒刺，周围红肿灼热，伤口剧痛，且可持续达数小时之久；局部可肿胀、发黑，起水疱、血疱，甚至坏死，局部淋巴管炎和淋巴结炎。

全身症状多见于儿童，病情发展迅速，蜇伤后 1～2 h 有头昏、头痛、流涎、流泪、畏光、恶心、呕吐、出汗、呼吸急促、口、舌肌强直性麻痹、斜视、全身肌肉疼痛、痉挛、高血压等，重症病例可发生心肌损伤、心律失常、休克、肺水肿，甚至呼吸麻痹而死亡。个别患者血糖升高、糖尿、血尿、黑便，甚至弥散性血管内凝血。

六、辅助检查

（一）三大常规检查

血常规：可表现红细胞、血红蛋白减少，白细胞总数增高、中性粒细胞中毒性颗粒。尿常规：可表现血尿、血红蛋白尿、管型尿、肌红蛋白尿。大便常规：可表现血便等。注意观察 24 h 尿量；危重患者须记录每小时尿量。

（二）血生化检查

血电解质、肝肾功能、淀粉酶、血糖、弥散性血管内凝血全套、心肌酶谱、动脉血气分析等有相应改变。

（三）心电图检查

各种心律失常及心肌损伤表现。

七、诊断思路

1. 蜇伤局部红肿灼痛，中心有斑点，内有钩状毒刺。
2. 前述临床表现。
3. 部分重症患者尿常规可见尿蛋白阳性，尿中有红细胞，尿糖阳性。

八、临床诊断

依据患者被毒虫蜇伤史加前述临床表现及实验室相关改变，基本可诊断；若发现被打死的毒蝎或在毒蝎养殖场所被蜇伤，可以确诊。

九、鉴别诊断

需和具有神经毒的毒蜘蛛蜇伤中毒鉴别。蜘蛛属于节肢动物，常栖居于潮湿的森林和灌木丛中；局部表现为肿胀、苍白、皮疹、疼痛、肌肉痉挛，相较毒蝎局部症状轻。毒蝎则在气温高、干燥炎热的季节出来活动。

十、救治方法

（一）局部处理

立即拔出毒刺，局部冷敷，伤口可用 1∶5 000 高锰酸钾溶液或 3% 氨水洗涤。较重者应近心侧绑扎后局部切开伤口，吸奶器吸引排除毒液。伤口周围可用 0.25%～0.5% 普鲁卡因做环形封闭。

（二）对症处理

持续疼痛可用奎宁溶液 0.1～0.3 mL 或 1% 麻黄碱 0.3～0.5 mL 沿伤口周围做皮下注射。10% 葡萄糖酸钙和阿托品注射，可缓解肌肉痉挛。以地西泮或巴比妥类控制抽搐。

（三）其他治疗

可用蛇药（如季德胜蛇药片）内服外敷，抗菌药预防感染，尚可用阿托品、糖皮质激素等药物。注意防止低血压、肺水肿和呼吸麻痹。发生过敏性休克时，应立即抗过敏、抗休克治疗。慎用吗啡和巴比妥类。

十一、诊疗探索

（一）急性左心力衰竭及肺水肿的处理

采用强心利尿剂的原则，如使用呋塞米 20 mg 静脉注射，氨茶碱 250～500 mg 加入 500 mL 的 5% 葡萄糖注射液中静脉滴入。洋地黄类药物应用。

（二）心律失常的处理

多为束支传导阻滞，可用阿托品 0.5 mg 肌内注射。

十二、最新进展

毒蝎蜇伤合并急性呼吸窘迫综合征应及早合理使用机械通气。

周利平　张靖　梁子敬　张在其

第三节　急性蜂蜇伤中毒

一、基本概念

蜂类常见的有黄蜂、胡蜂、蜜蜂、野蜜蜂等。蜂类腹部末端有一对毒螯和一根毒刺，毒刺刺入皮肤，将毒液注入人体，引起中毒。蜜蜂螫针有倒钩，螫人后螫针常残留体内，而胡蜂等蜂类的雄蜂无螫针，雌蜂螫针无倒钩，螫人后将毒螫缩回，可继续刺入。

二、中毒原因

人若激惹蜂类，可导致螫伤，引起局部疼痛，过敏，肝、肾功能异常，严重者过敏性休克，个别患者可致死亡。

三、毒性大小

蜂的种类不同，蜂毒的成分及毒性大小也各异。黄蜂毒液的毒性反应较蜜蜂毒液的毒性反应发生迅速，损害程度也比较严重。

四、中毒机制

蜜蜂蜂毒为微黄色透明酸性液体，主要含蚁酸和蛋白质。黄蜂毒液呈碱性，主要含组胺、5-羟色胺、缓激肽等，有致溶血、出血和神经毒作用，中毒反应较蜜蜂为快而严重。

蜂毒的主要成分是生物胺类、肽类和酶类。生物胺类有组胺、乙酰胆碱、儿茶酚胺等；肽类有神经毒素、溶血毒素、肥大细胞脱粒肽等；酶类有磷脂酶 A、透明质酸酶等。蜂毒致毒机制：

1. 影响细胞间、细胞内的信号传导。
2. 诱导细胞凋亡。
3. 血管内溶血作用。
4. 神经毒素作用。
5. 局部或全身过敏反应。
6. 降低动脉血压。
7. 肌溶解作用。
8. 抑制 Na^+-K^+-ATP 酶的活性，包括神经突触、肾脏、腺体及心肌线粒体。

五、临床特征

(一) 局部症状

1. 蜂螫伤后局部红、肿、疼痛、瘙痒，少数有水疱、坏死，数小时即可自愈，蜜蜂螫伤则有螫针残留。
2. 如刺伤舌、咽喉部。可出现言语不清、喉水肿、窒息等。
3. 螫伤眼睛。可因葡萄膜炎和继发性青光眼造成的组织坏死，致视力障碍甚至失明。

(二) 全身表现

被群蜂或胡蜂螫伤后，可发生蜂毒吸收现象，出现发热、头痛、恶心、呕吐。若被群蜂螫伤，可发生严重中毒反应，出现肌肉痉挛、呼吸困难、昏迷，以致死亡。黄蜂螫伤可出现溶血、肝肾功能受损等。中枢神经系统和周围神经系统发生脱髓鞘病者出现肌肉无力，或周围神经炎表现。蜂毒可引起过敏反应，出现荨麻疹，喉水肿，支气管痉挛，可因过敏性休克、窒息而导致死亡。

六、辅助检查

(一) 三大常规检查

血常规：可表现红细胞、血红蛋白减少，白细胞总数增高、中性粒细胞中毒性颗粒。尿常规：可表现血尿、血红蛋白尿、管型尿。大便常规：可表现血便等。注意观察 24 h 尿量；危重患者须记录每小时尿量。

（二）血生化检查

血电解质紊乱，肝肾功能损害，弥散性血管内凝血全套阳性，心肌酶谱升高，动脉血气分析等有相应改变。

（三）心电图

心动过速，T 波改变。

七、诊断思路

1. 有蜂蜇伤史，部分被蜇伤患者局部留有蜂蜇针。
2. 前述局部与全身临床表现。
3. 部分蜂蜇伤患者有肝肾功能异常。

八、临床诊断

蜂蜇伤诊断一般不难，须特别重视过敏性休克及重要器官的损害，做到早发现，及早采取有效措施进行预防和救治。

九、鉴别诊断

应和其他毒虫咬伤相鉴别，如蜘蛛等。通过询问接触史及蜇伤局部的典型表现和全身中毒症状可做出鉴别。

十、救治方法

（一）局部处理

受伤者应及早脱离蜂群，保持镇静，捆扎被蜇肢体近心端。如有毒刺和毒囊残留，即刻用针挑出或用胶布粘贴取出蜂刺，切勿挤压伤口。局部用弱酸如稀释醋（胡蜂等蜇伤），或弱碱液如肥皂、5％碳酸氢钠（蜜蜂蜇伤时）溶液冲洗，冷敷。南通蛇药片外敷，瘙痒者局部用炉甘石洗剂。局部可用糜蛋白酶 800 U 加 0.9％氯化钠 0.5～2 mL 局部浸润注射，于蜇伤近心端或周围的 2～3 mm 处进针，多处蜇伤则分区注射。如胡蜂蜇伤在口、咽、喉部，局部伤口可涂甘油或 15％硼砂甘油，以消除水肿，0.5％～1％麻黄碱、0.1％肾上腺素外涂也可；窒息时行气管插管或环甲膜穿刺。眼部蜇伤者，严重者视情况行前房穿刺及冲洗，及时应用糖皮质激素，有虹膜炎反应者应充分散瞳，预防并发症发生。

（二）全身对症支持治疗

疼痛可用止痛药物，但慎用吗啡。瘙痒可予抗组胺类药物止痒。过敏者，轻者予口服或肌内注射苯海拉明或口服氯苯那敏，重者予 1∶1 000 肾上腺素 0.5～1 mg，皮下或肌内注射，应用氢化可的松等，抗休克治疗。严重呼吸困难者，给氧、吸入支气管扩张剂或静脉滴注氨茶碱；肌肉痉挛可用 10％葡萄糖酸钙 10 mL 静脉注射。保护肝肾功能。纠正高血钾、高血糖。

（三）防治过敏性休克、急性肾功能衰竭等并发症

1. 早期死亡原因主要是急性喉水肿、肺水肿、过敏性休克。头颈部蜇伤危险性最大，应密切观察呼吸、脉搏、血压及意识情况，以便及时处理。有窒息表现立即气管插管或环甲膜穿刺。过敏性休克时，应用肾上腺素、糖皮质激素等抗休克治疗。

2. 急性肾功能衰竭者，应予改善肾功能药物，利尿、限制水钠等综合治疗；若无效，应尽早充分透析治疗，应首选连续性血液净化治疗。

3. 有溶血表现者，应用糖皮质激素等，严重贫血者可输注洗涤红细胞。

4. 改善微循环，防止微血栓，抗休克治疗。

5. 尽早器官功能保护及支持治疗，防止多器官功能衰竭，加强营养支持。重度蜂蜇伤患者容易发生多器官功能衰竭，发生顺序以血液系统及肾脏出现最早，依次为消化道、循环系统、肝脏、呼吸系统、神经系统。受累器官越多，死亡概率越大。

6. 抗凝治疗需尽早使用小剂量肝素，防止弥散性血管内凝血发生，患者必要时输注新鲜血浆及浓缩血小板。

十一、诊疗探索

重症蜂蜇伤的抢救主要在于急性期抗过敏反应及随后发生的多器官受损的治疗。蜂毒中含有酶类和炎性递质，可致人体组织及器官受损，而损伤的组织也可释放酶类和炎性递质，进一步加重机体的损害，而糖皮质激素具有抗毒、抗炎、抗免疫等作用，因此可用于治疗蜂毒所致的溶血。Andrew 在其综述中再次强调了肾上腺素对严重过敏反应的重要性。重症者可用糖皮质激素，可静脉滴注地塞米松 100～150 mg/d 或甲泼尼龙 1 g/d 冲击治疗，连用 3 d 后改为泼尼松 1 mg/(kg·d) 口服，疗程 5～7 d，能在较短时间内使溶血得到控制。

十二、最新进展

蜂毒素造成脏器毛细血管通透性增高，致应激反应，各种炎性细胞过量产生，造成细胞广泛受损，引起全身炎症反应综合征，最后导致多器官功能障碍综合征，发展至多器官功能衰竭。为了降低死亡率，蜂蜇伤中毒患者在早期应密切观察意识、脉搏、血压，以便早期发现过敏性休克、急性喉水肿，及时使用抗过敏药及气管插管；在发病 24 h 后，要注意检测各脏器功能，迅速消除蜂毒素，阻断机体自身炎症反应，及早行器官功能保护，防止多器官功能衰竭发生。

（一）免疫疗法

蜂毒免疫治疗对于有蜂蜇伤过敏史的患者是一项有效的治疗方法，其机制与刺激蜂毒特异性 IgG 抗体而减少 IgE 抗体有关。自 1979 年实现蜂毒商品化以后，蜂毒皮试阳性的患者均推荐做免疫治疗。研究显示患者在接受免疫治疗后的 10～20 年间发生再次受到蜂蜇伤后发生全身严重反应的仅有 5%，而未接受免疫治疗者发生率为 32%。

（二）用于蜂毒中毒治疗的血液净化技术

1. 血液透析和腹膜透析。由于蜂毒中毒常常引起急性肾功能衰竭，血液透析和腹膜透析能有效地清除机体内产生的代谢废物，多数作者认为早期透析或预防性透析是救治成功的关键，早期透析或预防性透析，不仅能有效地清除蜂毒的毒性成分及其代谢产物，还能降低急性肺水肿、过敏性休克、多脏器功能衰竭等致死并发症的发生，维持机体内环境的稳定，同时也为静脉补液，全身用药创造条件，是蜂蜇伤中毒治疗最有效的手段之一。

2. 血液灌流。清除的毒物必须是可吸附性的，蜂毒可被活性炭吸附，可用血液灌流迅速吸附蜂毒。血液透析能清除体内多余的水分和中、小分子毒素，且能纠正酸碱失衡及电解质紊乱，但对和血浆蛋白结合的毒素清除效果差，而血液灌流可以强力吸附与血浆蛋白结合的毒素，因此在蜂毒中毒的患者中常用血液灌流和血液透析串联使用，达到既清除蜂毒的目的，又可以维持患者的水、电解质、酸碱平衡，提高治疗效果，治疗时间一般以 2～3 h 为宜。重度中毒患者一次血液灌流后未清醒者，可做第 2、3 次血液灌流和血液透析治疗。血液灌流停止后，视肾功能恢复程度，应继续维持血液透析，特别是在急性肾功能衰竭少尿期或无尿期。

3. 连续性血液净化。基本原理是一方面模拟肾小球滤过，将血液中能透过滤器半透膜的部分溶质及水分以对流的形式排出体外；另一方面模拟肾小管重吸收，将置换液补充回体内。经过数小时或更长时间的连续治疗，将毒物、代谢废物及水分清除体外，机体需要的营养物质、药物、电解质输入体内。重度蜂蜇伤后容易发生多器官功能衰竭，因此重度蜂蜇伤后发生多器官功能衰竭往往需要连续性血液净化治疗。

周利平　张靖　梁子敬　张在其

第四节　急性蜈蚣咬伤中毒

一、基本概念

蜈蚣俗称百足，其第一对足又称毒螯，有几千种，它有毒腺，还有一对尖形腭牙，当蜇刺人时，毒螯分泌毒液进入人体。毒液呈酸性，含有组胺样物质、溶血性蛋白质及蚁酸等有毒物质，蜈蚣越大，注入的毒液也越多，症状越重。

二、中毒原因

蜈蚣在天气闷热、湿度较高的傍晚、夏季雷雨前出来活动，患者多因进入阴凉潮湿的地方而被蜈蚣咬伤。蜈蚣咬人时，其腭牙刺入皮肤放出毒汁，引起患者局部毒性反应和全身中毒反应。

三、毒性大小

蜈蚣毒液为酸性，含组胺样物质和有溶血毒性作用的溶血蛋白质，均可引起全身中毒反应。

四、中毒机制

1. 直接暴露。
2. 由咬伤造成的一些组织伤害及炎症反应。
3. 蜈蚣的唾液及分泌物对机体引起过敏反应，甚至引起过敏性休克。
4. 蜈蚣毒液中组胺样物质和有溶血毒性作用的溶血蛋白质引起中毒反应。

五、临床特征

（一）局部毒性反应

局部红肿、剧痛、奇痒，严重者可发生水疱、瘀斑及组织坏死，淋巴管炎及局部淋巴结肿痛等。局部症状较全身症状为重。

（二）全身毒性反应

可有畏寒、发热、头晕、头痛、恶心、呕吐、全身麻木，甚至谵妄、抽搐、昏迷，重症者偶见过敏性休克，一般经数天后，症状多可消失，但儿童咬伤后，严重者也可危及生命。

六、辅助检查

（一）血常规

白细胞计数可升高。

（二）血生化检查

急性肾功能衰竭少尿期可有血清尿素氮、血清肌酐、血钾升高，血 pH 值降低，呈代谢性酸中毒改变。

七、诊断思路

1. 病史采集中，特别注意是否有接触蜈蚣和被蜇伤史。
2. 临床表现有典型的蜇伤局部表现与全身中毒症状。

八、临床诊断

依据蜈蚣被蜇伤史，典型的蜇伤局部表现与全身中毒症状，就可以诊断。

九、鉴别诊断

应和其他毒虫咬伤相鉴别，如毒蜘蛛、毒蜥蝎等。通过询问接触史及蜇伤局部的典型表现和全身中毒症状可做出鉴别。

十、救治方法

（一）局部处理

立即采用清水或肥皂水彻底清洗创面，有条件时，可用 3％氨水或用 5％～10％碳酸氢钠溶液冲洗，一般不必湿敷，以防发生水疱。用 0.5％～1％的普鲁卡因或 1％依米丁局部封闭，可止痛并防止毒液进一步扩散。此外，伤口周围可用季德胜蛇药或南通蛇药片溶化涂敷，也可用如意金黄散涂于患处，起到止痛、消肿作用。

（二）抗过敏治疗

对蜈蚣蜇伤敏感者可用抗组胺类药物和钙剂治疗，严重者静脉输液，内加维生素 C 及氢化可的松或地塞米松；一旦出现过敏性休克，立即皮下注射肾上腺素 0.5～1 mg，小儿 0.02～0.025 mg/kg 进行处理，肌肉痉挛者可用 10％葡萄糖酸钙 10 mL 静脉注射。

（三）综合救治

1. 应用升压药抗休克维持血压。一般常用多巴胺 60～80 mg 加入 500 mL 的 0.9％氯化钠中静脉滴注。
2. 补充血容量。宜选用中分子右旋糖酐或乳酸钠林格注射液，一般先静脉滴注 500～1 000 mL；以后酌情再给予其他溶液。
3. 保持呼吸道通畅。对严重喉水肿者，可行环甲膜穿刺术；严重而未能缓解的气管痉挛，可行气管插管和机械通气治疗。
4. 治疗并发症。过敏性休克可并发肺水肿、脑水肿、心搏骤停或代谢性酸中毒等，应予积极治疗。

十一、诊疗探索

蜈蚣毒与蛇毒相似，是含有抗原性蛋白质的混合物，有激肽、血清毒、组胺、溶血蛋白质、酪氨酸、蚁酸等。糜蛋白酶属蛋白水解酶，有分解破坏变性蛋白质的作用，能抑制、缓解、预防变态反应，普鲁卡因可起到局部麻醉的作用。有感染者应用抗菌药物。

蜈蚣咬伤的主要致病关键是其具有酸性的毒液，毒液随着血管进入体内，从局部到全身逐渐对血管进行刺激，引起其发生痉挛、扩张。季德胜蛇药片对血管既可舒张也可收缩，可以双向调节中毒血管，改善血管循环，同时起到保护作用，对于肝肾功能恢复起着促进作用，提高患者自身的排毒和解毒能力。外敷使用该药可以在周围组织和血管上形成一层保护膜，对于创面可以进行快速控制，避免毒液向全身蔓延。

用上述药物后，解除了患者的疼痛，破坏了蜈蚣毒素，抑制、缓解、消除了变态反应，防止了过敏性休克的发生。从而使患者得到综合性治疗而康复。但须强调，由于蜈蚣毒素吸收快、病情发展迅速，宜早就医，即时处理，疗效才更为可靠。蜈蚣咬伤采用局部与全身、中西医并举的治疗方法，效果较佳。

十二、最新进展

有报道蜈蚣咬伤致心肌梗死患者，发生急性心肌梗死的原因不甚明了。认为可能存在一定的冠脉粥样硬化，而心脏毒素、组胺和血清素样物质被认为是可能特别引起冠状动脉血管痉挛的分子，在此基础上，由于发生过敏性休克，血压明显下降，冠脉灌流不足，加之微血管痉挛，出现急性心肌梗死。而毒素直接或通过免疫反应损伤心肌，一般表现为弥散性心肌损害，心电图为广泛心肌缺血，心肌酶谱中天门冬氨酸氨基转移酶和乳酸脱氢酶升高明显且持续时间长，心肌活检有助于鉴别诊断。

此外，最新进展显示，RhTx是一种来自中国红头蜈蚣的毒液，为27氨基酸的小肽，具有非常快的结合动力学和TRPV1的高亲和力。它能有效激活TRPV1，产生难以忍受的疼痛。RhTx的目标是通道的热激活机制，从而在体温下产生强大的热激活。作为一种新型的止痛药物，肽毒素如康乃狄索毒素已显示出极大的前景。虽然RhTx是TRPV1的激活物，但知道它如何与TRPV1蛋白相互作用，就为毒素肽的分子修饰打开了大门，从而改变甚至逆转其激活特性。因此，RhTx及其衍生物作为一种可合成的小肽激动剂，可以为直接控制痛觉受器的活性开辟一条新的途径。

提示，在野外被动物咬伤切不可大意，需提高警惕，积极救治，严密观察，预防发生休克，对中老年人应行常规心电图检查，以便及时发现问题，防止误诊、漏诊，延误治疗。

相关病例表明，通过心理干预、音乐疗法、伤口处理、解毒、消炎等护理措施，有助于缓解患者内心恐惧，促进疾病康复。

周利平　张靖　梁子敬　张在其

第五节　急性毒蜘蛛蜇伤中毒

一、基本概念

蜘蛛属节肢动物门，常居于墙角、树枝及黑暗处，毒蜘蛛是借分泌毒素来捕杀猎物的节肢动物，因此，绝大多数蜘蛛均有毒。一般而言，毒蜘蛛咬伤时很少致命，致死性并发症多见于小儿和老年人。间斑寇蛛（黑寡妇蜘蛛）是毒性最强的蜘蛛，在我国新疆及海南岛也有发现，咬伤后有全身症状，病情严重，可致死亡。

二、中毒原因

一般蜘蛛蜇伤，毒性不大，但会引起局部疼痛、发炎或坏死。毒蜘蛛（如黑蜘蛛、红蜘蛛等）咬伤人时，用其螯肢（又称上腭）将人的皮肤刺破，毒腺中的毒液通过螯肢注入伤口，使人中毒发病，致残，甚至死亡。

三、毒性大小

普通蜘蛛一般无毒性，毒蜘蛛中以黑寡妇蜘蛛毒性最大，新疆是全国的主要产棉区，而毒蜘蛛主要吃棉虫等害虫，因此近年来全疆各地均有毒蜘蛛伤人的报道。目前对毒蜘蛛的鉴定分类尚未肯定，但趋向于"黑寡妇蜘蛛"及"狼蛛"，黑寡妇蜘蛛为黑褐色，雌蜘蛛体长 10～14 mm，雄蜘蛛体长 4～5 mm。狼蛛体型较大，雌蜘蛛约 30 mm，雄蜘蛛体长约 20 mm，呈黑灰色，生活在草原、荒漠、农田间、石缝、土洞中，多藏于干草中伤人。毒蜘蛛均有毒螯及毒腺，其中黑寡妇蜘蛛毒性最为强烈。6 月至 8 月是其交配繁殖季节，毒蜘蛛活动范围增大，易受惊吓，攻击性强，并且其毒腺产生毒液毒性也是最强时期，故每年毒蜘蛛伤人呈季节性。

四、中毒机制

毒蜘蛛的角质螯分泌的毒液成分主要为胶原酶、蛋白酶、磷酸酯酶、透明质酸酶等，含有神经毒素和组织溶解毒素。神经毒素具有胆碱能和肾上腺素能作用，并能干扰神经轴索去极化过程的离子转运，可结合到神经肌肉胞突结合膜，刺激中枢神经、周围神经和自主神经，引起螯伤局部甚至全身的剧烈疼痛，主要以颈、胸、腹肌痉挛性疼痛为明显；溶解毒素具有水解酶活性，毒素注入体内引起局部组织坏死、血管炎并产生全身反应，表现为局部红肿、疼痛、水疱。

五、临床特征

（一）局部症状

局部可见两个小红点，螯伤后 30～60 min，局部剧痛，红肿，继之红斑、水疱，3～5 d 出现坏死痂皮，发生缺血性坏死，形成溃疡，易继发感染。

（二）全身症状

被剧毒蜘蛛螯伤后出现畏寒发热、头痛、头昏、恶心、呕吐、大汗、流涎，甚至虚脱。四肢软弱，肢体麻木，呼吸增快，讲话困难，视力障碍，谵妄以至死亡，全身肌肉痉挛性疼痛，严重者类似急腹症，一般出现在螯伤后 2～3 h。症状消失后，患者在短时间内仍软弱无力和精神萎靡。严重患者可见血小板减少、溶血性贫血、急性肾功能衰竭、弥散性血管内凝血和急性呼吸窘迫综合征等。

六、辅助检查

（一）三大常规检查

血常规可有红细胞及血红蛋白减少，白细胞总数增高及中性粒细胞中毒性颗粒，血尿、血红蛋白尿、管型尿、肌红蛋白尿，血便等。注意记尿量。

（二）血生化检查

血电解质，肝肾功能，弥散性血管内凝血全套，心肌酶谱，动脉血气分析等有相应改变。

七、诊断思路

毒蜘蛛咬伤诊断较易，若难以确诊可检查伤处，咬伤处二点针孔样皮损是毒蜘蛛咬伤的特征，可作为重要诊断依据并结合野外工作、流行季节及临床表现可明确诊断。

八、临床诊断

根据打死或看见的毒蜘蛛及其临床表现：毒蜘蛛种类；毒蜘蛛咬伤的痕迹及局部水疱、伤口周围皮肤颜色、水肿、出血情况及患者自我感觉等；全身中毒症状等来判断。

九、鉴别诊断

应和其他毒虫咬伤相鉴别，如蜈蚣、毒蜥蝎咬伤等。通过询问接触史及蜇伤局部的典型表现和全身中毒症状可做出鉴别。

十、救治方法

（一）局部处理

四肢伤口近端用止血带绑扎，每隔 15 min 放松 1 min；切开伤口，抽吸毒液，并用 3% 过氧化氢溶液冲洗。用 0.5% 普鲁卡因做环状封闭。口服及外敷季德胜蛇药片。

（二）对症及全身治疗

伤口未出现水疱和焦痂前，可用氨苯砜 50～100 mg/d 口服，对伤口愈合有效。肌肉痉挛明显者，可用 10% 葡萄糖酸钙 10 mL 静脉注射，或应用地西泮、新斯的明等。可注射哌替啶止痛。糖皮质激素可用以减轻全身症状和局部反应。如静脉滴注 5% 葡萄糖氯化钠注射液，内加地塞米松及维生素 C。可用阿斯咪唑抗过敏。抗生素预防继发感染。休克时，补充血容量与静脉滴注血管活性药物。积极防治急性肾功能衰竭和弥散性血管内凝血。

（三）特异性抗毒素

可达中和毒素的目的，但很少应用。严重的中毒，可试用抗蛇毒素。

十一、诊疗探索

毒蜘蛛蜇伤患者均有蜇伤局部或胸部的剧烈疼痛，一般常人难以忍受，所以发生蜇伤时镇痛是关键，在镇痛中应用"冬眠疗法"不失为一种简单、价廉、安全、可靠的镇痛方法。冬眠疗法，即 5% 葡萄糖注射液 500 mL 加异丙嗪注射液 50 mg＋氯丙嗪注射液 25 mg＋哌替啶注射液 50 mg。未被识别和未经治疗的黑寡妇蜘蛛咬伤会造成明显的疼痛、损害，很少死亡。其毒液是一种强大的神经毒素，被称为拉特罗毒素，能引起肌肉疼痛、出汗、心动过速、脸红和高血压。治疗通常是阿片类镇痛药和肌肉松弛剂的联合治疗。如果症状解决失败，可使用马 IgG 抗血清。用 10% 葡萄糖酸钙以缓解肌肉疼痛及痉挛。呼吸困难者给予尼可刹米。

十二、最新进展

目前，最有效的治疗药物是抗红斑蛛毒血清，肌内注射 5 mL，3～4 d 便能痊愈。可同时静脉注射 10%～25% 的硫酸镁 10～20 mL，或者注射葡萄糖酸钙 10～25 mL。

周利平　张靖　梁子敬　张在其

第六节　急性斑蝥中毒

一、基本概念

斑蝥又名斑猫、花斑毛、花壳虫、花罗虫等，属芫菁科昆虫，性寒味辛，有剧毒，外用攻毒蚀疮，内服破血散结，主治疮疽瘰疬、症瘕积聚和狂犬病。

二、中毒原因

多因局部接触或内服过量造成中毒。斑蝥中毒的用药虽各有不同，但绝大多数是用于解除病痛。有73.5%系用于治疗狂犬病，其次是用于堕胎。也有用治关节痛、瘰疬、牛皮癣、癫痫、白癜风、不孕症等。

中毒途径：斑蝥中毒的主要给药途径是口服，如单味或复方煎剂，或因炮制斑蝥、制作斑蝥软膏而致中毒。

三、毒性大小

本品毒性剧烈，用药超量即可引起中毒，斑蝥内服常用量0.03～0.06 g，中毒量约1 g，致死量为1.5～3 g。其斑蝥素毒性极强，致死量为30 mg，口服最快2 min中毒，外用过量中毒可在4 h死亡。极个别病例在药后6 d或30 d才发病，斑蝥中毒的时限与用药剂量呈反比关系，用药剂量越大，中毒症状出现就越提早，病情趋于严重。

四、中毒机制

斑蝥主要成分为斑蝥素、脂肪及灰分。其中斑蝥素的毒性强烈。对多种肿瘤有抑制作用，对小鼠腹腔积液型肝癌的核酸和蛋白合成有严重干扰作用。并有使皮肤生疮和刺激骨髓的作用，因此有破血散结的功能，并有抗菌、抗病毒、升高白细胞、促进雌性激素样作用。无论在急性或亚急性毒性试验中，都显示其强烈的毒性。内服对胃肠道有较强的刺激作用，可引起胃肠炎、黏膜坏死；毒素吸收后能损害毛细血管、肾小管及心肌，导致中毒性肾炎、心肌出血、肝脏脂肪变性等，并可引起肺瘀血及神经系统损害。外用引起皮肤发疱，毒素吸收后也可引起全身中毒。

五、临床特征

(一) 消化系统

内服可引起剧烈的吐泻、腹痛、便血等胃肠道症状，口腔、咽喉烧灼感，口麻，口腔黏膜发生水疱及溃疡，食道黏膜剥脱，厌食，黄疸指数升高，丙氨酸氨基转移酶异常等。

(二) 泌尿系统

毒素由肾脏排出，可刺激泌尿道，出现蛋白尿、血尿、管型尿及血清非蛋白氮升高、尿少、尿闭及急性肾功能衰竭等。

(三) 神经系统

轻者头晕头痛，发音困难，口唇及四肢麻木，复视。重者出现抽搐，烦躁，不省人事，二便失禁，双下肢瘫痪，咀嚼无力，眼球不能转动等。

(四) 循环系统

可发生心慌憋闷，面色苍白，四肢厥冷，脉搏细弱，血压下降，心率减慢，心电图异常，中毒性心肌炎，阿-斯综合征、中毒性休克等。

(五) 其他特征

斑蝥接触皮肤后引起局部疼痛、发热潮红，继而形成水疱和溃疡。误入眼中，则引起流泪、眼睑水肿、结膜炎、虹膜炎，甚至角膜溃疡。

六、辅助检查

轻度中毒者血、尿常规检查基本正常。中、重度中毒者出现肝、心功能损害现象。尿有改变者占

91.4％。尿检查：蛋白、红细胞＋～＋＋＋＋，有颗粒管型。部分病例肝功能异常，肾功能异常者占88.7％。心电图示窦性心动过缓或窦性心动过速，室性期前收缩，房室传导阻滞，阵发性室上性心动过速，心肌损害等。

七、诊断思路

1. 有口服或外用斑蝥制剂史。
2. 前述临床表现。
3. 部分重症患者尿常规见尿蛋白阳性，尿中有红细胞、管型；肝肾功能损害，心肌酶谱升高。

八、临床诊断

1. 有过量应用斑蝥为药或使用不善或皮肤接触史。
2. 典型的斑蝥中毒的局部或全身临床表现。
3. 中毒者的血白细胞及中性粒细胞增高，尿红细胞阳性。

九、鉴别诊断

斑蝥中毒的诊断一般不难，有误食，过量服用或接触斑蝥史，根据临床表现，结合有关实验室检查，即可迅速而准确地做出诊断。斑蝥中毒关键在于早期诊断、早期治疗。

十、救治方法

（一）局部皮肤受损后

应尽快用大量温开水或温0.9％氯化钠冲洗，之后再用3％碳酸氢钠溶液彻底洗涤。局部水疱可涂甲紫。眼部受损后，迅速用0.9％氯化钠或清水冲洗，如有必要，可在结膜下注射5％磺胺嘧啶钠，用氯霉素眼液点眼，疼痛时可滴入0.5％丁卡因眼液。

（二）口服中毒后

立即用药用炭洗胃，内服硫酸钠溶液导泻，再服牛奶、蛋清等，保护胃黏膜。静脉输液，酌情补充维生素B族，并适当给予辅酶A、三磷酸腺苷、肌苷、地巴唑等，减少对心脏的损害。

（三）对症治疗

1. 如有严重酸中毒时，可给予乳酸钠或碳酸氢钠。
2. 如高热、惊厥时，给予退热药，肌内注射苯巴比妥，也可给地西泮等。
3. 如出现急性肾功能衰竭时，可补液，纠正酸碱平衡，给多巴胺、呋塞米等，适当补充维生素C和维生素K。
4. 中药治疗。石蒜30 g，加水1 000 mL，煎至500 mL，口服100 mL/次，每4 h服1次。黑豆0.5 kg，煎汁冷服。甘草30 g，葱白30 g，水煎服。甘草30 g，大青叶15 g，水煎服。板蓝根30 g，黄连3 g，甘草9 g，水煎，分2次服。黄连4.5 g，黑豆30 g，葱白4段，茶叶9 g，制大黄9 g，生甘草9 g，滑石30 g，琥珀粉3 g（分次吞服），加水煎煮2次，合在一起，分2次服，连服4～6剂。

十一、诊疗探索

（一）血液透析

早期使用可促进毒素排泄，减少毒素吸收。血液透析可清除进入血循环中的毒素，维持机体内环境的相对稳定，防止多脏器功能失常。

（二）无创机械通气

对于呼吸衰竭的患者，及早行面罩无创通气是抢救的重要措施，使用前向患者及家属做好耐心细致的解释工作，说明目的及优点，使之密切配合治疗。

十二、最新进展

有报道斑蝥中毒致脑疝形成死亡患者，认为可能由急性肾功能衰竭并继发性血小板减少性脑出血导致。斑蝥中毒无特殊药物治疗，目前主要为对症支持治疗，如稀释毒物、利尿促使毒物排出体外、建立静脉通路补充血容量、强心、抗休克治疗等。

心理治疗：中毒患者突然遭受疾病折磨，心理上难以承受，故加强心理护理非常重要。除耐心做好解释工作外，关心体贴患者，以迅速、敏捷、熟练的操作进行急救治疗与护理，以满足患者渴望生存的心理需求，使恐惧不安心理得以抚慰。

周利平　张靖　梁子敬　张在其

第七节　急性蚂蟥叮伤中毒

一、基本概念

蚂蟥属环节动物蛭纲类，世界上有 400～500 种，我国约有 100 种，已发现 89 种。蚂蟥多生活在淡水中，少数生活在海水或咸水之中，还有一些陆生和两栖的。它们中有以吸取血液或体液为生的种类，也有捕食小动物的肉食种类。人们在稻田里常见的蚂蟥叫日本医蛭，以吸食人、畜、青蛙的血为生。山林里生活着一些山蚂蟥，常潜伏在草丛中和树上。

蚂蟥叮伤通常以山蚂蟥、水蚂蟥叮伤多见。山蚂蟥多在溪边杂草丛中，尤其是在堆积有腐败的枯木烂叶和潮湿隐蔽地方的为多，热带丛林中常见，平时潜伏在落叶、草丛或石头下，伺机吸食人畜血。水蚂蟥则潜伏在水草丛中，南方水稻田中常见，一旦有人或动物下水，它们便飞快地游出附在人畜的身体上，吸食血液后离去。一些内袭性水蛭利用人或动物喝生水之机进入人体内，寄生在呼吸道或消化道黏膜上。

在野外遇到蚂蟥是一件很平常的事，这种动物虽不传染疾病也不立即使人致命，但它吸血多，使人的体力衰弱，并且叮咬处往往流血不止，容易发生感染。有时也可出现过敏反应，通常不会造成严重后果。身体的某些特殊的部位（如婴幼儿的肛门、阴道和鼻腔等部位）被蚂蟥叮伤后，如未能及时发现和正确处理，有可能带来较严重的后果。某些种类的蚂蟥可以寄生在人体的呼吸道或消化道黏膜上，可引起局部炎症、囊肿或出血，严重时会危及生命。

二、中毒原因

蚂蟥叮伤多发生于人们在蚂蟥栖息地工作、活动时裸露皮肤、缺乏防护等情况下，如在南方水稻田中赤脚工作常受到水蚂蟥叮咬，在热带丛林中活动如无合适的防护易受到山蚂蟥的攻击。

三、毒性大小

一旦被蚂蟥叮吸后，局部流血和皮疹都会自然迅速消失，一般不会引起特殊严重后果。

四、中毒机制

蚂蟥本身是没有毒液的，但蚂蟥的唾液成分可引起局部皮肤黏膜损害，从小丘疹直至伴有肿胀和剧痛的大片溃疡，也可产生皮炎，严重的可出现过敏反应。蚂蟥的唾液腺产生抗凝剂水蛭素使血液不凝固，唾液中可能含有麻醉剂，因为当蚂蟥吸血时人通常感觉不到疼痛，甚至用碘酒擦伤口时也不痛。吸血的蚂蟥并不经常吸血，但一旦吸血则一次可吸大量血液。山蚂蟥一次可吸下相当于其体重5~10倍的血，医蛭可吸入相当于其体重2~5倍（有资料为10倍）的血。被山蚂蟥大量吸血后人会变得虚弱，由于蛭素的抗凝血作用，故伤口流血较多，并出现水肿性皮疹，但多无明显疼痛。

五、临床特征

蚂蟥叮伤时患者通常感觉不到局部伤口的明显疼痛，仅出现微痛，微痒，不易察觉，但局部常出血不止，容易发生感染。蚂蟥的唾液成分可引起局部皮肤黏膜损害，临床表现为小丘疹、红斑、风团等，严重者可见大疱及坏死，直至伴有肿胀和剧痛的大片溃疡。可出现过敏反应，但通常不严重。某些特殊的身体部位如肛门、阴道和鼻腔等被蚂蟥叮伤后可能不易及时发现，特别是当婴幼儿的这些部位被叮伤后，表现为阴道出血、尿痛及血尿和鼻塞、鼻衄等症状。

六、辅助检查

除非出现了并发症，蚂蟥叮伤后一般不需要进行辅助检查。在少见情况下，怀疑消化道或呼吸道等腔道内部位发生蚂蟥叮伤时，可能需要进行内镜检查。

七、诊断思路

有在水蚂蟥或山蚂蟥栖息处劳作、行走的经历加局部伤口出血不止的临床特征。

八、临床诊断

诊断一般不困难，要点如下：

1. 有在蚂蟥栖息处劳作、行走的经历。
2. 咬伤处（尤其是身体暴露部位，特别是下肢）常有不易止住的出血，且无明显疼痛。
3. 有时能找到吸附于体表的蚂蟥。
4. 蚂蟥脱落后，被咬处除流血不止外，尚有水肿性丘疹、中心有瘀点。
5. 如蚂蟥进入上消化道、上呼吸道或尿道可有不明原因的呕血、咯血、咳嗽、气急、尿血等症状。

九、鉴别诊断

1. 与其他吸血动物咬伤的鉴别诊断。其他吸血动物咬伤后通常不会出现出血不止，且多数伤口较为疼痛，通过仔细询问病史一般容易鉴别。
2. 如蚂蟥进入上消化道、上呼吸道或尿道可有不明原因的呕血、咯血、咳嗽、气急、尿血等症状，需要与相应的疾病进行鉴别。仔细地检查这些部位，如能发现吸附的蚂蟥则可以明确诊断。

十、救治方法

1. 吸附在皮肤上的蚂蟥，不可强力拉下，以免吸盘断入伤口内。可用手掌或鞋底拍击虫体，也可用浓醋、白酒、食盐、烟油、辣椒粉等涂擦蚂蟥吸部，数分钟后，蚂蟥会自行脱落，用5％碳酸氢钠溶液洗净伤口，再涂以碘酒。

2. 伤口处流血不止，可用云南白药、三七粉等外用止血，或用纱布压迫止血。

3. 出现皮肤水肿性丘疹、风团及皮炎等情况时，应该清洗伤口，敷以抗组胺或糖皮质激素乳剂。偶尔严重的过敏反应需要皮下或静脉使用糖皮质激素。

4. 蚂蟥进入鼻腔或阴道等腔道时，可用2％普鲁卡因加0.1％肾上腺素，浸渍棉球塞入阴道或鼻腔，待蚂蟥失去活动能力后，便可取出。也可用香油或高渗盐水滴入，待其退出时除之。

十一、诊疗探索

1. 对于无法陈述病史的患者如婴幼儿、昏迷患者等，如有原因不明的阴道出血、血尿和鼻衄等症状，如不能排除在蚂蟥栖息地活动史，需要考虑蚂蟥进入上述腔道的可能性，以避免延误诊断导致严重后果。

2. 某些种类的蚂蟥可通过人饮水进入人体并寄生在消化道或呼吸道中，临床上表现为呕血或咯血，有时需加以鉴别。

十二、最新进展

蚂蟥的唾液腺产生的水蛭素的药用价值很早就被人们所认识，目前已经知道天然水蛭素是至今所知的最强的抗凝物质，具有强烈的抗凝、溶栓和降血脂作用，能够缓解动脉痉挛、扩张血管、降低血液黏度、增加血液循环量，可用于防治心脑血管疾病和促进手术后的伤口愈合。

邓跃林　梁子敬　吴卫华　张在其

第八章　职业性中毒

第一节　职业性急性铅中毒

一、基本概念

铅为柔软而略带灰白色的重金属，原子量 207.2，比重 11.34 g/mm³，加热至 400~500℃时，即有大量铅蒸汽逸出，并在空气中迅速氧化成氧化亚铅，而凝集为烟尘。随着熔铅温度的升高，可进一步氧化为氧化铅、三氧化二铅、四氧化三铅，但都不稳定，最后离解为氧化铅和氧。铅不溶于水；溶于硝酸和热的浓硫酸。铅的化合物分别用于油漆、颜料、橡胶、玻璃、陶瓷、釉料、药物、塑料、炸药等，铅化合物均以粉尘形式逸散。

二、中毒原因

铅的用途非常广泛，常见接触工业铅的机会：铅矿开采、金属冶炼、熔铅、熔锡；蓄电池制造与修理；印刷行业；油漆颜料之生产与使用；焊接、造船；塑料制造、化工设备和管道的衬里、制造四乙基铅；陶瓷釉料、玻璃、景泰蓝、农药制造；制造合金、轴承合金、电缆包皮与接头、铅槽与铅屏蔽之修造；用于制造重物，如铅球等；军工生产等。其他情况：服用含铅的中药偏方（如黑锡丹、密陀僧、樟丹或铅丹等）治疗癫痫等疾病，将铅白当成碱面或当成石膏而误食等，可致急性或亚急性中毒。

三、毒性大小

口服急性铅中毒最低致死剂量 5 mg/kg，致死量约为 50 g。各种铅化合物毒性不同，醋酸铅中毒量 2~3 g，口服 1 g 铬酸铅可致死，砷酸铅经口最小致死剂量为 1.4 mg/kg。

四、中毒机制

1. 铅对全身各个系统和器官都有毒性作用，主要累及神经、造血、消化、肾脏等。

2. 中毒机制尚未完全阐明，目前比较清楚的有：

（1）铅对血红蛋白合成的障碍。当机体受到铅毒作用后，血红蛋白合成过程中的一些含巯基酶受到抑制，而发生以下变化：①由于铅抑制 δ-氨基 γ-酮戊酸脱水酶，使 δ-氨基-γ-酮戊酸合成卟胆元受阻，血、尿中 δ-氨基-γ-酮戊酸含量增多；②由于铅抑制血红素合成酶（亚铁螯合酶），阻碍了原卟啉与二价铁结合成血红素，使血清铁增加和原卟啉在红细胞中积聚，致使血液内红细胞原卟啉量增加或游离红细胞卟啉增加，后者与锌离子结合成锌卟啉也增加；③由于铅还可能抑制粪卟啉原脱羧酶，致使尿粪卟啉Ⅲ含量增多；④由于骨髓内铁的利用受障碍，红细胞铁结合量减少，幼红细胞及红细胞内游离铁增加，因此，可见到铁粒幼红细胞和铁粒红细胞，即含铁蛋白胶粒；⑤铅还影响红细胞中的核糖核蛋白体和可溶性的核糖核酸（mRNA），而干扰珠蛋白的合成，致使合成珠蛋白的核糖核酸相对过多，并聚集成点彩颗粒。由于上述抑制过程，最后导致贫血。

（2）铅对神经系统的作用。铅使 δ-氨基-γ-酮戊酸增多，其与 γ-氨基丁酸化学结构相似，因而与 γ-氨基丁酸产生竞争性抑制作用。γ-氨基丁酸位于中枢神经的突触前及突触后的线粒体中，因 γ-氨基丁酸的抑制而干扰神经系统功能，如意识、行为及神经效应等改变。铅还能对脑内儿茶酚胺代谢发生影响，使脑内和尿高香草酸和尿香草基杏仁酸显著增高，最终导致铅毒性脑病和周围神经病。铅毒性脑病在病理上表现为脑水肿，神经细胞弥散性变性，此外尚可见小脑颗粒层细胞坏死、脑疝及软脑膜小灶性出血。铅毒性周围神经病，最早表现为神经传导速度减慢，受损神经主要是神经细胞膜的改变和脱髓鞘。可见轴索周围改变，髓鞘崩解成颗粒状或块状，有时完全溶解，施万细胞增生。这些变化都是由于铅损害了神经细胞内线粒体和微粒体而造成。

（3）铅对肾脏的作用。铅因损害线粒体，影响三磷酸腺苷酶而干扰主动运转机制，损害近曲小管内皮细胞及其功能，造成肾小管重吸收功能降低，同时还影响肾小球滤过率降低，血清肌酐、血清尿素氮含量增加，尿糖排泄增加，尿 γ-谷氨酰转肽酶活性降低，尿 N-乙酰-β-氨基葡萄糖苷酶活性增高。铅还影响肾小球旁器功能，引起肾素合成和释放增加，导致血管痉挛和高血压。

五、临床特征

急性铅中毒多因消化道吸收引起。中毒后，口内有金属味、流涎、恶心、呕吐，阵发性剧烈腹部绞痛（铅绞痛），按之可减轻疼痛，常有便秘或腹泻、头痛、血压升高、多汗、尿少。严重者发生铅中毒性脑病（儿童多见），出现剧烈头痛、抽搐、谵妄、惊厥、木僵甚至昏迷等。此外，尚可有中毒性肝病、中毒性肾病及贫血等。麻痹性肠梗阻等也偶有发生。牙龈有铅线为铅吸收的征象。

六、辅助检查

血铅≥2.4 μmol/L、尿铅＞0.48 μmol/L。驱铅试验可以辅助诊断，用依地酸二钠钙 0.5～1 g 后，若尿铅≥1.45 μmol/L，而＜3.86 μmol/L 者可诊断为铅吸收；若尿铅≥3.86 μmol/L 或 4.82 μmol/24 h 者可诊断为轻度铅中毒。

七、诊断思路

1. 根据职业史、劳动卫生学调查、临床表现及辅助检查结果，进行综合分析。诊断并不困难。特别是职业性急性或亚急性铅中毒有明确的作业环境及防护条件差的背景。误诊主要见于生活性服用含铅化物。铅绞痛者应与阑尾炎、胆道蛔虫、胆石症、胃穿孔、胰腺炎、肠梗阻等鉴别。

2. 诊断可分四级。

（1）铅吸收。仅尿铅或血铅升高但无临床症状者。

（2）轻度铅中毒。有神经衰弱综合征及尿铅或血铅升高外，尚有尿粪卟啉Ⅲ、血及尿 δ-氨基-γ-酮戊酸、血游离红细胞卟啉、血锌卟啉中一项异常者。

（3）中度铅中毒。在轻度铅中毒基础上，如出现腹部绞痛、贫血、中毒性周围神经病、中毒性肝病、中毒性肾病中一项异常者。

（4）重度铅中毒。铅麻痹或铅脑病者。

八、临床诊断

（一）潜伏期

急性中毒为数小时至数十小时，亚急性中毒可延长为一周至数周。

（二）临床特点

起病急骤，早期表现为食欲缺乏，恶心、呕吐、便秘、腹胀。腹部绞痛常位于脐周或上腹部，呈持续性、阵发加剧，难以忍受，每次发作数分钟至数小时不等。

（三）其他表现

轻度贫血、肝脏损伤、蛋白尿、管型、肾功能障碍。儿童急性、亚急性铅中毒易发生中毒性脑病。

九、鉴别诊断

1. 急性铅中毒需要与血紫质病、消化性溃疡、急性胰腺炎、胆绞痛、肾绞痛、急性病毒性肝炎及外科急腹症鉴别。

2. 长期接触铅，在感染、饮酒、创伤、过劳、服用酸性或碱性药物情况下，可导致血铅浓度急剧升高，产生慢性铅中毒急性发作，或原有症状急剧加重。

十、救治方法

（一）急救处理

口服量多者，立即用清水洗胃，或用1％硫酸镁或硫酸钠洗胃，以形成不溶性铅而防止大量吸收，并给硫酸镁30 g导泻。也可给予牛奶或蛋清，保护胃黏膜。

（二）铅绞痛治疗

1. 驱铅治疗。依地酸二钠钙1 g静脉滴注，每12 h 1次，至铅绞痛控制；或二巯丁二钠1 g静脉注射，每12 h 1次，严重者可每6 h 1次，至铅绞痛控制；或二巯丁二酸，1 g，口服，每6 h 1次，至铅绞痛控制，以后按慢性铅中毒治疗方案进行。

2. 对症治疗。10％葡萄糖酸钙10 mL静脉注射；阿托品0.5～1 mg或山莨菪碱使用10 mg肌内注射。急性中毒较重时注意防治肝、肾功能障碍。

（三）铅脑病治疗

先用二巯丙醇2.5 mg/kg肌内注射，第1～2天，每4～6 h 1次；以后1～2次/d，共5～7 d。接着用依地酸二钠钙治疗，用法按慢性铅中毒治疗方案。

邱泽武　孙亚威　姚为学　张在其

第二节　职业性急性苯中毒

一、基本概念

苯是具有特殊芳香味的无色液体，沸点80.1℃，蒸汽比重2.77。在0℃时也易挥发，其挥发速度为乙醚的1/3；与其他成分混合在一起的时常常挥发较多，90％的工业苯所挥发的蒸汽主要是苯，50％工业苯所挥发的气体中苯约占75％。微溶于水，也可溶于乙醇、汽油、二硫化碳等多种有机溶剂。

二、中毒原因

苯由煤焦油提炼或石油裂解重整所得。在工业中运用极其广泛，主要用作蜡、树脂、油的溶剂；

是合成化学制品和制药的中间体。86%苯用于制造苯乙烯、苯酚、环乙烷和其他有机物。剩余部分主要用于制造洗涤剂、杀虫剂和油漆清除剂。工业汽油苯的含量可高达10%以上，在苯的生产及其广泛应用中，短时间内吸入大量高浓度的苯蒸汽可引起急性中毒；长期接触低浓度的苯蒸汽可引起慢性中毒，偶也可有误食，均为有意服用中毒。据国家卫生健康委员会透露，全国2000年急性苯中毒的病死率高达21.7%，成为职业病中的二号杀手。

三、毒性大小

职业性苯中毒主要以蒸汽形态经呼吸道吸收中毒为主。口服苯15 mL可致死。经皮肤接触难以达到中毒程度。

四、中毒机制

苯主要以蒸汽形态经呼吸道吸收，液体经消化道吸收完全，皮肤仅可吸收少量。接触苯后，起初半小时80%~85%的苯能被吸收，以后随血药浓度的增加而下降。苯蒸汽经呼吸道吸入的最初几分钟吸收率最高。进入机体的苯约计45%以原形由呼气排出，近10%以原形贮存于体内组织，其余部分经肝脏代谢后由肾脏排出，一部分由呼气中缓慢排出。苯约30%在肝脏中代谢，大部分氧化为酚类，小部分再氧化为氢醌等由尿排出，约10%在代谢中苯环打开后经肾排出，部分再氧化为CO_2等由呼气排出。苯属于中等毒类，急性毒作用先呈现中枢神经系统的刺激症状，如兴奋、躁动、抽搐等，中毒时间稍久即进入麻醉瘫痪状态。死亡原因多为呼吸麻痹。短期直接吸入大量液体苯者，可引起肺水肿和出血。高浓度时对眼睛、呼吸道黏膜和皮肤均有强烈刺激作用。

五、临床特征

(一)轻度中毒

患者出现头晕、头痛、恶心、呕吐、步态不稳、嗜睡、手足麻木、视力模糊等，同时伴有流泪、咽痛和咳嗽等。脱离环境经对症处理后，多能逐渐好转，并无任何后遗症。

(二)重度中毒

患者在轻度中毒症状的基础上，还有震颤、谵妄、昏迷、强直性抽搐等症状，极严重者可因呼吸中枢麻痹出现闪电型死亡。

六、辅助检查

1. 呼气苯、血苯、尿酚、尿硫酸盐等有助诊断和鉴别诊断。

2. 轻度中毒时，白细胞计数正常或轻度增高。

3. 重度中毒早期粒性白细胞增高，以后可降低，血小板可减少，但治疗后短期内可恢复正常。晚期可出现中毒性再生障碍性贫血，或骨髓保留局灶性增生和红细胞无效性生成。慢性重度苯中毒可致白血病。

4. 少数病例血清丙氨酸氨基转移酶增高，心电图可见到短暂的心肌缺血或Ⅰ度房室传导阻滞、Ⅱ度房室传导阻滞。

七、诊断思路

急性苯中毒的诊断是根据短期内吸入大量高浓度苯蒸汽病史，结合意识障碍并排除其他疾病引起的中枢神经系统功能改变，方可诊断。

八、临床诊断

（一）急性轻度中毒

短期内吸入高浓度苯蒸汽后出现头晕、头痛、恶心、呕吐、兴奋、步态蹒跚等酒醉样状态，可伴有黏膜刺激症状。呼气苯、血苯、尿酚测定值增高可作为苯接触指标。

（二）急性重度中毒

吸入高浓度苯蒸汽后出现烦躁不安、意识模糊、昏迷、抽搐、血压下降，甚至呼吸和循环衰竭。呼气苯、血苯、尿酚测定值增高，可作为苯接触指标。

九、鉴别诊断

与其他疾病引起的中枢神经系统功能改变相鉴别要点：苯蒸汽或液态苯接触史、呼气苯、血苯、尿酚测定有助于鉴别诊断。

十、救治方法

1. 迅速将患者移至空气新鲜处，更换被污染的衣物，用温水冲洗污染的皮肤，注意保暖和卧床休息。

2. 清醒患者嘱其深呼气，使苯从呼气中迅速大量排出，症状可渐消失；如为昏迷患者则应保证其气道通畅并辅助其增加呼吸力度。只要患者有心跳，通常可以获救，如呼吸、心搏骤停者，首先应该进行心、肺复苏术，如呼吸量不够，表现出低氧血症，需紧急气管插管，呼吸机辅助呼吸。

3. 无特殊解毒剂，可注射大剂量维生素 C、50% 葡萄糖注射液，并给予足量蛋白质和葡醛内酯。同时积极防治脑水肿，严密监护心肺功能。

4. 禁用肾上腺素，以免发生心室颤动。

邱泽武　白丽丽　姚为学　张在其

第三节　职业性急性二硫化碳中毒

一、基本概念

二硫化碳是一种无色、腐蚀性强、易挥发无异臭的液体。二硫化碳极易燃烧，几乎不溶于水，溶于苛性碱和硫化碱，能与乙醇、醚、苯、氯仿、四氯化碳、脂油以任何比例混溶。

二、中毒原因

工业上二硫化碳作为磺化剂用来制造粘胶纤维、玻璃纸、冷硫化橡胶的轧制，作为油脂、蜡、漆、橡胶、硫、碘等的溶剂，羊毛的去脂剂及作为生产四氯化碳的原料。急性中毒仅见于生产事故。

三、毒性大小

吸入二硫化碳超过 $1\,500\ \mathrm{mg/m^3}$，0.5 h 引起急性中毒；超过 $15\,000\ \mathrm{mg/m^3}$，0.5 h 可致死。经消化道吸收中毒致死剂量为 10 mL。

四、中毒机制

常经呼吸道吸入高浓度二硫化碳蒸汽而中毒，也可经皮肤接触和消化道吸收中毒，二硫化碳可引起类似麻醉的作用。本品为脂溶性，可使神经系统类脂代谢发生紊乱。二硫化碳还可与吡哆形成二硫代氨基甲酸酯，使维生素 B_6 失活丙酮酸氧化脱羧过程受阻，导致神经系统损害，如末梢神经炎。本品对细胞内的多种酶有抑制作用，故对代谢的干扰较广泛。

五、临床特征

(一) 轻度中毒

表现为眩晕、头痛、恶心、呕吐、欣快、兴奋、哭笑失常、步态不稳、协调障碍、乏力、胸闷、咳嗽、腹痛，血压可升高，并有感觉异常、四肢软弱等神经系统症状。

(二) 重度中毒

表现为先呈极度兴奋状态，后出现谵妄、意识丧失、痉挛性震颤、瞳孔反应消失、体温下降，很快昏迷而死亡。

(三) 亚急性中毒

往往经数周或数月可突然发病，表现为躁狂或抑郁型精神病，可伴有幻觉与妄想，也可有癫痫样发作。

(四) 慢性中毒

主要以损害神经系统和心血管系统为主，表现为神经衰弱综合征、多发性神经炎和视觉功能障碍、视神经萎缩、全身性血管粥样硬化改变等。凡患有神经系统器质性疾病、周围神经炎、视网膜疾病、癫痫、严重神经官能症、精神病、高血压病、冠心病、糖尿病患者不宜从事二硫化碳作业。

六、辅助检查

尿检查可发现尿中有二硫化碳。

七、诊断思路

1. 有毒物接触史。
2. 上述临床表现。
3. 辅助检查可发现尿中有二硫化碳。

八、临床诊断

根据毒物接触史和相应的临床症状及尿中有二硫化碳可以做出临床诊断。

九、鉴别诊断

当毒物接触史不明确时，常需要与能引起神经系统和心血管系统损害的其他毒物中毒相鉴别。

十、救治方法

(一) 吸入性中毒

应脱离现场，吸氧并按吸入性中毒常规处理。

（二）清除毒物

以大量乙醇或肥皂水清洗污染部。口服中毒者以清水或活性炭悬液洗胃、催吐、导泻。

（三）防治脑水肿

应用利尿剂、甘露醇等药物，还可用 50％葡萄糖注射液，既有利于毒物排泄，也对防治脑水肿有利，无条件者可饮大量浓茶。为改善脑细胞代谢，可给予大剂量维生素 B 族、能量合剂、细胞色素 C、维生素 C 等药物。

（四）其他

对症支持治疗。

邱泽武　白丽丽　姚为学　张在其

第四节　职业性急性氯气中毒

一、基本概念

氯气为黄绿色气体，有窒息性气味。分子式为 Cl_2。分子量 70.91。溶于水和易溶于碱液。遇水生成次氯酸和盐酸，次氯酸再分解为盐酸新生态氯、氧和氯酸。氯与一氧化碳在高热条件下，可生成光气。在日光下与易燃气体混合时会发生燃烧爆炸。与许多物质反应引起燃烧和爆炸。氯气有强烈腐蚀性，设备及容器极易被腐蚀而泄漏。

二、中毒原因

氯气是广泛存在于多种工业的有害气体，在冶金、造纸、纺织、制药、橡胶、塑料生产及制造光气、漂白粉等工序均能接触。在氯气的制造或使用过程中，若设备密闭不良，检修时开启电解槽、输送管道、液氯贮藏及阀门质量差发生爆裂，在液氯的灌注、运输、贮存过程中，以及因钢瓶口密封不严等原因造成氯气大量逸散时，常接触高浓度氯气引发急性中毒事故。

三、毒性大小

毒性大小与吸入氯气浓度与持续时间有关：$<10 \ \text{mg/m}^3$ 时有明显的气味与刺激症状，$1\sim100 \ \text{mg/m}^3$ 致咽喉刺激及呛咳，$100\sim200 \ \text{mg/m}^3$ 接触 $30\sim60 \ \text{min}$ 可致严重损害，$>300 \ \text{mg/m}^3$ 可造成致命性损害。

四、中毒机制

氯气是一种高毒且具有强烈刺激性的气体。主要由呼吸道吸入，作用于气管、支气管、细支气管和肺泡，导致相应的病变，部分氯气又可由呼吸道呼出。氯气被吸入呼吸道与黏膜接触，还形成次氯酸、氯化氢等。过去认为，氯的损害作用系由氯化氢、新生态氧所致。近期研究指出，在 pH 值为 7.4、37℃的条件下，并不致生成新生态氧，最大的可能由于氯化氢和次氯酸的作用，尤以后者具有更明显的生物学活性，它可穿透细胞膜，破坏其完整性与通透性，从而引起组织炎性水肿、充血，甚至坏死。由于肺泡壁毛细血管通透性增加，致肺泡壁气血、气液屏障破坏，大量浆液渗向肺间质及肺泡，形成肺水肿。吸入高浓度的氯，还可引起迷走神经反射性心搏骤停或喉头痉挛而发生"猝死型"死亡。急性中毒动物死亡后尸检，见气管和支气管上皮脱落和坏死、黏膜下组织水肿及充血，支气管周围出血；

肺水肿、气肿及出血；心肌及其他内脏出血；自主神经节细胞和脑神经节细胞的退行性变化。

五、临床特征

（一）急性中毒

1. 起病及病情变化一般均较迅速。

2. 可发生咽喉炎、支气管炎、肺炎或肺水肿，表现为咽痛、呛咳、咯少量痰、气急、胸闷或咯粉红色泡沫痰、呼吸困难等症状，肺部可无明显阳性体征或有干、湿性啰音。有时伴有恶心、呕吐等症状。

3. 重症者尚可出现急性呼吸窘迫综合征，有进行性呼吸频速和窘迫、心动过速，难治性低氧血症，用一般氧疗无效。

4. 少数患者有哮喘样发作，出现喘息，肺部有哮鸣音。

5. 极高浓度时可引起声门痉挛或水肿、支气管痉挛或反射性呼吸中枢抑制而致迅速窒息死亡。

6. 并发症主要有继发肺部感染、心肌损害及气胸、纵隔气肿等。

（二）眼损害

氯气可引起急性结膜炎，高浓度氯气或液氯可引起眼灼伤。

（三）皮肤损害

液氯或高浓度氯气可引起皮肤暴露部位急性皮炎或灼伤。

六、辅助检查

（一）X线检查

可无异常，或有两侧肺纹理增强、点状或片状边界模糊阴影或云雾状、蝶翼状阴影。

（二）动脉血气分析

病情较重者动脉血氧分压明显降低。

（三）心电图检查

中毒后由于缺氧、肺动脉高压及自主神经功能障碍等，可导致心肌损害及心律失常。

七、诊断思路

根据短时间吸入氯气病史，结合临床表现、辅助检查可诊断。

八、临床诊断

（一）急性中毒

根据短期内吸入大量氯气后迅速发病，结合临床症状、体征、胸部摄片及动脉血气分析等综合分析，并排除其他原因所致的呼吸道疾病后，即可明确诊断。急性氯气中毒性肺水肿潜伏期短，高浓度吸入后即刻发病，胸部摄片异常是早期诊断的重要依据。当临床症状、体征与胸部摄片不平行时，应以影像改变为主进行综合判断。

（二）诊断及分级标准

1. 氯气刺激反应表现为一过性的眼及上呼吸道黏膜刺激症状。肺部无阳性体征或偶有少量干性啰音，一般在24 h内消退，尚未达到中毒程度。胸部X线表现：无异常发现。

2. 轻度中毒。咳嗽，可有少量痰、胸闷等。两肺有散在干性啰音或哮鸣音，可有少量湿性啰音。胸部X线表现：肺纹理增多、增粗、边缘不清，一般以下肺野较为明显。符合支气管炎或支气管周围炎。

3. 中度中毒。在临床表现或胸部 X 线检查中,具有以下情况之一者,可诊断为中度中毒。

（1）临床表现:①咳嗽、咳痰、气短、胸闷或胸痛。可有轻度发绀,两肺有干性或湿性啰音;②气短、两肺弥散性哮鸣音。

（2）胸部 X 线表现:①肺纹理增多、增粗,两肺下部内带沿肺纹理分布不规则斑片状模糊阴影;②两肺野肺纹理模糊,有广泛网状阴影,或散在细粒状阴影,肺野透明度降低;③显示单个或多个局限性密度增高阴影。以上符合支气管肺炎、间质性肺水肿或局限性肺泡性肺水肿。

4. 重度中毒。在临床表现或胸部 X 线检查中,具有下列情况之一者,可诊断为重度中毒。

（1）临床表现:①咳嗽、咳大量白或粉红色泡沫痰,呼吸困难,胸部紧束感,明显发绀,两肺有弥散性湿性啰音;②严重窒息;③中、深度昏迷;④猝死;⑤出现严重并发症,如气胸、纵隔气肿。

（2）胸部 X 线表现:①大片均匀密度增高阴影;②大小与密度不一和边缘模糊的片状阴影,广泛分布于两肺野;少数呈蝴蝶翼状。以上符合肺炎或肺泡性肺水肿。

九、鉴别诊断

需与支气管炎、支气管哮喘、肺炎、肺间质纤维化、肺水肿等疾病鉴别后,即可诊断急性氯气中毒。

十、救治方法

(一) 初步处理

立即脱离现场,保持安静及保暖。早期注意发现病情变化,必要时做胸部 X 线检查,及时处理。出现刺激反应者,至少观察 12～24 h;中毒患者应卧床休息,避免活动后病情加重。必要时做心电图检查以供治疗参考。

(二) 合理氧疗

一般给予鼻塞或鼻导管吸氧,必要时采用面罩给氧,氧流量一般控制在 4～6 L/min。

(三) 糖皮质激素

早期（吸入后即用）、足量（地塞米松 20～80 mg/d）、短程（胸部 X 线片表现正常后）应用,以防治肺水肿。

(四) 保持呼吸道通畅

对支气管痉挛及支气管分泌物较多者,给予雾化吸入。对咳大量泡沫样痰的肺水肿患者,给予二甲硅油喷雾吸入以消除泡沫。对于有喉水肿、声门痉挛、严重呼吸困难或大片气道黏膜脱落出现窒息现象者可及时做气管切开,慎用气管插管。

(五) 适量应用强心、利尿、脱水剂等,防治并发症

给予合并心力衰竭者小剂量毛花苷 C 0.2～0.4 mg,稀释后缓慢静脉注射,并控制输液速度,每天输液量控制在 1 500 mL 以内。对发生肺水肿、脑水肿患者,适量应用呋塞米、甘露醇等药物,但心功能不全及循环衰竭时应慎用脱水剂。对精神紧张及烦躁不安患者,适量应用地西泮、异丙嗪等镇静药物。吗啡对刺激性气体中毒患者应慎用,但在气管切开并有辅助呼吸条件下,如有指征,仍可考虑应用。由于急性氯气中毒使患者呼吸道黏膜屏障破坏,加之机体缺氧时防御能力下降,抗生素应尽早使用,并可根据痰培养加药敏结果选择。

(六) 眼和皮肤损伤

按化学性眼、皮肤损伤处理常规进行治疗。

邱泽武　彭晓波　姚为学　张在其

第五节　职业性急性铍病

一、基本概念

铍是一种灰白色的碱土金属，铍及其化合物都有剧毒。铍是两性金属，主要用于制备合金，和锂一样，在空气中形成保护性氧化层，故在空气中即使红热时也很稳定，不溶于冷水，微溶于热水，可溶于稀盐酸，稀硫酸和氢氧化钾溶液而放出氢。铍价态为正 2 价，可以形成聚合物及具有显著热稳定性的一类共价化合物。铍病是接触铍及其化合物所致的以呼吸系统损害为主的全身性疾病。短期内吸入高浓度铍或其化合物后，引起以急性呼吸道化学性炎症为主的病变，称急性铍病；接触铍及其化合物后，经一定的潜伏期发生以肺部肉芽肿和肺间质纤维化为主的病变，称为慢性铍病。

二、中毒原因

急性铍病是在铍的冶炼、加工及科研试验中，接触金属铍、氧化铍、碳酸铍、氟化铍、氢氧化铍等的烟、尘、雾等而引起。

三、毒性大小

铍的毒性的大小，取决于入体途径、不同铍化合物的理化性质及实验动物的种类。例如硫酸铍半数致死量对小鼠经口为 100 mg/kg，静脉注射为 0.5 mg/kg，腹腔注射为 200 mg/kg；对大鼠经口为 98 mg/kg，静脉注射则为 7.2 mg/kg。氧化铍静脉注射的半数致死量，大鼠为 11.2 mg/kg，兔为 1～2 mg/kg，狗则为 5～20 mg/kg。一般而言，可溶性铍的毒性大，难溶性的毒性小；静脉注入时毒性最大，呼吸道次之，经口及经皮毒性最小。

四、中毒机制

铍能拮抗镁离子的作用，被镁激活的酶系如碱性磷酸酶、葡萄糖磷酸复位酶、透明质酸酶及三羧循环中的脱氢酶等，均易被抑制，但这些酶活性的改变与病理改变间的具体联系尚未阐明。

五、临床特征

短时间吸入较高浓度的铍化合物（氟化铍或硫酸铍），经 3～6 h 的潜伏期后，出现化学性鼻咽炎、支气管炎、肺炎和肺水肿。症状有全身酸痛乏力、头晕头痛、发冷发热、鼻干出血、胸闷气短、咳嗽咳痰等。接触不溶性铍化合物（氧化铍）后，潜伏期 2～3 个月，疾病呈亚急性过程逐渐发展加重。症状有咳嗽咳痰、咯血、胸痛、气短发绀、软弱乏力，发热，查体肺部湿啰音，部分有肝大压痛，化验肝功能异常。

六、辅助检查

尿铍测定，正常为阴性。慢性中毒者可为 0～5 μg/L。铍特异性淋巴细胞转化试验，铍激活活性玫瑰花和白细胞移动抑制试验阳性，皮肤斑贴试验阳性，其尚有血清 γ 球蛋白、免疫球蛋白（IgG、IgA）增高等。

七、诊断思路

急性铍中毒可根据高浓度铍吸入史，结合呼吸道炎症的临床表现和胸部 X 线片，不难做出诊断。肺功能障碍和特异性细胞免疫学指标阳性有助于诊断，尿铍增高和皮肤斑贴试验阳性对诊断有参考价值。胸膜和肺活检的肉芽肿病理报告和组织中检出铍存在，可明确诊断，但不易推广应用。

八、临床诊断

（一）职业接触史

从事铍的冶炼、加工及科研试验，有接触金属铍、氧化铍、碳酸铍、氟化铍、氢氧化铍及其他铍化合物的烟、尘、雾历史。

（二）临床特征

上述化学性鼻咽炎、支气管炎、肺炎和肺水肿的临床表现。

（三）辅助检查

胸部 X 线片显示两肺弥散性片絮状或点片状阴影，肺门阴影增大、增浓。化验白细胞增多、核左移，红细胞沉降率增快。毒物检测尿铍含量增高。

（四）分级标准

根据国标急性铍病的分级标准如下：

1. 观察对象。有胸闷、咳嗽等症状，胸部 X 线片表现为不规则小阴影基础上，在一个肺区内散在少数小颗粒阴影（密集度在 2 cm 范围内少于 10 个，并占肺区面积 2/3 以下）。

2. 轻度急性铍病。有鼻咽部干痛、剧咳、胸部不适等呼吸道刺激症状，胸部 X 线可有肺纹理增强、扭曲及紊乱等。

3. 重度急性铍病。有气短、咳嗽、咳痰、咯血、发热，肺部可闻及湿性啰音；胸部 X 线表现可见肺野内弥散云絮状或斑片状阴影，有时可出现肺水肿、呼吸衰竭或其他脏器损害。

九、鉴别诊断

诊断本病时，应与下列疾病相鉴别：粟粒性肺结核、肺血吸虫病、肺含铁血黄素沉着症、尘肺、结节病、肺泡癌、肺微石症及非特异性肺间质纤维化等。

十、救治方法

1. 初步处理。迅速离开有金属铍、氧化铍、碳酸铍、氟化铍、氢氧化铍及其他铍化合物的烟、尘、雾的现场。

2. 清除体表污染。脱去污染的衣物，用肥皂及清水彻底清洗暴露部位的皮肤，以 3% 硼酸溶液清洗眼、鼻及漱口。皮肤局部治疗，接触性皮炎用炉甘石洗剂或糖皮质激素软膏。铍溃疡的主要处理是洗洁创面。皮肤肉芽肿或皮下结节可行手术切除。

3. 轻度急性铍病对症处理。内服止咳药物，以复方薄荷油滴鼻剂滴鼻，必要时应用抗生素防治继发感染。

4. 重度急性铍病除上述处理外，应及早应用糖皮质激素。泼尼松 20～40 mg/d，或氢化可的松 100～300 mg/d，症状好转，渐减量，疗程 2～4 周。

邱泽武　孙亚威　姚为学　张在其

第六节　职业性急性溴甲烷中毒

一、基本概念

溴甲烷是一种无色透明易挥发且有甜味的液体，分子量 94.75，溶于多种有机溶剂，不溶于水；其蒸汽较空气重，有很大的穿透性，易引起急性中毒，主要损害神经系统和呼吸系统。

二、中毒原因

工业上溴甲烷多用于灭火剂、甲基化剂等。因意外事故或防护不周，可引起吸入中毒；农业上溴甲烷用于熏蒸消毒；由于人们过早入仓，或防毒面罩失效，或盛装溴甲烷的容器不密闭，溴甲烷气体逸出，都可引起中毒；溴甲烷液污染皮肤，可引起皮肤灼伤，进而吸收中毒，也可由于误服溴甲烷液体而中毒。

三、毒性大小

属中等毒性神经毒物，吸入气中浓度超过 $400\ mg/m^3$，可引起人类急性中毒。

四、中毒机制

溴甲烷为强烈的神经毒物，对中枢神经及周围神经均有毒性。由于其为脂溶性，神经系统磷脂酸与溴发生作用，影响神经细胞功能，溴甲烷还可使含巯基的酶甲基化而被抑制。高温下溴甲烷易分解成溴化氢，溴及溴化碳酰，对黏膜有刺激作用。溴甲烷还可引起毛细血管损伤，导致肺水肿，以及肝肾及心血管损害，皮肤接触可引起灼伤。

五、临床特征

急性中毒：主要损靶器官是中枢神经系统和呼吸系统。一般接触较高浓度的溴甲烷 4～6 h 即可有头痛、头晕、乏力、恶心、呕吐、步态蹒跚、言语不清、震颤、嗜睡、视物不清或视力减退等。严重中毒者可在短时间内发生中毒性脑水肿。表现为剧烈头痛、呕吐、昏迷及抽搐。或出现淡漠、谵妄、躁狂、幻觉、妄想等精神症状。有时可伴有肺水肿，有咳嗽、胸闷、气急等表现。部分患者可伴有多发性周围神经病及周围神经病变及肝肾损害。皮肤接触可引起灼伤。

六、辅助检查

(一) 血液、脑脊液、尿液中溴化物含量增加

血溴正常参考值 $25\ \mu mol/L$ 以下，一般血溴 $62.5\ \mu mol/L$ 以上是危险水平，达到 $187.5\ \mu mol/L$ 时出现中毒症状。尿溴正常值在 $12.5\ \mu mol/L$ 以下。

(二) 其他

可出现血氯降低，人血白蛋白降低，球蛋白（特别是 γ-球蛋白）升高，二氧化碳结合力下降，血清尿素氮及谷丙血清转氨酶升高等。

七、诊断思路

(一) 观察对象

接触后出现眼部及上呼吸道刺激症状；或皮肤接触后出现单纯水疱；或有头晕乏力、恶心等症

状，程度较轻，脱离接触后 24 h 内好转。

（二）轻度中毒

除上述症状有所加重外，还有嗜睡或步态蹒跚或言语不清或复视；或有轻度呼吸困难，肺部闻及少量干、湿性啰音者。

（三）重度中毒

中枢神经系统严重损害，如脑水肿，小脑共济失调，谵妄等精神障碍，或有肺水肿，或出现肾功能衰竭，或出现休克。

八、临床诊断

溴甲烷接触史，结合临床表现及辅助检查结果，可诊断。

九、鉴别诊断

急性溴甲烷中毒应与急性一氧化碳中毒、急性硫化氢中毒、急性磷化氢中毒及急性中枢神经系统感染性疾病等相鉴别。

十、救治方法

1. 立即脱离现场，清除污染衣物及皮肤上的毒物，有皮肤污染者可用清水、2％碳酸氢钠溶液或肥皂水清洗。

2. 给予 50％葡萄糖注射液、能量合剂、大剂量维生素 B 族及维生素 C，以保护神经系统及实质脏器。

3. 治疗以对症治疗及支持治疗为主。早期积极地处理脑水肿、肺水肿等情况。给予地塞米松20～30 mg 静脉滴注，20％甘露醇 250～500 mL 静脉滴注，同时给予利尿。

4. 无中毒症状者也应密切观察至少 48 h。中毒患者应卧床休息，保持安静，严密观察病情变化。

邱泽武　彭晓波　姚为学　张在其

第七节　职业性急性磷化氢中毒

一、基本概念

磷化氢为无色气体。纯品几乎无味，但工业品有腐鱼样臭味。分子式 PH_3，分子量 34，相对密度1.17，熔点 -133℃，沸点 -87.7℃，自燃点 100～150℃。微溶于乙醇、乙醚，可自燃；浓度达到一定程度时可发生爆炸。

二、中毒原因

工业上用水作用于磷化钙，或氢作用于黄磷，或黄磷加碱煮沸均能产生磷化氢。磷的提炼和磷化物的制造，乙炔制造，含磷化物的硅铁遇水时均能产生磷化氢。它可作为熏蒸剂用于动物饲料、烟草；n-型半导体的掺杂剂；聚合反应的引发剂；缩合反应催化剂；也可作为生产几种阻燃剂的中间体。上述过程中均可接触到磷化氢。此外，误食含磷化锌的杀鼠剂或吃了被磷化辛毒死的动物肉也可发生急性磷化氢中毒。

三、毒性大小

属高度类，人接触 $1.4 \sim 4.2 \, mg/m^3$ 可闻及其气味，接触 $10 \, mg/m^3$，6 h 可致中毒，在 $409 \sim 846 \, mg/m^3$ 浓度下 $0.5 \sim 1 \, h$ 致死。

四、中毒机制

1. 磷化氢从呼吸道吸入，首先刺激呼吸道，致黏膜充血、水肿，肺泡也有充血、渗出，严重时有点状广泛出血，肺泡充满血性渗出液，这是发生急性肺水肿的病理基础。

2. 磷化氢抑制细胞色素氧化酶，阻断电子传递与抑制氧化磷酸化，从而造成细胞能量代谢障碍、组织缺氧。

3. 磷化氢是非常活跃的化学物质，通过广泛破坏微血管内皮细胞造成内脏器官广泛性损害。

五、临床特征

急性磷化氢中毒是吸入磷化氢气体后（或误服磷化锌后）引起的以神经系统、呼吸系统损害为主的全身性疾病。急性磷化氢中毒起病较快，数分钟即可出现严重中毒症状，但个别患者潜伏期可达 48 h。急性磷化氢中毒主要表现头晕、头痛、乏力、恶心、呕吐、食欲减退、咳嗽、胸闷，并有咽干、腹痛及腹泻等。心电图示 ST-T 改变或肝功能异常，经适当治疗，多在 1 周内恢复。重度中毒除上述临床表现外，还可有下列表现之一种或多种：昏迷、抽搐、肺水肿、休克、明显心肌损害及明显肝、肾损害等。主要危险期在起病后 $1 \sim 3 \, d$，若能度过第 1 周，多能恢复，一般不留后遗症。磷化氢吸入中毒时，呼吸道及神经系统的症状发生较快，磷化锌经口急性中毒时，胃肠症状发生较早，且较突出。磷化氢引起慢性损害表现为头晕、失眠、鼻咽部干燥、恶心与乏力。

六、辅助检查

急性磷化氢中毒常引起肺、心、肝、肾等损害，所以需要做胸部 X 线片、心电图、心肌酶谱、肝功能与肾功能检查。

七、诊断思路

急性磷化氢中毒潜伏期一般 $1 \sim 3 \, h$，多数患者发病在 24 h 内。吸入中毒早期表现为神经系统与呼吸道症状，口服中毒是胃肠道症状发生早且重。临床上分轻、中、重二级。

八、临床诊断

(一) 轻度中毒

短期吸入磷化氢气体后，出现明显头痛、头晕、恶心、呕吐、咳嗽、胸闷、胸痛等症状，具有下列表现之一者：

1. 轻度意识障碍。
2. 急性气管支气管炎。

(二) 中度中毒

除轻度中毒表现症状加重外，具有下列表现之一者：

1. 中度意识障碍。
2. 急性支气管肺炎。
3. 急性间质性肺水肿。

（三）重度中毒

除中度中毒表现症状加重外，具有下列表现之一者：

1. 重度意识障碍。
2. 肺泡性肺水肿。
3. 急性呼吸窘迫综合征。
4. 休克。
5. 猝死。

九、鉴别诊断

急性磷化氢中毒应与急性一氧化碳中毒、急性硫化氢中毒、急性溴甲烷中毒及急性中枢神经系统感染性疾病等相鉴别。

十、救治方法

立即脱离现场，保持安静。吸入高浓度者应观察 24 h，根据情况处理。口服磷化锌者，应积极催吐、洗胃、导泻以排除胃肠道内残留毒物，即使就医时已延迟多时，仍应积极洗胃，严重中毒患者可给予血液净化疗法清除毒物。对有症状者应至少观察 24～48 h，以早期发现病情变化。保护重要器官功能，给予足够营养及维生素。尚无特效解毒剂，不能使用肟类药物。治疗以对症、支持疗法为主。要早期、积极处理昏迷，肺水肿，以及肝、肾损害等。

邱泽武　彭晓波　姚为学　张在其

第八节　职业性急性氨中毒

一、基本概念

氨为常温、常压下具有特殊刺激性臭味的气体，加压时易被液化为无色液体。分子量 17.032，凝点 $-77.7℃$，沸点 $-33.4℃$，气体比重为 0.596，液体比重为 0.618。溶于水而成氨水，含氢氧化铵和氨，呈碱性。与空气混合爆炸极限为 $15.5\%～28\%$。

二、中毒原因

在工农业生产过程中，防护措施不力，氨经皮肤、呼吸道进入机体。短时间内吸入高浓度氨气，常见于冷库、化肥、制药、塑料、合成纤维、石油精炼等工业。运输或检修过程中氨水容器或液氨罐、管道、阀门等意外破损、爆裂致氨大量逸放引起工人中毒。

三、毒性大小

人吸入 700 mg/m^3 30 min 即可中毒，吸入最低中毒浓度为 13.9 mg/m^3，$1\,750～4\,000 \text{ mg/m}^3$ 可危及生命，一次咽下 10 mL 浓氨水可致死。

四、中毒机制

氨对鼻、眼及呼吸道有强烈刺激性，低浓度时可致黏膜充血、水肿、分泌物增多；高浓度时可使支气管黏膜坏死、脱落及损伤肺泡毛细血管等结构，发生支气管肺炎和肺水肿，严重者氨损伤肺泡组织，产生大量分泌物，可影响氧气的吸入和弥散，造成呼吸功能障碍，出现低氧血症，乃至急性呼吸窘迫综合征，心脑缺氧等。吸收后主要引起神经系统、肝、肾及心肌损害，导致器官水肿、炎症、细胞变性。氨还反射性抑制呼吸中枢。口服氨水可导致消化道腐蚀性损害乃至胃穿孔，皮肤黏膜接触氨水，可引起碱灼伤。高浓度时可引起反射性呼吸停止和心搏骤停。

五、临床特征

（一）刺激反应

仅有一过性的眼和上呼吸道刺激症状，肺部无明显的阳性体征。

（二）轻度中毒

吸入较高浓度的氨气，出现流泪、咽痛、声音嘶哑、咳嗽、咳痰等，并可伴有轻度头晕、头痛、乏力等，眼结膜、鼻黏膜、咽部充血，水肿，肺部有干性啰音；胸部 X 线征象：肺纹理增强或边缘模糊，符合支气管炎或支气管周围炎。动脉血气分析：在呼吸空气时，动脉血氧分压，可低于预期值 10～20 mmHg。

（三）中度中毒

吸入高浓度的氨气后，立即出现咽部烧灼痛、声音嘶哑、剧烈咳嗽、咳痰、有时伴带血丝痰；胸闷、呼吸困难，常伴有头晕、头痛、恶心、呕吐、食欲不振及乏力等，眼结膜和咽部明显充血、水肿，也可有喉水肿，呼吸频速、轻度发绀。肺部有干、湿性啰音。胸部 X 线征象：肺纹理增粗，边缘模糊或呈网状阴影或肺野透亮度降低；或有边缘模糊的散在性点片状或斑片状阴影；符合肺炎或间质性肺炎的表现。动脉血气分析：在吸入低浓度氧（低于 50%）时，能维持动脉血氧分压＞60 mmHg。

（四）重度中毒

吸入较长时间高浓度的氨气后，出现频繁的剧烈咳嗽、咳大量粉红色泡沫状痰，有时从鼻孔涌出；同时有胸闷、呼吸困难等表现。肺水肿出现时间较早，最短时间为 15 min，一般在 1～6 h，个别病例中毒后 30 h 出现肺水肿，并常伴有喉水肿、心悸、烦躁、恶心、呕吐或谵妄、昏迷、休克，也可有心肌炎或心力衰竭。3～7 d，气管、支气管黏膜坏死、脱落，呈块状、条状，有的呈树枝状，同一患者可间断数次咯出坏死脱落的气管或支气管黏膜。常并发继发感染，体温增高。口腔、咽部黏膜充血、水肿、糜烂，白色假膜形成，呼吸窘迫，明显发绀。双肺满布干、温性啰音。胸部 X 线征象：两肺野有密度较淡、边缘模糊的斑片状、云絮状阴影，可相互融合成大片状或蝶翼状阴影；符合严重的肺炎或肺泡性肺水肿；动脉血气分析：在吸入高浓度氧（＞50%氧）时，动脉血氧分压低于 60 mmHg。

六、辅助检查

外周血白细胞总数升高，血氨增高，肝、肾功能及尿常规异常；可见心肌酶谱升高；心电图可见肺型 P 波，ST-T 改变及心律失常等。

七、诊断思路

由于有氨的接触史，明显的刺激性症状和特殊的临床表现和异臭的氨味，诊断不困难。

八、临床诊断

（一）刺激反应

仅有一过性的眼和上呼吸道刺激症状，肺部无阳性体征，胸部 X 线影像检查无异常。

（二）轻度中毒

具有下列表现之一者：流泪、咽痛、声嘶、咳嗽、咳痰；肺部出现干性啰音；胸部 X 线示肺纹理增粗；Ⅰ度喉水肿、Ⅱ度喉水肿。

（三）中度中毒

具有下列表现之一者：声嘶、胸闷、呼吸困难、剧烈咳嗽；呼吸频速、轻度发绀、干湿性啰音；胸部 X 线示肺纹理增多、紊乱，边缘模糊散在的斑片状阴影，符合支气管肺炎；动脉血气分析：轻度至中度低氧血症；Ⅲ度喉水肿。

（四）重度中毒

具有下列表现之一者：剧烈咳嗽、咳大量粉红色泡沫痰、胸闷气急、心悸；呼吸困难、明显发绀、肺部干湿性啰音；胸部 X 线示两肺野大小不一边缘模糊的斑片状或云絮状阴影，部分可融合成大片或蝶状阴影。符合肺泡性肺水肿表现。动脉血气分析：重度低氧血症；ARDA；Ⅳ度喉水肿；并发较重气胸或纵隔气肿；窒息。

（五）眼或皮肤灼伤

轻、中、重度急性中毒均可伴有眼或皮肤灼伤。

九、鉴别诊断

应与其他刺激性气体中毒相鉴别。

十、救治方法

（一）初步处理

立即将患者移离中毒现场，并脱去污染衣物，注意保暖。给氧、人工呼吸及注射呼吸兴奋剂，给予支气管解痉剂、去泡沫剂，必要时气管插管，清除气道堵塞物，保持气道通畅，防止窒息。

（二）喉水肿、呼吸道灼烧并有呼吸困难的患者

尽早考虑施行气管切开术。准备好吸痰器。无切开器械时，可做环甲膜穿刺。同时，给予地西泮 10 mg、氨茶碱 250 mg、氢化可的松 50 mg、庆大霉素 8 万～16 万 U，稀释于 25% 葡萄糖注射液 40 mL，缓慢静脉注射。以缓解痉挛，保持呼吸道通畅，促使痰液排出，减轻肺水肿，控制感染。患者病情轻者，可应用 3% 硼酸溶液做雾化吸入，2 次/d。

（三）中毒性肺水肿、中毒性休克及心肌损害

早期、适量、短程应用糖皮质激素，如可按病情给地塞米松 10～60 mg/d，分次给药，待病情好转后减量，大剂量应用一般不超过 3～5 d。

（四）预防控制感染

及时、合理应用抗生素，防治继发症。

（五）眼部灼伤者

立即用清水，或 3% 硼酸溶液反复冲洗，至少 15 min，然后，给予氯霉素眼药水或其他抗生素药膏，每隔 2～4 h 1 次。如发生虹膜炎时，可用 1% 阿托品溶液滴眼。如眼部水肿明显，使用可的松眼药水与抗生素眼部交替用。

（六）皮肤灼伤者

立即用清水、3%硼酸溶液、2%醋酸溶液等冲洗皮肤，以中和氨水，消除灼烧。如皮肤有水疱、渗出、溃疡者，用2%的硼酸湿敷和化学灼伤油外搽。大面积深度灼伤者需专科治疗。

邱泽武　白丽丽　姚为学　张在其

第九节　职业性急性甲苯中毒

一、基本概念

甲苯是一种无色、无腐蚀性、带甜味且有芳香气味的液体。不溶于水，溶于乙醇、乙醚和丙酮等。分子量92.13。遇热、明火或氧化剂易着火。

二、中毒原因

工业上接触甲苯的机会有：煤焦油分馏或石油裂解，在喷油漆、涂料、橡胶、皮革、印刷等行业中作为溶剂或稀释剂，以及用于制造炸药、农药、苯甲酸、染料、合成树脂等。

三、毒性大小

甲苯属低毒类毒物，人吸入 $3\,g/m^3$ 在 $7\sim8\,h$ 可致急性中毒，吸入 $71.4\,g/m^3$ 短时间内可致死。口服最低致死剂量为 $50\,mg/kg$。

四、中毒机制

对皮肤黏膜有刺激作用，高浓度时对中枢神经系统有麻醉作用。工业品中常含有苯等杂质，可同时出现杂质的毒作用。进入体内的甲苯主要分布于富含脂的组织，以肾上腺、脑、骨髓和肝为最多，少量以原形经肺排出；80%~90%氧化成苯甲酸，并与甘氨酸结合形成马尿酸随尿排出；另有少量苯甲酸与葡萄糖醛酸结合随尿排出。

五、临床特征

甲苯引起的急性中毒主要表现为中枢神经系统的麻醉作用和自主神经功能紊乱症状，以及黏膜刺激症状。吸入较高浓度甲苯蒸汽后有头晕、头痛、恶心、呕吐、四肢无力、意识模糊、步态蹒跚，重症者有躁动、抽搐或昏迷；有的可出现癔症样症状。并伴有眼和上呼吸道刺激症状，可出现眼结膜和咽部充血。直接吸入后可出现肺炎、肺水肿及麻醉症状。

六、辅助检查

正常人尿中马尿酸的含量因膳食品种和吸收量的不同而有变化，且个体差异较大，故尿中马尿酸含量不能作为甲苯吸收指标和诊断指标。

七、诊断思路

根据短期内接触较大量甲苯的职业史、出现以神经系统损害为主的临床表现，结合现场调查，综合分析，并排除其他病因所致类似疾病后方可做出临床诊断。其诊断分级标准如下：

（一）轻度中毒

头晕、头痛、乏力等症状，并有恶心、呕吐、胸闷、呛咳等且具有下列情况之一者：

1. 嗜睡状态。
2. 意识模糊。
3. 朦胧状态。

（二）重度中毒

在轻度中毒基础上，还有下列情况之一者：

1. 昏迷。
2. 重度中毒性肝病。
3. 重度中毒性肾病。
4. 重度中毒性心脏病。

八、临床诊断

根据毒物接触史和相应的临床症状可以明确诊断。

九、鉴别诊断

需要与其他苯的化合物中毒相鉴别。

十、救治方法

无特效救治方法。吸入较高浓度甲苯蒸汽者立即脱离现场至空气新鲜处。有症状者给吸氧，密切观察病情变化。对症处理。可给葡萄糖醛酸或硫代硫酸钠以促进甲苯的排泄。有意识障碍或抽搐时注意防治脑水肿；心跳未停者忌用肾上腺素。直接吸入液体者给吸氧，应用抗生素预防肺部感染，对症处理。

邱泽武　孙亚威　姚为学　张在其

第十节　职业性急性镉中毒

一、基本概念

镉是一种微带蓝色的银白色软金属，有延展性、微毒，原子量为 112.4，密度为 $8.65 \, \text{g/cm}^3$，熔点为 320.9℃，蒸汽压 0.19 kPa。镉不溶于水，溶于氢氧化铵、硝酸和热硫酸。在空气中加热产生红色火焰，生成褐色氧化镉，烟雾很快转化为细小的氧化镉溶胶，属中等毒性。工业上遇到的镉化合物有硫酸镉、硝酸镉、氯化镉等也属于中等毒性。少数不溶性盐如硫化镉属低毒性。

二、中毒原因

在冶炼、焊接、电池制造、颜料工业、塑料加工、电镀、半导体组件生产等应用镉及镉化合物的过程中，均可接触而致急性中毒。

三、毒性大小

关于镉的最低中毒量目前尚无明确规定，因为镉的代谢和毒性受到很多因素的影响，因而有关报道的资料只能作为参考。岳秀英、冯健等报道雏鸭急性镉中毒的半数致死量为 289 mg/kg 体重，肉仔鸡急性镉中毒的半数致死量为 84.48 mg/kg 体重。张彩英等报道每千克日粮中添加镉 100 mg 可使肉鸡出现生长明显迟缓，饲料利用率明显降低，而含镉 10 mg/kg 日粮以下的日粮对肉鸡的生长发育和饲料利用率无明显影响。田淑琴等实验中发现采用浓度为 0.007%（占饲料的百分比）的氯化镉使肉鸭严重贫血，抑制生长，引起肝、胆、胃、甲状腺病变，尤其是甲状腺损害严重。而李慧报道含铜 25 mg/kg 的日粮会使肉鸭出现贫血和生长受阻的现象。猪实验性镉中毒报道，日粮中镉的添加量为 50 mg/kg 时受试仔猪出现了明显的临床症状。据有关资料报道，未成年鸡硫酸镉的中毒浓度为 40 mg/kg，未成年火鸡氯化镉的中毒浓度为 20 mg/kg，成年鸡硫酸镉的中毒浓度为 12 mg/kg。

四、中毒机制

镉对人体许多器官有毒性作用，急性口服中毒主要损伤消化道，吸入镉中毒主要损伤呼吸道。中毒机制有考虑与以下假说有关：金属硫蛋白是镉在体内运输、代谢的主要蛋白。镉在肝细胞中诱导金属硫蛋白合成镉-金属硫蛋白随血到达肾脏并进入肾小管腔，被肾小管上皮细胞摄取，在溶酶体中降解，镉重新游离，并在肾脏诱导金属硫蛋白合成。当镉离子过多时即与细胞膜作用，破坏谷胱甘肽和含巯基蛋白，造成生物膜脂质过氧化及 DNA 损伤，同时可导致肾小管重吸收障碍出现低分子蛋白尿。细胞凋亡是细胞死亡的另一个生理过程，可能与其致畸、"钙超载"等相关。

五、临床特征

短时间内吸入高浓度氧化镉烟尘，可在数小时至 1 d 出现全身无力、头晕、寒战、发热、四肢酸痛，伴有呼吸道黏膜刺激症状。重者在一至数天内出现胸痛、胸闷，剧烈咳嗽，咳大量黏痰、带血性痰或粉红色泡沫痰，呼吸困难，发绀，腹痛，腹泻；甚至高热、呼吸及循环衰竭。偶可合并肝功能衰竭、肾功能衰竭。查体肺部可有干、湿啰音。X 线检查两肺可见斑片状阴影，符合化学性肺炎或肺水肿的改变。口服中毒后数分钟至数小时出现类似食物中毒的急性胃肠炎表现，如恶心、呕吐、腹痛、腹泻、里急后重、全身乏力等，重者可有大汗、虚脱、眩晕、抽搐、因脱水而休克。

六、辅助检查

尿镉、血镉高于正常值（一般参考值：尿镉<5.05 μmol/L，血镉<45 ng/L）。

七、诊断思路

(一)职业接触史

短时间内吸入高浓度氧化镉烟尘或长期密切的职业接触史。

(二)临床特征

以肺部或肾脏损害为主的临床表现，如化学性支气管炎、肺炎、肺水肿，肾功能不全或肾功能衰竭。

(三)现场卫生学调查

参考现场劳动卫生学调查资料，进行综合分析，经鉴别诊断排除其他疾病后，可做出急性镉中毒或慢性镉中毒的诊断。

八、临床诊断

根据毒物接触史、临床表现、辅助检查及现场调查，即可诊断。

九、鉴别诊断

急性镉中毒应与其他金属和刺激性气体所致金属烟热、肺水肿，以及上呼吸道感染，心源性肺水肿等鉴别。

十、救治方法

1. 迅速离开现场，保持安静及卧床休息，吸氧，维持呼吸道通畅，至少观察 24 h。口服中毒者给予刺激咽后壁催吐，并立即清水洗胃，如无腹泻可给予导泻。

2. 重症者应防治化学性肺炎、肺水肿，宜早期、足量、短期给予糖皮质激素治疗，并按刺激性气体引起的化学性肺水肿治疗，应用抗生素防治合并感染。

3. 驱镉治疗，选用依地酸二钠钙或巯基类络合剂等药物治疗，方法参考铅中毒。因镉化合物对肾有损害，驱镉前后应严密监测肾功能，若有肾损害应酌情减少络合剂的用量及疗程。

4. 对症治疗，咳嗽咳痰可予吸氧、止咳祛痰药，高热及肌肉关节酸痛给予解热镇痛剂，维持水电解质酸碱平衡，但肺水肿应限制液体入量。

邱泽武 孙亚威 姚为学 张在其

第十一节 职业性急性硫化氢中毒

一、基本概念

硫化氢是一种具有臭蛋气味的无色易燃气体，比重 1.19，沸点为 -60.8℃，可溶于水生成氢硫酸，也可溶于醇类及石油溶剂等。一般为某些化学反应和蛋白质自然分解过程的产物，以及某些天然物质的成分和杂质存在于生产过程和自然界中。硫化氢不直接用于生产，而为生产过程中产生的废气。常见的硫化氢作业有采矿，深井开掘，从矿石中特别是硫化矿提炼铜、镍、钴、铅等，煤的低温焦化、含硫石油的开采和提炼，用水熄灭含硫的热铁渣，人造纤维、鞣革和硫化染料的制造，含硫橡胶的加热，荧光粉和某些磷农药等生产过程中，均可接触不同浓度的硫化氢。有机或无机化合物的分解或腐败的场所，如腌渍池、下水道、污水沟、垃圾堆及粪池等处，均有硫化氢存在，此外，硫化氢还存在于通风不良的场所，如沉箱、隧道、矿内的水坑。

二、中毒原因

硫化氢中毒多见于生产设备损坏，输送硫化氢管道和阀门漏气，违反操作规程、生产故障等使大量硫化氢逸出，或由于硫化氢的废气、废液排放不当及在疏通阴沟、粪池等意外接触所致。在采矿和从矿石中提炼铜、镍、钴等，煤的低温焦化，含硫石油的开采和提炼，橡胶、人造丝、鞣革、硫化染料、造纸、颜料、菜腌渍、甜菜制糖、动物胶等工业中都有硫化氢产生；开挖和整治沼泽地、沟渠、水井、下水道、潜涵、隧道和清除垃圾、污物、粪便等作业，以及分析化学实验室工作者都有接触硫化氢的机会；天然气、矿泉水、火山喷气和矿下积水，也常伴有硫化氢存在。由于硫化氢可溶于水及油中，有时可随水或油流至远离发生源处，而引起意外中毒事故。

三、毒性大小

硫化氢为剧毒气体，13.5 mg/m³ 眼部疼痛；67.6～135.2 mg/m³，1 h，呼吸系统轻微不适，

· 2059 ·

眼部刺激加重；202.9～270.5 mg/m³ 嗅觉麻痹；405.7～676.2 mg/m³，30～60 min 可致肺水肿；1 000 mg/m³ 以上，可致昏迷、呼吸衰竭、死亡。

四、中毒机制

硫化氢是一种神经毒剂，也为窒息性和刺激性气体。其毒作用的主要靶器官是中枢神经系统和呼吸系统，也可伴有心脏等多器官损害，对毒作用最敏感的组织是脑和黏膜接触部位。

1. 血中高浓度硫化氢可直接刺激颈动脉窦和主动脉区的化学感受器，致反射性呼吸抑制。

2. 硫化氢可直接作用于脑，低浓度起兴奋作用；高浓度起抑制作用，引起昏迷、呼吸中枢和血管运动中枢麻痹。因硫化氢是细胞色素氧化酶的强抑制剂，能与线粒体内膜呼吸链中的氧化型细胞色素氧化酶中的三价铁离子结合，而抑制电子传递和氧的利用，引起细胞内缺氧，造成细胞内窒息。因脑组织对缺氧最敏感，故最易受损。

以上两种作用发生快，均可引起呼吸骤停，造成电击样死亡。在发病初如能及时停止接触，则许多病例可迅速和完全恢复，可能因硫化氢在体内很快氧化失活之故。

3. 继发性缺氧是由于硫化氢引起呼吸暂停或肺水肿等因素所致血氧含量降低，可使病情加重，神经系统症状持久及发生多器官功能衰竭。

4. 硫化氢遇眼和呼吸道黏膜表面的水分后分解，并与组织中的碱性物质反应产生氢硫基、硫和氢离子、氢硫酸和硫化钠，对黏膜有强刺激和腐蚀作用，引起不同程度的化学性炎症反应，加之细胞内窒息，对较深的组织损伤最重，易引起肺水肿。

5. 心肌损害，尤其是迟发性损害的机制尚不清楚。急性中毒出现心肌梗死样表现，可能由于硫化氢的直接作用使冠状血管痉挛、心肌缺血、水肿、炎性浸润及心肌细胞内氧化障碍所致。

五、临床特征

(一)中枢神经系统损害最为常见

1. 接触较高浓度硫化氢后可出现头痛、头晕、乏力、共济失调，可发生轻度意识障碍。常先出现眼和上呼吸道刺激症状。

2. 接触高浓度硫化氢后以脑病表现为显著，出现头痛、头晕、易激动、步态蹒跚、烦躁、意识模糊、谵妄、癫痫样抽搐可呈全身性强直、阵痉挛发作等；可突然发生昏迷；也可发生呼吸困难或呼吸停止后心搏骤停。眼底检查可见个别病例有视神经盘水肿，部分病例可同时伴有肺水肿。脑病症状常较呼吸道症状的出现为早，可能因发生黏膜刺激作用需要一定时间。

3. 接触极高浓度硫化氢后可发生电击样死亡，即在接触后数秒或数分钟内意识丧失，呼吸、心搏骤停而死亡。死亡可在无警觉的情况下发生，当察觉到硫化氢气味时可立即嗅觉丧失，少数病例在昏迷前瞬间可嗅到令人作呕的甜味。死亡前一般无先兆症状，可先出现呼吸深而快，随之呼吸骤停。急性中毒时多在事故现场发生昏迷，其程度因接触硫化氢的浓度和时间而异，偶可伴有或无呼吸衰竭，部分病例在脱离事故现场或转送医院途中即可复苏，到达医院时仍维持生命体征的患者，如无缺氧性脑病，多恢复较快。昏迷时间较长者在复苏后可有头痛、头晕、视力或听力减退、定向障碍、共济失调或癫痫样抽搐等，绝大部分病例可完全恢复。曾有报道2例发生迟发性脑病，均在深昏迷2 d后复苏，分别于1.5 d和3 d后再次昏迷，又分别于2周和1个月后复苏。中枢神经症状极严重，而黏膜刺激症状不明显，可能因接触时间短，尚未发生刺激症状；或因全身症状严重而易引起注意之故。

(二)呼吸系统损害

可出现化学性支气管炎、肺炎、肺水肿、急性呼吸窘迫综合征等。少数中毒病例可以肺水肿的临床表现为主，而神经系统症状较轻，可伴有眼结膜炎、角膜炎。

（三）心肌损害

在中毒病程中，部分病例可发生心悸、气急、胸闷或心绞痛样症状，少数病例在昏迷恢复、中毒症状好转1周左右发生心肌梗死样表现。心电图呈急性心肌梗死样图形，但可很快消失。其病情较轻，病程较短，预后良好，诊疗方法与冠状动脉粥样硬化性心脏病所致的心肌梗死不同，故考虑为弥散性中毒性心肌损害。心肌酶谱检查可有不同程度异常。

（四）急性中毒分级

1. 刺激反应。眼及上呼吸道黏膜出现轻度刺激症状，在短时间内，可以恢复。
2. 轻度中毒。出现眼结膜炎症及轻度头痛、头昏、乏力等症状，肺部可有干性啰音。
3. 中度中毒。具有下列临床表现之一者：有明显的头痛、头昏等症状，并出现轻度意识障碍；有明显的黏膜刺激症状，视力模糊，眼结膜水肿、角膜溃疡，以及化学性支气管炎或肺炎。
4. 重度中毒。具有下列临床表现之一者：肺水肿；呼吸循环衰竭；电击型中毒。

六、辅助检查

（一）呼吸道损伤

胸部 X 线片显示两肺纹理增多、增粗或片状阴影，表现为支气管炎、支气管周围炎。重者表现为两肺纹理模糊，有广泛网状阴影或散在细粒状阴影，肺野透明度减低，显示间质性肺水肿。

（二）心肌损害

ECG 可见 Ⅱ、Ⅲ、aVF 的 T 波倒置，ST 段呈弓背型抬高。心肌酶谱有不同程度升高。也可出现窦性心动过缓、窦性心动过速。

七、诊断思路

（一）接触史

有明确的硫化氢接触史，患者的衣着和呼气有臭蛋气味可作为接触指标。事故现场可产生或测得硫化氢。患者在发病前闻到臭蛋气味可做参考。

（二）临床特点

出现上述脑和（或）呼吸系统损害为主的临床表现。

八、临床诊断

根据毒物接触史、临床表现、辅助检查及现场调查，即可诊断。

九、鉴别诊断

事故现场发生电击样死亡应与其他化学物如一氧化碳或氰化物等急性中毒、急性脑血管疾病、心肌梗死等鉴别，也需与进入含高浓度甲烷或氮气等化学物造成空气缺氧的环境而致窒息相鉴别。其他症状也应与其他病因所致的类似疾病或昏迷后跌倒所致的外伤相鉴别。

十、救治方法

1. 迅速将中毒患者转移至空气新鲜处，立即给氧，保持呼吸道通畅，有条件者施用高压氧治疗，可有效地改善机体的缺氧状态，并可加速硫化氢的排出和氧化解毒。对呼吸心搏骤停者，立即进行心肺复苏。
2. 应用大剂量谷胱甘肽、半胱氨酸或胱氨酸等，以加强细胞的生物氧化能力，加速对硫化氢的解毒作用，同时给予改善细胞代谢药物。

3. 应用高铁血红蛋白形成剂解毒的问题，一般认为患者本来组织器官缺氧，如再加用亚硝酸钠或大剂量亚甲蓝等高铁血红蛋白形成剂，将使患者受双重缺氧，会加重病情；硫化氢进入细胞与呼吸酶和其他活性物质的亲和力不是很强，可以较迅速地解离，再被游离出来的硫化氢又可被机体氧化解毒，硫化氢进入体内在有氧条件下很快被氧化，而且机体对硫化氢的代偿能力较强，因此，多数学者认为应用高铁血红蛋白形成剂治疗虽然在理论上有意义，但临床疗效仍属可疑，国内多起急性硫化氢中毒均采用对症抢救治疗和综合性支持疗法，疗效满意。

4. 对中毒症状明显者需早期、足量、短程给予糖皮质激素，有利于防治脑水肿、肺水肿和心肌损害。

5. 对症抢救治疗过程中应注意防治各种并发症及后遗症，及时给予其他各种对症、支持疗法和防治感染。

6. 眼部污染硫化氢应立即冲洗，对发现的化学性炎症按眼科治疗处理。

邱泽武　白丽丽　姚为学　张在其

第十二节　职业性急性汽油中毒

一、基本概念

汽油中毒是工业生产或使用中，接触汽油蒸汽或液体所致全身性中毒性疾病。汽油为无色液体，具特殊臭味、易挥发、易燃，其主要成分为C4～C12脂肪烃和环烃类，并含少量芳香烃和硫化物。急性中毒以神经或精神症状为主，误将汽油吸入呼吸道可引起吸入性肺炎，慢性中毒主要表现为神经衰弱综合征、自主神经功能紊乱和中毒性周围神经病。

二、中毒原因

凡是生产和使用汽油者，都有可能引起汽油中毒。如在油库、加油站的装卸，以及使用、清洗过程中；作为有机溶剂用于各种产品的生产中；司机用口吸油管时误吸肺内，以及汽油的提炼生产过程中等，均可接触溶剂汽油导致中毒发生。

三、毒性大小

汽油属低毒类，为麻醉性毒物，使中枢神经系统紊乱，高浓度可致呼吸中枢麻醉。

四、中毒机制

汽油中毒的机制目前尚未明确。对神经系统具有麻醉作用，其脱脂作用可使中枢神经系统细胞内类脂质平衡发生障碍，早期使大脑皮质抑制功能失常，以后发生麻醉作用。汽油还可以导致周围神经病，可能与其含有正己烷有关。汽油对上呼吸道和眼结膜具有刺激作用，其毒性效应系该溶剂的去脂作用所致。

五、临床特征

(一)中枢神经系统

吸入较高浓度汽油蒸汽后，轻者可出现头晕、头痛、四肢无力、心悸、恶心、呕吐、视物模糊、复视、酩酊感、易激动、步态不稳、眼睑、舌、手指微震颤、共济失调等；部分患者可有惊恐不安、欣慰感、幻觉、哭笑无常等精神症状；严重者有谵妄、昏迷、抽搐等。

（二）呼吸系统

吸入高浓度蒸汽可引起流泪、流涕、剧烈咳嗽、胸痛、呼吸困难、乏力，发热、发绀及肺部啰音，也可表现为肺水肿。吸入极高浓度可迅速引起反射性呼吸停止。

（三）消化系统

误服者表现为频繁呕吐，出现口腔、咽及胸骨后烧灼感，恶心，呕吐，腹痛，腹泻，大便带血，肝脏肿大及压痛等。

（四）皮肤

长时间被汽油浸泡后可产生皮炎，也可致灼伤，皮肤可呈现水疱、表皮破碎脱落等症状。

六、辅助检查

X线检查，肺部可见片状或致密团块阴影。血白细胞总数及中性粒细胞增高。

七、诊断思路

根据短时间吸入高浓度汽油蒸汽及皮肤接触汽油的职业史，出现以中枢神经或呼吸系统为主的临床表现，结合现场卫生学调查和空气中汽油浓度的测定，并排除其他病因引起的类似疾病后，即可诊断急性汽油中毒。

八、临床诊断

根据临床表现对急性汽油中毒程度进行诊断分级，具体方法如下：

（一）有下列条件之一者，诊断为轻度中毒

1. 头痛、头晕、恶心、呕吐、步态不稳、视力模糊、烦躁。
2. 出现情绪反应，哭笑无常及兴奋不安等表现。
3. 轻度意识障碍。

（二）有下列条件之一者，诊断为急性重度中毒

1. 中度或重度意识障碍。
2. 化学性肺炎。
3. 反射性呼吸停止。

（三）汽油液体被吸入呼吸道后，出现下列表现之一者，可诊断为吸入性肺炎

1. 剧烈咳嗽、胸痛、咯血、发热、呼吸困难、发绀及肺部啰音。
2. X线检查，肺部可见片状或致密团块阴影；血白细胞总数及中性粒细胞可增加。

九、鉴别诊断

排除其他病因引起的类似疾病。

十、救治方法

（一）急性吸入中毒

1. 迅速脱离现场，呼吸新鲜空气或氧气。

2. 呼吸、心搏停止者，立即施行心、肺、脑复苏术。

3. 给予对症治疗，注意防治脑水肿。

4. 忌用肾上腺素，以免诱发心室颤动。

（二）误服

可饮用牛奶或植物油洗胃并灌肠，忌用催吐，以防诱发吸入性肺炎。注意保护肝、肾功能，积极防治肺炎。

（三）吸入性肺炎

1. 早期、短程应用糖皮质激素。

2. 给予吸氧及其他对症治疗。

3. 适量应用抗生素以防治继发肺部感染。

（四）皮肤接触

皮肤污染时可用肥皂和清水冲洗。如发生皮炎和灼伤，可按接触性皮炎和化学灼伤治疗原则处理。

邱泽武　白丽丽　姚为学　张在其

第十三节　职业性急性甲醛中毒

一、基本概念

甲醛为无色气体，有辛辣刺鼻气味。易溶于水、醇和醚。甲醛具有很活泼的化学和生物学活性，其 $35\% \sim 40\%$ 的水溶液称为"福尔马林"。

二、中毒原因

甲醛广泛应用于化学塑料工业，接触甲醛的机会有：皮革、造纸、塑料、树脂、人造纤维、橡胶、药品、染料、炸药、油漆等行业，也用作生物体防腐剂及物件消毒等。

三、毒性大小

甲醛属中等毒物，人最低中毒量 $108\ mg/kg$。吸入甲醛 $60\ mg/m^3$，$5 \sim 10\ min$ 即可导致肺和支气管严重损害。人经口致死量 $10 \sim 20\ mL$。

四、中毒机制

甲醛对皮肤和黏膜有强烈的刺激作用，反复接触可引起变态反应性皮炎。甲醛还可诱发支气管哮喘，其原因可能为：

1. 对气道黏膜的直接化学刺激所致的化学炎症。

2. 变态反应。

3. 促进释放组胺。

五、临床特征

吸入甲醛蒸汽后，轻者可致结膜炎、角膜炎、上呼吸道炎和支气管炎。主要表现为眼部烧灼感、流泪、流涕、咽痛、咳嗽、气短，肺部听诊可闻及粗糙的干啰音，并可有头晕头痛、乏力等全身症状，严重者可发生喉部痉挛、声门水肿、肺炎和肺水肿。吸入甲醛后可很快导致呼吸急促，进一步发展为急性呼吸窘迫综合征。口服甲醛溶液后，口腔、咽部、食管和胃部很快出现烧灼感，口腔黏膜糜烂，上腹部疼痛，呕吐、腹痛腹泻、便血等，严重者发生食管和胃肠道黏膜糜烂、溃疡和穿孔，呼吸困难，并可有休克、昏迷、代谢性酸中毒和肝肾功能损害，主要死因为呼吸循环衰竭。皮肤直接接触甲醛溶液可产生急性刺激性皮炎、变态性皮炎和荨麻疹。

六、辅助检查

吸入中毒胸部 X 线表现为化学性肺炎，偶见肺水肿之表现。

七、诊断思路

职业性急性甲醛中毒是短期内接触较高浓度的甲醛蒸汽引起的以眼和呼吸系统损害为主的全身性疾病。诊断主要依靠短期内接触较高浓度甲醛气体的职业史，眼和呼吸系统急性损害的临床表现及胸部 X 线所见，结合现场调查结果，综合分析，并排除上呼吸道感染、感染性支气管炎和肺炎及其他刺激性气体引起的眼和呼吸系统所致的损害后方可明确诊断。

八、临床诊断

一般来讲，患者接触甲醛后出现头晕头痛、乏力、视物模糊等症状，同时可见结膜、咽部明显充血，胸部两肺呼吸音粗糙，有散在的干性啰音，胸部 X 线检查有肺纹理增多、增粗时，可诊断为轻度中毒。若出现持续剧烈咳嗽、声音嘶哑、胸痛、呼吸困难，胸部听诊有散在的干、湿性啰音，动脉血气分析是轻度至中度低氧血症，胸部 X 线检查有散在的点状或小斑片状阴影，可诊断为中度中毒。如果患者动脉血气分析呈重度低氧血症，并有喉水肿、肺水肿、昏迷、休克等表现之一者，可诊断为重度中毒。

九、鉴别诊断

需与急性甲醛中毒鉴别的疾病主要为上呼吸道感染、感染性支气管炎、肺炎及其他刺激性气体引起的眼和呼吸系统损害。

十、救治方法

1. 吸入者立即脱离现场，及时脱去被污染的衣物，对受污染的皮肤使用大量的清水彻底冲洗，再使用肥皂水或 2% 碳酸氢钠溶液清洗。溅入眼内须立即使用大量清水冲洗。

2. 短期内吸入大量的甲醛气体后，出现上呼吸道刺激反应者至少观察 48 h，避免活动后加重病情。

3. 对接触高浓度的甲醛者可给予 0.1% 淡氨水吸入；早期、足量、短程使用糖皮质激素，可以有效地防止喉水肿、肺水肿。

4. 保持呼吸道通畅，给予支气管解痉剂，去泡沫剂，必要时行气管切开术。

5. 合理氧疗。

6. 对症处理，维持水电解质酸碱平衡，防治肝肾功能衰竭，预防感染，防治并发症。

邱泽武　白丽丽　姚为学　张在其

第十四节　职业性急性苯的氨基与硝基化合物中毒

一、基本概念

急性苯的氨基、硝基化合物中毒是短期内经皮肤吸收或吸入大量苯的氨基、硝基化合物所致的以高铁血红蛋白血症、溶血性贫血或肝损害为主要病变的全身性疾病。常见的苯的氨基、硝基化合物有苯胺、对苯二胺、联苯胺、硝基苯、二硝基苯、三硝基甲苯和硝基氯苯。

二、中毒原因

苯的氨基、硝基化合物主要用于制造染料、药物、橡胶、炸药、涂料、鞋油、油墨、香料、农药、塑料等化工产品。在生产时，本类化合物以粉尘和蒸汽的形态存在于环境中，在生产过程中直接或间接通过皮肤污染、呼吸道吸入和食入污染食物而致中毒。

三、毒性大小

常见的该类化学物质包括：苯胺急性毒性半数致死量：442 mg/kg（大鼠经口）、820 mg/kg（兔经皮）；邻甲苯胺急性毒性半数致死量：70 mg/kg（大鼠经口）、3250 mg/kg（大鼠经皮）；对甲苯胺急性毒性半数致死量：656 mg/kg（大鼠经口）；对苯二胺急性毒性半数致死量：80 mg/kg（大鼠经口）；对氨基酚急性毒性半数致死量：375 mg/kg（大鼠经口）；硝基苯急性毒性半数致死量：489 mg/kg（大鼠经口）、2100 mg/kg（大鼠经皮）。

四、中毒机制

1. 对血液的作用。一是直接或间接地氧化血红蛋白，生成高铁血红蛋白，使血红蛋白失去携氧的功能。二是作用于谷胱甘肽，引起谷胱甘肽减少。三是作用于珠蛋白使珠蛋白变性，导致红细胞破裂发生溶血。

2. 对肝的作用。本类化合物可致肝组织中脂质过氧化产物升高，谷胱甘肽减少，引起细胞膜损伤，细胞内游离钙浓度升高导致钙稳态紊乱，造成肝细胞损害，引起中毒性肝病及肝脂肪变性。

3. 对肾和膀胱的作用。由于引起溶血而导致继发性肾损害和直接损害肾脏发生血尿。一些苯胺类可引起出血性膀胱炎。

4. 对皮肤黏膜刺激和致癌作用。

5. 对眼的损害。三硝基甲苯、二硝基酚等可致白内障。

6. 对代谢的影响。硝基酚可致氧化磷酸化断偶联，使体温升高产生高热。

7. 其他。致癌作用，对神经系统和心血管系统的影响。

五、临床特征

急性苯的氨基、硝基化合物中毒主要的临床特征是高铁血红蛋白形成，导致发绀和缺氧。

六、辅助检查

1. 血红蛋白和红细胞下降，网织红细胞增高，血清间接胆红素增高，尿胆原阳性，尿潜血阳性，溶血期可伴有外周血白细胞增高。溶血性贫血的分级，在本病赫恩滋小体的出现为溶血的先兆，中度中毒赫恩滋小体常高于20%，重度中毒赫恩滋小体常高于50%。赫恩滋小体于中毒后3～5 d达高峰。

应于中毒后密切动态观察红细胞赫恩滋小体、血红蛋白、红细胞、网织红细胞、血清间接胆红素、尿胆原、尿潜血等指标。

2. 血液高铁血红蛋白含量升高。

七、诊断思路

（一）职业接触史

有苯的氨基、硝基化合物的职业接触史。

（二）临床特征

高铁血红蛋白形成，导致发绀和缺氧。

（三）辅助检查

血液高铁血红蛋白含量升高。

（四）现场劳动卫生学调查

根据现场劳动卫生学调查资料，进行综合分析，排除其他疾病，可诊断为急性苯的氨基、硝基化合物中毒。

（五）分级标准

1. 轻度中毒。口唇、耳郭、舌及指（趾）甲轻度发绀，可伴有头晕、头痛、乏力、胸闷。高铁血红蛋白在 $10\%\sim30\%$。一般在 24 h 内恢复正常。

2. 中度中毒。具备以下任何一项者，可诊断为中度中毒：①皮肤、黏膜明显发绀，可出现心悸、气短、食欲不振、恶心、呕吐等症状，高铁血红蛋白在 $30\%\sim50\%$；②轻度溶血性贫血。赫恩滋小体可高于 20%；③化学性膀胱炎。

3. 重度中毒。具备以下任何一项者，可诊断为重度中毒：①重度发绀，皮肤、黏膜呈铅灰色，出现意识障碍，高铁血红蛋白高于 50%；②严重溶血性贫血。赫恩滋小体可高于 50%；③较严重的肝、肾损害。

八、临床诊断

根据短期内接触高浓度苯的氨基、硝基化合物的职业史，出现以高铁血红蛋白血症为主的临床表现，结合现场卫生学调查结果，综合分析，排除其他原因所引起的类似疾病，方可诊断。

九、鉴别诊断

与其他可产生高铁血红蛋白血症、赫恩滋小体的其他疾病相鉴别，如遗传性疾病、药物（如非那昔丁）或其他工业毒物（如亚硝酸盐）中毒、肠源性发绀等。

十、救治方法

（一）现场急救

迅速撤离中毒现场，脱去污染的衣物。以 5％醋酸溶液清洗皮肤上的毒物，继用肥皂水和清水冲洗。眼受污染可用 0.9％氯化钠或 3％硼酸溶液冲洗。严密观察病情变化，根据病情给予下述治疗。

（二）治疗高铁血红蛋白血症

1. 1％亚甲蓝 5～10 mL（1～2 mg/kg），加入 25％葡萄糖注射液 20 mL 静脉注射，半小时后发绀未完全消失可再给予半量。3～4 h 后再度发绀，可给予一个剂量。必要时可每隔 8～12 h 重复使用，连用 2 d。但一次注射总量不得超过 200 mg，1 d 总量不得超过 500 mg。

2. 同时给予维生素 C 2 g，加入 25% 葡萄糖注射液 100 mL 静脉注射，也可单独应用于较轻的中毒患者。

（三）维持呼吸循环功能

给予吸氧、呼吸兴奋剂等治疗，必要时人工机械通气。

（四）防治溶血

大剂量糖皮质激素，碱化尿液，利尿，必要时血浆置换。

（五）治疗肝肾损害

保肝治疗，给予大剂量维生素 C、葡醛内酯或硫普罗宁。对肾功能衰竭给予血液透析。

（六）防治脑水肿

严重抽搐者，予 20% 甘露醇脱水治疗，并给予脑细胞营养代谢药物。

邱泽武　孙亚威　张在其

第十五节　职业性急性光气中毒

一、基本概念

光气常温下为无色伴有窒息性气味的高毒性气体，在 0℃ 时冷凝为透明无色发烟液体。分子量 98.92，密度 1.381，熔点 −118℃，沸点 8.2℃，蒸汽密度 3.4。微溶于水，易溶于苯、甲苯、冰乙酸和许多液态烃类。

二、中毒原因

光气由一氧化碳和氯的混合物通过活性炭而制得。可应用光气做原料，如用于制造染料、橡胶、农药和塑料；也作为军用毒气。光气输送管道或容器爆炸、设备故障或检修等工作中均可接触光气而中毒。

三、毒性大小

光气属高毒类，其毒性比氯气大十余倍。光气对呼吸道的损害与其浓度有关，吸入 88.3 mg/m³ 在 2 min 可致肺损伤，110 mg/m³ 在 30 min 可致死。

四、中毒机制

当接触很高浓度光气时，吸入后，光气可透过气血屏障直接进入肺毛细血管与血液成分发生反应，形成正铁血红素并引起溶血。红细胞碎片等可导致肺毛细血管栓塞和循环阻滞，患者可在数分钟内死于急性肺心病。光气所致肺水肿的发病机制可能是由于光气分子中的羰基与肺组织细胞蛋白质，各种酶及类脂中的氨基、羟基、巯基等功能基团结合发生酰化反应，干扰了细胞的正常代谢，使毛细血管内皮细胞和肺泡上皮细胞等受损，通透性增高，导致化学性炎症和渗出而形成肺水肿。近年对光气中毒肺水肿发病机制的研究，发现除了光气对肺组织细胞的酰化作用外，可能还有其他多种因素参与促进肺水肿的发生和发展，近年对生物膜脂质过氧化作用在急性光气肺损伤中的作用日益引起重视，认为花生四烯酸的代谢产物与光气中毒肺水肿的发生和发展有关。

五、临床特征

(一)刺激期(立即反应期)

吸入光气当时即出现呛咳、胸闷、气促和眼结膜刺激症状,还可有头晕、头痛、恶心等。

(二)症状缓解期

吸入光气后一般有3~24 h的症状缓解期,这时刺激期所表现的症状可缓解或消失,但肺部病变仍在发展。

(三)症状再发期

肺部病变逐步发展为肺水肿,可有怕冷、发热、头昏、烦躁不安、胸闷、气急、呼吸困难、发绀、咳嗽、咯粉红色泡沫样痰,甚至出现休克、昏迷、心、肺、脑、肾功能损害,此期可持续1~3 d;也有在24 h内死亡的。

(四)恢复期

经积极治疗,肺水肿逐渐吸收,3~7 d后基本恢复,在恢复期中可出现自主神经功能紊乱。急性中毒痊愈后,一般无后遗症。

六、辅助检查

1. 吸入光气中毒患者动脉血气分析显示低氧血症。

2. 胸部X线显示支气管炎或肺水肿表现。部分患者肺水肿消退后2周左右,可出现迟发性阻塞性毛细支气管炎,胸部X线片显示两肺满布粟粒样阴影。

七、诊断思路

急性光气中毒可根据明确短期内接触光气职业史,急性呼吸系统损害的临床症状、体征,胸部X线表现,结合动脉血气分析等其他检查进行综合分析,并排除其他病因所致类似疾病,方可诊断。特别要重视急性光气中毒肺水肿的形成有潜伏期,早期进行胸部X线摄片是早期诊断肺水肿的重要检测手段。

八、临床诊断

(一)轻度中毒

咳嗽、气短、胸闷或胸痛,肺部可有散在干、湿性啰音。胸部X线片表现为肺纹理增强或伴边缘模糊。以上表现符合支气管炎或支气管周围炎。

(二)中度中毒

具有下列情况之一者:

1. 胸闷、气急、咳嗽、咳痰等,可有痰中带血,两肺出现干、湿性啰音,胸部X线表现为两中、下肺野可见点状或小斑片状阴影。以上表现符合急性支气管肺炎。

2. 胸闷、气急、咳嗽、咳痰较严重,两肺呼吸音减低,可无明显啰音,胸部X线表现为肺纹理增多、肺门阴影增宽、境界不清、两肺散在小点状阴影和网状阴影,肺野透明度减低,常可见水平裂增厚,有时可见支气管袖口征或克氏B线。以上表现符合急性间质性肺水肿。

3. 动脉血气分析检查常为轻度或中度低氧血症。

(三)重度中毒

具有下列情况之一者:

1. 明显呼吸困难、发绀，频繁咳嗽、咳白色或粉红色泡沫痰，两肺有广泛的湿性啰音，胸部 X 线表现为两肺野有大小不一、边缘模糊的小片状、云絮状或棉团样阴影，有时可融合成大片状阴影或呈蝶状形分布，动脉血气分析显示 $PaO_2/FiO_2 \leqslant 300$ mmHg。

2. 上述情况更为严重，呼吸频率（＞28 次/min）和（或）呼吸窘迫，胸部 X 线显示两肺呈融合的大片状阴影，动脉血气分析显示 $PaO_2/FiO_2 \leqslant 200$ mmHg。

3. 窒息。

4. 并发气胸、纵隔气肿。

5. 严重心肌损害。

6. 休克。

7. 昏迷。

九、鉴别诊断

应与刺激剂、氰类毒剂或糜烂性毒剂中毒相鉴别。同时还应注意以光气作为溶剂使用时联合中毒的可能性。

十、救治方法

（一）现场抢救

尽快使患者脱离中毒现场，移至空气新鲜处，更换污染的衣物，立即安静休息，可取半卧位，适当保暖。有条件时，立即吸氧，并静脉注射地塞米松 10～20 mg，以及氨茶碱 0.25 g（加 10%～25% 葡萄糖注射液 20 mL），地西泮 10 mg 肌内注射。

（二）对有可能或已发生肺水肿的患者，除上述紧急处理外，还应：

1. 控制补液量和补液速度，减轻心脏负担，减慢肺水肿的发生。

2. 早期大量应用糖皮质激素。①氢化可的松 300～400 mg 或地塞米松 30～40 mg 加入 5% 葡萄糖注射液 500 mL 中缓慢静脉滴注；②泼尼松 15～20 mg/次，3 次/d 口服。

3. 如有心力衰竭或心动过速（心率＞120 次/min）时：①毛花苷 C 0.4 mg 加入 25%～50% 葡萄糖注射液 20～40 mL 中缓慢静脉注射，待 4～6 h，如症状未见好转，可再重复注射半量，24 h 内总量不超过 1 mg；②毒毛花苷 K 0.25 mg 加入 25% 葡萄糖注射液 20～40 mL 中缓慢静脉注射。

4. 利尿剂可减少体循环回心血量。①依他尼酸钠 25～50 mg 加入 25% 葡萄糖注射液中缓慢静脉注射；②呋塞米 20～40 mg 肌内注射或加入 25% 葡萄糖注射液 20 mL 中缓慢静脉注射。

（三）对症治疗

1. 呼吸困难。①吸氧；②尼可刹米 0.375 g/次或洛贝林 3～6 mg/次，必要时 15～30 min 1 次肌内注射，也可二药交替注射。

2. 咳嗽、咳痰。①异丙嗪糖浆 10 mL/次，3～4 次/d 口服；②痰黏稠不易咳出时，可吸入水蒸气或 2% 碳酸氢钠雾化吸入；③也可口服或肌内注射半胱氨酸 0.1～0.2 g/次，1～2 次/d。

（四）抗感染治疗

适当应用抗生素，以控制和治疗细菌性感染。

（五）防护

处理群体光气中毒事件时，要注意患者的化学中毒洗消及更换衣物，安置于通风良好的病房（避免使用中央空调），医护人员在抢救过程中应做好防护措施，避免二次污染。

邱泽武　白丽丽　姚为学　张在其

第十六节　职业性急性氯丁二烯中毒

一、基本概念

氯丁二烯中毒是吸收氯丁二烯蒸汽或液体所致的急性或慢性全身性疾病。急性中毒以中枢神经系统抑制和呼吸道刺激作用的表现为主。慢性中毒以肝脏损害和神经衰弱综合征为主，多数病例尚有脱发。

二、中毒原因

氯丁二烯为无色、易挥发液体，属中等毒类，可经呼吸道、消化道及皮肤吸收。本品是合成氯丁橡胶的单体，在制造氯丁橡胶的合成、聚合及后处理过程中，如敞口操作或设备跑冒滴漏，可有较多量的氯丁二烯逸出。在加料、清釜清洗、抢修中逸出最多。在氯丁橡胶加工、生产和制品的使用过程中，均可接触氯丁二烯，而致急性氯丁二烯中毒。

三、毒性大小

氯丁二烯属中等毒类，小白鼠吸入 $3\,000\ mg/m^3$ 持续 $1\ h$，可在 $24\ h$ 致死，大白鼠吸入 $10\,000\sim15\,000\ mg/m^3$ 持续 $5\ h$，产生肺水肿。人吸入 $5\,400\sim6\,300\ mg/m^3$ 持续 $5\ min$，即出现头晕。

四、中毒机制

氯丁二烯蒸汽对黏膜有刺激作用，大量吸入对中枢神经系统有麻醉作用。氯丁二烯吸收进入体内后，与还原型谷胱甘肽结合，使体内还原型谷胱甘肽含量下降。其转化形成的环氧化中间产物，抑制巯基酶的活性，使半胱氨酸耗竭，导致毛发脱落。实验动物中毒可出现肺水肿、肺出血，肝肾细胞变性坏死。氯丁二烯所致急性肝损害与脂质过氧化作用有关，从而导致细胞和组织损伤。

五、临床特征

吸入少量出现眼、鼻及上呼吸道刺激症状，咳嗽、胸痛、气急、恶心等。吸入高浓度出现麻醉作用、呕吐、面色苍白、四肢厥冷、血压下降，甚至昏迷。吸入极高浓度可死于肺水肿。慢性中毒的临床特征之一是毛发脱落。

六、辅助检查

肝脏损害时，实验室检查血胆红素、丙氨酸氨基转移酶升高。肺水肿时，胸部 X 线片出现肺水肿的相应改变。

七、诊断思路

(一)职业接触史
短期大量或长期密切的职业接触史。

(二)临床特征
早期的眼、鼻及上呼吸道刺激症状，以及以麻醉作用或肝脏损害为主的临床表现。

（三）劳动卫生学调查

参考现场劳动卫生学调查资料，进行综合分析，排除其他疾病，特别是病毒性肝炎，可诊断为急性氯丁二烯中毒。

八、临床诊断

分级标准：

1. 轻度中毒。短期内接触较高浓度氯丁二烯后，出现头晕、头痛、乏力、恶心、呕吐、胸闷、气急等症状，及眼结膜充血、咽部充血等体征，并具备下列表现之一者：①急性轻度中毒性脑病，如轻度意识障碍、步态蹒跚；②急性气管支气管炎。

2. 中度中毒。除轻度中毒症状加重外，出现下列表现之一者：①急性中度中毒性脑病，如中度意识障碍、共济失调等表现；②急性支气管肺炎或间质性肺水肿。

3. 重度中毒。除中度中毒症状加重外，出现下列表现之一者：①急性重度中毒性脑病，如重度意识障碍；②肺泡性肺水肿。

九、鉴别诊断

需要与铊中毒进行鉴别。

十、救治方法

1. 立即脱离现场，保持安静、保暖、卧床休息，吸氧，清洗污染皮肤，更换污染衣服，用清水、0.9%氯化钠或2%碳酸氢钠溶液冲洗污染的眼部。

2. 无解毒药物，主要是对症支持疗法。重点是防治肺水肿，保肝治疗。对昏迷者，必要时给予呼吸兴奋剂。

邱泽武　彭晓波　姚为学　张在其

第十七节　职业性急性三烷基锡中毒

一、基本概念

职业性急性三烷基锡中毒是由三烷基锡化合物所致以中枢神经系统损害为主的全身性疾病。

二、中毒原因

氟化三丁基锡、醋酸三苯基锡是农业杀菌剂，氯化三乙基锡在工业上用作电缆、油漆、造纸、木材等的防腐剂，氯化三甲基锡是增塑剂的添加剂。本类毒物可经皮肤、呼吸道或胃肠道吸收，在制造和使用上述锡化合物时，可引起急性三烷基锡中毒，其中氯化三甲基锡为高毒化合物。

三、毒性大小

有机锡化合物有4种类型：一烃基锡化合物、二烃基锡化合物、三烃基锡化合物、四烃基锡化合物。本类物质具高毒或中等毒性，其毒性大小顺序为三烃基锡化合物＞二烃基锡化合物＞一烃基锡化合物，四烃基锡化合物毒性与三烃基锡化合物相似，因前者在体内可经肝脏转化为后者。三乙基锡毒性最大，大鼠经口和静脉注射半数致死量分别为4 mg/kg和4.2 mg/kg，四乙基锡大鼠经口半数致死量为 9 mg/kg；三甲基氯化锡大鼠经口半数致死量为 20 mg/kg；三丁基氯化锡大鼠经口半数致死量为 117 mg/kg。

四、中毒机制

三烷基锡主要引起神经系统损害：三乙基锡具有中枢神经髓鞘毒，可引起脑白质水肿；三甲基锡作用于边缘系统，引起实验大鼠中枢神经系统严重的、永久性的损伤，特征为神经元坏死。三烷基锡化合物引起上述病变的发病机制尚不完全清楚，有认为是抑制了氧化磷酸化过程的磷酸化环节，作用于三磷酸腺苷形成前的阶段。三甲基锡对海马结构的毒性可引起精神过度兴奋的作用机制，有认为是三甲基锡引起脑谷氨酸代谢和 α-氨基丁酸系统发生障碍，也有认为是三甲基锡抑制了 Ca^{2+}-ATP 酶，干扰了脑的钙泵和其他由环磷酸腺苷介导的过程所致。

五、临床特征

（一）潜伏期

三烷基锡中毒至症状出现，有 1～5 d 的潜伏期，因此不能及时发现三烷基锡中毒。

（二）主要表现

本类毒物对中枢神经系统的作用可不同，三乙基锡主要可引起脑白质水肿；三苯基锡化合物中毒出神经系统表现外，尚可有肝脏损害；而三甲基锡化合物以精神症状为主，三甲基锡中毒早期可有头痛，但主要是边缘系统和小脑功能受损的症状，如耳鸣、听力减退、定向力障碍、多语、遗忘、攻击行为、食欲亢进、性功能障碍、眼球震颤、共济失调及抽搐等。三乙基锡中毒除流泪、鼻干、咽部不适外，主要为中枢神经系统症状，如早期阵发性剧烈头痛，后期为持续性，精神萎靡、头晕乏力、多汗、恶心呕吐、食欲减退及心动过缓，严重患者可突然昏迷、抽搐、呼吸停止。

六、辅助检查

1. 急性三甲基锡中毒患者可有耳蜗性听力障碍，出现听力减退或耳鸣，故对有听力减退的患者，可做电测听检查。

2. 急性三甲基锡中毒患者的癫痫发作多为复杂部分性发作，但也可为全身性强直-阵挛性发作，后者即以往所称的大发作。复杂部分性发作以往称精神运动性发作或颞叶发作，以意识障碍和精神症状为突出表现，每次发作达数分钟或更长时间后，意识逐渐清醒，对发作经过不能回忆。脑电图检查虽无特异性，但可作为辅助诊断指标。

3. 尿锡测定可作为接触指标，在诊断或鉴别诊断需要时，可做尿锡测定。

4. 颅内压增高疑有脑水肿时，可做头颅 CT 或 MRI 检查。除鉴别诊断需要外，腰椎穿刺一般不作为常规检查项目。

5. 国外报道急性三甲基锡中毒病例有轻度肝脏损害，动物实验发现三丁基氯化锡可引起肝脂肪变性伴灶性坏死，在观察与治疗中应予注意。

七、诊断思路

根据毒物接触史、临床表现、辅助检查及现场调查，即可诊断，具体如下：

（一）职业接触史

有接触较大量三烷基锡化合物的职业史。

（二）临床特征

急性三烷基锡中毒的潜伏期长，一般可达 1～5 d。较重患者早期可仅有轻度神经衰弱综合征症状或出现过度兴奋，而在1周内病情迅速恶化，早期常易误诊，应提高警惕。经1～5 d潜伏期后，出现以中枢神经系统损害为主的临床表现，如三甲基锡中毒引起脑水肿和精神障碍、三乙基锡中毒引起脑水肿、三苯基锡化合物中毒除神经系统表现外，尚可有肝脏损害。

（三）辅助检查

尿锡含量增高可作为接触锡的指标，但不能作为三烷基锡中毒的指征。腰椎穿刺检查除压力增高外，脑脊液常规检查无异常。

（四）现场劳动卫生学调查

参考现场劳动卫生学调查资料，进行综合分析，并排除有类似临床表现的其他疾病，可诊断为急性三烷基锡中毒。

（五）分级标准

1. 观察对象。接触后有头痛、头晕、疲乏、食欲不振等症状者或短期内意外接触较大量三甲基锡、乙基、苯基锡者，虽无局部刺激或全身中毒的临床表现，均应作为观察对象。尿锡量增高可作为接触指标。

2. 轻度中毒。有头痛、头晕、极度疲乏、精神明显萎靡、食欲不振、恶心、睡眠障碍等症状，伴有多汗或心率减慢等体征者，可诊断为轻度中毒。

3. 中度中毒。具有较重的上述症状，并有下列情况之一者，可诊断为中度中毒：①频繁呕吐，腹壁反射、提睾反射减弱或消失；②意识模糊、嗜睡状态；③情绪障碍；④脑电图弥散性异常可作为辅助诊断指标。

4. 重度中毒。具有下列情况之一者可诊断为重度中毒：①明显脑水肿，表现为昏睡、抽搐，可见锥体束征或视神经盘水肿；②有明显的精神症状，如幻觉、定向障碍、攻击性行为等；③脑电图弥散性异常可作为辅助诊断指标。

八、临床诊断

（一）轻度中毒

接触三烷基锡后经数小时至数天的潜伏期，出现下列情况之一者：
1. 头痛加剧、头晕、乏力、精神萎靡、食欲不振、恶心、睡眠障碍，可伴多汗或心率减慢。
2. 烦躁、记忆检查呈明显障碍，并可伴耳鸣、听力减退。

（二）中度中毒

具有极度乏力、精神萎靡等症状，并有下列情况之一者：
1. 出现呕吐，腹壁反射、提睾反射减弱或消失。
2. 意识模糊、嗜睡状态。
3. 明显的情感障碍，如忧郁、焦虑、淡漠、易激惹等。
4. 复杂部分性癫痫发作。

（三）重度中毒

具有下列情况之一者：
1. 昏迷，可伴抽搐。
2. 明显的精神症状，如暴怒、攻击行为、虚构、幻觉等，伴定向障碍。
3. 癫痫大发作。
4. 明显的小脑损害。

九、鉴别诊断

1. 中毒早期仅感头痛、头晕、乏力而易误诊为上呼吸道感染。
2. 颅内压增高时需排除脑炎、脑膜炎、急性脑血管病、脑部占位病变或脑外伤等。
3. 精神障碍需与精神分裂症、心因性或其他疾病所致的精神障碍相鉴别。
4. 抽搐需与癔症发作、原发性癫痫或其他疾病引起的抽搐相鉴别。

十、救治方法

1. 立即脱离现场，皮肤或眼受污染者，用清水彻底冲洗。
2. 对有明确接触史者，即使当时无症状，也应根据情况密切观察5～7 d。如观察期间出现头痛、头晕、情绪不稳、易激动等神经精神症状，应及时给予下述处理。
3. 治疗以对症支持疗法为主，急性三烷基锡中毒无特效解毒剂，巯基类络合剂对三烷基锡中毒无效。主要是积极防治脑水肿，给予糖皮质激素、高渗脱水剂、利尿剂，控制液体入量等。病程中如头痛、呕吐、出汗等症状加剧，心率减慢，血压升高，腹壁或提睾反射消失，出现尿失禁、一过性意识或精神障碍，均提示病情恶化，可能已发生脑水肿，应积极治疗脑水肿。
4. 中、重度中毒患者可用高压氧治疗，特别是重度患者应及早应用。
5. 保肝治疗，给予大剂量维生素C、葡醛内酯或硫普罗宁等。

邱泽武 白丽丽 姚为学 张在其

第十八节 职业性急性五氯酚中毒

一、基本概念

五氯酚纯品为白色针状结晶。热时有刺激性酚臭味。分子量266.35，相对密度1.978，熔点190～191℃，沸点310℃（分解），蒸汽密度9.2，不溶于水，溶于乙醚和苯，易溶于乙醇。其钠盐溶于水，加热分解，生成氯化物。

二、中毒原因

主要用于木材、皮革、纺织、杀菌剂，也是一种良好的杀虫剂和除草剂。在生产和使用过程中，或在运输、配药时可因吸入粉尘或皮肤沾染而中毒。也可因误饮污染本品的水而发生中毒。特别在炎热的气候，外界环境温度升高可使五氯酚毒性增高更易引起中毒。

三、毒性大小

属高毒类，人经口最低致死量为29 mg/kg。

四、中毒机制

可经呼吸道、皮肤和消化道吸收。在生产和使用过程中以皮肤吸收为引起中毒的主要途径。水溶性五氯酚血中半衰期为30 h，摄入量的90%于168 h内排出。摄入五氯酚酒精溶液时，其排出明显减慢，血中半衰期为16 d。五氯酚经各种途径吸收后主要分布在肝、肾、心、肺等。主要经肾排泄，排泄缓慢，有蓄积作用。进入人体后与血浆蛋白结合，主要引起氧化磷酸化过程断偶联，使细胞氧化率增加，氧化过程产生的能量不能通过磷酸化转变为三磷酸腺苷或磷酸肌酸，以致能量不能贮存而散发热能，导致代谢亢进，出现高热、肌无力，并造成中枢神经系统和肝、肾损害。此外，由于磷酸化过程障碍，使肌肉收缩所需能量无从供给而致反应迟钝、收缩减退，甚至完全抑制呈僵直状态。

五、临床特征

可仅有皮肤、黏膜刺激症状，即皮肤灼热感、轻微疼痛，接触性皮炎；眼部污染可引起眼刺痛、流泪、结膜炎。急性中毒可有数小时潜伏期，早期症状为乏力、多汗、两下肢沉重感、烦渴、发热38℃左右，可伴有头痛、头昏、恶心、呕吐、腹痛等。病情可在1～2h内恶化，出现高热40℃以上、全身大汗淋漓、极度疲乏、烦躁不安、昏迷、抽搐等。部分患者可发生心、肝、肾损害。口服者可有口、咽部烧灼感。辅助检查可有尿五氯酚增高、基础代谢率增高。

六、辅助检查

1. 尿五氯酚虽是反映人体对五氯酚吸收程度的特异指标，但与病情轻重不完全呈平行关系，故不作为诊断及分级的指标，可作为辅助鉴别诊断指标。正常人尿中不含五氯酚。尿五氯酚的生物阈限值为2 mg/L。

2. 重度中毒常有明显的心、肝、肾、脑损害，主要表现为心肌明显受损，肝功能明显改变，出现血尿、蛋白尿及肾功能减退和意识障碍等。

七、诊断思路

根据有明确职业接触史，起病急骤，及发热、肢体无力和多汗等典型临床表现，尿五氯酚测定在37.5 μmol/L以上，结合劳动卫生调查，可诊断为轻度中毒；临床症状加重，且出现神经系统症状、肝肾损害或出现急性呼吸窘迫综合征者可诊断为重度中毒，尿五氯酚测定一般在75 μmol/L以上。

八、临床诊断

根据短期内接触较大量的五氯酚职业史、典型的临床表现，结合现场劳动卫生学调查，综合分析，并排除其他病因所致类似疾病，方可诊断。

(一) 接触反应

有密切接触史并出现轻度头晕、头痛、多汗、下肢无力等症状。

(二) 轻度中毒

除上述症状加重外，出现低热、烦渴、心悸、气急、胸闷、并可伴有恶心、呕吐、腹痛等症状。

(三) 重度中毒

在出现轻度中毒症状后，短期内（1～2h）病情急剧变化，出现高热，大汗淋漓，极度疲乏无力，心率增快，呼吸急促，烦躁不安，甚至出现猝死。

九、鉴别诊断

急性五氯酚中毒起病急，主要为发热、出汗、疲乏无力、食欲减退、恶心、呕吐等症状。早期常易误诊，特别在夏季中毒应与中暑、感冒、上呼吸道感染及急性胃肠炎鉴别。此外五氯酚中毒与二硝基苯酚化合物中毒的临床表现类似，应明确职业接触史，并参考血、尿五氯酚测定结果。

十、救治方法

1. 接触者应立即脱离现场，污染的皮肤用大量清水彻底冲洗。口服者给催吐，用清水、肥皂水或5%碳酸氢钠溶液彻底洗胃，导泻。重度中毒者可采用换血疗法。

2. 无特效解毒剂，主要为对症和支持治疗。在有低热时即需用积极降温措施，如物理降温、冬眠疗法等。早期、适量、短程给予糖皮质激素及冬眠疗法。给予大量维生素 B 族及能量合剂。维持水、电解质和酸碱平衡。

3. 中医疗法以清热、解毒、利湿为主。有高热、烦躁及抽搐者可用牛黄解毒丸。

4. 阿托品及巴比妥类可增加毒性故应禁用。

邱泽武　彭晓波　姚为学　张在其

第十九节　职业性急性羰基镍中毒

一、基本概念

羰基镍是具有霉味的无色至淡黄色易挥发液体。分子式 C_4NiO_4，分子量 170.7，相对密度 1.29，熔点 $-25℃$，沸点 $43℃$，蒸汽密度 5.95，蒸汽压 53.32 kPa。蒸汽与空气混合物可燃下限 2%。水中溶解度为 0.018 g/100 mL；不溶于稀酸、稀碱；溶于乙醇、苯、氯仿、丙酮、四氯化碳、王水、乙醚、硝酸。液态羰基镍侵蚀某些塑料、橡胶、涂层。空气中氧化，与氧化剂反应生成一氧化碳和相应的盐。遇热、明火、氧化剂易燃。20℃时，它的蒸汽在空气和氧气中的分压达到 2 kPa 时爆炸；液态羰基镍在 60℃时分解并可发生爆炸。不能与硝酸、氯、溴、可燃性蒸汽共存。

二、中毒原因

羰基镍主要用于精炼镍、制造丙烯酸和甲基丙烯酸酯、有机合成的催化剂、作为钢和其他金属涂层、在冶金和电子工业中用于汽相扩散渗镀。当一氧化碳通入金属镍可形成不稳定的羰基镍。职业性接触是中毒的主要原因。

三、毒性大小

羰基镍属高毒类物质，其急性毒性相当于 CO 的 50 倍。人吸入高浓度羰基镍蒸汽 5~10 min 即出现轻度中毒症状。

四、中毒机制

主要经呼吸道吸入，也能经皮肤吸收。人吸入最低中毒量为 7 mg/m³。羰基镍为高毒物质。兔吸入浓度为 291 mg/m³ 后 5 min，发现镍在肺、血和肾的滞留量分别为 38.1%、11.5% 及 7.9%，肝内含量甚微。3 d 内约可随尿排出吸收镍的 62.2%。给大鼠半数致死量的剂量，经静脉、皮下、腹腔投毒后，24 h 内脏器官肉眼检查无变化，第 2 天可见肺、肝脏肿大。肺部病变表现为肺水肿和灶性出血，肺血管周围有炎症细胞浸润，肺泡上皮细胞肥大和增生，肺泡壁增厚。肝脏为肝小叶中央中度瘀血。中枢神经系统水肿，大脑半球毛细血管出血。约经 2 周后存活动物病理变化可趋好转。肺主要病变为肺实质由于成纤维细胞浸润而使很多区域硬变，只有很少量含有空气的软区。

五、临床特征

急性羰基镍中毒，主要引起呼吸系统和神经系统损害。发病时间最短者 2~3 min，5~30 min 出现早期症状，常见症状为头痛、步态不稳、视力模糊、恶心、呕吐、眼刺激、流泪、咽痛、干咳、胸闷等。早期症状减轻并经过 8~36 h 不等的潜伏期，部分患者出现晚发症状，表现为气短、咳嗽加重，呼吸浅快，心率加速。查体发现双肺大量干湿性啰音、心动过速、血压下降，继发脑缺氧可导致抽搐、呼吸衰竭及昏迷。肺部 X 线示两肺纹理增强，边缘模糊或肺野透亮度降低或散在斑片状阴影，肺部损害加重时可见两肺广泛的斑片状或云絮状阴影。少数病例可合并心肌和肝功能损害。仅有早发症状的患者为轻度中毒；出现晚发症状则诊断中度中毒；出现急性肺水肿或化学性肺炎及脑、心、肝功能严重异常者为重度中毒。

六、辅助检查

血白细胞总数增高，核左移。尿镍测定有助于诊断，但尿镍波动较大，根据尿镍排泄动态观察，发现中毒后第 1～2 天为排镍高峰，1 周后多恢复至中毒前水平。

七、诊断思路

急性中毒的诊断关键在于尽早发现中毒后发病症状的先兆表现。早发症状的严重程度与后发症状的严重程度有密切关系。急性羰基镍中毒需与引起呼吸系统和神经系统的多种疾病相鉴别，因此患者的职业史和羰基镍职业接触史，在诊断中是极为重要的依据。

八、临床诊断

根据短期内接触较大量的羰基镍职业史、呼吸系统损害的临床表现及胸部 X 线表现，结合动脉血气分析，参考现场劳动卫生学调查，综合分析，排除其他病因所致类似疾病，方可诊断。

（一）刺激反应

有一过性上呼吸道刺激症状，肺部无阳性体征，胸部 X 线片无异常表现。

（二）轻度中毒

1. 有头昏、头痛、乏力、嗜睡、胸闷、咽干、恶心、食欲不振等症状。

2. 查体可见眼结膜和咽部轻度充血，两肺闻及散在的干、湿性啰音。

3. 胸部 X 线检查正常或示两肺纹理增多、增粗、边缘模糊。以上表现符合急性支气管炎或支气管周围炎。

（三）中度中毒

具有下列情况之一者：

1. 咳嗽、痰多、气急、胸闷，可有痰中带血或轻度发绀；两肺有明显的干、湿性啰音；胸部 X 线片检查示两肺纹理增强、边缘模糊，中、下肺野出现点状或斑片状阴影。以上表现符合急性支气管肺炎。

2. 咳嗽、咳痰、气急较重；呼吸音减低；胸部 X 线检查表现为肺门阴影模糊增大，两肺散在小点状阴影和网状阴影，肺野透亮度降低。以上表现符合急性间质性肺水肿。动脉血气分析呈轻至中度低氧血症。

（四）重度中毒

具有下列情况之一者：

1. 咳大量白色或粉红色泡沫痰，明显呼吸困难，出现发绀，两肺弥散性湿性啰音；胸部 X 线片显示两肺野有大小不一、边缘模糊的片状或云絮状阴影，有时可融合成大片状或呈蝶状分布，以上表现符合肺泡性肺水肿。

2. 急性呼吸窘迫综合征。动脉血气分析常呈重度低氧血症或呼吸衰竭。

九、鉴别诊断

需鉴别的疾病主要为上呼吸道感染、感染性支气管炎、肺炎及其他刺激性气体引起的眼和呼吸系统损害。

十、救治方法

1. 急性中毒患者应立即移离现场，静卧保暖、吸氧。注意监视病情变化。

2. 尿镍升高的患者，可应用促排药物，目前认为二乙基二硫代氨基甲酸钠治疗急性羰基镍中毒疗效较好，0.5 g/次，3～4 次/d，与等量碳酸氢钠同服。根据病情及尿镍含量，决定用药天数，一般可用 3～7 d。本药口服疗效差，且胃肠道反应明显，用药期间禁用水合氯醛和副醛等镇静剂，禁止服用酒精类饮料，以防病情加重。

3. 给予对症治疗。中度、重度中毒患者主要针对中毒性肺水肿及化学性肺炎，采用相应的治疗措施。激素有较好的疗效，宜早期、适量、短程地应用糖皮质激素治疗。

邱泽武　彭晓波　姚为学　张在其

第二十节　职业性急性二氯乙烷中毒

一、基本概念

二氯乙烷为无色液体，有令人愉快气味，味甜。分子式 $C_2H_4Cl_2$，分子量 98.96，相对密度 1.256 9，熔点 $-35.5℃$，沸点 83.5，蒸汽密度 3.3，蒸汽压 8 kPa（20℃）。蒸汽与空气混合物爆炸限 6.2%～15.9%。几乎不溶于水，与乙醇氯仿、乙醚混溶。遇热、明火、氧化剂易燃、易爆，燃烧产生氯化氢和光气，浓度高时可"闪电式"死亡。

二、中毒原因

作为塑料油和脂肪溶剂，用于制造熏蒸剂和杀虫剂，从事这些职业的工作人员主要经呼吸道和消化道吸收，也可经皮肤吸收致急性中毒。

三、毒性大小

属高毒类毒物，人（男性）吸入二氯乙烷最低中毒量：每小时 4 000 mg/m³。人经口吸入最低致死量：286 mg/kg；人（男性）经口最低致死量：714 mg/kg。

四、中毒机制

高浓度时对中枢神经系统有麻醉作用，并可引起肝、肾损害。对黏膜有刺激作用。吸入 4 050 mg/m³，使猫、兔和豚鼠发生深度麻醉，比吸入同样浓度的四氯化碳或氯仿的麻醉作用深而长，但恢复较快；对肝功能损害较四氯化碳轻。吸收后，部分以原形从呼吸道排出，部分代谢产物随尿排出。

五、临床特征

急性二氯乙烷中毒，短时间内吸入高浓度蒸汽，可出现眼、鼻、咽喉刺激症状。急性中毒时先出现头晕、头痛、乏力、兴奋、烦躁、易激动。呼出气有芳香气味。随之很快发生步态蹒跚、嗜睡、意识模糊或朦胧。较轻者继神经系统症状后可出现不同程度的恶心、呕吐、上腹痛及腹泻等。部分患者可有肝大、黄疸、肝功能异常或蛋白尿、血尿。重者可出现谵妄、昏迷。脱离接触 10 h 内测定呼出气中二氯乙烷含量可作为接触指标。口服液体中毒时，除消化道刺激症状和中枢神经症状外，肝、肾损害可较明显。皮肤被液体大面积污染时可引起急性中毒，症状与吸入中毒时相似。皮肤接触可引起皮炎。

六、辅助检查

外周血白细胞总数增高，肝肾功能异常，二氧化碳结合率降低。

七、诊断思路

根据患者职业史和工作场所急性二氯乙烷接触史及相关临床表现即可诊断。

八、临床诊断

根据短期接触较高浓度二氯乙烷的职业史和以中枢神经系统损害为主的临床表现，结合现场劳动卫生学调查，综合分析，排除其他病因所引起的类似疾病，方可诊断。

（一）接触反应

短期接触较高浓度二氯乙烷后，出现头晕、头痛、乏力等中枢神经系统症状，可伴恶心、呕吐或眼及上呼吸道刺激症状，脱离接触后短时间消失者。

（二）轻度中毒

除上述症状加重外，出现下列一项表现者：

1. 步态蹒跚。

2. 轻度意识障碍，如意识模糊、嗜睡状态、朦胧状态。

3. 轻度中毒性肝病。

4. 轻度中毒性肾病。

（三）重度中毒

出现下列一项表现者：

1. 中度或重度意识障碍。

2. 癫痫大发作样抽搐。

3. 脑局灶受损表现，如小脑性共济失调等。

4. 中度或重度中毒性肝病。

九、鉴别诊断

二氯乙烷遇热分解可产生光气，可引起急性光气中毒。

十、救治方法

1. 急性中毒。立即脱离现场至空气新鲜处。脱去污染的衣着，用流动清水冲洗污染的眼和皮肤，也可用肥皂及清水冲洗皮肤，误服者给予洗胃、导泻。因目前无特效解毒剂，治疗以对症、支持治疗为主。注意防治脑水肿。忌用吗啡和肾上腺素药物。恢复期忌饮酒或剧烈运动。

2. 口服者尤需注意防治肝、肾损害。

3. 皮炎主要是对症处理。

邱泽武　彭晓波　姚为学　张在其

第二十一节　职业性急性三氯乙烯中毒

一、基本概念

三氯乙烯为无色液体，气味似氯仿。分子量131.39，相对密度1.464 9，熔点−73℃，沸点86.7℃，蒸汽密度4.53，蒸汽压13.33 kPa（32℃）。蒸汽与空气形成混合物可燃限8%～10.5%。几乎不溶于水；与乙醇、乙醚及氯仿混溶；溶于多种固定油和挥发性油。潮湿时遇光生成盐酸。高浓度蒸汽在高温下会燃烧。加热分解，放出有毒氯化物。加热至250～600℃，与铁、铜、锌、铝接触生成光气。能与钡、四氧化二氮、锂、镁、液态氧、臭氧、氢氧化钾、硝酸钾、钠、氢氧化钠、钛发生剧烈反应。

二、中毒原因

工业上使用三氯乙烯的行业很多，如金属表面的去油污、干洗衣物、植物和矿物油的提取、制备药物、有机合成及溶解油脂、橡胶、树脂和生物碱、蜡等。职业接触者主要经呼吸道侵入机体，也可经消化道和皮肤吸收。

三、毒性大小

人吸入半数致死量为45～260 mg/m³。成人口服致死量为3～5 mL/kg。

四、中毒机制

三氯乙烯属蓄积性麻醉剂，其麻醉作用仅次于氯仿，对中枢神经系统有强烈的抑制作用，也可累及周围神经系统和心、肝、肾等实质脏器，能提高交感神经反应性，并使其递质生成增加，从而使心脏对刺激的敏感性增高，给予肾上腺素可引起心室颤动。一般讲，三氯乙烯对心、肝、肾的损害较少见。主要毒性表现为中枢神经系统的抑制，重者可致昏迷及死亡。液态三氯乙烯对皮肤有刺激作用。三氯乙烯蒸汽对呼吸道及眼睛有刺激性。

五、临床特征

急性中毒：轻度吸入中毒一般在接触数小时后发病，主要表现为眩晕、头痛、恶心、呕吐、怠倦、酩酊感、易激动、步态不稳、嗜睡等。重度中毒可出现意识混浊、幻觉、谵妄、抽搐、昏迷和呼吸抑制等，少数可伴有肝、肾损害。在极高浓度（53 800 mg/m³）下，患者常迅速昏迷而无前驱症状。个别易感者在接触近麻醉水平高浓度（10 760 mg/m³）时，可出现心律失常，表现为心房异位节律、室性期前收缩、窦性心动过速和传导阻滞等。文献报道，短时间接触高浓度三氯乙烯，除中枢神经麻痹外，还出现以三叉神经为主的脑神经损害。但有学者认为这不是三氯乙烯本身的作用，而是三氯乙烯的分解产物二氯代乙炔所致。口服中毒者发病较急。口腔和咽部有烧灼感，恶心、呕吐、腹痛、腹泻等胃肠道症状较明显，肝、肾损害较吸入中毒多见。成人口服致死量为3～5 mL/kg。某些主要经皮肤吸收本品的清洗工人，起病多呈亚急性经过。除有头痛、头晕、乏力、恶心、食欲不振等症状外，在接触3～4周皮肤出现红斑、丘疹、水疱等，皮损一般先出现在双上肢，经数天后向躯干和双下肢蔓延，少数甚至发展为全身大疱性表皮坏死松解症，并常伴有严重的肝、肾损害。可能与接触者特异体质有关。接触高浓度三氯乙烯蒸汽，尚可出现眼和上呼吸道刺激症状。液体三氯乙烯溅入眼内，可引起疼痛和不适，还可导致角膜表层损伤，但在数天内可恢复。

六、辅助检查

尿三氯乙烯 50 mg/L 以上有诊断意义，正常值＜50 mg/L。皮肤斑贴试验显示对三氯乙烯、三氯乙酸呈阳性反应，有助于诊断。肝功能异常。嗜酸性粒细胞增高。心脏受累可出现心律失常、ST-T改变，甚至心室颤动。

七、诊断思路

根据患者职业史和工作场所三氯乙烯接触史及相关临床表现即可做出临床诊断。

八、临床诊断

根据毒物接触史、临床表现、辅助检查及现场调查，即可诊断。

九、鉴别诊断

需要与其他刺激性气体引起的眼和呼吸系统损害相鉴别。

十、救治方法

1. 吸入中毒者应迅速脱离污染现场。皮肤沾污后，立即脱去被污染的衣服，用肥皂和大量清水彻底清洗污染的皮肤。眼睛接触后，用流水冲洗 15 min 以上。口服者应尽快洗胃，也可先口服或经胃管注入活性炭或医用液态石蜡以减少胃肠道吸收，然后洗胃，最后用盐类轻泻剂导泻以加速排出。

2. 静卧保暖，保持呼吸道通畅，给予吸氧。

3. 积极防治脑水肿和心、肝、肾损害。心跳和呼吸停止者，迅速施行心肺脑复苏术。有脑神经损害者，按神经科治疗原则处理。

4. 忌用肾上腺素及其他拟肾上腺素药物。因乙醇可增强三氯乙烯的毒性作用，应避免使用含乙醇的药物，如氢化可的松注射剂等。

邱泽武　孙亚威　姚为学　张在其

第二十二节　职业性急性苯酚中毒

一、基本概念

苯酚又名石碳酸，为无色针状结晶或白色结晶，有特殊气味，遇空气和光变红，遇碱变色更快。分子量 94.11，相对密度 1.071，熔点 40.85℃，沸点 181.9℃，蒸汽密度 3.24，蒸汽压 0.13 kPa。蒸汽与空气混合物燃烧限 1.7%～8.6%。易溶于醇、氯仿、乙醚、丙三醇、二硫化碳、凡士林、碱金属氢氧化物水溶液，几乎不溶于石油醚。水溶液 pH 值约为 6。

二、中毒原因

苯酚用作消毒、杀虫剂；制造合成树脂，药品；作为分析试剂，化工生产中间体。通过职业接触可导致中毒。

三、毒性大小

属高毒类，可经呼吸道、皮肤和消化道吸收。为细胞原浆毒物，对人体任何组织都有显著腐蚀作用。人口服致死量为 2～15 g，最低致死量 1.3 g。

四、中毒机制

低浓度酚能使蛋白变性，高浓度能使蛋白沉淀。对各种细胞有直接损害作用，对皮肤、黏膜有强烈的腐蚀作用。对血管舒缩、呼吸及体温中枢有抑制作用，可直接损害心肌、毛细血管、肝脏，由于脊髓前角细胞受刺激而出现肌束颤动和阵挛性抽搐。水溶液比纯酚易经皮肤吸收，而乳剂更易吸收。吸入的酚大部分滞留在肺内，停止接触很快排出体外。

五、临床特征

皮肤接触苯酚，早期呈灰白色，不久变成褐色的痂，最后腐离，留下淡棕色的表面。苯酚具有局部麻醉作用，因此在感觉到疼痛之前就能引起广泛损伤。留于皮肤上的酚会迅速穿透皮肤，导致细胞坏死，如果受累面积较大，可有立即死亡的危险；急性中毒表现有意识障碍、呼吸抑制、抽搐，常伴有肾功能衰竭。吸入高浓度蒸汽可引起头痛、头昏、乏力、视物模糊、体温及血压下降、肺水肿、意识障碍、抽搐、呼吸衰竭，常伴肝、肾损害。误服可引起消化道灼伤，出现烧灼痛，呼出气带苯酚气味，呕吐物或大便可带血，可发生胃肠道穿孔，并可出现休克、肺水肿、肝或肾损害。一般可在 48 h 内出现急性肾功能衰竭。眼接触可引起灼伤。

六、辅助检查

苯酚皮肤灼伤后 24 h 可出现尿常规异常，血清肌酐、血清尿素氮升高。B 超示双肾增大，血气呈代谢性酸中毒。血酚正常参考值 0.15～7.96 mg/dL，尿酚正常参考值 5～25 mg/24 h。

七、诊断思路

确切的职业接触史。患者尿和血苯酚可增高。呼出气、呕吐物或患者身上有苯酚气味，以及尿呈暗黑色，血、尿、呕吐物酚测定有助于确诊。

八、临床诊断

根据苯酚灼伤皮肤的职业史，有以急性肾脏、中枢神经系统、血液等脏器损害为主的临床表现，结合现场劳动卫生学资料等，综合分析，排除其他原因所引起的类似疾病，方可诊断。

（一）接触反应

短期接触苯酚后，出现头痛、头晕、恶心、乏力、烦躁不安等症状，可伴有一过性血压升高，并于脱离接触后短时间内（通常 2～3 d）恢复者。

（二）轻度中毒

除接触反应症状加重外，具备以下症状之一者：

1. 轻度意识障碍。

2. 轻度中毒性肾病。

3. 急性血管内溶血。

4. 心电图示 ST-T 轻度异常改变或轻度心律失常。

（三）中度中毒

具有下列表现之一者：

1. 中度意识障碍。

2. 中度中毒性肾病。

3. 心电图出现心肌缺血或较重的心律失常如心房颤动或心房扑动。

（四）重度中毒

具备以下任何一项表现者：

1. 重度意识障碍。

2. 重度中毒性肾病。

3. 休克。

4. 重度心律失常如心室颤动或心室扑动。

九、鉴别诊断

应与强酸、强碱、甲酚等其他腐蚀性化学物的急性中毒和皮肤灼伤相鉴别。

十、救治方法

1. 吸入中毒者应立即脱离现场至新鲜空气处，给予吸氧及对症治疗。

2. 皮肤污染后立即脱去污染的衣着。面积小也可先用 50％酒精擦拭创面；污染面积较大，立即用大量流动清水冲洗至少 20 min。冲洗皮肤和头发时要保护眼睛。然后再用大量的水冲洗。冲洗时继续进行其他基本救护。眼部接触者宜用 0.9％氯化钠、冷开水或清水至少冲洗 15 min，对症处理。

3. 口服者给服植物油 15～30 mL，催吐，后微温水洗胃至呕吐物无苯酚气味为止，再给硫酸钠 15～30 g。消化道已有严重腐蚀时则勿给上述处理，否则将增加毒物吸收或造成消化道损伤。

4. 防治肺水肿、肝、肾损害、维持水电解质及酸碱平衡、抗感染及对症、支持治疗。糖皮质激素的应用视灼伤程度及中毒病情而定。病情（包括皮肤灼伤）严重者需早期应用透析疗法等血液净化疗法排毒及防治肾功能衰竭。口服者需防治食道瘢痕收缩致狭窄。

邱泽武　彭晓波　姚为学　张在其

第二十三节　职业性急性硫酸二甲酯中毒

一、基本概念

硫酸二甲酯无色或微黄色，略有葱头气味的油状可燃性液体。分子量 126.14，相对密度 1.332，熔点 -31.8℃，沸点 188℃，蒸汽密度 4.35 g/L，蒸汽压 2 kPa。溶于乙醇和乙醚，在水中溶解度 2.8 g/100 mL。在 18℃易迅速水解成硫酸和甲醇。在冷水中分解缓慢，遇热、明火或氧化剂可燃。主要经呼吸道吸入，也可经皮肤吸入。

二、中毒原因

是化工应用广泛的甲基化物质，常因意外事故导致泄露或爆炸之人员中毒。

三、毒性大小

属强毒类，作用机制与甲基化有关，急性类似光气，毒性比氯气大 15 倍，人吸入浓度＞5 mg/m³ 可产生眼部刺激症状，吸入 500 mg/m³ 在 10 min 可致死。

四、中毒机制

作用机制尚不完全明了，多数学者认为是由于该物质的甲基性质，它在体内水解成甲醇和硫酸而引起毒作用。急性中毒机制在于其水解产物硫酸对皮肤黏膜所产生的强烈刺激性与腐蚀性损害。硫酸二甲酯在 18℃时即易溶于水，且分解速度随温度升高而加速，当硫酸二甲酯接触到人体的眼和呼吸道时，其黏膜中的水分即能使硫酸二甲酯很快水解，从而对呼吸道及眼产生刺激和腐蚀。由于硫酸二甲酯水解需要一定的时间，所以中毒的潜伏期较水解性强的刺激性气体要长些，一般为 0.5~6 h。急性毒性效应的主要靶器官为呼吸道及眼，急性中毒病例可见程度不同的呼吸道炎症，喉水肿和眼损害十分突出，严重者可引起肺水肿，急性呼吸窘迫综合征，甚至死亡。近年来，国外动物实验报告，急性硫酸二甲酯中毒后可引起染色体畸变，用大鼠进行实验还证实有致癌作用。

五、临床特征

(一)潜伏期

为 1~8 h，一般为 3 h。急性中毒多因吸入其蒸汽所致。中毒后出现皮肤的化学性灼伤，较重的中毒尚可伴有心、肝、肾等脏器的损害。

(二)眼损伤

眼刺激是急性硫酸二甲酯中毒出现最早，也最为突出的症状之一。首先出现双眼异物感、刺痛、流泪，继而出现畏光、眼睑痉挛及视物模糊；眼科检查可见眼睑高度水肿痉挛，结膜充血水肿，部分病例可见角膜剥脱及溃疡。这些化学性结膜、角膜炎来势凶、症状重，但病情经过良好、及时治疗后一般不留有后遗症。

(三)呼吸道损伤

硫酸二甲酯气体经呼吸道吸入后，对各级黏膜组织可产生刺激性腐蚀性损害。上呼吸道刺激症状尤为突出，患者有流涕、咽刺痛、声嘶以至失声、呛咳、胸闷等症状，鼻黏膜充血水肿、咽部及悬雍垂高度充血水肿。喉水肿的发生率高，程度重，是其急性中毒的突出特点，严重病例因治疗不当或误诊，可造成窒息甚至死亡。急性支气管炎、支气管周围炎及间质性肺水肿是急性硫酸二甲酯中毒的常见表现，患者除有上述刺激症状外，还有咳嗽、咳痰、胸闷、气促等表现，肺部听诊可闻弥散性干湿啰音。黏膜组织的坏死脱落是急性硫酸二甲酯中毒的特点之一，硫酸二甲酯能直接与蛋白质发生反应，破坏黏膜，引起严重的炎症及坏死，其水解产生的硫酸可继续腐蚀黏膜，使创面加深。相当一部分病例在病程中出现鼻黏膜脱落或支气管黏膜脱落，前者多发生于中毒后的 24 h 之内，后者多在病程的第 4~10 天。这种黏膜组织的坏死脱落可持续数天，如引流不畅可发生窒息，甚至死亡。

(四)皮肤灼伤

常伴有皮肤灼伤，灼伤部位以皮肤暴露部位如上肢、下肢及面部为多，男性患者往往伴有阴囊灼伤。检查局部可见红斑、水肿，经数小时可出现水疱、糜烂甚至溃疡，但绝大部分属于轻度灼伤。皮肤损伤具有迟发性，起初仅出现红斑，常在 12 h 后出现水疱，24 h 内尚有进展。

(五)对全身的影响

部分急性硫酸二甲酯中毒患者，尚可出现一过性心脏、肝脏、肾脏及中枢神经系统的改变。对心脏的影响主要表现心电图的异常，酶学的改变不明显。主要表现为窦性心动过速、窦性心动过缓、窦不齐、心室高电压，少数重度中毒者可有 ST-T 改变或 QT 间期延长等。一少部分中度、重度中毒者在病程中可出现一过性血清转氨酶升高，但程度一般很轻；部分病例可出现尿蛋白阳性，尿中出现红、白细胞，甚至可出现管型；部分重度中毒者尚可出现烦躁、痉挛及昏迷等中枢神经系统症状。上述各器官系统的改变与中毒程度有关，随着缺氧的改善和病情的好转，将很快恢复。

六、辅助检查

外周白细胞升高，动脉血气分析示低氧血症，肺功能示通气功能障碍，胸部 X 线片显示支气管炎、支气管周围炎、间质性肺水肿、中毒性肺水肿。纤支镜见气管支气管炎改变，心电图示 ST-T 改变，病理示气管黏膜坏死、组织脱落并混有崩解的炎性细胞。

七、诊断思路

应根据短期内接触硫酸二甲酯蒸汽史，结合临床表现、体征和影像学表现综合分析，并排除其他类似疾病。

八、临床诊断

根据短期内接触较大量的硫酸二甲酯职业史、急性呼吸系统损害的临床表现，及胸部 X 线表现，参考动脉血气分析及现场劳动卫生学调查资料，综合分析，并排除其他病因所致类似疾病，方可诊断。

（一）刺激反应

仅有一过性眼和上呼吸道刺激症状，肺部无阳性体征，胸部 X 线无异常表现。

（二）轻度中毒

具有下列情况之一者：

1. 有明显的眼及上呼吸道黏膜刺激症状，如眼痛、流泪、咽痛、声音嘶哑、呛咳、胸闷等；体征有结膜充血水肿，甚至眼睑水肿、悬雍垂充血水肿，两肺有散在干性和（或）湿性啰音；胸部 X 线表现为肺纹理增多、增粗、边缘模糊，部分可见晕环征。以上表现符合急性支气管炎或支气管周围炎。

2. 上呼吸道刺激症状明显，出现Ⅰ度至Ⅱ度喉水肿；肺部可无异常体征；胸部 X 线检查也可无阳性征象。

（三）中度中毒

具有下列情况之一者：

1. 咳嗽、咳痰、胸闷、气急，常有轻度发绀；两肺可闻及干或湿性啰音；胸部 X 线表现为两中、下肺野点状或小斑片状阴影。以上表现符合急性支气管肺炎。

2. 咳嗽、咳痰、胸闷，气急较重，两肺呼吸音减弱。胸部 X 线表现为肺纹理增多；肺门影增大、模糊，两肺散在小点状或网状阴影，肺野透过度降低，常可见支气管晕环征，叶间裂增宽及盘状肺不张等。以上表现符合急性间质性肺水肿。

3. Ⅲ度喉水肿。动脉血气分析常呈轻度至中度低氧血症。

（四）重度中毒

具有下列情况之一者：

1. 明显呼吸困难，发绀，咳大量白色或粉红色泡沫痰；两肺弥散性湿啰音；胸部 X 线表现为两肺大小不等、边缘模糊的片状或云絮状阴影，有时可融合成大片状阴影。以上表现符合肺泡性肺水肿。

2. 急性呼吸窘迫综合征。

3. 四度喉水肿。

4. 支气管黏膜坏死脱落导致窒息。

5. 并发严重气胸或纵隔气肿。动脉血气分析常呈重度低氧血症。

九、鉴别诊断

注意与光气中毒、氯气中毒、芥子气中毒鉴别，鉴别要点为毒物接触史、毒物鉴定结果。

十、救治方法

（一）急救

迅速脱离现场，保持呼吸道通畅。

（二）对症处理

脱离现场后有眼和皮肤污染可予温水或 3% 碳酸氢钠冲洗至少半小时，眼部冲洗时应注意暴露穹隆部，以后眼部用 2% 碳酸氢钠冲洗，烧伤创面用 5% 碳酸氢钠冲洗湿敷以中和水解出的硫酸，水疱皮应予剪除，以防水疱内的硫酸继续加深创面。有呼吸道吸入者应留院观察，至少 48 h，以防迟发性喉水肿引起窒息，留院期间给地塞米松加 5% 碳酸氢钠超声雾化吸入可减轻或预防呼吸道水肿的发生与发展。出现进行性呼吸困难时应尽早气管切开，并早期、大剂量、短疗程应用糖皮质激素。早期给予抗生素，必要时可给予镇静剂。经消化道中毒者，应注意保护胃肠道黏膜。

（三）肺水肿的治疗

合理氧疗，早期、短程、足量糖皮质激素。

（四）纠正低氧血症

发生急性呼吸窘迫综合征时，需要呼吸机正压通气，呼气末正压不宜超过 5 cmH_2O。

（五）氧自由基清除

可给予维生素 C、维生素 E、辅酶 Q10、还原型谷胱甘肽、β-胡萝卜素等治疗。

（六）眼灼伤治疗

清水彻底冲洗，局部使用抗生素眼膏。

邱泽武 白丽丽 姚为学 张在其

第二十四节 职业性急性一氧化碳中毒

一、基本概念

一氧化碳为无色、无味、无刺激性的气体，分子量 28.1，密度 0.967 g/L，冰点 -207℃，沸点 -190℃。不溶于水，易溶于氨水。空气中燃烧其火焰呈蓝色，空气混合爆炸极限为 12.5%~74%。

二、中毒原因

环境中一氧化碳主要来源有职业性和生活性两大类，也偶有意外情况。凡含碳的物质燃烧不完全时，都可产生一氧化碳气体。在工业生产中接触一氧化碳的作业不下 70 余种，如冶金工业中炼焦、炼铁、锻冶、铸造和热处理的生产；化学工业中合成氨、丙酮、光气、甲醇的生产；矿井放炮、煤矿瓦斯爆炸事故；碳素石墨电极制造；内燃机试车，以及生产金属羰基镍[Ni(CO)$_4$]、羰基铁[Fe(CO)$_3$]等过程，或生产使用含一氧化碳的可燃气体（如水煤气含一氧化碳达 30%～40%，高炉与发生炉煤气中含 30%～35%，煤气含 5%～15%），都可能接触一氧化碳。炸药或火药爆炸后的气体含一氧化碳为 30%～60%。使用柴油、汽油的内燃机废气中也含一氧化碳 1%～8%。生活性一氧化碳中毒，常见于家庭取暖煮饭使用的煤炉和火炉置于密闭的居室内，我国北方烧炕生地炉或烧柴取暖时，由于燃烧不完全，会有大量一氧化碳排放。若炉盖不严，烟囱堵塞，刮风倒烟，且门窗紧闭，排烟不畅时，均易发生一氧化碳中毒。燃气热水器也可因安装不当、产品质量低、无排气装置、保养不当、使用不当而发生一氧化碳中毒。使用木炭式火锅，在狭小的房间内，门窗紧闭，就有可能发生一氧化碳中毒事故。汽车排放废气也是当今一氧化碳中毒的常见原因，国外学者指出，污染大气的一氧化碳，约 60% 来源于内燃发动机的燃油。因汽车发动机的内燃，其排放的废气（也称尾气）中含有 6%～10% 或更多的一氧化碳。以吸入煤气作为自杀手段，这类事故时有发生，在国内外并非罕见。吸烟是慢性一氧化碳中毒最常见的原因，虽不会引起致死性中毒，但其影响不可低估。

三、毒性大小

为剧毒气体，人吸入空气一氧化碳含量超过 0.01%，即可引起急性中毒。超过 0.5%～1%，1～2 min 可使人昏倒，甚至迅速死亡。

四、中毒机制

一氧化碳通过呼吸道吸收，可迅速弥散穿透肺泡、毛细血管或胎盘壁，其中 80%～90% 与血红蛋白可逆性结合，形成碳氧血红蛋白。停止接触后，在正常大气压下，一氧化碳半衰期 128～409 min，平均 320 min。如吸入浓度很高需 7～10 d 方可排尽。吸入 1 个大气压的纯氧，平均半衰期为 80.3 min，吸入 3 个大气压的纯氧，平均半衰期为 23.5 min。急性中毒时，当吸入气中一氧化碳含量 0.05% 或 30 mg/m^3 时，就可使人中毒；一氧化碳因与血红蛋白结合后导致细胞缺氧，一氧化碳与血红蛋白的亲和力比 O$_2$ 与血红蛋白的亲和力大 250～300 倍，一氧化碳与血红蛋白一旦形成碳氧血红蛋白后，其解离速度仅为氧合血红蛋白解离的 1/3600，且碳氧血红蛋白的存在还影响氧合血红蛋白的解离，阻碍氧的释放和传递。因此发病机制主要是因一氧化碳与血红蛋白结合，降低血红蛋白的携氧能力，导致低氧血症和组织缺氧。近年来的研究发现一氧化碳中毒除上述作用机制外还可直接引起细胞缺氧，在其中毒机制中发挥重要作用。一氧化碳能与血液外的若干含铁蛋白质如肌红蛋白、细胞色素 P450、氧化酶、催化酶、鸟苷酸环化酶、一氧化氮合酶等发生可逆性结合。一氧化碳与细胞色素氧化酶结合后离解缓慢，影响氧从毛细血管弥散到细胞内的线粒体，损害线粒体功能。特别是，由于一氧化碳与线粒体中细胞色素 a$_3$ 的结合，可阻断电子传递链，延缓还原型烟酰胺嘌呤二核苷酸的氧化，抑制细胞呼吸，因此，线粒体在一氧化碳中毒后的头几个小时内就可成为氧自由基的来源。同时，一氧化碳可使血小板释放的一氧化氮自由基增高数百倍。由一氧化氮衍生的氧化剂过亚硝酸盐与硫及含血红蛋白的蛋白有高度的亲和力，可抑制线粒体酶，阻碍电子传递。实验研究还发现，一氧化碳可使人及动物的粒细胞附着于脑微血管壁的内皮上，继而释放粒细胞蛋白酶，使黄嘌呤脱氢酶转化为黄嘌呤氧化酶，后者可生成氧自由基，引起脑细胞脂质过氧化；而高压氧有抑制粒细胞膜附着受体 β$_2$-Integrins 的作用，可阻遏粒细胞与脑微血管内皮的附着，防止一氧化碳介导的脂质过氧化脑损害。此外兴奋性氨基酸受体阻滞剂可减轻一氧化碳所致小鼠海马神经细胞的变性，提示兴奋性氨基酸也可能参与一氧化碳的神经毒作用机制。中枢神经系统对代谢的需求最高，因而对缺氧最为敏感。一氧化碳中毒后，由于血液携氧和脑组织利用氧的障碍，细胞膜钠泵及钙泵的能量供应衰竭，细胞内钠离子聚积、钙离子超载，加之兴奋性氨基酸释放，有毒的氧自由基生成，破坏血-脑屏障，产生细胞毒性脑水肿和血管源性脑水肿，最后引起颅内压增高、脑血液循环障碍和脑功能衰竭等急性中毒性脑病的严重后果。脑中含铁多的区域如苍白球、黑质网状带中的细胞色素氧化酶可明显地受到一氧化碳的抑制；脑缺氧和脑水肿继发的脑血液循环障碍，又可使解剖上血管吻合支较少的部位如苍白球内侧部发生缺血性软化，故一氧化碳中毒时可引起帕金森综合征。如继发大脑后动脉分支供血不足，则可引起皮质性失明，发生大脑皮质下白质广泛的脱髓鞘时，可产生精神症状，在急性期昏迷苏醒后经历 2～60 d（假愈期）后方出现，称为"急性一氧化碳中毒迟发脑病"，但其确切机制迄今尚未阐明。

五、临床特征

临床上以急性脑缺氧的症状与体征为主要表现。其中毒程度取决于血中碳氧血红蛋白的含量，含量越多，缺氧越严重，而血中碳氧血红蛋白又与空气中一氧化碳浓度和吸入时间密切相关。

（一）轻度中毒（碳氧血红蛋白为 10%～20%）

眼球转动不灵、视力下降，头痛、头晕，耳鸣，恶心、呕吐，心悸，颞部压迫及搏动，四肢无力、有短暂的晕厥，离开中毒环境及时吸入新鲜空气后，症状很快缓解。轻度至中度意识障碍（如意识模糊、朦胧状态），但无昏迷。

（二）中度中毒（碳氧血红蛋白为 30%～40%）

上述症状加重，口唇、指甲、皮肤及黏膜呈樱桃红色，震颤、虚脱、昏迷，此时如抢救及时，可使患者苏醒。一般无明显并发症或后遗症。

（三）重度中毒（碳氧血红蛋白为 50% 以上）

多因吸入高浓度一氧化碳所致，除上述症状加重外，出现突然昏迷，或呈植物状态。常见瞳孔缩小、对光反射正常或迟钝，四肢肌张力增高，阵发性去大脑强直，腹壁及提睾反射一般消失，并可出现大小便失禁。脑水肿加重时，表现持续深度昏迷，连续去脑强直发作，体温升高达 39～40℃，脉快而弱，血压下降，面色苍白或发绀，四肢发凉，潮式呼吸。重度中毒患者经过治疗苏醒后常出现躁动、意识混浊、定向力丧失，部分患者意识恢复后，可发现皮质功能障碍如失用、失认、失写、失语、皮质盲或一过性失聪等；有的出现精神症状、偏瘫、癫痫大发作。经过积极抢救治疗，多数重度中毒患者仍可完全恢复。少数出现植物状态的患者，表现为意识丧失、睁眼不语、去脑强直，预后不良。除上述脑缺氧的表现外，重度中毒者中还可出现其他脏器的缺氧性改变或并发症。如严重的心肌损害或休克、肺水肿、上消化道出血、筋膜间隙综合征，伴有少尿或无尿、酱油色尿可继发急性肾功能衰竭。有的患者表现四肢或躯干皮肤出现大、小水疱或肌肉丰满的肢体肿胀、发硬，感觉和运动障碍。有时出现周围神经损害。

（四）迟发脑病

部分急性一氧化碳中毒患者于昏迷苏醒后，意识逐渐恢复正常，但经 2～60 d 的假愈期后，又出现脑病的神经精神症状，称为急性一氧化碳中毒迟发脑病。

六、辅助检查

（一）血、尿、脑脊液

外周血白细胞总数及中性粒细胞增高，40% 的患者出现蛋白尿。脑脊液压力及常规多正常。

（二）血碳氧血红蛋白测定

正常人血碳氧血红蛋白可达 5%～10%，而中毒患者在脱离一氧化碳接触 8 h 内则高于此水平。

（三）血生化

血清丙氨酸氨基转移酶及非蛋白氮一过性增高。乳酸脱氢酶于中毒后即可增高，血清天门冬氨酸氨基转移酶活性于中毒早期也开始增高，24 h 升至最高，如超过正常 3 倍，则提示病情严重或有并发症。合并横纹肌溶解症时，血清肌酸磷酸激酶活性明显增高。血气提示氧分压降低，氧饱和度可正常，血 pH 值降低或正常，血钾可降低。

（四）心电图

部分患者可出现 ST-T 波改变、室性期前收缩、房室传导阻滞或一过性窦性心动过速。

（五）脑电图

部分中毒患者出现异常，表现为低波幅慢波增多。一般以额部及颞部 θ 及 δ 波多见，常与意识障碍有关。有些昏迷患者还可出现类似肝性昏迷时的"假性阵发性棘慢波"，或表现为慢的棘波和慢波，但与阵发性癫痫样放电不同。

（六）头颅 CT

急性期显示脑水肿，2 周后可显示典型的定位损伤影像，即大脑皮质下广泛脱髓鞘病，基底核苍白球梗死、软化。

（七）头颅 MRI

示脑细胞肿胀、髓鞘脱失、梗死，即软化灶。

七、诊断思路

（一）病史

有明确的一氧化碳接触史。工业性中毒常见于意外事故，多为集体中毒；生活中毒多见于冬季家用煤炉或火炉排烟不畅。接触史不明确时需与脑血管意外、安眠药中毒、糖尿病等鉴别。

（二）中毒临床表现

皮肤、黏膜呈樱桃红色，呼吸异常，缺氧性中枢神经系统症状。脱离一氧化碳中毒环境不足 8 h，血中碳氧血红蛋白定性或定量超过 10％即可确诊，超过 8 h 则无助于诊断。

八、临床诊断

1. 有一氧化碳中毒病史。
2. 有一氧化碳中毒的临床症状及体征。
3. 碳氧血红蛋白定量，浓度＞10％。
4. 急性一氧化碳中毒迟发性脑病的诊断。
（1）有明确的急性一氧化碳中毒致昏迷病史。
（2）清醒后有 2～60 d 的"假愈期"。
（3）有临床表现中任何一条表现。

九、鉴别诊断

CT 或 MRI 有助于和中枢神经系统其他疾病鉴别。

十、救治方法

（一）一般处理

尽快脱离现场至新鲜空气处。给予纯氧，直到血中碳氧血红蛋白降低到危险水平以下，如血中碳氧血红蛋白含量超过 20％，可重复使用氧气。呼吸抑制患者，在吸氧同时，做人工呼吸，并使用呼吸兴奋剂，直至呼吸恢复正常。

（二）抗毒治疗

1. 纯氧吸入。

2. 高压氧治疗。可加速碳氧血红蛋白的解离。现在公认，3 个大气压下呼吸纯氧时，肺泡氧分压可由正常大气压下的 $136\ cmH_2O$ 提高到 $2\,719\ cmH_2O$，每 100 mL 全血中物理溶解的氧可由 0.31 mL 提高至 6 mL，同时还可加速碳氧血红蛋白的解离，使血中一氧化碳的半清除期减至 23 min，因此能有效地纠正缺氧，并减轻脑水肿。能够有效降低一氧化碳中毒导致的相关并发症、迟发性脑病及死亡的发生率。

3. 改善组织缺氧状况。缺氧输血换血可迅速增加氧合血红蛋白，改善组织缺氧。上述治疗无效但血压稳定者，可考虑静脉输血或放血后，在体外进行氧合处理后回输。昏迷时间长，上述治疗仍无效且并发呼吸或循环衰竭的危重患者，予冬眠疗法，降低患者的基础代谢，保护缺氧组织。对于出现脑血管痉挛患者可使用 0.1％普鲁卡因或阿托品，细胞色素 C 可改善组织缺氧状态。

（三）对症及支持治疗

除一般对症治疗外，对重度中毒出现急性中毒脑病者，应积极进行抢救，如消除脑水肿、维持呼吸循环功能、纠正酸中毒、加强支持治疗，加强护理，积极防治并发症。

（四）康复治疗

当一氧化碳中毒时首先受累的便是大脑，脑内小血管麻痹扩张，脑容积增加，脑内三磷酸腺苷在无氧情况下迅速耗尽而导致神经细胞发生功能和结构的改变，造成脑水肿、脑血栓、缺血软化灶及后期的广泛性脱髓鞘变性等。尽管如此脑细胞并没有完全死亡，仍有部分脑细胞缺氧后处于一种休眠状态，康复医学的早期介入，主要是以重刺激的方法刺激部分由于缺氧而休眠麻痹状态下的脑细胞尽快兴奋起来，恢复功能、完成正常代谢，减轻脑细胞的继发性损害。后期主要使重新活跃起来的脑细胞通过训练，再学习，代替已死亡的脑细胞功能，建立新的网状系统，减轻残疾。按摩疗法的目的主要是保持关节活动度，改善末梢循环，同时也有利于拮抗肌的功能训练。因此在治疗重度一氧化碳中毒患者时康复医学的早期介入是非常必要的。

邱泽武　白丽丽　姚为学　张在其

第二十五节　职业性急性甲醇中毒

一、基本概念

甲醇又称木酒精和木醇，为无色、透明、易燃，高度挥发的液体，略有乙醇的气味，分子量 32.04，比重 0.7915，沸点 64.7℃，蒸汽压 16.67 kPa，20℃时易与水、乙醇、酮、酯和卤代烃混溶，与苯部分混溶。甲醇作为溶剂，除用于塑料、油漆、印染、干洗外，还广泛用于农业、医药、化妆品工业和制造甲基丙烯盐酸、甲胺、甲基卤化物和乙二醇等。此外还可以作为防冻剂、脱水剂、复印液、汽车燃料等。

二、中毒原因

甲醇为重要的化工原料，用于制造甲醛、纤维素、甲基化反应，用作防冻剂、萃取剂、橡胶加速剂，也可作染料、树脂、人造革、火漆薄膜、玻璃纸、喷漆等的溶剂及油漆、颜料去除剂，有机合成的中间体等。也可用作燃料、焊剂。从事以上职业的作业人员均有职业接触机会而中毒。

三、毒性大小

甲醇本身只有麻醉作用，中毒致眼部损伤及代谢性酸中毒主要与其代谢产物甲酸有关。人口服中毒最低剂量为 $100 \, mg/kg$，摄入 $0.3 \sim 1 \, g/kg$ 可致死。

四、中毒机制

经消化道进入所引起的中毒，多为误服所致，是常见的主要中毒途径。经胃肠道吸收高峰时间在服后 $30 \sim 60 \, min$。吸入甲醇蒸汽而引起中毒是甲醇中毒的另一途径，常见于以甲醇为辅料，在合成化工产品的生产反应过程泄漏而引起的中毒事故，人经呼吸道吸入的甲醇蒸汽约有 60% 被吸收。经皮吸收量每分钟可达 $0.192 \, mg/cm^2$，经皮转运渗透系数（Kp）为 $1.6 \times 10^{-1} \, cm/h$，此类中毒，常因某些将甲醇作为溶剂的化工企业，工人长期接触甲醇，使皮肤干燥、开裂、发炎、经皮肤吸收而引起。吸收后的甲醇迅速分布到机体器官和组织中，分布量与器官和组织中含水量有关，以肝、肾和胃肠道中的含量最高。眼玻璃体和视神经的含量也较高，脑、肌肉和脂肪组织中较低。多数认为甲醇进入机体后，由于甲醇脱氢酶的作用，甲醇转化为甲醛，再经甲醛脱氢酶的作用，氧化为甲酸，甲酸可通过抑制细胞色素氧化酶引起轴浆运输障碍，导致中毒性视神经病。由甲酸盐诱导的线粒体呼吸抑制和组织乏氧，可产生乳酸盐，甲酸和乳酸及其他有机酸的堆积，引起酸中毒。此外，甲醇氧化可使细胞内 NAD/NADH＋比例下降，三磷酸腺苷合成受到限制，致使细胞发生退行性变，从而引起细胞的变性坏死，组织缺氧，发生病理改变。甲醇在体内氧化比乙醇慢，排泄也慢。甲醇在体内清除半衰期与剂量有关。摄入高剂量（$>1 \, g/kg$）时，清除半减期在 $24 \, h$ 以上，而低剂量（$<1 \, g/kg$）时，则为 $3 \, h$ 以上。吸收的甲醇 $90\% \sim 95\%$ 经代谢后从呼出气和尿排出，$2\% \sim 5\%$ 以原形经肾脏由尿排出。因乙醇与醇脱氢酶的结合力大于甲醇。同时接触乙醇可使甲醇中毒的潜伏期延长，初始症状不明显。但中毒前长期接触乙醇（如嗜酒者），可造成体内叶酸盐缺乏，影响甲酸代谢。目前认为，甲醇的毒性大小与是否长期接触乙醇及体内叶酸盐含量有关。近年来的实验研究表明，甲醇中毒的眼毒性主要为甲酸或甲酸盐所致。有观察表明，在一组饮入 100% 醇中毒的患者中，眼部损害约占全身中毒的 $2/3$，明显眼部损害者及代谢性酸中毒与饮入的甲醇量呈一致关系，而视力模糊与所饮甲醇量不呈平行关系。

五、临床特征

（一）全身症状

甲醇一般不令人酩酊大醉，因此中毒时"醉酒"不是主要症状。轻度中毒，可出现头痛、头晕、失眠、乏力、咽干、胸闷、腹痛、恶心、呕吐及视力减退。中度中毒，表现为意识模糊、眼球疼痛，由于视神经萎缩可导致失明。重度中毒，可发生剧烈头痛、头昏、恶心、意识模糊、双目失明，且有癫痫样抽搐、昏迷，最后因呼吸衰竭而死亡。

（二）中枢神经系统症状

轻者表现为头痛、眩晕、乏力和意识改变。但很少产生乙醇中毒的欣快感。重者出现昏迷和癫痫样抽搐。少数严重中毒者在急性期后的恢复期可有锥体外系损害或帕金森综合征的表现，有的出现发音和吞咽困难。

（三）眼部的改变

1. 视力障碍。视力障碍常为较早出现的症状，可在口服后 $1 \, h$ 或数天后出现，最初表现为眼前黑影、闪光感、视力模糊，重者视力急骤下降，甚至完全失明。早期视力减退甚至视力完全丧失后，常有短暂的恢复期,以后又可再度加重,最终导致严重视力障碍。

2. 视野改变。急性甲醇中毒患者常有视野的改变,典型的视野改变是致密的旁中心暗点或中心暗点及周边视野向心缩小。周边视野向心缩小多见于中毒的晚期,早期单纯的周边视野向心缩小比较少见。

3. 眼底改变。急性甲醇中毒的早期眼底改变是视神经盘境界模糊,颜色轻度潮红,视网膜动脉变细或挛痉,静脉充盈扩张,视网膜可出现水肿,少数可有点状出血或渗出。中毒者在视力减退的同时,多数患者眼底可观察到视盘充血,持续 1~7 d,在视盘充血 6~24 h 后,视盘边缘及其邻近的视网膜处可见沿着视网膜血管分布区出现白色条纹状水肿改变,形成沿视网膜血管颞侧上下绕黄斑区的弓形水肿图像,并可持续 10~60 d,有时也可延伸至黄斑区,形似火山状水肿。少数病例可见眼肌麻痹,因而出现复视,上睑下垂等。

(四)代谢性酸中毒

为急性甲醇中毒特征性临床表现之一。轻者无症状,仅在辅助检查时发现。重者可出现呼吸困难,潮式呼吸及全身症状。

吸入高浓度的甲醇尚可引起眼和上呼吸道轻度刺激症状。口服中毒者恶心、呕吐和上腹部疼痛等胃肠道症状较明显,并发急性胰腺炎的比例较高,少数可伴有心、肝、肾损害,表现为心电图 ST 段和 T 波改变,室性期前收缩,甚至心搏骤停;肝脏肿大,肝功能异常和急性肾功能衰竭等。

窦性心动过缓、休克、持久昏迷、癫痫样抽搐、无尿、难治性酸中毒、瞳孔扩大且对光反射消失等为预后不良先兆。死亡常与酸中毒的程度密切相关。死因主要为突发呼吸停止。少数重度中毒患者急性期过后可遗留持久的帕金森综合征。严重眼部损害者约有 1/4 可遗留视力障碍,少数失明。

六、辅助检查

测血液甲醇和甲酸浓度、动脉血气分析;血清电解质和淀粉酶测定;血、尿常规;肝、肾功能及心电图、脑 CT 检查等。

(一)血液甲醇和甲酸测定

可帮助明确诊断和治疗,有条件的可多次测定,血液甲醇浓度>6.2 mmol/L 时,可出现中枢神经症状,浓度>31 mmol/L 时,出现眼部症状。未经治疗死亡患者血液甲醇浓度高达 46.5~62 mmol/L 时,多有眼损害和酸中毒。由于采血时间不同,个体差异,同时摄入乙醇等因素,体内甲醇水平仅供参考。

(二)动脉血气分析或二氧化碳结合力测定

用来监测酸中毒和判断病情严重程度。在有条件单位最好测定动脉血 pH 值和动脉血气分析。血清碳酸氢盐<18 mmol/L 时,血液甲醇浓度往往>15.6 mmol/L。

(三)其他检验

严重中毒时,白细胞和红细胞容积均增高,后者为中毒引起红细胞增大所致。口服中毒者血清淀粉酶可增高,少数肝、肾功能异常,个别出现肌红蛋白尿。

(四)CT 检查

严重中毒者脑 CT 检查可见白质和基底节密度减低。豆状核对称性密度减低,提示为豆状核梗死软化病性,最早可在病后 3 d 出现。

七、诊断思路

根据接触史,临床表现和辅助检查,排除其他类似症状的急性中毒。典型的临床过程为先有中枢神经系统抑制，随后出现代谢性酸中毒、眼部损害和进行性脑实质损伤。对有视物模糊的主诉，意识尚清晰的患者，辅助检查出现酸中毒，则强有力地提示有甲醇中毒的可能。对原因不明的昏迷并发酸中毒患者，排除糖尿病后，应及早进行血液甲醇测定和脑 CT 检查。因甲醇引起视力减退同时，多有眼底和视野的改变，所以只有将患者主诉与眼科检查（瞳孔、眼底和视野）结果综合分析，才能做出准确的诊断。

八、临床诊断

根据毒物接触史、临床表现、辅助检查及现场调查，即可诊断。

（一）轻度急性中毒

1. 轻度意识障碍。
2. 视盘充血，视野检查有中心或旁中心暗点。
3. 轻度代谢性酸中毒。

（二）重度急性中毒

1. 中重度意识障碍。
2. 视力急剧下降甚至失明，视神经盘水肿甚至周围视网膜水肿，晚期演变为视神经萎缩。
3. 严重代谢性酸中毒，以上症状出现之一视为重度甲醇中毒。

九、鉴别诊断

甲醇中毒需与以下疾病相鉴别：急性氯甲烷中毒、急性异丙醇中毒、糖尿病酮症酸中毒、胰腺炎、脑膜炎和蛛网膜下腔出血等。在甲醇中毒早期，易误诊为上呼吸道感染或急性胃肠炎等。

十、救治方法

（一）清除已吸收的甲醇，促进排泄

职业性中毒患者立即移离现场，脱去污染衣物。口服中毒患者，视病情催吐、洗胃。重度中毒患者、血液甲醇浓度＞15.6 mmol/L、甲酸浓度＞4.34 mmol/L 者或并发肾功能衰竭应及时采用血液透析疗法，治疗应持续到血液甲醇浓度为 0 mmol/L 时为止。血液透析可极为有效地清除甲醇，是抢救中重度甲醇中毒的重要手段。血液灌流和利尿无肯定疗效。

（二）纠正酸中毒

根据动脉血气、二氧化碳结合力测定及临床表现，及早给予 5% 碳酸氢钠。甲醇中毒的早期迅速纠正酸中毒是挽救生命和视力的关键。在中毒的急性期，甘露醇及糖皮质激素的使用可降低颅内压及改善眼底血循环，防止视神经萎缩的发生。采用透析疗法和碱性药物，可加速毒物的排除和减轻毒性损害。抢救危重中毒患者时，要遵循以下治疗原则：

1. 纠正酸中毒，危重患者普遍有酸中毒存在，应及早纠正酸中毒，给予大剂量输液，保持机体内环境平衡。
2. 纠正水电解质的平衡，中毒患者都会出现不同程度的电解质紊乱，应及时补充电解质，保持体内电解质的平衡。此外，还必须给予能量支持治疗，有利于功能的恢复。
3. 并发症的治疗，危重患者均可出现不同程度的脑水肿、心力衰竭、肺部感染或休克等并发症，要酌情进行脱水、利尿强心、抗感染或抗休克等治疗，危重者采用高压氧治疗，可达到一定效果。

（三）使用解毒剂

1. 乙醇。因乙醇可以竞争性争夺醇脱氢酶与醛脱氢酶作用位点，抑制甲醇的代谢，减少代谢产物

甲醛和甲酸的产生，有利于透析治疗清除甲醇。甲醇中毒时立即用乙醇治疗，中重度中毒患者应该用到患者开始血液透析。乙醇可以口服或静脉滴注。目前国内尚无可供静脉应用的乙醇制剂。①静脉滴注：100%静脉用乙醇加于5%～10%葡萄糖注射液中配成10%乙醇。负荷剂量：10%乙醇800 mg/kg（如50 kg体重的人给10%乙醇500 mL），在1～2 h静脉滴注完毕。维持剂量：10%乙醇以80 mg/(kg·h)输入（如50 kg体重的人给10%乙醇40～50 mL/h）；②口服：20%乙醇，负荷剂量800 mg/kg（50 kg体重人给250 mL），维持剂量80 mg/(kg·h)（50 kg体重人20 mL/h）。维持血液中乙醇浓度在21.7～32.6 mmol/L。临床症状较严重者应尽快做血液透析。

2. 叶酸类。叶酸为促进甲醇氧化成二氧化碳、减少人体内甲酸蓄积的重要辅助因子，尤其是对嗜酒者更为重要。叶酸用法为50 mg静脉注射，每4 h 1次，连用3～5 d。

3. 甲吡唑。可抑制醇脱氢酶，从而阻止甲醇代谢为甲酸。一般摄入甲吡唑20 mg/kg后，体内24 h无甲酸形成。首次剂量10 mg/kg（15 min）注完，以后4～5 mg/kg每12 h重复使用。

4. 对症和支持疗法。①严密观察呼吸和循环功能，保持呼吸道通畅，心电监护，必要时气管插管；②积极治疗脑水肿；③有意识模糊，朦胧状态或嗜睡可以使用纳洛酮；④纠正水电解质紊乱；⑤补充各种维生素；⑥注意保护眼睛，用沙布盖双眼，避免光线直接刺激；⑦当出现视功能损害时，应及时给予大剂量的维生素B族及血管扩张剂。

邱泽武　孙亚威　姚为学　张在其

第二十六节　职业性急性四乙基铅中毒

一、基本概念

四乙基铅为无色油状带水果香味的液体。分子量323.45，密度1.64 g/cm³（18℃），沸点200℃。常温下易挥发，易溶于汽油、煤油、酒精、乙醚、丙酮、苯、氯仿等有机溶剂中，也可溶于脂肪及脂类中。1923年以来四乙基铅一直被用作动力汽油的防爆剂，将乙基液（含四乙基铅49%～56%），添加在汽油中成为四乙基铅汽油（乙基液含量为0.6‰～1.2‰）。它广泛应用于国防、航空、工业、交通等各部门。与此有关的职业工种均有职业接触四乙基铅的机会。此外汽车尾气中排放的四乙基铅是大气中铅的主要来源，约占环境铅污染的30%，尾气大多排放于1 m以下大气中，多聚集在离地面1 m左右高度，该高度大气铅含量是2 m以上高度处铅含量的4～8倍。事实表明，儿童是大气铅易感人群，特别是3岁左右儿童。

二、中毒原因

生产四乙基铅与乙基液、保管和运输加铅汽油，特别是进入油罐内清洗时接触量可能较多，油罐内瘀渣中含四乙基铅可达10%以上。使用加铅汽油的工人，如加油站工作人员、汽车司机、汽车修理工、急性中毒的机会较少，但把加铅汽油当溶剂汽油使用，特别是在通风不良情况下大量使用，有很大的危险性。

三、毒性大小

四乙基铅属于极强的神经毒物，阻碍高能磷酸键行程，引起细胞的代谢和呼吸障碍，造成脑实质损害。空气中四乙基铅浓度达到1 mg/m³，1 h可发生急性中毒。

四、中毒机制

由于四乙基铅有很强的脂溶性，在体内以脑和肝脏分布最多，肺、肾脏分布较少。进入体内的四乙基铅被肝细胞微粒体转化为三乙基铅，后者又缓慢分解为二乙基铅，随尿排出。四乙基铅为神经毒物，脂溶性高，在体内转化为三乙基铅，后者与中枢神经系统有高度的亲和力，并能够抑制脑内糖代谢，导致脑细胞能量缺乏和缺氧，发生充血、水肿、出血、神经细胞变性，同时可抑制脑内单胺氧化酶，破坏海马细胞的细胞骨架系统，使 5-羟色胺在大脑聚积，引发神经症状。三乙基铅在体内稳定，在体内转化为二乙基铅和无机铅的过程缓慢，其对脑的毒性作用不能被巯基化合物或依地酸二钠钙所阻断。

五、临床特征

急性中毒：短期大量吸入四乙基铅后，可导致急性中毒。潜伏期一般为数小时或数天，最长可达3周，较高浓度吸入可导致立即昏迷。初期或轻度中毒，以持续失眠、恶梦、头痛及头昏为首发症状。患者常无任何诱因而发生入睡困难，或因噩梦惊醒，头痛呈胀痛。伴发症状包括健忘、食欲不振、恶心、呕吐、口内金属味、唾液增多、四肢关节及肌肉酸痛，以及轻度兴奋、急躁易怒、焦虑不安、癔症样发作等精神和情绪变化。此期查体常无明确阳性体征。重度中毒患者上述症状出现迅速、程度加重，常迅速出现精神症状并发抽搐或昏迷。其中枢神经系统症状可分为癔症综合征型、急性精神病型和昏迷型。部分患者出现基础体温、血压及脉搏偏低征及全身多汗、两侧肢体皮肤温度不对称等自主神经功能紊乱。

六、辅助检查

急性中毒患者尿铅和血铅增高，但与临床表现无正相关，且脱离接触后迅速下降。有报道表明急性中毒患者血 δ-氨基 γ-酮戊酸脱水酶降低明显。心电图可示窦性心动过缓。脑电图呈脑波失律，大多表现为慢波增多。重度中毒患者脑影像学检查可发现脑室系统扩大，而脑脊液正常。

七、诊断思路

急性中毒患者根据短期大量接触四乙基铅的确切病史和以神经障碍为主的临床表现，血、尿铅和血 δ-氨基 γ-酮戊酸脱水酶的测定结果，可确诊。

八、临床诊断

根据短期内接触大量四乙基铅的职业史，出现以急性脑病及其精神障碍为主的临床症状、体征，结合作业场所劳动卫生学调查资料，综合分析，排除其他类似表现的疾病方可诊断。

(一) 接触反应

出现失眠、多梦、头痛、食欲不振、恶心等症状，在短时间内消退。

(二) 轻度中毒

上述症状加重，出现严重失眠、噩梦、剧烈头痛、头昏等症状，且具有下列一项者：

1. 易兴奋、急躁、易怒、焦虑不安等轻度精神障碍。
2. 癔症型类神经症表现。
3. 基础体温、血压或脉搏降低。

(三) 重度中毒

具有下列情况之一者：

1. 精神运动性兴奋。

2. 意识障碍呈谵妄状态或昏迷。

3. 癫痫样发作或癫痫持续状态。

九、鉴别诊断

应与急性汽油中毒、精神病、中枢神经系统感染、酒精中毒等鉴别。

十、救治方法

(一)一般处理

吸入中毒者,立即脱离中毒环境,去除污染衣物,依次用汽油、酒精等擦拭污染皮肤,此后用肥皂和清水冲洗干净。误服者立即催吐、洗胃和导泻。

(二)络合剂应用

用巯乙胺 200~400 mg/d,待症状改善后酌情减量,有明显肝肾功能障碍者不宜使用,使用时不宜过快,否则可能出现呼吸抑制。

(三)对症治疗

积极防止脑水肿,对有精神症状的患者使用镇静剂,无效者采用冬眠疗法。

邱泽武　孙亚威　姚为学　张在其

第二十七节　职业性急性四氯化碳中毒

一、基本概念

四氯化碳为无色、易挥发、不易燃的液体。分子量 153.84,密度 1.595 g/cm³,沸点 76.8℃,蒸汽压 15.26 kPa (25℃),蒸汽密度 5.3 g/L。微溶于水,可与乙醇、乙醚、氯仿及石油醚等混溶。遇火或炽热物可分解为二氧化碳、氯化氢、光气和氯气等。

二、中毒原因

四氯化碳是性能良好的有机溶剂,可用作油、脂肪、蜡、橡胶、油漆、沥青及树脂的溶剂,是常用的灭火剂、熏蒸剂。此外,也用于制造二氯二氟甲烷、三氯甲烷、氯仿等。四氯化碳中毒病例多数是职业中毒。

三、毒性大小

四氯化碳属于高毒类肝毒性物质,人对四氯化碳的个体易感性差异较大,单次口服致死量在 2~40 mL,吸入 200 mg/m³ 浓度可致死。

四、中毒机制

四氯化碳经呼吸道、皮肤及胃肠道吸收。蒸汽经呼吸道吸收迅速,肺的吸收率随着吸入时间延长而下降,此与本品低水溶性有关。本品蒸汽和液体均可经皮肤吸收,肺是本品主要排出器官,吸收量的 50% 以原形从肺排出,少量从尿和粪排出。20% 在体内氧化,部分代谢为二氧化碳而排出,组织中的本品排泄缓慢。四氯化碳对肝细胞的毒作用机制至今尚未完全阐明。现今以自由基学说具有日益增多的证据,认为本品在体内经微粒体药物代谢酶作用使碳氢键断裂,产生自由基三氯化碳,直接与内质网膜上的脂质通过氧化作用生成共价键；或自细胞膜上的不饱和脂肪酸上夺取氢原子，形成氯仿和脂酸基，后者与氯分子反应从而启动脂质过氧化过程，扰乱了细胞膜类脂代谢。近年研究强调，四氯化碳对肝细胞膜的损伤与其引起的钙稳态失调，伴有大量钙离子流入细胞内，特别是进入线粒体内而导致肝细胞的坏死。急性中毒者的病理改变主要在肝脏，也累及神经系统和肾。有报道急性中毒体内四氯化碳含量以胰腺最高，依次为大脑、延髓、小脑、睾丸和肺等，肝和肾较低。但短期接触极大量四氯化碳致中枢神经系统抑制而猝死者，可仅见脑组织中四氯化碳含量显著增高而肝肾无明显改变。急性中毒除肝、肾病变外也可有心肌炎、支气管肺炎、肺水肿、睾丸和附睾炎、大脑中毒性退行性变及肾上腺皮质脂肪变等。慢性接触四氯化碳，其病变部位主要在肝脏。

五、临床特征

（一）急性中毒

主要表现为肝、中枢神经和肾损害。其潜伏期长短取决于接触剂量和方式，为数分钟至数天不等，一般 1～3 d，肝、肾损害可迟至起病 7 d 后才出现。因其蒸汽具刺激性，吸入中毒时常伴眼黏膜和呼吸道刺激症状，发病初期可误诊为"上感"。神经系统受累表现常为急性中毒的首发症状，以嗜睡、头昏、头痛、乏力、失眠、近事遗忘、四肢感觉异常、步态异常、四肢意向性震颤等为多，严重者可有抽搐、意识障碍和尿失禁，接触极大剂量的可致麻醉或猝死。四氯化碳是典型的肝毒物质，各种接触方式所致的急性中毒都以消化系统，尤其是肝损害的症状和体征为最主要的临床表现。急性中毒常有肾损害甚至急性肾功能衰竭，肾损害的出现一般较神经系统和肝损害为迟，但有时以肾损害为主，常于中毒后 1～7 d 内出现。部分急性中毒患者有其他临床表现如发热、肺部湿啰音、心包摩擦音和肺门浸润 X 线征象、睾丸炎、附睾炎、口角糜烂、口腔黏膜溃疡、视力下降、皮肤色素沉着、毛囊角化与粉刺等，个别急性中毒患者出现心力衰竭及心室颤动等。

（二）慢性中毒

以肝损害表现为主。国内对慢性接触者进行过观察，发现接触长期低浓度超标四氯化碳的工人有健康损害表现。文献也报道慢性接触者可出现视野缩小及视力下降、耳蜗前庭系统功能障碍及再生障碍性贫血等。

六、辅助检查

生化检查：肝功能变化相当明显。绝大部分急性中毒者短期内即有血清丙氨酸氨基转移酶和天门冬氨酸氨基转移酶活性增高。因丙氨酸氨基转移酶和天门冬氨酸氨基转移酶两项指标较敏感，应用最普遍，故目前判断急性四氯化碳中毒肝损害时该两项检查最常用，丙氨酸氨基转移酶持续居高时预后较差，其他肝功能检查如胆红素、凝血酶原活动度和时间等，也适用于急性四氯化碳中毒肝损害。腺苷脱氨酶、谷胱甘肽-S-转移酶，以及前白蛋白等测定也有相当诊断价值。ASA 的阳性率及异常持续时间甚至较丙氨酸氨基转移酶更高和更长。近来实验发现血清胆汁酸浓度测定在判断急性四氯化碳中毒肝损害方面比丙氨酸氨基转移酶等指标更加敏感。伴肾损害时可出现蛋白尿、血尿及管型尿，血清肌酐、血非蛋白氮和血清尿素氮增高。

毒物鉴定：对急性有机溶剂中毒患者全血中的有机溶剂进行定性和定量测定以协助临床诊断。

七、诊断思路

1. 四氯化碳接触史和劳动卫生学调查。
2. 较快出现中枢神经系统麻醉和（或）肝和肾损伤的临床表现。

八、临床诊断

根据短期内接触较高浓度四氯化碳职业史，较快出现中枢神经系统和（或）、肝、肾损害的临床表现，结合实验室检查和现场劳动卫生学调查资料综合分析，排除其他病因所致类似疾病后，方可诊断。

（一）接触反应

接触四氯化碳后出现一过性的头晕、头痛、乏力，或伴有眼、上呼吸道黏膜等刺激症状者。

（二）轻度中毒

除头晕、头痛、乏力或眼、上呼吸道黏膜等刺激症状外，并具有下列一项表现者：

1. 步态蹒跚或轻度意识障碍。
2. 肝脏增大、压痛和轻度肝功能异常。
3. 蛋白尿，或血尿和管型尿。

（三）重度中毒

上述症状加重，并具有下列一项表现者：

1. 昏迷。
2. 重度中毒性肝病。
3. 重度中毒性肾病。

九、鉴别诊断

（一）急性中毒出现昏迷时

应与流行性脑脊髓膜炎、流行性乙型脑炎、病毒性肝炎、药物性肝炎、中毒性肝、肾疾病鉴别。

（二）慢性中毒临床表现无特异性

应注意与病毒性肝炎、药物性肝炎及酒精性肝病相鉴别。

十、救治方法

1. 立即将患者转离现场，卧床休息，给予高热量、高维生素及低脂肪饮食。急性中毒的一般处理可参考其他急性中毒，洗胃时可考虑注入植物油或液体石蜡，或口服活性炭以减少胃肠道对四氯化碳的吸收。

2. 无特效解毒药，以早期积极防治神经系统，肝、肾功能损害，密切注意水、电解质等对症治疗为主。国外报道在接触后 12 h 内服用 N-乙酰半胱氨酸的可防止或减轻肝、肾损害。

3. 忌用肾上腺素、去甲肾上腺素及巴比妥类。四氯化碳可增加心肌对肾上腺素的敏感性，引起严重的心律失常。长期服用苯巴比妥药物和饮酒者因体内代谢酶诱导剂的作用，可使四氯化碳的毒性增强。

4. 及时处理心律失常。

5. 对有严重肝肾损害的病例，血液净化疗法有肯定的价值。

6. 用原位肝移植治疗伴急性肝功能衰竭的急性四氯化碳中毒的报道。患者接受肝移植后再次出现肝肾功能衰竭而需要进行肾移植和再次肝移植，但最终死于霉菌性脓毒症，该报道指出肝移植前必须清除患者体内的四氯化碳。

邱泽武　白丽丽　姚为学　张在其

第二十八节　职业性急性砷化氢中毒

一、基本概念

砷化氢为无色气体，有大蒜样臭味，但无明显刺激性。分子式是 AsH_3，分子量 77.95，熔点

$-116.3℃$，沸点$-55℃$，密度$2.66\ g/cm^3$。略溶于水，可溶于酸、碱、乙醇、甘油等。经火燃烧生成As_2O_3，加热至$230℃$可分解为元素砷及氢气。

二、中毒原因

工业上用于有机合成、军用毒气、科研或某些特殊实验中。也是生产过程中的副反应产物或环境中自然形成的污染物。在工业生产中，夹杂砷的金属与酸作用，含砷矿石冶炼储存接触潮湿空气或用水浇含砷矿石的热炉渣均可形成砷化氢。从事这些职业者均有可能接触中毒。

三、毒性大小

砷化氢属高毒类气态毒物。主要经呼吸道侵入体内，可迅速吸收入血，随血液循环分布于全身各脏器，其中以肝、肺、脑含量最高。主要经肾随尿排出。砷化氢与红细胞结合形成砷-血红蛋白复合物，导致溶血，引起急性肾功能衰竭。砷化氢在空气中浓度仅为$0.3\ mg/m^3$时即可引起急性中毒，中毒严重程度与吸入量有明显关系。

四、中毒机制

砷化氢与还原型谷胱甘肽有极强的亲和力，砷化氢经呼吸道吸入后，95%以上迅速进入血液，与红细胞结合，形成不可逆的砷-血红蛋白复合物，使红细胞内谷胱甘肽含量下降；砷-血红蛋白复合物再与细胞色素氧化酶$P450$作用形成一种氧化型砷化氢代谢产物和氧自由基。由于红细胞内谷胱甘肽已耗尽，不能及时清除这些物质，导致脂质过氧化反应，破坏红细胞，发生溶血。此外，砷化氢可抑制红细胞过氧化氢酶，致使过氧化氢蓄积，破坏红细胞膜的稳定性，使钠-钾泵的作用丧失，红细胞肿胀，导致溶血。溶血后砷-血红蛋白复合物、红细胞碎片、血红蛋白管型等物阻塞肾小管；砷化物对肾脏有直接的毒性作用；肾脏有效循环血量持续减少等因素的复合作用，而导致急性肾功能衰竭。砷化氢对全身主要器官如神经、心、肝、肺等都有毒性，且由于溶血后的作用，使很多器官受到更多的损伤。

五、临床特征

砷化氢中毒的表现符合剂量-效应规律，接触浓度越高，时间越长，潜伏期越短，病情越重。一般在吸入后$0.5\sim4\ h$出现尿少或尿闭，在$24\sim48\ h$出现急性肾功能衰竭。本病起病急，依次出现以急性血管内溶血及急性肾功能衰竭为主的各种表现。常先有头晕、头痛、乏力、四肢酸痛等，伴有恶心、呕吐、食欲不振，呼气中有蒜臭味。溶血开始时常有畏寒、发热，旋即出现黄疸、皮肤古铜色、尿呈暗红色、酱油色、腰痛、肝区胀痛，胃肠道症状逐渐加重。随后出现少尿、无尿等急性肾功能衰竭症状。血红蛋白迅速减少，有血红蛋白尿，肝肾功能损害。血砷、尿砷可升高，但含量高低与中毒程度不相平行。重度中毒可合并心肌损害，常伴有急性肾功能等多脏器功能衰竭。

六、辅助检查

血砷、尿砷增高可作为病因学诊断的参考指标；血清总胆红素、间接胆红素增高、尿潜血阳性、尿胆原强阳性是血管内溶血及其严重程度的指标；肾功能检查是判断病情严重程度的重要指标。

七、诊断思路

诊断主要是根据短时间内吸入大量砷化氢气体的职业史和以溶血及肾脏损害为主的临床表现，参考血、尿砷含量进行综合分析，排除其他原因引起的类似疾病，即可诊断。如接触史不明确则应进行现场调查，明确砷化氢的存在和来源。职业性急性砷化氢中毒可根据肾脏病变的严重程度分级。吸入中毒发生溶血为起点；肾脏轻度损伤为轻度；肾功能明显损害和发生急性肾功能衰竭为重度。

八、临床诊断

根据短期内吸入较高浓度砷化氢气体的职业史和急性血管内溶血的临床表现，结合有关实验室检查结果，参考现场劳动卫生学调查资料，综合分析，排除其他病因所致的类似疾病，方可诊断。

（一）接触反应

具有乏力、头晕、头痛、恶心等症状，脱离接触后症状较快地消失。

（二）轻度中毒

常有畏寒、发热、头痛、乏力、腰背部酸痛，且出现酱油色尿、巩膜皮肤黄染等急性血管内溶血的临床表现；外周血血红蛋白、尿潜血试验等血管内溶血实验室检查异常，尿量基本正常。符合轻度中毒性溶血性贫血，可继发轻度中毒性肾病。

（三）重度中毒

发病急剧，出现寒战、发热、明显腰背酸痛或腹痛，尿呈深酱色，少尿或无尿，巩膜皮肤明显黄染，极严重溶血皮肤呈古铜色或紫黑色，符合重度中毒性溶血性贫血，可有发绀、意识障碍。外周血血红蛋白显著降低，尿潜血试验强阳性，血浆或尿游离血红蛋白明显增高。血清肌酐进行性增高，可继发中度至重度中毒性肾病。

九、鉴别诊断

早期症状需与感冒、急性胃肠炎鉴别；溶血需与其他原因引起的溶血相鉴别；出现黄疸后，易误诊为急性病毒性肝炎。

十、救治方法

急性砷化氢中毒死亡者多在中毒后 $1\sim5$ d 内死亡，大部分死于多脏器功能衰竭，而度过少尿期者预后较好。说明治疗的关键在发病的 1 周内。治疗的重点是尽早控制溶血和急性溶血后引起的各种并发症，尤其是急性肾功能衰竭。治疗急性肾功能衰竭关键是及时、准确地针对各种不同疾病进行相应的治疗。

（一）控制溶血

及早使用大剂量糖皮质激素，该激素有稳定溶酶体膜、抗炎等作用，可阻断或减轻溶血，从而减轻由溶血带来的多器官损害。根据溶血可能由红细胞内谷胱甘肽耗尽不能清除自由基而发生的理论，早期应用大剂量谷胱甘肽可减轻溶血。有报道认为：中毒早期地塞米松用量可为 $80\sim100$ mg/d，谷胱甘肽用量可为 3.6 g/d，谷胱甘肽也有护肝、保护肾脏等作用，治疗效果显著。

（二）保护肾脏

包括一般内科治疗和血液净化疗法。

（三）内科治疗

急性肾功能衰竭时应及时应用甘露醇、呋塞米等利尿剂以增加尿量，减少肾小管阻塞，增加肾小球滤过率。动物实验表明，甘露醇通过增加尿量，有助于预防急性肾小管坏死。呋塞米的利尿作用可减轻肾小管阻塞，抑制管-球反馈，扩张肾血管，对非少尿型急性肾功能衰竭可防止其发展为少尿型，对少尿型急性肾功能衰竭可减少透析次数及缩短少尿期疗程。多巴胺通过肾内受体起扩张血管，起到增加肾血流量、排钠及利尿作用。多巴胺 $[0.5\sim3\ \mu g/(kg\cdot min)]$ 与呋塞米合用时利尿效果较好。在少尿期，碱化尿液，使尿液 pH 值维持在 $7\sim8$，可减少游离血红蛋白在肾小管内沉积，使毒物从尿中排出。常用碳酸氢钠8～12 g/d，疗程5～7 d。重度中毒致急性肾功能衰竭病死率高，防治感染、保护心肝肾等重要脏器，保持水电解质酸碱平衡等对控制病情发展有重要作用。

(四) 血液净化疗法

血液净化疗法是抢救重症患者的最有效方法之一，应尽早采用。病情符合下列任何一项者，均为血液净化疗法的指征：①全身皮肤明显黄染或呈古铜色或紫黑色；②少尿或无尿时，且运用利尿剂治疗无效；③血清肌酐>442 μmol/L 或每天增高幅度>44.2 μmol/L。血液透析是最常用且有效的方法，无条件时，腹膜透析也可作为抢救重度中毒者的一项应急措施。

血液透析是急性肾功能衰竭最主要、有效、可靠的首选救治方法。多数学者认为急性砷化氢中毒一旦出现急性肾功能衰竭应及早进行透析治疗，并强调早期透析、预防性透析，可迅速消除体内过多的代谢产物，维持水、电解质和酸碱平衡，促进原发病的治疗和肾功能的恢复，可减少发生感染、出血和昏迷等并发症，降低死亡率。

血浆置换对阻断急性砷化氢中毒溶血继续发生、发展的作用是十分明显的。同时血浆置换具有直接清除毒物及其代谢物、红细胞碎片、游离血红蛋白，并非选择性清除炎性递质等大分子等，从而对急性肾功能衰竭具有防治作用。国内研究表明血浆置换后可由少尿期直接进入多尿期，或者少尿期时间明显缩短，对急性砷化氢中毒所致的多器官损伤有重要治疗作用。近年来研究推荐对急性重症中毒尽早使用。临床研究中发现，血浆置换治疗后见血红蛋白可快速下降，尤其在循环血容量补充不足后，对此应及时补充相应的悬浮红细胞。

另外，有报告认为血浆置换联合血液透析、血液灌流等均对重度急性砷化氢中毒预后有改善。

(五) 其他

近年来临床实践，证明巯基络合剂无减轻、控制溶血的作用；驱砷可加重肾脏负担，且有报道急性期应用络合剂后，尿砷未见明显增加。故急性期不主张应用金属络合剂。但有些学者仍在血液透析前2～4 h应用络合剂，也取得较好的疗效。多数主张轻度中毒急性期过后，重度中毒肾功能基本恢复后可酌情慎用络合剂。驱砷治疗不是主要救治方法。

邱泽武　孙亚威　姚为学　张在其

第二十九节　职业性急性钒中毒

一、基本概念

钒是一种银白色金属，原子量50.94，相对密度6.11，熔点1917℃，沸点3 000℃。钒具有弹性和可塑性，是不良导体，不溶于水。常温下不受空气和水的影响，温度达675℃时，可被迅速氧化。钒可氧化成三氧化二钒、四氧化二钒、五氧化二钒；高温下，钒可与碳、氮、氢生成钒化合物。钒能耐盐酸，冷的硫酸、碱溶液和溴水的腐蚀，与热的硫酸、氢氟酸、硝酸反应，粉尘遇热、明火、火花会燃，与三氟化溴、氯气、锂、氧化剂发生剧烈反应。

二、中毒原因

钒广泛存在于自然界，含钒的矿物目前已发现70多种，其中煤、沥青、石油中含量最多。凡开采、冶炼、铁合金、加工、破碎、使用过程中均可因接触钒及钒化合物而发生中毒。

三、毒性大小

金属钒的毒性很低，钒化合物属中等毒性，随其化合物的增加和溶解度的增大而加剧，其中五氧化二钒，人口服致死量为 30 mg。

四、中毒机制

钒化合物主要经呼吸道吸收，消化道及皮肤吸收甚少。可溶性钒化合物吸入后沉积于肺，可吸收约 25%，钒化合物经胃肠道只能吸收 0.1%～1%，皮肤吸收很少。钒进入体内后，在血浆中 77% 与转铁蛋白结合，吸收后 30 min 分布于所有器官，主要贮存于骨，其次为肝、肾、肺，也可见于内分泌腺和性腺。钒可通过血-脑屏障，由体内排出较快，由呼吸道吸入的钒化合物，3 d 内由尿排出约 60%，由粪排出 10%。食入的钒化合物，4 d 内由粪排出 87.6%，其余由尿排出。钒化合物的毒性随摄入途径不同而各异：静脉注射毒性最高，经口摄入毒性最低，经呼吸道摄入居中。注射液的 pH 值越高，毒性也随之增大。钒化合物对皮肤、黏膜具有刺激作用，可引起炎症和损伤，甚至鼻中隔穿孔。吸入五氧化二钒引起呼吸道黏膜刺激现象。高浓度钒还可作用于肺泡巨噬细胞，降低其生存率，加重肺损伤。主要表现为化学性气管支气管炎、肺炎、肺间质改变。钒化合物中毒可出现类神经症，研究表明这可能与钒化合物抑制体内去甲肾上腺素、多巴胺及单胺氧化酶，使 5-羟色胺蓄积有关。肾上腺素、去甲肾上腺素增高，引起血管、支气管痉挛胃肠蠕动亢进。钒化合物中毒可降低血清胆固醇，干扰三磷酸腺苷的生成，减低辅酶 A 的活性，还可阻止钾离子进入细胞内，使血钾增高。引发心血管系统改变，心电图表现为期前收缩、ST-T 改变。钒化合物尚具有降低免疫力的作用，中毒后主要是呼吸系统损害，可见支气管炎、肺炎改变。

五、临床特征

(一) 急性中毒

接触钒化合物到出现中毒症状的时间由 15 min 到数小时不等，个别可达数天，主要与空气中浓度有关。

1. 轻度中毒。主要表现为局部作用，类似上呼吸道感染。接触 0.5～1 h 对眼、上呼吸道、皮肤有刺激作用，引起流泪、结膜灼痛，眼、鼻黏膜可有充血，水肿。6～12 h 后出现干咳、咳少量黏液，伴胸痛、胸骨后痛，疲乏无力，偶有腹泻。停止接触后 2～3 d 症状缓解。

2. 中度中毒。除有轻度中毒症状外，有阵发性干咳。严重时发生呼吸困难、支气管哮喘。往往伴有胃肠运动障碍，表现为呕吐和腹泻。

3. 重度中毒。严重时有化学性肺炎、支气管肺炎表现。肾脏受损时可有一过性的蛋白尿和管型。此外还有心悸、心律失常、头晕、头痛、疲乏无力等症状。经消化道中毒者，可有恶心、呕吐、腹痛、腹泻等表现。

(二) 慢性中毒

长期接触五氧化二钒等钒化合物烟尘可导致头晕、乏力、失眠、耳鸣、恶心、食欲不振。也可引起慢性结膜炎、咽炎、鼻炎、鼻干、鼻衄、嗅觉减退。长期吸入可发生慢性支气管炎、支气管扩张等相关症状。

六、辅助检查

吸入钒中毒胸部 X 线片可显示急性支气管炎改变，可见肺纹理增强或两下肺有分布不规则的斑片状模糊阴影。尿钒可迅速升高（正常参数值＜0.049 μmol/L）。

七、诊断思路

钒及钒化合物接触史最具诊断价值。短期内出现眼烧灼感、流泪、鼻痒、鼻塞、流涕、鼻衄、轻咳等眼与上呼吸道症状，持续时间较短，肺部无阳性体征，胸部 X 线检查无异常发现。急性中毒时上述症状加重、咳嗽变频、胸闷、气短，有时咳痰带血，肺内出现干性或湿性啰音。较重者出现喘息性支气管炎或支气管肺炎。

八、临床诊断

根据短期内接触较大量的钒化合物的职业史、眼与呼吸系统损害为主的临床表现、胸部 X 线表现，参考现场劳动卫生学调查结果，综合分析，并排除其他病因所致类似疾病，方可诊断。

（一）刺激反应

有一过性眼烧灼感、流泪、流涕、咽痛、咳嗽、气短等眼及上呼吸道症状，可出现绿色舌苔、肺部无阳性体征，胸部 X 线检查无异常表现。

（二）轻度中毒

上述症状加重，突出表现为频繁剧咳等症状；眼结膜、鼻咽部充血、红肿及绿色舌苔，双肺出现干性或湿性啰音等体征；胸部 X 线检查可见肺纹理增多、增粗、边缘模糊等改变。以上表现符合急性气管或支气管炎或支气管周围炎。

（三）重度中毒

较重者出现呼吸困难、发绀，体征以肺底湿性啰音为主或干湿性啰音同时存在，胸部 X 线检查双下肺可见斑片状阴影。以上表现符合支气管肺炎特点。

九、鉴别诊断

本病应与上呼吸道感染、流行性感冒、肺炎、支气管哮喘及其他刺激性气体中毒相鉴别。

十、救治方法

立即离开现场，对症处理。治疗原则与内科相同。必要时短程应用糖皮质激素、抗生素。钒刺激反应一般不需处理，脱离接触数小时后会逐渐消失。钒在体内蓄积时间短，排泄快，一般不用驱钒药物。必要时可用依地酸二钠钙和大剂量维生素 C 进行驱钒治疗。

邱泽武　彭晓波　姚为学　张在其

第三十节　职业性急性磷中毒

一、基本概念

磷是非金属的无机物。元素磷有 4 种异构体：黄磷、红磷、黑磷及紫磷。后两种较少见。黑磷是一种惰性的无毒形式；黄磷毒性最大；红磷室温下不挥发，不溶于水、脂肪及二硫化碳，接触空气不氧化或自燃，口服不易吸收，因而毒性很小。黄磷也称白磷为无色或淡黄色蜡状固体，黄磷分子量123.9，密度 1.82 g/cm³（20℃），熔点 44.1℃，沸点 280℃。有大蒜样气味，几乎不溶于水。然而，它可在水中像蒸汽样弥散，形成胶状液体。在 30℃以上，黄磷遇到空气可以自燃。黄磷在暗处可发光,称为磷光,在紫外光照射下发出淡绿色荧光。磷的化合物中,磷化氢毒性最大。三氯化磷、五氯化磷、三氯氧磷及五氧化二磷等磷的氯化物及氧化物具有类似刺激性气体作用。

二、中毒原因

接触黄磷的工业包括:从磷酸钙制取黄磷,由黄磷加热制取红磷、三硫化二磷及五氧化二磷和磷酸。此外,尚有磷肥等部门。工业用的磷中可能夹杂少量黄磷。接触红磷的有毒鼠药(磷化锌)、三硫化二磷、磷酸等工业部门。

三、毒性大小

人口服黄磷 50 mg 以上,吸收量达 1 mg/kg 或皮肤 II 度灼伤面积超过 7% 可致死。

四、中毒机制

黄磷属高毒类,可使氧化-磷酸化脱耦联。可经呼吸道、消化道及皮肤吸收,靶器官主要包括胃肠道、肝、肾和骨。急性中毒病理学改变包括:严重的溃疡性胃炎,急性黄色肝萎缩(周边区坏死及脂肪降解),以及肾脏近曲小管和肾皮质坏死。磷进入体内可转化为磷酸。因钙与磷酸的乘积在体内保持常数,所以在磷酸增多时,促使钙排出加快,使骨质脱钙,骨发生退行性变化和骨质疏松,尤其易发生在下颌骨。下颌骨的骨膜增厚,结构变形,继之易发生骨折和感染。磷对血管壁也可造成直接损伤,导致血管内液外渗。在接触黄磷后,也可发生心肌的脂肪变性和坏死。

五、临床特征

经口急性黄磷中毒典型临床表现分三期:早期以严重的胃肠道症状为主,包括恶心、呕吐、呕血、腹痛,也可以有腹泻,呕吐物有大蒜臭味。大便及呕吐物在暗处有时可见荧光。重症患者昏迷和心血管功能衰竭在胃肠症状出现不久即可出现。服后几小时至 2～3 d 为缓解期,患者症状消失,此阶段可持续 8 h 至几星期。肝肾功能衰竭期,出现全身中毒症状,以肝肾功能衰竭为最突出表现。急性黄磷中毒对全身各系统的影响。

(一)心血管系统

1. 心功能不全。口服中毒后可能发生心功能不全,是 24～48 h 死亡的主要原因。

2. 心电图异常。包括心动过速,ST-T 改变,QT 间期延长等,原因可能是磷对心肌的直接作用及代谢紊乱。

3. 心律失常。出现各种心律失常,包括室性心动过速,心室颤动,以及心搏骤停,可能与低钙血症和低镁血症有关。急性中毒病理损害表现为心包、心内膜溢血,心肌间质疏松,血管扩张充血,红细胞漏出,心肌细胞质呈颗粒状,空泡变性。

(二)呼吸系统

1. 口服中毒。呼吸浅快,过度通气;喉头痉挛,呼吸暂停。

2. 吸入中毒。引起胸闷、喘息、咳嗽、呼吸困难,以及非心源性肺水肿,并出现全身轻度中毒症状,以及肺功能异常。病理表现为双肺充血、水肿、点片状出血、空泡变性、局限性肺气肿,可并发气管炎。

(三)神经系统

头痛、嗜睡、不安、谵妄、无力、抽搐、昏迷。

(四)血液系统

严重病例产生各类血细胞减少和单核细胞增多。严重的低凝血酶原血症和血小板减少,可以发生并可有稍晚出现的呕血、咯血、血尿，以及皮肤、黏膜出血，摄入中毒还可使白细胞减少，而吸入中毒常引起贫血。

(五) 肝脏

急性黄磷中毒、慢性黄磷中毒所致肝损害特点不同，急性中毒为肝细胞脂肪变性和坏死，慢性中毒为退行性和增殖为主的全肝结构改变，可致肝硬化。黄磷毒作用的靶细胞器为线粒体和微粒体。

(六) 肾脏

急性中毒主要表现为血尿、蛋白尿、管型尿、尿少、尿闭，血清尿素氮升高甚至肾功能衰竭。病理表现为肾小球及近曲小管上皮细胞肿胀、空泡变性、管腔变窄，线粒体肿胀及内质网的改变。严重时可累及整个肾单位。慢性损害主要表现为近曲小管再吸收障碍。

(七) 皮肤接触中毒

皮肤接触黄磷可引起皮肤Ⅱ（或Ⅲ）度灼伤。这种灼伤可以伴有严重的疼痛，皮肤颜色变黄、坏死，并有大蒜样气味。黄磷通过灼伤皮肤大量吸收时可引起全身中毒症状。皮肤Ⅱ度以上灼烧面积超过7%可以致死，口服中毒患者，皮肤呈苍白色。

六、辅助检查

(一) 肝功能衰竭表现

血清转氨酶升高，低凝血酶原血症，低血糖症，高胆红素血症。

(二) 肾功能衰竭

血清尿素氮、血清肌酐升高，尿中出现白蛋白、管型、红细胞、胆红素等。

(三) 血液检查异常

白细胞增高或降低、淋巴细胞增多，贫血或红细胞增多，低钙血症，低磷血症或高磷血症。

七、诊断思路

有黄磷接触史，结合以上临床表现及辅助检查的异常结果可以诊断。注意排除急性病毒性肝炎、急性药物性肝炎及其他毒物引起的中毒性肝病。

八、临床诊断

根据毒物接触史、临床表现、辅助检查及现场调查，即可诊断。

九、鉴别诊断

主要与非职业性口腔病鉴别，磷中毒口腔病变好发于双侧后牙，部位不固定，不对称，易治愈，可供鉴别。磷中毒颌骨病变以下颌骨为多，可位于远离牙体的下颌骨支体部。非职业性颌骨病变部位不固定，位于病牙附近，可供鉴别。

十、救治方法

(一) 口服中毒

1. 防止进一步吸收。

(1) 洗胃：多数学者认为及时洗胃对患者有益。使用1∶5 000的高锰酸钾溶液洗胃，可以将磷转化成毒性较小的氧化物。儿童可用至500 mL，成人用至1～2 L。

（2）活性炭：在口服黄磷后 1 h 内给予活性炭将有效防止其进一步吸收。用量：成人 1～2 g/kg，儿童 0.5～1 g/kg。

（3）导泻剂：盐类导泻剂可能会加重胃肠刺激症状，可以用液状石蜡作为导泻剂。注意：酒精、脂肪与一些有机溶剂可以使磷的吸收增多，因而经口或经皮肤中毒者均应避免这些物质的使用。

2. 加强已吸收毒物排泄。有人曾试用交叉换血的方法，但效果不甚明显，血液透析用于有急性肾功能衰竭的患者。

3. 支持对症治疗。黄磷中毒无特效解毒剂，积极支持对症治疗非常关键。在治疗过程中患者和医务人员都应注意防护（戴手套、口罩），以免接触（尤其是皮肤）呕吐物、胃洗出物、粪便中所含的磷。

（1）低血压：首先使患者头低脚高位。静脉给予等渗晶体溶液 20 mL/kg。如低血压仍不能纠正，给予血管活性药，首选多巴胺。

（2）凝血异常：低凝血酶原血症时给予新鲜血浆及维生素 K_1。

（3）抽搐：首选地西泮。成人 5～10 mg/次静脉注射，每 5～10 min 可重复 1 次，如已给予 30 mg 仍未能控制抽搐则应考虑应用第二种药物。儿童：静脉给予 0.2～0.5 mg/kg 的地西泮，根据需要可每 5 min 重复给药，如果 5 岁以上儿童总量达 10 mg，5 岁以下儿童总量达 5 mg 仍不能控制抽搐，考虑应用第 2 种药物。经常应用的二线药物为苯妥英钠或苯巴比妥。肝毒性：使用 N-乙酰半胱氨酸可减轻肝脏功能损伤。

（二）吸入性中毒

1. 立即将患者搬离现场。

2. 立即给予 10％湿化的氧气吸入。

3. 暴露的皮肤和眼用水充分冲洗。

4. 有全身中毒症状按口服中毒处理。

（三）皮肤接触中毒

1. 清除皮肤上残余磷。

（1）将所有未牢固与皮肤黏着的磷粒迅速刮除，避免用含脂类物质，以防增加磷对皮肤的穿透力。

（2）去除衣物，迅速用清水冲洗受污染皮肤。持续冲洗可防止黄磷进一步氧化并使颗粒从皮肤上脱离而不进一步灼伤皮肤。

（3）在转运患者中使用以清水或盐水浸泡的衣物覆盖在患者受损皮肤表面，避免残余磷颗粒灼伤，直至清创术开始。

2. 直视下去除磷粒。

（1）将污染部位浸于水中，在紫外灯照射下，磷颗粒发出荧光，即可将磷粒逐一去除。此法较硫酸铜、硝酸银法安全。

（2）将硫酸铜液敷于烧伤皮肤表面，硫酸铜可以和磷结合生成磷化铜，磷化铜则迅速被氧化分解而防止其进一步灼伤皮肤。注意：如有大量硫酸铜经破损皮肤吸收，则会发生急性肾功能衰竭和溶血。

（3）硝酸银可以同磷结合，防止磷的进一步燃烧，但银可通过创面吸收引起全身银中毒。

3. 眼部接触。对于眼部的磷接触，应用温水冲眼至少 15 min，如果冲洗后仍有刺激、疼痛、肿胀、流泪、怕光等症状存在，需做眼部检查。

4. 其他。经紧急处理后，请烧伤科医师会诊，对灼伤部位彻底清创。

邱泽武 彭晓波 姚为学 张在其

第三十一节 职业性急性一甲胺中毒

一、基本概念

一甲胺是一种有强烈氨臭的无色气体。分子量 31.06，相对密度 0.699，熔点 $-93.5℃$，沸点 $-6.3℃$，自燃点 430℃，蒸汽密度 1.07。蒸汽与空气混合物爆炸限 4.9%～20.7%。易溶于水；溶于乙醇；与乙醚混溶。水溶液呈强碱性。腐蚀铜、铜合金、锌合金、铝和镀锌表面。当在冰和盐水混合物中冷却时，会冒烟。遇明火、火花易燃烧、爆炸。加热分解或燃烧，生成氮氧化物。

二、中毒原因

一甲胺用于制造农药、莨菪类生物碱、染料、炸药、表面活性剂、硫化促进剂，也可用作溶剂。生物碱和蛋白质分解时可产生本品；某些植物和腌过鲥鱼的汤里含有本品。以上是导致职业性中毒的主要原因。

三、毒性大小

空气中一甲胺浓度超过 $5 \, mg/m^3$ 可引起中毒。

四、中毒机制

一甲胺可迅速经呼吸道、皮肤吸收。人体组织细胞的线粒体和微粒体中单胺氧化酶和二胺氧化酶在胺代谢中含量较高。一甲胺在肝、肾、肠黏膜中受较高含量胺氧化酶作用下氧化脱氨基，生成尿素。另一部分受特异氧化酶作用氧化。在尿中排泄率较低（2%～10%）。一甲胺属中等毒类，对皮肤、眼、上呼吸道及肺具强烈刺激作用。经口可致胃肠黏膜腐蚀，其刺激强度与其浓度有关。一甲胺具有拟交感作用，导致血压升高、平滑肌收缩、流涎、瞳孔扩大等。一甲胺可释放和加强组胺的作用，可出现血压降低、心动过速、头痛、瘙痒、红斑、荨麻疹、面部水肿等，也可引起支气管哮喘。

五、临床特征

1. 短期内吸入较大量一甲胺气体，主要引起呼吸系统损害，可出现上呼吸道刺激症状、咽部充血水肿、喉水肿、支气管炎、肺炎、肺水肿、急性呼吸窘迫综合征，可并发气胸、纵隔气肿等。常伴有眼和皮肤灼伤，可发生角膜穿孔、虹膜萎缩、青光眼等。

2. 大量一甲胺进入体可作用于大脑，可出现头痛、头昏、意识障碍，个别病例可出现锥体束阳性、脑脊液蛋白阳性，细胞数增多。视中枢损害、球后视神经炎、脉络膜炎、中枢性弱视、视神经萎缩、眼肌麻痹、瞳孔散大或缩小、白内障。

3. 重度中毒半数以上可出现低氧血症、低碳酸血症，1/3 为呼吸性碱中毒，少数为代谢性酸中毒。个别留有慢性气道阻塞、肺纤维化、肺心病等，严重者可丧失劳动能力。

六、辅助检查

吸入中毒胸部 X 线片可显示支气管炎、支气管周围炎、肺炎、间质性肺水肿、肺泡性肺水肿等征象。动脉血气分析示低氧血症。

七、诊断思路

根据一甲胺接触史及典型临床表现可明确诊断。应与其他刺激性气体吸入性中毒相鉴别。

八、临床诊断

根据确切的一甲胺职业接触史、急性呼吸系统损害的典型临床表现、胸部 X 线表现、结合动脉血气分析等其他检查结果，参考现场劳动卫生学调查资料，综合分析，并排除其他病因所致类似疾病，方可诊断。

（一）刺激反应

接触后出现一过性眼和上呼吸道刺激症状，肺部无阳性体征，胸部 X 线检查无异常发现。

（二）轻度中毒

1. 有眼及上呼吸道刺激症状，眼结膜、咽部充血、水肿。
2. 出现Ⅰ度至Ⅱ度吸气性呼吸困难的喉水肿。
3. 胸部 X 线表现符合急性气管-支气管炎或支气管周围炎。

（三）中度中毒

凡有下列情况之一者，可诊断为中度中毒：

1. 出现Ⅲ度吸气性呼吸困难的喉水肿。
2. 胸部 X 线表现符合急性支气管肺炎或间质性肺水肿。
3. 中度中毒动脉血气分析常伴轻度至中度低氧血症。

（四）重度中毒

凡有下列情况之一者，可诊断为重度中毒：

1. 由于严重喉水肿或支气管黏膜坏死脱落导致窒息。
2. 胸部 X 线表现符合肺泡性肺水肿。
3. 急性呼吸窘迫综合征。
4. 猝死。
5. 并发严重气胸、纵隔气肿、皮下气肿或肺不张等。
6. 重度中毒动脉血气分析常伴有重度低氧血症或呼吸衰竭。

九、鉴别诊断

需与其他刺激性气体引起的眼和呼吸系统损害相鉴别。

十、救治方法

1. 脱离接触，体表污染部位用清水彻底冲洗。
2. 眼和皮肤灼伤给予对症处理。
3. 注意防治喉水肿或支气管黏膜坏死脱落导致窒息。过量吸入者视严重程度给予合理氧疗。纯氧和高压氧对已损伤的肺脏均有损害作用，尤其在中毒性肺水肿伴有小气道阻塞，在高压氧治疗减压时容易加重病情。中毒患者出现Ⅰ型呼吸衰竭，应积极给氧，吸入氧浓度以 60% 以下为宜。若吸氧浓度达 60%，而动脉血氧分压仍低于 60 mmHg，应考虑急性呼吸窘迫综合征，此时应予呼气末正压通气，呼气末正压应<5 cmH$_2$O。同时应给予短期大剂量糖皮质激素冲击疗法控制肺水肿。
4. 加强护理及对症、支持治疗。

邱泽武　彭晓波　张在其

第三十二节　职业性急性钡中毒

一、基本概念

钡为略具光泽的银白色金属，原子量 137.34，相对密度 3.51，熔点 725℃，沸点 1 640℃，蒸汽压 1.33 kPa。钡的各种化合物在水中溶解度有很大差别。工业上常用的氯化钡、硝酸钡、硫化钡、氧化钡等属可溶性。钡水解生成氢氧化钡，微溶于水。硫酸钡和碳酸钡为不溶性。

二、中毒原因

钡可用作真空管和显像管的脱气剂。各种钡化合物应用于制造油漆的颜料、玻璃、造纸、纺织、热处理、橡胶、医药、农药、陶瓷等工业。工人吸入硫酸钡粉尘后可引起尘肺。

三、毒性大小

金属钡几乎无毒，钡化合物的毒性与其溶解度有关。氯化钡、硝酸钡、硫化钡、氟化钡毒性较强。人口服氯化钡的中毒剂量为 0.2～0.5 g，致死量为 0.8～0.9 g。

四、中毒机制

碳酸钡为不可溶性钡盐，微溶于含二氧化碳的水，溶于稀盐酸。经呼吸道进入肺内的碳酸钡粉尘，部分可直接溶解吸收，部分可由呼吸道纤毛作用逆行至咽部随吞咽入胃，在胃酸作用下生成可溶的剧毒氯化钡而吸收。钡是一种肌肉毒，大量钡离子进入机体后，对骨骼肌、平滑肌、心肌等各种肌肉组织产生过度的刺激和兴奋作用。兴奋心肌使心肌应激性和传导增强，心率加快，严重时可转而抑制，产生传导阻滞，严重的异位心律和心室颤动，以致心室停搏。兴奋血管平滑肌，使血管收缩，尤使小动脉痉挛性收缩，使血压明显升高，晚期可使血管麻痹而出现休克。对冠状动脉的毒性表现为冠状动脉平滑肌痉挛，从而造成心肌供血障碍、缺血、缺氧。兴奋胃的平滑肌，使其蠕动亢进。子宫平滑肌的收缩可引起流产。兴奋骨骼肌产生搐搦和颤动，最后导致麻痹性瘫痪。钡中毒时，可能由于 Ba_2^+ 激活细胞膜上的 Na^+-K^+ 泵，使 K^+ 大量内流导致低钾血症。

五、临床特征

(一) 非职业性急性中毒

口服可溶性钡盐产生的急性中毒症状，多数于食后 0.5～2 h 出现。最早出现口腔及咽部干燥、烧灼感，以及恶心、呕吐、腹痛、腹泻等消化道刺激症状。同时可伴有头痛、眩晕、耳鸣、复视、无力、发麻等症状。病情加重时除上述症状外，还表现为：

1. 进行性肌麻痹。先由腿肌，依次向臂肌、颈肌、舌肌、膈肌、呼吸肌发展。

2. 心血管改变。心率增快伴心律失常，如阵发性心动过速、期前收缩，心房颤动、心室扑动或颤动等。严重者可发生心搏骤停。血压开始时明显上升，最后因心律失常、休克而降低。

3. 心电图有异常者，血钾往往降低，这可能与钾离子直接作用于心肌有关。

4. 严重中毒者肾功能可受损，尿量显著减少，尿中出现蛋白、红细胞和管型。血清尿素氮及血清肌酐含量升高。肝功能一般正常。

（二）职业性急性中毒

急性钡中毒少见。研磨和粉碎钡化合物时可吸入大量钡尘，特别是吸入多量可溶性钡及其化合物的烟尘，可引起急性中毒。临床表现与口服氯化钡引起的急性中毒相仿，但消化道反应较轻。经受损皮肤吸收致中毒的临床表现与口服中毒相似，但消化道症状轻微或缺如。

六、辅助检查

血钾降低，重度中毒者呈进行性下降。心电图可显示各种心律失常、低钾表现及 ST 段改变。

七、诊断思路

根据钡接触史，结合肌麻痹和低钾血症的典型临床表现及心电图异常改变可诊断急性钡中毒。中毒早期及表现为肌无力的不典型病例应与进行性肌营养不良、周期性瘫痪、重症肌无力、格林-巴利综合征鉴别。有心律失常及心电图异常者，应与心肌炎、冠心病、克山病等心肌损害鉴别。此时血钾和神经肌电图检查对确诊有重要意义。

八、临床诊断

根据确切的接触大量钡化合物的职业史，以肌肉麻痹、心血管损害、低钾血症为主的临床表现，及心电图、血钾的检查结果，结合现场调查，进行综合分析，排除其他原因引起的类似疾病方可做出诊断。

（一）接触反应

出现头晕或头痛，咽干、恶心、轻度腹痛和腹泻等神经及消化系统症状，心电图、血钾正常，在数小时至 2 d 内可自行恢复。

（二）轻度中毒

除上述症状加重外，并有胸闷、心悸、麻木感、无力，肢体运动力弱，肌力 Ⅳ 级（见 GBZ76），心电图有早期低钾所见或血钾稍低。

（三）中度中毒

肌力 Ⅱ～Ⅲ 级，肌张力降低。心电图、血钾呈现低钾表现。

（四）重度中毒

四肢弛张性瘫痪，肌力 0～Ⅰ 级，甚至呼吸肌麻痹。心电图及血钾显示明显的低钾现象，多伴有严重的心律失常、传导阻滞。

九、鉴别诊断

鉴别诊断应注意排除周期性瘫痪、重症肌无力、进行性肌营养不良、周围神经病、急性感染性多发性神经炎或格林-巴利综合征。

十、救治方法

（一）吸入者立即脱离现场

皮肤接触者用大量清水冲洗。如有创面，应予清创。同时注意有无全身中毒情况。口服者，尽早清除毒物，立即催吐，用清水或 5％硫酸钠溶液反复洗胃，然后再服硫酸钠 20～30 g 导泻，使未吸收的可溶性钡盐结合为无毒的硫酸钡。

（二）目前尚无钡离子的络合解毒药物

但硫酸盐能减低血中钡离子浓度、抑制钡的毒性作用。可采用1％硫酸钠500～1 000 mL静脉滴注或10％硫酸钠200 mL，缓慢静脉滴注，连用2～3 d。如无硫酸钠时，可采用20％硫代硫酸钠20～40 mL静脉注射，1～2次/d。

（三）低钾血症时应及时补钾

1. 轻度缺钾可分次口服10％氯化钾30～60 mL。

2. 重症或不能经口补钾者经静脉补钾，一般以10％氯化钾15～30 mL加入5％～10％葡萄糖注射液1 000 mL中，缓慢静脉滴注。关于急性碳酸钡中毒患者的补钾量，有研究认为重度中毒患者补钾量一般为9～12 g/d，少数患者可补18～31 g/d，最多者可达38.5 g/d。当病情缓解，心电图、血钾恢复正常后，减量维持，不可突然停药，以防病情反复。

（四）防治心律失常、保护心肌、纠正水和电解质平衡、抗休克等治疗原则与内科相同

在病程中，尤其是补钾过程中需密切观察神经肌肉表现、尿量、心电图和血钾。由于钙离子的强烈兴奋心肌作用，镁离子有降低血压、抑制心肌和呼吸作用，故葡萄糖酸钙和硫酸镁的口服、静脉注射均应慎用。有过量接触者应密切监护48 h。

邱泽武　孙亚威　张在其

第三十三节　职业性急性铊中毒

一、基本概念

铊是一种非人体所必需的微量元素，金属铊为带蓝光白色，富延展性，质软的重金属；原子量204.39，相对密度11.58，熔点303.5℃，沸点1457℃；不溶于水，溶于硝酸及硫酸；置于空气中则被氧化，表面形成厚的氧化膜；在174℃开始挥发。粉尘遇热、明火会烧；首先成灰色，其后变成蓝黑色氧化膜；与氟发生剧烈反应，与硝酸、硫酸反应，与盐酸反应困难。由于工业污染大量铊进入人类生活的环境造成污染，主要对人体的皮肤、神经、心血管和生殖系统造成损害。

二、中毒原因

硫氧化铊和硫化铊用于制造对红外线很灵敏的光电管，溴化铊和碘化铊用于制造光学透镜、棱镜。硫酸铊用作杀鼠剂，醋酸铊治疗头皮癣和化妆用的脱毛剂。因此，在铊的提取或回收及铊化合物生产过程中，可直接或间接地接触到铊。

三、毒性大小

铊为高毒类，具有极强的神经毒性与蓄积性，对肾脏和胃肠道也有损害。成人口服最低致死剂量为0.12～1 g。

四、中毒机制

铊可经呼吸道、消化道和皮肤进入机体，经血液吸收，很快分布全身，在肾、睾丸、脑、肝和毛发中含量明显高于其他器官。铊中毒机制尚未完全明确，据目前研究表明，主要通过影响体内钾离子的正常代谢与巯基、核黄素结合发挥其毒理作用。由于钾与铊都是一价离子，并具有相近的半径，因此铊能模仿钾的活动，在细胞内聚集，并激活膜上的 Na^+-K^+-ATP 酶而影响细胞的正常功能。铊与 Na^+-K^+-ATP 酶的亲和力比钾大 10 倍，铊中毒可产生类似高钾的状态，抑制心肌和神经纤维的兴奋性，出现心律失常、血压降低、恶心、疲倦、无力等现象。铊与巯基结合使体内氧化磷酸化脱偶联，干扰能量的产生，影响角蛋白的合成，导致毛发指甲生长障碍甚至脱发；与核黄素结合使核黄蛋白合成减少，影响生物氧化，使能量代谢发生障碍；此外，铊中毒具有明显的细胞毒性，抑制细胞有丝分裂，干扰 DNA 合成，是一种致突变物质，雄性生殖系统对铊中毒的毒性最为敏感，能阻碍精子生成，降低精子活性，破坏生殖功能。

五、临床特征

急性中毒：早期为消化道症状，8～24 h 内出现阵发性绞痛、恶心、呕吐、腹泻、便血，部分出现中毒性肝炎。中毒后 3～5 d 出现神经系统症状，先为痛觉过敏，其后为中毒性脑病，表现为行走困难、共济失调、震颤、谵妄、惊厥、昏迷等。严重者可死于呼吸麻痹、心律失常和脱水。2～3 周后出现全身性大量毛发脱落（特征表现）。心脏损伤者出现血压改变、心肌损害，肾脏病变表现为血尿、蛋白尿。3～4 周后出现如米氏线纹及皮疹等皮肤损害，1 个月左右眼睑下垂、眼球震颤、视力模糊，甚至双目失明。

六、辅助检查

（一）血铊

正常人血中不含有铊（石墨炉原子吸收光谱法测定）。

（二）尿铊

可作为接触指标也可作为诊断时参考。正常参考值＜5 µg/L。如尿铊＞0.3 mg/L 即有诊断意义。

（三）其他指标

神经-肌电图检查提示神经源性损害。

七、诊断思路

1. 有接触高浓度铊蒸汽的职业史或流行地区生活史。
2. 毛发大量脱落，视力进行性减退。
3. 神经肌电图检查可早期发现周围神经损害。
4. 对现场空气采样、食品、水样、尿样行毒物鉴定有助于诊断。

八、临床诊断

根据确切的职业接触史，结合临床症状、体征及现场卫生学调查资料，综合分析，并排除其他病因所致类似疾病方可诊断。尿铊含量增高可作为接触指标。

（一）观察对象

接触后出现头晕、头痛、乏力、恶心、呕吐、腹痛、咽部烧灼感等症状，尿铊含量增高。

（二）轻度中毒

除具有头晕、头痛、乏力、食欲减退、下肢沉重症状外，同时具备以下任何一项者：

1. 四肢远端特别是下肢麻木、痛觉过敏，痛觉、触觉减退呈手套、袜套分布或跟腱反射减弱。
2. 神经肌电图显示有神经源性损害。

（三）重度中毒

上述症状加重，并具备下列一项表现者：

1. 中毒性脑病或中毒性精神病。
2. 四肢远端明显肌肉萎缩并影响运动功能，或多发性脑神经损害。
3. 肌电图显示神经源性损害并有较多自发性失神经电位。
4. 伴有明显心、肝或肾损害。

九、鉴别诊断

在缺乏毒物接触证据时诊断比较困难，需与普通胃肠炎、其他原因导致的周围神经病进行鉴别，应结合铊生物样品测定确诊铊中毒。

十、救治方法

（一）治疗原则

应迅速离开现场，更衣，安静休息，保持气道通畅。详细了解接触史。急性中毒多为口服中毒患者，应立即予洗胃、导泻，胃内灌入活性炭及少量1%碘化钠或碘化钾溶液促进胃内铊排出。重度中毒者可考虑血液净化疗法清除体内毒物。

（二）解毒剂

急性中毒可使用普鲁士蓝，可在肠道内与铊结合形成不溶性物质并随粪便排出，对急性中毒有效，剂量为250 mg/kg，溶于200 mL 20%甘露醇中分4次口服。

（三）对症治疗

吸氧、抗感染等，症状严重者可使用糖皮质激素。

（四）其他

对于接触性皮炎除脱离接触外，可用2%硼酸溶液或0.1%依沙吖啶湿敷。瘙痒可用炉甘石洗剂。急性期过后皮损处可涂抹激素软膏，内服抗过敏药物、静脉滴注10%葡萄糖酸钙或10%硫代硫酸钠10 mL，1次/d。

邱泽武　孙亚威　张在其

第三十四节　职业性急性汞中毒

一、基本概念

汞为白色流动性液态金属。而固态汞是一种锡白色、展性金属块；原子量200.59，相对密度13.56，熔点−38.87℃，沸点356.72℃，蒸汽压0.13 kPa；在室温下略有挥发，遇热更易挥发；如汞落在地上与油、尘相混，成为很多小珠，增大表面积，挥发更快，排入空气中的汞可随雨雪重新降落地面，污染水和土壤，并为微生物、植物所吸收，经过食物链作用最终可进入人体；不溶于水及有机溶剂；能与硝酸、热和浓的硫酸反应；不与释稀盐酸、冷硫酸或碱反应；化学性质较稳定，不易与氧作用，但易与硫作用生成硫化汞，与氯作用生成氯化汞和氯化亚汞；能溶解很多金属，如金、银、锡、镉、铅等生成合金。

二、中毒原因

汞用于仪表制造工业，如温度计、气压表等；作为有机物质氧化过程的催化剂，从矿中提取金和银。用于外科作为填充料；电解中作为阴极，也可用于制药、农业化学、防污漆等。在上述工作场所作业均有职业接触机会导致中毒。

三、毒性大小

人吸入 $1\sim3\,mg/m^3$ 汞蒸汽数小时可引起急性中毒。人口服 $0.1\,g$ 硫化汞可致中毒，$0.5\sim1\,g$ 可致死。口服硝酸汞的致死剂量为 $0.05\sim0.25\,g$。

四、中毒机制

1. 汞的毒性作用主要与 Hg^{2+} 与细胞内大分子共价结合有关。Hg^{2+} 具有高度亲电子性，因而能与巯基、羧基、羟基、氨基、磷酰基等结合，尤其是巯基。而这些基团是多种酶类的功能基团，也是膜结构蛋白，受体结构等的主要成分。Hg^{2+} 与其结合会造成这些部位的功能和结构损伤。

2. Hg^{2+} 致金属内稳态失衡：近来研究发现 Hg^{2+} 可以引起细胞外液钙离子大量进入细胞而引起细胞"钙超载"。"钙超载"可使细胞大量生成和释放花生四烯酸，也可以使超氧阴离子自由基的生成和释放增多，从而造成细胞损伤。

3. 汞的免疫损伤作用：近来发现氯化汞可引起大鼠"免疫复合物性肾小球肾炎"，因而认为 Hg^{2+} 有免疫损伤作用。

4. 其他。Hg^{2+} 也有对肾小管的直接毒性作用。肾脏是无机汞的主要靶器官。急性无机汞盐摄入引起中毒可导致肾功能衰竭；金属汞主要影响中枢神经系统，随着血浆蛋白的外渗，血-脑屏障可受破坏，感觉神经元比运动神经元更易发生变性。病理损伤涉及小脑、脊髓前角轴索和髓鞘。甲基汞影响脑鸟氨酸脱羧酶的功能并影响交感神经节前和节后神经递质的摄取。

五、临床特征

（一）金属汞呼吸道吸入

多数与工作环境中汞浓度增高有关。短期内吸入高浓度汞蒸汽（$>1\,mg/m^3$），在一段时间后方感口中有金属味。如果在有毒环境中暴露时间较长（$>3\sim5\,h$），则出现全身症状，如头痛、头晕、恶心、呕吐、腹痛、腹泻、寒战、发热，似金属烟热表现，但也可误认为流行性感冒。患者继而可出现其他表现。

1. 呼吸道症状。咳嗽、咳痰、胸痛、严重者呼吸困难，发绀，听诊可于两肺闻及不同程度的干湿性啰音或呼吸音减弱。胸部 X 线片可见两肺广泛不规则阴影，多则融合成点、片状影，或成磨玻璃样间质改变。

2. 消化道症状。初为口干、流涎、唾液腺肿大、继则牙龈肿痛、溃疡、出血、感染，口内金属味，牙齿松动，牙龈可见蓝黑色汞线。少数有肝功能异常、肝脏肿大。

3. 肾脏表现。于中毒后 $2\sim3\,d$ 出现，表现为急性肾小管坏死，早期表现为尿中出现颗粒管型、肾小管上皮细胞及少量红细胞和蛋白。严重者表现为急性肾功能衰竭。此外对汞过敏者可出现急性过敏性肾炎，表现为血尿、嗜酸性粒细胞尿，且伴有全身过敏症状，其后出现急性肾小管坏死或者出现血尿、蛋白尿、水肿、高血压甚至急性肾功能衰竭。

4. 皮肤表现。于中毒后 $2\sim3\,d$ 出现，表现为四肢及头面部红色斑丘疹，伴全身淋巴结肿大，严重者可出现剥脱性皮炎。

（二）汞化合物经消化道摄入

多为自杀，常见毒物为氯化汞及氧化汞。主要表现为化学性坏死性胃肠炎。严重的恶心、呕吐、口咽黏膜烧灼感和腹泻。除腹痛外，可以发生明显的呕血、便血。氯化汞分子式是 $HgCl_2$，其致死量为 $30\sim50\ mg/kg$。重度中毒的标志是出血性胃肠炎伴大量体液丧失，从而导致休克和急性肾小管坏死。

（三）甲基汞

可以在海洋生物体内富集，如果海水被污染，则生物体内的甲基汞量就会异常增高，人食用会引起中毒暴发。甲基汞中毒主要症状是神经系统症状。但在急性期可以出现消化道症状，震颤、呼吸窘迫及皮炎等。急性期后有一症状相对缓解期（数周至数月），之后出现口唇、鼻、四肢远端感觉异常、头痛、疲劳、震颤，更严重患者出现共济失调，构音障碍、视野缩小甚而视力丧失。

六、辅助检查

（一）血汞

正常人 $<0.05\ \mu mol/L$，金属汞及汞化合物进入机体后，血汞即可升高，可作为近期汞吸收的良好指标，还可作为汞中毒程度的判断依据。

（二）尿汞

正常人 $0.25\ \mu mol/L$。汞进入机体后需经过一段时间尿汞才升高，因而不适于作为急性中毒的判定指标。

七、诊断思路

有急性大量汞蒸汽吸入史，起病急，同一环境中的人类似发病情况、金属烟热伴急性支气管肺炎或肺水肿、口中金属味、出现口腔炎及牙龈炎等应考虑急性汞中毒。因为普通临床医生较少接触这类疾病，而以上表现又缺乏特异性，因而易误诊为上呼吸道感染、肺炎、药物过敏等。有汞化合物大量摄入史，出现急性坏死性胃肠炎、休克、急性肾小管坏死等表现，应考虑汞化合物引起的急性中毒。血汞是诊断急性汞中毒可靠指标，如超过正常值4倍以上，提示汞中毒，尿汞在早期不升高或仅轻度升高，因而参考价值较小。

八、临床诊断

根据接触金属汞的职业史，出现相应的临床表现及实验室检查结果，参考劳动卫生学调查资料，进行分析，排除其他病因后，方可诊断。

（一）观察对象

尿汞增高，无汞中毒的临床表现者。

（二）急性中毒

1. 轻度中毒。①短期内接触大量汞蒸汽，尿汞增高。②可出现发热，头晕，头痛，震颤等全身症状。③并具备下列表现之一者：口腔-牙龈炎及胃肠炎；急性支气管炎。

2. 中度中毒。在轻度中毒基础上，并具备下列表现之一者：间质性肺炎；肾病综合征。

3. 重度中毒。具备下列表现之一者：急性肾功能衰竭；癫痫样发作；精神障碍。

九、鉴别诊断

需与其他毒物引起的化学性气管支气管炎、肺炎、呼吸衰竭及急性肾功能衰竭鉴别。

十、救治方法

（一）一般处理

急性汞中毒应迅速脱离现场至新鲜空气处。口服量较多者给牛奶或蛋清液口服，经常改变体位以促进汞从消化道排出，对无腹泻者可给低位灌肠。

（二）驱汞治疗

急性汞中毒可用二巯基丙磺酸钠，第1天给5%二巯基丙磺酸钠2.5 mL肌内注射，每8 h 1次，以后1～2次/d，用药3～5 d，间歇2～3 d，疗程按病情及尿汞量而定，一般2～3个疗程；或用二巯基丁二钠，第1天用1 g配制成10%溶液静脉注射，1～2次/d，以后1次/d；用3 d停4 d为1个疗程，一般用2～4个疗程。病情较重或有明显肾脏损害时酌情减量或停药。也可用二巯丁二酸0.5 g口服，2次/d。出现明显急性肾功能衰竭时不宜驱汞，应全力抢救防治肾损害，必要时可在血液透析配合下进行驱汞治疗。

（三）对症、支持治疗

化学性肺炎给予吸氧，呼吸困难者给予机械通气辅助呼吸并给予糖皮质激素；合理使用抗生素防治感染；适当补液利尿，维持酸碱平衡；神经衰弱综合征者给予镇静安神药物。

邱泽武　孙亚威　张在其

第九部分

理化因素损伤篇

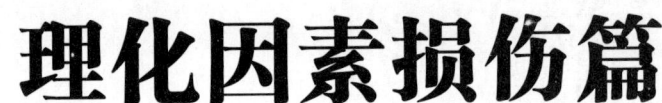

第一章　　烧伤

第一节　热力烧伤

一、基本概念

热力烧伤一般指由于热力如热液（水、油、汤）、炽热金属、火焰、蒸汽和高温气体等所致的体表组织损害。主要是皮肤损害，严重者可伤及皮下组织、肌肉、骨骼、神经、血管，甚至内脏器官。也可以发生在黏膜部位，如眼、口腔、食管、胃、呼吸道、肛门等。严重烧伤还可引起全身性反应或损伤，多器官功能衰竭，威胁生命。

二、常见病因

在临床上，热力烧伤常见原因：
1. 热水、油、汤、蒸汽等引起的烫伤。
2. 火焰直接烧伤。
3. 炽热固体灼伤。

三、发病机制

烧伤不仅造成局部组织的损伤，而且引起全身反应。全身反应的轻重随烧伤面积的大小和深度的不同而有很大差异。烧伤创面的存在和变化（如体液渗出、感染和组织修复等）贯穿烧伤治疗的全过程。临床上根据烧伤创面引起全身病理生理变化的阶段性，一般将烧伤病程经过分为体液渗出期、急性感染期、修复期。各期有不同的特点，各期之间紧密联系而又有重叠，并非截然分开。要有整体观念。

（一）体液渗出期（休克期）

烧伤后迅速发生体液渗出，可分为两个时期。

1. 立即时相。烧伤后立即出现，与组胺、5-羟色胺、激肽及前列腺素有关。在微静脉内皮细胞连接处出现裂隙，使血管内液漏出，40～60 min 后消失。

2. 延迟时相。烧伤1～2 h 以后出现，持续时间长。此时微静脉和毛细血管均受到侵犯，而以毛细血管内皮细胞之间裂隙的漏出为主。由于具有半透膜作用的毛细血管壁被毁坏，大量血浆样液体自血循环渗到组织间隙形成水肿或自创面丢失，因而丧失了大量的水分、钠和血浆蛋白，其中蛋白质的含量相当于血浆蛋白浓度的50％～80％，水肿液所含钠、钾离子呈等渗状态。在严重烧伤患者中，这些变化不仅发生在局部，而且身体其他未烧伤的部位及内脏等均有渗出。烧伤面积越大、越深，则水肿越重，休克发生也就越早。当烧伤面积较大（成人20％或小儿10％以上面积的Ⅱ度以上烧伤），人体不足以代偿迅速的体液丧失时，则循环血量明显下降，导致血液动力方面的变化，进而发生低血容量性休克。特重度烧伤患者在伤后 2～4 h，重度烧伤患者在伤后 4～8 h 即可陷入严重的休克状态。在毛细血管通透性改变的同时，烧伤区及周围组织或因热力的损伤或因水肿压迫、血管内血栓形成等原因致组织缺氧，细胞膜功能改变（水、钠向细胞内转移，钾释出）与代谢障碍，从而加重水、电解质与酸碱平衡失调（低血钠和代谢性酸中毒等）。缺血、缺氧严重者，尚可有大量血管舒张活性物质如凝血活酶等释出，进一步使毛细血管扩张与通透性增加，血流缓慢、瘀滞，渗出增多，甚至导致血管内凝血，微循环障碍。肾脏可因血容量减少、肾血管痉挛、溶血及毒素作用等，导致尿少、尿闭、血红蛋白尿，甚至引起急性肾功能衰竭。因此，防治低血容量性休克（包括预防肾功能衰竭）是休克期的主要矛盾。防治休克的根本问题是如何改善毛细血管的通透性，减少渗出，但此问题尚未根本解决。目前及早进行输液，迅速恢复循环血容量是防治烧伤休克的主要措施。烧伤后，体液渗出的速度一般以伤后 6～8 h 为最快（但渗出持续的时间一般为 36～48 h，严重烧伤甚至可达 72 h）。烧伤后 24～36 h 后水肿开始回收，皮肤发皱，尿量逐渐增多，临床上称之为水肿回收期。

（二）急性感染期

烧伤创面的坏死组织和富于蛋白的渗出液都是细菌生长的良好培养基，因此继休克后或休克的同时，急性感染即已开始，给伤员造成另一严重威胁。一般来说烧伤面积越大、深度越深，感染机会也就越多。

创面感染的主要来源为伤后的污染（包括环境、接触）及伤员本身呼吸道、消化道细菌的污染等，其中以接触污染为主，其次是残留的毛囊、皮脂腺及周围健康皮肤折皱处的细菌。细菌一经在创面立足，即迅速繁殖并向周围及深处蔓延。开始表现为急性蜂窝组织炎，3～5 d 自行消退。严重者感染可继续发展，甚至向深部健康组织侵入或细菌进入血液循环，形成烧伤脓毒症。伤后 3～10 d，正值水肿回收期，体液重新分布，加之休克的打击，内脏功能和免疫功能尚未恢复，尤其是在休克期度过不平稳、并发症多的伤员，更易发生全身感染。除了上述起源于创面感染发展成全身性感染—脓毒症以外，还存在肠源性烧伤脓毒症。休克时肠壁缺血缺氧，肠黏膜出现溃疡，防御屏障严重削弱，肠道细菌又过度繁殖，细菌对肠黏膜的穿透性增加，细菌移居至肠系膜淋巴结、肝、肺，播散于全身导致脓毒症。这与烧伤后机体防御功能下降及肝脏 Kupffer 细胞功能显著减退有重要关系。

急性感染在水肿回收期为高潮，以后发生率有所下降，但伤后 14 d 左右深度创面开始"自溶脱痂"，富于蛋白的溶解组织又是细菌生长的良好条件，故一直延续至伤后 3～4 周，待健康肉芽屏障形成后，感染的机会才逐渐减少。显然，全身感染的预防和治疗是此期的主要矛盾。

（三）修复期

伤后第 5～8 天开始，直到创面痊愈称为修复期。没有明显感染的浅Ⅱ度烧伤可在 8～14 d 愈合。深Ⅱ度 17～21 d 痂下愈合。Ⅲ度、Ⅳ度烧伤，面积很小的（直径在 3～5 cm 以内者）可由周围的上皮长入而愈合，面积较大的需要经过植皮、皮瓣移植等治疗方可愈合。明显感染的深Ⅱ度烧伤的痂皮，或Ⅲ度、Ⅳ度烧伤的焦痂于 2～3 周开始与健康组织分离而自溶脱痂。此时大量坏死组织液化，感染加重，脱痂后大片创面外露，体液渗出多，又加重代谢紊乱，仍可发生焦痂溶解期脓毒症。因此，积极主动地清除坏死组织，及早植皮覆盖创面，才能从根本上控制感染，加速愈合。

深Ⅱ度、Ⅲ度和Ⅳ度创面治愈后常遗留瘢痕或挛缩畸形，需要采取综合措施预防和治疗，可用弹性绷带包扎或穿弹性衣服去预防，还要逐步练习肢体功能活动，应用激光、药物治疗等，一般需待 3～6 个月以后才考虑手术整形修复以改进功能；严重烧伤伤员内脏器官也需要一个恢复过程，临床上称为康复期。

四、临床特征

目前我国烧伤深度采用四度五分法，即根据皮肤烧伤的深浅分为Ⅰ度、浅Ⅱ度、深Ⅱ度、Ⅲ度及

Ⅳ度。Ⅳ度为深达肌肉、骨骼及内脏器官的烧伤。临床上为表达方便，将Ⅰ度和浅Ⅱ度称为浅烧伤，将深Ⅱ度、Ⅲ度和Ⅳ度称为深烧伤。

（一）Ⅰ度烧伤

又称红斑性烧伤。局部干燥、疼痛、微肿而红，无水疱。3～5 d后，局部由红转淡褐色，表皮皱缩、脱落，露出红嫩光滑的上皮面而愈合，不留瘢痕。伤后以血管扩张、皮肤发红、疼痛明显、水肿较少为主要特征。

（二）Ⅱ度烧伤

烧伤区及其周围发生水肿，烧伤越深则水肿越重，水肿渗出液积聚在表皮和真皮之间，形成水疱。

1. 浅Ⅱ度烧伤。局部红肿明显，有大小不一的水疱形成，内含淡黄色澄清液体（有时为淡红色）或含有蛋白凝固的胶状物。将水疱剪破及掀开后，可见红润而潮湿的创面，质地较软，疼痛敏感，并可见无数扩张、充血的毛细血管网，表现为颗粒状或脉络状，伤后1～2 d更明显。如无感染，8～14 d愈合。其上皮再生依靠残留的生发层或毛囊上皮细胞，愈合后短期内可见痕迹或色素沉着，但不留瘢痕，见图9-1-1。

2. 深Ⅱ度烧伤。局部肿胀，表皮较白或棕黄，间或有较小的水疱。将坏死表皮去除后，创面微湿，微红、白中透红或红白相间，质地较韧，感觉迟钝，温度降低，并可见粟粒大小的红色小点或细小树枝状血管枝，伤后1～2 d更明显。这是因为皮肤浅部血管网已凝固，所见红色小点为汗腺、毛囊周围毛细血管扩张充血所致。因此，烧伤越浅，红色小点越明显；越深，则越模糊。少数细小血管枝，则系位于网织层内及网织层与皮下脂肪交界处的扩张充血或栓塞凝固的皮肤深部血管网。除表皮、全部真皮乳头层烧毁外，真皮网状层部分受累，位于真皮深层的毛囊及汗腺尚有活力。创面愈合需要经过坏死组织清除、脱落或痂皮下愈合的过程。由残存的毛囊、汗腺上皮细胞逐步生长使创面上皮化，一般需要18～24 d愈合，可遗留瘢痕增生及挛缩畸形，见图9-1-2。

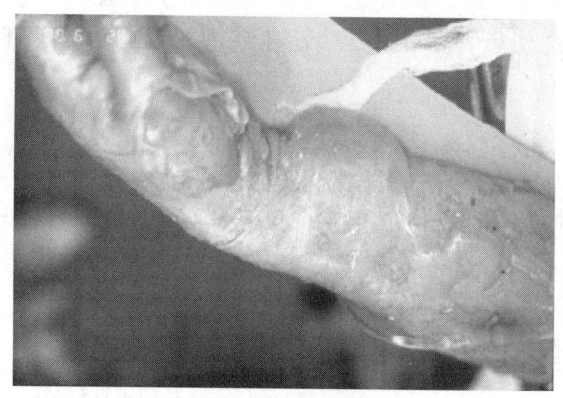

图 9-1-1 浅Ⅱ度烧伤
腐皮部分脱落，创基红润。

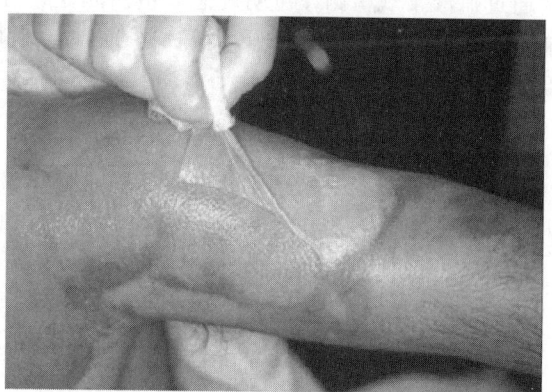

图 9-1-2 深Ⅱ度烧伤
创基红白相间。

（三）Ⅲ度烧伤

Ⅲ度烧伤又称焦痂性烧伤。局部苍白、黄褐或焦黄，严重者呈焦灼状或炭化。干燥、无水疱，丧失知觉、发凉，质韧似皮革。透过焦痂常可见粗大血管网，与深Ⅱ度烧伤细而密的小血管枝迥然不同。Ⅲ度烧伤透过焦痂见到的粗大血管网是皮下脂肪层中静脉充血或栓塞凝固所致。多在伤后即可出现，但有时需待1～2 d或更长，特别是烫伤所致的Ⅲ度，需待焦痂稍干燥后方显出。焦痂的毛发易于拔除，拔除时无疼痛。皮肤表皮及真皮全层被毁，深达皮下组织。在伤后2～4周焦痂溶解脱落、形成肉芽创面，面积较大的多需植皮方可愈合，且常遗留瘢痕挛缩畸形，严重者甚至死亡，见图9-1-3。

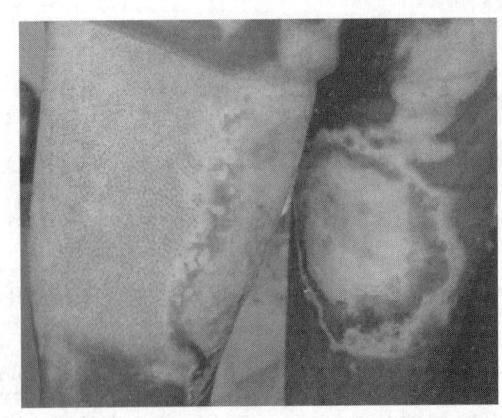

图 9-1-3　Ⅲ度烧伤
创基为焦痂、凹陷。

（四）Ⅳ度烧伤

Ⅳ度烧伤指烧伤深度达到深筋膜以下，累及肌肉甚至骨骼、内脏器官等。Ⅳ度烧伤焦痂为黄褐色或焦黄或炭化、干瘪，丧失知觉，活动受限。早期，Ⅳ度烧伤组织往往被未脱落的焦痂遮盖，临床上不易鉴别。由于皮肤及其附件全部被毁，创面修复必须有赖于植皮及皮瓣移植修复，严重者须行截肢术。

五、辅助检查

（一）血液常规检测

通过血液常规检测，可明确血红蛋白测定，红细胞计数、红细胞平均值测定和红细胞形态检测；白细胞计数及其分类计数；血小板计数等。对判断烧伤患者营养状况、感染状况、凝血功能等都有帮助。

（二）血液气体分析，酸碱平衡和电解质测定

血液气体、酸碱平衡正常和电解质稳定是体液内环境稳定、机体赖以健康生存的一个重要方面。在大面积烧伤患者的治疗过程中，血液气体、酸碱平衡和电解质变化比较快，对全身影响也比较大，需经常复查，以便及时纠正内环境紊乱。

（三）肾脏功能检测

肾脏有生成尿液，维持体内水、电解质、蛋白质和酸碱平衡等作用。因此肾功能检测在烧伤治疗过程中，是一个重要环节，对指导临床用药及补液有积极意义。包括：

1. 肾小球滤过功能测定。常用内生肌酐清除率测定、血清肌酐测定、血清尿素氮测定等方法来实现。

2. 肾小管重吸收、酸化等功能测定。

（四）肝脏功能检测

肝脏是人体内最大的实质性腺体器官，功能繁多，最主要的功能是物质代谢。肝脏功能良好，对烧伤患者的创面愈合、临床用药都有很大帮助。

（五）心脏、肺功能检测

烧伤患者常常补液量很多，需要一定的心、肺功能支持。心肺功能测定对补液量、补液速度的指

导具有重要意义。通过心电图、动态心电图、胸部 X 线片、血流动力学、组织氧合、动脉血气分析、肺活量测定等方法可评估心、肺功能。

六、诊断思路

(一)询问病史

快速询问烧伤原因，弄清受伤机制。仔细询问受伤后表现及救治情况。特别是烧伤后口服或静脉补液的质和量都要详细掌握，对早期精确治疗至关重要。

(二)体格检查及伤情判断

体格检查及伤情判断的基本要求是要掌握患者烧伤的面积、深度和部位、年龄等，还应兼顾发现严重的并发症、合并伤，如呼吸道烧伤、休克等。

1. 烧伤面积的估算。以烧伤区占全身体表面积的百分率来计算。中国人体表面积的计算常用中国九分法和手掌法，既简单实用又便于记忆，两者常结合应用。

（1）中国九分法：即将全身体表面积划分为若干 9% 的倍数来计算。成人：头面颈 9%；双上肢各占 9%；躯干前后（各占 13%）及会阴部（1%）占 3×9%；臀部及双下肢占 5×9%＋1%。

（2）手掌法：五指并拢，手掌面积即占全身体表面积的 1%，此法不论年龄大小与性别，均以伤员自己手掌面积的大小来估计。对小面积的烧伤直接以手掌法来计算，大面积烧伤则以手掌法减去未烧伤的面积，使用更为方便。

（3）小儿（<12 岁）面积估计：小儿的躯干和上肢所占体表面积的百分率与成人相同，头大下肢小。并随着年龄增大而改变，可按下列简化公式计算：头面颈部面积% ＝ 9＋（12－年龄），臀部及双下肢面积% ＝ 46－（12－年龄）。

2. 烧伤深度的识别。

（1）Ⅰ度烧伤：局部发红、微肿、灼痛、无水疱。

（2）Ⅱ度烧伤：又称水疱性烧伤。①浅Ⅱ度：毁及部分生发层或真皮乳头层。伤区红、肿、剧痛，出现水疱或表皮与真皮分离，内含血浆样黄色液体，水疱去除后创面鲜红、湿润、疼痛更剧、渗出多。②深Ⅱ度：水疱皮破裂或去除腐皮后，创面呈白中透红、红白相间或可见细小栓塞的血管网，创面渗出多、水肿明显，痛觉迟钝，拔毛试验微痛。

（3）Ⅲ度烧伤：创面上形成的一层坏死组织称为焦痂，呈苍白色、黄白色、焦黄或焦黑色，干燥坚硬的焦痂可呈皮革样，焦痂上可见到已栓塞的皮下静脉网呈树枝状，创面镇痛，拔毛试验易拔出而不感疼痛。烫伤的Ⅲ度创面可呈苍白而潮湿。

（4）Ⅳ度烧伤：焦痂为黄褐色或焦黄或炭化、干瘪，丧失知觉，活动受限。

3. 烧伤部位。面部、手部和足部是身体的外露部分，为最常见的烧伤部位。所谓特殊部位烧伤是面、手、足、会阴部的烧伤，呼吸道烧伤及眼球烧伤，因为这些部位很重要，直接影响生命或功能的恢复，在战时及平时烧伤抢救中都必须加以注意。

4. 烧伤严重性分级。烧伤的轻重，取决于烧伤面积、深度和特殊部位烧伤情况。面积越大越深，部位越特殊则病情越重；也与伤员的年龄、体质强弱、有无合并伤、有无慢性疾病及救治时是否已发生休克有关；在战场救护时还要注意有无复合伤或中毒等。因此要从各方面去综合判断。

（1）轻度烧伤：总面积 9% 以下的Ⅱ度烧伤。

（2）中度烧伤：总面积 10%～29%，或Ⅲ、Ⅳ度烧伤面积 10% 以下。

（3）重度烧伤：总面积 30%～49%，或Ⅲ、Ⅳ度面积 10%～19%，或总面积不足 30%，但全身情况较重或已有休克、复合伤、中重度吸入性损伤者。

（4）特重烧伤：总面积 50% 以上，Ⅲ、Ⅳ度 20% 以上。

5. 并发症或并发症的发现。

（1）合并其他外伤：要进行头、颈、四肢、胸、腹部体格检查及相关辅助检查，要排除骨折、关节脱位、颅内损伤、胸腹脏器损伤等。

（2）呼吸道损伤：常发生在密闭的火灾现场，能同时吸入高热空气和烟雾。伤后早期有声嘶和喘鸣或呼吸困难。体查可有鼻毛烧焦，口唇肿胀，口咽部红肿、有水疱或黏膜发白。

（3）烧伤休克：通过检查测血压、脉搏、呼吸、意识、末梢循环等后，即可基本确定。

（4）严重酸碱平衡失调及电解质紊乱等。

七、临床诊断

烧伤患者的诊断一般要包括烧伤部位、烧伤严重性、烧伤原因、烧伤面积、烧伤深度、烧伤并发症。例如，四肢、胸腹部特重度火焰烧伤（60％深Ⅱ度）及低血容量性休克。根据上述诊断思路很容易确定诊断。

八、鉴别诊断

一般来讲，只要患者清醒，烧伤的诊断还是比较容易的。主要是以临床特征来区分烧伤深度。以潮红、起疱、烧焦来区分Ⅰ、Ⅱ、Ⅲ、Ⅳ度烧伤，抓住了烧伤深度识别的主要特点，这样易懂易记。由于皮肤的厚薄在不同个体与不同部位有较大差异，不同年龄也有差异，深Ⅱ度和Ⅲ度烧伤在早期有时难以准确区分。可在治疗过程中加以核实，一般在2～3周后创面属于深Ⅱ度或Ⅲ度即可明朗。小儿皮肤薄，常易把Ⅲ度烧伤误认为深Ⅱ度烧伤，应特别注意。

九、救治方法

（一）治疗原则

1. 小面积浅度烧伤按外科原则，清创、保护创面，能自然愈合。

2. 大面积深度烧伤的全身反应重，还应遵循下列原则。①早期及时补液，维持呼吸道通畅，纠正低血容量性休克；②深度烧伤组织是全身性感染的主要来源，应早期切除，自、异体皮移植覆盖；③及时纠正休克，控制感染是防治多器官功能障碍的关键；④重视形态、功能的恢复。

（二）现场急救

1. 灭"火"。要迅速采取有效措施尽快灭火，消除致伤原因。热力致伤者，可行"创面冷却疗法"。用清洁水（如自来水、河水、井水等），水温5～20℃，冷敷或浸泡创面，需持续0.5～1 h，以抽出后不痛或稍痛为止。适用于中、小面积烧伤，特别是头、面、四肢烧伤。

（1）一般火焰的灭火：保持镇静，忌奔跑，跑则风大加快燃烧。迅速脱去燃烧的衣服，或就地卧倒，缓慢打滚压灭火焰，或跳入附近水池、河沟内灭火。他人救助时，将伤员按倒，同时用就地材料如棉被、雨衣、毯子、雪或砂土压灭火焰或用水直接浇灭。

（2）凝固汽油燃烧的灭火：凝固汽油弹爆炸时，即用雨衣或他物遮盖身体，待油滴落下后抛掉遮盖物，离开燃烧区。灭火时忌直接用手去扑打，可用湿布或砂土覆盖，或跳入水中，如有浓烟，用湿布掩盖口鼻保护呼吸道。

2. 保护创面。灭火后除必要时脱去衣服（或顺衣缝剪开）外，将伤员安置于担架或适当的地方，可用各种现成的敷料做初期包扎或清洁的衣服被单等覆盖创面，目的是保护创面，避免再次污染或损伤，没有必要去做其他创面处理。

3. 止痛。烧伤后疼痛是很剧烈的，必须及时给予止痛剂，如口服止痛片或注射哌替啶。合并吸入性损伤或颅脑损伤者忌用吗啡，以免抑制呼吸。

4. 补充液体。口服淡盐水、淡盐茶、烧伤饮料或口服补液盐溶液。如病情严重，有条件时应及早静脉输液（如平衡盐溶液、血浆、血浆代用品等），晶胶体按照 1∶1 比例并且和水分交替补充。切忌口服大量无盐茶水或单纯输入大量 5% 葡萄糖注射液，以免加重组织水肿。烧伤饮料片：每片含食盐 0.3 g，碳酸氢钠 0.15 g，苯巴比妥 0.005 g，糖适量。溶于 100 mL 水中即为烧伤饮料。

5. 其他措施。口服或注射抗生素，注意合并伤的处理。眼烧伤时应冲洗眼睛，涂抗生素眼膏。注射破伤风抗毒素 1 500 U。天冷时注意保暖。

（三）伤员的后送与住院处理

当从现场抢救出大批烧伤伤员时，对中小面积烧伤原则上应就近组织抢救，以便及时治疗，减轻痛苦。对于大面积烧伤伤员，也应就地抢救，有时需考虑转送到条件较好的医疗单位。转送伤员时，最好在伤后 4 h 内送达目的地。如不能在此时间送到，应就地抗休克，待休克已基本平稳后再送。转送途中必要时应设法输液，给镇静剂，尽量减少颠簸。战时如不能就地救治休克，必须在休克期转送时，则应在中途设立中转站，进行分段输液。伤员送到医院后处理：面积 10% 以下者，可口服烧伤饮料，创面清创后包扎或暴露。烧伤面积 11%～30% 者，可口服补液加静脉输液，其静脉补液中以晶体为主，胶体可用右旋糖酐等血浆代用品。烧伤面积在 30% 以上者，进行静脉输液大量晶体，并应考虑输血浆、人血白蛋白或血浆代用品等胶体，适量口服液体。对于严重大面积烧伤伤员的接诊处理：

1. 了解伤员一般情况，有无休克、呼吸道烧伤及其他合并伤。估计烧伤面积与深度。

2. 进行输液、配血。有休克或休克先兆者，要及时预防休克（防治方法见后述烧伤休克的防治），输液愈早愈好，勿延误时间。同时制订初步输液计划。

3. 酌情给止痛剂。休克严重病员止痛剂应从静脉注射。

4. 放留置导尿管，记录每小时尿量，必要时测尿比重。

5. 中重度吸入性损伤，或面颈部深度烧伤后，有喉水肿及呼吸困难，应做气管切开，给氧。

6. 选用抗菌药物。如未注射过破伤风毒素时应予注射。

7. 病情稳定或休克好转后，及早施行肢体环状焦痂切开减压，取暴露或包扎疗法。

8. 做好各项病情观察（如脉搏、呼吸、血压、液体出入量等）与详细记录。

（四）烧伤创面处理

烧伤创面处理是贯穿于整个治疗过程中的重要环节。一般处理原则为保护创面，减少渗出；预防和控制创面感染，选用适当的创面外用抗菌剂；尽快地清除失去活力的组织，并立即用各种方法封闭创面；积极预防烧伤后期瘢痕挛缩畸形，争取最大限度地恢复功能和外貌。

1. 清创术。休克期以抗休克治疗为主，在休克得到基本控制、全身情况允许时，及早进行创面的清理。清创要在充分的镇痛、镇静和无菌条件下进行，操作要轻巧，绝不容许过分的洗刷而增加创面损伤，导致疼痛或休克加重。清创的方法与步骤如下。

（1）简单清创法：适用于污染轻者。用 1∶1 络合碘（碘伏）溶液清洗创面及周围皮肤，再用 0.9% 氯化钠清洗创面，敷料覆盖。

（2）污染明显者：用肥皂水加 3% 过氧化氢溶液轻轻拭洗创面及周围皮肤，除去异物与油污，再以大量 0.9% 氯化钠冲洗，按前述方法进行处理。

（3）水疱：可做低位剪开引流，让积液排完后，表皮仍可保护创面，剪除已剥脱之表皮，但未剥脱者严禁撕去。

2. 各种创面处理原则。

（1）Ⅰ度烧伤无须特殊处理。

（2）浅Ⅱ度烧伤采用包扎疗法。水疱皮未破者用 1∶1 络合碘（碘伏）纱布包扎。水疱皮已破，对未分离的表皮尽量保留，清创后创面可用凡士林油纱布、各类中药制剂（如地白忍合剂、紫草油、虎杖煎剂等)、磺胺嘧啶银(铈、锌)霜剂等涂布包扎，也可以使用各种生物敷料包扎。3～5 d 更换 1次敷料，继续包扎数天，多可愈合。如出现创面感染，及时去除水疱皮，清洗创面，取半暴露或包扎。

(3)深Ⅱ度烧伤创面残留表皮如无明显感染迹象应予保留，如污染严重或感染要及时去除。采取包扎疗法，可以采用生物敷料覆盖，保护瘀滞带组织，最大限度地保留皮肤附件上皮，经 3 周左右创面可愈合。也可外涂 5％～10％磺胺嘧啶银氯己定糊剂，1～2 次/d，使坏死组织变成干痂，经 3 周左右可获痂下愈合。深Ⅱ度创面感染，应及时去除痂皮，创面取半暴露或包扎换药。功能部位的深Ⅱ度创面、超过 3 周或预计在 3 周内不能自愈的深Ⅱ度烧伤，应将创面坏死组织切除或削除，在新的创基上植皮，以缩短愈合时间和获得好的功能恢复。

(4)Ⅲ度、Ⅳ度烧伤，一般需要移植自体皮片才能消灭创面。伤后清创，去除腐皮，取暴露疗法，涂磺胺嘧啶银或 3％碘酊，3～4 次/d，创面灯烤，干燥的焦痂可暂时保护创面，减少渗出，减轻细菌侵入。然后按计划分期分批地切除焦痂(坏死组织)，植皮、皮瓣移植，修复创面。已分离的坏死组织可剪去，如有残存的坏死组织，继续涂磺胺嘧啶银；如为肉芽创面，可用 0.9％氯化钠、抗菌药液湿敷换药、应用负压引流技术等，感染一旦控制，即行植皮或皮瓣移植，迅速消除创面。

3. 包扎、暴露和半暴露疗法。

(1)暴露疗法：即在清创后置伤员于消毒或清洁的床单纱布垫上，创面暴露在温暖而干燥的空气中(室温 25～30℃为宜)使创面干燥，有利于防治感染。大面积烧伤伤员睡翻身床，翻身 4 次/d，是一个彻底暴露创面及防止受压的好办法，目前临床上应用较多的是悬浮床。实施暴露疗法时，应整顿室内卫生，定时流通空气。做好床边接触隔离，接触创面时，必须注意无菌操作。创面有渗出物，随时用消毒棉球吸干，保持创面干燥。床单或纱布垫如浸湿应随时更换。浅Ⅱ度烧伤可选择适当制剂外涂，深Ⅱ度及Ⅲ度创面涂磺胺嘧啶银氯己定糊剂、碘酊，保持创面干燥。暴露疗法适用于头面部、会阴部及肢体一侧烧伤，严重大面积烧伤，污染重的或已感染的烧伤创面，炎夏季节尤为适用。暴露疗法的优点是干燥创面不利于细菌生长，便于观察创面，节省敷料；湿性创面有特殊药物保护，也不利于细菌生长。缺点是要求消毒隔离环境；寒冷季节需要保暖装备；不适于后送。

(2)包扎疗法：即在清创后用各种敷料覆盖创面，加盖多层消毒纱布与棉垫，以绷带加压包扎，全层敷料应有 3～5 cm 厚，必要时上石膏托固定四肢于功能位。包扎时压力应均匀，患肢远侧端虽无烧伤也应包扎在内，防止肿胀。指(趾)尖应露出，以便观察血液循环改变。抬高患肢，并保持敷料干燥。如敷料被渗透，应及时加盖消毒敷料包扎。如浸湿较广泛，则可将外层敷料解除，在无菌操作下再行包扎。对于包扎疗法的伤员，注意体温变化、伤区有无疼痛加剧、有无臭味或脓性分泌物等。发现有感染可疑征象时，及时检查创面更换敷料。如无感染现象，可延至 10 d 左右更换敷料。包扎疗法用于四肢或躯干部的烧伤、转运的伤员及寒冷季节无条件使用暴露疗法者。优点是护理方便，对病室环境要求较低；病员较舒适，肢体便于保持功能位；适于后送。缺点是在炎热季节或地区伤员不易耐受，消耗大量敷料，不适于大批伤员，更换敷料时有一定的痛苦。

(3)半暴露疗法：半暴露是用单层的抗菌药液纱布或凡士林油纱布黏附于创面，也可以使用生物、人工薄膜紧贴创面，任其暴露变干，用以保护去痂后的Ⅱ度创面、固定所植皮片、保护供皮区、控制创面感染等。实施半暴露疗法有与暴露疗法相同的优点。对去痂后感染不太重、创面较浅的Ⅱ度烧伤，多可获痂下愈合。如感染加重，出现肉芽创面，应改用浸泡、湿敷等方法控制感染，并及时植皮。

4. 深度创面的处理方法。

1)早期切痂：Ⅲ度烧伤焦痂(即坏死组织)对机体是一种异物。早期切痂至健康组织立即植皮是对这种异物积极处理的一种方法。对大面积Ⅲ度烧伤，切痂后采取异体筛状植皮嵌入自体点状皮片法、微粒皮片移植法，与头皮作供区多次供皮，大大地发挥了早期切痂植皮的效果，提高了治愈率，缩短了疗程。目前，切痂植皮手术安全性显著提高，且已普遍开展，公认疗效良好。

（1）适应证：明确的Ⅲ度、Ⅳ度烧伤创面、四肢环形烧伤、功能部位烧伤、躯干烧伤等，均可做早期切痂植皮，对于Ⅳ度烧伤累及深部重要组织器官，需要进行皮瓣移植。首次手术要尽早安排，去除坏死组织，封闭创面，如果条件许可也可以在休克期切痂。①Ⅲ度烧伤10％以下、烧伤总面积不大、供皮区较多者，可在急诊入院时或伤后5 d左右，一次切除所有Ⅲ度焦痂，立即做自体网状或植皮；②Ⅲ度烧伤20％～29％、总面积49％以下患者，可在伤后5～10 d，一次或分次切痂植皮；③Ⅲ度烧伤30％以上、总面积50％以上患者，可在休克平稳后水肿回吸收进展良好时，认真制订好手术计划，5～15 d分批切痂植皮，每次切痂面积一般以不超过20％较妥。当然具体实施时，随临床情况有所变化，应仔细考虑伤员全身情况、医务人员技术条件、有无质量良好的异体皮或异种皮源、有无充足的血源及麻醉选择等，以保护早期切痂的安全和良好效果。

（2）早期切痂的方法：①切痂部位的选择很重要，尤其是首次切痂的部位必须十分注意。一般是先四肢后躯干，背、臀部皮肤厚可考虑先保痂为主，胸前焦痂影响呼吸时先切痂。还要结合创面感染情况去考虑，感染明显或估计有大片肌肉坏死的部位，应先切除；感染轻、焦痂干燥者，可稍向后延。②手术方法：将焦痂连同皮下脂肪一起切除，直达深筋膜浅面。如有肌肉坏死也予切除。肢体肌肉广泛坏死者，酌情考虑截肢术。创面止血要完善。同种异体皮的质量一定要好。力争植皮成活良好。大面积切痂植皮，若移植的异体皮失败，可能导致严重后果。手术宜分组进行，一或二组切痂，另一组准备异体皮或小片自体皮等，争取缩短手术时间。术中做好创面止血与血容量的补充，可用两个静脉通道分别输血输液，防止发生休克。

2）削痂：将深Ⅱ度或深Ⅱ度与Ⅲ度混合区的坏死组织，用滚轴取皮刀削除，直至健康的真皮创面。在止血带下削痂者，健康真皮呈白色、致密、有光泽、无血管栓塞，放松止血带则出血活跃，密布针尖样出血点。如果组织灰暗无光或灰红色，有血管栓塞，说明削痂深度不够，仍有坏死组织残留。削痂后如出现黄色颗粒，表示已达脂肪层。已削成Ⅲ度的创面应覆盖自体皮。深Ⅱ度创面可覆盖异体皮、液氮皮、冻干皮或人工皮等。覆盖物脱落后可能遗留部分创面。由于削痂深度不易准确，常常偏浅或偏深，常用于手部、关节区的深Ⅱ度烧伤，削痂后立即自体植皮。

3）自然脱痂：即在伤后取暴露疗法，经2～3周，焦痂与健康组织逐渐分离脱落，出现肉芽组织，应尽快做自体植皮，做到逐步脱痂逐步植皮，以不使创面过多外露为原则。这种典型的自然脱痂植皮，只适用于未能确定的深Ⅱ度至Ⅲ度烧伤、早期切痂植皮后剩下的散在Ⅲ度烧伤、未做早期切痂的Ⅲ度烧伤或门诊患者等。因其创面愈合时间较长，植皮区遗留瘢痕挛缩与增生的机会较多，在许多情况下已被剥痂植皮法取代。

4）剥痂：可避免自然脱痂时间长、感染重而采用的一种较积极主动的办法。即在烧伤12～16 d，Ⅲ度焦痂开始松动或已有一些肉芽创面，将焦痂从开始分离的平面剪除或切除。有时将残余坏死组织削除，或甚至将创面自深筋膜浅面切除。术中多次冲洗创面，制造一个新的感染轻的创基。

5）烧伤创面植皮法：植皮是消灭创面，从根本上防治创面感染，减少脓毒症的有效措施。大面积Ⅲ度烧伤，应有计划地分期分批清除焦痂植皮，争取在伤后6～7周基本消灭创面。①自体筛状植皮。用电动取皮机、鼓式取皮机或徒手切皮刀取大片薄中厚皮片，以手术刀戳孔呈筛状，孔的大小0.5～1 cm，密度视需要而定。这样皮片既可扩大面积，又有利于创面分泌物引流，以使皮片成活良好。此法适用于除颜面以外的切痂创面或肉芽创面，可以预防或减轻烧伤后畸形，远期效果良好。②网状植皮。将切取的大张薄中厚皮片，在网状切皮机上切出规则而密集的网孔，皮片拉开即成网状，扩大植皮面积。按所用切皮板不同，皮片可扩大1.5、3、6、9倍，可用较小皮片覆盖较大的创面。该法节省皮源，缩短手术时间，适用于深度烧伤切、削痂后的创面或肉芽创面。扩大3倍者为最常用，1.5倍者适用于手部，6倍用于非功能部位。为了减少网眼处创面暴露，常需用网状异体皮、异体皮或人工皮做重叠覆盖。③自体小片植皮。将薄皮片剪切成0.3～0.5 cm或1 cm以下的长方形小块，散在移植于创面，皮片间距 0.5 cm 左右，又称点状植皮。点状植皮操作简单，皮片生长条件较低，常用于肉芽创面，可扩大植皮面积，节省供皮区。但比较费时且远期遗留斑状瘢痕，易造成关节部位挛缩，外观也不能令人满意，因而最好仅限于非功能部位或隐蔽处。④大张筛状异体（种）皮嵌植点状自体皮。大面积Ⅲ度烧伤早期切痂后，先移植大张筛状异体皮，或用特制的打孔机切出许多"门"形孔，2～3 d 后打开包扎，如异体皮片贴附良好，在孔洞中嵌植 0.3～0.5 cm 大小的自体皮，这样大张异体皮与点状自体皮均在创面上存活，自体皮在异体皮下匍行生长，逐渐扩大，取代异体皮而融合成片，使创面愈合。这方法适用于皮源较缺乏的患者。⑤自体及异体（种）皮相间移植。常用新鲜异体（种）皮和液氮储存皮，剪成宽 0.3～0.5 cm 点状或条状，两者相间移植于切、剥痂或肉芽创面。异体（种）皮与自体皮生长后，创面得到初步覆盖，随后出现排异反应，由两侧的自体上皮扩展而愈合。该法也适用于皮源较缺乏的患者，如异体皮质量较好，自体皮移植间距合适，生长扩散后可获得一次性封闭创面的良好效果。⑥微粒皮片移植。将小片薄断层自体皮剪成微粒，最大不超过 1 mm²，在 0.9%氯化钠中驱散。倾注于绸布上，在托盘内放一均匀布满小孔的小漏盘，上放绸布、皮片，加 0.9%氯化钠达漏盘的 1/3～1/2。双手提起托盘，缓缓倾斜，使微皮接触到绸布后，再遇水则源于水面，此时绝大部分微皮的表面向上，使其均匀分散于水面，提起漏盘，盐水经绸布、漏盘孔缓缓流进托盘，则微皮均匀地沉在绸布上，表皮面仍向上，取出绸布，覆盖在同种皮片的真皮面上，微皮的真皮面向外，除去绸布即可移植到切、削痂后的创面。这样供皮区与受皮区面积之比可达 1∶18，创面愈合时间 5～8 周。残留创面需补充植皮。本法简便易行，效果良好，可保持 90%以上的微皮的方向与同种皮一致，易于存活。适用于自体皮源缺少的特大面积烧伤。⑦自体表皮细胞培养与移植。据报道，取自体表皮基底细胞进行细胞培养，3 周左右在培养瓶内扩展生长成一张复层表皮皮片。许多张培养皮片移植于部分烧伤创面，成功地治愈一些危重烧伤病例。移植后 8 d 形成角质层，3 个月后有 10 层表皮细胞，基底膜发育良好，表皮下网织纤维较完整。国内许多单位正加紧进行研究。由于表皮细胞培养传代技术复杂，上皮细胞生长中抗感染能力弱，过渡到临床广泛应用尚需攻克一些难关，但其发展前景将使烧伤治疗改观。伴随着科技的发展，复合人工皮肤、组织工程皮肤、3D 打印皮肤等新技术逐渐走向了临床应用。⑧供皮区思考。烧伤伤员的供皮区必须十分珍惜，应做到有计划合理利用，并尽可能照顾到晚期整复的需要。应用头皮作供皮区：皮肤较厚、毛囊深、血供丰富，抗感染能力强，切取薄皮后能较快愈合，6～7 d 可以重复切皮，一般供皮 10 次以上仍然不影响头发生长。四肢躯干的非烧伤区，浅Ⅱ度及深Ⅱ度愈合区，也可在首次供皮后 2～3 周重复供皮。广泛Ⅲ度烧伤伤员皮源不足，或因病情严重一时不能取自体皮时，采用异体（种）皮移植是挽救生命的重要措施。能成活 2～4 周，暂时覆盖创面、预防感染，减少体液和蛋白质的丢失，为救治争得时间。

5. 创面用药。

(1) 抗感染药物：①磺胺嘧啶银。对铜绿假单胞菌有良好的抗菌作用。主要是银离子被细胞摄入，与菌体中的 DNA 结合，改变其结构，从而抑制了细菌的繁殖。用法：常用 1∶2 000 氯己定溶液加入磺胺嘧啶银，临用时调配成 5%～10%磺胺嘧啶银氯己定糊剂，外涂Ⅱ度或Ⅲ度创面，1～2 次/d，用于暴露疗法。配成 1%磺胺嘧啶银溶液，浸湿单层纱布外敷创面，用于Ⅱ度创面的包扎疗法。也可以使用磺胺嘧啶铈、磺胺嘧啶锌等。②磺胺米隆。常用其醋酸盐，抗菌作用不受氨基苯甲酸的影响，能渗入烧焦痂，对化脓和有坏死组织的创伤感染也有作用，抗菌谱较广，可用于铜绿假单胞菌的创面感染。用法：临用时配成 10%水溶液或冷霜软膏，外用。③抗生素制剂。如氯霉素、杆菌肽、多黏菌素、莫匹罗星、硝酸银，可以依据创面感染情况选择使用。④百克瑞。主要由溶菌酶和溶葡萄球菌酶组成，可以用于感染创面的换药。⑤消毒类外用制剂如 75%酒精、2%碘酒、碘伏等。⑥外用抗真菌药物。包括制霉菌素、克霉唑、益康唑、酮康唑等。

(2) 促进愈合药物：重组人表皮生长因子、碱性成纤维细胞生长因子、粒细胞-巨噬细胞集落刺激因子等细胞因子制剂，均可促进创面愈合。

（3）烧伤外用中草药：我国各地应用中草药治疗烧伤创面的方剂很多，有用于止痛、消炎、收敛的；有用于化腐、拔毒、促进坏死组织脱落的；有用于生肌、收口、促进上皮生长加速愈合、减少瘢痕形成的。可根据浅Ⅱ度、深Ⅱ度、Ⅲ度创面的情况、暴露或包扎疗法及药物就地取材等去选用。

十、诊疗探索

应用下列治疗方法在防治烧伤脓毒症方面取得一定疗效，但尚未形成法定理论。需要烧伤界志士一起探索前行。

（一）烧伤脓毒症诱因防治

1. 完善补液方法，进行及时、快速、充分的液体复苏，纠正休克，维持内环境的稳定，迅速恢复肠道血供。依据国内通用的补液公式，临床上根据病情具体情况进行调节。烧伤后第 1 个 24 h 输液量，为每 1% 烧伤面积（Ⅱ、Ⅲ度）每千克体重给予胶体和电解质溶液 1.5 mL，另加水分 2 000 mL。胶体和电解质溶液的比例，一般为 1:2，伤情严重者为 1:1。输液速度：输液总量的 30% 在伤后 3 h 内输入。余量在后 21 h 由快至慢视病情变化分步输入。烧伤后第 2 个 24 h，电解质溶液和胶体液为第 1 个 24 h 的一半，水分仍为 2 000 mL。

2. 早期肠道营养。患者在休克期只要无恶心、呕吐、腹胀等消化道症状，即可进食流质，辅助服用谷氨酰胺。也可以使用十二指肠管进行鼻饲。

3. 尽早切除坏死组织，封闭创面。

4. 加强多器官功能保护，降低过度全身炎症反应对机体的损害。

（1）加强心肌功能保护：应用毛花苷 C、1，6-二磷酸果糖、依那普利、前列地尔、参麦针剂，使用山莨菪碱、多巴胺改善微循环。

（2）加强肺功能保护：有中度以上吸入性损伤者，即行气管切开，输氧，雾化，必要时及时应用呼吸机。

（3）加强肾功能保护：应用低浓度甘露醇保护肾小管；避免使用肾毒性药物；必要时进行血液透析。

（二）积极治疗烧伤脓毒症

1. 病原体调查，创面细菌培养及药敏，血液培养及药敏，病房病原体调查。

2. 有效抗生素联合应用，可用四代头孢菌素类＋喹诺酮类或氨基糖苷类（肾功能障碍者排除）。必要时联用抗真菌药物。

3. 如有脓毒症很重时，可用大剂量糖皮质激素短程治疗，缓解中毒症状。

4. 加强营养支持疗法，增强免疫力。

5. 尽早清创、削痂、植皮，封闭创面。

十一、病因治疗

（一）烧伤休克

1. 特点。

（1）休克早期表现为兴奋：这是因为烧伤后的体液外渗和有效循环血量的减少是逐渐发生的。伤员精神兴奋，烦躁不安，脉快而有力，血压可维持正常或偏高，这是烧伤休克兴奋期的表现，要抓紧治疗，切勿被暂时的假象所迷惑而忽略休克的诊治。

（2）休克期长：烧伤休克的发生时间及严重程度与烧伤面积和烧伤深度有密切关系。烧伤面积越大，深度越深，休克发生越早，休克就越严重，持续时间也越长。一般为 2～3 d。这期间血容量不断变化，因此必须严密观察病情，及时分析病情，积极坚持抗休克治疗。

（3）有明显的电解质紊乱与血浆渗透压改变：主要表现为血液浓缩、低钠血症、酸中毒或低蛋白血症。

2. 主要表现。

（1）脉搏（心率）增速：这是由于烧伤后儿茶酚胺分泌增多，使心率加快，严重时可增至130次/min以上，脉搏细弱，听诊心音遥远，第一音减弱。

（2）尿量减少（一般指成人尿量每小时在20 mL以下）：是烧伤休克的重要且较早的表现，如果肾功能未严重损害，尿少一般能反映组织灌流情况和休克的严重程度。尿少的主要原因是血容量不足、肾血流量减少。当然尚与抗利尿激素和醛固酮增多有关。如出现无尿，多示收缩压在80 mmHg以下。

（3）口渴：为烧伤休克较早的表现。经补液治疗后，轻度伤员多可解除，而严重伤员则难以消失、可持续到回收期以后。

（4）烦躁不安：出现较早，是脑细胞因灌流不良缺氧的表现。

（5）恶心呕吐：出现也较早，如频繁呕吐常示休克较重。其原因也是脑缺氧。

（6）末梢循环不良：较早的表现是浅静脉充盈不良，皮肤发白，肢体发凉。严重时，可出现发绀和毛细血管充盈不良。

（7）血压和脉压的变化：烧伤早期，由于代偿的缘故，血管收缩，周围阻力的增加，血压往往增高，尤其是舒张压，故脉压变小是休克较早的表现。以后代偿不全，毛细血管床扩大、血液瘀滞、有效循环血量明显减少，则收缩压开始下降，因此收缩压下降不是烧伤休克的早期表现。如已下降则提示休克已较严重。在治疗严重烧伤伤员时，最好监测中心静脉压。

（8）实验室检查：一般根据临床表现足可做出烧伤休克的诊断。如条件许可，必要的实验室检查如血浆渗透压、红细胞比容、红细胞计数、血红蛋白计数等，有助于烧伤休克的早期诊断，也可做治疗参考。

3. 防治。烧伤休克的防治原则：早期有效的补液，改善有效循环血量和组织灌流，杜绝组织缺血缺氧。补液疗法为当前防治休克的主要措施。输液治疗：主要目的是补充血容量不足和纠正电解质紊乱及酸碱平衡失调。扶持机体的代偿能力使之战胜休克。在实施输液治疗时，输进去的液体不能过多，也不能过少。过多则造成组织肿胀，增加机体负担，增加以后感染机会，甚至造成肺水肿、脑水肿。过少则达不到抗休克目的，甚至出现急性肾功能衰竭。因此需要正确掌握输液治疗，力求休克期平稳过渡，同时扶持机体抵抗力，为伤员以后的治疗打下良好的基础。

（1）输液计算法：①国内通用公式。烧伤后第1个24 h输液量，为每1%烧伤面积（Ⅱ、Ⅲ度），每千克体重给予胶体和电解质溶液1.5 mL，另加水分2 000 mL。胶体和电解质溶液的比例，一般为1∶2，伤情严重者为1∶1。输液速度：输液总量的1/2在伤后6~8 h内输入，另1/2在后16 h均匀输入。烧伤后第2个24 h，电解质溶液和胶体液为第1个24 h的一半，水分仍为2 000 mL。胶体液系指血浆、全血、人血白蛋白、右旋糖酐、706羧甲淀粉等，后两者的用量不超过1 500 mL为限制。电解质溶液包括乳酸钠林格注射液、0.9%氯化钠、等渗碱性溶液（1.25%碳酸氢钠，1.86%乳酸钠），电解质液与碱性溶液之比一般为2∶1，如有严重血红蛋白尿或酸中毒时，增加碱性溶液输入量，其比例可达1∶1。水分指5%~10%葡萄糖注射液，一般为2 000 mL/d。如因暴露疗法、室内温度高或炎热季节，则需增加水分输入量，成人以维持每小时尿量50~60 mL，儿童以维持每小时尿量1 mL/kg，补充经皮肤、肺的不显性失水。举例：烧伤面积50%（Ⅱ度＋Ⅲ度）。体重60 kg，第1个24 h输入量：电解质溶液为50×60×1＝3 000 mL（其中等渗盐溶液2 000 mL，等渗碱性溶液1 000 mL），胶体液为50×60×0.5＝1 500 mL，基础水分2 000 mL，输入总量6 500 mL。伤后8 h输入电解质溶液、胶体、水分均匀为第1个24 h的一半，共3 250 mL，以后16 h也输入剩下的3 250 mL。第2个24 h输入量：电解质溶液1 500 mL，胶体液750 mL，水分2 000 mL，共4 250 mL。②简化公式。系上述公式的基础上加以简化，计算较方便而省略体重，运用于青壮年，第 1 个 24 h 输入量＝烧伤面积（Ⅱ度＋Ⅲ度）×100＋1 000，总量中：电解质液（总量－2 000）×2/3，胶体液（总量－2 000）×1/3，基础水分 2 000 mL，输液速度及尿量要求同前一公式。第 2 个 24 h 电解质液及胶体液输入量为第一个 24 h 实际输入量的一半，水分仍为 2 000 mL。③小儿输液。烧伤后第 1 个 24 h 输液量 1.5～2 mL/kg。1% Ⅱ、Ⅲ度面积，婴幼儿为 2 mL，胶体与电解质液比例以 1∶1 较妥（小儿体重小，要尽量满足其血或血浆用量）。基础水分，婴儿 100～140 mL/(kg·d)，儿童以 70～100 mL/(kg·d)较合适，维持尿量 1 mL/(kg·h)。Ⅱ度烧伤面积成人 10% 以下，小儿 5% 以下，无严重恶心呕吐，能口服者，可及早服烧伤饮料。婴幼儿可吃母奶，大部分不需静脉输液。但头面颈部组织较疏松，烧伤后水肿严重，尤其是小儿要警惕发生休克，故小儿头面颈部烧伤面积超过 5% 时，应予输液等抗休克处理，切勿麻痹大意。烧伤总面积在 30% 以下者，以静脉输液加口服来补液，静脉输液中以电解质液为主，胶体液可用右旋糖酐。烧伤面积大且Ⅲ度多者，胶体液以血浆、人血白蛋白为主，部分代以右旋糖酐。成批收容或在战时，如不能获得胶体液，可完全输注电解质溶液或乳酸钠林格注射液，伤后第 1 个 24 h，每 1% 烧伤面积，每千克体重补 4 mL。

（2）调节输液的临床的指标：按输液公式计算的液体量与成分，仅提供一个近似值，供实施输液时有所遵循，但实际执行中必须依据伤员病情特点、年龄、体质强弱、开始输液治疗的早晚等，做适当的调整，成年患者应达到下列临床监测指标。①尿量保持 50～60 mL/h，70% 以上烧伤患者，尿量应维持在 80～100 mL/h；②脉搏 120 次/min 以下；③收缩压在 90 mmHg 以上，脉压差在 20 mmHg 以上；④红细胞 5×10^{12}/L 以下，红细胞比容 50% 以下；⑤血清钠不高于 160 mmol/L；⑥病员安静，外周静脉充盈良好，毛细血管充盈反应良好，四肢温暖。在肾功能正常时，尿量是一个很有价值的指标。每小时尿量符合要求，表示血容量接近正常。如果尿量少，血压、脉压差正常，应先输入晶体液或水分。如尿少，血压低、脉压差小，表示血容量不足或已有休克，应先输入胶体液。

（3）休克期可能遇到一些问题：①烧伤后已处于休克状态者怎么办。输液治疗是从烧伤时开始计算 24 h 的，治疗较晚开始输液时的速度应快一些，但不能为完成计算量而在短期内输入过多的液体（可致肺水肿），应观察尿量、脉搏、血压等临床指标，每小时调整输液量；第二个 24 h 输液量也要相应调整。对于治疗开始晚而伤员已处于休克状态时，应迅速开始静脉输液，特别是胶体液，速度应快一些，同时严密观察尿量、血压、脉搏和呼吸等变化。②少尿与无尿。按前述方法进行输液治疗，在排除导尿管阻塞因素后确实是少尿与无尿时，首先应考虑血容量不足，可加快输液速度。一般在补足血容量后再给以利尿剂（如甘露醇、山梨醇）或解痉剂后，大多数可以增加尿量。若仍然少尿或无尿而血压正常时，即诊断为急性肾功能衰竭。这时输液量应严格控制，同时进行急性肾功能衰竭的其他治疗。③血红蛋白尿。大面积Ⅲ度烧伤，尤其是肌肉烧伤多者，由于红细胞大量破坏，常见血红蛋白尿或肌红蛋白尿。为防沉淀堵塞肾小管，应适当增加输液量，维持尿量 80～100 mL/h，输碱性溶液碱化尿液，并应用甘露醇，使尿量增加，血红蛋白及时排出，对肾脏也可起保护作用。④烦躁不安。往往是烧伤休克期血容量不足、中枢缺氧的表现。在注射止痛剂后仍然烦躁不安，则勿误认为是疼痛所致，应加速输液，尤其是输胶体液。如果有呼吸道烧伤或面颈部烧伤后肿胀，有呼吸困难伴烦躁不安时，常为呼吸道阻塞的征象，必须迅速做气管切开，以防窒息。

4. 其他综合治疗。输液是防治烧伤低血容量性休克的有效措施，但同时还应重视其他抗休克综合措施，如充分地止痛（可用哌替啶 50～100 mg，酌情使用），减少不必要的搬运，注意保暖，必要时间歇给氧，预防感染等，这样才能更好地发挥输液的抗休克效果。

（二）烧伤感染

全身侵袭性感染即脓毒症的防治，往往是严重烧伤抢救成功与否的关键。近 30 年来烧伤感染一直占烧伤死亡原因的首位。常见细菌为铜绿假单胞菌、鲍曼不动杆菌、葡萄球菌、大肠埃希菌、阴沟肠杆菌、肺炎克雷伯菌、肠球菌、弗氏枸橼酸杆菌等。严重烧伤还可能出现真菌感染、厌氧菌和病毒感染。

1. 烧伤创面脓毒症。细菌在烧伤创面坏死组织上繁殖生长，迅速扩大并向深部侵入，创面感染严重、潮湿、渗液，出现出血点或坏死斑，进而细菌侵袭至焦痂下健康组织，集中在血管周围，甚至侵入血管内，每克组织的细菌量超过 10^5 个，此时全身感染症状显著，而血培养可为阴性，即为烧伤创面脓毒症。处理原则与脓毒症相同。强调预防为主，严重的深度大面积烧伤争取平稳度过休克期甚为重要。在创面渗出高峰期前应用对烧伤创面细菌有针对性的抗生素，使其在痂下细胞外液中形成抗生素保护屏障也是关键。积极处理创面，尽早以手术或非手术的方法去除感染创面的焦痂或痂皮，用植皮的方法覆盖和封闭创面。

2. 烧伤脓毒症。其防治，必须认真对待，做到早预防、早诊断、早处理。

(1) 烧伤脓毒症发生时机：多集中在伤后 3 周内。伤后 3～7 d（水肿回吸收期）为第一个高峰；脱痂时（10～20 d）为第二个高峰。烧伤面积越大，深度烧伤越多，脓毒症发生率也越高。

(2) 感染入侵途径：深Ⅱ度与Ⅲ度创面感染后，常为脓毒症的主要来源，尤其是潮湿受压感染的创面，细菌更容易侵入血流。其次是肠源性感染，由于肠道黏膜屏障受损，细菌和毒素移位，导致全身侵袭性感染。另外，静脉穿刺置管导致的导管感染临床上也较为常见。烧伤创面感染与细菌的侵入血流只是引起脓毒症的重要条件，而烧伤脓毒症的发生与否，决定因素在于机体的抵抗力。如伤员休克期度过不平稳、早期创面处理不完善、焦痂溶解期创面处理有缺欠、大面积切痂或创面虽小而合并有慢性病等，都可以降低机体抵抗力，导致脓毒症的发生，应予警惕。

(3) 烧伤脓毒症的主要表现及诊断：主要依靠临床症状做出早期诊断。因此必须密切观察临床症状的变化，分析其变化的原因，抓住下述早期症状变化：①体温骤升至 39.5～40℃ 或反常的下降。②心率加快达 140 次/min 以上，呼吸增加，不能以其他原因解释者。③精神症状如谵语、烦躁、幻觉等。④食欲减退，腹胀或腹泻。⑤创面恶化，焦痂变潮湿或其深Ⅱ度痂皮见针尖大小的溢液点或出血点，数目在不断增加或渐趋扩大，或肉芽创面灰暗，高低不平，有暗红色的点状坏死；或已成活的皮片呈蚕食状被侵袭，不见扩大反而缩小。⑥白细胞增高或不断下降，中毒颗粒增多。可根据这 2～3 个症状或体征做出早期临床脓毒症的诊断，先按脓毒症治疗。另外，脓毒症发生前 24～48 h，已有中性粒细胞吞噬功能、杀菌活力和趋化性降低，巨噬细胞也有类似改变。T 抑制细胞在脓毒症时数量增加，纤维联结蛋白和丙种球蛋白减少。如果出现明显腹胀或肠麻痹，精神恍惚，创面坏死、瘀血、潮湿、糜烂或已生长之皮片脱落，血压下降，呼吸困难，已属脓毒症晚期症状。金黄色葡萄球菌脓毒症患者，往往以高热、白细胞显著增加、狂躁谵语、精神淡漠、肠麻痹及中毒性休克为多见。这种症状体征上的差异，可结合创面菌种变化去分析判断，供选择抗菌药物时参考，但应注意到烧伤脓毒症可能非单一菌种，常有混合感染。为了进一步明确菌种计数，对诊断也很有帮助。临床上也见到死于脓毒症的烧伤患者，死后血培养仍未生长细菌，这与大剂量的抗生素应用有关，也与创面或胃肠道黏膜屏障受损，被吸收到血循环的细菌内毒素的重要致死作用有关。

(4) 烧伤脓毒症的防治：①坚持严格的消毒隔离制度。做好床边隔离，减少或防止细菌的入侵，尤其是铜绿假单胞菌和耐药性金黄色葡萄球菌的交叉感染。在静脉输液时，严格无菌操作，及时防治静脉炎，深静脉穿刺置管要预防导管感染。②营养与支持疗法。这是防治感染的基础。大面积烧伤每天需补充热量 16 720 kJ 以上蛋白质 100～150 g。热量与氮的摄入以 100∶1 较合适。营养补充以口服为主，口服不足加静脉补充。根据患者饮食习惯改进烹调技术和内容，进高热量蛋白饮食，脂肪控制在 5%～10%，同时放十二指肠管，滴注胃肠营养液（可在夜间），其浓度和量均宜逐渐增加，以患者能耐受不引起腹泻为度。外周静脉内可以滴注 25% 葡萄糖注射液、能量合剂，前两者需用双头输液器同时滴注，避免使用深静插管带来的感染危险，注意补充全血、血浆及人血白蛋白，维持血红蛋白 100 g/L 以上，人血白蛋白 30 g/L 以上，肌内注射丙种球蛋白，皮下注射转移因子。维持水电解质平衡，纠正脱水、低血钾、酸中毒。补充各种维生素及微量元素等。③正确处理创面。是防治全身感染关键之一。烧伤休克较稳定后及早清创，预防创面感染。抗休克期间随时更换潮湿的敷料及床垫。48 h 后及早翻身或卧悬浮床，保持创面干燥，有利于预防感染。对大面积Ⅲ度焦痂做早期切痂植皮，是预防脓毒症的积极措施。对于尚未切痂的创面保持干燥，经常检查有无痂下积脓，及时引流。广泛深Ⅱ度烧伤痂皮溶解发生脓毒症者，需尽量清除痂皮，清洗、引流，湿敷与半暴露相结合，外用抗菌药物。感染的肉芽创面应防止长时间的受压，覆盖的异体皮、异种皮、冻干皮等，应每天检查并及时更换。④合理使用抗菌药物。抗生素是防治感染的重要武器，但必须通过机体才能发挥作用。由于耐药菌株的增加，临床常用的一些抗生素，治疗烧伤全身感染逐渐失去应用价值，而需要新一代的抗菌药。在用药方法上，临床未明确细菌学诊断和药敏结果前，可参照创面上分离到的菌种和药敏结果选择抗生素。用时要早，用量要足。使用抗生素针对性强者，常常在 24～36 h 可以看到初步效果。脓毒症症状控制后及时停药。另外，在切除有细菌集落的焦痂时，脓毒症的发生率较高，手术前、手术操作过程中和手术后均要静脉滴注抗生素，直到术后 3～5 d 全身情况较稳定。

（三）吸入性损伤

多见于头面部伤伤员，大多数为吸入火焰、干热空气、蒸汽及有毒或刺激性烟雾或气体所致，吸入性损伤可分为三类：

1. 轻度。烧伤在咽喉以上，表现为口、鼻、咽黏膜发白或脱落，充血水肿，分泌物增多，鼻毛烧焦并有刺激性咳嗽，吞咽困难或疼痛等。

2. 中度。烧伤在支气管以上，出现声嘶和呼吸困难，早期痰液较稀薄，往往包含黑色炭粒，肺部偶有哮鸣音或干啰音。经气管切开后严重呼吸困难往往可改善。

3. 重度。烧伤深及小支气管，呼吸困难发生较早而且严重，往往不能因气管切开而改善，肺水肿出现也较早，肺部呼吸音减低并有干湿啰音。根据受伤史和临床表现，呼吸道烧伤诊断并不困难。轻度者也无须特别处理，中、重度呼吸道烧伤应密切观察。如有呼吸困难，应早行气管切开给氧；控制输液量，防止肺水肿；必要时可用利尿剂。如有哮鸣音，用异丙肾上腺素雾化吸入以解痉。选用有效的抗生素，加强气管切开后的护理。常见的并发症有窒息、肺水肿、肺炎、呼吸道出血、肺纤维性变及支气管狭窄等。

十二、最新进展

目前，国内外有关烧伤防治的研究进展迅速，集中于烧伤后早期损害的防治、烧伤后缺血缺氧的分子机制、烧伤后感染的分子机制、烧伤营养、创面愈合机制及新型创面覆盖材料的研制、烧伤瘢痕生长的分子机制等主要方面。

（一）烧伤休克与早期损害

是当前烧伤防治中的重要研究课题。严重休克时，组织细胞缺血缺氧，引起心、肺、肾、肠道、肝、脑等重要脏器损害，机体抵抗力下降，导致感染及内脏功能不全；感染及内脏功能不全又可加重休克，增加休克治疗的难度，形成恶性循环。这种情况多见于延迟复苏患者。研究证实，烧伤后细胞能量代谢障碍导致大量氧自由基出现在组织毛细血管内皮细胞表面，造成内皮细胞及脏器实质细胞的细胞膜脂质过氧化损伤加重；烧伤后血流动力学与流变学的改变，内皮细胞受及黏附分子表达上调。促使粒细胞与内皮细胞发生黏附，粒细胞活化后可释放大量的细胞因子，其中肿瘤坏死因子-α 作为前炎症递质可进一步诱导转录因子 NF-KB 活化，使体内炎性细胞释放白介素-6 及白介素-8 等，从而放大炎症递质的效应，导致全身炎症反应综合征和脏器损害。

目前，提出了休克心、休克肠的概念。以往对烧伤早期是否发生心肌损害尚不肯定，现在认为烧伤时心脏可发生明显损害。心肌营养性血流减少，氧自由基增多，心肌细胞膜超氧化物歧化酶活性降低，引起心肌细胞和亚细胞结构受损及心肌细胞线粒体 DNA 损伤，膜流动性降低、脂质双分子运动减少。缺血缺氧还使心肌线粒体细胞色素 C 氧化酶活性降低，能量代谢障碍，造成细胞结构和功能损害。

烧伤后肠黏膜受损严重，肠黏膜厚度变薄、微绒毛高度变短，细胞间连接松解，黏膜屏障受损。不仅消化吸收功能降低，同时发生肠道细菌和毒素入血，引起肠源性感染和内毒素血症，使伤后早期休克的防治难度加大。

目前认为，延迟复苏要大量快速补液，针对严重烧伤组织细胞缺血缺氧的损害，设计高氧晶体溶液，用于复苏治疗。应给予细胞保护，扶持心肌功能，强调早期肠道喂养，重视对全身性炎症反应综合征的防治。根据基因差异，行个体化的治疗。同时伤后早期切痂，有助于减轻内皮细胞损伤和脏器损害，提高治愈率。

（二）烧伤后感染防治研究进展

严重烧伤后，感染的威胁贯穿病程的始终。烧伤感染源除来自创面外，肠源性感染也引起高度重视。肠道是人体中最大的储菌所，烧伤后常见的病原菌如大肠杆菌、铜绿假单胞菌、沙雷菌、变形杆菌、肠杆菌、不动杆菌等都是肠道常见菌。肠源性感染的发生机制在于：烧伤后肠道菌群微生态紊乱、肠黏膜屏障损害、局部及全身免疫功能受损。肠源性的细菌及内毒素感染引起机体发生全身炎症反应综合征及多器官功能障碍综合征。

烧伤脓毒症的发生是引起患者死亡的重要原因。除强调内毒素在发病中的作用外，现在认为金黄色葡萄球菌外毒素、细菌 DNA 在其中的作用也不可忽视。使得临床重新认识金黄色葡萄球菌外毒素，拓宽对全身炎症性反应综合征发病机制的认识。

目前，随着感染概念的更新，认识到内毒素是介导炎症性脓毒症的重要因素，从而致力于研制一种既能杀菌又能中和内毒素的拮抗剂，当前较有前景的是一种杀菌性/通透性增加蛋白，存在于人中性粒细胞中，是天然、内源性物质，兼有杀菌和拮抗内毒素作用的双重功能，被誉为"超级抗生素"。

（三）烧伤营养研究

根据烧伤后存在肠道损害的证据，细菌、内毒素移位可引发高代谢，早期肠道营养可降低烧伤后高代谢，以及烧伤后选择性肠道去污染可降低实验动物的代谢率，目前提出烧伤后"肠源性高代谢"的概念，使临床工作者认识到创面是烧伤后高代谢的重要原因外，又有新的概念。在重视创面处理外，如何防治肠道损害也是降低高代谢的途径之一。

如何应用重组人生长激素加强烧伤患者营养支持是目前的研究热点之一，其自应用于烧伤治疗以来，受到普遍关注。重组人生长激素可能有助于克服危重患者营养支持时难以达到的调控高分解代谢，纠正负氮平衡，改善免疫功能，促进创面愈合；但是其对水、钠、钙、磷、糖等代谢产生不良影响，可出现代谢紊乱。

烧伤后机体依靠骨骼肌蛋白质分解提供必需的氨基酸以满足蛋白质和糖类的合成及伤口愈合，持续蛋白分解导致代谢营养失衡，对机体有害。烧伤后蛋白质降解途径及调控机制的研究也是营养研究的重要方面。目前证实，烧伤脓毒症动物骨骼肌组织蛋白质降解明显增强，与泛素-蛋白酶体途径密切相关，且在转录水平激活，但具体机制尚不清楚。

将活体磁共振波谱技术应用于烧伤后动物实验研究，可连续、无创地在分子水平观察机体细胞代谢，为深入全面了解烧伤后细胞代谢变化、为烧伤代谢营养合理应用提供了科学依据。

李自强　陈继松　王凌峰　张在其

第二节　化学烧伤

一、基本概念

化学烧伤一般是由于某些化学物质在接触人体后，除立即损伤外，还可继续侵入或吸收，导致进行性局部损害或全身性中毒。损伤程度除与化学物质的性质有关外，还取决于剂量、浓度和接触时间的长短。

二、常见病因

在临床上，化学烧伤常见原因：
1. 酸烧伤，如硫酸、硝酸、盐酸、氢氟酸、三氯醋酸、草酸、石炭酸、甲酸、甲酚、氢氰酸等。
2. 碱烧伤，如氢氧化钾、氢氧化钠、氢氧化钙、氢氧化钡、氢氧化锂、氨水、生石灰等。
3. 磷烧伤。
4. 镁烧伤。
5. 沥青烧伤。
6. 水泥烧伤。

三、发病机制

化学烧伤的致伤因子与皮肤的接触时间往往比热烧伤长，因此某些化学烧伤可以是很深的进行性损害，甚至通过创面等途径吸收，导致全身各脏器的损害。

（一）局部损伤

局部损害的情况与化学物质的种类、浓度及与皮肤接触的时间等均有关系。化学物质的性能不同，局部损害的方式也不同。例如，酸凝固组织蛋白；碱则皂化脂肪组织；有的则毁坏组织的胶体状态，使细胞脱水或与组织蛋白结合；有的则因本身的燃烧而引起烧伤，如磷烧伤；有的本身对健康皮肤并不致伤，但由于爆炸燃烧致皮肤烧伤，并进而引起药物从创面吸收，加深局部的损害或引起中毒等。在局部损害中，除皮肤损害外，黏膜受伤的机会也较多，尤其是某些化学蒸汽或发生爆炸燃烧时更为多见。因此，化学烧伤中眼及呼吸道的烧伤较一般火焰烧伤更为常见。化学烧伤的严重程度，除与浓度、作用时间有关外，更重要的是取决于该化学物质的性质。例如，一般酸烧伤，由于组织蛋白凝固后局部形成一层痂壳，可以防止酸的继续损害。而有的化学烧伤则有一继续加深的过程，如碱烧伤后所形成的皂化脂肪或可溶性的碱性蛋白、磷烧伤后形成的磷酸等，都可继续使组织破坏加深。对这些致伤机制的了解，有助于化学烧伤的局部处理。研究表明，50%氢氧化钠引起的皮肤烧伤，要使皮肤 pH 值恢复正常至少需冲洗 12 h；30%的各类酸引起的皮肤烧伤，只需要冲洗 2 h；由此可见碱烧伤是进行性的损害。

（二）全身损伤

化学烧伤的严重性不仅在于局部损害，更严重的是有些化学药物可从创面、正常皮肤、呼吸道、消化道黏膜等吸收，引起中毒和内脏继发性损伤，甚至死亡。有时烧伤并不严重，但由于合并有化学中毒，增加了救治的难度，使治愈率较同面积与深度的热力烧伤明显降低。更由于化学工业迅速发展，能致伤的化学药品种类繁多，有时对某些致伤物品的性能一时不易了解，更增加了抢救的困难。虽然化学致伤物质的性能各不相同，全身各重要内脏器官都有被损伤的可能，但多数化学物质系经肝、肾排出体外，故两个器官的损害较多见，病理改变的范围也较广，常见的有中毒性肝炎、急性重型肝炎、急性肾功能不全及肾小管肾炎等。肺水肿也较常见，除了由于化学蒸汽直接对呼吸道黏膜的刺激与呼吸道烧伤所致外，不少挥发性化学物质是由呼吸道排出的，可刺激肺泡引起肺水肿。此外，尚有些化学物质如苯等可直接破坏红细胞，造成大量溶血，不仅使患者贫血/携氧功能发生障碍，而且增加肝、肾的负担与损害；有的则与血红蛋白结合成异型血红蛋白，发生严重缺氧；有时则可引起中毒性脑病、脑水肿、周围或中枢神经损害、骨髓抑制、心脏毒害、消化性溃疡及大出血等。

四、临床特征

化学物质各种各样，不同种化学烧伤的临床特征也不一样。下面以几种典型的化学烧伤为代表分别加以阐述。

（一）强酸烧伤

高浓度酸能使皮肤角质层蛋白质凝固坏死，呈界限明显的皮肤烧伤，并可引起局部疼痛性凝固性坏死。各种不同的酸烧伤，其皮肤产生的颜色变化也不同。例如，酸烧伤创面呈青黑色或棕黑色；硝酸烧伤先呈黄色，以后转为黄褐色；盐酸烧伤则呈黄蓝色；三氯醋酸的创面先为白色而软，以后变为青铜色等。此外，颜色的改变尚与酸烧伤的深浅有关，潮红色最浅，灰色、棕黑色或黑色则较深。

一般来说，痂皮色深、较韧，如皮革样，脱水明显而内陷者，多为Ⅲ度烧伤。此外，由于酸烧伤后形成一薄膜，末梢神经得以保护，故疼痛一般较轻。当然，这与酸的性质及早期清洗是否彻底也有关。如果疼痛较明显，则多表示酸在继续侵蚀，一般也表示烧伤较深。酸烧伤创面肿胀较轻，很少有水疱，创面渗液极少，因此不能以有无水疱作为判断烧伤深度的标准。

由于酸烧伤后迅速形成一层薄膜，创面干燥，痂下很少有感染，自然脱痂时间长，有时可达1个月以上，脱痂后创面愈合较慢。

浓硫酸有吸水的特性，含有三氧化硫，在空气中形成烟雾，吸入后刺激上呼吸道，最低致死量为4 mL。浓硝酸与空气接触后产生刺激性的二氧化氮，吸入肺内与水接触而形成硝酸和亚硝酸，易致肺水肿。盐酸可呈氯化氢气态，引起气管支气管炎、睑痉挛和角膜溃疡。

氯磺酸遇水后可分解为硫酸和盐酸，比一般酸烧伤更为严重，常为Ⅲ度烧伤，必须予以重视。

（二）氢氟酸烧伤

氢氟酸是一种无机酸，具有强烈腐蚀性，可以引起特殊的生物性损伤。氢氟酸皮肤烧伤的程度与氢氟酸浓度、作用时间有关。浓度低于20%时，损伤较轻，皮肤不失活力，外表正常或呈红色。浓度为20%时，则表现有红、肿、热、痛，并渐渐发展成白色的质稍硬的水疱，水疱中充满脓性或干酪样物质。如果不及时治疗，烧伤面积和深度可不断发展。疼痛出现的时间与浓度有关，一般在伤后1~8 h出现疼痛，而浓度＞50%时，通常可立即引起疼痛和组织坏死。氢氟酸烧伤的疼痛除了可能有迟发性特点外，还有顽固性和剧烈性的特点，这种疼痛有时用麻醉药也不能缓解。概括起来讲，氢氟酸烧伤的创面有以下几个特点：

1. 迟发性深部组织剧痛。
2. 烧伤区皮肤凝固变性，质地变厚。
3. 如果不及时治疗，可出现进行性组织损伤，甚至腐蚀到骨组织。
4. 可能引起指（趾）甲下损伤。

严重的氢氟酸烧伤可引起全身性中毒，导致致命的低钙血症。必须注意，低钙血症可以在伤后很快发生。氟化物神经毒的临床表现有手足搐搦、心律失常、嗜睡、呕吐、腹泻、流涎、出汗，以及因多种酶活力下降所引起的低氧血症。心电图表现主要为QT间期延长。上述表现主要由低钙血症所致。低钙血症是氟化物中毒的主要死亡原因。

（三）石炭酸（酚）烧伤

自皮肤吸收后，引起脂肪溶解和蛋白质凝固。石炭酸可从皮肤、肺或胃肠道黏膜吸收。石炭酸吸收入血后，可影响中枢神经系统、肝、肾、心、肺和红细胞的功能。

1. 局部表现。10％的石炭酸溶液可使皮肤呈白色或棕色，浓度愈高，坏死愈严重。浓石炭酸可产生较厚的凝固坏死层，形成无血管屏障，可以阻止石炭酸的进一步吸收。

2. 中枢神经系统。开始时易激惹，各种反射亢进，震颤、抽搐和肌阵挛，痉挛频发，最后抑制，常因呼吸衰竭而死亡。周围神经系统主要表现为神经纤维末梢的破坏，痛觉、触觉和温觉丧失。

3. 心血管系统。血压开始时上升，随后下降。心率早期增快，后期较慢和出现心律失常。

4. 红细胞。中毒后可出现高铁血红蛋白和 Heinz 小体。此外，还有红细胞内谷胱甘肽含量下降、溶血、骨髓生成红细胞受抑制。末梢血液中网织红细胞含量下降。

5. 肾脏。排泌的游离石炭酸可引起肾小球和肾小管的损害，低血容量和溶血又可加重肾脏的损害，甚至阻塞肾小管，最终导致急性肾功能衰竭。

6. 肝脏。常见的损害是肝小叶中心坏死，血清总胆红素上升。

（四）铬酸烧伤

铬盐腐蚀性和毒性大，往往合并铬中毒。中度面积烧伤的病死率很高。

1. 烧伤后皮肤表面为黄色。由于铬酸的腐蚀作用，早期症状是创面疼痛难忍，不同于一般深度的烧伤。当发现有溃疡时，则已很深。溃疡外口小，内腔大，可深及肌肉及骨骼，愈合甚慢。口、鼻黏膜也可形成溃疡、出血或鼻中隔穿孔。

2. 铬离子可以从创面吸收引起全身中毒，即使中小面积烧伤也可造成死亡，常表现有头昏、烦躁不安等精神症状，继而发生意识不清和昏迷，往往同时伴有呼吸困难和发绀。肾脏是铬酸从体内排出的主要途径，早期尿中就可出现各种管型、蛋白质和血红蛋白，最后发生尿闭和尿毒症而死亡。此外对胃黏膜有强烈的刺激作用，可出现频繁的恶心、呕吐、吞咽困难、溃疡和出血。

（五）氢氰酸及氰化物烧伤

氰化物的毒性在于氰根能迅速与氧化型细胞色素氧化酶 Fe^{3+} 结合，并阻止其被细胞色素还原为还原型细胞色素氧化酶（Fe^{2+}），从而使细胞色素氧化作用被抑制，造成"细胞窒息"。此时，血液氧的饱和不受影响，血仍呈鲜红色。呼吸中枢麻痹常为氰化物中毒的致死原因。

急性氰化物中毒在临床上一般可分为前驱期、呼吸困难期、痉挛期和麻痹期。大量吸入高浓度氰化物后，在 2～3 min 内即可出现呼吸停止，轻者也需 2～3 d 后症状才逐步缓解。

（六）强碱烧伤

碱有吸水作用，使局部细胞脱水；碱离子与组织蛋白形成碱-变性蛋白复合物，皂化时产生的热可使深部组织继续损伤。由于碱-变性蛋白复合物是可溶性的，能使碱离子进一步穿透至深部组织，引起损害。强碱烧伤后，疼痛难忍，创面呈黏滑或肥皂样变化，可扩大、加深，愈合慢。

（七）生石灰烧伤

生石灰遇水生成氢氧化钙并放出大量反应热，因此可引起皮肤的碱烧伤和热烧伤，相互加重，烧伤创面较干燥、呈褐色，有痛感，而且创面上往往残存有生石灰。

（八）磷烧伤

1. 局部表现。磷烧伤实际上是热及化学物质的复合烧伤，因此损伤一般均较深，有时可达骨骼。临床上所见的浅Ⅱ度或深Ⅱ度的创面呈棕褐色，在创面暴露情况下，Ⅲ度磷烧伤呈黑色。早期经硫酸铜处理的Ⅲ度磷烧伤，经过包扎治疗后，刚揭除敷料时创面为白色，暴露后呈蓝黑色，3 d 后则完全变为焦黑色。说明已侵入皮肤以下各层组织的磷及其化合物虽早期用硫酸铜处理，也难防止其继续向深层入侵。目前认为唯一防止的办法是早期手术切除。

2. 全身表现。

（1）头痛、头晕和全身乏力。不论面积大小，大部分患者均有头痛，出现甚早，一般在3～5 d后消失。但有时可持续至创面愈合以后，甚至更久。

（2）肝区压痛、黄疸和肝大。

（3）呼吸道表现：呼吸增快而短促，严重者可发生窒息。听诊时呼吸音低远，伴有哮鸣音。轻者有慢性咳嗽，重者可发生肺水肿。

（4）泌尿系统表现：少数有少尿、血红蛋白尿及各种管型。严重者发展成为少尿型急性肾功能不全。由于肾小球和肾小管均坏死，血钾、钠、磷等含量在伤后72 h内急剧上升，患者往往因高钾血症致心搏骤停。

（5）低钙、高磷血症：心电图往往出现QT间期延长、ST段下降、低电压、心率慢或心律失常。

（6）精神和神经系统表现。如幼稚型精神变化。

（九）镁烧伤

镁是一种软金属，燃烧时温度可高达1 982℃，在空气中能自燃，熔点是651℃。液态镁在流动过程中可以引起其他物质的燃烧。与皮肤接触时，可引起燃烧。镁与皮肤接触后，使皮肤形成溃疡，开始较小，以后逐渐扩大。而溃疡的深层（即底部）往往呈不规则形状。镁烧伤发展的快慢与镁的颗粒大小有关。若向周围发展较慢，也有可能向深部发展。镁被吸入或被吸收后，患者除有呼吸道刺激症状外，可有恶心、呕吐、寒战或高热。

（十）沥青烧伤

1. 局部创面。由于沥青黏着性强，高温熔化的沥青黏着皮肤后不易除去。若温度高，由于散热慢，往往形成深Ⅱ度或Ⅲ度烧伤；若温度已较低，则在沥青黏着中心部位为浅Ⅱ度或深Ⅱ度烧伤。部分创面虽染有沥青，经溶剂清除后，往往只表现为Ⅰ度烧伤。

2. 全身中毒。多发生于大面积沥青烧伤者，可出现头痛、眩晕、耳鸣、乏力、心悸、失眠或嗜睡、胸闷、咳嗽、腹痛、腹泻或便血、尿少、精神异常等，甚至可昏迷、死亡。常伴有体温升高。血象可有嗜酸性粒细胞异常增高和白细胞增多等。上述许多症状类似苯中毒。急性肾功能衰竭往往是患者死亡的主要原因。

（十一）水泥烧伤

水泥主要含氧化钙、氧化硅等，遇水后形成氢氧化钙等碱性物，pH值为12，与它接触可致轻度的碱烧伤。水泥导致皮肤损害的原因：

1. 水泥粉尘有沙砾的特点，容易形成刺激性皮炎。

2. 水泥中含有酪酸盐类，引起过敏性皮炎。

3. 湿的水泥接触皮肤，形成轻度的碱烧伤或局部溃疡。多为Ⅱ度烧伤创面，有水疱。若不及时治疗易发生侵蚀性溃疡。

五、辅助检查

（一）血液常规检测

通过血液常规检测，可明确血红蛋白测定、红细胞计数、红细胞平均值测定和红细胞形态检测，白细胞计数及其分类计数，血小板计数等。对判断烧伤患者营养状况、感染状况、凝血功能等都有帮助。

（二）血液气体分析，酸碱平衡和电解质测定

血液气体、酸碱平衡正常和电解质稳定是体液内环境稳定、机体赖以健康生存的一个重要方面。

在大面积烧伤患者的治疗过程中，血液气体、酸碱平衡和电解质变化比较快，对全身影响也比较大，需经常复查，以便及时纠正内环境紊乱。

（三）肾脏功能检测

肾脏有生成尿液，维持体内水、电解质、蛋白质和酸碱平衡等作用。因此肾功能检测在烧伤治疗过程中，是一个重要环节，对指导临床用药及补液有积极意义。包括：

1. 肾小球滤过功能测定。常用内生肌酐清除率测定，血清肌酐测定、血清尿素氮测定等方法来实现。

2. 肾小管重吸收、酸化等功能测定。

（四）肝脏功能检测

肝脏是人体内最大的实质性腺体器官，功能繁多，最主要功能是物质代谢功能。肝脏功能良好，对烧伤患者的创面愈合、临床用药都有很大帮助。

（五）心脏、肺功能检测

烧伤患者常常补液量很多，需要一定的心、肺功能支持。心肺功能测定对补液量、补液速度的指导具有重要意义。通过心电图、动态心电图、胸部 X 线片、血氧饱和度、肺活量测定等方法可测定心、肺功能。

六、诊断思路

（一）询问病史

快速询问烧伤原因，最好要确定化学物质名称、浓度和剂量，弄清受伤机制。仔细询问受伤后表现及救治情况。特别是烧伤后口服或静脉补液的质和量都要详细掌握，对早期精确治疗至关重要。

（二）体格检查及伤情判断

体格检查及伤情判断的基本要求是要掌握患者烧伤的面积、深度和部位、年龄等，还应兼顾发现严重的并发症，如呼吸道烧伤、休克等。

1. 烧伤面积的估算。以烧伤区占全身体表面积的百分率来计算。中国人体表面积的计算常用中国九分法和手掌法，既简单实用、又便于记忆，两者常结合应用。

（1）中国九分法：即将全身体表面积划分为若干 9% 的倍数来计算。成人：头面颈 9%；双上肢各占 9%；躯干前后（各占 13%）及会阴部（1%）占 3×9%；臀部及双下肢占 5×9%＋1%。

（2）手掌法：五指并拢，手掌面积即占全身体表面积的 1%，此法不论年龄大小与性别，均以伤员自己手掌面积的大小来估计。对小面积的烧伤直接以手掌法来计算，大面积烧伤则以手掌法减去未烧伤的面积，使用更为方便。

（3）小儿面积估计（<12 岁）：小儿的躯干和上肢所占体表面积的百分率与成人相同，头大下肢小，并随着年龄增大而改变。可按下列简化公式计算：头面颈部面积%＝9＋（12－年龄），臀部及双下肢面积%＝46－（12－年龄）。

2. 烧伤深度的识别。

（1）Ⅰ度烧伤：局部发红，微肿、灼痛、无水疱。

（2）Ⅱ度烧伤：又称水疱性烧伤。①浅Ⅱ度。毁及部分生发层或真皮乳头层。伤区红、肿、剧痛，出现水疱或表皮与真皮分离，内含血浆样黄色液体，水疱去除后创面鲜红、湿润、疼痛更剧、渗出多。②深Ⅱ度。水疱皮破裂或去除腐皮后，创面呈白中透红，红白相间或可见细小栓塞的血管网、创面渗出多、水肿明显，痛觉迟钝，拔毛试验微痛。

（3）Ⅲ度烧伤：创面上形成的一层坏死组织称为焦痂，呈苍白色、黄白色、焦黄或焦黑色，干燥坚硬的焦痂可呈皮革样，焦痂上可见到已栓塞的皮下静脉网呈树枝状，创面镇痛，拔毛试验易拔出而不感疼痛。烫伤的Ⅲ度创面可呈苍白而潮湿。

（4）Ⅳ度烧伤：是指烧伤深度达到深筋膜以下，累及肌肉甚至骨骼、内脏器官等。Ⅳ度烧伤焦痂为黄褐色或焦黄或炭化、干瘪、凹陷，丧失知觉，活动受限。

3. 烧伤部位。面部、手部和足部是身体的外露部分，为最常见的烧伤部位。所谓特殊部位烧伤是面、手、足、会阴部的烧伤，呼吸道烧伤及眼球烧伤，因为这些部位重要，直接影响生命或功能的恢复，在战时平时烧伤抢救中都必须加以注意。

4. 烧伤严重性分度。烧伤的轻重，取决于烧伤面积、深度和特殊部位烧伤情况。面积越大越深，部位越特殊则病情越重；也与伤员的年龄、体质强弱、有无合并伤、有无慢性疾病及救治时是否已发生休克有关；在战场救护时还要注意有无复合伤或中毒等。因此要从各方面去综合判断。

（1）轻度烧伤：总面积9%以下的Ⅱ度烧伤。

（2）中度烧伤：总面积10%～29%，或Ⅲ度、Ⅳ度烧伤面积10%以下。

（3）重度烧伤：总面积30%～49%，或Ⅲ、Ⅳ度面积10%～19%，或总面积不足30%，但全身情况较重或已有休克、复合伤、中重度吸入性损伤者。

（4）特重烧伤：总面积50%以上，Ⅲ度、Ⅳ度20%以上。

5. 并发症或并发症的发现。

（1）合并其他外伤：要进行头、颈、四肢、胸、腹部体格检查及相关辅助检查，要排除骨折、关节脱位、颅内损伤、胸、腹脏器损伤等。

（2）吸入性损伤：常发生在密闭的火灾现场，能同时吸入高热空气和烟雾。伤后早期有声嘶和喘鸣或呼吸困难。体查可有鼻毛烧焦，口唇肿胀，口腔、口咽部红肿有水疱或黏膜发白。

（3）烧伤休克：通过检查测血压、脉搏、呼吸、意识、末梢循环等后，即可基本确定。

（4）严重酸碱平衡失调及电解质紊乱等。

七、临床诊断

烧伤患者的诊断一般要包括烧伤部位、烧伤严重性、烧伤原因、烧伤面积、烧伤深度、烧伤并发症。如四肢、胸腹部特重度硫酸烧伤（60%深Ⅱ度），低血容量性休克。根据上述诊断思路很容易确定诊断。

八、鉴别诊断

一般来讲，只要患者清醒，化学烧伤的诊断还是比较容易的。主要是以临床特征来区分烧伤深度。由于皮肤的厚薄在不同个体与不同部位有较大差异，不同年龄也有差异，不同化学物质烧伤也不一样，深Ⅱ度和Ⅲ度烧伤在早期有时难以准确区分，可在治疗过程中加以核实。

九、救治方法

（一）治疗原则

应迅速脱离现场，终止化学物质对机体的继续损害；采取有效解毒措施，防治中毒；进行全面体检和化学监测。

（二）脱离现场，终止化学物质对机体的继续损害

应立即脱离现场，脱去被化学物质浸渍的衣服，并立即迅速地用大量清水冲洗。其目的：一是稀释；二是机械冲洗，将化学物质从创面黏膜上冲洗干净。冲洗时可能产生一定热量，但由于持续冲洗，可使热量逐步消散。冲洗用水要多，时间要够长。一般清水（自来水、井水和河水等）均可使

用。冲洗持续时间一般要求在 2 h 以上，尤其在碱烧伤时，冲洗时间过短很难奏效。如果同时有火焰烧伤，冲洗尚有冷疗的作用。当然有些化学物质并不溶于水，但冲洗的机械作用可将其自创面清除干净。另外，一些特殊化学品应该采取特殊的方法处理，如生石灰需要先清理后再冲洗，磷烧伤创面可以用湿布覆盖等。

头面部烧伤时，要注意眼、鼻、耳、口腔内的清洗。特别是眼，应首先冲洗，动作要轻柔。如发现眼睑痉挛、流泪、结膜充血、角膜上皮损伤及前房混浊等，应立即用 0.9% 氯化钠或蒸馏水冲洗，持续时间在 0.5 h 以上。

（三）防治中毒

有些化学物质可引起全身中毒，应严密观察病情变化，一旦诊断有化学中毒可能时，应根据致伤因素的性质和病理损害的特点，选用相应的解毒剂或拮抗剂治疗。有些毒物迄今尚无特效解毒药物，在发生中毒时应使毒物尽快排出体外，以减少其危害。一般可静脉补液及给予利尿剂，以加速排尿。苯胺或硝基苯中毒所引起的严重高铁血红蛋白血症，除给氧外，可酌情输注适量新鲜全血，以改善缺氧状态。

十、诊疗探索

应用下列治疗方法在沥青烧伤创面治疗方面取得一定疗效，但尚需要更多临床病例支持：在现场，立即用冷水冲洗降温。用传统的松节油、汽油作为清除溶剂，一时很难擦洗干净，有时还会加重创面损伤。况且目前商用汽油含铅，如果用汽油量大，有铅中毒之虞。酌情采用暴露或包扎疗法。

十一、病因治疗

（一）强酸烧伤

酸烧伤后立即用水冲洗是最为重要的急救措施，冲洗后一般不需用中和剂，必要时可用 2%～5% 碳酸氢钠、2.5% 氢氧化镁或肥皂处理创面。中和后，仍应用大量清水冲洗，以去除剩余的中和溶液、中和过程中产生的热及中和后的产物。创面处理同热力烧伤。由于酸烧伤后形成的痂皮完整，宜采用暴露疗法。如确定为Ⅲ度烧伤，也应争取早期切痂植皮。

口服腐蚀性酸可引起上消化道烧伤、喉部水肿及呼吸困难，可口服氢氧化铝凝胶、鸡蛋清和牛奶等中和剂。忌用碳酸氢钠，以免胃胀气，引起穿孔。禁用胃管洗胃或用催吐剂。可口服泼尼松，以减少纤维化，预防消化道瘢痕狭窄。

（二）氢氟酸烧伤

由于氢氟酸烧伤特点和潜在危险性，必须积极治疗。在治疗过程中应分秒必争地进行急救治疗，对伤情的发展要充分的估计。近 50 年来，氢氟酸烧伤的治疗方案主要是用某些阳离子通常是 Ca^{2+}、Mg^{2+} 或季胺类物质来结合 F^+，或是将这些阳离子的制剂注射到深部组织，或是局部应用以通过其扩散作用与 F^+ 结合。

1. 早期治疗。烧伤后立即脱去污染的衣服或手套，并应用大量清水彻底冲洗烧伤创面。由于该酸具有较强的穿透组织的能力，所以冲洗效果往往是不甚满意的，如有水疱则予以清除。若指（趾）甲下有浸润，必须拔除指（趾）甲。可在局部神经阻滞麻醉下进行，也可不用麻醉。必须指出，麻醉后疼痛缓解并不等于 F^+ 失活，要警惕病情的掩盖。

2. 钙剂的外用。局部外用碳酸钙凝胶，即用 10 g 碳酸钙研成细末，再将这些粉末与 20 mL 水溶液润滑剂（K-Y 凝胶）混合制成凝胶。将该凝胶直接涂于创面，4～8 h 更换 1 次。

3. 钙剂局部注射。10% 葡萄糖酸钙局部注射，实验室研究和临床实践均提示其效果是满意的。由于疼痛解除是治疗有效的标志，所以注射时禁用局麻药。

4. 钙剂的动脉注射。可选用直接供应烧伤部位的血流较大的动脉血管进行药物注射。注射疗法从理论到临床均提示有良好效果，但也有其缺点，诸如增加局部感染和组织坏死机会，用量过大还有导致高钙血症的危险。因此，必须在专科病房监护下进行。

5. Ca^{2+} 直流电导入。通过直流电的作用，促进 Ca^{2+} 从创面进入体内，从而起到结合 F^+、减轻损伤的作用。

6. 糖皮质激素的应用。可配入外用药应用，对于眼烧伤或深度烧伤患者可以口服给药。

7. 手术治疗。深度氢氟酸烧伤的患者，手术治疗是根本性的治疗措施，对水疱、深部组织液化坏死灶均需彻底扩创。凡累及指（趾）甲床者，需做指（趾）甲拔除术。深部烧伤病例行手术治疗后，还应该继续应用其他措施。

8. 眼损伤的治疗。眼损伤应用大量清水冲洗后，可继续用 1% 葡萄糖酸钙及可的松眼药水滴眼，并应口服倍他米松药物，并根据情况进行眼科的专科治疗。

9. 吸入性损伤的治疗。对于有吸入性损伤的患者，应立即通过面罩或鼻导管给纯氧，同时尽快吸入 2.5%～3% 的葡萄糖酸钙雾化溶液，密切注意因水肿引起的上呼吸道阻塞，必要时行气管切开或气管插管。用呼吸机维持呼吸。

10. 重症患者的救治。对重症患者除进行上述治疗外，还应进行积极的综合治疗。重症患者或伴有吸入性损伤者应进行重症监护，进行心电图和血钙浓度的连续监测，防治低钙血症，必要时通过静脉途径补充 Ca^{2+}，使血钙浓度维持在正常范围。

（三）石炭酸（酚）烧伤

在烧伤现场，立即用大量水冲洗，少量水仅能稀释或扩散有毒物质，增加危险。若备有 50% 聚乙烯乙二醇、丙烯乙二醇、甘油、植物油或肥皂，可在用水冲洗后擦拭创面，阻止其扩散。入院后可继续使用丙烯乙二醇及苯冲洗，直至创面完全没有酸味。石炭酸烧伤后，全身治疗要注意适当增加补液量和碱性药物，严密监护心、肺功能，注意补充钾。若有石炭酸蒸汽吸入，为防化学性肺炎，可静脉注射甲泼尼龙；中枢神经系统抑制者，宜行机械通气。

（四）铬酸烧伤

1. 局部治疗。局部先用大量清水冲洗。口鼻腔可用 2% 碳酸氢钠漱洗，创面水疱应剪破，续用 5% 硫代硫酸钠溶液冲洗或湿敷，也可用 1% 磷酸钠溶液或硫酸钠溶液湿敷。

2. 中毒的防治。目前尚无特殊的全身应用的解毒剂，早期可应用甘露醇、依地酸二钠钙、二巯基丙醇和维生素C等，静脉滴注依地酸二钠钙 1g/次，3次/d，每1g溶于5%葡萄糖注射液或0.9%氯化钠 250～500 mL 中，至少要滴注1h；也可与10%硫代硫酸钠 20 mL 交替使用（2次/d）。维生素C 5～6 g/d 静脉注射，分次使用，或放在利尿合剂中静脉滴注。

（五）氢氰酸及氰化物烧伤

由于氰化物毒性极大，作用又快，即使对疑有氰化物中毒者，也必须争分夺秒，立即进行紧急治疗，以后再进行检查。

急救治疗采用亚硝酸盐、硫代硫酸钠联合疗法。其原理是亚硝酸异戊酯和亚硝酸钠使血红蛋白迅速转变为较多的高铁血红蛋白，后者与氰根结合成比较稳定的氰化高铁血红蛋白。数分钟后，氰化高铁血红蛋白又逐渐离解，放出氰根，此时再用硫代硫酸钠，使氰根与硫结合成毒性极小的硫氰化合物，从而增强体内的解毒功能。这一处理是氢氰酸烧伤抢救成败的关键，其方法是立即吸入亚硝酸异戊酯（0.2～0.6 mL）15～30 s，数分钟内可重复1～2次；缓慢静脉注射3%亚硝酸钠 10～20 mL（注射速度 2～3 mL/min）；接着静脉注射 25%～50% 硫代硫酸钠 25～50 mL，同时可采取葡萄糖注射液输注。

创面可用 1:1000 高锰酸钾溶液冲洗，再用 5% 硫化铵湿敷。其余治疗同一般热力烧伤。

（六）强碱烧伤

创面冲洗干净后，最好采用暴露疗法，以便观察创面的变化。深度烧伤应及早进行切痂植皮。全身治疗同热力烧伤。

（七）生石灰烧伤

生石灰遇水生成氢氧化钙并放出大量反应热，因此可引起皮肤的碱烧伤和热烧伤，相互加重，烧伤创面较干燥、呈褐色，有痛感，而且创面上往往残存有生石灰。治疗时，首先应将创面上残留的生石灰刷除干净，然后用大量清水长时间冲洗创面。后续的治疗与热力烧伤相同。

（八）磷烧伤

1. 现场抢救。应立即扑灭火焰，脱去污染的衣服，用大量清水冲洗创面及其周围的正常皮肤。冲洗水量应够大。若仅用少量清水冲洗，不仅不能使磷及其化合物冲掉，反而使之向周围溢散，扩大烧伤面积。在现场缺水的情况下，应用浸透的湿布（甚至可以用尿）包扎或掩盖创面，以隔绝磷与空气接触，防止其继续燃烧。转送途中切勿让创面暴露于空气中，以免复燃。磷燃烧爆炸时，往往同时有其他燃烧弹所造成的火浪，更易助长磷的燃烧。患者应立即离开火区或现场，并用浸透冷水或高锰酸钾溶液的手帕或口罩掩住口鼻，使磷的化学反应在湿口罩内进行，防止其吸收，以预防肺部并发症。口、鼻腔沾染磷时，也可用高锰酸钾溶液漱口或清洗。高锰酸钾能使磷氧化，减轻其毒性。在患者转运前，创面用5％碳酸氢钠溶液或清水浸透的敷料覆盖，不可暴露，并忌用油质敷料包扎。转运途中应附以磷烧伤的特殊标记，优先后送。

2. 创面处理。清创前，将伤部浸入冷水中，持续浸浴，浸浴最好是流水。进一步清创可用1％～2％硫酸铜溶液清洗创面。若创面已不再发生白烟，表示硫酸铜的用量与时间已够，应停止使用。创面清洗干净后，一般应用包扎疗法，以免暴露时残余磷与空气接触燃烧。包扎的内层禁用任何油质药物，避免磷溶解在油质中被吸收。如果必须应用暴露疗法，可先用浸透5％碳酸氢钠溶液的纱布覆盖创面，24 h后再暴露。为了减少磷及磷化合物的吸收及防止其向深层破坏，对深度磷烧伤后争取早期切痂。

3. 全身治疗。对无机磷中毒的治疗，目前尚无有效的解毒剂，主要是促进磷的排出和保护各重要脏器的功能。有血红蛋白尿时，应及早应用甘露醇、山梨醇等溶质性利尿剂或呋塞米、依他尼酸钠等利尿，尽可能使尿量维持在30～40 mL/h，并碱化尿液。有呼吸困难或肺水肿时，应及时做气管切开，并应用解除支气管痉挛的药品，如静脉注射氨茶碱、异丙肾上腺素雾化吸入等。吸入氧气，必要时应用呼吸机进行辅助呼吸。静脉注射10％葡萄糖酸钙20～40 mL，2～3次/d，尤其是有低钙血症、高磷血症时。磷烧伤后，即应保护肝脏，不要待黄疸出现及肝大后才采取措施。

（九）镁烧伤

镁烧伤的急救治疗同一般化学烧伤。由于镁的损伤作用可向皮肤周围扩大，因此对已形成的溃疡，可在局部麻醉下将其表层用刮匙搔刮，如此可将大部分的镁移除。若侵蚀已向深部发展，必须将受伤组织全部切除，然后植皮或延期缝合。如有全身中毒症状，可用10％葡萄糖酸钙20～40 mL静脉注射，3～4次/d。

（十）沥青烧伤

1. 创面治疗。在现场，立即用冷水冲洗降温。烧伤面积较大者，在休克复苏稳定后，应及早清除创面沥青，以便阻止毒物吸收和早日诊断烧伤创面深度，利于治疗。清除溶剂有松节油、汽油等。大面积创面宜用松节油擦洗。擦除沥青后，再用清水冲洗，最后以苯扎溴铵（新洁尔灭）清洗创面，酌情采用暴露或包扎疗法。

2. 刺激性皮炎和黏膜治疗。停止接触沥青和日光曝晒，避免用对光敏感的药物如磺胺类、氯丙嗪、异丙嗪等。皮肤局部禁用汞溴红和甲紫。眼结膜炎用0.9%氯化钠冲洗，而后用0.25%新霉素眼液或金霉素眼膏。

3. 全身治疗。有全身中毒症状者，静脉注射葡萄糖酸钙和大剂量维生素C、硫代硫酸钠等。注意维护肝、肾功能。其余治疗同热力烧伤。

（十一）水泥烧伤

早期用水冲洗，创面冲洗干净后，清除水疱和腐皮，必要时用弱酸或柠檬酸溶液局部湿敷。最好采用暴露疗法，以便观察创面的变化。深度烧伤应尽早进行切痂植皮。全身治疗同热力烧伤。

十二、最新进展

近20年来，随着分子生物学、细胞生物学的不断发展，特别是医学材料、组织工程学和干细胞等方面研究的不断深入，创面处理和创面愈合的整体研究水平得到极大提高。

（一）烧伤创面与感染、炎症反应及脏器损害的关系

全身感染是目前严重烧伤患者主要的死亡原因之一，细菌主要来自创面。烧伤创面存在大量毁损及失活组织，是细菌繁殖的良好场所，可导致全身侵袭性感染。烧伤后创面和痂下的细菌迅速与日俱增，有研究表明烧伤6h后创面即可有大量的细菌繁殖，并开始侵入皮下组织；伤后8h细菌已侵入淋巴系统；伤后5d以内，每克烧伤组织细菌数量可高达$10^3 \sim 10^5$以上；伤后1周，烧伤痂下每克组织菌量$>10^8$个者约为11%；第2周可达55%；第3周可高达75%。如任其发展，可迅速发展成侵袭性感染，为构成多器官功能障碍综合征创造条件。皮肤组织经烧伤后可释放肿瘤坏死因子-α等炎性细胞因子，并产生一种脂蛋白复合物的毒性物质"烧伤毒素"，对多种脏器组织细胞均具有直接损害作用；烧伤坏死组织尚可激活巨噬细胞、淋巴细胞及中性粒细胞等炎性细胞，释放氧自由基、溶酶体酶、白三烯及细胞因子等对组织细胞有损害作用的递质。

烧伤后由于微血管通透性增加，痂下水肿液可迅速聚积。烧伤坏死组织释放的毒性产物如"烧伤毒素"及炎症递质、细胞因子聚集于痂下水肿液中，并通过水肿液的回吸收而进入全身血液循环。有人对痂下水肿液进行了较为系统的研究，发现创面细菌和肠道等内源性细菌可于伤后第1天，迅速移位于痂下水肿液中，痂下水肿液中富含有毒性的中分子肽类物质、内毒素、肿瘤坏死因子-α及白介素-8等。痂下水肿液可抑制体外淋巴细胞的增殖反应，激活炎性细胞表达和释放黏附因子和细胞因子，启动炎性细胞失控性细胞因子释放；损伤体外培养的内皮细胞和肝细胞，诱导肝细胞凋亡和坏死；诱导大鼠发生全身炎症反应综合征和肺肝肾等多脏器损害。提出痂下水肿液是烧伤后机体内一重要"贮毒库"，通过痂下水肿液回吸收可触发全身炎症反应和脏器损害，烧伤后应尽早去除。

（二）烧伤创面处理与功能维护

为解除严重烧伤患者受到遗留失活细胞的损害，应尽早在伤后及时清除烧伤皮肤坏死组织，给予良好的覆盖，使开放创面变成闭合创面。大量临床研究表明，患者伤后经短时间有效抗休克处理，对血流动力学进行严密监测，积极抗休克，维持有效循环血量，即可在休克期内切痂，有的甚至在伤后2h内即行切痂。"休克期切痂"及"早期一次性全切"，在烧伤早期尽可能清除深度创面坏死组织，并进行皮肤移植，能显著减少休克期大量血液成分的渗出，降低患者营养消耗和全身侵袭性感染的发生率，预防和减轻脏器功能损害，缩短创面愈合时间，减轻患者经济负担，提高治愈率。但应根据烧伤面积、深度，以及烧伤部位的不同选择适当的切削痂方法。临床上分浅切痂和深切痂，深Ⅱ度创面可采用浅切痂，即切痂至浅筋膜层，保留皮下大量淋巴管和毛细血管网；而深切痂则切至深筋膜层，此层界线清楚，止血较彻底，创基局部血运好，移植皮片易成活。有临床研究显示，对深Ⅱ度创面于伤后24h内削痂，可阻止创面进行性加深，促进生长因子在局部的释放，加速创面愈合。对于大面积偏浅深Ⅱ度创面，由于残存附件中仍存有细菌，创面较Ⅲ度创面更易溶痂和发生创面感染时期更早更

快，我们也尽早削痂植皮。值得注意的是，对于大面积烧伤，由于削痂未能清除大量痂下水肿液，水肿液回吸收后炎症反应可能较切痂明显，须积极应对。

（三）促进创面早期愈合

随着基础研究的发展，人们对伤口（创面）愈合调控机制的认识不断深化，促进创面愈合理念不断更新。

1. 生长因子自 20 世纪 60 年代发现生长因子以来，现已相继发现多种生长因子，他们调控创伤修复的各个阶段，在创伤修复中起关键作用。涉及创面修复的主要生长因子有碱性成纤维细胞生长因子、表皮生长因子、转化生长因子-β、血小板源性生长因子和胰岛素样生长因子-Ⅰ等，它们在趋化、合成和增殖分化方面发挥各自的作用。目前临床应用最多的有碱性成纤维细胞生长因子和表皮生长因子，研究显示其具有良好的促进创面愈合效果。

2. 干细胞与创面愈合干细胞是来自胚胎、胎儿或成人的一类具有长期自我复制和多向分化潜能的特殊细胞，分为两大类，即胚胎干细胞和成体干细胞，表皮干细胞是皮肤组织特异性干细胞，是皮肤及其附属器发生、修复、改建的关键性源泉。毛囊隆突部含有丰富的表皮干细胞，表皮基底层 1%～10% 的细胞为表皮干细胞，由于表皮干细胞增生存在其遗传信息可以传代给子代细胞，因此其可以作为基因转移的靶细胞，皮肤移植后转移基因在大部分角质细胞中可望持续表达，从而为实现创面由解剖修复到功能修复提供了新的策略。目前，对表皮干细胞的分离、鉴定、标志物的选择、表皮干细胞与毛囊和汗腺再生的关系及表皮干细胞的来源方面均进行了较多研究。

3. 基因治疗将促进组织愈合的一些生长基因导入参与修复的组织中，使其在一定时间内高效地表达，在局部释放适量的特异的治疗性蛋白质，从而克服以往治疗的缺陷，可达到促进创面愈合的目的。研究发现，60%TBSAⅢ度烫伤大鼠皮下注射胰岛素样生长因子-Ⅰ基因的 cDNA，组织再生与再上皮化速度明显加快；将血管内皮生长因子对皮肤替代物中成纤维细胞进行基因修饰后，可见真皮中血管数量增加，再血管化时间缩短。

4. 组织工程随着组织工程技术的发展，研制人工皮肤替代物的报道逐渐增多，尤其是通过组织工程技术研制不同类型的人工皮肤，有些已于美国率先应用于临床。目前主要有人工皮片（表皮类似物），胶原和（或）其他基质构成的人工真皮替代物和由表皮和真皮构成人工复合全层皮肤。近几年单纯表皮类似物研究不多，脱细胞真皮基质、人工真皮、复合皮及组织工程皮肤和 3D 打印皮肤等创面覆盖物的研究是烧伤外科界的热点。人工真皮方面，最早由 Burke 和 Yannas 等人设计了内层由牛肌腱来源的胶原纤维和硫酸软骨素构成多孔支架，外层则为起表皮作用的硅胶膜构成的真皮替代品，目的是让其在创面上充当支架，便于真皮质的再生。外层的硅胶膜一般在移植 2～3 周后由自体皮片来替代，可用于全层皮肤缺损创面。代表产品主要有 Integra 和 Dermagraft 系列，已成功应用于临床。人工真皮的主要作用是作为临时替代物覆盖伤口，等待伤口愈合后再行皮片移植，易于感染，费用昂贵；要进行二次手术使用自体表皮覆盖真皮；自体表皮角化细胞膜片不易黏附于新生真皮基质上；牛胶原可能刺激宿主的免疫应答。理想的皮肤替代品应该是能够将所缺失的真皮和表皮质同时修复，这就是所谓全层复合皮肤。复合皮肤应包括位于表层的表皮细胞和位于真皮质的成纤维细胞两种细胞成分。Apligraf 是美国 FDA 批准的一种应用于临床的含有人体活细胞的皮肤替代品，由上下两层（模拟表皮和真皮）即细胞和结构蛋白构成，已应用于覆盖烧伤创面。国内研制的此类产品已进入临床试验。

5. 高氧治疗可显著改善组织低氧状态，除能纠正缺氧外，氧与生长因子还可相互作用。近年来，国内学者报道，在烧伤治疗中应用高氧溶液，可保护脏器功能。我们利用含氧喷雾冲洗器治疗烧伤创面，也发现其能有效控制创面感染，促进创面愈合。

李自强　陈继松　王凌峰　张在其

第二章　　温 度 伤

第一节　中　暑

一、基本概念

中暑常发生在高温和湿度较大的环境中，是以体温调节中枢功能障碍、汗腺功能衰竭和水电解质丢失过多为特征的急性热损伤性疾病。根据发病机制和临床表现不同，通常将重症中暑分为热痉挛、热衰竭和热射病三型。热痉挛主要表现为失水、失盐引起的痛性肌肉痉挛，意识清楚，体温正常。热衰竭是热痉挛的继续和发展，主要表现为脱水、血容量不足引起的虚脱或短暂晕厥，后者又称热昏厥。热射病是长时间热衰竭的结果，由产热过多或体温调节中枢功能障碍导致散热异常而引起，主要表现为高热和意识障碍，严重者可发展为多器官功能障碍综合征。头部受日光直接暴晒引起的热射病，又称为日射病，临床上分为劳力性和非劳力性（或典型性）两种类型。劳力性主要是高温环境下内源性产热过多引起；非劳力性主要是在高温环境下体温调节功能障碍导致散热减少引起。值得提出的是，上述三种临床类型的发病机制和临床表现虽然有所不同，但临床上可顺序发生、交叉重叠，不能截然区分开来。

二、常见病因

患者对高温环境的适应能力不足是致病的主要原因。在大气温度较高（＞32℃）、湿度较大（＞60％）的环境中，长时间工作、重体力劳动或高强度训练，又无足够的防暑降温措施，缺乏对湿热环境适应能力者，常易发生中暑。此外，在室温高、通风不良的环境中，年老体弱、久病卧床、肥胖或产褥期妇女也易发生中暑。促使中暑的原因有以下几种。

（一）环境温度过高

环境温度升高时，人体可获取过多外源热量。

（二）产热增加

如从事重体力劳动或高强度体能训练、发热、甲状腺功能亢进及应用某些药物如苯丙胺、麦角酰二乙胺。

（三）散热障碍

如环境湿热、过度肥胖、衣着紧身或透气不良、脱水、循环功能障碍及长期服用抗胆碱能药物、吩噻嗪类药物、利尿药和β-肾上腺素能受体阻滞剂等药物。

（四）汗腺功能障碍

见于囊性纤维化、先天性汗腺缺乏症、硬皮病、大面积皮肤烧伤后瘢痕形成及热疹（痱子）等。

三、发病机制

1. 热痉挛的发生机制是大量出汗和饮用低张液体，机体钠盐丢失过多，致使细胞外液渗透压降低，水转移入细胞内，肌肉细胞发生水肿，肌球蛋白溶解度减少，导致肌肉痉挛，并引起疼痛。此外，过度通气也使肌肉容易发生痉挛。

2. 热衰竭的发病机制主要是由于高热引起周围血管床扩张，流经皮肤、肌肉的血流量大大增加；大量出汗，液体补充不足，致使水盐大量丢失，引起血液浓缩；肌糖原代谢增强使肌肉细胞内形成高渗状态，水分转移进入细胞内，以上因素导致有效循环血量明显减少，引起虚脱或短暂晕厥。

3. 热射病的主要发病原因是人体在高温环境下产热过多或体温调节中枢功能障碍导致散热减少，正常情况下产热和散热之间的平衡被打破，体内热量蓄积，引起体温升高。初起，可通过下丘脑体温调节中枢以增加心排血量和呼吸频率、皮肤血管扩张及出汗等途径提高散热效应。而后，体内热量进一步蓄积，体温调节中枢失调，心功能减退，心排血量减少，中心静脉压升高，汗腺功能衰竭，使体内热量进一步蓄积，体温骤增。体温达 42℃ 以上可使蛋白质变性，超过 50℃ 数分钟细胞即死亡。

4. 由于高热本身对细胞的直接损伤作用和继发全身炎症反应，中暑时可出现以下一个甚至多个器官功能障碍。

（1）中枢神经系统。高热能使大脑和脊髓细胞死亡，发生脑水肿、局部出血、颅内压增高，出现抽搐、谵妄、狂躁、昏睡，最后昏迷。小脑 Purkinje 细胞对高热毒性作用极为敏感，常发生构语障碍、共济失调、辨距不良。

（2）循环系统。由于大量出汗和摄入液体不足，心脏前负荷下降，心排血量降低，皮肤血管血流量减少，影响机体散热。在纠正心脏前负荷后，中暑患者往往表现为高排低阻的血流动力学特点，由于高动力循环，心脏负荷明显加重，心力储备不足的患者容易发生心力衰竭。另外，高热可造成心肌细胞变性和坏死，导致心肌收缩力减弱和兴奋性增高，引起心力衰竭和快速性心律失常。

（3）呼吸系统。高热引起的肺血管内皮损伤、失控的全身炎症反应及弥散性血管内凝血等因素常常诱发急性呼吸窘迫综合征。另外，肺部感染的发生率也比较高。

（4）消化系统。由于高热毒性作用和胃肠道血液灌注减少，容易发生消化道黏膜溃疡和出血。在发病后 2~3 d 几乎都会发生不同程度的肝细胞坏死和胆汁瘀积，严重者可发生急性肝功能衰竭。

（5）泌尿系统。高温出汗多，心排血量降低，可使肾血流量减少和肾小球滤过率下降，尿液浓缩，出现蛋白尿和细胞管型尿，横纹肌溶解出现肌红蛋白尿，可导致急性肾功能衰竭。

（6）血液系统。中暑患者弥散性血管内凝血发生率较高，其机制可能与高热直接同时激活凝血和纤溶系统，以及高热致血管内皮细胞广泛受损等因素有关。表现为出血、微循环障碍、血栓栓塞及血管内溶血。

（7）内分泌系统。劳力性中暑患者代谢消耗增加常出现低血糖。非劳力性轻度中暑患者多表现为皮质醇浓度升高和高血糖。严重病例血生长激素和醛固酮水平急剧升高。

（8）内环境。正常人出汗最大速率为 1.5 L/h，热适应后个体出汗速率是正常人的 2 倍。大量出汗导致水和电解质丢失，加之不适当补充，进一步加重中暑患者水和电解质紊乱。常出现血液浓缩、低钠血症、低钙血症和低磷血症等。高热和微循环功能障碍，容易导致酸碱平衡失调，突出表现为呼吸性碱中毒和代谢性酸中毒。

（9）横纹肌。由于肌肉局部温度增高、缺氧和代谢性酸中毒，劳力性热射病患者易发生肌肉损伤甚至横纹肌溶解，表现为血清肌酸磷酸激酶水平明显升高。

四、临床特征

中暑前 1~2 d，前驱症状有头痛、眩晕、疲劳，出汗量不一定减少。

（一）热痉挛

在高温环境下进行剧烈运动，大量出汗后出现肌肉痉挛伴有收缩痛，常在活动停止后发生，持续约 3 min 可缓解。主要累及骨骼肌，部位主要在小腿、大腿及肩部，腹肌也常被累及。痉挛呈对称性，轻者不影响工作，重者疼痛甚剧。热痉挛常发生于炎热季节刚开始尚未热适应前，因为此时汗液中氯化钠含量与热适应后相比明显较高，失盐更多。此外，热痉挛多见于在高温环境下从事重体力劳动或高强度训练而有大量出汗的年轻人，年老体弱者因少有进行剧烈活动而不致大量出汗，发生热痉挛者反而少见。热痉挛无明显体温升高，意识清楚，可为热射病的早期表现。

（二）热衰竭

常发生于老年人、儿童和慢性疾病患者。为严重热应激时，体液和钠盐丢失过多，补充不足所致。热衰竭的特点是没有特定的症状和体征，可包括不适、疲劳、虚弱、头晕眼花、头痛、恶心、呕吐、肌肉痛、出汗、呼吸急促、心动过速及直立性低血压等非特异临床表现。体温常轻度升高，但有时也可正常，无明显中枢神经系统损害表现。热衰竭可以是热痉挛和热射病的中间过程，如不及时处理，可发展为热射病。

（三）热射病

是一种致命性内科急危重症，表现为高热（＞40℃）和意识障碍，严重者发展为多器官功能障碍综合征。

1. 劳力性。多发生于高温、湿度大和无风天气进行重体力劳动或高强度训练时，一般为散发。患者多为平素健康的年轻人，在劳动或训练数小时后发病，患者常常出汗，心率增快，脉压差增大。可发生横纹肌溶解、急性肾功能衰竭、急性肝功能衰竭、弥散性血管内凝血、多器官功能障碍综合征，甚至死亡。

2. 非劳力性。多发生在高温环境下，多见于居住在拥挤和通风不良环境下的城市老年居民，常发生在热浪期间，发病呈流行性。其高危人群包括帕金森病、老年痴呆、慢性酒精中毒、精神分裂症及偏瘫或截瘫患者。表现为皮肤干热、发红，多不出汗，直肠温度常在 41℃ 以上，甚至有报道高达46.5℃。病初可有各种行为异常和癫痫发作，继而可发生谵妄、昏迷、瞳孔对称缩小，终末期散大。严重者可有休克、心律失常、心力衰竭、肺水肿及脑水肿，弥散性血管内凝血和急性肾功能衰竭发生率较劳力性为低。患者常在发病后 24 h 左右死亡。两者鉴别见表 9-2-1。

表 9-2-1　两种类型热射病的实验室检查比较

生化参数	劳力性	非劳力性
动脉血气	代谢性酸中毒	呼吸性碱中毒
电解质	高钾血症、低钙血症、高磷血症	低磷血症
血糖	血糖常降低	血糖多升高
肌酸磷酸激酶	明显增高	中度增高
弥散性血管内凝血	多见，严重	少见，较轻

五、辅助检查

（一）血常规检查

可有血液浓缩、白细胞减少、血小板减少等。

（二）尿常规检查

可出现尿比重增高、蛋白尿、细胞管型尿、肌红蛋白尿等。

（三）凝血功能检查

可有出血时间、凝血时间、凝血酶原时间及活化部分凝血活酶时间延长，纤维蛋白原下降。

（四）生化检查

常有低钠血症、低钙血症及低磷血症，血钾正常或偏低。出现急性肾功能衰竭时可有血清肌酐、血清尿素氮增高及高钾血症、高磷血症。肝损害常在发病后 2～3 d 出现，表现为高胆红素血症和肝细胞酶谱异常升高。心肌损害者心肌酶谱升高。

（五）动脉血气分析

早期有呼吸性碱中毒，严重患者随后出现代谢性酸中毒。

（六）心电图检查

可表现为心动过速、心律不齐、T 波低平或倒置及 ST 段下移。发生弥散性心肌坏死时，可呈急性心肌梗死图形，应注意鉴别。

六、诊断思路

（一）询问病史

仔细询问中暑患者或陪送人员，了解环境温度与湿度、暴露时间长短、中暑原因与诱因及既往身体健康状况。有无中枢神经系统损害，以及意识障碍的轻重对重症中暑的分型有重要意义，应重点询问。对意识改变且合并其他器官功能障碍的中暑患者，因重症中暑可继发多器官功能障碍，而伴有脏器基础疾病的患者又是重症中暑的高危人群，有时难以区分器官功能障碍是中暑的原因还是结果。此时，仔细了解既往病史及发病的详细经过，明确高热与意识障碍发生的时间先后对鉴别很有帮助。

（二）体格检查

患者有出汗、脱水。体温往往升高，热射病患者体温常高达 41℃ 以上。循环系统出现低血压、心动过速、脉搏增快、脉压差增宽。呼吸系统常出现呼吸频率增快，酸中毒时可有深大呼吸。对意识障碍者，除常规检查神经系统定位体征外，还应注意排除继发损害如摔倒致骨折、肢体长时间受压导致缺血坏死等。

（三）辅助检查

根据需要给予患者全血细胞计数、电解质测定、血清肌酐、血清尿素氮测定、肝功能测定、血清酒精浓度测定、毒理学测定、凝血功能检测、尿常规、尿肌红蛋白测定、尿妊娠试验、动脉血气分析、心电图等检查，有助于临床诊断。

（四）快速对重症中暑分型

热痉挛主要表现为严重的肌痉挛伴有收缩痛，无明显体温升高。热衰竭主要表现为脱水、血容量不足引起的虚脱或短暂晕厥，体温常轻度升高，无明显中枢神经系统损害表现。热射病典型的临床表现为高热和意识障碍，可发展为多器官功能障碍综合征。但是应当说明的是，中暑是统称，一般以单一类型出现，也可多种类型同时伴存或顺序发展，很难截然区分开来，只不过是哪一种类型表现较突出而已。

七、临床诊断

根据我国《职业性中暑诊断标准》（GBZ41-2002），可将中暑分为中暑先兆、轻症中暑和重症中暑三级，其临床特点如下。

(一) 中暑先兆

是在高温作业场所劳动一定时间后，出现头昏、头痛、口渴、多汗、全身疲乏、心悸、注意力不集中、动作不协调等症状，体温正常或略有升高。

(二) 轻症中暑

除中暑先兆的症状加重外，出现面色潮红、大量出汗、脉搏快速等表现，体温升高至 38.5℃以上。

(三) 重症中暑

重症中暑可分为热射病、热痉挛和热衰竭三型，也可出现混合型。

1. 热射病。热射病（包括日射病）也称中暑性高热，其特点是在高温环境中突然发病，体温高达40℃以上，疾病早期大量出汗，继之"无汗"，可伴有皮肤干热及不同程度的意识障碍等。

2. 热痉挛。主要表现为明显的肌痉挛，伴有收缩痛。好发于活动较多的四肢肌肉及腹肌等，尤以腓肠肌为着。常呈对称性。时而发作，时而缓解。患者意识清醒，体温一般正常。

3. 热衰竭。起病迅速，主要临床表现为头昏、头痛、多汗、口渴、恶心、呕吐，继而皮肤湿冷、血压下降、心律失常、轻度脱水，体温稍高或正常。

八、鉴别诊断

在诊断中暑前，必须先排除其他疾病，应注意与其他疾病进行鉴别诊断。如热射病必需与脑型疟疾、脑炎、脑膜炎、有机磷类农药、中毒性肺炎、细菌性痢疾等鉴别；热衰竭应与消化道出血或宫外孕、低血糖等鉴别；热痉挛伴腹痛应与各种急腹症鉴别。

九、救治方法

(一) 治疗原则

1. 中暑先兆。暂时脱离高温现场，并予以密切观察。

2. 轻症中暑。迅速脱离高温现场，到通风阴凉处休息；给予含盐清凉饮料及对症处理。

3. 重症中暑。迅速降温；纠正水和电解质紊乱；对症治疗。降温速度决定患者预后，应在 1 h 内使直肠温度降至 37.8～38.9℃。

(二) 一般处理

1. 保持呼吸道通畅。维持气道通畅，持续高流量吸氧。如有显著意识改变、咽反射减退、低氧血症时应及时给予气管插管。

2. 加强监测。

(1) 体温监测：降温期间应监测体温变化，有条件者应及时放置直肠或膀胱内探头连续监测体温。

(2) 尿量监测：应放置导尿管，监测尿量，保持尿量＞0.5 mL/(kg·h)。

(3) 凝血功能监测：严密监测凝血酶原时间、活化部分凝血活酶时间、纤维蛋白原和血小板计数等。

(4) 循环监测：对低血压患者，应行动脉置管连续监测血压。

3. 体外降温。蒸发冷却是非常有效、实用的降低患者高体温的方法。将患者转移到通风良好的低温环境中，脱去衣服，按摩四肢及躯干皮肤，使皮肤血管扩张和加速血液循环，促进散热。用 15℃ 冷水在患者身体上喷洒或反复擦拭，并不断扇风以增加蒸发散热。不建议喷洒冰水，以免导致患者寒战，增加产热。也不建议乙醇擦浴，因可能会引起中毒。也可将患者浸泡到 27～30℃ 水中冷却降温。

有条件者可将患者放置在特殊的蒸发降温房间。

4. 体内降温。可用 4～10℃5% 葡萄糖氯化钠注射液 1 000～2 000 mL 静脉滴注，也有采用经股动脉向心方向快速注射。用冷 0.9% 氯化钠进行胃、膀胱或直肠灌洗，也有行胸膜腔或腹膜腔造口以 20℃ 或 9℃ 无菌 0.9% 氯化钠灌洗。必要时采用血液透析或腹膜透析，既起到降温效果又有助于维护内环境稳定。

（三）药物治疗

1. 药物降温。一般认为氯丙嗪降温无效，但患者出现寒战时应用氯丙嗪能避免寒战，抑制机体产热。可在 5% 葡萄糖注射液 500 mL 中加入氯丙嗪 25～50 mg 静脉滴注 1～2 h，注意监测血压。有癫痫发作者，可静脉注射地西泮，减少产热。地西泮成人首次剂量为 10～20 mg，以 1～2 mg/min 的速度缓慢静脉注射。也可以用 10% 水合氯醛 20 mL 灌肠。高热、昏迷、抽搐的危重患者或物理降温后体温复升患者可以采用人工冬眠，常用冬眠 I 号和冬眠 II 号。冬眠 I 号方：氯丙嗪 50 mg，哌替啶 100 mg，异丙嗪 50 mg。加入 5% 葡萄糖注射液或 0.9% 氯化钠中静脉滴注。适用于高热、烦躁的患者，呼吸衰竭者慎用。冬眠 II 号方：哌替啶 100 mg，异丙嗪 50 mg，双氢麦角碱 0.3～0.9 mg。加入 5% 葡萄糖注射液或 0.9% 氯化钠中静脉滴注。适用于心动过速的患者。

2. 防治脑水肿。脑水肿和颅内压增高者可酌情选用甘露醇、甘油果糖、人血白蛋白及呋塞米等。如 20% 甘露醇 125～250 mL，每 6～8 h 静脉快速滴注 1 次，与甘油果糖或呋塞米交替使用。

3. 纠正低血容量性休克。建立静脉通路，补充 0.9% 氯化钠或乳酸钠林格注射液等晶体液以恢复血容量，也可选用胶体液。补足液体后仍有低血压时可使用血管活性药物，如间羟胺、去氧肾上腺素、多巴胺、去甲肾上腺素及异丙肾上腺素等，原则上优先选用以兴奋 β-受体为主的异丙肾上腺素而不是其他以兴奋 α-受体为主的血管活性药物，原因在于兴奋 α-受体导致皮肤血管明显收缩，影响散热。

4. 防治心力衰竭。仔细观察病情，防止补液过多过快，必要时应用中心静脉插管或肺动脉插管监测指导补液。心力衰竭时可考虑使用增强心肌收缩力的药物。如毛花苷 C 0.4 mg 或毒毛花苷 K 0.25 mg，加入 5% 葡萄糖注射液 40 mL 中稀释后缓慢静脉注射，必要时可在 4～6 h 后减半重复使用 1 次。

5. 防治肝功能损害。除降温外给予护肝药，早期应用糖皮质激素。

6. 防治上消化道出血。应用 H_2-受体拮抗剂或质子泵抑制剂，如西咪替丁 200～600 mg/次，加入 5% 到葡萄糖注射液或 5% 葡萄糖氯化钠注射液稀释后静脉滴注，也可缓慢静脉注射或肌内注射，1 d 剂量不宜超过 2 g。

7. 弥散性血管内凝血。除应用肝素或低分子量肝素外，补充新鲜冰冻血浆、凝血酶原复合物、纤维蛋白原和浓缩血小板等血制品。

8. 横纹肌溶解。静脉水化、利尿及碱化尿液。

9. 维持水电解质与酸碱平衡。尽快补充水和电解质，酸中毒时补充 5% 的碳酸氢钠。血钾超过 6 mmol/L 时要紧急处理，药物抢救无效，行透析治疗是最有效的办法。

10. 中医中药。鲜藿香、鲜佩兰各 15 g，香薷 6 g，六一散 12 g，连翘 9 g，姜半夏 9 g，陈皮 6 g 等煎服。有高热者加生石膏 3 g，知母 10 g，银花 15 g；抽搐昏迷者加至宝丹一粒、紫雪丹 0.5 g 研末加水灌入。

（四）针灸与刮痧

1. 针灸。取穴人中、内关（双侧）、足三里（双侧）、十宣（双侧）、风池、大椎。手法：人中用速刺法，内关、足三里用平补平泻法，重症者十宣刺出血。

2. 刮痧。用瓷汤匙或瓷盏的边缘蘸水刮患者的双侧肘窝、腘窝和胸部前正中及背部（从第 1 胸椎刮到第12胸椎）；直到刮出痧（即皮下出现紫红色斑点）即可。

十、诊疗探索

下面一些药物和方法的尝试有其理论基础，但有待更多的临床资料证实。

（一）丹曲林

通过抑制肌浆网释放钙离子而减弱肌肉收缩，已成功用于恶性高热的防治，能快速解除高热、肌肉强直、皮肤花斑、青紫、代谢性酸中毒。但由于缺少循证医学依据，其确切疗效还有待进一步研究。

（二）醒脑静注射液

是传统中药"安宫牛黄丸"的精制静脉注射液，临床主治高热烦躁、神昏谵语、甚至全身抽搐等症。药理学研究发现，醒脑静注射液具有显著的清除氧自由基及拮抗细胞因子的作用。动物模型实验表明，醒脑静注射液可明显减轻高热对组织细胞的病理损害，有效防治神经细胞凋亡。

（三）痰热清

痰热清注射液是双黄连和清开灵的基础上组方，由黄芩、熊胆粉、山羊角、金银花、连翘组成。黄芩有清热、泻火、凉血、解毒之功效，能迅速降低体温特别是中心体温，减少各脏器的热损伤，快速切断高热引起的恶性循环；熊胆粉、山羊角有镇惊止痉、醒脑开窍之功效，能减少抽搐的发生，减轻脑水肿，促进患者意识的恢复。药理研究发现，痰热清同时具有抑菌、抗病毒、抗感染等作用，能减少继发感染的发生。痰热清对感染等所致急性肺损伤、肺泡炎性渗出和微血管损伤所致低氧血症等均有明显的改善作用，可减少急性呼吸窘迫综合征等并发症的发生。同时有调节免疫的作用，可降低肿瘤坏死因子-α和白介素-8水平而升高血清白介素-4水平，减少内毒素的产生和吸收，减轻炎性递质所致的炎症反应，减少多器官功能障碍综合征的发生。有学者认为痰热清注射液具有清热、凉血、解毒、抗感染及调节免疫等功效，有较好的退热、催醒作用，能尽快促进体温、意识、血压的恢复，减少并发症的发生，在中暑患者的临床应用上有一定前景。

（四）高压氧

对中暑治疗可能有效，理论上高压氧治疗可改善微循环，增加血氧含量，改善中暑患者大脑和全身脏器的缺血缺氧状况，使机体重要脏器免受缺血缺氧损害。可提高机体新陈代谢，有助于受损机体细胞功能的修复。减少脑血流量，可降低颅内压。此外，高压氧尚可刺激脑干网状上行激活系统，有催醒作用。但临床上高压氧治疗的有效性仍缺乏足够证据。

十一、病因治疗

中暑没有特异的治疗，预防是关键。暑热季节要加强预防中暑的卫生宣传教育，普及防暑知识，必要时进行热适应锻炼。改善年老体弱、慢性疾病患者及产褥期妇女的居住环境。年老体弱、慢性疾病患者不应从事高温作业。暑热季节要改善劳动及工作条件，合理安排作息时间，注意合理营养膳食。在高温环境中停留2～3周时，应饮用含钾、镁、钙盐的防暑饮料。炎热天气应穿宽松透气浅色服装，避免穿着紧身服装。一旦出现中暑先兆应及时治疗。中暑恢复后数周内，应避免室外剧烈活动和烈日下暴晒。

十二、最新进展

血液净化治疗开创了重症中暑并发多器官功能障碍综合征治疗的新局面。经过数十年的发展，许多血液净化新技术相继出现，其中持续性肾脏替代治疗尤其适用于循环不稳定、合并严重感染与多器官功能障碍综合征的患者。持续性肾脏替代治疗可清除参与多器官功能障碍综合征发生的许多炎症递质（如肿瘤坏死因子-α、内毒素、内皮素、白介素-1、白介素-6等），稳定内环境。应用正常体温或低温的透析液（或置换液）进行治疗，可起到良好的降温效果。日本有学者报道5例重症中暑并发多器官功能障碍综合征者，3例采用血液净化加传统方法治疗获得成功，其余2例采用传统方法治疗，在1～3 d内全部死亡。提示重症中暑患者加用血液净化治疗较仅用传统方法治疗的预后要好。国内也有采用持续性肾脏替代治疗抢救重症中暑患者的成功报道。

热射病的病理生理机制类似于脓毒症，全身炎性反应是其重要的发病机制。研究发现，通过增加抗炎因子（如IL-10）、降低炎性因子（如白介素-6）的分泌可治疗热射病。国内学者通过在热射病早期大量应用乌司他丁，有效抑制了炎症递质的释放。抗炎治疗保护了机体重要脏器功能及凝血功能，而且能够明显加快降温速率，达到降低患者病死率的目的。

目前认为，高热和（或）体力活动都可造成肠黏膜屏障功能障碍，内毒素进入血液循环导致内毒素血症是热射病发生和引起患者死亡的重要原因。同时，对热射病患者进行肠病理检查发现患者通常有肠道损害，并且伴有内毒素血症。越来越多的学者认为，肠道可能是热射病发生发展的动力器官，应用肠内营养维持肠黏膜屏障的完整对于热射病的救治具有重要意义。

陈纯波　童华生　梁剑　张在其

第二节　冻　伤

一、基本概念

冻伤指低温寒冷侵袭机体引起的冷损伤，可分为全身性冷损伤和局部性冷损伤。前者又称全身性冻伤、冻僵或意外低体温，为寒冷环境引起体温过低所导致的以神经系统和循环系统损害为主要表现的全身性疾病。局部性冷损伤又可分为局部性冻伤、冻疮、战壕足、水浸手、水浸足等。局部性冻伤指短时间暴露于极低温或长时间暴露于0℃以下低温环境所造成的局部性损伤，即临床上通常所说的冻伤，病变可仅限于皮肤，也可累及深部组织，包括肌肉和骨骼。冻疮指周围环境温度不低于0℃，但湿度较高情况下，肢体末梢、耳鼻等处皮肤的轻度冷损伤，表现为局部有痒感或胀痛的皮肤紫红色斑、丘疹或结节病变，可伴水肿与水疱。病程中表皮可脱落、出血、糜烂或出现溃疡，最终形成瘢痕或纤维化。战壕足过去多发生于战时，是长时间站立在1～10℃的潮湿壕沟中所引起。水浸手、水浸足指手足长时间浸于稍高于0℃低温水中所致的冷损伤，较多见于海员、渔民、水田劳作及施工人员。

二、常见病因

全身性冷损伤多发生在长时间暴露于寒冷环境中又无充分保暖措施时，陷埋于积雪或浸于冷水、冰水等情况也可发生。局部性冷损伤可发生在气温不太低，甚至0℃以上时，常由于穿着过紧或潮湿的鞋靴引起。老人、婴儿、体质极度衰弱者、慢性心血管病者、腺垂体功能减退者、甲状腺功能减退者及脑血管意外后遗症者，偶尔在温度过低的室内也可发生全身性冷损伤或局部性冷损伤。饥饿、疲劳、醉酒等更易诱发本病。

三、发病机制

1. 正常人体体温的保持依靠神经内分泌的调节，通过体内代谢产热和机体散热（受气候条件等影响）以维持动态平衡，保持相对稳定的水平。任何因素，特别是外界气温的影响，使机体产生的热量不足以代偿丧失的热量，超过机体可调节的限度时，则会发生冷损伤。寒冷的程度是造成冷损伤的主要原因。但气候条件也会加强低温的致伤作用，潮湿和风都可加速身体的散热；身体暴露于寒冷环境中的时间越长，发生冷损伤的可能性越大。任何使局部血液循环发生障碍，热量来源减少的因素，都可促使冷损伤的发生。例如，鞋、袜带过紧、长时间静止不动或四肢绑扎止血带等。还有一些降低人体抵抗力的因素，同样也减弱人体对外界温度变化的适应和调节能力，从而在寒冷环境中易发生全身性冷损伤或局部性冷损伤。如创伤、休克、过度疲劳、酒醉、营养不良等。由于人体对于低温的耐受力差异很大，因此在相同条件下，个体是否发生冷损伤及发生冷损伤后病变的程度并不一样，这主要与耐寒锻炼的多少有关，长年居住在寒冷地方的人对寒冷的适应和耐受能力明显强于处于温暖气候中的人。

2. 冷损伤根据病理改变可分为非冻结性冷损伤和冻结性冷损伤两大类。前者指温度在 0℃ 以上的低温引起，如冻疮、战壕足、水浸手、水浸足等，其发生机制一般认为是低温与潮湿的共同作用，使血管长时间处于痉挛状态，从而导致微血管损伤，引起水肿和血栓形成，造成组织损伤、坏死。后者由 0℃ 以下低温引起，包括局部性冻伤和全身性冻伤。冻结性冷损伤从受伤到复温后的改变可分为以下 3 个阶段：

（1）生理调节阶段。当人体处于寒冷环境时，全身的神经内分泌调节机制首先发挥作用，主要是增加产热，同时也减少散热。表现为肌肉紧张度增加，寒战，内脏代谢活动也明显增强，皮肤血管收缩，血流减少。若持续受冷，皮肤血管反而扩张，血流增加，皮温暂时回升。但血管扩张后势必增加散热，导致机体产热与散热之间进一步失衡，结果体温更趋下降，血管又更加持久、严重地收缩，组织缺血缺氧因此也更为严重。

（2）组织冻结阶段。冻结的温度因组织而异，皮肤开始冻结时温度约为 −5℃。组织冻结后，先形成冰核，迅速向周围扩展。局部冻结一般为缓慢冻结，但有时接触温度极低的物质（如铁器、液氮）时，可立即造成接触部位的皮肤冻结，不及时脱离，冻结迅速加深，严重者可将皮肤冻结于低温固体上，若此时再强行脱离，会造成皮肤撕脱。冻结对组织的损伤，一方面为冰晶的机械作用，破坏细胞膜；另一方面，组织间液形成冰晶后处于高渗状态，导致细胞内脱水，酶活性降低，代谢障碍，直至细胞坏死。不同组织对冻结的抵抗力不同，神经、血管和横纹肌极易损伤，而皮肤、筋膜和结缔组织有相当的抵抗力，骨骼和肌腱抵抗力最强。因此临床上可以见到肌肉坏死但皮肤仍然存活的病例。

（3）复温阶段。一般认为复温速度越快，冻伤组织的损害越小。表浅的皮肤冻结，复温后呈一般的炎性反应，多能完全康复。深层冻结组织复温后，不仅电解质紊乱与代谢障碍依然存在，而且微循环的改变也会导致新的损伤。主要是由于复温后微血管扩张，血液瘀滞及血管壁损伤，导致毛细血管通透性增加、渗出增多，此时会有明显水肿和水疱，甚至弥散性血栓形成，导致组织坏死增多。

四、临床特征

（一）冻疮

是冬季常见病，常于寒冷潮湿或寒暖急变时发生，在妇女、儿童及外周血管疾病的患者中较常见，多位于肢体末梢、耳鼻等处。表现为受冻处暗紫色隆起的水肿性红斑，也有呈丘疹或结节状的改变，病变边缘呈鲜红色，界限不清，痒感明显，受热后更剧。冻疮可合并水肿或水疱，过热后会加重恶化。持续暴露，可出现溃疡或出血性坏死，进一步发展可形成瘢痕、纤维化、萎缩，愈合后留有色素沉着。

（二）战壕足、水浸手和水浸足

常在稍高于 0℃ 的低温潮湿环境下发生。症状可分为 3 期：

1. 充血前期。肢端冷感明显，轻度肿胀，脉搏减弱或消失。

2. 充血期。极度肿胀，疼痛明显，受热后疼痛更剧，遇冷则自行缓解，脉搏强而有力。重者可有关节僵硬，出现大疱，常继发感染。此期症状持续约 10 d 最为严重，而后逐渐恢复。

3. 充血后期。此期可持续数月甚至数年，表现为病变的手足发冷，出现肢端动脉痉挛现象，感觉过敏、复发性水肿等。

（三）冻伤

损伤分类应在复温后进行，因为大部分的冻伤复温前的临床表现均十分类似。冻伤在复温解冻后根据其损害程度可分为 4 度，见表 9-2-2。

表 9-2-2 冻伤严重程度的分级

分级		症状
Ⅰ度冻伤：有红斑、水肿、充血，无水疱和皮肤坏死。偶尔有表皮剥脱（5～10 d 后）	浅表损害	有刺痛、烧灼感、疼痛，可能有多汗 严重者可有血管神经功能紊乱
Ⅱ度冻伤：伤及皮肤全层，水肿，含透明液的水疱，皮肤剥脱，黑色的焦痂		
Ⅲ度冻伤：全层皮肤及皮下组织的冻伤，并紫色或血性液体的水疱	深层损害	最初创面没有感觉，随后，轻微痛、烧灼感、搏动感、疼痛、关节可能感觉不舒服
Ⅳ度冻伤：伤及全层皮肤、皮下组织、肌肉、肌腱、骨骼。最初，色较深，发绀、青紫，最后，黑色干性坏疽		

（四）冻僵

绝大多数发生在严寒季节。在寒冷地带野外活动时间过长，或因意外事故遭受寒流袭击，风雪中迷途，陷入积雪或浸于低温水中均可引起冻僵。老人、婴儿及患有慢性疾病者偶可在室温过低时发生冻僵。冻僵程度不同，症状、体征明显不同。轻度冻僵（35～32℃）患者，表现疲乏、健忘、肌肉紧张度增加、寒战、心率和呼吸加快、血压增高、多尿，逐渐出现不完全性肠梗阻。中度冻僵（32～28℃）患者，表情淡漠、精神错乱、言语障碍、行为异常、运动失调或昏睡。体温低于 33.5℃时脑电图活动明显改变。体温在 30℃时，寒战消失、意识丧失、瞳孔扩大、心动过缓。严重者出现少尿、瞳孔对光反射消失、呼吸减慢。重度冻僵（<28℃）患者，因心室颤动阈值下降，容易发生心室颤动。体温进一步下降到 24℃时，出现僵死样面容。体温≤20℃时，皮肤苍白或青紫、心搏骤停和呼吸停止、瞳孔散大固定、四肢肌肉和关节僵硬、心电图和脑电图显示等电位线。

五、辅助检查

（一）血常规检查

可有血液浓缩，出现弥散性血管内凝血时可有血小板减少。

（二）凝血功能检查

可有出血时间、凝血时间、凝血酶原时间及活化部分凝血活酶时间延长，纤维蛋白原下降。

（三）生化检查

高血糖和低血糖均常见。出现急性肾功能衰竭时可有血清肌酐、血清尿素氮增高及高钾血症。肌肉损害者肌酶谱升高。

（四）动脉血气分析

常伴有酸碱平衡紊乱，但没有固定模式。

（五）心电图检查

体温低于32℃，心电图出现心房扑动、心房颤动、室性期前收缩和特征性J波（位于QRS波与ST段连接处，又称Osborn波）。体温在30℃时，可见PR、QRS波、QT间期延长。体温继续下降，出现心室颤动直至心室停搏。

（六）X线检查

可见骨骼碎片状破坏、骨骺中心消失及骨骺提前融合，还可见骨与关节软骨损伤所致关节异常、感染性骨关节炎及裸露的末端指趾骨被逐渐吸收的过程。

（七）其他影像学检查

动脉造影、放射性核素扫描、MRI和磁共振血管造影等能够帮助早期确定血管阻塞、软组织缺血的界线，对早期精确判断冻伤程度很有帮助。

六、诊断思路

（一）询问病史

仔细询问冻伤患者或陪送人员，了解受冻环境、受冻时间长短、冻伤部位、受冻原因、受冻诱因及既往身体健康状况。局部性冷损伤在机体处于低温寒冷环境几小时至几天内发生，全身性冷损伤通常在暴露于寒冷环境（<−5℃）后6h内发病。如既往有冻伤病史，往往容易复发。

（二）体格检查

冻伤常发生在手指、足趾、耳郭和鼻，也可发生在面、腕、前臂、足、肘、踝等部位，陷埋于雪中时还可发生在臀部、腹壁和外生殖器，对以上部位应重点检查。同时注意排除继发性损伤如骨折等。

（三）辅助检查

根据需要给予患者全血细胞计数、电解质测定、血清肌酐、血清尿素氮测定、血清酒精浓度测定、毒理学测定、凝血功能检测、动脉血气分析、心电图等检查，尤其是心电图见特征性J波，有助于临床诊断。

（四）快速对冻伤分度

Ⅰ度冻伤伤及皮肤浅层，Ⅱ度冻伤伤及皮肤全层，Ⅲ度冻伤累及全层皮肤及皮下组织，Ⅳ度冻伤累及全层皮肤、皮下组织、肌肉、肌腱、骨骼。

（五）对重度冻僵患者慎下死亡诊断

临床上常见如尸僵的重度体温过低患者，肛温<20℃，脑电活动可能停止，已无生命体征，但经积极抢救后尚可完全恢复。通常情况下临床死亡的判断标准对低体温患者意义相对有限。一般认为体温回升至36℃且经过各种复苏努力仍无效时，或经过各种复苏努力和复温处理1~2h体温无回升迹象时，才可定为临床死亡。

七、临床诊断

局部性冷损伤可根据受冻史，结合未融化部位苍白，冷硬而无弹性等体征可诊断。全身性冷损伤根据明确的冷暴露史、低体温（直肠温度<35℃）及突出的神经系统和循环系统损伤症状、体征可诊断。

八、鉴别诊断

某些疾病也可以导致体温过低，如甲状腺功能减退、肾上腺皮质功能减退、中枢神经功能失调、感染、脓毒症、皮肤疾病、药物中毒和代谢失调等，对这些疾病应认真加以鉴别。

九、救治方法

（一）治疗原则

迅速脱离寒冷环境；迅速复温；改善局部微循环；加强抗休克、抗感染等对症治疗。对Ⅱ度、Ⅲ度冻伤未能分清者原则上按Ⅲ度冻伤治疗。冻伤的手术处理原则为尽量减少伤残，最大限度地保留尚有存活能力的肢体功能。

（二）一般处理

1. 转移患者。迅速脱离寒冷环境，尽快转移到温暖的室内，不主张在野外现场进行复温。搬运患者动作要轻柔，以免造成擦损、骨折等继发性损伤。解除寒冷潮湿或紧缩性的衣物，如靴、手套、袜子等。若伤处呈冻结状态不易解脱，应待迅速复温后处理。冻僵患者用毛毯或棉被等保暖材料包裹保暖。可以给患者以热饮料、加温后高热量的流质或半流质食物。

2. 复温技术。迅速复温是急救的关键。

（1）被动复温：患者体温在 $35 \sim 32 ℃$ 时，可用毛毯或被褥裹好身体，通过机体产热逐渐自行复温。复温速度与患者状态有关，通常每小时升高 $0.3 \sim 2 ℃$。

（2）主动复温：适用于被动复温无效的中、重度冻僵患者，其机制是直接将外源性热量传递给患者。包括：①主动体外复温技术。应用热水袋、电热毯温暖全身。复温速度每小时升高 $1 \sim 2 ℃$。更积极、更有效的方法是用 $40 \sim 42 ℃$ 的恒温热水，浸泡患者伤肢或全身，时间 $10 \sim 30$ min，直至肢体变柔软和出现红斑为止。浸泡时间不宜过长，水温不宜过高。浸泡时可以对患者进行轻柔的按摩但不能擦破皮肤，以免增加感染的机会。若无温水，可将伤肢置于救护者怀中复温。避免四肢单独加温，否则大量冷血回流，致中心温度下降，损害脏器功能。警惕主动体外复温时可能会出现复温休克、乳酸性酸中毒及心室颤动。②主动体内复温技术。通过输注加热（$37 \sim 44 ℃$）液体，吸入加热（$45 ℃$）湿化氧气，或将灌洗液加热至 $42 ℃$ 进行胃、膀胱、直肠、胸膜腔、腹膜腔、纵隔灌洗等方法升温。复温速度每小时升高 $0.5 \sim 1 ℃$。有条件时尚可采用血液透析或腹膜透析，通过温暖的透析液加温内脏和大血管，复温速度每小时升高 $1 \sim 3 ℃$。体外循环是重要快速的复温措施，复温速度每小时可升高 $10 ℃$。

3. 复苏。对心跳呼吸停止者，应立即行心肺复苏。自主脉搏恢复后，应柔和地进行人工呼吸，不要继续胸外按压，以免诱发心室颤动。对呼吸减慢、不规则者，应开放气道，必要时气管插管或气管切开。

4. 补充液体、抗休克。神清者，静脉输注 0.9% 氯化钠并给予 50% 葡萄糖注射液 $25 \sim 50$ g。严重者常合并低血容量性休克，静脉输注 $40 \sim 42 ℃$ 的 0.9% 氯化钠和葡萄糖注射液 $300 \sim 500$ mL，液体输注总量 20 mL/kg。也可选用其他晶体或胶体，但值得注意的是重症患者因肝功能损害常不能有效代谢乳酸，此时应尽量避免输注含乳酸液体。

5. 监护。有条件时，给予心电、血压、呼吸、肛温、脉搏血氧饱和度等监护，对指导治疗很有帮助。对重症患者应常规留置尿管，记录每小时尿量。

6. 复温后患处的处理。复温后肢体一般采用暴露疗法，透明水疱可经酒精消毒后，清除水疱或抽取疱液，保留疱皮。血性水疱应完整保留。皮肤发生坏死时应消毒暴露，保持局部干燥，防止感染。如有黑痂下积脓，应及时切开引流。复温后局部或肢体应抬高，患肢要早期活动，以免关节僵直。

（三）药物治疗

复温后，为改善局部血运、减少组织坏死可采用以下药物。

1. 抗凝剂。常用肝素，按 $1 \sim 2$ mg/kg 加入 5% 葡萄糖注射液静脉滴注，每 $6 \sim 8$ h 1 次，有出血倾向时停用。也可选用低分子量肝素，剂量 0.1 mL/10 kg，1 次/d。

2. 低分子右旋糖酐。500～1 000 mL/d 静脉滴注，连用 7～14 d。

3. 血管扩张剂。如硝苯地平 20 mg 口服，3 次/d，也可选用烟酸、罂粟碱等。

4. 非甾体类抗炎药物。可显著减轻组织损伤，如布洛芬 12 mg/(kg·d)，分次给药，也可选用阿司匹林。

5. 防治感染。已感染和可能感染者给予抗生素，如青霉素 80 万～160 万 U 静脉滴注，每 6 h 1 次，应用 48～72 h 或以上。

6. 止痛。复温中如有剧烈疼痛可给止痛药，如吗啡 0.1 mg/kg 静脉滴注。

7. 预防破伤风。对Ⅲ度以上冻伤患者要应用破伤风抗毒素治疗。

8. 局部用药。复温后局部立即涂敷冻伤外用药膏，可适当涂厚些，指（趾）间均需涂敷，并以无菌敷料包扎，换药 1～2 次/d，面积小的Ⅰ、Ⅱ度冻伤，可不包扎，但注意保暖。常用的冻伤膏有 1% 呋喃西林霜剂、2% 新霉素霜剂及 5% 磺胺嘧啶锌软膏等。

9. 中医中药。方一：海螵蛸 15 g，冰片 0.3 g，肉桂 0.3 g，茶油少许，研为细末，加入茶油和匀成膏，用时涂于患处。方二：山楂 60 g，烧熟搅烂敷患处。方三：白及 10 g，研成细末，敷于患处。

10. 并发症处理。长时间严重低体温可引起急性呼吸窘迫综合征、吸入性肺炎、应激性溃疡、急性胰腺炎、急性心肌梗死、弥散性血管内凝血、静脉血栓栓塞症等并发症，出现以上并发症时应进行相应处理。

（四）手术治疗

直到证实组织已经坏死时，才能施行截肢术或清创术。虽然很少会发展为间隔室综合征，但是一旦发生，应立即进行筋膜切开减压。坏死组织的清除或截肢一般要等分界清楚时进行，不宜过早。清创后创面要及早植皮，采用皮瓣及游离皮瓣技术覆盖肌腱、神经、骨骼，促进愈合，最大限度地保存肢体长度及功能。

十、诊疗探索

（一）溶栓治疗

实验发现有显著效果，避免了截肢（指），但临床证据仍不充分。

（二）交感神经切除术

有报道显示 24～48 h 后局部的交感神经切除术可减轻冻伤的后遗症，包括水肿减轻，组织坏死减少，但需要更多的临床研究来证实。

（三）高压氧

理论上不仅能使局部组织缺氧得到改善，而且能降低毛细血管通透性，减少渗出，有利于维持循环血量。组织不缺氧，酸性代谢产物减少，避免了严重的代谢性酸中毒、弥散性血栓形成，可减少组织坏死。同时渗出减少，细菌不易繁殖，也降低了感染的风险。动物实验中，复温后早期给予高压氧治疗，可减少组织坏死，但临床上高压氧治疗的有效性仍存在争议。

十一、病因治疗

冻伤没有特异的治疗手段，预防是关键。对在寒冷地带工作或居住的人群，应实施防冻教育并经常进行耐寒锻炼，以增强体质和耐寒能力。受冻后应及时予以保暖，切忌立即用火烤或冷敷雪擦等，以防延误复温，加重组织损伤。足部冻伤者尽可能不要让患者步行。

十二、最新进展

（一）手术治疗

传统观点对重度冻伤患者的截肢时机持慎重态度，切忌早期截肢。损伤和正常组织的分界要到起病 $1\sim3$ 个月才明显，可采用血管造影、^{99m}Tc 骨扫描或 MRI 作为早期判断损伤分界的客观依据，指导手术时机和手术范围。如果患者出现由冻伤组织引起的脓毒症时，应迅速截肢。否则，截肢应该推迟到真正的分界形成，这个过程可能需要几周到几个月的时间。受累肢体常感觉迟钝。必要时应采用保护鞋和矫正器来提供最佳的功能。不必要的或过早的手术干预可导致严重的并发症，建议由有评估和治疗冻伤经验的外科医生评估截肢的必要性和时机。

（二）持续性肾脏替代治疗

与通过血液透析、腹膜透析或体外循环复温比较，持续性肾脏替代治疗不仅可起到类似甚至更佳的复温效果，而且对血流动力学干扰更小，可清除循环中的中分子物质和炎症递质，稳定内环境，尤其适用于冻伤后循环不稳定、合并严重感染与多器官功能障碍综合征的患者。

陈纯波　胡北　梁剑　张在其

第三章 其 他

第一节 电 击

一、基本概念

一定量的电流或电能量（静电）通过人体引起组织不同程度损伤或器官功能障碍，甚至发生死亡，称为电击，也称触电。电击根据电压的高低分为 3 种类型：低压电击（≤380 V）、高压电击（>1 000 V）、超高压电击或雷击（电压 10 000 万 V、电流 30 万 A）。

二、常见病因

电击常见原因包括违反用电操作规程而触电，风暴、地震、火灾等灾害导致电线断裂而意外触电和（或）雷击。

三、发病机制

人体直接接触电源，或处在高压电和超高压电场中，电流或静电电荷经过空气或其他递质电击人体。对人体的危害包括电流直接和间接损害。直接损害主要为电流导致细胞膜电穿孔和除极，从而导致心脏和脑、细胞膜和平滑肌的细胞坏死、肌肉持续抽搐、呼吸、心搏骤停等；间接损害为电流通过人体组织产生的电能转化为热能，导致组织烧伤、蛋白质变性和凝固性坏死。

四、临床特征

（一）轻者

出现瞬间感觉异常、痛性肌肉收缩、面色苍白、惊恐、头晕、头痛、心悸等。

（二）重者

如高压电击，特别是雷击时，出现意识丧失、心脏、呼吸骤停、死亡。

（三）并发症和后遗症

电击后 24～48 h 常出现严重室性心律失常、神经源性肺水肿、胃肠道出血、肠穿孔、胆囊局部坏死、胰腺坏死、弥散性血管内凝血、烧伤处继发细菌感染。电击后数天到数月可出现神经系统病变（上升性或横断性脊髓炎、多发性神经炎），可发生肢瘫或偏瘫；视力障碍；单侧或双侧白内障。孕妇电击后常发生死胎和流产。高处跌落可见骨折和其他器官损伤的表现。雷击 30%患者死亡，而超过70%的幸存者可有严重的后遗症：定向力丧失和癫痫发作、鼓膜破裂、组织严重烧伤、低血容量性休克、急性肾功能衰竭、脊椎压缩性骨折或肩关节脱位（触电后大肌群强直性收缩而发生）、腔隙综合征（因肌肉组织损伤、水肿和坏死，使肌肉筋膜下组织压力增加，出现神经血管受压体征，脉搏减弱，感觉及痛觉消失）。少数受高压电损伤患者可发生胃肠道功能紊乱肠穿孔、胆囊局部坏死、胰腺灶性坏死、肝损害伴凝血机制障碍和性格改变。

五、辅助检查

1. 血常规可见白细胞增高、心肌酶谱可见明显升高。
2. 尿常规可显示肌红蛋白尿和血红蛋白尿、急性肾功能衰竭征象。
3. 血电解质可见高钾血症。
4. 部分病例有心肌和传导系统损害，心电图出现心室颤动、心肌梗死和非特异性 ST 段降低。
5. X 线检查可发现部分病例有关节脱位或骨折。
6. 其他损伤的相应的检查。

六、诊断思路

(一) 病史采集

询问带电作业、意外触电、雷击史。临床症状、有无高空跌落病史；过去史、个人史和家族史等为进一步的治疗提供依据。

(二) 体格检查

电击处局部焦黄、水疱或炭化、生命体征如意识、呼吸、心率和心律、血压、心肺等。高处跌落应注意骨折、颈髓损伤和其他器官损伤。

(三) 辅助检查

重点查血常规、尿常规、血气、肝肾功能、电解质、X 线片和心电图。

七、临床诊断

根据遭受电击史、上述临床表现、电击处局部损伤可以诊断。

八、鉴别诊断

电击的诊断容易，常常不需要鉴别。需要注意的是要鉴别存在的并发症和后遗症。有些患者触电后，心率和呼吸极其微弱，甚至暂时停止，处于"假死状态"，要认真鉴别，不可轻易放弃对触电者的抢救。

九、救治方法

(一) 治疗原则

即刻切断电源、进行心肺脑复苏等基础生命支持，尽快进行高级生命支持、处理并发症和减少后遗症。

(二) 一般治疗

1. 发现触电后，首先迅速切断电源，或应用绝缘物使患者与电源断离。
2. 对心搏骤停和呼吸停止者立即进行心肺脑复苏。
3. 对所有电击患者，应连续进行 48 h 心电监测以便发现迟发性心律失常。
4. 吸氧、局部清创处理。

(三) 药物治疗

1. 出现心律失常者应使用适当的抗心律失常药物。

2. 应用乳酸钠林格注射液恢复循环容量，并维持尿量（50～75 mL/h）。如果出现肉眼肌球蛋白尿，尿量应维持在100～150 mL/h。静脉输注5％碳酸氢钠碱化尿液，应用甘露醇预防急性肾功能衰竭。已发生急性肾功能衰竭者，有指征时应进行血液透析。

3. 皮肤组织坏死者应进行清创术，并预防应用破伤风抗毒素3 000 U。对继发感染者应给予抗生素治疗。

4. 脱水保护脑组织。有抽搐或为预防抽搐可用地西泮镇静。

5. 恢复循环容量，纠正低血容量性休克。

6. 对症处理神经源性肺水肿、胃肠道出血、弥散性血管内凝血、现神经系统病变（如上升性或横断性脊髓炎、多发性神经炎）；视力障碍；单侧或双侧白内障等。

（四）手术治疗或其他

对于广泛组织烧伤、肢体坏死和骨折者，应请外科和烧伤科医师进行相应处置。对高处跌落要注意内脏器官损伤。对腔隙综合征患者，如果腔隙压力超过30～40 mmHg，应进行减压术。

十、诊疗探索

（一）电击导致上肢损伤的评估和规范治疗

1. 目前认为，对于肢体电击伤后深部组织损伤情况不明者，可应用动脉血管造影或^{99m}Tc标记的焦磷酸盐（^{99m}Tc-PYP）扫描术检查，以指导治疗。但是相关检查的有效性尚缺乏有力的证据。

2. 传统观点认为电击后24 h内应该常规进行肢体筋膜切开减压术，以防治腔隙综合征。但目前尚无确切的证据显示，该传统方法可以减少截肢的发生率。因此目前尚缺乏电击导致上肢损伤的患者的手术指南，仅推荐对电击导致上肢损伤的患者，尽早向烧伤科医生咨询或转诊进行治疗。

（二）心脏监测与治疗

1. 目前指南推荐，所有的电击伤患者都应该进行心电图的检查；凡心律失常、心肌缺血和有意识丧失的患者都应该住院观察；低压电损伤且心电图正常的患者不需要住院治疗；对所有高压电击的患者、低压电击而心电图异常的患者，需要进行心电监护。但是高压电损伤且心电图正常的患者是否需要心电监护，目前尚存在争议，碱化尿液和使用甘露醇渗透性利尿也还缺乏循证医学证据。

2. 目前尚缺乏电击伤致心肌损伤的诊断标准。肌酸磷酸激酶同工酶-MB已经明确不能作为导致心脏损伤的诊断标准，因为骨骼肌的损伤也常常导致肌酸磷酸激酶同工酶-MB增高，干扰诊断。肌钙蛋白I可作为心脏损伤的诊断重要参考指标。有关住院的指征、心脏监测的适应证和监测的时间的长短，目前也缺乏明确的界定。

十一、病因治疗

重在预防，严格遵守用电操作规程，增强防雷意识和知识等。

十二、最新进展

（一）电击对人体的危害

1. 电损伤对人体的危害程度与接触电压高低、电流强弱、直流电或交流电、频率高低、通电时间、接触部位、电流方向和所在环境的气象条件都有密切关系。高压电损伤较低电压更为严重。交流电的危害性较直流电为大，因为交流电使肌肉强直性痉挛，使接触者不能脱离电源，从而导致触电时间延长。15～150 Hz的低频交流电危害性较高频交流电为大，尤其是每秒钟为50～60 Hz时，易落在心肌易损期，从而引起心室颤动。中枢神经系统即使所接触的电流＜100 mA，已可引起神经传导阻断；如累及脑干，则可导致呼吸、心搏骤停。闪电为一种直流电，在闪电一瞬间的温度极高，可迅速使组织"炭化"。人体肌肉、脂肪和肌腱等深部软组织的电阻较皮肤和骨骼为小，极易被电热灼伤，且常伴有小营养血管闭塞，引起组织缺血。肌肉和肌腱受电灼伤后，局部水肿，压迫血管，使远端组织缺血、坏死，肢体僵硬。进而因丢失大量液体时可出现低血容量性休克。肾脏直接损伤和坏死肌肉组织产生肌球蛋白尿、溶血后血红蛋白尿损伤肾小管导致急性肾功能衰竭，脱水和血容量不足能加速急性肾功能衰竭发生。

2. 电击对人体最主要的危害是对心脏的危害，往往是致命性的，包括心搏骤停、心律失常、传导异常和心肌损害。心搏骤停可能与电击后产生心室颤动和心搏停止有关。大多数患者其内在的节律点会使心脏节律恢复并产生再灌注心律，但自主节律恢复后，如果没有呼吸的支持，继发的低氧血症（窒息）会促进心搏骤停。

3. 目前认为电击对呼吸的影响主要为呼吸暂停，其可能来源于电休克导致呼吸中枢驱动抑制，呼吸肌肉瘫痪或强直收缩，或继发于心搏骤停的呼吸循环衰竭。而肺实质的损伤在电击伤中非常少见。

4. 雷击时的闪电会产生外周或中枢神经的损伤，如脑出血、脑水肿、小血管和神经元的损伤及心搏骤停导致的缺氧性脑病。

5. 雷击和闪电会导致自主神经功能紊乱，包括区域疼痛综合征、心血管异常和"闪电截瘫"。区域疼痛综合征表现为电击后数天到数月可出现局部疼痛、痛觉过敏、多汗和水肿，机制尚不明确，神经康复对其尤为重要。心血管异常往往是致死性的，需要心电监测和心血管医生的特别治疗。"闪电截瘫"可能与一过性儿茶酚胺大量释放有关，导致动脉血管强烈收缩，表现为肢端苍白或感觉丧失、脉搏弱、高血压等，因为其短暂，常不需要神经康复治疗。

（二）目前对电击处理的几点注意

1. 对雷击和电击患者，即使初始评估为死亡，也应该给予充分的复苏措施。因为许多受害者往往很年轻，没有心肺疾病的基础，如果立即给予充分的心肺支持，他们极有可能存活。心律失常以心室颤动为主，首先用肾上腺素 1 mg 静脉注射，将细颤转为粗颤，再除颤。

2. 对广泛烧伤的患者，即使有自主呼吸，也应该尽早进行气管插管，尤其是面、口和前颈部烧伤的患者。

3. 对低血容量性休克和严重组织破坏的患者，快速补液对抗休克。补液要达到多尿状态，以便排除肌红蛋白、钾和组织破坏所产生的其他产物。

4. 电热伤，尤其是高压点热伤对深部组织的损伤远比皮肤的损伤广泛而严重，因此不能仅凭肉眼所见评估组织损伤的严重程度，而应该早期向烧伤科医生会诊或转诊。

5. 雷击和电击均会产生多种损伤，包括脊柱伤、肌肉牵拉伤、内脏伤、骨折、烧伤等，因此救治过程中应该注意保持脊柱的稳定，脱去燃烧的衣裤，以防进一步烧伤。

黄渊旭　陈建荣　张在其

第二节 淹 溺

一、基本概念

淹溺，常称为溺水，是淹没在液体中，导致原发性呼吸损害的一个过程。此定义提示在患者的气道入口存在液/气界面，阻止患者吸入空气。在此过程中，受害者由于无法呼吸空气，引起机体缺氧和二氧化碳潴留，因窒息导致死亡。

二、常见病因

溺水是导致意外死亡的主要原因，在意外伤害死亡中居第3位；而对于儿童和青少年而言，溺水在意外伤害死亡构成比中占40%左右。按引起溺水的液体分为淡水溺水和海水溺水，按呼吸道和肺泡液体进入的多少分为湿性溺水和干性溺水。湿性溺水约占溺水者的90%，因喉部肌肉松弛吸入大量水分充塞呼吸道和肺泡发生窒息；干性溺水约占溺水者的10%，因喉痉挛导致窒息，呼吸道和肺泡很少或无水吸入。

三、发病机制

（一）溺水的病理生理发展过程

1. 液体进入人口鼻腔导致呼吸不畅，溺水者短时间内屏住呼吸。
2. 液体再次进入人口鼻腔，部分吸入气道引起呛咳或是喉痉挛。
3. 持续的液体吸入或喉痉挛，导致外呼吸过程进一步受阻，机体逐步出现缺氧、酸中毒与高碳酸血症。
4. 大量液体吸入气道与食道，出现急性肺水肿与肺表面活性物质丢失，呼吸功能恶化，机体缺氧进一步加重，出现意识丧失，心电节律表现为心动过速、心动过缓、无脉搏性电活动、最终心搏骤停。溺水心搏骤停事件的整个发展过程通常只需数分钟，甚至数十秒。在低温水体中，这一过程可能持续到1 h。

（二）淡水溺水和海水溺水的机制在理论上存在一定的差别

1. 淡水溺水。淡水较血浆或其他体液渗透压低。淡水进入人体后迅速吸收到血循环，使血容量增加，严重病例可引起溶血，出现高钾血症和血红蛋白尿。
2. 海水溺水。海水含钠量是血浆的3倍以上。因此，吸入的海水较淡水在肺泡内停留时间长，不能吸收到血液循环。反而能使血液中的水进入肺泡腔，产生肺水肿、肺内分流，减少气体交换、出现低氧血症。此外，海水对肺泡上皮及肺毛细血管内皮细胞有化学损伤作用，能促使肺水肿发生。

四、临床特征

溺水临床表现与溺水持续时间长短、吸入水量多少、吸入水的性质及器官损害范围有关。

（一）临床症状

轻者表现为头痛或视觉障碍；剧烈咳嗽、胸痛、呼吸困难、咳粉红色泡沫样痰；溺水海水者口渴感明显，最初数小时可有寒战、发热。最严重的溺水者表现意识丧失、呼吸停止及大动脉搏动消失，处于临床死亡状态。

（二）体征

意识清醒或昏迷、烦躁不安、抽搐、肌张力增加；皮肤发绀、面部青紫肿胀、球结膜充血、口腔和鼻孔充满泡沫或泥污。呼吸表浅、急促或停止。肺部可闻及干湿啰音，偶尔有喘鸣音。心律失常、心音微弱或消失。腹部膨隆，肢体冰冷，脉细弱。有时可伴有头、颈部损伤。

五、辅助检查

（一）实验室检查

常有白细胞轻度增高。吸入淡水较多时，可出现低钠、低氯、低蛋白血症，甚至红细胞溶解，血钾升高、血和尿中出现游离血红蛋白。吸入海水较多时，出现短暂性血液浓缩，轻度高钠血症或高氯血症。溶血或急性肾功能衰竭时可有严重高钾血症。重者出现弥散性血管内凝血的实验室监测指标异常。

（二）心电图检查

心电图常见表现有窦性心动过速、非特异性 ST 段和 T 波改变，通常数小时内恢复正常。出现室性心律失常、完全性房室传导阻滞时提示病情严重。

（三）动脉血气检查

约 75％病例有明显混合性酸中毒；几乎所有患者都有不同程度的低氧血症。

（四）胸部 X 线检查

常显示局限性的斑片状浸润，广泛的棉絮状影，主要分布于两肺下叶，有时出现典型肺水肿和（或）肺不张征象。住院 12～24 h 吸收好转或进展恶化。约有 20％病例胸部 X 线片无异常发现。疑有颈椎损伤时，应进行颈椎 X 线检查。

六、诊断思路

（一）病史采集

询问落水的时间和被救起的时间、救起时的状态、是否进行了现场急救、过去史、个人史和家族史等为进一步的治疗提供依据。

（二）体格检查

生命体征如意识、呼吸、心率和心律、血压、心肺等。

（三）辅助检查

重点注意检查血常规、血气和电解质、胸部 X 线片和心电图。

七、临床诊断

根据溺水史和上述临床表现即可诊断，诊断要以最快速度判断意识、呼吸和大动脉搏动，如果在 10 s 内还不能明确触到脉搏和判断有无呼吸，应立即开始心肺复苏等急救。

八、鉴别诊断

溺水的诊断容易，常常不需要鉴别。需要注意的是要鉴别存在的合并疾病，如骨折、外伤或者因为脑血管意外致溺水等情况。

九、救治方法

（一）治疗原则

尽快将溺水者从水中救出，对发生心跳呼吸骤停溺水者均需开展现场心肺复苏，复苏成功后，把患者转运到急救中心，进行入院后的处理包括进一步生命支持、脑复苏和并发症处理。

（二）处理程序

1. 水中救援。落水者可以采取包括呼救等自救法，取仰卧位，头部向后，使鼻部可露出水面呼吸。呼气要浅，吸气要深。会游泳者，如果发生小腿抽筋，要保持镇静，采取仰泳位，用手将抽筋的腿的脚趾向背侧弯曲，可使痉挛松解，然后慢慢游向岸边。救护溺水者，尽可能快速接近溺水者，观察清楚位置，从其后方出手救援或采用工具（如投入木板、救生圈、长杆或漂浮物等），让落水者攀扶上岸。救援者应牢记自身安全。

2. 院前急救。溺水者被捞救上岸（船）后，进行现场倒水（控水）操作：将患者腹部置于施救者屈膝的大腿上，头部下垂，施救者平压患者背部，将呼吸道和胃内的水倒出；或由施救者抱起患者的腰腹部，使背部朝上，头部下垂予以倒水。对呼吸、心搏骤停者应立即通畅气道，现场进行心肺复苏、保暖、呼救，及时转运至有足够抢救设备的医院，进行高级生命支持。

（1）现场心肺复苏程序和内容：①判断呼吸、心搏骤停，启动医疗急救服务系统（拨打120或就近医疗机构电话）。②开放气道。立即将衣扣和裤带松开，取平卧位，采用仰头抬颏手法开放气道。如果口咽内有异物（泥沙、水草或呕吐物），用手指抠除。③给予2次人工呼吸，并观察对通气是否有反应。④若对通气无反应，应在10 s内检查颈动脉搏动是否存在。⑤如果未触及动脉搏动，立即给予胸部按压和人工呼吸。⑥若急救人员携除颤器或自动体外除颤器到达，迅速通过除颤器判断是否具有电除颤指征，即心室颤动和无脉性室性心动过速。具有除颤指征者应立即实施体外异步电除颤。⑦继续给予心肺复苏，然后分析检查心律和自主循环体征是否恢复。⑧如有必要，给予第2次或更多次电击。

（2）判断心搏骤停与检查动脉搏动：当溺水者意识丧失或对呼唤无反应、没有正常呼吸、肢体不活动，以及无咳嗽反应时，即可判断为心搏骤停。有通气反应或"循环征象"：有正常呼吸、肢体活动及咳嗽；检查颈动脉搏动时间限定在10 s以内，超过10 s后，即使无法确定也应立即行心肺复苏（胸部按压＋人工呼吸）。如果施救者为非专业人员，则在给予最初2次人工呼吸后，直接进入胸部按压操作，因为其检查结果的可靠性较差或无法确定。须注意的是，跳水或滑水、船舶失事与战争落水溺水时较易发生潜在性损伤，故在判断心搏骤停时，不可用力拍打溺水者，以免加重其潜在性损伤。

（3）人工呼吸与胸部按压：溺水者最初和最重要的治疗是立即给予通气，人工呼吸的吹气时间为1 s左右，潮气量（成人）500～600 mL或6～7 mL/kg。通气有效的基本标准是"可见胸部抬高"。过度通气会使胸廓内压力增高，静脉回流减少，从而使心排血量降低；另外，吹气量过大、吹气过猛及时间过长，易导致胃内胀气与呕吐，故应避免过度通气。对仅有呼吸骤停而自主循环存在的溺水者，专业急救人员只做人工呼吸（不做按压）。通气频率（成人）10～12次/min（即每5～6 s给予一次人工呼吸），1～8岁的儿童12～20次/min。同时，每2 min检查1次颈动脉搏动（时间不超过10 s），以判断溺水者自主循环情况是否发生变化。胸部按压的位置，采用快速定位法，即在胸廓中部胸骨下1/2，两乳头连线中点（成人）。胸部按压要求快速、有力，连续按压频率100～120次/min，每次按压使胸骨下陷5～6 cm，然后使胸廓完全回弹。无论是单人还是双人进行心肺复苏，胸部按压的作用更为重要，故将胸部按压与人工呼吸的次数比改为30：2（成人）即每组心肺复苏包括30次按压和2次人工呼吸。

（4）呕吐的处理：在心肺复苏过程中，高达86%的溺水者发生呕吐。即使是仅接受人工呼吸者，也有2/3的溺水者会发生呕吐。在处理呕吐时，应将溺水者的头部转向一侧，将呕吐物抠出。若溺水者可能存在颈椎损伤，则不能仅转动头部，而应将头、颈和躯干做整体侧转，然后再抠出呕吐物。

（5）电除颤：心搏骤停早期最常见的心律失常为心室颤动和无脉性室性心动过速，电除颤是最佳的急救措施。当急救人员携带除颤器或自动体外除颤器到达现场后，应尽快借助除颤器判断溺水者的心搏骤停是否处于可除颤性心律阶段，一旦具有电除颤指征，应立即除颤。但如果急救人员赶到现场的时间超过4～5 min，其间无人对溺水者施救，或溺水是在无目击证人的情况下发生的，应先做5组约2 min的心肺复苏（每组包括30次按压与2次人工呼吸），然后再使用除颤器或AED分析心律与除颤。除颤器只能由专业急救人员操作，接受过AED培训并取得资质的非专业人员，可使用AED除颤。

3. 院内高级生命支持原则。①吸氧：吸入50%酒精的氧气，6～8 L/min。②防止和治疗脑水肿、肺水肿、急性呼吸窘迫综合征、急性消化道出血、电解质紊乱和代谢性酸中毒等并发症。③抗生素预防感染。④重症监护病房监护。⑤对症处理。

十、诊疗探索

1. 对心肺复苏后仍然昏迷的溺水者，最近的随机对照研究和共识及推荐均支持使用治疗性低温，但诱导性低温对溺水者的有效性尚不明确，这种方法还需进一步评价。

2. 有报告提示淡水造成的呼吸衰竭可使用表面活性剂，儿童溺水后低体温时可使用体外膜肺氧合。

3. 自主循环恢复后是否使用巴比妥盐、类固醇、一氧化氮、治疗性低温和血管升压素，目前尚无足够证据支持或反对。

4. 尽管对意识不清的患者可在浅水中即开始人工呼吸，但是在深水中，未受过救生训练的救援者不要尝试开始救护。

十一、病因治疗

预防是降低溺水致死、致残率的最重要手段。溺水风险因素的有效控制，是溺水防治工作的重点内容。据估计，通过加强幼儿监管、游泳技能、公共水安全教育与涉水设施管理等措施，＞85％溺水事件可避免发生。溺水事件形式多样，主要风险因素如下：

1. 人与水体之间缺少物理屏障，如水体围栏。

2. 婴幼儿监管不足。

3. 水通道安全性不够。

4. 水安全知识缺乏，进行高风险涉水行为如酗酒、单独游戏。

5. 水上旅行，尤其是在超载的或保养不良的船只上。

6. 洪灾，如长期降雨、暴雨、海啸、飓风等。水桶、坐便池、浴缸等小容量水体是婴幼儿溺水的常见发生地，青少年儿童与成人通常在池塘、湖泊、江河等大量水体中发生溺水。

针对溺水危险因素，世界卫生组织制定了3个方面、10项内容的预防措施，具体如下：

（一）社区活动

1. 通过安装水体防护栏，如水井盖、游泳池围栏、水通道栏杆等，减少人群暴露至水体区域的概率。

2. 为学龄前儿童提供安全环境与密切照护。

3. 选择合理的游泳课程、训练环境与教师，为学龄儿童提供基本游泳技能、水安全知识与安全施救技能培训。

4. 为公众人群提供安全施救与复苏技能培训。

5. 加强公众意识，凸显儿童溺水风险，标识溺水危险区域与提供溺水救助装置。

（二）政策法规

1. 制定与加强划船、船舶与渡轮的安全管理。

2. 建立国家的与地方上的洪灾风险应对措施。

3. 多部门合作加强溺水的防治工作。

4. 发展国家水安全计划。

（三）科学研究

针对关键问题，广泛开展科学研究。

十二、最新进展

目前对溺水急救与传统方法存在一些不同。

1. 处理呼吸道的水。传统溺水急救采用将溺水者倒悬，倾倒呼吸道的水体，俗称"倒水"，目的促使溺水者腹部和气道的水分挤出。目前一般不建议对溺水者"倒水"，因为进入溺水者呼吸道的水量通常不是很多，而且少量水分也会很快被吸收，容易引发呕吐、气道误吸延误抢救时机。

2. 电除颤。传统电除颤推荐采用"能量递增"方案，即首次采用200 J，第2次200～300 J，第3次360 J。电除颤与心肺复苏的衔接上采用"连续3次电击＋1 min复苏"方案。目前指南建议成人首次电除颤即采用360 J单向或150～200 J双向的能量，电除颤与心肺复苏的衔接上采用"一次电击＋5组复苏"方案。"一次电击＋5组复苏"方案，即除颤电击后不要立即分析心律和检查颈动脉搏动，而应立即给予5组复苏，分析和检查应在5组复苏之后进行。这样做的好处是尽量减少对复苏的干扰。目前认为，心搏骤停者电击后往往不会立即恢复灌注性心律，此时最需要采取的措施是立即进行胸部按压，借以维持心肌（即使是最低限度）的血流供应。如有必要，可再次给予"一次电击＋5组复苏"，直至溺水者恢复自主循环。

3. 最近的证据显示不必进行常规的颈椎固定，除非溺水环境提示可能是外伤。

4. 对溺水者最重要的是提供通气支持。

5. 决定溺水结果最重要的因素是溺水的时间和缺氧的严重程度，而非溺水的液体种类（淡水或海水）。因此学者建议近乎溺水的名词不再使用，也不再强调区分淡水溺水和海水溺水。

6. 近来，部分难以复苏的溺水心搏骤停事件，体外膜肺氧合技术不仅利于低体温的纠正，显示出良好的复苏效果。

7. 可能继发与酗酒、中毒、心源性疾病、脑血管疾病、创伤、低血糖等疾病，进行针对治疗。

黄渊旭　陈建荣　张在其

第十部分

其他篇

第一章 | 普通 X 线检查在急危重病临床中的应用

第一节 动脉硬化性心脏病

一、文字表述

(一)主动脉粥样硬化性心脏病

1. 主动脉改变。主动脉迂曲、延伸、扩张，表现为升主动脉阴影增宽，向右突出。主动脉结升高，向左突出。降主动脉延伸、迂曲，升、降主动脉分离，距离增宽，降主动脉向后与胸椎重叠。食管主动脉弓压迹增深。主动脉结边缘新月形、线状、蛋壳状钙化影。主动脉密度增加。

2. 心脏改变。轻者心脏大小可无异常。典型病例心脏呈主动脉型，左心室扩大，心界向左下延伸，相反搏动点上移；如心室向心性肥大，心界大小改变可不明显，仅表现为左心室段圆钝隆起。严重者出现冠状动脉粥样硬化性心脏病改变及左室室壁瘤。

(二)冠状动脉粥样硬化性心脏病

1. 普通 X 线检查。

(1)轻度心肌缺血心脏大小和形态无明显改变，此时 X 线诊断主要依靠冠状动脉造影。伴有高血压时，出现左心室增大、心尖圆钝。

(2)冠状动脉粥样硬化性心脏病引起严重心肌功能不全或心肌梗死时，大多数病例心脏有不同程度增大，心界以向左增大为主，心脏多呈"主动脉心型"。较广泛或多发的心肌梗死及并发心包积液，心脏可呈"普大型"。

(3) X 线透视观察，表现为梗死区搏动异常，可出现典型的矛盾运动、搏动幅度减弱或搏动消失等，多方位电视透视有利于发现。但搏动减弱或消失区与梗死范围不一定完全一致。

2. X 线心血管造影表现。

(1)冠状动脉粥样硬化性心脏病选择性冠状动脉造影可见冠状动脉狭窄或闭塞，边缘不规则。

(2)急性心肌梗死心室造影主要表现为梗死心肌的运动功能减弱、消失、矛盾运动。冠状动脉造影可显示冠状动脉狭窄和闭塞。

(3)冠状动脉造影所示病变血管的分布区域与运动异常的范围基本相同，冠状动脉造影目前仍为冠状动脉粥样硬化性心脏病诊断的金标准。

二、图像印证

如图 10-1-1 和图 10-1-2 所示。

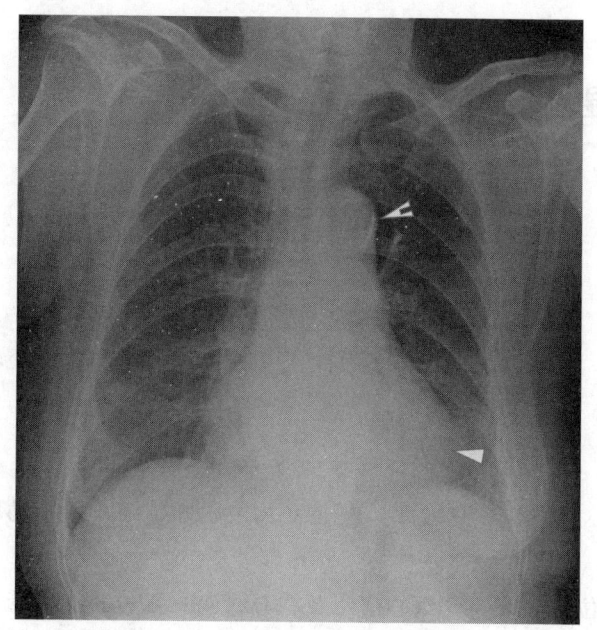

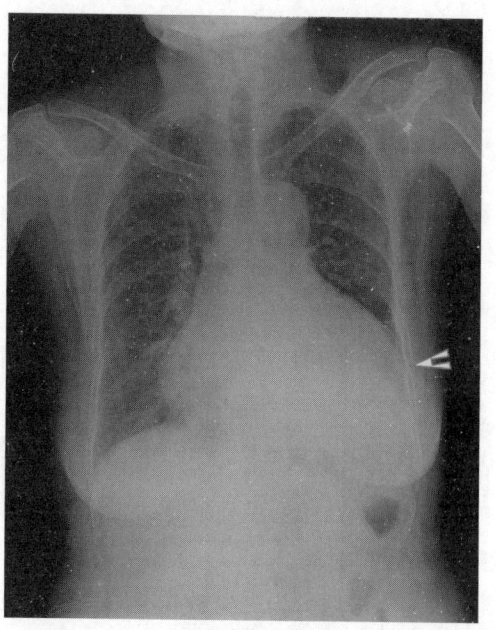

图 10-1-1　主动脉粥样硬化性心脏病

心脏呈主动脉型，主动脉结突出，见弧形钙化影，心尖圆钝。

图 10-1-2　冠状动脉粥样硬化性心脏病

心脏呈主动脉型，左心室向左下扩大接近左侧胸壁。

三、特殊表现

1. 发生在右冠状动脉的病变可使心后壁及右心室受损，出现右心室增大及运动异常等相应改变。

2. 轻度心肌缺血，心脏大小和形态无明显异常改变。

3. 合并心室膨胀瘤时，常造成心室边缘局部隆起。合并室间隔穿孔者，表现为心腔增大、肺瘀血、肺水肿和肺充血并存。偶可见血栓钙化。

4. 发生心功能不全时，除左心室增大外，左心房和右心室增大。

四、诊断分析

1. 急性心肌梗死的普通 X 线检查用于了解心脏增大及搏动异常。对发现重要并发症方面可提供有价值的资料。临床诊断目前仍主要依靠患者的临床表现、心电图和血清酶检查。

2. 如发现冠心病引起的左心功能不全早于临床，在发现心肌梗死后综合征方面优于其他检查。数字减影血管造影左室造影是目前诊断冠心病的重要方法，特别是准备介入或手术治疗的患者。

3. 多层螺旋 CT 已较好用于诊断本病。随着扫描技术和设备的完善，冠状动脉增强扫描的三维重建和曲面重建技术，可良好显示冠状动脉狭窄和阻塞；可直接测量冠状动脉的狭窄程度；评估粥样斑块及成分。MRI 一次检查可获得多项资料，是一项综合检查，在诊断冠心病及其并发症方面具有重要价值。

4. 冠心病的临床表现多种多样，需注意与下列疾病进行鉴别。

（1）心绞痛型冠心病要与急性心肌梗死、主动脉瓣病变引起的冠状动脉供血不足、气胸等鉴别。

（2）心肌梗死型的冠心病要与心绞痛、急性肺栓塞、主动脉夹层等进行鉴别。

（3）以心脏增大为主的冠心病应注意与心包炎、心肌炎、心肌病、心力衰竭鉴别。

张玉泉　张在其

第二节　风湿性心脏瓣膜病

一、文字表述

（一）概述

风湿性心脏瓣膜病变以二尖瓣病变最常见，其次为主动脉瓣病变，三尖瓣及肺动脉瓣病变较少见。

（二）二尖瓣病变

1. 二尖瓣狭窄心脏外形呈"梨形"，可见左心房、右心室增大，左心室及主动脉结缩小，肺动脉段突出，心腰消失。

2. 左心房增大为二尖瓣狭窄的早期征象，正位片表现为"双心房"及右心缘的双弧影。支气管分叉角度增大，食道吞钡见食管向右后移位。左前斜位见左主支气管受压上抬。进一步发展左心耳突出，正位见左心缘显示四个弧形，右心缘呈双弧形。右前斜位见心前间隙缩小。

3. 肺呈瘀血征象，表现为双肺门增大、模糊，肺纹理增强、模糊，双肺门上方血管纹理增粗，肺野透亮度低，可见杂乱的网状影。部分病例肺野内出现间隔线。出现含铁血黄素沉着时两肺内可见许多细小的粟粒样影。

4. 伴有二尖瓣关闭不全时，左心室也增大，同时左心房可极度增大，形成巨大左心房。合并三尖瓣关闭不全或右心力衰竭时右心室增大。部分病例可见二尖瓣钙化影，以电视透视较易发现。

（三）主动脉瓣病变

1. 主动脉瓣关闭不全的X线表现主要为左心室增大，主动脉扩张。左心室和主动脉搏动增强，心界向左下扩大，心腰凹陷，心脏呈"主动脉型"。

2. 轻微的主动脉瓣狭窄心脏大小改变可不明显，狭窄较重时左心室向心性肥大，心尖圆钝，晚期心脏外形呈典型主动脉心型，升主动脉因狭窄后扩张而增宽，主动脉瓣钙化出现率高。

（四）联合瓣膜病变

1. 风湿性心瓣膜病变常同时累及两个或多个瓣膜，或两种以上瓣膜损害合并存在，称联合瓣膜病变或多瓣膜损害。

2. 联合瓣膜病变X线表现一般为各瓣膜损害征象的综合，以发病较早、瓣膜损害较重的瓣膜病变表现为主。

二、图像印证

如图 10-1-3 和图 10-1-4 所示。

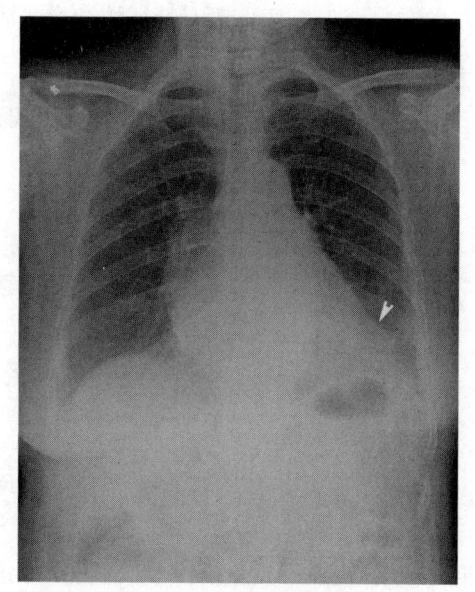

图 10-1-3　风心病二尖瓣病变

左心室、左心房增大，轻度肺瘀血。

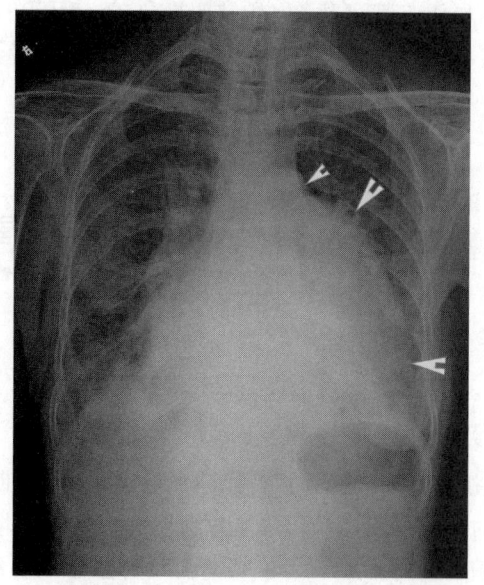

图 10-1-4　风心病联合瓣膜病变

心脏呈"梨形"，心界向两侧扩大，肺动脉段明显突出，主动脉结相对缩小。两肺纹理增强，双上肺血管纹理增粗示肺瘀血。双下肺可见 Kerley-B 线。

三、特殊表现

1. 单纯二尖瓣狭窄时左心室可缩小，表现为左心缘第四弓缩短变直。主动脉结缩小。

2. 二尖瓣区和左心房壁钙化，表现为二尖瓣、左心房区环形或弧形致密影，附壁血栓钙化表现为增大左心房外缘壳状致密影。

3. 二尖瓣关闭不全时，左心房明显增大，搏动增强。搏动明显增强的巨大左心房影是二尖瓣关闭不全的特征。

4. 病变同时累及两个或多个瓣膜，可同时出现多个特征性 X 线征象，心脏常明显增大。若受损瓣膜病变轻重不一，X 线征象主要表现为病变较重的受损瓣膜的特点。

5. 随着超声设备的发展和技术成熟，超声对本病的诊断价值很大，有相当高的特异性，并能评价心功能。但超声不能观察肺血改变和显示心脏的整体形态，因此，超声和 X 线检查可互为补充，不能替代 X 线检查。

四、诊断分析

1. 风心病根据临床病史、心脏杂音的部位及性质，结合心脏大小、形态及肺血改变一般可做出正确诊断。表现不典型者有时诊断困难。

2. 风心病 X 线检查可发现心脏房室增大、肺血改变、心脏外形改变、心脏搏动异常、有无心力衰竭及并发症。协助临床诊断及复查观察病变发展和治疗效果。

3. 鉴别诊断。

（1）二尖瓣狭窄需要与左心房黏液瘤相鉴别，一般左心房黏液瘤左心房增大较轻。

（2）左心房附壁血栓钙化应与心包钙化相鉴别，后者一般不会发生于左心房后壁，而主要见于心影前下缘，透视下转动患者至切线位观察，钙化影多与心脏边缘吻合。

（3）左心室增大及升主动脉增宽应与高血压心脏病及左向右分流先心病相鉴别，除仔细分析 X 线特征外，高血压心脏病患者血压常明显升高，瓣膜一般无钙化；左向右分流先心病一般有特征性杂音，活动后可有发绀，肺血常增多。X线平片鉴别困难者，行心血管造影检查或彩超有利于明确诊断。

张玉泉　张在其

第三节　肺动脉高压及肺源性心脏病

一、文字表述

（一）肺动脉高压

1. 由于肺血流量增加或肺循环阻力增高使肺动脉压升高称为肺动脉高压。X线表现为肺动脉增粗，肺动脉段突出，肺门阴影增大，肺血管搏动增强。

2. 高血流量性肺动脉高压，肺动脉主干及各级分支均增粗，肺动脉主干与各级分支之间仍保持正常比例。

3. 肺动脉阻力增高性肺动脉高压肺门及肺动脉主干增粗，外围及肺动脉小分支变细，形成肺动脉切断征或残根征。右心室常有增大，肺门搏动可增强。

（二）肺心病

1. 是慢性胸、肺病变或肺血管病变，使肺循环阻力增加，引起肺动脉高压，导致右心增大及心力衰竭的一组疾病。主要X线表现为慢性胸、肺疾病，心脏改变及肺循环高压改变。

2. 慢性胸、肺病变有肺气肿，慢性支气管炎，严重肺结核，肺广泛性纤维化，支气管扩张，胸廓畸形，胸膜广泛增厚。

3. 心脏改变主要为右心室增大，右心房排血困难时，右心房、右心室均增大。心力衰竭时左心室也增大。左心房一般不增大。

二、图像印证

如图10-1-5～图10-1-7所示。

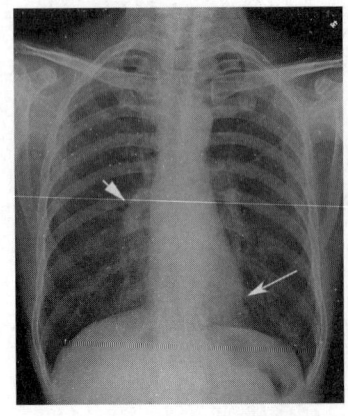 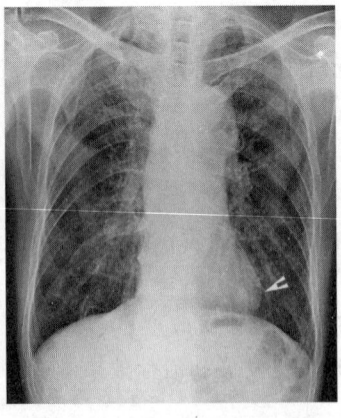 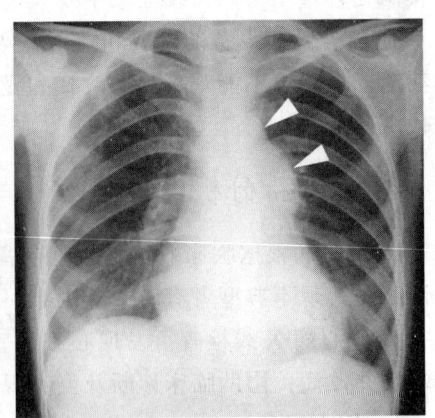

图10-1-5　肺气肿并肺心病
　　两肺透亮度增加，双膈肌降低，心呈垂直型，心尖圆隆上抬，右下肺动脉干增宽。

图10-1-6　肺间质病变并肺心病
　　两肺弥散性慢性间质性病变，肺动脉段突出，右心室增大。

图10-1-7　肺动脉高压
　　肺动脉段突出，右下肺动脉干增粗，主动脉结相对缩小。

三、特殊表现

1. 当有严重肺气肿存在时，因胸廓扩张，膈肌位置下降，心脏呈垂直型，心界变小，心尖圆钝隆起。两肺透亮度减低，膈肌低平，活动度变小。肺动脉段明显突出，右下肺动脉干扩张，肺动脉小分支变细，肺外围纹理稀少。

2. 肺动脉血栓栓塞所致肺动脉高压及肺心病可见肺栓塞征象，X 线表现为栓塞区肺纹理稀少、变细，显示为局部肺缺血征象。两侧肺纹理可不对称，一侧肺门或肺动脉分支细小，对侧肺门扩张。严重者肺血管纹理缺如。X 线肺动脉造影可见栓塞血管腔内充盈缺损、大动脉分支杯口状阻塞，肺动脉主干及大分支增粗，外围分支变细、稀少。

3. 在肺栓塞的基础上可发生肺梗死，X 线表现为肺野外围的楔形阴影，基底朝向胸膜，尖端指向肺门。

四、诊断分析

1. 常规 X 线检查是肺动脉高压和肺心病的最基本的检查方法，既能显示肺部病变，又能显示肺血管的改变。

2. X 线平片检查对肺动脉栓塞的敏感性较差，一般只起筛选作用。

3. 肺动脉高压需与原发性肺动脉高压鉴别，但原发性肺动脉高压的诊断是靠排除法，排除其他引起肺动脉高压的疾病后才能诊断。

张玉泉　张在其

第四节　心包疾病

一、文字表述

（一）心包积液

1. 心脏大小形态改变。心脏正位片显示心影向两侧增大，心脏左右缘正常弧度消失。心影外形呈球形或烧瓶形。因心包在膈肌附着处比较固定，不会变动，所以急性心包积液时，心包张力高，积液分布在心脏两侧的心包腔内，心影向两侧膨胀，心膈角锐利，心影呈球形。在慢性大量心包积液时，心包张力降低，心包膜松弛，积液主要分布在心包下部，心膈角变钝，心影呈三角形。侧位片心前间隙变窄、消失，食管受压向后移位。

2. 纵隔、肺部及胸膜改变。由于心包附着点比心脏和大血管交界点高和上腔静脉内血液向右心房回流受阻，上腔静脉扩张，主动脉影显示缩短，右上纵隔影增宽。体循环血回流到右心房受阻，使肺血减少。合并心力衰竭时，可出现肺瘀血。合并胸腔积液时表现为上缘呈外高内低的弧形片状影，肋膈角变钝或闭塞。

3. 心脏和血管搏动的改变。电视透视显示较好。主要表现为心脏搏动减弱或消失。主动脉搏动正常或减弱。

（二）缩窄性心包炎

1. 可出现钙化，X 线表现为心脏边缘和心底部带状或不规则片状密度增高阴影。心影一般轻度增大或不增大，心脏弧度不清或消失，上腔静脉增宽。常有少量胸腔积液。透视观察，见心脏搏动减弱。部分患者也可无异常 X 线改变。

2．X线心血管造影可见心脏、大血管搏动减弱，收缩期容量减小，心室舒张期突然终止。心室收缩有力。

二、图像印证

如图 10-1-8 和图 10-1-9 所示。

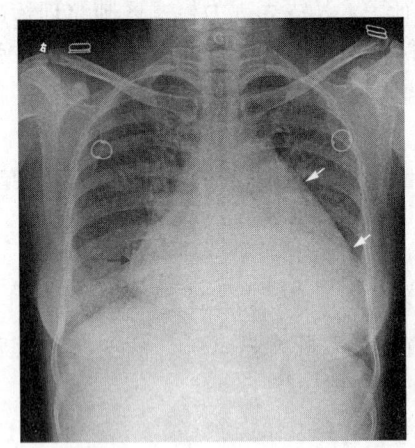

图 10-1-8　心包积液

心脏呈烧瓶型，左右心缘正常弧度消失，心界向两侧扩大。

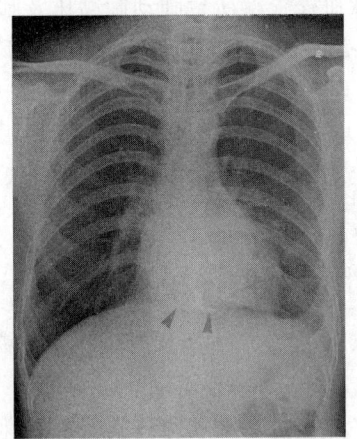

图 10-1-9　缩窄性心包炎

心底部及心脏左后方显示带状心包钙化影，左侧少量胸腔积液使左肋膈角变钝。

三、特殊表现

1．当心包积液在 200 mL 以下时，往往在 X 线片上无阳性发现。

2．积液较多时，心脏搏动减弱，心尖搏动不在心脏边缘而在心影内，心外膜脂肪线向内移位。心脏与大血管交界处的相反搏动点消失。

3．站立位与仰卧位摄片对比或改变体位透视，可见心影形态发生改变。

四、诊断分析

1．典型心包积液根据上述 X 线表现，结合心前区疼痛、呼吸困难、心包填塞症状及心包摩擦音等临床症状和体征一般可做出诊断。

2．少量积液及不典型者，普通 X 线诊断价值有限，但出现心脏横径增宽，心外膜脂肪线向内移位，心脏搏动减弱而主动脉搏动正常等征象时应想到心包积液的可能。

3．心包积液应注意与心肌炎相鉴别，但心肌炎虽然心脏外形软弱无力，仍然可分清心脏各段弧形，心脏及主动脉搏动均减弱，上纵隔无增宽。心尖搏动与左心缘吻合，站立位与仰卧位摄片对比或改变体位透视，心影形态无明显改变，临床上无心包摩擦音。

张玉泉　张在其

第五节　气管支气管异物

一、文字表述

（一）概述

1．气管、支气管异物以儿童多见。依据异物的性状，可分为 3 种。

（1）植物性异物：瓜子、花生和豆类等。此类异物在呼吸道内膨胀或刺激呼吸道黏膜，使呼吸道黏膜充血、肿胀、分泌物增多，从而加重阻塞。

（2）动物性异物：牙齿、鱼刺等，呼吸道黏膜反应较轻。

（3）矿物性异物：金属、石子等，呼吸道黏膜受刺激最轻。

2. 依据异物的 X 线穿透性分为 2 种。

（1）不透 X 线异物：金属、牙齿、骨块、石子等，X 线透视或照片可直接显示异物的大小、形态和位置。

（2）可透 X 线异物：瓜子、花生等，此类异物 X 线透视和照片不显影，只能根据间接征象判断。

（二）直接征象

金属、牙齿、骨块、石子等不透 X 线的异物，在胸部 X 线透视和照片上可显影，根据阴影形态、大小及位置，可判断异物的种类及部位，多体位透视及正侧位胸部 X 线片一般能准确显示。

（三）间接征象

1. 肺气肿。呼气性活瓣阻塞时，发生阻塞性肺气肿，常与纵隔摆动同时出现。表现为病变区肺透亮度增加，膈肌低平。肺气肿严重时呼、吸两像均可见到，轻微肺气肿仅于深呼气像才能显示。

2. 肺不张。支气管被异物完全阻塞，相应肺出现阻塞性肺不张。异物阻塞一侧主支气管，患侧全肺不张，呈致密影，肺体积缩小，纵隔、心脏影向患侧移位，患侧膈肌升高。健侧可见代偿性肺气肿征象。异物阻塞肺叶或肺段支气管时，出现相应肺叶、肺段肺不张征象。

3. 纵隔摆动。一侧支气管被异物不完全性阻塞时，两侧胸腔压力不平衡，深呼吸时纵隔向压力低的一则移位。透视或摄呼气像和吸气像两张胸部正位片比较能判断纵隔摆动。呼气性活瓣阻塞时表现为呼气像纵隔向健侧移位，吸气像纵隔恢复正常位置；吸气性活瓣性阻塞时吸气像纵隔向患侧移位，呼气像纵隔恢复正常位置。

二、图像印证

如图 10-1-10 和图 10-1-11 所示。

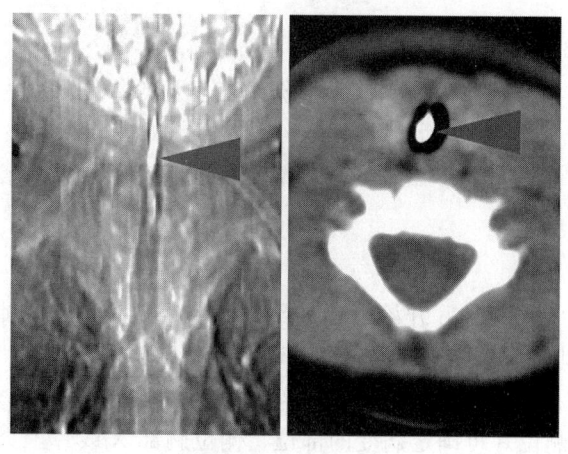

图 10-1-10　气管异物

X 线平片示气管内长条状不透 X 线异物。CT 图像证实异物位于气管中央。

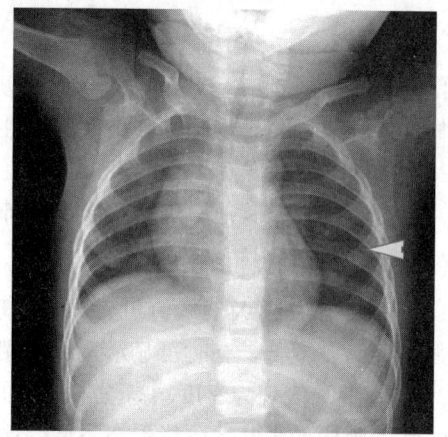

图 10-1-11　左主支气管异物

左肺野透亮度增加，肺纹理稀少示肺气肿，纵隔向右移位。

三、特殊表现

1. 纵隔摆动是支气管异物的一个重要间接征象，当临床考虑为支气管异物时，应分别摄深呼气像和深吸气像两张胸部 X 线片比较。

2. 气管隆嵴处异物,可引起一侧肺叶肺不张,同侧或对侧其他肺叶肺气肿。

3. 多发性异物阻塞不同支气管,可以同时出现多种阻塞性改变。

4. 少数情况异物可因体位变动出现不同的 X 线征象。

5. 肺泡因剧烈咳嗽可发生破裂,气体进入纵隔、颈部和胸部皮下、胸腔,发生纵隔气肿、颈部和胸部皮下气肿、气胸。

6. 异物存留时间较长者,可形成肺炎、肺脓肿、支气管扩张、脓胸等并发症。

四、诊断分析

1. 气管、支气管异物根据异物吸入史及相应症状、体征,临床可以诊断。X 线检查的目的在于帮助确诊及定位。

2. 部分不能确认异物吸入史的婴幼儿,X 线检查有重要诊断价值。

3. 不透 X 线的异物 X 线检查不但能明确诊断,而且可直接显示异物的部位、数量、大小、形态等详细情况。

4. X 线不能直接显示的可透 X 线异物,应根据间接征象及时做出正确诊断。

5. 气管内金属异物需要与食管异物鉴别。

(1) 侧位胸部 X 线片,气管异物位于透亮的气管影内,食管异物位置偏后。

(2) 气管内片状或扁平形异物,长径应位于矢状面,短径位于冠状面,食管异物与其正好相反。

张玉泉 张在其

第六节 肺部感染及渗出性病变

一、文字表述

(一)概述

1. 肺部感染由细菌、病毒、羊水吸入及其他一些特殊原因所引起。根据病变累及的部位可分为大叶性肺炎、肺段肺炎、小叶性肺炎及间质性肺炎。

2. 肺部渗出性病变可以为浆液、脓液、血液及纤维素性渗出物,以肺部感染性病变所致炎性渗出多见,也可为出血及其他原因所致渗出性肺实变。

(二)大叶性肺炎和肺段性肺炎

1. 充血期。初期 X 线检查可无异常发现。发病后 6～12 h 开始出现 X 线征象,表现为病变区肺纹理增强,透明度减低,有时可显示边缘模糊的云雾状阴影。

2. 实变期。表现为密度增高均匀一致的大片状阴影,其形态、范围与受累肺叶、肺段完全符合。不同肺叶、肺段的大叶性阴影形态不同,胸部正、侧位片可确定病变的部位,侧位胸部 X 线片上大叶性肺炎阴影的形态和范围与相应肺叶、肺段解剖形态和范围一致。

3. 消散期。临床症状减轻较肺部病变阴影吸收早,病变多在 2 周内吸收。表现为病变消散,密度减低、不均匀,呈散在斑片状阴影。进一步好转,仅遗留索条状阴影或恢复正常。

(三)小叶性肺炎

1. 肺纹理增强。病原菌引起支气管周围炎和支气管炎时出现肺纹理增强,结构模糊不清。

2. 斑片状阴影。多数于发病第 1 天即出现,是小叶性肺炎的主要征象。表现为边缘模糊的斑片状阴影，大小不等，病灶直径 2～25 mm，沿肺纹理散在分布，以中、下肺野内、中带密集，肺叶后部病变较前部多。病灶可在 2～3 d 内融合成大片密度不均匀阴影。经有效治疗后病灶可在 1～2 周内吸收。

3. 小叶性肺不张、肺气肿。表现为边界清楚、密度较高的小三角形或斑点状致密阴影及泡性小透亮区。两肺透亮度增高，胸廓扩大，肋间隙增宽，膈肌低平。

(四) 间质性肺炎

1. 肺纹理改变。肺纹理增多、增粗，边缘模糊，以两下肺野明显。但肺纹理改变没有特征性。

2. 网状及小点状阴影。弥散性不规则纤细条纹阴影，相互交织成网状，其间夹杂小点状致密阴影及小透亮区。病灶以肺门周围和下肺野明显。可与肺纹理改变并存，是间质性肺炎的重要征象。

3. 肺气肿和急性肺膨胀。细小支气管炎性阻塞后，出现两肺弥散性肺气肿。婴幼儿由于呼吸节律神经功能失调，出现急性肺膨胀。表现为两肺野透亮度增高，肋间肺膨出，肺呼吸运动透亮度减低，膈肌低平，活动度减低。

(五) 化脓性肺炎

1. 炎性浸润病灶。表现为粟粒、斑点及片状、团絮状阴影，大小、形态不等，也可呈节段或大叶实变阴影，两侧广泛分布，病变变化迅速。

2. 肺气囊。发病后 1～2 d 出现，是化脓性肺炎的特征性征象，表现为圆形、椭圆形薄壁囊状透亮区，其大小、数目及部位可一天数变。

3. 并发症。常见并发症有脓胸、胸膜炎、心包炎、纵隔气肿及脓气胸等。

(六) 其他感染性病变

1. 其他感染性病变包括肺真菌、肺炎支原体、钩端螺旋体、寄生虫及其他少见细菌及病毒感染。X 线表现多种多样，可表现为大小不等局限性及弥散性片状影，多发及单发结节影，弥漫分布粟粒及小点状影，网状及蜂窝状阴影，可伴有或不伴有肺门改变及胸腔积液。

2. 上述肺部感染性病变 X 线表现大多缺乏特征性。不能单凭 X 线表现确定病变性质，必须密切结合临床症状、体征、病史及相关实验室资料综合考虑。

(七) 肺炎性渗出性病变特点

1. 肺炎性渗出性病变可见于各种病原微生物所致肺部炎症病变。由于炎性渗出液可通过肺泡孔向邻近肺泡蔓延，呈相互移行状态。

2. 多数连续的肺泡发生实变，形成单一的片状影，密度均匀，边缘模糊。不连续的多处实变，形成多数小片状边缘模糊影。整段或整叶肺实变，形成肺段或肺叶范围的大片状影。

3. 肺炎性渗出性病变变化较快，一般经有效治疗后可在 1～2 周内吸收。由于炎性病变消退过程中并非同时吸收，此时病变常失去均匀致密的特点。

(八) 肺出血性渗出性病变

1. 引起肺出血性渗出的原因很多，常见的有肺出血-肾炎综合征、肺含铁血黄素沉着症、肺出血型钩端螺旋体病及血液系统病变。肺结核及支气管扩张并出血及肺损伤也可出现肺出血性病变。

2. 肺广泛性出血表现。①两肺小叶分布的斑片状或大片状实变影，边缘模糊，可呈广泛分布，以肺门周围及中下肺野为主，肺门可增大。②肺内斑片状及磨玻璃状实变影，病变的范围与临床出血量一般一致。如肺内病变多而广泛，患者暂时咯血较少时，应警惕近期出现大咯血的可能。③两肺广泛分布粟粒状及小点状影，以中下肺野分布密集。④出血停止，肺内病变很快消失，咯血症状停止，肺内阴影在 1 周内可完全吸收。

3. 局限性出血可表现为出血局部小片或斑片及大片状影，病灶常很快吸收；如出血较多可表现为两肺广泛片状或磨玻璃样影。

二、图像印证

如图 10-1-12～图 10-1-18 所示。

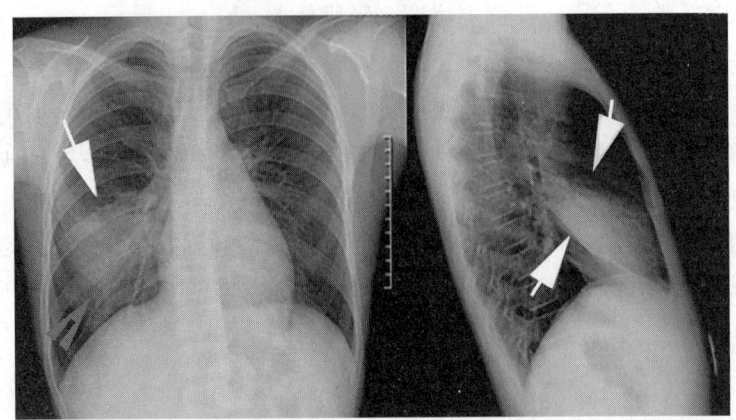

图 10-1-12　右肺中叶大叶性肺炎

右肺中叶大叶性实变呈大片状致密阴影，上缘以水平叶间裂为界，后下缘以斜裂为界。

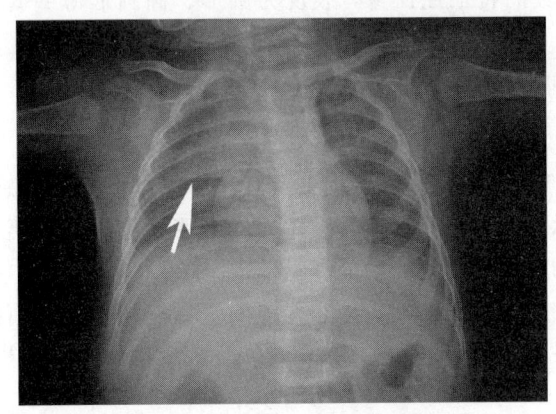

图 10-1-13　右肺上叶大叶性肺炎

右肺上叶呈大片状密影，下缘清晰，以水平裂为界，上缘模糊。

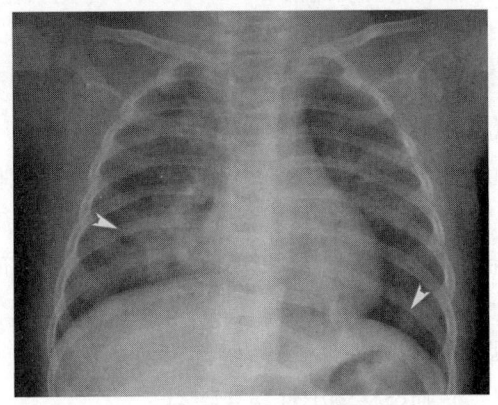

图 10-1-14　小叶性肺炎

两中下肺野内中带大小不等斑片状影，边缘模糊，分布不均，以右下肺为主。

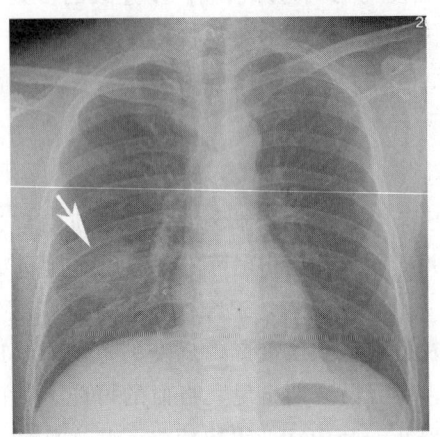

图 10-1-15　肺真菌感染

右下肺野磨玻璃样单发结节状阴影，密度不均，边缘模糊。

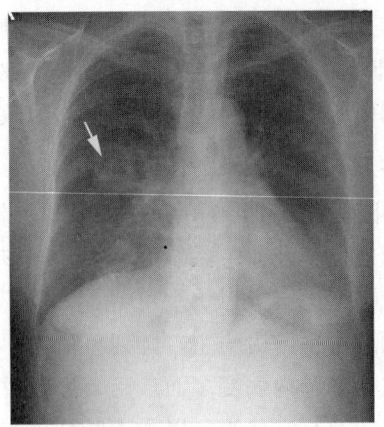

图 10-1-16　肺曲霉菌感染

右中下肺大小不等结节及片状影，密度不均，右肺门旁结节空洞影内见半月征。

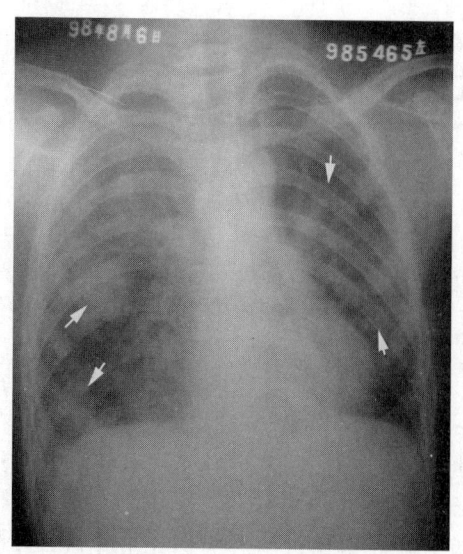

图 10-1-17　化脓性肺炎

两肺多发性大小不等片状及团块状影，右侧肋膈角变钝。

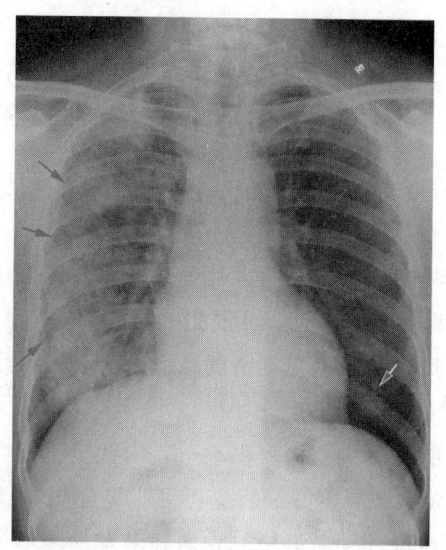

图 10-1-18　两肺出血性渗出

肺出血-肾炎综合征：右肺大量小叶分布的小片状、斑片状及磨玻璃状实变影。左下肺少许小片状影。

三、特殊表现

1. 球形肺炎不呈肺叶、肺段形态而表现为圆形或类圆形致密阴影。

2. 在大叶阴影内有较大含气支气管时，表现为肺实变致密阴影内条状或树枝状透亮影称空气支气管征。

3. 肺炎液化坏死形成空洞时，在斑片状影内可见环形透亮区，若引流支气管因炎症形成活瓣，空洞内含气增多，空洞壁变薄形成肺气囊。

4. 病变累及胸膜或出现胸膜反应时胸膜充血、水肿、渗出，X 线透视或胸部 X 线片表现为数量不等的胸腔积液。

四、诊断分析

1. 肺炎根据典型临床症状、体征，实验室资料，X 线表现一般均能做出正确诊断。

2. 大叶性肺实变需要与肺不张、干酪性肺炎、肺炎型支气管肺癌鉴别。但肺不张所致大叶性实变肺容积缩小、叶间裂凹陷，邻近组织结构向病区移位；干酪性肺炎多见于上叶，密度较高，不均匀，病变内有不规则空洞，常有支气管播散病灶，临床有结核中毒症状，痰内可查到结核杆菌；肺炎型支气管肺癌可有咯血、胸痛、消瘦等症状，一般无急性感染症状，鉴别困难者可行 CT 或穿刺活检。

3. 小叶性肺炎有时与浸润型肺结核、肺结核支气管播散易混淆。判断小叶性肺炎的病原性质，不能单靠 X 线表现，需要结合临床情况、实验室及病原学检查。肺纹理增强、网状及小点状阴影和肺气肿并存是间质性肺炎的主要表现。

4. 间质性肺炎的小点状阴影应与粟粒型肺结核相鉴别，一般粟粒型肺结核小点状阴影分布均匀一致，无肺纹理增强，而间质性肺炎小点状阴影散布于网状阴影之间。间质性肺炎的 X 线征象与其他原因引起的肺间质病变的 X 线征象类似，应结合临床资料进行鉴别。

张玉泉　张在其

第七节 急性肺脓肿

一、文字表述

1. 早期病灶显示为大片密度较高的致密阴影，密度以病灶中心最高，向周边逐步变低，边缘模糊，以两肺后部多见，可侵犯一段或数段肺。

2. 致密阴影内见到密度减低区时，提示组织开始坏死。肺内坏死组织经引流支气管排除后，显示空洞及气液平面。

3. 肺脓肿的空洞大小不一，内壁多不规则，空洞外可见较多片状浸润阴影。经有效治疗，2周左右空洞大小和周围浸润病变可见明显变化，4～6周可完全吸收。

4. 血源性肺脓肿一般为两肺多发性圆形阴影，以两下肺叶多见，中心为坏死液化区，空洞壁薄，空洞内气液平面较少见。

二、图像印证

如图 10-1-19 所示。

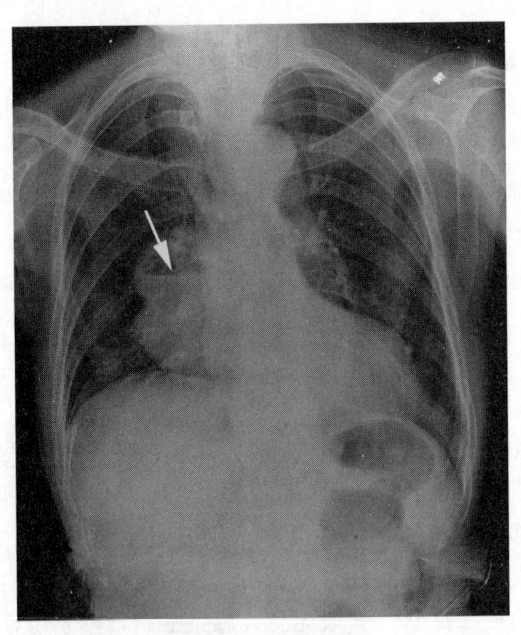

图 10-1-19 肺脓肿
内见 3 枚空洞影，壁厚，上部大空洞内可见气液面。

三、特殊表现

1. 如脓肿造成多处肺组织破溃，病变中心密度不均，呈蜂窝状阴影。

2. 血源性肺脓肿形成的薄壁空洞影变化快，短时间内可以吸收或扩大，可同时合并脓胸。

3. 肺脓肿经有效治疗，空洞逐步变小、消失，周围浸润病变可完全吸收不留痕迹或遗留少许纤维索条阴影。个别病例在肺部病变逐渐消失后，仍有残腔存在，表现为腔壁极薄的小囊状透亮区。

四、诊断分析

1. X 线检查对急性肺脓肿有重要诊断意义。根据典型 X 线征象，结合急性起病、发热、咳脓臭痰、胸痛、血白细胞总数增加等临床表现，不但能做出正确诊断，而且可根据病变部位、范围，指导体位引流。并可了解有无脓胸等并发症，评估疗效。

2. 急性肺脓肿空洞主要应注意与周围型支气管肺癌、肺结核空洞相鉴别。一般周围型支气管肺癌多为厚壁空洞，内壁凹凸不平，无急性感染病史及临床表现。肺结核空洞壁厚薄不等，较少出现气液平面，病灶周围可见卫星病灶，临床有结核中毒症状。当鉴别困难时，查痰找结核杆菌或癌细胞对鉴别诊断有重要价值。抗生素治疗动态变化快，有助于肺脓肿与周围型支气管肺癌的鉴别。

3. 周围型支气管肺癌出现空洞，并伴有空洞内及周围肺部感染时，临床也以感染症状为主，与肺脓肿相鉴别非常困难，抗生素治疗后及时复查、查痰找癌细胞、穿刺活检均有助于鉴别诊断。

张玉泉　张在其

第八节　肺　结　核

一、文字表述

（一）原发综合征

1. 由肺部原发病灶、引流淋巴管炎、所属淋巴结炎三者组成。

2. 原发病灶表现为圆形、类圆形、云絮状边缘模糊阴影或肺段、肺叶范围的片状阴影，边缘模糊不清。以上叶下部、下叶上部多见。

3. 所属淋巴结炎表现为肺门或纵隔结节状或突出于正常组织的肿块阴影。

4. 引流淋巴管炎表现为索条状密度增高阴影。

5. 原发病灶、淋巴管炎、淋巴结炎三者连接在一起呈哑铃状，称原发综合征双极期。但这种典型征象较少见到，当原发灶范围较大时，常可掩盖淋巴管炎和淋巴结炎。

（二）急性粟粒型肺结核

1. 急性粟粒型肺结核胸部透视及质量较差的 X 线片较难辨认，有时难以显示。

2. 质量优良的胸部 X 线照片上显示为两肺广泛分布的粟粒大小的结节状阴影。具有"三均匀"的特点，即病灶大小均匀、密度均匀、分布均匀。DR 片有利于清晰显示细小的粟粒状影。

3. 粟粒病灶数量多，分布密集时，两肺野呈磨玻璃样改变，肺纹理可被掩盖不易辨认。

4. 肺内病灶出现的时间较临床症状晚 1～3 周，此时胸部 X 线片可仅显示纹理增多。晚期粟粒状密度增高阴影常有融合。大多数病灶吸收后不留痕迹。

（三）继发性肺结核

1. 继发性肺结核表现多种多样。除表现为斑片状、云絮状和索条状密度增高阴影外，肺结核的各种基本病变都可以见到，如渗出性病灶、增殖性病灶、干酪性病灶、纤维性病灶、钙化性病灶、结核空洞等。

2. 两肺任何部位都可发生，好发于上叶尖后段和下叶背段，以上叶尖后段多见。病灶可单发或多发。常新旧病灶同时存在。

（四）结核性胸膜炎

1. 结核性干性胸膜炎 X 线可无异常发现，当胸膜增厚达 2～3 mm 时方可显示，表现为一片或一层密度增高的阴影或肺野透亮度减低，位于胸膜外围部分，改变体位无明显形态改变。胸部透视可见膈肌运动受限。

2. 结核性渗出性胸膜炎 X 线主要显示为各种胸腔积液征象，当积液量达 250 mL 以上时 X 线检查即可发现。

二、图像印证

如图 10-1-20～图 10-1-23 所示。

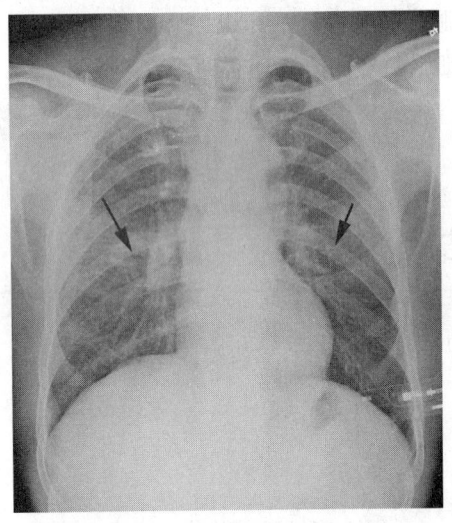

图 10-1-20　急性血行播散性肺结核

两肺广泛性粟粒状影，具有"三均匀"的特点，即病变大小均匀、分布均匀、密度均匀。

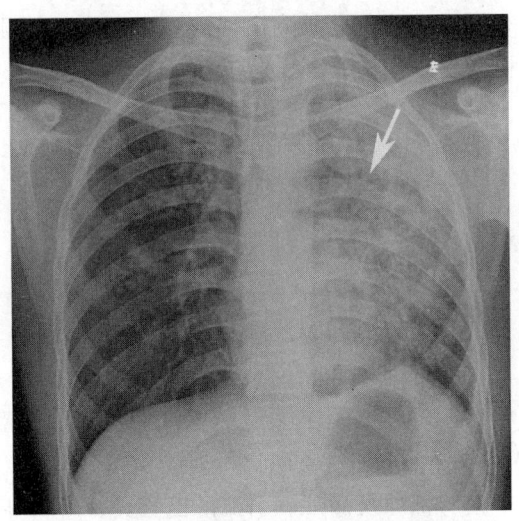

图 10-1-21　亚急性血行播散性肺结核

两肺广泛性粟粒状及小结节状影，以左上肺分布密集，病变密度不均、大小不等。

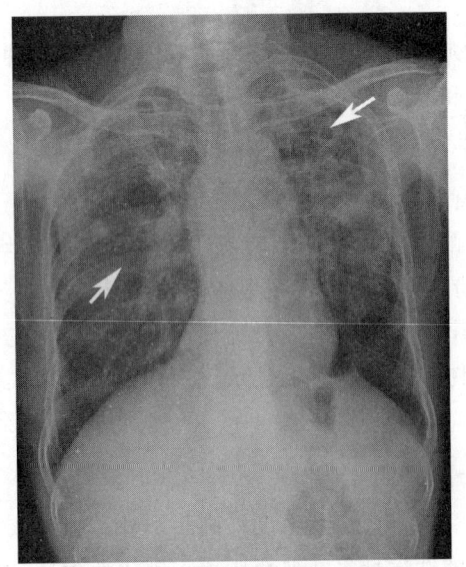

图 10-1-22　纤维空洞型肺结核

双侧上中肺野广泛渗出、增殖及纤维病变，左上肺多枚大小不等空洞影，双下肺野代偿性肺气肿。

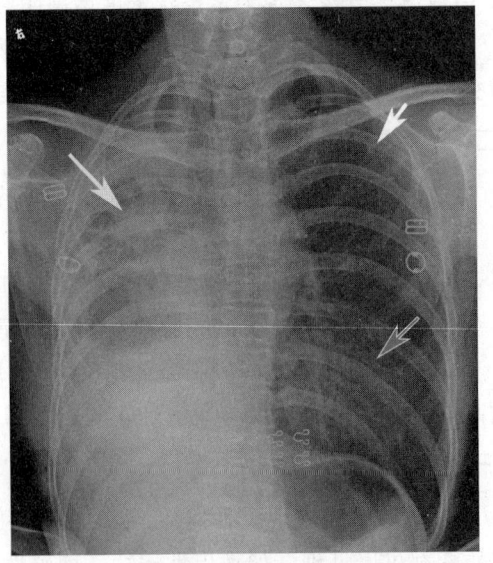

图 10-1-23　肺结核并结核性胸膜炎

右侧毁损肺，左上浸润型肺结核。右侧胸膜带状增厚，右肋膈角闭塞，右膈面被掩盖；气管、纵隔及心影右移；左下肺代偿性肺气肿。

三、特殊表现

（一）结核球

呈圆形或椭圆形，好发于上叶后段与下叶背段，多数为单发，也可多发，大小多为 2～3 cm，轮廓多光滑，密度较高而均匀，部分可见钙化或空洞阴影。在邻近肺野内可见散在分布的增殖性或纤维性"卫星病灶"。

（二）干酪性肺炎

多见于机体抵抗力极低的患者。表现为肺叶或肺段实变，轮廓模糊，以上叶多见，其内可见大小不均，形态不规则多发虫蚀状或无壁空洞阴影。同侧或对侧肺内可见斑片状或小结节状支气管播散病灶。肺叶体积缩小。

（三）慢性纤维空洞型肺结核

1. 为继发性肺结核的一种，病变呈慢性经过，病程中病变吸收与进展交替出现。

2. 肺组织破坏显著，有纤维空洞形成，表现为锁骨上、下区形态不规则透亮影。周围有比较广泛的索条状纤维病变和新老不一的增殖、渗出及钙化病灶，肺门阴影上提，下肺纹理呈垂柳状。

3. 空洞阴影的同侧或对侧有明显的支气管播散病变。

4. 有代偿性肺气肿，表现在未被病变波及的肺组织透亮度增加或肺大疱阴影，膈肌位置可降低或因纤维牵拉上移，膈面幕状粘连。

四、诊断分析

1. 肺结核 X 线检查的意义如下。

（1）了解有无肺结核病灶。

（2）了解病灶的范围、多少、性质、部位和类型。

（3）观察治疗效果和病变进展情况。

（4）临床上大咯血患者的鉴别诊断。

2. 一般肺结核根据 X 线表现，结合临床症状、体征大多数能做出正确诊断。

3. 急性粟粒型肺结核常需要与硅肺进行鉴别，硅肺有粉尘接触史，临床无结核中毒症状，肺部结节密度相对较高，不具有"三均匀"的特征。

4. 结核球需要与周围型支气管肺癌相鉴别，特别是直径在 4 cm 以上的更应注意。结核球一般呈圆形或椭圆形，好发于上叶尖后段和下叶背段，形态较规则，边界较清晰，周围肺组织可见"卫星病灶"。支气管肺癌发病年龄较大，以 45 岁以上多见，病灶形态不规则，可见切迹及分叶征象，边缘有细小毛刺。鉴别困难者应建议行 CT 或穿刺活检。

5. 结节状或粟粒状阴影的肺结核应同肺泡细胞癌及转移性肿瘤相鉴别，肺结核有特殊的发病部位，常无肺门及纵隔淋巴结肿大，3～6 个月动态变化不明显。肺肿瘤以中、下叶多见，病灶边界较清楚，密度相同，可有肺门及纵隔淋巴结肿大，3～6 个月可有明显变化。

6. 肺结核空洞也应注意同支气管肺癌及肺脓肿空洞进行鉴别。

张玉泉　张在其

第九节　肺恶性肿瘤

一、文字表述

（一）原发性支气管肺癌

1. 中央型支气管肺癌。

（1）直接征象：早期中央型原发性支气管肺癌胸部 X 线检查可无异常发现，其进展期的直接征象是肺门区肿块阴影、支气管狭窄或阻塞。中央型支气管肺癌均可在肺门显示肿块影，由瘤体或瘤体和转移淋巴结组成，肺门阴影增大，结构不清，肿块呈球形、椭圆形或不规则形，边缘清楚或不清。

（2）间接征象：中央型支气管肺癌的间接征象有阻塞性肺炎、阻塞性肺不张、阻塞性肺气肿、支气管扩张。①阻塞性肺炎和阻塞性肺不张均表现为肺段、肺叶或一侧肺呈致密阴影。阻塞性肺炎还可表现为小片状阴影，阻塞性肺炎致密影内有时可见空气支气管征，经抗感染治疗病变可暂时吸收，但在同一地方反复出现。肺不张致密影内看不到空气支气管征，肺体积缩小。②右肺上叶不张与右肺门肿块形成横"S"征是右上中央型支气管肺癌的特征性表现。③常规胸部正位片左肺下叶不张致密影与心影重叠易被遗漏，高千伏摄影、DR 片及侧位胸部 X 线片有助于病变的显示。④当支气管不全性活瓣性阻塞时形成局限性肺气肿，X 线表现为病变肺段、肺叶体积增大，透亮度增加，肺纹理稀疏，膈肌下降，纵隔向健侧移位。⑤癌瘤完全阻塞支气管时，阻塞以远的支气管可扩张，胸部 X 线片上显示为肺段阴影内见手套状密度增高影。⑥早期中央型支气管肺癌可不显示肺门区肿块，而仅显示局限性阻塞性肺炎、阻塞性肺不张及阻塞性肺气肿。当胸部 X 线检查发现局限性肺气肿、肺不张或同一部位反复出现肺炎时，应想到支气管肺癌的可能。

2. 周围型支气管肺癌。

（1）肿块直径在 2 cm 以下者称早期周围型支气管肺癌，大部分表现为肺野内孤立结节状密度增高影，边缘可有毛刺、分叶或脐样征及胸膜凹陷征，也可光滑清楚。少部分表现为磨玻璃密度结节或小空洞影。

（2）进展期周围型支气管肺癌肿块直径一般在 2 cm 以上，肿块影多数有边缘毛刺征、分叶或脐样征，边缘不规则、模糊。少数也可表现为边缘平滑的无分叶球形肿块影。侵犯邻近胸膜时可见胸膜增厚或胸膜凹陷征。

（3）出现胸部转移时可表现为肺内多发小结节阴影或网线与粟粒结节阴影、肋骨骨质破坏、胸膜肿块、胸腔积液及纵隔和肺门淋巴结肿大。

3. 弥散性支气管肺癌。X 线表现为两肺弥漫分布的粟粒状、结节状阴影，大小不等，分布不均匀，以两肺中下部较多。也可表现为弥漫分布的斑片状阴影，常融合呈大片状。有时表现为多个肺叶、肺段的磨玻璃密度实变阴影。

（二）肺转移瘤

1. 血行转移表现为两肺多发或单发球形病变或大量粟粒状结节影。以多发性肺内球形病变最常见，轮廓清楚、光滑，密度均匀，大小不一，两肺中下部较多。较大肿块内可有空洞。多发小结节及粟粒病变多见于甲状腺癌、肝癌、胰腺癌及绒癌转移。多发及单发较大结节及球形病变多见于肾癌、结肠癌、骨肉瘤转移。成骨肉瘤或软骨肉瘤转移可出现钙化。

2. 淋巴转移表现为肺纹理增粗，外缘不规整，同时沿肺纹理分布细小结节影。或网状及多发细小结节影，多见于两肺中下肺野。

二、图像印证

如图 10-1-24～图 10-1-27 所示。

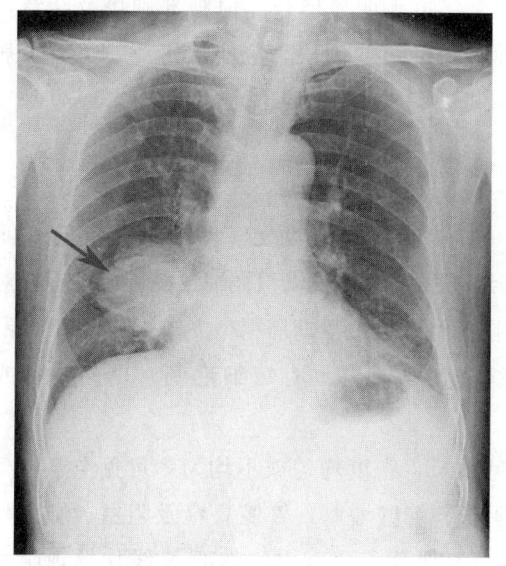

图 10-1-24　右肺中叶周围型支气管肺癌

右肺中叶肿块影，可见分叶征及毛刺征。

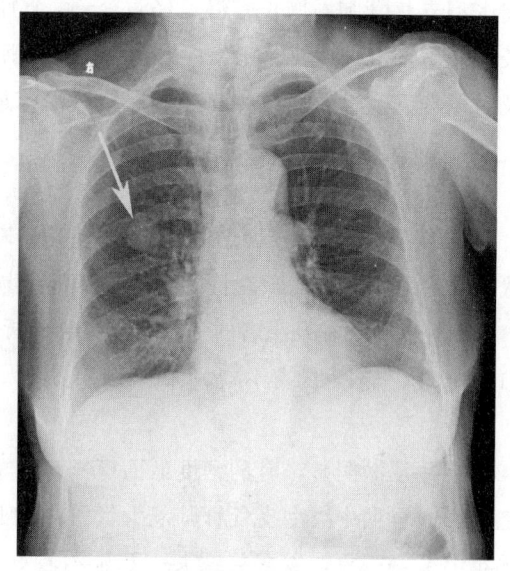

图 10-1-25　小支气管肺癌

右肺上叶小结节影，密度不均，可见空泡征，有分叶，边缘可见细毛刺影。

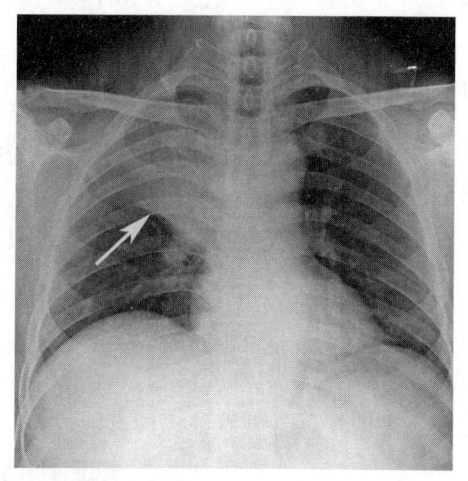

图 10-1-26　右肺上叶中央型支气管肺癌

右肺门增大，见肿块影，右肺上叶呈大片状致密阴影，水平叶间裂上移。

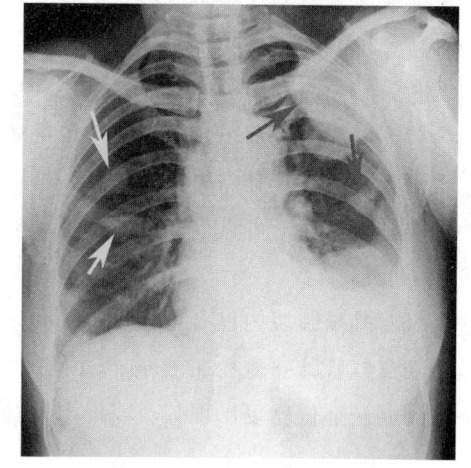

图 10-1-27　转移性支气管肺癌

两肺多发肿块及结节影，大小不等，分布不均；左侧中量胸腔积液。

三、特殊表现

1. 发生于肺尖内后部的周围型支气管肺癌常破坏第 2～6 后肋，称肺上沟癌。

2. 早期管内型中央型支气管肺癌可不显示肺门肿块，仅显示病变肺叶或肺段局限性肺气肿或阻塞性肺炎。

3. 支气管肺癌空洞壁一般较厚，且厚薄不均，壁内可见结节状阴影，有分叶状边缘，多无液平面，少数病变可见薄壁空洞或肿块内形成多个小空洞。

4. 位于脊椎旁或心脏后方的周围型支气管肺癌的肿块影，在胸部正位片上有时可被纵隔及心脏阴影掩盖而不能显示，胸部正侧位片有利于病变的发现。

5. 直径在 3 cm 以上的周围型支气管肺癌增长较快，经过 3~6 个月一般明显增大；直径 2 cm 以下的周围型支气管肺癌增长较慢，经过 3~6 个月甚至 1 年可无明显增长。但肺部肿块及结节，不建议较长时间胸部 X 线片观察随访，当胸部 X 线片发现肺部结节或肿块，应建议进一步 CT 及病理检查，及时明确病变性质，以免病变进展错过治疗最佳时机。

四、诊断分析

1. 进展期支气管肺癌 X 线征象明显，较易诊断，一般不会漏诊。早期支气管肺癌可在很长时间内没有症状，其 X 线表现有时缺乏特征性，应提高警惕，仔细观察 X 线征象，积极细致的进行检查，对 X 线征象、临床症状、体征及患者的一般情况综合分析，以防漏诊。一般早期周围型支气管肺癌的征象有：

（1）圆形、椭圆形或不规则形小结节阴影，边缘光滑或毛糙，有短细毛刺，呈分叶状或可见切迹。

（2）小片浸润阴影，有的密度低而模糊，有的可见结节，密度均匀或不均匀，可见空气支气管征或气泡阴影。早期中央型支气管肺癌大气管内的肿块阴影、管壁增厚、管腔狭窄及阻塞、肺门增大及肺门部小结节等征象，以多层螺旋 CT 显示较好，胸部 X 线片价值有限。胸部 X 线片发现阻塞性肺炎、肺不张及肺气肿应想到早期支气管肺癌的可能。

2. 早期支气管肺癌的普通 X 线诊断和鉴别诊断现在仍有一定难度，因此，在支气管肺癌的 X 线诊断及普查中应注意以下几点。

（1）对新发现的小片状阴影、小结节、肿块、少许瘢痕或纤维病灶，在近期内有增大、增多者不要主观的诊断为肺炎、肺结核或陈旧性瘢痕，要考虑到支气管肺癌的可能性。

（2）结节或肿块边缘细小或粗细不均匀毛刺，可见分叶征或切迹征及胸膜凹陷征，肿块邻近支气管狭窄、阻塞都是支气管肺癌的重要征象。

（3）肿块密度不均，可见空气支气管征、空泡征，有粗大的索条状影自肿块发出等，不应排除支气管肺癌的可能性。

（4）支气管肺癌肿块内也有可能发现钙化阴影。

（5）早期支气管肺癌直径在 1 cm 以下者，发展缓慢，需密切随访观察或活检。

（6）发现同一部位反复出现肺炎或局限性肺气肿时，应高度怀疑支气管肺癌的可能性。

张玉泉　张在其

第十节　胸腔积液

一、文字表述

（一）游离性胸腔积液

因重力作用，游离性胸腔积液首先分布在胸腔最低的位置。当积液≥250 mL 时，X 线检查就可发现，立位胸部 X 线片或透视可见肋膈角变钝。随着液体量的增多，肋膈角闭塞，呈片状密度增高阴影。进一步发展，液体增多，积集在肋膈角区及肺的周围，立位 X 线检查表现为肺野及肋膈角区大片状密度增高阴影，上缘呈外高内低、凹面向上的弧形，形成液弧线或半月征。同侧膈顶及心缘均被掩盖。纵隔可向对侧移位。改变体位摄片或透视，因液体在胸腔内流动，上述片状影的形态和分布有明显变化。

（二）肺底积液

站立位液体积集在肺底与膈肌顶之间称肺底积液。立位胸部 X 线片或透视，表现为膈顶升高，膈顶最高点偏外侧 1/3，前外肋膈角变深、变锐，肝下界位置正常。向患侧倾斜 60°时，可见游离积液征象。卧位透视或胸部 X 线片，可见患侧密度均匀性升高，膈肌显示正常。

（三）叶间积液

正侧位胸部 X 线片上显示为叶间裂区梭形密度增高阴影，中部宽，两端逐渐变细。积液较多时，可呈圆形或椭圆形致密阴影。

（四）包裹性积液

在切线位时显示较好，主要表现为半圆形、梭形或偏丘状密度增高阴影，自胸壁向肺野突出，边缘光滑，其上下缘与胸壁的夹角呈钝角。

（五）原发病表现

引起胸腔积液的原因很多。以结核性渗出性胸膜炎多见，也可见于其他原因所致胸膜炎和肿瘤性病变。X 线检查发现胸腔积液时，一定要注意观察有无原发性病变的 X 线表现，如积液较多时，应穿刺抽液后复查，以免遗漏。

二、图像印证

如图 10-1-28 和图 10-1-29 所示。

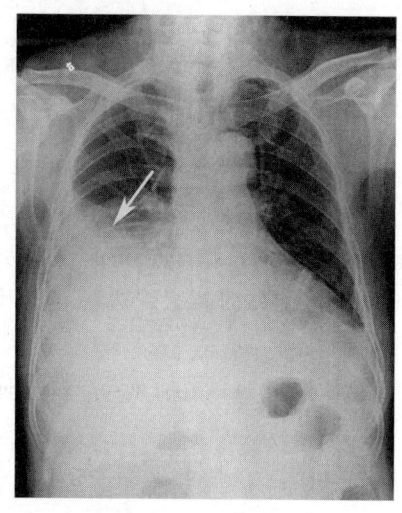

图 10-1-28　右侧胸腔积液

右第 3 前肋以下肺野及肋膈角区呈大片状密度增高阴影，上缘见液弧线征；右侧膈顶及心缘均被掩盖；纵隔向左侧移位。

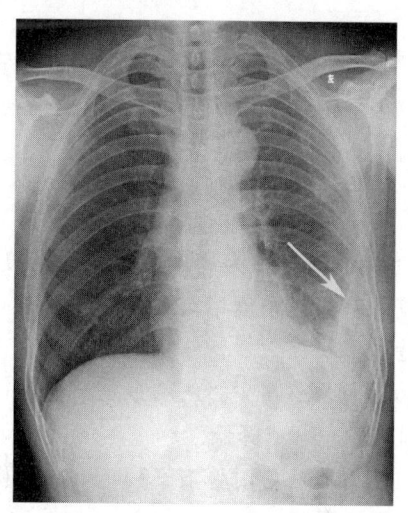

图 10-1-29　左胸腔包裹性积液

左下肺野外带梭形密影，以宽基底与侧胸壁相连，向肺野突出，左肋膈角闭塞。

三、特殊表现

1. 当积液少于 250 mL 时 X 线检查可为阴性。

2. 大量胸腔积液有时可表现为一侧肺野均呈致密影，仅肺尖可见少量透亮的肺组织，同侧心缘、膈肌及纵隔边缘均被掩盖。心影及纵隔向对侧移位。

3. 肺不张与胸腔积液同时存在或有胸膜增厚时，心影及纵隔可不向对侧移位。

4. 包裹性结核性脓胸有时可表现为单发或多发胸膜肿块影。

四、诊断分析

1. X 线检查的目的除协助临床诊断外，主要用于了解胸腔积液的部位、类型、积液量及动态观察积液的变化情况。

2. 胸腔积液可以是渗出性、漏出性、脓性或血性的，就积液本身的 X 线表现，一般难以区别胸腔积液的性质，但仔细观察肺部及胸膜原发性病变，可帮助确定胸腔积液性质。一般结核性及肺部炎症所致胸腔积液多为渗出性，脓胸及化脓性肺炎所致多为脓性积液，肺部或胸膜肿瘤所致积液多为血性积液。

3. 胸腔积液根据典型 X 线表现，大部分都能做出正确诊断。但需要与下列疾病相鉴别：

（1）肺底积液应同膈肌升高鉴别，一般肺底积液改变体位后可见游离积液征象，卧位见膈肌影正常，膈肌升高改变体位无游离积液征象，卧位膈肌位置仍升高，活动度可受限。左侧肺底积液，借助于胃泡影易于鉴别。

（2）叶间积液需要与肺部肿块鉴别，一般叶间积液呈梭形，位于叶间裂区，可伴有游离积液征象，肺部肿块一般呈圆形或椭圆形，位于肺叶或肺段内。

（3）包裹性积液可表现为胸膜肿块影，应注意同胸膜及肺内肿瘤相鉴别。一般包裹性积液多有胸膜炎病史，肿块呈半圆形或扁平丘状。鉴别困难者，应建议进一步行 CT 检查。

张玉泉　张在其

第十一节　气胸及液气胸

一、文字表述

1. 气胸 X 线显示为高度透明的低密度气胸带阴影，呈线样或带状，位于较高的部位及肺的外围。压缩的肺组织密度增高，向肺门方向收缩，二者交界区可见被压缩的肺组织边缘，于呼气时显示较清楚。

2. 依据气体量多少，气胸带宽窄不等，肺组织被不同程度地压缩。肋间隙增宽，纵隔可向健侧移位，膈肌位置正常或降低。

3. 同时存在积液时称液气胸，下部为积液影，表现为片状致密阴影，上部为气体低密度影，二者交界处出现液平面。

4. 根据引起气胸的原因，可分为自发性气胸、外伤性气胸、人工气胸三种类型。

（1）自发性气胸多继发于慢性支气管炎和肺气肿，特别是有肺大疱者，当胸膜腔内压突然升高时，胸膜破裂，气体经破裂口进入胸腔形成气胸。

（2）外伤性气胸是因胸壁外伤所致胸膜破裂，可见胸壁伤口或肋骨骨折征象。

（3）人工气胸是因诊断或治疗目的人为地将空气引入到胸腔。

二、图像印证

如图 10-1-30～图 10-1-32 所示。

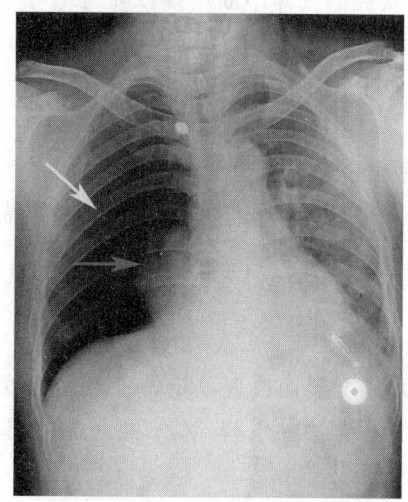

图 10-1-30　右侧自发性气胸

右肺野呈无肺纹理透亮区，右肺被压向肺门区。

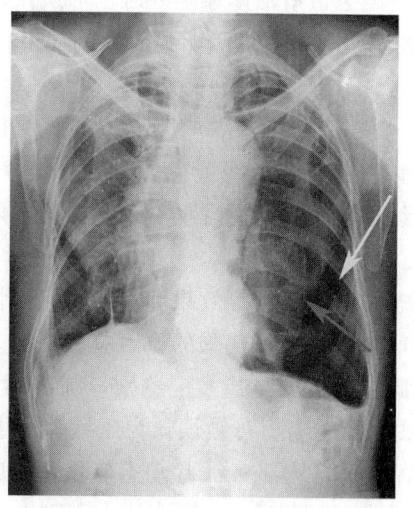

图 10-1-31　肺结核并左侧自发性气胸

左肺中外带呈无肺纹理透亮区，可见压缩肺边缘；两肺均见肺结核病变。

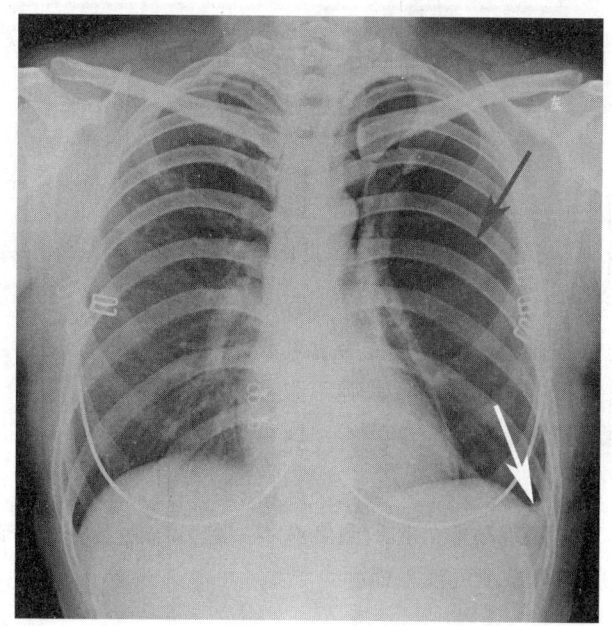

图 10-1-32　左侧液气胸

左肺尖及外带无肺纹理透亮影，见压缩肺边缘，肋膈角区见气液面。

三、特殊表现

1. 少量气胸首先分布在肺尖外带，该区肺纹理较稀少，胸部透视或深吸气胸片有时显示不清，质量优良的深呼气片有利于少量气胸的显示。DR 照片通过窗口技术及局部放大技术有利于清楚显示少量气胸影。

2. 当脏、壁层胸膜粘连时，可见到条状粘连带阴影。如有多处粘连，表现为多个空气腔，形成多房局限性气胸。

3. 当液气胸的气体较少时，可仅见液平面，不易看到空气腔的低密度透亮影。

4. 胸膜破裂口有活瓣性阻塞时，形成张力性气胸，进入胸腔的气体不断增多，肺组织可完全被压缩，肋间隙明显增宽。纵隔明显向健侧移位，膈肌位置降低。

四、诊断分析

1. 气胸和液气胸 X 线透视及胸部 X 线片检查一般均能做出正确诊断。

2. X 线检查不仅能发现病变。同时可了解气体多少、分布特征及肺被压缩的程度，指导临床选择治疗方案。

3. 动态观察了解治疗效果和观察引流管情况。

4. 对产生气胸及液气胸的原因应有提示。

5. 气胸主要需要与肺大疱鉴别，肺表面肺大疱一般增大速度慢，位置固定，不随体位变化而变化。胸部皮肤皱褶有时可被误认为压缩肺边缘，也应注意鉴别。张力性气胸不能仅凭一次胸部 X 线片做出诊断，应根据胸部 X 线片动态变化及临床表现综合考虑方可做出诊断。

张玉泉　张在其

第十二节　胸部外伤

一、文字表述

(一) 肺损伤

1. 肺损伤包括肺挫伤、肺撕裂伤和血肿。

2. 肺挫伤于伤后即刻或 6 h 出现 X 线改变，24～48 h 开始吸收。X 线表现为肺纹理增强，边缘模糊；或呈不规则斑片状、大片状阴影，密度中等或淡薄，边缘模糊。

3. 肺撕裂伤可在肺内形成血肿，X 线表现为边缘清楚的圆形、梭形密影，吸收较慢。

4. 支气管内血块阻塞可产生肺段或肺亚段肺不张。

5. 肺破裂处气体外溢形成薄壁含气空腔阴影，内可见液平面。

(二) 气胸及液气胸

外伤性气胸及液气胸 X 线表现与非外伤所致者基本一致，气胸显示为肺被压缩及肺外围的无肺纹理的透亮气胸带影，液气胸还可显示气液平面。

(三) 骨折

1. 胸部外伤可造成肋骨骨折、胸骨骨折及胸椎骨折，以肋骨骨折比较常见。可为多发性肋骨骨折或单发肋骨骨折或双骨折及多肋多处骨折。第 3～10 肋骨是好发部位，可有明显移位或无移位。

2. 胸骨骨折以侧位胸部 X 线片显示较好，可为胸骨体横行、斜形骨折，也可为胸骨柄与胸骨体联合处分离。

3. 肋骨骨折常伴胸壁皮下气肿，X 线表现为胸壁软组织影内不规则斑片状、小片状、条片状透亮影。

4. 伴气胸、纵隔气肿及肺和胸腔积血者出现相应 X 线征象。

（四）胸部异物

金属等不透 X 线异物 X 线检查易发现。胸部正侧位片根据异物的位置一般可确定异物储留在胸壁、肺内、纵隔内等。可透 X 线的非金属异物 X 线检查常不能显影。

二、图像印证

如图 10-1-33～图 10-1-35 所示。

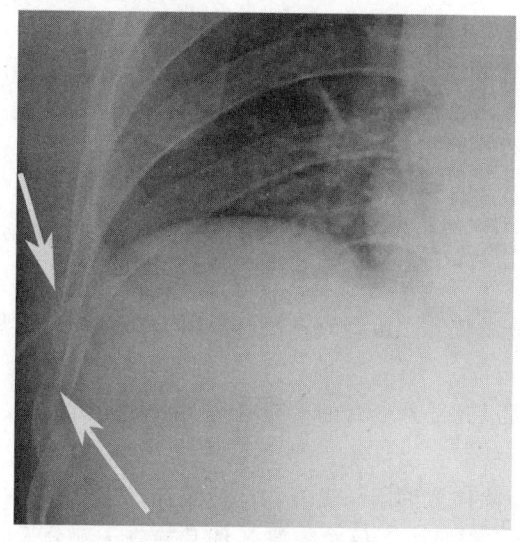

图 10-1-33　多发性肋骨骨折
右侧第 8～9 肋骨骨折，两折段有不同程度移位。

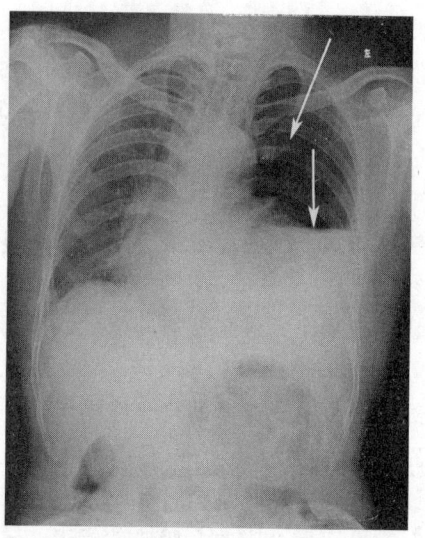

图 10-1-34　肋骨骨折、血气胸、肺挫伤
左侧肋骨骨折，左上肺野呈无肺纹理透亮影，左下肺呈大片致密影，二者之间见一横贯左胸腔气液面。双下肺见出血性实变影。

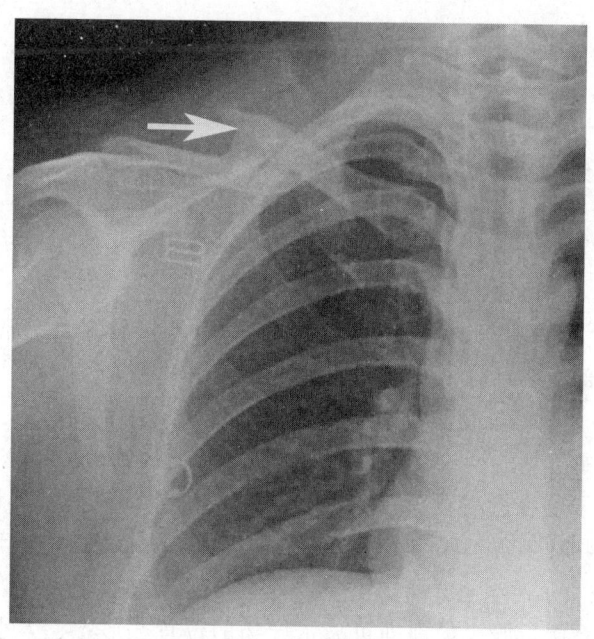

图 10-1-35　锁骨骨折
右锁骨中段骨折，远折段向内下移位，两折段重叠，向下成角。

三、特殊表现

1. 肺挫伤6 h内X线检查可无明显阳性征象，因此，外伤后6 h内X线检查阴性，不能排除肺挫伤的可能性，应短期内复查，以免遗漏。

2. 移位不明显的肋骨骨折、不完全性肋骨骨折、膈下肋骨骨折、后肋近胸椎段肋骨骨折及腋段肋骨骨折常可不显示骨折线而成为隐匿性骨折，因此初次或单次常规胸部正位片检查阴性不能完全排除肋骨骨折。复查胸部X线片、膈下肋骨正、斜位片及胸部正位加轻度前斜位片等措施有利于肋骨骨折的显示。如临床症状、体征明显，胸部X线片检查阴性者，可建议多层螺旋CT平扫加重建检查。

3. 外伤性支气管裂伤也可表现为皮下气肿、纵隔气肿及气胸，所以胸部外伤患者当出现皮下气肿、纵隔气肿及气胸时，应警惕支气管裂伤的可能。

四、诊断分析

1. 胸部外伤常因车祸、挤压伤、挫伤、刀伤、火器伤及爆炸等灾害性事故所引起，常有明确外伤史，较易诊断。

2. X线检查用于了解病变的部位、数量、程度，费用较低、检查较方便，常用于复查了解病变发展变化情况及评估治疗效果。

3. 胸部外伤可是全身多处复合性损伤的一部分，所以胸部外伤者的诊断应密切结合受伤机制、临床表现全面考虑。

4. 在诊断过程中要注意同肺部原有疾病进行鉴别，除注意询问病史外，定期复查有重要意义。一般肺挫伤3～4 d可完全吸收，吸收较慢者1～2周也可完全吸收。单次胸部X线片检查，部分无明显移位及隐蔽区肋骨骨折有时可不显示骨折线，短期复查、轻度前斜位片，注意临床情况，根据压痛部位，逐肋仔细观察及重点观察可减少漏诊或误诊。

张玉泉　张在其

第十三节　消化道异物

一、文字表述

（一）食管异物

1. 可分为X线不透性异物和X线可透性异物两类。以儿童较多见，常停留于正常生理狭窄处，以食管入口区的第一狭窄部最多见。

2. X线不透性异物多为金属异物，常规X线透视和摄片均能直接显示。异物较大、密度较高者，透视下就能发现，并可了解异物的性状、形态、大小和位置；异物较小、密度较低者常需摄片仔细观察才能确定。硬币样扁平异物在食管内常呈冠状位，正位呈片状或类圆形阴影，侧位呈扁平条状阴影，这种改变与气管内异物的表现正好相反。

3. X线可透性异物或很小的半透光食管异物，常规X线透视和摄片均不能显示，需食管钡餐检查。较大异物，钡餐通过受阻，服少量钡即可显示异物的位置、形态、大小；较小异物仅部分阻塞，显示钡餐向一侧偏流或向两侧分流征象。钡餐通过后，异物表面常覆有钡餐，易被显示。

4. 异物极小，常规钡餐难以显示者，可吞服浸透钡剂的小棉絮团，根据被异物钩挂的带钡棉絮阴影，提示异物的位置、形态。但不能盲目应用，以免加重食管损伤、增加手术难度和含钡棉絮掩盖异物。也可先吞服黏稠钡剂，然后饮 1～2 口温水冲洗食管，异物表面可仍有钡剂存留，提示食管异物的存在。

（二）胃肠道异物

1. 胃肠道异物以儿童多见，常为误吞玩物所致。成人胃肠道异物常为异食癖、精神病患者及服刑人员。含胶质多的植物在胃酸作用下可形成坚硬的结石。

2. X 线不透性异物多为金属异物，常规 X 线透视和摄片均能直接显示。胃肠道内较小异物可随食物排出体外。较大异物难以通过胃幽门部或回盲瓣排除。

3. X 线可透性异物或半透光异物，常规 X 线透视和摄片均不能显示。必须钡餐造影方可显示。表现为充盈缺损，并有推移征象。

4. 双重对比造影相因异物表面涂有钡剂，在周围空气的对比下可显示异物的轮廓。

二、图像印证

如图 10-1-36～图 10-1-38 所示。

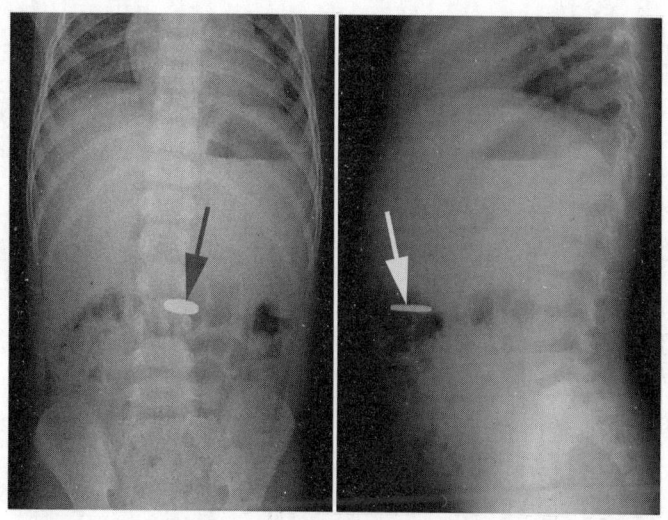

图 10-1-36　消化道不透 X 线异物

误食硬币后腹部正侧位片，中腹前部见硬币样偏圆形金属异物致密影。

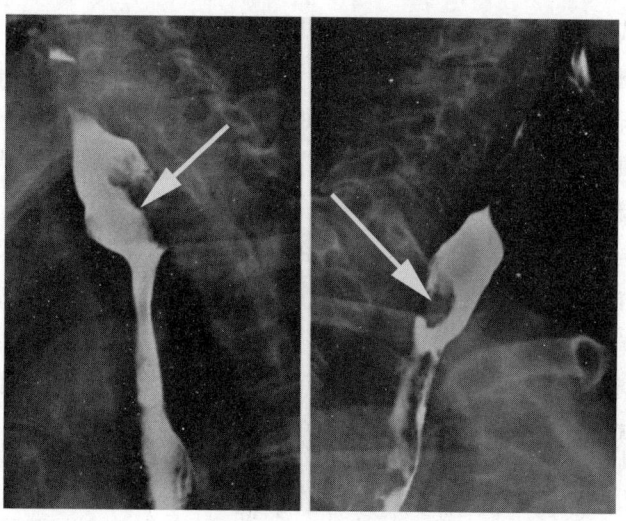

图 10-1-37　上段食管异物

食管上段可透 X 线异物，食道吞钡显示类圆形充盈缺损，钡餐经异物前方偏流而下。

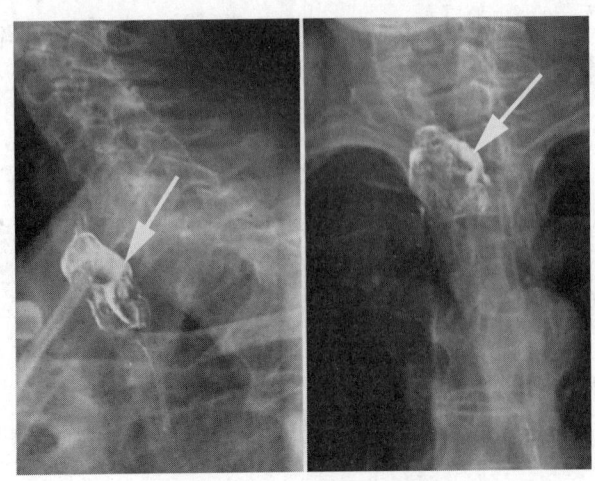

图 10-1-38　胸上段食管异物

胸上段食管异物，吞服浸透钡剂的小棉絮团，见被异物钩挂的带钡棉絮阴影。

三、特殊表现

1. 食管黏膜擦伤，患者常有异物感，X线检查大多无异常征象，经适当治疗后症状减轻或消失。

2. 部分患者食管钡餐检查时，钡剂停留于伤口处显示为小浓钡点阴影，X线表现与小异物阴影相似，吞服 1～2 口温水不易冲掉，吞服钡棉絮，无钩挂现象可鉴别。

3. 食管周围软组织肿胀并有气体或气液平面阴影，提示尖锐异物穿破食管壁，食管钡餐可见钡餐外溢，不能排空。

4. 停留在主动脉弓附近的异物，应避免吞服大块含钡棉团，以免造成食管穿孔刺破大血管引起大出血。

5. 部分食管异物发生在食管癌或食管狭窄的患者，因此年龄较大的食管异物患者，应观察食管有无其他病变存在。

四、诊断分析

1. X线检查对食管异物有重要诊断价值，X线不透性异物常规透视及摄片就能确定异物的有无、位置、形态、大小。X线可透性异物，食道吞钡能提供重要的X线征象。

2. 食管异物需要与喉部、颈胸部异常钙化，气管异物，食道黏膜擦伤相鉴别。

（1）喉部、颈胸部异常钙化多方位观察及食管钡餐造影多能鉴别。

（2）气管异物的长轴趋向矢状位，正位呈扁平条状阴影，侧位呈片状或类圆形阴影，与食管异物正好相反，食道吞钡见异物位于食管前方的气管内。

（3）食管黏膜擦伤与小的食管异物是最难鉴别的，小的食管异物 X线检查有时也可无异常发现，因此 X线检查阴性，不能完全排除食管小异物。随访观察，食管擦伤经有效治疗临床症状常减轻或消失，食管异物症状无改善或加重。

（4）食管黏膜擦伤食道吞钡在黏膜擦伤处有时可有钡剂阴影存留，饮水后不易冲夫，与食管小异物表现相似，但食管黏膜擦伤吞服钡棉絮无钩挂征象。

张玉泉　张在其

第十四节　食道及胃底静脉曲张

一、文字表述

（一）食道静脉曲张

1. 食道静脉曲张是门静脉高压的常见严重并发症，主要为食管黏膜下及周围静脉增粗、扭曲。

2. 典型 X 线表现为食管黏膜增粗、迂曲，显示为蛇形或串珠状充盈缺损，管壁边缘凹凸不平或呈锯齿状，食管正常的纵行黏膜皱襞消失，蠕动减弱，管腔扩张。但管壁柔软性及舒缩性仍存在，无狭窄及僵硬征象。病变一般自食道下段开始，向上发展。

（二）胃底静脉曲张

胃底静脉曲张常与食道静脉曲张同时存在。X 线表现为胃底部黏膜皱襞增粗呈泡状或息肉状圆形、椭圆形充盈缺损，也可呈分叶状或块状充盈缺损，胃泡壁增厚。胃壁正常柔软性仍存在，无僵硬征象。

二、图像印证

如图 10-1-39 所示。

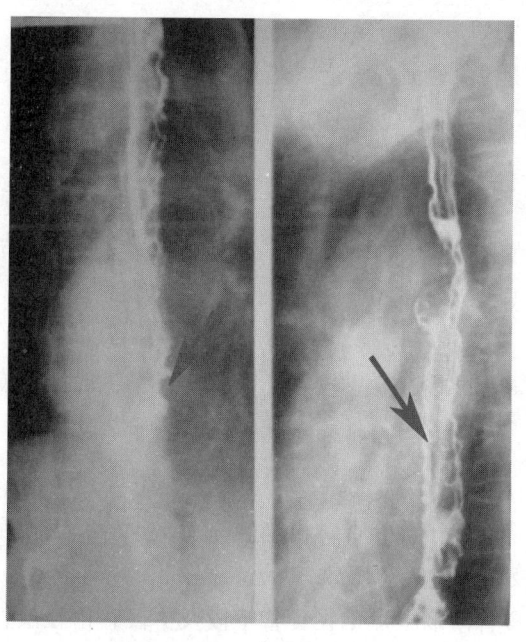

图 10-1-39　食管静脉曲张

食管黏膜增粗、迂曲，显示为串珠状充盈缺损，管壁边缘凹凸不平呈锯齿状，食管正常的纵行黏膜皱襞消失，管腔扩张。

三、特殊表现

1. 食道及胃底静脉曲张自食道下段开始，早期可仅表现为食道下段局限性黏膜皱襞增粗，管壁边缘不平，上述征象有时难以显示，诊断困难。

2. 食道及胃底静脉曲张检查方法非常重要，常规站立位食道造影及双对比造影对病变显示较差。

要以卧位检查为主,并配合深吸气后屏气及 Valsalva 氏动作使胸腹腔压力增高,有利于病变的检出及早期发现病变。

3. 低张力食道双对比造影也有利于食道静脉曲张的显示。

四、诊断分析

1. 食道及胃底静脉曲张 X 线平片价值有限,食管钡餐检查不但能协助临床明确诊断,而且能显示病变的范围和程度,为临床选择治疗方案提供依据。评估手术治疗效果。

2. 食道静脉曲张与食道癌鉴别。前者管壁柔软性及舒缩性存在,无狭窄及僵硬征象;后者管壁僵硬,可见局限性狭窄及不同程度阻塞征象,黏膜皱襞破坏,可见不规则龛影。

3. 食道静脉曲张有时需与食管第三收缩波相鉴别,食管第三收缩波一般年龄较大,局限在食管中下段,间断性出现,可自行消失。

张玉泉　张在其

第十五节　消化道溃疡

一、文字表述

(一)概述

1. 消化性溃疡包括食道溃疡、胃溃疡、十二指肠溃疡、结肠溃疡、直肠溃疡,可单发或多发。X线平片均不能显示。X 线钡餐或钡灌肠检查主要表现为大小不等的龛影,X 线气钡双重造影显示为凹陷性病变。

2. 消化性溃疡以胃溃疡多见,其次为十二指肠溃疡。分良性溃疡和恶性溃疡,良性溃疡也可以恶变。一般良性溃疡常突出于消化道轮廓之外,大小一般在 2.5 cm 之内,溃疡口部可见"项圈征""狭颈征",可见黏膜集中征象;恶性溃疡常位于消化道轮廓之内,常较大,可见"指压征""半月征",黏膜破坏中断。

3. 消化性溃疡以气钡双重造影检查效果较好。数字化胃肠机的推广使用使病变的检出及诊断水平提高。

(二)食管溃疡

1. 多见于成年及老年,常继发于食管炎,由黏膜充血、水肿,继而糜烂形成溃疡,严重者可引起穿孔及形成瘘管。多由机械及化学性损伤所致。

2. 胃液反流所致消化性食管溃疡多发生在食管下段及中段;由强酸、强碱等化学性损害所致者称腐蚀性食管炎,常见广泛不规则狭窄及多处浅小溃疡。

3. X 线表现为食管广泛性或局限性狭窄,黏膜皱襞粗大、扭曲、粗糙,管壁边缘毛糙,不规则,锯齿状多发性龛影。

(三)胃溃疡

1. 好发于 20~50 岁,以男性多见,多位于胃小弯角切迹附近。常合并穿孔及出血,也可恶变。

2. 胃溃疡的直接征象是龛影,显示为胃轮廓上的突出影或浓钡点,在切线位易显示。良性溃疡常有黏膜水肿所致的透明带,依其范围不同表现为"黏膜线""项圈征""狭颈征";恶性溃疡因癌性增生显示为"指压征""半月征"。

3. 良性胃溃疡常因愈合过程中纤维增生使周围黏膜向溃疡集中，直达溃疡边缘。周围黏膜紊乱、僵硬呈杵状结节、中断、消失，提示溃疡有恶变可能。

4. 胃溃疡功能性改变有痉挛收缩，分泌亢进，分泌物增多，表现为禁食潴留液。蠕动波增多或减少，排空延迟。

（四）十二指肠溃疡

1. 较胃溃疡发病率更高，以青壮年多见，好发于十二指肠球部，球后部次之，其他部位少见。

2. 龛影是十二指肠溃疡的直接征象，可单发或多发，表现为斑点状浓钡影，形态规则，周围有透明带或黏膜纠集征象。

3. 球部变形是十二指肠溃疡的常见征象，可呈三叶形、山字形。十二指肠溃疡有时不能显示龛影，如十二指肠球部持久恒定变形，也可诊断。

4. 功能性改变有钡剂在球部不能停留而迅速排除，幽门痉挛，胃液分泌增多。

（五）结肠溃疡

1. 好发于20～40岁，男女性别无明显差异。病变可累及整个结肠及回肠末端，以结肠下段为主。病情顽固，常反复发作。

2. X线诊断主要依靠钡灌肠或结肠气钡双重造影检查，腹部平片及钡餐诊断价值不大。

3. 早期主要为一些功能性改变，表现为痉挛收缩，动力增强，排空加快及钡柱分节征象。典型表现为肠管边缘锯齿状或毛刺状龛影，黏膜相可见斑点状浓钡点，以双重对比相显示最满意。慢性期炎性息肉形成表现为小圆形充盈缺损及肠壁纤维化改变。

二、图像印证

如图10-1-40和图10-1-41所示。

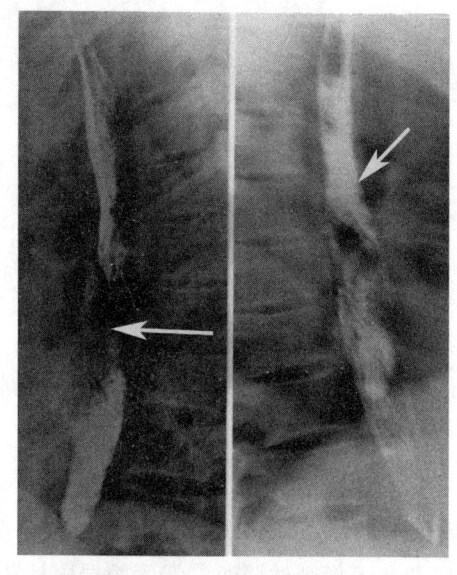

图10-1-40 腐蚀性食管炎
食管广泛性黏膜皱襞粗糙、模糊，管壁边缘毛糙，不规则，锯齿状多发性小龛影。

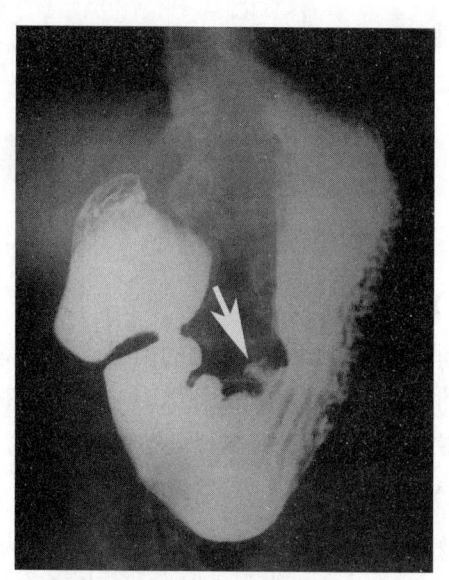

图10-1-41 胃溃疡
胃钡餐检查，胃小弯角切迹附近龛影，向腔外突出，附近黏膜皱襞无破坏。

三、特殊表现

（一）线性溃疡

气钡双重造影检查可发现一些宽不足 0.1 cm、长约 1 cm 的线状浓钡影，是胃溃疡愈合过程中形成的线样溃疡病灶。

（二）穿透性溃疡

为深而大的溃疡病灶，龛影深而大，深度、大小超过 1 cm，龛影周围可有范围较大的水肿带。

（三）穿孔性溃疡

龛影大，其中常有液平面和气液钡或气钡分层征象。

（四）游离气体

溃疡穿孔后腹部平片可显示膈下游离气体征象，但膈下出现游离气体影不一定就是溃疡穿孔。碘液造影检查见对比剂自穿孔处流入腹腔可直接显示穿孔的部位。

四、诊断分析

1. 消化性溃疡除并发穿孔平片可显示膈下游离气体外，X 线诊断主要依靠胃肠道造影。X 线胃肠道造影检查能显示病变的部位、数量、大小、形态。推断病变的性质。追踪复查观察治疗效果。

2. 消化道钡餐能很好显示食管、胃、十二指肠及小肠溃疡，结肠溃疡一般需要行钡灌肠检查。双重造影检查较常规钡餐及钡灌肠显示更清楚，有利于发现早期及较小病灶。

3. 近年不断推广使用的数字化 X 线检查设备具有明显优势。

4. 发现溃疡要注意鉴别良、恶性。一般仔细观察龛影的形状、位置、龛影周围和口部及附近胃壁的情况，结合临床症状、体征，大部分能做出正确诊断，个别诊断困难者应建议活检。

张玉泉　张在其

第十六节　消化道恶性肿瘤

一、文字表述

（一）概述

1. 消化道恶性肿瘤包括癌和肉瘤。以胃癌最多见，其次为食管癌和结肠癌。

2. 消化道恶性肿瘤的共同 X 线表现有黏膜皱襞破坏、中断或消失；管壁不规则变窄、僵硬、阻塞；管腔内充盈缺损，阻塞近段管腔扩张；病变区蠕动消失。

（二）食管癌

1. 好发于 40～70 岁男性，主要临床表现为进行性吞咽困难。可分为浸润型、增生型、溃疡型三型。

2. X 线表现。①黏膜皱襞破坏、中断、消失，代之以杂乱不规则的阴影。②管腔局限性狭窄、僵硬，与正常区分界清楚。钡餐通过受阻，上方管腔扩张。③癌瘤向腔内突出，形成大小不等形态不规则充盈缺损，溃疡型食管癌可见长径与食管纵径一致的龛影。④肿瘤向壁内或腔外生长在纵隔内形成肿块影。

（三）胃癌

1. 好发于 40～60 岁，胃的任何部位均可发生，以胃窦部、小弯侧常见。

2. 胃钡餐或气钡双重对比造影检查具有黏膜皱襞破坏，胃腔狭窄、胃壁僵硬，不规则充盈缺损，恶性溃疡，肿瘤区蠕动消失等消化道癌症的共同 X 线表现。

（四）结肠癌

1. 好发于 30～60 岁，男多于女。直肠和乙状结肠多见。临床表现主要为腹部肿块、便血和腹泻。

2. 钡灌肠或结肠气钡双重对比造影检查表现。①肠腔内充盈缺损，轮廓不规则，局部肠壁僵硬，肠袋消失；②肠管环形或偏心性狭窄，黏膜破坏消失，病变与正常区分界清楚；③形态不规则、边缘不整齐的龛影，周围可有不同程度充盈缺损和狭窄。

二、图像印证

如图 10-1-42～图 10-1-46 所示。

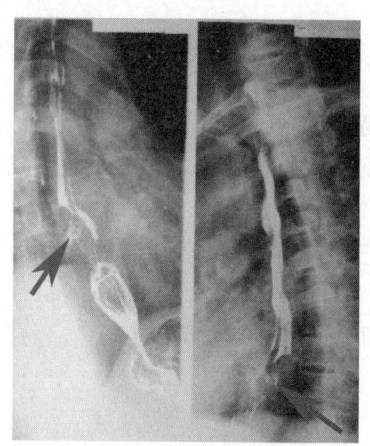

图 10-1-42 食管癌

食管气钡双重造影，显示食管胸段黏膜皱襞破坏，管腔内不规则充盈缺损及腔内浓钡点，局限性狭窄，与正常段分界清楚。

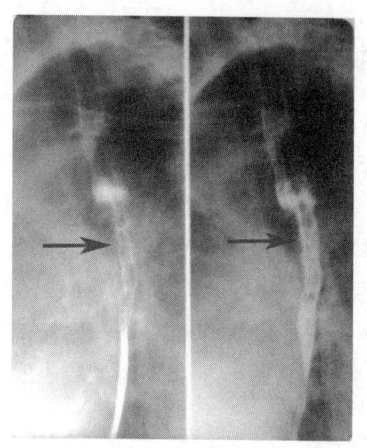

图 10-1-43 食管癌

食管中段不规则环形狭窄，黏膜破坏，上段轻度扩张。

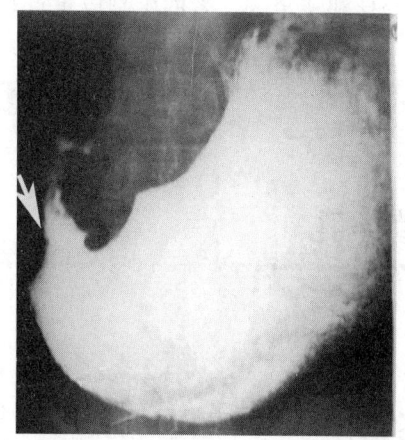

图 10-1-44 胃窦部胃癌并幽门不全性阻塞

胃窦部不规则环形狭窄，黏膜皱襞破坏、中断。钡餐通过受阻，胃体及底部扩张。

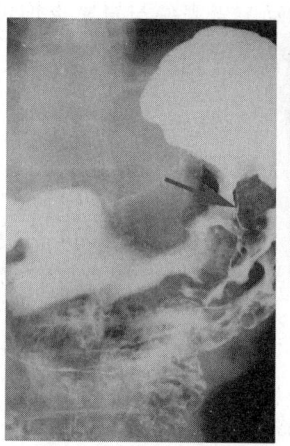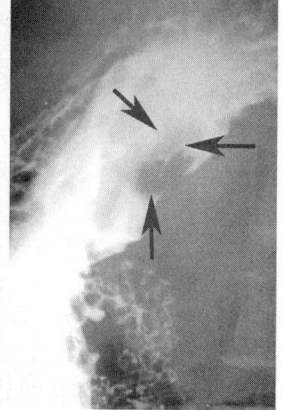

图 10-1-45 胃体部胃癌

正位示胃体上部大弯侧不规则充盈缺损；侧位可见腔内龛影，黏膜皱襞破坏中断。

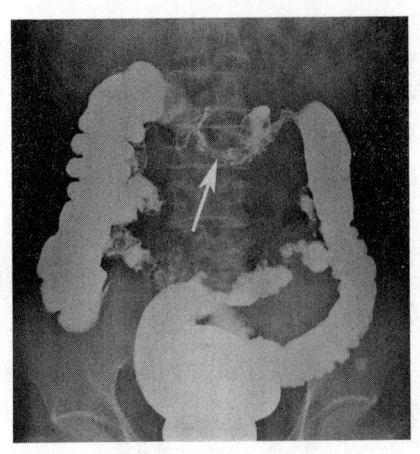

图 10-1-46　结肠癌

钡灌肠造影见横结肠不规则狭窄及龛影，边界清楚。

三、特殊表现

1. 食管上端癌使气管后软组织增宽，喉向前推移，易形成食管气管反流。

2. 食管下端癌和贲门癌可在贲门部及充气的胃泡内见到软组织肿块影，吞钡时可见分流或偏流征象，肿瘤常造成食管下段狭窄、僵硬和充盈缺损。

3. 胃体癌常使胃体狭窄、僵硬，使胃呈葫芦形；胃窦癌使胃窦狭窄、僵硬，可见"袖套征"或"屋檐征"。

4. 弥散性胃癌见胃容积缩小，蠕动消失，僵硬，胃排空增快，状如革袋。

四、诊断分析

1. X线胃肠道造影检查能显示消化道恶性肿瘤的部位、数量、大小、形态。推断病变的性质。

2. 消化道恶性肿瘤常引起阻塞和慢性出血，X线造影检查可发现病变，帮助临床明确阻塞和出血原因。

3. 溃疡型癌应注意与良性溃疡鉴别。鉴别的要点为溃疡的形状，龛影口部充钡状态，周围黏膜情况，邻近管壁的柔软性和蠕动。胃窦癌与胃窦炎均可使胃窦变形和狭窄，二者的鉴别应重点观察黏膜皱襞是否完整，胃壁是否柔韧。

张玉泉　张在其

第十七节　胃肠道穿孔

一、文字表述

1. 胃肠道穿孔的X线诊断主要依靠胃肠道内的气体溢出后游离于腹腔内显示，临床上称为气腹。

2. 气腹X线表现为腹腔内线状或新月形透亮的气体影，其位置、形态可随体位改变而改变，一般分布在腹腔的最高点。

3. 溢出的气体一般分布在腹腔最高点，所以要求立位透视或立位腹部正位片必不可少。胃肠道穿孔的首选X线检查方法一般是腹部站立位加卧位平片，有时需加摄侧卧位水平投照腹部平片。

4. 立位检查气腹显示为膈下线状或新月形透亮影。改变体位观察，见透亮影位置、形态发生变化，称为膈下游离气体，是诊断胃肠道穿孔的主要征象。

5. 气体量较多时可衬托出肝脏边缘和胃、结肠壁影及脾脏影。根据外溢气体及积液多少可显示宽窄不等的气液平面或无气液平面。

6. 当有气液平面时一般提示穿孔大、渗漏多，不适宜选择非手术治疗。

7. 胃肠道穿孔常有急性腹膜炎存在，X 线表现为腹腔积气、积液，形成气液平面，双侧胁腹部脂肪线模糊消失。

8. 胃肠道穿孔小、穿孔时局部无气体、穿孔口被食物渣或血块堵塞、检查方法不当等情况可不显示腹腔游离气体影。胃内注气或碘水造影有助于协助诊断。

9. 如不能站立检查时，单纯卧位片检查病变显示率很低，CT 扫描有利于提高病变的显示率。但 CT 扫描不能完全替代腹部平片。

二、图像印证

如图 10-1-47 和图 10-1-48 所示。

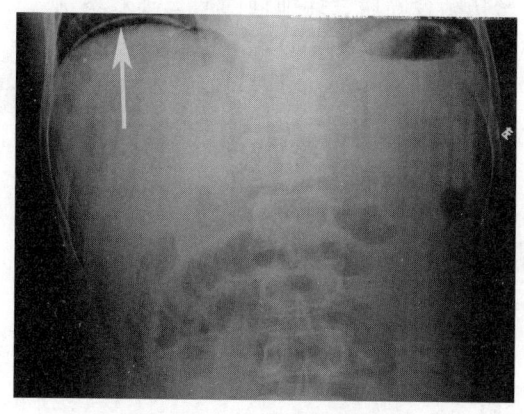

图 10-1-47　外伤性回肠穿孔 1

腹部立位片，右膈肌下方新月形游离气体透亮影，腹部有较多充气肠管。

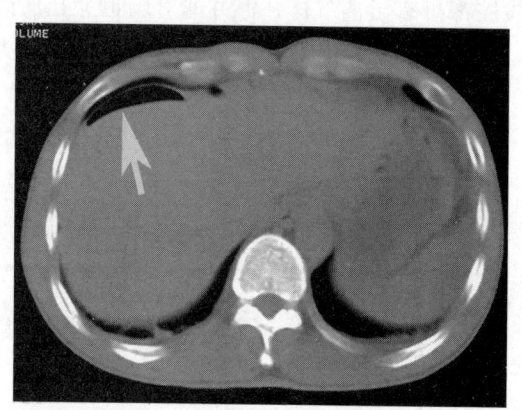

图 10-1-48　外伤性回肠穿孔 2

同一病例，CT 扫描见新月形气体影移动至肝前间隙。

三、特殊表现

1. 穿孔后气体进入其他腔隙或不游离于腹腔内，X 线检查不显示膈下游离气体征象。

2. 胃肠道向后穿孔，肾脏及腰大肌影显示清晰；十二指肠穿孔，少量气体进入肝肾间隙，在肝下缘出现清晰的"新月形"透亮区。

3. 小网膜囊内积气显示为上腹部心影下方分散"泡沫状"或片状透亮影。

4. 局限在穿孔周围的积气，常显示为有膈的气泡影，无气液平面，周围可见软组织肿块影。

5. 不能站立者可取左侧卧位水平投照或仰卧水平投照腹部侧位片，分别于肝外缘右侧腹壁下或前腹壁下显示透亮气体影。

6. 常规仰卧前后位显示下列征象也提示胃肠道穿孔可能。

（1）腹腔内较一般肠管大而无皱襞的圆形或椭圆形透亮区。

（2）前腹壁下显示致密线状韧带影。

（3）肠管双壁征，即肠内气体和腹腔内气体的衬托，肠管内外壁同时显影。

（4）肝脾边缘显示。

四、诊断分析

1. 胃肠道穿孔的 X 线诊断主要依靠气体溢出后形成的线状或新月形游离气体透亮影,是一种间接征象。诊断需要结合病史、临床症状、体征综合考虑。

2. 腹腔内其他一些病变或正常情况也可形成膈下透亮影。在诊断胃肠道穿孔时,一般需结合病史、临床症状、体征综合考虑。下列情况需要与胃肠道穿孔相鉴别:

(1)膈下脂肪垫。在腹部平片上显示为膈肌下方线状透亮影,与气腹相似,但无移动性,改变体位观察,其形态、位置无变化。

(2)胃泡影。位于左膈肌下方,位置固定,内有黏膜皱襞。

(3)间位结肠。结肠肝曲、脾曲位于膈肌与肝脏、脾脏与胃泡之间时表现为膈肌下透亮影,一般范围较宽,可见结肠袋及肠管皱襞阴影。

(4)膈下脓肿或肝脓肿。气液平面被包围固定,临床有发热、白细胞升高、肝区疼痛等病史。

(5)腹部手术后。腹腔内可有游离气体,但近期有腹部手术史。

(6)其他。肠气囊肿破裂、人工气腹、腹部穿刺术、女性取膝胸卧位检查后、阴道冲洗及剧烈呕吐后腹腔都可有游离气体,但并非胃肠道穿孔所致,密切结合临床、详细询问病史不难鉴别。鉴别困难者,碘水造影检查,有望显示破裂口的位置及大小。

张玉泉　张在其

第十八节　肠　梗　阻

一、文字表述

(一)肠梗阻概况

1. 肠管内容物通过障碍称肠梗阻,一般分为机械性肠梗阻、动力性肠梗阻、血管性肠梗阻三类。

2. X 线检查以立、卧位腹部平片及透视为主,必要时可行碘液造影或钡餐及钡灌肠检查。

3. 肠管扩张和液平面是诊断阻塞的依据,一般情况下成人小肠扩张超过 3 cm、结肠扩张超过 6 cm 有诊断意义。

4. 通常阻塞 3 h 后出现肠管充气扩张,6 h 能显示出液平面,发病后 24 h,仍无明显肠管充气扩张和液平面,多可排除肠梗阻。

(二)机械性肠梗阻

1. 确定有无阻塞。机械性肠梗阻除应了解有无阻塞外,还应对阻塞的部位、性质及原因尽可能地做出诊断。一般立位腹部平片或透视主要用于显示液平面的多少、宽窄、分布及排列情况,卧位腹部平片或透视可以确切显示肠管扩张的程度及肠管结构,判断扩张的位置及大、小肠。根据阻塞以远肠管有无积气及阻塞近段肠管扩张程度判断是完全性阻塞还是不完全性阻塞,一般完全性肠梗阻阻塞平面以下肠管内无积气。

2. 确定阻塞部位。小肠梗阻,多是小肠扩张,一般分布在腹部的中央区域,结肠内一般无气液面。根据肠管皱襞多少,可区分扩张的是空肠还是回肠,空肠皱襞丰富,呈鱼肋状或弹簧状阴影,回肠皱襞较少,管壁相对较光滑。①高位小肠梗阻,主要为空肠扩张,鱼肋状或弹簧状皱襞多,充气扩张肠管局限在上腹部偏左,气液平面位于左上腹且较少。②低位小肠梗阻,充气扩张肠管较多、分布范围较宽，站立位扩张的小肠形成多个宽窄不一、高低不平的"阶梯状"气液平面，分布于上中腹或全腹部。③结肠梗阻早期只有结肠扩张及气液面，分布在腹的周围，皱襞短而厚，不贯通肠腔，肠壁呈分节状，小肠可不扩张或少量积气，阻塞严重或病变进一步发展，出现小肠充气扩张及气液面。

3. 确定阻塞类型。机械性肠梗阻分为单纯性及绞窄性阻塞。单纯性阻塞 X 线征象明显，较易诊断。绞窄性阻塞 X 线征象复杂，可出现许多特殊 X 线征象，是肠梗阻诊断中急需解决且难以掌握的问题。

4. 肠梗阻的原因。机械性肠梗阻的原因很多，可以是肠粘连、蛔虫团、肠扭转、套叠、结核、肿瘤等。以黏连性肠梗阻发病率较高，大部分因手术后肠粘连或腹部炎性粘连所致，对有手术病史者，首先考虑为黏连性肠梗阻。发现蛔虫团或胆结石及造影检查发现肿块有助于阻塞病因的诊断。但一般术前确定病因较困难，只有少数情况可能在术前确诊病因。

（三）动力性肠梗阻

1. 动力性肠梗阻有麻痹性、痉挛性、混合性三种，X 线表现相似，大多为全胃肠道普遍充气扩张和积液，可出现气液面，一般以充气为主，积液为次，立位液平面较少。

2. 麻痹性肠梗阻透视观察，看不到液平面移动表现，腹部照片见所有液平面均光滑或位于同一水平，多次复查肠管排列较固定。

3. 肠痉挛有时仅见痉挛以上肠管节段性或轻度充气，不扩张。有时也可全胃肠道明显扩张。

4. 动力性肠梗阻常合并急性腹膜炎征象，表现为双膈升高、固定、腹脂线模糊、肠间隙增宽及腹腔积液征象。

（四）血管性肠梗阻

1. 血管性肠梗阻较少见，系指肠系膜血管栓塞或血栓形成引起。疾病初始缺乏明显 X 线征象，进一步发展主要表现为病变血管所供肠段麻痹扩张。

2. 受累肠壁增厚、僵直，黏膜皱襞增粗，造影见肠管外形呈锯齿状。

3. 肠系膜上动脉或静脉阻塞，见小肠及结肠脾曲以前肠管全部充气扩张，脾曲以远肠管萎陷，为本症一个特点。

4. 门静脉内气体表现为肝脏边缘分支状透亮影，称门静脉积气征。多见于肠梗阻引起的肠壁坏死或坏死性肠炎。

二、图像印证

如图 10-1-49～图 10-1-51 所示。

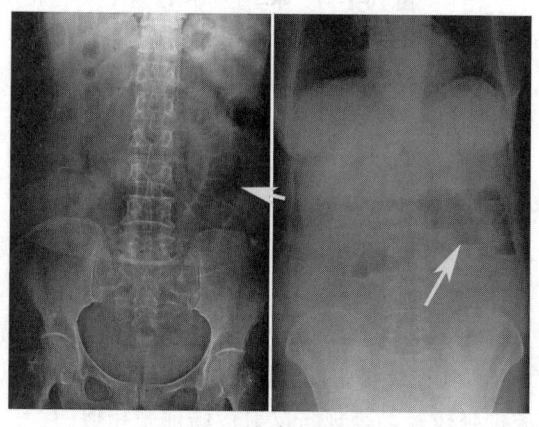

图 10-1-49 黏连性肠梗阻

腹部仰卧位及站立位平片见空肠充气、扩张，中腹部阶梯状气液平面。

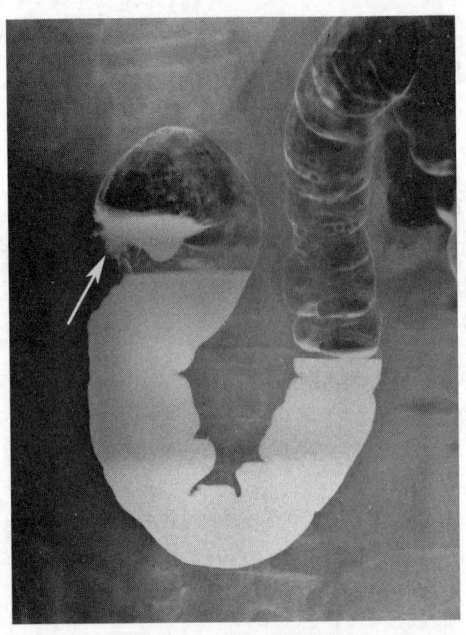

图 10-1-50　结肠梗阻

结肠气钡双重造影，结肠肝曲不规则狭窄，对比剂通过受阻。

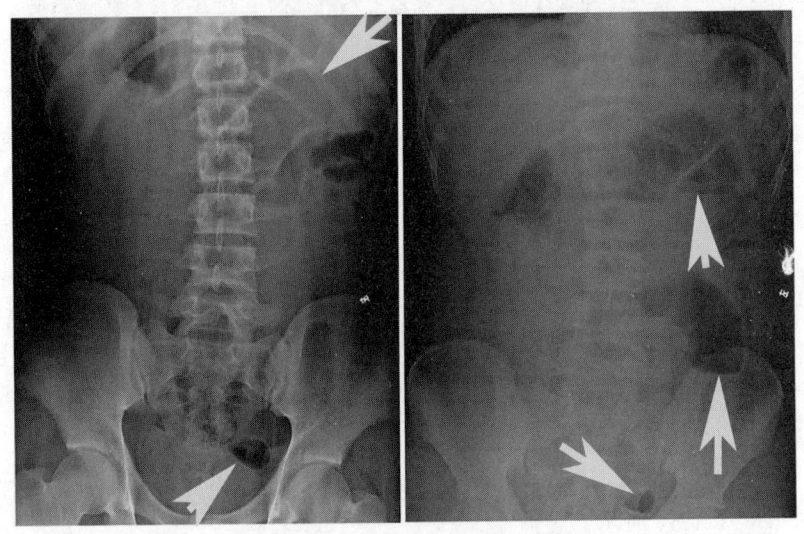

图 10-1-51　不全性小肠梗阻

小肠充气扩张，上、中腹见阶梯状液平面，盆腔区肠管有少量积气。

三、特殊表现

（一）无明显肠管扩张及液平面的肠梗阻

1. 发病 3 h 以内肠管可无充气扩张，6 h 以内可无液平面，复查后随病情进展出现肠梗阻 X 线征象。

2. 高位肠梗阻，由于反复呕吐，阻塞上部肠内容物大部分呕出或胃肠减压将气体排除，阻塞以下肠管呈闭塞状态，整个腹部可看不到充气扩张肠管阴影。

3. 麻痹性肠梗阻有时肠腔扩张较轻，表现与反射性肠郁张相似。

（二）绞窄性阻塞征象

1. 绞窄性肠梗阻肠壁缺氧、张力低下，X 线显示肠管跨度大，液平面宽长，气柱低。

2. 肠管被索带或扭转嵌闭，显示为全腹扩张最大肠管或呈"咖啡豆"征。

3. 嵌闭肠管积液呈软组织团块阴影形成"假肿瘤"征。阻塞近段肠管扩张，有液平面。结肠内无气体。腹腔内可有积液。

4. "咖啡豆"征和"假肿瘤"征同时存在加中量腹腔积液，是肠坏死的征象。

（三）肠扭转征象

1. 肠扭转是肠梗阻的一种类型，肠扭转造成系膜绞窄和肠管嵌闭。非闭祥性阻塞 X 线表现特点为扭转以上肠管扩张程度较轻，为不全性肠梗阻表现。闭祥性扭转肠管迅速充气扩张，发病 1~2 h 即有明显肠管扩张，早期积液不明显。

2. 小肠扭转可见肠祥两端靠拢，形成"C"形、"S"形、"O"形、同心圆形、花瓣形阴影及空回肠换位征。

3. 闭祥性结肠扭转见结肠明显扩张，可超过 10 cm 以上，立位可见两个较宽液平面。扩张的结肠呈马蹄形。钡灌肠检查见钡剂充盈至扭转肠管下部时，尖端变细，呈鸟嘴状。

四、诊断分析

1. 肠梗阻临床上主要有腹痛、呕吐、肛门停止排气及腹胀等症状。X 线检查的目的首先是要协助临床确定急性腹痛者有无肠梗阻存在。如有肠梗阻，则进一步了解阻塞的部位、性质、类型，并尽可能了解阻塞原因。

2. 一般依据典型 X 线表现结合临床症状和体征，大部分可明确有无阻塞及阻塞部位、性质、类型，有时短期内确定诊断比较困难者，应短期复查。

3. 除少数可明确阻塞原因外，大部分对阻塞原因诊断困难。对无明显肠管扩张及液平面的早期肠梗阻及高位小肠梗阻，要注意多次复查及结合临床情况考虑。

4. 检查过早阻塞以下肠管内还可以有少量气体，过晚阻塞肠管扩张明显，不易区分扩张肠管部位。

5. 合并腹膜炎后产生麻痹性肠梗阻，阻塞以下肠管也可扩张。

6. "咖啡豆"征和"假肿瘤"征是绞窄性肠梗阻的特征性表现，应仔细观察分析，同时要注意与腹部肿瘤、含气闭锁肠祥、胃肠源性重复畸形，腹腔脓肿相鉴别。

7. 麻痹性肠梗阻肠管普遍充气扩张及腹膜炎征象有时与反射性肠郁张表现相似，但反射性肠郁张充气肠管一般无扩张，液平面较短可鉴别。

8. 血管性肠梗阻 X 线征象与阑尾炎有相似之处，但血管性肠梗阻有急性腹痛、血便及心瓣膜病史，无转移性右下腹痛等典型阑尾炎症状、体征。

张玉泉　张在其

第十九节　肠　套　叠

一、文字表述

（一）腹部平片或透视

腹部平片或透视可无明显异常发现，也可显示肠梗阻征象，如阻塞完全、绞窄严重时出现肠管明显扩张和液平面。在充气的结肠内显示位于肠管中央的软组织肿块影,回肠移位于升结肠处,盲肠部被充气小肠取代等征象,提示有肠套叠可能,但难以凭平片或透视进行确诊。确定诊断依靠空气或钡灌肠或气钡双重造影。

(二)空气灌肠检查

借助空气的对比,套入部表现为软组织肿块影。因套入部与X线中心线关系不同,可呈半圆形、钳状、球形、哑铃形等多种形态。当套入部痉挛时,上述软组织块影时隐时现,甚至可以消失。

(三)钡灌肠检查

钡剂到达套叠处通过受阻,套入部显示为充盈缺损区,前端呈杯口状或球形。当钡剂进入套鞘内时呈钳状或螺旋形阴影。套叠肠段反复痉挛收缩时,表现为典型的平行环状或弹簧状阴影。

(四)气钡双重造影及压力整复检查

1. 气钡双重造影检查在钡剂和空气的对比下套叠部清晰显示为软组织密度的肿块及充盈缺损影,现临床上应用较多,具有显示清晰、减少钡剂用量等优点。

2. 自动灌肠机及压力整复等设备的推广应用,不但为肠套叠的诊断提供了方便、提高了诊断率,而且为压力整复提供了很好的方法,特别是新型电脑遥控压力整复仪既简单易行、精确地控制整复压力,又提高了压力整复的成功率,避免了手术治疗给患者带来的创伤和痛苦,值得大力推广。

二、图像印证

如图 10-1-52 和图 10-1-53 所示。

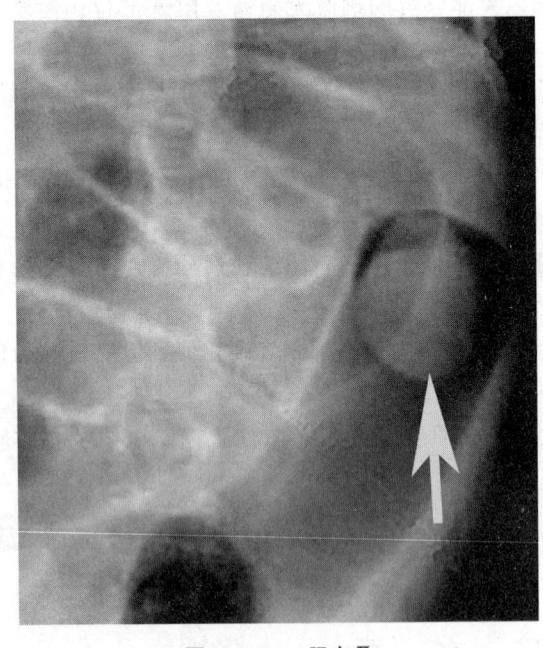
图 10-1-52 肠套叠
空气灌肠,套入部呈球形软组织肿块影。

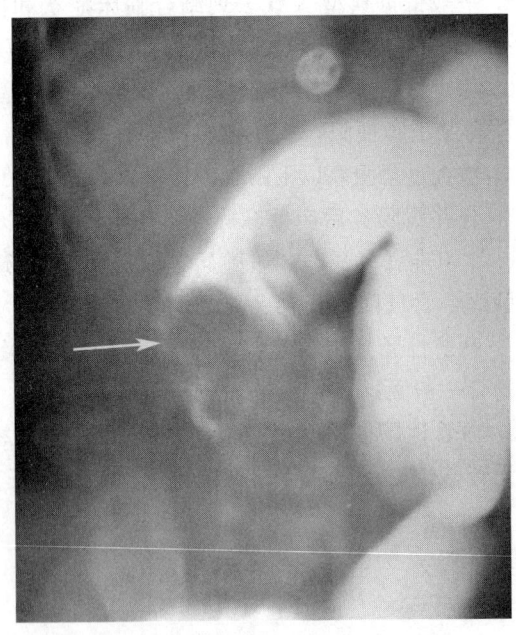
图 10-1-53 肠套叠钡灌肠造影检查
钡剂到达套叠处通过受阻,套入部显示为充盈缺损,前端呈杯口状。

三、特殊表现

1. 当并发肠穿孔出现气腹时,立位透视或站立位腹部平片表现为双膈下游离气体征象。

2. 套叠局部痉挛，空气灌肠块状影消失，可仅显示套叠阻塞。

3. 成人肠套叠多因结肠癌或结肠其他肠道肿瘤所致，常可显示原发性病变的相应表现。

四、诊断分析

1. 肠套叠 X 线检查的目的一是明确诊断，二是进行压力整复，在成人肠套叠同时应注意原发性病变的诊断。

2. 一般腹部平片或常规透视难以确诊肠套叠，但在造影检查和压力整复前需常规进行腹部平片检查，了解肠道充气扩张情况，观察有无肠穿孔引起的气腹，发现一些肠套叠的线索。造影检查，表现典型、特殊，易于诊断。

3. 压力整复应注意以下几点。

（1）整复前必须清洁灌肠。

（2）术前适当使用镇静药物。

（3）套叠超过 72 h、体温超过 38℃、白细胞明显升高者应慎重。

（4）套叠回复困难时，可间隙整复，如仍不能成功整复，考虑及时手术治疗。

（5）整复成功者，应继续观察 24 h。

4. 压力整复成功标准。

（1）造影剂大量进入回肠或套叠近段肠管。

（2）盲肠充盈良好。

（3）黏液血便消失。

（4）腹胀减轻，腹部肿块消失。

（5）疼痛消失。

张玉泉　张在其

第二十节　泌尿系阻塞

一、文字表述

（一）概述

1. 尿路因腔内、腔壁及外在压迫使尿液排出受阻称泌尿系阻塞。

2. 泌尿系阻塞可引起阻塞上方管腔内压力增高、管腔扩张，肾盂肾盏扩大，肾实质可逐渐变薄。

3. 引起泌尿系阻塞的常见原因有结石、肿瘤、炎性狭窄及邻近结构的压迫。X 线检查用于确定阻塞的部位、性质，了解阻塞上方扩张积水及肾功能损害程度。

（二）平片

1. X 线平片诊断价值有限，只能显示不透 X 线的阳性结石和钙化阴影。质量优良的腹部平片可显示肾脏阴影增大。

2. 现在普遍使用 DR 照片，易获得质量优良的影像，并可通过窗口技术进行调整、放大和精确测量。

（三）造影

1.静脉尿路造影是检查泌尿系阻塞的首选方法。主要用于显示阻塞的部位、形态、性质和阻塞上方扩张积水程度及肾功能状况。

2.腔内病变表现为充盈缺损，一般病变端呈弧形或杯口状。

3.壁内病变显示管腔向心性狭窄，狭窄端指向阻塞区，根据狭窄的范围、形态、边缘情况可提示阻塞的性质。

4.当完全阻塞或肾功能严重损害而不显影时需要结合逆行肾盂输尿管造影了解阻塞情况。肾功能减退表现为肾实质显影时间延长，集合系统显影延迟、浅淡或不显影。

二、图像印证

如图 10-1-54～图 10-1-57 所示。

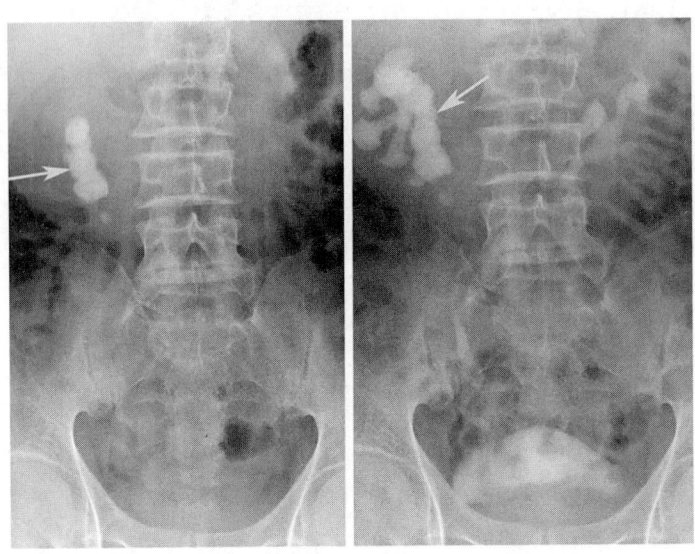

图 10-1-54 右肾多枚结石致密影，静脉尿路造影

右肾扩张积水，结石影位于其内。

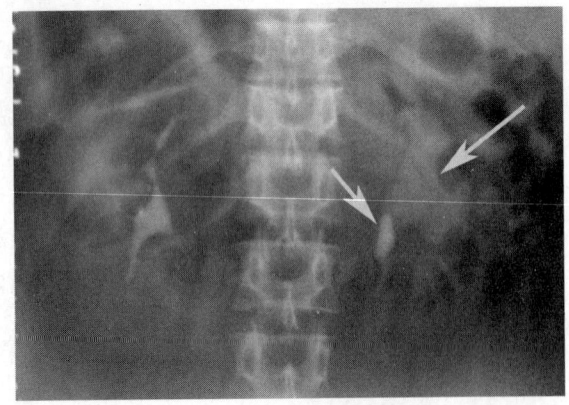

图 10-1-55 左输尿管上段结石并积水

造影示左输尿管上端见结石密影，左肾盂肾盏扩张积水，杯口圆钝。

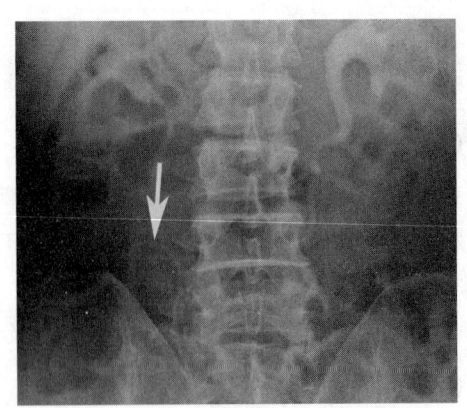

图 10-1-56 右输尿管上段癌并阻塞

导管上行至第 4 腰椎横突下缘受阻，静脉尿路造影，右肾未显影。

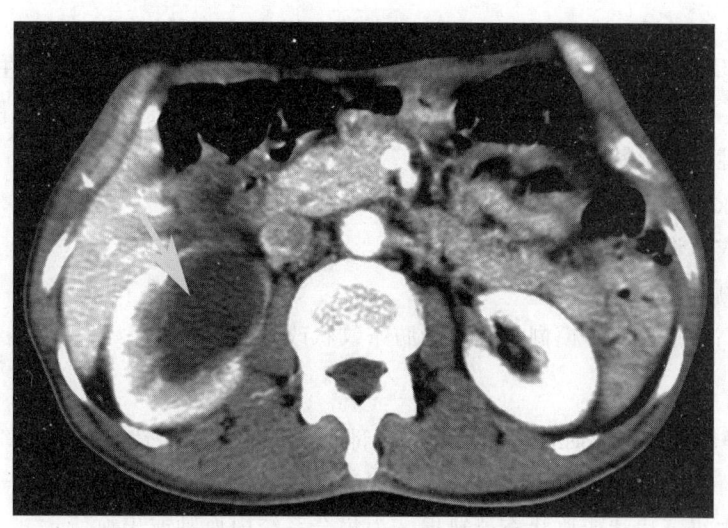

图 10-1-57　右输尿管上段癌并阻塞

增强 CT 扫描见右肾重度积水，右肾实质强化较对侧淡。

三、特殊表现

1. 输尿管痉挛或泌尿系小结石排除后短时间内静脉尿路造影检查可显示患侧肾盂肾盏和输尿管轻度扩张积水，也可表现为输尿管全程显影，但无明显扩张，短期复查无异常表现。

2. 扩张较重的慢性输尿管阻塞，输尿管可延长、迂曲。静脉尿路造影肾实质显影延迟，肾实质内可见扩张无对比剂充盈的肾盂肾盏形成充盈缺损。慢性尿路阻塞，肾髓质锥体萎缩，扩张的集合管位于肾皮质与扩张的集合系统之间表现为线样致密阴影。

四、诊断分析

1. 泌尿系阻塞 X 线检查的目的是确定阻塞部位、了解阻塞病因、评价肾功能。

2. 主要依靠静脉尿路造影进行诊断。不透 X 线结石和钙化需要结合平片分析，要求在造影前常规照一张平片。

张玉泉　张在其

第二十一节　急性肾损伤

一、文字表述

（一）概述

1. 急性肾损伤常是复合性损伤的一部分，包括钝挫伤和破裂伤，多由交通事故、高处坠下、刀伤、剧烈体育运动或其他直接暴力引起。患者常合并有骨折和其他内脏破裂。

2. 急性肾损伤按照肾脏损伤的程度可分为肾挫裂伤、肾破裂、肾粉碎性损伤和肾盂输尿管交界区撕裂四类。

（二）平片

可显示肾脏阴影增大、肠道及邻近软组织改变及一些复合性损伤征象。平片主要X线表现：

1. 胃肠道积气、积液及液平面等反射性肠郁张或麻痹性肠梗阻征象，一般以积气为主。

2. 肾脏影局限性或普遍性增大。

3. 肾周血肿或尿液积集所致肾区软组织肿块影。

4. 肋骨、脊柱或髂骨骨折。

5. 脊椎向伤侧侧弯。

6. 伤侧膈肌抬高、腰大肌影模糊、肾周脂肪条纹状改变。

（三）造影

急性肾损伤行静脉尿路造影时，一般不主张腹部加压。静脉尿路造影主要X线表现：

1. 损伤局部的肾盂、肾盏或全肾显影延迟、浅淡或不显影。

2. 肾盂、肾盏内小斑片状或块状充盈缺损，为集合系统内血肿或出血所致。

3. 造影剂外渗流入肾周形成蜂窝质样阴影或斑块状阴影。

4. 集合系统扩张、积液，肾盂、肾盏杯口变圆钝。

5. 肾脏影肿大。

6. 肾盂、肾盏受压移位。

7. 肾实质破裂而包膜完整时，造影剂进入肾实质及包膜下，显示不规则条片状及小池状阴影。肾血管造影即能提供更多有价值的X线征象，同时可行栓塞治疗。

二、图像印证

如图 10-1-58 和图 10-1-59 所示。

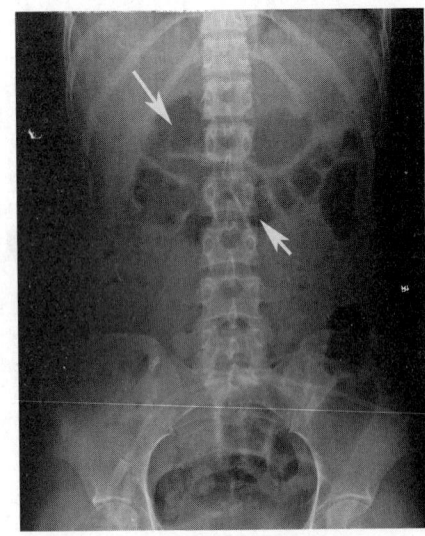

图 10-1-58　左肾挫伤腹部平片

肠道积气示反射性肠郁张征象。

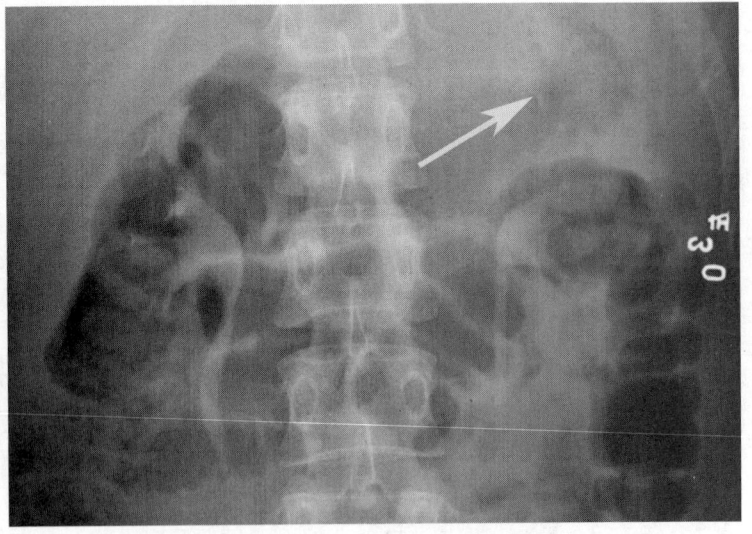

图 10-1-59　左肾挫伤静脉尿路造影

左肾盂、肾盏显影延迟、浅淡；肾盏边缘模糊，内见小斑片状充盈缺损，
上部小条片状造影剂外渗流入肾实质区。

三、特殊表现

1. 部分急性肾损伤患者静脉尿路造影可无异常 X 线表现。

2. 肾蒂损伤、肾实质或肾血管严重损伤时肾脏可不显影呈无功能肾。部分患者造影检查见肾实质密度普遍增高，肾轮廓清晰，称肾实质染色征。

3. 肾脏全层破裂，造影剂渗入周围组织，肾影模糊不清。

四、诊断分析

1. 急性肾损伤 X 线平片及静脉尿路造影检查可以了解肾损伤的部位、范围、程度及肾功能情况，也可显示有无合并肋骨、脊椎及髂骨骨折等复合性损伤和肾结石、积水等原有病变，对诊断和选择治疗方法都有重要价值。

2. 根据不同的 X 线征象，可提示、判断肾损伤的类型。但 X 线平片及静脉尿路造影检查不作为首选的检查方法，在 CT 及超声等检查的基础上，用于进一步了解肾功能情况。

3. X 线平片及静脉尿路造影检查提示肾损伤时，进一步 CT 扫描能更好地判断肾损伤的程度、范围。血管造影检查既有诊断价值，又可进行栓塞治疗。

张玉泉　张在其

第二十二节　骨关节创伤

一、文字表述

（一）骨折

1. 骨折线。骨折的直接 X 线征象是骨折线，显示为不规则的线样透亮影，止于骨的边缘，在骨皮质显示清晰整齐，在骨松质骨小梁中断、呈细锯齿状。X 线中心线通过骨折断面时骨折线显示最清楚，否则可显示不清，甚至不能显示骨折线。

2. 骨折移位。一般以骨折近段为准，判断骨折远段的移位方向和程度。骨折移位的方向有内外、前后移位及上下方向的重叠或分离。骨折的移位称为对位不良。

3. 骨折成角。骨折两断端骨纵轴形成的交角称骨折成角。骨折成角以凹侧为准，骨折成角称对线不良，复位后成角消失为对线良好。

4. 骨折旋转。骨折断端绕纵轴可发生旋转，以骨折近段为准，判断骨折远段旋转方向和程度，观察骨折旋转，检查范围常需包括整个骨及上下两端的关节。

（二）关节脱位

1. 由于直接或间接外力作用使构成关节的各骨正常结构丧失，骨端相互分离、错位，不能自动恢复到正常状态称关节脱位。根据骨端相互错位的程度，可分为完全性脱位和不完全性脱位。

2. 外伤性关节脱位可伴有骨折或不伴有骨折，伴有骨折时可显示骨折线及碎骨片。一般情况下外伤性关节脱位常有关节囊、肌腱、韧带的撕裂及关节软骨的损伤。关节腔内出血使关节囊肿胀、关节脂肪垫推移。

二、图像印证

如图 10-1-60～图 10-1-64 所示。

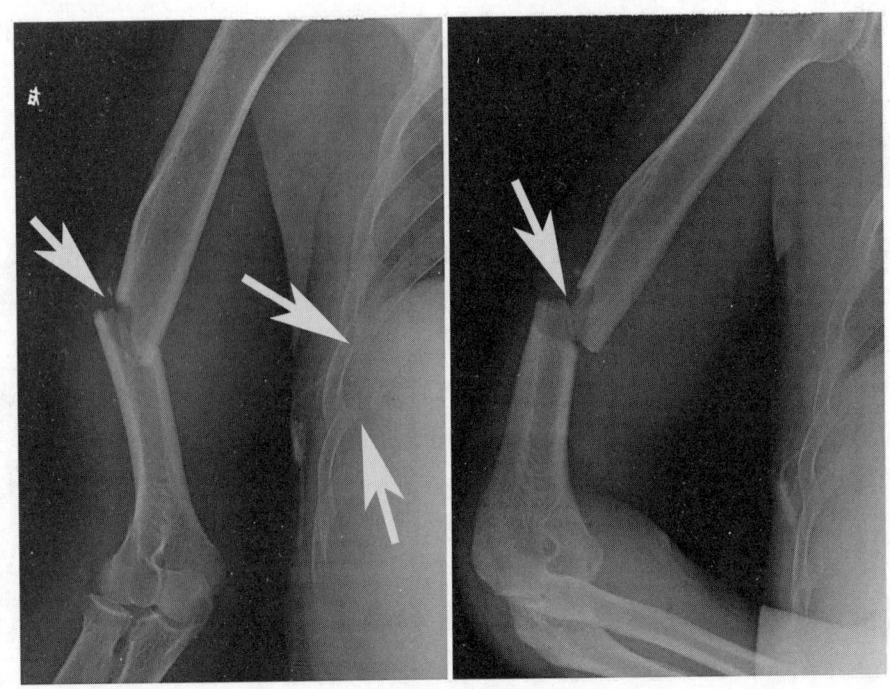

图 10-1-60　右肱骨骨折及右侧多发性肋骨骨折

右肱骨下段斜行骨折线，两折段移位、成角；右侧第 9、10 肋骨腋段骨折。

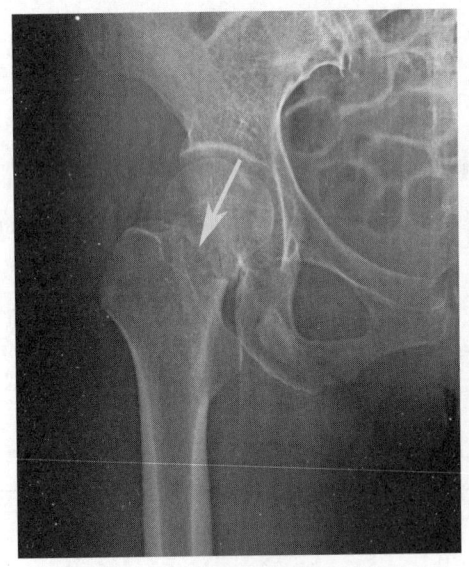

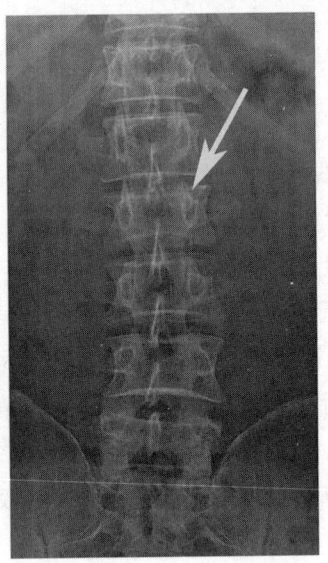

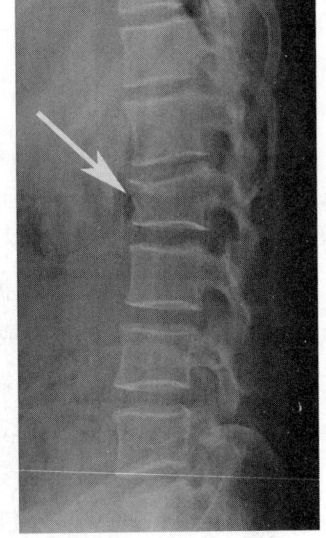

图 10-1-61　右股骨颈嵌顿性骨折

右股骨颈嵌顿性骨折，两折段嵌插重叠使股骨颈缩短。

图 10-1-62　腰椎压缩骨折

L2 椎体压缩呈楔形，前缘变窄 1/3。

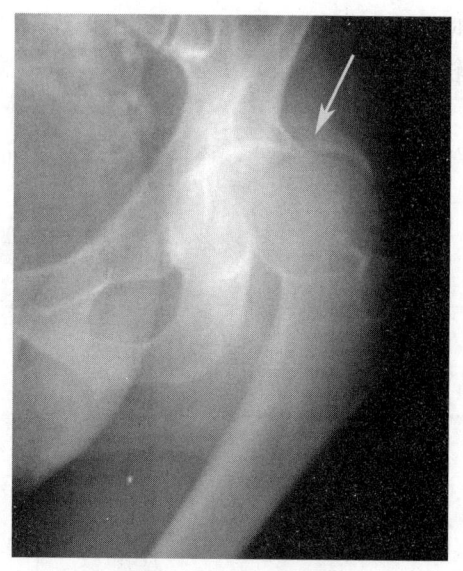

图 10-1-63　髋关节脱位

左股骨头向外上移位，关节正常结构丧失。

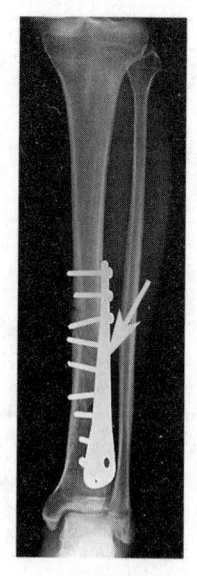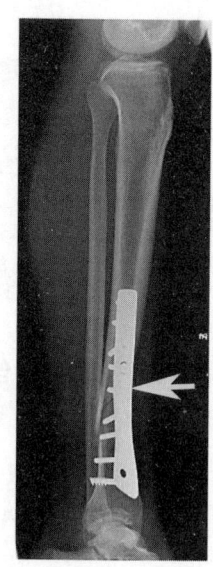

图 10-1-64　骨折内固定后

右胫骨下段骨折移位及成角纠正，内固定钢板、螺钉无变形及松动。

三、特殊表现

（一）不显示透亮骨折线的骨折

1. 嵌顿性骨折。骨折两折端相互嵌插形成嵌顿性骨折。好发于股骨颈骨折及肱骨外科颈骨折，骨折后相对稳定，X 线检查不显示透亮的骨折线，反而显示为密度增高的条状或带状致密阴影，骨皮质与骨小梁连续性消失，骨骼缩短、变形。

2. 压缩性骨折。主要见于脊柱的椎体骨折，表现为椎体压缩呈楔形变窄，可不显示透亮骨折线，有时可显示横行不规则线样致密阴影。

3. 青枝骨折。儿童不完全性骨折颇似折断的青嫩树枝，仅表现为局部骨皮质和骨小梁扭曲，可不显示骨折线，有时只显示骨皮质皱褶、凹陷、隆起。

（二）X 线检查不能显示的骨折

1. 隐匿性骨折。一些组织重叠多、解剖关系复杂的部位，骨折线隐蔽，X 线平片图像重叠遮掩，部分骨折 X 线平片常不能发现成为隐匿性骨折。如面骨、眼眶、脊椎、骨盆、肋骨等不规则骨和关节等解剖结构复杂的区域。这类骨折需行 CT 或 MRI 检查才能显示。

2. 骨挫伤。只有髓腔内骨小梁的断裂和出血水肿，没有骨皮质的中断。在 X 线平片上不能显示。需要 MRI 检查才能很好地显示。

（三）X 线检查只显示间接征象的骨折

有些细微骨折 X 线检查只显示受伤部位的脂肪线的移位、关节内血脂平面。因此当发现受伤部位的脂肪线移位、关节内血脂平面时应提示骨折的可能。

四、诊断分析

1. X 线检查是骨关节创伤最基本的检查方法，简单易行、检查费用低。

2. 可以对大部分骨折和关节脱位做出诊断，有利于复查观察复位情况及定期了解骨折愈合情况。

3. 结构复杂部位骨折，无明显移位的轻微骨折有时在 X 线平片上可不显示，因此当 X 线平片未发现骨折线，而临床骨折症状、体征明显或受伤局部软组织严重肿胀时要建议短期复查或做进一步检查。

4. X 线检查发现骨折除需仔细观察骨折的类型、对位、对线情况外，还需注意观察骨质的改变，以免遗漏病理性骨折的原发病变。

张玉泉　张在其

第二十三节　骨关节感染性病变

一、文字表述

（一）化脓性骨髓炎

1. 发病后 1~2 周内骨质多不能显示明显异常变化。此时在质量良好的 X 线片上常见一些软组织的改变。表现为肌间隙模糊消失、皮下组织与肌肉分界模糊、皮下脂肪层内致密条纹阴影。

2. 发病 2 周后可见骨质破坏。开始表现为骨质疏松、骨小梁模糊消失，进一步发展形成多数分散的不规则的骨质破坏区，病变向骨髓腔蔓延可涉及整个骨干。小破坏区可融合成大破坏区，骨皮质破坏成虫蚀状低密度阴影，并可引起病理骨折。骨膜增生表现为与骨干平行的带状密度稍高影。骨皮质供血障碍出现死骨影。

3. 急性化脓性骨髓炎治疗不及时可转化成慢性骨髓炎。X 线表现以修复为主，骨质增生硬化，骨膜明星增厚，骨髓腔闭塞，骨干增粗变形，可见死骨及无效腔，也可见经久不愈的瘘管。

（二）化脓性关节炎

1. 化脓性关节炎常由金黄色葡萄球菌经血行感染到滑膜发病或骨髓炎侵犯邻近关节所致。早期 X 线表现为关节间隙增宽、关节囊肿胀。

2. 进展期出现关节软骨破坏，关节间隙变窄，关节的承重部分开始出现骨质破坏，严重病例引起干骺端骨髓炎，关节可出现病理性脱位。

3. 愈合期骨质破坏停止，病区开始出现修复，骨质增生硬化，骨密度恢复正常。严重时最终形成骨性僵直。

（三）骨关节结核

1. 骨关节结核是以骨质坏死和骨质疏松为主的慢性骨关节病变。脊柱及长骨的干骺端是其好发部位。干骺端结核 X 线可见松质骨中局限性边缘清楚的骨质破坏区，邻近无明显骨质增生，骨膜反应轻微或无骨膜反应，出现死骨时多表现为骨质破坏区内密度不高、边缘模糊的"沙粒样"死骨影。

2. 关节结核分骨型关节结核和滑膜型关节结核。骨型关节结核在骨骺干骺端结核的基础上又有关节周围软组织肿胀，关节骨质破坏，关节间隙变窄。滑膜型关节结核早期关节肿胀，密度增高，关节间隙增宽，骨质疏松。病变发展首先在关节非承重部分的关节面出现虫蚀状骨质破坏，上下关节骨面对称受累。关节间隙变窄出现较晚。

3. 脊柱结核的主要 X 线表现为椎体骨质破坏、变形，椎间隙变窄或消失，椎旁脓肿形成。

二、图像印证

如图 10-1-65~图 10-1-67 所示。

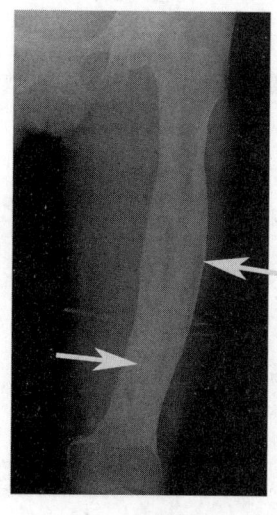 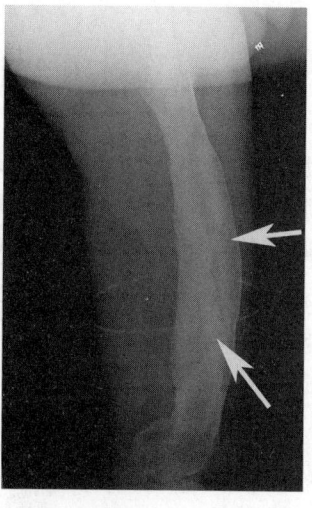

图 10-1-65　股骨化脓性骨髓炎

右股骨骨质增生，骨膜增厚，骨髓腔模糊变窄，密度增高，骨干增粗、变形。

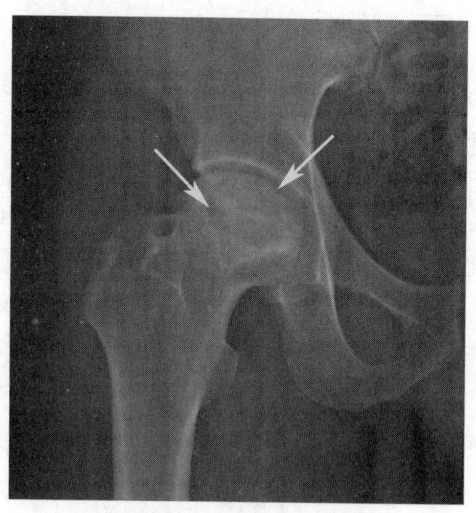

图 10-1-66　右股骨头结核

可见局限性边缘清楚的骨质破坏区，邻近无明显骨质增生及骨膜反应，关节面模糊。

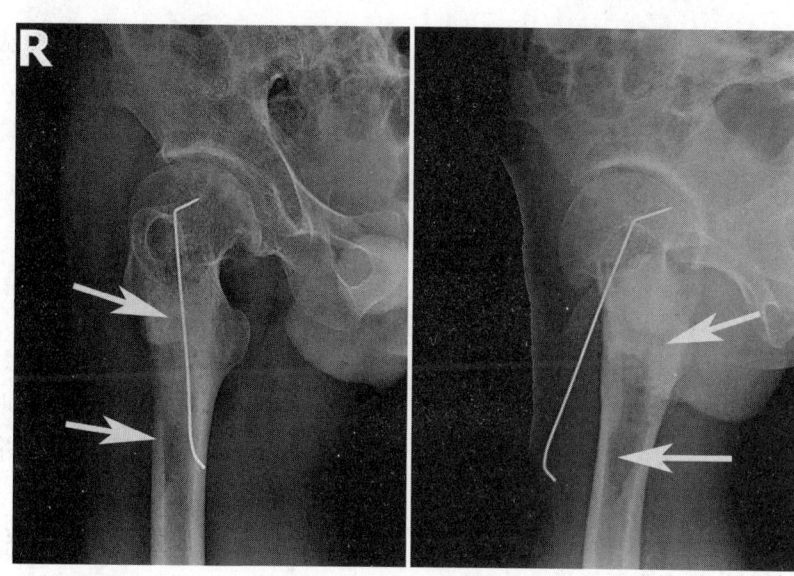

图 10-1-67　股骨骨脓肿

股骨上段骨质增生，密度增高，内见椭圆形的骨质破坏区，形态不规则，边缘清楚。

三、特殊表现

（一）局限性骨脓肿

局限性骨脓肿表现为长骨干骺端局限性圆形、椭圆形的骨质破坏区，边缘清楚整齐，周围有一层致密的硬化环。透亮的骨质破坏区内死骨少见，一般无骨膜反应，周围无软组织肿胀及瘘管形成。

（二）硬化性骨髓炎

硬化性骨髓炎好发于长骨骨干，是低毒力性骨感染。X 线表现为较大范围内骨密度增高，皮质增厚，骨髓腔变窄，骨干变粗，无明显骨质破坏及死骨形成。

四、诊断分析

1. 骨关节感染性病变根据典型 X 线表现，结合临床症状、体征及相关的实验室资料一般能做出正确诊断。

2. X 线检查可显示病变的部位、范围、程度及死骨和无效腔情况，复查观察病变的发展变化。

3. 一般化脓性感染可有明显骨质增生和骨膜反应，常有无效腔及大块死骨形成，关节部位的化脓性感染骨质破坏以关节的承重面出现较早且较明显。

4. 结核性感染一般无骨质增生，骨膜反应较轻，死骨多为细小密度较低的沙粒状，病程较长，呈慢性经过，关节结核骨质破坏以关节的非承重面出现较早且较明显。

5. 化脓性骨髓炎需要与骨肉瘤相鉴别，骨肉瘤除有明星骨质破坏、增生及骨膜反应外，可见不同形态的瘤骨及软组织肿块影。

张玉泉　张在其

第二十四节　骨　肿　瘤

一、文字表述

(一) 概述

1. 骨肿瘤可分为良性骨肿瘤和恶性骨肿瘤。良性骨肿瘤一般生长缓慢，无转移、不侵及邻近组织，病变边缘清楚，一般无骨膜反应、不破坏骺软骨和关节软骨。

2. 恶性骨肿瘤是指发生于骨骼的恶性肿瘤，分原发性恶性骨肿瘤和转移性骨肿瘤。常见原发性恶性骨肿瘤主要有骨肉瘤，软骨肉瘤、纤维肉瘤、多发性骨髓瘤等。

3. 良性骨肿瘤除生长在重要部位及骨样骨瘤有特殊疼痛外，通常无主要特点。恶性骨肿瘤的主要症状和体征有贫血、乏力、营养不良和恶病质。局部疼痛和压痛最常见，可与肿块同时出现或先出现。局部可触及骨膨胀变形及软组织肿块。皮肤呈暗红色，紧张发亮，皮温增高。并可有功能障碍，骨骼畸形及病理性骨折等。

4. 各种骨肿瘤有一定的好发年龄，且肿瘤好发于同类细胞生长最活跃的部位，故骨肿瘤的发生部位和年龄对诊断及鉴别诊断有重要意义。

5. 恶性骨肿瘤的 X 线表现为不规则溶骨性骨质破坏、中断、消失，骨质增生、肿瘤骨形成，骨膜增生、破坏、中断，软组织肿块。根据 X 线改变不同可分为成骨型（以增生和肿瘤骨为主）、溶骨型（以溶骨性骨质破坏为主）和混合型（溶骨及成骨同时存在）。

(二) 常见恶性骨肿瘤

1. 骨肉瘤。

(1) 好发年龄：15～25 岁的青少年。好发部位：好发于股骨下端、胫骨上端、肱骨上端，长骨的干骺端，以膝部最多。

(2) 骨肉瘤的主要 X 线表现为骨髓腔内不规则骨质破坏，骨皮质破坏、中断、消失，骨膜增生及骨膜新骨的破坏，不同形态的肿瘤骨及软组织肿块。

2. 软骨肉瘤。

(1) 好发年龄：较骨肉瘤晚，原发者多发生在 30 岁以下，继发者在 40 岁以上。好发部位：好发于膝关节及肩关节附近的长骨干骺端，少数发生在骨干。

（2）主要 X 线表现为骨质破坏，软组织肿块和肿瘤钙化，环状钙化为其特征。分中心型和周围型，中心型表现为不规则破坏区，可融合成囊样透亮影，其中可有数量不等钙化，也可有少量骨膜增生。周围型者表现为骨旁软组织肿块和大量团片状钙化，可有少量骨膜增生，骨质破坏出现较晚。

3. 骨纤维肉瘤。

（1）好发年龄：发病年龄较高，多发生于 30～70 岁。好发部位：好发于长骨干骺端及骨盆。

（2）中央型骨纤维肉瘤 X 线表现为髓腔内溶骨性或多囊状破坏，其间可有残存骨脊，局部骨皮质膨胀、断裂，可有轻微增生硬化及骨膜增生。周围型常表现为软组织肿块合并骨质破坏，软组织肿块大而骨质破坏较表浅为其特点。

4. 骨髓瘤。

（1）好发年龄：多发于 50～60 岁的成人，男性多见。好发部位：常为多发病灶，颅骨、脊柱、骨盆、肋骨、四肢长骨为好发部位，孤立性病灶骨髓瘤少见。

（2）典型 X 线表现为多骨、多发的穿凿状骨质破坏，普遍性骨质疏松，一般无骨膜增生及骨质增生。

5. 转移性骨肿瘤。

（1）好发年龄：中、老年多见，常有原发恶性肿瘤病变。好发部位：任何骨均可发生转移，以脊柱、骨盆、肋骨、颅骨多见。

（2）以通过血行转移为主，X 线表现分溶骨型、成骨型和混合型，以溶骨型多见。X 线表现为松质骨中单发或多发虫蚀状骨质破坏或大片溶骨性骨质破坏区，一般无骨膜增生和软组织侵犯。成骨型少见，原发肿瘤多为前列腺癌、乳腺癌、支气管肺癌或膀胱癌。表现为松质骨内斑片或结节状高密度影，骨皮质多完整。

二、图像印证

如图 10-1-68 和图 10-1-69 所示。

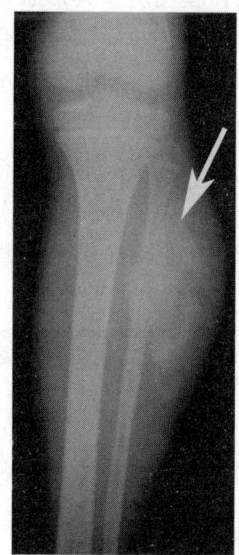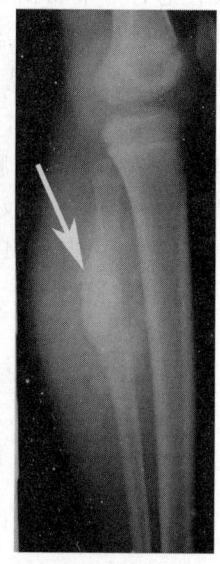

图 10-1-68　腓骨骨肉瘤

腓骨骨质破坏，大小不等斑片及棉絮状肿瘤骨影。

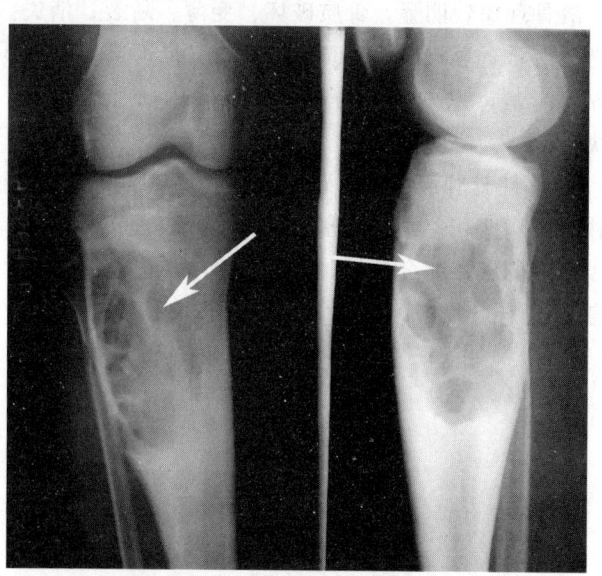

图 10-1-69　胫骨软骨黏液样骨纤维瘤

胫骨上段膨胀性囊状骨质破坏，内有多个骨嵴，局部骨干增粗变形。

三、特殊表现

（一）袖口征

增生的骨膜被破坏后，在骨膜中断的边缘部分形成一三角形阴影，称袖口征，也称 Codman 氏三角，是骨肉瘤的常见 X 线征象。

（二）肿瘤骨

肿瘤细胞形成的骨组织称肿瘤骨，根据其密度和形状的不同可分针状瘤骨、象牙质样瘤骨和棉絮状瘤骨。象牙质样瘤骨为无结构致密团块状骨化阴影。棉絮状瘤骨表现为密度较低、无结构、边缘模糊的棉絮状或雪片状阴影。

（三）日光放射征

针状瘤骨与骨皮质呈垂直状或放射状排列，形成日光放射状致密影称日光放射征，是骨肿瘤的重要 X 线征象。

（四）皂泡征

肿瘤生长不均，表面形成凹凸不平的多发骨嵴，投影于囊样膨胀性透光区内，表现为泡沫状的阴影。

四、诊断分析

1. X 线检查对明确骨肿瘤性质、种类、范围及决定治疗方针都能提供有价值的资料，是骨肿瘤重要的检查方法。然而 X 线片仅是骨肿瘤的投影，骨肿瘤的 X 线表现不恒定，需密切结合临床表现和病理检查，才能做出准确诊断。DR 摄影图像清晰，具有多项后处理技术可获得最优化图像，能更好显示病变。但发生在骨盆、脊柱等部位的肿瘤，X 线片不能很好地显示时，CT 扫描、MRI、ECT 等新型显像技术可以帮助判明肿瘤的部位和范围。

2. 骨肿瘤的良、恶性对临床选择治疗方案非常重要，一般恶性肿瘤的影像不规则，边缘模糊不清，溶骨现象较明显，骨质破坏、变薄、断裂、消失。原发性恶性肿瘤常出现骨膜反应，其形状可为阳光放射状、葱皮样及 Codman 三角，局部常有软组织肿块；良性骨肿瘤形态规则，与周围正常骨组织界限清楚，以硬化边为界，骨皮质因膨胀而变薄，但仍保持完整，无骨膜反应，一般无软组织肿块。

3. 恶性骨肿瘤的骨质破坏、增生，骨膜反应及软组织改变常需注意与化脓性骨髓炎、骨质疏松及骨肿瘤样病变相鉴别。应密切结合临床表现、相关实验室资料、好发部位、好发年龄和仔细观察分析 X 线表现特点，综合分析，做出正确诊断。对鉴别困难者进一步行 CT、MRI 检查能提供更多影像信息。

张玉泉　张在其

第二章　CT 检查在急危重病临床中的应用

第一节　脑挫裂伤

一、文字表述

1. 脑内低密度水肿区，内有散在斑点状高密度出血灶，可合并蛛网膜下腔出血、脑内血肿、硬脑膜下血肿、颅内积气、颅骨骨折等。

2. 占位征象明显。

二、图像印证

如图 10-2-1 所示。

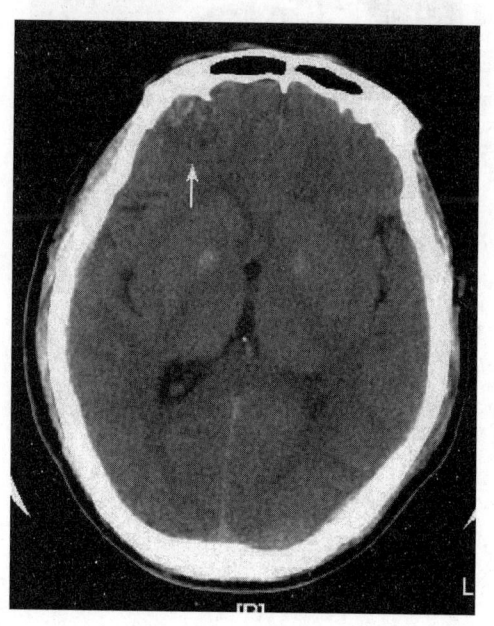

图 10-2-1　脑挫裂伤

右侧额叶见散在斑点状高密度出血灶。

三、特殊表现

可同时合并有蛛网膜下腔出血、硬脑膜下出血的表现。

四、诊断分析

1. 脑外伤史。
2. 典型 CT 改变。

蒋建文　张在其

第二节　外伤性脑内血肿

一、文字表述

1. 脑内类圆形或不规则形高密度灶。
2. 灶周水肿。
3. 脑中线向对侧移位等占位效应。

二、图像印证

如图 10-2-2 所示。

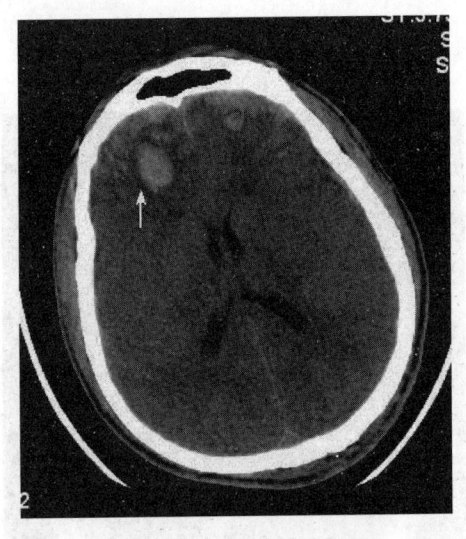

图 10-2-2　外伤性脑内血肿
额叶见团块状、斑点状高密度灶。

三、特殊表现

可合并有脑挫裂伤、骨折等其他脑外伤表现。

四、诊断分析

1. 脑外伤史加典型表现可诊断。
2. 鉴别诊断。与颅内肿瘤伴出血相鉴别，后者伴有肿块影或血肿吸收后肿块影出现。

蒋建文　张在其

第三节　蛛网膜下腔出血

一、文字表述

1. 脑池内高密度灶，或等密度铸型。
2. 脑沟因血液扩散而呈"羽毛状"。
3. 占位征象。
4. 随访可见病变消失很快。

二、图像印证

如图 10-2-3 所示。

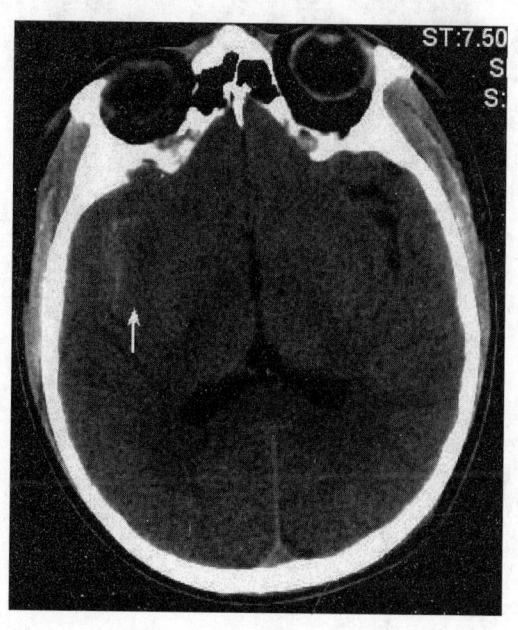

图 10-2-3　蛛网膜下腔出血
右侧裂池内高密度灶充填。

三、特殊表现

可合并有脑挫裂伤、骨折等其他脑外伤表现。

四、诊断分析

1. 脑外伤史加典型表现可诊断。
2. 鉴别诊断。结核性脑膜炎患者的脑池内也有等密度或高密度影，但其无外伤史，短期随访无改变，增强时脑膜明显强化。

蒋建文　张在其

第四节　颅骨骨折

一、文字表述

1. 可见线形、不规则形低密度骨折线，可见碎骨片，凹陷性骨折可见骨折向内陷入。
2. 颅缝分离。
3. 间接现象示气颅，鼻旁窦内积液，乳突气房"混浊"。
4. 可合并颅内血肿等其他征象。

二、图像印证

如图 10-2-4 所示。

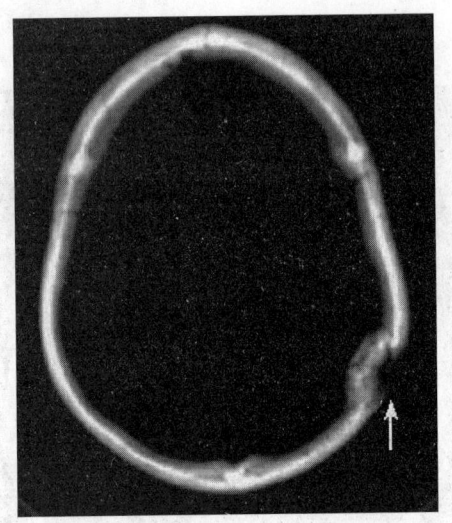

图 10-2-4　颅骨凹陷性骨折：可见骨折块向内陷入

三、特殊表现

可合并有脑挫裂伤等其他脑外伤表现。

四、诊断分析

1. 脑外伤史加典型表现可诊断。
2. 鉴别诊断。与颅缝鉴别，后者有特定的部位。

蒋建文　张在其

第五节　硬脑膜外血肿

一、文字表述

1. 颅骨内板下梭形、双凸形高密度灶，密度均匀，内缘光滑。

2. 血肿周围颅骨常有骨折。

3. 占位征象轻微。

4. 可多发、可合并其他血肿存在。

二、图像印证

如图 10-2-5 所示。

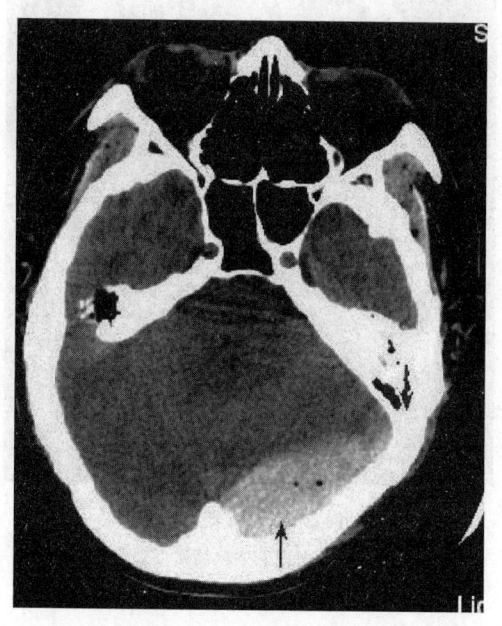

图 10-2-5　硬脑膜外血肿
左枕骨内板下双凸形高密度灶，内缘光滑。

三、特殊表现

出血少时，可成条状，与薄层硬脑膜下血肿难鉴别。

四、诊断分析

1. 外伤史加典型征象。

2. 鉴别诊断。硬脑膜下血肿，后者呈新月形，占位征象明显，血肿局部骨折较少见。

蒋建文　张在其

第六节　硬脑膜下血肿

一、文字表述

1. 急性期呈颅骨内板下新月形或条状高密度灶，占位征象明显。常合并脑挫裂伤或蛛网膜下腔出血。

2. 亚急性期呈稍高或等密度低密度灶。

3. 慢性期呈高低或混杂密度灶。

二、图像印证

如图 10-2-6 所示。

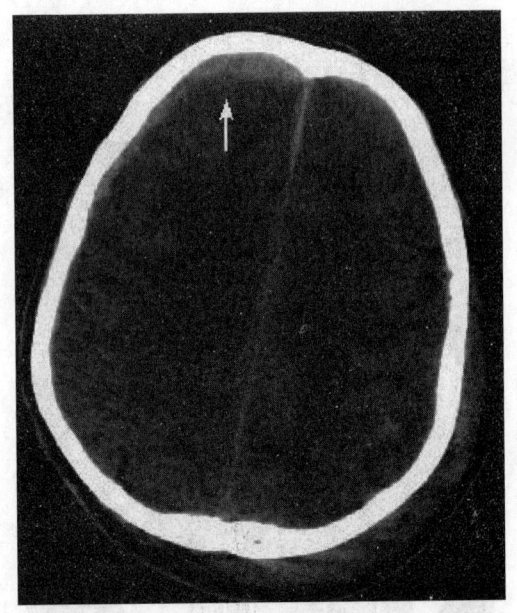

图 10-2-6　硬脑膜下血肿
右额骨内板下条状高密度灶。

三、特殊表现

1. 血肿密度不均匀（系急性出血还未凝固、血清外溢或脑脊液经破裂的蛛网膜进入所致）。
2. 呈梭形影（系血肿未及时散开或大量血肿被局限于蛛网膜下腔）。
3. 同侧脑室扩大（系室间孔迅速被挤压，同时脑室阻塞所致）。
4. 少量硬脑膜下血肿和局部脑挫裂伤并存时易漏诊，应注意脑挫裂伤的范围和有无蛛网膜下腔出血等征象。

四、诊断分析

1. 外伤史加典型 CT 征象。
2. 鉴别诊断。硬脑膜外血肿，多呈梭形，占位征象不明显，血肿局部骨折较常见。

蒋建文　张在其

第七节　硬脑膜下积液

一、文字表述

1. 一侧或双侧颅骨内板下对称或不对称低密度灶，CT 值同脑脊液类似。
2. 占位征象轻。

二、图像印证

如图 10-2-7 所示。

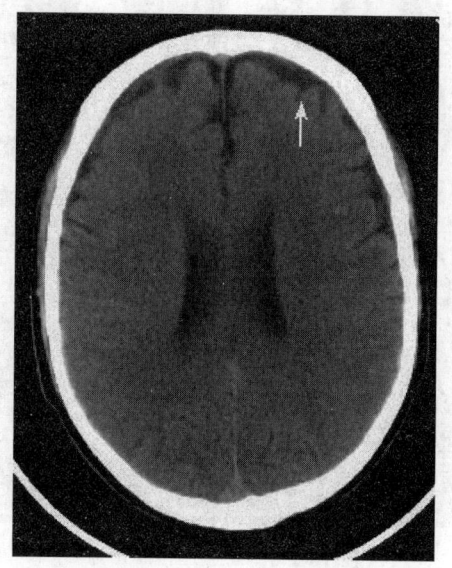

图 10-2-7　硬脑膜下积液
额骨下低密度灶，CT 值同脑脊液类似。

三、特殊表现

合并有出血时病变密度增高，可为等密度或稍高密度影。

四、诊断分析

1. 外伤史加典型 CT 征象。
2. 鉴别诊断。脑萎缩，后者无外伤史，有脑萎缩其他征象，如脑室扩大、脑沟增宽。

蒋建文　张在其

第八节　高血压性脑出血

一、文字表述

1. 急性期。脑内高密度灶，常发生于基底节区，边界清、密度均匀，有水肿带及占位征象，如破入脑室或蛛网膜下腔，可于脑室内或蛛网膜下腔见高密度影。
2. 10～20 d，血肿可呈等密度改变。
3. 20 d 以后，变为低密度灶，2 个月后可形成软化灶。
4. 增强扫描，于 2 周至 2 个月见病灶周围不规则环状强化。

二、图像印证

如图 10-2-8 所示。

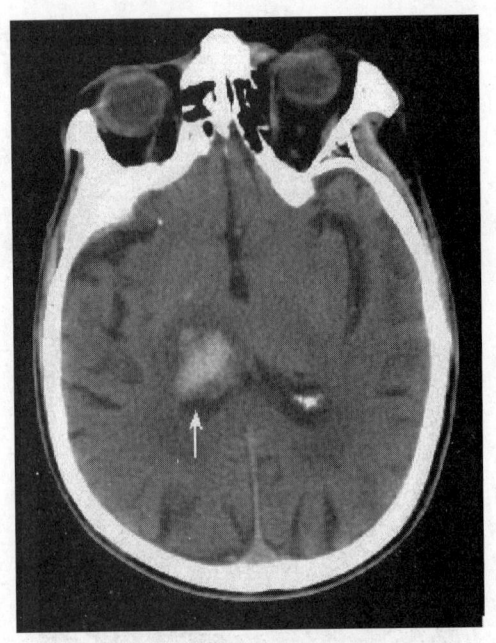

图 10-2-8　高血压性脑出血

右侧丘脑内高密度壮，边界清、密度均匀，有水肿带及占位征象。

三、特殊表现

血肿穿破脑室时，伴有脑室系统内高密度出血灶改变。

四、诊断分析

1. 高血压病史加 CT 典型改变。

2. 鉴别诊断。其他原因所致的血肿：部位不定，CT 表现相似，增强扫描常可发现出血原因，如动脉瘤、血管畸形、脑肿瘤等。

蒋建文　张在其

第九节　脑　梗　死

一、文字表述

1. 于 12～24 hCT 上少数可出现局部病变区稍低密度灶。之后几天于梗死区出现较清晰的低密度区，皮质梗死呈底朝外楔形或长方形。髓质病变呈椭圆形、肾形、条形。

2. 出血性脑梗死为低密度梗死区有斑点状高密度出血灶。

3. 2～3 周后进入亚急性期，病变区成等密度，边界模糊，称"模糊效应"，可出现脑回样或不均匀强化表现。

4. 1 个月后进入慢性期，梗死区逐渐变成脑脊液样密度，可出现局限性脑萎缩改变，占位征象及水肿减轻。

二、图像印证

如图 10-2-9 所示。

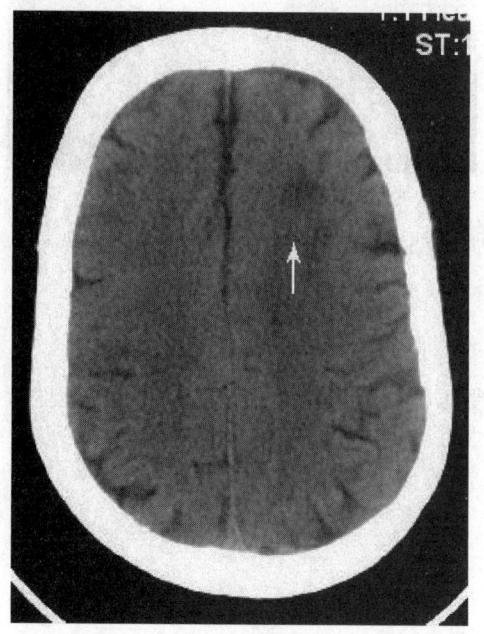

图 10-2-9 脑梗死
左额叶见局部稍低密度灶。

三、特殊表现

小的梗死，部位不确定，常见于两侧侧脑室周围，直径 1.5 cm 以内，称腔隙性脑梗死。

四、诊断分析

1. 常见于高血压及动脉硬化患者。
2. 有脑卒中病史。
3. CT 典型表现。

蒋建文 张在其

第十节 创伤性气胸及血气胸

一、文字表述

胸膜腔内气体影，肺组织被压缩，有血气胸时，可有液平面出现。当仅有少量积气时，CT 较胸部 X 线片更为敏感，往往肋骨可发现有骨折表现。

二、图像印证

如图 10-2-10 所示。

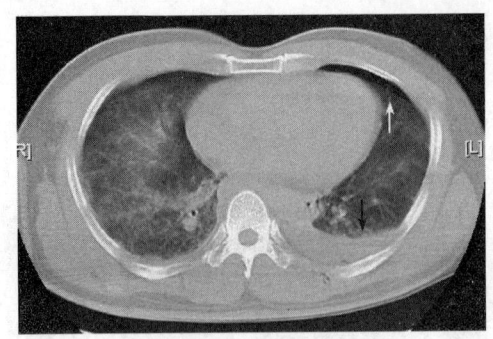

图 10-2-10 创伤性血气胸

左侧胸腔前方见条状气体灶及后方见高密度液体灶，肺内见肺挫伤。

三、特殊表现

胸腔内气体少时，肺组织受压不明显。有时气体可进入叶间裂内，显示为肺组织间条状气体灶，与外围气体灶相连。

四、诊断分析

1. 外伤史。
2. 典型 CT 征象。

蒋建文　张在其

第十一节　肺挫裂伤及肺内血肿

一、文字表述

肺挫裂伤表现为受伤肺组织渗出性病变，形态不规则，当有肺内血肿形成时，可见圆形高密度影。CT 可清楚显示病变的大小、部位、范围。

二、图像印证

如图 10-2-11 所示。

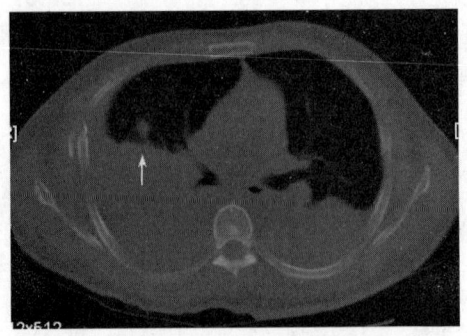

图 10-2-11 肺内血肿

右肺内圆形高密度影，两侧胸腔内见液体灶。

三、特殊表现

可见有外伤所致的其他改变，如肋骨骨折、胸椎骨折、创伤性气胸与血气胸等。

四、诊断分析

1. 外伤史。
2. 典型 CT 征象。

蒋建文　张在其

第十二节　大叶性肺炎及肺段性肺炎

一、文字表述

1. 肺内大片密度均匀实变影，按肺叶、肺段范围分布。
2. 片状影内可见充气支气管相。

二、图像印证

如图 10-2-12 所示。

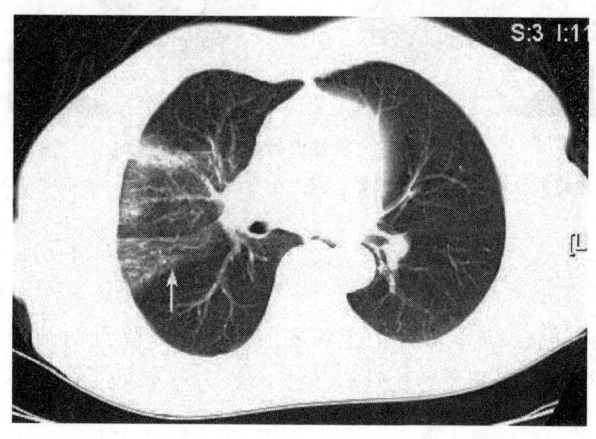

图 10-2-12　肺段性肺炎

右上肺见大片实变影，按肺段范围分布。

三、特殊表现

病变早期密度较淡，可呈斑片状，充气支气管相不明显。

四、诊断分析

1. 典型 CT 表现。
2. 临床有感染中毒症状、血象高。
3. 治疗 1～2 周后病变明显缩小或消失。

蒋建文　张在其

第十三节　急性血行播散性肺结核

一、文字表述

　　肺内弥散分布的粟粒样结节灶，呈大小均匀、密度均匀、分布均匀的三均匀特点。CT 显示粟粒样结节灶较胸部 X 线片清晰。

二、图像印证

　　如图 10-2-13 所示。

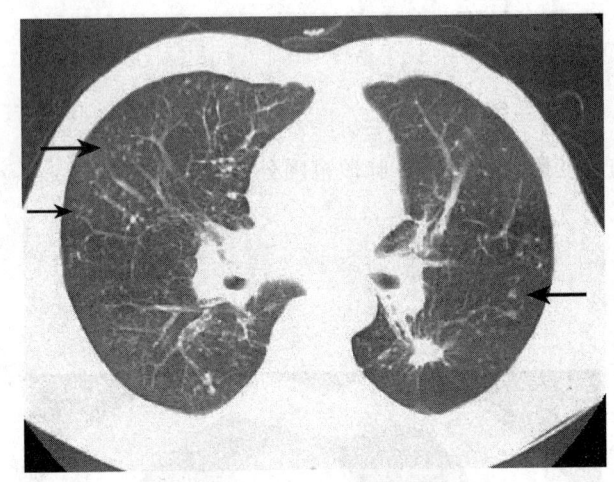

图 10-2-13　急性血行播散性肺结核
两肺内弥散分布的粟粒样结节灶，呈大小均匀、密度均匀、分布均匀特点。

三、特殊表现

　　有些还伴有其他类型肺结核改变，则 CT 上病变表现多样，除见两肺粟粒样结节灶外，两肺还可见渗出性、增殖性病变，空洞性病变及钙化灶。

四、诊断分析

　　1. 临床起病急，CT 上两肺内弥漫分布的粟粒样结节灶，呈大小均匀、密度均匀、分布均匀特点。

　　2. 鉴别诊断。

　　(1) 硅肺。以上中肺分布多、硅结节大小不等，可有融合趋势，肺部尚有广泛肺间质性病变，呈广泛细网络状改变，起病缓，症状轻，病变随时间改变小，或缓慢进展，而急性血行播散性肺结核经积极治疗后病变吸收较快。

　　(2) 细支气管肺泡癌。以两中下肺分布多，密度不均，大小不等，随时间进展快。

蒋建文　张在其

第十四节 急性肺水肿

一、文字表述

1. 中央型肺水肿。表现为两侧肺门区相互融合的片状对称性肺实变影，呈蝴蝶状。
2. 弥散性肺水肿。表现为大小不等斑片状阴影，两侧分布，多不对称。
3. 局限性肺水肿。表现为较大斑片状实变影。
4. 病变经治疗后于短期内可以吸收。

二、图像印证

如图 10-2-14 所示。

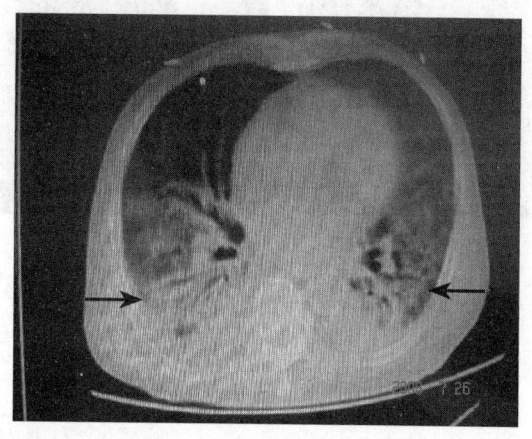

图 10-2-14 弥散性肺水肿
两肺大小不等斑片状阴影，两侧分布。

三、特殊表现

中央型肺水肿，有时表现为一侧肺门区片状肺实变影，另一侧病变不明显，而不呈蝴蝶状。

四、诊断分析

1. 多数患者有心力衰竭病史。
2. CT 表现。

蒋建文 张在其

第十五节 急性氯气中毒

一、文字表述

（一）轻度表现

为支气管炎或支气管周围炎表现，CT 示两肺小血管、支气管管壁模糊、毛糙。

（二）中重度表现

间质性、肺泡性肺水肿表现。CT示两侧大小不等斑片状边缘模糊影，肺门区相互融合的片状对称性肺实变影，呈蝴蝶状。

二、图像印证

如图10-2-15所示。

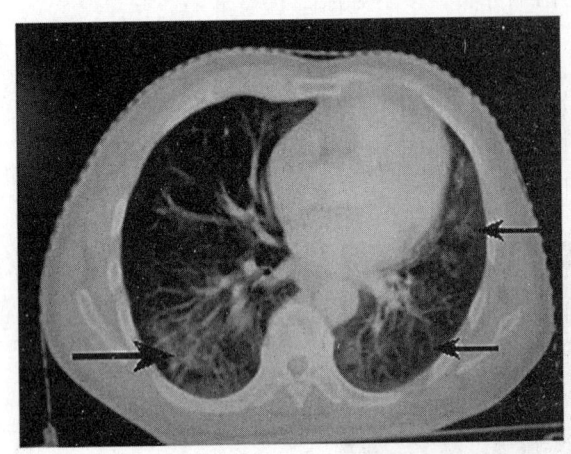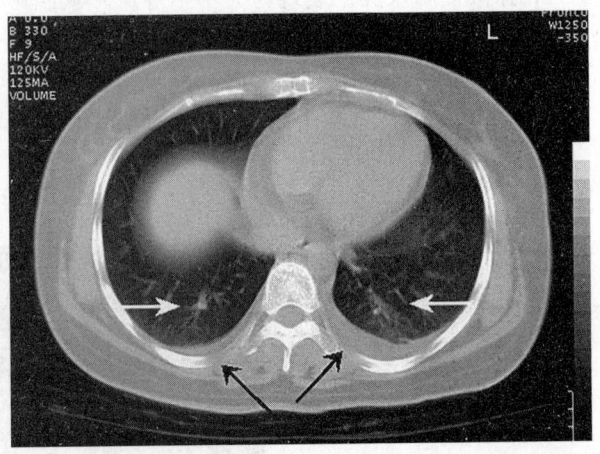

图10-2-15　急性氯气中毒患者CT

示两下肺有斑片状边缘模糊影，提示肺水肿的存在。

三、特殊表现

可出现胸腔积液。

四、诊断分析

1. 有毒气体吸入史
2. CT显示有支气管炎及肺水肿的表现，部分可以出现胸腔积液。

蒋建文　张在其

第十六节　急性主动脉夹层

一、文字表述

主动脉管腔大小正常或扩大，主动脉壁钙化且向管腔内移位，CT增强表现为主动脉呈增强密度、被一分离的内膜隔成两个腔，即真腔与假腔，CT偶见内膜破口，即真腔靠假腔侧有一尖角状突出或内膜中断。通常假腔较小，显影较清，并可见腔内血栓形成。二维重建可显示夹层起止点、长度、范围、撕裂的类型和小内膜破口。

二、图像印证

如图10-2-16所示。

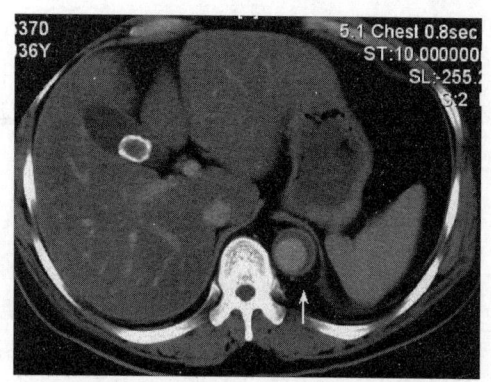

图 10-2-16　急性主动脉夹层 CT 增强
腹主动脉被一分离的内膜隔成两个腔，即真腔与假腔，真腔呈增强密度。

三、特殊表现

CT 偶见内膜破口，即真腔靠假腔侧有一尖角状突出或内膜中断。

四、诊断分析

1. 临床多有突发急剧的胸背疼痛病史。
2. CT 增强的特殊表现可确诊。

蒋建文　张在其

第十七节　急性肺栓塞

一、文字表述

CT 平扫表现为患者肺动脉干内有高密度或低密度病灶，前者为新鲜血栓，后者为陈旧性血栓，栓塞血管分布的肺区 CT 值减低，提示该区血管减少。增强 CT 扫描比平扫更为重要，可见肺动脉内血栓呈条状或不规则充盈缺损区，该处 CT 值比其他部位低，患支肺动脉可有扩张，肺实变可在 3～10 d 内吸收。心功能不良者，由于肺静脉高压，侧支循环血量减少，易发生梗死。

二、图像印证

如图 10-2-17 所示。

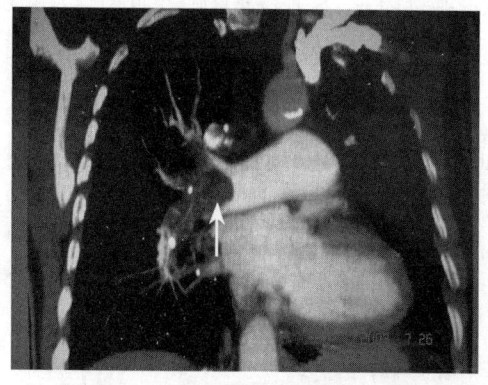

图 10-2-17　急性肺栓塞增强 CT 扫描
见右侧肺动脉内血栓呈不规则充盈缺损区。

三、特殊表现

有时肺血管内血栓影显示不明显，仅见栓塞血管分布的肺区 CT 值减低，提示该区血管减少，或仅显示以胸膜为基底的楔形致密影。

四、诊断分析

1. 临床常有下肢、骨盆深静脉的血栓病，心脏病等。
2. 典型 CT 征象。

蒋建文　张在其

第十八节　急性心包炎

一、文字表述

心包脏壁层分开，心包腔宽度增加，其内呈现水样密度，增强后心包内液体无强化。

二、图像印证

如图 10-2-18 所示。

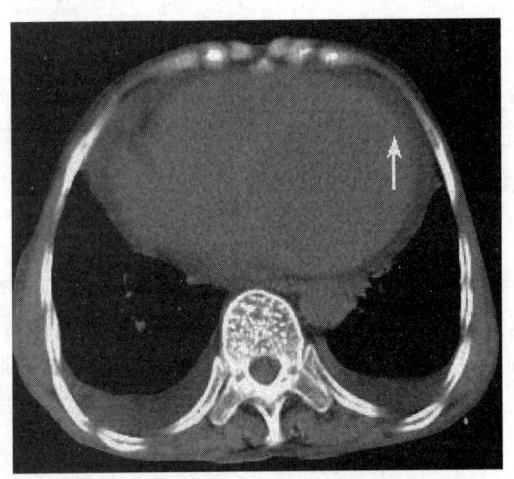

图 10-2-18　急性心包炎
心包脏壁层分开，心包腔宽度增加，其内呈现水样密度。

三、特殊表现

有时少量积液显示不清，此时增强扫描可将心脏与积液影区分开。

四、诊断分析

1. 临床有心包填塞征。
2. 典型 CT 征象。

蒋建文　张在其

第十九节　肝包膜下血肿

一、文字表述

在肝脏边缘呈半月形或棱形透镜样低密度或等密度影，界限清楚，紧贴肝包膜伴肝表面受压变平。血肿早期因红细胞破裂血红蛋白量高，CT 平扫可为高密度，CT 值高达 70～80 Hu。随时间推移，血肿密度逐渐由高密度演变成低密度，边缘更加清晰。

二、图像印证

如图 10-2-19 所示。

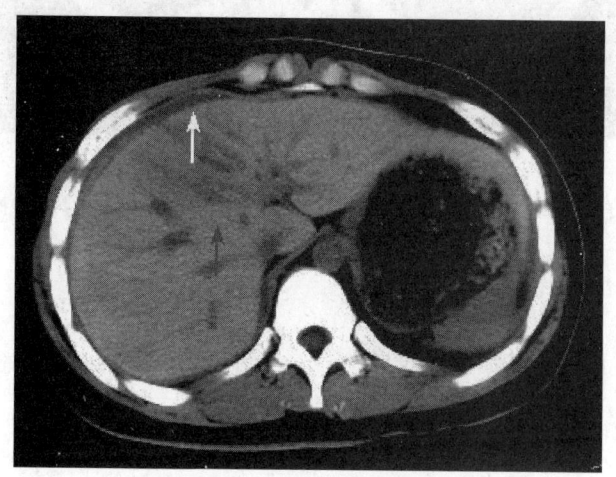

图 10-2-19　肝包膜下血肿

肝脏边缘呈半月形低密度影；肝内尚见低于肝实质密度的界限不清病灶，为肝挫伤。

三、特殊表现

积血少，处于等密度期时，有时与肝实质密度难以区分，必要时增强扫描可区分开。

四、诊断分析

1. 外伤史。
2. 典型 CT 表现可诊断。

蒋建文　张在其

第二十节　肝　挫　伤

一、文字表述

呈低于肝实质密度的界限不清病灶，这是由于充血、水肿、坏死和胆汁外渗所致。

二、图像印证

如图 10-2-20 所示。

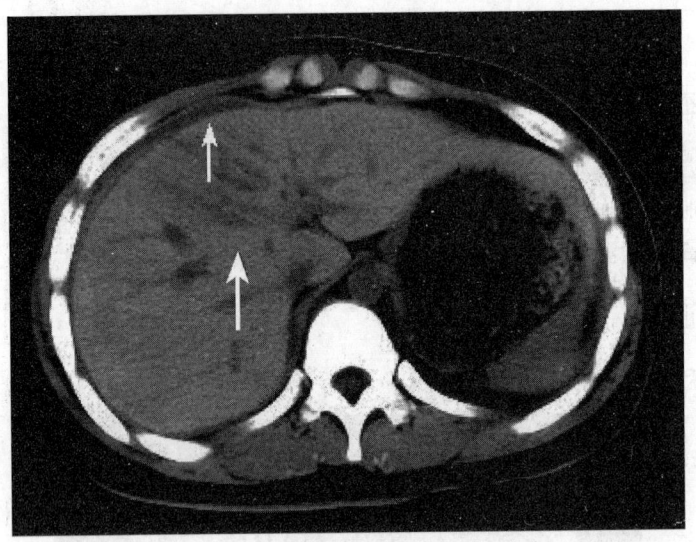

图 10-2-20　肝挫伤

肝内见低于肝实质密度的界限不清病灶；肝脏边缘呈半月形低密度影，为肝包膜下血肿。

三、特殊表现

常可合并有肝包膜下血肿等其他外伤表现。

四、诊断分析

1. 外伤史。
2. 典型 CT 表现可诊断。

蒋建文　张在其

第二十一节　脾内血肿

一、文字表述

新鲜血肿呈圆形或不规则形等密度或稍高密度，血肿周围被脾实质包绕。增强扫描正常脾增强，而血肿无强化。陈旧性脾内血肿 CT 平扫为低密度灶，应与脾囊肿区别。

二、图像印证

如图 10-2-21 所示。

三、特殊表现

积血少，处于等密度期时，有时与脾实质密度难以区分，必要时增强扫描可区分开。

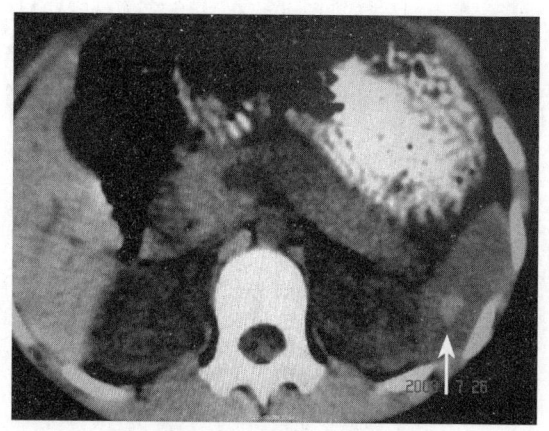

图 10-2-21　脾内血肿

呈圆形高密度灶，血肿周围被脾实质包绕。

四、诊断分析

1. 外伤史。

2. 典型 CT 表现可诊断。

蒋建文　张在其

第二十二节　肾包膜下血肿

一、文字表述

1. 肾包膜下梭形高密度血肿，肾受压。

2. 随访血肿密度减低。

3. 增强后血肿不强化。

二、图像印证

如图 10-2-22 所示。

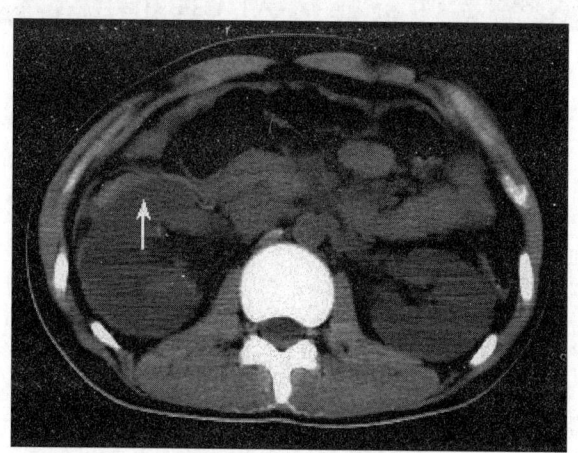

图 10-2-22　肾包膜下血肿

右肾包膜下梭形高密度灶。

三、特殊表现

常可合并有肾挫裂伤等其他外伤表现。

四、诊断分析

1. 外伤史。
2. 典型 CT 表现可诊断。

蒋建文　张在其

第二十三节　肾挫伤及肾内血肿

一、文字表述

肾挫伤的 CT 表现为肾实质内低密度灶，肾体积可增大。肾内血肿表现为肾内局灶性不规则高密度影，增强后为相对低密度灶。

二、图像印证

如图 10-2-23 所示。

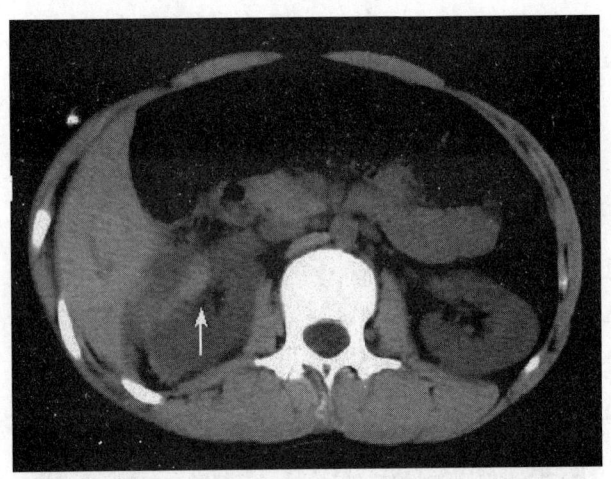

图 10-2-23　肾内血肿
右肾内局灶性不规则高密度灶。

三、特殊表现

常可合并有肾包膜下血肿等其他外伤表现。

四、诊断分析

1. 外伤史。
2. 典型 CT 表现可诊断。

蒋建文　张在其

第二十四节　胃肠道穿孔

一、文字表述

胃肠道外腹膜腔内有气体灶。肠系膜密度局限性或普遍性增高，边界不清。口服对比剂后CT可能显示对比剂进入腹膜腔，甚至形成游离的空气对比剂液平面。通常CT较难显示穿孔的确切部位。

二、图像印证

如图10-2-24所示。

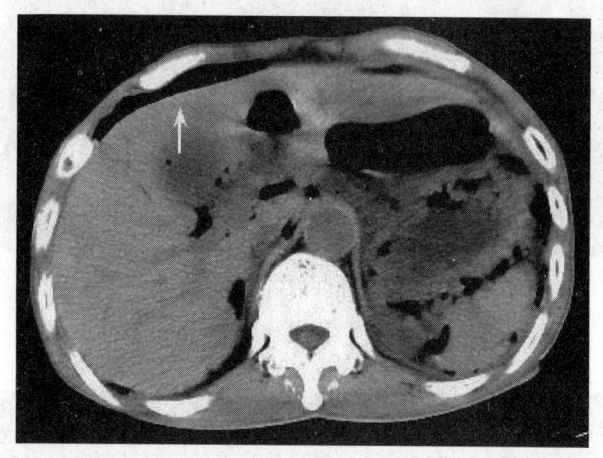

图10-2-24　胃肠道穿孔

肝前缘见有气体灶。

三、特殊表现

有的胃肠道穿孔部位与小网膜囊相通，则仅表现有小网膜囊内积气。

四、诊断分析

1. 常有胃溃疡、十二指肠溃疡病史或外伤史，CT见胃肠道外腹膜腔内有气体灶可确诊。
2. 鉴别诊断。

与其他原因所致腹腔内积气相鉴别，如腹腔手术后的几天内腹腔气体残留及腹腔内产气杆菌感染所致腹腔内积气。

蒋建文　张在其

第二十五节　急性消化道出血

一、文字表述

1. 肿瘤所致的出血，CT可以发现胃肠道肿瘤。

2. 肝脾破裂出血，腹腔内可见较高密度积液，常在肝脾周围显示条状较高密度区。

二、图像印证

如图 10-2-25 和图 10-2-26 所示。

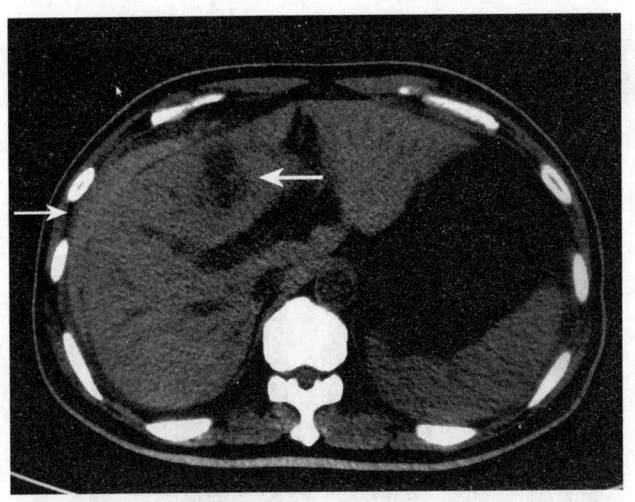

图 10-2-25　原发性肝癌患者突发右肝区疼痛
CT 平扫示右肝前叶低密度灶，肝脾周围显示条状较高密度灶。

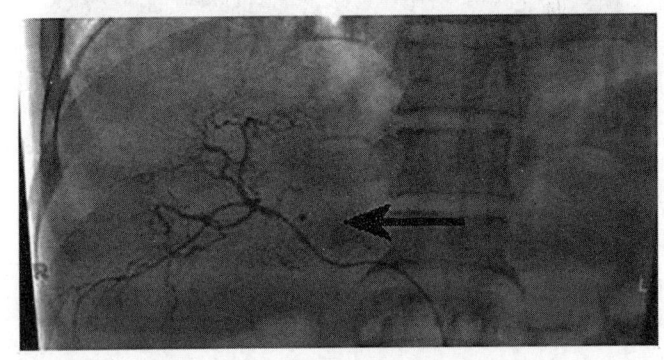

图 10-2-26　患者行选择性肝动脉造影
右肝近肝门区有造影剂滞留，提示有原发性肝癌破裂出血，行介入栓塞术，出血控制。

三、特殊表现

偶可发现有肿瘤所致肠套叠、肠梗阻表现。

四、诊断分析

1. 大便隐血阳性。
2. 胃肠镜发现有肿瘤、溃疡并有出血。
3. CT 可以发现胃肠道肿瘤。肝脾肿瘤破裂出血，腹腔内还可见较高密度积液。

蒋建文　张在其

第二十六节　肝　脓　肿

一、文字表述

1. 平扫呈圆形或卵圆形低密度区，边界清楚或模糊，中心见更低密度灶，CT值为10～30 Hu。

2. 脓腔周围有不同密度的环形影，称环征或靶征，可以是单环、双环或三环。

3. 单房或多房性低密度灶构成"花瓣状"或"蜂房状"，是早期肝脓肿多个脓腔相通、融合的结果。

4. 脓腔内出现小气泡或气液面，占20%，具有决定性诊断价值。

5. 脓肿壁及脓腔内分隔有明显增强。

二、图像印证

如图10-2-27所示。

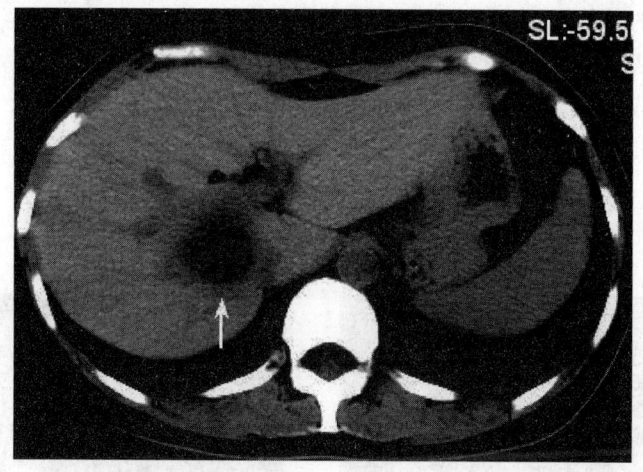

图 10-2-27　肝脓肿平扫
右肝内见圆形低密度区，边界清楚，周围见稍低密度水肿灶围绕。

三、特殊表现

1. 脓肿早期或蜂窝组织炎阶段，呈斑片状或多个小液化灶状低密度区，边缘模糊，灶周偶见环形水肿带。

2. 病灶呈不均匀性强化，无明确脓腔形成，略呈蜂窝状。应结合US检查准确率明显提高。

四、诊断分析

1. 肝脓肿典型CT表现。

2. 临床有感染性中毒症状。

3. 治疗后病变液化、缩小、吸收。

4. 鉴别诊断。肝脓肿早期尚未形成脓腔时需与肝癌相鉴别，两者均为低密度区，前者临床表现有血象高等急性中毒症状，而后者无。后者常伴有肝硬化的表现，甲胎蛋白增高等。

蒋建文　张在其

第二十七节　急性胰腺炎

一、文字表述

（一）急性水肿性胰腺炎

胰腺弥散性或局限性肿大，边缘模糊，轮廓不清。胰腺由于水肿和灶性坏死呈现密度减低区。肾前间隙及小网膜内有炎性积液，CT值略高于水的密度。胰内也可见局限性潴留液或伴肾前筋膜增厚。仍有小部分急性胰腺炎仅有一过性水肿，随后完全恢复，故CT检查10%～30%胰腺表现正常。

（二）急性出血坏死性胰腺炎

1. 胰腺内出血性高密度灶，CT值＞60 Hu。

2. 蜂窝织炎表现。炎性软组织块，坏死低密度物和胰周弥散性炎性水肿呈混杂性密度影。

3. 胰腺脓肿为严重的并发症，表现为CT值较高的软组织肿物、增强扫描脓肿壁强化和22%的病例腔内有气泡影为本症的特征。

4. 胰腺的假性囊肿是胰腺炎另一并发症，呈圆形、类圆形或多房样囊性块，CT值为0～15Hu。多见于胰腺外小网膜囊或腹膜后肾周间隙。

二、图像印证

如图10-2-28和图10-2-29所示。

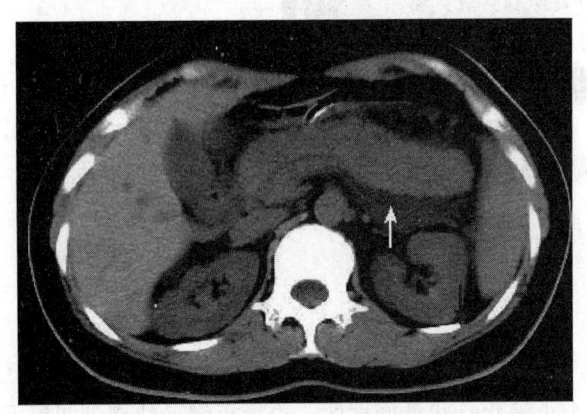

图10-2-28　急性水肿性胰腺炎

胰腺弥散性肿大。

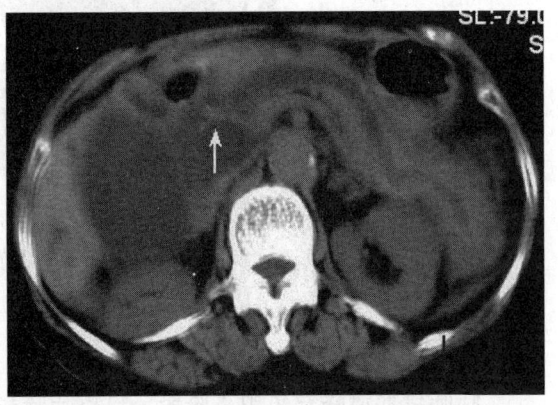

图10-2-29　急性出血坏死性胰腺炎

胰腺广泛性增大，胰头见混杂密度灶，胆道及胰管明显扩张。

三、特殊表现

局限性急性胰腺炎，病变局限，胰腺局部肿大。

四、诊断分析

1. 急性胰腺炎CT表现。

2. 临床病情急重，血、尿淀粉酶增高。

蒋建文　张在其

第二十八节　急性阑尾炎

一、文字表述

（一）无并发症的阑尾炎 CT 表现

1. 阑尾壁均匀环状增厚，外壁边缘模糊。

2. 阑尾腔闭塞或明显扩张，扩张的阑尾位于盆腔时可误为小肠肠袢。腔内有脓液积聚，CT 值介于水与软组织之间。

3. 腔内可有结石，结石呈环状或均质性钙化影，单个或多个。

4. 盲肠周围脂肪密度增高或呈条状高密度影，盲肠外壁模糊。

5. 急性坏疽性阑尾炎，其扩张阑尾腔内有积气。

（二）有并发症的阑尾炎 CT 表现

1. 阑尾穿孔 CT 表现为阑尾周围有软组织密度的块影，可使盲肠或相邻的小肠移位，为阑尾周围蜂窝组织炎所致。如炎性组织坏死液化则形成脓肿，阑尾周围脓肿呈环状或不规则形相对低密度影，可发生在右肾旁间隙、升结肠旁沟或其后方，或肝肾隐窝、小肠系膜、膈下及腹壁等处。慢性阑尾脓肿壁较厚而不规则，若位于髂窝部，可引起相邻处的骨膜炎及骨质增生。

2. 不常见的并发症有肝脓肿和门静脉炎。门静脉炎又名门脉脓毒症，是阑尾炎的严重并发症。CT 表现似门静栓塞，增强扫描门静脉扩张。

二、图像印证

如图 10-2-30 所示。

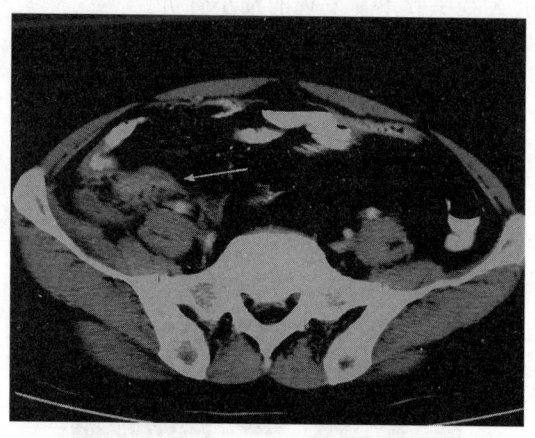

图 10-2-30　急性阑尾炎
阑尾壁均匀环状增厚，外壁边缘模糊。

三、特殊表现

部分阑尾炎患者常仅见上述 CT 改变 1～2 项，且改变轻微，此时需结合临床考虑。

四、诊断分析

1. CT 表现。

2. 临床表现有转移性右下腹疼痛、血象高等。

3. 鉴别诊断。

（1）盲肠憩室炎。其临床和 CT 表现均类似阑尾炎，但有两点不同：一是炎性病变位置在盲肠基部上方数厘米范围以内；二是盲肠壁呈偏心性增厚和壁内的脓肿。

（2）阑尾黏液囊肿。阑尾黏液囊肿是含黏蛋白的新生物，其临床病理包括黏膜的增生、黏蛋白囊腺瘤和囊腺癌。CT 表现为位于盲肠基部，边缘锐利的水样密度的囊性肿块，其周围和盲肠周围均无炎症征象，盲肠外壁清楚可与阑尾周围脓肿鉴别。

（3）盲肠新生物穿孔。盲肠癌或淋巴瘤穿孔，CT 可见一个大的软组织密度肿块位于盲肠区，且常有肝或腹膜后淋巴结转移。

蒋建文　张在其

第二十九节　骨关节外伤

一、文字表述

1. 可清晰显示骨折断端情况，特别是了解碎骨片及其移位情况。

2. 对脊柱椎体的外伤，不仅能发现骨折情况，还可判定骨折是否累及椎管，压迫脊髓情况。

3. 可显示邻近软组织有无血肿、异物及内脏损伤情况。

4. 三维 CT 重建可以显示 X 线平片不易发现的细小骨折。

二、图像印证

如图 10-2-31 所示。

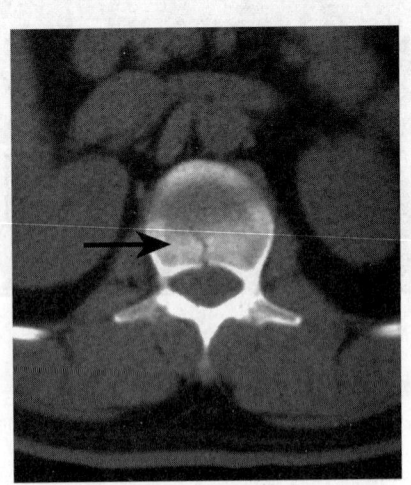

图 10-2-31　腰椎椎体裂隙

腰椎椎体见多条线样低密度灶。

三、特殊表现

椎体轻度压缩性骨折，有时仅表现椎体骨纹紊乱、密度增高，未见骨折线。

四、诊断分析

1. 外伤史。
2. CT发现骨折征象。

蒋建文　张在其

第三章 MRI 检查在急危重病临床中的应用

第一节 脑 梗 死

一、文字表述

1. 超急性期脑梗死在常规序列上无明显异常，仅弥散加权成像呈高信号，脑灌注明显减低。

2. 呈楔形，累及灰、白质，边界清晰，T_1WI 呈低信号，T_2WI 及液体衰减反转恢复序列呈高信号。

3. 与闭塞血管供血区域一致。

二、图像印证

如图 10-3-1 所示。

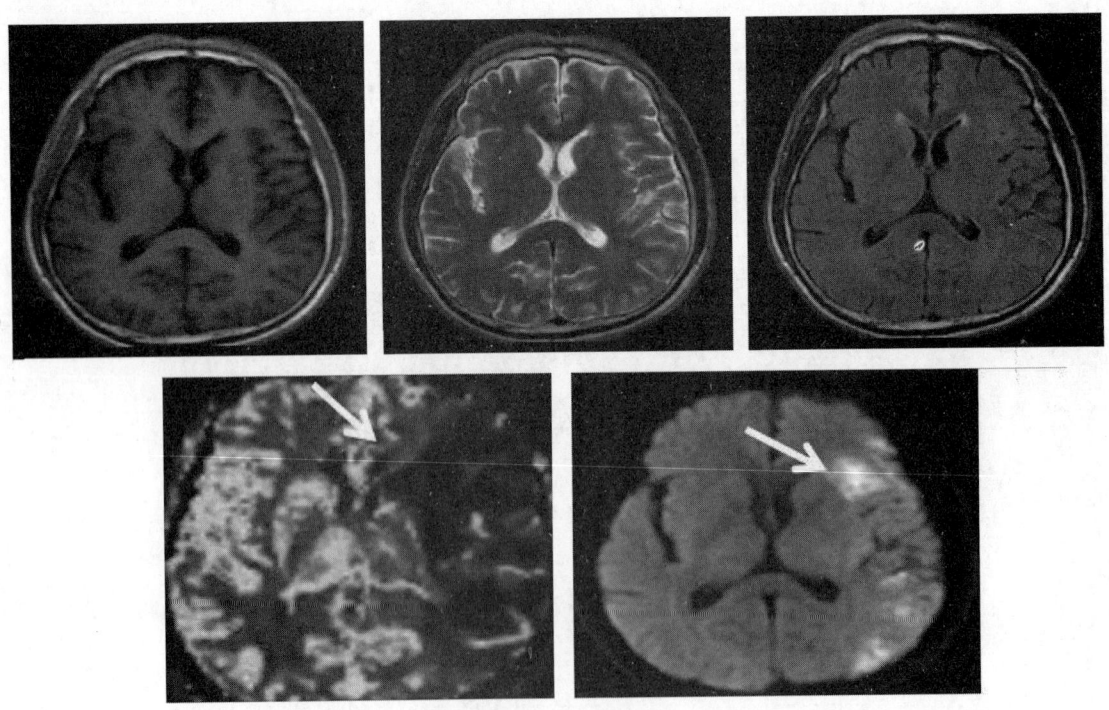

图 10-3-1 脑梗死

左侧额颞枕叶 T_1WI、T_2WI 信号正常，液体衰减反转恢复序列信号稍增高，弥散加权成像呈楔形高信号影，累及灰白质，ASL 伪彩图显示左侧大脑中动脉供血区呈低灌注。

三、特殊表现

超早期脑梗死弥散加权成像表现高信号，灌注减低。一般由脑内大血管狭窄或闭塞所致；发病时间超过 6 h 后，细胞毒性水肿将逐渐演变成血管源性水肿，常规 MRI 扫描能显示异常信号影；弥散加权成像对病灶小、位于后循环区域的梗死灶可能漏诊。

四、诊断分析

1. 突发意识障碍，结合弥散加权成像或常规 MRI 检查可明显诊断。

2. 鉴别诊断。与线粒体脑肌病鉴别，后者发病年龄小，病变以灰质为主，白质也可受累，新旧病灶并存，呈游走性，与脑动脉供血区无关联，MRS 显示特异性升高的乳酸峰。

易文中　张在其

第二节　颅内动脉瘤

一、文字表述

1. MRI 呈圆形或椭圆形流空信号，边界清楚。

2. 磁共振血管造影示局限性囊状扩张，呈高信号，与载瘤动脉相连。

3. 好发于大脑 Willis 环周围。

二、图像印证

如图 10-3-2 所示。

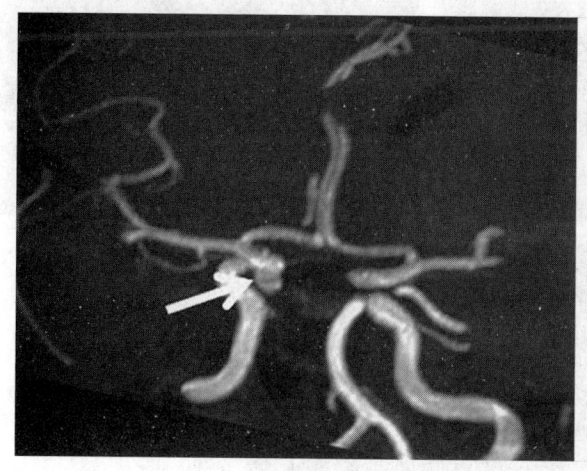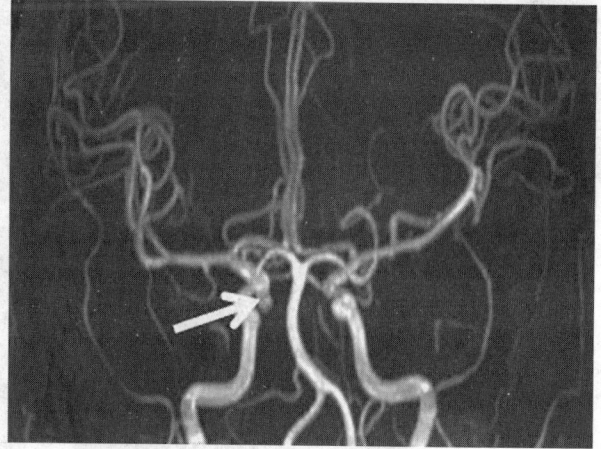

图 10-3-2　颅内动脉瘤 MRI 及磁共振血管造影重建图

右侧颈内动脉 C4 段局部管腔呈囊袋样突出。

三、特殊表现

少数较大的动脉瘤可压迫，产生相应的临床症状；瘤内可含血栓呈分层状改变和含铁血黄素等。

四、诊断分析

1. 未破裂动脉瘤无临床症状，常体检发现，常规 MRI 及磁共振血管造影检查可发现大多数动脉瘤。

2. 鉴别诊断。血管畸形，后者可见粗大的供血动脉及引流静脉、畸形的毛细血管团。

易文中　张在其

第三节　脑　脓　肿

一、文字表述

1. 脓肿壁呈 T_1WI 等、低信号，T_2WI 低信号，脓液呈 T_1WI 低信号、T_2WI 高信号，弥散加权成像呈高信号，增强后脓壁呈环形强化。

2. 周围明显水肿。

3. 有占位效应。

二、图像印证

如图 10-3-3 所示。

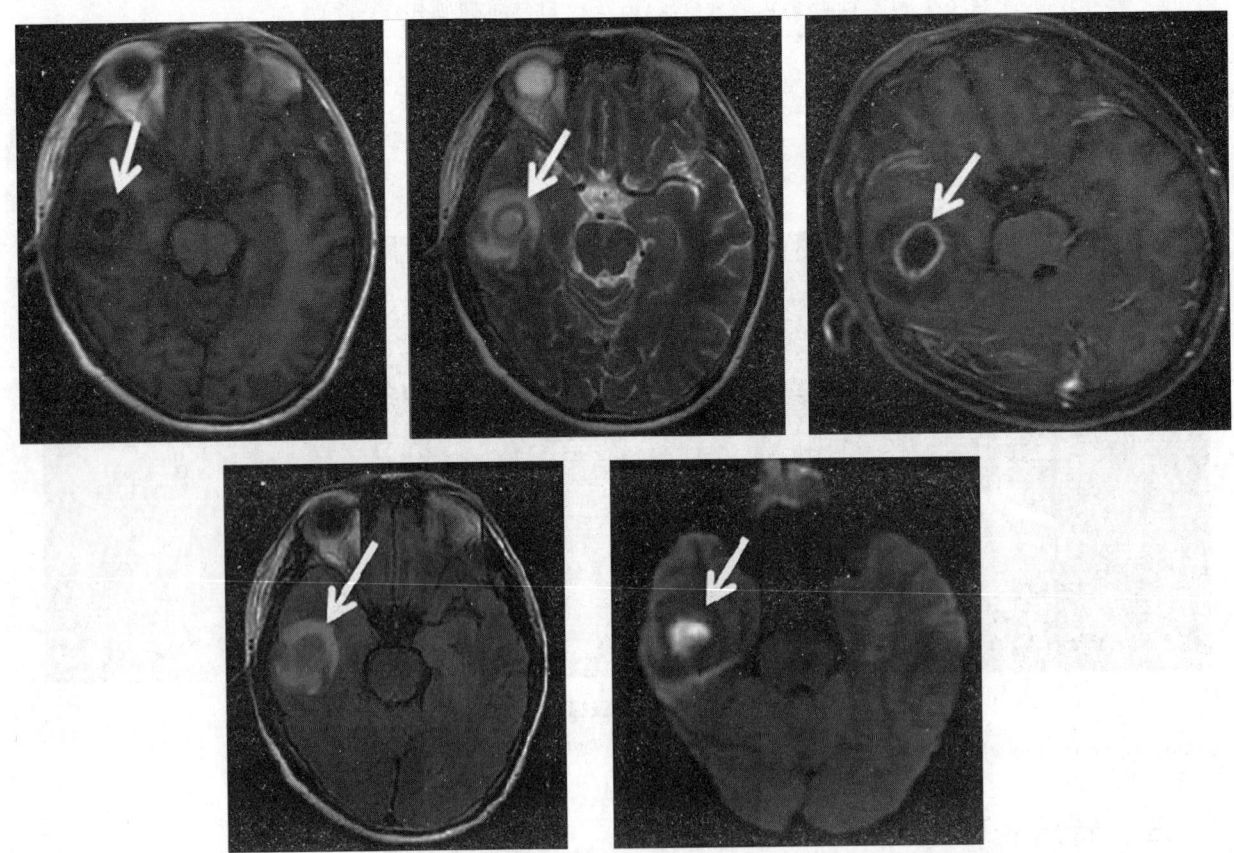

图 10-3-3　脑脓肿

脓肿壁呈 T_1WI 等 T_2WI 稍低信号，囊内呈 T_1WI 低 T_2WI 高信号，弥散加权成像示脓肿内部弥散受限，增强后呈环形强化。

三、特殊表现

急性脑炎期，边界不清，常表现为 T_1WI 低 T_2WI 高信号，增强斑片状轻中度强化，弥散加权成像无特异性表现。

四、诊断分析

1. 有急性感染症状，有颅高压、局部占位体征等，常规 MRI 及弥散加权成像、增强检查可发现病灶，结合临床实验室检查可明确诊断。

2. 鉴别诊断。与胶质瘤、转移瘤等鉴别，胶质瘤 MRI 表现为环形强化，肿瘤厚薄不均，形态不规则，可有钙化；转移瘤常多发、有原发肿瘤的病史等；肿瘤性病变弥散加权成像常表现为病灶边缘弥散受限。

易文中　张在其

第四节　脑挫裂伤

一、文字表述

1. 病灶内出血与水肿混杂，MRI 表现变化较大，T_1WI 和 T_2WI 呈高、低混杂信号，液体衰减反转恢复序列提高诊断可靠性。

2. 占位效应明显。

3. 以额颞叶多见，病情与其部位、范围和程度有关。

二、图像印证

如图 10-3-4 所示。

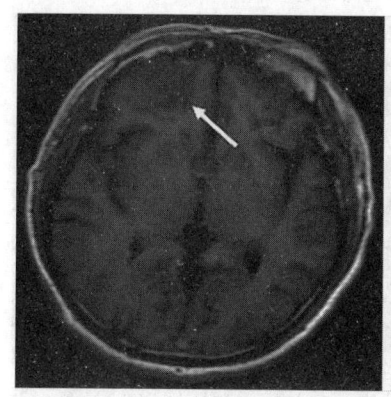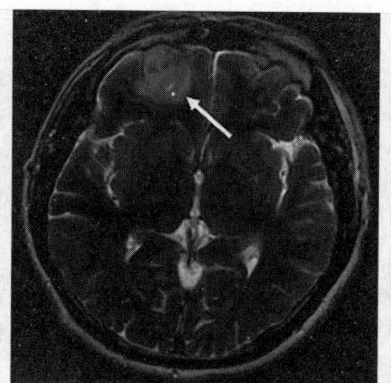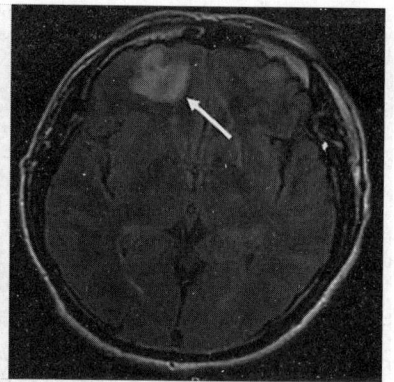

图 10-3-4　脑挫裂伤
双侧额叶点片状异常信号影，T_1WI 呈稍低信号，T_2WI 及液体衰减反转恢复序列呈稍高信号。

三、特殊表现

可同时合并硬脑膜下血肿、硬脑膜外血肿及局部蛛网膜下腔出血等。

四、诊断分析

1. 脑外伤史，MRI 示脑实质内水肿信号及不同期龄的血肿信号。

2. 鉴别诊断。需与出血性脑梗死鉴别，后者无外伤史，多有高血压病史。

易文中　张在其

第五节　弥散性轴索损伤

一、文字表述

1. 弥漫性轴索损伤指头部遭受加速性旋转暴力时因剪切力损伤造成脑实质撕裂，是一种严重的致命伤。病理主要表现为轴索断裂轴浆溢出，呈多灶性出血、水肿。多位于脑灰白质交界处、胼胝体、大脑脚和脑干等特殊部位。

2. 临床表现重，伤后即刻意识障碍，生命体征紊乱，少数可持续深昏迷，甚至成为植物人、死亡。

3. MRI 表现。

(1) 弥散性脑肿胀：双侧大脑半球皮髓质交界处出现模糊不清的长 T_1、长 T_2 信号，液体衰减反转恢复序列呈斑点状不均匀高信号。

(2) 急性期出血灶 T_1WI 为等信号，T_2WI 和 SWI 为低信号，以 SWI 最为敏感，多为 $1\sim5$ mm，不对称，散在分布。

(3) 可合并其他损伤，如蛛网膜下腔出血或脑室出血。

二、图像印证

如图 10-3-5 所示。

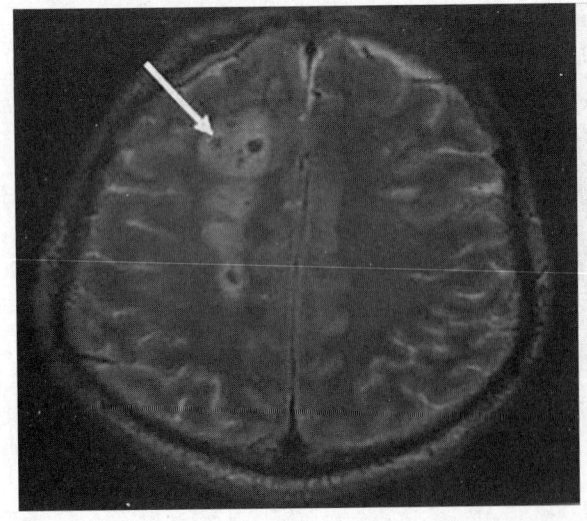
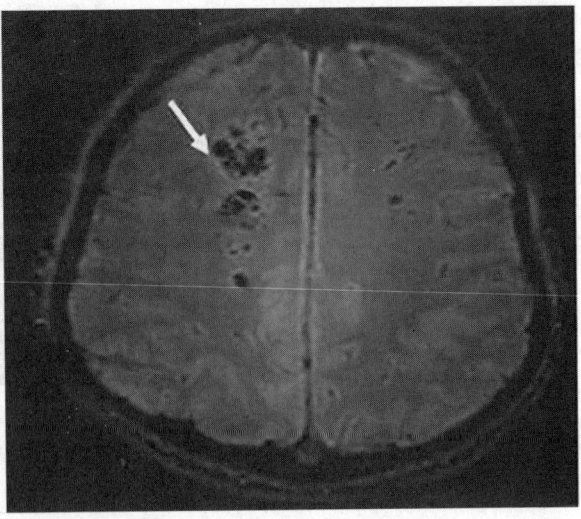

图 10-3-5　弥散性轴索损伤

T_2WI 示双额顶叶灰、白质交界区斑片状长 T_2 异常信号，其内混杂点状低信号（出血）；GRE-T_2WI 显示更多斑点状低信号（出血）。

三、特殊表现

MRI 对 DAI 组织水肿的敏感性高，特别是液体衰减反转恢复序列及弥散加权成像比及弥散加权成像比常规 T_2 的敏感性更高。

四、诊断分析

1. 有剪切伤史，病情与 MRI 表现不一致，临床症状重，MRI 表现轻，MRI 示大脑皮髓质交界处水肿信号呈模糊不清的长 T_1、长 T_2 信号，SWI 序列可显示点状低信号微出血灶。

2. 鉴别诊断。需与脑挫裂伤和弥散性脑水肿鉴别。

（1）与脑挫裂伤鉴别：DAI 出血部位与外力作用无关，出血好发于胼胝体、皮髓交界区、脑干、小脑等处，呈类圆形或斑点状，直径多＜2 cm；脑挫裂伤出血多见于着力或对冲部位，呈斑片状或不规则形，直径可＞2 cm，常累及皮质。

（2）弥散性脑水肿：MRI 均见广泛脑白质长 T_1、长 T_2 信号，细胞毒性水肿弥散加权成像可呈高信号，病变对称分布，结合病史可鉴别。

易文中　张在其

第六节　高血压性脑出血

一、文字表述

高血压性脑出血是非外伤性脑实质内血管破裂引起的出血。常见病因为高血压性脑出血，常发生在基底节区随着时期不同，各期信号不一样。

1. 超急性期（＜6 h）。血肿内的红细胞形态完整，主要含有氧合血红蛋白，3 h 后出现灶周水肿。MRI 表现：血肿 T_1WI 呈等信号，T_2WI 呈稍高或高信号，弥散加权成像呈高信号。

2. 急性期（7～72 h）。红细胞萎缩脱水，血肿凝结，氧合血红蛋白逐渐变成脱氧血红蛋白，灶周水肿加重。MRI 表现：T_1WI 呈等或略低信号，T_2WI 为低信号，液体衰减反转恢复序列呈低或等信号，水信号被抑制，弥散加权成像呈不均匀信号影，可伴有灶周不同程度的水肿。

3. 亚急性期（3～14 d）。随时间推移，从血肿外围向中心发展，红细胞的脱氧血红蛋白转变为高铁血红蛋白，亚急性晚期（7～14 d），红细胞溶解、碎裂，高铁血红蛋白释放到细胞外，血肿周围可见炎性反应。MRI 表现：T_1WI、T_2WI 均为高信号。

4. 慢性期（＞14 d）。血肿周围水肿逐渐消退，胶质细胞增生巨噬细胞吞噬含铁蛋白，含铁血黄素沉积，变性坏死组织清除，缺损部分由胶质细胞和胶原纤维形成瘢痕。血肿大时则留下囊腔，里面为棕黄色的血红蛋白产物和液体。MRI 表现：T_1WI、T_2WI 表现为高信号血肿周围包绕低信号环带，血肿较小时可充分吸收，较大时形成软化灶。

二、图像印证

如图 10-3-6 所示。

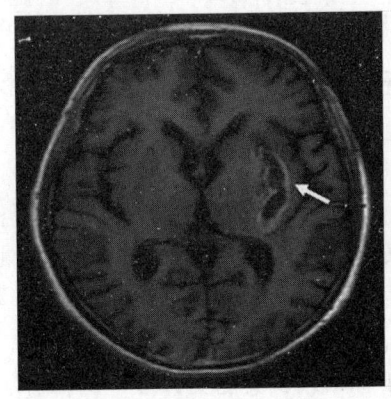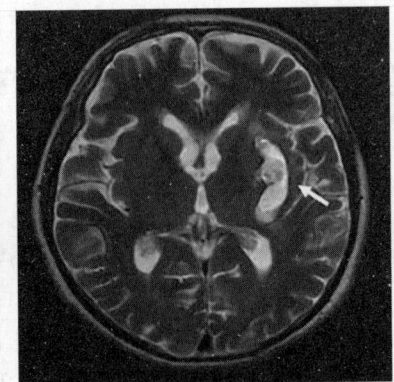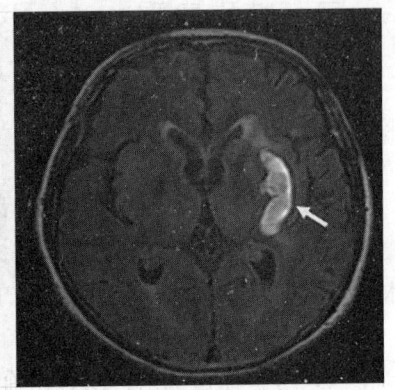

图 10-3-6　高血压性脑出血

左侧基底节区见长条状异常信号影；T₁WI呈中央稍低信号，边缘稍高信号；T₂WI及液体衰减反转恢复序列呈高信号。

三、特殊表现

随着时期不同，各期信号不一样，超急性期DWI呈高信号，急性期弥散加权成像呈不均匀信号影，亚急性期 T_1WI、T_2WI 均为高信号，慢性期含铁血黄素沉积，T_1WI、T_2WI 表现为高信号血肿周围包绕低信号环带。

四、诊断分析

1. 高血压病史加MRI典型改变。

2. 鉴别诊断。其他原因所致血肿；部位不定，MRI表现相似，增强扫描常可发生出血原因。

易文中　张在其

第七节　外伤性脑内血肿

一、文字表述

1. 外伤性颅内血肿是颅脑外伤引起脑出血达到一定量时的血肿（＞30 mL）；浅部血肿均来自脑挫裂伤病灶，血肿位于病灶附近或病灶之中；深部血肿多见于老年人，脑表面可无明显挫伤。血肿形成数天后开始软化分解，局部出现结缔组织和胶质组织增生，以前者为主。数周后血肿可见假包膜形成，以后逐渐分解吸收，遗留残腔。周围常见胶质增生。

2. 临床表现以进行性意识障碍加重为主，与急性硬脑膜下血肿甚相似。血肿大者，可出现脑疝症状及神经功能障碍等。

3. MRI表现。出血各期信号同高血压性脑出血。

（1）急性期血肿：T_1WI 呈等信号，T_2WI 呈稍高信号，周围见不同程度的水肿，血肿较大时有占位效应。

（2）亚急性血肿：T_1WI、T_2WI 及液体衰减反转恢复序列均呈高信号。

（3）慢性期血肿（数周至数月）：T_1WI、T_2WI 示血肿周围出现低信号环带，中央仍为高信号，但信号逐渐降低。

二、图像印证

如图 10-3-7 所示。

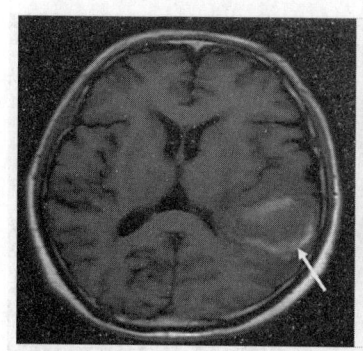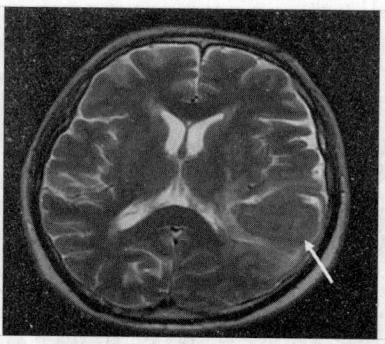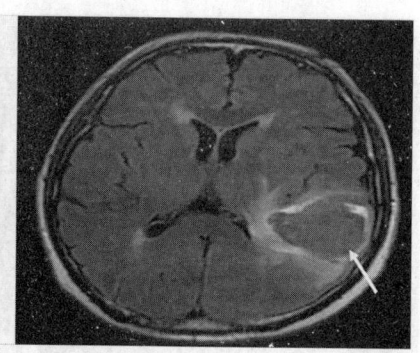

图 10-3-7　外伤性脑内血肿

左侧颞叶见团块状异常信号影；T_1WI 呈中央低信号，其周见高信号；T_2WI 示低信号，液体衰减反转恢复序列示等、稍低信号，其周可见长 T_1、长 T_2 水肿信号影。

三、特殊表现

可合并有脑挫裂伤、骨折等其他脑外伤表现。

四、诊断分析

1. 脑外伤史加典型表现可诊断，对慢性期血肿、老年人深部血肿要详细询问病史才能做出诊断。
2. 鉴别诊断。与颅内肿瘤伴出血鉴别，后者病史长，出血伴有肿块影，增强扫描肿瘤实质明显强化。

易文中　张在其

第八节　蛛网膜下腔出血

一、文字表述

急性期蛛网膜下腔出血的诊断，首选 CT 检查。CT 检查为阴性的患者，可行 MRI 液体衰减反转恢复序列和 SWI 序列扫描，3D CUBE-FLAIR 序列较 CT 显示的病变范围更广泛，适于显示因线束硬化和部分容积效应引起的 CT 难以检出的、后颅凹及颅底部位的或出血量较少的蛛网膜下腔出血。对于亚急性期和慢性期蛛网膜下腔出血的诊断，首选 MRI GRE- T_2WI 序列检查，尤其是 SWI 序列较 CT 具有绝对的优势，能更好地显示颅内微出血灶。表现：①脑沟、池内异常信号影。②脑沟因血液扩散而呈"羽毛状"异常信号影。③随访可见病灶消失很快。

二、图像印证

如图 10-3-8 所示。

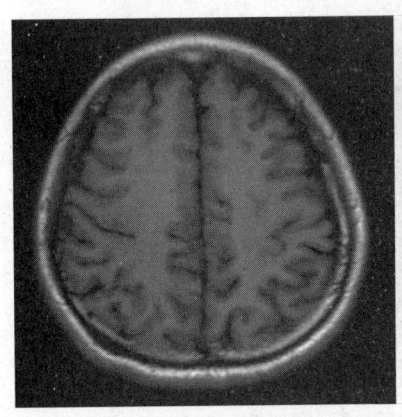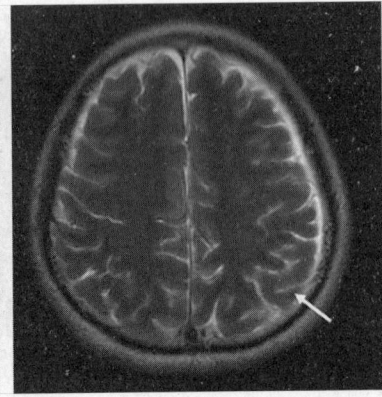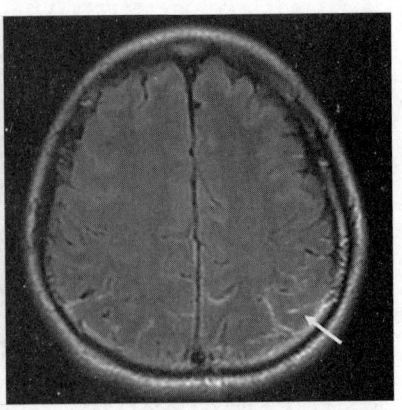

图 10-3-8　蛛网膜下腔出血横断位示

双侧顶叶脑沟内 T_1WI 呈稍低信号，T_2WI 呈稍高信号，液体衰减反转恢复序列呈稍高信号。

三、特殊表现

在 $GRE\text{-}T_2WI$ 和 SWI 序列扫描可表现为沿脑沟分布的低信号，在液体衰减反转恢复序列则显示脑沟、脑裂、脑池内弧形或线状高信号，可合并有脑挫裂伤、骨折等其他脑外伤表现。

四、诊断分析

1. 脑外伤史加典型表现可诊断。

2. 鉴别诊断。结核性脑膜炎患者的脑池内也有异常信号影，但无外伤史，短期随访无改变，增强示脑膜明显强化。

易文中　张在其

第九节　颅骨骨折

一、文字表述

1. 可见线形、不规则低信号骨折线，可见碎骨片，凹陷性骨折可见骨折向内陷入。

2. 颅缝分离。

3. 可合并颅内血肿等其他征象。

二、图像印证

如图 10-3-9 所示。

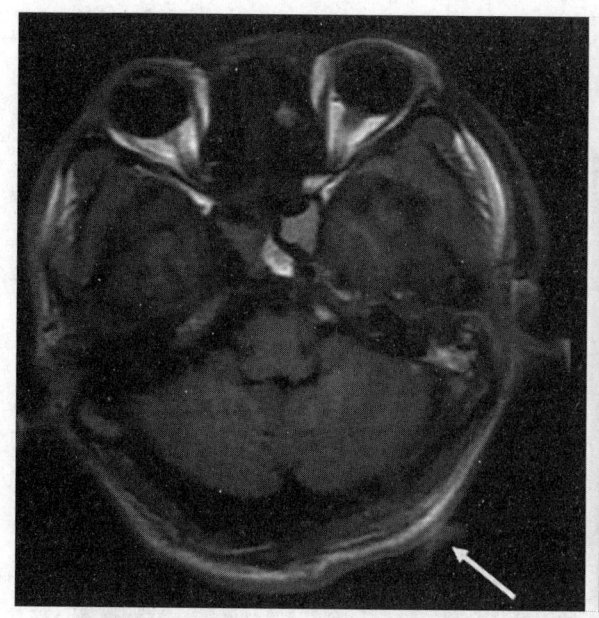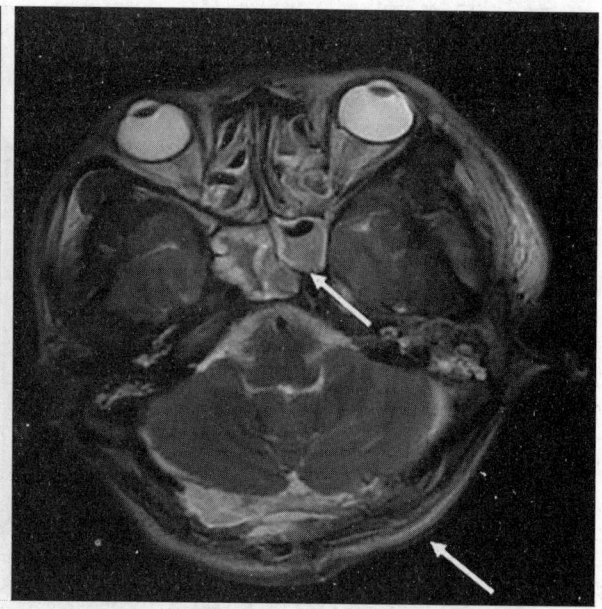

图 10-3-9　颅骨骨折

T₁WI 及 T₂WI 横断位示枕骨左侧见线样低信号影，枕骨呈术后改变，鼻旁窦积液。

三、特殊表现

可合并有脑挫裂伤等其他脑外伤表现。

四、诊断分析

1. 脑外伤史加典型表现可诊断。

2. 鉴别诊断。与颅缝鉴别，后者有特定的部位。

易文中　张在其

第十节　硬脑膜下血肿

一、文字表述

1. 颅骨内板下新月形或条状异常信号影。

2. 不同时期其信号不同。①急性期：由于脱氧血红蛋白的存在，T₁WI 呈新月形等或低信号，T₂WI 为略低信号。②亚急性期：T₁WI、T₂WI 均呈高信号。③慢性期：T₁WI 信号强度低于亚急性期但仍高于脑脊液，T₂WI 仍为高信号，液体衰减反转恢复序列呈高信号。

3. 占位征象明显。

4. 常合并脑挫裂伤或蛛网膜下腔出血。

二、图像印证

如图 10-3-10 所示。

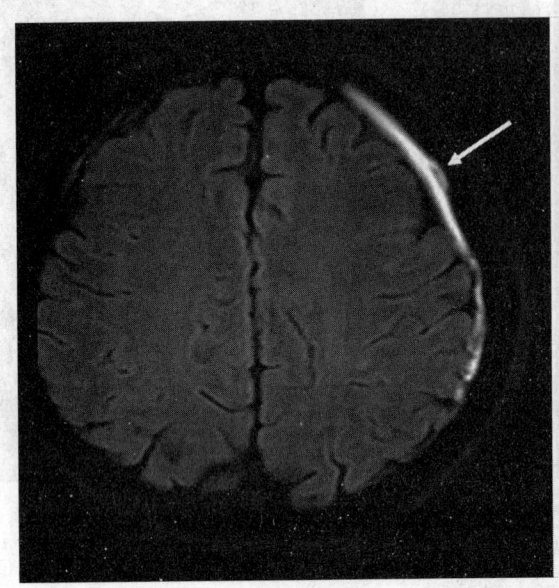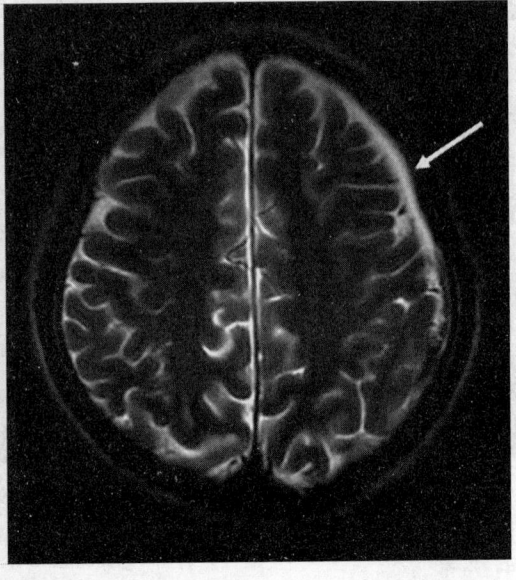

图 10-3-10　硬脑膜下血肿

T_1WI 及 T_2WI 横断位示左侧额顶骨板下见新月形高信号影

三、特殊表现

硬脑膜下血肿在液体衰减反转恢复序列表现为条弧状、月牙状高信号，与脑沟分界清晰。

四、诊断分析

1. 结合外伤史，加典型征象，如新月形，边界锐利，可跨越颅缝。
2. 鉴别诊断。硬脑膜外血肿，呈梭形，占位征象不明显，血肿局部骨折较常见。

易文中　张在其

第十一节　硬脑膜外血肿

一、文字表述

1. 颅骨内板下与脑表面之间"双凸镜样"或梭形，少数呈新月形，边缘锐利。
2. 血肿较局限，不超越颅缝，周围颅骨常有骨折。
3. 不同时期其信号不同。①急性期血肿：T_1WI、液体衰减反转恢复序列信号与脑实质相似，T_2WI 信号较低，各种序列上血肿内侧面可见低信号的硬脑膜，以 T_2WI 为明显。②亚急性血肿：T_1WI、T_2WI 均为高信号，SWI 呈低信号。③慢性期血肿：T_1WI 呈稍高信号，T_2WI 呈高信号。血肿较大时，局部脑皮质受压扭曲，脑表面血管移位，可伴有脑疝形成。

4. 可多发、可合并其他血肿存在。

二、图像印证

如图 10-3-11 所示。

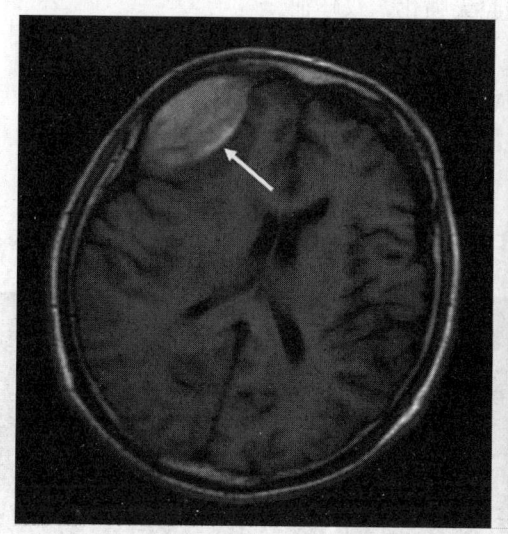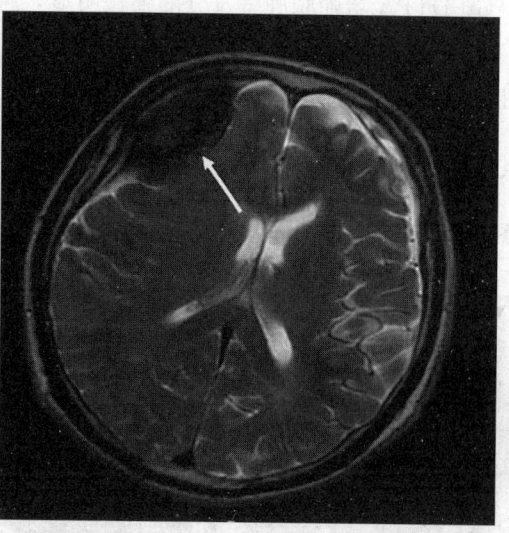

图 10-3-11　硬脑膜外血肿

T₁WI 及 T₂WI 横断位显示右额部颅骨内板下双凸状异常信号，右侧额叶皮质受压、移位。

三、特殊表现

血肿呈"双凸镜样"或梭形，少数呈新月形，出血少时，可呈条状，与薄层硬脑膜下血肿鉴别；SWI 呈低信号。

四、诊断分析

1. 结合外伤史，加典型征象，如双凸透镜形，边界锐利，不过颅缝，昏迷-清醒-再昏迷。多伴有骨折和软组织挫伤等，诊断不难。

2. 鉴别诊断。与硬脑膜下血肿、硬膜外脓肿及硬膜外淋巴瘤区别。

（1）硬脑膜下血肿：常呈新月形，范围较宽，内侧缘模糊，可以跨越颅缝。

（2）硬膜外脓肿：T₁WI 呈等信号，T₂WI 呈明显高信号，条带状，边界清楚，常有感染史，增强扫描脑膜强化明显。

（3）硬膜外淋巴瘤增强时明显强化，血肿不强化。

易文中　张在其

第十二节　急性肝脓肿

一、文字表述

1. 肝内团块状异常信号。

2. 信号特征。

（1）T_1WI 呈低或不均匀信号，T_2WI 脓腔呈极高信号，多房时可见低信号的间隔。

（2）脓肿壁 T_1WI 信号高于脓腔而低于肝实质，呈环状低信号带，T_2WI 呈中等信号。

（3）脓肿壁外的水肿带 T_1WI 呈低信号，T_2WI 呈明显高信号。

（4）Gd-DTPA 增强脓肿壁及分隔强化明显，脓腔无强化，双环征。

（5）弥散加权成像呈高信号。

3. 脓肿由里向外依次是脓腔、不规则脓肿壁和周围炎性组织。

二、图像印证

如图 10-3-12 所示。

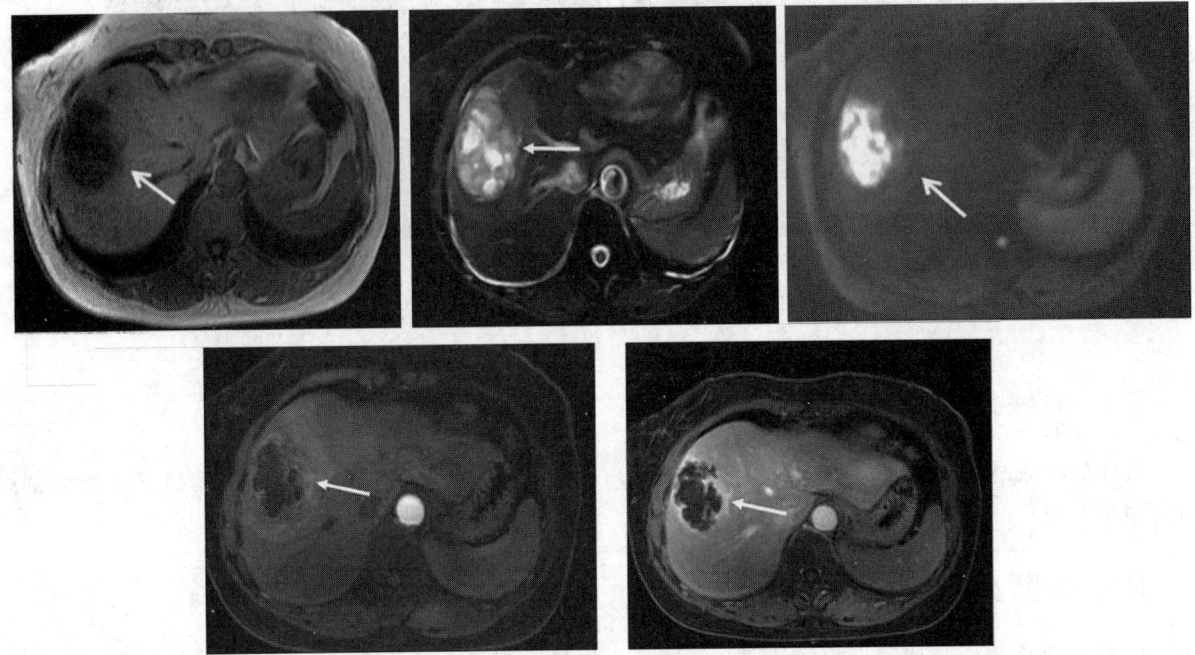

图 10-3-12　急性肝脓肿 MRI 平扫

T_1WI 病变呈低信号；T_2WI 脂肪抑制图像病变呈不均匀高信号；DWI 病变呈明显高信号；MRI 增强扫描，动脉期脓壁明显线样强化，周围肝实质见片状异常强化；延迟期病灶内无强化，周围肝实质异常强化消失。

三、特殊表现

增强脓肿壁及分隔强化明显，呈现"环靶征"，弥散加权成像呈高信号。

四、诊断分析

1. 急性肝脓肿一般有肝大、肝区疼痛及发热等感染症状，根据 MRI 典型表现可诊断。

2. 鉴别诊断。与原发性肝癌鉴别，后者增强特点呈"快进快出"；与转移瘤鉴别，后者有原发肿瘤病史，临床无发热等感染症状。

易文中　张在其

第十三节　胆 管 结 石

一、文字表述

1. 胆管结石常合并胆管阻塞。

2. 结石在 T_1WI、T_2WI 图像上均表现类圆形低信号影。

3. 胆总管下端结石磁共振胰胆管成像典型的表现为扩张的胆管下端内见"杯口"状充盈缺损。

二、图像印证

如图 10-3-13 所示。

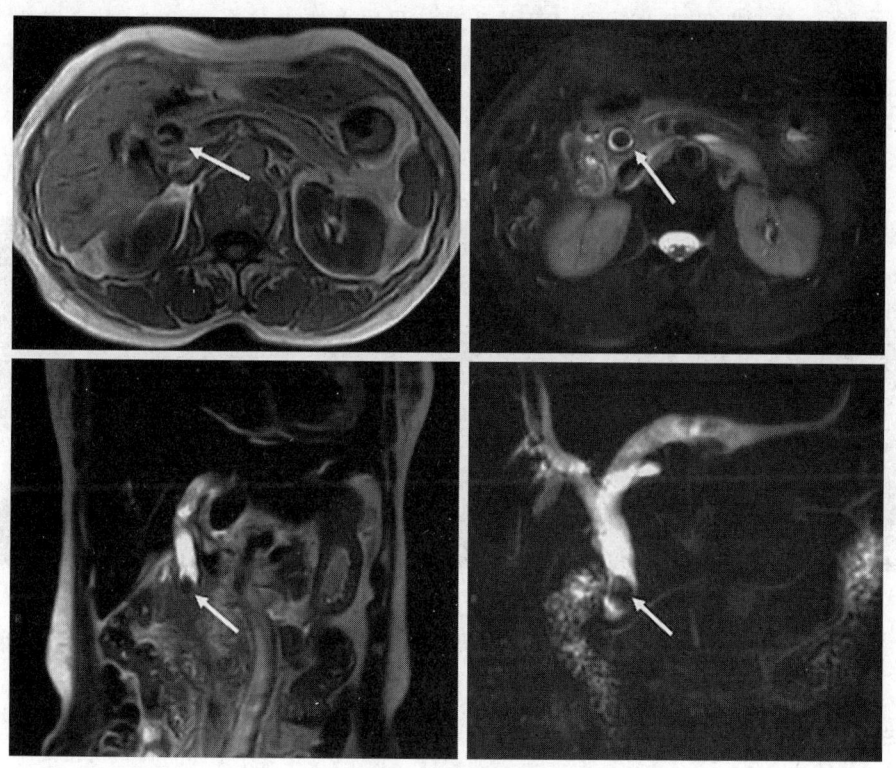

图 10-3-13　胆总管结石

胆总管扩张，胆总管下段可见 T_1WI 图像呈低信号；T_2WI 图像呈低信号，T_2WI 脂肪抑制图像呈低信号；磁共振胰胆管成像示胆总管下段可见结节状充盈缺损，肝内胆管和胆总管扩张。

三、特殊表现

胆管阻塞端可呈截断状，磁共振胰胆管成像可见充盈缺损。

四、诊断分析

1. 胆石症 T_1WI、T_2WI 均呈多个圆形低信号影，结合临床症状及 MRI 典型表现可诊断。

2. 鉴别诊断。与胆道肿瘤鉴别，后者病变部位胆总管突然截断，胆管壁不规则增厚，形成软组织肿块，增强后逐渐强化，病变近段胆管明显扩张。

易文中　张在其

第十四节　急性胰腺炎

一、文字表述

1. 胰腺体积增大，形状不规则，信号不均匀，边缘模糊。

2. 胰周筋膜增厚，周围渗出明显，胰周积液。

3. T_1WI 表现为低信号，T_2WI 表现为高信号。

4. 如出血，在亚急性期见 T_1WI、T_2WI 均为高信号出血灶。

二、图像印证

如图 10-3-14 所示。

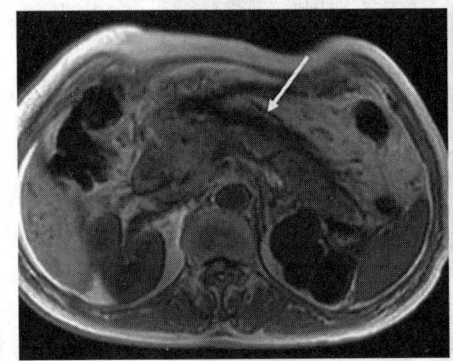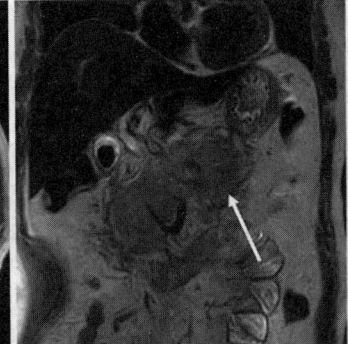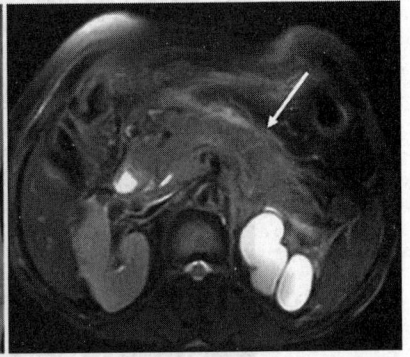

图 10-3-14　急性胰腺炎

胰腺体积增大，T_1WI 呈低信号，T_2WI 呈高信号，且信号明显不均，胰腺边缘模糊，T_2WI 脂肪抑制图像胰周可见条片状异常高信号影。

三、特殊表现

出血性坏死性胰腺炎可见 T_1WI、T_2WI 均为高信号出血灶，后期可见假性囊肿。

四、诊断分析

1. 根据明确病史、体征及实验室检查，结合 MRI 表现可诊断。

2. 鉴别诊断。与胰腺癌鉴别，后者少血供，可侵犯周围组织。

易文中　张在其

第十五节　膝关节外伤骨折

一、文字表述

1. 骨折指骨小梁及骨皮质的中断。
2. MRI 表现骨质内大片状长 T_1、长 T_2 水肿区，内见不规则走行线状低信号影达骨皮质。
3. 骨皮质中断甚至错位。

二、图像印证

如图 10-3-15 所示。

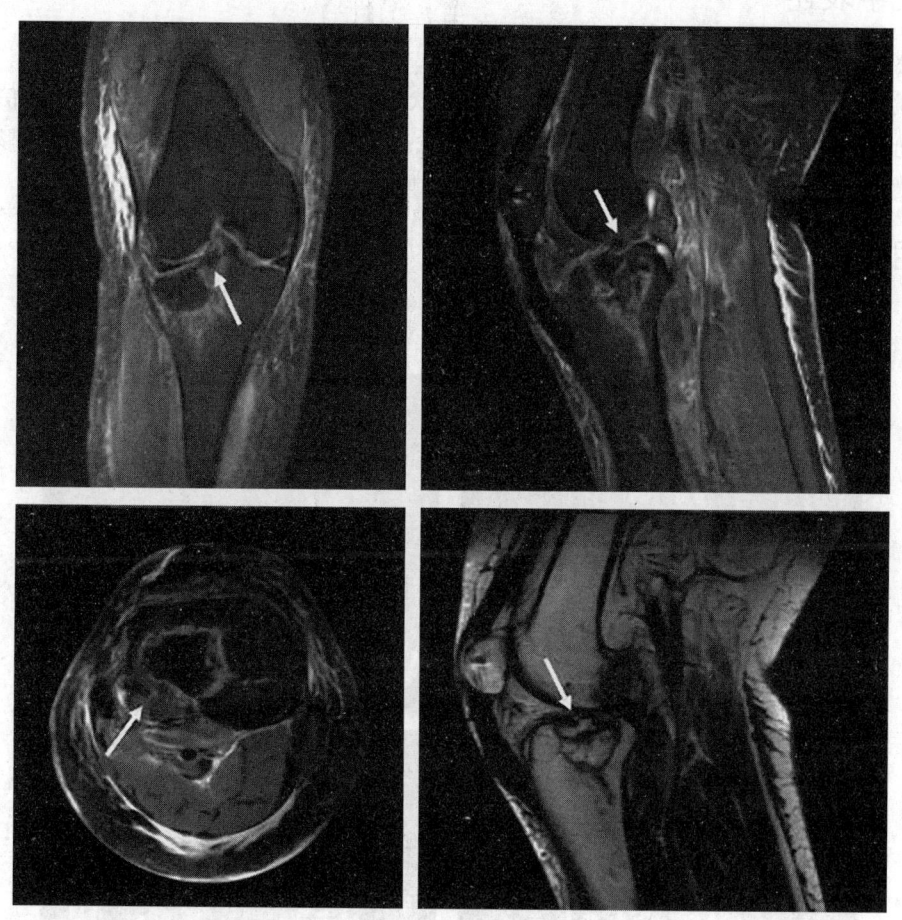

图 10-3-15　右胫骨平台骨折

右侧胫骨上端骨皮质不连续，见不规则骨折线，胫骨平台塌陷，关节周围软组织肿胀，皮下脂肪及肌间隙见多发条片状 T_2WI 高信号影。

三、特殊表现

MRI 可以帮助显示一些隐匿型骨折或特殊类型的骨折，轻微骨损伤。同时能显示肌肉、肌腱、韧带的损伤，表现为 T_2WI、PDWI 高信号影。

四、诊断分析

1. 膝关节外伤史加影像典型表现可诊断。

2. 鉴别诊断。骨肿瘤伴病理性骨折鉴别，后者一般有基础病变影像表现或骨质破坏、软组织肿块形成伴骨皮质断裂影像表现。

傅华成　易文中　张在其

第十六节　骨关节感染性病变

一、文字表述

骨关节感染一般有骨性关节面不同程度骨质破坏，表现为虫蚀样、斑片样及碎裂样，MRI 表现基底信号骨皮质内出现斑点状、斑片状及横贯骨皮质线状异常信号，信号强度与髓内病变信号一致。骨破坏周围可出现硬化，T_1WI/T_2WI 呈低信号。周围软组织肿胀及积脓呈 T_2WI 高信号影。关节腔滑膜肉芽组织增生，积液（脓），可致关节间隙增宽，晚期关节间隙狭窄。

二、图像印证

如图 10-3-16 所示。

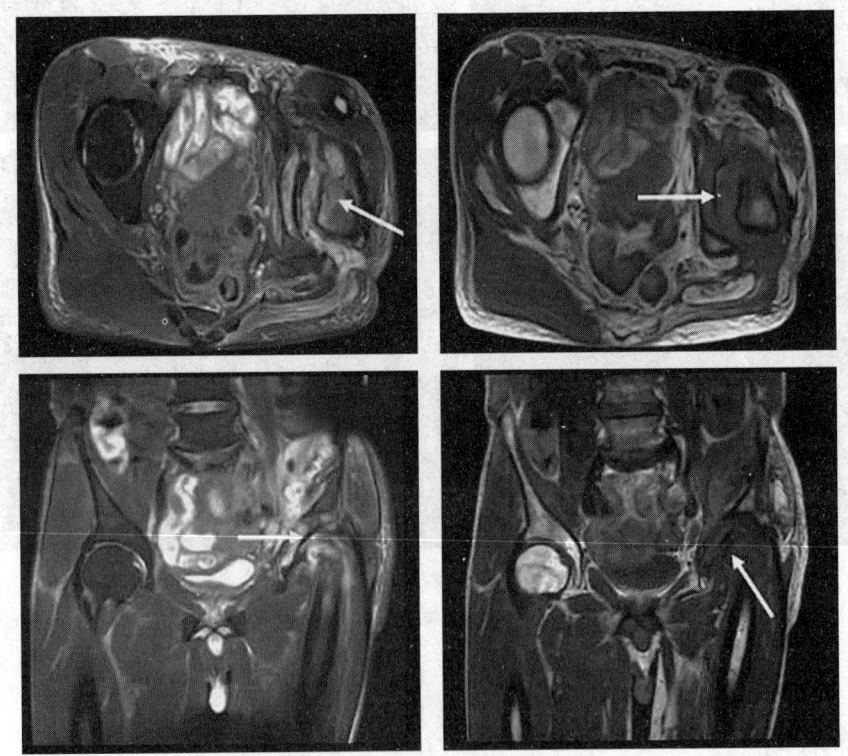

图 10-3-16　左髋关节化脓性骨髓炎

左侧股骨头消失，左股骨头及髋臼及髂骨见片状异常信号，呈长 T_1 长 T_2 信号，信号均匀，边缘模糊，左髋关节间隙变窄，周围软组织见团片状等或稍长 T_1、稍长 T_2 信号影。

三、特殊表现

骨关节感染一般为累及关节面构成骨质信号异常改变，常为合并周围软组织渗出病变，或脓肿形成的典型表现。

四、诊断分析

1. 骨关节感染表现如红、肿、热、痛等临床表现加影像典型表现可诊断。

2. 鉴别诊断。骨关节类风湿关节炎及肿瘤性病变，前者一般好发于青、中年女性，首先是肢体远端小关节软骨受累及，大关节也可受累，关节软骨病变伴关节间隙狭窄是首要影像表现，然后累及关节面骨质破坏。后者一般表现为溶骨性破坏严重伴肿块形成，密度不均匀，边界不清晰，或伴肿瘤骨形成等。

傅华成　易文中　张在其

第四章　超声检查在急危重病临床中的应用

第一节　急性心肌梗死

一、文字表述

（一）M 型超声心动图

1. 左室后壁及室间隔呈节段性运动异常，表现为运动减弱、运动消失、矛盾运动等几种类型。急性心肌梗死者可出现收缩期室壁变薄及非梗死区运动增强。

2. 左室后壁上升速度大于下降速度，呈驼背样改变。

3. 主动脉根部内径增宽，波形僵硬，主波低平或圆隆，重搏波低或消失，上升速度大于下降速度，前、后壁回声增粗、增强。

4. 二尖瓣前叶活动曲线波幅降低，舒张期 EF 斜率减慢，E 峰距室间隔距离增大，A 峰波幅增高。

（二）二维超声心动图

1. 病变部位室壁变薄，局部稍向外膨出。

2. 室壁运动明显减弱或消失，甚至呈矛盾运动。

3. 早期心肌回声减低，以后逐渐增强。

4. 心肌梗死范围较大时左室整体收缩功能减低，部分患者可出现少量心包积液。

5. 乳头肌肥大，收缩功能减弱。

6. 左、右冠状动脉起始段内径狭窄，管壁回声不规则，可见钙化所致增强的回声反射。

7. 病变区室壁增厚率降低或消失，甚至收缩期室壁厚度比舒张期薄，这对急性缺血发生的判断更有特异性。

8. 右室梗死表现为右室内径扩大、心室间隔的矛盾运动（室间隔与左室后壁同向运动）。

（三）多普勒超声心动图

1. 二尖瓣反流。

2. 组织多普勒示局部运动异常区频谱紊乱，S 峰减低，消失或倒置。

（四）心室壁破裂

二维超声心动图检查可发现心脏周围心包腔内液性暗区及破裂处的心壁有回声中断，彩色多普勒可立即显示心壁破裂处向心包腔内喷射五彩镶嵌的血流，也可确定破裂口的大小与部位。

（五）室间隔穿孔

1. 心室间隔肌部回声连续中断呈隧道样，常邻近心尖。

2. 右室内径增大，左室非梗死区运动幅度增强。

3. 声学造影于右心室内见有负性造影区。

4. 彩色多普勒可显示心尖部室水平左向右分流以红色为主的五彩镶嵌的血流束。

（六）室壁瘤

1. 心肌梗死后局部心壁膨出，收缩期及舒张期均有明显的左室形态失常，呈倒葫芦状。
2. 膨出部位室壁变薄，回声增强，运动消失或呈矛盾运动，可出现反向搏动。
3. 瘤壁与室壁相延续。
4. 瘤颈宽。
5. 彩色多普勒于瘤体内可见血流旋转缓慢。

（七）心室内血栓形成

1. 左室腔内见有异常反射光团，其内光点回声不均匀，边界规则，密度较大。
2. 多附在室壁瘤形成区，尤以心尖部多见。

（八）乳头肌断裂

1. 二尖瓣运动幅度增大，于收缩期脱入左房，舒张期与室间隔相碰。
2. 二尖瓣前叶活动曲线 CD 段扑动，室间隔摆动增强。
3. 二尖瓣前、后瓣叶呈连枷样运动，收缩期前、后瓣叶不能良好对合。
4. 彩色多普勒显示收缩期左房内有广泛的反流束存在。

二、图像印证

如图 10-4-1～图 10-4-4 所示。

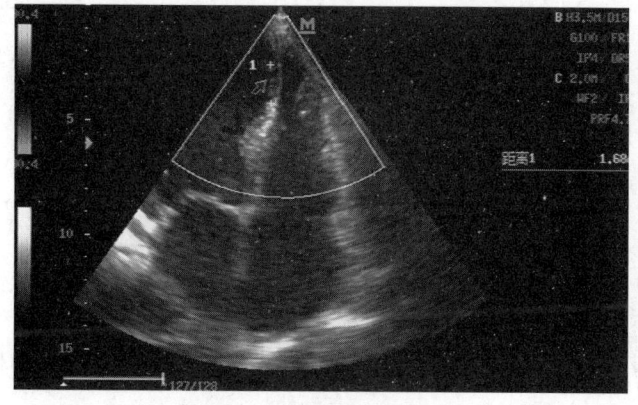

图 10-4-1 室间隔下段变化

变薄，回声减低，运动消失。

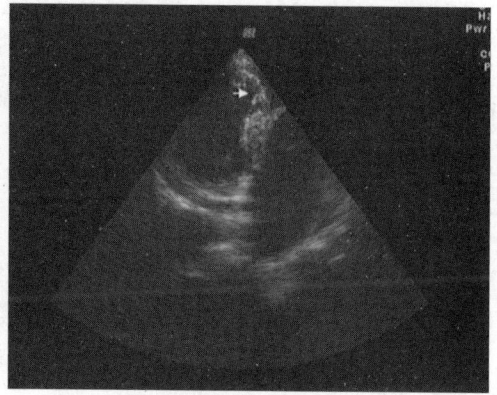

图 10-4-2 左室室壁瘤

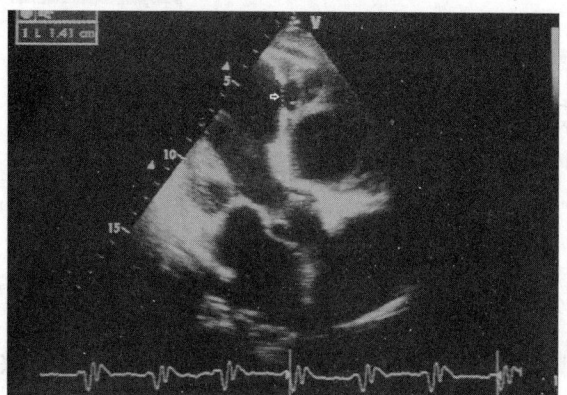

图 10-4-3 室间隔穿孔

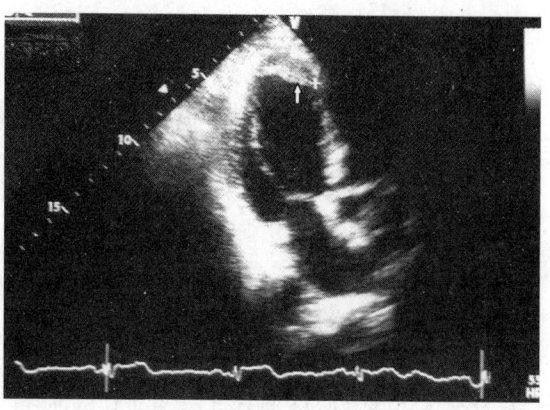

图 10-4-4 左室心尖部血栓

三、鉴别诊断

（一）心绞痛

心绞痛发作常有明显的诱因，持续时间不超过半小时，不伴有恶心、呕吐、休克、心力衰竭或严重心律失常，血清酶测定无变化。

（二）主动脉夹层瘤

起病有类似心肌梗死的前胸痛，但更为突然，疼痛高峰出现更早、更剧烈。休克症状与血压不相符。二维超声心动图可见主动脉内径扩大，并出现真腔及假腔，有时可见夹层内膜皮瓣拍击样运动，应连续观察真腔、假腔内有无血流及有无主动脉瓣关闭不全。

（三）急性非特异性心包炎

心前区疼痛于咳嗽、深呼吸时加重，常有发热、气急，心包有摩擦音。二维超声心动图检查心室壁未见有节段性运动异常。

（四）急性肺动脉栓塞

常有胸痛伴咯血，呼吸困难，血压下降，发绀，颈静脉怒张，两肺哮鸣音。胸部 X 线检查可出现浸润性阴影，伴胸腔积液及同侧膈肌抬高。二维超声心动图检查右心腔内有附壁血栓或赘生物。

（五）急腹症

如急性胆囊炎、胆石症、急性胰腺炎、溃疡病穿孔等。二维超声心动图检查心室壁运动无异常发现，超声检查显示胆囊增大，内有增强光团及声影；胰腺可见增大，其内回声减弱，光点分布不均匀；溃疡病穿孔常在上腹见有局限性积液及杂乱的网膜包裹团块回声。

四、临床意义

1. 能对急性心肌梗死做出及时诊断，早于心电图及酶学检查的改变。
2. 对心肌梗死的定位、范围大小的估计有帮助，对右心室梗死的诊断有重要参考价值。
3. 能检出各种并发症，对确定诊断及治疗方案，判断预后均有价值。
4. 对于检出收缩期心室壁运动异常（运动减弱、运动消失及矛盾运动）伴运动不协调具有较高的敏感性和特异性。
5. 能估计心肌梗死患者左心室功能，判断预后。

彭元忠　张在其

第二节　感染性心内膜炎

一、文字表述

（一）M 型超声心动图

1. 瓣膜回声增粗增厚，呈现"蓬草样"，舒张期见于二尖瓣曲线上，收缩期进入左房，或舒张期进入左心室流出道，收缩期显示于主动脉瓣曲线。

2. 累及主动脉瓣或二尖瓣造成主动脉瓣关闭不全或连枷样二尖瓣时，可出现二尖瓣前叶高频扑动及左室容量负荷过重表现。

3. 左室流出道内孤立束状回声，舒张期出现，收缩期消失。是因为主动脉瓣上赘生物在舒张期脱垂至左室流出道所引起。

（二）二维超声心动图

1. 受侵瓣膜或心内膜上显示有条索状、团块状、扁平状或绒毛回声。

2. 二尖瓣上赘生物随瓣叶活动，舒张期进入左心室，收缩期瓣叶关闭。

3. 主动脉瓣上赘生物于舒张期进入左心室流出道，收缩期进入主动脉。

4. 腱索断裂可使二尖瓣活动幅度增大，收缩期凹入左房，舒张期伸向室间隔，并可见腱索断裂的残端。

5. 左房、左室增大，常伴有心功能减退。

（三）多普勒超声心动图

1. 脉冲多普勒可测定反流速度，计算反流速度等定量分析。

2. 彩色多普勒可显示经瓣口反流的五彩镶嵌的血流束，根据射流束方向、面积可判断穿孔及瓣膜关闭不全的部位及程度。另外当心内膜炎破坏瓣膜，赘生物旁的小穿孔在瓣膜关闭时形成反流，并且反流血流还可使瓣膜颤动；并发瓣膜撕裂时破损的瓣叶连枷样运动，如并发腱索受损断裂还可出现瓣叶脱垂。以上并发症均可引起瓣叶关闭不全，彩色多普勒可清楚显示五彩镶嵌的血流束来自不同的瓣口。

二、图像印证

如图 10-4-5 和图 10-4-6 所示。

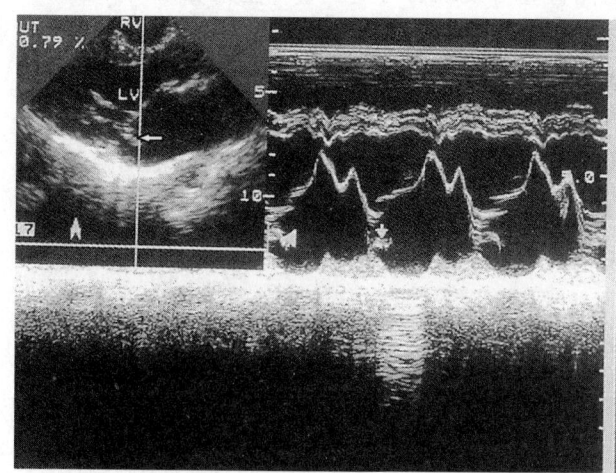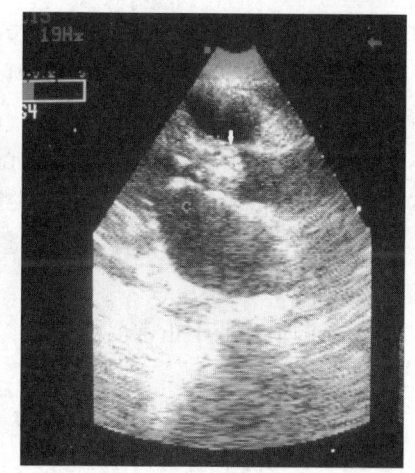

图 10-4-5　二尖瓣后瓣旁团块状回声　　　图 10-4-6　主动脉瓣团块状强回声

三、鉴别诊断

（一）心房黏液瘤

要注意区分大的赘生物与小的黏液瘤，避免误诊。

（二）瓣膜钙化

常见于二尖瓣钙化，钙化的瓣膜回声增强，一般增粗的部位在瓣环。而赘生物常附着在瓣尖或瓣体，并向瓣叶表面突出；主动脉瓣钙化的患者年龄较大，血脂测值偏高。

（三）血栓形成

心内血栓多见风心病二尖瓣狭窄、扩张型心肌病和心肌梗死，病变体积较大，多不发生在瓣膜上。风心病二尖瓣狭窄的血栓形成部位在左心房、左心耳内；扩张型心肌病与心肌梗死的血栓多位于局部室壁运动异常或显著减弱的部位。

四、临床意义

1. 超声能发现＞2 mm 以上的赘生物，对于可疑病例或＜2 mm 的赘生物和小脓肿，需行经食道超声心动图检查。

2. 超声检查能够发现赘生物，但对其性质的判断（如新发或陈旧、有无炎症活动等）仍有困难，应密切结合临床全面考虑。

3. 超声心动图能直接观察感染性心内膜炎赘生物的部位、数量、大小、形态、受累瓣膜的结构功能及血流动力学改变和严重并发症等。在临床治疗中有非常重要的作用。

彭元忠　张在其

第三节　心功能不全

一、文字表述

1. 右心力衰竭时，M 型及二维超声心动图检查可发现右心房、右心室内径增大为主，如继发于左心力衰竭者，还常同时有左室内径增大。

2. 左心力衰竭时，M 型及二维超声心动图检查可发现左室内径增大，室壁运动幅度减低，二尖瓣 E 峰与室间隔距离测值明显增大。

3. 全心力衰竭时，M 型及二维超声心动图检查可发现左、右房室内径增大，活动减弱，二尖瓣 E 峰与室间隔距离测值增大，二尖瓣和三尖瓣前叶活动曲线的 E 峰振幅减低，A 峰明显。

4. 可出现不同程度的二尖瓣、三尖瓣关闭不全。用彩色多普勒检查时，在收缩期于左、右心房可分别见五彩镶嵌的反流束。

5. 心功能测值均低于正常范围。

二、图像印证

如图 10-4-7 和图 10-4-8 所示。

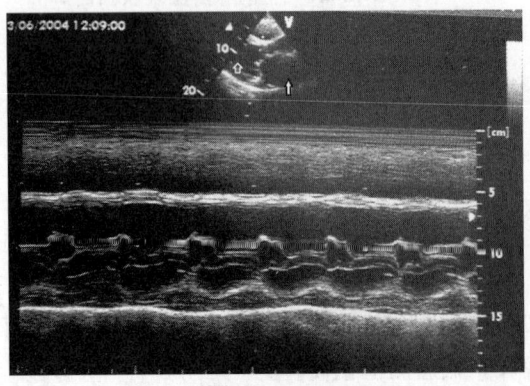 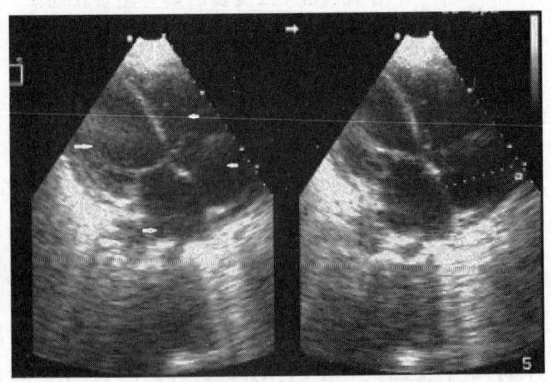

图 10-4-7　左房左室扩大　　　　　　　　　　图 10-4-8　全心扩大

三、鉴别诊断

(一)扩张型心肌病

全心扩大，呈球形改变及"大心腔、小瓣口"。

(二)缺血性心肌病

心脏扩大多以左心室、左心房扩大为主，有明显节段性室壁运动异常。

四、临床意义

通过超声心动图检查虽可测定心脏各房室的内径大小及各瓣膜的运动情况，但有时和扩张型心肌病仍很难鉴别，必须密切结合患者的症状与体征和声像图的改变，仔细分析进行判断。

彭元忠　张在其

第四节　扩张型心肌病

一、文字表述

(一)M型超声心动图

1. 心腔扩大，尤以左室、左房增大为主。

2. 左室流出道增宽。

3. 二尖瓣活动曲线开放幅度减低，E峰、A峰变窄而矮小，E峰与室间隔的间距明显增大，形成"大心腔、小瓣口"类似钻石样特征波形。

4. 二尖瓣前叶活动曲线CD段平坦或下凹、双线。

5. 室间隔与左室后壁厚度变薄或正常，运动幅度明显降低或低平，心功能测值均减低。

6. 收缩期主动脉瓣开放幅度变小。

(二)二维超声心动图

1. 左室长轴切面。①可见左室明显增大，室壁厚度变薄，搏动减弱，呈球样改变。②左室内径在收缩期与舒张期相差不大，变化很小。③室间隔和左室后壁运动幅度明显降低。④主动脉瓣口减小。⑤二尖瓣开放幅度减低，室间隔向前膨出，左室流出道增宽。

2. 心尖瓣口短轴切面。可见"大心腔、小瓣口"，心室壁变薄，在收缩期和舒张期变化不大。

3. 心尖部四腔心切面。①各房室内径均明显增大，但以左室增大为主。②各房室运动幅度明显减低，二尖瓣口及三尖瓣口的开口明显减小。

(三)多普勒超声心动图

1. 彩色多普勒检查时，可见各瓣膜口血速度减慢。

2. 房室口血流频谱形态为E峰波值降低，A波峰值升高，E/A<1.3。彩色多普勒在心房内、左室流出道。右室流出道经常可见到反流束，一般反流束较细窄，分布范围较小。各房室腔内血流显色暗淡或不显色。

· 2271 ·

二、图像印证

如图 10-4-9 和图 10-4-10 所示。

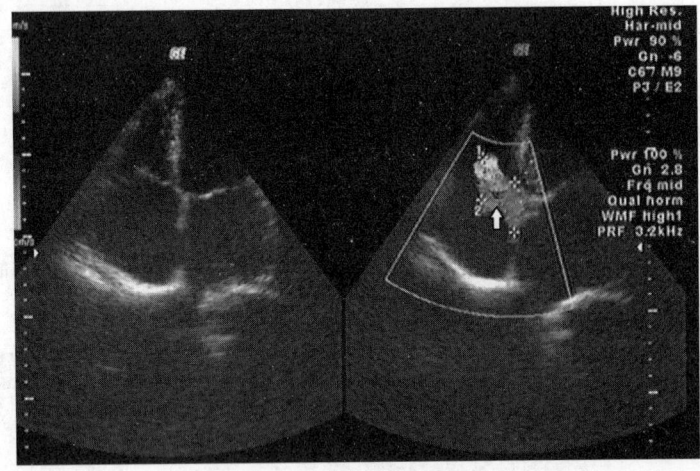

图 10-4-9　二尖瓣反流

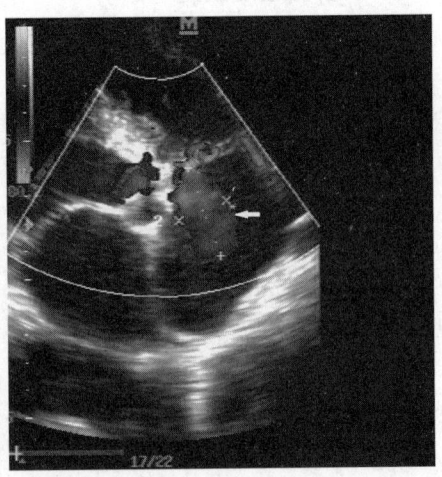

图 10-4-10　三尖瓣反流

三、鉴别诊断

(一) 冠心病

左心室内径也可增大，但一般情况下不呈球形改变。室壁运动幅度普遍减低，并有节段性运动异常。

(二) 乳头肌功能不全

二尖瓣开口变小，但其他瓣膜无明显改变，主动脉内径一般增宽，室间隔反射一般较强。

四、临床意义

通过超声心动图检查可确定心脏各房室的大小，各瓣膜的活动情况，但有时和冠心病很难区别。因此在诊断时要密切结合临床，仔细分析做出判断，避免误诊。

彭元忠　张在其

第五节　急性主动脉夹层

一、文字表述

1. 单纯主动脉局部中层剥离，或胸主动脉中层剥离后延伸至腹主动脉。

2. 主动脉增宽，内可见剥离的内膜回声，呈线状或索条状，随心动周期摆动。纵切呈平行线样，横切呈双环状，把主动脉分成真腔和假腔，真腔一般较小，假腔较大，通常收缩期血流从真腔流入假腔，舒张期从假腔流入真腔。大多数患者存在主动脉瓣关闭不全。

3. 彩色多普勒显示原发裂开处多为双向血流，即收缩期血流从真腔流向假腔，舒张期从假腔流入真腔，破裂口处为五彩镶嵌的湍流信号。真腔血流速度快，色彩明亮，假腔中血流速度较慢。色彩暗淡或不易显示。

二、图像印证

如图 10-4-11 所示。

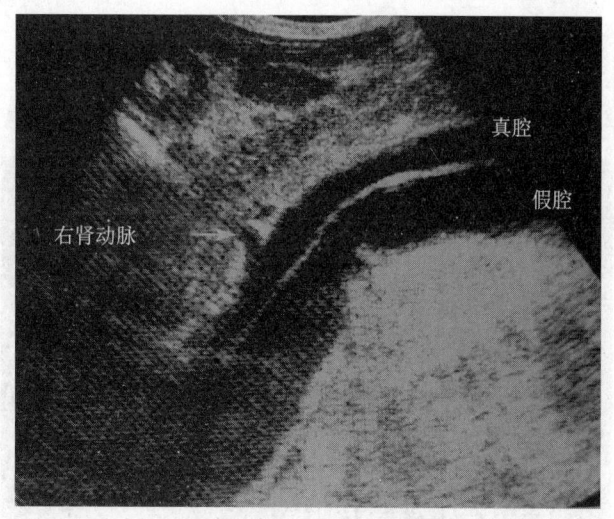

真腔

假腔

右肾动脉

图 10-4-11　腹主动脉夹层

三、鉴别诊断

假性动脉瘤是动脉破裂后形成的包裹性包块征象。液化区和真腔之间的分隔组织较厚，呈曲线状，与管壁随动脉搏动呈同向运动。主动脉夹层管腔中央的隔膜薄，呈线状，在两个管腔内及破裂口可探及血流信号，而动脉瘤的血栓液化区内无血流信号。还应注意与高血压和冠状动脉粥样硬化患者的主动脉增宽，内膜增厚所形成的伪像相鉴别。

四、临床意义

主动脉夹层起病急、病死率较高，早期诊断具有重要意义。超声检查可显示主动脉夹层瘤的特征性解剖改变，但可以出现假阳性，应结合彩色多普勒超声检查，少数患者经胸超声显示剥离的内膜有困难，此时应结合经食道超声心动图检查，以提高诊断准确率。

彭元忠　张在其

第六节　急性肺栓塞

一、文字表述

(一) 直接征象

右心房、右心室、肺动脉等右心系统检出栓子，观察其位置、阻塞范围及程度。

(二) 间接征象

主要表现为右心腔扩大，右室壁增厚，肺动脉增宽，下腔静脉扩张等右心压力负荷增大和肺动脉高压等改变。

（三）多普勒超声

对于栓子位于肺动脉近心端处，显示局部血流变细或消失，可伴有局部血流流速增大。栓子如位于左右肺动脉远端，多普勒超声可通过显示血流充盈缺损情况及时发现栓子。

二、图像印证

如图 10-4-12 所示。

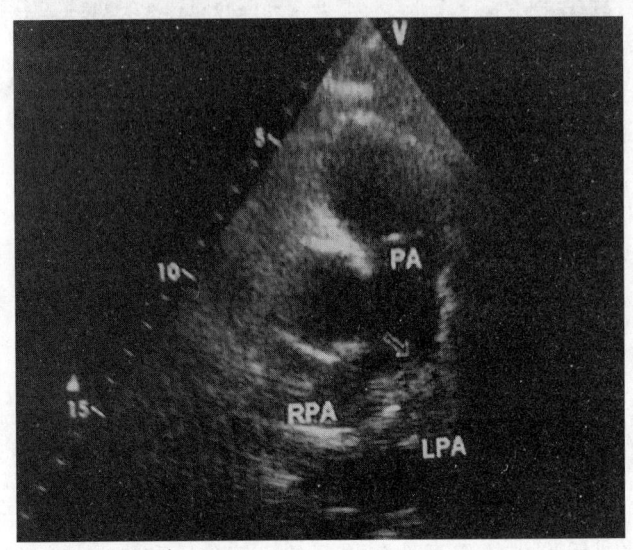

图 10-4-12　主肺动脉远端与左肺动脉起始段栓子

三、鉴别诊断

（一）与慢性肺心病鉴别

1. 右心室游离壁厚度，无心肺基础病的急性肺动脉高压通常无右心室壁增厚，其右心室游离壁厚度＜5 mm，而亚急性或慢性肺动脉高压患者右心室游离壁增厚＞5 mm。

2. 三尖瓣反流速度，肺栓塞所致的肺动脉高压，三尖瓣反流速度一般＜7.3 m/s，低于慢性肺动脉高压时三尖瓣反流速度。

3. 肺栓塞所致肺动脉高压时表现为右心扩大，室间隔运动异常，右心室壁运动节段性减低。慢性肺动脉高压时右心扩大常伴正常室间隔运动或轻度异常，右心室壁运动甚至增强。

（二）与右心内黏液瘤鉴别

黏液瘤多数有蒂，多见于房间隔，随血流流向三尖瓣口活动。动态观察右心黏液瘤短期内不会有变化，而血栓可出现动态改变。

（三）与其他疾病鉴别

心肌梗死、主动脉夹层、心包积液、心肌病有其特征性声像图表现，一般不难鉴别。原发性肺动脉高压的超声心动图表现右心室壁增厚＞5 mm，室壁运动增强，而肺栓塞右心室壁＜5 mm，室壁运动减低。

四、临床意义

肺动脉造影是诊断肺栓塞的"金标准"，但其为有创性检查，可发生致命性或严重并发症，临床应用受限。超声检查可为肺栓塞提供有价值的临床资料。直接征象为肺动脉内检出栓子。间接征象为右心室增大，运动减弱，室间隔左移，三尖瓣反流。室间隔活动异常和肺动脉高压是大面积肺栓塞的特异性改变。对有胸痛综合征和有能够解释的呼吸困难或低氧血症的患者，需要进行超声检查。

彭元忠 张在其

第七节 肝 损 伤

一、文字表述

1. 肝局部或弥散性增大。如肝包膜破裂，破裂处的肝包膜线条状强回声中断，肝包膜下见无回声或低回声区。

2. 中央性破裂，肝包膜完整，肝实质内可见边缘欠清楚的血凝块低回声区，或见边界清楚的血肿无回声或低回声区。

3. 当血肿内有血块或血液同时存在，可伴有强回声，并可出现光点漂浮现象。

4. 肝破裂后，可在肝前及肝肾间隙或髂窝处探及无回声区。

5. 彩色多普勒超声显示彩色信号自破裂口流出可提示活动性出血。阴性信号不能判断无活动性出血存在。

6. 超声造影显示造影剂强回声自破裂口进入腔隙，表示肝破裂伴有活动性出血。

二、图像印证

如图 10-4-13 和图 10-4-14 所示。

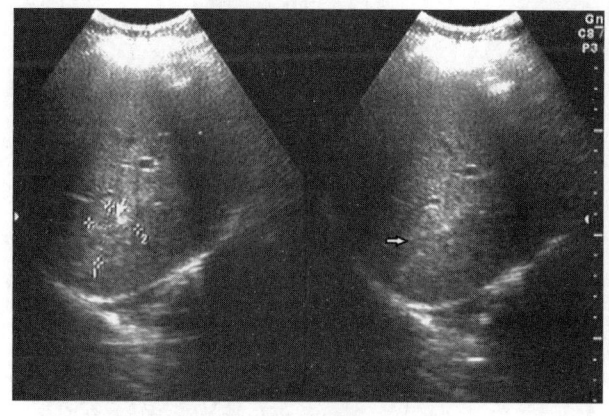

图 10-4-13 肝右后叶强回声
手术证实为血肿。

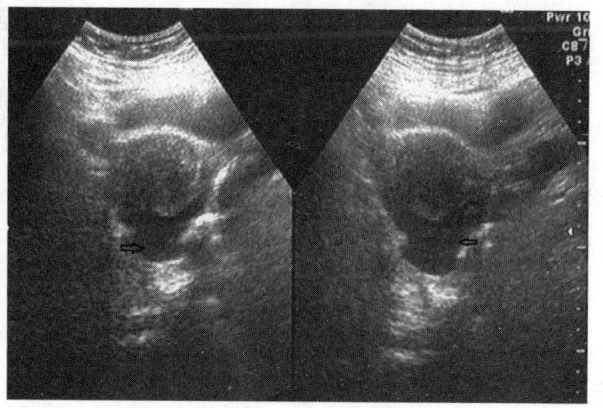

图 10-4-14 子宫直肠窝积液

三、鉴别诊断

（一）肝脓肿

无外伤史，肝包膜光整，脓肿低回声区位于肝实质内。肝周围无血肿低回声，腹腔无积血，白细胞增高。而肝损伤可见肝实质内或肝周围血肿及腹腔积血。

（二）原发性肝癌破裂

肝实质内可见肝癌实质回声，而肝血肿为含液性病灶，可资鉴别。

四、临床意义

超声检查能直接观察肝损伤的部位和程度，观察肝的轮廓、包膜、内部实质回声、脏器周围的情况、血肿的大小及腹腔积血的多少，为临床治疗提供重要的参考依据。

彭元忠　张在其

第八节　胆系结石

一、文字表述

（一）胆囊结石

1. 胆囊内强回声团，呈球形、半圆形或新月形。

2. 强回声团后方伴声影，后方出现一条无回声暗带。

3. 强回声团随体位移动，体位改变后强回声团沿重力方向移动。胆囊内充满结石，胆囊床区正常胆囊声像消失，胆囊轮廓的前壁呈弧形或半月形中等或强回声带，其后拖有较宽的声影带，使胆囊后半部和后壁轮廓完全不显示。另一种特征性图像即增厚的胆囊壁弱回声带包绕结石强回声，其后方伴声影，简称为"囊壁结石声影三合征"。

4. 胆囊颈部结石。结石嵌顿于颈部时，由于结石紧贴囊壁，缺少胆汁无回声区衬托，使其结石强回声区不明显，仅表现为胆囊肿大或局部声影。在有胆汁衬托下，横切胆囊颈部可见"靶环征"。

5. 泥沙样结石。细小的结石颗粒沉积于胆囊壁，仅表现为胆囊后壁线粗糙、稍厚、回声增强，声影往往不明显，变动体位可移动。

6. 胆囊壁内结石。胆囊壁增厚毛糙，其内可见单发或多发的数毫米长强回声团或强回声斑，后方有"彗星尾征"。

（二）肝外胆管结石

1. 胆管扩张，内径多＞6 mm。

2. 胆管腔内形态稳定的强回声团。

3. 强回声团与胆管壁之间分界清楚。

4. 强回声团后方可见声影。

（三）肝内胆管结石

1. 肝内强回声团，其形状，大小差异较大。

2. 强回声团后方伴有声影，声影较弱。

3. 强回声团具有沿左右胆管走向分布的特点。

4. 结石阻塞部位以上的小胆管扩张，多与伴行的门脉分支形成"平行管征"。

二、图像印证

如图 10-4-15 和图 10-4-16 所示。

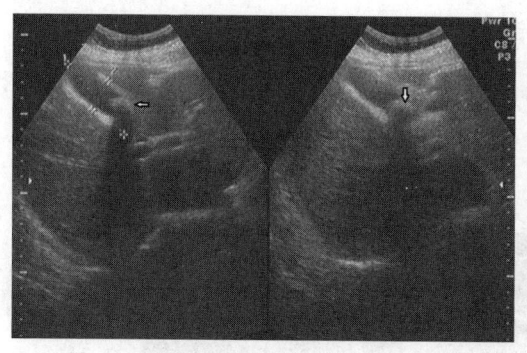
图 10-4-15 胆囊结石

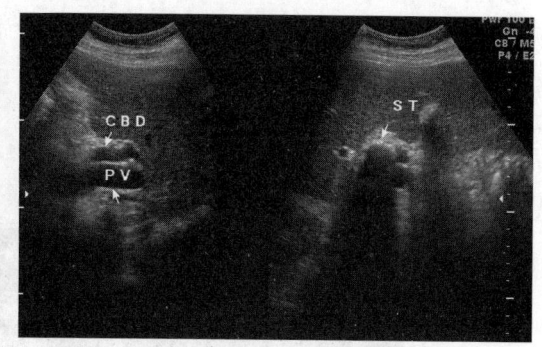
图 10-4-16 胆总管结石

三、鉴别诊断

（一）胆管癌

胆管内可见实质较强回声区，实质回声与胆管壁无明显边界，肝内胆管呈迂曲状扩张。

（二）胆道蛔虫

在胆管内见双线状强回声，强回声与胆管壁有明显分界。

四、临床意义

（一）胆囊结石

以胆固醇结石和混合性结石多见。胆固醇结石多呈球形和椭圆形，多为单发，直径 0.5～5 cm。混合性结石指由胆固醇和碳酸钙混合组成的结石，常为多发，颗粒较小，相互堆砌呈多面体。单纯胆色素结石多呈泥沙样细粒，在胆囊结石中较少见。

（二）肝外胆管结石

可原发或继发，为胆色素性泥沙样结石或混合性结石，伴有肝外胆管扩张。嵌顿时，常并发急性感染，可出现夏柯综合征，与病情严重程度有关。

（三）肝内胆管结石

多为胆色素混合结石，常多发，好发部位是左右胆管汇合部或左肝管。阻塞近侧肝内胆管可有不同程度扩张。

彭元忠 张在其

第九节 胆道蛔虫

一、文字表述

1. 肝外胆管呈不同程度扩张，管内见数毫米宽的双线状强回声带，其间为蛔虫假体腔液性暗带。蛔虫蠕动是胆道蛔虫的特征。

2. 当有多条蛔虫时，胆管内显示多条线状强回声带，左右肝管、胆总管内也可见增强线状光带，如阻塞胆总管，胆管呈极度扩张，胆囊增大。

3. 胆囊蛔虫时胆囊内可呈现线状及蜷曲状回声带。

4. 蛔虫死后,虫体逐渐变模糊,不易识别。

二、图像印证

如图 10-4-17 所示。

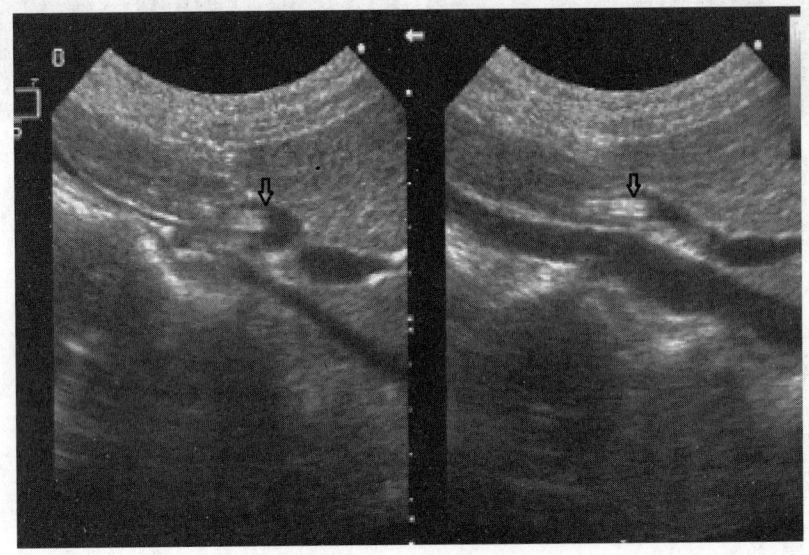

图 10-4-17　胆总管蛔虫

三、鉴别诊断

(一)胆总管结石

胆总管内可见形态规则的强回声团,伴声影。而蛔虫回声为双线状强回声带,活蛔虫可见蠕动。

(二)胆管癌

胆管内可见实质较强回声区,实质回声与胆管壁无明显边界,肝内胆管呈迂曲状扩张。而胆道蛔虫则在胆管内见双线状强回声,强回声与胆管壁有明显分界。

四、临床意义

超声诊断胆道蛔虫较其他方法简便、实用而有效,准确率高达 95% 以上。在胆管扩张,有胆汁充盈条件下,蛔虫体壁的亮线和贯穿其中心的假体腔暗区构成了特征性的双线状强回声带是其诊断的依据,显示活蛔虫的蠕动,则是确诊胆道蛔虫的佐证。

彭元忠　张在其

第十节　肠　套　叠

一、文字表述

1. 腹部可探及形态不同的肿块,沿肠管长轴见局部呈多层低和中等相间的结构即"套筒征",短轴切面肿块呈强弱回声交错排列的"同心圆征"。

2. 肿块近端肠袢扩张,远端肠腔空虚,一般不易显示。

二、图像印证

如图 10-4-18 和图 10-4-19 所示。

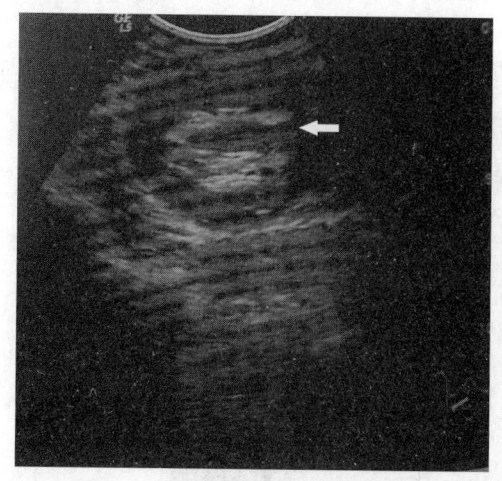

图 10-4-18　横断面呈"同心圆征"

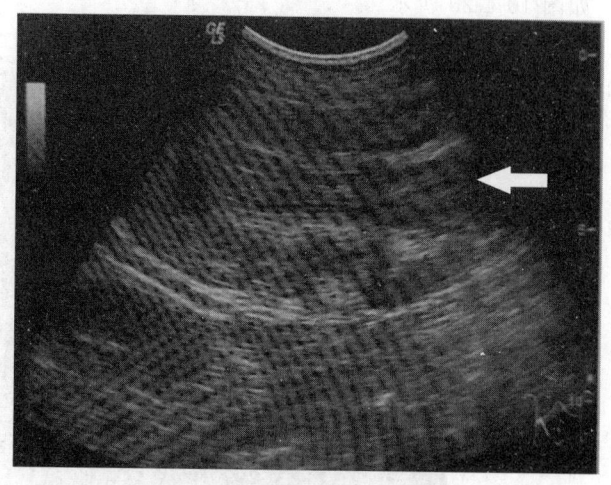

图 10-4-19　纵切面呈"套筒征"

三、鉴别诊断

（一）肠道肿瘤

起病缓慢、病程相对时间长，声像图表现为肿块呈"假肾征"或"靶环征"，边缘欠规则，肿块多伴有较丰富血流信号。

（二）排空的胃窦部

排空后的胃窦部有时会呈"同心圆征"，但此征象多为暂时性、不固定，动态观察可随蠕动消失。

四、临床意义

超声对肠套叠诊断的准确率达 92% 以上，与传统采用的 X 线空气或钡剂灌肠检查比较，方法简便，迅速准确可靠。在超声监视下，对小儿单纯性肠套叠利用生理盐水灌肠复位治疗，效果良好，与 X 线下空气灌肠复位成功率相近，无 X 线辐射，为临床治疗肠套叠开辟了新途径。

彭元忠　张在其

第十一节　急性胆囊炎

一、文字表述

1. 胆囊肿大，张力较大，轮廓线模糊，外壁线不规则，胆囊收缩功能差或消失。

2. 胆囊壁弥漫增厚，厚度＞4 mm，呈强回声带，其间出现间断或连续的弱回声带，呈"双边影"表现，甚至可出现双层或多层弱回声带。

3. 胆囊内见稀疏或密集的细小或粗大回声斑点，无声影，为胆囊内积脓的表现。

4. 多伴有胆囊结石，往往嵌顿于胆囊颈部。

5. 急性胆囊炎发生穿孔时，可显示胆囊壁局部膨出或残损，以及胆囊周围的局限性积液。

二、图像印证

如图 10-4-20 所示。

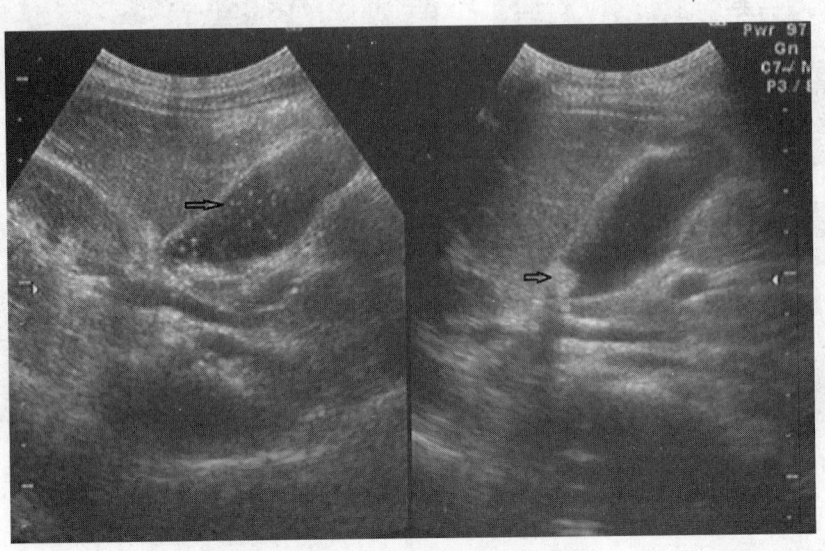

图 10-4-20　胆囊颈部结石及胆囊积脓

三、鉴别诊断

某些慢性胆囊炎可表现囊壁增厚，壁内出现暗带，囊腔内出现类似急性胆囊炎的回声，但往往是壁厚而腔小，张力不大。

四、临床意义

急性胆囊炎超声墨菲征阳性，即探头通过胆囊表面区域时有明显的触痛反应。超声能清晰显示胆囊壁的炎性增厚、水肿，以及胆囊腔的积脓等病理改变，还可以连续随访检查急性胆囊炎的病情变化，病情好转的超声表现是胆囊壁由厚变薄，囊内点状回声变细变少，胆囊由高张力转变为低张力状态。

彭元忠　张在其

第十二节　急性胰腺炎

一、文字表述

1. 胰腺肿大，呈普遍性、均匀性肿大或局限性肿大，后者常为慢性炎症急性发作所致。胰腺轮廓不清。

2. 胰腺水肿明显，则胰腺实质回声减低，胰腺内出现低回声或无回声区，夹杂有稀疏散在的光点。是由于炎症造成肿胀、出血及坏死所致。严重水肿时可出现似囊肿的无回声区。

3. 急性胰腺炎可引起肠道积气，超声表现出气体全反射现象，胰腺往往显示不清，但这种肠胀气现象,恰是判断急性胰腺炎的一种依据。

4. 胰周局限性积液、假性囊肿形成。

5. 彩色多普勒超声示肿大胰腺或膨大处血流无明显增加,膨大处无血流包绕征象。

二、图像印证

如图 10-4-21 和图 10-4-22 所示。

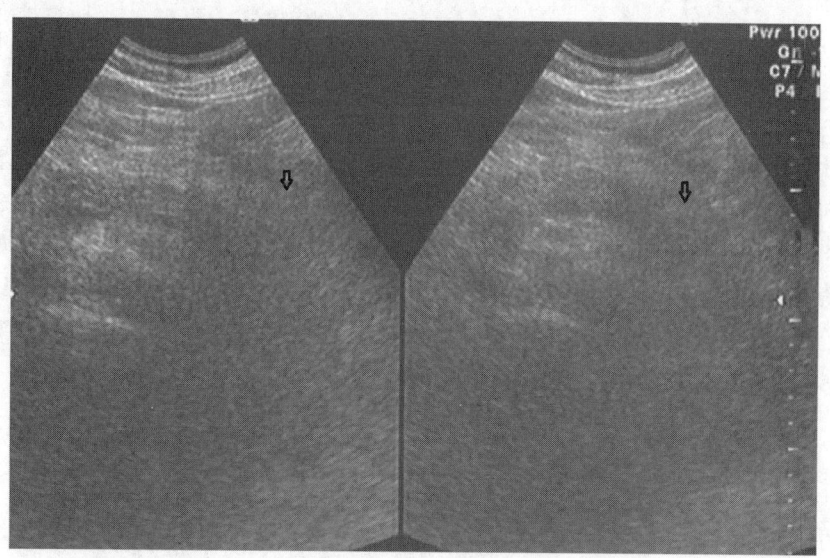

图 10-4-21 胰腺尾部肿大,轮廓不清,回声减低

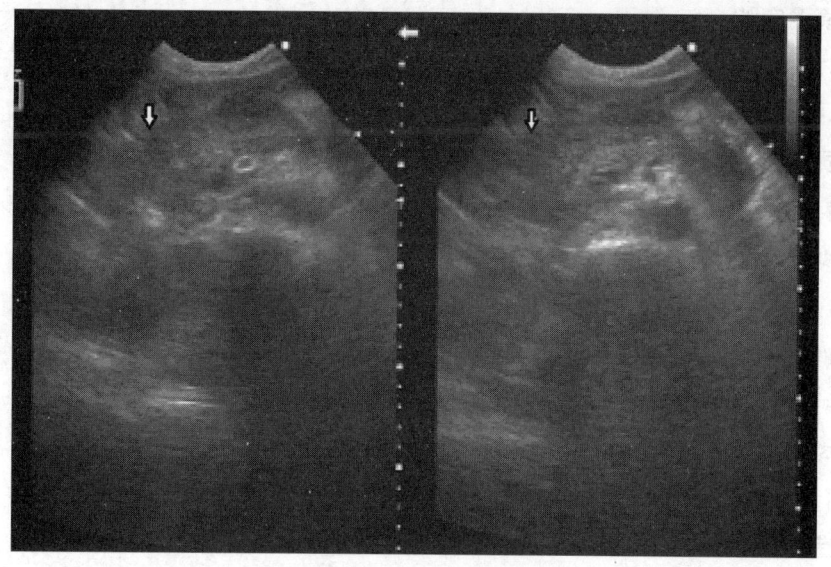

图 10-4-22 胰腺普遍性增大

三、鉴别诊断

(一)慢性胰腺炎

胰腺回声增强不均,胰管呈串珠样扩张,内径>2 mm,胰管内可有结石回声,并可见假性囊肿

形成。胰腺边界不规整。

（二）胰腺癌

胰腺多呈局部性肿大，癌瘤轮廓尚清，其内回声不均，病灶后方衰减，肿块内部可见高速高阻动脉血流信号。癌瘤较大时，中心可产生液化、坏死，显示为不规则无回声区，胰管、肝内外胆管可呈中度或重度扩张。结合淀粉酶检查则不难做出鉴别。

（三）胃穿孔及肠梗阻

均因气体反射而看不清胰腺，超声难以诊断，淀粉酶、X线腹部检查有助于鉴别。

四、临床意义

急性胰腺炎与胆道病变关系密切，约半数患者有慢性胆囊炎和胆石症病史，至胆汁反流入胰腺实质内引起炎症。因此，超声检查在诊断胰腺炎时必须同时注意胆道情况。急性胰腺炎一般根据病史及生化检查即可诊断。超声检查的主要目的是观察胰腺肿大程度及其并发症的有无，如假性囊肿的形成，胰腺脓肿的有无等。同时，超声还可作为随访手段，监视病情发展与评价治疗效果。

彭元忠　张在其

第十三节　脾　损　伤

一、文字表述

（一）脾包膜下血肿

脾大小、形态正常，脾脏包膜下可见无回声区，无回声区内可见细弱光点漂浮。无回声区随呼吸移动。腹腔可见积血无回声区。

（二）脾实质内血肿

脾脏局部病变区增大，脾轮廓光滑整齐，病变处呈无回声区，有时可见小低回声区。

（三）脾破裂

如脾脏实质与被膜同时破裂，则脾脏形态欠规则，被膜连续性中断，脾内及脾周围可见血肿无回声区，或不均质低回声区，边界模糊。腹腔内可见大量积血无回声，下腹及膀胱直肠陷凹或子宫直肠陷凹可见积血无回声区。

（四）彩色多普勒超声

显示彩色信号自破裂口流出可提示活动性出血。

（五）超声造影

显示造影剂强回声自破裂口进入腔隙。表示脾破裂伴有活动性出血。

二、图像印证

如图 10-4-23 和图 10-4-24 所示。

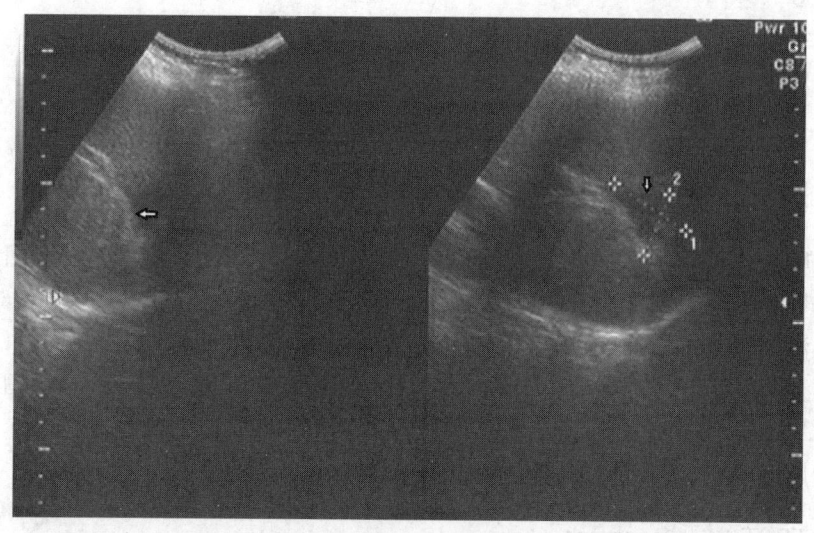

图 10-4-23　脾上部实质及脾包膜下不规则低回声区

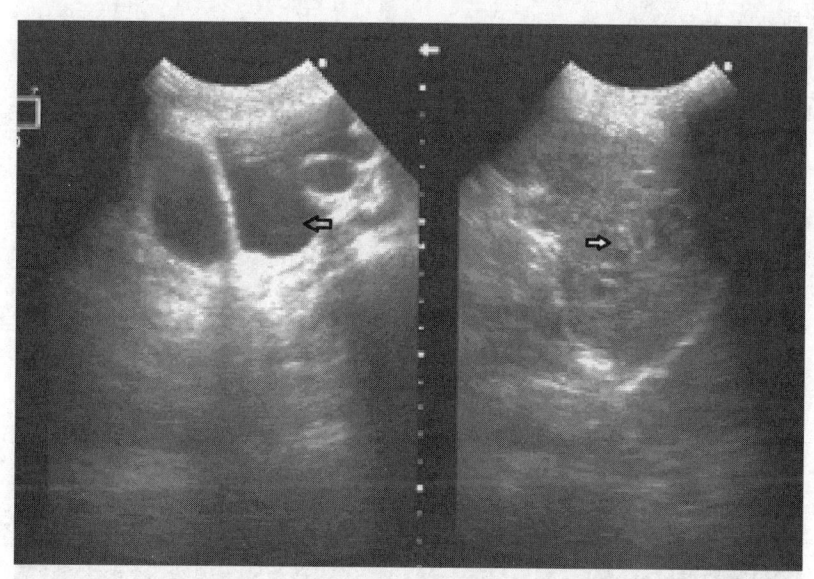

图 10-4-24　盆腔积液和脾实质散在低回声区

三、鉴别诊断

（一）脾脓肿

脾脏增大，脾内回声增强、增密，脾实质内可见边界清的无回声区，壁较厚，内壁不整齐。

（二）脾囊肿性疾病

无外伤史，脾实质内出现圆形或椭圆形无回声区，边缘清晰，后方回声增强。

四、临床意义

超声可观察脾脏的大小、形态及被膜是否光滑整齐，脾内及脾周围是否有血肿存在，并可观察腹腔有无积血及积血的多少，为决定临床治疗方案提供重要依据。

彭元忠　张在其

第十四节 急性阑尾炎

一、文字表述

1. 右下腹阑尾区见阑尾可显示为数厘米长的手指状或蚯蚓状低回声区，有时低回声内可见粪石增强回声，后方伴声影。

2. 阑尾炎有渗出时，阑尾低回声周围可见少量液体无回声区。

3. 阑尾脓肿及阑尾穿孔时，阑尾区可见较大的椭圆形低回声，并在低回声区周围或盆腔内可见不规则的无回声区，有时可有沉积物回声。

4. 肿大阑尾周围可见点状、短条状血流信号。

二、图像印证

如图 10-4-25 所示。

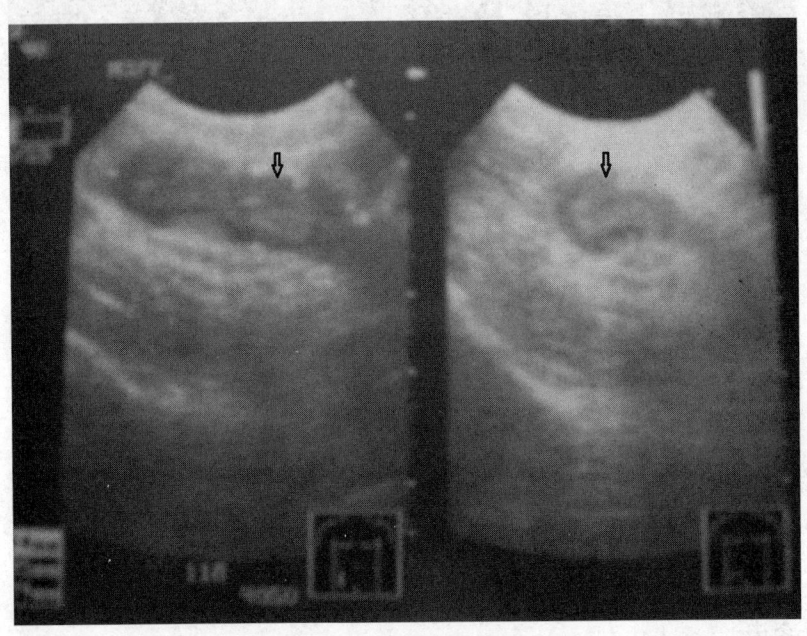

图 10-4-25　右下腹阑尾壁回声减低

周围可见少许液性暗区。

三、鉴别诊断

（一）输尿管结石

扩张的输尿管内见结石强回声光团，后方伴声影。而阑尾炎则在阑尾区显示为条索状低回声区，两者在部位及形态上可鉴别。

（二）宫外孕

一侧附件区见妊娠囊或血肿混合回声区，血肿混合回声位置较低，盆腔液体无回声区量较大。

（三）急性盆腔炎

双侧附件增大增厚，盆腔内有时可见模糊低回声区，盆腔可有不同程度的积液。急性盆腔炎病变在盆腔，与阑尾炎位置不同，可以鉴别。

四、临床意义

超声检查右下腹阑尾区时，如阑尾明显增大则阑尾显示清晰，如阑尾炎有炎性改变而无明显增大，或异位阑尾炎时因肠道气体干扰则超声显示不清。此时超声检查不要轻易否定阑尾炎的存在。超声需结合临床及化验结果，才能做出正确诊断。

彭元忠　张在其

第十五节　肾　损　伤

一、文字表述

1. 肾实质挫伤呈局部肾实质不规则增强，其中有小片状回声减低区。
2. 肾包膜下血肿一般呈梭形无回声区和弱回声区。
3. 肾周围积血或尿液，表现为肾周围梭形、新月形弱回声区，出血量多者呈椭圆形。
4. 肾破裂处出现肾包膜中断，肾内血肿多在此处显示呈带状低回声区。
5. 肾盂有积血时，可出现肾盂、肾盏扩张。
6. 彩色多普勒超声显示彩色信号自破裂口流出可提示活动性出血。
7. 超声造影显示造影剂强回声自破裂口进入腔隙。表示肾破裂伴有活动性出血。

二、图像印证

如图 10-4-26 和图 10-4-27 所示。

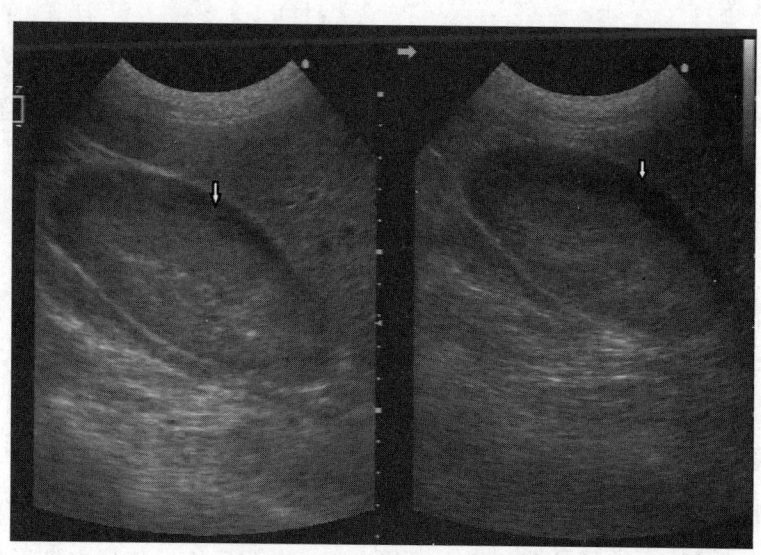

图 10-4-26　右肾包膜下血肿

大部分肾包膜下可见新月形暗区。

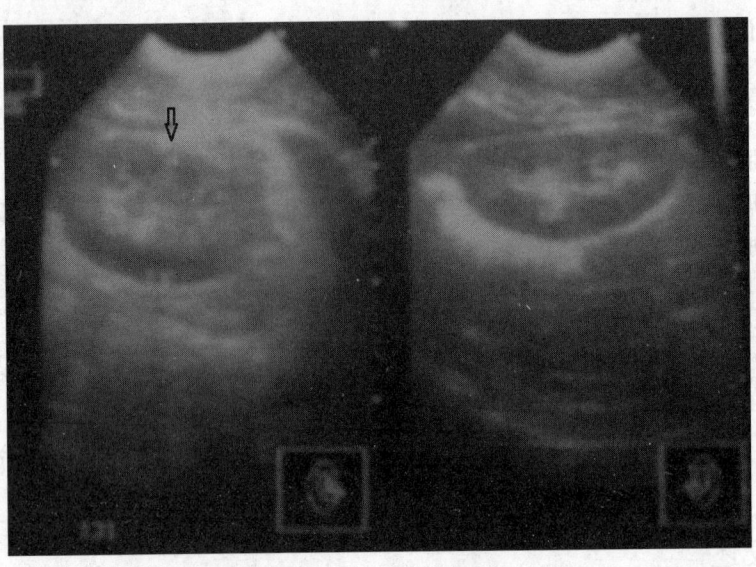

图 10-4-27　左肾挫裂伤

左肾实质回声不均，可见低回声及强回声区，包膜显示不清。

三、鉴别诊断

（一）腹膜后血肿

常因骨盆骨折或横突骨折造成。血肿的无回声区被一层腹膜阻隔，紧靠体壁，不随体位变动而改变。

（二）肾肿瘤引起的自发性肾周围血肿

肾肿瘤引起肾周围血肿，同时伴有肾肿瘤回声，可以鉴别。

四、临床意义

1. 鉴别造成休克的原因。了解肾损伤的部位和程度。
2. 作为保守治疗中疗效的观察和随访。
3. 在影像学检查中 CT 能更全面评价肾外伤，需造影辅助。

彭元忠　张在其

第十六节　肾　结　石

一、文字表述

主要表现为强回声团和后方伴声影。表面毛糙的疏松的尿酸结石显示为圆形或椭圆形团状强回声，伴后方声影。表面光滑的草酸结石，仅表现其表面一条强回声，伴后方声影。鹿角形结石显示上、中、下盏几个弧形强回声伴有后方声影。3 mm 左右的微小结石，常不出现声影，需多角度切面探测以证实，适当降低增益有助于观察。肾结石伴肾积水者出现液性暗区。

二、图像印证

如图 10-4-28 所示。

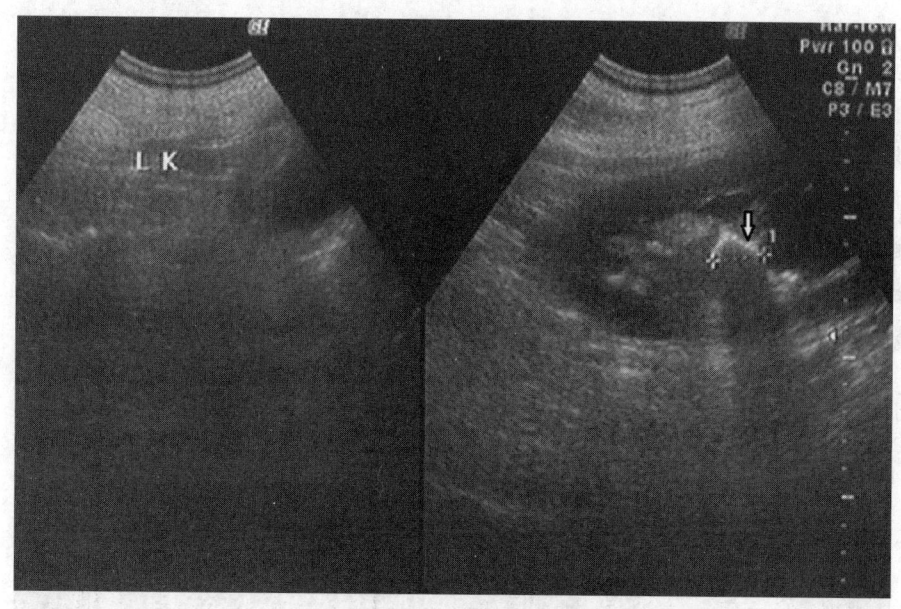

图 10-4-28 左肾窦中部强光团回声伴声影

三、鉴别诊断

（一）肾内钙化灶

多位于肾皮质或肾包膜下。结石多位于肾窦内或肾窦边缘。肾结核空洞并局部钙化的强回声，多见于无回声或低回声区边缘或外侧。

（二）肾窦灶性纤维化

难与直径<3 mm 的结石区别，结石多呈点状，周围可见液性暗区包绕；灶性纤维化多呈短线状。

（三）肾钙质沉着症

多见于原发性甲状旁腺功能亢进，大量的血钙沉积在肾小管。超声表现为肾锥体回声增强，有时可见结石并存。

四、临床意义

常见的为草酸钙、磷酸钙、硫酸镁胺和尿酸结石。多为圆形、扁圆形或鹿角形。结石多见于肾盂输尿管移行部，造成阻塞者并发肾积水。结石与阻塞、感染常同时存在，互为因果。镜下血尿是肾结石的主要症状。结石造成尿路阻塞时出现肾绞痛。

彭元忠 张在其

第十七节 急性肾功能不全

一、文字表述

1. 肾体积增大，肾脏长径、前后径明显高于正常值。

2. 肾皮质回声反射增强，肾锥体增大，回声降低，呈放射状排列在肾窦周围。

3. 肾周围可见低回声带或肝肾隐窝处见少量液体。

4. 彩色多普勒超声。少尿期肾内血流减少，局部皮质无血流信号，阻力指数＞0.8。多尿期或恢复期肾内血流丰富，阻力指数降低。

二、图像印证

如图 10-4-29 所示。

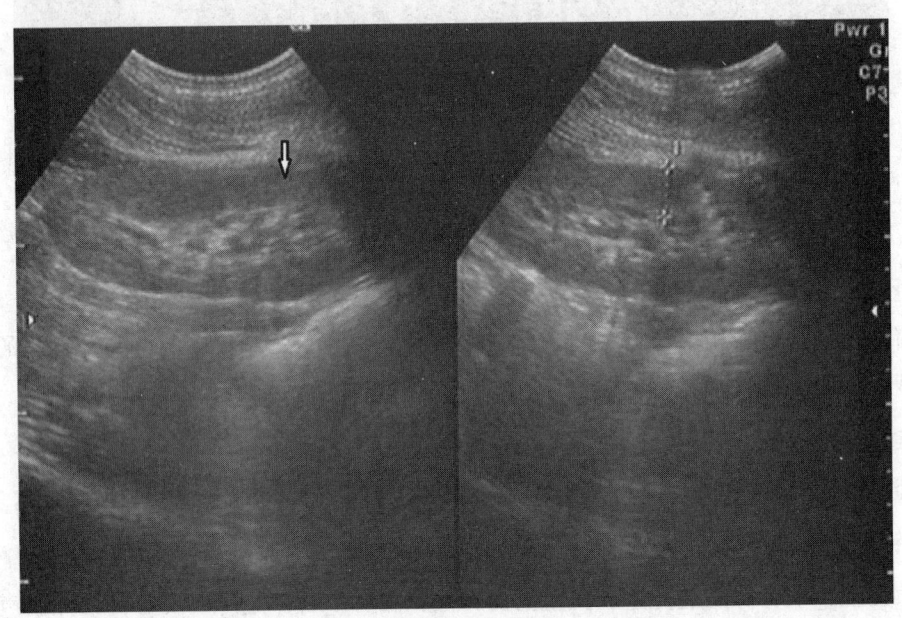

图 10-4-29　肾体积稍增大及皮质回声增强

三、鉴别诊断

主要与急性间质性肾炎鉴别，后者肾内动脉血流频谱特点为高速高阻。

四、临床意义

临床诊断急性肾功能衰竭大多数可以根据病史和实验室检查做出诊断。但是不能了解患者肾脏损害的形态学改变。超声可以了解肾结构，还可以结合临床，鉴别肾前性、肾性和肾后性，帮助了解肾血流情况，以及超声引导下介入性肾活检。

彭元忠　张在其

第十八节　肾　脓　肿

一、文字表述

1. 肾脓肿早期表现为弥散性或局限性增大，实质内单发或多发性包块，边界模糊不清，内部回声不均。超声动态观察在数天内病灶有明显变化，出现不规则的无回声区，壁厚，其间可见浮动的细点状或混杂样回声。

2. 局部肾包膜回声模糊、中断，与周围组织固定，肾脏活动度受限。

二、图像印证

如图 10-4-30 所示。

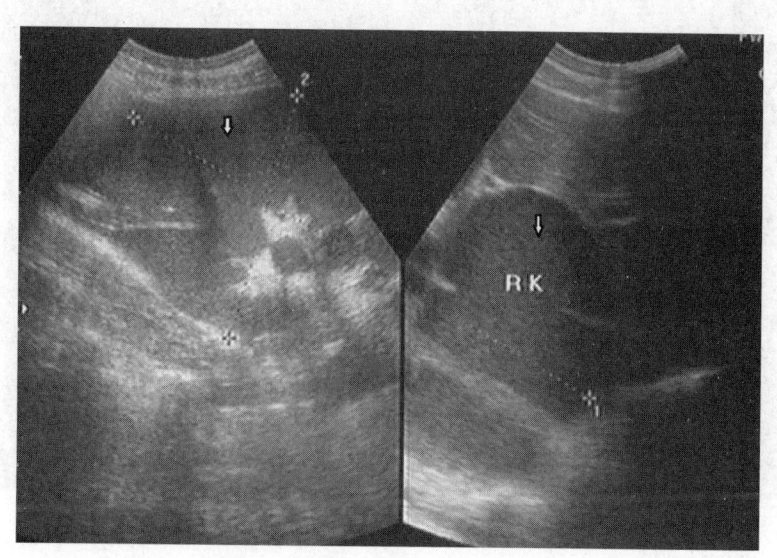

图 10-4-30　右肾肿大

皮质菲薄，集合系统充满细小光点，可移动。

三、鉴别诊断

（一）肾实质性肿瘤

早期肾实质脓肿易被误诊为实质性肿瘤，肿瘤体积小时，不会引起肾活动受限。肿瘤边界较清，短期内声像图不发生变化。彩色多普勒超声显示肿瘤内部及周边血流信号。

（二）肾囊肿

囊肿合并感染时，囊肿壁可增厚，但内壁一般较光滑。脓肿壁相对较厚。

四、临床意义

在超声导引下经皮肾脓肿穿刺诊断或置管引流，并可随访观察治疗效果。

彭元忠　张在其

第十九节　输尿管结石

一、文字表述

1. 结石的回声见于积液输尿管远端，为弧形增强光带伴声影。

2. 结石多嵌顿于输尿管三个生理狭窄处。即输尿管肾盂交界处，输尿管跨越髂总动脉处，输尿管进入膀胱处。

二、图像印证

如图 10-4-31 和图 10-4-32 所示。

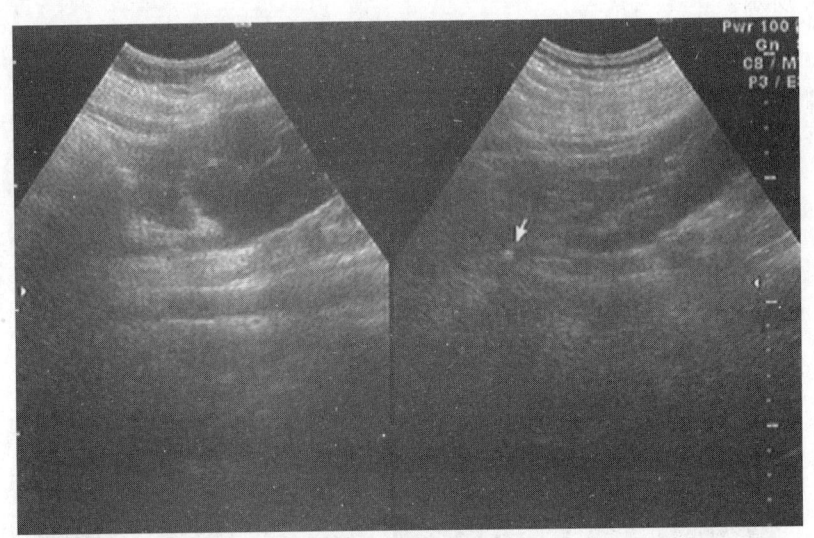

图 10-4-31　输尿管上段结石

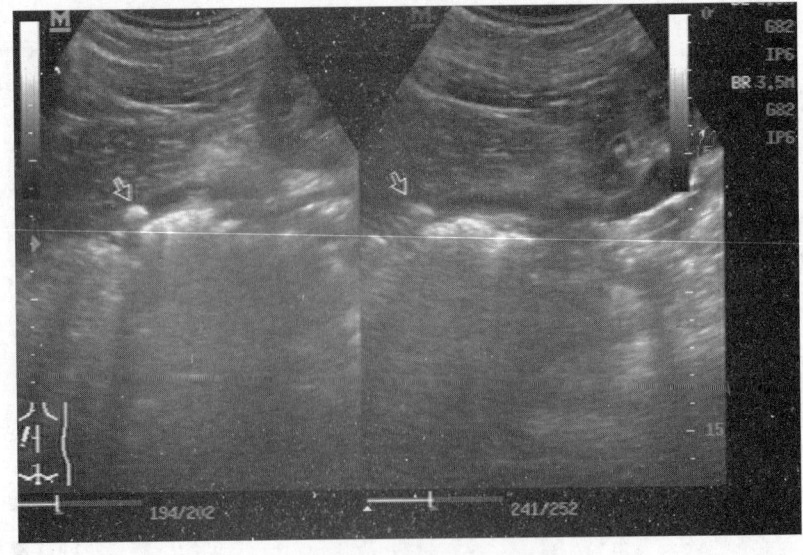

图 10-4-32　输尿管中段结石

三、鉴别诊断

1. 右侧输尿管结石应与阑尾炎鉴别，后者在右下腹可探及低回声区，内可见增粗的阑尾。根据病史及化验检查可以鉴别。

2. 输尿管结石与宫外孕的鉴别，后者有停经史，人绒毛膜促性腺激素增高，子宫大小正常，子宫内膜回声增强，在子宫后方或侧方可探及不规则的低回声区，内有强弱不均光团反射及液性暗区，根据病史可以鉴别。

四、临床意义

在肾绞痛发作时，输尿管积水，超声对结石检出率高。X线腹部平片对透光结石不能检出时，超声诊断的意义更大。

彭元忠　张在其

第二十节　急性尿潴留

一、文字表述

膀胱区探及球形无回声暗区，导尿后暗区明显缩小或消失。

二、图像印证

如图 10-4-33 所示。

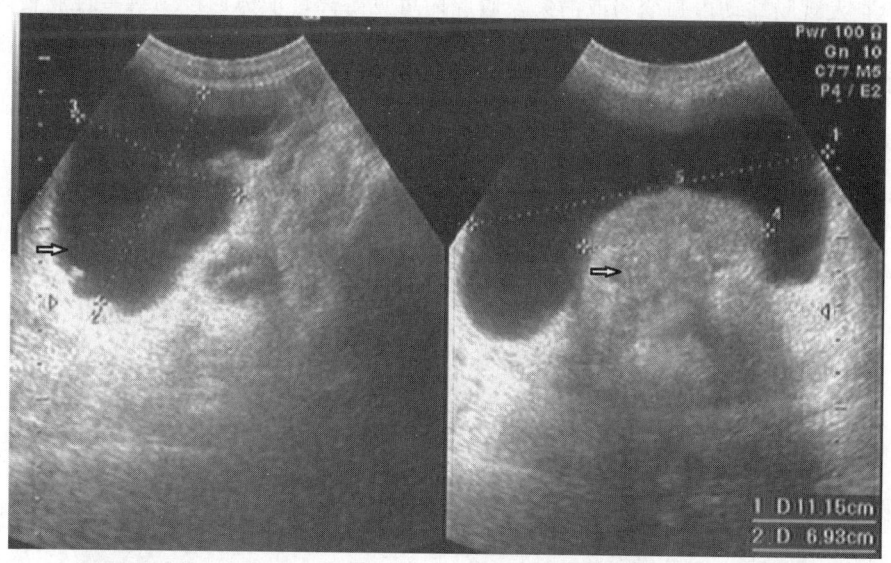

图 10-4-33　宫颈癌压迫尿道

三、鉴别诊断

(一)巨大盆腔囊肿

呈圆形或椭圆形，囊壁光滑，边界清楚，后壁回声增强。

(二)腹腔积液

腹腔积液暗区随体位移动。在肝与横膈间出现暗区，肠管漂浮在腹腔积液暗区中。

四、临床意义

超声显像可以鉴别下腹胀痛的原因。可以鉴别大量腹腔积液及盆腔囊肿，给临床提供诊断依据。

彭元忠　张在其

第二十一节　肠　梗　阻

一、文字表述

1. 肠管扩张，小肠肠管内径＞3 cm，大肠内径＞5 cm，肠腔内容物或液体充盈。

2. 肠黏膜皱襞水肿、增厚，在液体的衬托下黏膜显示更清晰，呈现"琴键征"或"鱼刺"样回声。

3. 机械性肠梗阻阻塞上方蠕动增强、频繁，肠腔内容物可见双向流动；麻痹性肠梗阻蠕动明显减弱或消失。

4. 重复检查发现肠蠕动由强变弱或消失及腹腔内可见游离性液体回声为绞窄性肠梗阻的特征。

二、图像印证

如图 10-4-34 所示。

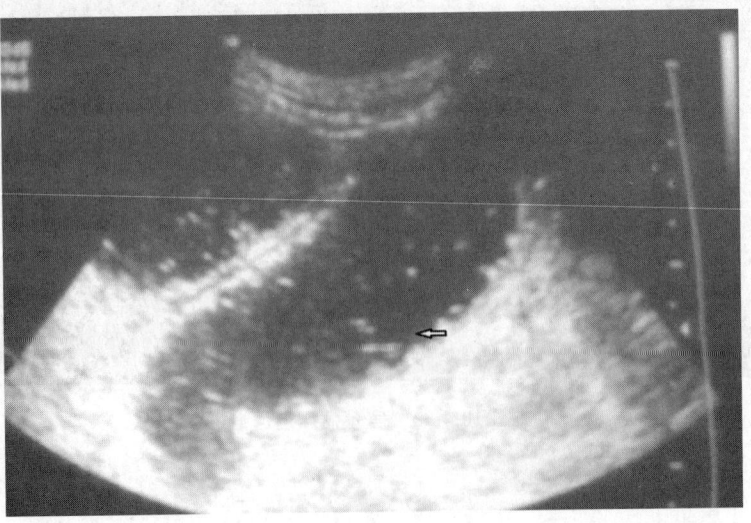

图 10-4-34　小肠低位性梗阻

三、鉴别诊断

超声检查一般不易诊断肠梗阻的病因，但超声诊断此病方便，可重复性，有助于临床及时采取治疗措施，必要时立即手术。

四、临床意义

1. 肠道扩张、积气、积液、肠壁水肿增厚，存在绞窄时可出现局部的肠壁坏死或穿孔。
2. 临床表现为阵发性绞痛、呕吐、腹胀。完全肠梗阻无排气、排便。

彭元忠　张在其

第二十二节　睾丸损伤

一、文字表述

(一) 挫伤型

睾丸增大，内部回声不均匀，强弱不等，包膜完整，形态无异常，睾丸周围可见少量液性暗区。

(二) 血肿型

睾丸体积增大，实质回声不均，可见不规则无回声区或低回声区，边界不清。彩色多普勒超声在暗区内未见血流信号。睾丸周围可见液性暗区包绕。

(三) 裂伤型

睾丸明显增大，包膜不完整，失去正常卵圆形形态，裂口处包膜回声中断，周围可见许多液性暗区。

二、图像印证

如图 10-4-35 所示。

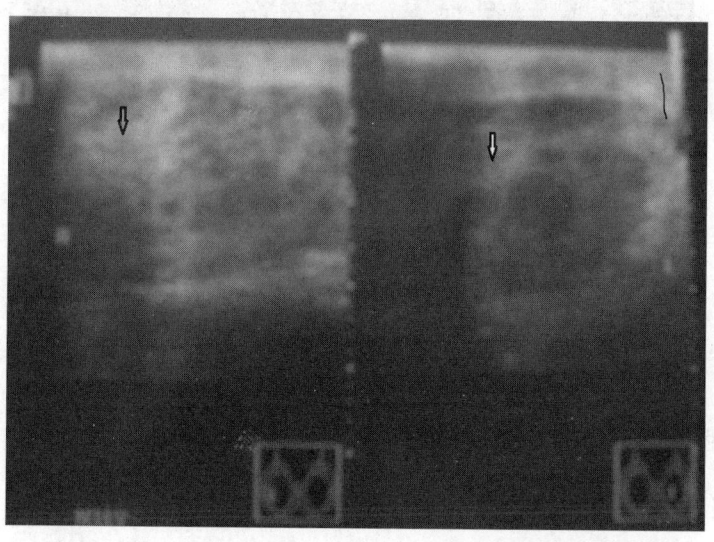

图 10-4-35　阴囊部受伤数小时睾丸实质挫裂伤型声像改变

三、鉴别诊断

睾丸扭转可见睾丸显著肿大，回声减弱；睾丸周围有液性暗区包绕；彩色多普勒超声显示双侧睾丸血流对照，患侧睾丸血流明显减少或无血流。

四、临床意义

超声诊断睾丸损伤有较大的临床意义，对治疗有指导作用。一般挫伤型可保守治疗，其余类型应及早手术治疗。

彭元忠　张在其

第二十三节　睾丸扭转

一、文字表述

1. 睾丸显著肿大，回声减弱。
2. 睾丸周围有液性暗区包绕。
3. 彩色多普勒超声显示双侧睾丸血流对照，患侧睾丸血流明显减少或无血流。

二、图像印证

如图 10-4-36 所示。

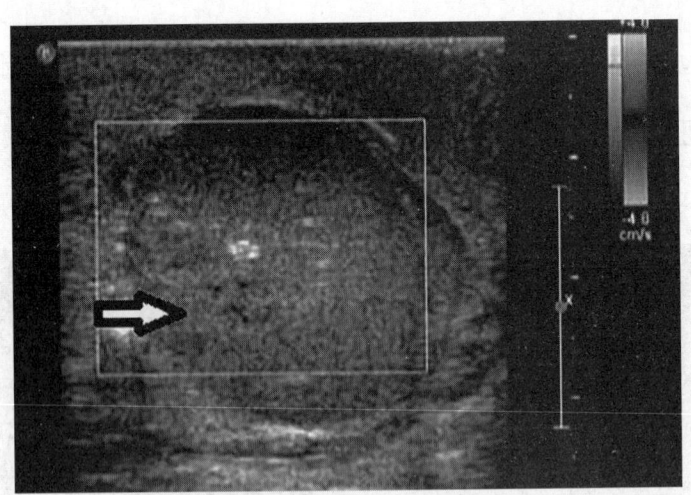

图 10-4-36　睾丸扭转急性期睾丸

实质回声减低，无血流信号。

三、鉴别诊断

绞窄性疝时，超声探查阴囊内可及不均质增强光团，横切时呈"假肾征"，光团大小随肠蠕动而改变。

四、临床意义

绞窄性疝和睾丸扭转在临床上不易鉴别，超声可根据阴囊内容物回声的不同做出鉴别，有助于及时正确地处理。

彭元忠 张在其

第二十四节 急性子宫穿孔

一、文字表述

1. 子宫边界连续线中断，有时可直接显示破裂口。有的破裂口可因水肿或血块遮掩，超声不易发现。

2. 子宫外周靠近破裂口处可见血肿混合性包块，若大网膜通过裂口进入子宫则可见子宫内强回声团块，子宫直肠窝见积血呈无回声区。

3. 极个别患者置环术后可见节育环强回声移位于子宫肌层或游离于腹腔内。

4. 宫角妊娠引起的子宫破裂，则病变范围较大，子宫形态失常，病变处回声模糊不清。

5. 子宫癌瘤破裂出血，宫腔内呈不规则的实质性低回声区，并可见不规则的无回声区，如癌组织浸润肌层，则可引起子宫破裂。破裂时，子宫轮廓欠清，盆腔可见积血无回声。

二、图像印证

如图 10-4-37 所示。

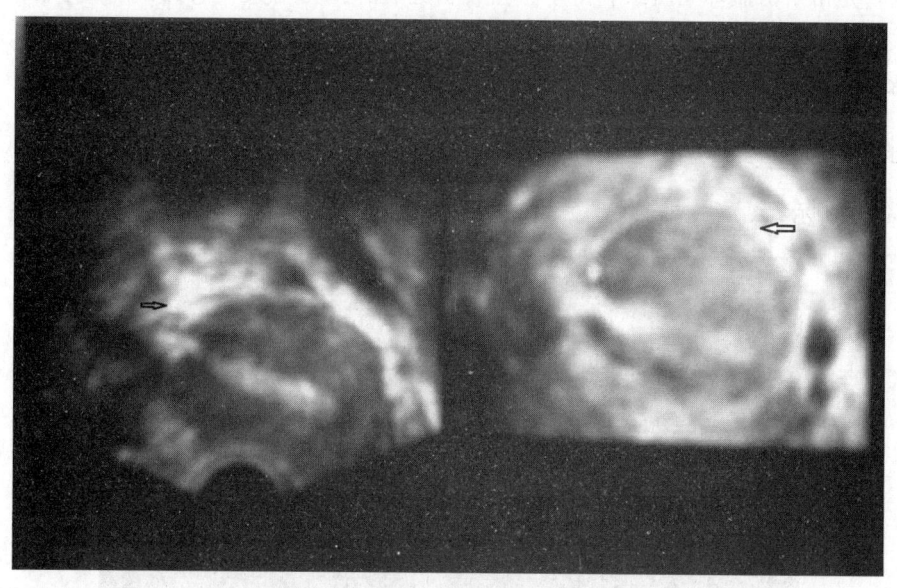

图 10-4-37 子宫左侧宫角

浆膜线回声中断，可见强回声团延伸至宫壁。

三、鉴别诊断

（一）急性盆腔炎

超声可以显示附件的炎性浸润、水肿、粘连、积液、坏死及积脓等表现的低回声区或无回声区，边界模糊，但子宫无破裂口。

（二）宫外孕

宫外孕的宫旁有妊娠囊或混合性包块，子宫穿孔也可在宫旁见混合性包块，两者不易鉴别。但患者尿人绒毛膜促性腺激素及血清人绒毛膜促性腺激素升高，近期无宫腔操作，可以做出鉴别。

四、临床意义

超声能观察穿孔的子宫周围积血情况，或进行追踪复查，根据出血量的多少，为临床提供手术或保守疗法的依据。

彭元忠　张在其

第二十五节　卵巢囊肿蒂扭转

一、文字表述

1. 蒂扭转的囊肿，一般位置较高，常位于子宫左、右前上方，多为中等大小，一般直径 4～10 cm 左右。

2. 扭转的蒂部比较杂乱，蒂长者同侧附件可出现双肿块假象。完全性扭转无回声区可见不规则光团或细小光点，是由于出血坏死所致。由于蒂扭转引起囊肿张力增大，故无回声区多数呈圆形，压之不变形。

3. 由于蒂扭转的囊肿血运障碍，彩超显示囊肿壁无明显血流信号。

二、图像印证

如图 10-4-38 所示。

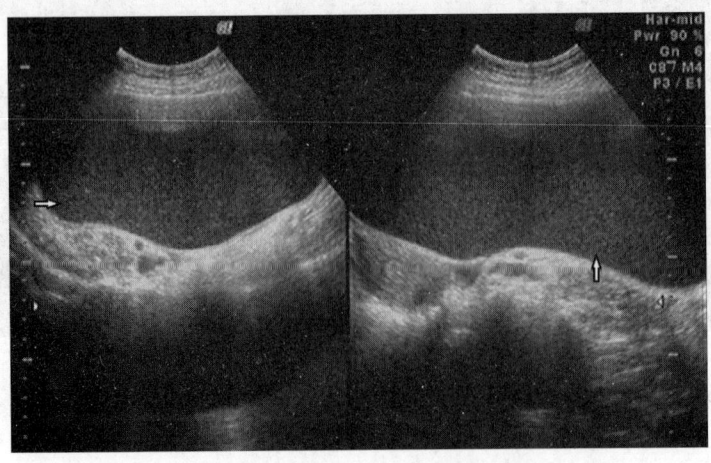

图 10-4-38　左侧巨大卵巢囊肿蒂扭转

三、鉴别诊断

(一) 阑尾脓肿

位置较高，位于右下腹阑尾区，为一边界模糊的实质性非均质肿块。

(二) 宫外孕

宫外孕破裂后常在附件区形成较大血肿，多呈混合性包块，包块无包膜，常于子宫直肠窝见积血无回声区。而蒂扭转的卵巢囊肿有清晰包膜，子宫直肠窝无积血回声。

四、临床意义

在进行超声检查时，虽然扭转的蒂部回声杂乱，超声观察不清，但结合临床，根据患者有急腹症的症状，加上附件区有较大囊肿存在，且囊肿的张力较大，超声可以提示卵巢囊肿蒂扭转的参考意见。彩超可以观察囊壁的血运情况，较二维超声能提供更有价值的诊断信息。

彭元忠　张在其

第二十六节　黄体囊肿破裂

一、文字表述

1. 子宫正常大小，宫内无妊娠囊。

2. 在月经周期中分为卵泡期、黄体期及月经期。卵泡期子宫内膜增殖，卵巢可见大小为 $1\sim2$ cm 卵泡无回声。黄体期卵巢内可见较卵泡直径稍大的黄体无回声，边界欠规则，内有细光点，此期末黄体萎缩，极少数发生黄体破裂。

3. 盆腔多数不能探及肿块，但少数于附件区可探及低回声区。子宫直肠窝及腹腔可探及无回声区。

二、图像印证

如图 10-4-39 所示。

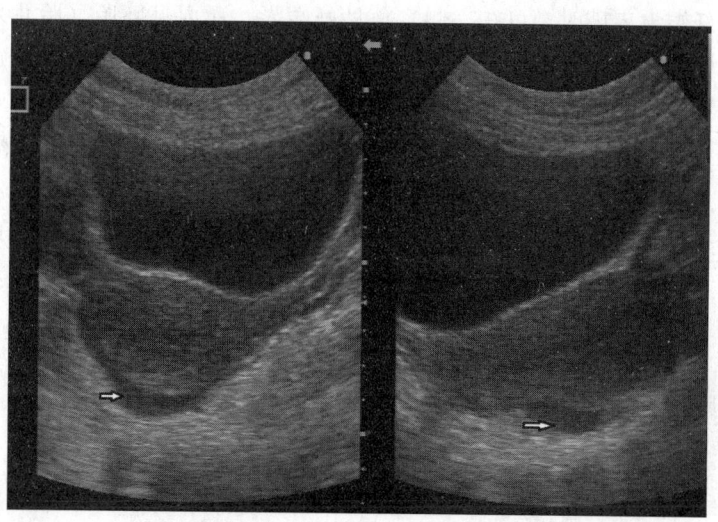

图 10-4-39　子宫直肠窝少量积液

三、鉴别诊断

(一) 宫外孕

附件区多数可见到妊娠囊或混合回声包块。

(二) 急性阑尾炎

黄体囊肿破裂发生于右侧较多，极易误诊为急性阑尾炎。后者起病常为上腹部痛或满腹痛，渐局限于麦氏点，恶心、呕吐较突出，压痛、反跳痛及腹肌强直均较明显。双合诊显示宫颈举痛及子宫移动性痛均轻微。

四、临床意义

超声可在附件区探及混合性回声包块，子宫直肠窝处探及无回声区，结合患者无停经史，尿妊娠实验阴性，腹痛多发于月经之前，从而可做出诊断。

彭元忠　张在其

第二十七节　异位妊娠

一、文字表述

1. 子宫稍大，宫腔内无妊娠囊，约 20％病例子宫显示单环状 "假妊娠囊"，是来自伴有积血的蜕膜反应所致。彩超显示其周边无滋养细胞血流存在。

2. 一般双卵巢可清晰显示，于卵巢附近可见胎囊结构，有些囊内可见胚芽及胎心搏动，这是诊断异位妊娠的确凿证据，但其显示率最高仅为 20％左右。阴道超声可明显提高它的显示率，彩超可在其周围探及低阻力的血流信号。

3. 异位妊娠流产或破裂后，于附件区可见边界模糊的混合性包块。盆腔、子宫直肠凹处见积血无回声区，肝肾隐窝也可见少量无回声区，出血量多时，腹腔可见较大的无回声区。

4. 宫角妊娠、宫颈妊娠、腹腔妊娠发病率极低，但容易引起大出血。

(1) 宫角妊娠。妊娠囊未破时，可在一侧宫角见妊娠囊，囊内见胚胎（胎儿）及胎儿胎动，妊娠囊与宫腔不相通时，则宫腔显示清晰。若与宫腔相通，则容易引起宫腔积血。妊娠囊破裂后，子宫形态失常，回声杂乱，盆腔、腹腔可见积血无回声区。

(2) 宫颈妊娠。子宫颈明显增大，内见妊娠囊，妊娠囊破裂后，宫颈、宫腔内可见积血无回声区，无回声区内可见光点光斑。

(3) 腹腔妊娠。子宫大小正常，宫内无妊娠囊的声像图表现，腹腔内探及胎儿的各部结构及羊水暗区、胎盘等。胎儿存活时，并可见胎心搏动及胎体活动。胎儿与母体腹壁甚近，胎儿与母体之间无子宫壁显示。

二、图像印证

如图 10-4-40 所示。

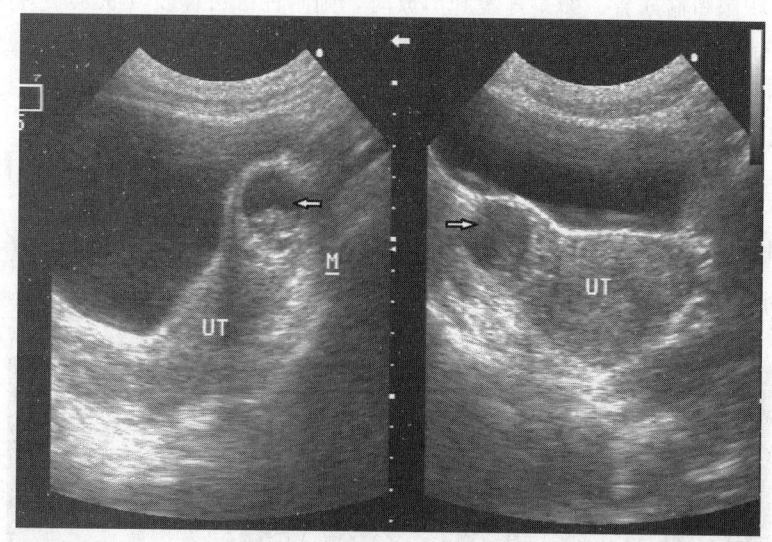

图 10-4-40　右侧输卵管妊娠

三、鉴别诊断

(一)子宫内妊娠流产

宫内存在妊娠囊,胚胎尚存活,则易于鉴别。完全流产时,宫内已无妊娠囊,难以鉴别。然而,宫腔内妊娠则盆腔无包块、积液,可予以鉴别。

(二)黄体破裂

附件区可见边界不规整的包块,但患者无停经史,人绒毛膜促性腺激素阴性等可资鉴别。

(三)盆腔炎性肿块

无停经史,盆腔可见边界模糊包块,阴道分泌物增多,患者可有发热等病史。

(四)急性阑尾炎肿块

无停经史,血清人绒毛膜促性腺激素正常,腹痛从上腹或脐周开始,局限于右下腹阑尾区,伴发热及白细胞增多,局部压痛。超声检查子宫正常,右下腹阑尾区可见不规则低回声肿块,边界不清,可有丰富血流信号,多为高阻力型。腹腔内无液性暗区。

四、临床意义

以往认为妊娠的诊断主要依靠病史、体征、尿妊娠实验、诊断性刮宫及后穹隆穿刺等做出诊断。有些病例临床症状不典型,诊断较困难。超声可直接显示子宫、附件区,盆腔、腹腔是否有积血,积血量的多少等,有助于疑难病例的早期诊断。

彭元忠　张在其

第二十八节　盆腔脓肿

一、文字表述

1. 盆腔炎性包块可在附件区探及无回声包块,内可见光点、光带及实性回声。

2. 当有输尿管积脓和输尿管、卵巢等囊肿形成时，则附件区可探及管状及不规则包块回声，包块内部呈无回声，或有少许细弱光点，有时可见由脓液碎屑所形成的液平分层征。腹膜炎所致的包块，局限于子宫直肠陷凹形成脓肿，呈椭圆形无回声区。

3. 子宫等邻近器官可因受压粘连发生变形或移位。

4. 多普勒超声在急性期炎性包块可显示血流信号丰富，阻力指数可升高，也可降低。

二、图像印证

如图 10-4-41 所示。

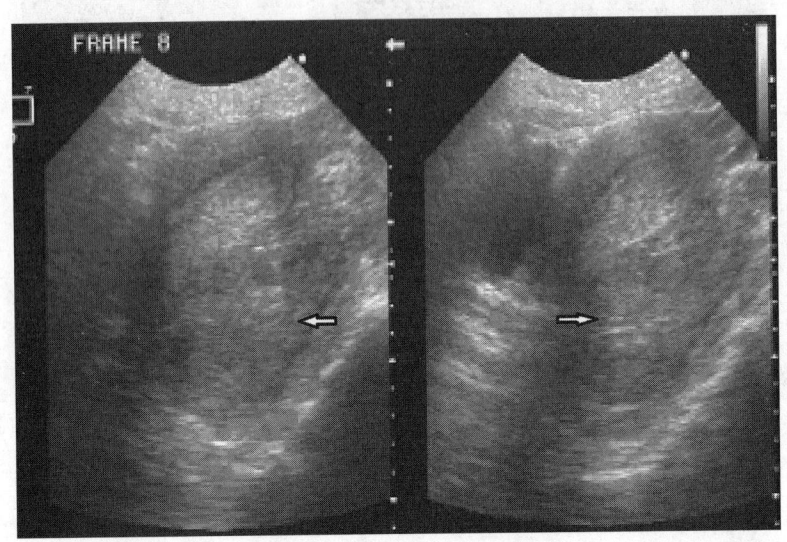

图 10-4-41　子宫后方炎性包块

三、鉴别诊断

(一)宫外孕

宫外孕破裂时附件区可见混合性包块，包块边界不清。而盆腔脓肿内为细弱光点，病灶可一个至数个。

(二)子宫内膜异位

附件包块边界清楚，内为液性暗区和不均点状回声。盆腔脓肿形态不规则，边界模糊，内可见不均匀光点光斑。

(三)急性阑尾炎

病变位置较高，阑尾区域可见近似腊肠型低回声区。

四、临床意义

超声可观察脓肿来源的部位，范围大小与周围脏器的关系，治疗后的效果及判断是否完全液化，为临床提供处理的参考依据，同时应用超声引导下穿刺可以迅速做出明确诊断。

彭元忠　张在其

第二十九节　前置胎盘

一、文字表述

（一）低置胎盘

胎盘致密回声最低部位位置低，接近而未抵达宫颈内口。

（二）边缘性前置胎盘

胎盘的下缘达子宫内口边缘，并未覆盖宫颈内口。

（三）部分性前置胎盘

部分胎盘回声掩盖子宫内口一部分。

（四）中央性（完全性）前置胎盘

胎盘回声完全覆盖子宫内口。

二、图像印证

如图 10-4-42 所示。

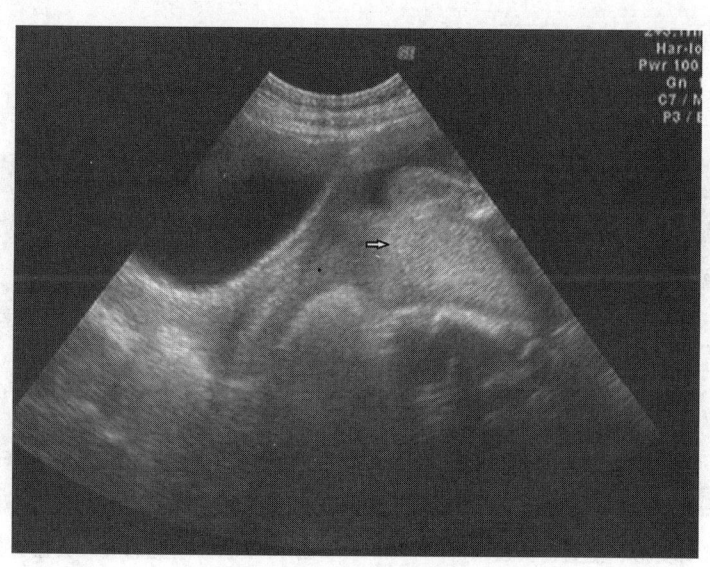

图 10-4-42　部分性前置胎盘

三、鉴别诊断

（一）胎盘早剥

见胎盘与子宫肌层间出现边缘不整的液性暗区。

（二）胎盘边缘血窦破裂

胎盘位置正常，宫颈内口上方无胎盘覆盖，胎膜下可见出血所致的不均质低回声。

四、临床意义

中期妊娠中超声发现前置胎盘发生率高达 20%～40%，但至足月时其发病率不到 1%。这是因为中期妊娠"前置胎盘"在足月妊娠时由于子宫下段的拉长，及胎盘位置的上移所致。因此不要过早地贸然做出前置胎盘的诊断，应在 28 孕周左右复查，再做出确诊。超声可以看到子宫壁、胎儿、宫颈情况，是目前胎盘定位的首选方法。

彭元忠　张在其

第三十节　胎死宫内

一、文字表述

1. 胎心搏动和胎动消失，死亡时间较长时可出现颅骨光环重叠及羊水混浊等现象。

2. 胎儿生长发育参数小于孕周，胎儿皮肤与颅骨之间可出现低回声区，胎头水肿，全身性水肿。羊水减少。

3. 多普勒超声显示胎儿无血流信号。

二、图像印证

如图 10-4-43 和图 10-4-44 所示。

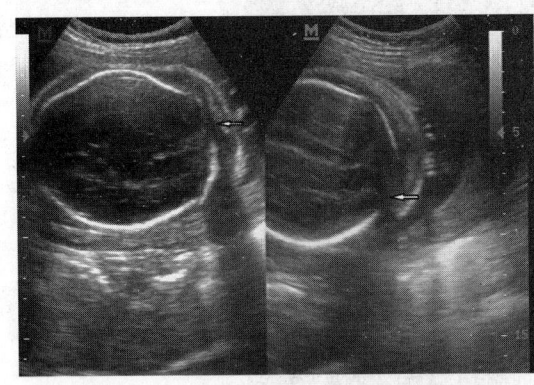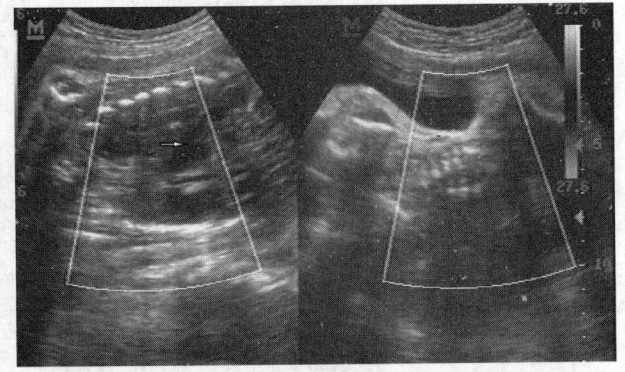

图 10-4-43　胎儿颅骨变形、重叠、头皮水肿　　　　图 10-4-44　胎儿心脏、大血管无血流信号显示

三、鉴别诊断

超声诊断死胎具有特异性，鉴别诊断容易。

四、临床意义

超声能观察胎儿在宫腔内的活动情况，如未探及胎心搏动和胎儿胎体活动，即可确诊，以尽早终止妊娠。

彭元忠　张在其

第三十一节　胎盘早剥

一、文字表述

1. 早期表现为胎盘局限性增厚，回声不均匀性增强；随着病情发展胎盘与宫壁间出现异常无回声区，多呈月牙形。

2. 如有血液破入羊膜腔，羊水内可见点状回声或块状回声（为凝血块）。

3. 隐性胎盘早剥随出血量增加及血凝块形成，胎盘后方可见不均匀性回声团。彩色多普勒检查其内无血流信号。

4. 胎盘剥离面积较大时常探不到胎心搏动。

二、图像印证

如图 10-4-45 所示。

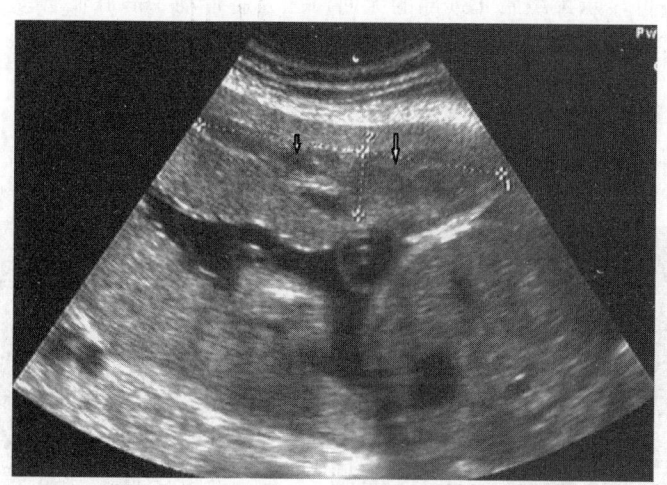

图 10-4-45　胎盘与宫壁间出现不规则低回声区

三、鉴别诊断

1. 胎盘内血池。位于胎盘实质内，呈不规则形无回声区，可见云雾状回声为低速的静脉血流信号。

2. 胎盘后方子宫肌瘤。边缘较清，形态规则，呈圆形或类圆形，多为不均质低回声，内可见血流信号。

3. 胎盘囊肿。位于胎盘的胎儿面或母体面，边界清楚，圆形，壁薄，内部无回声。

4. 胎盘血管瘤。多位于绒毛膜板下胎盘实质内，可突向羊膜腔，边界较清，回声较均匀，内部可见丰富血流信号。

5. 子宫局部收缩。发生在胎盘附着处，可见胎盘突出的半圆形弱回声区，子宫舒张后图像恢复正常可与血肿鉴别。

四、临床意义

胎盘剥离面小时，无明显临床症状，要求超声检查机会较少，较大面积胎盘剥离时，出现腹痛、阴道出血等临床症状，应行超声检查帮助诊断，指导临床及时处理，可避免出现子宫胎盘卒中、产后大出血等危重情况。

彭元忠　张在其

第三十二节　脐带绕颈

一、文字表述

1. 胎儿颈部皮肤出现脐带冠状无回声区，其走向与胎儿颈部交叉。

2. 胎儿颈部皮肤可呈现脐带管状回声的压痕凹陷，绕颈 1 圈为 U 形，绕颈 2 圈为 W 形，绕颈 3 圈为锯齿状。

3. 彩色多普勒检查可显示缠绕胎儿颈部的无回声区为脐带动、静脉血管。

4. 实时三维彩超可显示脐带绕颈声像。

二、图像印证

如图 10-4-46～图 10-4-49 所示。

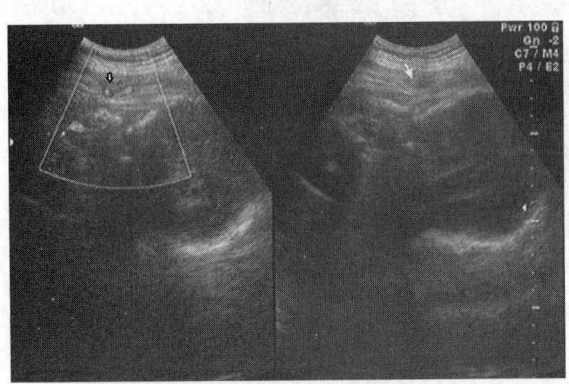 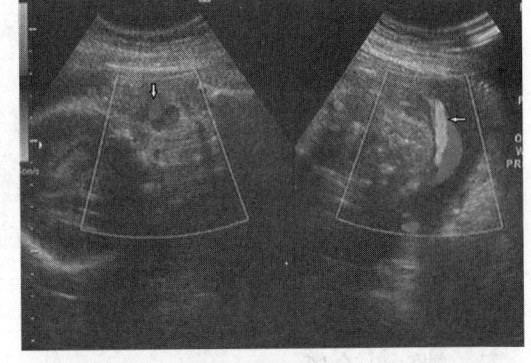

图 10-4-46　胎儿颈部皮肤压迹及血流显示　　　　图 10-4-47　胎儿纵横断面显示脐带血流环绕

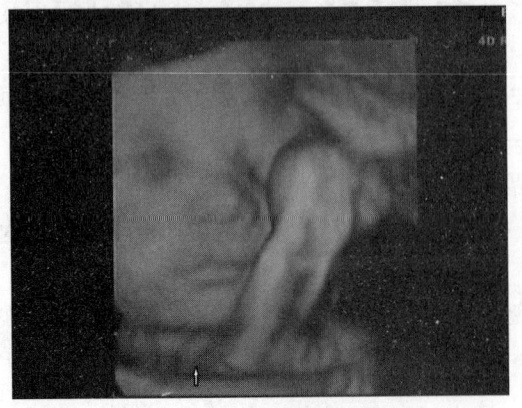 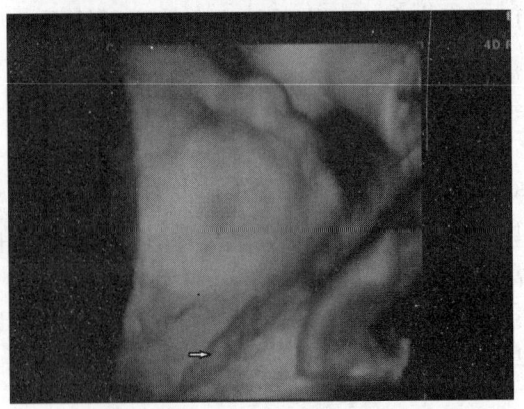

图 10-4-48　胎儿脐带绕颈正面观　　　　图 10-4-49　胎儿脐带绕颈侧面观

三、鉴别诊断

胎儿脐带绕颈与脐带搭肩鉴别，后者脐带搭于一侧肩部或两肩部，未环绕颈部。

四、临床意义

由于胎儿颈部较短，对绕颈的脐带显示不清。根据超声探及颈部附近有脐带回声，脐带与胎儿颈部交叉行走，胎儿颈部皮肤可呈现脐带压痕，此时脐带绕颈的可能性较大。彩色多普勒检查有助于脐带绕颈的确诊。胎儿脐带本身伸展性强，当羊膜腔内有足够空间胎儿可以活动时，脐带绕颈有时可以自行消失。即便不能消失，未到临产无规律宫缩时，一般不至于影响胎儿生命。因此，发现胎儿脐带绕颈后，应注意观察胎儿有无宫内窘迫征象。

彭元忠　张在其

第五章　微生物病原学检查在急危重病临床中的应用

第一节　细菌病原学检查在急危重病临床中的应用

一、病原学特性

细菌是属于原核生物界中的一类具有细胞壁和核质的单细胞微生物。其特点是个体微小、结构简单、无典型的细胞核、也无核膜和核仁，不进行有丝分裂，除核蛋白体外无其他细胞器。细菌的形态与结构相对恒定，可用光学显微镜或电子显微镜观察与识别。细菌分布非常广泛，它的结构与其生理活动、抵抗力、致病性和免疫性有密切关系。从危重病急救医学的角度讲，由致病微生物在机体内生长繁殖，引起某一脏器或全身多脏器功能障碍/衰竭的感染称为重症感染。临床上引起重症感染的细菌主要包括肺炎克雷伯菌、大肠埃希菌、鲍曼不动杆菌、变形杆菌、铜绿假单胞菌、金黄色葡萄球菌、表皮葡萄球菌、肺炎链球菌等。

(一)肺炎克雷伯菌

克雷伯菌属有9个种和3个亚种，为革兰阴性杆菌，大小 (0.5~1.5) μm× (0.6~6.6) μm，无鞭毛，有较厚荚膜，多数菌株有菌毛。临床常见的主要为肺炎克雷伯菌和产酸克雷伯菌。肺炎克雷伯菌存在于人体体表、鼻咽部和肠道，是目前除大肠杆菌以外的最重要条件致病菌，已成为医院感染的重要病原菌。当机体免疫力降低或应用免疫抑制剂，或长期使用抗生素导致菌群失调时引起感染。常见疾病有肺炎、支气管炎、尿路感染、创伤感染，有时引起严重的脓毒症、脑膜炎、腹膜炎等。

(二)大肠埃希菌

大肠埃希菌为革兰阴性杆菌，大小 (0.4~0.7) μm× (1~3) μm，多数菌株有周身鞭毛、普通菌毛和性菌毛，肠外感染菌株常有多糖包膜。大肠埃希菌抗原有 O、H 和 K 三种，是血清学分型的基础，主要致病物质有 K 抗原、菌毛和外毒素。少数血清型可产生两种肠毒素，其中一种为不耐热肠毒素，另一种为耐热肠毒素。大肠埃希菌所致疾病：

1. 机会感染。正常情况下在肠道内不致病，当移位于肠外组织或器官，则引起感染，病变以化脓性感染为主，如泌尿系统感染、胆囊炎、腹膜炎、手术切口感染等。在婴儿、老年或免疫功能低下者，可致脓毒症，甚至新生儿脑膜炎。

2. 肠内感染。某些血清型能引起轻微腹泻，甚至霍乱样的严重腹泻，并能引起致死性并发症，如溶血尿毒综合征。根据其血清型、毒力和致病机制不同，可将大肠杆菌分为5类：①肠毒素性大肠埃希菌，又名产毒性大肠杆菌；②肠致病性大肠埃希菌；③肠侵袭性大肠埃希菌；④肠出血性大肠埃希菌；⑤肠聚集性大肠埃希菌。

（三）鲍曼不动杆菌

鲍曼不动杆菌为革兰阴性杆菌，菌体大小为（1～1.5）μm×（1.5～2.5）μm，常见成对排列，可单个存在，有时形成丝状和链状，黏液性型菌株有荚膜，无芽孢，无鞭毛，革兰染色不易脱色。专性需氧，营养要求一般，普通培养基上生长良好，最适生长温度为35℃，有些菌株可在42℃生长。能在麦康凯琼脂上生长，但在SS琼脂上只有部分菌株生长。氧化酶阴性，动力阴性，硝酸盐试验阴性，为该菌的典型三阴。该菌广泛存在于自然界，属于条件致病菌，是医院感染的重要病原菌，主要引起呼吸道感染，也可引发菌血症、泌尿系统感染、继发性脑膜炎、手术部位感染、呼吸机相关性肺炎等。机体抵抗力下降、免疫抑制、机械通气和介入治疗、广谱抗生素的使用是鲍曼不动杆菌院内感染的独立危险因素。

（四）变形杆菌

变形杆菌包括普通变形杆菌、奇异变形杆菌、产黏液变形杆菌和潘氏变形杆菌4个种。属于革兰阴性杆菌，大小（0.4～0.6）μm×（1～3）μm，有明显多形性，可呈球状或丝状，无荚膜，有周身鞭毛，运动活泼，有菌毛，可黏附至真菌等细胞表面。能迅速分解尿素，是本菌属的一个重要特点。变形杆菌在自然界分布很广，存在于土壤、污水和垃圾中，可正常居留于人体肠道而不致病。奇异变形杆菌和普通变形杆菌是仅次于大肠杆菌的尿路感染的主要病原菌。尿路结石可能与变形杆菌感染有关，有的菌株可引起脓毒症、食物中毒、腹膜炎、脑膜炎等，是医院感染的常见病原菌之一。

（五）铜绿假单胞菌

铜绿假单胞菌广泛分布于自然界，是一种常见的条件致病菌。为革兰阴性杆菌，长短不一，常呈多形态，无芽孢、有荚膜、菌毛，菌体一端有1～3根鞭毛，运动活泼。需氧生长，最适生长温度为35℃。在生长过程中产生绿色水溶性色素，感染后使脓汁或敷料出现绿色。抗原结构有O抗原（菌体抗原）和H抗原（鞭毛抗原）。O抗原具有很强的免疫性，可用于分型，目前有20个血清型。O抗原包含两种成分：一种是外膜蛋白，为保护性抗原；一种是脂多糖，有特异性。脂多糖只有在细菌死亡溶解或用人工方法破坏菌细胞后才释放出来，故又被叫作内毒素，其毒性成分主要为脂质A，可引起发热、微循环障碍、内毒素休克及弥散性血管内凝血等。铜绿假单胞菌的主要致病物质是内毒素，另外尚有荚膜、菌毛、胞外酶和外毒素等多种致病因子。铜绿假单胞菌抵抗力较其他革兰阴性细菌强，对多种消毒剂和抗生素不敏感，56℃须1h才能被杀死。此菌是医院内感染的主要病原菌之一，特别是较虚弱患者、长期卧床、各种医疗器械受检者、呼吸机使用、尿道插管、血管内导管更为易感。其他如烧伤、压疮、溃疡继发感染、神经外科术后、肺部感染和脓毒症。铜绿假单胞菌可由各种途径传播，主要通过污染医疗器械及带菌医护人员引起医源性感染。因此，对烧伤病房、手术器械及医疗器械等必须进行严格消毒及无菌操作，预防医源性感染。

（六）金黄色葡萄球菌和表皮葡萄球菌

金黄色葡萄球菌和表皮葡萄球菌为葡萄球菌属，革兰染色阳性，球形或略呈椭圆形，直径0.5～1.5μm，无鞭毛、无芽孢，因繁殖时多个平面不规则分裂致葡萄串状排列，在脓汁或液体培养基中，常呈双链或短链排列。体外培养时一般不形成荚膜。菌体易被碱性染料着色呈革兰阳性。衰老、死亡或被中性粒细胞吞噬后的菌体常呈革兰阴性。

1. 抗原结构 已发现抗原30余种，比较重要，且了解其化学组成和生物学活性的有3种：①葡萄球菌A蛋白；②荚膜多糖；③多糖抗原。葡萄球菌对外界因素抵抗力是无芽孢菌中最强的细菌之一，耐湿热和消毒剂，耐盐性强，在100～150g/L的NaCl培养基中仍能生长。对于碱性染料敏感，如1：100 000～1：20 000的甲紫溶液可抑制其生长。易产生耐药变异，金黄色葡萄球菌对青霉素G耐药菌株高达90%以上，尤其耐甲氧西林金黄色葡萄球菌已成为医院内感染最常见的致病菌。金黄色葡萄球菌致病力强，产生的毒素和酶最多，故其毒力最强，表皮葡萄球菌一般不致病，在特殊条件下可成为条件致病菌。

2. 葡萄球菌可通过多种途径侵入机体引起侵袭性和毒素性 2 种类型疾病。

（1）侵袭性疾病：主要引起化脓性炎症。①局部感染：皮肤软组织感染，如疖、痈、毛囊炎、蜂窝组织炎、伤口化脓等。还可引起其他器官感染，如气管炎、肺炎、中耳炎、脓胸、骨髓炎、乳腺炎等。②全身感染：脓毒症及转移性多发性肝、脾、肾脓肿等，多由金黄色葡萄球菌引起，婴幼儿及免疫功能低下者可由表皮葡萄糖球菌引起。

（2）毒素性疾病：①食物中毒。进食含产肠毒金黄色葡萄球菌的食物后 1～6 h 出现症状，以恶心呕吐为主要症状。②烫伤样皮肤综合征：由表皮剥脱毒素引起。③中毒性休克综合征：多由金黄色葡萄球菌产生的 1 种或多种毒素引起，表现为低血压、急性高热、猩红热样红疹伴脱屑，严重时休克，由于肠毒素、溶素等毒素参与，某些患者伴有肌痛、吐泻等症状。

（七）肺炎链球菌

肺炎链球菌为革兰阳性球菌，菌体呈矛尖状，尖端相背，宽端相对，在痰液、脓汁、病变肺组织中也可呈单个或短链状，无鞭毛、无芽孢。兼性厌氧，在机体内或含血清的培养基中能形成荚膜，经人工培养后荚膜逐渐消失，其荚膜多糖抗原与致病力有密切联系，且成分复杂。肺炎链球菌对多数理化因素抵抗力弱，荚膜菌株抗干燥能力较强，对一般消毒剂敏感，对抗生素敏感，近年已有耐药性菌株的产生。肺炎链球菌主要引起人类大叶性肺炎，肺炎后继发胸膜炎、脓胸、中耳炎、乳突炎、鼻旁窦炎，甚至脑膜炎和脓毒症。

二、危重病种类

由细菌引起的急危重病是相当普遍的，而且种类繁多，全身各个系统脏器都有可能被细菌感染，常见急危重病：

1. 中枢神经系统感染如化脓性脑膜炎、脑膜脑炎等。

2. 呼吸系统感染如支气管肺炎、呼吸机相关性肺炎、大叶性肺炎等。

3. 心血管系统感染主要是感染性心内膜炎。

4. 消化系统感染主要包括急性化脓性胆管炎、急性坏死性胰腺炎、弥散性腹膜炎、急性胃肠炎合并休克。

5. 外科手术相关性感染如外科手术部位感染、腹腔内感染、器官特异性感染、外科植入物相关感染、皮肤和组织的感染、术后医院内感染、脓毒症等。

6. 血液系统和全身性感染如脓毒症、脓毒性休克。

7. 软组织感染或多发性脓肿（脑、肺、肝、胸腔、腹腔等）并发器官功能障碍、衰竭或微循环障碍。

三、标本来源

（一）临床上常用的标本

血液、骨髓、血管内导管、脑脊液、心包液、胸腹腔积液、腹膜透析液、关节液、外耳、内耳、眼结膜、鼻、咽、喉、粪便、直肠拭子、阴道、宫颈、尿道等。

1. 中枢神经系统的感染应采集脑脊液标本。

2. 呼吸系统的感染应采集痰液、支气管肺泡灌洗液等。

3. 心血管系统、血液系统和全身性感染应采集外周血液标本。

4. 弥散性腹膜炎应采集腹腔穿刺液。

5. 软组织感染或多发性脓肿应采集脓液和坏死组织等。

（二）标本的采集与运送至关重要，要特别注意如下几点

1. 要避免来自寄生菌的污染，应当保证每份标本代表感染过程。健康宿主在感染的许多部位也可出现的正常菌群主要来自皮肤、黏膜和上呼吸道，它若过早、过度生长，掩蔽了真正的病原菌，干扰培养结果解释。所以，在采取血液、脑脊液或穿刺液时应严格注意无菌操作，避免杂菌污染。采取大便、肛拭子和鼻咽拭子等标本时，虽无须严格无菌操作，但也应置于无菌容器内，尽可能避免标本以外细菌混入。

2. 要选择正常的解剖部位、合适的时间、规范的技术采集标本。如伤寒沙门氏菌在发病的第 1 周采集血液，第 2 周采集大便，第 3 周采集尿液，阳性检出率较高。

3. 活组织或注射器抽取是厌氧菌培养首选标本方法，可床旁接种，不可冷冻，标本采集完后应尽快送检，搁置时间长会影响检验结果，某些标本（如需检出淋病奈瑟菌或脑膜炎奈瑟菌）在送检过程中应注意保温。

4. 要采集足够量标本，标本量不足可能产生假阴性结果。

5. 每份标本都应标记患者姓名、唯一性标识、标本来源、具体部位、采集时间及相关临床信息。

6. 标本应置于有特殊标记、有助疑似病原菌生存、不易泄露及防止潜在性生物危险的容器中。

四、检测方法

随着检验医学的进展，临床细菌学检验日益受到重视，发挥传统检验方法和先进仪器的优势可以促进临床细菌学检测技术的进一步提高。

（一）细菌培养

细菌培养仍是目前检测和鉴定细菌的重要方法。分为传统方法和先进的细菌鉴定系统仪器。不管传统方法与先进的仪器都是根据细菌的生物学特征、形态、生化反应、代谢产物的不同而设计的检测方法。

1. 分离培养是临床细菌学不可缺少的基本技术，是获得纯培养的必要手段，先进的自动化仪器也只能对纯菌做出鉴定，同时分离培养对细菌生长繁殖特性的观察是必不可少的。

2. 细菌的菌落、色素、溶血性、气味是鉴定的重要依据，根据这些特征，设计出的检测方法很容易把它们区别开来。

3. 形态学在细菌鉴定中非常重要，对标本直接涂片根据镜检结果结合临床可以快速诊断，如泌尿生殖道标本涂片见到典型肾形的革兰阴性双球菌分布于白细胞内外，可以诊断为淋病。革兰染色是细菌鉴定最常用的检测方法。革兰染色阳性球菌或杆菌、阴性球菌或杆菌决定了对细菌采用何种鉴定系统。传统方法对染色不定的细菌，还可通过进行万古霉素纸片法敏感试验和氢氧化钾拉丝试验，起到佐证作用，革兰阳性细菌通常对万古霉素敏感，拉丝试验阴性，革兰阴性细菌则相反。抗酸染色确定抗酸杆菌，改良 Hanks 抗酸染色是奴卡菌、红球菌的鉴定试验之一。鞭毛染色常用于非发酵菌的鉴定，应用芽孢、异染颗粒和荚膜染色在相关细菌确认上都具有重要特征。

4. 动力在各种细菌鉴定是简便而关键的试验，如李斯特菌属、肠球菌属和气球菌属，它们都是胆汁七叶苷阳性，而且形态不易区分，但李斯特菌属在 25℃ 有动力很容易区别。小肠结肠炎耶尔森菌在 25℃ 有动力但在 37℃ 无动力，志贺菌属无动力，沙门菌属有动力，黄杆菌属无动力。

5. 氧化酶、触酶试验分别是革兰阴性细菌、革兰阳性细菌鉴定的关键试验，需要传统方法测试。仪器也要依据上述试验结果，选择相应的鉴定卡。传统方法手工操作繁杂，鉴定细菌至少需要 18～24 h，而仪器可在几小时内报告结果，因其严格的培养基和试剂的质量控制给各实验室提高标准化带

来好处，但检测费用昂贵。

（二）细菌性感染的血清学诊断试验

1. 直接凝集试验。如肥达试验、外斐试验。

2. 间接凝集试验。

3. 沉淀试验。如检测白喉毒素的改良 Elek 方法。

4. 间接免疫荧光技术。采用特异性荧光抗体染色，可获一定阳性率，操作简便，特异性和灵敏性均高。

5. 补体结合试验。

6. 中和试验。

7. 酶联免疫吸附试验。

五、检测进展

（一）快速酶触反应及细菌代谢产物的检测

根据细菌在其生长繁殖过程中合成和释放某些特异性的酶，按酶的特性，选用相应的底物和指示剂，将它们配制在相关的培养基中。根据细菌反应后出现的明显的颜色变化，确定待分离的可疑菌株，反应的测定结果有助于细菌的快速诊断。这种技术将传统的细菌分离与生化反应有机地结合起来，并使得检测结果直观，正成为今后细菌检测发展的一个主要方向。

（二）免疫学方法检测细菌抗原或抗体的技术

在细菌诊断中利用免疫学的各种方法日益受到人们的极大关注，从而简化了病原微生物的鉴定步骤。随着抗体制备技术的进一步完善，尤其是单克隆抗体的制备，明显提高了细菌凝集实验的特异性，现已广泛用于细菌的分型和鉴定。常用的有抗血清凝集技术、乳胶凝集试验、荧光抗体检测技术、协同凝集试验，酶联免疫吸附试验等。特别是酶联免疫吸附试验的应用，大大提高了检测的敏感性和特异性，现已广泛地应用在病原微生物的检验。

（三）分子生物学技术在检测病原微生物中的应用

随着分子生物学和分子化学的飞速发展，对病原微生物的鉴定已不再局限于对它的外部形态结构及生理特性等一般检验上，而是从分子生物学水平上研究生物大分子，特别是核酸结构及其组成部分，为细菌的鉴定提供了新的研究手段。在此基础上建立了众多的检测技术，主要包括核酸探针杂交和检测、聚合酶链式反应、生物芯片技术。

1. 核酸探针杂交在细菌学检测中的应用。细菌分型鉴定、细菌快速鉴定、细菌耐药性的检测、细菌毒素的检测、细菌流行病学调查。

2. 聚合酶链式反应在细菌学检测中的应用。细菌的快速检测、细菌毒素的检测、细菌的耐药性检测、细菌流行病学调查。

3. 生物芯片可分为基因芯片和蛋白质芯片。

（1）基因芯片可以在一张芯片上同时对多个标本进行多种病原菌的检测，仅用极少量的样本，在极短的时间内提供大量的诊断信息，为临床细菌学检测提供了一个快速、敏感、高通量平台。

（2）蛋白质芯片上的蛋白质分子可以是抗原、抗体及配体，可检测相应的抗体、抗原及蛋白质，用来进行细菌的鉴定及分型，也可应用于血清学诊断。

黄小忠　杨华喜　邓丽　张荔茗　张在其

第二节　结核病原学检查在急危重病临床中的应用

一、病原学特性

在细菌分类学中，结核杆菌属厚壁菌门、裂殖菌纲、放线菌属目、分枝杆菌科、分枝杆菌属、结核杆菌复合群。其基本形态为杆状，大小为（0.3～0.6）μm×（1～4）μm，无夹膜，无芽孢，无动力，呈分枝生长。

菌体脂质含量高是结核杆菌的显著特征，也是其具有抗酸性、疏水性、免疫原性及对各种理化因素和药物破坏作用的耐受性等诸多特性的主要生化基础。脂质主要是分枝菌酸、蜡质 D 和磷脂，大多与蛋白质或多糖结合以复合物存在。分枝菌酸中的 6，6-双分枝菌酸海藻糖具有破坏细胞线粒体膜、毒害微粒体酶类、抑制中性粒细胞游走和吞噬、引起慢性肉芽肿的作用，该物质使结核杆菌有毒株在液体培养基中能索状生长。蜡质 D 是分枝菌酸与一种肽糖脂的复合物，刺激免疫球蛋白产生和诱发延迟型超敏反应，与结核病的组织坏死、干酪液化及空洞形成密切相关。

结核杆菌大体上具有和其他细菌相同或相似的微细结构，其核质中富含鸟嘌呤和胞嘧啶，染色体中 G+C 比例高达 66%～68%。

在不同的理化因素、营养条件或药物作用下，结核杆菌可呈现出滤过型、颗粒型、球菌型等非杆菌形态，这种形态多样性有时与宿主的免疫功能也有关系。结核杆菌是专性需氧菌，在适宜的温度、营养等条件下可以在培养基上生长发育、分裂、增殖，形成肉眼可见菌落。结核杆菌的分裂周期一般是 12～24 h，生长速度和培养基种类有关。一般来讲，液体培养基阳性生长物较固体培养基早 1～2 周出现。

结核病灶中存在 4 种不同状态的菌群：①A 菌群为持续生长繁殖菌，常存在于浸润性病灶、液化干酪空洞和血行播散性病变中；②B 菌群为间断繁殖菌，代谢活动缓慢，偶尔有短暂代谢，但大部分时间内处于静止或休眠状态；③C 菌群为酸性环境中半休眠状态菌，代谢也缓慢，多为吞噬细胞内或释放到干酪病灶内、淋巴结内的菌群；④D 菌群为完全休眠菌，基本没有代谢活性。

高压蒸汽是灭菌效果最好的方法：1.05 kg/cm²、121℃，持续 30 min 可达到灭菌效果，是最安全的消毒方法。煮沸 10 min 可达到灭菌效果。结核杆菌对日光和紫外线敏感，直射阳光 2～3 h，紫外线有效距离内（1 m）照射数分钟，即产生杀菌作用。5% 来苏水处理数分钟即可达到灭菌效果。75% 乙醇 15～30 s 处理可灭菌。新洁尔灭、84 消毒液对结核杆菌灭菌效果差。

二、危重病种类

（一）血行播散性肺结核

血行播散性肺结核是结核杆菌通过血流广泛散布到肺或多个器官而引起的结核病。肺内病灶中结核杆菌可通过肺静脉经体循环引起全身播散性结核病或经肺动脉、支气管动脉引起肺内播散性结核病。

本病多见于儿童和青少年，多为原发性肺结核发展而来。根据结核杆菌侵入血流中的速度和数量及机体反应的不同，可分为急性（结核杆菌快速大量侵入血流）、亚急性（结核杆菌缓慢少量侵入血流）血行播散性肺结核。前者起病急骤，常有高热、盗汗、乏力等明显的结核中毒症状；后者则起病缓慢，可有低热等轻度结核中毒症状。免疫力低下者易发，诱因包括药物或疾病引起的免疫抑制，如麻疹、糖尿病、长期使用免疫抑制剂、获得性免疫缺陷综合征等。常可通过血液病原培养或病理检查确诊，涂片镜检阳性率低。尤其在儿童患者中，血行播散性肺结核病常累及肺外组织，如肝脏和脑组织。有报道称，20%～30%的血行播散性肺结核患者同时发生结核性脑膜炎。X线检查对诊断有重要价值，病变呈粟粒状阴影分布于双肺或单侧肺，急性者粟粒阴影大小分布均匀，密度相似。病变进展病灶可融合成片状阴影或空洞。亚急性或慢性者粟粒影欠均匀，上中肺野密集，下肺野稀疏，可伴有纤维条索影。结合临床表现、胸部X线检查、病原学检查或病灶病理活检，容易诊断。

血行播散性肺结核属重症结核病，临床表现与累及部位相关。常用的化疗方案包括强化期和巩固期两个阶段，主要的一线药物包括异烟肼、利福平、吡嗪酰胺、乙胺丁醇、链霉素等。对于重症结核病，化疗总疗程应达12个月以上，即2HRZE（S）/10HRE。必要时辅以激素治疗等手段，可获得满意预后。治疗较晚、免疫功能损伤严重、并发结核性脑膜炎的患者预后差。

（二）结核性脑膜炎

结核性脑膜炎是结核杆菌经血液循环侵入脑内或经其他途径播散至脑内而引起的中枢神经系统结核病，最常侵犯的是脑膜。随着现代抗结核药物的使用和卡介苗的广泛接种，结核性脑膜炎的发病率大大降低，但在免疫功能低下者尤其是结核杆菌/人类免疫缺陷病毒双重感染者中发病较多。

本病一般起病缓慢，多数患者表现间断头痛，易误诊为其他原因的头痛而延误诊治，有时可伴有低热（37～38℃）、盗汗等全身症状。部分病例可出现淡漠、忧虑、易怒等精神症状和性格变化。病情加重时可出现头痛加剧、喷射状呕吐，出现病理反射、动眼神经障碍，如复视、瞳孔散大，甚至失明等。若病情进一步进展，则可由于病变侵犯部位和炎症严重程度不同出现肢体瘫痪、大小便失禁、癫痫发作、意识障碍等，重者可昏迷甚至死亡。病变侵入脑实质则可发生脑结核瘤，生长较慢，临床表现和病变部位相关，CT表现常难与普通脑部肿瘤相鉴别。患者脑脊液常澄清，淋巴细胞计数增多，蛋白含量增高，葡萄糖含量降低，氯化物明显降低。脑脊液涂片镜检常呈阴性，做结核杆菌培养阳性率仅为15%～30%。聚合酶链式反应和血清学检查可作为重要参考，尤其是脑脊液中腺苷脱氨酶的早期检测，ADA活性增高对于结核性脑膜炎的鉴别诊断具有重要意义。临床上结核性脑膜炎常需与病毒性脑膜炎和病毒性脑炎、良性复发性非细菌性脑膜炎、新型隐球菌性脑膜炎、脑囊虫病等疾病鉴别。颅内结核瘤尚需与恶性肿瘤脑转移鉴别。

本病在治疗方面主要包括抗结核药物治疗、糖皮质激素治疗、颅内高压处理、鞘内注射或侧脑室注射药物治疗及营养支持和对症治疗等方面。结核性脑膜炎的治疗效果主要决定于抗结核药物的应用及时与否。另外，患者年龄、是否合并脑积水、病变部位、病菌耐药性等因素都和预后密切相关。治疗初期绝对卧床可以明显改善预后，抗结核药物应保证足够疗程，一般在2年或2年以上。若早期发现早期治疗，用药规范充分，可取得良好预后；但晚期病例，治疗不合理或耐药病例，则预后差，可留有后遗症甚至死亡。

（三）结核性心包炎

心血管系统结核以心包结核多见。结核杆菌常通过纵隔淋巴结结核破裂、临近结核病病灶直接蔓延、淋巴液或血液循环等途径入侵心包，导致心包结核。心包结核在长期使用激素治疗、合并HIV/AIDS或其他免疫缺陷性疾病中较多见。结核性心包炎的临床表现包括结核病全身表现、心包炎局部表现及心脏受压后的循环受阻表现。结核性心包炎通常起病缓慢，最初往往仅表现为发热、盗汗、疲乏无力、体重减轻等非特异性症状，而咳嗽、咳痰或咯血等肺结核表现较少见。心前区疼痛和心包摩擦音是急性心包炎的主要临床表现，结核性心包炎由于起病较缓慢，心前区疼痛较病毒性或者急性非特异性心包炎轻微，心包摩擦音偶可闻及。这导致大多患者疾病发展到渗液阶段或心包发生缩窄后才到医院就诊。呼吸困难是心包积液时最突出症状，可能与支气管、肺受压及肺瘀血有关。呼吸困难严重时患者呈端坐呼吸、呼吸浅快、面色苍白或发绀。其他常见的症状还有心前区闷胀不适、烦躁不安、恶心、腹部闷胀等。

X线检查对结核性心包炎的诊断有重要价值,渗液较多时心影普遍性增大呈烧瓶状,上腔静脉影增宽,透视下心脏搏动减弱。缩窄性心包炎时心脏影可大小正常或轻度增大,多呈三角形,心缘变直。心包钙化常见,表现为沿心影边缘的细而不规则白线状影。透视下心脏搏动减弱或消失。超声检查是心包渗液最具实用价值和可靠的非创伤性诊断方法,心电图则具有参考价值。根据临床表现、X线、心电图及超声检查可做出心包炎的诊断,但结核性心包炎的确诊常需要对肺部或其他部位的病灶、心包液等进行病原学检查,必要时可取心包组织进行病理活检。

结核性心包炎若治疗不及时可导致死亡,死亡率达80%。针对病因的抗结核化疗是治疗措施中最重要部分,实施以来,患者死亡率大大降低,但缩窄性心包炎仍常有发生。在我国,缩窄性心包炎的主要病因仍然是结核性心包炎。对心包缩窄患者需尽早实施心包切除术,结合合理充分的抗结核药物治疗,有望获得满意疗效。而至晚期心包钙化阶段实施心包切除术的风险高、预后差。

(四) 耐药结核病

抗结核药物的应用,大大改变了结核病的流行状况。药物治疗成为控制结核病疫情的基石,彻底规范药物治疗,可显著提高结核病患者的治愈率、减少传染源、切断结核病播散链条。抗结核药物治疗始自1944年,链霉素和对氨基水杨酸被应用于结核病治疗。可在开始抗结核药物治疗后不久,就出现了结核杆菌的耐药情况,但是随着多药联合治疗和新的更有效的药物应用如异烟肼、利福平等,耐药问题似乎可以得到控制,人们甚至认为可以在20世纪末消灭结核病。然而,结核病在20世纪80年代卷土重来,并在随后的几年里,出现了大量的多重耐药结核病和泛耐药结核病。多重耐药结核病指由在体外至少耐异烟肼和利福平结核杆菌菌株感染引起的结核病;而也有观点认为,对异烟肼、利福平、吡嗪酰胺、乙胺丁醇、链霉素等一线药物中任何2种或者2种以上耐药的结核病即可列为多重耐药结核病;泛耐药结核是对异烟肼、利福平、任何一种氟喹诺酮类及3种二线注射药物(卷曲霉素、卡那霉素和阿米卡星)中至少1种具耐药性的结核。泛耐药结核这一定义于2006年10月得到世界卫生组织广泛耐药结核全球专题小组的同意。

临床产生耐药结核病的常见原因主要包括:活动性结核病的单药治疗;医生开出治疗方案不合理;药物质量不高;患者依从性差造成不规范治疗等。综合看来,人为因素占了绝大多数,少数患者可由于直接感染耐药结核杆菌菌株致病。耐药结核病的治疗应该以药物敏感试验结果、既往治疗史和疫情接触史相结合为指导。事实上,对所有新的患者都进行至少一线药物的敏感试验是非常重要的,但在发展中国家或者资源相对匮乏地区尚难以做到。另外临床治疗过程中的观察也非常关键,如果诊断耐药性结核病与临床情况或当地流行病学特点不符时,应考虑实验室可能发生误差。

采用以氟喹诺酮类、氨基糖苷类、对氨基水杨酸、环丝氨酸、丙硫异烟胺等为代表的二线抗结核药物制定的标准或个体化治疗方案,是现在治疗耐药结核病的主要手段。近年来,耐多药尤其是广泛耐药的结核病治疗已经引起全世界关注,普遍认为,一线和二线抗结核药物的规范应用是防止耐药结核病播散的有效举措,而针对耐药结核病有关新药物、新疫苗、新方法的研究正广泛开展。

(五) 结核杆菌/人类免疫缺陷病毒双重感染

在美国和非洲,结核病的卷土重来和人类免疫缺陷病毒的流行密切相关,而在中国,结核杆菌/人类免疫缺陷病毒双重感染也成为结核病控制工作的潜在威胁。人类免疫缺陷病毒感染对结核杆菌来讲是一个危险因素,原因在于一方面可以增加结核杆菌从潜在感染发展至结核病的危险,另一方面还可以缩短结核杆菌从感染到发病的进程。人类免疫缺陷病毒感染可以破坏结核杆菌特异性干扰素-

γ 的生成，抗逆转录病毒治疗对这种损伤没有修复作用。

结核杆菌/人类免疫缺陷病毒双重感染的临床表现与患者免疫损伤程度相关：血液中 CD4$^+$T 淋巴细胞计数＞200/μL 时，免疫功能轻度受损，可以形成较为典型的结核肉芽肿，包括多核巨细胞、巨噬细胞、CD4$^+$、CD8$^+$ T 淋巴细胞及病变内部的干酪样坏死。胸部 X 线片肺部病灶空洞常见，临床可有结核病的普通症状，如咳嗽、咳痰、咯血、发热、盗汗、体重减轻等。这时的肺外结核以淋巴结核和结核性胸膜炎多见，血行播散性和结核性脑膜炎相对少见。CD4$^+$T 淋巴细胞计数＜200/μL 时，免疫功能严重受损，典型的结核肉芽肿难以形成，病菌经血液和淋巴循环播散常见，基于细胞免疫的结核纯蛋白衍生物皮试常呈阴性。肺外结核和血行播散性结核更为常见，胸部 X 线检查非典型表现多见，如肺基底部病变、空洞少见、粟粒性结核多见、肺门和纵隔病变多见、胸膜炎和心包炎多见。也有约 10% 的痰涂片阳性的病例，胸部 X 线片表现无异常。肺外结核中以结核性浆膜炎多见（胸膜炎、腹膜炎、心包炎、脑膜炎等），其次为颈部淋巴结结核。在结核杆菌/人类免疫缺陷病毒双重感染的情况下，将结核杆菌感染与其他感染鉴别开来非常关键，主要通过痰涂片检查、结核杆菌培养（包括痰、支气管肺泡灌洗液、浆膜腔积液、脓液、尿沉渣、血液等）病原学检查来鉴别诊断。血清学和聚合酶链式反应在鉴别诊断中的价值尚存争议。缺乏病原学诊断时，临床医生可以进行经验性抗结核治疗。

及时、规范、充分的抗结核药物治疗效果大多良好。对于多重耐药结核病，参考药物敏感试验结果和既往用药情况进行个体化治疗也可获得满意效果。由于抗结核药物治疗和针对人类免疫缺陷病毒的治疗共同作用下药物副反应情况更为常见，因此对药物毒副反应的严密监测特别重要。世界卫生组织推荐的直接面视下督导治疗目前被广泛接受和应用。应引起注意的是，对人类免疫缺陷病毒/获得性免疫缺陷综合征，氨硫脲可以引起严重甚至致命的皮肤损伤；另外，在抗结核治疗过程中可以出现"免疫重建综合征"，即患者临床表现和胸部 X 线片表现一过性加重，这是由于免疫功能部分恢复、免疫反应加强所致，常可随着药物治疗的继续进行而消失，必要时可采用糖皮质激素处理。应避免抗结核药物治疗和抗逆转录病毒的治疗因"免疫重建综合征"而停止或中断。

（六）老年结核病

人口老龄化是人类社会进步的标志，是世界人口发展的必然趋势，老年人口比例的增加与一个国家的经济、文化、教育、科技的发展密切相关。《2017—2022 年中国人口老龄化市场研究及发展趋势研究报告》指出，从 2015—2035 年，中国将进入急速老龄化阶段，老年人口将从 2.12 亿增加到 4.18 亿，占比 29%。目前我国 60 岁以上老年人口是世界老年人口总量的 1/5，是亚洲人口总量的 1/2。预计 2025 年，我国老龄人口数量将达到 3 亿人。随着人口向老龄化发展，结核病的发病率和患病率高峰也向老年人推移。在 1979 年、1990 年、2000 年我国结核病流行病学抽样调查中，结核患者的年龄高峰分别为 65 岁、70 岁和 75 岁，有逐渐向高年龄段推移的趋势。

老年肺结核患者多起病隐匿，可有不同程度的发热、盗汗、咳嗽、咳痰、咯血、呼吸困难、食欲不振等临床症状。但多数老年肺结核患者存在一些不典型临床表现：约 1/3 的老年肺结核患者无明显临床症状；老年患者多有慢性呼吸系统疾病，当肺结核活动进展时，咳嗽、咳痰、呼吸困难等呼吸系统症状加重，易误诊为慢性支气管炎、支气管哮喘、肺气肿等急性发作或继发感染；老年人发生结核性胸膜炎时，高热、胸痛、呼吸困难等症状常不突出；免疫功能低下者可发生无反应性结核病（爆发性结核性脓毒症），全身淋巴结及肝脾肿大，肺部病变或体征不明显，病情发展迅速，严重时危及生命。胸部 X 线检查常具有继发性肺结核的特征，呈现上叶尖后段、下叶尖段为主的多肺段渗出、干酪及纤维增殖病变并存的混合病变，常见空洞、支气管播散等表现。中下叶或下肺野结核发生频率较非老年组高。当老年患者胸部 X 线表现为肺部阴影或肺门团块状阴影或胸腔渗液时，须注意与恶性肿瘤鉴别。老年肺结核的诊断主要依靠临床症状、影像学改变、病原学检查、分子生物学及血清学检查。诊断过程中应高度重视其基础疾病，患有糖尿病、硅肺、恶性肿瘤及营养不良或长期使用免疫抑制剂者易患肺结核。对慢性咳嗽、咳痰、气短等易与原有慢性心肺疾病混淆的呼吸系统症状需提高警惕，若症状持续 3 周不见缓解者宜进一步检查。老年患者 PPD 皮肤试验可阴性或可疑阳性，可以在 2~3 周内复试，因助强效应而出现阳性反应或皮肤硬结范围较第 1 次增大 6 mm 或以上，对诊断有参考价值。

老年结核患者的治疗也应坚持早期、联合、规律、全程、适量原则。治疗过程中应加强药物不良反应监测，注意肝肾功能、肠道反应、血液系统变化；尽量避免应用或慎用氨基糖苷类，以防引起耳蜗、前庭功能及肾功能损害；老年人常因多种慢性病接受多种药物治疗，因此应注意药物间可能发生的相互作用，如利福平为肝酶诱导剂，可加速磺脲类降糖药、强心苷类、苯妥英钠、普萘洛尔、糖皮质激素等药物灭活从而影响并存疾病的治疗，必要时可综合体重、肝肾功能等情况调整抗结核药物的剂量。考虑到老年人对长期服用抗结核药物治疗的顺应性较差，应尽量采用直接面视下的督导化疗。

三、标本来源

通过微生物学方法和分子生物学方法检测到结核杆菌是结核病诊断的一个里程碑。而准确规范的标本采集和处理，可提高结核杆菌检出率。临床常用标本主要包括：痰液、高渗盐水雾化吸入诱导痰液、支气管肺泡灌洗液、浆膜腔积液和活检标本等。获取痰标本时需由医生对患者介绍正确方法，尽量获取真正的痰液而不是鼻腔分泌物或口水。在取痰标本困难的婴儿或者儿童，咽拭子、抽取清晨空腹胃液等也可作为标本检查，纤维支气管镜检查是一项需要麻醉的侵入性检查，在儿童应用中应谨慎权衡。

对于肺外结核患者，可取相应病变部位的标本，如夜尿沉渣、淋巴结、脓液和病变组织等，对尿液标本应尽快进行检测，以保持结核杆菌的活性，提高检出率。怀疑骨结核者可取病变骨组织或取寒性脓肿检测；通过穿刺获取胸腔、腹腔、心包的积液对于诊断结核性浆膜炎症有帮助，可对积液进行离心处理后对沉渣进行检测以提高检出率。怀疑有消化道结核的患者，可将其粪便作为标本进行检测。怀疑结核性脑膜炎或脑炎时，可通过腰穿或侧脑室引流取脑脊液、脑室积液进行检测。对于血型播散性结核病，尤其是在合并获得性免疫缺陷综合征时，可以考虑采集血液、骨髓等进行检测。

四、检测方法

（一）抗酸杆菌涂片镜检

利用获取的标本进行抗酸杆菌涂片镜检是结核病早期快速诊断的主要方法，与结核杆菌培养相比，具有更明显的时效性，而且在医疗卫生条件比较落后地区，涂片可能是唯一的病原学检查手段。涂片可采用姜-尼染色法或荧光染色法。姜-尼染色法应用最为广泛，荧光染色法所需成本较高且涂片易褪色，在发达国家常用于快速涂片诊断，但在发展中国家不如姜-尼染色法应用普遍。其生化基础在于细菌细胞壁含有大量脂质，使细菌在被石炭酸复红液染色后，可抵抗盐酸酒精的脱色作用。痰标本是结核病诊断中最常见的标本，据估算，每 mL 痰液中至少需要 5 000 个以上的结核杆菌才可在涂片中呈阳性结果。因此，集菌涂片法成为进一步提高诊断效率的一条途径。集菌涂片法主要是指通过不同的化学方法处理后，对标本进行溶解、离心，获得含菌浓度较高的沉渣进行涂片检测，以期提高检出率。实际对比证明，对标本进行处理、离心、沉淀后取沉渣进行涂片（集菌涂片法）较直接用标本涂片的敏感性显著提高。

（二）结核杆菌培养

抗酸染色虽然简单快捷，但是并不能把结核杆菌与非结核杆菌区别开来。另外，标本的细菌浓度或总量较高才能获得阳性结果。而培养则更为敏感，根据结核杆菌培养的阳性结果，可以明确活动性结核病的诊断。目前临床检验常用的是改良罗氏培养基，还有7H10、7H11等琼脂培养基，7H9液态培养基等。BACTEC460 TB系统是较新的一种分枝杆菌培养方法，也是第一种实现半自动化的检验方法，较固体培养基或其他液体培养基有更好的敏感性，并且可缩短培养时间。但是由于高昂的成本及含有放射性成分，使得本方法有被其他新方法替代的趋势。

（三）腺苷脱氨酶的测定

当发生结核病时，浆膜腔积液中的腺苷脱氨酶含量增高。腺苷脱氨酶是参与嘌呤代谢的一种酶，对浆膜腔积液中的腺苷脱氨酶进行测定，尤其是积液较多，细菌浓度低而难于检测时，对于诸如结核性脑膜炎、胸膜炎、腹膜炎、心包炎等具有参考价值。

（四）免疫学诊断

难于直接发现病原体的情况下，如涂阴活动性肺结核、肺外结核等，通常可通过免疫学手段进行间接诊断。目前得到公认并在临床广泛应用的方法有结核纯蛋白衍生物皮试、血清结核抗体检测。结核纯蛋白衍生物皮试阳性或强阳性、血清结核抗体阳性对于结核病的诊断有一定参考意义，但是阴性结果不能排除结核病。

五、检测进展

结核病的诊断手段曾在数十年的时间里没有任何进展，只是由于近20年来结核病的卷土重来才再次得到重视，在病原诊断方面也渐渐取得一些进展。由于普遍认为在显微镜检查方面取得进展的余地已经微乎其微，所以目前的主要进展集中在快速培养和免疫学、分子生物学技术应用等方面。

（一）结核杆菌的自动培养系统

BACTEC MGIT960系统是采用改良的7H9培养基的高度自动化结核杆菌培养系统，一些研究对BACTEC MGIT960系统和其他类似的自动培养方法和固体培养基进行了比较，结果表明，本系统具有快速，敏感性高的优点。但是本系统不支持分枝杆菌的血培养；MB/BacT Alert 3D也是一个高度自动化的结核杆菌培养系统，它采用了进一步改良的7H9培养基和高度敏感的分析方法，使分枝杆菌的血培养实现了自动化。它与普通培养基比较具有更快速、更敏感的优点，但是与其他自动培养系统比较在速度上和敏感性上没有明显优势。首次进行培养时可采取联合使用固体和液体培养基进行培养的方法，以期提高敏感性。

（二）核酸扩增方法

聚合酶链式反应的应用使结核杆菌的快速探测成为可能。它所需样本量极小，具有高度敏感性和即时性，但是由于费用高、技术条件要求高、假阳性较多等问题，使其在临床的应用中受限。目前进入市场的只有2种方法：Amplicor结核杆菌测试盒和MDT（结核杆菌直接检测）测试盒，这2种方法已经经过了美国食品药品管理局的认证，获准直接应用于临床样本的检测。已经证实，在涂片检查阳性的样本中，聚合酶链式反应的方法具有非常好的敏感性和特异性，但是在涂片检查阴性的样本中，聚合酶链式反应方法的敏感性和特异性均有所下降，因此无法常规把聚合酶链式反应作为一种排除结核病的诊断方法。研究发现，在许多样本中，存在一些抑制核酸扩增过程的物质，而直到目前，尚没有办法去中和这些未知物质；另外，对于来自正在治疗的结核病患者的样本，即使治疗效果显著，结核杆菌DNA的检测在很长一段时间内仍然可呈阳性，因此，对部分患者或在治疗过程中的评价及耐药检测方面，聚合酶链式反应技术仍然不能取代结核杆菌培养方法。

（三）基因检测技术

随着分子生物学技术的发展，分枝杆菌的检测已经从表型的检测发展为对基因型的检测。PCR限制酶分析法、DNA探针、基因突变和基因测序等许多基因学方法在实验室内迅速得到认可并普及，其中一些方法已经实现了商品化并有诊断盒上市。

1. PCR限制酶分析法。原理是应用聚合酶链式反应方法对 $hsp65$ 基因中的441bp片段进行扩增，然后以限制酶 BstEⅡ和 HaeⅢ对扩增产物进行消化，消化产物在分离后进行琼脂糖凝胶电泳分析。现在已经有38种分枝杆菌可通过此种方法进行鉴定。PCR限制酶分析法方法也被用于进行分枝杆菌中的 $rpoB$ 和 $gyrB$ 基因鉴定。采用PCR限制酶分析法方法处理的样本可以是热灭活的培养物悬液，较少直接用于临床样本。最近在拉丁美洲8个实验室进行的一项多中心评价结果显示，PCR限制酶分析法是一种高效精确、易于实施的方法。

2. Xpert MTB/RIF基因突变检测。Xpert MTB/RIF是在 Gene Xpert全自动核酸扩增检测仪上运行的一种巢式荧光聚合酶链式反应方法的体外诊断试剂，世界卫生组织推荐该方法用于结核病的诊断，并且是目前美国食品药品管理局批准的唯一可检测结核杆菌及利福平耐药基因的分子诊断检测试剂，也是目前全球应用最多的结核分子诊断产品。Gene Xpert系统使用实时聚合酶链式反应，整合并自动进行样品纯化、核酸扩增、单一或复杂样品中的目标序列测定。该系统需使用单份/一次性的Xpert检测匣，检测匣内装有聚合酶链式反应反应试剂，以独立进行聚合酶链式反应处理，由于试剂盒采用自成一体的封闭设计，因此使得样品之间的交叉污染最小化。Xpert MTB/RIF包括用于检测结核杆菌和利福平耐药性的试剂及样本处理质控，用于确认目标细菌的充分处理和监测是否有聚合酶链式反应反应抑制物质的存在。探针检查质控用于确认试剂再水合、检测匣中聚合酶链式反应管加样、探针完整性和染料稳定性。Xpert MTB/RIF针对 $rpoB$ 基因81bp利福平耐药核心区间（RRDR）设计引物、探针、检测其是否发生突变，进而用于辅助诊断是否为结核及是否对利福平耐药（$rpoB$ 序列存在突变）。该方法可以快速诊断活动性结核病（2 h），并可排除非结核杆菌感染；不仅可用于涂阳标本，也可用于涂阴标本；当日报告利福平耐药结核（可检测>90%的耐多药结核）并同时可检测痰及肺外标本；减少患者脱落的机会，提高患者准确治疗的机会等优点。但不适合用于潜伏期结核病，另外由于其高敏感性，当检测数量为极低时，可出现假阳性。

（四）免疫学方法

由于涂阳和菌阳病例通过涂片和培养可以得到明确的诊断，所以免疫学诊断主要目标是针对涂阴或菌阴病例及潜在感染者。到目前为止，结核杆菌素皮试几乎是唯一诊断潜在结核感染的方法。它是基于宿主对经纯化的结核纯蛋白衍生物产生迟发性变态反应。由于结核纯蛋白衍生物是多种抗原复合物，所以本方法在结核杆菌和卡介苗及多种非结核杆菌之间存在交叉反应，尤其是与卡介苗的交叉反应，大大降低了结核纯蛋白衍生物在诊断中的参考价值。通过对血液进行免疫学检测为解决这个问题提供了可能。

1. 干扰素-γ分析可以测定在特异抗原的刺激下，血液中干扰素-γ的含量或产干扰素-γ的T淋巴细胞数量，2种方法都是基于对特异的结核抗原致敏的T淋巴细胞再次暴露于同样抗原时将产生大量干扰素-γ。也可以说在这种情况下，干扰素-γ的增多与结核杆菌的感染有关。现有的干扰素-γ分析采用了较结核纯蛋白衍生物更具特异性的抗原：早期分泌抗原-6和培养滤液蛋白-10。这2种蛋白仅在结核杆菌有表达，而卡介苗和大多数的非结核杆菌都没有表达。干扰素-γ分析方法常用的有2种：T-SPOT分析法和QuantiFERON-TB Gold分析法，根据已有的资料看来，无论对于潜在感染还是活动性结核病，前者较后者敏感性更高。然而，由于缺乏真正的金标准来判定潜在结核杆菌感染，所以无法给予此种分析方法更为确切的评价。

2. 结核杆菌 IgG 抗体检测（蛋白芯片法）生物微矩阵（芯片）检测系统是一种蛋白芯片检测系统，由生物矩阵（芯片）和分析仪两部分组成。芯片以微孔滤膜为载体，同时固相经高度纯化的抗原，利用微孔滤膜的渗滤、浓缩、凝聚作用，使抗原抗体反应在固相膜上快速进行，再加入专用试剂在膜上显色，显色后通过生物微矩阵（芯片）分析仪进行分析，判定结果用于该类疾病的临床辅助诊断，该产品结合了基因重组技术、斑点免疫渗滤技术与微阵列技术，是临床快速诊断技术的一大突破。生物微矩阵（芯片）分析仪，能够自动扫描判读，自动给出检测结果，同时具有报表输出、患者的文件管理、仪器自校、自动上网等功能，操作方便、灵敏、准确、重复性好，极大地缩短了疾病检测时间，提高了检测效率。该方法用于结核杆菌 IgG 抗体检测，可检测与结核病相关的 5 项指标，分别是培养滤液蛋白-10、脂阿拉伯甘露聚糖抗原、早期分泌抗原-6、结核杆菌复合群 38 kD 特异蛋白及结核杆菌复合群 16 kD 特异蛋白。不同指标的阳性组合可反映患者感染结核的实际情况，如只要 CFP-10、ESAT-6 两指标有任何一项或同时阳性时，提示为活动性结核杆菌染的概率非常高；另外还可以筛选卡介苗接种者，避免假阳性的出现。适用于：

（1）活动性结核杆菌感染引起的疾病（包括肺内外结核）特异性抗体的检测。

（2）非活动性感染及接受过卡介苗接种者（极少数为阳性）。

（3）涂片、培养检测为阴性的人群。

（4）肺部其他疾病的鉴别检测和结核病化疗愈后动态观察。

（5）适用于各级结核病防治机构大规模健康人群的筛查和体检。

（6）对疑似结核病患者尤其是排菌阴性者，或者其他体征不典型者有较大提示作用。

（7）女性不孕的原因 40％与输卵管阻塞有关，可能由特异性细菌引起，如结核杆菌。尤其对于痰少、不排痰、无痰的结核患者来讲，是一种有效的辅助诊断的方法。

事实上，结核病高负担国家的结核病诊断从近年来的生物工程学方面的进展中获益甚少。对于这些国家来说，实用性强、操作简单，可在现场短时间内获得结果的检测方法才是控制疫情急需。

血清学实验通过直接检测结核杆菌的特异抗原或抗体，为即时的诊断提供了可能。但这一理想的实现尚存在有待克服的困难，如特异抗原或抗体的选择及通过不同群体对照进行评价等。由于鉴别诊断的需要，一些必要的标准必须严格界定，如年龄、所在地区、既往结核杆菌接触史、环境中分枝杆菌情况、结核杆菌素皮试状况、卡介苗接种史及其他病原等；血清学实验的敏感性在一些特定的目标人群中也有待进一步分析，如菌阴的肺结核患者、肺外结核病患者等；宿主之间或不同结核杆菌谱系之间的遗传学差异也是在血清学实验应用前需要考虑的因素。血清学检查的发展，尚需在更为广泛的范围内对更多纯化的，特异性良好的抗原或抗体进行分析评价。"电子鼻"技术在病原学诊断方面的应用逐渐引起重视，这项技术可以在数分钟内检测到极微量物质。它的实质是便携式人工智能系统的感觉系统，可以通过特异的"嗅觉"检测微生物。这个系统可以对患者呼出的气体或者体内其他样本进行检测。许多报道认为电子鼻可用于诊断一些普通细菌感染，但是在结核病方面的应用尚有待进一步探讨。以上新的方法均有待大量临床病例的验证，而其高昂的价格或较高的技术条件也影响了广泛的临床应用。因此直到目前为止，我们还没有得到一个被广泛接受的免疫学检查方法来明确结核病的诊断。

徐建华　邓丽　张荔茗　张在其

第三节　真菌病原学检查在急危重病临床中的应用

一、病原学特性

真菌是一类真核细胞型微生物。细胞结构比较完整，有细胞壁和典型细胞核及完善的细胞器，不含叶绿素，无根、茎、叶的分化。少数为单细胞，大多数为多细胞，由菌丝体和孢子组成。真菌在自然界分布广泛，种类繁多，有 10 万多种，多数对人有利，如用于酿酒、产生抗生素、酶类等。能引起人类疾病的真菌约 150 种，包括致病真菌、条件致病真菌、产毒真菌及致癌真菌。侵袭性真菌病发病率近年来有明显上升趋势，特别是条件致病性真菌感染更为常见，这与滥用抗生素引起菌群失调、经常应用激素及免疫抑制剂、抗癌药物导致免疫功能低下有关，应引起注意。

真菌与细菌在大小、结构和化学组成方面有较大差异。真菌比细菌大几倍至几十倍，在放大几百倍的光学显微镜下清楚可见。结构比细菌复杂，胞壁不含肽聚糖，主要由多糖（75%）与蛋白质（25%）组成，多糖主要为壳多糖的微原纤维。真菌的细胞壁一般由 4 层不同结构组成。最外层是糖苷类，第 2 层是糖蛋白，第 3 层是蛋白质，第 4 层是壳多糖的微原纤维。各种真菌细胞壁的结构不完全相同，菌丝与孢子外的细胞壁结构也不相同。

真菌按形态可分为单细胞和多细胞两大类。单细胞真菌呈圆形或卵圆形，常见于酵母菌或类酵母菌、新型隐球菌和白假丝酵母菌，这类真菌以出芽方式繁殖。多细胞真菌有菌丝和孢子，菌丝伸长分支，交织成团，称丝状真菌，又称霉菌。有些真菌可因环境条件（如营养、温度、氧气等）的改变，两种形态可以互变，称为二相性真菌，如球孢子菌属、组织胞质菌属、芽生菌属和孢子丝菌属等。对人致病的真菌主要是白假丝酵母菌和新型隐球菌。

（一）白假丝酵母菌

俗称白色念珠菌，该属有 270 余种，但对人致病的只有 7 个种，其中以白假丝酵母菌的致病力最强，一般占临床假丝酵母菌的 3/4。本菌菌体为圆形或卵圆形，直径 3～6 μm。革兰染色阳性，着色不均匀。以出芽繁殖，称芽生孢子。孢子伸展成芽管，不与母体脱离，发育成假菌丝，芽生孢子集中在假菌丝的连接部位。各种临床标本及活检标本中除芽生孢子外，还有假菌丝，表示假丝酵母菌处于活动状态，有诊断意义。本菌在沙保培养基、普通琼脂和血平板上均能生长，在室温或 37℃ 中培养 1～3 d，可形成类酵母型菌落，呈灰白色或奶油色，表面光滑，带有浓厚的酵母气味。在玉米粉培养基上可长出厚膜孢子，位于假菌丝中间或末端。白假丝酵母菌感染有以下几种类型：

1. 皮肤黏膜感染，最常见的黏膜感染是新生儿鹅口疮、口角炎及阴道炎等。鹅口疮一般仅限于局部，症状较轻，一旦扩散至内脏常可导致死亡。

2. 内脏感染，主要有肺炎、支气管炎、食管炎、肠炎、膀胱炎和肾盂肾炎等，偶尔也可引起脓毒症。

3. 中枢神经感染，主要有脑膜炎、脑膜脑炎、脑脓肿等，预后不良。

（二）新型隐球菌

又名溶组织酵母菌，归属于隐球菌属，该属有 17 个种和 6 个变种，新型隐球菌是主要致病菌之一。新型隐球菌为圆形酵母型真菌，直径 4～20 μm，外周有肥厚荚膜，折旋光性强。一般染色法不被着色难以发现，故名隐球菌。用优质墨汁作负染后镜检，可见在黑色的背景中有圆形或卵圆形的透亮体，外包有一层透明的荚膜。荚膜比菌体可大 1～3 倍，非致病的隐球菌则无荚膜。新型隐球菌广泛分布于自然界、土壤和鸽粪中，特别是从鸽粪中反复分离到大量新型隐球菌，但在自然状态下，鸽子不被感染。在正常人体内有时也能查见此菌。新型隐球菌可侵犯皮肤、黏膜、淋巴结、骨、内脏等，引起慢性炎症和脓肿。尤其易侵袭中枢神经系统，导致亚急性或慢性脑膜炎。近年来抗生素、激素和免疫抑制剂的广泛使用也是新型隐球菌病例增多的原因。获得性免疫缺陷综合征、恶性肿瘤、血液病等患者，均易继发严重的隐球菌感染。

二、危重病种类

（一）念珠菌病

由白色念珠菌或其他念珠菌种引起的疾病称为念珠菌病。在条件适宜时，特别在人体抵抗力降低情况下，可引起皮肤、黏膜和内脏，特别是肺和肾的急性、亚急性或慢性炎症、化脓或肉芽肿性病变。危重病种类：

1. 消化道念珠菌病。表现为鹅口疮、舌炎、口角炎，以及食道、小肠和肛周的假膜、溃疡或糜烂。一般上消化道发病比下消化道多，儿童发病又比成人多。患者往往有消化不良、慢性病、恶性肿瘤或长期应用抗生素和免疫抑制剂史。临床症状无特异性，诊断依靠真菌病原学检查和食道钡餐 X 线检查。

2. 呼吸道念珠菌病。可从口腔直接蔓延或通过血行传播，多数继发。表现为慢性支气管炎、肺炎或空洞形成类似肺结核。主要症状有咳嗽、低热和气急。胸部 X 线片无特异性，诊断依靠真菌病原学检查，并结合临床而综合得出。

3. 泌尿道念珠菌病。尿道插管可引起尿路原发性念珠菌感染，但很少波及肾脏，女性比男性多见。肾脏感染多为继发性，通过血行传播，但很少影响膀胱。肾脏皮质和髓质可发生脓肿，严重时影响肾功能。小便检查如有大量念珠菌存在，特别是男性在未应用导尿管的情况下，往往表示血行传播，其重要性不亚于血培养。

4. 念珠菌脓毒症。在重症患者肠道念珠菌可进入血循环引起血行播散，患者有畏寒发热，血培养多数为白色念珠菌，少数（25%）为热带念珠菌，但数日后转为阴性；如持续阳性，预后不佳。血培养阳性 3～15 d 后少数患者可发生内眼炎，两眼作痛，视力模糊。

5. 念珠菌性心内膜炎和脑膜炎。念珠菌性心内膜炎常见于心瓣膜病、药瘾、心脏手术或心导管检查的患者。临床表现类似感染性心内膜炎，可有发热、贫血、心脏杂音变化，脾肿大等。念珠菌性脑膜炎成人比较少见，儿童较多，可从消化道或呼吸道病灶经血液循环或直接由静脉插管引起。致病菌以白色念珠菌多见，偶可为热带念珠菌和高里氏念珠菌所引起。临床上有脑膜刺激征，但视神经盘水肿及颅内压增高现象不明显。脑脊液细胞计数不高，糖降低或正常，但蛋白质可增高。

（二）隐球菌病

隐球菌病是由新型隐球菌感染等所引起的亚急性或慢性深部真菌病，主要侵犯中枢神经系统和肺，但也可侵犯骨骼、皮肤、黏膜和其他内脏。其传播途径尚未完全肯定，一般认为主要是通过呼吸道感染，本病常发生于恶性肿瘤、获得性免疫缺陷综合征、白血病、肾功能衰竭及其他慢性消耗性疾病的基础上，并与长期应用抗生素、糖皮质激素、抗癌药物和免疫抑制剂有关。危重病种类：

1. 肺隐球菌病。隐球菌的入侵途径主要是呼吸道，故称肺隐球菌病，可以单独存在或与其他部位的隐球菌病同时发生。病灶可发生在肺的任何部位，往往是双侧性的；但也可为单侧性或局限于一叶，以肺下叶最常见。肺隐球菌病中 1/3 病例可无症状，常在胸部 X 线检查中方被发现，有时被误诊为肺部肿瘤。多数患者可有轻微非特异性症状，如咳嗽、咳黏液痰、胸闷、胸痛、低热、乏力、体重减轻等。少数患者可呈急性肺炎表现。体征可仅表现为支气管炎或有肺实质变。在艾滋患者中隐球菌感染经常是广泛播散的，在免疫功能重度受损的患者中可以发生急性呼吸窘迫综合征。X 线表现为多形性，轻者仅表现为双肺下部纹理增加或孤立的结节状阴影，偶有空洞形成，急性间质炎症可表现为弥散性浸润或粟粒样病灶。如肉芽肿性损害侵蚀支气管壁，则痰内可排出大量隐球菌。

2. 中枢神经系统隐球菌病。隐球菌病中 2/3 以上的病例主要为中枢神经系统的表现，如脑膜炎、脑膜脑炎、脑脓肿及脑或脊髓的肉芽肿等，但可合并皮肤、黏膜、肺及其他内脏等病变。其临床症状可类似结核性脑膜炎、脑脓肿或脑及脊髓的肿瘤等，但以脑膜炎的表现为多见。中枢神经系统隐球菌病的诊断主要根据临床症状和病原学检查确诊。凡疑为结核性脑膜炎、脑膜脑炎、脑脓肿或颅内肿瘤而未确诊者，在送验脑脊液检查时，应包括真菌检查（墨汁染色涂片和培养）。隐球菌直接涂片检查：取脑脊液经离心沉淀后，沉淀物置玻片上，加一点细腻墨汁，盖上盖玻片。显微镜暗视野下检查可见圆形的厚壁菌体，菌体直径 4～12 μm，外圈有一透光的厚膜（厚度 5～7 μm）。厚膜可作为判断致病与不致病菌种的依据之一，不致病菌种无厚膜。厚膜内有反光孢子，但无菌丝。反复多次查找阳性率高。隐球菌的培养：将标本接种于沙氏培养基中，室温（25℃）或 37℃ 培养 2～5 d 即可生长，菌落为酵母型。非致病性隐球菌在 37℃ 不生长。脑脊液常规检查：脑脊液压力增高，外观微混，蛋白质浓度增高。细胞总数计数增高，白细胞计数多半在 $100×10^6/L$ 以上，主要是淋巴细胞，糖降低，氯化物略低。

三、标本来源

（一）临床上真菌感染常见标本的类别

1. 各种分泌物。包括泌尿生殖道分泌物、耳垢、痰等。
2. 皮肤的角质性物质。如毛发、指（趾）甲、鳞屑及其他。
3. 脓汁及渗出物。
4. 血液及体液。体液包括胸腔积液、腹腔积液、脑脊液、淋巴穿刺液等。
5. 大便和尿液。

（二）真菌检查常用标本采集的注意事项

1. 采取部位要恰当，疾病的类别不同，采取的标本也应不同。如为深部真菌可根据病的种类采取脓汁、痰液、血液、脑脊液等；若为浅部真菌感染（如体癣），应刮取病变部位边缘的痂、鳞屑；发癣应取折断的病发。
2. 标本应新鲜，特别是深部真菌标本尽量在取材后立即检查，最长不得超过 2 h。如不能立即送检测必须放入冰箱中保存，尽快送检。
3. 应在用药前采集标本，如已用药则需停一段时间药后再采集标本。
4. 标本的采集量要充足，为保证各检验项目的要求应采足标本，尤其是培养用的标本，血液不得少于 5 mL，脑脊液不得少于 1 mL，胸腔积液不得少于 5 mL。活体组织要采取两份，一份送病理科检查，一份送镜检和培养。
5. 避免污染杂菌，首先必须严格无菌操作，必要时在培养基内加入抗生素类药物。

四、检测方法

（一）真菌的直接检查

1. 不染色标本检查。将少量标本置于载玻片上，加适量生理盐水，如为毛发、皮屑，须加 10%～20% 氢氧化钾，盖上盖玻片，并加热使标本组织溶解透明，用低倍镜和高倍镜检查，观察是否有酵母型细胞、菌丝、菌丝体和孢子。

2. 染色标本检查。

(1) 革兰染色：适用于酵母菌和类酵母菌的染色。酵母型细胞和菌丝、孢子被染为革兰阳性（深紫色）。

(2) 墨汁负染色：适用于隐球菌的检查。可见新型隐球菌具有宽厚荚膜。

(3) 乳酸酚棉兰染色：适用于各种真菌的检查，酵母型细胞，菌丝和孢子被染为蓝色。

(4) 瑞氏染色：适用于检测骨髓和外周血中的荚膜组织胞质菌属。

(二) 真菌的培养检查

1. 常用真菌培养基。分离培养成败的重要因素之一是培养基，一般可选用沙保弱培养基。广泛用于深部真菌的常规培养。

2. 培养方法。

(1) 试管培养，是真菌分离培养、传代和保存菌种最常用的方法。

(2) 玻片小培养，主要用于在显微镜下观察真菌的自然形态和结构及生长发育的全过程。可用于真菌菌种的鉴定。

(3) 平皿培养，表面较大可使标本散布，便于观察菌落形态，但水分易蒸发，只能培养生长繁殖较快的真菌。

(三) 组织病理学检查

1. 免疫组织化学方法可通过检测真菌特异性抗原来诊断组织中真菌病原体。

2. 透射电镜可观察菌的断面，如子囊菌酵母和担子菌酵母的横隔不同。扫描电镜在实际应用有许多发现。如根据子囊菌的表面结构可以鉴定到种。

(四) 免疫学 (血清学) 检查

血清学方法具有简便、快速、敏感性和特性相对较高的优点，为临床提供了更多的选择和参考。目前真菌感染疾病的免疫学试验主要有以下 4 种类型。

1. 检测循环抗原。可以用胶乳凝集试验、酶联免疫吸附试验检测血清和脑脊液标本中的隐球菌抗原。也可以用胶乳聚集试验检测标本中白色念珠菌抗原。

2. 检测循环抗体。多种免疫学方法可用于检测循环抗体，如补体结合试验、免疫扩散试验、乳胶凝集试验、放射免疫试验、酶联免疫吸附试验等。

3. 外抗原试验。有人采用免疫扩散技术发展了一种外抗原试验，检测真菌培养基中的非细胞抗原。

4. 皮肤试验。用于对真菌感染的大规模人群筛选，是一个可靠的流行病学工具。

(五) 分子生物学检测

1. 聚合酶链式反应。是一种特异扩增 DNA 的体外酶促方法，可用于扩增位于两段已知序列之间的 DNA。而改进的聚合酶链式反应技术如巢式聚合酶链式反应、多重聚合酶链式反应、荧光聚合酶链式反应技术等则又在较大程度上增加了该技术的敏感性与特异性。

2. 分子杂交。主要技术：①斑点杂交法；②Southern 印迹法；③Northern 印迹法；④Western 印迹法；⑤原位杂交法等。

3. 随机扩增多态性分析 DNA。

4. 限制性片段长度多态性分析。

5. 单链构象多态性分析。

6. DNA 序列分析。该方法可用于设计探针、特异引物等对真菌病进行诊断。

7. DNA 芯片技术。将不同属种真菌的特异性 DNA 标记后制成 DNA 芯片，将致病真菌 DNA 与 DNA 芯片杂交就可得到属种特异性图谱，通过这种图谱的比较和分析，就可得出致病菌的 DNA 信息，进而可对其进行鉴定。

（六）其他检查法

1. 生理学和生物化学检测方法。
2. 次级代谢产物检测。
3. 脂肪酸组成：检测其成分及浓度，用于种间水平的鉴定。
4. 蛋白质组成的检测。
5. 动物接种。

五、检测进展

（一）常规培养鉴定技术的进步

酵母样真菌在生长过程中形成的酶，作用于培养基中的色原底物，使菌落呈现不同的颜色，有利于快速分离与初步鉴定酵母样真菌。

（二）自临床标本中直接检测抗原

1. 检测念珠菌的甘露聚糖及抗原。①胶乳凝集试验；②酶联免疫吸附试验；③检测血清中 D-阿拉醇或 D-阿拉伯醇的比值可快速诊断念珠病。

2. 肺曲菌球的血清抗原检测。①胶乳凝集试验检测血清中半乳甘露聚糖；②酶联免疫吸附试验检测血清中半乳甘露聚糖抗原，敏感性达 1 mg/mL。

3. 血清中检测组织胞质菌属抗原。此菌荚膜的 69～70kD 抗原制出单抗，以酶联免疫吸附试验检出可及时明确诊断。

4. 尿中检测马菲青霉菌抗原。方法有酶联免疫吸附试验。

5. 新型隐球菌的抗原检测。方法有胶乳凝集试验和酶联免疫吸附试验。

6. 深部丝状真菌感染的抗原检测。丝状真菌的细胞壁成分含 β-D-葡聚糖，可用鲎试剂检出。

（三）检测真菌的特异性酶

白色念珠菌具有 N-乙酰-β-D-半乳糖苷酶和脯氨酸氨肽酶，如用适当底物检测，此两种酶可同时阳性，即可确定。都柏林念珠菌只具 N-乙酰-β-D-半乳糖苷酶。克柔念珠菌具有酸性磷酸酶，热带念珠菌具有吡咯磷酸酶，平滑、副平滑念珠菌具有 N-乙酰-β-D-半乳糖苷酶，新型隐球菌具有酚氧化酶，均可用适当呈现色的底物快速完成鉴定。

（四）分子生物学技术

1. 用聚合酶链式反应等技术自标本中扩增真菌 DNA。国内应用 PCR-DELA 技术从血清中扩增出白色念珠菌的 DNA 来诊断念珠病。针对真菌的共同序列而设计的全能引物而扩增 580 bp 的产物，为真菌所共有。检测血液标本即可明确体内有无真菌感染。

2. 用于真菌的型别分析。国内应用随机引物聚合酶链式反应扩增后进行真菌分型，结果可靠。应用随机引物扩增物多态性分析可以将 5 种曲菌鉴别开。

3. 检出念珠菌的基因变异快速确定念珠菌对酮康唑的耐药性。此种耐药性由基因突变而致，应用 Lightcycler 仪器，以荧光共振能量转移和基因片段溶解温度曲线技术测定。

杨华喜　唐林国　黄雪霜　张在其

第四节　病毒病原学检查在急危重病临床中的应用

一、病原学特性

病毒是体积微小，结构简单，只含一种类型核酸，必须生长在活细胞中，以复制方式进行增殖的非细胞型微生物。病毒与其他细胞型微生物不同之处在于：当它们处于细胞外时并不表现出生命活性，既无自主代谢，也没呼吸或生物合成功能；但当其核酸进入易感细胞后，便很快显示其生物活性，包括病毒物质的合成及对宿主细胞的改变。因此，病毒是一类非常独特的寄生生物，是一类具有生命特征的遗传单位。病毒体积极其微小，测其大小的单位用纳米表示。根据其大小大致分为大型病毒、中大型病毒、中小型病毒和小型病毒。病毒的形态大致可分为：球形或近似球型、杆状、弹形、砖形、蝌蚪形等。病毒的核心和衣壳是病毒的基本结构。病毒的核心充满一种类型的核酸，即 DNA 或 RNA，构成病毒的基因组，病毒的衣壳是包围在核酸外的一层蛋白质，由一定数量的壳粒聚合而成。衣壳可以保护核酸免受核酸酶及其他理化因素的破坏。在微生物引起的疾病中，由病毒引起的约占 75%。临床上常见的引起急危重病的病毒有流感病毒、甲型肝炎病毒、流行性乙型脑炎病毒、人类免疫缺陷病毒、SARS 冠状病毒、单纯疱疹病毒、狂犬病毒等。分别能引起的急危重病有流行性感冒、甲型肝炎、流行性乙型脑膜炎、获得性免疫缺陷综合征、严重急性呼吸综合征、疱疹性脑炎和生殖器疱疹、狂犬病等。这些疾病不仅传染性强、流行广泛，而且很少有特效药物。

（一）流感病毒

流感病毒在病毒分类上属于正黏病毒科，分甲、乙和丙 3 个型。流感病毒常见为球形、椭圆形，从患者初次分离出时可见丝状，长短不一，球形直径为 80～120 nm，结构由内至外分为 3 个部分：

1. 核心。

2. 基质蛋白（M 蛋白）。

3. 包膜。三型流感病毒中，最易发生变异的是甲型流感病毒。流感病毒抗原变异有 2 种形式：

（1）抗原漂移。

（2）抗原转变。流感病毒抵抗力较弱，加热 56℃ 30 min 可灭活，室温下感染性很快消失，0～4℃可保存数周，－70℃或冷冻真空干燥可长期保存。对干燥、日光、紫外线敏感，对脂溶剂敏感。甲醛、去污济和氧化剂也可灭活流感病毒。流感病毒除引起人类感染外还可以引起动物感染。甲型常可造成世界性流感大流行，乙型常见是局部暴发，丙型主要侵犯婴儿。流行性感冒的传染源主要是患者，流感病毒通过飞沫经呼吸道侵入机体。

（二）甲型肝炎病毒

甲型肝炎病毒是引起甲型肝炎的病原体。甲型肝炎病毒形态为球形，直径 27 nm，无包膜，衣壳由 60 个壳粒组成二十面体立体对称，每一壳微粒由 VP1、VP2、VP3 和 VP4 四条多肽链组成。甲型肝炎病毒抗原性稳定，迄今世界上只有 1 个血清型，抗原决定基主要位于 VP1 肽链上，可刺激机体产生中和抗体。甲型肝炎病毒的抵抗力较其他小 RNA 病毒强，60℃加热 10～12 h 后仍具有感染性，85℃加热立即灭活，对乙醚、氯仿及 pH 值为 3 的酸性环境有抵抗力，在自然界中存活能力强，如在粪便和污水中可存活月余，故可通过污染水源引起暴发流行。1988 年上海市由于生食甲型肝炎病毒污染的毛蚶而引起新中国成立以来最大一次甲型肝炎流行，在 4 个月内共发生 31 万病例，造成严重危害。人类对甲型肝炎病毒普遍易感，约 70% 为隐性感染，多见于幼儿，显性感染多发生于儿童及青少年。

（三）流行性乙型脑炎病毒

流行性乙型脑炎病毒通过蚊虫叮咬传播引起流行性乙型脑炎，是以脑实质炎症为主要病变的中枢神经系统急性传染病。流行性乙型脑炎临床表现轻重不一，严重者病死率高，幸存者常留下严重的后遗症。流行性乙型脑炎病毒基因组为单正链 RNA。其结构蛋白有 3 种：M、C 和 E。M 位于包膜内面，C 在衣壳中，E 是镶嵌在包膜上的糖蛋白，组成血凝素。最易感染的动物为出生 2～3 d 的乳鼠，经脑内接种后 3～5 d 既可发病。流行性乙型脑炎病毒可在地鼠肾、幼猪肾等原代培养细胞内增殖，并引起明显的细胞病变。流行性乙型脑炎病毒抗原性稳定，很少变异。流行性乙型脑炎病毒可通过三带喙库蚊叮咬传播，猪为最重要的宿主和传染源。病毒流行主要在夏秋季节，人感染后，绝大多数表现为隐性或轻型感染，只有少数发生脑炎，病毒侵入脑组织内增殖，造成实质病变，表现为高热、惊厥或昏迷症状。

（四）人类免疫缺陷病毒

人类免疫缺陷病毒在病毒分类学上属逆转录病毒科慢病毒亚科慢病毒属。已发现有人类免疫缺陷病毒-1 和人类免疫缺陷病毒-2。前者是引起全球获得性免疫缺陷综合征流行的病原体，后者主要局限于西部非洲。人类免疫缺陷病毒为 RNA 病毒，呈球形，核心含有 RNA、逆转录酶和核衣壳蛋白，外被脂蛋白包膜，其中镶嵌有 gp120 和 gp41 两种特异的糖蛋白。gp120 与 CD4 受体蛋白结合，gp41 为跨膜蛋白。人类免疫缺陷病毒基因组结构由两条拷贝的单股正链 RNA 在 5' 端通过氢键结合而形成的二聚体。人类免疫缺陷病毒的主要靶细胞是 CD4 淋巴细胞和单核-巨噬细胞亚群，CD4 分子是人类免疫缺陷病毒的主要受体。在体外仅感染表面有 CD4 受体的 T 细胞、巨噬细胞。实验室常用新鲜分离的正常人 T 细胞或患者自身分离的 T 细胞培养病毒。人类免疫缺陷病毒抵抗力较弱，56℃ 30 min 可灭活，可被消毒剂灭活，但在室温病毒活性可保持 7 d。人类免疫缺陷病毒的致病机制主要有以下几种观点：①直接损伤或间接损伤 CD4 T 细胞；②抑制抗原呈递细胞功能；③诱发自身免疫性疾病及诱导细胞凋亡；④导致 CD8 T 细胞丧失抗病毒活性等。机体感染人类免疫缺陷病毒后可产生多种抗体，病毒也可刺激机体产生细胞免疫应答，但依然无法清除病毒，这与病毒能逃避免疫作用有关。

（五）SARS 冠状病毒

SARS 冠状病毒是严重急性呼吸综合征的病原体，为新型冠状病毒，世界卫生组织已将此病毒正式命名为 SARS 冠状病毒。2003 年 3 月 12 日，世界卫生组织向全球正式发出一些地区出现严重急性呼吸综合征的警报后，中国、德国、加拿大、法国、美国、日本、荷兰、英国和新加坡 9 个国家和地区的 13 个实验室与世界卫生组织通力合作，潜心研究，得出如下结论：

1. 许多实验室已经分离到冠状病毒，该病毒与已知的冠状病毒属病毒有所差别。
2. 已经在不同国家的许多严重急性呼吸综合征患者分离到该病毒。
3. 该病毒可在 Vero 细胞和 FRhk-4 细胞引起病变并被患者双份血清所抑制。
4. 电镜可在严重急性呼吸综合征患者呼吸道标本和组织培养中看到病毒。
5. 严重急性呼吸综合征患者血可以和该病毒的组织培养物产生荧光。
6. 该新冠状病毒和数百份正常人血清不反应。
7. 许多实验室的序列测定显示该病毒可能为冠状病毒的新属。SARS 冠状病毒因其为全新病毒，人群皆无抗体，其传播力、致病力均可能较强。SARS 冠状病毒主要经过紧密接触传播，以近距离飞沫传播为主，也可通过手接触呼吸道分泌物，经口鼻眼传播，另有研究发现存在粪-口传播的。一般的冠状病毒在外界可存活的时间很短，然而研究显示，新的冠状病毒可在物体表面存活 3 h，有的国家地区的实验室研究显示可在物体表面存活 24 h，但是由于证据仍然不足，病毒在外界确切的存活时间目前无法判断，但新的冠状病毒比已知冠状病毒在外界存活时间要长是可以确定的。

（六）单纯疱疹病毒

为有包膜的 DNA 病毒，基因组由两个互相连接的长片段（L）和短片段（S）组成，为双股线状 DNA。L 和 S 的两端均有一小段反向重复序列，且 L 和 S 可以正向或反向方式互相连接，因此单纯疱疹病毒基因组可以形成 4 种构体。单纯疱疹病毒能在多种细胞内增殖，如原代兔肾、人胚肺、人胚肾细胞或地鼠肾细胞等。细胞被感染后，很快发生病变，如细胞肿胀、变圆，出现嗜酸性核内包涵体。该病毒可感染的动物种类较多，如家兔、豚鼠、小鼠等。该病毒有两种血清型，单纯疱疹病毒-1 和单纯疱疹病毒-2。两型病毒的 DNA 有 5％同源性。单纯疱疹病毒感染可通过直接密切接触和性接触传播，也可经飞沫及垂直传播。单纯疱疹病毒-1 感染常局限在口咽部，通过唾液或呼吸道分泌物传播，引起口咽部疱疹、疱疹性角结膜炎、脑炎等。单纯疱疹病毒-1 的原发感染多见于半岁以后的婴幼儿，大多数呈隐性感染。单纯疱疹病毒-2 的原发感染多见于青春期以后的患者，主要通过生殖道途径传播，主要表现为生殖器疱疹，孕妇在胎儿胚胎期感染单纯疱疹病毒，有引起流产、早产、死胎或先天畸形、智力低下等危险。

（七）狂犬病毒

狂犬病毒是一种嗜神经性病毒，主要在野生动物（如狼、狐狸、浣熊、蝙蝠等）及家畜（如狗、猫等）中传播。人主要是被病兽或带病毒动物咬伤而感染。狂犬病毒外形似子弹状，一端钝圆，另一端扁平，平均大小为 75 nm×180 nm。病毒体内含单股 RNA，外面是脂蛋白包膜，其表面有许多糖蛋白刺突，与病毒的感染性和毒力有关，病毒的动物感染范围较广，在易感动物或人的中枢神经细胞（主要是大脑海马回的锥体细胞）中增殖时，在细胞质内形成嗜酸性包涵体，称内基小体，呈圆形或椭圆形，可作为诊断狂犬病的指标。狂犬病毒有 2 种病毒株：

1. 能引起狂犬病的天然病毒株，毒力强，叫作自然病毒。

2. 经过兔脑多次传代的病毒株，叫作固定毒。固定毒对人的致病力明显减弱，但仍保持很好的抗原性，注入人体后可刺激抗体生成，故可用以制备疫苗。狂犬病毒抵抗力不强，对热敏感，60℃ 30 min 或 100℃ 2 min 即可灭活。但在脑组织内的病毒，于室温或 4℃条件下其传染性可保持 1～2 周。在中性甘油中置 4℃可保存数月。病毒易被紫外光、日光杀死，被强酸、强碱、乙醇、乙醚等灭活。肥皂水、离子型或非离子型去垢剂也有灭活作用。

（八）新型冠状病毒

新型冠状病毒（2019-nCoV）属于 β 属的冠状病毒，有包膜，颗粒呈圆形或椭圆形，常为多形性，直径 60～140 nm。其基因特征与 SARS 病毒（SARS-CoV）和中东呼吸综合征冠状病毒（MERS-CoV）有明显区别。目前研究显示与蝙蝠 SARS 样冠状病毒（bat-SL-CoVZC45）同源性达 85％以上。体外分离培养时，2019-nCoV 在 96h 左右即可在人呼吸道上皮细胞内发现，而在 VeroE6 和 Huh-7 细胞系中分离培养需约 6 d。

对冠状病毒理化特性的认识多来自对 SARS-CoV 和 MERS-CoV 的研究。病毒对紫外线和热敏感，56℃ 30 min、乙醚、75％乙醇、含氯消毒剂、过氧乙酸和氯仿等脂溶剂均可有效灭活病毒，氯己定不能有效灭活病毒。

1. **传染源**：目前所见传染源主要是 2019-nCoV 感染的患者，无症状感染者也可能成为传染源。

2. **传播途径**：经呼吸道飞沫和密切接触传播是主要的传播途径。在相对封闭的环境中长时间暴露于高浓度气溶胶情况下存在经气溶胶传播的可能。由于在粪便及尿中可分离到 2019-nCoV，应注意粪便及尿对环境污染造成气溶胶或接触传播。

3. **易感人群**：人群对 2019-nCoV 没有免疫力，因此普遍易感。

4. **致病机制**：2019-nCoV 是目前已知的第三种人冠状病毒，可以与宿主细胞表面血管紧张素转换酶-Ⅱ结合而进入细胞。与所有冠状病毒一样，2019-nCoV 进入细胞取决于 S 蛋白，该蛋白介导两个基本事件：通过氨基末端区域与血管紧张素转换酶-Ⅱ结合，通过羧基末端区域使病毒和细胞膜发生融合。肺部的感染需要宿主细胞弗林蛋白酶对 S 蛋白的弗林蛋白酶切割位点的进行切割活化。迄今为止，在临床上分离得到的所有 2019-nCoV 的 S 蛋白中都含有该酶切位点，但是 SARS-CoV 中不存在此酶切位点，弗林蛋白酶切割位点可能通过与含有此酶切位点的蝙蝠冠状病毒重组获得的。因此，弗林蛋白酶切割位点增强了 2019-nCoV 对于宿主细胞的靶向性，并且可能促进了从蝙蝠向人类的传播。膜融合还需要被其他蛋白酶切割，特别是跨膜蛋白酶丝氨酸-Ⅱ，一种宿主细胞表面蛋白酶，在结合血管紧张素转换酶-Ⅱ后不久就可以酶切活化 S 蛋白。因此，2019-nCoV 的嗜性取决于细胞蛋白酶及血管紧张素转换酶-Ⅱ。

二、危重病种类

由病毒引起的急危重病是相当多的，常见有流行性感冒、病毒性脑膜炎、婴幼儿细支气管炎和细支气管肺炎、严重急性呼吸综合征、禽流感、先天性风疹综合征、脊髓灰质炎、婴幼儿急性腹泻、流行性乙型脑炎、登革热、流行性出血热、单纯疱疹病毒性脑炎、生殖器疱疹、带状疱疹、传染性单核细胞增多症、非洲儿童恶性淋巴瘤、鼻咽癌、肝炎、获得性免疫缺陷综合征、狂犬病、尖锐湿疣、疯牛病等。下面简单阐述临床上最常见的几种急危重病。

（一）严重急性呼吸综合征

严重急性呼吸综合征国内也称传染性非典型肺炎，病原体为新的冠状病毒。世界卫生组织已将此病毒正式命名为 SARS 冠状病毒，SARS 是一种发病急，传染性极强的呼吸道传染病。目前已被我国列为法定传染病。SARS 冠状病毒是单股正链 RNA 病毒，对外界抵抗力较普通冠状病毒要强，主要通过近距离呼吸道飞沫传播，严重急性呼吸综合征患者是主要的传染源。主要特点：起病急、高热、有流行性感冒样症状和呼吸道症状、肺部浸润病灶，胸部 X 线片可见肺部阴影，外周血白细胞降低等。部分患者病程进展迅猛。如无及时有效的治疗，可迅速恶化发展为急性呼吸窘迫综合征或多器官功能衰竭而导致患者死亡。

（二）单纯疱疹病毒性脑炎

单纯疱疹病毒性脑炎是单纯疱疹病毒-1 引起的脑实质急性感染性病变，常侵犯大脑颞叶、额叶及边缘系统，导致脑组织出血性坏死及/或变态反应性脑损害，又称为急性坏死性脑炎或出血性脑炎，单纯疱疹病毒性脑炎是世界范围最多见的致死性散发性脑炎，虽能发生在任何年龄组，但 50% 以上的患者是 20 岁以上的成年人，血清学检查证实仅 25% 病例是由原发感染所造成。单纯疱疹病毒-1 经呼吸道和唾液接触传播，发病无明显地区性和季节性，男女发病率无差异，生活贫困地区发病率较高。本病的临床表现主要是急性或亚急性起病，发热、头痛、脑膜刺激征，并有意识障碍和局限性神经系统功能障碍等急性病毒性脑炎综合征；若再出现幻觉、记忆障碍、行为和人格改变等颞叶和额叶眶部受累症状的临床表现应高度怀疑单纯疱疹病毒性脑炎。本病诊断主要是临床表现和实验室检查。

（三）获得性免疫缺陷综合征

获得性免疫缺陷综合征是人体感染了人类免疫缺陷病毒所导致的传染病。病毒进入人体时，人类免疫缺陷病毒所攻击的是人体免疫系统中最重要的 CD4$^+$ T 淋巴细胞，破坏机体的免疫系统，使机体丧失抵抗疾病的能力。人体由于失去抵抗力而感染其他疾病导致各种机会感染而死亡。艾滋病患者 90% 死于机会感染，能引起获得性免疫缺陷综合征机会感染的病原多达几十种，而且常见多种病原混合感染。主要包括原虫、病毒、真菌及细菌等感染，在获得性免疫缺陷综合征过程，这种感染是非常严重的，临床上也称致死性机会感染。

（四）狂犬病

狂犬病系狂犬病毒所致的急性传染病，人畜共患，多见于犬、狼、猫等肉食动物，人多因病兽咬伤而感染。临床表现为特有的恐水怕风、咽肌痉挛、进行性瘫痪等，恐水症状比较突出，故本病又名恐水症。本病在 60 余个国家存在，其中东南亚国家的发病率尤高。国内的发病率（0.4～1.58）/10 万不等。死亡人数在法定传染病中的地位已跃居首位或第二位。国内的主要传染源是病犬，人狂犬病由病犬传播者占 80%～90%，人对狂犬病毒普遍易感，狩猎者、兽医及饲养动物者更易感染，农村青少年与病兽接触机会多，故发病者也多。热带和亚热带地区任何季节均有本病发生，我国东北地区则以春夏季为多见，导致狂犬病的病原体是弹状病毒科狂犬病毒属的狂犬病毒。患者早期症状有不安、发热、头痛、乏力，伤口周围感觉异常、流泪、流涎等。继而兴奋性增高，狂躁不安、吞咽或饮水时喉部肌肉发生痉挛、甚至闻水声或其他轻微刺激也可引起痉挛发作。发病 3～5 d 后，患者转入昏迷，最后因呼吸、循环衰竭而死亡，死亡率几乎达 100%。狂犬病的诊断，早期易误诊，尤其是儿童及咬伤史不明确者。已在发作阶段的患者，根据被狗或猫咬伤史、咬人动物已确定有狂犬病，以及突出的临床表现，如咬伤部位感觉异常、兴奋躁动、恐水怕风、咽喉痉挛、流涎多汗、各种瘫痪等，即可做出诊断。

（五）流行性出血热

流行性出血热是病毒引起的自然疫源性疾病，1982 年世界卫生组织定名为肾综合征出血热，鼠为本病主要传染源。本病的主要病理变化是全身小血管和毛细血管广泛性损害，临床上以发热、休克、充血出血和急性肾功能衰竭为主要表现。引起流行性出血热的病毒种类较多，它们分属于不同的病毒科。目前在我国已出现的有肾综合征出血热病毒、新疆出血热病毒和登革病毒。本病的临床表现，不同年度、地区、季节、类型、年龄不同而千差万别，但都有三大主症：发热、出血、肾损害。发热是本病最早出现的必备症状，严重出血是本病死亡的主要原因之一，急性肾功能衰竭大多可逆转，少数转为慢性肾损害。

（四）新型冠状病毒肺炎

基于目前的流行病学调查，潜伏期 1～14 d，多为 3～7 d。以发热、干咳、乏力为主要表现。少数患者伴有鼻塞、流涕、咽痛、肌痛和腹泻等症状。重症患者多在发病 1 周后出现呼吸困难和/或低氧血症，严重者可快速进展为急性呼吸窘迫综合征、脓毒症休克、难以纠正的代谢性酸中毒和出凝血功能障碍及多器官功能衰竭等。值得注意的是重型、危重型患者病程中可为中低热，甚至无明显发热。部分儿童及新生儿病例症状可不典型，表现为呕吐、腹泻等消化道症状或仅表现为精神弱、呼吸急促。轻型患者仅表现为低热、轻微乏力等，无肺炎表现。多数患者预后良好，少数患者病情危重。老年人和有慢性基础疾病者预后较差。患有新冠肺炎的孕产妇临床过程与同龄患者相近。儿童病例症状相对较轻。

三、标本来源

1. 根据感染发生的部位，疾病的症状与体征，流行病学资料综合判断可能为何种病毒感染，以确定进行标本的采集。临床上常用的标本可来自：血液、骨髓、血管内导管尖端、脑脊液、心包液、胸膜液、腹膜液，连续不卧床腹膜透析液、滑膜液、外耳液/拭子、内耳液体、眼、鼻、咽、喉、粪便、直肠拭子、阴道、子宫颈、尿道、阴茎等。不同疾病所采集的标本种类也不同。

（1）心脏疾病。可采取咽拭子、粪便、心脏组织或心包液标本，分离相关的肠道病毒，包括致肠细胞病变人孤儿病毒，柯萨奇 A 病毒和柯萨奇 B 病毒，也可采取血液标本进行血清学诊断。

2）中枢神经系统感染。

（1）采取咽拭子、粪便标本、脑脊液标本进行肠道病毒分离。

（2）采取咽拭子、脑膜组织分离单纯疱疹病毒。

（3）采取咽拭子、尿液、脑脊液或唾液标本用于分离腮腺炎病毒。

（4）另外，虫媒病毒、人类免疫缺陷病毒、麻疹病毒、狂犬病毒等也可引起中枢神经系统的感染，可通过血清学或测定抗原、核酸来诊断。

3）先天或新生儿感染。①采取咽拭子、尿液分离人类巨细胞病毒。②采取咽拭子、皮损、尿液、脑脊液、粪便或直肠拭子分离肠道病毒。③采取咽拭子、皮损、尿液标本分离单纯疱疹病毒，脑脊液标本用于聚合酶链式反应测定，皮损标本也可用于直接荧光抗体测定，测定血液中 IgM 有助于诊断。④采集咽拭子、皮损等标本用于分离带状疱疹病毒。⑤乙型肝炎病毒、人类免疫缺陷病毒和微小病毒 B19 也可引起宫内感染，可以进行血清学诊断。

4）胃肠道疾病。采取粪便标本或直肠试子用于腺病毒 40/41 和轮状病毒的分离。

5）呼吸道感染。采取咽拭子、分离腺病毒、肠道病毒、流感病毒、副流感病毒、呼吸道病毒、鼻病毒等。

2. 要从临床标本中成功地分离出病毒，很大程度上取决于标本的正确采集和运送，因此必须从各个方面认真加以重视，为了保证获得高质量标本，应注意以下几个问题。

1）采集时间。一般是在发病的早期，越早越好。在病毒疾病的早期，标本含病毒量多，病毒的检出率高。疾病后期，体内产生免疫力，病毒成熟释放减少或消失，检测病毒比较困难。同时，疾病晚期可能发生交叉感染，增加判断困难。

2）采集最适标本。首要问题是有的放矢。以下 4 个问题的答案对选择最适标本有指导意义。

（1）在疾病的这一阶段，病毒在哪个部位？该部位是否为非侵入方法所能到达？或是必须从另一部位取材。

（2）在病损部位能否检出病毒颗粒、病毒抗原或病毒核酸序列？

（3）该病毒是易于培养（如单纯疱疹病毒或肠病毒）或增殖缓慢（如水痘-带状疱疹病毒），或者是目前仍无法培养（乙型肝炎病毒)？

（4）所疑疾病抗体应答动力学如何？是否要采集双份血清或检测单份血清病毒特异性 IgM 抗体即可？

3）标本的取材应从病毒的侵入部位取材，或从病毒感染的靶器官取材。

4）标本的运送和保存，大多数病毒抵抗力较弱，特别是在离开机体活细胞后，在室温下很快失活，因此要快速送到实验室并立即接种。如需运送或保存，必须冷藏。短时间（48 h 内）保存的最适温度为 4℃，若要长期保存则需放置在-70℃。不应将标本冻存在-20～-15℃。

四、检测方法

随着病毒学研究的不断深入，病毒性疾病诊断技术有很大的发展，人们可以通过多种先进的技术诊断病毒性感染。病毒性疾病诊断检测技术主要包括传统的病毒分离（包括鸡胚培养、细胞培养等）鉴定、形态学检查、血清学（抗原抗体）检测和病毒核酸的检测。

（一）病毒的分离

一般程序：采集标本-杀灭杂菌（青、链霉素）-接种易感的动物或鸡胚-细胞培养-出现病变或死亡-鉴定病毒种型。无菌标本（脑脊液、血液、血浆、血清）可直接接种细胞、动物、鸡胚。

1. 细胞培养。所用培养液是含血液（通常为胎牛血清）、葡萄糖、氨基酸、维生素的平衡溶液，pH 值为 7.2～7.4。细胞培养包括原代细胞培养、二倍体细胞培养和传代细胞培养等。

2. 动物接种。这是最原始的病毒分离培养方法。常用小白鼠、豚鼠、家兔、猴及猩猩等。根据各病毒对组织的亲嗜性选择接种途径，可接种鼻内、皮内、脑内、皮下、腹腔或静脉等。

3. 鸡胚培养。受精孵化的活鸡胚是一个完整的动物体，用于培养病毒比用动物更加经济简便。传统的病毒分离方法，专一性强，不会出现假阳性，但是须有一定数量的感染细胞存在才能培养和分离病毒，因而敏感性差，操作时间长，操作复杂，不适用于临床。

（二）形态学检查

1. 电镜直接检查。将含有高浓度病毒粒子（$10^7/mL$）的样品，经磷钨酸负染后，直接用电镜检查。

2. 免疫电镜检查。将含病毒标本制成悬液，加入特异抗体混合，可使标本中的病毒颗粒凝集成团，再用电镜观察，可提高病毒的检出率。此法已用于从标本中直接检测鼻病毒、冠状病毒、肝炎病毒与轮状病毒。

3. 检测病毒包涵体。有的病毒在细胞内增殖时，可形成包涵体。可根据包涵体的特征作为病毒感染的辅助诊断，如狂犬病毒感染所形成的内基小体。形态学检查可快速检出典型的病毒颗粒，能帮助早期诊断。

（三）血清学（抗原、抗体）的检测

在不必分离病毒的情况下，为了确定人体是否受到某种病毒感染，可用敏感的血清学方法检查标本中有相应的病毒抗原。常用的方法有免疫荧光法、酶联免疫吸附试验、放射免疫法等。如在水疱液中可检测天花病毒、水痘-带状疱疹病毒、单纯疱疹病毒的抗原；在患狂犬病动物组织涂片中检测狂犬病毒抗原；在呼吸道上皮细胞细胞中检测流感病毒的抗原；在血清中检测乙型肝炎病毒的乙肝表面抗原。病毒性感染的血清学抗体检测，要求做早期和恢复期双份血清检查，因此，不能做出早期诊断。然而特异的 IgM 抗体出现早，即在病毒感染后第 1 周出现，消失快，即在感染终止后 2～5 个月明显地降低或消失。若采取急性期单份血清检测特异性 IgM 抗体，将有助于达到早期诊断的目的。临床常用的检测方法有酶标法、胶体金法、放射免疫法等。这些方法简便、快速、特异性和敏感性都高，已应用于风疹病毒、巨细胞病毒、流行性乙型脑炎病毒、流行性出血热病毒、甲型肝炎病毒、胃肠炎病毒等的早期诊断。

（四）病毒核酸的检测

病毒的核酸携带了病毒的全部遗传信息。无论病毒是以前病毒的形式，还是完整病毒体，在细胞内或游离于细胞外，只要有完整的特异基因核酸存在，检测病毒特异基因就可以确认有病毒的存在。常用的诊断技术有以下几种：

1. 核酸杂交。是病毒诊断领域中发展较快的一项新技术。基本原理是双链的 DNA（或 RNA）在加热或碱处理下，解开变成单链，然后用一条已知单链 DNA，以同位素标记后制成探针与固态支持物上的变性单链 DNA 进行杂交，再用放射自显影技术检查有无同位素斑点，以确定待测核酸中有无与探针同源的 DNA 存在。目前用于诊断的病毒核酸探针已有 50 多种，其中 EB 病毒、单纯疱疹病毒、巨细胞病毒、肝炎病毒、人类免疫缺陷病毒等探针已开始用于常规检查。常用核酸杂交技术：①斑点杂交法；②Southern 印迹法；③Northern 印迹法；④原位杂交法等。

2. 聚合酶链式反应。是近年来建立的一种体外基因扩增新技术，已成功用于病毒的检测。扩增后的 DNA 可直接做电泳分析、核酸杂交或 DNA 序列分析。此方法特异性强，敏感性高，简便快速。

3. 核酸电泳及寡核苷酸指纹图分析。可提取分节段的 RNA 病毒（如轮状病毒等）的核酸，经聚丙烯酰胺凝胶电泳，在染色后可出现不同的条带。根据条带图谱可做诊断分型，甚至发现变异株。

五、检测进展

（一）实时荧光定量 PCR

聚合酶链式反应技术虽已被广泛应用于核酸分析，但普通聚合酶链式反应还存一些不足：

1. 只有定性结果，无法给出临床需要的定量结果。

2. 由于采用电泳检测，易引起聚合酶链式反应产物的交叉污染，容易出现假阳性。

3. 采用的染色剂是致癌物，可能危害操作人员及污染环境。

为了解决上述问题，建立了实时荧光聚合酶链式反应方法，使得通过聚合酶链式反应方法的定量测定变得简便易行。由于仪器能对整个扩增循环进行实时监测，不再需要额外的产物检测过程，因而不但操作简便，而且扩增产物污染的可能性大大降低。此外，实时荧光聚合酶链式反应的测定范围和检测灵敏度也明显优于以前的检测方法。

（二）基因芯片

是近年发展起来的分子生物学研究工具。在 1 cm² 的芯片上可以同时分析几百至数万个基因，具有高通量、快速获取有关生物学信息的特点。基因芯片技术事实上是一个小型的反向点杂交系统，将几百至数十万个 CDNA 或寡核苷酸密集排列于固相支持物上作为探针，把要研究的样品 DNA（靶 DNA）用荧光标记后与芯片上的探针进行杂交。透过扫描后，对杂交结果进行计算机分析，根据杂交信号的强弱和序列即可确定靶 DNA 的表达情况及突变和多态性的存在。基因芯片的优势在于可以一次检测多种病原微生物，不仅可进行病原微生物的种、亚种、型的识别，同时可了解病原微生物的致病基因和耐药基因，以及寻找新的病原微生物。目前基因芯片主要用于科研，要从实验室研究推向临床应用还有一系列问题需要解决，如提高特异性、简化操作、降低成本等。

杨华喜 唐林国 阳大庆 张在其

第一节　支气管镜在急危重病临床中的应用

一、支气管镜基本概念

从 1897 年德国的 Gustav Killian 首先用食管镜从气道内取出异物开始，支气管内窥镜从硬质气管镜、纤维支气管镜（1966 年池田茂人发明），发展到电子气管镜，至今已有 120 多年历史。随着便携式支气管镜技术上的不断改进，支气管镜被广泛地应用在呼吸科及其他的科室，特别是在急诊科危重患者的抢救及监护治疗中发挥着越来越重要的作用。几种常见支气管内窥镜见图 10-6-1。

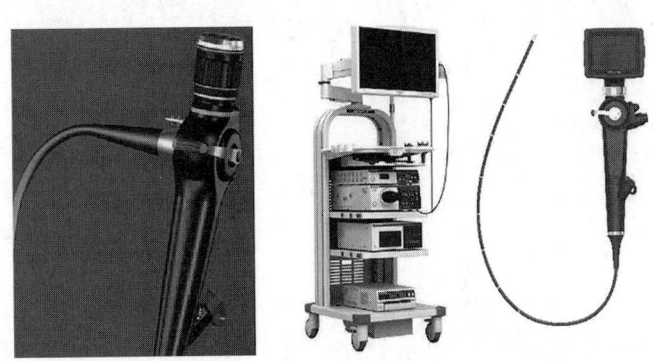

图 10-6-1　常见支气管镜（纤维镜、电子镜、便携镜）

支气管镜在呼吸系统急症处理中，大致有以下项目：

1. 经支气管镜建立人工气道。
2. 经支气管镜行支气管肺泡灌洗。
3. 经支气管镜钳取气道内异物。
4. 经支气管镜治疗气道吸入伤（烧伤）。
5. 经支气管镜治疗气道重度狭窄。
6. 经支气管镜治疗大咯血及顽固性咯血。
7. 经支气管镜管后装放疗治疗气道内肿瘤。
8. 经支气管镜微波热疗及激光高频电刀氩气刀烧灼治疗气道内肿物。

二、支气管镜在人工气道建立中的应用

心肺复苏或重度呼吸衰竭患者，需紧急建立人工气道行机械通气。传统气管切开置入气管套管，虽然便于吸痰引流、口腔护理、患者进食及可长期放置，但不足之处在于其损伤大，增加局部感染机

会，也不能反复多次使用。近年来由于新型气管导管研制生产及插管方法的不断改进，解决了既往之不足，成为当今建立人工气道的首选方法。支气管镜在困难插管和调整气管插管中的应用具有独特的价值。重症颅脑外伤、颌面部重度损伤致张口困难及颈椎损伤的患者出现呼吸衰竭，但不能耐受经口咽喉镜引导下气管插管者应首选支气管镜引导下的经鼻气管插管早期开通患者气道，为抢救赢得成功的机会。此外，还有部分患者体型肥胖、颈部短粗、小颌畸形、口咽部及喉部异常，特别是颈部肿物压迫气管，或者口咽部有大量分泌物声门暴露不清导致喉镜插管失败的困难插管者，可行支气管镜引导下的气管插管，同时可以清理局部的分泌物、畅通气道、改善氧合，使患者迅速恢复供氧。研究显示全麻手术麻醉过程中有 1/22 000 会出现类似的严重情况，经支气管镜引导插管可解决这一问题。这项技术于 1967 年应用于临床，目前已经得到广泛应用。支气管镜引导下经皮气管切开术可以明显提高手术成功率，减少并发症，并增加安全性。

（一）气管导管的改进

1. 采用硅胶材料制成，组织相容好，对声带及气管黏膜刺激损伤小。
2. 注气式低压气囊导管降低了对气管黏膜的挤压压力。
3. 海绵充填式无压气囊导管基本上解决了对气管黏膜的挤压损伤。

（二）气管插管方法的改进

自 1976 年 Murphy 报告应用纤维胆道镜引导气管插管经验后，1972 年 Taylor 报告应用纤维支气管镜引导插入气管导管，国内外有大量报告及成功应用体会和经验。有报道，采用支气管镜导向低（无）压硅胶导管经鼻气管插管法建立人工气道，操作 300 余例次，而此期间气管切开患者仅 20 例，不足 7%。气管插管远端的最佳位置在气管隆嵴上 3~4 cm，部分患者抢救过程中紧急经口气管插管，无法准确判断该位置是否合适，支气管镜下直视调整可避免插管过深导致单侧肺通气或者插管过浅导致脱管。还有部分初始经口气管插管时间过久的患者出现口腔护理困难、下颌关节脱位、清醒者不耐受等问题，可以在支气管镜引导下快速准确地改为经鼻插管。

（三）插管方法

具体操作：将气管插管充分润滑后套在支气管镜上，支气管镜先行经鼻插入患者气管，以此为引导将气管插管插入，如遇阻力可适当旋转插管，最终根据镜下所见调整插管深浅，见图 10-6-2。

三、支气管镜在重症肺部感染的病原学诊断和治疗中的应用

部分重症肺部感染、呼吸机相关性肺炎患者，包括免疫缺陷合并肺部感染者，经验性抗感染治疗效果不理想，痰培养阳性率低、特异度差，难以达到"精确""及时"的抗感染治疗。而经支气管镜无菌操作吸取的分泌物、保护性毛刷刷检物及肺泡灌洗液的细菌学培养敏感度高、特异度好，对于临床抗感染药物的应用有较强的指导作用；其中肺泡灌洗液病原学诊断敏感度 40%~93%（中位数 73%），特异度 45%~100%（中位数 82%）；保护性毛刷采样敏感度 33%~100%（中位数 67%），特异度 50%~100%（中位数 95%）；即保护性毛刷采样较肺泡灌洗液特异度高，敏感度稍差，是开展病原学检查科研的好方法。而且有研究显示，对于机械通气患者，通过人工气道支气管镜引导下保护性毛刷采集下呼吸道标本对患者的生命体征没有明显影响，安全可靠。

保护性毛刷的操作：支气管镜经声门—气管或者人工气道到达胸部影像显示浸润病灶最明显或镜下显示有脓性分泌物的区域，保护性毛刷经支气管镜吸引孔道进入并伸出支气管镜末端 1~2 cm 后从保护性套管再推出毛刷，顶掉保护性毛刷末端的保护塞（相对分子质量 4 000 的聚乙二醇），毛刷再伸出 2 cm 采集标本，采样后将毛刷缩回到套管中，然后将有套管保护的毛刷从支气管镜中拔出，见图 10-6-3。75% 酒精消毒套管末端，将毛刷伸出套管并浸入 1 mL 无菌生理盐水中，充分震荡使标本在无菌溶液中均匀分布，然后送实验室进行微生物培养。细菌定量培养以 ≥10³ cfu/mL 作为诊断肺部感染

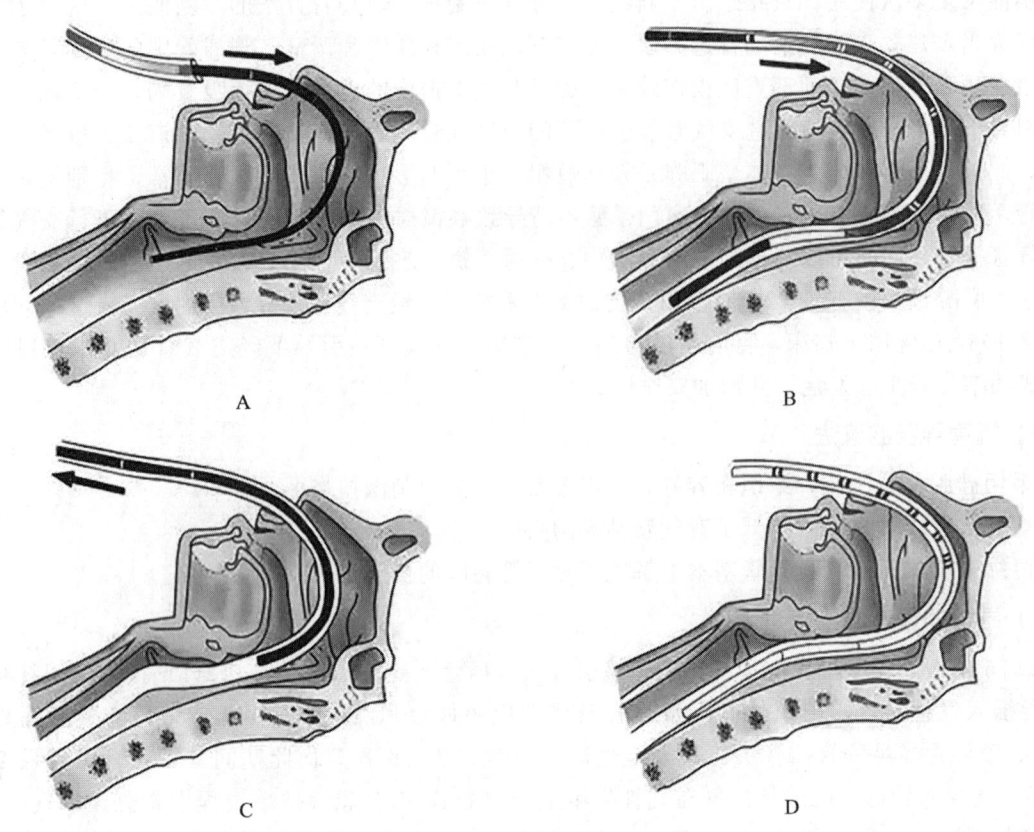

图 10-6-2　可弯曲支气管镜引导经鼻气管插管示意图

A. 将套有气管导管支气管镜通过鼻腔进入到气管内；B. 沿支气管镜将气管导管送入气管内；C. 再确认气管导管位置合适后退出；D. 固定气管导管。

的阈值。

支气管肺泡灌洗技术已广泛应用于呼吸系统疾病的诊断和治疗，其中用于治疗目的称为治疗性支气管肺泡灌洗。根据治疗性支气管肺泡灌洗治疗目的、适应证、操作方法等不同又可分为两种：治疗性支气管肺泡灌洗，其实质为肺泡灌洗，灌洗液要求达到肺泡，主要用于治疗肺泡实质病变；治疗性支气管灌洗，其灌洗部位主要是气管或支气管，因此主要用于治疗气道疾病，临床上所谓气道冲洗治疗即为治疗性支气管灌洗，常用于抢救和治疗呼吸系统急症。支气管肺泡灌洗的方法：在肺部影像显示感染较重的叶段或镜下分泌物较多的叶段灌洗，一般为室温下（25℃左右）生理盐水即可。将支气管镜楔入肺段或亚段支气管，每次灌入生理盐水 25～50 mL，总量 100～250 mL，后经负压吸引入标本收集瓶，在 0.5 h 内送至实验室，通常在 2～3 h 处理。细菌定量培养确定肺部感染的阈值定为≥10^4 cfu/mL，对于检验前应用过抗生素的患者应采用较通常低 10 倍的阈值作为标准。近 20 年来，随着对一些疾病的深入研究和支气管镜的广泛应用，治疗性支气管肺泡灌洗或治疗性支气管灌洗的方法和操作也逐渐完善，成为一项无创性、较安全和极为有效的治疗手段。

（一）经支气管镜治疗肺不张

各种良恶性疾病引起支气管的内阻或外压，最终可导致肺不张的发生。其中由于黏稠痰液、痰痂及血块等阻塞气道所致的肺不张最为常见。这类患者往往原已病情危重，在并发肺不张尤其是一侧全肺或整叶肺不张后，严重影响肺的通换气功能，易于导致呼吸衰竭，使病情进一步恶化。对于肿瘤等引起肺不张，可采用微波热凝、高频电刀、激光烧灼、活检钳钳夹，球囊注气加压扩张及置入金属支架解决。而分泌物及血凝块等堵塞所致的肺不张，在常规排痰治疗无效时，可采用治疗性支气管灌洗

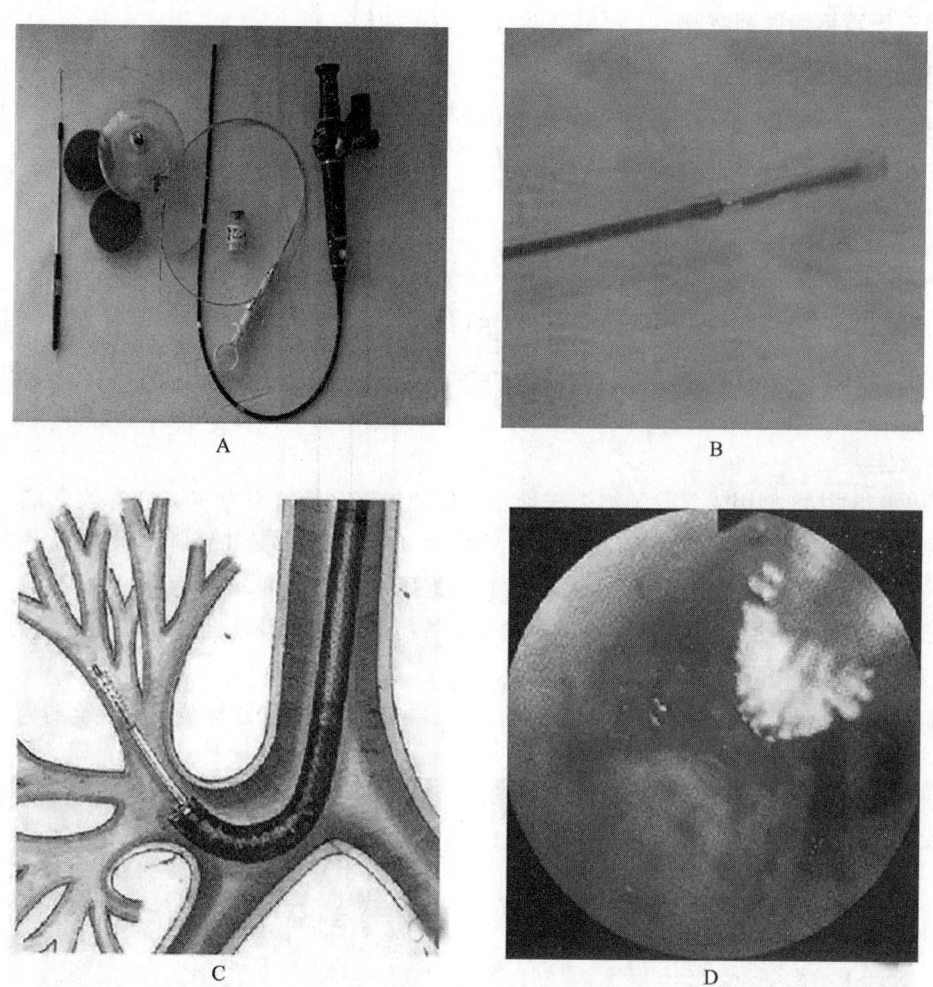

图 10-6-3 保护性毛刷的操作图
A. 保护性毛刷操作用品；B. 保护性毛刷；C. 毛刷取样示意图；D. 毛刷取样内窥镜图。

方法解除肺不张。

1. 操作方法。

（1）按支气管镜操作常规进行。

（2）支气管镜到达支气管堵塞部位先直视下尽量吸净堵塞的痰痂和血块，吸力要适当，一般为 13.3～26.6 kPa，防止吸力过高损伤气道黏膜导致出血。

（3）经支气管镜注入 37℃ 无菌 0.9% 氯化钠或碳酸氢钠注射液，10～20 mL/次，并反复吸引，必要时用活检钳钳夹协助打通阻塞气道。

2. 经验与体会。

（1）一般认为治疗性支气管灌洗对大气道阻塞引起的肺不张疗效较好，对肺的微小不张无效，对肺段的不张疗效欠佳。

（2）对于病情危重患者进行治疗性支气管灌洗操作，有一定并发症和危险性，对这类患者的治疗即应积极又要慎重，要准确掌握适应证，并做好充分的防范准备，整个操作过程均应保证供氧及生命体征的监护。

（3）治疗性支气管灌洗使用前后常规治疗仍十分重要。如全身抗生素及祛痰药物的应用，全身及气道局部保证足够的液体量及翻身拍背鼓励咳嗽等。

（二）经支气管镜治疗肺脓肿

由于肺脓肿的脓腔有一层厚薄不等的壁包裹，一般抗生素不易透过该壁进入脓腔，因此抗生素等常规治疗方法效果不佳时，治疗性支气管肺泡灌洗可有效清除肺内脓液，腔内局部用药可提高脓腔内抗生素浓度，直接杀灭细菌，从而使脓腔缩小、闭合直到吸收达到治愈目的。

1. 操作方法。

（1）按操作常规进行。

（2）对准肺部脓腔充分吸引，并注入无菌 0.9% 氯化钠或碳酸氢钠注射液冲洗病灶，后注入抗生素（庆大霉素、甲硝唑等）及稀化痰液药物（糜蛋白酶、沐舒坦等），每 3～5 d/次，直至脓腔闭合。

（3）也可采用经支气管镜活检孔导入直径 2 mm 无毒塑料管，插至脓腔内进行上述冲洗、注药可缩短治疗时间。

2. 经验及体会。

（1）国内 4 组共 88 例用支气管肺泡灌洗治疗肺脓肿报道，治愈率为 90%，有效率 95%。近 10 年来共 30 例采用支气管肺泡灌洗治疗肺脓肿，有效率为 90%，表明支气管肺泡灌洗治疗急性肺脓肿、慢性肺脓肿是十分有效的，见图 10-6-4。且支气管肺泡灌洗操作简单、并发症少，值得进一步推广。

（2）脓腔内保留无菌塑料导管，可一天数次经导管行脓腔灌洗及注药。既减少反复插入支气管镜给患者带来的痛苦，又提高疗效。

（3）内科综合治疗非常重要，如全身使用抗生素、祛痰药物，加强体位引流及全身营养等。

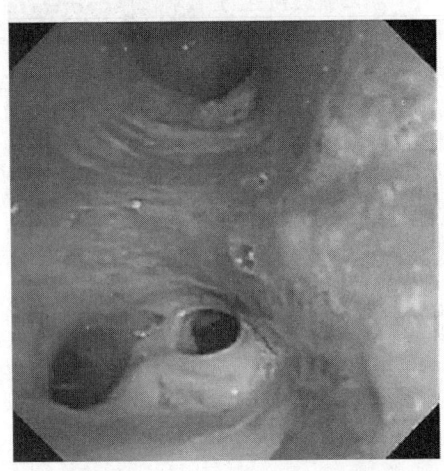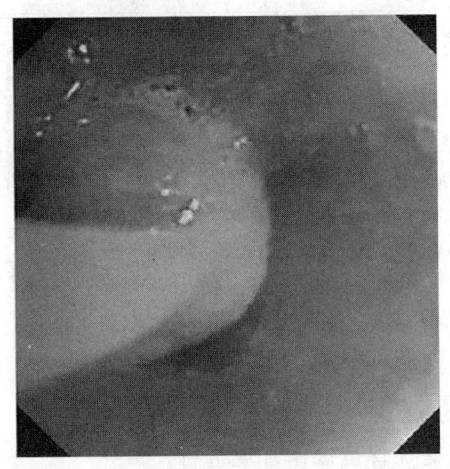

图 10-6-4　支气管镜吸引治疗气道内化脓性病变

（三）经支气管镜治疗重度发作支气管哮喘

Ramirez、Obenour、Helm 等众多学者应用支气管肺泡灌洗法清除黏液痰栓，结果重度发作的支气管哮喘症状明显改善。Millman 等报道采用支气管肺泡灌洗已治疗了 200 例以上经常规治疗效果不佳的患者，结果灌洗后气道阻塞症状显著改善。近年来在抢救重度、危重度支气管哮喘发作患者中，主要抢救措施是加强诱发因素（如感染）治疗及采取静脉滴注氨茶碱及大剂量甲泼尼龙强化治疗，出现高碳酸血症后即时气管插管行允许性高碳酸血症的机械通气治疗。当上述治疗仍不能缓解病情且已危及生命时，如考虑有气道分泌物潴留并有大量黏液痰栓形成时，即行支气管肺泡灌洗治疗。我们认为此法是可行而有效的。

（四）支气管镜在呼吸衰竭机械通气治疗中的应用

呼吸衰竭诱发因素主要是感染，气管插管机械通气后院内交叉感染机会增多，成为抢救失败的重要原因之一。近 5 年来，先后行气管插管机械通气抢救各种类型重度呼吸衰竭 150 余例，抢救成功率为 90% 以上。主要体会之一是在控制肺部感染中，除加强护理、应用有效的抗生素外，更重要的是加强气道分泌物引流，而治疗性支气管灌洗是其最有效的手段。结合国内外有关报道及抢救体会，治疗性支气管灌洗的适应证：

1. 体检显示肺部通气不良或肺不张。

2. 痰液多，黏稠，用吸痰管难以吸出。

3. 不能解释的难治性低氧血症。

4. 胸部 X 线片提示肺炎及肺不张。

5. 黏液栓使肺的有效静态顺应性降低。

6. 支气管镜检查示部分支气管内存有多量分泌物。治疗性支气管灌洗操作方法同前，治疗次数及间隙时间视病情而定。重度呼吸衰竭机械通气和患者行治疗性支气管灌洗治疗时，可在气管插管上安装一特制的三通接头，该接头可与呼吸机相接，另一接头可行治疗性支气管灌洗治疗，这样能保持呼吸机回路的相对密封，机械通气可继续进行。

四、经支气管镜钳取气道内异物

误吸是急诊科经常能够遇到的急症，如吸入牙齿、笔帽、花生等等，甚至将图钉吸入支气管内。通过支气管镜检查可以明确气管内异物的性质、嵌顿的位置，以及肉芽组织包被的情况等。有一部分气管内异物可以通过支气管镜直接吸出或钳夹出来，操作简单。异物不能轻易取出者在明确诊断后转入呼吸科全麻后经硬质支气管镜取出，可以明显缩短患者救治时间，减少阻塞性肺炎、肺不张的发生率，见图 10-6-5。

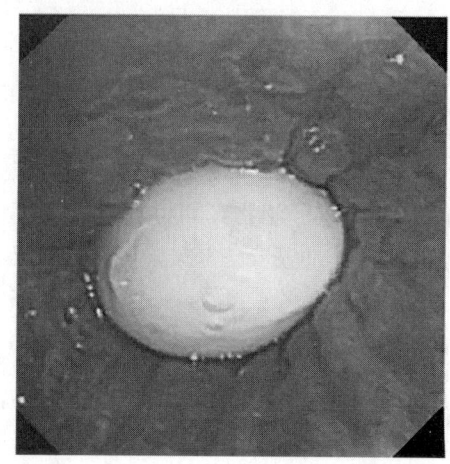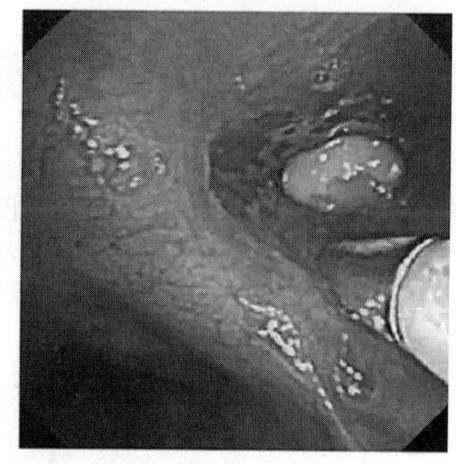

图 10-6-5　支气管镜在气道异物治疗中的应用

（一）临床常用的异物钳

1. 鼠齿形异物钳（如 OlypmusFG-26C），用于钳取钱币类扁平异物。

2. 篮形异物钳（如 OlypmusFG-20P），用于钳取易滑的圆形异物。

3. 橡皮头型异物钳（如 OlypmusFG-16 L），用于钳取尖锐异物，如大头针等。

4. 鳄口型异物钳（如 OlypmusFG-6 L），用于钳取扁平状异物。

5. W 字形异物钳（如 OlypmusFG-25C），用于钳取扁平状异物。

异物钳取前应详细了解异物吸入史，明确误吸入气道异物种类大小，行胸部正侧位拍片及胸部 CT 检查，以了解异物所在部位及胸肺部情况。支气管镜检查，多数病例可明确诊断。常规麻醉，可以口或鼻进入气道，到达异物处后选用适合异物钳钳住异物，连同异物钳一起提出。

（二）操作时应注意以下几点

1. 钳取异物时，有时可导致气道黏膜损伤出血感染等，应引起注意。

2. 一般应用支气管镜钳取异物，但对幼儿患者或位于大气道钳取较大异物时，应采用硬质气管镜或气管插管进行。

3. 异物钳取宜早不宜迟。

4. 钳住异物后需始终与异物保持一致方向，避免异物损伤支气管和声带，将异物钳小心退至活检孔口处，连同纤支镜一道拉出。

5. 尽量争取一次钳取成功。

6. 应在给氧下进行。

五、支气管镜在呼吸道吸入伤（烧伤）时的应用

呼吸道吸入伤（烧伤）是决定烧伤早期死亡率和预后的重要因素。早期诊断和治疗是救治成功的关键之一。近年来配合烧伤科先后抢救伴有呼吸道吸入伤（烧伤）患者 8 名，获得了一些有益的经验和体会。

（一）支气管镜引导经鼻气管插管

呼吸道吸入伤（烧伤）后可发生声门及喉部水肿，气管黏膜发生充血、水肿、坏死，继发黏膜脱落，从而导致上气道阻塞并危及生命。因此必须尽早建立人工气道，必要时机械通气。既往解除上气道阻塞多用气管切开术，因其可发生气管狭窄，气管食道瘘和局部加重感染等并发症而为气管插管所取代。由于这种阻塞多在 3～4 d 解除，气管插管一般放置 5～7 d 即可拔除。气管插管的适应证：

1. 有呼吸道吸入伤（烧伤）的依据。

2. 喉声带及气管严重水肿、声音嘶哑、喘鸣加重，出现缺氧者。

3. 气道分泌物排出困难者。

（二）支气管镜吸出气道内分泌物和坏死组织

呼吸道吸入伤（烧伤）后，气道内脱落坏死组织及存留大量分泌物，均可通过支气管镜吸出，并可注入无菌 0.9%氯化钠冲洗，一般注入 10～20 mL/次，反复冲洗 2～3 次。可阻止肺不张的发生，或使阻塞性肺不张复张，也有益于控制继发肺部感染。

（三）支气管镜直视下治疗气道局部出血

呼吸道烧伤后黏膜坏死易于出血，恢复期肉芽组织也易出血，除全身使用止血药物外，可通过支气管镜直视下用 1:10 000 去甲肾上腺素及凝血酶喷涂于出血局部止血。也可以支气管镜进行微波或高频电刀局部出血处凝固止血，效果较好。

（四）支气管镜直视下治疗气道狭窄

呼吸道吸入伤（烧伤）后期，可导致气道瘢痕狭窄，可通过支气管镜导入微波或高频电刀进行烧灼或置入金属支架解决。

六、支气管镜在咯血的诊断和治疗中的应用

咯血是一种临床上常见的呼吸系统急症，若救治不及时可能出现窒息、休克，甚至导致患者死亡。由于支气管镜具有可弯曲性、视野广，可进入 3 级支气管，观察到全部 4 级支气管。因此，对咯血的患者确定出血部位，明确出血原因是极为有效的检查方法，特别是胸部影像检查阴性的患者更有意义，见图 10-6-6。一般咯血急性期是支气管镜检查的相对禁忌证，避免支气管镜操作引起咳嗽导致出血加重，但对致命性大出血（一次出血量＞500 mL 者）或者医师支气管镜技术掌握娴熟的情况下，

可以给予即刻镜下检查和治疗。因为，支气管镜下直视检查可以明确出血部位和出血状况，从而采取针对性的治疗措施。特别是对于药物保守治疗效果欠佳的大咯血患者，可以在全程心电、血氧监护的情况下，利用支气管镜引导气管插管插入健侧气管，充盈气管插管的气囊后可保护该侧不被出血灌注，进一步清除健侧气道的积血及血块就可保证患者健侧肺正常通气供氧。在支气管镜检查明确出血部位后从工作孔道给予注入1∶10 000肾上腺素盐水、凝血酶等药物用于局部止血；还可以经支气管镜引导放置球囊压迫止血。

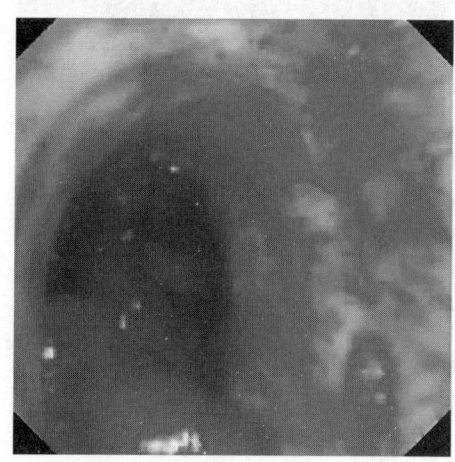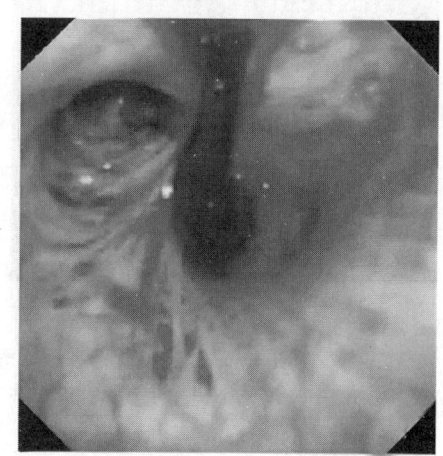

图10-6-6 支气管镜在咯血中的应用

七、支气管镜在诊断食管气管瘘中的应用

急诊部分高龄、营养状况较差，长期气管插管的患者偶有发现鼻饲时呛咳，或者气道内吸出胃内容物，如鼻饲液等情况，需要排除食管气管瘘。怀疑气管插管球囊压力过大或者长期压迫气道壁导致食管气管瘘时，一般影像学检查往往无法诊断，可在支气管镜直视下观察，较小的食管气管瘘可以通过亚甲蓝实验来证实是否存在：将1∶50～1∶100亚甲蓝溶液口服后，支气管镜下观察气管后壁膜部，如有蓝色色素出现即为阳性，从而为进一步治疗提供诊断依据，见图10-6-7。

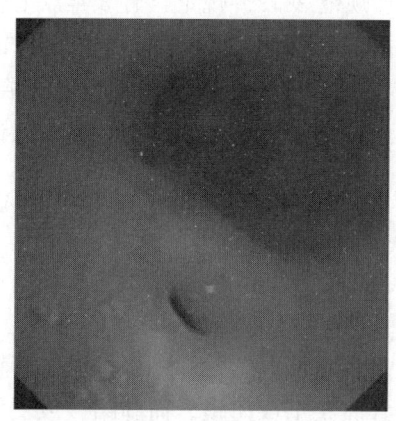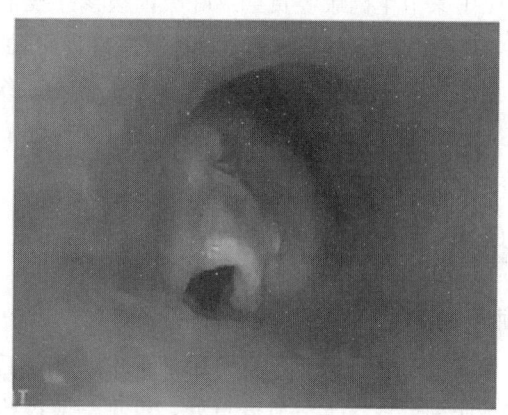

图10-6-7 支气管镜在食管气管瘘中的应用

八、支气管镜在诊断气道狭窄和气管内新生物中的应用

长期气管插管患者因插管远端反复摩擦气道内膜发生肉芽组织增生，部分堵塞气道，导致呼吸困难；或者曾经气管插管、有瘢痕体质的患者出现球囊压迫部分黏膜增生堵塞气道，严重者可致窒息；

我国更多见的良性气道狭窄的原因为支气管内膜结核。支气管镜检查可明确或者排除该诊断，见图10-6-8。

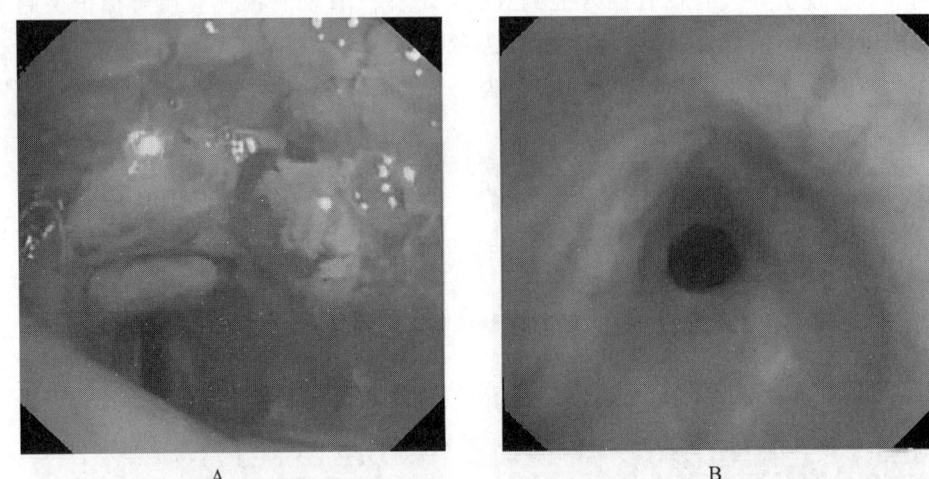

图 10-6-8　支气管镜在诊断气道狭窄和气管内新生物中的应用
A. 气管插管后气管内肉芽组织增生；B. 气管插管后气管环形狭窄。

九、支气管镜临床应用的并发症

1. 喉、气管、支气管痉挛。出现该情况应立即停止检查，并吸氧，待缓解后再酌情决定是否继续进行操作。

2. 出血。是最常见的并发症。一般血量不大，可自行缓解，偶尔有大出血，甚至引起窒息危及生命。检查前要了解患者是否有凝血功能障碍，活检时要尽量避开血管。出血较多可给予 1：10 000 肾上腺素和（或）10 U/mL 凝血酶局部止血，并保持出血侧低位，防止血液灌入健侧，并充分抽吸凝血块，以防窒息，内镜下见出血停止后方可退镜。

3. 心律失常、心搏骤停。是支气管镜操作时的刺激引起迷走神经反射和缺氧所致，此时应立即进行抢救。按照国家卫生健康委员会《呼吸内镜诊疗技术管理规范 2012》规定：有 3 年以上临床工作经验，累计参与呼吸内镜诊疗技术操作 50 例次者即可独立进行操作。因此，每个进行气管镜操作的急诊医生都应该在经验丰富的上级医师指导下，接受系统正规的气管镜的理论与实践紧密结合的培训，最终能够独立、规范地处理临床常见问题。使支气管镜在急诊科发挥更大的作用，成为急诊医生手中的"利器"，挽救更多患者的生命。

十、特殊表现

（一）肺不张

胸科手术，或脊柱外科，特别是颈椎手术或外伤后，很容易形成急性肺不张。支气管镜下的特殊改变主要有不张的叶或段支气管开口处，可见黏液痰栓、管腔狭窄或闭锁。而肺结核或支气管肺癌导致的肺不张，往往为慢性肺不张；结核的镜下改变主要是纤维软骨破坏所致气道塌陷或纤维增殖后导致管腔狭窄；肺部肿瘤导致的肺不张主要镜下改变为管腔内新生物堵塞或管外或管壁肿块压迫导致管腔狭窄。

（二）气道异物

支气管镜下改变：异物滞留气道内时间较短的可以直接看到异物，直接钳出即可；滞留时间较长的异物周围组织可以形成化脓性炎症，甚至肉芽组织增生，不能直接看到异物，必须小心清理周围组织，暴露异物后再小心钳取异物。

李芝晃　许铁　张在其

第二节　机械通气在急危重病临床中的应用

一、机械通气概述

机械通气起源于古罗马帝国时的"风箱"技术，1929年"铁肺"的研制象征机械通气在临床应用的开始。近10年来，随着对呼吸生理和危重病病理生理认识的不断深入及通气机性能的改善，使机械通气技术得到迅速发展和广泛应用。重症医学是研究危重病发生发展规律，对危重病进行预防和治疗的临床学科，器官功能支持是重症医学临床实践的重要内容之一。机械通气从肺脏通气功能的支持治疗开始，逐渐过渡到提高氧输送、肺脏保护、改善内环境等各个方面，成为治疗多器官功能障碍综合征的重要手段。

二、机械通气的目的和应用指征

（一）目的

机械通气可纠正急性呼吸性酸中毒和低氧血症，缓解呼吸肌疲劳，防止肺不张，为使用镇静和肌松剂保驾，稳定胸壁。机械通气的生理学作用：提供一定水平的每分通气量以改善肺泡通气；改善氧合；提供吸气末压（平台压）和呼气末正压以增加吸气末肺容积和呼气末肺容积；对气道阻力较高和顺应性较低者，机械通气可降低呼吸功耗，缓解呼吸肌疲劳。因此，应用机械通气可达到以下临床目的：

1. 纠正急性呼吸性酸中毒。通过改善肺泡通气使动脉血二氧化碳分压和pH值得以改善。通常应使动脉血二氧化碳分压和pH值维持在正常水平。对于慢性呼吸衰竭急性加重者，如慢性阻塞性肺病达到缓解期水平即可。对于具有发生气压伤较高风险的患者，可适当降低通气水平。

2. 纠正低氧血症。通过改善肺泡通气、提高吸氧浓度、增加肺容积和减少呼吸功耗等手段以纠正低氧血症。动脉血氧分压>60 mmHg或动脉血氧饱和度>90%为机械通气改善氧合的基本目标。由于动脉血氧含量与动脉血氧分压和血红蛋白有关，而氧输送不但与动脉血氧含量有关，还与心排血量有关，因此为确保不出现组织缺氧，应综合考虑上述因素对氧输送的影响。

3. 降低呼吸功耗，缓解呼吸肌疲劳。由于气道阻力增加、呼吸系统顺应性降低和内源性呼气末正压的出现，呼吸功耗显著增加，严重者出现呼吸肌疲劳。对这类患者适时地使用机械通气可以减少呼吸肌做功，达到缓解呼吸肌疲劳的目的。

4. 防止肺不张。对于可能出现肺膨胀不全的患者（如术后胸腹活动受限、神经肌肉疾病等），机械通气可通气增加肺容积而预防和治疗肺不张。

5. 为使用镇静和肌松剂保驾。对于需要抑制或完全消除自主呼吸的患者，如接受手术或某些特殊操作者，呼吸机可为使用镇静和肌松剂提供安全保障。

6. 稳定胸壁。在某些情况下（如肺叶切除、连枷胸等），由于胸壁完整性受到破坏，通气功能严重受损，此时机械通气可通过机械性的扩张作用使胸壁稳定，并保证充分的通气。

（二）应用指征

1. 符合下述条件应实施机械通气。经积极治疗后病情恶化；意识障碍；呼吸形式严重异常，如呼吸频率>35~40次/min或<6~8次/min，或呼吸节律异常，或自主呼吸微弱或消失；动脉血气分析提示严重通气和（或）氧合障碍，动脉血氧分压<50 mmHg，尤其是充分氧疗后仍<50 mmHg；动脉血二氧化碳分压进行性升高，pH值动态下降。在出现较为严重的呼吸功能障碍时，就应考虑机械通气。如果实施机械通气过晚，患者会因严重低氧和CO_2潴留而出现多脏器受损，机械通气的疗效显著降低。因此，机械通气宜早实施。

2. 机械通气的相对禁忌证。气胸及纵隔气肿未行引流者，肺大疱和肺囊肿，低血容量性休克未补充血容量者，严重肺出血，食管气管瘘。但在出现致命性通气和氧合障碍时，应在积极处理原发病（如尽快行胸腔闭式引流、积极补充血容量等）的同时，不失时机地应用机械通气，以避免患者因为严重CO_2潴留和低氧血症而死亡。因此，机械通气无绝对禁忌证。

3. 在应用机械通气之前应充分考虑患者的基础疾病、治疗效果、预后和撤机的可能性。机械通气只是一种脏器功能的支持手段，其临床价值在于为诊治导致呼吸衰竭的原发病争取时间，对原发病本身并无治疗作用。对于导致呼吸衰竭的原发病不可治疗或终末期患者（如晚期肿瘤、严重多脏器功能衰竭等），即使接受机械通气治疗，其预后也很差，加之机械通气本身具有相当的副作用和需要支付高昂的医疗费用，故在决定给患者应用机械通气前应慎重考虑。

三、无创通气

无创通气是指在进行辅助通气时，不需建立人工气道如气管插管、气管造瘘而增加肺泡通气一系列方法的总称，包括体外负压通气、经鼻/面罩正压通气、胸壁震荡及膈肌起搏等。本节无创通气主要是介绍经鼻或口鼻进行的持续气道正压通气，已越来越多地应用于治疗急（慢）性呼吸衰竭，如慢性阻塞性肺病急性加重、急性心源性肺水肿伴低氧血症等。临床研究证明对慢性阻塞性肺病急性加重期患者，无创通气可改变pH值，降低动脉血二氧化碳分压，在开始治疗的4 h内可改善呼吸困难的严重程度，使一部分呼吸衰竭患者免于气管插管，而有创-无创序贯通气策略则明显缩短有创机械通气的时间，减少有创机械通气的并发症，降低病死率。由于无创通气不具有人工气道的一些作用（如气道引流、良好的气道密封性等），也不可避免地存在或多或少的漏气，使得通气支持不能达到与有创机械通气相同的水平，临床主要应用于意识状态较好的轻、中度的呼吸衰竭，或自主呼吸功能有所恢复、从有创机械通气撤离的呼吸衰竭患者，而有意识障碍、有并发症或多器官功能损害的严重呼吸衰竭应选择有创机械通气。无创通气与有创机械通气各自具有不同的适应证和临床地位，两者相互补充，而不是相互替代。

（一）适应证和禁忌证

1. 适应证。

（1）急性呼吸衰竭：动脉血二氧化碳分压>45 mmHg；7.1<pH值<7.34；PaO_2/FiO_2<200 mmHg；呼吸频率>24次/min，辅助呼吸肌参与呼吸。

（2）慢性呼吸衰竭：动脉血二氧化碳分压>45 mmHg；限制性通气障碍；夜间低通气、呼吸暂停、晨起头痛、白天嗜睡。

（3）临床应用：具有呼吸功能不全的表现，并且无使用无创通气的禁忌证均可试用无创通气。患者出现较为严重的呼吸困难，常规氧疗方法（鼻导管和面罩）不能维持满意氧合或氧合障碍有恶化趋势时，应及时使用无创通气。无创通气并发症较少，可随时停用、间断使用，故可以早期试用。但患者必须具备使用无创通气的基本条件：较好的意识状态、咳痰能力、自主呼吸能力、血流动力学状况和良好的配合无创通气的能力。无创通气可作为急性加重期慢性阻塞性肺病和急性心源性肺水肿患者的一线治疗手段。合并免疫抑制的呼吸衰竭患者可首先试用无创通气。Girault 等人总结 2 年应用无创通气的临床实践表明：64％的急性呼吸衰竭患者避免了气管插管，而无创通气失败后改用有创机械通气者，其死亡率仅为 10.5％，因此无创通气可作为临床治疗急性呼吸衰竭的一线选择。但对于不同类型的急性呼吸衰竭，无创通气使用的支持证据不同。对于急性加重期慢性阻塞性肺病、急性心源性肺水肿和免疫抑制患者，已有较多的 RCT 研究表明，较早地应用无创通气可降低这类患者的气管插管率和住院病死率。对于支气管哮喘持续状态、术后可能发生呼吸衰竭和拒绝插管者，仅有为数不多的研究表明无创通气可能对这些患者有效，部分患者有避免气管插管的可能，证据尚不充分，临床可以试用，不作为一线治疗手段。而对于肺炎和急性呼吸窘迫综合征，目前支持证据很有限，对于病情相对较轻者才可试验性使用，但必须严密观察，一旦病情恶化，立即采取气管插管行有创机械通气治疗，以免延误病情。

（4）低氧性呼吸衰竭：使用于心源性肺水肿、急性呼吸窘迫综合征、术后呼吸衰竭、创伤后呼吸衰竭、重症肺炎、肺不张、获得性免疫缺陷综合征合并呼吸衰竭。

（5）高碳酸血症呼吸衰竭：慢性阻塞性肺病急性加重期和康复治疗、重症支气管哮喘、拔管后的急性呼吸衰竭、囊性纤维化和肺移植、睡眠呼吸暂停综合征、中枢性低通气、胸廓畸形、神经肌肉疾患合并呼吸衰竭。

2. 禁忌证。

（1）绝对禁忌证：心跳呼吸停止、意识障碍、自主呼吸微弱或者合并其他器官功能衰竭（血流动力学不稳定，消化道大出血/穿孔，严重脑疾患等）、上气道或颌面部损伤/术后/畸形、未经引流的气胸或纵隔气肿、腹部手术后创伤、严重腹胀、极度不合作。

（2）相对禁忌证：气道分泌物多、排痰障碍、严重感染、极度紧张、严重肥胖、上气道阻塞、近期上腹部手术后（尤其是需要严格胃肠减压者）、严重的低氧血症（动脉血二氧化碳分压＞45 mmHg）、严重酸中毒（pH 值≤7.2）。

（3）当患者出现下述情况时应及时撤离无创通气：①因疼痛或不适而不能耐受面罩。②气体交换无改善或呼吸困难加重。③呼吸道分泌物多需气管插管引流分泌物或需保护气道（如有急性消化道出血、呕吐等）。④血流动力学不稳定（低血压、严重室性心律失常）。⑤实施无创通气 30 min 后意识状况无改善或因缺氧烦躁不安者。慢性阻塞性肺病二氧化碳潴留引起的意识障碍不是无创通气的禁忌证，经有效的无创通气后绝大多数患者意识状况会明显改善，当伴有严重的肺部感染或心功能不全，呼吸道分泌物多且排出困难时多需首选气管插管，待感染控制、分泌物减少后及早拔管，用无创通气代替有创机械通气，使疲劳的呼吸肌得到进一步恢复和休息，这种有创到无创的序贯治疗可明显缩短入住重症监护病房的时间、减少呼吸机相关性肺炎的发生率及降低医疗费用。

（二）呼吸机的选择

要求能提供双相的压力控制/压力支持，其提供的吸气压力可达到 20～30 cmH$_2$O，能够提供满足患者吸气需求的高流量气体（60～100 L/min），具备一些基本的报警功能；若用于 I 型呼吸衰竭，要求能提供较高的吸氧浓度（＞50％）和更高的流速需求。

（三）人-机连接界面的选择方式

鼻罩和鼻面罩均可用于无创通气，选择应根据病情及患者的耐受情况而定。所以应准备不同大小型号的鼻罩和口鼻面罩以供不同患者使用。鼻罩和口鼻面罩都能成功地用于急性呼吸衰竭的患者，两者各有优缺点。在应用无创通气的初始阶段，口鼻面罩应首先考虑应用，患者病情改善 24 h 后若还需较长时间应用无创通气则可更换为鼻罩。但对轻症呼吸衰竭患者应首选鼻罩通气，无效时换用鼻面罩。由于保留完整的上呼吸道结构和功能，气道湿化不存在很大问题，可连接湿化器，但不需通电加热。面罩允许有少量漏气，固定带的松紧以能容纳 2 个手指为宜。

(四) 通气模式与参数调节

1. 持续气道正压通气和双水平正压通气是最为常用的两种通气模式，以后者最为常用。双水平正压通气有两种工作方式：自主呼吸通气模式（S 模式，相当于压力支持通气＋呼气末正压）和后备控制通气模式（T 模式，相当于压力控制通气＋呼气末正压）。因此双水平正压通气的参数设置包括吸气相正压，呼气相正压及后备控制通气频率。当自主呼吸间隔时间低于设定值（由后备频率决定）时，即处于 S 模式；自主呼吸间隔时间超过设定值时，即由 S 模式转向 T 模式，即启动时间切换的背景通气压力控制通气。

2. 双水平正压通气参数调节原则。吸气相正压/呼气相正压均从较低水平开始，待患者耐受后再逐渐上调，直到达到满意的通气和氧合水平，或调至患者可能耐受的最高水平。双水平正压通气模式通气参数设置的常用参考值：参数：吸气相正压/潮气量 $10\sim25$ cmH$_2$O；呼气相正压 $3\sim5$ cmH$_2$O（I 型呼吸衰竭时用 $4\sim12$ cmH$_2$O）；后备频率（T 模式）$10\sim20$ 次/min；吸气时间 $0.8\sim1.2$ s。

3. 无创通气转换为有创机械通气的时机。应用无创正压通气 $1\sim2$ h 病情不能改善应转为有创机械通气。在应用无创正压通气过程中如何及时、准确地判断无创正压通气的效果，对于继续应用无创通气，还是转换为间歇指令通气具有重要意义，一方面可以提高无创通气的有效性，另一方面可避免延迟气管插管，从而提高无创通气的安全性。对于能够成功应用无创通气的患者的特征可能是，基础病情较轻，应用无创通气后血气能快速明显改善，呼吸频率下降。而可能失败的相关因素：较高的急性生理和慢性健康评估评分-II，意识障碍或昏迷，对无创通气的初始治疗反应不明显，胸部 X 线片提示肺炎，呼吸道分泌物很多，高龄，满口缺齿，营养不良等。

(五) 无创通气的护理

1. 患者教育。①向患者讲述治疗的目的、接受无创通气的必要性；②行无创通气后可能出现的问题及相应措施如连接拆除面罩的方法；③指导患者有规律地放松呼吸，消除恐惧心理；④强调尽可能长时间行无创通气，但不能因无创通气而影响排痰；⑤教会患者和家属如何迅速摘下面罩。

2. 适应性连接。准备工作：患者取坐位或半卧位，注意上气道通畅；选择合适的鼻/面罩；合理选择呼吸机、通气模式。3 个步骤：将面罩正确置于患者面部，连接、开动呼吸机，正确地用固定带固定鼻/面罩。3 个步骤间紧密配合，勿使鼻/面罩漏气，调整好固定带的张力；注意监测血氧饱和度，使动脉血氧饱和度＞90％。

3. 增加患者的耐受。

(1) 患者对疾病本身很恐惧，对戴面罩的不适感和幽闭恐怖，使其很难耐受无创通气，所以对这类患者应采取适应性连接。

(2) 避免面部损伤：进行无创通气前，在患者的鼻梁、颊部等易受压部位黏海绵垫，防止受压部位出现溃疡。

(3) 温湿化问题：鼓励患者间歇饮水；有指征时加用湿化器，如对气道分泌物多、痰液黏稠的患者。

(4) 减少面罩漏气：面罩漏气量增大后，呼吸机触发受到影响，呼吸同步性降低，患者感到不适。所以要根据患者的脸型选择合适的面罩；如果患者不能闭嘴，则不能选择鼻罩；有效固定头带，有假牙者佩带好假牙。

4. 密切监测和疗效判断。①患者的主观反应（呼吸困难缓解程度、舒适度和精神状态）。②生命体征的反应情况，如呼吸频率、血压、心率的改善。③呼吸生理指标的变化，如动脉血气指标、脉搏血氧饱和度、潮气量。④及时发现常见的不良反应，予以处理，如胃胀气、误吸、口咽干燥、罩压迫和鼻梁皮肤损伤、面罩漏气、排痰障碍、恐惧、睡眠性上气道阻塞。当有明显的胃肠胀气时应降低压力并留置胃管。

四、有创机械通气

（一）危重症患者人工气道的选择

建立人工气道的目的是保持患者气道的通畅，有助于呼吸道分泌物的清除及进行机械通气。人工气道的应用指征取决于患者呼吸、循环和中枢神经系统功能状况。结合患者的病情及治疗需要选择适当的人工气道。人工气道是为了保证气道通畅而在生理气道与其他气源之间建立的连接，分为上人工气道和下人工气道，是呼吸系统危重症患者常见的抢救措施之一。上人工气道包括口咽气道、喉罩和鼻咽气道，下人工气道包括气管插管和气管切开等。

1. 上人工气道。

（1）口咽通气道和鼻咽通气道：有助于保持上呼吸道的通畅。前者适用情况：舌后坠而导致上呼吸道阻塞，癫痫大发作或阵发性抽搐，以及经口气道插管时，可在气管插管旁插入口咽气道，防止患者咬闭气管插管发生部分阻塞或窒息。鼻咽通气道仅适用于因舌后坠导致的上呼吸道阻塞，此时需注意凝血功能障碍者的鼻咽出血。

（2）喉罩：是一种新型的畅通呼吸道方法，1983年由英国麻醉医师 Brain 发明。它由一根通气导管和一个硅胶卵圆形可充气罩两部分组成。喉罩用于保持呼吸道畅通方面安全可靠，操作简便，副作用少。如喉罩置入位置不准确，可因喉罩堵塞呼吸道反而引起呼吸道阻塞，如充气不足，使咽喉部不能完全封闭，也可导致胃内容物反流和误吸。所以，操作时一定要细心，喉罩放好后要认真检查位置是否正确，并严格掌握适应证（肠麻痹、过度肥胖及慢性阻塞性肺病患者应禁用），做好术前准备，以及避免高水平正压通气。

2. 经口气管插管。操作较易，插管的管径相对较大，便于气道内分泌物的清除，机械通气患者建立人工气道可首选经口气管插管，但其对会厌的影响较明显，患者耐受性也较差。

（1）经口气管插管适应证：①严重低氧血症或高碳酸血症，或其他原因需较长期机械通气，又不考虑气管切开；②不能自主清除上呼吸道分泌物、胃内反流物或出血，有误吸危险；③下呼吸道分泌物过多或出血，且自主清除能力较差；④存在上呼吸道损伤、狭窄、阻塞、气管食道瘘等严重影响正常呼吸；⑤患者突然出现呼吸停止，需紧急建立人工气道进行机械通气。经口气管插管的关键在于声门的暴露，在声门无法暴露的情况下，容易失败或出现较多并发症。

（2）经口气管插管禁忌证或相对禁忌证包括：①张口困难或口腔空间小，无法经口插管；②无法后仰（如疑有颈椎骨折）。

3. 经鼻气管插管。较易固定，舒适性优于经口气管插管，患者较易耐受，但管径较小，导致呼吸功增加，不利于气道及鼻窦分泌物的引流。经口气管插管减少了医院获得性鼻窦炎的发生，而医院获得性鼻窦炎与呼吸机相关性肺炎的发病有着密切关系。因此，若患者短期内能脱离呼吸机者，应优先选择经口气管插管。但是，在经鼻气管插管技术操作熟练的单位，特别是经支气管镜与鼻咽镜引导下气管插管技术操作熟练的单位或者患者不适于经口气管插管时，仍可以考虑先行经鼻气管插管。经鼻气管插管与经口气管插管优缺点对比见表 10-6-1。

表 10-6-1　经鼻气管插管与经口气管插管优缺点对比

插管类型	优点	缺点
经口插管	插入容易，适于急救场合，相对管腔大，吸痰容易	容易移位、脱出，不易长期耐受，可产生牙齿、口咽损伤，不易进行口腔护理
经鼻插管	易耐受，留置时间较长，易于固定，便于口腔护理	管腔小，吸痰不方便，不易迅速插入，不适于急救场合，易产生鼻出血、鼻骨折，可有鼻窦炎、中耳炎等并发症

（1）经鼻气管插管适应证：除紧急抢救外，余同经口气管插管。

（2）经鼻气管插管禁忌证或相对禁忌证：①紧急抢救，特别是院前急救；②严重鼻或颌面骨折；③凝血功能障碍；④鼻或鼻咽部阻塞，如鼻中隔偏曲、息肉、囊肿、脓肿、水肿、异物、血肿等；⑤颅底骨折。

4. 逆行气管插管术。指先行环甲膜穿刺，送入导丝，将导丝经喉至口咽部，由口腔或鼻腔引出，再将气管导管沿导丝插入气管。逆行气管插管术适应证：因上呼吸道解剖因素或病理条件下，无法看到声带甚至会厌，无法完成经口或鼻气管插管。禁忌证：①甲状腺肿大，如甲状腺功能亢进或甲状腺癌等；②无法张口；③穿刺点肿瘤或感染；④严重凝血功能障碍；⑤不合作者。

5. 气管切开术。

（1）适应证：①预期或需要较长期机械通气治疗；②上呼吸道阻塞所致呼吸困难，如双侧声带麻痹、有颈部手术史、颈部放疗史；③反复误吸或下呼吸道分泌物较多而且患者气道清除能力差；④减少通气无效腔，利于机械通气支持；⑤因喉部疾病致狭窄或阻塞而无法气管插管；⑥头颈部大手术或严重创伤需行预防性气管切开，以保证呼吸道通畅。气管切开术创伤较大，可发生切口出血或感染。

（2）气管切开术禁忌证：①切开部位的感染或化脓；②切开部位肿物，如巨大甲状腺肿、气管肿瘤等；③严重凝血功能障碍，如弥散性血管内凝血、特发性血小板减少症等。

6. 经皮气管造口术。具有操作方法简单、快捷，手术创伤小等特点，临床研究表明，与气管切开术比较，有助于患者较早脱离呼吸机和减少重症监护病房住院天数，以及减少并发症的发生率，但临床效果尚需进一步研究。建议早期行气管切开，对于"早期"的确切定义也没有统一，早至气管插管后 48 h 内，晚至气管插管后 2 周内，多数是在气管插管后 7 d 或 7 d 以内。目前，越来越多的研究倾向于无须到 21 d 后，2 周内可考虑气管切开。

（二）人工气道的管理

1. 气管插管位置的管理。

（1）气管导管置入的深度。气管插管通常在紧急情况下插入，应经常检查并确定气管插管是否在位。导管尖端在气管的中段，距离隆突 2～3 cm；经口插管（22±2）cm；经鼻插管（27±2）cm；儿童：双唇 12 cm＋（年龄/2）。过浅容易脱出，过深则顶在气管隆嵴而影响通气，甚至插入一侧支气管（往往进入右主支气管），造成单肺通气或一侧肺不张。

（2）检查气管插管位置的方法。听诊：气管插管插入后，听诊胸部和上腹部，来确定插管在气管内还是在食道内。观察：若双侧胸部膨胀一致，证明插管在气管内；若气管插管内有冷凝湿化气，证明插管位于气管内。呼气末二氧化碳监测：当无呼气末二氧化碳波形或呼出气 $CO_2 < 6.8\ cmH_2O$，表明插管位于食道。脉搏血氧饱和度监测：观察脉搏血氧饱和度浓度升高者，表明插管在气管内。胸部 X 线片：插管尖端应位于隆突之上，气管中央位置或主动脉弓水平以帮助确定位置。

2. 气管插管的固定方法。胶布固定法、绳带固定法、弹力固定带固定法、支架固定法。调整好气管插管的位置，妥善固定，观察气管插管顶端门齿的距离，定时检查。将患者头部稍后仰，以减轻气管导管对咽部的压迫。

3. 气囊管理。气囊的充气量以不漏气为原则。建议使用气囊上方带侧腔的气管插管，有利于积存于声门下气囊上方分泌物的引流。目前认为气囊定期放气-充气是不必要的。但某些情况下，非常规性的放气或调整仍然有必要，见于以下情况：

（1）气道峰值压力明显升高或降低，为避免气囊压力过低或过高，应将气囊放气，重新充气，寻找最小封闭容积或压力。

（2）廓清上气道的分泌物：人工气道的建立破坏了呼吸道的生理功能，声门与气囊之间形成一无效腔，常有大量分泌物潴留，可采取清除气囊上分泌物的操作方法，经常清除这些分泌物。

（3）评价气囊的漏气情况。

（4）允许患者发声。

（5）评价气管扩张情况。

4. 气囊的种类及区别。低容量高压力气囊、高容量低压力气囊、等压气囊（Bivona 充泡沫套囊）。

5. 最小漏气技术和最小闭合容量技术

不论使用最小漏气技术或最小闭合容量技术，气囊压力一定要保持在 18.5 mmHg 以下，气囊压力在 20～30 mmHg 是可接受的最高气囊压力范围。最小闭合容量技术是指气囊充气后，在吸气时无气体漏出。操作步骤：

（1）将听诊器置于气管处，向气囊内注气直到听不到漏气声为止。

（2）然后抽出 0.5 mL 气体，可闻及少量漏气声。

（3）再注气，直到吸气时听不到漏气声为止。最小闭合容量技术的优点：不易发生误吸；不影响潮气量；有助于气道内导管的固定。缺点：比最小漏气技术易发生气道损伤。最小漏气技术是指气囊充气后，在吸气时有少量气体漏出。操作步骤：①同最小闭合容量技术。②抽出气体，从 0.1 mL 开始，直到吸气时听到少量漏气为止。最小漏气技术的优点：可以减少潜在的气道损伤（与最小闭合容量技术相比）。缺点：易发生误吸；对潮气量有影响；较易发生导管移位；气囊上气管黏膜干燥。

6. 气管内吸痰。目的：保持气道通畅；清除气道内分泌物；获得化验标本。主要从以下 3 个方面进行评估：观察如视、听、感觉；肺部听诊包括气道阻力、顺应性；生命体征即血压、脉搏血氧饱和度、心率。注意选择合适型号材料的吸痰管：

（1）痰液黏稠度的判别标准：Ⅰ度（稀痰）：痰如米汤或白色泡沫样，吸痰后，玻璃接头内壁上无痰液滞留。Ⅱ度（中度黏痰）：痰的外观较Ⅰ度黏稠，吸痰后有少量痰液在玻璃接头内壁滞留，但易被水冲洗干净。Ⅲ度（重度黏痰）：痰的外观明显黏稠，常呈黄色，吸痰管常因负压过大而塌陷，玻璃接头内壁上滞有大量痰液，且不易用水冲净。

（2）吸痰的并发症：低氧血症；肺不张；气道损伤；感染；进入右主支气管吸引；颅内压增高；咳嗽、支气管痉挛；人工气道堵塞。

（3）预防吸痰相关并发症的技术：①提高吸氧浓度；②使用简易呼吸器给予高通气量（禁忌证排除）；③使用合适型号的吸痰管及吸引负压；④吸痰时手法要轻柔；⑤吸痰时间≤15 s；⑥将吸痰管送入气管插管深部拔出时再给负压。

7. 气管湿化。

（1）气道湿化不足的危害有以下几方面：①纤毛运动削弱；②增加排痰困难及缺氧；③引起或加重炎症；④降低肺的顺应性。

（2）气道湿化的常用方法：①蒸汽加温加湿；②雾化加湿给药；③气管内直接滴入；④温湿交换

过滤器。

（3）气道湿化的温湿化要求：吸入气温度 32～37℃，相对湿度 100％，24 h 湿化液量至少 250 mL。

（4）湿化疗法的副作用：湿化过度/不足，湿化温度过高/过低，干稠分泌物湿化后膨胀。

（5）判断湿化效果的标准：①湿化满意。分泌物较稀薄，可顺利通过吸引管，没有结痂。患者安静，呼吸道通畅。②湿化不足。分泌物黏稠，吸引困难，可有突然的呼吸困难，发绀加重。③湿化过度。分泌物稀薄，咳嗽频繁，需要不断吸引。患者烦躁不安，发绀加重。

（三）机械通气的基本模式

1. 根据吸气向呼气的切换方式不同可分为"定容"型通气和"定压"型通气。

（1）定容型通气：呼吸机以预设通气容量来管理通气，即呼吸机送气达预设容量后停止送气，依靠肺、胸廓的弹性回缩力被动呼气。常见的定容通气模式有容量控制通气、容量辅助-控制通气、间歇指令通气和同步间歇指令通气等，也可将它们统称为容量预置型通气。容量预置型通气能够保证潮气量的恒定，从而保障分钟通气量，但其吸气流速波形为恒流波形，即方波，不能和患者的吸气需要相配合，尤其是存在自主吸气的患者，这种人-机的不协调增加镇静剂和肌松剂的需要，并消耗很高的吸气功，从而诱发呼吸肌疲劳和呼吸困难；当肺顺应性较差或气道阻力增加时，产生过高的气道压，易致呼吸机相关性肺损伤。

（2）定压型通气：以气道压力来管理通气，当吸气达预设压力水平时，吸气停止，转换为呼气，故定压性通气时，气道压力是设定的独立参数，而通气容量（和流速）是从属变化的，与呼吸系统顺应性和气道阻力相关。常见的定压型通气模式有压力控制通气、压力辅助控制通气、压力控制-同步间歇指令通气、压力支持通气等，Blanch 等主张将它们统称为压力预置型通气。压力预置型通气时潮气量随肺顺应性和气道阻力而改变；气道压力一般不会超过预置水平，利于限制过高的肺泡压和预防呼吸机相关性肺损伤；易于人-机同步，减少使用镇静剂和肌松剂，易保留自主呼吸；流速多为减速波，肺泡在吸气早期即充盈，利于肺内气体交换。

2. 根据开始吸气的机制分为控制通气和辅助通气。

（1）控制通气：呼吸机完全代替患者的自主呼吸，呼吸频率、潮气量、吸呼比、吸气流速完全由呼吸机控制，呼吸机提供全部的呼吸功。控制通气适用于严重呼吸抑制或伴呼吸暂停的患者，如麻醉、中枢神经系统功能障碍、神经肌肉疾病、药物过量等情况。对患者呼吸力学进行监测时，如静态肺顺应性、内源性呼气末正压、呼吸功能的监测，也需在 CV 时进行，所测得的数值才准确可靠。如潮气量、呼吸频率等参数设置不当，可造成通气不足或过度通气；应用镇静剂或肌松剂可能将导致低心排、低血压、分泌物廓清障碍等；长时间应用控制通气将导致呼吸肌萎缩或呼吸机依赖。故应用控制通气时应明确治疗目标和治疗终点，对于一般的急性呼吸衰竭或慢性呼吸衰竭，只要患者情况允许就尽可能采用"部分通气支持"。

（2）辅助通气依靠患者的吸气努力触发或开启呼吸机吸气活瓣实现通气，当存在自主呼吸时，气道内轻微的压力降低或少量气流触发呼吸机，按预设的潮气量（定容）或吸气压力（定压）将气体输送给患者，呼吸功由患者和呼吸机共同完成。AV 适用于呼吸中枢驱动稳定的患者，患者的自主呼吸易与呼吸机同步，通气时可减少或避免应用镇静剂，保留自主呼吸可避免呼吸肌萎缩，有利于改善机械通气对血流动力学的不利影响，有利于撤机过程。

3. 常见模式。

（1）辅助控制通气：是辅助通气和控制通气两种通气模式的结合，当患者自主呼吸频率低于预置频率或无力使气道压力降低或产生少量气流触发呼吸机送气时，呼吸机即以预置的潮气量及通气频率进行正压通气，即控制通气；当患者的吸气用力可触发呼吸机时，通气以高于预置频率的任何频率进行，即辅助通气，结果，触发时为辅助通气，无触发时为控制通气。

（2）同步间歇指令通气：是自主呼吸与控制通气相结合的呼吸模式，在触发窗内患者可触发和自主呼吸同步的指令正压通气，在两次指令通气周期之间允许患者自主呼吸，指令呼吸可以预设容量或预设压力的形式来进行。参数设置：潮气量、流速/吸气时间、控制频率、触发敏感度，当压力控制-同步间歇指令通气时需设置压力水平及吸气时间。特点：通过设定间歇指令通气的频率和潮气量确保最低分钟量；同步间歇指令通气能与患者的自主呼吸相配合，减少患者与呼吸机的拮抗，减少正压通气的血流动力学负效应，并防止潜在的并发症，如气压伤等；通过改变预设的间歇指令通气的频率改变呼吸支持的水平，即从完全支持到部分支持，可用于长期带机的患者的撤机；由于患者能应用较多的呼吸肌群，故可减轻呼吸肌萎缩；不适当的参数设置（如低流速）增加呼吸功，导致呼吸肌过度疲劳或过度通气导致呼吸性碱中毒，慢性阻塞性肺病者出现动态过度肺膨胀。

（3）压力支持通气：属于部分通气支持模式，是患者触发、压力目标、流量切换的一种机械通气模式，即患者触发通气并控制呼吸频率及潮气量，当气道压力达预设的压力支持水平时，且吸气流速降低至低于阈值水平时，由吸气相切换到呼气相。参数设置：压力、触发敏感度，有些呼吸机有压力上升速度、呼气敏感度。特点：设定水平适当，则少有人-机对抗，可有效地减轻呼吸功，增加患者吸气努力的有效性，这种以恒定压力与流速波形的通气辅助，在患者的需要和呼吸机送气完全协调方面并不是理想的；对血流动力学影响较小，包括心脏外科手术后患者；一些研究认为 $5 \sim 8\ cmH_2O$ 的压力支持通气可克服气管内导管和呼吸机回路的阻力，故压力支持通气可应用于撤机过程；压力支持通气的潮气量是由呼吸系统的顺应性和阻力决定，当呼吸系统的力学改变时会引起潮气量的改变应及时调整支持水平，故对严重而不稳定的呼吸衰竭患者或有支气管痉挛及分泌物较多的患者，应用时格外小心，雾化吸入治疗时可导致通气不足；如回路有大量气体泄露，可引起持续吸气压力辅助，呼吸机就不能切换到呼气相；呼吸中枢驱动功能障碍的患者也可导致每分通气量的变化，甚至呼吸暂停而窒息，因此，需设置背景通气。

（4）持续气道正压通气：是在自主呼吸条件下，整个呼吸周期以内（吸气及呼气期间）气道均保持正压，患者完成全部的呼吸功，是呼气末正压在自主呼吸条件下的特殊技术。参数设置：仅需设定持续气道正压通气水平。特点：持续气道正压通气具有呼气末正压的各种优点和作用，如增加肺泡内压和功能残气量），增加氧合，防止气道和肺泡的萎陷，改善肺顺应性，降低呼吸功，对抗内源性呼气末正压；而持续气道正压通气压力过高增加气道峰压和平均气道压，减少回心血量和肝肾等重要脏器的血流灌注等，而持续气道正压通气时由于自主呼吸可使平均胸膜腔内压较相同呼气末正压略低。

（5）双水平正压通气：是指自主呼吸时，交替给予两种不同水平的气道正压，高压力水平（Phigh）和低压力水平（Plow）之间定时切换，且其高压时间、低压时间、高压水平、低压水平各自独立可调，利用从 Phigh 切换至 Plow 时功能残气量的减少，增加呼出气量，改善肺泡通气。参数设置：高压水平、低压水平即呼气末正压、高压时间、呼吸频率、触发敏感度。特点：双水平正压通气时气道压力周期性地在高压水平和低压水平之间转换，每个压力水平，双向压力的时间比均独立可调，若 Phigh 比 Plow 时间不同，可变化为反比双水平正压通气或气道压力释放通气；双水平正压通气时患者的自主呼吸少受干扰和抑制，尤其两个压力时相，持续时间较长时，应用双水平正压通气比持续气道正压通气对增加患者的氧合具有更明显的作用；双水平正压通气时可有控制通气向自主呼吸过度，不用变更通气模式直至脱机，这是现代通气治疗的理念。

（6）其他模式：①高频振荡通气：是目前所有高频通气中频率最高的一种，可达 $15 \sim 17\ Hz$。由于频率高，每次潮气量接近或小于解剖无效腔。其主动的呼气原理（即呼气时系统呈负压，将气体抽吸出体外），保证了二氧化碳的排出，侧支气流供应使气体可以充分湿化。高频震荡通气通过提高肺容积、减少吸呼相的压差、降低肺泡压（仅为常规正压通气的 1/5～1/15）、避免高浓度吸氧等机制改善氧合及减少肺损伤，是目前先进的高频通气技术。应用指征：主要用于重症急性呼吸窘迫综合征患者：吸入氧浓度＞0.6 时 PaO_2/FiO_2＜200 mmHg 持续＞24 h，并且平均气道压＞20 cmH$_2$O（或呼气末正压＞15 cmH$_2$O）。急性呼吸窘迫综合征的随机临床试验研究显示，高频震荡通气在改善氧合方面较常规通气有一定优势，病死率有降低趋势（52% vs 37%），但血流动力学指标及气压伤发生率无显著差异性。因此，高频震荡通气应视为具有与常规通气具有相同疗效和安全性的一种呼吸支持手段，早期应用可能效果更好。②成比例辅助通气是一种同步部分通气支持，呼吸机送气与患者用力成比例，其目标是让患者舒适地获得由自身任意支配的呼吸形式和通气水平。参数设置：流速辅助、容量辅助、持续气道正压通气。特点：呼吸负荷主要包括弹性负荷和阻力负荷，成比例辅助通气模式下呼吸机提供的补偿是针对弹性负荷和阻力负荷，与压力支持通气相比呼吸功能更好地配合患者，且该通气方式下的流速-时间波形为接近生理状态的正弦波，有研究显示与其他通气模式比较相同通气参数时气道峰压较低，对血流动力学影响较小；在成比例辅助通气模式下，当患者吸气努力较小时，压力支持水平也较低，当吸气努力较大时，压力支持水平也较高，通过调节流速辅助、容量辅助循序渐进地增大自主呼吸，锻炼呼吸肌以适应通气需要，避免患者的呼吸机依赖，可作为困难撤机患者的撤机方式；持续气道正压通气能克服内源性呼气末正压，使吸气功耗大大减低。

（四）机械通气参数的调整（结合血流动力学与通气、氧合监护）

理想的峰流速应能满足患者吸气峰流速的需要，成人常用的流速设置在 40～60 L/min，根据分钟通气量和呼吸系统的阻力和肺的顺应性调整，压力控制型通气模式下流速由选择的压力水平、气道阻力及患者的吸气努力决定。流速波形在临床常用减速波或方波。

1. 吸气时间/呼气时间（I/E）设置。I/E 的选择是基于患者的血流动力学、氧合状态及自主呼吸水平，适当的设置能保持良好的人-机同步性，自主呼吸患者通常设置吸气时间为 0.8～1.2 s 或吸呼比为 1:1.5～1:2；控制通气患者，为抬高平均气道压改善氧合可适当延长吸气时间及吸呼比，但应注意患者的舒适度、监测 PEEPi 及对心血管系统的影响。一般情况下，压力触发常为−1.5～−0.5 cmH$_2$O，流速触发常为 2～5 L/min，合适的触发灵敏度设置将明显使患者更舒适，促进人-机协调；一些研究表明流速触发较压力触发能明显减低患者呼吸功；若触发敏感度过高，会引起与患者用力无关的自动触发，若设置触发敏感度过低，将显著增加患者的吸气负荷，消耗额外呼吸功。

2. 吸入氧浓度。机械通气初始阶段，吸入氧浓度可给 100%，以迅速纠正严重缺氧，后依据目标动脉血氧分压、呼气末正压水平、平均动脉压水平和血流动力学状态，酌情降低吸入氧浓度至 50% 以下，并设法维持动脉血氧饱和度＞90%，若不能达上述目标，即可加用呼气末正压、增加平均气道压，应用镇静剂或肌松剂；若适当呼气末正压和平均动脉压可以使动脉血氧饱和度＞90%，应保持最低的 FiO_2。

3. 呼气末正压的设定。设置呼气末正压的作用是使萎陷的肺泡复张、增加平均气道压、改善氧合，减少回心血量，减少左室后负荷，克服内源性呼气末正压引起呼吸功的增加。呼气末正压常应用于以急性呼吸窘迫综合征为代表的 I 型呼吸衰竭，呼气末正压的设置在参照目标动脉血氧分压和氧输送的基础上，与吸入氧浓度与潮气量联合考虑，虽然呼气末正压设置的上限没有共识，但下限通常在 P-V 曲线的低拐点或低拐点之上 2 cmH$_2$O；还可根据内源性呼气末正压指导呼气末正压的调节，外源性呼气末正压水平大约为内源性呼气末正压的 80% 时不增加总的呼气末正压。

（五）机械通气的并发症

机械通气是重要的生命支持手段之一，但其也会带来一些并发症，甚至是致命的并发症，只有合理应用将有助于减少甚至避免并发症的产生。因此，了解机械通气的并发症，具有重要的临床意义。

1. 人工气道相关的并发症。人工气道是将导管直接插入或经上呼吸道插入气管所建立的气体通道。临床上常用的人工气道是气管插管和气管切开。

1）导管易位：插管过深或固定不佳，均可使导管进入支气管。因右主支气管与气管所成角度较小，插管过深易进入右主支气管，可造成左侧肺不张及同侧气胸。插管后应立即听诊双肺，如一侧肺呼吸减弱并叩浊提示肺不张，呼吸音减低伴叩诊呈鼓音提示气胸。发现气胸应立刻处理，同时摄 X 光片确认导管位置。

2）气道损伤：困难插管和急诊插管容易损伤声门和声带，长期气管插管可以导致声带功能异常，气道松弛。注意插管时动作轻柔，准确，留管时间尽可能缩短可减少类似并发症的发生。气囊充气过多、压力太高，压迫气管，气管黏膜缺血坏死，形成溃疡，可造成出血。应使用低压高容量气囊，避免充气压力过高，有条件可监测气囊压力，低于 25 cmH$_2$O 能减低这类并发症。

3）人工气道阻塞：是人工气道最为严重的临床急症，常威胁患者生命。导致气道阻塞的常见原因包括：导管扭曲、气囊疝出而嵌顿导管远端开口、痰栓或异物阻塞管道、管道坍陷、管道远端开口嵌顿于隆突、气管侧壁或支气管。采取措施防止气道阻塞可能更为重要，认真的护理、密切的观察、及时的更换管道及有效的人工气道护理，对气道阻塞起着防患于未然的作用。一旦发生气道阻塞，应采取以下措施：调整人工气道位置、气囊气体抽出、试验性插入吸痰管。如气道阻塞仍不缓解，则应立即拔除气管插管或气管切开管，然后重新建立人工气道。

4）气道出血：人工气道的患者出现气道出血，特别是大量鲜红色血液从气道涌出时，往往威胁患者生命，需要紧急处理。气道出血的常见原因包括气道抽吸、气道腐蚀等。一旦出现气道出血，应针对原因，及时处理。

5）气管切开的常见并发症：气管切开是建立人工气道的常用手段之一。由于气管切开使气流不经过上呼吸道，因此，与气管插管相比，气管切开具有许多优点：易于固定及呼吸道分泌物引流；附加阻力低，而且易于实施呼吸治疗；能够经口进食，可做口腔护理；患者耐受性好。尽管具有上述优点，但气管切开也可引起许多并发症，根据并发症出现的时间，可分为早期、后期并发症。

（1）早期并发症。一般指气管切开 24 h 内出现的并发症。主要包括：①出血。是最常见的早期并发症。凝血机制障碍的患者，术后出血发生率更高。出血部位可能来自切口、气管壁。气管切开部位过低，如损伤无名动脉，则可引起致命性的大出血。切口的动脉性出血需打开切口，手术止血。非动脉性出血可通过油纱条等压迫止血，一般 24 h 内可改善。②气胸。是胸腔顶部胸膜受损的表现，胸膜腔顶部胸膜位置较高者易出现，多见于儿童、肺气肿等慢性阻塞性肺病患者等。③空气栓塞。是较为少见的并发症，与气管切开时损伤胸膜静脉有关。由于胸膜静脉血管压力低于大气压，损伤时，空气可被吸入血管，导致空气栓塞。患者采用平卧位实施气管切开，有助于防止空气栓塞。④皮下气肿和纵隔气肿。是气管切开后较常见的并发症。颈部皮下气肿与气体进入颈部筋膜下疏松结缔组织有关。由于颈部筋膜向纵隔延伸，气体也可进入纵隔，导致纵隔气肿。皮下气肿和纵隔气肿本身并不会危及生命，但有可能伴发张力性气胸，须密切观察。

（2）后期并发症。指气管切开 24～48 h 后出现的并发症，发生率高达 40%。主要包括：①切口感染。很常见的并发症。由于感染切口的细菌可能是肺部感染的来源，加强局部护理很重要。②气管切开后期出血。主要与感染组织腐蚀切口周围血管有关。当切口偏低或无名动脉位置较高时，感染组织腐蚀及管道摩擦易导致无名动脉破裂出血，为致死性的并发症。③气道阻塞。是可能危及生命的严重并发症。气管切开管被黏稠分泌物附着或形成结痂、气囊偏心疝入管道远端、气管切开管远端开口顶住气管壁、肉芽增生等原因均可导致气道阻塞。一旦发生，须紧急处理。④吞咽困难。也是较常见的并发症，与气囊压迫食道或管道对软组织牵拉影响吞咽反射有关。气囊放气后或拔除气管切开管后可缓解。⑤气管食道瘘。偶见，主要与气囊压迫及低血压引起局部低灌注有关。⑥气管软化。偶见于气管壁长期压迫，气管软骨退行性变、软骨萎缩而失去弹性。

2. 正压通气相关的并发症。

(1) 呼吸机相关肺损伤：呼吸机相关肺损伤指机械通气对正常肺组织的损伤或使已损伤的肺组织损伤加重。呼吸机相关肺损伤包括气压伤、容积伤、萎陷伤和生物伤。气压伤是由于气道压力过高导致肺泡破裂。临床表现因程度不同表现为间质性肺气肿、皮下气肿、纵隔气肿、心包积气、气胸等，一旦发生张力性气胸，可危及患者生命，必须立即处理。容积伤是指过大的吸气末容积对肺泡上皮和血管内皮的损伤，临床表现为气压伤和高通透性肺水肿。萎陷伤是指肺泡周期性开放和塌陷产生的剪切力引起的肺损伤。生物伤即以上机械及生物因素使肺泡上皮和血管内皮损伤，激活炎症反应导致的肺损伤，其对呼吸机相关肺损伤的发展和预后产生重要影响。为了避免和减少呼吸机相关肺损伤的发生，机械通气应避免高潮气量和高平台压，吸气末平台压不超过 $30\sim35\ \mathrm{cmH_2O}$，以避免气压伤、容积伤，同时设定合适呼气末正压，以预防萎陷伤。

(2) 呼吸机相关肺炎：是指机械通气 48 h 后发生的医院获得性肺炎。文献报道大约 28% 的机械通气患者发生呼吸机相关肺炎。气管内插管或气管切开导致声门的关闭功能丧失，机械通气患者胃肠内容物反流误吸是发生医院获得性肺炎的主要原因。一旦发生，会明显延长住院时间，增加住院费用，显著增加病死率。明确呼吸机相关肺炎的危险因素，有助于预防呼吸机相关肺炎的发生。一般认为高龄、高 APACHE II 评分、急慢性肺部疾病、Glasgow 评分<9 分、长期机械通气、误吸、过度镇静、平卧位等均为呼吸机相关肺炎的高危因素。因此，机械通气患者没有体位改变的禁忌证，应予半卧位，避免镇静时间过长和程度过深，避免误吸，尽早脱机，以减少呼吸机相关肺炎的发生。

(3) 氧中毒：即长时间的吸入高浓度氧导致的肺损伤。吸入氧浓度越高，肺损伤越重。当患者病情严重必须吸高浓度氧时，应避免长时间吸入，尽量不超过 60%。

(4) 呼吸机相关的膈肌功能不全：1%～5% 的机械通气患者存在脱机困难。脱机困难的原因很多，其中呼吸肌的无力和疲劳是重要的原因之一。呼吸机相关的膈肌功能不全特指在长期机械通气过程中膈肌收缩能力下降。动物实验证明机械通气可以导致膈肌功能不全，而临床上由于存在多种因素（休克、全身性感染、营养不良、电解质紊乱、神经肌肉疾病、药物等）可以导致膈肌功能不全，因缺乏机械通气对患者膈肌功能的影响的直接证据，因此，临床诊断呼吸机相关的膈肌功能不全很困难。保留自主呼吸可以保护膈肌功能。研究表明，实施控制通气时，膈肌肌电图显示肌肉活动减少，并且具有时间依赖性，随着时间延长，损伤明显加重，而保留自主呼吸部分可以减轻呼吸机相关的膈肌功能不全。机械通气患者使用肌松剂和大剂量糖皮质激素可以导致明显肌病的发生。患者肌肉活检显示肌纤维萎缩、坏死和结构破坏，以及肌纤维中空泡形成。因此，机械通气患者应尽量避免使用肌松剂和糖皮质激素，以免加重膈肌功能不全。总之，呼吸机相关的膈肌功能不全导致脱机困难，延长了机械通气和住院时间。机械通气患者尽可能保留自主呼吸，加强呼吸肌锻炼，以增加肌肉的强度和耐力，同时，加强营养支持可以增强或改善呼吸肌功能。

(六) 机械通气对肺外器官功能的影响

1. 对心血管系统的影响。

(1) 低血压与休克：机械通气使胸腔内压升高，导致静脉回流减少，心脏前负荷降低，其综合效应是心排出量降低，血压降低。血管容量相对不足或对前负荷较依赖的患者尤为突出。在机械通气开始时、增加呼气末正压水平或延长吸气时间时出现血压降低，快速输液或通过调整通气模式降低胸腔内压，多能使低血压改善。另外，机械通气导致肺血管阻力增加、肺动脉压升高、右室压力升高，影响右室功能。同时，由于左心室充盈不足，导致室间隔左偏，又损害左心室功能。

（2）心律失常：机械通气期间，可发生多种类型心律失常，其中以室性和房性期前收缩多见。发生原因与低血压、休克、缺氧、酸中毒、碱中毒、电解质紊乱及烦躁等因素有关。出现心律失常，应积极寻找原因，进行针对性治疗。

2. 对其他脏器功能的影响。

（1）肾功能不全：机械通气引起患者胸腔内压力升高，静脉回流减少，导致抗利尿激素释放增加，导致机体水钠潴留；同时机械通气导致静脉回流减少，使心脏前负荷降低，导致心排出量降低，使肾脏血流灌注减少。可能导致肾脏功能不全。鉴于机械通气对肾脏的影响，对于肾脏功能不全的患者或肾脏灌注已明显减少的患者，实施机械通气时，应注意机械通气对肾脏的影响，避免肾脏功能的恶化。

（2）消化系统功能不全：机械通气患者常出现腹胀，卧床、应用镇静剂、肌松剂等原因可引起肠道蠕动降低和便秘，咽喉部刺激和腹胀可引起呕吐，肠道缺血和应激等因素可导致消化性溃疡和出血。另外，呼气末正压的应用可导致肝脏血液回流障碍和胆汁排泄障碍，可出现高胆红素血症和血清转氨酶轻度升高。

（3）精神障碍：极为常见，表现为紧张、焦虑、恐惧，主要与睡眠差、疼痛、恐惧、交流困难有关，也与对呼吸治疗的恐惧、对治疗的无知及呼吸道管理造成的强烈刺激有关。因此，对于精神障碍紧张的机械通气患者，应作耐心细致的说明工作，必要时，可应用镇静剂和抗焦虑药物。

3. 镇静与肌松相关的并发症。当机械通气患者不耐受气管插管、人机对抗或自主呼吸影响氧合时，常应用镇静剂。但镇静剂的应用可导致血管扩张和心排出量降低，导致血压降低、心率加快。镇静不足不能达到镇静目的，镇静过度抑制了咳嗽反射，使气道分泌物易发生潴留而导致肺不张和肺部感染。因此，在使用镇静剂的镇静方案时，应对镇静效果进行评价。机械通气患者一般不推荐使用肌松剂。肌松剂完全抑制患者运动，抑制了咳嗽反射，容易引起分泌物潴留，导致或加重肺部感染。部分肌松剂可引起组胺释放，诱发或加重支气管哮喘，因此，对支气管哮喘患者应选择组胺释放较弱的肌松剂。应用肌松剂时，患者必须处于充分的镇静状态，禁止单用肌松剂。应用肌松剂的患者，通气完全依赖呼吸机，一旦发生呼吸机管道与气管插管脱开或呼吸机发生故障，患者将处于完全无通气的"窒息"状态，将威胁患者生命。因此，对于应用肌松剂的患者，必须重点护理。总之，对于机械通气患者，使用镇静剂时，应用镇静方案及评价镇静效果，无论是间断还是持续静脉给药，每天均须中断或减少持续静脉给药的剂量，以使患者完全清醒，并重新调整剂量。不常规推荐使用肌松剂。

（七）呼吸机撤离

机械通气的撤离过程是一个重要的临床问题。当患者机械通气的病因好转后，应尽快开始脱机。延迟脱机将增加机械通气的并发症和医疗费用。而过早撤离呼吸机又可导致脱机失败，增加再插管率和病死率。近年来大量文献证实呼吸机撤离计划能缩短机械通气的时间，降低机械通气患者的病死率。因此，在参考国内外文献的基础上制定了呼吸机撤离的推荐意见。

1. 对于机械通气>24 h的患者，特别是不能脱机者，应尽快寻找原因。常见脱机失败的原因：神经系统的控制方面见于中枢驱动差、外周神经麻痹等。呼吸系统方面如下。

（1）机械负荷：呼吸系统的机械力学情况；呼吸肌的负荷增加。

（2）呼吸肌肉的特性：自身的力量和耐力；代谢状态、营养、氧气的输送与摄取。

（3）气体交换特性：血管特性和通气/血流比。心血管系统方面见于心功能不全，缺血性心脏病。心理因素见于焦虑和恐惧等。

2. 导致机械通气的病因好转或祛除后应开始进行脱机的筛查试验，筛查试验包括下列4项内容。

（1）导致机械通气的病因好转或祛除。

（2）氧合指标：$PaO_2/FiO_2 > 150 \sim 200$ mmHg；呼气末正压 $\leqslant 5 \sim 8$ cmH_2O；吸入氧浓度 $\leqslant 0.4 \sim$ 0.5；pH 值 $\geqslant 7.25$；慢性阻塞性肺病患者：pH 值 > 7.3，动脉血氧分压 > 50 mmHg，吸入氧浓度 < 0.35。

（3）血流动力学稳定，没有活动的心肌缺血，临床上没有显著的低血压。

（4）有自主呼吸的能力。

3. 脱机常用的筛查标准。

（1）客观的测量结果：足够的氧合（如动脉血氧分压 $\geqslant 60$ mmHg 且吸入氧浓度 $\leqslant 0.4$；呼气末正压 $\leqslant 5 \sim 10$ cmH_2O；$PaO_2/FiO_2 \geqslant 150 \sim 300$ mmHg）；稳定的心血管系统 [如脉搏（P）$\leqslant 140$ 次/min，血压稳定，不需或最小限度的血管活性药]；没有高热；没有明显的呼吸性酸中毒；$Hb \geqslant 8 \sim 10$ g/dL；足够的精神活动（如可唤醒的，格拉斯哥昏迷评分 $\geqslant 13$，没有连续的镇静剂输注）；稳定的代谢状态（如可接受的电解质水平）。

（2）主观的临床评估：疾病的恢复期，医师认为可以脱机，充分的咳嗽。医师的经验影响脱机的过程及结果，临床常发生过早脱机或延迟脱机，增加再插管率。可接受的再插管率应该在 $5\% \sim 15\%$ 之间。再插管使患者的医院获得性肺炎增加 8 倍，死亡风险增加 $6 \sim 12$ 倍。而不必要延长机械通气可增加患者感染和其他并发症的风险。不同的重症监护病房患者中再插管率的变化范围是 $4\% \sim 23\%$，在精神和神经系统的患者中可高达 33%。

4. 符合筛查标准的患者并不一定能够成功的脱机。因此，要对患者自主呼吸的能力做出进一步的判断，目前较准确的预测脱机的方法是 3 min 自主呼吸试验，包括 3 minT-管试验和持续气道正压通气 5 cmH_2O/压力支持通气试验。3 min 自主呼吸试验期间，医生应在患者床旁密切观察患者的生命体征，当患者情况超出下列指标时应中止自主呼吸试验，转为机械通气：

(1) 呼吸频率/潮气量（浅快指数）应 < 105。

(2) 呼吸频率应 > 8 或 < 35 次/min。

(3) 自主呼吸潮气量应 > 4 mL/kg。

(4) 心率应 < 140 次/min 或变化 $< 20\%$，没有新发的心律失常。

(5) 动脉血氧饱和度 $> 90\%$。3 min 自主呼吸通过后，继续自主呼吸 $30 \sim 120$ min，如患者能够耐受可以确定脱机成功，准备拔除气管插管。文献报道观察 30 min 与 120 min 的拔管成功率无差异，在自主呼吸试验阶段进行监测评估，可以得到最有用的脱机信息以帮助临床决策。研究发现通过自主呼吸试验 $30 \sim 120$ min 的患者至少有 77% 可以成功脱机。导致自主呼吸试验失败的原因有多种，但应注意气管插管引起的不适或持续气道正压通气、自动供气阀不敏感/触发不良这些医源性因素。常用的耐受自主呼吸试验的标准：血气指标（吸入氧浓度 $< 40\%$，脉搏血氧饱和度 $\geqslant 85\%$；动脉血氧分压 $\geqslant 50 \sim 60$ mmHg；pH 值 $\geqslant 7.32$；动脉血二氧化碳分压增加 $\leqslant 10$ mmHg）；血流动力学稳定包括 $P < 120$ 次/min；P 改变 $< 20\%$；90 mmHg $<$ 收缩压 < 180 mmHg；血压改变 $< 20\%$，不需要使用血管活性药物。自主呼吸试验失败的主观临床评估指标：精神状态的改变（如嗜睡、昏迷、兴奋、焦虑）；出汗；呼吸做功增加的表现。拔管失败的原因与脱机失败的原因不同。上气道阻塞或患者气道保护能力差、气道分泌物清除能力不足。气管拔管后上气道阻塞的风险增加与机械通气的时间、女性、创伤和反复或创伤性插管有关。机械通气时，把气管插管的气囊放气以检查有无气体泄漏，可以用来评估上气道的开放程度（气囊漏气试验）。出现拔管后喘鸣的患者，可以使用糖皮质激素和（或）肾上腺素治疗，而不需重新插管。如果患者气囊漏气量较低，也可在拔管前 24 h 使用类固醇和（或）肾上腺素预防拔管后喘鸣。还应注意，气囊漏气量变低可能是由于分泌物在气管插管周围结痂形成外皮所

致，而非上气道水肿狭窄。当气囊漏气量低的患者拔管时，应将再插管的设备（包括气管切开设备）准备好。气道保护能力的评价；患者的气道保护能力对拔管成功是至关重要的。对患者的气道评估包括吸痰时咳嗽的力度、有无过多的分泌物和需要吸痰的频率（吸痰频率应＞2 h/次或更长）。经肌肉病变和脊髓损伤的患者中，咳嗽时的峰流速＞160 L/min，预示可以拔管。自主呼吸试验的失败后应立即寻找原因。这些问题包括镇痛、镇静剂的合理应用、血容量、是否需要支气管扩张剂和心肌缺血。当自主呼吸试验失败的原因纠正后每天进行一次自主呼吸试验试验，没有必要1 d内多次反复的进行自主呼吸试验。呼吸系统异常很少在数小时内恢复，因此1 d内频繁的自主呼吸试验对患者没有帮助。Tobin的研究表明：自主呼吸试验失败的原因常是呼吸系统机械力学的异常，而这些异常不太可能迅速恢复。Esteban的试验证明，2 次/d的自主呼吸试验并不比1 次/d更有优势，而且只会浪费不必要的临床资源。自主呼吸试验停止后，机械通气应选择恒定的支持水平，保证患者的呼吸肌充分休息，可以大大缩短训练的时间，资源的消耗显著降低。所以在自主呼吸试验失败后的24 h，应该让肌肉休息、舒适（包括使用镇静剂）和避免并发症，而不是积极的降低通气支持的水平。最近几年，一些通气模式，如适宜性辅助通气、最小分钟通气量，通过一个或多个呼吸机测量参数的反馈，自动进行呼吸机撤离法均可以安全地、自动地降低通气支持的水平。然而，这些模式中没有一个与每天自主呼吸试验比较过。证明这些自动化脱机方法的作用，还需要做更多工作。近年来，人们对使用无创正压通气的兴趣日益增长。无创正压通气可以避免气管插管，也可以帮助通气的撤离。2个慢性呼吸系疾病的前瞻性的随机对照试验的结果建议，拔管后给予无创正压通气辅助可以减少机械通气的时间、重症监护病房的住院天数、病死率和医院获得性肺炎的发生率。术后患者应使用镇痛、镇静治疗方案和计划性呼吸机撤离方案。术后患者呼吸机的撤离是一个重要问题。术后患者24 h不能脱离呼吸机的主要原因是呼吸驱动力受到抑制和疼痛问题。恰当的镇静、镇痛治疗方案和计划性的呼吸机撤离方案有可能缩短机械通气的时间。McMaster AHCPR报道：心脏术后患者5个随机对照试验证明，使用较低剂量的镇痛剂和镇静药物提前7 h拔管。手术后患者的呼吸驱动力不够时，可应用辅助控制通气模式。对那些几个小时即可恢复自主呼吸的患者，采取积极降低通气支持水平的方案，有助于患者更早脱机。长期机械通气患者应采用逐步降低机械通气水平和逐步延长自主呼吸时间的脱机策略。除非有明确的不可逆疾病的证据（如脊髓损伤或晚期的肌萎缩性脊髓侧索硬化），脱机失败3个月，为长期机械通气。在20世纪80年代以前，这些患者长期在重症监护病房中治疗，消耗了大量资源。对于康复的长期机械通气患者，重症监护病房不是适宜的治疗场所，应在医院内或医院外建立专门的脱机康复病房。部分长期机械通气的患者通过有计划的锻炼仍有脱机的希望，不能脱机的患者应制定终生的机械通气方案。长期机械通气的患者很少采用每天自主呼吸试验，常使用辅助通气模式并逐步降低呼吸机条件以锻炼患者的呼吸肌。通常大约在通气支持条件降低到一半时，患者可转换到自主呼吸试验步骤。脱机锻炼的过程中医务人员应留在患者身边，给予心理支持并小心避免不必要的肌肉疲劳。

尹辉明 柴湘平 张在其

第三节 介入肺脏病学在急危重病临床中的应用

一、介入肺脏病学基本概念

相对于"介入心脏病学"来说，人们对"介入肺脏病学"的概念要陌生很多，"介入肺脏病学"无论是起步，还是发展和普及的速度，均滞后于"介入心脏病学"。大约在20世纪90年代中期开始，国外逐渐有学者开始在文章中使用"Interventional Pulmonology"一词。2001年，美国宾夕法尼亚医学中心的 Danel H. Sterman 等撰文将"介入肺脏病学"定义为：是肺脏病学的一个新的领域，它是着重于将先进的支气管镜和胸膜腔镜技术应用到以气管、支气管狭窄至恶性肿瘤所引起的胸腔积液等一系列胸部疾病的治疗。之后欧洲呼吸病学会和美国胸科学会将"介入肺脏病学"定义为："是一门涉及呼吸病侵入性诊断和治疗操作的医学科学和艺术，掌握它除了需要接受标准的呼吸病学的专业训练之外，还必须接受更加专业的相关训练，并能做出更加专业的判断。"

二、介入肺脏病学在急危重病临床中的常用技术

介入肺脏病学在危重病的诊治范围侧重于：复杂性肺部疾病的诊断；严重肺部感染病原学的确定；弥散性肺部疾病的诊断与治疗；复杂气道病变的处理，良、恶性病变所致的中央气道的阻塞；胸膜疾病；肺血管性病变等的诊断和治疗。现就一些常用技术在危重病中的运用简介如下：

(一) 经支气管针吸活检术

是一种通过穿刺针吸或切割，获取气道壁、肺实质及气管、支气管相邻部位纵隔内病变的细胞学、组织学或微生物学标本的技术。其主要适应证包括：

1. 对纵隔和肺门淋巴结的取样，以明确诊断，同时对支气管源性肿瘤进行分期。

2. 对气管/支气管旁的肿块、黏膜下病变和肺外周结节进行取样。

3. 适用于支气管内坏死和出血性病灶的病因诊断。

4. 预测气管、支气管源性肿瘤外科手术的切除范围。

5. 纵隔囊肿和脓肿的病因诊断及引流。所需设备除常规支气管镜外，还需要特别的细胞学和组织学穿刺针。常用的穿刺针主要有日本 OLYMPUS 公司的 N1C/N2C 针和美国的 MILL-ROSE 公司的系列穿刺针。其中 OLYMPUS 公司的 N2C 为组织学穿刺活检针，由于其比较细小，使用的难度较大，组织学阳性率较低；临床上应用较多的组织学穿刺针是 MILL-ROSE 公司的 MW-319 针，穿刺阳性率可达到 85% 以上。运用评价：20多年来的临床应用证明，经支气管针吸活检术是一种安全、实用的活检技术。据报道，仅少数患者术后发生气胸，其发生率不足 1%，此外有极少数的患者发生纵隔气肿和纵隔出血等。经支气管针吸活检术对支气管黏膜损伤最小，尖端具有斜面的穿刺针穿刺时其出血程度较之活检钳撕裂组织所致者小，仅在穿刺部位有少许出血，即使刺入血管或刺入易脆的肿瘤组织内，引起出血量也不多，尚未见大量出血的报道。熟练掌握纵隔结构的解剖学知识，术前认真复习胸部 CT 片，可有效地避免不必要的组织损伤。除此之外，还应避免穿刺针对软式支气管镜的损伤。

(二) 经皮针吸和肺活检术

是一种经皮穿刺获取包括胸壁、肺实质及纵隔在内的病变标本，从而进行细胞学、组织学及微生物学检查的技术。

1. 开展这一技术需要有：①根据需采集标本要求，配备有相应长短和直径的穿刺针，应包括抽吸和组织切割针2种；②具有对病灶进行定位和引导穿刺针插入的 CT、X 光透视或超声机；③具有心电和血氧饱和度监测仪；④训练有素的操作者和助手；⑤备有气胸引流导管。

2. 适应证。①通过针刺抽吸或组织切割，诊断肺外周的结节或浸润性病变；②胸膜肿块；③部分空洞性病变；④纵隔肿块；⑤其他通过经皮穿刺可及的胸部病变。

3. 禁忌证。①无法纠正的凝血障碍性疾病；②严重的低氧血症；③血流动力学不稳定；④肺动脉高压；⑤伴有肺大疱的肺气肿；⑥病变太靠近血管；⑦相对禁忌证还包括既往有肺切除术或第1秒用力呼气肺活量<1L。除此之外还应强调，对于双肺均有病灶者，一般不宜同时对两肺进行穿刺。应用评价：经皮针吸和肺活检术可以比较准确的获得肺内结节病组织标本，通过经皮针吸和肺活检术，可

以避免不必要的开胸手术，节约的医疗费用。经皮针吸和肺活检术总的诊断敏感性在 $68\%\sim96\%$ ，特异性接近 100% ；对于所有大小的病灶来说，其诊断的准确性为 $74\%\sim96\%$ 。通常病灶越小，诊断的准确性越低。并发症：文献报道，气胸的发生率为 $20\%\sim40\%$ ，且 $10\%\sim50\%$ 的气胸患者需要胸腔闭式引流。此外，偶有咯血，多为自限性。

（三）经支气管镜介导的微波、高频电灼、氩等离子凝固术及激光治疗

目前用于支气管镜介导下的腔内治疗方法，仍以热烧灼方法最为常用。无论是微波、高频电灼、氩等离子凝固术，还是激光，其原理均是通过将能量聚积到病变组织，使组织产热，进而使病变组织变性、凝固，或是碳化和汽化，以达到将病变组织去除，使气道重新恢复开放状态。高频电治疗仪（图 10-6-9）是以高频电弧放电的形式将电能转化为热能，并利用在人体浅表组织所产生的高温高热，使组织凝固、坏死、炭化及汽化，同时可使血管闭塞；应用特制的电凝头、切开刀、热活检钳和圈套器，可止血、切开、切割、摘除肿瘤。对气道的良性肿瘤尤其是带蒂的腺瘤或息肉，高频电圈套切割摘除常为首选的腔内治疗方式，治疗效果十分满意。氩等离子凝固术又称氩气刀（图 10-6-10～图 10-6-12）是一种利用氩等离子体束传导高频电流，无接触地热凝固组织的治疗方法。氩气是一种惰性气体，在高频电流的作用下，氩气流可发生电离，电离后的氩等离子体束具有导电性，就像一根特殊的导线一样，能将电流从高频输出电极导向组织，并集中于与之接触的一个点上。高频电流能通过热效应使组织失活和凝固，同时氩等离子凝固术强烈的干燥作用可使组织挛缩。在作用过程中，高频电输出电极并不直接接触组织。所以，氩等离子凝固术也可以看作不接触组织的、特殊类型的高频电热凝。适应证：任何导致通气功能障碍，并产生明显症状的中央气道（即气管、主支气管、中间段支气管和叶支气管）的腔内阻塞，均可采用上述方法对病灶实施清除。禁忌证：主要是各种外压性的气道阻塞。应用评价：激光（常用的有 Nd-YAG 激光和 KTP 激光）的能量为最高，故对组织的切割也最快，但其不利的一面就是稍微掌握不好，即容易造成组织的穿孔和出血，而且价格昂贵；而微波所释放的能量相对较低，因此对组织的切割作用来得比较慢，一般不太适合治疗严重的气管阻塞，也正是由于其功率相对较低，故相对也就比较安全，且价格便宜。相对于上述两者，高频电灼及氩等离子凝固术一方面能较为迅速地将病变组织去除，而另一方面操作者又较容易控制组织切割的深度，故是目前较为理想的腔内治疗手段。

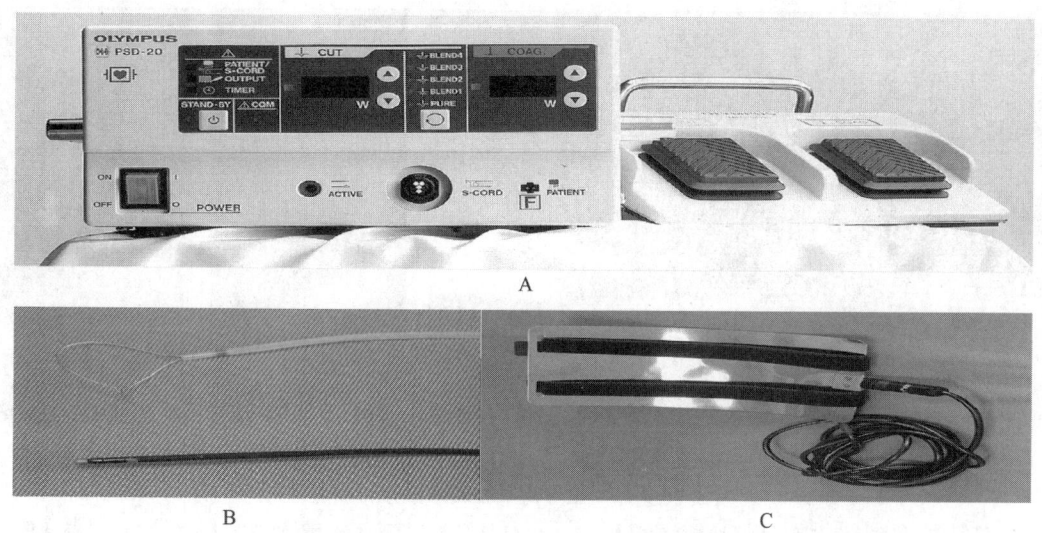

图 10-6-9　OLYMPUS UES 系列高频电治疗仪
A. 高频功率源；B. 为手术电极；C. 中性电极板。

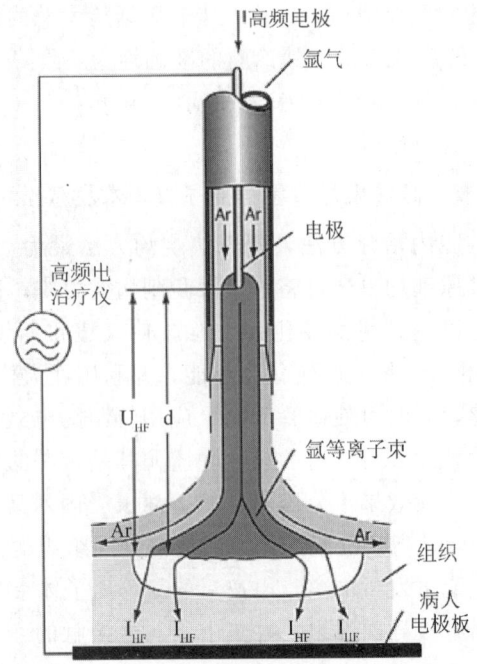

图 10-6-10　氩等离子凝固术的工作原理

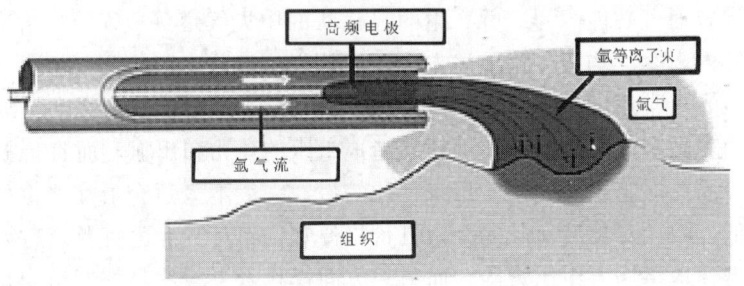

图 10-6-11　氩等离子体束向最近的组织侧向流动

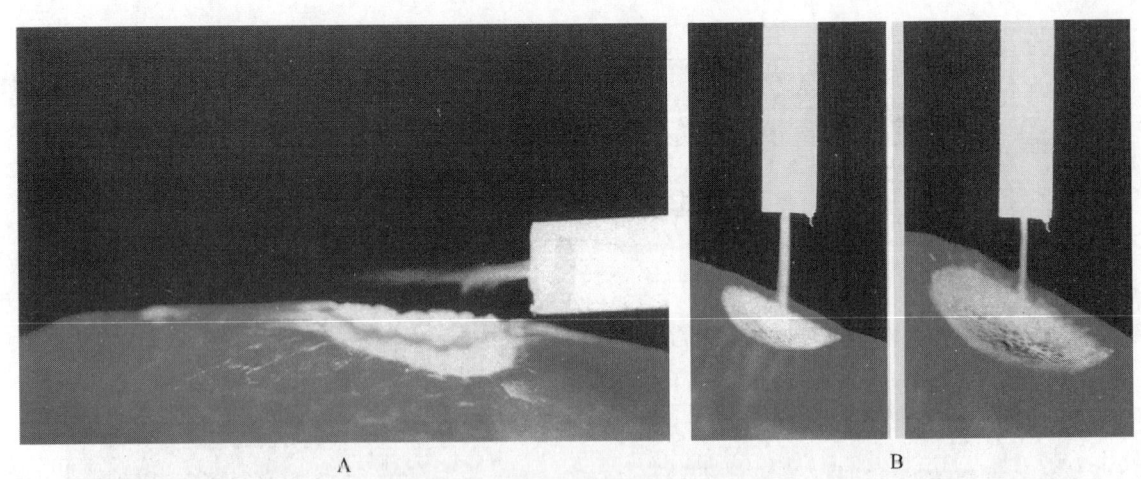

图 10-6-12　氩等离子凝固术治疗特点

　　A. 氩等离子体束导流方向为最接近喷头的侧方组织；B. 随氩等离子凝固术治疗时间增加，治疗深度无明显变化，治疗范围向未凝固的组织区域扩大。

（四）气管、支气管内支架

目前气管、支气管支架置入的适应证主要包括 3 个方面：

1. 中央气道（包括气管和叶以上的支气管）器质性狭窄的管腔重建。

2. 气管、支气管软化症软骨薄弱处的支撑。

3. 气管、支气管瘘口或裂口的封堵。

目前常用的气道内支架主要分两种类型，即由硅酮或塑料制成的管状支架和由金属材料制成的可膨胀式金属网眼支架。硅酮管状支架（图 10-6-13）和金属网眼支架（图 10-6-14）各自具有各自的优缺点。相对于金属网眼支架而言，硅酮管状支架的价格便宜；支架放置过程中其位置的调整及移出比较容易，即便是在支架置入几年以后也不例外。其缺点包括：

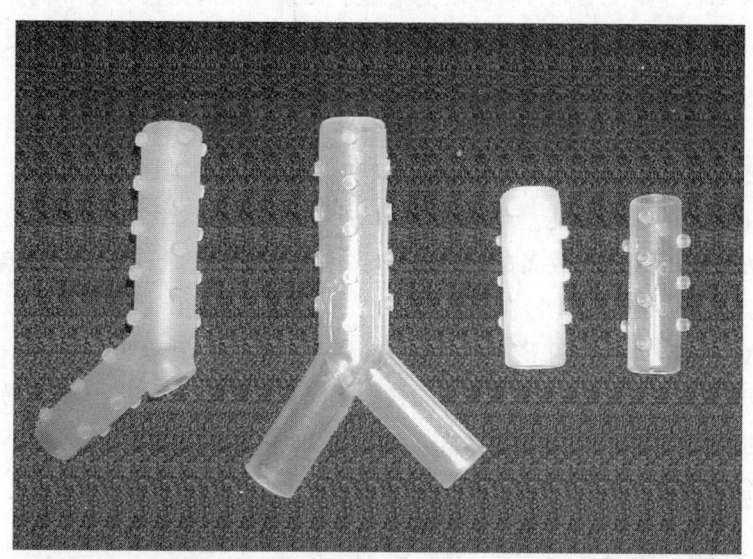

图 10-6-13　各种类型的 Dumon 硅酮支架

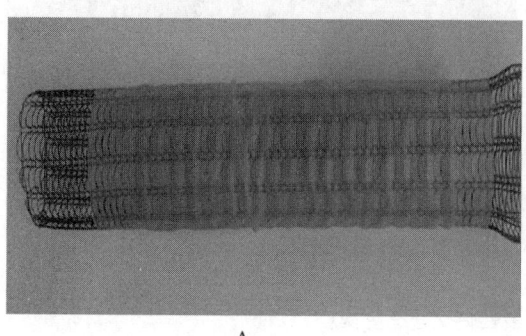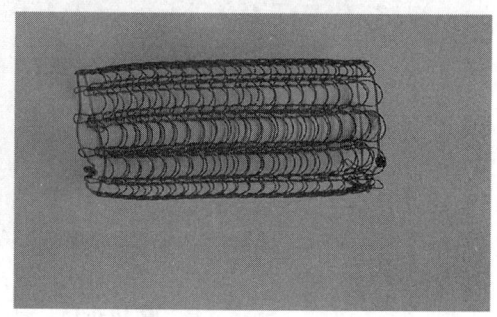

A　　　　　　　　　　　　　　　B

图 10-6-14　Ultraflex 支架

A. 覆膜的 Ultraflex 支架；B. 无覆膜的 Ultraflex 支架。

1. 支架置入需要在全麻下采用硬质支气管镜方可进行，在我国由于仅极少数呼吸科医生能够熟练操作硬质支气管镜，因此其临床应用受到很大限制。

2. 影响黏液纤毛清除功能，较易发生分泌物阻塞管腔。

3. 比较容易发生支架移位，特别是对于短的锥状气道狭窄。

4. 支架本身较厚，置入后支架段气道腔径较细。

5. 贴壁性较差，不宜用于气道不规则或表面凹凸不平的狭窄。

与硅酮管状支架相比，金属网眼支架的置入比较方便，大多数患者均可在局麻下采用可弯曲支气管镜进行置入；其次是具有良好的弹性，故置入后移位的发生率相对较低；再次是支架本身较薄有较高的内/外径比值，同时可在一定程度上保留气道的黏液清除功能。同样金属网眼支架也存在着不足，主要包括：

（1）价格相比较贵。

（2）支架一旦植入后移出比较困难，通常要用激光将其切割成碎片后方能逐一取出。

（3）对于无覆膜金属网眼支架来说发生肿瘤或肉芽组织穿过网眼生长致支架腔内再狭窄的发生率较高。因此，对于恶性气道阻塞或仅仅需要暂时性支架置入的患者，有条件开展硬质支气管镜操作的单位可优先选择硅酮管状支架。然而金属网眼支架由于其置入相对比较方便等优点，在临床的应用范围变得越来越广，涵盖了各种良、恶性气道病变。但需要强调的是，对于良性气道狭窄，特别是病变部位尚处于急性炎症期的患者，金属网眼支架置入应当慎用；对外压性气道狭窄，多数学者认为金属支架一般不宜使用。

在各种金属网眼支架中，Ultraflex 支架由于其所具有的极好的柔韧性和良好的贴壁效果，从而最大限度地保存了气道黏膜的清除功能。此外 Ultraflex 支架的另一个优点是当其受到外周压力时，支架的长度一般不会发生明显改变。故无论在良性或是恶性气道病变，Ultraflex 支架均值得优先选用，但由于价格因素的影响在一定程度上限制了在临床上的应用。Ultraflex 支架由于设计上的原因，使得支架某一部分在反复受到外力的作用下，应力无法向周围分散，因此易出现局部的疲劳性断裂，特别是在气管膜部，由于咳嗽所导致的气管平滑肌的强烈收缩，长此以往易出现支架局部的断裂，而在主支气管内则很少发生。

国产镍钛记忆合金支架如图 10-6-15 所示。

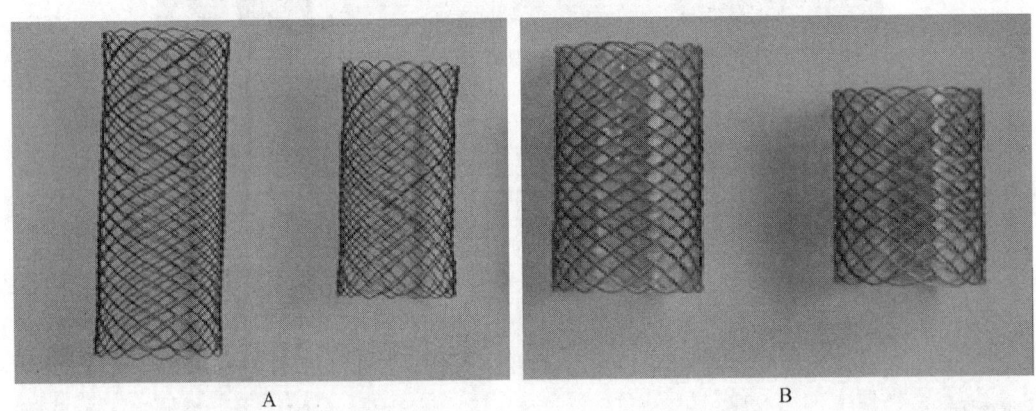

图 10-6-15　国产镍钛记忆合金支架
A. 无覆膜金属支架；B. 覆膜金属支架。

（1）最突出的优点如下：①价格便宜，仅为进口支架的 1/3。②由于金属丝呈交叉走行，因此当一处受到外力作用时，应力很容易向周围分散，故不太容易出现支架断裂。

（2）存在的不足：①当支架置入到气道内时，如果支架不能充分膨胀，其长度就会变长。②如果气道病变部位的表面凹凸不平，置入的支架与气道之间会留有空隙，易成为分泌物潴留和病原菌的寄植地。考虑到上述因素，对于恶性气道阻塞或气道表面相对比较规则且光滑的良性病变，则可考虑选择国产支架。对于肿瘤组织生长较快的患者，可选择覆膜的金属支架。

以上只是一些支架选择的原则，至于具体到每一个患者需要选用何种支架，还得根据手术实施者所处的环境、手术支持条件、术者的经验及患者的经济承受能力来决定。

应用评价：若以气道阻塞症状的改善作为衡量支架植入成功与否的指标，那么其成功率一般在78%～98%之间。对于恶性肿瘤所引起的气道严重阻塞，支架植入可迅速、有效地改善患者症状，并可延长生存期。而对于良性气道狭窄，支架植入后的远期效果的文献报告有限，仍有待于进一步评价。

并发症：最常见的是植入后的再狭窄。包括肿瘤性和炎性肉芽肿性的再狭窄，处理包括采用APC，或高频电灼，或冷冻将支架腔内的组织予以清除。对于恶性肿瘤阻塞，还可选择腔内近距离后装放疗进行处理。除此之外，还有一些少见的并发症，如大咯血，多见于恶性气道狭窄；支架本身的疲劳性断裂，多见于良性狭窄金属支架植入后。

（五）内科胸腔镜

又称胸膜腔镜它有别于外科电视辅助胸腔镜。其操作通常是在清醒镇静加局麻下进行，一般在胸壁上仅行单点穿刺，整个操作可以在支气管镜室进行。内科胸腔镜检术主要用于诊断胸膜和部分肺部疾病，并可实施胸膜粘连术。传统的内科胸腔镜多为硬质镜，而新近问世的"软硬镜"为一种改良型的胸腔镜，其镜身为硬质，远端则可弯曲，大大地扩展了视野。我国有一些单位采用纤维支气管镜代替胸腔镜进行胸膜疾病的诊断，也取得了一定的效果，其不足就是在活检时，镜体不太容易固定，活检部位的准确性受到一些影响。另需注意的就是镜体的消毒必须彻底，以避免因此而导致的医源性感染。对于癌性胸腔积液，结合胸膜腔液体的肿瘤标志物及细胞学结果，诊断的准确性可达90%以上；而对于结核性胸腔积液，结合胸膜腔液体的检测指标，诊断的准确性可达100%（图10-6-16）。此外，对于一些孤立性胸膜转移、结节病等，诊断的准确性要显著高于常规胸腔穿刺和闭式胸膜活检术。并发症包括：活检部位出血，绝大多数为自限性；持续性气胸和肋间神经和血管的损伤。

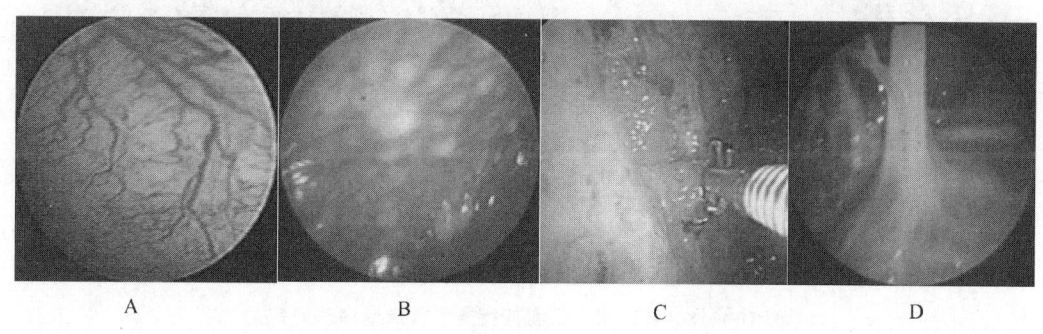

A | B | C | D

图10-6-16 胸腔镜下胸膜病变的不同表现

A. 胸膜充血、水肿；B. 粟粒样结节；C. 胸膜结节；D. 纤维粘连带。

（六）支气管肺泡灌洗

20世纪60年代后期随着可曲性光纤维支气管镜（纤支镜）的开发和应用，逐渐兴起支气管肺泡灌洗。常规纤支镜气道检查后在活检刷检前做支气管肺泡灌洗（图10-6-17、图10-6-18）。对弥散性间质性肺疾病通常选择右肺中叶或左肺舌叶，局限性肺病变则在相应支气管肺段进行支气管肺泡灌洗。首先对拟在要灌洗肺段经活检孔注入2%利多卡因1～2 mL，做灌洗肺段局部麻醉，然后将纤支镜顶端楔入段或亚段支气管开口处，再从活检孔快速注入37℃灭菌0.9%氯化钠，立即以6.66～13.3 kPa负压吸引回收液体，注入30～50 mL/次，总量100～250 mL，一般不超过300 mL，通常回收率可达40%～60%。立即将回收液用双层无菌纱布过滤，除去黏液，并记录总量。装入硅塑瓶或涂硅灭菌玻璃容器中（减少细胞黏附），置于含有冰块的保温瓶中，立即送往实验室检查。在支气管肺泡灌洗的技术操作时，必须注意以下几点：

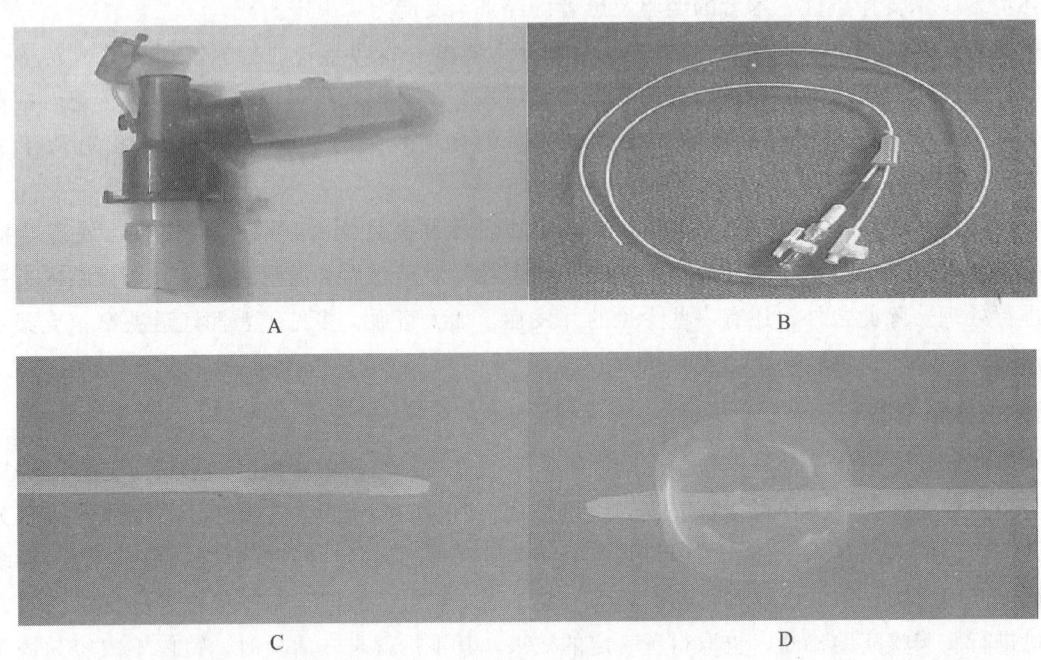

图 10-6-17　支气管肺泡灌洗的相关设备

A. 呼吸机三通；B. 保护性支气管肺泡灌洗管；C. 灌洗管前端；D. 灌洗管前端充气后。

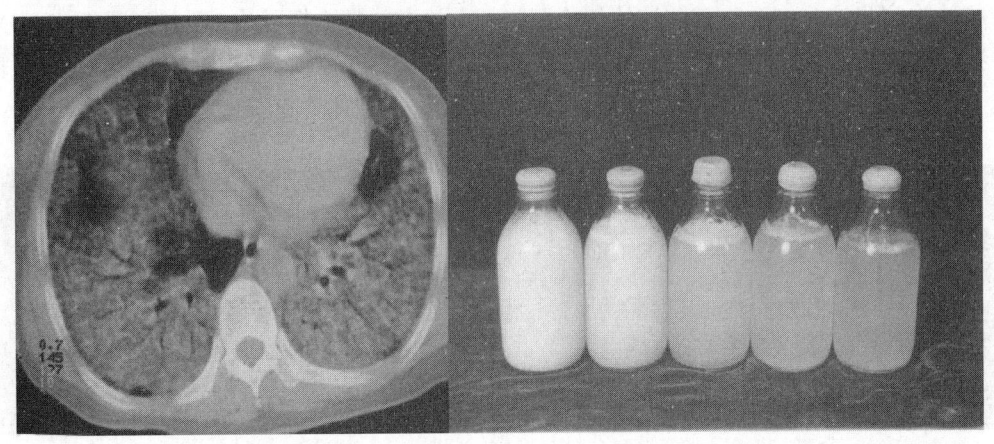

图 10-6-18　肺泡蛋白沉积症行支气管肺泡灌洗治疗

1. 纤支镜选择，用于灌洗纤支镜末端直径 5.5～6 mm，适宜于紧密楔入段或亚段支气管管口，防止大气道分泌物混入和灌洗液的外溢，保证支气管肺泡灌洗液的满意回收量。

2. 在灌洗过程中咳嗽反射必须得到满意的抑制，否则易引起支气管壁黏膜的损伤而造成灌洗液的混血，同时也影响回收量。

3. 灌洗的 0.9％氯化钠需加温至 37℃，过冷或过热将引起支气管痉挛和刺激性咳嗽。

4. 负压吸引应保持在 68～136 cmH₂O，负压过大时导致支气管陷闭和损伤，并影响回收量。

（七）经纤维支气管镜的保护性毛刷

经纤支镜于下呼吸道取样时，易被杂菌污染，影响结果。1979 年，Wimberley 发现顶端带有聚乙二醇堵塞的双层套管防污染效果最佳，体外实验防污染率达 100％，该技术称为 PSB，其敏感性和特异性高，是目前国际公认且被广泛使用的采样方法，我国 1990 年全国肺部感染会议已将其列为院内支气管-肺部感染的病原学诊断方法。Heyland 等将肺部感染患者分为不接受纤支镜检查和接受保护性毛刷（图 10-6-19）或支气管肺泡灌洗两组，发现前者的抗生素使用量和死亡率均高于后者。目前认为保护性毛刷≥10³cfu/mL 的分离菌是病原菌，＜10³cfu/mL 者为污染菌。但保护性毛刷也有其局限性：

1. 为一种有创检查，部分患者不能耐受纤支镜而导致取样困难。

2. 并非能绝对避免污染，尤其是麻醉不佳、采样不顺利患者可能污染，影响结果。

3. 所获得的标本量仅为 0.01～0.001 mL，因此需要很精确的标本处理技术，这也是保护性毛刷比支气管肺泡灌洗敏感性低的原因。

4. 可能导致出血或气胸。

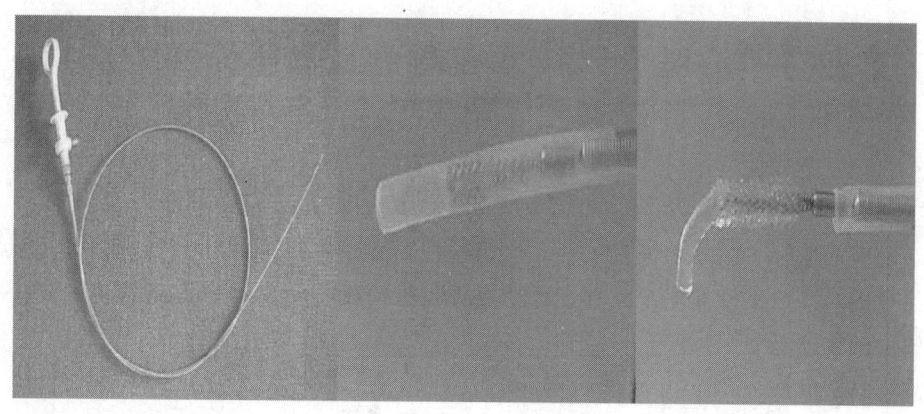

图 10-6-19 保护性毛刷

（八）经皮扩张气管切开术

以其操作方便，时间短，可在床旁实施，免入手术室及转运，出血量少等多种优点，是较传统外科气切更具吸引力的一种选择（图 10-6-20）。根据扩张气管前壁所采用的方法不同，又分为导丝扩张钳技术、改良单步扩张技术及经喉气切技术等。2001 年，德国 Rsch 公司推出了一种新的经皮扩张气管切开术。患者经气管插管吸入高流量氧气，取标准气切体位，常规消毒铺巾，局部浸润麻醉，辅助丙泊酚镇静。选择第 2～3 气管软骨环之间为穿刺点，先做一 8 mm 正中横行皮肤切口，血管钳轻轻分离皮下组织，止血后，将气管插管拔出至距门齿 18 cm 处。一手确认气管位置，另一手持穿刺针，小鱼际以胸骨为支点，穿刺针尖端略指向患者足端，双手配合将穿刺针及其套管插入气管。确认未刺及气管插管，回抽可见气体后，沿穿刺针方向置入套管并拔除穿刺针。沿套管送入导丝，再拔除套管，将浸水活化润滑后的经皮旋转扩张器沿导丝旋入。扩张器尖端略指向患者足端，顺时针旋转逐渐扩张气管前软组织和气管前壁。边旋转边略上提，由助手随时确认导丝能够在扩张器中自由滑动，直至扩张器旋入穿刺深度后，逆时针旋出扩张器。窦道内未见明显出血，且未完全闭合。沿导丝将气切套管

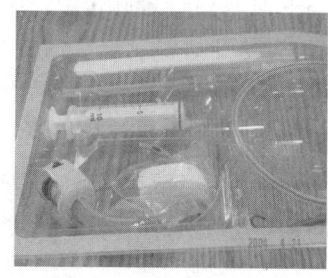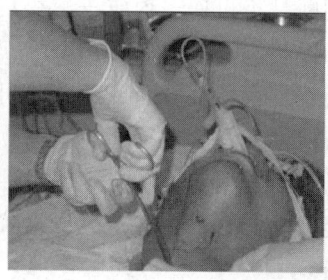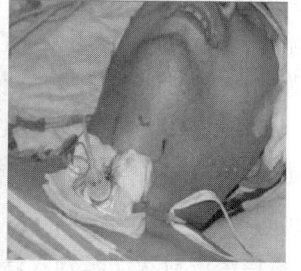

图 10-6-20 经皮扩张气管切开术

和其内的插入扩张器一起置入，就位后，取出插入扩张器和导丝，导丝无明显弯曲及打折。将套囊充气并固定套管。经皮扩张气管切开术主要包括4个步骤：

1. 气管穿刺。
2. 置入导丝。
3. 扩张穿刺入路。
4. 置入气管切开套管。

尹辉明　柴湘平　张在其

第四节　心脏介入技术在急危重病临床中的应用

一、急性心肌梗死的介入治疗

近年来，随着心脏介入技术快速发展，在心脏急危重症中广泛应用，尤其直接经皮冠状动脉介入和静脉溶栓治疗的再灌注治疗策略在急性ST段抬高心肌梗死应用，大大提高其再灌注疗效，挽救了不少急危重患者的生命。

（一）静脉溶栓

20世纪70年代，大量研究表明冠状动脉粥样斑块破裂及其诱发的血栓形成，是大多数急性心肌梗死、不稳定型心绞痛和心脏性猝死的病理生理基础。多项大规模随机对照研究显示，静脉溶栓治疗可以使急性心肌梗死死亡率明显降低，越早溶栓患者获益则越明显。但静脉溶栓治疗仍存在许多不足之处：静脉溶栓的再通率仅为60%～80%，且再通后仍有残余狭窄；仅50%～56%患者溶栓后冠脉血流可达心肌梗死溶栓实验3级，而其2级血流虽然达再通标准，但死亡率下降不明显，再梗死发生率高；溶栓后心肌缺血复发或冠状动脉再闭塞率为15%～20%；有1%～2%的出血并发症；部分患者因溶栓禁忌证而不能接受溶栓治疗。无论溶栓还是直接经皮冠状动脉介入，系统延迟时间的增加，增加了ST段抬高心肌梗死患者30 d死亡率。

2016年我国经皮冠状动脉介入指南建议：对于发病3 h内的ST段抬高心肌梗死患者，首诊于不具备急诊经皮冠状动脉介入条件的医院，如无溶栓禁忌证应优先考虑溶栓治疗；对于ST段抬高心肌梗死发病12 h以内，持续ST段抬高或新发生的左束支阻滞者到不具备急诊经皮冠状动脉介入治疗条件的医院就诊，并且不能迅速转运、无溶栓禁忌证的ST段抬高心肌梗死患者均应进行溶栓治疗；对于发病12～24 h仍有进行性缺血性疼痛和至少2个胸导联或肢体导联ST段抬高>0.1 mV的患者，若无急诊经皮冠状动脉介入条件，无溶栓禁忌证可选择溶栓治疗，而且应于30 min内启动溶栓治疗。总之，对于溶栓后患者，无论临床判断是否再通，均应于溶栓后3～24 h内行冠脉造影，必要时行经皮冠状动脉介入；溶栓治疗不是ST段抬高心肌梗死治疗的终点，而是开始，应尽早恢复冠脉血流，改善心肌灌注。尽早溶栓并进行早期经皮冠状动脉介入治疗是可行的，尤其适用于无直接经皮冠状动脉介入治疗条件的患者。根据急性心肌梗死发生后行经皮冠状动脉介入的时间及溶栓的关系，临床上经皮冠状动脉介入分为：直接经皮冠状动脉介入，补救经皮冠状动脉介入，紧急经皮冠状动脉介入，延期经皮冠状动脉介入，易化经皮冠状动脉介入，转运经皮冠状动脉介入，冠状动脉支架植入术。

（二）直接经皮冠状动脉介入治疗

指急性心肌梗死的患者未采取溶栓治疗而进行直接经皮冠状动脉介入。已完成的直接经皮冠状动脉介入与溶栓治疗的对比研究，虽然没有一个试验显示死亡率或再梗死发生率存在差异，但前者有降低趋势，尤其是高危患者经皮冠状动脉介入组反复心肌缺血发生率明显减低。

2016 年中国经皮冠状动脉介入指南建议：对发病 12 h 内 ST 段抬高心肌梗死患者，伴有心源性休克或心力衰竭时（即使发病＞12 h）及发病 12～24 h 具有临床和心电图缺血证据，如无直接经皮冠状动脉介入禁忌证，应将"进门-球囊时间"控制在 90 min 以内，进行直接经皮冠状动脉介入；导管室 24 h 能随时启动，如有转诊 ST 段抬高心肌梗死患者，应尽可能绕过急诊、重症监护病房和普通病房，直接将患者送入导管室，进行直接经皮冠状动脉介入。

急性心肌梗死伴心源性休克常规治疗死亡率高达 80％～90％，溶栓治疗并未能明显降低死亡率。有研究报道经皮冠状动脉介入用于治疗急性心肌梗死伴心源性休克者，再灌注率达 60％以上，再灌注者中存活率超过 70％，而没有再灌注者存活率＜25％。起病 24 h 内达到再灌注均可能降低死亡率。对多项回顾性资料进行汇合分析，结果显示急性心肌梗死并心源性休克进行经皮冠状动脉介入治疗，死亡率为 45％，较传统治疗死亡率（80％）低。SHOCK 试验随机对照观察 302 例急性心肌梗死并心源性休克患者进行急诊血运重建术（经皮冠状动脉介入或冠状动脉旁路搭桥术）与药物治疗的疗效比较，除有禁忌证外，对照组患者均使用溶栓治疗，两组患者均适合进行主动脉内球囊反搏。结果显示血运重建组 30 d 死亡率为 46％，而对照组为 56％，绝对危险性降低 9.3％，相对危险性降低 17％。经皮冠状动脉介入成功者死亡率为 38％，而不成功者为 78％，冠状动脉旁路搭桥术死亡率为 42％。血运重建组 60 d 死亡率为 54％，而对照组为 68％，亚组分析结果显示年龄＜75 岁组获益较大，死亡率较低（P＜0.01）。SHOCK 试验的结论是早期进行血运重建术治疗效果明显优于早期应用药物治疗，因此急性心肌梗死并心源性休克时应尽早行冠脉血运重建术，但心源性休克死亡率仍高达 50％以上。溶栓效果已被确认，但很多患者因存在溶栓禁忌而不适合进行溶栓治疗往往被忽略，很多大规模溶栓试验在随机化前剔除 65％以上的患者。Gragg 等分析心肌梗死溶栓试验中的 1 471 例收住院的急性心肌梗死患者，仅 22％接受溶栓治疗，未接受溶栓患者多为年龄大、女性、伴高血压及病史较长者。不适合溶栓治疗的患者死亡率比接受溶栓患者高 3 倍。随着社会年龄老化，老年急性心肌梗死患者不断增多。对老年急性心肌梗死患者进行溶栓治疗可使死亡率降低，但出血并发症增加。对老年急性心肌梗死患者行经皮冠状动脉介入是可选择的替代治疗，并能改善其预后。NRMI 调查显示适合并接受血运重建的溶栓禁忌证患者院内死亡率显著降低。综合分析随机试验结果显示经皮冠状动脉介入可使有溶栓禁忌患者的病死率绝对减少 9.3％。2016 年我国经皮冠状动脉介入指南中有关 ST 段抬高心肌梗死患者的血运重建策略与美国心脏病学会/美国心脏协会的相关指南相似。其指南建议：如经皮冠状动脉介入条件好，有心外科支持，对高危 ST 段抬高心肌梗死患者［如合并心源性休克或心力衰竭（Killip＞Ⅲ级）］、溶栓禁忌者（有出血或颅内出血风险）、来院较晚者（发病＞3 h）、疑诊为 ST 段抬高心肌梗死患者，应优先行急诊经皮冠状动脉介入治疗作为溶栓治疗可供替代的方法。2017 年欧洲心脏病学会发布的《STEMI 管理指南》，推荐对于发病 12 h 内的 ST 段抬高心肌梗死患者，首选急诊经皮冠状动脉介入进行再灌注治疗。经皮冠状动脉介入能快速开通冠状动脉闭塞血管并恢复心肌血流灌注，是 ST 段抬高心肌梗死患者的首选治疗方案。因此，指南建议：直接经皮冠状动脉介入时首选桡动脉途径，以减少血管相关并发症，增加患者舒适度。溶栓成功后行常规经皮冠状动脉介入，并增加了溶栓失败后补救性经皮冠状动脉介入推荐级别。对多支血管病变 ST 段抬高心肌梗死患者在血流动力学稳定情况下，原则上急诊经皮冠状动脉介入时仅对梗死相关动脉介入治疗，择期再完成非梗死相关动脉经皮冠状动脉介入。但对心源性休克或血流动力学不稳定且非梗死相关动脉病变介入难度不大的患者，可考虑非梗死相关动脉经皮冠状动脉介入，与梗死相关动脉直接经皮冠状动脉介入同时完成。对 ST 段抬高心肌梗死合并机械性并发症、药物治疗后发生血流动力学不稳定或心源性休克，可应用主动脉内球囊反搏治疗。同时行急诊冠状动脉造影及血运重建。

（三）溶栓后经皮冠状动脉介入

溶栓治疗简单而迅速，但血管再通率较低，残余狭窄较重，血管再闭塞率较高。为尽可能挽救濒死心肌，改善患者预后，应行经皮冠状动脉介入开通梗死相关血管。

1. 补救经皮冠状动脉介入。是对溶栓治疗失败者进行的经皮冠状动脉介入。《2016 年中国经皮冠状动脉介入治疗指南》推荐并建议：所有患者溶栓后 24 h 内送至经皮冠状动脉介入中心（I，A）；溶栓成功 24 h 内行冠状动脉造影并根据需要对梗死相关动脉行血运重建（I，A）；溶栓成功后出现再发缺血、血流动力学不稳定、危及生命的室性心律失常或有再次闭塞证据时行急诊经皮冠状动脉介入（I，A）；对溶栓失败患者（溶栓后 60 min ST 段下降＜50％或仍有胸痛）行急诊补救经皮冠状动脉介入，推荐级别增加为（I，A）；溶栓成功后血流动力学稳定的患者 3～24 h 行冠脉动脉造影（IIa，A）；并行常规经皮冠状动脉介入（I，A）。

2. 紧急经皮冠状动脉介入。美国心脏病学会/美国心脏协会指南强烈推荐，溶栓后紧急经皮冠状动脉介入（如果冠脉解剖适合经皮冠状动脉介入）或急诊冠状动脉旁路搭桥术（如果冠脉解剖更适合冠状动脉旁路搭桥术）的指征如下：存在再梗死的客观证据；中-重度自发或诱发缺血；心源性休克或血流动力学不稳定。指南还推荐紧急经皮冠状动脉介入用于以下情形之一：临床心力衰竭，左室射血分数＜40％；严重室性心律失常。紧急经皮冠状动脉介入实际上就是急诊补救经皮冠状动脉介入。《2016 年中国经皮冠状动脉介入治疗指南》建议对溶栓失败患者（溶栓后 60 min ST 段下降＜50％或仍有疼痛）行急诊补救经皮冠状动脉介入。

3. 延期经皮冠状动脉介入。是溶栓后 2～7 d 对具有残余狭窄病变进行经皮冠状动脉介入。目的是减少日后反复心肌缺血，恢复左心室功能。Grines 等认为延期经皮冠状动脉介入是安全的，并能改善左心室功能。

4. 易化经皮冠状动脉介入。是为提高 ST 段抬高心肌梗死患者冠状动脉开通率，在拟行直接经皮冠状动脉介入前给予溶栓药物和（或）血小板 GPIIb/IIIa 受体拮抗剂的治疗策略。易化经皮冠状动脉介入主张把溶栓治疗放在患者家或在转运至经皮冠状动脉介入中心的过程中，因而其最主要的优势在于弥补急性心肌梗死患者住院前的治疗空白时期，大大缩短了症状发作到接受再灌注治疗的时间间隔，充分体现了"争分夺秒的抢救濒死心肌"这一观念，以期能够改善患者的临床预后。韩氏报道：早期小规模 BRAVE 研究、CAPITAL-AMI 研究等均认为易化经皮冠状动脉介入安全可行；但较大规模的随机对照试验 FINESSE 研究提示易化经皮冠状动脉介入并不优于直接经皮冠状动脉介入，且出血和支架内血栓发生率增高。易化经皮冠状动脉介入在 2007 年及以后的美国心脏协会指南更新中推荐级别仅为 IIb。2017 年欧洲心脏病学会 ST 段抬高心肌梗死治疗指南建议：急诊经皮冠状动脉介入术前和术后，要进行抗血小板治疗，若没有相对禁忌证（如显著的出血风险），在经皮冠状动脉介入术前（最晚在实施手术的时候）推荐强效 $P2Y_{12}$ 抑制剂[普拉格雷或替格瑞洛或氯吡格雷，维持 12 个月（I，A）]；对于无禁忌证的患者，推荐尽早口服或静注阿司匹林（I，B）；若有证据显示无复流或有栓塞并发症，应考虑使用糖蛋白（GP）IIb/IIIa 抑制剂（IIa，C）；对于未接受 $P2Y_{12}$ 受体抑制剂治疗的患者，可考虑使用坎格雷洛（IIb，A）；同时推荐，直接经皮冠状动脉介入期间，所有患者抗凝＋抗血小板治疗（I，C）；推荐常规使用普通肝素（I，C）；对于肝素引起血小板减少的患者，直接经皮冠状动脉介入期间推荐改用比伐卢定进行抗凝治疗（I，C）；考虑常规静注依诺肝素（IIa，A）；应考虑常规使用比伐卢定（IIa，A）；不推荐磺达肝素用于直接经皮冠状动脉介入（III，B）。

（四）转运经皮冠状动脉介入

是指充分利用大医院的医疗资源，将首诊到无经皮冠状动脉介入条件医院的 ST 段抬高心肌梗死患者转运到有条件医院行紧急经皮冠状动脉介入。PRAUGE 研究入选 300 例发病 6 h 内 ST 段抬高心肌梗死患者，随机分为链激酶溶栓组、转运易化经皮冠状动脉介入组和转运直接经皮冠状动脉介入组。结果显示，与其他两组相比，转运直接经皮冠状动脉介入组 30 d 主要终点事件（死亡、再次心肌梗死、休克、卒中等）发生率最低，是安全可行的。PRAUGE-2 研究评价了发病 12 h 内 ST 段抬高心肌梗死患者转运经皮冠状动脉介入的有效性，850 例 ST 段抬高心肌梗死患者随机分为就地溶栓组和转运经皮冠状动脉介入组。转运距离为 5～120 km（平均 50 km），两组再灌注时间差为 32 min（溶栓：245 min；转运经皮冠状动脉介入：277 min）。结果显示，在发病 0～3 h 就诊的患者中，转运经皮冠状动脉介入组和就地溶栓组 30 d 死亡率相似；而在发病 3～12 h 就诊的患者中，转运经皮冠状动脉介入组的死亡率显著低于就地溶栓组（$P<0.02$）。

（五）急性心肌梗死冠状动脉支架植入术

2014 年欧洲心脏病学会指南强调对 ST 段抬高心肌梗死患者，首选直接经皮冠状动脉介入支架植入而不是球囊血管成形术，植入支架能够降低急性闭塞、再发梗死和再次血运重建治疗率，但是由于支架植入具有较大坏死核心的病变部位导致动脉延迟愈合，极晚期支架血栓形成发生风险高，然而，越来越多的新证据表明，与早期应用西罗莫司洗脱支架比较，新一代依维莫司洗脱支架降低 ST 段抬高心肌梗死患者急性血管事件更优。在 ST 段抬高心肌梗死患者中进行的两项针对性实验比较了直接经皮冠状动脉介入应用新一代药物涂层支架和金属裸支架的疗效。在 1504 例 ST 段抬高心肌梗死患者进行的依维莫司洗脱支架和金属裸支架疗效比较的 EXAMINATION 研究显示，两组在全因死亡、再发心肌梗死和血运重建治疗主要终点事件没有差异，1 年后依维莫司洗脱支架组和金属裸支架组主要终点发生率分别为 11.9％和 14.2％。然而，依维莫司洗脱支架组发生靶器官病变血运重建治疗和确诊支架血栓率更低。Biolimus 涂层生物可降解支架（BioMatrix）与金属裸支架在急性心肌梗死患者中应用的对比研究实验将 ST 段抬高心肌梗死患者分为金属裸支架组或生物可降解聚合物表面洗脱 Biolimus 支架组，结果显示，后者发生心源性死亡、靶器官心肌梗死和靶病变血运重建治疗复合终点事件的比例更低，靶器官心肌梗死和确诊支架血栓形成发生率也较低。随访 2 年的结果分析仍相同，两项实验的合并分析证实药物涂层支架置入后支架血栓和再发梗死风险低于金属裸支架。总之，这些结果提示，新一代药物涂层支架在 ST 段抬高心肌梗死患者直接经皮冠状动脉介入术后的有效性和安全性优于金属裸支架。

经皮冠状动脉介入围术期的抗栓及抗血小板治疗：指南建议所有无禁忌证、缺血中-高危风险（如肌钙蛋白升高、包括已服用氯吡格雷）的非 ST 段抬高型急性冠脉综合征患者首选替格瑞洛（Ⅰ，B），需早期行经皮冠状动脉介入治疗的非 ST 段抬高型急性冠脉综合征患者首选替格瑞洛，次选氯吡格雷（Ⅱa，B）；ST 段抬高心肌梗死患者推荐替格瑞洛（Ⅰ，B），氯吡格雷用于无替格瑞洛或存在替格瑞洛禁忌者（Ⅰ，B）；所有非 ST 段抬高型急性冠脉综合征和 ST 段抬高心肌梗死患者在小剂量阿司匹林基础上加 1 种 P_2Y_{12} 受体抑制剂，并维持至少 12 个月，除非存在禁忌证（如出血风险较高）（Ⅰ，A）。替格瑞洛是一种直接作用、可逆结合的新型 P_2Y_{12} 受体抑制剂，相比氯吡格雷，具有更快速、强效抑制血小板的特点，其良好的疗效及安全性已在中国人群中得到证实。PLATO 研究亚洲人群遗传亚组分析表明，无论是否携带 CYP2C19 功能缺失等位基因，替格瑞洛治疗急性冠状动脉综合征的疗效均优于氯吡格雷。中国急性冠状动脉综合征研究显示，CYP2C19 功能缺失与氯吡格雷治疗中的血小板高反应性相关，能增加接受药物涂层支架患者的血栓性不良事件（心血管死亡、心肌梗死、支架血栓和缺血性卒中）风险。对氯吡格雷治疗期存在高残余血小板反应性患者，替格瑞洛疗效优于高剂量氯吡格雷。

经皮冠状动脉介入围术期的抗凝治疗：目前 ST 段抬高心肌梗死患者抗凝治疗争议的焦点是比伐

芦定与肝素孰优孰劣。HORIZONS-AMI 和 EUROMAX 研究显示，ST 段抬高心肌梗死患者行直接经皮冠状动脉介入期间使用比伐芦定与肝素（常规或临时合用血小板糖蛋白Ⅱb/Ⅲa受体拮抗剂）相比，前者可显著减少死亡和主要出血事件，但均伴有急性支架内血栓风险增高。英国单中心 HEAT-PPCI 研究显示，与单用肝素相比，比伐芦定不减少主要出血风险，反而显著增加缺血事件（主要是支架内血栓风险显著增高）。新近发表的 MATRIX 研究显示，与单用肝素对比，比伐芦定降低全因死亡和心性死亡，同时降低出血风险。我国的 BRIGHT 研究采用了延时注射比伐芦定的方式（经皮冠状动脉介入术后持续静脉滴注术中剂量的比伐芦定 3～4 h），发现急性心肌梗死患者直接经皮冠状动脉介入期间，使用比伐芦定相比肝素或肝素联合血小板糖蛋白Ⅱb/Ⅲa受体拮抗剂治疗，可减少总不良事件和出血风险，且不增加支架内血栓风险。指南首次推荐针对可疑冠心病高出血风险患者，可使用比伐芦定（Ⅱa，A）；推荐所有非 ST 段抬高型急性冠脉综合征和 ST 段抬高心肌梗死患者经皮冠状动脉介入术中在抗血小板治疗基础上加用抗凝药物比伐芦定（Ⅰ，A）。

经皮冠状动脉介入术后其他危险因素控制：积极进行康复及合理的药物治疗等二级预防措施，对于改善患者预后至关重要，应予重视。针对急性冠状动脉综合征患者调脂治疗，无论是否接受经皮冠状动脉介入治疗，无论基线胆固醇水平高低，指南均推荐及早使用他汀类药物，必要时联合使用依折麦布，使低密度脂蛋白胆固醇＜1.8 mmol/L。总的来说，冠心病患者经皮冠状动脉介入术后应进行运动、合理膳食、戒烟、心理调整和药物治疗，强调与运动为主的心脏康复的重要性。另外，亚洲与我国人群的研究结果均显示，经皮冠状动脉介入术前使用负荷剂量他汀类药物不优于常规剂量，因此本指南不建议对急性冠状动脉综合征患者经皮冠状动脉介入术前使用负荷剂量他汀类药物。

总之，对于 ST 段抬高心肌梗死患者介入治疗的选择应结合患者的临床特征综合判断，要考虑患者的发病时间，要进行临床风险评估，包括年龄、心功能，是否存在心源性休克、出血性并发症等，还要结合采取介入治疗所需条件、时间、医生的经验及患者的经济能力、对介入的接受程度等，应遵循临床指南，因人因地因时制宜，选择个体化的介入治疗方案。

二、紧急心脏临时起搏术的应用

人工心脏起搏是通过电子治疗仪器（人工心脏起搏器）发放一定频率的电脉冲，通过导线或电极传输到心房或心室的心肌处，造成一个人造的异位兴奋灶，代替正常的心脏起搏点引起心脏搏动的一种治疗和诊断方法。随着电子技术和传感器技术的快速发展及微处理器的广泛应用，起搏器的功能愈趋完善，从最初用作治疗完全性房室传导阻滞所引起的缓慢心律失常，逐渐扩大为除了各种性质的缓慢心律失常外，还用于非心动过缓的病症。

紧急心脏临时起搏是指心搏骤停、心室停顿、致命性缓慢性心律失常（窦性停搏、完全性房室传导阻滞、频发阿-斯综合征）的危重患者，只能在没有 X 线设备条件的床边临时起搏，是基层医疗单位和急诊室抢救危重缓慢心律失常患者最常用的治疗方法。

（一）人工心脏起搏的作用原理

心肌对各种形式的微电流刺激可以产生兴奋、收缩反应是人工心脏起搏的生理基础，对于兴奋和收缩功能丧失的心脏，人工心脏起搏则不起作用。起搏器通过导线和电极将特定频率的电脉冲传送到心房和心室的心肌，使局部心肌受到刺激而兴奋并向其周围扩散传布，导致整个心脏的兴奋和收缩。当患者自身心率缓慢或间歇性出现心搏暂停时，起搏器发放的脉冲夺获心脏而维持稳定心率，达到治疗各种形式的缓慢心律失常的目的。对心动过速的患者，可安排起搏器发放高于心动过速的频率的脉冲，一旦夺获心脏，可使原心动过速的兴奋灶产生输出阻滞而中止心动过速的发作（超速抑制），也可安排起搏器发放与原心动配对适当的一个、两个或一串期前脉冲，以期打断引起心动过速的折返途径，从而消除心动过速。

（二）紧急心脏临时起搏适应证

1. 严重缓慢性心律失常。①Ⅱ度Ⅱ型房室传导阻滞或完全性房室传导阻滞，且心室逸搏频率缓慢。②有症状的窦性心动过缓、窦性停搏等。③急性前壁心肌梗死伴高度房室传导阻滞，或新近发生的双束支阻滞。④急性下壁心肌梗死、严重窦性心动过缓伴完全性房室传导阻滞者。⑤心动过缓诱发的尖端扭转型室性心动过速、心室扑动、慢-快综合征等。

2. 保护性起搏。有心律失常或潜存性心律失常（窦房结或房室结功能障碍）的患者，需行大型手术、冠状动脉造影、冠状动脉成形术、心脏电除颤及应用某些抑制心脏药物时，予以临时心脏起搏以防止发生心搏骤停。

3. 超速抑制。某些快速性心律失常如心房扑动、室上性心动过速和室性心动过速，采用超速起搏的方法，通过阻断折返回路或抑制异位起搏灶而终止发作。

（三）紧急心脏临时起搏的方法

1. 经左锁骨下静脉心内膜起搏。在无 X 线透视条件下需要紧急心脏起搏时，最快最有效的方法是经左锁骨下静脉穿刺把起搏电极送入右心室的方法。该方法具有手术创伤小、不影响患者活动、患者能耐受，且左锁骨下静脉到右心室恰为一自然弧度，易于直达右心室，起搏迅速等优点。

（1）仪器设备：①临时心脏起搏器；②静脉穿刺导入器；③带指引钢丝、有长度标记的双极心内膜起搏电极。

（2）操作方法：①患者取头低脚高仰卧位，以提高静脉压使血管扩张，既利于穿刺静脉又可避免空气栓塞，锁骨下静脉充分扩张是穿刺能否成功的关键，静脉萎陷常导致穿刺失败。同时肩胛间垫一枕头，使穿刺侧的手臂取内收位。②左锁骨下缘约 1 cm 水平，锁骨中点稍外侧为穿刺点，针头指向胸骨上切迹，与胸壁平面呈 15°～25°压低针头进针，以恰能顺利穿过锁骨和第一肋骨的间隙为准。③穿刺时一面进针，一面抽吸，直到吸出静脉血（一般进针 5～6 cm 即可到达，进针过深易刺入锁骨下动脉），然后用左手固定针头，右手除去注射器，即可见暗红色血液缓慢流出。④插入事先用肝素稀释液湿润过的指引钢丝，保留指引钢丝，拔出穿刺针。⑤在指引钢丝旁切开皮肤少许，并用止血钳扩张周围皮下组织，沿指引钢丝插入扩张管和外套管进入锁骨下静脉。⑥保留外套管，拔出指引钢丝和扩张管，并用左手拇指按住外套管的外端口，防止血液流出或进入空气。⑦迅速插入电极到锁骨下静脉而达上腔静脉，注意使电极导线弯曲的自然弧度与从左锁骨下静脉到右心室的弧度相一致。⑧拔出和撕裂外套管。⑨在心电监护指引下，将临时起搏器开启并与起搏电极连接后，再仔细插送电极，成人插入约 35 cm，多顺利到达右心室，并可见起搏电信号。

（3）注意事项：①穿刺时如抽出血液呈鲜红色，或去除注射器后有搏动的血液从针内流出，则提示误入锁骨下动脉，应即刻拔除针头，局部按压数分钟，切勿插入血管鞘。②穿刺时如有疼痛和感觉异常并放射至手臂，则可能穿刺到臂丛神经处，也应拔出针头。③穿刺时如有空气吸出，提示可能穿入胸腔，应立即拔出针头，并观察有无气胸的症状和体征。④锁骨下静脉的压力较低，吸气时可为负压，因此在更换接头，去除注射器或插入电极时，应嘱患者呼气或处于呼气后的屏气状态，并应迅速操作，以免吸入空气，发生气栓。⑤插入"J"形指引钢丝时，宜将钢丝的弯头指向下肢，以利于向下进入上腔静脉，避免误入颈静脉。⑥电极固定后，须将电极内指引钢丝拔除，否则张力过大时，可引起心肌穿孔。

（4）并发症：①气胸。由穿刺针误入胸腔引起。少量气胸不必特殊处理，多能自行吸收，如为张力性气胸，应做紧急处理。②血胸。如血管损伤且血液流到胸腔则可引起血胸，常为血气胸，必要时应与胸外科医生一起积极处理。③误入锁骨下动脉可见鲜红的搏动性血液喷出。只要拔出针头，局部压迫即可，如已插入穿刺鞘者，不要贸然拔出，需请胸外科医师会诊一起处理，以防止灾难性后果发生。④其少见的并发症如空气栓塞、心肌穿孔、血栓形成、皮下气肿等。

2. 经皮穿刺心内膜或心肌起搏。

(1) 仪器设备：①临时起搏器；②穿刺针；③细钢丝钩状电极；④连接配件。

(2) 操作步骤：①将患者连接好体表心电图机或监护仪进行心电监护。②准备和调节好体外临时起搏器，取 VVI 方式，频率 70～80 次/min，输出电压 5V，脉搏宽 1.5 ms，并启动起搏器。③用普通针头作阳极，刺入右胸皮下，并通过连接线插入起搏器的阳极输出插座。④准备好做心脏穿刺的电极，将绝缘而两端约 1 cm 导电的钢丝电极插入长约 8 cm 的 9 号腰穿针头，伸出头端约 1 cm（导电部分）在针口处曲折成 30°角，将钢丝电极的末端导电处，通过连接线连接上起搏器的阴极输出插座。⑤取剑突下偏左侧作穿刺点（常规剑突下心包穿刺点），上述带有钢丝电极的 9 号穿刺针与上腹皮肤成 30°角，针尖指向左后上方即左肩胛方向，迅速进针约 7 cm，然后固定钢丝，勿使弯曲，轻柔地拔出针头，钢丝电极钩住心内膜或心肌而起搏。⑥待起搏恒定、病情稍稳定后，有条件时可测试起搏阈值、电极系统的阻抗和 R 波的高度，并做心腔内电图和体表起搏心电图。⑦固定电极。将电极周围的皮肤做一小荷包口缝合结扎，电极即固定在其中；或用宽胶布直接固定。用绷带包扎以保护阴阳两电极而防止脱落或拔出。⑧此法不宜超过 24 h，成功后应立即过渡经左锁骨下静脉心内膜起搏。⑨拔除电极：打开缝合的荷包口，稍稍用力，即可慢慢拔出电极。

(3) 优缺点：①此法最大优点是起效快（10～30 s），故能赢得抢救时机。②钢丝细软，创伤小，患者能耐受，并发症少。③器械简单、方法简易、价格便宜，适宜于广大基层医疗单位应用。④如电极固定不好，则易于脱出，但也可再次穿刺起搏。

(4) 并发症：①心包填塞；②电极脱出。

3. 经右颈内静脉心内膜起搏。

(1) 仪器设备：同左锁骨下静脉心内膜起搏。

(2) 操作方法：①患者取垂头仰卧位，使颈部静脉充盈，防止气栓发生。患者头转向左侧。②选择静脉穿刺点。标出右侧颈内静脉和颈总动脉的位置：令患者抬头离床面更能确定胸锁乳突肌的胸骨头和锁骨头。两头之间为三角区的底部，而三角的顶点在锁骨上二横指（3～4 cm），胸锁乳突肌外缘，此即为穿刺点；也可在中下端处进针。③局部麻醉后，先用小号针头穿刺以定位，穿刺时与皮肤呈 30°角，对准同侧乳头进针，一面进针，一面抽回血，直到吸出暗红色血液时，表明已刺入静脉，然后将此小针头拔出，随即用 18 号薄壁针头穿刺，以相同的角度和方向进针。固定针管头，以标准 Seldinger 法，依次插入指引钢丝，拔出穿刺针，插入扩张管和套管，拔出指引钢丝和扩张管，保留套管并从此插入电极。④在心腔内电图指引下，将电极送到右心室。

(3) 优缺点及注意事项：①右颈内静脉管径粗大，与上腔静脉和右心房几乎成一起直线，故电极导管很容易到达右心室。②穿刺时需熟悉该部位解剖结构，不宜进针过深或偏内，避免伤及胸膜顶端或颈动脉。③缺点是位置高，电极导管需通过锁骨，路程较长。

（四）紧急心脏临时起搏的基本参数

1. 起搏阈值。为引起心脏有效起搏的最低电脉冲强度，有 mA 和 V 两种表示方法。紧急心脏起搏时常取 VVI 模式，可以允许较高的起搏阈值。

2. 起搏频率。起搏器发放脉冲的频率，一般取 70 次/min。

3. 脉冲宽度。简称脉宽，是指单个起搏脉冲电流持续的时间，以毫秒表示，临时起搏器定为 1.5 ms。

4. 起搏器感知灵敏度。指起搏器感知 P 波或 R 波的能力，通常以 P 波或 R 波高度 mV 表示。若在临时起搏时出现竞争心律，可调高感知灵敏度。

5. 阻抗。指电极和心脏等人体组织的总阻抗。临时起搏时对阻抗要求不是太高。

（五）紧急心脏临时起搏的选择

1. 心搏骤停、严重的窦性停搏或Ⅲ度房室传导阻滞致频发阿-斯综合征者，宜行经皮穿刺心内膜或心肌起搏；待病情稳定后，立即过渡为经左锁骨下静脉心内膜起搏；若无条件的单位，可送上级医院进一步治疗。

2. 若病态窦房结综合征或Ⅲ度房室传导阻滞患者，在应用异丙肾上腺素尚能维持心室率稳定，每分钟＞40～50 次时，宜直接行经左锁骨下静脉心内膜起搏。

（六）紧急起搏后的护理及注意事项

1. 应持续心电监护，观察脉搏、血压、呼吸、意识等生命体征，严密观察起搏器起搏与感知功能情况，如有异常应及时报告主管医师。

2. 患者宜卧床休息，避免右侧卧位，不要外撤起搏电极，以免心内膜起搏电极脱位致使起搏障碍。

3. 临时起搏器应放置在安全且容易观察的地方，如悬挂在床头或固定在患者身体的某一方便的部位。起搏电极应与起搏器紧密连接，确保稳定可靠。

4. 临时起搏电极一般都在穿刺或切开处皮肤上用缝线固定，电极进入皮肤切口处应经常保持干燥、清洁，查看有无感染及炎症现象。包扎敷料应每天更换，并在电极出皮肤处敷以薄薄一层抗菌软膏。

5. 要严格注意周围电场对临时起搏器电极可能造成的危险，临时起搏电极是一个低阻抗且直接与心内膜接触的通路，微小的电流通过电极即可引起对心肌的电击或引起心室颤动。对所有接触带有临时起搏器的患者、医护人员必须避免用任何金属物接触起搏电极的插头。

三、埋藏式心律转复除颤器的临床应用

心脏性猝死是心血管疾病最常见、最凶险的死亡原因。在美国心脏性猝死的发生率为每年 30 万～40 万人，占每年全美心血管病总死亡的一半以上。同时，在美国的有关调查发现，城市约 12% 的死亡是突然发生的，而 88% 的突然的自然死亡是由心血管疾病引起的。Framingham 在长达 26 年的观察中，发现总死亡中 13% 是突然死亡，且 75% 突然的自然死亡是由心血管疾病引起的。恶性室性心律失常（室性心动过速、心室颤动）是心脏性猝死的主要原因，自 1980 年 Mirowski 首次对 1 例反复发作室性心动过速和心室颤动患者安装埋藏式心律转复除颤器以来，已被广泛用于治疗影响血流动力学的室性心动过速和心室颤动，成功地挽救心脏性猝死高危患者和生还者的生命。同时埋藏式心律转复除颤器技术也有惊人的发展，目前第三代兼具有抗心动过速起搏、低能量同步电复律、高能量除颤等功能，已被证实可有效防止心脏性猝死，降低死亡率。

（一）埋藏式心律转复除颤器的结构与工作原理

主要由脉冲发生器和识别心律失常并释放电能系统两部分组成。目前的埋藏式心律转复除颤器均采用心内膜电极，导线远端为一对起搏和感知电极，其后为弹簧除颤电极。有主动和被动两种固定方式。目前临床上所应用的埋藏式心律转复除颤器具有抗心动过速起搏、心脏复律、除颤及治疗心动过缓的多种处理能力。抗心动过速起搏是利用程序期外刺激或短阵快速起搏心室以终止室性心动过速的方法，常用的抗心动过速脉冲释放包括短阵快速刺激、递减扫描刺激和固定间期扫描刺激等。抗心动

过速起搏具有患者易耐受、耗电少等优点。另外，抗心动过速起搏也可用低能量（＜5 J）来复律，以减少高能量电击带来的不适。目前埋藏式心律转复除颤器最大除颤能量为 30～40 J，能在确认心室颤动后几秒内充电并释放高能量除颤脉冲。

抗心动过速起搏、心脏复律及除颤均依赖于埋藏式心律转复除颤器对室性心动过速和心室颤动的精确识别。最主要的判断方法是根据发作时的心率，此外，尚采用发作时概率密度函数、突发性、稳定性和持续性的特点及心内电图宽度等参数来提高识别室性心动过速和心室颤动的特异性及敏感性，避免对窦性心动过速、心房颤动等误放电。每种识别方法都有其优缺点，应根据不同患者的具体情况进行适当选择、组合及调整具体参数以提高对恶性心律失常的正确识别和治疗。近年来推出的具有房室顺序型起搏器感知、识别和起搏功能的埋藏式心律转复除颤器更进一步降低了不适当的治疗比例，并对伴有传导障碍的慢性充血性心力衰竭患者能帮助改善血流动力学。

（二）埋藏式心律转复除颤器植入指征

1. I 类。①非可逆性原因导致的心室颤动或血流动力学不稳定的持续室性心动过速，引起的心搏骤停存活者；②合并自发性持续性室性心动过速的器质性心脏病患者；③不明原因的晕厥患者，电生理检查诱发出血流动力学不稳定持续性室性心动过速或心室颤动；④心肌梗死 40 d 以上，左室射血分数≤0.35，心功能 II 或 III 级患者；⑤心功能 II 或 III 级，左室射血分数≤0.35 的非缺血性心肌病患者；⑥心肌梗死 40 d 以上，左室射血分数≤0.3，且心功能 I 级患者；⑦心肌梗死后非持续室性心动过速，左室射血分数≤0.4，电生理检查诱发出心室颤动或持续室性心动过速。

2. IIa 类。①不明原因晕厥患者，伴随明显左心室功能障碍和非缺血性扩张型心肌病；②心室功能正常或接近正常的持续室性心动过速患者；③伴随 1 个或以上心脏性猝死主要危险因子（心搏骤停史、自发性持续性室性心动过速、猝死家族史、不明原因晕厥、左心室壁厚度＞130 mm、异常的运动后血压反应、自发性非持续室性心动过速）的肥厚型心肌病患者；④伴随 1 个或以上心脏性猝死主要危险因子（心搏骤停、室性心动过速引起的晕厥、广泛右心室受累的证据、左心室累及、存在多形性室性心动过速和心尖室壁瘤）的心律失常型右室心肌病患者；⑤服用 β-受体阻滞剂期间有晕厥和（或）室性心动过速史的长 QT 间期综合征患者；⑥等待心脏移植的非住院患者；⑦有晕厥史的 Brugada 综合征患者；⑧没有引起心搏骤停，但有明确室性心动过速记录的 Brugada 综合征患者；⑨服用 β-受体阻滞剂期间有晕厥和；⑩心脏肉瘤病、巨细胞心肌炎或 Chagas 疾病。

3. IIb 类。①左室射血分数≤0.35 且心功能 I 级的非缺血性心肌病患者；②有 SCD 危险因素的长 QT 综合征患者；③合并严重器质性心脏病的晕厥患者，全面的有创和无创检查不能明确病因的情况下；④有猝死史的家族性心肌病患者；⑤左心室致密化不全患者。

4. III 类。①满足 I、IIa 和 IIb 类适应证，但患者不能以较好的功能状态生存 1 年以上时；②无休止室性心动过速或心室颤动患者；③存在明显的精神病，可能由于埋藏式心律转复除颤器植入而加重，或不能进行系统的随访者；④心功能 IV 级，不适合心脏移植或心脏再同步化治疗的顽固性充血性心力衰竭患者；⑤不合并器质性心脏病的不明原因晕厥患者，且无诱发的室性心律失常；⑥手术或导管消融可治疗的心室颤动或室性心动过速患者；⑦无器质性心脏病患者，由完全可逆因素（如电解质紊乱、药物或创伤）引起的室性快速性心律失常。

（三）临床试验

1. 埋藏式心律转复除颤器治疗室性心动过速和心室颤动。

（1）抗心律失常药物与埋藏式心律转复除颤器对比研究在心室颤动复苏、持续室性心动过速伴晕厥、持续室性心动过速伴左心室功能障碍或显著血流动力学紊乱的患者，比较 2 种治疗方法的效果。

共 1016 名患者参加试验，在平均随访（18±12）个月中，埋藏式心律转复除颤器组死亡率为 15.8%，抗心律失常药物组为 24%。结论：对于发作心室颤动或持续性伴严重症状室性心动过速幸存的患者，植入埋藏式心律转复除颤器的生存率优于药物治疗；埋藏式心律转复除颤器防止心脏性猝死的效果明显优于抗心律失常药物。

（2）汉堡心搏骤停研究比较因持续室性心动过速导致心搏骤停存活者，应用埋藏式心律转复除颤器和药物治疗的效果。共有 346 名心搏骤停存活者进入研究。其中埋藏式心律转复除颤器组 99 例，抗心律失常药物组 247 例。平均随访 11 个月中，与抗心律失常药物普罗帕酮相比，埋藏式心律转复除颤器组心搏骤停的复发率降低 25%。结论：在曾发生猝死而存活的患者中，普罗帕酮对患者总死亡率和心搏骤停发生率的降低作用明显不如埋藏式心律转复除颤器。

（3）加拿大埋藏式除颤器研究比较埋藏式心律转复除颤器和胺碘酮预防有致命性持续性室性心律失常患者死亡的疗效。659 例患者进入研究，平均随访 5 年。结果：任何原因引起的总死亡率在胺碘酮组为每年 10.2%，而埋藏式心律转复除颤器组每年 8.3%。结论：埋藏式心律转复除颤器和胺碘酮对减少任何原因引起的总死亡率和心律失常导致的死亡率两者没有显著性差异。

2. 心肌梗死后高危患者埋藏式心律转复除颤器治疗。

（1）多中心埋藏式自动除颤器试验：评估对于原有心肌梗死且低射血分数及无症状非持续室性心动过速发作史患者，采用预防性埋藏式心律转复除颤器是否比传统药物治疗能减少死亡率。受试者为 196 例患者，埋藏式心律转复除颤器组 95 例患者，传统药物治疗组 101 例，在 27 个月的随访中，传统药物组死亡率 39%，埋藏式心律转复除颤器组总死亡率 16%，比药物组降低 54%。结论：对于既往心肌梗死，左室射血分数下降及发作无症状非持续室性心动过速的患者和电生理检查诱发反复发作持续室性心动过速而静脉抗心律失常药物治疗无效患者，预防性植入埋藏式心律转复除颤器较传统药物治疗能改善患者生存率。

（2）多中心非持续性心动过速试验：研究目的为在非持续室性心动过速患者比较抗心律失常药物与埋藏式心律转复除颤器治疗的效果。351 例接受电生理指导下的抗心律失常治疗，其中 158 例接受药物治疗，161 例接受埋藏式心律转复除颤器治疗，平均随访 39 个月，药物组总死亡率 55%，心律失常死亡率 37%，埋藏式心律转复除颤器组总死亡率 24%，心律失常死亡率 9%。结论：埋藏式心律转复除颤器明显降低冠心病患者的心律失常和总死亡率，而电生理指导的抗心律失常药物治疗，不能改善生存率。

（3）MADIT-Ⅱ试验：在 MADIT-Ⅰ试验取得良好效果的基础上，进行了评估心肌梗死后左心室功能减退的高危患者预防性植入埋藏式心律转复除颤器与常规药物治疗相比较，能否降低总死亡率。研究结果显示埋藏式心律转复除颤器组与常规药物治疗比较，总死亡率降低 30%，研究提前结束。以上多中心临床试验结果表明与抗心律失常药物相比，埋藏式心律转复除颤器可以降低室性心动过速和心室颤动患者及心肌梗死后高危患者的心脏性猝死死亡率和总死亡率。随着埋藏式心律转复除颤器自身功能和制造技术的不断完善，势必降低围手术期死亡率，减少并发症，因安装费用降低，将有更多的患者可能从埋藏式心律转复除颤器治疗获益。随着心律失常的识别能力和电击治疗成功率的提高，更多的高危患者的生命将被挽救。

（四）无导线心脏起搏器的结构与工作原理

随着新能源技术和微电子技术的发展，越来越多的学者开始设计和研发无导线心脏起搏器与微型经导管无导线起搏系统。目前已有两种商品化的微型起搏器，一种商标为 Nanostim，采用主动螺旋固定装置；另一种商标为 Micra，采用被动带刺样固定装置。目前两种无导线心脏起搏器均基于导管推送系统，采用高集成能量微型电池，进行低能耗设计，通过介入操作固定于心肌内，其脱位与穿孔的发生率较传统有导线起搏器低，植入与取出更易操作。无导线心脏起搏器在 2013 年 10 月通过欧盟标准认证并在部分欧洲国家上市，LEADLESS 是一项多中心前瞻性非盲临床研究，在这项研究中完成了 33 例无导线心脏起搏器植入术，手术成功率达 97%，平均耗时较传统带导线起搏器植入术耗时明显缩短，90 d 随访不良事件发生率为 6%，有 3 例患者再次入院。该研究还发现术后 12 d 起搏阈值和阻抗较植入时明显下降，无导线心脏起搏器在 2.5V/0.4 ms 输出，阻抗 500Ω，60 次/min 100% 起搏的情况下预估达 8.4 年，能够满足患者临床需要。目前已商品化的无导线心脏起搏器均已进行全球临床试验，经股静脉长鞘置入右室心尖部，植入成功率为 100%，报道的不良事件有起搏器脱落造成栓塞、心室穿孔、心脏压塞、心包炎、心律失常等。一旦发生脱落其造成的危害远超过传统起搏器导线脱落的危害，且目前关于拔除无导线心脏起搏器的经验不足。除此外，无导线心脏起搏器仅适于富有腱索和室壁较厚的心室起搏，由于心房壁薄，无腱索结构，无导线心脏起搏器不能固定于心房，因此不能实现更符合生理需求的心房起搏或双腔起搏。

林绍彬　张贵　许铁　张在其

第七章 急诊五大中心建设

第一节 胸痛中心建设

心血管疾病目前为我国慢性疾病之首，患者数已高达2.9亿，每5个成人中有1人患有心血管疾病，每年约350万人因罹患心血管疾病而死亡，平均每10秒有1人死于心血管疾病。而目前患病率还在持续上升阶段，死亡率也是居高不下。高患病率、高死亡率和高额的医疗负担使心血管疾病成为我国重大的公共卫生问题。

建立胸痛中心是为降低急性心肌梗死的发病率和死亡率提出的概念，通过多学科（包括急救医疗系统、急诊科、心内科和影像学科等）合作，提供快速而准确的诊断、危险评估和恰当的治疗手段，从而提高早期诊断和治疗急性冠状动脉综合征的能力，降低心肌梗死发生的可能性或者减少心肌梗死面积，并准确筛查出心肌缺血低危患者，达到减少误诊和漏诊及过度治疗，以改善患者临床预后的目的。

全球第一家胸痛中心于1981年在美国巴尔的摩St. ANGLE医院建立，至今美国胸痛中心已经发展到5 000余家，其中900余家已经通过认证。美国胸痛中心协会通过对各胸痛中心的认证工作大大推动了其标准化进程，推动了专业指南尤其是急性冠状动脉综合征相关指南在临床实践中的落实，使美国对急性冠状动脉综合征的整体急救水平大大提高。除美国之外，目前全球多个国家如英国、法国、加拿大、澳大利亚、德国等国家在医院内设立有胸痛中心。

2013年由中华医学会心血管病学分会牵头制定了中国胸痛中心认证标准，以指导全国胸痛中心的建设和发展，并成立了中国胸痛中心认证工作委员会。中国胸痛中心认证标准共包括五大要素，分别是基本条件与资质、院前急救系统与院内绿色通道的整合、对急性冠状动脉综合征患者的评估和救治、持续改进、培训与教育。

现在，胸痛中心建设已经纳入国家政策，2015年，国家卫生计生委员会办公厅下发《关于加强急性心脑血管疾病急救体系建设的通知》中提到，建立科学的急性心脑血管疾病区域协同医疗救治体系，最大限度地缩短早期救治时间，提高急性心脑血管疾病救治成功率，降低病死率、致残率，有效降低疾病负担，全面提升急性心脑血管疾病医疗救治能力。因此，加速推进胸痛中心系统化建设项目正式启动，中国胸痛中心总部同时落户苏州。

未来3年内，全国将推动1 000家胸痛中心的建设和认证，以进一步提高国家急性心肌梗死整体预防和救治水平。胸痛中心的加速发展有利于发挥协同救治体系的作用，促进临床实践、医疗管理向规范化、系统化、流程化、标准化迈进，也是规范我国急性心肌梗死诊疗行为、提高急性心肌梗死、主动脉夹层、肺栓塞等急性胸痛相关疾病的诊疗水平、缩短与国际先进水平之间差距的重要措施，达成院前、院中和院后联动救治，使得医疗、预防、保健三线协同，真正发挥体系效应，使我国的胸痛中心建设更加成熟快速发展！

一、三级医院胸痛中心

（一）基本条件

1. 三级综合医院或相关专科医院。

2. 设置心血管内科、呼吸内科、心脏大血管外科或胸外科、急诊医学科、医学影像科等与胸痛救治相关的诊疗科目。

3. 配备具有相关资质的专业技术人员。

4. 设置重症监护病房或收治危重胸痛患者的病床。

5. 具备开展直接经皮冠状动脉介入和溶栓治疗、急性肺栓塞溶栓治疗、张力性气胸紧急持续性引流及外科手术治疗的相关条件。

6. 具备开展急性主动脉夹层的急诊介入治疗和外科手术的相关条件，或与具备条件的医院建立转诊机制。

7. 具备胸痛患者的综合抢救能力。

（二）组织管理

1. 成立由院长或分管医疗业务的副院长负责、相关科室和管理部门参与的胸痛中心管理委员会，下设办公室，明确工作制度并负责胸痛中心的日常管理。

2. 成立针对心源性和非心源性胸痛患者的救治小组，按照相关疾病诊疗指南、技术操作规范和临床路径，制定各类胸痛相关疾病的救治预案和工作协调机制。

3. 与所在医联体内各医疗机构、区域内院前急救中心（站）和基层医疗卫生机构签订胸痛患者协同救治协议，建立分工协作机制。

4. 建立专人负责的胸痛患者信息登记、诊疗数据记录、随访管理、健康宣教制度，并对胸痛患者诊疗数据进行统计分析，提出提升医疗质量和医疗安全的改进措施。

（三）建设要求

1. 建立以胸痛中心为基础的多学科联合诊疗模式。

2. 建立胸痛中心绿色通道，及时接诊胸痛患者。

3. 急诊科设置胸痛诊室，建立急性胸痛优先就诊机制。对于需要紧急救治的胸痛患者，实施"先救治、后付费"。

4. 按照相关疾病诊疗指南、技术操作规范和临床路径，制定各类胸痛相关疾病的救治和转诊流程。

5. 建立院前院内无缝衔接流程，经院前急救中心（站）救护车转运和基层转诊的急性 ST 段抬高心肌梗死患者，入院后直接送达介入手术室（造影室）。

6. 建立针对本院、院前急救中心（站）、基层医疗卫生机构的培训教育体系，提高相关人员的协同救治能力。

（四）服务要求

1. 建立胸痛患者早期快速识别和分诊机制，对胸痛患者进行"早期识别、危险分层、正确分流、科学救治"。

2. 不断改善医疗服务流程，提升胸痛患者早期诊断和规范治疗能力，建立多学科诊疗模式，重点提升 ST 段抬高心肌梗死、非 ST 段抬高型急性冠脉综合征、急性主动脉夹层、急性肺栓塞、张力性气胸等死亡率较高的胸痛相关疾病的综合救治能力。

3. 急诊科能够开展 24 h 床边心电图和超声心动图检查、肌钙蛋白和 D-二聚体等快速检测。

4. 能够 24 h 开展主动脉、肺动脉及冠状动脉的急诊 CT 血管造影检查。

5. 向签订协同救治的医疗机构提供远程会诊和远程教育,建立患者信息共享平台。

6. 开展面向社会大众的急救及健康宣教工作,提高公众健康意识、急救和自救能力。

7. 建立院内、院外远程心电监测平台,尤其是院外延伸至社区卫生服务中心、镇医院、乡村医生及家庭。

二、二级医院胸痛中心

(一)基本条件

1. 二级综合医院或相关专科医院。

2. 设置心血管内科、呼吸内科、心脏大血管外科或胸外科、急诊医学科、医学影像科等与胸痛救治相关的诊疗科目。

3. 具备开展胸痛患者救治需要的专业技术人员。

4. 设置重症监护病房或有收治危重胸痛患者的病床。

5. 具备开展急性心肌梗死、肺栓塞溶栓治疗和张力性气胸紧急持续性引流治疗的能力与条件。

6. 具备胸痛患者的综合抢救能力。

(二)组织管理

1. 成立由院长或分管医疗业务的副院长负责、相关科室和管理部门参与的胸痛中心管理委员会,下设办公室,明确工作制度并负责胸痛中心的日常管理。

2. 成立多学科联合的胸痛患者救治小组,按照相关疾病诊疗指南、技术操作规范和临床路径,制定各类胸痛相关疾病的救治预案和工作协调机制。

3. 与所在医联体内的三级医院、基层医疗卫生机构和区域内院前急救中心(站)签订胸痛患者协同救治协议,建立分工协作机制。

4. 建立专人负责的胸痛患者信息登记、诊疗数据记录、随访管理、健康宣教制度。

(三)建设要求

1. 建立以胸痛中心为基础的多学科联合诊疗模式。

2. 建立胸痛中心绿色通道,及时接诊胸痛患者。

3. 急诊科建立急性胸痛优先就诊机制。对于需要紧急救治的胸痛患者,实施"先救治、后付费"。

4. 按照相关疾病诊疗指南、技术操作规范和临床路径,制定各类胸痛相关疾病的救治和转诊流程。

5. 开展经皮冠状动脉介入的医院,应具备符合要求的相关专业技术人员和设备设施。

6. 建立院前院内无缝衔接的医疗服务流程,在能够开展直接经皮冠状动脉介入的医院,经院前急救中心(站)救护车转运和其他医疗机构转诊的 ST 段抬高心肌梗死患者,入院后直接送达导管(介入)室;不能开展经皮冠状动脉介入的医院,应结合实际,明确转运经皮冠状动脉介入和溶栓后转运的流程,实现快速转诊。

7. 建立针对本院、基层医疗卫生机构的培训教育体系,提高相关人员的协同救治能力。

(四)服务要求

1. 建立胸痛患者早期快速识别和分诊机制,对胸痛患者进行"早期识别、危险分层、正确分流、科学救治"。

2. 不断完善医疗服务流程,提升胸痛患者早期诊断和规范治疗能力,建立多学科诊疗模式,重点提升 ST 段抬高心肌梗死、非 ST 段抬高型急性冠脉综合征、急性肺栓塞的规范化溶栓治疗能力。

3. 急诊科能够开展 24 h 床边心电图和超声心动图检查、肌钙蛋白和 D-二聚体等快速检测。

4. 与签订协同救治协议的医疗机构搭建远程医疗服务平台和患者信息共享平台。

5. 开展面向社会大众的急救及健康宣教工作,提高公众健康意识、急救和自救能力。

6. 建立院内、院外远程心电监测平台,尤其是院外延伸至社区卫生服务中心、镇医院、乡村医生及家庭。

三、以胸痛中心为基础的多学科联合诊疗模式

如图 10-7-1 所示。

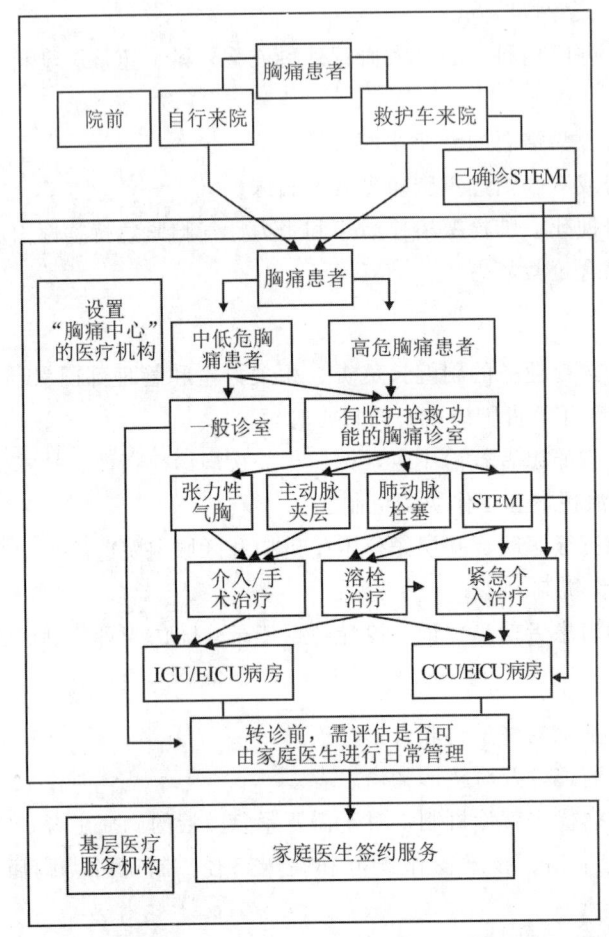

图 10-7-1　以胸痛中心为基础的多学科联合诊疗模式图

注:STEMI:ST 段抬高心肌梗死;ICU:重症监护病房;EICU:急诊重症监护病房;CCU:冠心病监护病房。

宋凤卿　易高　张在其　黄子通

第二节　卒中中心建设

为深入贯彻落实党的十九大精神和习近平总书记系列重要讲话精神,贯彻《“健康中国 2030”规划纲要》和《脑卒中综合防治工作方案》,完善脑卒中诊疗服务体系,提高治疗效果,降低脑卒中危害,国家卫生健康委员会对进一步加强脑卒中诊疗管理相关工作提出要求:

高度重视脑卒中诊疗管理相关工作，党的十九大确立了"两个一百年"的奋斗目标，提出实施健康中国战略，明确在中国共产党成立一百年时全面建成小康社会。习近平总书记指出，没有全民健康，就没有全面小康。脑卒中具有发病率高、致死率高、致残率高和复发率高的特点，是危害人民群众健康的主要疾病之一。规范脑卒中诊疗，降低致死率、致残率，对于提高全民健康水平，降低疾病造成的家庭经济负担，防止或减轻"因病致贫、因病返贫"具有重要意义。地方各级卫生行政主管部门和有关医疗机构要从落实党中央、国务院决策部署，推进健康中国建设进程，助力全面建成小康社会的高度出发，重视脑卒中诊疗管理，进一步做好相关工作。

强化脑卒中高危疾病诊疗和早诊早治，地方各级卫生行政主管部门要充分发挥脑卒中筛查与防治基地医院（以下简称基地医院）和卒中中心作用，做好脑卒中高危疾病筛查和治疗管理工作。做好高血压病、糖尿病、高脂血症等慢性非传染性疾病治疗控制，强化心房颤动等心脑血管疾病规范化管理，降低心源性脑卒中发生风险。要大力推进急诊急救体系建设，强化脑卒中诊疗相关院前急救设备设施配备，完善技术规范和操作流程。鼓励开展"卒中急救地图"建设，打造"区域黄金时间救治圈"。推进医院急性脑卒中绿色通道建设，加强院前急救与医疗机构急诊的衔接，提高脑卒中紧急救治效率。鼓励医疗机构对急性脑卒中患者实施"先诊疗、后结算"政策，对于不具备支付能力或身份不明的脑卒中患者，可以按照有关规定申请疾病应急救助基金，发挥其"救急难"作用，避免因费用问题延误治疗。

完善脑卒中综合诊疗管理模式，地方各级卫生行政主管部门要积极推进基地医院建设和卒中中心建设，推动组建基地医院、三级医院卒中中心牵头，急救中心、康复医疗机构、社区卫生服务机构共同参与的医疗联合体。促进"院前急救、院内治疗、院外康复、基层健康管理"服务体系的有效衔接。有关医疗机构要大力推进组织管理、工作制度、绩效分配、质量考核等各项制度改革，整合急诊科、神经内科、神经外科、影像科、检验科、康复科等相关学科，优化服务流程，实施"以患者为中心"的"单病种、多学科"综合诊疗服务。鼓励有条件的医疗机构设置专岗，配备专人负责脑卒中急救协调和随访管理等。

大力推进医院卒中中心建设管理，各省级卫生行政主管部门要加大医院卒中中心建设管理工作的指导、监管力度，推进医院卒中中心建设，强化对脑卒中诊疗工作的培训、质量控制和督导考核。各省份要指定技术实力强的卒中中心，作为区域内脑卒中技术指导、培训教学和质量控制中心。组织辖区内卒中中心相关医务人员接受培训，推广普及脑卒中诊疗关键适宜技术，并按照《医院卒中中心建设与管理指导原则（试行）》及其他有关规定组织开展医疗质量控制和评价工作。

各地要进一步完善工作机制，加强组织领导，针对重点和短板环节完善工作方案，加大工作力度，提升区域脑卒中诊疗管理水平，推进脑卒中综合防治工作。国家卫生健康委员会脑卒中防治工程委员会办公室将组织开展定期检查和指导工作。

卒中中心建设是建立脑血管疾病急性期多学科联合协助医疗救治及规范化的诊疗服务体系，充分发挥各地卫生计生行政管理部门和医院领导的组织化管理的作用，探索建立以患者为中心的多学科合作模式，提高各地脑血管病诊疗服务水平。

一、中国卒中中心的定义和特点

卒中中心是整合神经内科、神经外科、神经介入、急诊、重症、康复、护理、医技等医疗资源，实现对脑卒中特别是急性脑卒中进行高效、规范救治的相对独立的诊疗单元，是其救治的质量控制和组织管理模式。

中国卒中中心建设不是以神经内科为主体的卒中单元的扩大版，更不是神经内、外科与相关学科简单机械地"物理拼凑"，而是在医院政策支持和院领导行政协调下，将全院脑血管病相关优质医疗资源整合，建立起一个包含急性期救治、早期康复、二级预防、随访宣教等功能于一体的相对独立的学科联合体系，通过多学科的密切合作，实现院前与院内的无缝对接，打破院内各学科的壁垒，优化脑卒中救治流程。真正意义上实现体系内各部门、各专业的"化学融合"。

二、中国卒中中心的建设目标

中国卒中中心建设将分两级四层。两级指高级卒中中心和卒中防治中心两级，其中高级分为示范高级卒中中心和高级卒中中心（含建设）两层，卒中防治中心分为示范卒中防治中心和卒中防治中心两层。在示范高级卒中中心的引领下，实现覆盖全国的卒中中心网络体系。

到2025年，通过中国卒中中心网络的全面建设与实施，建立以示范高级卒中中心为指导单位，高级卒中中心为骨干，带动初级卒中中心共同发展，由区域高级卒中中心、卒中防治中心和基层医疗卫生机构共同组成卒中中心区域救治网络将发挥主力军作用，结合远程卒中中心网络的建立，形成分级救治与区域协同并举的覆盖全国的卒中中心网络体系，为脑卒中患者提供高效的急诊救治、标准化诊疗、康复随诊等全流程医疗服务，达到规范其医疗服务流程，改善其医疗服务质量，提升科研、教育水平，最终实现使其发病率、致残率和死亡率均明显降低的防控战略。

三、中国卒中中心的建设任务

1. 逐步建立并完善中国卒中中心建设标准、认证体系、培训体系与考核机制。
2. 逐步建立并完善中国脑卒中防治医疗协作信息平台。
3. 探索建立中国卒中中心和胸痛中心绿色通道共用机制，开展心脑血管急重症联合救治模式探索。
4. 到2020年，要在全国完成60%以上县（市）、80%以上市（地、州）、100%省（区、市）至少1家符合要求的卒中中心的建设。构建成覆盖全国的"示范高级卒中中心"10余家、"高级卒中中心"300～500家、"卒中防治中心"2 000家的脑卒中分级救治与区域协作网络体系。

四、建设模式

由于当前各医院脑血管病及相关专业发展模式不同、学科建设各具特色，经过综合分析，结合我国实际，推荐3种卒中中心建设模式。

（一）融合型卒中中心

为包含脑卒中相关专科学组的独立病区。在急诊科设有脑卒中急救团队，直接参与诊断和收治急性脑血管病患者等工作。根据患者病情，及时与卒中中心内各相关专业学组协同救治。卒中中心自成体系，与院内其他科室并列，人员编制和经济核算相对独立。

（二）组合型卒中中心

由相关学科（如神经内科或神经外科等）的独立脑血管病区组合构成。脑卒中患者由急诊科、卒中中心联合诊断后，送至卒中中心进行急性期救治，最后收住相关学科病区。

（三）嵌合型卒中中心

隶属于某个优势学科（如神经内科或神经外科等）设立的脑血管病病区，患者由急诊科诊断明确后，由卒中中心进行救治，其他相关学科专家组成的协作组对脑卒中患者联合救治。

五、三级医院卒中中心建设

（一）基本条件

1. 三级综合医院或相关专科医院。

2. 设置神经内科、神经外科、急诊医学科、介入医学科、康复医学科等与脑卒中诊疗相关的诊疗科目。

3. 开设符合设置标准的脑血管病诊疗病区。

4. 设置符合标准的神经科重症监护病房或床位，开设床位 10 张以上。

5. 开设脑卒中专科门诊，能够开展规范的脑卒中筛查、高危人群干预及随诊。

6. 开设脑卒中康复门诊或病房，或与有关康复医疗机构建立合作关系。

7. 建立脑卒中健康宣教、专业技术培训及卒中中心工作人员继续医学教育体系。

8. 卒中中心要按照病历书写管理有关规定，并结合专科特点，开展病历信息化建设，建立专人负责的脑卒中诊疗数据、随访数据等信息统计、分析系统，以规范其诊疗，加强临床质量控制，提高医疗质量和效率。

（二）组织管理

1. 成立以医院主管业务领导为主任，以相关职能部门、临床、医技和信息部门科室负责人为成员的脑卒中诊疗管理领导小组，下设办公室，明确部门职责及工作制度。

2. 成立以神经内科、神经外科、介入医学科、急诊医学科医师、护士为主体，脑卒中诊疗相关专业医务人员为依托的救治小组。设立脑血管病急诊窗口，保证卒中中心绿色通道畅通。

3. 按照脑卒中相关诊疗指南、技术操作规范，制定各类脑卒中病种救治预案和工作流程。

4. 建立脑卒中住院登记及随访登记数据库，建立专人负责的脑卒中病例管理、随访管理的相关制度。

5. 设置专人负责的脑卒中健康宣教、继续教育、科研工作小组。

（三）建设要求

1. 设置脑血管病急诊绿色通道，建立急诊值班（24 h/7 d）制度。脑血管病急诊值班负责人应由经过脑卒中专业培训的具备主治医师及以上职称的神经内科或神经外科医师担任。

2. 配置具有相关资质的专业技术人员。

3. 具有脑卒中单元多学科协作小组，能进行健康宣教、心理支持、功能锻炼及综合物理治疗等。

4. 建立脑卒中急症患者诊疗"绿色通道"，整合急诊科、影像科、检验科、神经内科、神经外科等，组成脑卒中急性期溶栓、血管内治疗及外科手术专业小组；与本地区急救中心及有关医疗机构保持密切联系，对于转诊至本中心的脑血管病急诊患者及时接收、有效处置。

5. 能开展颈动脉内膜切除术、颈动脉血管成形术、颈动脉支架置入术、颅内血肿清除术、去骨瓣减压术、脑室引流术、动脉瘤夹闭术等。

6. 具备开展脑卒中康复治疗的条件和技术能力包括物理治疗、作业疗法、语言疗法、认知及心理疗法等技术项目及治疗设备，具备营养障碍管理医师。

7. 建立多学科联合查房制度、会诊制度及双向转诊制度，能为患者提供最佳治疗方案。

8. 根据脑卒中相关疾病诊疗指南、技术操作规范及临床路径，制定本中心脑卒中诊疗流程，并定期审核及修订。

（四）服务要求

1. 规范脑卒中诊疗，提高符合适应证的急性缺血性脑血管病静脉溶栓率，降低症状性和无症状性颈动脉狭窄患者手术并发症发生率。

2. 康复医学科早期介入，及时对患者进行基本功能评定，尽早开始康复治疗。

3. 能够 24 h 提供医学影像检查诊断服务，对脑卒中患者实施 CT 或 MRI 优先检查；可开展 CT 和 MRI 的灌注成像、血管成像等检查。

4. 能够进行全脑血管造影（24 h/7 d）和血管功能评估。

5. 能够采用神经外科、血管外科和介入治疗科等专科技术手段治疗或预防各种类型脑卒中。

6. 能够向各级医院双向转诊患者及提供远程会诊，实现脑卒中信息数据网络直报。

7. 建立院内、院外远程血压监测平台，尤其是院外延伸至社区卫生服务中心、镇医院、乡村医生及家庭。

六、二级医院卒中中心建设

（一）基本条件

1. 二级综合医院或相关专科医院。

2. 设置神经内科、神经外科、急诊医学科等与脑卒中诊疗相关的诊疗科目。

3. 从事脑卒中相关诊疗工作的人员取得执业医师资格及其他医疗卫生技术资格。

4. 具备满足重症脑卒中患者救治标准的重症监护病房。

5. 具有脑卒中早期康复治疗的康复医学诊疗科目。

（二）组织管理

1. 成立以医院主管业务领导为主任，以相关职能部门、临床、医技和信息部门科室负责人为成员的脑卒中诊疗管理领导小组，下设办公室，明确部门职责及工作制度。

2. 成立以神经内科、神经外科医师、护士为主体，脑卒中诊疗相关专业医务人员为依托的救治小组。

3. 建立健全保证脑卒中救治质量和安全的相关管理制度、各级各类人员岗位职责。

4. 依据脑卒中有关疾病诊疗指南、技术操作规范及临床路径制定各类脑卒中病种的救治技术规范，建立绿色通道，建立并落实定期考核制度及工作流程的持续改进措施，加强继续教育及科研工作。

5. 由专人负责，加强脑卒中患者的随访、健康宣教，加强相关诊疗信息的登记、统计与分析。

（三）建设要求

1. 医院布局合理，开辟脑卒中急救绿色通道、宣传专栏和明显提示标识，配备满足脑卒中患者救治需求的设备、设施。

2. 急诊应成立包括急诊医师、神经科医师和介入、检验及影像科医师等在内的脑卒中急救小组，做到 24 h/7 d 在岗。有条件的单位应设立脑血管病专病急诊室。

3. 脑卒中救治小组由具备资质的神经内科或神经外科医师负责（副主任医师及以上），小组成员由经过相关培训的神经内科、神经外科、介入科、影像科、康复科医师，及掌握颈动脉彩超、经颅多普勒超声、经胸超声心动图、经食道超声心动图等检查的超声科医师，以及经过专业培训的护理团队等组成。

4. 脑卒中救治团队专业人员反应快速，业务熟练，能够为脑卒中患者提供诊断、评估、救治及转运上级卒中中心等，为争取急救时间窗提供规范、快速的诊疗服务。

5. 建立与基层医疗机构对口帮扶和协作关系，建立与院外急救体系对接和接受上级医院会诊、远程脑卒中救治及患者转诊的机制和制度。

6. 建立符合标准的脑卒中病例信息登记、统计分析、随访系统及数据库。

7. 建立院内、院外远程血压监测平台，尤其是院外延伸至社区卫生服务中心、镇医院、乡村医生及家庭。

（四）工作要求

1. 实施脑卒中急性期规范化救治，优化诊疗流程，提高医疗效率，对于确诊的患者，及时接诊评估、完善相关检查并开展救治。

2. 按照适应证选择溶栓等治疗。

3. 执行规范化的脑卒中一、二级预防。

4. 开展早期脑卒中康复治疗。

5. 能够开展脑卒中基本病因学及常见相关危险因素检查。

6. 保证全天候开展心电图、胸部 X 线检查。

7. 保证全天候开展颅脑 CT 平扫。

8. 对缺血性脑卒中患者使用卒中量表进行评估。

9. 对脑卒中患者采取预防相关性肺炎、深静脉血栓形成等常见并发症的必要措施。

10. 对脑卒中患者常规进行液体和营养状况评估，不能正常进食但胃肠条件允许的患者能够早期进行鼻饲，并进行有效监测。

11. 门诊医生能积极倡导并推广脑卒中防控 5 项简易措施：规范干预高血压、糖尿病、血脂异常等卒中危险因素；进行体力活动及常规锻炼；健康饮食，避免肥胖；戒烟限酒；掌握识别脑卒中预警症状和应对方法，定期体检。

12. 制定社区脑卒中健康教育与预防计划，开展本区域内的群众健康宣教工作。组织乡镇卫生院和城市社区卫生服务中心的全科医生进行脑卒中防治培训工作。

七、医院卒中中心诊疗流程及质控指标

（一）主要诊疗流程

1. 接诊诊疗服务。

（1）病史采集、体格检查、神经功能缺损评分（美国国立卫生研究院卒中量表）、生命体征评估；

（2）实施头部影像学检查、血生化等辅助检查；

（3）相应时间窗内应用重组组织型纤溶酶原激活剂或尿激酶，知情告知，动、静脉溶栓，机械取栓、介入、开颅手术等治疗。

2. 入院后诊疗。

（1）抗血小板治疗。

（2）预防深静脉血栓形成。

（3）心房颤动患者的抗凝治疗。

（4）早期康复评估及治疗。

（5）早期营养支持治疗。

（6）早期吞咽功能评价。

（7）健康宣教（戒烟等）。

（8）血压评估与管理。

（9）血糖评估与管理。

（10）血脂评估与管理。

（11）血管功能评估。

3. 出院前诊疗。

（1）出院时抗栓治疗。

（2）出院时脑卒中并发症患者的相应用药。

（3）膳食平衡原则及个体化康复指导。

（4）脑卒中危险因素控制，发作预警，用药依从性等宣教。

（5）出院功能评估，生活质量评估。

4. 出院后随访。

（二）主要质控指标

1. 脑卒中患者抵达急诊接受美国国立卫生研究院卒中量表评分的比例。

2. 缺血性脑卒中患者在溶栓时间窗内接受静脉溶栓患者的比例。

3. 在抵达医院 60 min 内，急性缺血性脑卒中患者接受静脉溶栓患者的比例。

4. 在发病 6 h 内到达医院的急性缺血性脑卒中患者，从到达急诊至开始做多模式头颅 CT/CT 血管造影或 MRI/磁共振血管造影的时间。完成头颅 CT＜25 min 的比例。

5. 对急性缺血性脑卒中患者，从入院到开始血管内治疗的时间。

6. 对缺血性脑卒中患者，在静脉溶栓治疗 36 h 内发生症状性颅内出血的患者比例。

7. 对急性缺血性脑卒中患者，在接受血管内治疗的 36 h 内发生明显颅内出血的患者比例。

8. 对接受静脉溶栓或血管内治疗的急性缺血性脑卒中患者有治疗后 90 d 改良 Rankin 量表记录的患者比例。

9. 诊断性全脑血管造影检查术后 24 h 内患者的脑卒中发生率和死亡率。

10. 接受颈动脉内膜切除术或颈动脉支架置入术治疗的患者在 30 d 内脑卒中发生率和死亡率。

11. 蛛网膜下腔出血、颅内出血、脑动静脉畸形患者入院时病情严重程度评估率。

12. 48 h 内动脉瘤破裂导致的蛛网膜下腔出血患者从就诊到行动脉瘤夹闭或介入术治疗的平均时间。

13. 脑动静脉畸形导致的脑卒中患者在 30 d 内行外科或血管内治疗的比例。

14. 脑卒中患者行去骨瓣减压、血肿清除术的比例及死亡率。

15. 脑卒中患者行脑室外引流的比例及死亡率。

16. 与华法林治疗相关的颅内出血率；国际标准化比率升高（＞1.4 s）患者从入院到给予促凝血治疗后国际标准化比率达标的平均时间。

17. 各类型脑卒中，如蛛网膜下腔出血或短暂性脑缺血发作患者入组相关临床试验研究的比例。

宋凤卿　易高　张在其　黄子通

第三节　创伤中心建设

为贯彻落实《关于印发进一步改善医疗服务行动计划（2018—2020 年）的通知》有关要求，创新急诊急救服务模式，进一步推动建立区域性创伤救治体系，提升创伤救治能力，降低创伤患者死亡率及致残率，国家卫生健康委员会就提升创伤救治能力相关工作通知：

加强以创伤中心为核心的区域创伤救治体系建设。地方各级卫生健康行政部门要重视创伤救治体系建设工作，按照辖区内人口数量与结构、医疗需求、医疗资源布局等情况，坚持区域协同、分组救治的原则，构建创伤救治体系，按照服务流程开展工作。在设区的市，以区为单位，结合医疗资源布局，依托创伤救治能力较强的三级综合医院建立创伤中心，联合急救中心建立城市创伤救治网络。在县域内，依托创伤救治能力较强的县级医院建立创伤中心，联合急救中心建立县域创伤救治网络。其他医疗机构根据服务半径、创伤患者救治需要，作为创伤救治点加入创伤救治网络。完善血站服务体系建设，做好血站设置规划，加强基础设施建设，合理规划设置固定献血屋、献血点和储血点。大力推进无偿献血工作，建立血液预警和监测信息系统，健全血液应急保障机制和血液调配制度，保障创伤救治的临床用血。地方各级卫生健康行政部门要加大对创伤中心建设工作的支持、指导和监管力度，优化创伤诊疗资源配置，鼓励支持综合救治能力较强的综合性医院开展创伤中心建设，合理布局创伤救治网络，提升创伤救治水平，确保创伤患者得到及时、有效救治。

提升创伤救治相关专科医疗服务能力。地方各级卫生健康行政部门要加强院前急救、急诊科、骨科、普通外科、神经外科、泌尿外科、胸外科、颌面外科、烧伤科、整形外科、输血科、重症医学科、麻醉科、介入放射学专业等创伤救治相关临床专科建设，建立多学科创伤救治团队，提升创伤救治能力。区域创伤救治体系内应当建立统一规范的院前院内创伤分组预警机制、救治流程、信息共享机制，逐步实现院前急救与院内救治信息的互联互通。要建立依据检伤分类结果的预警联动机制和创伤患者救治的绿色通道，实现院前急救与院内救治之间的紧密衔接。不断完善管理制度、工作流程，落实相关诊疗指南、技术操作规范和临床路径。加强对创伤救治工作的质量控制，保障医疗质量与安全。

进一步发挥国家创伤医学中心、国家区域创伤医疗中心的辐射带动作用。国家卫生健康委员会设置国家创伤医学中心、国家区域创伤医疗中心，发挥其在严重创伤诊断与治疗、高层次创伤医学人才培养、高水平创伤基础医学研究与临床研究成果转化、应对重大公共卫生问题等方面的示范、引领和带动作用。地方各创伤中心要加强与国家创伤医学中心、国家区域创伤医疗中心在创伤尤其是严重创伤救治方面的区域协作、技术协同、学术交流，推广适宜、高效的创伤诊疗技术和理念，共同带动全国和各区域创伤医学发展、创伤救治综合医疗服务能力的提升。

加强创伤相关专业人员培训和公众健康教育。要加强院前、院内创伤救治流程、救治技术、信息化预警联动等内容的培训，成立创伤救治培训专家团队，建立规范的培训及考核制度，督促、指导各级创伤中心定期组织开展创伤规范化救治培训和专项演练，提高创伤相关专业人员的医疗服务能力。加强面向社会的健康知识和创伤急救知识的宣传教育，提升群众自救互救能力，降低创伤带给社会和家族的危害。

一、创伤中心建设

（一）基本条件

1. 二级及以上综合医院。

2. 设置急诊医学科、骨科、神经外科、普外科、心胸外科、泌尿外科、五官科、介入科、麻醉科、医学影像科、输血科等与创伤救治相关的诊疗科目。

3. 有创伤综合救治团队，配备具有相关资质的专业技术人员。

4. 急诊抢救室具备一定数量、满足需求的抢救床位和复苏床位。

5. 设置创伤复苏单元，一定数量的创伤重症监护病房病床，以及创伤普通病床。

6. 具备创伤基本生命支持和高级生命支持设备、床旁检测和诊断设备。

7. 能够快速完成创伤重点超声评估、胸部 X 线检查、骨盆 X 线检查、全身快速 CT 检查、血管造影检查、力争做到介入时间及手术时间提前，特殊患者能够在 1 h 内实施急诊手术。

8. 具备开展紧急气管插管、环甲膜切开、胸腔闭式引流、心包穿刺术、开腹探查、开胸探查、颅脑外伤急诊手术、肠切除术、胃肠道穿孔修补术、胃肠造口术、吻合术、胃部及十二指肠手术、胃肠吻合术、肝脾损伤的处理、直肠切除术、回盲部切除术、多发性肋骨骨折、连伽胸内固定、胸廓成形术、膈肌修补术、胸壁外伤扩创术、开胸探查术、心包开窗引流术、肺大疱切除修补术、肺楔形切除术、四肢及骨盆外架外固定术、四肢骨盆及脊柱脊髓损伤急诊手术、肢体残端修整术、大腿截肢术、小腿截肢术、足踝截肢术、截指术等相关能力和条件。

9. 建立院前登记系统与院内登记系统，建立统一的患者确认码，做到创伤患者的全病程追踪。

10. 具备严重创伤患者的综合抢救能力。

（二）组织管理

1. 成立由院长或分管医疗业务的副院长负责，相关科室和管理部门参与的创伤中心管理委员会，下设办公室，明确工作制度并负责创伤中心的日常管理。

2. 成立严重创伤和多发伤的综合救治团队，并按照创伤相关疾病诊疗指南、技术操作规范和临床路径，制定各类创伤相关救治预案和工作协调机制。

3. 与所在地医联体机构、院前急救中心（站）和基层医疗卫生机构签订创伤患者协同救治协议，建立分工协作机制。

4. 建立专人负责的创伤患者信息登记制度、诊疗数据记录、随访、健康宣教制度，并定期对创伤患者诊疗过程进行随访、统计、分析，总结提高医疗服务质量和加强患者安全的措施。

（三）建设要求

1. 建立以创伤救治为核心的多学科联合诊疗模式。

2. 建立创伤中心绿色通道，及时接诊创伤患者。对于需要紧急救治的创伤患者，实施"先救治，后付费"。

3. 按照创伤相关疾病诊疗指南、技术操作规范和临床路径，制定各类创伤相关疾病的救治和转诊标准流程。

4. 建立院前救治与院内救治之间的无缝衔接流程，经院前急救中心（站）救护车转运和基层转诊的严重创伤患者，到达医院后直接送达创伤复苏单元、重症监护室，必要时可直接送达手术室。

5. 建立针对医院、创伤救治点/中心、院前急救中心（站）、区域内相关医疗卫生机构的培训教育体系，提高相关创伤救治人员的协同救治能力。

（四）服务要求

1. 建立创伤患者的快速评估、检伤分类和分级诊疗机制，对创伤患者尤其是严重创伤患者进行"早识别、早诊断、早治疗"。

2. 不断改善医疗服务流程，提升创伤规范化诊治能力。建立多学科联合诊疗模式，重点提高严重创伤和多发伤的综合救治能力，提高群发伤和突发公共卫生事件的应对能力。

3. 创伤中心能够常规开展急诊创伤的生命支持（心肺复苏术，抗休克和紧急气道管理等），并能高效联动院前急救和院内创伤综合救治团队。

4. 能够对全部的创伤患者进行确定性治疗。

5. 向签订协同救治协议的医疗机构提供远程会诊和远程教育，建立患者信息共享平台。

6. 开展面向社会大众的急救和健康宣传教育，提高公众健康意识、自救和互救能力。

二、创伤患者院前急救流程

如图 10-7-2 所示。

（一）现场评估

1. 确定环境安全。急救人员必须确定现场安全后，方可开展工作。

2. 确定伤者人数和受伤方式。进入现场后，首先了解患者的人数、致伤原因，初步判断患者的伤情和部位，确定是否需要增派救护车和急救人员。

（二）快速分流伤员

若现场伤员人数较多，检伤分类后应当依据伤情对现场伤员进行分流：

1. 能行走伤员。请其去指定的安全地点集合。

2. 不能行走的伤员。判断呼吸，无自主呼吸、自主呼吸＞30 次/min 或者＜6 次/min 的患者，应

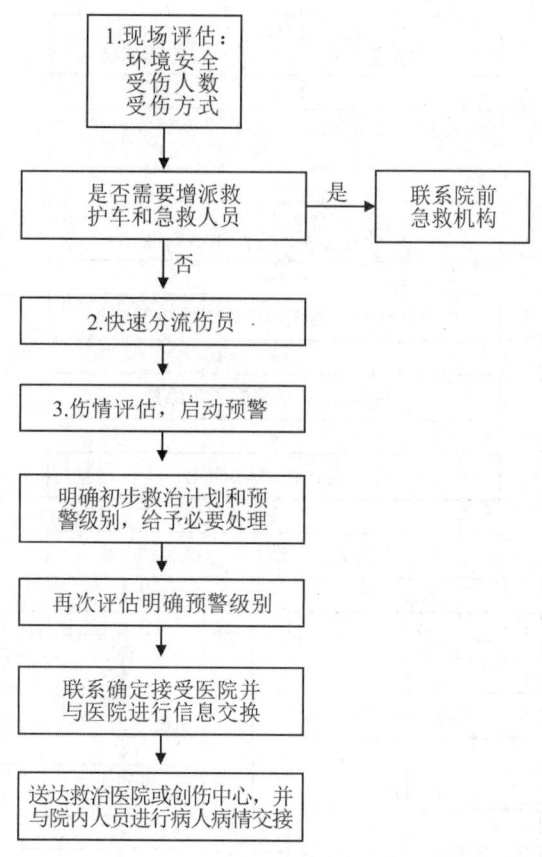

图 10-7-2　创伤患者院前急救流程图

立即处理。呼吸频率<30 次/min 或者>6 次/min 的患者，进一步检查颈动脉搏动，未触及搏动的应立即处理。可触及搏动的患者，进一步判断患者意识情况，意识异常者，应立即处理。

（三）伤情评估，启动预警

评估意识（格拉斯哥昏迷评分）、生命体征及损伤部位（创伤指数），评估应从伤情较重的患者开始，评估的优先次序：可能导致患者死亡的伤势，可能导致丧失肢体的伤势，其他非威胁生命或丧失肢体的伤势。

1. 根据伤情明确初步救治计划和预警级别，并立即给予必要的处理，特别是对红色和黄色预警的伤员给予辅助呼吸、电击除颤、胸外按压、止血、抗休克治疗等抢救措施。

2. 转运途中再次进行评估，明确预警级别。

3. 确定接收医院、创伤救治点/中心，在患者未到创伤救治点/中心之前，启动相应级别的预警。告知拟送达的创伤救治点/中心预警级别、评分评估、预计到达时间、主要的伤情、必要的急救措施及其他特殊情况。根据不同的预警级别组织院内创伤综合救治团队提前到达急诊室，做好抢救前的准备工作，以提高抢救效率。

4. 与院内创伤急救医师进行交接，明确患者的预警级别、格拉斯哥昏迷评分、创伤指数、主要的伤情、已经采取的急救措施、下一步可能需要的措施及其他特殊情况。

三、创伤患者院内急救流程

如图 10-7-3 所示。

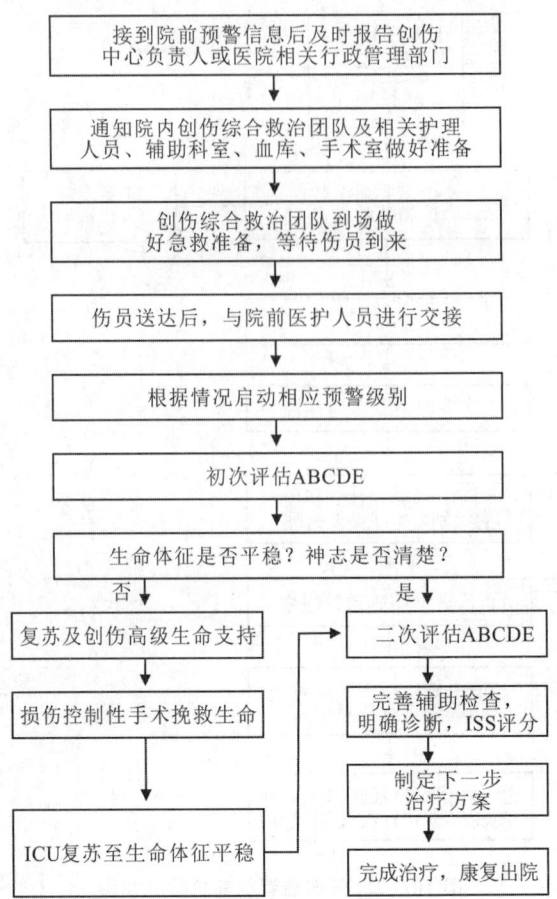

图 10-7-3　创伤患者院内急救流程图

注：A. 气道及颈椎保护；B. 呼吸及保持通气；C. 循环及控制出血；D. 神经系统检查；E. 暴露及环境控制；ISS：创伤严重程度评分；ICU：重症监护病房。

（一）创伤中心/救治点接到院前预警信息

预计到诊人数、伤情、到达时间、急救措施及其他特殊情况。向院前急救人员告知本机构能够容纳的不同预警级别的患者数量。超出容纳能力时须及时告知院前急救人员，及早分流至其他创伤中心/救治点。接收信息者须通知创伤中心负责人，启动相应预案，并根据情况决定是否报告医院相关行政管理人员。

（二）接诊严重创伤患者

通知本医疗机构创伤综合救治团队尽快到达急诊室，并请相关辅助科室做好准备，检查并确认监护设备、呼吸机、除颤仪、气管插管等抢救设备正常，抢救药品完备；确认各辅助检查设施（检验、放射、B超等）正常；确认手术室等相关部门处于备用工作状态，通知血库做好配血准备，通知有关行政部门负责人到现场，协调并支持抢救工作。

创伤综合救治团队成员包括：急诊科、骨科、普通外科、神经外科、泌尿外科、胸外科、颌面外科、烧伤科、整形外科、输血科、重症医学科、麻醉科、介入放射学专业等，具有中级及以上职称，熟悉专科急救处理，并接受过专业培训。

（三）伤员伤情交接

院内急救团队与院前急救人员交接，包括预警级别、评分评估、交接院前伤情评估表、主要的伤情、已经采取的急救措施、下一步需要采取的措施及其他特殊情况。

（四）启动相应级别的预警

1. 绿色预警。通知相关专科的医务人员在患者到达医院前到达急诊室，确保多种基本检查处于备用状态，准备急诊手术。

2. 黄色预警。通知创伤综合救治团队相关医师尽快到达急诊室，确保监护设备开启、血管活性药品、晶体液、胶体液、各辅助检查设施等处于备用状态，准备实施急诊手术。

3. 红色预警。通知创伤综合救治团队医师尽快赶到急诊室，确保监护设备开启、呼吸机开启及连接管路、插管设备到位、除颤仪、血管活性药品、晶体液、各辅助检查设施等处于备用状态，并通知血库做好配血准备，患者到达后可立即实施抢救和手术。

（五）初次评估

按照气道及颈椎保护（A）、呼吸及保持通气（B）、循环及控制出血（C）、神经系统检查（D）、暴露及环境控制（E）的步骤进行初次评估。

（六）复苏、损伤控制挽救生命

如发现患者生命体征不稳定，立即给予复苏、创伤高级生命支持，做损伤控制挽救生命，之后重症监护病房继续复苏直至生命体征稳定。

（七）二次评估

生命体征稳定后，按照 A、B、C、D、E 的顺序二次评估伤情，处理伤口，完善辅助检查，明确诊断，做创伤严重程度评分以确定伤情的严重程度。

（八）制订下一步治疗方案

完成所有治疗后康复出院。

宋凤卿　易高　张在其　黄子通

第四节　危重孕产妇救治中心建设

为加强危重孕产妇救治中心建设与管理，建立完善区域性危重孕产妇转会诊和救治网络，提高危重孕产妇救治能力和服务质量，保证救治服务的及时性和安全性，降低孕产妇死亡率，国家卫生健康委员会制定了危重孕产妇救治中心建设与管理指南。

危重孕产妇救治中心设置应当充分利用现有医疗资源，原则上依托综合救治能力较强的医疗机构，或产科实力突出且与其他医疗机构建立了多学科诊疗协作机制的妇幼保健院或专科医院。危重孕产妇救治中心承担辖区危重孕产妇的救治、会诊和转诊工作，并对下级救治中心开展技术指导和双向协作。

一、区域组织管理

危重孕产妇救治中心的设置应当遵循统筹规划、择优确定、科学布局的原则。地方各级卫生行政部门应当在符合区域医疗卫生服务体系规划的前提下，根据区域医疗资源情况和危重孕产妇救治需求对区域内危重孕产妇救治中心的数量和布局进行统筹规划，确定本级危重孕产妇救治中心。省级应当建立若干危重孕产妇救治中心，市、县两级均应当建立至少 1 个危重孕产妇救治中心。

地方各级卫生行政部门应当综合考虑各级各类医疗机构功能定位、服务能力及地方实际情况，建立危重孕产妇转会诊和救治网络。省级和市级危重孕产妇救治中心依托产科实力和综合救治能力较强的三级综合医院、三级妇幼保健院或三级妇产医院设立；县级救治中心原则上依托已建有 ICU 病区，且产科实力和综合救治能力较强的二级以上综合医院、妇幼保健院或妇产医院设立。各级各类医疗卫生机构应当根据卫生行政部门确定的功能定位和职责任务，配合危重孕产妇救治中心开展危重孕产妇救治、会诊和转诊工作。二级以上综合医院重症医学科要保障危重孕产妇救治床位，二级以上妇幼保健院原则上要设立重症监护室。

承担危重孕产妇救治任务的医疗机构，应当具备较强的危重孕产妇临床救治能力。各级危重孕产妇救治中心应当具备开展危重孕产妇救治工作所需的设施（表10-7-1）、设备、人员、服务能力等基本条件。产科床位调整应当符合区域医疗卫生服务体系规划，优先在医疗机构内部调剂。

（一）机构基本能力

表10-7-1　机构基本能力

序号	项目	危重孕产妇救治中心		
		县级	市级	省级
1	产科床位数（张）	原则上≥30	原则上≥40	≥40
2	年分娩量（人次）	≥2 000	≥4 000	≥4 000
3	高危孕产妇比例	≥40%	≥70%	≥70%
4	ICU 支持	原则上应当有独立 ICU，并保障危重孕产妇救治床位	应当设置 ICU，并保障孕产妇救治床位	设立独立的产科 ICU 或医院 ICU 保障孕产妇救治床位

注：ICU：重症监护病房；地方各级卫生行政部门可根据本地实际酌情调整

（二）人员基本技能

1. 救治中心相关医护人员应当接受过严格的专业理论和技术培训，须掌握相关法律法规，具有相应资质，能够胜任对危重孕产妇进行各项监测与治疗的要求。

2. 救治中心相关医师应当经过相关学科轮转培训，完成专科业务培训并考核合格。

3. 救治中心相关医师应当具备高危妊娠和重症医学相关理论知识，掌握重要脏器和系统的相关生理、病理及病理生理学知识、救治中心相关的临床药理学知识和伦理学概念。

4. 救治中心妇产科医师应当掌握高危妊娠的基本理论知识。①妊娠及分娩并发症（妊娠高血压疾病、胎儿窘迫、产科出血、休克、DIC、羊水栓塞、严重感染、静脉血栓形成及肺栓塞症等）；②妊娠合并症（心脏病、肝脏病、肾脏病、血液系统疾病、内分泌系统疾病、多脏器功能衰竭、外科合并症等）；③妊娠合并性传播疾病/艾滋病；④阴道助产技术；⑤新生儿急救的基础理论；⑥危重孕产妇救治需要的其他知识。

5. 救治中心重症医学医师应当掌握重症患者重要器官、系统功能监测和支持的基本理论知识。①复苏；②休克；③呼吸功能衰竭；④心功能不全、严重心律失常；⑤急性肾功能不全；⑥中枢神经系统功能障碍；⑦严重肝功能障碍；⑧胃肠功能障碍与消化道大出血；⑨急性凝血功能障碍；⑩严重内分泌与代谢紊乱；⑪水电解质与酸碱平衡紊乱；⑫肠内与肠外营养支持；⑬镇静与镇痛；⑭严重感染；⑮多器官功能障碍综合征；⑯免疫功能紊乱。

6. 救治中心相关医师应当掌握孕产妇危重症诊疗和救治的基本技能：①分娩期并发症包括子宫破裂、羊水栓塞、重度子痫前期、子痫及其并发症、胎盘早剥、前置胎盘及其并发症等处理措施；②产后出血及失血性休克防治措施；③静脉血栓及肺栓塞等各种救治技能；④新生儿窒息复苏技术及早产儿处理；⑤危重孕产妇救治需要的其他技能。

7. 救治中心相关医师除一般临床监护和治疗技术外，应当具备独立完成以下监测与支持技术的能力：①心肺复苏术；②人工气道建立与管理；③机械通气技术；④纤维支气管镜技术；⑤深静脉及动脉置管技术；⑥血流动力学监测技术；⑦胸穿、心包穿刺术及胸腔闭式引流术；⑧电复律与心脏除颤术；⑨床旁临时心脏起搏技术；⑩持续血液净化技术；⑪疾病危重程度评估方法。

8. 救治中心相关医师每年至少参加1次省级或省级以上重症医学相关继续医学教育培训项目的学习，不断加强知识更新。

9. 救治中心相关护士应当经过严格的专业培训，熟练掌握重症护理基本理论和技能。

地方各级卫生行政部门应当建立由卫生行政部门分管领导牵头负责的保障母婴安全协调工作机制，明确职责任务，建立助产机构、急救中心和血站联动机制，强化救治、用血、转运等重点环节保障，定期召开会议研究解决工作中的突出问题。组建由妇产科、儿科、内科、外科、急诊科、麻醉科、重症医学科、输血科等相关学科专家组成的区域危重孕产妇急救专家组，明确职责和任务分工，指导参与辖区危重孕产妇抢救工作。

地方各级卫生行政部门应当强化危重孕产妇救治分片责任落实。要结合医联体建设划定危重孕产妇救治责任片区，指定各级危重孕产妇救治中心对口负责若干市（地、州）、县（市、区）的危重救治工作。省级、地市级危重救治中心应当与对口市（地、州）、县（市、区）建立危重孕产妇会诊、转诊、技术指导等双向协作关系，确保转诊救治网络覆盖全部助产机构。

各级危重孕产妇救治中心尤其是三级医疗机构应当按照职责，切实承担起危重孕产妇的救治、会诊和接诊任务，定期派员下沉到辖区助产机构指导，提升基层高危孕产妇管理水平和危急重症救治能力，促进优质医疗资源动态配置。鼓励三级医疗机构牵头组建产儿科专科联盟，以专科协作为纽带，重点提升危重孕产妇和新生儿救治能力。大力发展面向基层、边远和欠发达地区的产儿科远程医疗协作网，鼓励三级医疗机构向基层医疗卫生机构提供远程医疗、远程教学、远程培训等服务，利用信息化手段促进资源纵向流动，提高优质医疗资源可及性。

地方各级卫生行政部门应当督促医疗机构畅通危重孕产妇转诊救治绿色通道，加快建成分级负责、上下联动、应对有序、运转高效的危重孕产妇急救、会诊、转诊网络。医疗机构对于病情需要转运且具备转运条件的孕产妇，应当及时安排医务人员携带急救用品、相关病历资料随车护送至上级危重孕产妇救治中心。对于不具备转诊条件的，上级危重孕产妇救治中心应当通过电话、视频等远程指导或派员赴现场会诊、指导。各级危重孕产妇救治中心要建立急救绿色通道，有专人负责接诊工作，并向护送的医护人员询问病情和前期抢救情况，查看病历和抢救记录，确保有效衔接和绿色通道畅通。

各地要发挥信息化支撑作用，依托区域全民健康信息平台，加快危重孕产妇转会诊和救治管理信息系统建设，覆盖辖区内所有危重孕产妇救治中心、助产机构和院前急救机构，逐步完善省、市两级救治中心对下级救治中心的远程会诊和患者转运过程中的 GPS 定位功能，实现危重孕产妇系统管理、转运定位、院前急救处理及救治中心床位使用、救治处理情况和随访管理等信息的互联互通，提升转运效率和救治成功率。

二、机构管理

危重孕产妇救治中心要设立产科安全管理办公室，由分管院长具体负责，加强质量安全管理，协调建立高危孕产妇救治、转诊等机制，建立院内多学科分工协作机制，统筹协调相关业务科室的沟通合作，实现高危孕产妇全程管理及危重孕产妇的有效救治、快速会诊和迅速转运。完善产科、儿科协作机制，鼓励产科与儿科共同确定分娩时机，儿科医师按照院内会诊时限要求准时到达，确保每个分娩现场有 1 名经过新生儿复苏培训的专业人员在场。

危重孕产妇救治中心应当成立由分管院长任组长，产科、儿科、重症医学科及内科、外科、妇科、急诊科、麻醉科、放射科、输血科、检验科、药剂科、介入血管科等相关业务科室专家为成员的院内危重孕产妇急救小组（传染病专科医院需增加相关传染病科专家），救治中心其他成员由以上相关科室医护人员组成。未设立内科、外科的妇幼保健院和妇产医院应当与综合救治能力较强的综合医院建立转会诊协作机制。救治中心可以根据需要配备适当数量的医疗辅助人员，有条件的可配备相关技术人员（表 10-7-2）。

表 10-7-2　危重孕产妇救治中心抢救床位和人员配备要求

序号	项目	危重孕产妇救治中心		
		县级	市级	省级
1	抢救床位数	≥2	≥6	≥8
2	医师床位比	≥0.8	≥0.8	≥0.8
3	护士床位比	≥2.5	≥2.5	≥2.5
4	医师高级职称构成比	≥30%	≥40%	≥40%
5	业务负责人技术职称	副高级以上≥1 人，从事相关专业 10 年以上	副高级以上≥2 人，从事相关专业 10 年以上	副高级以上≥4 人，从事相关专业 10 年以上

危重孕产妇救治中心的建筑布局应当符合环境卫生学和医院感染预防与控制的原则，做到布局流程合理、洁污分区明确、标识正确清晰。

危重孕产妇救治中心应当设有危重抢救设备设施齐全的抢救病房或病区。抢救病房或病区应当设置于方便危重孕产妇转运、检查和治疗的区域，以邻近产房、手术室、急诊室为宜。救治中心抢救病房具体建设标准参照综合医院 ICU 建设标准，并满足危重孕产妇救治需求和突出产科特色。救治中心工作用房应当明确划分病房区、医疗护理辅助区、工作人员生活区和污物处理区。

危重孕产妇救治中心的抢救床位数量根据服务区域层级、服务范围大小、辖区人口数量和实际收治患者的需要设定。救治中心抢救床位使用率以 65%～75% 为宜，超过 80% 则应当适当扩大规模。救治中心抢救床位根据医院实际情况配置在产科或 ICU。

危重孕产妇救治中心应当按照功能任务要求系统化配置相关设施条件及必要的监护和治疗设备，并保证开展危重孕产妇抢救应有的监护和诊疗技术项目。病区内应当配备中心监护系统，每床除配备完善的功能设备带或功能架，提供电、氧气、压缩空气和负压吸引等功能支持外，还应当配备床旁监护，进行心电、血压、脉搏、血氧饱和度、有创压力监测等基本生命体征监护。为便于安全转运患者，每个单元应当配备便携式监护仪、便携式呼吸机等设备（表 10-7-3）。

表 10-7-3　危重孕产妇救治中心抢救设备配置要求

序号	设备	县级	市级	省级
一	专业抢救设备及器械			
1	胎心监护仪	若干	若干	若干
2	多普勒胎心监护仪	若干	若干	若干
3	产包	若干	若干	若干
4	清宫包	若干	若干	若干
5	缝合包	若干	若干	若干
6	宫纱（或水囊）	若干	若干	若干
7	产钳	若干	若干	若干
8	胎头吸引器	若干	若干	若干
9	阴道拉钩	若干	若干	若干
10	宫颈钳	若干	若干	若干
11	新生儿抢救台	≥1台	≥1台	≥2台
12	新生儿监护仪	≥1台	≥1台	≥2台
13	新生儿转运暖箱	≥1台	≥1台	≥2台
14	新生儿喉镜（气管插管）	≥1台	≥1台	≥1台
15	新生儿呼吸机	≥1台	≥1台	≥2台
16	T组合复苏器（新生儿复苏囊）	≥1台	≥1台	≥2台
17	新生儿低压吸引器	≥1台	≥2台	≥2台
18	胎粪吸引管	若干	若干	若干
二	ICU 基本设备			
1	床头设备带或吊塔 （含吸氧、负压吸引、压缩空气， UPS、漏电保护装置等）	≥床位数 100%	≥床位数 100%	≥床位数 100%
2	ICU 专用病床 （含床头桌、防压疮床垫）	≥床位数 100%	≥床位数 100%	≥床位数 100%
3	中心监护系统	≥1套	≥1套	≥1套
4	床旁监护系统（心电、 血压、脉搏、血氧饱和度、 有创压力监测模块）	≥床位数 100%	≥床位数 100%	≥床位数 120%
5	呼气末二氧化碳检测仪	不要求	≥1台	≥1台
6	连续性血流动力学与氧代 谢监测设备（心排量测定仪）	不要求	≥1台	≥1台
7	呼吸机	≥床位数 80%	≥床位数 80%	≥床位数 80%

序号	设备	县级	市级	省级
8	便携式呼吸机	≥1台	≥1台	≥1台
9	便携式监护仪	≥1台	≥1台	≥1台
10	除颤仪	≥1台	≥1台	≥1台
11	体外起搏器	≥1台	≥1台	≥1台
12	纤维支气管镜	≥1台	≥1台	≥1台
13	心电图机	≥1台	≥1台	≥1台
14	血气分析仪（床旁）	≥1台	≥1台	≥1台
15	输液泵	≥床位数100%	≥床位数200%	≥床位数200%
16	注射泵	≥床位数200%	≥床位数300%	≥床位数300%
17	输血泵	≥1台	≥2台	≥2台
18	肠内营养输注泵	≥床位数50%	≥床位数50%	≥床位数50%
19	防下肢静脉血栓发生的器械	若干	若干	若干
20	心肺复苏抢救装备车（含急救器械）	≥1台	≥2台	≥2台
21	电子升降温设备	≥1台	≥1台	≥2台
22	输液加温设备	≥1台	≥1台	≥2台
23	空气消毒净化设备	根据具体房屋面积确定	根据具体房屋面积确定	根据具体房屋面积确定
24	血糖仪	≥1台	≥1台	≥1台
25	床旁彩超	≥1台	≥1台	≥1台
26	血液净化仪	不要求	≥1台	≥2台
27	床旁X光机	≥1台	≥1台	≥1台

注：ICU：重症监护病房；UPS：不间断电源

　　危重孕产妇救治中心家属接待区应当有清楚的识别标志，便于家属到达时能够快捷地与医务人员取得联系。

　　危重孕产妇救治中心应当建立完善的通讯、监控、网络与临床信息管理系统。建立健全相关数据库，收集危重孕产妇救治信息，并按要求及时向各级卫生行政部门报送相关信息资料。落实孕产妇死亡个案月报制度，发生孕产妇死亡应当第一时间通报辖区、县级妇幼保健机构。

三、业务管理

　　危重孕产妇救治中心要针对产后出血、新生儿窒息等孕产妇和新生儿主要死因，制定应急预案，逐一建立完善的抢救程序与规范。

　　各级危重孕产妇救治中心应当建立业务能力持续提升机制。危重孕产妇救治中心医师和护士应当具备相应的知识和技能，不断加强知识更新。上级危重孕产妇救治中心要强化对基层业务指导，结合收治的上转危重孕产妇情况对基层进行培训。基层救治中心对上转的危重孕产妇要进行追踪，及时了解和学习上级中心的救治方案，有条件的应当参与上转孕产妇的救治工作，不断提高基层救治中心人员的救治能力。

危重孕产妇救治中心应当建立快速反应团队，每季度开展至少1次专项技能培训和快速反应团队急救演练，提高快速反应和处置能力，紧急剖宫产自决定手术至胎儿娩出时间应当努力控制在30 min以内并逐步缩短。保障产科医师、助产士、新生儿科医师每年至少参加1次针对性继续医学教育。

危重孕产妇救治中心应当确保贯彻落实医疗质量安全核心制度，并结合实际情况建立健全与危重孕产妇监护诊疗工作特征相符合的基本工作制度和医疗护理常规。

危重孕产妇救治中心应当建立健全各项危重孕产妇救治相关规章制度，制定各类人员的工作职责，规范诊疗常规。建立完善危重孕产妇救治中心基本工作制度。包括以下：①高危妊娠管理制度；②危重孕产妇管理细则；③危重孕产妇转运急救流程；④接受转诊和信息反馈制度；⑤疑难危急重症病例讨论制度；⑥危重孕产妇抢救报告制度；⑦孕产妇危重症评审制度；⑧孕产妇死亡评审制度；⑨培训和急救演练制度；⑩突发事件应急处理管理制度；⑪抢救用血制度；⑫各级医师负责制度；⑬急救药品管理制度；⑭信息登记制度；⑮医院感染管理制度；⑯医疗质量管理评估制度；⑰医院安全管理制度；⑱伦理学评估和审核制度；⑲不良事件防范与报告制度；⑳危重孕产妇医患沟通与媒体沟通制度。

危重孕产妇救治中心应当建立健全人员、设施、设备、药品、耗材等各种管理制度，及时保障危重孕产妇救治所需的药品、耗材，并保持救治所需设备功能均处于正常状态，确保各项工作安全、有序运行。

危重孕产妇救治中心应当成立质量控制小组，制定完善全过程质量控制相关制度和规范，定期分析医疗与护理质量，提出改进意见并落实，常规开展孕产妇病情、诊疗效果评估工作，保证本中心医疗与护理技术质量和服务质量的持续改进。

危重孕产妇救治中心应当加强医院感染管理，制定符合孕产妇特点的医院感染管理规章制度和工作流程，有效落实各项医院感染预防与控制措施，降低医院感染发生风险。

四、监督管理

各级危重孕产妇救治中心基本设施建设、设备配置、人员配备、服务能力、技术项目、工作制度等要求应当对照本指南加强建设与管理。其他医疗机构可参照本指南加强危重孕产妇救治能力建设和规范化管理。

省级卫生行政部门可以设立省级危重孕产妇救治质量控制中心，定期开展逐级督导和质控，对辖区内的危重孕产妇救治中心进行质量评估、检查指导和动态管理。对连续发生孕产妇死亡，发生产科重大医疗质量安全事件或存在严重医疗质量安全隐患的危重孕产妇救治中心负责人应当及时进行约谈，对造成严重后果的予以通报并严肃处理。

建立完善危重孕产妇救治中心考评制度和退出机制。省级卫生行政部门定期组织对现有的救治中心进行考核评估，对考核评估优秀的机构应当予以鼓励，对考核评估不合格的机构应当进行整改，整改仍不合格的予以摘牌。

(宋凤卿　张在其　黄子通)

第五节　危重新生儿救治中心建设

为指导和加强危重新生儿救治中心建设与管理，构建区域性危重新生儿救治体系，提高新生儿疾病救治能力和水平，保证医疗质量和安全，根据《中华人民共和国母婴保健法》《中国儿童发展纲要

（2011－2020 年）》《中华人民共和国执业医师法》《医疗机构管理条例》和《护士条例》等有关法律、法规，国家卫生健康委员会制定危重新生儿救治中心建设与管理指南。

危重新生儿救治中心是医疗机构内独立设置的，以新生儿病房和新生儿重症监护病房为依托实体，具有危重新生儿监护诊疗能力，承担区域内危重新生儿救治、转运、会诊和新生儿专科技术培训、指导任务的临床单位。

各级卫生行政部门应当加强对医疗机构危重新生儿救治中心建设、管理的指导和检查，促进危重新生儿救治中心工作标准化、规范化和科学化。

一、区域组织管理

危重新生儿救治中心按照服务能力基本要求分为省（区、市）、市（地、州）、县（市、区）三级。各级危重新生儿救治中心的认定由本级卫生行政部门组织，建立由上级专家参加的评审委员会，采用材料审核和现场评估的方式确认。

危重新生儿救治中心的设置应当符合区域医疗卫生服务体系规划，遵循择优确定、科学布局、分级诊疗的原则。

1. 地方各级卫生行政部门应当根据医疗机构设置规划和新生儿诊疗需求，对区域内危重新生儿救治中心的数量和布局进行统筹规划。

2. 医疗机构可以根据区域医疗服务需求、区域卫生规划和医疗机构设置规划，结合自身功能定位确定危重新生儿救治中心服务能力的层级目标。

3. 原则上所有的省（区、市）、市（地、州）、县（市、区）行政区域应当至少设立 1 个服务能力不低于相应层级的危重新生儿救治中心。

各级行政区域应依托危重新生儿救治中心建立健全危重新生儿救治协作网，参照新生儿转运工作指南开展转运工作。所有开展危重新生儿医疗服务的机构，超出技术能力范围或床位满员时，应当及时将患儿转运至适宜的危重新生儿救治中心，以保证区域内每个新生儿均能及时获得适当的医疗与护理服务。

危重新生儿救治中心应当系统开展区域内相关专业人员的技术培训和继续教育，积极开展科研工作，组织或参与多中心协作项目，促进本区域及本中心新生儿医学水平不断提升。

4. 基本要求。危重新生儿救治中心应当具备下列能力：呼吸、心率、血压、凝血、生化、血气、胆红素等重要指标监测，X 光和 B 超床边检查，常频机械通气治疗。

（1）县（市、区）级危重新生儿救治中心。符合危重新生儿救治中心基本要求，并具备下列服务能力：①新生儿复苏；②健康新生儿评估及出生后护理；③生命体征平稳的轻度外观畸形或有高危因素的足月新生儿的护理和医学观察；④生命体征稳定的出生体重≥1500g 的低出生体重儿或胎龄≥32 周的早产儿的医疗和护理；⑤生命体征异常但预计不会发展到脏器功能衰竭的病理新生儿的医疗和护理；⑥不短于 72h 的持续呼吸道正压给氧或不短于 24h 的常频机械通气；⑦需要转运的病理新生儿离院前稳定病情。

（2）市（地、州）级危重新生儿救治中心。除有县（市、区）级危重新生儿救治中心的服务能力以外，还应具备下列服务能力：①出生体重≥1 000g 的低出生体重新生儿或胎龄≥28 周的早产儿的医疗护理；②严重脓毒症和各种脏器功能衰竭内科医疗护理；③细菌、真菌、TORCH 等病原学诊断；④持续提供常频机械通气；⑤早产儿视网膜病变筛查；⑥实施脐动、静脉置管及外周静脉置管和换血治疗等诊疗护理技术。

（3）省（区、市）级危重新生儿救治中心。除有市（地、州）级危重新生儿救治中心的服务能力之外，还应当具备下列服务能力：①出生体重＜1 000 g 的低出生体重新生儿或胎龄＜28 周的早产儿的全面医疗护理；②磁共振成像检查和新生儿遗传代谢病质谱学筛查；③儿科各亚专业的诊断治疗，包括：脑功能监护、支气管镜、胃镜、有创循环监测、连续血液净化、早产儿视网膜病变治疗、高频通气、一氧化氮吸入治疗、亚低温治疗等；④实施中、大型外科手术；⑤鼓励具备实施体外循环支持的严重先天性心脏病矫治术、体外膜肺氧合治疗和遗传代谢病诊断和处置的能力。

二、机构管理

设置危重新生儿救治中心的医疗机构应当参照本指南进行建设和管理，安全、优质地开展相应服务能力层级所有的基本技术项目（表 10-7-4）。

表 10-7-4　危重新生儿救治中心技术项目要求

序号	需求	危重新生儿救治中心服务能力层级		
		县（市、区）级	市（地、州）级	省（区、市）级
1	新生儿复苏	必须	必须	必须
2	普通氧疗	必须	必须	必须
3	气管插管	必须	必须	必须
4	蓝光治疗	必须	必须	必须
5	静脉留置针	必须	必须	必须
6	出院后管理	必须	必须	必须
7	听力筛查	必须	必须	必须
8	无创生理功能监护	必须	必须	必须
9	全天候新生儿转运	必须	必须	必须
10	患儿危重程度评分	必须	必须	必须
11	床边超声诊断	必须	必须	必须
12	床边 X 光摄影	必须	必须	必须
13	全胃肠道外营养	必须	必须	必须
14	持续呼吸道正压给氧	≥72h	必须	必须
15	肺表面活性物质应用	必须	必须	必须
16	胸腔闭式引流	必须	必须	必须
17	机械通气	≥24h	必须	必须
18	溶血病检测	院内必须	院内必须	院内必须
19	生化检验	院内必须	院内必须	院内必须
20	输血科	院内必须	院内必须	院内必须
21	早产儿视网膜病变筛查	期望	必须	必须
22	换血治疗	期望	必须	必须
23	脐动、静脉置管	期望	必须	必须
24	外周静脉置管	期望	必须	必须

续表

序号	需求	危重新生儿救治中心服务能力层级		
		县（市、区）级	市（地、州）级	省（区、市）级
25	主要病原学诊断	期望	必须	必须
26	免疫学检验	期望	院内必须	院内必须
27	细胞学检验	期望	院内必须	院内必须
28	病理科	期望	院内必须	院内必须
29	康复诊疗	期望	床边	床边
30	染色体检验	期望	院内必须	院内必须
31	CT	期望	院内必须	院内必须
32	一氧化氮吸入治疗	期望	期望	必须
33	高频通气	期望	期望	必须
34	遗传代谢病质谱方法筛查	期望	期望	必须
35	脑功能监护	期望	期望	必须
36	亚低温治疗	期望	期望	必须
37	腹膜透析	期望	期望	必须
38	早产儿视网膜病变治疗	期望	期望	必须
39	支气管镜	期望	期望	必须
40	胃镜诊疗	期望	期望	必须
41	连续血液净化	期望	期望	必须
42	有创循环监测	期望	期望	必须
43	MRI	期望	期望	院内必须
44	分子检验	期望	期望	院内必须
45	幽门肥厚矫治手术	期望	期望	院内必须
46	动脉导管未闭结扎术	期望	期望	院内必须
47	消化道闭锁矫治手术	期望	期望	院内必须
48	胃肠道穿孔矫治手术	期望	期望	院内必须
49	先天性膈疝矫治手术	期望	期望	院内必须
50	食道气管瘘矫治手术	期望	期望	院内必须
51	脊膜膨出矫治手术	期望	期望	院内必须
52	颅内血肿清除术	期望	期望	院内必须
53	泌尿道畸形矫治手术	期望	期望	院内必须
54	需要体外循环的手术	期望	期望	期望
55	体外膜肺氧合技术	期望	期望	期望
56	遗传代谢病诊断和处置	期望	期望	期望

注：CT：计算机断层扫描；MRI：磁共振成像

危重新生儿救治中心按照服务区域的层级、服务对象的多少、服务范围的大小设置适宜的病房床位规模（表10-7-5），新生儿病房每个护理单元以不超过60张床位为宜，如床位使用率长期持续超过100%，应当扩大病房规模。调增床位，要符合区域卫生规划，优先内部调剂。

危重新生儿救治中心应当设置在方便患儿检查、治疗和转运的区域，工作用房应当明确划分病房区、医疗护理辅助区、工作人员生活区和污物处理区，根据新生儿医疗护理特点设置各种功能间（见表10-7-5）。

危重新生儿救治中心医疗用电和生活照明用电线路分开。应当采用双路供电或备用的不间断电力系统，保证应急情况下供电。有条件的可以配备功能设备吊塔。

危重新生儿救治中心病房地面覆盖物、墙壁和天花板应当符合环保要求，有条件的可以采用高吸音的建筑材料。

危重新生儿救治中心病房家属接待室应当有识别标志，家属到达接待室或探视入口时能够快捷地与医务人员取得联系。探视通道不能直视到的区域应当设置视频系统，保证家长在探视间可观察到患儿。有条件的可安排家长床旁探视。

危重新生儿救治中心应当按照功能任务要求系统化配置设备（表10-7-5），新生儿内科以外的技术项目如专科诊疗、辅助诊断、辅助治疗等所需的设备，如果院内相关专科不能提供保障，应当在危重新生儿救治中心配置，保证开展相应层级危重新生儿救治中心应有的监护和诊疗技术项目。

危重新生儿救治中心应建立完善的通讯、监控、网络基础硬件系统，建立符合国家相关功能指引要求的临床信息管理系统。

各级危重新生儿救治中心应当按照其功能任务，配备资历、能力和数量适宜的医护人员和负责人（表10-7-5）。每人每两年至少参加1次省级及以上专科范畴继续医学教育项目学习。进修生等非固定人员不得超过同类人员总数的40%。

表10-7-5　危重新生儿救治中心设施、设备、人员配置要求

序号	项目	危重新生儿救治中心服务能力层级		
		县（市、区）级	市（地、州）级	省（区、市）级
一		设施		
1	病房形式	新生儿病区	新生儿病区或科	新生儿科
2	床位数	抢救床≥2张，总床位≥10张	抢救床≥6张，总床位≥30张	抢救床≥20张，总床位≥50张
3	空调设施	恒温26±2℃	恒温26±2℃	恒温26±2℃
4	万用电源插座	每床≥6组	每抢救床≥10组，其他每床≥3组	每抢救床≥10组，其他每床≥3组
5	非接触式洗手池	每病室≥1个	每病室≥1个	每病室≥1个
6	中心供氧终端数	每抢救床≥2，其他每床≥1	每抢救床≥2，其他每床≥1	每抢救床≥2，其他每床≥1
7	中心空气终端数	≥床位数	≥床位数	≥床位数
8	中心吸引终端数	≥床位数	≥床位数	≥床位数
9	X线屏蔽设施	每病区≥1组	每病区≥1组	每病区≥1组

续表

序号	项目	危重新生儿救治中心服务能力层级		
		县（市、区）级	市（地、州）级	省（区、市）级
10	静脉营养配制超净台	每病区≥1台/院内配置	每病区≥1台/院内配置	每病区≥1台/院内配置
11	独立设置器械处置室	必须	≥10m²	≥10m²
12	独立设置设备存储室	≥6 m²	≥6 m²	≥10m²
13	独立设置洗婴室	必须	必须	必须
14	独立设置配奶室	必须	必须	必须
15	独立设置恢复期病室	必须	必须	必须
16	独立设置护理站	必须	必须	必须
17	独立设置治疗室	必须	必须	必须
18	独立设置医生办公室	必须	必须	必须
19	独立设置家长接待室	必须	必须	必须
20	探视通道/设施	必须	必须	必须
21	监控设施病区全覆盖	必须	必须	必须
22	男女独立设置更衣室	必须	必须	必须
23	物、人、污通道分设	必须	必须	必须
24	独立设置隔离室	期望	必须	必须
25	独立设置药品库房	期望	≥10m²	≥10m²
26	独立设置总务库房	期望	≥10m²	≥10m²
27	独立设置主任办公室	期望	必须	必须
28	独立设置医生值班室	期望	必须	必须
29	独立设置护士值班室	期望	必须	必须
30	独立设置医护盥洗室	期望	必须	必须
31	独立设置卫生工作间	期望	必须	必须
32	独立设置弃物处置室	期望	必须	必须
二	设备			
1	婴儿保暖箱	≥床位数60%	≥床位数60%	≥床位数60%，其中双层壁暖箱数≥总暖箱数的20%
2	电子秤、身长测量仪	≥1套	每病区≥1套	每病区≥1套
3	新生儿辐射抢救台	每病室≥2台，洗婴室≥1台	每病室≥2台，洗婴室≥1台	每病室≥2台，洗婴室≥1台
4	负压吸引器	每抢救床≥1	每抢救床≥1	每抢救床≥1
5	喉镜（舌片齐）	≥2套	每抢救台≥1套	每抢救台≥1套
6	复苏气囊	≥2只	每抢救床≥1只	每抢救床≥1只

序号	项目	危重新生儿救治中心服务能力层级		
		县（市、区）级	市（地、州）级	省（区、市）级
7	蓝光治疗仪	≥床位数1/4	≥床位数1/4	≥床位数1/4
8	微量血糖仪	每病室≥1台	每病室≥1台	每病室≥1台
9	经皮黄疸测定仪	≥1台	每病室≥1台	每病室≥1台
10	氧浓度检测仪	≥1台	每病区≥1台	每病区≥1台
11	微量输液泵和注射泵	≥床位数	每抢救床≥4台，其他每床≥1台	每抢救床≥4台，其他每床≥1台
12	多功能监护仪	≥床位数2/3	≥床位数2/3	≥床位数2/3
13	血气分析仪	≥1台	每病区≥1台	每病区≥1台
14	空氧混合器	≥床位数1/5	≥床位数1/4	≥床位数1/2
15	T－组合复苏器	每病室≥1台	每病室≥1台	每病室≥1台
16	床边X线机	实现床边随时检测	实现床边随时检测	实现床边随时检测
17	耳声发射仪＋自动脑干诱发电位仪	实现床边日常检测	实现床边日常检测	实现床边日常检测
18	新生儿眼底照相仪	可用眼底镜替代	实现床边日常检测	实现床边日常检测
19	床旁心电图机	≥1台	≥1台	≥1台
20	超声诊断仪	实现床边随时检测	≥1台	≥1台
21	无创呼吸机	每抢救床≥1/2台	每抢救床≥1/2台	每抢救床≥1/2台
22	机械呼吸机	≥1台	每抢救床≥2/3台	每抢救床≥2/3台，其中高频震荡占≥30%
23	转运温箱	≥1台	≥1台	≥1台
24	转运车	≥1辆/急救站协定	≥1辆/急救站协定	≥1辆/急救站协定
25	除颤仪	不要求	≥1台	≥1台
26	一氧化氮吸入治疗仪	不要求	不要求	≥1台
27	脑功能监护仪	不要求	不要求	≥1台
28	亚低温治疗仪	不要求	不要求	≥1台
29	母乳收集和储存设备	≥1套	≥1套	≥1套
三		人员		
1	医生床位比	≥0.2	抢救床≥0.5，其他床位≥0.2	抢救床≥0.5，其他床位≥0.2
2	护士床位比	≥0.6	抢救床≥1.5，其他床位≥0.5	抢救床≥1.5，其他床位≥0.5

续表

序号	项目	危重新生儿救治中心服务能力层级		
		县（市、区）级	市（地、州）级	省（区、市）级
3	硕、博士医生构成比	不要求	≥10%	≥30%
4	科主任资历	中级以上	副高级及以上	正高级，硕士生导师
5	骨干技术职称	中级及以上≥1人	副高级及以上≥2人	副高级及以上≥4人
6	护士长技术职称	护师及以上	中级及以上	副高级及以上

危重新生儿救治中心医师、护士知识和技能要求如下。

（一）医师

1. 必须具备重症医学相关生理学、病理学、病理生理学、临床药理学、伦理学和器官功能支持的基础理论和知识。主要内容包括：①胎儿和新生儿整体及系统器官发育规律；②新生儿窒息复苏；③休克；④呼吸功能衰竭；⑤心功能不全；⑥肺动脉高压；⑦严重心律失常；⑧急性肾功能不全；⑨中枢神经系统功能障碍；⑩严重肝功能障碍；⑪胃肠功能障碍与消化道大出血；⑫急性凝血功能障碍；⑬严重内分泌与代谢紊乱；⑭水电解质与酸碱平衡紊乱；⑮肠内与肠外营养支持；⑯镇静与镇痛；⑰脓毒症和多器官功能障碍综合征；⑱免疫功能紊乱；⑲院内感染控制；⑳疾病危重程度评估。

2. 除一般临床诊疗操作技术外，危重新生儿救治中心医师应当具备以下重症监护和诊疗操作技术的基本知识：①心肺复苏术；②人工气道建立与管理；③机械通气和安全氧疗技术；④胸腔闭式引流术；⑤新生儿换血术；⑥电复律与心脏除颤术；⑦早产儿视网膜病变筛查技术；⑧脐静脉、动脉及经外周静脉中心导管置管术；⑨腹膜透析技术；⑩深静脉、动脉置管术；⑪血流动力学监测技术；⑫持续血液净化技术；⑬心包穿刺术；⑭床边颅脑B超检测技术；⑮侧脑室穿刺术及脑脊液引流术；⑯早产儿视网膜病变治疗技术；⑰支气管镜技术；⑱体外膜肺氧合技术。

县（市、区）级危重新生儿救治中心的医师应当具备独立完成第1~4项重症监测和诊疗技术的能力，市（地、州）级危重新生儿救治中心的医师应当具备独立完成上述第1~8项监测和诊疗技术的能力，省（区、市）级危重新生儿救治中心的医师应当具备独立完成上述第1~12项监测和诊疗技术的能力。

（二）护士

1. 掌握新生儿疾病重症监护和治疗技术的基本理论和知识：①新生儿温箱的保养与使用；②新生儿各系统疾病重症的观察和护理；③新生儿静脉穿刺和留置针；④输液泵的临床应用和护理；⑤新生儿疾病患儿抢救配合技术；⑥给氧治疗、气道管理和人工呼吸机监护技术；⑦新生儿疾病患儿营养支持技术；⑧心电监测及除颤技术；⑨水、电解质及酸碱平衡监测技术；⑩胸部物理治疗技术；⑪外科各类导管的护理；⑫脐静脉、动脉置管术；⑬经外周插管的中心静脉导管置管术；⑭深静脉、动脉置管术；⑮血流动力学监测技术；⑯血液净化技术等。

县（市、区）级危重新生儿救治中心的护士应当具备独立完成第1~10项监护和治疗技术的护理操作能力，市（地、州）级危重新生儿救治中心的护士应当具备独立完成上述第1~13项监护和治疗技术的护理操作能力，省（区、市）级危重新生儿救治中心的护士应当具备独立完成上述第1~16项监护和治疗技术的护理操作能力。

2. 除新生儿疾病监护和治疗的专业护理技术外，还应当具备以下能力。①新生儿疾病患儿出入院管理；②新生儿转运管理和护理；③危重新生儿救治中心的感染预防与控制；④新生儿疾病患儿的疼痛管理；⑤新生儿疾病的心理护理等。

三、业务管理

危重新生儿救治中心应当加强质量管理工作。

1. 成立中心管理委员会，组成人员 3～5 名，包括中心正主任、副主任、护士长和医疗护理骨干。负责本中心业务发展规划制定、人员配置、培养计划的审议和落实及各项制度落实情况的监督检查等事宜。

2. 成立质量控制小组，由中心负责新生儿医疗的副主任和中级以上专业技术职务任职资格的医疗与护理人员组成。负责全过程质量控制，定期分析医疗与护理质量，提出改进意见并落实，保证本中心医疗与护理技术质量和服务质量的持续改进。

3. 贯彻落实临床工作核心制度，建立健全与危重新生儿监护诊疗工作符合的医疗护理常规和基本工作制度。包括：①各级医师职责；②转运制度；③入院管理制度；④出院管理制度；⑤转科（转出、转入）制度；⑥母乳喂养保障制度；⑦产、儿科合作制度；⑧伦理学评估和审核制度；⑨医疗设备操作、管理制度；⑩特殊药品管理制度；⑪抗菌药物分级使用管理制度；⑫安全管理制度；⑬不良预后处置管理制度；⑭不良事件防范与报告制度；⑮突发事件应急处置预案；⑯定期随访制度；⑰探视制度；⑱出生缺陷报告制度；⑲死亡报告卡管理制度；⑳死亡新生儿遗体处理制度。各种行政、业务活动及药物、耗材、设备使用均应有完整记录，确保各项工作安全、有序运行。

4. 常规开展患儿病情、诊疗效果分析和死亡病例讨论，参与新生儿死亡评审，应当建立健全数据库，按要求及时向各级卫生行政部门报送信息。

危重新生儿救治中心应当依据《医疗机构新生儿安全管理制度（试行）》，制定工作细则，杜绝新生儿安全事故发生。

危重新生儿救治中心应当全面贯彻落实《促进母乳喂养成功十项措施》和《国际母乳代用品销售守则》，积极创建爱婴医院。

危重新生儿救治中心应当积极推行发育支持护理策略，实施环境保护、集束化操作、镇静镇痛、体位护理、床边抚触等措施，创造条件开展袋鼠式护理等亲子交流模式，营造最佳生长发育氛围。

危重新生儿救治中心应当加强医院感染管理，有效落实各项医院感染预防与控制措施，降低医院感染发生风险，及时妥善处置医院感染事件。

（1）应当加强医院感染管理，建立感染控制小组并定期召开例会；制定符合新生儿特点的医院感染管理规章制度和工作流程，包括感染控制及医院感染监测制度、消毒隔离制度、手卫生制度、配奶间与沐浴间管理制度等，降低发生医院感染风险。

（2）建筑布局应当符合环境卫生学和医院感染预防与控制的原则，做到布局流程合理、洁污分区明确，标识正确清晰。

（3）应当具备良好的通风、采光条件，遵循《医院空气净化管理规范》的要求，采用正确的空气净化方法，每季度进行空气净化与消毒效果监测。

（4）病房床位空间应当满足患儿医疗救治和医院感染控制的需要。每床净建筑面积为抢救单元≥6 m²，其他床位≥3 m²；床间距应≥0.9 m。

（5）应当配备必要的清洁和消毒设施；手卫生设施应当符合《医务人员手卫生规范》的要求，每个房间内至少设置 1 套洗手设施，包括洗手池、非手触式水龙头、清洁剂、干手设施和洗手流程图等，每床配备速干手消毒剂。

（6）工作人员进入工作区应当更换（室内）工作服、工作鞋。在诊疗过程中应当实施标准预防，并严格执行无菌操作技术和手卫生规范。

（7）应建立有效的医院感染监测与报告制度，严格按照《医院感染监测规范》的要求，开展呼吸机相关性肺炎、中心静脉导管相关血流感染等目标性监测，及时发现医院感染的危险因素，采取有效预防和控制措施。发现有医院感染聚集性趋势时，应当立即报告并开展调查，根据调查结果采取切实可行的控制措施。

（8）医务人员在诊疗与护理操作时应当按照"先早产儿后足月儿、先非感染性患儿后感染性患儿"的原则进行。每接触一次患儿后需洗手方可接触下一名患儿。发现特殊或不明原因感染患儿时，应当严格按照《医院隔离技术规范》等有关规定，实施隔离措施。

（9）新生儿使用的器械、器具及物品，应当遵循以下原则。①手术使用的医疗器械、器具及物品应当灭菌。②一次性使用的医疗器械、器具应当符合国家有关规定，不得重复使用。③氧气湿化瓶、吸痰瓶应当每日更换清洗消毒，呼吸机管路的清洗消毒按照有关规定执行。④蓝光箱和暖箱应当每日清洁并更换湿化液，一人一用，用后清洁消毒。同一患儿需要长期连续使用暖箱，应当每周更换。⑤接触患儿皮肤、黏膜的器械、器具及物品应当一人一用一消毒。如雾化吸入器、面罩、复苏囊、喉镜、氧气管、开睑器、体温表、吸痰管、浴巾、浴垫等。⑥患儿使用后的奶瓶、奶嘴一用一洗一消毒；盛放奶瓶、奶嘴的容器、保存奶制品的冰箱应当每日清洁与消毒。⑦新生儿使用的被服、衣物等应当保持清洁，潮湿、污染后应当及时更换。患儿出院后应当对床单位进行终末消毒。

（10）新生儿配奶间应当由专门人员管理，并保持清洁、干净，定期消毒。按无菌操作要求进行母乳收集和储存。配奶工作应当由经过培训的工作人员负责，并严格手卫生，认真执行配奶流程、奶瓶奶嘴清洗消毒流程等。配奶应当现配现用，剩余奶液不得再用。

（11）新生儿沐浴间应当保持清洁，定期消毒，适时开窗通风，保持空气清新。工作人员应当严格手卫生，并按照新生儿沐浴流程，采用淋浴方式对新生儿进行沐浴；沐浴物品专人专用；新生儿沐浴前后应当放置在不同的区域。

（12）医疗废物管理应当按照《医疗废物管理条例》《医疗卫生机构医疗废物管理办法》及有关规定进行处置。

四、监督管理

省级卫生行政部门可以设置省级危重新生儿救治质量控制中心或者其他相关组织，对辖区内危重新生儿救治中心进行质量评估、检查指导和动态管理。

医疗机构应当配合卫生行政部门及其委托的危重新生儿救治质量控制中心或者其他相关组织，开展对危重新生儿救治中心的检查和指导，不得拒绝和阻挠，不得提供虚假材料。

宋凤卿　张在其　黄子通

索　引

附录1　医学术语中英文及缩写对照

0 型糖原累积病(glycogen storage disease-0,GSD-0)

17-羟类固醇(17-hydroxysteroid,17-OHCS)

17-酮类固醇(17-ketosteroid,17-KS)

1 型糖尿病(diabetes mellitus-1,DM-1)

2,3-二磷酸甘油酸(2,3-diphosphoglycerate,2,3-DPG)

2 型糖尿病(diabetes mellitus-2,DM-2)

3-硝基丙酸(3-nitropropionic acid,3-NPA)

5-羟色胺(5-hydroxytryptamine,5-HT)

5-羟色胺受体(5-hydroxytryptamine receptors,5-HTR)

5-羟色胺综合征(5-hydroxytryptamine syndrome,5-HTS)

Ⅰ度房室传导阻滞(Ⅰ-atrioventricular block,AVB-Ⅰ)

Ⅰ度喉水肿(Ⅰ-laryngeal edema,LE-Ⅰ)

Ⅰ型变态反应(Ⅰ-allergic reaction,AR-Ⅰ)

Ⅰ型超敏反应(Ⅰ-hypersensitivity)

Ⅰ型单克隆抗体(Ⅰ-monoclonal antibody,MCA-Ⅰ)

Ⅰ型呼吸衰竭(Ⅰ-respiratory failure,RF-Ⅰ)

Ⅰ型肾小管性酸中毒(Ⅰ-renal tubular acidosis,RTA-Ⅰ)

Ⅰ型婴儿猝死综合征(Ⅰ-sudden infant death syndrome,SIDS-Ⅰ)

Ⅱ度Ⅰ型房室传导阻滞(Ⅱ-Ⅰ-atrioventricular block,AVB-Ⅱ-Ⅰ)

Ⅱ度Ⅱ型房室传导阻滞(Ⅱ-Ⅱ-atrioventricular block,AVB-Ⅱ-Ⅱ)

Ⅱ度房室传导阻滞(Ⅱ-atrioventricular block,AVB-Ⅱ)

Ⅱ度喉水肿(Ⅱ-laryngeal edema,LE-Ⅱ)

Ⅱ型单克隆抗体(Ⅱ-monoclonal antibody,MCA-Ⅱ)

Ⅱ型呼吸衰竭(Ⅱ-respiratory failure,RF-Ⅱ)

Ⅱ型肾小管性酸中毒(Ⅱ-renal tubular acidosis,RTA-Ⅱ)

Ⅱ型婴儿猝死综合征(Ⅱ-sudden infant death syndrome,SIDS-Ⅱ)

Ⅲ度房室传导阻滞(Ⅲ-atrioventricular block,AVB-Ⅲ)

Ⅲ度喉水肿(Ⅲ-laryngeal edema,LE-Ⅲ)

Ⅲ型变态反应(Ⅲ-allergic reaction,AR-Ⅲ)

Ⅲ型肾小管性酸中毒(Ⅲ-renal tubular acidosis,RTA-Ⅲ)

Ⅲ型婴儿猝死综合征(Ⅲ-sudden infant death syndrome,SIDS-Ⅲ)

Ⅳ度喉水肿(Ⅳ-laryngeal edema,LE-Ⅳ)

Ⅳ型变态反应(Ⅳ-allergic reaction,AR-Ⅳ)

A 组链球菌(group a streptococci,GAS)

B 型利钠肽(B-type natriuretic peptide,BNP)

B 型流感嗜血杆菌(haemophilus influenzae b,HIB)

B 组链球菌(group b streptococci,GBS)

Clara 细胞蛋白(clara cell protein,CCP)

CT 肺动脉造影(computed tomography pulmonary angiography,CTPA)

CT 静脉造影(computed tomography venography,CTV)

CT 血管造影(computed tomography angiography,CTA)

C 反应蛋白(C-reactive protein,CRP)

C 型利钠素(C-natriuretic peptide,CNP)

D-二聚体(D-dimer)

D 型利钠素(D-natriuretic pepdde,DNP)

EB 病毒(epstein-barr virus,EBV)

EB 病毒抗体(epstein-barr virus antibody,EBVA)

Fiedler 心肌炎(fiedler myocarditis,FM)

Ⅳ型肾小管性酸中毒(renal tubular acidosis-Ⅳ,RTA-Ⅳ)

Ⅰ型糖原累积病(glycogen storage disease-Ⅰ,GSD-Ⅰ)

M 型超声心动图(M-echocardiogram,MUCG)

Na$^+$/H$^+$ 交换体-1(Na$^+$/H$^+$ exchanger isoform-1,NHE-1)

Na$^+$/H$^+$ 交换体-3(Na$^+$/H$^+$ exchanger isoform-3,NHE-3)

Northern 印迹法(northern blot,NB)

N-甲基天冬氨酸受体(N-methylaspastate receptors,NMR)

N-甲基天冬氨酸受体拮抗剂(N-methylaspastate receptor antagonists,NMRA)

N-乙酰-β-氨基葡萄糖苷酶(N-acetyl-β-glucosaminidase,NAβG)

N-乙酰苯亚胺基醌(N-acetyl-p-quinone imino,NAPQI)

O6-甲基鸟嘌呤-DNA-甲基转移酶(O6-methylguanine-DNA methyltransferase,MGMT)

PCR 限制酶分析法（pCR restriction enzyme analysis，PCR-REA）

QT 间期离散度（QT dispersion，QTd）

QT 间期延长综合征（long QT syndrome，LQTS）

SARS 冠状病毒（SARS coronavirus，SARS-CoV）

SARS 冠状病毒抗原（SARS coronavirus antigen，SARS-CoVAg）

ShwachmanN-Diamon 综合征（shwachmann-diamon syndrome，SDS）

Southern 印迹法（southern blot，SB）

ST 段抬高心肌梗死（ST-segment elevation myocardial infarction，STEMI）

ST 段抬高型急性冠状动脉综合征（ST-segment elevation acute coronary syndrome，STE-ACS）

T 细胞型大颗粒淋巴细胞白血病（T-large granular lymphocytic leukemia，T-LGLL）

Tamm-Horsfall 蛋白（tamm-horsfall protein，THP）

TIMI 心肌灌注分级（TIMI-myocardial perfusion grade，TMPG）

Toll 样受体（toll-like receptors，TLR）

Western 印迹法（western blot，WB）

X 连锁凋亡抑制蛋白（x-linked inhibitor of apoptosis protein，XIAP）

α-L-岩藻糖苷酶（α-L-fucosidase）

α-甲基酪氨酸（α-methyl tyrosine）

α-磷酸甘油（α-glycerophosphoric acid，α-GA）

α-受体激动剂（α-agonists）

α-受体阻滞剂（α-blockers）

β-氨基丙腈（β-aminopropionitrile）

β-促脂素（β-lipotropin）

β-内啡肽（β-endorphin）

β-葡萄糖苷酸酶（β-glucuronidase）

β-受体激动剂（β-agonists）

β-受体阻滞剂（β-blockers）

β-血栓球蛋白（β-thrombosisglobulin，β-TG）

γ-氨基丁酸（γ-aminobutyric acid，GABA）

γ-氨基丁酸拮抗剂（γ-aminobutyric acid antagonists，GABAA）

γ-氨基丁酸受体（γ-aminobutyric acid receptors，GABAR）

γ-谷氨酰转肽酶（γ-glutamyltranspeptidase，γ-GT）

δ-氨基-γ-酮戊酸（aminolevulinic acid，ALA）

阿米巴肠病（amoeba enteropathy，AE）

阿皮黑素（proopiomelanocortin）

阿片类（opioids）

阿片类受体（opioid receptors，OR）

阿片类受体拮抗剂（opioid receptor antagonists，ORA）

阿片类中毒（opioids poisoning，OP）

阿片生物碱（opioid alkaloids，OA）

阿司匹林中毒（aspirin poisoning，AP）

阿-斯综合征（adams-strokes syndrome，ASS）

阿托品化（atropinization）

阿托品中毒（atropine poisoning，AP）

阿维菌素中毒（avermectin poisoning，AP）

阿维链霉菌（streptomyces avermitilis，SA）

埃可病毒（echovirus）

埃希菌属（escherichia）

癌胚抗原（carcino-embryonic antigen，CEA）

艾氏剂（aldrin）

氨基苯甲酸（p-aminobenzoic acid，PABA）

氨基甲酸酯类农药（carbamates pesticides，CP）

氨基甲酸酯类农药中毒（carbamates pesticides poisoning，CPP）

氨基末端 B 型利钠肽（N-terminal pro-B-natriuretic peptide，NT-ProBNP）

氨基糖苷类（aminoglycosides）

凹陷性骨折（depressed fracture，DF）

巴比妥类（barbiturates）

巴豆毒素（crotin）

巴豆油（croton oil，CO）

巴特综合征（bartter syndrome，BS）

巴通体（bartonella）

瘢痕子宫破裂（scar uterine rupture，SUR）

靶位治疗（targeted therapy，TT）

白蛋白复苏（albumin resuscitation，AR）

白蛋白结合毒素（albumin binding toxin，ABT）

白蛋白尿（albuminuria）

白蛋白透析（albumin dialysis，AD）

白蛋白透析液（albumin dialysis fluid，ADF）

白癜风（leucoderma）

白果中毒（ginkgo poisoning，GP）

白喉（diphtheria）

白喉棒状杆菌（corynebacterium diphtheriae，CD）

白喉毒素（diphtherin）

白喉类毒素（diphtheria toxoid，DT）

白喉性心肌炎（diphtheria myocarditis，DM）

白假丝酵母菌（candida albicans，CA）

白介素（interleukin，IL）

白介素-1（interleukin-1，IL-1）

白介素-10（interleukin-10，IL-10）

白介素-11（interleukin-11，IL-11）

白介素-12（interleukin-12，IL-12）

吡虫啉中毒(imidacloprid poisoning,IP)

闭合性喉外伤(closed laryngeal trauma,CLT)

闭合性结肠损伤(closed colon injury,CCI)

闭合性脑损伤(closed brain injury,CBI)

闭合性气胸(closed pneumothorax,CP)

闭合性肾损伤(closed renal injury,CRI)

闭合性心脏损伤(closed heart injury,CHI)

闭合性胰腺损伤(closed pancreatic injury,CPI)

闭角型青光眼(angle closure glaucoma,ACG)

闭袢性肠梗阻(closed loop intestinal obstruction,CLIO)

闭塞性细支气管炎伴机化性肺炎(bronchiolitis obliterans organizing pneumonia,BOOP)

闭塞性细支气管炎伴间质性肺炎(bronchiolitis obliterans with interstitial pneumonia,BOIP)

边缘性颌骨骨髓炎(marginal jaw osteomyelitis,MJO)

变态反应(allergic reaction,AR)

变态反应性肺浸润(allergic pulmonary infiltration,API)

变态反应性疾病(allergic disease,AD)

变态反应性脑损害(allergic brain damage,ABD)

变态反应性皮炎(allergic dermatitis,AD)

变态反应性心肌炎(allergic myocarditis,AM)

变态反应学说(allergy theory,AT)

变形杆菌(proteus)

变异型心绞痛(variant angina,VA)

变应性肉芽肿性血管炎(allergic granulomatous vasculitis,AGV)

变应性亚败血症(allergic subsepsis,AS)

标准碱剩余(standard base excess,SBE)

表观弥散系数(apparent diffusion coefficient,ADC)

表面活性蛋白-A(surfactant proteiN-A,SPA)

表面活性蛋白-D(surfactant proteiN-D,SPD)

表皮葡萄球菌(staphylococcus epidermidis,SE)

表皮生长因子(epidermal growth factors,EGF)

表皮生长因子受体(epidermal growth factor receptors,EGFR)

髌骨骨折(fracture of patella,FP)

髌骨脱位(dislocation of patella,DP)

丙氨酸氨基肽酶(alanine aminopeptidase,AAP)

丙氨酸氨基转移酶(alanine aminotransferase,ALT)

丙二醛(malondialdehyde,MDA)

丙酸杆菌(propionibacterium)

丙酮酸羧化酶(pyruvate carboxylase,PC)

丙酮酸脱氢酶缺乏症(pyruvate dehydrogenase deficiency,PDD)

丙烯甘油(propylene glycerin,PG)

丙烯乙二醇(propylene glycol,PG)

丙种球蛋白缺乏症(agammaglobulinemia)

并行心律性室性心动过速(concurrent ventricular tachycardia,CVT)

病毒(virus)

病毒性肺炎(viral pneumonia,VP)

病毒性肝炎(viral hepatitis,VH)

病毒性脊髓炎(viral myelitis,VM)

病毒性脑膜脑炎(viral meningoencephalitis,VME)

病毒性脑膜炎(viral meningitis,VM)

病毒性脑炎(viral encephalitis,VE)

病毒性脑炎综合征(viral encephalitis syndrome,VES)

病毒性葡萄膜炎(viral uveitis,VU)

病毒性胃肠炎(viral gastroenteritis,VG)

病毒性心肌炎(viral myocarditis,VM)

病毒性中枢神经系统感染(viral central nervous system infection,VCNSI)

病理缩复环(pathologic retraction ring,PRR)

病理性肾损伤(pathological renal injury,PRI)

病态窦房结综合征(sick sinus syndrome,SSS)

玻璃体后脱离(posterior vitreous detachment,PVD)

剥脱性皮炎(exfoliative dermatitis,ED)

剥脱性食管炎(exfoliative esophagitis,EE)

勃起功能障碍(erectile dysfunction,ED)

卟啉单胞菌(porphyromonas)

补救经皮冠状动脉介入(remedial percutaneous coronary intervention,RPCI)

补体相关性溶血性尿毒综合征(complement related hemolytic uremic syndrome,CRHUS)

捕杀威(bassa)

不典型溶血性尿毒综合征(atypical hemolytic uremic syndrome,AHUS)

不定型心肌病(atypical cardiomyopathy,AC)

不动杆菌(acinetobacter)

不动杆菌性肺炎(acinetobacter pneumonia,AP)

不明原因猝死(unknown cardiac death,UCD)

不明原因消化道出血(unknown alimentary tract hemorrhage,UATH)

不耐热肠毒素(heat labile enterotoxin,HLE)

不完全小肠梗阻(incomplete small intestine obstruction,ISIO)

不完全性肠梗阻(incomplete intestinal obstruction,IIO)

不完全性束支传导阻滞(incomplete bundle branch block,IBBB)

不完全性子宫破裂(incomplete uterine rupture,IUR)

不稳定型心绞痛(unstable angina,UA)

布鲁杆菌(brucella)

迟发性多发性神经病(delayed polyneuropathy,DP)

迟发性肺纤维化(delayed pulmonary fibrosis,DPF)

迟发性脊髓损伤(delayed spinal cord injury,DSCI)

迟发性颅内血肿(delayed intracranial hematoma,DIH)

迟发性脑内血肿(delayed intracerebral hematoma,DIH)

迟发性羊水栓塞综合征(delayed amniotic embolism syndrome,DAES)

迟发性硬脑膜外血肿(delayed epidural hematoma,DEH)

迟发性阻塞性毛细支气管炎(delayed obstructive bronchiolitis,DOB)

持续咯血(continuous hemoptysis,CH)

持续缓慢血液透析(sustained low efficiency dialysis,SLED)

持续气道正压通气(continuous positive airway pressure,CPAP)

持续室性心动过速(persistent ventricular tachycardia,PVT)

持续性非卧床腹膜透析(continuous ambulatory peritoneal dialysis,CAPD)

持续性交界性心动过速(persistent borderline tachycardia,PBT)

持续性肾脏替代治疗(continuous renal replacement therapy,CRRT)

持续性输卵管妊娠(persistent ectopic pregnancy,PEP)

持续性心房颤动(persistent atrial fibrillation,PAf)

持续性异位妊娠(persistent ectopic pregnancy,PEP)

尺骨干骨折(fracture of shaft of ulna,FSU)

充血性心力衰竭(congestive heart failure,CHF)

虫媒病毒(arborvirus)

出血(bleeding)

出血时间(bleeding time,BT)

出血性大肠杆菌(enterohemorrhagic escherichia coli,EHEC)

出血性大疱性鼓膜炎(hemorrhagic bullous myringitis,HBM)

出血性肺水肿(hemorrhagic pulmonary edema,HPE)

出血性梗死(hemorrhagic infarction,HI)

出血性坏死性肠炎(hemorrhagic necrotizing enteritis,HNE)

出血性坏死性胰腺炎(hemorrhagic necrotizing pancreatitis,HNP)

出血性脑梗死(hemorrhagic cerebral infarction,HCI)

出血性脑炎(hemorrahagic encepalitis,HE)

出血性膀胱炎(hemorrhagic cystitis,HC)

出血性视网膜脱离(hemorrhagic retinal detachment,HRD)

出血性输卵管炎(hemorrhagic salpingitis,HS)

出血性胃肠炎(hemorrhagic gastroenteritis,HG)

初发型心绞痛(initial angina,IA)

初级卒中中心(primary stroke center,PSC)

除颤(defibrillation)

川崎病(kawasaki syndrome,KS)

穿孔性阑尾炎(perforating appendicitis,PA)

穿透性结肠损伤(penetrating colon injury,PCI)

穿透性心脏损伤(penetrating cardiac injury,PCI)

传染性单核细胞增多症(infectious mononucleosis,IM)

传染性非典型肺炎(infectious atypical pneumonia,IAP)

传染性肝炎(infectious hepatitis,IH)

传统中药(traditional chinese medicines,TCM)

床边监测心电图(beside monitoring electrocardiogram,BMECG)

床边心电图(bedside electrocardiogram,BECG)

创伤感染(wound infection,WI)

创伤后呼吸衰竭(post-traumatic respiratory failure,PTRF)

创伤后化脓性感染(post-traumatic purulent infection,PTPI)

创伤后破伤风(post-traumatic tetanus,PTT)

创伤后气性坏疽(post-traumatic gas gangrene,PTGG)

创伤性脑损伤(traumatic brain injury,TBI)

创伤性脓胸(traumatic empyema,TE)

创伤性脾破裂(traumatic splenic rupture,TSR)

创伤性气胸(traumatic pneumothorax,TP)

创伤性乳糜胸(traumatic chylothorax,TC)

创伤性室壁瘤(traumatic ventricular aneurysm,TVA)

创伤性休克(traumatic shock,TS)

创伤性血气胸(traumatic hemopneumothorax,TH)

创伤性血胸(traumatic hemothorax,TH)

创伤性窒息(traumatic asphyxia,TA)

创伤严重程度评分(injury severity score,ISS)

创伤指数(trauma index,TI)

创伤中心(trauma center,TC)

创伤中心管理委员会(trauma center management committee,TCMC)

创伤重点超声评估(focused assessment sonography in trauma,FAST)

垂体危象(pituitary crisis,PC)

垂体卒中(pituitary apoplexy,PA)

垂直剪切力(vertical stress,VS)

磁共振波谱成像(magnetic resonance spectroscopy,MRS)

磁共振成像(magnetic resonance imaging,MRI)

磁共振肺血管成像(magnetic resonance pulmonary angiography,MRPA)

单胺氧化酶抑制剂(monoamine oxidase inhibitors,MAOI)

单纯疱疹病毒(herpes simplex virus,HSV)

单纯疱疹病毒-1(herpes simplex virus-1,HSV-1)

单纯疱疹病毒性脑膜炎(herpes simplex virus meningitis, HSVM)

单纯疱疹病毒性脑炎(herpes simplex virus encephalitis, HSVE)

单纯疱疹病毒-胸苷激酶(herpes simplex virus-thymidine kinase,HSV-TK)

单纯输尿管损伤(simple ureteral injury,SUI)

单纯型硬脑膜下血肿(simple subdural hematoma,SSH)

单纯性肠梗阻(simple intestinal obstruction,SIO)

单纯性腹膜后血肿(simple retroperitoneal hematoma, SRH)

单纯性机械性肠梗阻(simple mechanical intestinal obstruction,SMIO)

单纯性肋骨骨折(simple rib fracture,SRF)

单纯性气胸(simple pneumothorax,SP)

单纯性胃损伤(simple gastric injury,SGI)

单纯性小肠梗阻(simple small intestine obstruction,SSIO)

单光子发射计算机断层成像(single photon emission computed tomography,SPECT)

单核苷酸多态性(single nucleotide polymorphisms,SNPs)

单核细胞趋化蛋白-1(monocyte chemoattractant proteiN-1, MCP-1)

单核细胞增多李斯特菌(listeria monocytogenes,LM)

单核细胞增多李斯特菌性脑膜炎(listeria monocytogenes meningitis,LMM)

单甲脒(semiamitraz)

单克隆抗体(monoclonal antibody,MCA)

单细胞真菌(unicellular fungus,UF)

单源性期前收缩(single premature contraction,SPC)

单株细菌性腹腔积液(monomicrobial nonneutrocytic bacterascites,MNB)

胆道出血(hemobilia)

胆道感染(biliary tract infection,BTI)

胆道蛔虫(biliary tract ascarides,BTA)

胆道肿瘤(biliary tract tumor,BTT)

胆固醇(cholesterol,CH)

胆固醇结石(cholesterol stones,CHS)

胆管癌(cholangiocarcinoma)

胆管结石(biliary stone,BS)

胆管消失综合征(vanishing bile duct syndrome,VBDS)

胆碱能 M 受体(cholinergic M-receptors,M)

胆碱酯酶(cholinesterase,ChE)

胆碱酯酶复能剂(cholinesterase reactivators,CR)

胆碱酯酶抑制剂(cholinesterase inhibitors,ChEI)

胆绞痛(cholecystalgia)

胆囊穿孔(perforation of gallbladder,PG)

胆囊结石(gallstone)

胆囊扭转(torsion of gallbladder,TG)

胆囊收缩素(cholecystokinin)

胆囊炎(cholecystitis)

胆囊肿瘤(gallbladder tumor,GT)

胆石症(cholelithiasis)

胆源性肝脓肿(biliary liver abscess,BLA)

胆源性急性胰腺炎(biliogenic acute pancreatitis,BAP)

胆总管结石(choledocholithiasis)

淡漠型甲状腺功能亢进危象(apathetic hyperthyroidism crisis,AHC)

淡水溺水(freshwater drowning,FD)

弹性蛋白酶(elastinase)

蛋白 A 免疫吸附(protein a immunoadsorption,PAIA)

蛋白质芯片(protein chips,PC)

登革热(dengue)

等容量性低钠血症(isovolumetric hyponatremia,IH)

低蛋白血症(hypoproteinemia)

低钙血症(hypocalcemia)

低钾性碱中毒(hypokalemic alkalosis,HA)

低钾性周期性麻痹(hypokalemic periodic paralysis,HPP)

低钾血症(hypokalemia)

低磷血症(hypophosphatemia)

低氯性碱中毒(hypochloric alkalosis,HA)

低氯血症(hypochloremia)

低镁血症(hypomagnesemia)

低密度脂蛋白(low density lipoprotein,LDL)

低密度脂蛋白胆固醇(low density lipoprotein cholesterol, LDL-C)

低钠血症(hyponatremia)

低凝血酶原血症(hypoprothrombinemia)

低容量性低钠血症(hypovolemic hyponatremia,HH)

低容量性高钠血症(hypovolemic hypernatremia,HH)

低位肠梗阻(low intestinal obstruction,LIO)

低位小肠梗阻(low small intestine obstruction,LSIO)

低血容量性休克(hypovolemic shock,HS)

低血糖昏迷(hypoglycemic coma,HC)

低血糖症(hypoglycemia)

低血糖综合征(hypoglycemia syndrome,HS)

低血压(hypotension)

低压电击(low voltage electric shock,LVES)

低氧性呼吸衰竭(hypoxic respiratory failure,HRF)

低氧血症(hyoxemia)

对氧磷(mintacol)

对乙酰氨基酚中毒(acetaminophen poisoning,AP)

多巴胺拮抗剂(dopamine antagonists,DA)

多巴胺受体(dopamine receptors,DR)

多巴胺受体激动剂(dopamine receptor agonists,DRA)

多巴胺受体阻滞剂(dopamine receptor blockers,DRB)

多不饱和脂肪酸(polyunsaturated fatty acid,PUFA)

多参数流式细胞术(multiparameter flow cytometry,MFC)

多层螺旋CT(multi-slice spiral CT,MSCT)

多层螺旋CT血管造影(multi-slice spiral CT angiography,MSCTA)

多发性单神经炎(mononeuritis multiplex,MM)

多发性骨髓病(multiple myelopathy,MM)

多发性骨髓瘤(multiple myeloma,MM)

多发性肌瘤(myomatosis)

多发性肌炎(polymyositis,PM)

多发性肌炎抗原-1(polymyositis antigen-1,PMA-1)

多发性节结性动脉炎(multiple ganglion arteritis,MGA)

多发性肋骨骨折(multiple rib fracture,MRF)

多发性内分泌腺瘤-Ⅰ型(multiple endocrine neoplasia-Ⅰ,MEN-Ⅰ)

多发性内分泌腺瘤-Ⅱ型(multiple endocrine neoplasia-Ⅱ,MEN-Ⅱ)

多发性内分泌腺瘤-Ⅲ型(multiple endocrine neoplasia-Ⅲ,MEN-Ⅲ)

多发性硬化(multiple sclerosis,MS)

多结节性动脉炎(polytuberous arteritis,PA)

多克隆抗体(polyclonal antibody,PCA)

多米诺效应(domino effect,DE)

多囊肾(polycystic kidney,PK)

多普勒超声心动图(doppler echocardiography,DUCG)

多普勒血管超声(doppler vascular ultrasound,DVUS)

多器官功能衰竭(multiple organ failure,MOF)

多器官功能障碍综合征(multiple organ dysfunction syndrome,MODS)

多柔比星心肌炎(dorubicin myocarditis,DM)

多态性(polymorphisms)

多细胞真菌(multicellular fungus,MF)

多形杆菌(polymorphic coli,PC)

多形核白细胞(polymorphonuclear neutrophils,PMNs)

多形性房性心动过速(pleomorphic atrial tachycardia,PAT)

多形性室性心动过速(polymorphic ventricular tachycardia,PVT)

多元医疗模式(multidisciplinary care system,MCS)

多源室性期前收缩(multiple source ventricular prephase contraction,MSVPC)

多源性房性心动过速(polygenic atrial tachycardia,PAT)

多源性期前收缩(polygenic premature contraction,PPC)

多中心非持续性心动过速试验(multicenter unsustained tachycardia trial,MUSTT)

多中心肺栓塞诊断(prospective investigation of pulmonary embolisrn diagnosis,PIPED)

多中心埋藏式自动除颤器试验(multicenter automatic defibrillator implantable trial,MADIT)

多重聚合酶链式反应(multiple polymerase chain reaction,MPCR)

多重耐药结核病(multidrug resistant tuberculosis,MDR-TB)

鹅口疮(thrush)

恶化型心绞痛(accelerating angina,AA)

恶性精神抑制药物综合征(malignant psychotropic drugs syndrome,MPDS)

恶性淋巴瘤(malignant lymphoma,ML)

恶性疟疾(falciparum malaria,FM)

恶性贫血(pernicious anemia,PA)

恶性葡萄胎(malignant hydatidiform mole,MHM)

恶性青光眼(malignant glaucoma,MG)

恶性嗜铬细胞瘤(malignant pheochromocytoma,MP)

恶性水肿梭状芽孢杆菌(clostridium oedematis maligni,COM)

恶性肿瘤(malignant tumor,MT)

恶性肿瘤相关的肌炎(malignancy associated myositis,MAM)

恶性组织细胞病(malignant histiocytosis,MH)

儿茶酚胺(catecholamine)

儿茶酚胺危象(catecholamine crisis,CC)

儿茶酚胺心肌病(catecholamine cardiomyopathy,CCM)

儿童急性化脓性中耳炎(acute suppurative otitis media in children,ASOMC)

儿童嗜铬细胞瘤(pheochromocytoma in children,PC)

儿童原发性腹膜炎(primary peritonitis in children,PPC)

耳带状疱疹(ear herpes zoster,EHZ)

耳郭外伤(trauma of auricle,TA)

耳外伤(trauma of ear,TE)

耳蜗电图(electrocochleogram,EcochG)

二胺氧化酶(diamine oxidase,DO)

二代测序技术(next generation sequencing,NGS)

二尖瓣反流(mitral regurgitation,MR)

二尖瓣关闭不全(mitral incompetence,MI)

二尖瓣脱垂（mitral valve prolapse，MVP）

二尖瓣狭窄（mitral stenosis，MS）

二磷酸腺苷（adenosine diphosphate，ADP）

二磷酸腺苷受体拮抗剂（adenosine diphosphate receptor antagonists，ADPRA）

二硫化碳（carbon disulfide，CD）

二氯乙烷（ethylene dichloride，ED）

二嗪农（diazinon）

二羧酸（dicarboxylic acid，DA）

二肽基肽酶-4（dipeptidyl peptidase-4，DPP-4）

二肽基肽酶-4 抑制剂（dipeptidyl peptidase-4 inhibitors，DPP-4I）

二烃基锡化合物（dialkyl tin compounds，DTC，R2SnX2）

二维超声心动图（B-mode echocardiography，BMUCG）

二相性真菌（dimorphic fungus，DF）

二氧化氮（nitrogen dioxide，ND）

二氧化硫（sulfur dioxide，SD）

二氧化碳结合力（carbon dioxide combining power，CO_2CP）

二乙基二硫代氨基甲酸钠（sodium diethyldithiocarbamate，SD）

发射计算机断层扫描（emission computed tomography，ECT）

乏氧诱导因子-1α（hypoxia-inducible factors-1α，HIF-1α）

法、美、英协作组（french-americaN-british 协作组）

法洛四联症（tetralogy of fallot，TF）

钒化合物（vanadium compounds，VC）

钒化合物中毒（vanadium compounds poisoning，VCP）

钒中毒（vanadium poisoning，VP）

反复咯血（recurrent hemoptysis，RH）

反射口罩（reflective mask，RM）

反相被动乳胶凝集（rP-passive latex agglutination，RPLA）

反相高效液相（reversed-phase high performance liquid chromatography，RP/HPLC）

反义寡脱氧核苷酸（antisense oligodeoxynucleotide，ASOND）

泛发性大疱性固定性药疹（generalized bullae fixed drugs eruption，GBFDE）

泛耐药结核病（extensively drugs-resistant tuberculosis，EDR-TB）

范可尼贫血（fanconi anemia，FA）

房内折返性心动过速（intraatrial reentrant tachycardia，IART）

房室传导阻滞（atrioventricular block，AVB）

房室交界性心动过速（atrioventricular junction tachycardia，AJT）

房室结折返性心动过速（atrioventricular nodal reentrant tachycardia，AVNRT）

房室顺序型起搏器（atrioventricular sequential pacemaker，ASP）

房室折返性心动过速（atrioventricular reentrant tachycardia，AVRT）

房性期前收缩（atrial premature contraction，APC）

放射免疫技术（radiometric immunoassay，RIA）

放射性肺纤维化（radiation pulmonary fibrosis，RPF）

放射性肺炎（radiation pneumonitis，RP）

放线杆菌（actinobacillus）

放线菌病（actinophytosis）

放线菌属（actinomycetes）

非 ST 段抬高心肌梗死（non-ST-segment elevation myocardial infarction，NSTEMI）

非 ST 段抬高型急性冠脉综合征（non-ST-segment elevation acute coronary syndrome，NSTE-ACS）

非变态反应（non-allergic reaction，NAR）

非持续室性心动过速（non-persistent ventricular tachycardia，NPVT）

非穿透性结肠损伤（non-penetrating colon injury，NPCI）

非创伤性猝死（non-traumatic sudden death，NTSD）

非创伤性血胸（non-traumatic hemothorax，NTH）

非蛋白氮（non-proteinaceous nitrogen，NPN）

非典型肺炎（atypical pneumonias，AP）

非典型结核性脑膜炎（atypical tuberculous meningitis，ATM）

非冻结性冷损伤（non-freezing cold injury，NFCI）

非感染性肺间质性疾病（non-infectious pulmonary interstitial disease，NIPID）

非感染性葡萄膜炎（non-infectious uveitis，NIU）

非梗死相关动脉（non-infarct related artery，NIRA）

非梗阻性肥厚型心肌病（non-obstructive hypertrophic cardiomyopathy，NOHCM）

非过敏性休克（non-allergic shock，NAS）

非霍奇金淋巴瘤（non-hodgkin's lymphoma，NHL）

非急性呼吸窘迫综合征（non-acute respiratory distress syndrome，NARDS）

非急性早幼粒细胞白血病（non-acute promyelocytic leukemia，NAPL）

非结核杆菌（non-mycobacterium tuberculosis，NMT）

非结石性胆囊炎（non-calculous cholecystitis，NCC）

非惊厥性癫痫持续状态（non-convulsive status epilepticus，NCSE）

非抗癫痫药物（non-antiepileptic drugs，NAED）

非扩张型心肌病（non-dilated cardiomyopathy，NDCM）

非缺血性心肌病（non-ischemic cardiomyopathy，NIC）

非妊娠高血压综合征（non-pregnancy induced hypertension syndrome，NPIHS）

非溶血性链球菌（non-hemolytic streptococcus，NHS）

非肉芽肿性葡萄膜炎（non-granulomatous uveitis，NGU）

非糖皮质激素（non-glucocorticoids，NG）

非特异性间质性肺炎（non-specific interstitial pneumonia，NSIP）

非特异性酯酶（non-specific esterase，NSE）

非外伤性脑出血（non-traumatic cerebral hemorrhage，NTCH）

非细菌性食物中毒（non-bacterial food poisoning，NBFP）

非心绞痛（non-angina，NA）

非心源性脑栓塞（non-cardiogenic cerebral embolism，NCCE）

非心脏性猝死（non-sudden cardiac death，NSCD）

非选择性 β-受体阻滞剂（non-selective β-blockers，NSβ-Blockers）

非选择性单胺氧化酶抑制剂（non-selective monoamine oxidase inhibitors，NSMAOI）

非甾体类抗炎药物（non-steroidal antiinflammatory drugs，NSAID）

非致密性心肌病（non-dense cardiomyopathy，NDCM）

非重型再生障碍性贫血（non-severe aplastic anemia，NSAA）

非洲儿童恶性淋巴瘤（malignant lymphoma in african children，MLAC）

非自身免疫性溶血性贫血（non-autoimmune hemolytic anemia，NAIHA）

肥达试验（widal test，WT）

肥厚梗阻型心肌病（hypertrophic obstructive cardiomyopathy，HOCM）

肥厚型心肌病（hypertrophic cardiomyopathy，HCM）

肺爆震伤（pulmonary blast injury，PBI）

肺表面活性物质（pulmonary surfactant，PS）

肺表面活性物质相关蛋白 D（pulmonary surfactant-associated protein d，PSAPD）

肺不张（pulmonary atelectasis，PA）

肺部感染（pulmonary infection，PI）

肺残气量（residual volume，RV）

肺出血（pulmonary hemorrhage，PH）

肺出血-肾炎综合征（pulmonary hemorrhage nephritis syndrome，PHNS）

肺出血型钩端螺旋体病（pulmonary hemorrhagic leptospirosis，PHL）

肺挫裂伤（pulmonary contusion and laceration，PCL）

肺挫伤（pulmonary contusion，PC）

肺动-静脉瘘（pulmonary arteriovenous fistula，PAF）

肺动脉导管（pulmonary artery catheter，PAC）

肺动脉高压（pulmonary arterial hypertension，PAH）

肺动脉血栓内膜切除术（pulmonary thromboendarterectomy，PT）

肺动脉压（pulmonary artery pressure，PAP）

肺段性肺炎（segmental pneumonia，SP）

肺复张（recruitment maneuver，RM）

肺隔离症（pulmonary sequestration，PS）

肺梗死（pulmonary infarction，PI）

肺含铁血黄素沉着症（pulmonary hemosiderosis，PH）

肺活量（volume capacity，VC）

肺间质纤维化（pulmonary interstitial fibrosis，PIF）

肺结核（pulmonary tuberculosis，PT）

肺淋巴管平滑肌瘤病（pulmonary lymphangiomyomatosis，PLAM）

肺毛细血管楔压（pulmonary capillary wedge pressure，PCWP）

肺内血容量（intrapulmonary blood volume，IPBV）

肺内血肿（intrapulmonary hematoma，IH）

肺脓肿（lung abscess，LA）

肺泡癌（alveolar carcinoma，AC）

肺泡蛋白沉积症（pulmonary alveolar proteinosis，PAP）

肺泡-动脉氧分压差［alveolar-arterial oxygen partial pressure difference，$P(a-a)O_2$］

肺泡巨噬细胞（alveolar macrophage，AM）

肺泡-毛细血管膜通透性（alveolar-capillary membrane permeability，ACMP）

肺气肿（emphysema）

肺曲菌球（pulmonary aspergilloma，PA）

肺曲霉菌感染（pulmonary aspergillus infection，PAI）

肺嗜酸性粒细胞浸润症（pulmonary eosinophilic infiltration，PEI）

肺栓塞（pulmonary embolism，PE）

肺水肿（pulmonary edema，PE）

肺透明膜病（hyaline membrane disease，HMD）

肺微石症（pulmonary micro stone disease，PMSD）

肺萎缩（lung collapse，LC）

肺萎缩综合征（shrinking lung syndrome，SLS）

肺纤维化（pulmonary fibrosis，PF）

肺心病(pulmonary heart disease,PHD)

肺性脑病(pulmonary encephalopathy,PE)

肺血管通透性指数(pulmonary vascular permeability index,PVPI)

肺血管炎(pulmonary vasculitis,PV)

肺血栓栓塞症(pulmonary thromboembolism,PTE)

肺血吸虫病(pulmonary schistosomiasis,PS)

肺循环阻力(pulmonary vascular resistance,PVR)

肺炎(pneumonia)

肺炎杆菌(pneumobacillus)

肺炎克雷伯菌(klebsiella pneumoniae,KP)

肺炎链球菌(streptococcus pneumoniae,SP)

肺炎链球菌感染诱发的溶血性尿毒综合征(streptococcus related hemolytic uremic syndrome,SRHUS)

肺炎链球菌性肺炎(streptococcus pneumoniae pneumonia,SPP)

肺炎链球菌性脑膜炎(streptococcus pneumoniae meningitis,SPM)

肺炎奈瑟球菌(neisseria pneumoniae,NP)

肺炎双球菌(pneumococcus)

肺炎双球菌性肺炎(pneumococcal pneumonia,PP)

肺炎双球菌性脑膜炎(pneumococcal meningitis,PM)

肺炎型支气管肺癌(pneumonic bronchogenic carcinoma,PBC)

肺炎衣原体(chlamydia pneumoniae,CP)

肺炎衣原体性肺炎(chlamydia pneumoniae pneumonia,CPP)

肺炎支原体(mycoplasma pneumoniae,MP)

肺炎支原体性肺炎(mycoplasma pneumoniae pneumonia,MPP)

肺总量(total lung capacity,TLC)

分布容积(volume of distribution,Vd)

分侧肺通气(independent lung ventilation,ILV)

分化综合征(differentiation syndrome,DS)

分解产物控制蛋白A(catabolite control protein a,CCPA)

分泌性中耳炎(secretory otitis media,SOM)

分枝菌酸(mycolic acid,MA)

分子吸附再循环系统(molecular adsorption recycling system,MARS)

分子杂交(molecular nucleic acid hybridization,MNAH)

吩噻嗪类药物(phenolthiazines)

粉碎性肝破裂(comminuted liver rupture,CLR)

风湿热(rheumatic fever,RF)

风湿性关节炎(rheumatic arthritis,RA)

风湿性心肌炎(rheumatic myocarditis,RM)

风湿性心内膜炎(rheumatic endocarditis,RE)

风心病(rheumatic heart disease,RHD)

风疹(rubella)

风疹病毒(rubella virus,RV)

疯狗病(mad dog disease,MDD)

疯牛病(mad cow disease,MCD)

呋喃丹(carbofuran)

弗氏枸橼酸杆菌(citrobacter freundii,CF)

氟化铍(beryllium fluoride,BF)

氟喹诺酮类(fluoroquinolones)

氟中毒性心肌炎(fluorotoxic myocarditis,FM)

福美联(thiuram)

福美锰(tennam)

福美镍(sankel)

福美双(thiram)

福美铁(ferbam)

福美锌(ziram)

俯卧位通气(prone position ventilation,PPV)

辅助间歇正压通气(auxiliary intermittent positive pressure ventilation,AIPPV)

辅助控制通气(assist control ventilation,ACV)

辅助通气(assist ventilation,AV)

辅助性T淋巴细胞-17(T-helper cell-17,Th17)

腐败寄生葡萄球菌(staphylococcus putrefaciens,SP)

腐生葡萄球菌(staphylococcus saprophyticus,SS)

腐蚀性食管炎(erosive esophagitis,EE)

负压封闭引流(vacuum sealing drainage,VSD)

附睾炎(epididymitis)

复发性急性中耳炎(recurrent acute otitis media,RAOM)

复发性气胸(recurrent pneumothorax,RP)

复合肌肉动作电位(compound muscle action potential,CMAP)

复合型硬脑膜下血肿(complex subdural hematoma,CSH)

复合应力(combined mechanism,CM)

复杂部分发作持续状态(complex partial status epilepticus,CPSE)

复杂性急性肾盂肾炎(complicated acute pyelonephritis,CAP)

副鼻窦炎(paranasal sinusitis,PS)

副流感病毒(parainfluenza virus,PV)

副溶血性弧菌(vibrio parahaemolyticus,VP)

副伤寒(paratyphoid)

副伤寒沙门氏菌(salmonella paratyphi,SP)

富含半胱氨酸蛋白-61(cysteine rich protein-61,Cyr-61)

腹部绞痛(abdominal colic,AC)

腹部食管损伤(abdominal esophageal injury,AEI)

腹膜刺激征（peritoneal irritation sign，PIS）

腹膜后血肿（retroperitoneal hematoma，RH）

腹膜透析（peritoneal dialysis，PD）

腹膜炎（peritonitis）

腹腔积液（seroperitoneum）

腹腔间隔室综合征（abdominal compartment syndrome，ACS）

腹腔镜胆囊切除术（laparoscopic cholecystectomy，LC）

腹腔镜卵巢打孔术（laparoscopic ovarian perforation，LOP）

腹腔内压（intra abdminal pressure，IAP）

腹腔肿瘤破裂出血（abdominal tumor rupture bleeding，ATRB）

腹腔积液培养阴性的中性粒细胞增多性腹腔积液（culture negative neutrocyte ascites，CNNA）

腹腔积液乳铁蛋白（abdominal fluid lactoferrin，AFL）

腹泻（diarrhea）

腹泻相关型溶血性尿毒综合征（diarrhea associated hemolytic uremic syndrome，DAHUS）

腹型过敏性紫癜（abdominal-type anaphylactoid purpura，ATAP）

腹主动脉夹层（abdominal aortic dissection，AAD）

腹主动脉瘤（abdominai aortic aneurym，AAA）

腹主动脉瘤破裂（ruptured abdominal aortic aneurysm，RAAA）

钆对比剂延迟强化（late gadolinium enhancement，LGE）

改善病情抗风湿药物（disease modifying antirheumatic drugs，DMARD）

改善全球肾脏病预后组织（kidney disease improving global outcomes，KDIGO）

钙通道阻滞剂（calcium channel blockers，CCB）

甘油三酯（triglyceride，TG）

肝癌（hepatic carcinoma，HC）

肝包膜下血肿（subcapsular hematoma of the liver，SHL）

肝挫伤（hepatic contusion，HC）

肝动脉栓塞（hepatic artery embolization，HAE）

肝豆状核变性（wilson disease，WD）

肝肺综合征（hepatopulmonary syndrome，HS）

肝功能衰竭（hepatic failure，HF）

肝海绵状血管瘤（hepatic cavernous hemangioma，HCH）

肝内胆管结石（Intrahepatic biliary stone，IB3）

肝脓肿（liver abscess，LA）

肝脾破裂（hepatic and spleen rupture，HSR）

肝破裂（hepatic rupture，HR）

肝肾综合征（hepatorenal syndrome，HS）

肝损伤（hepatic injury，HI）

肝外胆管结石（extrahepatic biliary stone，EBS）

肝细胞癌（hepatocellular carcinoma，HC）

肝细胞色素-P450（hepatocellular pigment-P450，HP-P450）

肝细胞生长因子（hepatocyte growth factors，HGF）

肝纤维化（hepatic fibrosis，HF）

肝型脂肪酸结合蛋白（liver fatty acid binding protein，L-FABP）

肝性昏迷（hepatic coma，HC）

肝性脑病（hepatic encephalopathy，HE）

肝炎病毒（hepatitis virus，HV）

肝硬化（hepatic cirrhosis，HC）

肝脂肪变性（hepatic steatosis，HS）

感觉神经传导速度（sensory nerve conduction velocity，SNCV）

感觉神经炎（sensory neuritis，SN）

感觉异常（paresthesia）

感染（infection）

感染变态反应学说（infectious allergy theory，IAT）

感染后脑脊髓炎（postinfectious encephalomyelitis，PE）

感染性胆道出血（infectious hemobilia，IH）

感染性肺炎（infectious pneumonia，IP）

感染性葡萄膜炎（infectious uveitis，IU）

感染性心肌炎（infectious myocarditis，IM）

感染性心内膜炎（infective endocarditis，IE）

感染性休克（infectious shock，IS）

感染性血胸（infectious hemothorax，IH）

感染中毒性蛛网膜下腔出血（toxic subarachnoid hemorrhage，TSAH）

干酪性肺炎（caseous pneumonia，CP）

干扰素-γ 释放试验（interferon-γ-release assays，IGRA）

干性溺水（dry drowning，DD）

干性支气管扩张（dry bronchiectasis，DB）

干燥综合征（sicca syndrome，SS）

高氨血症（hyperammonemia）

高白细胞性白血病（hyperleukemic leukemia，HL）

高胆固醇症（hypercholesterolemia）

高胆红素血症（hyperbilirubinemia）

高氮质血症（hyperazoemia）

高度房室传导阻滞（high grade atrioventricular block，HGAVB）

高二氧化碳血症（hypercapnia）

高分辨 CT（high resolution CT，HRCT）

高钙血症（hypercalcaemia）

高钙血症危象（hypercalcaemia crisis，HC）

高甘油三酯血症（hypertriglyceridemia）

高级生命支持（advanced cardiac life support，ACLS）

高级卒中中心(advanced stroke center,ASC)

高钾血症(hyperkalemia)

高里氏念珠菌(candida richter,CR)

高磷血症(hyperphosphatemia)

高颅内压(high intracranial pressure,HICP)

高氯血症(hyperchloremia)

高镁血症(hypermagnesemia)

高密度脂蛋白(high density lipoprotein,HDL)

高密度脂蛋白胆固醇(high density lipoprotein cholestero,HDL-C)

高敏反应(hypersusceptibility)

高钠血症(hypernatremia)

高尿酸血症(hyperuricemia)

高频喷射通气(high frequency jet ventilation,HFJV)

高频气流间断通气(high frequency intermittent ventilation,HFIV)

高频振荡通气(high frequency oscillatory ventilation,HFOV)

高频正压通气(high frequency positive pressure ventilation,HFPPV)

高热惊厥(hyperpyretic convulsion,HC)

高容量性低钠血症(hypervolemic hyponatremia,HH)

高容量性高钠血症(hypervolemic hypernatremia,HH)

高容量血液滤过(high volume hemofiltration,HVHF)

高渗性非酮症糖尿病昏迷(hyperosmolar nonketotic diabetic coma,HNDC)

高碳酸血症(hypercapnia)

高碳酸血症呼吸衰竭(hypercapnia respiratory failure,HRF)

高糖血症(hyperglycemia)

高铁血红蛋白(hemiglobin)

高铁血红蛋白血症(methemoglobinemia)

高位肠梗阻(high intestinal obstruction,HIO)

高位急性梗阻性化脓性胆管炎(high acute obstructive suppurative cholangitis,HAOSC)

高位小肠梗阻(high small intestine obstruction,HSIO)

高香草酸(homovanillic acid,HVA)

高效液相(high performance liquid chromatography,HPLC)

高心排量心力衰竭(high cardiac output heart failure,HCOHF)

高血氯性代谢性酸中毒(hyperchloric metabolic acidosis,HMA)

高血清铁蛋白血症(hyperseroferinemia,HSF)

高血糖素样多肽(glucagon-like peptide,GLP)

高血糖素样多肽-1(glucagon-like peptide-1,GLP-1)

高血糖素样多肽-2(glucagon-like peptide-2,GLP-2)

高血压病(hypertensive disease,HD)

高血压急症(hypertensive emergency,HE)

高血压脑病(hypertensive encephalopathy,HE)

高血压肾病(hypertensive nephropathy,HN)

高血压肾小动脉硬化(hypertensive renal arteriosclerosis,HRA)

高血压危象(hypertensive crisis,HC)

高血压心脏病(hypertensive heart disease,HHD)

高血压型急性心力衰竭(hypertensive acute heart failure,HAHF)

高血压性脑出血(hypertensive cerebral hemorrhage,HCH)

高血压亚急症(hypertensive urgencies,HU)

高血脂性急性胰腺炎(hyperlipidemic acute pancreatitis,HAP)

高脂血症(hyperlipidemia)

高压电击(high voltage electric shock,HVES)

高压性气胸(high pressure pneumothorax,HPP)

高压氧(hyperbaric oxyen,HBO)

高原肺水肿(plateau pulmonary edema,PPE)

高原心脏病(plateau heart disease,PHD)

高脂血症(hyperlipemia)

睾酮(testosterone)

睾丸损伤(testis injury,TI)

咯血(hemoptysis)

咯血量(hemoptysis volume,HV)

革兰阳性杆菌(gram positive bacilli,GPB)

革兰阳性球菌(gram positive cocci,GPC)

革兰阳性细菌(gram positive bacteria,GPB)

革兰阴性杆菌(gram negative bacilli,GNB)

革兰阴性杆菌性肺炎(gram negative bacteria pneumonia,GNBP)

革兰阴性球菌(gram negative cocci,GNC)

革兰阴性细菌(gram negative bacteria,GNB)

革兰阴性细菌脑膜炎(gram negative bacteria meningitis,GNBM)

格拉斯哥昏迷评分(glasgow coma score,GCS)

格拉斯哥预后评分(glasgow outcome scale,GOS)

格林-巴利综合征(guillain-barre syndrome,GBS)

膈肌损伤(diaphragmatic injury,DI)

膈下脓肿(subphrenic abscess,SA)

骼窝脓肿(iliac fossa abscess,IFA)

镉-金属硫蛋白(cadmium metallothionein,CMT)

镉中毒(cadmium poisoning,CP)

铬酸铅(lead chromate,LC)

跟骨骨折(fracture of calcaneus,FC)

梗死后心绞痛(postinfarction angina,PA)

梗死相关动脉(infarct related artery,IRA)

梗阻性肥厚型心肌病(obstructive hypertrophic cardio-myopathy,OHCM)

梗阻性黄疸(obstructive jaundice,OJ)

弓形体病(toxoplasmosis)

功能不应期(functional refractory period,FRP)

功能残气量(functional residual capacity,FRC)

功能磁共振成像(functional magnetic resonance imaging,fMRI)

肱骨干骨折(fracture of humeral shaft,FHS)

肱骨骨折(humeral fractures,HF)

肱骨近端髓内钉(proximal humeral intramedullary nail,PHIN)

肱骨髁上骨折(supracondylar fracture of humerus,SFH)

肱骨外科颈骨折(fracture of surgical neck of humerus,FSNH)

宫颈癌(cervical cancer,CC)

宫内节育器(intrauterine device,IUD)

宫外孕(ectopic pregnancy,EP)

汞化合物(mercury compounds,MC)

汞中毒(mercury poisoning,MP)

汞中毒性心肌炎(mercury toxic myocarditis,MTM)

佝偻病(rickets)

钩端螺旋体(leptospira)

钩端螺旋体病(leptospirosis)

钩端螺旋体病脑膜炎(leptospirosis meningitis,LM)

钩端螺旋体核酸(leptospira nucleic acid,LNA)

钩端螺旋体抗体(leptospira antibody,LA)

钩端螺旋体性葡萄膜炎(leptospira uveitis,LU)

钩端螺旋体性蛛网膜下腔出血(leptospira subarachnoid hemorrhage,LSAH)

钩吻(gelsemium)

钩吻碱(gelsemine)

钩吻中毒(gelsemium poisoning,GP)

孤立性心肌炎(isolated myocarditis,IM)

谷氨酸拮抗剂(glutamate antagonists,GA)

谷氨酰胺合成酶(glutamine synthetase,GS)

谷胱甘肽(glutathione,GSH)

谷胱甘肽-S-转移酶(glutathione-S-transferase,GST)

谷胱甘肽过氧化酶(glutathione peroxidase,GSH-PX)

谷硫磷(azinphos methyl,AM)

股骨干骨折(fracture of femoral shaft,FFS)

股骨近端髓内钉(proximal femoral intramedullary nail,PFIN)

股骨颈骨折(fracture of the femoral neck,FFN)

股骨远端骨折(fracture of distal femoral,FDF)

股骨转子间骨折(fracture of intertrochanteric,FI)

股骨转子下骨折(subtrochanteric fracture of femur,SFF)

骨饥饿综合征(hungry bone syndrome,HBS)

骨筋膜室综合征(osteofascial compartment syndrome,OCS)

骨盆骨折(pelvic fracture,PF)

骨软化症(osteomalacia)

骨髓间质干细胞(bone marrow mesenchym stem cell,BMMSC)

骨髓纤维化(myelofibrosis)

骨髓移植(bone marrow transplantation,BMT)

骨髓造血功能衰竭(bone marrow failure,BMF)

骨髓增生异常综合征(myelodysplastic syndrome,MDS)

骨折(fracture)

固定性红斑(fixed erythema,FE)

固定性药疹(fixed drugs eruption,FDE)

固尔苏(curosurf)

关节脱位(dislocation of joint,DJ)

冠心病(coronary heart disease,CHD)

冠心病监护病房(coronary care unit,CCU)

冠状病毒(coronavirus)

冠状动脉旁路搭桥术(coronary artery bypass grafting,CABG)

冠状动脉粥样硬化性心脏病(coronary atherosclerotic heart disease,CAHD)

灌注加权成像(perfusion weighted imaging,PWI)

光变态反应(photoallergic reaction,PR)

光毒性反应(phototoxic reaction,PR)

光气(phosgene)

光气中毒(phosgene poisoning,PP)

光气中毒肺水肿(pulmonary edema caused by phosgene poisoning,PECPP)

光学相干断层成像术(optical coherence tomography,OCT)

胱抑素 C(cystatin c,CysC)

癸磷锡(decafentin)

国际标准化比率(international normalized ratio,INR)

国际勃起功能问卷评分表(international index of erectile function questionnair score table,IIEFQST)

国际疾病分类(international classification of disease,ICD)

国际脓毒症定义会议(international sepsis definitions conference,ISDC)

国家创伤医学中心(national center for trauma medicine,NCTM)

国家区域创伤医疗中心（national regional trauma medical center，NRTMC）

国家卫生健康委员会（national health commission，NHC）

过度治疗（overtreatment）

过敏反应（anaphylactic reaction，AR）

过敏性猝死（sudden allergic death，SAD）

过敏性肺炎（hypersensitivity pneumonia，HP）

过敏性皮炎（allergic dermatitis，AD）

过敏性休克（allergic shock，AS）

过敏性紫癜（anaphylactoid purpura，AP）

过氧化氢酶（catalase）

过氧化物酶（peroxidase）

过氧化物酶体增殖活化受体（peroxisome proliferation activaying receptors-γ，PPAR-γ）

还原型血红蛋白（reduced hemoglobin，RHb）

海绵窦栓塞性静脉炎（cavernous sinus embolism phlebitis，CSEP）

海水溺水（saltwater drowning，SD）

寒冷性血红蛋白尿（cold hemoglobinuria，CH）

汉堡心搏骤停研究（cardiac arrest study of hamburg，CASH）

行军性血红蛋白尿症（marching hemoglobinuria，MH）

郝-伯氏肉芽肿（hao-burroughs granuloma，HBG）

核蛋白抗原（nucleoprotein antigen，NA）

核衣壳（nucleocapsid）

颌骨骨髓炎（jaw osteomyelitis，JO）

颌面部间隙感染（infection of maxillofacial regions，IMR）

颌下间隙感染（infection of submandibular space，ISS）

赫恩滋小体（heinz body，HB）

黑便（melena）

黑寡妇蜘蛛（black widow spider，BWS）

黑磷（black phosphorus，BP）

黑色素瘤（melanoma）

黑蜘蛛（black spider，BS）

亨诺-许兰综合征（henoch-schonlein syndrome，HSS）

横纹肌溶解症（rhabdomyolysis）

横纹肌肉瘤（rhabdomyosarcoma）

红白血病（erythroid leukemia，EL）

红斑狼疮综合征（lupus erythematosus syndrome，LES）

红斑型天疱疮（pemphigus erythematosus，PE）

红磷（red phosphorus，RP）

红细胞比容（hematocrit，Hct）

红细胞沉降率（erythrocyte sedimentation rate，ESR）

红细胞原卟啉（erythrocyte protoporphyrin，EP）

红蜘蛛（red spider，RS）

喉梗阻（laryngeal obstruction，LO）

喉结核（laryngophthisis）

喉痉挛（laryngospasm）

喉乳头状瘤（laryngeal papilloma，LP）

喉软骨膜炎（laryngeal perichondritis，LP）

喉水肿（laryngeal edema，LE）

喉异物（laryngeal foreign body，LFB）

喉阻塞（laryngemphraxis）

后尿道损伤（posterior urethral injury，PUI）

后葡萄膜炎（post uveitis，PU）

后期器官功能障碍（late organ dysfunction，LOD）

呼气峰流速（peak expiratory flow，PEF）

呼气末二氧化碳（end tidal carbon dioxide，$ETCO_2$）

呼气末肺容积（end expiratory lung volume，EELV）

呼气末正压（positive end expiratory pressure，PEEP）

呼气相正压（expiratory positive airway pressure，EPAP）

呼吸（breathing）

呼吸道病毒（respiratory viruses，RV）

呼吸道病毒性肺炎（respiratory virus pneumonia，RVP）

呼吸道合胞病毒（respiratory syncytial virus，RSV）

呼吸道合胞病毒性肺炎（respiratory syncytial virus pneumonia，RSVP）

呼吸道烧伤（respiratory tract burn，RTB）

呼吸道异物（respiratory tract foreign body，RTFB）

呼吸机相关膈肌功能不全（ventilator related diaphragmatic dysfunction，VRDD）

呼吸机相关性肺损伤（ventilator associated lung injury，VALI）

呼吸机相关性肺炎（ventilator associated pneumonia，VAP）

呼吸窘迫综合征（respiratory distress syndrome，RDS）

呼吸衰竭（respiratory failure，RF）

呼吸性碱中毒（respiratory alkalosis，RA）

呼吸性酸中毒（respiratory acidosis，RA）

呼吸性细支气管炎伴间质性肺病（respiratory bronchiolitis associated interstitial lung disease，RBILD）

呼吸抑制（respiratory depression，RD）

呼吸指数（respiratory index，$P(A-a)O_2/PaO_2$）

壶腹部癌（ampullary carcinoma，AC）

花生四烯酸（arachidonic acid，AA）

华氏变性（wallerian degeneration，WD）

化脓性肺炎（suppurative pneumonia，SP）

化脓性骨髓炎（pyogenic osteomyelitis，PO）

化脓性淋巴结炎（purulent lymphadenitis，PL）

化脓性迷路炎（suppurative labyrinthitis，SL）

化脓性脑膜炎（purulent meningitis，PM）

化脓性脓胸（purulent empyema，PE）

化脓性肾盂肾炎(pyogenic pyelonephritis,PP)

化脓性下颌下淋巴结炎(suppurative submandibular lymphadenitis,SSL)

化脓性下颌下腺炎(suppurative submandibular adenitis,SSA)

化脓性心包炎(purulent pericarditis,PP)

化学交换饱和转移(chemical exchange saturation transfer,CEST)

化学烧伤(chemical burn,CB)

化学性鼻咽炎(chemical nasopharyngitis,CN)

化学性肺炎(chemical pneumonitis,CP)

化学性腹膜炎(chemical peritonitis,CP)

化学性膀胱炎(chemical cystitis,CC)

化学性气管支气管炎(chemical tracheobronchitis,CT)

化学性食物中毒(chemical food poisoning,CFP)

化学性中毒性脑病(chemical toxic encephalopathy,CTE)

踝部骨折(ankle fracture,AF)

坏疽性阑尾炎(gangrenous appendicitis,GA)

坏死性肠炎(necrotizing enteritis,NE)

坏死性肺炎(necrotizing pneumonia,NP)

坏死性肾小球肾炎(necrotizing glomerulonephritis,NG)

坏死性小肠炎(necrotizing microenteritis,NM)

环加氧酶-1(cyclooxygenase-1,COX-1)

环加氧酶-2(cyclooxygenase-2,COX-2)

环加氧酶-2抑制剂(cyclooxygenase-2 inhibitors,COX-2I)

环类抗抑郁药物(cyclic antidepressants,CAS)

环类抗抑郁药物中毒(cyclic antidepressants poisoning,CAP)

环磷酸腺苷(cyclic adenosine monophosphate,CAMP)

环磷酸腺苷葡甲胺(meglumine cyclic adenylate,MCA)

缓冲总碱(buffer base,BB)

缓发型过敏性休克(delayed allergic shock,DAS)

缓激肽(bradykinin)

黄斑裂孔性视网膜脱离(macular aperture retinal detachment,MARD)

黄杆菌属(xanthomonas)

黄磷(yellow phosphorus,YP)

黄色瘤病(xanthomatosis)

黄色肉芽肿性肾盂肾炎(xanthogranulomatous pyelonephritis,XP)

黄体囊肿(corpus luteum cyst,CLC)

黄体破裂(rupture of corpus luteum,RCL)

黄体生成素(luteinizing hormone,LH)

磺胺类(sulfonamides)

蛔虫性肠梗阻(ascaris intestinal obstruction,AIO)

会厌脓肿(epiglottis abscess,EA)

混合静脉血氧饱和度(mixed venous oxygen saturation,SVO_2)

混合静脉血氧含量(mixed venous oxygen content,CVO_2)

混合现实技术(mixed reality technology,MRT)

混合性酸碱失衡(mixed acid base disturbances,MABD)

活动性结核杆菌(active mycobacterium tuberculosis,AMT)

活化部分凝血活酶时间(activated partial thromboplastin time,APTT)

活性氧分子(reactive oxygen species,ROS)

获得性QT间期延长综合征(acquired long QT syndrome,ALQTS)

获得性扩张型心肌病(acquired dilated cardiomyopathy,ADCM)

获得性免疫缺陷综合征(acquired immune deficiency syndrome,AIDS)

获得性难治性血栓性血小板减少性紫癜(acquired refractory thrombotic thrombocytopenic purpura,ARTTP)

获得性血栓性血小板减少性紫癜(acquired thrombotic thrombocytopenic purpura,ATTP)

霍乱(cholera)

霍乱毒素(cholera toxin,CT)

霍乱弧菌(vibrio cholerae,VC)

霍奇金淋巴瘤(hodgkin's lymphoma,HL)

饥饿性酮症酸中毒(hunger ketoacidosis,HKA)

机械通气(mechanical ventilation,MV)

机械性肠梗阻(mechanical intestinal obstruction,MIO)

机械性眼外伤(mechanical ocular injury,MOI)

机械循环支持(mechanical circulatory support,MCS)

肌电图(electromyography,EMG)

肌钙蛋白(troponin,cTn)

肌钙蛋白C(troponin c,cTnC)

肌钙蛋白I(troponin i,cTnI)

肌钙蛋白T(troponin t,cTnT)

肌酐清除率(creatinine clearance rate,Ccr)

肌红蛋白(myoglobin,MYO)

肌红蛋白尿(myohemoglobinuria)

肌酸磷酸激酶(creatine phosphate kinase,CPK)

肌酸磷酸激酶同工酶-BB(creatine phosphokinase isoenzyme-BB,CPK-BB)

肌酸磷酸激酶同工酶-MB(creatine phosphokinase isoenzyme-MB,CPK-MB)

肌酸磷酸激酶同工酶-MM(creatine phosphokinase isoenzyme-MM,CPK-MM)

基本生命支持(basic life support,BLS)

基底节出血(basal ganglia hemorrhage,BGH)

急性黑斑病白薯中毒（acute alternaria poisoning，AAP）

急性虹膜睫状体炎（acute iridocyclitis，AI）

急性喉气管支气管炎（acute laryngotracheal bronchitis，ALB）

急性喉水肿（acute laryngeal edema，ALE）

急性喉炎（acute laryngitis，AL）

急性呼吸窘迫综合征（acute respiratory distress syndrome，ARDS）

急性呼吸衰竭（acute respiratory failure，ARF）

急性呼吸性酸中毒（acute respiratory acidosis，ARA）

急性化脓性胆管炎（acute suppurative cholangitis，ASC）

急性化脓性颌骨骨髓炎（acute suppurative osteomyelitis of the jaw，ASOJ）

急性化脓性阑尾炎（acute suppurative appendicitis，ASA）

急性化脓性脑膜炎（acute suppurative meningitis，ASM）

急性化脓性腮腺炎（acute suppurative parotitis，ASP）

急性化脓性唾液腺炎（acute suppurative salivary adenitis，ASSA）

急性化脓性中耳炎（acute suppurative otitis media，ASOM）

急性化学性中毒性脑病（acute chemical toxic encephalopathy，ACTE）

急性坏死性肠炎（acute necrotizing enteritis，ANE）

急性坏死性胆囊炎（acute necrotizing cholecystitis，ANC）

急性坏死性脑炎（acute necrotizing encephalitis，ANE）

急性坏死性胃肠炎（acute necrotizing gastroenteritis，ANG）

急性坏死性胰腺炎（acute necrotizing pancreatitis，ANP）

急性坏死性中耳炎（acute necrotizing otitis media，ANOM）

急性黄磷中毒（acute yellow phosphorus poisoning，AYPP）

急性会厌炎（acute epiglottitis，AE）

急性脊髓灰质炎（acute poliomyelitis，AP）

急性脊髓压迫症（acute spinal cord compression，ASCC）

急性脊髓炎（acute myelitis，AM）

急性加重期慢性阻塞性肺病（acute exacerbation chronic obstructive pulmonary disease，AECOPD）

急性甲醇中毒（acute methanol poisoning，AMP）

急性甲脒类杀虫剂中毒（acute formamidine insecticides poisoning，AFIP）

急性甲醛中毒（acute formaldehyde poisoning，AFP）

急性间质性肺水肿（acute interstitial pulmonary edema，AIPE）

急性间质性肺炎（acute interstitial pneumonia，AIP）

急性间质性肾炎（acute interstitial nephritis，AIN）

急性睑腺炎（acute blepharitis，AB）

急性节段性肠炎（acute segmental enteritis，ASE）

急性结肠梗阻（acute colonic obstruction，ACO）

急性结膜炎（acute conjunctivitis，AC）

急性酒精中毒（acute alcohol poisoning，AAP）

急性眶蜂窝织炎（acute orbital cellulitis，AOC）

急性蜡样芽孢杆菌食物中毒（acute bacillus cereus food poisoning，ABCFP）

急性阑尾炎（acute appendicitis，AA）

急性泪囊炎（acute dacryocystitis，AD）

急性粒-单核细胞白血病（acute myelomonocytic leukemia，AMMoL）

急性粒细胞白血病（acute granulocytic leukemia，AGL）

急性粒细胞白血病部分分化型（acute granulocytic leukemia with maturation，AGL with maturation）

急性粒细胞白血病未分化型（acute granulocytic leukemia without maturation，AGL without mmaturation）

急性粒细胞缺乏症（acute granulocytosis，AG）

急性淋巴结炎（acute lymphadenitis，AL）

急性淋巴细胞白血病（acute lymphoblastic leukemia，ALL）

急性磷化氢中毒（acute phosphine poisoning，APP）

急性硫化氢中毒（acute hydrogen aulfide poisoning，AHSP）

急性硫酸二甲酯中毒（acute dimethyl sulfate poisoning，ADSP）

急性颅内高压（acute intracranial hypertension，AICH）

急性颅内血肿（acute intracranial hematoma，AIH）

急性颅内压（acute intracranial pressure，AICP）

急性氯丁二烯中毒（acute chloroprene poisoning，ACP）

急性氯甲烷中毒（acute chloromethane poisoning，ACP）

急性氯气中毒（acute chlorine poisoning，ACP）

急性氯气中毒性肺水肿（acute chlorine toxicity pulmonary edema，ACTPE）

急性盲肠扭转（acute torsion of cecum，ATC）

急性霉变甘蔗中毒（acute moldy sugarcane poisoning，AMSP）

急性弥散性腹膜炎（acute diffuse peritonitis，ADP）

急性弥散性间质纤维化（acute diffuse interstitial fibrosis，ADIF）

急性弥散性脑水肿（acute diffuse brain edema，ADBE）

急性弥散性血管内凝血（acute disseminated intravascular coagulation，ADIC）

急性面颈部淋巴结炎（acute face and neck lymphadenitis，AFNL）

急性木薯中毒（acute cassava poisoning，ACP）

急性心功能不全（acute cardiac insufficiency，ACI）

急性心肌梗死（acute myocardial infarction，AMI）

急性心肌损害（acute myocardial damage，AMD）

急性心肌炎（acute myocarditis，AM）

急性心力衰竭（acute heart failure，AHF）

急性心源性肺水肿（acute cardiogenic pulmonary edema，ACPE）

急性心源性休克（acute cardiogenic shock，ACS）

急性溴甲烷中毒（acute bromomethane poisoning，ABP）

急性血行播散性肺结核（acute hematogenous disseminated pulmonary tuberculosis，AHDPT）

急性牙髓炎（acute pulpitis，AP）

急性亚硝酸盐中毒（acute nitrite poisoning，ANP）

急性炎性脱髓鞘性多发性神经炎（acute inflammatory demyelinating polyradiculoneuritis，AIDP）

急性洋地黄中毒（acute digitalis poisoning，ADP）

急性药物性肝损伤（acute drugs induced liver injury，ADILI）

急性一氧化碳中毒（acute carbonic oxide poisoning，ACOP）

急性胰腺炎（acute pancreatitis，AP）

急性乙状结肠扭转（acute torsion of sigmoid colon，ATSC）

急性异丙醇中毒（acute isopropanol poisoning，AIP）

急性硬脊膜外脓肿（acute spinal epidural abscess，ASEA）

急性硬脑膜外血肿（acute epidural hematoma，AEH）

急性硬脑膜下血肿（acute subdural hematoma，ASH）

急性有机磷类农药中毒（acute organophosphorus pesticides poisoning，AOPPP）

急性右心室心肌梗死（acute right ventricular myocardial infarction，ARVMI）

急性鱼胆中毒（acute fish bile poisoning，AFBP）

急性运动感觉轴索性神经病（acute motor sensory axonal neuropathy，AMSAN）

急性运动轴索型神经病（acute motor axonal neuropathy，AMAN）

急性再生障碍性贫血（acute aplastic anemia，AAA）

急性早幼粒细胞白血病（acute promyelocytic leukemia，APL）

急性造血停滞（acute arrest of hemopoiesis，AAH）

急性窒息性支气管哮喘（acute asphyxiating bronchial asthma，AABA）

急性中毒性肝损伤（acute toxic liver injury，ATLI）

急性中毒性脑病（acute toxic encephalopathy，ATE）

急性中耳炎（acute otitis media，AOM）

急性中央型脊髓损伤（acute central spinal cord injury，ACSCI）

急性中央性颌骨骨髓炎（acute central jaw osteomyelitis，ACJO）

急性重型肝炎（acute severe hepatitis，ASH）

急性重症型胆管炎（acute cholangitis of severe type，ACST）

急性重症支气管哮喘（acute severe bronchial asthma，ASBA）

急性主动脉夹层（acute aortic dissection，AAD）

急性自律性房性心动过速（acute automatic atrial tachycardia，AAAT）

急性纵隔炎（acute mediastinitis，AM）

急性左心力衰竭（acute left heart failure，ALHF）

急诊重症监护病房（emergency iIntensive care unit，EICU）

集落刺激因子（colony stimulating factors，CSF）

挤压综合征（crush syndrome，CS）

脊髓半横贯伤综合征（spinal cord semitransverse injury syndrome，SCSIS）

脊髓出血（hematomyelia）

脊髓出血性疾病（spinal cord hemorrhagic disease，SCHD）

脊髓梗死（spinal cord infarction，SCI）

脊髓后方损伤综合征（rear spinal cord injury syndrome，RSCIS）

脊髓灰质炎病毒（poliovirus）

脊髓前方压迫综合征（spinal cord of the front compression syndrome，SCFCS）

脊髓损伤（spinal cord injury，SCI）

脊髓血管病（myelangiopathy）

脊髓硬膜外脓肿（spinal epidural abscess，SEA）

脊髓圆锥部损伤（spinal cord cone injury，SCCI）

脊柱脱位（spinal dislocation，SD）

计算机断层扫描（computed tomography，CT）

剂量体积直方图（dose volume histogram，DVH）

继发肺部感染（secondary pulmonary infection，SPI）

继发性白血病（secondary leukemia，SL）

继发性大网膜扭转（secondary torsion of omentum，STO）

继发性肺结核（secondary pulmonary tuberculosis，SPT）

继发性肺炎（secondary pneumonia，SP）

继发性腹膜炎（secondary peritonitis，SP）

继发性肝脓肿（secondary liver abscess，SLA）

继发性骨髓造血功能衰竭（secondary bone marrow failure，SBMF）

继发性急性闭角型青光眼（secondary acute angle closure glaucoma，SAACG）

继发性急性腮腺炎（secondary acute parotitis，SAP）

假性甲状旁腺功能减退（pseudoparathyroidism）

假性脑瘤（pseudobrain tumor，PT）

假性破伤风（pseudotetanus）

假性乳糜胸（pseudochylothorax）

假性腮腺炎（false parotitis，FP）

尖端扭转型室性心动过速（torsade de pointes，TDP）

尖锐湿疣（verruca acuminata，VA）

间碘苄胍（^{131}I-metaiodo benzylguanidine，^{131}I-MIBG）

间接胆红素（indirect bilirubin，IBiL）

间接荧光抗体试验（indirect fluorescent antibody test，IFAT）

间歇辅助通气（intermittent assisted ventilation，IAV）

间歇性腹膜透析（intermittent peritoneal dialysis，IPD）

间歇性血液透析（intermittent hemodialysis，IHD）

间歇正压通气（intermittent positive pressure ventilation，IPPV）

间歇指令通气（intermittent mandatory ventilation，IMV）

间质性肺疾病（interstitial lung disease，ILD）

间质性肺气肿（interstitial emphysema，IE）

间质性肺炎（interstitial pneumonia，IP）

间质性脑水肿（interstitial brain edema，IBE）

间质性肾炎（interstitial nephritis，IN）

肩关节脱位（dislocation of shoulder joint，DSJ）

肩锁关节脱位（dislocation of acromioclavicular joint，DAJ）

艰难梭菌感染（clostridium difficile infection，CDI）

艰难梭状芽孢杆菌（clostridium difficile，CD）

简化急性生理学评分Ⅱ（simplified acute physiology score-Ⅱ，SAPS-Ⅱ）

简明损伤定级法（abbreviated injury scale，AIS）

碱剩余（base excess，BE）

碱性成纤维细胞生长因子（basic fibroblast growth factors，BFGF）

碱性磷酸酶（alkaline phosphatase，AKP）

碱性磷酸酶同工酶-Ⅰ（alkaline phosphatase iIsoenzyme-Ⅰ，AKP-Ⅰ）

碱中毒（alkalosis）

渐进性坏死（necrobiosis）

渐进性心绞痛（progressive angina，PA）

浆细胞样树突状细胞（plasmacytoid dendritic cell，PDC）

浆液性脑膜炎（hydromeningitis）

降钙素基因相关肽（calcitonin gene related peptide，CGRP）

降纤酶（defibrase）

交感神经系统（sympathetic nervous system，SNS）

交感性眼炎（sympathetic ophthalmia，SO）

交通性气胸（communicating pneumothorax，CP）

胶原血管疾病相关性肺纤维化（collagen vascular disease related pulmonary fibrosis，CVDRPF）

胶质母细胞瘤（glioblastoma multiforme，GM）

嚼肌间隙感染（infection of masseteric space，IMS）

角膜后沉着物（keratic precipitates，KP）

角质细胞生长因子（keratinocyte growth factors，KGF）

绞窄性肠梗阻（strangulated intestinal obstruction，SIO）

绞窄性小肠梗阻（strangulated small intestinal obstruction，SSIO）

酵母多糖（zymosan）

酵母菌（saccharomycetes）

接触动力加压钢板（limited contact dynamic compress plate，LC-DCP）

接触性皮炎（contact dermatitis，CD）

节段性出血性坏死性肠炎（segular hemorrhagic necrotizing enteritis，SHNE）

节菱孢霉菌（arthrosporum）

结肠癌（colon cancer，CC）

结肠穿孔（colonic perforation，CP）

结肠梗阻（colonic obstruction，CO）

结肠损伤（colon injury，CI）

结缔组织疾病性心肌炎（connective tissue disease myocarditis，CTDM）

结核纯蛋白衍生物（purified protein derivative，PPD）

结核杆菌（mycobacterium tuberculosis，MT）

结核杆菌复合群（mycobacterium tuberculosis complex，MTC）

结核菌素实验（tuberculin test，TT）

结核抗体（tuberculosis antibody，TA）

结核球（tuberculoma）

结核性淋巴结炎（tuberculous lymphadenitis，TL）

结核性脉络膜炎（tuberculous choroiditis，TC）

结核性脑膜炎（tuberculous meningitis，TM）

结核性脓胸（tuberculous empyema，TE）

结核性葡萄膜炎（tuberculous uveitis，TU）

结核性心包炎（tuberculous pericarditis，TP）

结核性胸膜炎（tuberculous pleurisy，TP）

结核性支气管扩张（tuberculous bronchiectasis，TB）

结节病（sarcoidosis）

结节性动脉周围炎（nodular periarteritis，NP）

结节性多动脉炎（polyarteritis nodosa，PAN）

结石性胆囊炎（calculous cholecystitis，CC）

睫状神经生长因子（ciliary nerve growth factors，CNGF）

芥子气中毒（mustard gas poisoning，MGP）

金黄色葡萄球菌（staphylococcus aureus，SA）

局部性破伤风(local tetanus,LT)

局麻药全身毒性反应(systemic toxicity of local anesthetics,STLA)

局限性肺水肿(localized pulmonary edema,LPE)

局限性腹膜炎(localized peritonitis,LP)

局限性急性胰腺炎(localized acute pancreatitis,LAP)

局限性脑水肿(localized brain edema,LBE)

局限性脓胸(localized empyema,LE)

局限性血胸(localized hemothorax,LH)

局限性支气管扩张(localized bronchiectasis,LB)

局灶硬化性肾炎(focal sclerosing nephritis,FSN)

局灶增殖型(focal proliferative lupus nephritis,FPLN)

巨噬细胞生长因子(macrophage growth factors,MGF)

巨噬细胞移动抑制因子(macrophagemigration inhibition factors,MIF)

巨细胞病毒(cytomegalovirus,CMV)

巨细胞动脉炎(giant cell arteritis,GCA)

巨细胞性间质性肺炎(giant cell interstitial pneumonia,GCIP)

巨细胞性心肌炎(giant cell myocarditis,GCM)

巨幼细胞性贫血(megaloblastic anemia,MA)

距骨骨折(fracture of talus,FT)

聚氨基甲酸乙酯(polyurethane)

聚合酶链式反应(polymerase chain reaction,PCR)

聚醚醚酮(polyether-ether-ketone,PEEK)

聚乙二醇(polyethylene glycol,PG)

军团菌(legionella)

军团菌性肺炎(legionella pneumonia,LP)

菌血症(bacteremia)

卡尔曼综合征(kalman syndrome,KS)

卡介菌多糖核酸(bacillus calmette guerin polysaccharide nucleic acid,BCG-PNA)

卡氏肺孢子虫(pneumocystis carinii,PC)

卡氏肺孢子虫性肺炎(pneumocystis carinii pneumonia,PCP)

开放复位内固定(open reduction internal fixation,ORIF)

开放性喉外伤(opened laryngeal trauma,OLT)

开放性脑损伤(open brain injury,OBI)

开放性气胸(open pneumothorax,OP)

开放性肾损伤(open renal injury,ORI)

开放性血胸(open hemothorax,OH)

开放性胰腺损伤(open pancreatic injury,OPI)

开角型青光眼(open angle glaucoma,OAG)

开蓬(kepone)

开蓬中毒(kepone poisoning,KP)

开胸肺活检(open lung biopsy,OLB)

抗白介素-1受体制剂(antiinterleukiN-1 receptor preparations,ARP-1)

抗白介素-6受体制剂(antiinterleukiN-6 receptor preparations,ARP-6)

抗单纯疱疹病毒抗体(antibody against herpes simplex virus,AAHSV)

抗胆碱能反应(anticholinergic reaction,AR)

抗胆碱能药物(anticholinergics)

抗胆碱能药物中毒(anticholinergics poisoning,AP)

抗胆碱酯酶药物(anticholinesterase drugs,AD)

抗癫痫药物(antiepileptic drugs,AEDs)

抗毒蕈碱剂中毒(muscarine antagonists poisoning,MAP)

抗核抗体(antinuclear antibody,ANA)

抗核抗体谱(antinuclear antibody spectrum,ANAS)

抗核周因子(antiperinuclear factors,APF)

抗环瓜氨酸肽(anticyclic citrullinate peptide,ACP)

抗甲状腺药物(antithyroid drugs,ATD)

抗角蛋白抗体(antikeratin antibody,AKA)

抗结核抗体(antituberculosis antibody,AA)

抗精神病药物(antipsychotics)

抗利尿激素受体(antidiuretic hormone receptors,ADHR)

抗利尿激素受体拮抗剂(antidiuretic hormone receptor antagonists,ADHRA)

抗利尿激素异常分泌综合征(syndrome of inappropriate antidiuretic hormone,SIADH)

抗链球菌溶血素O(antistreptolysin O,ASO)

抗淋巴细胞球蛋白(antilymphocyte globulin,ALG)

抗苗勒氏管激素(antimullerian tube hormone,AMH)

抗内毒素结合蛋白抗体(antiendotoxin binding protein monoclonal antibody,ABPMA)

抗内毒素受体抗体(antiendotoxin receptor monoclonal antibody,ARMA)

抗凝血酶-Ⅲ(antithrombiN-Ⅲ,AT-Ⅲ)

抗凝血杀鼠剂(anticoagulant rodenticides,AR)

抗禽流感病毒抗体(antiavian influenza virus antibody,AIVA)

抗生素相关性腹泻(antibiotic associated diarrhea,AAD)

抗双链DNA抗体(antidouble stranded DNA antibody,Anti-dsDNA)

抗酸杆菌(acid-Fast bacillus,AFB)

抗髓过氧化物酶(antimyeloperoxidase,AMPO)

抗体包裹细菌(antibody coated bacteria,ACB)

抗心动过速起搏(antitachycardia pacing,ATP)

抗心磷脂抗体(anticardiolipin antibody,ACA)

狼疮性肝炎(lupus hepatitis,LH)

狼疮性肾炎(lupus nephritis,LN)

狼疮性心肌炎(lupus myocarditis,LM)

劳力型心绞痛(effort angina,EA)

酪氨酸激酶抑制剂(tyrosine kinase inhibitors,TKI)

乐果(dimethoate)

雷击(lightning stroke,LS)

雷诺氏现象(raynaud's phenomenon,RP)

肋骨骨折(rib fracture,RF)

肋骨或胸骨骨折(rib or sternum fracture,RSF)

类白血病反应(leukemoid reaction,LR)

类风湿关节炎(rheumatoid arthritis,RA)

类风湿因子(rheumatoid factors,RF)

类杆菌(bacteroides)

类感冒(influenza-Like)

类过敏反应(anaphylactoid reaction,AR)

类过敏性休克(anaphylactic shock,AS)

类霍乱(choleraic)

类酵母菌(parasaccharomyces)

类狼疮综合征(lupus-like syndrome,LLS)

类肉瘤病性葡萄膜炎(sarcomatotic uveitis,SU)

类伤寒(typhoidal)

李斯特菌属(listeria)

利多卡因与丙胺卡因混合物(eutectic mixture of lidocaine and prilocaine,EMLP)

利钠肽系统(natriuretic peptide system,NPS)

利特尔动脉丛(little's plexus,LP)

利特尔区(little's area,LA)

粒细胞集落刺激因子(granulocyte colony stimulating factors,G-CSF)

粒细胞-巨噬细胞集落刺激因子(granulocyte macrophage colony stimulating factors,GM-CSF)

粒细胞缺乏症(agranulocytosis)

粒细胞性白血病(myelogenous leukemia,ML)

痢疾杆菌(dysentery bacillus,DB)

连续性静脉-静脉血液滤过(continuous vein-venous hemofiltration,CVVHF)

连续性静脉-静脉血液透析(continuous vein-venous hemodialysis,CVVHD)

连续性静脉-静脉血液透析滤过(continuous vein-venous hemodialysis filtration,CVVHDF)

连续性血浆滤过吸附(continuous plasma filtration adsorption,CPFA)

连续性血液净化(continuous blood purification,CBP)

镰状细胞贫血(sickle cell anemia,SCA)

链球菌属(streptococcus)

良性复发性非细菌性脑膜炎(benign recurrent non-bacterial meningitis,BRNBM)

良性颅内压(benign intracranial pressure,BICP)

良性期前收缩(benign premature contraction,BPC)

良性前列腺增生(benign prostatic hyperplasia,BPH)

良性肿瘤(benign tumor,BT)

林丹(lindane)

临床-影像-病理诊断(clinic-radiologic and pathologic diagnosis,CRPD)

淋巴结结核(lymphatic tuberculosis,LT)

淋巴瘤(lymphoma)

淋巴瘤浸润性心肌病(lymphoma infiltrating cardiomyopathy,AICM)

淋巴细胞脉络丛脑膜炎病毒(lymphocytic choriomeningitis virus,LCV)

淋巴细胞性垂体炎(lymphocytic hypophysitis,LYH)

淋巴细胞性间质性肺炎(lymphocytic interstitial pneumonitis,LIP)

淋巴因子激活的杀伤细胞(lymphokines activated killer cell,LAK)

淋病奈瑟球菌(neisseria gonorrhoeae,NG)

淋球菌(gonococcus)

磷(phosphorus)

磷胺(phosphamidon)

磷壁酸(teichoic acid,TA)

磷化氢(phosphine)

磷化锌(zinc phosphide,ZP)

磷酸二酯酶(phosphodiesterase,PDE)

磷酸二酯酶-3抑制剂(phosphodiesterase-3 inhibitors,PDE-3I)

磷酸二酯酶抑制剂(phosphodiesterase inhibitors,PDEI)

磷酸果糖激酶缺乏症(phosphofructokinase deficiency,PD)

磷酸化酶(phosphorylase)

磷酸肌醇糖蛋白(phosphoinositol glycoprotein,PG)

磷酸卵磷脂(phosphatidylcholine)

磷酸葡萄糖异构酶缺乏症(phosphoglucose isomerase deficiency,PID)

磷酸烯醇式丙酮酸羧激酶(phosphoenolpyruvate carboxykinase,PC)

磷酰化胆碱酯酶(phosphorylated cholinesterase,PC)

磷脂酶-A2(phospholipase-A2,PLA2)

磷脂酶-A2受体(phospholipase-A2 receptors,PLA2R)

磷脂酰胆碱(phosphatidylcholine,PC)

磷脂酰甘油(phosphatidylglycerol,PG)

磷脂酰肌醇(phosphatidylinositol)

氯氰菊酯(cypermethrin)

滤过钠分数(sodium filtration fraction,SFF)

麻痹(paralysis)

麻痹性肠梗阻(paralytic intestinal obstruction,PIO)

麻风病(lepriasis)

麻风杆菌(leprosy bacillus,LB)

麻风性葡萄膜炎(leprotic uveitis,LU)

麻疹(measles)

麻疹病毒(measles virus,MV)

麻疹样红斑(erythema measles,EM)

麻疹样药疹(measles-Like rash,MLR)

麻醉药物(narcotic drugs,ND)

马凡综合征(marfan syndrome,MS)

马拉硫磷(malathion)

马钱子(nux vomica,NV)

马钱子碱(brucine)

马钱子中毒(nux vomica poisoning,NVP)

马司他丁瞬时受体(transient receptors of melastatin,TRM)

马尾神经损伤(cauda equina injury,CEI)

马尾综合征(cauda equina syndrome,CES)

蚂蟥(leech)

埋藏式心律转复除颤器(implantable cardioverter defibrillator,ICD)

睑腺炎(hordeolum)

脉搏血氧饱和度(pulse oxygen saturation,SpO_2)

脉搏指示剂连续心排量(pulse indicate continous cardiac output,PiCCO)

脉冲场凝胶电泳分型(pulsed fieldgel electrophoresis typing,PFET)

脉动指数(pulsatility index,PI)

慢反应物质(slow reacting substance of anaphylaxis,SRSA)

慢加急性(亚急性)肝功能衰竭(acute-on-Chronic liver failure,ACLF)

慢-快型房室结折返性心动过速(slow fast atrioventricular node reentrant tachycardia SF-AVNRT)

慢效杀鼠剂中毒(poisoning with slow acting rodenticides,PSAR)

慢性白血病(chronic leukemia,CL)

慢性闭角型青光眼(chronic angle closure glaucoma,CACG)

慢性变态反应性炎症(chronic allergic inflammation,CAI)

慢性非细菌性前列腺炎(chronic nonbacterial prostatitis,CNP)

慢性肺脓肿(chronic lung abscess,CLA)

慢性肺心病(chronic pulmonary heart disease,CPHD)

慢性风心病(chronic rheumatic heart disease,CRHD)

慢性附睾炎(chronic epididymitis,CE)

慢性复发性血栓性血小板减少性紫癜(chronic recurrent thrombotic thrombocytopenic purpura,CRTTP)

慢性肝病(chronic liver disease,CLD)

慢性肝功能衰竭(chronic hepatic failure,CHF)

慢性肝脓肿(chronic liver abscess,CLA)

慢性肝炎(chronic hepatitis,CH)

慢性高原心脏病(chronic plateau heart disease,CPHD)

慢性咯血(chronic hemoptysis,CH)

慢性镉中毒(chronic cadmium poisoning,CCP)

慢性根尖周炎(chronic periapical inflammation,CPI)

慢性骨盆疼痛综合征(chronic pelvic pain syndromes,CPPS)

慢性骨髓炎(chronic osteomyelitis,CO)

慢性冠脉疾病(chronic coronary artery disease,CCAD)

慢性颌骨骨髓炎(chronic osteomyelitis of the jaw,COJ)

慢性厚壁肝脓肿(chronic thick-walled liver abscess,CTWLA)

慢性呼吸衰竭(chronic respiratory failure,CRF)

慢性呼吸衰竭急性加重(acute exacerbation of chronic respiratory failure,AECRF)

慢性呼吸性酸中毒(chronic respiratory acidosis,CRA)

慢性化脓性中耳炎(chronic suppurative otitis media,CSOM)

慢性黄磷中毒(chronic yellow phosphorus poisoning,CYPP)

慢性活动性肝炎(chronic active hepatitis,CAH)

慢性甲状腺炎(chronic thyroiditis,CT)

慢性酒精依赖(chronic alcohol dependence,CAD)

慢性酒精中毒(chronic alcoholic poisoning,CAP)

慢性泪囊炎(chronic dacryocystitis,CD)

慢性颅内压(chronic intracranial pressure,CICP)

慢性弥散性血管内凝血(chronic disseminated intravascular coagulation,CDIC)

慢性脑膜炎(chronic meningitis,CM)

慢性脑内血肿(chronic intracerebral hematoma,CICH)

慢性尿酸性肾病(chronic uric acid nephropathy,CUAN)

慢性脓胸(chronic empyema,CE)

慢性膀胱炎(chronic cystitis,CC)

慢性铍病(chronic beryllium disease,CBD)

慢性前列腺炎(chronic prostatitis,CP)

慢性肉芽肿(chronic granuloma,CG)

慢性腮腺炎(chronic parotitis,CP)

慢性肾功能衰竭(chronic renal failure,CRF)

弥散性血管内凝血（disseminated intravascular coagulation，DIC）

弥散性支气管肺癌（diffuse bronchopulmonary carcinoma，DBC）

弥散性轴索损伤（diffuse axonal injury，DAI）

弥散性轴周性脑炎（diffuse periaxial encephalitis，DPE）

弥散加权成像（diffusion weighted imaging，DWI）

弥散性脑损伤（diffuse brain injury，DBI）

弥散性血栓性微血管病（diffuse thrombotic microangiopathy，DTMA）

弥散性硬化（diffuse sclerosis，DS）

弥散张量成像（diffusion tensor imaging，DTI）

糜蛋白酶（chymotrypsin）

米舍氏综合征（mikulicz sjogren syndrome，MSS）

泌尿生殖系统结核（tuberculosis of genito-Urinary system，TGUS）

泌尿系梗阻（urinary tract obstruction，UTO）

泌尿系结核（genitourinary tuberculosis，GT）

泌尿系结石（urinary calculus，UC）

泌尿系损伤（urinary system injury，USI）

泌尿系统感染（urinary system infection，USI）

泌乳素腺瘤（prolactin adenoma，PA）

免疫复合物（immune complex，IC）

免疫介导的血栓性血小板减少性紫癜（immune-Mediated thrombotic thrombocytopenic purpura，IMTTP）

免疫性大疱性皮肤病（immune bullous skin disease，IBSD）

免疫性扩张型心肌病（immune dilated cardiomyopathy，IDCM）

免疫性血小板减少性紫癜（immunologic thrombocytopenic purpura，ITP）

免疫性血小板减少症（immune thrombocytopenia，IT）

免疫抑制治疗（immunosuppressive therapy，IST）

免疫荧光抗核抗体（immunofluorescent antinuclear antibody，IFANA）

面部破伤风（facialis tetanus，FT）

面神经传导速度（conduction velocity of facial nerve，CVFN）

面神经电图（electroneurogram，ENOG）

面神经麻痹（facial nerve palsy，FNP）

面神经逆行诱发电位（retrograde facial nerve evoked potential，RFNEP）

灭多威（methomyl）

火鼠仇（pyrinuron）

膜攻击复合物（membrane attack complex，MAC）

膜稳定性（membrane stabilizing activity，MSA）

膜性喉气管炎（membranous laryngotracheitis，ML）

膜性肾病（membranous nephropathy，MN）

膜增殖性肾炎（membranous proliferative nephritis，MPN）

莫拉菌属（moraxella）

木酒精（wood alcohol，WA）

木薯（cassava）

木薯中毒（cassava poisoning，CP）

钠-葡萄糖共转运蛋白-2（sodium-Glucose cotransporters-2，SGLT-2）

钠-葡萄糖共转运蛋白-2抑制剂（sodium-Glucose cotransporters-2 inhibitors，SGLT-2I）

钠通道阻滞剂（sodium channel blockers，SCB）

耐多药（multidrug resistance，MDR）

耐甲氧西林金黄色葡萄球菌（methicillin resistant staphylococcus aureus，MRSA）

耐甲氧西林金黄色葡萄球菌肺炎（methicillin resistant staphylococcus aureus pneumonia，MRSAP）

耐热肠毒素（heat stable enterotoxin，HST）

耐热性胰蛋白酶抑制因子（heat resistant trypsin inhibitors，HRTI）

男性猝死综合征（sudden manhood death syndrome，SMDS）

男性生殖系统感染（male reproductive system infection，MRSI）

难治性低氧血症（refractory hyoxemia，RH）

难治性癫痫（refractory epilepsy，RE）

难治性癫痫持续状态（refractory status epilepticus，RSE）

难治性复发性血栓性血小板减少性紫癜（refractory recurrent thrombotic thrombocytopenic purpura，RRTTP）

难治性咯血（refractory hemoptysis，RH）

难治性急性中耳炎（refractory acute otitis media，RAOM）

难治性气胸（refractory pneumothorax，RP）

难治性天疱疮（refractory pemphigus，RP）

难治性系统性红斑狼疮（refractory systemic lupus erythematosus，RSLE）

难治性心力衰竭（refractory heart failure，RHF）

难治性血小板减少（refractory thrombocytopenia，RT）

难治性再生障碍性贫血（refractory aplastic anemia，RAA）

囊膜（envelope）

脑病合并内脏脂肪变性（encephalopathy with fatty degeneration of the viscera，EFDV）

脑出血（cerebral hemorrhage，CH）

脑挫裂伤（cerebral contusion and laceration，CCL）

脑挫伤（cerebral contusion，CC）

黏连素(fibronectin)

黏连性肠梗阻(adhesive intestinal obstruction,AIO)

黏膜炎莫拉菌(moraxella catarrhalis,MC)

黏液脓便(mucous purulent stool,MPS)

黏液脓血便(bloody mucopurulent stool,BMS)

黏液性水肿昏迷(myxedema coma,MC)

黏液血便(mucous bloody stool,MBS)

念珠菌(candida)

念珠菌病(candidiasis)

念珠菌脓毒症(candida sepsis,CS)

念珠菌性脑膜炎(candida meningitis,CM)

念珠菌性心内膜炎(candida endocarditis,CE)

鸟苷酸环化酶(guanylate cyclase,GC)

尿白蛋白(urinary albumin,UA)

尿蛋白/肌酐比(urinary albumin/creatinine ratio,UACR)

尿道断裂(urethral rupture,UR)

尿道结石(urethral calculus,UC)

尿道损伤(urethral injury,UI)

尿毒症期(uremia period,UP)

尿毒症性昏迷(uremic coma,UC)

尿毒症性脑病(uremic encephalopathy,UE)

尿毒症性心包炎(uremic pericarditis,UP)

尿毒症性心肌病(uremic cardiomyopathy,UCM)

尿钒(urine vanadium,UV)

尿粪卟啉Ⅲ(urinary coproporphyrin-Ⅲ,UCP-Ⅲ)

尿镉(urine cadmium,UC)

尿肌酐(urine creatinine,UCr)

尿激酶纤溶酶原激活物(urokinase plasminogen activator,UPA)

尿路感染(urinary tract infection,UTI)

尿路结石(lithangiuria)

尿石症(urolithiasis)

尿素呼气试验(urea breath test,UBT)

尿酸(uric acid,UA)

尿酸结石(uric acid stone,UAS)

尿铊(urine thallium,UT)

尿游离皮质醇(urine free cortisol,UFC)

颞动脉炎(temporal arteritis,TA)

颞骨创伤(trauma of temporal bone,TTB)

颞骨骨折(temporal bone fracture,TBF)

颞颌关节炎(temporomandibular arthritis,TA)

颞间隙感染(infection of temporal space,ITS)

颞下间隙感染(infection of infratemporal space,IIS)

凝固酶阴性葡萄球菌(coagulase negative staphylococcus,CNS)

凝固性血胸(coagulation hemothorax,CH)

凝集素(agglutinin)

凝血活酶生成试验(thromboplastin generation test,TGT)

凝血酶时间(thrombin time,TT)

凝血酶原(prothrombin)

凝血酶原活动度(prothrombin activity,PTA)

凝血酶原时间(prothrombin time,PT)

凝血酶原消耗试验(prothrombin consumption test,PCT)

凝血时间(coagulation time,CT)

牛链球菌(streptococcus bovis,SB)

纽约心脏协会(new york heart association,NYHA)

脓毒性肺栓塞(septic pulmonary embolism,SPE)

脓毒性心肌病(septic cardiomyopathy,SCM)

脓毒症(sepsis)

脓毒症相关器官衰竭评估(sepsisrelated organ failure assessment,SOFA)

脓毒症性休克(septic shock,SS)

脓毒综合征(sepsis syndrome,SS)

脓气胸(pyopneumothorax)

脓胸(empyema)

脓血便(bloody purulent stool,BPS)

奴卡菌(nocardia)

疟疾(malaria)

诺如病毒(norovirus)

女性猝死(women's sudden death,WSD)

欧夹竹桃苷 C(oleandrin)

欧美共识会议(american-european consensus conference,AECC)

欧洲白血病免疫学分型协作组(european leukemia immunization credit group,ELICG)

欧洲呼吸病学会(european respiratory society,ERS)

欧洲心脏病学会(european society of cardiology,ESC)

欧洲心脏协会(european heart association,UHA)

欧洲重症医学会(european society for critical care,ESCC)

呕血(melanemesis)

帕金森综合征(parkinsonism)

排泄(excretory)

潘氏变形杆菌(proteus permeri,PP)

膀胱癌(bladder cancer,BC)

膀胱过度活动症(over active bladder,OAB)

膀胱结石(bladder calculus,BC)

膀胱破裂(bladder rupture,BR)

膀胱嗜铬细胞瘤(pheochromocytoma of the bladder,PB)

膀胱损伤(bladder injury,BI)

膀胱炎(cystitis)

前白蛋白(prealbumin)

前臂双骨折(fracture of ulna and radius,FUR)

前传型房室折返性心动过速(antecedent atrioventricular reentrant tachycardia,AAVRT)

前房角宽度(anterior chamber angle,ACA)

前后方暴力(anterior posterior compression,APC)

前列环素(prostacyclin,PGI_2)

前列腺癌(prostatic cancer,PC)

前列腺素(prostaglandins,PG)

前列腺素 E(prostaglandin E,PGE)

前列腺素 E1(prostaglandin E_1,PGE_1)

前列腺素 E2(prostaglandin E_2,PGE_2)

前列腺素 F2α(prostaglandin $F_{2\alpha}$,$PGF_{2\alpha}$)

前列腺素类(prostaglandins,PGs)

前列腺素抑制剂(prostaglandin inhibitors,PGI)

前列腺特异性抗原(prostate specific antigen,PSA)

前列腺痛(prostatodynia,PD)

前列腺炎(prostatitis)

前列腺液(prostatic secretion,PS)

前列腺液检查(examination of prostatic secretion,EPS)

前尿道损伤(anterior urethral injury,AUI)

前葡萄膜炎(anterior uveitis,AU)

前体细胞异常定位(abnormal localization of immature precursors,ALIP)

前庭雪旺氏细胞瘤(vestibular schwann cell tumor,VSCT)

前向急性心力衰竭(anterior acute heart failure,AAHF)

前炎性高密度脂蛋白(pro-inflammatory high density lipoprotein,PIHDL)

前胰岛素原(preproinsulin)

前置胎盘(placenta previa,PP)

嵌合抗原受体修饰 T 细胞(chimeric antigen receptors modified T cell,CARMTC)

嵌合型卒中中心(chimeric stroke center,CSC)

腔隙性脑梗死(lacunar cerebral infarction,LCI)

强心苷类(cardiac glycosides)

强心苷类(cardiac glycosides,CG)

强心苷类中毒(cardiac glycosides poisoning,CGP)

强直性脊柱炎(ankylosing spondylitis,AS)

羟基苯甲酸甲酯(methyl hydroxybenzoate,MH)

羟磷灰石(hydroxyapatite)

羟乙基淀粉(hydroxyethyl starch,HES)

桥本甲状腺炎(hashimoto thyroiditis,HT)

桥粒芯糖蛋白-3(desmosome glycoprotein-3,DSG-3)

鞘磷脂(sphingomyelin,S)

茄病镰刀菌(fusarium solani,FS)

侵袭性大肠杆菌(enteroinvasive escherichia coli,EIEC)

侵袭性真菌病(invasive fungal disease,IFD)

禽流感(avian influenza,AI)

禽流感病毒(avian influenza virus,AIV)

青光眼(glaucoma)

青光眼性视野缺损(glaucomatous visual field defect,GVFD)

青霉素类(penicillins)

轻症急性胰腺炎(mild acute pancreatitis,MAP)

轻症中暑(mild heatstroke,MH)

氢氧化铵(ammonium hydroxide,AH)

氢氧化钡(barium hydroxide,BH)

氢氧化钾(potassium hydroxide,PH)

氢氧化锂(lithium hydrate,LH)

氢氧化钠(sodium hydroxide,SH)

氢氧化铍(beryllium hydroxide,BH)

氰化高铁血红蛋白(cyanocythemoglobin)

氰戊菊酯(fenvalerate)

丘脑出血(thalamic hemorrhage,TH)

球孢子菌病(coccidioidomycosis)

球孢子菌属(coccidiodes)

球后视神经炎(retrobulbar optic neuritis,RON)

区域高级卒中中心(regional advanced stroke center,RASC)

曲菌(aspergillus)

曲菌球(aspergilloma)

去骨瓣减压术(decompressive craniectomy,DC)

全肠道灌洗(whole bowel irrigation,WBI)

全肺分割放射(fraction radiation,FR)

全国联合委员会(Joint national committee,JNC)

全基因组关联分析(genome-wide association analysis,GWAS)

全能引物(pan primer,PP)

全脓胸(total empyema,TE)

全葡萄膜炎(whole uveitis,WU)

全身变态反应(systemic allergy,SA)

全身毒性反应(systemic toxic reaction,STR)

全身性冻伤(systemic frostbite,SF)

全身性感染相关器官功能障碍评分(sepsis related organ dysfunction score,SOFA)

全身性惊厥癫痫持续状态(generalized convulsions status epilepticus,GCSE)

全身性冷损伤(systemic cold injury,SCI)

全身性破伤风(holotetanus)

全身性强直阵挛发作(generalized tonic clonic seizure,GTCS)

全身性速发变态反应（systemic rapid allergic reaction，SRAR）

全身血管阻力（systemic vascular resistance，SVR）

全身血管阻力指数（systemic vascular resistance index，SVRI）

全身炎症反应综合征（systemic inflammatory response syndrome，SIRS）

全胃肠道外营养（total parenteral nutrition，TPN）

全血细胞计数（complete blood cell count，CBCC）

全血细胞减少（pancytopenia）

醛固酮（aldosterone）

醛固酮受体（aldosterone receptors，AR）

醛固酮受体拮抗剂（aldosterone receptor antagonists，ARA）

醛缩酶（aldolase，ALD）

醛缩酶-A（aldolase-A，ALD-A）

颧骨颧弓骨折（fracture of zygomatic arch，FZA）

缺氧缺血性脑病（hypoxic-ischemic encephalopathy，HIE）

缺血性脑卒中（ischemic stroke，IS）

缺血性肾病（ischemic nephropathy，IN）

缺血性心肌病（ischemic cardiomyopathy，ICM）

缺血性心脏病（ischemic heart disease，IHD）

缺血-再灌注（ischemia-reperfusion，IR）

缺血-再灌注损伤（ischemia-Reperfusion injury，IRI）

缺氧缺血性脑病（hypoxic ischemic encephalopathy，HIE）

确定性癫痫持续状态（established status epilepticus，ESE）

桡骨干骨折（fracture of shaft of radius，FSR）

桡骨头半脱位（subluxation of radial head，SRH）

桡骨下端骨折（fracture of lower end of radius，FLER）

热带念珠菌（candida tropicalis，CT）

热痉挛（heat cramps，HC）

热力烧伤（thermal burn，TB）

热射病（thermoplegia）

热衰竭（heat exhaustion，HE）

热探头（heater probe，HP）

人白细胞抗原（human leucocyte antigen，HLA）

人附睾蛋白 4（human epididymal proteiN-4，HEP-4）

人工瓣膜心内膜炎（prosthetic valve endocarditis，PVE）

人工肝（artificial liver support，ALS）

人工气胸（artificial pneumothorax，AP）

人绝经促性素（human menopausal gonadotrophin，HMG）

人类 T 淋巴细胞病毒 1 型相关脊髓病（human t lymphocyte virus-1 associated myelopathy，HTLVAM）

人类免疫缺陷病毒（human immunodeficiency virus，HIV）

人类免疫缺陷病毒-1（human immunodeficiency virus-1，HIV-1）

人类免疫缺陷病毒-2（human immunodeficiency virus-2，HIV-2）

人类疱疹病毒-6（human herpes virus-6，HHV-6）

人绒毛膜促性腺激素（human chorionic gonadotropin，HCG）

人心杆菌（cardiobacterium）

妊娠高血压综合征（pregnancy induced hypertension syndrome，PIHS）

妊娠急性脂肪肝（acute fatty liver of pregnancy，AFLP）

妊娠期嗜铬细胞瘤（pheochromocytoma during pregnancy，PDP）

妊娠期子宫破裂（uterine rupture during pregnancy，URDP）

妊娠相关性血栓性血小板减少性紫癜（pregnancy-related thrombotic thrombocytopenic purpura，PRTTP）

妊娠性血小板减少（gestational thrombocytopenia，GT）

妊娠子宫扭转（torsion of pregnant uterus，TPU）

绒毛膜上皮癌（chorionic epithelioma，CE）

容量辅助（volume assist，VA）

容量辅助-控制通气（volume-assisted control ventilation，V-ACV）

容量控制（volume control，VC）

容量控制通气（volume control ventilation，VCV）

容量预置型通气（volume preset ventilation，VPV）

溶菌酶（lysozyme）

溶酶体酶（lysosomal enzymes，LE）

溶栓后经皮冠状动脉介入（percutaneous coronary intervention followed thrombolysis，PCIFT）

溶血性尿毒综合征（hemolytic uremic syndrome，HUS）

溶血危象（hemolytic crisis，HC）

溶血性卵磷脂（hemolytic lecithin，HL）

溶血性尿毒综合征（hemolytic uremic syndrome，HUS）

溶血性贫血（hemolytic anemia，HA）

溶组织酵母菌（torulahistolytica）

溶组织梭状芽孢杆菌（clostridium histolyticum，CH）

融合型卒中中心（fusion stroke center，FSC）

肉毒杆菌（clostridium botulinum，CB）

肉毒杆菌食物中毒（bacillus botulinus food poisoning，BBFP）

肉毒碱（carnitine）

肉毒碱酰基转移酶（aarnitine acyl transferase，AAT）

肉毒中毒（botulism）

肉芽肿性葡萄膜炎（granulomatous uveitis，GU）

乳胶凝集试验（latex agglutination test，LAT）

乳糜胸（chylothorax）

乳酸杆菌属（lactobacillus）

乳酸脱氢酶（lactic dehydrogenase，LDH）

乳酸脱氢酶同工酶-1（lactic dehydrogenase isoenzyme-1，LDH_1）

乳酸脱氢酶同工酶-2（lactic dehydrogenase isoenzyme-2，LDH_2）

乳酸脱氢酶同工酶-3（lactic dehydrogenase isoenzyme-3，LDH_3）

乳酸脱氢酶同工酶-4（lactic dehydrogenase isoenzyme-4，LDH_4）

乳酸脱氢酶同工酶-5（lactic dehydrogenase isoenzyme-5，LDH_5）

乳酸性酸中毒（lactic acidosis，LA）

乳突炎（mastoiditis）

乳腺癌（breast cancer，BC）

乳腺炎（mastitis）

软胸综合征（soft thorax syndrome，STS）

瑞士休克血管成型多中心研究（swiss multicenter trial of angioplasty for shock，SMTAS）

瑞氏样综合征（reye-like syndrome，RLS）

瑞氏综合征（reye syndrome，RS）

腮腺良性肥大（bcnign parotid gland hypertrophy，BPGH）

腮腺区淋巴结炎（parotid lymphadenitis，PL）

腮腺炎病毒（parotitis virus，PV）

腮腺炎病毒性脑膜炎（parotitis virus meningitis，PVM）

三苯基氯化锡（triphenyltin chloride，TC）

三苯基氢氧化锡（triphenyltin hydroxide，TH）

三苯基乙酸锡（triphenyltin acetate，TA）

三叉神经痛（trigeminal neuralgia，TN）

三丁基氯化锡（tributyltin chloride，TC）

三丁基乙酸锡（tributyltin acetate，TA）

三发性甲状旁腺功能亢进（tertiary hyperparathyroidism，TH）

三氟化溴（bromine trifluoride，BT）

三硫化二磷（diphosphorus trisulfide，DT）

三氯醋酸（trichloroacetic acid，TA）

三氯化磷（phosphorus trichloride，PT）

三氯杀虫砜（trichoromethyl sulfone，TS）

三氯杀虫酯（benzethazet acetofenate，BA）

二氯杀螨醇（dicofol）

三氯氧磷（phosphorus oxychloride，PO）

三氯乙烯（trichloroethylene）

三烃基锡化合物（trialkyl tin compounds，TTC，R3SnX）

三氧化二钒（vanadium trioxide，VT）

桑格测序技术（sanger sequencing，SS）

杀虫环（thiocyclam）

杀虫脒（chlordimeform）

杀虫脒中毒（chlordimeform poisoning，CP）

杀虫双（dimehypo）

杀虫畏（tetrachlorvinphose）

杀菌性/通透性增加蛋白（bactericidial/permeability increasing protein，BPIP）

杀鼠剂中毒（rodenticides poisoning，RP）

杀鼠灵（warfarin）

杀鼠酮（pindone）

沙蚕毒素类杀虫剂（nereistoxin insecticides，NI）

沙门氏菌属（salmonella）

沙门氏菌属食物中毒（salmonella food poisoning，SFP）

沙眼衣原体（chlamydia trachomatis，CT）

山梨醇麦康凯琼脂（sorbitol maconkey agar，SMA）

山蚂蟥（desmodium）

闪烁视觉诱发电位（flash visual evoked potential，FVEP）

闪烁视网膜电流图（flash electroretinogram，FERG）

膳食补充剂（dietary supplements，DS）

伤寒（typhia）

伤寒杆菌（typhoid bacillus，TB）

伤寒沙门氏菌（salmonella typhi，ST）

伤寒性心肌炎（typhoid myocarditis，TM）

上颌窦癌（maxillary sinus carcinoma，MSC）

上颌骨骨髓炎（osteomyelitis maxilla，OM）

上颌骨骨折（maxillary fracture，MF）

上呼吸道病毒（upper respiratory virus，URV）

上呼吸道梗阻（upper respiratory obstruction，URO）

上尿道损伤（upper urethra injury，UUI）

上尿路感染（upper urinary tract infection，UUTI）

上皮生长因子（epithelial growth factors，EGF）

上消化道出血（upper alimentary tract hemorrhage，UATH）

上消化道大出血（massive hemorrhage of the upper alimentary tract，MHUAT）

上肢骨折（upper limb fracture，ULF）

烧伤休克（burn shock，BS）

舌下间隙感染（infection of sublingual space，ISS）

舌炎（glossitis）

社区获得性肺炎（community acquired pneumonia，CAP）

射血分数保留的心力衰竭（heart failure with preserved ejection fraction，HFPEF）

射血分数降低的心力衰竭（heart failure with reduced ejection fraction，HFREF）

射血分数中间范围的心力衰竭（heart failure with middle range ejection fraction，HFMREF）

dosis,DMA)

失代偿性呼吸性酸中毒(decompensated respiratory acidosis,DRA)

失代偿性碱中毒(decompensated alkalosis,DA)

失代偿性心力衰竭(decompensated heart failure,DHF)

失血性休克(hemorrhagic shock,HS)

失盐性肾病(halinopathy)

湿性溺水(wet drowning,WD)

湿疹型药疹(eczematous drugs eruption,EDE)

十二指肠溃疡(duodenal ulcer,DU)

十二指肠溃疡穿孔(perforated duodenal ulcer,PDU)

十二指肠球部溃疡(duodenal bulbar ulcer,DBU)

十二指肠损伤(duodenal injury,DI)

十二指肠炎(dodecadactylitis)

石膏套综合征(cast syndrome,CS)

苯酸(carbolic acid,CA)

实时荧光定量 PCR(read time fluorescence quantitative PCR,RTFQ-PCR)

实验性变态反应性脑脊髓膜炎(experimental allergic encephalomyelitis,EAE)

实验性自身免疫性葡萄膜炎(experimental autoimmune uveitis,EAU)

食道内外恶性肿瘤(malignant tumors inside and outside the esophagus,MTIOE)

食道异物(esophageal foreign body,EFB)

食管癌(esophagus cancer,EC)

食管癌合并穿孔(esophageal cancer with perforation,ECP)

食管贲门黏膜撕裂综合征(mallory weiss syndrome,MWS)

食管穿孔(esophageal perforation,EP)

食管腐蚀伤(esophagus corrosive injury,ECI)

食管气管瘘(esophagotracheal fistula,EF)

食管损伤(esophageal injury,EI)

食管炎(esophagitis)

食管异物(esophageal foreign body,EFB)

食管支架(wallstent)

食品药品管理局(food and drug administration,FDA)

食物中毒(food poisoning,FP)

示范高级卒中中心(demonstration of advanced stroke center,DASC)

示范卒中防治中心(demonstration of stroke center of prevention and control,DSCPC)

世界卫生组织(world health organization,WHO)

视觉诱发电位(visual evoked potential,VEP)

视盘炎(papillitis)

视神经分析仪(nerve fiber analyser,NFA)

视神经脊髓炎(neuromyelitis optica,NO)

视神经盘水肿(papilledema)

视神经盘炎(neuropapillitis)

视神经视网膜炎(neuroretinitis)

视神经萎缩(optic atrophy,OA)

视神经炎(optic neuritis,ON)

视网膜电流图(electroretinogram,ERG)

视网膜动脉阻塞(retinal arterial occlusion,RAO)

视网膜母细胞瘤(retinoblastoma)

视网膜劈裂症(retinoschisis)

视网膜脱离(retinal detachment,RD)

视网膜中央动脉阻塞(central retinal arterial occlusion,CRAO)

适宜性辅助通气(appropriate support ventilation,ASV)

室壁瘤(ventricular aneurysm,VA)

室间隔穿孔(ventricular septal perforation,VSP)

室间隔缺损(ventricular septal defect,VSD)

室内传导阻滞(intraventricular block,IVB)

室上性期前收缩(supraventricular premature contraction,SPC)

室上性心动过缓(supraventricular bradycardia,SB)

室性期前收缩(ventricular premature contraction,VPC)

室性心动过速(ventricular tachycardia,VT)

嗜铬粒蛋白-A(chromogranin-A,CGA)

嗜铬细胞瘤(phaeochromocytomas)

嗜铬细胞瘤危象(pheochromocytoma crisis,PC)

嗜麦芽窄食单胞菌性肺炎(stenotrophomonas maltophilia pneumonia,SMP)

嗜酸性粒细胞趋化因子(eosinophilic chemotactic factors,ECF)

嗜酸性粒细胞肺炎(eosinophilic pneumonia,EP)

嗜血杆菌(haemophilus)

嗜血细胞综合征(hemophagoeytic syndrome,HPS)

嗜盐杆菌(halophilic bacillus,HB)

噬血细胞性淋巴组织细胞增多症(hemophagocytic lymphocytosis,HL)

收缩压(systolic blood pressure,SBP)

手部骨关节损伤(bone and joint injuries in the hand,BJIH)

手部肌腱损伤(tendon injuries in the hand,TIH)

手部离断伤(amputation injuries in the hand,AIH)

手部皮肤损伤(skin injuries in the hand,SIH)

手部神经损伤(nerve injuries in the hand,NIH)

手部血管损伤(vascular injuries in the hand,VIH)

手术后胆道出血(postoperative hemobilia,PH)

手外伤(hand injury,HI)

糖化血红蛋白(glycosylated hemoglobin,GHb)

糖尿病(diabetes mellitus,DM)

糖尿病肾病(diabetic nephropathy,DN)

糖尿病酮症酸中毒(diabetic ketoacidosis,DKA)

糖尿病酮症酸中毒昏迷(diabetic ketoacidosis coma,DKAC)

糖尿病性昏迷(diabetic coma,DC)

糖皮质激素(glucocorticoids)

糖皮质激素受体(glucocorticoid receptors,GR)

糖皮质激素受体拮抗剂(glucocorticoid receptor antagonists,GRA)

糖原合成酶(glycogen synthase,GS)

糖原合成酶缺乏(glycogen synthase deficiency,GSD)

糖原累积病(glycogen storage disease,GSD)

糖原染色(periodic acid schiff,PAS)

糖脂质受体(glycolipid receptors,GR)

烫伤样皮肤综合征(scalded skin syndrome,SSS)

特发性 QT 间期延长综合征(idiopathic long QT syndrome,ILQTS)

特发性鼻出血(idiopathic nasal hemorrhage,INH)

特发性低钠血症(idiopathic hyponatremia,IH)

特发性肺纤维化(idiopathic pulmonary fibrosis,IPF)

特发性高钠血症(idiopathic hypernatremia,IH)

特发性间质性肺炎(idiopathic interstitial pneumonia,IIP)

特发性扩张型心肌病(idiopathic dilated cardiomyopathy,IDCM)

特发性气胸(idiopathic pneumothorax,IP)

特发性溶血性尿毒综合征(idiopathic hemolytic uremic syndrome,IHUS)

特发性视神经炎(idiopathic optic neuritis,ION)

特发性室性心动过速(idiopathic ventricular tachycardia,IVT)

特发性天疱疮(idiopathic pemphigus,IP)

特发性心肌炎(idiopathic myocarditis,IM)

特发性血小板减少性紫癜(idiopathic thrombocytopenic purpura,ITP)

特发性血小板减少症(idiopathic thrombocytopenia,IT)

特发性血胸(idiopathic hemothorax,IH)

特普(tetraethyl pyrophosphate,TP)

特殊性膀胱损伤(specific bladder injury,SBI)

特异性心肌病(specific cardiomyopathy,SCM)

特异质反应(idiosyncratic reaction,IR)

体感诱发电位(somatosensory evoked potential,SEP)

体外二氧化碳清除(extracorporeal carbon dioxide removal,ECCO$_2$R)

体外膜肺氧合(extracorporeal membrane oxygenation,ECMO)

体外生命支持机构(extracorporeal life support organization,ELSO)

体外受精(in vitro fertilization,IVF)

体外循环(cardiopulmonary bypass,CPB)

涕灭威(aldicarb)

替代途径(alternative pathway,AP)

天花(variola)

天花病毒(variola virus,VV)

天门冬氨酸氨基转移酶(aspartate aminotransferase,AST)

天南星(rhizoma arisaematis,RA)

天疱疮(pemphigus)

天疱疮抗体(pemphigus antibody,PA)

天疱疮抗原(pemphigus antigen,PA)

天疱疮细胞(pemphigus cells,PC)

天然药物(natural medicines,NM)

条件致病性真菌感染(conditioned pathogenic fungal infection,CPFI)

条件致病真菌(conditional fungus,CF)

调节性 T 细胞(regulatory T cell,Treg 细胞)

跳跃式脉搏(bounding pulses,BP)

听骨链损伤(ossicular chain injury,OCI)

听觉诱发电位(auditory evoked potential,AEP)

听神经瘤(acoustic neuroma,AN)

通气/血流比值(ventilation/Perfusion ratio,V/Q)

同步间歇指令通气(synchronized intermittent mandatory ventilation,SIMV)

桐酸甘油酯(eleostearic acid glyceride,EAG)

桐油(tung oil,TO)

铜绿假单胞菌(pseudomonas aeruginosa,PA)

铜绿假单胞菌性肺炎(pseudomonas aeruginosa pneumonia,PAP)

酮症酸中毒(ketoacidosis)

头孢菌素类(cephalosporins)

头部破伤风(cephalic tetanus,CT)

头带状疱疹(head herpes zoster,HHZ)

头霉素类(cephamycins)

头皮损伤(scalp injury,SI)

突发性聋(sudden deafness,SD)

图形视觉诱发电位(pattern visual evoked potential,PVEP)

蜕膜自然杀伤细胞(deciduous natural killer cell,DNKC)

褪黑色素(melatonin)

托珠单抗(tocilizumab)

脱甲基杀虫脒(methylphenamidine)

脱臼(luxation)

脱髓鞘病(demyelinating disease,DD)

脱髓鞘综合征(demyelination syndrome,DS)

脱细胞真皮基质(acelluar dermal matrix,ADM)

脱屑性间质性肺炎(desquamative interstitial pneumonia,DIP)

去氧皮质酮(deoxy corticosterone,DOC)

脱氧血红蛋白(deoxyhemoglobin,DHb)

外耳道疖(furuncle of external acoustic meatus,FEAM)

外耳道炎(external otitis,EO)

外斐试验(weil-felix test,WFT)

外科急腹症(surgical acute abdomen,SAA)

外科手术牵引(surgical extrusion,SE)

外科性腮腺炎(surgical parotitis,SP)

外淋巴瘘(perilymphatic fistula,PLF)

外伤性胆道出血(traumatic hemobilia,TH)

外伤性肝破裂(traumatic hepatic rupture,THR)

外伤性鼓膜穿孔(traumatic perforation of the eardrum,TPE)

外伤性颌骨骨髓炎(traumatic jaw osteomyelitis,TJO)

外伤性颅内血肿(traumatic intracranial hematoma,TICH)

外伤性面神经麻痹(traumatic facial nerve palsy,TFNP)

外伤性脑内血肿(traumatic intracerebral hematoma,TIH)

外伤性气胸(traumatic pneumothorax,TP)

外伤性十二指肠损伤(traumatic duodenal injury,TDI)

外伤性外淋巴瘘(traumatic perilymphatic fistula,TPLF)

外伤性小肠损伤(traumatic small intestine injury,TSII)

外伤性胸骨骨折(traumatic sternal fracture,TSF)

外伤性直肠损伤(traumatic rectal injury,TRI)

外源性变应性肺泡炎(exogenous allergic alveolitis,EAA)

外源性呼气末正压(exogenous positive end expiratory pressure,ePEEP)

外周性呼吸抑制(peripheral respiratory depression,PRD)

完全缓解(complete remission,CR)

完全性肠梗阻(complete intestinal obstruction,CIO)

完全性房室传导阻滞(complete atrioventricular block,CAVB)

完全性子宫破裂(complete uterine rupture,CUR)

完全性左束支传导阻滞(complete left bundle branch block,CLBBB)

完全液体通气(total liquid ventilation,TLV)

顽固性咯血(intractable hemoptysis,IH)

顽固性心力衰竭(intractable heart failure,IHF)

晚发型佝偻病(delayed rickets,DR)

晚期卵巢过度刺激综合征(advanced ovarian hyperstimulation syndrome,AOHSS)

晚期胃癌(advanced gastric cancer,AGC)

晚期心力衰竭(advanced heart failure,AHF)

危险性室性期前收缩(dangerous ventricular premature contraction,DVPC)

危险性室性早搏(dangerous ventricular premature beat,DVPB)

微管相关蛋白-2(microtubule associated protein-2,MAP-2)

微量白蛋白尿(microalbuminuria)

微囊肿(microcysts)

微小残留病灶(minimal residual disease,MRD)

微血管病性溶血性贫血(microangiopathic hempolytic aneamia,MAHA)

韦格内肉芽肿(wegener's granulomatosis,WG)

韦荣球菌属(veillonella)

围生期心肌病(peripartum cardiomyopathy,PPCM)

围手术期心搏骤停(perioperative sudden cardiac arrest,PSCA)

维生素 B_1 缺乏(vitamin B_1 deficiency,VB1D)

维生素 C 缺乏(vitamin C deficiency,VCD)

维生素 D 缺乏(vitamin D deficiency,VDD)

维生素 K 缺乏(vitamin K deficiency,VKD)

胃癌(gastric cancer,GC)

胃癌穿孔(gastric cancer perforation,GCP)

胃癌急性穿孔(acute perforation of gastric cancer,APGC)

胃肠道穿孔(gastrointestinal perforation,GP)

胃肠道肿瘤(gastrointestinal tumor,GT)

胃肠梗阻(gastrointestinal obstruction,GO)

胃肠炎(gastroenteritis)

胃肠炎病毒(gastroenteritis virus,GV)

胃穿孔(gastric perforation,GP)

胃及十二指肠溃疡(gastric and duodenal ulcers,GDU)

胃溃疡(gastric ulcer,GU)

胃扩张(gastric dilatation,GD)

胃泌素(gastrin)

胃扭转(torsion of stomach,TS)

胃十二指肠溃疡穿孔(perforated gastroduodenal ulcer,PGU)

胃十二指肠溃疡急性穿孔(acute perforation of gastroduodenal ulcer,APGU)

胃食管反流(gastroesophageal reflux,GER)

胃损伤(gastric injury,GI)

胃潴留(gastric retention,GR)

温湿交换过滤器(heat and moisture exchanger,HME)

稳定型气胸（stable pneumothorax,SP）

卧位性心绞痛（recumbent angina,RA）

乌头（aconitum）

乌头酊（aconitum tincture,AT）

乌头碱（aconitine）

无瘢痕子宫破裂（scarless uterine rupture,SUR）

无病生存（disease-free survival,DFS）

无创机械通气（non-invasive mechanical ventilation,NIMV）

无创通气（non-invasive ventilation,NIV）

无创正压通气（non-invasive positive pressure ventilation,NIPPV）

无反应性肺炎（non-responding pneumonia,NRP）

无腹泻溶血性尿毒综合征（non-diarrheal hemolytic uremic syndrome,NDHUS）

无功能腺瘤（non-functional adenoma,NFA）

无肌病性皮肌炎（amyopathic dermatomyositis,ADM）

无急性放射性肺炎（non-acute radiation pneumonitis,NARP）

无菌性脑膜炎（aseptic meningitis,AM）

无脉（pulselessness）

无脉搏性电活动（pulseless electrical activity,PEA）

无痛（painless）

无痛性心肌梗死（painless myocardial infarction,PMI）

无症状性前列腺炎（asymptomatic inflammatory prostatitis,AIP）

蜈蚣毒（centipede venom,CV）

五氯酚（pentachlorophenol）

五氯化磷（phosphorus pentachloride,PP）

五氧化二钒（vanadium pentoxide,VP）

五氧化二磷（phosphorus pentoxide,PP）

戊硫醇（amyl hydrosulfide,AH）

物质本身质量（mass,M）

西蒙病（simmond disease,SD）

西尼罗病毒（west nile virus,WNV）

西维因（carbaryl）

吸气末肺容积（end inspiratory lung volume,EILV）

吸气相正压（inspiratory positive airway pressure,IPAP）

吸气阻力阀装置（impedance threshold device,ITD）

吸入性肺炎（aspiration pneumonia,AP）

吸入氧浓度（inspired oxygen concentration,FiO_2）

希波克拉底（hippocrates）

席汉-西蒙综合征（sheehan-simon syndrome,SSS）

席汉综合征（sheehan syndrome,SS）

系统性红斑狼疮（systemic lupus erythematosus,SLE）

系统性红斑狼疮相关性血栓性血小板减少性紫癜（thrombotic thrombocytopenic purpura associated with systemic lupus erythematosus,TTPASLE）

系统性硬化症（systemic sclerosis,SS）

细胞毒性脑水肿（cytotoxic brain edema,CBE）

细胞间黏附分子（intercellular adhesion molecule,ICAM）

细胞间黏附分子-1（intercellular cell adhesionmolecule-1,ICAM-1）

细胞角蛋白-19（cytokeratin-19,CK-19）

细胞色素 C 氧化酶（cytochrome-C oxidase,CCO）

细胞外超氧化物歧化酶（extracellular superoxide dismutase,EC-SOD）

细胞外基质（extracellular matrix,ECM）

细胞外基质复合物（extracellular matrix complex,ECMC）

细胞外间质容积分数（extracellular volume fraction,ECVF）

细菌（bacterium）

细菌性肺炎（bacterial pneumonia,BP）

细菌性腹膜炎（bacterial peritonitis,BP）

细菌性痢疾（bacillary dysentery,BD）

细菌性脑膜炎（bacterial meningitis,BM）

细菌性食物中毒（bacterial food poisoning,BFP）

细菌性蛛网膜下腔出血（bacterial subarachnoid hemorrhage,BSAH）

细菌移位（bacterial translocation,BT）

细小病毒（parvovirus）

下颌骨骨折（mandible fracture,MF）

下颌关节脱位（dislocation of jaw,DJ）

下颌下腺炎（submandibular adenitis,SA）

下尿路感染（lower urinary tract infection,LUTI）

下丘脑-垂体-肾上腺（hypothalamic pituitary adrenal,HPA）

下丘脑损伤（hypothalamic injury,HI）

下消化道出血（lower alimentary tract hemorrhage,LATH）

先天型佝偻病（congenital rickets,CR）

先天性 QT 间期延长综合征（congenital long QT syndrome,CLQTS）

先天性纯红细胞再生障碍性贫血（diamond-blackfan anemia,DBA）

先天性肺囊肿（congenital pulmonary cyst,CPC）

先天性风疹综合征（congenital rubella syndrome,CRS）

先天性角化不良（dyskeratosis congenita,DKC）

先天性血栓性血小板减少性紫癜（congenital thrombotic thrombocytopenic purpura,CTTP）

先天性再生障碍性贫血（congenita aplastic anemia,CAA）

先心病（congenital heart disease,CHD）

先兆子宫破裂（impending uterine rupture,IUR）

VDP）

心室颤动（ventricular fibrillation，VF）

心室辅助装置（ventricular assist device，VAD）

心室扑动（ventricular flutter，VF）

心室停搏（asystole）

心室停顿（ventricular standstill，VS）

心室晚电位（ventricular late potential，VLP）

心排血量（cardiac output，CO）

心血管磁共振特征性追踪技术（cardiovascular magnetic resonance feature tracking，CMR-FT）

心源性肺水肿（cardiogenic pulmonary edema，CPE）

心源性脑梗死（cardiogenic cerebral infarction，CCI）

心源性脑栓塞（cardiogenic cerebral embolism，CCE）

心源性脑卒中（cardiogenic stroke，CS）

心源性哮喘（cardiogenic asthma，CA）

心源性休克（cardiogenic shock，CS）

心源性晕厥（cardiogenic syncope，CS）

心脏按压（cardiac compression，CC）

心脏瓣膜病（valvulopathy）

心脏磁共振成像（cardiac magnetic resonance imaging，CMRI）

心脏黏液瘤（cardiac myxoma，CM）

心脏舒张末期总容积量（total end-diastolic volume，TEDV）

心脏损伤（cardiac injury，CI）

心脏性猝死（sudden cardiac death，SCD）

心脏再同步化治疗（cardiac resynchronization therapy，CRT）

心脏指数（cardiac index，CI）

心搏骤停（sudden cardiac arrest，SCA）

辛硫磷（phoxim）

锌卟啉（zinc protoporphyrin，ZPP）

新发心力衰竭（new heart failure，NHF）

新生儿持续肺动脉高压（persistent pulmonary hypertension of the newborn，PPHN）

新生儿鹅口疮（newborn thrush，NT）

新生儿肺出血（neonatal pulmonary hemorrhage，NPH）

新生儿颌骨骨髓炎（neonatal osteomyelitis of the jaw，NOJ）

新生儿红斑狼疮综合征（neonatal lupus erythematosus syndrome，NLES）

新生儿呼吸窘迫综合征（neonatal respiratory distress syndrome，NRDS）

新生儿脑膜炎（neonatal meningitis，NM）

新生儿破伤风（neonatal tetanus，NT）

新生儿缺氧缺血性脑病（hypoxic ischemic encephalopathy of newborn，HIEN）

新生儿溶血病（hemolytic disease of the newborn，HDN）

新生儿重症监护病房（neonatal intensive care unit，NICU）

新型隐球菌（cryptococcus neoformans，CN）

新型隐球菌性脑膜炎（cryptococcus neoformans meningitis，CNM）

星状病毒（astrovirus）

猩红热样红疹（scarlet fever-like rash，SFLR）

猩红热样药疹（drugs rash-like scarlet fever，DRLSF）

性猝死（sexual intercourse sudden death，SISD）

性腺功能减退（hypogonadism）

胸部食管损伤（thoracic esophageal injury，TEI）

胸导管损伤（thoracic duct injury，TDI）

胸骨骨折（sternal fracture，SF）

胸膜腔镜（pleuroscopy）

胸膜腔内纤维蛋白溶解疗法（intrapleural fibrinolytic therapy，IPFT）

胸膜炎（pleurisy）

胸内心脏按压（intramural heart massage，IHM）

胸腔积血（hemothorax）

胸腔积液（hydrothorax）

胸腔内总血容量（total blood volume in thoracic cavity，TBVTC）

胸痛中心（chest pain center，CPC）

胸痛中心管理委员会（chest pain center management committee，CPCMC）

胸外按压（external chest compression，ECC）

胸主动脉夹层（thoracic aortic dissection，TAD）

胸主动脉瘤（thoracic aortic aneurysns，TAA）

胸椎骨折（thoracic vertebra fracture，TVF）

休克（shock）

休克肠（shock intestine，SI）

休克心（shock heart，SH）

修正的损伤严重度评分法（revised injury severity score，RISS）

溴敌隆（bromadiolone）

溴化铊（thallium bromide，TB）

溴甲烷（bromomethane）

溴氰菊酯（deltamethrin）

虚拟现实技术（virtual reality technology，VRT）

需氧菌（aerobion）

序贯性系统衰竭（sequential system failure，SSF）

选择性 β-受体阻滞剂（selective β-blockers，Sβ-Blockers）

选择性肠道去污染（selective digestive decontamination，SDD）

选择性雌激素受体调节剂（selective estrogen receptor modulators，SERM）

雪泼综合征（sipple syndrome，SS）

血便（bloody stool，BS）

血友病(hemophilia)

血源性肺脓肿(hematogenous lung abscess,HLA)

血运障碍性肠梗阻(hemodynamic disorder intestinal obstruction,HDIO)

寻常型间质性肺炎(usual interstitial pneumonia,UIP)

寻常型天疱疮(pemphigus vulgaris,PV)

荨麻疹(urticaria)

循环式温热腹腔灌注(circulating hyperthermic peritoneal perfusion,CHPP)

循环衰竭(circulatory failure,CF)

压力辅助控制通气(pressure assist control ventilation,PACV)

压力控制(pressure control,PC)

压力控制通气(pressure control ventilation,PCV)

压力控制-同步间歇指令通气(pressure control synchronized intermittent mandatory ventilation,PCSIMV)

压力调节容量控制(pressure regulated volume control,PRVC)

压力预置型通气(pressure preset ventilation,PPV)

压力支持(pressure support,PS)

压力支持通气(pressure support ventilation,PSV)

鸭沙门氏菌(salmonella anatis,SA)

牙槽骨骨折(fracture of alveolar bone,FAB)

牙槽脓肿(alveolar abscess,AA)

牙槽突骨折(alveolar process fracture,APF)

牙挫伤(contusion of teeth,CT)

牙根折(root fracture,RF)

牙髓坏死(pulp necrosis,PN)

牙脱臼(tooth dislocation,TD)

牙脱位(luxation of tooth,LT)

牙折(odontoclasis)

牙震荡(tooth concussion,TC)

牙周脓肿(peridental abscess,PA)

牙周牙髓联合病变(combined periodontal pulp lesions,CPPL)

牙周炎(pericementitis)

芽生菌属(blastomyces)

亚低温治疗(mild hypothermia treated,MHT)

亚急性阿维菌素中毒(subacute avermectin poisoning,SAP)

亚急性肝功能衰竭(subacute liver failure,SALF)

亚急性感染性心内膜炎(subacute infective endocarditis,SIE)

亚急性坏死性脊髓炎(subacute necrotizing myelitis,SNM)

亚急性坏死性淋巴结炎(subacute necrotizing lymphadenitis,SNL)

亚急性弥散性血管内凝血(subacute disseminated intravascular coagulation,SDIC)

亚急性脑内血肿(subacute intracerebral hematoma,SIH)

亚急性铅中毒(subacute lead poisoning,SLP)

亚急性细菌性心内膜炎(subacute bacteria endocarditis,SBE)

亚急性血行播散性肺结核(subacute hematogenous disseminated pulmonary tuberculosis,SHDPT)

亚急性硬脑膜外血肿(subacute epidural hematoma,SEH)

亚急性硬脑膜下血肿(subacute subdural hematoma,SSH)

亚甲基四氢叶酸还原酶(methylene tetrahydrofolate reductase,MTHFR)

亚硝脲类(nitrosoureas)

亚硝酸钾(potassium nitrite,PN)

亚硝酸盐(nitrite)

亚硝酸盐中毒(nitrite poisoning,NP)

氩等离子凝固术(argon plasma coagulation,APC)

氩等离子体束(argon plasma beam,APB)

氩激光(argon laser,AL)

咽鼓管测压(tubomanometry,TMM)

咽鼓管充气征(valsalva maneuvre,VM)

咽鼓管球囊扩张术(balloon eustachian tube,BET)

咽后脓肿(retropharyngeal abscess,RA)

咽旁间隙感染(infection of parapharyngeal space,IPS)

烟碱(nicotine,N)

烟碱样受体(nicotinoid receptors,NR)

烟碱样乙酰胆碱受体(nicotinic acetylcholine receptors,NAChR)

烟碱样症状(nicotinic symptoms,NS)

烟碱中毒(nicotine poisoning,NP)

烟雾病(moyamoya 病)

烟雾病性蛛网膜下腔出血(moyamoya subarachnoid hemorrhage,MSAH)

溺水(drowning)

延迟型超敏反应(delayed hypersensitivity,DH)

延迟性脾破裂(delayed rupture of spleen,DRS)

延迟增强磁共振成像(delayed enhancement magnetic resonance imaging,DEMRI)

延期经皮冠状动脉介入(delayed percutaneous coronary intervention,DPCI)

延长口服葡萄糖耐量试验(prolonged oral glucose tolerance test,POGTT)

严重急性呼吸综合征(severe acute respiratory syndrome,SARS)

医源性血管损伤(iatrogenic vascular injury,IVI)

医源性血胸(iatrogenic hemothorax,IH)

医源性直肠损伤(iatrogenic rectal injury,IRI)

医院获得性肺炎(hospital acquired pneumonia,HAP)

胰胆道综合征(pancreatic biliary syndrome,PBS)

胰蛋白酶抑制因子(trypsin inhibitors,TI)

胰岛素抵抗(insulin resistance,IR)

胰岛素抗体(insulin antibody,IA)

胰岛素瘤(insulinoma)

胰岛素受体抗体(insulin receptor antibody,IRA)

胰岛素样生长因子(insulin-like growth factors,IGF)

胰岛素样生长因子-Ⅰ(insulin-like growth factors-Ⅰ,IGF-Ⅰ)

胰岛素样生长因子-Ⅰ受体(insulin-like growth factor-Ⅰ receptors,IGF-ⅠR)

胰岛素样生长因子-Ⅱ(insulin-like growth factors-Ⅱ,IGF-Ⅱ)

胰岛素原(proinsulin)

胰岛素自身免疫综合征(insulin autoimmune syndrome,IAS)

胰岛细胞癌(islet cell carcinoma of pancreas,ICCP)

胰腺癌相关抗原(pancreatic cancer associated antigen,PCAA)

胰腺胚胎抗原(pancreas embryonic antigen,PEA)

胰腺损伤(pancreatic injury,PI)

胰腺特异性抗原(pancreas specific antigen,PSA)

胰腺炎(pancreatitis)

胰腺炎诱发的血栓性血小板减少性紫癜(thrombotic thrombocytopenic purpura induced by pancreatitis,TTPIP)

胰性脑病(pancreatic encephalopathy,PE)

移植肾溶血性尿毒综合征复发(recurrence of hemolytic uremic syndrome of renal transplantation,RHUSRT)

移植物抗宿主病(graft versus host disease,GVHD)

移植相关性血栓性血小板减少性紫癜(transplant associated thrombotic thrombocytopenic purpura,TATTP)

遗传性出血性毛细血管扩张症(hereditary hemorrhagic telangiectasia,HHT)

遗传性球形红细胞增多症(hereditary spherocytosis,HS)

遗传性溶血性尿毒综合征(hereditary hemolytic uremic syndrome,HHUS)

遗传性肾炎(hereditary nephritis,HN)

遗传性视神经萎缩(hereditary optic atrophy,HOA)

遗传性视神经炎(hereditary optic neuritis,HON)

遗传性椭圆细胞增多症(hereditary elliptosis,HE)

遗传性心肌病(hereditary cardiomyopathy,HCM)

遗传性血栓性血小板减少性紫癜(hereditary thrombotic thrombocytopenic purpura,HTTP)

乙醇(ethanol)

乙醇醛(glycolic aldehyde,GA)

乙醇受体(ethanol receptors,ER)

乙醇酸(glycollic acid,GA)

乙醇性酮症酸中毒(ethanol ketoacidosis,EK)

乙醇中毒(ethanol poisoning,EP)

乙醇中毒性痴呆(wernike's encephalopathy,WE)

乙二醇(glycol)

乙二醇中毒(glycol poisoning,GP)

乙肝表面抗原(hepatitis B virus surface antigen,HBsAg)

乙醛酸(glyoxylic acid,GA)

乙酰丙嗪(acepromazine)

乙酰胆碱(acetylcholine,ACh)

乙酰胆碱酯酶(acetylcholinesterase,AChE)

乙酰辅酶A(acetyl coenzymea,Acetyl-CoA)

乙酰基转移酶(spermidine/spermine n-(1)-acetyl transferase,SSAT)

乙酰甲胺磷(acephate)

乙酰甲胆碱试验(acetylcholine test,AT)

乙型肝炎表面抗体(hepatitis B surface antibody,HBsAb)

乙型肝炎病毒(hepatitis B virus,HBV)

乙型溶血性链球菌(beta hemolytic streptococcus,BHS)

乙状结肠癌(carcinoma of sigmoid,CS)

乙状结肠扭转(torsion of sigmoid colon,TSC)

异丙醇中毒(isopropanol poisoning,IP)

异常凝血酶原(abnormal prothrombin,AP)

异常血红蛋白(abnormal hemoglobin,AH)

异狄氏剂(endrin)

异基因造血干细胞移植(allogeneic hematopoietic stem cell transplantation,allo-HSCT)

异位阑尾炎(ectopic appendicitis,EA)

异位妊娠(ectopic pregnancy,EP)

抑郁症(depression)

抑制T淋巴细胞(suppressor T lymphocyte,TS)

易化经皮冠状动脉介入(facilitates percutaneous coronary intervention,FPCI)

翼下颌间隙感染(infection of pterygomandibular space,IPS)

分离性障碍(dissociative disorders)

阴道炎(colpitis)

阴茎损伤(penis injury,PI)

阴离子间隙(anion gap,AG)

阴离子间隙增高型代谢性酸中毒(metabolic acidosis with increased anion gap,MAIAG)

原发性甲状腺功能减退(primary hypothyroidism,PH)

原发性扩张型心肌病(primary dilated cardiomyopathy,PDCM)

原发性慢性闭角型青光眼(primary chronic angle closure glaucoma,PCACG)

原发性脑出血(primary cerebral hemorrhage,PCH)

原发性脑干损伤(primary brain stem injury,PBSI)

原发性脑水肿(primary brain edema,PBE)

原发性脑损伤(primary brain injury,PBI)

原发性膀胱结石(primary bladder calculus,PBC)

原发性脾肿大(primary splenomegaly,PS)

原发性前房角关闭(primary angle closure,PAC)

原发性青光眼(primary glaucoma,PG)

原发性醛固酮增多症(primary hyperaldosteronism,PH)

原发性三叉神经痛(primary trigeminal neuralgia,PTN)

原发性肾上腺皮质功能减退(primary adrenocortical insufficiency,PAI)

原发性肾上腺皮质功能亢进(primary adrenocortical hyperfunction,PAH)

原发性肾上腺危象(primary adrenal crisis,PAC)

原发性肾小管性酸中毒(primary renal tubular acidosis,PRTA)

原发性限制型心肌病(primary restrictive cardiomyopathy,PRCM)

原发性腺垂体功能减退(primary hypohypophysis,PH)

原发性心肌病(primary cardiomyopathy,PCM)

原发性心搏骤停(primary sudden cardiac arrest,PSCA)

原发性血栓性血小板减少性紫癜(primary thrombotic thrombocytopenic purpura,PTTP)

原发性支气管肺癌(primary bronchopulmonary carcinoma,PBC)

原发性蛛网膜下腔出血(primary subarachnoid hemorrhage,PSAH)

原发自发性气胸(primary spontaneous pneumothorax,PSP)

原发综合征(primary syndrome,PS)

原位杂交法(in situ hybridization,ISH)

远程卒中心(remote stroke center,RSC)

远端肾小管酸中毒(distal renal tubular acidosis,DRTA)

远端主动脉夹层(distal aortic dissection,DAD)

月经性气胸(menstrual pneumothorax,MP)

允许性高碳酸血症(permissible hypercapnia,PHC)

孕激素(progestational hormone,PH)

黄体酮受体(progesterone receptors,PR)

运动猝死(exercise sudden death,ESD)

运动神经传导速度(motor nerve conduction velocity,MNCV)

运动神经炎(motor neuritis,MN)

运动性休克(movement of shock,MS)

运动诱发电位(motor evoked potential,MEP)

杂色曲霉素(motorithromycin)

再灌注时间窗(reperfusion time window,RTW)

再生障碍性贫血(aplastic anemia,AA)

早期癫痫持续状态(early status epilepticus,ESE)

早期分泌抗原-6(early secreted antigen-6,ESA-6)

早期卵巢过度刺激综合征(early ovarian hyperstimulation syndrome,EOHSS)

早期目标导向治疗(early goal directed therapy,EGDT)

早期器官功能障碍(early organ dysfunction,EOD)

早期胃癌(early gastric cancer,EGC)

早期心肺复苏(early cardiopulmonary resuscitation,ECPR)

早期医疗急救系统(early emergency medicine system,EEMS)

早泄(premature ejaculation,PE)

造血干细胞移植(hematopoietic stem cell transplantation,HSCT)

造影剂肾病(contrast induced nephropathy,CIN)

增强虚拟现实技术(augmented virtual reality technology,AVRT)

增生性玻璃体视网膜病变(proliferative vitreoretinopathy,PVR)

增殖型天疱疮(pemphigus proliferation,PP)

黏质沙雷菌(serratia marcescens,SM)

战壕足(trench foot,TF)

张力性气胸(tension pneumothorax,TP)

长 QT 间期综合征(long QT syndrome,LQTS)

长喙壳菌(ceratocystis fimbriata,CF)

长期机械通气(permanently mechanical ventilation,PMV)

长期家庭氧疗(long term domiciliary oxygen therapy,LTOT)

真杆菌属(eubacterium)

真菌(fungus)

真菌病(fungal disease,FD)

真菌感染(fungal infection,FI)

真菌培养基(fungal medium,FM)

真菌性鼻-鼻窦炎(fungal rhinosinusitis,FR)

真菌性动脉瘤(fungal aneurysms,FA)

真菌性肺炎(fungal pneumonia,FP)

真菌性感染性心内膜炎(fungal infective endocarditis,FIE)

真菌性脑膜炎(fungal meningitis,FM)

中毒(poisoning)

中毒型细菌性痢疾(toxic bacterial dysentery,TBD)

中毒性表皮坏死松解症(toxic epidermal necrolysis,TEN)

中毒性肺炎(toxic pneumonia,TP)

中毒性肝病(toxic hepatic disease,THD)

中毒性肝炎(toxic hepatitis,TH)

中毒性巨结肠(toxic megacolon,TM)

中毒性痢疾(toxic dysentery,TD)

中毒性脑病(toxic encephalopathy,TE)

中毒性脑炎(toxic encephalitis,TE)

中毒性肾病(toxic nephropathy,TN)

中毒性细菌性痢疾(toxic bacillary dysentery,TBD)

中毒性心肌病(toxic cardiomyopathy,TCM)

中毒性心肌炎(toxic myocarditis,TM)

中毒性休克(toxic shock,TS)

中毒性休克综合征(toxic shock syndrome,TSS)

中毒性休克综合征毒素(toxic shock syndrome toxin,TSST)

中毒性休克综合征毒素-I(toxic shock syndrome toxin-I,TSST-Ⅰ)

中毒性周围神经病(toxic peripheral neuropathy,TPN)

中段尿标本(mid-Stream speciman of urine,MSSU)

中耳气压伤(middle car barotrauma,MEB)

中耳外伤(trauma of middle ear,TME)

中耳炎(otitis media,OM)

中耳炎性鼓膜穿孔(otitis media perforation of the eardrum,OMPE)

中国胸痛中心(chinese chest pain center,CCPC)

中国卒中中心(chinese stroke center,CSC)

中华医学会心血管病学分会(chinese society of cardiology,CSC)

中华医学会心血管分会(chinese cardiovascular association,CCA)

中间葡萄膜炎(intermediate uveitis,IU)

中间综合征(intermediate syndrome,IMS)

中链脂肪酸甘油三酯(medium chain fatty acid triglycerides,MCFAT)

中量咯血(medium hemoptysis,MH)

中脑周围非动脉瘤性蛛网膜下腔出血(perimesencephalic nonaneurysmal subarachnoid hemorrhage,PNSH)

中枢呼吸衰竭(central respiratory failure,CRF)

中枢神经系统(central nervous system,CNS)

中枢神经系统白血病(central nervous system leukemia,CNSL)

中枢性呼吸抑制(central respiratory depression,CRD)

中枢性面神经麻痹(central facial nerve palsy,CFNP)

中暑(heatstroke)

中心静脉血氧饱和度(central venous oxygen saturation,ScvO₂)

中心静脉压(central venous pressure,CVP)

中性粒细胞碱性磷酸酶(neutrophil alkaline phosphatase,NAP)

中性粒细胞绝对值(neutrophil absolute value,ANC)

中性粒细胞明胶酶相关性脂质运载蛋白(neutrophil gelatinase associated lipocalin,NGAL)

中央型肺水肿(central pulmonary edema,CPE)

中央型支气管肺癌(central bronchopulmonary carcinoma,CBC)

中央性颌骨癌(central maxillary carcinoma,CMC)

中央性颌骨骨髓炎(central jaw osteomyelitis,CJO)

终末期肾病(end stage renal disease,ESRD)

终末期心力衰竭(end stage heart failure,ESHF)

肿瘤坏死因子(tumor necrosis factors,TNF)

肿瘤坏死因子-α(tumor necrosis factors-α,TNF-α)

肿瘤坏死因子-α抑制剂(tumor necrosis factor-α inhibitors,TNF-α inhibitors)

肿瘤浸润淋巴细胞(tumor infiltrating lymphocyte,TIL)

肿瘤相关抗原(tumor associated antigen,TAA)

肿瘤性胆道出血(neoplastic hemobilia,NH)

肿瘤性脑膜炎(neoplastic meningitis,NM)

肿瘤性蛛网膜下腔出血(neoplastic subarachnoid hemorrhage,NSAH)

重度二尖瓣狭窄(severe mitral stenosis,SMS)

重度心力衰竭(severe heart failure,SHF)

重度一氧化碳中毒(severe carbonic oxide poisoning,SCOP)

重度乙醇中毒(severe ethanol poisoning,SEP)

重度中毒性肝病(severe toxic liver disease,STLD)

重度中毒性肾病(severe toxic nephropathy,STN)

重度中毒性心脏病(severe toxic heart disease,STHD)

重度子痫前期(severe preeclampsia,SP)

重型药物热(severe drugs fever,SDF)

重型药疹(severe drugs eruption,SDE)

重型再生障碍性贫血(severe aplastic anemia,SAA)

重型再生障碍性贫血-Ⅰ型(severe aplastic anemia-Ⅰ,SAA-Ⅰ)

重型再生障碍性贫血-Ⅱ型(severe aplastic anemia-Ⅱ,SAA-Ⅱ)

重症患者脓毒症发生率(sepsis occurrence in acutely patients,SOAP)

重症大疱性多形红斑(severe bullous erythema polymorpha,SBEP)

重症胆管炎(severe cholangitis,SC)

自体干细胞移植（auto-hematopoietic stem cell transplantation，Auto-HSCT）

自主呼吸试验（spontaneous breathing trial，SBT）

总胆红素（total bilirubin，TBil）

纵隔淋巴结炎（mediastinal lymphadenitis，ML）

纵隔脓肿（mediastinal abscess，MA）

纵隔气肿（mediastinal emphysema，ME）

纵隔炎（mediastinitis）

足部骨折（fracture of foot，FF）

卒中单元（stroke unit，SU）

卒中防治中心（stroke center of prevention and control，SCPC）

卒中中心（stroke center，SC）

阻抗体积描记法（impedance plethysmography，IPG）

阻塞性肺气肿（obstructive emphysema，OE）

阻塞性肺炎（obstructive pneumonia，OP）

阻塞性脑积水（obstructive hydrocephalus，OH）

组胺（histamine）

组合型卒中中心（combined stroke center，CSC）

组织胞浆菌病（histoplasmosis）

组织胞浆菌属（histoplasma）

组织多肽抗原（tissue polypeptide antigen，TPA）

组织化医疗（organized care，OC）

组织型纤溶酶原激活物（tissue-type plasminogen activator，T-PA）

最大刺激试验（maximal stimulation test，MST）

最大呼气中段流量（maximal mid-expiratory flow，MMEF）

最大去极化速率（maximum depolarization rate，Vmax）

最大通气量（maximal voluntary ventilation，MVV）

最低杀菌浓度（minimal bactericidal concentration，MBC）

最低抑菌浓度（minimum inhibitory concentration，MIC）

最低致死量（lowest lethal dose，LDLo）

最低中毒量（lowest toxic dose，TCLo）

最小闭合容量技术（minimal occlusive volume technology，MOV）

最小分钟通气量（minimal minute ventilation，MMV）

最小漏气技术（minimal leakage technology，MLT）

最小致死剂量（minimum lethal dose，MLD）

左房压（left atrial pressure，LAP）

左室缓慢充盈期（left ventricular slow filling phase，LVSFP）

左室快速充盈期（left ventricular rapid filling phase，LVRFP）

左室射血分数（left ventricular ejection fraction，LVEF）

左室室壁瘤（left ventricular aneurysm，LVA）

左室收缩末期容量（left ventricular end systolic volume，LVESV）

左室收缩速率（left ventricular contraction rate，LVCR）

左室舒张末期容量（left ventricular end diastolic volume，LVEDV）

左室舒张末压（left ventricular end diastolic pressure，LVEDP）

左束支传导阻滞（left bundle branch block，LBBB）

左心后向心力衰竭（left posterior centripetal heart failure，LPCHF）

左心力衰竭（left heart failure，LHF）

左心室流出道（left ventricular outflow tract，LVOT）

左心室流出道压力阶差（left ventricular outflow tract-gradient，LVOTG）

左心室射血时间（left ventricular ejection time，LVET）

左心室舒张末内径（left ventricular end diastolic diameter，LVEDD）

左心室心肌梗死（left ventricular myocardial infarction，LVMI）

二氧化碳（carbon dioxide，CO_2）

β-内酰胺类（beta-Lactams，β-Lactams）

广谱 β-内酰胺类（broad spectrum beta-lactams，BSβ-Lactams）

前高血糖素原（preproglucagon）

胰岛素受体（insulin receptor，IR）

继发性醛固酮增多（secondary aldosteronism，SA）

缺血期亚低温治疗（mild hypothermia treated during ischemia，MHTi）

再灌注期亚低温治疗（mild hypothermia treated during reperfusion，MHTr）

附录2 医学药物中英文及缩写对照

3,4-二氢吡啶(3,4-dihydropyridine)

4-氨基吡啶(4-amimopyridine)

4-二甲氨基苯酚(4-dimethylaminophenol,4-DMAP)

6-硫代鸟嘌呤(6-thioguanine)

6-巯基嘌呤(6-mercaptopurine)

α-甲基酪氨酸(a-methyl tyrosine)

N-乙酰半胱氨酸(n-acetylcysteine,NAC)

阿巴西普(abatacept)

阿法骨化醇(alfacalcidol)

阿卡波糖(acarbose)

阿伦单抗(alemtuzumab)

阿米卡星(amikacin)

阿米替林(amitriptyline)

阿莫沙平(amoxapine)

阿莫西林(amoxicillin)

阿莫西林-克拉维酸钾(amoxillin and clavulanate potassium)

阿那白滞素(anakinra,ANK)

阿片(opioid)

阿扑吗啡(apomorphine hydrochloride)

阿普洛尔(alporenolol)

阿普唑仑(alprazolam)

阿奇霉素(azithromycin)

阿司匹林(aspirin)

阿斯咪唑(astemizole)

阿糖胞苷(cytarabine)

阿糖腺苷(vidarabine)

阿替洛尔(atenolol)

阿托品(atropine)

阿维 A 酸(acitretin)

阿昔洛韦(aciclovir)

阿义吗林(ajimaline)

艾曲波帕(eltrombopag)

艾塞那肽注射液(exenatide injection)

艾司洛尔(esmolol)

艾司唑仑(estazolam)

安吖啶(amsacrine)

安贝氯铵(ambenonium)

阿普林定(aprindine)

安克洛酶(ancrod)

氨苯蝶啶(triamterene)

氨苯砜(dapsone)

氨苄西林(ampicillin)

氨茶碱(aminophylline)

氨丁三醇(trometamol)

氨基己酸(aminocaproic acid,EACA)

氨甲苯酸(aminomethylbenzoic acid,PAMBA)

氨甲环酸(tranexamic acid,AMCHA)

氨力农(amrinone)

氨氯地平(amlodipine)

氨曲南(aztreonam)

氨溴索(ambroxol)

氨乙异硫脲(aminoethylisothiourea)

胺碘酮(amiodarone)

奥卡西平(oxcarbazepine)

奥美拉唑(omeprazole)

奥曲肽(octreotide)

奥沙西泮(oxazepam)

奥司他韦(oseltamivir)

巴氯芬(baclofen)

巴曲酶(batroxobin)

白蛋白(albumin)

百泌达(byetta)

半胱氨酸(cysteine)

胞磷胆碱(citicoline)

保泰松(phenylbutazone)

贝达喹啉(bedaquiline)

贝克洛芬(beclofen)

贝美格(bemegride)

贝那普利(benazepril)

贝那替秦(benactyzine)

倍氯米松(beclomethasone)

倍他洛尔(betaxolol)

倍他米松(betamethasone)

苯巴比妥(phenobarbital)

苯丙胺(amfetamine)

苯丙醇胺(phenylpropanolamine)

苯丙酸诺龙(nandrolone)

苯丁酸氮芥(chlorambucil)

苯海拉明(diphenhydramine)

苯肾上腺素(phenylephrine)

苯妥英钠(phenytoin sodium)

苯扎氯铵(benzalkonium chloride)

苯扎托品(benztropine)

苯唑西林(oxacillin)

比索洛尔(bisoprolol)

吡格列酮(pioglitazone)

吡拉西坦(piracetam)

吡罗昔康(piroxicam)

吡哌酸(pipemidic acid)

吡嗪酰胺(pyrazinamide)

必思添(biostim)

苄达明(benzydamine)

表柔比星(epirubicin)

别嘌醇(allopurinol)

丙胺卡因(prilocaine)

丙泊酚(propofol)

丙环定(procyclidine)

丙卡巴肼(procarbazine)

丙硫异烟胺(protionamide)

丙米嗪(imipramine)

丙酸睾酮(testosterone propionate)

丙戊酸(valproic acid,VPA)

丙戊酸钠(sodium valproate)

玻璃酸酶(hyaluronidase)

博来霉素(bleomycin)

布比卡因(bupivacaine)

布地奈德(budesonide)

布桂嗪(bucinnazine)

布林左胺(brinzolamide)

布洛芬(ibuprofen)

布美他尼(bumetanide)

布塔巴比妥(butisol)

垂体后叶素(pituitrin)

雌二醇(estradiol)

次氯酸钠(sodium hypochlorite)

醋谷胺(aceglutamide)

醋甲唑胺(methazolamide)

醋酸(acetic acid)

达格列净(dapagliflozin)

达那唑(danazol)

大蒜素(allitrid)

丹曲林(dantrolene)

单硝酸异山梨酯(isosorbide mononitrate)

氮芥(chlormethine)

格鲁米特(glutethimide)

德拉马尼(delamanid)

低分子肝素(low molecular weight heparin)

低分子右旋糖酐(low molecular dextran)

地巴唑(bendazol)

地恩酚(dithranol)

地尔硫䓬(diltiazem)

地高辛(digoxin)

地美环素(demeclocycline)

地塞米松(dexamethasone)

地西泮(diazepam)

地唑西平(dizocipine,MK-801)

颠茄(belladonna)

碘番酸(iopanoic acid)

碘海醇(lohexol)

碘化钾溶液(potassium iodide solution)

碘解磷定(pralidoxime iodide)

丁卡因(tetracaine)

东莨菪碱(scopolamine)

冻干重组人脑利钠肽(lyophilized recombinant human brain natriuretic peptide)

毒扁豆碱(physostigmine)

毒毛花苷K(strophanthin k)

杜噻酰胺(dorzolamide)

对氨基水杨酸(aminosalicylic acid)

多巴胺(dopamine)

多巴酚丁胺(dobutamine)

多黏菌素(polymyxin)

多黏菌素B(polymyxin b)

多潘立酮(domperidone)

多柔比星(doxorubicin)

多塞平(doxepin)

多西环素(doxycycline)

恩氟烷(enflurane)

恩格列净(empagliflozin)

二氮嗪(diazoxide)

二嗪农(diazinon)

双氢麦角碱(dihydroergotoxin)

二巯丙醇(dimercaprol)

二巯丙磺钠(unithiol)

二巯丁二钠(sodium dimercaptosuccinate)

二巯丁二酸(dimercaptosuccinic acid)

法莫替丁(famotidine)

法舒地尔(fasudil)

泛福舒(broncho-vaxom)

泛昔洛韦(famciclovir)

放线菌素D(dactinomycin)

非洛地平(felodipine)

非诺特罗(fenoterol)

甲氧基肾上腺素(metanephrine,MN)

甲氧氯普胺(metoclopramide)

甲氧明(methoxamine)

甲氧西林(methicillin)

甲状腺素(thyroxine,T4)

间羟胺(metaraminol)

碱式碳酸铋(bismuth subcarbonate)

降钙素(calcitonin)

降钙素原(procalcitonin,PCT)

金霉素(chlortetracycline)

精氨酸(arginine)

精氨酸-甘氨酸-天冬氨酸多肽(arginine-glycine-aspartic peptide,RGD)

精氨酸血管升压素(arginine vasopressin,AVP)

肼屈嗪(hydralazine)

聚肌胞(poly i:C)

卷曲霉素(capreomycin)

咖啡因(caffeine)

卡巴克络(carbazochrome)

卡泊三醇(calcipotriol)

卡铂(carboplatin)

阿曲库铵(atracurium)

卡介苗(bacillus calmette-gucrin,BCG)

卡马西平(carbamazepine)

卡莫司汀(carmustine)

卡那霉素(Kanamycin)

卡前列素氨丁三醇(carboprost trometamol)

卡替洛尔(carteolol)

卡托普利(captopril)

卡维地洛(carvedilol)

坎格列净(canagliflozin)

康纳单抗(canakinumab)

抗利尿激素(antidiuretic hormone,ADH)

抗五步蛇毒血清(agkistrodon acutus snake antivenin)

抗炎松(antiflamison)

抗眼镜蛇毒血清(naja snake antivenin)

抗银环蛇毒血清(bungarus multicinctus snake antivenin)

考来烯胺(colestyramine)

考尼伐坦(conivaptan)

可待因(codeine)

可的松(cortisone)

可卡因(cocaine)

可乐定(clonidine)

克拉霉素(clarithromycin)

克拉屈滨(cladribine)

克拉维酸(potassium clavulanate)

克林霉素(clindamycin)

奎尼丁(quinidine)

奎宁(quinine)

拉贝洛尔(labetalol)

拉米夫定(lamivudine)

拉莫三嗪(lamotrigine)

拉西地平(lacidipine)

拉氧头孢(latamoxef)

来氟米特(leflunomide,LEF)

兰索拉唑(lansoprazole)

劳拉西泮(lorazepam)

雷贝拉唑(rabeprazole)

雷公藤总苷(tripterygium glycosides)

雷尼替丁(ranitidine)

雷诺昔芬(raloxifene)

利奥西呱(riociquat)

利巴韦林(ribavirin)

利多卡因(lidocaine)

利福平(rifampicin)

利福昔明(rifaximin)

利拉鲁肽注射液(liraglutide injection)

利纳西普(rilonacept)

利奈唑胺(linezolid)

利托君(ritodrine)

利托那韦(ritonavir)

利妥昔单抗(rituximab,RTX)

利血平(reserpine)

链激酶(streptokinase)

链霉素(streptomycin)

两性霉素 B(amphotericin b)

林可霉素(lincomycin)

磷苯妥英(phenytoin)

磷霉素(fosfomycin)

磷酸钠(sodium phosphate)

膦甲酸钠(foscarnet sodium,FS)

硫胺素(thiamine)

硫代硫酸钠(sodium thiosulfate)

硫利达嗪(thioridazine)

硫喷妥钠(thiopental sodium)

硫酸镁(magnesium sulfate)

硫酸钠(sodium sulfate)

硫酸铜(copper sulfate)

硫酸亚铁(ferrous sulfate)

硫糖铝(sucralfate)

硫唑嘌呤(azathioprine)

芦丁(rutin)

培门冬酶(pegaspargase)

喷他脒(pentamidine)

喷替酸(pentetic acid)

硼酸(boric acid)

匹莫苯(pimobendan)

泼尼松(prednisone)

泼尼松龙(prednisolone)

破伤风抗毒素(tetanus antitoxin,TAT)

葡醛内酯(glucurolactone)

葡萄糖氯化钠注射液(glucose and sodium chloride injection)

葡萄糖酸钙(calcium gluconate)

葡萄糖酸亚铁(ferrous gluconate)

葡萄糖注射液(glucose injection)

普卡霉素(mithramycin)

普来可那利(pleconaril)

普鲁卡因胺(procainamide)

普鲁士蓝(prussian blue)

普罗帕酮(propafenone)

普萘洛尔(propranolol)

七叶皂苷(aescin)

齐多夫定(zidovudine)

羟基脲(hydroxycarbamide)

羟氯喹(hydroxychloroquine)

青霉胺(penicillamine)

氢化可的松(hydrocortisone)

氢氧化钙(calcium hydroxide)

氢氧化铝(aluminum hydroxide)

氢氧化镁(magnesium hydroxide)

庆大霉素(gentamycin)

秋水仙碱(colchicine)

巯乙胺(cysteamine)

曲马多(tramadol)

曲尼司特(tranilast)

去甲肾上腺素(noradrenaline)

去甲万古霉素(norvancomycin)

去甲氧柔红霉素(idarubicin)

炔诺酮(norethisterone)

人免疫球蛋白(human immunoglobulin)

柔红霉素(daunorubicin)

鞣酸(tannic acid)

鞣酸蛋白(tannalbin)

乳酸(lactic acid)

乳酸钙(calcium lactate)

乳酸钠(sodium lactate)

乳酸钠林格注射液(sodium lactate ringer's injection)

瑞格列奈(repaglinide)

塞来昔布(celecoxib)

塞利洛尔(celiprolol)

噻氯匹定(ticlopidine)

噻吗洛尔(timolol)

三氟丙嗪(triflupromazine)

三氟拉嗪(trifluoperazine)

三硅酸镁(magnesium trisilicate)

三磷酸尿苷(uridine triphosphate,UTP)

三磷酸腺苷(adenosine triphosphate,ATP)

三唑仑(triazolam)

色苷酸钠(sodium cromoglicate)

沙丁胺醇(salbutamol)

沙芬酰胺(safinamide)

沙美特罗(salmeterol)

山梨醇(sorbitol)

山莨菪碱(anisodamine,654-2)

舍曲林(sertraline)

神经营养因子(neurotrophic factor,NTF)

肾上腺素(adrenaline)

生长抑素(somatostatin)

十一酸睾酮(testosterone undecanoate)

舒巴坦(sulbactam)

舒普深(sulperazone)

双复磷(obidoxime chloride)

双解磷(trimedoxime)

双肼屈嗪(dihydralazin)

双氯芬酸(diclofenac)

双嘧达莫(dipyridamole)

双炔失碳酯(anordrin)

双香豆素(dicoumarol)

双异丙吡胺(disopyramide)

水飞蓟宾(silibinin)

水合氯醛(chloral hydrate)

水杨酸钠(sodium salicylate)

顺铂(cisplatin)

司莫司汀(semustine)

司坦唑醇(stanozolol)

丝裂霉素(mitomycin)

四环素(tetracycline)

苏芬太尼(sufentanil)

羧苄西林(carbenicillin)

替卡西林(ticarcillin)

催产素(oxytocin)

索他洛尔(sotalol)

他克莫司(tacrolimus)

伊曲康唑(itraconazole)

伊文思蓝(evan's blue)

依地酸二钴(dicobalt edetate)

依地酸二钠(disodium edetate)

依地酸二钠钙(calcium disodium edetate,CaNa₂EDTA)

依米丁(emetine)

依那普利(enalapril)

依普拉酮(eprazinone)

依他尼酸钠(sodium etacrynate)

依替卡因(etidocaine)

依托泊苷(etoposide)

依托咪酯(etomidate)

胰蛋白酶(trypsin)

胰岛素(insulin)

乙胺丁醇(ethambutol)

乙胺嘧啶(pyrimethamine)

乙酰氨基酚(paracetamol)

乙酰胺(acetamide)

乙酰水杨酸(acetyl salicylic acid)

乙酰唑胺(acetazolamide)

异丙嗪(promethazine)

异丙肾上腺素(isoprenaline)

异丙托溴铵(ipratropium bromide)

异氟烷(isoflurane)

异炔诺酮(norethynodrel)

异戊巴比妥(amobarbital)

异戊巴比妥钠(sodium amobarbital)

异烟肼(isoniazid)

抑肽酶(aprotinin)

吲哚美辛(indometacin)

吲满氨酯(carbaindoline)

英利昔单抗(infliximab,IFX)

罂粟碱(papaverine)

右吗喃(dextrophan,DX)

右美托咪啶(dexemedetomidine)

右旋布比卡因(dextrobupivacaine)

右旋糖酐(dextran)

鱼精蛋白(protamine)

增泌素(incretin)

扎鲁司特(zafirlukast)

扎那米韦(zanamivir)

樟柳碱(anisodine)

长春碱(vinblastine)

长春新碱(vincristine)

制霉菌素(nystatin)

中性鱼精蛋白锌胰岛素(neutral protamine insulin,NPH)

重组黄体生成激素(recombinant luteinizing hormone,RLH)

重组链激酶(recombinant streptokinase)

重组人B型利钠肽(recombinant human B-type natriuretic peptide,RHBNP)

重组人表皮生长因子(recombinant human epidermal growth factors,RHEGF)

重组人生长激素(recombinant human growth hormone,RHGH)

重组组织型纤溶酶原激活剂(recombinant tissue-type plasminogen activator,RT-PA)

紫霉素(viomycin)

紫杉醇(paclitaxel)

左布诺洛尔(levobunolol)

左西孟旦(levosimendan)

左旋布比卡因(levobupivacaine)

左旋多巴(levodopa)

左旋甲状腺素(levothyrocine)

左旋咪唑(levomisole)

左旋肉毒碱(levocarnitine)

左氧氟沙星(levofloxacin)

左乙拉西坦(levetiracetam,LEV)

附录 3 国际单位中英文及缩写对照

中文	英文	缩写
天	day	d
小时	hour	h
分钟	minute	min
秒	second	s
毫秒	millisecond	ms
千克	kilogram	kg
克	gram	g
毫克	milligram	mg
微克	microgram	μg
纳克	nanogram	ng
皮克	picogram	pg
千米	kilometer	km
米	meter	m
分米	decimeter	dm
厘米	centimeter	cm
毫米	millimeter	mm
微米	micrometer	μm
纳米	nanometer	nm
皮米	picometer	pm
立方米	cubic meter	m^3
升	liter	L
分升	deciliter	dL
毫升	milliliter	mL
微升	microliter	μL
纳升	nanoliter	nL

中文	英文	缩写
皮升	picoliter	pL
平方米	square meter	m^2
平方分米	square decimeter	dm^2
平方厘米	square centimeter	cm^2
平方毫米	square millimeter	mm^2
摩尔	mole	mol
毫摩尔	millimole	mmol
微摩尔	micromole	μmol
纳摩尔	nanomole	nmol
皮摩尔	picomole	pmol
克当量	equivalent	Eq
毫克当量	milliequivalent	mEq
毫渗透摩尔	milliosmole	mOsm
兆帕	Megapascal	MPa
千帕	kilopascal	kPa
卡帕	pascal	Pa
毫米汞柱	millimeter of mercury	mmHg
厘米水柱	centimeter of water	cmH_2O
毫米水柱	millimeter of water	mmH_2O
千焦	kilojoule	kJ
焦耳	joule	J

后 记

由于需要采用学科专业分类的方式进行编排,每章节自成体系,其中内科篇、外科篇、妇产科篇、儿科篇、五官科篇、麻醉科篇、皮肤科篇、理化因素损伤篇等章节均从"基本概念、常见病因、发病机制、临床特征、辅助检查、诊断思路、临床诊断、鉴别诊断、救治方法、诊疗探索、病因治疗、最新进展"等12个方面进行编写;中毒篇章节均从"基本概念、中毒原因、毒性大小、中毒机制、临床特征、辅助检查、诊断思路、临床诊断、鉴别诊断、救治方法、诊疗探索、最新进展"等12个方面进行编写;其它篇影像学章节均从"文字表述、图像印证、特殊表现、诊断分析"等4个方面进行编写。并且需要突出"临床特征、临床诊断、救治方法、诊疗探索、最新进展"等5个方面特色,因此修订难度非常大。在整个修订过程中,编委会多次召开专题会议,集思广益,及时采纳专家们的建设性意见和建议,从而完成这部大型著作的编撰和审稿工作。

为保证本书的质量,编委会研究决定,所有编委们均需要正高职称,所以尚有部分高学历者因职称未达到要求而不能进入编委,在此表示歉意。本书的绝大多数编写、审稿人员都是从事临床工作多年的资深专家、学者,他们利用业余时间,积极查阅文献,克服各种困难,为本书的顺利出版付出了辛勤的劳动,在此表示衷心的感谢!

在本书清样校对过程中,敖镇波、蔡泽云、曾捷、陈星、杜登伟、杜卫华、段君辉、符勇、高峰、贺兼斌、胡安文、黄朝阳、黄明海、黄渊旭、蒋柏桥、蒋建文、兰辉、李东、李辉煌、李攀、李全友、李向群、李勇忠、梁长健、廖春红、林绍定、凌莎、刘斌、刘陈松、刘俊、刘仁水、刘永红、罗光霞、罗娟、罗顺红、满荣勇、梅国斌、蒙山、米允仕、明靖淞、彭元忠、邱志军、阮如意、申强、舒采亮、舒建平、舒建圆、舒铁环、舒文锋、舒远猛、覃励明、谭文敏、唐米纳、唐小丽、唐永和、唐志康、唐志平、田岚、田绍东、王承志、王海龙、王凯、王湘华、王勇超、王治泓、邬文敏、吴寒冰、夏智明、向慧珍、向军章、向志、肖集文、幸小亮、徐国耀、徐玉兰、鄢军、严强、颜喜、杨宏亮、杨井金、杨凯、杨梅、杨敏、杨全坤、杨征波、易文中、于红缨、袁克、张建国、张娇玲、张乾坤、张仁明、张喜、张艺露、张玉泉、张在其、张振兴、周建亮、周康仕、周治青、朱才清等101位人员付出了辛勤的劳动,在此表示衷心的感谢!

原中华医学会会长、中国工程院院士、呼吸疾病国家研究中心主任钟南山教授为本书作序言和题词,在此表示衷心的感谢!

原中华医学会急诊医学分会主任委员、南京医科大学第一附属医院终身教授 王一镗 为本书作序言和题词,在此表示衷心的感谢!

中华医学会急诊医学分会主任委员、山东大学齐鲁医院院长陈玉国教授为本书作序言,在此表示衷心的感谢!

中国研究型学会卫生应急学专业委员会主任委员、中华医学会中华卫生应急电子杂志总编辑、江苏大学附属武进医院特聘专家、解放军306医院特种医学中心顾问岳茂兴教授为本书作序言和题词,在此表示衷心的感谢!

中国中西医结合学会灾害医学专业委员会主任委员、南方医科大学珠江医院急诊科李奇林教授为本书作序言和题词,在此表示衷心的感谢!

湖南省怀化市张在忠高级工程师对本书的出版给予了大力支持,在此表示衷心的感谢!

《急危重病临床救治》(第二版)编委会

图书在版编目(CIP)数据

急危重病临床救治/张在其，黄子通主编.－2 版.－武汉：湖北
科学技术出版社，2023.7(2024.1 重印)

(长江医学文库.第二辑)

ISBN 978-7-5706-0882-9

Ⅰ.①急… Ⅱ.①张… ②黄… Ⅲ.①急性病－诊疗 ②险症－诊疗
Ⅳ.①R459.7

中国版本图书馆 CIP 数据核字(2020)第 056878 号

策　　划：熊木忠　冯友仁

责任编辑：程玉珊　冯友仁　徐　丹　　　　　　　　　　　封面设计：喻　杨

出版发行：湖北科学技术出版社　　　　　　　　　　　　　电话：027－87679485

地　　址：武汉市雄楚大街 268 号　　　　　　　　　　　　邮编：430070

　　　　　(湖北出版文化城 B 座 13－14 层)

网　　址：http://www.hbstp.com.cn

印　　刷：湖北新华印务有限公司　　　　　　　　　　　　邮编：430035

889×1194　　　　　1/16　　　　156.75 印张　　　　8 插页　　　　4550 千字

2023 年 7 月第 2 版　　　　　　　　　　　　　　　　　2024 年 1 月第 2 次印刷

　　　　　　　　　　　　　　　　　　　　　　　　　　　　定价：599.00 元